第11版 上册

Braunwald

心脏病学

——心血管内科学教科书

Braunwald's Heart Disease
A Textbook of
Cardiovascular
Medicine

主　　编　Douglas P. Zipes　Peter Libby
　　　　　Robert O. Bonow　Douglas L. Mann
　　　　　Gordon F. Tomaselli

创始主编　Eugene Braunwald

主　　译　陈灏珠

人民卫生出版社

·北　京·

图书在版编目（CIP）数据

Braunwald 心脏病学：心血管内科学教科书/（美）道格拉斯・P. 智普斯（Douglas P. Zipes）主编；陈灏珠主译. —北京：人民卫生出版社，2021.12
ISBN 978-7-117-31028-4

Ⅰ.①B… Ⅱ.①道…②陈… Ⅲ.①心脏血管疾病-诊疗-教材 Ⅳ.①R54

中国版本图书馆 CIP 数据核字(2021)第 005692 号

图字：01-2020-0594 号

Braunwald 心脏病学——心血管内科学教科书
Braunwald Xinzangbingxue——Xinxueguan Neikexue Jiaokeshu

主　　译：陈灏珠
出版发行：人民卫生出版社（中继线 010-59780011）
地　　址：北京市朝阳区潘家园南里 19 号
邮　　编：100021
E - mail：pmph @ pmph. com
购书热线：010-59787592　010-59787584　010-65264830
印　　刷：北京盛通印刷股份有限公司
经　　销：新华书店
开　　本：889×1194　1/16　　总印张：123
总 字 数：5731 千字
版　　次：2021 年 12 月第 1 版
印　　次：2022 年 1 月第 1 次印刷
标准书号：ISBN 978-7-117-31028-4
定价（上、下册）：820.00 元
打击盗版举报电话：010-59787491　E-mail：WQ @ pmph. com
质量问题联系电话：010-59787234　E-mail：zhiliang @ pmph. com

第11版 上册

Braunwald

心脏病学

——心血管内科学教科书

Braunwald's Heart Disease
A Textbook of
Cardiovascular
Medicine

主　　编　Douglas P. Zipes　Peter Libby
Robert O. Bonow　Douglas L. Mann
Gordon F. Tomaselli

创始主编　Eugene Braunwald

主　　译　陈灏珠

副 主 译（按姓氏笔画排序）
卜　军　曲新凯　刘少稳　刘学波　李毅刚
何　奔　沈成兴　张瑞岩　施海明　姜　楞
徐亚伟　梁　春　舒先红

学术秘书　崔　洁

人民卫生出版社
·北　京·

ELSEVIER
Elsevier(Singapore)Pte Ltd.
3 Killiney Road
#08-01Winsland House I
Singapore 239519
Tel：(65) 6349-0200
Fax：(65) 6733-1817

Braunwald's Heart Disease：A Textbook of Cardiovascular Medicine，11th edition

ISBN-13：978-0-323-46342-3

This translation of Braunwald's Heart Disease：A Textbook of Cardiovascular Medicine，11th edition by Douglas P. Zipes，Peter Libby，Robert O. Bonow，Douglas L. Mann，and Gordon F. Tomaselli was undertaken by People's Medical Publishing House and is published by arrangement with Elsevier (Singapore) Pte Ltd.

Braunwald's Heart Disease：A Textbook of Cardiovascular Medicine，11th edition by Douglas P. Zipes，Peter Libby，Robert O. Bonow，Douglas L. Mann，and Gordon F. Tomaselli 由人民卫生出版社进行翻译，并根据人民卫生出版社与爱思唯尔(新加坡)私人有限公司的协议约定出版。

《心脏病学——心血管内科学教科书》(陈灏珠 主译)
ISBN：978-7-117-31028-4

注　意

本译本由 Elsevier (Singapore) Pte Ltd. 和人民卫生出版社完成。相关从业及研究人员必须凭借其自身经验和知识对文中描述的信息数据、方法策略、搭配组合、实验操作进行评估和使用。由于医学科学发展迅速，临床诊断和给药剂量尤其需要经过独立验证。在法律允许的最大范围内，爱思唯尔、译文的原文作者、原文编辑及原文内容提供者均不对译文或因产品责任、疏忽或其他操作造成的人身及/或财产伤害及/或损失承担责任，亦不对由于使用文中提到的方法、产品、说明或思想而导致的人身及/或财产伤害及/或损失承担责任。

译者名单（按姓氏笔画排序）

丁风华　丁可可　卜　军　卜丽萍　干　倩　于　瀛　于世凯　马　健　马士新　马文林
王　玮　王　昊　王　勇　王　喆　王　箴　王晓群　王群山　车　琳　牛文豪　孔令璁
左曹建　厉　娜　石　川　卢晓峰　叶　梓　史凯雷　白英楠　丛晓亮　冯向飞　汉　辉
权薇薇　曲新凯　吕煜焱　朱　丹　朱　雯　朱　慧　朱天奇　朱劲舟　朱政斌　乔志卿
伍　锋　任道元　庄剑辉　刘　北　刘　华　刘　亮　刘　博　刘　锴　刘千军　刘少稳
刘学波　刘宝鑫　刘鸿元　闫小响　关韶峰　江立生　汤佳旎　汤晔华　许嘉鸿　孙　健
孙玉玺　纪宏伟　纪睿圳　严文文　苏　杨　李　双　李　帅　李　威　李　剑　李天奇
李明飞　李明辉　李艳杰　李海玲　李智行　李慧洋　李毅刚　杨　眉　杨本钊　杨振坤
杨潇潇　来　晏　吴轶喆　何　奔　何　菡　余皖杰　应小盈　汪智全　沈　兰　沈　伟
沈卫峰　沈玉芹　沈成兴　沈玲红　沈烨娇　宋浩明　迟　琛　张　宇　张　治　张　亮
张　毅　张文俐　张亚臣　张艳达　张振洲　张维峰　张道良　张瑞岩　张澎湃　张魏巍
阿力木江·买买提江　陈　飞　陈　阳　陈　玮　陈　慧　陈治松　陈茜薇　陈衎凯
陈桢玥　陈晓庆　陈梦伟　陈瑞珍　陈慧平　陈灏珠　苗雨桐　范　凡　林瑾仪　金　贤
金　波　金　艳　金雪娟　周　青　周　俊　周　卿　周　琳　周　雯　周达新　周红梅
郑芳芳　郑治渊　赵　亮　赵　健　赵　航　赵春霞　赵逸凡　赵燕敏　赵馨娜　郝子雍
胡　健　胡丹凤　柏　瑾　俞丽雅　施海明　施鸿毓　姜　萌　姜　楞　姜绮霞　洪　江
洪慰麟　姚义安　秦　穆　袁　帅　聂　鹏　顾宁越　钱菊英　倪靖炜　徐　可　徐　红
徐　峰　徐　娟　徐　瑾　徐亚伟　徐素丹　奚悦文　翁婷雯　高　稳　高艳华　郭　凯
郭　荣　容耀聪　黄　晶　黄帅波　黄志刚　黄国倩　黄清昱　黄靖娟　常锡峰　崔　洁
梁　春　梁　鑫　彭　石　葛　恒　韩文正　程羽菲　程蕾蕾　舒先红　楚　扬　解玉泉
蔡利栋　臧敏华　管丽华　廖懿腾　谭红伟　熊　婧　樊　冰　颜　平　潘　欣　潘文志
戴锦杰　魏　勇　魏钧伯

编者名单

Keith D. Aaronson, MD, MS
Bertram Pitt MD Collegiate Professor of Cardiovascular Medicine
Professor of Internal Medicine
Division of Cardiovascular Medicine
University of Michigan
Ann Arbor, Michigan
Mechanical Circulatory Support

William T. Abraham, MD
Professor of Internal Medicine, Physiology, and Cell Biology
Chair of Excellence in Cardiovascular Medicine
Director, Division of Cardiovascular Medicine
Associate Dean for Clinical Research
Director, Clinical Trials Management Organization
Deputy Director, Davis Heart and Lung Research Institute
The Ohio State University
Columbus, Ohio
Devices for Monitoring and Managing Heart Failure

Michael A. Acker, MD
Chief, Division of Cardiovascular Surgery
Director, Penn Medicine Heart and Vascular Center
University of Pennsylvania Health System
Philadelphia, Pennsylvania
Surgical Management of Heart Failure

Michael J. Ackerman, MD, PhD
Windland Smith Rice Cardiovascular Genomics Research Professor
Professor of Medicine, Pediatrics, and Pharmacology
Mayo Clinic College of Medicine and Science
Director, Long QT Syndrome/Genetic Heart Rhythm Clinic
Director, Mayo Clinic Windland Smith Rice Sudden Death Genomics Laboratory
Mayo Clinic
Rochester, Minnesota
Genetics of Cardiac Arrhythmias

Philip A. Ades, MD
Professor of Medicine
University of Vermont College of Medicine
Burlington, Vermont
Exercise-Based, Comprehensive Cardiac Rehabilitation

Michelle A. Albert, MD, MPH
Professor of Medicine
Director, CeNter for the StUdy of AdveRsiTy and CardiovascUlaR DiseasE (NURTURE Center)
University of California at San Francisco
San Francisco, California
Cardiovascular Disease in Heterogeneous Populations

Larry A. Allen, MD, MHS
Associate Professor of Medicine
Division of Cardiology
University of Colorado School of Medicine
Aurora, Colorado
Management of Patients with Cardiovascular Disease Approaching End of Life

Elliott M. Antman, MD
Professor of Medicine
Associate Dean for Clinical/Translational Research
Harvard Medical School
Senior Investigator
TIMI Study Group
Brigham and Women's Hospital
Boston, Massachusetts
Critical Evaluation of Clinical Trials

Pavan Atluri, MD
Assistant Professor of Surgery
Director, Cardiac Transplantation and Mechanical Circulatory Assist Program
Director, Minimally Invasive and Robotic Cardiac Surgery Program
Division of Cardiovascular Surgery
Department of Surgery
University of Pennsylvania
Philadelphia, Pennsylvania
Surgical Management of Heart Failure

Larry M. Baddour, MD
Professor of Medicine
Mayo Clinic College of Medicine
Rochester, Minnesota
Cardiovascular Infections

Aaron L. Baggish, MD
Associate Professor of Medicine
Harvard Medical School
Director, Cardiovascular Performance Program
Massachusetts General Hospital
Boston, Massachusetts
Exercise and Sports Cardiology

C. Noel Bairey Merz, MD
Director, Barbra Streisand Women's Heart Center
Director, Linda Joy Pollin Women's Heart Health Program
Director, Preventive Cardiac Center
Professor of Medicine
Cedars-Sinai Medical Center
Los Angeles, California
Cardiovascular Disease in Women

Gary J. Balady, MD
Professor of Medicine
Boston University School of Medicine
Director, Non-Invasive Cardiovascular Laboratories
Boston Medical Center
Boston, Massachusetts
Exercise Electrocardiographic Testing

David T. Balzer, MD
Professor
Division of Pediatric Cardiology
Washington University School of Medicine
St. Louis, Missouri
Catheter-Based Treatment of Congenital Heart Disease

Joshua A. Beckman, MD
Professor of Medicine
Division of Cardiovascular Medicine
Director, Vanderbilt Translational and Clinical Cardiovascular Research Center
Vanderbilt University School of Medicine
Nashville, Tennessee
Anesthesia and Noncardiac Surgery in Patients with Heart Disease

Donald M. Bers, PhD
Silva Chair for Cardiovascular Research
Distinguished Professor and Chair
Department of Pharmacology
University of California, Davis
Davis, California
Mechanisms of Cardiac Contraction and Relaxation

Sanjeev Bhalla, MD
Professor
Mallinckrodt Institute of Radiology
Washington University in St. Louis
Department of Diagnostic Radiology
Section of Cardiothoracic Imaging
St. Louis, Missouri
The Chest Radiograph in Cardiovascular Disease

Aruni Bhatnagar, PhD
Professor of Medicine
Division of Cardiovascular Medicine
Department of Medicine
University of Louisville
Louisville, Kentucky
Air Pollution and Cardiovascular Disease

Deepak L. Bhatt, MD, MPH
Senior Investigator, TIMI Study Group
Executive Director, Interventional Cardiovascular Programs
Heart and Vascular Center
Brigham and Women's Hospital
Professor of Medicine
Harvard Medical School
Boston, Massachusetts
Percutaneous Coronary Intervention
Treatment of Noncoronary Obstructive Vascular Disease

Surya P. Bhatt, MD
Assistant Professor of Medicine
UAB Lung Health Center
Division of Pulmonary, Allergy, and Critical Care Medicine
University of Alabama at Birmingham
Birmingham, Alabama
Chronic Lung Diseases and Cardiovascular Disease

Bernadette Biondi, MD
Professor
Department of Clinical Medicine and Surgery
University of Naples Federico II
Naples, Italy
Endocrine Disorders and Cardiovascular Disease

Erin A. Bohula, MD, DPhil
TIMI Study Group and Division of Cardiology
Brigham and Women's Hospital
Harvard Medical School
Boston, Massachusetts
ST-Elevation Myocardial Infarction: Management

Marc P. Bonaca, MD, MPH
Associate Physician
Division of Cardiovascular Medicine
Brigham and Women's Hospital
Assistant Professor, Harvard Medical School
Investigator, TIMI Study Group
Boston, Massachusetts
Approach to the Patient with Chest Pain
Peripheral Artery Diseases

Robert O. Bonow, MD, MS
Max and Lilly Goldberg Distinguished Professor of Cardiology
Vice Chairman, Department of Medicine
Director, Center for Cardiac Innovation
Northwestern University Feinberg School of Medicine
Chicago, Illinois
Nuclear Cardiology
Approach to the Patient with Valvular Heart Disease
Appropriate Use Criteria: Echocardiography
Appropriate Use Criteria: Multimodality Imaging in Stable Ischemic Heart Disease and Heart Failure
Aortic Valve Disease
Mitral Valve Disease
Guidelines: Management of Valvular Heart Disease

Barry A. Borlaug, MD
Associate Professor of Medicine
Mayo Medical School
Consultant, Cardiovascular Diseases
Mayo Clinic
Rochester, Minnesota
Mechanisms of Cardiac Contraction and Relaxation

Eugene Braunwald, MD, MD(Hon), ScD(Hon), FRCP
Distinguished Hersey Professor of Medicine
Harvard Medical School;
Founding Chairman, TIMI Study Group
Brigham and Women's Hospital
Boston, Massachusetts
Non–ST Elevation Acute Coronary Syndromes

Alan C. Braverman, MD
Alumni Endowed Professor in Cardiovascular Diseases
Professor of Medicine
Washington University School of Medicine
Director, Marfan Syndrome Clinic
Director, Inpatient Cardiology Firm
St. Louis, Missouri
Diseases of the Aorta

J. Douglas Bremner, MD
Professor of Psychiatry and Radiology
Emory University School of Medicine
and Atlanta Veterans Affairs Medical Center
Atlanta, Georgia
Psychiatric and Behavioral Aspects of Cardiovascular Disease

John E. Brush Jr, MD
Professor of Medicine
Cardiology Division
Eastern Virginia Medical School and Sentara Healthcare
Norfolk, Virginia
Clinical Decision Making in Cardiology

Julie E. Buring, MD
Professor of Medicine
Brigham and Women's Hospital
Professor of Epidemiology
Harvard Medical School
Harvard School of Public Health
Boston, Massachusetts
Risk Markers and the Primary Prevention of Cardiovascular Disease

Hugh Calkins, MD
Nicholas J. Fortuin Professor of Cardiology
Director, Cardiac Arrhythmia Service
Director, Electrophysiology Laboratory and Arrhythmia Service
The Johns Hopkins Hospital
Baltimore, Maryland
Hypotension and Syncope

John M. Canty Jr., MD
SUNY Distinguished and Albert and Elizabeth Rekate Professor
Chief, Division of Cardiovascular Medicine
Jacobs School of Medicine and Biomedical Sciences
University at Buffalo
Buffalo, New York
Coronary Blood Flow and Myocardial Ischemia

Mercedes R. Carnethon, PhD
Associate Professor and Vice Chair
Department of Preventive Medicine
Feinberg School of Medicine
Northwestern University
Chicago, Illinois
Cardiovascular Disease in Heterogeneous Populations

Leslie T. Cooper Jr., MD
Professor of Medicine
Chair, Cardiovascular Department
Mayo Clinic
Jacksonville, Florida
Myocarditis

Mark A. Creager, MD
Professor of Medicine and Surgery
Geisel School of Medicine at Dartmouth
Hanover, New Hampshire
Director, Heart and Vascular Center
Dartmouth-Hitchcock Medical Center
Lebanon, New Hampshire
Peripheral Artery Diseases

George D. Dangas, MD, PhD
Professor of Medicine (Cardiology)
Zena and Michael A. Wiener Cardiovascular Institute
Icahn School of Medicine at Mount Sinai
New York, New York
Coronary Angiography and Intravascular Imaging

James A. de Lemos, MD
Professor of Internal Medicine
Division of Cardiology
UT Southwestern Medical Center
Dallas, Texas
Stable Ischemic Heart Disease
Percutaneous Coronary Intervention

Jean-Pierre Després, PhD
Scientific Director
International Chair on Cardiometabolic Risk
Professor, Department of Kinesiology
Faculty of Medicine
Université Laval
Director of Research, Cardiology
Québec Heart and Lung Institute
Québec, Canada
Obesity and Cardiometabolic Disease

Stephen Devries, MD
Executive Director
Gaples Institute for Integrative Cardiology
Deerfield, Illinois;
Associate Professor
Division of Cardiology
Northwestern University Feinberg School of Medicine
Chicago, Illinois
Integrative Approaches to the Management of Patients with Heart Disease

Vasken Dilsizian, MD
Professor of Medicine and Radiology
University of Maryland School of Medicine
Chief, Division of Nuclear Medicine
University of Maryland Medical Center
Baltimore, Maryland
Nuclear Cardiology
Appropriate Use Criteria: Multimodality Imaging in Stable Ischemic Heart Disease and Heart Failure

Mark T. Dransfield, MD
Professor of Medicine
UAB Lung Health Center
Division of Pulmonary, Allergy, and Critical Care Medicine
University of Alabama at Birmingham
Birmingham VA Medical Center
Birmingham, Alabama
Chronic Lung Diseases and Cardiovascular Disease

Dirk J. Duncker, MD, PhD
Professor of Experimental Cardiology
Department of Cardiology
Erasmus University Medical Center
Rotterdam, The Netherlands
Coronary Blood Flow and Myocardial Ischemia

Rodney H. Falk, MD
Director, Cardiac Amyloidosis Program
Brigham and Women's Hospital
Associate Clinical Professor of Medicine
Harvard Medical School
Boston, Massachusetts
The Dilated, Restrictive, and Infiltrative Cardiomyopathies

James C. Fang, MD
Professor of Medicine
Chief, Division of Cardiovascular Medicine
Executive Director
Cardiovascular Service Line
University of Utah Health Sciences Center
Salt Lake City, Utah
History and Physical Examination: An Evidence-Based Approach

Savitri E. Fedson, MD
Associate Professor
Center for Medical Ethics and Health Policy
Baylor College of Medicine
Houston, Texas
Ethics in Cardiovascular Medicine

G. Michael Felker, MD, MHS
Professor of Medicine
Division of Cardiology
Chief, Heart Failure Section
Duke University School of Medicine
Durham, North Carolina
Diagnosis and Management of Acute Heart Failure

Jerome L. Fleg, MD
Medical Officer
Division of Cardiovascular Sciences
National Heart, Lung, and Blood Institute
Bethesda, Maryland
Cardiovascular Disease in the Elderly

Lee A. Fleisher, MD
Robert D. Dripps Professor and Chair
Anesthesiology and Critical Care
Professor of Medicine
Perelman School of Medicine at the University of Pennsylvania
Philadelphia, Pennsylvania
Anesthesia and Noncardiac Surgery in Patients with Heart Disease

Daniel E. Forman, MD
Professor of Medicine
University of Pittsburgh
Section of Geriatric Cardiology
Divisions of Geriatrics and Cardiology
University of Pittsburgh Medical Center
VA Pittsburgh Healthcare System
Pittsburgh, Pennsylvania
Cardiovascular Disease in the Elderly

William K. Freeman, MD
Professor of Medicine
Mayo Clinic College of Medicine
Scottsdale, Arizona
Cardiovascular Infections

J. Michael Gaziano, MD, MPH
Chief, Division of Aging
Brigham and Women's Hospital
Scientific Director
Massachusetts Veterans Epidemiology Research and Information Center
Veterans Administration
Boston Healthcare System
Professor of Medicine
Harvard Medical School
Boston, Massachusetts
Global Burden of Cardiovascular Disease

Thomas A. Gaziano, MD, MSc
Assistant Professor
Harvard Medical School
Cardiovascular Medicine Division
Brigham and Women's Hospital
Boston, Massachusetts
Global Burden of Cardiovascular Disease

Jacques Genest, MD
Professor, Faculty of Medicine
McGill University
Research Institute of the McGill University Health Center
Montreal, Quebec, Canada
Lipoprotein Disorders and Cardiovascular Disease

Robert E. Gerszten, MD
Herman Dana Professor of Medicine
Harvard Medical School
Chief, Division of Cardiovascular Medicine
Beth Israel Deaconess Medical Center
Boston, Massachusetts
Biomarkers and Use in Precision Medicine

Linda Gillam, MD, MPH
Chairperson
Department of Cardiovascular Medicine
Morristown Medical Center
Atlantic Health System
Morristown, New Jersey
Echocardiography

Robert P. Giugliano, MD, SM
Physician, Cardiovascular Medicine Division
Brigham and Women's Hospital
Associate Professor of Medicine
Harvard Medical School
Boston, Massachusetts
Non–ST Elevation Acute Coronary Syndromes

Ary L. Goldberger, MD
Professor of Medicine
Harvard Medical School
Director
Margret and H.A. Rey Institute for Nonlinear Dynamics in Medicine
Associate Chief
Interdisciplinary Medicine and Biotechnology
Beth Israel Deaconess Medical Center
Boston, Massachusetts
Electrocardiography

Jeffrey J. Goldberger, MD, MBA
Professor of Medicine and Biomedical Engineering
Chief of the Cardiovascular Division
University of Miami Miller School of Medicine
Miami, Florida
Cardiac Arrest and Sudden Cardiac Death

Samuel Z. Goldhaber, MD
Professor of Medicine
Harvard Medical School
Director, Thrombosis Research Group
Senior Staff Physician, Cardiovascular Medicine Division
Brigham and Women's Hospital
Boston, Massachusetts
Pulmonary Embolism

Larry B. Goldstein, MD
Ruth L. Works Professor and Chairman
Department of Neurology
Co-Director, Kentucky Neuroscience Institute
University of Kentucky College of Medicine
Lexington, Kentucky
Prevention and Management of Ischemic Stroke

William J. Groh, MD, MPH
Clinical Professor of Medicine
Medical University of South Carolina
Chief of Medicine, Ralph H. Johnson VAMC
Charleston, South Carolina
Neurologic Disorders and Cardiovascular Disease

Martha Gulati, MD
Division Chief of Cardiology
University of Arizona, Phoenix
Professor of Medicine
Physician Executive Director
Banner University Medical Center Cardiovascular Institute
Phoenix, Arizona
Cardiovascular Disease in Women

Gerd Hasenfuss, MD
Professor of Medicine
Chair, Department of Cardiology and Pneumology
Chair, Heart Center
University of Goettingen
Chair, Heart Research Center
DZHK (German Center of Cardiovascular Research)
Goettingen, Germany
Pathophysiology of Heart Failure

Howard C. Herrmann, MD
John W. Bryfogle Professor of Cardiovascular Medicine and Surgery
Perelman School of Medicine at the University of Pennsylvania
Health System Director for Interventional Cardiology
Director, Cardiac Catheterization Labs
Hospital of the University of Pennsylvania
Philadelphia, Pennsylvania
Transcatheter Therapies for Valvular Heart Disease

Joerg Herrmann, MD
Associate Professor of Medicine
Department of Cardiovascular Diseases
Mayo Clinic
Rochester, Minnesota
Cardiac Catheterization

Ray E. Hershberger, MD
Professor of Medicine
Director, Division of Human Genetics
Division of Cardiovascular Medicine
Section of Heart Failure and Cardiac Transplantation
The Ohio State University Wexner Medical Center
Columbus, Ohio
The Dilated, Restrictive, and Infiltrative Cardiomyopathies

L. David Hillis, MD
Professor Emeritus and Former Chair
Department of Internal Medicine
The University of Texas Health Science Center
San Antonio, Texas
Drug and Toxin-Induced Cardiomyopathies

Priscilla Y. Hsue, MD
Professor
Department of Medicine
University of California
Division of Cardiology
San Francisco General Hospital
San Francisco, California
Cardiovascular Abnormalities in HIV-Infected Individuals

Marc Humbert, MD, PhD
Professor of Respiratory Medicine
Service de Pneumologie
Hôpital Bicêtre
Assistance, Publique Hôpitaux de Paris
Université Paris-Sud
Paris, France
Pulmonary Hypertension

Massimo Imazio, MD
Contract Professor of Physiology
Department of Public Health and Pediatrics
University of Torino
Attending Cardiologist
University Cardiology Division
Department of Medical Sciences
AOU Città della Salute e della Scienza di Torino
Torino, Italy
Pericardial Diseases

Silvio E. Inzucchi, MD
Professor
Department of Medicine, Section of Endocrinology
Yale University School of Medicine
New Haven, Connecticut
Diabetes and the Cardiovascular System

James L. Januzzi Jr, MD
Physician
Cardiology Division
Massachusetts General Hospital
Hutter Family Professor of Medicine
Harvard Medical School
Boston, Massachusetts
Approach to the Patient with Heart Failure

Cylen Javidan-Nejad, MD
Associate Professor
Mallinckrodt Institute of Radiology
Washington University in St. Louis
Department of Diagnostic Radiology
Section of Cardiothoracic Imaging
St. Louis, Missouri
The Chest Radiograph in Cardiovascular Disease

Mariell Jessup, MD
Professor Emeritus of Medicine
University of Pennsylvania
Philadelphia, Pennsylvania;
Chief Scientific Officer
Fondation Leducq
Paris, France
Surgical Management of Heart Failure

Sekar Kathiresan, MD
Associate Professor of Medicine
Harvard Medical School
Director, Center for Genomic Medicine
Massachusetts General Hospital
Boston, Massachusetts
Principles of Cardiovascular Genetics

Scott Kinlay, MBBS, PhD
Associate Chief, Cardiovascular Medicine
Director, Cardiac Catheterization Laboratory and Vascular Medicine
Physician, Brigham and Women's Hospital
West Roxbury, Massachusetts;
Associate Professor in Medicine
Harvard Medical School
Boston, Massachusetts
Treatment of Noncoronary Obstructive Vascular Disease

Irwin Klein, MD
Professor of Medicine
New York University School of Medicine
New York, New York
Endocrine Disorders and Cardiovascular Disease

Kirk U. Knowlton, MD
Professor of Medicine
Chief, Division of Cardiology
Department of Medicine
University of California San Diego
La Jolla, California
Myocarditis

Harlan M. Krumholz, MD, SM
Section of Cardiovascular Medicine
Department of Internal Medicine
Yale School of Medicine
Department of Health Policy and Management
Yale School of Public Health
Center for Outcomes Research and Evaluation
Yale–New Haven Hospital
New Haven, Connecticut
Clinical Decision Making in Cardiology

Raymond Y. Kwong, MD, MPH
Associate Professor of Medicine
Harvard Medical School
Director of Cardiac Magnetic Resonance Imaging
Cardiovascular Medicine Division
Brigham and Women's Hospital
Boston, Massachusetts
Cardiovascular Magnetic Resonance Imaging

Bonnie Ky, MD, MSCE
Assistant Professor of Medicine and Epidemiology
Division of Cardiovascular Medicine
University of Pennsylvania School of Medicine
Senior Scholar
Center for Clinical Epidemiology and Biostatistics
University of Pennsylvania School of Medicine
Philadelphia, Pennsylvania
Cardio-Oncology

Richard A. Lange, MD, MBA
President and Dean, Paul L. Foster School of Medicine
Rick and Ginger Francis Endowed Chair
Professor, Department of Internal Medicine
Texas Tech University Health Sciences Center at El Paso
El Paso, Texas
Drug and Toxin-Induced Cardiomyopathies

Eric Larose, DVM, MD
Associate Professor, Department of Medicine
Faculty of Medicine
Québec Heart and Lung Institute
Université Laval
Québec, Canada
Obesity and Cardiometabolic Disease

John M. Lasala, MD
Professor of Medicine
Cardiology Division
Washington University School of Medicine
St. Louis, Missouri
Catheter-Based Treatment of Congenital Heart Disease

Daniel J. Lenihan, MD
Professor of Medicine
Director, Cardio-Oncology Center of Excellence
Advanced Heart Failure
Clinical Research
Cardiovascular Division
Washington University in St. Louis
St. Louis, Missouri
Tumors Affecting the Cardiovascular System

Martin M. LeWinter, MD
Professor of Medicine and Molecular Physiology and Biophysics
University of Vermont Larrner College of Medicine
Attending Cardiologist and Director
Heart Failure and Cardiomyopathy Program
University of Vermont Medical Center
Burlington, Vermont
Pericardial Diseases

Peter Libby, MD
Mallinckrodt Professor of Medicine
Harvard Medical School
Brigham and Women's Hospital
Boston, Massachusetts
Biomarkers and Use in Precision Medicine
The Vascular Biology of Atherosclerosis
Risk Markers and the Primary Prevention of Cardiovascular Disease
Systemic Hypertension: Management
Lipoprotein Disorders and Cardiovascular Disease
ST-Elevation Myocardial Infarction: Pathophysiology and Clinical Evolution

Brian R. Lindman, MD, MSci
Associate Professor of Medicine
Medical Director, Structural Heart and Valve Center
Vanderbilt University Medical Center
Nashville, Tennessee
Aortic Valve Disease

Sheldon E. Litwin, MD
Countess Alicia Spaulding-Paolozzi SmartState Endowed Chair in Cardiovascular Imaging
Professor of Medicine
Division of Cardiology
Medical University of South Carolina
Ralph H. Johnson Veterans Affairs Medical Center
Charleston, South Carolina
Heart Failure with a Preserved Ejection Fraction

Michael J. Mack, MD
Medical Director, Cardiovascular Surgery
Baylor Scott & White Health
Plano, Texas
Transcatheter Therapies for Valvular Heart Disease

Calum A. MacRae, MB, ChB, PhD
Associate Professor of Medicine
Chief, Cardiovascular Medicine
Brigham and Women's Hospital and Harvard Medical School
Broad Institute of Harvard and MIT
Harvard Stem Cell Institute
Boston, Massachusetts
Personalized and Precision Cardiovascular Medicine

Douglas L. Mann, MD
Lewin Chair and Professor of Medicine, Cell Biology, and Physiology
Chief, Division of Cardiology
Washington University School of Medicine in St. Louis
Cardiologist-in-Chief
Barnes-Jewish Hospital
St. Louis, Missouri
Approach to the Patient with Heart Failure
Pathophysiology of Heart Failure
Management of Heart Failure Patients with Reduced Ejection Fraction

Barry J. Maron, MD
Hypertrophic Cardiomyopathy Institute
Tufts Medical Center
Boston, Massachusetts
Hypertrophic Cardiomyopathy

Martin S. Maron, MD
Director, Hypertrophic Cardiomyopathy Institute
Tufts Medical Center
Boston, Massachusetts
Hypertrophic Cardiomyopathy

Nikolaus Marx, MD
Professor of Medicine/Cardiology
Department of Internal Medicine I
University Hospital Aachen
Aachen, Germany
Diabetes and the Cardiovascular System

Justin C. Mason, PhD
Professor of Vascular Rheumatology
National Heart and Lung Institute
Imperial College London
London, United Kingdom
Rheumatic Diseases and the Cardiovascular System

Frederick A. Masoudi, MD, MSPH
Professor of Medicine
University of Colorado Anschutz Medical Campus
Aurora, Colorado;
Chief Science Officer
National Cardiovascular Data Registry Programs
Washington, DC
Measuring and Improving Quality of Care: Relevance to Cardiovascular Clinical Practice

Laura Mauri, MD, MSc
Professor of Medicine
Harvard Medical School
Director of Clinical Biometrics
Division of Cardiovascular Medicine Division
Brigham and Women's Hospital
Boston, Massachusetts
Percutaneous Coronary Intervention

Bongani M. Mayosi, MBChB, DPhil
Professor of Medicine
Dean, Faculty of Heath Sciences
University of Cape Town
Cape Town, South Africa
Rheumatic Fever

Laurence B. McCullough, PhD
Distinguished Professor Emeritus
Center for Medical Ethics and Health Policy
Baylor College of Medicine
Houston, Texas
Ethics in Cardiovascular Medicine

Peter A. McCullough, MD, MPH
Vice Chief of Internal Medicine
Baylor University Medical Center
Consultant Cardiologist
Baylor Heart and Vascular Hospital
Dallas, Texas
Interface Between Renal Disease and Cardiovascular Illness

Darren K. McGuire, MD, MHSc
Professor of Internal Medicine
Division of Cardiology
Department of Internal Medicine
University of Texas Southwestern Medical Center
Dallas, Texas
Diabetes and the Cardiovascular System

Vallerie V. McLaughlin, MD
Professor of Medicine
Division of Cardiovascular Medicine
Director, Pulmonary Hypertension Program
University of Michigan Health System
Ann Arbor, Michigan
Pulmonary Hypertension

Roxana Mehran, MD
Professor of Medicine (Cardiology)
Director of Interventional Cardiovascular Research and Clinical Trials
Zena and Michael A. Wiener Cardiovascular Institute
Icahn School of Medicine at Mount Sinai
New York, New York
Coronary Angiography and Intravascular Imaging

John M. Miller, MD
Professor of Medicine
Indiana University School of Medicine
Director, Cardiac Electrophysiology Services
Indiana University Health
Indianapolis, Indiana
Diagnosis of Cardiac Arrhythmias
Therapy for Cardiac Arrhythmias

James K. Min, MD
Professor of Radiology and Medicine
Director, Dalio Institute of Cardiovascular Imaging
Weill Cornell Medicine, NewYork–Presbyterian
New York, New York
Cardiac Computed Tomography

David M. Mirvis, MD
Professor Emeritus
University of Tennessee College of Medicine
Memphis, Tennessee
Electrocardiography

Fred Morady, MD
McKay Professor of Cardiovascular Disease
Professor of Medicine
University of Michigan Health System
Ann Arbor, Michigan
Atrial Fibrillation: Clinical Features, Mechanisms, and Management

Anthony P. Morise, MD
Professor of Medicine
West Virginia University School of Medicine
Director, Stress Cardiovascular Laboratory
West Virginia University Heart and Vascular Institute
Morgantown, West Virginia
Exercise Electrocardiographic Testing

David A. Morrow, MD, MPH
Professor of Medicine
Harvard Medical School
Director, Levine Cardiac Intensive Care Unit
Cardiovascular Division
Brigham and Women's Hospital
Director, TIMI Biomarker Program
Senior Investigator, TIMI Study Group
Boston, Massachusetts
ST-Elevation Myocardial Infarction: Pathophysiology and Clinical Evolution
ST-Elevation Myocardial Infarction: Management
Stable Ischemic Heart Disease

Dariush Mozaffarian, MD, DrPh
Dean, Friedman School of Nutrition Science & Policy
Jean Mayer Professor of Nutrition and Medicine
Tufts University
Boston, Massachusetts
Nutrition and Cardiovascular and Metabolic Diseases

Kiran Musunuru, MD, PhD, MPH
Associate Professor of Cardiovascular Medicine and Genetics
Perelman School of Medicine at the University of Pennsylvania
Philadelphia, Pennsylvania
Principles of Cardiovascular Genetics
Cardiovascular Regeneration and Repair

Robert J. Myerburg, MD
Professor of Medicine and Physiology
Department of Medicine
University of Miami Miller School of Medicine
Miami, Florida
Cardiac Arrest and Sudden Cardiac Death

Patrick T. O'Gara, MD
Professor of Medicine
Harvard Medical School
Senior Physician
Brigham and Women's Hospital
Boston, Massachusetts
History and Physical Examination: An Evidence-Based Approach
Prosthetic Heart Valves

Jeffrey E. Olgin, MD
Chief of Cardiology
Gallo-Chatterjee Distinguished Professor of Medicine
Co-Director of the UCSF Heart and Vascular Center
University of California, San Francisco
San Francisco, California
Supraventricular Arrhythmias
Ventricular Arrhythmias
Bradyarrhythmias and Atrioventricular Block

Iacopo Olivotto, MD
Referral Center for Cardiomyopathies
Azienda Ospedaliera Universitaria Careggi
Florence, Italy
Hypertrophic Cardiomyopathy

Catherine M. Otto, MD
J. Ward Kennedy-Hamilton Endowed Chair in Cardiology
Professor of Medicine
Director, Heart Valve Clinic
University of Washington School of Medicine
Seattle, Washington
Approach to the Patient with Valvular Heart Disease
Aortic Valve Disease
Guidelines: Management of Valvular Heart Disease

Francis D. Pagani, MD, PhD
Otto Gago MD Professor of Cardiac Surgery
Department of Cardiac Surgery
University of Michigan Hospital
Ann Arbor, Michigan
Mechanical Circulatory Support

Patricia A. Pellikka, MD
Chair, Division of Cardiovascular Ultrasound
Professor of Medicine
Consultant, Department of Cardiovascular Medicine
Mayo Clinic
Rochester, Minnesota
Tricuspid, Pulmonic, and Multivalvular Disease

Philippe Pibarot, DVM, PhD
Professor
Québec Heart & Lung Institute
Université Laval
Québec, Canada
Prosthetic Heart Valves

Paul Poirier, MD, PhD
Professor, Faculty of Pharmacy
Québec Heart and Lung Institute
Université Laval
Québec, Canada
Obesity and Cardiometabolic Disease

Dorairaj Prabhakaran, MD, DM (Cardiology), MSc
Director, Centre for Control of Chronic Conditions
Vice President (Research and Policy)
Public Health Foundation of India
Gurgaon, India;
Professor (Epidemiology)
London School of Hygiene and Tropical Medicine
London, United Kingdom
Global Burden of Cardiovascular Disease

Andrew N. Redington, MD
Chief, Pediatric Oncology
Heart Institute
Cincinnati Children's Hospital Medical Center
Cincinnati, Ohio
Congenital Heart Disease in the Adult and Pediatric Patient

Susan Redline, MD, MPH
Peter C. Farrell Professor of Sleep Medicine
Harvard Medical School
Senior Physician, Division of Sleep and Circadian Disorders
Departments of Medicine and Neurology
Brigham and Women's Hospital
Physician, Division of Pulmonary Medicine
Department of Medicine
Beth Israel Deaconess Medical Center
Boston, Massachusetts
Sleep-Disordered Breathing and Cardiac Disease

Paul M. Ridker, MD
Eugene Braunwald Professor of Medicine
Harvard Medical School
Director, Center for Cardiovascular Disease Prevention
Division of Preventive Medicine
Brigham and Women's Hospital
Boston, Massachusetts
Biomarkers and Use in Precision Medicine
Risk Markers and the Primary Prevention of Cardiovascular Disease

David Robertson, MD
Professor of Medicine, Pharmacology and Neurology
Vanderbilt University Medical Center
Nashville, Tennessee
Cardiovascular Manifestations of Autonomic Disorders

Rose Marie Robertson, MD
Chief Science and Medical Officer
American Heart Association
Dallas, Texas
Cardiovascular Manifestations of Autonomic Disorders

Dan M. Roden, MD
Professor of Medicine, Pharmacology, and Biomedical Informatics
Director, Oates Institute for Experimental Therapeutics
Senior Vice-President for Personalized Medicine
Vanderbilt University Medical Center
Nashville, Tennessee
Drug Therapeutics and Personalized Medicine

Michael Rubart, MD
Assistant Professor of Pediatrics
Department of Pediatrics
Indiana University School of Medicine
Indianapolis, Indiana
Mechanisms of Cardiac Arrhythmias

John S. Rumsfeld, MD, PhD
Professor of Medicine
University of Colorado School of Medicine
Anschutz Medical Campus
Aurora, Colorado;
Chief Innovation Officer
American College of Cardiology
Washington, DC
Measuring and Improving Quality of Care: Relevance to Cardiovascular Clinical Practice

Marc S. Sabatine, MD, MPH
Chairman, TIMI Study Group
Lewis Dexter MD Distinguished Chair in Cardiovascular Medicine
Brigham and Women's Hospital
Professor of Medicine
Harvard Medical School
Boston, Massachusetts
Approach to the Patient with Chest Pain

Marc Schermerhorn, MD
Associate Professor of Surgery
Harvard Medical School
Chief, Division of Vascular and Endovascular Surgery
Beth Israel Deaconess Medical Center
Boston, Massachusetts
Diseases of the Aorta

Benjamin M. Scirica, MD, MPH
Associate Professor of Medicine
Harvard Medical School
Associate Physician, Cardiovascular Division
Senior Investigator, TIMI Study Group
Brigham and Women's Hospital
Boston, Massachusetts
ST-Elevation Myocardial Infarction: Pathophysiology and Clinical Evolution

Ashish Shah, MD
Professor of Medicine
Department of Cardiac Surgery
Vanderbilt University Medical Center
Nashville, Tennessee
Tumors Affecting the Cardiovascular System

Candice K. Silversides, MD
Associate Professor of Medicine
Mount Sinai Hospital
Toronto, Ontario, Canada
Pregnancy and Heart Disease

Jeffrey F. Smallhorn, MBBS
Professor Emeritus of Pediatrics
University of Alberta
Edmonton, Alberta, Canada
Congenital Heart Disease in the Adult and Pediatric Patient

Scott D. Solomon, MD
Professor of Medicine
Harvard Medical School
Director, Noninvasive Cardiology
Brigham and Women's Hospital
Boston, Massachusetts
Echocardiography

Lynne Warner Stevenson, MD
Director of Cardiomyopathy and Lisa Jacobson Professor of Medicine
Vanderbilt Heart and Vascular Institute
Vanderbilt University Medical Center
Nashville, Tennessee
Management of Patients with Cardiovascular Disease Approaching End of Life

Rakesh M. Suri, MD, DPhil
Professor of Surgery
Cleveland Clinic Abu Dhabi
Abu Dhabi, United Arab Emirates
Cardiovascular Infections

Charles D. Swerdlow, MD
Clinical Professor of Medicine
Cedars-Sinai Medical Center
University of California Los Angeles
Los Angeles, California
Pacemakers and Implantable Cardioverter-Defibrillators

John R. Teerlink, MD
Professor of Medicine
School of Medicine
University of California, San Francisco
Director, Heart Failure
Director, Echocardiography
San Francisco Veterans Affairs Medical Center
San Francisco, California
Diagnosis and Management of Acute Heart Failure

David J. Tester, BS
Associate Professor of Medicine
Mayo Clinic College of Medicine and Science
Senior Research Technologist II-Supervisor,
Windland Smith Rice Sudden Death Genomics Laboratory
Mayo Clinic
Rochester, Minnesota
Genetics of Cardiac Arrhythmias

Judith Therrien, MD
Associate Professor
Department of Medicine
McGill University
Montreal, Quebec, Canada
Congenital Heart Disease in the Adult and Pediatric Patient

James D. Thomas, MD
Director, Center for Heart Valve Disease
Director, Academic Affairs
Bluhm Cardiovascular Institute
Northwestern Memorial Hospital
Professor of Medicine
Northwestern University Feinberg School of Medicine
Chicago, Illinois
Mitral Valve Disease

Paul D. Thompson, MD
Chief of Cardiology
Hartford Hospital
Hartford, Connecticut
Exercise and Sports Cardiology
Exercise-Based, Comprehensive Cardiac Rehabilitation

Gordon F. Tomaselli, MD
Michel Mirowski MD Professor of Cardiology
Professor of Medicine
Chief, Division of Cardiology
Johns Hopkins School of Medicine
Baltimore, Maryland
Approach to the Patient with Cardiac Arrhythmias
Mechanisms of Cardiac Arrhythmias
Diagnosis of Cardiac Arrhythmias
Therapy for Cardiac Arrhythmias
Ventricular Arrhythmias
Neurologic Disorders and Cardiovascular Disease

James E. Udelson, MD
Professor of Medicine and Radiology
Tufts University School of Medicine
Chief, Division of Cardiology
The CardioVascular Center
Tufts Medical Center
Boston, Massachusetts
Nuclear Cardiology
Appropriate Use Criteria: Multimodality Imaging in Stable Ischemic Heart Disease and Heart Failure

Viola Vaccarino, MD, PhD
Wilton Looney Chair of Cardiovascular Research
Professor and Chair, Department of Epidemiology
Rollins School of Public Health
Professor, Department of Medicine
Emory University
Atlanta, Georgia
Psychiatric and Behavioral Aspects of Cardiovascular Disease

Ronald G. Victor, MD
Burns and Allen Chair in Cardiology Research
Director, Hypertension Center of Excellence
Associate Director, Cedars-Sinai Heart Institute
Cedars-Sinai Medical Center
Los Angeles, California
Systemic Hypertension: Mechanisms and Diagnosis
Systemic Hypertension: Management

Paul J. Wang, MD
Professor of Medicine
Director, Arrhythmia Service
Stanford University
Stanford, California
Pacemakers and Implantable Cardioverter-Defibrillators

Carole A. Warnes, MD
Professor of Medicine
Consultant in Cardiovascular Diseases and Internal Medicine
Pediatric Cardiology
Director of Adult Congenital Heart Disease Clinic
Mayo Clinic
Rochester, Minnesota
Pregnancy and Heart Disease

David D. Waters, MD
Professor Emeritus
Division of Cardiology
San Francisco General Hospital
Department of Medicine
University of California, San Francisco
San Francisco, California
Cardiovascular Abnormalities in HIV-Infected Individuals

Gary D. Webb, MDCM
Consultant to the Cincinnati Adult Congenital Heart Program
Cincinnati, Ohio
Congenital Heart Disease in the Adult and Pediatric Patient

Jeffrey I. Weitz, MD
Professor of Medicine and Biochemistry
McMaster University
Canada Research Chair in Thrombosis
Executive Director, Thrombosis and Atherosclerosis Research Institute
Hamilton, Ontario, Canada
Hemostasis, Thrombosis, Fibrinolysis, and Cardiovascular Disease

Nanette Kass Wenger, MD
Professor of Medicine (Cardiology) Emeritus
Emory University School of Medicine
Consultant, Emory Heart and Vascular Center
Atlanta, Georgia
Cardiovascular Disease in the Elderly

Walter R. Wilson, MD
Professor of Medicine
Mayo Clinic College of Medicine
Rochester, Minnesota
Cardiovascular Infections

Stephen D. Wiviott, MD
Investigator, TIMI Study Group
Cardiovascular Medicine Division
Brigham and Women's Hospital
Associate Professor
Cardiovascular Medicine
Harvard Medical School
Boston, Massachusetts
Guidelines: Management of Patients with ST-Elevation Myocardial Infarction

Joseph C. Wu, MD, PhD
Director, Stanford Cardiovascular Institute
Simon H. Stertzer Professor of Medicine and Radiology
Stanford University School of Medicine
Stanford, California
Cardiovascular Regeneration and Repair

Justina C. Wu, MD, PhD
Assistant Professor of Medicine
Harvard Medical School
Associate Director, Noninvasive Cardiology
Brigham and Women's Hospital
Boston, Massachusetts
Echocardiography

Syed Wamique Yusuf, MD
Associate Professor of Medicine
Department of Cardiology
University of Texas MD Anderson Cancer Center
Houston, Texas
Tumors Affecting the Cardiovascular System

Michael R. Zile, MD
Charles Ezra Daniel Professor of Medicine
Division of Cardiology
Medical University of South Carolina
Chief, Division of Cardiology
Ralph H. Johnson Veterans Affairs Medical Center
Charleston, South Carolina
Heart Failure with a Preserved Ejection Fraction

Douglas P. Zipes, MD
Distinguished Professor
Division of Cardiology and the Krannert Institute of Cardiology
Indiana University School of Medicine
Indianapolis, Indiana
Approach to the Patient with Cardiac Arrhythmias
Mechanisms of Cardiac Arrhythmias
Diagnosis of Cardiac Arrhythmias
Therapy for Cardiac Arrhythmias
Supraventricular Arrhythmias
Atrial Fibrillation: Clinical Features, Mechanisms, and Management
Ventricular Arrhythmias
Bradyarrhythmias and Atrioventricular Block
Pacemakers and Implantable Cardioverter-Defibrillators
Hypotension and Syncope
Neurologic Disorders and Cardiovascular Disease

致

Joan, Debra, Jeffrey 和 *David*

Beryl, Oliver 和 *Brigitte*

Pat, Rob 和 *Sam*

Laura, Erica, Jonathan 和 *Stephanie*

Charlene, Sarah, Emily 和 *Matthew*

致谢

编写一部近 2 000 页的教科书是一项艰巨的任务，需要许多专业娴熟的作者的人力投入。感谢编写这些章节的热心作者，除此之外，我们还要感谢 Elsevier 的执行内容策略师 Dolores Meloni，是她让 5 位独立的主编保持一致的方向；感谢高级内容开发策略师 Anne Snyder，组织我们保持步调一致；也感谢高级项目经理 John Casey。感谢许多其他人，包括文字编辑、版式设计和生产人员，帮助完成这本教科书。最后，如前言所述，我们对 Braunwald 医生的远见、正直和高标准深表感谢，我们正努力效仿他的远见、正直和高标准。

我们还要感谢来自世界各地的许多同行给我们写信，就如何完善本书提出了建议。我们仔细考虑每一个建议并欢迎这样的参与。在此，特别感谢以下同行：

Azin Alizadehasl, MD, Rajaie Cardiovascular Medical and Research Center, Tehran, Iran

Arash Hashemi, MD, Erfan General Hospital, Tehran, Iran

Anita Sadeghpour, MD, Rajaie Cardiovascular Medical and Research Center, Tehran, Iran

Leili Pourafkari, MD, Razi Hospital, Tabriz, Iran

Mehran Khoshfetrat, MD, Tehran, Iran

Babak Geraiely, MD, Tehran University of Medical Sciences

Shabnam Madadi, MD, Cardiac Imaging Center, Shahid Rajaei Heart Center, Tehran, Iran

Banasiak Waldemar, MD, Centre for Heart Disease, Military Hospital, Wroclaw, Poland

Carlos Benjamín Alvarez, MD, PhD, Sacré Coeur Institute, Buenos Aires, Argentina

Elias B. Hanna, MD, Division of Cardiology, Louisiana State University, New Orleans, Louisiana

前言

这是 Eugene Braunwald 博士近 40 年前开始主编的经典教科书《心脏病学——心血管内科学教科书》的第 11 版。主编们很高兴并荣幸地将这一版本奉献给他，为了他对心脏病学学科，特别是这本教科书及其姊妹篇的非凡贡献，以及他创造的“鲜活的教科书”的独特理念。

在过去的几十年里，心脏病学在许多方面以惊人的速度前进。关于心脏病患者的诊断和治疗，以及对相关机制和预防方法的理解，每天都在进步。遗传学、分子生物学和药理学、心脏影像、介入治疗和心脏修复也只是我们每天遇到的情况。

这种不断创新的研究大量涌现，使得新的心血管期刊也不断涌现，累积出版了前所未有的大量信息。随着心血管知识库的快速变化，像本书这样的权威教科书可以为读者提供确切的、尽可能最新的知识，提供更高的价值。

与每个版本所做的工作一样，许多读者耳熟能详的国际专家认真仔细修订了每个章节。此外，还增加了 14 个新章节，以体现心脏病学在肿瘤学、慢性肺病、环境毒素、先天性心脏病导管治疗和其他主题等领域不断扩大的作用。为了使内容更清晰，对一些部分进行了修改，例如心律失常部分。一些章节进行了扩写，如心脏瓣膜病部分；其他一些章节的重点发生了转移，例如成人先天性心脏病。最后，为了保持标准主题的活力，在伦理、个性化与精准医学、影像学、肥胖、糖尿病、睡眠呼吸紊乱、自主神经功能紊乱的章节中，更换了超过三分之一的新作者，以推陈出新，取代既往版本中的原作者。另外，第 11 版包含 2 700 多个插图和 565 多个表格。

我们将本书分为 11 个部分，包括：心血管疾病的基础，遗传学及个性化医学，患者评估，心力衰竭，心律失常、猝死及晕厥，预防心脏病学，粥样硬化性心血管疾病，瓣膜性心脏病，心肌、心包和肺血管床疾病，特殊人群的心血管疾病，以及心血管疾病与其他器官疾病。

我们延续了包含实践指南的传统，并为各级学习者和心脏病学专业主编了该版本。和以前一样，与临床医生没有直接关系的信息以较小的字体显示。有关许多主题的更多详细信息，请参阅本书的姊妹篇：

由 Deepak L. Bhatt 主编的 *Cardiovascular Intervention*

由 Elliott Antman 和 Marc Sabatine 主编的 *Cardiovascular Therapeutics*

由 James DeLemos 和 Torbjorn Omland 主编的 *Chronic Coronary Artery Disease*

由 Ziad Issa，John Miller 和 Douglas Zipes 主编的 *Clinical Arrhythmology and Electrophysiology*

由 Christie Ballantyne 主编的 *Clinical Lipidology*

由 Darren McGuire 和 Nikolaus Marx 主编的 *Diabetes in Cardiovascular Medicine*

由 Michael Felker 和 Douglas Mann 主编的 *Heart Failure*

由 George Bakris 和 Matthew Sorrentino 主编的 *Hypertension*

由 Robert Kormos 和 Leslie Miller 主编的 *Mechanical Circulatory Support*

由 David Morrow 主编的 *Myocardial Infarction*

由 Roger Blumenthal，JoAnn Foody 和 Nathan Wong 主编的 *Preventive Cardiology*

由 Catherine Otto 和 Robert Bonow 主编的 *Valvular Heart Disease*

由 Marc Creager，Joshua Beckman 和 Joseph Loscalzo 主编的 *Vascular Medicine*

由 Leonard Lilly 主编的 *Braunwald's Heart Disease Review and Assessment*

由 Allen Taylor 主编的 *Atlas of Cardiovascular*

由 Christopher Kramer 和 W Greg Hundley 主编的 *Atlas of Cardiovascular MR*

由 Amil Iskandrian 和 Ernest Garcia 主编的 *Atlas of Nuclear Cardiology*

为了与上述的复兴主题保持一致，我们其中一人（Douglas P. Zipes）将在本版后离开。从 1984 年的第 2 版开始，Zipes 博士就编写了心律失常部分，并在最近的版本中与合作者一起编写，并自第 6 版以来作为本书的主编。Gordon F. Tomaselli 将是他非常有力的替补。

主编和作者们及 Elsevier 的工作人员一直致力于将本书作为当前心脏病学知识的首选来源，保持 Braunwald 医生多年前设定的高标准。我们希望读者能够阅读本版并从中获益，因为我们都在努力改善对患者的照顾，这是我们的最终目标。

Douglas P. Zipes
Peter Libby
Robert O. Bonow
Douglas L. Mann
Gordon F. Tomaselli
（陈灏珠 译）

第 1 版前言

心血管病为折磨工业化国家人口的最大祸患，与过去的腺鼠疫、黄热病和天花一样，不仅使人口中重要的一部分突然死亡，而且使为数更多的人长期受难和失健。仅就美国而言，虽然最近心血管病有令人鼓舞的减少，但它仍要对每年几乎 100 万的死亡和人口死亡总数的一半以上负责。每年有几乎 500 万人因心血管病而住院。从患者的痛苦和物质损耗的角度看，心血管病造成的损失几乎无法计算。幸而，致力于心脏病病因、诊断、治疗和预防的研究在迅速地发展。

为了能够为广而深的心血管病内科学领域提供一本内容更为广泛且权威的教科书，我邀请我的一些精干的同事参加编写。但我希望我个人参与编写的内容约占全书的一半，这样可以使它作为一本多作者编写的教科书所可能存在的不完整性、缺漏现象、前后矛盾、组稿上的困难和笔调不统一等缺点减少到最低限度。

自 20 世纪早期开始，临床心血管病学已有很强的基础学科、生理和药理基础。近年，分子生物学、遗传学、进展生物学、生物物理学、生物化学、实验病理学和生物工程学的原理已开始对心脏的正常和异常功能研究提供极为重要的信息。虽然本书基本上是临床论述而非心血管学科的基础教科书，但也较为详细地解释了心血管病的科学基础。

Eugene Braunwald

1980

（陈灏珠 译）

目录

上　册

第一篇　心血管疾病的基础 …… 1
第 1 章　心血管疾病的全球负担 …… 1
第 2 章　心血管医学的伦理 …… 15
第 3 章　心脏病学临床决策 …… 21
第 4 章　心血管临床实践医疗质量的评估与改进 …… 29
第 5 章　临床试验述评 …… 35

第二篇　遗传学及个性化医学 …… 43
第 6 章　个性化与精准心血管医学 …… 43
第 7 章　心血管遗传学原理 …… 49
第 8 章　药物治疗与个性化医学 …… 60
第 9 章　生物标志物及其在精准医学中的应用 …… 69

第三篇　患者评估 …… 81
第 10 章　病史询问和体格检查:基于循证的评估 …… 81
第 11 章　心脏病患者的麻醉和非心脏手术 …… 102
第 12 章　心电图 …… 116
第 13 章　运动心电图试验 …… 151
第 14 章　超声心动图 …… 172
第 15 章　心血管疾病的胸部 X 线片表现 …… 249
第 16 章　心脏核医学 …… 259
第 17 章　心血管磁共振影像学 …… 300
第 18 章　心脏计算机断层扫描 …… 320
第 19 章　心导管术 …… 342
第 20 章　冠状动脉造影和血管内成像 …… 367

第四篇　心力衰竭 …… 399
第 21 章　探讨心力衰竭患者 …… 399
第 22 章　心脏的收缩和舒张机制 …… 412
第 23 章　心力衰竭的病理生理学 …… 438
第 24 章　急性心力衰竭的诊断与管理 …… 458
第 25 章　射血分数降低的心力衰竭 …… 486
第 26 章　射血分数保留的心力衰竭 …… 514
第 27 章　心力衰竭的器械监测和治疗 …… 537
第 28 章　心力衰竭的外科手术治疗 …… 546
第 29 章　机械循环支持 …… 562
第 30 章　心血管修复与再生 …… 574
第 31 章　心血管疾病患者的临终治疗 …… 582

第五篇　心律失常、猝死及晕厥 …… 589
第 32 章　心律失常患者的评估 …… 589
第 33 章　心律失常的遗传学 …… 596
第 34 章　心律失常的发病机制 …… 611
第 35 章　心律失常的诊断 …… 640
第 36 章　心律失常的治疗 …… 656
第 37 章　室上性心动过速 …… 691
第 38 章　心房颤动:临床特征、发病机制和管理 …… 717
第 39 章　室性心律失常 …… 733
第 40 章　缓慢性心律失常和房室传导阻滞 …… 756
第 41 章　起搏器及植入式心脏除颤器 …… 764
第 42 章　心搏骤停与心源性猝死 …… 787
第 43 章　低血压和晕厥 …… 830

第六篇　预防心脏病学 …… 841
第 44 章　动脉粥样硬化的血管生物学 …… 841
第 45 章　风险标志物和心血管疾病的一级预防措施 …… 860
第 46 章　系统性高血压:机制和诊断 …… 895
第 47 章　系统性高血压:管理 …… 914
第 48 章　脂蛋白异常与心血管疾病 …… 945
第 49 章　营养与心血管疾病及代谢性疾病 …… 966
第 50 章　肥胖与心脏代谢性疾病 …… 982
第 51 章　糖尿病与心血管系统 …… 992
第 52 章　空气污染与心血管疾病 …… 1015
第 53 章　运动与运动心脏病学 …… 1021
第 54 章　基于体育锻炼的全面心脏康复 …… 1029
第 55 章　心脏病患者的综合管理方法 …… 1036

索引 …… 1042

下　册

第七篇　粥样硬化性心血管疾病 …… 1051
第 56 章　胸痛患者的处理 …… 1051
第 57 章　冠状动脉血流与心肌缺血 …… 1062
第 58 章　ST 段抬高型心肌梗死:病理生理学和临床进展 …… 1091
第 59 章　ST 段抬高型心肌梗死的治疗 …… 1121
第 60 章　非 ST 段抬高性心肌梗死 …… 1173
第 61 章　稳定型缺血性心脏病 …… 1199
第 62 章　经皮冠状动脉介入治疗 …… 1249
第 63 章　主动脉疾病 …… 1266

第 64 章　周围动脉疾病 …… 1301
第 65 章　缺血性卒中的预防和管理 …… 1322
第 66 章　非冠状动脉的阻塞性血管疾病的治疗 …… 1337

第八篇　瓣膜性心脏病 …… 1357
第 67 章　瓣膜性心脏病患者的评估与治疗 …… 1357
第 68 章　主动脉瓣膜疾病 …… 1363
第 69 章　二尖瓣疾病 …… 1391
第 70 章　三尖瓣、肺动脉瓣和多瓣膜病变 …… 1424
第 71 章　人工瓣膜 …… 1434
第 72 章　经导管治疗瓣膜性心脏病 …… 1442
第 73 章　心血管感染 …… 1453
第 74 章　风湿热 …… 1482

第九篇　心肌、心包和肺血管床疾病 …… 1491
第 75 章　成人和儿童先天性心脏病 …… 1491
第 76 章　成人先天性心脏病的导管介入治疗 …… 1545
第 77 章　扩张型、限制型和浸润型心肌病 …… 1551
第 78 章　肥厚型心肌病 …… 1573
第 79 章　心肌炎 …… 1590
第 80 章　药物或毒物导致的心肌病 …… 1604
第 81 章　肿瘤心脏病学 …… 1614
第 82 章　HIV 感染与心血管疾病 …… 1625
第 83 章　心包疾病 …… 1637
第 84 章　肺栓塞 …… 1656
第 85 章　肺动脉高压 …… 1673
第 86 章　慢性肺部疾病和心血管疾病 …… 1693
第 87 章　睡眠呼吸紊乱和心脏疾病 …… 1699

第十篇　特殊人群的心血管疾病 …… 1709
第 88 章　老年心血管疾病 …… 1709
第 89 章　女性心血管疾病 …… 1741
第 90 章　妊娠与心脏病 …… 1754
第 91 章　异质性人群中的心血管疾病 …… 1768

第十一篇　心血管疾病与其他器官疾病 …… 1775
第 92 章　内分泌紊乱和心血管疾病 …… 1775
第 93 章　止血、血栓形成、纤溶与心血管疾病 …… 1790
第 94 章　风湿性疾病和心血管系统 …… 1814
第 95 章　肿瘤影响心血管系统 …… 1833
第 96 章　心血管疾病相关的精神与行为 …… 1846
第 97 章　神经系统疾病与心血管系统疾病 …… 1857
第 98 章　肾脏疾病与心血管疾病的关系 …… 1878
第 99 章　自主神经功能紊乱的心血管表现 …… 1898

索引 …… 1914

第一篇 心血管疾病的基础

第 1 章 心血管疾病的全球负担

THOMAS A. GAZIANO, DORAIRAJ PRABHAKARAN, AND J. MICHAEL GAZIANO

负担变化 1
流行病学转变 1
运动缺乏和肥胖的时代:第五阶段? 2
流行病学转变的不同模式 3
目前全球负担的差异 3
高收入国家 5
东亚和太平洋地区 6
中欧、东欧和中亚地区 6
拉丁美洲和加勒比地区 6
北非和中东 6
南亚 7
撒哈拉以南非洲 7
危险因素 7
烟草 7
高血压 8
血脂 8
糖尿病 8
肥胖 9
饮食 9
体力活动缺乏 10
老龄人口 10
胎儿影响 10
环境污染 10
经济负担 11
成本效益的解决方案 11
既定的心血管疾病管理 11
风险评估 12
政策和社区干预 12
概要和结论 13
参考文献 14

在过去的十年,心血管疾病(cardiovascular disease,CVD)已成为全球首要的死因。在 2013 年,心血管疾病造成大约 1 730 万人死亡,并导致 3.3 亿伤残调整生命年(disability-adjusted life-years,DALYs)损失[1],约占当年总死亡人数的 32%,总 DALYs 损失的 13%。总之,数据表明心血管疾病的死亡率和 DALYs 损失的绝对数量和百分比,与 2010 年相比都有了增加。目前,低收入和中等收入国家的心血管疾病,如同 20 世纪的许多高收入国家那样,正在经历着令人震惊的加速增长。

本章将回顾心血管疾病发病率和死亡率变化的流行病学转变特征,并评估其在世界不同地区的转变。本章还将概述与心血管疾病相关的危险因素和行为在当前的负担及其在不同地区的变化和发展趋势,并综述心血管疾病造成的经济影响和降低其成本效益的各种策略。在本章结尾,将讨论世界各地区因心血管疾病负担日益增长所造成的各种挑战,以及面对这一全球性问题的可能解决方案。

负担变化

从 1990 年至 2013 年,心血管疾病死亡人数占全球所有死亡人数的比例从 26% 增加到 32%,这反映了心血管疾病流行病学的快速转变,尤其是在低收入和中等收入国家(low-and middle-income countries,LMICs)。虽然心血管疾病死亡净百分比在总体上来说是增加的,但这是由于在 LMICs 中的增加,而在高收入国家(high-income countries,HICs)中却是下降的(图 1.1)。目前心血管疾病几乎在所有 LMICs 地区导致死亡人数最多,虽然撒哈拉以南非洲是例外,但在那里心血管疾病也是 45 岁以上人群的首要死因。在绝对数量上,LMICs 心血管疾病的死亡人数为 HICs 的 4~5 倍。在世界银行界定的 6 个 LMICs 地区,血管疾病的负担差异很大,心血管疾病死亡占全部死亡的比例在东欧高达 59%,而在撒哈拉沙漠以南的非洲地区仅为 12%。在 HICs,则为 38%。

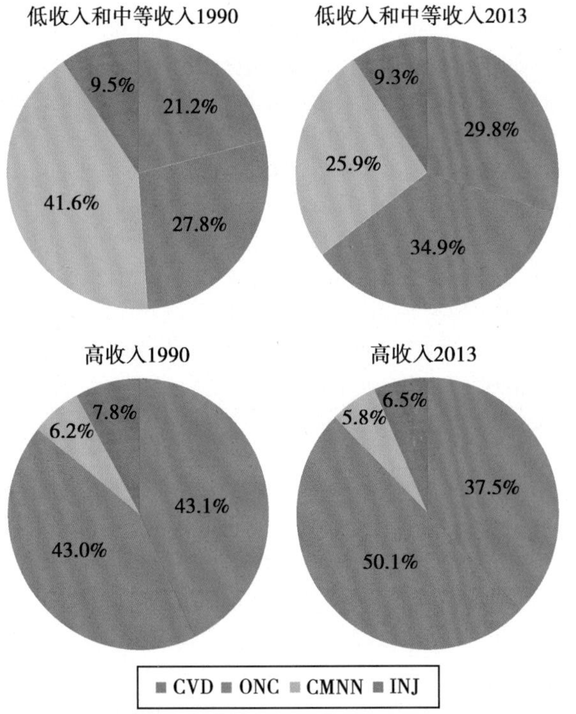

图 1.1 1990 年至 2013 年死因构成的变化。CVD,心血管疾病;ONC,其他非传染性疾病;CMNN,传染性疾病、孕产妇和新生儿疾病及营养性疾病;INJ,损伤。(引自 Global Burden of Disease Study 2013. Age-sex specific all-cause and cause-specific mortality,1990—2013,Seattle Institute for Health Metrics and Evaluation;2014.)

流行病学转变

"流行病学转变"主要体现在全球心血管疾病负担的总体增加和独特的区域模式。流行病学转变的历史包括 4 个基本阶段

(表 1.1):瘟疫和饥荒,流行性疾病退却,退行性和人为疾病,以及滞后的退行性疾病[2,3]。这些阶段的变迁极大地改变了过去两个世纪的死亡原因,从第一阶段的传染病和营养不良到第三和第四阶段的心血管疾病和癌症。虽然在 LMICs 瘟疫和饥荒时代的转变出现得很晚,但由于低成本农业技术的转让、世界经济的全球化及公共卫生的进步,转变却更为快速。

表 1.1 心血管疾病死亡率及类型的流行病学转变的 5 个典型阶段

阶段	描述	死于心血管疾病的比例/%	主要心血管疾病的类型
瘟疫和饥荒	营养不良和传染病是主要死亡原因;婴儿和儿童死亡率高;平均预期寿命低	<10	风湿性心脏病,由感染和营养不良引起的心肌病
流行性疾病退却	营养和公共卫生的改善导致由营养不良和感染引起的死亡率下降;婴儿和儿童死亡率急剧下降	10~35	风湿性瓣膜病,高血压,冠心病,卒中
退行性和人为疾病	脂肪和热量摄入增加以及体力活动减少导致高血压和动脉粥样硬化性疾病的发生;随着预期寿命的延长,慢性非传染疾病的死亡率超过营养不良和传染病的死亡率	35~65	冠心病,卒中
滞后的退行性疾病	心血管疾病和癌症成为致残和致死的主要原因;治疗和预防措施的改善降低了患者的死亡率并延迟了主要终点事件的发生;年龄校正的心血管疾病死亡率下降;心血管疾病影响越来越老的人群	40~50	冠心病,卒中,充血性心力衰竭
运动缺乏和肥胖	肥胖和糖尿病的患病率增加;女性心血管疾病死亡率有所下降	38	

修改自 Omran AR:The epidemiologic transition:a theory of the epidemiology of population change. Milbank Mem Fund Q 1981;49:509;and Olshanksy SJ,Ault AB. The fourth stage of the epidemiologic transition:the age of delayed degenerative diseases. Milbank Q 1986;64:355.

瘟疫和饥荒的年代是第一阶段。人类从瘟疫和饥荒年代进化,据大多数的历史记载,人们曾生活在流行性疾病和饥饿之中。1900 年以前,传染性疾病和营养不良几乎是世界上每个地区最常见的死亡原因,其中结核病、肺炎和腹泻占死亡的大多数。这些情况加上婴儿和儿童的高死亡率,导致了平均预期寿命大约仅为 30 年。

在流行性疾病退却年代,随着公共卫生系统的出现、更清洁的供水以及改良的粮食生产和分配,人均收入和预期寿命增加,从而减少了传染性疾病和营养不良造成的死亡。继而的医学教育以及其他公共卫生的改进,进一步导致了传染性疾病死亡率急剧下降。风湿性瓣膜病,高血压和脑血管意外(卒中)成为最常见的心血管疾病。冠心病的患病率通常低于卒中,心血管疾病约占总死亡的 10%~35%。

在退行性和人为疾病阶段,经济环境的持续改善,加上城市化和工作相关活动的根本变化,导致了饮食、活动和诸如吸烟等行为方式的巨大变化。在美国,传染病造成的死亡人数减少到 50/10 万/年以下,预期寿命增加到近乎 70 岁。高热量食物的增加,以及体力活动的减少,导致了动脉粥样硬化增加。在这个阶段,冠心病和卒中占据了主导地位,在所有的死亡中,35%~65%与心血管疾病有关。冠心病与卒中的比例通常为 2:1~3:1。

在滞后的退行性疾病时代,心血管疾病和癌症仍然是致残和致死的主要原因,但经年龄校正后的心血管疾病死亡率几乎下降了一半,占所有死亡的 25%~40%。心血管疾病死亡率的下降是由两项重大进展所促成的,即新的治疗方法和对患有心血管疾病或有风险的人的预防措施[4]。

曾经被认为是先进的治疗方法,现在已成为医疗标准,包括建立紧急医疗系统、冠心病监护病房,以及广泛使用新的诊疗技术,如超声心动图、心导管术、经皮冠状动脉介入治疗(percutaneous coronary intervention,PCI)、搭桥手术及植入起搏器和除颤器。药物开发的进展也产生了重大的效益。旨在改善心肌梗死(myocardial infarction,MI)急性处理的努力带来了挽救生命的干预性药物或措施的应用,如 β-肾上腺素能阻滞剂(β 受体阻滞剂)、PCI、溶栓剂、他汀类药物和血管紧张素转换酶(ACE)抑制剂(见第 58 和 59 章)。阿司匹林,这个"老"药的广泛应用,也降低了急慢性冠脉事件的死亡危险。高血压的低成本药物治疗(见第 47 章)和高效降胆固醇药物如他汀类的开发,对心血管疾病的一级和二级预防,减少心血管疾病的死亡作出了重大贡献(见第 48 章)。

与此同时,公共卫生运动教育人们某些行为会增加心血管疾病的风险,而改变生活方式可以降低风险。在这方面,戒烟提供了成功的模式。例如,美国男性吸烟率在 1955 年为 57%;到 2012 年下降为 20.5%。美国女性的吸烟率也从 1965 年的 34%下降到 2012 年的 15.8%[5]。美国高血压的检测和治疗,自从 20 世纪 70 年代开展种种活动以来,也得到了很大的改善。这一干预对预防卒中产生了直接和深远的影响,并对预防冠心病也可能产生了一些影响。有关饱和脂肪和胆固醇的公共卫生信息,对人们脂肪的摄取和胆固醇水平也有类似的影响。人平均胆固醇水平,从 20 世纪 60 年代早期的 220mg/dl 降至 2014 年的 192mg/dl[6],与此同时高低密度脂蛋白胆固醇的患病率也降低了。

运动缺乏和肥胖的时代:第五阶段?

一些令人不安的危险生活方式和危险因素的发展趋势,可能预示着流行病学转变的新阶段,即运动缺乏和肥胖的时代[7](见第 49 章和第 50 章)。在工业化国家的许多地方,体力活动持续减少,而总热量的摄入在以惊人的速度增加,导致了超重和肥胖的流行。与肥胖相关的 2 型糖尿病,高血压和血脂异常的发病率正在上升,这种趋势在儿童中尤其明显[6]。在与这些变化发生的同时,其他危险行为和危险因素如吸烟等所得到的改善却在放缓。如果这趋势持续下去,发达国家在过去几十年降低了的年龄调整心血管疾病死亡率,可能不会继续下降,就像发生在美国的年轻女性那样,甚至在未来会增加。这一趋势尤其适用于年龄调整卒中死亡率。在 LMICs 中,肥胖的日益增多也同样受到关注[8]。

幸运的是,21 世纪头十年的近期趋势表明,成年人肥胖的增加在减少,尽管肥胖率仍然高得惊人,几乎达到 34%[9]。此外,在治疗

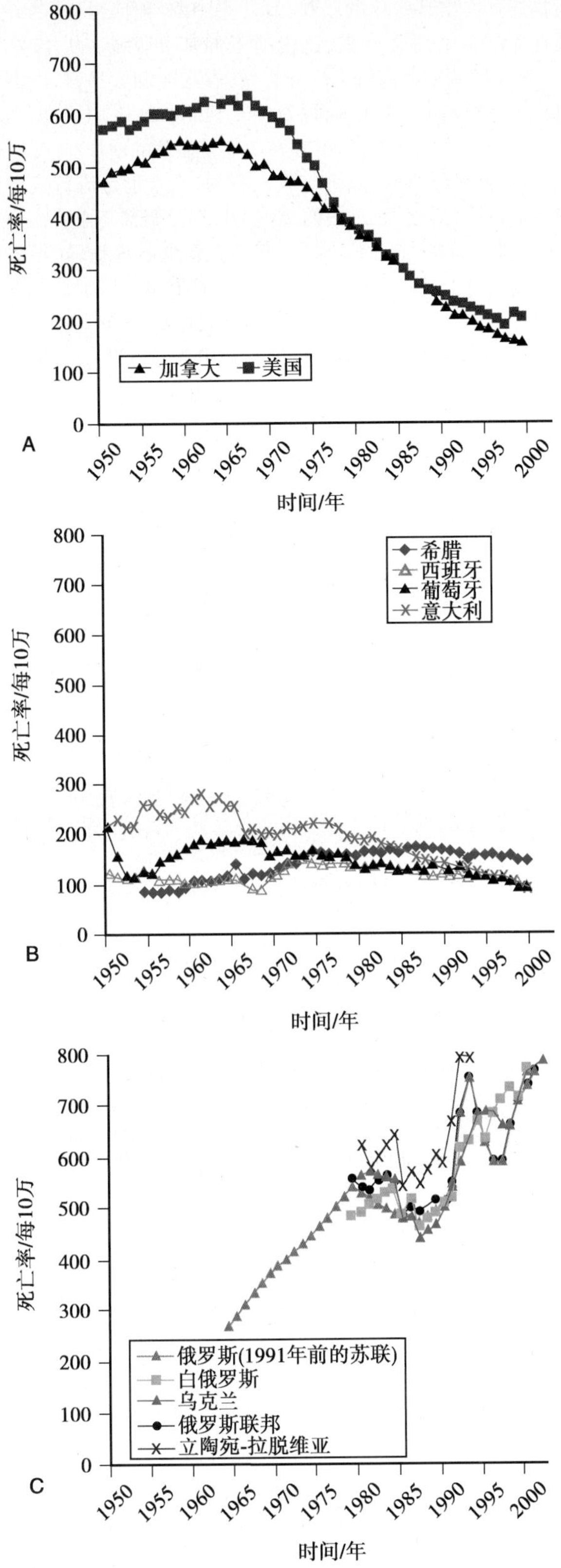

图 1.2　冠心病死亡率的不同模式。A,迅速上升和下降;B,轻度上升和下降;C,持续快速上升。(引自 Mirzaei M, Truswell A, Taylor R, Leeder SR: Coronary heart disease epidemics: not all the same. Heart 2009;95(9):740-6.)

进展的开发和应用方面继续取得的进展以及其他世俗的改变,似乎抵消了肥胖和糖尿病增多的影响;例如,胆固醇水平继续下降。总体而言,在这十年中,年龄调整死亡率继续以每年大约3%的速度下降,从2000年的341/10万降至2013年的223/10万[10]。

流行病学转变的不同模式

心血管疾病转变的模式在HICs并不相同,它们在冠心病的峰值死亡率和转变时间上不一。根据已建立死亡证明制度的国家数据,有下列3种模式[11](图1.2)。其中一种模式以美国和加拿大为代表,即冠心病的死亡率在20世纪60—70年代迅速上升并达高峰,随后在21世纪00年代末期较快地下降。冠心病死亡率的最高峰值为300/10万~700/10万,目前为100/10万~200/10万。在斯堪的纳维亚国家、英国、爱尔兰、澳大利亚和新西兰,也都遵循这一模式。第二种模式的冠心病峰值死亡率也出现在同一时期,但峰值仅为100/10万~300/10万。葡萄牙、西班牙、意大利、法国、希腊和日本等国家都遵循这种模式。峰值快速下降的速度在各国不一,中欧国家(奥地利,比利时,德国)比北欧国家(芬兰,瑞典,丹麦,挪威)下降速度较慢,但其峰值也较低,在20世纪60~70年代为300/10万~350/10万。有些国家似乎显示持续增长的第三种模式(特别是前苏联的许多组成部分),还有一些国家尚未观察到有任何显著的增长,例如撒哈拉以南非洲(除南非外)的许多国家。拉丁美洲的纵向数据较少,但有限的数据显示了许多国家都遵循了地中海或南欧国家的模式,冠心病死亡率峰值为50/10万~300/10万。其他LMICs是否会遵循"经典"的大幅增长,然后迅速下降的模式(如北美、澳大利亚和西北欧的高收入国家),逐渐上升和下降(如南欧和中欧国家),或其他一些模式,将取决于文化差异、世俗趋势,以及国家层面对公共卫生和治疗基础设施的举措。

目前全球负担的差异

疾病负担的指标受3种现象的影响。首先,人口的增长增加了全球心血管疾病所致的总死亡人数。其次,由于较好地控制了许多早年发生的传染性疾病,人口普遍老龄化的趋势已经改变了大多数地区因心血管疾病导致的死亡比例。最后,心血管疾病的预防和治疗都有了改进,这降低了年龄调整死亡率。我们主要依照2013年的全球疾病负担(Global Burden of Disease,GBD)的研究数据。GBD的数据很大,但仍有其局限性。有关死因数据的可用性和可靠性,特别是在没有标准化方案的LMICs中,是不确定的。

在全球范围内,心血管疾病死亡人数在1990—2013年期间增加了46%。这一总体心血管疾病死亡人数的增加,是源于冠心病及与卒中有关的死亡的增加。在2013年,冠心病占全球所有死亡人数的15%。卒中是死亡的第二大原因,为12%(缺血性和出血性卒中各半)。2013年估计有1 450万人死于冠心病和卒中,约占全球死亡人数的四分之一[1]。

虽然传染性疾病及新生儿和孕产妇疾病造成的死亡人数仍很多,但正在全球范围内减少[1,12],在1990—2013年间减少了27%。同期,非传染性疾病造成的死亡人数增加。2013年,冠心病在全球的寿命损失年(years of life lost,YLLs)和DALYs中,占据了最大部分。卒中是全球YLLs和DALYs的第三大病因。而在1990年,传染性疾病占据了YLLs和DALYs的最大部分。

尽管总体心血管疾病死亡人数增加,但同期的年龄调整死亡率下降了21.9%,从374/10万减少到292/10万。这表明发病年龄的显著延迟和/或病死率的改善。不幸的是,并非所有国家都有下降。评估疾病负担的全球趋势须审查区域的趋势,尤其是对心血管疾病而言。由于世界上85%的人口居住在LMICs,这些国家在很大程度上决定了全球心血管疾病的死亡率。在基于死亡证明的生命登记系统不全的国家，数据的评估是依赖于模型死亡率。虽然全球年龄调整的心血管疾病死亡率在下降，但按收入（图1.3）或按地区（图1.4）进行评估时，其模式是不同的。

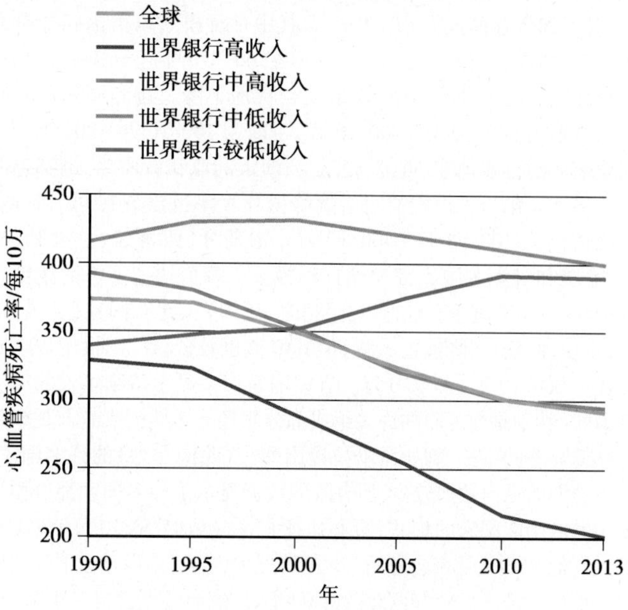

图1.3 按世界银行收入类别划分的1990年至2013年每10万人口的心血管疾病死亡率。（引自 Global Burden of Disease Study 2013. Age-sex specific all-cause and cause-specific mortality, 1990—2013. Seattle: Institute for Health Metrics and Evaluation; 2014.）

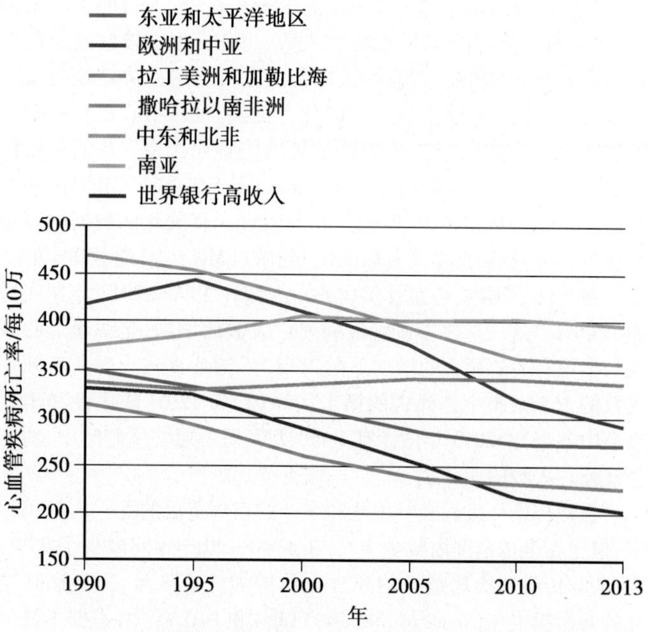

图1.4 与世界银行定义的HICs相比，各LMICs按地区划分的1990年至2013年每10万人口的心血管疾病的死亡率。（引自 Global Burden of Disease Study 2013. Age-sex specific all-cause and cause-specific mortality, 1990—12013. Seattle: Institute for Health Metrics and Evaluation; 2014.）

心血管疾病流行的峰值幅度范围很广，有的峰值是否已达到顶峰尚不清楚。在这里，我们按GBD项目所定义的全球7个地区进行描述并突出其变化的趋势，其一是HICs地区，另外的6个地区是在LMICs中划分而来，还包括了许多次区域。从1990年到2013年，年龄调整心血管疾病死亡率，在东亚和太平洋，欧洲和中亚，拉丁美洲和加勒比地区，以及中东和北非地区均下降，在撒哈拉以南非洲几乎没有变化，唯独在南亚呈显著的增加。

大部分差异的存在似乎与收入有关，收入也是流行病学阶段性转变的标准之一。在过去的20年里，年龄调整心血管疾病死亡率在不同收入的地区有其不同的趋势。在低收入地区，年龄调整心血管疾病死亡率从1990年的340/10万增加到2013年的390/10万。在中等偏低收入的国家，仅略有增加（从416/10万增至432/10万），其后减少到400/10万。在中等偏高收入的国家，下降了25%，从1990年的392/10万减少到296/10万。在HICs下降了近37%，从330/10万降至202/10万。

LMICs在流行病学转变期中，具有高度的异质性。首先，在LMICs的次区域间，年龄调整的心血管疾病死亡率，以及在过去20年中演变的趋势不同（图1.5）。心血管疾病死亡率在大多数

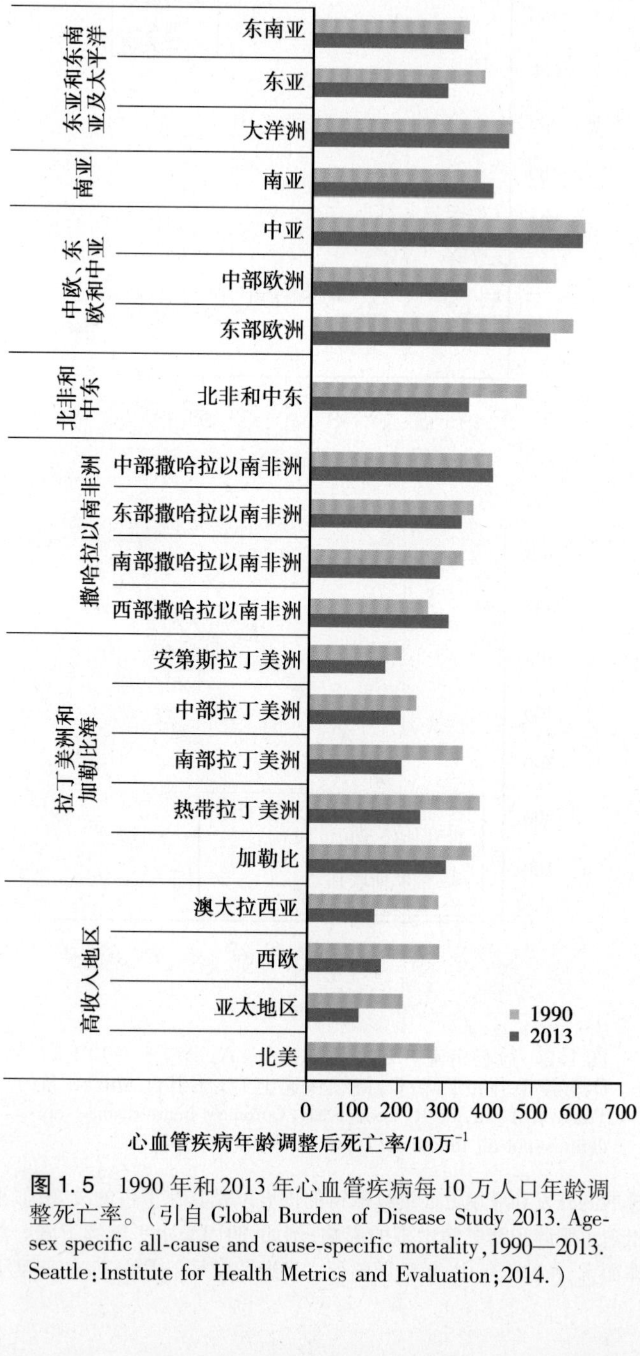

图1.5 1990年和2013年心血管疾病每10万人口年龄调整死亡率。（引自 Global Burden of Disease Study 2013. Age-sex specific all-cause and cause-specific mortality, 1990—2013. Seattle: Institute for Health Metrics and Evaluation; 2014.）

LMICs 在上升，而在 HICs 则在减少。其次，在 LMICs 的各个次区域内，各种心血管疾病占总心血管疾病死亡的构成比不同（图 1.6）。最后，在东亚和太平洋以及撒哈拉以南非洲地区，卒中导致心血管疾病死亡仍然超过冠心病。高血压性心脏病是心血管疾病致残和致死的最主要原因。

各个地区疾病流行的差异，可能是由多种因素造成的。首先，这些国家处于不同的流行病学转变阶段。其次，这些地区可能存在文化和遗传的差异，导致了不同程度的心血管疾病风险。例如，人均乳制品消费量（也即饱和脂肪的消费量）在印度远高于中国，尽管两国的乳制品消费量都在上升。最后，某些地区存在其他的压力，例如撒哈拉以南非洲的战争或传染性疾病（艾滋病毒/艾滋病）。

由于冠心病在 LMICs 累及较年轻的人，因此死亡人数在工作的人群中增加。在有些 LMICs，流行病学的转变似乎遵循了逆向的社会梯度，低社会经济人群具有最高的冠心病患病率和最高水平的各种危险因素。不幸的是，危险因素的减少并不遵循同样的趋势。与较高的或中等社会经济阶层的人群相比，处于最低阶层的人不太可能去获得和应用有关危险因素和行为改为变的信息，或获得先进的治疗。因此，心血管疾病死亡率的下降在社会经济地位低的人群中较为迟缓。

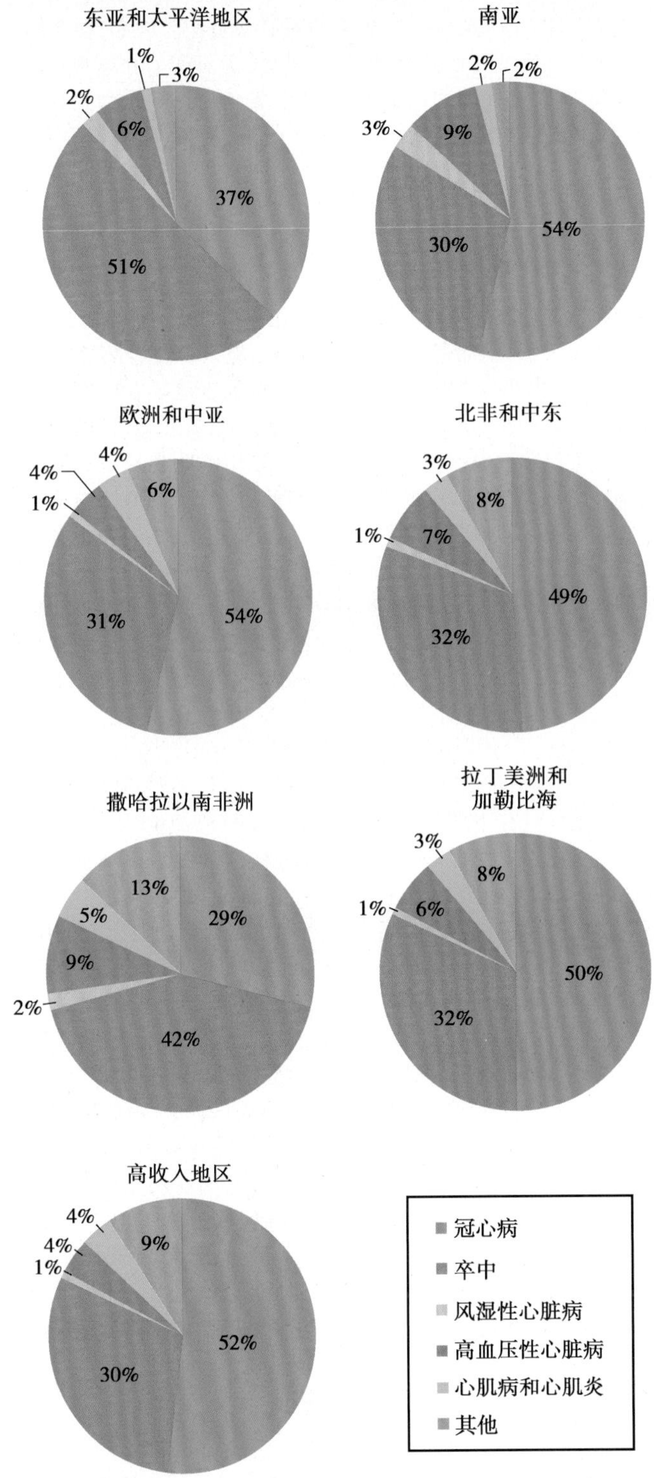

图 1.6　心血管疾病死亡的病因和地区分析。（引自 Global Burden of Disease Study 2013. Age-sex specific all-cause and cause-specific mortality, 1990—2013. Seattle: Institute for Health Metrics and Evaluation; 2014.）

高收入国家

2013 年，在 HICs 地区心血管疾病约占所有死亡人数的 38%，其中冠心病死亡占心血管疾病总死亡的半数以上（见图 1.6）。大多数 HICs 地区经历了类似发生在美国的流行病学转变，心血管疾病死亡率和危险因素在 20 世纪 70 年代前上升，在其后的 40 年下降。在心血管疾病死亡中以冠心病为主，比卒中高出 2~5 倍。但有两个值得注意的例外，一是葡萄牙，无论男女，卒中占心血管疾病总死亡的比例超过了冠心病；二是日本，卒中致死的人数远多于冠心病。然而，这两个国家流行病学转变的模式，似乎也正朝着其他 HICs 的方向发展，并且卒中的下降速度比冠心病更快。

在所有的 HICs 中，年龄调整的心血管疾病死亡率均有下降。导致这种下降，是由于预防性干预措施让人们避免疾病，治疗性措施使患者在疾病危急时（特别是卒中或心肌梗死）免于死亡，以及其他的干预性措施延长了心血管疾病患者的生存期。因此，心血管疾病死亡的平均年龄持续攀升，从而也影响了更多的退休老人。

西欧是心血管疾病死亡率最高的地区，2013 年心血管疾病总死亡率为 344/10 万，年龄标准化后的死亡率为 163/10 万；澳大拉西亚是心血管疾病总死亡率最低的地区（234/10 万），日本年龄标准化后的死亡率最低（110/10 万）。如前所述，HICs 地区的冠心病死亡多于卒中。东亚和太平洋地区属例外，其卒中和冠心病的总体死亡率分别为 132/10 万和 88/10 万。在 1990—2010 年期间，该地区的死亡率和死于卒中和冠心病的人数增加；卒中的死亡率约增加 18%，而冠心病的死亡率增加近 40%[12]。日本在高收入国家中是独特的；其传染性疾病在 20 世纪初已下降，而卒中显著上升。然而，日本的冠心病并没有像其他工业化国家那样急剧上升，并且仍然低于其他任何工业化国家。总体而言，自 20 世纪 60 年代以来，日本心血管疾病的死亡率下降了 60%，这主要是由于年龄调整的卒中死亡率的下降。日本男性和女性目前的预期寿命最高：女性为 86.4 岁，男性为 79.6 岁。日本和其他工业化国家之间的差异可能部分源于遗传因素，但是日本传统的以鱼类和植物为基础的低脂饮食以及由此导致的低胆固醇水平也可能有所贡献。然而，与许多其他国家一样，日本的饮食习惯正在发生重大变化。自 20 世纪 50 年代后期以来，城市和农村的胆固醇水平逐渐增加。尽管心血管疾病危险因素在日本人口中日益增加，其冠心病的发病率却仍然很低，甚至有所下降[13]。但是这种情况可能会改变，因为从饮食变化到心血管疾病事件的发生，似乎存在着很长的滞后期。

东亚和太平洋地区

人口结构和社会学指数

东亚和太平洋地区是世界上人口最多的 LMICs 地区，拥有近 20 亿人口；约 49%的地区是城市。人均国民总收入(gross national income，GNI)为 4 243 美元，从泰国的 4 420 美元到老挝的 1 130 美元不等。2004 年，卫生总支出占国内生产总值(gross domestic product，GDP)的 4.8%，人均为 183 美元[14]。该地区分为 3 个不同的亚区：东南亚、东亚和大洋洲。中国是迄今为止人口最多的国家，几乎占整个地区的 70%。在过去几十年中，该地区的预期寿命迅速增长，平均达到 72 岁。其中在中国的增长特别显著：从 20 世纪 50 年代中期的 37 岁增加到 2010 年的 73 岁[14]。与这种增长相伴随的是：人口大规模地从农村向城市迁移，快速的城市现代化，人口老龄化，出生率降低，饮食结构变化，烟草使用增加，以及向低体力活动的工作的转变。

疾病负担

2013 年，心血管疾病导致的死亡在该地区超过 520 万人，占所有死亡人数的 38%。其中超过半数的死亡是由卒中所致，而冠心病所致的死亡仅占 31%(见图 1.6)。心血管疾病死亡率在不同区域的差异很大，尤其是在大洋洲。年龄调整的死亡率在大洋洲最高，2010 年为 439/10 万，尽管心血管疾病的总体死亡率为 205/10 万，这表明在大洋洲有许多过早地死于心血管疾病。

卒中和冠心病是导致东亚和东南亚次区域死亡的首要原因。然而，在大洋洲，下呼吸道感染和糖尿病在死亡人数中占据了最大的比例。虽然在东亚和东南亚的卒中和冠心病死亡率均有上升，但大洋洲的卒中死亡率却略有下降，从 40/10 万降至 36/10 万[12]。中国似乎正跨于日本式的流行病学转变的第二和第三阶段。在中国 50~69 岁的男性中，卒中死亡率为 190/10 万，而冠心病死亡率为 123/10 万[1]。

中欧、东欧和中亚地区

人口结构和社会学指数

该区域由中亚、中欧和东欧 3 个次区域所构成，其中东欧是人口最多的区域。仅俄罗斯就占该地区 4.04 亿居民的 30%以上。该地区 65%的人口是城市人口，平均预期寿命为 71 岁。人均国民总收入从塔吉克斯坦的 870 美元到斯洛文尼亚的 23 610 美元不等。俄罗斯的人均国民总收入为 10 400 美元。该地区的公共和私人医疗保健平均支出占 GDP 的 6%以上。人均卫生支出从塔吉克斯坦的 49 美元到匈牙利的 2 154 美元不等。俄罗斯的人均卫生支出约 525 美元，占 GDP 的 5.1%[14]。

疾病负担

该地区是心血管疾病死亡率最高的地区。心血管疾病总体死亡率在东欧为 793/10 万，在中欧为 547/10 万。该总体死亡率与 20 世纪 60 年代美国的心血管疾病达顶峰时相似，甚或超越。冠心病通常比卒中高发，这表明东欧和中亚的大多数国家仍然处于心血管疾病流行病学转变的第三阶段。正如所预期的那样，在该地区发生和死于心血管疾病的平均年龄低于 HICs。2013 年，在该地区的所有死亡中心血管疾病约占 60%，其中 55%死于冠心病，33%死于卒中。

国家层面的分析显示在中欧、东欧和中亚地区内，心血管疾病的概况有重要的差异(见图 1.2)。自从苏联解体以来，其中一些国家的心血管疾病死亡率出人意料地增加，其中以乌克兰、保加利亚、白俄罗斯和俄罗斯为最高(男性近 800/10 万)[11]。在 2013 年，该地区的心血管疾病死亡率居世界首位。值得注意的是，这些国家的冠心病死亡不仅仅影响老年人；GBD 研究显示，在工作年龄的人群中(15~69 岁)有显著的冠心病负担。例如，在年龄为 45~49 岁之间的死亡者中，几乎三分之一是死于心血管疾病。对于年龄在 60~64 岁之间的人群，心血管疾病占总死亡人数的一半，其中 27%是由冠心病引致[12]。

拉丁美洲和加勒比地区

人口结构和社会学指数

拉丁美洲和加勒比地区包括安第斯拉丁美洲、中部拉丁美洲、南部拉丁美洲、热带拉丁美洲和加勒比地区。该地区总人口为 5.89 亿，其中 79%为城市人口[14]。巴西是该地区人口最多的国家，占总人口的三分之一；阿根廷、哥伦比亚、墨西哥，秘鲁和委内瑞拉的人口总数也约占三分之一。加勒比国家，包括多米尼加共和国、牙买加和海地，占据该地区人口的比例不到 10%。拉丁美洲和加勒比地区的预期寿命约为 74 岁，但在地区内的差异很大。例如，在 2010 年，海地和古巴的预期寿命分别为 64 岁和 79 岁。该地区人均国民总收入约为 8 544 美元［购买力平价(purchasing power parity，PPP)为 11 587 美元］。该地区的平均医疗保健费用占其 GDP 的 7.7%。人均医疗保健支出的范围差异很大，从海地的 46 美元到巴巴多斯的 1 003 美元不等[14]。

疾病负担

该地区具有相当大的心血管疾病负担。在 2013 年，心血管疾病占所有死亡人数的 29%。与 HICs 一样，冠心病在循环系统疾病中占主导地位(见图 1.6)。死亡率在次区域间的差别很大。加勒比地区的冠心病和卒中的年龄调整死亡率最高，分别为 150/10 万和 110/10 万。与全球其他一些地区的趋势一样，该地在 1990—2013 年期间心血管疾病总死亡率上升，但年龄调整的死亡率下降。中部拉丁美洲和安第斯拉丁美洲的死亡率也上升；热带拉丁美洲的死亡率出现了类似的增长。中部拉丁美洲在 2010 年，冠心病(14%)、卒中(6.9%)和高血压性心脏病(2.1%)占据死亡人数的近四分之一。南部拉丁美洲，包括阿根廷、智利和乌拉圭，是唯一的总体心血管疾病死亡率和年龄调整心血管疾病死亡率都下降的次区域。在 1990—2010 年期间，该次区域的总体心血管疾病、冠心病和卒中的死亡率下降，但其下降的程度低于全球的变化[12]。拉丁美洲和加勒比地区的死亡率下降较少，可能是由于生活方式的快速变化：不良的饮食变化，吸烟的增加，肥胖的增多，以及运动的减少。

北非和中东

人口结构和社会学指数

北非和中东地区的 19 个国家约占世界人口的 5%(3.37 亿人)。埃及和伊朗是该地区人口最多的两个国家，埃及占总人口的 24%，伊朗占 22%。大约 59%的人口是城市人口，平均预期寿命为

72岁。该区域的人均国民总收入平均为3 869美元，国家间的差异从也门的1 070美元到科威特的48 900美元不等。用于该地区的健康费用约占GDP的5.3%，人均健康支出约为203美元，从也门的63美元到阿拉伯联合酋长国的1 450美元不等[14]。

疾病负担

北非和中东地区的心血管疾病死亡占所有死亡的42%：其中冠心病9%，卒中32%。该地区的心血管疾病死亡率低于全球平均水平。在2013年，冠心病，卒中及总的心血管疾病的死亡率分别为89/10万、57/10万和180/10万。自1990年以来，该地区的冠心病死亡率仅略有下降，死亡率先后为88/10万、62/10万和192/10万。然而，该地区年龄调整的心血管疾病死亡率下降了近25%。在2013年，心血管疾病导致了2 000万DALYs丧失，占该地区所有DALYs丧失的21%。DALYs丧失在冠心病和卒中之间并非均分，分别为970万和570万[12]。

南亚

人口结构和社会学指数

南亚地区是世界上人口最稠密的地区之一，占世界人口的24%，居民超过16亿。在印度居住着该地区近75%的居民，是该地区最大的国家。该地区的城市人口仅占31%，预期寿命约为65岁。该地区的人均国民总收入平均为1 299美元，从尼泊尔的540美元到马尔代夫的6 530美元不等。印度的人均国民总收入为1 410美元，接近该地区的平均水平。南亚地区国家的平均医疗保健花费占GDP的3.9%，人均47美元。马尔代夫的人均花费最高，为208美元，印度为31美元，占其GDP的5%。巴基斯坦和孟加拉国的卫生保健支出最低，人均支出分别为22美元和23美元[14]。

疾病负担

心血管疾病占该地区所有死亡的27%。在2013年，冠心病导致的死亡占据所有报告的死亡总数的15%，或200万死亡，超过心血管疾病死亡的50%。脑血管疾病占所有死亡的6.8%，为心血管疾病死亡的30%。该地区心血管疾病所致的DALYs丧失近6 050万，占总数的10%。在心血管疾病所致的DALYs丧失中，冠心病占4.6%，几乎是卒中的两倍[12]。该地区心血管疾病的死亡率正在上升。印度是这个地区最大的国家，心血管疾病约占所有死亡的31%。研究还表明，男性和城市居民的冠心病患病率较高。冠心病死亡率的上升导致了印度次大陆的经济负担。数据表明，该地区冠心病症状的出现比西欧和拉丁美洲国家早5~10年[15]。

撒哈拉以南非洲

人口结构和社会学指数

GBD研究将撒哈拉以南非洲划分为中非、东非、南非和西非四个次区域。这4个区的总人口约为8.75亿，尼日利亚人口最多（1.63亿），佛得角人口最少（50万零600人）。该地区的城市人口仅有36%。人均国民总收入为1 255美元，从布隆迪的250美元到博茨瓦纳的7 480美元不等。总体而言，该地区的平均预期寿命也最低，仅54岁[14]。该地区的公共和私人医疗保健支出平均占GDP的6.5%，人均医疗保健支出为84美元。撒哈拉以南非洲的人均医疗保健支出范围，从布隆迪的3美元到塞舌尔的511美元。尼日利亚人均医疗保健支出23美元，占GDP的4.6%[14]。

疾病负担

在西非，心血管疾病占所有死亡的7.5%。在南非，心血管疾病导致的死亡最高，占所有死亡的13%。该地区心血管疾病的死亡率低于全球平均水平，并且正在与全球趋势一致性地下降。南非却是例外，其心血管疾病的死亡率从129/10万增加到136/10万。在撒哈拉以南非洲地区，传染性疾病及新生儿和孕产妇疾病仍然是死亡的主要原因，其中疟疾和艾滋病毒/艾滋病是导致死亡的首要原因，几乎占该地区所有死亡人数的一半[12]。

危险因素

在世界范围内，心血管疾病主要由可改变的危险因素驱动，如吸烟、缺乏体力活动，以及高脂肪和高盐饮食（另见第45~47、49和50章）。高血压和高胆固醇水平仍然是冠心病的首要原因；烟草、肥胖和缺乏身体活动仍然是重要的危险因素。GBD研究分析2013年LMICs冠心病各危险因素的人口归因分数（population-attributable fraction，PAF）如下：高血压54%；高胆固醇32%；超重和肥胖18%；膳食67%；吸烟18%。由于有些因素可能导致类似的疾病机制，人口归因分数的总和超过了100%。在LMICs中一些独特的冠心病危险因素，描述如下。

烟草

从许多方面来看，烟草的使用是世界上最可预防的死因。2014年，全球有超过13亿人使用烟草，吸烟量达5.8万亿支[16]。烟草使用的80%以上，是在LMICs。如果目前的趋势持续不减，烟草将在21世纪造成10亿多人死亡。

世界各地的烟草使用情况差别很大，男女俩性归因于吸烟造成的死亡，差别也很大。虽然烟草消费在历史上曾在HICs最高，但近几十年来，已大幅度转向LMICs；目前一些烟草使用量最高的国家是在东亚和太平洋地区。基里巴斯的年龄调整烟草使用率在世界上为最高：男性高达71.0%，女性为42.9%。印度尼西亚也有类似的高比率（男性吸烟>60%）。中国是世界上最大的烟草消费国，在2010年吸烟者估计约3.01亿（男性吸烟>50%）。自1980年以来，中国的吸烟率增加了50%。在中欧和东欧地区的一些国家，吸烟率也高得惊人，包括俄罗斯（男性约60%，女性约24.3%）、乌克兰（男性>50%）及阿尔巴尼亚（男性约60%）。拉丁美洲、中东和北非的吸烟率也很高，尽管这些地区女性的吸烟率不如在太平洋地区的女性常见。吸烟率在撒哈拉以南非洲的某些国家最低；例如，尼日尔和埃塞俄比亚的男性和女性吸烟率分别低于10%和1%。

在有些国家，妇女的吸烟率居高不下，其中包括基里巴斯（42.9%）、奥地利（45.1%）、瑙鲁（50%）和希腊（41.4%）。然而，一般而言，男性吸烟者显著多于女性，虽然也有例外情况，如在瑙鲁和希腊，其男女吸烟者的比例相当。在男性吸烟者多于女性的地方，这种性别差异可能很大。例如，在中国，男性的烟草使用率为50%，而女性仅为2.2%。印度尼西亚也有这种类似的趋势：男性为61.3%，女性仅为5.1%。在北非、中东和撒哈拉以南非洲的一些国家，也存在着很大的性别差异。在这些地区，妇女的烟草使用率通常低于1%，而在男性中则高得多。

其他形式的烟草使用也增加冠心病的风险。比迪(南亚常见的手卷烟)、丁香烟(丁香和烟草香烟)、水管烟(用水管吸烟风味烟草)及无烟烟草都与冠心病风险的增加有关[17]。这些不同形式的烟草联合使用,将比单一使用具有更高的心肌梗死风险。

被动吸烟也是冠心病的危险因素。在2011年,大约有60万名非吸烟者由于被动吸烟而死亡。2004年对192个国家的回顾性分析发现,极大部分与被动吸烟相关的死亡是由缺血性心脏病引起的[18]。吸烟禁令对减少急性冠脉综合征入院有直接的和长期的影响。爱尔兰在全国范围内实施工作场所禁烟,使急性冠脉综合征的入院率迅速下降了12%,并在2年后,又下降了13%[19]。

高血压

血压升高是流行病学转变的早期指标。随着人口的工业化和从农村到城市的转移,人均血压水平上升。在全球范围内,大约62%的卒中和49%的冠心病可归因于次优血压(收缩压>115mmHg),这一因素被认为造成每年700多万的死亡。GBD研究估计全球19%的死亡和9%的DALYs丧失都是由于次优血压水平所致[20]。在LMICs中,很多高血压未被发现因而也未予治疗,这是一个需要关注的问题。未被发现和未治疗的高血压盛行,很可能是整个亚洲出血性卒中发病率高的原因。

最近更新的GBD研究,使用了多个已发表和未发表的健康调查和流行病学研究,分析了1980—2008年间的平均收缩压。应用贝叶斯分层的模型,对男女性别按年龄、国家和年份分析,发现在1980—2008年间男女的平均收缩压均有降低[21]。在世界范围内,年龄标准化未控制的高血压患病率,男性从33%降至29%,女性从29%降至25%。然而,未控制的高血压(收缩压≥140mmHg)的人数增加了;在1980年未控制的高血压有6.05亿,到了2008年增加到9.78亿。这一趋势主要源于人口的增长和老龄化。在全球范围内,每十年,男性的平均收缩压下降0.8mmHg,女性下降1.0mmHg。在2008年,全球年龄标准化的平均收缩压,男性为128.1mmHg,女性为124.4mmHg。

2013年各国归因于高血压的心血管疾病死亡率,在性别上有所差异。东非和西非国家的平均收缩压为最高,男性和女性的收缩压均明显高于全球的平均水平。例如,在莫桑比克与在圣多美和普林西比,女性的平均收缩压分别为135.4mmHg和136.3mmHg。男性的平均收缩压,在莫桑比克高达137.5mmHg,在尼日尔高达139.4mmHg。东欧男性的平均收缩压水平与东非和西非的相当。平均收缩压在高收入地区最低,如澳大利亚(澳大利亚女性为117.4mmHg)和北美(美国男性为123.3mmHg)。

收缩压最显著的下降发生在高收入地区,平均每十年男性下降2.4mmHg,女性下降3.1mmHg。男性平均收缩压下降的范围,每十年为1.7~2.8mmHg,其中以北美次区域下降的幅度为最大。女性平均收缩压下降的范围,从北美洲的每十年2.3mmHg到澳大拉西亚的每十年3.9mmHg。

平均收缩压在若干地区却有所增高。在南亚,男性收缩压每十年增加0.8mmHg,女性每十年增加1.0mmHg。东南亚也有类似的增长:男性每十年增加0.9mmHg,女性每十年增加1.3mmHg。在东非,男性的平均收缩压每十年增加1.6mmHg,女性每十年增加2.5mmHg。平均收缩压最显著的增长,男性发生在东非(每十年1.6mmHg),女性则发生在大洋洲(每十年2.7mmHg)。

血压升高在性别上的差异,在大洋洲和西非最为显著。在大洋洲,女性的平均收缩压每十年增加2.7mmHg,为世界上女性最大的收缩压增幅。然而,在该地区的男性中,平均收缩压每十年仅增加1.2mmHg。西非的资料显示,男性和女性的平均收缩压下降趋势也不同:虽然男性每十年下降0.4mmHg,但女性每十年下降2.5mmHg。

血脂

在世界范围内,高胆固醇导致约56%的缺血性心脏病和18%的卒中,以及每年440万人死亡。遗憾的是,在大多数LMICs胆固醇的数据有限(通常只有总胆固醇)。在HICs,人均胆固醇水平多般在下降;但在LMICs,则变化不一。随着LMICs经历着流行病学转变,人均血浆胆固醇水平通常会上升。其中城市化的转型显然起了作用,因为城市居民的血浆胆固醇水平往往高于农村居民。这种转变,主要是由于膳食中来自动物产品和加工植物油的脂肪摄入的增加,以及体力活动的减少。

在全球范围内,平均总胆固醇水平在降低[22]。GBD研究使用贝叶斯模型分析了1980—2008年间的数据,按年龄、国家和年份对平均总胆固醇进行了评估。在2008年,年龄标准化的平均总胆固醇在男性中为4.64mmol/L(179.6mg/dl),女性为4.76mmol/L(184.2mg/dl)。归因于胆固醇的心血管疾病死亡率在1990—2013年间发生了变化,在大多数大型的LMICs(中国,印度,巴西)的情况恶化,而大多数HICs的情况有改善(图1.10)。2008年,在澳大拉西亚、北美和西欧的区域男性平均总胆固醇为5.24mmol/L,女性为5.23mmol/L。格陵兰的平均总胆固醇水平,男女均高达5.7mmol/L。撒哈拉以南非洲男女的平均总胆固醇水平最低。有些人群,主要是在南非洲国家的男人,如利比里亚、尼日利亚和布基纳法索,他们的总胆固醇水平低于4.0mmol/L。

在1980—2008年间,平均总胆固醇水平,在男性每十年下降0.08mmol/L,女性每十年下降0.07mmol/L。胆固醇水平最显著的降低发生在中欧、东欧和中亚地区:男性每十年下降0.23mmol/L,女性每十年下降0.24mmol/L。在澳大拉西亚、北美和西欧的高收入地区,平均总胆固醇水平也有同样大幅的下降:男性每十年下降0.19mmol/L,女性每十年下降0.21mmol/L。芬兰和瑞典等国家胆固醇水平下降的速度,远远超过了其他的西欧国家。

在全球胆固醇水平下降的总趋势中有几个例外。在东亚和太平洋地区,总胆固醇水平在男性每十年增加0.08mmol/L,女性每十年增加0.09mmol/L。在高收入的亚太次区域也出现了类似的趋势,但增幅较小(每十年≤0.1mmol/L)。韩国的胆固醇水平没有变化。新加坡的资料也很醒目:在20世纪80年代,男女的胆固醇水平均下降;但自2000年以来,男性的胆固醇水平不再下降。而在女性中发生了逆转,从2000年的4.7mmol/L增加到2008年的5.3mmol/L。另有些地区,包括北非和中东、撒哈拉以南非洲及南亚,胆固醇水平并无显著变化,其部分原因是缺乏历史数据。一般而言,总胆固醇在LMICs次区域的女性,要比HICs地区的女性高。

糖尿病

在过去的30年中,糖尿病的患病率在全世界迅速增长。在许多LMICs,可归因于糖尿病的心血管疾病死亡率上升,特别是在东亚、南亚、东欧和中亚。根据GBD研究,全球估计有3.46亿人患有糖尿病[23]。在2011年,国际糖尿病基金会(International Diabetes Foundation,IDF)采用了更为广泛的糖尿病定义,除了GBD研究中所用的空腹血糖(fasting plasma glucose,FPG)外,还包括了口服葡萄糖耐量和糖化血红蛋白 A_{1c} 的测试，从而发现了 3.66 亿糖尿病患者。这些病例中有近 50% 是未被诊断的。预计到 2030 年，糖尿病患者数将会增加到 5.22 亿。糖尿病患者每年的增长估计为 2.7%，高于世界成年人口总数的增长率。

80% 的糖尿病患者生活在 LMICs。糖尿病患病率最高的地区在中东和北非，在那里约 12.5% 的成年人（20～79 岁）患有糖尿病。在太平洋岛屿和中东地区的一些国家，经年龄调整的糖尿病患病率高达 18.8%～25.4%。未来糖尿病患病率的增长将集中在 LMICs，特别是在撒哈拉以南非洲，中东和北非以及东南亚等地区[24]。此外，在 LMICs，大多数的糖尿病患者都在 45～64 岁之间，而在 HICs 大多数患者是在 65 岁以上。肥胖，老龄化和人口城市化的增加可能与糖尿病的流行有关。几乎 90% 的 2 型糖尿病病例与肥胖有关，糖尿病及其相关并发症是肥胖的最昂贵的后果。糖尿病的死亡率也在上升，2011 年糖尿病死亡人数近 460 万。

亚洲国家，与欧洲和中亚或拉丁美洲和加勒比地区相比，面临着更大的糖尿病负担。例如，印度和中国是世界上拥有糖尿病患者人数最多的国家：分别为 6 130 万和 9 000 万。亚洲人群可能有较高的糖尿病风险，尽管他们的体重指数（body mass index，BMI）较低，但有较大的内脏肥胖倾向。此外，这些人群可能同时经历了营养不良（围生期）和体重迅速增加（儿童期），这些情况的组合增加了胰岛素抵抗的风险[25]。

最近的 GBD 研究发现全球平均 FPG 增加。该研究根据多个已发表和未发表的健康调查及流行病学研究，应用贝叶斯分层模型，对男女性别按年龄，国家和年份进行了分析。研究发现，在 1980—2008 年间，FPG 在男性平均每十年增加 0.07mmol/L（1.26mg/dl），女性每十年增加 0.08mmol/L（1.44mg/dl）。FPG 的上升趋势几乎遍于全球[23]。在全球几乎每个地区的平均 FPG 增加或保持不变；在看似减少的区域（例如，东亚和东南亚地区的男性）与平坦趋势相比并无统计学差异（后验概率≤0.80）。

平均 FPG 水平，虽然在有些地区没有改变，但在其他一些地区包括南部和热带拉丁美洲、大洋洲及高收入地区，经历了显著的增长。最著名的地区是大洋洲；在 1980—2008 年间，男性 FPG 水平每十年平均增加 0.22mmol/L，女性每十年平均增加 0.32mmol/L。到了 2008 年，大洋洲的平均 FPG 达世界最高水平（男女都达 6.09mmol/L），糖尿病患病率也为世界最高（男性为 15.5%，女性为 15.9%）。

加勒比海地区、北非和中东地区的平均 FPG 水平也很高，仅次于大洋洲：在这些国家里，21%～25% 的男性和 21%～32% 的女性患有糖尿病。相比之下，据 2008 年资料，撒哈拉以南非洲的男性和亚太地区高收入国家的女性的平均 FPG 最低：分别为 5.27mmol/L 和 5.17mmol/L。平均 FPG 唯一的显著下降，发生在新加坡的女性中，其 FPG 水平每十年下降 0.21mmol/L。

平均 FPG 的趋势也因性别而异。例如，在撒哈拉以南非洲，平均 FPG 在男性每十年增加 0.05mmol/L，而女性每十年增加 0.13mmol/L。中亚、北非和中东地区也存在着类似的性别差异：每十年平均 FPG 的增加，在男性为 0.06mmol/L，女性为 0.16mmol/L。

肥胖

肥胖在世界各地都在增加，尤其是在 LMICs，其增速比 HICs 更快。根据最新的 GBD 研究，在 2008 年有近 14.6 亿成年人超重（BMI≥25kg/m²）；其中约有 5.02 亿人达肥胖的标准（BMI≥30kg/m²）[26]。解释这种快速上升的原因包括饮食模式，体力活动和城市化的改变。据 Popkin 及其同事[27] 报道，食用油、热卡甜味剂以及动物源食品的使用正在增加。中国在 20 世纪 90 年代的动物食品年消费量为 50 年代的 3 倍。随着城市化，机动车辆使用的增加，以及更多久坐不动的职业的变更，体力活动减少。

20 世纪 80 年代的资料显示，肥胖主要发生在 LMICs 的高收入群体；然而最近的一项分析显示，超重和肥胖的负担已转向贫困的群体。虽然高收入群体的超重和肥胖的患病率仍然最高，但在低收入群体中，患病率的增长更为迅速[28]。在发展中国家的贫困人群，随着国民生产总值（GNP）趋于中等收入水平，也就相对更容易肥胖[28,29]。在低收入群体中超重和肥胖的患病率增加的速度，随着 GDP 的增高也更快[28]。

在 LMICs 的调查资料中显示，超重和肥胖对女性的影响大于男性，在女性中体重超重的数量通常比体重不足的多[26]。此调查还显示，在所调查的国家中，女性超重高达 20% 的国家，占 90% 以上。即使在所调查国的农村地区，也有半数达到如此高比例的女性超重。青少年面临着特别高的风险：美国青少年肥胖达 19%[30]。在中国、巴西、印度、墨西哥和尼日利亚等很多国家，超重儿童的数量正在增加。根据世界卫生组织的最新统计，5 岁以下儿童的超重已达 4 000 万。巴西在过去 20 年间的增长是惊人的，从 4% 上升到 14%。在 1980 年，全球的肥胖患病率男性为 4.8%，女性为 7.9%。截至 2008 年，肥胖患病率几乎翻了一番，男性为 9.8%，女性为 13.8%。

在全球范围内，男女的 BMI 都有所上升。GBD 研究分析了已发表和未发表的健康检查调查和流行病学研究（在可用的资料中，用线性回归的方法从超重或肥胖患病率估计平均 BMI），发现在 1980—2008 年间，全球 BMI 每十年的增加，在男性为 0.4kg/m²，女性 0.5kg/m²。

BMI 在不同的地区，不同的性别和不同的时间上的差异很大。肥胖对心血管疾病死亡率负担的影响，在超过三分之二的国家中正在恶化。有改善的，大多数是在 HICs，尽管有些除南亚以外的 LMICs 也有改善。在 2008 年，美国年龄标准化平均 BMI，男性为 28.5kg/m²，女性为 28.3kg/m²。撒哈拉以南非洲和亚洲地区的某些国家，与美国和其他具有类似 的高 BMI 的 HICs 相反，它们具有最低的平均 BMI。例如，埃塞俄比亚男性的平均 BMI 为 20.2kg/m²，孟加拉国女性的平均 BMI 为 20.5kg/m²。

BMI 增幅最大的是在大洋洲。在 1980—2008 年间，男性平均 BMI 每十年增加 1.3kg/m²，女性每十年增加 1.8kg/m²。在大洋洲地区的岛屿中，瑙鲁的 BMI 增幅最大，超过 2kg/m²。北美高收入地区的 BMI 增幅趋势相似（男性每十年增加 1.1kg/m²，女性每十年 1.2kg/m²）。在拉丁美洲和加勒比地区，女性的平均 BMI 每十年增加 0.6 至 1.4kg/m²。与此相反，中非男性的平均 BMI 每十年下降 0.2kg/m²，而南亚男性则保持不变。在中亚、中欧和东欧，女性的平均 BMI 保持恒定，每十年的变化小于 0.2kg/m²。

虽然区域性变化的趋势一般在性别之间是一致的，但也有一些例外的情况。南亚男性的平均 BMI 没有变化，但女性的平均 BMI 以接近全球平均的速度增加，每十年增 0.4kg/m²。在性别间 BMI 变化趋势中，最显著的差异发生在中非。中非男性的 BMI 每十年减少 0.2kg/m²，这样的显著减少是在世界上任何男性人口中唯一能见到的。然而，中非女性平均 BMI 每十年增加 0.7kg/m²，高于世界平均水平。

饮食

在人类的进化中，为面对种种选择性压力，保留和储存脂肪以防御饥荒的能力受到青睐。然而，这种适应机制，现在鉴于许多人经常食用较大的分量、加工的食品和含糖饮料，已经变得不利。从1970—2010年，美国人平均每日热量的摄入从2 076cal增加到2 534cal[31]。随着人均收入的增加，脂肪和简单碳水化合物的消费也增加，而植物性食物的摄入减少。这种饮食变化的一个关键问题是增加了饱和动物脂肪和廉价的氢化植物脂肪的摄入，其中包含致动脉粥样硬化的反式脂肪酸。新的证据表明，大量摄入反式脂肪可能导致腹部肥胖，这是心血管疾病的另一个危险因素（有关饮食、肥胖和心血管疾病的进一步讨论，请参阅第49章和第50章）。

中国的"营养转变"例子，很好地说明了饮食随着社会经济变化而发生相关的快速变化。中国的全国健康调查发现，在1982—2002年间，来自脂肪的热量在城市地区从25%增加到35%，在农村地区从14%增加到28%，而来自碳水化合物的热量从70%下降到47%。就在1980年，中国成年人的平均BMI约为20kg/m^2，达到或超过30kg/m^{2}的人不到1%。但从1992年到2002年，超重成年人数增加了41%，肥胖成年人数增加了97%。

中国和其他转型期国家，有机会通过政府政策，使其人口免于像北美和欧洲人在过去50年中大量消费反式脂肪而增加的心血管疾病负担。据估计，在英国通过消除反式脂肪，减少饱和脂肪摄入量，减少盐的摄入量，增加水果和蔬菜的消费量，可以在10年内避免30 000例心血管疾病死亡[32]。采用西方饮食的国家，其营养转型的另一个问题是引进了高糖饮料，从而增加了超重和2型糖尿病的风险。一项meta分析显示，每日消耗一瓶含糖饮料，增加心血管疾病的相对风险高达16%[33]。

体力活动缺乏

在HICs中普遍存在体力活动缺乏，这使人群的心血管疾病风险增高。体力活动的缺乏，在世界上低收入和中等收入地区也在增加，在那里的工种正在从以农业为基础、需要体力的形式，转向以服务行业和办公室为基础的久坐不动的形式。伴随着工种的变化，运输也向机械化转变。

目前的指南要求每周5天或更多天进行至少30分钟的中度运动，或者每周3天进行剧烈运动20分钟。2011年11月盖洛普健康与医疗调查（Gallup Poll）发现，51.6%的美国成年人表示他们每周锻炼3次或更多次。这些数字自2008年以来基本保持不变。缺乏体力活动在世界其他地区的程度同样也很高。例如，在中东和北非地区，缺乏体力活动相当普遍，从叙利亚的32.9%到伊拉克的56.7%不等。在中国的城市，参与中高度水平体力活动的成年人比例显著下降，虽然参与低水平活动的人数有所增加。一项在中国大约50万成年人的研究发现，体力活动的缺乏和久坐不动休闲时间的增加，与肥胖的增多呈独立的相关性[34]。

古巴经济危机始于1989年，当时古巴失去了作为贸易伙伴的苏联，由此给人民带来的艰辛却改善了整体心血管的健康状况。危机在其后的5年内继续恶化，直到2000年才完全恢复。持久的粮食配给导致人均食物摄入减少，燃料短缺造成的公共交通匮乏也让更多的人步行和骑自行车。在危机期间，成年人体力活动的比例从30%增加到67%，BMI的分布移位了1.5个单位；冠心病下降持续到1995年。然而，人口体重反弹与体力活动减少相伴出现，并且导致了冠心病的死亡率从2000年到2010年停止下降[35]。

老龄人口

据世界卫生组织预测，2025年的平均预期寿命，在发达地区将达到83岁，在欠发达地区将达到75岁[36]。预期寿命的增长与婴儿死亡率和生育率的全面下降有关。虽然老年人在HICs中的比例将会更高（美国到2025年，65岁以上的老人将超过6 500万），但在LMICs的地区，60岁以上的人口也将会从1995年到2025年翻倍。而且，LMICs向人口老年化过渡的时间要短得多。例如，美国和加拿大在65年多的时间里才使65岁以上的人口翻了一番，而LMICs将在未来的50年内，每25年就会翻倍一次。这种人口结构的急剧变化，将使已经负担过重的卫生基础设施措手不及，去解决老年人的慢性病，其中包括尤为突出的心血管疾病（见第88章）。

胎儿影响

胎儿生命期（胎儿"编程"）和出生后早期营养不足等的不良影响，似乎会影响成人心血管疾病的患病率，并是导致心血管疾病的危险因素。Barker[37]在他的"成人疾病的发育起源"假说中提出，在发育早期，特别是在宫内生活期间，不良的影响可能导致胰腺、肾脏、肌肉和血管内皮的生理和代谢的永久性变化，从而导致成人胰岛素抵抗、代谢综合征、高血压和心血管疾病。最近的证据表明，出生后头两年是一个敏感或"关键"的发育期，在此期间的任何刺激或伤害可能对成年人发生心血管疾病具有持久的或终生的影响[38]。一些流行病学研究已经证明了这些相关性，危地马拉和印度的两项关于孕妇营养补充的随机试验表明，接受营养补充的母亲的孩子具有适宜的心血管风险概况[39,40]。

风险增加的机制似乎既有生物学的（胎儿组织的改变和出生后的表观遗传修饰），也有社会性的（认知障碍，生产效率低下，以及那些低出生体重和生命早期受不良影响而心血管危险因素较高）；儿童肥胖和久坐的习惯加剧了这种风险。因此，预防不良的胎儿暴露和随后的长期后果需要采取全面的方法。对产前的危险因素及幼儿时期修饰的了解，将为心血管危险因素的发展提供干预机会。补救措施包括改善母亲在怀孕和哺乳期间的营养，强调在婴儿早期母乳喂养，以及确保婴儿足够的均衡的营养。在目前的理解基础上，政策制定者和医疗保健专业人员应设计和制定有效的预防策略，以影响这些导致心血管疾病的非常早期的决定因素[41]。

环境污染

环境污染，特别是室内和室外的空气污染，已经成为死亡和疾病负担的主要原因[42]（见第52章）。暴露于颗粒物质（particulate-matter，PM）的空气污染[43]、重金属（如镉、砷、铅、汞）[44]和多环芳烃[45]，都与心血管疾病死亡率和病残率的危险增加有关。2010年和2013年的GBD比较风险评估显示，超过30%的缺血性心脏病DALYs和大约40%的卒中DALYs来自环境危险因素[46,47]，其危害性与吸烟草大致相同。在环境污染中，空气污染（家庭和周围环境）是最为突出的危险因素，每年导致大约700万人过早死亡，其中大多数发生在印度和中国等LMICs。

在许多发展中国家，人口持续暴露于环境的空气污染（来自车辆、工业等）和家庭的空气污染（来自烹饪、取暖和照明），导致了对健康负担的重大影响，如在印度，环境污染是健康不佳的第二大危险因素。在空气污染相关的所有死亡中，超过半数是通过心血管和脑血管的途径，包括缺血性心脏病[48]、心力衰竭[49]、卒中[50]和高血压[51]。根据证据由强到弱的顺序，下面列出3条途径，说明暴露于PM与心血管疾病和脑血管疾病的相关机制：

1. 颗粒转运到肺部，引起炎症反应和促进全身氧化应激，从而增加了血栓形成、内皮功能障碍、动脉粥样硬化进展和血脂异常的风险。

2. 颗粒运输到肺部，促使自主神经系统失衡，从而导致了高血压、内皮功能障碍、血管收缩和动脉粥样硬化的病理改变。

3. 颗粒通过肺部吸收进入血液，引起组织水平的相互作用，继而导致血小板聚集、血管收缩和内皮功能障碍。

流行病学证据表明，接触砷[52]、镉[53]和铅[54]也是通过从空气污染所观察到的同样的生理途径。此外，动物和人体的研究表明，砷与颈动脉内膜中层增厚有关，这是动脉粥样硬化的标志；同时也观察到与糖尿病有关[55]。短期或长期接触各种环境污染物，无论其途径和病理生理学如何，都增加了缺血性心脏病、卒中、心力衰竭、、临床前病症（如内皮功能障碍）、血栓形成、动脉粥样硬化和高血压的风险。虽然单一的污染物的流行病学证据已得到证实，但其协同效应尚未得到充分的研究。从医生的角度来看，应把告知患者如何避免接触污染和保护自己，作为一级预防的一部分。

经济负担

评估与冠心病有关的经济负担至少有3种方法，尽管在这些方法中存在着一些重叠。第一种经济负担来源是医疗保健系统本身的成本，即“疾病成本”。在研究中，冠心病的费用包括因心绞痛、心肌梗死以及冠心病导致心力衰竭而住院的费用。与心血管疾病有关的特殊治疗或手术（例如，溶栓、心导管、经皮冠状动脉介入治疗）以及门诊处理和二级预防相关的费用（例如，办公室访问、药物成本）也包括在其中。此外，还需要考虑疗养院、康复（住院和门诊）及家庭护理的费用。

第二种经济评估是基于微观经济的研究，即评估诸如心肌梗死等严重健康事件对家庭的影响。主要评估患者或家庭自己承担的费用，以及可能的经济后患，例如丧失储蓄或变卖财产以支付医疗费用。许多LMICs没有广泛覆盖的保险计划，医疗保健费用几乎完全由个人承担；每年约有1.5亿人因医疗支出而遭遇金融灾难[56]。虽然由于资料有限，慢性病与个人或家庭贫困之间的因果关系尚未确定，但是冠心病及其成瘾性危险因素（例如烟草）的支出，可导致庞大的开支甚至致贫。

第三种评估冠心病的经济负担方式是基于宏观经济分析。主要评估生产力的丧失或经济增长的损失，即由于患冠心病的成年人或照顾他们的人因遭疾病之困而部分或完全脱离了工作。慢性疾病对劳动力和生产力影响的数据更能说明问题。通常未予考虑的额外费用是与病者的疼痛，残疾或苦难相关的无形福利损失。这些间接成本通常通过“支付意愿”分析来解决，如为避免疾病的痛苦或过早死于冠心病，个人需支付多少钱。收益不仅仅是提高工作绩效，还包括享受工作以外的活动。美国的研究表明，心血管疾病的医疗费用占GDP的1%~3%，其中几乎一半与冠心病有关[57]。在中国，心血管疾病的直接年耗费估计超过400亿美元，约占国民总收入的4%。在南非，2%~3%的国民总收入用于心血管疾病的直接治疗，相当于南非医疗保健支出的25%。间接支出估计为直接支出的两倍以上。在其他地区有关冠心病的疾病费用研究甚少，但有关于冠心病危险因素经济负担的研究。例如，2000年在拉丁美洲和加勒比国家，糖尿病导致的直接用费估计为100亿美元。间接费用估计在500亿美元以上。有限的研究表明，在HICs，与肥胖相关的疾病的费用占所有医疗保健支出的2%~8%。在印度和中国，用于肥胖的费用分别约占GDP的1.1%和2.1%。

最近，评估了世界所有地区次优血压水平（经卒中和心肌梗死介导）的成本费用。2001年在全球范围内，血压升高的医疗保健费用估计为3700亿美元，约占当年全球医疗保健支出的10%。当然存在着地区差异，如在东欧地区高血压占医疗保健的支出高达25%（图1.7）。在10年期间，与血压相关的医疗保健费用在全球范围内可能相当于1万亿美元，而归因于血压的间接医疗保健费用将近4倍之多[58,59]。

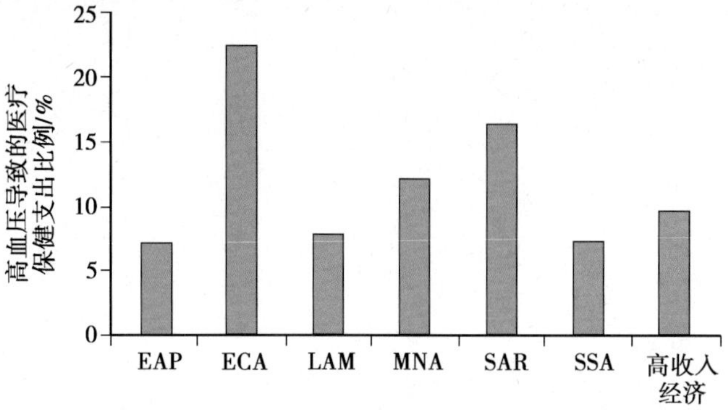

图1.7 归因于高血压的医疗保健支出百分比。EAP，东亚和太平洋；ECA，欧洲和中亚；LAM，拉丁美洲和加勒比地区；MNA，中东和北非；SAR，南亚地区；SSA，撒哈拉以南非洲

在LMICs，在工作年龄成人早期发生的高比例心血管疾病负担，增加了国家宏观经济的影响。根据目前的预测，在诸如南非等的LMICs，心血管疾病将袭击40%的35~64岁成年人，而在美国此年龄段患心血管疾病的仅为10%。印度和中国，就同一年龄组的死亡率而言，将为大多数HICs的2~3倍。鉴于在这两个快速增长的经济体里人口众多，这一趋势可能在未来的25年产生深远的经济影响，因为风华正茂的工作人员将殒命于心血管疾病。

成本效益的解决方案

年龄调整心血管疾病死亡率在HICs大幅度下降，是实施了3种互补的干预措施的成果。第一种措施是针对急性或已有心血管疾病的患者。第二种措施是进行风险评估，针对高风险人群，在他们未发生心血管疾病之前进行干预。第三种措施是通过大众教育或全民的政策干预，以降低总体的危险因素水平。本节将回顾各种具有成本效益的干预措施（见第45章）。对于LMICs，如何在资源有限的情况下确定最佳的策略尚未完成，但如能实施预防干预，则可显著减轻医疗负担。表1.2列出了高收益干预措施的成本-效益比，这些干预措施，在LMICs地区可以采用，有的或已被采用。

既定的心血管疾病管理

心肌梗死或卒中患者的死亡风险最高；其中多达半数的患者在接受医疗前死亡。对于那些被送达医院的患者，有许多具有成本-效益的策略[60]。4种用于治疗心肌梗死的增量策略，在世界银行定义的6个中低收入地区进行了评估比较，并与“无治疗”策略进行了对照研究。这4种策略是：①阿司匹林；②阿司匹林和阿替洛尔（β受体阻滞剂）；③阿司匹林、阿替洛尔和链激酶；④阿司匹林、阿替洛尔和组织纤溶酶原激活物（t-PA）。阿司匹林和β受体阻滞剂干预在所有的6个地区，所获得的每质量调整生命年（quality-adjusted life-year，QALY）的增量成本不到25美元。链激酶的每QALY的增量成本在630至730美元之间。与链激酶相比，t-PA的增量成本-效益比约为16 000美元/QALY。这些数据在各地区

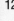

表 1.2　在发展中地区冠心病干预措施的成本-效益

治疗或干预	成本-效益比*/(美元·DALY⁻¹)
药物治疗	
急性心肌梗死	
ASA,BB(全球)	11~22
ASA,BB,SK(全球)	634~734
ASA,BB,t-PA(全球)	15 860~18 893
入院前溶栓治疗(巴西)	457/LY
二级处理(冠心病)	
多种药物(ASA,BB,ACEI,statin)(全球)	1 686~2 026
冠状动脉搭桥术(全球)	24 040~72 345
一级预防	
降低胆固醇(巴西)	441/LY
多药方案(AR>20%~25%)(全球)	771~1 195
政策干预	
烟草	
价格提高 33%	2~85
非政策干预	33~1 432
降低盐摄入‡	
降低血压 2~8mmHg	节约成本:250
脂肪相关的干预§	
减少饱和脂肪的摄入量	节约成本:2 900
替代反式脂肪酸:CHD 降低 7%	50~1 500
装置	
心电复律-除颤器:一级预防(巴西)	50 345(美元 PPP/QALY)

ASA,阿司匹林;BB,β 受体阻滞剂;SK,链激酶;ACEI,血管紧张素转换酶抑制剂;t-PA,组织型纤溶酶原激活剂;AR,绝对风险。

* 在世界银行 6 个地区;DALY,伤残调整生命年;LY,生命年;PPP,购买力平价;QALY,质量调整生命年。

‡范围包括干预措施成本的不同估计,以及降低血压(<0.50~1.00 美元)。

§ 包括干预的成本估计(0.50~6.00 美元)。

引自 Gaziano TA. Cardiovascular disease in the developing world and its cost-effective management. Circulation 2005;112:3547;and Gaziano TA,Galea G,Reddy KS. Chronic diseases 2—scaling up interventions for chronic disease prevention:the evidence. Lancet 2007;370:1939.

之间,由于后续医疗略有不同而存在微小的差异。

二级预防的策略在 LMICs 中具有相同的成本-效益。阿司匹林、血管紧张素转换酶抑制剂、β 受体阻滞剂和他汀类药物的联合应用,都可以在所有的中低收入地区得到可被接受的成本效益比。使用目前的通用药物,即使在没有"复方制剂药片"的情况下,也可达到高成本效益,每人每 QALY 的增量成本为 300 至 400 美元。

风险评估

对于大量具有心血管疾病高风险的人来说,一级预防至关重要。鉴于资源的限制,寻找低成本预防策略是当务之急。使用预测模型或风险评分识别高风险患者,和针对性地予以特定的行为或药物干预,是行之有效的一级预防策略,而且被证实具有成本效益[61,62]。评分系统大多包括年龄、性别、高血压、吸烟状况、糖尿病和血脂水平;有的评分还包括家族史[63]。其他一些风险标记,如 C 反应蛋白,已被用来改善风险的重新分类和辨别[64]。冠状动脉钙评分,就其在 C 统计量(辨别力)或净重新分类改善(net reclassification improvement,NRI)而言,可能给中度风险人群增添最多的价值,但是作为普查策略则具有局限性[65](见第 45 章)。

现在更关注开发能适用于资源匮乏的国家的风险评分模型,既要更容易使用,又不失预测辨别的能力。在 LMICs 中,测试设施有限,如需要用实验室测试的评分模型进行广泛的筛选可能太昂贵,这样的高成本可能完全妨碍其应用。针对这一问题,世界卫生组织最近发布了供世界不同地区选用的风险预测表,包括或不包含胆固醇数据。一项基于美国国家健康与营养调查(NHANES)随访研究表明,基于非实验室风险评分模型,使用一次性调查信息(年龄、收缩压、BMI、糖尿病和吸烟状况)也可预测心血管疾病的结果,其效果与需要实验室检测的评分模式相仿,C 统计值显示男性为 0.79,女性为 0.83;其结果与使用弗雷明汉(Framingham)风险评估模型的结果无差异,并与其他国家的一些评分法的结果相关[66]。此外,"拟合优度"检验(goodness-of-fit test)的结果表明,基于非实验室的模式在很大的绝对风险范围内定准良好,并不改变风险的分类。踝肱指数(ankle-brachial index,ABI)似乎也能加强风险的辨别,并可作为一种非侵入性测试方法改善 NRI[65]。此外,社区卫生工作者可以使用简单而有效的风险评分,从而显著降低筛查的成本[67,68]。

政策和社区干预

教育和公共政策干预措施,降低了吸烟率和平均血压水平,改善了血脂状况,有助于降低冠心病的患病率[4]。针对烟草消费的教育和政策实施,为减少心血管疾病作出了重大贡献。此外,减少盐和胆固醇的摄入已在 HICs 中进行评估,显示这是降低卒中和心肌梗死的低成本高效益策略[69]。社区干预[70]降低了多种危险因素的水平,在有的情况下降低了冠心病的死亡率。

烟草控制

烟草控制的策略可以归纳为减少烟草供应和减少烟草需求。迄今为止,大多数公共卫生和临床战略都侧重于减少烟草的需求,通过经济惩罚(税收)、健康促进(媒体和包装警示)、限制获取(广告提醒)或临床协助戒烟。世界卫生组织促进制定的全球禁烟条约是一个关键的里程碑。2003 年 5 月,世界卫生组织举行了世界卫生大会,一致通过世界卫生组织烟草控制框架公约(Framework Convention in Tobacco Control,FCTC),这是第一个全球烟草条约。截至 2016 年,FCTC 已经得到 168 个国家批准实施,使其成为联合国最广泛接受的条约之一。FCTC 通过为富裕国和贫穷国提供共同的循证立法框架和减少使用烟草的实施战略,促进了全球烟草控制的努力。

Jha 及其同事[71]在 2006 年发表了具有里程碑意义的有关烟草控制的成本效益分析,结果使其成为非传染性疾病的一大重点[72]。在进行税收、治疗及非价格干预措施的同时,将烟草价格上涨 33%,可使发展中国家在 2000 年吸烟者的死亡减少 1 970 万~5 680 万(占总数的 5.4%~15.9%)[72]。计算还表明,尼古丁替代疗法(nicotine replacement therapy,NRT),可减少 290 万~1 430 万人死亡(占总数的 0.8%~4.0%)。一系列非价格干预措施(例如,广告禁令,健康警告,无烟法律)可使吸烟群体中的死亡人数减少 570 万~2 860 万(占总数的 1.6%~7.9%)。前述的在发展中国家的这些减少可转化为成本效益值,税收的增加(不包括税收入)节省 3~42 美元/QALY,尼古丁替代疗法节省 55~761 美元/QALY,非价格干预措施节省 54~674 美元/QALY[72]。

对于发生过冠脉事件的冠心病患者来说,戒烟极其重要,这比任何一种药物治疗都能更有效地挽救生命。在研究急性缺血综合的 OASIS(Organization to Assess Strategies in Acute Ischemic Syndromes)试验中[5],戒烟使心肌梗死的相对风险降低了 40%。进一步的研究表明,伐尼克兰(varenicline)可提高戒烟率[73],尽管尚不清楚它是否优于传统的尼古丁替代疗法[74]。

减少盐和脂肪摄入

研究分析显示,通过公共教育所实现的减盐十分有利有益[75]。这样的干预可节省成本,以致每个避免的 DALY 成本仅需 200 美元。减少饱和脂肪并用多不饱和脂肪替代的公众运动也可能具有成本效益。在基本情况下,下降 3% 的胆固醇,需人均教育成本 6 美元。资料显示,在南亚地区的避免成本低至 1 800 美元/DALY,而在中东和北非地区的避免成本则高达 4 000 美元/DALY。如果教育计划的费用可以减半,那么避免成本大约可降到 900 美元/DALY,如果人均教育费用能够低于 0.50 美元,那将是节省成本的,而这在较廉价的媒体地区是可能实现的。一些简单的措施,如改变药物处方的使用期(如他汀类)[76]或培训社区卫生工作者进行心血管疾病筛查,也可能具有成本效益[67,77]。

社区干预

在 20 世纪 70—80 年代,为了减少慢性病的危险因素,曾经进行了一系列以人群为基础的社区干预研究[78]。这些研究的重点是改变健康行为或危险因素,如烟草使用、体重、胆固醇和血压,以及降低心血管疾病的病残率和死亡率。通常,这些干预研究包括全社区范围内的干预行动,及针对被确定为心血管疾病高风险人群的干预行动。

始于 1972 年的芬兰北卡累利阿项目(North Karelia project),是最早的和最常被引用的社区干预范例。基于社区的干预措施包括健康教育、筛查、高血压控制项目及治疗。在研究的最初 5 年,干预社区的危险因素下降,并且冠心病死亡率每年下降 2.9%;而芬兰其他地区在同期每年的下降仅 1%。在随后的 10 年里,芬兰其他地区的冠心病死亡率才有了较大的下降。在 25 年的随访中,冠心病死亡率在北卡累利阿地区和芬兰其他地区都有大幅下降,分别为 73% 和 63%。虽然在北卡累利阿研究区,冠心病死亡率的下降未达显著意义,但是男性与烟草相关的癌症有了显著减少。加利福尼亚州帕洛阿尔托地区的一项类似研究显示,干预地区与没有干预的地区相比,其危险因素降低了——胆固醇(2%)、血压(4%)和吸烟率(13%),但对疾病终点没有影响。

其后,在 HICs 的社区干预研究结果不一,有的显示危险因素下降,其超越了在大多数高收入国家里的世俗变化,也有的显示危险因素并无额外的下降。系统复审显示,10 年心血管疾病风险,净减少了 0.65%。

在 LMICs 也进行了几项社区干预研究,包括中国、毛里求斯和南非。中国天津的干预项目显示了高血压和肥胖减少。在其他的干预研究中,毛里求斯的一个项目导致了由政府主导的干预,把主要食用油从富含饱和脂肪的棕榈油改为富含不饱和脂肪酸的大豆油。在 5 年的研究期间(1987—1992 年),人群整体总胆固醇水平下降了 14%。其他危险因素的变化不一,血压和吸烟率下降,但肥胖和糖尿病增加。南非的冠心病危险因素研究,将两个接受两种不同强度干预的社区与对照组比较。干预措施包括大众媒体信息、团体赞助的教育课程、血压筛查,以及必要的医卫部门后续随访。与对照组相比,高强度和低强度干预均导致血压、吸烟率和高密度脂蛋白与总胆固醇比值的改善,并在两个干预社区间几无差异。

冠心病死亡率显著减少的另一个途径,不是通过既定的社区干预,而是通过改变财政政策。在波兰,减少对黄油和猪油等动物产品的补贴,导致了食品从饱和脂肪转换为多不饱和脂肪(主要是油菜籽油和大豆油)。1991—2002 年间,冠心病死亡率的下降超过了 25%,这是不能用水果消费增加或吸烟率下降来解释的。

然而,像波兰和毛里求斯那样的成功例子是罕见的,这表明在国家层面实现针对单一风险因素的有意义变革所面临的挑战。

概要和结论

心血管疾病仍然是一个重大的全球性问题。在迅速发展和全球化的后工业化世界里,快速的经济和社会转型,对低收入和中等收入经济体提出了比高收入经济体更大的挑战。尽管在 HICs 和一些 LMICs,心血管疾病年龄调整死亡率有了下降,但由于人口的老龄化和急性事件病死率的改善,心血管疾病幸存者的数量继续增加。从全世界范围来看,全球心血管疾病负担在加速增加,这反映了占世界人口 85% 的低收入和中等收入经济体内的变化。这种可预防的流行病将在许多层面产生重大影响:个体的死亡率和发病率,家庭的灾难和巨大的经济代价——包括诊断和治疗的直接费用以及生产力损失的间接费用。

世界不同的地区面临着不同的流行病阶段。在 HICs 中,不断老化的患有慢性心血管疾病的老年人群,如患有心力衰竭,给医疗保健预算带来压力。目前,东欧国家和前苏联成员国面临着巨大的心血管疾病负担,心血管疾病死亡占总死亡的半数以上。在撒哈拉以南非洲国家,这些慢性心血管疾病仅刚开始增加,他们仍在努力应对人类免疫缺陷病毒/艾滋病。鉴于社会、文化和经济状况的巨大差异,全球尚无单一的解决日益增加的心血管疾病负担的方案。HICs 必须最大限度地减少差距,扭转心血管疾病危险因素和行为的不利趋势,并应对老年人口中日益增加的心血管疾病患病率。LMICs 面临着最复杂的挑战,在那里人们使用低价烟草制品在增加,并很易获得不太有利的膳食。为预防灾难性心血管疾病事件的致贫困效应,就需要努力改善社会和个人层面获取能低成本的预防措施,并且必须包括至少能改善灾难性健康保险的融资。

减少疾病负担需要政策层面和个人层面的变革。从长远来看,将资源分配给低成本策略,可能比将资源用于高成本的心血管疾病管理具有更高的成本效益。从社会角度来看,努力加强烟草控制战略、改善饮食选择和增加体力活动是至关重要的。在个人层面,风险评估策略和治疗方式需要简化。此外,还需评估替代性部署专职卫生工作者,如社区卫生人员,因为大多数 LMICs 的人力资源有限。HICs 必须与领先的和新兴的中等收入国家分担研究和开发预防及治疗各个方面的工作。通过进一步知识库的扩大,特别是有关各种治疗和预防策略的经济后果的信息,有效地向低成本的预防和治疗策略转变,可能改变世界各地心血管疾病流行病学转变的自然进程，从而降低全球可预防的心血管疾病的过重负担。

（姜楞 译）

参考文献

1. The Global Burden of Disease: 2013 update. 2016. http://ghdx.healthdata.org/gbd-data-tool.

Epidemiologic Transitions

2. Olshansky SJ, Ault AB. The fourth stage of the epidemiologic transition: the age of delayed degenerative diseases. *Milbank Q*. 1986;64(3):355–391.
3. Omran AR. The epidemiologic transition: a theory of the epidemiology of population change. *Milbank Mem Fund Q*. 1971;49(4):509–538.
4. Ford ES, Capewell S. Proportion of the decline in cardiovascular mortality disease due to prevention versus treatment: public health versus clinical care. *Annu Rev Public Health*. 2011;32(1):5–22.
5. Agaku IT, King BA, Dube SR; Centers for Disease Control and Prevention. Current cigarette smoking among adults—United States, 2005–2012. *MMWR*. 2014;63(2):29–34.
6. National Center for Health Statistics (NCHS). *Health, United States, 2015: With Special Feature on Racial and Ethnic Health Disparities*. Hyattsville, Md: NCHS; 2016.
7. Gaziano JM. Fifth phase of the epidemiologic transition: the age of obesity and inactivity. *JAMA*. 2010;303(3):275–276.
8. Ng M, Fleming T, Robinson M, et al. Global, regional, and national prevalence of overweight and obesity in children and adults during 1980–2013: a systematic analysis for the Global Burden of Disease Study 2013. *Lancet*. 2014;384(9945):766–781.
9. Flegal KM, Carroll MD, Ogden CL, Curtin LR. Prevalence of obesity and trends in the distribution of body mass index among us adults, 1999–2010. *JAMA*. 2012;307(5):491–497.
10. Mozaffarian J, Benjamin EJ, Go AS, et al. Heart disease and stroke statistics—2016 update: a report from the American Heart Association. *Circulation*. 2016;133(4):e38–e360.
11. Mirzaei M, Truswell AS, Taylor R, Leeder SR. Coronary heart disease epidemics: not all the same. *Heart*. 2009;95(9):740–746.

Current Variations in the Global Burden

12. Lozano R, Naghavi M, Foreman K, et al. Global and regional mortality from 235 causes of death for 20 age groups in 1990 and 2010: a systematic analysis for the Global Burden of Disease Study 2010. *Lancet*. 2012;380(9859):2095–2128.
13. Sekikawa A, Miyamoto Y, Miura K, et al. Continuous decline in mortality from coronary heart disease in Japan despite a continuous and marked rise in total cholesterol: Japanese experience after the Seven Countries Study. *Int J Epidemiol*. 2015;44(5):1614–1624.
14. World Development Indicators. The World Bank; 2012. http://data.worldbank.org.
15. Prabhakaran D, Singh K. Premature coronary heart disease risk factors and reducing the CHD burden in India. *Indian J Med Res*. 2011;134:8–9.

Risk Factors

16. Eriksen MP, et al. *The Tobacco Atlas*. 5th ed. Atlanta: American Cancer Society; 2015.
17. Piano MR, Benowitz NL, Fitzgerald GA, et al. Impact of smokeless tobacco products on cardiovascular disease: implications for policy, prevention, and treatment: a policy statement from the American Heart Association. *Circulation*. 2010;122(15):1520–1544.
18. Oberg M, Jaakkola MS, Woodward A, et al. Worldwide burden of disease from exposure to second-hand smoke: a retrospective analysis of data from 192 countries. *Lancet*. 2011;377(9760):139–146.
19. Cronin EM, Kearney PM, Kearney PP, et al. Impact of a national smoking ban on hospital admission for acute coronary syndromes: a longitudinal study. *Clin Cardiol*. 2012;35(4):205–209.
20. Institute for Health Metrics and Evaluation (IHME). *GBD Compare*. Seattle: IHME, University of Washington; 2015.
21. Danaei G, Finucane MM, Lin JK, et al. National, regional, and global trends in systolic blood pressure since 1980: systematic analysis of health examination surveys and epidemiological studies with 786 country-years and 5.4 million participants. *Lancet*. 2011;377(9765):568–577.
22. Farzadfar F, Finucane MM, Danaei G, et al. National, regional, and global trends in serum total cholesterol since 1980: systematic analysis of health examination surveys and epidemiological studies with 321 country-years and 3.0 million participants. *Lancet*. 2011;377(9765):578–586.
23. Danaei G, Finucane MM, Lu Y, et al. National, regional, and global trends in fasting plasma glucose and diabetes prevalence since 1980: systematic analysis of health examination surveys and epidemiological studies with 370 country-years and 2.7 million participants. *Lancet*. 2011;378(9785):31–40.
24. Whiting DR, Guariguata L, Weil C, Shaw J. IDF diabetes atlas: global estimates of the prevalence of diabetes for 2011 and 2030. *Diabetes Res Clin Pract*. 2011;94(3):311–321.
25. Black RE, Victora CG, Walker SP, et al. Maternal and child undernutrition and overweight in low-income and middle-income countries. *Lancet*. 2013;382(9890):427–451.
26. Finucane MM, Stevens GA, Cowan MJ, et al. National, regional, and global trends in body-mass index since 1980: systematic analysis of health examination surveys and epidemiological studies with 960 country-years and 9.1 million participants. *Lancet*. 2011;377(9765):557–567.
27. Popkin BM, Adair LS, Ng SW. Global nutrition transition and the pandemic of obesity in developing countries. *Nutr Rev*. 2012;70(1):3–21.
28. Jones-Smith JC, Gordon-Larsen P, Siddiqi A, Popkin BM. Cross-national comparisons of time trends in overweight inequality by socioeconomic status among women using repeated cross-sectional surveys from 37 developing countries, 1989–2007. *Am J Epidemiol*. 2011;173(6):667–675.
29. Jones-Smith JC, Gordon-Larsen P, Siddiqi A, Popkin BM. Is the burden of overweight shifting to the poor across the globe? Time trends among women in 39 low- and middle-income countries (1991–2008). *Int J Obes*. 2012;36(8).
30. Ogden CL, Carroll MD, Kit BK, Flegal KM. Prevalence of obesity and trends in body mass index among US children and adolescents, 1999–2010. *JAMA*. 2012;307(5):483–490.
31. US Department of Agriculture (USDA). *Nutrient Content of the US Food Supply: Developments between 2000 and 2006*. Washington, DC: USDA; 2011.
32. O'Flaherty M, Flores-Mateo G, Nnoaham K, et al. Potential cardiovascular mortality reductions with stricter food policies in the United Kingdom of Great Britain and Northern Ireland. *Bull World Health Organ*. 2012;90(7):522–531.
33. Huang C, Huang J, Tian Y, et al. Sugar sweetened beverages consumption and risk of coronary heart disease: a meta-analysis of prospective studies. *Atherosclerosis*. 2014;234(1):11–16.
34. Du H, Bennett D, Li L, et al. Physical activity and sedentary leisure time and their associations with BMI, waist circumference, and percentage body fat in 0.5 million adults: the China Kadoorie Biobank Study. *Am J Clin Nutr*. 2013;97(3):487–496.
35. Franco M, Bilal U, Orduñez P, et al. Population-wide weight loss and regain in relation to diabetes burden and cardiovascular mortality in Cuba 1980–2010: repeated cross sectional surveys and ecological comparison of secular trends. *BMJ*. 2013;346:f1515.
36. United Nations Department of Economic and Social Affairs, Population Division. World population ageing 2013. ST/ESA/SER.A/348.
37. Barker DJ. Fetal origins of coronary heart disease. *BMJ*. 1995;311(6998):171–174.
38. Kuzawa CW, Hallal PC, Adair L, et al. Birth weight, postnatal weight gain, and adult body composition in five low and middle income countries. *Am J Hum Biol*. 2012;24(1):5–13.
39. Kinra S, Rameshwar Sarma KV, Ghaioorunissa Mendu VV, et al. Effect of integration of supplemental nutrition with public health programmes in pregnancy and early childhood on cardiovascular risk in rural Indian adolescents: long term follow-up of Hyderabad Nutrition Trial. *BMJ*. 2008;337:a605.
40. Stein AD, Melgar P, Hoddinott J, Martorell R. Cohort profile: the Institute of Nutrition of Central America and Panama (INCAP) Nutrition Trial Cohort Study. *Int J Epidemiol*. 2008;37(4):716–720.
41. Praveen PA, Roy A, Prabhakaran D. Cardiovascular disease risk factors: a childhood perspective. *Indian J Pediatr*. 2013;80(suppl 1):S3–S12.
42. Landrigan PJ, Sly JL, Ruchirawat M, et al. Health consequences of environmental exposures: changing global patterns of exposure and disease. *Ann Glob Health*. 2016;82(1):10–19.
43. Brook RD, Rajagopalan S, Pope CA 3rd, et al. Particulate matter air pollution and cardiovascular disease: an update to the scientific statement from the American Heart Association. *Circulation*. 2010;121(21):2331–2378.
44. Cosselman KE, Navas-Acien A, Kaufman JD. Environmental factors in cardiovascular disease. *Nat Rev Cardiol*. 2015;12(11):627–642.
45. Alshaarawy O, Elbaz HA, Andrew ME. The association of urinary polycyclic aromatic hydrocarbon biomarkers and cardiovascular disease in the US population. *Environ Int*. 2016;89-90:174–178.
46. Lim SS, Vos T, Flaxman AD, et al. A comparative risk assessment of burden of disease and injury attributable to 67 risk factors and risk factor clusters in 21 regions, 1990–2010: a systematic analysis for the Global Burden of Disease Study 2010. *Lancet*. 2012;380(9859):2224–2260.
47. Roth GA, Huffman MD, Moran AE, et al. Global and regional patterns in cardiovascular mortality from 1990 to 2013. *Circulation*. 2015;132(17):1667–1678.
48. Gardner B, Ling F, Hopke PK, et al. Ambient fine particulate air pollution triggers ST-elevation myocardial infarction, but not non-ST elevation myocardial infarction: a case-crossover study. *Part Fibre Toxicol*. 2014;11:1.
49. Shah AS, Langris JP, Nair H, et al. Global association of air pollution and heart failure: a systematic review and meta-analysis. *Lancet*. 2013;382(9897):1039–1048.
50. Stafoggia M, Cesaroni G, Peters A, et al. Long-term exposure to ambient air pollution and incidence of cerebrovascular events: results from 11 European cohorts within the ESCAPE project. *Environ Health Perspect*. 2014;122(9):919–925.
51. Bellavia A, Urch B, Speck M, et al. DNA hypomethylation, ambient particulate matter, and increased blood pressure: findings from controlled human exposure experiments. *J Am Heart Assoc*. 2013;2(3):e000212.
52. Moon K, Guallar E, Navas-Acien A. Arsenic exposure and cardiovascular disease: an updated systematic review. *Curr Atheroscler Rep*. 2012;14(6):542–555.
53. Tellez-Plaza M, Jones MR, Dominquez-Lucas A, et al. Cadmium exposure and clinical cardiovascular disease: a systematic review. *Curr Atheroscler Rep*. 2013;15(10):356.
54. Navas-Acien A, Guallar E, Silbergeld EK, Rothenberg SJ. Lead exposure and cardiovascular disease: a systematic review. *Environ Health Perspect*. 2007;115(3):472–482.
55. Liu S, Guo X, Wu B, et al. Arsenic induces diabetic effects through beta-cell dysfunction and increased gluconeogenesis in mice. *Sci Rep*. 2014;4:6894.

Economic Burden

56. Jamison DT, Summers LH, Alleyne G, et al. Global health 2035: a world converging within a generation. *Lancet*. 2013;382(9908):1898–1955.
57. Mozaffarian D, Benjamin EJ, Go AS, et al. Heart disease and stroke statistics—2015 update: a report from the American Heart Association. *Circulation*. 2015;131(4):e29.
58. Bloom DE, et al. The global economic burden of noncommunicable diseases. In: *PGDA Working Papers*. Cambridge, Mass: Program on the Global Demography of Aging, Harvard School of Public Health; 2012.
59. Gaziano TA, Bitton A, Anand S, Weinstein MC. The global cost of nonoptimal blood pressure. *J Hypertens*. 2009;27(7):1472–1477.

Cost-Effective Solutions

60. Dugani S, Gaziano TA. 25 by 25: achieving global reduction in cardiovascular mortality. *Curr Cardiol Rep*. 2016;18(1):10.
61. Pandya A, Sly S, Cho S, et al. Cost-effectiveness of 10-year risk thresholds for initiation of statin therapy for primary prevention of cardiovascular disease. *JAMA*. 2015;314(2):142–150.
62. Pandya A, Weinstein MC, Salomon JA, et al. Who needs laboratories and who needs statins? Comparative and cost-effectiveness analyses of non–laboratory-based, laboratory-based, and staged primary cardiovascular disease screening guidelines. *Circ Cardiovasc Qual Outcomes*. 2014;7(1):25–32.
63. Wilson PW, D'Agostino RB, Levy D, et al. Prediction of coronary heart disease using risk factor categories. *Circulation*. 1998;97(18):1837–1847.
64. Cook NR, Paynter NP, Eaton CB, et al. Comparison of the Framingham and Reynolds risk scores for global cardiovascular risk prediction in the multiethnic Women's Health Initiative. *Circulation*. 2012;125(14):1748–1756.
65. Yeboah J, McClelland RL, Polonsky TS, et al. Comparison of novel risk markers for improvement in cardiovascular risk assessment in intermediate-risk individuals. *JAMA*. 2012;308(8):788–795.
66. Gaziano TA, Abrahams-Gessel S, Alam S, et al. Comparison of nonblood-based and blood-based total CV risk scores in global populations. *Global Heart*. 2016;11(1):37–46.
67. Gaziano TA, Abrahams-Gessel S, Denman CA, et al. An assessment of community health workers' ability to screen for cardiovascular disease risk with a simple, non-invasive risk assessment instrument in Bangladesh, Guatemala, Mexico, and South Africa: an observational study. *Lancet Global Health*. 2015;3(9):e556–e563.
68. Abrahams-Gessel S, Denman CA, Montano CM, et al. Training and supervision of community health workers conducting population-based, noninvasive screening for CVD in LMIC: implications for scaling up. *Global Heart*. 2015;10(1):39–44.
69. Cobiac LJ, Vos T, Veerman JL. Cost-effectiveness of interventions to reduce dietary salt intake. *Heart*. 2010;96(23):1920–1925.
70. Vartiainen E, Laatikainen T, Peltonen M, et al. Thirty-five-year trends in cardiovascular risk factors in Finland. *Int J Epidemiol*. 2010;39(2):504–518.
71. Jha P, Chaloupka F, Moore J, et al. Tobacco addiction. In: *Disease Control Priorities in the Developing Countries*. 2nd ed. New York: Oxford University Press; 2006.
72. Beaglehole R, Bonita R, Horton R, et al. Priority actions for the non-communicable disease crisis. *Lancet*. 2011;377(9775):1438–1447.
73. Ebbert JO, Hughes JR, West RJ, et al. Effect of varenicline on smoking cessation through smoking reduction: a randomized clinical trial. *JAMA*. 2015;313(7):687–694.
74. Baker TB, Piper ME, Stein JH, et al. Effects of nicotine patch vs varenicline vs combination nicotine replacement therapy on smoking cessation at 26 weeks: a randomized clinical trial. *JAMA*. 2016;315(4):371–379.
75. Bibbins-Domingo K, Chertwo GM, Coxson PG, et al. Projected effect of dietary salt reductions on future cardiovascular disease. *N Engl J Med*. 2010;362(7):590–599.
76. Gaziano T, Cho S, Sy S, et al. Increasing prescription length could cut cardiovascular disease burden and produce savings in South Africa. *Health Aff (Millwood)*. 2015;34(9):1578–1585.
77. Gaziano T, Abrahams-Gessel S, Surka S, et al. Cardiovascular disease screening by community health workers can be cost-effective in low-resource countries. *Health Aff (Millwood)*. 2015;34(9):1538–1545.
78. Pennant M, Davenport C, Bayliss S, et al. Community programs for the prevention of cardiovascular disease: a systematic review. *Am J Epidemiol*. 2010;172(5):501–516.

第 2 章 心血管医学的伦理

SAVITRI E. FEDSON AND LAURENCE B. MCCULLOUGH

知情同意和决策辅助 15
临床伦理判断徒劳 16
利益冲突和披露 16
公开报道 17
社交媒体和移动式医疗 17
遗传医学 18
"大数据" 18
移植 19
循环死亡后的捐赠 19
干细胞 19
结论 19
参考文献 19

伦理学仍然是现代心血管医学实践的基石。虽然,医学伦理通常被视为解决临床实践中"可以"和"应该"做什么之间的区别,但其范围要广泛得多,包括诸如基因测试、基于恰当性的报销政策和临终决策等多种主题。现在伦理道德规范在医学实践和出版指南中占据了突出的地位,它不再局限于以前的美国心脏病学会(American College of Cardiology,ACC)贝塞斯达(Bethesda)会议或美国心脏协会(American Heart Association,AHA)和 ACC 的联合会议所述[1-3]。这表明人们已意识到,科学和技术推进了心血管医学的发展,我们也需要发展道德论证和对临床上伦理的挑战进行细致的讨论。

本章将重点介绍在心血管医学中须强调的道德论证的几个方面:知情同意和决策辅助,临床伦理判断徒劳,利益冲突和披露,公开报道,社交媒体和移动式医疗,遗传医学,以及移植。

知情同意和决策辅助

道德论证的一种通用方法是原则主义,为尊重自主权、行善、不伤害和公正的原则,部署道德理念或临床伦理的判断及行动指南。尊重患者的自主权,源于 18 世纪的医学伦理,它强调了患者在自我决定中的作用,特别是知情同意,共同决策(shared decision making,SDM)和预先医疗计划。因此,尊重自主权通常被视为最重要的伦理道德原则。

知情同意(informed consent)通常被简化为一个动词,即同意(患者同意)。与患者谈话,临床医生可能难以达到细致入微,与患有复杂心脏病的患者商谈通常又很费时,而常让低年资医生去执行。知情同意的目标是为患者提供与决策相关的临床信息,并支持患者做出自愿的决定,即在既无内部控制的影响(例如,缺乏理性的恐惧)又无外界的影响(例如,善意的家庭成员试图取代患者决策的角色)下作出自己的决定。知情同意有 4 个要求:①具有决策能力的患者(或其代理人);②讨论有关医治患者疾病的合理的替代方案的"相关事实"(即,临床循证所支持的替代方案);③确定患者理解知情;④自愿决定。上述的"相关事实"是在 1972 年 Canterbury V. Spence 案中以"合理的患者标准"确立的。该标准要求医生提供任何患特定病症(例如心力衰竭 C 期)的患者所需要知道的信息。这种以患者为本的标准,已成为美国大多数州的法律标准。然而,富有意义的知情同意,还应包括基于该特定患者所拟议的干预或手术的主要风险和益处的可能结果,以及有关患者偏好的讨论。这些都是应给患者的相关事实。

知情同意,虽然已成为公认的临床实践的法律和伦理操守标准,但是其具体执行仍然很差,常因限于医生的时间和意想而存在严重的偏向[4]。例如,当患者在心导管室与其"讨论"血管造影的发现,并做出干预的决定,虽然这已成常规做法,但远非理想;而进行分阶段的冠脉介入治疗应更为合理,然而在许多情况下经常受到时间限制的干扰。在某些情况下,例如在急诊室遇到患急性冠脉综合征或猝死后的幸存患者,临床医生在实践中常以"假设同意",将最佳利益标准用于治疗。该标准是基于行善的伦理原则,即临床医生在实践中有义务以循证的临床判断使患者能得到净临床效益。

当患者缺乏决策能力或暂时无法做出决定(如用了镇静剂),临床医生须求助于合法指定的代理决策者。代理人应该采取替代判断,做出患者本可能作出的决定,而未必是代理人自己想要或认为合适的决定。在这种情况下,知情同意的过程通常变得较为复杂,并且时间紧迫。例如,急性心肌梗死的患者并发了心源性休克,临床医生可能为抢救治疗,必须向代理决策者解释经皮体外膜肺氧合(percutaneous extracorporeal membrane oxygenation,ECMO)的治疗过程及可能的益处,同时还必须确保代理人明白该种治疗有并发出血,感染的危险,以及重要的是,不能康复。临床医学的原动力是用所有能用的手段去拯救患者,而现实可能是,拯救了某人免于立即死亡,但等待着的只是更难以决定的有限的维持生命的治疗,有的仅几天或几周而已。这并不意味着因为怕有被误解的可能而不应该进行任何紧急治疗;而是必须反复告知患者及其家属,随时更新病情的变化和可能的结果。

在取得知情同意的过程中,通常会遇到尊重患者自主权的原则和行善的原则之间的矛盾。临床医生可能认为某特定干预或药物明显优于替代方案,但患者可能不同意。这不仅仅是对尊重自主性和行善性原则的考验,而且还使医生和患者的信托关系紧张化。在这样的情况下,如果患者已理解了循证的临床观点,则应优先考虑患者的意愿(和偏好)。在心脏病的实践中,已越来越多地采用辅助决策的手段。被切实地告知的患者,常不太可能接受益处有限的或与他们的偏好不一致的手术或干预。此外,医生认为患者需要知道的内容(例如,临床风险)和患者想要知道的内容(例如,成本,生活方式的改变)通常不相一致。患者如切实参与了药物治疗决策,则通常更有可能顺从用药。实际上,2013 年 ACC/AHA 胆固醇管理指南明确要求医生与患者进行讨论,并共同决策(shared decision making,SDM)[5]。

在机械循环支持(mechanical circulatory support,MCS)和心室辅助装置(ventricular assist device,VAD)的技术领域,知情同意和临终决策交织在一起。"机器的崛起"[6](左心室辅助装置,LVADs)给植入式设备带来了挑战,超越了植入式心律转复除颤器(implantable cardioverter-defibrillators,ICD)和永久性心脏起搏器

(permanent pacemakers,PPMs)。MCS,VADs 以及在程度上较次的 ICD 和 PPM 都是维持生命的治疗方法,旨在防止面临的死亡并确保可接受的结果:生存而无显著病残。这里的显著病残是指显著降低甚至丧失了参与有价值的生活任务的能力;从有价值的生活中获得满意度,为可接受的生活质量的正式定义。

在 2010 年的美国心律协会(American Heart Rhythm Society, AHRS)和欧洲心律协会(European Heart Rhythm Association,ERHA)的共识声明中,包括了关于停用 ICD 和 PPM 的讨论[7,8](见第 27、29 和 31 章)。尽管在伦理和法律上已经确定停用 ICD 和 PPM 与撤回任何其他维持生命的治疗没有什么不同,允许患者去死于其原来的疾病,但是仍然有许多医生对此感到不安,即便是仅需简单的重新 ICD/PPM 编程而已[9]。VAD,尽管经常在这些同类患者中使用,但它是一种不同的更为复杂的技术。VAD 可提供持久的生活质量改善,但也可导致显著的病残率,诸如可预测的出血发生率,脑血管意外(卒中)和驱动线路的感染。VAD 与其他植入式心脏装置不同,它更能完全替代心脏功能,从而维持生命。PPM 取代或增强传导系统,但仍需要原生心脏以循环血液。ICD 可以挽救室性心律失常患者的生命,但对进行性泵衰竭无效。VAD 既不需要患者自身的心电传导也不需要自身的心室功能来维持生命。VAD 是"心脏替代疗法",就像肾脏替代疗法的血液透析那样。

关于植入 VAD 的应有的讨论包括患者的选项、医治的目标,以及如果导致患者不能接受的生活质量时患者对停止应用的意向,这是一个至关重要的基于患者自主权的考虑[10,11]。在这种情况下,使用决策辅助(decision aids)很有价值,可留有时间去讨论这些问题。决策辅助或其他一些方法用来提供医学证据,考量临床判断,并结合患者的意向。随着 VAD 技术和耐用性的改善,更需要有预先的同意决定使用持久耐用的 VAD。合法指定的代理人,在没有参与事前讨论这一改变患者生活的植入后果,而为患者做出决定,是不被推荐的,例如在危急的心源性休克的情况下。然而,慢性心脏收缩功能不全的患者,并已与心脏病专家进行了持续的有关讨论,则可赋予其代理人作出符合替代判断标准的决定,因决定是可靠地根据患者的价值观、信念和意向所作出的。耐用性 VAD 植入的后果,对于不习惯慢性疾病的医疗护理或对其必然的生活方式的改变毫无准备的患者而言,可能是灾难性的,有的甚至导致自杀。停用 VAD 也是一个比停用 ICD 或 PPM 更为复杂的过程,必须进行有关 VAD 特定的临终讨论。

患者在刚接受 VAD 植入后从他们的心血管疾病存活了下来,还可能出现灾难性的并发症,诸如颅内出血,主动脉瓣关闭不全而导致进行性器械衰竭和心力衰竭复发,或者反复发作的胃肠道出血。即使在 VAD 功能完美的情况下,患者也可能患上痴呆症或晚期癌症。Petrucci 及其同事在 VAD 应用中以患者为本的伦理问题的简要总结中[12],论及与患者和家属一起制定停用计划的问题。对于 ICD 而言,停止治疗不会导致立即或在短期内死亡。停用 ICD,患者可能死于其原来的心血管疾病,或当有恶性心律失常发生时(见第 41 章)。然而,停用 VAD,会使剩余的心脏功能(主动脉或泵的反流)恶化,并且在大多数情况下会迅速导致循环死亡(见第 29 章)。这一直接的后果,对于患者,代理人以及临床医生都是无可回避的。虽然 VAD 很类似于血液透析替代衰竭器官的功能,但它的停用与停止机械通气更为相似。VAD 是一替代性设备,而不是置换设备;因此,如在患有其他致死疾病的患者中停用 VAD,在伦理上是可接受的,因为在这种情况下 VAD 的支持将是徒劳的[13](见下一节)。此外,VAD 和机械通气之间有一个重要的区别。虽然在社区居住的患者中有长期使用机械通气支持的,但是他们为数很少,他们的医疗状况通常很明显(例如,气管切开术,限于轮椅)。而使用 VAD 的患者,其对机器的依赖常被掩饰,因此要患者在精神和情感上去认识其对机器的依赖,也可能使停用 VAD 的讨论更加困难。

临床伦理判断徒劳

一般而言,徒劳(futility)是指在循证的临床判断中,临床干预已"无合理的期望"能得到其通常的"结果"。在这种情况下,基于行善义务所提供的临床医疗已达到了极限,应提出停止医疗。当徒劳的治疗继续而导致显著的医源性或与疾病相关的负担时,应基于行善义务,建议停止干预[14]。

将这种徒劳的一般概念用于临床时,必须指明"无合理的期望"和"结果"的概念[15]。由于引用了"徒劳"之词,将使临床医生和患者走上限制维持生命治疗的道路,因此"无合理的期望"的概念应该较为保守。在 Blackhall 关于有限心肺复苏术(CPR)的具有里程碑意义的文章中隐含了这种担忧,对于导致显著医源性病残的手术,将失败的预期设定在 97%至 100%[16,17]。

在临床上可以区分和应用的"徒劳结果" 的模式,有三种是基于行善的原则,一种是基于自主权的原则。第一种基于行善的徒劳结果模式是生理上:当临床干预没有合理的期望会发生其生理结果时,则应该被认为其在生理上是徒劳的。对于结果须于明确的说明;例如,患者自主循环的恢复是 CPR 启动的结果。在因为没有合理的期望可以恢复自主循环而停止 CPR 时,则为生理上结果无效 (physiologic futility)。在严重的心源性休克的情况下,添加第五种血管加压剂将不能合理期望心输出量的恢复,可被认为是生理上结果无效。第二个基于行善的徒劳结果模式是住院期间死亡,并且在死亡前没有恢复交互能力。这样的结果被称为濒临死亡结果无效 (imminent-demise futility)。第三个基于行善的徒劳结果模式,是存活但具有不可逆的交互能力丧失,如按美国神经病学学会标准[18]所确定的永久性植物人状态。这种情况被称为交互能力结果无效 (interactive capacity futility)。基于自主权的徒劳结果模式是一种功能状态,即患者认为其功能状态与参与有价值的生活任务不相容,而不能获得满意度。这种情况被称为生活质量结果无效 (quality-of-life futility)。

在临床干预时,当遇到一个或多个上述的结果无效定义时,医生应该停止该项干预,很重要的是,在心血管医学中,医生*不应该*提供这样的干预。当继续这样的干预导致显著的医源性或疾病相关的病残率时,医生应该建议停止干预,例如应用 VA-ECMO 时并发肢体缺血,或应用 Impella 时并发持续的高度溶血。此外,还应该为患者的合法指定代理人和其他相关的家庭成员,在协议限止维持生命治疗和了结疾病或伤害的生命时,提供持续的心理和精神(如果需要)的支持。

利益冲突和披露

医学专业是基于信托关系,或"以患者为先";保持科学性;并被赋予的改善公众健康的责任。18 世纪两位医师伦理学家,苏格兰的 John Gregory(1724—1773)和英格兰的 Thomas Percival (1740—1804)将这种医学伦理的概念作为一种职业引入了医学伦理史[19]。

信托关系及其产生的公众信任是支持利益冲突(conflicts of interest,COI)讨论的基础。COI是指由于医师个人或医疗机构的自我利益导致偏向的专业判断和行为,从而可能损害患者医治或研究的危险。当然,并非所有形式的自身利益都是非法的或不道德的。COI也不总是能够避免的,但是可以消除或减轻其影响,并予以披露。在科学出版物、讲演或委员会工作中,披露已成为管理COI的主要方法,但仍主要限于财务上的冲突,而没有涉及咨询或科学委员会的职位。医生财务透明度报告,通常称为“阳光法案”(the Sunshine Ac),旨在改善可能的财务冲突的披露,现在要求制造商提交数据,这些数据经过一段时间的审查后公开报道。虽然其目的可能是限制模糊的责任或过度的影响,但受训人员现在受到更严格的监督,因为教科书和其他教育物资礼品都是公开报道的。

对COI的最大关注是工商业对转诊或处方,以及设备使用的过度影响。随着更高成本技术的应用,如经导管瓣膜置换术、植入式血流动力学监测仪,和VADs,金融上的COI将更加突出[20]。

临床研究领域也越来越多地关注到COI。研究人员可能通过更多的入选患者登记而获得财务和学术收益,并可作为作者发表在多中心试验出版物上。有些机构让“中立”的研究协调员去接触患者进行研究入选,但是,将患者与他们医生的建议分开,如果不是不可能的话,也是很困难的。

从医学专业性中的信托关系的角度来看,举证的麻烦在于医生和医疗机构允许COI。但如果COI未被发觉,或未能以专业的方式对其进行处理(把它消除或减轻,并披露),则是对医学专业性的不可接受的威胁,并且有可能阻止患者参与临床研究和侵蚀公众的信任。

公开报道

心血管手术和显像的适当性标准,部分是由于公众信任管理不善的产物。冠状动脉干预或显像的适当性标准,不仅受到了临床医生的关注,也受到了政策制定者和保险公司的关注,并且一直是地方和国家层面质量改进计划的主题。

心血管医学一直处于创建循证实践指南运动的最前沿,以提高医疗质量,同时降低医疗成本。然而,自纽约州发布外科医生在20世纪80年代末和20世纪90年代的冠状动脉旁路移植术的结果报告起,公开报道(public reporting)在医疗实践中已司空见惯[21]。医疗保险和医疗补助服务中心(Centers for Medicare and Medicaid Services,CMS)公布专门针对心血管医学的医疗保险患者的住院数据,诸如急性心肌梗死、心力衰竭住院、卒中住院以及静脉血栓栓塞性疾病的治疗和预防。此外,在CMS医院网络的比较网站上,公布心脏衰竭和急性心肌梗死的30天经风险调整后的入院率和死亡率。尽管政策制定者和付款人对此表示欢迎,但公众对这些数据反应平淡,并且仍因其缺乏统一的风险调整而受到批评[22]。公开报道也存在着风险,因为医院可能会夸大其患者的高危性,或者通过像“摘樱桃”那样“选择性挑选”病例,以改善他们的报告统计数据。

作为改善高价值医疗的系统措施的一部分,减少再入院的努力已经遇到了意外的后果,随着医疗保险准入和儿童健康保险计划2015年再授权法案(MACRA)继续实施,这个问题有待于解决。局限于医院内的医疗形式正在发生变化,这对资源和门诊医疗的范围提出了挑战[23,24]。如果质量评估不合格,医院可面临CMS报销减少达9%,受影响最严重的医院通常位于服务欠缺地区或教学医院。这种报销减少的后续影响可能导致社会经济部门间医疗保健差距的恶化。

有关讨论还牵涉到更大的经济辩论。医疗保健成本正以看似对数的方式上升,如果不是以指数上升的话。用遏制资源的方式被视为优于“配给”(rationing),后者为医疗保健中禁止的“R”字。但是没有这个标签的配给在发生。器官的分配和使用更高技术的筛查就是一些例子。如果预约登记核显像检查有固定的数量限制,则患者被优先排序,这是可接受的,必要的和道德的。只要优先排序不致失去循证临床判断所支持的诊治机会,就可以证明这是基于行善的原则为了患者的利益的合理性。然而,要患者早日出院的压力,就不一定如此了。随着MACRA的收紧,和医院及支付款结构的变化,医生有责任为患者说出什么是他们需要的恰当的和可接受的医疗,并为那些无权发声的人发表意见。

社交媒体和移动式医疗

社交媒体的兴起,给医学的专业性带来了新的挑战。LinkedIn,Twitter和Facebook等程序已融入了社会文化,并被患者,医护人员和医疗保健系统等广泛使用。患者使用社交媒体参与支持小组并获取更多健康信息,他们也依靠社交媒体与他们的医生进行交流。社交媒体挑战了传统的保密性,专业性以及医护人员和个人的界限。在以前,临床上一些判断力差的事件可能仅限于一个机构内,但现在,在社交媒体网站上发布了有关患者的评论或照片,而导致失业,失去患者信任及其他潜在的伤害。临床医生可能会发现自己处于社交媒体中,尽管他们倾向于保持“离线”;他们须了解自己有能力通过隐私管理部门来保护自己。美国医学协会(American Medical Association,AMA)道德和司法事务委员会发布了关于职业化和社交媒体的指南,并承认社交媒体在日常实践中的作用[25]。英国医学会[26]也发表了类似的指南。

在社交媒体上的图像共享已很普遍。病理学协会已使用社交媒体来共享虚拟组织学图像。在心血管医学的领域中充满了易于输出的图片或电影文件。心电图或类似的图像通常发布在社交媒体网站上以显示有趣的病例或要求诊断帮助和解释。重要的是要注意,在参与这些公开对话时要保护患者的隐私及保持职业的考虑。在会议现场上演示的最新消息和试验结果,会在数分钟后发布在社交媒体上,因此必须注意隐藏患者的特定信息,因为图像会在全球传播。

社交媒体也有潜在的好处,它通过信息共享可帮助改善公众健康。医院和其他形式的医疗机构也越来越多地使用社交媒体来增加其市场占有率和立足点。临床试验可以通过有关社交媒体团体增加招募入选患者,重要的是,须遵循机构审查委员会(Institutional Review Board,IRB)的指南。新兴技术也通过应用移动式医疗(mobile health)来改善公众健康。特别是在心血管医学领域,现在已有一些诊断器械可供患者使用,如识别常见心律失常(如心房颤动)的装置。这有可能带来更好的医疗结果,但是如果医生没有给予适当的讨论和教育,则结果也可能更糟。

随着伴随社交媒体的全球影响力的增加,医生和其他医护工作者可能会发现自己在公共论坛中受到越来越多的审视或攻击。虽然经常是伤害性的甚至可能是诽谤性或污蔑性的,但是在社交媒体上,从临床细节回应这些攻击会违反职业的保密义务。应该将这些攻击告知员工的风险管理或法律代表,以便在不违反患者保密的情况下解决这些问题，从而使医护人员能够继续以其专业身份运作。同样，患者常试用社交媒体与医生联系。如果接受该链接，则患者可能也被"显露"于其他所有的联系人，而他或她作为患者的身份可能不再是私下的了。虽然患者可能是自己发起这种联系，但他或她可能不会意识到影响深远的后果，而且是不被"告知"的。这强调了隐私（privacy）与保密（confidentiality）之间的区别，前者是患者自己控制的，而后者是作为专业性保持信任的关键。在社交媒体时代，医生在履行其职业时可能防不胜防。一个实用的方法是，在使用社交媒体时施加大量举证，以防违反职业保密的义务。

遗传医学

遗传医学在心血管医学中的作用越来越重要。随着个体化医疗的发展以及诊断和筛查能力的提高，基因检测现已普遍应用。许多疾病起源于遗传，现在已越来越认识到遗传因子不仅是致病的因素，而且是治疗的可能目标。

个体化医疗（personalized medicine）或精准医学，是指对于具有共同诊断的患者进一步分类到有临床意义的亚组，尽可能精确地按患者的特异状况进行临床实践，例如解决患者对药物类型或剂量的反应性，从有关的基因来实践（参见第 8 章）。随着基因学从实验室转向常规临床实践，这种提高的精确度有望改善心血管病患者的医疗质量。

基因检测最常见和最传统的用途是确认单基因疾病，如转甲状腺素蛋白淀粉样变性（第 77 章）或家族性高胆固醇血症（第 44 章）的诊断。基因检测在特定诊断中的使用已经很好地建立并且争议较少，主要因为疾病表型的呈现是可预测的。虽然这种类型的测试会对家庭产生影响，但由于表型很明显，因此关于疾病发现的争议较少。

对遗传易感性进行检测或尝试根据基因检测评估风险状况，则更具挑战性，因为这些仅是概率性而非确认性检验。与扩张型心肌病（第 77 章）或长 QT 综合征（第 33 章）相关的遗传变异，可能是单基因疾病，其发病率在 500 个人中还不到 1 个。单个基因变异的存在可能会被诊断具有患病的风险，从而导致加强监察甚至手术，例如安装除颤器或主动脉瘤的外科手术干预。然而，报告基因变异的义务仍然不明确且在伦理上具有挑战性，特别是因为"意义不确定的变异"（variant of uncertain significance，VUS）可能后来证明具有病理性。由于这种不确定性，基因检测应针对临床表型而不是盲目筛查[27]。

伦理中的公正原则，要求对相同的病案进行同等的对待，以防止对个别患者进行任意的治疗。在医疗单位中，一些患者的诊断相似。因此，医疗的公正要求每位具有特定诊断的患者都能获得能可靠地预期会使患者在临床上受益的医治，从而将医疗的公正原则与伦理的行善原则和循证推理联系起来。从公道的角度来看，这些遗传测试的可及性和随之而来的遗传咨询，以及纳入数据库和遗传登记中的内容，仅限于合理预期可改善患者的医疗过程。确定患者是否可以进行基因检测，以及可能受影响的家庭成员是否可以进行筛查还取决于其保险的范围。此外，有的地方，可提供遗传测试，但却没有专业培训的遗传咨询医师提供筛查测试的风险和益处。进一步的考虑是认可"有权不知道"（right not to know，RNTK）。在最常被引用的同卵双胎中，遗传可以是由于家庭的因素而不是偶发性的突变。因此，标记一种疾病于先证者可以波及其家谱，其后果关系到计划生育，职业选择甚至兴趣爱好（例如，游泳）。

在大多数心血管医学中，单基因疾病的归因风险比例很低。尽管遗传学明显影响心脏代谢疾病，但后天因素具有更大的影响，并且重要的是，后者是可以改变的并可有利地影响健康结果。遗传数据与其他的医学领域一样，仍然是相对同质地储存在国家和种族群体的资源库中[28]。随着未来基因检测的发展，达到全外显子和全基因体定序时，管理这些信息和未来后果的责任是巨大的。

2008 年遗传信息非歧视法案（Genetic Information Nondiscrimination Act，GINA）力求解决其中一些问题。然而，虽然该法案提供了一些保护患者不受由于遗传信息所致的在就业和健康保险方面的歧视，它并不保证在生命或残疾保险上的遗传歧视。重要的是，GINA 不提供针对表型明显的遗传性疾病的保护，例如肥厚性心肌病（第 78 章），也不保护"家族史"中使用的信息。

药物基因组学（pharmacogenomics）是精准心血管医学的重要组成部分。基因分型细胞色素 P-450（CYP）2C9 或 VKORC1 的变化，在预测并因此优化对华法林治疗的反应方面确实取得了一定的成功。同样，CYP2C19（*2）功能丧失被发现与氯吡格雷治疗反应不佳有关，但存在着显著的种族差异，且当用于治疗时未能显示一致的临床效果[29]。β 受体和 G 蛋白基因多态性可预测对治疗心力衰竭和肺动脉高压治疗的反应，也可能有助于解释在非裔美国人或高加索人群中有生存的益处。然而，由于此类靶向治疗的广泛临床应用已列入医学治疗的指南中，因此还必须认识到在支撑治疗指南的试验中排除的人群亚组，无论是否有意，都会产生对社会和医学的影响。此外，除了种族群体在临床试验入选率中的局限性外，患有严重或终末期肾病的患者通常被排除在一些器械的临床试验（ICD，PPM，VAD）之外。然而，显然这些技术的应用已经逐渐扩散到这些在临床试验中被排除的人群中。

"大数据"

电子健康管理系统，几乎已被普遍接受，但它也正在改变着患者的角色，使患者的保密和自主权遭受压力。患者将不再是"患者"，而只是医疗保健的标题，虽然可能通过输入关于副作用，干预措施的反应和其他有关患者的数据而被激活。应用数字媒体，还可以以无与伦比的规模收集数据。但是这样收集的有关健康和生活方式的数据，并无重大的监督，从根本上说，公众对此并不理解。其他现在几乎普遍应用的"大数据"包括电子健康记录（electronic health record，EHR），其信息也被用于临床试验，即所谓的"HER-促进"的临床试验。EHR 是专为临床医疗和报销而设计的，但其很为错杂，有的数据不完整，有的数据有重复。患者除了成为他医疗中的一员，还可能无意中成了被研究的对象，因为从 HER 中可挖掘患者的信息以协助疾病建模。

机器学习技术（machine-learning technology）不仅使用来自临床试验的数据库，还使用成像或实验室信息数据库。后者的信息数据，缺乏健康信息和身份标识；以这种方式使用数据确实可以构建研究，但被归类为"非人类受试者的研究"（non-human subjects research）。

HER-促进的临床试验，由于其易于使用和节省成本而受到青睐，开展日渐增多，当地 IRB 有责任对可能参试者评估这些试验的适当性[30]。虽然通常的做法是使用未经本人同意的临床信息筛选可能的试验参与者，但是鉴于规模的巨大及潜在的易用性，值得进一步考虑如何告知机构中的患者，他们有可能被联系用于研究目的。有些机构以透明的和前期的方式,至少在精神上来解决这一问题,即在医生办公室或医院签署同意治疗时向患者披露有关试验的信息。这可能符合一些征求同意的技术要求,但肯定不符合知情同意的要求。

移植

循环死亡后的捐赠

器官捐赠仍然面临着供需不匹配的巨大挑战。随着科学和医学提高了疾病和终末期器官衰竭患者的生存能力,对器官的需求继续超过增加供应或制定替代移植的策略的努力。事实上,在心血管医学领域,凭借 MCS 技术,我们正在努力创造达到与移植均势的器械。

为了满足对器官的需求,人们越来越关注"循环死亡确定后的受控器官捐赠"(controlled donation after circulatory determination of death,cDCDD)。尽管绝大多数死亡是以无自主循环而定义的,无自主循环在统一裁决死亡法案(Uniform Determination of Death Act)之前是唯一合法认可的死亡,但是以无自主循环所定义的死亡后的器官捐赠,则有其独特的伦理挑战。cDCDD 是通过心肺标准确定供体死亡后获取器官的过程,而不参考脑功能标准,这也是一直沿用的死亡标准。循环死亡(即,不可逆转的循环停止)通常在停止生命支持治疗如机械通气或 ECMO 后的一段短暂时间(例如,2~5 分钟)后发生(若不予干预),此时允许开始获取器官。但是关于"不可逆转"的含义的讨论产生了对伦理的关注。问题是,如果心脏功能的停止确实是不可逆转的,那么在 5 分钟后复活该人的努力不应该成功。如果 5 分钟后可以复苏成功,那么该人是否应该被宣布死亡呢?其实,实施 cDCDD 有其隐含的理解,即患者或代理人了解死亡是如何确定的,并且意愿放弃复苏尝试;在法律规定的 2 分钟无自主循环和呼吸的时间后,可在法律上判死亡。

"不可逆转"这个概念是使用 cDCDD 的心脏进行移植的伦理问题的基础。应该提到的是,第一次心脏移植是用现在被认为是 cDCDD 的心脏进行的。放弃 cDCDD 这种做法,也恰逢当时认为受者的结果在脑死亡后捐赠(donation after brain death,DBD)更好。然而,随着器官短缺的持续和科学的成熟,cDCDD 的结果可能被认为优于 DBD,后者可能包括更高的死亡可能性。例如,一个当地的前瞻性交叉匹配试验阴性的心脏,可能优于从依赖于 LVAD 患者身上的正在化学脱敏的心脏。然而,重要的是要确保参与该过程的所有各方,从内科和外科团队到可能的受者,都意识到使用这些器官可能伴随的风险[31]。

cDCDD 不同于 DBD 的另一个方面是,用于评估捐赠器官的测试和确保器官活力的管理 通常是在"活"人而不是脑死亡的供体上进行的,并且与临终关怀同时进行。这不仅关系到一个患者,而且还关系到其他一小部分人的利益。在进行 cDCDD 时使用 ECMO 的建议,可能具有潜在的冲突[32]。在死亡前考虑使用 ECMO,必须进行风险/收益分析;如果意图仅仅是为了提高捐赠器官的活性,那么在没有与患者或代理人进行明确讨论的情况下,启动 ECMO 是不恰当的。而继续维持 ECMO 或启动其他干预措施,例如放置大口径导管或将尚存活的患者转移到手术室以能更加可控地摘除捐赠的器官,是许多医院有关 cDCDD 政策的一部分,但都是经过与捐赠者家庭进行详细的讨论的。

在宣告死亡后启动或重新启动 ECMO,可能会恢复脑灌注而刺激或恢复大脑功能。这在伦理上是有问题的,对这一关注的回答,有用钳夹主动脉以阻止颅内灌注。

干细胞

干细胞在医学中尚未具有明确定义的潜力,但已经成为伦理审查的主题。撇开胚胎干细胞的挑战,诱导多能干细胞(induced pluripotent stem cells,iPSCs)的使用确实具有伦理意义,随着 iPSCs 在研究和治疗中使用的增加,必须考虑伦理。如前所述,使用基因检测进行离散的诊断与筛查的含义是不同的。使用 iPSC 通过基因编辑技术重新定义目前认为"未确定意义的变异"(Variant of Undetermined Significance,VUS),具有科学新发现的潜力[33]。然而,重要的是要记住 Henrietta Lacks 的遗产,以及 HeLa 细胞的争议。对于基于生物标本的研究,知情同意是多种多样的[34]。如果研究与该材料来源的患者没有相互作用或干预,则通常不被认为是"人类受试者研究",因此不需要知情同意。但是,如果与生物样本一起收集了很多与患者相关的信息,则需知情同意。这种知情同意的标准不尽相同,可为普通的研究同意,也可为特定研究的同意,需根据当地的 IRB 法规而定。显然,要记住的教训是不仅要保护患者个人,还要保护其家庭和后代,因为遗传信息是共享的,并且可能具有预后意义。

iPSC 可用于将基因鉴定的预测值与表型表达相结合。如果有充分的预见,并规划如何在促进研究的同时维护公众和患者的信任,iPSC 的应用可以是合乎伦理的。

结论

随着医学和科学与新兴技术的发展以及对疾病的更好理解,我们面临的伦理挑战将继续发生变化。最重要的是,我们仍然要以 Percival 和 Gregory 提出的以患者为本和专业精神的基本原则为基础。随着医疗保健服务和药物开发的经济状况日益紧张,深入研究有关纳入移动性技术及其在临床实践和研究中的作用,将具有重要意义。在拥抱进步时,我们需要继续意识到进步及潜在的伤害或滥用的种种影响。

(姜楞 译)

参考文献

1. 21st Bethesda Conference: Ethics in cardiovascular medicine. October 5-6, 1989, Bethesda, Md. *J Am Coll Cardiol.* 1990;16:1–36.
2. Parmley WW, Passamani ER, Lo B. 29th Bethesda Conference. Ethics in cardiovascular medicine, 1997. Introduction. *J Am Coll Cardiol.* 1998;31:917–925.
3. Popp RJ, Smith SC Jr, Adams RJ, et al. ACCF/AHA consensus conference report on professionalism and ethics. *Circulation.* 2004;110:2506–2549.

Informed Consent and Decision Aids

4. Rothberg MB, Sivalingam SK, Kleppel R, et al. Informed decision making for percutaneous coronary intervention for stable coronary disease. *JAMA Intern Med.* 2015;175:1199–1206.
5. Stone NJ, Robinson JG, Lichtenstein AH, et al. 2013 ACC/AHA guideline on the treatment of blood cholesterol to reduce atherosclerotic cardiovascular risk in adults: a report of the American College of Cardiology/American Heart Association Task Force on Practice Guidelines. *J Am Coll Cardiol.* 2014;63:2889–2934.
6. Fang JC. Rise of the machines: left ventricular assist devices as permanent therapy for advanced heart failure. *N Engl J Med.* 2009;361:2282–2285.
7. Padeletti L, Arnar DO, Boncinelli L, et al. EHRA Expert Consensus Statement on the management of cardiovascular implantable electronic devices in patients nearing end of life or requesting withdrawal of therapy. *Europace.* 2010;12:1480–1489.
8. Lampert R, Hayes DL, Annas GJ, et al. HRS expert consensus statement on the management of cardiovascular implantable electronic devices (CIEDs) in patients nearing end of life or requesting withdrawal of therapy. *Heart Rhythm.* 2010;7:1008–1026.
9. Karches KE, Sulmasy DP. Ethical considerations for turning off pacemakers and defibrillators. *Card Electrophysiol Clin.* 2015;7:547–555.
10. Blumenthal-Barby JS, Kostick KM, Delgado ED, et al. Assessment of patients' and caregivers' informational and decisional needs for left ventricular assist device placement: implications for informed consent and shared decision-making. *J Heart Lung Transplant.* 2015;34:1182–1189.
11. Thompson JS, Matlock DD, McIlvennan CK, et al. Development of a decision aid for patients with advanced heart failure considering a destination therapy left ventricular assist device. *JACC Heart Fail.* 2015;3:965–976.

12. Petrucci RJ, Benish LA, Carrow BL, et al. Ethical considerations for ventricular assist device support: a 10-point model. *ASAIO J.* 2011;57:268–273.
13. Rady MY, Verheijde JL. Ethical challenges with deactivation of durable mechanical circulatory support at the end of life: left ventricular assist devices and total artificial hearts. *J Intensive Care Med.* 2014;29:3–12.

Clinical Ethical Judgments of Futility

14. McCullough LB, Jones JW. Postoperative futility: a clinical algorithm for setting limits. *Br J Surg.* 2001;88:1153–1154.
15. Halevy A, Brody BA. Medical futility in end-of-life care. *JAMA.* 1999;282:1331–1332.
16. Blackhall LJ. Must we always use CPR? *N Engl J Med.* 1987;317:1281–1285.
17. Burns JP, Truog RD. The DNR order after 40 years. *N Engl J Med.* 2016;375:504–506.
18. Wijdicks EF, Hijdra A, Young GB, et al. Practice parameter: prediction of outcome in comatose survivors after cardiopulmonary resuscitation (an evidence-based review): report of the Quality Standards Subcommittee of the American Academy of Neurology. *Neurology.* 2006;67:203–210.

Conflicts of Interest and Disclosure

19. McCullough LB. *John Gregory and the Invention of Professional Medical Ethics and the Profession of Medicine.* Dordrecht, Netherlands: Kluwer Academic Publishers; 1998.
20. Kirkpatrick JN, Kadakia MB, Vargas A. Management of conflicts of interest in cardiovascular medicine. *Prog Cardiovasc Dis.* 2012;55:258–265.

Public Reporting

21. Brown DL, Clarke S, Oakley J. Cardiac surgeon report cards, referral for cardiac surgery, and the ethical responsibilities of cardiologists. *J Am Coll Cardiol.* 2012;59:2378–2382.
22. Wasfy JH, Borden WB, Secemsky EA, et al. Public reporting in cardiovascular medicine: accountability, unintended consequences, and promise for improvement. *Circulation.* 2015;131:1518–1527.
23. McWilliams JM, Hatfield LA, Chernew ME, et al. Early performance of accountable care organizations in Medicare. *N Engl J Med.* 2016;374:2357–2366.
24. Fischer C, Steyerberg EW, Fonarow GC, et al. A systematic review and meta-analysis on the association between quality of hospital care and readmission rates in patients with heart failure. *Am Heart J.* 2015;170:1005–1017 e2.

Social Media and Mobile Health

25. Shore R, Halsey J, Shah K, et al. Report of the AMA Council on Ethical and Judicial Affairs: professionalism in the use of social media. *J Clin Ethics.* 2011;22:165–172.
26. British Medical Association. Social media guidance 2013. https://www.bma.org.uk/-/media//Files/PDFs/Practicaladviceatwork/Ethics/socialmediaguidance.pdf. Accessed September 2016.

Genetics

27. Ackerman MJ, Priori SG, Willems S, et al. HRS/EHRA expert consensus statement on the state of genetic testing for the channelopathies and cardiomyopathies. Developed in partnership between the Heart Rhythm Society (HRS) and the European Heart Rhythm Association (EHRA). *Heart Rhythm.* 2011;8:1308–1339.
28. Manrai AK, Funke BH, Rehm HL, et al. Genetic misdiagnoses and the potential for health disparities. *N Engl J Med.* 2016;375:655–665.
29. Pare G, Mehta SR, Yusuf S, et al. Effects of CYP2C19 genotype on outcomes of clopidogrel treatment. *N Engl J Med.* 2010;363:1704–1714.
30. Mentz RJ, Hernandez AF, Berdan LG, et al. Good clinical practice guidance and pragmatic clinical trials: balancing the best of both worlds. *Circulation.* 2016;133:872–880.

Transplantation

31. Tevaearai Stahel HT, Zuckermann A, Carrel TP, Longnus SL. Hearts not dead after circulatory death. *Front Surg.* 2015;2:46.
32. Gries CJ, White DB, Truog RD, et al. An official American Thoracic Society/International Society for Heart and Lung Transplantation/Society of Critical Care Medicine/Association of Organ and Procurement Organizations/United Network of Organ Sharing Statement: ethical and policy considerations in organ donation after circulatory determination of death. *Am J Respir Crit Care Med.* 2013;188:103–109.
33. Sallam K, Kodo K, Wu JC. Modeling inherited cardiac disorders. *Circ J.* 2014;78:784–794.
34. Beskow LM. Lessons from HeLa cells: the ethics and policy of biospecimens. *Annu Rev Genomics Hum Genet.* 2016;17:395–417.

第3章 心脏病学临床决策

JOHN E. BRUSH JR AND HARLAN M. KRUMHOLZ

临床论证 21
诊断决策 21
选择试验的策略 25
风险预测 25
治疗决策 25
风险分层 25
需治疗人数 26
临床实践的循证 26
终点 26
非劣效性试验 26
观察性研究 27
共同决策 27
临床决策质量的监控 27
系统1思维和系统2思维 27
误区 27
结论 28
参考文献 28

医学是一门信息科学。现在信息正在以史无前例的速度产生,而且电子搜索和手持设备又使其便于获取,因此掌握解析和恰当使用信息的技能变得更为重要。记忆医学事实已不那么必须,而知识的认知和批判性思维对于高效益的医疗保健至关重要。临床决策和建议奠定了医学,在当今医学知识的快速扩展中面临着从未如此的挑战。本章将总结临床论证的一些核心问题,这些是可被学习掌握的,也是临床心脏病专家应该具备的。

临床论证

临床决策是基于我们对知识的理解和对患者实情的了解,包括他们的意向和目标。好的决策要考虑到我们信息的局限性,测量的不确定性,对人类生物学理解的不完整性,以及机遇因素[1-3]。临床论证是基于临床实践和科学研究所获得的经验和核准的知识信息[4-6]。临床论证的主要目标是将医学知识转化为以患者为中心的正确决策,它也是临床专家的标志。

临床论证通常以简化的规则为指导。在医生的早期培训中,他们被教导如何识别特定的体征和综合征,将患者置于诊断类别中,并遵循适用于该类别的规则[7]。例如,在遇到临床拟诊为“急性心肌梗死”的患者,将会立即考虑使用基于研究显示有益的阿司匹林和β受体阻滞剂治疗。在这种情况下,成组的算法规则常被用来指导实践。例如,指南建议射血分数低的患者应考虑使用植入式自动除颤器,但这只是在考虑了收缩功能不全的病因和疾病的时间段后才能决定的。这些规则不是强制性的,而是为了指导临床决策。最佳的临床医生知道何时遵循这些规则是恰当的,并且知道由于患者的情况或意向发生例外的情况时,可以偏离这些规则。偏离指南有时可能是恰当的,但需要有充分的理由,文档和透明度。

然而,大多数的医疗决策并不在简单的算法规则之列,而需要论断。在临床实践的诊断和治疗两个主要方面,临床论证都是至关重要的。

首先要做的决策,是将个体患者按其症状或体征分类到恰当的诊断类别。书本的章节和其他参考资料通常按类别编写,例如医学诊断。书本的章节告诉读者特定的疾病(如主动脉瓣狭窄)可能是如何表现的。这些标签式知识对理解疾病的机制和预测对可能的治疗策略的反应是有用的。然而,患者通常并不按照课本上所指定的常规诊断类别就诊。他们寻求的是对其症状的关注,这就需要临床医生,逆典型教科书的顺序而行,先归纳患者的症状和体征并作出诊断,然后制订治疗计划。对于患有劳力性呼吸困难和收缩期杂音的患者,主动脉瓣狭窄是可能的,但是如果没有进一步的检测,诊断就无法确定。在某些情况下,诊断的不确定性持续存在。例如,在出院的主要诊断为心力衰竭的患者中,约有三分之一也接受了其他呼吸困难原因的治疗,如肺炎或慢性阻塞性肺病[8]。这是目前临床实践的现实。

其次是关于治疗的决策。治疗决策也很具有挑战性,因为它涉及权衡风险和收益,推敲 参数的估计,并且要使选择的治疗与患者的意愿取得一致。受益的可能性通常是概率性的,因为人们在寻求降低风险的策略时并不知道他们自己是否会受益。预防也需要决策,基于对预后的估计,针对预防性干预是否对未来健康问题有益而作出决定。在这种情况下,风险和成本是眼前发生的事,而效益则是未来的预期。治疗决策还包括对症治疗,以及缓解急慢性疾病患者的当务之急。

危险分层(risk stratification)是概率的一个重要的应用,通常用来估计患者的风险并协助决策。这种方法一般采用统计模型的结果进行分析,这些模型已经确定了预后因素,并将它们整合到可以帮助临床医生的工具中。近年来,还开发了许多工具以助快速评估患者。

近几十年见证了认知心理学的出现,认知心理学(cognitive psychology)是一个关注人们如何做出决策的心理学的分支学科[9]。该领域表明,人们经常研制有用的推理捷径而不求明确地计算概率,但这些捷径来自偏见,也必将导致决策偏离逻辑和概率规则。因此,对临床论证的正确理解需要有关逻辑和概率以及认知心理学的知识。

诊断决策

患者就诊经常描述其症状,如胸痛等。诊断线索的离散犹如拼图游戏的碎片。临床医生与所有决策者一样,经常使用被称为试探(heuristics)的心理快捷方式来整理所得到的线索,并将非结构化的问题转化为一组结构化的决策[10,11]。他们被教导使用系统的病史和体格检查来收集非结构化的离散的临床线索[12-14]。临床医生能够通过比较患者的叙述与疾病的原型描述,进行类比推理。当临床医生询问病史时,他们使用一种被称为“早期假设生成”(early hypothesis generation)的过程,在诊断过程的非常早期就提出3到5个可能的诊断清单[15]。这就使得问题变得更为直接,临床医生也就更加投入地去寻找证据。

在收集、分类和组织所获取的资料后，临床医生通常以问题的列表为工具把资料逐一列出，分组，并确定优先考虑的临床发现。通过附加信息，有关问题的陈述(problem statement)可以更为具体。例如，“呼吸短促”可能是初始的问题陈述，后来被“急性收缩期性心力衰竭”所代替，因为进一步的临床信息导致了从症状转变为诊断的更精细的问题陈述。然后，临床医生使用鉴别诊断，罗列出可能的诊断，以免过早停止寻找真正的诊断。这一逐步的过程，使临床医生能够制定一组可能性诊断的假设，然后可以使用迭代假设检验(iterative hypothesis testing)进行测试。迭代假设检验可使临床医生缩小可能性诊断的范围，并对最合理的假设进行研究[1-3]。

了解概率(probability)对临床决策至关重要[1-3,16]。概率可以用来估测结果，以连续的或分类的变量来测定。图3.1显示了结果或事件的概率是如何在一系列的可能性中分布的。例如，在一组患者群体中的实验室试验，其结果的分布如图3.1(左)的概率密度曲线所示，其中大多数患者的结果分布在可能性范围的中间，仅较少数散布在该范围的边缘。分类的或离散的变量的概率，也可测量，如图3.1(右)所示的概率分布图。如果所有的诊断可能性是互斥的而且是全面搜集的，则所有可能性的概率相加应为1，如图3.1中的红色累积概率曲线所示。理解累积概率对于理解敏感性和特异性非常重要，如后面所述。

在验证一个诊断的假设时，我们使用条件概率(conditional probability)，即在发生其他事件的情况下发生某事的概率。条件概率可以告诉我们在一些新的信息条件下，例如阳性试验结果，其诊断的概率。我们能够根据贝叶斯推理形成一估计的概率，并基于新的信息，使用条件概率进行修改。例如，临床医生可能会问，我的患者超声心动图负荷试验阳性，他的冠状动脉疾病的概率是多少？D-二聚体试验阴性的患者，其肺栓塞的概率是多少？肌钙蛋白检测异常时，急性冠脉综合征的概率是多少？测试后的概率取决于该患者测试前估计的概率，并要结合试验结果的强度。概率论帮助我们理解问题并计算答案。

贝叶斯推理(Bayesian reasoning)既需要事前的概率估计，也需要试验结果强度的估计。事前的概率估计可以来自有关疾病流行的经验或公布的数据。例如，Diamond 和 Forrester 的经典论文[17]提供了根据年龄，性别和症状特征预计患者冠心病的患病率。这种类型的观察研究可以用来为我们提供贝叶斯推理所需的先验概率。

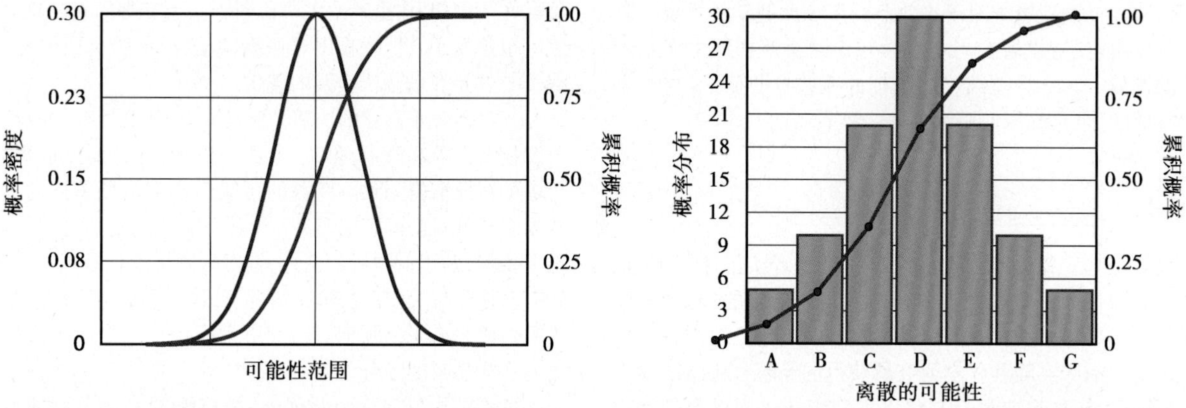

图3.1 左图显示概率密度曲线。蓝色曲线显示了一系列可能性(x轴)的事件概率(左侧y轴)。右图显示概率分布。蓝色柱子显示了各种离散可能性(x轴)的概率(左侧y轴)。在左右图中，红色曲线(右y轴)显示了可能范围(x轴)上的累积概率

对概率的理解，在解释实验室试验的结果时至关重要。一项实验室试验可能是在被认为正常个体的群体中测试而确定其分布并定义正常范围，如图3.2的左图中的概率密度曲线所示。正常范围通常定义在95%的累积概率内，异常范围则为在正常范围之外的值。

定义实验室试验结果的另一种方法是在一组个体中测试，这组个体已由另一个独立的“金标准”试验定义为“正常”和“异常”，如图3.2的右图所示。通常，患有和不患有疾病者的测试结果是呈钟形曲线分布的。从而我们可以绘制一条分界线来定义新试验的阳性和阴性测试结果。因为在有或没有疾病的个体中存在重叠，所以会出现假阳性和假阴性的测试结果，如图所示。

了解如何使用临床试验，对于制订良好的决策至关重要。测

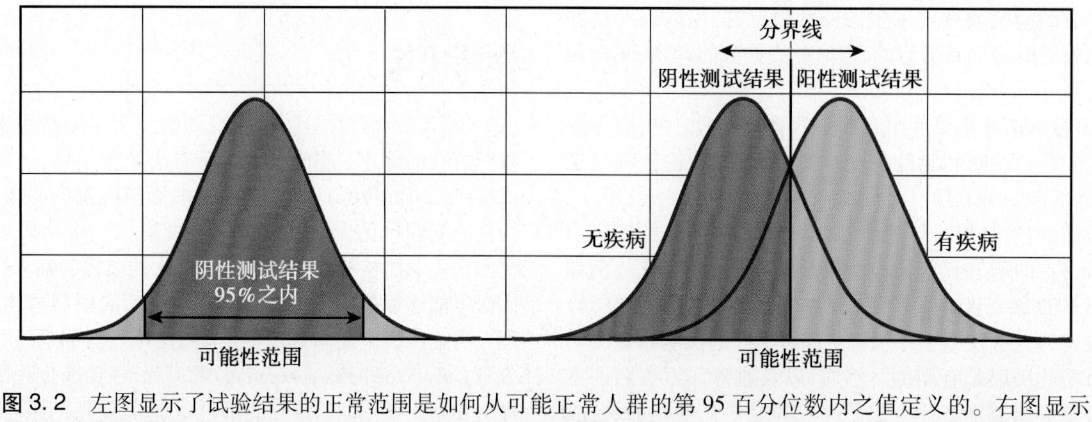

图3.2 左图显示了试验结果的正常范围是如何从可能正常人群的第95百分位数内之值定义的。右图显示正常和异常试验结果是如何由另一个独立的“金标准”试验的正常和异常试验对象的分布之间的界线定义的

试结果的实用性部分取决于试验的运行特性:即敏感性(sensitivity)和特异性(specificity)。这些都为率(rates),也就是说,敏感性和特异性都是一种比例,虽然构成比例的分子和分母不同。真阳性率(true positive rate,TPR)和真阴性率(true negative rate,TNR)分别为敏感性和特异性的替代。

图3.3将患有和不患有疾病者分别单独显示,右图显示了真阳性结果(敏感性或TPR)的累积概率,左侧显示了真阴性结果(特异性或TNR)的累积概率。敏感性和特异性通常以2×2表来显示,但图3.3中显示的TPR和TNR,表明了敏感性和特异性的改变是如何取决于阳性和阴性测试结果间的分界线的位置的。

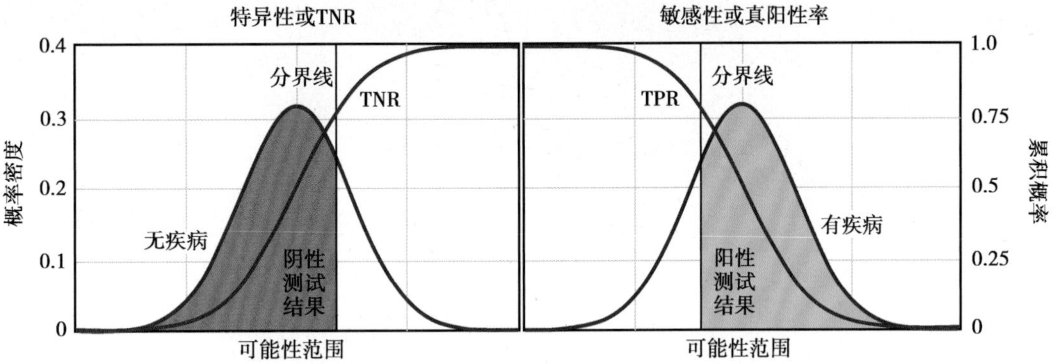

图3.3 分别显示正常和异常测试受试者的分布。左图表明真阴性率(TNR或特异性)是在无疾病受试者分布(蓝色曲线)中的阴性测试结果(红色曲线)的累积概率,右图表明真阳性率(TPR或敏感度)是在疾病受试者分布(蓝色曲线)中阳性测试结果(红色曲线)的累积概率,具体取决于分界线的位置

TNR的互补概率是假阳性率(false-positive rate,FPR),如图3.4的上图所示。如果我们创建一个新图,将测试的TPR(敏感度)绘制成y轴,将FPR(1-特异性)绘制成x轴,即可得到被称为接受者操作特征(receiver operating characteristic,ROC)曲线,如图3.4的下图所示。ROC曲线可用于确定测试分界线的最佳阈值(cutoff point)。

敏感性和特异性的分母分别是患有疾病的患者和没有疾病的患者数。但是在临床实践中,当测试结果报告为阳性或阴性时,报告使用的术语却具有不同的分母。临床医生想要知道阳性试验结果的真正阳性的概率,即阳性预测值(positive predictive value,PPV),以及阴性试验结果的疾病概率,即1减去阴性预测值(negative predictive value,NPV)。当从敏感性和特异性改变为PPV和NPV时,这些比率的分母发生了变化,使得临床医生难以凭直觉去估计这些概率。此外,PPV和NPV不仅取决于该试验的敏感性和特异性,还取决于受试者群体中所检病症的患病率。为避免跟踪分母的麻烦,可以用似然比,而不用敏感性和特异性。

应该注意的是,如果用来定义该试验的群体与使用该试验的患者群体不同时,其敏感性和特异性可以改变[2]。如果试验的运行特性是在狭义的人群中定义的(图3.5,左图),则当该试验用于广泛定义的人群中,并且分界线保持固定不变时(图3.5,右图),特异性或TNR将会降低。这通常见于诸如肌钙蛋白等的测试,其测试的临床敏感性和特异性是在研究的背景下定义的,但在实践中被不加区别地使用。当在广泛定义的群体中用作一般性筛选试验时,没有该疾病的个体的分布变宽,而分界线保持固定,这就降低了TNR,如图所示。在基因检测中也遇到同样的问题[18]。

在实践中,临床医生通常不计算贝叶斯概率。与一般决策者一样,临床医生使用心理学家称之为"锚定和调整"的自探式方法[3,9]。临床医生估计预测概率(锚)并通过调整这个锚来估计测试后的概率。例如,对于患有胸痛的患者,其锚将是对冠心病的预测概率的估计,再基于新的信息如负荷试验的结果,进行直观调整以估计测试后的概率。这是用于直观地估计条件概率的权宜方法。使用此种自探式方法,将会存在两个潜在的问题。第一个称为"锚定"谬误,是指决策者过度依赖于预测试概率而在估计测试后概率时没有充分调整。第二个谬误称为"基率忽视",是指决策者过度依赖新信息估计测试后概率,而不考虑预测试概率。例如,肌钙蛋白试验可能在急性血栓性心肌梗死预测试概率低的患者中,因为肾功能衰竭或败血症而呈阳性。如在这样的患者中,仅以测试结果的面值而开始治疗(例如,抗血栓形成药物)即是"基率忽视"的一个例子。认识这种自探式方法及其缺陷,可以帮助临床医生避免这种常见的推理错误。

似然比对贝叶斯推理很有用[19,20]。似然比的优点是,它不同于灵敏度和特异性,而是无维数字,因此无需跟踪其分子与分母。似然比可提供阳性和阴性测试结果的具有说服力的参数,可被直观地应用或用来计算测试后的概率。

似然比(likelihood ratio)是指,对于一个给定的测试结果,患该病患者的百分比除以无该病患者的百分比。因此,阳性似然比是具有阳性测试结果的患该病患者的百分比除以具有阳性测试结果的无该病患者的百分比[TPR/FPR,或敏感性/(1-特异性)]。阴性似然比是具有阴性测试结果的患该病患者的百分比除以具有阴性测试结果的无该病患者的百分比[FNR/TNR,或(1-敏感性)/特异性]。阳性和阴性似然比很容易从敏感性和特异性计算出来,将阳性和阴性似然比乘以预测试的概率可计算出诊断测试后的概率。它们都是乘数,因此较高的正似然比和较低的负似然比(是一个分数)具有更强的乘法效应。似然比接近1是很弱的,因为它具有非常弱的乘法效应,这意味着它对预测试评估的影响很小。

有些试验是非对称性的,这意味着它们的正似然比或者负似然比强于一方。例如,胸部X线片上的充血具有非常强的阳性似然比13.5和相对弱的阴性似然比0.48[20]。这反映了胸部X线片对心力衰竭具有高度的特异性,但并不敏感。换句话说,如果胸部X线片显示充血,则高度提示心力衰竭,但是如果未显示充血,则不能确定无心力衰竭。高度特异性的试验对于肯定诊断的判断更好,并且可以使用助记符"SpPin"来记忆(highly *Sp*ecific tests,if *P*ositive,are good for ruling *in*,即高度特异性试验,如果是阳性的,则有利于肯定诊断)。反之,肺栓塞的D-二聚体具有非常强的阴性似然比0.09,但阳性似然比较差,为1.7[20]。这反映了D-二聚体对肺栓塞的诊断高度敏感但不很特异。高度敏感的试验更适合排除诊断,这可以通过助记符"SnNout"来记忆(highly *Sen*sitive

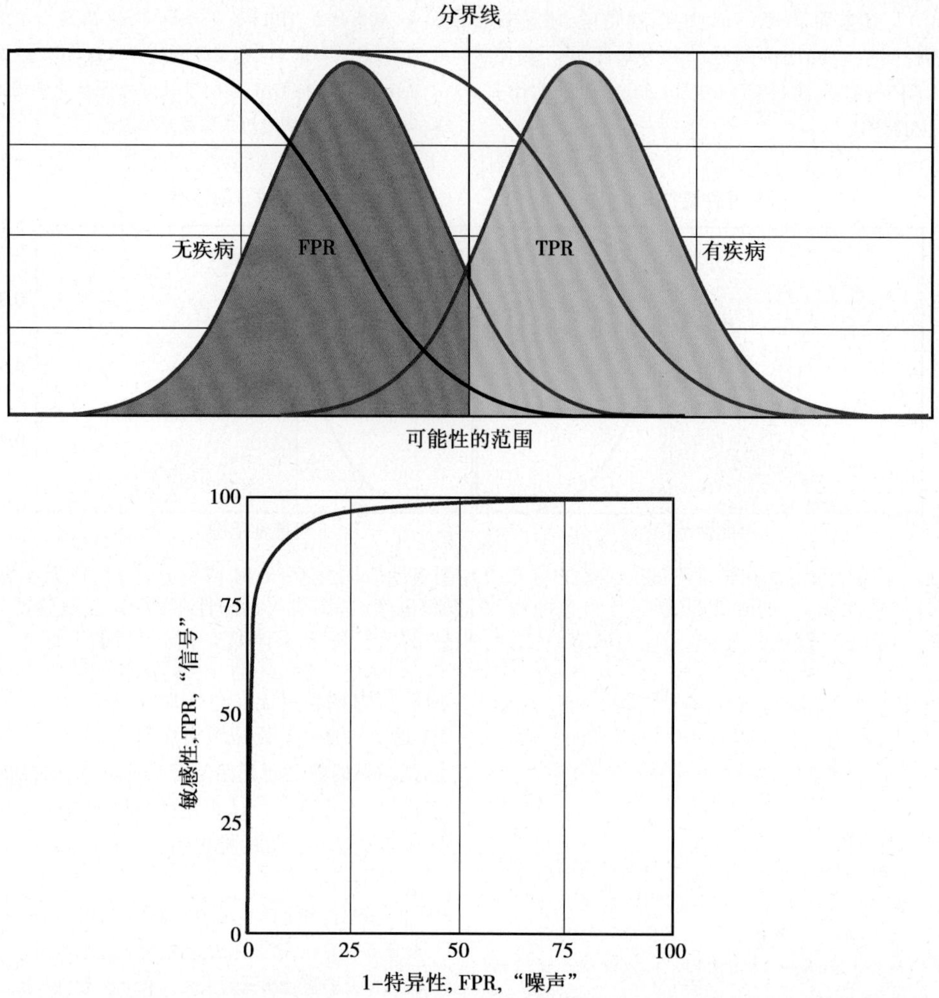

图 3.4　上图显示有和没有疾病者(蓝色曲线)的分布以及真阳性率(TPR,或敏感性,红色曲线)和假阳性率(FPR 或 1-特异性,黑色曲线)。下图显示 y 轴上的 TPR(敏感性或“信号”)与 x 轴上的 FPR(1-特异性或“噪声”)相对应的可能范围,取决于分界线的位置

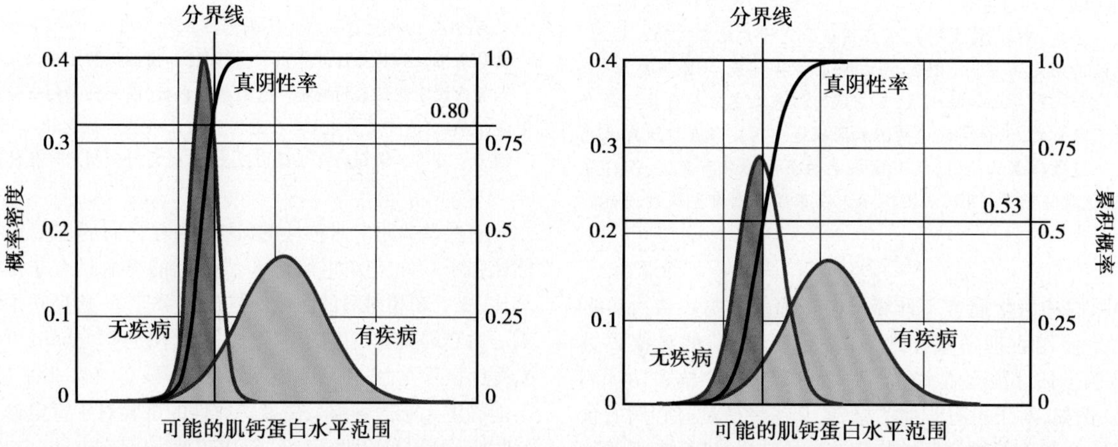

图 3.5　蓝色曲线显示有和没有该疾病的患者的分布。肌钙蛋白水平的真阴性测试结果以红色显示,真阳性结果以绿色显示。真阴性率(TNR 或特异性)以黑色累积概率曲线显示。左图显示了在狭义的测试对象群体中进行测试时的结果,右图显示了在广义的测试对象群体中进行测试时的结果,可见在广义测试对象群体里导致了图谱偏差和特异性显著降低(在本例中由 80%降至 53%)

tests, if *N*egative, are good for ruling *out*, 即高度敏感的试验, 如果是阴性的, 有利于排除)[19]。

然而, 似然比的用途和精确度仅与用来计算它的敏感性和特异性一样。它们给出了新信息强度的近似定量估计, 提供了校准直观概率估计的机制。当与概率一起使用时, 似然比可提供一种计算条件概率的方法, 用于贝叶斯推理。从此计算进行, 可显示通过迭代假设检验推理的概念框架。

选择试验的策略

临床论证不仅应指导诊断试验的解释, 还应指导诊断试验的选择。有充分理由而选择的试验更具有诊断价值, 而不加选择地进行试验可能会导致临床医生得出错误的结论。理想的是, 诊断试验应该用来验证或拒绝一个明确的假设(articulated hypothesis), 即根据患者病情而得出的合理的推测。

为了帮助选择诊断试验并避免过度使用, 美国心脏病学会(American College of Cardiology, ACC)和其他组织制定了恰当使用标准(appropriate-use criteria), 以指导临床医生如何选择心脏检查试验[21]。这一举措是为避免过度假阳性试验结果和控制医疗费用的需要所驱动的。该指南的目的是减少过度使用的错误并达最大化诊断试验或检查的价值。选择试验策略的总原则是, 应首先制订一个合理的假设(初步诊断), 然后进行测试。设计恰当使用的标准, 是为了避免那些不可能改善患者医疗或结果的试验。

风险预测

最近的 ACC/美国心脏协会(American Heart Association, AHA)指南推荐根据个体不良后果的风险提供预防性治疗[22]。指南强调预防性治疗需要根据估测的风险和预后的类别, 而不是根据诊断标记。风险(risk)也是一种概率, 当在这种情况下使用时, 风险具有倾向性(propensity)的意义, 即它具有可被修改的可能性。对于临床医生而言, 很重要的是要了解风险的计算是如何从汇总的测试群体的长期观察得来的, 这样才能了解这些风险计算的优点和局限性。在计算风险之后, 临床医生面临的挑战是以可理解的方式与患者讨论其风险。研究工作者提供了有关风险和降低风险的象形图, 以便医生与患者讨论有关降低风险的各种长期治疗方案, 并比较诸方案的风险降低程度与潜在的副作用和治疗费用。为便于医生在诊治患者时使用这些风险模型, 还研制了一些新的工具。由于临床医生在定性术语的使用上不一, 例如"高风险", 因此需要提供清晰且可理解的定量风险估测。

治疗决策

治疗或预防的决策是一种结构化的选择。在某些情况下, 这是一个简而易举的决定, 例如决定给患有急性充血性心力衰竭的患者用利尿剂。在这种情况下, 冒险性不大, 患者的意愿是明确的, 并且决定是直截了当的。但在另一些情况下, 可能存在困难的治疗选择。对于一个患中重度二尖瓣关闭不全和其他合并症的老年患者, 治疗决策将是一个困难的选择, 须基于该疾病的自然病史的估计概率与手术风险及通过外科手术改善结果的前景相比较。为能对患者做出最佳的治疗决策, 需要医学知识, 权衡利弊, 以及了解患者的意向。

药物治疗效果的确定, 理想的是使用随机对照试验(randomized controlled trial, RCT)。试验结果通常以相对风险降低(relative risk reduction)报道。值得注意的是, 干预的相对收益(或风险)通常以相对风险或比值比表示。风险(risk)是指事件发生的概率, 而发生比(odds)是指事件发生与不发生的概率之比。若概率为25%(即1/4), 则表示发生比为1∶3或1/3。风险比(risk ratio)表示在比较两组中事件发生的相对概率。比值比(odds ratio)则表示在一个组中发生事件的发生比与另一组的发生比之比。

比值比尽管被广泛使用, 但其在帮助临床决策中的价值不如相对风险。当基线事件发生率较低(<5%)时, 比值比的表达与相对风险相似, 但随着风险的增加和治疗效果的增大, 比值比会发生偏离。比值比可以表达相关联性, 但与相对风险不同, 它不能表达治疗效果的相对大小; 如果临床医生认为概率等同于风险, 则可能在结果常见时导致高估治疗效果。比值比常用于临床研究, 这是因为其数学特性及其在某些情况下识别相关联的效用, 但临床医生需要知道其对估计治疗效果的局限性。

临床试验报告的, 是治疗组以及对照组患者的组平均风险结果。但是在治疗效果上可能是异质性的, 其中一些患者可能获得显著的益处而另一些患者可能根本没有获益。亚组分析和相互作用的测试可能会给予提示, 但治疗效果的异质性常不是显而易见的, 这给临床医生试图个性化治疗决策带来挑战。异质性的重要例子如下。纤维蛋白溶解疗法在拟诊急性心肌梗死(acute myocardial infarction, AMI)的治疗中是有效的, 亚组分析显示其对 ST 段抬高的患者显著有益, 而对无 ST 段抬高的患者无益[23]。亚组分析的挑战在于, 它得出的关联有可能仅是偶然性的。在第二次国际心肌梗死生存研究(Second International Study of Infarct Survival, ISIS-2)中, 有关双子或天秤星座出生的患者极少可能从纤维蛋白溶解治疗中获益的观点, 是作者通过亚组分析而得出的。因此, 亚组分析能够产生重要的见解, 但在解释其结果时必须谨慎[24]。

风险分层

相对收益(relative benefit)的一个弱点是它们不具有对不同风险水平的患者的信息。对于高风险患者而言, 风险的小幅度相对降低可能是有意义的, 而对于风险极低的患者而言, 风险的大幅度相对减少可能是无关紧要的。绝对风险降低(absolute risk reduction)(两个比率之间的差异)随患者的风险程度而变化。例如, 风险比 2.0 并不能区分基线风险在 80%和 40%, 与基线风险在 0.08%和 0.04%的情况。而绝对差异在一种情况下为 50%(每 10 000 个 5 000 个), 在另一个情况下为 0.05%(每 10 000 个 5 个)。这反映了在前一种情况下, 每 2 个中有 1 个得益, 而在后一种情况下, 每 2 000 个中有 1 个得益。不幸的是, 绝对收益(absolute benefit)在许多文章中未予充分强调[25]。

风险分层对于计算绝对风险降低至关重要。近年来, 已经开发了许多工具以助快速评估患者的风险, 但其有效性的比较尚具有不确定性。例如, ACTION(急性冠状动脉治疗和干预结果网络)注册-GWTG(参与指南)的模型, 包括了 8 个变量, 可以区分风险从 0.4%到 50%[26]。

在评估风险分层研究时, 重要的是要考虑用来验证评分或模式的人群是否与实际应用的患者相似。预测因子应该是在不知晓结果的情况下收集的。结果和时间框架应适合临床决策。分层的价值也应该是清楚的。提高风险评估的准确性而不具后果就像选择了对治疗没有影响的试验。另一方面, 风险分层可以帮助计算绝对收益, 并可权衡干预的利弊。有些研究显示了风险-治疗的矛盾现象, 其中高风险患者最不可能接受预期会带来益处的干预措施[27,28]。这种模式是很矛盾的，因为假设风险的相对降低在基线风险所定义的组间保持恒定，高风险患者应从降低风险的干预中获得最大的收益。这种矛盾现象的来由尚不清楚，有些人认为这与不愿对功能状态已有限的患者给以治疗有关，或者顾虑到同一疗法将对他们的伤害会更大[29]。另一种可能性是担心在高风险患者中进行干预，其相关的伤害会增大。

心血管药物和其他干预通常是双刃剑，既有利也有弊。此外，患者可能对潜在的利弊有自己强烈的意向。例如，患者可能对诸如脑血管意外（中风）的副作用有强烈的恐惧，这可能压倒了关于治疗决定的其他考虑因素。重要的是让患者和家属参与讨论，向他们解释治疗决策中的种种考虑因素，特别是对于除了潜在益处外有重大风险的治疗的详细决策。

需治疗人数

在估计治疗效果方面，绝对风险降低优于相对风险降低。绝对风险降低的倒数，即被称为需治疗人数（number needed to treat，NNT）的术语，它更为直观[19]。如一项试验，其综合事件发生率在治疗组为 10%，而在对照组为 15%，其绝对风险降低为 5%。这意味着治疗组中每 100 名患者避免了 5 次事件。其倒数则表明，为避免每 5 次事件就需有 100 名患者接受治疗。这样将 100 除以 5，并将分母减少到 1，我们可以说为避免每 1 次事件就需治疗 20 个患者。因此 NNT 为 20。NNT 数字越小，说明该治疗效果越好。

NNT 和绝对风险降低取决于相对风险降低和基线风险。对于基线风险高的情况，NNT 可能变得非常小（是所希望的）。一个极端的例子是，心室颤动的患者，其基线死亡风险是 100%（如果不予除颤），因而使得除颤的 NNT 等于 1（如果除颤总是有效的话）。

使用他汀类药物的一级预防，与典型预防试验的数年疗程相比，相对风险降低约 20%[30]。其绝对风险降低和 NNT 则取决于由许多因素决定的基线风险。在基线风险为 7.5%时，绝对风险降低 1.5%，NNT 为 67，这是一个相当大的数字，表明在这一基线风险水平，预防的收益仅为边缘性的。

NNT 是一种有用的可直观地比较各种治疗策略功效的指标。NNT，仅以单个陈述句，即可有效地总结临床试验结果。例如，β受体阻滞剂心脏病发作试验（Beta-Blocker Heart Attack Trial，BHAT）的 NNT 为 34，这意味着为防止一例 AMI 患者死亡，需要使用β受体阻滞剂治疗 34 例（为期 25 个月）[31]。治疗心力衰竭的生存和心室扩大（Survival and Ventricular Enlargement，SAVE）试验的 NNT 为 20，意味着为防止一例心力衰竭和射血分数≤40%患者的死亡，需要用血管紧张素转换酶（ACE）抑制剂治疗 20 例（为期 42 个月）[32]。应用 NNT 的单个句子，可以提供试验名称，治疗效果的大小，试验的入选标准，研究的药物，试验的持续时间以及测评的结果。NNT 为 34 和 20，表明强烈建议这些治疗，如果没有充分的理由，不给患者这些药物治疗可能被视为错误。

NNT 也可使治疗效果概率成为非常个人化的概念。想象一下，将 20 名患有充血性心力衰竭和射血分数≤40%的未经治疗的患者带进一间房间并对他们说："如果我开始使用 ACE 抑制剂，在接下来的 42 个月内，我将会挽救你们其中一个人的生命"。用 NNT 抓住治疗效果的本质是直观地传达治疗效果影响的有用方法。将知识以更直观的方式打包，可以使我们更容易将这些医学知识与患者个人的意向和价值相结合，从而做出最佳的治疗决策。

然而，NNT 有其局限性。NNT 是在某个时间段里的平均治疗效果的指标，它并不提供关于治疗的效果是立即的，延迟的，或者是否高度可变的信息。NNT 也不提供在不同亚组之间是否存在疗效异质性的信息，因为 NNT 通常是基于治疗的统一效应的假设来计算的，它仅基于基线风险而变化。

临床实践的循证

科学是一门量化学科，它使用数字来衡量，分析和解释自然。循证医学（evidence-based medicine）被定义为"使用当前最佳的证据，尽职尽责，明确和审慎地做出个体患者的诊疗决策。"[33]为了实践循证医学，临床医生必须不断地注视新的研究成果；并且必须具有统计学的基本知识，以便从临床研究中做出正确的推论。

当使用统计数据进行两组比较时，标准的方法是假设两组之间没有差异，即所谓的零假设。在报告试验结果时附有 P 值，其表示在假定的零假设成立的情况下所得出的试验报告中差异的概率或更极端的差异[34]。在设计试验时，研究人员须估计所需要的样本量以避免：①当组间确实没有差异时却声称有差异（Ⅰ型错误或 α 错误）；②当组间确实存在差异时却显示没有差异（Ⅱ型错误或 β 错误）。类似于可能产生假阳性和假阴性结果的临床试验（例如，负荷试验），临床研究试验也可能有假阳性（α 错误）和假阴性的结果（β 错误）。然而，具有足够样本量和严格统计方法的临床试验，应该能够避免这些错误。

在设计试验时，α 水平通常设定在 0.05。如果观察到的数据的 P 值小于 0.05，则可以如此结论：假如零假设成立，事件的发生是非常不可能的，其概率小于 1/20。根据统计学"频率论"的概念，人们可以想象，如果多次重复一个试验将会产生一系列可能的试验结果的布局。P 值告诉我们的是一个特定试验的观察结果在这个假想的布局中的位点。

由于 P 值在临床研究中如此常用，临床医生需要理解几个关键问题。首先，统计显著性的阈值 0.05 是任意设定的。P 值为 0.04 意味着如果零假设成立，则此数据可能发生的概率是 4%，而 P 值为 0.06 表明数据可能发生的概率为 6%。那么 6%和 4%之间的差异是否足以使零假设在一种情况下被拒绝而在另一种情况下被接受呢？临床医生应该懂得 P 值是连续性的数值，并且它只是评估临床试验所需的信息之一。其次，P 值并不告知临床的重要性。尽管各组之间在临床上并无重要差异，但大型研究样本可以导致较小的 P 值。临床医生除了要审视统计检验结果中有否偶然性外，还需要审视效果的大小。

终点

在评价证据时，临床医生应特别关注所测评的结果。理想情况下，对干预措施结果的测评应针对患者的质量或生活质量的影响。许多研究采用替代结果（surrogate outcomes），测评与患者的体验关系较远，但可能与患者的质量或生活质量受影响的可能性有关。这些替代结果通常反映了患者的生物学信息，并且在流行病学研究中，这些结果可能具有预后价值。然而，使用这种替代结果推荐的干预，患者能否得到预期的效果是无可奉告的。在医学中有许多例子，改用了这种替代结果的措施并没有转化为患者得益。

非劣效性试验

大多数 RCT 是用来显示一种治疗优于安慰剂。然而，在有些情况下已经有了被证实有益的治疗方法，因此设计一项新治疗试验再与安慰剂比较是有失道德的。例如，对于慢性心房颤动，就不可能用安慰剂组来测试新的口服抗凝药物，因为安慰剂组的使用会阻止已被证实的华法林的益处。对于此类情况，研究人员将使用非劣效性试验。由研究者选择一个预定的边界（新治疗的效果可能稍差，甚或超越），然后比较显示所研究的治疗至少不比标准治疗差。然而，如果新治疗具有其他辅助优点（例如，较少的副作用，较低的成本或较好的耐受性），它可以成为先前标准治疗的合理替代方案。非劣效性试验的设计需要在考虑使用新的疗法而不是已知疗效的既定治疗之前，对疗效降低的边界做出被认为可接受的假设。非劣效性试验还受制于其他一些偏倚，而这些偏倚在典型的优效性试验中是不会发生的。

观察性研究

还有其他一些情况，RCT不可能实行而需要进行观察性研究，诸如病例对照研究或纵向队列研究等。RCT具有通过对照实验来消除潜在的偏倚的优点，但具有研究人群被狭隘定义的局限性，这会影响其普适性。观察性研究具有在现实情况下观察大量未经选择的个体的优点，但具有潜在的未被认识和未测量的偏倚来源的缺点，这可能产生误导性的研究结果。专家观点和临床判断，通常需要评估来自多种类型的临床研究的各种证据，以确定最佳的临床实践。

共同决策

临床决策不是医生独有的权限。临床决策必须维护自治原则，让患者保持对自身的控制权，并且进行干预必须征得同意（除非在极少数情况下）。知情同意是这一概念的基石（见第2章）。不幸的是，有关如何最好地让患者积极参与决策，尚无共识。然而，鉴于使治疗目标与患者的意向和价值观保持一致的需要，尽可能有效地使患者参与决策是非常重要。这种方法最适用于在作出重大的决策，具有低中等把握的决策，以及非紧急的决策的情况。

风险和收益的沟通，有很多方面。首先，这些信息有多种形式。风险和收益的维度包括他们的身份、持久性、时间、概率以及对个体患者的价值[35]。所有这些都应该在决策中予以考虑。不幸的是，可以指导医生如何最好地向患者传达风险的示范相对较少[36]。

众所周知，患者并不总能很好地理解收益和风险。例如，在一项对同意常规选择性经皮冠脉介入治疗的患者的研究中，75%的患者认为它可以预防AMI，71%的患者认为可以提高生存率，而这样一种干预措施在这种情况下并不能提高生存率或预防AMI[37]。而且，只有46%的人认识到一种以上的可能并发症。在这一群体中，67%表示他们应该至少与医生同样地参与治疗决策。其他的一些研究也发现患者往往对收益抱有不切实际的期望[38]。为能共同决策，必须要解决患者在理解中的这些缺陷。

提供信息给患者的方式可能会对患者造成影响。患者也与医生一样，容易受到框架效应[39]。患者往往更倾向于选择说是优于替代疗法的治疗，而这是在相对而非绝对的条件下显示的。实际上，相对效应几乎总是比绝对的变化大得多。患者也可能受到信息提供的先后顺序的影响。

有一些技术可以帮助临床医生向病人解释风险[40]。首先，临床医生应避免使用描述性术语，因为患者对这些术语含义的理解可能不同。有些术语，如"低风险"，对于普通人可能难以理解。如果临床医生将风险以比率表示，则应该使用一致的分母（例如，40/1 000和5/1 000，而不是1/25和1/200）。临床医生应提供多种观点，展示多种思考风险的方法。他们应该使用绝对数字和自然频率（例如，20个中的1个），而不是相对风险或百分比。如果可以提供视觉辅助工具，则是很有帮助的，因为贫乏的计算能力或识字技能可能是许多患者的障碍。许多患者不了解有关风险沟通的方式[41]。此外，临床医生应该认识到信息和数据是不一样的，临床医生有责任将有意义的健康信息传递给患者。

共同决策可以分作5步：评估、建议、同意、协助和安排。具体如下：

1. 临床医生必须评估患者。
2. 临床医生应告知患者各种选择，以及他们的收益和风险。
3. 临床医生和患者应该同意，就符合患者的意向和价值观达成一致的计划。
4. 然后临床医生应协助患者实施该计划。
5. 患者和临床医生安排好随访。

临床决策质量的监控

为能给恰当的患者，于恰当的时间，提供恰当的诊疗，时刻都需要正确的判断。掌握正确判断的基本技能和临床论证的逐步方法，可以帮助临床医务人员监控他们的决策质量。有关临床论证的知识是一种结构性属性，可以导致更可靠的实践和更好的临床结果。对临床论证的逻辑，概率论和认知心理学的认识，可以为更好的临床实践提供理论基础。

自我监测自己的诊断错误和偏见是很重要的，但是养成系统地预防认知错误的良好习惯可能是更为有效的策略。认知科学证实了临床实践中的许多良好习惯，例如始终如一地进行标准化的病史和体格检查，以及罗列鉴别诊断的自觉的习惯。认知心理学家强调，监测和反馈是专家的直觉发展的关键过程，而专家的直觉通常是临床决策所必需的。

系统1思维和系统2思维

认知心理学家描述了人们用来做出决策的两种常规思维模式[9]。系统1思维（system 1 thinking）是高度直观和快速的，但容易妄下结论。系统2思维（system 2 thinking）是分析性和逻辑性的，但是缓慢，费力，并且难以断定。如果两种思维模式一起使用，系统2思维可对系统1思维提供双重检查，系统1思维可在系统2思维受困于难以断定时提供一个变通的办法。心脏病学的决策需要两种思维模式，临床专家能够平衡地利用直觉和批判性思维来做出最佳的决策。通过仔细的决策监控来校准直觉思维和汇集思维［"meta-cognition"（元-认知）］是良好的临床实践的关键。

误区

心理学家描述了3种常规类型的谬误：仓促判断、偏倚判断和扭曲概率估计[9]。当系统1思维不受监控时，会发生仓促判断（hasty judgments）。例如，过早地下诊断，不进行鉴别诊断，或锚定一个诊断，可能会导致误诊。当无意识的思想影响临床医生的想法、情感和行为时，会出现偏倚判断（biased judgments）。它可表现为引爆、成见、过于自信、避险情绪或恐惧。情绪可以产生"晕轮效应"，以不可察觉的方式影响临床医生的思维。对医疗事故、经济激励和利益冲突的过度担忧，会对医生的决策产生不利影响。在扭曲概率估计（distorted probability estimates）中，决策者倾向于在极端情况下高估事件或论点的概率。一个极端是,他们可以形成一种确定幻觉,为客观上根本不确定的事物制造了确定性。另一个极端是"可能性效应",使他们把非常不可能的事件或论点认为是非常可能的。了解这些谬误可以帮助临床医生监控临床论证的质量。

结论

临床论证是可以学习和掌握的,并且可以通过刻意的实践不断提高。逻辑、概率论和认知科学可以为正确的临床论证提供框架。阅读、理解和批判文献的能力也是必不可少的。了解临床论证的组成部分对临床实践、团队合作和共同决策至关重要。论证的能力和使用论证保持最新状态并监控其履行的能力是专业精神的本质。把科学知识和校准的直觉与患者的个人意向和价值观相结合,我们可以为患者提供最高质量的医疗。

(姜楞 译)

参考文献

Clinical Reasoning

1. Kassirer JP, Wong JB, Kopelman RI. *Learning Clinical Reasoning.* Baltimore: Lippincott Williams & Wilkins Health; 2010.
2. Sox HC, Higgins MC, Owens DK. *Medical Decision-Making.* 2nd ed. West Sussex, UK: Wiley-Blackwell; 2013.
3. Brush JE. *The Science of the Art of Medicine: A Guide to Medical Reasoning.* Manakin-Sabot, Va: Dementi Milestone Publishing, 2015.
4. Norman G, Eva K, Brooks L, Hamstra S. Expertise in medicine and surgery. In: Ericsson KA, et al, eds. *The Cambridge Handbook of Expertise and Expert Performance.* New York: Cambridge University Press; 2006.
5. Norman GR, Eva KW. Diagnostic error and clinical reasoning. *Med Educ.* 2010;44:94–100.
6. Ericsson KA. An expert-performance perspective of research on medical expertise: the study of clinical performance. *Med Educ.* 2007;41:1124–1130.
7. Bowen JL. Educational strategies to promote clinical diagnostic reasoning. *N Engl J Med.* 2006;355:2217–2225.
8. Dharmarajan K, Strait KM, Tinetti ME, et al. Treatment for multiple acute cardiopulmonary conditions in older adults hospitalized with pneumonia, chronic obstructive pulmonary disease, or heart failure. *J Am Geriatr Soc.* 2016;64:1574–1582.
9. Kahneman D. *Thinking, Fast and Slow.* New York: Farrar, Straus and Giroux; 2011.

Diagnostic Decisions

10. Gigerenzer G, Gaissmaier W. Heuristic decision making. *Annu Rev Psychol.* 2011;62:451–482.
11. Montgomery K. *How Doctors Think: Clinical Judgment and the Practice of Medicine.* New York: Oxford University Press; 2006.
12. Schmidt HG, Mamede S. How to improve the teaching of clinical reasoning: a narrative review and a proposal. *Med Educ.* 2015;49:961–973.
13. Woods NN, Mylopoulos M. How to improve the teaching of clinical reasoning: from processing to preparation. *Med Educ.* 2015;49:952–953.
14. Ericsson KA. Deliberate practice and acquisition and maintenance of expert performance in medicine and related domains. *Acad Med.* 2004;79:S70–S81.
15. Elstein AS, Shulman LS, Sprafka SA. *Medical Problem Solving: An Analysis of Clinical Reasoning.* Cambridge, Mass: Harvard University Press; 1978.
16. Hacking I. *An Introduction to Probability and Inductive Logic.* New York: Cambridge University Press; 2001.
17. Diamond GA, Forrester JS. Analysis of probability as an aid in the clinical diagnosis of coronary-artery disease. *N Engl J Med.* 1979;300:1350–1358.
18. Manrai AK, Funke BH, Rehm HL, et al. Genetic misdiagnoses and the potential for health disparities. *N Engl J Med.* 2016;375:655–665.
19. Sackett DL, Haynes RB, Guyatt GH, Tugwell P. *Clinical Epidemiology: A Basic Science for Clinical Medicine.* 2nd ed. Boston: Little, Brown; 1991.
20. Simel DL, Rennie D, Keitz SA. *The Rational Clinical Examination: Evidence-Based Clinical Diagnosis.* New York: McGraw-Hill; 2009.
21. Patel MR, Spertus JA, Brindis RG, et al. ACCF proposed method for evaluating the appropriateness of cardiovascular imaging. *J Am Coll Cardiol.* 2005;46:1606–1613.
22. Goff DC Jr, Lloyd-Jones DM, Bennett G, et al. 2013 ACC/AHA guideline on the assessment of cardiovascular risk: a report of the American College of Cardiology/American Heart Association Task Force on Practice Guidelines. *J Am Coll Cardiol.* 2014;63:2935–2959.

Therapeutic Decisions

23. Fibrinolytic Therapy Trialists' (FTT) Collaborative Group. Indications for fibrinolytic therapy in suspected acute myocardial infarction: collaborative overview of early mortality and major morbidity results from all randomised trials of more than 1000 patients. *Lancet.* 1994;343:311–322.
24. Second International Study of Infarct Survival (ISIS-2) Collaborative Group. Randomized trial of intravenous streptokinase, oral aspirin, both, or neither among 17,187 cases of suspected acute myocardial infarction: ISIS-2. *Lancet.* 1988;2:349–360.
25. Damen JA, Hooft L, Schuit E, et al. Prediction models for cardiovascular disease risk in the general population: systematic review. *BMJ.* 2016;353:i2416.
26. McNamara RL, Kennedy KF, Cohen DJ, et al. Predicting in-hospital mortality in patients with acute myocardial infarction. *J Am Coll Cardiol.* 2016;68:626–635.
27. Ko DT, Mamdani M, Alter DA. Lipid-lowering therapy with statins in high-risk elderly patients: the treatment-risk paradox. *JAMA.* 2004;291:1864–1870.
28. Lee DS, Tu JV, Juurlink DN, et al. Risk-treatment mismatch in the pharmacotherapy of heart failure. *JAMA.* 2005;294:1240–1247.
29. McAlister FA, Oreopoulos A, Norris CM, et al. Exploring the treatment-risk paradox in coronary disease. *Arch Intern Med.* 2007;167:1019–1025.
30. Stone NJ, Robinson JG, Lichtenstein AH, et al. 2013 ACC/AHA guideline on the treatment of blood cholesterol to reduce atherosclerotic cardiovascular risk in adults: a report of the American College of Cardiology/American Heart Association Task Force on Practice Guidelines. *J Am Coll Cardiol.* 2014;63:2889–2934.
31. Beta-Blocker Heart Attack Trial Research Group. A randomized trial of propranolol in patients with acute myocardial infarction. I. Mortality results. *JAMA.* 1982;247:1707–1714.
32. Pfeffer MA, Braunwald E, Moye LA, et al. Effect of captopril on mortality and morbidity in patients with left ventricular dysfunction after myocardial infarction: results of the Survival and Ventricular Enlargement Trial. *N Engl J Med.* 1992;327:669–677.

Changing Clinical Practice Based on New Findings

33. Sackett DL, Rosenberg WM, Gray JA, et al. Evidence-based medicine: what it is and what it isn't. *BMJ.* 1996;312:71.
34. Goodman SN. Toward evidence-based medical statistics. 1. The p value fallacy. *Ann Intern Med.* 1999;130:995–1004.

Shared Decision Making

35. Bogardus ST Jr, Holmboe E, Jekel JF. Perils, pitfalls, and possibilities in talking about medical risk. *JAMA.* 1999;281:1037–1041.
36. Epstein RM, Alper BS, Quill TE. Communicating evidence for participatory decision making. *JAMA.* 2004;291:2359–2366.
37. Holmboe ES, Fiellin DA, Cusanelli E, et al. Perceptions of benefit and risk of patients undergoing first-time elective percutaneous coronary revascularization. *J Gen Intern Med.* 2000;15:632–637.
38. Whittle J, Conigliaro J, Good CB, et al. Understanding of the benefits of coronary revascularization procedures among patients who are offered such procedures. *Am Heart J.* 2007;154:662–668.
39. Malenka DF, Baron JA, Johansen S, et al. The framing effect of relative and absolute risk. *J Gen Intern Med.* 1993;8:543–548.
40. Paling J. Strategies to help patients understand risks. *BMJ.* 2003;327:745–748.
41. Sheriden SL, Pignone MP, Lewis CL. A randomized comparison of patients' understanding of number needed to treat and other common risk reduction formats. *J Gen Intern Med.* 2003;18:884–892.

第 4 章　心血管临床实践医疗质量的评估与改进

FREDERICK A. MASOUDI AND JOHN S. RUMSFELD

医疗质量的定义　29
医疗质量的评估及其使用　30
质量评估的类型　30
质量评估措施的用途　32
质量评估的问题:意外后果　32
医疗质量改进　32
质量改进的途径　33
结论　33
经典参考文献　34
参考文献　34

医疗质量对所有利益相关者都很重要;本章主要是从心血管临床医生的角度编写。我们的目标是为心血管临床医生提供医疗质量的定义,以及有关当前心血管实践中质量的评估和改进。我们重点关注医疗质量评估的方法、这些方法的使用及改进医疗质量的途径。

医疗质量的定义

医疗质量(quality of care)通常被定义为医疗服务提供优化医疗结果的程度。美国医学研究所(Institute of Medicine,IOM)将医疗质量更特异地定义为"个人和群体的医疗系统,服务以及供应,以符合当前的专业知识,增加所期望的健康结果的可能性程度"(参见经典参考文献)。医疗的主要结果包括:生存,患者健康状况(症状负担,功能状态和与健康相关的生活质量),病残率(如急性心肌梗死或心力衰竭的住院),患者的体验(如满意度),以及成本效益。

IOM 提出了 6 个质量领域:有效性、安全性、公平性、及时性、高效性和以患者为本(表 4.1*)。因此,可以将医疗质量概念化为这些领域的优化程度。质量的评估应专注于这 6 个质量领域(至少其中的一个)或直接测量医疗结果。质量改进(quality improvement,QI)是为改善这 6 个领域中的一个或多个领域,以改善健康结果而采取的行动。

TABLE 4.1　U.S. Institute of Medicine (IOM) Domains of Highest-Quality Health Care

QUALITY DOMAIN	BRIEF DEFINITION
Effective	Providing services based on scientific knowledge to all who could benefit and refraining from providing services to those not likely to benefit(avoiding underuse and misuse, respectively).
Safe	Avoiding harm to patients from the care that is intended to help them.
Equitable	Providing care that does not vary in quality because of personal characteristics such as gender, ethnicity, geographic location, and socioeconomic status.
Timely	Reducing waits and sometimes harmful delays for both those who receive care and those who give care.
Efficient	Avoiding waste, including the waste of resources and patient time, as well as waste of ideas and energy.
Patient centered	Providing care that is respectful of and responsive to individual patient preferences, needs, and values, and ensuring that patient values guide all clinical decisions. Patient-centered care attends to patients' physical and emotional needs, maintaining or improving their quality of life, and gives patients the opportunity to be the locus of control in decision making.

From IOM Committee on Quality Health Care in America. Crossing the Quality Chasm: a New Health System for the 21st Century. Washington, DC: National Academy Press; 2001.

表 4.1　美国医学研究院(IOM)最优质的医疗保健领域

质量领域	简要定义
有效性	基于科学知识,向所有可能受益的人提供服务,并避免用于不可能受益的人(避免使用不足和滥用)
安全性	在旨在帮助患者的医疗中,避免对他们造成伤害
公平性	提供医疗的质量不因个人特征,如性别、种族地理位置和社会经济地位等的不同而异
及时性	对接受和给予医疗的双方,都要减少等待,避免有害的延误
高效性	避免浪费,包括资源和患者时间,以及构想和精力的浪费
以患者为本	提供尊重并响应患者个人的意向、需求和价值的医疗,并确保患者价值观指导所有的临床决策。以患者为本的医疗可以满足患者的身体和情感需求,维持或改善他们的生活质量,并使患者有机会成为控制决策过程中的一席

引自 IOM Committee on Quality Health Care in America. Crossing the Quality Chasm:a New Health System for the 21st Century. Washington,DC:National Academy Press;2001.

* 根据版权授权要求,本书部分图和表须在文中保留原文。

不幸的是，尽管在过去 50 年中心血管医学取得了巨大的治疗进展，并且制定了循证指南，确定了最佳的医疗，但医疗服务中公认的缺陷还是显而易见的，并且在实践中仍然存在欠佳的医疗质量和结果。尽管美国人均医疗保健支出高于其他任何国家，但在大多数医疗质量或健康结果指标上并没有达到相应的高分[1]。此外，美国医疗支出的显著地理差异与健康结果的相关并不一致。例如，心血管测试和操作使用的显著差异（非病案种类所致），并不能确定怎样患者的结果才会较好[2]。

资料显示许多无法解释的提供医疗服务的差异，这些差异反映了对指南推荐的医疗未充分使用，或过度使用不可能带来益处的治疗，或使用不当，包括那些可避免的并发症和医疗错误；所有这些都导致了不理想的结果。

医疗质量的差距可能由于 IOM 高质量医疗保健领域中的任何缺陷（表 4.1）。下述一些例子。有效的治疗未给予符合条件的患者（例如，对于近期心肌梗死患者的他汀类药物治疗）。医务人员和医疗保健系统可能没有最大限度地减少患者不必要的风险（例如，开具处方药物导致不良的药物-药物相互作用的高风险）。临床医生可能会采用无效的治疗（例如，给轻度左心室收缩功能不全患者使用一级预防植入心律转复除颤器），或者可能使用耗资的医疗获得边际性效益［例如，常规主动脉内球囊泵用于高危经皮冠状动脉介入治疗（percutaneous coronary intervention，PCI）］。医疗服务的提供，可能由于患者的年龄，性别，种族/民族或保险状况被延迟或可能导致差异，而没有充分的临床理由。患者可能没有最佳地参与他们的医疗，从而为对推荐的治疗和生活方式行为的依从性低。

任何这些领域的缺陷都会导致医疗质量和患者结果的差异，并产生不必要的成本。根据 IOM 的估计，医疗的使用不足，过度使用和使用不当，导致美国每年的医疗保健费用的超额，分别为 550 亿美元、210 亿美元和 1 300 亿美元[3]。快速增长的医疗费用，以及资料揭示很大比例的这些费用是不必要的事实，推动了医疗改革，其中医疗质量的评估和报告至关重要。

心血管实践相关的医疗质量

心血管临床医生应在如何评估医疗质量以及如何修改医疗系统以优化质量和患者结果方面发挥核心作用。临床医生经常认为医疗质量是临床文档之类的事，或者是为付款需求等外部任务而进行的"测试"。这些观点在当前的医疗环境中更为严重，质量的评估和报告通常置于"监管"的框架下执行，并且与临床医生~患者交互及临床决策分离。鉴于临床决策（例如，处方治疗药物，操作）对患者结果的影响，患者和临床医生的互动对于高质量的医疗至关重要。

事实上，有几个理由说明心血管医务人员应该参与医疗质量的评估和改进。第一，医疗质量反映了临床医生循证医学实践的程度。循证医学的内涵是要考虑现有的最佳科学证据和个体患者的因素和意向。最好是使患者知情，让他们了解自己的健康状况和 医疗干预（从预防到急慢性疾病管理）的潜在风险和益处，并与遵循循证医学原则的临床医生互动。

第二，医疗质量是医疗保健系统改进的核心。患者和心血管临床医生所作出的诊治决策的结果取决于作出这些决定的环境。从心血管临床医生的角度来看，医疗质量不仅包括他们的行动，还包括患者获得访问，参与和行事的权限；提供医疗服务的流程和方法；以及医疗保健系统从信息技术和辅助人员支持到系统的政策和激励措施等诸多方方面面。总之，虽然临床知识和技能是必不可少的，但并不足以确保高质量的医疗保健；医疗保健服务系统是另一个主要的驱动因素。

第三，优质医疗提供了专业问责制的一种手段。专业化的概念不仅包括良好的临床知识，还包括卓越的医疗服务和对医疗的责任。医疗质量，按 IOM 质量领域和患者结果进行评估和改进，直接涉及医疗保健的服务和问责制。因此，医疗质量是心血管专业性的中心。

此外，医疗质量与医生的资格认证及执照的关联日益增强，特别是在参与临床实践的改进方面。医学教育正在发展成为终身学习的模式，医疗质量的原则须与临床知识和决策相结合。这个新框架的内涵是，心血管临床医生除了需要医学知识外，还需要具备医疗质量评估和改进的技能。

最后，医疗保健模式的重大变化，使医疗质量成为临床实践的重点。基于质量绩效的报销和医疗质量评估的公开报告越来越普遍，此外，还有新的医疗保健服务和报销模式，如问责医疗机构（accountable care organizations）。这些都强调了履行质量评估（根据一个或多个 IOM 的质量领域）和直接评估患者结果的必要性。

重要的是，医疗保险的报销正在从数量支付转向质量支付，也称为"基于价值购买"的医疗服务。Medicare Access 和 CHIP（儿童健康保险计划）2015 年再授权法案［Medicare Access and CHIP（Children's Health Insurance Program）Reauthorization Act of 2015，MACRA］已取代了 SGR（可持续增长率）方案，这代表了美国医疗保险和医疗补助服务中心（Centers for Medicare and Medicaid Services，CMS）对医生支付方式的巨大变化[4]。MACRA 将报销与提供高质量的医疗，实施电子卫生资源，参与绩效改进活动，以及参与取而代之的支付模式联系起来，这些关系到提供高质量低成本的医疗。

医疗质量的评估及其使用

本节介绍质量评估的类型，措施的使用，质量评估的常用数据源，以及质量评估的局限性，包括可能产生的意外后果。

质量评估的类型

50 年前，Avedis Donabedian 阐述了持久的衡量医疗质量的概念框架；根据结构，过程和结果评定质量（参见经典参考文献）。虽然现代质量评估超出了这些领域，但 Donabedian 的模式仍然是理解医疗质量的核心。美国心脏病学会（American College of Cardiology，ACC）和美国心脏协会（American Heart Association，AHA）详细描述了制定各种质量评估的方法学原则[5-8]。

结构评估（structural measures）是医疗保健服务系统的特定属性，被视为提供医疗保健的替代词；例如操作的数量和资格认证状态均属于结构评估。一般来说，这些评估仅是弱的替代指标，对于更强的质量指标来说，往往显得不够[9,10]。

过程评估（process measures）反映临床医生的行为，例如开具处方药，是最常用的质量指标。例如，自 1995 年以来，CMS 已将急性心肌梗死和心力衰竭的医治过程作为比较医院质量报告系统的一部分[11]。ACC/AHA 针对特定的心血管操作和病症制定了数套过程评估的方案（表 4.2）。在运作上，通常选择在实践指南中得到强有力支持的医治过程（例如，ACC/AHA 指南推荐分类中的 Ⅰ 类推荐）作为过程评估。但是并非所有强有力的指南建议都适合作为质量评估的，而具备其他特性支持其在质量评估中的用途，也可被采用于过程评估（表 4.3）。

过程评估具有"面上的合理性"，因为它们专注于已在临床研究中建立并且易于解释的治疗和方法。然而，它们通常需要临床数据，因此需要提取数据的资源。由于治疗禁忌证而将个体患者排除在过程评估的"分母"之外，这虽被临床医生看好，但是存在争议。这种排除进一步增加了数据收集的负担，但提高了这些措施的临床有效性。此外，较高绩效的过程评估和较好的患者结果

表 4.2 目前 ACC/AHA 医疗质量绩效评估汇集

主题领域	出版年份（更新）*	发起组织
心脏衰竭	2005(2011,*2017*)	2005 年：ACC/AHA(住院病人) 2011 年：ACC/AHA/AMA-PCPI(门诊和住院病人)
慢性稳定性冠状动脉疾病	2005(2011,*2018*)	AHA/ACC/AMA-PCPI
高血压	2005(2011)	ACC/AHA/AMA-PCPI
心肌梗死	2006(2008,*2017*)	ACC/AHA
心脏康复	2007(2010,*2017*)	AACVPR/ACC/AHA
心房颤动	2008(2016)	ACC/AHA/AMA-PCPI
原发性心血管病预防	2009	ACC/AHA
周围动脉疾病	2010	ACC/AHA/ACR/SCAI/SIR/SVM/SVN/SVS
经皮冠状动脉介入治疗	2013	ACC/AHA/SCAI/AMA-PCPI/NCQA
二级预防脂质疗法为重点更新	2015	ACC/AHA
突发心脏病死亡预防	2016(估计)	ACC/AHA

*斜体字当时预计未来更新。

ACC，美国心脏病学会；AHA，美国心脏协会；AMA-PCPI，美国心脏协会；AACVPR，美国心血管和肺康复协会；SCAI，心血管血管造影和干预学会；SIR，介入放射学会；SVM，血管医学学会；SVN，血管护理学会；SVS，血管外科学会；ACR，美国放射学院；NCQA，国家质量保证委员会。

表 4.3 医疗保健的过程，结果和价值评估的属性

评估类型	评估属性
过程[5]	循证 可解释 可操作 明确的分子和分母 有效 可靠 可行
结果[6]	明确定义恰当的患者样本 与临床相关的风险调整变量 足以高质量的和及时的数据 限定的确定结果和协变量的时间 标准化的结果评估期 多层次机构数据的账户分析 披露所采用的方法
价值和效率[7]	质量和成本相结合 合理的成本计量和分析 对低质量医疗不予或极少给予激励 恰当的评估归因

间并不总是存在显著性相关[12]。最后，过程评估可能“排在前列”，其绩效一直很高，但他并不能在各机构间作出有意义的辨析。而这个问题存在于许多公开报告的心血管疾病的过程评估中[13]。

鉴于结构评估和过程评估的局限性，也就更加强调结果评估(outcome measures)了。适合于结果评估的有几个重要的属性，其中最重要的可能是风险校准[14](见表 4.3)。风险或“病案种类”的校准，可以帮助解决接受治疗的患者群体的差异。强有力的风险调整需要先进的统计方法，并且需要建立风险模型所需的准确的数据变量(例如，患者特征)，后者通常受到可用性的限制。

结果评估有其吸引力，因为它是以患者为中心，可以应用于所有的患者(不同于过程评估，仅适用于掭散在“分母”中的患者)，并且反映了医疗保健系统的作为。然而，风险校准的方法必须是有理有据的，而一些对患者非常重要的结果(例如，健康状况)目前尚未在大量人群中进行系统性的评估。此外，结果评估不同于过程评估，它尚未明确用于 QI 的项目。

价值评估(value measures)，广义地定义为相对于成本而言所提供的质量，此已成为评估质量组合的一部分[15]。重要的是，单单成本并不是价值的同义词；最简单的使成本最小化的方法是不予医疗，但是价值明确地包含了质量。若干评估价值的属性已被推出[14](见表 4.3)。开拓强有力的价值评估的标准，将涉及质量评估以及与成本计算相关的挑战。

成本不断上涨部分反映了过度使用，ACC 与其他合作协会针对这些证据，制定了恰当使用标准(appropriate use criteria，AUC)。这些标准为一系列常见的临床病征提供了若干种心血管诊断和治疗方式的恰当性评级[16]。由于 AUC 是基于一些临床的病征而不一定准确反映个体患者的病况，并且由于标准的制定仅来自专家共识，因此它们在质量的评估和报告中的作用还在继续发展中。

综合评估(composite measures)，即拼集了质量的多个方面的评估，鉴于它可以针对特定的情况或操作进行各种结构的，过程的和结果的评估，综合评估颇具吸引力[17]。但综合评估的制定是很复杂的，应该由明确的方法学为指导[18]。这种评估具有综合各种质量领域的优点，但也有可能掩盖所组成的各个评估成分的影响，以致对那些需要采取改进的措施缺乏理解。

数据来源

一般而言，质量评估在与外部标准，或类似的实践或国家级绩效的“基准”进行比较时最为有用。虽然单中心数据可以为本地质量评估和改进提供有用的见解，但是用于表征质量的数据，在跨患者，医务人员和医疗机构进行比较时最为有用。符合这些标准的数据来源通常被归类为“申报数据”(也称为“行政管理数据”)，或临床数据，这些数据具有不同的优势和局限性。最后，任何质量的评估都不会比它所基于的数据的质量更扎实。

保险支付者保存服务申报数据库，作为识别和支付提供给其成员的医疗服务的工具。申报数据有几个优点。首先，他们往往包括大量的患者，尽管这取决于所涉及的支付者。其次，由于这些数据已经为其他目的被收集，因此为本目的而使用申报数据的增量费用较低。最后，申报数据对每个申报都采用统一的标准(例如，ICD-9 代码)。

但是，有几个因素限制了申报数据的价值。因为他们的主要目的是便于计费，所以申报数据在临床论断的能力方面受到限制。例如，申报数据在判断疾病的严重程度，手术操作的适应证和结果，以及区分合并症和并发症方面有其局限性。此外，诊断代码缺乏敏感性和特异性，以致与临床医生的诊断不一致。申报数据仅特定于从创建数据库的实体

接收保险的人群。此外,申报数据可能需要相当长的时间才能完成和提供使用。因此,使用这些数据作评估会滞后于当时的实践。

申报数据作为评估质量的组成部分的效用,在很大程度上取决于具体的应用。在某些情况下,如在机构或医院层面用于心血管疾病病案种类校准时,申报数据的效用与临床数据相似。然而,当用于患者层面的风险校准时,临床数据通常比单独的申报数据提供更好的校准和判别[19]。

临床数据作为质量评估的依据很具吸引力。临床数据的主要优点是可提供临床细节的特性,诸如疾病的严重程度,合并存在的疾病,以及操作的适应证和结果。因此在这些方面,临床数据优于申报数据。例如,在质量评估中要识别使用药物的禁忌证,申报数据可能是不完整的,而临床数据更可能包括相关的信息。然而,临床数据也有其局限性。临床数据通常比申报数据更昂贵,并且难以在大群体中获得。目前,除了国家临床注册登记(见后述)之外,尚缺少使用一致的数据标准,具有足够的深度和广度的表征质量的大规模的临床数据来源。病史资料,包括电子健康记录(electronic health records,EHR),尚未采用标准化的定义,可能不包括质量评估所必需的具体要素。

国家临床注册登记是目前用于质量评估的最广泛使用的临床数据[20]。在美国,ACC和合作机构的国家心血管数据注册登记(National Cardiovascular Data Registry,NCDR)(www. ncdr. com),AHA的使用指南规划(Get With the Guidelines program)(www. heart. org),和胸外科医生协会(Society of Thoracic Surgeons,STS)的国家数据库(www. sts. org)是最为广泛实施的心血管注册登记。这些注册登记使用详细的标准化临床数据,提供国家级基准的质量评估,并可支持QI行动[21]。

在某些情况下,临床和申报数据一起用于质量评估。这种方法通常利用特定医疗事件的注册登记(例如,PCI,心力衰竭住院)的详细临床数据,以及从申报数据(例如,死亡,再入院)中的后发事件评估。这些混合的数据源,分享了其来源组件的优缺点,还可以通过其充实的临床基础数据进行纵向结果分析。

美国医疗保健系统中EHR的日益普及,为质量评估创造了机遇和挑战。EHR包含大量临床数据,但对于质量评估来说,目前尚不是万能的。在数据结构和定义方面或确保收集特定数据元素时,EHR并不优于书面病史记录,除非对HER的格式进行特定的修改。此外,EHR系统不一定能够在各机构之间进行互通操作,如不做进一步努力,这限制了它们用于多机构质量评估的规模。经验表明,EHR必须加大发展,充分发挥其作为质量评估强有力的和可靠的数据来源的潜力[22]。

质量评估措施的用途

质量评估有多种用途,但从广义上讲,其用途可视为支持QI和问责(例如,公开报告)[23]。这两种用途之间的区别很重要:广泛的评估可能适用于自我评估,基准测试和QI通报,但用于问责的评估必须经得起被评估者和这些评估的义务保护人的审查[24]。使用问责评估需要更高的合理性,可靠性和可重复性,包括评估所依据的数据质量以及所评估的属性[25]。ACC/AHA和其他评估开发机构,应用特定的标准和术语来确定适合于问责目的的评估(例如,那些被指定为"绩效指标")或适用于以QI为目的的评估("质量指标"或"测试指标")[24]。在美国,大多数旨在问责的评估都得到了国家质量局(www. nqf. org)的审查和认可。

过去的20年见证了以问责为目的而采用的质量评估方案的演变。其中包括质量评估的公开报告(例如CMS医院比较);"报告付酬",即参与报告工作(但非具体的结果)会得到财务激励;以及"按业绩付酬"的扩大使用,使报销与具体的结果相联系(例如,MACRA)。专业性组织也在基于临床登记数据的公共报告工作中发挥主导作用,例如由STS和NCDR赞助的自愿医院计划,以促进公开报告心血管质量[26]。

问责计划,包括公开报道和按业绩付酬,声称旨在激励质量的改进。一些证据也表明了它可能在某些情况下实现这一目标[27-29],但尚无充分证据能表明它可以提高医疗质量或影响医疗服务消费者的决策[30]。问责计划的结果不一,可能反映了其在评估内容,实施情况和激励结构方面的差异。

质量评估的问题:意外后果

评估和改进医疗质量的努力可能会导致意想不到的后果。例如,专注于一个医疗过程可能会减少对其他过程的关注;增加治疗率的动机在某些情况下可能导致过度治疗;因不良操作结果或不适当的风险校准对医务人员处罚的威胁可能导致对高风险患者不予该操作的偏见[31]。这些问题支持监测潜在的意外后果的重要性,应将其作为业绩改进工作和计划的一部分。然而,总的来说,到目前为止QI和问责工作尚未经过严格的评定,不及其他的医疗干预所达到的程度。问责还可能激励评估系统的"游戏",这会败坏有意义的QI的可信度。因此加强严格的数据质量和审计制度是很重要的。

医疗质量改进

评估医疗质量的主要缘由应该是有效地改进医疗保健服务。质量改进(QI),通常也被称为"业绩改善"(performance improvement),是在IOM的6个质量领域中的一个或多个方面采取一系列改善举措,以改善健康结果(见表4.1)。过去的一些研究曾帮助认识了一些QI工作成功的要素,但是心血管临床医生发现他们所熟知的一些议案基本上是无效的。

要求临床医生在遵循指南或医疗文档化方面"做得更多"或"做得更好"通常是无效的。也许令人惊讶的是,传统的继续医学教育(continuing medical education,CME)和教学讲座,利用率管理,以及临床实践指南也都是同样无效的[32]。而另一方面,有基准测试的质量评估(也称为"审计和反馈")可以是成功的,尤其是在与改进医疗保健服务系统并进时。

成功的QI包括识别医疗上一个或多个方面的次优业绩,然后与QI活动适配以改善业绩。具有基准测试的数据对于选择有意义的改进目标至关重要(图4.1)。一旦选定QI目标,主要的重点应该是系统改革,以支持更高质量的医疗服务。例子包括使用

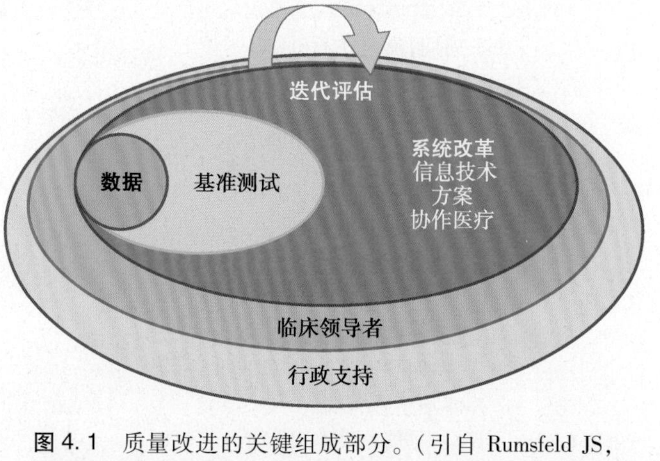

图4.1 质量改进的关键组成部分。(引自Rumsfeld JS, Dehmer GJ, Brindis RG. The National Cardiovascular Data Registry: its role in benchmarking and improving quality. US Cardiology 6:11,2009.)

EHR进行计算机化的医嘱输入以避免处方错误并提供自动的药物~药物相互作用警报，标准化的医嘱系列和治疗途径（例如，对于急性心肌梗死患者），多学科医疗团队的实施，促进医疗协调的努力，以及有效地让患者参与决策。

QI只有在作为"团队运作"才会获得成功；不应该专注于个别的临床医生，而应该关注多学科的团队。此外，QI应该随着时间的推移针对特定的绩效差距，不断努力改进医疗服务系统。重要的是，应该对QI工作以迭代的方式进行评价，反复评估绩效改进的进展并监控意外后果。对QI所产生的影响的评价，可以被视为"医疗保健服务研究"的一部分，将在未来日现其重要性[33]。

临床领导者——那些参与并致力于质量评估和改进的人——对于成功的QI工作至关重要。心血管临床医生可以得到越来越多的有关质量评估和QI培训的机会。许多医院和卫生系统正在进行临床医务人员的质量培训。一些医疗组织譬如ACC正在将质量评估和绩效改进纳入教育计划；这些计划将进一步支持在保持资格认证和医师执照中对业绩改进的需求。

行政支持也至关重要。这不仅包括对质量评估和改进工作的财政支持，还包括明确的机构领导目标和对实现最高医疗质量的承诺。事实上，QI最强大的驱动力之一是医疗实践或机构的文化。例如，在评估医院的急性心肌梗死后30天死亡率中，死亡率显著降低的是那些医院，在那里不仅树立了医生和护士的"质量冠军"，还扶植了整个机构"鼓励临床医生创造性地解决问题"的环境"[34]。

QI的实施可以在地方层面（社区、诊所、医院），或在地区、卫生系统、国家或国际性层面。换句话说，QI的目标和绩效改进的策略可以定义为本地或更广泛范围的有关医疗质量计划的一部分，尽管QI的原则在各层面是相同的，QI活动少不了在地方层面执行，并遵循图4.1中提到的关键因素。接下来简要描述几种众所周知的实施QI的途径。

质量改进的途径

富有成效的QI需要将先前描述的组件集成到特定的行动框架中（见图4.1）。在医疗保健中使用最广泛的框架可能是Plan-Do-Study-Act（PDSA）。其由质量改进协会（www.apiweb.org）开发，已被医疗保健改进研究机构接受为制订健康QI计划的具体手段（www.ihi.org）。PDSA包括两个相互依赖的步骤：①制订一个计划，包括设定目标，建立成功的指标，以及确定要实施的改革；②以迭代的PDSA周期，反复对这些改革进行评估（图4.2）。评估的目标应该是可以测量的，有时间划界的和现实的。评估的内容应至少涉及一个IOM质量领域（见表4.1），还应包括由于质量改进工作可能产生的不良后果。然后，在评估QI所产生的变化时，PDSA周期的每个步骤都有助于理解QI所产生的变化的影响，包括正面的和负面的因素，从而为未来的改进周期提供信息。

PDSA采用了Lean方案，是为了专门针对医疗保健流程中的浪费现象。Lean方案最初是在丰田开发的，旨在提高汽车生产的效率。毫不奇怪，随着医疗支出的快速增长以及更多的医疗支出未必转化为更好医疗质量的事实，Lean方案在医疗保健系统中的使用迅速扩大。从本质上讲，Lean QI途径包括关注患者需求，明确评估给定环境中复杂的医疗服务流程，以及识别和改进流程中那些不会促进任何IOM质量领域的部分（见表4.1）。医疗流程测绘（process-of-care mapping，例如评估在急诊室、病房或办公室中如何提供医疗的具体步骤），赋权给医疗保健团队的所有成员使他

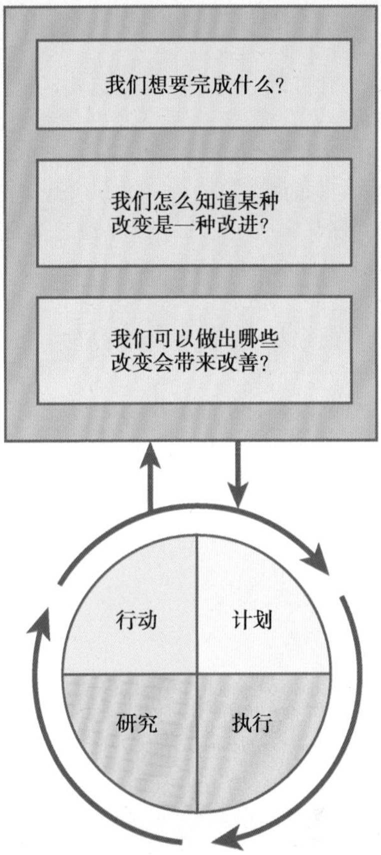

图4.2 质量改进的PDSA（计划-执行-研究-行动）周期。（引自Institute of Healthcare Improvement（www.ihi.org），attributed to Langley GL, Nolan KM, Nolan TW, et al. The Improvement Guide; a Practical Approach to Enhancing Organizational Performance. 2nd ed. San Francisco: Jossey-Bass Publishers; 2009.）

们能够帮助确定目标，以及以迭代的方式反复作出改进是Lean方案的标志[35]。研究表明，Lean方案通过降低成本和提高质量，是提高效率的有效手段。

另一个以PDSA为基础的著名的QI途径是Six Sigma，其重点是减少在提供医疗服务中不必要的差异。Six Sigma这个术语源于"统计过程控制"（"statistical process control"），其目标是要使实施的医疗过程的错误率低于平均值的6个标准差。不幸的是，医疗错误的发生率远比此高（参见经典参考文献）。因此，Six Sigma强调要通过5个步骤（PDSA的修正）——定义、测量、分析、改进和控制[36]，以减少医疗过程（例如药物处方或医疗操作）中的错误（例如，使不必要的医疗操作并发症最小化）。这5个步骤中的最后一步"控制"，强调了一旦差异/错误率降低，仍需持续监控医疗过程，以便在差异/错误率增加时可以再进行QI。Lean和Six Sigma可以合并（Lean Six Sigma）用于QI，以充分利用PDSA方法来减少医疗过程中的浪费，并最大限度地减少提供医疗服务中的差异/错误率。

结论

医疗质量——医疗保健服务提供优化患者结果的程度——已成为心血管临床医生的临床胜任资格的一部分。专业性是由循证医学的实践和医疗问责来定义的。质量（或绩效）的改进日益成

为临床培训,终身医学教育和报销的核心。未来的医疗保险报销将会更多地奖励质量而不是数量。

如今质量的评估和改进是心血管实践以及更广泛的医疗保健系统的重要组成部分。质量评估,无论是结构的、过程的、结果的、价值的,还是综合的,都取决于所基于的科学证据的程度,数据来源的可靠性和明确的规范。它们可用于 QI 以及问责,例如公开报告和"按绩效报酬"。卓有成效的 QI 系通过基准测试数据来确定改进目标,进行系统改革以支持高质量的医疗服务,以及拥有临床领导和行政的支持。对 QI 工作进行扎实的,迭代的评估至关重要,既要测试所作的努力对预期的质量评估的影响,又要监测意外后果。

最后,心血管临床医生应充分参与医疗质量事宜以帮助确保质量评估,QI 和问责工作具有临床意义,而不仅仅是监管的负担。只有这样,为医疗质量所赋予的努力才能真正促进医疗保健,使之更为有效、安全、公平、及时、高效和以患者为中心,并转化为患者结果的改善。

(姜楞 译)

经典参考文献

Donabedian A. Evaluating the quality of medical care. *Milbank Meml Fund Q.* 1996;44(suppl):166–206.

Institute of Medicine (IOM). *Crossing the Quality Chasm: a New Health System for the 21st Century.* Washington, DC: National Academy Press; 2001.

IOM. *To Err Is Human: Building a Safer Healthcare System.* Washington, DC: National Academies Press; 2000.

参考文献

Defining Quality of Care

1. Fuchs VR, Milstein A. The $640 billion question: why does cost-effective care diffuse so slowly? *N Engl J Med.* 2011;364:1985–1987.
2. Song Y, Skinner J, Bynum J, et al. Regional variations in diagnostic practices. *N Engl J Med.* 2010;363:45–53.
3. *Best Care at Lower Cost: the Path to Continuously Learning Healthcare in America.* Washington, DC: National Academies Press; 2012.

Relevance of Quality of Care in Cardiovascular Practice

4. US Centers for Medicare and Medicaid Services (CFM). Quality payment program: delivery system reform. Medicare payment reform, Medicare access, and CHIP Reauthorization Act of 2015 (MACRA). https://www.cms.gov/Medicare/Quality-Initiatives-Patient-Assessment-Instruments/Value-Based-Programs/MACRA-MIPS-and-APMs/MACRA-MIPS-and-APMs.html. Accessed July 28, 2016.

Measuring Health Care Quality and Uses of Quality Measurements

5. Spertus JA, Eagle KA, Krumholz HM, et al. American College of Cardiology and American Heart Association methodology for the selection and creation of performance measures for quantifying the quality of cardiovascular care. *Circulation.* 2005;111:1703–1712.
6. Krumholz HM, Brindis RG, Brush JE, et al. Standards for statistical models used for public reporting of health outcomes: an American Heart Association scientific statement from the Quality of Care and Outcomes Research Interdisciplinary Writing Group. Cosponsored by the Council on Epidemiology and Prevention and the Stroke Council Endorsed by the American College of Cardiology Foundation. *Circulation.* 2006;113:456–462.
7. Krumholz HM, Keenan PS, Brush JE Jr, et al. Standards for measures used for public reporting of efficiency in health care: a scientific statement from the American Heart Association Interdisciplinary Council on Quality of Care and Outcomes Research and the American College of Cardiology Foundation. *Circulation.* 2008;118:1885–1893.
8. Peterson ED, Delong ER, Masoudi FA, et al. ACCF/AHA 2010 Position statement on composite measures for healthcare performance assessment: a report of the American College of Cardiology Foundation/American Heart Association Task Force on Performance Measures (Writing Committee to develop a position statement on composite measures). *Circulation.* 2010;121:1780–1791.
9. Shahian DM, O'Brien SM, Normand SL, et al. Association of hospital coronary artery bypass volume with processes of care, mortality, morbidity, and the Society of Thoracic Surgeons composite quality score. *J Thorac Cardiovasc Surg.* 2010;139:273–282.
10. Strom JB, Wimmer NJ, Wasfy JH, et al. Association between operator procedure volume and patient outcomes in percutaneous coronary intervention: a systematic review and meta-analysis. *Circ Cardiovasc Qual Outcomes.* 2014;7:560–566.
11. US Department of Health and Human Services. Hospital Compare. http://www.hospitalcompare.hss.gov/.
12. Kontos MC, Rennyson SL, Chen AY, et al. The association of myocardial infarction process of care measures and in-hospital mortality: a report from the NCDR(R). *Am Heart J.* 2014;168:766–775.
13. Masoudi FA. Reflections on performance measurement in cardiovascular disease. *Circ Cardiovasc Qual Outcomes.* 2011;4:2–4.
14. Krumholz HM, Keenan PS, Brush JE Jr, et al. Standards for measures used for public reporting of efficiency in health care: a scientific statement from the American Heart Association Interdisciplinary Council on Quality of Care and Outcomes Research and the American College of Cardiology Foundation. *J Am Coll Cardiol.* 2008;52:1518–1526.
15. Porter ME. What is value in health care? *N Engl J Med.* 2010;363:2477–2481.
16. Hendel RC, Patel MR, Allen JM, et al. Appropriate use of cardiovascular technology: 2013 ACCF appropriate use criteria methodology update. *J Am Coll Cardiol.* 2013;61:1305–1317.
17. Hernandez AF, Fonarow GC, Liang L, et al. The need for multiple measures of hospital quality: results from the Get With the Guidelines heart failure registry of the American Heart Association. *Circulation.* 2011;124:712–719.
18. Bonow RO, Douglas PS, Buxton AE, et al. ACCF/AHA methodology for the development of quality measures for cardiovascular technology: a report of the American College of Cardiology Foundation/American Heart Association Task Force on Performance Measures. *Circulation.* 2011;124:1483–1502.
19. Hammill BG, Curtis LH, Fonarow GC, et al. Incremental value of clinical data beyond claims data in predicting 30-day outcomes after heart failure hospitalization. *Circ Cardiovasc Qual Outcomes.* 2011;4:60–67.
20. Bhatt DL, Drozda JP Jr, Shahian DM, et al. ACC/AHA/STS Statement on the future of registries and the performance measurement enterprise: a report of the American College of Cardiology/American Heart Association Task Force on Performance Measures and the Society of Thoracic Surgeons. *J Am Coll Cardiol.* 2015;66:2230–2245.
21. Bufalino VJ, Masoudi FA, Stranne SK, et al. The American Heart Association's recommendations for expanding the applications of existing and future clinical registries: a policy statement from the American Heart Association. *Circulation.* 2011;123:2167–2179.
22. Kern LM, Malhotra S, Barron Y, et al. Accuracy of electronically reported "meaningful use" clinical quality measures: a cross-sectional study. *Ann Intern Med.* 2013;158:77–83.
23. Damberg CL, Sorbero ME, Lovejoy SL, et al. *An evaluation of the use of performance measures in health care.* Santa Monica, Calif: Rand Corporation; 2011.
24. Bonow RO, Masoudi FA, Rumsfeld JS, et al. ACC/AHA classification of care metrics: performance measures and quality metrics. A report of the American College of Cardiology/American Heart Association Task Force on Performance Measures. *J Am Coll Cardiol.* 2008;52:2113–2117.
25. Messenger JC, Ho KK, Young CH, et al. The National Cardiovascular Data Registry (NCDR) data quality brief: the NCDR data quality program in 2012. *J Am Coll Cardiol.* 2012;60:1484–1488.
26. Ferris TG, Torchiana DF. Public release of clinical outcomes data: online CABG report cards. *N Engl J Med.* 2010;363:1593–1595.
27. Sutton M, Nikolova S, Boaden R, et al. Reduced mortality with hospital pay for performance in England. *N Engl J Med.* 2012;367:1821–1828.
28. Houle SK, McAlister FA, Jackevicius CA, et al. Does performance-based remuneration for individual health care practitioners affect patient care? A systematic review. *Ann Intern Med.* 2012;157:889–899.
29. Bardach NS, Wang JJ, De Leon SF, et al. Effect of pay-for-performance incentives on quality of care in small practices with electronic health records: a randomized trial. *JAMA.* 2013;310:1051–1059.
30. Ketelaar NA, Faber MJ, Flottorp S, et al. Public release of performance data in changing the behaviour of healthcare consumers, professionals or organisations. *Cochrane Database Syst Rev.* 2011;(11):CD004538.
31. Romano PS, Marcin JP, Dai JJ, et al. Impact of public reporting of coronary artery bypass graft surgery performance data on market share, mortality, and patient selection. *Med Care.* 2011;49:1118–1125.

Improving Quality of Care

32. Shojania KG, Silver I, Levinson W. Continuing medical education and quality improvement: a match made in heaven? *Ann Intern Med.* 2012;156:305–308.
33. Pronovost PJ, Goeschel CA. Time to take health delivery research seriously. *JAMA.* 2011;306:310–311.
34. Bradley EH, Curry LA, Spatz ES, et al. Hospital strategies for reducing risk-standardized mortality rates in acute myocardial infarction. *Ann Intern Med.* 2012;156:618–626.
35. Toussaint JS, Berry LL. The promise of Lean in health care. *Mayo Clin Proc.* 2013;88:74–82.
36. Agarwal S, Gallo JJ, Parashar A, et al. Impact of Lean Six Sigma process improvement methodology on cardiac catheterization laboratory efficiency. *Cardiovasc Revasc Med.* 2016;17:95–101.

第 5 章 临床试验述评

ELLIOTT M. ANTMAN

研究课题的构建 35
临床试验设计 36
对照试验 36
撤停研究 38
析因设计 38
临床试验终点的选择 38
关键问题 38
在试验过程中 38
在试验的分析期 39
治疗效果的测量和探讨 40
前景展望 40
参考文献 41

心血管疾病(cardiovascular disease,CVD),虽然在诊断和治疗方面已有近几十年的进展,但仍然是美国和其他发达国家,以及许多发展中国家的首要死亡原因[1]。就全球而言,CVD 耗费了相当大部分的医疗支出[2]。因此,对 CVD 治疗的干预是当代临床研究的重点。CVD 治疗不再是基于无定量的病理生理学推理,而是基于循证。新的治疗方法(药物,器械设备,生物制剂)和新的生物标志物,在相关部门审核通过和临床应用前,需要进行严格的临床试验[3]。因此,临床试验的设计、实施、分析、解释和发表,在当代 CVD 专业人员的职业生涯中至关重要,他们还需跟上时代的步伐[3,4]。病例对照和注册研究是不可或缺的流行病学和结果性研究,但并非严格的临床试验,将不在本章讨论[5,6]。

研究课题的构建

在着手进行临床试验前,研究者们应懂得定义为好的研究课题的 FINER 标准(表 5.1)和研究新的治疗方法的试验分期(表 5.2)。他们还应该熟悉研究项目的设计和实施过程,良好的临床实践,并从研究结果中如何得出结论[7-10]。临床试验可设计为验证所测试的研究治疗相比于对照治疗的优效性,也可以设计为验证研究治疗和对照治疗之间疗效的相似性(非劣效性设计)(图 5.1 和表 5.3)[10]。

表 5.1 定义为好的研究课题的 FINER 标准

F	可行(Feasible)
I	有意义(Interesting)
N	新颖(Novel)
E	符合伦理(Ethical)
R	切题(Relevant)

引自 Hulley SB, Cummings SF, Browner WS, et al. Designing Clinical Research. 4th ed. Philadelphia: Lippincott Williams & Wilkins; 2013.

表 5.2 研究新的治疗方法的试验分期

分期	特点	目的
Ⅰ	新疗法的首次应用	安全性——能进一步研究?
Ⅱ	应用于患者的早期试验	有效性——剂量范围,不良事件,病理生理学见解
Ⅲ	与标准治疗作大规模比较	注册途径——明确的评价
Ⅳ	在临床实践中监测	上市后监督

修改自 Meinert C: Clinical trials. Design, conduct, and analysis. New York, Oxford University Press, 1986; and Stanley K: Design of randomized controlled trials. Circulation115: 1164, 2007.

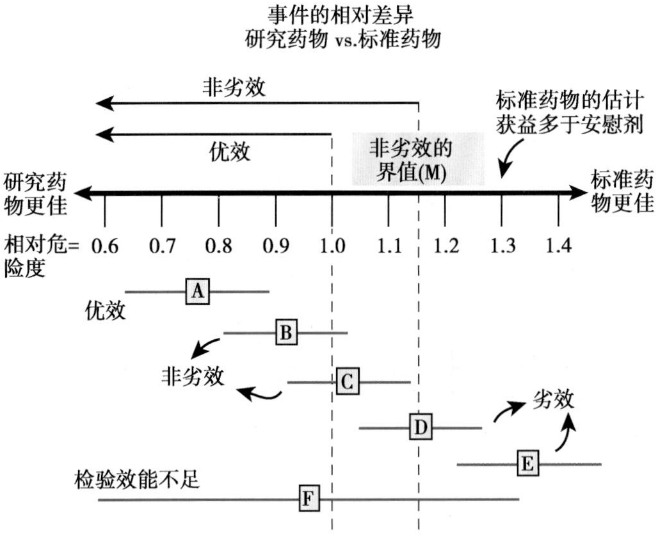

图 5.1 非劣效性试验设计和解释的范例。非劣效性的界值(M)是在以往标准药物与安慰剂比较的临床试验基础上预先设定的。在假设的 A 至 F 试验中,一些试验(B 和 C)符合非劣效性的定义。试验 A 不仅达到非劣效性的标准,而且由于其置信区间完全位于相对危险度 1.0 的左侧,显示了研究药物对于标准药物的优效性

在非劣效性试验中,研究人员须指定非劣效性标准(M),如果研究治疗和对照/标准治疗在疗效上的真实差别,小于 M,并具有高度的可信限,则可认为两种治疗手段在疗效上是相似的(见图 5.1)[11,12]。非劣效性界值 M 的确定,需由研究者(基于临床上能显示的具有最低限度的重要差异)和监管当局(为确保研究性治疗能保持以前的标准治疗相当的效果)反复深入讨论决定[11-13]。达到非劣效性定义的研究性治疗,可能优于或不优于对照治疗[14]。因此,优效可以被认为是非劣效性试验中的一种特殊情况,即治疗差异的可信区间(研究组与对照组的比)全部位于有利于研究治疗的一侧(见图 5.1)。研究人员可以设定试验的目的既为检测非劣效性又为检测优效性(见表 5.3)。对于设定为非劣效性的试验来说,在证明了非劣效性后,进而测试优效性是可以被接受的[15]。然而,预设为优效性的试验,就不能再改为非劣效性试验,除非有预先设定好的 M 界值。

无论哪种试验设计,重要的是研究者需提出一个能用生物统计评价结果的研究假设。在通常情况下,先指定一个无效假设(即零假设 H_0,例如所研究的治疗方法间无差异),然后设计试验,以期 H_0 被拒绝而为达备择假设提供证据(H_A,两种疗法间存在差异)。为判断 H_0 是否会被拒绝,研究者需确定第一类错误(α)和

表 5.3 旨在替代标准治疗的临床试验设计

项目	优效	非劣效	
		目标 1	目标 2
目的	研究组优于对照组	研究组优于安慰剂组	研究组与标准组等效
H_0 H_A	$P_{研究组}=P_{对照组}$ $P_{研究组}<P_{对照组}$	以推定的安慰剂组进行测试评估	$P_{研究组}\geq P_{标准组}+M$ $P_{研究组}<P_{标准组}+M$
数据来源	试验	历史数据	试验
Ⅰ类错误	由监管机构设定，通常为 0.05	由监管机构设定，通常为 0.05	由监管机构设定，通常为 0.05
Ⅱ类错误（试验的效能）	由研究者设定	不适用	由研究者设定
验证的主要威胁	分析的灵敏度；偏倚	分析的恒定性	分析的灵敏度；偏倚
试验的推理	在具有相同临床特征和疾病状态的患者群体中，从研究组的结果计算：$P_{研究组}-P_{对照组}$	在具有相同临床特征和疾病状态的患者群体中，联合研究试验（$P_{研究组}-P_{标准组}$）和历史数据（$P_{标准组}-P_{安慰剂组}$）而导出：$P_{研究组}-P_{安慰剂组}$	在具有相同临床特征和疾病状态的患者群体中，从研究组的结果计算：$P_{研究组}-P_{标准组}$
对此类疾病患者的普适性	与入选标准有关；入选限制条件越多，其结论对此类疾病患者总体的普适性越有限	所得到的 $P_{标准组}-P_{安慰剂组}$ 对当代实践的普适性 取决于先前试验的入选标准和有关的医疗实践	与入选标准有关；入选限制条件越多，其结论对此类疾病患者总体的普适性越有限

第二类错误（β），其分别被称为假阳性率和假阴性率。按照惯例，α 水准定在 5%，表示允许有 5% 的概率在疗效并无真正的差别时而偶现显著差别。监管机构有时会要求一个更严格的 α 水准，例如在用单一的大型试验而不是两个较小的试验时，以能求得新疗法的批准。β 值表示可能漏检的有特定差异的疗效的概率，即在疗效存在真正差异时，H_0 却错误地未被拒绝。试验的效能以数值（1－β）表示，研究者通常将其定在 80%～90% 之间[16]。试验的样本量，可使用 α 和 β 值以及在对照组中所估计的事件发生率，按公式（如用于比较二分法结果的公式，或比较随访期内事件累积发生率的公式）计算而得。表 5.3 总结了旨在改变心血管疾病患者标准治疗优效性和非劣效性试验的主要特征和概念。

临床试验设计

对照试验

随机对照试验（randomized controlled trial，RCT）被认为是评估新的治疗方法的金标准（图 5.2），但由于其限定的试验结构，它在

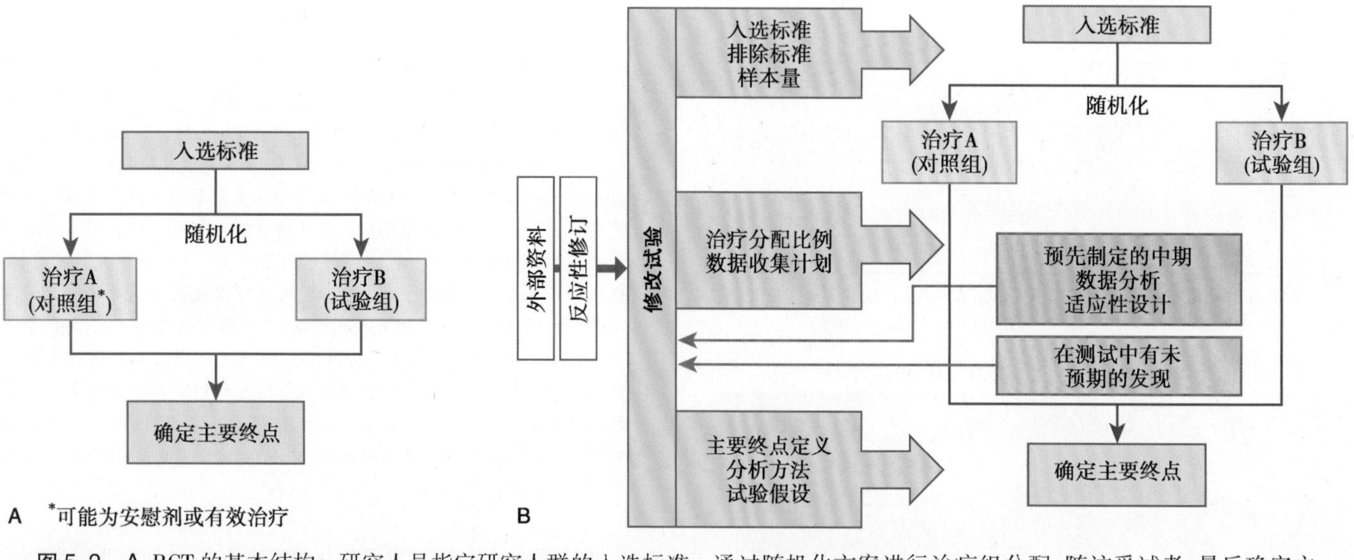

图 5.2 A，RCT 的基本结构。研究人员指定研究人群的入选标准。通过随机化方案进行治疗组分配，随访受试者，最后确定主要终点。B，RCT 的设计可以进行修改（如图所示）。为响应试验外部数据的修改，称为“反应性修订”（左侧）。由研究人员前瞻性设计的中期数据分析而作出的修改，称为“适应性设计”。计划外的即时数据发现（例如，数据安全监测委员会的建议）也可能导致试验设计修改。（修改自 Antman E，Weiss S，Loscalzo J. Systems pharmacology，pharmacogenetics，and clinical trial design in network medicine. Wiley Interdiscip Rev Syst Biol Med 2012；4：367.）

循证医疗实践中作为推荐的依据具有局限性[9,17,18]。在RCT中，病例分配入试验组还是对照组，不是人为指定的，而是基于一种公正的方案（通常是计算机算法）。随机化可减少在治疗方案分配中病例选择的偏倚，提高各分组间基线资料的可比性，而且是使用共同的统计检验。随机化可能在整个研究过程中固定不变，也可能基于试验中治疗指配的分布所需，基线特征或观察到的结果进行调整[15,19]（图5.2A）。固定性（fixed）随机化方案较为常用，它可进一步指定不同的研究组分配比例（分组的样本量可相等或不相等），分层水平和区组大小［在随机化时须确保研究组分配数量的平衡，特别是在试验中使用分层时（例如根据入选特征进行分层）］。在试验过程中，研究人员可能会发现有必要修改一种或多种治疗方法，以应对不断变化的数据（试验内部或外部）或试验的数据安全监测委员会（Data Safety Monitoring Board, DSMB）的建议——即实施适应性（adaptive）设计[15,19]（图5.2B）。适应性设计最易在治疗的第二阶段期间实施。当适应性设计用于注册途径的试验时，监管机构要关注保护试验的完整性和研究试验的α水准[19]。最理想的是对照组的研究能同期进行，并包括与治疗组不同的受试者。在心血管研究中使用的其他试验形式包括非随机同期对照和历史对照（图5.3A和B），交叉设计（图5.3C），撤停试验（图5.3D），以及群组或群集分配（以受试者的群组或研究点的区块进行测试或对照研究）。根据临床情况，对照组可以使用安慰剂或一种在临床上现行的药物或其他干预（标准治疗）。

对照试验的其他形式

非随机同期对照研究（nonrandomized, concurrent control studies），系由研究者选择分配受试者到对照组和试验组的试验（图5.3A）[18]。在此型的试验设计中，临床医生不是随机分配每个患者的治疗，也无需患者接受随机化的概念。然而，研究人员难以使试验组和对照组的基线特征相匹配，从而有可能引入选择偏倚，影响试验的结论。临床试验也可采用历史对照（historical controls），将先前的非同期非随机的试验数据作为对照，以此比较试验干预的结果（图5.3B）。历史对照数据的来源包括先前发表的有关心血管医学的试验和临床病例或注册的电子数据库。历史对照试验允许研究者向所有参加试验的受试者提供试验的干预治

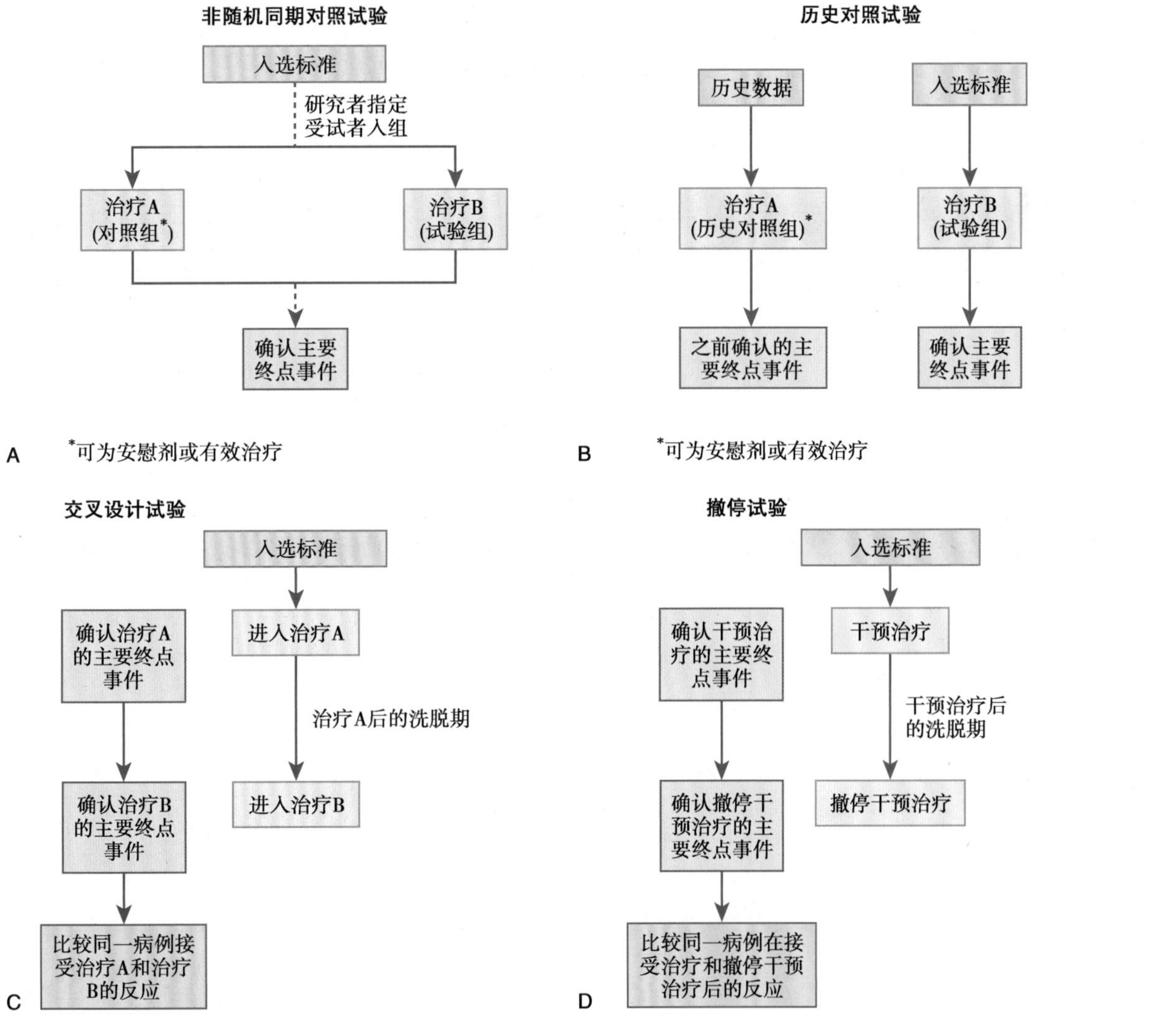

图5.3 其他形式的对照试验。A，非随机同期对照试验的特点。B，历史对照试验的特点。C.交叉设计试验的特点（以评价心绞痛的一种干预手段为例，请参考 Cole PL, Beamer AD, McGowan N, et al: Efficacy and safety of perhexiline maleate in refractory angina. A double-blind placebo-controlled clinical trial of a novel antianginal agent. Circulation 81:1260, 1990.）。D.撤停研究试验的特点（以评价地高辛在慢性心力衰竭患者中的使用为例，请参考 Packer M, Gheorghiade M, Young JB, et al: Withdrawal of digoxin from patients with chronic heart failure treated with angiotensin-converting-enzyme inhibitors. RADIANCE Study. N Engl J Med 329:1, 1993.）

疗。其主要缺点是可能存在对照人群的选择偏倚,而且历史对照可能不能准确反映所研究疾病的现况。

交叉(crossover)设计是 RCT 的一个特例,每个受试者都作为自身的对照(图 5.3C)。这种设计的吸引力在于试验组和对照组使用相同的受试者,从而减少了个体差异的影响,可允许较小的样本量。然而,交叉设计的重要限制是它所基于的假设,即在第一阶段期间分配的治疗对第二阶段期间分配的治疗没有残余影响,并且患者的状况在比较期间没有变化。

在固定样本量(fixed sample size)设计中,研究者在招募患者之前已限定所需的样本量,在试验过程中,只有当试验组与对照组的数据差异,显示未达预先设定的边界线时,才增添新的受试者[15,19]。因此,固定样本设计的试验可以延伸,继续进行以达所需的终点事件数量(事件驱动),从而确保有足够的终点事件数,有力地判断无效假设(H_0)和备择假设(H_A)。临床试验,如患者和研究者都知道治疗的分配,为非盲(unblinded)试验。如研究者知晓试验分组但患者并不知晓,为单盲(single-blind)试验;如研究者和患者均不知晓试验分组情况,则为双盲(double-blind)试验。三盲(triple-blind) 试验还屏蔽了 DSMB 的实际治疗分配信息,仅以 A 组和 B 组的形式提供数据。

撤停研究

撤停研究系评估患者对停止 CVD 治疗或降低治疗强度的反应(图 5.3D)。由于有些患者可能因严重副作用而已停止试验干预,则不在撤停研究之列。这种只能包括耐受试验干预病例的撤停研究,存在病例选择的偏差,可能导致高估试验干预的效益而低估试验干预的毒副作用。此外,患者疾病的自然病程变化,也可能影响撤停治疗的反应。

析因设计

析因设计将多种治疗,通过各个独立的随机化试验,与对照组进行比较[10]。由于 CVD 患者通常接受多种治疗,析因设计比单一的随机化干预试验更能反映实际的临床实践。在一个大的析因设计试验中,可以有效地进行多重比较,而其试验的样本比两个单独的临床试验总和还小。各项干预措施应分别与对照组进行比较,并要评价诸因素之间相互作用的可能性,因为只有在无相互干扰的情况下,各个因素的比较才有效。如果预期有交互作用的存在(例如,根据相关的作用机制),则使用析因设计可能不合适。

临床试验终点的选择

在当今心血管疾病费用上涨和死亡率降低的背景下,评价新治疗方法的试验终点有两种。第一种是使用复合终点,即预设一组合乎逻辑性的事件为终点,且其每个组成部分都被认为会受到该研究试验的影响[9]。在试验过程揭盲之前,研究者需评估总体(所有研究组的合计)事件发生率作为主要终点,以确定对照组事件发生率的初始估计值和试验组的预期疗效是否合理[15]。过低的总事件发生率可能无法准确反映对照组的事件发生率和干预治疗的效果;研究者可以通过修改样本量或扩大主要终点的定义做出回应(见图 5.2B)。

有些研究者使用一个术语,如主要心脏不良事件(major adverse cardiac events,MACE) 来表示他们选择的复合终点,但是这些术语可能在不同的临床试验中含义不一样,读者需详细阅读临床试验报告中的方法部分的内容。将来这种情况可能会有改善,因为 RCT 的终点的定义会趋于标准化[20]。复合终点的解释,当其各组成部份对新的治疗反应在量或质的方面不相同时,会遇到挑战。例如,一种新的治疗可以减少非致命事件,如因心力衰竭住院,但可能会增加总死亡率。解决复合终点的复杂性的办法,包括评估终点事件的总数(首发事件以及复发的非致命性事件),以及用新颖的加权方案,在试验组和对照组的患者中进行配对,计算"获胜率"(win ratio)[21,22]。

在描述新的治疗方法的效益和风险时,可能会使用"净临床效益"(net clinical benefit)、"净临床结果" (net clinical outcome)或"净心脏不良事件"(net adverse cardiac events,NACE)等术语。这些术语通常结合了有效性和安全性的要素[例如,心血管病死亡,非致死性心肌梗死(myocardial infarction,MI),非致命性卒中,非致命性大出血事件],为临床医生提供关于该新疗法的概述。虽然这样做很具有吸引力,但仍然存在争议,因为在解释复合终点的加权方案中意见可能不一,特别是当非致命性安全因素(例如出血)与疗效因素(例如,预防 MI)不能分割时。

第二种方法是使用替代终点,以此来代替测量较为传统的临床结果[23,24]。替代终点对于研究者来说很具有吸引力,因为所测试的结果通常是连续变量的区间值,可以减少试验的样本量。然而,在心脏病学领域中已有许多使用替代终点的临床试验实例,它们不仅未能证明新疗法的效益,反而揭示了新疗法相关的风险(例如,增加死亡率)。替代终点试验,仅适用于当所用的替代终点与该疾病有因果关系,且替代终点被干预的后果与临床结果可靠地相关联时。

关键问题

在试验过程中

现代的临床试验需要定期监测试验中的许多问题。通常有临床事件委员会(Clinical Event Committee,CEC)负责确定事件(疗效,安全性)是否发生。CEC 的成员通常是该领域的专家,他们对治疗的分配保持不知情,根据在试验开始入选患者之前建立的章程裁定事件的发生[20]。由于在试验中开始累积事件后,研究人员难免有偏见,因此由 DSMB 按预定的时间间隔对数据进行评估,以确定累积的证据是否已达到强烈提示测试治疗方法的优势[25]。

影响试验结果的分析和解释的一个关键问题是数据缺失(missing data)。最初同意参加 RCT 的受试者,可能在试验期间的某个时间拒绝继续服用盲法的研究药物。临床试验者不应停止对此类受试者的随访(删失数据),而应努力获取停服研究药物的受试者的随访信息,可让研究人员通过办公室随访,电话联系,或审阅病历获得随访资料[26,27]。对于在试验期间搬迁了的患者,也应尽一切努力追踪,以免"失访"[27]。

测试的停止界限(stopping boundaries),为指导 DSMB 所用,通常在入选病例之前已经制定好。在设定停止界限时,需要考虑到在迭代的中期数据察看中证据的不确定性,以及由于偶然性而致的似乎为有利的治疗。DSMB 成员在查看中时数据时,要检查各组间的差异,并以标准化正态统计(Z_i) 显示。通常,在图上将位于上方的 Z_i(正方向)表示试验组优效,而位于下方的表示试验组劣效[25]。

停止界限可以是对称性的(图 5.4)或非对称性的。当临床上已有被认可的有效标准治疗,而新的研究治疗有安全性顾虑时(如在评价一种新的纤溶蛋白时有颅内出血的顾虑),研究者和 DSMB 成员可能同意使用非对称性停止界限方案,因为用这种方案,新治疗的劣效性下限较低,只需较少的令人信服的证据即可被跨越。有时还可能需要由 DSMB 来确定是否应该停止某一特定的剂量组(适应性设计)(见图 5.2B)以及试验是否徒劳(例如在对累积数据的某次中期观察时,发现在试验结束时拒绝 H_0 的可能性仅 10%)[10]。

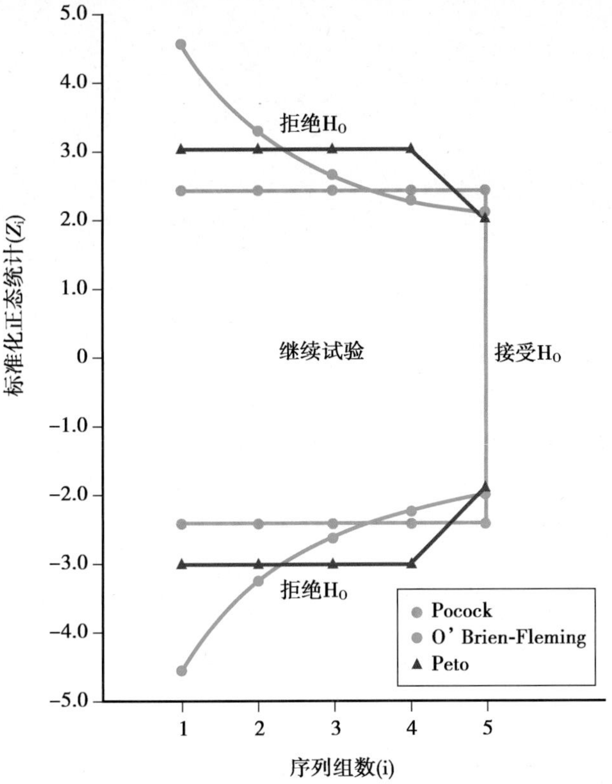

图 5.4 用于监察临床试验的序列停止界限。本图显示了 3 个停止界限序列，在多达 5 个序列组（在第 i 次分析参加试验的患者）的标准化正态统计（Z_i），最终的双侧显著性水平为 0.05。（引自 Friedman LM, Furberg CD, DeMets DL: Fundamentals of Clinical Trials, 4th ed. New York, Springer Verlag, 1998.）

在试验的分析期

在试验结果揭盲前（即向研究者揭示治疗组患者的结果）之前，研究者应该已经完成统计分析计划（statistical analysis plan, SAP）。SAP 的主要特征包括需分析的受试者群组的定义（表 5.4），分析主要终点的统计学方法（例如，比较事件发生率或发生事件的时间），缺失数据的处理[26,28]，数据分析的时间窗口（例如，随机到共同的研究结束日期）和感兴趣的亚组。在评估事件发生率和治疗效果时，可能会受分析群组的确切定义的影响而略有差异，因为其分母可能有所不同。在理想的情况下，临床试验的主要结果在意向性治疗组与准方案群组相似。否则，须从数据的其他分析中寻求解释。

表 5.4 列举临床试验中分析群组的定义

分析群组	试验的基准日	如果发现违反方案会被剔除	受试者至少接受一剂研究药物	旨在分析的治疗分配
意向性治疗群组	随机化	不	不	按随机化方案
修订的意向性治疗群组	可始于首剂研究药物	不（但不一定）	可能有此需求	按随机化方案
准方案群组	始于首剂研究药物	是	是	通常按随机化方案，但可能使用所接受治疗的实际情况进行敏感性分析
安全性研究群组	通常始于首剂研究药物	不	是	通常根据实际接受治疗的情况，但可能使用随机分配治疗组的情况进行敏感性分析

患者对临床试验中所给定的治疗反应的程度并非相同。药物基因组学在药物治疗反应中的作用将在第 8 章讨论。鉴于并非所有患者都会对给定的治疗产生反应，临床上可采用对感兴趣的亚组进行数据分层。虽然这种方法初看起来似乎很有吸引力，但是研究者从亚组分析中得出结论的能力受许多因素的限制。通常，亚组使用单变量分析数据（例如，男性与女性），但临床情况往往较为复杂，单个患者可能会属于多个亚组。在亚组分析时应进行交互作用的检验（interaction test），以明确在所检的亚组中疗效有否异同。若在亚组之间治疗的效果大小不一，但在同一方向上，则示组间有量的交互作用[29]。若在亚组之间治疗的效果在方向上不一，则示组间有质的交互作用。然而，质的交互作用也必然有量的交互作用。重要的是，亚组分析的多重性会增加假阳性率（图 5.5）。研究人员和读者应关注展示亚组疗效数据图中具体的点的测值和可信区间，而不要依赖一个亚组疗效的 P 值。这样的方法提供了在试验中所观察到的可信的疗效范围的总结。目前正在进行的基于基因和表型分类的改进，可能会提供更为精确的亚组定义，但也可能因亚组数量的增加而增加统计的复杂性[3]。

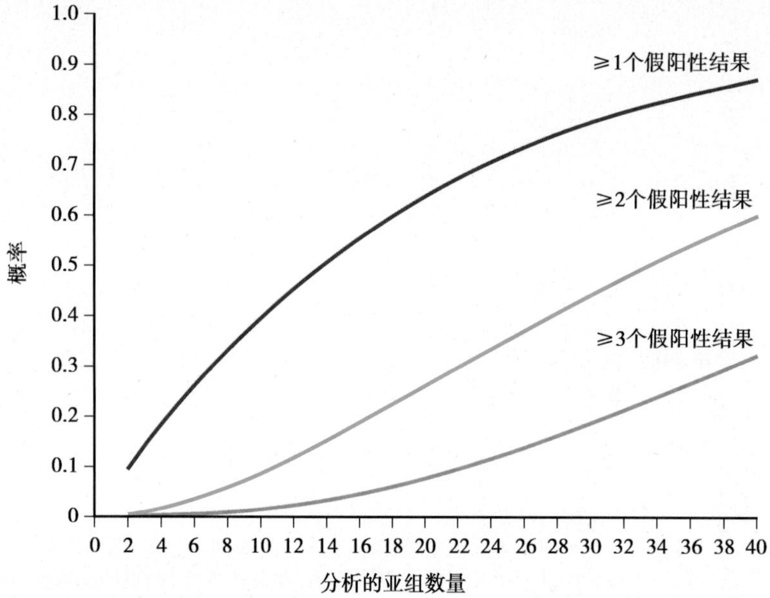

图 5.5 多重亚组分析可能产生的至少 1 个(红线)、2 个(蓝线)或 3 个(黄线)假阳性结果的概率 。(引自 Lagakos SW: The challenge of subgroup analyses—reporting without distorting. N Engl J Med 2006;354:1667.)

治疗效果的测量和探讨

临床试验中事件的测量可以用两分法、分类法或连续变量测量法[30]。临床试验报告应使用描述性统计、图形显示,以及对试验所使用的测量方法的观测精度的评价[30]心血管试验常用来比较患者在随访期间发生两分类事件的比例(例如,死亡与存活)。在比较研究组与对照组的不良心血管反应的结果时,若相对风险(relative risk,RR)或比值比(odds ratio,OR)小于 1,则表明研究治疗的干预手段有益(见图 5.1)。

在解读治疗效果时应考虑结果的绝对风险。绝对风险差(absolute risk difference,ARD)是治疗组和对照组中事件的差值,若以必须治疗的患者数(N = 1/ARD)或需要治疗的患者数(number needed to treat,NNT)来表示,则在察看个例患者的益效时特别有用。同样地,研究治疗的不良事件的绝对风险增加(absolute risk increase,ARI)可以转换为致伤害所需的患者数(number needed to harm,NNH)。通过比较某种治疗的 NNT 和 NNH,临床医生可以衡量该治疗的风险与效益,并可根据当代心血管实践中使用的其他治疗方法对新疗法的治疗效果进行基准测试。另一项有用的指标是以每 1 000 名接受治疗的患者的结果来表达。

NNT(或 NNH)的解读,应关系到试验的时间范围。例如,在接受经皮冠状动脉介入治疗(percutaneous coronary intervention,PCI)的急性冠脉综合征(acute coronary syndrome,ACS)患者中,使用普拉格雷替代氯吡格雷 14.5 个月,其 NNT 为 46(为预防 1 例 CV 死亡,MI 或卒中所需要治疗的病例数)和 NNH 为 167(会造成 1 例大出血的病例数)[31](见第 62 章)。瑞舒伐他汀(与安慰剂比较)在低密度脂蛋白胆固醇低于 130mg/dl 但 C 反应蛋白水平增高的貌似健康的人群中使用 5 年,其 NNT 值为 20(为防止一次 MI、卒中、血运重建或死亡所需要治疗的病例数)[32](见第 45 章)。在有些治疗中,NNT 和 NNH 的权衡更加复杂,因为治疗可能具有早期伤害(例如,心脏手术与 PCI 相比),但随着时间的推移可能更有效[33];NNT 和 NNH 之间的权衡也可由于随机化时基线风险的不同而变化[34]。

研究组间事件的相对差异,受到研究者在设计临床试验时所设定的变量的相互作用,所研究的患者的特征,以及所研究的治疗的特点的影响(见图 5.5)。患者对治疗的反应可以随治疗过程而改变(例如,随着患者从疾病的急性期转变为慢性期,发生事件的风险会降低),并且患者的基本治疗也可能会在试验过程中改变(例如,添加或去除治疗,或改变剂量)。虽然这些考量可以影响"阳性"试验的可能性,但它们也会影响检测伤害信号的能力。

前景展望

现在已有系统化的临床试验报告的清单和模板供临床试验者,同行评审员和期刊编辑们使用。还有指南供临床医生在阅读和解释临床试验时参考[35](表 5.5)。然而,这些进展仅涉及那些

表 5.5 在解读临床试验结果时需考虑的问题

研究的结果是否有效?
第一步
1. 患者是否随机分组?
2. 是否所有参与试验的患者都得到了适当的考虑并归入总结?
a. 随访是否完成?
b. 各组分析的患者是否随机选入的?
第二步
患者、医师和研究人员是否对治疗使用盲法?
a. 试验开始时各组是否相似?
b. 除试验干预措施外,各组接受的治疗是否相同?
结果是什么?
1. 干预治疗措施的效果有多大?
2. 疗效的精确度有多少?
结果对我诊疗患者是否有助?
1. 我的患者是否符合临床试验入选标准? 如果不完全符合,则多么接近入选标准?
2. 我的患者是否符合临床试验报告中亚组的特点? 如果是的话,试验中亚组分析的结果是否有效?
3. 是否所有重要的临床结果都考虑到了?
4. 是否描述了重要的伴随治疗?
5. 可能的治疗获益与潜在的风险和成本相比是否值得?

改编自 material in Guyatt GH, Sackett DL, Cook DJ: The medical literature: Users' guides to the medical literature: II. How to use an article about therapy or prevention: A. Are the results of the study valid? JAMA 270:2598, 1993; Guyatt GH, Sackett DL, Cook DJ: The medical literature: Users' guides to the medical literature: II. How to use an article about therapy or prevention: B. What were the results and will they help me in caring for my patients? JAMA 271:59, 1994; Stanley K: Evaluation of randomized controlled trials. Circulation115:1819, 2007.

达到以公开格式报告的临床试验。有些临床试验，尤其是那些阴性结果的研究，从未给予报道，这在过去就已关注到。现在要求临床试验在网络的储存库（例如，Clinical Trials. gov）中注册，这是向前迈出了重要的一步，但尚欠具体细则。要求临床试验在完成后适当的时间内（1 年）发布其最终研究报告，这将有助于研究人员规划未来的试验，临床医生寻得最新的治疗信息，及负责编写临床指南的委员会有最新的和完整的数据提出建议[36]。

随机对照试验未来的方向还包括：①让患者参与研究课题的构建，评估医疗保健方案的价值[37]；②让社区代表参与试验的规划（基于社区的参与性研究）[38]；③在治疗方案的随机化研究中，利用患者的电子病历和纵向登记[3,7,36]；④随着以精准医学开发新疗法趋于更加成熟，将会更多地使用生物标记物，强化策略和适应性设计[3,39]（图 5.6）。

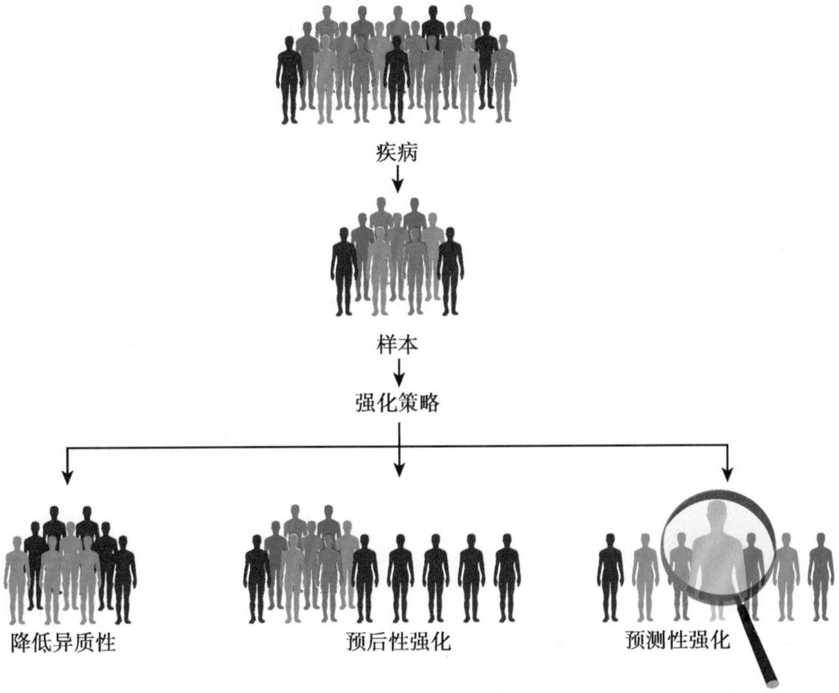

图 5.6 临床试验的强化策略。从整个患有所研究疾病（例如，高血压）的群体中，研究者入选一组受试者（样本），希望这些受试者能代表在广泛人群中的分布。减少样本的异质性，或增加具有高事件风险的受试者（预后性强化）的策略，虽然可促进试验的进行，但在匹配前瞻性治疗反应与研究对象的临床特征中未必能提供更高的精确度。预测性强化策略利用受试者的特征，和试验前或试验期间的实验数据（适应性设计）来“预测”谁可能对测试的治疗有更强有力的反应。（引自 Antman EM，Loscalzo J. Precision medicine in cardiology. Nat Rev Cardiol 2016；13：591-602.）

（姜楞 译）

参考文献

1. Mozaffarian D, Benjamin EJ, Go AS, et al. Heart disease and stroke statistics-2016 update: a report from the American Heart Association. *Circulation.* 2016;133:e38–e60.
2. Sacco RL, Roth GA, Reddy KS, et al. The heart of 25 by 25: achieving the goal of reducing global and regional premature deaths from cardiovascular diseases and stroke: a modeling study from the American Heart Association and World Heart Federation. *Circulation.* 2016;133:e674–e690.
3. Solomon SD, Pfeffer MA. The future of clinical trials in cardiovascular medicine. *Circulation.* 2016;133:2662–2670.
4. Antman EM, Bierer BE. Standards for clinical research: keeping pace with the technology of the future. *Circulation.* 2016;133:823–825.
5. Roger VL, O'Donnell CJ. Population health, outcomes research, and prevention: example of the American Heart Association 2020 goals. *Circ Cardiovasc Qual Outcomes.* 2012;5:6–8.
6. Gabriel SE, Normand SL. Getting the methods right: the foundation of patient-centered outcomes research. *N Engl J Med.* 2012;367:787–790.

Constructing the Research Question

7. Antman EM, Harrington RA. Transforming clinical trials in cardiovascular disease: mission critical for health and economic well-being. *JAMA.* 2012;308:1743–1744.
8. Pocock SJ, Gersh BJ. Do current clinical trials meet society's needs? A critical review of recent evidence. *J Am Coll Cardiol.* 2014;64:1615–1628.
9. Pocock SJ, Clayton TC, Stone GW. Design of major randomized trials. Part 3 of a 4-part series on statistics for clinical trials. *J Am Coll Cardiol.* 2015;66:2757–2766.
10. Pocock SJ, Clayton TC, Stone GW. Challenging issues in clinical trial design. Part 4 of a 4-part series on statistics for clinical trials. *J Am Coll Cardiol.* 2015;66:2886–2898.
11. US Food and Drug Administration, Center for Drug Evaluation and Research (CDER), Center for Biologics Evaluation and Research (CBER). Guidance for industry non-inferiority clinical trials; 2010. http://www.fda.gov/downloads/drugs/guidancecomplianceregulatoryinformation/guidances/ucm202140.pdf. Accessed October 20, 2017.
12. European Medicines Agency, Committee for Medicinal Products for Human Use. Guideline on the choice of the non-inferiority margin. http://www.ich.org/products/guidelines/efficacy/article/efficacy-guidelines.html. Accessed October 20, 2017.
13. Vaduganathan M, Patel RB, Samman-Tahhan A, et al. Cardiovascular clinical trials with noninferiority or equivalence designs from 2001 to 2012. *Int J Cardiol.* 2016;214:16–18.
14. Giugliano RP, Ruff CT, Braunwald E, et al. Edoxaban versus warfarin in patients with atrial fibrillation. *N Engl J Med.* 2013;369:2093–2104.
15. Bhatt DL, Mehta C. Adaptive designs for clinical trials. *N Engl J Med.* 2016;375:65–74.
16. Harvey BJ, Lang TA. Hypothesis testing, study power, and sample size. *Chest.* 2010;138:734–737.

Clinical Trial Design

17. Bothwell LE, Greene JA, Podolsky SH, Jones DS. Assessing the gold standard: lessons from the history of RCTs. *N Engl J Med.* 2016;374:2175–2181.
18. Sim I. Two ways of knowing: big data and evidence-based medicine. *Ann Intern Med.* 2016;164:562–563.
19. Antman E, Weiss S, Loscalzo J. Systems pharmacology, pharmacogenetics, and clinical trial design in network medicine. *Wiley Interdiscip Rev Syst Biol Med.* 2012;4:367–383.
20. Mehran R, Rao SV, Bhatt DL, et al. Standardized bleeding definitions for cardiovascular clinical trials: a consensus report from the Bleeding Academic Research Consortium. *Circulation.* 2011;123:2736–2747.
21. Murphy SA, Antman EM, Wiviott SD, et al. Reduction in recurrent cardiovascular events with prasugrel compared with clopidogrel in patients with acute coronary syndromes from the TRITON-TIMI 38 trial. *Eur Heart J.* 2008;29:2473–2479.
22. Pocock SJ, Ariti CA, Collier TJ, Wang D. The win ratio: a new approach to the analysis of composite endpoints in clinical trials based on clinical priorities. *Eur Heart J.* 2012;33:176–182.
23. Fleming TR, Powers JH. Biomarkers and surrogate endpoints in clinical trials. *Stat Med.* 2012;31:2973–2984.
24. Califf RM. Biomarkers, putative surrogates, surrogates, and decision making. *Circ Cardiovasc Imaging.* 2013;6:6–7.

Key Issues

25. Proschan MA, Gordon Lan KK. Spending functions and continuous-monitoring boundaries.

Stat Med. 2012;31:3024–3030.
26. Little RJ, D'Agostino R, Cohen ML, et al. The prevention and treatment of missing data in clinical trials. *N Engl J Med.* 2012;367:1355–1360.
27. Scirica BM, Bhatt DL, Braunwald E, et al. The design and rationale of the Saxagliptin Assessment of Vascular Outcomes Recorded in Patients with Diabetes Mellitus–Thrombolysis in Myocardial Infarction (SAVOR-TIMI) 53 study. *Am Heart J.* 2011;162:818–25.e6.
28. Ware JH, Harrington D, Hunter DJ, D'Agostino RB Sr. Missing data. *N Engl J Med.* 2012;367:1353–1354.
29. VanderWeele TJ, Knol MJ. Interpretation of subgroup analyses in randomized trials: heterogeneity versus secondary interventions. *Ann Intern Med.* 2011;154:680–683.

Measures and Detection of Treatment Effect

30. Glantz SA. *Primer of Biostatistics.* 7th ed. New York: McGraw-Hill; 2011.
31. Wiviott SD, Braunwald E, McCabe CH, et al. Prasugrel versus clopidogrel in patients with acute coronary syndromes. *N Engl J Med.* 2007;357:2001–2015.
32. Ridker PM, MacFadyen JG, Fonseca FAH, et al. Number needed to treat with rosuvastatin to prevent first cardiovascular events and death among men and women with low low-density lipoprotein cholesterol and elevated high-sensitivity C-reactive protein: justification for the use of statins in prevention: an intervention trial evaluating rosuvastatin (JUPITER). *Circ Cardiovasc Qual Outcomes.* 2009;2:616–623.
33. Farkouh ME, Domanski M, Sleeper LA, et al. Strategies for multivessel revascularization in patients with diabetes. *N Engl J Med.* 2012;367:2375–2384.
34. Serruys PW, Morice MC, Kappetein AP, et al. Percutaneous coronary intervention versus coronary-artery bypass grafting for severe coronary artery disease. *N Engl J Med.* 2009;360:961–972.

Future Perspectives

35. Stanley K. Evaluation of randomized controlled trials. *Circulation.* 2007;115:1819–1822.
36. Antman EM, Benjamin EJ, Harrington RA, et al. Acquisition, analysis, and sharing of data in 2015 and beyond: a survey of the landscape: a conference report from the American Heart Association Data Summit 2015. *J Am Heart Assoc.* 2015;4:e002810.
37. Patient-Centered Outcomes Research Institute (PCORI). www.pcori.org. Accessed July 20, 2016.
38. Hernandez AF, Fleurence RL, Rothman RL. The ADAPTABLE Trial and PCORnet: shining light on a new research paradigm. *Ann Intern Med.* 2015;163:635–636.
39. Antman EM, Loscalzo J. Precision medicine in cardiology. *Nat Rev Cardiol.* 2016;13:591–602.

第二篇 遗传学及个性化医学

第6章 个性化与精准心血管医学

CALUM A. MACRAE

个性化和精准医学的核心概念 43
遗传学 44
基因组学和功能基因组学 45
药物反应和药物遗传学 45
缺失数据:精准医学还缺少什么 46
整合发现与关怀 46
精准医学的阻碍 46
未来展望 48
参考文献 48

个性化和精准医学的核心概念

医学在很多方面一直是个性化的,每个治疗关系的核心都包含了一种隐含的信任,即治疗的结果将根据患者的个人需求而量身定制。从这个层面上来说,个性化包含了患者与医师的合作关系中所有的细微差别和神秘感,并且不太可能被纯粹的数据驱动的算法所取代。

在过去的几十年中,自分子医学这个概念出现以来,已经出现了几个独立的术语来描述针对个体患者的生物学特性进行治疗干预。这些术语包括预测、个性化、个体化和分层等[1]。其中强调解析分量的许多相关概念包括4P(predictive, preventive, personalized, and participatory,预测、预防、个性化及参与性)医学[2],系统医学和网络医学也获得了关注[3]。实质上,这些术语都反映了相同的基本目标,即通过个体患者的生物学状态,而不是通过来自代表性群体的总体或平均的信息来进行治疗。中心假设是,对所有诊断或干预的机制定义的越精确,医生就越能准确地预测和修改相关结果。这一宗旨也体现在最近的政府项目中,包括美国总统提出的精准医学计划和其他国家的个性化医学或分层医学联盟。这些举措让我们越来越多地意识到这种个性化治疗有着极其严格的要求,它需要患者积极地参与到每个治疗环节,包括数据采集到发现科学,再到治疗干预和行为修正。

最终,所使用的具体术语与方法的目标不太相关:对健康和疾病的基本机制的大概理解,以及一个共享的、不断更新的知识库,让患者及其医疗团队可以通过这个知识库来维持健康、治愈疾病。

对疾病机制、治疗反应及治疗结果的严格定量模型是精准医学的基本要求,所有这些都应该在多个评价标准下进行[1,3,6]。在目前的实践中,预测计算机模型几乎只用于研究所,但随着电子病历和其他系统中的严格的数据积累,将有更多的如工程学一般的相关应用科学将被应用到临床医学中。

目前,只有极少数的疾病能建立出完整的包含病因、诊断和治疗结果的定量模型[7]。造成这种信息不足的原因有很多,在大多数情况下,流行病学研究必须关注的数据是十几年前定义的,研究的疾病也有多种致病机制,通常仅通过简单的临床影像检查或实验室检查来进行统一[8]。虽然遗传或环境风险因素和随机因素在不同的疾病中的影响已有一般人群的统计,但这种估计的预测很少能足以推动临床的决策。

大多数现代的诊断标准对个体患者的预测效果有限,这是由大多数生物标记物在特殊情况外的低特异性以及潜在的病因异质性造成的。在某些情况中具有高特异性的测试通常被错误地使用于其他情况中。遗传因素也是目前诊断中的一种混杂因素,大多数心血管综合征表现出显著的遗传异质性(多种不同的致病基因)和等位基因异质性(已知致病基因中新变异的比例很高)[9]。总之,这些研究结果表明我们针对许多主要的心血管疾病的病因模型还不能解释它的遗传和环境因素[10]。

临床和转化科学必须强调后晚期表型,这些表型在时间上更容易与结果相关。然而,即使在预防方面,我们明确原因的能力也是有限的。在许多情况下,传统的风险因素可能只是反映疾病早期的表现和相同的上游机制而不是真正的病因预测。传统或遗传的生物标志物的生物学效应大小可能是其临床实用性的最重要的判别标准,但很少会在一般人群的生命周期中进行测量[11]。糖尿病及动脉粥样硬化等常见疾病的复合遗传风险评分仅增加增量信息[12],即使在具有相同病因机制、效应大小的高外显率的单基因疾病中,我们也很难预测离散的、有临床意义的结果,如猝死。数据的缺失导致的另一个结果就是个体情况与人群统计结果的脱节,这更加强调了精准医学的中心理论,即需要从完全不同的层面收集生物医学数据。为了充分实现精准医学的潜在益处,我们必须在更大的群组以及整个生命周期中进行更全面的数据收据(图6.1)。

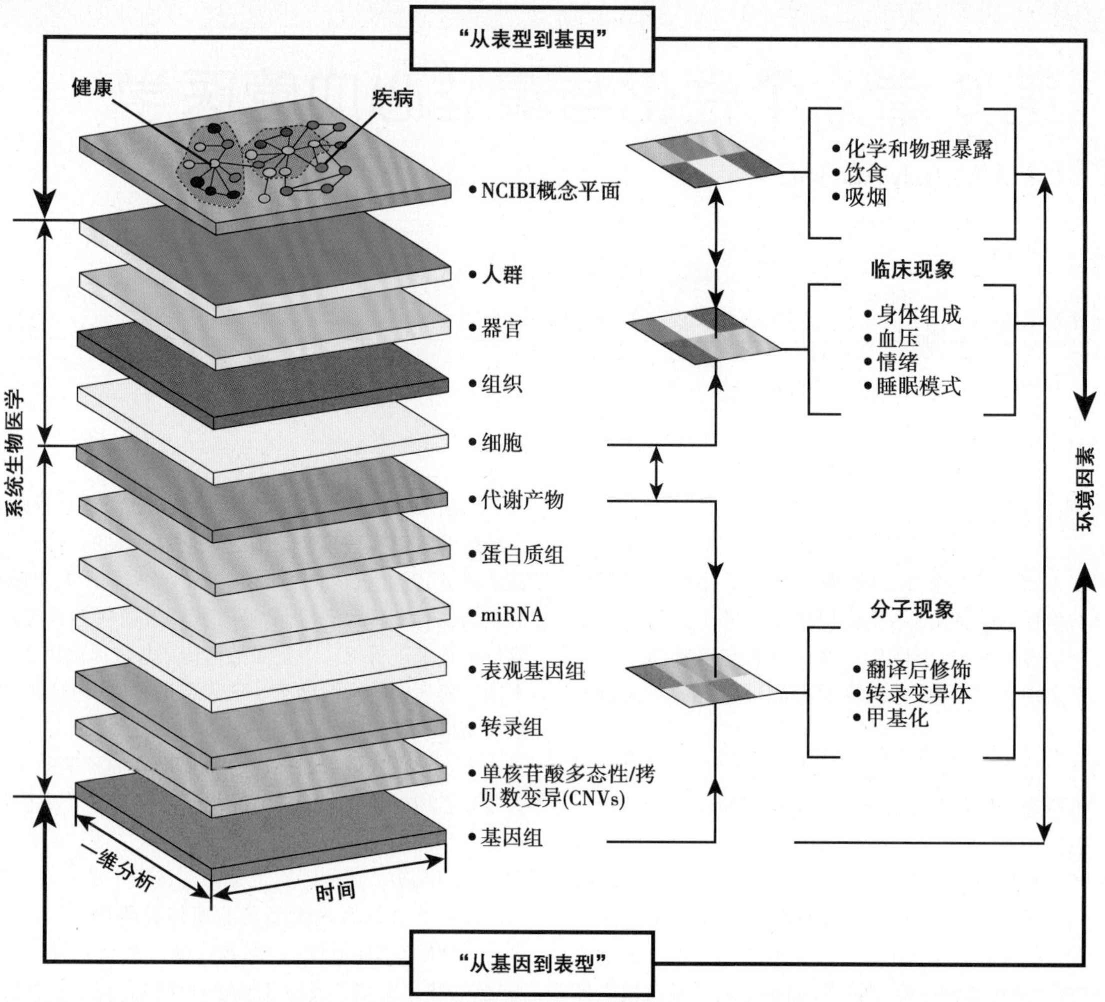

图 6.1 系统医学:数据层。无数的数据层可以为临床医学提供信息。创建信息框架以了解这些数据集如何交互以及它们如何影响治疗,如何定义决策所需的数据,这将是决定精准医疗成功与否的一项重大任务。NCIBI:国立生物医学信息集成中心

遗传学

心血管领域已经在遗传学的实际运用方面做了大量工作,包括理解复杂的阵发性的表型,例如心律失常和猝死,这挑战了我们通过其构成来解释其表现的能力[13]。随着基因组技术的出现,心血管研究由传统的生理测量和风险因素的流行病学研究,也发展到了大型基因型-表现型相关的研究(见第 7 章)。

对大家族的回顾性研究找到其相对特殊的外显率一直是我们找到致病基因并明确致病机制的工作中的焦点[9]。然而典型的家族继承了对较小的、信息量更少的疾病的贡献。事实上,虚假的"突变"已经扩散,多见于假的致病基因中,它们只是基于简单的"关联"而没有经过严格的机械证明参与[14,15]。如同最近在人群中被证实的那样,甚至在一个家族中明确有"因果关系"的突变可能在另一个家族或一般人群中看不到可辨别的表型[16,17]。临床表现的差异可能反映了致敏遗传修饰因子或环境暴露的差异,但事实证明,这些机制除了少数病例外都难以建立。这些研究强调了开发方法的重要,如果遗传学影响到精准医学的临床应用,该方法可以使临床医生为个体患者的特定变异建立治疗机制。虽然我们已经从经典的孟德尔遗传学中搜集到很多病因学方面的见解,但是目前还不能实现使用简单的基因型来明确诊断或指导个别患者的治疗。

基因型-表型相关性的局限性在疾病中体现得最为明显,在这些疾病中,深刻的选择压力导致新的突变率升高,通常在多个高度保守的基因中,随之产生等位基因和遗传异质性。在一些情况下,基因型和表型之间的不精确关系可能反映同一基因中不同变体作用机制的实际差异。严重先天性心脏病使新生儿的生命处于危险之中,尽管这种疾病的家族性复发率与单个基因的效应大小一致[18],很少有病例具有"充分且必要的"遗传解释[19]。在这种情况下,基因-基因或基因-环境相互作用常常被认为识是造成这种不一致的可能的机制,但通常没有经验证据。

全基因组或全外显子测序的方法揭示了基因型-表型问题的真实规模,在缺乏一个系统方法来确定哪个变异导致了疾病的情况下,通常会产生许多潜在的相关变异[20]。在不能明确因果关系的情况下我们无法定义疾病的发病机制,亦对新药的研发及药物的精准使用有影响。环境的影响(包括子宫内和子宫外的)几乎都是未知的,这更加放大了这些限制[21]。对于遗传选择压力不敏感的疾病(如冠心病、高血压),除了未知的环境因素外,还集合了不同的病因及低特异性的诊断使得临床的遗传学解释变得更具挑战性。

严谨的家族史可以识别潜在的疾病风险,并且可以允许临床

医生从疾病的传播模式中区分出环境影响和遗传影响。当对患者系统的进行队列研究时，家族史还可以帮助定量的估计遗传和后天因素对疾病的影响大小。电子健康记录（electronic health record，EHR）的出现降低了家族和患者数据收集的质量，而精准医学成功与否仍取决于这些信息[5,22]。最终，相关性将由基因型决定，遗传风险也将通过电子健康记录来评估。

类似的，必须以严格的定量来测量暴露风险，以充分确定环境因素在疾病的病因、预后和治疗中的作用。许多其他的数据包括个人设备、详细的营养摄入情况和微生物都将进入医疗记录。获得和整合这些缺失信息所需的投入不太可能在电子健康记录之外的系统重复，这些工作最终将支持我们将治疗与发现整合到一个系统中。

基因组学和功能基因组学

随着现代技术的发展，在一次试验中能对数百万个突变进行可负担的、有效的基因分析，从而促进了全基因组关联研究（Genome-Wide Association Study，GWAS）[23]的出现（见第7章和第45章）。大型心血管病群体研究和临床实验数据已经根据特定基因型的终生暴露风险修订。这些技术已经鉴定出数百个对许多性状都有贡献的位点，这些性状包括了血脂到心电图。双表型如心房颤动和心肌梗死也成功得到了研究。重要的是，对于迄今为止绝大多数已识别的全基因组关联研究中的基因而言，它们对疾病的潜在作用机制尚不清楚，在大多数情况下，这些等位基因只能解释观察到的该性状遗传变异的一小部分[10]。这样的情况通常反映了该病对生殖效率的有限影响[11]。基因-基因或基因-环境的相互作用被合理地用来解释“缺失的遗传力”，但是很少有人直接测试这些机制对大多数性状是否重要。更大的全基因组关联研究似乎不太可能解决这些问题，这不仅是因为未能解决潜在的异质性问题，而且还因为了解多个相互作用的小效应位点所需要的研究规模非常昂贵。此外，缺失遗传力来源的另一个合理的替代模型是等位基因，由于表型有限或依赖于未知条件变量，这些等位基因无法被测量。采用更严格、更接近的定量表型和客观测量环境因素的方法，将通过更大的队列同质性，利用现代基因组学的大部分未实现的潜力[8]。

常见的变异基因组测量比高度多向性的孟德尔变异更具有可预测性，然而，目前这反面的限制是缺乏整个生命周期中的风险预测模型。遗传信息相对传统风险因素更具递增性质，效应大小亦非常有限，以及随之而来的机械辨别的缺乏。全基因组关联研究的数据可用于评估通过其他方法确定的潜在治疗靶点或评估潜在的用药安全问题[24]。

基因组的一个重要特性是她它的完整性。事实上，目前基因组学代表了为数不多的可获得的生物综合数据。因此，在将数据简化为实践之前，基因组学很可能被证明是许多生物学和医学的有用组织框架。如果在出生时甚至更早的时期进行基因组测序，不仅可以协调收集表型数据的优先级，也可以在没有生物标志物的情况下施行风险驱动的预防保健，能有效地研究相关生物模型中的疾病的等位基因，还能促进特定患者的终生疾病的研究发展。

其他“组学”技术

在生物学的其他领域，包括转录组学、代谢组学、蛋白质组学、脂质组学和宏基因组学，基因组技术为其提供了收集大型无偏倚数据集的类似方法（见第9章）。大规模的RNA测序已经实现对整个基因组实际转录程度进行描述[25]。通过差异性剪接不同的蛋白质编码外显子或RNA调节外显子使基因表达出现的大量复杂性，以及RNA编辑给传统的外显子组增加了新的维度[26]。然而，大部分非编码基因组活跃地转录，并通过microRNA、长非编码RNA发挥不同功能，同时影响DNA或RNA结合位点的获取。这项观察结果已经改变了基因组发挥作用的概念框架[25]。其他调节RNA、复杂中间体和外源序列也存在，尽管它们的功能没那么明显。其中一些代表微生物共生体在皮肤、肠道或其他地方的产物，同时DNA和RNA测序已经开始探讨微生物群在健康和疾病方面的复杂性[27]。

定量质谱以及像核酸适体（基于寡核苷酸的试剂）这类新技术的改进开始使严谨的蛋白质组学成为现实，但一些蛋白质相对含量的巨大差异阻碍着这个领域的发展。适体技术可能有助于克服其中的一些限制[28]。定量质谱技术正对大范围的生理小分子、脂质和代谢物测量产生彻底的改革[29]。其中一些分子已经显示出微生物群和宿主在慢性血管疾病的情况下的相互作用[27]。不过，就其本质而言，这些数据集都不如基因组全面。

目前已经有将功能性基因组技术用于诊断和治疗用途的方法，但要实现其完整的用途需要更加严谨的理解。随着大规模并行数据集的收集和研究，在结构干扰的背景下建立动态时间序列也变得至关重要。这些干扰包括标准化的环境，营养或药物挑战。此外，我们有必要理解分离组织或细胞腔隙间的不稳定状态。在大多数情况下，强调在个体水平研究特定分子成分的更广泛的作用，以及突出系统或网络生物学在解读新生物学中的核心作用，这些关于相互作用分子的数据是很匮乏的[1,3]。尽管有学者已经在功能基因组学方面提出了一些独到见解，但是新的分析技术与临床领域的结合抑制进展缓慢。很大程度上是由于缺乏前瞻性研究的有力佐证。很难看出传统的研究是怎么设计合适的比例。如果想充分利用这些方法，就需要建设一个允许在大量人群和不同疾病状态下研究综合生物学的研究平台。

药物反应和药物遗传学

在心脏病学中，用一个定时和结构化的试验来评估人体复杂系统的状态，其有效性已被认可数十年（例如，用补液试验来评估血流动力学）。药物的动态反应是最严格的试验之一，由于干扰的存在改善了大多遗传分析。此外，目前使用的大多数药物都有已知的主要靶点，因此药理研究往往更多地被有效验证。除外这些研究，临床收集药物反应数据仍很稀少，并且在肿瘤学外的领域，在临床实践中使用药物遗传学非常少见（见第8章）。

多个因素共同推迟了药物遗传学的常规开展。第一，在大多数情况下，药物反应自身就是急性“目标”效应或毒性的合理替代，同时药物遗传学没有包括死亡率和发病率[30,31]。第二，基因检测的周期通常与临床决策无法同步，如在急性冠状动脉综合征中，通过基因检测判断是否使用较高剂量或替代药剂来克服氯吡格雷在特定CYP2C19基因型中的潜在危害，但临床决策的紧迫阻止基因分型的广泛使用[32]。显然，出生时即进行基因组测序以及未来寿命分析将解决这些问题。

遗传学的真正能力是明确因果机制。对“机制”的理解转变为发现和开发新药物或疗法的能力。遗传生物模型在罕见疾病方面取得了显著的成功，但是在最常见的人类疾病方面还没有进展。精准医学的主要成果可能是识别新的疾病生物学和新的治疗目标[8,33]。

通过精准医学识别新目标为药物发现提供新的方法。当与不断发展的高含量、表型驱动的筛选和目标识别相结合，在药物发现中使用疾病本身作为目标靶点将变得越来越可行，而不是使用关系链中的一个特定通路下游[34,35]。如果社会能承担精准医学，那么创新将改变药物发现几乎一个数量级的规模和效率。同样，就新的精准疗法的开发而言，对药物开发的监管方法进行重新评估是非常有必要的[36]。没有精准疗法，精准医学效果有限。

缺失数据：精准医学还缺少什么

精准医学的一个限制是在传统临床系统中收集数据的局限性。与基因组或功能性基因组数据的复杂性相对的，即使是临床医学中进行的所有试验，其规模也是相对比较小的。对功能性基因组学中嵌入的数据内容进行去卷积，需要现代临床评估的规模发生实质性改变。不过，这种转变不能危及病人和医生的互动（表6.1）。

表6.1 临床医学和基因组的数据规模

数据类型	大概的数据规模	元数据	相关数据标准
病史	103	否	传统并主观的
体格检查	102	否	大部分主观的
临床检查	104	很少	客观但标准少
代谢组学	102	否	新兴的
整个基因组	3.0×109	不可用	是
RNA 测序	≈1 018	是	是
蛋白组学和翻译后修饰	≈1 020	是	新兴的
细胞连接体	>1 069	暂无	无

临床病史必须更加有条理，专注于个人，并严格记录。简单地将具有代表性的历史回顾进行数字化是不够的。理想情况下，个人病史应包括：长期症状的演变，动态试验和客观反应之间的症状关联，先前曝光的定量数据和这些相同的参数下的个人参考数据。

同时，体检本身必须现代化。数字化"体检"用足够严谨的系统表现和足够低廉的实施价格是精准医学需要优先考虑的，但仅通过表型本体成为焦点。基因组结构可以作为核心综合数据集，但是其他可能包括终身数字形态测量和可穿戴或便携式技术将专注于定量细胞或分子表型。最终，大多数数据收集将变成元数据的获取，包括特定的管理挑战（如营养学、药理学）。现代医学的短期目标可能是一组共同的有节段性的正交表型的详细生命演变—可数据化的体格检查，即在现有技术下可轻松检测到与正常值的差异。

表型范围的扩展将扩大现存基因型数据的作用，并允许在综合功能基因组学引入前对其进行分层（表6.2）。这些策略的另一个基本原理是无论是计算机还是动物中，与完整的基因组相结合，更严格的表型分析有助于实现疾病的实时建模的假设。干扰的结合将进一步改善疾病建模，可统一应用于模型系统和类似的病人。以机制为中心的概念框架可以促进对因果关系，生物标志物或药物发现的实现甚至使药物开发达到个体患者或家庭的水平[37]。

表6.2 理想的表型数据

传统表型	精准表型
主观或偶然发现的	无偏倚的
定性	定量
静态	动态
极少元数据	大量可转译的元数据
节段性	连续性
最后共同通路	疾病早期
有限的可转译性	可通过设计进行转译

整合发现与关怀

以合理的方式进行基因-基因、基因-环境和其他复杂交互（如宿主-共生通信）等，将成为在整个人群和人生中形成基因组数据、表型、环境暴露日益全面收集策略的主要结果。这种努力规模将需要重新设定临床和研究计划。事实上，在这两个领域之间的传统划分越来越模糊，现在被称为"学习健康系统"。现在流行的概念是在电子病历中嵌入数据收集和数据分析来实现真实世界的实验，甚至通过加入随机化来探索以前难以接近的问题[38]。最终，新数据采集工具的模块化添加和新实施措施或护理交付平台，可能会发展到适合算法管理的那些护理要素超出专业参与范围，专业活动将与发现和转化科学完全整合。共享定量基因型、环境（包括药理学）和表型词汇将使生物医学科学中的各个部分更有统一地进行工作。

精准医学的阻碍

目前存在的一些屏障阻碍了精准医学的广泛实施，需要进行实质性改变才能充分发挥其潜力（表6.3）。为了在特定患者的机制水平上解决即使是一种疾病，也需要在医疗保健中对使用数据的态度进行大量的社会变革。最终，个人对信息的控制可能是许多现存障碍的最有效解决方案。

所有精准医学平台的目标必须是开发用于诊断和决策的生物学框架，这是当前 EHR 的有限信息内容所无法实现的。数据收集，汇总，管理和显示的要求将被纳入以个人为中心的系统中，与大多数医疗保健以外的活动一样，具有个人责任。数据科学家预测，"学习健康系统"将从日常护理的扰动中提取信息。这些功能的部署将需要与当前平台完全不同的信息系统架构，当前平台主要关注于供应服务。

与其他日常生活中的几乎所有数据集相比，用于理解健康和疾病的环境因素的识别进展缓慢。利用人们生活中众多环境中的数据似乎是一种有效的方法，但这些方法在商业或金融安全中是司空见惯的，对于剖析疾病机制也是至关重要的[39]。将新数据纳入医疗保健系统需要投资基础设施，分析和安全。

精准医学中包含的知识呈指数增长，同时也需要新的管理和信息显示策略。精准医学中最重要的一个挑战是跨时间或跨群体的大规模数据收集与确定个体当前生物状态所需的高度特异性数据之间的平衡。分类这些不同将需要受过信息科学培训的临床工作人员。

表 6.3 精准医学的阻碍

涉及领域	阻碍	可能或已出现的解决方案
证据框架	获得传统数据的花费 技术熟练者的缺乏 RCT 的缺乏 广泛的风险和收益	减少花费 教育 真实世界 RCT 替代试验设计
表型数据收集	偶然性 传统数据类型 元数据很少 节段性数据收集	完全嵌入临床系统 现象设计 分子干预作为元数据 环境数据收集/公众参与
基因组数据收集	主要基于研究的报告 成本 元数据很少 证据基础有限	制定严格的报告标准 降低成本 并行发展现象科学 发展严谨的证据基础
数据结构	目前的 EHR 使用范围有限 传统数据架构 数据架构以机构为中心	全面的个人记录 新数据类型 以患者为中心的架构
数据共享	安全风险 数据来源 隐私/HIPAA 缺乏感知价值	严格的安全和审计 数据托管 重新评估隐私权衡 客观证据对个人有价值
分析	EHR 缺乏可用性 有限的概率模型 缺乏熟练的提供者 缺乏耐心的参与	在 EHR 之上创建平台 发展概率决策支持 为患者和提供者提供适应性教育
数据展示	数据密度和数据速度的大幅增长 传统数据格式 提供者培训不匹配	在护理重新设计中重新构想数据显示和工作流程 投资用户界面开发 “在飞行中”的决定支持
临床采用和实施	传统工作流程 缺乏临床效用的证据 感知价值有限 技术理解有限 既得利益 对组织不妥协的看法	全面护理重新设计 在相关临床背景下测试基因组学 发展有价值的证据 基因组作为体检的一部分 传统医学以外的护理模式 安排/患者参与
教育	死记硬背的学习不堪重负 信息学培训有限 长期规模的教育周期	从死记硬背学习到数据科学的过渡 严谨的信息学培训 实时自适应学习
调节	以传统证据为基础 强调人口风险/利益	持续的监管创新 纳入个人风险/利益
报销与资金	创新成本和新技术 缺乏感知价值 没有严格的全面测试模型 需要持续报告 有限的收入流多样性	降低成本 增值的定义 超越交易报销 传统医学以外的付款模式 收入来源多样化
伦理	由于感知确定性而引起的谨慎 专业实践限制;“草皮战争” 古老的创新周期	提供者和患者的教育 消除“遗传例外论” 临床环境中的现实实施

EHR,电子病历;HIPAA,健康保险流通与责任法案;RCT,随机对照研究。

随着临床护理和发现变得更加紧密，过于专业化和耐心的教育必须进行转变。在每个场景中收集和显示“及时”信息的需求将需要自适应学习平台。在日常护理中寻找将严格数据收集与高影响力教育相结合的方法是精准医学的核心设计问题，需要真正有意义地使用EHR[40]。

随着干扰性的研究发现，最重要的是不能丢弃医学多年来努力形成的“基本事实”，同时避免医学教条化。将科学的严谨性引入整个人群需要将基因组学和新的表型仔细地映射到现有框架上。在临床领域，重要的是不要用冷漠的数字取代具有移情的医患关系。相反，大规模连续客观信息的上传将有助于消除伴随EHR实施而形成的“提供者像个数据录入员”的感受，从而促进真正的专业—患者互动。

实施精准医学的许多障碍至少有相当一部分源于当前系统内不同工作人员的不让步。如果精准医学要取得成功，包括组织专业人员在内的许多既得利益者必须改变。精准医学隐含的相互依赖性将需要增加新的医学技能，新的团队结构和新的培训范例。

未来展望

早期的诊断和治疗将导致卫生系统重新回归到更年轻的人群，最新的测序技术有望在出生前实现全基因组覆盖。技术、新药、大数据和来自其他生活领域的创新与社会压力的融合将推动医学专注于健康，确立目标在于检测和干预与该状态的首次偏离。实现精准医学广泛实施的分列步骤尚不明确。心脏病学具有从专注于晚期疾病成功转向专注于早期干预和预防的悠久历史，能够很好地领导精准医学。

（张宇　秦穆 译）

参考文献

1. Iyengar R, Altman RB, Troyanskya O, FitzGerald GA. Personalization in practice. *Science.* 2015;350:282–283.
2. Auffray C, Charron D, Hood L. Predictive, preventive, personalized and participatory medicine: back to the future. *Genome Med.* 2010;2:57.
3. Barabasi AL, Gulbahce N, Loscalzo J. Network medicine: a network-based approach to human disease. *Nat Rev Genet.* 2011;12:56–68.
4. Collins FS, Varmus H. A new initiative on precision medicine. *N Engl J Med.* 2015;372:793–795.
5. Shah SH, Arnett D, Houser SR, et al. Opportunities for the cardiovascular community in the Precision Medicine Initiative. *Circulation.* 2016;133:226–231.
6. Manrai AK, Ioannidis JP, Kohane IS. Clinical genomics: from pathogenicity claims to quantitative risk estimates. *JAMA.* 2016;315:1233–1234.
7. Gabriel SB, Salomon R, Pelet A, et al. Segregation at three loci explains familial and population risk in Hirschsprung disease. *Nat Genet.* 2002;31:89–93.
8. MacRae CA, Vasan RS. Next-generation genome-wide association studies: time to focus on phenotype? *Circ Cardiovasc Genet.* 2011;4:334–336.
9. Burke MA, Cook SA, Seidman JG, Seidman CE. Clinical and mechanistic insights into the genetics of cardiomyopathy. *J Am Coll Cardiol.* 2016;68:2871–2886.
10. Eichler EE, Flint J, Gibson G, et al. Missing heritability and strategies for finding the underlying causes of complex disease. *Nat Rev Genet.* 2010;11:446–450.
11. MacRae CA, Pollak MR. Effect size does matter: the long road to mechanistic insight from genome-wide association. *Circulation.* 2015;132:1943–1945.
12. Ripatti S, Tikkanen E, Orho-Melander M, et al. A multilocus genetic risk score for coronary heart disease: case-control and prospective cohort analyses. *Lancet.* 2010;376:1393–1400.
13. Schwartz PJ, Dagradi F. Management of survivors of cardiac arrest: the importance of genetic investigation. *Nat Rev Cardiol.* 2016;13:560–566.
14. Amendola LM, Dorschner MO, Robertson PD, et al. Actionable exomic incidental findings in 6503 participants: challenges of variant classification. *Genome Res.* 2015;25:305–315.
15. Risgaard B, Jabbari R, Refsgaard L, et al. High prevalence of genetic variants previously associated with Brugada syndrome in new exome data. *Clin Genet.* 2013;84:489–495.
16. Bick AG, Flannick J, Ito K, et al. Burden of rare sarcomere gene variants in the Framingham and Jackson Heart Study cohorts. *Am J Hum Genet.* 2012;91:513–519.
17. Ghouse J, Have CT, Weeke P, et al. Rare genetic variants previously associated with congenital forms of long QT syndrome have little or no effect on the QT interval. *Eur Heart J.* 2015;36:2523–2529.
18. Oyen N, Poulsen G, Boyd HA, et al. Recurrence of congenital heart defects in families. *Circulation.* 2009;120:295–301.
19. Zaidi S, Choi M, Wakimoto H, et al. De novo mutations in histone-modifying genes in congenital heart disease. *Nature.* 2013;498:220–223.
20. MacArthur DG, Manolio TA, Dimmock DP, et al. Guidelines for investigating causality of sequence variants in human disease. *Nature.* 2014;508:469–476.
21. Wild CP. The exposome: from concept to utility. *Int J Epidemiol.* 2012;41:24–32.
22. Orlando LA, Wu RR, Beadles C, et al. Implementing family health history risk stratification in primary care: impact of guideline criteria on populations and resource demand. *Am J Med Genet C Semin Med Genet.* 2014;166C:24–33.
23. Kessler T, Vilne B, Schunkert H. The impact of genome-wide association studies on the pathophysiology and therapy of cardiovascular disease. *EMBO Mol Med.* 2016;8:688–701.
24. Plenge RM, Scolnick EM, Altshuler D. Validating therapeutic targets through human genetics. *Nat Rev Drug Discov.* 2013;12:581–594.
25. Mortimer SA, Kidwell MA, Doudna JA. Insights into RNA structure and function from genome-wide studies. *Nat Rev Genet.* 2014;15:469–479.
26. Park E, Williams B, Wold BJ, Mortazavi A. RNA editing in the human ENCODE RNA-seq data. *Genome Res.* 2012;22:1626–1633.
27. Tang WH, Hazen SL. The contributory role of gut microbiota in cardiovascular disease. *J Clin Invest.* 2014;124:4204–4211.
28. Thiviyanathan V, Gorenstein DG. Aptamers and the next generation of diagnostic reagents. *Proteomics Clin Appl.* 2012;6:563–573.
29. Wang TJ, Larson MG, Vasan RS, et al. Metabolite profiles and the risk of developing diabetes. *Nat Med.* 2011;17:448–453.
30. Pirmohamed M, Burnside G, Eriksson N, et al. A randomized trial of genotype-guided dosing of warfarin. *N Engl J Med.* 2013;369:2294–2303.
31. Kimmel SE, French B, Kasner SE, et al. A pharmacogenetic versus a clinical algorithm for warfarin dosing. *N Engl J Med.* 2013;369:2283–2293.
32. Mega JL, Hochholzer W, Frelinger AL III, et al. Dosing clopidogrel based on CYP2C19 genotype and the effect on platelet reactivity in patients with stable cardiovascular disease. *JAMA.* 2011;306:2221–2228.
33. MacRae CA, Vasan RS. The future of genetics and genomics: closing the phenotype gap in precision medicine. *Circulation.* 2016;133:2634–2639.
34. MacRae CA, Peterson RT. Zebrafish-based small molecule discovery. *Chem Biol.* 2003;10:901–908.
35. Gibson CC, Zhu W, Davis CT, et al. Strategy for identifying repurposed drugs for the treatment of cerebral cavernous malformation. *Circulation.* 2015;131:289–299.
36. Califf RM. The future of cardiovascular medicine from the regulatory perspective. *J Am Coll Cardiol.* 2016;68:766–769.
37. Clohessy JG, Pandolfi PP. Mouse hospital and co-clinical trial project: from bench to bedside. *Nat Reviews Clin Oncol.* 2015;12:491–498.
38. Antman EM, Harrington RA. Transforming clinical trials in cardiovascular disease: mission critical for health and economic well-being. *JAMA.* 2012;308:1743–1744.
39. Asch DA, Rader DJ, Merchant RM. Mining the social mediome. *Trends Mol Med.* 2015;21:528–529.
40. Ritchie MD, Denny JC, Zuvich RL, et al. Genome- and phenome-wide analyses of cardiac conduction identifies markers of arrhythmia risk. *Circulation.* 2013;127:1377–1385.

第 7 章　心血管遗传学原理

KIRAN MUSUNURU AND SEKAR KATHIRESAN

心血管疾病风险变异的遗传基础　49
分子生物学简介　49
遗传模式　50
发现心血管疾病遗传基础的方法　51
人类遗传变异　51
描绘人类遗传变异的特征：基因分型和测序　52
关联基因型与表型的研究设计　53
例证　55
孟德尔式遗传病经典连锁研究　55
孟德尔式遗传病直接 DNA 测序　55
人群中极端研究的复杂特征　55
全基因组关联的复杂特征　56
遗传发现的临床应用　56
风险预测　56
区分致病性和反应性生物标志物　57
个性化用药　58
治疗靶点：10 年内从基因到药物　58
基因组编辑　58
未来展望　59
参考文献　59

作为医生，我们寻求了解人类疾病的根源。人类遗传学作为一种独特的工具，以人群中全基因组搜索为基础得出关于疾病根源的新假设，避免了对其潜在病理生理过程的预先假设。在过去的几十年里，这里讨论的遗传学原理的应用已经成功地鉴定了一系列心血管疾病的致病基因。这些信息为我们的患者提供了解释并提高了预测疾病风险的能力。最重要的是，它使我们能够理解病理生理学，以其为基础设计合理的方法来改善疾病预防和治疗[1]。本章回顾了用于发现基因的人类遗传学原理，并将这些发现用于改善病人治疗。我们在临床病例报告中强调阐述这些原理。

心血管疾病风险变异的遗传基础

病例，第一部分。一名 44 岁男子（JS）在 ST 段抬高型心肌梗死（ST-segment elevation myocardial infarction，STEMI）以及经过初次血管成形术和放置药物洗脱支架的治疗后，前往心脏科办公室进行随访。在 STEMI 之前，他的心血管疾病风险因素包括 235mg/dl 的空腹低密度脂蛋白胆固醇（low-density lipoprotein cholesterol，LDL-C）水平和吸烟，体重指数（body mass index，BMI）为 25kg/m^2，无 2 型糖尿病病史，血压正常。他的父亲在 45 岁时死于心肌梗死（myocardial infarction，MI），他的叔叔在 49 岁时患了心梗。他有两个兄弟，分别是 43 岁和 39 岁，两者均没有临床心血管疾病。这位 43 岁的兄弟（KS）LDL-C 水平升高（214mg/dl）。39 岁的兄弟（LS）LDL-C 水平为 130mg/dl，高密度脂蛋白胆固醇（high-density lipoprotein cholesterol，HDL-C）水平为 29mg/dl。图 7.1 显示其家族谱系。

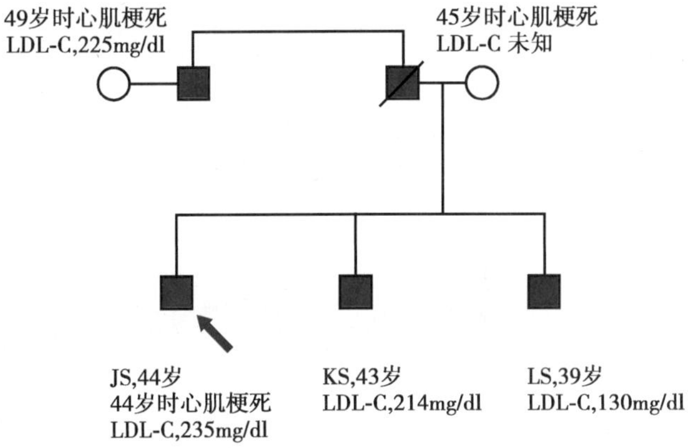

图 7.1　病例患者 JS（箭头所示）的家谱，其 44 岁时患 ST 段抬高型

许多心血管疾病在家族中聚集，家族聚集的研究可以确定遗传性 DNA 序列变异对这些疾病模式的影响程度。早产儿冠心病（coronary heart disease，CHD）的家族史使后代患冠心病的风险提高了大约 3 倍[2]。家族史是几乎所有心血管疾病的重要危险因素，包括心房纤颤、先天性心脏病和高血压。而家族性疾病的聚集除了反映共同的遗传序列外，还可以反映共同的环境。

遗传力——由附加遗传影响引起的疾病风险的个体变异性分数——是一种常用的方法，用来分离共享遗传序列的作用。个体间剩余的变异性来自于所有其他因素：环境对疾病的影响、非加性（上位）遗传效应（例如基因-基因相互作用或基因-环境相互作用）、亲缘性或疾病的测量误差和随机可能性。对于大多数临床上重要的特征（疾病和危险因素），经验估计的遗传力范围在 20% 到 80% 之间（详情请见在线人类孟德尔遗传学，网址为 www. ncbi. nlm. nih. gov：80/entrez/query. fcgi？ db=OMIM）。

分子生物学简介

基因被编码在 DNA 中，DNA 是带两股链的聚合分子，其结构被称为双螺旋结构。遗传“密码”由 4 种不同的 DNA 碱基——腺嘌呤（A）、胞嘧啶（C）、鸟嘌呤（G）和胸腺嘧啶（T）——以非随机顺序连接在一起。由于互补作用，这两股链含有冗余信息——一股上的腺嘌呤总是与另一股上的胸腺嘧啶配对，一股上的胞嘧啶总是与另一股上的鸟嘌呤配对。因此，双链 DNA 由 A-T、T-A、C-G 和 G-C 碱基对的序列组成（图 7.2）。

人类 DNA 总共组成 23 对染色体，每对染色体跨越数百万对碱基对。总共有 46 条染色体组成了基因组。每条染色体都有许多基因，这些基因包含所谓的编码 DNA，由大量的非编码 DNA 分开。转录过程将 DNA 序列中的信息复制到单链编码 RNA 上，也称为信使 RNA 或 mRNA，这一聚合物在结构上类似于 DNA，但使用尿嘧啶（U）替代了胸腺嘧啶（T）。随后，翻译的过程将信使 RNA 序列转换成一个组成蛋白质的氨基酸序列，扮演各种角色（例如结构元素、酶、激素）。因此，遗传信息从 DNA 传到 RNA 再到蛋白质，这被经典地称为分子生物学的“中心法则”（图 7.3）。

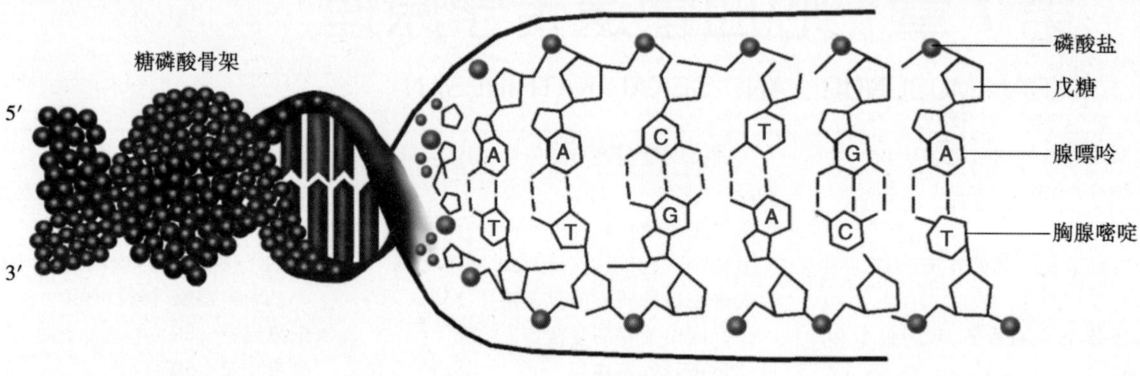

图 7.2 DNA 双螺旋的示意图。携带特异遗传信息的 4 种碱基——鸟嘌呤(G)、腺嘌呤(A)、胸腺嘧啶(T)和胞嘧啶(C)——从糖磷酸骨架向内延伸,在另一条链上形成互补的碱基对

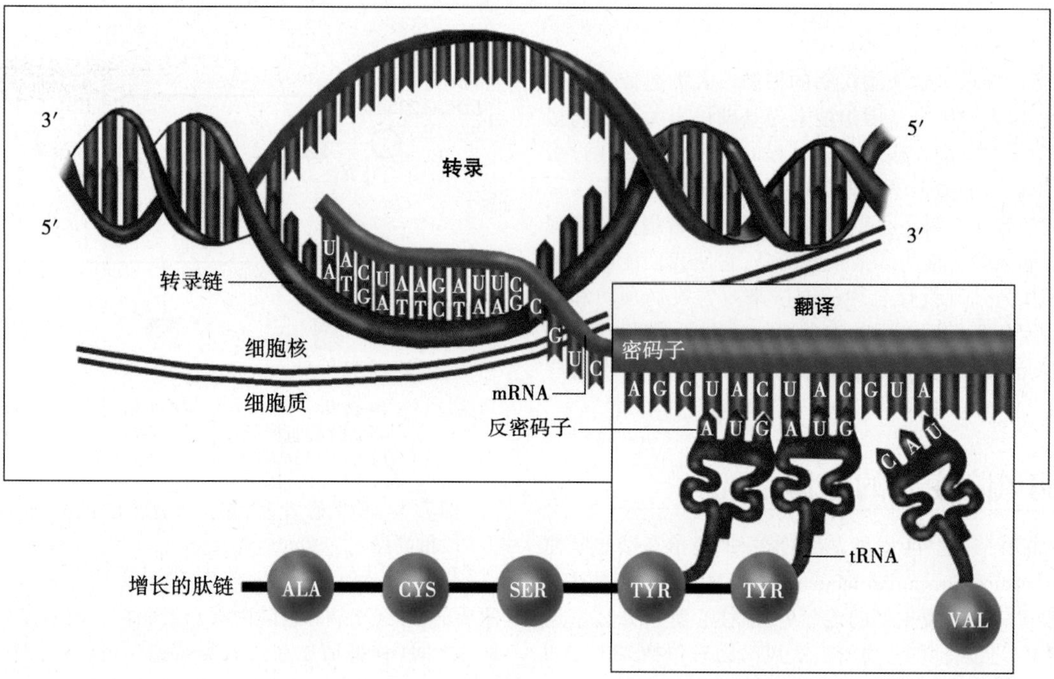

图 7.3 遗传信息的流动。细胞核中的转录根据双螺旋 DNA 链中的一条,产生一个互补的 RNA 链。mRNA 被运输到细胞质中,在那里被翻译成蛋白质

根据中心法则,基因组中 DNA 序列的变化如果发生在基因内或其附近,就会导致基因编码的蛋白质发生变化,从而对生物体的表型产生重要影响。表型是指人类任何可观察到的特征。导致表型变化的 DNA 序列的变化是有遗传成分疾病的大部分遗传力的基础。

表观遗传学是指除了影响基因转录过程的 DNA 序列的改变外由外部因素引起的表型变化。这些因素会导致由 DNA 转录而来的 RNA 水平的改变,从而导致蛋白质水平的改变。在某些情况下,父母可以将表观遗传变化传给后代,从而成为表型遗传力的另一个来源。表观遗传变化包括不涉及 DNA 序列本身的 DNA 水平修饰。最常见的这种修饰是胞嘧啶碱基的甲基化,这通常导致基因转录减少或“沉默”。

在染色体内,DNA 分子盘绕在一个叫作染色质的复合体中,这个复合体包括一组称之为组蛋白的蛋白质。这些组蛋白在 DNA 分子周围的构型可以通过结构修饰改变(例如,某些氨基酸的乙酰化或去乙酰化),使染色体的一个区域对转录“开放”或“封闭”。因此,该区域内的基因可能转录增加或减少。

表观遗传机制还包括 DNA 和染色质以外影响基因转录和翻译的因素。除了基因之外,基因组还包含成千上万个转录的 RNA 分子,它们并不编码蛋白质;这种非编码 RNA(noncoding RNAs, ncRNAs)包括微小 RNA 和长链非编码 RNA。非编码 RNA,尤其是长链非编码 RNA,可以通过多种机制调节转录,包括与细胞的转录机制和组蛋白修饰酶的相互作用。非编码 RNA 也与信使 RNA 的活性相互作用和调节,从而调控蛋白质含量。例如,微小 RNA 在结构上与 mRNA 分子中的互补序列结合,抑制了 RNA 翻译为蛋白质或导致 mRNA 的降解。

遗传模式

疾病的“遗传结构”是指存在于每个患者和人群中的遗传风险因素的数量和规模,以及它们的频率和相互作用。疾病可以由每个家族中的单个基因(单基因)或多个基因(多基因)引起。当只涉及一个基因并且该基因对该家族的疾病有很大影响时,识别遗传风险因素是最容易的。如果一个基因是导致疾病的必要条件和充分条件,这种情况就被称为孟德尔疾病,因为这种疾病与(家族中的)一

种突变密切相关,这种突变符合孟德尔遗传的简单规律。

对于单基因病,遗传模式包括常染色体显性遗传、常染色体隐性遗传和 X 连锁遗传。在常染色体显性遗传疾病中,一个基因的单个缺陷性复制(对于每一个常染色体基因,无论是母体还是父体拷贝)足以引起表型变化。在常染色体隐性遗传疾病中,来自母、父体的拷贝都需要有缺陷才能引起表型改变。在 X 连锁染色体疾病中,缺陷基因位于 X 染色体上。鉴于男性只有一条 X 染色体,女性有两条 X 染色体,携带有缺陷基因拷贝的男性会受到这种疾病的影响,而女性不会受到影响。

然而,大多数常见的心血管疾病并不遵循孟德尔简单的遗传规律,而是复杂的多基因与环境相互作用的结果。这些多基因病需要多个基因的变异引起疾病。因此,在这些情况下,通过研究单个家庭就很难理解这些疾病。一个必然的结果是每一种基因变异都可能有一个小的表型效应,但通过比较少数有无这种变异的人,这种效应并不明显。基于这些原因,通过对大量人群的研究来阐明复杂疾病的遗传结构更为可行。

先前提出的病例描述了离散的心血管表型(例如,基于一系列标准由它们的存在或缺失定义的特点)和定量表型两种表型。心肌梗死是一种离散的(也称为二分的)表型,而血压、LDL-C、HDL-C 和 BMI 是连续的心血管特征。在一般人群中,大多数这些特征表现出一种复杂的遗传模式。

然而,对于许多复杂的性状,这种疾病的一些亚型在遗传上是单基因的。在我们的病例中,高 LDL-C、早发性心肌梗死和早产儿心肌梗死的家族史同时发生,提示一种特殊的孟德尔遗传病,即家族性高胆固醇血症(FH)[3]。在 FH 中,极高的 LDL-C 水平和心肌梗死是 LDL 受体基因缺陷所致。严重高 LDL-C 和早期心肌梗死也可能由其他基因缺陷引起,包括前蛋白转化酶 subtilisin/kexin 9 型(*PCSK9*)和载脂蛋白 B(*APOB*)。其他复杂性状单基因亚型的例子包括肾盐代谢过程中罕见的基因突变导致的极高血压或低血压;由于 *APOB*、*PCSK9* 或 *ANGPTL3* 基因突变所引起的 LDL-C 极低;以及 *MC4R* 基因突变引起的极度肥胖。

发现心血管疾病遗传基础的方法

人类遗传变异

人类基因组包含了 46 条染色体上约 60 亿个碱基对。实际上,只有大约 1%的基因组 DNA 对大约 20 000 个人类基因进行编码[4]。虽然所有人共享基因组大部分的 DNA,但 DNA 序列的变异——发生在编码 DNA 和非编码 DNA 中——使个体彼此区别开来。这些 DNA 序列变异在一定程度上解释了为什么某种疾病更多或更少可能在某些人身上发生,或者为什么有些人对某种药物的反应更积极或更消极(参见第 6 章和第 8 章)。

正如前面提到的,一些 DNA 序列变异具有很大的表型效应,这意味着它们可以单独引起疾病。这些 DNA 序列变异往往很罕见(有时为某个人或家族独有),因为自然选择将它们从种群中剔除。简单地说,它们会引起单基因疾病。其他的 DNA 序列变异通常发生在人群中,并且往往有较小的表型效应。通常情况下,这些突变组合在一起会导致多基因疾病。由于自然选择,一般来说,DNA 序列变异的频率与变异所产生的表型效应呈反比关系。例如,这种关系可见于影响人群中 LDL-C 的基因变异型[5-8](图 7.4)。

编码序列变异可能破坏基因的功能及其蛋白产物[9](图 7.5)。

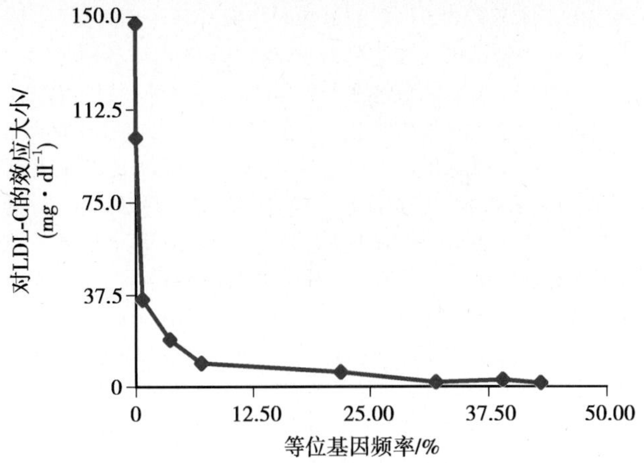

图 7.4　在等位基因频率范围内,DNA 序列变异对 LDL-C 的效应大小。基因、变异体、频率、对 LDL-C 的效应大小如下:*NPC1L1*, rs217386[5], 43%, 1.2mg/dl; *HMGCR*, rs12916[5], 39%, 2.5mg/dl; *ANGPTL3*, rs2131925[5], 32%, 1.6mg/dl; *SORT1*, rs629301[5], 22%, 5.7mg/dl; *APOE*, rs429358/C130R[6], 7.1%, 9.3mg/dl; *APOE*, rs7412/R176C[6], 3.7%, 18.8mg/dl; *APOB*, R3500Q[7], 0.08%, 100mg/dl; *LDLR*, W23X 或 W66G 或 W556S[8], 0.03%, 147mg/dl

野生型序列								
…	AUG	GCC	TAC	GTT	CGA	CCC	…	
…	Met	Ala	Tyr	Val	Arg	Pro	…	
错义突变								
	AUG	<u>A</u>CC	TAC	GTT	CGA	CCC		
	Met	<u>Thr</u>	Tyr	Val	Arg	Pro		
无义突变								
	AUG	GCC	TA<u>G</u>	GTT	CGA	CCC		
	Met	Ala	<u>Stop</u>					
移码突变								
	AUG	GCC	TAC	•TTC	CGA	CCC		
	Met	Ala	Tyr	<u>Phe</u>	<u>Asp</u>	…		
缺失								
	AUG	GCC	TAC	GTT	…	CCC		
	Met	Ala	Tyr	Val	–	Pro		
或								
	AUG	GCC	TA•	G	TT	CCC		
	Met	Ala	<u>Stop</u>	⟶				
插入								
	AUG	GCC	<u>AAA</u>	TAC	GTT	CGA	CCC	
	Met	Ala	<u>Lys</u>	Tyr	Val	Arg	Pro	
或								
	AUG	GCC	<u>A</u>TA	CGT	TCG	ACC	…	
	Met	Ala	<u>Ile</u>	<u>Arg</u>	<u>Ser</u>	<u>Thr</u>	…	

图 7.5　改变人类基因结构和表达的不同种类的突变

一些编码变体不影响蛋白质的氨基酸序列；这样的"同义"变体通常不会导致表型结果。其他编码变异会引起蛋白质各种各样的改变——蛋白质中单个氨基酸的替换（错义），蛋白质的过早截断（无义），经过变异位点的氨基酸序列重组（移码突变），或氨基酸的插入或删除。这些所谓的非同义变体中的任何一种都可能产生表型效应，程度范围从微不足道到深远不等，尽管无义和移码突变与错义突变相比对蛋白质功能更有害。此外，剪接位点（每个外显子结束后和开始之前的第一个和第二个碱基）的序列变异可能会生成一个严重破坏的蛋白质产物，该产物丢失整个外显子编码的区域。

非编码变异虽然不会直接影响蛋白质的氨基酸序列，但会以其他方式引起表型变化。例如，基因附近的非编码变体可能会影响基因的转录，导致基因产生的 RNA 含量增加，最终增加蛋白质产物[10]。非编码变体可以以其他方式影响 RNA 的功能；例如，一个位于 microRNA 序列中间的非编码变体可能削弱或增强 microRNA 与特定 mRNA 相互作用的能力，从而引起表型变化。

DNA 序列变体，也称为基因多态性（源自希腊语，"多种形式"），由 4 个主要类别组成。单核苷酸多态性（single-nucleotide polymorphisms，SNPs）涉及基因组中单个 DNA 碱基对的改变。SNP 是 DNA 变异中最常见和分类最多的，迄今为止，在所有人群中已经发现了数千万种 SNP。可变数目串联重复序列（variable number tandem repeats，VNTRs）涉及在某个基因组位置上的一种短 DNA 序列的可变数量的重复；重复的次数范围从很少到成千上万。拷贝数变体（copy number variants，CNVs）涉及一个长的 DNA 序列（>10 00 碱基对）的可变重复数，通常从 0 到 1 或几个重复。一个 *indel*（插入/缺失）是一种 DNA 变体，其中序列要么存在（插入），要么不存在（缺失）；它可以是 VNTR 的一种特殊类型，也可以是 CNV 的一种特殊类型，这取决于所涉及的序列的大小。

描绘人类遗传变异的特征：基因分型和测序

在大多数情况下，由于配对染色体的存在，每个人的 DNA 序列都有两套（男性 X 或 Y 染色体上的 DNA 序列例外，因为这两条染色体完全不同）。这两个基因被称为等位基因。对于一个 DNA 变异体，基因型是两个等位基因在变异位点的标识。这两个等位基因可能是完全相同的，在这种情况下，这个人的等位基因是纯合

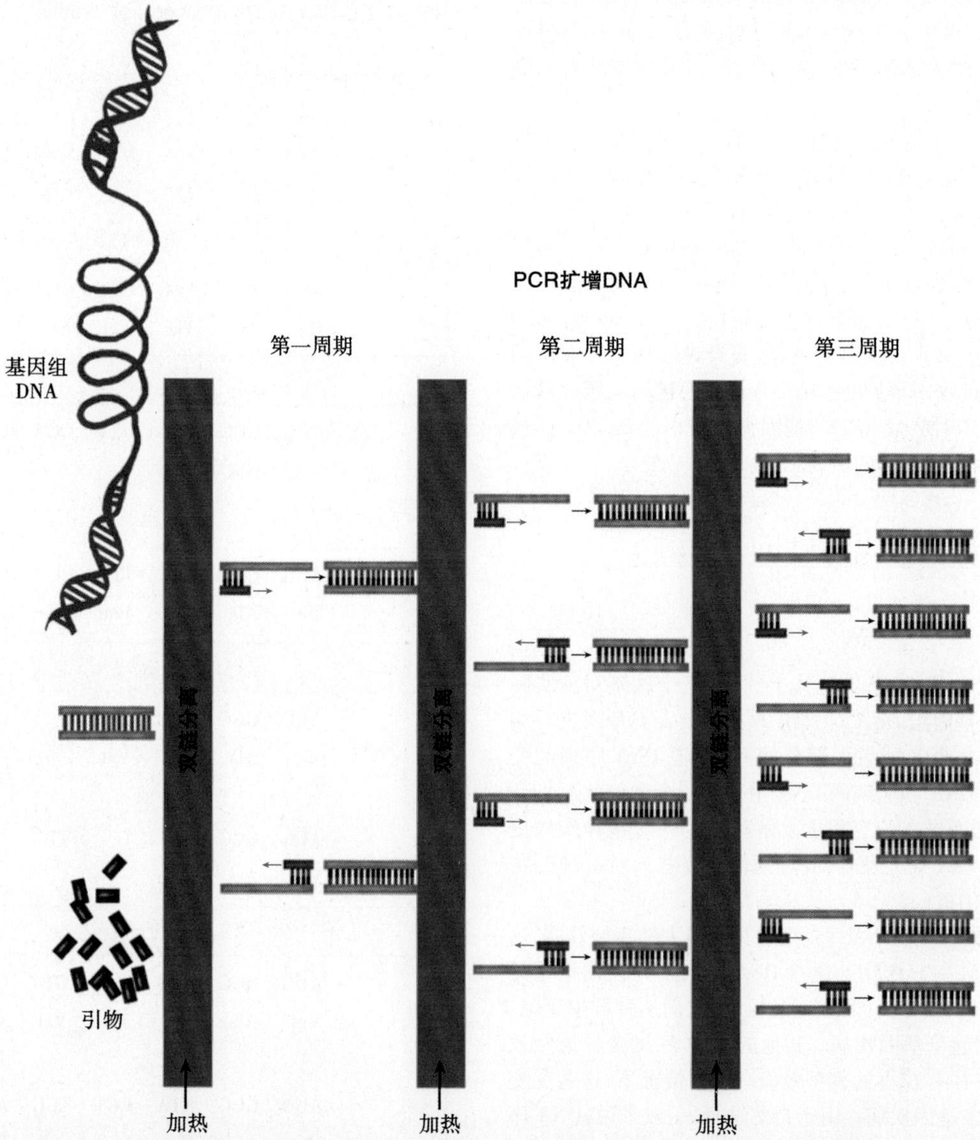

图 7.6　PCR 扩增 DNA。化学合成对 DNA 序列 5′和 3′端反应的合成引物。加热到 95℃时双链的 DNA 融化，随后冷却退火引物，然后温度设置在 68～72℃以获得最佳聚合酶活动。热稳定的 DNA 聚合酶扩增目标序列的每一条链，从而产生两套 DNA 序列。该过程重复多次以实现目标序列的扩增

型。如果这两个等位基因不同，那么这个人的 DNA 变异体是杂合的。单倍体型是 DNA 突变邻近位点的一系列基因型。因为单倍体型位于染色体单独的区域，当它从父母传给后代时，它倾向于保持连接在一起的状态。

对于主要以两种形式出现的基因多态性（典型的例如 SNPs，一个 DNA 碱基对另一个 DNA 碱基，但是对于 VNTRs 来说并非如此，因为 VNTRs 通常至少有几种形式存在譬如以不同的重复数）在特定人群中发现的较常见的等位基因称为主等位基因，较不常见的等位基因称为次等位基因。常见变异的定义是由于次等位基因的频率在种群中大于 5%。低频变异的次等位基因频率在 0.5%~5%之间；罕见变异的频率则低于 0.5%。罕见的变异通常被称为突变。在某些情况下，突变非常罕见，只能在一个个体或一个家族中发现。

有两种方法可用于测定 DNA 变异位点的基因型。第一种方法使用基因分型技术直接确定基因组单个位置的基因型。第二种方法使用聚合酶链式反应（PCR）扩增紧接在 DNA 变异位点周围的 DNA 区域（图 7.6）。PCR 产物进行 DNA 测序，间接确定基因型。第一种方法通常更便宜——实际上，制造的“芯片”可以一次直接对数百万个 DNA 变体进行基因分型，但需要事先进行优化。因此，直接基因分型对于已经分类的普通和低频变异体最有用。第二种方法更贵，一次只能测一个位点，但它可以灵活地应用在基因组中的任何位置。这种方法可用于发现以前未分类的、罕见的 DNA 序列变体。

近年来，人们发明了第三种方法来描述一个人的遗传变异。这种方法需要使用一种被称为“二代 DNA 测序”的技术[11]。尽管操作细节各不相同，但这些技术均能够以合理的成本，一次快速对数十亿个 DNA 碱基对进行测序。这些技术可以有效地对患者的整个编码 DNA 进行测序，即外显子组（exome），它约占基因组的 1%[12,13]。最近，在 24 小时内花费几千美元对患者整个基因组进行测序已经成为可能，人们翘首以盼的“千美元基因组”测序技术有望很快问世。

虽然进行 DNA 测序仍然比直接基因分型更昂贵，但全基因组测序成本的下降将很快使其应用于大量人群。全基因组测序提供了在单个实验中确定所有已知 DNA 序列变体位置的基因型的优势，同时鉴定出个体可能先前未知的 DNA 变体。

关联基因型与表型的研究设计

图 7.7 阐述了将基因型与表型联系起来的方法。x 轴显示了该等位基因在人群中的频率，从罕见到常见；y 轴显示了由 DNA 序列变异等位基因赋予的表型效应的大小，从小到大。如前所述，由于进化和自然选择的关系，等位基因频率与其效应大小存在反比关系。通常，为了检测小到中等效应（譬如风险增加 5%到 50%）的常见 DNA 序列变异，基因分型显示 DNA 序列变异的特征，而基于人群的关联将基因型和表型联系起来。通过测序发现具有较大效应的稀有变异来表示其 DNA 序列变异的特征。两种主要的研究方法之一——基于家族的研究或极端表现型研究——可以用来将罕见的变异与表型联系起来。通过基因分型或测序可以检测低频（0.5%~5%）变异，这 3 种研究设计中的任何一种都可能有助于将基因型与表型联系起来。

基于家族的研究

病例，第二部分。心脏病专家将近期患有心肌梗死的 45 岁患者（JS）介绍给遗传学家进行评估。遗传学家怀疑患者有家族性高胆固醇血症，并安排了 *LDLR*、*APOB* 和 *PCSK9* 等基因的临床测序。这些测试鉴定出 *PCSK9* 基因的一个突变：核苷酸 625 位点的外显子 2 上 T→A 碱基的替换，这预示了密码子 127 位点上保守型丝氨酸被精氨酸所替换（Ser127Arg）。这种突变导致 PCSK9 功能增强和常染色体显性的高胆固醇血症[14]。

两种主要的研究设计用于鉴定引起单基因病的基因突变。他

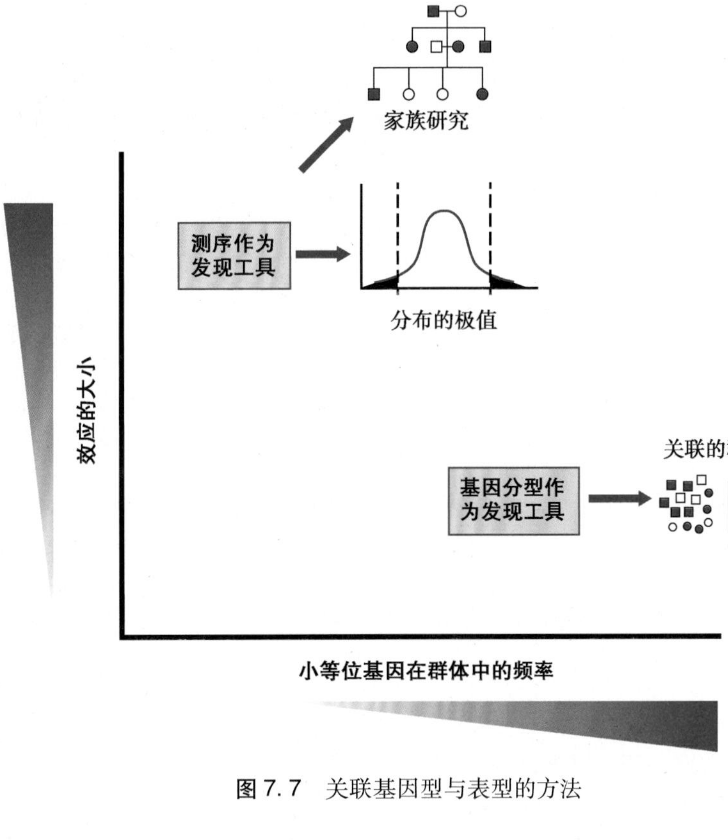

图 7.7 关联基因型与表型的方法

们都利用了家族关系。经典的连锁研究需要分布在基因组中的几百或几千个 DNA 变体的基因分型(通常是带有 2~6 个碱基对长度重复数的 VNTRs,也称为微卫星标志分子)。连锁分析鉴定出任何与疾病密切相关的标志物分子。对于显性遗传疾病来说,当标记物分子的一个特定等位基因仅在患有该疾病的家庭成员("患病者")中发现,而在健康的家庭成员("未患病者")中未发现时,可观察到连锁反应。而对于隐性遗传病,当一种特定等位基因的两个复制仅在患病家庭成员中发现,而在健康家庭成员中没有发现时,就会观察到连锁反应。计算每个受影响的基因组标志物的连锁程度来得到一个称为概率对数(LOD)分数的度量。LOD 评分高于 3.0 被认为是连锁反应的重要证据。

实际情况是,某一特定标志物的高 LOD 分数表明,致病基因的突变位于标志物分子数个百万碱基(即数以百万计的碱基对)的位点上。这个区域通常包含几十个,即使不是几百个候选基因。有时,通过对聚集在原始标志物周围的一组标志物进行基因分型并评估连锁反应,可以进一步缩小该区域,这一过程称为位置克隆。疾病突变的鉴定需要对候选基因进行测序,以希能找到一种罕见的编码变异。传统上,成本的限制禁止对大量基因进行测序,并强制对有限的候选基因进行明智的选择,而这些候选基因被认为最有可能发生因果突变——这通常是一种徒劳的方法。

二代 DNA 测序技术的进步使第二种研究设计成为可能。现在,人们不必对一些候选基因进行测序,而可以进行外显子组测序,并在单个相对便宜的实验中捕获共约 20 000 个人类基因的编码 DNA。在这项研究设计中,一个人选择了一些患病的家庭成员,对他们的 DNA 样本进行外显子组测序,并通过测序数据筛选,以确定少数罕见的所有患病个体共享的变异[15]。这个变体列表可以通过以下几种方式进一步缩小,例如确认某个变体在未患病的情况下不存在,或者同时进行连锁研究,筛选位于 LOD 值较高的标志物分子附近的变体。

一旦被认为最有可能是因果突变的罕见基因被筛选出来,就可以通过对具有相同疾病的不相关个体的基因进行测序来确认。如果一些人在同一个基因中有突变(要么是相同的罕见变异,要么更可能是不同的变异),则强烈提示该基因是导致这种疾病的原因。

极端表型研究

对处于表型极端的人群中个体的研究为基因发现提供了另一种方法[16]。对于定量表型如血液胆固醇水平,这项研究工作可能需要找到相当数量的高胆固醇人群和低胆固醇人群。对于离散表型如心肌梗死,理想的研究个体可能是疾病过早发生的年轻人,而不是有多种危险因素但没有冠状动脉疾病(coronary artery disease, CAD)证据的老年人。

这些极端人群的 DNA 样本可以进行候选基因测序、外显子组测序甚至全基因组测序。这项分析需要识别在其中一组人群(相对于另一组)中具有罕见变异优势的基因。举个例子,如果一个特定基因在心梗年轻人组与没有冠心病的老年人组相比显示出明显更高的罕见变异频率,则认为该基因是心梗的致病基因。相反,如果这个基因在老年人组有更高的罕见变异频率,该基因则可能预防疾病。

基于人群的研究

以家族为基础的研究对多基因疾病的研究效果很差,在多基因疾病中,每一种 DNA 变体的作用都很小或中等。由于这些 DNA 变异往往在特定人群中很常见,基于人群的研究更容易通过严格的统计检测出它们的微小效应。

全基因组关联研究(genome-wide association study, GWAS)是主要基于人群的研究设计[17,18]。在 GWAS 中,一个人群中许多不相关个体的 DNA 样本——多达成千上万人——使用基因组中数百万个 SNP 标志物的芯片进行基因分型。该分析需要搜寻与研究的表型有密切统计学联系的 SNP。对于定量表型如血液胆固醇水平的 GWAS 来说,每个 SNP 都要接受测试,以确定一个 SNP 基因型的个体是否在平均胆固醇水平上与另一个基因型的个体有显著差异。

对于像心肌梗死这样的离散表型的 GWAS,研究比较了一组带有表型的个体以及一组没有表型的个体(病例与对照)。对每个个体 SNP 进行评估,以确定其小等位基因频率在病例和对照组之间是否不同(图 7.8)。

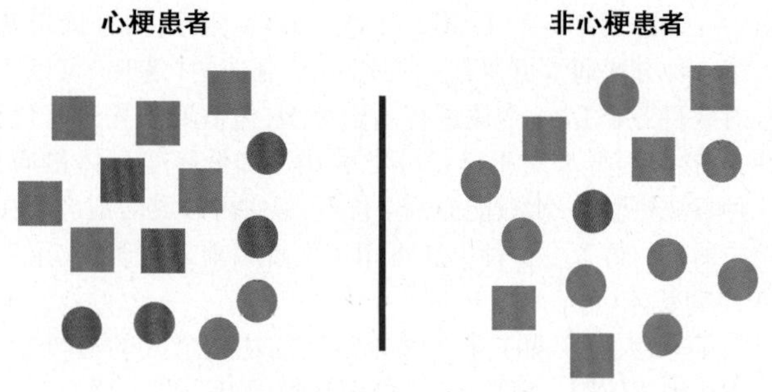

图 7.8 二分类表型的 GWAS 分析方案。第 1 步:比较病例组和对照组的遗传变异频率。变异等位基因的携带者用粉色表示,而非携带者用蓝色表示。盒子代表男人,圆圈代表女人。在这里,变异等位基因在病例组出现的频率比对照组高。第 2 步:对于每一个基因变异(通常在每次实验中有 30 万~100 万),为偶然观察到的频率差异生成 *P* 值

由于 GWASs 独立评估多个 SNPs,传统的 $P<0.05$ 的统计学差异阈值需要根据检测的 SNPs 的数量进行调整。一个 GWAS 通常检测大约 100 万个独立的普通 SNP。相应的,为了尽可能减少假阳性结果,GWAS 通常使用一个全基因组 $P<5\times10^{-8}$ 的统计学差异阈值(即由 100 万独立检验得出的对传统 *P* 值 0.05 的 Bonferroni 校正)。由于需要达到非常严格的统计学差异阈值,以及导致多基因性状的大多数 DNA 变体的微小影响,通常需要研究大量数目的人群来成功地进行 GWAS。

GWAS 通常以"曼哈顿曲线"显示结果,x 轴以染色体顺序代表每个变体,y 轴绘制关联每个特征变体的 P 值的 $-\log_{10}$。图 7.9 显示了从一个大型的冠状动脉疾病的 GWAS 得出的曼哈顿曲线,这项研究识别出 25 个具有全基因组统计学意义的染色体位点。

与连锁研究相比,GWAS 使用了更密集的基因组标志物分布和来自更多人的数据。此外,GWAS 利用了基因组的离散重组"热点",在这些"热点"之间的 DNA 区域在从父母传给后代时保持相对完整。因此,GWAS 与连锁研究相比有更高的分辨率;兴趣位点的确定不是靠百万碱基,而是依据侧向重组热点,它们平均每隔几十到几百个千碱基出现。对于一个与表型呈正相关的特定的 SNP,这大大减少了候选致病基因的数量。同样与连锁研究相比,GWAS 已经成功地精准找到了影响基因表达的非编码致病 DNA 变体。

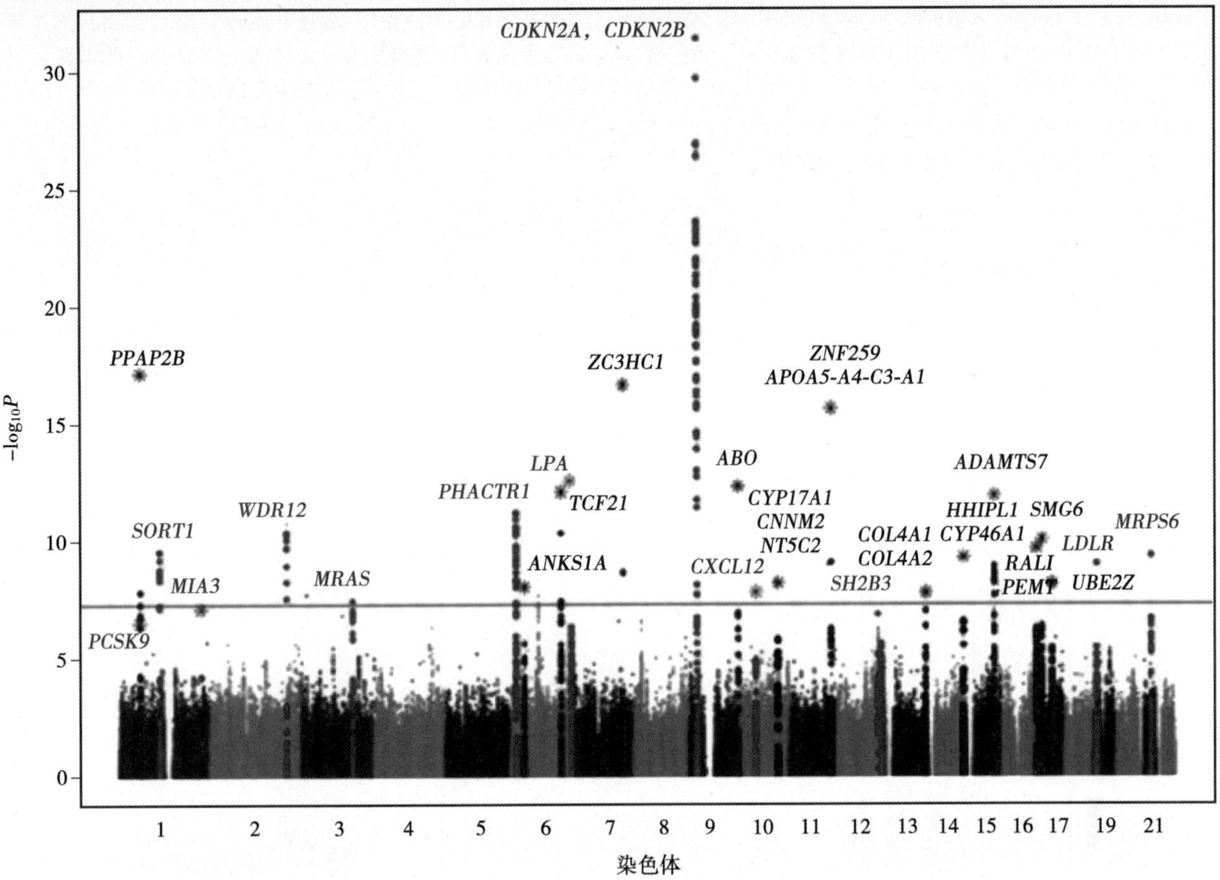

图 7.9 全基因组关联结果的图形摘要(曼哈顿图)。x 轴代表物理顺序下的基因组;y 轴显示了所有 SNP 的$-\log_{10} P$值。发现阶段的数据以圆圈表示,结合发现和复制阶段的数据以星形表示。显著位点的基因在信号的上面列出。已知的位点(在此研究发表之前)用红色表示,此研究新发现的位点用蓝色表示。(引自 Schunkert H, Konig IR, Kathiresan S, et al. Large-scale association analysis identifies 13 new susceptibility loci for coronary artery disease. Nat Genet 2011;43:333.)

例证

在阐述前面描述的各种方法的例子中,我们关注 LDL-C,无论是在单基因脂质紊乱(如 FH)的背景下,还是在血 LDL-C 水平作为多基因定量特征的背景下。

孟德尔式遗传病经典连锁研究

家族性高胆固醇血症是一种单基因疾病,患者具有极高的血 LDL-C 水平,导致胆固醇异常沉积(黄色瘤),严重增加了早在儿童时期就发生心梗的风险。20 世纪 70 年代和 80 年代的初步研究表明,大多数 FH 病例是 LDL 受体基因(LDLR)突变所致[19]。1989 年,一些病例被发现是由 *APOB* 基因的突变引起的[20]。在这些发现之后,其他病例中似乎既无 *LDLR* 也无 *APOB* 基因突变。

Abidfadel 和同事们[14]发现了没有明显 *LDLR* 或 *APOB* 基因突变的患 FH 的法国家庭,并在进行连锁研究时,确认了 1 号染色体上的一个区域,那里的分子标志物与该疾病有很强的联系。通过位置克隆,他们将该区域缩小到包含 41 个基因的区间。一种名为 *PCSK9* 的基因是一个强有力的候选基因,因为此前有报道称一种与之类似的基因参与了胆固醇代谢。*PCSK9* 测序在不同的家族中鉴定出两种不同的罕见变异。随后在小鼠身上进行的研究支持了 *PCSK9* 作为血液胆固醇水平调节因子的观点,并表明发现的突变可能是功能获得性的而不是功能缺失性的[21]。

孟德尔式遗传病直接 DNA 测序

Musunuru 和同事们[22]鉴定发现了一个家庭,其中 4 个兄弟姐妹的血 LDL-C、HDL-C 和甘油三酯水平极低——这是一种明显的隐性遗传疾病,被称为家族性混合低脂血症。连锁研究由于连锁区域内的基因数量过多而无法识别致病基因。几年后,随着外显子组测序技术的出现,对来自两个兄弟姐妹的 DNA 样本进行了这样的分析。在对两个兄弟姐妹的外显子组进行比较时,只有一个基因在两个同源等位基因中都包含了罕见的 DNA 变体——血管生成素样 3(*ANGPTL3*)基因,该基因之前曾被认为与甘油三酯的代谢有关,但与 LDL-C 无关。值得注意的是,这两个兄弟姐妹有两种不同的突变,每一种都是无意义的突变,与 *ANGPTL3* 功能的完全丧失一致。随后的研究证实了家族性混合低脂血症的不相关个体中存在多种 ANGPTL3 突变。

人群中极端研究的复杂特征

在发现 *PCSK9* 在 FH 中作为一种致病基因后不久,Cohen 和他的同事[23,24]提出假设称 *PCSK9* 的功能缺失性变异可能导致一般人群中血液胆固醇水平的差异。由于 LDL-C 水平较低的个体更有可能出现这种功能缺失性变异(因为功能获得性突变导致 FH 的 LDL-C 水平升高),因此他们对多民族的达拉斯心脏研究中表型极端的个体(LDL-C 水平最低的人群)的 *PCSK9* 进行了测序。这些人中有几个人的基因中有两种不同的无意义变体中的一种。然后,研究人员在整个动脉粥样硬化风险的社区研究中,对两个无意义变体的位点进行了明确的基因分型。他们发现,在研究中的黑人受试者中,有 2.6%的人具有这两个变体中的任何一个。与没有 *PCSK9* 变异的个体相比,这些个体的 LDL-C 平均减少了 28%。随后的研究表明,*PCSK9* 无义变异的个体显著降低了发生冠心病的风险(图 7.10)。*PCSK9* 功能缺失性变异的个体没有出现不良后果,因此提示针对 *PCSK9* 的治疗可以提供有益的心血管作用,而不会产生任何不良影响。

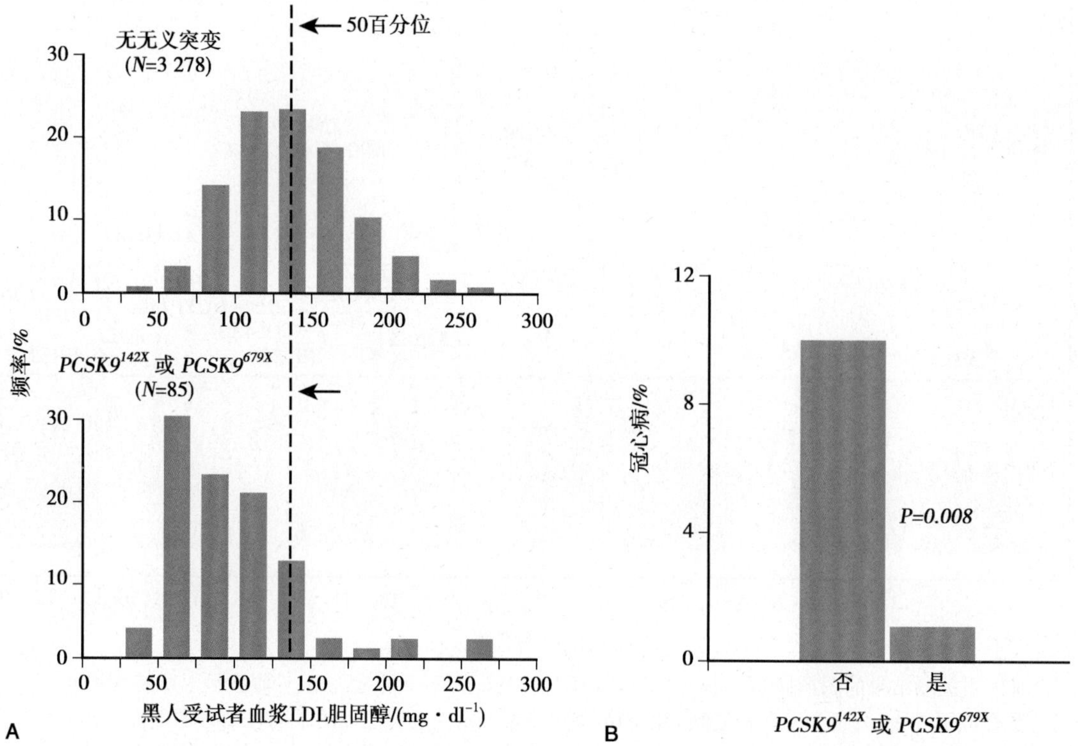

图 7.10 *PCSK9* 基因无义突变携带者和非携带者相比:A,LDL-C 的分布;B,冠心病风险的分布。(引自 Cohen JC, Boerwinkle E, Mosley TH Jr, Hobbs HH. Sequence variations in *PCSK9*, low LDL, and protection against coronary heart disease. N Engl J Med 2006;354:1264.)

全基因组关联的复杂特征

从 2007 年开始,对欧洲血统的个体样本进行 GWAS,以识别与血液 LDL-C、HDL-C、甘油三酯和/或总胆固醇水平相关的 SNP。每年都有一项相继规模更大的研究,并在 2010 年约 10 万人参与的一项合作研究中达到高潮[5]。这项研究共鉴定了 95 个与一个或多个脂质表型相关的位点。值得注意的是,三分之一的位点基因在之前就已知与脂质代谢有关;事实上,超过 12 个基因都有罕见的 DNA 变异,这些变异之前被认为是引起单基因脂质紊乱的原因,包括 *LDLR*、*APOB*、*PCSK9* 和 *ANGPTL3*。另外三分之二的位点据推测有新的脂质调节基因,这激发了人们对一些基因(如 *GALNT2*、*SORT1* 和 *TRIB1*)功能特点的大量研究。

遗传发现的临床应用

风险预测

病例,第三部分。患者 JS 的两兄弟被推荐给心脏病专家评估心肌梗死的风险。两兄弟都没有症状,但都担心自己的家族史,而且 JS 在同样年轻的时候也有冠状动脉事件。他们询问自己患冠状动脉疾病的风险是否增加,这种风险是否可以量化,以及他们是否应该改变生活方式或服用药物。两名患者都进行了 DNA 测序,以确定他们是否携带导致 JS 疾病的 *PCSK9* 突变。43 岁的弟弟(KS)携带 *PCSK9* Ser127Arg 位点的突变,而 39 岁的弟弟(LS)则没有。

识别心血管疾病风险增加的个体并实施预防措施以降低风险是生物医学的关键目标(见第 6 章和第 45 章)。基因标志分子长期以来都被认为可以识别出风险增加的病人。使用遗传标志物来评估风险需要考虑两种情况。

第一种情况是预测患孟德尔式遗传病家庭的风险。在这种情况下,单个缺陷基因会导致家族疾病。核心问题是无症状家族成员是否携带致病基因突变(或对一种隐性疾病来说两种突变)。直接的 DNA 测序可以确定突变是否存在,这通常意味着近乎确定的患病风险。然而,即使是单基因疾病也可能存在复杂性[1]。在一个特定家族中孟德尔突变的携带者中,有些人可能会表现出这种情况,有些人则不会。外显率是指具有特定基因型的个体中显示出与该基因型相关的表型的比例。在许多常染色体显性遗传孟德尔心血管疾病中,存在不完全外显率的证据。例如,Hobbs 和同事[25]在报告中指出,在 *LDLR* 点突变引起的 FH 谱系中,18 个杂合子中只有 12 个具有高 LDL-C(>95%),而其余 6 个杂合子中有一些 LDL-C 低至人群的 28%。相同基因型的高胆固醇表型的缺乏可能是由修饰基因或环境的影响造成的。

第二种情况是利用遗传学来预测一种常见的复杂疾病的风险。在这种情况下,疾病是多种遗传和非遗传因素相互作用的结果。核心问题是,基因标志物是否能识别出患病风险较高的一类亚人群,以及是否能给予该群体有效的干预措施以降低他们的患病风险。例如,我们通常使用一种非遗传标志物,即2型糖尿病的存在,来确定冠心病高危风险的亚人群(2型糖尿病患者的冠心病发病率增加了两倍)[26]。我们将他汀类药物的干预目标放在这类人群,以降低他们患冠心病的绝对风险。

GWAS方法的使用最近识别了45种常见的导致CAD或MI的基因变体,从而使得使用映射变异构建遗传风险评分成为可能[27]。使用GWAS绘制的CAD或MI的前12个常见变体生成了一个简单的遗传风险评分,范围从0到24个等位基因(例如,在这12个位点中,每个个体可以携带0、1或2个风险等位基因),0是最理想的,而24是最不理想的[28]。这种遗传风险评分在人群中的分布接近正常。在这一分布中排名前五分之一的人群(得分最高的20%人群)患冠心病的风险大约增加了1.7倍,即使把所有其他心血管风险因素考虑在内。

这些信息有临床应用价值吗? 关于年轻人和中年人(例如,年龄在30到50岁之间的男性和年龄在40到60岁之间的女性)是否应该接受他汀类药物来预防第一次心肌梗死还不确定。遗传风险评分可以识别出遗传风险最高的亚人群,并对这些个体进行靶向他汀类药物治疗。这一假说有待于在随机对照试验中正式验证(见第45章)。

区分致病性和反应性生物标志物

病例,第四部分。患者JS的39岁兄弟的HDL-C水平为29mg/dl。他的低HDL-C浓度会导致心肌梗死吗?

关于复杂疾病致病因子的假设通常最初来自于观察流行病学。在1961年一篇名为《冠心病发展中的危险因素》(Factors of Risk in the Development of Coronary Heart Disease)的论文中,Kannel和他的同事[29]在美国弗雷明汉心脏研究中心建立了血浆总胆固醇与冠心病未来风险之间的联系。从那以后,研究将数百种可溶性生物标志物与冠心病风险联系起来(见第9章和第45章)。有多少生物标志物直接引起CAD,有多少只是简单地反映了其他的致病过程,为什么这个问题很重要? 致病和非致病生物标志物都可能有助于预测未来疾病的风险,但只有致病生物标志物可能适合作为治疗靶点。一项随机对照试验(RCT)检测一种改变生物标志物的治疗是否会影响疾病的风险,可以支持这其中的因果关系。然而,由于临床试验昂贵和耗时,在进行临床试验之前在人体中获得证据会有所帮助。

孟德尔随机化技术使用DNA序列变体来解决风险因素和疾病之间的流行病学联系是否反映了前者对后者的因果影响的问题[30-32]。原则上,如果一个DNA序列变异直接影响一个中间表型(例如一种基因启动子的变异编码了一种改变其表达的生物标志物)以及这一中间表型促使了疾病的发生,则该DNA变异与疾病相关,其关联程度的大小可由以下两个方面来预测:①变异对表型影响的大小;②表型对疾病影响的大小(图7.11)。如果这种变异和疾病之间的预测联系不是来自对一个足够有力的样本的研究,它将会否定在疾病发病机制中中间表型的纯粹因果作用。

这项研究的设计类似于前瞻性RCT,因为每个个体的随机化发生在概念形成的时刻——DNA变异的基因型在减数分裂期间被随机"分配"给配子,这一过程避免了观察性流行病学研究中观察到的典型混杂。例如,父母的疾病状况或社会经济状况不应影响父母在一个特定的SNP上的两个等位基因中的哪一个传给孩子,每一个等位基因都有同等(50%)的几率由配子传给受精卵。因此,孟德尔随机化应该抵制混杂或反向因果关系。然而,孟德尔随机化有潜在的缺陷,包括:①这种技术的可靠性仅取决于估计变异对表型和表型对疾病的影响大小的可靠性;②它假设除了正在研究的中间表型(多效性)之外,DNA变体不会通过其他方式影响疾病,可能并非如此。此外,孟德尔随机化的一个潜在混淆点是,在某些情况下,一种疾病可能会导致从父母传给后代的DNA变体的等位基因以不同的方式表达;例如,它可以通过继承的表观遗传效应实现。然而,孟德尔随机化经证明可以与传统的RCT一样提供大量信息。

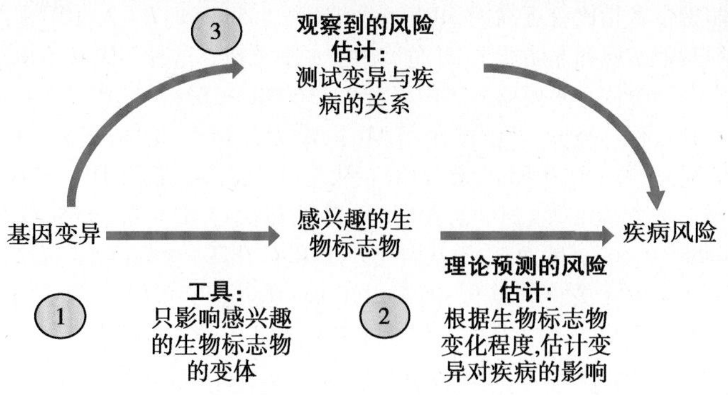

图7.11 孟德尔随机化研究的设计,以测试生物标志物是否会影响疾病风险。研究设计有3个要素。第一,我们需要识别一种基因变异,一种专门改变想研究的生物标志物的工具。第二,需要对工具的疾病风险进行理论上的预测。这种估计通常是基于:①基因变异与生物标志物的联系(例如变异所反映的生物标志物变化的程度);②生物标志物与人群疾病的联系(例如生物标志物的特定变化在多大程度上可能会改变人群患病风险)。第三,在测试了这一工具与人群疾病的联系后,我们得出该工具观察到的疾病风险估计。如果该工具观察到的风险估计与理论上的预测一致,这就支持了生物标志物会影响疾病风险的观点

几项孟德尔随机化研究证实了LDL-C和冠心病之间的因果关系。*PCSK9*基因中显著降低血浆LDL-C浓度的无意义变异与一个黑人队列中冠心病发病率的降低有关[24]。类似地,在白人患者中,*PCSK9*的低频错义变体与较低的低密度脂蛋白水平以及较低的MI风险相关。灭活*NPC1L1*(该基因编码依替米贝的药物靶点)的突变可以同时降低LDL-C水平和CHD风险[33]。这些观测结果表明,较低的LDL-C水平足以预防冠心病。与LDL-C相似,最近的一些遗传学研究也证实了先前的观察结果,即血浆脂蛋白(a)[Lp(a)]与CHD有因果关系[34,35]。

与血浆LDL-C和Lp(a)浓度的结果不同,最近对影响血浆HDL-C的变异进行了大规模的孟德尔随机化研究,研究对象超过10万人,但结果并没有显示这些变异与MI之间存在关联[36]。研究人员进行了两次孟德尔随机化分析。首先,以内皮脂肪酶基因(*LIPG* Asn396Ser)中的SNP作为工具,在20项研究(20 913个MI病例,95 407个对照)中对其进行了检测。其次,由14个与HDL-C特定相关的常见SNP组成的遗传评分提供了一种工具,在多达12 482个MI病例和41 331个对照中对该分数进行了检测。作为阳性对照,研究人员测试了13种与LDL-C特定相关的常见SNP的遗传分数。*LIPG* Asn396Ser等位基因(2.6%频率)的携带者与

非携带者相比有更高的 HDL-C 水平(高 5.5mg/dl,$P=8\times10^{-13}$),但其他脂质和非脂质致 MI 危险因素水平类似。这种 HDL-C 的差异预计会使心肌梗死的风险降低 13%(OR,0.87;95% CI,0.84~0.91),但 396Ser 等位基因与 MI 风险无关(OR,0.99;95% CI,0.88~1.11;$P=0.85$)(图 7.12)。从观察流行病学来看,HDL-C 中增加 1 个标准差(SD)与 MI 风险降低相关(OR,0.62;95% CI,0.58~0.66)。然而,由于基因评分,HDL-C 升高 1 个标准差与心肌梗死风险无关(OR,0.93;95% CI,0.68~1.26;$P=0.63$)。而对于 LDL-C 来说,观察流行病学估计的结果(LDL-C 增加 1 个标准差与 MI 风险相关;OR,1.54;95% CI,1.45~1.63)和从遗传评分得到的结果相一致(OR,2.13;95% CI,1.69~2.69;$P=2\times10^{-10}$)。这些发现表明,一些提高血浆 HDL-C 的遗传机制并不能降低心肌梗死的风险。这些数据挑战了提高血浆 HDL-C 在治疗上一律能降低心肌梗死风险的观点。

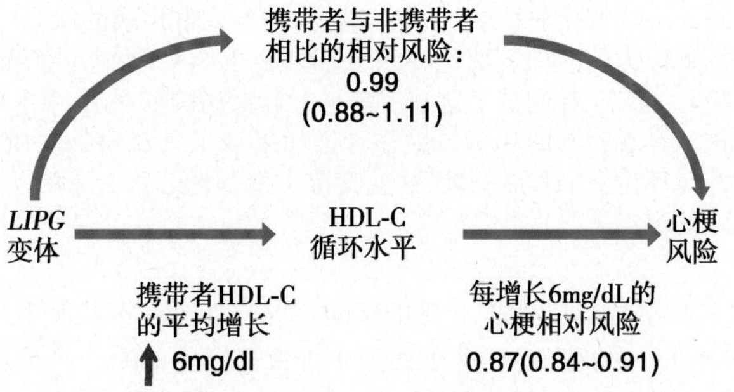

图 7.12 通过内皮脂肪酶(*LIPG*)基因工具对血浆 HDL-C 和心肌梗死风险进行的孟德尔随机研究。在 *LIPG* 基因的氨基酸 396 位点携带丝氨酸等位基因的个体,其 HDL-C 水平比非携带者大约高 6mg/dl。如果 HDL-C 是一个致病因素,则丝氨酸等位基因携带者预计心梗风险会降低。对 116 320 人进行的关联测试发现 *LIPG* 工具并非与 MI 相关。携带升高 HDL 水平变异的个体与非携带者相比有相同的心梗风险

一组平行的临床试验证据也对任何提高 HDL-C 的干预都会降低心肌梗死风险的观点提出了质疑。3 种不同的胆固醇酯转移蛋白(CETP)抑制剂与安慰剂相比显著提高了 HDL-C 水平。由于缺乏疗效,3 种 CETP 抑制剂的临床试验均提前终止[37-39]。结合来看,临床试验结果和这里总结的人类遗传学发现对单独提高 HDL-C 降低冠心病风险的观点提出了质疑。几十年来,生物医学研究界一直认为,如果某项干预措施提高了 HDL-C,则该干预措施将降低冠心病的风险。现在看来谨慎的做法是重新考虑这一假设,并重新评估在干预研究中使用 HDL-C 作为冠心病的生物标志物预测。

与 HDL-C 相反,最近的遗传证据表明甘油三酯脂蛋白是冠心病的一个致病危险因素。遗传学研究已经证明,灭活 *APOA5*、*APOC3*、*ANPGTL4* 和 *LPL* 基因的突变与减少或增加的 CHD 风险相关[40-44]。这 4 个基因有相同的特征,即每个要么编码脂蛋白脂肪酶,要么编码脂蛋白脂肪酶的调控因子,一种能代谢包含在各种脂蛋白颗粒里的甘油三酯的酶。这些发现提示针对脂蛋白脂肪酶途径的新型治疗干预措施将降低冠心病的风险。

总的来说,随着近来我们检测可溶性生物标志物(包括代谢物和蛋白质;见第 9 章)和遗传变异的能力的大幅提高,孟德尔随机化将越来越有助于区分致病和非致病性生物标志物。

个性化用药

病例,第五部分。这位 43 岁的兄弟(KS)在就诊后不久就因为严重的胸痛去了急诊室。医生发现他处于 ST 段抬高型心肌梗死的剧痛中,于是对他进行了紧急经皮冠状动脉介入治疗(PCI)。急诊医师询问心内科医生,此时患者除了服用阿司匹林外,还应该服用哪些抗血小板药物。

正如遗传学资料可以用来预测病人患某种疾病的风险一样,它也可以用来预测病人是否会对某种药物产生治疗反应和/或不良反应。被称为药物遗传学,或者更宽泛地说,个性化用药,其目标是在正确的剂量下安全地为正确的病人提供正确的治疗(参见第 6 章和第 8 章)。

药物遗传学新应用的一个例子集中在抗血小板药物氯吡格雷的使用上。在冠状动脉事件发生后常规给予患者氯吡格雷能减少未来冠状动脉事件的风险,并能在接受冠状动脉支架植入的患者中减少支架内血栓形成的风险。*CYP2C19* 基因(编码一种促使氯吡格雷代谢成其活性形式的酶)中常见的功能缺失性变异降低了药物的有效性,特别是在防止支架内血栓形成方面[45,46]。因此,在治疗时进行 *CYP2C19* 基因分型可以指导治疗的选择。发现 *CYP2C19* 基因功能缺失性变异的患者可以选择增加氯吡格雷的剂量或使用不受 *CYP2C19* 功能影响的同类药物的替代药物(见第 59 章和第 60 章)。

治疗靶点:10 年内从基因到药物

PCSK9 的例子在相对较短的时间内就成为心血管遗传学向临床推广的成功案例(见第 48 章)。关于 *PCSK9* 中功能获得性变异参与引起 FH 的最初报道发表于 2003 年。仅仅 10 年之后,几家公司就开发出针对 PCSK9 蛋白的抗体药物,在当时进行临床试验评估,其中两种药物阿利库单抗和依伏库单抗现已获准用于患者[47,48]。这些药物的开发直接源于发现 *PCSK9* 功能缺失性变异的个体在遗传学上免受冠心病的影响,而没有遭受任何已知的不良影响。临床试验表明,使用这些药物后血 LDL-C 水平大幅下降。明确的结果试验仍有待完成。

基因组编辑

基因组编辑技术的最新进展,最引人注目的是来自细菌物种的集群、规律间隔、短回文重复序列(clustered, regularly interspaced, short palindromic repeats, CRISPR)-CRISPR 相关的 9(Cas9)系统的适应,使精确定位人类细胞内的基因成为可能。基因编辑工具如 CRISPR-Cas9 可以将移码、无义或错义突变引入目标基因,这代表了一种新的治疗方法,目前正处于探索阶段。

最近的发现表明,在 *PCSK9*、*APOC3* 和 *ANGPTL4* 等基因中自然发生的失活突变与冠心病风险降低有关,这为利用基因组编辑技术在冠心病高危患者的一个或多个基因中引入类似的失活突变提供了理论依据。在一项原理验证的研究中,CRISPR-Cas9 被用来对成年小鼠肝细胞中的 *PCSK9* 基因引入移码突变[49]。在使用 CRISPR-Cas9 治疗后的几天内,血浆 PCSK9 蛋白水平下降了 90%,血浆胆固醇水平下降了 35% 至 40%。原则上,一次基因组编辑应该会导致永久性的基因改变,因此针对人类的 *PCSK9* 靶向治疗应该比现有的药物如他汀类药物和 PCSK9 抗体药物产生更持久的有益效果。基因编辑方法可能最终被证明对预防和治疗各种心血管疾病有用。

未来展望

在过去的15年里，人类遗传学取得了显著的进步，这有望继续改变我们对心血管疾病的理解，以及改变医生预防和治疗疾病的方法。虽然我们很大程度上仍处于信息收集阶段，但这些信息的首次实际应用已经开始出现，从心血管风险预测的改进，到使用药物遗传学为个别患者量身定制治疗，再到PCSK9抗体药物等新疗法的开发。在今后十年中，所有这些领域都应取得实质性进展。

事实上，在不久的将来，心血管治疗的标准可能会与目前的做法有很大的不同。患者会在出生时进行全基因组测序，从而通过评估个体心血管疾病终生风险的遗传决定性因素和正确咨询的机构进行所谓的原始预防——从终生锻炼和调整饮食习惯开始，随着患者年龄增长，对个体量身定制预防性的药物和疗法，这些治疗针对所有的个体各种验证过的致病的疾病遗传风险因素。然而如果心血管疾病在患者生命中的某个时间点出现，他或她将接受特定的治疗，而这种治疗已经被证明对于这个基因谱的个体是最有效和最安全的，无论是在急性状态下还是在长期的二级预防过程中。这一标准的治疗将是向确保世界各地的人们享有远离心血管疾病的更长的寿命迈出的重要一步。

（沈玲红　杨潇潇　沈烨娇　译）

参考文献

Approaches to Genetic Studies

1. Kathiresan S, Srivastava D. Genetics of human cardiovascular disease. *Cell.* 2012;148:1242.
2. Lloyd-Jones DM, Nam BH, D'Agostino RB Sr, et al. Parental cardiovascular disease as a risk factor for cardiovascular disease in middle-aged adults: a prospective study of parents and offspring. *JAMA.* 2004;291:2204.
3. Brown MS, Goldstein JL. A receptor-mediated pathway for cholesterol homeostasis. *Science.* 1986;232:34.
4. Lander ES, Linton LM, Birren B, et al. Initial sequencing and analysis of the human genome. *Nature.* 2001;409:860.
5. Teslovich TM, Musunuru K, Smith AV, et al. Biological, clinical and population relevance of 95 loci for blood lipids. *Nature.* 2010;466:707.
6. Sanna S, Li B, Mulas A, et al. Fine mapping of five loci associated with low-density lipoprotein cholesterol detects variants that double the explained heritability. *PLoS Genet.* 2011;7:e1002198.
7. Tybjaerg-Hansen A, Steffensen R, Meinertz H, et al. Association of mutations in the apolipoprotein B gene with hypercholesterolemia and the risk of ischemic heart disease. *N Engl J Med.* 1998;338:1577.
8. Tybjaerg-Hansen A, Jensen HK, Benn M, et al. Phenotype of heterozygotes for low-density lipoprotein receptor mutations identified in different background populations. *Arterioscler Thromb Vasc Biol.* 2005;25:211.
9. MacArthur DG, Balasubramanian S, Frankish A, et al. A systematic survey of loss-of-function variants in human protein-coding genes. *Science.* 2012;335:823.
10. Musunuru K, Strong A, Frank-Kamenetsky M, et al. From noncoding variant to phenotype via SORT1 at the 1p13 cholesterol locus. *Nature.* 2010;466:714.
11. Metzker ML. Sequencing technologies—the next generation. *Nat Rev Genet.* 2010;11:31.
12. Ng SB, Turner EH, Robertson PD, et al. Targeted capture and massively parallel sequencing of 12 human exomes. *Nature.* 2009;461:272.
13. Choi M, Scholl UI, Ji W, et al. Genetic diagnosis by whole exome capture and massively parallel DNA sequencing. *Proc Natl Acad Sci USA.* 2009;106:19096.
14. Abifadel M, Varret M, Rabes JP, et al. Mutations in *PCSK9* cause autosomal dominant hypercholesterolemia. *Nat Genet.* 2003;34:154.
15. Bamshad MJ, Ng SB, Bigham AW, et al. Exome sequencing as a tool for mendelian disease gene discovery. *Nat Rev Genet.* 2011;12:745.
16. Cohen JC, Kiss RS, Pertsemlidis A, et al. Multiple rare alleles contribute to low plasma levels of HDL cholesterol. *Science.* 2004;305:869.
17. Altshuler D, Daly MJ, Lander ES. Genetic mapping in human disease. *Science.* 2008;322:881.
18. O'Donnell CJ, Nabel EG. Genomics of cardiovascular disease. *N Engl J Med.* 2011;365:2098.

Applications of Genetics to Lipid Disorders

19. Lehrman MA, Schneider WJ, Sudhof TC, et al. Mutation in LDL receptor: Alu-Alu recombination deletes exons encoding transmembrane and cytoplasmic domains. *Science.* 1985;227:140.
20. Soria LF, Ludwig EH, Clarke HR, et al. Association between a specific apolipoprotein B mutation and familial defective apolipoprotein B-100. *Proc Natl Acad Sci USA.* 1989;86:587.
21. Maxwell KN, Breslow JL. Adenoviral-mediated expression of Pcsk9 in mice results in a low-density lipoprotein receptor knockout phenotype. *Proc Natl Acad Sci USA.* 2004;101:7100.
22. Musunuru K, Pirruccello JP, Do R, et al. Exome sequencing, *ANGPTL3* mutations, and familial combined hypolipidemia. *N Engl J Med.* 2010;363:2220.
23. Cohen J, Pertsemlidis A, Kotowski IK, et al. Low LDL cholesterol in individuals of African descent resulting from frequent nonsense mutations in *PCSK9*. *Nat Genet.* 2005;37:161.
24. Cohen JC, Boerwinkle E, Mosley TH Jr, Hobbs HH. Sequence variations in *PCSK9*, low LDL, and protection against coronary heart disease. *N Engl J Med.* 2006;354:1264.
25. Hobbs HH, Leitersdorf E, Leffert CC, et al. Evidence for a dominant gene that suppresses hypercholesterolemia in a family with defective low density lipoprotein receptors. *J Clin Invest.* 1989;84:656.

Risk Prediction Using Genetic Markers

26. Sarwar N, Gao P, Seshasai SR, et al. Diabetes mellitus, fasting blood glucose concentration, and risk of vascular disease: a collaborative meta-analysis of 102 prospective studies. Emerging Risk Factors Collaboration. *Lancet.* 2010;375:2215.
27. Deloukas P, Kanoni S, Willenborg C, et al. Large-scale association analysis identifies new risk loci for coronary artery disease. CARDIoGRAMplusC4D Consortium. *Nat Genet.* 2013;45:25.
28. Ripatti S, Tikkanen E, Orho-Melander M, et al. A multilocus genetic risk score for coronary heart disease: case-control and prospective cohort analyses. *Lancet.* 2010;376:1393.

Genetic Approaches to Assessing the Causality of Risk Factors

29. Kannel WB, Dawber TR, Kagan A, et al. Factors of risk in the development of coronary heart disease—six year follow-up experience. The Framingham Study. *Ann Intern Med.* 1961;55:33.
30. Davey Smith G, Ebrahim S. "Mendelian randomization": can genetic epidemiology contribute to understanding environmental determinants of disease? *Int J Epidemiol.* 2003;32:1.
31. Katan MB. Apolipoprotein E isoforms, serum cholesterol, and cancer. *Lancet.* 1986;1:507.
32. Gray R, Wheatley K. How to avoid bias when comparing bone marrow transplantation with chemotherapy. *Bone Marrow Transplant.* 1991;7(suppl 3):9.
33. Myocardial Infarction Genetics Consortium Investigators. Inactivating mutations in *NPC1L1* and protection from coronary heart disease. *N Engl J Med.* 2014;371:2072.
34. Clarke R, Peden JF, Hopewell JC, et al. Genetic variants associated with Lp(a) lipoprotein level and coronary disease. *N Engl J Med.* 2009;361:2518.
35. Kamstrup PR, Tybjaerg-Hansen A, Steffensen R, Nordestgaard BG. Genetically elevated lipoprotein(a) and increased risk of myocardial infarction. *JAMA.* 2009;301:2331.
36. Voight BF, Peloso GM, Orho-Melander M, et al. Plasma HDL cholesterol and risk of myocardial infarction: a mendelian randomisation study. *Lancet.* 2012;380:572.
37. Barter PJ, Caulfield M, Eriksson M, et al. Effects of torcetrapib in patients at high risk for coronary events. *N Engl J Med.* 2007;357:2109.
38. Schwartz GG, Olsson AG, Abt M, et al. Effects of dalcetrapib in patients with a recent acute coronary syndrome. *N Engl J Med.* 2012;367:2089.
39. Eli Lilly and Company. Lilly to discontinue development of evacetrapib for high-risk atherosclerotic cardiovascular disease. https://investor.lilly.com/releasedetail.cfm?ReleaseID=936130. Accessed August 2016.
40. Do R, Stitziel NO, Won HH, et al. Exome sequencing identifies rare *LDLR* and *APOA5* alleles conferring risk for myocardial infarction. *Nature.* 2015;518:102.
41. Crosby J, Peloso GM, Auer PL, et al. Loss-of-function mutations in *APOC3*, triglycerides, and coronary disease. TG and HDL Working Group of the Exome Sequencing Project, National Heart, Lung, and Blood Institute. *N Engl J Med.* 2014;371:22.
42. Jørgensen AB, Frikke-Schmidt R, Nordestgaard BG, Tybjærg-Hansen A. Loss-of-function mutations in *APOC3* and risk of ischemic vascular disease. *N Engl J Med.* 2014;371:32.
43. Dewey FE, Gusarova V, O'Dushlaine C, et al. Inactivating variants in *ANGPTL4* and risk of coronary artery disease. *N Engl J Med.* 2016;374:1123.
44. Stitziel NO, Stirrups KE, Masca NG, et al. Coding variation in *ANGPTL4, LPL,* and *SVEP1* and the risk of coronary disease. Myocardial Infarction Genetics and CARDIoGRAM Exome Consortia Investigators. *N Engl J Med.* 2016;374:1134.

Personalized Medicine

45. Mega JL, Close SL, Wiviott SD, et al. Cytochrome P-450 polymorphisms and response to clopidogrel. *N Engl J Med.* 2009;360:354.
46. Simon T, Verstuyft C, Mary-Krause M, et al. Genetic determinants of response to clopidogrel and cardiovascular events. *N Engl J Med.* 2009;360:363.

Novel Therapeutic Approaches

47. Robinson JG, Farnier M, Krempf M, et al. Efficacy and safety of alirocumab in reducing lipids and cardiovascular events. *N Engl J Med.* 2015;372:1489.
48. Sabatine MS, Giugliano RP, Wiviott SD, et al. Efficacy and safety of evolocumab in reducing lipids and cardiovascular events. *N Engl J Med.* 2015;372:1500.
49. Ding Q, Strong A, Patel KM, et al. Permanent alteration of *PCSK9* with in vivo CRISPR-Cas9 genome editing. *Circ Res.* 2014;115:488.

第 8 章　药物治疗与个性化医学

DAN M. RODEN

药物治疗的风险与获益　60
临床试验能发现意外的药物不良反应　60
药物不良反应的分类　60
剂量优化原则　66
血药浓度监测　67
剂量调整　67
药物相互作用　67
药物基因组学信息与处方整合　67
未来展望　68
参考文献　68

2014 年，美国在医疗保健方面总共花费 3 万亿美元，处方药占比超过 10%[1]。心血管疾病方面的支出是总支出占比最多的部分：根据 2016 年美国心脏协会的估计，心血管疾病的护理费用为 3 170 亿美元/年，心血管病处方药物总费用为 330 亿美元[2]。

每个患者对药物治疗的反应和疗效不同，不良反应的程度从轻微到可能致命也不尽相同。多种机制可导致这样的差异，如不良的依从性、药物作用对不同疾病产生的影响的机制不同、药物之间的相互作用以及日益得到公认的基因变异的作用。实际上，药物不良反应据估计是全美国最常见死亡原因的第四到第六位，每年耗资 190 亿到 270 亿美元，占所有入院患者比例的 3%至 6%[3]。

本章的目的在于简要说明药物的作用原理，药物作用差异性的主要机制，介绍当前并展望未来的治疗方法，使患者得到最安全、最有效的个体化治疗。

药物治疗的风险与获益

服用任何药物的基本前提是该药物的实际或预期获益大于其预期风险。一种药物在获得批准并投放市场前，其作用已经在一些小规模临床试验研究中得到验证，也许是只有数千人入组的研究。而最终其疗效及安全性需在进入市场并应用于数以万计患者后才能得到肯定。

当一种药物用于危及生命的急症时，其获益自然不言而喻。胰岛素治疗糖尿病酮症酸中毒，硝普钠治疗高血压脑病就是典型的例子。但在其他一些临床情况中是否也有这种立竿见影的获益尚不得而知。

临床试验能发现意外的药物不良反应

心律失常抑制试验（Cardiac Arrhythmia Suppression Trail, CAST）的结果凸显了在未完全了解生理学的情况下长期药物治疗的困境。CAST 研究检验了一个假说，即抑制了室性异位搏动这一公认的心肌梗死后猝死的危险因素能降低死亡率。这一概念在 20 世纪 70 年代和 80 年代的心血管临床实践中根深蒂固。在 CAST 研究中，阻断钠通道的抗心律失常药物确实减少了室性异位搏动，但出乎意料的是使死亡率增加了 3 倍。相似的是，第一代胆固醇转运蛋白（cholesterol ester transport protein, CETP）抑制剂虽然达到了提升高密度脂蛋白（high-density lipoprotein, HDL）、降低低密度脂蛋白（low density lipoprotein, LDL）水平的预期目标，但却增加了死亡率。因此，用心律失常被抑制和 HDL 升高作为替代标志并不能正确反映药物的预期作用，比如减少死亡率，这可能是对药物作用的病理生理学和全面性理解不透彻造成的。

同样，心力衰竭患者应用正性肌力药物能增加每搏输出量，但也增加了死亡率，这可能与药物引起的心律失常有关。然而，临床试验表明这些药物确实能缓解临床症状。因此，虽然存在风险，但鉴于正性肌力药物带来的获益，医生和患者仍愿意选用。这种复杂的决策制定是个体化医疗概念的核心，即个体患者的护理不仅包括不同药物的基因标志物，还包括患者对自身疾病的认识以及耐受或轻或重治疗风险的意愿。

药物不良反应的分类

药物治疗的风险很可能是处方药物实际药理作用的直接延伸，如糖尿病患者服用降糖药物后出现低血糖以及患者服用抗凝药物后发生出血。另外，药物反应引起的副作用并不是药物开发和使用时所预期的，如使用 HMG-CoA 还原酶抑制剂（他汀类药物）导致的横纹肌溶解症，ACEI 治疗期间的血管性水肿，非心血管药物如美沙酮治疗过程中发生的尖端扭转型室性心动过速。重要的是，这些罕见却严重的副作用只有在药物投入市场并大量使用后才被发现。即使相当罕见的副作用也能改变人们对药物风险和获益的总体看法，并使该药物退出市场，尤其是存在更安全的替代药物的情况下，如第一代胰岛素增敏剂曲格列酮在证实有肝毒性后退市，其同类可替代新药的存在进一步加快其退出市场的步伐。

随着对多种环氧化酶（cyclooxygenase, COX）亚型的认识，新开发的特异性 COX-2 抑制剂在保留阿司匹林镇痛作用的同时，可减少胃肠道副作用。但是其中之一，罗非昔布却因明显增加心血管死亡率而被召回。罗非昔布撤药事件对药物的开发和应用具有重要的影响。首先，使药物作用于单一分子通路而提高特异性可能并不减少副作用；原因可能是罗非昔布在抑制 COX-2 的同时也消除了前列环素对血管的保护作用。其次，罗布西非不仅包括如横纹肌溶解或尖端扭转型室性心动过速这类易于识别的副作用，另一方面还可能增加了一些难以发觉却在一般人群中的常见的疾病，如心肌梗死。

药代动力学和药效学

药物与分子靶点相互作用对患者产生不同的药物作用主要取决于两大过程。第一个过程是药代动力学，即通过与靶分子的结合与解离实现吸收、分布、代谢和排泄的过程，这些统称药物分布。第二个过程为药效学，即药物与靶点作用对下游分子、细胞、器官以及整个机体产生效应。

编码药物代谢相关酶和药物转运分子的基因决定了药代动力学。编码药物靶点的基因和调控药物与靶点相互作用的生物分子决定了药效学。药物基因组学描述了调控上述过程的基因异质性导致药物作用的差异，即多种基因乃至全基因组的异质性解释不同个体和人群对药物治疗的不同反应。本章接下来将会介绍药代动力学、药效学和药物基因组学的主要原则，并详细讨论特定基因及其功能，和影响心血管药物反应的重要变体。

药代动力学原理

静脉注射给药时，血药浓度在注射结束时达最大值，此后随着代谢血药浓度逐渐下降（图 8.1A）。最简单的即血药浓度随时间呈单指数下降，用于描述这种下降趋势的常用参数为半衰期（$t_{1/2}$），即 50%药物被消除所需时间。例如，经过 2 个半衰期，75%的药物被清除，经过 3 个半衰期，87.5%的药物被清楚。一般认为经 4 至 5 个半衰期大部分药物被消除完毕。

有些情况下，血药浓度的下降与静脉给药量呈多指数关系。最常见解释是药物在被消除（即浓度-时间曲线的末端部分）的同时，还更为迅速地分布到外周组织。正如半衰期可用于描述药物消除过程，根据图 8.1B 中的曲线我们可以推导出分布半衰期。

静脉注射药物结束后即刻血药浓度可用于推算药物分布容积。血药浓度呈多指数函数下降时，分布容积可划分为多个区间；疾病状态下，这些分布容积可用于药物剂量调整，但其并不等于血浆或身体总水量等生理容量。对于组织结合率较高的药物（如一些抗抑郁药），其分布容积可超过总体容量好几个数量级。

药物也常经静脉外途径使用，如口服、舌下含服、皮下或肌内注射。

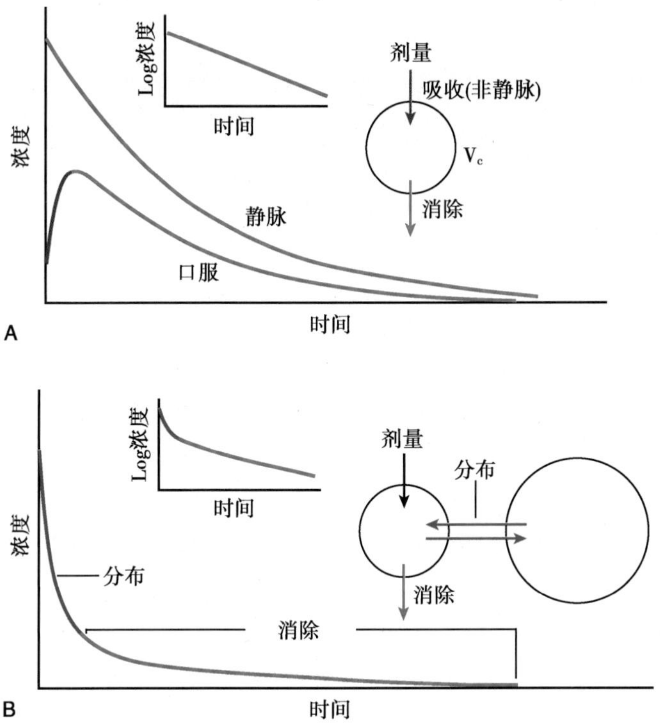

图 8.1 药物单剂量的血药浓度模型的时间函数。A，最简单的情况是药物以快速静脉注射（IV）的方式注入腔内（V_c），此时腔内是瞬时和均一分布的。随后在腔内消除。在这种情况下，药物呈单指数方式消除即浓度的对数曲线与时间变化呈线性关系（插图）。当同样剂量的药物以口服形式给药时，在药物进入腔内前有一个明显的吸收相。虽然吸收和消除的过程可能重叠，但大多数吸收（此处以红色显示）在消除（以绿色显示）之前完成。此例中，根据这两条曲线总面积评估提示生物利用度降低，口服途径提供的药量小于静脉途径。B，此例中，药物传递到中央管腔，药物从中央管腔的消除也分配给外周。这种分布过程（蓝色）比消除过程迅速，导致一个独特的双指数消失曲线（插图）

这些给药方式与静脉给药相比有两点不同（图 8.1A）。第一，随着药物缓慢进入血浆，血药浓度呈显著上升阶段。第二，实际进入全身血液循环的药物可能低于经静脉给药途径。如图 8.1A 所示，与静脉给药途径相比，经任何静脉外给药途径使用相同剂量药物时进入血液的相对量称为生物利用度，可通过计算时间-浓度曲线的曲线下面面积比率得到。有些药物在进入全身循环前已大量代谢，使得要达到有效治疗的药物剂量远大于静脉给药剂量。因此，普萘洛尔静脉注射小剂量（5mg）与口服较大剂量（80~120mg）使得心率减慢的程度相当。普萘洛尔虽然容易被吸收，但大部分在进入血液循环前已在肠道和肝脏发生代谢。另一个例子是胺碘酮，其理化性质决定它的口服生物利用度只有 30%~50%。因此，静脉注射 0.5mg/min（720mg/d）与口服 1.5~2g/d 效果相当。

药物经过代谢后，其代谢物及未代谢的母体药物通常由胆道或肾脏进行清除。这一过程可通过清除率来量化表示，即在任何给定时间内清除药物的量。药物清除分为器官特异性清除（如经肾脏、经肝脏）和全身清除。药物代谢分为 I 期氧化反应与 II 期结合反应，均使得药物的水溶性增加，最后由胆道、肾脏清除。

介导 I 期药物代谢中最常见的酶系统为细胞色素 P-450 家族，称为 CYP。人体肝脏和其他组织表达多种 CYP。药物的变异性主要根源在于 CYP 表达的不同和/或调解 CYP 活性的基因变异。表 8.1 中列出了与心血管治疗密切相关的 CYP 和其他药物代谢相关酶。药物及其代谢产物通常经过肾小球滤过或特定药物转运分子转运从尿液或胆汁中排泄，目前转运分子的表达水平及基因变异性仍在探索阶段。研究最多的

表 8.1 药物排泄和消除中重要蛋白

蛋白质	底物
CYP3A4，CYP3A5*	红霉素，克拉霉素，奎尼丁，美西律，许多苯二氮䓬类药物，环孢素，他克莫司；许多抗逆转录病毒药物 HMG-CoA 还原酶抑制剂（阿托伐他汀，辛伐他汀，洛伐他汀；不包括普伐他汀） 许多钙通道阻滞剂，阿哌沙班，利伐沙班
CYP2D6*	一些 β 受体阻滞剂如普萘洛尔，噻吗洛尔，卡维地洛 普罗帕酮；地昔帕明和其他三环类药物；可待因+，泰莫西芬+，美沙芬
CYP2C9*	华法林，苯妥英钠，甲苯磺丁脲，氯沙坦，瑞舒伐他汀
CYP2C19*	奥美拉唑、氯吡格雷+
P-糖蛋白	地高辛，达比加群
N-乙酰转移酶*	普鲁卡因，肼屈嗪；异烟肼
巯基嘌呤甲基转移酶*	6-巯基嘌呤，硫唑嘌呤
拟胆碱酯酶*	琥珀胆碱
丝氨酸蛋白酶 1（CES1）	氯吡格雷，达比加群
UDP-葡萄糖醛酸转移酶*	伊立替康+
SLCO1B1*	辛伐他汀，阿托伐他汀，甲氨蝶呤，曲格列酮，波生坦

* 临床上重要的基因变异的描述。
+ 被药物代谢产物活化的前体药物。

转运子为P-糖蛋白,即*MDR1*(或*ABCB1*)基因的表达产物。其最初发现为肿瘤患者多重耐药的相关因素,如今发现在正常肠道上皮细胞、肝细胞、肾小管细胞、形成血-脑屏障的毛细血管内皮细胞以及睾丸中都有P-糖蛋白的表达。在这些部位,P-糖蛋白的表达都局限在极化细胞的顶端,这增加了药物的外排。在肠道中,P-糖蛋白酶将酶作用物泵回肠腔,因而限制了其生物利用度。在肝脏和肾脏,其促进药物通过胆汁和尿液排泄。在中枢神经系统毛细血管内皮细胞,P-糖蛋白介导的药物外排是限制药物进入脑组织的重要机制。药物转运体不仅在药物的消除过程中发挥作用,还能帮助多种细胞摄取药物,包括肝细胞和肠道上皮细胞。

药效学原理

即使缺乏药代动力学的变化,药物也能发挥不同作用。这种变异性不仅存在于与药物相互作用产生疗效或副作用的分子靶点处,也可由药物-靶点相互作用的内环境的变异产生。药物靶分子的数目或功能变化可能因为遗传因素(见下文),或者因为疾病改变了分子靶点的数目或状态(如磷酸化程度的变化)。生物内环境的改变,如高盐饮食能够降低β受体阻滞剂的降血压作用;低钾血症可增加QT间期延长的风险。此外,疾病本身也能够调节药物反应,如没有血栓的患者抗栓治疗的效果显然与急性冠脉综合征的患者不同;硝酸盐的扩血管作用对冠心病心绞痛患者有利,而对主动脉瓣狭窄患者则是灾难性的。上述例子强调了精确诊断的重要性,以避免风险大于获益的情况发生。我们希望新兴的基因组学或其他分子学方法来增加诊断的精确度。

药物靶点

这些与药物相互作用产生疗效或副作用的分子靶点可能相同,也可能不同。药物靶点可能存在于循环中、细胞表面或细胞内。但是,许多广泛用于心血管领域的药物,如地高辛、胺碘酮和阿司匹林被开发时根本没有识别特定分子靶点的技术。有些药物如胺碘酮,作用靶点较多,然而有些药物,甚至是一些老药,也最终被证实存在相当具体的分子靶点。洋地黄苷的作用主要是通过抑制Na^+-K^+-ATP酶介导的。阿司匹林能永久乙酰化COX酶上的一个特定的丝氨酸残基,而其解热镇痛作用和胃肠道毒性都是通过这条途径介导的。已经开发的许多新药能够与基础研究中发现的特定的靶点相互作用,例如3-羟基-3-甲基戊二酰辅酶A(HMG-CoA)还原酶、血管紧张素转化酶(angiotensinconverting enzyme,ACE)、G蛋白偶联受体(G protein-coupled receptor,GPCR),如α,β,血管紧张素Ⅱ,组胺)以及血小板Ⅱb/Ⅲa受体。

利用基因组学技术的新兴手段发现人体中即使功能缺失也可以终身耐受的DNA变体,这些变体与某种理想的表型相关,如可以大大降低急性心梗的风险。相关基因产物的抑制剂预计在发挥药效的同时能减少严重副作用的发生。PCSK9抑制剂就是很好的例子[4](见第48章),而如今依靠这种方式识别了很多其他潜在的药物靶点[5-7]。

药物作用的时程

重复给药,药物浓度可累积至稳定状态,这种情况下,特定时间内的给药速度等于消除速度。经过4~5个消除半衰期即可达到血药浓度稳定状态(图8.2)。许多药物的靶分子存在于血浆中或易从血浆中获得,这种情况下时程可以反映药效。然而某些情况下,即使药物经过4~5个半衰期中达到了稳态药物浓度,但药效稳定状态存在滞后性。原因如下:第一,药物的活性代谢产物才能产生治疗效果。第二,从靶分子翻译传导信号到最终对机体产生效果需要一定时间。例如华法林通过抑制维生素K依赖性凝血因子以达到延长国际标准化比值(INR)的效果,但这一预期效果要等到凝血因子水平下降时才会出现。第三,药物渗透到细胞内或其他作用组织才会产生药效。渗透过程与调节细胞内特异性药物摄取和外排的转运蛋白功能有关。

药物基因组学原理

目前一系列实验技术已经证明了常见与罕见DNA多态性在调节药代动力学和药效学方面中的作用。传统术语"突变"是指与孟德尔遗传病相关的罕见变异,如家族性高胆固醇血症和长QT综合征;而术语"多态性"更常用于描述与人类特征相关或不相关的变异。不同血统的多态性的变化通畅较频繁,并且随着基因测序价格的下降,显而易见在大量相同血统的人群中,任何个体的绝大部分DNA多态性实际上是很小的[次要等位基因频率(minor allele frequency,MAF)<1%]。最常见的基因多态性类型是单核苷酸多态性(single-nucleotide polymorphism,SNP),能使编码氨基酸发生改变的SNP称为非同义SNP。其他的多态性类型还包括短序列的插入和缺失(得失位)或者拷贝数的变异(copy number variations,CNVs),即大段DNA片段被删除或复制(或增加更多)。

现代心血管疾病遗传学中有一个很成功的案例,即利用连锁分析识别引起家族疾病的罕见基因变异(突变),这些疾病往往是家族性的、临床表型不常见的综合征,如家族性高胆固醇血症(见第48章),肥厚型心肌病(见第78章)和离子通道疾病(见第33章)。因为尚不存在具有明确药物反应表型且具有多个个体的较大家系,所以连锁分析尚未广泛应用于药物基因组学的研究中。在全身麻醉诱发的恶性高热综合征患者中,研究者通过对患者进行肌肉活检及功能检查将其根据不同表型进行分类,从而找出了与疾病相关的信号存在于染色体19q区域,包括可以导致疾病的编码基因*RYR1*和骨骼肌钙释放通道的突变。

DNA变异性也在如实验室检查或常见疾病的易感性等普通人类特

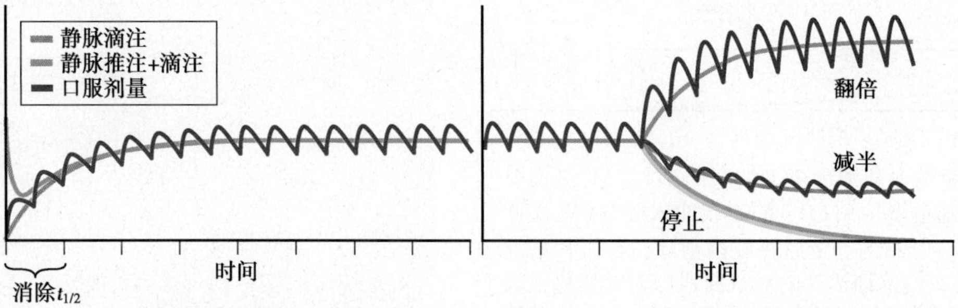

图8.2　治疗开始或剂量改变时药物浓度的时常。**左图**:横坐标上的散列线指一个消除半衰期($t_{1/2}$)。以恒定速率静脉滴注(金),血浆浓度累积到稳态需4~5个消除半衰期。当负荷静脉推注给药继以维持静脉滴注(蓝),血浆浓度瞬时较高,但如图所示,在达到相同的稳定状态之前,血药浓度可能下降。当相同的药物通过口服途径给药,药物蓄积的时程当然也是相同的(红色)。在这种情况的,药物给药的间隔是$t_{1/2}$的50%。口服治疗期间的稳态血药浓度在静脉治疗确定的血药浓度周围平均地波动。**右图**:此图表示的是稳定状态时,予以剂量加倍,或减半,或停止药物,达到新的稳态所需的时间是4~5个$t_{1/2}$,与给药途径无关

征变异中起重要作用。目前已有很多方法通过分析双胞胎、庞大家族或家族群体,一定程度上确定了包括可遗传成分在内的变异程度。遗传性方面的证据为继续探寻基因变异方面的研究提供了强有力的证据。实际上,这种方法已经证明 LDL、血压及房颤易感性等表型是高遗传性的。有关常见和罕见变异导致变异的程度这一问题直到现在才解决。在一般人群中,个体 DNA 多态性的常见变异(MAF>5%)几乎不会对总体变异产生超过1%的影响。但也存在例外,即药物反应的变异性,即使是单个的 DNA 多态性常见变异,也能对总体变异产生10%甚至更大的影响。据推测,人群中之所以持续存在对药物反应具有较大影响的常见变异体,是因为使用药物是近代人类历史上才出现的情况,而这些变异体不存在进化压力。

关于这种巨大的效应的机制,在药物代谢通路中的常见 SNPs 能导致非常大的药物浓度和效应的波动。表 8.2 列出了与常见 SNPs 相关的特定心血管表型,在后面我们会继续讨论。值得注意的是,这些(或其他)基因中的更加罕见的变异现在才得到描述,因此他们在介导药物反应中的作用我们尚知之甚少。此外,迄今为止几乎所有的研究都主要集中在欧洲血统的人群中,而且只获得了特定多态性在其他血统人群中影响药物效应变化的数据。

表 8.2　常见的单核苷酸多态性(SNPs)介导的不同药物作用

药物效应	通路	基因	SNP*	DbSNP 数据库的编码	评论
氯吡格雷治疗急性冠脉综合征的副作用	PK	*CYP2C19*	*CYP2C19* 2*,*CYP2C19* 3*:功能失活突变(LOF) *CYP2C19* 17*	Rs4244285	*2 和*3 导致氯吡格雷生物活化缺陷,并降低抗血小板活性。约 3%欧洲和 15%的亚裔血统携带两个 LOF 等位基因。*17 增加 CYP2C19 活性,与氯吡格雷期间出血增加有关
额外的 β 受体阻滞剂效应	PK	*CYP2D6*	多种变异		
华法林稳态剂量	PK	*CYP2C9*	*CYP2C9* 2*:R44C *CYP2C9* 3*:I359L(功能减退)	rs1799853 rs1057910	VKORC1 和 CYP2C9 变体约占华法林稳态剂量变异性的 50%。出血风险与 CYP2C9* 3 和变体 CYP4F2 有关
	PD	*VKORC1*	启动子突变:-1639G>A	Rs9923231	
	PD	*CYP4F2*	V433M	Rs2108622	
他汀的肌肉毒性	PK	*SLCO1B1*	*CLCO1B1* 5*: V174A	Rs4149056	纯合子中辛伐他汀的毒性风险增加了 20 倍,杂合子增加了 4 倍
高血压、心力衰竭患者对 β 受体阻滞剂的反应	PD(靶)	*ADRB1* *ADRB2*	S49G R389G	RS1801252 RS1801253	
β 受体阻滞剂治疗心力衰竭	PD(靶)	*GRK5*	G41L	RS17098707	
噻嗪类药物治疗中的降压作用	PD	*ADD1*	G460W	RS4961	
尖端扭转型室性心动过速	PD	*KCNE1*	D85N	Rs1805128	尖扭患者的等位基因频率为 8%,对照组约 2%(优势比~10)

DbSNP,国家生物技术信息中心的 SNP 数据库;PD,药效学;PK,药代动力学。
* 提供了常用名(例如,*2,*3)和氨基酸变化。

候选基因分析。该技术是通过对目标特性的生理学理解来确定调节这种特性的候选基因,从而识别 DNA 多态性与药物反应(或其他特性)的关联。例如,研究者如果对 PR 间期的变异性感兴趣可能会去研究钙离子通道的多态性,对血压感兴趣的研究者可能会去研究 ACE 基因的变异。接下来,在表征明显的人群中探究这些候选基因的多态性与表型之间的关联。候选基因分析利用了已知的基础生理学知识,直观上很有吸引力。然而,尽管该方法具有吸引力,但我们应该认识到利用该方法得出的关联结果假阳性率很高,尤其是当受试者较少时。但药物基因组学是一个例外,利用候选基因分析方法研究证实,单一常见多态性与药物反应之间有联系,且这种关联非常重要、临床上可以重复。这可能反映了上文提到的 SNPs 在药物反应的总体变异率中发挥的巨大作用。

无偏倚分析方法,如全基因组关联分析。另外一种确定导致人类特性变异的多态性方法是全基因组关联分析(genomewide association study, GWAS)。在此,研究者们对整个基因组中已知的具有共同 SNPs 的成千上万或数百万位点进行基因分型。由于 GWAS 平台的研究重点为常见的 SNPs,所以如果没有大量受试者(数千甚至更多)参与研究,个体 SNPs 的效应通常很小并且难以验证。此外,与特性相关的 SNPs 通常自身无功能,而是作为标志物标记真正发挥作用的变体。因为该方法未对基础生理学做出任何假设,所以没有偏倚是它最大的优势。人类特性变异的全新途径正是利用这种方法发现的[8]。GWAS 方法也用于研究药物反应的表型[9],即使研究规模小,GWAS 也能偶尔成功识别出相关的共同变异。有时这些变异是通过候选基因分析得到。在另一些情况下，尤其是药物过敏反应[10]，GWAS 在数量较少的个体中（数十或数百名患者）也能发现非常强烈的信号，然后将这些信号进行扩增。

GWAS 模式通过技术产生高密度的基因型数据库。可以产生其他类型的高维数据的新技术正在开发，它们同样有望阐明有关疾病和药物反应新的生物学途径。现在，人们认识到了 DNA 序列变异的在疾病中的价值[11,12]，许多快速、价廉、高通量的方法正在用以检测这些罕见的 DNA 突变体。RNA 测序（RNA sequencing，RNA-Seq）正在取代微阵列分析法，将 RNA 转录谱按照特定的细胞亚型和疾病进行分类。同样地，质谱分析法的进展（蛋白组学和代谢组学分析）也能实现将所有蛋白或细胞过程的小分子代谢产物（包括药物代谢产物）根据细胞以及疾病进行分类。其他包括电子病例（electronic medical record，EMR）和高密度数字图像在内的高维数据来源将在后文进行介绍。将这些不同类型的数据与导致疾病或药物反应多样性的综合变异图像整合起来，是系统生物学和药理学不断发展的目标。有人建议，若研究重点放在通过系统方法确定的通路上，而非单一靶点，可以更好地发展未来药物[13]。

药物反应差异性的分子和遗传学基础

许多因素会导致药物反应的差异性，包括患者年龄、所治疗疾病的严重程度、排泄器官功能障碍、药物的相互作用和较差的依从性。本节介绍导致药物反应差异性的主要因素。

高风险药代动力学

当药物有多种代谢和消除途径时，由于遗传变异性、药物的相互作用或者排泄器官功能障碍导致其中一种代谢途径异常，通常不会影响药物浓度或药效。相反，如果药物主要依靠一条通路代谢和消除，血药浓度及药效容易出现明显的波动，即被称为高风险药代动力学（见图 8.3）。

有一种情况是药物被活化，即药物被代谢为高效的代谢产物来介导药物作用（图 8.3A）。这一通路功能的减退将降低或消除药效。氯吡格雷由 CYP2C19 活化就是个例子，CYP2C19 活性减低（基因变异或药物相互作用；见表 8.1 和表 8.2）的患者支架植入后发生心血管事件的概率增加[14]。同样的，常用的镇痛药可待因由 CYP2D6 活化生成活性产物吗啡。CYP2D6 活性减低的患者（代谢不良型，PMs）镇痛效果减弱。经证实拥有多基因拷贝 *CYP2D6* 的人群（超快代谢型，UMs）酶活性增强，在该人群中使用可待因因吗啡快速生成而产生呼吸抑制。2013 年，美国食品药品管理局（FDA）对可待因的说明书进行了修订，禁止其用于扁桃体切除术后的儿童，因为已有案例报道该药物在 UMs 人群中导致死亡[15]。第三个例子是由 CYP2C19 活化的血管紧张素受体拮抗剂氯沙坦，常见的是基因变异导致的 CYP2D6 活性降低，或同时应用 CYP2C9 抑制剂，如苯妥英钠，会降低其降压作用。

第二种高风险药代动力学的情形为药物由单一途径消除（见图 8.3B）。在这种情况下，通路活性的丧失会导致血药浓度显著上升，无法形成下游代谢产物，以及随之而来的高血药浓度造成的药物毒性反应等一系列风险。最简单的例子是索他洛尔或多菲莱德的消除依赖肾功能，肾功能不全患者易发生药物累积，使药物诱导的 QT 间期延长和尖端扭转型室性心动过速的风险增加。同样地，地高辛主要由 P-糖蛋白介导的从胆汁和尿液排泄（见表 8.2），常用的 P-糖蛋白抑制剂能增加地高辛的血浆浓度。普罗帕酮经 CYP2D6 的代谢产物具有钠通道阻断作用，但不具有类似母体药物的弱 β 受体阻滞作用。如果代谢不良的患者服用了普罗帕酮，或 EM 患者联合服用了 CYP2D6 抑制剂（如一些 SSRI 抗抑郁药），将导致母体药物集聚，从而造成心动过缓和支气管痉挛。

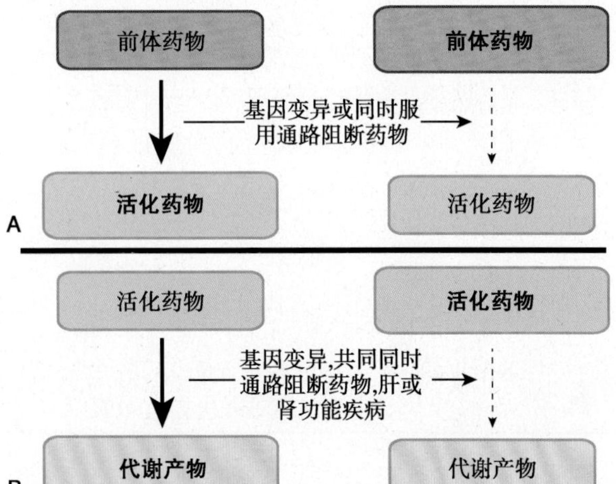

图 8.3 所示为高风险药代动力学的两种情况。A，前体药物由单一途径活化。在这种情况下，基因变异或同时服用的药物阻断了该途径均会导致活化失败以及药物活性的丧失。B，药物由单一途径清除。这种情况下，基因变异，同时服用的药物阻断了该通路或存在肝肾功能疾病，均会导致药物清除抑制，从而使药物作用显著增强。上述情况之所以发生，是因为临床上不存在药物清除的替代毒性，并且前体药物浓度的增加会导致药物累积从而引起严重的药物毒性。还应注意，基因变异或共同服用的药物如会增加清除的速率，也将导致药物活性的下降。总体效应同样受到代谢产物活性的调节

其他重要的药代动力学效应

对于经 CYP2D6 代谢的 β 受体阻滞剂，如美他洛尔或卡维地洛，该酶活性缺陷的患者可能会产生严重的心动过缓。一些抗抑郁药也是 CYP2D6 的酶作用物，对于这些药物，CYP2D6 代谢不良者心血管副作用常见，而代谢过快者很难达到治疗目的。

CYP 变异体[代谢不良者（poor metabolizers，PMs）]纯合子的异常药物反应风险最大。然而，对于治疗窗较窄的药物（如华法林，氯吡格雷），即使杂合子也会表现不寻常的药物敏感性。尽管 PMs 在大多数受试人群中只占少数，但许多常用药物可抑制这些酶，从而"拟表型"PM 特征。奥美拉唑能阻滞 CYP2C19，一些研究发现其与给予氯吡格雷治疗患者心血管事件的增加相关。不过，这种影响是有争议的，也许不能延伸到其他类型的质子泵抑制剂[16]。同样，CYP2D6 和 CYP2C9 特异性抑制剂能在与底层药物合用时"拟表型"PM 特征（表 8.3）。

他克莫司是一种广泛使用的抗排异药物，经由 CYP3A5 灭活。欧洲血统人群中有一种常见突变会降低这种酶的活性。而这种变异在非洲血统人群中罕见，因此为了避免移植后的排异反应，非洲人群需要更大的药物剂量[17]。

药物转运因子变异介导药物反应变异，*SLCO1B1* 就是一个例子，它是编码肝脏吸收药物转运因子的基因，在与辛伐他汀药代动力学相关的研究中经候选分析及 GWAS 发现，该基因的一个常见的非同义 SNPs 可以大大增加辛伐他汀诱导的肌病风险[18]。

β 受体阻滞剂和 β 受体激动剂的心率减慢作用和影响血压的作用与药物靶点、β-1、β-2 受体的基因多态性有关。心力衰竭患者应用 β 受体阻滞剂布新洛尔可预防房颤的发生并改善生存率[19]，*ADRB1* 是编码 β-1 受体的基因，研究表明它的一个常见突变体会影响布新洛尔的这种作用。目前已阐明华法林的药物剂量与 *CYP2C9* 和 *VKORC1* 基因突变相关，*CYP2C9* 介导药物活性对应异构体的清除，*VKORC1* 是该药物靶点的维生素 K 复合体的一部分。实际上，这些常见突变占华法林目标剂量变异原因的一半[20]，这表明 SNPs 对药物反应表型影响巨大。此外，不同血统人群等位基因的频率也不同，这可能导致非洲血统人群对华法林剂量需求较高，而亚洲人较低[20]。同样地，由于基因变异，亚洲血统人群也建议使用更低剂量的瑞舒伐他汀。

表 8.3　药物的相互作用:机制和例子

机制	药物	相互作用的药物	作用
降低生物利用度	地高辛	抗酸药	因为减少吸收,降低地高辛的效果
增加生物利用度	地高辛	抗生素	通过消除肠道菌群代谢的地高辛,一些抗生素可能增加地高辛的生物利用度(注:某些抗生素能干扰 P-糖蛋白。在肠道和其他地方表达的,可以提高地高辛浓度),另一个作用是提高地高辛的浓度
诱导肝脏代谢	CYP3A/P-糖蛋白底物: 奎尼丁 美西律 维拉帕米 环孢素 阿哌沙班 利伐沙班	苯妥英钠 利福平 巴比妥类药物 金丝桃草	由于代谢增加,疗效减少
抑制肝脏代谢	CYP3A 底物: 华法林 氯沙坦	胺碘酮 苯妥英钠	减少华法林的需求 减少氯沙坦向活性代谢产物转换,降低降压效果
	CYP3A 底物: 奎尼丁 环孢素 HMG-CoA 还原酶抑制剂(洛伐他汀,辛伐他汀,阿托伐他汀,非普伐他汀) 阿哌沙班 利伐沙班	酮康唑 伊曲康唑 红霉素 克拉霉素 有些钙通道阻滞剂 一些 HIV 蛋白酶抑制剂(尤其是利托那韦)	
	CYP2D6 底物: β 受体阻滞剂(表 8.2) 普罗帕酮 地昔帕明 可待因	奎尼丁(甚至超低剂量),氟西汀,帕罗西汀	增加 β 受体阻滞作用 增加不良反应 减少镇痛(由于不能转化为活性代谢产物吗啡的活动转化故障引起)
	CYP2C19 底物: 氯吡格雷	奥美拉唑,可能还有其他质子泵抑制剂	降低氯吡格雷疗效
抑制药物转运	P-糖蛋白转运: 地高辛,达比加群	胺碘酮,奎尼丁,维拉帕米,环孢素,伊曲康唑,红霉素,决奈达隆	增加地高辛或达比加群的血药浓度以及毒副作用
	肾小管转运: 多非利特	维拉帕米	轻度血药浓度增加和 QT 间期影响
	单胺转运: 胍环啶	三环类抗抑郁药物	减弱降压作用
药效学相互作用	阿司匹林+华法林		增加治疗性血栓的作用;增加出血风险
	非甾体类抗炎药物	华法林	增加胃肠道出血风险
	降压药物	非甾体类抗炎药物	降低降压效果
	延长 QT 间期的抗心律失常药物	利尿剂	增加利尿剂引起的低血钾致尖端扭转型室性心动过速的风险
	补钾药物和/或螺内酯	ACE 抑制剂	高钾血症
	西地那非	硝酸盐	血管舒张作用增强且持久;心肌缺血的风险

引起 QT 间期延长的抗心律失常药物治疗中发生的尖端扭转型室性心动过速不仅与药物靶点离子通道的多态性(*KCNH2* 编码的 Kv11.1,也称 *HERG*),还与很多其他离子通道基因多态性有关。KCNE1 是慢激活钾电流 IKs 的亚基,一项大型候选基因调查显示,*KCNE1* 基因的一个非同义 SNPs 使发生尖端扭转型室性心动过速的风险增加了 10 倍[21]。此外,这些副作用有时发生在潜在的先天性长 QT 综合征患者,说明了疾病、遗传背景和药物治疗之间的内在关系(见第 33 章和第 36 章)。类似地,钠通道阻滞剂药物也能诱发潜在的 Brugada 综合征。先天性长 QT 综合征或 Brugada 综合征的患者以及医生应该了解可能对他们产生危险的药物,这些药物已在网站上列出(长 QT 综合征:www.crediblemeds.org;Brugada 综合征:www.brugadadrugs.org)。

抗肿瘤药物赫赛汀仅在不表达 HER2/neu 的肿瘤患者中有效。该药物还能增强蒽环类药物引起的心脏毒性,因此受体阴性患者可避免毒性反应发生(见第 95 章)。实际上,随着新型"靶向"抗癌药物的开发,越来越多类型的心血管不良事件相应出现,包括动脉和静脉血栓形成、心肌病、心肌炎和心律失常。了解导致这些不良反应的通路能够为更广泛地防治心血管疾病提供新的方法[22]。

剂量优化原则

药物治疗的目标在治疗之前就应当确立。治疗目标包括紧急纠正严重的病理生理状态,缓解急性或慢性症状,或改善与目标人群预后有益的相关替代终点(如血压,血清胆固醇,国际标准化比值)。CAST 和正性肌力药物的教训告诫处方医师,在缺乏临床对照研究的情况下,对以替代终点为指导的治疗方案应持怀疑态度。

当治疗的目标是改善急性生理功能紊乱,为了迅速达到治疗效果,应当快速静脉给药。当获益明显大于风险时,这一方法是最恰当的。然而,正如之前讨论的利多卡因,大剂量静脉注射会增加与药物相关的毒性,因此,即使有积极指征,这种方法也是不恰当的。腺苷例外,其必须快速静脉注射,因为它几乎能被所有细胞摄取,从而能广泛、迅速地从血浆中清除。因此,缓慢注射很难在所需部位(供应房室结的冠状动脉)达到治疗浓度来终止心律失常。同样地,麻醉时间也取决于麻醉药物在中枢神经系统的分布与清除。

血药浓度达到稳定状态所需的时间取决于消除半衰期(请参阅上文相关内容)。使用负荷剂量可能会缩短清除半衰期,但只有分布和清除动力学在个体上得到验证,才能选择正确的负荷剂量方案。否则会在负荷治疗阶段出现药物剂量过大或不足的情况(见图 8.2)。因此,只有具备紧急适应证时才考虑应用负荷剂量治疗。

两条量效曲线反映了药物剂量与预期疗效和副作用累积发生比率之间的关系(图 8.4)。两条曲线 X 轴方向的距离称为治疗比(或治疗指数,治疗窗),即帮助确定可产生治疗效应而没有副作用的长期给药剂量。即使药物清除速度很快,治疗窗较宽的药物也能以非常规的间隔方案给药(图 8.4A 和 C)。

如果预期不良反应严重,最佳治疗方案则是从小剂量开始,一旦达到稳态药物效果就要重新评估是或否有必要增加剂量。这一方案的优点在于最大限度地减少剂量相关性的副作用,但它需滴定剂量测量药效。只有达到药效稳态时才应当考虑增加剂量以达

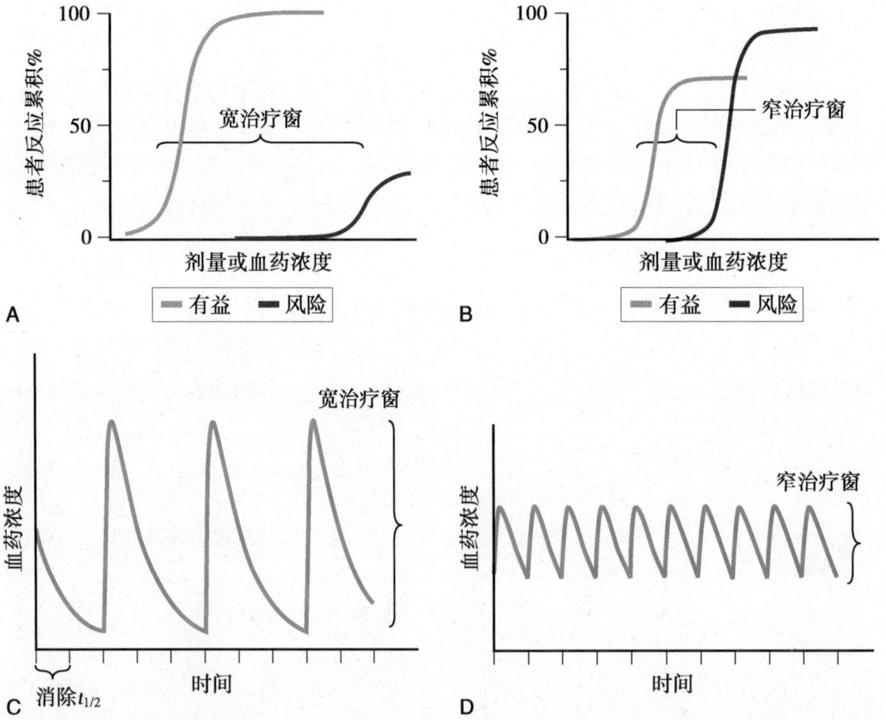

图 8.4　治疗率的概念。A 和 B,双剂量(或浓度)反应曲线。蓝色表示剂量和疗效累积发生率之间的关系,洋红色线表示剂量和剂量相关的不良反应(风险)之间的关系。具有宽治疗时窗的药物显示这两个曲线分开,表示疗效很高而剂量相关毒性发生率很低(A)。这种情况就定义为高治疗率。相反,在 B 图中,疗效累积发生率曲线和不良反应累积发生率曲线很接近,即不良反应发生率较高,而预计受益较低,即为低治疗率。C 和 D,表示口服药达到稳态血药浓度高治疗率药物(左)和低治疗率药物(右)的时间函数。坐标上的一个刻度代表一个半衰期($t_{1/2}$)。C,当治疗时窗很宽泛时,每 3 个消除半衰期给一次药就能使血药浓度维持在最低效率以上、预期最大毒性反应之下。D,表示相反的情况。为了使药物维持在窄的治疗时窗之内,必须更频繁地给药

到预期疗效。索他洛尔就是例子,其因发生尖端扭转性室性心动过速的风险随药物剂量的增加而增加,故应从小剂量开始用药。

在另一些情况下,预期的毒性反应较小且容易控制。为了达到治疗效果,起始剂量可以高于最小治疗剂量,即使稍高于最小副作用风险也是可以接受的;一些降压药物就能该方式给药。然而,使用最小剂量以减少毒副作用仍然是首要原则,尤其对于一些无法预测并且和药理作用无关的毒副作用。

有时,药物剂量达治疗量的高限,但仍未起效同时也没有出现副作用,这是医生应该警惕药物在药代动力学或药效学方面可能发生了相互作用。根据可能的毒副作用性质,药物剂量适当超过常规治疗范围偶尔是可以接受的,但前提是该毒副作用较轻且容易识别控制。

血药浓度监测

相关药物的血药浓度与疗效和作用累积发生率的关系曲线如图8.4A和B所示。对于这类药物,监测血药浓度使其维持在治疗窗水平(大于起效的最小剂量,小于可能产生副作用的最大剂量)是一种有效地辅助治疗手段。监测血药浓度还能有效地确保用药适应证、发现基于药代动力学的药物相互作用,即那些不可预知的使用常规剂量出现的意外疗效和/或毒副作用。监测血药浓度的样本一般在下一次给药前的血药浓度稳定期获得。所测得的谷浓度提供了一个指数,即给药间期内的预期最低血药浓度。

另一方面,无论是通过血药浓度还是其他生理指标,为了及时发现毒副作用,最好在血药浓度达到预期峰值时完成。因此,在应用索他洛尔或多非利特时,监测患者QT间期延长最好在血药浓度稳态下的1~2小时内完成。血药浓度和药物起效之间可能存在滞后效应(请参阅上文)。此外,药物浓度监测基于测得的浓度是药物与分子靶点结合后均衡分布的这一假设。重要的是,只有小部分未与血浆蛋白结合的药物才能达到这种均衡分布。蛋白结合力的多样性可影响自由度及药效,即使在总血药浓度已明显达标时也是如此。

剂量调整

接受多种药物治疗的患者往往存在不同程度的器官功能障碍。尽管这些患者的药物剂量已经作出了相应调整,但医生仍应警惕在多种药治疗期间可能出现一些意外情况,特别是药物毒副作用。

对于合并肾脏疾病的患者,一些经肾脏排泄的药物,如达比加群、利伐沙班、依度沙班、地高辛、多非利特和索他洛尔,必须减量使用(如果肾功能严重受损应选用其他替代治疗方案)。阿哌沙班可用于透析患者,在某些患者中(如年龄较大,体重<60kg的患者)需减量使用。轻度肾功能不全患者,药物剂量调整需根据临床上数据,以及因清除率下降使血药浓度累积而发生毒副作用可能性的大小来调整。肾功能不全降低了一些药物(如苯妥英钠)的蛋白结合率,这种情况下,治疗范围内的总血药浓度可能实际上代表未结合药物的毒性值。

晚期肝病的特点是肝脏的门脉血流减少、对药物的代谢和清除减少,尤其是首过清除的减少。另外,这些患者往往合并内平衡紊乱,如凝血功能障碍、严重腹水和精神状态改变。这些病理生理状态不仅影响达到潜在疗效的药物剂量,而且还影响获益与风险的关系,从而改变处方医生对实际所需治疗量的评估。

心脏疾病同样会影响一些药物的清除和药物的敏感性,这可能影响到治疗剂量或医生基于治疗获益和风险评估而采取的治疗决策。左心室肥大患者QT间期基线往往延长,因而抗心律失常药物可能会使QT间期延长的风险增加,大多数指南推荐此类患者避免使用致QT间期延长的抗心律失常药(见第36、96和98章)。

在心力衰竭患者中(见第25章),肝淤血可能导致药物清除率降低,从而增加有些药物常规剂量的毒性反应,如一些镇静药、利多卡因、β受体阻滞剂。另外,肠道淤血可使口服药物的吸收减少,疗效降低。心力衰竭患者的肾灌注减少,因此需要调整药物剂量。心力衰竭还有区域性血流重分布的特点,这就使分布容积减少,药物毒性增加。利多卡因是最好的研究对象,在心力衰竭的患者中,因为药物分布改变,应减少利多卡因的负荷量;在心力衰竭和肝病患者中,因为清除率的改变应当减少利多卡因的维持量。

年龄也是决定药物剂量及药物敏感性的重要因素。尽管儿童用药剂量还没有明确的参考数据,但通常按每千克体重的毫克数给药。新生儿中药物分布系统成熟程度的差异是用药的难点所在。老年人肌酐水平可正常,但肌酐清除率往往下降,需根据情况调整药物剂量(见第88章)。心脏舒张功能障碍伴肝淤血多见于老年人,血管疾病和老年痴呆也较常见于老年人,这就使得直立性低血压及跌倒的风险增加。只有当医生确定疗效大于风险时才可以考虑使用镇静药、三环类抗抑郁药或抗凝药物治疗。

药物相互作用

由于药物治疗在心血管疾病领域和其他疾病领域的成功,心血管医生越来越多地遇到合并其他非心血管疾病、接受其他药物治疗的患者。表8.3总结了药物相互作用的重要机制。药物相互作用可能是基于药代动力学改变(吸收、分布、代谢和排泄)。此外,药物也可以在药效水平上相互作用。一个简单的例子是两种降压药的联合使用可导致血压过低;同样,尽管阿司匹林和华法林合用的优点有目共睹,但同时也增加了出血风险。

对于同时服用多种药物的患者,最重要的原则就是识别可能存在的药物相互作用。应该定期随访每个患者的用药史,除非特别提示,患者往往会忽略外用药,如眼药水、保健食品和其他医生的处方药物。然而,这样药物都存在发生全身性作用和药物间相互作用的风险。即使是大量的柚子汁,因其中含有CYP3A和P-糖蛋白抑制剂,也可以影响药物的作用。β受体阻滞剂眼药水可以产生全身的β阻滞,特别是CYP2D6活性缺陷的患者使用CYP2D6的底物(如噻吗洛尔)。圣约翰草(St. John'swort)可诱导CYP3A和P-糖蛋白活性(和苯妥英钠等药物类似),从而显著降低药物如环孢素的血药浓度。只要持续服用这两种药物,他们其他的互相作用可以暂时不用担心。但是,如果环孢素血药浓度稳定的患者停止服用圣约翰草,血浆的环孢素浓度就会急剧上升,发生毒性反应。同样地,服用圣约翰草初期可能会导致环孢素浓度显著降低及器官排异反应的发生。一些天然保健品因为与严重的药物毒性相关已退出市场,苯丙醇胺相关卒中就是一个典型的例子。

药物基因组学信息与处方整合

研究与多种药物反应相关的多态性,自然会想到如何利用相关数据进行药物剂量优化、避免可能产生的药物失效以及严重毒副作用的问题。实际上,从2007年起FDA开始系统地在药物说明书上介绍药物的基因组学信息[23]。尽管基因组学指导的药物治疗前景诱人,但临床医生想要进行基因检测来指导药物治疗面临了许多阻碍，如费用、支持遗传学的证据等级不同以及诸如基因检测结果的速度以及准确性等执行方面的问题。药物基因组学变异的本质是多数病人对大部分药物的反应是平均水平，因此对每个患者进行系统检测以期待发现少数异常患者，这种做法麻烦，且时间成本效率低下，除非个体患者可以从中获益很多。个体患者获益巨大的例子就是抗病毒逆转录药物阿巴卡韦，所有接受该药物治疗的患者常规进行基因分型，因为这样可避免3%的患者可能出现危及生命的皮肤副作用[24]。相反，随机临床试验[25-27]表明在使用华法林治疗时考虑患者的基因型信息对达到药物治疗剂量的时间没有影响。基于人群或电子病历的研究显示，华法林的出血风险与 *CYP4F2*[28] 或 *CYP2C9*[29] 的变异有关，而前述试验不足以检测出患者的出血风险。

药物特异性检测方法比较困难，因为相关药物基因型数据必须足够大，才能弥补对所有暴露群体进行检测的时间及金钱成本。虽然遗传变异在预测个体患者对特定药物的反应中起重要作用的可能性很小，但当为某一患者群体开出许多药物时，每个患者都会对某些药物显示出遗传决定的异常反应。此推论是预先对患者进行基因分型的理论基础，即在未接触药物的患者中进行基因分型以检测与多种药物反应相关的基因变异[30,31]。这些数据会储存在具有先进的即时决策支持功能的 EMR 系统中，当医生给具有已知基因突变的患者开出了相关药物时提供即时建议[32]。目前几项先进技术已经实现了这个设想，包括先进的 EMR 系统，多重廉价基因分型检测（可以以单一药物的价格同时检测多种多态性）。此概念正在目前正在几个医疗中心进行测试以确定成本和获益，了解医护人员的反应[33]，优化决策支持，从而将药物基因组学信息与健康护理无缝衔接。

未来展望

心血管疾病的治疗在过去 25 年里取得了巨大进展，很大程度上归功于如 HMG-CoA 还原酶抑制剂、ACE 抑制剂、β 受体阻滞剂等一系列高度有效和良好的耐受性的药物出现。这些药物的发展，以及非药物治疗手段的日益完善，使得严重心血管疾病患者的生存率显著提高。老龄化慢性病患者人群服用多种药物正变得越来越普遍。在这种环境下，药物作用变得越来越多变，反映了药物间的相互作用，潜在的疾病和发展机制及遗传背景。此外，虽然心血管疾病的治疗在西方社会取得了进步，但由于既往是主要发病及死亡原因的传染病正在得到控制，且吸烟和代谢综合征正在增加，心血管疾病成为世界范围内日益严重的问题。迄今为止，已在欧洲人群中进行的大量有关了解遗传因素如何影响疾病易感性及药物治疗反应的研究，已成为心血管领域的重大挑战。

总体来说，基因组医学即遗传变异信息在医疗保健领域的应用，仍处于起步阶段。在其进入临床实践前，相关机构需要各自证实、评估基因组医学的临床重要性和成本效益。重要的是，迄今为止报告的大多数药物基因组学研究都集中在常见的变异体上，而我们目前已知的包括 CYP 和其他"药物基因"在内的基因多态性都是不常见的（MAF<1%）。开发新的方法，以确定罕见药物反应基因变异的临床影响，是一项新兴挑战。

自 2000 年人类完成初步基因组测定以来，基因测序成本急剧下降，全基因组测序仅需花费 1 000 美元以下已成为现实，这使得挑战进一步加剧。一方面，这有助于刚提出的预先测定药物基因组学策略以及基因组学引导下进行医疗保健的远大目标，另一方面，这又带来了数据存储与挖掘方面的挑战。

医生与患者之间的关系仍然是现代治疗的核心。日益先进的有关药物治疗的分子及遗传学观点不应改变这个观点，而应该对其作出补充。每一次药物治疗都代表一个新的临床试验。医生必须时刻保持警惕，关注药物的非常规作用，这可能会为发现意料之外的药物效益和副作用及其机制提供线索。

（沈兰 译）

参考文献

1. National Health Expenditure Data; 2016. https://www.cms.gov/research-statistics-data-and-systems/statistics-trends-and-reports/nationalhealthexpenddata/nationalhealthaccountshistorical.html.
2. Mozaffarian D, Benjamin EJ, Go AS, et al Heart disease and stroke statistics—2016 update. A report from the American Heart Association; 2015.
3. Landrigan CP, Parry GJ, Bones CB, et al. Temporal trends in rates of patient harm resulting from medical care. *N Engl J Med*. 2010;363:2124–2134.

Drug Targets

4. Cohen JC, Hobbs HH. Simple genetics for a complex disease. *Science*. 2013;340:689–690.
5. Millwood IY, Bennett DA, Walters RG, et al. A phenome-wide association study of a lipoprotein-associated phospholipase A2 loss-of-function variant in 90000 Chinese adults. *Int J Epidemiol*. 2016;45:1588–1599.
6. Nelson MR, Tipney H, Painter JL, et al. The support of human genetic evidence for approved drug indications. *Nat Genet*. 2015;47:856–860.
7. Roses AD, Saunders AM, Lutz MW, et al. New applications of disease genetics and pharmacogenetics to drug development. *Curr Opin Pharmacol*. 2014;14:81–89.

Unbiased Approaches, Such as Genome-Wide Association

8. Manolio TA. Genome-wide association studies and assessment of the risk of disease. *N Engl J Med*. 2010;363:166–176.
9. Motsinger-Reif AA, Jorgenson E, Relling MV, et al. Genome-wide association studies in pharmacogenomics: successes and lessons. *Pharmacogenet Genomics*. 2013;23:383–394.
10. Zhang FR, Liu H, Irwanto A, et al. HLA-B*13:01 and the dapsone hypersensitivity syndrome. *N Engl J Med*. 2013;369:1620–1628.
11. Stitziel NO, Won HH, Morrison AC, et al. Inactivating mutations in *NPC1L1* and protection from coronary heart disease. *N Engl J Med*. 2014;371:2072–2082.
12. Flannick J, Thorleifsson G, Beer NL, et al. Loss-of-function mutations in *SLC30A8* protect against type 2 diabetes. *Nat Genet*. 2014;46:357–363.
13. Silverman EK, Loscalzo J. Developing new drug treatments in the era of network medicine. *Clin Pharmacol Ther*. 2013;93:26–28.

High-Risk Pharmacokinetics

14. Mega JL, Simon T, Collet JP, et al. Reduced-function *CYP2C19* genotype and risk of adverse clinical outcomes among patients treated with clopidogrel predominantly for PCI: a meta-analysis. *JAMA*. 2010;304:1821–1830.
15. Kuehn BM. FDA: No codeine after tonsillectomy for children. *JAMA*. 2013;309:1100.

Other Important Pharmacogenetic Effects

16. Juel J, Pareek M, Jensen SE. The clopidogrel-PPI interaction: an updated mini-review. *Curr Vasc Pharmacol*. 2014;12:751–757.
17. Birdwell KA, Grady B, Choi L, et al. The use of a DNA biobank linked to electronic medical records to characterize pharmacogenomic predictors of tacrolimus dose requirement in kidney transplant recipients. *Pharmacogenet Genomics*. 2012;22:32–42.
18. Canestaro WJ, Austin MA, Thummel KE. Genetic factors affecting statin concentrations and subsequent myopathy: a HuGENet systematic review. *Genet Med*. 2014;16:810–819.
19. Aleong RG, Sauer WH, Murphy GA, et al. Prevention of atrial fibrillation by bucindolol is dependent on the beta(1)389 Arg/Gly adrenergic receptor polymorphism. *JACC Heart Fail*. 2013;1:338–344.
20. Roden DM, Johnson JA, Kimmel SE, et al. Cardiovascular pharmacogenomics. *Circ Res*. 2011;109:807–820.
21. Kaab S, Crawford DC, Sinner MF, et al. A large candidate gene survey identifies the *KCNE1* D85N polymorphism as a possible modulator of drug-induced torsades de pointes. *Circ Cardiovasc Genet*. 2012;5:91–99.
22. Bellinger AM, Arteaga CL, Force T, et al. Cardio-oncology: how new targeted cancer therapies and precision medicine can inform cardiovascular discovery. *Circulation*. 2015;132:2248–2258.

Incorporating Pharmacogenetic Information Into Prescribing

23. Lesko LJ, Zineh I. DNA, drugs and chariots: on a decade of pharmacogenomics at the US FDA. *Pharmacogenomics*. 2010;11:507–512.
24. Pavlos R, Mallal S, Ostrov D, et al. T cell-mediated hypersensitivity reactions to drugs. *Annu Rev Med*. 2015;66:439–454.
25. Kimmel SE, French B, Kasner SE, et al. A Pharmacogenetic versus a clinical algorithm for warfarin dosing. *N Engl J Med*. 2013;369:2283–2293.
26. Pirmohamed M, Burnside G, Eriksson N, et al. A randomized trial of genotype-guided dosing of warfarin. *N Engl J Med*. 2013;369:2294–2303.
27. Belley-Cote EP, Hanif H, D'Aragon F, et al. Genotype-guided versus standard vitamin K antagonist dosing algorithms in patients initiating anticoagulation: a systematic review and meta-analysis. *Thromb Haemost*. 2015;114:768–777.
28. Roth JA, Boudreau D, Fujii MM, et al. Genetic risk factors for major bleeding in warfarin patients in a community setting. *Clin Pharmacol Ther*. 2014;95:636–643.
29. Kawai VK, Cunningham A, Vear SI, et al. Genotype and risk of major bleeding during warfarin treatment. *Pharmacogenomics*. 2014;15:1973–1983.
30. O'Donnell PH, Danahey K, Ratain MJ. The outlier in all of us: why implementing pharmacogenomics could matter for everyone. *Clin Pharmacol Ther*. 2016;99:401–404.
31. Van Driest SL, Shi Y, Bowton EA, et al. Clinically actionable genotypes among 10,000 patients with preemptive pharmacogenomic testing. *Clin Pharmacol Ther*. 2014;95:423–431.
32. Manolio TA, Chisholm RL, Ozenberger B, et al. Implementing genomic medicine in the clinic: the future is here. *Genet Med*. 2013;15:258–267.
33. Peterson JF, Field JR, Unertl KM, et al. Physician response to implementation of genotype-tailored antiplatelet therapy. *Clin Pharmacol Ther*. 2016;100:67–74.

第9章 生物标志物及其在精准医学中的应用

PETER LIBBY, POBERT E. GERSZTEN, AND PAUL M. PIDKER

生物标志物总述 69
心血管生物标志物的临床应用 70
识别生物标志物的新技术 71
蛋白质组学和代谢组学 71
分析挑战 72
质谱发现在心脏代谢疾病中的应用 76
未来方向 76
生物标志物性能的临床测量 76
敏感性、特异性和阳性、阴性预测值 76
鉴别、C统计和受试者工作特征曲线 77
准确度和校准 77
风险再分类 78
外部验证和影响研究 78
应用实例:高敏CRP、血脂和雷诺兹风险评分 78
结论 79
参考文献 79

临床医生每天都在心血管医学实践中使用生物标志物。而且,生物标志物的使用还可以提前数年改善医生对提供临床疗效和心血管治疗效价比的能力[1]。相应的危险分层和治疗的靶向指导不仅可以帮助改善患者的预后,并且可以帮助在医疗救助中对消费紧急需求的反应。特别是,影像生物标志物的过度应用增加了医疗花费并且恶化了患者的预后(例如,来自放射暴露或造影剂合并症或偶然发现事件)。不恰当使用或解读血液生物标志物(例如肌钙蛋白I)会导致不必要的住院或者操作。

尽管目前生物标志物有助于临床等工作,它们的未来远景和恰当应用的严格需求和很多误读仍然是围绕他们目前临床应用的问题。另外,当代技术可以明显拓展与心血管疾病相关的生物标志物的范围。不断出现的基因、蛋白质组学、代谢组学和影像分子技术必然会转变心血管标志物的范畴(见第6~8章和第45章)。

此章是以入门形式对心血管标志物进行了定义,并讨论生物标志物如果辅助临床医学,另外还有应用一些新出来的技术。我们还讨论了一种严格评估生物标志物临床有效性的方法。心血管生物学的进展和新技术的应用已经识别了过多的具有潜在临床价值的新型心血管标志物,因此一个新的生物标志物是否增加了现有的,通常是否是更加有效的生物标志物问题应运而生。因此,临床医生需要评估新出标志物,决定采用哪个会提高临床实践和改善患者预后的工具。

生物标志物总述

为了调节目的,美国食品药品管理局(Food And Drug Administration, FDA)首次在1992年定义生物标志物为"一种实验室检测或者生理征象,在治疗临床试验中,用于反映患者感受、功能或对治疗反应的预期生存的临床有意义终点的替代"。当时,FDA认为是"一个基于流行病学、治疗学、病理生理学或其他证据的具有一定可信性的具有预测临床获益的替代终点"。美国国立卫生研究院(National Institutes of Health, NIH)1998年召集了一个工作组用来提供一些平行操作定义用来指导生物标志物领域(表9.1)。NIH定义生物学标志物,生物标志物具有"对治疗干预的正常政立过程、病理过程或药理学反应的客观检测和作为一种指标评估的特征"因此,NIH的定义不仅包括了循环血液中的可溶性生物标志物还包括床边生物标志物,例如可通过血压值或护理中的卷尺测量的可获得的拟人化变量。这个泛概念围绕着血液中生物标志物的测量(图9.1A)和影像研究中的测量(图9.1B)。

表9.1 生物标志物定义

生物学标志物(生物标志物)	一种客观测量指标,用于评估正常生物学过程,病例过程或治疗干预的药理学反应
替代终点	一个生物标志物可以替代一个临床终点。替代终点被认为是基于流行病学,治疗学,病理生理学或其他科学依据之上的可以预测临床获益(受损)或缺乏临床获益(受损)
临床终点	一种特征或变量,反映患者感受、功能或生存

摘自美国国立卫生研究院生物标志物定义工作组,1998。

影像标志物可以来自经典解剖学方法。影像形式目前提供了功能学信息,例如心室功能和心肌灌注的评估。分子影像具有靶向特定分子过程的潜力。生物标志物的一个功能分类帮助临床医生将过多的那种可以反映一系列生物反应过程或器官起源的标志物中排序。例如,作为一个最初评估值,心肌肌钙蛋白反映心肌损伤,脑钠肽反映心室腔牵张,C反应蛋白反映炎症,eGFR反映肾功能。

NIH工作组定义临床终点为"一种生物标志物可以作为临床终点室间的替代"。一个替代终点应该是基于流行病学、治疗学、病理生理学或其他科学证据上,可以预测临床获益(或损伤)或获益(损伤)的缺失(NIH没有使用通常使用的名词——替代标志物)。因此,替代终点说明生物标志物已经被"抬升"到替代地位。这种特性在心血管医学的调整方面具有特别的重要性。例如,FDA之前承认糖化血红蛋白A1c(HbA1c)的一定程度的减少可以是一种新型口服降糖制剂注册的标准。因此,HbA1c被认为是一个可作为替代终点的生物标志物。但是目前FDA指南目前对靶向糖尿病新型药物需要一个心血管安全研究[2],这个政策提示了对调整指标HbA1c尽管具有血糖标志物的价值,但作为替代终点对减少心血管风险的真实反应性的质疑。

NIH工作组定义临床终点是"可以反映患者感受、功能或生存的一种特征或变量"。关键或临床Ⅲ期心血管临床研究根据要求,需要使用临床终点。生物标志物,替代终点和临床终点的特性具有重要含义,即医方、调节方和赞助方逐渐增长的对作为实际临床预后改善证据的需求,而不仅仅是将生物标志物作为临床治疗采

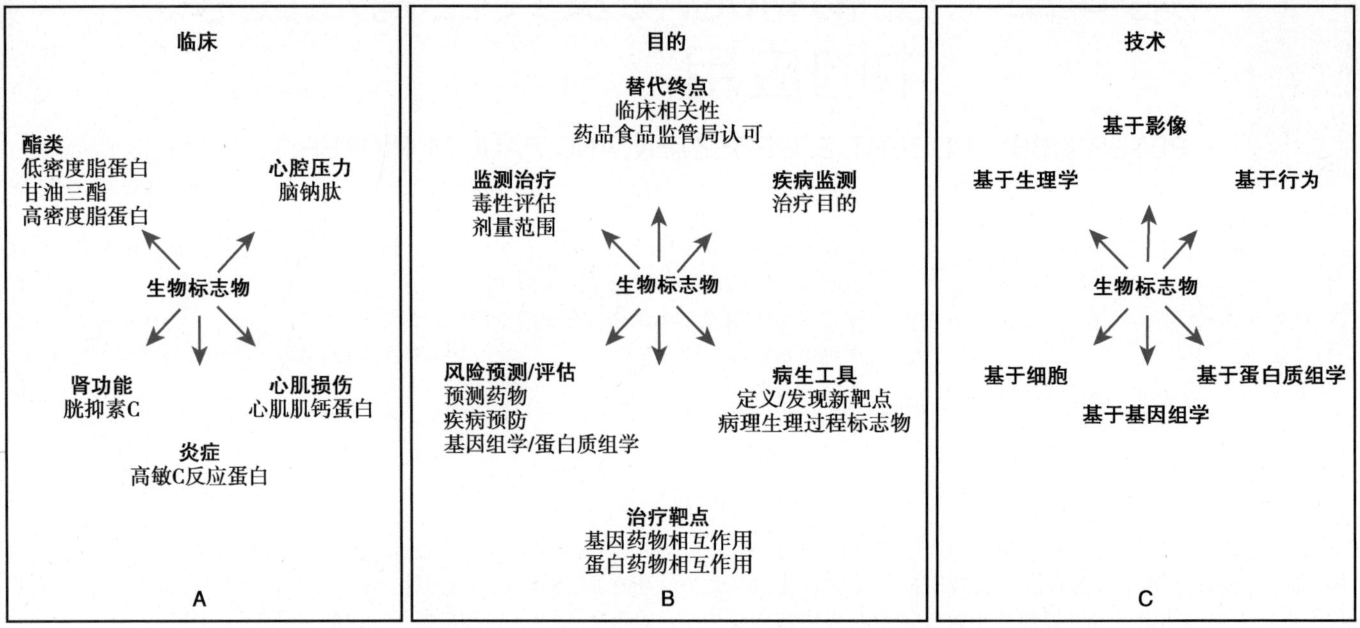

图 9.1 心血管疾病常用临床生物标志物(A)及根据目的(B)和技术(C)分类的研究性生物标志物举例

纳的标准。

心血管生物标志物的临床应用

关于生物标志物很多占大多数的困惑主要是临床医生想对一个生物标志物应用的回答(图 9.1C)。我们可以从以下几点分类心血管生物标志物应用目的:

1. 诊断。生物标志物用于心血管诊断是日常医学活动的一部分。例如,目前对心肌梗死的全球定义需要有心肌损伤生物标志物的升高,例如肌钙蛋白的心肌特异同工分型。

2. 危险分层。熟悉的用于心血管医疗分层的生物标志物例子包括收缩压(systolic blood pressure,SBP)和低密度脂蛋白胆固醇(low-density lipoprotein cholesterol,LDL-C)这些生物标志物可靠的预测人群基础上心血管事件的未来风险。

3. 治疗的目标。现代指南经常会特定界值作为治疗的靶目标,例如,一个生物标志物在某些特定人群中的特定水平(例如 SBP,LDL-C)。心血管医生会经常使用生物标志物-国际化标准比值(international normalized ratio,INR)来调整个体患者的华法林使用剂量。大量的数据支持在不同患者群保持 INR 在特定范围具有临床获益,是一个已被证实作为治疗目标的具有临床有效性的广泛使用的生物标志物。

4. 治疗靶点。在临床实践中,使用生物标志物作为治疗靶点具有重要的作用和前景将更广泛的"个性化医学"技术推动到实践中去(见第 6 章)。生物标志物作为治疗靶点的例子包括检测肌钙蛋白分拣出需要早期侵入治疗的急性冠脉综合征,测量高敏 C 反应蛋白用来分出低于平均 LDL-C 水平的需要他汀治疗的个体。

5. 药物开发、评估和注册。生物标志物在药物制剂的开发中具有关键的作用。生物标志物们可以提供优势制剂很有可能在大规模临床试验中获益的早期有效信号。临床试验失败往往是因为不恰当的剂量选择。精准的使用生物标志物可以帮助制剂在一个大的临床终点研究中筛选出合适的剂量。生物标志物还被作为管理机构准予评估新治疗手段的有效的替代终点。

心血管标志物的临床应用需要对为什么需要用有一个清晰的认识。许多生物标志物测量一次后即可为临床提供有用的"基线"信息。比如,高密度脂蛋白胆固醇(high-density lipoprotein cholesterol,HDL-C)的基线测量与心血管事件未来风险呈负相关。然而,生物标志物们的一系列测量变化也不是总是确保临床获益。以 HDL-C 为例,近期大规模评估临床终点的临床试验之一 HDL-C 的升高作为临床获益的可靠性(见第 48 章)。一系列的冠脉钙化测量可能会增加误读,因为他汀治疗增加钙化,但却减少冠脉事件[3,4]。

生物标志物在进入临床应用前需要大量的有效检验。在心血管医学中,LDL-C 具有很高的可信度,它满足修正后的 Koch 假设。LDL 水平前瞻性预测心血管风险,通常减少 LDL 与改善预后相关。然而不是所有生物标志物被证实都可以真实的预测临床事件。例如,在 20 世纪 60 年代到 70 年代,大多数心血管医生认为心电图心室早除极是致死性心律失常的重要生物标志物。众多的策略旨在压制室性异位起搏。然而,CAST (Cardiac Arrhythmia Suppression Trial)研究,提示能抑制室性早除极的药物实际恶化临床终点。由正性肌力药物产生的心肌收缩力指数的短期改善相似的导致了临床预后恶化,包括临床死亡率增加。这些例子都说明了生物标志物的大量有效性验证在被临床实践接纳前的必要性。

另外一个对于心血管标志物的重要考量是有无因果性。LDL-c 就是一个因果生物标志物,因为其明确参与在动脉粥样硬化病理进展中,其水平前瞻性已经被一系列影像形式证实与心血管事件和动脉粥样硬化病变的发展相关。一系列独立检测 LDL-C 水平都与临床预后相关。另外,建立在孟德尔遗传疾病(如家族性高胆固醇血症)和无偏差全基因组相关扫描和孟德尔随机分析的基础上的非常强的基因证据,已经证实 LDL-c 动脉粥样硬化心血管疾病的一个具有因果关系的危险因子[5,6](见第 48 章)。即使一个充分证实的因果关系的生物标志物,例如 LDL-C 在某些环境下进行误导。比如通过特定胆固醇酯转化蛋白抑制剂降低 LDL-C 并没有显示出临床获益。

其他生物标志物,尽管具有明确的临床价值,但是没有与疾病的因果通路无关。例如,发热自古就是感染的一个重要生物指标,解决发热与控制感染进程有效相关，但是发热并没有参与感染的因果病理进程，仅仅是宿主抵抗感染过程的生物标记。类似的，测量高敏 CRP 可以提高心血管危险预测准确度，而且 CRP 的减少与许多疾病的临床获益具有相关性，然而，支持 CRP 参与了心血管疾病病理进展的因果证据还缺乏效度[7]。

这些例子说明一个生物标志物是如何不需要参与疾病的因果途径来具有临床价值。一个对生物标志物应用的使用和缺陷的清晰和早期阐述出现在弗莱明和德米特的里程碑式作品中（图 9.2）。当存在一个因果通路和干预的真实临床效果可以直接通过介导生物标志物而体现的生物标志物是具有最大潜力被证实有效的（图 9.2A）。然而，当生物标志物没有在因果途径中被发现，或者对某种干预手段效果不敏感，或者干预获益具有一种方式（或毒性）机制不在该标志物所描述的途径中（图 9.2B～E）。这些例子不代表这些标志物没有价值，因为如果没有生物标志物的发现和有效性，很少新生物学领域可以发展。当然，替代终点很有可能无法取代旨在求证干预手段是否减少真实事件的大规模随机临床试验。

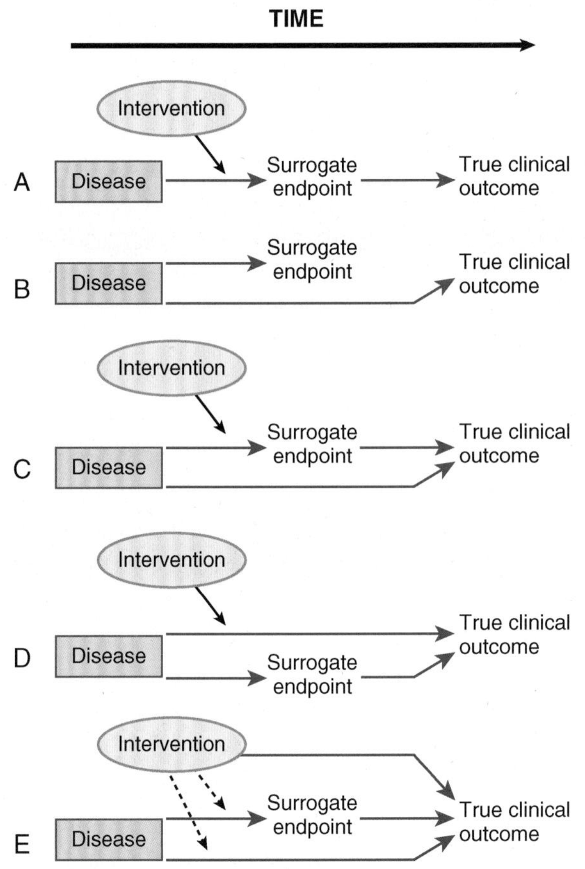

FIGURE 9.2 Biomarkers as surrogate endpoints in clinical research. A, The setting that provides the greatest potential for the surrogate endpoint to be valid. B, The surrogate is not in the causal pathway of the disease process. C, Of several causal pathways of disease, the intervention affects only the pathway mediated through the surrogate. D, The surrogate is not in the pathway of the intervention's effect or is insensitive to its effect. E, The intervention has mechanisms of action independent of the disease process. *Dotted lines* represent possible mechanisms of action. (Modified from Fleming TR, DeMets DL. Surrogate end points in clinical trials: are we being misled? Ann Intern Med 1996;125:605.)

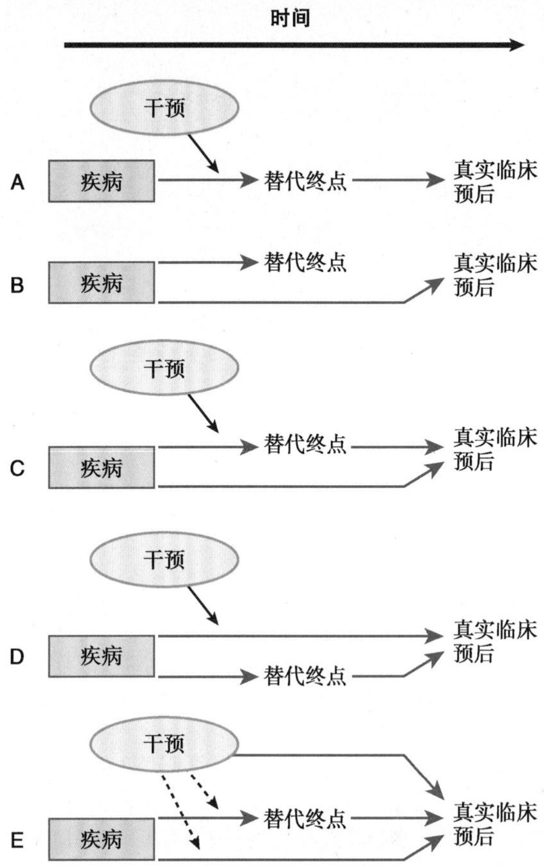

图 9.2 生物标志物作为临床研究的替代终点。A，为临床替代终点提供最大潜力的情况；B，代替终点不参与临床过程的因果途径；C，在数个疾病的因果途径中，干预只影响了替代终点参与的通路；D，替代终点不在干预影响路径中，或者对干预影响不敏感；E，干预具有独立于疾病过程的机制。虚线代表作用的可能机制。（修改自 Fleming TR, DeMets DL. Surrogate end points in clinical trials: are we being misled? Ann Intern Med 1996;125:605.）

识别生物标志物的新技术

目前可用于筛选或预测预后的生物标志物的局限性强调了识别与新疾病通路的“不相关”或“正交”生物标志物的重要性。目前大多数生物标志物是作为研究组织损伤、炎症或止血等靶向性生理研究的延伸而发展起来的。相比之下，现在新兴的技术能够系统地、无偏倚地描述与疾病相关的蛋白质和代谢物的特征变化。

蛋白质组学和代谢组学

在发现生物标志物的不断涌出的平台中，近期可能没有任何一个比蛋白质组学和代谢组学获得更多的关注。蛋白质组学旨在收集人类基因谱中的全部蛋白质产物，相反的，代谢组学旨在系统的捕获更小的生物化学复合物，包括简单氨基酸，以及相关的氨基、脂质、糖类、核苷酸和其他中间代谢产物。尽管仍比其他办法稍欠成熟，但是蛋白质组学和代谢组学有助于洞悉一个特定疾病的全部复杂过程（图 9.3）。因为蛋白质和代谢产物是遗传变异和转录变化的下游产物，他们能提供一个立即反映细胞或器官状态的“快照”。他们能快速对环境压力，例如运动或被它们可以迅速

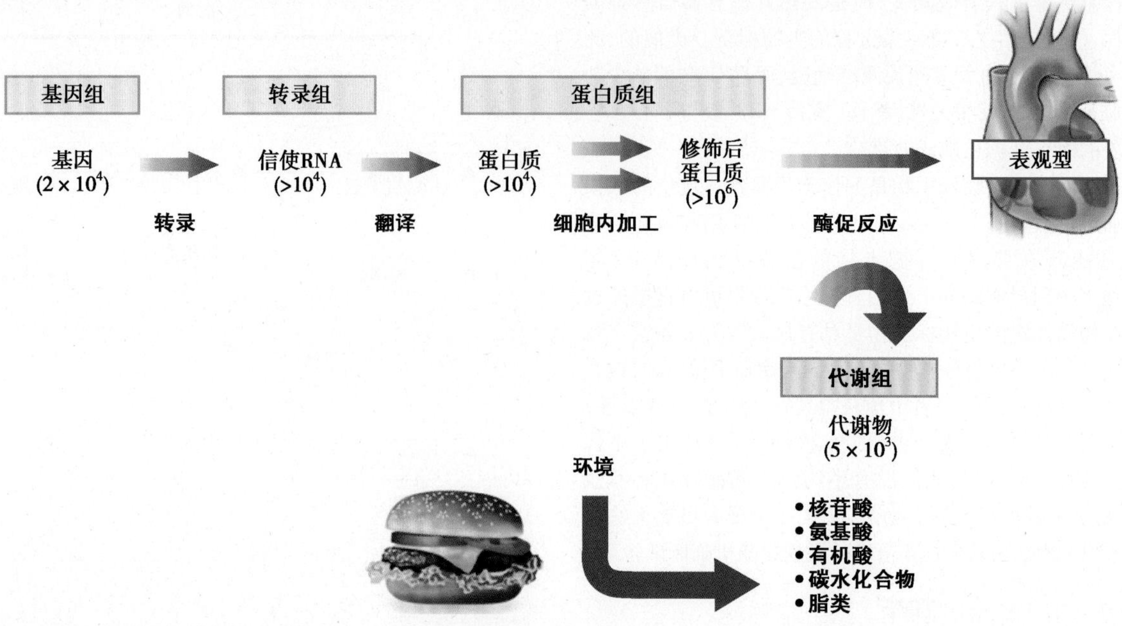

图 9.3 基因组、转录组、蛋白质组和代谢组的概念关系。信息复杂度从基因组到转录组到蛋白质组增加。每个类型的分子在人体中的估计数量在括号中表示

响应来源于周边环境的压力源，例如运动或直接食物或其他化合物的摄入。一个增长的个体过程提示了不同蛋白质和代谢产物在生理功能，例如血液和能量稳态的控制中的不可预期的各种作用[8]。因此，代谢组学和蛋白质组学不仅可以识别新的生物标志物，还可以提供生理功能信息，突出潜在治疗靶点。

术语蛋白质组是在 20 世纪 90 年代创造的。随着不断增长的认识，发现尽管某个特定器官虽然含有相当的基因含量，但他们的蛋白含量并不是基因组能表达的所有可能蛋白质。在发展和分化过程中对外界刺激产生的选择性基因表达导致每个细胞在某个特定事件只表达一系列编码蛋白质。蛋白质组学不仅可以指一般的人类蛋白质组，而且还可以特异性表达心脏组织，特定细胞比如心肌细胞，甚至是对特定的细胞器或生物体，如线粒体反映的上游蛋白质。蛋白质组学提供超过了信使 RNA(mRNA)所特定表达的基因组的信息。研究表明基因表达往往与蛋白质水平相关性不高。蛋白质表达不仅依赖于转录，而且依赖于 mRNA 的稳定性和蛋白质合成和降解的速率，所以 mRNA 的存在和缺乏并不能准确反映相应蛋白质的水平。随着转录和翻译，蛋白质可能将在多个位点经历十个或数十个潜在的转录后修饰，从而经常调节蛋白质功能(例如磷酸化、糖基化、乙酰化、硫酸化)。随后的酶和非酶改变将显著增加同时存在的蛋白质种类的数量。

与蛋白质组学技术相比，代谢组学技术主要集中在小分子物质，通常分子量小于 2kDa。代谢产物通常可以通过简单的提取技术和蛋白质的沉淀和清除等与蛋白质成分分离出来。早在 20 世纪 70 年代，Arthur Robinson and Linus Pauling 假设生物流体中的代谢产物的数量和质量反映了他们来源的复杂机体系统的功能状态。术语"代谢谱"是由描述患者样本的气相色谱分析数据而来的。这种用来量化生物体内大量小分子代谢谱的新兴技术最终被别人命名为"代谢组学"或"代谢物组学"[9]。最近，更多关注于对特定代谢物家族或者子集产生了新的名词例如"脂类组学"。就人类诊断学的应用而言，对婴幼儿的精液先天性代谢异常研究已经被看作是关键技术。以质谱学(mass spectrometry，MS)为基础的方法使得可以监测脂肪酸氧化及有机和特定的氨基酸，用于新生儿代谢紊乱的筛查，从而识别有脂肪酸代谢异常，有机酸血症与氨基酸中毒的新生儿。在特定的环境下，对这些疾病的快速识别可以启动对这些疾病的干预措施，例如饮食调整，会带来良好的治疗效果[9]。对更多更普遍的复杂疾病的全面代谢组学或蛋白质组学分析可能同样会聚焦在饮食或药物调整的通路上。

分析挑战

许多种类的蛋白质和化学物质对分析提出了挑战，特别是应用于寻找血液中的生物标志物。许多不同类型的细胞参与了血浆蛋白质组学和代谢组学，增加了它们的复杂性，因此对解释出现的数据提出了挑战。例如蛋白质组学，含量最多的 22 种蛋白质，包括白蛋白和免疫球蛋白，占据了蛋白质组学总质量的 99%(图 9.4)。许多与人类疾病相关的生物感兴趣的分子发生在低丰度。例如心肌标志物肌钙蛋白以纳摩尔水平存在于循环中，胰岛素水平在皮摩尔水平，肿瘤坏死因子在飞摩尔水平。血浆种含有百万个独特的蛋白质种类浓度超过 10 个数量级的范围。确实，一些人认为血浆蛋白质组可能包含由剪接变异和翻译后修饰引起的全套人类多肽物种，因为血浆的蛋白质含量出乎意料地包括所有功能类别的蛋白质和显然来自所有细胞的蛋白质。作为细胞周转的结果，大多数低丰度血浆蛋白质位于细胞内或膜蛋白位于细胞中。近期评估提示人类代谢组由比人类蛋白质组更少的分子实体组成[10]，因此从某种程度上更易有迹可循地来分析和系统化。

蛋白质组学和代谢组学技术的成功是具有几个关键的特征的。第一，技术必须具有可以通过物理特性的范畴，比如大小或电荷等识别复杂生物体样本内的广谱蛋白质或代谢物分析的能力。第二，技术必须能灵敏探测蛋白质或代谢物至足够的"深度"，也就是，提供最低活性的生物活性化合物的分辨率。通常，最不丰富的实体在生理应激反应中起着关键的调节作用。第三，工具必须跨越一个广阔动态范围，在图 9.4 中强调的概念-他们必须能够同时在同一个复杂混合体种识别含量较多的和含量较少的蛋白质。

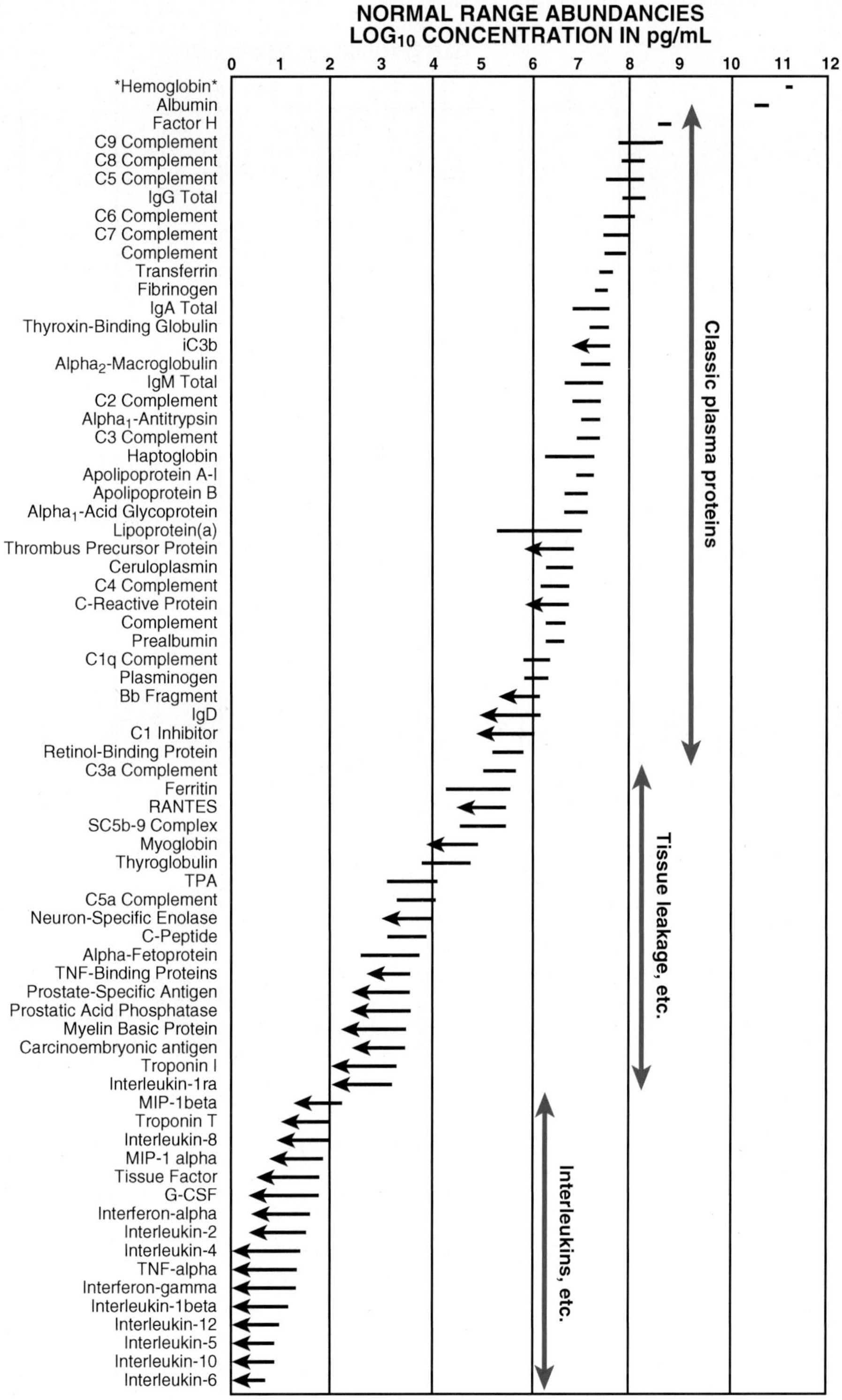

FIGURE 9. 4 Reference concentration for representative protein analytes in plasma. Protein abundance is plotted on a log scale spanning 12 orders of magnitude. When only an upper limit is quoted, the lower end of the interval line shows an *arrowhead*. The classic plasma proteins are clustered to the left (high abundance), the tissue leakage markers (e. g., enzymes, troponins) are clustered in the center, and the cytokines are clustered to the right (low abundance). *G-CSF*, Granulocyte colony-stimulating factor; *MIP*, macrophage inflammatory protein; *RANTES*, regulated on activation, T cell expressed and secreted; *TNF*, tumor necrosis factor; *TPA*, tissue plasminogen activator. (From Anderson NL, Anderson NG. The human plasma proteome: history, character, and diagnostic prospects. Mol Cell Proteomics 2003;2:50.)

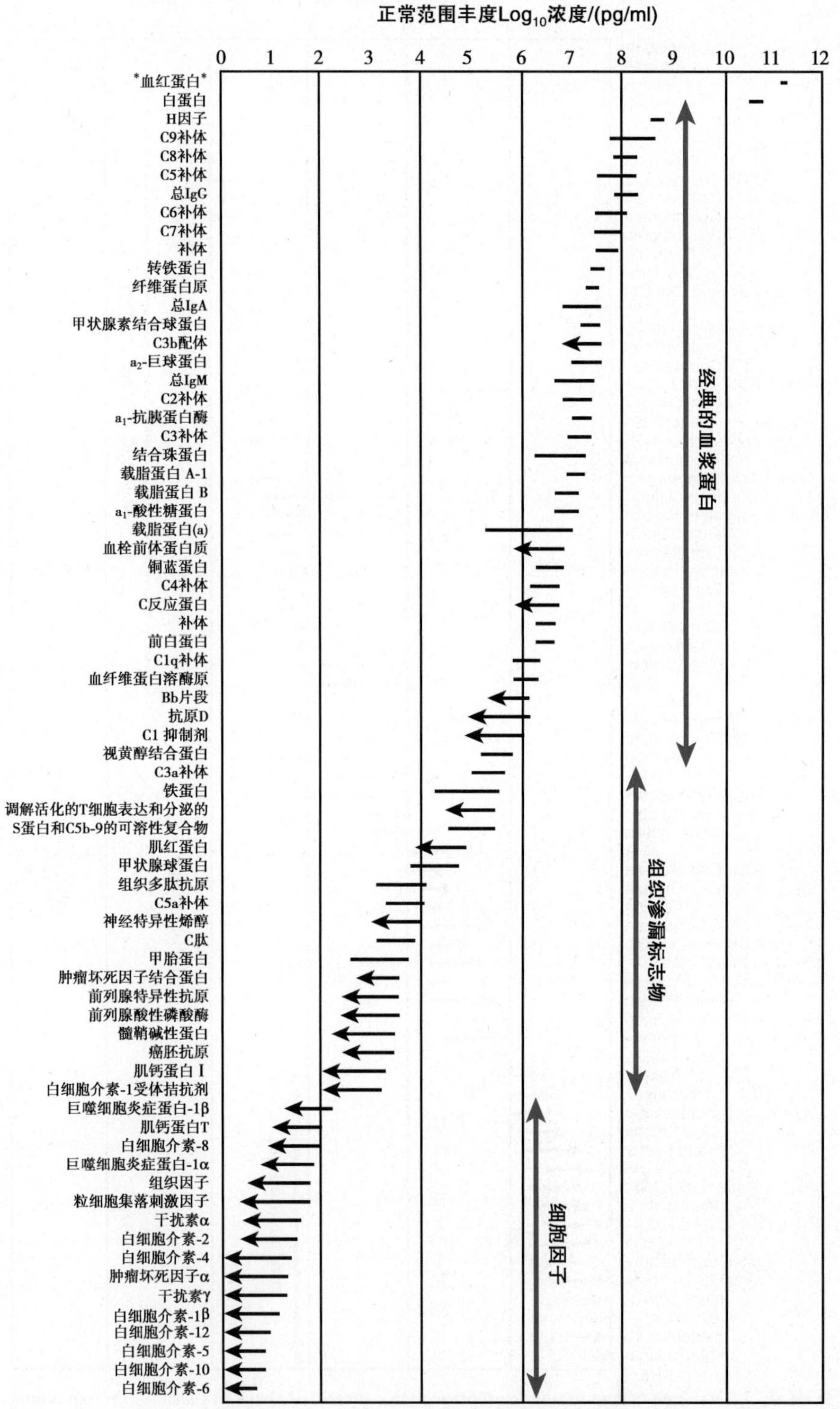

图 9.4 血浆中有代表性的蛋白质分析物的参考浓度。蛋白质丰度绘制在跨越 12 个数量级的对数尺度上。当只引用上限时,区间线的下端显示一个箭头;经典的血浆蛋白聚集到左边(高丰度),组织渗漏标志物(如酶、肌钙蛋白)聚集到中心,细胞因子聚集到右边(低丰度)。(引自 Anderson NL, Anderson NG. The human plasma proteome: history, character, and diagnostic prospects. Mol CellProteomics 2003;2:50.)

不幸的是，大多数分析技术仅适用于几个数量级的浓度。第四，理想的技术应该是稳定的和可重复的，这是在临床应用中，最小化初始发现、验证和测试期间的误差所必需的属性。

用于鉴定蛋白质或代谢物的强大的、可搜索的数据库代表了对生物标志物发现的日益重要的支持。从人类基因组计划完成以来，这些技术可寻址的调查范围已大大扩大。人类数据库是目前最大和最容易使用的，这将有助于加速翻译研究。基因组数据库集中的提供了所有已知或在哪个存在数据库的生物体中表达的理论蛋白质的目录。可以通过数据库搜索候选基因识别的软件已经证明对数据的解释是必要的；很多这种软件在网络上可以找到。最近在编制人类蛋白质组和血浆代谢组目录的工作中，这种协作工作已经开始。

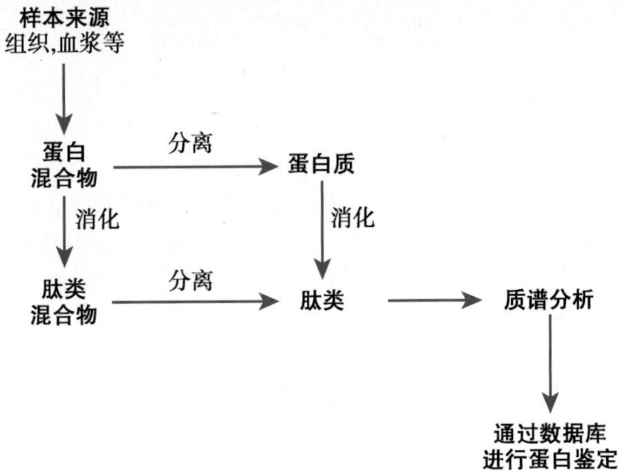

图 9.5　蛋白质组学试验流程图

生物标志物的发现过程

图 9.5 以蛋白质组学实验为例，总结了生物标志物发现方法的基本要素。生物样品由包含完整和部分降解的蛋白质和不同分子量、修饰和溶解度的代谢产物的复杂混合物组成。在复合物中识别蛋白质或代谢产物的概率随着复合物复杂性下降而增加。正如 Liebler[11] 所说，复杂的问题和如何处理它类似于印刷一本书的过程。把所有单词都打印一个页面上会完成得很快，但结果因墨水变成黑色，页面会成为难以辨认的；将文章分成多页以提炼出有结构的文章会减少其复杂性。类似的，样品可以通过分馏或亲和消减柱富集某些组分，但所有制备过程，包括溶解、变性和还原过程，都应符合后续分析步骤的要求。为了降低复杂性，需要仔细权衡每个附加步骤可能还会引入不希望的蛋白质或代谢物修饰或损失的可能性。

尽管质谱分析设备通过全基因组分析和基因组学革命具有了无与伦比地提供识别几个层面的补充信息的能力，但还有若干分析技术可以用来鉴定代谢物或蛋白质。质谱分析可以精确测量从复杂蛋白质复合物水解消化下来的肽类或从组织或血液中提取出来的小分子代谢产物的质量。可以在数据库中搜索肽或代谢物质量测量值，以获得感兴趣的亲本蛋白或代谢物的最终鉴定。与其他蛋白质组学和代谢组学技术相比，MS 有利的提供了高灵敏度和自动化适应性，从而促进了高通量处理。MS 具有广泛的适用性，不仅检测代谢物和蛋白质，而且表征任何翻译后修饰。

质谱仪包含模块化元件，包括离子源、质量分析器和检测器/记录器（图 9.6）。MS 仪器因电离源和所用的质量分析仪不同，但是所有处理样品都是气相离子，它们的运动是在电磁场中精确测量的。离子源通过各种可用技术从分析物产生这些气相离子，这些技术要么是通过基质辅助激光解吸/电离（matrix-assisted laser desorption/ionization，MALDI）从固态产生，要么是通过电喷雾电离（electrospray ionization，ESI）直接从液相产生。在 ESI 光谱分析之前，一个耦合的色谱分离步骤将复杂的样品混合物分馏出来。然后，气相离子进入质量分析器，根据它们的质量-电荷（m/z）比率来解析肽。常用的质量分析仪包括四极滤质器、离子阱质谱分析仪和飞行时间质量分析器。最后，检测器用电子倍增器记录离子，并记录离子强度与 m/z 值的比值，以创建最后的 MS 光谱。

这些技术可以以有针对性的方式或模式发现的方式来表征生物流体。在有针对性的方法中，调查者针对的是要定量的分析物的预定义集合。例如，可以购买代谢物文库，并通过“加样”参考标准物到血浆中来经验地确定它们的色谱和 MS 特性。从已知标准品确定来的信息，可以定量内源性代谢物。靶向方法现在很容易在几百微升的血浆中检测几百种代谢物。相比之下，在模式发现实验中，研究者面对复杂的峰型，其中许多是匿名的-产生峰的种类的分子特征一般都尚未知道。尽管靶向性方法更局限，但是分析更明确，因为分析物产生的信号都是已知的。非靶向或“指纹”方法较少内在偏倚，但是峰值的模糊识别是费时和困难的。临床样本的分析需要周全考虑，以排除假性相关，例如与药物治疗有关的混淆。

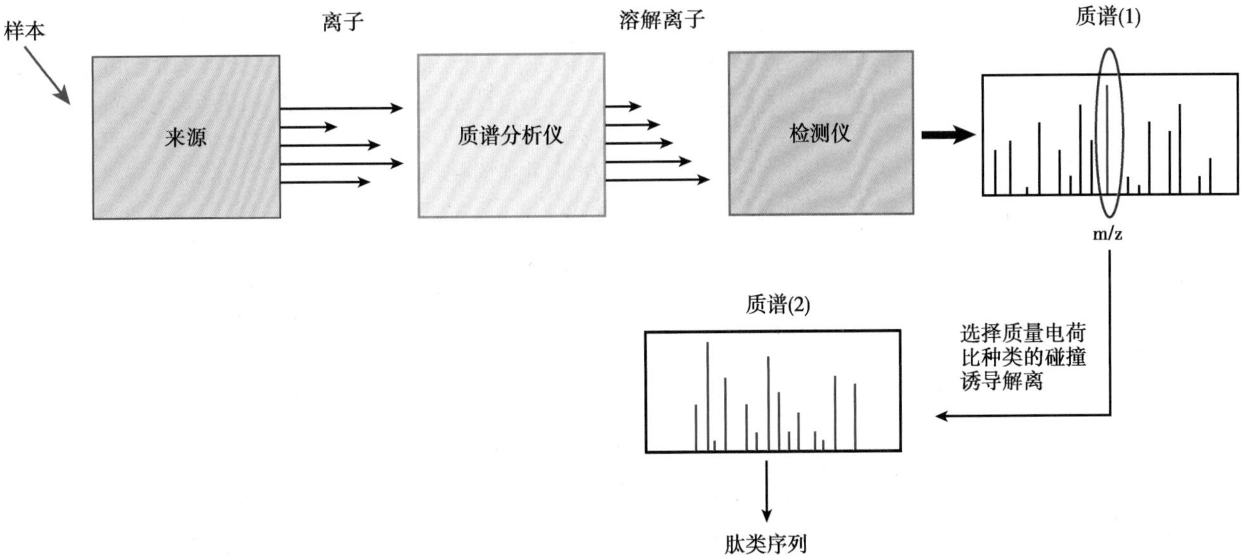

图 9.6　质谱串联示意图。m/z，质量电荷比

质谱发现在心脏代谢疾病中的应用

在一个使用目标代谢产物谱分析方法的最初证据原则研究中，Newgard 和他的同事[12]对肥胖和瘦削人群两类不同人群的代谢和生理区别进行了大概了解。他们的研究识别出了一个与胰岛素抵抗值高度相关的支链氨基酸信号。随后的大规模人群队列研究提示支链和芳香族氨基酸浓度与发病前 12 年发生的 2 型糖尿病显著相关[13]。校正已知的临床危险因素后，并没有减弱这些相关强度。此外，支链氨基酸信号在调整与胰岛素抵抗和糖尿病相关性后，也可以预测冠状动脉粥样硬化[14]。对于那些处于支链氨基酸水平前四分位的人来说，发生心脏代谢性疾病的可能性超过了迄今发现的任何单核苷酸多态性(single-nucleotide polymorphism，SNP)。综上所述，这些发现揭示了在心脏代谢疾病发展极早期的氨基酸代谢失调。目前的研究正在检测相关遗传和环境因素对这些发现的贡献。最近的一份报告表明，在多个大规模的人群队列研究中，支链氨基酸代谢中酶的遗传变异与循环氨基酸水平和糖尿病相关，表明这类化合物也参与了疾病的发病机制[15]。

王博士及其同事在心血管疾病中使用了非靶向液相色谱-质谱代谢物分析方法，首先分析了 75 名在 3 年中经历过心肌梗死、中风或死亡的医院患者和 75 名年龄和性别匹配的对照组的血浆[13]。在病例和对照组之间有显著差异的 18 个分析物中，有 3 个显示出显著相关性，提示了存在潜在的共同生化通路。利用互补分析方法，这些代谢物被鉴定为甜菜碱、胆碱和三甲胺-N-氧化物，即饮食中磷脂酰胆碱的所有代谢产物。膳食中补充胆碱足以促进小鼠的动脉粥样硬化，抑制导致磷脂酰胆碱转化为胆碱的肠道细菌可抑制这种动脉粥样硬化的发生。除了加强饮食、肠道细菌和代谢组之间的相互作用外，这项研究还证实了代谢组生物标志物的发现可以阐明疾病的新途径。

前面的讨论描述了在体液中发现的可溶性生物标志物的发现方法。细胞的分析也提供了生物标志物使用的另一个方面。荧光激活细胞分类术(fluorescent activated cell sorter，FACS)为细胞表面结构的分类提供了一种强有力的方法[16]。这种技术的修改可以量化细胞内蛋白质，如细胞因子。流式细胞术和 MS 鉴定细胞的最新进展是飞行时间质谱(cytometry by time-of-flight mass spectrometry，CyTOF)的细胞计量学[17]。这种技术允许使用多种抗体对复杂细胞混合物进行染色。位点对话类似于流式细胞术，但使用标记有稀土金属同位素的抗体可以同时分辨多达 50 个细胞标志物。使用稀土标志物产生非常低的背景并允许分辨多个目标，因为标记的抗体的质量具有最小的重叠。CyTOF 的应用有望比传统的荧光细胞分选技术，发现循环细胞更深层次的免疫表型[17,18]。

未来方向

心血管疾病新的生物标志物的鉴定取决于遗传学、转录谱分析、蛋白质组学和代谢组学的互补能力。正如下一节所讨论的，新的生物标志物的临床用途将需要严格评估其改进风险预测价值或指导和监测个体管理的能力，这是个性化医学的最终目标。除了风险生物标志物外，诊断性生物标志物还有助于对具有挑战性的急症作出诊断，如可逆性心肌缺血、肺栓塞和主动脉夹层。临床生物标志物的进化需要一个从研究环境艰难过渡到临床实践的漫长过程。上文提到的新兴技术具有系统评估基因、RNA、蛋白质和代谢物变化的潜力，从而鉴定“不相关”或“正交”很有可能不会以研究透彻途径的重点候选标志物形式出现的生物标志物。

适体技术是选择性地检测血浆蛋白质组的一种新兴方法。Aptamers，通常被认为是“化学抗体”，是一种小 RNA 或单链 DNA 核酸，可以很高特异性与靶蛋白和相关细胞靶点结合[19-22]。当用生物素和可活化的荧光团修饰适体时，适体与血浆一起孵育，并使用标准珠固定化技术，最终分离成结合部分和未结合部分。一旦洗脱，这些结合适体(反映其伴随的蛋白质目标)与带有互补 ssDNA 探针的微阵列杂交，以量化特异性荧光标记[20]。这项技术在最近的心血管应用中，Heart 和 Soul 与 HUNT-3 研究的研究人员使用基于适体的方法来同时评估了 1 130 种蛋白质。其中，9 种蛋白被鉴定为可以预测血管风险，并且从这 9 种蛋白得到的风险评分能够将高风险与低风险分开。另外一项研究使用类似的适体平台来识别早期心肌损伤的几十个新标志物。这些发现的普遍性需要进一步的工作在早期诊断或重新分类方面的来验证其临床可行性，也许最重要的是，适配体方法是否能够识别新的治疗靶点[21]。

生物标志物性能的临床测量

当考虑任何生物标志物在临床中用于风险预测时，医生应该问两个相互关联的问题[23]：

- 是否有明确的证据表明感兴趣的生物标志物独立于其他已经测量的生物标志物预测未来的心血管事件？
- 是否有明确的证据表明，由感兴趣的生物标志物识别的患者将受益于他们否则不会接受的治疗？

如果这两个问题的答案都不是明确的“是”，那么可以认为，测量生物标志物可能没有足够的用途来证明其作用或意想不到的后果。这样的判断需要临床专业知识，并将根据具体情况而有所不同。

生物标志物评估通常也涉及在多种环境中重复测试，包括不同的患者群体和使用不同的流行病学设计。前瞻性队列研究(其中当个体健康时在基线时测量感兴趣的生物标志物或因素暴露，然后与疾病的未来发展相关)提供了比回顾性病例对照研究(在存在疾病后的病例参与者中，测量其生物标志物)的数据更强的流行病学证据。

在早期发现的技术或候选方法的鉴定之后，一种新的生物标志物通常需要在转化实验室中对其测定进行改进，以解决在任何临床试验开始之前的分析间和分析内变异的问题。针对特定患者群体的集中研究通常跟随并最终扩大到临床上相应人群中。除了简单的可重复性之外，正在开发的用于诊断、筛选或预测目的的生物标志物需要进一步用一套标准度量进行评估，包括敏感性、特异性、阳性和阴性预测值、鉴别、校准、重新分类以及外部效度的测试。

敏感性、特异性和阳性、阴性预测值

筛查或诊断试验(或用于预测的试验)的有效性最初是通过其将具有临床前疾病的个体正确归类为“试验阳性”和那些没有临床前疾病的个体归类为“试验阴性”的能力来衡量的。通常使用一个简单的二乘二表格来概括筛选试验的结果，方法是将筛选出的结果分成四个不同的组(表 9.2)。在这种情况下，敏感性和特异性提供了基本的措施，测试的临床有效性。敏感性是当疾病真正存在时被测试为阳性的概率，并在数学上被定义为 $a/(a+c)$。随着敏感性的增加，被该测试遗漏的疾病个体的数量减少，因此具有完美敏感性的测试将正确地检测所有有疾病的个体。在实践中，越来越高敏感性的检测也容易将实际上没有罹患的个体定义为“患病”(假阳性)。因此，特异性是如果疾病其实不存在而被筛选为阴性的可能性，数学定义为 d/(b+d)。具有高特异性的检测在疾病不存在时很少是阳性的，从而使没有疾病的个体被错误地归类为测试阳性(假阳性)的比例较低。一个简单记忆这些区别的方法使敏感性是“罹患阳性”，而特异性是“健康阴性”。

表 9.2 筛查、诊断或预测试验结果总结

	有疾病	无疾病	
阳性测试	a	b	a+b
阴性测试	c	d	c+d
总结	a+c	b+d	
敏感性=a/(a+c) 特异性=d/(b+d) 阳性预测值=a/(a+b) 阴性预测值=d/(c+d)			

a=测试阳性的个体数量，个体实际上有疾病(真阳性)。
b=测试阳性的个体数量，但个体没有疾病(假阳性)。
c=测试阴性的个体数量，但个体其实有病(假阴性)。
d=测试阴性的个体数量，且个体无病(真阴性)。
修改自 Biomarkers Definitions Working Group. Biomarkers and surrogate endpoints: preferred definitions and conceptual framework. Clin Pharmacol Ther 2001;69:89-95.

一个完美的测试具有非常高的灵敏度和特异性，从而低假阳性和假阴性分类。然而，这种测试特征是罕见的，因为在临床常用中，几乎每个筛查生物标志物、诊断或预测性测试的敏感性和特异性之间存在折中。例如，尽管高 LDL-C 水平通常作为动脉粥样硬化风险的生物标志物，但所有心血管事件的多达一半发生在 LDL-C 水平在正常范围内的人群中，并且许多事件甚至在低水平 LDL-C 水平时发生。如果降低 LDL-C 的诊断界值，可以使实际具有高患病风险的更多人检测为阳性(即敏感性增加)，而这种变化的直接后果将是没有疾病而作出诊断的人数增加(即特异性降低)。相反，如果诊断或预测的标准变得更加严格，则检测阴性的人中实际没有患病的比例更大(即特异性提高)，但漏诊的真实病例的比例也会更大(即敏感性降低)。

除了敏感性和特异性，筛选、诊断或预测测试的性能或产量也根据被评估人群的特征而不同。阳性和阴性预测值是根据筛选试验本身的结果，用于评估一个个体是否真的具有(或者不具有)一个疾病。

阳性预测值(PPV)是一个人具有某种疾病的可能性，假设个体测试阳性，数学计算为 PPV=a/(a+b)。当该疾病在所测人群中常见时，阳性预测值可以为高值。相反的，阴性预测值(NPV)是如果检测是阴性结果，个体真的不罹患某种疾病的可能性，数学计算式为 NPV=d/(c+d)。当某种疾病被测试人群中罕见时，预期 NPV 为高值。尽管敏感性和特异性很大程度上是测试本身的性能特征(因此往往是固定值)，PPV 和 NPV 值在一定程度上依赖于所测试的人群(因此常有变化)。

鉴别、C 统计和受试者工作特征曲线

鉴别是测试(或预后模型)区分那些有疾病或有高患病风险的(患病)病例或患病风险低(对照)的能力。用于测量鉴别的最常见方法是受试者工作特征(receiver operating characteristic, ROC)曲线(area under curve, AUC)下的区域，该曲线将灵敏度(y 轴)与(1-特异性)(x 轴)相关联，通过描画意在测试或筛选算法的全部界值范围(图 9.7)。

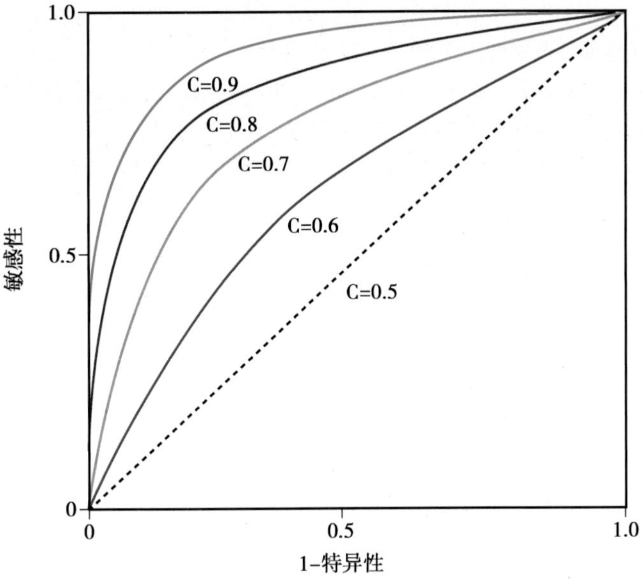

图 9.7 一系列生物标志物的受试者工作特征曲线(ROC)或增量改进的预测风险预测模型。对角线对应于随机效应(C 统计量=0.5)，增加的 C 统计量对应改进的鉴别模型

对于一个被评估的个体群体，ROC 曲线下的区域，也称为 C 统计量，等于通过使用评估的测试或模型正确地为个体风险排序的概率。一个没有临床实用性的随机试验 C 统计量为 0.5(ROC AUC)，其对应于对角线(图 9.7)。

一个能够完全区分有疾病个体和无疾病个体的完美测试将具有接近 1.0 的 C 统计量。随着 C 统计量从 0.5 增加到 1，模型拟合(或测试精度)逐步改进；因此，既往，C 统计的变化就已经被用来评估一个新的生物标志物是否能够显著地提升已经使用的生物标志物的评估力度。这个方法可以直接比较多种生物标志物的相对效价。例如，使用 C 统计量分析，新危险因素组织研究者发现，CRP 的临床效用增量与总胆固醇和高密度胆固醇具有相同的重要性[24]。因此，当 C 统计量的变化可以被证明，并且总效价足够，这个测试可以用于说明新途径和新风险生物标志物对预测和预防的影响。

不幸的是，正如 Cook[25,26] 在不同环境下所示，传统的 C 统计方法传统的 C 统计量方法受限于具有大关联的生物标志物对 ROC AUC 的影响最小。预测值(或一组预测值)需要高达 16(>2 标准偏差)的风险比(odds ratio, OR)才能导致 C 统计量的显著增加[27]。心血管医学中用于风险预测或预后的常用检验几乎没有 OR 在这个范围内；高胆固醇、吸烟、高血压和糖尿病相关性的 OR 均小于 2，因此个体影响对 ROC AUC 几乎没有影响。因此，仅仅依靠 C 统计作为开发和评价新的生物标志物的方法，至少在风险预测的设置中，是不够的。

准确度和校准

鉴别只是模型精度的一个衡量标准。另一项重要措施是校准，或者说是预测模型与在被测试人群中的实际观察到的风险相比准确分配风险评估的能力。与仅仅基于相对风险等级的鉴别不同，校准是将从模型或测试中预测的风险与实际观察到的风险进

行比较。

对于二元结果(例如,疾病或无疾病),校准通常用 Hosmer-Lemeshow 检验进行评估,该检验通过使用检验生物标记或多变量模型将个体置于估计风险的类别内,并将这些估计与实际观察到的比例进行比较。这些"预测"和"观察"的概率可以与跨风险类别(例如,跨估计的五分位数或估计的十分位数)的标准拟合优度测试进行比较。

校准在区分与其起源人群的不同种群的生物标志物时,显得尤为重要。生物标志物可以很好地在男性中校准,但在女性就不行,或者在白人人种可以,但在黑人人种不行。这种考虑也适用于多种复合生物标志物,如弗拉明汉风险评分,这在白人中可以很好地校准,但在其他人群中不理想。较新的风险模型(如雷诺兹风险评分)与传统的 Framingham 模型相比,显示了有好的校准和区别[28]。

风险再分类

为解决仅通过 C 统计进行生物标志物验证的缺点,用于风险预测的当代生物标志物开发项目现在使用一系列"重新分类统计",如最初由 Cook 和 Ridker[29] 开发、Pencina[30] 和 Xanthakis[31] 及其相关人员改进过的。与其说关注新的生物标志物是否增加 ROC AUC,不如重新分类关注生物标志物是否能够以临床上有意义的方式将总体风险估计向上或向下转移。具体地说,再分类方法比较具有预测模型和有无新生物标志物形成的风险层,然后确定哪个模型可以最精确分类风险。当可操作的和与临床相关的风险类别已经存在时,风险再分类是特别有用的。例如,在初级心血管预防中,10 年的估计风险通常被归类为小于 5%、5%至 10%、10%至 20%或大于 20%,并且这些低于或高于这些界值,经常被靶向的进行干预,例如阿司匹林和他汀类药物治疗。因此,即使对鉴别的总体影响不大,一个可以较好地向上(或向下)重新分类一定比例个体的生物标志物可能对于靶向(或避免)药物治疗是非常有效的。

仅仅通过某一种生物标志物重新分类个体并不能提供足够的证据来支持临床的应用。相反,有效的生物标志物应该能够正确地将风险重新分类为更高或更低,从而可以更准确地评估总体风险。重新分类校准(reclassification calibration,RC)统计是一种用于测试给定单元内的平均预测风险与实际经历事件的个体的观察风险是否一致的工具。相应的,RC 统计分析的是重新分类后(使用新的生物标志物)的预测风险值是否比重新分类前(没有新的生物标志物)更准确。更高级的重新分类发生在当新的预测模型将病例个体置于高风险类别和将对照个体置于低风险类别,且当这两种效应发生净转移时,总体方向是正确的时候。这个特征可以通过使用净重新分类指数(net reclassification index,NRI)来解决,类似于在重新分类表的上下文中对鉴别(区分病例和控制的能力)的测试。广义上,NRI 并不像依赖于预测的新概率的结果那样依赖于实际预测的概率,而是依赖于跨越预测新可能性时绝对风险边界的动作。当没有跨类别解决重新分类时,使用基于 Yates 斜率或病例和对照个体之间预测概率差异的替代措施,称为综合判别改进(integrated discrimination improvement,IDI)[32]。尽管重新分类统计最近才被引入,但它们已经迅速成为临床评估新兴生物标志物和替代性多种生物标志物预测套餐的标准。

外部验证和影响研究

当用于预后时,对任何生物标志物或生物标志物复合体的最后但重要的测试是指复合体具有临床可接受的灵敏度、特异性、鉴别和校准水平的能力,这与生成该复合体的人群是有区别的。正如 Moons 和同事[33]指出的,预后研究和预后生物标志物不同于诊断和筛查中使用的预后研究和预后生物标志物[33]。

预后研究涉及多变量预测模型的发展过程中的 3 个不同阶段。第一阶段是相关预测器的识别、模型的权重分配、预测性能的估计和拟合的优化。第二阶段涉及在新患者组中校准和鉴别的验证或正式测试,这可以与开发阶段中使用相似或有目的的不同。第三阶段涉及影响研究,直接量化在日常实践中使用预测模型是否实际改变了医生的行为和决策,以及是否以净积极的方式发生并且具有成本效益。预后影响研究(prognostic impact studies)还着重于特定生物标志物在简单临床和非临床特征之外的额外增加的用途。这些研究往往比生物标志物发现工作更少受到生物学驱动,并且明确预测不一定涉及因果途径。

应用实例:高敏 CRP、血脂和雷诺兹风险评分

在临床实践中使用高敏 C 反应蛋白(high-sensitivity C-reactive protein,hsCRP)是生物标志物开发程序如何从病理生理学原理转变为临床应用,并进而转变为评估减少血管风险的新靶点的国际试验的一个例子[34,35]。一个由最初健康的个体组成的前瞻性队列显示,hsCRP 预测了男性心脏病发作和中风的未来风险,这一观察在外部得到证实,并迅速扩展到女性人群。多种商业化的 hsCRP 分析-可重复,内部校准和外部验证,以提高分析精度-然后成为临床可用。多项研究表明,他汀类药物降低 hsCRP 的方式在很大程度上独立于降低 LDL-C,因此表明他汀类药物具有降脂和抗炎作用。2018 年正式将高敏 CRP 加入家族史和 HbA1c 雷诺兹风险评分系统中。这个分数随后在外部得到验证,并且显示出比更传统的 Framingham 风险分数具有更好的校准、鉴别和重新分类能力。使用 hsCRP 确定需要治疗的高危人群,JUPITER(Justification for the Use of Statins in Prevention:an Intervention Trial Evaluating Rosuvastatin,证明在预防中使用他汀类药物是正确的:评估瑞舒伐他汀的干预试验)在 2008 年报告说,在 hsCRP 升高但 LDL-C 水平低的人群中,他汀类药物治疗(相对于安慰剂)导致减少 50%心肌梗死和中风事件发生率和 20%的全因死亡率[36]。到 2010 年,对 50 多项评价 hsCRP 的前瞻性队列研究进行了荟萃分析,其中确认了 hsCRP 中 1 个标准差变化范围相关的血管风险至少与胆固醇或血压的相应变化一样大[37]。一项最新的 2012 年临床有效性和风险预测的荟萃分析发现,与 hsCRP 相关的 C 统计量变化与总胆固醇和 HDL 胆固醇的 C 统计量变化的作用相似 24。在此基础上,一些国家指南将 hsCRP 筛查纳入初级和二级预防[38],并且 FDA 批准了对于 hsCRP 水平升高的患者使用他汀类药物的提示要求。

然而,CRP 本身可能不会引起动脉粥样硬化血栓形成,而是作为潜在的炎症过程的生物标志物[39]。于是,作为 hsCRP 开发项目的直接结果,两个随机试验现在正在直接测试降低炎症本身是否可以降低血管风险。这两个试验-评估小剂量甲氨蝶呤 NIH 资助的 CRT 试验(Cardiovascular Inflammation Reduction Trial,心血管炎症减轻试验)和评估白细胞介素-1β 抑制的 CANTOS(Canakinumab Antiinflammatory Thrombosis Outcomes Study,卡那基诺单抗抗炎血栓形成结果研究)正在进行中,完成后,将涉及全世界 18 000 多名患者[35]。

结论

我们在日常临床实践中使用生物标志物，心血管杂志包含许多关于生物标志物的报告，不管是新的还是旧的，这些报告旨在展示它们如何帮助临床实践。此外，许多心血管试验使用生物标志物，因此心血管医学的当前实践需要理解和评价生物标志物的坚实基础。本章提供的生物标志物领域的路线图，包括它们的使用、发展，以及评估它们对于各种特定应用的有用性的方法，应该给医生工具来整理在实践中和在心血管文献中遇到的生物标志物的各种用途。生物标志物的合理使用可以帮助医生进行临床决策。生物标志物是个性化管理的关键，可以在正确的时间为正确的患者制订正确的治疗方法。它们还可以提供难以从其他途径获得的对于人类病理生理学的机械洞察力。严格和仔细地使用生物标志物可以帮助开发新的治疗方法以解决心血管风险的残余负担。

（沈玲红　刘华　译）

参考文献

For citations to the older literature, see the additional reference list online for this chapter or the tenth edition of this textbook.

Biomarkers: General Considerations

1. Libby P, King K. Biomarkers. a challenging conundrum in cardiovascular disease. *Arterioscler Thromb Vasc Biol.* 2015;35:2491–2495.
2. Center for Drug Evaluation and Research (CDER), US Food and Drug Administration. Guidance for industry diabetes mellitus—evaluating cardiovascular risk in new antidiabetic therapies to treat type 2 diabetes; 2011. http://www.fda.gov/downloads/Drugs/GuidanceComplianceRegulatoryInformation/Guidances/UCM071627.pdf.
3. Henein M, Granasen G, Wiklund U, et al. High dose and long-term statin therapy accelerate coronary artery calcification. *Int J Cardiol.* 2015;184:581–586.
4. Libby P. How does lipid lowering prevent coronary events? New insights from human imaging trials. *Eur Heart J.* 2015;36:472–474.
5. Teslovich TM, Musunuru K, Smith AV, et al. Biological, clinical and population relevance of 95 loci for blood lipids. *Nature.* 2010;466:707–713.
6. Ference BA, Yoo W, Alesh I, et al. Effect of long-term exposure to lower low-density lipoprotein cholesterol beginning early in life on the risk of coronary heart disease: a mendelian randomization analysis. *J Am Coll Cardiol.* 2012;60:2631–2639.
7. Wensley F, Gao P, Burgess S, et al. Association between C-reactive protein and coronary heart disease: mendelian randomisation analysis based on individual participant data. *BMJ.* 2011;342:d548.

Biomarker Discovery

8. Bostrom P, Wu J, Jedrychowski MP, et al. A PGC1-alpha-dependent myokine that drives brown-fat-like development of white fat and thermogenesis. *Nature.* 2012;481:463–468.
9. Roberts LD, Gerszten RE. Toward new biomarkers of cardiometabolic diseases. *Cell Metab.* 2013;18:43–50.
10. Wishart DS, Jewison T, Guo AC, et al. HMDB 3.0: The Human Metabolome Database in 2013. *Nucleic Acids Res.* 2013;41:D801–D807.
11. Liebler DC. *Introduction to Proteomics.* Totowa, NJ: Humana Press; 2002.
12. Newgard CB, An J, Bain JR, et al. A branched-chain amino acid-related metabolic signature that differentiates obese and lean humans and contributes to insulin resistance. *Cell Metab.* 2009;9:311–326.
13. Wang TJ, Larson MG, Vasan RS, et al. Metabolite profiles and the risk of developing diabetes. *Nat Med.* 2011;17:448–453.
14. Magnusson M, Lewis GD, Ericson U, et al. A diabetes-predictive amino acid score and future cardiovascular disease. *Eur Heart J.* 2012;34:1982–1989.
15. Lotta LA, Scott RA, Sharp SJ, et al. genetic predisposition to an impaired metabolism of the branched-chain amino acids and risk of type 2 diabetes: a mendelian randomisation analysis. *PLoS Med.* 2016;13:e1002179.
16. Leuschner F, Rauch PJ, Ueno T, et al. Rapid monocyte kinetics in acute myocardial infarction are sustained by extramedullary monocytopoiesis. *J Exp Med.* 2012;209:123–137.
17. Nolan GP. Flow cytometry in the post fluorescence era. *Best Pract Res Clin Haematol.* 2011;24:505–508.
18. Vasdekis AE, Stephanopoulos G. Review of methods to probe single cell metabolism and bioenergetics. *Metab Eng.* 2015;27:115–135.
19. Ni X, Castanares M, Mukherjee A, Lupold SE. Nucleic acid aptamers: clinical applications and promising new horizons. *Curr Med Chem.* 2011;18:4206–4214.
20. Gold L, Ayers D, Bertino J, et al. Aptamer-based multiplexed proteomic technology for biomarker discovery. *PLoS ONE.* 2010;5:e15004.
21. Ganz P, Heidecker B, Hveem K, et al. development and validation of a protein-based risk score for cardiovascular outcomes among patients with stable coronary heart disease. *JAMA.* 2016;315:2532–2541.
22. Ngo D, Sinha S, Shen D, et al. Aptamer-based proteomic profiling reveals novel candidate biomarkers and pathways in cardiovascular disease. *Circulation.* 2016;134:270–285.

Ascending Biomarker Performance

23. Ridker PM, Kastelein JJ, Genest J, Koenig W. C-reactive protein and cholesterol are equally strong predictors of cardiovascular risk and both are important for quality clinical care. *Eur Heart J.* 2013;34:1258–1261.
24. Kaptoge S, Di Angelantonio E, Pennells L, et al. C-reactive protein, fibrinogen, and cardiovascular disease prediction. *N Engl J Med.* 2012;367:1310–1320.
25. Cook NR. Assessing the incremental role of novel and emerging risk factors. *Curr Cardiovasc Risk Rep.* 2010;4:112–119.
26. Cook NR. Use and misuse of the receiver operating characteristic curve in risk prediction. *Circulation.* 2007;115:928–935.
27. Pepe MS, Janes H, Longton G, et al. Limitations of the odds ratio in gauging the performance of a diagnostic, prognostic, or screening marker. *Am J Epidemiol.* 2004;159:882–890.
28. Cook NR, Paynter NP, Eaton CB, et al. Comparison of the Framingham and Reynolds Risk Scores for global cardiovascular risk prediction in the multiethnic Women's Health Initiative. *Circulation.* 2012;125:1748–1756, S1-11.
29. Cook NR, Ridker PM. Advances in measuring the effect of individual predictors of cardiovascular risk: the role of reclassification measures. *Ann Intern Med.* 2009;150:795–802.
30. Pencina MJ, D'Agostino RB, Steyerberg EW. Extensions of net reclassification improvement calculations to measure usefulness of new biomarkers. *Stat Med.* 2011;30:11–21.
31. Xanthakis V, Sullivan LM, Vasan RS, et al. Assessing the incremental predictive performance of novel biomarkers over standard predictors. *Stat Med.* 2014;33:2577–2584.
32. Cook NR. Methods for evaluating novel biomarkers: a new paradigm. *Int J Clin Pract.* 2010;64:1723–1727.
33. Moons KG, Royston P, Vergouwe Y, et al. Prognosis and prognostic research: what, why, and how? *BMJ.* 2009;338:b375.
34. Ridker PM. A test in context: high-sensitivity C-reactive protein. *J Am Coll Cardiol.* 2016;67:712–723.
35. Ridker PM. From C-reactive protein to interleukin-6 to interleukin-1: moving upstream to identify novel targets for atheroprotection. *Circ Res.* 2016;118:145–156.
36. Ridker PM. Moving beyond JUPITER: will inhibiting inflammation reduce vascular event rates? *Curr Atheroscler Rep.* 2013;15:295.
37. Kaptoge S, Di Angelantonio E, Lowe G, et al. Emerging Risk Factors Collaboration. C-reactive protein concentration and risk of coronary heart disease, stroke, and mortality: an individual participant meta-analysis. *Lancet.* 2010;375:132–140.
38. Genest J, McPherson R, Frohlich J, et al. 2009 Canadian Cardiovascular Society/Canadian guidelines for the diagnosis and treatment of dyslipidemia and prevention of cardiovascular disease in the adult—2009 recommendations. *Can J Cardiol.* 2009;25:567–579.
39. Ridker PM. Residual inflammatory risk: addressing the obverse side of the atherosclerosis prevention coin. *Eur Heart J.* 2016;37:1720–1722.

第三篇 患者评估

第10章 病史询问和体格检查:基于循证的评估

JAMES C. FANG AND PATRICK T. O'GARA

病史 81
一般体格检查 83
总体印象 83
皮肤 84
头部和颈部 84
四肢 84
胸部和腹部 84
心血管检查 87
颈静脉压和波形 87
测量血压 88
评价脉搏 89
心脏的视诊和触诊 90
心脏的听诊 90
循证医学在特定心脏疾病检查中的综合应用 94
心力衰竭 94
心脏瓣膜病 97
急性冠状动脉综合征 99
心包疾病 99
前景展望 100
致谢 100
参考文献 100

对已知或疑似心血管病的患者进行的评估,一般是从针对性的病史询问和体格检查开始的,而病史询问和体格检查的范围与时长通常取决于患者的临床状况。对于选择性的、非卧床的患者,我们有相对更多的时间进行综合评估,但对于急诊室(emergency room,ED)和紧急床旁会诊我们则必须要使用更精准的策略。关键的心血管病症状和症状随时间的变化的病史,需要通过临床医生本人和患者直接交流采集获得,而不应该通过委托他人或仅凭翻看病历来推断。病史同样给我们提供了用来评价患者的个人态度、智力、理解能力、接受或拒绝诊疗的倾向、动机、恐惧和偏见的独一无二的机会。了解了这些内容,我们就可以在与患者做共同决策时充分考虑到他们的偏好和价值观。问诊也能获得遗传、家庭和其他医疗条件因素对所患疾病影响的信息。虽然时间有限,我们难以仔细地搜集病史重点,但是通过和患者面谈所收集到的这些信息,对于精准的诊断和治疗方案的制定仍然是不可或缺的。

多数医生体格检查的技能同样退步了,只有小部分的内科医生和家庭医生能在相关疾病中识别出经典的心脏疾病有关的体征改变。医生们体格检查的水准不会按预期随着经验增加而增长[1]。现有住院医生的工作时间和医疗卫生体系的效率标准,已经限制了医生们在心血管专科体检和专业知识学习上的时间,医生对床旁技能提升的忽视使他们更多地依赖便携式超声等无创性影像手段进行诊断。医学教育方面,利用重复练习、以患者为中心的教学会议、模拟训练、听诊和多普勒超声心动图发现的可视化反馈等方法,可以提高医生的水平[2-6]。

已有研究发现,确凿的循证医学可以证明病史、体格检查结果与心血管疾病严重程度和预后之间的相关性,并将其用在了心力衰竭、心脏瓣膜病、冠状动脉疾病的诊治领域。举个例子,检查生命体征与发现肺淤血和二尖瓣反流(mitral regurgitation,MR)对急性冠脉综合征(acute coronary syndrome,ACS)患者的床旁风险评估有重要作用。门诊患者的心力衰竭诊断源于3条基本的病史要素——上一节楼梯即出现呼吸困难、端坐呼吸、阵发性夜间呼吸困难,以及确认过存在以下6条的体格检查要素——心尖冲动点外移、湿啰音、脉搏绝对不规则、二尖瓣反流心脏杂音、心率大于60次/min、颈静脉压升高[7]。精确的听诊能为许多心脏瓣膜疾病和先天性心脏病提供重要信息。本章节就将根据相关循证研究叙述心血管病病史询问和体格检查的基本原理。

病史

和心脏疾病有关的症状和体征包括胸痛、呼吸困难、乏力、水肿、心悸和晕厥。在大多数病例中,只要我们仔细询问胸痛的性质、部位、有无放射痛、诱发因素、发病模式、时长、缓解因素、伴随症状等具体特点,就可以缩小鉴别诊断的范围(参见第56章)。心绞痛常常要与肺栓塞、心包炎、主动脉夹层、食管反流、肋软骨炎等疾病相鉴别。咳嗽、咯血、发绀提示了其他的胸痛线索。跛行、肢体疼痛、水肿和皮肤变色,往往提示瓣膜病变。心脏科医生不仅要掌握心血管疾病的临床表现,还要熟悉脑血管意外(卒中)和短暂性脑缺血发作的常见临床表现,如突发无力、感觉丧失、共济失调、视觉障碍等。

典型的心绞痛应该满足3个特点:①胸骨后不适;②于劳累或紧张后起病;③休息或舌下含服硝酸甘油后缓解。3条中仅满足两条者为非典型心绞痛,满足1条或0条者为非心绞痛。考虑到心绞痛患者的年龄和性别因素时,冠状动脉疾病的诊断准确性会更有说服力(受试者工作特征曲线的曲线下面积,0.713)。若心绞痛患者合并糖尿病、高血压、吸烟、血脂异常,冠状动脉疾病的诊断准确性也会提高(受试者工作特征曲线的曲线下面积,0.791)[8]。另一些临床表现会增加或降低急性冠脉综合征的可能性,如锐痛(似然比,0.3;95%置信区间,0.2~0.5),胸膜痛(似然比,0.2;95%置信区间,0.1~0.3),体位改变性痛(似然比,0.3;95%置信区间,0.2~0.5),可重复的触痛(似然比,0.3;95%置信区间,0.2~0.4)等,往往提示非心源性的胸痛;但双上肢或肩部放射痛(似然比,4.1;95%置信区间,2.5~6.5)、劳累诱发的胸痛(似然比,2.4;95%置信区间,1.5~3.8),提示胸痛很可能是急性冠脉综合征导致的。

还有一些急性冠脉综合征患者不会感觉到胸痛,但存在消化不良、嗳气或呼吸困难等症状,这些症状虽然少见,但也是提示急性冠脉综合征的典型症状(即类心绞痛症状),常见于妇女、老人、糖尿病患者中,需要临床医生密切关注。如果胸痛患者此前做了负荷试验并得到了异常结果,同时存在冠心病病史或外周动脉疾病病史,提示急性冠脉综合征的可能性会更高[9]。一般来说,单纯依靠传统的危险因素和症状来诊断急性冠脉综合征的方法准确性是比较低的,而综合了病史、反映心肌损伤情况的血清生物学指标检测(肌钙蛋白)、心电图等多方面结果后进行临床决策,诊断的准确性会更好(表 10.1 和表 10.2)。

TABLE 10.1 Performance of Chest Pain Characteristics in Diagnosing Acute Coronary Syndrome

SYMPTOM	POSITIVE LR(95%CI)	NEGATIVE LR(95%CI)	PPV(%)	NPV(%)
Radiation to both arms	2.6(1.8-3.7)	0.93(0.89-0.96)	28	12
Pain similar to prior ischemia	2.2(2.0-2.6)	0.67(0.60-0.74)	25	9
Change in pattern over prior 24 hr	2.0(1.6-2.5)	0.84(0.79-0.90)	23	11
"Typical" chest pain	1.9(0.94-2.9)	0.52(0.35-0.69)	22	7
Worse with exertion	1.5-1.8	0.66-0.83	18-21	9-11
Radiation to neck or jaw	1.5(1.3-1.8)	0.91(0.87-0.95)	18	12
Recent episode of similar pain	1.3(1.1-1.4)	0.80(0.71-0.90)	16	11
Radiation to left arm	1.3(1.2-1.4)	0.88(0.81-0.96)	16	12
Radiation to right arm	1.3(0.78-2.1)	0.99(0.96-1.0)	16	13
Associated diaphoresis	1.3-1.4	0.91-0.93	16-17	12-12
Associated dyspnea	1.2(1.1-1.3)	0.89(0.82-0.96)	15	12
Abrupt onset	1.1(1.0-1.2)	0.75(0.61-0.91)	14	10
Any improvement with nitroglycerin	1.1(0.93-1.3)	0.90(0.85-0.96)	14	12
"Typical" radiation	1.0-5.7	0.78-0.98	13-46	10.13
Burning pain	1.0-1.4	0.97-1.0	13-17	13-13
Associated nausea/vomiting	0.92-1.1	0.98-1.0	12-14	13-13
Associated palpitations	0.71(0.37-1.3)	1.0(0.98-1.1)	10	13
Associated syncope	0.55(0.39-0.76)	1.1(1.1-1.1)	8	14
Pleuritic pain	0.35-061	1.1-1.2	6.6-8.4	14-15

LR, Likelihood ratio; *PPV*, positive predictive value; *NPV*, negative predictive value.

From Fanaroff AC, Rymer JA, Goldstein SA, et al. Does this patient with chest pain have acute coronary syndrome? The rational clinical examination systematic review. JAMA 2015;314:1955-65.

表 10.1 诊断急性冠脉综合征的特征性胸痛表现

症状	阳性 LR(95%置信区间)	阴性 LR(95%置信区间)	PPV/%	NPV/%
向双臂放射	2.6(1.8~3.7)	0.93(0.89~0.96)	28	12
缺血前样痛	2.2(2.0~2.6)	0.67(0.60~0.74)	25	9
最初 24 小时疼痛形式改变	2.0(1.6~2.5)	0.84(0.79~0.90)	23	11
"典型"胸痛	1.9(0.94~2.9)	0.52(0.35~0.69)	22	7
劳累后加重	1.5~1.8	0.66~0.83	18~21	9~11
向颈部或下颌放射	1.5(1.3~1.8)	0.91(0.87~0.95)	18	12
近期相似疼痛发作	1.3(1.1~1.4)	0.80(0.71~0.90)	16	11
向左臂放射	1.3(1.2~1.4)	0.88(0.81~0.96)	16	12
向右臂放射	1.3(0.78~2.1)	0.99(0.96~1.0)	16	13
伴出汗	1.3~1.4	0.91~0.93	16~17	12~12
伴呼吸困难	1.2(1.1~1.3)	0.89(0.82~0.96)	15	12
突然发作	1.1(1.0~1.2)	0.75(0.61~0.91)	14	10
用硝酸甘油后任何改善	1.1(0.93~1.3)	0.90(0.85~0.96)	14	12
"典型"放射	1.0~5.7	0.78~0.98	13~46	10.13
烧灼痛	1.0~1.4	0.97~1.0	13~17	13~13
伴恶心/呕吐	0.92~1.1	0.98~1.0	12~14	13~13
伴心悸	0.71(0.37~1.3)	1.0(0.98~1.1)	10	13
伴晕厥	0.55(0.39~0.76)	1.1(1.1~1.1)	8	14
胸膜痛	0.35~061	1.1~1.2	6.6~8.4	14~15

LR,似然比;PPV,阳性预测值;NPV,阴性预测值。

引自 Fanaroff AC, Rymer JA, Goldstein SA, et al. Does this patient with chest pain have acute coronary syndrome? The rational clinical examination systematic review. JAMA 2015;314:1955-65.

TABLE 10.2 Performance of Physical Examination Findings in Diagnosing Acute Coronary Syndrome

SYMPTOM	POSITIVE LR(95%CI)	NEGATIVE LR(95%CI)	PPV(%)	NPV(%)
Hypotension(SBP<100mmHg)	3.9(0.98-15)	0.98(0.95-1.0)	37	13
Lung rales	2.0(1.0-4.0)	0.95(0.90-1.0)	23	12
Tachypnea	1.9(0.99-3.5)	0.95(0.89-1.0)	22	12
Tachycardia(heart rate>120 beats/min)	1.3(0.42-3.94)	0.99(0.96-1.0)	16	13
Pain reproduced on palpation	0.28(0.14-0.54)	1.2(1.0-1.2)	4.0	15

LR, Likelihood ratio; *PPV*, positive predictive value; *NPV*, negative predictive value; *SBP*, systolic blood pressure.

From Fanaroff AC, Rymer JA, Goldstein SA et al. Does this patient with chest pain have acute coronary syndrome? The rational clinical examination systematic review. JAMA 2015;314:1955-65.

表 10.2 诊断急性冠脉综合征的体格检查表现

症状	阳性 LR(95%置信区间)	阴性 LR(95%置信区间)	PPV/%	NPV/%
高血压(SBP<100mmHg)	3.9(0.98~15)	0.98(0.95~1.0)	37	13
肺啰音	2.0(1.0~4.0)	0.95(0.90~1.0)	23	12
呼吸急促	1.9(0.99~3.5)	0.95(0.89~1.0)	22	12
心动过速(心率>120 次/min)	1.3(0.42~3.94)	0.99(0.96~1.0)	16	13
触诊后疼痛	0.28(0.14~0.54)	1.2(1.0~1.2)	4.0	15

LR，似然比；PPV，阳性预测值；NPV，阴性预测值；SBP，收缩期血压。

引自 Fanaroff AC, Rymer JA, Goldstein SA, et al. Fanaroff AC, Rymer JA, Goldstein SA et al. Does this patient with chest pain have acute coronary syndrome? The rational clinical examination systematic review. JAMA 2015;314:1955-65.

呼吸困难可以在劳累、斜靠(端坐)甚至站立(斜卧呼吸)时发生。心源性阵发性夜间呼吸困难往往发生在入睡后第 2 到第 4 小时内，这种呼吸困难非常痛苦，患者必须坐直或站立数分钟后才能缓解。问诊时应当同时询问患者的陪护人员，了解患者睡眠时有无任何和睡眠呼吸障碍有关的体征，如打鼾和呼吸暂停。肺栓塞常和突发的呼吸困难有关。

患者会用各种各样的词语来描述心悸，如"扑动""跳动"或"重击感"。若一位心悸患者之前患过心脏病，通过患者的描述来诊断其心律失常的可能性可轻度增加(似然比，2.03；95%置信区间，1.33~3.11)；若心悸在 5 分钟内消失，则诊断心律失常的可能性会降低(似然比，0.38；95%置信区间，0.22~0.63)；若是合并了惊恐障碍，诊断心律失常的可能性也会降低(似然比，0.26；95%置信区间，0.07~1.01)；心悸伴颈部的快速规律性跳动(似然比，177；95%置信区间，25~1251)或可见的颈部搏动(似然比，2.68；95%置信区间，1.25~5.78)时，诊断心律失常为房室结内折返性心动过速(atrioventricular nodal reentrant tachycardia，AVNRT)的可能性增加，如果缺乏颈部的快速规律性跳动，则不大可能诊断为房室结内折返性心动过速(似然比，0.07；95%置信区间，0.03~0.19)。心源性晕厥发生突然，但随后意识可以完全恢复。神经源性晕厥的患者会先出现一些先兆表现(如恶心、哈欠)，伴随皮肤的苍白出汗，他们虽然没有癫痫发作或持续的癫痫发作后状态，但恢复得还是更慢一些。完整的病史询问内容包括传统心血管危险因素、现病史、既往史、职业、社会爱好与参与活动、用药史、药物过敏或不耐受史、家族史和系统回顾。

对症状的严重程度进行半定量评估，并随时间进展更新评估结果非常重要。纽约心脏协会(New York Heart Association，NYHA)和加拿大心血管学会(Canadian Cardiovascular Society，CCS)的心功能分级系统虽然各有局限，但在患者护理和临床研究中仍能派上很大用场。

一般体格检查

体格检查能帮助我们确定症状的病因，评估疾病的严重程度和进展阶段，评价特定治疗方法的效果，还能判断无症状无体征的患者是否处于疾病早期阶段。

总体印象

体格检查从患者的总体印象开始进行，内容包括年龄、姿势、举止和一般健康状态。患者是疼痛发作？还是安静休息？还是有明显的出汗和濒死感？患者是否尽量避免采取特定的体位来减少或消除痛苦？比如急性心包炎的患者常用坐位、前倾、浅呼吸的方法来减轻疼痛。伴噘嘴、字不成句、胸部前后径增加的呼吸困难更倾向于肺源性呼吸困难而非心源性呼吸困难。面色苍白(pallor)提示贫血，可能是由运动不耐受或潜在的呼吸系统疾病导致，而与心血管疾病无关。发绀和黄疸同样值得注意。一些患特定的遗传性心血管疾病的患者具有容易识别的体貌特征。消瘦(emaciation)提示患者可能存在心力衰竭和其他系统疾病(如恶性肿瘤、感染)。

身高、体重、体温、脉率、血压(双上臂)、呼吸频率、外周血氧饱和度等生命体征，决定了我们进行体格检查的时长、速度和范围，并为心血管疾病提供了最初的线索。身高和体重可用来计算身体质量指数(body mass index，BMI)和体表面积(body surface area,BSA)。腰围(于髂嵴水平测量)和腰臀比(用臀部最宽围长测量)能有效预测长期心血管病风险。若心悸患者静息心率低于60次/min,则诊断心律失常的可能性增加(似然比,3.00;95%置信区间,1.27~7.08)。一项关于患严重收缩期心力衰竭的患者存活率降低的研究显示,观察患者的呼吸模式,可以发现一些异常的呼吸方式(如潮式呼吸,阻塞性睡眠呼吸暂停)[10]。我们还要评估患者的精神状态,因其是一个衡量脑和全身灌注的指标。最后,虚弱状况(frailty)应该及时得到识别并特殊处理。非人为的体重减轻值、握力和步速等量化的数值很有意义(表10.3)。虚弱状态是评价心力衰竭的常用指标,也可以评价心脏瓣膜置换或修复患者的术前情况。

表10.3 衰弱的Fried标准

特征	度量
皱缩(无意的体重减轻)	>45kg或>过去1年身体总重量的5%
虚弱(握手力量减弱)	利手3次握力计得到的最大等长收缩量
衰竭(自诉衰竭)	流行病学研究——抑郁量表中心的问题
缓慢(步速缓慢)	基于走4.5m所需时间的性别/身高的最慢五分位数
不活动(自诉低身体活动)	用活动问卷评价每周消耗千卡的最低五分位数

衰弱:存在3项或更多标准。
中度/前衰弱:存在1项或2项标准。
引自 Joyce E. Frailty in advanced heart failure. Heart Fail Clin Adv Heart Fail 2016;12:363-74.

皮肤

中央性发绀发生于心肺水平明显的右向左分流,这也是遗传性高铁血红蛋白血症的特点之一。手指、脚趾、耳、鼻的外周性发绀是血流减少伴随小血管收缩的结果,常见于严重的心力衰竭、休克或外周血管病变。差异性发绀为下肢青紫但上肢正常,发生于动脉导管未闭(patent ductus arteriosus,PDA)和肺动脉(pulmonary artery,PA)高压伴大血管水平的右向左分流。

唇、舌、黏膜的遗传性毛细血管扩张(Osler-Weber-Rendu综合征的一种表现)类似蜘蛛痣表现,当累及肺时,可以出现右向左分流和中央性发绀。毛细血管扩张也见于伴或不伴肺动脉高压的硬皮病患者。皮肤非暴露部位出现棕褐色或青铜色的颜色改变提示铁质过度沉着和血色沉着病。黄疸常初现于巩膜,鉴别诊断的范围十分宽泛。瘀斑(ecchymoses)常发生于使用过抗凝药或抗血小板药之后,瘀点(petechiae)则是血小板减少症的特点。紫癜性皮肤病损可以见于感染性心内膜炎和各种导致白细胞破碎性血管炎的疾病。多种脂代谢异常可以表现出黄色瘤,瘤体位于皮下,沿腱鞘分布,或位于四肢伸肌表面的上方。出现在掌纹处的黄色瘤提示Ⅲ型高脂蛋白血症。

若年轻人在腋下或皮肤褶皱处出现皮革样、卵圆石样、"拔毛鸡样"的皮肤改变,可能是弹力纤维性假黄瘤所致,这种疾病伴随多种心血管表现,如早发性动脉粥样硬化。伴多发心房黏液瘤、房间隔缺损(atrial septal defect,ASD)、肥厚型心肌病、瓣膜狭窄的发育延迟相关心血管综合征(LEOPARD,LAMB,Carny)会出现广泛雀斑(lentiginoses,躯干和颈部的雀斑样褐色斑点和牛奶咖啡斑)。心力衰竭或晕厥患者如果出现了狼疮样冻疮、结节性红斑或环状肉芽肿,应该怀疑心血管肉样瘤。红斑性肢痛症、冻疮、淋巴管炎等确定的血管性疾病的皮肤病损,经过特定的检查后便容易识别。

头部和颈部

所有的患者都应该进行牙齿状态的评估,牙既可以是感染的来源,又可作为评价健康与卫生状况的指标。腭弓高是马方综合征和其他结缔组织疾病的特征表现。大舌外伸伴腮腺肿大提示可能存在淀粉样变。Loeyz-Dietz综合征患者具有特征性的悬雍垂裂。橙色扁桃体是丹吉儿病(Tangier病)的特征。睑下垂和眼肌麻痹提示肌营养不良。先天性心脏病常常伴随眼距宽、低位耳、小颌畸形、颈蹼,如努南(Noonan)综合征、特纳(Turner)综合征、唐氏(Down)综合征。突眼、眼睑后退、凝视提示Graves甲亢。成骨不全患者具有蓝色巩膜,二尖瓣反流或主动脉瓣反流(aortic regurgitation,AR),并发生过反复非创伤性骨折。

眼外肌的运动和瞳孔的大小及对称情况提示着神经病学方面的疾病。眼底镜检查能评估高血压、动脉粥样硬化、糖尿病、心内膜炎、神经症状与体征和已知颈动脉及主动脉弓病变的患者的病情。泪腺增生有时是结节病的表现。风湿性二尖瓣狭窄的"二尖瓣面容"(颧骨隆突处出现粉紫斑块毛细血管扩张)也可以发生在别的肺动脉高压和心输出量降低的疾病当中。耳廓和鼻软骨的炎症伴鞍鼻畸形提示了复发性多软骨炎。进行甲状腺触诊需评价其大小,左右对称性和一致性。

四肢

视诊可以快速确定四肢的温度和有无杵状指、细长指和指甲改变。杵状指意味着中央分流(图10.1)。拇指手指化畸形,即具有额外的指骨现象发生在Holt-Oram综合征(心手综合征)中。细长指提示马方综合征。Janeway病损(手掌和足底无触痛的轻微凸起出血区)、Osler结节(指垫或趾电触痛凸起的结节)、片状出血(甲床中部的线状瘀点)是感染性心内膜炎的体征。指尖溃疡和组织缺损提示血栓闭塞性脉管炎。

在心力衰竭等各种容量过度的状态下,患者可能发生下肢水肿或骶骨前水肿伴颈静脉压(jugular venous pressure,JVP)升高。如果颈静脉压力正常的患者出现广泛静脉曲张、中层溃疡、含铁血黄素的褐色色素沉着,可能提示慢性静脉功能不全,需要注意患者有无下肢静脉结扎和剥脱病史。水肿也可能是使用二氢吡啶类钙离子通道阻滞剂治疗后的不良反应。心力衰竭患者极少发生全身水肿,除非长久站立、未及时治疗或伴有严重低白蛋白血症。局部或单侧的静脉血栓、既往静脉作为桥血管移植获取的后遗症或淋巴管阻塞可能出现非对称性的肿胀。Homans征(有力的足背屈引出的小腿疼痛现象)是深静脉血栓既不特异也不敏感的体征。肌萎缩和毛发缺失提示慢性动脉功能不全或神经肌肉疾病。一些HIV感染的患者如果出现从四肢到腹部的脂肪再分布储存(脂肪代谢障碍),可能与抗反转录病毒治疗、胰岛素抵抗及代谢综合征有关。

胸部和腹部

如果躯干侧方出现并行于前胸壁上的皮肤静脉提示着上腔静脉(superior vena cava,SVC)的阻塞,好发于患者体内存留有来自

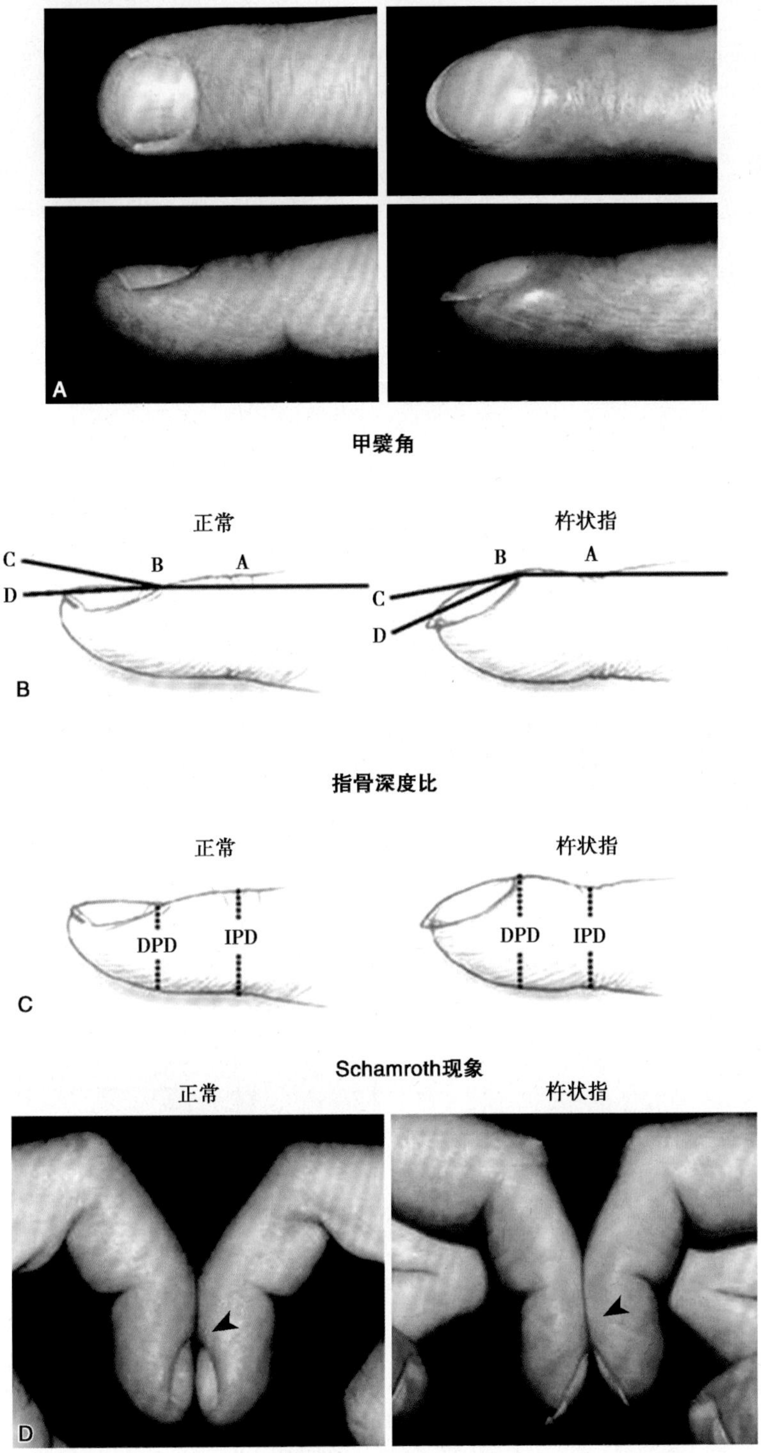

图 10.1　A，正常手指和杵状指的正面观和侧面观。B，左侧手指显示正常的侧面（ABC 169°）和正常的甲下甲襞角（ABD 191°），右侧的杵状指显示增加的侧面（ABC 169°）和甲下甲襞角（ABD 203°）。C，末端指骨手指深度（DPD）/指骨间手指深度（IPD）代表指骨深度比，正常手指的 IPD 大于 DPD，杵状指 DPD 大于 IPD。D，Schamroth 征。不存在杵状指时，指甲-指甲相对可以形成钻石样窗口（箭头指向处），存在杵状指时，侧角消失，甲床组织增加导致这个空间（箭头指向处）消失。（引自 Myers KA，Farquhar DR. Does this patient have clubbing? JAMA 2001;286:341.）

呼吸音	幅度-时间曲线	
声音	未展开相	展开相
A 气管音 白噪音 典型频率,100~5 000Hz 能量在800Hz下降	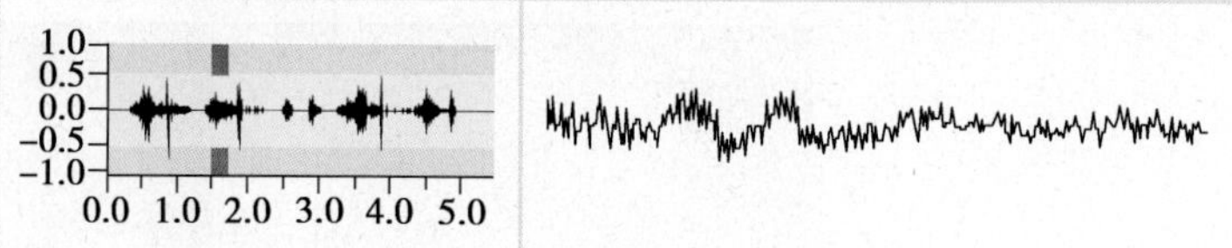	
B 正常(肺泡)呼吸音 低-通-滤噪音 典型频率,100~1 000Hz 能量在200Hz下降	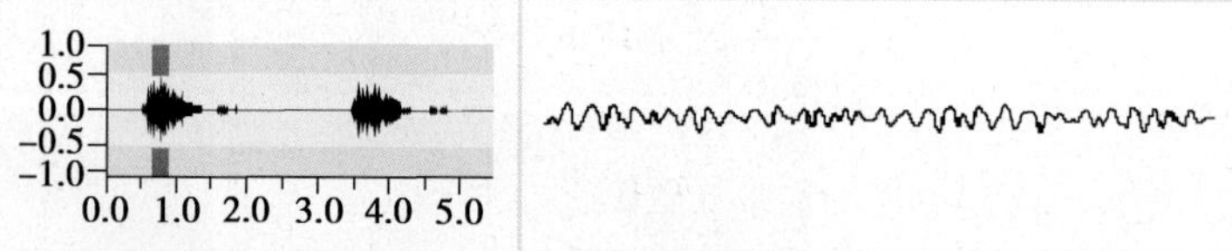	
C 支气管呼吸音 强呼气成分 介于气管呼吸音和正常呼吸音之间的声音	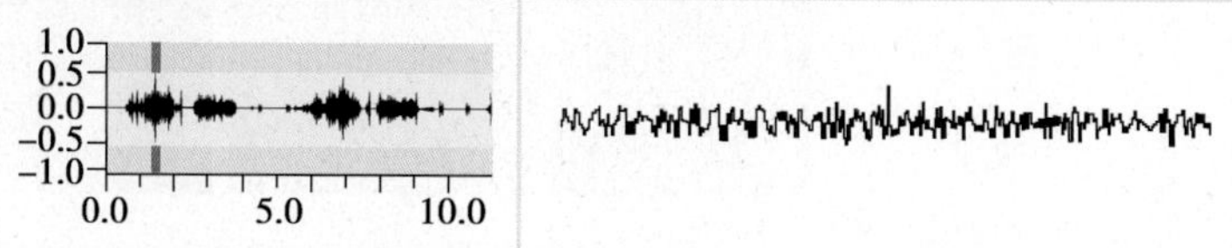	
D 喘鸣音 正弦 基础频率,>500Hz	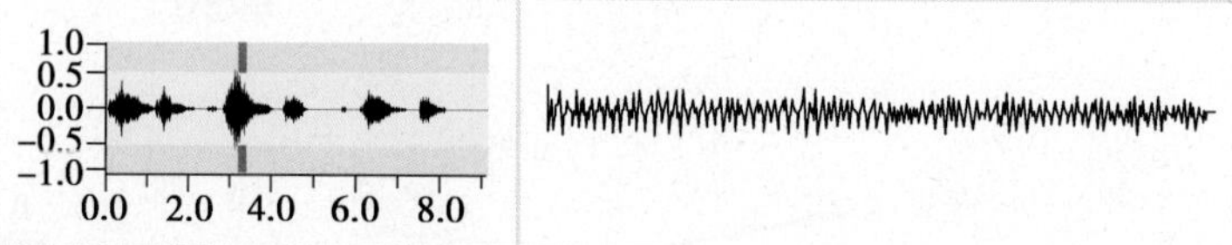	
E 哮鸣音 正弦 典型频率,>100~5 000Hz 典型时程,>80毫秒	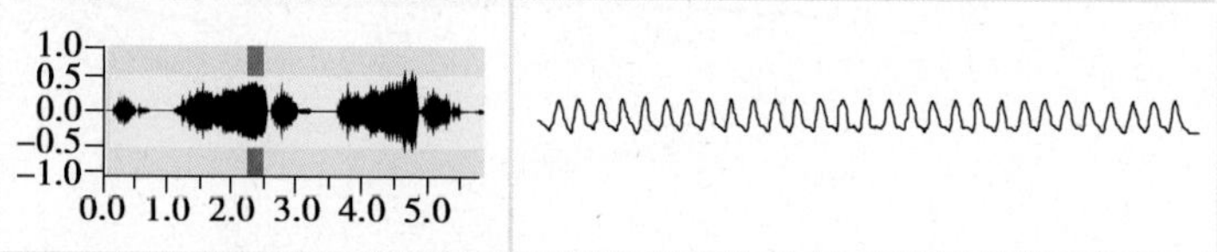	
F 干啰音 正弦 典型频率,约150Hz 典型时程,>80毫秒	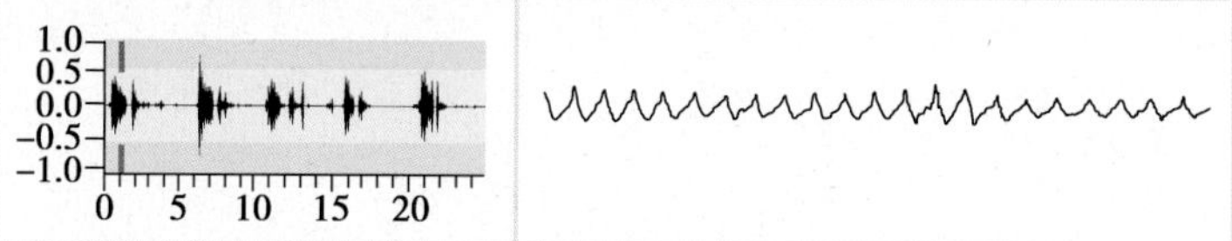	
G 细湿啰音 快速衰减波偏转 典型频率,约650Hz 典型时程,约5毫秒	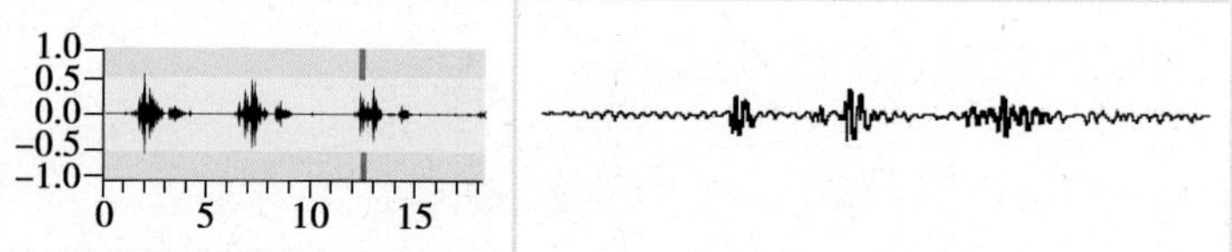	
H 粗湿啰音 快速衰减波偏转 典型频率,约350Hz 典型时程,约15毫秒	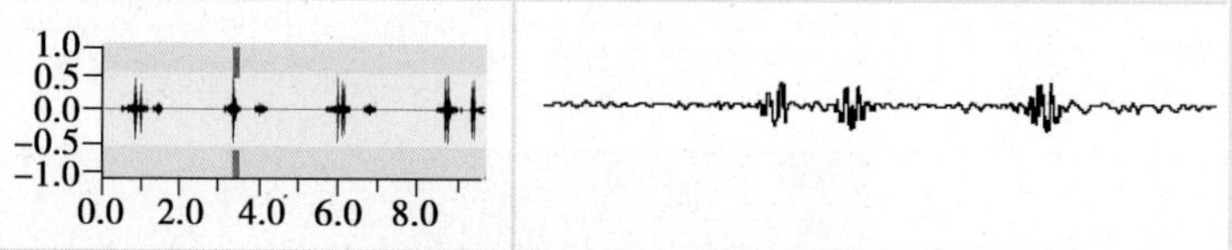	
I 胸膜摩擦音 短音的节律性演替 典型频率,<350Hz 典型时程,>15毫秒	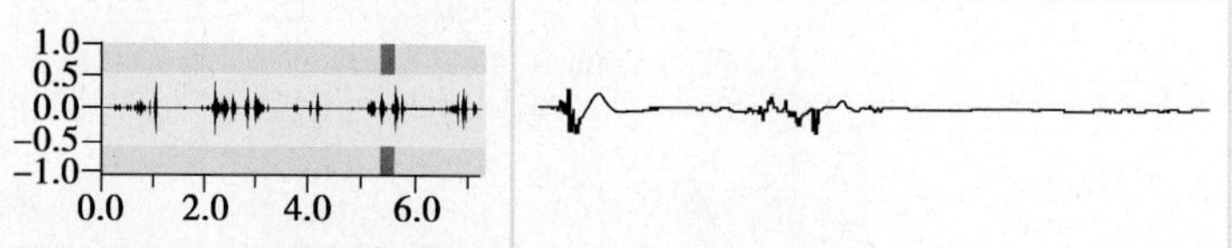	
J Squawk音 正弦 典型频率,200~300Hz 典型时程,约200毫秒 前或后有啰音	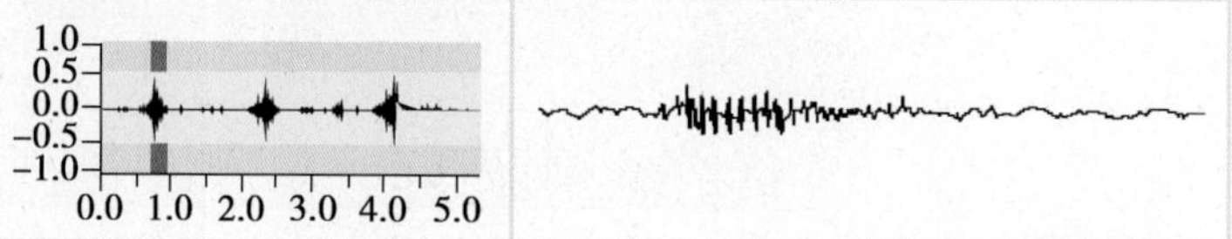	

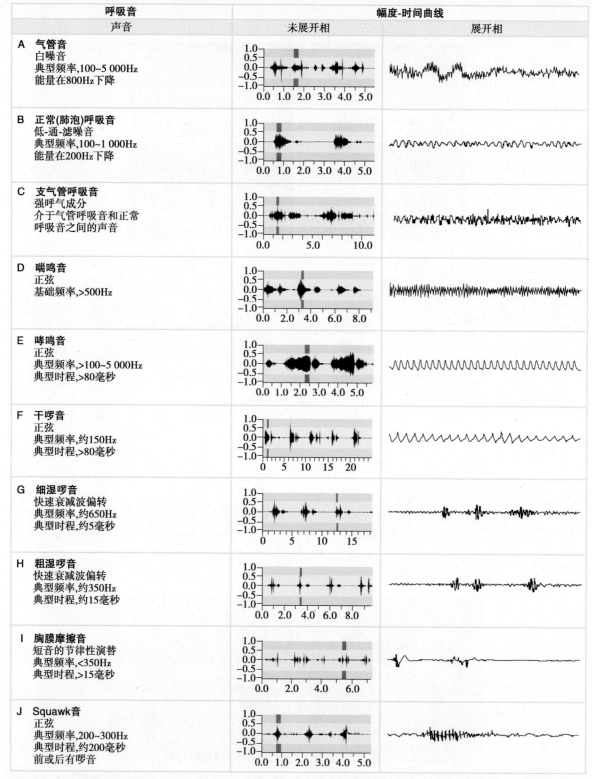

图 10.2 呼吸音和声音波形。(引自 Bohadana A, Izvicki G, Kraman SS. Fundamentals of lung auscultation. N Engl J Med 2014;370:2053.)

心血管植入型电子器械(cardiac implantable electrical devices, CIEDs)的留置导管或导线,此时还会有乳房不对称增大与心血管植入性电子器械同侧上臂肿胀。鸡胸、漏斗胸等胸廓畸形常伴随结缔组织疾病,气胸或脊柱后侧突所致的桶状胸可能与肺心病有关。对于严重驼背的强直性脊柱炎患者,我们在听诊时应该注意主动脉瓣反流的杂音,并观察心电图明确是否存在一度房室传导阻滞。直背综合征(胸椎失去正常生理弧度)会合并二尖瓣脱垂(mitral valve prolapse MVP)。主动脉缩窄的患者肋间动脉侧支发达时可能会触及震颤。

肺气肿患者在上腹部可能会出现明显的心脏搏动。心力衰竭时肝常增大变软。肝脏收缩期搏动表示严重的三尖瓣反流(tricuspid regurgitation, TR)。长期患有感染性心内膜炎的患者会合并脾大。腹水发生在晚期慢性右心力衰竭和缩窄性心包炎患者中。正常情况下体形消瘦的患者和小孩的上腹部和脐之间可以触到腹主动脉搏动。腹主动脉瘤(abdominal aortic aneurysm,AAA)靠触诊诊断的敏感性比较高,因为动脉瘤直径和体型大小成反比,同时注意动脉杂音。

仔细的胸部听诊是心血管体格检查中必不可少的部分,尤其是当患者主诉呼吸困难时,听诊更为重要。如今技术的进步已经证实,以往被忽视的肺部听诊非常重要,今后肺部听诊会更频繁地用于心血管疾病患者的评估中[11](图 10.2)。

心血管检查

颈静脉压和波形

颈静脉压可以辅助评估血容量状态,颈外静脉(external jugular vein,EJV)和颈内静脉(internal jugular vein,IJV)的压力值都可被采用,但由于颈外静脉有瓣膜,且不和右房及上腔静脉之间成直线,所以一般推荐测颈内静脉压力,但当我们需要观察中心静脉压(central venous pressure,CVP)高低时,更倾向使用扩张后容易被看到的颈外静脉。升高的左颈静脉压意味着左侧上腔静脉或胸廓内结构发出的无名静脉持续受压。如果不能观察到患者的静脉搏动,但怀疑患者的中心静脉压升高,应嘱其坐直并保持双足悬垂,这样血液淤积于下肢,静脉搏动会变得明显。静脉压升高时可以观察到上腔静脉综合征,头颈部的皮肤变暗发绀,但静脉搏动仍然难以识别。若怀疑患者低血压是由低血容量导致时,应让患者处于仰卧位,评测右锁骨上窝处的波形。

颈静脉波形有时候很难和颈动脉搏动相鉴别。静脉波形有几个特点(图 10.3 和表 10.4),其中几个组分可被识别。a 和 v 波,x 和 y 下降支由波形和心电图变化与心音(S_1、S_2、S_3、S_4,后文阐述)的即时关系决定。预估静脉压的高度代表中心静脉压或右心房压力。不同观察者估计的中心静脉压会存在较大差别,压力值往往被高估而不是其真实值,但仍可以为诊断与治疗提供信息。

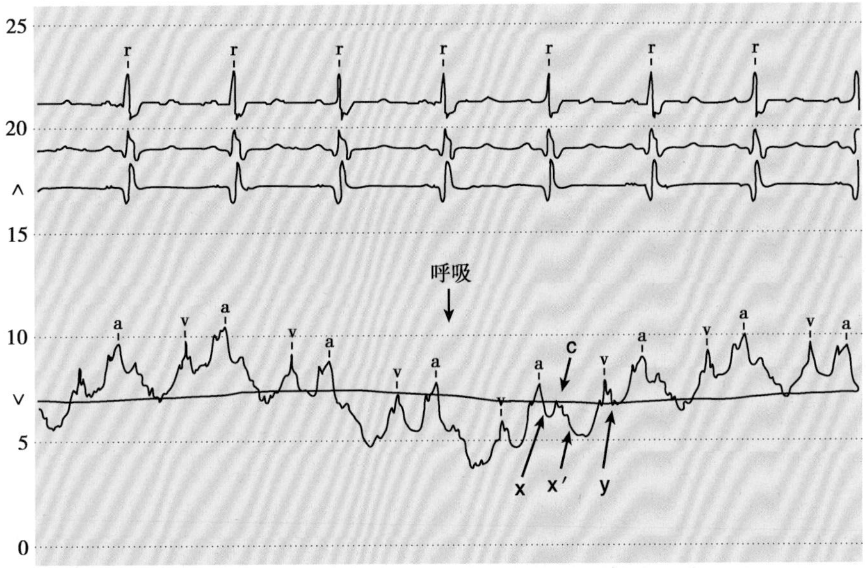

图 10.3 心脏导管所记录到的正常的颈静脉波形,注意吸气时压力的下降和显性 x/x′下降

表 10.4 区分颈动脉搏动和颈静脉搏动

特点	颈内静脉搏动	颈动脉搏动
搏动表现	每一个心动周期有两个波谷和两个波峰	单个轻快上升波(单相)
吸气的反应	波形的落差高度变得更加突出	呼吸不改变波形
触及	普遍不能触及(除外重度三尖瓣反流)	可触及
压力的作用	静脉/锁骨底部施加轻压力后可消失	静脉/锁骨底部施加轻压力后不消失

静脉压由静脉搏动最高点和胸骨角(胸骨柄和胸骨体连接处,Louis 角)之间的垂直距离测量得来。此距离大于 3cm 时视为异常,但有时 Louis 角到右房中部的距离差距很大,尤其是肥胖患者。连续对 160 位患者进行胸部 CT 平扫,尽管他们体位保持一致,但测得的距离仍可以有很大差距。一般说来,用胸骨角做参照会低估静脉压,而实际上尝试定位一个相对简单的体外参照点来测定中心静脉压也很不容易的,重症护理护士的测量结果可以相差至几厘米之多。坐位患者若出现锁骨上静脉搏动显然是不正常的,因为搏动处到右心房的距离至少 10cm,估算的中心静脉压与直接测量相关性一般。床旁测量并用厘米水柱/血柱做单位时,应当转换为毫米汞柱的单位($1.36cmH_2O = 1.0mmHg$),以便用于和导管测量值做比较。

静脉波形包括几个明显的波峰:a,c,v(参见图 10.3)。a 波反映的是右心室收缩期前的收缩,发生在心电图 P 波之后,第一心音(S_1)之前。任何原因导致右心室顺应性降低的患者会有显著的 a 波。大炮 a 波发生在房室分离和右房对抗关闭的三尖瓣发生收缩时(图 10.4)。大炮 a 波的存在并伴随持续的复杂心动过速提示着室性来源的节律。房颤时 a 波消失。x 下降反映的是 a 波峰后右房压力的下降，c 波会导致下降支中断，因为它代表心室的收缩将关闭的瓣膜推回右房，颈动脉的搏动也参与了 c 波的构成。如图 10.4 所描述的，心室收缩挤压三尖瓣向下造成心房舒张的吸力后出现了 x 下降波。x 下降波是正常人主要的波形。v 波代表了心房的充盈，发生在心室收缩末期，接在 S_2 之后，它的高度由右房顺应性和右房回心血量决定。右心房顺应性正常时 v 波比 a 波小，房间隔缺损患者 v 波和 a 波可以等高，三尖瓣反流患者 v 波加重。三尖瓣反流时，v 波会融入 c 波中去，因为瓣膜逆向反流和右房顺向充盈同时发生。y 下降段出现在 v 波峰之后，反映了三尖瓣

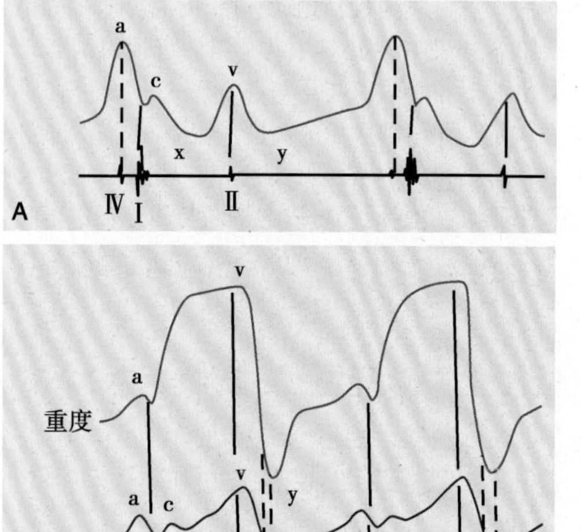

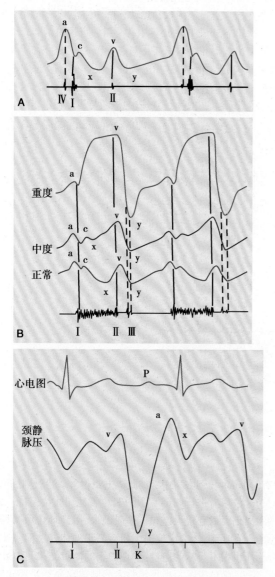

图 10.4 异常颈静脉波形。A，大泡 a 波与右心室顺应性下降或右心室舒张末压升高有关，心音图（下方）显示其与右侧 S4 的时间关系。B，正常的颈静脉波形（下），轻度三尖瓣反流（TR）（中），中度三尖瓣反流（上）与心音图的关系，中度三尖瓣反流时，可以看见颈静脉波形的"左心室化"，表现为一个明显的 v 波和快速 y 波降落，x 下降消失。C，限制性心包炎的颈静脉波形里可见明显 y 下降，注意心包叩击音相对 S_2 的时间，Y 下降到最低处后压力的突然上升是由心室充盈后颈静脉压快速上升导致的。（引自 FromAbrams J. Synopsis of Cardiac Physical Diagnosis. 2nd ed. Boston：Butterworth Heinemann；2001，pp 25-35.）

开放后右房压力的下降。舒张早期心室充盈受阻会使 y 下降段变钝，见于心脏压塞和三尖瓣狭窄患者。心室舒张期充盈过快过早时 y 下降段减少，见于心包缩窄、心包孤立或重度三尖瓣反流。

正常静脉压随着吸气应下降至少 3mmHg。吸气时静脉压升高（或无法降低）（Kussmaul 征）和缩窄性心包炎、限制性心肌病、肺动脉栓塞、右心室心梗及晚期收缩性心力衰竭有关。Kussmaul 征见于右侧容量过载且右心室顺应性降低。正常情况下，右侧静脉回流的吸气性增加是为了适应肺血管床容量的增加所促进的右心室排出量的增加。在右心室舒张功能不全和容量超负荷的情况下，右心室不能适应增多的容量，压力便随即升高。

腹颈静脉回流征和被动直腿抬高试验可以引出静脉高压，腹颈静脉回流征要求在上腹部施加一定坚实且一致的压力，施压位置最好在右上腹象限，并按压至少 10 秒。腹颈静脉回流征阳性定义为静脉压升高超过 3cm，持续时间长于 15 秒，实际操作中时长会短一些，但通常可以接受。医生应当教患者避免屏息或进行 Valsalva 样动作，以免错误地升高静脉压。如果呼吸困难的患者和肺动脉楔压高于 15mmHg 的患者出现了腹颈静脉回流征阳性，提示可能出现了心力衰竭。

测量血压

相比于动脉内直接测血压（直接血压/有创血压）（blood pressure，BP），听诊测量得到的收缩压常偏低，舒张压常偏高（参见第 46 章和第 47 章）。护士测量的血压比医生测量的血压往往更接近患者的日间平均血压。测量血压时患者应取坐位，上臂与心脏等高，并绑好合适大小的袖带（表 10.5）。若是使用了太小的不合适的袖带，会高估真实血压值，这在肥胖患者中有明确的相关性。

表 10.5 血压测量的要点

- 患者取舒适坐位，背有依靠，腿不交叉，暴露上臂
- 上臂应当在心脏水平
- 袖带长度和宽度应该为臂围的 80% 和 40%
- 袖带应以<3mmHg/秒的速度放气
- 水银柱或指针应当以 2mmHg 为间隔读数
- 第一声柯氏音为收缩压，最后一个柯氏音为舒张压
- 患者和检查者（或其他人）之间不应该交谈

引自 Daskalopolou SS et al. The 2015 Canadian Hypertension Education Program recommendations for blood pressure measurement，diagnosis，assessment of risk，prevention，and treatment of hypertension. Can J Cardiol 2015；31：549-68；and Ringrose JS et al. Effect of cuff design on auscultatory and oscillometric blood pressure measurements. Am J Hypertens 2016；29：1063-9.

有时柯氏音会在第一个声音后不久就消失，然后在第 5 期完全消失前才重新出现，这种听诊空隙更可能发生在年老、有靶器官损伤的高血压患者之中。收缩压应在第一声柯氏音时开始记录，而不是当其再次出现时记录，这一现象应与奇脉相鉴别）。在小孩、孕妇、重度慢性主动脉反流、存在大的动静脉瘘患者测血压时，从袖带开始放气到气体放完压力降至 0mmHg 的全程都可以听到柯氏音，在这种情况下，第 4 期和第 5 期的压力都应该记录。

医生还应该测量双上肢的血压，快速接替测或同时测均可。正常情况下左右血压差距应当小于 10mmHg，且不受左右利手习惯的影响，不过仍有 20% 的人没有任何症状及异常体检发现，但左右上臂的血压差距大于 10mmHg。双侧血压差距大于 10mmHg 见于锁骨下动脉病变、瓣膜上主动脉狭窄、主动脉缩窄、主动脉夹层。收缩期下肢血压一般会超过上肢血压 20mmHg 左右，上下肢收缩

期血压差距过大见于重度主动脉瓣反流(Hill 征)、扩张和钙化(非压缩的)下肢外周动脉疾病(peripheral arterial disease, PAD)。测量下肢血压应该使用较大的袖带绑于大腿处,在腘动脉处听诊,或者将标准的上臂袖带绑于小腿处,在胫前动脉处听诊或触诊。测量下肢血压是计算踝肱指数(ankle-brachial index, ABI)的基础(参见第 64 章)。

当对临床上所获得的血压记录存有疑惑时,应考虑到动态血压监测,这个方法对怀疑“白大衣高血压”[12](参见第 46 章和第 47 章)的患者最为有用。存在高血压终末器官损伤的证据的患者,如果同时测得其血压正常或较低,可能提示重度 PAD 导致的隐匿性高血压。隐匿性高血压比实际观察到的更为多见,甚至在无重度 PAD 时也可能出现[13]。

直立性低血压(收缩压下降超过 20mmHg 或由仰卧位变为站立位后 3min 内收缩压下降超过 10mmHg)可见于缺乏代偿的心动过速发作时,自主神经功能不全时,也可以发生于糖尿病或帕金森患者。对站立的心率-血压反应还取决于患者的年龄、机体水容量情况、药物、食物、调节、周围环境温度和湿度。

脉压增加代表血管僵硬,常继发于老龄化和动脉粥样硬化。马方综合征和其他结缔组织病的患者常合并主动脉僵硬,并会增加动脉夹层的风险。外周动脉指数与作为心室血管耦合主要决定因素的中心动脉硬化之间没有很好的相关性。

评价脉搏

颈动脉脉搏搏动出现在升主动脉搏动后 40 毫秒内,反映主动脉瓣和升主动脉的功能。颞动脉易于触及,有助于诊断颞动脉炎。正常人存在胫后动脉和足背动脉的异常解剖时(胫后动脉,<5%;足背动脉<10%),无法触及一侧的下肢脉搏,但各单侧脉搏应该是相称的。真正的先天性无脉非常罕见,使用手持多普勒设备仍可以探测到大多数触诊无脉的患者的脉搏。高血压患者应同时进行肱动脉或桡动脉加股动脉的触诊,以筛查是否存在主动脉缩窄。

脉搏的波形取决于心搏出量、射血速度、血管容量、顺应性和外周阻力。可触及的脉搏反映了顺向血流和来自外周的反向血流的融合搏动。动脉脉搏的振幅随着远离心脏逐渐增加。正常情况下,开始于收缩期射血(S_1 之后)的升支(叩击波)是床旁测量的主要单相波(图 10.5)。脉搏波的切迹或重博切迹代表了主动脉瓣关闭。洪脉发生于高动力循环状态,如发热、贫血、甲状腺毒症、严重心动过缓的病理状态、主动脉瓣反流、动静脉瘘。发热或正常人运动过后可以出现由两个独立的压力峰构成的双峰脉,这一现象对应血管顺应性的升高。慢性重度主动脉瓣反流时,快速射入无顺应性动脉树的较大心搏出量形成了足以触及反射波的收缩期波幅,产生了脉搏分叉。梗阻性肥厚型心肌病(hypertrophic obstructive cardiomyopathy, HOCM)很少产生叩击波和潮波的双峰收缩期脉搏(图 10.5)。主动脉内球囊泵舒张期扩张的压力也会导致双峰脉,两个峰被主动脉瓣的关闭隔开。

吸气时收缩压下降超过 10mmHg 的奇脉(pulsus paradoxus)多是病理性的,是心脏压塞或肺部疾病的体征,这一现象也可存在于肥胖者和无临床疾病的孕妇中。要在听诊中听到奇脉,需要注意首个柯氏音(呼气相)对应的收缩压,和每一次跳动时(独立于吸气相)听到的柯氏音对应的收缩压之间的差异,而在两两压力之间听到的声音则是间歇性的(出现于呼气相),缓慢降低袖带压力更容易闻及这些声音。心动过速、房颤、呼吸急促会给奇脉的评估带来困难。当血压差异超过 15~20mmHg 时,奇脉可被触及(参见第 83 章)。奇脉不单是心脏压塞的特异性体征,还可见于大面积肺动脉栓塞、失血性休克、严重的阻塞性肺疾病和张力性气胸。

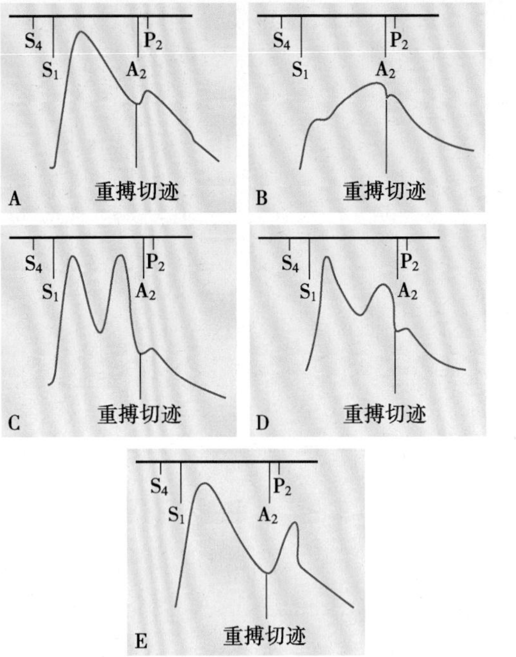

图 10.5 颈动脉压和波形。A,正常。B,主动脉瓣狭窄。升支缓慢起始,峰接近于 S2 的升线一波脉。重度主动脉瓣反流:两个收缩峰的双峰脉。D,梗阻性肥厚型心肌病(HOCM):两个收缩峰的双峰脉,第二个峰(潮汐波或反射波)比第一个峰(叩击波)低。E,有收缩峰和舒张峰的双峰脉,发生在败血症或主动脉内球囊反搏中。A_2 是 S_2 的主动脉成分,P_2 是 S_2 的肺动脉成分。(引自 Chatterjee K. Bedside evaluation of the heart: the physical examination. In Chatterjee K, Parmley W, editors. Cardiology: an Illustrated Text/Reference. Philadelphia: Lippincott; 1991, pp 3. 11-3. 51; and Braunwald E. The clinical examination. In Braunwald E, Goldman L, editors. Primary Cardiology. 2nd ed. Philadelphia: Saunders; 2003, p 36.)

交替脉(pulsus alternans)得定义为脉搏幅度的强弱交替(图 10.6),心脏节律整齐的患者交替脉仅在缓缓降低袖带压力过程中每隔一个第 1 期的柯氏音被听见时出现,且独立于呼吸周期。交替脉通常发生于严重心力衰竭、重度主动脉瓣反流、高血压、低血容量状态下。交替脉的形成与细胞内钙的水平和动作电位时程的周期性改变有关。交替脉伴随心电图中出现 T 波交替改变时,心律失常的风险会增加。

细迟脉(pulsus parvus et tardus)可能提示存在严重的主动脉瓣狭窄,最好通过细致的颈动脉触诊来发现(见图 10.5 和第 68 章)。脉搏的延迟是靠触诊搏动和同时听诊心音来进行评估,颈动脉搏动的升支应该与 S_1 同时发生,但一点这在低血管顺应性和颈动脉僵硬的老年高血压患者中特异度更低。颈动脉搏动升支骤升骤降是慢性主动脉瓣反流的脉搏特点(Corrigan 脉或水冲脉)。合并单纯收缩期高血压和脉压大的老年患者的颈动脉搏动升支也会骤升骤降。

腹主动脉搏动可以在上腹部触及。在升主动脉瘤或潜在结缔组织疾病患者中应注意观察是否合并股动脉和腘动脉瘤。

病史询问和体格检查的发现能帮助我们评价下肢跛行患者的

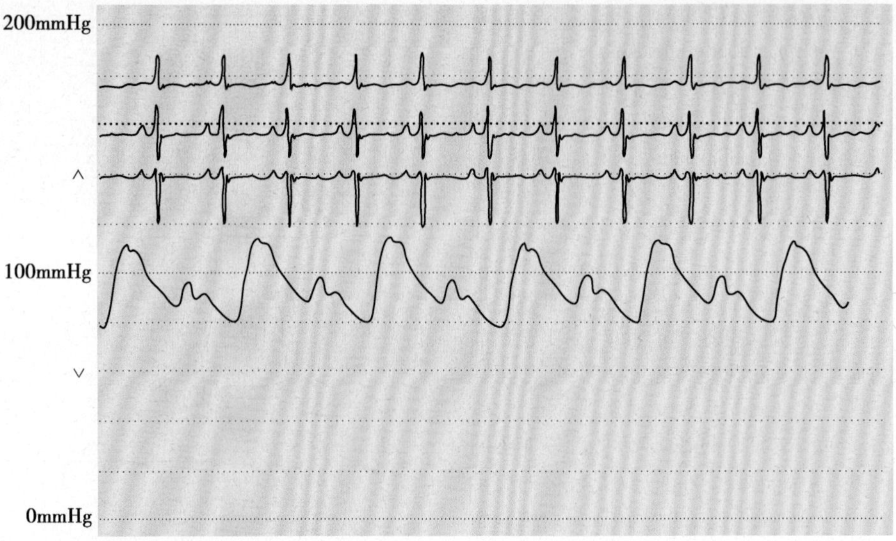

图 10.6 严重左室收缩功能不全患者的交替脉。收缩压随搏动改变而改变，与呼吸周期无关，节律全程为窦性

动脉阻塞情况（参见第 64 章）。主动脉和股动脉杂音应常规听诊。杂音的出现和血管阻塞程度的关联性是很弱的。持续至舒张期的杂音或震颤通常提示重度阻塞。产生杂音的其他原因还包括动静脉瘘，年轻的发热患者的正常管径动脉内通过血流量较大等。

结合临床病史和存在的动脉粥样硬化危险因素可以提高下肢外周动脉疾病诊断的准确性。无症状患者出现股动脉杂音（似然比，4.8；95%置信区间，2.4～9.5）或任何脉搏异常（似然比，3.1；95%置信区间，3.1～6.6）时，罹患外周动脉疾病的可能性增加。当存在下肢症状和皮肤发凉（似然比，5.9；95%置信区间，4.1～8.6）、脉搏异常（似然比，4.7；95%置信区间，2.2～9.9）或各种杂音（似然比，5.6；95%置信区间，4.7～6.7）时，罹患外周动脉疾病的可能性也会增加。异常的脉搏血氧含量定义为手指和足趾血氧饱和度差异大于 2%，提示下肢外周动脉疾病，类似于踝肱指数（异常的脉搏血氧量，似然比 30.0，95%置信区间 7.6～121vs 踝肱指数似然比 24.8，95%置信区间 6.2～99.8）。

心脏的视诊和触诊

胸壁较薄的成年人可见心尖冲动。左心室扩大和高动力患者的左前胸壁可隆起。右上胸骨旁和胸骨锁骨处的搏动提示升主动脉瘤。左胸骨旁抬举提示右心室压力或容量超负荷。胸骨左缘第三肋间的搏动提示肺动脉高压。十分瘦高的患者或肺气肿和扁平膈患者，在其上腹部可能会看到右心室的搏动，应当与肝缘搏动相鉴别。

对心脏进行触诊时首先要让患者 30°仰卧，如果在此体位下不能触到心脏搏动，应将体位调整为将左臂置于头上方的左侧卧位，或前倾坐位再行触诊。最强搏动点通常是左心室（left ventricular，LV）尖部的搏动，体表定位于左锁骨中线第五肋间，其直径小于 2cm（0.8 英寸），迅速跳动远离手指。最好在呼吸末时进行触诊，此时心脏距离胸壁最近。肥胖、肌肉发达和胸廓畸形者是无法触及正常搏动的。左心室心腔扩大会让心尖冲动向左下方移位。持续的心尖搏动是左心室压力超负荷（主动脉狭窄或高压）的体征。可触及的收缩期前的搏动相当于第四心音（S_4），反映了左心室顺应性降低时心房对心室舒张充盈的作用。晚期收缩性心力衰竭的患者显著快速的早期充盈波可以产生可触及的第三心音（S_3），当奔马律本身听不见时仍可以被触及。巨大室壁瘤可产生可触可见的不同于心尖冲动的异位搏动。极少情况下梗阻性肥厚型心肌病可产生一个三重心尖搏动，来源于可触及的 S_4 加收缩期搏动的两个成分。

胸骨旁的抬举（parasternal lift）发生于右心室压力或容量超负荷的情况，应注意有无三尖瓣反流体征（颈静脉 cv 波）和肺动脉高压（响亮单一的或可触及的 P_2）。右心室扩大可以导致心前区的抬举（precordial lift）搏动，范围可以超过心前区甚至掩盖左心的搏动。由于左心房收缩期的扩张和心脏前移，重度二尖瓣反流的患者极少出现明显的胸骨左缘搏动。侧胸壁的内陷可发生于收缩期左心室搏动向后移位继发单纯性右心室扩大时。收缩期和舒张期的震颤代表着湍流或高速血流，其位置可以帮助确定心脏杂音的来源。

心脏的听诊

心音

第一心音（S_1）

正常的 S_1 由二尖瓣（M_1）和三尖瓣（T_1）的关闭音形成。通常这两个组分在年轻个体胸骨左下缘最易闻及。完全性右束支传导阻滞（complete right bundle branch block，RBBB）会加重 S_1 的正常分裂。风湿性二尖瓣狭窄早期，瓣叶仍柔软，高血流动力学状态时 S_1 的强度增加，伴 P-R 间期缩短（<160 毫秒）。风湿性二尖瓣狭窄晚期，瓣叶僵硬钙化，收缩功能不全，使用 β-肾上腺素受体阻滞剂时 S_1 强度减弱，伴 P-R 间期延长（>200 毫秒）。其他能减弱心音和杂音强度的因素包括机械性通气、阻塞性肺疾病、肥胖、乳房下垂、气胸和心包积液。

第二心音（S_2）

S_2 由主动脉瓣（A_2）和肺动脉瓣（P_2）的关闭音形成。正常或生理性的 S_2 分裂指 A_2-P_2 间期在吸气相延长，在呼气相缩短。平卧位左侧第二肋间是听诊 S_2 各个组分的最佳位置。完全性右束支传导阻滞时由于肺动脉瓣延迟关闭，A_2-P_2 间期会增宽。重度二尖瓣反流时主动脉瓣过早关闭，也会导致 A_2-P_2 间期增宽。A_2-P_2 间期较窄的生理性 S_2 分裂，伴随 A_2 之后的 P_2 强度增加，提示肺动脉高压。固定分裂时 A_2-P_2 间期较宽，整个呼吸周期无改变，提示着继发孔型房间隔缺损。逆行分裂或反常分裂是主动脉瓣病理性延迟关闭的结果，也可发生于完全性左束支传导阻滞、右心室心尖部起搏、严重主动脉瓣狭窄、梗阻性肥厚型心肌病和心肌缺血。正常情况下 A_2 比 P_2 响亮，可以在心前区大部分听到。当这两个组分都能在胸骨左下界或心尖部听到，或在左侧第二肋间能触到 P_2 时，提示存在肺动脉高压。主动脉瓣和肺动脉瓣狭窄会分别导致 A_2 和 P_2 的强度减弱，出现单一的 S_2。

收缩期音

喷射音（ejection sound）是一种高声调的，和颈动脉搏动上升支同时发生的收缩早期的声音，常常与先天性二叶式主动脉瓣或肺动脉瓣疾病有关，也可见于主动脉或肺动脉根部扩张而半月瓣正常的情况。伴肺动脉瓣疾病时的喷射音在吸气时强度减弱，仅在右心的事件存在这种表现。喷射音在病变瓣膜随时间推移丧失柔韧性后消失。胸骨左下缘比心底部常更容易听到喷射音。非喷射性喀喇音（nonejection clicks）常发生于颈动脉脉搏上升支之后，见于二尖瓣脱垂。收缩期杂音可接于也可不接于喀喇音之后。站立时心室的前负荷和后负荷降低，喀喇音（和杂音）会向 S_1 靠拢。蹲下时心室的前负荷和后负荷升高，脱垂的二尖瓣在收缩晚期绷紧，喀喇音（和杂音）会远离 S_1（图 10.7）。

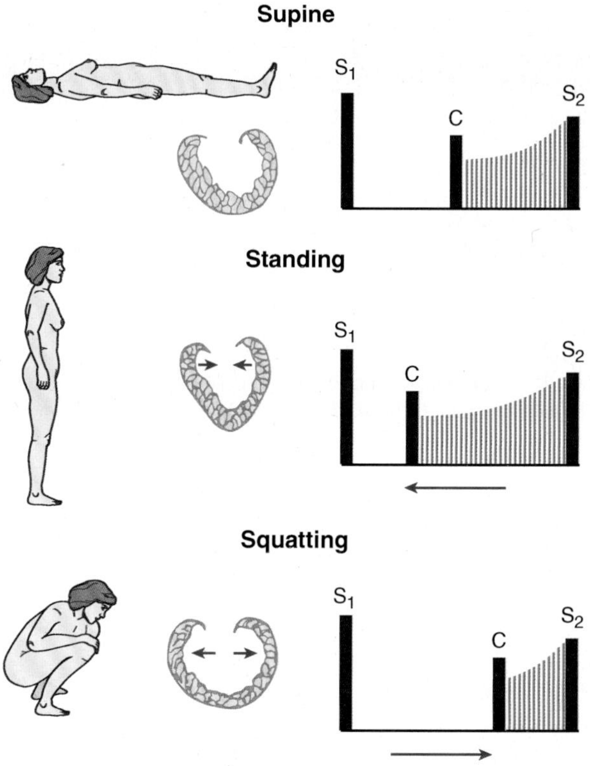

FIGURE 10.7 Behavior of the nonejection click (C) and systolic murmur of mitral valve prolapse. With standing, venous return decreases, the heart becomes smaller, and prolapse occurs earlier in systole. The click and murmur move closer to S_1. With squatting, venous return increases, causing an increase in left ventricular chamber size. The click and murmur occur later in systole and move away from S_1. (From Shaver JA, Leonard JJ, Leon DF. Examination of the Heart. Part IV. Auscultation of the heart. Dallas: American Heart Association; 1990, p 13. Copyright 1990, American Heart Association.)

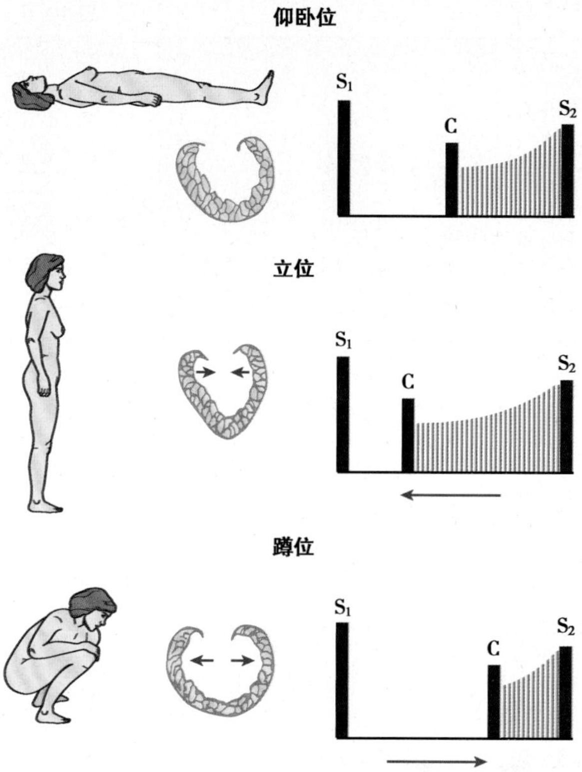

图 10.7 二尖瓣脱垂的非射血期喀喇音和收缩期杂音。立位时静脉回心血量降低，心脏变小，脱垂发生于收缩早期，喀喇音和杂音会更靠近 S_1。蹲位时静脉回心血量增加，左心室腔容积变大，喀喇音和杂音发生于收缩晚期，更远离 S_1。（引自 Shaver JA, Leonard JJ, Leon DF. Examination of the Heart. Part IV. Auscultation of the heart. Dallas: American Heart Association; 1990, p 13. Copyright 1990, American Heart Association.）

舒张期音

二尖瓣狭窄的高调开瓣音（opening snap, OS）在 S_2 后不久发生。A_2-OS 间期与左心房-左心室舒张压压力梯度成反比。随着二尖瓣前瓣叶钙化和僵硬进展，S_1 和开瓣音的强度随之降低。心包叩击音（pericardial knock, PK）是一种高调的舒张早期额外心音，在房室瓣开放后心室扩张骤然停止并在颈静脉波形中见到明显的 y 下降支时发生，见于缩窄性心包炎。在心房黏液瘤患者中很偶尔听到肿瘤"扑落"音，它是一种低音调的声音，有时仅在特定体位能听到，由舒张期二尖瓣上的肿瘤脱垂导致。虽然大多数黏液瘤不会产生杂音，但可能存在舒张期的杂音。

第三心音发生于心室舒张期快速充盈过程中。S_3 可正常存在于小孩、青少年和年轻人，但老人出现 S3 则提示收缩性心力衰竭，具有重要的预后权重。左侧 S_3 音调较低，最佳听诊位置在左室心尖部上方，应让患者保持左侧卧位进行听诊；右侧 S_3 最佳听诊位置在胸骨左下缘或剑突下，应让患者保持平卧位进行听诊，在吸气时听得更清楚。第四心音（S_4）发生于心室舒张期的心房充盈，提示着收缩期前的心室扩张。S_4 在心房对心室充盈贡献增加的患者中尤为常见（如左心室肥大）。

心脏杂音

血流涡流增强所产生的可被听见的振动即称为心脏杂音，根据心脏周期中所处时间来命名（表 10.6 和图 10.8）。并不是所有

表 10.6 心脏杂音的主要原因

心脏杂音的主要原因
收缩期杂音
收缩早期
二尖瓣——急性二尖瓣反流(MR)
室间隔缺损(VSD)
肌性
非限制性伴肺动脉高压
三尖瓣——三尖瓣反流(TR)伴正常肺动脉压
收缩中期
主动脉
梗阻性
瓣膜上——瓣膜上主动脉瓣狭窄,主动脉缩窄
瓣膜——主动脉狭窄和硬化
瓣膜下——分离、隧道或梗阻性肥厚型心肌病血流增加,高代谢状态,主动脉瓣反流(AR),完全性心脏阻滞
升主动脉扩张,动脉瘤,主动脉炎
肺动脉
梗阻性
瓣膜上——肺动脉狭窄
瓣膜——肺动脉瓣狭窄
瓣膜下——漏斗型狭窄(动力性)
血流增加,高代谢状态,左向右分流(如 ASD)
肺动脉扩张
收缩晚期
二尖瓣——二尖瓣脱垂(MVP),急性心肌缺血
三尖瓣——三尖瓣脱垂
全收缩期
房室瓣反流(MR,TR)
心室水平的左向右分流(VSD)
舒张期杂音
舒张早期
主动脉反流
瓣膜性——先天性(三尖瓣),风湿性畸形,心内膜炎,瓣膜脱垂,创伤,瓣膜切开术后
瓣环扩张——主动脉夹层,主动脉瓣环扩张,中膜囊性变,高血压,强直性脊柱炎
联合处扩大——梅毒
肺动脉反流
瓣膜性——瓣膜切开术后,心内膜炎,风湿热,良性肿瘤
瓣环扩张——肺动脉高压,马方综合征
先天性——孤立或伴有法洛四联症,肺动脉狭窄
舒张中期
二尖瓣
二尖瓣狭窄
Carey Coombs 杂音(急性风湿热舒张中期心尖部杂音)
增强的血流通过非狭窄的二尖瓣(如二尖瓣反流、室间隔缺损、动脉导管未闭、高搏出状态、完全性心脏阻滞)
三尖瓣
三尖瓣狭窄
增强的血流通过非狭窄的三尖瓣(如三尖瓣狭窄、房间隔缺损、异常肺静脉反流)
左房和右房肿瘤(黏液瘤)
重度或不常见的主动脉反流(Austin Flint 杂音)
舒张晚期
二尖瓣狭窄的收缩前杂音
重度或不常见的主动脉反流的 Austin Flint 杂音
持续性杂音
动脉导管未闭(PDA)
冠脉动静脉瘘
Valsalva 主动脉窦瘤破裂
房间隔缺损(ASD)
颈静脉嗡嗡声
异常左冠状动脉
近端冠状动脉狭窄
妊娠时乳房噪音
肺动脉分支狭窄
支气管侧支循环
小(限制性)房间隔缺损伴二尖瓣狭窄
肋间动静脉瘘

引自 Braunwald E, Perloff JK. Physical examination of the heart and circulation. In Zipes DP, Libby P, Bonow RO, Braunwald E, editors. Braunwald's Heart Disease: a Textbook of Cardiovascular Medicine. 7th ed. Philadelphia: Saunders; 2005, pp 77-106; and Norton PJ, O'Rourke RA. Approach to the patient with a heart murmur. In Braunwald E, Goldman L, editors. Primary Cardiology. 2nd ed. Philadelphia: Elsevier; 2003, pp 151-68.

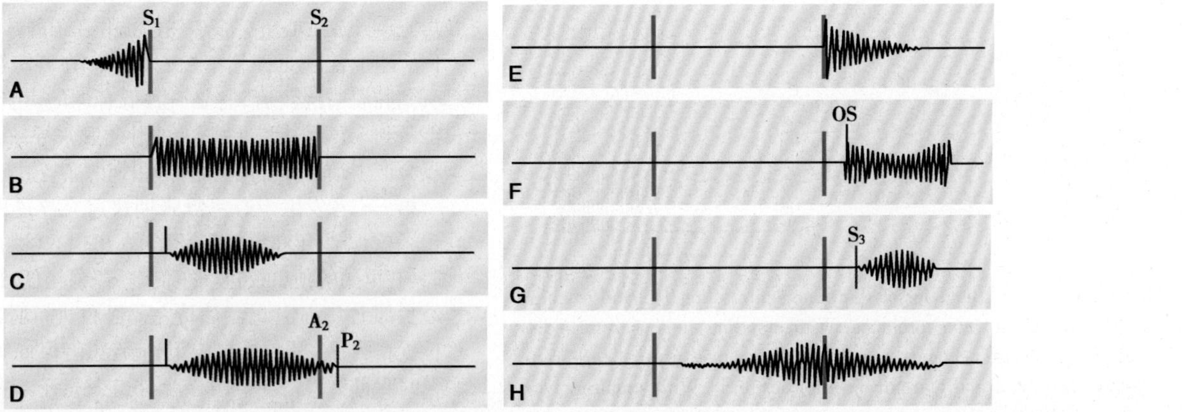

图 10.8 重要心脏杂音图。A,二尖瓣狭窄瓣窦性心律收缩期前递增性杂音;B,慢性重度二尖瓣或三尖瓣反流、或室间隔缺损不伴严重肺动脉高压的全收缩期杂音;C,主动脉瓣二叶狭窄的喷射音和递增-递减杂音;D,肺动脉瓣二叶瓣狭窄时的喷射音和延续到 P_2 的递增-递减杂音;E,主动脉或肺动脉反流时的舒张早期递减性杂音;F,二尖瓣狭窄的开瓣音(OS)和舒张中期隆隆样杂音;G,与严重二尖瓣反流、三尖瓣反流或伴明显左向右分流的室间隔缺损有关的舒张期充盈音(S_3)和舒张中期杂音;H,动脉导管未闭覆盖 S_2 的持续性杂音。(修改自 Wood P. Diseases of the Heart and Circulation. Philadelphia: Lippincott; 1968; and O'Rourke RA, Braunwald E. Physical examination of the cardiovascular system. In Kasper D, Braunwald E, Fauci A, et al, editors. Harrison's Principles of Internal Medicine. 16th ed. New York: McGraw-Hill; 2005, p 1309.)

的杂音都提示着瓣膜或结构性心脏疾病。准确识别功能性(良性)收缩期杂音可以避免对其他健康个体进行多余的超声心动图检查。两个心腔间或心室与各自大动脉间的压力差的大小、动态变化和持续时长决定着杂音的时间、频率、形态和强度。杂音的强度分为1到6级，能触及震颤(a palpable thrill)是4级及其以上强度杂音的特征。其他能帮助识别心脏杂音的重要特性包括杂音的位置、传导、床旁体位改变时杂音的变化，包括平静呼吸时杂音的变化。

收缩期杂音

收缩期杂音在时间上有收缩早期、收缩中期、收缩晚期或全收缩期之分。急性重度二尖瓣反流会产生递减的收缩早期杂音，这是由收缩早期左心房顺应性降低，心房内压力急剧上升所导致的(图10.9)。二尖瓣后叶脱垂或连枷状瓣叶导致的重度二尖瓣反流会向前和基底部传导。二尖瓣前叶脱垂导致的反流其杂音向后

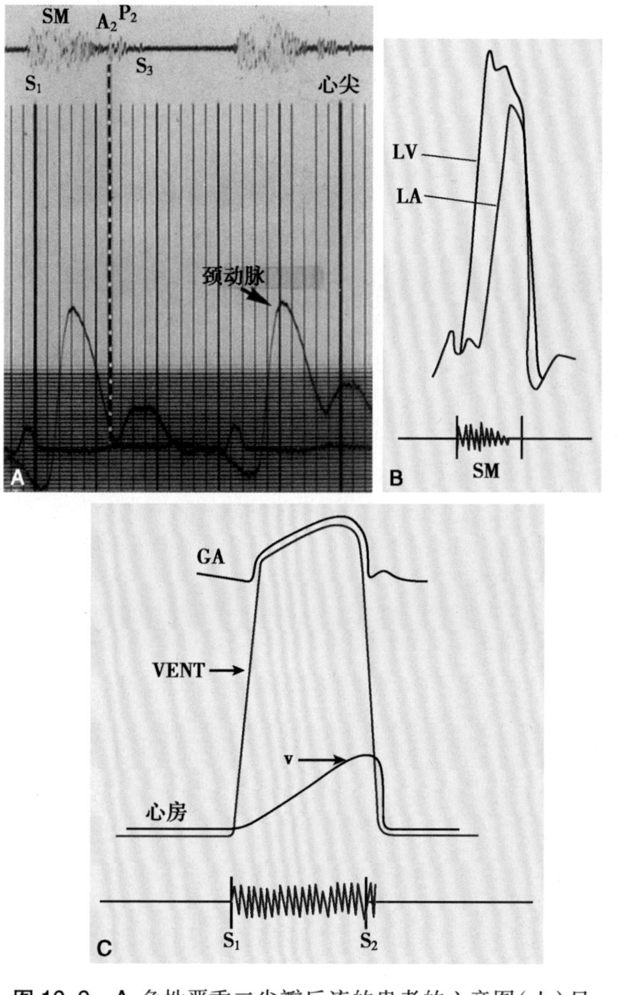

图10.9 A，急性严重二尖瓣反流的患者的心音图(上)显示一个递减的收缩早期杂音(SM)和舒张期充盈音(S_3)；B，左心室(LV)和左心房(LA)压力波形显示左心房压突然升高，左室-左房压梯度渐减，导致收缩期杂音时程和形态改变；C，慢性二尖瓣反流和三尖瓣反流心音图注解。GA，大动脉；VENT，心室。注意由收缩期巨大的心室-心房压力梯度导致的全收缩期时程和杂音的平台期；v，v波。(引自Braunwald E，Perloff JK. Physical examination of the heart and circulation. In Zipes D，Libby P，Bonow RO，Braunwald E，editors. Braunwald's Heart Disease：a Textbook of Cardiovascular Medicine. 7th ed. Philadelphia：Saunders；2005，p 97)

和腋下传导。肺动脉压力正常的急性三尖瓣反流患者可产生收缩早期的杂音，杂音强度随吸气增加并可在胸骨左下缘闻及，反流的cv波在颈静脉搏动中可见。

收缩中期的杂音开始于S_1后，结束于S_2前，他们通常是递增-递减型的形态。成人大部分的收缩中期杂音是由主动脉狭窄或硬化导致的。床旁准确评价主动脉狭窄的程度取决于心输出量、颈动脉僵硬程度以及相关的检查发现。产生收缩中期杂音的其他原因包括梗阻性肥厚型心肌病、肺动脉狭窄、较大房间隔缺损和左向右分流患者肺回心血流量增加。缺乏心脏疾病症状和其他体征的单纯1级或2级收缩中期杂音是一个良性的体征，无需用超声心动图等进行进一步评估。

一个心尖部收缩晚期的杂音常常提示二尖瓣脱垂，此时还可能存在一个或多个非喷射性喀喇音。类似的杂音可在急性心肌缺血发作时短暂闻及，这是由于心室和二尖瓣环结构和功能的改变而发生二尖瓣腱索栓系不良或二尖瓣接合不良后出现的瓣膜反流导致。左心室后负荷不同，杂音的强度也不同。

一贯型的全收缩期杂音，来源于两个心腔之间存在的持续且较宽的压力梯度，如慢性二尖瓣反流时左心室和左心房之间的压力梯度，或不伴肺动脉高压的膜部室间隔缺损(ventricular septal defect，VSD)时左心室和右心室之间的压力梯度。二尖瓣反流在心尖部最易闻及，三尖瓣反流在胸骨左下缘最易闻及，室间隔缺损的杂音在胸骨左缘中部最易闻及，大部分患者在此处还能触及震颤。三尖瓣反流最常继发于右心室扩大伴乳头肌移位和瓣环扩张引起三尖瓣关闭不全，此时常伴有肺动脉高压。

舒张期杂音

舒张期杂音一般提示存在心脏疾病。慢性主动脉瓣反流会导致一个高调递减型的早于舒张中期的杂音。在原发性主动脉瓣膜疾病中，胸骨左缘最容易听到杂音，但在主动脉根部扩张或继发性的主动脉瓣反流中，杂音会向胸骨右缘放射。由血流增强和加速导致的收缩中期杂音也可于中度到重度的主动脉瓣反流时发生，但并不意味着存在瓣膜或流出道梗阻。急性主动脉瓣反流的舒张期杂音比较柔和且短促，这是因为左心室舒张压上升快速，主动脉-左心室舒张压梯度锐减。急性主动脉瓣反流的其他特征包括心动过速、柔和的S_1和舒张压几近消失的外周血管体征。

肺动脉瓣反流的杂音可以在胸骨左缘处闻及，最常见的原因是慢性肺动脉高压引起的瓣环扩大(Graham Steell杂音)。此时可以发现右心室压力超负荷的体征。肺动脉瓣反流也可伴发先天性瓣膜畸形，一般出现在法洛四联症修补术后。此时杂音相对柔和低调。外科术后的肺动脉瓣反流的严重程度尚缺乏合适评价方法。

二尖瓣狭窄是导致中晚期收缩期杂音的典型病因(参见图10.8A，F)。当患者心输出量较低或体型肥胖，狭窄可以是“静默”的。杂音在左侧卧位患者心尖部最易闻及，低调(隆隆样)，在疾病早期阶段时由开瓣音引发。在窦性心律的患者中可以闻及收缩前期的杂音增强(心房收缩后舒张晚期的杂音强度增强)。左心室事件可能掩盖风湿性三尖瓣狭窄患者的体征发现。功能性二尖瓣狭窄或三尖瓣狭窄指的是重度二尖瓣反流或三尖瓣反流，或存在较大左向右分流的房间隔缺损时，快速的血流跨瓣膜产生舒张中期杂音，但此时无瓣膜狭窄。

有时和主动脉瓣反流相关的低调的中晚期心尖部舒张期杂音(Austin Flint杂音)可以通过对血管扩张剂的反应和呈现的相关发现与二尖瓣狭窄鉴别。少见的舒张中期杂音的病因包括心房黏液

瘤、完全性心脏传导阻滞和急性风湿性二尖瓣瓣膜炎(Carey Coombs 杂音)。

连续性杂音

出现连续性杂音意味着在收缩期和舒张期两个心腔和血管之间均存在压力梯度。这些杂音开始于收缩期，靠近 S_2 时达到高峰，延续至舒张期。在合并主动脉和肺动脉瓣膜疾病的病人中，很难区分收缩期杂音和舒张期杂音。动脉导管未闭相关的杂音、主动脉窦破裂、以及冠状动脉、大血管或血液透析有关的动静脉瘘均可产生连续性杂音。颈静脉的嗡嗡声和妊娠时的乳腺杂音是两种良性的变异。

动态听诊

简单的患者的床旁动作可以帮助识别心脏杂音并描述其意义(表 10.7)。除肺动脉射血音外，右心杂音随吸气增强，随呼气减弱，而左心杂音表现正好相反(100%灵敏度，88%特异度)。二尖瓣反流、室间隔缺损和主动脉瓣反流相关的杂音强度会在增加左心室后负荷时反应性增加(例如握手、使用升压药物)，在使用血管舒张剂后反应性降低(例如使用亚硝酸盐)。二尖瓣脱垂相关的杂音对站立和蹲坐的反应在前文已有描述。梗阻性肥厚型心肌病的杂音表现类似，在蹲坐时变得更柔和和短促(95%灵敏度，85%特异度)，快速起立时更加响亮和长久(95%灵敏度，84%特异度)。梗阻性肥厚型心肌病的杂音强度同样会随 Valsalva 样动作增加(65%灵敏度，95%特异度)。期前收缩后的第一次搏动，或房颤患者一个长周期后的搏动的收缩期杂音强度变化，提示主动脉瓣狭窄而非二尖瓣反流，尤其是主动脉瓣狭窄杂音能顺利地传导至心尖部(Gallavardin 效应)的老年患者。左心室流出道梗阻(包括主动脉瓣狭窄引起者在内)导致的收缩期杂音，由于左心室充盈增强和收缩功能期外收缩后增强的共同作用，强度会在期前收缩的后一次搏动中增强。前向血流加快，导致压力梯度增加，产生更响亮的杂音。二尖瓣反流的杂音强度在期前收缩后的搏动中无改变，这是因为二尖瓣血流或左心室-左心房压力梯度进一步增加的幅度极小。

表 10.7 改变心脏杂音强度的措施

呼吸:右心杂音常随吸气增强，左心杂音常在呼气时增强
Valsalva 动作:大多数杂音的长度和强度均降低，梗阻性肥厚型心肌病和二尖瓣脱垂是两个例外，前者的收缩期杂音常会更响，后者变得更长更响。Valsalva 动作停止后，右心杂音比左心杂音更早回到基线强度
运动:血流通过正常或阻塞的瓣膜产生的杂音(如肺动脉和二尖瓣狭窄)在等张和等容运动(用力握手)会更响。二尖瓣反流、室间隔缺损和主动脉瓣反流的杂音也在用力握手时增强
体位改变:立位时，大多数杂音会减弱，梗阻性肥厚型心肌病和二尖瓣脱垂是两个例外，前者的杂音更响，后者杂音更长且更响。蹲位时，大多数杂音会增强，梗阻性肥厚型心肌病和二尖瓣脱垂的杂音常常变得柔软甚至消失。被动直腿抬高会产生和蹲下一样的效果
室性期前收缩后或房颤:源于正常或狭窄半月瓣的杂音在室早后的心动周期或房颤长间歇中后的搏动时增强。相反，房室瓣反流导致的收缩期杂音强度不会改变，甚至减弱(乳头肌功能不全)，或在期前收缩后更短促(二尖瓣脱垂)
药物干预:在吸入亚硝酸异戊酯早期引起相对低血压，二尖瓣反流、室间隔缺损的杂音强度下降，由于每搏输出量增加，主动脉瓣狭窄杂音的强度会更强。在心动过速的晚期，二尖瓣狭窄的杂音和右心杂音会变得更加响亮。这种干预有助于鉴别 Austin Flint 现象的杂音和二尖瓣狭窄的杂音。二尖瓣脱垂时用药后反应呈双相(先柔和后比对照组更响亮)
短暂性动脉闭塞:双侧肱动脉袖带短暂施压超过收缩压峰值 20mmHg，会增加二尖瓣反流、室间隔缺损和主动脉瓣反流的强度，但对其他原因导致的杂音不产生影响

引自 Bonow RO, Carabello BA, Chatterjee K, et al. ACC/AHA 2006 guidelines for the management of patients with valvular heart disease: a report of the American College of Cardiology/American Heart Association Task Force on Practice Guidelines(Writing Committee to Revise the 1998 Guidelines for the Management of Patients with Valvular Heart Disease). Developed in collaboration with the Society of Cardiovascular Anesthesiologists. Endorsed by the Society for Cardiovascular Angiography and Interventions and the Society of Thoracic Surgeons. J Am Coll Cardiol 2006;48:e18.

循证医学在特定心脏疾病检查中的综合应用

心力衰竭(另见第四篇)

病史

采集病史时应询问患者静息时和劳力性的症状。常见的体征和症状包括呼吸困难，疲劳，运动受限，端坐呼吸和水肿。一项综述分析了急诊呼吸困难的成人患者的 22 项研究，下列发现对心力衰竭具有较好的提示作用:既往心力衰竭病史(似然比，5.8;95% CI，4.1~8.0)、阵发性夜间呼吸困难(似然比，2.6;95% CI，1.5~4.5)、第三心音(似然比，11;95% CI，4.9~25)和心房颤动(似然比，3.8;95%CI，1.7~8.8)[14]。医生初诊印象即为心力衰竭则提示性更强(似然比，4.4;95%CI，1.8~10.0)。除阵发性夜间呼吸困难外，上述症状也提示肺部疾病患者的心力衰竭。N 末端 pro-B 型利尿钠肽(NT-proBNP)的检测只能一定程度地提高诊断的准确性(C 值 0.83 vs 0.86)[7]。

严重的、突发的呼吸困难提示急性肺水肿，常因缺血、心律失常、突发的左心的瓣膜反流与急进性高血压引起，还要重点除外肺栓塞和气胸等其他原因。NYHA 心功能分级可是心力衰竭患者死亡风险的强独立预测因子，因此确定运动受限的程度是必要的。此外，自述的心功能和客观测得的心血管相关指标之间可能存在很大差异;静息时出现的症状比劳力时的症状对心力衰竭的诊断具有更大的预测价值。端坐呼吸不是心力衰竭的特异性表现，也见于哮喘、腹水或胃食管反流。心力衰竭患者可能出现转卧呼吸(trepopnea)，即一侧卧位时出现的呼吸困难或不适。心力衰竭患者的转卧呼吸常表现为更喜欢右侧卧位睡觉，这是因心力衰竭患者右侧胸腔积液较多的缘故。俯身呼吸困难(bendopnea)表现为当躯体前屈时气促特别明显。仰卧位右心房压和肺毛细血管楔压较高，当身体前屈时上述压力进一步升高引起了呼吸困难，在静息心排血指数较低时更容易出现[15]。阵发性夜间呼吸困难在心房颤动患者中常见。在患者清醒时则可能出现 Cheyne-Stokes 呼吸[16]。在不同研究中，心房颤动患者中枢性睡眠呼吸暂停或 Cheyne-Stokes 呼吸的患病率在 20%至 62%之间[10]，两者与死亡风险增加具有相关性。

水肿体征或短期内体重增加提示体液容量过多，这些症状滞后于血容量从内脏血管床至中央静脉的重新分布。对于晚期右心力衰竭患者，肝脏肿大和腹水等症状可占主导地位。慢性心力衰竭患者常无肺部啰音或下肢水肿表现。早饱、恶心、呕吐和嗳气等胃肠道症状在心力衰竭患者、特别是心脏恶病质患者中常见，这与胃血流量的减少和肠道水肿有关[17]。

目前探讨体征和症状对心力衰竭预测价值的研究较少。一项系统回顾报道端坐呼吸对充盈压升高的预测能力一般[18]。呼吸困难和水肿预测效力相近，当与体格检查（S_3，心动过速，颈静脉压升高，脉压减低，啰音，腹颈静脉回流征）阳性发现结合时预测价值最好。对重度左心室功能不全的预测方面，具有3个或以上症状或体征预测充盈压升高的可能性大于90%。相反，如果仅有一个或没有体征或症状，充盈压升高的可能性小于10%。对射血分数（ejection fraction，EF）降低的患者，Framingham 心力衰竭诊断标准特异性（63%）和敏感性（63%）颇为一般。射血分数是否降低可在床边粗略地鉴别：当患者为女性或年龄较大并且 BMI 偏高时，收缩功能保留的可能性较大，但这些发现缺乏足够的特异性或敏感性。此外，即使患者明确存在舒张功能障碍仍不能排除收缩功能障碍。

体格检查

大多数心力衰竭患者住院治疗的原因是容量的超负荷。无法缓解的容量负荷对预后具有负面作用。下述四种体征可提示充盈压升高：颈静脉怒张/腹腔静脉回流征阳性，S_3 和/或 S_4 的存在，啰音和足部水肿。相较孤立的体征，同时存在的多个体征诊断的准确性更高。一些临床医生主张通过两个坐标轴：容量状态（“干”或“湿”）和灌注状态（“暖”或“冷”）来评估心力衰竭患者并制定治疗方案（见图 21.3）。该方法对预后具有提示意义，特别适用于心力衰竭患者的出院评估。例如，表现为“湿”或“冷”的出院患者（风险比，1.5；95%CI，1.1~12.1；$P=0.017$）与肢体“温暖干燥”相比（风险比，0.9；95%CI，0.7~2.1；$P=0.5$）相对预后更差[18]。此方法如想达到较好的诊断精度则需要额外的训练。

颈静脉压

通过颈静脉压（jugular venous pressure，JVP）可在床边简单地估测左心室充盈压。在充血性心力衰竭和肺动脉介入有效性（Evaluation Study of Congestive Heart Failure and Pulmonary Artery Catheterization Effectiveness，ESCAPE）试验的评估研究中，以 JVP

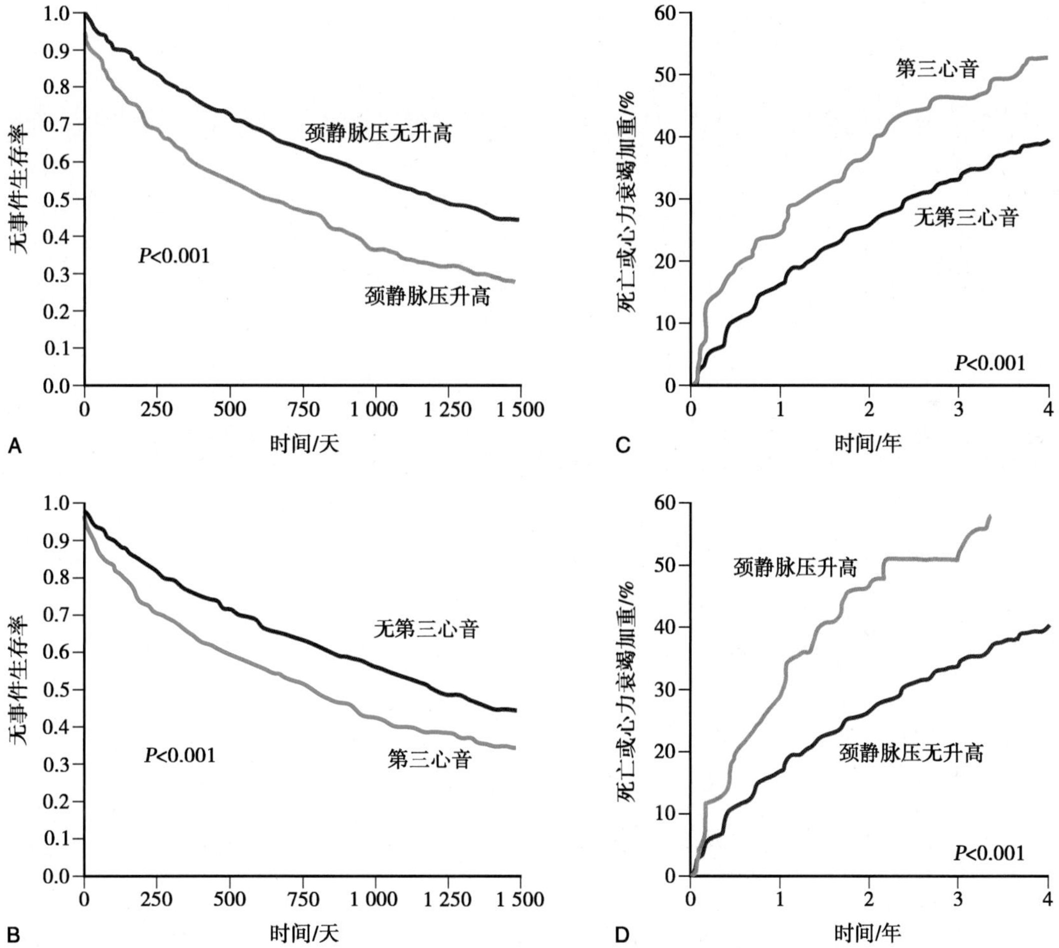

图 10.10 Kaplan-Meier 图显示了有症状的（A 和 B）和无症状（C 和 D）收缩功能障碍心力衰竭患者的颈静脉压升高和第三心音（S_3）的预后价值。（A，B，引自 Drazner MH，Rame JE，Stevenson LW，Dries DL. Prognostic importance of elevated jugular venous pressure and a third heart sound in patients with heart failure. N Engl J Med 2001；345：574；C，D，引自 Drazner MH，Rame JE，Dries DL Third heart. sound and elevated jugular venous pressure as markers of the subsequent development of heart failure in patients with asymptomatic left ventricular dysfunction. Am J Med 2003；114：431.）

估测右心房(right atrial, RA)压力高于 8mmHg(10.5cmH_2O)的患者中有 82%右心房压力实测高于 8mmHg。颈静脉压同时预测了 11 例右心房压力低于 8mmHg 患者中的 9 例[18]。尽管颈静脉压近似于右心室的充盈压,但它同时与肺动脉楔压有关。Drazner 及其同事[18]发现右心房压力可以可靠地预测肺动脉楔压;右心房压力大于 10mmHg 对肺动脉楔压大于 22mmHg 的阳性预测值为 88%。此外,可以用楔压的两倍来粗略地估计肺动脉收缩压。在 ESCAPE 试验中,右心房压估测值高于 12mmHg 和二枕端坐呼吸是仅有的能预测肺动脉楔压高于 22mmHg 的床旁参数,两者的预测水平均优于 BNP[18]。综上,对有经验的医生而言,超声心动图和 BNP 对心力衰竭的临床评估并不一定是必要的[19]。

JVP 升高对预后的提示具有统计学意义。在一项大型心力衰竭临床试验[左心室功能障碍研究(SOLVD 研究)]中 11%表现为颈静脉怒张。Drazner 及其同事[18]证实颈静脉怒张可提示充盈压的升高。校正因素后,颈静脉怒张是心力衰竭住院率(相对风险度,1.32;95% CI,1.08-1.62)、泵衰竭引起的死亡(相对风险度,1.379;5%CI,1.07~1.75),以及死亡+心力衰竭住院治疗(相对风险度,1.30;95% CI,1.11~1.53)的危险因素(图 10.10)。在 SOLVD 预防研究的无症状患者中,颈静脉怒张较为少见(仅见于 1.7%的研究人群)[18]。在呼吸困难的患者中,腹颈静脉回流征可用于预测心力衰竭(似然比,6.0;95%CI,0.8~51),并提示肺动脉楔压高于 15mmHg(似然比,6.7;95%CI,3.3~13.4)。综合灵敏度(81%)、特异性(80%)和预测准确度(81%)三项指标,无论是静息下的颈静脉怒张还是腹颈静脉征阳性都是肺动脉楔压升高最好的预测因子。静息时和 Valsalva 样动作期间颈内静脉大小可通过超声测量,它是非卧床的射血分数降低心力衰竭患者预后的独立相关因素[20]。

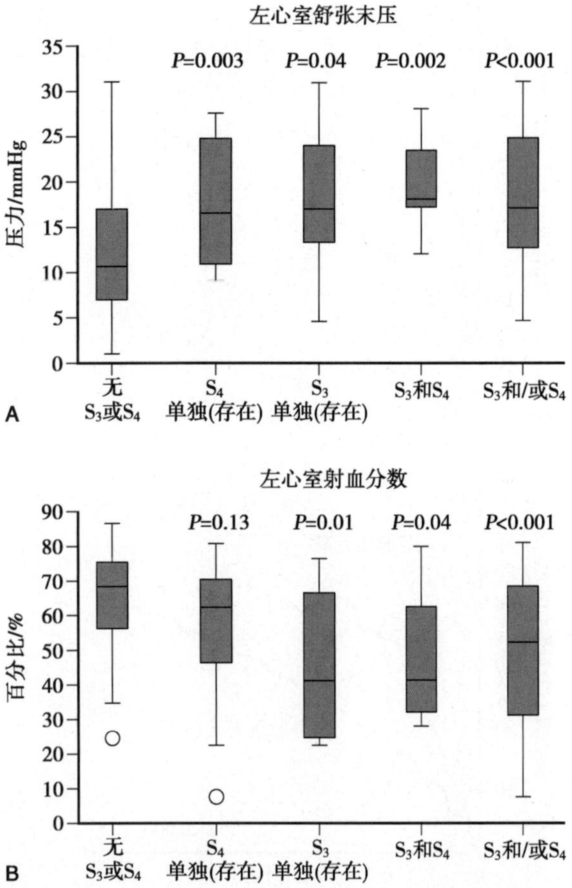

图 10.11 心音描记证实第三心音(S_3)和/或第四心音(S_4)的患者:A,中位左心室舒张末期压力;B,左心室射血分数,图示中位数和四分位数范围,误差线和异常值(圆圈);并将 *P* 值与第一列中的数据进行比较。(引自 Marcus GM, Gerber IL, McKeown BH, et al. Association between phonocardiographic third and fourth heart sounds and objective measures of left ventricular function. JAMA 2005;293:2238.)

第三和第四心音

第三心音(S_3)对收缩功能的预测很差,因为它主要反映舒张相而非收缩相的功能。在心力衰竭患者中,S_3 是否存在与左室收缩功能障碍无明显相关性。Marcus 及其同事对 100 名接受选择性心导管术的各种心血管疾病患者进行了严格的 S_3 评估(见在线参考文献)。通过心电图验证,心脏病学研究者($n=18$;K 统计量,0.37;$P<0.001$)和专科医师($n=26$;K 统计量,0.29;$P=0.003$)在识别 S_3 的表现上优于住院医师($n=102$;无显著性差异)。上述研究中 S_3 还提示左室舒张末期压(LV end-diastolic pressure, LVEDP)(>15mmHg)和 BNP(>100pg/ml)的升高和心室收缩功能障碍(EF<0.50),但敏感性较低(32%~52%)(图 10.11)。第四心音(S_4)具有相近的灵敏度(40%~46%),但特异性较差(S_4 为 72%~80%,S_3 为 87%~92%)(表 10.8)。在心脏移植评估的患者常可闻及 S_3,此时对充盈压的预测性很差。当然,未闻及 S_3 不能排除心力衰竭的诊断,但发现 S_3 对心室功能障碍的提示作用是可靠的。

表 10.8 计算机发现的心音的诊断效能*

特征	左心室舒张末压>15mmHg/%	LVEF<50%/%	BNP>100pg/%
第三心音(S_3)			
灵敏度	41(26~58)	52(31~73)	32(20~46)
特异性	92(80~98)	87(76~94)	92(78~98)
阳性预测值	81(58~95)	57(34~78)	85(62~97)
阴性预测值	65(53~76)	84(73~92)	48(36~60)
准确性	69(58~78)	78(68~86)	56(45~67)
第四心音(S_4)			
灵敏度	46(31~63)	43(23~66)	40(26~54)
特异性	80(66~90)	72(59~82)	78(61~90)
阳性预测值	66(46~82)	34(18~54)	72(52~87)
阴性预测值	64(51~76)	79(66~88)	47(34~60)
准确性	64(54~74)	64(54~74)	55(44~66)
S_3 和/或 S_4			
灵敏度	68(52~82)	74(52~90)	57(42~70)
特异性	73(59~85)	64(52~76)	72(55~86)
阳性预测值	68(52~82)	42(26~58)	75(59~87)
阴性预测值	73(59~85)	88(75~95)	53(38~67)
准确性	71(61~80)	67(56~76)	63(52~73)

*数据以百分比(95%置信区间)表示。LVEF,左心室射血分数;BNP,脑(B 型)利钠肽。改编自 Marcus GM, Gerber IL, McKeown BH, et al. Association between phonocardiographic third and fourth heart sounds and objective measures of left ventricular function. JAMA 2005;293:2238.

SOLVD 研究明确了 S_3 对慢性心力衰竭预后的预测价值[18]。研究者发现 S_3 可预测心血管疾病的发病率和死亡率（见图 10.10）。在预防队列和治疗队列中，S_3 均提示心力衰竭住院和死亡的相对风险的升高。在校正其他因素后，上述结果具有统计显著性。当 S_3 与升高的 JVP 同时存在时，其预测性更强。S_3 还可预测心肌梗死和非心脏手术等不良事件发生率的升高。

啰音和水肿

慢性心力衰竭患者尽管肺动脉楔压升高，但仍有大约 75% 至 80% 的患者不表现出明显的啰音，可能是与淋巴回流代偿性增强有关。最近的研究已将肺部超声（似然比，7.4；95%CI，4.2～12.8）的结果纳入急诊急性心力衰竭患者评估[21]和动态心力衰竭评估中[22]，超声检查结果可以识别预后较差的患者。当存在额外肺音时，其特征可能有助于区别肺部疾病和心脏疾病（见图 10.2）。在这些研究中，胸部 X 线片同样缺乏对充盈压升高的敏感性。足部水肿对心力衰竭诊断的敏感度和特异度均较差，单独存在时预测性较差。

Valsalva 样动作

Valsalva 样动作可以使用血压计袖带或市售设备无创地检测。Valsalva 样动作由 4 个时相组成（图 10.12）。正常反应是柯氏音仅能在时相Ⅰ和Ⅳ听到，因为收缩压通常在心肌应变的开始和释放时升高。目前已发现两种心力衰竭异常 Valsalva 反应：①没有时相Ⅳ的压力过实（overshoot）反应；②方波响应（图 10.13）。过实反应表明收缩功能的下降；方波响应则表明充盈压升高且与收缩功能无关。在动作期间测量脉压可测定脉冲振幅比，该比率将应变阶段结束时的最小脉压与应变阶段开始时的最大脉压进行比较。比率与方波响应正相关。

其他发现

无高血压的情况下，脉压由每搏输出量和血管僵硬度决定，通过脉压可评估心输出量。一项队列研究发现在慢性收缩性心力衰竭患者中，脉压比［（收缩-舒张压）/收缩压］与心排血指数（$r=0.82$；$P<0.001$）、心输出量指数（$r=0.78$；$P<0.001$）和全身血管阻力的倒数（$r=0.65$；$P<0.001$）相关度良好。使用 25% 作为 cut-off 值可以预测心排血指数：如果脉压比低于 25%，91% 的患者心排血指数小于 2.2L/（min·m^2）；如果该值高于 25%，83% 的患者的心脏指数大于 2.2L/（min·m^2）[23]。循环时间也可被用于评估心输出量：以氧气作为指示剂，从屏气到指末血氧饱和度的降至最低的时间大于 34 秒与心输出量小于 4L/min 有关[24]。

心率对心力衰竭预后的提示作用较强。静息心率（窦性心律）大于 70～75 次/min 是死亡率升高的独立预测因子。已使用 β-受体阻滞剂的患者通过伊伐布雷定降低心率，可减少心力衰竭所致的住院[25]。突然站起后心率加快不足（如≤3 次/min）提示心脏自主神经功能障碍，与死亡或心力衰竭所致的住院有关。如站立一段时间后，减慢的心率可以加快，则与无心力衰竭住院存活时间的延长有关[26]。

临床经验对血流动力学的评估非常有帮助。可以通过“冷”模型表现来评估血流灌注和心排血指数（见图 21.3）。这一心力衰竭专科医生使用的模型可有效预测有创测量心排血指数 < 2.3L/（min·m^2）的患者，预测性优于脉压比、收缩压、四肢厥冷或疲劳等表现[18]。不过此模型尚未在其他患者群体以及更大的队列或最新的研究中报道。胸腔积液在心力衰竭患者中也很常见，如前所述，积液通常是右侧的，可通过叩诊浊音轻松地发现。相较于听叩诊、呼吸音减低，胸部不对称扩张，声带共鸣，湿啰音或胸膜摩擦感，叩诊浊音对胸腔积液的提示作用最好（似然比，8.7；95%CI，2.2～33.8）。反之，如不存在触觉语颤的减低则提示胸腔积液的可能性下降（负似然比，0.21；95%CI，0.12～0.37）。

心脏瓣膜病（参见第八篇）

仔细的病史和体格检查可以揭示病变严重程度、疾病演变、治疗的适应证和心脏瓣膜病患者的预后。对已知或疑似心脏瓣膜病患者的病史采集应依赖于功能分类和患者劳累程度的评估（见表 10.3）。即使是轻度的功能限制也通常是对瓣膜靶病变进行机械矫正的适应证。瓣膜性心脏病最常因为听见心脏杂音而疑诊，但很多患者在出现症状之前都未被发现[27,28]。心脏病专科医生对收缩性心脏杂音的听诊相当可靠（观察者间 kappa 系数，0.30～0.48），并且通常可以确认或排除主动脉瓣狭窄、肥厚型心肌病、二尖瓣反流、MVP、三尖瓣反流和功能性杂音。使用手持式超声设备可以提高检测率和准确率[29]。

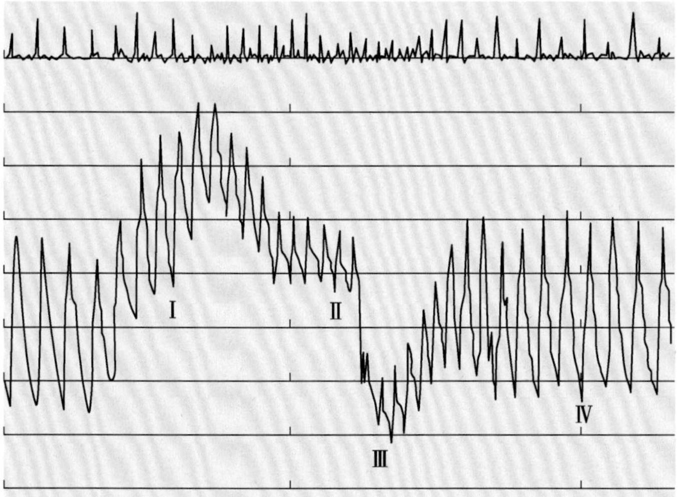

时相Ⅰ：由于胸膜腔内压增加，初始应变导致收缩压增加

时相Ⅱ：由于静脉回流减少和血管阻力增加，减少了每搏输出量和脉压以及反射性心动过速伴持续应变

时相Ⅲ：由于胸膜腔内压的突然降低导致的收缩压突然减少

时相Ⅳ：由于静脉回流增加和全身血管阻力降低引起的收缩压过高和反射性心动过缓

图 10.12 正常的 Valsalva 响应。（引自 Nishimura RA，Tajik AJ. The Valsalva maneuver—3 centuries later. Mayo Clin Proc 2004；79：5774.）

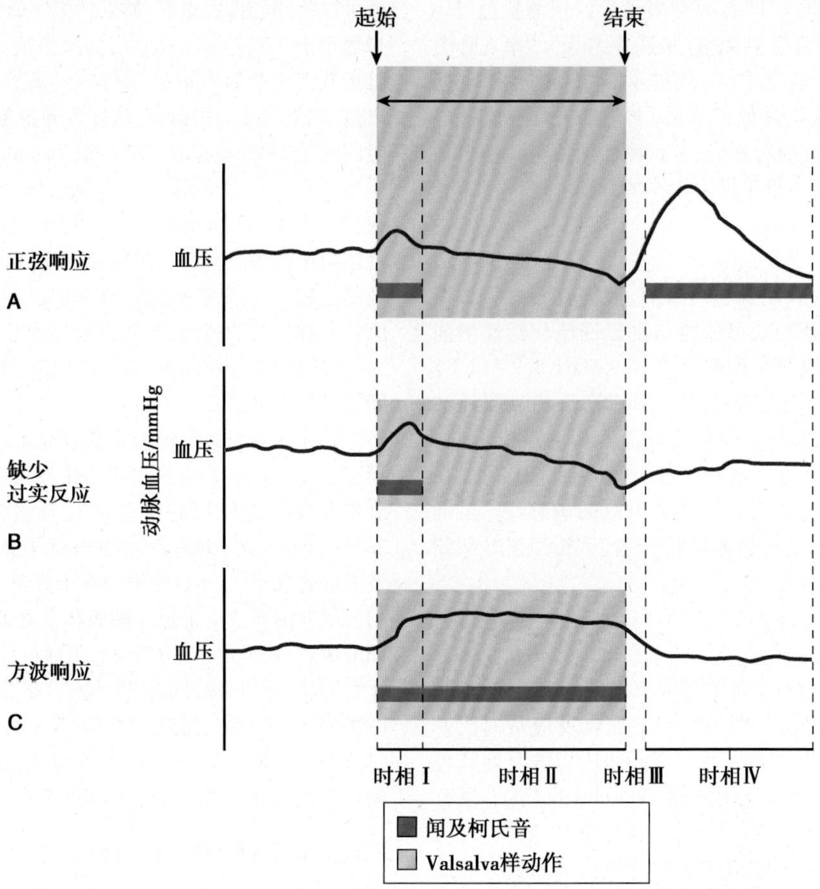

图 10.13　通过柯氏音评估的异常 Valsalva 反应。A，心脏应变和释放过程中正常的正弦响应，伴有柯氏音间断。B，在无容量增多情况下，初始应变阶段的简短的声音提示仅有收缩功能受损。C，柯氏音在整个应变阶段持续存在提示左心室充盈压升高。（引自 Shamsham F，Mitchell J. Essentials of the diagnosis of heart failure. Am Fam Physician 2000；61：1319.）

二尖瓣狭窄

二尖瓣狭窄患者在症状出现后生存率下降，且随着功能受限程度（NYHA 分级）和肺动脉高压的加重而恶化。体格检查的阳性发现受疾病的进展程度，心率，节律和心输出量的影响而不同。对于瓣膜柔韧较差、房颤快或心输出量较低的老年患者，估计瓣膜病变的严重程度往往是困难的。下列表现提示严重的二尖瓣狭窄：①长或全心房舒张期杂音，表明存在持续的 LA-LV 压差；②短 A_2-OS 间期，与较高的 LA 压力一致；③P_2 响亮（或单一 S_2）和/或 RV 升高，提示肺动脉高压；④伴有 cv 波，肝肿大和下肢水肿等右心力衰竭迹象的 JVP 升高。窦性心律的患者无论舒张期杂音的强度还是收缩期前是否加重均不能准确反映病变的严重程度。

二尖瓣反流

与二尖瓣反流相关的症状取决于反流的严重程度和进展的快慢。伴有乳头肌断裂或感染性心内膜炎的急性严重二尖瓣反流可引起肺水肿，引发突然、严重的呼吸困难。体格检查有时会误导判断，因为有时左心室的搏动既不增强也不异位，表现为早期收缩期递减型杂音。杂音可能在胸骨左缘或腋窝处比心尖处更响。心肌梗死后新发的收缩期杂音在机械通气及肥胖患者上可能难以闻及。

以下发现提示慢性重度二尖瓣反流：①增强、移位、位置变化的左心室尖搏动；②心尖收缩期杂音（杂音强度为 4 级或更高）；③舒张中期同时出现的 S_3 和短而低沉的杂音，提示舒张期二尖瓣流入血流加速和增强；④主动脉瓣过早关闭引起的 S_2 宽的生理性分裂；⑤响亮的 P_2 或 RV 抬举。MVP 患者的表现可因左心室负荷的不同而变化。经食管超声心动图（transesophageal echocardiography，TTE）标准（似然比，2.43）证实，非射血性喀喇音和中晚期收缩期杂音的组合对 MVP 的预测价值最佳。也可采用动态听诊来进一步检查。

主动脉瓣狭窄

颈动脉搏动缓慢（迟脉，pulsus tardus），颈动脉搏动幅度减小（细脉，pulsus parvus），A_2 强度降低，收缩期中晚期达峰的杂音等体征有助于评估主动脉瓣狭窄的严重程度。杂音的强度取决于心输出量和体格大小（峰值动量转移），并不能可靠地反映狭窄的严重程度。一项对 2 014 名健康中年挪威男性进行的为期 35 年的随访研究中发现，即使是低度收缩期杂音的存在也与年龄调整的主动脉瓣置换风险增加近 5 倍有关[30]。

没有某一单一的体征对严重主动脉瓣狭窄的诊断同时具有高灵敏度和高特异性，只有颈动脉血压升高幅度的减小可以独立预测患者预后。临床经验已经表明评估老年患者，高血压患者和低输出状态的颈动脉迟脉的难度。区别有血流动力学意义的杂音与轻度狭窄引起的杂音也颇具挑战性。如主动脉硬化时杂音也可能为2级或3级强度，尽管其杂音在收缩中期达峰。此时，颈动脉搏动应该是正常的，A_2 应该仍能够被闻及，心电图应该没有左心室肥大的证据。尽管如此，用TTE澄清这种区别往往是有必要的，尤其是对老年高血压患者。对心血管声音数字信号进行光谱分析可以区分主动脉硬化的杂音和由血流动力学改变显著的主动脉瓣狭窄引起的杂音。

与左心室流出道梗阻相关的收缩期杂音的鉴别诊断包括主动脉瓣狭窄、梗阻性肥厚型心肌病、非连续性瓣膜下主动脉瓣狭窄（discrete membranous subaortic stenosis，DMSS）和瓣膜上主动脉瓣狭窄（supravalvular aortic stenosis，SVAS）：射血声可提示瓣膜来源；梗阻性肥厚型心肌病可以根据杂音对Valsalva样动作和站立或下蹲的反应来区分；患有DMSS的患者通常具有提示主动脉关闭不全的舒张期杂音而不是射血声；而在具有SVAS的患者中，右臂血压比左臂血压大10mmHg以上。现在临床上已越来越多地使用经导管主动脉瓣置换术（transcatheter aortic valve replacement，TAVR）来治疗有症状的、存在手术禁忌证、高度或中度手术风险的重度AS患者，其中许多是老年人，这要求多学科心脏病团队对体弱状态评估（见表10.3）。

主动脉瓣反流

急性严重主动脉反流患者表现为肺水肿和心输出量降低的症状和体征。患者常合并存在心动过速，收缩压不升高，脉压不明显加宽。因为二尖瓣过早闭合，S_1 较轻。舒张期杂音的强度和持续时间因左心室舒张压快速上升和主动脉—左心室舒张压梯度的减小而减弱。在急性A型主动脉夹层患者中，舒张期杂音（存在于近30%的病例中）不能用于对夹层解剖类型的预测。急性严重主动脉瓣反流难以耐受、需要紧急手术。慢性、严重主动脉瓣反流相关的典型症状包括呼吸困难、疲劳、胸部不适和心悸。递减的舒张期吹风样杂音提示慢性主动脉瓣反流。在心底部一般可闻收缩中期杂音，提示左室泵出血量增加。主动脉瓣狭窄可能同时存在。舒张期杂音的缺如显著降低中度或更严重主动脉瓣反流的可能性（似然比，0.1），而典型舒张期杂音的存在提高了中度或更严重主动脉瓣反流的可能性（似然比，4.0~8.3）。此外，在慢性主动脉瓣反流的患者中，杂音的强度与病变的严重程度相关。舒张期杂音3级可区分严重主动脉瓣反流与轻度或中度主动脉瓣反流（似然比，4.5；95%CI，1.6~14.0）。关于Austin Flint杂音的重要性的现有研究结果存在争议。几乎没有证据支持至少12种以上既往所谓的慢性主动脉瓣反流外周征象的临床意义。Hill征（肱-踝收缩压>20mmHg）可能是唯一的例外（提示中度至重度主动脉瓣反流，敏感性89%），但其支持证据基础也很弱。

三尖瓣病

左侧瓣膜病变常常掩盖三尖瓣狭窄的症状和体征。升高的JVP以及延迟的y下降支，腹水和水肿提示严重的三尖瓣狭窄。听诊结果很难被检出，但与二尖瓣狭窄类似并且在吸气时加重。三尖瓣反流的症状类似于三尖瓣狭窄。严重的三尖瓣反流导致JVP升高、突出的cv波、胸骨旁抬举感、肝搏动、腹水和水肿。三尖瓣反流的全收缩期杂音的强度随着吸气而增强（Carvallo征）。杂音强度不能准确反映瓣膜病变的严重程度。需鉴别诊断原发性和继发性三尖瓣反流。

肺动脉瓣膜病

肺动脉狭窄可导致劳力后的疲劳、呼吸困难、头晕和胸部不适（“右心室心绞痛”）。出现晕厥则提示梗阻严重。肺动脉狭窄的中期收缩期杂音在左侧第二肋间最易闻及。肺动脉重度狭窄时 S_1 和肺动脉射血声之间的间隔变窄、收缩后期的杂音峰值可能超过 A_2，P_2 听不见。RV压力超负荷的迹象包括明显的颈静脉 α 波和胸骨旁的抬举。肺动脉瓣反流（PR）常继发于肺动脉高压导致的瓣环扩张，但也可能为原发性瓣膜疾病（如先天性二叶肺动脉瓣）或右室流出道手术的并发症，在这种情况下杂音和多普勒超声心动图的特征不符。症状随肺动脉高压的严重程度和右室代偿程度的变化而变化。继发性肺动脉瓣反流（Graham Steell）的舒张期杂音可与由主动脉瓣反流鉴别：其在吸气时的强度增加，起始时间偏后（在 A_2 和 P_2 之后），且音高较低。典型的杂音可较好地提示肺动脉瓣反流的可能性（似然比，17），但没有杂音并不能排除肺动脉瓣反流（似然比，0.9）。对于严重的肺动脉高压和肺动脉瓣反流，P_2 通常是可触诊的，伴有右心室压力和容量超负荷的体检迹象。

人工心脏瓣膜

瓣膜置换术后功能受限的鉴别诊断包括人工瓣膜功能障碍、心律失常和心室功能受损。人工瓣膜功能障碍可由血栓形成、血管翳生长、感染或结构退化引起。症状和体征类似于原发的瓣膜病，可表现为急性发作或逐渐进展。第一条提示人工瓣膜功能障碍的线索通常是心音性质的改变或新发心脏杂音。

生物假体瓣膜的心音类似于天然瓣膜的心音。二尖瓣位置的生物假体常伴有收缩中期杂音（来自穿过瓣膜脚的收缩期流动产生、射入左室流出道的湍流）和在正常左室充盈时发生的柔和舒张中期杂音。舒张期杂音通常仅在左侧卧位时于心尖处闻及。高音或全收缩期心尖部杂音提示瓣周漏或经瓣漏可能，需进行超声心动图检查证实并密切随访。根据反流量的大小，舒张期杂音可能被听到。置换瓣膜失效的临床表现出现后病情可能迅速恶化。

主动脉位置的生物假体常与3级或更低强度的收缩中期杂音相关。主动脉瓣反流的舒张期杂音在任何情况下都是异常的，值得进一步检查鉴别。某些类型的机械假体的打开或关闭的声音减弱令人担忧：二尖瓣假体患者的心尖部高音收缩期机械样杂音，或主动脉假体患者的低沉的舒张期机械样杂音，提示瓣周漏或假体功能障碍。应仔细寻找是否存在溶血体征。假体瓣膜血栓形成的患者可能出现休克，心音低沉和柔和的心脏杂音等体征。血管翳生长通常与收缩期杂音的强度增加和其他提示人工瓣膜狭窄的迹象有关。

急性冠状动脉综合征

急性冠脉综合征患者可以遵循国际上的临床指南进行相应的危险分层[31-33]。年龄大于75岁、心动过速、低血压、肺淤血的迹象，以及二尖瓣反流有关的新发或恶化的杂音提示非ST段抬高ACS患者短期死亡或心梗风险升高（见第56、58和60章）。

心包疾病（见第83章）

心包炎

典型的急性心包炎引起的疼痛起病急骤，疼痛尖锐，并且随体位而变化。它可以辐射到斜方肌。近期发热或病毒感染的病史可能提供额外的线索。心包摩擦感对于诊断几乎是100%特异性的，但敏感度一般，因为在急性疾病的过程中心包摩檫音可能会消失或未引起。这种革质或沙哑的声音典型表现为两个或三种声音组成、也可能表现为单一的声音。通常需要在不同体位进行心脏听诊。心电图还可提供额外的线索，如ST段弓背抬高和PR段改变（导联aVR导联升高，Ⅱ导联降低）等。应常规进行经胸心电图以评估容量变化、探查浆膜腔积液以寻找血流动力学紊乱的早期迹象。

心脏压塞

当心包内压力等于或超过右心房压力时就会发生心脏压塞。其发展的速度取决于积液量的多少，积聚的速度和心包顺应性。最常见的相关症状是呼吸困难（敏感性，87%~88%）。低血压（敏感性，26%）和心音低钝（敏感性，28%）则对心脏压塞不敏感。大量心包积液的患者奇脉（pulsus paradoxus）大于12mmHg提示心脏压塞，敏感性98%，特异性83%，阳性似然比为5.9（95%CI，2.4~14）。所有疑似心脏压塞的患者均需行超声心动图检查。

缩窄性心包炎

缩窄性心包炎较为罕见，常伴有胸部放疗史，心脏或纵隔手术，慢性结核或恶性肿瘤。呼吸困难、疲劳、体重增加及腹胀和腿部肿胀是其主要的临床表现。常因JVP和颈静脉波形检查后疑诊，具有由突出的x和y下降支和Kussmaul征引起的经典M或W型波形。常可发现胸腔积液和腹水。在极少数情况下，可以听到心包叩击音。仅根据病史和体格检查不能鉴别缩窄性心包炎和限制性心肌病。

前景展望

病史采集和体格检查在初步评估已知的或疑似心血管疾病患者时起着非常重要的作用。对医疗费用不断攀升的担忧增加了这些历史悠久的传统技术的价值，它可以指导合理使用影像学和有创诊断方式。患者对所治疗的看法和依从性也会受到病史采集和体检的影响。这促使我们付出额外的努力去明确这些心血管疾病床边检查的准确性和预测价值。让我们认识到将指导学生进行患者评估重新作为医学培养计划重要组成部分的必要性。在培养中建立实践、重复和反馈的机制至关重要。使用模拟训练设备辅助教学方法行之有效[5]。使用电子和数字听诊器可以进行计算机自动化分析和光谱显示，不仅可以增强学习效果，还可以提高诊断的准确性。同时保持了患者和医生之间的直接接触[6,34,35]。手持式超声设备也可提高学员的表现，但是否应该取代听诊器尚存在争议[3,36-39]。这些设备技术性能的持续改进和设备成本的下降富有吸引力，将来许多患者可能无需进行额外的检查即可在护理点开始治疗[39,40]。手持式超声检查可有效辅助高危人群风湿性心脏病的筛查，应常规使用[41]。

致谢

作者感谢Drs. Eugene Braunwald，Joseph Perloff，Robert O'Rourke和James A. Shaver，他们的既往贡献为本章奠定了基础。

（李慧洋 译，李剑 校）

参考文献

For citations to the older literature, see the additional reference list online for this chapter or the tenth edition of this textbook.

The General Physical Examination

1. Germanakis I, Petridou ET, Varlamis G, et al. Skills of primary healthcare physicians in paediatric cardiac auscultation. *Acta Paediatr.* 2013;102:e74–e78.
2. Wayne DB, Cohen ER, Singer BD, et al. Progress toward improving medical school graduates' skills via a "boot camp" curriculum. *Simul Healthc.* 2014;9:33–39.
3. Stokke TM, Ruddox V, Sarvari SI, et al. Brief group training of medical students in focused cardiac ultrasound may improve diagnostic accuracy of physical examination. *J Am Soc Echocardiogr.* 2014;27:1238–1246.
4. Shimada E, Zhu M, Kimura S, et al. Quantitative assessment of mitral inflow and aortic outflow stroke volumes by 3-dimensional real-time full-volume color flow Doppler transthoracic echocardiography: an in vivo study. *J Ultrasound Med.* 2015;34:95–103.
5. McKinney J, Cook DA, Wood D, Hatala R. Simulation-based training for cardiac auscultation skills: systematic review and meta-analysis. *J Gen Intern Med.* 2013;28:283–291.
6. Edelman ER, Weber BN. Tenuous tether. *N Engl J Med.* 2015;373:2199–2201.
7. Kelder JC, Cramer MJ, van Wijngaarden J, et al. The diagnostic value of physical examination and additional testing in primary care patients with suspected heart failure. *Circulation.* 2011;124:2865–2873.
8. Bittencourt MS, Hulten E, Polonsky TS, et al. European Society of Cardiology, Recommended Coronary Artery Disease Consortium. Pretest probability scores more accurately predict obstructive coronary disease and cardiovascular events than the Diamond and Forrester Score: The Partners Registry. *Circulation.* 2016;134:201–211.
9. Fanaroff AC, Rymer JA, Goldstein SA, et al. Does this patient with chest pain have acute coronary syndrome? The rational clinical examination systematic review. *JAMA.* 2015;314:1955–1965.
10. Coats AJ, Abraham WT. Central sleep apnoea in heart failure: an important issue for the modern heart failure cardiologist. *Int J Cardiol.* 2016;206(suppl):S1–S3.
11. Bohadana A, Izbicki G, Kraman SS. Fundamentals of lung auscultation. *N Engl J Med.* 2014;370:2053.

The Cardiovascular Examination

12. Cuspidi C, Sala C, Grassi G, Mancia G. White coat hypertension: to treat or not to treat? *Curr Hypertens Rep.* 2016;18:80.
13. Schwartz JE, Burg MM, Shimbo D, et al. Clinic blood pressure underestimates ambulatory blood pressure in an untreated employer-based US population: results from the Masked Hypertension Study. *Circulation.* 2016;134:1794–1807.

Integrated, Evidence-Based Approach to Specific Cardiac Disorders

14. Wang CS, FitzGerald JM, Schulzer M, et al. Does this dyspneic patient in the emergency department have congestive heart failure? *JAMA.* 2005;294:1944–1956.
15. Thibodeau JT, Turer AT, Gualano SK, et al. Characterization of a novel symptom of advanced heart failure: bendopnea. *JACC Heart Fail.* 2014;2:24–31.
16. Brack T, Thuer I, Clarenbach CF, et al. Daytime Cheyne-Stokes respiration in ambulatory patients with severe congestive heart failure is associated with increased mortality. *Chest.* 2007;132:1463–1471.
17. Sandek A, Swidsinski A, Schroedl W, et al. Intestinal blood flow in patients with chronic heart failure: a link with bacterial growth, gastrointestinal symptoms, and cachexia. *J Am Coll Cardiol.* 2014;64:1092–1102.
18. Drazner MH, et al. Hemodynamic assessment in heart failure and cardiomyopathy. ACCSAP 2016.
19. From AM, Lam CS, Pitta SR, et al. Bedside assessment of cardiac hemodynamics: the impact of noninvasive testing and examiner experience. *Am J Med.* 2011;124:1051–1057.
20. Pellicori P, Kallvikbacka-Bennett A, Dierckx R, et al. Prognostic significance of ultrasound-assessed jugular vein distensibility in heart failure. *Heart.* 2015;101:1149–1158.
21. Martindale JL, Wakai A, Collins SP, et al. Diagnosing acute heart failure in the emergency department: a systematic review and meta-analysis. *Acad Emerg Med.* 2016;23:223–242.
22. Platz E, Lewis EF, Uno H, et al. Detection and prognostic value of pulmonary congestion by lung ultrasound in ambulatory heart failure patients. *Eur Heart J.* 2016;37:1244–1251.
23. Stevenson LW, Perloff JK. The limited reliability of physical signs for estimating hemodynamics in chronic heart failure. *JAMA.* 1989;261:884–888.
24. Kwon Y, Van't Hof J, Roy SS, et al. A novel method for assessing cardiac output with the use of oxygen circulation time. *J Card Fail.* 2016;22:921–924.
25. Swedberg K, Komajda M, Böhm M, et al. Ivabradine and outcomes in chronic heart failure (SHIFT): a randomised placebo-controlled study. *Lancet.* 2010;376:875–885.
26. Maeder MT, Zurek M, Rickli H, et al. Prognostic value of the change in heart rate from the supine to the upright position in patients with chronic heart failure. *J Am Heart Assoc.* 2016;5.
27. Gaibazzi N, Reverberi C, Ghillani M, et al. Prevalence of undiagnosed asymptomatic aortic valve stenosis in the general population older than 65 years. A screening strategy using cardiac auscultation followed by Doppler-echocardiography. *Int J Cardiol.* 2013;168:4905–4906.
28. Chiang SJ, Daimon M, Miyazaki S, et al. When and how aortic stenosis is first diagnosed: a single-center observational study. *J Cardiol.* 2016;68:324–328.
29. Prinz C, Voigt JU. Diagnostic accuracy of a hand-held ultrasound scanner in routine patients referred for echocardiography. *J Am Soc Echocardiogr.* 2011;24:111–116.
30. Bodegard J, Skretteberg PT, Gjesdal K, et al. Low-grade systolic murmurs in healthy middle-aged individuals: innocent or clinically significant? A 35-year follow-up study of 2014 Norwegian men. *J Intern Med.* 2012;271:581–588.
31. O'Gara PT, Kushner FG, Ascheim DD, et al. 2013 ACCF/AHA guideline for the management of ST-elevation myocardial infarction: a report of the American College of Cardiology Foundation/American Heart Association Task Force on Practice Guidelines. *J Am Coll Cardiol.* 2013;61:e78–e140.
32. Amsterdam EA, Wenger NK, Brindis RG, et al. 2014 AHA/ACC guideline for the management of patients with non-ST-elevation acute coronary syndromes: a report of the American College of Cardiology/American Heart Association Task Force on Practice Guidelines. *J Am Coll Cardiol.* 2014;64:e139–e228.
33. Roffi M, Patrono C, Collet JP, et al. 2015 ESC guidelines for the management of acute coronary syndromes in patients presenting without persistent ST-segment elevation: Task Force for the Management of Acute Coronary Syndromes in Patients Presenting without Persistent ST-Segment Elevation of the European Society of Cardiology (ESC). *Eur Heart J.* 2016;37:267–315.

Future Perspectives

34. Leng S, Tan RS, Chai KT, et al. The electronic stethoscope. *Biomed Eng Online.* 2015;14:66.
35. Lai LS, Redington AN, Reinisch AJ, et al. Computerized automatic diagnosis of innocent and

pathologic murmurs in pediatrics: a pilot study. *Congenit Heart Dis.* 2016;11:386–395.
36. Kimura BJ, Shaw DJ, Amundson SA, et al. Cardiac limited ultrasound examination techniques to augment the bedside cardiac physical examination. *J Ultrasound Med.* 2015;34:1683–1690.
37. Bank I, Vliegen HW, Bruschke AV. The 200th anniversary of the stethoscope: can this low-tech device survive in the high-tech 21st century? *Eur Heart J.* 2016;37:3536–3543.
38. Fuster V. The stethoscope's prognosis. very much alive and very necessary. *J Am Coll Cardiol.* 2016;67:1118–1119.
39. Zoghbi WA. Echocardiography at the point of care: an ultra sound future. *J Am Soc Echocardiogr.* 2011;24:132–134.
40. Cardim N, Fernandez Golfin C, Ferreira D, et al. Usefulness of a new miniaturized echocardiographic system in outpatient cardiology consultations as an extension of physical examination. *J Am Soc Echocardiogr.* 2011;24:117–124.
41. Shrestha NR, Karki P, Mahto R, et al. Prevalence of subclinical rheumatic heart disease in eastern Nepal: a school-based cross-sectional study. *JAMA Cardiol.* 2016;1:89–96.

第 11 章 心脏病患者的麻醉和非心脏手术

LEE A. FLEISHER AND JOSHUA A. BECKMAN

风险评估 102
缺血性心脏病 102
高血压 103
心力衰竭 103
心脏瓣膜疾病 103
成人的先天性心脏疾病 104
心律失常 104
进行诊断性试验的决策 104
风险计算器 108
指南指导 108
改善心血管疾病的识别和定义的试验 108
心脏病人非心脏手术麻醉概述 109
局部麻醉 109
监护麻醉管理 109
术中血流动力学和心肌缺血 109
术后管理 110
手术后的反应 110
术后重症监护 110
术后疼痛管理 110
围手术期心脏并发症的监督和影响 110
降低非心脏手术相关的心脏风险的措施 111
冠状动脉血运重建 111
药物干预 112
非药物干预 114
结论 115
参考文献 115

在合并心血管疾病(或存在相关危险因素)的患者当中进行非心脏外科手术时,心血管疾病的发生率和死亡率是一个特别值得关注的问题。围手术期发生的心肌损伤大大增加了整个的医疗保健支出,并使患者的平均住院时间延长了 6.8 天。心血管相关并发症不仅影响到事件发生时的围手术期间,还影响到患者长期的病情转归。近几十年来,从最开始识别高危患者为主逐渐发展到采用临床试验来确定降低围手术期心血管并发症的策略研究,使得应对围手术期患者的心血管并发症的证据基础日渐增加。指南也为高危患者的最佳临床实践提供了依据。实际上,在过去的十年里,随着这些临床实践的开展,大手术的死亡率也随之下降。本章综合了美国心脏学会(American College of Cardiology and American Heart Association,ACC/AHA)和欧洲心脏病学会(European Society of Cardiology,ESC)的相关指南,将这些临床实践策略进行了提炼[1,2]。其中,美国心脏学会的指南参考了 2014 年更新后的版本,双联抗血小板治疗部分根据 2016 年的版本重点进行了更新。

此外,Don Poldermans 在伊拉斯谟大学完成的评估围手术期心血管风险的 DECREASE 研究(Dutch Echocardiographic Cardiac Risk Evaluation Applying Stress Echocardiography)争议广泛,有调查委员会发现该研究在如实记录患者的知情同意、用于出版的数据可信性、数据收集上的科学性等方面存在严重缺陷。目前由于他的有关围手术期心血管风险的文章无一撤回,委员会选择在讨论中加入他已发表的研究,但在正式的建议中 Poldermans 的研究未予采用。

风险评估

在非心脏外科手术前对患者的评估可有多个切入点。初级医生或心脏病专科医生可能会对这些病人进行检查。病史和体格检查是外科手术风险评估的基石,但辅助检查较少应用,除非这些检查将会改变治疗措施。很多病人在即将进行手术时才由外科医生或麻醉医生进行评估。值得注意的是,有几种情况需要立刻进行干预,不管距离手术还有多长时间。

缺血性心脏病

手术引起的紧张感会增加代谢需要并激活交感神经系统,可能会增加手术前的心率,并使症状性或无症状性的心肌缺血发生率增加。因此,术前对患者的临床评估应当识别稳定型或不稳定型冠心病。有不稳定型心绞痛等急性冠状动脉疾病临床表现或失代偿性心功能衰竭的患者在围手术期心力衰竭加重或者发生心肌梗死甚至死亡的风险更高。显然这些患者需要进一步的评估及药物的巩固。如果这些非心脏手术的确是急诊手术,既往的系列报道提示:主动脉内球囊反搏可以提供短期的心肌保护,优于最大限度的药物保守治疗,尽管这一措施现今已较少使用。

如果患者并非临床不稳定,识别已知或症状稳定的冠心病或冠心病相关危险因素则可以促进以指南为基础的风险降低策略的实施。在决定术前检查的程度上,很重要的一点是除非这一辅助检查会影响到围手术期的临床决策,否则避免行该检查。此外,药物或介入治疗应当给予即使没有外科手术也需要该治疗措施的患者。在少数情况下,处理措施还包括:取消手术(如果风险收益比过高),姑息治疗,推迟手术以进一步药物治疗,术前冠脉介入,转入重症监护病房(intensive care unit,ICU),以及心电监护等。正如后文将讨论的,除了治疗潜在的动脉粥样硬化危险因素外,很少有基于循证证据的其他治疗措施;此外,除了左主干狭窄,现有证据也对术前血运重建提出了质疑。因此,危险评估的首要任务就是确定心血管病的临床稳定性。

在过去的 20 年间,围手术期 1 型心肌梗死的发生率和死亡率持续下降。Finks 和其同事[3]报道了从 2000 年到 2008 年,开放性腹主动脉瘤修复术后死亡率下降了 36%,经风险调整后的死亡率是 2.8%。最近的数据证实 1 型心肌梗死的发生率下降而 2 型心肌梗死发生率上升,提示血流动力学紊乱造成的心内膜下缺血事件占主导地位[4]。尽管这些以肌钙蛋白升高为特征的事件与死亡密切相关,但肌钙蛋白升高与不良事件之间的时间间隔以及非心血管相关死因较心血管死因更高表明,与其说是导致死亡发生的机制,这些事件更像是疾病进展的标志。

一般来讲,评价发生过心肌梗死的患者非心脏手术风险主要基于心肌梗死和外科手术的时间间隔。多项研究表明,术前6个月内发生过急性心肌梗死的患者在非心脏手术后发生再次心肌梗死的风险升高。心肌梗死处理措施和围手术期护理的改善缩短了这一时间段。尽管部分近期发生过心肌梗死的患者仍然有发生缺血和梗死的风险,但在美国大多数患者都会接受冠状动脉的狭窄程度的严格评估、适当的血运重建和充分的药物治疗。AHA/ACC心脏病患者非心脏手术围手术期评估工作组(Task Force)建议,风险最高的是心肌梗死后30天内的患者,此时斑块和心肌愈合仍在进行。在这一期间过后,危险分层主要基于疾病本身的特征(如活动性缺血的危险程度最高)。然而,一项采用加利福尼亚的管理数据的研究表明,在心肌梗死后至少60天内,围手术期心脏发病率和死亡率仍在上升,而现行指南的迭代支持了这一时间框架[5]。

高血压

在20世纪70年代的一系列的研究改变了当时盛行的术前应当停用降压药物的看法。这些报道提示血压控制欠佳与血流动力学不良事件有关,因此围手术期应当继续使用降压药物。然而,一些大型前瞻性研究并未证实轻度到中度高血压可以作为术后心脏并发症(如心源性死亡、术后心肌梗死、心力衰竭或心律失常)的独立预测因子。因此,高血压患者的治疗方法仍主要依赖于非手术相关文献中的治疗策略。

术中或术后血压(blood pressure,BP)波动提示不良的预后。术后出现高血压危象——定义为舒张压大于120mmHg并出现近似或确实的终末期器官损伤的临床证据——是心肌梗死和脑血管意外(cerebrovascular accident,CVA,卒中)的明确的危险因素。造成高血压危象的医源性因素包括术前突然停用可乐定或β受体阻滞剂治疗,长期单用单胺氧化酶抑制剂或联用拟交感神经药物,以及无意中终止抗高血压药物治疗。同样,术中低血压与2型心肌梗死和术后死亡率的增加有关[6]。

尽管高血压被假定为会增加围手术期心肌缺血,近期的大型临床研究并未证实高血压患者围手术期心血管风险更高[4]。这一发现更倾向于反映当下围手术期血压控制良好。围手术期高血压患者应继续药物治疗,并且血压应维持在手术前的水平以降低心肌缺血的风险。对于高血压较严重的患者,如舒张压大于110mmHg的患者,很少有证据证实需要推迟非急诊手术来获得降压药物的优化。最近,围绕手术当天是否应该继续使用血管紧张素转换酶抑制剂(angiotensin-converting enzyme inhibitors,ACEIs)或血管紧张素Ⅱ受体拮抗剂(angiotensin receptor blockers,ARBs)展开了讨论,继续使用或停用该类药物均有研究支持,但手术期间持续用药可能需要加压素来治疗难治性低血压。术后应当尽早恢复此类药物应用。

心力衰竭

心力衰竭(heart failure,HF)在几乎所有研究中都被认为与非心脏外科手术围手术期心源性死亡率相关。Goldman和他的同事发现心力衰竭是围手术期不良事件的一个重要风险,他们早期的工作发现心力衰竭已经成为一个更加普遍的问题,表现形式更加多样化,包括是否存在缺血和左心室射血分数降低。计划进行非心脏手术的存在心力衰竭体征或症状的患者的潜在病因需要明确。心力衰竭可能使冠心病成为术后不良事件的原因之一。一项纳入了38 047名连续的患者的以人群为基础的数据分析发现,与冠心病患者(2.9%)相比,非缺血性心力衰竭患者(9.3%)和缺血性心力衰竭患者(9.2%)术后30天死亡率显著升高[7]。

术前评估的目的应该是确定潜在的冠状动脉、心肌和心脏瓣膜疾病,并评估收缩期和舒张期功能障碍的严重程度。Hammill和他的同事使用医疗保险索赔数据来评估心力衰竭、冠心病或非心力衰竭非冠心病患者进行非心脏手术的短期预后。与其他进行相同操作的患者(包括冠心病患者)相比,接受大型手术治疗的老年心力衰竭患者手术死亡率和再入院率都要高得多。在非急诊手术的情况下,失代偿性心力衰竭患者应在手术前达到稳定状态。缺血性心肌病最值得关注,因为患者存在严重的缺血加重的风险,从而导致心肌梗死,形成恶性循环。

失代偿性肥厚型心肌病的治疗不同于扩张型心肌病,因此术前评估可能影响围手术期管理,尤其是影响围手术期液体和血管升压素的管理。梗阻性肥厚型心肌病既往被认为围手术期发病率高,且高风险的疾病。然而,一项对35名患者围手术期护理的回顾性研究表明,这些肥厚型心肌病的患者全身麻醉和大型非心脏手术的风险较低。本研究也提示脊髓麻醉是相对禁忌证,因为在这种情况下心排血量对前负荷很敏感。Haering和他的同事从一个大型数据库对77例非对称性室间隔肥厚的患者进行了回顾性分析;40%的患者有一个或多个不良的围手术期心脏事件,其中包括一个罹患心肌梗死和需要紧急电复律的室性心动过速。大部分事件为出现围手术期充血性心力衰竭,无围手术期死亡。与最初的研究发现不同的是,麻醉类型并不是一个独立的危险因素。不良结局的重要独立危险因素(通常)包括大手术和手术时间延长。

心脏瓣膜疾病(也可参阅第三篇)

主动脉瓣狭窄增加了患者的手术风险。在接受择期非心脏手术的患者中,临界狭窄造成心脏失代偿风险最高。因此,在主动脉狭窄患者中出现心绞痛、晕厥和心力衰竭的典型三联征的任一表现时均应进行进一步的评估和干预(通常是瓣膜替换)。术前伴有主动脉瓣收缩性杂音的患者需要进行详细的病史和体格检查——通常还需要进一步的评估。最近几例严重主动脉瓣狭窄的病例证实,在必要时,非心脏手术的风险是可以接受的。在一项使用丹麦卫生保健系统的样本对照研究中,Andersson和他的同事证实,无症状性主动脉瓣狭窄患者在选择性手术中主要不良心血管事件(major adverse cardiovascular events,MACE)发生率或死亡率并不会更高。急诊手术和有症状的主动脉瓣狭窄增加了MACE的发生和死亡率。对于那些不能耐受瓣膜置换术或经皮介入治疗的患者,主动脉瓣成形术可作为一种短期过渡的手段。但操作本身具有较高的死亡风险,并且很少证据证实它能降低围手术期风险,因此在考虑这一策略前需要深思熟虑。

与主动脉瓣狭窄相比,二尖瓣疾病的围手术期并发症风险较低,尽管隐匿性风湿性二尖瓣狭窄有时会导致伴随快速性心律失常(如无控制的心房颤动)和容量负荷患者的严重左心衰竭。与主动脉瓣成形术不同的是,二尖瓣球囊成形术通常能获得短期和长期的疗效，尤其是对于年轻的没有严重的二尖瓣小叶增厚或明显的瓣膜下纤维化和钙化的二尖瓣狭窄的患者。

在具有功能性人工心脏瓣膜的患者中，围手术期抗生素预防和抗凝是主要问题。所有接受有引起菌血症风险的手术的人工瓣膜患者都应该进行预防。对于人工心脏瓣膜患者，必须在继续接受抗凝出血风险增加与停止抗凝导致血栓栓塞风险增加之间进行权衡。在接受非心脏手术的患者中，通常的做法是在手术前 3 天停止华法林。这使得国际标准化比率(INR)下降到正常水平的 1.5 倍以下；术后第 1 天可以恢复口服抗凝药物。对于血栓栓塞风险高的患者，另一种方法是在围手术期改用肝素，在手术前 4 至 6 小时停止，术后尽早恢复。一项纳入了 224 名高危患者(人工心脏瓣膜、心房颤动或有一个主要危险因素)的多中心的队列研究，探讨了采用低分子量肝素(LMWH)替代华法林进行桥接的方案：术前 5 天停用华法林，予以 LMWH 桥接，术前 3 天及术后至少 4 天给药。总体的血栓栓塞发生率为 3.6%，心源性栓塞的发生率为 0.9%。6.7%的患者出现大出血，但 15 次事件中只有 8 次发生在低分子量肝素治疗期间。低分子量肝素具有成本学效益，因为它有助于缩短住院时间，但两项研究表明，多达三分之二的患者存在残余抗凝作用。

目前很多人工心脏瓣膜与老式的瓣膜相比血栓风险较低，因此围手术期应用肝素抗凝的风险可能大于它的好处。根据 AHA/ACC 指南，对于高危患者仍建议保留肝素。高危患者定义为具有机械二尖瓣、三尖瓣或主动脉瓣并存在特定危险因素，包括心房颤动，既往血栓栓塞，高凝状态，老式的机械瓣膜，射血分数低于 30%，或超过一个机械瓣膜。皮下 LMWH 或者普通肝素可作为门诊患者的一种替代手段，但目前也只是试验性推荐。由外科医生和心脏病专科医生充分讨论并选择最佳围手术期管理策略至关重要。ACC/AHA 瓣膜病管理指南目前正在修订，质疑心房颤动桥接治疗价值的更新的数据也将被纳入治疗建议中[8]。

成人的先天性心脏疾病(也见于第 75 章)

美国有 50 万到 100 万成年人患有先天性心脏病。基础和修补后的解剖结构都会影响围手术期计划和并发症的发生率，包括感染、出血、低氧血症、低血压和反常栓塞。在一项使用国家外科质量改进计划(NSQIP)数据库的研究中，在 19 到 39 岁的人群中，既往的心脏手术明显增加了住院时间和死亡、心肌梗死、卒中、再手术的风险[9]。肺动脉高压和艾森门格综合征是先天性心脏病患者最严重的问题。传统手术一般避免在这些患者中采用局部麻醉，因为存在加重交感神经阻滞和右向左分流的可能。然而，一项纳入了 103 例病例的回顾分析发现，总的围手术期死亡率为 14%；局部麻醉患者死亡率为 5%，而全麻患者死亡率为 18%。作者认为大多数的死亡可能是由于手术操作和疾病本身造成的，而不是麻醉。虽然围手术期和围生期死亡率很高，但许多麻醉药物和技术已被成功使用。先天性心脏病患者有感染性心内膜炎的危险，应采取抗生素进行预防。

心律失常(见第五篇)

心律失常在围手术期经常发生，尤其是老年人或接受胸外科手术的病人。诱发因素包括先前的心律失常，潜在的心脏病，高血压，围手术期疼痛(如髋部骨折)，严重的焦虑，和其他提高肾上腺素能紧张度的情况。在一项对 4 181 名 50 岁以上患者的前瞻性研究中，2%的患者在手术中发生室性心律失常，6.1%在手术后发生。围手术期心房颤动(atrial fibrillation，AF)引起了一些关注，包括卒中的发生率(见第 38 章和第 65 章)。Winkel 和他的同事评估了 317 名接受大血管手术的既往没有心房颤动的患者，来确定新发心房颤动的发生率及其与不良心血管结局的关系。他们报告说，在最初的 30 天里，心血管死亡、心肌梗死、不稳定心绞痛和卒中的发生率达 4.7%，增加了 6 倍以上，在接下来的 12 个月里增加了 4 倍。因此，有必要早期治疗以恢复窦性心律或控制心室反应并启动抗凝治疗。在随机、安慰剂对照的实验中，对接受高风险胸外科手术的患者预防性地静脉使用地尔硫䓬减少了临床显著的房性心律失常的发生率。Balser 和他的同事研究了 64 例术后发生室上性心动过速的患者。将应用腺苷后仍维持室上性心动过速的患者前瞻性随机分配接受静脉地尔硫䓬或艾司洛尔以控制心室率；艾司洛尔组较地尔硫䓬组更快的(2 小时)转复窦性心律。

虽然既往的研究认为室性心律失常是围手术期发病率的一个危险因素，但最近的研究没有证实这一发现。在指南中引用的 O'Kelly 连续纳入了 230 名患有冠心病或具有冠心病高危因素的男性患者，这些患者均接受了非心脏大手术。研究发现，术前已有的心律失常与术中和术后心律失常相关，但非致死性心肌梗死和心源性死亡的发生率并没有更多。最近的数据表明情况并非如此。来自加拿大阿尔伯塔省的以人群为基础的研究中，术前发生心房颤动的患者术后 30 天内死亡率 6.4%，而冠心病患者死亡率为 2.9%。尽管存在这一发现，对术前即有心律失常者应当去寻找潜在的心肺疾病、心肌缺血或梗死、药物毒性、电解质或代谢紊乱。

传导异常会增加围手术期的风险，可能需要放置一个临时或永久性的起搏器。另一方面，室内传导延迟的患者，即使存在左或右束支阻滞，但没有高度心脏传导阻滞的病史或临床症状，很少会在围手术期进展为完全性的心脏阻滞。经胸起搏器的应用降低了对临时经静脉起搏器的需求。

进行诊断性试验的决策

ACC/AHA 和 ESC 基于现有证据提出 CAD 评估的流程图，并将推荐的级别和证据的强度融合在每一个步骤中(图 11.1 和图 11.2)。现有的流程采用渐进式贝叶斯策略，该策略依赖于临床标志物的评估、既往的冠状动脉评估和治疗、功能储备和手术本身风险，成功应用 ACC/AHA 算法需要综合临床情况、手术类型、功能储备以及其他诊断试验的结果对围手术期管理的影响，从而评估出相应的危险等级。

多项研究试图确定围手术期心血管发病率和死亡率的临床风险标志物。如前所述，急性冠脉综合征和严重的瓣膜病患者有不稳定的心脏状况。风险可分为低(<1%)和高临床风险。2014 年 ACC/AHA 指南提倡使用风险指数。这包括美国外科医师学会(American College of Surgeons，ACS)NSQIP 风险计算器或心肌梗死和心搏骤停风险计算器(myocardial infarction and cardiac arrest，MICA)，它同时包含手术和临床风险。或者，临床医生可以将修改后的心脏风险指数与估计的手术风险合并，以区分低风险和高风险(表 11.1)。心血管疾病也有被归类为"低风险因素"的临床风险标志物，每一个都与不同程度的围手术期风险相关。以往评估是否需要进一步检查来评估围手术期临床风险的标志物还包括缺血性心脏病以外的分类(表 11.2)。

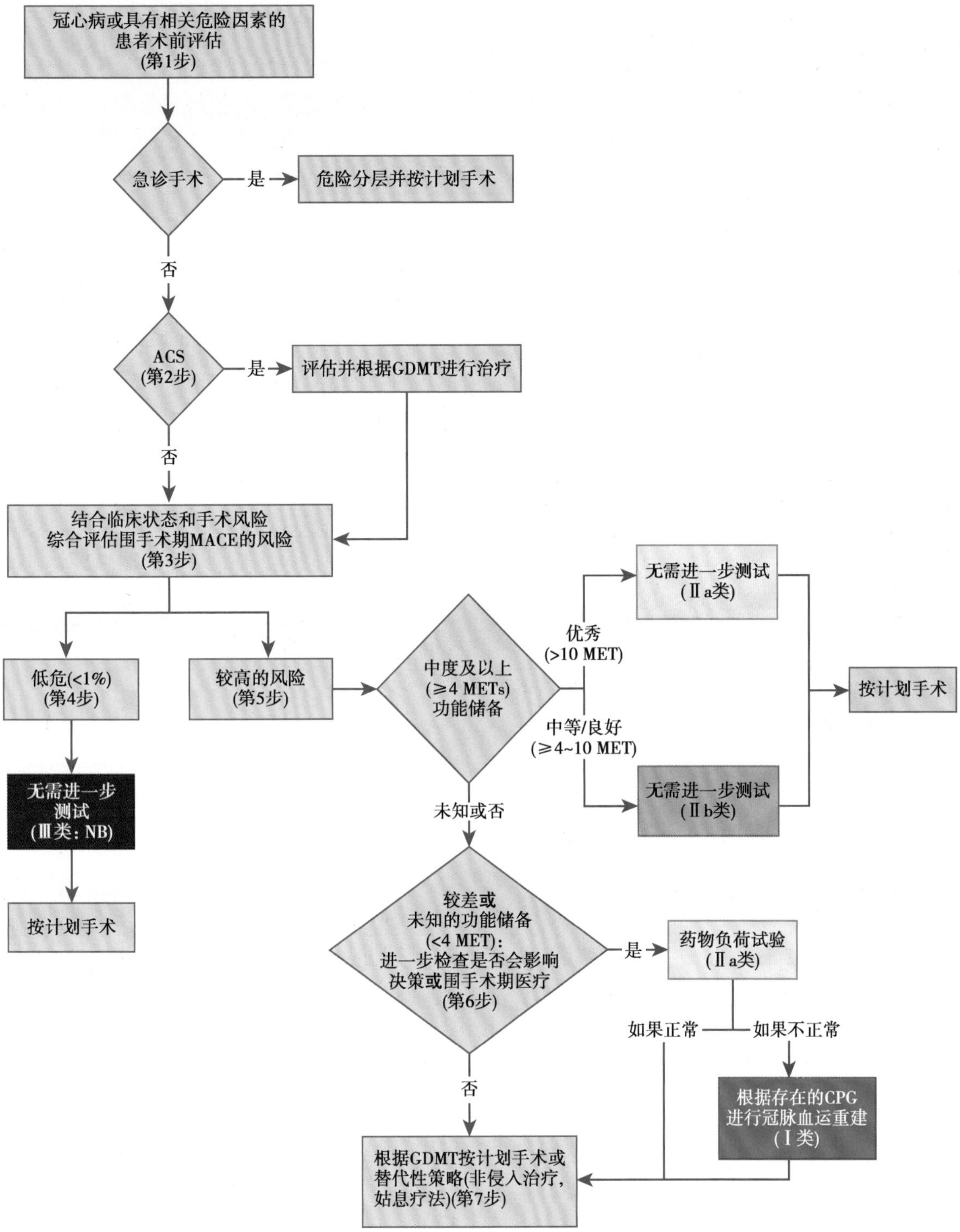

图 11.1 2014 年 ACC/AHA 指南关于冠状动脉疾病围手术期心脏评估的分步算法图示。ACS,急性冠脉综合征;CPG,临床实践指南;GDMT,指南引导的药物治疗;MACE,主要不良心脏事件;MET,代谢当量;NB,无益处;PCI,经皮冠状动脉介入术。(引自 Fleisher LA,Fleischmann KE,Auerbach AD,et al. 2014 ACC/AHA guideline on perioperative cardiovascular evaluation and management of patients undergoing noncardiac surgery:a report of the American College of Cardiology/American Heart Association Task Force on Practice Guidelines. J Am Coll Cardiol 2014;64:e77-137.)

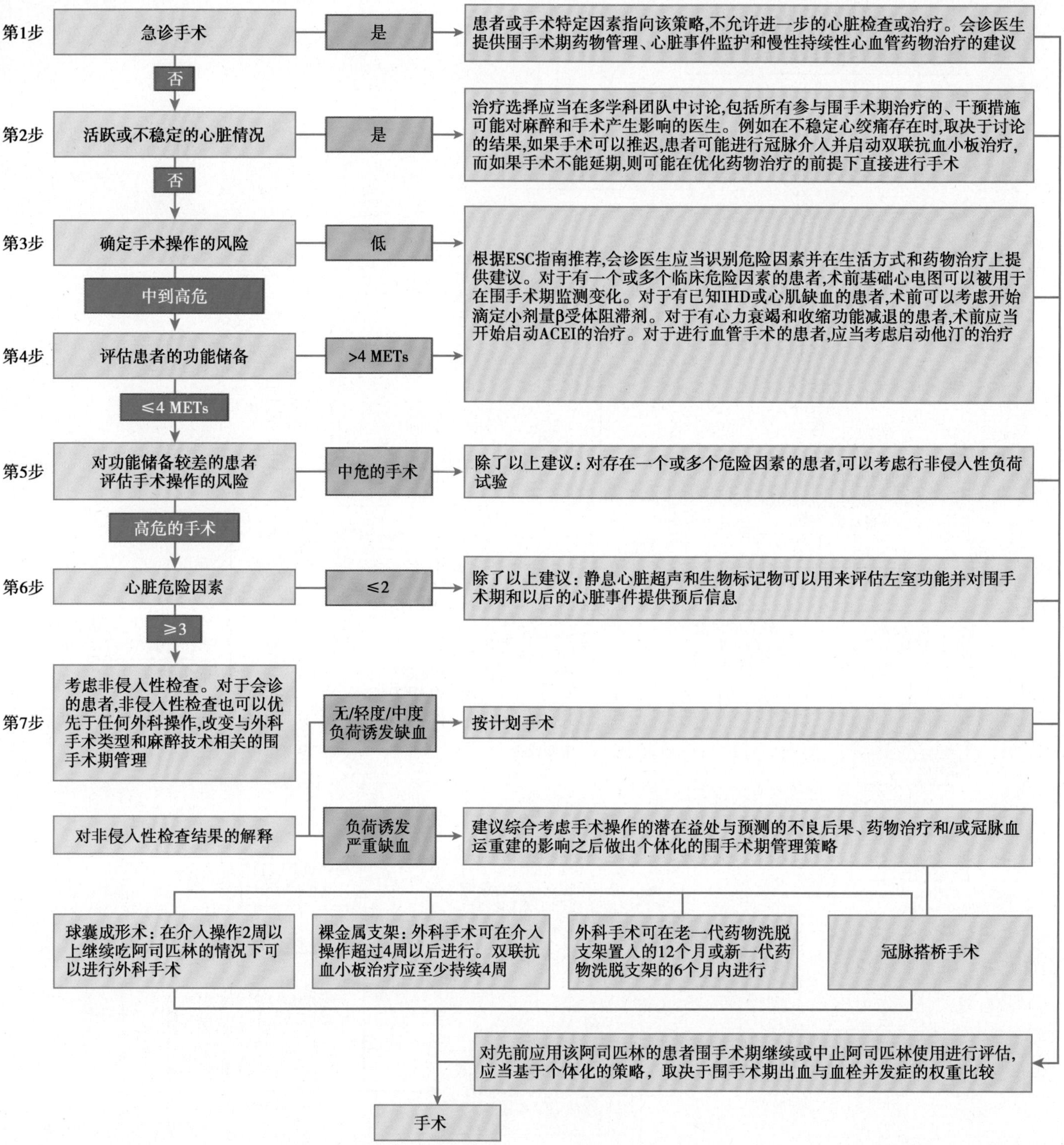

图 11.2 对术前心脏风险评估和围手术期管理策略总结。ACEI,血管紧张素转化酶抑制剂;IHD,缺血性心脏疾病;METs,代谢当量。(引自 Kristensen SD, Knuuti J, Saraste A, et al. 2014 ESC/ESA guidelines on non-cardiac surgery: cardiovascular assessment and management: The Joint Task Force on Non-Cardiac Surgery: Cardiovascular Assessment and Management of the European Society of Cardiology(ESC) and the European Society of Anaesthesiology(ESA). Eur Heart J 2014;35:2383-431.)

表 11.1 非心脏外科手术心脏风险*分层

风险分层	操作举例
高危(报道的心脏风险通常>5%)	主动脉和其他大血管手术 外周血管手术
中危(报道的心脏风险通常在1%~5%)	腹腔和胸腔的外科手术 颈动脉内膜剥脱术 头颈部的手术 整形外科手术 前列腺手术
低危†(报道的心血管风险通常<1%)	内镜操作 浅表的操作门诊手术 白内障手术 乳腺手术

*心源性死亡和非致命性心肌梗死的合并发生率。†这些操作一般不需要进一步的术前心脏检查。引自 Fleisher LA, Beckman JA, Brown KA, et al. 2009 ACCF/AHA focused update on perioperative beta blockade incorporated into the ACC/AHA 2007 guidelines on perioperative cardiovascular evaluation and care for noncardiac surgery: a report of the American College of Cardiology Foundation/American Heart Association Task Force on Practice Guidelines. J Am Coll Cardiol 2009;54(22):e13.

表 11.2 患者非心脏手术前需要进行评估和治疗的活动的心脏状态(Ⅰ类;证据级别:B)

情况	举例
不稳定的冠状动脉综合征	不稳定或严重的心绞痛*(CCS Ⅲ级或Ⅳ级)† 近期心肌梗死(MI)‡
失代偿的心力衰竭(NYHA功能分级:Ⅳ级;加重或新发的心力衰竭)	
严重的心律失常	高度方式传导阻滞 Mobitz Ⅱ型房室传导阻滞 三度房室传导阻滞 症状性室性心律失常 室上性心律失常(包括心房颤动)伴不能控制的心室率(休息时心率>100次/min)症状性心动过缓 新发现的室性心动过速
严重的瓣膜病	严重的主动脉瓣狭窄(平均压力梯度>40mmHg,主动脉瓣口面积<1.0cm², 或有症状) 症状性的二尖瓣狭窄(运动性呼吸困难,劳力性晕厥前期或心力衰竭)

*依据 Campeau L, Enjalbert M, Lesperance J, et al. Atherosclerosis and late closure of aortocoronary saphenous vein grafts: sequential angiographic studies at 2 weeks, 1 year, 5 to 7 years, and 10 to 12 years after surgery. Circulation 1983;68(Suppl II):1.

†可能包括特别久坐的稳定性心绞痛患者。

‡美国心脏病学会国家数据库图书馆将"近期"定义为超过7天但不超过1个月(小于30天)尽管2014年指南建议60天。

CCS,加拿大心血管学会;HF,心力衰竭;NYHA,纽约心脏协会。

引自 Fleisher LA, Beckman JA, Brown KA, et al. 2009 ACCF/AHA focused update on perioperative beta blockade incorporated into the ACC/AHA 2007 guidelines on perioperative cardiovascular evaluation and care for noncardiac surgery: a report of the American College of Cardiology Foundation/American Heart Association Task Force on Practice Guidelines. J Am Coll Cardiol 2009;54(22):e13.

正如心绞痛模式所描述的那样,运动耐受性是影响围手术期风险和有创监测需求的最主要因素之一。在一项针对将接受非心脏大手术的门诊患者的研究中,患者被要求估计他们在出现心脏症状前能够行走的街区数和能够爬完的阶梯数。不能走完四个街区或爬完两段楼梯的患者被认为运动耐受性较差,其围手术期心血管并发症的发生率是功能较好的患者的两倍。出现严重并发症的可能性与可步行的街区数量或可爬楼梯的楼层数量成反比。为了评估运动耐力,提出了几个以日常生活活动为基础的量表;目前的指南推荐杜克活动规模指数(表11.3)。

表 11.3 预估各种活动所需的能量

	你能……
1MET	照顾你自己吗? 自己吃饭,穿衣或如厕吗? 在房子周围走走吗? 在平地上以每小时3.2~4.8公里的速度走过一到两个街区吗?
4MET	在家里做较轻的家务例如打扫或清洗餐具吗? 爬一段楼梯或者爬一个小山吗? 以每小时6.4公里的速度在平地上行走吗? 跑一小段? 在家里做一些繁重的工作,比如擦洗地板,搬运重家具吗? 参加中等强度的娱乐活动,如打高尔夫球,保龄球,跳舞,双打网球或投掷棒球或足球吗?
>10MET	参加剧烈运动如游泳,网球,足球,篮球或滑雪吗?

MET,代谢当量。

改编自 questionnaire to determine functional capacity (the Duke Activity StatusIndex). Am J Cardiol 1989;64:65; and Fleisher LA, Beckman JA, Brown KA, et al. 2009 ACCF/AHA focused update on perioperative beta blockade incorporated into the ACC/AHA 2007 guidelines on perioperative cardiovascular evaluation and care for noncardiac surgery: a report of the American College of Cardiology Foundation/American Heart Association Task Force on Practice Guidelines. J Am Coll Cardiol 2009;54(22):e13.

手术方式对围手术期风险及安全麻醉所需的准备量有显著影响。对于压力负荷不显著或围手术期心肌缺血发病率不高的外科手术,评估的成本往往超过术前评估所获得的信息。例如,门诊手术发病率和死亡率很低,在这类患者中,除非患者有不稳定的心绞痛或明显的充血性心力衰竭,否则心血管状况很少改变围手术期的处理。事实上,如果患者不接受手术,门诊手术后30天的死亡率可能会低于预期。相比之下,血管外科的开放手术的发病率和缺血的可能性都很高。腹腔内、胸腔和骨科手术造成的风险升高应当结合临床危险因素来确定总的围手术期风险。血管内手术因其相关的围手术期发病率和死亡率,属于中等风险手术,尽管长期生存率似乎与接受开放式手术的病人相似。

除了与手术过程本身有关的风险外,风险还与既定中心的手术体量有关。一些研究表明,癌症和血管外科手术中死亡率均存在差异,低体量的中心死亡率更高,尽管最近的研究表明,如果有适当的护理系统,低体量中心的死亡率也可能较低。因此,手术死亡率可能与不同机构相关,这可能影响进行进一步围手术期评估和干预的决定。

风险计算器

许多关于围手术期心脏风险的当代研究都集中在临床风险指数的发展上。最广泛使用的指数是在对 4 315 名年龄在 50 岁或 50 岁以上在三级教学医院接受择期非心脏手术的患者的研究中得出的。该指数包括修订后的心脏风险指数(RCRI)中 6 个独立的并发症预测因子:高危手术类型、缺血性心脏病史、充血性心力衰竭史、脑血管疾病史、术前胰岛素治疗、术前血清肌酐浓度大于 2.0mg/dl。心脏并发症发生率随着这些危险因素的增加而增加。根据 RCRI 中包含的 0 个、1 个、2 个或 3 个及 3 个以上的因素,将患者分为低、中、高心血管风险。RCRI 已成为评估特定个体围手术期心脏风险概率的标准工具,并指导心血管检查和实施围手术期管理方案。RCRI 已经在血管外科人群中进行了验证,并用于预测长期结果和生活质量,尽管有组织提出将年龄纳入风险因素。

其他的危险评分指数是从 ACS-NSQIP 数据库中开发出来的。Gupta 和他的同事[10]开发了一种用于预测围手术期心肌梗死和心搏骤停(MICA)的风险计算器。在对 211 410 名患者的研究中,1 371 例患者发生了围手术期心肌梗死或心搏骤停(0.65%)。多因素 logistic 回归分析确定了 5 个预测围手术期心肌梗死或心搏骤停的因素:手术类型、依赖的功能状态、肌酐水平异常、美国麻醉师协会分级和年龄增长。

最近开发的用于预测多种结果的通用风险计算器基于 1 414 006 名患者,包含 1 557 个独特的手术操作规程,在死亡率(c 统计量=0.944)和发病率(c 统计量=0.816)估计上都有优异表现。事件统计包括以下任何一项术中或术后事件:外科手术部位感染(SSI),伤口中断,肺炎,无计划的插管,肺栓塞,呼吸机使用>48 小时,进行性肾功能不全,急性肾衰竭,尿路感染,中风/脑血管意外,心脏骤停,心肌梗死,深静脉血栓形成(静脉血栓、静脉血栓栓塞),全身败血症,肺炎,心脏事件(心搏骤停或 MI),SSI,泌尿道感染,静脉血栓栓塞,肾衰竭(进行性肾功能不全或急性肾衰竭)(http://riskcalculator.facs.org)。风险计算器包含 21 个术前风险因素,因此比 MICA 特异性风险计算器具有更强的识别能力。

指南指导

ACC/AHA 非心脏外科围手术期心血管评估和管理指南工作组以算法的形式提出了他们的建议,并用框架图选择出哪些患者需要进一步的心脏检查(见图 11.1)。根据可获得的证据,写作委员会标明了每条路径的建议水平和证据的强度。目前的算法只包含冠心病的评估。心脏瓣膜病或其他形式的心脏病不在目前的算法中。

第一步:会诊医生应当确定非心脏手术的急缓。在很多情况下,患者或手术相关的特定因素(例如急诊手术)就决定了显而易见的策略,可能不允许进一步的心脏评估或治疗。

第二步:患者是否是急性冠脉综合征?急性冠脉综合征包括既往的心肌梗死,目前仍有临床症状或非侵入检查提示的持续性的缺血证据、不稳定或严重的心绞痛、新发或控制较差的缺血相关的心力衰竭。根据检查或干预的结果及延期手术可能造成的风险,在优化药物治疗的基础上继续按计划手术也可能是更为合适的选择。

第三步:根据临床和外科手术的联合风险,估计 MACE 的围手术期风险是多少?建议使用经过验证的风险指数,可以采用 ACS-NSQIP 风险指数之一,或将 RCRI 与估计的手术风险相结合。

第四步:患者是否具有较低的围手术期风险(<1%)?在这种情况下,不需要进一步的检查。

第五步:患者是否有更高的风险?这些情况下需要进一步的功能评估。如果患者有至少中等程度的运动耐量[≥4 代谢当量(MET)],很少在基于进一步的心血管检查上发生管理措施的改变。因此按计划进行手术是适当的。证据和建议的强度依赖于运动耐量的程度,好的运动耐量有更高的证据和建议强度。

第六步:对于运动耐量较差(小于 4MET)或功能不明的患者,医生和患者应共同判断进一步检查是否会影响决策或围手术期护理。如果没有,进行有目标导向的药物治疗是合适的。在目前的指南中,对功能能力较差的高风险的识别也可能导致决定采用其他策略,如无创或对症治疗。

改善心血管疾病的识别和定义的试验

几种无创诊断方法可以评估非心脏手术前冠心病的严重程度。运动心电图(ECG)传统上用于评估个人是否存在 CAD,但如前所述,在日常生活中具有良好运动耐受性的患者很少从进一步测试中获益。相比之下,运动耐量差的患者在负荷心电图测试中可能无法达到足够的心率和血压。这类病人通常需要同时进行影像学检查。

许多高危患者要么不能运动,要么有运动限制(例如,有间歇性跛行或腹主动脉瘤的准备接受血管外科手术的患者,两者都有较高的围手术期心脏发病率)。因此,药物负荷试验变得很常用,尤其是作为血管手术患者的术前评估手段。一些研究表明,在接受外周血管手术的患者中,双嘧达莫或腺苷铊或司他比锝显像上存在再分布缺损可预测术后心脏事件。在临床风险中等的患者中,最好使用药物负荷显像。有几种策略可以提高这种测试的预测价值。再分配显像缺损可以被量化,缺损范围扩大与风险增加相关。此外,肺部摄取增高或左室腔扩张均提示缺血相关的心室功能障碍。一些研究小组已经证明,对低风险和高风险的(缺损面积更大,肺部摄取增加,左室扩张)心肌灌注扫描的描述可以大大提高该测试的预测价值。高危患者的围手术期发病率和长期死亡率特别高。

负荷超声心动图也被广泛用于术前检查。这种检查优点之一在于它能根据增加的心肌收缩力、心率和围手术期相关的刺激动态评估心肌缺血。在心率较低时出现的新的异常室壁活动是围手术期风险增加的最佳预测因子,而大面积的收缩功能障碍则有次级意义。作为 DECRESE 研究的一部分,Boersma 和同事(如指南引用所述)评价了多巴酚丁胺负荷超声心动图对室壁运动异常程度评估的价值和术前 β 受体阻滞剂治疗降低主动脉手术患者风险的能力。他们为以下每个特征指定 1 分:70 岁以上,现有心绞痛,心肌梗死,充血性心力衰竭,既往脑血管疾病,糖尿病和肾衰竭。随着临床危险因素总数的增加,围手术期心脏事件发生率也随之增加。此外,在高危分值下,超声心动图的异常结果预示着更高的风险。

几个小组发表了荟萃分析来检验各种术前诊断测试。这些研究报告了动态心电图监测、放射性核素血管造影、双嘧达莫-铊成像和多巴酚丁胺负荷超声心动图的良好预测价值。Shaw 和他的同事也证明了双嘧达莫铊成像和多巴酚丁胺负荷超声心动图的极好的预测价值[2]。Beattie 和他的同事对 25 项压力超声心动图研究和 50 项铊成像研究进行了荟萃分析[2]。负荷超声心动图比铊成像更能提示术后心脏事件[似然比(LR),4.09;95%可信区间(CI),3.21~6.56 vs LR,1.83;95% CI,1.59~2.10;$P<0.001$]。这种差异与负荷超声心动图假阴性更低相关。任一测试发现的中度到重度异常都提示术后心肌梗死和死亡的发生。

机构专家应该指导术前检查的选择。相关的临床问题也影响检查的选择。例如,如果瓣膜功能或心肌厚度有意义,超声心动图优于灌注成像。压力核素显像可能有稍高的灵敏度,但负荷超声心动图可能有较少的假阳性结果。磁共振成像、多层计算机断层扫描、冠状动脉钙化评分和正电子发射断层扫描等新型成像技术在术前风险评估中的作用正在迅速发展。

在过去的十年中,心肺运动测试(cardiopulmonary exercise testing,CPET)开始被用作术前检查,尤其是在英国。一项一致性研究发现,低无氧阈值可预测围手术期心血管并发症、术后死亡或术后中期和晚期死亡。无氧阈值约为10ml O_2/(kg·min)为最佳分界点,在这些研究中范围为9.9~11ml O_2/(kg·min)。CPET正在被评估为确定是否需要"预康复"的一种方法,在这种方法中提倡一种运动策略来增加手术前的储氧能力[12]。目前的研究正在确定这些策略是否能改善结局。此外,一些研究小组正在研究CPET在确定手术的适宜性方面的价值,以确定高危患者的中期和长期预后,并帮助告知共同的决策。

心脏病人非心脏手术麻醉概述

目前存在3种麻醉方式:全身麻醉、局部麻醉和局部镇静或监护麻醉管理。全身麻醉最好的定义为一种状态,包括失去意识、遗忘、痛觉丧失、静止和自主对有害刺激反应的减弱,它可以通过吸入剂、静脉注射剂或这些药物的组合(通常称为"平衡技术")来实现。现代全身麻醉并不总是需要气管插管。传统上,喉镜检查和插管被认为是压力最大和心肌缺血风险最大的时刻,但拔管实际上可能产生更大的风险。全身麻醉的另一种方法是使用面罩或喉罩呼吸道——这种装置适合于会厌,不需要喉镜检查或插管。

5种吸入麻醉剂(除一氧化二氮外)目前在美国被批准使用,尽管安氟醚和氟烷今天很少使用。所有的吸入剂都有可逆的心肌抑制作用,导致心肌氧需求量降低。它们抑制心输出量的程度取决于它们的浓度、它们对全身血管阻力的影响以及它们对压力感受器反应的影响;因此,药物对心率和血压的具体影响各不相同。异氟醚引起负性肌力作用和强烈血管平滑肌松弛,对压力感受器功能的影响最小。地氟醚起效最快,常用于门诊。七氟醚起效和失效速度介于异氟醚和地氟醚之间;七氟醚的主要优点是气味非常好闻,这使它成为儿童麻醉的首选药剂。

关于吸入剂在冠心病患者中的安全性问题已经出现。然而,对接受冠状动脉旁路移植术(CABG)的患者进行的几项大规模、随机和非随机的研究表明,吸入剂与传统麻醉技术相比,患者心肌缺血或心肌梗死的发生率并没有增加。吸入麻醉药在冠心病患者中的应用也具有理论上的优势。一些研究小组在体外和动物实验中证实吸入剂对心肌具有类似于缺血预处理的保护作用,尽管其临床意义尚不清楚[13]。

大剂量麻醉技术具有血流动力学稳定性好、心肌负荷小的优点。以致幻剂为基础的麻醉药常被认为是"心脏麻醉",提倡在所有高危病人中使用,包括那些进行非心脏手术的病人。这些传统的高剂量麻醉技术的缺点是需要术后通气。超短效麻醉药品瑞芬太尼无需长时间通气,但可提供血流动力学稳定性。这种药物可以帮助接受心脏手术的患者早期拔管,并可能有助于管理高危患者短期内剧烈的术中压力。

尽管大剂量麻醉技术在理论上具有优势,但在冠脉搭桥术患者中进行的大规模试验表明,与吸入麻醉相比,其在生存率和主要事件发病率方面没有差异。这一观察有助于在许多心脏外科手术中放弃高剂量麻醉药,并强调早期拔管。大多数麻醉师使用一种平衡的技术,包括使用吸入剂型给低剂量麻醉剂。这种方法使得麻醉师在减少副作用的同时获得这些药物的好处。

异丙酚是全身麻醉的一种替代方式。异丙酚是一种烷基苯酚,可用于全身麻醉的诱导和维持,异丙酚可引起严重的低血压,因为它降低了动脉张力,却不影响心率。它的主要优点是快速清除,对觉醒的剩余影响小,但是由于它的代价昂贵,目前的使用往往局限于短期的操作。尽管异丙酚具有一定的血流动力学影响,但它在冠脉搭桥术后协助早期拔管中仍有广泛的应用。

目前的证据表明,对于正在接受非心脏手术的冠心病患者来说,没有单一的"最佳"全身麻醉技术,这导致了对心脏麻醉概念的放弃。

局部麻醉

局部麻醉包括脊髓麻醉、硬膜外麻醉和周围神经阻滞,每种技术都有优点和风险。外周神经麻醉,如臂丛或Bier阻滞,优势在于没有或很小的血流动力学影响。相反,脊髓或硬膜外技术可以产生交感神经阻滞,因而会降低血压和减慢心率。脊髓麻醉、腰椎或低位胸椎硬膜外麻醉也可引起阻滞水平之上的交感兴奋,可能导致心肌缺血。

硬膜外麻醉和脊髓麻醉的主要临床区别是通过在硬膜外放置导管提供持续麻醉或镇痛的能力,而不是单剂量的脊髓麻醉,尽管也会有一些临床医生在鞘内空间放置导管。虽然起效速度取决于使用的局麻药,但脊髓麻醉及其相关自主效应比同一种药在硬膜外注射要快。通常放置在硬膜外的一根导管,允许进行滴定。硬膜外导管也可用于术后镇痛。

在冠心病患者中比较局部麻醉与全身麻醉的研究很广泛,特别是那些腹股沟旁路手术的患者。在一项荟萃分析中,给予神经轴阻滞的患者总死亡率降低了约三分之一,但这一发现存在争议,因为大部分观察到的有利的结果都是很早期的研究。心肌梗死和肾衰竭的发生率也有降低。在非心脏手术患者中进行的局部麻醉和全身麻醉的大规模研究并没有显示出结果的差异。

近年来,超声引导下的局部麻醉已成为一种非常普遍的治疗方法,也促进了加速术后康复理念(enhanced recovery after surgery,ERAS)的发展。局部麻醉为术后疼痛缓解提供了机会,并已被证实有益,此外还可以减少围手术期心脏压力[14]。

监护麻醉管理

监护麻醉管理(monitored anesthesia care,MAC)包括由外科医生实施的有或没有镇静作用的局部麻醉。在一项大规模的队列研究中,在单变量分析中,MAC较全麻30天的死亡率增加,尽管在多变量分析中,当把患者的伴随疾病纳入考虑分析时,这种差异并不显著。MAC的主要问题是会充分阻断压力反应,因为与不充分镇痛相关的心动过速可能比全身或局部麻醉潜在的血流动力学效应更糟糕。自从引进了新的、短时间的静脉麻醉剂后,全身麻醉基本上可以不用气管插管进行。这种方法允许麻醉医生在短时间或外周操作时提供足够的麻醉,而不存在气管插管和拔管的潜在影响,因此模糊了全身麻醉和MAC的区别。对封闭式保险索赔的分析表明,MAC相关患者呼吸并发症的发生率很高。

术中血流动力学和心肌缺血

近二十年来,大量研究探讨了血流动力学与围手术期缺血及心肌梗死的关系。心动过速是围手术期心肌缺血的最强预测因子。虽然传统上心率大于 100 次/min 定义为心动过速，慢一些的心率也可能导致心肌缺血。如后文所述，使用 β 受体阻滞剂控制心室率可降低心肌缺血和梗死的发生率。在 DECREASE 研究中，室率控制降低了围手术期心肌梗死的发生率，如果心室率控制在 70 次/min 以下，可取得最大效益。虽然有些人担心 β 受体阻滞剂会导致冠心病患者术中低血压，但没有证据支持这一论点。然而，围手术期缺血评估试验（Perioperative Ischemic Evaluation，POISE）表明，紧急使用 β 受体阻滞剂与低血压相关，并导致了美托洛尔组卒中的发生率升高。冠脉搭桥术中绝大部分缺血发作与血流动力学改变无关。在没有心动过速伴随时，低血压与心肌缺血无关。

术后管理

手术后的反应

了解围手术期心脏事件的病理生理学有助于确定最佳的术前检查方法。一篇对围手术期心肌梗死的病理生理学机制充分讨论的文章现已出版[15]。所有的手术操作都会引起压力反应，尽管反应的程度取决于手术的范围，麻醉剂和镇痛药的使用可以减少反应。应激反应可提高心率和血压，可导致冠状动脉狭窄远端心肌缺血发作。长时间的心肌缺血（无论是单个发作的时间延长，还是短发作的累积时间延长）可导致心肌坏死和围手术期心肌梗死和死亡。通过病史或心血管检查来确定冠状动脉狭窄高危患者，便于实施相关措施以降低由于供需不匹配而引起的缺血的发生率。最近对高敏感性心肌物的研究表明，即使在无明显梗死的情况下，心肌损伤的发生率也很高。在 POISE 试验中，8.3%的患者心肌标志物升高，而没有其他的梗死证据，而 5%的患者还有第二种确认性的心肌梗死标志物。

在非手术状态下心肌梗死的主要机制是斑块破裂和随后的冠状动脉血栓形成（见第 44 章和第 58 章）。由于围手术期以心动过速和高凝状态为特征，斑块破裂和血栓形成可能经常发生。由于冠脉血栓可能在并不严重的狭窄部位形成病灶，因此术前心脏评估可能无法在术前确定有危险的患者。非严重狭窄远端的区域可能没有形成冠状动脉侧支循环血流，因此任何急性血栓形成都可能比以前严重狭窄的血管产生更大的危害。一个或多个严重的固定狭窄症患者心肌需氧量长期增加会引起术后心肌梗死，术前测试可能会发现这样的患者。

一些尸检和术后血管造影研究的证据支持这两种机制。Ellis 和他的同事证实，三分之一的患者在非临界狭窄的远端持续发生事件。正如指南中引用的，Dawood 和他的同事表明，致命的围手术期心肌梗死主要发生在多支冠状动脉疾病患者，尤其是左主干和三支血管病变患者，但先前存在狭窄的严重程度并不能预测梗死范围。该分析提示致命的事件主要发生在严重固定狭窄症患者中，但梗死也可能源于中轻度或中度狭窄段血管的斑块破裂。Duvall 及其同事回顾了 1998 年至 2006 年期间接受非心脏手术并伴有围手术期心肌梗塞的患者的医院记录和冠状动脉造影：供需失衡、血栓性和非阻塞性心肌梗死的分别占到 55%、26%和 19%。相比之下，Gualandro 和他的同事发现近 50%的围手术期发生急性冠脉综合征患者有冠脉斑块破裂的证据。因此，这些证据表明有很多机制可能导致围手术期心肌梗死。

术后重症监护

危重病学专家提供重症监护现已成为患者的安全目标。Pronovost 和他的同事对有关危重病人的医生配备模式和临床结果的文献进行了系统的回顾。他们将 ICU 医生人员分为低强度（没有强化或选择性强化咨询）和高强度（强制强化咨询或封闭式 ICU（所有治疗由 1 名危重病学专家指导）组。在 17 项研究中，有 16 项（94%）的研究表明，高强度的人员配备与较低的医院死亡率有关，综合估计的医院死亡率的相对风险为 0.71（95% CI 0.62～0.82）。在 15 项研究中有 14 项（93%）表明高强度人员配备与较低的 ICU 死亡率有关，综合估计 ICU 死亡率的相对风险为 0.61（95% CI，0.50～0.75）。13 项研究中有 10 项表明高强度工作人员减少了住院时间（LOS），在没有调整病例组合的 18 项研究中有 14 项显示 ICU 住院时间减少。在 4 项研究中的 2 项中，高强度的人员配备与医院 LOS 的降低有关，而在调整病例组合的两项研究中 ICU LOS 均有所降低。在调整病例组合后，没有研究发现高强度人员配备增加了 LOS。高强度与低强度 ICU 医生配备相比，降低了医院和 ICU 死亡率和 LOS。

术后疼痛管理

术后镇痛可降低围手术期心脏发病率。由于术后心动过速和儿茶酚胺激增可能促进心肌缺血和/或冠状动脉斑块破裂，且术后疼痛可诱发心动过速和增加儿茶酚胺，有效的术后镇痛可减少心脏并发症。术后镇痛也可降低高凝状态。硬膜外麻醉与全身麻醉相比可降低血小板聚集率。这种减少是否与术中或术后管理有关尚不清楚。在对医疗保险索赔数据的分析中，使用硬膜外镇痛（由术后硬膜外疼痛管理的账单代码确定）与 7 天死亡风险降低有关。如前所述，局部麻醉可能有利于术后疼痛的缓解。未来的研究将集中在如何最好地提供术后镇痛，以最大化潜在的好处和减少并发症[14]。

围手术期心脏并发症的监督和影响

在非心脏手术后监测高风险患者主要发病率的最佳和最具成本效益的策略尚不清楚。术后发生的心肌缺血和梗死通常是沉默的，最可能的原因是止痛剂和术后手术疼痛的混杂作用。术中低血压使肌钙蛋白升高的危险增加了四倍[6]。大多数围手术期心肌梗死并不引起 ST 段抬高，并且有或无心肌梗死时，术后非特异的 ST-T 改变都很常见，这些因素使得围手术期心肌梗死的诊断尤为困难。

与术后心肌梗死相关的死亡率显著升高持续促进检测方法的改进。生物标志物可能有助于识别心肌坏死。Lee 和他的同事们发现，肌钙蛋白 T（TnT）与肌酸激酶同工酶（CK-MB）在围手术期心肌梗死诊断上有类似的效率，但 TnT 与急性心肌梗死后的主要心脏并发症有更好的相关性。Mohler 和他的同事评估了 784 例高风险血管手术病人手术当天 24 小时，术后 72 小时和 120 小时肌钙蛋白 I（cTnI）和 CK-MB 的水平。他们报道，当采用 CK-MB 的值为 3.1ng/ml 作为受试者工作特性曲线（ROC）的截点时，其对心血管事件的敏感性和特异性分别为 51%和 91%。

在 VISION（非心脏手术血管事件队列评价）研究中，有 15 133 名参与者在接受非心脏手术术后 6～12 小时，术后第 1、2、3 天分别进行了肌钙蛋白 T 的测量[4]。肌钙蛋白 T 水平高于 0.01ng/ml 的基线水平或降低与 30 天死亡率增加有关。事实上，肌钙蛋白 T 水平为 0.02ng/ml 时与死亡风险的相关性超过两倍。肌钙蛋白 T 水平在 0.3ng/ml 或以上时，死亡的危险比在没有肌钙蛋白升高的情况下增加了10倍以上。肌钙蛋白T水平在0.3ng/ml或更高时死亡率为16.9%，而没有肌钙蛋白升高组死亡率为1%。尽管肌钙蛋白T在较低的阳性水平时可以对死亡率进行分层，但它不能预测死亡原因。随着肌钙蛋白T水平的升高，血管死亡和非血管死亡的增加相似，超过一半的死亡是由非血管引起的。因此肌钙蛋白T水平升高虽提示预后不良，却对合适的治疗并没有指导作用。

从这些数据中可以得出3个重要的观点：第一，非心血管原因导致的死亡率超过心血管原因，这表明了研究的重要新领域；第二，即使有肌钙蛋白升高的证据，死亡与该事件无关，表明它不是直接原因，而是疾病的标志；第三，真正的1型MI是罕见的。在POISE试验中，7 521名参加者中，筛选出697人(9.2%)肌钙蛋白升高，但是整个队列中只有两个人转至冠状动脉血运重建[16]。我们认为，对于无症状的病人，在没有血流动力学紊乱或心电图改变的情况下，应避免测量肌钙蛋白。这种情况下的肌钙蛋白升高既不提供诊断方向，也没有指向具体管理措施。如果未来的试验确定了肌钙蛋白升高的管理策略，我们将重新考虑高危患者的肌钙蛋白常规测量。

一些研究评估了围手术期脑钠肽(B型)的价值。在一篇对7项前瞻性观察研究的荟萃分析中，BNP或n-末端(NT)-pro-BNP高于ROC曲线确定的最佳阈值，与30天和中期心脏死亡、非致命心肌梗死和主要不良心脏事件显著增加有关。一项荟萃分析表明，术前BNP测量可以独立预测围手术期心血管事件，当只纳入死亡、心血管死亡或心肌梗死作为终点时，优势比(OR)为44.2[95% CI,7.6~257.0;I(2)=51.6%]；在将其他结局也纳入时，OR为14.7[95% CI,5.7~38.2;I(2)=62.2%]。随后的meta分析显示，在30天死亡和心肌梗死的风险预测模型中加入术后BNP测量值后，净重新分类指数为20%。此外，术后BNP的升高组死亡率和心肌梗死率增加了3.7倍[17]。

传统上认为围手术期心肌梗死与30%~50%的短期死亡率相关，但最近的一系列报道表明，围手术期心肌梗死的死亡率低于20%。20世纪80年代的研究表明事件高峰发生在术后第2~3天。Badner和他的同事使用肌钙蛋白I作为心肌梗死的标志物，认为心肌梗死最高的发生率发生在术后即刻或最初的几天，这在其他研究中得到了证实。麻醉后在监护病房出现的低血压极好的预测肌钙蛋白的升高提示，心肌梗死更像是血流动力学紊乱的结果而不是斑块破裂导致(2型vs 1型心肌梗死)。因此，应当改变的是更可靠的监测方法，而不是改变心肌缺血或梗死何时、怎样发生。

越来越多的证据表明围手术期心肌梗死或相关生物标志物升高与长期预后更差有关。Oberweis和他的同事[18]研究了3 050名接受整形手术的病人。在发生心肌坏死的179例患者中，生物标志物升高的患者平均随访3年的死亡率为16.8%，而没有升高的患者仅为5.8%[18]。正如指南中引用所述，Landesberg和同事的研究表明，术后CK-MB和肌钙蛋白，即使在较低的截点，也是大血管手术后长期死亡率的独立补充预测因子。Mahla和他的同事还发现，BNP的升高与心脏事件的长期风险增加了5倍有关。在目前的术前风险评估算法中，仍未研究出合适使用生物标志物的方法，因为没有基于证据的干预措施来应对生物标志物的升高。

最近的研究表明术前生物标志物升高可以识别出高危群体。Maile和同事回顾了6 030名择期非心脏手术前30天测量的肌钙蛋白，发现在没有检测到肌钙蛋白水平的组中，30天的死亡率为4.7%，而在肌钙蛋白水平最高的组中，死亡率为12.7%。肌钙蛋白升高的时间越接近手术日期，风险就越高。BNP也存在类似的结果。一项纳入了15项研究的荟萃分析表明，术前BNP水平升高与主要不良心血管事件增加约20倍、全因死亡率增加9倍、心脏死亡增加24倍有关。这些数据提示了未来在风险降低治疗研究中识别高危非心脏外科患者的途径。

降低非心脏手术相关的心脏风险的措施

冠状动脉血运重建

针对非心脏手术前患者的治疗应当遵循没有将要进行的手术时的原则。在优化的药物治疗后，冠状动脉重建术在稳定患者中的应用价值有限[19]。尽管有这一证据，并且最近的数据表明需要血管重建的1型心肌梗死的术后发生率为0.3%到0.5%[15,16]，仍有人建议冠状动脉血管重建作为一种减少与非心脏手术相关的围手术期风险的方法。这一观点来源于回顾性的证据，如冠状动脉手术研究(CASS)，该研究纳入了从1978年到1981年的患者，在那个时代几乎所有目前被证明有效地减少冠状动脉事件的治疗方法都还未出现。这项观察性研究并没有随机分配患者，然而，它反映了一个预防策略不同、非心脏手术后不良结局发生率更高的时代。

一些队列研究检验了非心脏手术前经皮冠状动脉介入治疗(percutaneous coronary intervention,PCI)的益处。正如指南中所引用的，Posner和他的同事们利用经历过PCI和非心脏手术的患者的数据库[2]。他们将接受非心脏手术的术前有或无PCI的冠心病患者进行配对，并检查心脏并发症。在这项非随机分析中，他们发现在非心脏手术前至少90天接受PCI治疗的患者术后30天发生心脏并发症的几率明显较低。非心脏手术术前90天内进行的PCI并没有改善预后。药物洗脱支架的安装可能会增加手术出血并发症，因其需要长期抗血小板治疗，或增加亚急性支架内血栓形成，如果围手术期停止抗血小板治疗。

一些随机试验已经在一部分患者中探讨了冠脉搭桥术和PCI的价值。McFalls和合作者报道了在退伍军人卫生系统进行的多中心随机试验结果，有冠脉造影记录的冠心病患者，排除那些左主干冠状动脉疾病或射血分数严重下降(≤20%)者，择期大血管手术前被随机分配行冠脉搭桥手术(59%)或PCI(41%)和常规药物治疗。在2.7年后，血运重建组的死亡率(22%)与无血运重建组的死亡率(23%)没有显著差异。在血管术后30天内，以肌钙蛋白水平升高定义的术后心肌梗死发生率在血运重建组为12%，无血运重建组14%($P=0.37$)。作者不建议对稳定性心绞痛者行冠脉血运重建，且对单支或双支血管病变的患者非心脏手术前行PCI或CABG术并不能预防围手术期心肌梗死的发生。对数据的再分析发现重建血管的完整性影响围手术期心肌梗死的发生率，而CABG比PCI更有效。最近，Garcia和他的同事分析了在CARP注册试验中随机和非随机分配的在血管手术前接受冠状动脉造影的患者，其中有4.6%为无保护左主干冠心病患者，只有这一部分患者显示了术前冠状动脉血管重建的好处。

Monaco和同事研究了208例行大血管手术的中度临床风险的患者，这些患者被随机分配到“选择性策略”(冠脉造影检查基于无创性检查的基础上进行)或“系统策略”组(术前常规行冠脉造影)。常规冠状动脉造影策略对近期预后无影响,但对中、高风险外周动脉病变患者远期预后有改善。

解释这一结果的一个关键是,冠状动脉重建术和非心脏手术之间的时间长短最有可能影响其保护作用和潜在风险。Back 和他的同事研究了 425 名连续接受 481 例选择性大血管手术的患者。冠脉血运重建为"近期"[冠脉搭桥术,<1 年;经皮冠状动脉腔内成形术(percutaneous transluminal coronary angioplasty,PTCA)<6 个月]者 35 例,为"既往"(CABG,1~5 年;PTCA,6 个月~2 年)者 45 例,为"远期"(CABG,>5 年;PTCA,>2 年)者 48 例。既往 PTCA 患者与冠脉搭桥术患者预后相似。5 年内行 CABG 的患者或 2 年内行 PTCA 的患者与以下患者在不良心血管事件和死亡率上有显著差异(发生率分别为 6.3% 和 1.3%):远期血运重建者(分别为 10.4%和 6.3%);未进行血运重建的分层为高危的患者(分别为 13.3% 和 3.3%)或中到低风险者(分别为 2.8% 和 0.9%)。作者认为既往的冠状动脉血管重建(冠脉搭桥,小于 5 年;PTCA,<2 年)对大动脉重建后的不良心脏事件和死亡率只提供中等程度的保护。

在我们看来,随机对照试验提供了强有力的证据,证明术前冠状动脉血管重建在减少心血管风险方面的益处有限。在无异常情况下,非心脏手术前不应进行经皮和外科血管重建。

冠脉支架和非心脏手术

冠状动脉支架植入术引起了一些特殊的问题[20]。Kaluza 和他的同事报告了 40 名在需全身麻醉的大型非心脏手术前不到 6 周接受预防性冠状动脉支架植入的患者的结果。他们报告了 7 次 MIs,11 次大出血发作,8 次死亡。所有的死亡和 MIs,以及 11 次出血发作中的 8 次都发生在支架置入术后不到 14 天的手术患者中。4 例支架置入术后患者术后第 1 天死亡。正如指南中所引,Wilson 和他的同事报道,有 207 名患者在支架置入后 2 个月内进行了非心脏手术。8 名患者死亡或患有心肌梗死,他们都是支架置入术后 6 周即进行手术的 168 名患者中的一员。Vincenzi 和他的同事对 103 名患者进行了研究,并报告说,与那些在手术前超过 90 天接受 PCI 手术的患者相比,最近接受支架治疗的患者(手术前少于 35 天)发生心脏事件的风险要高出 2.11 倍。这些数据表明了支架置入术后延迟手术的重要性,尽管研究人员要么继续抗血小板药物治疗,要么只是短暂中断,所有患者都接受了肝素治疗。

药物洗脱支架在围手术期可能是一个更大的问题。最近一系列非手术情境分析的新数据和一些围手术期病例报告表明,血栓形成的风险在支架植入后至少持续 1 年。一些报告表明,药物洗脱支架可能在较长时间内(最长 12 个月)存在额外的风险,尤其是在停用抗血小板药物的情况下。

Schouten 研究组回顾性评估了 192 例接受非心脏手术并在术前 2 年内因不稳定心绞痛行 PCI 的患者。药物洗脱支架占放置支架的 52%。在 192 名患者中,有 30 名患者在建议的终止双联血小板治疗日期(裸金属支架 30 天,西罗莫司洗脱支架 6 个月)前接受了手术。对于在使用氯吡格雷(早期手术组)所需时间之前停止抗血小板治疗的患者,死亡或非致命性心肌梗死的发生率为 30.7%,而继续抗血小板治疗的患者为 0%。然而,随着时间的推移,支架血栓和心血管事件风险的增加似乎会减少。在 EVENT 研究(Evaluation of Drug-Eluting Stents and Ischemic Event,评价药物洗脱支架和缺血事件)登记的 4 637 名连续患者中,4.4%在支架植入随后的 1 年进行了非心脏大手术。术后 1 周发生心血管事件的相对增加率为支架植入术后其他任意一周的 27 倍,但绝对增加率仅为 1.9%。

Wijeysundera 和他的同事[21]对加拿大安大略省的 8 116 名非心脏手术患者进行了评估,发现 34%的患者在手术前两年内植入了冠状动脉支架。药物洗脱支架占放置支架的三分之一。在手术前 45 天内植入裸金属支架的患者心血管事件发生率为 6.7%,而在手术前 45 到 180 天内植入支架的患者心血管事件发生率为 2.6%。药物洗脱支架患者在支架植入后的前 45 天手术心血管事件发生率为 20.2%,而手术前支架植入已超过 180 天的患者心血管事件发生率则与未植入支架的患者相似。Bangalore 和同事[22]研究了马萨诸塞州 8 415 名术前行药物洗脱支架或裸金属植入术的患者。在该队列中,PCI 术后 30 天内死亡、心肌梗死和出血的发生率为 8.6%,冠状动脉重建术 90 天以上时下降到 5.2%。使用倾向性匹配比较裸金属支架和药物洗脱支架的人群,裸金属支架组的死亡率和心肌梗死率更高。

在全苏格兰的回顾性队列分析中,支架植入后的前 6 周内发生的围手术期死亡和缺血性心脏事件比 6 周后更常见,分别为 42.4%和 12.8%。该队列中 45%的血管重建是由于急性冠脉综合征,增加了队列的基线风险。在因急性冠脉综合征而在 6 周内进行血运重建的患者中,事件发生率更高,达到 65%。与其他报告相比,裸金属支架组和药物洗脱支架组间无时间差异。

更近期的大型观察性研究数据表明,无论支架类型(裸金属或药物洗脱)如何,支架血栓风险增加的时间周期大约为 6 个月。在退伍军人健康管理医院的一大批患者中,支架置入术后 6 个月手术风险的增加在因心肌梗死而行 PCI 术的患者中最为明显[23,24]。

2016 年,ACC/AHA 发表了一个聚焦冠心病患者双抗治疗持续时间的更新,更新中包含了对围手术期指南的修订[20]。目前关于冠状动脉支架置入后延迟的建议包括裸金属支架置入 30 天和药物洗脱支架置入 6 个月(图 11.3)。指南撰写委员会指出,如果手术延迟风险大于支架内血栓风险,选择性非心脏手术可能会被考虑在药物洗脱支架植入后 180 天后进行。指南委员会给出了一个Ⅱb 级的建议,对于那些需要停止使用 P2Y12 抑制剂的患者,如果进一步的手术延迟大于支架血栓形成的风险,可在 3 个月后考虑选择性手术。对于需要更及时手术的病人,终止抗血小板治疗的桥接方案包括应用依替巴肽和替罗非班,但这些策略均缺乏结局资料。

药物干预

β 肾上腺素能阻滞药物

β 肾上腺素能阻滞药物在围手术期风险管理中已得到广泛研究。如前所述,那些支持 Poldermans 和他的同事最近关于滴定使用 β 受体阻滞剂的建议的试验数据已经变得不确定。一项近期纳入所有 β 受体阻滞剂试验的荟萃分析表明,β 受体阻滞剂能减少非致命性心肌梗死,但增加卒中和死亡[25]。因此,ACC/AHA 指南建议,围手术期 β 受体阻滞剂可以在有明显心肌缺血、3 个或 3 个以上 RCRI 危险因素,或者具有 β 受体阻滞剂长期适应证的患者中逐案考虑。β 受体阻滞剂的总影响似乎很低。在这些试验超过 1 万多名参与者中,有 75 例非致命心肌梗死被阻止,但有 19 例卒中和 35 例死亡被诱发(表 11.4)。

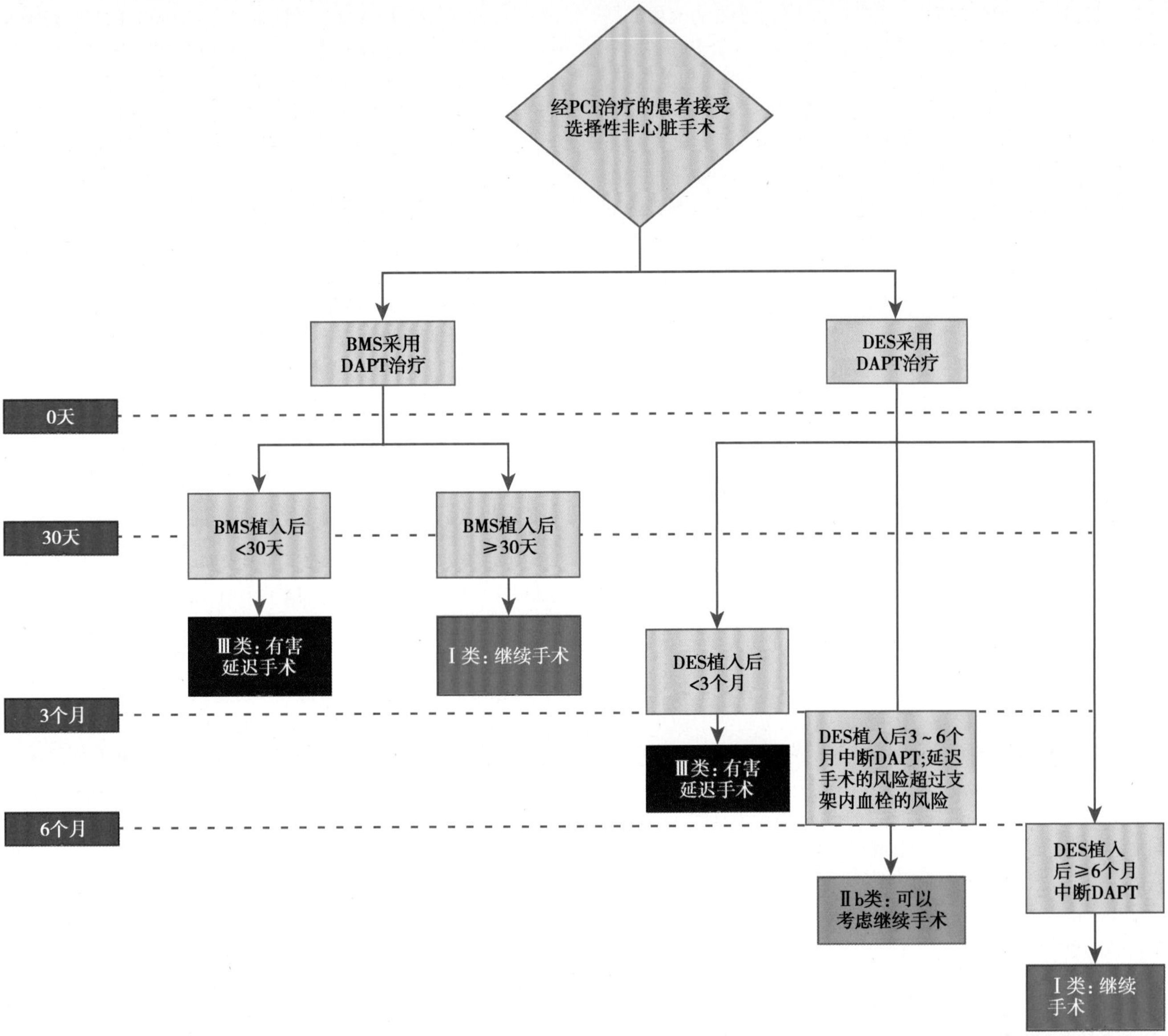

图 11.3 冠状动脉支架植入术患者非心脏手术的治疗算法图。BMS，金属裸支架；DAPT，双联抗血小板治疗；DES，药物洗脱支架；PCI，经皮冠状动脉介入术。（引自 Levine GN，Bates ER，Bittl JA，et al. 2016 ACC/AHA guideline focused update on duration of dual antiplatelet therapy in patients with coronary artery disease：a report of the American College of Cardiology/American Heart Association Task Force on Clinical Practice Guidelines. J Am Coll Cardiol 2016；68：1082-115.）

表 11.4 β受体阻滞剂围手术期治疗的建议

Ⅰ类
• 对长期接受β受体阻滞剂治疗的患者继续β受体阻滞剂治疗
Ⅱa 类
• 根据临床情况指导β受体阻滞剂术后的管理
Ⅱb 类
• 对于术前进行中度或高风险测试的患者，开始使用β受体阻滞剂可能是合理的 • 对具有≥3个修正的心脏危险指数（RCRI）因素的患者，术前开始使用β受体阻滞剂可能是合理的 • 对于那些有长期适应证但没有其他 RCRI 危险因素的患者来说，围手术期启用β受体阻滞剂作为降低围手术期风险的方法，其益处尚不确定* • 在术前足够长的时间开始使用β受体阻滞剂来获得安全性和耐受性是合理的，但最好在术前至少1天使用
Ⅲ类
• β受体阻滞剂治疗不应当在手术当天开始启用

*临床危险因素包括缺血心脏疾病史，既往心衰或代偿性心衰病史，脑血管疾病病史，糖尿病和肾功能不全（在 RCRI 定义为术前肌酐水平超过 2mg/dl）。

引自 Fleisher LA，Fleischmann KE，Auerbach AD，et al. 2014 ACC/AHA guideline on perioperative cardiovascular evaluation and management of patients undergoing noncardiac surgery：a report of the American College of Cardiology/American Heart Association Task Force on Practice Guidelines. J Am Coll Cardiol 2014；64：e77-137.

这些试验中的大多数都没有像在其他情况下如心力衰竭或高血压中那样滴定 β 受体阻滞剂。例如,在 POISE 研究中,Devereaux 和同事们随机安排了 8 351 名接受非心脏手术的高危患者,每天服用 200mg 琥珀酸美托洛尔或安慰剂对照。大剂量、长效药物的使用可能会限制医生根据快速变化的围手术期情境调整治疗的灵活性,从而恶化预后。其他试验使用较低剂量,但也不根据血流动力学参数滴定。在这些临床试验中使用 β 受体阻滞剂显然不能像它常规使用那样提供足够的好处。

目前的指南建议,在术前无创检测中报道的中度或高危心肌缺血患者或有 3 个或 3 个以上 RCRI 危险因素的患者中,β 受体阻滞剂可能是合理的,尽管没有直接证据支持其常规使用,即使在高危人群中[1]。如果要使用 β 受体阻滞剂,建议在手术前 1 天或更早开始。在手术当天开始治疗与卒中和死亡率的增加有关[26]。在医院,应使用短效口服或静脉 β 受体阻滞剂来实现血流动力学滴定。虽然在使用 β 受体阻滞剂时,血压控制在 140/90mmHg 以下,心率为 60~80 次/min 是合理的,但目前还没有确定具体的血压或心率目标。

他汀类药物

他汀类药物通常被推荐用于动脉粥样硬化和糖尿病患者(见第 45 章和第 48 章)。他们在外科手术中的作用没有那么明确。在一项对 750 名患者的回顾性分析中,10%的患者发生复合终点事件(30 天死亡、心肌梗死和心房颤动),他汀类药物的使用与不良事件减少 45%相关,包括 30 天死亡率下降 5%。除了降低胆固醇的特性,他汀类药物还具有抗炎作用,这可能也会带来益处。NSQIP 研究了 7 777 名接受各种手术的患者,发现他汀类药物的使用与非心脏事件的减少有关,包括呼吸并发症减少 47%,静脉血栓栓塞减少 59%,感染并发症减少 35%[27]。有证据表明,他汀类药物治疗应在围手术期继续进行。Le Manach 和他的同事评估了他汀类药物在血管外科人群中的停用效果。与对照人群相比,停用他汀类药物会导致肌钙蛋白升高两倍以上,而继续应用可使肌钙蛋白释放率降低 40%以上。在已经接受他汀类药物治疗的患者中,一项前瞻性随机试验对 500 名将要接受紧急手术的稳定性冠心病患者,在术前 2 小时随机服用安慰剂或阿托伐他汀(80mg)。在接受他汀类药物治疗的那组患者中,2.4%的患者发生了心源性死亡、心肌梗死或非计划血管再生,而安慰剂组的这一比例为 8%[28]。事实上,对于符合 ACC/AHA 血脂管理指南建议的患者和高危患者,应该考虑开始他汀类药物治疗,因为即使不做手术,这些患者可能也需要这一治疗。

围手术期缺血性评价 2(Perioperative Ischemic Evaluation 2,POISE2),是一个采用 2×2 析因设计的盲法随机试验,允许单独评估低剂量可乐定与安慰剂组和低剂量的阿司匹林与安慰剂在 10 010 例存在动脉粥样硬化疾病或有相关风险的接受非心脏手术的患者中的作用。低剂量的可乐定并没有降低死亡率或非致命性心肌梗死,但与临床重要的低血压和非致命性心搏骤停风险增加有关[29]。服用阿司匹林后,死亡率或非致命性心肌梗死发生率未发生显著变化,但增加了大出血的风险[30]。

两项小型随机试验评估了预防性应用硝酸甘油在减少非心脏手术术后心脏围手术期并发症中的潜在保护作用。这两项研究都未证实预防使用硝酸甘油有任何益处。由于预防性应用硝酸甘油对血流动力学有较大影响,而且它在预防心肌梗死或心脏性死亡上的作用仍然未知,因此数据不支持其常规使用。

目前正在进行的一项大型试验可能会在不久的将来影响非心脏手术患者的管理。非心脏手术后心肌损伤试验的管理(MANAGE)包含一个 2×2 析因设计试验,分别测试达比加群的和奥美拉唑在肌钙蛋白或 CK-MB 升高且有缺血证据或没有其他可以解释生物标志物升高原因的接受非心脏外科手术患者中的保护作用。

非药物干预

体温

如指南所述,Frank 和同事完成了一个随机临床试验去测试局麻与全身麻醉对下肢血管旁路手术的影响,他们发现低体温(温度<35℃)与心肌缺血有关。随后,他们对 300 名高风险患者进行了试验,这些患者接受了一系列不同的中高风险手术,并被随机分配到常规护理组或保持正常体温组。他们观察到,术后 24 小时心脏围手术期发病率和死亡率在正常体温组均显著降低。

心电图、血流动力学和超声心动图监测

如前所述,多项研究证实了围手术期心电图 ST 段改变对主要心脏事件的预测价值。此外,围手术期 ST 的持续时间(累积或持续)的变化强烈预示着不良预后。因此,在高危患者的术中和 ICU 护理期间,对心电图 ST 段的监测已成为标准。然而,ST 段的变化也可能在低到中等风险的患者中发生。这些变化可能不能反映真实的心肌缺血,正如最近的一系列研究表明的那样。

术后患者在病房内或不接受监护时发生心脏事件的风险最大。很少有研究测试 ST 段远程监测在围手术期的有效性。早期治疗延长的 ST 段改变是否能改善预后目前仍未有定论。

在非心脏手术中,肺动脉(pulmonary artery,PA)置管的价值一直存在争议。一些小型的随机试验并没有显示在主动脉手术中监测到的患者的主要心脏发病率和死亡率有明显的降低。在一项大规模的队列研究中,Polanczyk 和同事[31]发现,与没有导管的患者进行倾向性评分相匹配的配有 PA 导管的患者也没有显示出明显的益处。事实上,他们观察到在导管组中充血性心力衰竭和非心脏不良结局的发生率增加。1 994 名接受紧急或选择性大手术的患者被随机分配到由 PA 导管引导的目标导向治疗组或不使用 PA 导管的标准治疗组。两组生存率无差异,但导管组肺栓塞发生率高于标准治疗组。因此,目前的证据并不支持对接受主要非心脏手术的高危患者常规使用 PA 导管。确定这些结果是否适用于高危血管外科人群,以及在特定的临床情况下 PA 导管使用是否能提供益处,将需要进一步的工作。

经食管超声心动图(transesophageal echocardiography,TEE)是评估术中心功能的另一种方法。该工具可灵敏地监测术中室壁活动异常和血流状态。在主动脉钳闭术的患者中,TEE 检测术中缺血的灵敏度明显优于心电图监测。对于非心脏手术,一项针对 TEE、2 导联心电图和 12 导联心电图的研究表明,TEE 在 2 导联心电图上的附加价值最小。尽管如此,TEE 监测在指导液体状况和心肌功能不确定的患者的血流动力学治疗方面可能是有价值的。

输血阈值

在高危非心脏手术患者中,启动输血时的最佳血红蛋白水平有很多争议。没有随机试验评估最优输血门槛,尽管有很多非注册证据存在。在 ICU 中对输血触发因素进行的大规模试验并没有记录到当血红蛋白浓度低于 7g/dl 作为输血阈值时,发病率或死

亡率会上升，但在缺血性心脏病患者中出现了发病率上升的趋势。在 FOCUS(Transfusion Trigger Trial for Functional Outcomes in Cardiovascular Patients Undergoing Surgical Hip Fracture Repai，在接受髋部骨折修复手术的患者中为功能改善而行的输血触发试验)试验中，Carson 和同事[32]将髋部骨折患者随机分为自由输血策略(血红蛋白阈值 10g/dl)或限制性输血策略(出现贫血的症状或在血红蛋白水平<8g/dl 时由医生裁决)。在为期 60 天的随访中，与限制性输血策略相比，自由输血策略未降低患者死亡率或无独立行走能力的发生率，也未降低高心血管风险老年患者的住院率。输血的影响可能取决于贫血的急缓和严重程度。Smilowitz 和同事[33]随访了 3 050 名整形外科术后的患者。在这个队列中，贫血、出血和输血与长期死亡率独立相关。有趣的是，输血的影响因贫血的严重程度而减弱。对于无贫血的患者，输血可使危险比(hazard ratio，HR)提高 4.4 倍；轻度贫血患者的 HR 仅为 2.3 倍；对于中度/重度贫血(血红蛋白<11g/dl)的患者，则带来益处，HR 为 0.81。这些数据表明，对于接受非心脏手术的患者，限制性输血策略可能是最有益的。

结论

在非心脏手术患者的围手术期管理中，有 3 个趋势是值得注意的：①心肌梗死和心血管死亡的比率在下降；②非心血管死亡现在占围手术期死亡的大部分；③支持当前管理实践的证据基础继续迅速增长。随着总死亡率风险随着时间的推移而下降，术前评估的未来目标将是识别临床隐性风险增加的患者，并设计和测试干预措施以降低这种风险。此外，术前风险评估将越来越有助于确定手术的长期获益是否大于围手术期风险。生物标志物的预测价值和针对生物标志物升高的治疗措施、新型药物治疗和术前康复(预康复)目前正在研究中，可能是围手术期管理的下一个前沿领域。

(高稳 译，金波 校)

参考文献

We refer the reader to older references mentioned in the text to the bibliography of the guideline cited in reference 1 below.

1. Fleisher LA, Fleischmann KE, Auerbach AD, et al. 2014 ACC/AHA guideline on perioperative cardiovascular evaluation and management of patients undergoing noncardiac surgery: a report of the American College of Cardiology/American Heart Association Task Force on Practice Guidelines. *J Am Coll Cardiol.* 2014;64:e77–e137.
2. Kristensen SD, Knuuti J, Saraste A, et al. 2014 ESC/ESA Guidelines on non-cardiac surgery: cardiovascular assessment and management: The Joint Task Force on Non-Cardiac Surgery: Cardiovascular Assessment and Management of the European Society of Cardiology (ESC) and the European Society of Anaesthesiology (ESA). *Eur Heart J.* 2014;35:2383–2431.
3. Finks JF, Osborne NH, Birkmeyer JD. Trends in hospital volume and operative mortality for high-risk surgery. *N Engl J Med.* 2011;364:2128–2137.
4. Devereaux PJ, Chan MT, Alonso-Coello P, et al. Association between postoperative troponin levels and 30-day mortality among patients undergoing noncardiac surgery. Vascular Events in Noncardiac Surgery Patients Cohort Evaluation Study I. *JAMA.* 2012;307:2295–2304.
5. Livhits M, Ko CY, Leonardi MJ, et al. Risk of surgery following recent myocardial infarction. *Ann Surg.* 2011;253:857–864.
6. Hallqvist L, Martensson J, Granath F, et al. Intraoperative hypotension is associated with myocardial damage in noncardiac surgery: an observational study. *Eur J Anaesthesiol.* 2016;33:450–456.
7. Van Diepen S, Bakal JA, McAlister FA, Ezekowitz JA. Mortality and readmission of patients with heart failure, atrial fibrillation, or coronary artery disease undergoing noncardiac surgery: an analysis of 38,047 patients. *Circulation.* 2011;124:289–296.
8. Douketis JD, Spyropoulos AC, Kaatz S, et al. Perioperative bridging anticoagulation in patients with atrial fibrillation. *N Engl J Med.* 2015;373:823–833.
9. Maxwell BG, Wong JK, Lobato RL. Perioperative morbidity and mortality after noncardiac surgery in young adults with congenital or early acquired heart disease: a retrospective cohort analysis of the National Surgical Quality Improvement Program database. *Am Surg.* 2014;80:321–326.
10. Gupta PK, Gupta H, Sundaram A, et al. Development and validation of a risk calculator for prediction of cardiac risk after surgery. *Circulation.* 2011;124:381–387.
11. Bilimoria KY, Liu Y, Paruch JL, et al. Development and evaluation of the universal ACS NSQIP surgical risk calculator: a decision aid and informed consent tool for patients and surgeons. *J Am Coll Surg.* 2013;217:833–42.e1-3.
12. Levett DZ, Grocott MP. Cardiopulmonary exercise testing, prehabilitation, and Enhanced Recovery After Surgery (ERAS). *Can J Anaesth.* 2015;62:131–142.
13. Kunst G, Klein AA. Peri-operative anaesthetic myocardial preconditioning and protection: cellular mechanisms and clinical relevance in cardiac anaesthesia. *Anaesthesia.* 2015;70:467–482.
14. Tan M, Law LS, Gan TJ. Optimizing pain management to facilitate Enhanced Recovery After Surgery pathways. *Can J Anaesth.* 2015;62:203–218.
15. Devereaux PJ, Sessler DI. Cardiac complications and major noncardiac surgery. *N Engl J Med.* 2016;374:1394–1395.
16. Devereaux PJ, Xavier D, Pogue J, et al. Characteristics and short-term prognosis of perioperative myocardial infarction in patients undergoing noncardiac surgery: a cohort study. *Ann Intern Med.* 2011;154:523–528.
17. Rodseth RN, Biccard BM, Le Manach Y, et al. The prognostic value of pre-operative and post-operative B-type natriuretic peptides in patients undergoing noncardiac surgery: B-type natriuretic peptide and N-terminal fragment of pro-B-type natriuretic peptide. A systematic review and individual patient data meta-analysis. *J Am Coll Cardiol.* 2014;63:170–180.
18. Oberweis BS, Smilowitz NR, Nukala S, et al. Relation of perioperative elevation of troponin to long-term mortality after orthopedic surgery. *Am J Cardiol.* 2015;115:1643–1648.
19. Bangalore S, Pursnani S, Kumar S, Bagos PG. Percutaneous coronary intervention versus optimal medical therapy for prevention of spontaneous myocardial infarction in subjects with stable ischemic heart disease. *Circulation.* 2013;127:769–781.
20. Levine GN, Bates ER, Bittl JA, et al. 2016 ACC/AHA guideline focused update on duration of dual antiplatelet therapy in patients with coronary artery disease: a report of the American College of Cardiology/American Heart Association Task Force on Clinical Practice Guidelines. *J Am Coll Cardiol.* 2016;68:1082–1115.
21. Wijeysundera DN, Wijeysundera HC, Yun L, et al. Risk of elective major noncardiac surgery after coronary stent insertion: a population-based study. *Circulation.* 2012;126:1355–1362.
22. Bangalore S, Silbaugh TS, Normand SL, et al. Drug-eluting stents versus bare metal stents prior to noncardiac surgery. *Catheter Cardiovasc Interv.* 2015;85:533–541.
23. Hawn MT, Graham LA, Richman JR, et al. The incidence and timing of noncardiac surgery after cardiac stent implantation. *J Am Coll Surg.* 2012;214:658–666, discussion 666-7.
24. Hawn MT, Graham LA, Richman JS, et al. Risk of major adverse cardiac events following noncardiac surgery in patients with coronary stents. *JAMA.* 2013;310:1462–1472.
25. Wijeysundera DN, Duncan D, Nkonde-Price C, et al. Perioperative beta blockade in noncardiac surgery: a systematic review for the 2014 ACC/AHA guideline on perioperative cardiovascular evaluation and management of patients undergoing noncardiac surgery. *J Am Coll Cardiol.* 2014;64:2406–2425.
26. Devereaux PJ, Yang H, Yusuf S, et al. Effects of extended-release metoprolol succinate in patients undergoing non-cardiac surgery (POISE trial): a randomised controlled trial. *Lancet.* 2008;371:1839–1847.
27. Iannuzzi JC, Rickles AS, Kelly KN, et al. Perioperative pleiotropic statin effects in general surgery. *Surgery.* 2014;155:398–407.
28. Xia J, Qu Y, Shen H, Liu X. Patients with stable coronary artery disease receiving chronic statin treatment who are undergoing noncardiac emergency surgery benefit from acute atorvastatin reload. *Cardiology.* 2014;128:285–292.
29. Devereaux PJ, Sessler DI, Leslie K, et al. Clonidine in patients undergoing noncardiac surgery. *N Engl J Med.* 2014;370:1504–1513.
30. Devereaux PJ, Mrkobrada M, Sessler DI, et al. Aspirin in patients undergoing noncardiac surgery. *N Engl J Med.* 2014;370:1494–1503.
31. Polanczyk CA, Rohde LE, Goldman L, et al. Right heart catheterization and cardiac complications in patients undergoing noncardiac surgery: an observational study. *JAMA.* 2001;286:309–314.
32. Carson JL, Terrin ML, Noveck H, et al. Liberal or restrictive transfusion in high-risk patients after hip surgery. *N Engl J Med.* 2011;365:2453–2462.
33. Smilowitz NR, Oberweis BS, Nukala S, et al. Association between anemia, bleeding, and transfusion with long-term mortality following noncardiac surgery. *Am J Med.* 2016;129:315–23.e2.

第12章 心电图

DAVID M. MIRVIS AND ARY L. GOLDBERGER

正常心电图 120
心房除极和P波 120
房室结传导和PR段 121
心室除极和QRS波 121
正常变异 124
异常心电图 125
心房异常 125
心室肥大 126
心室内传导延迟或缺陷 129
心肌缺血和梗死 135
药物作用 144
电解质和代谢异常 145
关于心电图解读的临床问题 148
适应证和临床价值 148
阅读技能 148
技术误差 148
计算机解读 148
未来前景 149
参考文献 149

自从1901年Einthoven发明弦线检流计以来，心电图(electrocardiogram,ECG)的技术和临床价值不断发展。到1910年，心电图已从研究室发展到临床，并很快成为最常用的心脏诊断试验。尽管其他技术已经发展到可以评估心脏结构和机械功能，但心电图仍是评价心脏电活动的基本方法。本章节概述了成人最常见心电图诊断的标准及运用。

基本原则

心电图是一系列复杂的生理和技术过程的最终结果。首先，跨膜离子电流是由跨细胞膜和相邻细胞之间的离子通量产生的(见第34章)。这些电流在心脏除极及复极过程中同步，在心脏内部及周围产生具有生理意义的时变电场。当这个电场通过肺、血液和骨骼肌等其他组织时，就会发生变化。

放置在四肢及躯干特定部位的电极可以检测出到达皮肤的电流。这些电极(传感器)经设置产生导联。各导联的输出经放大、过滤、数字化、存储和显示，从而产生心电图记录。这些信号通常被模式识别软件处理后产生初步解读，其结果需临床医生认真审核。

心脏电场的产生

除极时的离子电流及心脏电场。跨膜离子电流(见第34章)最终负责将电位记录为心电图。像典型的心肌动作电位过程中，当沿着心肌纤维的各点被激活时，跨膜点位的极性就会从负极变为阳极。这样，心肌纤维中已经被激活的位点具有正跨膜点位(即，细胞内相对于细胞外为正的)，而更多处于静止状态的远端位点具有负跨膜点位(即，细胞内相对于细胞外为负的)。

这种沿着心肌纤维的极性的反转就产生了从已激活部位流向心肌纤维远端未激活部位的正电电流。当多个相邻的心肌纤维激活时，会产生一个沿着除极方向移动的激动波阵面，并会产生一个正电位在前和负电位在后的电场。

当除极波阵面朝向电极时可以感知到正的电位，而在背对时感知负的电位。电极在各点记录到的电位的大小正比于细胞内电位的平均变化速度，后者取决于动作电位的形态；正比于波阵面的大小；反比于除极波阵面到记录点距离的平方；正比于除极方向和除极部位到记录点连线夹角的余弦。因此，如果除极方向直接朝向电极，那么除极方向到电极位置的夹角为0(即，余弦值为1)，电极感知到的电压值为最大。相反，如果除极方向直接垂直于该方向(余弦值为0)，电极感知到的电压值为0。

复极过程中心脏电场的产生。复极过程中的心脏电场与除极过程在几个方面有重要区别。首先，细胞间的电位梯度和复极过程中的电流方向和除极过程是相反的。随着细胞的复极，细胞内的电位逐渐变为负值。对于一个心肌纤维，复极化程度高的区域内细胞内电位较邻近复极化程度低的区域更低。这样，细胞内电流从复极化程度低的部位流向复极化程度高的部位。因而，复极波阵面的方向相反于除极波阵面。

复极波阵面的强度也有别于除极波阵面。如前所述，波阵面的强度正比于跨膜电位的变化速度。复极过程中动作电位跨膜电位的变化速度明显慢于除极过程，因而，复极过程中的波阵面强度也弱于除极过程。

除极波阵面和复极波阵面的移动速度是除极和复极过程之间的第三个区别。除极过程很迅速(持续时间短至1毫秒)，并且只发生在沿心肌纤维的一小段距离。相比之下，复极过程持续100毫秒或更长时间，且同时发生在心脏的大部分区域。

这些特征导致了除极和复极过程在心电图上的差异。在其他所有因素相同的情况下(这一假设通常是不正确的，后面将会描述)，具有相同复极特性的心肌纤维在复极过程中所产生的心电图波形，较除极过程具有相反的极性、较低的振幅和较长的时限。

透射因素的影响。除极和复极电场产生于复杂的三维物理环境中，并受其影响。这些透射因素包括心脏本身及周围器官、组织的生化特性。

最重要的心脏因素是心肌纤维之间的结缔组织阻碍了相邻纤维之间的有效电偶联。在纤维结缔组织很少或没有介入的情况下，其波形较窄，轮廓也较平滑，而异常纤维化的组织所记录到的波形较长，且有时出现明显的切迹。

心脏外的因素包括激动区域和体表之间的所有组织和结构的影响，包括心内血液、肺、骨骼肌、皮下脂肪和皮肤。由于躯干内相邻组织间电阻率的不同，从而改变了心脏电场的强度和方向。例如，心内血液的电阻率(约160Ωcm)比肺低得多(~2150Ωcm)。

物理因素也反映了物理学的基本定律。电位大小与心脏至记录电极之间的距离的平方成比例变化。这个原则的一个结果是心脏在胸腔内的偏心会影响体表波形。右心室和左心室前间壁比左心室其他部分及心房更靠近前胸壁。因此，心电图电位在前胸壁高于后胸壁，左室前壁投影到胸壁的波形的大小也较后壁区域更高。

影响心脏信号记录的另一个因素是抵消。当同时激动的两个或更多的波阵面在除极(或复极)过程中具有不同的方向时，电极记录到的波阵面矢量可能相互增强(如果方向相同)或相互抵消(如果方向相反)。这一因素的作用显著。心电图所记录到的QRS波和ST-T段中，多达90%的心电活动被抵消作用所掩盖。

受这些透射因素的影响，体表电位：①其振幅仅为跨膜电位的1%；②形态光滑，因此与潜在的心脏事件只存在粗略的空间关系；③较其他心脏区域，优先反映某些区域的电活动；④仅反映总心电活动有限的部分。

电极及导联系统

电极特性。标准的临床心电图记录来自每一个放置在肢体的电极和6个胸部的电极。连接这些电极形成的导联可以记录两个电极之间的电位差。一个电极被指定为正极,其电位减去另一个电极(负极)的电位从而获得双极电位。两个电极的实际电位都无法获得,只能记录到二者间的差值。

在某些情况下,如下文所述,多个电极被连接在一起形成双极导联的负极。这种电极网络通常被称为参考电极,后者可以记录作为正极的单个电极(检测电极)和参考电极之间的电位差。

临床心电图采用12导联:3个标准肢体导联(Ⅰ导联、Ⅱ导联和Ⅲ导联)、6个胸导联(V1~V6导联),以及3个加压肢体导联(aVR导联、aVL导联和aVF导联)。各电极的摆放位置及各导联正负极的定义详见表12.1。

表12.1 标准12导联心电图和附加导联的电极位置和导联连接方式

导联类型	正极输入端	负极输入端
标准肢体导联*		
Ⅰ	左上肢	右上肢
Ⅱ	左下肢	右上肢
Ⅲ	左下肢	左上肢
加压肢体导联		
aVR	右上肢	左上肢+左下肢
aVL	左上肢	右上肢+左下肢
aVF	左下肢	左上肢+右上肢
胸前导联†		
V_1	胸骨右缘,第四肋间	威尔逊中心终端
V_2	胸骨左缘,第四肋间	威尔逊中心终端
V_3	V_2和V_4连线的中点	威尔逊中心终端
V_4	左侧锁骨中线第5肋间	威尔逊中心终端
V_5	左侧腋前线与V_4平齐	威尔逊中心终端
V_6	左侧腋中线与V_4平齐	威尔逊中心终端
V_7	腋后线与V_4平齐	威尔逊中心终端
V_8	肩胛线与V_4平齐	威尔逊中心终端
V_9	左侧脊柱旁线与V_4平齐	威尔逊中心终端

*肢体电极应该放置在手腕和脚踝附近,或者至少在肩膀和臀部的远端。

†右侧胸前导联V_3R至V_6R置于右侧胸壁的镜像位置。

标准肢体导联。标准肢体导联记录两个肢体间的电位差(详见表12.1和图12.1)。Ⅰ导联记录左上肢(正极)和右上肢(负极)之间的电位差;Ⅱ导联记录左下肢(正极)和右上肢(负极)之间的电位差;Ⅲ导联记录左下肢(正极)和左上肢(负极)之间的电位差。右下肢的电极作为参考电极可以减少干扰,但不包括在导联设置中。

各导联间的相连可表示为从负极指向正极的矢量。这些矢量构成的三角形称为Einthoven三角,其中Ⅱ导联的电位等于Ⅰ导联和Ⅲ导联电位的矢量和,即:

$$\text{Ⅰ}+\text{Ⅲ}=\text{Ⅱ}$$

胸导联和威尔逊中心终端:胸导联记录了躯干6个特定位点(图12.1左下图)相对于参考电位的电位。为此,在前胸壁6个位点各放置了一根同记录系统的正极相连的检测电极(图12.1,右下图)。负极端则为3个肢体导联电位的平均值,称为威尔逊中心终端(Wilson central terminal,WCT)。

各胸导联电位可表述为:

$$Vi=Ei-WCT$$

其中

$$WCT=(LA+LL+RA)/3$$

Vi为胸导联i记录的电位,Ei为检测电极在Vi导联感知的电压,WCT为威尔逊中心终端的电位。

威尔逊中心终端记录的电位在心动周期中保持相对恒定,而各胸导联的输出主要由该位点电位随时间的变化决定*[1]。因此,这些导联记录的电位优先反映靠近电极的心脏区域的活动,而较远心脏区域产生的电位则贡献较小。

加压肢体导联。3个加压肢体导联分别为aVR、aVL和aVF导联。其中,aVR导联的正极为右上肢电极(图12.2),aVL导联的正极的左上肢电极,aVF导联的正极则为左下肢电极。各导联的参考电位是通过连接其余两个未被用作检测电极的肢体电极而形成的。例如,对于aVL导联,检测电极位于左上肢,其参考电位即为右上肢和左下肢电极的联合输出。

因此,

$$aVR=RA-(LA+LL)/2$$
$$aVL=LA-(RA+LL)/2$$

以及

$$aVF=LL-(RA+LA)/2$$

经改进的参考系统产生了比全威尔逊中心终端作为参考电极更大的振幅信号。当使用威尔逊中心终端时,输出较小,部分原因是因为同一电极电位被同时纳入了检测电位和参考电位。消除这种重叠理论上可使振幅增加50%。

3个标准肢体导联和3个加压肢体导联位于躯干的额面。6个胸前导联位于胸腔的水平面。

12导联通常根据最敏感的心脏区域进行分组。文献中提供了多种分类方法的定义。例如,前壁导联被定义为包括V_1至V_4或者仅有V_2和V_3,而Ⅰ导联和aVL导联被描述为侧壁或基底部前壁。这些设定并非特指,专家委员会亦不推荐将他们用来进行心电图的解读,除非用来预测某些类型的心肌梗死的部位[2]。

其他导联系统。其他经常使用的导联系统还包括位于右胸壁的额外导联,用于评估右心室的异常,例如右室心肌梗死[2],以及躯干左后侧(见图12.1)的导联用于发现急性后壁心肌梗死。躯干前侧的导联摆放位置高于正常时可用于对Burgada波形及其变异等异常进行检测(见第33章和第37章)。

其他的导联放置方式是通过将肢体导联置于躯干以使得运动及长时程监测中设备的移动最小化(见第13章和第35章),而非像推荐的那样置于脚踝和手腕附近。所得到的波形明显不同与标准心电图位点记录到的波形,表现为全导联QRS波和ST-T段的改变。这些差异改变了平均QRS电轴,可能影响心室肥大、心肌梗死等诊断标准的准确性[1]。因此,这些替代的导联设置不应用于记录诊断性心电图。

较少使用的导联系统包括那些设计用来记录向量心电图(VCG)的系统,该系统描述了一个心电向量的方向和强度,代表了整个心动周期中整体的心脏电活动。包括80个或更多电极在内的电极设置可以感知躯干大部分区域的心脏电位,它们被用来显示心脏周期内电位的空间分布和振幅大小。此外,电极可置入食管内用于增强心房电活动的检测能力,例如,在多种心律失常的诊断过程中(见第35章)。

* 胸前导联和加压肢体导联通常被称为"单极"导联。然而,真正的单极导联记录的是一个位点相对于绝对零电位的电势。将这些导联称为单极导联是基于一个不精确的概念,即将威尔逊中心终端看做一个真正的零电位。将这些导联划分为"双极"更严格的反映了参考电极并不位于真正的零电位。

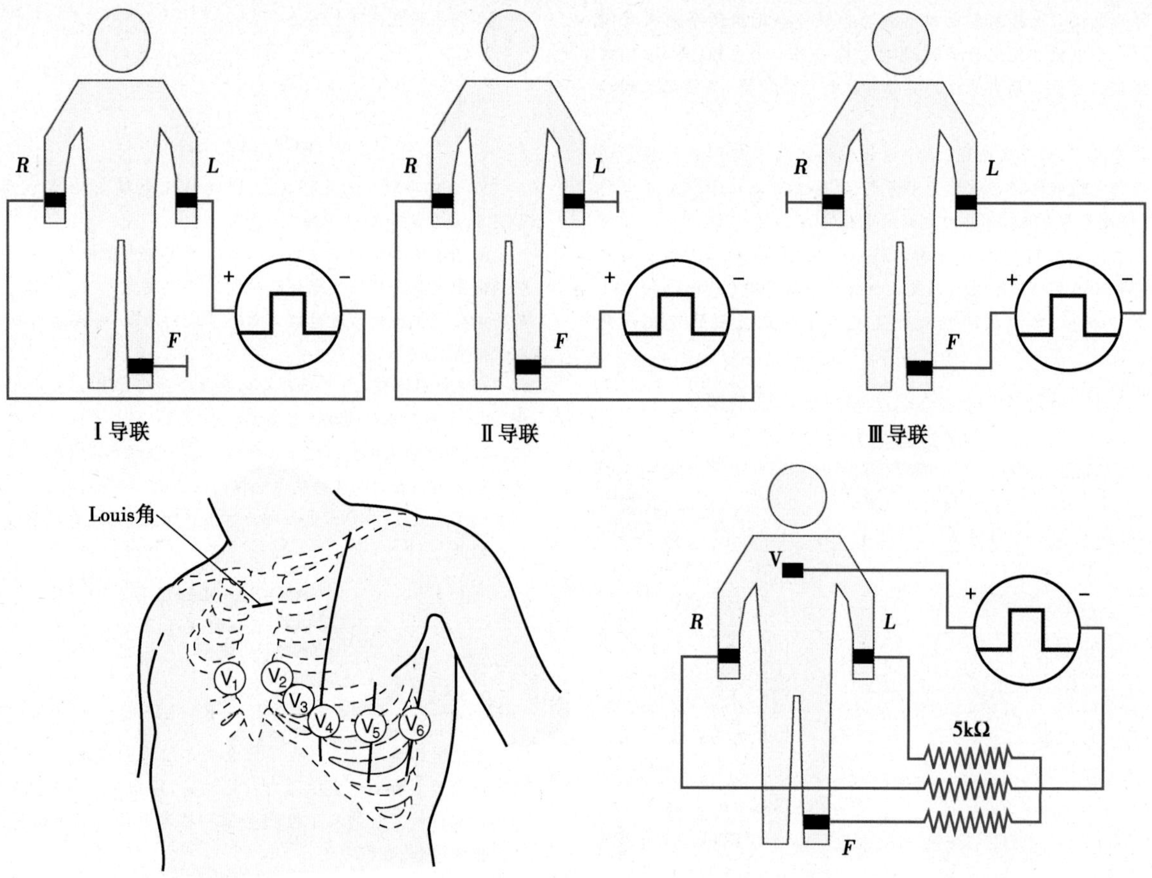

图 12.1 **上**,标准肢体导联:Ⅰ、Ⅱ和Ⅲ和加压肢体导联:aVR、aVL 和 aVF,电极位置分别位于右上肢、左上肢和左下肢。**下**,胸前导联位置及连接方式:左:6 个胸前导联电极(V)位置。右:连接形成威尔逊中心终端以记录一个胸前导联(V)。五千欧姆电阻(5kΩ)连接至每个肢体导联电极以构成威尔逊中心终端

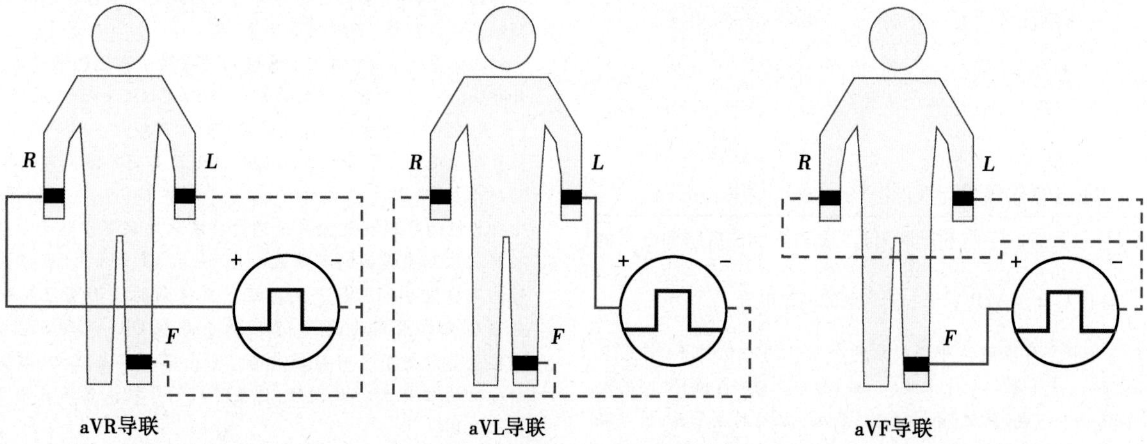

图 12.2 加压肢体导联 aVR、aVL 和 aVF 电极位置及连接方式。虚线表示产生参考电极电位的连接

六轴坐标系及电轴

每一个心电导联代表一个矢量,称为导联向量。如前所述,对于Ⅰ导联、Ⅱ导联和Ⅲ导联,导联向量的方向从负电极指向正电极,就像Ⅰ导联向量的方向从右上肢指向左上肢(图 12.3,左)。对于一个加压肢体导联和一个胸前导联,起源于电轴中点的导联向量通过该点与参考电极相连。也就是说,对于 aVL 导联,心电向量从连接着右上肢和左下肢电极的电轴中点指向左上肢(图 12.3,左)。对于每个胸前导联,导联向量从由三个标准肢体导联形成的三角的中点指向各胸前电极所在位点(图 12.3,右)。

瞬间的心脏活动也可近乎一个单一向量,称为心脏向量,代表所有激活波阵面的矢量和。这个向量的位置、方向及强度随着心脏活动的进展发现瞬时变化。在导联上记录到的波形的振幅等于心脏向量在该导联向量上的投影长度。

6 个额面导联的心电轴经叠加可产生六轴坐标系。如图 12.4 所示,6 个心电轴将额面划分为 12 个部分,每部分对应的角度为 30°。

这种显示方式允许了心脏平均电轴的计算。平均电轴的方向反映了一根理论上的“平均”心肌纤维的除极方向。这个方向由心脏传导系统和心肌的特性所决定。心脏与躯干解剖关系的差异对电轴移位的影响相对较小。

图 12.5 描述了在额面心室除极过程中平均电轴的计算过程。首先,各

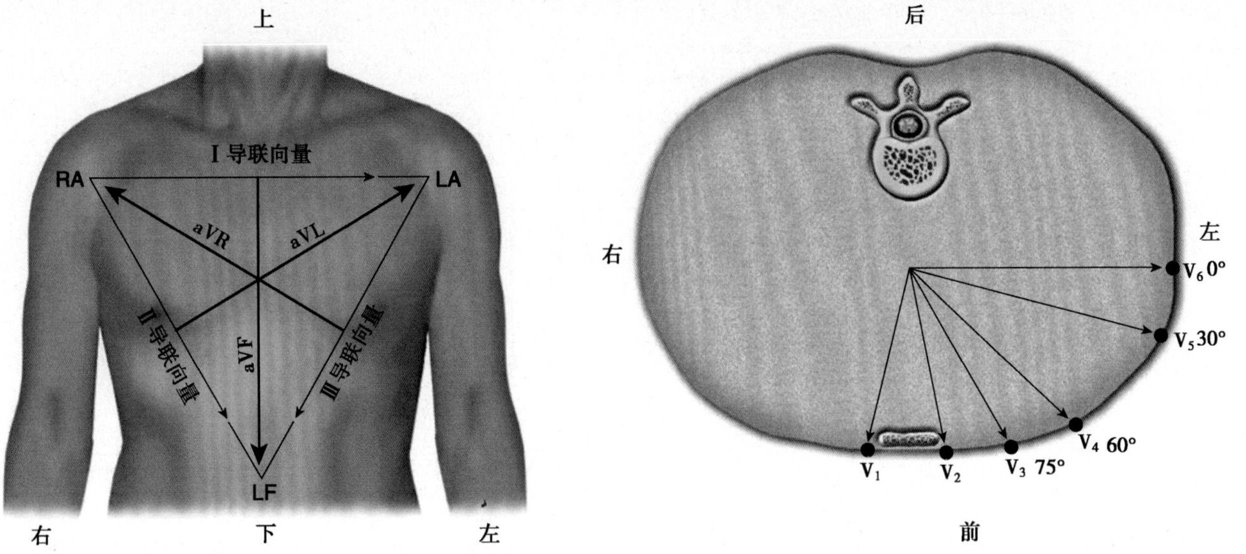

图 12.3　3 个标准肢体导联的导联向量,3 个加压肢体导联(左)和 6 个单极胸前导联(右)。LA,右上肢;LF,左下肢;RA,右上肢

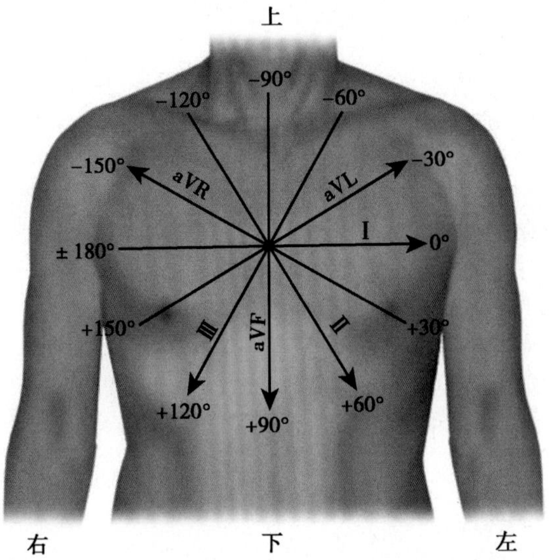

图 12.4　六轴参考系统由 6 个额面导联的导联轴构成。6 个额面导联的导联轴被重新排列,使得其中心彼此重叠。每个电轴的正极端都标有导联的名称

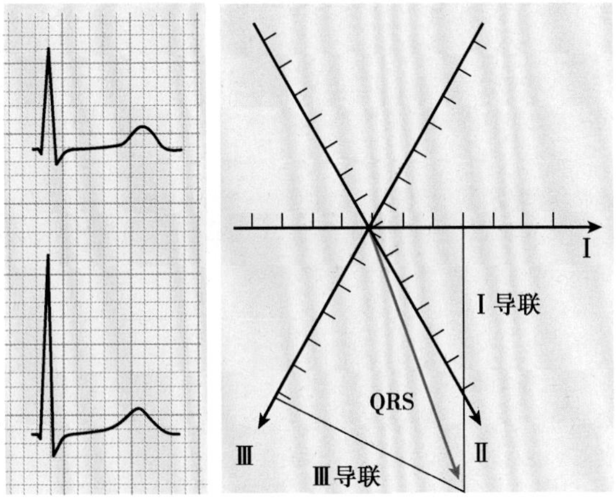

图 12.5　采用Ⅰ和Ⅲ导联 QRS 波曲线下面积计算心室除极期间的平均电轴。将两个导联的面积大小绘制成相应的导联电轴上的向量,平均 QRS 波电轴是这两个向量的矢量和。(引自 Mirvis DM. Electrocardiography: a Physiologic Approach. St Louis: Mosby-Year Book; 1993.)

导联记录到平均电势(即心脏向量)是通过计算 QRS 波曲线下面积来估测的,并以 mV · ms 作为单位。基线以上的部分(TP 段,见后文)被指定为正极,基线以下部分为负极。总面积等于正极和负极两部分面积的总和。

其次,在六轴坐标系中,每个导联中的面积(通常选择两个导联)被表示为一个沿着适当的电轴方向的矢量。平均电轴等于两个向量的和。

Ⅰ导联的电轴指向其正极端,也就是说,从右上肢直接指向左上肢,被定义为在 0°方向。从这个零水平向顺时针方向的电轴被赋值为正值,而逆时针方向的电轴被赋值为赋值,下面将进一步讨论。

水平面上心室除极的平均电轴可以通过曲线下面积及 6 个胸前导联电轴以类似的方法计算获得(图 12.3,右)。沿 V6 导联电轴的水平面电轴被赋值为 0°,而越指向前方的电轴被赋予正值。

这个方法也可以用于计算其他心脏活动阶段的平均电轴。因此,心房除极时的平均向量用 P 波下面积表示,心室复极时的平均向量用 ST-T 段下的面积表示。

心电图处理和显示系统

使用计算机系统进行心电图记录包括以下几个步骤:①信号采集;②数据转换、波形识别和特征提取;③诊断分类;④显示最终心电图。

信号采集。信号采集包括放大所记录的信号,将模拟信号转换成数字形式,以及对信号进行滤波以减少干扰。常规心电图的标准放大增益为 1 000。较低(例如,500 或半标准)或较高(例如,2 000 或双倍标准)的增益可分别用于补偿异常大信号或异常小信号。

模拟信号以每秒 1 000 个样本(1 000Hz)的速率转换成数字形式,最高可达 15 000Hz。采样率过低可能会错过短暂的高频信号,如 QRS 波形中的切迹或起搏钉,并可能导致波形的改变。采样速率过快可能会引入一些人为因素,包括高频噪声,并会产生过多的数据,从而需要大量的数字存储容量。

心电图电位须经过滤以减少不必要的,失真的信号。低通滤波器减少了高频交互引起的失真,例如,肌肉震颤和附近的电子设备;高通滤波器减少身体运动或呼吸的影响,对于常规心电图,由专家组指定的标准要求成年人的总带宽为 0.05~150Hz。更窄的过滤器设置,如 1~30Hz,通常用于心律监测,可减少运动和呼吸相关的基线漂移,但可能导致 QRS 波形和 ST-T 段显著的失真(包括时限、振幅以及 Q 波形态)。

心电图信号放大器包括一个输入端和输出端之间的电容，它们之间是电容耦合的。心电图可以被建模为一个时变或交变（alternating current，AC）信号产生的波形在直流电（direct current，DC）基线上的叠加。电容耦合可阻断像电极接界产生的不必要的直流电位，同时允许负责波形的交流电的流入。然而，从最终结果中去除直流电位意味着心电图电位不能根据体外参考水平（例如，地电势）进行校准。临床心电图电位是根据与另一部分作为基线的波形进行对比后测量的。起始于上一个心动周期 T 波的终点到下一个心动周期 P 波终点的 TP 段常被用作合适的心电图内部基线（例如，用作测量 ST 段的改变）。

数据转换、波形识别和特征提取。每个导联记录了多个心动周期，经电子方式叠加后形成各导联代表性的搏动。这减少了搏动间的细微变化对波形的影响以及随机干扰。此外，各导联的平均心电图经相互叠加可用于测量心动周期间隔。

诊断分类。这些测量结果用特定的诊断标准进行对比后建立心电图的解释。目前已提出了一个首选诊断语句的词典。在某些情况，诊断标准来源于生理构造，是诊断的唯一依据，并无解剖学或功能学相关性。例如室内传导阻滞的诊断标准不参照解剖学标准。

对于其他诊断，其标准基于在大量人群中进行的解剖或生理检查和心电图测量之间的统计学相关性（例如，心室肥大的心电图诊断标准）。对于这种以人群为基础的标准，诊断并不是绝对的，而是代表了在特定心电图发现存在与否的基础上，一个结构异常发生的统计学概率。因为研究的人群可能的不同，以及分析中心电图和结构测量可能的差异，从而为常见的临床情况发展出了许多准确性差异很大的诊断标准。

显示。心脏电位最常显示为经典的标量心电图，它将每个导联记录的电位描述为时间的函数。振幅显示在每格 0.1mV/mm 的纵轴上，时间显示在每个 40ms/mm 的横轴上。导联一般依次分为 3 组：3 个标准肢体导联，3 个加压肢体导联，6 个胸前导联。

其他可供选择的显示形式还包括在将 6 个肢体导联依次显示在额面坐标系中[4]（图 12.4）。除此之外，aVR 导联的极性为反向。基于这个方案，波形的顺序如下：aVL 导联、Ⅰ导联、反向 aVR 导联、Ⅱ导联、aVF 导联和Ⅲ导联。该系统的优势包括将这些导联顺次排列在额面坐标系后便于电轴的评估，以及通过反转导联极性强调 aVR 导联上各异常表现的相关性。

正常心电图

图 12.6 显示了构成标准心电图的波形及间期，而图 12.7 显示了一份正常的 12 导联心电图。P 波产生于心房的激动，PR 间期反映了房室传导时间，QRS 波形产生于双室的除极活动，ST-T 段反映了心室的复极过程。

表 12.2 列举了心电图中不同间期及波形经典的正常值范围。这些范围反映了个体内和个体间在心电图图形上的重要差异。个体可能因为技术问题（例如，电极位置的变化）或生理效应（例如，姿势、体温、饮食或心率）的影响，在心电图记录时出现不同日期、小时，甚至分钟间的差异。

表 12.2 成人心电图波形时限和间期的正常值

波形或间期	时限/ms
P 波时限	<120
PR 间期	<200
QRS 波时限	<110~120*
QT 间期（校正）	≤440~450*

*有关进一步讨论，请参见正文。

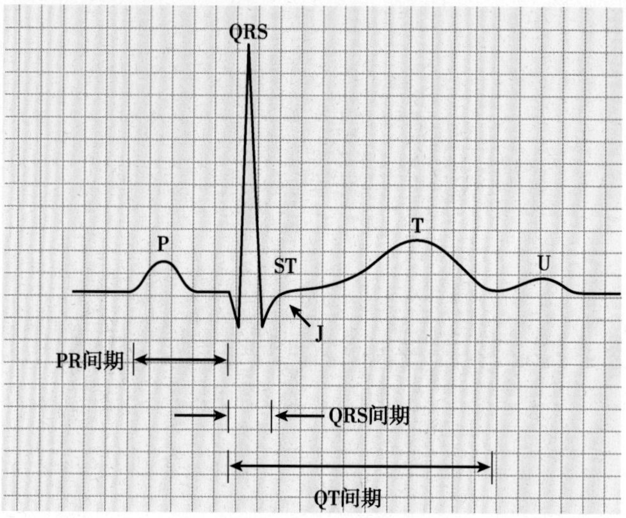

图 12.6 一份正常心电图的波形和间期。（引自 Goldberger AL，Goldberger ZD，Shvilkin S. Goldberger's Clinical Electrocardiography：a Simplified Approach. 9th ed. Philadelphia：Saunders；2017.）

个体间的差异可能反映在年龄、性别、种族、身体习性、心脏方向和生理等方面。例如，在社区动脉粥样硬化风险研究（Atherosclerosis Risk in Communities，ARIC）中发现，心室复极相关的 QT 间期和 ST-T 段振幅在男性和女性之间，以及白种人和非裔美国人之间在存在明显差异[5]。在 V_1 和 V_2 导联观察到的 ST 段抬高的上限值，白人男性比白人女性高 50μV，而非裔美国人要比白人男性高几乎 100μV。

各亚组人群间的差异提示，为所有个体采用单一的正常值范围并非合适，并且可能导致误诊。计算机化的心电图解释可能便于为基于年龄、性别和种族等因素的不同人群亚组识别和运用不同的诊断标准。

心房除极和 P 波

心房除极

心房除极起始于窦房结内或附近的心房起搏复合体内产生的冲动（见第 34 章）。一旦冲动离开这个起搏点，心房激动便向前传导至低位右心房，向下传导至房室结和室间隔上部。

左心房除极最常通过 Bachmann 纤维的传导发生于右心房之后，该纤维从右心房前方延伸至左心房上肺静脉附近。双房的共同除极发生于整个心房除极的中段，而左心房于右心房除极结束后继续除极。

正常 P 波

正常的 P 波反映了这些除极模式。因此，P 波在Ⅱ导联，以及通常在Ⅰ导联、aVL 导联和 aVF 导联直立，反映了窦性心律时除极的方向指向左下方。这对应于 P 波的平均额面电轴约为 60°。在 aVL 导联和Ⅲ导联 P 波可直立或倒置，这取决于 P 波平均电轴的准确方向。

在水平面，右心房的早期除极产生了一个主要朝向前方的 P 波。随后，当除极传导至左心房时转为向左和向下的方向。因此，P 波在右侧胸前导联通常是直立的。在 V_1 导联和（有时）V_2 导联 P 波可能呈正负双向。P 波在更为外侧的导联为直立，反映了从

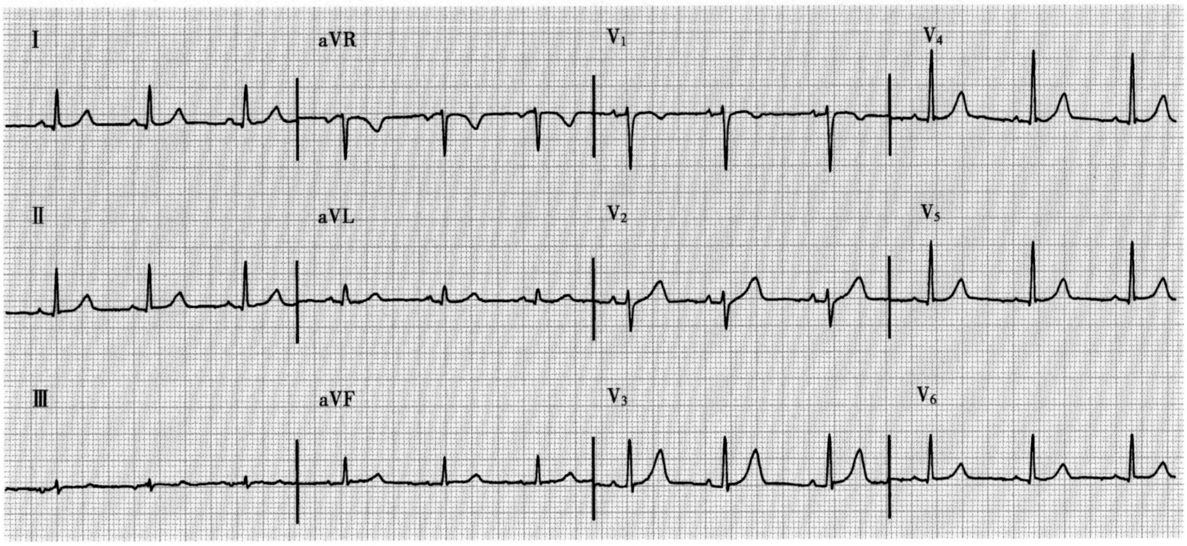

图 12.7 一份48岁女性的正常心电图。垂直线表示时间间期，其间隔为40ms。水平线表示电压振幅，其间隔为0.1mV。每条轴线上的第5条线都标为暗色。心率约为76次/min(呼吸性窦性心律失常引起生理性变化)。PR间期、QRS波和QTc时限分别为140、84和400ms；平均QRS波电轴约为+35°

右向左的除极波阵面传导。这种模式的变化可能反映了心房间传导通路的不同(见后文)。

正常P波宽度的上限通常设定为120毫秒，在P波最宽的导联进行测量。在肢体导联中其高度正常不超过0.25mV；右侧胸前导联终末负向波的深度正常不超过0.1mV。

心房复极

心房复极过程产生的电位由于振幅太低(通常小于100μV)以及可能重叠在振幅更高的QRS波而不出现在心电图中。在房室传导阻滞可能观察到一个振幅较低且与P波极性相反的波(Ta波)。PR段的变化对运动试验中ST段的影响具有特殊意义，并且是急性心包炎(见第83章)或心房梗死(见第58章和第59章)的一个重要标志。

心率变异性

对于逐次心跳间的变化和相关动力学的分析，称为心率变异性，可以深入了解自主神经调控机制及其与衰老、疾病和药物作用间的相互影响(见第35章和第36章)。例如，相对高频率的波动(0.15~0.4Hz)主要由迷走神经调节，比如在吸气时心率加快，在呼气时则减慢。静息状态下这种呼吸性窦性心律失常的衰减是生理衰老的标志之一，同时也可发生于糖尿病、心力衰竭以及其他广泛的自主调节功能异常的情况。心率相对低频率(0.05~0.4Hz)的生理震荡似乎是由交感神经和副交感的神经相互作用共同调控的。为了分析心率变异性及其与其他生理信号的相互作用，人们开发了多种互补的信号处理技术，包括时域统计学、基于谱方法的频域技术，以及从非线性动力学和复杂系统理论中衍生出来的新型计算工具[6]。然而，特异性的自主神经效应之间的关系(例如，交感-迷走神经平衡)并不能可靠地从低频和高频成分的比值进行推断。

房室结传导和PR段

PR段通常是从P波终点到QRS波起点的等电区域。它组成了PR间期的一部分，后者从P波的开始延伸至QRS波的开始。成人正常的PR间期为120~200毫秒，须以各导联中最短的PR间期表示(以免遗漏各种预激综合征)(见第37章)。

PR段是联系心房除极和心室除极的时间桥。这个时间段包括心房复极、房室结内的缓慢传导以及心室传导系统内的快速传导。这一段止于存在足够量的心室肌除极以启动QRS波时。

PR段呈等电状态的原因是心房复极产生并通过传导系统的电位过小，以至于不能在体表被临床心电图仪的放大器增益所检测。但通过置于希氏束附近室间隔基底段的腔内电极可以记录到传导系统中的这些信号(见第35章)。

心室除极和QRS波

正常的心室除极是一个复杂的过程，依赖于左右心室特异的传导系统和心室肌在生理和解剖上的相互作用关系。

心室除极心室除极(及QRS波)实际上是双心室心内膜除极和整个心室壁除极的净产物。内膜下除依赖于希氏-浦肯野纤维的解剖学分布和生理特性。这个树状系统广泛分布的分支内的快速传导使得多个心内膜位点快速且同步的除极，并在几毫秒内使双心室大部分的心内膜表面复极。

图12.8所示的左心室心内膜除极顺序从3个位点开始：①左心室的前侧壁；②左心室的后侧壁；③室间隔左侧的中点。这些位点对应于左束支的穿入部位。

室间隔的除极始于左侧，除极方向为从左到右和从顶部到基底段。这些前壁和下壁除极起始点的波阵面优先移至并激活左心室前壁和侧壁。左心室后壁基底段为最晚除极部分。

右心室心内膜的激活起始于前侧乳头肌附近右束支穿入点的附近，并传导至游离壁。最后除极的区域为肺圆锥和右心室的后壁基底段。

因此，在左右心室，整个心内膜除极形式均起始于室间隔表面并移至顶部，然后以顶部至基底的方向，环绕游离壁至基底段区域。

然后，除极过程从心内膜转移至心外膜。心内膜的激动起始于浦肯野纤维和心室肌的连接处，激动以肌细胞-肌细胞的传导方式倾斜地移至心外膜。双心室的大部分区域通常是同步除极的，如前所述，这导致了所产生的电势被显著抵消。

正常QRS波

QRS波是由构成复合波的波序列来描述的。初始的负向波称

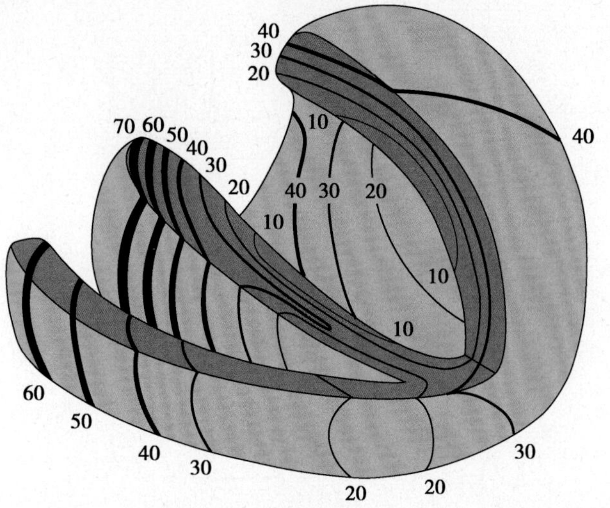

图 12.8 左右心室正常的除极顺序。图中移去了部分的左右心室，使得心室的心内膜面和室间隔可见。等时线连接了心室除极启动后同时激动的位点。（引自 Durrer D. Electrical aspects of human cardiac activity：a clinical-physiological approach to excitation and stimulation. Cardiovasc Res 1968；2：1.）

为 Q 波，首个正向波称为 R 波，其后第一个负向波称为 S 波。如果 S 波之后存在第二个直立波，则称为 R'波。高的波形以大写字母表示，而小的波形则以小写字母表示。单向的负向复合波称为 QS 波。因此，例如，如果整个的 QRS 复合波包括一个初始的小负向波（q 波），然后是高耸的直立波（R 波）和深倒的负向波（S 波），那么它可以被描述为 qRS 波。在一个 RSr'波形中，起始的高的 R 波和深的 S 波之后接着小的直立 r'波。在每一种情况下，波形的偏转必须跨越基线才能成为独立的波。

没有跨越基线的波形的改变形成切迹或顿挫。一个切迹是波形中的突然变异，类似于潜在的波但没有跨越基线。而顿挫是一个在波形斜率或振幅变异率上更加缓慢的变化。这些变异可能反映了心室肥大或心肌梗死相关的瘢痕对光滑的除极波形的干扰。QRS 波起始的顿挫是由于在 Wolff-Parkinson-White 预激综合征时经旁道的心室异常除极所产生的（见第 37 章）。

QRS 波起始段。早先描述的除极复合波可以简化为两种电势，第一种代表室间隔除极，第二种代表左心室游离壁除极（图 12.9）。室间隔的初始除极方向在额面从左向右，在水平面指向前，对应于室间隔在胸腔中的解剖学位置。这个波阵面在电轴向右（aVR 导联）或向前（V1 导联）产生初始的直立波。在电轴向左的导联（Ⅰ、aVL、V_5 和 V_6 导联）初始的负向波被定义间隔 q 波。这些初始电势通常振幅低，持续时间短（时限小于 30 毫秒）。在右侧胸前导联的 QS 波形或以初始为 R 波的Ⅰ、V_5 和 V_6 导联中间隔 q 波的缺失为常见的正常变异，并不与任何心脏疾病相关。

QRS 波中段和后段。接下来的部分反映了左右心室游离壁的除极。因为右心室心肌重量明显低于左心室，绝大多数的右心室产生的电活动被左心室更强的电势所抵消，因而对于正常 QRS 波形的贡献较小。因此，正常 QRS 波可简化为仅代表室间隔和左心室电活动（见图 12.9）。

QRS 波形于心脏位置、传导系统功能及心室的几何机构间的相互关系导致了肢体导联广泛形态的正常 QRS 波形。QRS 波在Ⅱ、Ⅲ、aVF 导联可能呈主波向上的 qR 型、rS 型或者 RS 型。在Ⅰ导联可能记录到一个 qR 型或等电位的 RS 波型。

电轴。广泛形态的 QRS 波形可以参照六轴坐标系进行解释（见图 12.4）。正常成人的 QRS 波平均电轴位于−30°到+90°。如果平均电轴接近 90°，QRS 波在Ⅱ、Ⅲ、aVF 导联呈主波向上的 qR 型；在Ⅰ导联，因为心脏向量垂直于导联电轴，因而可记录到等电位的 RS 波。如果平均电轴接近 0°，波形表现则相反，即：Ⅰ导联和 aVL 导联将呈主波向上的 qR 型，Ⅱ、Ⅲ、aVF 导联则表现为 rS 型或 RS 型。这种变化很大程度上反映传导系统的生理差异，而心脏在胸腔内的解剖学位置的影响作用则很小。

当 QRS 波平均电轴超过+90°时（通常在Ⅰ导联呈 rS 型）表示电轴右偏。电轴位于+90°到+120°时为电轴中度右偏，位于+120 到+180 时为显著右偏。电轴超过−30°时（Ⅱ导联呈 rS 型）表示电轴左偏，在−30°到−45°范围为中度左偏，在−45°到−90°为显著左偏。

电轴位于−90°到−180°时（或等同于+180°到+270°）被称为电轴极度偏移，或者电轴极度右偏。不确定电轴用于当所有肢体导联均呈双向波形（QR 或 RS）时，表明平均电轴与额面垂直。这种表现可能发生于正常变异或多种病理状态（详见后文）。

正常的 QRS 波形在胸前导联遵循从 V_1 导联到 V_6 导联的顺序变化。在 V_1 导联和 V_2 导联，产生于室间隔除极的初始的 r 波紧接表示左室游离壁向左和向后除极的 S 波（即，远离胸前电极的方向）形成 rS 波。

QRS 波形在中段的胸前导联（V_3 导联和 V_4 导联）反映了左室游离壁除极波阵面的移动。它首先靠近检测电极，然后向左和向后转移至左室更偏远的区域并远离电极。波阵面的这一变化顺序使得在它朝电极移动时产生一个 R 波或 r 波，紧接着一个在它远离电极时产生的 S 波，从而形成 rS 波形或 RS 波形。

随着检测电极的进一步左移，由于除极波阵面移至电极正极所需的时间更长，R 波变得更加优势，而 S 波变得更小（或完全消失）。在最左

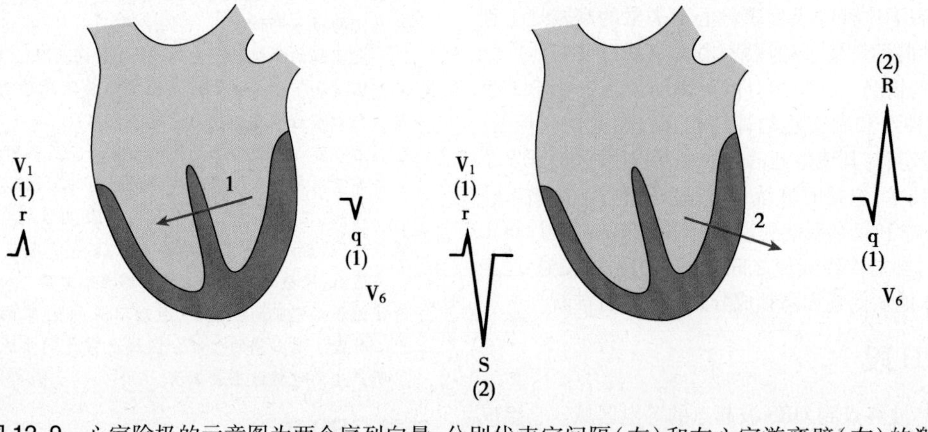

图 12.9 心室除极的示意图为两个序列向量，分别代表室间隔（左）和左心室游离壁（右）的激动。图中显示了 V_1 和 V_6 导联激动各阶段产生的 QRS 波形

端的导联(例如,V_5 和 V_6 导联)的正常波形也包括室间隔 q 波,从而产生一个 qR(或 qRs)波形。

因此,在胸前导联,QRS 复合波的特征为从右侧胸导联的 rS 型到中段胸导联的 RS 型,再到左侧胸导联的 qR 型的连续变化。主波从 S 波转为 R 波的位置称为过渡区。它通常出现在 V_3 导联和 V_4 导联之间。过渡区移至右侧(如 V_2 导联)时为提早过渡,而转移至左侧(如 V_5 或 V_6 导联)时为延迟过渡。

QRS 波振幅、电轴和时限的正常变异与人口统计学及生理因素相关。QRS 波振幅在男性中高于女性,在非裔美国人中要高于其他种族。此外,左心室质量(在正常范围内)影响 QRS 波振幅和时限。振幅超过正常范围是心室肥大和传导异常的特征。QRS 波振幅偏低,即:在所有额面导联 QRS 波振幅均低于 0.5mV,在胸前导联低于 1.0mV,可能是一种正常变异,或者可能为心脏的(例如,大面积心肌梗死、浸润性心肌病、心肌炎等)或心外的(例如,心包积液、全身水肿、慢性阻塞性肺疾病、气胸等)状况的结果。

QRS 波时限

QRS 波时限的正常上限传统的设定在小于 120 毫秒,并在 QRS 波最宽的导联进行测量。最近的流行病学研究表明,QRS 时限的中位数可能更短,男性可低至 100 毫秒,女性则为 92 毫秒[7]。

类本位曲折如前所述,当心室壁的除极电位朝着置于心室游离壁的电极时将记录到一个向上的 R 波。一旦除极波阵面到达心外膜,电极下方的整个心室壁将处于除极状态。此后,当除极在远端心肌继续除极时,电极将记录到负的电位。电位的突然反转产生一个急剧的下坡,即类本位曲折,这接近于电极下心外膜除极的时间。在体表心电图,R 峰时间(R wave peak time)这个术语在使用时有时参照这个子区间。

心室复极和 ST-T 段

心室复极电位的产生 ST-T 段反映了心脏动作电位时程中的平台期(ST 段)和复极末期(T 波)。

ST-T 段的图形取决于两个因素的相互作用:①心肌纤维复极过程中细胞内电流的方向;②心室复极的顺序。如前所述,细胞内的电流在复极过程中从复极化程度低的区域流向复极化程度高的区域,即与除极过程方向相反。

心室复极过程同除极一样,具有一定的几何学模型特征,即在左心室和整个心室壁的不同区域间复极的时间不同。总的来说,复极顺序与除极顺序相反,也就是说,较晚除极的区域有更短的动作电位时程,并较其之前除极的区域提早复极。因此,左心室前壁基底部的动作电位时程短于后壁顶部。同样地,与心内膜相比,心外膜的动作电位时程更短且更早复极。

在每种情况下,复极时间的缩短要比除极延后更为明显,因而产生的净结果是电流从左室基底部和心内膜流向顶部和心外膜。也就是说,复极电流的方向和除极过程同向。

最终的结果是,在正常人,QRS 波和 ST-T 段保持相对一致。也就是说,ST-T 段和 QRS 波具有几乎相同的极性。

证据表明心室各区域间动作电位时程的差异是产生 ST-T 段的主要原因[8],而跨心室壁电位的作用则相对较小。跨心室壁电位的差异可能被假定存在于心室壁中层的细胞或 M 细胞所放大,后者拥有较心内膜或心外膜更长的动作电位时程[9]。在这一模型中,当心外膜先于 M 细胞和心内膜开始复极时,ST-T 段开始出现,电流从心室中层和心内膜流向心外膜。这就启动了 ST-T 段的上升部分,而 T 波的顶峰则对应于心外膜除极的结束。

正常 ST-T 段

正常的 ST-T 段以一个低振幅、缓慢变化的波形(ST 段)开始,逐渐演变为一个更大的波形,即 T 波。ST-T 段起始于结合点或 J 点,该点位于心电图等电位线或其附近(见图 12.7)。通常在 J 点对 ST 段水平进行测量,但在某些情况,如运动平板试验中则采用 J 点后的 40 或 80 毫秒。

ST-T 段的极性通常与前一个 QRS 波的净极性一致。因此,T 波通常在Ⅰ、Ⅱ、aVL、aVF 导联和侧壁胸导联为直立波。正常情况下,在 aVR 导联 T 波倒置,在Ⅲ、V_1 和 V_2 导联则方向可变。

正常 J 点和 ST-T 段的振幅随着种族、性别和年龄的不同而发生变化[5,10]。通常 T 波振幅在 V_2 导联最高,在年轻男性要高于年轻女性,非裔美国人要高于白人。对于 V_2 和 V_3 导联正常 J 点抬高的上限,40 岁以上男性的推荐值为 0.2mV,40 岁以下男性为 0.25mV,女性为 0.15mV。在其他导联,男性和女性的上限推荐值为 0.1mV[10]。然而,更高的水平在正常人也很常见,尤其是在运动员;有报告称,30% 的运动员前壁胸导联的 ST 段抬高可超过 0.2mV[11]。

J 波

J 波是在 QRS 波末端出现的圆顶或驼峰形状的波或切迹,其极性与前一个 QRS 波相同。J 波明显可见于正常变异,也可出现于一些病理状态,例如,低体温综合征(有时称为 Osborn 波),以及一组通常称为 J 波综合征的综合征中。这些综合征包括 Brugada 表现(见第 33 章和第 35 章)和早期复极化表现(详见后文和第 39 章)。目前假设 J 波的产生与心外膜(而非心内膜)动作电位 1 相的明显切迹相关(与一增强的净外向电流有关,Ito),所产生的跨室壁电位差形成了 QRS 波切迹和 ST 段抬高[12]。

U 波

T 波之后可能会有一个额外的低振幅波,称为 U 波。该波的振幅通常低于 0.1mV,通常与前一个 T 波极性相同。U 波振幅在 V_2 和 V_3 导联最高,且常见于心率缓慢时。其电生理机制尚不清楚。相关解释包括处于舒张晚期的心室区域的延迟复极、浦肯野纤维的延迟复极以及心室壁中层 M 细胞的长动作电位时程(假设)。

QT 间期

QT 间期从 QRS 波的起点延伸至 T 波终点。因此,它包括了心室去极化和复极化的总时程,总的来说,反映了心室动作电位时程。

QT 间期的准确测量具有一定的挑战性。难点包括:如何定义 QRS 波的起始点和特别是 T 波的终点,决定使用哪个(或哪些)导联,以及如何根据心率、QRS 波时限和性别对间期进行校准。由于 QRS 波的发生和 T 波的结束在各导联并非同时出现,造成 QT 间期在各导联间的差异可达 50~60 毫秒(QT dispersion,QT 离散度)。在自动化的心电图系统中,QT 间期的测量通常需要参照所有导联,取各导联中最早出现的 QRS 波的起点和各导联中最晚出现的 T 波的终点进行测量。当选用单个导联进行 QT 间期测量时,首选间期最常用的导联(最常用 V_2 和 V_3 导联)和无明显 U 波的导联(通常选 aVR 和 aVL 导联)。

正常 QT 间期是心率依赖性的,随着心率的增快而缩短。这对应于正常心室动作电位时程的心率相关变化。为了校准 QT 间期测量的心率影响,已经提出了很多公式[13],包括 Bazett 在 1920 年提出的一个公式。结果是经过校准的 QT 间期,即 QTc,定义为以下等式：

$$QTc=QT/\sqrt{RR}$$

其中，QT间期和RR间期以秒为测量单位（后者为了计算）。美国医院协会（American Hospital Association，AHA）、美国心脏病学会（American College of Cardiology，ACC）以及其他专业组织[10]的联合报告中建议将QTc的上限值设定为女性460毫秒和男性450毫秒，下限值设定在390毫秒（尽管也有建议是360毫秒）。

Bazett公式在校正心率对QT间期的影响方面准确性有限。大型数据库研究表明，基于Bazett公式的QTc间期受心率影响仍显著，使用该公式时，30%的正常心电图可能被诊断为QT间期延长[14]。通常情况下，在心率快时这个公式校正过度而心率慢时则校正不足。

目前已提出许多其他的公式和方法用于校正心率对QT间期的影响，包括线性函数、对数函数、双曲函数和指数函数等。AHA/ACC联合建议使用线性回归函数。几种线性模型已被提出。如下为一种对心率相对不敏感的线性公式[13]：

$$QTc=QT+1.75(HR-60)$$

其中，HR为心率，间期以毫秒为测量单位。另一常用的校正方法为Fridericia公式：

$$QT/(RR)^{0.33}$$

其他方法包括基于被研究的特定种群的回归分析或计算个体特异的校正来评估序列变化。

QT间期的延长或缩短可发生于多种与快速性心律失常和猝死相关的综合征中（见第37、39和42章）。基于23项研究的荟萃分析表明，QT间期每增加50毫秒与全因死亡（RR值1.20）和心血管死亡（RR值1.29）相关[14]。药物介导的延长及其与猝死的相关性已使得QT间期对新药反映的评估成为药品制造商和监管机构的一个重要话题。

其他心室复极的测量方法

QRST角度。前文中提及的正常QRS波和ST-T段方向的一致性可以矢量形式表示。在代表平均QRS电势的矢量和代表平均ST-T段的矢量之间的三维空间中，可以看到一个角度。这个角度为空间QRST角。在额面两个矢量之间的这个夹角代表了一种合理的简化，通常女性小于90°，男性小于107°[15]。QRST角度的异常反映了除极特性和复极特性之间的异常关系。第三次美国国家健康和营养调查研究（NHANES Ⅲ）的一项分析报告显示，QRST角度的增大可明显增加14岁以上人群的全因死亡和心血管死亡[15]。

心室梯度。如果将代表平均除极电势和平均复极电势的两个向量相加，就会产生第三个向量，即心室梯度。这个向量代表了QRST角度下的净面积。心室梯度最初被概念化是为了评估各区域复极特性的变异，这些变异越大，心室梯度就越大。此外，例如，由于束支阻滞产生的除极模式的变化，将导致相应的复极模式的改变（见下文），那么心室梯度则无变化。因此，心室梯度可测量独立于除极模式的区域的复极特性。虽然未经证实，但这种测量方法可能与部分因心室复极阶段区域性变异造成的折返性心律失常的发生相关。

正常变异

正常心电图表现中的多种变异可常见于无心脏疾病的人群。这些无心脏病理学基础的变异尤其多见于运动员（见第53章）。识别这些变异十分重要，因为可能会被误诊为明显异常，从而导致了错误的和有潜在危害的心脏疾病诊断。

胸前导联的T波于出生时均为倒置，之后随着时间的推移而变为直立。然而，在正常成人中，T波在右胸导联可保持倒置（图12.10）。在V_1左侧的导联中，这种持续性的幼稚表现可见于1%～3%的成年人，其中女性较男性更为常见，非裔美国人较其他族群常见。

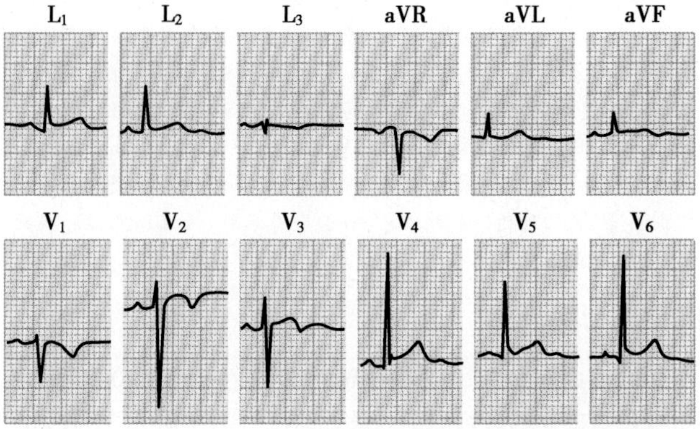

图12.10 V_1、V_2和V_3导联中出现幼稚型的T波倒置，以及Ⅰ、Ⅱ、aVF，V_4，V_5，V_6导联中以ST段抬高为表现的早期复极化化图形。V_4导联中出现了J点的切迹。（感谢Dr. C. Fisch供图）

J点和之后的ST段的抬高常见于正常人群。这种图形通常表现为快速地上斜型抬高，并最常见于右侧导联和中段胸前导联（图12.11）。该图型可发现于30%的普通人群[16]，其中最常见于年轻人，尤其是非裔美国人和运动活跃的人群。这种表现并不稳定，在迷走神经张力增加时表现最为明显。

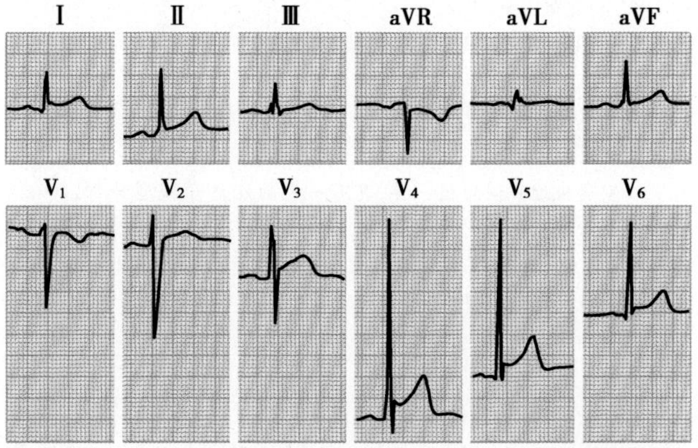

图12.11 以J点切迹和ST段抬高为表现的“早期复极化化”正常变异图形。ST段抬高和J点切迹在中部胸前导联V_4最为明显。相反的ST段和PR段压低并不出现（除aVR导联）。（引自Goldberger AL，Goldberger ZD，Shvilkin A. Goldberger's Clinical Electrocardiography：a Simplified Approach. 9th ed. Philadelphia：Elsevier；2017.）

J点抬高也常常被认为是早期复极化（early repolarization pattern）的表现（见第39章）。这种心电图表现的诊断标准差别很大，近期由专家组[12]提出的建议认为，如果心电图表现为：①QRS波终末出现切迹或R波的下降支粗顿；②在两个或两个以上的相邻导联中（除了V_1到V_3导联），切迹或J波的峰值振幅为0.1mV或更高；③QRS波时限正常，即可作出该诊断。尽管通常与这些表现相关，但 ST 段抬高并非必须。早期复极化表现的良性和潜在恶性变异的鉴别和临床意义仍然是一个存在持续争议和需要进一步研究的主题（见第 33 和 39 章）。

异常心电图

普通人群中心电图异常的发生率较高，并且随着年龄的增长和在特定族群中明显增加。对超过 32 000 名高中生进行的心电图筛查显示需要随访的心电图异常占 2.5%[17]。相比之下，在 70 至 79 岁没有明显心血管疾病的成年人中，有 36%的人存在心电图异常[18]。其中许多异常具有预后和诊断意义。一份对超过 173 000 人的回顾分析报告了 6 种具有预后价值的心电图异常（ST 段异常、T 波异常、ST 段和 T 波的联合异常、左心室肥大、束支阻滞和电轴左偏），其对后续心血管事件的相对危险度（RR）为 1.5 至 1.9[19]。

心房异常

多种病理生理学事件可导致 P 波的异常，相关的变化反映在：①初始的窦性冲动的起源可能影响心房除极顺序；②从右心房至左心房的传导决定了左心房的除极；③心房的大小和形态决定了心房除极的时限和路径。这些变化可能导致除极和传导方式的异常、左心房异常和右心房异常。

异常心房除极和传导。除极起始位点在窦房结内或其附近小的偏移或移至心房内的异位起搏点时，可造成心房除极模式明显的变化，从而导致 P 波形态的改变。如果窦房结起搏失败，这些偏移可能导致逸搏节律（escape rhythms），或在异位起搏点自律性增高时形成加速性的房性心律（accelerated atrial rhythms）（见第 37 章）。

P 波图形可提示冲动形成的位点和后续的除极途径。Ⅰ导联 P 波倒置提示除极起始于左心房，而前壁导联负向的 P 波通常对应心房后壁的除极位点。然而，P 波图形和起始位点的相关性有很大的变异。相应的，这些图形作为一个整体，可能对应于房性节律（atrial rhythms），而非根据特定的起始位点赋予解剖学术语。

房间阻滞（interatrial block），即心房间传导延迟，可改变 P 波的时限和图形[20]。当右心房至左心房的传导延迟时，相对于右心房的左心房除极滞后将增加。此时，P 波时限超过 120 毫秒，P 波通常在Ⅱ导联形成双峰波形，并依次代表右心房除极和左心房除极。

随着阻滞加重，窦性冲动仅能在向前到达房室连接处之后再向上传至左心房。此时，P 波在前壁导联为宽而双向（一个初始的正向波接着一个反向波）的波形。

房间阻滞很常见，可见于近 10%的年轻人和多达 60%的住院成人。尽管常与左心房增大相关联，但也可为孤立性的传导缺陷而无并存的结构异常。它是心房颤动和室上性心动过速的独立预测因素，并与左心房内血栓和系统性栓塞相关。

左心房异常

导致 P 波改变的左心房解剖学异常包括心房扩大、心房肥厚和心房内压力升高。由于这些病理生理学异经常共存并产生类似的心电图效应，故产生的图形常被统称为左心房异常（left atrial abnormality）[21]。

诊断标准。左心房结构和功能的异常产生宽且有切迹的 P 波，并在右侧胸导联出现明显的终末负向波。最常用的左心房异常诊断标准见表 12.3、图 12.12 和图 12.13。

表 12.3　左房和右房异常常用的诊断标准

左房异常	右房异常
P 波时限在Ⅱ导联>120ms	Ⅱ导联 P 波高尖，振幅>0.25mV（“肺性 P 波”）
P 波出现明显切迹，通常在Ⅱ导联最为明显，双峰间距>40ms（“二尖瓣型”P 波）	V_1 或 V_2 导联初始段明显正向波，振幅>0.15mV
Ⅱ导联 P 波时限和 PR 段时限比值>1.6	V_1 导联初始正向波曲线下面积增加至>0.6mm-sec
V_1 导联 P 波终末负向部分变宽变深（P 波终末电势），其绝对值>0.04mm-sec	P 波平均电轴右偏至>+75°
P 波平均电轴左偏（-30°至-45°）	

* 除了基于 P 波形态的诊断标准外，文章中提到了 QRS 波的改变亦可提示右房异常。

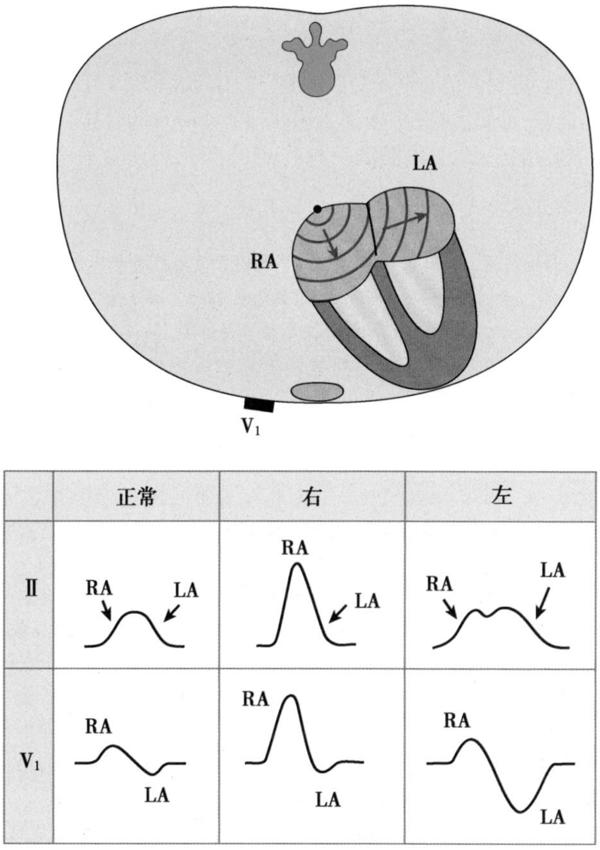

图 12.12　上，心房除极示意图。下，正常心房除极时的 P 波（左），右房异常时的 P 波（中），左房异常时的 P 波（右）。（修改自 Park MK, Guntheroth WG. How to Read Pediatric ECGs. 4th ed. St Louis：Mosby；2006.）

心电图异常的机制。位于胸腔后侧的左心房的扩大和除极时间的延长造成 P 波时限增宽，P 波切迹最常见于下侧壁导联，而 P 波终末负

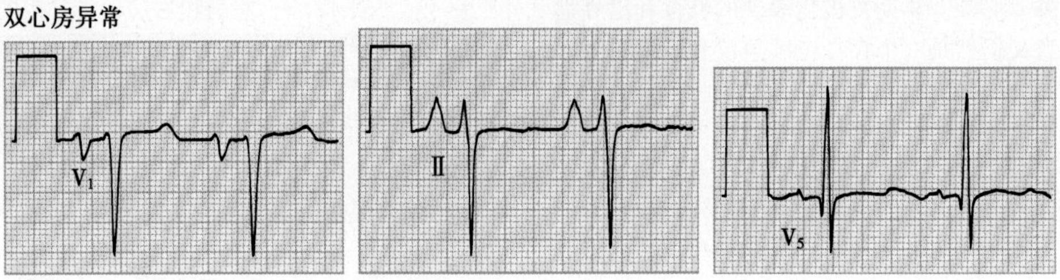

图 12.13 双房异常,Ⅱ导联 P 波高尖(右房异常),V_1 导联 P 波终末负向部分异常深大(左房异常)。P 波在 V_5 导联亦可出现切迹

向电势振幅的增加最常见于右侧胸导联。P 波的增宽也与心房主要传导路径的纤维化水平和脂肪浸润相关[22]。

诊断准确性。最近的研究将这些心电图诊断标准和通过磁共振成像[23]确定的左心房容积相关联,已证明这些标准的准确性有限。P 波时限延长敏感性高(84%)但特异性较低(35%)。相比之下,V_1 导联 P 波双向和终末负向波振幅增加敏感性低(8%和 35%)但特异性高(90%和 88%)。

临床意义。左心房异常的心电图特征与缺血性心脏病(见第 61 章)患者更为严重的左心功能不全和二尖瓣或主动脉瓣疾病患者更为严重的瓣膜损害相关(见第 68 到 70 章)。左心房异常患者房性快速性心律失常的发生率要高于正常,包括心房颤动、脑血管意外(卒中)以及全因和心血管性死亡[24](见第 38 章)。

右心房异常

右心房异常的心电图特征见图 12.12 和图 12.13。类似于左心房异常,可使用右心房异常(right atrial abnormality)这一术语,而非“右心房扩大”这种提示一种特定的潜在病理生理学特征的名称[21]。

诊断标准。肢体导联和右侧胸导联的 P 波振幅通常异常增高,但时限正常。右心房异常的常用诊断标准见表 12.3。除了基于 P 波形态的诊断标准,特定的 QRS 波改变亦提示右心房异常,包括无心肌梗死依据时的右胸导联 qR 图形,或 QRS 振幅在 V_1 导联较低,同时在 V_2 导联增加 3 倍以上。

心电图异常的机制。右心房质量和大小的增加可于除极早期产生更高的电势,导致肢体导联 P 波高耸,并增加 V_1 等右胸导联 P 波的初始偏转。由于右心房除极发生于 P 波早期,故相比于左心房肥厚,P 波的时限并不延长。也有建议称,对于肺气肿患者,心脏悬垂位可能是 P 波终末电势的增加和 P 波高耸的原因[25]。

诊断准确性。影像学研究表明,右心房异常心电图特征对解剖性右心房扩大的检测灵敏度有限(7%~17%),但特异性高(96%~100%)[25]。

临床意义。患有慢性阻塞性肺疾病和这种心电图表现(通常被称为肺性 P 波)的患者比其他患者具有更严重的肺功能障碍,且生存率明显降低(见第 85 章和第 86 章)。然而,心电图和血流动力学参数的比较并没有显示 P 波图形和右心房压力增高有密切关系。

其他心房异常。双房异常的患者心电图两种表现可能均能反映。提示双房异常的心电图表现包括 P 波在 V_1 导联大而双向,在Ⅱ、Ⅲ和 aVF 导联高而宽(见图 12.13)。

心室肥大

左心室肥大

左心室肥大(left ventricular hypertrophy,LVH)可导致 QRS 波、ST 段和 T 波的变化。QRS 波变化包括 QRS 波振幅的增加且常合并时限的延长,电轴左偏、R 波切迹或粗顿,以及提示室内传导阻滞的图形。其中最典型的表现为 QRS 波振幅的增加。面向左心室的导联(例如,Ⅰ、aVL、V_5 和 V_6 导联)R 波高于正常,位于心脏对侧的导联(V_1 和 V_2 导联)S 波则较正常更深。这些变化可见图 12.14。

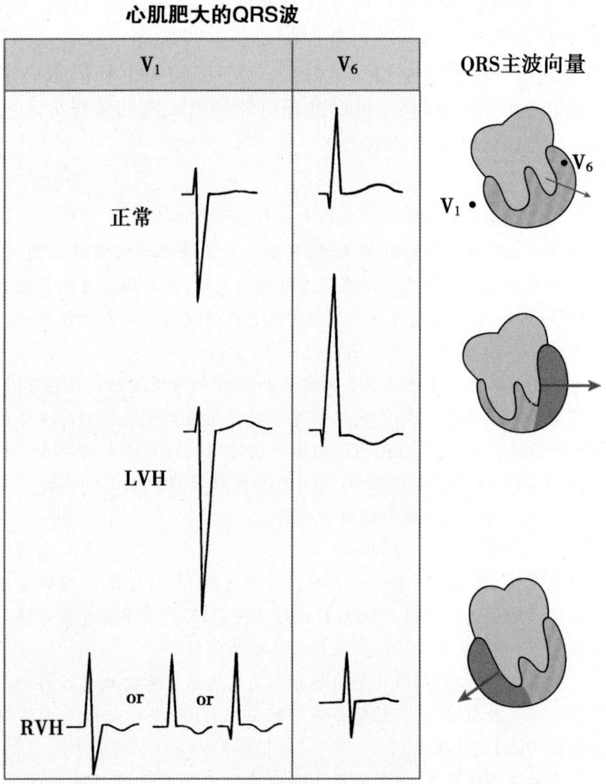

图 12.14 LVH 增加了指向左侧和后面的电势的振幅。此外,在 R 波为主的导联,复极化异常可导致 ST 段的压低和 T 波倒置。RVH 可导致 QRS 波向量右偏,尤其是在显著的压力超负荷是,V_1 导联通常可呈 R,RS 或 qR 型。T 波倒置可能出现在右侧中部胸前导联。(引自 Goldberger AL,Goldberger ZD,Shvilkin A. Goldberger's Clinical Electrocardiography: a Simplified Approach. 9th ed. Philadelphia: Saunders;2017.)

ST 段可能为正常或有时在 R 波增高的导联呈抬高。然而,许多患者在Ⅰ、Ⅱ、aVL、V_5 和 V_6 导联呈 ST 段压低和 T 波倒置(图 12.15)。此时,ST 段压低通常为水平压低或从 J 点起下斜型压低,而 T 波倒置为非对称性。这些与左心室肥大相关的复极改变常发生于有 QRS 波变化的患者，但也可以单独存在。其他异常可能还包括 QT 间期的延长和左心房异常的表现。

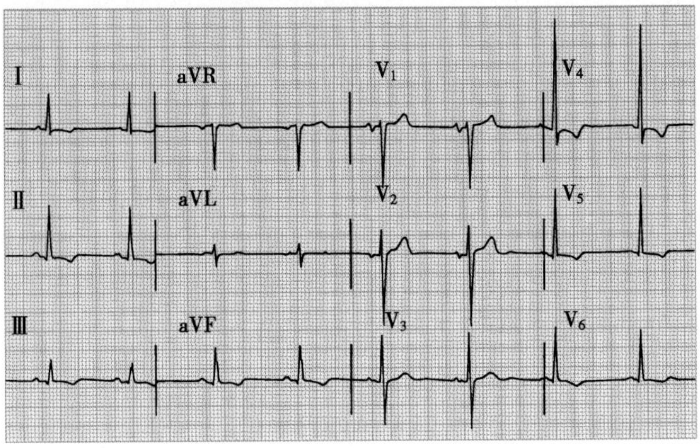

图 12.15 显著的 LVH 伴胸前导联 QRS 波电压增加、ST 段压低和 T 波倒置（与图 12.16 相比）。可伴有左房异常

这些表现是压力超负荷（如高血压病）导致的左心室肥大最典型的心电图特征。容量超负荷则可能产生稍许不同的表现，包括 T 波高耸，以及有时在 Ⅰ、aVL、V_4 到 V_6 导联出现窄（小于 25 毫秒）而深（≥0.2mV）的 Q 波（图 12.16）。这些区别对明确血流动力学状态价值有限，故不推荐用于诊断。

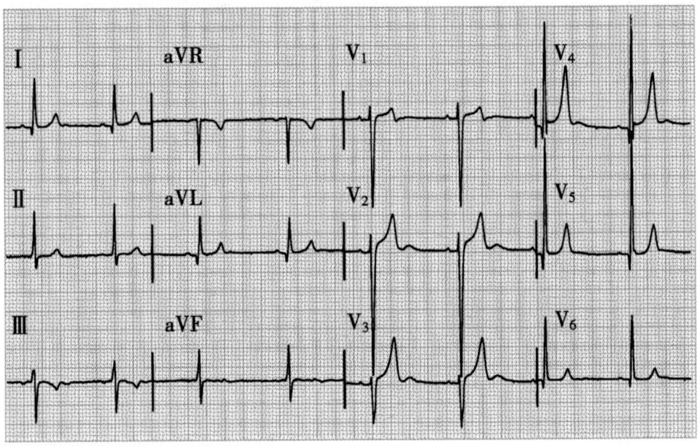

图 12.16 重度主动脉瓣反流患者心电图表现为 LVH 图形伴前壁导联 T 波高尖

心电图异常的机制。解剖结构、生化及生物电的改变及相互作用导致了左心室肥大相关的心电图变化[26,27]。结构异常包括：①穿过肥厚心室壁的除极波阵面大小的增加产生了更高的体表电压；②肥厚心肌完全除极所需时间更长；③纤维化的加重导致心肌内传导的碎片化和速度减慢。

在细胞水平，心肌肥厚与一定形式的电重塑相关[27]。这包括可调节电流强度的缝隙连接和离子通道的生化改变。心肌纤维直径和长度的变化以及心肌细胞分支模式可改变冲动的传播。这些异常的异质性分布以及与肥厚相关的壁内瘢痕可以干扰波阵面的平稳传播，从而造成 QRS 波切迹的形成[28]。

ST-T 段的异常可能反映出与心室肥大相关任何一种现象。这包括伴随细胞肥厚过程的原发性复极障碍，以及与冠状动脉代偿性扩张不足相关的心肌缺血，与心肌质量增加相关的小动脉和毛细血管生长不足，与心室壁压力增加相关的需氧增加，以及潜在的冠状动脉疾病。

诊断标准

基于这些心电图异常，建立了许多检测解剖性左心室肥大的诊断标准。表 12.4 为常用的诊断标准，其中 Hancock 及其同事[21]进行了详细的列举。

表 12.4 左心室肥大（LVH）常用诊断标准

测量方法	诊断标准
Sokolow-Lyon 电压标准	$SV_1+RV_5>3.5mV$ RaVL>1.1mV
Romhit-Estes 计分系统*	任一肢体导联 R 波或 S 波>2.0mV（3 分） 或 SV_1 或 $SV_2≥3.0mV$（3 分） 或 RV_5 至 $RV_6≥3.0mV$（3 分） ST-T 异常，地高辛治疗（1 分） 左房异常（3 分） 电轴左偏≥-30°（2 分） QRS 波时限≥90ms（1 分） V_5 或 V_6 导联类本位曲折≥50ms（1 分）
Cornell 电压标准	SV_3+RaVL>2.8mV（男性） SV_3+RaVL>2.0mV（女性）
Cornell 回归方程	LVH 风险 = $1/(1+e^{-exp})$†
Cornell 电压时限测量	QRS 波时限×Cornell 电压>2 436mm-sec‡ QRS 波时限×所有导联电压和>1 742mm-sec

* 总分 4 分为可疑 LVH，大于 5 分为明确 LVH

† 对于窦性心律人群，$exp = 4.558 - 0.092(SV_3 + RaVL) - 0.306TV_1 - 0.212\ QRS - 0.278\ PTFV_1 - 0.559$（性别）。电压单位为 mV，QRS 时限单位为 msec，$PTFV_1$ 为 V_1 导联 P 波终末电势下面积（单位：mm-sec），性别：男性 1 分，女性 2 分。当 exp<1.55 时，可诊断 LVH。

‡ 女性加 8mm。

PTF，P 波终末电势；$PTFV_1$，V_1 导联 P 波终末电势。

绝大多数评估左心室肥大存在与否的方法类似于一个二元函数，即结构性的左心室肥大是否存在，是基于一个经验性的诊断标准。例如，广泛使用的 Sokolow-Lyon 和 Cornell 电压标准要求特定导联的电压超过一定的数值。Romhilt-Estes 计分系统将点值赋给振幅和其他标准，包括 QRS 波电轴和 P 波图形。明确的左心室肥大诊断分值需 5 分以上，4 分为可能。Cornell 电压时间（乘积）法包括了 QRS 波时限和振幅。其他方法试图将左心室质量量化为一个连续数据。左心室肥大的诊断可基于计算出的质量超过一个独立设定的阈值。Cornell 回归方程使用了一组应用该方法的标准，如表 12.4 所示。

诊断准确性。这些标准诊断的准确性取决于预测的最终结果。而最常见的预测可能为是否存在结构性左心室肥大或扩大。另外，正如近期所强调的[27,28]，心电图标准可用于预测临床结果，具体将于后文中讨论。

报告显示用于诊断左心室肥大的心电图标准准确性差异很大，这随着所使用的特定标准、用于行解剖测量的成像技术及所研究人群的不同而变化。大多数研究都报道了低敏感性和高的特异性。一个纳入了 21 项基于超声心动图测量方法的研究综述报告了 6 个常用标准的中度敏感性（10.5%～21%）和中度特异性（89%～99%）[29]。

最近更多的基于心脏磁共振成像的研究也同样报道了用于检测结构性心室肥大的心电图标准敏感性低而特异性高。一份多民族动脉粥样硬化研究(Multi-Ethnic Study of Atherosclerosis,MESA)的结果显示常用的心电图测量方法的敏感性为 5.7%~26%,特异性为 88.7%~99.2%[23]。由于各临床试验间诊断标准的准确性具有差异,目前尚未建立一个标准作为首选方法[21]。

准确性也随性别(女性 QRS 波振幅低于男性)、种族(非裔美国人 QRS 波振幅高于白人)、年龄(随着年龄增长电压减小)和体质(肥胖可降低 QRS 波振幅)而变化。

临床意义

尽管心电图测量的低敏感性限制了这些标准作为筛查工具用于普通人群和左心室肥大高发人群的价值,但是一份左心室肥大的心电图诊断的重要性同样可通过它对未来临床心脏事件高危人群的辨别能力来衡量[27,28]。因此,心电图的发现可能提供独立的、具有临床重要性的信息,反映了可能影响预后的潜在细胞学异常[27]。

左心室肥大的心电图标准可区分普通人群和那些具有高血压、主动脉狭窄和其他心血管疾病发病风险显著增加的情况,包括新发心力衰竭、房性和室性心律失常以及心血管和全因死亡。例如,ARIC 研究的数据显示普通人群全因死亡率随着 Romhilt-Estes 标准分值的增加显著上升。死亡率从分值为 0 时的 13.8/(1 000 人·年)上升至分值超过 5 时的 60.5/(1 000 人·年)[30]。发现无论心电图的结论是否与磁共振证实的左心室肥大相一致,心电图异常均与风险的增加相关。左心室肥大相关的心电图表现和影像学证据带来的风险为互补[27,28],提示结构改变和心电异常对心室肥大的价值是相加的,两者反映了心室肥大预后中虽不同但又相互叠加的效应。

ST-T 段改变的临床意义体现在像氯沙坦高血压患者生存研究(Losartan Intervention for Endpoint Reduction in Hypertension, LIFE)中[31]。在高血压患者中符合 Sokolow-Lyon 或者 Cornell 电压标准的 ST-T 段改变可使得心力衰竭的 5 年发病风险增加 3 倍以上,并使得心力衰竭相关的死亡风险增加 4 倍以上。此外,在随访第一年出现的 ST-T 段改变与临床事件发生率增加 3~5 倍相关。相反,在治疗过程中 ST-T 段的恢复则与心血管死亡、非致死性心肌梗死和其他结果风险的降低有关。

除了这些临床影响,左心室肥大的心电图改变可能会混淆或干扰其他常见情况下的心电图改变。增宽、带有切迹且偏左的 QRS 波可能与室内传导阻滞相类似,而 ST-T 段改变可能提示心肌缺血或梗死(见下文)。同样,其他情况下的心电图改变也可能会干扰左心室肥大的心电图诊断。这些情况包括左前分支传导阻滞、左束支传导阻滞和右束支传导阻滞(见下文)。

右心室肥大

右心室肥大(right ventricular hypertrophy,RVH),尤其产生于压力超负荷时,可改变心电图的基本要素,然而左心室肥大可对潜在正常的心电图产生显著的定量的改变,与中度至重度右心室肥大相关的心电图改变包括前壁导联和右室面导联(aVR、V_1 和 V_2 导联)R 波增高和 S 波加深,以及在左室面导联(Ⅰ、aVL 和侧壁导联)异常 r 波(图 12.17)。这些变化导致胸前导联正常 R 波进程的逆转,造成水平面电轴右偏,并在Ⅰ、Ⅱ和Ⅲ导联出现 S 波(呈 $S_1S_2S_3$ 表现)(见第 84 章和第 86 章)。

较轻的右心室肥大,尤其是局限于 QRS 波中除极较晚的右室

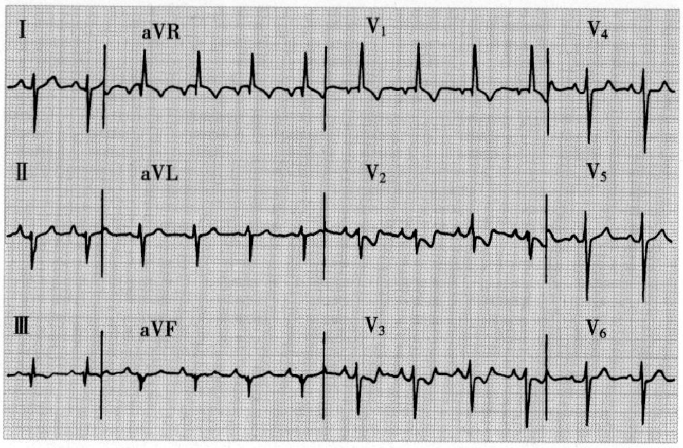

图 12.17 RVH 最常伴随严重的右心室压力超负荷。心电图表现包括:①V_1 导联 R 波高耸(作为 qR 图形一部分);②电轴右偏;③V_1 至 V_3 导联 ST 段压低和 T 波倒置;④胸前导联过渡区延后(V_6 呈 rS);⑤右房异常;⑥$S_1Q_3T_3$ 图形。

流出道时,所造成的心电图改变较不明显。异常表现可能局限于 V_1 导联呈 rSr'形和左室面导联持续性的 s 波(或 S 波)。这种图形是右心室容量超负荷的典型表现,可由房间隔缺损造成,但也可见于无明显心脏异常的人群。

诊断标准

RVH 的常用诊断标准列于表 12.5。其他近期采用的标准包括 Butler-Leggett 评分($R_{V_{1\sim2}}$ 最大值+$S_{Ⅰ,V_6}$ 最大值−S_{V_1}>6mV)和 Lewis 标准[$R_Ⅰ+S_Ⅲ-(S_Ⅰ+R_Ⅲ)<1.5mV$]。尽管电轴右偏不是诊断标准之一,但可见于绝大多数 RVH 明显的病例[21]。

表 12.5 右心室肥大(RVH)常用的诊断标准

V_1 导联高大 R 波>0.6mV
V_1 导联 R/S>1
V_5 导联深 S 波>1.0mV
V_6 导联深 S 波>0.3mV
aVR 导联高大 R 波>0.4mV
V_1 导联小 S 波<0.2mV
V_5 至 V_6 导联小 R 波<0.3mV
V_5 导联 R/S<0.75
V_6 导联 R/S<0.4
V_1 导联 R/S<0.04
$(R_Ⅰ+S_Ⅲ)-(S_Ⅰ+R_Ⅲ)<1.5mV$
Max $R_{V_{1\sim2}}$+Max $S_{Ⅰ,aVL}$−SV_1>0.6mV
$RV_1+SV_{5\sim6}$>1.05mV
V_1 导联 R 波峰值时间>0.035ms
V_1 呈 QR 型

数据引自 Hancock EW,Deal B,Mirvis DM et al. Recommendations for the stan-dardization and interpretation of the electrocardiogram. Part V. ECG changes associated with cardiac chamber hypertrophy. J Am CollCardiol 2009;53:982.

此外,其他一些心电图发现也被认为是支持 RVH 的诊断,尽管本身并无诊断价值。它们包括 V_1 导联呈 RSR'型且 QRS 波时限大于 120 毫秒,Ⅰ、Ⅱ和Ⅲ导联 S/R 比值大于 1,$S_ⅠQ_Ⅲ$ 图形,V_1 导联

R/S 比值大于 $V_{3\sim4}$ 导联，$V_{1\sim3}$ 导联 T 波倒置以及存在左心房异常的证据[21]。

诊断准确性。这些诊断标准的准确性和 LVH 一样，通常表现出低敏感性和高特异性。最近使用心脏磁共振评估右心室结构的研究报道显示，尽管在合并肺动脉高压的患者中有较高的敏感性（高达 74%）[33]，但在没有临床心脏病的人群中，大多数标准的敏感性低于 10%[32]。据报道，先天性心脏病患者准确性最高，获得性心脏病和肺动脉高压患者其次，慢性肺病最低[21]。

正常的右心室比左心室要小得多，产生的电势很大程度上被左心室所抵消。因此，若要使 RVH 在心电图上表现出来，其严重程度必须足以克服来自更大的左心室的掩蔽效应。

心电图异常的机制。与 LVH 一样，RVH 增加了肥厚细胞间的电流，以及穿过肥厚的右心室的除极波阵面的大小，从而在体表形成高于正常的电压。此外，右心室的除极时间延长，其终点在左心室除极完成之后。因此，右心室产生的电势被更强的左心室电势的抵消作用减弱，使得右心室电势可在 QRS 波晚期显现（如 S 波的形成）。因为，右心室位于左心室的右前方，这些变化在朝向前方和右侧的导联最为明显，即在右侧胸前导联。

临床意义

慢性阻塞性肺病（见第 86 章）可通过产生 RVH、改变胸腔内心脏的位置以及肺气肿（图 12.18）导致心电图的变化。肺气肿引起的绝缘和位置的改变可造成心电图如下改变，包括 QRS 波振幅的降低、额面电轴右偏以及胸前导联传导的延迟。真性 RVH 的证据包括电轴右偏、胸前侧壁导联深 S 波、$S_1Q_3T_3$ 图形、Ⅰ导联 S 波（呈 RS 或 rS 型）、Ⅲ导联异常 Q 波以及前壁导联 T 波倒置。

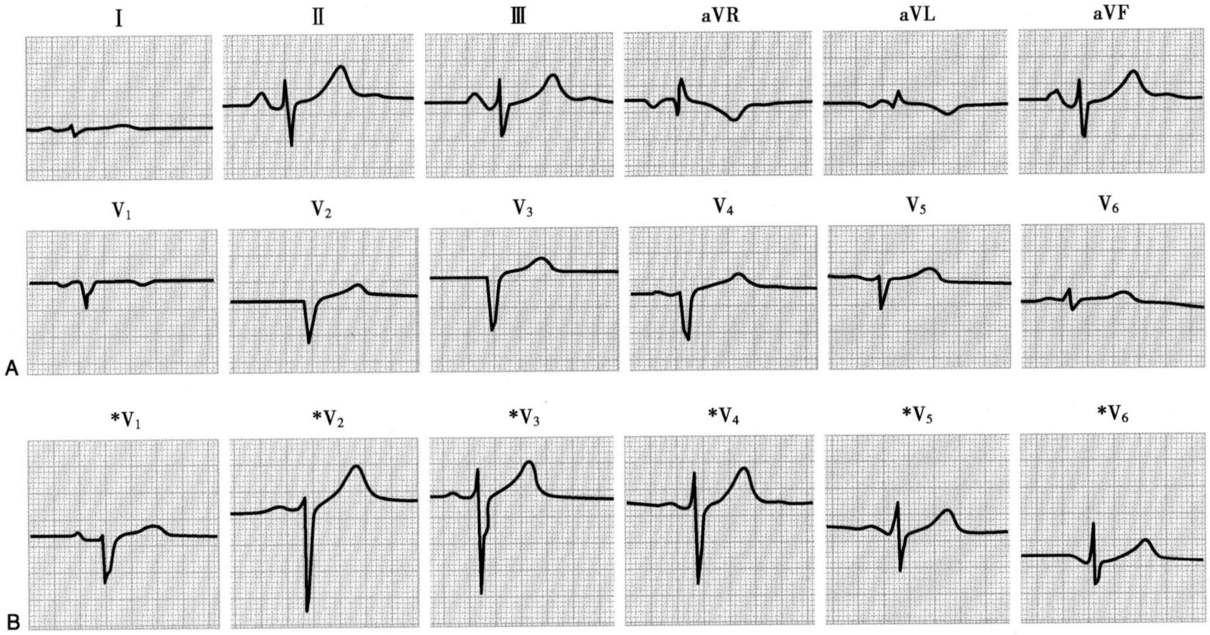

图 12.18 一名 58 岁无冠状动脉疾病临床证据的男性肺气肿患者，心电图表现类似前壁心肌梗死。**A**，前壁导联 R 波消失。**B**，将胸导联电极置于较正常位置低一个肋间隙时，R 波上升恢复相对正常（如 $^*V_1$ 和 $^*V_2$）。（修改自 Chou TC. Pseudo-infarction (noninfarction Q waves). In Fisch C, editor. Complex Electrocardiography. Vol 1. Philadelphia: FA Davis; 1973.）

然而，常规心电图的 RVH 证据在评估肺动脉高压或肺病的严重性方面价值有限。QRS 波的变化通常在通气功能受明显抑制以及通气血流比值下降时才出现。

肺动脉栓塞引起的右心室压力负荷急性升高可能会产生特征性的心电图表现（图 12.19）（见第 84 章）。这包括右心室导联呈 QR 或 qR 型，V_1 到 V_3 导联 ST 段偏移和 T 波倒置，以及不完全性或完全性右束支传导阻滞。窦性心动过速也很常见。偶尔，在大面积肺动脉栓塞时，右侧中段胸前导联可能出现 ST 段抬高。然而，即使是肺动脉大分支的栓塞，心电图也可能只显示轻微的或非特异性的改变，甚至表现正常。因此，心电图改变的临床价值有限。

双侧心室肥大

双侧心室肥大可产生复杂的心电图改变。相对于双房扩大，其结果并非是两种异常的简单相加。一个心腔扩大产生的效应可能被另一个心腔扩大产生的效应所抵消。LVH 产生的电势越强，克服左心室优势所需要的 RVH 程度越高。RVH 产生的前向电势可能抵消 LVH 产生的增强的后向电势。

由于这些因素，双侧心室扩大时很少能观察到单个的 RVH 或 LVH 特异的心电图表现。相反，心电图图形通常是 LVH 特征的一种改变，例如，左侧和右侧胸前导联 R 波增高，垂直位心脏或电轴右偏，左侧胸前导联深 S 波，或者胸前导联过渡区左移，而这些均为 LVH 的证据。存在明显的左心房异常或心房颤动伴右心室或双侧心室扩大（尤其是 LVH 伴电轴垂直化或右偏）提示慢性风湿性瓣膜疾病（图 12.20）。

心室内传导延迟或缺陷

心室内传导延迟或缺陷（Intraventricular conduction delays or defects, IVCDs）可能是由心房、心室或心肌内的特殊传导阻滞的永久性结构异常所引起的。IVCDs 也可能是由传导系统主要结构暂时性的传导功能障碍所致[34]（见第 37、38 和 40 章）。

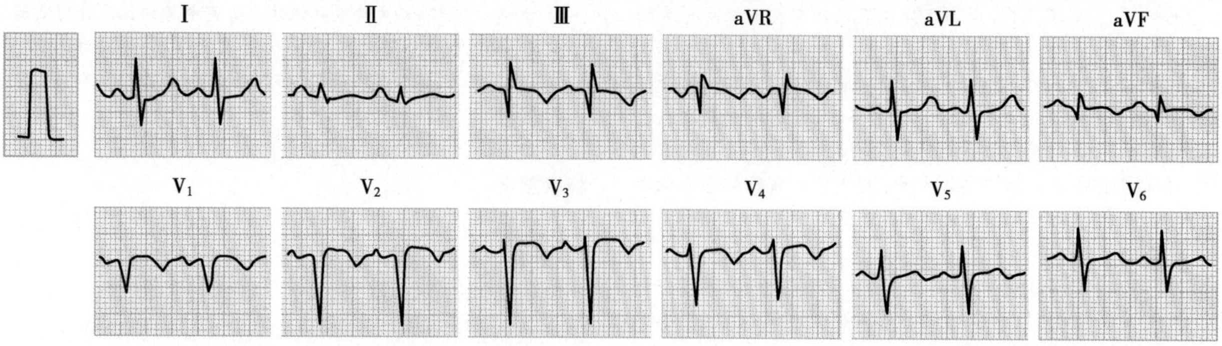

图 12.19 继发于肺栓塞的急性肺心病可与下壁和前壁心肌梗死表现相似。该病例为典型的假性心肌梗死图形，有时可伴有 $S_1Q_3T_3$ 表现，V_1 导联呈 QR 型伴右侧胸前导联 R 波递增不良（顺钟向转位），以及右侧至中部胸前导联 ST 段抬高和 T 波倒置（V_1 至 V_4 导联）。（引自 Goldberger AL, Goldberger ZD, Shvilkin A. Goldberger's Clinical Electrocardiography: a Simplified Approach. 9th ed. Philadelphia: Elsevier; 2017.）

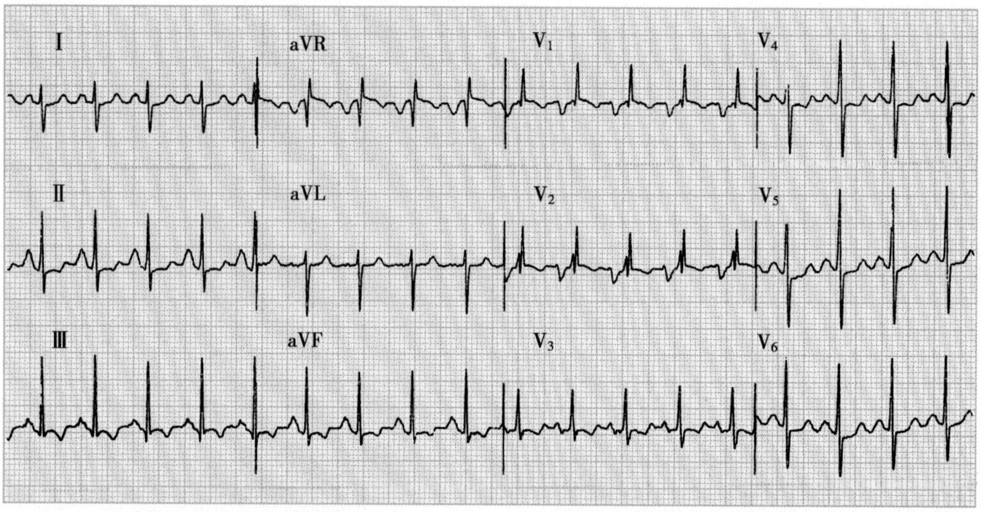

图 12.20 一份患有严重二尖瓣狭窄的 45 岁女性的心电图，提示存在多种异常。电轴右偏及 V_1 导联 R 波高耸（与 RVH 表现一致）。V_1 导联明显的 P 波双向提示左房异常。Ⅱ导联 P 波高尖提示合并有右房异常。还可出现非特异性的 ST-T 改变和不完全性右束支传导阻滞。RVH 合并明显的左房或双房异常高度提示二尖瓣狭窄。（引自 Goldberger AL, Goldberger ZD, Shvilkin A. Goldberger's Clinical Electrocardiography: a Simplified Approach. 9th ed. Philadelphia: Elsevier; 2017.）

束支阻滞

左束支系统中的某一束支的绝对或相对的传导延迟，即束支阻滞，可造成左心室早期除极顺序的异常，从而导致特征性的心电图表现。只有适当的传导阻滞才足以有效改变心室除极模式，并产生特征性的心电图图形，而非完全性的传导阻滞。

左前分支阻滞

在左前分支阻滞（left anterior fascicular block，LAFB）时，由左前分支激动的区域（例如，室间隔顶部、左心室前上方和左前乳头肌）较正常延迟除极。这就造成心室除极早期为下壁和后壁电势（由正常的左后分支激动），紧接着于 QRS 波晚期为前上方的电势（该区域除极延迟）的这一电势不均衡表现。

LAFB 的心电图特征如表 12.6 和图 12.21 所示。最为特征性的表现为显著的电轴左偏，额面 QRS 波平均电轴偏移至-45°到-90°之间。阻滞程度越低可能造成的平均电轴从原先位置向左偏移的程度越小，且不超过正常范围。

表 12.6 束支阻滞常用诊断标准

左前分支传导阻滞
额面平均 QRS 波电轴-45°至-90°
aVL 导联 qR 型
QRS 波时限<120ms
aVL 导联 R 波峰值时间≥45ms
左后分支传导阻滞
额面 QRS 波平均电轴+90°至+180°
Ⅰ和 aVL 导联 rS 型，Ⅲ和 aVF 导联 qR 型
QRS 波时限<120ms
除外其他原因导致的电轴右偏（例如，右心室超负荷、侧壁心肌梗死）

在下壁导联产生的 QRS 波图形包括初始的 r 波（产生于早期的左心室下厚壁的非对抗性除极）和随后的深 S 波（产生于晚期左心室前上方的非对抗性除极）。因此，在Ⅱ、Ⅲ和 aVF 导联呈 rS 型。Ⅰ、aVL、V_5 和

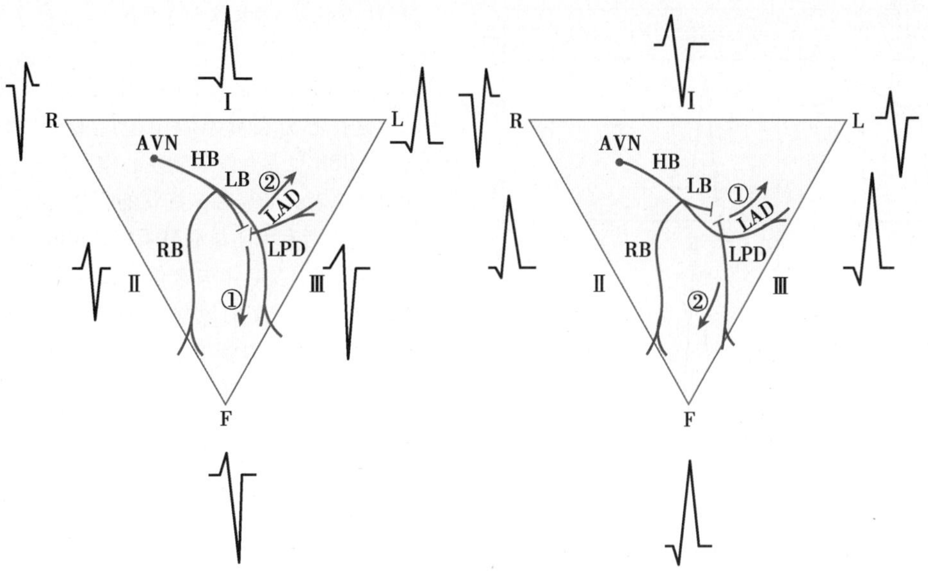

图 12.21 左心室内束支阻滞的图示。**左**，左前分支阻滞（此处表为 LAD）导致除极方向初始向下（1）接着主要向上（2）。**右**，左后分支阻滞（此处表为 LPD）导致除极方向初始向上（1）接着主要向下（2）。AVN，房室结；HB，希氏束；LB，左束支；RB，右束支。（感谢 Dr. C. Fisch）

V_6 导联呈 q 波和 qR 型。

LAFB 也可使胸前导联产生明显的变化。V_4 至 V_6 导联通常出现深 S 波（即一个延迟的过渡区图形），产生于左心室前上方的晚期除极。所有 QRS 波时限并不延长，束支阻滞改变了心室除极的顺序而非整体的除极时限。

LAFB 很可能是造成电轴显著左偏最常见的原因，尽管两者并非同义。电轴在-45°至-90°的轻度左偏通常反映其他情况，如 LVH。

LAFB 常见于无明显心脏疾病人群以及多种心脏状况，反映了结构的微妙性。一些证据提示这一表现对传导系统疾病的预后或进展有不良影响。一项支持美国预防医学工作组数据的审查报告显示，根据 3 项研究，经过综合调整的死亡风险比为 1.5[19]。

LAFB 可掩盖或模拟其他情况下的心电图变化。Ⅱ、Ⅲ和 aVF 导联呈 rS 型时可掩盖下壁心肌梗死时的 Q 波。相反，合并下壁心肌梗死可导致 LAFB 时下壁导联 r 波丢失，使得Ⅱ、Ⅲ和 aVF 导联代之呈 QS 波形。Ⅰ导联和 aVL 导联大 R 波以及 V_5 和 V_6 导联小 R 波和深 S 波可导致依赖于 R 波振幅的 LVH 诊断标准准确性降低。

左后分支阻滞（LPFB）

左后分支阻滞（left posterior fascicular block，LPFB）是因为左束支的左后分支受损所致。由于左后分支结构较粗且其靠近左室流入道的位置更具有保护性，故 LPFB 较左前分支受损少见。传导延迟导致左心室游离壁前上方非对抗性的提早除极，随后为左室下厚壁区域的延后除极，即与 LAFB 时所观察到的模式相反。

表 12.6 和图 12.21 中 LPFB 的心电图特征反映了这种除极模式的改变。左心室前上方区域非对抗性的提早除极（通常通过左前分支激动并形成初始的 q 波和 r 波）以及下后壁非对抗性的延迟除极（通过左后分支激动并形成延后的 S 波和 R 波），是造成电轴右偏伴Ⅰ和 aVL 导联呈 rS 型，以及下壁导联呈 qR 型的原因。与 LAFB 一样，心室除极的整体时间并未延长，且 QRS 时限保持正常。

LPFB 可发生于任何一种心脏疾病，但在正常人群中并不常见。LPFB 特异性的诊断需首先除外造成电轴右偏的其他原因，包括心室超负荷综合征和广泛的高侧壁或前侧壁心肌梗死。

其他形式的束支阻滞

估计有三分之一的人群存在左束支系统中的第三个解剖性的分支：左中间分支或左中隔分支。心电图提示左中隔分支（或左中间分支）阻滞的表现包括室间隔 q 波的缺失。然而，因为明确的诊断标准尚未被广泛接受，故这一术语目前并不推荐用于临床诊断[34]。

左束支传导阻滞

左束支传导阻滞（left bundle branch block，LBBB）是由于心室内传导系统多个位点中的任意一点出现了传导延迟或阻滞，包括左束支主干或其两个主要分支，左心室的远端传导系统，成为左束支主干的希氏束的纤维，或者是在心肌内。

心电图异常。LBBB 造成左心室除极和复极模式的广泛重塑，产生增宽的 QRS 波以及特征性的 QRS 波和 ST-T 段形态的改变（图 12.22）。LBBB 常用的诊断标准列于表 12.7 中。基本要求包括 QRS 波时限为 120 毫秒或更长，Ⅰ、aVL 和左侧胸前导联 R 波增宽并通常伴有切迹，右侧胸前导联出现窄 r 波及之后的宽大、较深的 S 波，在大多数情况下，室间隔 q 波缺失。QRS 波平均电轴可能正常，也可能偏左，或罕见地出现右偏。

最近提出，更为严格的标准要求 QRS 波时限为 140 毫秒或更长且在左室面导联的 QRS 波中部存在切迹。这些标准可能与紊乱的心内膜除极模式具有更好的相关性（见下文），并且对再同步起搏治疗的获益具有更高的预测价值[35]（见第 27 章和第 41 章）。其他标准要求左室面导联 R 波峰值时间延长（>60 毫秒）用以诊断 LBBB[34]。

在多数情况下，ST 段和 T 波与 QRS 波并不一致。在 QRS 波主波向上的导联出现 ST 段压低和 T 波倒置（例如，Ⅰ、aVL、V_5 和 V_6 导联）。在 QRS 波主波向下导联则出现 ST 段抬高和 T 波直立（例如，V_1 和 V_2 导联）。

不完全性左束支传导阻滞（incomplete LBBB）可能是由于左束支系统程度较轻的传导延迟。其特征包括 QRS 波时限的适度延

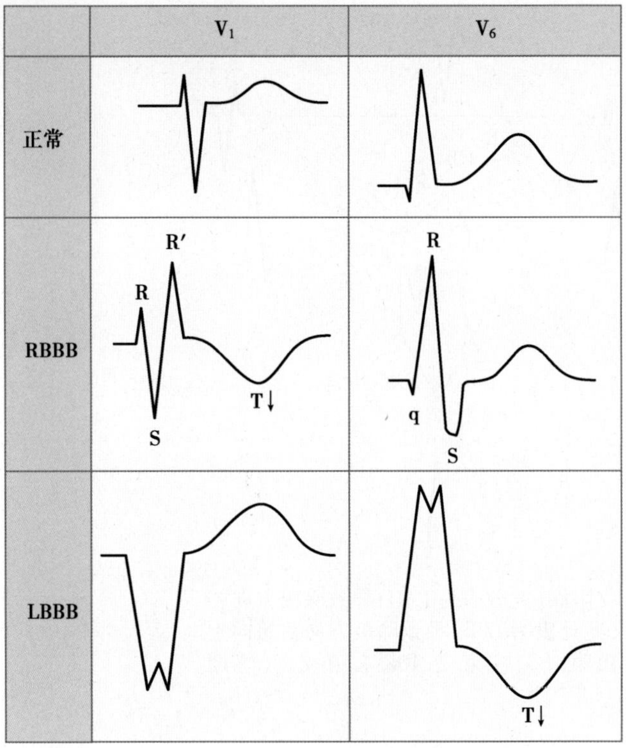

图 12.22 在 V_1 至 V_6 导联比较正常的 QRS-T 图形和 RBBB 以及 LBBB 图形的区别。可以看出 RBBB 时在呈 rSR′型的导联以及 LBBB 时呈宽大 R 波的导联出现继发性的 T 波倒置(箭头)。(引自 Goldberger AL, Goldberger ZD, Shvilkin A. Goldberger's Clinical Electrocardi-ography: a Simplified Approach. 9th ed. Philadelphia: Elsevier; 2017.)

长(100 至 119 毫秒),室间隔 q 波的缺失,高耸 R 波的上升支出现顿挫和切迹,以及左侧胸前导联 R 波峰值时间延迟。

心电图异常的机制。LBBB 造成左心室除极的广泛重塑。LBBB 时初始的室间隔除极通常发生在右侧(而非正常情况下的左侧)室间隔表面,导致室间隔从右向左的除极,因此,正常室间隔 q 波缺失。左心室除极发生于激动从室间隔右室面跨间隔缓慢传导至左侧后,并且显著延迟。

然而,在近三分之一的病例中,最初的室间隔除极发生于左侧室间隔中部。这提示除极是经左束支而非跨室间隔传导。在这些病例中,LBBB 可能反映了左束支系统远端的损伤或者主要位于心室心肌内的传导延迟[36]。这种情况下,室间隔 q 波可能持续存在。

随后的心室游离壁除极具有很高的变异性,取决于潜在的心脏疾病的类型、部位及范围。心电传导被区域性的阻滞所干扰,迫使除极围绕阻滞部位缓慢传导,并通过工作心肌来激动心室更远部位。这导致 QRS 波时限延长且伴随明显的切迹和顿挫。整体的除极可能需要超过 180 毫秒,取决于左束支远端和浦肯野系统的功能状态,以及通过工作心肌的传导速度。有研究提示 LBBB 可能单单源于心室壁内的传导障碍,甚至不需要心室内膜的除极障碍[36]。

ST-T 段模式的不协调性反映了心室除极模式的改变。在 LBBB 时,右心室的除极和复极要早于左心室,因而复极电流朝向右侧而远离左心室。因此,右室面导联可记录到正性的 ST-T 段并表现为 S 波,而在左室面导联记录到的为负性且表现为明显的 R 波。由于 ST-T 段改变主要产生于传导异常,故被称为继发性 ST-T 段改变。如后文所述,当 ST-T 段的改变直接源于复极过程的异常(例如,心肌缺血、药物作用、电解质紊乱等)时,则被称为原发性 ST-T 段改变。

临床意义。正常人群中 LBBB(左束支传导阻滞)发病率小于 1%,但是在心力衰竭患者中超过 1/3 的患者存在 LBBB。大约 70% 的 LBBB 患者会发展到左心室肥大的心电图表现。小于 10% 的 LBBB 患者无明显临床症状的心脏疾病。

不论患者有无明显心脏疾病,LBBB 相比于正常心电图在心肌梗死、心力衰竭及心律失常包括高度房室传导阻滞的发病率与死亡率方面均有更高的风险。在最近的两个基于人群的研究中,LBBB 与新发生心力衰竭(RR 值为 2.8~3.0)及心血管死亡(RR 值为 2.2)风险的增加有显著性相关[37,38]。冠心病包括急性心梗的患者中出现 LBBB 预示着与患更多疾病,更严重的左室功能障碍及生存率下降有关。

LBBB 患者及电轴左偏或右偏的患者会合并更多心脏疾病和更严重的临床表现。电轴左偏意味着更严重的传导系统疾病包括左前分支、左后分支及左束支主干传导异常,然而电轴右偏意味着扩张型心肌病伴有双心室扩大。

LBBB 是一种异常心室激动图形,它会导致血流动力学改变,这些改变是由于潜在的心脏疾病异常叠加导致的。正常的左心室收缩是高度同步的,全部心室肌开始收缩时间误差在 40 毫秒以内,反之,LBBB 的患者缺乏心室同步收缩,并且需要更多的时间传导的全部心肌。这个结果导致心室收缩不同步,延长了左室收缩时间,从而出现局部心肌耗氧量不同,局部血流动力学改变、心肌代谢异常、心脏结构重塑及功能性二尖瓣反流[39]。这些异常会导致或加重症状性心力衰竭,尤其会延长 QRS 波时限,而且也是心脏再同步化治疗的理论基础(见第 27 章和第 41 章)。

LBBB 的主要影响在于模糊或刺激其他的心电图图形的识别。左心室肥大的诊断很复杂,主要由于 LBBB 时 QRS 波幅会增高,以及大多数 LBBB 的患者存在有解剖学上的左心室肥大,这使得诊断标准具有很高的特异性十分困难。合并左心室肥大的心电图表现包括左心房 P 波异常,QRS 波时限延长(>155 毫秒)以及胸前导联高电压[34]。心肌梗死的心电图诊断可能比较模糊,后面会详细说明。

LBBB 伴有广泛的 ST-T 段异常也呈现为静息状态下心肌缺血的表现,通过标准运动平板测试是不可靠的。在左冠状动脉没有明确疾病情况下进行运动负荷试验,这个临床问题会增加间隔及左室前间隔出现可逆的心肌灌注缺损的频率。这反映的是局部心脏血流的功能性异常而不是缺血相关的固定冠脉损伤。

右束支传导阻滞

右束支传导阻滞(right bundle branch block, RBBB)是由于某一部分右室室内传导系统的传导延迟导致的。这种传导延迟在右束支最常见,也可能发生在希氏束或者右室传导系统的末端,例如右室切开术后。

心电图异常。RBBB 心电图的主要特征见图 12.22,常见诊断标准列见表 12.7。与左束支传导阻滞一样,QRS 波群时限大于 120 毫秒。右胸导联可见高大或有锯齿样的 R 波,即 rsr′、rsR′或 rSR′图形,然而Ⅰ、aVL 及左胸导联主波为 S 波即 S 波比 R 波更加宽大。例如 LBBB、RBBB 同样也出现 ST-T 段与 QRS 波群表现不一致,右胸导联 T 波倒置,Ⅰ、aVL 及左胸导联 T 波正向。

表 12.7　束支阻滞常用诊断标准

完全性左束支阻滞
QRS 波时限≥120ms
Ⅰ、aVL、V_5、V_6 导联可见宽大、切迹 R 波 V_1、V_2 导联 r 波小或无,之后出现深 S 波
Ⅰ、V_5、V_6 没有间隔 q 波
V_5、V_6 导联 R 波峰值时间延长(>60ms)
完全性右束支阻滞
QRS 波时限≥120ms
V_1、V_2 导联可见 rsr′、rsR′或 rSR′图形
Ⅰ、V_6 导联中 S 波≥40ms
V_5、V_6 导联 R 波峰值时间正常,但是 V_1 导联 R 波峰值时间>50ms

RBBB 的 QRS 波电轴没有改变。然而电轴改变发生,是由于同时合并有左前或左后分支阻滞及右束支阻滞(见后文)。

不完全右束支传导阻滞,是右束支传导系统中较小分支阻滞导致的,表现为 V_1 导联为 rSr′图形并且 QRS 时限在 100~120 毫秒。这些变化可能会导致潜在的右心室肥大(尤其合并有电轴右偏时),而不是固有的传导系统功能障碍或表现为 Brugada 图形(见第 33 章及第 37 章)。V1 导联(有时 V2 导联也有)出现 rSr‘图形,并且 QRS 波时限正常也在无心血管疾病患者中常见,尤其是运动员或有漏斗胸的患者,也可能是正常表现,当右胸导联电极放置位置比标准位置偏低时就会出现[40]。

心电图异常的机制。右束支传导系统出现延迟或阻滞时,室间隔右侧激动最早点在左室间隔表面激动经室间隔缓慢传导的部位。右心室前游离壁在右心室其余部位激动后才开始逐渐激动。

右心室传导延迟和激动缓慢导致大部分或全部右心室激动在左心室完成去极化之后。这样通过左心室更强的激活向量减弱了右心室激活向量的缺失(带来的副作用)。右心室激动向量在收缩晚期出现从而产生 QRS 波后半部分向前向右的电压增高,同时可见到 QRS 波增宽。

与 QRS 波不一致的 ST-T 段改变图形的产生原理与 LBBB 相同。对于 RBBB,心室复极向量远离右侧而指向早期激动的左心室心肌。这就导致右胸导联的 T 波倒置,左胸导联 T 波正向。

临床意义。RBBB 在一般人群中很常见,很多人伴有 RBBB 但没有结构性心脏病的临床证据。正如将导管放入右室造成的轻微损伤后 RBBB 的进展所示,RBBB 发生率高主要与右束支脆性相关。

在没有明显心脏疾病的 RBBB 或不完全 RBBB 图形患者中,虽然可能会出现右心室扩大及心功能下降,但是不与心脏疾病发生及死亡风险的增加相关[37,38,41]。有心脏疾病的 RBBB 患者意味着疾病更加严重伴有更广泛的多血管病变,并降低缺血性心肌病患者的远期存活率。右胸导联出现 RBBB 样图形且存在持续的 ST 段抬高可能预示着为 Brugada 综合征,更容易产生室性心律失常和突然死亡(Brugada 综合征;见第 33 章和第 37 章)。完全或不完全右束支传导阻滞也常见于运动员(见第 53 章)。

RBBB 也会影响其他的心电图诊断,但是影响的程度小于 LBBB。合并有 RBBB 会使右心室肥大诊断更加困难,是因为 RBBB 会导致 V_1 导联正向电位(R 波)更加显著。虽然准确率有限,但是右心室肥大表明 V_1 导联 R 波大于 1.5mV 并且电轴右偏。

左心室肥大的诊断标准可以使用,但是相比于传导功能正常来说,合并有 RBBB 后敏感性较低。RBBB 会降低右胸导联 S 波(或使 S 波消失)以及左胸导联的 R 波的振幅,因此降低了左心室肥大的心电图诊断标准的准确性。RBBB 合并左心房异常或电轴左偏也可能提示有潜在的左心室肥大。心室传导不同步也会出现在 RBBB 中,但相比于 LBBB 的程度偏小。

多束支传导阻滞

多束支传导阻滞(multifascicular block)指的是大于 1 个特殊传导系统的结构成分出现传导延迟或阻滞,包括左束支主干及其主要分支和右束支传导系统。

双束支传导阻滞(bifascicular block)包括 3 条束支传导束中的任意两个出现传导延迟或阻滞。根据传导延迟的部位可有多种形式。右束支合并左前分支传导延迟的特点是 RBBB 图形加上电轴左偏超过 45°(图 12.23)。右束支阻滞合并左后分支阻滞的特点是 RBBB 图形加上电轴右偏大于 120°(图 12.24)。单纯左束支传导阻滞即左前分支及左后分支阻滞,也通常被视为一种双束支传导阻滞,即使阻滞的部位不能确定。

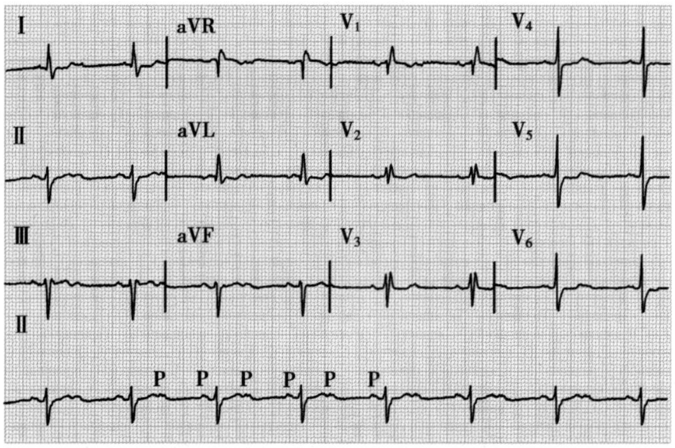

图 12.23　窦性心律为 95 次/min 伴有 2∶1房室传导阻滞。心室传导节律的图形与双束支传导阻滞即右束支及左前分支阻滞或延迟一致。患者有症状且为防止出现希氏束以下阻滞,而植入了心脏起搏器

三束支传导阻滞包括右束支传导阻滞加上左束支主干传导阻滞或左前分支和左后分支共同阻滞。心电图的最终表现形式主要根据受影响结构的延迟程度。如果传导延迟存在于右束支及左束支,且右束支阻滞程度轻于左束支阻滞,这样传导会先激动右心室,QRS 波形与左束支传导阻滞相似。如果右束支阻滞程度更高,心电图将表现为类似 RBBB 图形。

三束支传导阻滞(trifascicular block)诊断需要双束支传导阻滞及房室结以下传导延迟的证据。双束支传导阻滞中经未阻滞的传导束的传导时间(最小传导时间)正常,从房室结到心室肌的传导时间也是正常的。据此,PR 间期将是正常的(不考虑房室结传导延迟)。然而对于三束支传导阻滞,即使经影响最小的传导通路仍会出现传导延迟(传导时间延长),以致于从房室结到心室肌的传导时间也会延长。务必至少存在一条传导通路为传导延迟而不是传导阻滞。如果右束支及左束支或其分支完全阻断,将无法下传,最终结果就是房室传导阻滞。

在某些情况下,延迟时间最长的通路可以影响心率。在这些情况中,心电图的改变或交替出现于两种或以上的室内传导阻滞类型所造成的交替性束支传导阻滞(图 12.25)。

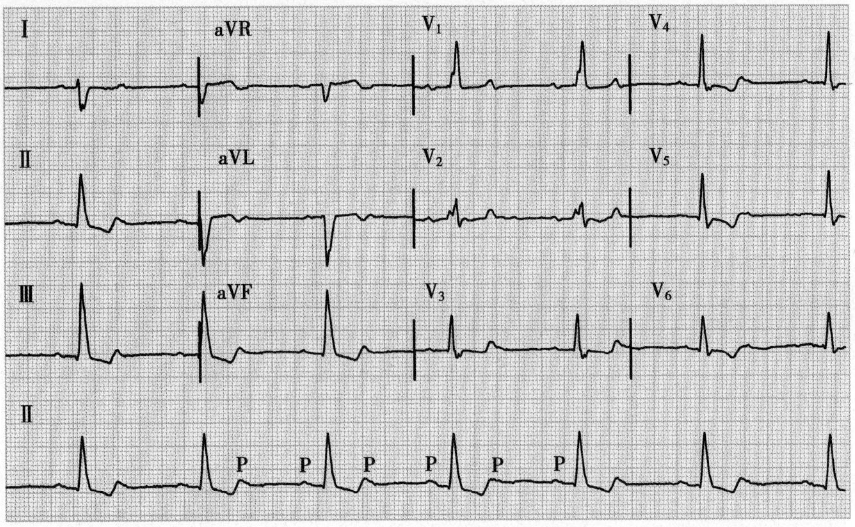

图 12.24 窦性心律伴 2:1房室传导阻滞。QRS 波形与双束支传导阻滞即右束支及左后分支阻滞或延迟一致。之后可记录到完全性心脏阻滞。患者接受了心脏起搏器植入

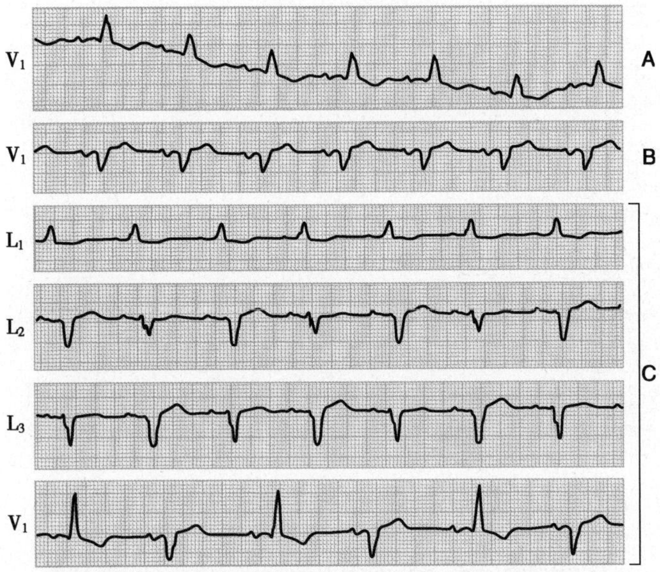

图 12.25 不同天数记录的心电图,反映了有交替性的束支传导阻滞和 PR 间期(A-C)表现的多束支阻滞。A,V_1 导联记录显示 RBBB 伴 PR 间期延长(280ms)。B,V_1 导联显示 LBBB 伴 PR 间期为 180ms。C,Ⅰ、Ⅱ、Ⅲ和 V_1 导联显示交替性的 RBBB 和 LBBB,及 PR 间期改变。肢体导联也显示左前分支阻滞(QRS 形态的细微改变)。(引自 Fisch C. Electrocardiography of Arrhythmias. Philadelphia:Lea &Febiger;1990.)

体表心电图中传导延迟表现为 PR 间期延长。然而 PR 间期主要由房室结传导时间决定,少部分由房室结以下传导系统决定。室内传导延迟不足以使 PR 间期延长,然而 PR 间期过度延长主要是房室结内延迟所影响而不是心室内的三条束支导致。因此心电图见 PR 间期延长证明是双束支传导阻滞,而不是三束支传导阻滞,但是 PR 间期正常不能排除。这个传导延迟大多可见特异性的心腔内电图 HV 间期延长。

多束支传导阻滞的主要临床意义在于它与严重的传导系统疾病有关。它可能是严重心肌病的一个标志,能明确患者房室传导阻滞(见图 12.23)的风险,这将在第 40 章中讨论。

其他形式的传导异常

心率依赖的传导阻滞

心率依赖的传导阻滞通常发生在短暂的室内传导阻滞时(见第 34 章)。加速性(心动过速性)依赖传导阻滞是传导延迟发生在心率大于一个特定临界值时。这种心率依赖的传导阻滞十分常见,心电图可表现为 RBBB 或 LBBB 图形(图 12.26)。减速性(心动过缓性)依赖传导阻滞是传导延迟发生在心率骤降到临界值以下。减速性依赖传导阻滞相比于加速性依赖传导阻滞较为少见,通常仅在严重传导系统疾病(图 12.27)。这两种传导阻滞的电生理基础将会在第 34 章中讨论。

室内传导改变的其他机制包括束支的隐匿传导、预激综合征、药物抑制的心肌传导或高钾血症,以及周长突然变化对心肌不应

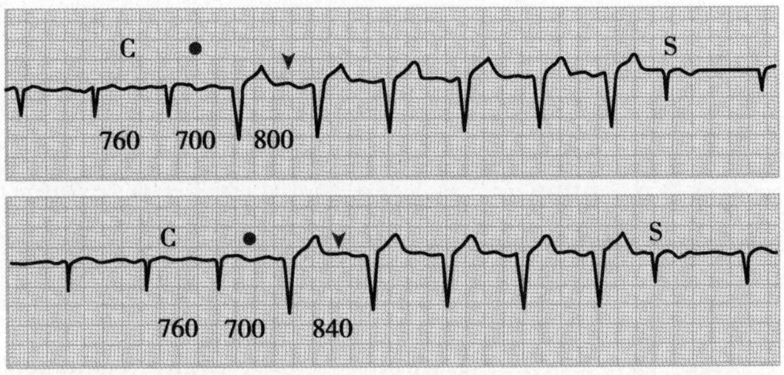

图 12.26 加速依赖性的 QRS 波偏差,在长的心动周期出现,在较该周期较短的心动周期中恢复,提示传导系统中有传导滞后。基本周期(C)的基线时限为 760ms。LBBB 出现于 700ms 的心动周期(以点标注),并且在 800ms 和 840ms 的心动周期(以箭头标注)持续存在;在 600ms 处传导恢复正常。LBBB 在 800ms 和 840ms 心动周期持续存在,可能是由于经间隔隐匿传导。房性期前收缩后意外的 QRS(S 标注)波恢复可能是由双束支传导一致所致。(引自 Fisch C,Zipes DP,McHenry PL. Rate dependent aberrancy. Circulation 1973;48:714.)

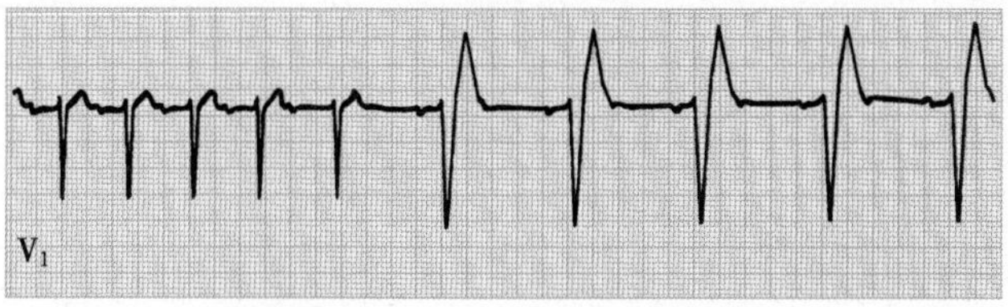

图 12.27 减速依赖性的 QRS 波偏差。基础节律为窦性，伴文氏Ⅰ型房室传导阻滞。1:1房室传导时，QRS 波正常；2:1房室传导阻滞或文氏伴长间歇后可出现 LBBB。（感谢 Dr. C. Fisch 供图）

期的影响（Ashman 现象的基础），在第 34 章和第 37 章讨论。表 12.8 总结了在正常心率下发生宽 QRS 波的主要原因。更多关于宽 QRS 波心动过速的话题将在第 35 章和第 37 章具体讨论。

表 12.8 宽 QRS 波的主要病因（在生理性心率）

慢性（内源性）心室内传导阻滞（IVCDs）
右束支传导阻滞（RBBB）
左束支传导阻滞（LBBB）
“非特异性”IVCDs
一过性 IVCDs
心率相关
加速依赖型
减速依赖型
逆行（经中隔）激动
Ashman 型
“中毒”（外源性）性传导延迟
高钾血症
药物（特别具有Ⅰ类药物作用活性的）
心室起源的波形
室性期前收缩（PVCs）
室性逸搏
心室起搏
心室预激（WPW 及相关图形）

宽 QRS 波心动过速的病因见第 34 章和第 37 章。
WPW，Wolff-Parkinson-White。

梗死周围阻滞（peri-infarction block）。梗死周围阻滞是指发生在心肌梗死区域的传导阻滞。它表现为心电图导联中的病理性 Q 波，当 QRS 波群的末端部分变宽，且与 Q 波的方向相反，例如Ⅲ和 aVF 导联的 QR 波形。相关的还有缺血周围阻滞（peri-ischemic block），由急性心肌损伤引起的 QRS 波可逆性增宽伴 ST 段抬高。

非特异性室内传导阻滞（延迟）[nonspecific intraventricular conduction defect(delay)]。这一术语通常用于描述 QRS 波增宽（大于 120 毫秒）但不伴 RBBB 或 LBBB 典型特征的情况。

心肌缺血和梗死

心电图是急性和慢性冠脉综合征诊疗的关键检查[2,42-50]。波形的变化取决于 4 个主要因素：①缺血持续时间（急性期 vs 进展期 vs 慢性期）；②范围（透壁受累的大小和程度）；③形态（前壁 vs 后壁 vs 下壁 vs 右心室）；④其他潜在异常的存在（例如，既往梗死，LBBB，WPW 综合征或起搏器模式），因为它们可以改变或掩盖经典模式。临床上一个关键的鉴别诊断是 ST 段抬高型心肌梗死（ST-segment elevation myocardial infarction，STEMI）（或缺血）和非 STEMI 心肌梗死（或缺血）的鉴别。对于 STEMI，除非有禁忌证，否则目标是通过经皮冠状动脉介入治疗进行即刻再灌注治疗。对于非 STEMI，当有难治性心绞痛的存在，或血流动力学或电学不稳定性，如果可行，应进行紧急诊断性血管造影和血管成形术（见第 59 和 60 章）。

复极化（ST-T 波）异常

急性严重缺血时心电图最早期和最一致性的发现是由于复杂的损伤电流机制造成的 ST 段的偏移（见第 59 章）。在正常条件下，ST 段通常几乎是等电位的，因为几乎所有健康的心肌细胞在心室动作电位的平台阶段都保持大致相同的电位。

然而，缺血会对心肌细胞的电特性产生复杂的时间依赖性影响。严重急性缺血可以降低静息膜电位，缩短动作电位时程，并降低缺血区域 0 期的上升速度和振幅（图 12.28）。其核心机制是这些异常导致正常和缺血区域之间的一个电压梯度（voltage gradient），从而产生这些区域之间的电流。造成的损伤电流在体表心电图上表现为 ST 段的偏移。

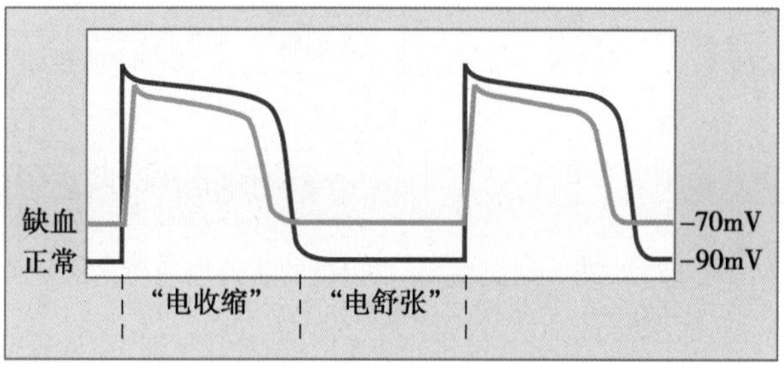

图 12.28 急性缺血可能以多种方式改变心室动作电位，导致静息膜电位降低，使 0 期振幅和速度下降，以及动作电位时程缩短（早期复极化的病理形式）。这些电生理效应单独或共同在心电周期的不同阶段在缺血和正常细胞之间产生电压梯度。由此产生的损伤电流通过 ST 段的偏移反映在体表 ECG 上（见图 12.29）

缺血和相关的条件引起电流及其方向的精确电生理机制仍然是一个活跃的研究领域，并且即使经过数十年的研究仍存在一些争议。主要基于动物研究，已提出“舒张期”和“收缩期”损伤电流，用以解释缺血性 ST 段抬高[2,46,48]（图 12.29）。根据“舒张期损伤电流”的假设，缺血性 ST 段抬高可归因于舒张期电位基线（ECG 的 TQ 段）的负（向下）位移。缺血细胞保持相对去极化，这很可能与心室肌动作电位时程 4 期（即较低的静息膜电位；参见图 12.28）钾离子细胞外流有重要关联，另外，相对于复极化的心肌，去极化心肌携带负的细胞外电荷。因此在电舒张期，电流（舒张期损伤电流）将在部分或完全去极化的缺血心肌与相邻的正常复极的未受损的心肌之间流动。损伤电流矢量将远离更负电位的缺血区域，朝向更正电位的正常心肌。结果，缺血区对应的导联将在电舒张期记录到负向偏移并产生 TQ 段的压低。

TQ 段压低表现为 ST 段抬高，因为临床实践中的 ECG 记录器使用 AC 耦合放大器，后者可自动“补偿”或调整 TQ 段中的任何负向偏移。由于这种电子效应，ST 段将按比例提升。因此，根据此理论，舒张期损伤电流，表现出 ST 段的明显抬高。通过 DC 耦合 ECG 放大器观察到的真实偏移是 TQ 基线的负向偏移。

证据还表明，缺血性 ST 段抬高（和超急性 T 波）也可能与收缩期损伤电流有关。3 种病理因素可能使得急性缺血心肌细胞较正常细胞相比，在电收缩期（QT 间期）的细胞外电位相对为正：①动作电位时程缩

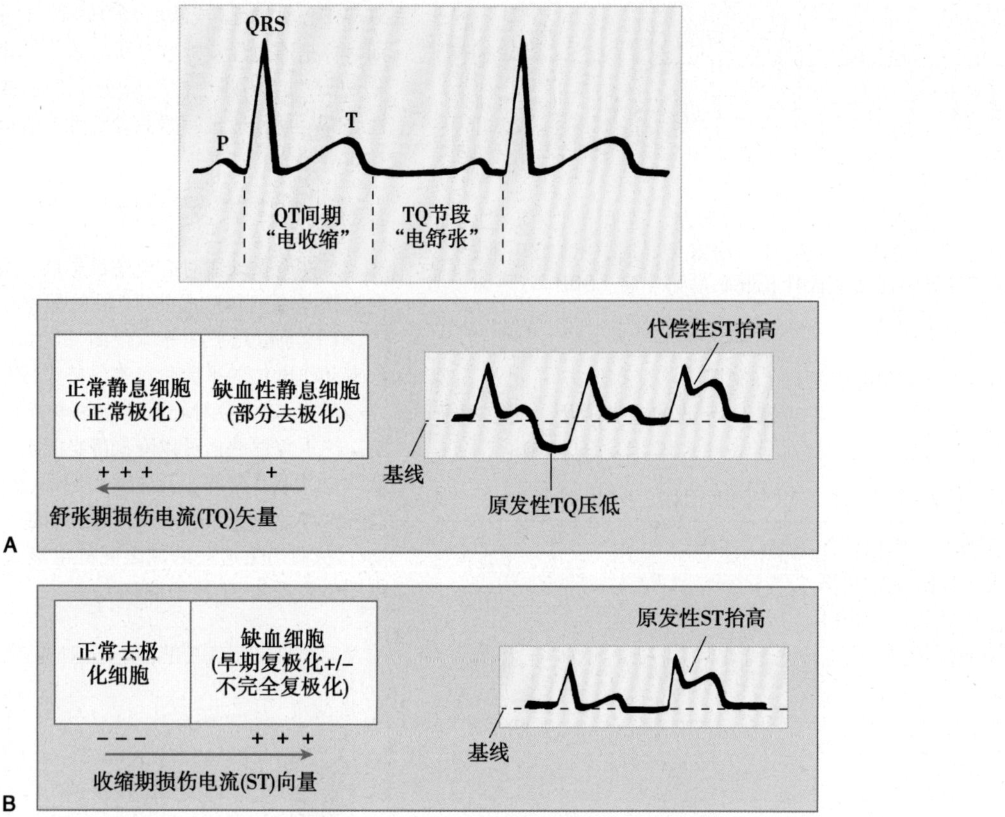

图 12.29 缺血性 ST 段抬高的病理生理简化示意图。已经提出了两种基本机制来解释急性心肌损伤出现的 ST 段抬高。**A**,舒张期损伤电流机制。在这种情况下(第一个 QRS-T 复合波),在心电舒张期(TQ 段),ST 段向量将偏离相对负的,部分去极化的缺血区域,导致早期 TQ 段压低。常规交流电 ECG 对基线偏移的“补偿”机制,导致明显的 ST 段抬高(第二个 QRS-T 复合波)。**B**,收缩期损伤电流机制。在这种情况下,因为细胞的早期复极,缺血区膜电位在心电收缩期间相对为正,其动作电位的幅度和上升速度可能降低。这种收缩期损伤电流矢量将朝向正电性区域,结果将是早期的 ST 段抬高。在临床心电图记录中,无法确定舒张期和收缩期损伤电流对所观察到的 ST 段抬高的贡献大小(见正文)

短;②动作电位上升速度下降;③动作电位振幅降低(见图 12.28)。这些效应中的一种或多种的存在,将在 QT 间期,在正常区域和缺血区域之间建立电压梯度,使得电流指向缺血区域。这种收缩期损伤电流的机制,也可能部分与钾外流有关,将导致原发性 ST 段抬高,有时伴有 T 波高尖(超急性)。

当急性缺血为透壁(或接近)时,整个 ST 段向量(无论是由舒张期或收缩期损伤电流引起,还是两者都有)通常朝外(心外膜侧),缺血区域可记录到 ST 段抬高,有时伴 T 波高尖(超急性)(图 12.30)。心脏对侧面的导联可出现镜像的 ST 段压低。偶尔,镜像改变可能较原发性的 ST 段抬高更为明显。

当缺血主要局限于心内膜下(大约是心室壁的内半部分)时,整个 ST 矢量通常指向心室壁内层和心室腔,使得对应(例如,前心前区)导联显示 ST 段压低,导联 aVR 的 ST 段抬高(见图 12.30)。这种心内膜下缺血的典型心电图表现可发生于自发性心绞痛或运动/药物诱发症状性或无症状性(隐匿性)的心绞痛(见第 13 章)。然而,体表心电图检查,不管是 ST 段抬高或 ST 段压低型心肌缺血,均不能区分收缩期和舒张期的损伤电流的贡献。此外,心肌传导和动作电位特性的相关改变可能有助于 ST 段改变的心电图观察[48]。

多种因素可影响急性缺血性 ST 段改变的幅度。多个导联中明显的 ST 段抬高或压低通常提示严重或广泛的心肌缺血。相反,经皮冠状动脉介入治疗或溶栓治疗再灌注后 ST 段迅速回落是再灌注成功的有效标志[49]。但是,这些关系并不固定和单一,严重缺血甚至心肌梗死出现轻微的,甚至不伴有 ST-T 段改变。此外,在心肌缺血,伴或不伴心肌梗死的患者,T 波振幅的相对升高(超急性 T 波)可以伴随或先于 ST 段抬高出现(图 12.31)。

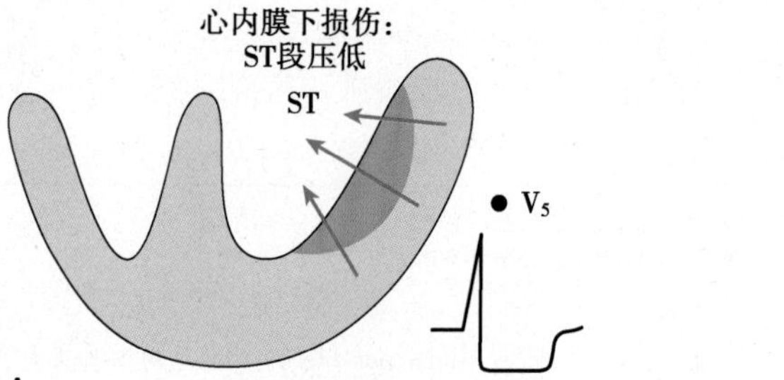

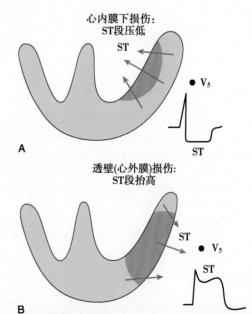

图 12.30 急性缺血损伤模式(ST 载体)电流的方向性。**A**,心内膜下缺血显著,由此产生的 ST 载体定向于受影响的心室内层和心室腔。因此,在异常运动应激试验或自发性心绞痛时,上覆导联可记录 ST 抑制。**B**,当缺血累及心室外层(透壁或心外膜损伤)时,ST 载体向外传导。上覆导线记录 ST 段抬高。对侧导联可出现反相 ST 段凹陷

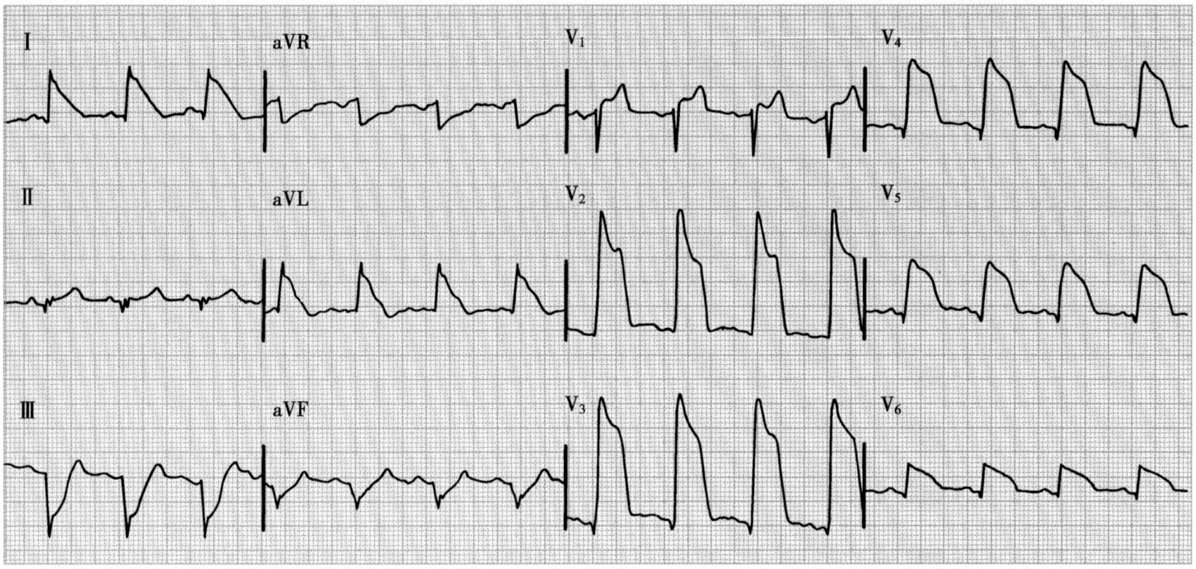

图 12.31 广泛前侧壁心肌梗死的超急性期。显著的 ST 段抬高和明显的 T 波融合出现在胸前导联和Ⅰ、aVL 导联。Ⅲ、aVF 导联出现镜像型 ST 段压低。V_3 至 V_6 导联出现 Q 波。由严重的心肌缺血引起显著的 ST 段抬高和 T 波高尖有时被称为“单相损伤电流”。可见 V_2 至 V_3 导联 R 波振幅反常增大。该图还可见电轴左偏和下壁导联的 R 波缩小或消失，提示陈旧性下壁心肌梗死的可能性较大

QRS 改变

实际存在心肌梗死时，除极化（QRS）改变通常伴随复极化（ST-T）的异常（图 12.32）。大量心肌组织的坏死可以导致 R 波振幅降低，或者由于缺血区域电动势的丧失形成前壁，侧壁和下壁导联 Q 波。急性缺血导致的局限性的传导延迟，在某些病例中，也参与 Q 波病理机制。

异常 Q 波一度被认为是透壁性心肌梗死的标志，而心内膜下非透壁性缺血被认为不会产生 Q 波。然而，基于尸检和图像学的详细实验室检查和相关性分析明确提示，透壁缺血发生可以不伴有 Q 波改变，并且心内膜下或其他非透壁性缺血可能伴有 Q 波[2,42,46]。因此，心电图将进展性或者慢性心肌梗死描述为“Q 波”或者“非 Q 波”更为恰当，而非“透壁性”或“非透壁性”。

后壁或者侧壁心肌缺血的 QRS 波表现可能有所不同（见图 12.33）。这些区域的除极电势的丧失反过来可增加 V_1 导联（有时 V_2 导联）R 波的振幅，在任一常规导联很少不出现诊断性 Q 波。

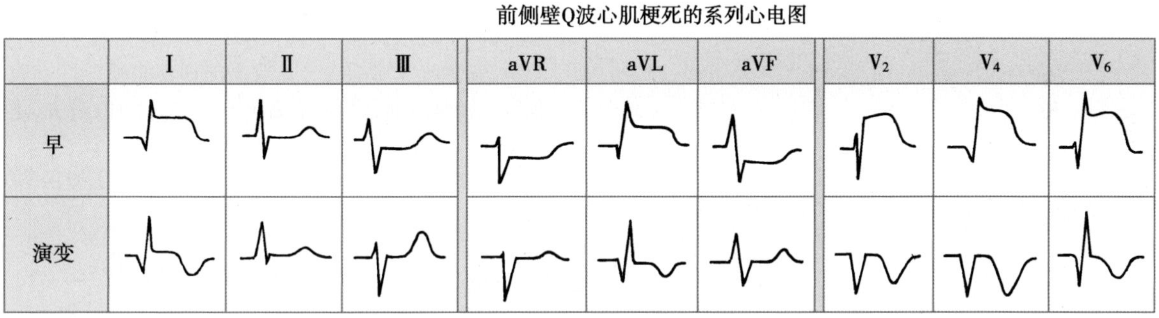

A

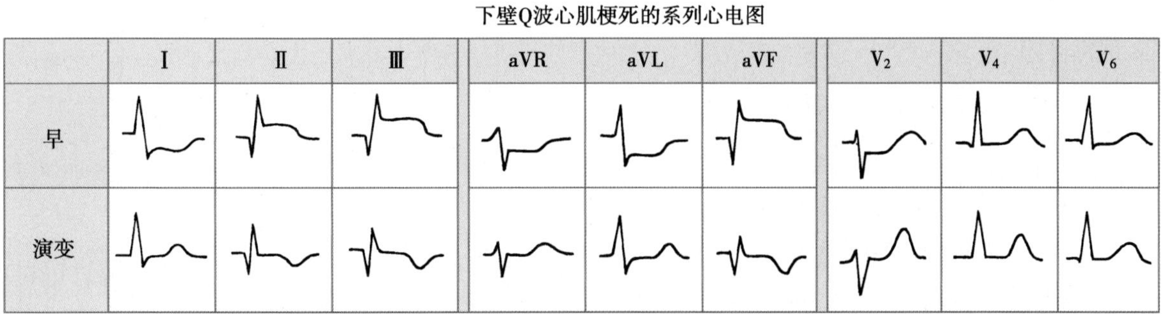

B

图 12.32 急性前侧壁和急性下壁 Q 波型心肌梗死的去极化和复极化演变。**A**，前侧壁心肌梗死，Ⅰ、aVL 和胸前导联 ST 段抬高，伴Ⅱ、Ⅲ、aVF 导联 ST 段镜像性压低。**B**，相反地，急性下壁（或后壁）心肌梗死时，可伴随 V_1 至 V_3 导联镜像性 ST 段压低。（引自 Goldberger AL，Goldberger ZD，Shvilkin A. Goldberger’s Clinical Electrocar-diography：a Simplified Approach. 9th ed. Philadelphia：Elsevier；2017.）

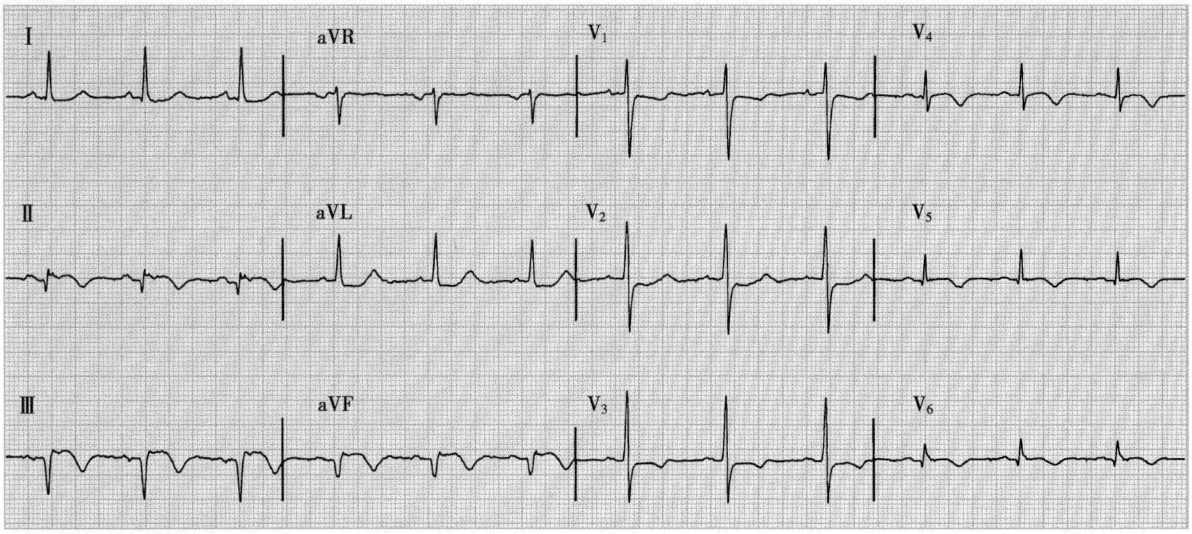

图 12.33 下壁、后侧壁心肌梗死。注意Ⅱ、Ⅲ、aVF 和 V_3 至 V_6 导联典型 Q 波伴 ST 段抬高和 T 波倒置。Ⅰ、aVL、V_1 和 V_2 导镜像性联 ST 段压低。V_1 和 V_2 导联出现相应的高大的 R 波

表 12.9 列出了右侧胸前导联 R 波高大主要原因的鉴别诊断。在一些患者中，碎裂 QRS 波的出现，甚至不伴有 Q 波，可作为缺血或非缺血原因所致的心肌瘢痕形成的标志[51]。

表 12.9 V_1 和 V_2 导联高大 R 波的鉴别诊断

生理性或体位性因素
胸前导联位置错误
正常变异
先天性或获得性右位心
心肌损伤
侧壁或(正后壁)心肌梗死
杜氏肌营养不良(见第 97 章)
心室扩大
RVH(常伴电轴右偏)
肥厚型心肌病
心室除极改变
右心室传导异常
WPW 综合征(由后壁或侧壁预激引起)

心电图改变的转归

缺血性 ST 段抬高和超急性 T 波改变可能是急性 ST 段抬高型心肌梗死最早期的心电图改变。经典的后续变化是进行性 T 波倒置，有时伴有同导联 Q 波形成(见图 12.32 和第 59 章)。进展性或慢性缺血引起的 T 波倒置与心室肌动作电位时程延长有关，且通常伴有 QT 间期延长。T 波倒置可在数天或数周后消失，或者无限期持续存在。

缺血程度是 T 波转归的一个重要决定因素。T 波倒置持续 1 年以上且伴有同导联 Q 波形成，与透壁性心肌梗死有关。相反地，T 波正向且伴有同导联 Q 波形成，与非透壁性心肌梗死有关，即壁内仍有存活心肌细胞[52]。

在梗死后的数天至数周或者更长时间，QRS 波的改变可持续存在或者开始消失[46,53]。Q 波型心肌梗死后心电图完全恢复至正常的概率较低，但可以发生，尤其多发生在梗死范围较小，后续左心室射血分数升高和节段性心室壁活动增强的病例。这种转归通常与自发性血管再通和良好的侧支循环有关，是预后良好的指征。相反，尽管不一定是室壁瘤形成，心肌梗死后数周或更长时间内存在持续性坏死型 Q 波和 ST 段抬高，与严重的潜在室壁活动障碍(活动消失或活动减弱区域)有强相关性。中部胸导联或Ⅰ导联 rSR'或类似波形的波持续存在是另一个已经被报道的室壁瘤形成的标志。

其他缺血性 ST-T 模式

由冠状动脉血管痉挛引起的可逆性透壁性心肌缺血可以引起短暂的 ST 段抬高[42,44,46](图 12.34)。这是变异型心绞痛经典的心电图改变(见第 60 章)。取决于这种非梗死性心肌缺血的严重程度和持续时间，ST 段抬高可以在几分钟内消失，也可能伴有 T 波倒置持续数小时甚至数天。

一些缺血性胸痛患者，多个胸导联出现 T 波深倒(例如，V_1 至

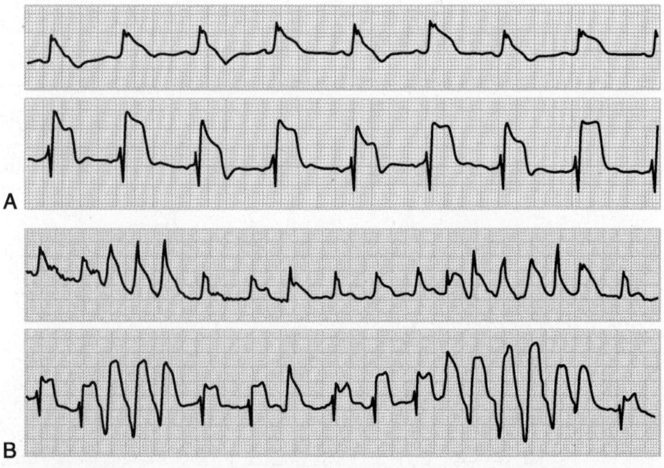

图 12.34 A，变异性心绞痛的 ST 段抬高和 ST-T 波(复极化)改变。B，ST 段抬高和 T 波改变伴发非持续性室性心动过速。(感谢 Dr. C. Fisch 供图)

V_4 导联),伴或不伴心肌酶谱水平的升高。这种现象通常由冠状动脉左前降支近段重度狭窄(LAD-T 波或者 Wellens 图形)相关的严重缺血所致造成。这些 T 波倒置可能于到达医院时已经消失的短暂的 ST 段升高之前出现。另外,这类 T 波倒置,尤其是发生在不稳定型心绞痛的患者上,与前壁节段性运动功能减弱有关且提示心肌顿抑综合征。这种综合征预后欠佳,再发心绞痛和心肌梗死的概率较高[42-44]。

另一方面,基线心电图显示 T 波异常的患者,在经历急性透壁性心肌缺血时,T 波可显示假性正常化(图 12.35)。总的来说,急性冠脉综合征有四种主要类型,每种类型均伴有特征性的心电图改变(图 12.36)。

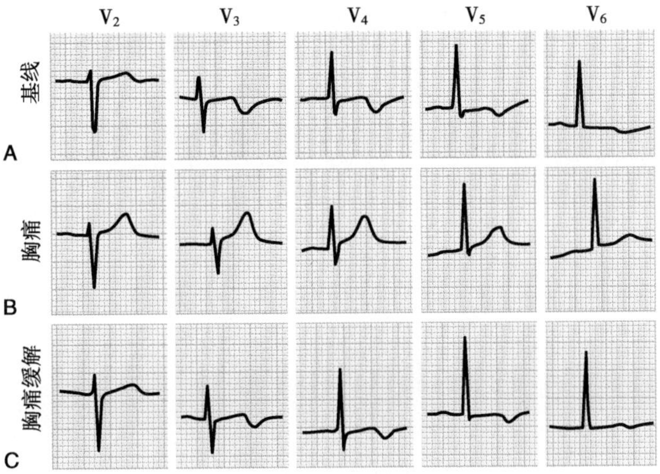

图 12.35 假性(反常性)T 波正常化。A,冠心病的基线心电图提示 T 波倒置。B,缺血性胸痛发作时 T 波"正常化"。C,胸痛缓解后 T 波恢复到基线心电图形态。(A 和 B 引自 Goldberger AL, Goldberger ZD, Shvilkin A. Goldberger's Clinical Electrocardiography: a Simplified Approach. 9th ed. Philadelphia: Elsevier; 2017.)

缺血性 U 波改变

已有报道证实,U 波振幅或极性改变与急性心肌缺血或梗死相关[54]。例如,运动诱发的短暂性胸导联 U 波倒置与严重的冠状动脉左前降支狭窄有关。较为罕见的情况下,U 波倒置是急性冠脉综合征的早期心电图改变。

心肌缺血和梗死的心电图定位

和 ST 段压低型相比,心电图各导联更能帮助定位 ST 抬高型心肌缺血或梗死的相关区域。ST 段抬高和超急性 T 波见于以下情况:①两个或多个相邻的胸导联(V_1 至 V_6)和/或 Ⅰ 及 aVL 导联,对应急性前壁或前侧壁透壁性心肌缺血;②V_1 至 V_3 导联对应前间壁或心尖部心肌缺血;③V_4 至 V_6 导联对应心尖部或侧壁心肌缺血;④Ⅱ、Ⅲ和 aVF 导联对应下壁心肌缺血;⑤右侧胸导联对应右心室缺血。

另外,由右侧冠状动脉或左旋支病变引起的后壁或后侧壁心肌梗死,可伴有位于心脏背面的导联(例如,V_7 至 V_9)ST 段抬高(见表 12.1)。这类梗塞可引起下壁或者后侧壁损伤,可以 V_1 至 V_3 导联 ST 段反向压低作为间接表现。前壁心内膜下缺血也可以主要表现为类似的心电图改变。

尽管不能经常被记录到,存在相反变化的后侧壁或下侧壁心肌梗死有时能通过后壁导联 ST 段抬高与原发性前壁心肌梗死相鉴别[55]。

心电图还能对冠状动脉系统中的急性闭塞部位(即"罪犯病变")有特异性的提示意义[2,42,47,50,56-59]。在下壁心肌梗死时,Ⅲ导联 ST 段抬高幅度超过Ⅱ导联,尤其合并 V_1(以及其他右室面导联)导联 ST 段抬高,是 RCA 近段至中段闭塞的可靠预测因子(图 12.37)。相反,Ⅱ导联 ST 段抬高幅度等于或超过Ⅲ导联,尤其合并 V_1 至 V_3 导联 ST 段压低或Ⅰ和 aVL 导联 ST 段抬高,提示左旋支或优势型 RCA 远段的闭塞病变。

右室面导联 ST 段的抬高提示急性右室损伤并常提示 RCA 近段的闭塞。值得注意的是,急性右室心肌梗死可在 V_1 至 V_3(甚至 V_4)导联产生损伤电流,因而可与前壁心肌梗死相混淆。在其他

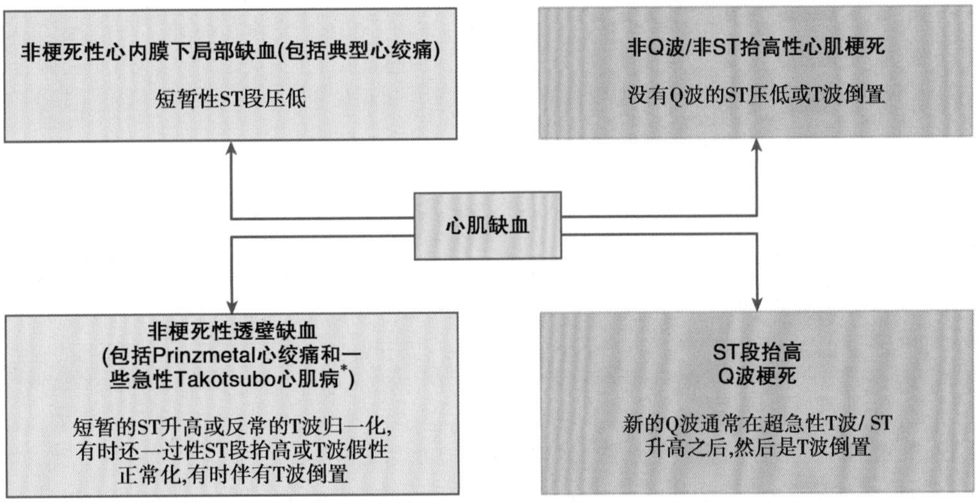

图 12.36 急性心肌缺血的心电图改变。心电图可以正常,也可以表现为非特异性异常。并且,这些分类并非相互矛盾。例如,非 Q 波型梗死可进展为 Q 波型梗死,ST 段抬高后可随后出现非 Q 波型梗死或 ST 段压低,T 波倒置后可出现 Q 波梗死。* 可极其类似急性心肌梗死。(引自 Goldberger AL, Goldberger ZD, Shvilkin A. Goldberger's Clinical Electrocardiography: a Simplified Approach. 9th ed. Philadelphia: Elsevier; 2017.)

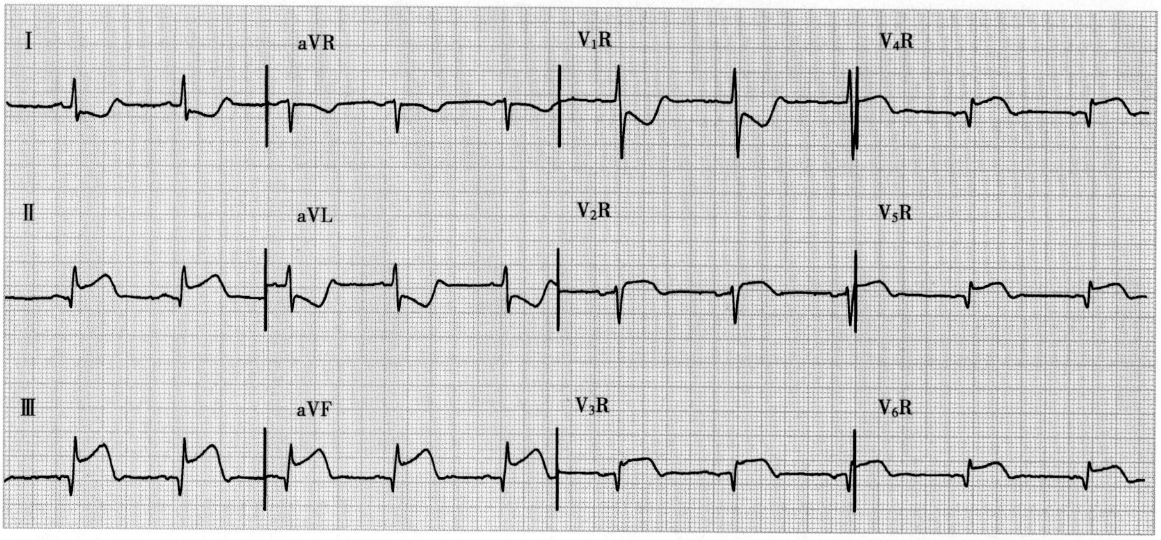

图 12.37 急性右心室伴急性下壁 ST 段抬高型心肌梗死。注意右胸导联与Ⅱ、Ⅲ、aVF 导联的 ST 段抬高和Ⅰ、aVL 导联的镜像改变。Ⅲ导联的 ST 段抬高大于Ⅱ导联和右胸导联的 ST 段抬高与右冠近中段闭塞相符合。已有报道在急性右心室缺血或梗死中同时出现 V_1 导联（这里指 V_2R）ST 段抬高和 V_2 导联（这里指 V_1R）ST 段压低。

病例中，可同时出现 V_1（V_2R）导联 ST 段抬高和 V_2（V_1R）导联 ST 段压低（见图 12.37）。

aVR 导联[56,57]可能对急性心肌梗死时动脉闭塞部位提供重要线索。当出现 aVR 和 V_1 导联 ST 段抬高，尤其伴其他导联广泛 ST 压低时，应该考虑左主干病变（或严重多支病变）。

基于初始心电图所提议的对急性冠状动脉闭塞进行定位的诊断标准仍需要在更大人群中加以验证。基于个体间冠状动脉解剖学变异、急性心电图改变的动态特性、多支血管病变、侧支血流及心室传导延迟等因素，目前的或今后的标准均将受限于一定的局限性和个例情况。

例如，在一些病例中，缺血可影响不止一个心肌区域（例如图 12.32 中所示的下侧壁）。心电图可能显示每个区域的特征性表现，然而，有时相反向量间的抵消可造成部分正常化表现。类似地，下壁导联 ST 段的抬高合并急性前壁心肌梗死提示延伸至左室下壁的（包绕心尖）左前降支闭塞或多支血管病变伴侧支形成不良。

心肌梗死合并束支阻滞的心电图诊断

当基线的心电图显示束支阻滞或束支阻滞作为心肌梗死的并发症时，心肌梗死（myocardial infarction，MI）的诊断常变得更加复杂。由于主要影响晚期心室除极过程（见后文），RBBB 的存在通常不影响 Q 波型心肌梗死的诊断。其净效应为 RBBB 患者 Q 波型心肌梗死的诊断标准与传导功能正常患者相同（图 12.38）。

由于 LBBB 改变了早期和晚期心室除极过程并产生继发性 ST-T 段改变，因而，LBBB 的存在使得心肌梗死的诊断更为复杂且易于混淆。这些变化可能掩盖或模拟 MI 表现。因此，对于 LBBB 患者的急慢性心肌梗死的诊断问题已经引起了广泛的关注[60]（图 12.39）。

左室游离壁（或侧壁）的心肌梗死通常导致中段或外侧胸前导联以及特定肢体导联出现异常 Q 波。然而，LBBB 时室间隔初始除极电势方向为从右向左。这些左向的电势在中段至外侧胸前导联产生初始的 R 波，常常掩盖了 MI 所造成的电势（Q 波）的缺失。因此，在合并 LBBB 时，急性或慢性的左室游离壁心肌梗死本身通常不产生诊断性质的 Q 波。急性或慢性心肌梗死同时涵盖左室游离壁和室间隔时可在 V_4 至 V_6 导联产生异常 Q 波（常作为

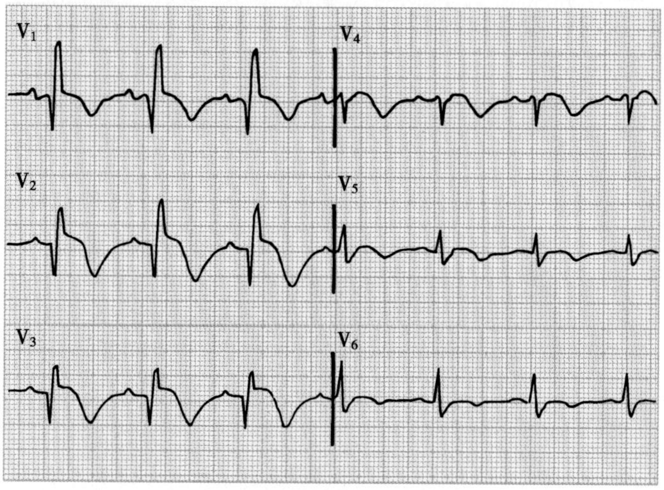

图 12.38 右束支传导阻滞合并急性前壁心肌梗死。前向的除极向量的缺失导致了 QR 波右侧到中部胸前导联的 ST 段抬高和演变性的 T 波倒置（V_1 到 V_6）

QR 图形的组成）。这些初始部分的 Q 波很可能反映了来自室间隔基底其余部分的朝后和朝上的电势（图 12.40）。这种在一个或多个导联出现的宽 Q 波（大于 40 毫秒）是潜在心肌梗死的可靠信号。如前所述，LBBB 时的除极顺序也发生了改变，这些改变可以掩盖或模拟实际心肌梗死时的 ST 段变化。

以下几点总结了 LBBB 时心肌梗死的心电图特征：

1. 不合并 LBBB 时，右侧胸前导联常可见到 ST 段抬高伴 T 波高耸直立。在外侧胸前导联可特征性的看到继发性 T 波倒置。然而，外侧导联出现 ST 段抬高或 V_1 至 V_3 导联出现 ST 段压低或 T 波深倒强烈提示潜在的心肌缺血。在 QS 型或 rS 型导联出现更为明显的 ST 段抬高（>0.5mV）也可能是由急性缺血所致，但会出现假阳性，尤其是在 QRS 波振幅高且主波向下时。使用 ST 段与 S 波的绝对振幅比，在任意相应导联上确定的大于 0.25 的比值被认为较原始标准具有更高的准确率[59]。还需要进一步的研究来证实这一发现并检验其他提议的标准。

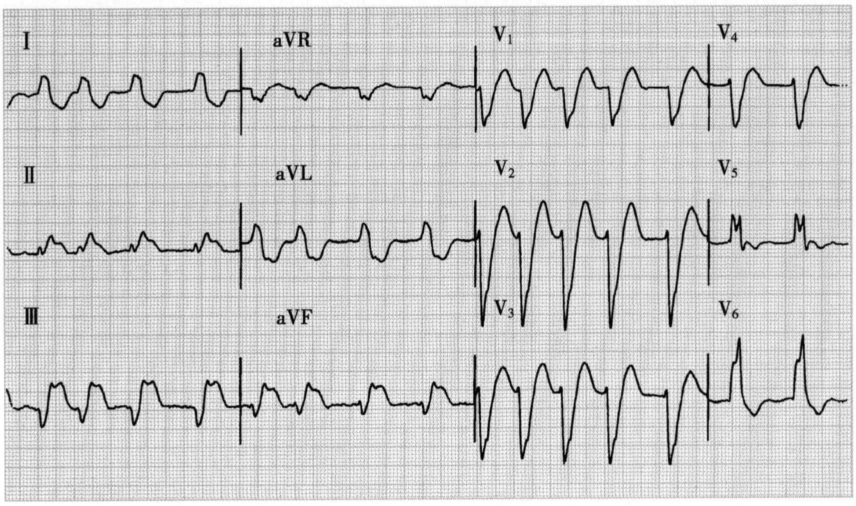

图 12.39 完全性左束支传导阻滞伴急性下壁心肌梗死。注意Ⅱ、Ⅲ、aVF 导联 ST 段显著抬高，I 和 aVL 导联镜像 ST 段压低，这是继发的 ST-T 改变。基础节律为心房颤动。

2. 在Ⅰ、V_5 或 V_6 导联或Ⅱ、Ⅲ和 aVF 导联出现 QR 图形伴 LBBB 强烈提示潜在的 MI。

3. 中部的胸前导联宽 S 波的上升支或Ⅰ、aVL、V_5 或 V_6 导联宽 R 波的上升支出现切迹也可提示慢性 MI。

类似的原则可适用于急性或慢性心肌梗死伴右心室起搏的诊断。对比心肌梗死前显示 LBBB 的心电图和目前的心电图常常有助于反映出这些变化。

对于合并存在的 LAFB 和下壁 MI 做出诊断也具有挑战性。这种组合可造成下壁导联小 r 波的丢失，因此Ⅱ、Ⅲ和 aVF 导联显示 QS 图形，而非 rS 图形。

然而，LAFB 也可能掩盖下壁心肌梗的诊断。由束支阻滞引起的 QRS 波初始电势方向朝下可掩盖下壁 Q 波，从而在Ⅱ、Ⅲ和 aVF 导联形成 rS 图形。在其他情况下，LAFB 合并下壁心肌梗死会在下壁肢体导联产生 qrS 图形，其中最初的 q 波为心肌梗死的结果，而小 r 波则是由于束支阻滞。

心房梗死

目前已提出了一些诊断心房梗死的心电图线索。它们包括局限性的 PR 段的偏移，如 V_5 或 V_6 导联或下壁导联 PR 段抬高[60,61]，P 波形态变化以及房性心律失常。然而，这些征象的敏感性和特异性是有限的。

心肌缺血和梗死的心电图鉴别

心电图诊断冠状动脉综合征时在敏感性和特异性方面有明显的局限性[42,43,46]。一份正常的或非诊断性的心电图不能除外心肌缺血或者甚至是急性心肌梗死[62,63]。如果最初的心电图不具诊断性，但患者仍有持续症状，且临床表现强烈提示急性缺血，应以 15 至 30 分钟或更短时间为间隔重复心电图检查[45]。然后，在急性心肌梗死的整个过程中心电图表现正常是非常罕见的。因此，重复心电图检查无提示意义或诊断性的心电图改变的情况下，持续性的胸痛应始终促使我们仔细寻找非冠状动脉疾病引起的胸痛（见第 56 章）。

非缺血性 Q 波及相关的除极改变

心肌坏死相关的电动势丧失可导致 MI 时 R 波消失和 Q 波形成。然而，Q 波产生的这种病理机制并非冠心病心肌梗死所特有。

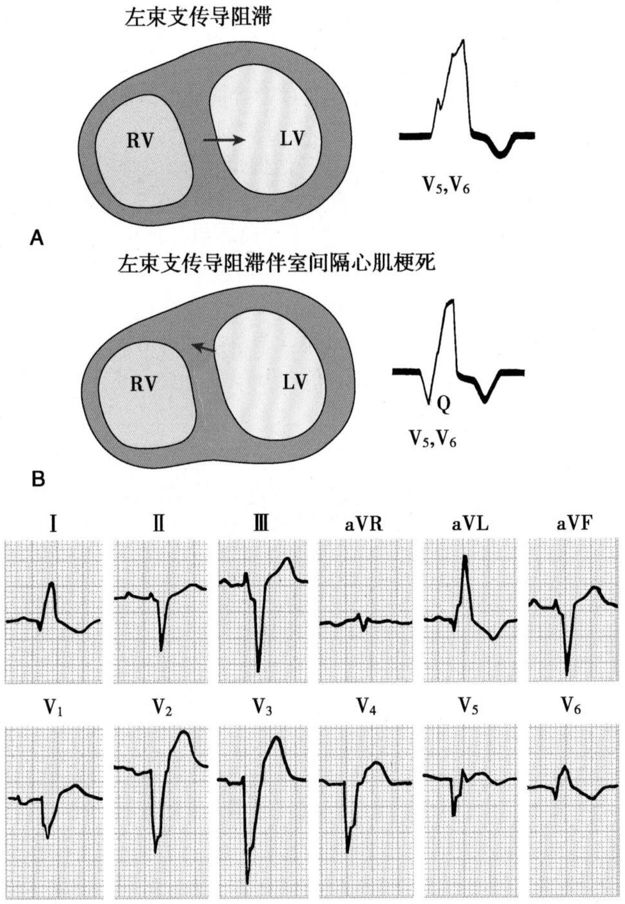

图 12.40 **A**，无合并症的左束支传导阻滞，早期间隔向量指向左（箭头），因此 V_5 和 V_6 导联无 Q 波。**B**，合并前间隔心肌梗死的左束支传导阻滞，早期间隔向量指向下和右（箭头），因此 V_5 和 V_6 导联出现明显的 Q 波，作为前间隔梗死的反常标志。**C**，合并前壁梗死（前间隔受累）的左束支传导阻滞，注意Ⅰ、aVL、V_5 和 V_6 导联的 QR 波。LV，左心室，RV，右心室。（A 和 B 修改自 Dunn MI，Lipman BS. Lipman-Massie Clinical Electrocardiography. 8th ed. Chicago：Year Book；1989.）

任何导致局部电动势明显丧失的过程，无论是急性的还是慢性的，都可能导致 Q 波。例如，淀粉样蛋白或肿瘤等电惰性物质代替心肌组织便可导致非梗死性 Q 波的出现（见第 77 章和第 95 章）。与广泛的心肌纤维化相关的各种扩张型心肌病可导致假性心肌梗死图形。心室肥大也可导致 Q 波的出现。

与冠状动脉疾病心电图表现相似的 Q 波可以与以下 4 个因素之一（或组合）有关（见表 12.10）：①生理或体位变异；②心室传导异常；③心室扩大；④心肌损伤或组织替换。

表 12.10 非梗死性 Q 波（筛选举例）的鉴别诊断

生理性或体位性因素
正常变异的“间隔性”Q 波
V_1 至 V_2、Ⅲ和 aVF 导联正常变异的 Q 波
左侧气胸或右位心——侧壁无 R 波逐渐上升
心肌损伤或浸润
急性进程：无梗死性心肌缺血，Takotsubo 心肌病，心肌炎，高钾血症（一过性 Q 波）
慢性进程：原发性心肌病，心肌炎，淀粉样变性，肿瘤，肉瘤
心室肥大或扩大
左心室（R 波递增不良）*
右心室（R 波逆向递增+或 R 波递增不良†，尤其合并慢性阻塞性肺疾病）
肥厚型心肌病（可疑似前壁、下壁、后壁或侧壁的心肌梗死）
传导异常
LBBB（R 波递增不良）*
WPW 综合征

* 右侧至中部胸前导联小 R 波或 R 波缺如。
† V_1 导联至中部胸前导联 R 波振幅逐渐缩小。
修改引自 Goldberger AL，Goldberger ZD，Shvilkin A. Goldberger's Clinical Electrocardiography：a Simplified Approach. 9th ed. Philadelphia：Elsevier；2017.

显著的 Q 波可能与多种体位性因素相关，这些因素改变了心脏相对于特定的导联电轴的方向。根据电轴的不同，可在肢体导联（aVL 导联上为垂直电轴，Ⅲ和 aVF 导联为水平电轴）出现明显的 Q 波（作为 QS 图形或 QR 图形的组成）。QS 图形可作为正常变异出现在 V_1 导联，但很少出现在 V_1 和 V_2 导联。R 波递增不良，有时实际表现为 QS 图形，可能仅仅是由于将胸部电极不正确的放置在了高于正常的位置。右位心时（见第 75 章），在没有潜在结构异常的情况下，可以通过将 V_2 至 V_6 导联置于右侧胸壁（V_1 导联置于 V_2 的位置）来恢复正常的 R 波进程。左侧气胸时纵隔的右偏可导致左侧胸前导联明显的 R 波缺失。与 R 波递增不良相关的其他位置性因素包括漏斗状胸和先天性大血管转位。心室除极顺序的一种固有改变可导致病理性的非梗死性 Q 波。与非心肌梗死性 Q 波相关的两个最重要的传导异常为 LBBB 和 Wolff-Parkinson-White（WPW）预激。在 LBBB 时，QS 图形可出现在右侧胸前导联至中段胸前导联，偶尔可出现在Ⅱ、Ⅲ和/或 aVF 导联。根据旁道位置的不同，WPW 预激可模拟前室间隔、侧壁，或下后壁心肌梗死。LAFB 有时被认为是产生前壁心肌梗死图形的原因之一；然而，LAFB 对于水平面导联中 QRS 波的影响通常很小。可能最常见的表现为 V_5 和 V_6 导联出现相对明显的 S 波。R 波递增不良并非 LAFB 的统一特征，尽管在这种情况下已经报道过 V_1 至 V_3 导联中出现小 q 波。如果将导联置于较通常位置高于一个间隙，这些小 q 波可变得更加明显，而低于一个间隙时则可消失。然而，作为一般临床准则，右侧胸前导联出现明显 Q 波（作为 QS 图形或 QR 图形的组成）不应该仅仅归因于 LAFB。

由心肌损伤引起的 Q 波，无论是否为缺血所致，都可能至暂时的，并不一定意味着不可逆转的心肌损伤。严重的缺血可导致局部电动势丧失，而没有实际的细胞死亡（电休克现象）。一过性的传导功能紊乱也可造成心室除极的改变，并导致非梗死性 Q 波。在某些情况下，一过性 Q 波可能代表了既往 Q 波型心肌梗死的显露。新发但一过性的 Q 波可见于各种原因造成的严重低血压患者，以及心动过速、心肌炎、变异性心绞痛、长期低血糖、磷中毒和高钾血症患者中。

R 波递增不良是一种非特异性的表现，常可见于 LVH 和急性或慢性的右心室超负荷状态。这种情况下的 Q 波可以反映多种机制，包括心室除极早期电势平衡的改变和心脏几何形态和位置的变化。在慢性阻塞性肺疾病（见图 12.18）中可以看到明显的 R 波缺失，有时从 V_1 导联至外侧胸前导联也会出现 frank Q 波。肢体导联低电压和右心房异常（肺性 P 波）的存在可作为额外的诊断线索。如前所述，这种 R 波进程的缺失部分可能与右心室的扩张和肺气肿时心脏位置下移有关。在一些情况下，部分或完全正常化的 R 波进程可以通过将胸部导联置于较通常低于一个间隙来实现。

其他急性或慢性的心室超负荷综合征也可模拟心肌缺血和心肌梗死。由肺栓塞引起的急性肺源性心脏病（见第 84 章）可引起各种类型的非心肌梗死性图形。这种情况下，急性右心室超负荷可导致 R 波上升缓慢，有时右侧至中段胸前导联 T 波倒置（有时仍被称为右心室“应变”），类似于前壁心肌缺血或梗死。可出现经典的 $S_1Q_3T_3$ 图形，但如前所述，既不敏感也不特异。伴随这种图形，aVF 导联也可出现一个明显的 Q 波（通常作为 QR 图形的组成）。然而，急性右心超负荷本身并不会引起Ⅱ导联病理性 Q 波。急性或慢性的右心超负荷也可能与 V1 导联出现 QR 图形有关，类似于前室间隔梗死。

假性心肌梗死图形是肥厚型心肌病患者的重要表现，心电图可模拟前壁、下壁、后壁或侧壁心肌梗死。这种心肌病除极异常的病理机制尚不明确。明显的下侧壁 Q 波（Ⅱ、Ⅲ、aVF 和 V_4 至 V_6 导联）和右侧胸前导联高耸 R 波很可能与显著增厚的室间隔产生的除极电势的增加有关（图 12.41）。异常的室间隔除极也可造成 QRS 波图形的变异。

类似心肌缺血和梗死的 ST-T 段改变

冠状动脉阻塞引起的 STEMI（或心肌缺血）[44-50] 的鉴别诊断可涵盖多种临床情况，包括急性心包炎（图 12.42，第 83 章和图 83.2）、急性心肌炎（见第 79 章）、正常变异，包括经典的“早期复极化”图形（图 12.11），Takotsubo（应激性）心肌病[64,65]、Brugada 波（见第 33 章和 39 章）和其他情况（表 12.11）。与 MI 不同，急性心包炎通常可导致大多数胸壁导联和Ⅰ、aVL、Ⅱ以及 aVF 导联广泛的 ST 段抬高。而相反的，aVR 导联则出现 ST 段压低。急性心包炎的一个重要线索，除了 ST 段广泛抬高外，便是 aVR 导联常常出现 PR 段抬高，而其他导联 PR 段出现相反的压低，这是由伴随的心房损伤电流所致（见图 12.42）。急性心包炎不出现异常 Q 波，ST 段抬高经一变异较大的时期后，继之出现 T 波倒置。严重的急性心包炎可产生于急性心肌梗死（acute myocardial infarction，AMI）相同的心电图表现，包括 ST 段抬高和 Q 波。这些表现可能与病情的快速进展和死亡率的增加有关。

Takotsubo 心肌病（见第 77 章）又称一过性左心室心尖球囊综

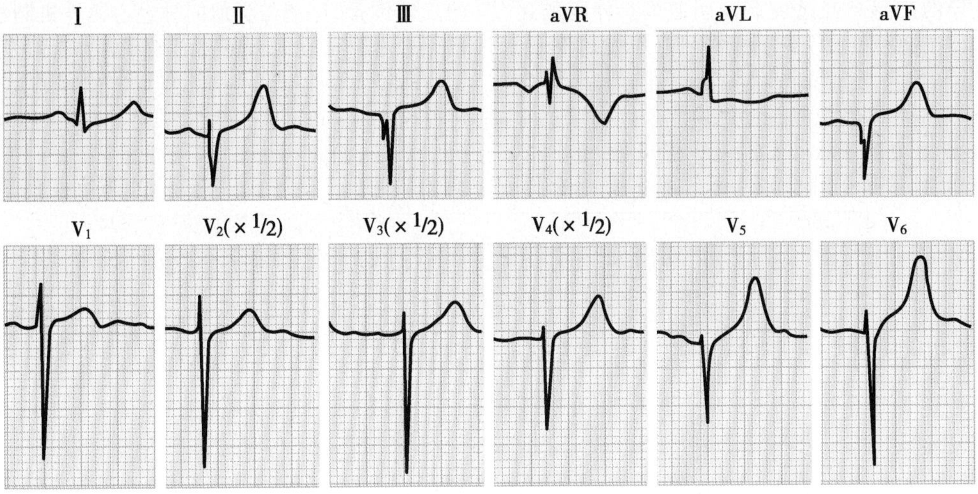

图 12.41 肥厚型心肌病类似下侧壁心肌梗死。该图患者是一名有肥厚型心肌病家族史的 11 岁的小女孩。注意下壁和侧壁的胸导联的 W 型 QS 波和 qrS 波。(引自 Goldberger AL, Goldberger ZD, Shvilkin A. Goldberger's Clinical Electrocardiography: a Simplified Approach. 7th ed. Philadelphia: Elsevier; 2017.)

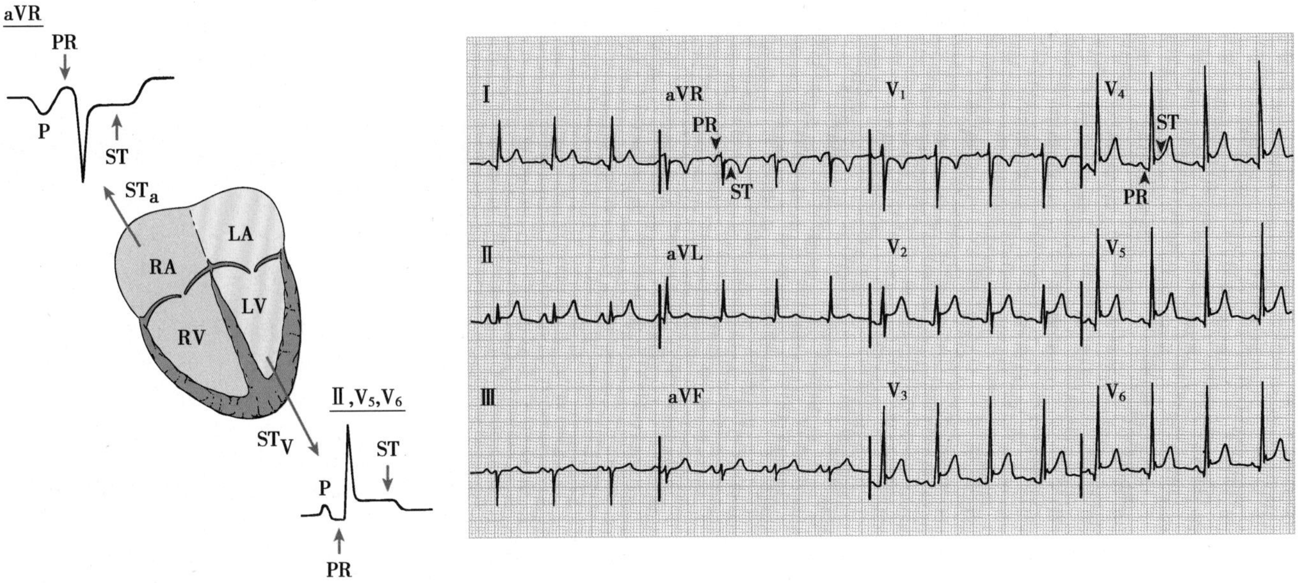

图 12.42 急性心包炎具有两个明显的特征性损伤电流:一是房性,二是室性。房性损伤电流向量(STa)常指向上和右(左图),产生 aVR 导联的 PR 段抬高,Ⅱ、V_5 和 V_6 导联 PR 段镜像压低。室性损伤电流(STv)指向下和左,在Ⅱ、V_5 和 V_6 导联 ST 段抬高。最下面的图显示了这个特征性的 PR-ST 段不协调的改变。注意急性心包炎的弥漫性的 ST 段抬高(如Ⅰ、Ⅱ、V_2 至 V_6 导联与 aVR 导联的镜像改变,V_1 导联可能有细微改变)。LA,左心房;LV,左心室;RA,右心房;RV,右心室。(引自 Goldberger AL. Myocardial Infarction: Electrocardiographic Differential Diagnosis. 4th ed. St Louis: Mosby-Year Book; 1991.)

合征,其特征为左心室心尖和左室中段可逆的室壁运动异常[65,66]。患者通常为绝经后的妇女,可能表现为胸痛、ST 段抬高、心肌酶的升高,类似于冠状动脉堵塞所致的 AMI。这种综合征通常见于情绪或生理应急的情况下。

固定的心外膜冠状动脉疾病并不存在。其确切的病理生理学机制尚不清楚,但可能与冠状动脉痉挛或肾上腺素介导的心肌损伤有关,导致类似于冠状动脉闭塞的 ST-T 段抬高(或压低)的变化。

洋地黄、心室肥大、低钾血症、继发性 ST-T 段改变和过度通气等多种因素可导致类似于非 ST 段抬高型缺血综合征的 ST 段压低。同样地,T 波高尖并不一定代表超急性期心肌缺血改变,也可反映一些正常变异、高钾血症、脑血管损伤和二尖瓣或主动脉瓣反流引起的左心室容量超负荷(见图 12.16)。ST 段抬高、J 点抬高和 T 波高尖为 LBBB 或 LVH 患者 V_1 和 V_2 导联常见的慢性表现,这可能会与急性心肌梗死相混淆。

如前所述,许多其他因素,包括病理性和生理性因素,都可以改变复极过程,导致明显的 T 波倒置,有时类似于心肌缺血或进展期心肌梗死。例如,显著的原发性 T 波倒置也是脑血管意外(卒中),尤其是蛛网膜下腔出血,一种较为常见的心电图特征。所谓的脑血管意外(cerebrovascular accident,CVA)型 T 波可特征性地出现在多个导联中,表现为明显增宽且伴显著的 QT 间期延长(图 12.43,第 33 章和 39 章)。一些研究表明,有这种 T 波改变的患者心脏的结构损伤(称为肌溶解),很可能是由通过下丘脑介导的交感神经过度刺激引起的。伴随的迷走神经亢进也被认为在这种 T 波变化的病理机制中发挥作用,而它通常与心动过缓相关。类似的 T 波改变在迷走神经干切断术、根治性颈淋巴结清扫术和双侧颈动脉内膜切除术后也有报道。此外,在某些患者发作 Stokes-Adams 晕厥后出现的广泛的 T 波倒置,可能与类似的神经心源性机制相关。蛛网膜下腔出血患者也可表现为短暂的 ST 段抬高,以及心律失常,包括尖端扭转型室性心动过速,甚至可能出现心室功能不全,其原因可能与 Takotsubo 心肌病[64,65]或者神经源性应激综合征有关(见第 65 章和 99 章)。

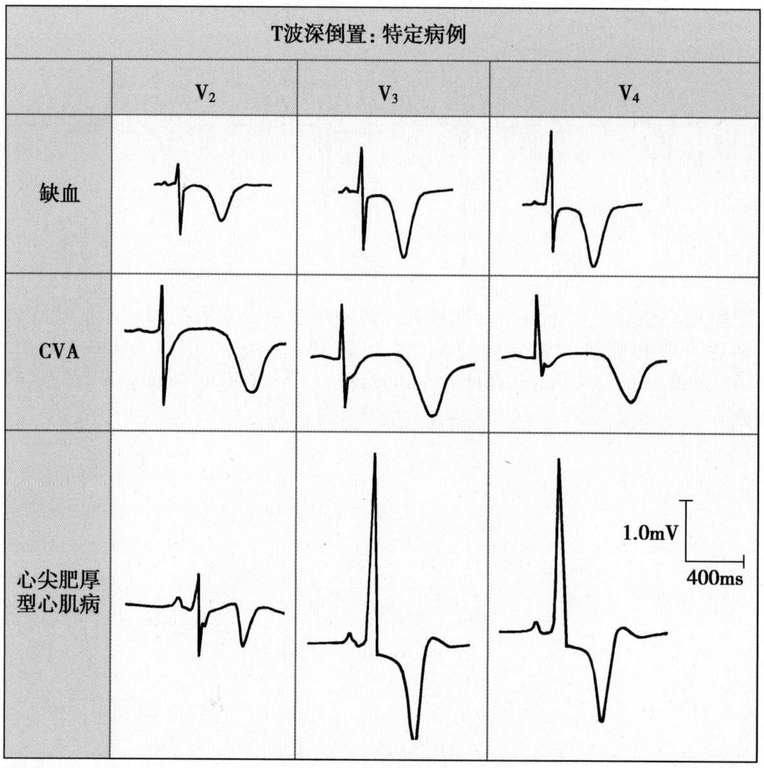

图 12.43 引起 T 波深大倒置的原因很多。蛛网膜下腔出血引起的脑血管意外(CVA)的 T 波合并显著的 QT 间期延长。心尖部肥厚型心肌病(HCM),"记忆型 T 波",Takotsubo 综合征,这些引起深大倒置 T 波的原因经常被误认为是由急性/进展性或慢性冠心病引起的心肌缺血。(引自 Goldberger AL. Deep T wave inversions. ACC Curr J Rev 1996;5:28.)

与这些原发性 ST-T 段异常相比,继发性 ST-T 段改变是由心室除极过程的变化所致,不伴有动作电位特征的改变(前文已述)。例如束支阻滞、WPW 预激以及室性逸搏或心室起搏。此外,短暂的心室除极异常(与 QRS 间期延长有关)可诱导 T 波变化,这种变化在正常的心室除极恢复后可持续数小时至数天。在此背景下,我们使用了"T 波记忆"(cardiac memory T wave changes)一词来描述心室起搏、间歇性 LBBB、间歇性 WPW 预激和其他心室除极异常所引起的心室除极改变后的复极过程的变化[66](见第 37 章和 40 章)。而 T 波倒置亦可出现。特发性全导联 T 波倒置(idiopathic global T wave inversion)一词已应用于无法找到明确倒置弥漫性复极化异常原因的情况。其中的一些病理可能为未被识别的 Takotsubo 心肌病。

由生理性变异引起的 T 波倒置有时被误认为时心肌缺血。右侧胸前导联(尤其是 V_1 和 V_2 导联)可出现 T 波浅倒。有些成人可持续存在幼稚型 T 波(见图 12.10),在右侧至中段胸前导联出现更明显的 T 波倒置,表现为 rS 或 RS 波形。这种图形,尤其合并 LBBB 型室性早搏或相关家族史时,强烈提示致心律失常性右室心肌病(arrhythmogenic right ventricular cardiomyopathy)[67]。另一种与明显 T 波倒置相关的重要的正常变异为早期复极化表现(见图 12.11)。如前所述,有些人,尤其是存在这种变异的运动员,可表现为明显的 T 波双向伴 ST 段抬高。这种类似于心肌梗死进展初期的心电图表现,在年轻黑人男性和耐力运动员中最为普遍。这些功能性的 ST-T 段改变可能由复极的局部差异所致,且通常可以通过运动"正常化"。在对这种变化进行鉴别诊断时,尤其是在运动员中,一个重要的考虑因素是心尖肥厚型心肌病。

药物作用

许多药物可以影响心电图,通常与非特异性 ST-T 改变有关[42,43]。更明显的变化,以及房室和室内传导障碍,可以发生于特定的药物(见第 33 章和 36 章)。

洋地黄效应[68](digitalis effect)一词是指 ST-T 段相对独特的"鱼钩样"表现和 QT 间期的缩短,这与心室动作电位时程的缩短相关(图 12.44)。洋地黄相关的 ST-T 段变化可以通过运动时心率的增加来加强,从而在负荷试验中出现假阳性结果(见第 13 章),并且可以发生于药物的治疗剂量或中毒剂量。洋地黄中毒特指由于药物过量或敏感性增加而引起的系统反应(如恶心、食欲缺乏)或传导障碍和心律失常。

从离子通道效应可以部分预测其他心脏药物的心电图效应和毒性(见第 33 章)。Ⅰ类抗心律失常药物(如奎尼丁、普鲁卡因胺、丙吡胺、氟卡尼)使钠通道失活,可导致 QRS 波时限延长。ⅠA

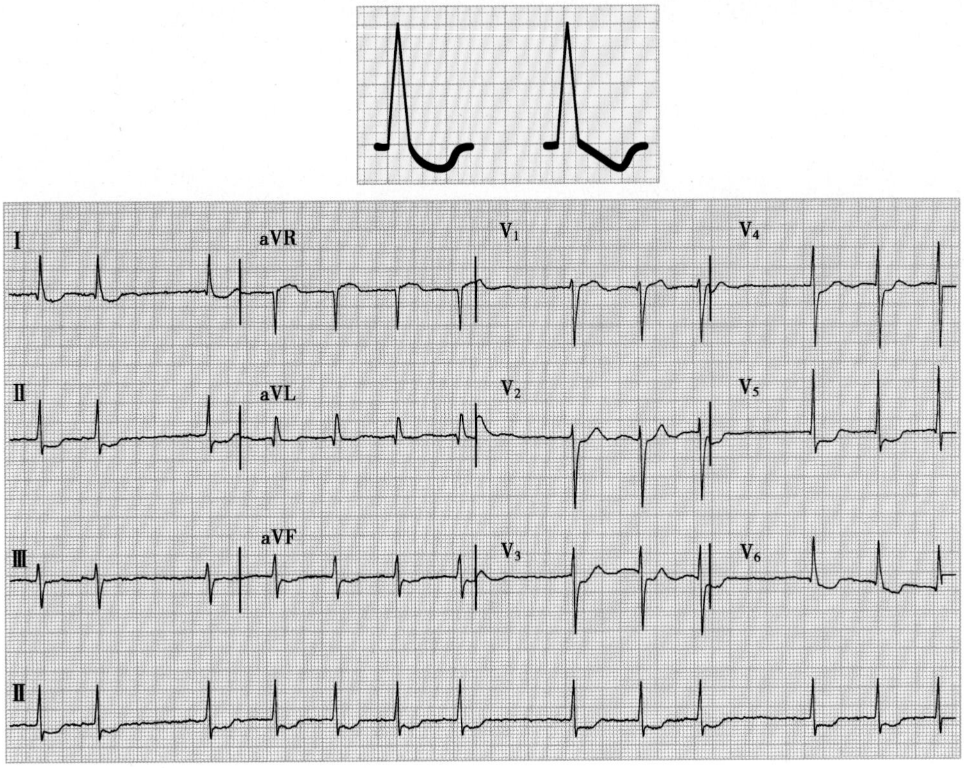

图 12.44 上,洋地黄效应。强心苷所致的特征性的 QT 间期缩短伴鱼钩样或下斜型的 ST-T 改变。下,洋地黄效应合并洋地黄中毒。基础心律为心房颤动。伴 RR 间期缩短的 QRS 波节律与非阵发性交界性心动过速伴传导阻滞(房室文氏阻滞)相符合。ST 段压低伴鱼钩样改变(V_6 导联)符合洋地黄效应,尽管不能排除心肌缺血或左心室肥大。这些心电图改变均强烈提示洋地黄过量,血清地高辛浓度高于 3ng/ml。洋地黄效应(ST-T 改变)并不意味着洋地黄中毒。但是大部分的洋地黄中毒患者的心电图可见洋地黄效应。(上图引自 Goldberger AL, Goldberger ZD, Shvilkin A. Goldberger's Clinical Electrocardiography: a Simplified Approach. 9th ed. Philadelphia: Elsevier; 2017.)

类(如奎尼丁)和Ⅲ类(如胺碘酮、决奈达隆、多非利特、伊布利特、索他洛尔)抗心律失常药物可诱发获得性长 QT(U)综合征(见第 34 章和 36 章)。抗精神病药物(如三环抗抑郁药、吩噻嗪类)具有类似 I A 类抗心律失常药物的作用,也可倒置 QRS 波和 QT(U)延长(见第 96 章)。毒性作用可导致心搏骤停或尖端扭转型室性心动过速。额面 QRS 波 T40ms 电轴右偏可能是三环抗抑郁药物过量的一个有用的额外特征。美沙酮有延长 QT 间期的报道。可卡因(见第 80 章)可引起多种心电图改变,包括 STEMI 的心电图变化,以及危及生命的心律失常。

电解质和代谢异常

除了已经讨论过的结构性和功能性的心脏疾病外,许多系统性代谢异常可能会影响心电图,包括电解质异常和酸碱紊乱,以及全身低体温[12,42,43]。

钙

高钙血症和低钙血症主要改变了动作电位时程。细胞外钙离子浓度的增加可通过缩短第 2 相使得动作电位时程缩短。相反的,低钙血症则会延长第 2 相。这些细胞变化分别反映了高钙血症或低钙血症时的 QT 间期(ST 段部分)的缩短或延长(图 12.45)。严重的高钙血症(如血清钙离子>15mg/dl)也可能与 T 波振幅降低,有时与 T 波切迹或倒置有关。高钙血症有时会导致 V_1 和 V_2 导联 J 点/ST 段抬高,从而可模拟急性心肌缺血(见表 12.11)。

表 12.11 ST 段抬高的鉴别诊断

心肌缺血或梗死
非梗死、透壁的心肌缺血(如变异性心绞痛、Takotsubo 综合征)
急性心肌梗死(由冠脉闭塞或其他原因引起)
心肌梗死后(室壁瘤)
急性心包炎
正常变异(包括典型的"早期复极综合征")
LVH, LBBB(仅 V_1~V_2 或 V_3 导联)
其他(罕见的)因素
急性肺栓塞(右胸导联或中间的胸导联)
Brugada 综合征(RBBB 改变伴右侧胸导联 ST 段抬高)*
I c 类的抗心律失常药物*
高钙血症*
心脏直流电复律(复律后即刻)
高钾血症*
低体温(J 波或 Osborn 波)
颅内出血
心肌损伤(如创伤后)
心肌炎(类似心肌梗死或心包炎)
肿瘤浸润左心室

*通常在 V_1 和 V_2 导联明显。

修改自 Goldberger AL, Goldberger ZD, Shvilkin A. Goldberger's Clinical Electrocardiography: a Simplified Approach. 9th ed. Philadelphia: Saunders; 2017.

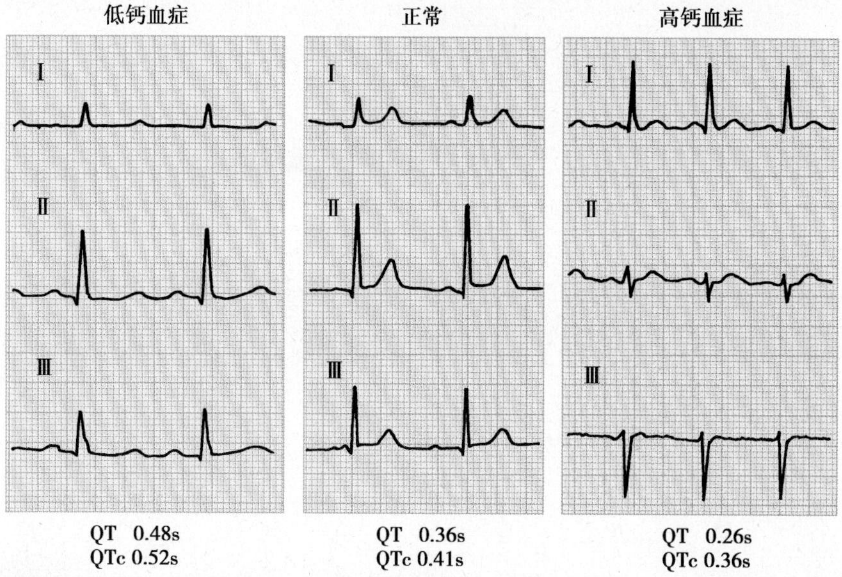

图 12.45 QT 间期延长(ST 段部分)为典型的低钙血症表现。高钙血症可引起 ST 段和 QT 间期缩短。(引自 Goldberger AL, Goldberger ZD, Shvilkin A. Goldberger's Clinical Electrocardiography: a Simplified Approach. 9th ed. Philadelphia: Elsevier; 2017.)

钾

高钾血症与一系列特征性的心电图改变有关(图 12.46A)。最初的变化通常为 T 波变窄和高尖(或帐篷状)。QT 间期在此阶段缩短,反映了动作电位时程的缩短。进行性的细胞外高钾可降低心房和心室静息膜电位,从而使钠离子通道失活,这降低了 Vmax 和传导速度。QRS 波开始变宽,且 P 波振幅减小。可出现 PR 间期延长,有时继发二度或三度房室传导阻滞。P 波完全丧失可能与交界性逸搏节律或假设的窦室节律(sinoventricular rhythm)有关。在后一种情况,窦性心律在窦房结和房室结之间持续传导(可能是通过结间束或肌束),但不产生明显的 P 波。

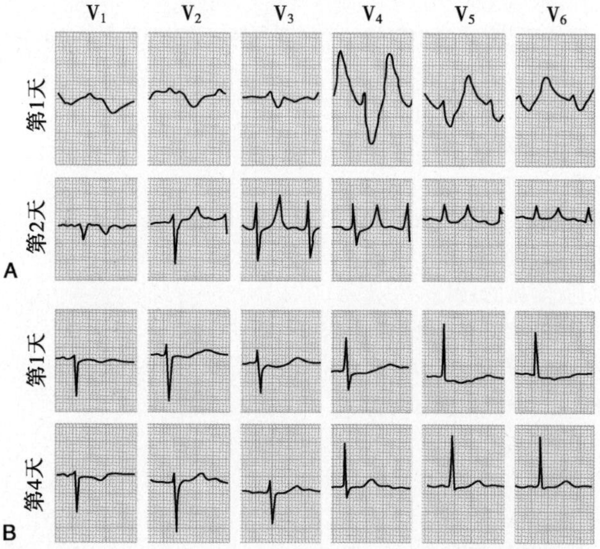

图 12.46 高钾血症(A)和低钾血症(B)的心电图改变。A. 第 1 天血钾 8.6mmol/L,P 波不易识别,QRS 波普遍延长。QRS 波初始和终末的延长是 K^+ 介导的心室内传导减慢,在 V_2 至 V_6 导联最明显。第 2 天血钾 5.8mmol/L,P 波可识别,PR 间期 0.24s,QRS 波时限约 0.10s,T 波成特征性的"帐篷状"。B. 第 1 天血钾 1.5mmol/L,T 波与 U 波融合,U 波明显,QU 间期延长。第 4 天血钾 3.7mmol/L,图形正常。(A 和 B 感谢 Dr. C. Fisch 供图)

中度至重度高钾血症偶尔可诱发右侧胸前导联(V_1 和 V_2)ST 段抬高,类似于心肌缺血损伤电流或 Brugada 样表现。然而,即使是严重的高钾血症,心电图表现也可能表现不典型或不具诊断意义。显著的高钾血症最终可导致心搏骤停,有时在此之前可伴有缓慢的室扑样(或正弦波)波动。心电图三联征:T 波高尖(高钾血症)、QT 间期(ST 段)延长(低钙血症)和 LVH(高血压)强烈提示慢性肾衰竭(见第 98 章)。

与之相反,低钾血症相关的电生理变化包括心肌细胞膜的超极化和动作电位时程的延长。心电图主要表现为 ST 段压低伴 T 波低平和 U 波明显(图 12.46B)。U 波振幅甚至可超过 T 波,在体表心电图上有时难以对两者进行鉴别。事实上,低钾血症和其他病理情况下的明显的 U 波实际上可能是 T 波的一部分,其形态受 M 细胞(中层心肌细胞)和相邻的心肌层之间电压梯度的影响而改变[10,13]。作为获得性长 QT(U)综合征的一部分,低钾血症相关的复极化过程延长,易发展为尖端扭转型室性心动过速(见第 39 章)和在地高辛治疗过程中出现快速性心律失常。

镁

孤立性的轻度至中度高镁血症,其心电图表现不具特征性。严重的高镁血症(血清 Mg^{2+}>7.5mmol/L)可导致房室和室内传导阻滞,最终可能导致完全性的心脏阻滞和心搏骤停。低镁血症通常与低钙血症或低钾血症有关,并可促发某些洋地黄中毒性心律失常。在第 36 章和第 39 章中具体讨论了关于低镁血症在获得性长 QT(U)综合征伴尖端扭转型室性心动过速的发病机制和治疗中发挥的作用。

其他因素

单纯的高钠血症或低钠血症对心电图并无明显的影响。酸中毒和碱中毒通常分别于高钾血症和低钾血症相关。全身性低体温可能与 ST 段连接处(J 点)和 QRS 波(J 波或 Osborn 波)的明显的凸起有关(图 12.47)[9,12]。这种类型的病理性 J 波的细胞学机制似乎与心外膜-心内膜电压梯度有关,后者与局部出现明显的动作电位切迹有关。

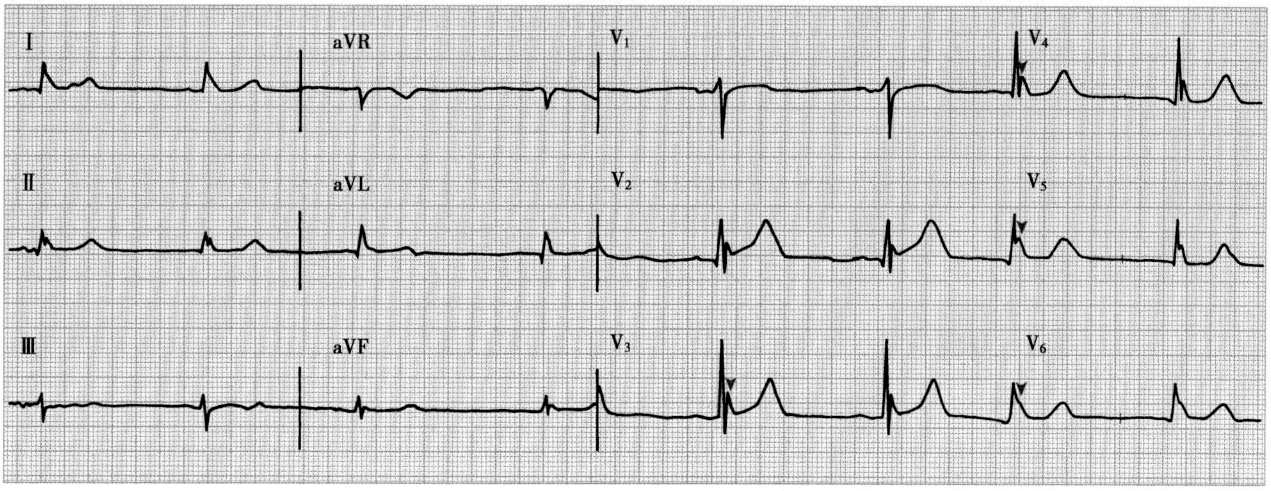

图 12.47 全身性低体温。箭头(V_3 至 V_6 导联)所指为特征性的凸型 J 波,称为"Osborn"。同时存在显著的窦缓伴 QT 间期延长

非特异性的 QRS 波和 ST-T 改变

当 QRS 波总振幅(波峰至波谷)在 6 个肢体导联的每个导联≤0.5mV 或在 V_1 至 V_6 导联≤1.0mV 时,认为存在 QRS 波低电压。如前所述,QRS 波低电压可由多种机制引起,包括由于空气(慢性阻塞性肺疾病)或脂肪组织(肥胖)引起的心脏绝缘增强;由纤维组织(缺血性或非缺血性心肌病)、淀粉样蛋白或肿瘤替代心肌,以及可能由低阻抗的液体(特别是心包或胸腔积液,或全身性水肿)造成的短路效应。据报道,肢体导联相对低电压(QRS 波电压在各肢体导联<0.8mV),胸导联相对高电压(SV_1 或 SV_2+RV_5 或 $RV_6>3.5mV$),以及 R 波上升缓慢(V_1 至 V_4 导联 R 波振幅小于 S 波)可作为扩张型心肌病一个相对特异但不敏感的征象(有时被称作心电图"充血性心力衰竭三联征")[42]。

除了心肌缺血,心室复极化过程对许多因素都特别敏感(例如,体位改变、食物、药物、心肌肥厚、电解质和代谢紊乱、中枢神经系统损伤、感染、肺部疾病等),这些因素可导致多种非特异性的 ST-T 改变(nonspecific ST-T changes)。该术语通常用于无明确病因的轻度的 ST 段压低或 T 波倒置或低平。必须注意不要过度解读这些变化,尤其是那些既往心脏疾病存在可能性较低的人。同时,轻度的复极异常可作为冠心病、高血压性心脏病或其他类型的结构性心脏病的标志;这很可能解释了相对较小但持续性的非特异性的 ST-T 变化和中老年男性和女性心血管死亡率增加之间的关系[69]。

电交替

电交替(alternans)一词用于描述突然出现的某些心脏电或机械活动的特性随心跳周期性的变化。这些突然的变化(AAAA→ABAB 模式)让人联想到在非线性摄动控制系统中观察到的泛型。临床中已描述了许多不同形式的电交替。最常见的是窦性心动过速伴完全性电交替,这是心包积液伴心脏压塞的一个特异的但非高度敏感的指标(图 12.48,见第 34 章)。这一表现与心脏在积液中的"往复"摆动突然从1∶1转变为2∶1

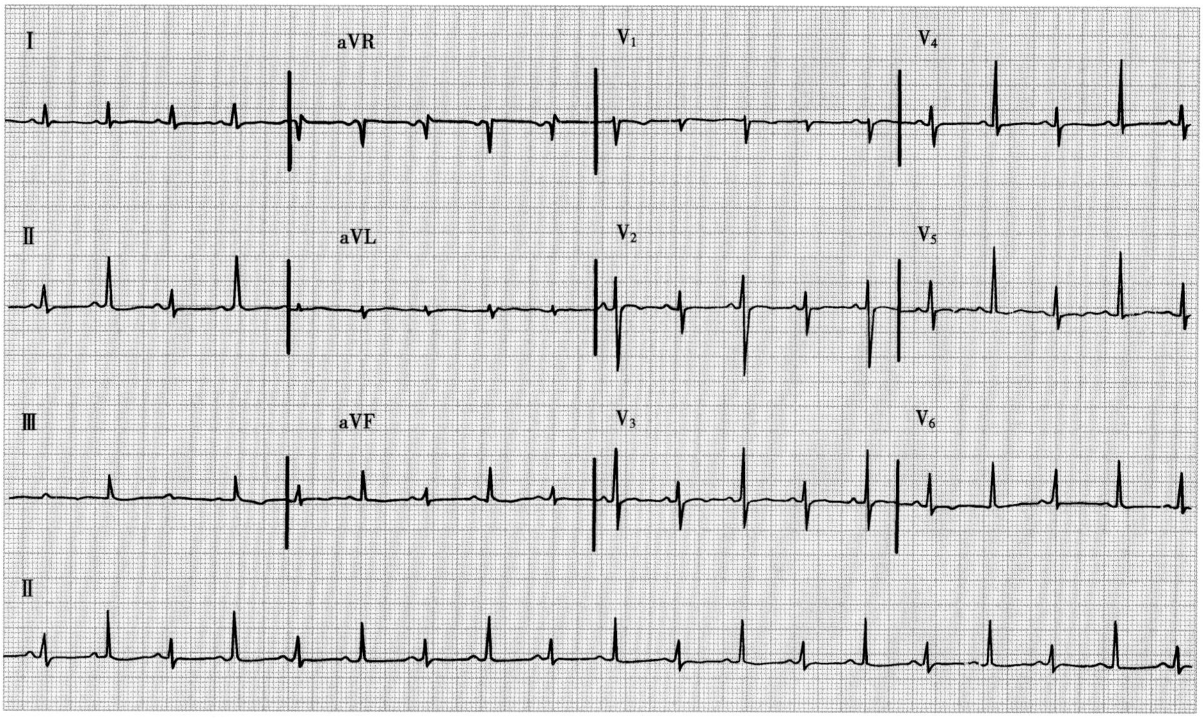

图 12.48 由心包积液伴心脏压塞引起的完全性电交替(P-QRS-T)。这个表现,尤其合并窦性心动过速和相对低电压,虽敏感性低,但特异性高,是心脏压塞的特征性表现

的模式有关。其他电交替模式则主要是由于电的而非机械的原因。QRS 波(以及有时 R-R 间期)电交替可能伴发于多种不同类型的室上性心动过速[70]。电交替长期以来被认为是急性心肌缺血情况下复极化过程电学不稳定的标记,在这种情况下它可能预示快速性室性心律失常(见图 12.34)。因此,人们对微伏级 T 波(或 ST-T)电交替作为慢性心脏疾病患者快速性室性心动过发生风险增加的无创指标投入了相当大的兴趣[71-73](见第 39 章)。同样,T-U 波电交替(图 12.49)可能是遗传性或获得性长 QT 综合征即刻发生尖端扭转型室性心动过速风险指标。

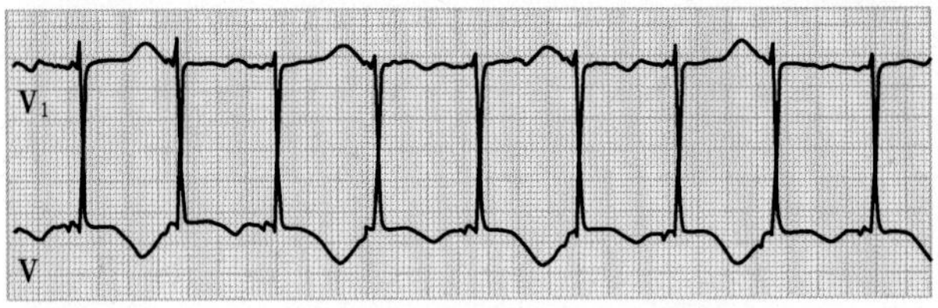

图 12.49 QT(U)间期延长(约 600ms)伴 T-U 波交替。此图记录于慢性肾病患者透析后不久。此种类型的复极化交替是尖端扭转性室性心动过速的先兆

关于心电图解读的临床问题

心电图作为一种诊断工具的临床有效性取决于许多“现实世界”因素,如程序的适当性、正确的记录技术和解读技能。

适应证和临床价值

对于心电图的适应证的关注相对有限,可能是因为它看起来简单、安全且低成本。然而,对患者的直接自付费用,以及对患者心脏疾病诊断的假阴性和假阳性结果的潜在风险和成本是具有实际意义的[74]。多个组织已经提出了关于心电图检查的建议。

关注点主要包括心电图检查的过度使用和使用不足。美国医师学会[74]、美国心脏协会[75]、美国预防服务专责小组[21]和其他专业团体建议,不要将常规心电图作为无症状人群的筛查手段,以减少过度使用。另一方面,少于三分之二的急诊医疗对疑似 STEMI 的病例行 12 导联心电图现场记录和解读[76],而这是一种公认的可以改善预后的方法(见第 42 章)。

心电图的临床价值在一份技术上合格的检测记录被一位技能娴熟的专科医生进行解读时得到优化,而后者需掌握各种心电图诊断的准确性,并整合既往心电图记录、临床信息和其他心脏和非心脏的检查结果。关键因素包括心电图解读过程中阅读者自身的能力和阅读者之间的差异,心电图记录中影响可靠性和一致性的技术问题,以及对计算机技术和解读的合理应用。

阅读技能

培养和保持心电图解读能力是临床实践成功的关键。美国心脏病学会(ACC)建议在心内科专科医生培训期间,监督和记录至少 3 500 份涵盖了广泛的临床诊断和背景的心电图的解读[77]。此外,还建议对解读的准确性进行跟踪评估,以确保对技能的掌握以及对新的标准和应用的知识的及时更新。ACC 和美国医师学会[78]都提出了一份需要学会识别的波形列表,并对基本的电生理、心电以及波形分析相关知识进行了推荐。

实际上,培训的充分性和受训者的能力水平仍然是有限的。在一项研究中,一所学术机构的心内科专科医生仅正确解读了心电图测试中 58%的题目,且未能识别出 36%的可能危及生命的异常[79]。培训充分性的挑战是由医学专家和不同角色的非医务人员的数目以及心电图解读培训的强度构成的。

可以使用多种工具来评估和提升熟练程度。ACC 的心电图自我评估程序有助于明确专业知识水平以及特定的薄弱领域。许多网站都有心电图功能,用于自我评估和临床指导。例如,ECG Wave-Maven(http://ecg.bidmc.harvard.edu)提供了对 490 多个心电图病例分析的免费访问,并包含了相关答案和多媒体附件。

一个相关的问题是,即使是在专业解读者之间,也普遍存在不同诊断的现象,即解读者间的变异性。最近的一项研究表明,基于一个由 21 名专家对 20 份心电图进行的解读测试,对有证据的 STEMI 诊断一致率达 79%,而在心腔肥大的病例中仅有 37%[80]。这些问题可能导致临床决策失误,包括对适合做紧急血运重建的病例未能及时的识别和进行适当的分类[81]。最近发表了关于 MI 心电图诊断的常见错误[82]。

技术误差

技术误差可导致临床诊断上的严重失误。干扰心电图解读的伪差包括:患者的移动,电极摆放错误或保护不良,与漏电和接地故障相关的电学紊乱,以及来自附近电源的外部干扰,如刺激仪或电刀。电学的或运动性(如帕金森震颤)的伪差可模拟危及生命的心律失常(图 12.50)。身体的移动可导致基线过度漂移,可能模拟或与心肌缺血或损伤时的 ST 段移位相混淆。

一个或多个电极摆放错误是造成心电图解读错误的常见原因。许多肢体导联位置变换产生的心电图图形有助于对其识别。例如,双上肢导联接反时,可导致Ⅰ导联(非 V_6 导联)P 波和 QRS 波的波形倒置,而这两个导联在正常情况下极性是相似的。

最常见的胸前导联电极摆放错误是将 V_1 和 V_2 导联电极放置在第二或第三肋间而非第四肋间的位置,以及将 V_5 和 V_6 导联电极放置在 V_4 水平以上或以下。这些摆放错误可能更难以检测,但可能导致 R 波进程的改变,r'波凸显,以及类似于 IVCDs 或 MI 的右侧胸前导联 ST 段抬高。此外,电极位置在每次记录之间的变化,即使是很小的程度,也可能导致混淆诊断的波形改变,尤其是在依靠连续变化来发现急性心肌缺血或梗死时。

同样,使用非标准电极位置或改变滤波器设置记录的心电图常常导致临床上重要的波形改变。不同电极设置方式下的心电记录,例如用于运动测试或重症监护时,与使用标准电极设置时的心电记录有着显著的不同,因而不适用于诊断性目的。增强低频截止频率以减少基线漂移和呼吸影响,可产生一系列人为的 ST 段异常。降低高频截止频率以减少运动和震颤干扰,可降低 R 波振幅和 Q 波的测量值,从而降低了心肌肥厚和心肌梗死的诊断准确性[1]。

计算机解读

其他技术性问题反映了计算机系统的特点。计算机化的记录和解读系统已经成为常规,且具有许多临床和技术优势。然而,重要的区别和挑战仍然存在。在手动系统中间期和振幅的测量通常基于单个导联的特征,而计算机系统的记录则基于对各导联中平均心搏进行叠加后的测量。因此,计算机化的测量结果通常要交人工记录时的长,因为前者包括了在部分导联呈等电位线而在其他导联则不是的心电图波形部分。Q 波和 QRS 波时限,或 QT 间期之间的差异可能足以满足心肌梗死、传导阻滞和复极化异常的诊断标准,而这些标准是基于人工的记录结果。

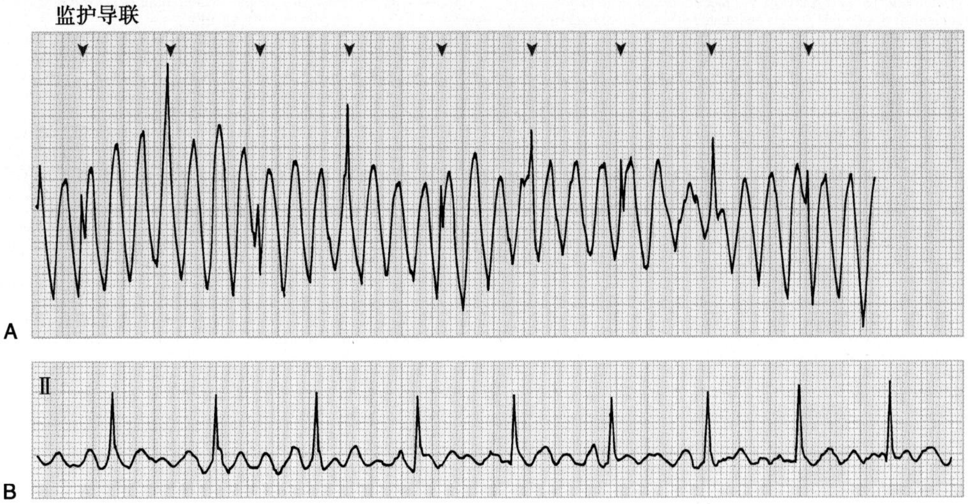

图 12.50 伪差类似严重的心律失常。A，类似快速性室性心律失常的运动伪差，部分被掩盖的正常 QRS 波群（箭头处）其心率接近 100 次/min。B，帕金森病的震颤引起的基线震荡类似房颤。规则的 ORS 波群可以为这些伪差提供线索

一个持续存在的问题是过度的依赖于计算机解读。尽管计算机诊断性算法已经变得更加精确，并可作为心电图临床解读的重要辅助手段，但在没有专家进行审核时，这种测量和诊断方法目前尚不足以准确到可以可靠的使用于临床紧急情况。研究报告显示计算机系统准确性有限，基于模式的诊断误诊率高达 30%，对于心律失常的诊断误诊率则高达 40%[83]。此外，不同制造商的系统甚至同一个制造商的不同软件版本都可能报告测量和解读术语的临床相关差异[84]。

未来前景

临床心电图学代表了一种成熟的心血管方法学，它是基于经历了一个多世纪的关于电生理和临床的广泛相关性的研究。尽管最近和未来在其他成像技术上的进展能为心脏结构异常提供更为直接的评估方法，但在像缓慢性和快速性心律失常、心肌缺血以及高钾血症等潜在危及生命的临床情况中，心电图独特地提供了关于心脏电学特征的基本信息。

几个扩展的知识领域和临床的相关性可能需要注意。根据种族、年龄、性别以及其他人口统计学和临床变量进行分层的计算机诊断标准的进展可能会提升标准心电图的价值。将心电图发现纳入更广泛的电子病历和数据系统中，可能有助于对连续的心电图记录进行自动解读，并与其他临床信息相关联，从而得出相关性更好的解读。开发注释详尽、开放获取的高分辨数字化心电图数据库，并与临床紧密关联，将有助于完善目前的诊断标准。

其他进展可能反映了方法学上的重大变化。例如，对体表电位的数学分析，如从体表记录中直接估算心脏电位[85]，以及对基因组和生物标志物的评估，这使得对心电图表型下的生理异常[86]能有更加直接的了解（见第 8 章和第 34 章）。

（阿力木江·买买提江 译，沈伟 校）

参考文献

Fundamental Principles

1. Kligfield P, Gettes L, Bailey JJ, et al. Recommendations for the standardization and interpretation of the electrocardiogram. Part I. The electrocardiogram and its standardization. *J Am Coll Cardiol.* 2007;49:1109.
2. Wagner G, Macfarlane P, Wellens H, et al. Recommendations for the standardization and interpretation of the electrocardiogram. Part VI. Acute myocardial ischemia. *J Am Coll Cardiol.* 2009;53:1003.
3. Mason JW, Hancock EW, Gettes LS, et al. Recommendations for the standardization and interpretation of the electrocardiogram. Part II. Electrocardiography diagnostic statement list. *J Am Coll Cardiol.* 2007;49:1128.
4. Lam A, Wagner GS, Pahlm O. The classical versus the Cabrera presentation system for resting electrocardiography: impact on recognition and understanding of clinically important electrocardiographic changes. *J Electrocardiol.* 2015;48:476.

The Normal Electrocardiogram

5. Rautaharju PM, Zhang Z-M, Haisty WK, et al. Race- and sex-associated differences in rate-adjusted QT, QT_{peak}, ST elevation and other regional measures of repolarization: the Atherosclerosis Risk in Communities (ARIC) Study. *J Electrocardiol.* 2014;47:342.
6. Research Resource for Complex Physiologic Signals. www.physionet.org. Accessed August, 2017.
7. Rijnbeck PR, van Herpen G, Bots ML, et al. Normal values of the electrocardiogram for ages 16-90 years. *J Electrocardiol.* 2014;47:914.
8. Janse MJ, Coronel R, Opthof T, et al. Repolarization gradients in the intact heart: transmural or apico-basal? *Prog Biophys Mol Biol.* 2012;109:6.
9. Okada JI, Washio T, Maehara A, et al. Transmural and apicobasal gradients in repolarization contribute to T-wave genesis in human surface ECG. *Am J Physiol Heart Circ Physiol.* 2011;301:H200.
10. Rautaharju PM, Surawicz B, Gettes LS, et al. Recommendations for the standardization and interpretation of the electrocardiogram. Part IV. The ST segment, T and U waves. *J Am Coll Cardiol.* 2009;53:982.
11. Muramoto D, Singh N, Aggarwal S, et al. Spectrum of ST amplitude: athletes and an ambulatory clinical population. *J Electrocardiol.* 2015;46:427.
12. Antzelevitch C, Yan GX, Ackerman MJ, et al. J-Wave syndromes expert consensus conference report: Emerging concepts and gaps in knowledge. *Heart Rhythm.* 2016;13:e295.
13. Luo S, Michler K, Johnston P, Macfarlane PW. A comparison of commonly used QT correction formulae: the effect of heart rate on the QTc of normal ECGs. *J Electrocardiol.* 2004;37(suppl):81.
14. Zhang Y, Post WS, Blasco-Colmenares E, et al. Electrocardiographic QT abnormality: a meta-analysis. *Epidemiology.* 2011;22:660.
15. Whang W, Shimbo D, Levitan EB, et al. Relations between the QRST angle, cardiac risk factors, and mortality in the Third National Health and Nutrition Examination Survey (NHANES III). *Am J Cardiol.* 2012;1009:981.
16. Maury P, Rollin A. Prevalence of early repolarization/J wave patterns in the normal population. *J Electrocardiol.* 2013;46:411.

The Abnormal Electrocardiogram

17. Marek J, Bufalino V, Davis J, et al. Feasibility and findings of large-scale electrocardiographic screening in young adults: data from 32,561 subjects. *Heart Rhythm.* 2011;9:1555.
18. Auer B, Bauer DC, Marques-Vidal P, et al. Association of major and minor ECG abnormalities with coronary heart disease events. *JAMA.* 2012;307:1497.
19. Chou R, Arora B, Dana T, et al. Screening asymptomatic adults with resting or exercise electrocardiography: a review of the evidence for the U.S. Preventive Services Task Force. *Ann Intern Med.* 2011;155:375.
20. Bayes de Luna A, Platonov P, Cosio FG, et al. Interatrial block. A separate entity from left atrial enlargement: a consensus report. *J Electrocardiol.* 2012;45:445.
21. Hancock EW, Deal B, Mirvis DM, et al. Recommendations for the standardization and interpretation of the electrocardiogram. Part V. ECG changes associated with cardiac chamber hypertrophy. *J Am Coll Cardiol.* 2009;53:982.
22. Huo Y, Mitrofnova L, Orshanskaya V, et al. P-wave characteristics and histologic atrial abnormality. *J Electrocardiol.* 2014;47:275.
23. Tsao CW, Josephson ME, Hauser TH, et al. Accuracy of electrocardiographic criteria for atrial enlargement: validation with cardiovascular magnetic resonance. *J Cardiovasc Magn Reson.* 2008;10:7.
24. Zulqarmain MA, Quershi WT, O'Neal WT, et al. Risk of mortality associated with QT and JT intervals in different levels of QRS duration (from the Third National Health and Nutrition Examination Survey). *Am J Cardiol.* 2015;116:74.
25. Chhabra L, Chaubey VK, Kothagundia C, et al. P-wave indices in patients with pulmonary emphysema: Do P-terminal force and interatrial block have confounding effects? *Int J Chron Obstruct Pulmon Dis.* 2013;8:245.
26. Bacharova L, Estes EH, Bang LE, et al. Second statement of the Working Group on Electro-

cardiographic Diagnosis of Left Ventricular Hypertrophy. *J Electrocardiol.* 2011;44:568.
27. Aro AL, Chugh SS. Clinical diagnosis of electrical versus anatomic left ventricular hypertrophy. *Circ Arrhythm Electrophysiol.* 2016;9:e003629.
28. Bacharova L, Chen H, Estes EH, et al. Determinants of discrepancies in detection and comparison of the prognostic significance of left ventricular hypertrophy by electrocardiogram and cardiac magnetic resonance imaging. *Am J Cardiol.* 2015;115:515.
29. Pewsner D, Juni P, Egger M, et al. Accuracy of electrocardiography in diagnosis of left ventricular hypertrophy in arterial hypertension: systematic review. *BMJ.* 2007;335:711.
30. Estes EH, Zhang ZM, Li Y, et al. The Romhilt-Estes left ventricular hypertrophy score and its components predict-all cause mortality in the general population. *Am Heart J.* 2015;170:104.
31. Bang CN, Devereux RM, Okin PM. Regression of electrocardiographic left ventricular hypertrophy or strain is associated with lower incidence of cardiovascular morbidity and mortality in hypertensive patients independent of blood pressure reduce: a LIFE review. *J Electrocardiol.* 2014;47:630.
32. Whitman IR, Patel VV, Soliman EZ, et al. Validity of surface electrocardiogram criteria for right ventricular hypertrophy. *J Am Coll Cardiol.* 2014;63:672.
33. Blyth KG, Kinsella J, Hakacova N, et al. Quantitative estimation of right ventricular hypertrophy using ECG criteria in patients with pulmonary hypertension: a comparison to cardiac MRI. *Pulm Circ.* 2011;1:470.
34. Surawicz B, Childers R, Deal BJ, et al. Recommendations for the standardization and interpretation of the electrocardiogram. Part III. Intraventricular conduction disturbances. *Circulation.* 2009;119:e235.
35. Strauss DG, Selvester RH, Wagner GS. Defining left bundle branch block in the era of cardiac resynchronization therapy. *Am J Cardiol.* 2011;107:927.
36. Bacharova L, Szathmary V, Mateasik A. Electrocardiographic patterns of left bundle branch block caused by intraventricular conduction impairment in working myocardium: a model study. *J Electrocardiol.* 2011;44:768.
37. Zhang ZM, Rautaharju PM, Prineas RJ, et al. Ventricular conduction defects and the risk of incident heart failure in the Atherosclerosis Risk in Communities (ARIC) Study. *J Card Fail.* 2015;21:307.
38. Zhang ZM, Rautaharju PM, Soliman EZ, et al. Mortality risk with bundle branch blocks and related repolarization abnormalities (from the Women's Health Initiative [WHI]). *Am J Cardiol.* 2012;110:1489.
39. Lumens J, Tayal B, Walmsley J, et al. Differentiating electromechanical from non-electrical substrates of mechanical dysfunction to identify responders to cardiac resynchronization therapy. *Circ Cardiovasc Imaging.* 2015;8:e003744.
40. Baranchuk A, Enriquez A, Garcia-Niebla J, et al. Differential diagnosis of rSr′ pattern in leads $V_{1\text{-}2}$. *Ann Noninvasive Electrocardiol.* 2015;20:7.
41. O'Neal WT, Quershi W, Li Y, Soliman EZ. RSR′ pattern and risk of mortality in men and women free of cardiovascular disease. *J Electrocardiol.* 2015;48:430.
42. Goldberger AL, Goldberger ZD, Shvilkin A. *Goldberger's Clinical Electrocardiography: A Simplified Approach.* 9th ed. Philadelphia: Elsevier; 2017.
43. DeLuna AB, Zareba W, Fiol M, et al. Negative T wave in ischemic heart disease: a consensus article. *Ann Noninvasive Electrocardiol.* 2014;19:426.
44. Surawicz B, Knilans T. *Chou's Electrocardiography in Clinical Practice: Adult and Pediatric.* 6th ed. Philadelphia: Saunders; 2008.
45. O'Gara PT, Kushner FG, Ascheim DD, et al. 2013 ACCF/AHA guideline for the management of ST-elevation myocardial infarction. A report of the American College of Cardiology Foundation/American Heart Association Task Force on Practice Guidelines. *Circulation.* 2013;127:e362.
46. Goldberger AL. *Myocardial Infarction: Electrocardiographic Differential Diagnosis.* 4th ed. St Louis: Mosby–Year Book; 1991.
47. Zimetbaum PJ, Josephson ME. Use of the electrocardiogram in acute myocardial infarction. *N Engl J Med.* 2003;348:933.
48. Diego JM, Antzelevitch C. Acute myocardial ischemia: cellular mechanisms underlying ST segment elevation. *J Electrocardiol.* 2014;147:486.
49. Farkouh ME, Reiffel J, Dressler O, et al. Relationship between ST-segment recovery and clinical outcomes after primary percutaneous coronary intervention: the HORIZONS-AMI ECG substudy report. *Circ Cardiovasc Interv.* 2013;6:216.
50. Huang X, Ramdhany SK, Zhang Y, et al. New ST-segment algorithms to determine culprit artery location in acute inferior myocardial infarction. *Am J Emerg Med.* 2016;34:1772.
51. Das MK, Zipes DP. Fragmented QRS: a predictor of mortality and sudden cardiac death. *Heart Rhythm.* 2009;6:S8.
52. Bosimini E, Giannuzzi P, Temporelli PL, et al. Electrocardiographic evolutionary changes and left ventricular remodeling after acute myocardial infarction: results of the GISSI-3 Echo substudy. *J Am Coll Cardiol.* 2000;35:127.
53. Florian A, Slavich M, Masci PG, et al. Electrocardiographic Q-wave "remodeling" in reperfused ST-segment elevation myocardial infarction: validation study with CMR. *JACC Cardiovasc Imaging.* 2012;5:1003.
54. Correale E, Battista R, Ricciardiello V, et al. The negative U wave: a pathogenetic enigma but a useful, often overlooked bedside diagnostic and prognostic clue in ischemic heart disease. *Clin Cardiol.* 2004;27:674.
55. Bandeali SJ, Stone S, Huang HD, et al. Comparison of segmental wall motion abnormalities on echocardiography in patients with anteroseptal versus extensive anterior wall ST-segment elevation myocardial infarction. *J Electrocardiol.* 2012;45:551.
56. Barrabés JA, Figueras J, Moure C, et al. Prognostic value of lead aVR in patients with a first non–ST-segment elevation acute myocardial infarction. *Circulation.* 2016;108:814.
57. Nikus C. Electrocardiographic presentations of acute total occlusion of the left main coronary artery. *J Electrocardiol.* 2012;45:491.
58. Wang SS, Paynter L, Kelly RV, et al. Electrocardiographic determination of culprit lesion site in patients with acute coronary events. *J Electrocardiol.* 2009;42:46.
59. Smith SW, Dodd KW, Henry TD, et al. Diagnosis of ST-elevation myocardial infarction in the presence of left bundle branch block with the ST-elevation to S-wave ratio in a modified Sgarbossa rule. *Ann Emerg Med.* 2012;60:766.
60. Lu ML, Nwakile C, Bhalla V, et al. Prognostic significance of abnormal P wave morphology and PR-segment displacement after ST-elevation myocardial infarction. *Int J Cardiol.* 2015;197:216.
61. Lu ML, De Venecia T, Patnaik S, Figueredo VM. Atrial myocardial infarction: a tale of the forgotten chamber. *Int J Cardiol.* 2016;202:904.
62. Welch RD, Zalenski RJ, Frederick PD, et al. Prognostic value of a normal or nonspecific initial electrocardiogram in acute myocardial infarction. *JAMA.* 2001;286:1977.
63. Thygesesn K, Alpert JS, Jaffe AD. Third universal definition of myocardial infarction. ESC/ACCF/AHA/WHF Expert Consensus Document. *Circulation.* 2012;126:2020.
64. Templin C, Ghadri JR, Diekmann J, et al. Clinical features and outcomes of takotsubo (stress) cardiomyopathy. *N Engl J Med.* 2015;373:929.
65. Thomas TE, Bang LE, Holmvang L, et al. ^{123}I-MIBG scintigraphy in the subacute state of takotsubo cardiomyopathy. *JACC Cardiovasc Imaging.* 2016;9:982.
66. Shvilkin A, Huang HD, Josephson ME. Cardiac memory: diagnostic tool in the making. *Circ Arrhythm Electrophysiol.* 2015;8:475.
67. Hoffmayer KS, Bhave PD, Marcus GM, et al. An electrocardiographic scoring system for distinguishing right ventricular outflow tract arrhythmias in patients with arrhythmogenic right ventricular cardiomyopathy from idiopathic ventricular tachycardia. *Heart Rhythm.* 2013;10:477.
68. Sundqvist K, Jogestrand T, Nowak J. The effect of digoxin on the electrocardiogram of healthy middle-aged and elderly patients at rest and during exercise: a comparison of the ECG reaction induced by myocardial ischemia. *J Electrocardiol.* 2002;35:213.
69. Badheka AO, Rathod A, Marzouka GR, et al. Isolated nonspecific ST-segment and T-wave abnormalities in a cross-sectional United States population and mortality (from NHANES III). *Am J Cardiol.* 2012;110:521.
70. Maury P, Racka F, Piot C, Davy JM. QRS and cycle length alternans during paroxysmal supraventricular tachycardia: What is the mechanism? *J Cardiovasc Electrophysiol.* 2002;13:92.
71. Aro AL, Kenttä TV, Huikuri HV. Microvolt T-wave alternans: Where are we now? *Arrhythm Electrophysiol Rev.* 2016;5:37.
72. Krokhaleva Y, Patel D, Shah H, et al. Increased nonalternans repolarization variability precedes ventricular tachycardia onset in patients with implantable defibrillators. *Pacing Clin Electrophysiol.* 2016;39:140.
73. Nemati S, Abdala O, Monasterio V, et al. A nonparametric surrogate-based test of significance for T-wave alternans detection. *IEEE Trans Biomed Eng.* 2011;58:1356.

Clinical Issues in Electrocardiographic Interpretation

74. Chou R. Cardiac screening with electrocardiography, stress echocardiography, or myocardial perfusion imaging: advice of high value care from the American College of Physicians. *Ann Intern Med.* 2015;162:438.
75. Greenland P, Alpert JS, Beller GA, et al. 2010 ACCF/AHA guidelines for assessment of cardiovascular risk in asymptomatic adults. *J Am Coll Cardiol.* 2010;56:e50.
76. O'Connor RE, Nichol G, Gonzales L, et al. Emergency medical services management of ST-segment elevation myocardial infarction in the United States—a report from the American Heart Association Mission: Lifeline Program. *Am J Emerg Med.* 2014;32:856.
77. Myerburg RJ, Chaitman BR, Ewy GA, Lauer MS. Task Force 2: training in electrocardiography, ambulatory electrocardiography, and exercise testing. *J Am Coll Cardiol.* 2008;51:348.
78. Salerno SM, Alguire PC, Waxman HS. Training and competency evaluation for interpretation of 12-lead electrocardiograms: recommendations from the American College of Physicians. *Ann Intern Med.* 2003;138:747.
79. Sibbald M, Davies EG, Dorian P, Yu EHC. Electrocardiographic interpretation skills of cardiology residents: Are they competent? *Can J Cardiol.* 2014;30:1721.
80. Bond RR, Zhu T, Finlay DD, et al. Assessing computerized eye tracking technology for gaining insight into expert interpretation of the 12-lead electrocardiogram: an objective approach. *J Electrocardiol.* 2014;47:895.
81. McCabe JM, Armstrong EJ, Ku I, et al. Physician accuracy in interpreting potential ST-segment elevation myocardial infarction. *J Am Heart Assoc.* 2013;2:e00268.
82. Birnbaum Y, Bayes de Luna A, Fiol M, et al. Common pitfalls in the interpretation of electrocardiograms from patients with acute coronary syndromes with narrow QRS: a consensus report. *J Electrocardiol.* 2012;45:463.
83. Estes NAM. Computerized interpretation of ECGs: supplement not a substitute. *Circ Arrhythm Electrophysiol.* 2013;6:2.
84. Garvey JL, Zegre-Hemey J, Gregg R, Studnek JR. Electrocardiographic diagnosis of ST segment elevation myocardial infarction: an evaluation of three standard interpretation algorithms. *J Electrocardiol.* 2016;49:728.

Future Perspectives

85. Rudy Y, Lindsay BD. Electrocardiographic imaging of heart rhythm disorders: from bench to bedside. *Card Electrophysiol Clin.* 2015;7:17.
86. Costa MD, Davis RB, Goldberger AL. Heart rate fragmentation: a new approach to the analysis of cardiac interbeat interval dynamics. *Front Physiol.* 2017;9:8.

第 13 章　运动心电图试验

GARY J. BALADY AND ANTHONY P. MORISE

运动生理学　151
　全身摄氧量　151
　运动过程中心肌需氧和供氧的关系　151
运动试验的技术要素　152
　患者的准备　152
　运动试验的方式及方案　153
　运动试验的监督　156
　运动试验的风险　156
运动试验在冠心病中的应用　157
　运动诱发症状　157
　功能能力　157
　ST 段变化　159
　药物对结果判读的影响　161
　诊断价值　161
　评估疾病的解剖和功能情况　162
　女性运动试验　162
　预后价值　163
　非心脏外科术前评估　166
　治疗评估　166
运动试验在非动脉粥样硬化性心脏病的应用　166
　瓣膜性心脏病　166
　肥厚型心肌病　167
　成人先天性心脏病　167
　评估心脏起搏器功能　168
运动试验的其他用途　168
　胸痛单元　168
　体力活动和运动处方　168
　外周动脉疾病的评估　169
　糖尿病患者　170
致谢　170
参考文献　170

运动心电图试验是评价心血管疾病(cardiovascular disease，CVD)患者最基本和广泛使用的一种方法。这项检查方法实施简便，易于解读，同时还具备使用灵活、适用性强、结果可靠、花费少的特点，并且在医院和临床实践中很容易获得。运动试验在临床上开展已经超过了半个世纪，由于它随着时间不断改进，因此经久耐用。最初，运动心电图(electrocardiogram，ECG)被用于检测冠心病(coronary artery disease，CAD)引起的心肌缺血，目前它在预测预后方面的价值得到了认可。在健康人群和心脏病患者中，通过运动试验结果中 ST 段变化提供的重要信息，特别是结合临床情况进行分析时，它可以预测疾病结局以及指导疾病的治疗。运动心电图的兴起和运用已经证实了它在评估和管理各种心血管疾病方面的有效性，这些疾病包括瓣膜性心脏病、先天性心脏病、遗传性心血管病、心律失常以及外周血管病。当合理地运用一些测量通气和换气的辅助方式或者一些成像技术(如心脏超声或核灌注显像)(参见第 14 和 16 章)时，运动心电图的使用价值将会大大提高。对绝大部分已知或疑似 CVD 患者来说，运动心电图就像一座灯塔，它可以指导临床医生采取最优的医疗措施。本章节将为大家介绍运动心电图的详细基础知识。在其他章节我们将阐述一些辅助成像技术同时进一步讨论运动心电图在特殊心血管疾病患者中的使用。

运动生理学

全身摄氧量

肌肉运动的收缩和舒张需要能量供应。大部分的能量都来源于有氧代谢产生的三磷酸腺苷，因此静息和任何体力活动(工作效率)情况下的能量需求可以通过全身摄氧量(VO_2)来测量。Fick 方程(图 13.1)证实 VO_2 等于心输出量与外周氧气的摄取量(即动静脉血氧差)的乘积。VO_2 可以很容易地用静息状态下氧需求量[metabolic equivalent(MET)，代谢当量]的倍数来表示，1MET 相当于静息情况下的能量消耗，它约等于 3.5ml O_2/(kg·min)。通过参照休息时的状况，这种简便的方法可以评估任何体力活动情况下的能量消耗。相应地，5MET 的活动所消耗的能量将是休息状态下的 5 倍。最大摄氧量(VO_2max)是指在进行涉及大肌群最高水平的动态运动期间达到的峰值摄氧量，并且根据该定义，它不再随工作效率的增加而增加，它与年龄、性别、遗传、运动习惯和心血管状态相关。直立运动时，心输出量将增加到静息水平时的 4~6 倍。要达到最大心输出量心率要比静息时增加 2~3 倍，同时每搏输出量也要相应增加。健康人的每搏输出量通常稳定在 50%~60% VO_2max 之间。外周的氧摄取量可增加 3 倍，最大动静脉氧差生理上限为每 100ml 血液含氧量为 15~17ml。在进行临床运动试验时，患者被提示运动直至达到 VO_2max，而不是在症状限制，最大耐受运动期间达到的 VO_2；这个水平被称为峰值 VO_2[1]。

静息 VO_2=CO × A-VO_2 差

极量运动 VO_2=CO × A-VO_2 差

=HR(静息时的2~3倍) × SV(静息时的2倍) × A-VO_2 差(静息时的3倍)

图 13.1　静息及运动时的 Fick 方程，详见正文。A-VO_2，动静脉血氧；CO，心输出量；HR，心率；SV，每搏输出量；VO_2，全身摄氧量

运动过程中心肌需氧和供氧的关系

心肌细胞供氧不足以满足其需求时将会发生心肌缺血，很多因素会影响这种供需之间的微妙平衡(图 13.2)。进行运动试验可以加剧这种供需关系并观察随后的生理反应。这使得临床医生不仅能够评估心肌缺血的发展，还可以评估心肌对氧的需求量以及什么程度的体力活动(工作效率)下会发生缺血[1]。

心肌需氧量。心肌需氧量与心率(heart rate，HR)、血压(blood pressure，BP)、左心室(left ventricular，LV)收缩力以及左心室室壁压力这些因素相关，后者与左心室压力、室壁厚度和室腔大小有关。上述这些独立因素任一发生变化都将影响到心肌对氧合血液的需求量。在这些参数当中，心率和血压最容易测量和监测。心率和收缩压的乘积称为心率-血压乘积(rate-pressure product)，它是反映心肌需氧量的一个可靠指

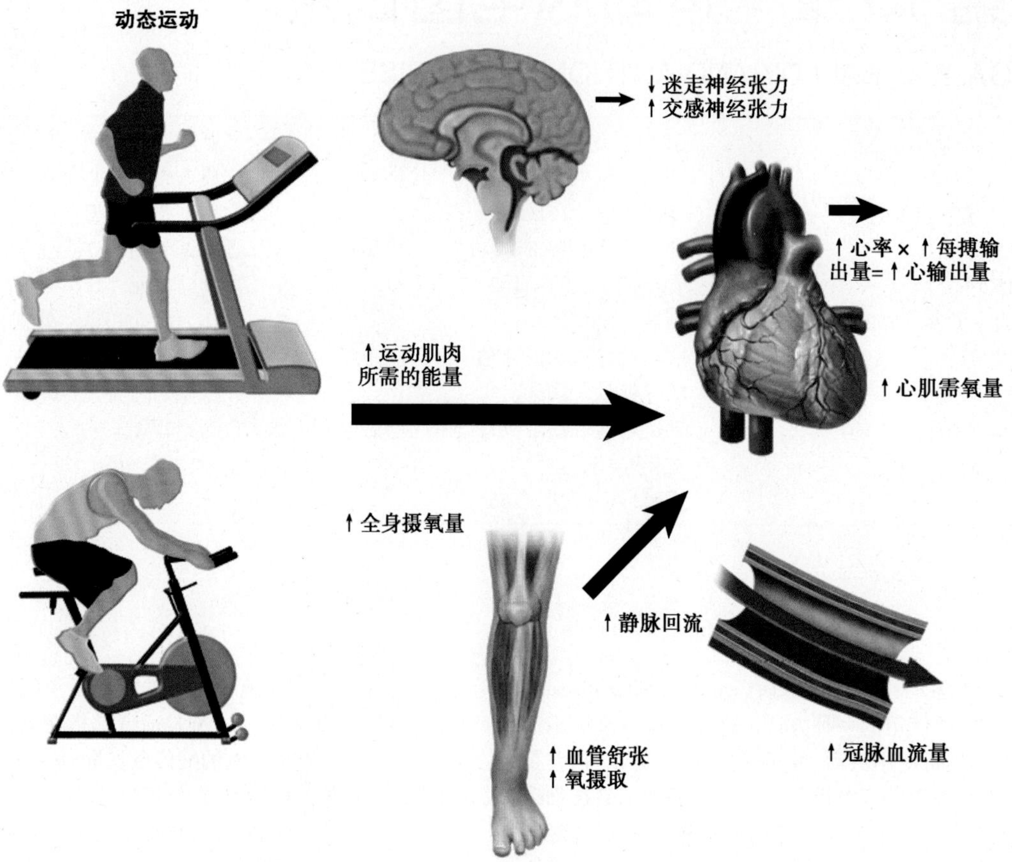

图 13.2 急性运动的生理反应(详见正文)

标,在临床上可以较容易地进行评估。

在进行急性耐力运动(高重复低阻力运动,如步行或骑车)过程中,心输出量随着运动肌肉的代谢需要(通过 VO_2 来估测)而增加。迷走神经张力的降低和交感神经张力的增强将会引起心率和左室收缩力的增加。由于来自运动肌肉的回心血量增加,每搏输出量也会增加,同时肾脏、内脏以及皮肤的循环血流将会被重新分配至运动肌肉中。主动收缩肌肉中的代谢产物堆积会引起肌肉小动脉血管的舒张,这将使骨骼肌的血流量增加到静息状态下的 4 倍,同时导致主动脉的流出阻力下降。这反过来可以使心脏收缩期射血更加完全,从而进一步增加每搏输出量。收缩期血压的升高主要因为心输出量的增加,而舒张期血压水平保持不变或由于血管阻力降低而下降。运动肌群的大小和位置对运动时的血流动力学有不同的影响。在任何给定的工作效率下,手臂动态运动相比于腿部动态运动,可以使心率更快血压更高。手臂活动对交感活性输出、外周血管舒张、静脉回流、代谢需求的影响存在差异,这些差异不仅受运动肌肉的质量的影响同时还受手臂运动中参与维持稳定的肌群影响[1]。

阻力运动(低重复/高负载运动,如举重)一般不用于分级运动试验,但它可用于工作模拟测试或运动训练方案。这一类型的运动会使交感神经反应活性增强,引起心率增加,而静脉回心血流将会减少,特别是在紧张时。因此与耐力运动相比,阻力运动时心输出量的增加相对较小,而且它主要由心率的增加引起。阻力运动时肌肉收缩产生的收缩力作用于肌肉的毛细血管将使外周血管阻力增加。血管阻力和心输出量的增加会引起收缩压及舒张压的同时升高。与耐力运动相比较,阻力运动时收缩压增加的比例比心率增加的比例更大。因此,无论是耐力运动还是阻力运动都将增加心肌的需氧量,因为这两种运动都会使心率、血压、左室收缩力和左室室壁压力增加(后者由运动时左室压力和容积的增加引起)[1]。

心肌供氧量。运动时冠脉血流的增加受神经体液刺激的影响(主要是交感神经 β 受体的兴奋),这会引起包括一氧化氮这些血管内皮活性物质的释放。在健康人群中,急性运动时由于心肌需氧量增加,冠状动脉将会扩张,同时冠脉血流也会增加。大多数情况下,冠状动脉腔内的动脉粥样硬化斑块会损害冠状动脉血流(参见第 44 章)。斑块会引起动脉的狭窄或者完全闭塞。下列几个因素将影响特定管腔狭窄的显著性。这些因素包括管腔堵塞的程度、长度,功能侧支血管的大小,所供氧肌肉质量的大小、狭窄管腔的形态及动力学特性以及血管床的自身调节能力。通常,血管管腔直径狭窄 50%~70%就会损害峰值反应性充血,而当狭窄 90%或以上时将会使静息血流减少。然而,由于神经调节、内皮功能障碍和局部因素,运动刺激血管舒缩张力的局部变化,这些变化可能进一步影响心肌氧合血的供应。动脉粥样硬化血管通常不能扩张,实际上是处于收缩状态,因此在心肌需氧量需要增加的情况下进一步减少了心肌血供[1]。

运动试验的技术要素

患者的准备

患者评估

在运动试验开展前对患者进行评估十分重要,包括评估运动试验的适应证、通过要求回答列举的问题评估特殊试验检查的适当性、评估患者完成运动的能力以及患者是否合并有运动试验的禁忌证(表 13.1)。由患者、病历回顾、预约提供者和/或患者的初级保健医师或心脏病专家提供的病史信息在预试验中最有作用。

对表13.2中所列出的项目内容进行简要的体格检查同样很有帮助。现行标准静息12导联心电图检查可以帮助评估患者的心率、节律、异常传导情况以及既往心肌梗死(myocardial infarction,MI)迹象等方面情况,如果可以,还应该与之进行比较。

表13.1 运动试验的禁忌证

绝对禁忌证
急性心肌梗死(2天内)
高危的不稳定型心绞痛
合并血流动力学受损的未经控制的心律失常
活动性心内膜炎
严重的症状性主动脉瓣狭窄
失代偿的心力衰竭
急性肺栓塞或肺梗死
急性心肌炎或心包炎
身体残疾无法安全和充分地完成试验
相对禁忌证
已知的冠状动脉左主干狭窄
与症状关系不明确的中度主动脉瓣狭窄
心室率未经控制的快速型心律失常
获得性完全心脏传导阻滞
伴有严重静息跨瓣压差的肥厚型心肌病
精神障碍不能配合完成试验

引自Fletcher GF,Ades PA,Kligfield P,et al. Exercise standards for testing and training:a scientific statement from the American Heart Association. Circulation 2013;128:873.

表13.2 运动试验的患者评估

病史
1. 医学诊断和既往病史:应对各种诊断进行回顾,包括:心血管疾病[已知的冠状动脉疾病(CAD),既往心肌梗死或冠状动脉血运重建];心律失常、晕厥或先兆晕厥;肺部疾病,包括哮喘,肺气肿和支气管炎或近期肺栓塞;脑血管疾病,包括卒中;外周动脉疾病;当前妊娠;以及肌肉骨骼、神经肌肉或关节疾病
2. 症状:心绞痛;胸部、下颌或手臂不适;呼吸急促以及心悸,尤其是这种心悸与身体活动有关,如大量进食,情绪不安,或遭受寒冷
3. 动脉粥样硬化疾病危险因素:高血压、糖尿病、肥胖、血脂异常和吸烟
4. 如果患者没有已知的CAD,应明确CAD的预测概率(参见表13.11)
5. 近期的疾病、住院或外科手术
6. 服药的剂量和时间安排
7. 进行体力活动的能力
体检
1. 脉率和节律
2. 坐位和站立位的静息血压
3. 肺部听诊,特别要注意所有听诊区呼吸音的一致性,尤其在有呼吸急促、心力衰竭或肺部疾病的患者中
4. 心脏听诊,特别是针对心力衰竭或瓣膜病的患者
5. 涉及骨科,神经系统或其他可能限制运动的疾病的相关体格检查

尽管在对无已知冠心病患者行诊断性运动试验当天停用心脏活性药物能更好地评估缺血反应,然而在对已知冠心病患者来说,功能试验最好在服用了常用药物的患者中进行,这样才能最佳地评估药物对心率、血压、症状以及运动中缺血的影响(参见后文"药物对结果判读的影响")。

在永久起搏器患者中,在检查前从患者的心脏科医生那里获取关于起搏器类型(单腔或者双腔)、程控模式、频率应答以及起搏心率范围的信息十分重要。同样,对植入了填入型心律转复除颤器患者(implantable cardioverter-defibrillator,ICD),需要提前获得有关ICD的心律检测及治疗算法以便在运动试验过程中维持最快心率至少比ICD程控的抗快速性心律失常及除颤心率阈值低10次/min[2]。在其他地方提供了患者评估的其他细节[1]。

症状评定量表

在运动之前,患者应熟悉在运动中可能会使用的症状评定量表。量表内容在其他地方会做进一步的介绍[2]其中还可能包括Borg劳累度评估量表[1]。

心电图导联系统

由于运动心电图试验技术的发展,已经开发和使用了几种不同的导联系统类型。关于这些导联系统以及患者皮肤准备的技术要点的详细说明在其他地方已经阐述了[1,3]。充分的皮肤准备的重要性再怎么强调都不为过,这对于优化运动心电图的质量至关重要。为在运动中获取高质量的12导联心电图,躯干电极的放置是常规试验的标准操作。躯干导联中,上臂电极放置在锁骨的外侧下方,下肢电极放置在季肋的下端或季肋下部靠上的位置。标准12导联心电图需在肢体导联放置之前完成,因为这种导联放置方法会改变下壁导联波形而导致之前的Q波被模拟或隐藏。

运动试验的方式及方案

运动试验的检查方式和方案的应该根据基于患者年龄预计的运动能力、病史评估的健康状态以及潜在的疾病来进行选择。有一些运动试验方案可以用于活动平板试验和固定踏车运动试验。针对健康状态评估较差或者有高风险潜在疾病(如近期心肌梗死、心力衰竭)的患者,运动试验中应采用一些不是很激进的运动方案。活动平板和踏车运动试验中可采用阶梯式或者连续斜坡式方案。在阶梯式运动方案中,功率的增加(级别)从1到2.5MET不等。斜坡式运动方案设计的各阶段时间不超过1分钟并且患者在8~12分钟内应达到峰值速率。因此,斜坡式运动方案必须个体化,以适应患者的估测运动能力。由于没有一套广泛发布及标准的斜坡式运动方案,不同的运动试验检查室为了适应不同患者的健康水平建立了自己特定的方案。表13.3提供了一些这种方案的示例[4,5]。美国运动医学学会(American College of Sports Medicine,ACSM)[2]对不同的活动平板及踏车运动试验方案进行了详细介绍。

运动试验可能是相对于患者努力的亚极量或极量运动。除了常见终止运动试验的指征外(表13.4),亚极量运动试验有一个预设的终点,通常被定义为峰值心率(例如:120次/min或预计最快心率的70%)或任意水平的代谢当量(如5MET)。亚极量运动试验用于出院前的心肌梗死早期患者,它可以为患者提供一些预后信息来指导疾病管理。亚极量运动试验对评估一个患者出院后从事日常活动的能力很有帮助,它也可以作为心脏康复运动治疗的参考基线(参见后面,体力活动和运动处方)。症状限制性运动试验的设计方案中患者的运动要持续到出现需要终止的体征和/或症状(见表13.4)。不管采用哪种运动方式和方案,运动中和运动结束后早期需要对患者进行标准的监督和测量(表13.5)。

表 13.3 波士顿医学中心活动平板斜坡方案

分级*	极低斜坡 %			低斜坡 %			中等斜坡 %			高斜坡 %			运动员斜坡 %		
	mph	坡度	MET	mph	坡度	MET	mph	坡度	MET	mph	坡度	MET	mph	坡度	MET
1	1.0	0.0	1.8	1.0	0.0	1.8	1.5	1.5	2.5	2.1	3.0	3.5	1.8	0.0	2.4
2	1.1	0.2	1.9	1.1	0.5	1.9	1.6	2.0	2.7	2.2	4.0	3.9	2.1	0.5	2.7
3	1.2	0.4	2.0	1.2	1.0	2.1	1.7	2.5	2.9	2.3	4.5	4.2	2.4	1.0	3.2
4	1.3	0.6	2.1	1.3	1.5	2.3	1.8	3.0	3.1	2.4	5.5	4.6	2.7	1.5	3.6
5	1.4	0.8	2.2	1.4	2.0	2.5	1.9	3.5	3.4	2.5	6.0	5.0	3.3	2.0	4.1
6	1.5	1.0	2.3	1.5	2.5	2.7	2.0	4.0	3.6	2.6	7.0	5.5	3.3	2.5	4.6
7	1.6	1.2	2.5	1.6	3.0	2.9	2.1	4.5	3.9	2.7	7.5	5.8	3.6	3.0	5.2
8	1.7	1.4	2.6	1.7	3.5	3.1	2.2	5.0	4.2	2.8	8.5	6.4	3.9	3.5	6.1
9	1.8	1.6	2.8	1.8	4.0	3.4	2.3	5.5	4.5	2.9	9.0	6.8	4.2	4.0	7.3
10	1.9	1.8	2.9	1.9	4.5	3.6	2.4	6.0	4.8	3.0	10.0	7.4	4.5	4.5	8.4
11	2.0	2.0	3.1	2.0	5.0	3.9	2.5	6.5	5.1	3.1	10.5	7.8	4.8	5.0	9.5
12	2.1	2.2	3.2	2.1	5.5	4.2	2.6	7.0	5.5	3.2	11.5	8.5	5.1	5.5	10.6
13	2.2	2.4	3.4	2.2	6.0	4.5	2.7	7.5	5.8	3.3	12.0	8.9	5.4	6.0	11.5
14	2.3	2.6	3.6	2.3	6.5	4.8	2.8	8.0	6.2	3.4	13.0	9.7	5.7	6.5	12.2
15	2.4	2.8	3.8	2.4	7.0	5.1	2.9	8.5	6.6	3.5	13.5	10.1	6.0	7.0	13.0
16	2.5	3.0	3.9	2.5	7.5	5.5	3.0	9.0	7.0	3.6	14.5	10.9	6.3	7.5	13.8
17	2.6	3.2	4.1	2.6	8.0	5.8	3.1	9.5	7.4	3.7	15.0	11.4	6.6	8.0	14.7
18	2.7	3.4	4.3	2.7	8.5	6.2	3.2	10.0	7.8	3.8	16.0	12.2	6.9	8.5	15.5
19	2.8	3.6	4.5	2.8	9.0	6.6	3.3	10.5	8.3	3.9	16.5	12.6	7.2	9.0	16.4
20	2.9	3.8	4.7	2.9	9.5	7.0	3.4	11.0	8.7	4.0	17.5	13.3	7.5	9.5	17.3

* 每个级别持续时间为 30 秒。
mph，每小时英里数（1 英里 = 1.6 千米）；MET，代谢当量。

表 13.4 终止运动试验的指征

绝对禁忌证
陈旧性心肌梗死引起的无 Q 波的导联 ST 段抬高（>1.0mm）（除外 aVR、aVL 或 V_1 导联）
尽管运动量加大，收缩压比基线血压降低>10mmHg，并伴有任何其他缺血证据
中到重度心绞痛
中枢神经系统症状（如共济失调、头晕或近乎晕厥）
低灌注的表现（发绀或苍白）
持续的室性心动过速或影响运动期间心输出量正常维持的其他心律失常
监测心电图或收缩压出现技术困难
患者要求停止
相对适应证
在疑似缺血的患者中出现 ST 段显著移位（水平或下斜型压低≥2mm）
尽管运动量加大，收缩压比基线血压下降>10mmHg，不伴有其他缺血证据
胸痛加重
疲劳，呼吸短促，喘鸣，腿部抽筋或跛行
持续性室性心动过速以外的心律失常，包括多源性室性异位搏动、室性期前收缩三联律、室上性心动过速、房室传导阻滞或缓慢性心律失常
严重的高血压反应（收缩压>250mmHg 和/或舒张压>115mmHg）
出现无法与室性心动过速相鉴别的束支传导阻滞

引自 Fletcher GF，Ades PA，Kligfield P，et al. Exercise standards for testing andtraining：a scientific statement from the American Heart Association. Circulation 2013；128：873.

表 13.5 运动试验期间的患者监督

运动期间
在每个级别的最后 1 分钟,或至少每 3 分钟进行一次 12 导心电图检查
在每个级别的最后 1 分钟,或至少每 3 分钟进行一次血压测量
症状评定量表适用于评估试验指征和试验室方案
恢复期间
在运动后坐姿或仰卧位下至少监测 6 分钟,或者直到心率、血压、心电图和症状测量指标接近基线水平。恢复期可以包括一段主动的冷身阶段,特别是在高强度运动后,以尽量减少下肢静脉淤积引起的运动后低血压
每分钟进行 12 导联心电图检查
运动后立即进行心率和血压的测量,然后每隔 1 或 2 分钟测量一次,直到测量指标达到基线水平附近
只要运动后症状持续存在,每分钟都要做一次症状评分。应观察患者至所有症状均已消失或恢复至基线水平

活动平板。活动平板提供了一种常见的生理应激方式(即步行),相对于固定踏车运动试验,这种方式可以使患者更有可能达到一个更高的摄氧量和最大心率。对于骨科或有其他特殊情况不能进行活动平板的患者,或者需要在运动超声心动图检查过程中方便地获取运动峰值影像的患者行踏车运动试验可能更优。最常用的阶梯式活动平板方案为 Naughton、Bruce 以及改良的 Bruce 方案(表 13.6)[2]。

表 13.6 活动平板试验 Bruce 方案

分级	时间	速度/mph	坡度/%	MET
静息	00.00	0.0	0.0	1.0
1	03.00	1.7	10.0	4.6
2	03.00	2.5	12.0	7.0
3	03.00	3.4	14.0	10.1
4	03.00	4.2	16.0	12.9
5	03.00	5.0	18.0	15.1
6	03.00	5.5	20.0	16.9
7	03.00	6.8	22.0	19.2

改良的 Bruce 方案采用 2 个初始低水平 3 分钟级别,速度为 1.7mph,坡度分别为 0%和 5%,然后继续进入完整的 Bruce 方案。mph,每小时英里数(1 英里=1.6 千米);MET,代谢当量。

引自 American College of Sports Medicine Guidelines for Exercise Testing and Prescription. 9th ed. Philadelphia:Lippincott,Williams & Wilkins;2013.

在活动平板试验中,应鼓励患者自由行走,并在必要时使用扶手来维持平衡。过于频繁地抓取扶手来支撑会改变血压的反应同时会降低每个规定运动负荷的需氧量(METs),这样就会高估运动能力同时导致心率、血压和运动负荷间的关系不准确。在活动平板试验中,如果检查设备定期做了校准,我们可以使用 ACSM[2] 提供的通用方程式来合理地对运动能力(METs 峰值)进行估测。当需要精确测定摄氧量时,比如在评估需要心脏移植的患者时(参见第 28 章),通过呼气分析来评估比估算更优(参见心肺运动试验)。不同年龄的健康成年人的运动能力正常值可以查到,同时它也可以作为评估患者运动能力的一个有效参考[6]。

固定踏车运动试验。踏车测力计比跑步机体积更小,使用起来更安静同时成本更低。由于踏车运动试验需要较少的手臂和胸部运动,因此更容易获得高质量的心电图记录和血压测量值。然而,许多患者对固定踏车运动试验不熟悉,并且其作为试验工具的成功与否很大程度上取决于患者的完成技巧和动机。因此试验可以在患者到达真正的心肺终点之前结束。与活动平板试验不同,在活动平板试验中患者是按规定的速度移动自己的身体重量,而在固定踏车运动试验中,患者须按照规定的速度对抗外力进行踏车,并且它通常与患者自身体重无关,这些重量是由座椅来支撑。如表 13.7 所示,在给定功率下达到的代谢当量水平因患者的体重差异而各不相同。因此,在同一给定功率的踏车运动试验中,相比体重重的人,体重较轻的人可以获得更高的 METs。机械制动的测力计要求患者的踏车速度保持恒定。电子制动的踏车可以自动调节外部阻力来匹配踏车速度从而使之在规定的阶段维持一个恒定的功率。电子制动的踏车测力计允许对斜坡式运动方案进行简易的编程设计。与活动平板试验的斜坡式运动方案一样,每个运动试验室也应该为各种不同健康水平的患者定制一些踏车运动试验的斜坡式运动方案。

手臂运动试验。手臂运动试验对不能进行腿部运动的患者是另一种可供选择运动试验方法。尽管这项试验具备诊断作用,但它目前已大部分被非运动的药物负荷方法所替代。

6 分钟步行试验。在标准的活动平板和踏车运动试验无法使用的情况下,6 分钟步行试验可以作为一种评估运动能力的替代方法。步行的距离是这项试验的主要结果。它在心肌缺血的客观检查中作用不大,该项检查最适用于作为一种连续的方式用于评估运动能力的变化以及对干预措施的反应,这些干预措施随着时间变化将对运动能力产生影响。6 分钟步行试验的方案在其他地方会详细讨论(表 13.8)[7]。

表 13.7 踏车运动试验过程中的 MET 水平估测

体重		kpm·min⁻¹	运动速率/(kpm·min⁻¹和 watts)					
千克	磅	300 watts 50	450 75	600 100	750 125	900 150	1 050 175	1 200 200
50	110	5.1	6.9	8.6	10.3	12.0	13.7	15.4
60	132	4.3	5.7	7.1	8.6	10.0	11.4	12.9
70	154	3.7	4.9	6.1	7.3	8.6	9.8	11.0
80	176	3.2	4.3	5.4	6.4	7.5	8.6	9.6
90	198	2.9	3.8	4.8	5.7	6.7	7.6	8.6
100	220	2.6	3.4	4.3	5.1	6.0	6.9	7.7

MET,代谢当量;kpm,千磅-米。

引自 American College of Sports Medicine Guidelines for Exercise Testing and Prescription. 9th ed. Philadelphia:Lippincott,Williams & Wilkins;2013.

表 13.8 6 分钟步行试验方案

试验场地
• 6 分钟的步行试验方案应在室内实施，沿着一条长而平坦、笔直、封闭的过道行进，过道表面要坚硬，很少有人经过。该步行路线长度须为 30m • 该过道要求长 30m，每隔 3m 做一标记。 • 转弯点应使用圆锥体标记（比如橙色锥形交通路标） • 每一圈为 60m，在起点和终点处使用颜色鲜艳的胶带在地板上做好标记
测量
• 准备好所有必需的设备（计数器，计时器，剪贴板，工作表）并移置到起点处 • 将计数器设置为零，计时器时间设置为 6 分钟。让患者站在起点线处 • 在测试过程中，测试者应站在起点线旁边 • 测试者不要与患者一起步行 • 一旦患者开始行走，立即启动计时器 • 患者在测试时不要与任何人交谈 • 在用标准话语鼓励患者时，请使用均匀的语调 • 患者每返回起点线一次，点击一次计数器（或在工作表上标记一圈） • 6 分钟结束，告知患者停止步行并测量步行的总距离（m）
患者告知
应使用标准化的文书对患者进行告知说明，该标准化文书在其他地方已提供

数据引自 American Thoracic Society ATS statement：Guidelines for the six-minute walk test J Respir Crit Care Med 2002；166：111.

心肺运动试验（运动试验结合气体交换分析）。由于无法通过活动平板和踏车运动试验的功率来精确评估摄氧量（VO_2）和 METs 之间的关系，许多试验室开展了心肺运动试验（cardiopulmonaryexercise testing，CPX），它通过对运动中通气气体交换的分析可以得到一个更可靠以及可重复的 VO_2 值。峰值 VO_2 对功能能力的评估最为准确，并且它是反映整体心肺健康的有效方式。并非所有的临床运动试验都要对呼出气体进行测量，但是这些附加信息可以提供一些重要的生理性数据，这对临床和研究应用都有帮助。气体交换的测量主要包括 VO_2、二氧化碳产生量（carbon dioxide output，VCO_2）以及每分钟通气量。将这些变量做成图表形式可以展现更多关于通气阈值和通气效率的信息[6,8]。

心肺运动试验适用于下面这些情况[6,8,9]。

- 对经过挑选的心衰患者进行功能能力评估，辅助评估其预后、药物治疗和其他干预措施的反应以及是否需要进行心脏移植；
- 评估劳力性呼吸困难。当引起运动后出现呼吸困难或功能能力下降的原因不明时，这项试验检查可以提供信息帮助鉴别是心源性还是肺源性限制因素所导致。
- 评估患者对特殊治疗干预措施的反应，这些干预措施将运动耐量的提升作为重要的目标和终点。

新的研究证据表明心肺运动试验能为肥厚型心肌病（hypertrophic cardiomyopathy，HCM）、疑似或确诊的肺动脉高压、疑似心肌缺血、疑似线粒体肌病以及确诊的慢性阻塞性肺疾病或间质性肺病患者提供有价值的临床信息。最近，研究证实心肺运动试验可以用于评估围手术期的风险以及瓣膜性心脏病[9]。

现代系统的配备让心肺运动试验在技术上变得更为简易，但是为达到最优的使用效果，需要对系统进行细致的维护和校准。开展心肺运动试验检查和解读检查报告的人员必须经过培训并且精通这项检查技术。另外，这项检查需要额外的时间以及患者的配合[6,9]。在心肺运动试验中同时结合多普勒超声检查能够为心输出量、心肌收缩功能和瓣膜功能的评估提供一些补充信息[9]。

运动试验的监督

自从美国心脏协会（American Heart Association，AHA）发布第一套成人运动试验室标准（Standards for Adult Exercise Testing Laboratories）以来，在过去 30 年中，医生在检查中所起的作用没有改变，在运动试验中医生需确保运动试验室的设备齐全同时配备了相应的合格人员，这些人员应遵守该试验室特定的书面指南和操作程序。各个指南包括 AHA、ACSM、美国心脏病学会（American College of Cardiology，ACC）以及美国心肺康复协会（American Association of Cardiovascular and Pulmonary Rehabilitation，AACVPR）在随后的更新中都一贯地解决了这一问题。2000 年 ACC/AHA/美国内科医师学会/美国运动医学资格工作小组重点概述了对从事监督和解读运动试验人员的具体认知和培训要求，并且这是第一次考虑到特定专业人员的类别（例如医生、护士、运动生理学家），并专注于个别工作人员的具体能力素质[10]。2014 年更新的这些建议进一步定义了每一位工作人员在运动试验中的角色作用[11]。这份声明对不同级别的监督做了下列明确规定：①“亲自监督”要求有一名医生待在检查室里；②“直接监督”需要有一名医生紧邻检查室，在一个楼内或者同一层楼层中，并且在紧急情况下能够随时到达；③“一般监督”要求通过电话或者呼机可以联系到医生。每一份指南都推荐在运动试验前对患者进行筛查来评估该患者发生运动相关不良事件的风险，以便安排最合适的专业人员来负责监督这项检查。根据 ACC/AHA 声明中概述的标准，运动试验也可以由具备相应能力的非医护人员来监督[11]。在所有的这些情况下，医生都应该能够在需要帮助的情况下立即到达现场（即进行直接监督）。对高风险的患者，医生需要当面监督检查（即进行亲自监督）。

运动试验的风险

运动与不良心血管事件的风险增加有关，在 AHA[1,3] 和 ACSM[2] 指南中深入讨论了运动试验的安全性和运动试验室的应急准备细节。尽管如此，运动试验的安全性仍然得到了很好的证明，并且不良事件发生的总体风险非常低。在几项针对合并及不合并已知心血管疾病人群的大型系列研究中，每次试验主要并发症（包括心肌梗死和其他需要住院治疗的事件）的发生率低于 1~5/10 000，死亡率低于 0.5/10 000。不良事件的发生率取决于研究人群[6]。近期心肌梗死、左室收缩功能减退、运动诱发的心肌缺血和严重的室性心律失常患者的风险最高[1]。在 HF-ACTION（Heart Failure：A Controlled Trial Investigating Outcomes of Exercise Training）研究中，超过 2 000 名纽约心脏协会（New York Heart Association，NYHA）心功能分级Ⅱ~Ⅲ的收缩性心衰患者进行了运动试验，其中没有出现死亡病例，同时非致死性主要心血管事件低于 0.5/1 000[12]。最近一项在合并严重功能障碍和多种高危心脏疾病（包括心力衰竭、肥厚型心肌病、肺动脉高压以及主动脉狭窄）患者中进行的 5 060 次心肺功能试验研究进一步证实了运动试验的安全性。其中不良事件发生率为 0.16%，最常见的不良事件为持续性室性心动过速，其中没有死亡事件报告[13]。

维护适当的应急设备，制定应急预案和定期预案演练是确保运动试验检查室安全的基础[3]。

运动试验在冠心病中的应用

运动诱发症状

在运动试验检查的结论和报告中需要把任何发生在运动中的胸痛症状考虑进去。

第一，患者在运动过程中出现的这些症状和病史报告中之前出现的症状是否一致或者相似，并且是否正是这个原因才来做这项检查？如果患者回答是肯定的，检查人员就可以评估患者对客观试验的反应并识别这些反应是否支持冠心病的诊断。如果患者回答是否定的，就要进一步区分运动产生的症状和患者既往出现的症状之间的差异。另外，根据这些症状是否符合心绞痛，需对其进行分类。在发生胸痛时，鉴别心绞痛与非心绞痛的胸痛是很重要的。心绞痛不是局限性胸膜炎，同时与明显的压痛无关(见第 56 和 61 章)，并且只有在运动试验结束后才能够明确这些性质。

第二，运动诱发性心绞痛对诊断冠心病和判断其严重程度是一个重要的临床预测指标，它的价值不低于 ST 段压低。在 Duke 活动平板和其他活动平板评分中，除了任何诱发的心绞痛外，还考虑了限制性和非限制性胸痛(参见后面)。这些因素将对试验的预后和诊断评估结果产生影响，并且在接下来最终影响临床的评估。

第三，运动诱发性心绞痛可预测不良预后，无论 ST 段变化或运动能力如何，都值得进一步评估。在对 3 270 名没有冠心病的患者进行运动试验检查中，Christman 和他同事[14]发现，医生和运动生理学家在运动试验中定义的典型心绞痛症状可以作为不良事件(包括死亡、非致死性心肌梗死以及血运重建)的预测指标。无论 ST 段有无阳性变化以及患者运动能力良好与否，这种预测价值都存在[15]。

最后，如果患者因为呼吸困难比预期提早停止运动，应该仔细考虑患者是否出现了等同于心绞痛的相关症状。当这种症状表现为劳力性呼吸困难时，它与心绞痛更为相关。

功能能力

无论患者的性别以及是否合并冠心病，功能能力是死亡率和非致命性心血管结局的强预测因子[16]。尽管通过心肺运动试验测量出来的功能能力最为精确，单独通过活动平板试验估测的功能能力也是合理的。估算 METs 预计值的最佳方法可以利用下列简易的回归方程[1]。

男性：METs 预计值 = 18 − (0.15×年龄)

女性：METs 预计值 = 14.7 − (0.13×年龄)

所报告的运动时间可以根据运动试验方案转化为代谢当量或 METs。而所报告的 METs 可以用 METs 预计值的百分比来表示。表 13.9 针对功能能力给出了一个可供选择的定性分类，里面对年龄和性别进行了校正。

表 13.9　年龄和性别相关的预计功能能力

年龄/岁	预计功能负荷量/MET				
	差	及格	中等	良好	优秀
女性					
≤29	<7.5	8~10	10~13	13~16	>16
30~39	<7	7~9	9~11	11~15	>15
40~49	<6	6~8	8~10	10~14	>14
50~59	<5	5~7	7~9	9~13	>13
≥60	<4.5	4.5~6	6~8	8~11.5	>11.5
男性					
≤29	<8	8~11	11~14	14~17	>17
30~39	<7.5	7.5~10	10~12.5	12.5~16	>16
40~49	<7	7~8.5	8.5~11.5	11.5~15	>15
50~59	<6	6~8	8~11	11~14	>14
≥60	<5.5	5.5~7	7~9.5	9.5~13	>13

1 代谢当量(MET) = 3.5ml/(kg·min)耗氧量。

引自 Snader CE, Marwick TH, Pashkow FJ, et al. Importance of estimated functional capacity as a predictor of all-cause mortality among patients referred for exercise thallium single-photon emission computed tomography: report of 3,400 patients from a single center. J Am Coll Cardiol 1997;30:641.

除了临床因素之外，功能能力还与对使用运动设备的熟悉程度、训练水平以及试验室的环境条件相关。对于那些不能够完成运动试验或接受药物激发试验的患者，他们的预后比那些能够完成运动试验的患者更差。

功能能力通常需要包含在运动试验报告的结果、结论和/或建议当中。功能能力可以纳入现有的多变量评分中，例如 Duke 活动平板评分或 Lauer 评分方法(参见后面)，将预后等级分为低危、中危和高危(图 13.3)。

心率反应

最大心率。运动的最大心率是一个最基本的生理指标，它能够给检查者提供关于运动强度、运动试验充分性、药物对心率的影响、无法耐受运动的潜在因素以及患者预后的相关信息[17]。每个患者能够达到的最大心率(maximum achievable heart rate, HR_{max})是唯一的，但它可以通过一个校正患者年龄的回归方程来预测，下面这个是最常见的公式，它主要用于中年男性患者：

$$HR_{max} = 220 - 年龄$$

虽然这个公式易于使用和计算，但它存在很大的变异性，特别是对于正在服用 β 受体阻滞剂的冠心病患者。新的方程式[2,17]已被推荐替代"220−年龄"这个方法用于计算由年龄预测的最大心率(maximum age-predicted heart rate, MPHR)：

男性：$HR_{max} = 208 - (0.7×年龄)$

女性：$HR_{max} = 206 - (0.88×年龄)$

服用 β 受体阻滞剂的冠心病患者：$HR_{max} = 164 - (0.7×年龄)$

第 13 章　运动心电图试验

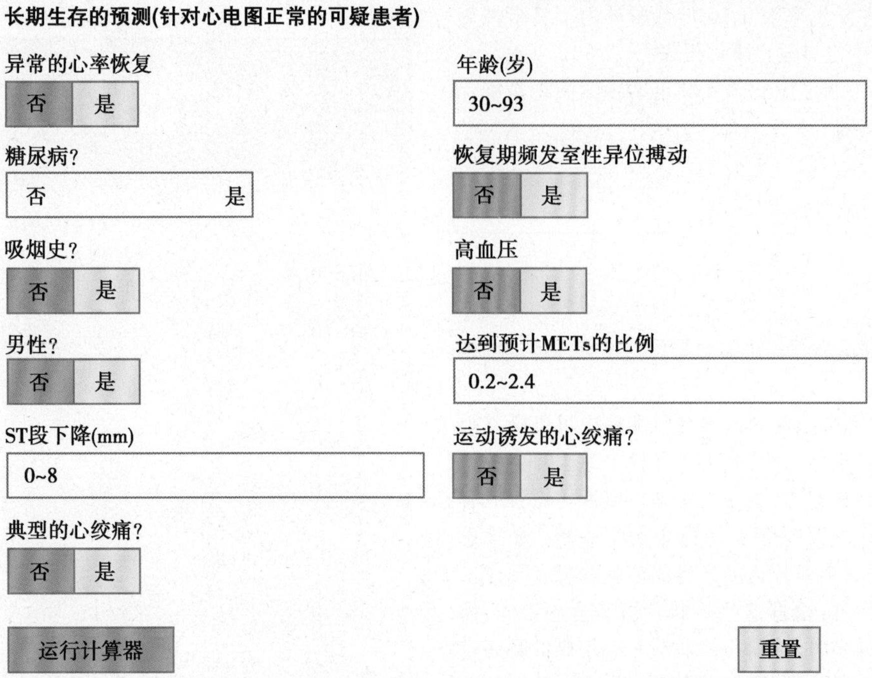

图 13.3 克利夫兰诊所评分。克利夫兰诊所评分计算器可以在 https://apervita.com/community/clevelandclinic 网站获取。输入这个网址可以在克利夫兰诊所的页面看到列出有很多评分系统。选择"冠心病",你需要免费注册一次,一旦打开这个评分系统你可以在桌面创建一个快捷方式,这个评分将永久开放并可以随时使用。该计算器使用的名词术语定义如下。典型的心绞痛:由体力或脑力劳动引起的胸骨后胸闷不适,休息或含服硝酸甘油数分钟可以缓解。吸烟:现在或者过去 1 年规律地吸烟。高血压:静息收缩压≥140mmHg,静息舒张压≥90mmHg,或者使用药物治疗的高血压。达到预计 METs(代谢当量)的比例:男性,预计 METs=[14.7-(0.11×年龄)];女性为[14.7-(0.13×年龄)]。ST 段压低:仅计算≥1mm 的水平型或下斜型 ST 压低,其他计分为 0。运动诱发的心绞痛:任何由运动诱发的心绞痛,无论试验是否终止。异常的心率恢复:计算分级运动结束时的心率减去 1 分钟后的心率;直立位的冷身阶段如果≤12 次/min 则为异常,仰卧位冷身阶段如果≤18 次/min 则为异常。恢复期频发室性异位搏动:包括:在恢复期的前 5 分中内出现每分钟至少 7 次室性早搏,频发的室性二联律,任何室性三联律,非持续性或持续性室性心动过速,尖端扭转型室性心动过速,或心室颤动

变时性功能不全。心脏无法增快心率以满足需求就称为变时功能不全。它被认为是心源性或全因死亡以及其他不良心血管结局的独立预测因素(其中包括公认的 Duke 活动平板评分)[17]。

当患者达到的峰值心率低于 MPHR 时,将进行亚极量(submaximal)运动试验。运动中不能达到预先确定的目标(例如 MPHR 的 85%)则称为不充分的(inadequate)的运动。如果一名没有冠心病的患者进行了一次不充分的运动,常常被称为非诊断性(nondiagnostic)运动试验,通常这个"非诊断"状态的相对的。当任何其他具有诊断意义的终点事件出现时(如出现 ST 段压低≥2mm、运动诱发的高血压或心绞痛性胸痛),心率是否充分达标的问题就变得无关紧要了。

典型的变时功能不全是由校正后的心率储备来定义的,其中包括静息心率和峰值心率以及年龄校正后的最快心率。然而,在定义变时功能不全之前,需要考虑运动试验时的用力程度、当前的药物治疗方案以及终止运动的原因。运动中的用力程度通常定义为出现症状或者通过主观疲劳感知指数(如 Borg 量表)来判断[1]。在大部分情况下都可以通过这些指标来评估,但通过利用心肺运动试验中的指标参数如换气比值,可以对变时性功能进行量化。在通常没有进行心肺运动试验的情况下,通过下面这个公式[17]可以计算心脏变时性指数:

(最快心率-静息心率)/(220-年龄-静息心率)×100

变时性指数不能达到 80%以上就称为心脏变时功能不全[17]。对于一直按医嘱服用非小剂量 β 受体阻滞剂的病人,如果变时指数低于 62%也称为心脏变时功能不全[1]。目前还没有建立评价心房颤动患者心脏变时功能不全的标准。

心率恢复。运动中心率的增快是由于交感神经张力的增加以及副交感神经张力的减低引起的。在运动停止时,正常情况下就会出现相反的变化。对于运动员和正常人,会出现一个双指数变化,在最初的 30 秒心率会大幅度下降,之后下降的幅度就会变得更加缓慢。在注射了阿托品之后,这种双指数变化就会消失,这和心衰患者的心率变化类似。异常的心率恢复(heart rate recovery,HRR)有很多定义方法,但接受程度最广泛的方法包括:运动后平静下来 1 分钟后心率恢复少于 12 次/min,即刻停止运动使身体处于仰卧或坐立位 1 分钟后心率恢复少于 18 次/min,以及运动结束 2 分钟后心率恢复小于 22 次/min。在健康人中,这种短时的重复性已经被证实[17]。

异常的 HRR 会增加无症状患者以及心脏病患者的全因死亡率。这种关联与心脏变时性指数、β 受体阻滞剂、冠心病严重程度、左心功能、Duke 活动平板评分以及 ST 段压低无关。HRR 可以增加多变量模式下的 VO_2 峰值的预测能力。在用多变量模式评估预后中,即使与核变量结合,HHR 也被发现是不良结局的独立预测因子[18]。

大多数文献关注的是早期 HRR,但以周期长度变化百分比表示的晚期 HRR 可能可以独立预测不良心血管结局[19]。这方面需要进一步研究来证实。

血压反应

与心率反应一样,运动后的血压反应反映了交感神经和副交感神经影响之间的平衡。收缩压、脉压(收缩压和舒张压之间的差值)、心率-血

压乘积也称为双乘积(*double product*)和双乘积储备(从运动峰值到静息状态的双乘积变化)都会随着运动负荷的增加而稳步升高。舒张压仅小幅增加或下降。在大多数正常人中,收缩压将增加至140mmHg以上,双乘积将增加至20 000以上。

高血压患者收缩压反应。这种反应定义为男性收缩压高于210mmHg,女性高于190mmHg。尽管这些运动反应被认为是异常的,但它们通常不是终止运动的理由。这些反应可能预示着未来有可能出现高血压或不良心脏事件[20]。

运动诱发的收缩性低血压。这一定义有多种,但最常用的定义是运动时收缩压低于静息状态下的收缩压[1]。另一个定义是在最初血压上升之后下降20mmHg。定义中的任何一种情况出现都是终止运动试验的绝对理由。前一个定义更能预测不良预后,并且它通常与冠心病严重多支血管病变及左室收缩功能不全有关,尤其是当出现其他缺血迹象时,例如ST段压压或低运动负荷下出现心绞痛症状。其阳性预测值在男性中高于女性。这种情况一旦出现通常需要考虑及时进行侵入性检查评估。

运动相关性低血压也可见于心肌病、左室流出道梗阻、迷走神经张力增高、低血容量、使用抗高血压药物和心律失常的患者中。此外,一项针对57 442名患者的研究表明,运动诱发的低血压可能是未来发生房颤的一个预测因素[21]。

有一种收缩压反应需要加以重视,这可能被称为"假性运动性低血压"。这种现象发生在对运动试验感到焦虑的病人身上,他们开始运动时的收缩压有所升高。随着第一阶段运动的进行,升高的血压通常会稳定下来或"下降"到通常的休息水平。随着运动的继续,持续的观察显示血压呈一个逐渐上升趋势。在解释这种反应时,需要做出很多重要的判断。

低水平最大收缩压峰值其定义为收缩压上升低于140mmHg或总体增加水平低于10mmHg。排除运动试验质量低下的情况,无论患者是否合并冠心病,这种反应的出现通常与严重冠心病和更差的心血管结局有关,同时这还需要进一步评估[2]。

ST段变化

数十年来,在分析运动心电图结果中ST段的变化是主要的考虑因素(图13.4)。然而,按照目前的无创检查标准,ST段压低的诊断价值比较普通,以冠脉造影结果为参照,它的敏感性特异性分别只有60%~70%和70%~80%。当调整参照或检查偏倚后,其敏感性降低(45%~50%)而特异性增加(85%~90%)[1]。因此,ST段改变的预后价值被理所当然地摆在了非ST段变量(如功能能力和心率反应)之后。尽管存在这些问题,我们仍需合理地考虑ST段变化,但仅限于在其他临床和非ST段数据的背景下。

ST段压低

在ST段压低的情况下,使用统一的测量标准十分重要。通常,在测量原始数据中使用的标准是在3个连续的心跳中ST段水平型或下斜型压低(即斜率<0.5mV/s)超过1mm或0.1mV。这里我们假定以PQ连接点(不是TP段)作为等电位参照点,并且ST段测量点要在J点之后60到80毫秒。在心率大于130次/min时,以J点后60毫秒作为标准进行测量。该标准应添加到现有的静息ST段压低标准中,目前还尚未包括在其中。在早期复极化的情况下,ST段的变化应该以等电线为标准进行测量,而不应以基线ST段抬高为标准进行测量。与ST段抬高不同,通过运动诱发的ST段压低不能将缺血部位定位到一个精确的范围或具体血管。侧壁导联是定义阳性变化的最佳导联。然而,当侧壁导联出现异常时,下壁导联也有助于评估缺血的范围。由于心房复极对这些导联的影响,孤立的下壁导联ST段压低往往是假性异常。尽管大部分情况都应该分析原始数据,但是运用信号平均数据是有用的,特别是当存在中度基线漂移或运动伪差时。特别需要注意应避免信号平均数据包含了因运动和一过性心室像差(如室性早搏和室内传导异常)引起的严重失真数据。

对运动后的恢复反应进行评估也很重要。首先,阳性的反应有时只出现在运动停止后的恢复期。这些反应与运动高峰期发生的变化具有同等的重要性。其次,运动中过程中出现的阳性变化在运动恢复期的1分钟内消除提示良好的预后,同时这可以减少下游诊断试验的数量[14]。此外,相对于持续时间超过1分钟的ST段变化,早期恢复ST变化与显著较小的心肌灌注成像总体应力评分和冠心病的较低患病率相关[22]。

上斜型ST段压低

快速上斜的ST段压低并很快消失不是一种真阳性变化。然而,ST段缓慢上斜型压低(0.5~1.0mV/s)被认为是异常的,尤其是在低运动负荷情况下。在运动过程中出现这种现象可能预示着在运动结束的恢复过程中ST段会出现水平或下斜型压低。可以用心率对上斜型ST段进行校正(参见后文)。

aVR导联ST段抬高

新的研究表明aVR导联ST段抬高≥1mm可以作为左主干病变、左前降支(left anterior descending,LAD)近端或者至少多支血管病变的一个重要预测指标[23]。作为一个孤立的指标,其敏感性高,特异性中等,阴性预测值高。目前尚不清楚它适合于何种评估预后的多变量方法。

ST段校正

通过心率校正ST段是分析ST段压低的另一种方法。然而,对比研究并没有显示这种方法可以提高准确率[1]。尽管如此,针对ST段上斜型压低或几乎没有异常的疑似病例,或者传统标准和其他临床或运动试验数据显示假阳性结果时(比如,验前概率低或运动中心率很快或负荷量很高),通过心率来校正ST段变化可能会有帮助。心率校正可以通过两种方法完成(复杂和简单)。复杂的方法被称为ST/心率斜率法(ST/heart rate slope),在大部分负荷试验检查设备中都可以自动计算,我们可以选择开启或关闭这个选项。在运动过程中的众多数据点,它将ST压低绘制为心率的一个函数,并为每个导联生成最终的ST/HR斜率。异常的标准界值是2.4μV/(次·min)。根据使用的方案和运动时间的不同,不会常规计算ST/HR斜率,因为数据点不足。该方法的开发者建议对标准的Bruce方案进行改良,以增加可供分析的数据点。密集程度较低的Cornell方案中采用的是2分钟阶段而不是3分钟阶段,它对评估那些预期在Bruce方案第2阶段之后不能继续运动的病人很有帮助。简易的方法则称为ST/心率指数(ST/heart rate index),可以通过ST段压低的最大值(微伏)除以静息和峰值心率的差值来计算。异常标准界值为1.6μV/(次·min)。

ST段抬高

原始数据中ST段抬高的通常标准为,连续3次心跳中,在J点60毫秒后的ST段较PQ连接点抬高≥1mm(或0.1mV)。J点

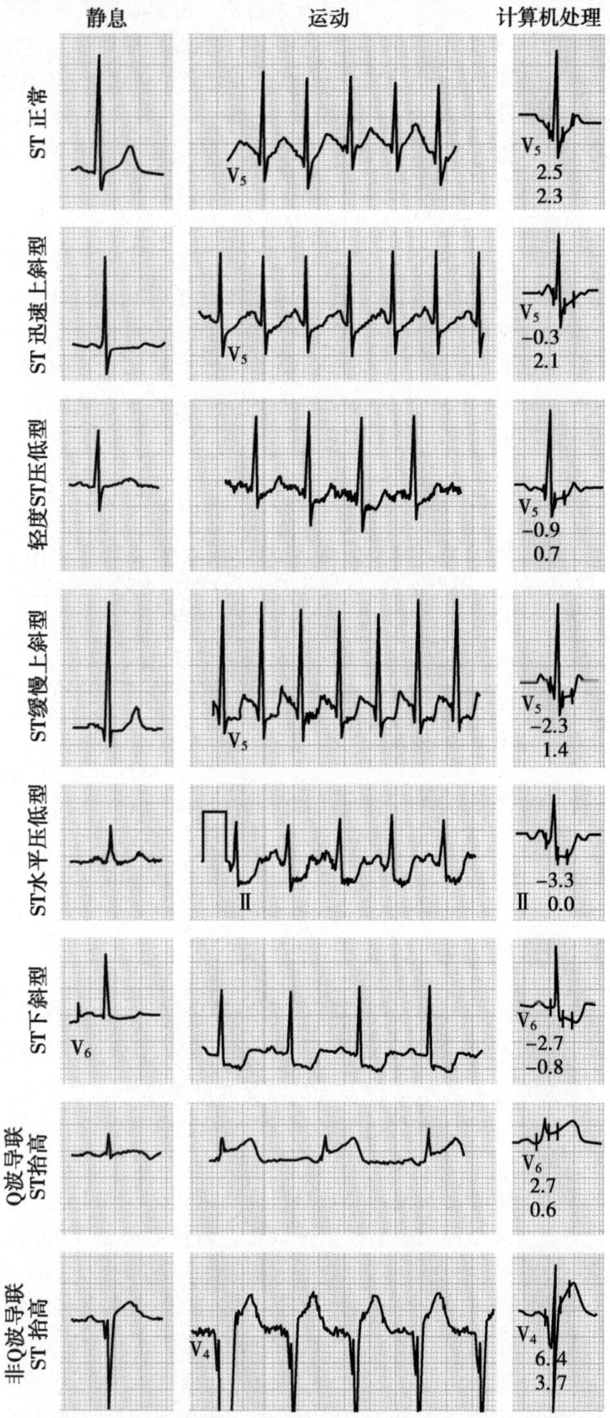

图 13.4 图示 8 个静息与高峰运动负荷时的典型运动心电图。最后一栏显示计算机处理的增强的平均心搏相当于运动过程中同一时间点记录的原始心电图。这些图形反映运动过程中心电图缺血反应不断加重。计算机处理平均心搏的心电图上，ST80 移位（上方的数字）表示 J 点 80ms 处 ST 段相对于 PQ 连接处或 E 点的移位。ST 段斜率测量值（下方的数字）表示 J 点至 J 点后 80ms 处这一固定时间内的 ST 段斜率。运动前至少应有 3 个非计算机处理的基线平稳的心电图复合波符合异常心电图的评判标准才能考虑该运动心电图的结果为异常。运动心电图的 ST 段正常和快速上斜为正常反应。J 点压低伴快速上斜的 ST 段常见于年龄较大的表面健康者。ST 段轻度压低偶见于冠心病患者次极量运动时，本图示，J 点后 80ms 处 ST 段压低 0.9mm（0.09mV）。患有冠心病或者临床有冠心病高危因素者，出现缓慢上斜型 ST 段压低的常表示心肌缺血。缓慢上斜型 ST 段压低的诊断标准包括 J 点及 ST80 压低≥0.15mV，且 ST 段斜率>0.1mV/s，这种图形将发生在恢复期也可以在水平型或下斜型 ST 段压低之前出现。心肌缺血的传统分类标准包括 J 点及 ST80 处 ST 段水平型压低均≥1.0mV，且 ST 段斜率在-1.0mV/s 之内，下斜型 ST 段压低发生在 J 点和 ST80 压低在 1.0mV 和 STD 段斜率为-1.0mV/s。非 Q 波非梗死导联 ST 段（J 点及 ST60 处）抬高≥1.0mV 提示严重的心肌缺血反应。梗死区域（Q 波导联）ST 段抬高表示室壁运动明显异常，绝大多数病例不应视为缺血反应。（引自 Chaitman BR. Exercise electrocardiographicstress testing. In Beller GA, editor. Chronic Ischemic Heart Disease. In Braunwald E, series editor. Atlas of Heart Diseases. Vol 5. Philadelphia：Current Medicine；1995，pp 2. 1-30.）

可能也可能不抬高。在没有病理性 Q 波的情况下，运动诱发的 ST 段抬高通常提示冠状动脉近端有明显的狭窄或心外膜冠状动脉痉挛。无论何种情况，ST 段抬高都能精确地将透壁缺血的范围定位到一个特定的血管供血区域（例如前壁导联=前降支，因此可以合理地进行下一步冠状动脉造影检查）。相反，当病理性 Q 波存在时，ST 段抬高通常提示存在左心室室壁瘤或明显的室壁运动变化。在这个过程中可能存在心肌缺血，这通常需要心肌灌注显像来明确。

QRS 的定量变化

R 波振幅。心前区 R 波的振幅通常在运动中会增加。R 波振幅会在达到极量运动前到达峰值，在达到最大运动量时开始下降。在受到其他原因的限制只能完成次极量运动的情况下，R 波振幅在峰值运动时似乎会增加，但没有发现 R 波振幅的增加有预测能力[1]。

QRS 持续时间。在运动过程中，QRS 波群时限以及 PR、QT 间隔都会正常地缩短。运动诱发的束支阻滞（bundle branch block，BBB）比较罕见，发生频率不超过 0.5%。运动诱发的左束支阻滞（exercise-induced left BBB，EI-LBBB）也有报道[1]。当 EI-LBBB 发生在心率超过 125 次/min 的情况下，提示不太可能存在显著的冠心病。当心率逐渐降低时出现 EI-LBBB，冠心病的发生率确实会增加。有一项研究表明，EI-LBBB 与死亡及主要心血管事件的关联增加。LBBB 出现之前的 ST 段变化仍然能够判读，而 LBBB 一旦出现，ST 段变化就会变得无法判读。LBBB 的出现和消失通常发生在不同的心率情况下。

相反，最近一项来自退伍军人事务部的系列研究发现[24]，运动诱发的右束支传导阻滞(exercise-induced right BBB，EI-RBBB)与年龄相关，它与患病风险的增加无关。现有的女性数据比较有限。EI-RBBB 不会影响对下壁(Ⅱ，Ⅲ，aVf)及侧壁导联(V_5，V_6)ST 段的判读。然而局限于 V_1～V_4 导联的 ST 段变化不具备诊断价值。

运动诱发的心律变化

在运动试验中，高达 20%的人会出现室性异位搏动。从孤立室性早搏(premature ventricular beats，PVBs)到非持续性室性心动过速的各种异位搏动都会发生。然而，在运动或恢复过程中，频发的室性异位搏动发生比例仅为 2%～3%。运动期间静息心室搏动活动受到抑制是一种非特异性发现，它可以发生在合并或不合并冠心病的患者中。

大多数研究发现，在因症状而需要进行运动试验的临床患者中，运动期间出现心室异位搏动是死亡率的预测指标。此外，在运动或恢复过程中发生室性异位搏动会增加未来发生心脏死亡的可能性[1]。在一项对 2 099 名参与者随访了 13 年的研究中发现，对于无症状的人群，非持续性室性心律失常与死亡率之间没有相关性[25]。

运动诱发的室上心律失常不能预测缺血或任何心血管终点事件，然而，它可能提示患者之后会发生房颤或室上性心动过速。

其他心电图变化

有报道显示，下列因素可以提高运动心电图的准确性[1]，但尚未在大量非选择性人群中进行研究。

P 波的持续时间。据报道，V_5 导联中 P 波的持续时间可以增加运动心电图的敏感性。正常的 P 波持续时间≤20 毫秒，当持续时间≥30 毫秒则为不正常。从实际角度出发，期望能够通过平均信号复合波形的帮助更容易识别这些变化，这更为现实。

室性早搏的 ST 改变。有研究报道，通过比较运动前和运动中室性早搏的 ST 段变化可以增加运动心电图的敏感性。

T 波振幅的增加。在运动诱发的胸痛患者中，研究发现 V_2～V_4 导联 T 波振幅高度超过 2.5mV 是心肌缺血的高度特异性表现。

药物对结果判读的影响

洋地黄

众所周知，洋地黄对 ST 段的判读有不利影响。主要问题是它会引起假阳性结果同时使检查结果的特异性降低。静息时 ST 段没有变化并不能消除运动时洋地黄的影响。洋地黄不会影响检查结果的敏感性。因此，使用洋地黄药物时 ST 段没有发生变化，该结果依然可信。

然而，当前这个问题很少出现。虽然洋地黄仍在被使用，但它在房颤心室率控制以及有症状心衰患者的治疗中已经成为一种次要药物。它几乎不用于治疗其他室上性心律失常。对于许多(如果不是大多数)服用洋地黄的患者，用或不用药物激发进行心肌负荷显像都有相应的理由，除了患者使用了洋地黄这个理由之外。对于少数服用洋地黄并适合进行简易运动心电图检查的患者来说，个性化决策可以避免对一般政策声明的需要，如果患者在服用洋地黄中 ST 段变化异常，可以通过影像学手段重复运动 ECG 检查。

β 受体阻滞剂

在大多数接受适当剂量的患者中，β 受体阻滞剂可以明显降低心率-压力乘积。有证据表明，β 受体阻滞剂对运动试验的诊断敏感性和阴性预测值会产生不利影响。

对那些正准备进行诊断性运动 ECG 检查且尚未确诊冠心病的患者，尽量不要使用 β 受体阻滞剂，以便运动中能够有足够的心率反应。对于那些准备接受附加负荷显像检查的患者来说这个问题相对不那么重要，因为如果患者不能达到预期的心率反应，可以使用药物激发。

对于已经确诊了冠心病患者来说，β 受体阻滞剂的影响不是很清楚。在大多数冠心病患者中，β 受体阻滞剂是其标准药物治疗方案的一部分，它对生活质量和寿命(即预后)都有显著影响。许多试验室让患者在运动负荷试验前常规地停用所有种类的 β 受体阻滞剂没有出现明显的危害。这样做的主要理由似乎是为了提高诊断敏感性(例如在心肌灌注显像中，可以出现更大的灌注缺损面积)。相反，许多试验室不会停用这类药物。在冠心病患者中停止使用 β 受体阻滞剂会造成一种不同于日常生活的临床状态。我们没有关注到有任何关于冠心病患者的研究报告表明 β 受体阻滞剂的使用对运动试验(包含或不包含影像学检查)预测重要心肌缺血事件的能力有负面影响，从而显著改变对患者的临床管理。因此，在运动试验前是否停止使用 β 受体阻滞剂可以由相关检查人员自行决定。

诊断价值

敏感性和特异性

表 13.10 概述了负荷试验的诊断学特点。敏感性和特异性明确了这项检查是如何有效地区分患病与不患病的人群。敏感性(sensitivity)是指患病者检查结果异常所占的百分比，在冠心病中，它受疾病严重程度、努力程度以及抗缺血药物使用的影响。特异性(specificity)是指未患病者检查结果正常所占的百分比，它可能会受静息心电图形态(如左心室肥大、ST-T 异常、心室间传导延迟)以及地高辛等药物的影响。所有检查方法都存在一系列与之相反的敏感性和特异性，如当敏感性最高时，特异性最低，反之亦然。这些可以通过指定判别(discriminant)或诊断切点来选择[26]。选择至少单个导联连续 3 次心跳中 ST 段水平型或下斜型压低 0.1mV(1mm)的标准运动试验切点作为鉴别切点，其敏感性为 68%，特异性为 77%[27]。

表 13.10 运动 ECG 试验的诊断特性

术语	定义
真阳性(TP)	CAD 患者运动试验结果异常
假阳性(FP)	无 CAD 患者运动试验结果异常
真阴性(TN)	无 CAD 患者运动试验结果正常
假阴性(FN)	CAD 患者运动试验结果正常
敏感性	有 CAD 的患者检查结果异常所占的百分比=TP/(TP+FN)
特异性	无 CAD 的患者检查结果正常所占的百分比=TN/(TN+FP)
阳性试验预测值	有 CAD 的患者在运动试验异常中所占的百分比=TP/(TP+FP)
阴性试验预测值	无 CAD 的患者在运动试验正常中所占的百分比=TN/(TN+FN)
试验精确度	真实检查结果所占的百分比=(TP+TN)/运动试验总人数

CAD，冠心病；ECG，心电图。

修改自 Chaitman BR. Exercise stress testing. In Bonow RO，Mann DL，Zipes DP，Libby P，editors. Braunwald's Heart Disease. 9th ed. Saunders：Philadelphia；2012.

决定一个检查方法特异性和敏感性的判定值一旦选定，就必须考虑参加试验的人群。如果这个群体倾向于患有更严重的疾病，该项检查的敏感性则会更高。因此，运动试验对三支血管疾病患者的诊断敏感性高于单支血管疾病患者[1]。负荷试验的敏感性和特异性受限于使用冠脉造影作为诊断“金标准”，所以大部分数据都来自患者同时接受了运动试验和心导管检查的研究。因而数据会受检查偏倚的影响，它会夸大预估的敏感性同时降低特异性，因为选择去做冠状动脉造影的患者更可能患有梗阻性冠心病[1]，另外在一些研究中，运动试验结果呈阳性的患者更有可能转去做冠脉造影检查。

检查的诊断精确度（diagnostic accuracy）是指在所有检查结果中真实检查结果所占的百分比（总真阳性加上总真阴性）。诊断精确度还受用于确定患者是否达到足够应激水平的标准的影响。目前定义达到充分水平的标准为达到年龄预测的最大心率的85%，预计的 HRmax 为“220-年龄”（参见前文“心率反应”）。尽管将这个方程式用于诊断性目的存在很多局限，它仍然是判断运动试验检查充分性的标准，但这个标准不应作为终止试验的理由。

阳性预测值和阴性预测值

预测值进一步定义了一项检查的诊断价值（表 13.10）。检查的预测价值在很大程度上受试验组患病率的影响。贝叶斯定理表明，检查完成后某个人的患病概率是检查前该患者患病概率与该检查符合真实结果概率的乘积。因此，当在患病率高发的人群中进行某项检查时，检查结果则具有更高的阳性预测值（positive predictive value，PPV）和更低的阴性预测值（negative predictive value，NPV）；相反，在患病率较低的人群中，检查结果的 NPV 更高，PPV 更低。例如，ST 段压低出现在伴有典型心绞痛症状老年人的运动心电图检查结果中，这可能提示是个真阳性结果，而在无心脏危险因素的无症状年轻人中，这可能是假阳性结果。

疾病的验前和验后概率

表 13.11 表明梗阻性冠心病的验前概率受年龄、性别和症状影响。然而，通过了解传统动脉粥样硬化危险因素（如高血压、高脂血症、吸烟、糖尿病）的存在和程度，可以进一步细化这些因素[28,29]。如果在运动试验中的任何心率水平下证实有缺血反应，或者患者在未出现缺血表现的情况下心率达到了预计最大值的85%以上，通过运动 ST 段的判断标准，我们就可以估计某个特定患者患有梗阻性冠心病的验后概率。

表 13.11　ACC/AHA 运动试验操作指南：根据年龄、性别和症状预测冠心病的概率

年龄/岁	典型或明确的心绞痛	不典型或疑似的心绞痛	非心绞痛性胸痛	无症状
30~39	中等	非常低	非常低	非常低
40~49	中等	低	非常低	非常低
50~59	中等	中等	低	非常低
60~69	高	中等	中等	低
≥70	高	中等	中等	低

修改自 Gibbons RJ，Balady GJ，Bricker JT，et al. ACC/AHA 2002 guideline update for exercise testing：summary article. A report of the American College of Cardiology/American Heart Association Task Force on Practice Guidelines（Committee to Update the 1997 Exercise Testing Guidelines）. Circulation 2002：106：1883-92.

评估疾病的解剖和功能情况

如前所述，多种因素会影响冠脉管腔狭窄的显著性，这些因素也会对心肌缺血的发生及严重程度产生影响，这与运动导致的心肌需氧增加相关。此外，并不能通过运动诱发的 ST 段压低可靠地评估冠心病的严重程度及病变累及哪些特定冠脉血管。在没有 Q 波的导联中，ST 段抬高现象虽然罕见，但它通常反映相关导联对应的局部区域出现透壁缺血：V_2 ~ V_4 导联反映前降支病变；侧壁导联反映左回旋支和对角支血管病变；Ⅱ、Ⅲ和 aVF 导联反映右冠状动脉病变（在右冠优势的冠脉循环中）[27]。其他与冠心病发生概率和严重程度相关的因素包括 ST 段压低或抬高的程度、出现的时间、持续时间和累及导联的数量。然而，重要的是要认识到，影响预后的重大冠心病也可能出现在没有冠脉梗阻的患者中。因此，在运动试验中单独使用 ST 段进行诊断性分析还不够，还应该分析其他几个非 ST 段变量，这在后面会讨论（参见下文“预后价值”）。

女性运动试验

在女性中，诊断缺血性心脏病是一个挑战，因为存在下面几个因素的影响，这些因素包括 65 岁以下女性梗阻性冠心病的患病率较低，存在更多不典型的缺血性症状表现，同时静息 ST 段变化的出现更为频繁。对于冠心病验前概率低的女性，运动心电图检查结果与检查前的预测水平相比变化极小。在伴有一个或很少冠心病危险因素以及缺血症状表现为非心绞痛性或不典型的绝经前妇女中，冠心病的假阳性检出率很高。因此，在这些女性人群中进行运动心电图检查的价值很小，除了在选定的病例中，当她们没有出现运动诱发的缺血性 ST 段改变同时 Duke 活动平板评分为低风险时，运动心电图可能可以使具有不典型症状的女性感到安心，因为她们发生梗阻性冠心病的可能性很低。

由于研究点的不同，在有症状的女性中，运动心电图试验的敏感性和特异性有很大差异，分别为 31% ~ 71% 和 66% ~ 86%[30]。然而，运动试验在伴有中等冠心病概率的女性中具有与男性相似的诊断学特征。因此，在中等风险的女性中，运动试验的增值价值最大，特别是当与 Duke 活动平板评分相结合时。在一项 976 名有症状的女性接受运动试验和冠状动脉造影的研究中，低、中、高风险评分与梗阻性冠心病（管腔隙狭窄>75%）相关的人群比例分别为 19%、35%和 89%。此外，在同一队列低危、中危和高危 Duke 活动平板评分的女性中，2 年心脏死亡率分别为 1%、2%和 4%。非 ST 段变量，包括峰值功能能力（METs）、变时反应、心率恢复和血压反应，对女性具有预后价值（表 13.12）[30,31]，同时当它们与接下来讨论的预后评分结合起来非常有用。AHA 对运动负荷试验在评估女性缺血性心脏病中的作用进行了详细的回顾和更新（图 13.5）[31]。运动心电图在评估有症状、中等冠心病风险的女性中

仍然是首选的检查方法,这些女性要可以进行运动同时静息心电图须正常。一项结果阴性且具有充分诊断意义的运动试验,特别是当它与低风险评分相关时,提示患有梗阻性冠心病的可能性非常低。而当运动试验结果阳性或者结论不确定时,通常还需要通过负荷显像试验或冠状动脉造影进行进一步的评估。

预后价值

预测变量

在运动试验中最强的预测因子是功能能力,最弱的预测因子是ST段压低。所有其他变量,如心率、HRR、血压反应、室性心律失常和运动诱发的心绞痛,都介于这两个极端预测因子之间。这一预测等级在男性和女性中都是相似的。

多变量评分

多变量评分是将许多变量的相对预后价值提取为一个单独风险指标的最佳方法,该风险指标可以表示为连续变量(如0~100)和有序变量(如低、中、高)。到目前为止,已经建立并通过验证的评分系统有3个,它们在分析运动试验结果时值得考虑使用[1]。

TABLE 13.12 ECG and Non-ECG Variables Associated with Elevated Ischemic Heart Disease Risk from Exercise Testing in Women

STRESS TESTING VARIABLES	METHOD OF ASSESSMENT	HIGH-RISK VALU E
Exercise capacity	Estimated by ETT protocol(speed and grade)	<5METs <100% Age-predicted METs=14.7-(0.13×age)
HR recovery	Difference between peak HR at 1min of recovery	≤12beats/min after 1min of recovery (upright cool-down period)
ST-segment changes	Difference in ST-segment changes(at 60 msec after the J point) between peak exercise(or recovery) and rest ECG	ST-segment depression≥2mm ST-segment depression≥1mm at<5METs or>5min into recovery ST-segment elevation≥2mm(not in q wave lead or aVR)
Duke treadmill score(DTS)	DTS=Exercise time-(5×ST change)-(4×angina index)	High-risk DTS:-11 or less
BP response	Assessment of BP response to exercise, change in SBP from rest to peak exercise	Decrease in SBP>10mm Hg from rest
Ventricular arrhythmias		Persistent ventricular tachycardia/fibrillation

BP, Blood pressure; *ETT*, exercise treadmill testing; *HR*, heart rate; *METs*, metabolic equivalents; *SPB*, systolic blood pressure.

From Mieres JH, Gulati M, Bairey Merz N, et. al. Role of noninvasive testing in the clinical evaluation of women with suspected ischemic heart disease: a consensus statement from the American Heart Association. Circulation 2014;130:350-79.

表13.12 女性运动试验中与缺血性心脏病风险增加相关的心电图及非心电图变量

负荷试验变量	评价方法	高风险值
运动耐量	通过ETT方案(速度和等级)估算	<5METs <100%年龄预测的MET=14.7-(0.13×年龄)
心率恢复	1分钟恢复时HR峰值差异	1分钟恢复后(直立冷身阶段)≤12次/min
ST段变化	运动高峰(或恢复时)与静息时心电图ST段变化(J点后60毫秒)的差异	ST段压低≥2mm 在<5MET或>5分钟恢复时ST段压低≥1mm ST段抬高≥2mm(除外q波导联及aVR导联)
Duke活动平板评分(DTS)	DTS=运动时间-(5×ST变化)-(4×心绞痛指数)	高风险DTS:-11或更低
BP反应	评估血压对运动的反应,从静息状态到运动高峰的收缩压变化	SBP比静息状态下降>10mmHg
室性心律失常		续性室性心动过速或心室颤动

BP,血压;ETT,活动平板试验;HR,心率;MET,代谢当量;SPB,收缩压。

引自Mieres JH, Gulati M, Bairey Merz N, et al. Kale of noninvasive testing in the clinical evaluation of women with suspected is chemic heart disease: a consensus statement from the American Heart Association. Circulation 2014;130:350-79.

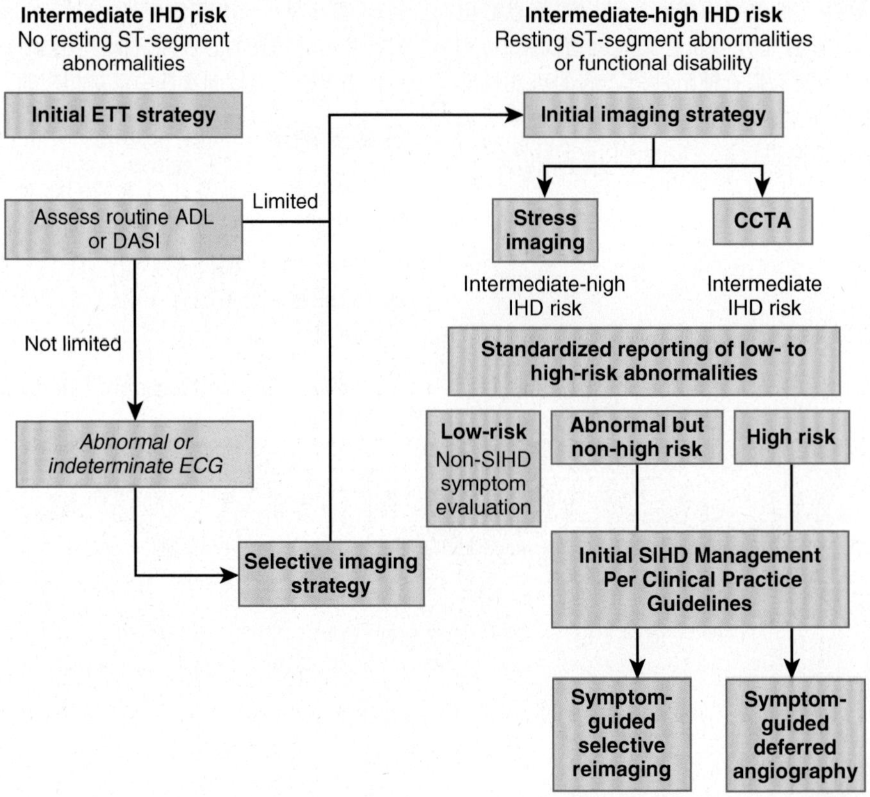

FIGURE 13.5 Index IHD risk estimate: diagnostic algorithm for women presenting with suspected ischemic heart disease (*IHD*). *ADL*, Activities of daily living; *CCTA*, coronary computed tomographic angiography; *DASI*, Duke Activity Status Index; *ETT*, exercise treadmill testing; *SIHD*, stable ischemic heart disease. (From Mieres JH, Gulati M, Bairey Merz N, et al. Role of noninvasive testing in the clinical evaluation of women with suspected ischemic heart disease: a consensus statement from the American Heart Association. Circulation 2014;130:350-79.)

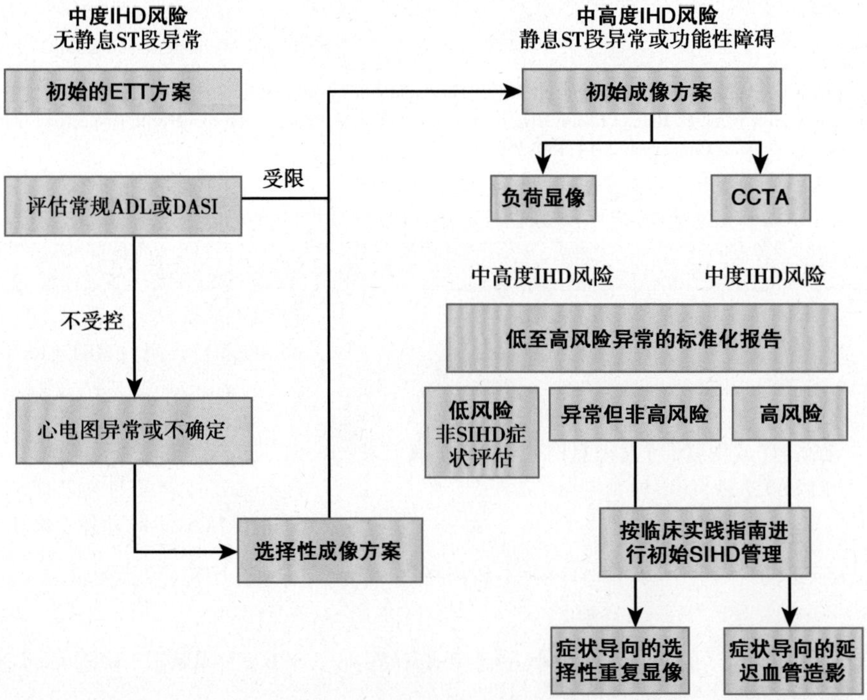

图 13.5 缺血性心脏病风险评估指数:女性疑似缺血性心脏病的诊断流程。ADL,日常生活能力;CCTA,冠状动脉计算机断层造影;DASI,Duck 活动状况指数;ETT,运动平板试验;SIHD,稳定性缺血性心脏病。(引自 Mieres JH, Gulati M, Bairey Merz N, et al. Role of noninvasive testing in the clinical evaluation of women with suspectedischemic heart disease: a consensus statement from the American Heart Association. Circulation 2014;130:350-79.)

Duke 活动平板评分。这个评分从 20 世纪 90 年代初就开始使用，是最被广泛认可、使用和经过验证的评分。它在 1997 被引用并且随后更新了 ACC/AHA 运动试验指南。它包含 3 个活动平板变量：运动时间（Bruce 方案），任何导联（aVR 导联除外）ST 段偏离的毫米数，以及心绞痛评分指数（1=非运动受限的心绞痛，2=运动受限的心绞痛）。计算公式非常简单：

评分=运动时间-（5×ST 段偏离毫米数）-（4×心绞痛指数）

ST 偏离是指所有导联中最大的净 ST 段位移。这个评分在男性和女性中同样有效，其预后价值不依赖于临床、冠状动脉解剖以及左心室功能的数据。Duke 评分的主要诟病是没有考虑到临床变量（特别是年龄）以及其他运动试验变量如心率。

男女单独评分该评分是在 21 世纪初建立并通过验证的。男女单独评分系统包含 3 个标准的运动试验变量（ST 段压低、峰值心率、运动心绞痛评分）和其他几个临床变量（图 13.6）。这些评分不像 Duke 活动平板评分那样简单，但很容易在临床上得到应用。

变量	选项	合计
最大心率	<100次/min=30	
	100~129次/min=24	
	130~159次/min=18	
	160~189次/min=12	
	190~220次/min=6	
运动ST 段压低	1~2mm=15	
	>2mm=25	
年龄	>55岁=20	
	40~55岁=12	
心绞痛病史	确诊/典型=5	
	疑似/非典型=3	
	非心源性疼痛=1	
高胆固醇血症?	是=5	
糖尿病?	是=5	
运动试验：诱发心绞痛	发生=3	
	因该原因而停止运动=5	
	总分：	

运动试验评分

男性

每组选择一项

<40=低可能性

40~60=中等可能性

>60=高度可能性

A

变量	选项	合计
最大心率	<100次/min=20	
	100~129次/min=16	
	130~159次/min=12	
	160~189次/min=8	
	190~220次/min=4	
运动ST段压低	1~2mm=6	
	>2mm=10	
年龄	>65岁=25	
	50~65岁=15	
心绞痛病史	确诊/典型=10	
	疑似/非典型=6	
	非心源性疼痛=2	
吸烟?	是=10	
糖尿病?	是=10	
运动试验：诱发心绞痛	发生=9	
	因该原因而停止运动=15	
雌激素状态	阳性=-5，阴性=5	
	总分：	

运动试验评分

女性

每组选择一项

<40=低可能性

40~60=中等可能性

>60=高度可能性

B

图 13.6 男性（A）和女性（B）的运动试验评分。为确定风险分组，可为每一项临床及运动试验变量选择合适的总分。如果没有合适的变量可选择，则该变量的得分为 0。运动 ST 段压低，仅为水平型或下斜型压低；糖尿病，需要或不需要使用胰岛素的糖尿病；吸烟，任何当前或既往有过吸烟；雌激素状态阳性包括绝经前的女性，正在接受激素替代治疗或 50 岁以下拥有完整卵巢的女性，其他女性则为雌激素状态阴性。（引自 Morise AP，Jalisi F. Evaluation of pretest and exercisetest scores to assess all-cause mortality in unselected patients presenting for exercise testing with symptoms of suspected coronary artery disease. J Am Coll Cardiol 2003；42：842-50.）

克利夫兰诊所预后评分。这个评分最初是在 2007 年公布的。它包含了大多数有重要预后价值的运动试验变量以及其他重要的临床变量。最初发布的诺模图很难在日常临床情况下使用，但它可以在一个更加友好的在线免费应用软件中使用（参见图 13.3）。

新的评分与观察结果。在几项发表的关于冠心病和非冠心病患者的评分及方法中强调了非 ST 段变量。这些评分都没有在衍生机构之外得到证实，也没有与其他评分（例如 Duke 活动平板评分）进行比较，但仍然显示非 ST 段变量在各种人群中的预测能力。

FIT 活动平板评分的建立来自一项 58 000 多名无心脏病的成年人（大约一半是女性）参与的研究，它可以用来评估全因死亡率[16]。患者平均随访 10 年。最大预测心率和功能能力是运动试验的最佳预测因子。该评分的计算公式为：

最大心率（%）+12（METS）-4（年龄）+43（如果是女性）

评分在大于 100、0~100、-1~-100 和小于-100 的范围间其 10 年平均生存率分别为 98%、97%、89%和 62%。芬兰研究人员提出了 SCORE-exe 评分系统，该评分包括功能能力以及运动和恢复过程中的心率反应[32]。在服用 β-受体阻滞剂的 1 531 名稳定冠心病患者中，这 3 个变量相对于其他临床数据，对心血管死亡和心衰入院具有显著的独立预后价值。这一评分目前在临床中使用还不方便。

Park 及其同事[33]对 898 名接受了活动平板检查的无心脏病的成年人进行了长达 27 年的前瞻性的随访研究，其中主要的结局观察指标是公开和未公开报道的心肌梗死。他们发现，ST 段改变、无法达到目标的心率、HRR 异常和变时功能不全是结局指标的独立预测因素。使用这 4 个变量的综合评分模型表明，随着异常变量数目的增加，这种风险会逐步增加。

Arbit 和他的同事[18]18 对 11 218 名合并和不合并冠心病且未接受 β 受体阻滞剂治疗的患者进行分析，结果表明功能能力（<7METs），2 分钟后心率恢复小于 22 次以及变时性指数小于 80 显著增加了心肌灌注显像对心脏死亡和全因死亡的预后价值。随着这 3 个异常活动平板数目的增加，全因死亡风险会随之增加，不管心肌灌注显像扫描结果解释如何。一个扫描结果正常但合并有 2、3 个异常变量的患者和一个扫描结果明显异常但合并 2、3 个正常变量的患者具有相同的全因死亡风险。这个研究提供了一种将非 ST 段变量纳入独立运动心电图和心肌灌注检查结果解释的简单方法。

心肌梗死后评估

自从 2002 年最近一部完整的运动试验指南更新以来，心肌梗死的治疗和心肌梗死后患者的评估都有了很大的发展。在最初的指南中，运动试验评估在出院前（亚极量，4~7 天），出院后 14~21

天（如果在出院前因症状受限未进行）以及出院后3至6周（如果在出院前因症状受限仅进行了亚极量运动试验）是Ⅰ类适应证。这些建议主要是基于现有的ACC/AHA急性心肌梗死管理指南。在这种情况下，运动试验是安全的，报告的死亡率仅为0.03%，非致死事件率为0.09%。

自1997年以来，使用冠状动脉造影作为心肌梗死诊断评估和治疗的一部分得到了优先考虑。这一进展限制了运动试验在心肌梗死后患者危险分层中的所起的作用。最近关于ST段抬高心肌梗死（ST-segment elevation MI，STEMI）[34]和非STEMI[35]的指南指出，简单运动心电图仅限于在那些溶栓治疗后未接受冠状动脉造影或未接受再灌注治疗的患者中使用。另外，这些患者的左心室射血分数应大于40%，且无其他高危因素，同时具备运动能力，并有可判读的心电图。这类患者可能只占梗死后总人数的一小部分。此外，许多患者很可能会接受负荷显像，而非简单的运动试验。然而，当进行运动试验时，具有重要预后价值的变量与所有其他情况都相同：即功能能力、心率、收缩压和室性心律失常。

在目前的临床情况下，对心肌梗死后的患者进行运动试验检查应该提供以下3方面的现实目标：①为指导运动康复方案提供功能评价；②为重返工作及恢复其他体育活动提供一个参考基础；③对当前治疗方案进行评估。

非心脏外科术前评估

已发表的非心脏手术患者术前评估指南指出，术前评估中简单运动试验的作用有限[36]（参见第11章）。对于术前心脏风险低或手术风险低的患者，不需要进行运动试验（Ⅲ类，证据水平B级）。同样，对于风险增加且功能能力优良的患者（即功能负荷量>10MET，主要通过病史判断）不需要进行进一步的运动试验影像学检查（Ⅱa，类证据水平B级）。对于风险增加和运动能力中等的患者（即4~10MET），放弃进一步的运动显像检查可能是合理的（Ⅱa类，证据水平B级）。最后，对于那些风险增加、功能能力差或情况不清楚的患者，进行负荷显像检查可能是合理的，特别是如果这一检查将改变患者的临床管理（Ⅱb类，证据水平B级）。在大多数（并非所有）需要进行负荷显像的患者中，可以同时结合（或有可能转变为）药物负荷试验。

治疗评估

运动心电图可用于评估治疗效果，无论是在药物治疗、血运重建、消融或其他方面。连续运动试验可用于评估心肌缺血时（即出现心绞痛或ST段压低）的心率和双乘积。通常选择这些具有可重复性的变量进行评估。VO_2峰值是重复性最好的测量指标，但心肺运动试验并非常规检查项目。通常不将运动时间作为变量，因为在连续运动试验中运动训练会对外周肌肉组织产生影响。

运动试验在非动脉粥样硬化性心脏病的应用

最新版本ACSM运动试验指南的主要内容是评估动脉粥样硬化性冠心病的诊断和预后[2]。它在某些非动脉粥样硬化性心脏病中的应用不是很突出。在不同情况下，运动显像（特别是结合超声心动图）为评估这些疾病提供了重要的信息。本节将着重介绍并扩展简单运动试验的价值[37]。

瓣膜性心脏病

运动心电图试验在瓣膜心脏病患者中的作用在2017年AHA/ACC更新的现行瓣膜性心脏病指南[38]中得到了非常好的体现（参见第67章）。运动试验对那些有意愿参加竞技体育活动的瓣膜心脏病患者也有评估作用[39]。运动试验常与超声心动图相结合，用于评估患者心脏结构和生理反应。这是评估合并不同临床情况及静息超声心动图结果的二尖瓣狭窄患者的首选方法，如用于评估无症状的严重二尖瓣狭窄或有症状的轻中度二尖瓣狭窄的患者。在慢性严重二尖瓣或主动脉反流患者中，运动试验的诊断价值仅限于评估伴有可疑症状患者的运动能力。仅在主动脉瓣狭窄这一瓣膜疾病的管理中，简易运动心电图仍然具有重要作用。

主动脉瓣狭窄

普遍认为运动试验对症状严重的主动脉瓣狭窄患者是绝对禁忌的[38,40]。然而，在无症状的患者中，运动试验在两种特定情况下可以发挥其作用（参见第68章）。

严重获得性主动脉瓣狭窄

第一种情况是无症状的严重获得性主动脉瓣狭窄患者，其定义为峰值多普勒速度在4或以上，瓣膜面积小于$1cm^2$，或平均跨瓣压差大于40mmHg，同时左室收缩功能正常[37]。中度狭窄但合并有可疑症状的患者也可以归属于这种情况。当主动脉峰值速度超过5.5m/s时，即使没有症状也不应该在这类患者中进行运动试验[40,41]。此外，合并严重主动脉瓣狭窄及跨瓣压高的左室功能正常的患者要与跨瓣压低同时伴或不伴左室功能减退的患者相区别。

按照习惯做法，只有出现了症状才进行主动脉瓣置换术（参见第67章）。然而，针对部分未进行早期主动脉瓣置换术的无症状严重主动脉瓣狭窄患者，他们的短期和长期风险仍在增加。在这种情况下，运动试验的目的可以有助于诱发症状或异常血压反应（Ⅱa类，证据水平B级）。Ⅱa类指证明确地把运动试验归为“合理的”检查类别。其目的是为建议对尚未出现任何预期症状的严重主动脉瓣狭窄患者进行瓣膜置换手术提供参考依据。在随后的指南中已经明确了在这种情况下进行运动试验的安全性。

在此类情形中，运动试验应该只在那些没有症状或最坏情况下的症状仍不明确的患者中进行，依据原本情况，这些患者是不具备主动脉置换的外科指征。同时，他们不应该合并有限制运动的心外因素以及主动脉瓣置换术的禁忌证。考虑到主动脉瓣置换术目前可以通过外科手术或经皮手术进行，主动脉瓣置换术的绝对禁忌证也正在演变。这时应该使用运强度比标准Bruce方案小的运动方案，尤其是在老年人或未经训练的患者中。对于可能比预期更早出现不良反应的患者，可以使用改良的Bruce或其他低水平的运动方案。运动中应特别关注每分钟血压的反应，病人的症状和心脏节律。当出现低运动负荷下限制性呼吸困难和疲劳、任何心绞痛和眩晕、任何收缩压下降和复杂的室性异位搏动时应终止运动试验检查。所有这些表现都应该被认为是不正常的反应，同时应将患者置于高风险组。受限的呼吸困难和疲劳必须要根据与年龄和性别相适应的预期情况来谨慎地解释。孤立的ST段压低（即水平或下斜型压低>2mm）十分常见，但它很少作为停止运动试验的指征。如果情况允许，运动结束应该进行2分钟的冷身步行同时避免仰卧位，以防止急性左室容积超载。运动试验的平均随访时间约为1年，这意味着良好的运动试验结果有这样一个潜在的担保时限。Magne和他的同事[40]还回顾了运动超声心动图在这方面的进一步应用。

先天性中重度主动脉瓣狭窄

第二种情况是指年轻或青少年中的先天性中重度主动脉瓣狭窄，其定义为平均多普勒跨瓣压差大于30mmHg或多普勒跨瓣压差峰值大于 50mmHg(Ⅱa 类,证据水平 B 级)[42]。与获得性主动脉狭窄一样,在这种特定情况下进行运动试验可以为有意愿参加体育活动的患者提供参考建议,以及评估无症状的严重狭窄患者的血压反应和运动耐受性。其检查方法和获得性主动脉瓣狭窄相似。

肥厚型心肌病

运动试验在 HCM 中一直被认为是相对禁忌证(参见第 78 章)。在 2011 年 ACC/AHA HCM 指南中[43],运动试验在下列情况是Ⅱa 类指征:评估患者对治疗的反应(证据水平 C 级)、进行危险分层(即心率和血压,证据水平 B 级)、当存在其他心脏猝死(sudden cardiac death,SCD)危险因素时决定是否植入除颤仪(当无其他 SCD 危险因素时为Ⅱb 类指征)。在安全性问题方面,一些研究表明在 HCM 中行运动试验出现致命和非致命性并发症的概率较低且可以接受。

对 HCM 患者进行运动试验在下面 3 种临床情况下似乎具有临床价值[37]。第一种情况是通过多普勒超声心动图在静息无跨瓣压的患者中明确运动诱发性流出道梗阻的存在;第二种情况是用来识别同时合并冠心病的患者;第三种情况是用来发现有血压异常反应高危指标的患者。

前两种情况需要运动试验同时结合影像方法。在无明显静息峰值流出道压差(<50mmHg)的有症状患者中进行运动试验可以安全有效地检测出运动诱发性跨瓣压差(Ⅱa 类,证据水平 B 级)。跨瓣压差结果阳性表明的是梗阻性而不是非梗阻性 HCM。当考虑有明显的冠心病存在时,左心室肥大和静息状态下相关 ST 段改变有助于降低在这种情况下运动 ST 段变化的特异性。在实际操作中,当采用直立活动平板运动来明确这个问题时,运用成像检查时将同时仔细评估血压反应。

在最大限度的直立活动平板运动中,异常血压反应是 HCM 患者发生 SCD 的危险因素(参见第 78 章)。这对 50 岁以下的患者具有更高的预测价值。异常血压反应被定义为最初升高的收缩压随后下降超过 20mmHg 或运动开始后血压连续下降超过 20mmHg。在血压反应异常的患者中出现运动诱发性 ST 段压低现象往往更为频繁。据报道,异常血压反应的 SCD 阴性预测值在 90%左右,而其阳性预测值很低。根据 HCM 指南[43],如果患者表现出 8 个特征则被认为是低风险,这其中包括正常的运动血压反应。因此,尽管正常的血压反应可以让人放心,但只要出现异常血压反应就会将患者归为高危行列。这意味着除了异常的血压反应外,还需要进一步地进行危险分层。经过减轻流出道梗阻治疗之后重新评估血压反应是合理的,但目前尚无相关数据。

成人先天性心脏病

2010 年欧洲心脏病学会(European Society of Cardiology,ESC)成人先天性心脏病管理指南列举了简单运动试验在评估先天性畸形患者中的作用(参见第 75 章)[42]。指南针对每种情况都给出了具体的推荐等级。以下建议不包括使用心肺运动试验评估运动能力或使用负荷显像检查评估缺血情况。最近的综述表明这些建议没有发生明显改变[44]。

对于有流出道梗阻的患者,运动试验对决定患者今后是否可以参加运动很有帮助(Ⅱa 类,证据水平 C 级)。关于主动脉瓣狭窄可参见前一节"瓣膜性心脏病"。在主动脉瓣下及主动脉瓣上狭窄患者中的推荐也类似。

对于主动脉缩窄患者,应进行运动试验以评估运动诱发性高血压情况(收缩压峰值>230mmHg)。针对所有上下肢无创血压差值大于 20mmHg,无论是否有症状但上肢血压高(成人>140/90mmHg)的患者或运动试验中出现病理性血压反应或有显著左心室肥大的患者应停止进行运动试验(Ⅰc 类)。

运动试验在川崎病冠脉异常修复和残余冠脉异常患者中起着重要作用,但这里推荐同时使用负荷显像。

ACC/AHA 在 2015 年发表的一份科学声明中提到在有意愿参加体育运动的先天性心脏病患者中可选择性进行简单的运动试验。这不包括在这种情况下可以对任何患者进行个性化运动处方。简单运动试验对以下具体患者将有帮助,包括合并修复和未修复的主动脉缩窄、修复后的法洛四联症、经外科手术修复的先天性大动脉转位以及冠状动脉异常的患者。Van Hare 和他的同事[45]还讨论了特定运动强度水平和建议。

心脏节律紊乱

运动试验可用于评估可疑的心律失常、室性早搏(premature ventricular complexes,PVCs)或非持续性室性心动过速(ventricular tachycardia,VT)[1,46]。表 13.13 总结了运动试验在心律失常评估中的适应证。此外,在合并心律失常的竞技运动员参赛资格的建议中,ACC/AHA 声明涵盖了运动试验在窦性心动过缓、心脏传导阻滞、孤立性室性异位搏动、非持续性室性心动过速和持续单型性室性心动过速情况下的评估作用[47]。

表 13.13 心律失常患者进行运动心电图试验的指南建议

Ⅰ级
运动试验建议用于有中高度可能存在冠心病(通过年龄、性别、缺血或室性心律失常症状等判断)的成年室性心律失常患者。(证据水平:B)
对任何年龄的已知或怀疑有运动诱发室性心律失常(包括儿茶酚胺性室性心动过速)的患者,运动试验有助于激发心律失常、明确诊断以及明确患者对心动过速的反应。(证据水平:B)
在无症状的预激患者中,运动试验中可以发现窦性心律情况下经显性途径的传导突然消失。(证据水平:B-NR)
在有症状的预激患者中,运动试验中可以发现窦性心律情况下经显性途径的传导突然消失。(证据水平:B-NR)
Ⅱa 级
运动试验对于已知运动诱发室性心律失常的患者药物及射频消融治疗反应的评估是有帮助的。(证据水平:B)
Ⅱb 级
运动试验对于冠心病可能性较小(通过年龄、性别、症状等判断)的室性心律失常患者可能是有用的。(证据水平:C)
运动试验对于无其他冠心病证据的中老年患者孤立性室性期前收缩的研究可能是由帮助的。(证据水平:C)
Ⅲ级
用于年轻孤立性异位搏动患者的常规研究
用于引起症状或血流动力学受损的未经控制的心律失常
用于高度房室传导阻滞
心房颤动
以下是心房颤动运动试验的指征,但未给出推荐类别或证据水平
• 对心率控制的充分性存在疑问
• 再现运动诱发的心房颤动
• 为入选患者处方Ⅰc 类抗心律失常药物治疗前排除缺血

引自 Zipes DP et al. ACC/AHA/ESC 2006 guidelines for management of patients with ventricular arrhythmias and the prevention of sudden cardiac death. Circulation 2006; 114: e385; January CT et al. 2014 AHA/ACC/HRS guideline for the management of patients with atrial fibrillation. Circulation 2014; 130: e199-267; and Page RL et al. 2015 ACC/AHA/HRS guideline for the management of adult patients with supraventricular tachycardia. Circulation 2016; 133; e506-74.

心房纤颤(atrial fibrillation,AF)。AF指南指出,应该对三种特定情况下的患者进行运动试验(参见第38章)[48]。第一个适应证是当怀疑存在心肌缺血以及考虑开始予Ⅰc类抗心律失常药物治疗时。第二个适应证是评估持续性或永久性心房颤动患者在所有活动情况下的心率控制是否充分(Ⅰc类)。目前尚未建立评估心室率控制情况的标准方法用于指导房颤患者的管理。心室率控制标准随患者年龄的不同而不同,但通常的标准是在中等强度运动时使心室率控制在90~115次/min。最后,运动试验可用于诱发潜在的运动相关的房颤。

心室预激。在有症状或无症状的预激患者中进行运动试验为Ⅰb类推荐[49]。识别在房颤情况下有发生快速传导和致命性室性心律失常风险的旁路是一个重要考虑因素。在运动试验中如果预激突然消失则可以认为该患者在这方面的风险为低危。此时应该注意保证δ波确实不存在。

室性心律失常。2014年欧洲心律学会(European Heart Rhythm Association,EHRA)、心律学会(Heart Rhythm Society,HRS)和亚太心律学会(Asia Pacific Heart Rhythm Society,APHRS)关于室性心律失常的专家共识建议对已知或可疑的运动诱发相关性室性心律失常患者进行运动试验,以诱发和诊断该心律失常,并明确患者对心动过速的反应[46]。运动诱发性室性心律失常可能与冠心病相关。因此,运动试验有助于明确缺血是否合并相关室性心律失常。

对于已知或疑似有运动诱发相关性室性心律失常的患者,我们必须知晓在这一高危人群中进行运动试验并不是一项低风险的操作。然而,运动试验可能有助于在可控的临床环境中发现明显的心律失常,而不是在患者的日常生活情况下。

儿茶酚胺性多形性室性心动过速。这种心律失常通常在遗传易感性个体受到强烈的情感或躯体应激时发生[37]。标准的心脏检查,包括静息时的心电图,结果往往正常。这种心律失常通常可以通过极量运动试验来诱发,而往往不能通过程序电刺激诱发。儿茶酚胺性多形性室性心动过速通常出现在心率超过120~130次/min时,开始表现为多形性室早然后进展为非持续性室速,最终发展为双向或多形性室速。因此,运动试验的目的是用于明确诊断以及判断患者对治疗的反应,即β阻滞效应[46]。

长QT综合征(Long-QT Syndrome,LQTS)。当LQTS可疑,同时静息时的QTc处于临界范围时,考虑到运动中LQTS患者通常不会发生心律失常,该类患者可以安全地进行运动试验(参见第33章)。此外,运动时QT间期的变化有助于LQTS的识别和分层[46]。通过运动原有延长的QT间期进一步延长(或没有缩短)是LQT1的典型特征。LQT2患者的QT间期则会有一个正常的缩短,而LQT3患者通过运动其QT间期会出现超常的缩短。β阻滞效应可以使这些反应正常化。这些反应有助于预测和指导LQTS患者的基因检测。

致心律失常性右室心肌病。尽管心律失常和SCD可以发生在致心律失常性右室心肌病患者的运动过程中,但运动试验对这类患者的管理没有显著作用。在运动过程中发生的严重室性心律失常通常表现为LBBB型的单形性室性心动过速[44]。

Brugada综合征。通常情况下,运动试验在这种疾病的诊断所起的作用很小,但它可能有助于无症状患者的危险分层。最近的一份报告表明,运动后早期胸前导联ST段抬高的增加既与Brugada综合征的特异性有关,也预示着预后不良[50]。

评估治疗。运动试验在评估对运动诱发性室性心律失常的药物治疗、消融或外科治疗的反应中为Ⅱa类指征,证据水平B级。与评估抗缺血治疗不同,评估这类患者的治疗反应终点是在合理运动水平下是否出现明显的室性心律失常,这取决于患者的具体因素。

评估心脏起搏器功能

尽管早期的指南赞成对植入频率应答起搏器的患者进行运动试验检查,以调整或最大化其生理反应,然而2012年心律失常器械治疗指南中甚至未提及对起搏器植入患者进行运动试验检查[51]。这种差异造成了一个现实问题,尽管最初指南支持在频率应答起搏器患者中进行运动试验,现实中起搏器术者在对频率应答起搏器患者进行临床决策时是否会采用运动试验检查?当起搏器出厂设置参数或经验性调整不能完全缓解频率应答起搏器患者的运动不耐受情况时,运动试验可以在其中发挥作用。这对参与重大体力活动或体育运动的患者来说更是如此[37]。

运动试验的其他用途

胸痛单元

胸痛单元的建立旨在协助急诊科对每年800多万低危患者进行分类和管理。低危患者是指那些血流动力学征象稳定,无心律失常,心电图结果正常或接近正常,心脏损伤生物标志物阴性,适合在胸痛单元住院观察的患者。这些单元的建立目的是通过短期观察、重复心电图检查和连续的心脏损伤生物标志物监测,提供进一步风险分层的综合方法。对于没有进一步的胸痛且无缺血客观证据的患者,在观察8~12小时后可进行运动试验。这时运动试验通常采用症状限制性活动平板运动方案。纳入超过3 000名此类患者的多项研究表明,运动试验结果阴性对随后发生心脏事件具有较高的阴性预测值(表13.14)。运动试验中没有发生不良事件。检查结果阳性的患者须接受进一步评估,而检查结果阴性的患者可以通过门诊随访安全出院。与将这类患者收入住院进行常规治疗相比较,这种处理策略显示具有成本效益[52]。无法进行运动或基础心电图异常的患者可以进行负荷显像试验或计算机断层扫描检查。其他章节将详细讨论这种检查的作用(参见第14、16和18章)[52]。

表13.14 胸痛单元:患者的选择、检查程序以及终点指标

患者入选标准
能够进行运动试验 心电图:正常或者轻微的ST-T改变 血流动力学稳定,无心律失常 心脏损伤标记物阴性
检查程序
采用Bruce或改良的Bruce方案
终点指标
症状受限 缺血(ST段水平压低或抬高≥0.10mV) 运动试验过程中血压降低(收缩压下降≥10mmHg)
结果
阳性:ST段水平压低或抬高≥0.10mV 阴性:在达到MPHR的85%时未发生运动诱发的异常情况 非诊断性:在≤85%MPHR时没有缺血的心电图证据

MPHR,年龄预测的最大心率。

引自Amsterdam EA, Kirk JD, Bluemke DA, et al. Testing of low-risk patients presenting to the emergency department with chest pain: a scientific statement from the American Heart Association. Circulation 2010;122:1756.

体力活动和运动处方

运动试验中得到的数据有助于为心血管患者体力活动推荐提

供有价值的客观信息，尤其是在家庭、职业、娱乐和体育类活动方面。2011年体力活动纲要：代码和MET值的第二次更新[53]及其相关的网页链接（http://links.lww.com/MSS/A82）提供了821个代码，这些代码反映了21种主要活动类别、众多具体活动内容及其详细描述以及相对应的MET值，根据相关MET值可以明确一个规定活动相关的能量消耗。通过利用运动试验测量峰值运动能力的METs和评估患者在达到峰值及亚极量MET水平时的心率、血压及症状反应，临床医生可将这些信息与纲要中的信息结合起来，为患者进行各类活动及工作的相关能力提供建议。然而，重要的是要认识到，运动试验不能提供关于患者长期进行持续工作的能力的信息，也无法考虑到患者实际活动的周围环境情况（如温度、湿度、海拔、风况）。必须让患者意识到这些其他因素的影响并指导患者使用主观症状量表（如Borg劳累度评估量表）来进一步调整他们的活动[1,2]。

运动训练计划旨在保持或改善健康，同时该计划包含运动的强度、持续时间、频率和方式这些规定性组成部分。有关冠心病患者运动处方的详细信息可以参见其他地方[1,2]。对于冠心病患者，动态有氧运动的强度（intensity）一般通过预训练的运动试验结果来确定的，计算方式有两种选其一即可：通过心率储备法计算得到的峰值运动能力的40%~80%[（峰值心率-静息心率）×（强度百分比）+（静息心率）]，在进行过心肺运动试验的患者中，心率维持在峰值VO_2的40%~80%。运动强度还可以通过使用主观感知的用力量表来进一步调整，其等级为11~16，数值范围为6~20[1]。对于在运动过程中出现缺血反应的患者，运动处方的强度应至少比缺血阈值心率（即开始出现缺血性ST段压低和典型心绞痛时的心率）低10次。在处方规定强度下的运动目标时长（duration）一般为每次20~60分钟，频率（frequency）为每周3~5天。训练方式（modalities）应该将有节奏的四肢大肌群运动与各类运动器材完美地结合起来。

有关有氧间歇训练（aerobic interval training，AIT）的新研究数据为冠心病患者带来了一些希望。AIT指交替地进行3~4分钟的极高强度运动（峰值心率的90%~95%）和中等强度运动（峰值心率的60%~70%）。研究表明，当这种训练按照每周3次，每次约40分钟进行时，它对VO_2峰值、内皮功能和代谢参数方面的改善效果比标准的持续中等强度运动更大[54,55]。一项大规模的横断面研究发现，在有监督的心脏康复条件下，AIT的心血管风险较低。虽然还需要更多此类研究来进一步证实，但在选定的患者中应考虑将AIT作为CVD心脏康复计划患者的替代训练方式[56]。

残疾评定

美国社会保障署将残疾定义为“由于任何医学上可确定的身体或精神上的损害而无法从事任何实质性的有益活动，这些损害可能会导致死亡或者已经持续或预期持续不少于连续的12个月”[57]。在一些心血管疾病中，残疾的认定不仅仅要根据疾病诊断，同时还要考虑疾病所引起的功能限制情况。因此，运动试验在多种心血管疾病[包括慢性心力衰竭、缺血性心脏病、先天性心脏病、外周动脉疾病（peripheral artery disease，PAD）和瓣膜性心脏病]的残疾认定方面起着不可或缺的作用。美国医学研究院（Institute of Medicine，IOM）召集了一个专家小组为心血管疾病社会保障清单的更新提供了一些建议。尽管前面每一种疾病的定义都有特定的标准，但几乎所有的功能性障碍都是通过在症状限制性活动平板或固定踏车运动试验中VO_2峰值无法达到15ml/（kg·min）（或5METs）来定义。表13.15列出了IOM推荐的特定心血管疾病运动试验标准的细节。

表13.15 特定心血管疾病条件下判定残疾的运动试验标准

心血管疾病	社会保障标准	IOM推荐标准
慢性心力衰竭	因呼吸困难、疲劳、心悸或胸部不适症状，无法达到5METs；频繁或复杂的室性异位搏动 在分级运动中SBP下降>10mmHg；有脑灌注不足引起的体征	在慢性心衰患者中进行运动试验室安全的。CPX试验使用更少的主观终点进行判定，其中采用的标准为：峰值VO_2<15ml/（kg·min）同时RER>1.1，或在<5METs的标准活动平板试验中无气体交换。不应将频繁运动诱发的室性异位搏动列为一项标准
缺血性心脏病	运动耐受试验显示缺血，或在≤5METs情况下SBP下降≥10mmHg	负荷显像试验时有附加的特定标准
外周动脉疾病	踝部收缩压比静息水平下降≥50%，同时恢复时间≥10分钟	在≤5METs情况下，出现间歇性右向左分流合并脉氧饱和度≤85%
先天性心脏病（成人）	间歇性右向左分流引起发绀和在≤5METs情况下动脉氧分压≤60mmHg	运动耐量峰值VO_2<15ml/（kg·min）或<5METs
肺动脉高压	无先前标准	运动耐量<5METs
瓣膜性心脏病	无先前标准	运动耐量<5METs

CPX，心肺运动试验；METS，代谢当量；RER，换气比值；SBP，收缩压；Vo_2，摄氧量。

数据来源于Institute of Medicine（IOM）of the National Academies. Cardiovascular Disability. Updating the Social Security Listings. Washington，DC：National Academies Press；2010.

外周动脉疾病的评估

在PAD患者中进行运动试验，可以通过非侵入性方法进一步明确诊断，特别是在有小腿疼痛及踝臂指数处于临界（ankle-brachial indices，ABIs：0.91~1.0）的患者中，同时它还可以客观评价PAD导致的功能限制以及治疗后的反应情况（参见第64章）。在评估初始跛行症状的时间（claudication onset time，跛行发作时间）和小腿最大耐受疼痛的峰值运动时间（peak exercise time）时，应采用渐进式分级活动平板运动试验，如Gardner方案（表13.16）。对于功能评估，也可以使用6分钟步行试验（参见表13.8），在该试验中，时间和距离的测量以小腿疼痛发作开始到疼痛最剧烈为准。

表 13.16 外周动脉疾病患者的加德纳(Gardner)试验方案

阶段	速度/等级	MET
1	2mph/0%	2.5
2	2mph/2%	3.1
3	2mph/4%	3.6
4	2mph/6%	4.2
5	2mph/8%	4.7
6	2mph/10%	5.3
7	2mph/12%	5.8
8	2mph/14%	6.4
9	2mph/16%	6.9
10	2mph/18%	7.5

每一阶段持续 2 分钟。mph,每小时英里数(1 英里=1.6 千米);MET,代谢当量。

引自 Gardner AW, Skinner JS, Cantwell BW, Smith LK. Progressive vs single-stage treadmill tests for evaluation of claudication. Med Sci Sports Exerc 1991;23:402.

运动后的 ABI 是通过测量静息和运动后即刻的双踝 ABI 来计算(参见第 10 和 64 章),它可以为疾病提供更多的诊断信息。在腿部运动期间,手臂的收缩压通常会增加,但由于腿部运动肌肉的末梢血管舒张使得踝部收缩压会下降。这就导致了健康患者的 ABI 会轻度下降同时在 1~2 分钟运动恢复期内恢复正常。在 PAD 患者中,踝部血压下降得更为明显,从而导致 ABI 进一步降低同时恢复时间也会延长。目前已经提出了几项诊断标准,这些标准包括运动后的 ABI 较静息水平下降超过 5%,运动后 ABI 低于 0.9,踝部收缩压下降超过 30mmHg,以及恢复到基线 ABI 的时间超过 3 分钟[58]。关于使用运动试验的细节也在 ACC/AHA 的 PAD 患者管理指南中进行了论述(表 13.17)[59]。

表 13.17 ACC/AHA 外周动脉疾病(PAD)运动试验指南

Ⅰ级
建议运用活动平板试验为跛行功能限制程度提供最客观的证据及评估治疗反应。(证据水平 B)
为确保无痛步行距离和最大步行距离测量的可重复性,应采用电动活动平板标准化运动方案(固定或分级)。(证据水平 B)
为提供有助于鉴别动脉跛行和非动脉跛行(“假性跛行”)的诊断数据,建议进行活动平板试验时同时测量运动前和运动后的踝臂指数(ABI)值。(证据水平 B)
为判定功能能力,评估其非血管性运动限制因素以及证明运动的安全性,对于准备接受运动训练(下肢 PAD 康复)的跛行患者,应进行活动平板试验。(证据水平 B)
Ⅱa 级
在伴有下肢 PAD 风险,ABI 正常(0.91 到 1.30),无典型跛行症状以及无其他动脉粥样硬化的临床证据的人群中,运动 ABI 测量有助于其诊断下肢 PAD。(证据水平 C)
在随访监测计划中可考虑对腹股沟以下旁路移植术的长期通畅性进行评估,其中可能包含定期进行运动 ABI 的测量和其他动脉成像研究。(证据水平 B)
在随访监测计划中可考虑对血管内的长期通畅性进行评估,其中可能包含定期进行运动 ABI 的测量和其他动脉成像研究。(证据水平 B)
Ⅱb 级
为客观评估老年人或其他不能接受活动平板试验患者的跛行功能限制和治疗反应,采用 6 分钟步行测试可能是合理的。(证据水平 B)

引自 Anderson JL et al. Management of patients with peripheral artery disease(compilation of 2005 and 2011 ACCF/AHA Guideline Recommendations): a report of the American College of Cardiology Foundation/American Heart Association Task Force on Practice Guidelines. Circulation 2013;127:1425-43.

糖尿病患者

冠心病仍然是糖尿病患者发病和死亡的最常见原因(参见第 51 章)。近年来,糖尿病患者的冠心病治疗策略发生了许多变化,无论症状如何或者是否有明确的冠心病,糖尿病患者都要接受预防性治疗。在这种情况下,特异性地识别哪些糖尿病患者将从更加激进和可能的侵入性治疗方法中获益将是一项挑战。关于在糖尿病患者中的冠心病筛查方法在其他文献中做了全面综述[60]。运动心电图试验对糖尿病心绞痛患者的诊断敏感性(约 60%)和特异性(80%)与非糖尿病患者相似。它还可以识别出那些无症状但造影证实有明显冠心病的糖尿病患者亚群,更重要的是,在低风险的无症状糖尿病患者中,该检查可为结果呈阴性的患者提供短期预后保证。然而,运动心电图试验的强大预测能力超出 ST 段变化。糖尿病患者中,运动能力差以及心率恢复慢是不良结局的标志。Duke 预后评分在糖尿病患者中的价值尚未得到充分的研究,与 Morise 评分[28]和克利夫兰诊所风险评分[29]不同的是,在原始队列研究中它并未明确指出糖尿病患者的存在。因此,目前 Morise 和克利夫兰诊所风险评分更适用于静息心电图结果正常并进行运动心电图检查的糖尿病患者。

目前,建议对无症状糖尿病患者进行运动心电图常规筛查的证据不足。美国糖尿病协会医疗保健标准指出,不推荐对无症状的患者进行冠心病常规筛查,即使在患者开始运动训练计划之前,因为只要 CVD 的危险因素得到治疗,常规冠心病筛查并不能改善预后[61]。他们建议合并以下情况的糖尿病患者可能可以考虑对其进行高级别或侵入性的心脏检查:①有典型或不典型心脏症状;②静息心电图异常。最初可以使用同时包含或不包含超声心动图的运动 ECG 试验。对于静息心电图异常而不能进行运动负荷试验(如完全性左束支传导阻滞或 ST-T 异常)或无法运动的糖尿病患者,应考虑进行药物负荷超声心动图或核素显像检查。

这些建议源自这样的观察结果:即强化药物治疗(无论何种情况下都适用于心血管疾病高风险的糖尿病患者)与侵入性血运重建的结果似乎相似,这便产生了个疑问即筛查结果将如何改变疾病的管理。这一立场得到了 DIAD(Detection of Ischemia in Asymptomatic Diabetics,DIAD)研究数据的支持,该研究评估了 1 123 名患有 2 型糖尿病且无冠心病症状的患者。他们被随机分配接受腺苷负荷放射性核素心肌灌注显像筛查或不进行筛查。在 4.8 年的随访时间中,两组患者的心脏死亡和非致命心肌梗死发生率都很低(分别为 2.7%和 3%),采用心肌灌注显像(myocardial perfusion imaging,MPI)对心肌缺血进行筛查并没有显著降低上述风险。重要的是,在本研究过程中,两组患者的一级预防效果都有类似的显著提高[62]。

致谢

作者希望感谢 Bernard R. Chaitman 博士的既往贡献,这些贡献为本章奠定了基础。

(黄清昱 译,奚悦文 校)

参考文献

Exercise Physiology and Technical Components of Exercise Testing

1. Fletcher GF, Ades PA, Kligfield P, et al. Exercise standards for testing and training: a scientific statement from the American Heart Association. *Circulation*. 2013;128:873–934.
2. American College of Sports Medicine. *Guidelines for Exercise Testing and Prescription*. 9th ed. Philadelphia: Lippincott Williams Wilkins; 2013.
3. Myers J, Arena R, Franklin B, et al. Recommendations for clinical exercise laboratories: a scientific statement from the American Heart Association. *Circulation*. 2009;119:3144–3161.

4. Bader DS, Maguire TE, Balady GJ. Comparison of ramp versus step protocols for exercise testing in patients ≥60 years of age. *Am J Cardiol.* 1999;83:11–14.
5. Bader DS, McInnis KJ, Maguire TE, et al. Accuracy of a pretest questionnaire in exercise test protocol selection. *Am J Cardiol.* 2000;85:767–769.
6. Balady GJ, Arena R, Sietsema K, et al. Clinician's guide to cardiopulmonary exercise testing in adults: a scientific statement from the American Heart Association. *Circulation.* 2010;122:191–225.
7. Williams M. *American Association for Cardiovascular and Pulmonary Rehabilitation. Guidelines for Cardiac Rehabilitation and Secondary Prevention Programs.* 5th ed. Champaign, Ill: Human Kinetics Publishers; 2013.
8. Guazzi M, Adams V, Conraads V, et al. EACPR/AHA scientific statement. clinical recommendations for cardiopulmonary exercise testing data assessment in specific patient populations. *Circulation.* 2012;126:2261–2274.
9. Guazzi M, Arena R, Halle M, et al. 2016 focused update: clinical recommendations for cardiopulmonary exercise testing data assessment in specific patient populations. *Circulation.* 2016;133:e694–e711.
10. Rodgers GP, Ayanian JZ, Balady G, et al. ACC/AHA clinical competence statement on stress testing: a report of the American College of Cardiology/American Heart Association/ American College of Physicians–American Society of Internal Medicine Task Force on Clinical Competence. *Circulation.* 2000;102:1726–1738.
11. Myers J, Forman DE, Balady GJ, et al. Supervision of exercise testing by nonphysicians: a scientific statement from the American Heart Association. *Circulation.* 2014;130:1014–1027.
12. Keteyian SJ, Isaac D, Thadani U, et al. Safety of symptom-limited cardiopulmonary exercise testing in patients with chronic heart failure due to severe left ventricular systolic dysfunction. *Am Heart J.* 2009;158:S72–S77.
13. Skalski J, Allison TG, Miller TD. The safety of cardiopulmonary exercise testing in a population with high-risk cardiovascular diseases. *Circulation.* 2012;126:2465–2472.

Exercise Testing in Coronary Artery Disease

14. Christman MP, Bittencourt MS, Hulten E, et al. Yield of downstream tests after exercise treadmill testing: a prospective cohort study. *J Am Coll Cardiol.* 2014;63:1264–1274.
15. Ahmed HM, Blaha MJ, Nasir K, et al. Effects of physical activity on cardiovascular disease. *Am J Cardiol.* 2012;109:288–295.
16. Ahmed HM, Al-Mallah MH, McEvoy JW, et al. Maximal exercise testing variables and 10-year survival: fitness risk score derivation from the FIT Project. *Mayo Clin Proc.* 2015;90:346–355.
17. Brubaker PH, Kitzman DW. Chronotropic incompetence: causes, consequences, and management. *Circulation.* 2011;123:1010–1020.
18. Arbit B, Azarbal B, Hayes SW, et al. Prognostic contribution of exercise capacity, heart rate recovery, chronotropic incompetence, and myocardial perfusion single-photon emission computerized tomography in the prediction of cardiac death and all-cause mortality. *Am J Cardiol.* 2015;116:1678–1684.
19. Johnson NP, Goldberger JJ. Prognostic value of late heart rate recovery after treadmill exercise. *Am J Cardiol.* 2012;110:45–49.
20. Weiss SA, Blumenthal RS, Sharrett AR, et al. Exercise blood pressure and future cardiovascular death in asymptomatic individuals. *Circulation.* 2010;121:2109–2116.
21. O'Neal WT, Qureshi WT, Blaha MJ, et al. Relation of risk of atrial fibrillation with systolic blood pressure response during exercise stress testing (from the Henry Ford Exercise Testing Project). *Am J Cardiol.* 2015;116:1858–1862.
22. Chow R, Fordyce CB, Gao M, et al. The significance of early post-exercise ST segment normalization. *J Electrocardiol.* 2015;48:803–808.
23. Vorobiof G, Ellestad MH. Lead aVR: dead or simply forgotten? *JACC Cardiovasc Imaging.* 2011;4:187–190.
24. Stein R, Nguyen P, Abella J, et al. Prevalence and prognostic significance of exercise-induced right bundle branch block. *Am J Cardiol.* 2010;105:677–680.
25. Marine JE, Shetty V, Chow GV, et al. Prevalence and prognostic significance of exercise-induced nonsustained ventricular tachycardia in asymptomatic volunteers: BLSA (Baltimore Longitudinal Study of Aging). *J Am CollCardiol.* 2013;62:595–600.
26. Zou KH, O'Malley AJ, Mauri L. Receiver-operating characteristic analysis for evaluating diagnostic tests and predictive models. *Circulation.* 2007;115:654–657.
27. Gibbons RJ, Balady GJ, Bricker JT, et al. ACC/AHA 2002 guideline update for exercise testing: summary article: a report of the American College of Cardiology/American Heart Association Task Force on Practice Guidelines (Committee to Update the 1997 Exercise Testing Guidelines). *Circulation.* 2002;106:1883–1892.
28. Morise AP, Jalisi F. Evaluation of pretest and exercise test scores to assess all-cause mortality in unselected patients presenting for exercise testing with symptoms of suspected coronary artery disease. *J Am Coll Cardiol.* 2003;42:842–850.
29. Lauer MS, Pothier CE, Magid DJ, et al. An externally validated model for predicting long-term survival after exercise treadmill testing in patients with suspected coronary artery disease and a normal electrocardiogram. *Ann Intern Med.* 2007;147:821–828.
30. Kohli P, Gulati M. Exercise stress testing in women: going back to the basics. *Circulation.* 2010;122:2570–2580.
31. Mieres JH, Gulati M, Bairey Merz N, et al. Role of noninvasive testing in the clinical evaluation of women with suspected ischemic heart disease: a consensus statement from the American Heart Association. *Circulation.* 2014;130:350–379.
32. Kiviniemi AM, Lepojarvi S, Kentta TV, et al. Exercise capacity and heart rate responses to exercise as predictors of short-term outcome among patients with stable coronary artery disease. *Am J Cardiol.* 2015;116:1495–1501.
33. Park JI, Shin SY, Park SK, Barrett-Connor E. Usefulness of the integrated scoring model of treadmill tests to predict myocardial ischemia and silent myocardial ischemia in community-dwelling adults (from the Rancho Bernardo study). *Am J Cardiol.* 2015;115:1049–1055.
34. O'Gara PT, Kushner FG, Ascheim DD, et al. 2013 ACCF/AHA guideline for the management of ST-elevation myocardial infarction: a report of the American College of Cardiology Foundation/ American Heart Association Task Force on Practice Guidelines. *Circulation.* 2013;127:e362–e425.
35. Amsterdam EA, Wenger NK, Brindis RG, et al. 2014 AHA/ACC guideline for the management of patients with non-ST-elevation acute coronary syndromes: a report of the American College of Cardiology/American Heart Association Task Force on Practice Guidelines. *J Am Coll Cardiol.* 2014;64:e139–e228.
36. Fleisher LA, Fleischmann KE, Auerbach AD, et al. 2014 ACC/AHA guideline on perioperative cardiovascular evaluation and management of patients undergoing noncardiac surgery: a report of the American College of Cardiology/American Heart Association Task Force on practice guidelines. *J Am Coll Cardiol.* 2014;64:e77–e137.

Exercise Testing in Nonatherosclerotic Heart Disease

37. Morise AP. Exercise testing in nonatherosclerotic heart disease: hypertrophic cardiomyopathy, valvular heart disease, and arrhythmias. *Circulation.* 2011;123:216–225.
38. Nishimura RA, Otto CM, Bonow RO, et al. 2017 ACC/AHA focused update on the management of patients with valvular heart disease: an update of the 2014 AHA/ACC guideline on the management of patients with valvular heart disease. A report of the American College of Cardiology/American Heart Association Task Force on Clinical Practice Guidelines. *J Am Coll Cardiol.* 2017;7:252–289.
39. Bonow RO, Nishimura RA, Thompson PD, Udelson JE. Eligibility and disqualification recommendations for competitive athletes with cardiovascular abnormalities. Task Force 5: Valvular Heart Disease. A scientific statement from the American Heart Association and American College of Cardiology. *J Am Coll Cardiol.* 2015;66:2385–2392.
40. Magne J, Lancellotti P, Pierard LA. Exercise testing in asymptomatic severe aortic stenosis. *JACC Cardiovasc Imaging.* 2014;7:188–199.
41. Rosenhek R, Zilberszac R, Schemper M, et al. Natural history of very severe aortic stenosis. *Circulation.* 2010;121:151–156.
42. Baumgartner H, Bonhoeffer P, De Groot NM, et al. ESC guidelines for the management of grown-up congenital heart disease (new version 2010). *Eur Heart J.* 2010;31:2915–2957.
43. Gersh BJ, Maron BJ, Bonow RO, et al. 2011 ACCF/AHA guideline for the diagnosis and treatment of hypertrophic cardiomyopathy: executive summary. A report of the American College of Cardiology Foundation/American Heart Association Task Force on Practice Guidelines. *Circulation.* 2011;124:2761–2796.
44. Massin MM. The role of exercise testing in pediatric cardiology. *Arch Cardiovasc Dis.* 2014;107:319–327.
45. Van Hare GF, Ackerman MJ, Evangelista JA, et al. Eligibility and disqualification recommendations for competitive athletes with cardiovascular abnormalities. Task Force 4: Congenital Heart Disease. A scientific statement from the American Heart Association and American College of Cardiology. *J Am Coll Cardiol.* 2015;66:2372–2384.
46. Pedersen CT, Kay GN, Kalman J, et al. EHRA/HRS/APHRS expert consensus on ventricular arrhythmias. *Europace.* 2014;16:1257–1283.
47. Zipes DP, Link MS, Ackerman MJ, et al. Eligibility and disqualification recommendations for competitive athletes with cardiovascular abnormalities. Task Force 9: Arrhythmias and Conduction Defects. A scientific statement from the American Heart Association and American College of Cardiology. *J Am Coll Cardiol.* 2015;66:2412–2423.
48. January CT, Wann LS, Alpert JS, et al. 2014 AHA/ACC/HRS guideline for the management of patients with atrial fibrillation: a report of the American College of Cardiology/American Heart Association Task Force on Practice Guidelines and the Heart Rhythm Society. *J Am Coll Cardiol.* 2014;64:e1–e76.
49. Page RL, Joglar JA, Caldwell MA, et al. 2015 ACC/AHA/HRS guideline for the management of adult patients with supraventricular tachycardia: a report of the American College of Cardiology/American Heart Association Task Force on Clinical Practice Guidelines and the Heart Rhythm Society. *J Am Coll Cardiol.* 2016;67:e27–e115.
50. Makimoto H, Nakagawa E, Takaki H, et al. Augmented ST-segment elevation during recovery from exercise predicts cardiac events in patients with Brugada syndrome. *J Am Coll Cardiol.* 2010;56:1576–1584.
51. Tracy CM, Epstein AE, Darbar D, et al. 2012 ACCF/AHA/HRS focused update of the 2008 guidelines for device-based therapy of cardiac rhythm abnormalities: a report of the American College of Cardiology Foundation/American Heart Association Task Force on Practice Guidelines. *Circulation.* 2012;126:1784–1800.

Additional Uses for Exercise Testing

52. Amsterdam EA, Kirk JD, Bluemke DA, et al. Testing of low-risk patients presenting to the emergency department with chest pain: a scientific statement from the American Heart Association. *Circulation.* 2010;122:1756–1776.
53. Ainsworth BE, Haskell WL, Herrmann SD, et al. 2011 Compendium of physical activities: a second update of codes and MET values. *Med Sci Sports Exerc.* 2011;43:1575–1581.
54. Wisloff U, Stoylen A, Loennechen JP, et al. Superior cardiovascular effect of aerobic interval training versus moderate continuous training in heart failure patients: a randomized study. *Circulation.* 2007;115:3086–3094.
55. Moholdt TT, Amundsen BH, Rustad LA, et al. Aerobic interval training versus continuous moderate exercise after coronary artery bypass surgery: a randomized study of cardiovascular effects and quality of life. *Am Heart J.* 2009;158:1031–1037.
56. Rognmo O, Moholdt T, Bakken H, et al. Cardiovascular risk of high- versus moderate-intensity aerobic exercise in coronary heart disease patients. *Circulation.* 2012;126:1436–1440.
57. Institute of Medicine. *Cardiovascular Disability. Updating the Social Security Listings.* Washington, DC: National Academies Press; 2010.
58. Aboyans V, Criqui MH, Abraham P, et al. Measurement and interpretation of the ankle-brachial index: a scientific statement from the American Heart Association. *Circulation.* 2012;126:2890–2909.
59. Anderson JL, Halperin JL, Albert NM, et al. Management of patients with peripheral artery disease (compilation of 2005 and 2011 ACCF/AHA guideline recommendations): a report of the American College of Cardiology Foundation/American Heart Association Task Force on Practice Guidelines. *Circulation.* 2013;127:1425–1443.
60. Patel NB, Balady GJ. Diagnostic and prognostic testing to evaluate coronary artery disease in patients with diabetes mellitus. *Rev Endocr Metab Disord.* 2010;11:11–20.
61. Cardiovascular Disease and Risk Management. *Diabetes Care.* 2016;39(suppl 1):S60–S71.
62. Young LH, Wackers FJ, Chyun DA, et al. Cardiac outcomes after screening for asymptomatic coronary artery disease in patients with type 2 diabetes. The DIAD study: a randomized controlled trial. *JAMA.* 2009;301:1547–1555.

第 14 章 超声心动图

SCOTT D. SOLOMON, JUSTINA C. WU, AND LINDA GILLAM

Illustrated by Bernard Bulwer

超声成像及设备的原理 172
图像生成的原理 172
超声的物理学原理 174
多普勒超声的临床应用 176
评价血流及连续方程式 177
标准成人经胸超声心动图检查 177
M 型超声心动图 177
评价心脏的结构和功能 180
经食管超声心动图 190
标准的经食管超声心动图检查 191
三维超声心动图 192
声学造影 194
心肌梗死 196
评估局部室壁运动实际运用中的问题 196
心肌梗死后的超声心动图预测因子 202
心肌病 202
扩张型心肌病 202
肥厚型心肌病 202
其他存在局部或整体心肌结构变化的心肌病 203
限制型心肌病 203
心力衰竭 204
运动员心脏 205
负荷超声心动图 205
瓣膜性心脏病 207
二尖瓣 207
主动脉瓣 212
三尖瓣 215
肺动脉瓣 216
人工瓣 216
心包疾病 221
心包积液 221
缩窄性心包炎 222
主动脉疾病 225
局灶性主动脉病变 225
主动脉急症 225
感染性心内膜炎 231
超声心动图在心内膜炎手术治疗中的作用 232
肺高压 233
心脏占位 234
继发性肿瘤 236
替代诊断 236
成人先天性心脏病 237
房间隔缺损 237
室间隔缺损 240
心脏手术和未来发展方向 245
手持式超声心动图仪 246
参考文献 247

超声心动图仍是最常用的最详细的心脏成像方法,常常用做一线的首选的检查来评价心脏的结构和功能。和其他成像技术相比,超声心动图更加快捷,患者的风险和不适最低,可以即刻提供重要的临床信息,而且费用低廉。超声心动图可以显示心脏的细微结构,包括:心腔的大小和形状,心脏瓣膜的形态和功能。另外,超声心动图的实时(显示)的特性赋予其无创的即刻显示心脏的收缩及舒张功能,以及心腔内的血流动力学信息这一独特的优势。大多数的超声心动图室,在标准的经胸超声心动图(transthoracic echocardiography,TTE)基础上进一步经食管超声心动图(transesophageal echocardiography,TEE),后者可以提供更高的分辨力;或是负荷超声通常用于评价心肌缺血,或是运动负荷超声评价瓣膜功能。过去数十年超声心动图技术的有显著的进步,包括三维(three-dimensional,3D)超声、组织应变成像的发展、超声设备的小型化、可更好地显示心腔、评价心肌灌注的超声造影,这些进展使得超声的诊断能力不断提高。

和心脏 CT 或心脏磁共振(cardiac magnetic resonance,CMR)不同(见第 17 章及 18 章),因为二维(two dimensional,2D)超声不是横断面成像,图像的采集取决于操作者——或者是超声医师,或者是内科医师——怎样在患者胸部使用探头。超声心动图的采集和解读需要大量的训练和技能。因此超声心动图最好是描述作为"检查"而非"检验"。尽管心内科医生常规接受超声心动图训练,越来越多的非心内科医师,包括急诊科医生、麻醉师、介入医生及住院部的医护人员,在临床实践中越来越多地使用超声心动图,在某些情况下还会用到小型的手持的超声设备。了解超声心动图的基本原理、应用、以及局限性对于所有治疗心血管病变患者的内科医生均极为重要。

超声成像及设备的原理

图像生成的原理

超声心动图基于超声成像的基本原理,探头内的压电晶体发射高频的声波(1~10MHz),穿过人体的内部结构,和组织相互作用,反射回探头,经由微机处理产生图像。了解超声心动图成像的物理原理基础有助于理解其用处和局限性[1]。

超声仪器计算声波从组织结构反射回到探头所需的时间,由此确定反射结构的深度。这一信息被用于产生扫描线,包含位置(反射深度)和振幅(反射强度)。早期的超声设备发射单束超声,产生单束扫描线在活动的纸上或屏幕上描画,其垂直轴代表深度,水平轴为时间。这一方法,即 M 型(运动)超声(图 14.1,右下),已广泛被 2D 图像(图 14.1,左下)所取代。但是,M 型超声仍被常规使用,对线性测量,以及需要在心动周期中精确定时的评价特别有用。

目前的二维如下使用线阵探头,压电晶体被精确的切割为多个元件(目前最多为 512),可以生成及接收声呐脉冲的单元,声束电子化引导经过弧形的边对边,产生扫描平面(图 14.2)。探头按序发射超声脉冲,按照脉冲-回声原理,依序"收听"返回的回声。重复这一顺序产生活动的图像。这些脉冲波发射的速率称为脉冲重复频率(pulse repetition frequency,PRF)。物理学上,合理的解释返回的信号受组织中声波传播速度限制(约 1 540m/s)以及目标组织的深度,后者意味着超声信号返回探头所需的时间。尽管如此,改善处理速度可改善"帧"频(时间分辨力的主要决定因素),达到每秒超过 100 帧图像的速度。实际工作中,超声仪器操作者可通

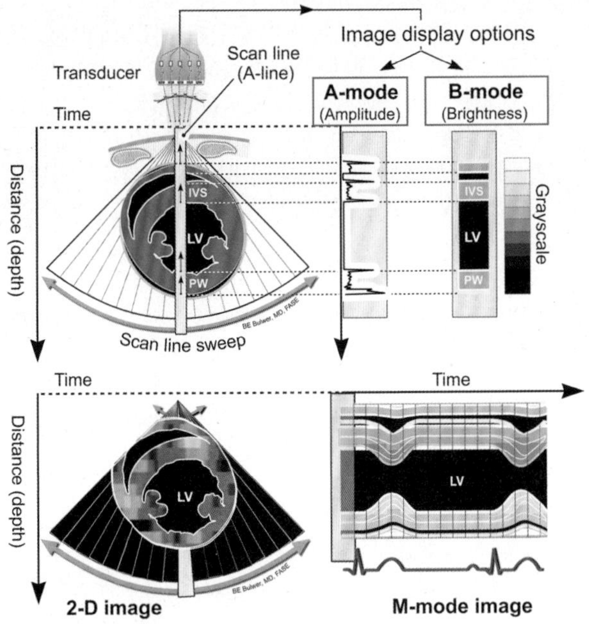

FIGURE 14.1 Generation of ultrasound images. An ultrasound pulse transmitted from piezoelectric elements housed in a transducer (upper left) reflects off structures and returns to the transducer. These signals are processed and displayed based on their amplitudes (upper right). Echoes with the highest amplitudes emerge from tissue interfaces such as the pericardial-pleural and endocardial-blood borders. Inoriginal A-mode scans, such signals are visualized as amplitude spikes. On B-mode, the echo amplitudes are displayed via gray scale. B-mode images can then be displayedin one dimension over time, i. e., M(motion)-mode(bottom right), or as a twodimensional cross-sectional image(bottom left). *IVS*, Interventricular septum; *LV*, left ventricle; *PW*, posterior wall. (Modified from Bulwer BE, Rivero JM, editors. Echocardiography Pocket Guide: The Transthoracic Examination. Burlington, Mass: Jones & Bartlett Learning; 2011, 2013. Reprinted with permission.)

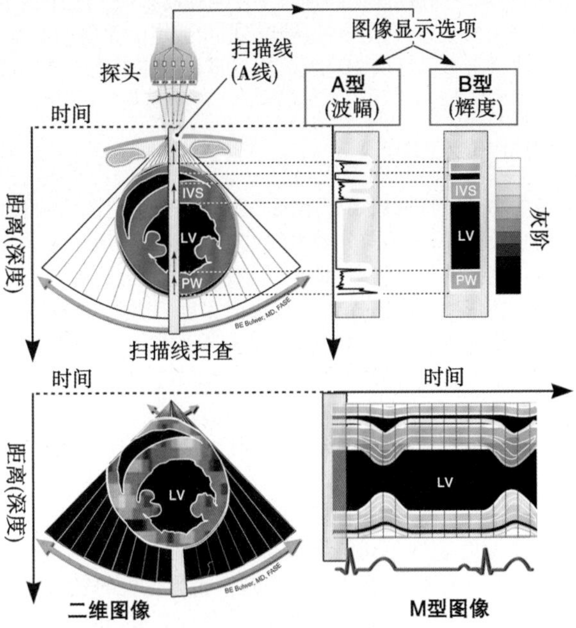

图 14.1 超声图像的产生。探头上的压电晶体元件发射出超声脉冲波(**左上**)遇到结构反射到回到探头。这些信号被处理后以波幅来显示(**右上**)。最高波幅的回声出现于组织交界处,例如心包-胸膜以及心内膜-血液交界。最原始的A型成像,只能看到波幅。B型超声回波的幅度用灰阶来显示。B型图像可显示一条径线随时间变化,即M(运动)型(**右下**),或者垂直正交两根径线的图像(**左下**)。IVS,室间隔;LV,左心室;PW,后壁。(经允许改编自 Bulwer BE, Rivero JM, editors. Echocardiography Pocket Guide: The Transthoracic Examination. Burlington, Mass: Jones & Bartlett Learning; 2011, 2013.)

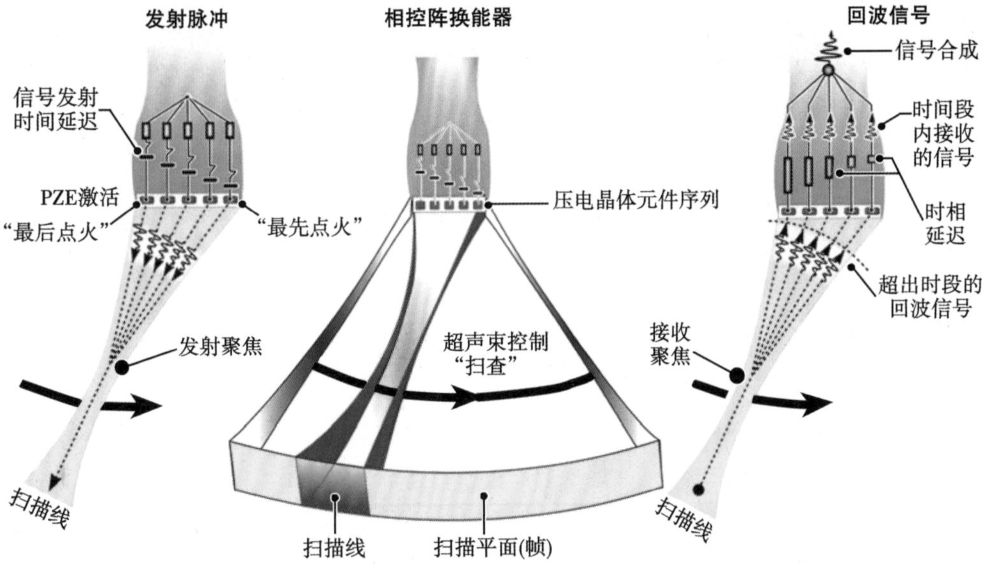

图 14.2 相阵探头操作原理。现代的心脏超声探头的扫查扇角相对较宽的,引导电子束经过扫描平面(**中央**)。发射时(**左侧**),探头的压电晶体元件电子时间延迟点火导致扫描线扫查呈弧形。接受时(**右侧**),每个探头元件收到的回波信号必须在汇总处理前进行时移或时相的分析。(引自 Savage RM, Aronson S, Shernan SK, editors. Comprehensive Textbook of Perioperative Transesophageal Echocardiography. Philadelphia: Wolters Kluwer: Lippincott, Williams & Wilkins; 2009, pp 1-41.)

过缩窄扇角、减少深度、降低扫描线密度来提高帧频。三维超声拓展了线阵探头的概念,采用平面网状格栅状或矩阵元件(2 500+),既可以同步进行多平面的2D成像,也可形成真正的三维容积成像(见三维超声心动图)。

超声的物理学原理

超声的物理学特性被用于生成心脏的图像。超声的波长,和超声频率呈负相关,是轴向分辨力的重要决定因素,后者近乎为波长的一半。越高的超声频率(即波长越短),空间分辨力越高。图像的分辨力还依赖于所需探查的结构的深度。因此,选择成像频率需要在图像分辨力和目标组织深度取得平衡:更高的频率可以提高图像分辨力,但会降低组织穿透力。大多数TTE设备工作频率范围为2.5~5MHz,7~10MHz以上的更高的频率可用于儿科成像、TEE成像(由于探头更加接近于心脏),或探查近场结构,如从心尖窗口显示心尖时。

超声波穿过人体组织的速度平均为1 540m/s,近似于声波在水中的传导速度,但在不同的组织成分之间略有差异。这些不同介质间(例如血液、肌肉、脂肪、空气)超声传导速度的轻微的差别导致了组织界面上声阻抗的不匹配,产生镜面反射,标识出不同组织间的边界。最强烈的反射见于声束入射垂直于界面,以及组织间的密度存在显著差异时。当超声遇到不均质的组织边界时,例如肌肉,肝脏,或其他组织,可发生多方向的反射,或背向散射,产生斑点状的图像。镜面反射和背向散射相结合,加上超声与组织间独特的相互作用,如折射、干涉和衰减,共同形成了超声图像的灰阶特征表现。超声难以穿透空气和骨,这是超声成像最大的挑战之一,因为心脏周围被肺和肋骨所环绕。在图像采集中如何克服这些局限性的能力体现了操作者技能的重要性,也是在某些特定的临床场景下采用TEE的优势。

过去10年,许多技术的进展提高了超声图像的质量,线阵探头包含了更多成像元件,增加了扫查线的数量和侧向分辨力。组织谐波成像现已成为行业规范,该技术接收返回的二次谐波超声信号,其频率是发射的基波的两倍,如此一来,有效的滤过了来自心腔的微弱的噪声信号,和基波成像相比,明显改善了组织边界的识别,尤其是心内膜边界(图14.3)。

多普勒成像的原理

除了生成心脏结构的图像,超声还可以探测心脏血流的速度,定量心肌运动。这些技术基于多普勒原理,即声波由运动的物体反射回来时其频率较初始发射时的频率会发生改变(频移),取决于物体的移动方向是朝向还是远离观测者。假如血流朝向探头,则由运动着的红细胞反射回来的超声波的频率升高;反之,若血流背离探头,则返射回来的声波频率降低(图14.4)。发射和接收的超声波频率之差称为多普勒频移,取决于超声在介质中的传播速度和血流速度。多普勒频移(f_d)的基本公式为:$f_d=f_tV/C$,f_t是发射的超声频率,V是血流速度,C为声波在组织中的速度。对于心脏超声而言,还要乘以2,因为多普勒频移发生两次(声波到达运动物体及其返回时)。需注意的是,当声束角度和血流方向平行时,获得的速度最精确(即理想的声束夹角为0°)。当声束夹角(θ)无法避免时,需要乘以校正因子$\cos\theta$,因此频移的精确的公式为:$f_d=2f_tV(\cos\theta)/C$。最终,上述的公式被用于计算血流速度V。

脉冲波及连续波多普勒

多普勒成像的两个基本类型分别为脉冲波(pulsed-wave,PW)和连续波(continuous-wave,CW)多普勒。PW多普勒(图14.5,左侧)间断发射的超声波脉冲从移动的结构(即通过心脏的红细胞)反射回到探头。

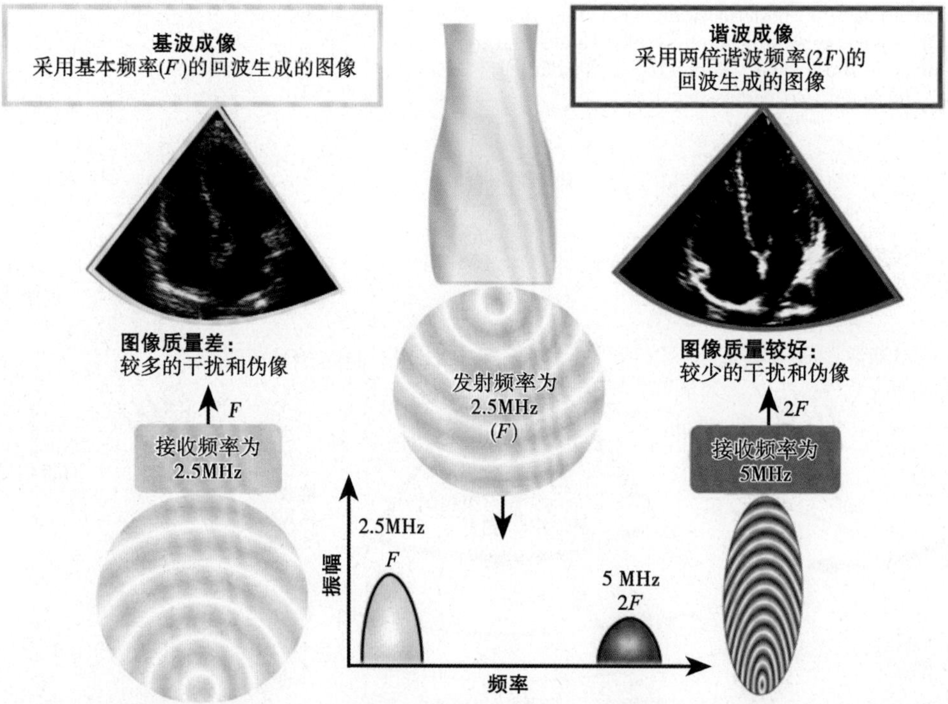

图14.3 组织谐波成像。组织谐波成像采用二次谐波改善了图像质量。超声可使组织以基波频率震荡(**左侧**),也可以倍数的频率(谐波)震荡。通过接听更高(两倍)频率的回声,信噪比和组织辨识度显著提高(**右侧**)。(改编自Bulwer BE,Shernan SK,Thomas JD. Physics of echocardiography. In Savage RM,Aronson S,Shernan SK,editors. Comprehensive Textbook of Perioperative Transesophageal Echocardiography. Philadelphia:Wolters Kluwer:Lippincott,Williams & Wilkins;2009,pp 1-41.)

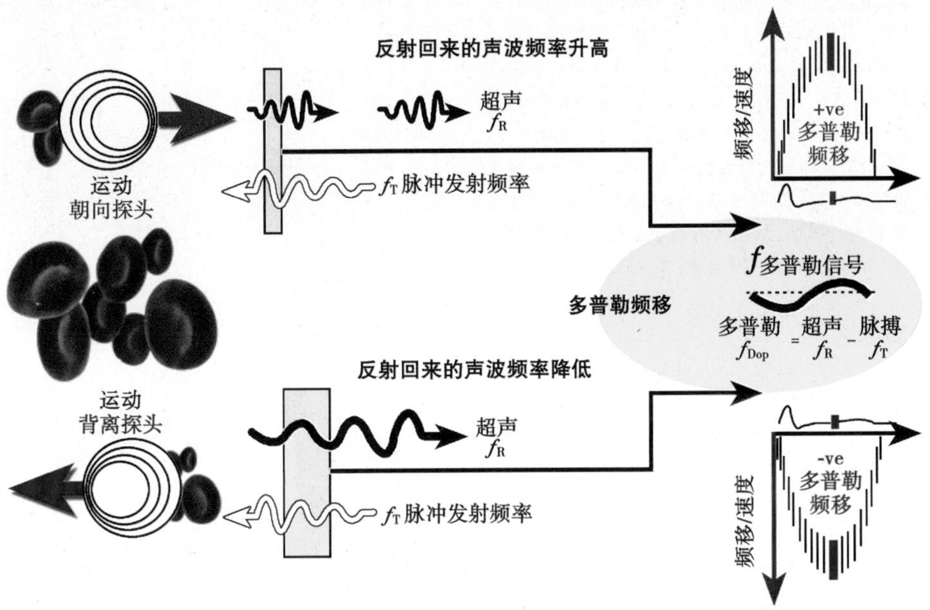

图 14.4 多普勒频移。朝向探头运动的血细胞反射回来的声波频率较发射的超声波频率升高(**上幅**)。对于背离探头的血流,反之亦然(**下幅**)。多普勒超声设备利用这一频移计算出血流速度。血流的方向以时间-速度频谱的图形(频谱多普勒)位于基线上方或下方来显示,或者在血流多普勒上对速度进行彩色编码

通过门控,或设定特定的时间窗,在此期间仪器"接听"反射的信号,这一技术可用于测定心脏某一特定深度的血流速度。因此,操作者将标识(取样容积)放置于 2D 超声图像上的特定部位,仪器可以测量该位点的速度。因为脉冲波反射回探头需要时间,因此不能过于频繁的发送,否则仪器不能识别某一脉冲有无返回,导致所获得的该深度的速度信息不清楚。PRF 决定了采样的速度,血流速度越高,多普勒频移越高,精确测量频移所需的采样速度越快。这一物理原理限制了 PW 多普勒所能测量的速度的上限。尼奎斯特速度(Nyquist limit)极限指的是在特定的取样容积内所能精确定量的最大速度,和 PRF 直接相关(其数值等于 1/2 PRF)。因此,PRF 与取样容积和探头之间的距离负相关。超过尼奎斯特极限的速度仪器无法测量,数值会超出标尺范围,出现频域混叠;上调尼奎斯特极限的设置可以有效地提高 PRF,直至达到生理极限。

CW 多普勒(图 14.5 左侧)是由专门的压电元件持续发射超声波,另外的元件同步持续接收返回的信号。由于超声波是持续而非脉冲发射,因而从接收的信号上不能测量目标的深度。但是,和 PW 多普勒不同,该技术检测速度无上限,因此 PW 多普勒主要用于评价特定部位的相对低速的血流(通常≤1.5m/s);而 CW 多普勒用于测量沿声束上的高速血流(通常≥1.5m/s),但是不能确定流速最高的部位。注意由于取样容积内的血流速度近乎相同(层流),因而 PW 多普勒频谱呈现边界为线性"中空"的特征,而 CW 多普勒的频谱是"实填"的,因为采集和记录了沿声束上所有的不同速度的血流信息。

彩色血流多普勒

彩色血流多普勒技术基于 PW 多普勒,对感兴趣区内的速度进行彩

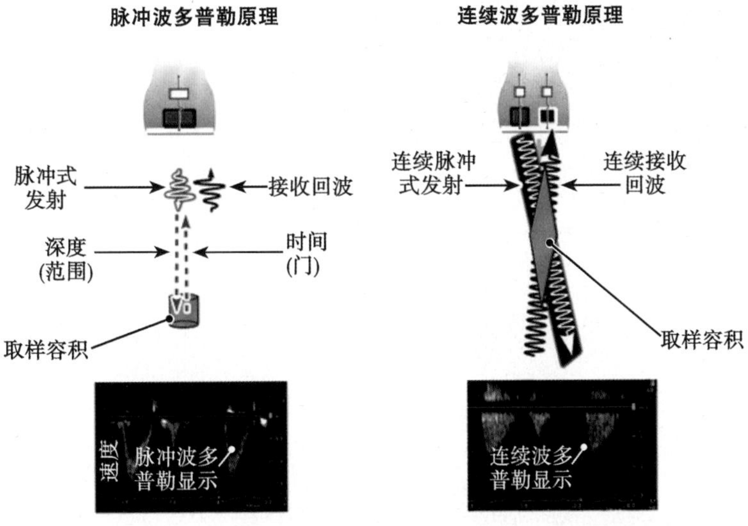

图 14.5 脉冲波(PW)和连续波(CW)多普勒的比较。**左侧**,PW 多普勒技术采用单一的压电晶体元件生成脉冲,到达特定深度的小的取样容积,接收特定时间窗内出现的回波。**右侧**,CW 多普勒技术使用两个独立的探头元件,一个持续的发射脉冲,另一个接收较大取样容积内的回波,因此不能定位最高速度的深度

色编码，代表血流平均速度和血流方向，叠加在感兴趣区的 2D 图像上（图 14.6）。通常背离探头的血流编码为蓝色，朝向探头的血流编码为红色。由于彩色血流多普勒是 PW 多普勒的一种，当高速血流（超过尼奎斯特极限时）也会发生频域混叠，彩色编码反转为相反方向的颜色。湍流的血流速度范围更广，显示为多彩镶嵌的形式（多为绿色或黄色）。某些设备，对血流速度和平均速度的差进行彩色编码为绿色影子叠加在彩色上。彩色血流多普勒可以实时地直观地显示心内血流的运动，对于识别快速血流和湍流特别有用。因此，该技术有助于显示反流病变，此时血流速度快，且和正常方向相反，以及狭窄病变（高速血流）。

血流频谱特征及多普勒信号

层流和湍流：流经正常心脏和大血管的血流主要是层流，意味着血流的方向和速度即使经过瓣膜时也呈流线型，整齐均匀。图 14.7 显示了层流的多普勒血流频谱信号特征，为中空的波型外形轮廓较窄，提示通过取样容积内的血流速度相似。以左心室流出道（left ventricular outflow tract，LVOT）的多普勒频谱为例，其形态代表整个收缩期的血流速度，通常为层流。相反，瓣膜或血管狭窄，或存在梗阻性病变时常常导致湍流，血流以不同的速度向多个方向运动。这时，PW 上速度频谱增宽，这一现象称为频谱增宽。在彩色多普勒上，湍流更加明亮，出现色彩的混叠。

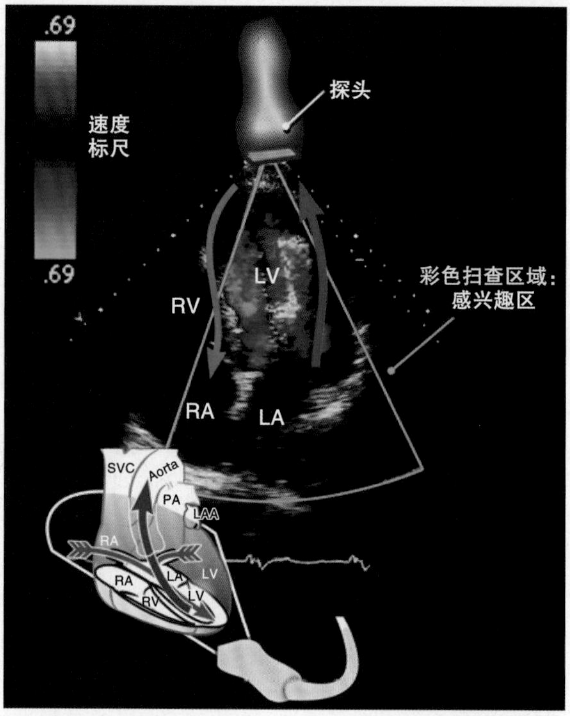

图 14.6 彩色血流多普勒。通常朝向探头的血流编码为红色，而背离探头的血流显示为蓝色。彩色速度标尺（左上的速度条）代表了两个方向上增加的速度。随着速度增高，色调亮度增加。注意彩色灰阶条带的上端和下端显示的尼奎斯特极限（69cm/s）。速度超过此极限会导致混叠，即表现为彩色编码向对侧方向反转。LA，左心房；LV，左心室；RA，右心房；RV，右心室。（经许可后引自 Bulwer BE，Rivero JM，editors. Echocardiography Pocket Guide：The Transthoracic Examination. Burlington，Mass：Jones & Bartlett Learning；2011，2013，p 156.）

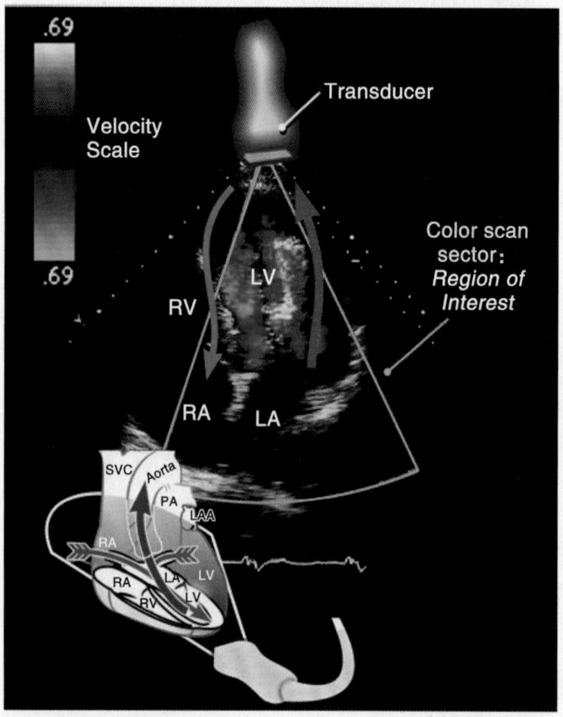

FIGURE 14.6 Color flow Doppler. By convention, blood flow moving toward the transducer is color-coded *red* and flow away from the transducer is shown in *blue*. The color velocity scale (*upper left vertical bar*) represents increasing velocities in either direction. with higher velocities depicted in progressively brighter hues. Note the Nyquist limit (69cm/sec) displayed above and below the color scale bar. Velocities greater than the Nyquist limit cause aliasing, i. e. , an apparent wraparound in the color-coding to that of the opposite direction. *LA*, Left atrium; *LV*, left ventricle; *RA*, right atrium; *RV*, right ventricle. (Modified from Bulwer BE, Rivero JM, editors. Echocardiography Pocket Guide: The Transthoracic Examination. Burlington, Mass: Jones & Bartlett Learning; 2011, 2013, p 156. Reprinted with permission.)

正如上文所述的多普勒公式所阐述的，血流速度可由多普勒频移来决定，但会因为声束成角而改变。假如血流的方向和声束的方向不同向，多普勒频移公式计算所得的速度会被低估。运用仪器上的角度校正可以纠正这一问题，但是，如果血流和声束夹角进一步加大，出现计算误差的可能性明显增加。实际工作中，超声心动图成像需要通过调整探头和患者的体位来尽可能第减少声束成角，尽量避免多普勒测量时出现明显角度偏移。这也是为什么需要采用多个声窗来测量主动脉瓣狭窄及三尖瓣反流的血流峰值速度，以选取最小声束成角，避免低估。特殊情况下，如果血流正好是层流，且声束成角不能避免，例如血管超声，校正因子证实为有用。

多普勒超声的临床应用

定量超声主要用于评价心脏及血管内的血流速度。心脏内的血流速度取决于心脏各腔室之间的压力阶差，压差越高，血流速度越高。其关系可用伯努利方程来阐释，由瓣口分隔开的两个腔室之间的压力阶差（ΔP）可根据经过瓣口的血流速度来估测。原始的伯努利方程非常复杂，包括血流加速度、血流黏滞度等变量，以及液体密度这一常数。而实际上用于心脏超声的公式假设这两个因子可以忽略不计，瓣口近端的速度（V_1）和远端的速度相比较低。这样大大简化了公式，临床上超声心动图估测 ΔP 为：$P_1 - P_2 = 4V^2$。

例如，三尖瓣反流束的峰值速度可用于计算右心室和右心房之间的压差 ΔP，再加上估测的右心房（right atrial，RA）压，可以估

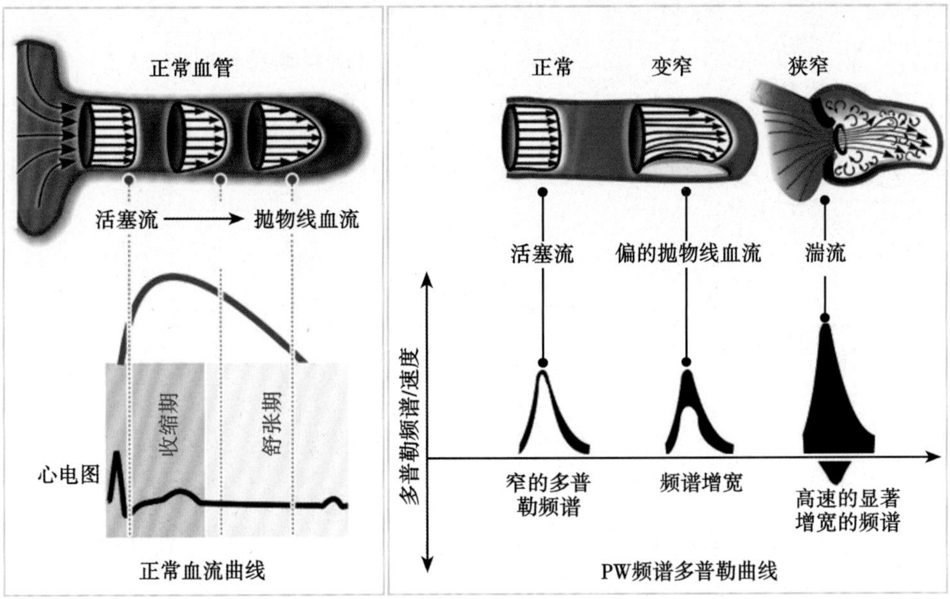

图 14.7 频谱多普勒血流速度曲线。**左侧**,心动周期中,大多数心内和大血管内的血流为层流曲线,即血流近端为“活塞流”,因为拽力和血液黏滞度而远端成为抛物线样。**右侧**,在收缩期起始阶段或当瓣膜开启时可见最狭窄的区域或血流速度频谱(活塞流)。由于血管狭窄导致湍流,血流的速度和方向出现广泛的变异,在频谱多普勒上表现为速度同时分布于基线上方和下方。(改编自 Bulwer BE, Shernan SK, Thomas J. Physics of echocardiography. In Savage RM, Aronson S, Shernan SK, editors. Comprehensive Textbook of Perioperative Transesophageal Echocardiography. Philadelphia: Wolters Kluwer: Lippincott, Williams & Wilkins; 2009, p 23.)

测右心室收缩压(大多数情况下为肺动脉收缩压)。类似地,LVOT和主动脉之间的流速差可用于计算经过狭窄主动脉瓣的瞬时峰值跨瓣压差。非常重要的是,多普勒直接测量的是速度,既非测量压力,也非血流。根据伯努利方程由速度而推算得到是压差,多普勒并不能像心导管那样直接测量腔室内的压力的绝对值。类似地,血流量也不能直接测量,尽管基于多普勒的方法可以非常精确的估测血流量(见后文)。

评价血流及连续方程式

多普勒方法可用于评估血流速度,但是流量的大小也同样可以通过速度时间积分(velocity-time integral, VTI,即对整个心动周期中的速度进行微积分)乘以探查区的横截面积(CSA)来推算(图 14.8)。例如,估测每搏量(stroke volume, SV)可探查 LVOT 的 PW 多普勒,用 VTI 乘上 CSA(测量 LVOT 的直径,计算其圆面积 = πr^2), $SV = VTI_{LVOT} \times 面积_{LVOT}$。连续方程式是基于物质守恒的原理,即经过心脏某一个区域的血流应等于其他区域的血流(假定没有心内分流)。可以和多普勒分析结合用于测量未知的面积,如狭窄瓣膜的面积。直接测量(即描记)狭窄瓣膜的 CSA 很难,特别是当图像质量不理想时。在二维和多普勒图像上测量瓣膜近端的 CSA 和 VTI,以及瓣膜自身的 VTI,可以计算出狭窄的面积。由于经过狭窄瓣口的血流速度非常高,无法用 PW 多普勒来测量,因此常采用 CW 多普勒,设定测得的最高流速对应于声束方向上最狭窄的区域。根据连续方程式的阐述,经过 LVOT 的血流和经过主动脉瓣(aortic valve, AV)的血流相等,即 $VTI_{LVOT} \times 面积_{LVOT} = VTI_{AV} \times 面积_{AV}$。调整公式可计算 AV 面积,就是所需的瓣口横截面积。估测的精确度取决于测量 LVOT CSA(也就是 LVOT 内径测量)的精确性,以及 PW 和 CW 取样线的位置是否理想。

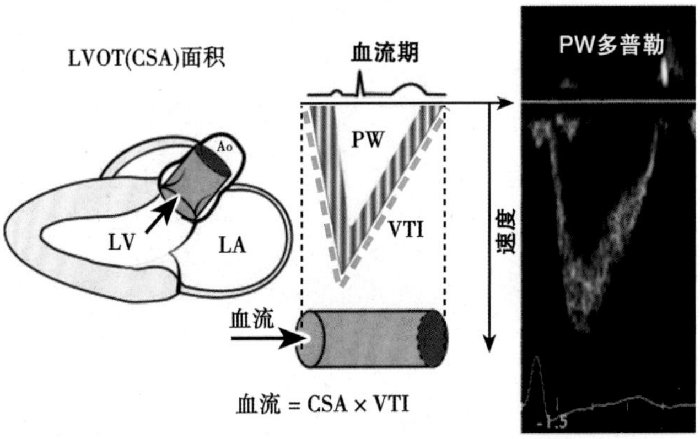

图 14.8 运用频谱多普勒测量血流容量。圆柱体的容积为横截面积(CSA)乘以长度。运用这一几何模拟可计算收缩期血流参数,搏出量(SV)可由胸骨旁长轴切面测量左心室流出道(LVOT)的 CSA,乘以心尖窗测量多普勒速度时间积分(VTI)来计算。Ao,主动脉;LA,左心房;LV,左心室

标准成人经胸超声心动图检查

标准的成人经胸超声心动图(TTE)检查包括了 2D 超声、M 型超声及多普勒成像。推荐的详细的检查方案涉及一系列切面,每一个切面都包括 3 个基本要素:①标准的探头位置或“声窗”;②成像平面的角度;③感兴趣区内的解剖结构(图 14.9 和图 14.10)。每个探头的位置,操作者都需获得满意的 2D 图像,而后进一步进行 M 型超声、多普勒频谱和彩色血流多普勒。

M 型超声心动图

和标准的 2D 超声相比较,M 型超声心动图具有更大的时间

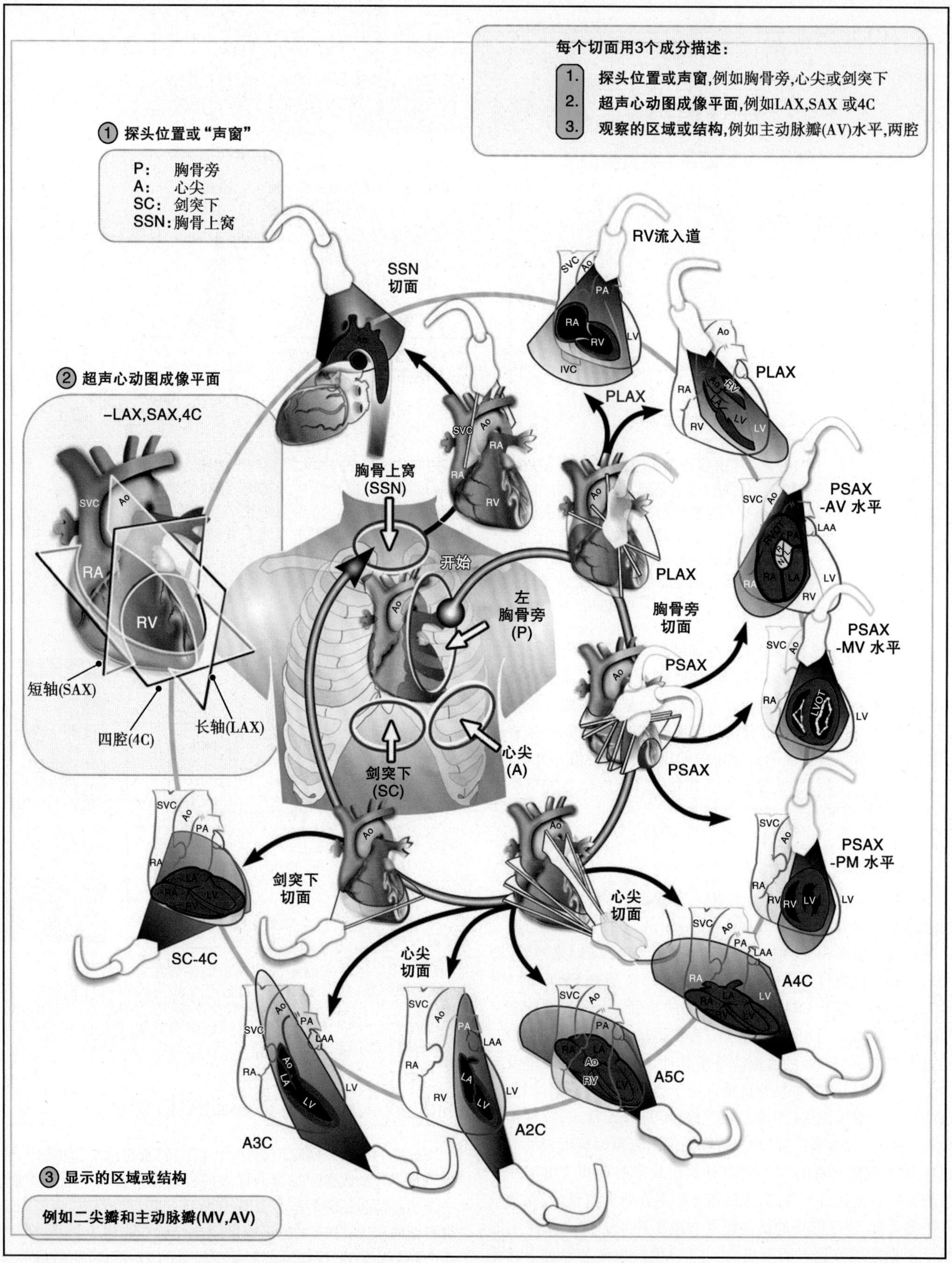

图 14.9 美国超声心动图协会推荐(ASE)的成人经胸超声心动图标准成像平面、方案以及命名。每个超声心动图切面都按照 3 个参数来描述：声窗、平面和所见的结构。缩略词见图 14.10。(改编自 Bulwer BE, Shernan SK, Thomas JD. Physics of echocardiography. In Savage RM, Aronson S, Shernan SK, editors. Comprehensive Textbook of Perioperative Transesophageal Echocardiography. Philadelphia: Wolters Kluwer: Lippincott, Williams & Wilkins; 2009, pp 1-41.)

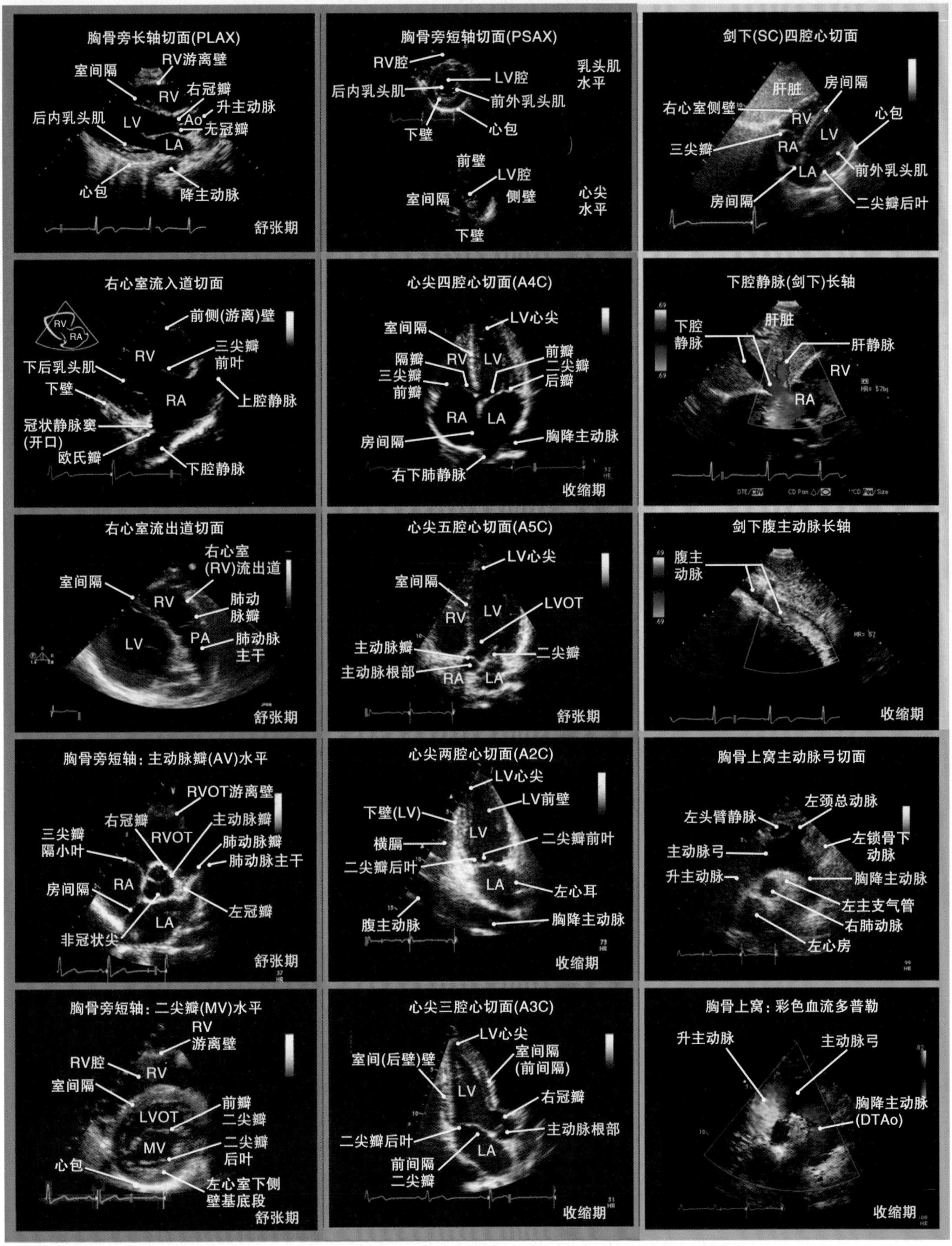

图 14.10 标注了的成人 TTE 切面的静态图像。与图 14.9 比较。Ao,主动脉；LA,左心房；RA,右心房；LV,左心室；RV,右心室；PA,肺动脉；LVOT,左心室流出道；RVOT,右心室流出道

分辨力，是径线测量的首选方法，特别是和声束平行的径线。标准的报告包括按照惯例，在胸骨旁切面测量室间隔和左心室后壁的厚度，以及左心室腔的内径（图 14.11A 显示了正常的 LV 基底段的 M 型超声）。由于 M 型超声本质上是一种单径线成像技术，因此有一些缺陷需要知道。为了精确测量，取样线必须和 LV 或 LA 的长轴垂直，这需要操作者或设备来纠正。对于 LV 明显变形，例如合并室壁瘤或局灶性室壁运动异常的患者，M 型基础上估测 LV 容积、质量和心功能可能不够精确。M 型观测瓣叶具有历史悠久的诊断价值，目前仍被用于观测瓣膜运动的异常，例如风湿性二尖瓣狭窄、二尖瓣脱垂及梗阻性肥厚型心肌病（hypertrophic cardiomyopathy，HCM）中的二尖瓣收缩期前向运动（图 14.11）。M 型还和 2D 一起被用于检测心包病变中室间隔和心腔壁的运动的细微改变。与彩色血流多普勒相结合（彩色 M 型），增加了关于血流时相和方向的精确信息，还可用于舒张功能评价。

伪像

超声心动图中的超声伪像是普遍存在的，是由于超声物理原理所引起。伪像包括出现本不存在的貌似的结构，或是由真实存在的结构所导致，例如肋骨遮盖心脏的显示。绝大多数伪像是由于超声和组织之间的物理学上的相互作用所导致。常见的伪像包括：①衰减伪像，通常由肋骨或骨组织所致的；②旁瓣伪影，发生于超声主声束边上的能量较低的声束边缘（旁瓣）的被两侧结构反射，叠加到中央的图像上；③多重反射伪像：声波在一个强反射面（多为心包、胸膜或主动脉管壁）和探头之间多次反射，产生镜面图像或近场杂乱的伪像；④混响伪像，指内部反射重复发生，常见于人工机械瓣膜后方或左心室辅助装置（left ventricular assist device，LVAD）套管（图 14.12）。彗星尾伪像作为混响伪像的一种，可用于诊断肺间质内的液体。

评价心脏的结构和功能

超声心动图检查最重要的目的就是评价心脏的结构和功能。每一个腔室、瓣膜和大血管都可以定性和定量评价其大小、形态和通畅性的变化。测量心脏结构通常需在整个心脏的多个部位进行，获得其径线、面积、容积测值。这些方法互为补充。例如，尽管测量 LV 容积（见后文）通常被视为最适合反映 LV 的大小，许多实验室仍延续记录腔径，因为大量的文献证实这些测值和许多疾病的预后相关。再者，和面积、容积测值相比，径线测量的变异度更小，因此对于评价随时间变化更加可靠。

表 14.1 至表 14.3 显示了超声心动图的正常值。对于 LV 内径和容积，表 14.1 列出了普通人群的正常范围，理想状态下，不仅要考虑到性别，还有体表面积（body surface area，BSA）和年龄[2]的影响。现行的美国超声心动图协会（American Society of Echocardiography，ASE）专家共识还提供了关于 LV 大小、质量、射血分数（ejection fraction，EF）及左心房（left atrial，LA）容积的分级诊断的数值——即轻度、中度和重度异常的范围。需注意的是，这些范围的提出仅仅是基于专家经验的共识，异常的程度并不一定意味着和转归及预后直接相关（表 14.2）。3D 超声的 LV 参数正常值也已存在，当图像质量满意时，似乎更加精确，重复性更高。一般来说，3D 超声测量的 LV 容积小于 CMR 测值，但与性别和体表面积的相关性仍然有效[2]。

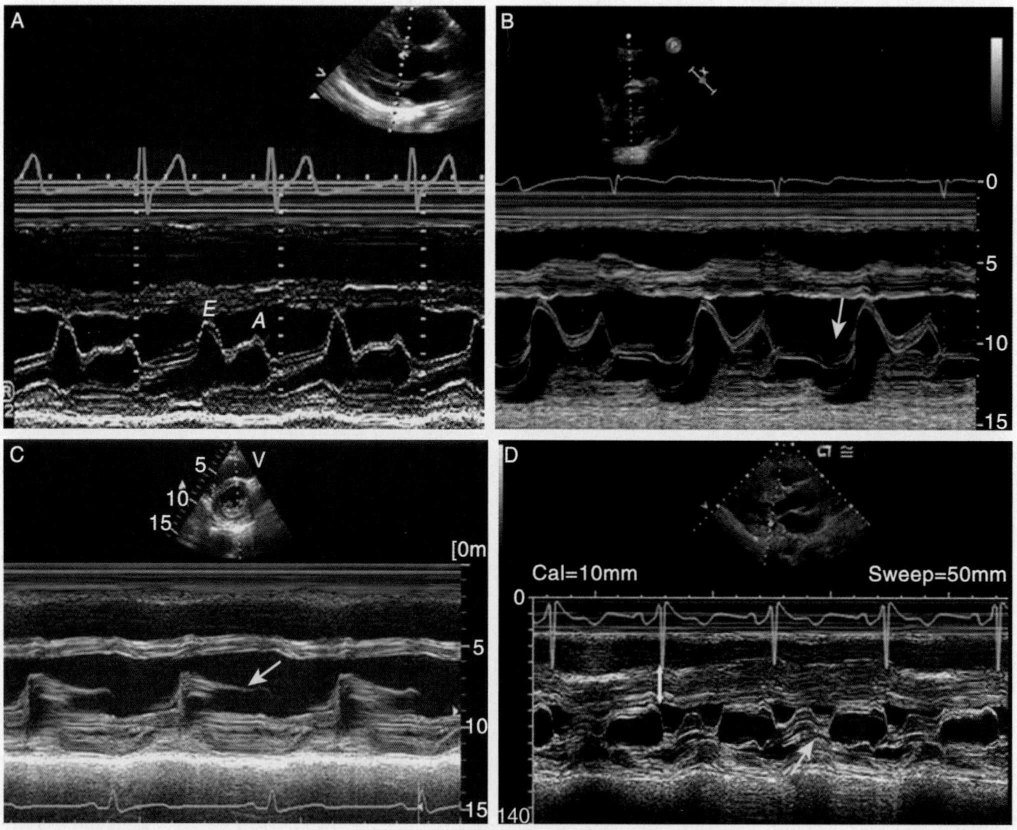

图 14.11 M 型超声图像。A，经过左心室基底段二尖瓣瓣尖水平的正常 M 型图像。注意 E 和 A 波分别对应于二尖瓣前叶舒张早期（E）和心房收缩（A）时的运动。和 B 相比，后者为一例二尖瓣脱垂的患者，可以看到 M 型上收缩晚期瓣叶向后吊床样（箭头）改变。C，风湿性二尖瓣狭窄，瓣叶增厚，两者平行运动，E 波后斜率（E-F 斜率）变直，舒张期瓣叶开放幅度减小。D，梗阻性肥厚型心肌病，显示室间隔显著增厚（白色双向箭头）以及二尖瓣收缩期前向运动（黄色箭头）

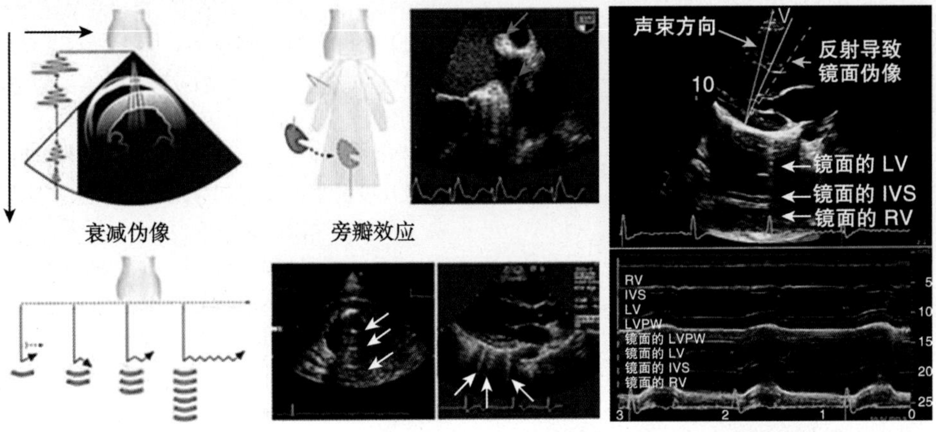

图 14.12 超声心动图常见的伪像。衰减伪像是由于超声束的强度随着深度的增加而逐渐降低,导致回声暗淡或丢失(**左上**)。旁瓣效应见于声束侧边的结构被错误的叠加在图像中(**上图中间**)。混响伪像非常常见(**左下和中间**)。可以非常大,例如 LVAD 的流入管道的反射(3个平行的箭头,下图正中),或因为多次震荡而显示为细的彗星尾或"振铃"伪像,几乎不变地均发生于高频的心外膜-胸膜界面(**右下**)。**右侧**为镜面伪像,是由于组织界面和探头之间的反射造成

表 14.1 二维超声心动图 LV 大小和功能参数的正常值(按照性别)

参数	男性		女性	
	均数±标准差	2-标准差范围	均数±标准差	2-标准差范围
左心室内径				
舒张期/mm	50.2±4.1	42.0~58.4	45.0±3.6	37.8~52.2
收缩期/mm	32.4±3.7	25.0~39.8	28.2±3.3	21.6~34.8
左心室容积(双平面)				
ESV/ml	106±22	62~150	76±15	46~106
EDV/ml	41±10	21~61	28±7	14~42
体表面积标化的左心室容积				
LV ESV/(ml·m^{-2})	54±10	34~74	45±8	29~61
LV EDV/(ml·m^{-2})	21±5	11~31	16±4	8~24
LV EF(双平面)/(ml·m^{-2})	62±5	52~72	64±5	54~74

EDV,舒张末容积;EF,射血分数;ESV,收缩末容积;SD,标准差。

引自 Lang RM, Badano LP, Mor-Avi Victor, et al. Recommendations for cardiac chamber quantification by echocardiography in adults: an update from the American Society of Echocardiography and the European Association of Cardiovascular Imaging. J Am Soc Echocardiogr 2015; 28: 1.

表 14.2 二维超声心动图测量左心室射血分数(LVEF)和左心房(LA)容积的正常范围和严重程度划分

	男性				女性			
	正常范围	轻度异常	中度异常	重度异常	正常范围	轻度异常	中度异常	重度异常
LVEF/%	52~72	41~51	30~40	<30	54~74	41~53	30~40	<30
LA 最大容积/BSA/(ml·m^{-2})	16~34	35~41	42~48	>48	16~34	35~41	42~48	>48

BSA,体表面积。

引自 Lang RM, Badano LP, Mor-Avi Victor, et al. Recommendations for cardiac chamber quantification by echocardiography in adults: an update from the American Society of Echocardiography and the European Association of Cardiovascular Imaging. J Am Soc Echocardiogr 2015; 28: 1.

表 14.3 左心室(LV)心肌质量指标的正常范围

参数	女性	男性
线性方法		
左心室质量/g	67~162	88~224
左心室质量/体表面积/($g \cdot m^{-2}$)	***43~95***	***49~115***
相对室壁厚度/cm	0.22~0.42	0.24~0.42
室间隔厚度/cm	***0.6~0.9***	***0.6~1.0***
后壁厚度/cm	***0.6~0.9***	***0.6~1.0***
二维方法		
左心室质量/g	66~150	96~200
左心室质量/体表面积/($g \cdot m^{-2}$)	***44~88***	***50~102***

加粗/斜体数值:推荐且证据最充分。

引自 Lang RM, Badano LP, Mor-Avi Victor, et al. Recommendations for cardiac chamber quantification by echocardiography in adults: an update from the American Society of Echocardiography and the European Association of Cardiovascular Imaging. J Am Soc Echocardiogr 2015;28:1.

左心室结构:大小和质量

过去,估测 LV 容积是基于 LV 形态近似于长椭球形或圆柱伴椭球形的假设,采用线性或 2D 测值,用几种数学公式的一种来模拟计算(图 14.13)。这些方法具有重复性高,易于计算等优势。许多已发表的研究采用 M 型数据,但是当 LV 形态因为室壁运动异常或重塑而发生明显改变时,M 型估测 LV 容积不够精确。改良双平面 simpson 盘片法对于各种形态的 LV 都是最精确的方法,被推荐使用(图 14.14)。该方法需要分别在心尖四腔心和两腔心追踪心内膜边界,计算机辅助测量沿 LV 长轴等分的各个盘片的内径和高度。通过这些测值,可以计算出每个盘片的容积,所有这些盘片容积之和就是整个心腔的容积。当图像质量好时,该方法非常精确。但是,现实情况下不理想的图像质量使心内膜的识别成为挑战。此外,心尖切面上只要探头的角度微微改变就可能发生心室的透视缩短,会显著降低测量的容积。LV 声学造影、3D 超声及应变分析的发展和应用缓解了这些缺陷的影响(见后文),提高了测量的精确性和可重复性。

LV 质量可以采用几种公式中的一种来计算,综合考虑了室壁的厚度和腔室大小,通常采用线性(M 型)或 2DE 测值,结合 LV 心肌"壳"的外形的几何模型。这些公式证实对正常的心室有效,但是,和计算容积一样,当心室形态异常时会影响测量的准确性。三维数据,室壁的厚度是从大量的点测量,计算心肌质量无需几何假设,因而更加准确,但同样依赖于图像质量。3D 数据的正常值尚不明确。

所有方法在测量舒张末期的室壁时都要注意,因为根据所用的计算公式任何小的误差都会被指数级的放大,表 14.3 列出了目前被接受的正常值。左心室质量指数(LV mass index, LVMI)是由 2D 测值的衍生而来,女性超过 $95g/m^2$,男性超过 $115g/m^2$ 视为异常增高。病理情况下,左心室肥大定义为左心室整体质量的增加,有别于室壁厚度本身。但是,一般情况下,假如 LV 内径无明显降低,室壁厚度≥12mm 提示 LV 肥厚。LV 大小和质量的变化可以用相对室壁厚度占整个 LVMI 的比值来分类(图 14.15)。心室重塑类型和由于心肌和瓣膜病变引起的多种疾病的预后相关[3]。

左心室收缩功能

超声心动图提供了多种方法来评价收缩功能。最常用的仍是 LVEF,用舒张末容积和收缩末容积之差除以舒张末容积来计算(见图 14.14)。LVEF 是心血管专业研究最多的诊断和危险分层的指标之一。容积最好是用改良 Simposon 法(见上文)来测量,正常值超过 50%。许多超声仪器配有基本的分析软件包可根据心脏基底段的径线测值自动测量 LVEF(即 Teicholz 和 Quinones 公式),

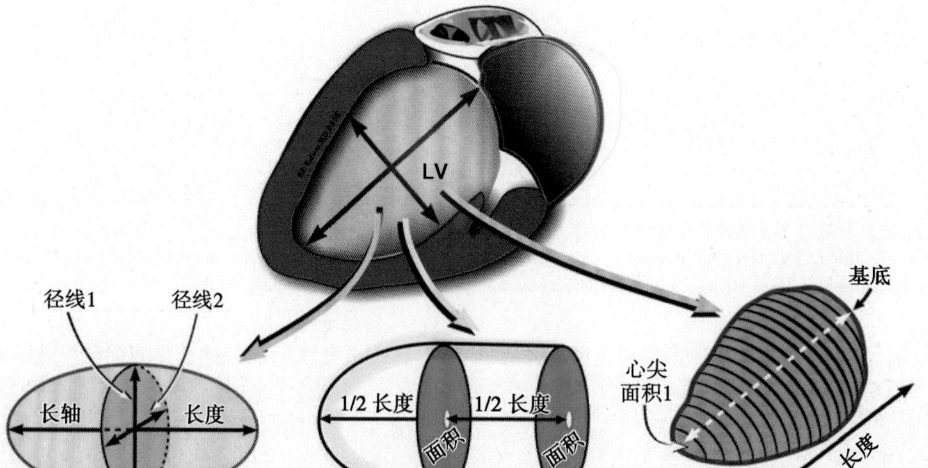

图 14.13 二维超声心动图定量左心室(LV)容积的几何模型和假设。(改编自 Bulwer BE, Rivero J, Solomon SD. Basic principles of echocardiography and tomographic anatomy. In Solomon SD, editor. Atlas of Echocardiography. 2nd ed. Philadelphia: Current Science/Springer Science; 2009, pp 1-24.)

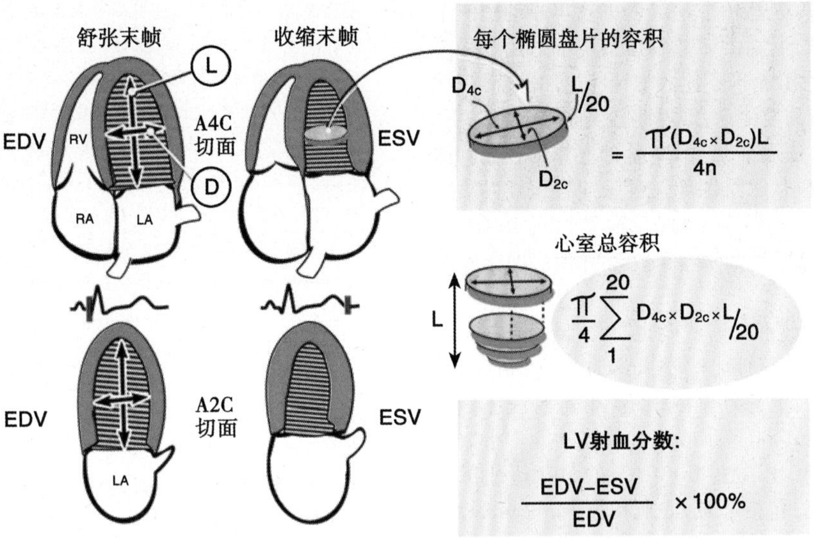

图 14.14 二维(2D)超声运用 Simpson 盘片叠加法定量左心室(LV)容积和 LV 射血分数。A2C,心尖两腔心切面;A4C,心尖四腔心切面;D,LV 内径;EDV,舒张末容积;ESV,收缩末容积;L,LV 长度;n,盘片数量。(改编自 Bulwer BE,Rivero J, Solomon SD. Basic principles of echocardiography and tomographic anatomy. In Solomon SD,editor. Atlas of Echocardiography. 2nd ed. Philadelphia:Current Science/Springer Science;2009,pp 1-24.)

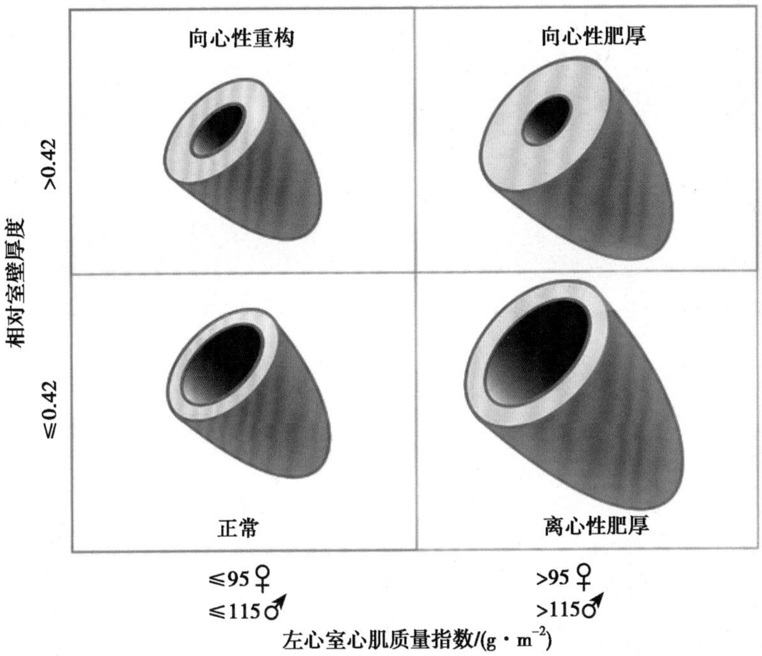

图 14.15 左心室(LV)重塑的分型。根据左心室心肌质量指数(LVMI)和相对室壁厚度(RWT)的测值可将 LV 重塑分为 3 型:向心性重塑(正常 LVMI, RWT 升高),离心性肥厚(LVMI 升高,RWT 正常),向心性肥厚(LVMI 和 RWT 均升高)。(改编自 Konstam MA,Kramer DG,Patel AR,et al. Left ventricular remodeling in heart failure. Current concepts in clinical significance and assessment. J Am Coll Cardiol Imaging 2011;4:98.)

这有助于快速评估，对于重塑的心室不够准确。实际上，各种方法的准确度都受到图像质量、心内膜边界的识别、心室形态和成像平面的影响，当一项或多项因素不理想时，有经验的超声心动图医生依靠视觉“肉眼”估测是可靠的，对大多数临床情况下适用。尽管这是常用的操作，事实上大多数情况下比数学计算更加准确，观测者自身和观测者直接的变异需要注意，重复性必须监控[4]。

其他评价收缩功能的方法通常在 LVEF 基础上作为补充。搏出量（Stroke volume，SV）可以从二维图像上舒张期容积减去收缩期容积来测量。另一种方法是用多普勒（见前文），用 LVOT 的 VTI 乘以 LVOT 的 CSA 来计算（见图 14.8）。SV 乘以心率得到心输出量。

其他几种方法既可用于评价 LV 功能也可用于评价右心室（right ventricular，RV）功能。心肌性能指数（myocardial performance Index，MPI），又称为 Tei 指数，定义为等容舒张期和等容收缩期之和除以射血时间，这一方法综合考虑了收缩和舒张功能。指数越大，功能越差[2]。成人 LV 的 MPI 超过 0.40，RV 的 MPI 超过 0.43 为异常。其测值和各种情况，包括心衰，心肌梗死（myocardial infarction，MI）后的转归相关。多普勒组织成像（Doppler tissue imaging，DTI）虽然多用于评价舒张功能（见下文），但也可测量心肌收缩速度 S’。

心肌应变成像。心肌变形或应变成像逐渐成为评价心脏功能的敏感的技术。应变是指两点间变形的百分比，例如心肌收缩期缩短或舒张期延长[2]。心肌应变可用多普勒方法来评价，可用心肌的速度的积分来得到两点间的距离，但是这一方法噪声多，采集复杂，有角度依赖。相反，基于二维斑点追踪技术的应变成像证实更加有效可靠（但时间分辨力较差），因此实际上在大多数应用中取代了多普勒基础上的应变测量。这一技术已被声学测微计证实有效，具有相干斑点心肌组织信号的优势来区分主动收缩和被动牵拉的区域。通过相应的成像平面，可以测量纵向，环向和径向的应变（图 14.16）。

目前的设备可以测量节段应变，可通过节段应变值取平均值或计算收缩和舒张期心内膜周长变化的百分比来计算整体纵向应变。纵向应变主要反映了心内膜下心肌纤维带的功能，而环向应变，最好由短轴切面测量，则反映了更外层的心肌功能。

整体应变，尤其是整体纵向应变（global longitudinal strain，GLS，或收缩期心肌长度变化的相对值）逐渐成为评价心脏功能的重要指标，和标准的指标如 LVEF 比具有额外的预测价值[5]。许多疾病都出现 GLS 的降低，包括高血压、糖尿病、肾功能不全、浸润性心肌病，HCM 及瓣膜性心脏病。GLS 可预测 MI 后的生存率，或心衰出现。测量整体应变还有助于评价化疗药物对个别患者随时间而出现的心肌毒性。

心肌变形还可用于评价心脏的同步性，通过测量心脏各节段应变达峰（收缩最大）的时间。不论是节段的应变达峰时间，反映了同步性，还

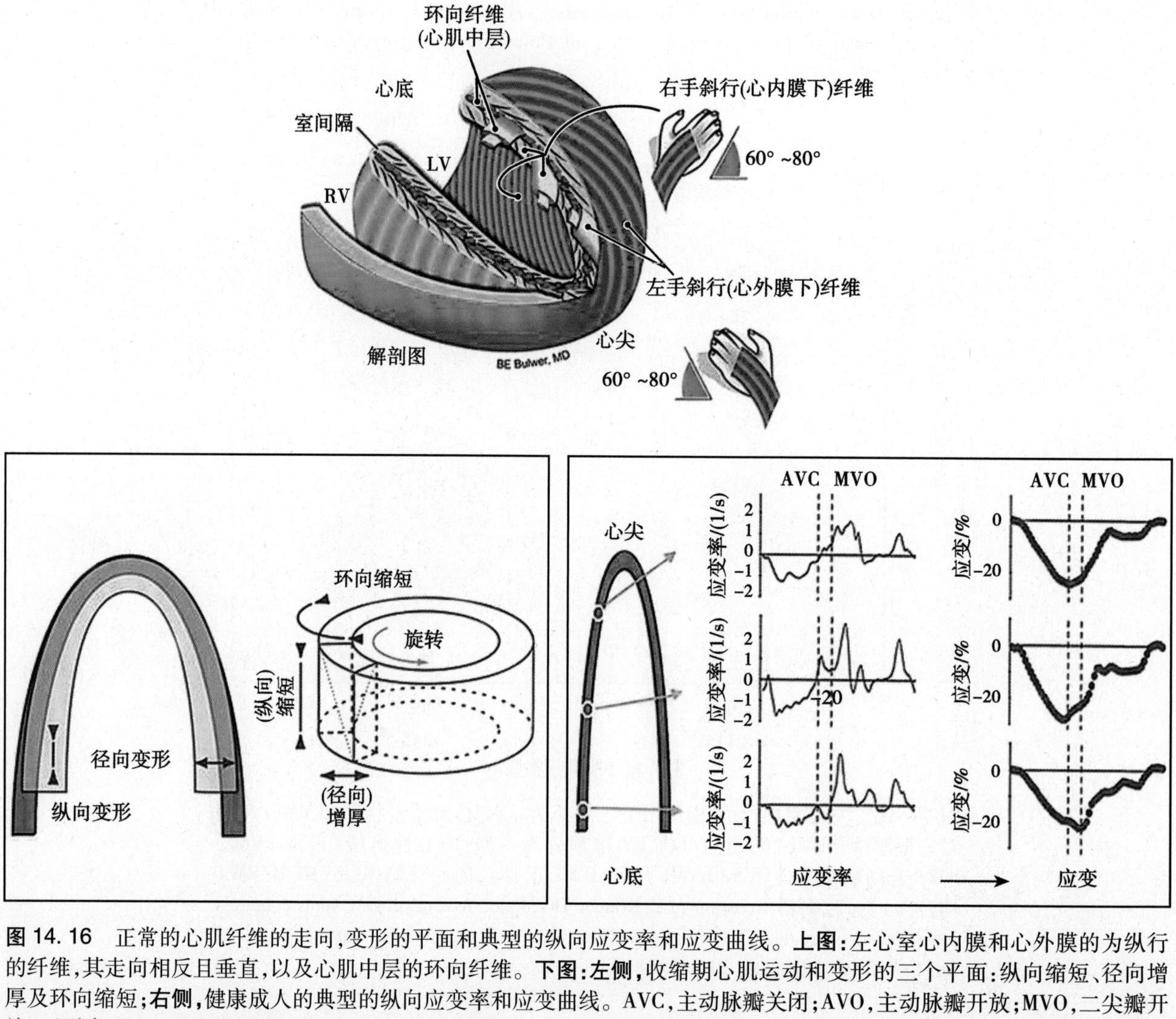

图 14.16 正常的心肌纤维的走向，变形的平面和典型的纵向应变率和应变曲线。**上图**：左心室心内膜和心外膜的为纵行的纤维，其走向相反且垂直，以及心肌中层的环向纤维。**下图**：**左侧**，收缩期心肌运动和变形的三个平面：纵向缩短、径向增厚及环向缩短；**右侧**，健康成人的典型的纵向应变率和应变曲线。AVC，主动脉瓣关闭；AVO，主动脉瓣开放；MVO，二尖瓣开放。（引自 Cikes M，Solomon SD. Beyond ejection fraction：an integrative approach for assessment of cardiac structure and function in heart failure. Eur Heart J 2016；37：1642.）

是心肌峰值应变，反映了收缩功能，对于接受再同步化治疗（cardiac resynchronization therapy，CRT）的患者都具有预后价值（见第 25 及 41 章），可用于筛选出最能从 CRT 中获益的患者[6,7]。

除了评价整体功能，应变成像还可以定量节段功能。节段的应变和缺血性心脏病（见第 17 章）及 HCM[8,9] 患者（见第 78 章）心肌瘢痕的程度相关。这些指标也可以用于评价负荷超声中的心肌缺血。从心肌应变成像可衍生出定量左心室扭转和扭力，或者心肌收缩及舒张时的"拧毛巾样"运动。

基于 2D 超声基础上的应变成像也有很多局限性。首先，心肌的变形发生于 3 个方向上，平面逸出会导致信息丢失。其次，这些指标也受制于传统的超声成像的局限性，包括帧频及图像质量，心率过快会限制时间分辨力。最后，不同厂商之间，该技术的资料采集和计算，以及正常值仍有待于统一。在实现这一目标之前，强烈推荐对同一个患者的随访需采用同一个厂商的设备和软件。随着应变成像技术不断的标准化，完善和自动化，其有效性和应用性会进一步增加。

左心室节段功能。尽管 LV 整体功能指标提供了心脏整体表现的定量评价，并且具有预后价值，不同节段间的功能却可以有明显的差异，比如缺血性心脏病或其他局灶性病变。急性心肌梗死（acute MI，AMI）可引起节段室壁运动异常：每个特定的心肌节段有各自的冠脉供血（见后文心肌梗死）。节段室壁运动可以通过评分系统进行定性或半定性的评价。目前最常用的评分系统是基于 ASE 颁布的 17 节段分段法，每一个节段计分为：正常（1 分），运动减退（2 分），运动消失（3 分），或矛盾运动（4 分）。室壁运动计分指数（wall motion score index，WMSI）等于所有节段计分的总和除以观察的节段数，因此正常收缩的心室为 1，WMSI≥1.7 体检通常会有心衰的表现。指数升高也是死亡率和合并症，包括 MI 后因心衰而入院的独立预测因子。

检测节段心肌功能异常的主要是为了识别冠心病（coronary artery disease，CAD）患者。评价室壁节段运动异常不易区分陈旧性或新的室壁运动异常，但是局部心肌变薄，回声增强常提示慢性心肌梗死的瘢痕组织。通常，MI 的区域表现为独立的运动严重减退或运动消失，甚至出现矛盾运动的区域。局灶性室壁运动异常可在 AMI 的最初几分钟内就出现，因此评价节段室壁运动特别适用于急性期的诊断，例如，患者有急性胸痛，心电图（electrocardiogram，ECG）上有相应的异常表现，如有新出现的室壁运动异常区可以有助于尽早启动介入治疗（见第 58 及 59 章）。虽然 MI，不论是急性还是陈旧的，是节段运动异常的最可能的病因，但是其他情况，如心肌炎或结节病也可影响心肌局部功能，但通常与冠脉分布不相符。LV 功能异常还可伴随瓣膜心脏病或高血压心脏病，同样也可出现某种程度的节段功能的微小差异。

评价节段室壁运动对于负荷超声极其重要，在运动或药物负荷诱导下出现节段运动异常提示心肌缺血。对于负荷超声而言，需在负荷前后并行比对节段运动，逐个定性判断其收缩功能未改变还是恶化，并予以计分（见下文）。

LV 舒张功能

舒张功能异常在高血压患者和老龄人中特别常见（见第 26 章）。机制包括 LV 松弛受损和 LV 硬度增加。评价舒张功能的"金标准"是"侵袭性"检查获得的压力-容积环，通过评价瞬时压力和容积的关系来评价舒张功能。多种超声技术可以非侵袭性地评价心脏舒张功能，估测 LV 舒张末压（LV end-diastolic pressure，LVEDP）。比较常用的指标总结在表 14.17 和表 14.18[10]。分析舒张功能时必须注意：①不论 LVEF 为何，舒张功能异常的不同程度间超声指标的测值会有重叠区；②患者的年龄、血流动力学状态、存在的疾病（特别是二尖瓣病变）都会影响指标；③没有任何指标单独使用是准确的。

二尖瓣血流频谱分型

二尖瓣血流多普勒频谱可评价舒张期从 LA 到 LV 的血流。特定时间点的经二尖瓣血流的速度和两个腔室间的压差相关。E 波发生于舒张早期 LV 主动充盈时。A 波代表了舒张晚期心房收缩时的血流速度。最初舒张功能的分型就是基于二尖瓣血流 E 波和 A 波的类型（即相对高度）（图 14.17）。E 波速度取决于跨二尖瓣的压差，因此和 LA 压正相关，与 LV 顺应性负相关。A 波的高度还取决于心房收缩力。小于 65 岁的正常人，E 波高于 A 波，比值超过 1.0. LV 顺应性随着年龄而下降，故 E 也逐渐降低。同时，由于心房收缩为代偿 LV 顺应性降低而增强，故 A 波通常升高。此外，E 波的减速时间（deceleration time，DT）最初是随顺应性恶化而延长。然而，当舒张功能持续恶化，LA 压升高，E 波再次升高，而 A 波由于 LV 压升高，LA 的功能开始恶化而降低，这时，E/A 比值表现为相对正常（假性正常化）。假性正常化的频谱类似于正常频谱，仅仅依靠 E 波和 A 波可能导致误诊。舒张功能进一步恶化可出现所谓的限制性充盈类型，由于二尖瓣血流快速的终止，E 波的下降斜率变得非常陡直（减速时间非常快）。因此随着舒张功能的不断恶化，二尖瓣 E 波和 A 波的分型，以及二尖瓣 DT 都呈现双向过程，这限制了单独使用这些指标来评价舒张功能的有效性。

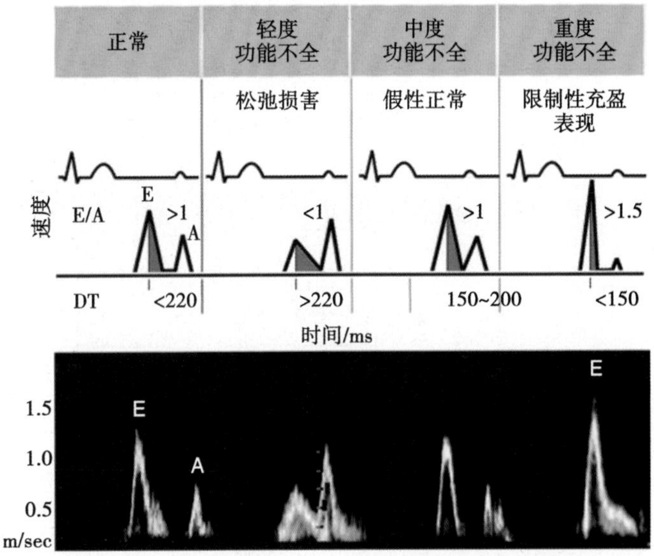

图 14.17 舒张功能异常的二尖瓣血流多普勒频谱的波形。DT，减速时间。改编自 Ho CY，Bulwer BE. Echocardiographic assessment of diastolic function. In Solomon SD，Bulwer BE，editors. Essential Echocardiography. A Practical Handbook with DVD. Totowa，NJ：Humana Press；2007，p 124.）

多普勒组织成像

DTI 评价心肌收缩及舒张功能依赖于多普勒成像原理。DTI 通过过滤器接收的是心肌缓慢运动产生的高振幅信号，而非快速流动的红细胞产生的信号。采用 DTI 评价二尖瓣瓣环（通常取样点放置于室间隔和侧壁）的心肌运动，记录心动周期中多普勒速度，可见 3 个波形：收缩期朝向心尖部的收缩波（S'波），继之以舒张早期 e'波和舒张晚期的 a'波。e'波和 a'波的时相及命名与二尖瓣血流多普勒一致，但是瓣环运动的方向和血流相反，流速低很多。e'的峰值速度和心室的松弛常数 tau（τ）负相关。e'的速度在儿童和年轻人中可大于 20cm/s，但在更大年龄的成人中迅速降低，舒张功能严重异常的患者（例如淀粉样变性）可低于 5cm/s。

由于二尖瓣 E 波的速度反映了心房与心室的压差，因此取决于 LV 顺应性和 LA 压（即依赖于前负荷）。而 DTI 的 e'波原则上仅反映了 LV 的顺应性，因此 E 除以 e'生成了反映 LA 压的新的指标，常被用于估测 LVEDP。不论任何年龄组，E/e' 比值超过 14 视为异常升高，提示 LVEDP 升高。但是，该指标对于急剧的变化不够敏感，因此不适用于监测治疗疗效[11]。

肺静脉多普勒血流频谱

肺静脉血流频谱是二尖瓣血流频谱评价舒张功能的补充。肺静脉血流包括 3 个部分：①S 波，心室收缩期由肺静脉到 LA 的前向血流；②D 波，心室舒张期的被动血流；③AR 波，心房收缩时少量血流反流到肺静脉（图 14.18）。LV 松弛功能损害的患者 S 波相对于 D 波降低。LV 顺应性降低导致心房收缩时更多的血流返回肺静脉（比 A 波宽）。

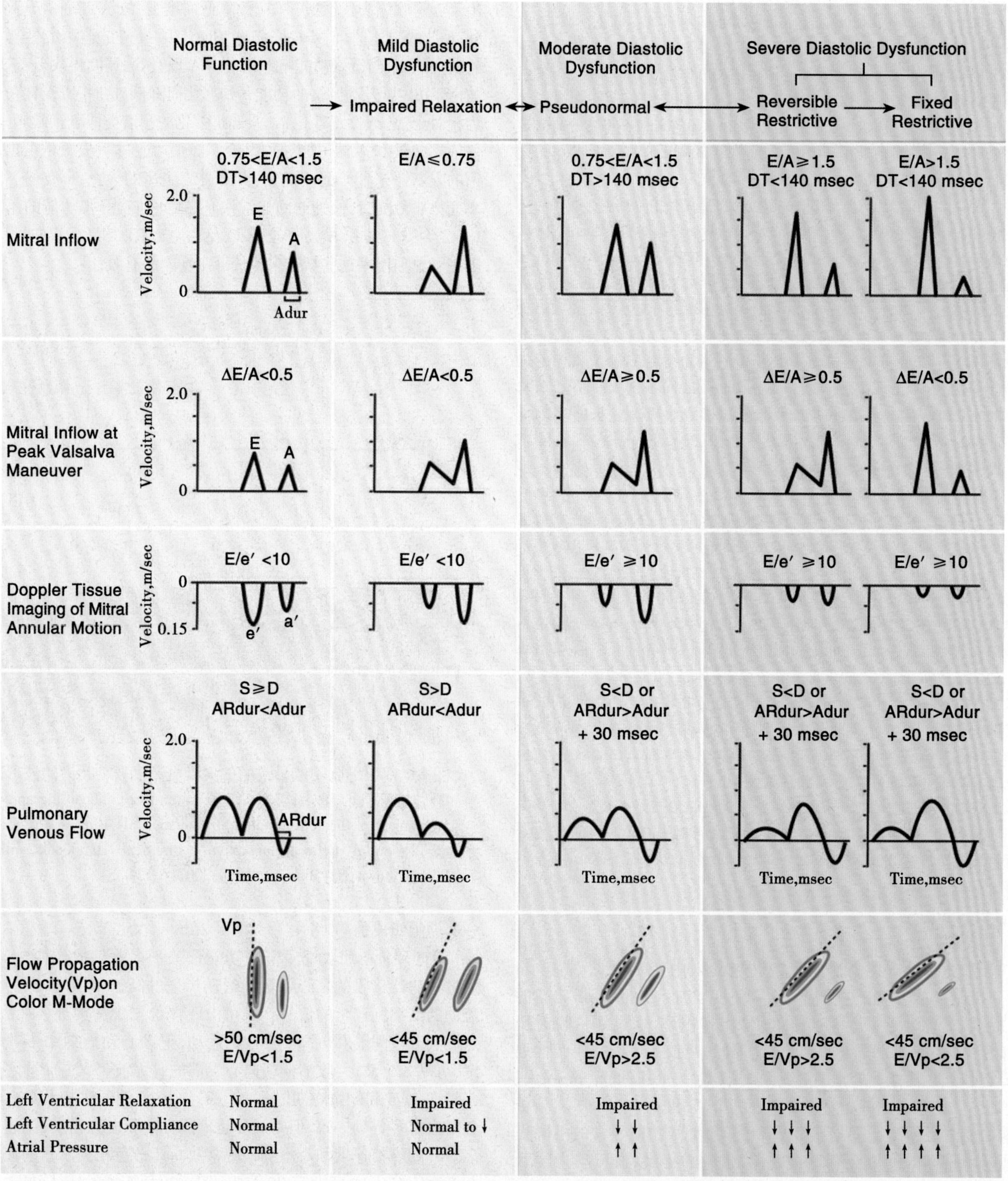

FIGURE 14.18 Diastolic function classification scheme. *A*, Transmitral flow velocity with atrial contraction; a', velocity of mitral annular motion with atrial systole; *Adur*, duration of A; *AR*, flow from the left atrium to the pulmonary veins during atrial contraction; *ARdur*, duration of AR; *D*, diastolic; *E*, early diastolic flow velocity; e', velocity of early diastolic mitral annular motion; *S*, systolic; *Vp*, transmitral flow propagation velocity. (Modified from Redfield MM, Jacobsen SJ, Burnett JC Jr, et al. Burden of systolic and diastolic ventricular dysfunction in the community: appreciating the scope of the heart failure epidemic. JAMA 2003;289:194.)

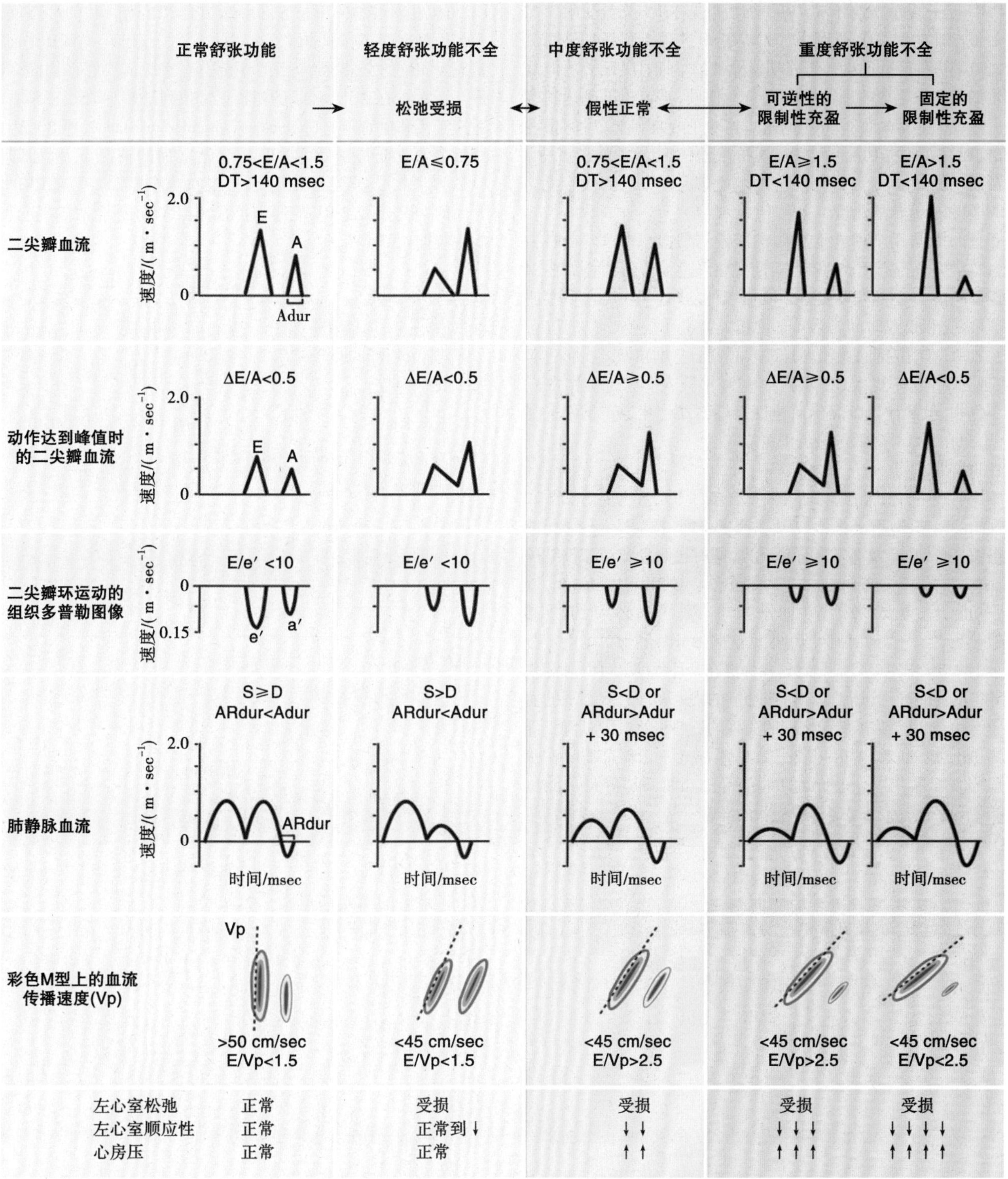

图 14.18 舒张功能分型图。A,心房收缩产生的经二尖瓣的血流速度;a',心房收缩时二尖瓣环的运动速度;Adur,A 波持续时间;AR,心房收缩时血流由左心房逆流入肺静脉的血流;ARdur,AR 波持续时间;D,舒张 D 波;E,舒张早期血流;e',舒张早期二尖瓣环的运动速度;S,收缩期 S 波;Vp,经二尖瓣血流传播速度。(改编自 Redfield MM,Jacobsen SJ,Burnett JC Jr,et al. Burden of systolic and diastolic ventricular dysfunction in the community:appreciating the scope of the heart failure epidemic. JAMA 2003;289:194.)

当舒张功能减退时,其他许多多普勒参数发生改变。等容舒张期(isovolumic relaxation time,IVRT)代表主动脉瓣关闭到心室充盈开始(即 LVOT 血流结束到二尖瓣血流 E 波开始之间)的时间间期。IVRT 延长提示松弛异常,IVRT 缩短可见于 LV 充盈受限。二尖瓣 E 波减速时间(DT,见图 14.17)是指 E 波顶点到舒张早期二尖瓣血流消失的时间间期。舒张功能异常的早期,DT 延长。但是在严重的限制性生理的患者中,由于 LV 僵硬,其容积迅速达到容积的上限,DT 非常短促(<140 毫秒),这对于心衰和 MI 后的患者(即在同时存在收缩功能异常和严重的舒张功能异常的患者中)提示预后不良[12]。

彩色 M 型和血流传播速度

彩色 M 型可用于测量经二尖瓣血流传播速度(Vp)。在心尖窗经过二尖瓣进行彩色 M 型超声,通过将彩色血流信息叠加在 M 型图像上拓展 M 型超声功能。E 波血流的斜率(Vp)代表了血流传播速度,它和松弛时间常数 tau 负相关。主动松弛受损的患者 LV 的"抽吸"作用降低,血流一旦进入心室后急剧减慢。在彩色 M 型,表现为 Vp 斜率更缓(中年人<0.45,年轻人<0.55 为异常)。实际工作中,虽然计算血流传播速度指标不断优化,Vp 测值重复性较低,只在 LVEF 降低的患者中可靠。

临床评价舒张功能

临床实践中,评价舒张功能需要整合多种方法。主要的参数和最初开始的粗略的筛查包括二尖瓣血流多普勒(特别是 E/A 比值)以及组织多普勒(e' 及 E/e' 比值)标准,同时还测量肺动脉收缩压(pulmonary artery systolic pressure,PASP)和 LA 容积(表 14.4)。诊断舒张功能异常需要多数(至少四分之二)参数异常,必要时需要结合其他参数[10]。有好几种标准可根据这些参数对舒张功能进行分级(见图 14.8 和表 14.4)。尽管这些标准在某种程度上可以对舒张功能异常的诊断进行标化,关于舒张功能的程度和静息状态下的血流动力学状态,以及临床转归之间的关系的资料仍然有限。舒张异常在高血压患者和老龄患者中非常常见,但并不一定伴有临床症状或明显心衰表现[10,13]。评价运动时的舒张功能,即"舒张功能负荷试验"有助于揭示引起运动中症状的异常[14]。

表 14.4 不同 LV 舒张功能预期出现的 LV 松弛、充盈压、二维和多普勒的表现

参数	正常	Ⅰ级	Ⅱ级	Ⅲ级
LV 松弛	正常	受损	受损	受损
LA 压	正常	降低或正常	升高	升高
二尖瓣 E/A 比值	≥0.8	≤0.8	>0.8~<2	>2
平均 E/e' 比值	<10	<10	10~14	>14
TR Vmax/($m \cdot s^{-1}$)	<2.8	<2.8	>2.8	>2.8
LA 容积指数/($ml \cdot m^{-2}$)	正常	正常或扩大(>34ml/m^2)	扩大	扩大

LA,左心房;TR,三尖瓣反流。

引自 Nagueh SF, Smiseth OA, Appleton CP, et al. Recommendations for the evaluation of left ventricular diastolic function by echocardiography: an update from the American Society of Echocardiography and the European Association of Cardiovascular Imaging. J Am Soc Echocardiogr 2016;29:277.

右心室结构和功能

2D 超声评价右心室(right ventricle,RV)难度非常大。虽然 LV 可以相对容易的用长椭圆形来拟合,RV 新月状的形态使得用几何模型来模拟容积非常复杂。此外,没有任何一个 2D 平面能完整展示 RV 的全貌,要全面的评价右心室腔需要在多切面多次测量。正常右心室 RV 径线的测量正常值列于表 14.5。正常右心室适应于低肺血管阻力(pulmonary vascular resistance,PVR),因此对后负荷的改变特别敏感。PVR 急剧增加的情况下,例如肺栓塞(见第 84 章),会导致 RV 显著扩张和功能异常。引起 PVR 慢性升高的情况会引起 RV 肥厚和扩张,但 RV 功能通常维持正常直至病程晚期(见第 85 章)。

表 14.5 右心室(RV)腔室大小的正常值

变量	平均值±标准差	正常范围
RV 基底横径/mm	33±4	25~41
RV 中间横径/mm	27±4	19~35
RV 长径/mm	71±6	59~38
RVOT PLAX 内径/mm	25±2.5	20~30
RVOT 近端内径/mm	28±3.5	21~35
RVOT 远端内径/mm	22±2.5	17~27
RV 室壁厚度/mm	3±1	1~5
RV EDA/cm^2		
男	17±3.5	10~24
女	14±3	8~20
BSA 标化的 RV EDA 指数/($cm^2 \cdot m^{-2}$)		
男	8.8±1.9	5~12.6
女	8.0±1.75	4.5~11.5
RV ESA/cm^2		
男	9±3	3~15
女	7±2	3~11
BSA 标化的 RV ESA 指数/($cm^2 \cdot m^{-2}$)		
男	4.7±1.35	2.0~7.4
女	4.0±1.2	1.6~6.4
BSA 标化的 RV EDV 指数/($ml^2 \cdot m^{-2}$)		
男	61±13	35~87
女	53±10.5	32~74
BSA 标化的 RV ESV 指数/($ml^2 \cdot m^{-2}$)		
男	27±8.5	10~44
女	22±7	8~36

BSA,体表面积;EDA,舒张末面积;ESA,收缩末面积;PLAX,胸骨旁长轴切面;RVOT,右心室流出道。

引自 Lang RM, Badano LP, Mor-Avi Victor, et al. Recommendations for cardiac chamber quantification by echocardiography in adults: an update from the American Society of Echocardiography and the European Association of Cardiovascular Imaging. J Am Soc Echocardiogr 2015;28:1.

传统超声有几种方法常用于评价 RV 整体功能[2]（表 14.6）。RV 面积变化分数（fractionalarea change，FAC）通过测量心尖四腔心上 RV 舒张期和收缩期的面积（RVAd 和 RVAs）可以方便地计算出（图 14.19）：FAC=（RVAd-RVAs）/RVAd。

FAC 评价 RV 功能对于心衰和 MI 后的患者可提供额外的预后价值[15]。三尖瓣环收缩期位移（tricuspid annular plane systolic excursion，TAPSE）通常由 M 型超声测量，可反映 RV 的收缩（图 14.20）。同样，三尖瓣环的纵向运动也可用脉冲组织多普勒收缩波 S' 的峰值速度来评价（图 14.20，右）。RV 的 Tei 指数和 RV 的 GLS 的测量非常类似于 LV。不同于整体功能，RV 的节段功能异常在 RV 后负荷急剧升高例如肺栓塞（见下文）时特别重要，因为后者心尖部和基底段的 RV 游离壁的功能常常正常，而中间段常出现矛盾运动或运动消失。RCA 梗死的患者，RV 的整体和节段室壁运动都会出现明显的异常。

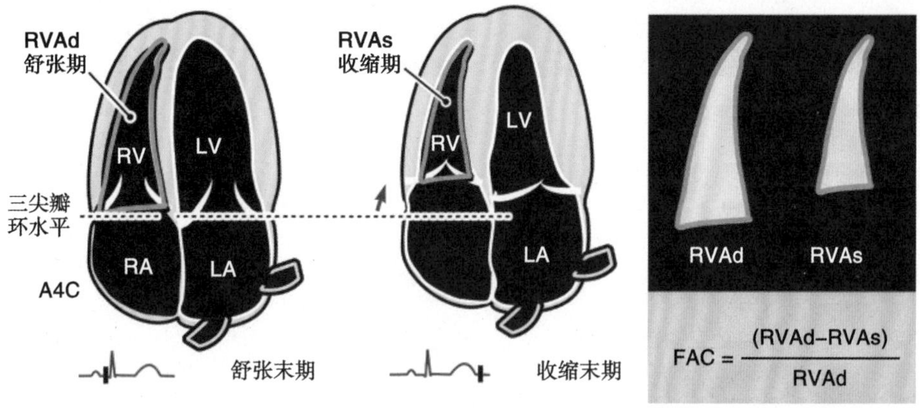

图 14.19　在心尖四腔心切面（A4C）测量右心室面积（RVA），并用面积变化分数（FAC）评价 RV 功能。LA，左心房；LV，左心室；RA，右心房；RV，右心室

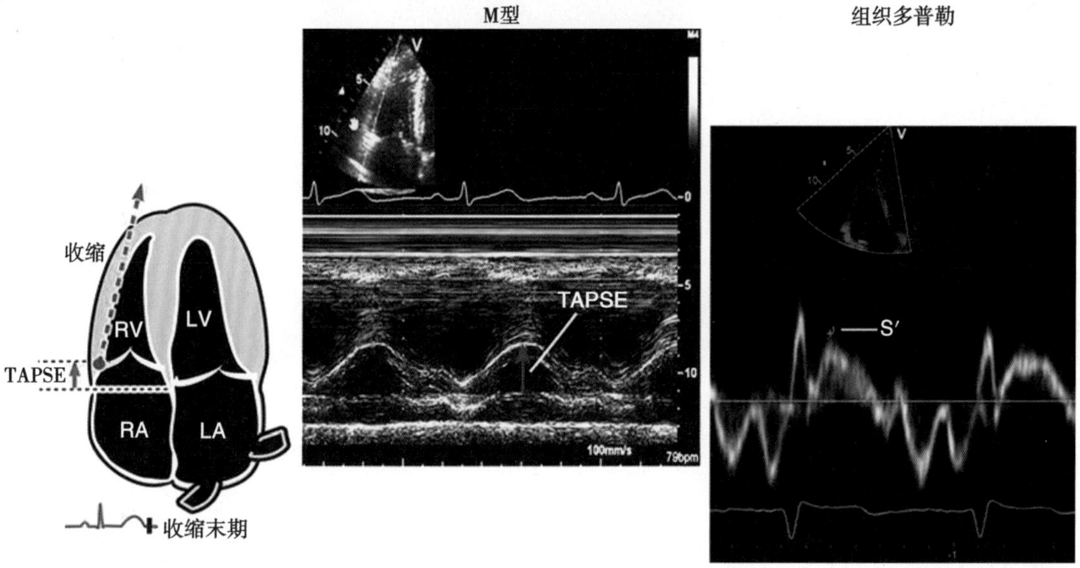

图 14.20　评价 RV 收缩功能的 M 型和组织多普勒成像（DTI）指标。左侧和中间，M 型超声测量三尖瓣环平面收缩期位移（TAPSE）。右侧，DTI 测量三尖瓣环的运动，S′类似于 TAPSE

现在已经有了 RV 的 3D 超声，通过重建的图像可以清楚地显示其复杂的形态（图 14.21）。3D 超声可计算 RV 容积，不像之前提到的技术那样依赖于角度。图像采集仍有赖于超声医生的经验，容积的测量需要额外的训练，目前仅能半自动，下线分析。然而，RV 容积和 RVEF 的正常参照值现已存在[2]（见表 14.5 和表 14.6）。类似于 LV 容积数据，其准确性堪比 CMR，但超声的测得的容积小于 CMR。

左心房和右心房

LA 扩大与不良心血管预后相关。LA 扩大见于多种病理情况，包括 LV 收缩和舒张功能异常和房颤（atrial fibrillation，AF）。其他引起 LA 扩大的常见病因包括高血压和二尖瓣反流或狭窄。LA 的大小反映了 LV 的充盈压，是反映长期舒张功能状况的有效的指标。定量 LA 的大小有多种方法。LA 的内径传统上在胸骨旁切面测量，早年被用于 LA 大小的初筛。长期以来，胸骨旁长轴切面 LA 内径的正常上限为女性 3.8cm，男性 4.0cm（或 2.3cm/m^2，不论男女）。也可在心尖切面测量其他轴向。但是，任何单径线的测值都不够充分，更完整的评价需在心尖正交的切面上测量 LA 的面积，再接着用 Simpson 双平面法计算 LA 容积。容积一般用体表面积 BSA 来标化（见表 14.2）。LA 的功能参与了 LV 的整体的功能，同样也受 LV 顺应性的影响。

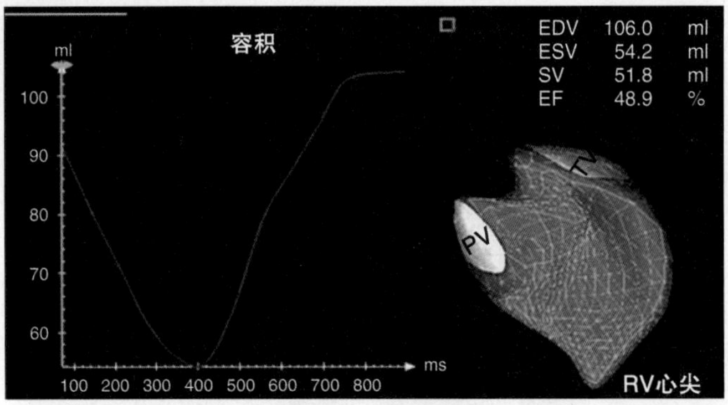

图 14.21 三维超声测量右心室(RV)容积及功能。显示从室间隔观的三维重建的RV形态和容积。左侧的曲线显示了心动周期中RV容积随时间的变化,数据由RV聚焦的心尖四腔心切面获取。RV搏出量(SV)=EDV-ESV。RV射血分数(EF)=SV/EDV。EDV,舒张末容积;ESV,收缩末容积;PV,肺动脉瓣;TV,三尖瓣。

表 14.6 右心室(RV)功能指标的正常值

变量	平均值±标准差	异常阈值
TAPSE/mm	24±3.5	<17
PW-TDI 瓣环 S 波/($cm \cdot s^{-1}$)	14.1±2.3	<9.5
彩色 TDI 瓣环 S 波/($cm \cdot s^{-1}$)	9.7±1.85	<6
RV 面积变化分数/%	49±7	<35
RV 游离壁 2D 应变*/%	-29±4.5	>-20†
RV 3D EF/%	58±6.5	<45
脉冲波多普勒 MPI	0.26±0.085	>0.43
组织多普勒 MPI	0.38±0.08	>0.54
三尖瓣 E 波减速时间/ms	180±31	<119 或>242
E/A	1.4±0.5	<0.8 或>2.0
e'/a'	1.18±0.33	<0.52
e'/($cm \cdot s^{-1}$)	14.0±3.1	<7.8
E/e'	4.0±1.0	>6.0

*资料有限;测值依厂商和软件版本不同而不同。

†负数,其绝对值<20。

MPI,心肌性能(Tei)指数;TAPSE,三尖瓣环平面收缩期位移;TDI,组织多普勒成像。

引自 Lang RM, Badano LP, Mor-Avi Victor, et al. Recommendations for cardiac chamber quantification by echocardiography in adults: an update from the American Society of Echocardiography and the European Association of Cardiovascular Imaging. J Am Soc Echocardiogr 2015;28:1.

评价右心房(right atrial,RA)最好在心尖或剑下切面进行。RA大小反映了右心的充盈压和容量。RA扩大最常见的原因是AF和三尖瓣反流。单独右心的扩张要考虑是否有房水平的(左向右)分流,需进一步探查房间隔缺损,必要时可以通过静脉给予生理盐水造影。双房的扩张可见于AF或限制性心肌病。

健康男性的RA容积指数值与LA容积相近,而健康女性则略小于LA。测量RA和下腔静脉(inferior vena cava,IVC)对估测RA压都很重要,而估测RA压是根据三尖瓣反流速度计算肺动脉收缩压的关键。提示右心房压(RA pressure,RAP)升高的依据包括:RA扩张,IVC扩张,IVC随吸气而塌陷的幅度降低。超声估测RAP有多种方法,几乎都需要结合IVC内径和IVC吸气时塌陷的幅度。测量IVC内径及其吸气时塌陷的幅度,可以对RAP进行粗略的估测(表14.7):完全塌陷(>50%),RAP为0~5mmHg;塌陷减弱(<50%),RAP为5~10mmHg;无塌陷,RAP为15mmHg[16]。值得注意的是,健康年轻人或运动员的IVC偶尔也会扩张,特别是在完全仰卧位成像时。

表 14.7 根据下腔静脉(IVC)内径和塌陷估测右心房压(RAP)

变量	正常值 [0~5(3) mmHg]	中间值 [5~10(8) mmHg]		高值 (15mmHg)
IVC 内径	≤2.1cm	≤2.1cm	>2.1cm	>2.1cm
深吸气时塌陷	>50%	<50%	>50%	<50%
次要指标				三尖瓣流入血流的限制性充盈 三尖瓣 E/e'>6 肝静脉舒张期血流为主(收缩期充盈<55%)

低和中间值是有范围的,但为了简化而建议采用各自范围内的中值,即正常的采用3mmHg,中间值采用8mmHg。如果没有其他RA压力升高的次要指标出现,则中间值的RAP(8mmHg)可以被降到正常;如果存在鼻吸气时IVC塌陷过小(<35%)以及出现RA压力高值的次要指标,则RA压力可以提到高值;如果不确定则仍估测为8mmHg。

经食管超声心动图

经食管超声心动图(TEE)是一种备选的检查方法,将较小的超声换能器通过可灵活操作的探头插入食管获得心脏超声图像。与经胸检查相似,多平面2D和3D、彩色血流、频谱多普勒成像可以在床旁获得,但是换能器的频率更高,并从后方且较TTE更贴近心脏的位置成像。因此TEE能同时获得更好的图像质量和空间分辨率,以及更少的伪像,在检查左心房、左心瓣膜时特别有优势,因为这些结构直接与食管相邻。由于是半侵入性的,TEE通常被作为初始TTE检查后的辅助或后续检查,用以寻找额外的证据,或是弥补TTE图像质量的不足。表14.8总结了TTE/TEE各自的优点和缺点。

TEE对于评估瓣膜功能异常、诊断和随访心内膜炎(见第73章)、寻找卒中的潜在原因、更好地鉴别心脏肿瘤和先天性心脏病尤为有用。在有些适应证下,TEE还可以作为首选检查,例如评估主动脉疾病和左心耳血栓时[17](见主动脉疾病和心脏占位)。当需要对AF进行快速复律时(见38章),或是当计划行择期房性心律失常消融/心脏复律,而患者抗凝不足或卒中风险高的情况下[18],可以用TEE来明确心房内是否存在血栓。此外，TEE对于优化和评估心脏外科和经皮介入手术也有重要作用，尤其是对于瓣膜手术、关闭心内分流，以及LVAD的放置等[19-21]。

TEE可在住院或门诊环境下进行，大多数患者需要表面麻醉和/或静脉（IV）清醒镇定来减轻痛苦。静脉用药通常是咪达唑仑和芬太尼；如果预计到呼吸或血流动力学稳定性或是患者舒适度的问题，也可选择丙泊酚。TEE的风险相对较小，主要包括口咽部和食管的创伤、误吸、支气管或喉痉挛、误插入气管、心律失常，以及与镇定相关的风险（一过性低血压）[19,22]。全身麻醉则用于手术室的患者，且与更高的并发症发生率（主要并发症高达1.2%）相关。最严重的并发症是上消化道穿孔，典型情况下发生于食管或下咽。存在食管憩室或狭窄、显著的胸部放射性纤维化、纵隔内器官的解剖扭曲或探头插入困难的患者危险性较高。TEE也可因直接摩擦黏膜、食管静脉曲张或肿瘤而导致出血（0.02%～1.0%）。非术中情况下TEE的总体主要不良事件率为0.2%到0.5%，而总死亡率则非常低（0.000 4%）。通过筛选存在潜在禁忌证的患者可将这些风险最小化；如果发现潜在禁忌证存在，TEE最好是延期到能更好地评估或缓解这一状况时。如果潜在的风险无法缓解，另一种办法是选用其他的影像学方法或策略（例如血管内超声或主动脉外膜扫查、CT和CMR）。

表14.8 经食管超声心动图（TEE）对比经胸超声心动图（TTE）的优势和劣势

优势	劣势
在经皮和外科操作中与床旁一样有用	半侵入性——通常需要镇定，因此存在与探头插入相关的风险（胃食管和肺的并发症）和镇定效应（低血压）。长时间的操作可能需要全身麻醉。通常至少需要两名人员：一名操作者，一名需要镇定时的监测人员
分辨力更高：更有助于明确地发现赘生物、血栓、占位和心内分流。能获取一系列结构的更优质的影像，包括瓣膜——尤其是二尖瓣及主动脉瓣、左心房和左心耳、左心室、胸主动脉和主动脉弓、房间隔，以及肺静脉	可能无法很好地显示LV心尖或右侧的结构（更加远离探头的结构，尤其是体型较大的患者）
相比起TTE来说能得到"连续的"声窗（没有肋骨所致声影）	存在"盲点"的声影，即气管处于食管和心脏之间的区域 腹主动脉的大部分位于显示范围之外
二尖瓣和人工二尖瓣的显示通常更好，还能准确地定位瓣膜和瓣周的缺损	人工机械主动脉瓣会出现严重的声影 在估测主动脉瓣狭窄的压差时，技术上可能很难达到最佳的声束入射角度（意即影响测量的可重复性和准确性） 升高或降低前负荷的动作变得更困难（例如瓦萨瓦动作），当然大部分患者仍能配合 实时三维成像和重建这类依赖于缓慢且规律的心率和"稳定"声窗的项目（即静息的患者）

标准的经食管超声心动图检查

图14.22显示标准的经食管超声心动图检查方法。在临床情况不稳定时，考虑到可能会被迫中断检查，较为谨慎的做法是先针对主要的指征进行探查。如果患者情况仍然稳定，即可进行全面检查，其中大部分图像位于食管中段水平（探头前端距门齿约35cm）。作为图像平面的参照，在食管中段水平，换能器角度位于0°到30°间并弯曲时，图像平面可切割到心脏短轴观（横切）。而TEE换能器角度位于90°到120°间则对应长轴观（纵向切面，或矢状面）。

经食管检查通常从心脏的标准四腔观开始，该切面与经胸超声心动图的心尖四腔观相似。在食管中段水平0°，通过探头的轻微后弯使得图像平面倾斜，从而显示出心尖。在这一水平，多平面"omni"控制器即可逆时针旋转扫查平面，将左心室切出两腔（约90°）和三腔（长轴或120°）观。上述三者是评估左心室、左心房和二尖瓣结构和功能的理想切面。需要的时候可以通过向头部略微回撤探头来显示左心耳，将心耳放在扇角当中，自30°向150度扫查。检查主动脉瓣时应将探头略微回撤，主动脉瓣在图像上应略高于二尖瓣，短轴观位于约30°，长轴观约120°。三尖瓣大致于45°显示，然后可逐渐增加omni角度至120°，即可依次显示右心室流出道（right ventricular outflow tract，RVOT）、肺动脉和肺动脉瓣、肺动脉分叉。小幅度调整探头和换能器角度后，还可显示肺静脉、右心房、房间隔、上腔静脉（superior vena cava，SVC）、IVC、冠状静脉窦和腹主动脉的相关切面。要获得经胃切面，应轻柔地将TEE探头前进，穿过胃食管括约肌，此过程中换能器平面要先调回到0度。经胃切面可以看到左心室和二尖瓣短轴，还可按需在心尖五腔或三腔观测量主动脉瓣跨瓣压差。增加omni角度直至90°并将换能器平面右转，可以看到三尖瓣和右心的更多细节。最后，通常在探头回撤时探查胸主动脉的横截面和长轴观，以记录显著的动脉粥样硬化或其他病变。

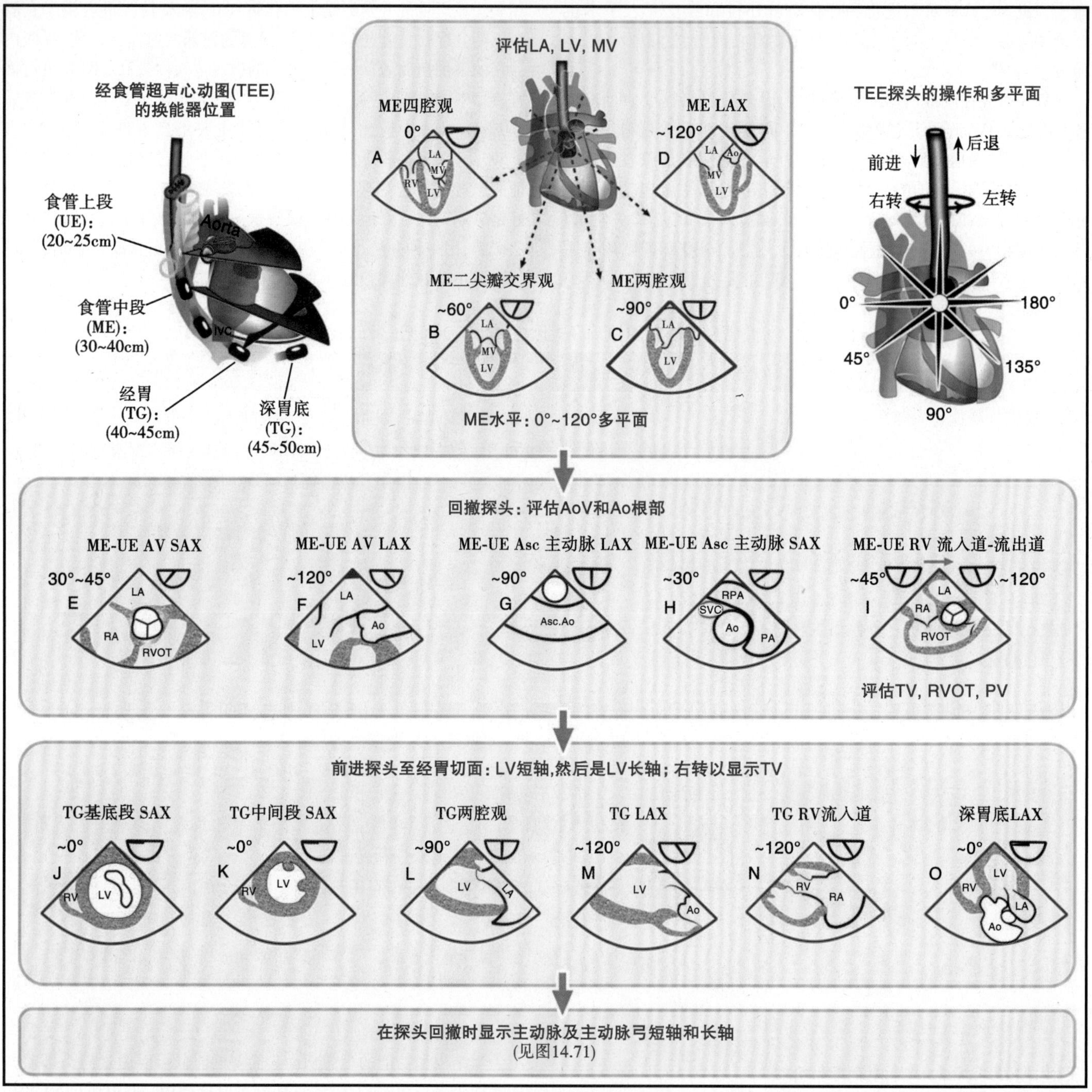

图 14.22 推荐的标准 TEE 检查流程，显示基础的探头位置、操作和切面。按这个顺序操作就能对所有的心脏腔室和瓣膜进行基础的成像。还可根据特殊的指征添加需要的切面。Ao，主动脉；AoV，主动脉瓣；Asc，升；AV，主动脉瓣；Desc，降；LAX，长轴；ME，食管中段；PV，肺动脉瓣；SAX，短轴；TG，经胃底；TV，三尖瓣；UE，食管上段

三维超声心动图

获得并显示三维图像一直是超声心动图的长期目标。尽管可以通过经胸或经食管探头的旋转获得三维图像，但是真正的三维超声心动图是利用矩阵换能器获得的，后者是在两个维度上发射并接受超声声束的(图 14.23)，从而能获得金字塔形的三维数据集。矩阵探头既有经胸的，也有经食管的。三维数据集可用来同时显示正交的二维切面(例如心尖四腔心和两腔心)，或显示三维图像。三维超声心动图具有多种潜力，包括更好地定位瓣膜结构(见瓣膜性心脏病)或先天性心脏病，而在规划手术或经皮介入术时尤其有用。如先去所讨论的，三维超声心动图还能改进 LV 和 RV 容量及功能定量的准确性。三维图像的价值依赖于良好的二维图像，事实上前者相较后者会损失一定的空间和时间分辨率。但是，三维超声心动图已经成为一种非常有用的工具，可以显示不在一个平面上的复杂结构，或是寻找并定位二维上难以显示的需要测量或异常的地方。例如，三维超声心动图可以寻找二尖瓣裂缺和定位脱垂的分区，观察瓣周瘘，测量冠脉开口到主动脉瓣的距离，并全面定量分析瓣叶和瓣环(图 14.24)，以及引导经皮装置的植入(见心脏操作)。随着技术进步改善了三维图像的质量，以及实时解读图像的能力，三维采图已经变成了超声心动图检查和手

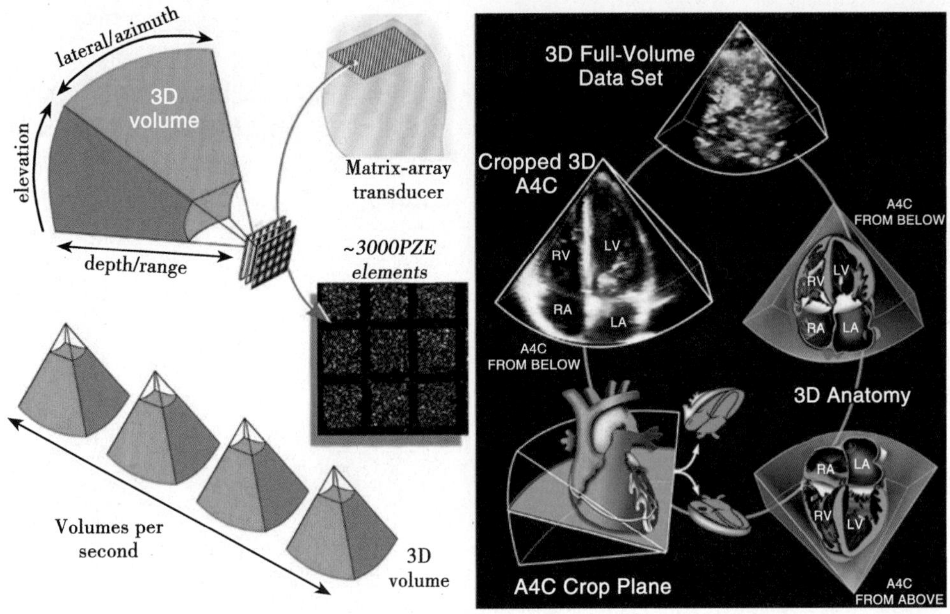

FIGURE 14.23 Three-dimensional echocardiography using a matrix-array transducer. A waffle-like matrix array (left panel) is used to obtain pyramidal "volumes" for real-time 3D data sets that can be cropped (right panel) and rendered in three dimensions. Alternatively, two-dimensional planes can be "cut" through any part of the 3D data set. *A4C*, Apical four-chamber view. (Modified from Bulwer BE, Rivero JM, editors. Echocardiography Pocket Guide: The Transthoracic Examination. Burlington, Mass: Jones & Bartlett Learning, 2011, 2013, p 208. Reprinted with permission.)

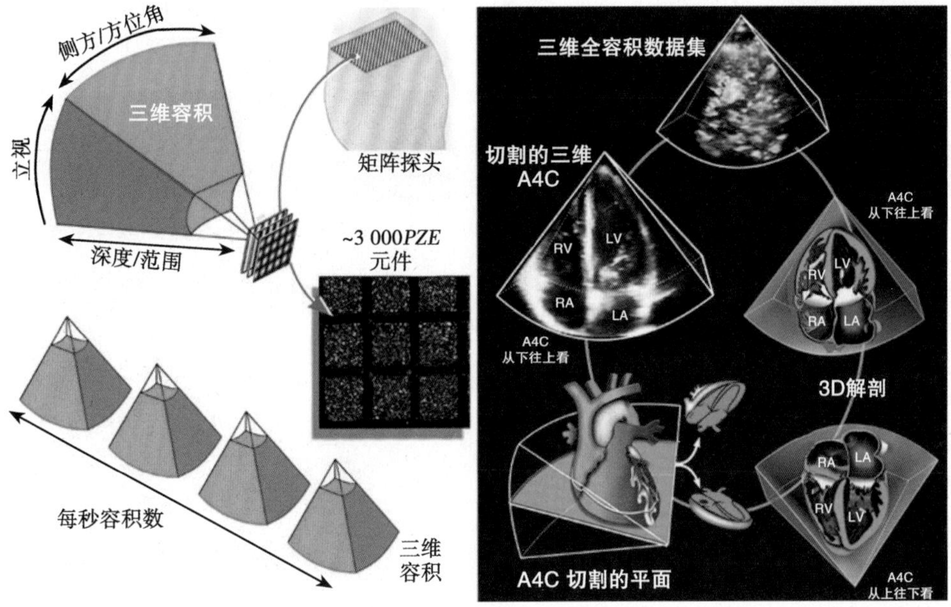

图 14.23 利用矩阵探头成像的三维超声心动图。一个形似华夫饼的矩阵探头(左图)用来获取金字塔状的"容积",其中包含实时三维数据集,可被切割(右图)并提供三个维度的数据。另外,也可以通过切割三维数据集的任一部分获取二维平面。A4C,心尖四腔观。(改编自 Bulwer BE, Rivero JM, editors. Echocardiography Pocket Guide: The Transthoracic Examination. Burlington, Mass: Jones & Bartlett Learning, 2011, 2013, p 208. Reprinted with permission.)

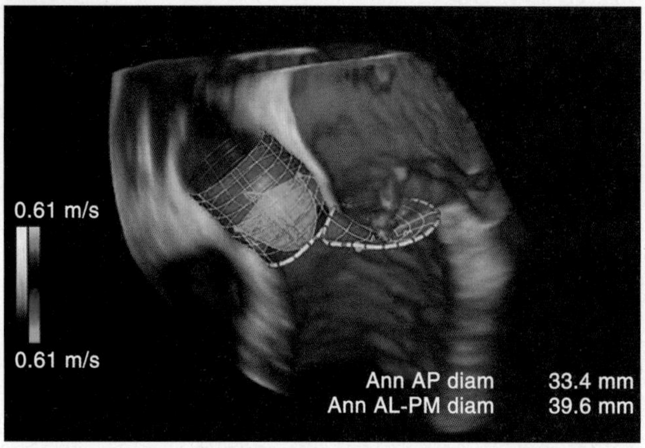

图 14.24 心脏的三维 TEE 重建,显示主动脉和二尖瓣的结构,以及起源于瓣叶中部分区的二尖瓣反流束(红色)

术室的常规。

声学造影

目前的超声心动图造影剂是稳态的气体微泡,直径 2~8μm,与红细胞的大小相似,因此在静脉注射后可随血液循环而移动。目前批准的制剂是由全氟碳化合物气体包裹白蛋白或磷脂外壳组成,选择这类气体的原因是它们不会弥散入血液中。与振荡盐水产生的较大的气泡不同的是,市售造影剂的微泡小到可以穿过肺血管床,因此可以使左心显影。

由于微泡的外壳并不是刚性的,因此微泡会在超声的正弦波达到声压峰值时收缩,在声压谷值时扩张。造影的优质图像来自微泡大小随超声系统发射能量(机械指数)而产生的变化。当暴露于机械指数较低的声波时,微泡会发生线状共振,反射同样基础频率的声波。而当发射频率较高时,微泡会发生非线性共振,同时反射基波和谐波,后者的频率是前者的倍数。当发射能量更高时,微泡会被击碎,在极短的时间内产生非常强的非线性背向散射。因此,为了区分微泡和周围组织,可以将超声仪机械指数设置在一个会产生非线性回声又不会击碎微泡的范围(0.15~0.3)内,选择性地"倾听"谐波,从而改进微泡相对于组织的信号强度。

由于能使得血池不透光,造影剂能改善心内膜-血池界面的探查,有助于测量心室容量和整体/节段功能[23,24](图 14.25)。研究显示造影剂的应用可以将多至 90%的非诊断性(定义为心尖切面上 LV 的 6 个节段中有大等于两个节段显示不满意)检查转化为诊断性检查。这对于重症监护室(intensive care unit,ICU)和负荷超声心动图尤其有帮助,后者是由于要在运动后即刻采集到足够清晰的图像是有难度的。因为能更好地勾画心脏的解剖结构,造影剂有助于发现瘤体和憩室,MI 的机械性并发症,例如游离壁破裂和假性室壁瘤、心尖肥厚、一过性心尖部气球样变、心内膜纤维化及心肌致密化不全的海绵样肌小梁形成。造影还能用于发现心腔内占位,例如血栓和肿瘤,并评估它们的血供。另外,造影还能帮助分辨伪影和病理结构(图 14.26)。造影剂还能用来增加频谱多普勒的信号强度,虽然被认为属于适应证外,但对于主动脉瓣狭窄患者测量跨瓣压差尤有帮助,并且可检测心脏外的病变,例如血管夹层。最后,梗阻性肥厚型心肌病患者行酒精消融术时(见第 78 章),造影剂可用来勾画目标间隔穿支的灌注床范围。

另一种应用是心肌灌注造影剂增强超声心动图,是基于超声检测心肌血管内造影剂微泡的能力。该方法的原理是利用高机械指数的超声波激发"闪光"效应,瞬间击碎扇角内所有的微泡,此时心肌内造影剂再充盈的速度就依赖于心肌的血供(图 14.27)。高机械指数闪光后的显像方案有两种:连续的低机械指数实时显像,能同时观察到节段性室壁运动;以及高机械指数方法,逐渐增加超声帧间的间隔,能增加灌注的信号强度,代价是失落室壁运动的信息。虽然心肌灌注显像的价值对于在静息和负荷成像时检测缺血,确认顿抑或冬眠的存活心肌均有价值[24],但是造影剂灌注显像在优化图像方面需要相当的专业能力,尚未作为主流应用。

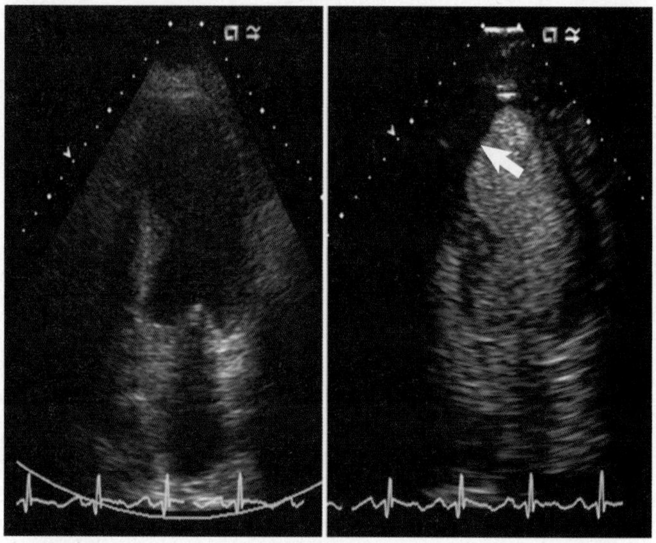

图 14.25 无增强的(左)和造影剂增强的(右)心尖四腔收缩期图像。未增强的图像无法清晰显示心内膜,而造影增强的图像能清晰地勾画出心内膜,因而观察到心尖附壁血栓(箭头)的直线型边缘特征

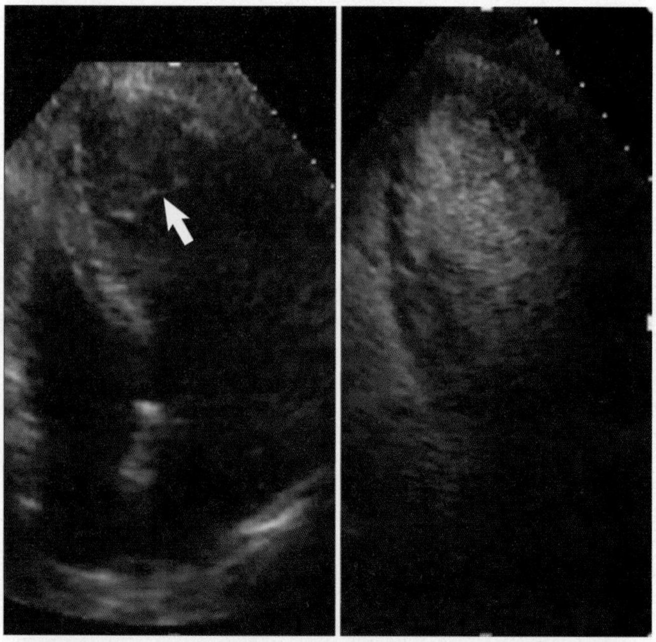

图 14.26 心尖四腔未增强(左)和增强(右)图像。在未增强的图像中看到心尖区域一个血栓样的结构(箭头)。增强的图像显示该处不存在充盈缺损,提示这是伪像而非真正的血栓

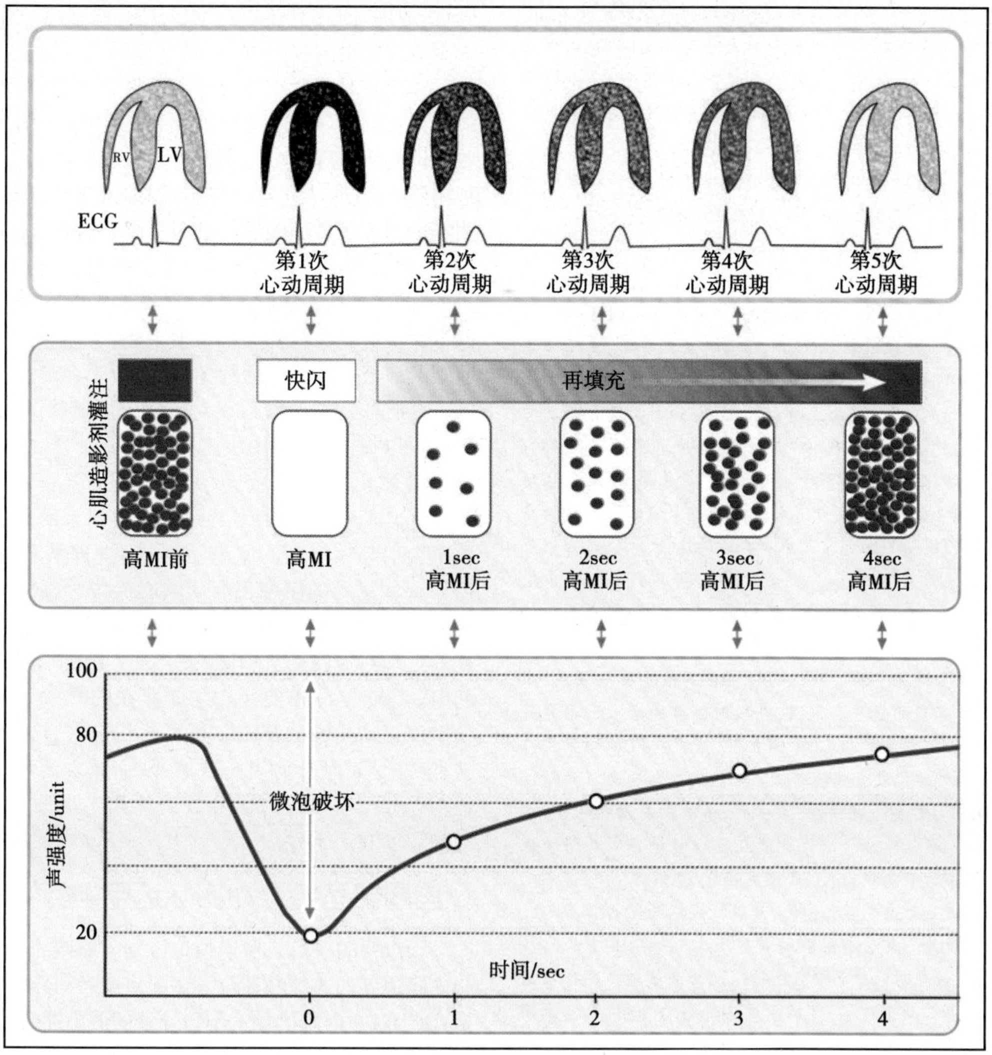

图 14.27 心肌造影增强超声心动图:图示在匀速输注造影剂时行心肌灌注显像。一个高机械指数脉冲(MI)会清除所有的心肌内微泡,产生未增强的图像作为基线参考。继而微泡会随冠脉灌注而重新充盈,逐渐增强显示心肌直至达到稳态浓度。监测的方法有两种:一种是利用图像触发模式,在"快闪"后通过在收缩末成像,观察至数个心动周期之后(1、2、3、4 等);另一种是采用低 MI 的连续性成像。达到稳态水平以后强化的程度才会增加(在这个假设的例子中是 5 个心动周期或低 MI 显像的 4 秒之后)。再填充的速度和稳态下增强的程度——以声强度评估——均反映心肌的灌注。(改编自 Wei K,Jayaweera AR,Firoozan S,et al. Quantification of myocardial blood flow with ultrasound-induced destruction of microbubbles administered as a constant venous infusion. Circulation 1998;97:473.)

超声心动图在心脏影像中的地位

心脏影像模式的武器库包括核医学成像[单光子发射计算机断层显像(single-photon emission computed tomography,SPECT)、正电子发射断层显像(positron emission tomography,PET)]、心脏 CT、和 CMR(见第 16、17 和 18 章),且毫无疑问会继续扩张。在这些选项中,超声心动图仍然是现今最快速、便携和实时的成像工具。因此,在例如心脏压塞、主动脉夹层、围心肌梗死或术后并发症,以及休克等急诊情况下,TTE 和 TEE 经常是首选的工具,对于那些非常不稳定的患者还可以进行快速的床旁检查。当需要筛选大量患者,或者需要长期系列检查监测患者时,超声检查没有离子辐射,也不需要肾毒性造影剂的特性就是一个尤其重要的优势。因此对于检测瓣膜功能异常、有心脏毒性的化疗,和心肌病,超声心动图均是理想选择。虽然其他检查例如 CMR 或 CT 的空间分辨率可能较超声心动图好,但是 TTE 和 TEE 具有更高的时间分辨率,适合探查心脏中细小的移动性赘生物、血栓和纤维组织条索;这些组织移动速度太快,帧频较低的技术很难显示它们。另外,当高度怀疑心内膜炎或心内脓肿但 TEE 结果不明确时,^{18}F-氟脱氧葡萄糖(^{18}F-fluorodeoxyglucose,FDG)的 PET 也是一种检测感染和脓肿的敏感方法[25](见第 73 章)。过去 20 年中增强 CT 在主动脉夹层诊断中的应用增加,主要原因是高速扫描设备的推广,它能高效地扫查整个主动脉。

无论是平板、踏车还是药物(多巴酚丁胺或血管扩张剂)负荷超声心动图均被证实用于诊断血流限制型 CAD 时,较单独应用运动 ECG 更准确,尤其是对于女性和存在左心室肥大的患者来说[26]。负荷超声心动图的敏感性和特异性与核医学成像一样好。它另一个优势是能在一次检查中同时评估血流动力性、瓣膜病(尤其是主动脉瓣和二尖瓣),评估肺动脉收缩压。然而如果有之前梗死的节段、已知的多支病变 CAD 以及左束支传导阻滞,则可能降低负荷超声心动图的敏感性和特异性,原因在于当存在静息状态下节段运动异常和平移运动时,对室壁增厚的解读困难。

除了诊断心肌、心包、瓣膜、和血管的结构异常外,超声心动图还能直接显示这些异常的生理学和血流动力学结果。这一点对心包积液(见第 83 章)尤为重要,此时超声心动图能在几秒钟内实时预示或提示填塞的发生。CMR 对于组织的分辨能力更好,因此能为发现肿瘤的特征提供分辨率更高、特异性更强的信息,包括组织的密度和血供、浸润/感染的过程，以及非透壁性纤维化。CT 在评估心脏结构的钙化时尤为有用，CT 血管造影能显示冠状动脉血管全程，较超声心动图可靠得多(前提是患者的心率较慢且规律)。心包厚度的测量是超声心动图的另一个"阿喀琉斯之踵"：超声心动图对心包增厚的敏感性很差，CT 和 CMR 则提供了更加敏感并全面的测量方法。然而，由于能检测出缩窄所导致的特征性的室间隔随呼吸运动抖动和心输出量随呼吸运动变化，超声心动图仍是一线的检查手段，也是任何治疗手段下的主流随访方法[27]。

人工瓣的声影、心室辅助装置(ventricular assist devices，VADs)、钙化，或是探头和心脏远场部分间的气体均可导致超声心动图对心脏某些部位的显示不满意。在这些情况下，X 线透视和 CT 是有用的替代或辅助方法。一个常见的例子是机械性主动脉人工瓣的功能异常，由于声影的影响很难在 TEE 上直接显示。但是，人工瓣的盘片和盘片的活动可以很容易地在 X 线透视和 CT 血管造影上看到。相似地，由于胸骨和肋骨遮挡经胸超声心动图图像，而充满气体的气管则会在 TEE 上制造"盲点"，超声心动图对主动脉的评估局限于近端的根部、弓部，以及胸主动脉和腹主动脉的部分节段。然而，对于不稳定的患者(例如机动车辆意外或严重休克)来说，TTE 或 TEE 经常是唯一合适的床旁工具，足以用来快速诊断或除外大多数的 A 型夹层(见第 63 章)。利用 TEE 还能方便地决定冠状动脉近端和主动脉弓的血管是否通畅，而无需使用肾毒性的造影剂。

需要强调的是，很多情况下需要应用两种或多种检查手段互补，来进一步明确诊断，描述病变的性质和范围，并规划合适的治疗。尤其是在缺血性或非缺血性心肌病中[28]，CMR、SPECT/PET 和 FDG 的方法可以更清晰地定义肥厚、纤维化或炎症的部位。大范围主动脉夹层的情况下，由于需要准确地定义主要的冠脉、头颅、体循环动脉受累的程度，也经常需要多模块成像。核医学分子成像也能在临床和超声心动图的基础上用于确诊或是排除结节病以及 ATTR 型淀粉样变性(见第 77 章)。

超声心动图的缺点是会产生各种伪像，可能被误认为是占位、血栓、肿瘤或活动的组织内膜片。尽管有经验的超声医生可辨别其中的大多数，但还有少数需要通过在不同平面中附加特殊切面来鉴别。联合应用三维超声心动图和超声心动图造影，可揭示这些伪影的真相，无需应用放射学成像中具肾毒性的含碘造影剂和钆造影剂。

目前，在超声心动图和 CMR 这两个领域中，评估组织应变、非同步性和舒张功能的新技术几乎在平行进展[29]。这些技术已经在广泛的研究中得到验证，并正在临床环境中接受更大人群的验证。总体来说，虽然超声和放射学技术都在进展，但是熟悉每种影像技术的优势和局限性将极大地有助于决定哪种工具更适用于解决手头临床问题。

心肌梗死

超声心动图评估在急性 MI 和 MI 后患者中具有重要的诊断和预后价值。正常的室壁收缩(运动正常)即指室壁增厚由收缩期个体心肌纤维的收缩引起。超声心动图显示的收缩期心外膜和心内膜边界间的径向距离正常情况下应增加 20%以上。二维超声心动图描记的整体 LVEF——最好是用 2D 双平面盘片叠加法—能提示总和的梗死面积和梗死位置。这在目前仍然是 MI 和 MI 后最具预后和临床意义的单个测量方法。

心肌缺血会影响 LV 的局部和整体收缩功能。局部的活动减低，即收缩期增厚的减少会在心肌缺血数秒内发生，早于胸痛症状和 EKG 改变的出现。这种特征性的表现会发生于左/右心室由罪犯血管(至少 70%狭窄)供应的区域，与相邻血供正常的节段间出现活页样交界点。缺血也可表现为节段收缩活动延迟。缺血是一个动态的过程，如果可以及时恢复足够的血供，不管原因是代谢需求的降低(例如负荷试验结束)或是再灌注，受累节段的收缩功能都可以快速恢复。但是，MI 再灌注后的数天内 LVEF 仍可有显著降低，原因是心肌顿抑而非永久性心肌功能异常，可以在之后的数天至数周内得到很大改善[30,31](见第 57 章)。

如果在起病后室壁运动异常持续或严重程度增加，则表明组织是无功能的(即没有代谢活性或冬眠)或无活性的(梗死)。无收缩即心肌节段完全不增厚，而矛盾运动的节段则在收缩期矛盾地向外膨隆，均表明不存在有功能的心肌。室壁变薄至小于 6mm、回声增强和矛盾运动通常表明瘢痕组织形成。左心室忽然扩大和 LVEF 降低预示缺血范围更大(更近端和/或多支病变)。更加先进的技术，包括经静脉超声心动图造影检测心肌灌注、小剂量多巴酚丁胺负荷试验或是局部应变分析，可用于辨别再灌注后仍然无收缩的节段是否是存活的冬眠心肌[31]。

心脏的特殊节段可以对应特定的冠脉供血区域(图 14.28)，因此可以在 MI 患者中决定梗死相关血管，或是在负荷超声心动图中检测出缺血区域(见后，负荷超声心动图)。非常近端的 CAD 可以直接利用 TEE 显示冠脉开口来发现。近端的冠状动脉狭窄会引起大范围的室壁运动异常(即从基底到心尖的整个室壁)，而较远端的阻塞仅会影响心尖段。急性左主干闭塞在未处理时会引起广泛的功能异常(前间隔、前壁和侧壁)，通常会致死。近端右冠状动脉(right coronary artery，RCA)病变可进一步引起 RV 功能异常和梗死。之前存在的 CAD 会改变急性 MI 时新发室壁运动异常的范围。可以生长出来自未梗塞的冠脉的小侧枝，灌注受累血管的周围区域，从而减少活动异常的区域。室壁运动评分可以作为射血分数的补充工具来定量 LV 收缩功能异常的程度和严重性。

评估局部室壁运动实际运用中的问题

很重要的一点是要谨慎地区别收缩期的室壁增厚和心外膜或心内膜边界的单纯性移位。诊断室壁运动异常时的一系列陷阱包括：由于对心内膜的显示不清导致的假阳性，由于探头的成角过高而将室间隔上段不含肌肉组织的膜性结构误认为无活动的心肌节段，腹水或腹腔内容物在心外压迫下壁("假性活动异常")，以及由束支传导阻滞或术后状态而导致的间隔反常或非同步运动。假阴性也可能发生，例如漏诊实际存在的室壁运动异常，原因可能是图像质量差，或是离轴成像。经静脉声学造影通常能改善心内膜边界的显示。

需要主要的是，检查时无胸痛症状的患者可能不出现静息状态下的室壁运动异常(可能由于血供需求量的下降或是在检查时已及时再灌注)。另外，这一技术对于小范围的心内膜下或微血管缺血相对不敏感。但是，如果患者急性胸痛正在发作，而超声心动图未发现新发的室壁运动异常，则需考虑除心外膜冠脉闭塞之外的更广范围的鉴别诊断。可能的非缺血性胸痛的心脏病因中，同样可由超声心动图诊断的包括心包炎、主动脉或冠脉瘤样扩张或夹层分离、心肌炎、心脏挫伤和二尖瓣腱索断裂。非心脏原因包括肺栓塞(可导致不同模式的急性右心功能异常)、胃肠道疾病(例如反流、消化性溃疡、食管痉挛)、胸膜炎和肋软骨炎。

心肌梗死后的机械性并发症

MI 后的心源性休克(见第 59 章)经常预示严重并发症的出现，后者的原因是 MI 导致的组织坏死和出血。这些事件可发生在最初梗死后的数天，或可延迟至数年。所有的心血管医生都必须熟悉梗死相关休克的原因以及它们在超声心动图上的表现(图 14.29)。MI 后行超声心动图的指征详见于由美国心脏病学会和其他组织所制定的合理应用标准[17]。

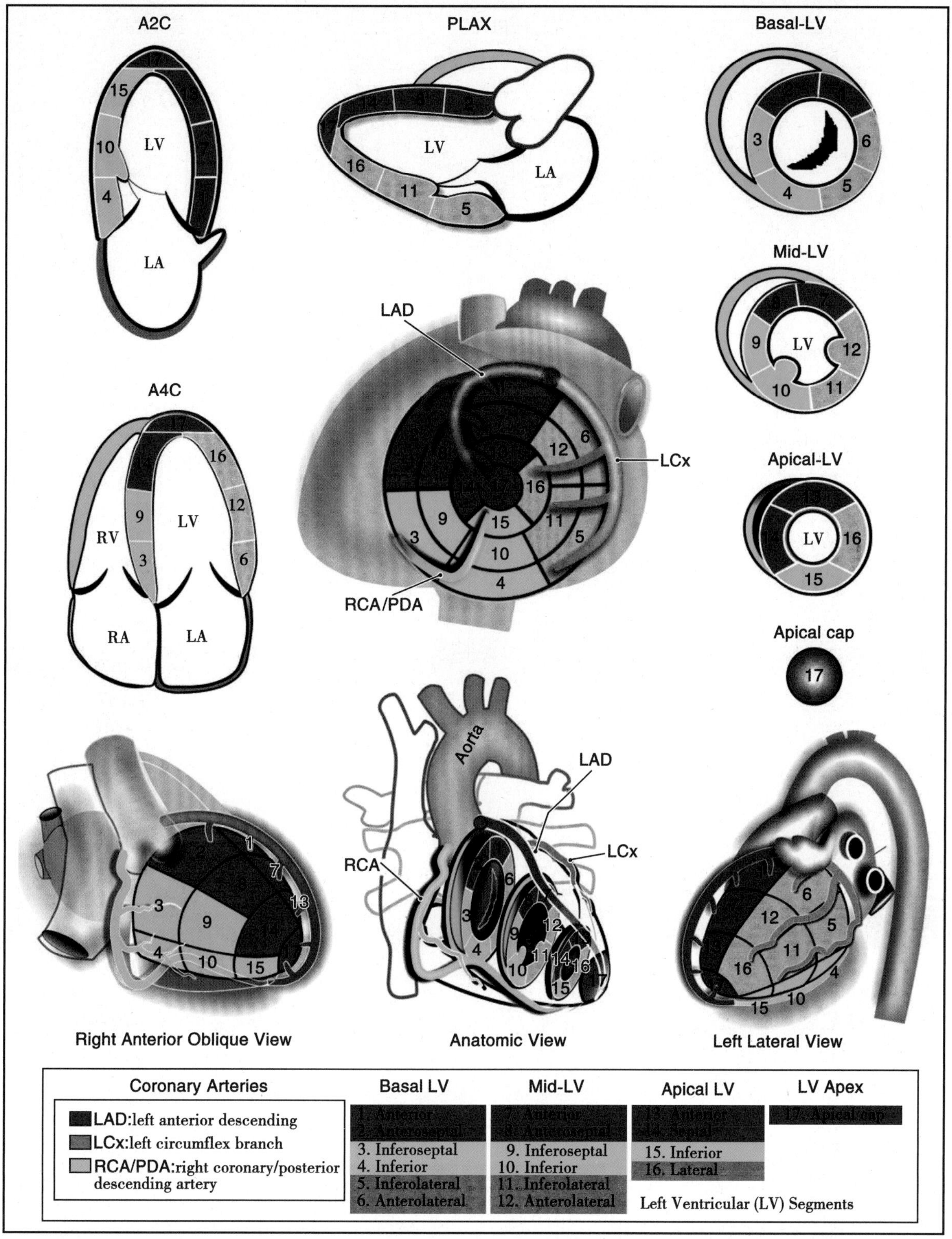

FIGURE 14.28 Coronary artery territories. The main epicardial coronary arteries each supply distinct myocardial territories, which may be mapped and evaluated during the ultrasound examination. For standardization, the left ventricle (LV) is divided along the long axis into anterior, inferior, septal, and lateral quadrants. At the basal and midventricular levels, the septal and lateral walls are further subdivided into anterior and inferior segments. Each wall is further sectioned in short-axis planes into basal, middle, and apical thirds, with the distal apex beyond the LV cavity forming a cap segment, to yield a total of 17 wall segments. Most of the blood supply to the heart is from the left main coronary artery, which divides into the left anterior descending (LAD) and left circumflex (LCx) arteries. The LAD supplies most of the anterior ventricular wall, and its septal branches supply the anterior two thirds of the septum. In addition, diagonal branches of the LAD supply the anterolateral wall. Large LADs may wrap around the apex of the heart and supply the distal-most portion of the inferior wall. The LCx runs in the atrioventricular groove, and its obtuse marginal branches supply the inferolateral wall. The right coronary artery (RCA) supplies blood to the inferior third of the septum and the inferior wall. The RCA also supplies the right ventricle. *A2C*, apical two-chamber view; *A4C*, apical four-chamber view; *LA*, left atrium; *PDA*, posterior descending artery; *PLAX*, parasternal long axis; *RA*, right atrium; *RV*, right ventricle. (Modified from Bulwer BE, Rivero JM, editors. Echocardiography Pocket Guide: The Transthoracic Examination. Burlington, Mass: Jones & Bartlett Learning; 2011, 2013, p 131. Reprinted with permission.)

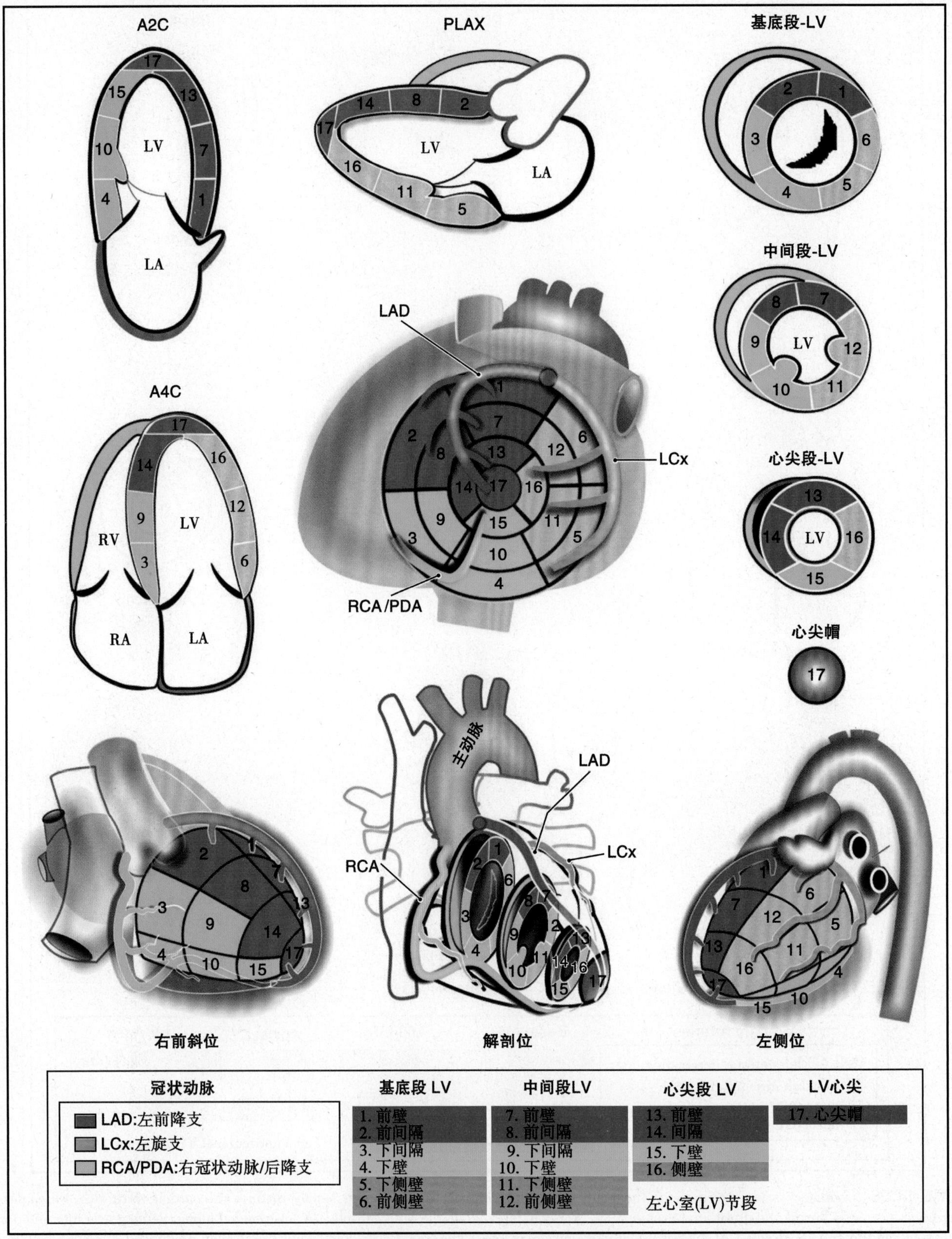

图 14.28 冠状动脉供血区域。心外膜主要的冠状动脉分别供应不同的心肌区域,可以在超声检查时划分并评估。为了标准化而将左心室(LV)沿长轴四分为前壁、下壁、间隔和后壁。在心室的基底段和中间段,间隔和侧壁进一步分为前和下两段。每部分室壁都进一步沿短轴平面三分为基底段、中间段和心尖段,而 LV 腔外的远侧心尖形成帽状节段,因此共划分 17 个室壁节段。心脏的血供大部分是通过左主干,左主干分支为左前降支(LAD)和左旋支(LCx)。LAD 供应前壁的大部分,而它分出的间隔支供应间隔的前三分之二。另外,LAD 分出的对角支供应前侧壁。大的 LAD 还会包绕心尖,供应下壁的最远端。LCx 行于房室沟内,分出的钝缘支供应下侧壁。右冠状动脉(RCA)供应间隔的下三分之一和下壁。RCA 同时供应右心室。A2C,心尖两腔观;A4C,心尖四腔观;LA,左心房;PDA,后降支;PLAX,胸骨旁长轴观;RA,右心房;RV,右心室。(改编自 Bulwer BE, Rivero JM, editors. Echocardiography Pocket Guide:The Transthoracic Examination. Burlington, Mass:Jones & Bartlett Learning;2011,2013,p 131. Reprinted with permission.)

二尖瓣反流。急性重度二尖瓣反流(mitral regurgitation,MR)最常见的原因是心肌梗死后继发的乳头肌断裂,会导致相关二尖瓣叶中的"连枷",收缩期脱入左心房,伴随瓣膜关闭不全(图14.29A)。前外侧乳头肌接受来自左前降(left anterior descending,LAD)支及其对角支,以及左旋支的双重血供(见第20章),因此只有很大范围的梗死才可能导致这一乳头肌断裂。相比来说,后内侧乳头肌仅接受后降支的血供,而后者在右冠优势型人群中是起源于RCA的。因此,下壁心肌梗死更易出现乳头肌断裂和后叶连枷。但是,乳头肌对瓣叶的支持是有交叉的,且乳头肌断裂可能只发生在乳头肌的一头端或是一个尖端而非整个主干。因此,小范围梗死可能仅有局限区域的连枷,或是对侧二尖瓣叶尖端受累。MR束为偏心性的,指向远离受累瓣叶的方向;即后叶连枷则反流束指向前及房间隔方向,而前叶连枷反流束指向后侧方(图14.30)。如果临床高度怀疑急性心肌梗死相关MR,而TTE结果又不明确,则应迅速请外科会诊,并建议行TEE检查。

室间隔缺损(ventricular septal defect,VSD)。室间隔缺损表现为室间隔的连续性中断,回声失落,彩色多普勒显示穿隔血流(图14.29B)。超声心动图应明确缺损的位置、类型(简单或复杂)和大小。前壁心梗导致的VSD通常是简单型的(即直截了当的裂隙样穿孔,在相似水平沟通室间隔两侧),通常更靠近心尖。与此不同的是,下壁梗死通常会累及邻近的基底部下间隔甚至右心室,可以出现复杂型的缺损(匐行的或多发的裂隙)。除非缺损很大,否则二维超声心动图可能仅提示心肌变薄,或是局部回声缺失,而彩色多普勒能明确显示"断裂"区分流的位置和程度。小的(限制性)VSD跨室间隔压差高;而大的(非限制性)VSD压差低,且更易出现进一步的组织破坏,严重者甚至包括乳头肌断裂或游离壁破裂。可以应用伯努利方程计算限制性VSD两侧的压差,RV收缩压等于体循环收缩压减跨间隔压差。显著且长时间的跨VSD分流会导致双心室衰竭,最终导致右心压力升高,左向右分流的血量随时间延长而反常性地减少。

假性室壁瘤。假性室壁瘤是由心室游离壁穿孔后被局部的心包包裹黏附而形成的。虽然也可见于侧壁和心尖区域,但下壁MI更易继发假性室壁瘤。超声心动图上表现为无回声区或是与LV腔相邻且连续的附加腔(图14.29C)。假性室壁瘤的表现与LV真性室壁瘤或憩室相似,但与后两种病变不同,假性室壁瘤决定性的特征是全部三层室壁——即心内膜、心肌层和心外膜——的破裂。因此假性室壁瘤常出现与两者不同的表现,例如较窄的颈部且边缘参差不齐,以及双向湍流(与真性室壁瘤典型的更平滑的边缘和血流模式不同)。然而,并没有单一的超声心

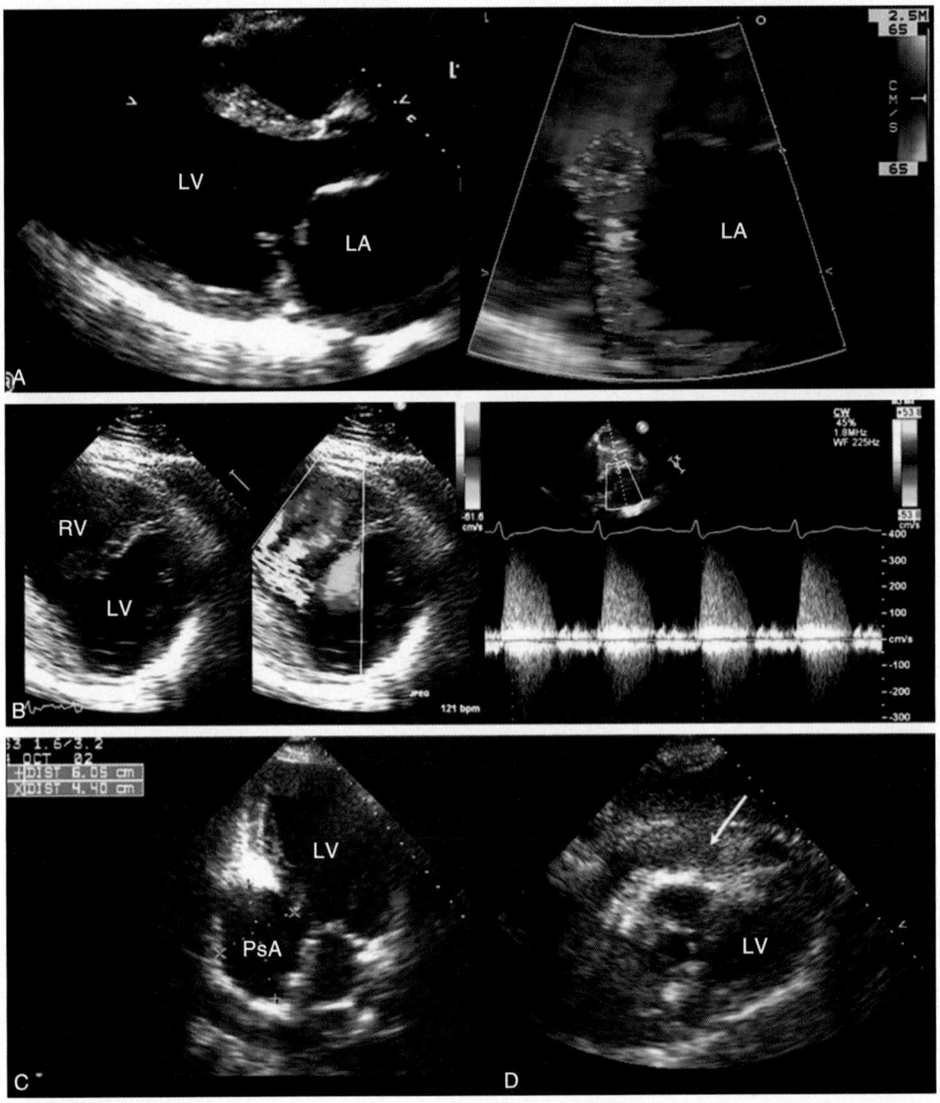

图14.29 心肌梗死的急性并发症。A,二尖瓣瓣叶连枷(左图)伴重度二尖瓣反流(右图)。B,基底段下间隔的室间隔缺损(左图),频谱多普勒测量跨隔压差为58mmHg(右图)。C,下壁基底段假性室壁瘤(PsA)。D,游离壁破裂致血性心包积液(箭头)。LA,左心房;LV,左心室;RV,右心室

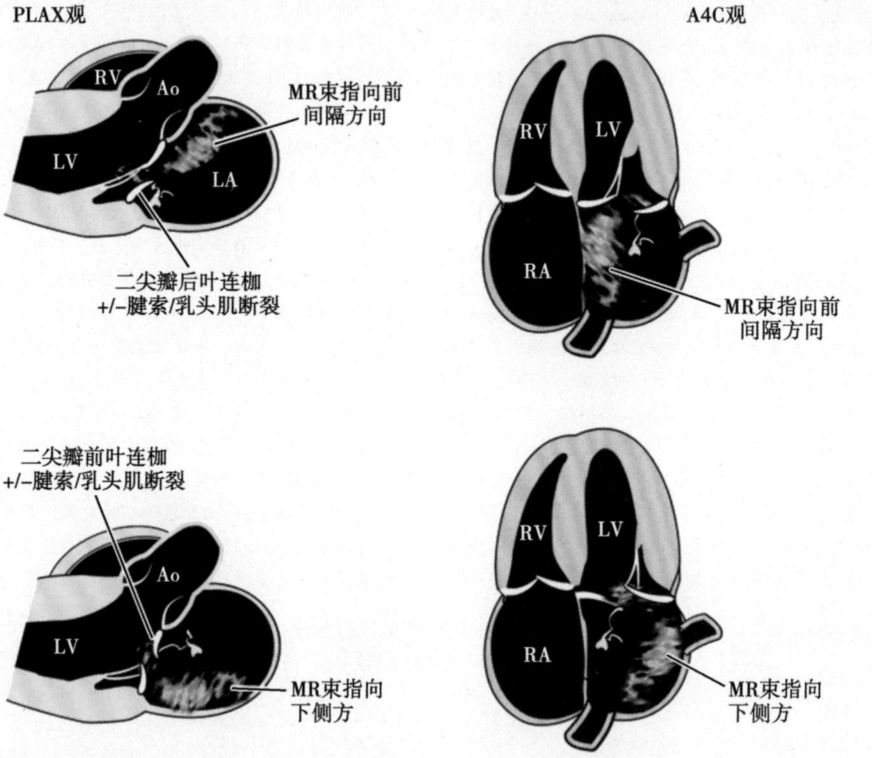

图 14.30 急性结构性二尖瓣反流（MR）。后乳头肌和腱索（**上图**）以及前乳头肌和腱索（**下图**）断裂的不同结果。二尖瓣后叶连枷会引发非常偏心的反流束，指向前方及房间隔方向，有时候会被临床医生误认为“新的主动脉瓣狭窄”杂音。二尖瓣前叶连枷会使得 MR 束指向下侧方，除非在背部听诊，不然这种杂音很容易被忽视。A4C，心尖四腔心；Ao，主动脉；LA，左心房；LV，左心室；PLAX，胸骨旁长轴；RA，右心房；RV，右心室

动图标准能足够准确且特异地鉴别真性和假性室壁瘤。如果患者情况较稳定，可以静脉用超声造影剂来显示穿孔的区域，并看到造影剂渗入心包腔。虽然典型情况下的假性室壁瘤是 MI 的亚急性并发症，可以突然出血，但是有相当部分的患者的情况令人惊讶地稳定，可以几个月甚至几年都不被发现。对于稳定的患者来说，CMR 甚至血管造影都常用于鉴别假性室壁瘤和真正的室壁瘤。

游离壁破裂。由于患者会在短时间内死亡，所以很少捕捉到游离壁破裂的影像。影像上的发现为在梗死动脉远端供血区域的心肌显著变薄和无收缩的基础上，突然出现新发的心包积液，超声心动图通常还能显示心脏压塞的特征。心包积液里还可出现自发显影或是成型的血凝块（心包积血）。观察到低速的彩色多普勒血流信号或是静脉用的超声造影剂自 LV 腔进入积液中可以确诊室壁破裂，但需注意不要与心脏运动导致到的心包中的低速彩色信号相混淆。

心脏压塞。与心肌梗死相关的机械性的填塞原因包括之前所描述的假性室壁瘤和游离壁破裂，但还有主动脉夹层分离（某些病例是由医源性的经皮介入操作引起），都会导致血液直接进入心包腔。心包积血在超声心动图上显示为特征的凝胶样心包积液（图 14.29D）。如在原本应无回声的心包积液中看到完全机化的血栓，则说明既往可能有过室壁破裂，破口又一过性地被封闭了（即间歇性出血）。

心肌梗死时其他引起心源性休克的原因。除前面提到的这些机械性并发症外，在急性 MI 时还有一些可能的原因可以解释低血压。最常见的原因可能是梗死面积太大直接导致泵功能丢失。对于非右冠优势型患者，RCA 阻塞可导致下后壁损伤合并 RV 梗死，或是孤立的 RV 梗死（见第 59 章）。可出现在硝酸甘油治疗后，原因在于降低了前负荷。超声心动图上 RV 梗死最可靠的征象是新出现的右心室扩大和活动减弱。通常来说，RV 的侧壁或后壁最易受累（后壁代表 RCA 最远端的供血区域），而心尖的收缩功能经常保留（同时由 LAD 远端供血）。RV 功能降低的指标包括：收缩期三尖瓣环组织多普勒峰值速度降低或是三尖瓣反流（tricuspid regurgitation，TR）的多普勒频谱上升速度减慢（dP/dT 降低），也可以用 RV 射血分数或 FAC 降低来定量[15]。瓣环扩张可以导致 TR 和 RA 扩大，TR 束峰值流速可相对降低或正常（由于 RV 收缩压降低或正常）。由于右心室壁较左心室薄，右心室在再血管化后可以相对较快地从缺血性损伤中恢复，复原到正常功能。其他潜在的低血压和心源性休克原因包括：冠状动脉再梗死致心肌梗死范围扩大、相关的渗出性心包炎（Dressler 综合征）、以及急性动力性 LVOT 梗阻伴二尖瓣收缩期前向运动，原因是室间隔上段肥厚的患者当出现靠近心尖部的室壁运动异常时，反应性地出现心脏基底段的收缩过强。

心肌梗死的晚期并发症

甚至当 MI 已完成后，心脏结构和功能仍在发生变化，导致临床表现隐匿的不良结果。左心室室壁瘤是左心室壁上连续性中断且活动异常的膨出部分，它的 3 层结构（心内膜、心肌层、心外膜）仍保持完整。LV 室壁瘤最常见的部位是下壁基底段和心尖，在这两个位置它们能长到和心脏的其他腔室差不多大小。超声心动图上瘤体内出现自发显影则表明局部的血流淤滞。

当未使用抗凝剂时，LV 室壁瘤内淤滞的血流会导致左心室血栓形成（图 14.31A）。大室壁瘤、前壁 MI 或 LVEF 小于 40% 的患者发生 LV 血栓的风险更高。心腔内血栓可在 MI 后的一至两周内出现，表现为非连续性且回声均匀的可变形占位，附着于无收缩或活动异常节段的心内膜边界。早期的研究表明与外科/病理学或放射性核素成像相比，超声心动图检测 LV 血栓的敏感性和阳性预测值（positive predictive value，PPV）分别为 95% 和 86%。但是，近期与 CMR 的比较显示，该方法的敏

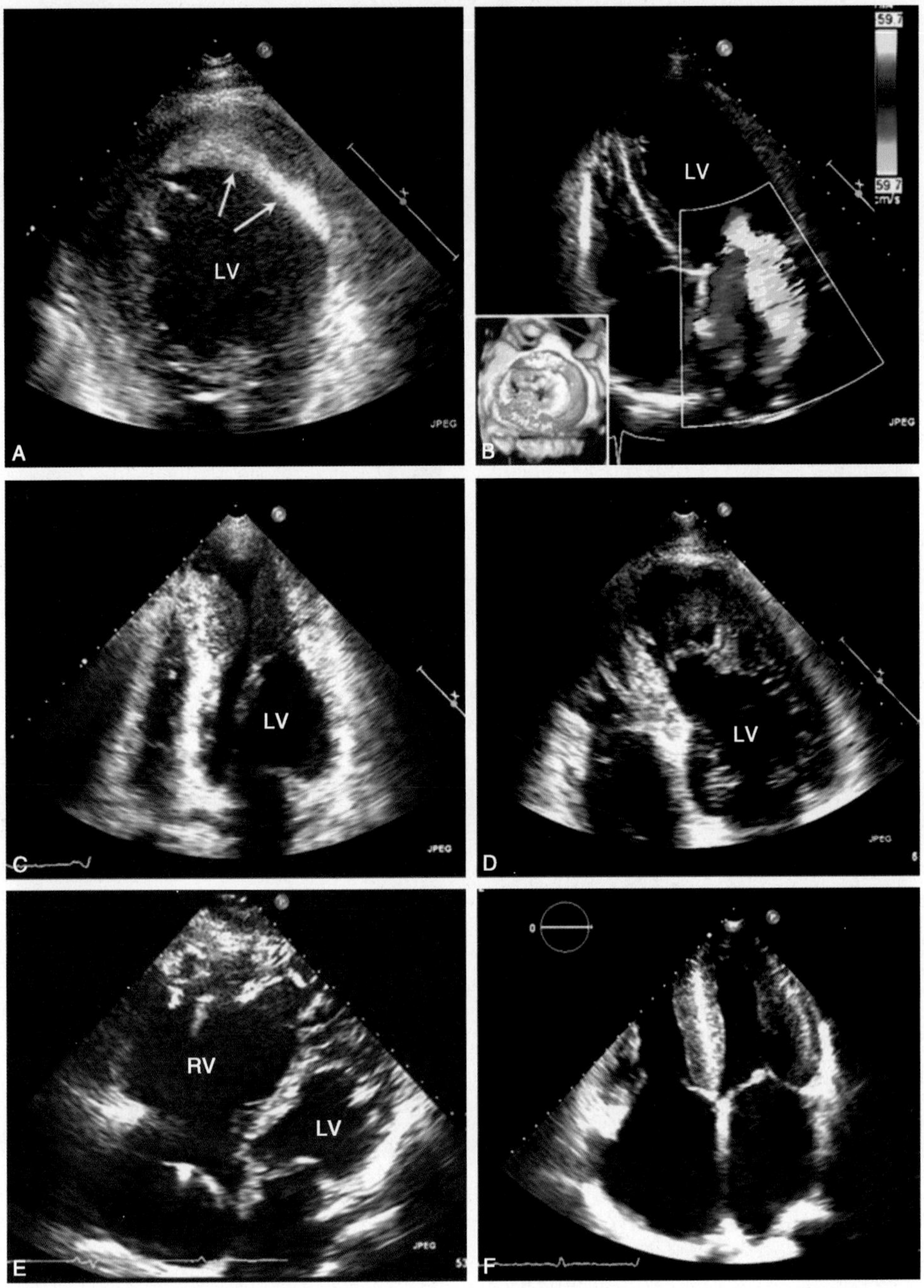

图 14.31 心肌病。A,缺血性心肌病,显示心尖部室壁瘤和血栓形成(箭头)。B,缺血性心肌病,严重的功能性 MR。C,心尖肥厚型心肌病,心腔中部收缩期闭塞,心尖部室壁瘤。D,左心室致密化不全。E,致心律失常性右心室心肌病。F,心肌淀粉样变。LV,左心室;RV,右心室

感性(60%)和 PPV(75%)似乎远低于原先所认为的水平。准确性无疑还受验前概率、图像质量,以及血栓位置和类型(附壁血栓更难探查到)的影响[32]。静脉超声造影是高度推荐的,可以让腔内血栓的检出率加倍(见图 14.25)。血栓可以是附壁的(即固定、平坦,附着于室壁心内膜,见图 14.31A)或可以有独立的活动性的以及凸出的部分。体积和活动性大的血栓,以及附着部位相邻心肌节段活动增强时更易发生栓塞。血栓在变陈旧的过程中,活动性变得更小,更致密,外观上回声变得更强。抗凝治疗后,约 50%患者 1 年随访时 LV 血栓已溶解,而 2 年随访时溶解的比例约为 75%。

即使初始的损伤结束后,左心室的大小和质量仍可持续增加,并在非梗死区出现收缩活动减低,这一过程称为左心室重塑。如果采用最宽泛的定义,则重塑定义为 LV 容量增加,但经常能同时发现室壁几何形态的改变。心脏的形态变得更趋向于球形,可以用球形指数来定量,在二维超声上即为左心室长轴和短轴直径的比值。正常心脏的球形指数是 1.5 或更高,而球形心脏则接近 1.0(见后,扩张型心肌病)。

缺血性 MR 指着缺血性 LV 功能异常的情况下出现的二尖瓣关闭不全,前提是瓣膜没有诸如脱垂、增厚或钙化这些原本就会引起反流的结构异常(见 69 章)。这个过程已得到深入的研究,结果显示 LV、二尖瓣、瓣下结构及左心房之间互相影响,共同作用于 MR 的病理生理学。乳头肌向下及向心尖移位导致二尖瓣叶受牵拉而成角异常,限制瓣叶的关闭。二尖瓣环和左心房的扩大,同时二尖瓣叶的面积不够代偿增大的房室口,也会加重缺血性 MR[33](图 14.31B)。有效反流口面积(effective regurgitation orifice area,EROA)是由彩色和频谱多普勒衍生而来的测值,是评估二尖瓣反流程度的简便方法,与总死亡率直接相关(见后文,二尖瓣反流)。

心肌梗死后的超声心动图预测因子

在急性 MI 后，超声心动图能帮助评估：①患者的预后，再发缺血以及心衰的风险；②总的致残率和死亡率。LVEF 是急性 MI 后最重要的致残率和死亡率的预测因子之一，在大部分大型药物和操作干预的临床试验中作为替代终点。心源性猝死（sudden cardiac death，SCD）的发生率随着 LVEF 的降低而升高。根据目前的证据，在 LVEF≤35%时，SCD 的发生率就已足够高，需考虑对存在室内传导延迟和心力衰竭的患者[34]选择性地安装植入型心脏除颤器（implantable cardioverter-defibrillator，ICD）作为一级预防（见第 25 和 27 章）。如前所述，顿抑或冬眠心肌可在再灌注后数天至数周恢复功能，所以通常建议在急性 MI 后至少 40 天，或冠状动脉旁路移植术（coronary artery bypass graft，CABG）或经皮再血管化手术后 3 个月重新评估 LVEF，以决定是否植入 ICD 作为一级预防。整体纵向（global longitudinal strain，GLS）和圆周应变降低也开始作为 MI 后死亡或心衰的重要危险因素。由同一技术定义的严重的不同步也是一项危险因素[2,5,35]。除 LVEF 外，LV 总体大小（依据 LV 舒张末内径和容积）和球形指数也是重要的预后因子。其他能独立预测稳定性 CAD 患者心衰风险的指标包括：LV 质量指数增加（LV mass index，LVMI>90g/m^2），舒张功能不全呈假性正常化或限制性模式，LVOT VTI 小于 22mm，以及 LA 容积指数大于 29ml/m^2。出现即使轻度的 MR（尤其是当 EROA≥20mm^2 或反流容积≥30ml 时）现已成为心源性死亡及心衰或 MI 复发的独立预测因子[36]。

在预测心脏事件方面，尤其是对由于心衰而导致的再入院，WMSI 可能比 LVEF（由超声心动图或核医学的方法测量）更具分辨能力。静息超声心动图上，WMSI 在 MI 治疗后仍持续高于 1.7 提示存在显著的（>20%）灌注缺损，且发生并发症的风险增高；负荷超声心动图中，WMSI 在峰值负荷时高于 1.7，且 LVEF≤45%则是 MI 复发或心源性死亡风险升高的独立预测因子。至于再血管化治疗是否能使无收缩但存活的区域功能得到改善，多巴酚丁胺负荷或造影剂增强的超声心动图可以勾画出冬眠心肌（收缩减弱但仍存活且有血供）的范围[37]（见下文，负荷超声心动图）。

最后要强调的是，室壁运动异常提示的是局部心肌的功能异常，对于粥样硬化所致的 MI 并不完全特异。可能引起室壁活动异常的其他原因包括血管痉挛、感染或继发于心肌炎的纤维化、壁内血肿或水肿所致的肿胀、Takotsubo 心肌病（见第 77 章），以及任何原因所致的局部心肌受损。综合分析患者的病史、临床和查体发现、ECG 以及合适的心脏影像学检查可以帮助临床医生缩小鉴别诊断的范围，寻找合适的治疗方法。

心肌病

扩张型心肌病

扩张型心肌病常表现为 LV 和/或 RV 腔扩大伴收缩功能异常（见第 77 章）。左心室舒张末（left ventricular end-diastolic，LVED）和收缩末容积、以及 LVED 内径和总 LV 质量增加（而室壁厚度正常或变薄），整体的 LVEF 偏低。如果基础病因持续存在，左心室在形态上变得更像球形而非椭圆形，球形指数降低趋近 1。实际的 SV 和心输出量可仍正常，因为总体的心室内容量是增加的，且心率增快。

扩张型心肌病的病因包括病毒、产后、基因、化疗、心动过速，以及毒性-代谢等，典型的表现是弥漫性的 LV 收缩减低；而由局灶性病变例如结节病所致的，则更倾向于出现不连续的活动减低或消失的区域。缺血性心脏病通常伴有符合冠脉供血区域分布的局部室壁运动异常，并可观察到主动脉根部及主动脉其他部分的斑块。不随冠脉供血区域分布的室壁运动异常且伴有水肿继发的室壁增厚是存在局部炎症的证据之一。有症状的 Chagas 病患者中，接近一半人有经典的心尖部或下壁基底段室壁瘤形成，但是更严重的病例会有整体收缩活动减弱[38]。Takotsubo 心肌病是一种应激或神经内分泌介导的疾病，大部分患者（>80%）会出现心尖气球样膨隆和基底段活动增强的特征性表现[39]。虽然应激性心肌病的功能异常非常显著，但是几天到几周内就会完全缓解。应激性心肌病表现也可为罕见的“反向”或其他模式，即基底段或中间段室壁运动异常，而心尖功能保留。持续的左心衰（以及由此导致的继发性肺高压），或引起心肌损害的全身性疾病，可导致右心扩大及活动减弱，双心房扩大（即 4 个心腔都扩大）也很常见。

LV 收缩功能受损的程度可用多种方法定量（见上文，评估心脏结构和功能，以及下文，心力衰竭中超声心动图的应用）。过去 M 型超声上的发现，例如二尖瓣 E 点和室间隔的分离增加、二尖瓣叶开放程度降低及主动脉瓣关闭提前，都是心输出量下降的标志。广泛应用的收缩功能指标是 LVEF，低于 50%则认为降低。心室的总体 SV（由 VTI_{LVOT} 反映）会减小，组织多普勒 S'（收缩期）幅度也会降低。RV 的大小和收缩力可以用相似的方法评估（见表 14.5 和表 14.6），但在没有三维超声的情况下，评估 RV 容量较为困难。评估 RV 功能的较简便的方法是 TAPSE，反映 RV 心肌纤维长轴方向的缩短；TAPSE 小于 17mm 为异常，扩张型心肌病患者中≤14mm 则说明预后不良。

功能性（继发性）MR 伴瓣叶对合不全有多种原因，与缺血性心肌病的病因相似，常伴随扩张型心肌病出现并使病情加重[33]（见图 14.31B）。如果患者因为左心衰（即 LVED 压力升高）而导致右心衰，肺静脉血流图收缩期充盈血流（S 波）因心房压力升高而降低，先于肺动脉收缩压（由 TR 速度反映）的升高。

无论病因是什么，与不良预后相关的因素包括 LVEF 降低、舒张末和收缩末容积增加、LV 质量增加、多普勒参数为限制性生理、以及出现右心衰、肺高压和严重 TR[10,40]。如果 LVEF≤35%，患者存在室内传导延迟和临床上的心功能不全，CRT（见第 27 和 41 章）可以提高心输出量，逆转左心室重塑，并改善功能性 MR[41]（见下文，超声心动图在心功能不全中的应用）。与扩张型心肌病以腔室扩大和收缩功能异常作为突出特征不同，肥厚型心肌病和限制型心肌病的心室不扩大，但是心室的舒张期充盈受损；而收缩功能降低通常出现在病程很晚期。后两种心肌病在典型情况下都有左心室壁增厚，由浸润、心肌细胞肥厚，或两者共同作用所致。双心房扩大很常见，原因在于心房变成了心脏充盈血流的低顺应性的蓄水池，特别是出现了 AF 时。

肥厚型心肌病

肥厚型心肌病（hypertrophic cardiomyopathy，HCM）是原发性的遗传性的肌节病变，心室壁异常地肥厚，通常是非对称性的增厚（见第 78 章）。HCM 与更常见的局部上间隔肥厚是不同的，后者是孤立的间隔凸出，常见于老年人，通常不伴有显著的 LVOT 梗阻，预后良好。与之相比，最常见的梗阻性 HCM 在超声心动图上具有以下特点（图 14.32）：小而肥厚的左心室，同时有增厚的 S 形

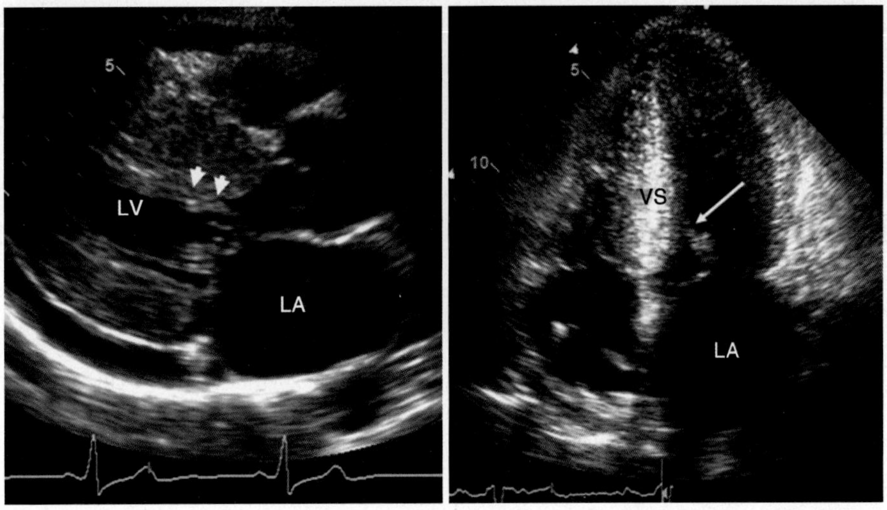

图 14.32 肥厚型心肌病。胸骨旁长轴观(**左**)显示室间隔厚度显著增加,二尖瓣收缩期前向运动(箭头),也可在心尖四腔心上观察到(**右**)。注意S形香蕉样的间隔。LA,左心房;LV,左心室;VS,室间隔

间隔和/或香蕉形的心腔,非对称性的间隔增厚(间隔厚度≥后壁的1.6倍),LVOT相对较小,LVOT血流速度加快并于收缩晚期达到峰值(当LVOT最窄时),二尖瓣收缩期前向运动,常伴严重的朝向后方的MR。LVOT压差(ΔP)可由CW多普勒LVOT峰值流速根据伯努利方程:$\Delta P=4(V_{LVOT})^2$ 计算得来的,反映了LV和二尖瓣形态改变所致的流出道梗阻的程度。LVOT面积减小,和相对较大的、前置的、松弛的二尖瓣器的活动共同导致二尖瓣叶在收缩早期被推挤进入LVOT,大部分是血流拖拽的结果,小部分是由于LVOT压差和文丘里效应产生的抽吸作用。室壁最厚处超过30mm,或静息状态下LVOT压差大于30mmHg,提示SCD和进展到纽约心功能分级(NYHA)Ⅲ级心衰的危险增高。LVOT梗阻是高度动力性的,部分患者在前负荷降低导致LVOT面积减小时,LVOT梗阻和压差可明显加重。这些情况包括瓦萨瓦动作、突然直立和运动,都可在行超声心动图时尝试。

其他种类的HCM可以简单地用超声心动图识别。在心尖肥厚型HCM中,基底段室壁厚度可能是正常的,但中间段和心尖段通常是增厚的,且可以存在心腔中间段的压差;更严重的病例可以形成远端心尖部室壁瘤(见图14.31C),可能与心律失常、脑卒中和SCD的发生率升高有关[42]。少部分(10%~15%)HCM患者最终可出现收缩功能不全,心脏逐渐扩大,整体收缩活动减弱。在筛选患者时,必须记住,部分HCM基因型可以表现为正常或仅仅轻度增厚的室壁,或直到成年晚期才出现肥厚[43]。

其他存在局部或整体心肌结构变化的心肌病

左心室致密化不全

左心室致密化不全也被认为是一种基因异常,特征是有丰富的肌小梁结构和深的衬以内膜的窦隙延伸入心肌层,即没有完全致密化。在超声心动图上的心肌内层表现出"海绵样"的外观,而外层则是正常的"致密化"的形态(见图14.31D)。利用彩色多普勒和/或超声造影增强可以显示窦隙和心腔间的血流交通。致密化不全可以有不同的表现形式:可以累及整个中间段和心尖部的室壁,或在轻症患者中仅累及部分侧壁心尖段;且海绵状的严重程度也可不同。由于这一疾病的表达多样性,以及对其认识的不断提高,其影像学和临床诊断标准还在进一步明确中。总体来说,如果短轴观中间段和心尖段测量的隐窝/致密化肌层厚度大于2,则认为存在致密化不全[44]。更特异的超声心动图标准是收缩期最大致密层厚度小于8mm(在窦隙最明显的节段),能更好地鉴别非致密化、正常人和压力过负荷的肥厚[45]。

致心律失常性心肌病

原名"致心律失常性右心室发育不良"(arrhythmogenic right ventricular dysplasia,ARVD)。与其他非缺血性心肌病的区别在于,致心律失常性右心室心肌病主要累及右心室(见第77章)。但是,随着CMR的应用和家庭筛查的增加,我们现在知道也可以有双心室或甚至LV为主的表达。最经典的类型中,RV扩张(RVOT长轴内径>30mm)是最常见的异常,大多数存在RV整体收缩减弱(FAC<32%)(见图14.31E)。节段性室壁运动异常也可出现,包括变薄和室壁瘤形成,原因是纤维脂肪浸润。RV流入道下后壁是最常受累的节段。RV肌小梁的排列异常,以及继发于瓣环扩张的三尖瓣反流(tricuspid regurgitation,TR)也很常见[46]。超声心动图诊断致心律失常性右心室心肌病的敏感性和特异性都不够,应除外可致右心扩大和心律失常的其他原因。

限制型心肌病

系统性疾病浸润心脏可导致限制型心肌病(见第77章),最常见的是淀粉样变。淀粉样蛋白沉积在心脏中导致超声心动图上的特征性表现,包括LV和RV室壁厚度增加,心肌呈现极细小的颗粒样或"耀斑"样的高回声,初始时的LVEF保留(见图14.31F)。严重的舒张功能异常可以由多普勒参数和斑点追踪测量的长轴应变降低来反映。浸润性心肌病区别于真性LV肥厚的特征包括:同时出现瓣膜的弥漫性增厚、双心房扩大("猫头鹰眼"模式)、RV肥厚、心包积液和ECG上的低电压。即使是已出现临床表现的患者其LVEF也可是正常的,但是组织多普勒和应变成像的方法常能检测到长轴方向有显著的收缩功能异常。淀粉样变存在特征性的节段模式,即LV基底段长轴应变严重减低,而心尖则相对保留[47]。

除了心肌淀粉样变以外,超声心动图也常用来筛查其他浸润

性疾病的心脏累及[48]。可以发现的异常包括自扩张型到限制型的表型,但没有一种疾病存在病因特异性的表现。三分之一的原发性或遗传性血色沉着病会发展到心力衰竭,超声心动图表现为LV和LA扩大,左心室壁厚度正常伴整体收缩活动减弱。限制性充盈模式的出现可早于收缩性心功能不全的表现。所有这些功能异常的参数都可随除铁治疗而改善。Fabry病与鞘糖脂在心脏中的累积相关,除外肾脏、皮肤、神经系统异常外,心血管症状和体征也很常见。80%以上的Fabry病患者出现向心性肥厚,但少部分患者也可出现向心性重塑和非对称性肥厚。LV肥厚的出现与更低的α-半乳糖苷酶活性和更多心血管症状有关。二尖瓣叶增厚和显著的MR也很常见,而LV局部或整体收缩活动减弱仅见于少数患者。

心内膜纤维化也称Loeffler心内膜炎,是一种罕见的限制型心肌病,通常伴有外周嗜酸性粒细胞增多症,后者可以是原发性的,或与热带寄生虫感染相关。嗜酸性粒细胞引发的心内膜炎和心肌浸润可在超声心动图上导致醒目的表现:其标志就是LV或双心室心尖部的心内膜面显著的弥漫性血栓形成,可导致栓塞的发生,并可增大到足以闭塞心腔,而LV大小和收缩功能可正常。心室腔本身因纤维化进展而变小,并出现限制性生理。患者可出现房室瓣的挛缩和关闭不全,以及严重的双心房扩大。由于大部分患者在疾病的相对晚期才被确诊,因此这些改变在病程中出现的时间尚不明确。

心力衰竭

超声心动图是心力衰竭患者诊断和治疗的关键(见第25及26章)。要鉴别射血分数减低的心力衰竭(heart failure with reduced ejection fraction,HFrEF)和HFpEF(通常在LVEF≥45%时考虑这一诊断),首先是要评估LVEF。超声心动图能帮助鉴别不同的心衰种类,并从上述的主要病因分类中缩小导致心力衰竭的潜在病因的鉴别诊断范围。舒张功能异常在心力衰竭患者中很常见,无论是对于收缩功能降低或保留的患者来说均有预后价值。心力衰竭患者的MR可继发于乳头肌的心尖移位、瓣环扩张,或两者的共同作用;而原发瓣膜性MR的患者则会发生心室的进行性扩张(见第69章)。MR程度增加提示心衰患者预后不良。

心室同步性的评估

已有多项疗效试验证实,在LV功能降低且宽QRS波的患者中,心脏再同步化治疗能降低心力衰竭和死亡的发生[49](见第27和41章)。CRT能逆转心室重塑,改善泵功能;大量研究显示它还能显著改善LV舒张末和收缩末容积、射血分数、RV功能和LA大小[50]。虽然CRT的获益最常见于LVEF小于35%且QRS增宽、存在心衰症状的患者,但是仍有约30%到40%的患者为无反应者。超声心动图对于预测患者是否能从CRT治疗中获益仍有待证实。尽管已有大量单中心研究报道了一系列的M型、常规多普勒超声及DTI指标,似乎有助于辨别非同步性和CRT反应,但是前瞻性的多中心的PROSPECT试验的结论是,在这成打的超声心动图指标中,没有一个能在通常的临床情境下可靠地预测临床上或超声心动图上的CRT反应性。因此,目前仍不推荐超声心动图用于评估CRT候选者[51,52]。

然而,在这种审慎的背景下,在过去十年中斑点追踪成了应用最广泛的评估应变(组织形变)和同步性的技术,很大程度上是因为它较以往的技术而言,对角度和操作者的依赖性更小、更稳健可靠。斑点追踪技术已经得到了超声微测量法和标记的磁共振血管成像(magnetic resonance angiography,MRA)数据的验证,现在还可以在一个心动周期内同时测量三维数据[2,5,6]。有关该技术的数据正在累积中,但需要在不同供应商和研究者中进行标化。同时,超声心动图针对病患个体的非同步性评价对于制定个体化的CRT方案非常有用,尤其是针对瘢痕位置决定导线在心脏静脉中的放置位置来增加心输出量,但目前不建议用于筛选适合CRT治疗的候选患者[41]。

原位心脏移植术后的评估

超声心动图可以用来确认供体心脏结构和功能正常,并监测心脏移植受体的排斥反应[53](见第28章)。在非复杂性原位心脏移植术后,“正常”的移植心应表现为正常的LV大小、室壁厚度及收缩功能,但RV的大小和功能可以异常。对于进行了标准的Shumway-Lower移植术的患者来说,心房会明显扩大变形,原因在于保留了扩张的原始心脏的上部。这些患者中可以看到供体和受体心脏间的吻合线,即折叠组织形成一道增厚的嵴环绕心房。缺乏经验的检查者可能会将它误认为血栓。新术式的趋势是,要么不保留受体的心肌(即全房室移植),要么仅在LA壁保留包含肺静脉口的有限的袖口(即双腔静脉技术),因此维持更正常心房构型,而缝合线则不明显。“正常的”移植心通常室间隔会有轻微的矛盾运动——室间隔收缩期前向运动,且收缩期增厚轻度降低——并于术后持续存在。随着时间推移,部分由于心房构型的扭曲、室上性心律失常及反复心内膜活检导致的偶发性三尖瓣损伤,移植心可能会出现显著的TR和MR,以及心房血栓。

移植心脏功能异常可能的原因包括急性排斥反应、冠状动脉病变、心肌纤维化、机会性感染导致的急性心肌炎或心动过速性心肌病。心脏超声可以检测到这些病理机制的“下游”效应。急性的细胞性排异会导致心肌的水肿和间质浸润,在超声心动图上显示为LV壁增厚和心肌质量增加、收缩功能异常,以及多普勒指标提示的LA压力增高和限制性生理(E峰速度升高,IVRT和二尖瓣减速时间降低);但这些指标的敏感性和特异性不足,无法依靠它们进行常规筛查。斑点追踪可以用来测量LV和RV的整体应变和LV扭转,对于连贯监测排斥反应有潜在价值,但仍需要更大范围的验证,和基于预后的研究来证实[54]。目前检测急性排斥反应的金标准仍然是心内膜活检,但是超声心动图对于监测排斥反应和移植后的其他并发症也有辅助作用。

对于检测心脏移植物的血管病变来说,冠脉血管内超声(coronary intravascular ultrasound,IVUS)是金标准;但出于临床实用性,使用冠脉造影更为常规。在非侵入性影像技术中,超声心动图的研究和使用最广泛的。对于移植物血管病变来说,静息状态下超声心动图上出现LVEF减低或局部室壁运动异常是相对特异的表现(在多项研究中>80%),但是敏感性差(<50%)。有些中心应用多巴酚丁胺负荷超声心动图(dobutamine stress echocardiography,DSE),它在这种情况下优于运动负荷试验,原因在于移植心脏的去神经支配会钝化心率对于运动的反应。针对已发表数据的荟萃分析显示,DSE的平均特异性为88%,敏感性72%。DSE结合纵向应变率成像或心肌超声造影能增加敏感性,但尚需进一步验证。另外,对于预后评价,DSE正常对于短期随访间的不良心脏事件(发生率为0.6%)具有很高的阴性预测值;反之,随访DSE结果恶化与结果稳定相比,风险升高。因此,对于那些无法行侵入性检查的移植受体,目前国际心肺移植协会[55]将DSE(以及SPECT)评为

可能有用(Ⅱa级,证据等级B)。部分中心应用DSE来减小移植患者行冠脉造影术累积的辐射剂量,但目前仍没有非侵入性检查方法准确到足以替代冠脉造影术。

评估左心室辅助装置。各种VAD的出现,及其在过渡或目标治疗(见第29章)中应用的增加,促使超声心动图在辅助选择左侧和右侧VAD的最合适患者、植入、优化和故障寻找中扮演了不可或缺的角色。在这里,我们将对常用的HeartMate装置(目前是连续流动式泵)的应用原理进行阐述。

所有左心室辅助装置(LV assist devices,LVADs)的原理均为对心室去负荷(即移除部分或全部的流入血流并将其泵入主动脉)。超声心动图可用于VAD植入术前评估,同时估测LV和RV功能[53]。如果一系列指标如RV FAC、TAPSE和RV Tei指数(见前)提示右心衰过于严重,则前负荷不足以充盈VAD和左心室。植入单纯性LVAD的患者中右心衰的发生率为20%~30%,术前RV FAC小于20%与LVAD激活后右心衰的发生相关。此外,超声心动图(TTE和/或TEE)能明确主动脉瓣关闭不全、心内分流、LV或左心耳血栓、流入或流出管道的插管部位存在结构问题,例如过度坏死或粥样硬化斑块,这些都会损害LVAD功能的正常发挥。术中TEE用来确保合适的LV心尖部钻孔、排气、置管位置,并在LVAD启动时再次评估RV功能。如存在严重的右心衰,则有必要同时放置右心室辅助装置(RV assist device,RVAD)。

术后超声心动图用于明确LVAD功能异常的原因,并对操作进行微调。当LVAD正常工作时,心室应该处于"减张"状态,即较初始的扩张状态缩小,室间隔处于中间位置。完全减张状态下心脏的主动脉瓣在整个心动周期中都处于完全关闭状态。时间长了会出现主动脉瓣的增厚和融合,尤其是非搏动性LVAD;因而,随着连续血流设备应用经验的增加,目前的新理论主张调整血流设置,保证主动脉瓣至少有偶尔的开放(即按照1∶3或更低的周期比例),从而避免这类瓣膜病变及由此导致的主动脉瓣反流(aortic regurgitation,AR)。最理想的评估方法是多心动周期的M型或主动脉瓣二维影像。左心室的扩大、室间隔的右移和肺动脉收缩压的升高是装置相对功能不良的标志,可能的原因包括泵速不足、心室功能不良、AR、容量过负荷或体循环因素(例如脓毒血症)。如果左心室偏小同时有间隔左移,则表明心室的前负荷不足,此时应考虑例如右心室衰竭、肺栓塞、心包填塞、血容量不足(例如出血)或流入管堵塞等因素。引起堵塞的可能原因有LV血栓、乳头肌或腱索,或是管道或流出嫁接物的弯曲或滑脱。这些异常可以通过二维超声心动图显示,或多普勒超声检测到管道/嫁接口的流速增快并出现湍流而发现。LVAD的流入置管可在心尖显示,而流出管的嫁接/管道偶可在右侧胸骨旁声窗通过调整角度显示升主动脉来探查。在仰卧位、坐姿或站立状态下扫查时,有时候可发现LVAD管道或主动脉的流出嫁接口的位置扭转,这种情况好发于体型较小的患者。现在,很多中心针对连续血流LVAD开展了"斜坡"试验,设定LVAD的每分钟转速逐渐增加,在此过程中追踪测量一系列传统指标(LV和RV内径、间隔位置、主动脉瓣开放、瓣膜关闭不全、肺动脉收缩压),目的是优化LVAD功能,诊断功能异常[53]。

经皮植入的心室辅助装置(percutaneously implanted ventricular assist device,PVAD)通常用于提供对LV的临时或部分支持。超声心动图可用于确保置管位置准确地穿过房间隔(对于TandemHeart PVAD,CardiacAssist,Pittsburge,Pa)或主动脉瓣/LVOT(对于Impella)[53]。

心力衰竭中的肺超声

肺超声技术可以针对心力衰竭的患者提供半定量的肺血流评估。B线是一种垂直的混响伪像,自胸膜线起始,呈射线状延伸,并随呼吸相运动,标志着血管外肺含水的增加。B线最常见于肺水肿,但也可见于其他疾病,例如急性呼吸窘迫综合征和肺纤维化。对于心衰患者来说,在一定的胸部节段内的B线数目与胸部X线表现及N端前脑钠肽(N-terminal pro-brain natriuretic peptide,NT-proBNP)水平相关,随治疗而同步消除,并可作为短期(3至6个月)的再入院和死亡的预后标志。在急诊室,B线时是诊断心源性呼吸困难的相对敏感且特异的指标;作为一种简单易得的技术,它在早期诊断和疗效监测方面的应用颇具吸引力,特别是在资源有限的情况下[56]。

运动员心脏

强化的运动员训练会导致心脏产生一些生理性变化,包括心脏扩大和心动过缓。超声心动图结合ECG和ECG运动试验经常被用于鉴别运动员有益的心脏适应性变化和病理性改变,后者包括肥厚性的、致心律失常的或其他与SCD相关的心肌病等。现有的假说认为不同的运动会倾向于产生不同的重塑模式:有充分的资料证明,耐力性运动员会出现LV(和RV)扩张,同时伴室壁成比例的增厚(离心性肥厚);而力量/等长训练则被长期认为会导致向心性肥厚(LV壁相对于LV内径增厚,或RWT>0.42),但支持后者的数据较少[57]。虽然正常LVED内径的"阈值"对于鉴别生理性和病理性重塑的帮助不大(有相当比例的运动员其左心室内径>60mm),但是,绝对室壁厚度大于15mm即使至在顶尖运动员中也很少见,尤其是非对称性的肥厚,应进一步调查HCM的可能性。经过训练的运动员其静息LVEF通常在正常低限(50%左右)。不同于HCM患者,在运动员中,诊断舒张功能异常的标准的血流和组织多普勒指标是正常甚至超常的(E'速度更高,跨二尖瓣E/A>2);而以斑点追踪技术为基础的局部和整体纵向应变的指标也普遍更高。对于"灰色区域"的病例,有可能需要行进一步的CMR、运动试验来确定LV增大和运动能力增强;甚至有必要停止训练一段时间来观察LV肥厚是否会消退,从而鉴别运动员心脏和真正的心肌病[58]。

负荷超声心动图

负荷超声心动图检查是一种有效的评估心肌缺血的诊断方法,兼具省时廉价的优点,特别适用于基础心电图存在异常而不适合运动负荷ECG的患者。负荷超声心动图检查的准确性已被证实与放射性核素负荷试验相似(见第16章)。不论是meta分析还是在同一患者群体中比较两者的诊断精确性,负荷超声心动图诊断冠心病(通常定义为冠状动脉造影上冠状动脉狭窄>50%)的敏感性约为88%(波动于76%~94%),特异性为83%[59]。对于左主干及三支冠状动脉病变,其诊断特异性甚至高于放射性核素心肌灌注显像。对于临床怀疑冠心病的患者,在各种检查技术中,负荷超声心动图是应用最多的,能明确诊断,识别心肌缺血的范围、部位和严重程度。

负荷超声心动图检查方案。就标准方案而言,在运动(活动平板或踏车)之前先采集静息状态的超声图像。采用与常规活动平板试验(仅ECG)相同的Bruce方案(见第13章),即初始负荷25W,每2~3分钟增加25W,分别记录基线和运动终止即刻的超声心动图图像。不能耐受运动试验的患者可以选择药物负荷试验,通过滴注多巴酚丁胺,剂量逐级递增,直至达到40μg/(kg·min)(必要时可加用阿托品以达到目标心率),从而增加心率和心肌收缩力。虽然这种方法不及运动那样符合生理变化,但血压升高幅度较小,并且在峰值负荷时也可准确成像。扩血管药双嘧达莫和起搏负荷——通过预先置入的永久性起搏器或经食管起搏导管——也是可行的,但使用不太广泛。负荷终点为出现运动受限症状或方案完成(达到至少85%的年龄预测的最大心率)。

提前终止检查的绝对适应证包括:中到重度心绞痛,ST段抬高,持续性室性心动过速,晕厥前兆或灌注不良的征象,收缩压较基线下降超过10mmHg同时伴随任何心肌缺血的相关证据,以及患者要求停止(无法忍受的症状)。提前终止检查的相对适应证包括高血压反应(收缩压>250mmHg和/或舒张压>115mmHg)[59]。与运动负荷超声心动图或DSE相关的风险非常低。在迄今为止规模最大的调查中,威胁生命的事件总体发生率为1次/1 000次检查(运动试验0.015%,多巴酚丁胺负荷试验0.18%)[60]。最常见的并发症是急性心肌梗死、室性心动过速或室颤。

如果患者之前未进行过超声心动图检查,则应先针对心室、瓣膜和主动脉根部进行简短的扫查,以筛查重要的病变或负荷超声心动图检查的禁忌证,以及确认图像质量是否满足(采用谐波成像,通常至少90%患者能获得合格的成像)。如果两个或更多节段的心内膜分辨力差,应加做静脉声学造影以提高准确性[31]。分别在基线和负荷条件下采集胸骨旁长轴观、胸骨旁短轴观和心尖观的左心室图像。然后,将基础状态和负荷的数字化图像并排比较,采用ECG门控,在心脏收缩期同步播放,从而定量评价LV整体大小和收缩功能,识别心肌节段运动异常。采用标准的17节段ASE划分法对静息状态下、负荷状态或多巴酚丁胺剂量增加时的每个节段的活动进行分级,分为:心肌活动正常、增强、减弱、消失或矛盾运动。正常的心室其大小及室壁厚度正常,射血分数为50%或更高,没有节段运动异常(WMSI=1.0);在负荷条件下,左心室壁收缩增强,腔室收缩变小。如原有的静息状态下的室壁运动异常在负荷条件下仍保持"固定"(未改变),则提示陈旧性心肌梗死。如出现新的节段运动异常或原有的节段运动异常恶化,则提示供应异常节段的冠状动脉存在血流限制性的狭窄(图14.33)。心肌大范围的缺血(即左主干或多支血管疾病)表现为负荷条件下整体LVEF降低和腔室扩张。

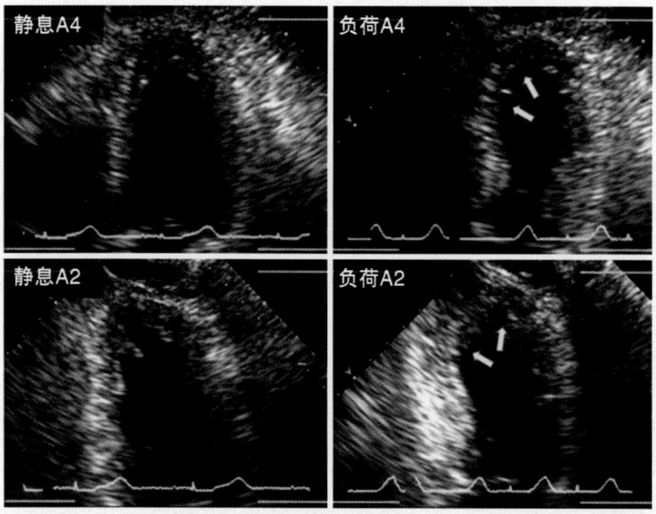

图14.33 负荷超声心动图提示左前降支(LAD)供血区域心肌缺血。静息和负荷超声心动图心尖四腔观(A4)和心尖两腔观(A2)显示新出现室间隔中间段及心尖段、左心室下壁心尖段收缩活动严重减弱(箭头处)。冠状动脉造影证实该患者LAD中段狭窄超过90%

负荷超声心动图检查的局限性

与冠状动脉造影这一金标准相比,负荷超声心动图的结果可能存在偏差[61]。发生假阴性结果的主要原因包括:未达到理想的负荷水平(运动能力不足或使用β受体阻滞剂)、图像质量不佳、局部小范围心肌缺血(特别是单支血管或左旋支病变)或先前存在的某些情况,如显著LV肥大或高动力状态。假阳性结果也可发生,特别是当验前概率较低时。对于左束支传导阻滞或室间隔不同步的患者(例如,起搏或术后状态),诊断室壁节段运动异常尤其具有挑战性。对于这些患者,运动负荷会加剧室间隔运动异常,导致图像难以解读,因此推荐DSE。关注室壁增厚率,而非心内膜位移也可能有助于这种情况的判断。其他导致结果无特异性或无法诊断的原因包括:已有的室壁运动异常牵拉相邻节段、严重的高血压、HCM、其他微血管病变引起心肌灌注储备减少的心肌病[31]。

负荷超声心动图检查的危险分层

大量研究表明,完成运动或药物负荷超声心动图检查(达到良好的运动耐量和目标心率)且结果正常的患者,其心脏病事件的发生率是非常低的,等同或接近"正常"人群(运动负荷试验每年<1%,药物负荷试验每年<2%)。在怀疑或已知确诊CAD的患者中,基线静息状态下室壁运动异常和心肌缺血的程度(特异性地具体通过WMSI变化、左心室壁出现4个或更多节段运动异常来量化评估和/或运动后LVEF没有不变化或降低来定量),往往提示患者相关的心脏病心源性死亡或MI的风险增加至少4倍。

评估心肌存活性

DSE还可用于定量评估心肌存活性(收缩力储备)及心肌再灌注后功能恢复情况[61],尽管其整体敏感性似乎低于核素显像和CMR。双相反应,即在低剂量多巴酚丁胺试验时室壁增厚率改善,但随后在高剂量多巴酚丁胺负荷时恶化,是最特异的标志。但是,在负荷条件下两个或更多节段运动改善至少一个等级,都提示存活心肌(心肌顿抑或冬眠心肌)。

冠状动脉血流储备和灌注

评估冠状动脉血流量和血流储备是可行的(见第57章),特别对LAD供血区域最可靠,采用TTE多普勒联合血管扩张剂(腺苷或双嘧达莫)可提供额外的预后信息。LAD供血区域冠状动脉血流储备减少至小于1.9~2.0,提示冠状动脉造影狭窄超过70%,并且是未来心脏不良事件的预测因子。静脉给予超声对比剂可提高2D和3D图像质量,可用于评价静息和负荷状态下的心肌微灌注(参见超声造影和图14.27)。对于经验丰富的实验室,这两种评估心肌灌注的超声技术与血管造影和放射性核素负荷试验具有很好的一致性。然而,技术难度及学习曲线限制了这些方法的推广使用[61]。

负荷超声心动图的应用超出了评估LV收缩功能的范畴,特别是针对不明原因呼吸困难的患者;瓣膜病、舒张功能、肺高压和血流动力学都是负荷超声的评估内容[62]。

负荷超声心动图检查在瓣膜性心脏病中的应用

对于瓣膜重度钙化和低LVEF的患者,静息超声心动图在评估其主动脉瓣狭窄程度(aortic stenosis,AS)时常会出现矛盾的结论,因为前向血流的减少会导致瓣叶移动幅度,以及跨LVOT和主动脉瓣压差的降低(见第68章)。在"低压差低心输出量AS"合并LV功能不全[经典的定义为多普勒方法计算得到的主动脉瓣口面积<1.0cm^2(0.6cm^2/m^2),平均跨主动脉瓣压差<30~40mmHg,且LVEF≤40%]的患者中,DSE可用于评估AS的真实严重程度和LV的收缩储备(见下文,主动脉瓣狭窄)。多巴酚丁胺滴注的初始

剂量为 5μg/(kg · min),逐级递增至 20μg/(kg · min),通常比检测心肌缺血时间更长,以便能在稳态测量 LVOT 频谱和跨主动脉瓣的 CW 多普勒数据。SV 是从 VTI_{LVOT} 计算得出。SV 增加 20% 及以上提示存在心脏收缩储备;如果 LV 功能极少或没有增加(无收缩储备,或 SV<20%),那么检查结果不明确。分别在静息和多巴酚丁胺负荷条件下计算主动脉瓣口面积;在真性 AS 中,负荷导致跨主动脉瓣/LVOT 流速比值增加,瓣口面积变化不明显;而在"假性重度"或"功能性"AS 中,LVOT 和主动脉瓣的压差变化相对较小,计算得出的瓣口面积因瓣口进一步打开而增加。真性的重度 AS 患者一般能从主动脉瓣置换术获益,但如果没有收缩储备或伴随 CAD,手术死亡率很高[62,63]。

严重 AS 的另一个亚型,多见于小心腔和高血压的女性患者,为低压差低流量而 LVEF 保留[63](见第 68 章)。这些"反常的低流量低压差 AS"患者即使在负荷状态下,主动脉瓣口面积仍然较小,符合真性重度 AS;但尽管其 LVEF 正常,跨瓣压差却只有中度增高。这些患者预后不良,主动脉瓣置换术能改善其预后。可能的解释为 LV 显著的向心性重塑和心肌纤维化,导致严重的限制性生理和低 SV(因腔室总容积较小且 LV 收缩期纵向收缩力降低所致,LVEF 不能反映)。如果怀疑这种情况,可将测值用体表面积标化(SV≤35ml/m^2 视为降低)和测量 GLS,以进一步明确 AS 和限制性病理生理的程度将有所助益。优化抗高血压治疗可能有用,也可用 CT 直接评估主动脉瓣钙化积分。

风湿性或钙化性二尖瓣狭窄(mitral stenosis,MS)患者可出现严重的劳力性症状,而静息超声心动图仅测得中度增高的压差;相反,久坐不动的重度 MS 患者可能相对无症状,因为他们不活动。众所周知,跨瓣压差取决于流速和心率。负荷超声心动图可以明确真正的运动耐量,定量瓣膜狭窄和反流的程度。跨二尖瓣平均压差增加超过 15mmHg 或估测肺动脉收缩压增加超过 60mmHg,提示严重 MS,这类患者应考虑进行瓣膜切开术(风湿性的,且 MR 不超过轻度)或二尖瓣置换术[31,62](见第 69 章)。如果负荷条件下出现重度 MR,也应考虑进行二尖瓣手术。如果(负荷导致)症状明显加重,肺动脉收缩压显著升高,而压差仍然很低,应探查肺部病因。

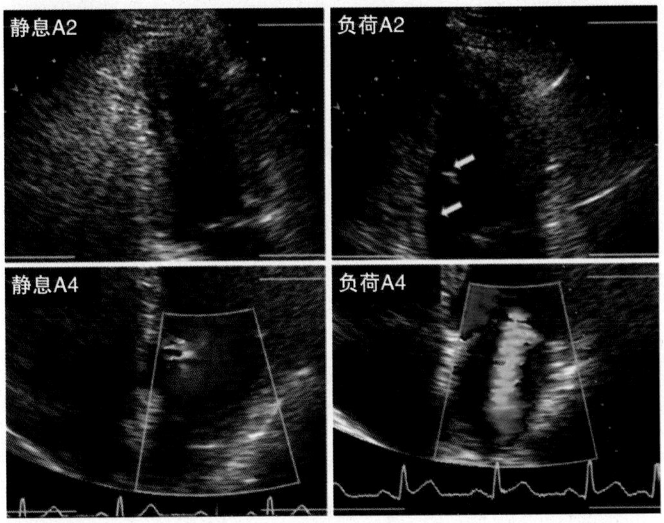

图 14.34 负荷超声心动图提示右冠状动脉(RCA)供血区域心肌缺血和急性缺血性 MR。静息和负荷超声心动图心尖两腔观(A2)和心尖四腔观(A4),二维及彩色多普勒图像显示负荷诱发的包括后内侧乳头肌在内的左心室下壁收缩活动减弱(箭头处)和 MR 增加。冠状动脉造影证实该患者 RCA 和左旋支动脉均狭窄达 90%

对于 MR 患者,负荷超声心动图有助于发现下壁心肌缺血引起的急性的可逆性 MR(图 14.34),其特征性地表现为 MR 的发生与负荷诱导出现的下壁运动异常相关,且恢复期两种异常均改善。慢性重度 MR 患者,即使 LVEF 正常,如运动诱发肺动脉收缩压升高超过 60mmHg 伴 LV 收缩储备降低时,仍应考虑二尖瓣手术[31,62]。

负荷超声心动图还可以有针对性地应用于其他情况。在 HCM 患者中,运动可诱发出潜在的左心室流出道压差,还可用于监测治疗反应,评估症状如晕厥(见第 78 章)。结合心肺检查,负荷超声心动图有助于识别其他引起呼吸困难和疲劳的原因,如舒张功能不全。舒张松弛延迟,可通过应变和应变率显像来测量,是检测运动诱发心肌缺血的指标,比室壁增厚率更敏感更稳定。随着实时三维和四维(four-dimensional,4D)成像、自动心内膜跟踪和容积成像的出现,可以在运动负荷峰值时刻同时采集左心室收缩和舒张功能的图像,使得负荷试验判断心肌缺血的灵敏度、准确性和可重复性显著提高。

瓣膜性心脏病(见第 67~72 章)

二尖瓣

二尖瓣解剖。二尖瓣装置是复杂的结构,由两个瓣叶组成,通过二尖瓣环附着于左心房,通过腱索和乳头肌附着于左心室。后叶自然分为三个扇区称为 P1、P2 和 P3(使用 Carpentier 命名法),P1 为外侧,P3 为内侧。对应的前叶扇区称为 A1、A2 和 A3。定位病变在哪个扇区非常重要,特别是当退行性 MR 进行外科决策时。二尖瓣环是非平面马鞍形结构,在胸骨旁长轴观可见其最高点,在心尖四腔观可见最低点(见图 14.24)。腱索系统由复杂的初级(一级)和次级(二级)腱索组成,从两组乳头肌辐射发出,前者附着于两个瓣叶的游离缘,后者连于瓣体的表面作为支撑。第三级腱索起源于心室壁,只插入二尖瓣后叶的基部(见图 14.34)。

虽然 2D TEE 检查在胸骨旁二尖瓣水平短轴切面可以观察各个扇区,但是在其他切面识别扇区具有挑战性。因此,TEE 在评估二尖瓣上发挥了重要作用,3D TEE 更是迅速成为重要的评估手段,因为它可以提供二尖瓣的外科手术视野图像(图 14.35),可在各种疾病状态下更好的评价二尖瓣的病理生理。目前已经能实时观察瓣膜形态,局灶性的破损,并进行详细测量。先天性二尖瓣异常少见,直到成年才新诊断的是双孔二尖瓣和降落伞二尖瓣。

二尖瓣狭窄

超声心动图表现

风湿性二尖瓣狭窄(MS)的患者可出现交界粘连、腱索增厚和融合,以及瓣膜增厚和钙化,导致二尖瓣口狭小,表现为经典的鱼嘴样(图 14.36)。其他的风湿性二尖瓣病变的超声特异性表现最好是在胸骨旁长轴和短轴切面,以及心尖切面进行观察。二尖瓣交界粘连导致瓣尖的舒张期开放受限,而瓣体的开放相对保留,尤其是在疾病的早期或轻度狭窄时;导致瓣体部开放的幅度超过瓣尖,这种表现也见于风湿病三尖瓣狭窄和主动脉瓣的先天性异常(后文讨论),被称为穹隆状隆起。在风湿性二尖瓣病变中,前叶隆起多于后叶,因为后叶较短并且在风湿病早期趋于固定。也可见二尖瓣瓣膜和腱索增厚,伴或不伴钙化。尽管在老年和肾脏疾

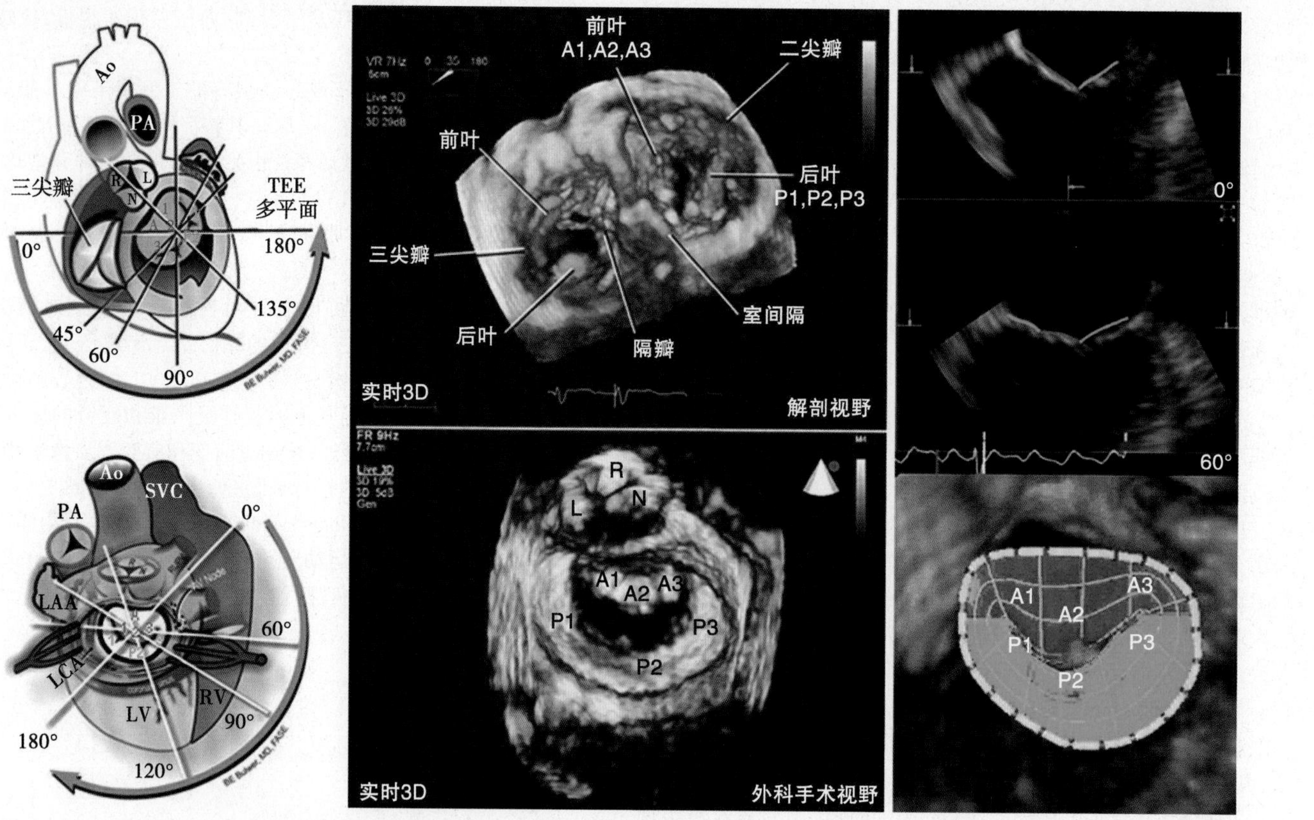

图 14.35 TEE 显示二尖瓣解剖结构。**左图**，二维(2D)TEE 方法，通过调整探头位置和旋转角度，扫描成像二尖瓣所有扇区。**中图**，从 TEE 解剖视野(**上**)和外科手术视野(**下**)显示瓣膜，在三维(3D)图像上标记出二尖瓣叶扇区。**右图**，3D TEE 图像描绘了 0°(四腔室)和 60°(两腔室)平面的二尖瓣扇区，下图显示叠加了 3D 面积分析的二尖瓣左心房面观。Ao，主动脉；PA，肺动脉；LAA，左心耳。还显示了主动脉瓣右(R)，左(L)和无(N)冠瓣

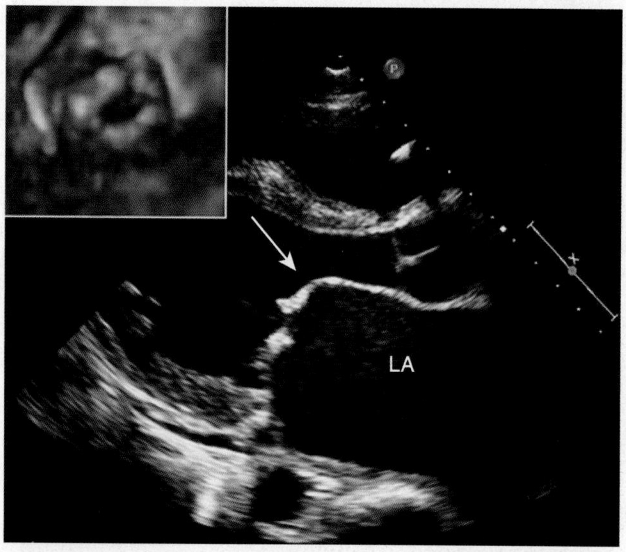

图 14.36 风湿性二尖瓣狭窄。胸骨旁长轴观(舒张期)见风湿性二尖瓣前叶开放呈穹隆状(箭头处)，以及后叶活动固定。插图为 3D TTE 从 LV 面所见，二尖瓣穹隆状隆起和鱼嘴样。LA，左心房

病患者中，退行性二尖瓣环钙化非常常见，但它很少导致 MS，除非非常严重。

定量 MS 的严重程度

正常二尖瓣面积(mitral valve area，MVA)为 4~5cm^2。胸骨旁短轴观直接描记二尖瓣口面积早在有多普勒之前首先被证实有效。但它依赖于成像平面精确定位于瓣口最狭窄处，假如采用的平面处在活动性较好的瓣膜节段，则会导致描记出的瓣口面积过大。另外，在清晰显示瓣口的前提下将增益调至最低也同样重要。图像增益过高会低估真实 MVA。3D 超声心动图能精准识别二尖瓣瓣口，已被证实为一种有价值的工具，可有效地精确识别瓣口(图 14.37)。

测量平均跨瓣压差是评估 MS 严重程度最简单的多普勒方法。考虑到压差受血流量影响，报告测量当时的心率并了解合并 MR 的影响(后者会增加跨瓣血流量)非常重要。其他不增加跨二尖瓣流量，但增加 LV 舒张末期(LVED 压力)的异常，如 LV 顺应性降低和 AR，都会导致跨二尖瓣压差降低，从而低估 MS 的严重程度。

多普勒超声心动图还提供了其他可替代二维描记法的 MVA 测量方法。最广泛使用的是压力减半时间法，它依赖于 LA 和 LV 达到压力平衡的速度。MVA 计算公式为 220 除以压力减半时间，这是一个经导管室验证的简化方法，220 是一个经验推导出的常数。压力减半时间是指初始跨瓣压差下降到初始值一半所需要的时间。这个计算可在超声心动图设备上的基本分析包在线快速完成(图 14.38)。压力减半时间法不适用于二尖瓣球囊扩张术后的即刻评估，因为 LA-LV 顺应关系和初始的跨瓣压差都会发生急剧变化。如上所述，此方法也不适用于合并明显 AR 及左心室顺应性降低时，二者都会导致对 MVA 的高估。另外，如果二尖瓣口血流频谱具有双相轮廓，压力减半时间测量会不准确。最后，该方法尚未对 MS 的其他原因，如二尖瓣环钙化或人工瓣膜进行验证。

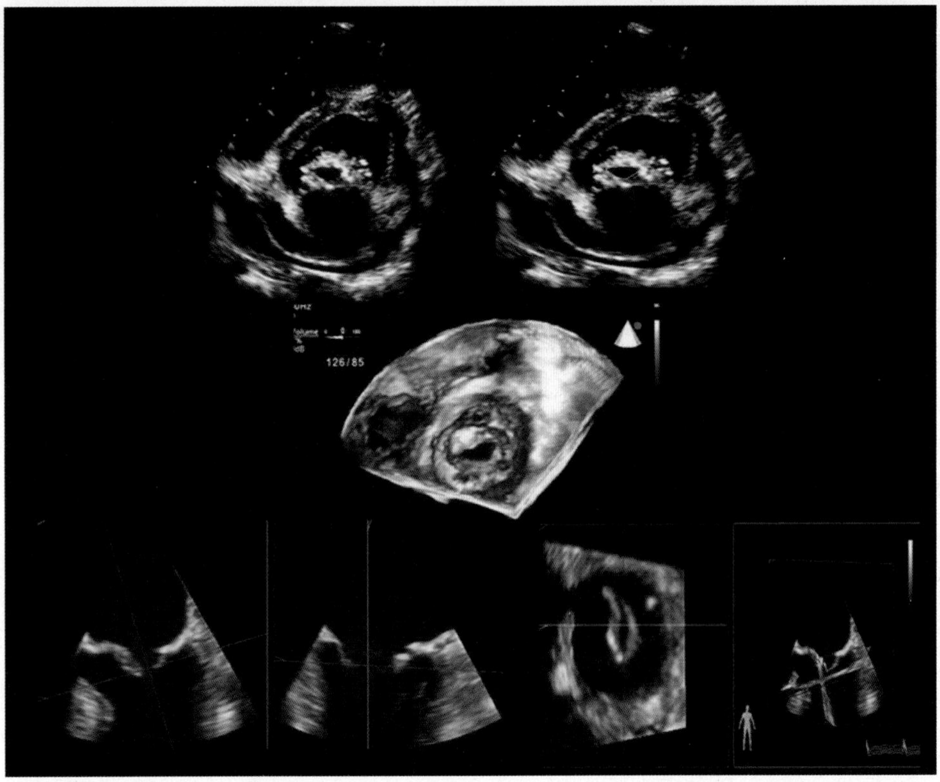

图 14.37 风湿性二尖瓣狭窄的二尖瓣口面积(MVA)描记法。**上图:**在 2D 胸骨旁短轴切面进行描记。**中图,**3D TEE 视图上狭窄二尖瓣的左心室面观,可以直接进行平面描记。**下图,**多平面重建的 3D TEE 容积显像可以确保所选择的用于描记其面积的短轴切面精确位于瓣口最狭窄的水平

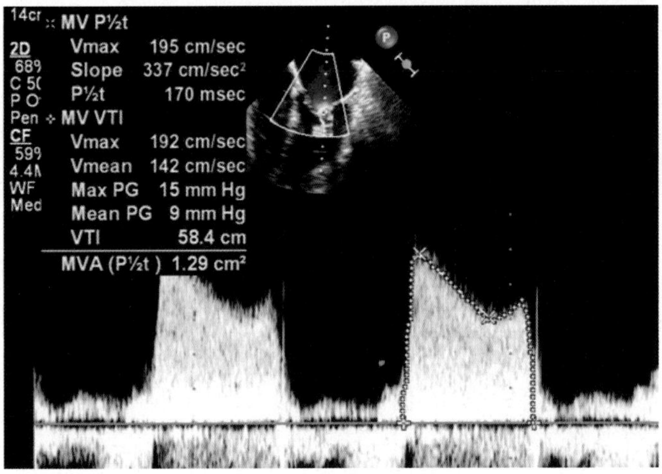

图 14.38 描记狭窄二尖瓣口 CW 血流轮廓(虚线)测量 VTI 可得到平均跨瓣压差,测量左心房和左心室之间压差降低的斜率(两个 X 标记之间)可从压力减半时间($P_{1/2}t$)计算出 MVA。MV,二尖瓣;MVA,二尖瓣口面积;PG,压差

另一种方法是近端等速表面积(proximal isovelocity surface area,PISA)法(图 14.39),即 $MVA=2(\pi r^2)(V_{混叠})/(峰值\ V_{二尖瓣})\times\alpha/180$,其中 α 是由拱形瓣尖形成的角度,或可采用简化方程,假定 α 为 100°。另外,还可采用连续方程式法,即 $MVA=\pi(D_{LVOT}/2)^2(VTI_{LVOT}/VTI_{MV})$,其中 D 是胸骨旁长轴观上测量得到的 LVOT 的直径。和其他形式的瓣膜性心脏病一样,综合二维图像和多普勒表现能更理想地评估二尖瓣狭窄程度[64]。

球囊扩张术的患者选择

对于计划行经导管介入治疗的重度 MS 患者,Wilkins 超声心动图评分系统有助于评估整体手术成功可能性(表 14.9);较少使用的 Padial 评分系统也有预测价值。Wilkins 得分大于 8 或 Padial 得分≥10 都提示患者预后差。超声心动图明确合并 MR 的程度也很重要,因为经皮二尖瓣球囊扩张术会使 MR 的严重程度升高至少一个等级;因此中重度 MR 是此操作的禁忌证之一。必须行 TEE 排除左心耳血栓,这也是禁忌证之一,因为导丝和导管操作会带来栓塞风险。

二尖瓣反流

二尖瓣反流的原因。轻微二尖瓣反流(mitral regurgitation,MR)是一种常见的生理表现。病理性反流原因很多,超声心动图不仅用于诊断和定量 MR,还要确定基础功能紊乱,并尽可能识别病因(见第 69 章)。Carpentier 基于 MR 的病理生理学提出了一套超声心动图的分类体系。Ⅰ型,瓣膜活动正常,最常见的异常是瓣叶穿孔、巨大赘生物引起对合障碍或慢性心房颤动继发瓣环扩张;Ⅱ型,至少有一个瓣叶骑跨于瓣环平面之上,即由于瓣膜本身异常,或腱索或乳头肌断裂导致二尖瓣脱垂或连枷;ⅢA 型,瓣叶在收缩期和舒张期活动均受限,通常由风湿性病变所致;ⅢB 型,仅收缩期瓣叶活动受限,是基于 LV 收缩功能不全和重塑,瓣叶受到病理性牵拉所致,即功能性 MR。

原发性(退行性)二尖瓣反流

二尖瓣脱垂或连枷可归因于原发瓣叶和/或腱索病变,被称为退行性 MR。超声心动图是诊断二尖瓣脱垂或连枷的金标准,两者区别如下:二尖瓣连枷时,瓣叶的游离缘由于失去了腱索支撑而伸

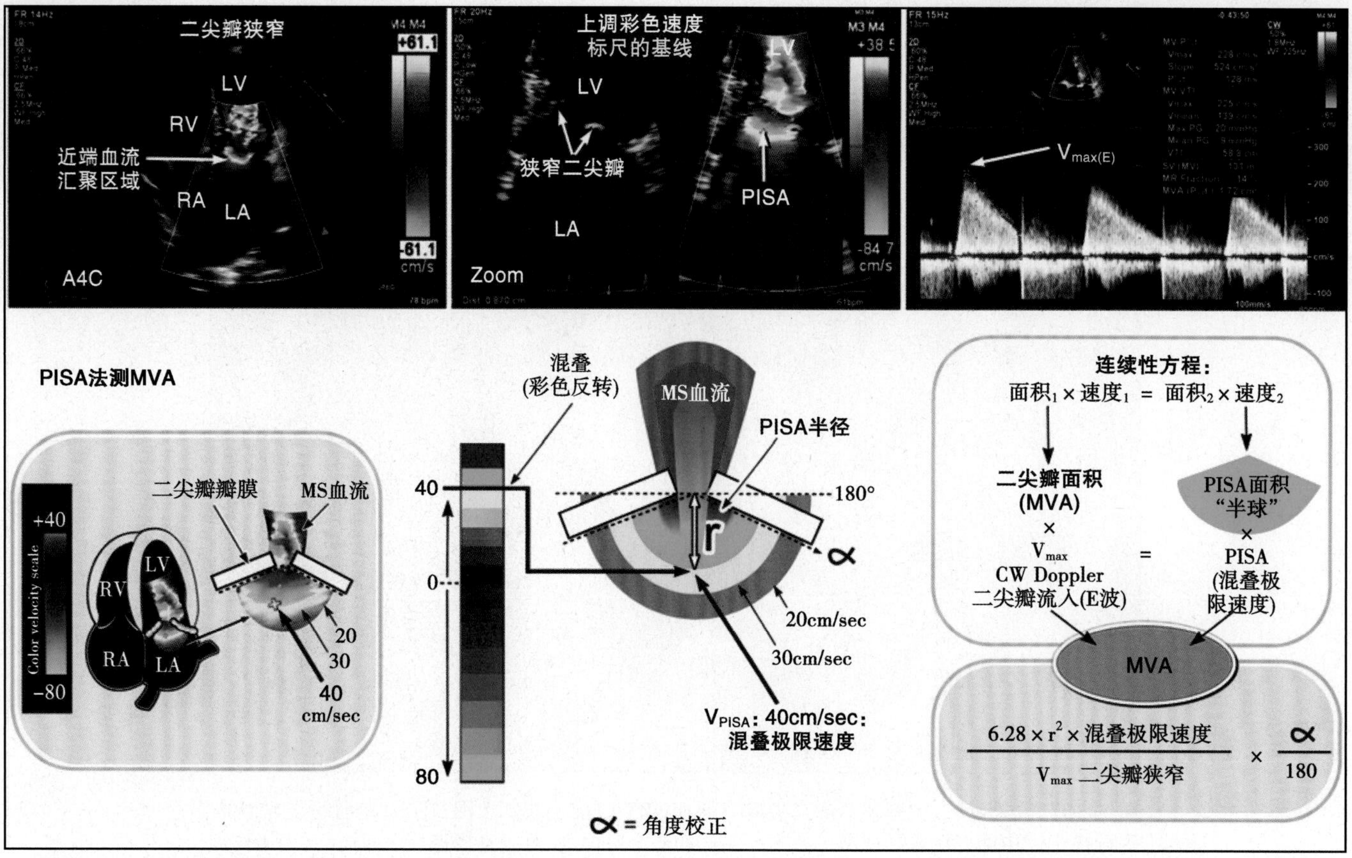

图 14.39 近端等速表面积(PISA)法计算 MVA。二尖瓣狭窄(MS)患者中,血流速度增加,接近狭窄瓣口时将产生血流汇聚区,其特征在于彩色混叠和 PISA 半球轮廓(**左上图**)。PISA 半球轮廓的精确区分和 PISA 半径的准确测量可通过向血流方向(**上中图**)调节奈奎斯特极限基线来改善。在**左下角和中图**中,混叠极限速度为 40cm/s。应用连续性方程计算 MVA 为 MVA=[2(πr^2)($V_{混叠}$)/(峰值 $V_{二尖瓣}$)]×α/180。角度校正用于校正 PISA 半球偏离半球形。A4C,心尖四腔观

表 14.9 用于二尖瓣成形术的 Wilkins 评分系统

等级	瓣膜活动度	瓣膜增厚	瓣膜钙化	瓣下组织增厚
1	活动度高	轻度增厚	单个钙化结节	轻度腱索增厚
2	活动受限	瓣尖增厚	瓣膜边缘散在钙化	腱索增厚达三分之一
3	仅瓣叶基底活动	整个瓣叶增厚	钙化延伸至瓣叶中间	腱索末端三分之一也增厚
4	活动度轻微	瓣叶显著增厚	瓣叶广泛钙化	腱索乳头肌广泛增厚

Wilkins 得分小于等于 8 提示患者适合二尖瓣成形术。

入左心房;而在二尖瓣脱垂时,游离缘仍被腱索牵拉,因此瓣叶病理性地翻卷突入左心房。诊断脱垂的标准是在胸骨旁长轴观二尖瓣瓣叶任何部位超过前后叶根部连线上方 2mm(图 14.40)。这条线代表了马鞍形瓣环的最上缘(3D 二尖瓣形状参见图 14.24)。在心尖四腔观和两腔观,正常情况下部分瓣叶组织也可以超过瓣环上缘,大多数情况下不能用于诊断脱垂,尽管真正的二尖瓣脱垂也能在这些切面看到典型的瓣膜脱入左心房的现象。单靠 TTE 很难区分二尖瓣脱垂和连枷,TEE 有助于做出正确的诊断。

退行性 MR 包含广泛的解剖学基础,从弥漫性黏液样变性(Barlow)到以纤维弹性缺如为特征的局部异常。二尖瓣脱垂在 Marfan 综合征、Ehlers-Danlos 综合征、成骨不全症和其他结缔组织疾病的患者中普遍存在。据报道,3D 超声心动图判断脱垂范围有助于评估瓣膜病理学特征,但是更重要的是,它对准确判断方面哪个或哪几个扇区脱垂或连枷起着关键作用,这对预测成功修复的可能性至关重要。孤立的 P2 病变被成功修复的概率很高,这也是最常见的情况。次常见且易于修复的是 A2 病变,再次是内部及外侧扇区。3D TEE 也有助于识别多区受累,或意外发现的合并病变,如局部二尖瓣裂缺。无 3D 时,也可采用 2D TEE 设备系统评估所有三个扇区(见图 14.35)。虽然有时可行,但用 TTE 完整地评估二尖瓣扇区仍非常困难,高质量 3D 图像可能会有所帮助。

继发性(功能性)二尖瓣反流

功能性 MR 是指由 LV 收缩功能不全和重塑所导致的 MR。如左心室功能不全发生在 CAD 的基础上,则又称为缺血性 MR。3D 超声心动图显示功能性/缺血性 MR 反映了瓣膜关闭力与牵拉力之间的不平衡(图 14.41)。最终病理性牵拉使二尖瓣的闭合点向心尖移位。这种表现在胸骨旁长轴或心尖切面更容易被观察到,是功能性/缺血性 MR 的超声心动图标志性改变。瓣膜关闭力减弱可归因于左心室收缩功能受损,而病理性牵拉主要瓣叶是受

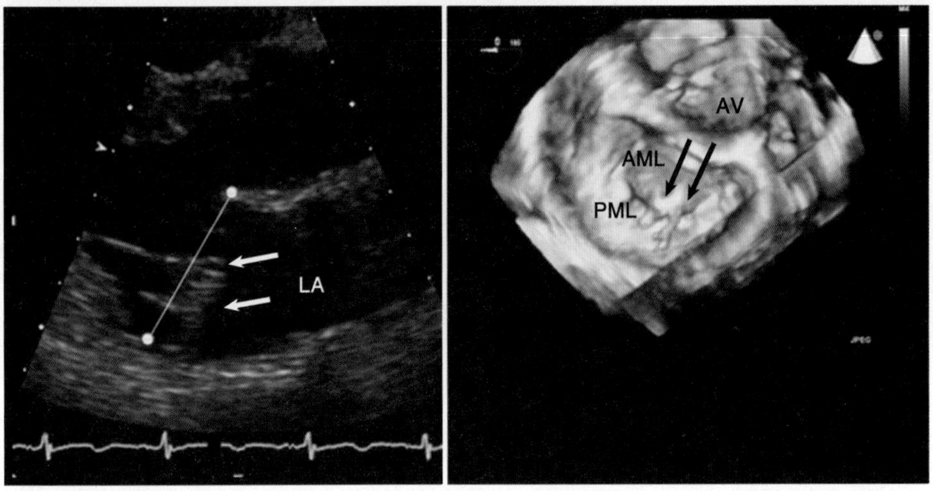

图 14.40 退行性 MR。**左图**，左心室长轴观显示二尖瓣双瓣脱垂，前后叶均脱垂（箭头）高于瓣环水平（前后叶根部连线）。**右图**：从左心房面看二尖瓣的 3D TEE 图像。二尖瓣前叶（AML）有较大区域连枷。箭头指向断裂的腱索。AV，主动脉瓣；LA，左心房；PML，二尖瓣后叶

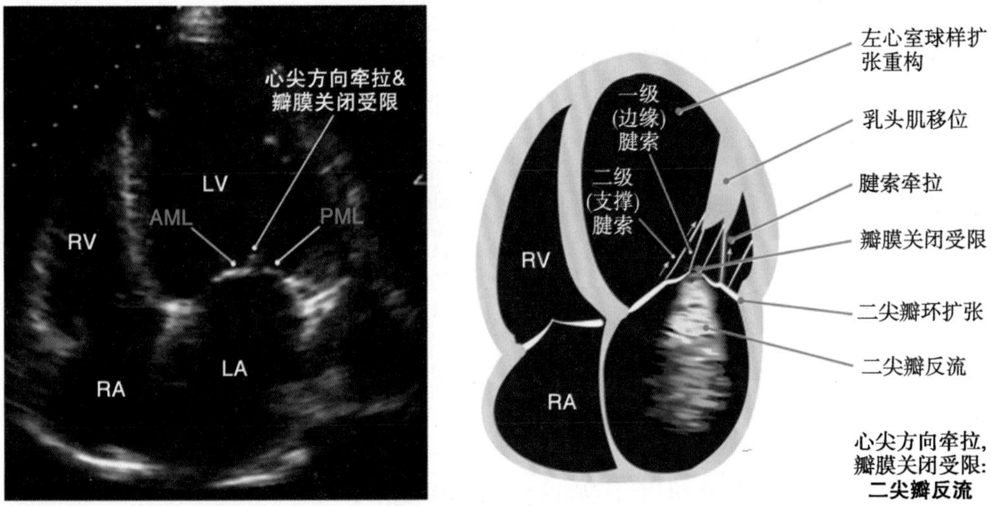

图 14.41 功能性/缺血性 MR。LV 重塑引起瓣环扩张和乳头肌牵拉，使得二尖瓣牵拉力增加。LV 收缩功能受损导致闭合力减小。最终结果是瓣叶闭合点朝心尖方向移位，如**左图**心尖四腔观所示。AML，二尖瓣前叶；LA，左心房；LV，左心室；PML，二尖瓣后叶；RA，右心房；RV，右心室

到瓣环（因瓣环扩张和/或瓣环收缩力降低所致）或腱索和乳头肌的拖拽。后者已被证明是由左心室整体或局部重塑导致乳头肌移位所致。已明确证明乳头肌收缩功能不全本身并不会引起功能性/缺血性 MR。

二尖瓣反流的定量

ASE 建议采用综合方法进行 MR 定量分析[65]，包括半定量方法，如评估反流束面积（反流束面积与 LA 面积的比率）、二尖瓣 E 峰的大小、反流颈宽度和肺静脉血流频谱。E 峰速度反映了舒张初始左心房和左心室之间的压差，MR 导致 LA 压力升高时会相应增加。反流颈宽度是反流束最窄的区域，最好在胸骨旁长轴于放大模式下进行评估。肺静脉血流频谱反映了 MR 对进入左心房血流的影响，有些病例重度的反流可收缩期逆向血流。基于反流束接近反流孔时会加速这一概念，PISA 法可用于定量反流量和 EROA（图 14.42）。根据连续性方程式，定量多普勒法也能计算反流量和反流分数，通过比较二尖瓣口前向总血流量和通过另一个无狭窄无反流的瓣口（通常是主动脉瓣）血流量而得到（图 14.43）。通常，EROA≥0.4cm^2，或反流容积≥60ml 提示重度原发性 MR。

尽管彩色多普勒测量反流束面积方便且被广泛使用，但它受仪器设置及许多其他因素的影响[66]。它会低估偏心性反流程度，高估非全收缩期 MR 的严重程度。当 PISA 汇聚区表面为半球型，反流孔为圆形的假设不成立时 PISA 法不适用，常见于偏心性的退行性 MR，和功能性 MR，其 PISA 汇聚表面更平坦，呈半椭球形。事实上，对于功能性缺血性 MR，提示重度反流和与临床预后不良的阈值都要低于器质性 MR，可能是因为 PISA 法低估了真正的 EROA；这部分人群中，EROA≥0.2cm^2，反流容积≥30ml 为重度 MR[66]。相反，在非全收缩期 MR 中（例如，多见于 MV 脱垂的收缩晚期 MR），用 PISA 法计算 EROA 会高估反流严重程度，因为它测得的是 EROA 最大值，而非整个收缩期的平均值。

定量多普勒技术的主要局限在于计算二尖瓣口血流时假设二尖瓣口为圆形或椭圆形。用超声心动图测量 LV 容积法计算 LV SV 代替主动脉流出道血流是另一种计算方法。3D 超声心动图能

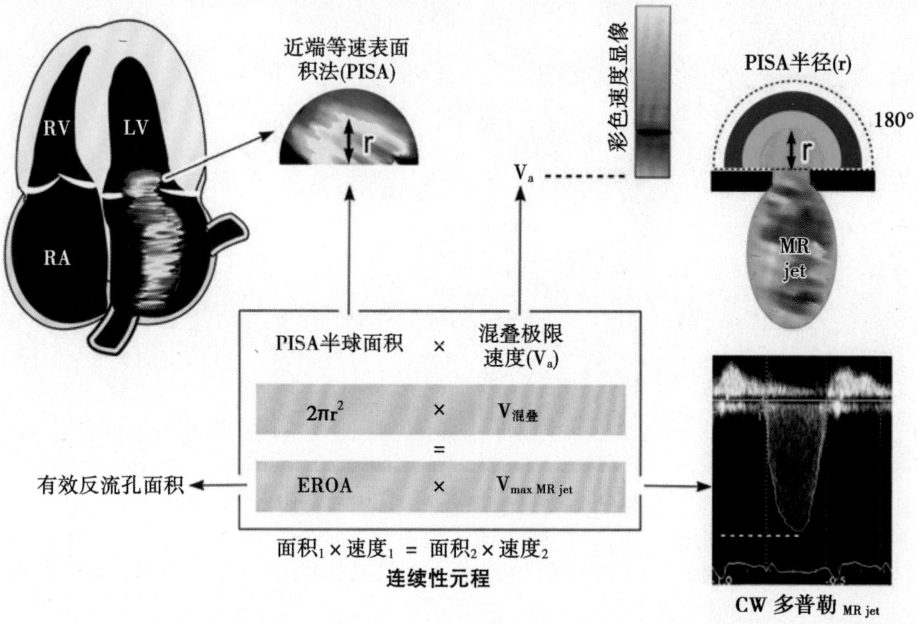

图 14.42 将 PISA 法定量主动脉瓣反流口面积(EROA)的方法用于定量 MR。将基线向 MR 方向移动以优化 PISA 半球。EROA 计算为 $EROA=2(\pi r^2)(V_{混叠})/(V_{MaxMR})$。反流容积用 EROA×$VTI_{MR}$ 来计算,其中 VTI_{MR} 是 MR 频谱测得的速度-时间积分

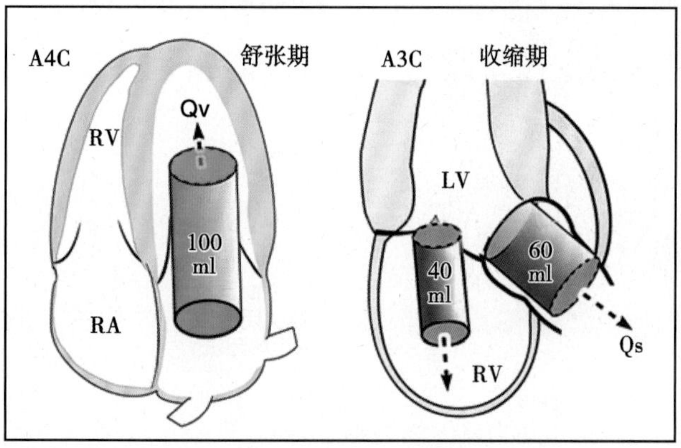

图 14.43 定量评估 MR 严重程度的多普勒方法。反流量(RV)为跨二尖瓣口总血流量(Qv)和过 LVOT(Qs)的前向血流量之间的差异。Qv 和 Qs 可通过连续方程式法计算(CSA×VTI)。当无室水平分流或主动脉瓣反流时 Qv 等同于 LV SV,而 LV SV=LVEDV-LVESV,其中 LVEDV 和 LVESV 分别为 LV 舒张末期和收缩末期容积。A4C,心尖四腔观;ALAX,心尖长轴观;RA,右心房

直接描记反流孔面积,能更好地评估非球形 PISA,但这些方法仍未广泛用于临床上。

认识到功能性 MR 和其他原因的 MR 均依赖于后负荷(后者依赖程度略轻)非常重要,因此评估严重程度时必须考虑 LV 收缩压。应避免在全身麻醉状态下根据超声心动图参数来做临床决策,因为麻醉可导致全身血管阻力下降,使反流程度显著降低。

主动脉瓣

主动脉瓣解剖学。正常的主动脉瓣由三个对称瓣叶组成,由主动脉环支撑并延伸进入主动脉根部。左冠瓣和右冠瓣所处的 Valsalva 窦发出相应冠状动脉,剩下的一个则被称为无冠瓣。观察主动脉瓣解剖结构的理想切面是胸骨旁短轴观和长轴观(见图 14.10)以及 TEE 的对应切面(见图 14.22E,F)。短轴切面能显示所有三个瓣叶,开放呈一个三角形的孔,关闭时呈 Y 形外观。长轴切面通常显示的是右冠瓣和无冠瓣,正常开放时贴近主动脉根部管壁,正常闭合时闭合线居中,无低于主动脉瓣环平面的脱垂。

主动脉瓣最常见的先天性异常是由于瓣膜发育失败所致,随发生率递减包含:二叶式、单叶式和四叶式(图 14.44)。二叶式主动脉瓣可根据冠状动脉开口与瓣膜关闭线的相对位置来分类。当两个冠状动脉开口于同一侧,交界为水平(横裂),而垂直交界(纵裂)则指冠状动脉开口分别在其两侧。因为二叶式瓣口不能完全打开,短轴上收缩期二叶式主动脉瓣口是椭圆形的,而长轴切面显示瓣体中部向进入主动脉腔凸起(穹隆)。虽然经典的二叶式主动脉瓣只有一条闭合线,但很多都有假嵴,为残存的交界,导致其闭合时与三叶式无法区分,因此诊断二叶式主动脉瓣应根据收缩期表现。单叶式主动脉瓣通常有圆形开口,位于中心或不对称的位置,而四叶式收缩期呈方形,舒张期为十字形。

LVOT 的先天性异常包括主动脉瓣下隔膜,超声特征为从二尖瓣前叶延伸到室间隔的线性回声,或纤维肌性通道,其中有嵴状伸入 LVOT(图 14.45)。彩色多普勒检测到主动脉瓣下收缩期湍流,应提示仔细探查 LVOT 是否存在梗阻。合并 AR 多见,由主动脉瓣下狭窄的湍流损伤瓣膜所致。主动脉瓣上狭窄罕见,包括主动脉窦部远端升主动脉局部或弥漫性的狭窄。

主动脉瓣狭窄

虽然二叶式或单叶式主动脉瓣的瓣膜开放受限本身就可导致主动脉瓣狭窄(aortic stenosis,AS),正常瓣膜钙质沉积是成人 AS 的常见原因。超声心动图表现为瓣膜开放受限伴不规则结节状增厚(图 14.46)。

定量 AS 的严重程度

正常主动脉瓣面积(aortic valve area,AVA)为 3~4cm²。应用

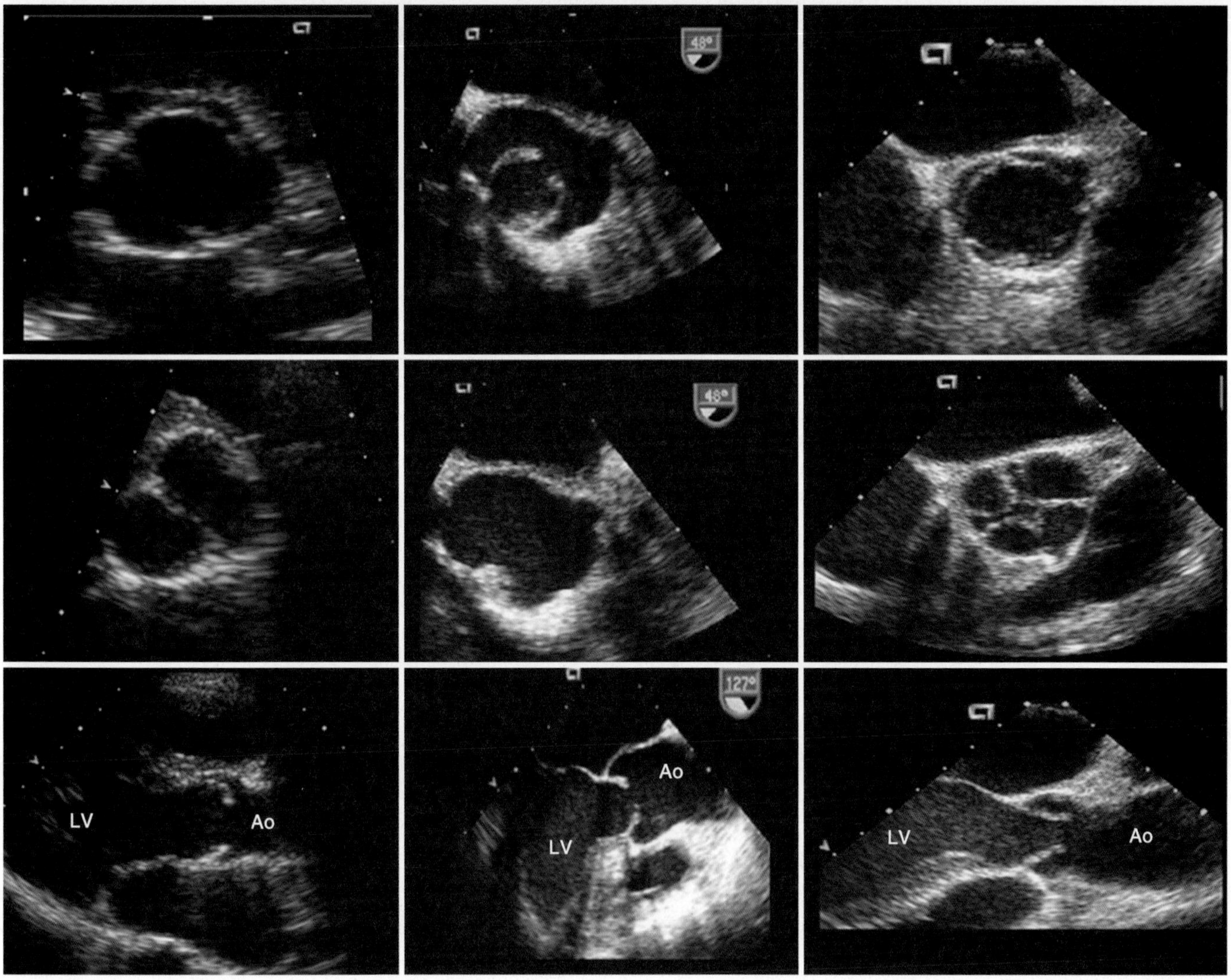

图 14.44 主动脉瓣的先天性异常，(从上到下)分别为收缩期短轴、舒张期短轴和收缩期长轴观。**左图**，二叶式主动脉瓣。**中图**，单叶式主动脉瓣。**右图**，四叶式主动脉瓣。Ao，主动脉；LV，左心室

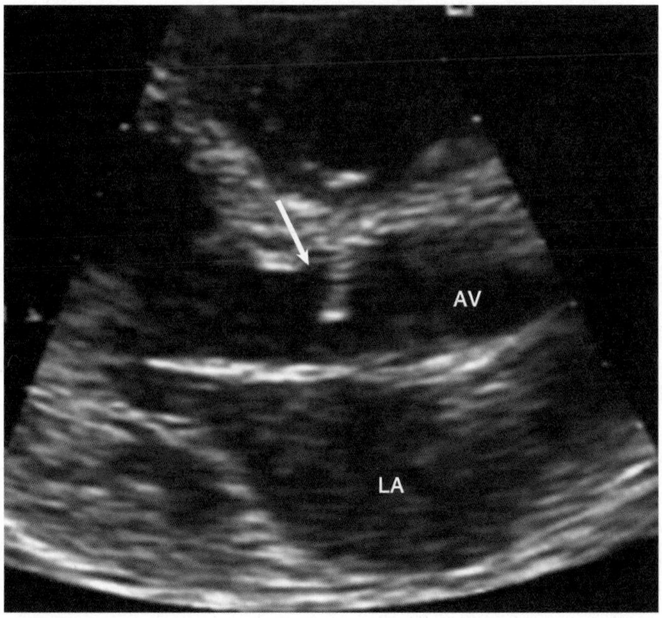

图 14.45 非标准胸骨旁长轴视图，显示主动脉瓣下隔膜(箭头)。成角图像更好地显示了隔膜，但导致主动脉瓣(AV)明显不佳。LA，左心房

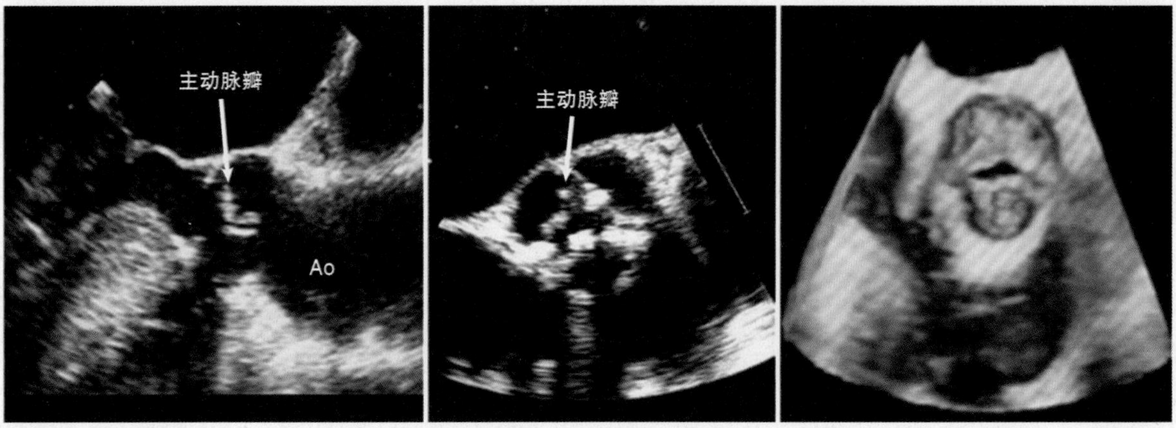

图 14.46 钙化性三叶式主动脉瓣狭窄患者的收缩期 TEE 图像。**左图**，二维长轴观。瓣口开口极小。Ao，主动脉。**中图**，短轴观。**右图**，三维图像。后两个切面更好地显示了钙化的分布

Bernoulli 方程与 CW 多普勒超声可检测 AS 跨瓣血流，并精确测量平均和瞬时峰值压差。通常使用简化方程（$\Delta P=4V^2$），但当 LVOT 速度显著超过 1m/s 时，应使用扩展方程，$\Delta P=4(V_2{}^2-V_1{}^2)$，其中 V_2 是跨主动脉瓣流速，而 V_1 是 LVOT 速度。

记录多普勒信号需平行于血流，测量跨主动脉瓣压差最好选心尖五腔或三腔切面、胸骨上窝切面和右侧胸骨旁切面；通常在右侧胸骨旁可测得最高跨瓣流速。无图像的 Pedoff 探头具有较小的探头表面积，对 AS 患者进行最佳评估至关重要。使用 TEE 时可从胃底切面测量（见图 14.22，位置 O）。应该指出的是，尽管超声心动图测定的平均压差与导管测得的平均压差通常相等，但超声心动图测出的瞬时峰值压差通常高于心导管室计算得出的峰-峰压差（见第 19 章）。后者是 LV 压峰值和主动脉压峰值之差（图 14.47），但两个峰值并不一定出现在同一时间点。

当主动脉瓣血流正常时，仅凭压差就可合理地估测 AS 严重程度；但是，在低流量状态下却可能会低估 AS 的严重程度，而高流量状态（例如由败血症和贫血等引起的高心输出量状态）则可能高估。因此，测定 AVA 非常重要。可在 TEE 上的直接描记其面积，但在 TTE 上则不够准确。最常用的方法是应用连续性方程（图 14.48）。AVA 计算如下：$AVA=(CSA_{LVOT}\times VTI_{LVOT})/VTI_{AV}$

还有不太理想的简化版本：$AVA=(CSA_{LVOT}\times V_{LVOT})/V_{AV}$

其中 V 代表峰值流速。假设 LVOT 的 CSA 是圆形，通过公式计算 $CSA=\pi(D/2)^2$，D 是在胸骨旁长轴切面或对应的 TEE 长轴切面上测得的收缩期的 LVOT 直径，根据 ASE 惯例，在紧贴主动脉瓣环的近端测量。值得警惕的是，因为代入公式计算的 LVOT 速度是模态速度，即脉冲多普勒频谱最密集的部分，因此 VTI 描记不应使用频谱轮廓的外缘，后者代表的是每个时间点的最大（非模态）速度（图 14.49）。取样容积最好是置于 LVOT 内紧邻瓣下血流加速区的近端，通常位于心尖五腔或三腔观（TTE），或 TEE 深胃底切面主动脉瓣上 1~2mm。

低压差重度主动脉瓣狭窄

LV 收缩功能不全导致 SV 降低时主动脉瓣开放幅度降低，尽

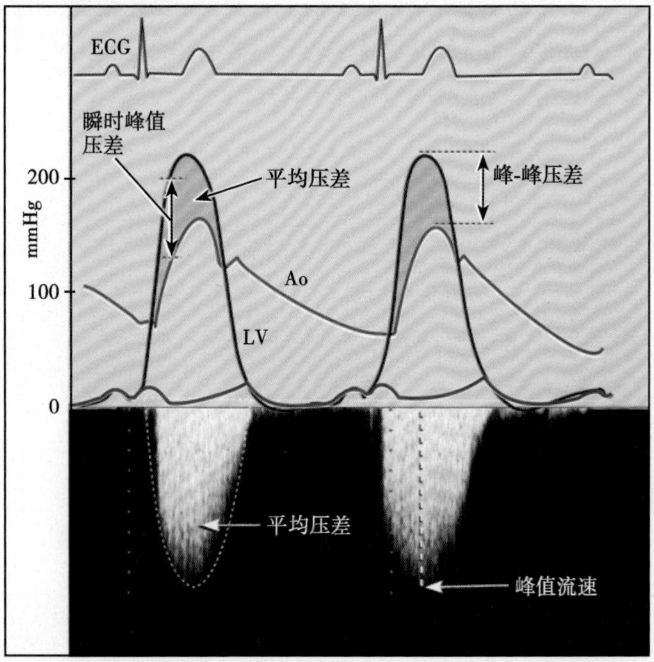

图 14.47 多普勒法测量瞬时峰值和平均压差。瞬时峰值压差通常高于峰-峰压差，后者是根据侵入性导管测量的左心室（LV）和主动脉（Ao）峰值压力计算，而非瞬时测值。这两种技术测量得平均压差是一致的

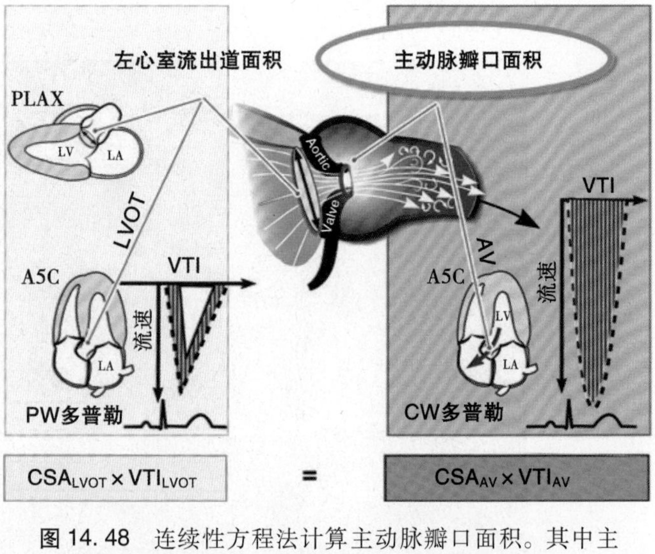

图 14.48 连续性方程法计算主动脉瓣口面积。其中主动脉瓣口横截面积（CSA_{AV}）计算公式为（$CSA_{LVOT}\times VTI_{LVOT})/VTI_{AV}$。LVOT CSA 计算为 $\pi(D/2)^2$，其中 D 是 LVOT 直径。LVOT VTI 应该测量模态速度而非最大速度（见图 14.49）

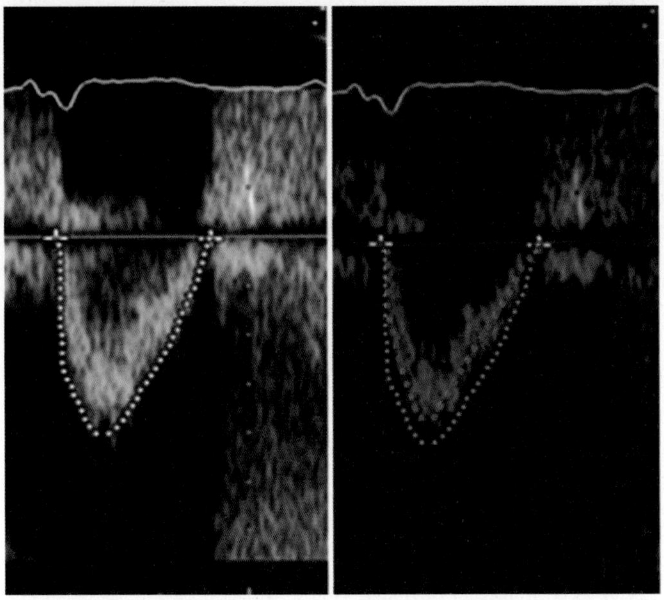

图 14.49 多普勒频谱显示，如果测量的是最大速度（白色虚线）而非模态速度（红色虚线）会导致测量误差。模态速度（最常出现的速度）对应于多普勒频谱的最亮部分

管压差很低，但计算所得的有效瓣口面积会减小；明确瓣口狭窄是固定不变的（真性重度 AS），还是在高流量下能够更充分地开放（假性主动脉瓣狭窄）非常重要。如前所述，在这种情况下建议常规行 DSE，通常在医生密切监护下，以测定真正的 AVA 及 LV 收缩储备。当 LVEF 正常而 SV 降低时，尽管跨瓣压差低，但有效瓣口面积也可明显减小，即所谓的反常性低压差保留射血分数的重度 AS（前文已述）。

瓣下或瓣上主动脉瓣狭窄。CW 多普勒超声测量峰值压差和平均压差是评估瓣下或瓣上 LVOT 梗阻的核心。彩色多普勒能显示血流加速的位置，与 2D 图像比较，为识别梗阻不在瓣口水平提供线索，从而立即进行更仔细的影像评估以发现其病理原因。但是一些患者存在多处梗阻，比如瓣下梗阻和 AS 并存，情况就变得复杂。在这种情况下，在距离分辨力和 PW 奈奎斯特极限使其无法准确测量高速度之间很难权衡，因此无法准确区分出每个水平的梗阻各自引起多少压差。

主动脉瓣反流

引起主动脉瓣反流（aortic regurgitation，AR）的病变可能是瓣膜本身异常，或瓣膜正常但闭合受到瓣环和/或窦部扩张的影响，或罕见的，主动脉夹层撕裂的内膜片脱垂经过瓣膜（见主动脉疾病）。超声心动图（TTE 和 TEE）能确立病因诊断，当 AR 有血流动力学意义时可发现 LVED 增大。M 型超声能显示反流束导致二尖瓣前叶高频扑动。急性重度反流时，由于 LV 压力升高超过 LA 压力导致二尖瓣在心室收缩前提早闭合。

当在 LVOT 看到舒张期彩色湍流时最容易诊断 AR。少量而短暂的射流可以是正常表现。同样，综合评估是确定 AR 严重程度的最佳方法，包括：LV 增大的证据、反流束宽度、频谱多普勒信号强度、压力减半时间、反流颈宽度、胸主动脉或腹主动脉舒张期血流逆转。反流量和反流分数可通过连续性方程计算，也可采用 PISA 方法进行测量，并计算 EROA。反流量≥60ml，或 EROA≥0.30cm^2 提示重度 AR[65,66]。

反流束直径应在奈奎斯特极限设置为 50~60cm/s 时测量。预测血管造影中反流程度的最佳径线指标为反流束面积/LV 短轴面积的比值（胸骨旁短轴观），以及反流束直径与 LVOT 直径（接近瓣环水平）的比值（胸骨旁长轴观）。用反流束长度评估 AR 严重程度不可靠。压力减半时间反映的是主动脉和 LV 压力达到相等的速度，在急性 AR 时最可靠，但要确保准确获取其舒张早期速度（图 14.50）。反流颈宽度是指反流束的腰部（最小直径），位于瓣环水平，可在胸骨旁长轴或 TEE 对应的切面在放大模式下测量；大于 6mm 通常提示重度 AR。脉冲多普勒检测到胸主动脉全舒张期的血流逆转，提示 AR 至少为中度（参见图 14.50 和图 14.22）。在腹主动脉测得血流逆转持续较长时间，通常提示重度 AR。虽然被广泛用于评估 MR 的严重程度的 PISA 法同样也可用于计算 AR 的 EROA 和反流量，但对于轻度的反流，准确测定 PISA 半径极具挑战（特别是用 TTE）。定量多普勒法通过比较经 LVOT 与另一个不狭窄瓣膜的血流量来计算反流量，用肺动脉瓣作正常血流量参照时最可靠（图像质量有保障）。二尖瓣理论上可以用作参照，但其几何结构更复杂，因此更容易出错。

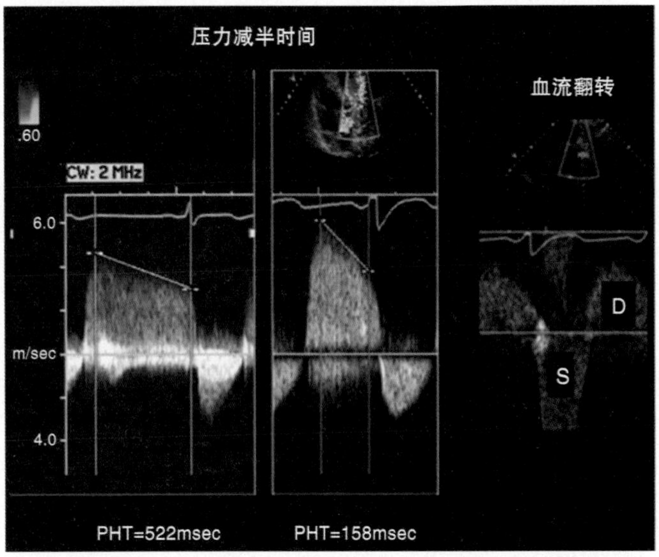

图 14.50 定量主动脉瓣反流（AR）的多普勒方法。压力减半时间（PHT）>500 毫秒为轻度 AR，200~500 毫秒为中等 AR，<200 毫秒为重度 AR。如图所示，胸降主动脉的全舒张逆向血流提示至少中度 AR。S，收缩期；D，舒张期

三尖瓣

三尖瓣解剖学。三尖瓣的解剖很复杂，前叶、后叶和膈叶从三尖瓣环延伸到腱索，再连接至乳头肌/肌小梁（其方式多变）。尽管前叶和隔叶可在多个超声心动图切面上显示，但后叶仅在 RV 流入道切面和右心室短轴切面（可显示所有瓣叶）可见。考虑到 RV 流入道切面对三尖瓣成像的重要性，采集该切面时必须显示下（膈）壁，但要避开室间隔和三尖瓣隔叶（见图 14.10）。

获得性三尖瓣病变

大约 11%风湿性二尖瓣病变的患者合并三尖瓣狭窄，特征是舒张期穹隆样三尖瓣，以及瓣叶和腱索增厚（图 14.51）。可通过多普勒测量平均压差来评估其狭窄程度。通过压力减半时间来计算瓣口面积的方法不适用于三尖瓣狭窄（见第 70 章）。

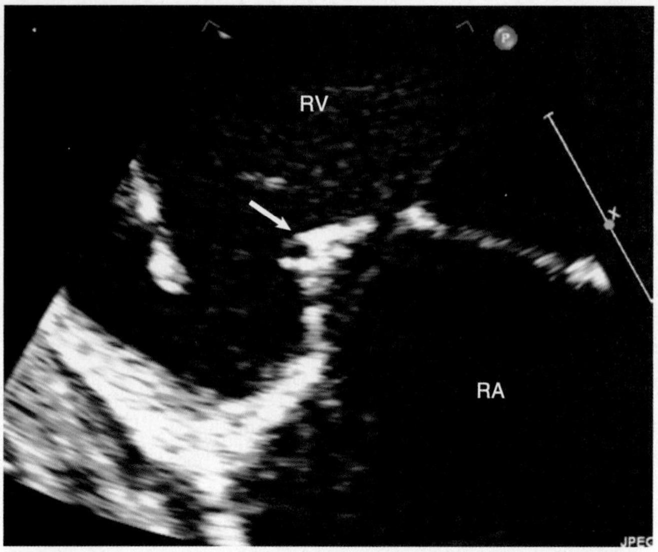

图 14.51 右心室流入道切面显示风湿性三尖瓣病变特征性的后叶舒张期穹隆样改变（箭头）。RA，右心房；RV，右心室

最常见的病理性三尖瓣反流（tricuspid regurgitation，TR）为功能性反流，由 RV 增大或功能不全所致。RV 病变可原发或继发于肺高压和左心病变。功能性 TR 的超声心动图标志性表现是瓣膜向心尖方向牵拉，严重时可导致肉眼可见的反流孔（瓣叶不能对合）（图 14.52）。此时，因右心室和右心房之间的压力几乎完全均衡，TR 可以是层流，流速较低，其严重程度往往容易被低估；同样，此时通过 TR 流速估算肺动脉收缩压也不准确。

不常见的 TR 获得性原因包括：类风湿、风湿疾病、心内膜炎、创伤（包括 RV 活检时医源性瓣膜损伤）、起搏器和除颤器导管及黏液样变性致脱垂。类癌性心脏病的特征性超声心动图表现是瓣膜呈鼓棒状，僵硬缩短，有时可见反流孔（图 14.53）。自发性的三尖瓣连枷几乎没有，但可由既往病因引起。关于黏液性三尖瓣病变的研究不如二尖瓣深入，缺乏明确的诊断脱垂标准，常伴随二尖瓣黏液样病变。

三尖瓣反流的定量

TR 的定量类似于 MR，都需要综合评估[65,66]，包括反流束大小、反流颈宽度和 PISA 法计算反流量和 EROA。肝静脉收缩期血流逆流为重度 TR 的特异性表现。

肺动脉瓣

肺动脉瓣膜解剖学。正常的肺动脉瓣是三叶式，具有与主动脉瓣相似的结构。瓣叶被命名为右叶、左叶和前叶，但是 2D 图像很难同时看到所有三个瓣叶。肺动脉瓣可以在胸骨旁、剑突下切面和向前成角的心尖切面进行观察。TEE 窗口包括食管中段、深部经胃及高位食管切面（在主动脉弓水平）。最常见的先天性畸形是瓣膜狭窄，类似于二叶式主动脉瓣的发育异常。它的特点是收缩瓣膜穹隆状和跳绳样改变。先天性肺动脉瓣狭窄可以是孤立的，也可是复杂先天性心脏病的一部分。获得性肺动脉瓣病变罕见，包括类癌和心内膜炎，以及球囊扩张或外科瓣膜成形术治疗先天性肺动脉瓣狭窄导致的医源性瓣膜破坏。

肺动脉瓣功能不全的定量

虽然连续性方程提供了计算瓣口面积的方法，但定量肺动脉瓣狭窄程度最可靠的方法还是平均压差和峰值压差。肺动脉瓣反流的分级通常依赖于反流束直径，值得警惕的是，重度肺动脉瓣反流在肺动脉压正常时极少出现湍流，导致无意中低估真实的反流程度。层流性反流是重度反流的线索（图 14.54）。

人工瓣

超声心动图评价人工瓣需要了解瓣膜设计、正常的功能特性、以及瓣膜元件相关的伪像（见第 71 章）。临床上最常遇到的机械瓣是双叶或单叶碟瓣。球笼瓣目前已不再使用，正变得越来越少见。大多数生物瓣是带支架的猪或牛心包瓣膜，尽管自由瓣（无支架）异种移植瓣、尸体同种移植瓣、自体移植（Ross 手术）、经导管和无缝线手术瓣膜也被使用。人工瓣环也经常用于二尖瓣和三尖瓣成形术。所有人工瓣的缝合环，以及机械瓣的叶片均会导致声影，使得二维成像和多普勒评估受限；例外的是无支架瓣、同种移植瓣和自体移植瓣，与天然瓣膜无法区分。此外，球笼瓣中球的材料传播声波比人体组织慢，导致超声图像上球看起来比实际尺寸大得多。

即使是功能正常的人工瓣往往本身也会狭窄，其程度与瓣膜大小成反比。另外，轻微的瓣膜反流是正常的，轻微瓣周漏虽非正

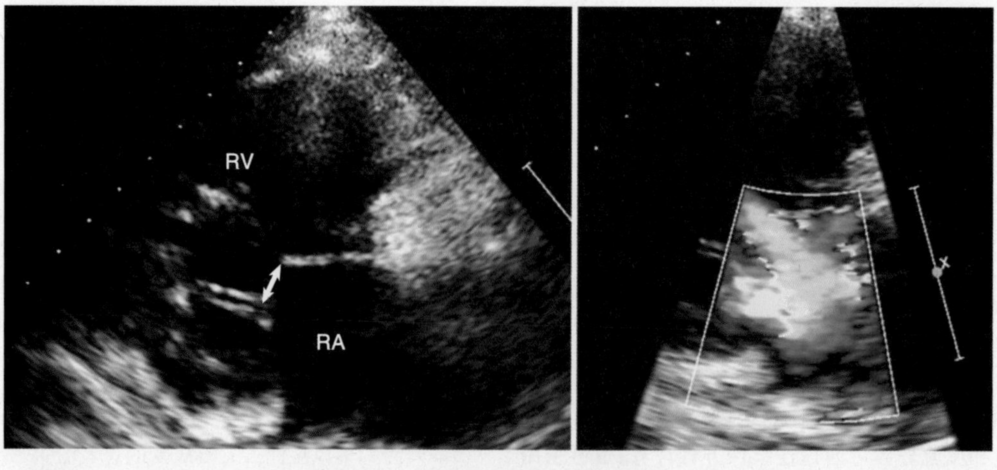

图 14.52 **左图**，右心室流入道切面显示功能性重度三尖瓣反流的患者，其前叶和后叶无法对合（箭头处）。RA，右心房；RV，右心室。**右图**，三尖瓣反流程度可能因低流速和单色血流信号而被低估

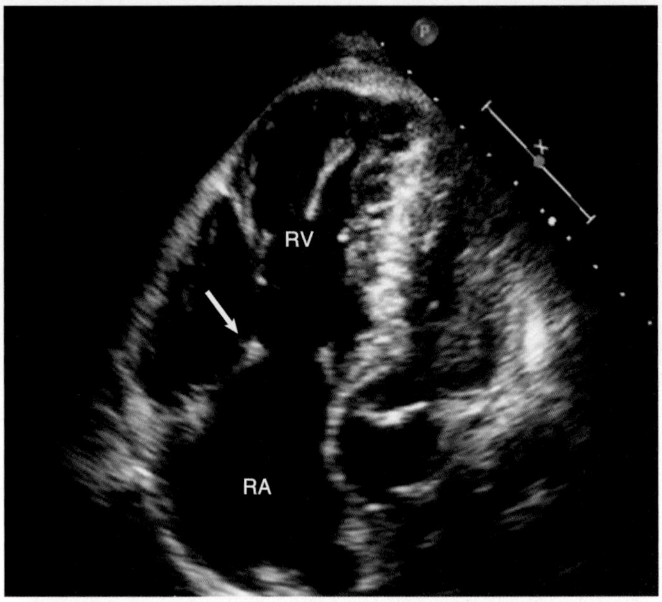

图 14.53 心尖四腔切面显示三尖瓣鼓槌样改变(箭头),是类癌瓣膜病特征性表现。RA,右心房;RV,右心室

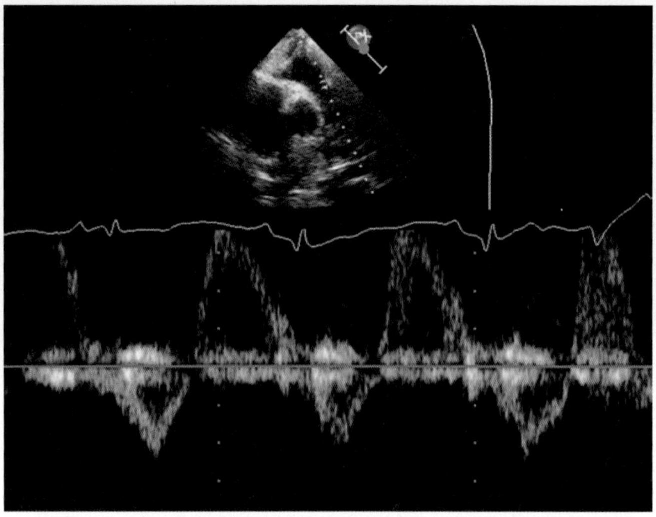

图 14.54 肺动脉瓣切开术后患者运用PW多普勒探查RVOT,其重度肺动脉瓣反流的频谱表现为层流信号

常但绝非少见。在植入机械瓣的左心室中经常能看到微小气泡化(明显的“微泡”),这并非异常。图14.55~14.57显示最常见的人工瓣的超声心动图正常表现。文献提供了最常见的机械瓣的超声心动图测量正常值[67]。更多当前数据,包括最近推出的人工瓣,可从文献和人工瓣制造商 www.valveguide.ch[68] 整理得到。当瓣膜尺寸未知时,一个有用的经验是,对于大多数常用尺寸的人工瓣,当患者心率和SV在正常生理范围,主动脉峰值流速应小于3m/s,跨主动脉瓣平均压差应小于等于5mmHg。无支架生物瓣膜无刚性环,几乎不产生声影,比同等尺寸的第一代早期产品具有更低的血流动力学特征(即更低的压差),对植入瓣环小或LV功能严重受损的患者很有用。

超声心动图评价人工瓣的方法与天然瓣膜类似,但往往更具挑战性。使用传统的伯努利方程计算峰值和平均压差,通过连续性方程计算有效孔面积。此外,当无法测量LVOT直径时,可用多普勒速度或“不依赖径线”指数,定义为人工瓣的近端的VTI(或峰

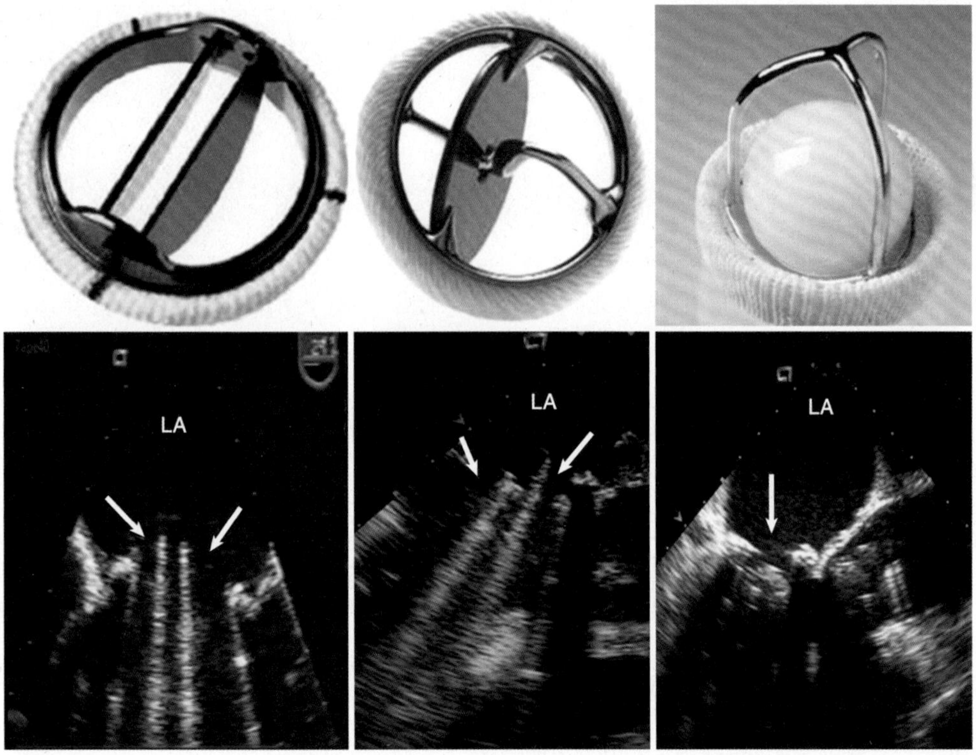

图 14.55 植入二尖瓣位置的机械瓣及其经食管超声心动图(TEE)图像。**左图**,St. Jude双叶碟型瓣。箭头表示碟型瓣处于开放位置。**中图**,Medtronic-Hall单叶碟型瓣。*右箭头表示碟型瓣处于开放位置和左箭头表示来自中心枢轴的混响伪像*。**右图**,Starr Edwards球笼瓣。箭头指向开放的瓣膜。LA,左心房

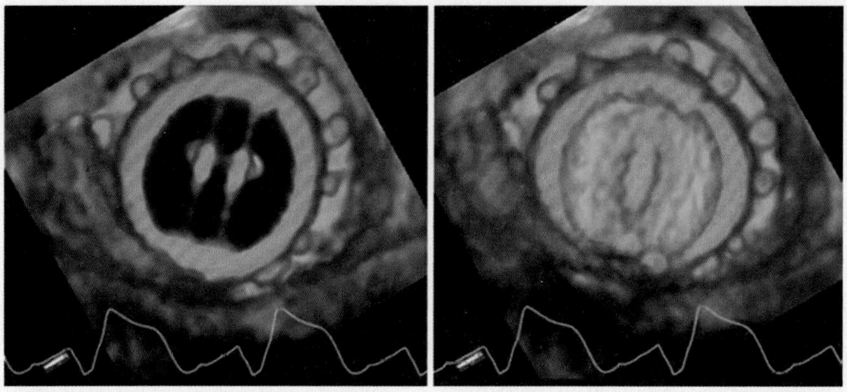

图 14.56 从左心房面看双叶机械瓣的三维 TEE 视图(**左图**,心脏舒张期碟型瓣开放)和(**右图**,心脏收缩期碟型瓣闭合)

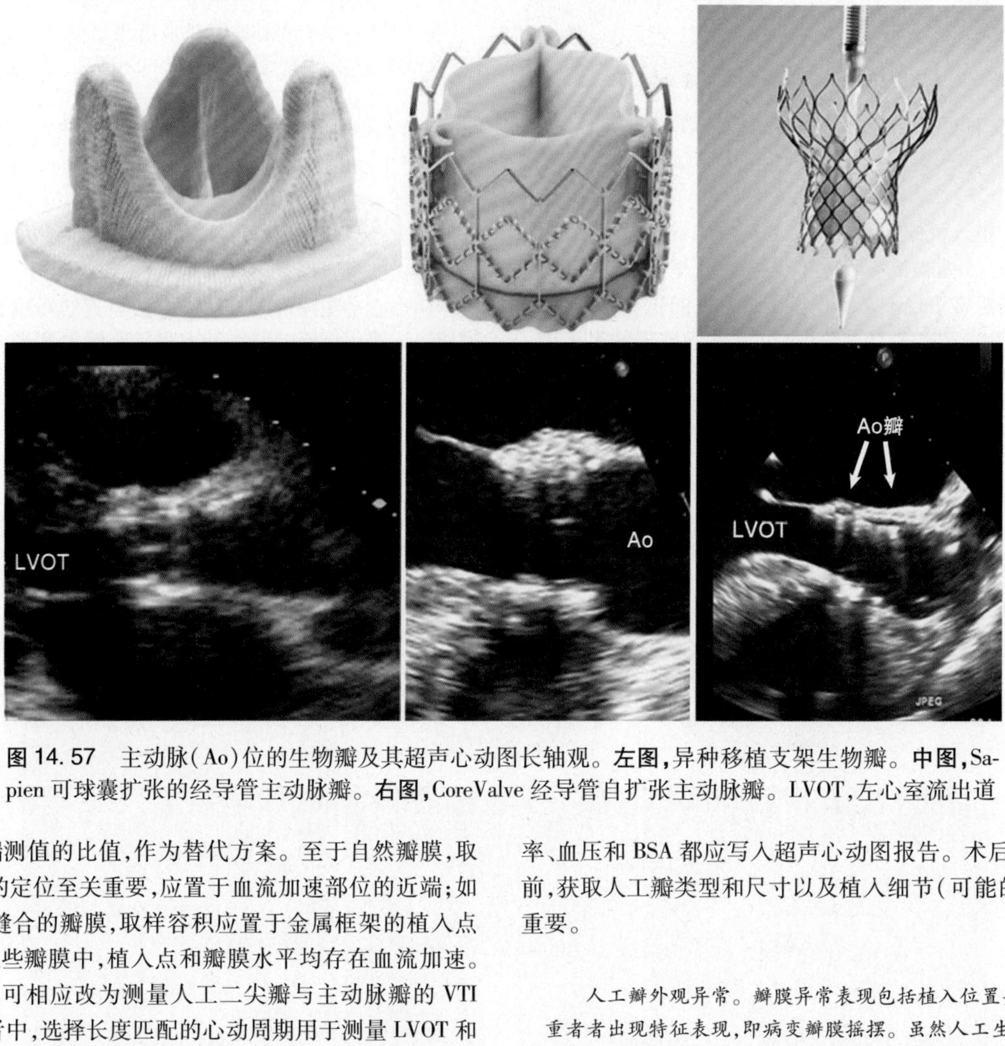

图 14.57 主动脉(Ao)位的生物瓣及其超声心动图长轴观。**左图**,异种移植支架生物瓣。**中图**,Sapien 可球囊扩张的经导管主动脉瓣。**右图**,CoreValve 经导管自扩张主动脉瓣。LVOT,左心室流出道

值流速)与其远端测值的比值,作为替代方案。至于自然瓣膜,取样容积在 LVOT 的定位至关重要,应置于血流加速部位的近端;如果是经导管或无缝合的瓣膜,取样容积应置于金属框架的植入点的近端,因为在这些瓣膜中,植入点和瓣膜水平均存在血流加速。对于人工二尖瓣,可相应改为测量人工二尖瓣与主动脉瓣的 VTI 比值。在 AF 患者中,选择长度匹配的心动周期用于测量 LVOT 和瓣膜 VTI 要优于多个心动周期测量取平均值。如果可以,推荐尽量选取心率符合生理状态下的心动周期进行测量。虽然压力减半时间对于人工二尖瓣评价有一定作用,但是它不能有效测量瓣口面积。

在许多中心,术中 TEE 常规应用在心脏瓣膜手术中,不但可以在关闭胸腔前提示外科医生可修复的并发症,而且可作为后续随访评估的参考依据。建议术后及时行 TTE 以确定基线的人工瓣表现及结构,这比体外循环结束后检查更符合生理状态(见第 67 章)。对于所有检查,腔室大小和功能、估测肺动脉收缩压、心率、血压和 BSA 都应写入超声心动图报告。术后超声心动图评估前,获取人工瓣类型和尺寸以及植入细节(可能的话)等信息非常重要。

人工瓣外观异常。瓣膜异常表现包括植入位置异常或瓣膜脱位,严重者出现体征表现,即病变瓣膜摇摆。虽然人工生物瓣明显增厚会导致功能异常(见后文),但是轻度异常并不会影响瓣膜功能。同样,人工瓣赘生物和血栓形成可能也不影响瓣膜功能。因此,超声心动图上即使人工瓣功能正常,也应关注瓣膜结构,如果 TTE 图像不能明确诊断,则应进一步行 TEE。

评估人工瓣压差升高的方法。当压差升高,有效口面积小于公布的相对标准时,建议诊断人工瓣狭窄。对于人工主动脉瓣,多普勒速度比值小于 0.25,或加速时间和射血时间的比值大于 0.4 支持狭窄诊断。对于人工二尖瓣,压力减半时间超过 200 毫秒,E 峰大于 1.9m/s,或 VTI_{MV}/VTI_{LVOT} 大于等于 2.2,为异常。与天然瓣膜一样,解读压差需结合心率。人工瓣狭窄的原因包括血栓导致瓣膜/盘片运动受限(图

14.58)、内生性的纤维血管增生(图14.59)、赘生物形成或对生物瓣而言,瓣膜退化常伴钙化(图14.60)。区别纤维血管增生与血栓具有很大挑战性,但是血栓的回声质地往往比瓣周纤维组织增殖更柔和,更大,可延伸超出缝合环。提示血栓的临床因素包括症状急剧发作和抗凝治疗不足的病史。因为瓣膜活动受限可能是间歇性的,因此如果临床上怀疑有人工瓣功能异常,应注意观察多个心动周期。当怀疑机械瓣活动异常时,经常需要行TEE以对瓣膜进行最佳成像,并且胸透也可帮助诊断。

值得注意的是,压差升高并不总是人工瓣狭窄。患者-人工瓣不匹配(patient-prosthesis mismatch,PPM)是指尽管植入的瓣膜功能正常但压差升高的情况(见第71章),见于因为患者解剖结构的原因导致植入瓣膜小于理想型号时。诊断是通过确认计算出的有效瓣口面积与正常功能的瓣膜参数一致,但用体表面积标化后的人工主动脉瓣口面积指数≤0.85cm²/m²、人工二尖瓣口面积≤1.2cm²/m²。人工主动脉瓣的有效面积小于0.65cm²/m²是重度PPM,见于2%至11%的患者。主动脉瓣的PPM目前研究较多,报道称患者预后差[69],但是对于肥胖患者,目前尚不清楚瓣口面积指数的计算应该用瘦的还是实际的体重。

升高的压差也可能是明显反流的结果,特别当瓣周反流程度被低估时。最后,导致人工主动脉瓣压差升高的一个重要原因是压力恢复现象,是指多普勒衍生的压差较导管测值有高估趋势。这是因为多普勒测量最大的压差,通常位于反流颈;而导管测量瓣口远端的压力,存在压力恢复现象。一方面血液已经从狭窄的瓣口流动到更宽的主动脉(即烧瓶状的主动脉根部,只有在主动脉内径<3cm的情况下是一个重要因素),再者是双叶机械瓣的瓣口中心处的压力较低,瓣口侧边处压力较高,产生的涡流使瓣口远端的压力逐渐增加。压力恢复现象在临床上,对于主动脉位置的小(≤19mm)双叶瓣是最重要的。如上文所提到的,需要仔细评价瓣口两侧才能获得最符合有创检查测量的压差,但这通常需要TEE。因此,有人建议将瓣口中心测得的压差乘以压力损失系数0.64来校正。

人工瓣反流。轻微的人工瓣反流是正常的,但正常反流束的位置取决于人工瓣类型。病理性反流可以瓣膜性的,出现在缝合环内,或是瓣周的,见于缝合环外面。机械瓣中的瓣膜性反流通常反映人工瓣故障,由瓣周纤维组织增殖、血栓、赘生物或少见的保留的二尖瓣结构所致;而在生物瓣中,这通常是瓣膜退变或心内膜炎破坏的结果。瓣周反流可以是由于缝合不当的残余反流,也可能是新发的心内膜炎或自发性瓣膜脱落所导致。经导管主动脉瓣植入术后出现一定程度的瓣周漏很常见(见第72章),但中度以上瓣周漏预后不良(图14.61)。

检测人工瓣反流可能需要非标准切面。定量人工瓣反流具有挑战,因为反流束经常是极度偏心的,并且可能是多束,因此基于反流束尺寸的方法应用都受到限制。二尖瓣机械瓣的声影会严重干扰MR的检测,因为在TTE切面声影直接覆盖了左心房,而在这方面TEE优势显著,因为其探头直接毗邻左心房,可从后方观察机械瓣。评估经导管或无缝线人工瓣的瓣周反流特别困难,因为可能存在多个针孔射流[70]。与天然瓣膜的AR一样,压力减半时间缩短(<200毫秒)以及降主动脉或腹主动脉出现全舒张期血流逆转,是显著反流的线索。对于人工二尖瓣,当出现VTI_{MV}/VTI_{LVOT}≥2.2(如在狭窄瓣膜中所见)、E波显著升高(即,峰值压差的升高幅度与平均压差不成比例)、收缩期肺静脉血流逆转时,应怀疑存在显著反流。以肺动脉瓣作为参照的定量多普勒方法同样有助于评估人工主动脉瓣的反流。与天然瓣膜反流一样,反流量<30ml、30~59ml和≥60ml,以及反流分数<30%、30%~50%和>50%,分别对应于轻度、中度和重度人工瓣AR。对于人工二尖瓣,存在明确的血流汇聚提示显著反流,可用PISA方法定量中央型瓣膜反流或明确的单个瓣周漏。3D TEE能直接描记反流口面积,更好地定位瓣周漏,并且更准确。

和左侧人工瓣比较,人工三尖瓣和肺动脉瓣要少见的多。一般而言,评估二尖瓣和主动脉瓣的方法可外推至三尖瓣和肺动脉瓣,但其循证依据不够有力。

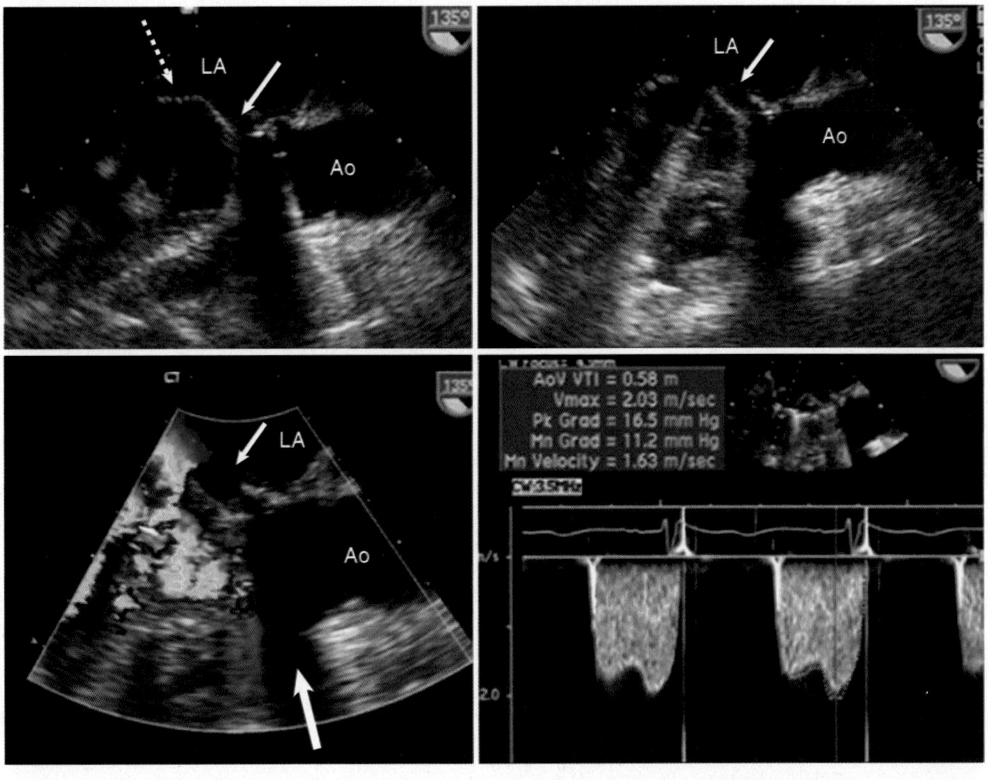

图14.58 TEE显示双叶二尖瓣机械瓣,其中一个碟片由于血栓而活动固定。**左上图**,显示收缩期两个碟片(箭头)都没有完全关闭。**右上图**,左侧碟片完全打开,右侧碟片固定不动。**左下图**,彩色血流多普勒显示通过单孔的高速血流。大箭头表示二尖瓣缝合环的声影。**右下图**,多普勒提示跨瓣压差升高(心率为65次/min,压差为11mmHg)。Ao,主动脉;LA,左心房

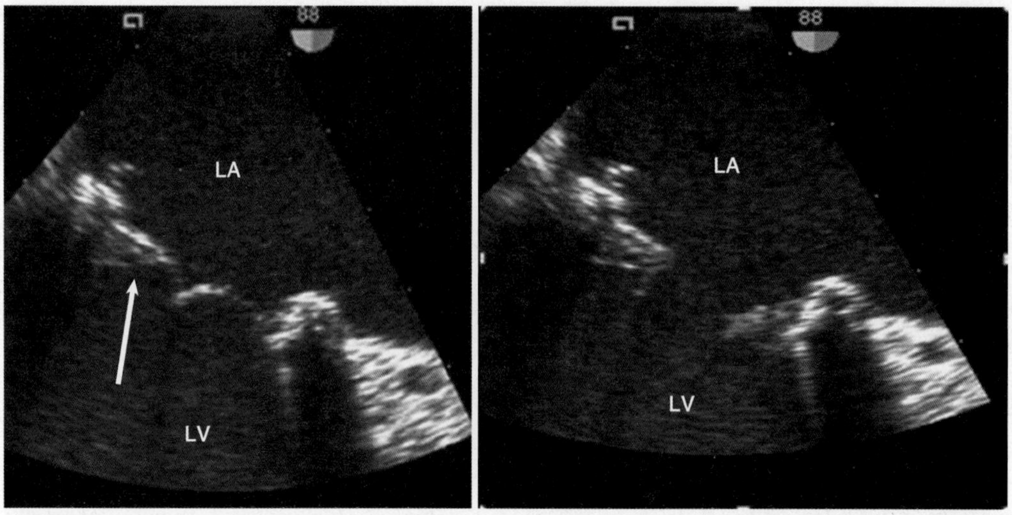

图 14.59 TEE 显示二尖瓣生物瓣中内生的瓣周纤维组织增殖(箭头)。**左图**,心脏收缩期。**右图**,心脏舒张期。瓣周纤维组织增殖导致左侧瓣叶基底部活动固定,并沿着瓣叶在其体部形成了一个铰链样链接点和狭窄的瓣口。LA,左心房;LV,左心室

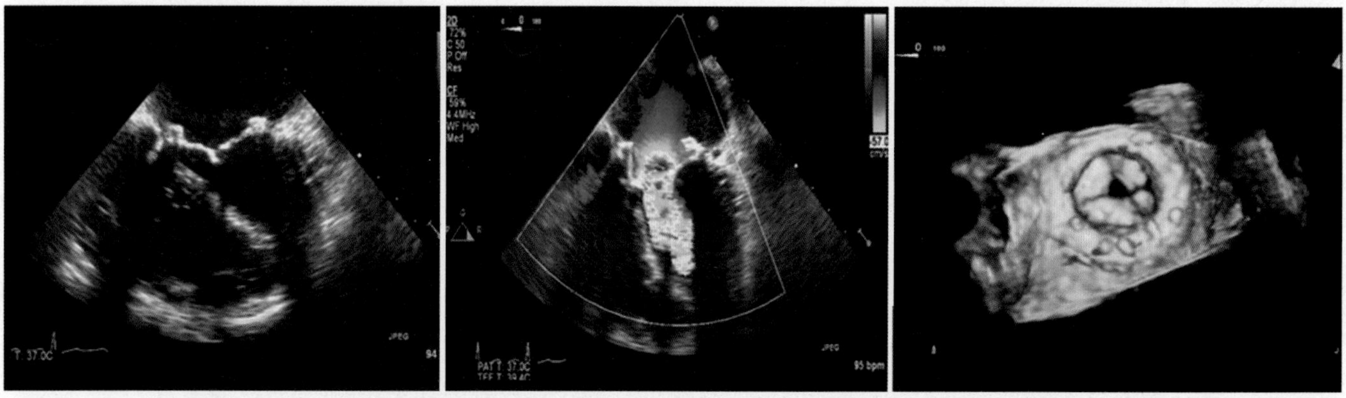

图 14.60 TEE 显示退化的生物瓣。**左图**,舒张期瓣膜活动严重限制。**中图**,彩色多普勒显示过二尖瓣湍流和易于识别的半球型的近端等速表面外壳。**右图**,从左心房面观察人工瓣的 3D TEE 视图。二尖瓣口明显受限

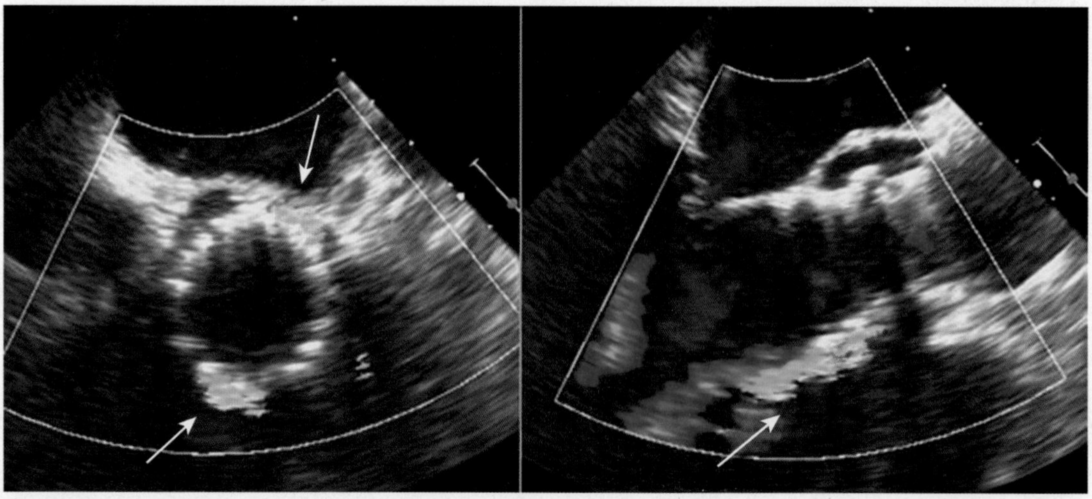

图 14.61 球囊扩张式人工主动脉瓣(TAVI,CoreValve)的正交 TEE 视图,至少有两处明显瓣周漏(箭头),表现为**左图**(45°)和**右图**(120°)的舒张期湍流

心包疾病

超声心动图是识别心包积液的首选的影像学方法，是诊断心脏压塞和缩窄性心包炎的重要工具(见第83章)。

心包积液

识别心包积液是超声心动图最早的应用之一。在包括舒张期的整个心动周期中，当壁层心包与脏层心包被无回声区分开时即可诊断(图14.62)。仅在收缩期看到的无回声区可能是正常情况。由于壁层心包为强反射回声，脏层心包黏附在心脏的心外膜面，在大多数病例中心包积液的诊断很直接。"无回声"定义为回声质地等同于心腔内血池的回声。尽管常为黑色，在一些透声不佳的病例中血池与心包积液可均为浅灰色或中等回声。在这种情况下鉴别少量心包积液与心外膜脂肪可能存在困难，尽管后者与积液比较常为网状不均质回声。

另一个引起混淆的来源可能是左侧胸腔积液。鉴别要点包括原来紧靠心脏的主动脉被心包(而非胸腔)积液取代，而胸腔(而非心包)积液则延伸至左心房后方(见图14.62)。这两个要点中，主动脉的相对位置更加可靠，因为心包位置的反射回声有些多变。心包积液可能向头端延伸超过房室沟。因此检查者有必要常规打出显示胸降主动脉及它与心脏相对位置的切面。由于积液受重力影响倾向于向下方聚集，多个声窗，尤其是剑突下切面在排除局限性心包积液时很有必要。

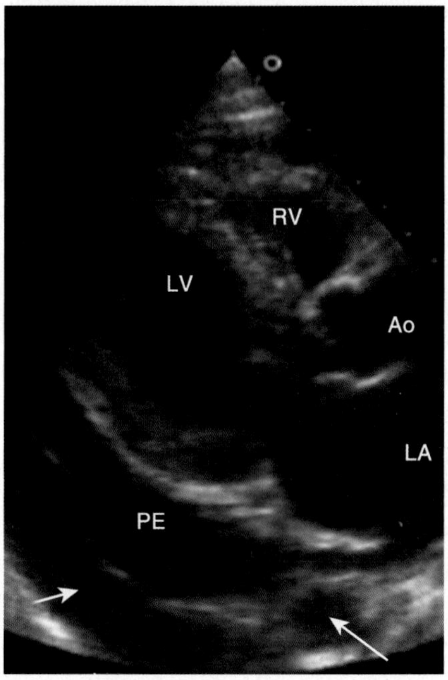

图14.62 心包积液。胸骨旁长轴切面显示心包积液(PE)与胸腔积液(短箭头)。注意降主动脉(长箭头)被心包积液推移而远离心脏。孤立胸腔积液时降主动脉(Ao)仍紧靠在心脏后方。在这个病例中心包积液延伸至左心房(LA)后方，这种情况并不常见。LV，左心室；RV，右心室

心包积液的定量通常有些主观，常使用微量、少量、中等量及大量等术语。报告积液量时纵向比较很重要。报告积液的最大径线，同时注明获取的切面及测量的心动周期时相(收缩期与舒张期)有助于评估积液的量。早期评估积液量是通过测量心包与心外膜径线来计算，前提是积液均匀分布，并对心包囊与心脏的形状作出假设。在一个小样本量的研究中，在舒张末期描记心包与心外膜边界，进而用双平面Simpson盘片法来计算两者容积之差，已被证明其结果与心包穿刺引流的心包积液量相关性更好，其对心包积液量大约低估9%[71]。

心包血肿

心包血肿源于心包腔内出血，可能为心脏开放式手术后沿缝合线出血、外伤、心肌破裂、主动脉夹层或可能为心导管或外科干预治疗的并发症。血肿常为更混沌的回声质地，较游离积液回声更致密。它们可能分布不均，局限于出血部位，如冠状动脉旁路移植术后位于前纵隔。在急性期采集的图像，可能同时存在血凝块与游离积液(图14.63)。

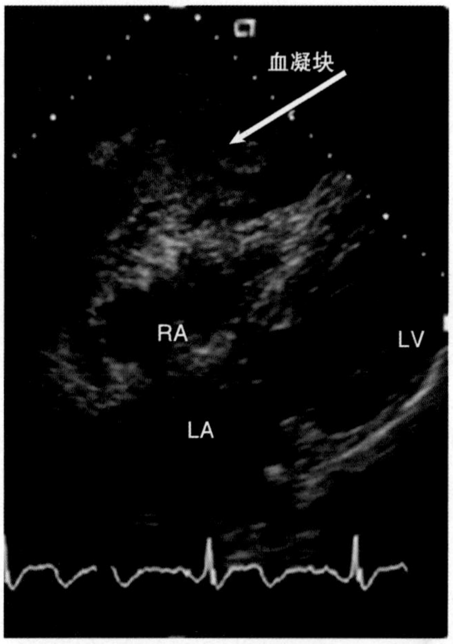

图14.63 心包血肿。剑突下切面显示心包腔内血凝块(箭头所示)与游离积血(黑色回声)。这名患者的病因是急性主动脉夹层。LA，左心房；LV，左心室；RA，右心房

心脏压塞的超声心动图特征。心脏压塞的超声心动图特征分为两类：①心腔塌陷，反映心包内压力升高，从而引起跨心腔壁的压差；②奇脉的超声心动图特征，反映左心充盈与射血受呼吸变化的影响较右心明显增大(心室间相互依赖作用)。

右心房塌陷是一种动态现象，当右心房容量与压力降至最低时发生：在心室舒张晚期紧随心房收缩后发生(图14.64，左图)。塌陷在心室收缩期持续不同的时间，直至右心房充盈及右心房压升高后缓解。这一征象可在能清楚显示右心房壁及其毗邻心包积液的任何切面上观察到，常在胸骨旁大动脉短轴、心尖四腔与剑突下四腔切面上显示。该征象高度灵敏(100%)，然而当血流动力学紊乱可被侵袭性检查发现却又低于临床诊断心脏压塞阈值时，该征象也会存在，导致其特异度为82%。右心房塌陷时间指数(右心房塌陷时图像的持续帧数除以每个心动周期的帧数可便捷地计算得出)为一个经验性指标，大于等于0.33与临床明显的心脏压塞相关(特异度100%，灵敏度95%)。左心房塌陷作为心脏压塞的征象很罕见，常发生在分隔性心包积液时，或心包回声增强，左心房受到心包内压的作用时。

右心室塌陷发生于等容舒张期右心室容量与压力降至最低时(图14.64，右图)。它在心室舒张期持续不同的时间，当右心室充盈与右心

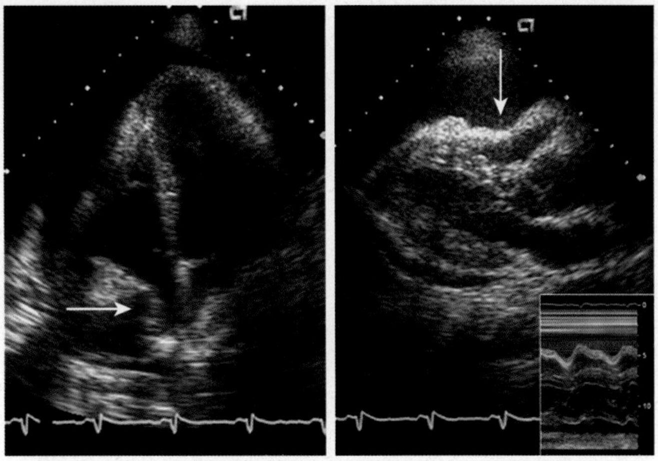

图 14.64 心脏压塞的征象。**左图**，心尖四腔心切面显示右心房塌陷（箭头），为心脏压塞的一个标志。在这个病例中，从心室舒张晚期开始的塌陷持续至心室收缩期。**右图**，胸骨旁长轴切面显示舒张期右心室塌陷（箭头）。**右下角插图**，通过右心室流出道的 M 型取样线显示舒张期右心室壁塌陷（注意时相，主动脉瓣是关闭的，而二尖瓣是开放的，和心电图一致）

室压升高时恢复。这一征象在胸骨旁长轴切面显示 RVOT 时最容易探查到。据报道灵敏度为 82%～94%，特异度为 88%～100%。

需指出右心房塌陷与右心室塌陷定义为室壁真正的内陷，而非腔室在各自收缩期的正常变平。当右心功能不全合并心腔内压力升高时，也可不出现右心房或右心室塌陷（即假阴性）。心包血肿不伴游离积血时无法观察到腔室壁的动态塌陷，但持续受压且心腔充盈不足可能提示存在心脏压塞的生理情况。

超声心动图与临床的奇脉现象相关。正常状态下，吸气时右心血流速度轻度增快（达 17%），相应地呼气时左心血流速度降低较小（达 10%）。当充满液体的、张力增加的心包限制了总的心脏大小时这一趋势会扩大，右心室与左心室之间相互依赖的关系会增强。最常用的征象是三尖瓣血流图的 E 峰速度增大（>25%，在明显心脏压塞时常>60%），二尖瓣 E 峰速度则相应降低（>30%）（图 14.65），肺动脉与主动脉（或左心室流出道）的收缩期多普勒频谱也会出现相应的变化。其他心脏压塞的征象包括心脏在心包积液中摆动或“游泳征”，心电图上表现为电交替，扩张的下腔静脉则与右心房压升高一致。

心包穿刺术。超声心动图在指导心包穿刺进针时也有帮助，尤其在具有分隔的积液时。影像学可以帮助识别最佳的进针位点与进针角度，并确认穿刺针进入心包腔。后者可以通过向心包腔内注射少量振荡生理盐水，穿刺针位置合适时心包积液显影，但如若穿刺针疏忽刺破心脏则会导致心腔内微泡显影。超声心动图发现积液量减少时证明引流成功。

缩窄性心包炎

心包缩窄见于心包增厚，伴或不伴钙化时，可导致心脏舒张期充盈受限，尤其在吸气相时明显（图 14.66）。其临床特点类似双心室心力衰竭，存在心包叩击音及 Kussmaul 征（吸气时颈静脉压增加）时应怀疑心包缩窄。患者行超声心动图评估时，临床鉴别诊断常为“限制型心肌病”与缩窄性心包炎，而两者的射血分数（ejection fraction，EF）均保留。心包增厚是缩窄性心包炎的标志，但相对不灵敏；此外，超声心动图探查心包增厚也不如 CT 和 CMR 敏感。当心包腔因为粘连与纤维组织扩大时，脏层与壁层心包被不均质的回声分隔，不同于心包积液的无回声区。伴有积液时，壁层心包回声相对静止，而心包增厚时，脏层与壁层心包回声则平行同向移动。钙化会导致声影。

限制型心肌病与缩窄性心包炎均可出现舒张早期快速充盈的二尖瓣舒张期充盈模式，表现为 E 峰明显（E/A 比值>2）且减速时间缩短的特点，双房扩大，下腔静脉固定扩张，内径不随深吸气而变化。不过，两者可通过彩色组织多普勒舒张期的参数区分，以及缩窄性心包炎所特有的随呼吸变化的室间隔运动（心室间相互依赖与室间隔摆动）来鉴别。缩窄性心包炎的二尖瓣环 DTI 波幅往往正常或增加（据报道 e'峰≥8cm/s 对诊断缩窄性心包炎的灵敏度 89%及特异度 100%），反映心脏纵向运动代偿增大；而限制型心肌病 e'峰则降低。值得注意的是，缩窄性心包炎的侧壁瓣环 e'峰比间隔侧峰值小，与正常相反；这一现象被称作*瓣环反转*），被认为是由于心包粘连钙化，对心脏侧壁的牵拉作用所导致的。彩色 M 型血流传播速度在缩窄性心包炎正常或增加，但在限制型心肌病则降低。此外，缩窄性心包炎时肺动脉收缩压很少超过 50mmHg。

缩窄性心包炎患者，僵硬的心包使血流充盈突然限制在一个固定的容量。当吸气时静脉血回流至右心，室间隔突然向左侧移动，迫使左心室容纳的血流量减少。超声心动图上可见吸气时室

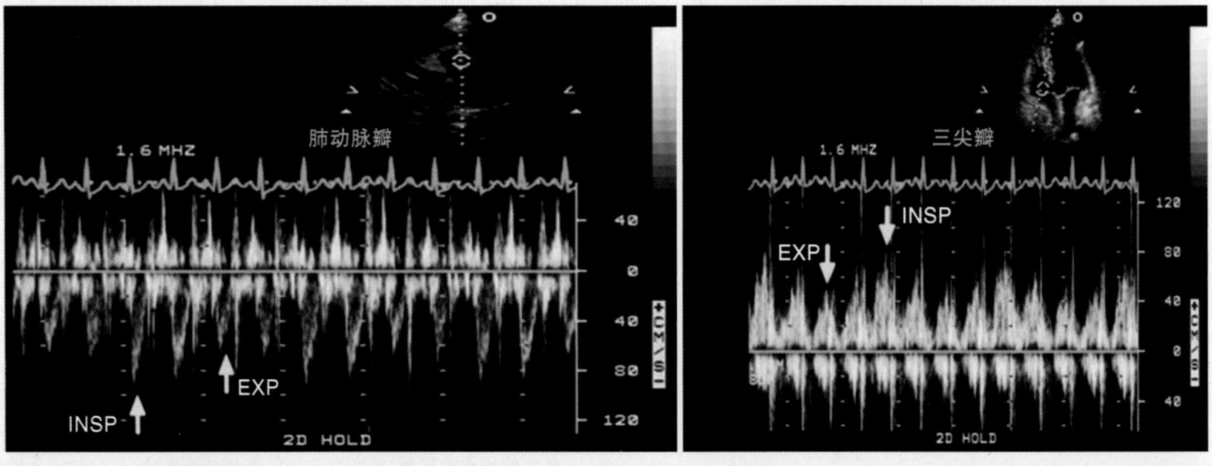

图 14.65 多普勒频谱显示右心经肺动脉的流出道血流（**左图**）及经三尖瓣的流入道血流（**右图**）夸大的呼吸反应特点。吸气时右心血流量增加。而左心脉冲多普勒追踪左心室流出道流出的血流与二尖瓣流入的血流（图中未显示），会显示吸气时左心血流量相应减少。EXP，呼气相；INSP，吸气相

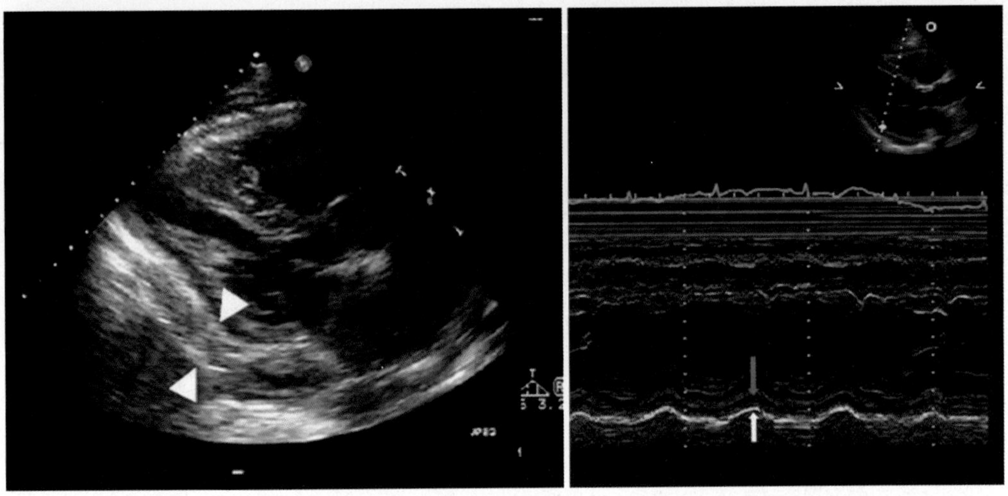

图 14.66 **左图**，胸骨旁长轴切面显示心包增厚（箭头间所示）。**右图**，M型超声心动图。后方明亮的回声（白色箭头）代表壁层心包平行于脏层心包/心外膜移动（蓝色箭头），提示两层之间有粘连。若游离积液（心包积液）使心包腔扩大时，壁层心包回声会相对静止（与图14.64插入的M型超声心动图比较）

间隔向左移动（图14.67），且在舒张早期与晚期常可见室间隔短暂地左右“抖动”。同时二尖瓣与三尖瓣的E峰波幅随呼吸相的变化增大（两者变化方向相反，类似于心脏压塞的模式）。其他的缩窄性心包炎标志包括：随呼吸变化肺动脉瓣提前开放（反映舒张末右心室压快速升高超过了肺动脉压）、舒张期二尖瓣反流、呼气相舒张期肝静脉逆流（图14.68）。

数字化超声心动图室通常采图限于一到三个心动周期，而对于诊断缩窄性心包炎则有必要通过呼吸门控来捕捉更长的图像以评估其呼吸反应。在胸骨旁声窗采集多个心动周的M型超声心动图对检测吸气时室间隔向左侧（后方）运动、舒张期室间隔抖动、心包增厚、以及后壁舒张期运动平坦特别有用。

患者同时存在其他病理情况会使鉴别诊断进一步复杂化。纤维化从心包扩展至心肌时可导致缩窄与限制混合的生理学表现。去除心包积液后再次行超声心动图评估，可揭示潜在的缩窄（即存在积液时的积液-缩窄的生理学表现）。

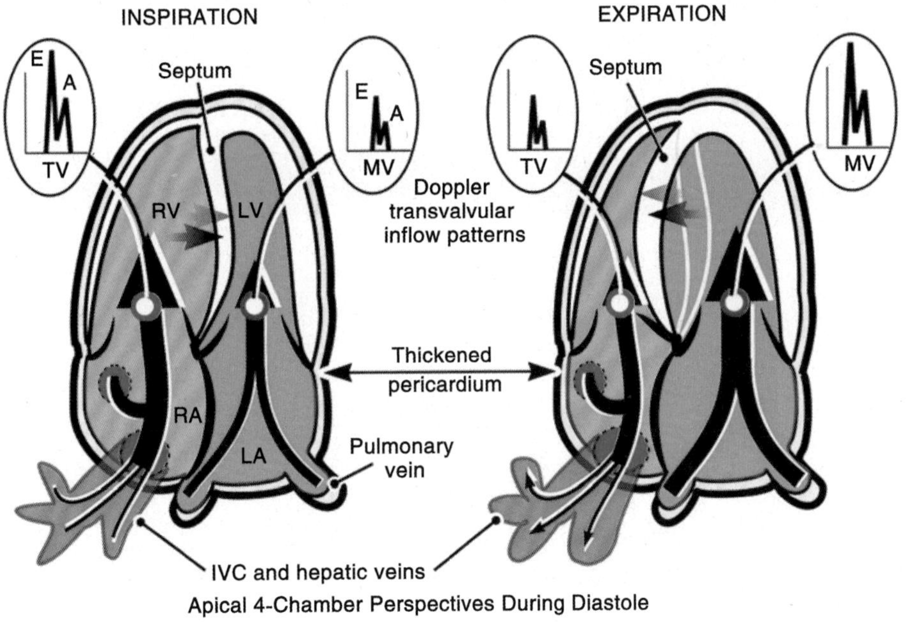

FIGURE 14.67 Schematic representing the echocardiographic manifestations of constriction that may be appreciated on the apical four-chamber view and PW Dopper. Mitral(*MV*) and tricuspid(*TV*) valve Doppler spectra are characterized by an increased E/A ratio and shortened deceleration time. With inspiration there is increased venous return to the right side of the heart, which can be accommodated within the rigid pericardium only by displacement of the interventricular septum to the left and reduced left-sided filling. On expiration, left-sided filling increases, the septum moves to the right, and there is flow reversal in the hepatic veins(see Fig. 14.68). *IVC*, Inferior vena cava; *LA*, left atrium; *LV*, left ventricle; *RA*, right atrium; *RV*, right ventricle. (Modified from Bulwer BE, Rivero JM, editors. Echocardiography Pocket Guide: The Transthoracic Examination. Burlington, Mass: Jones & Bartlett Learning; 2011, 2013, p 141. Reprinted with permission.)

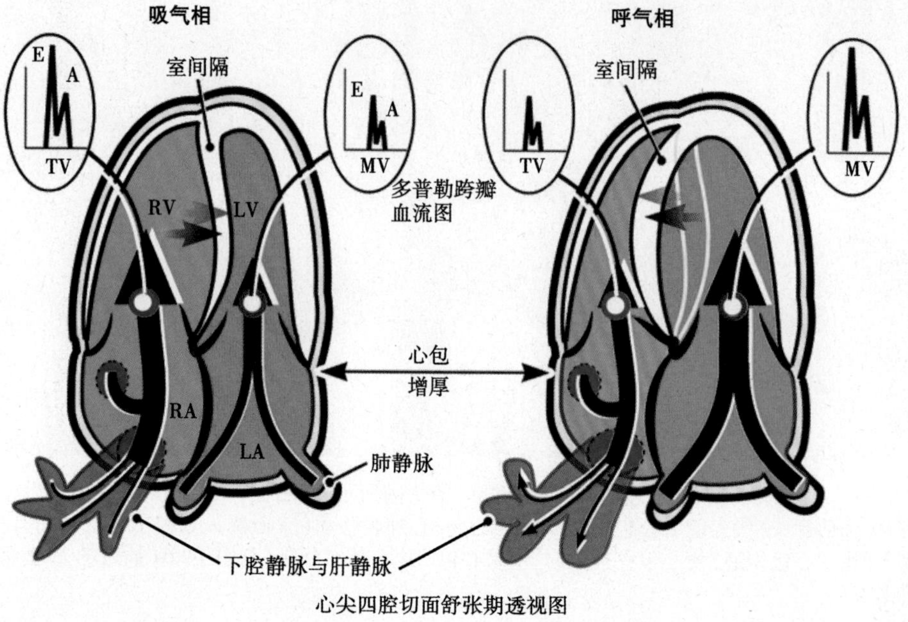

图 14.67 示意图：心尖四腔切面及脉冲多普勒显示缩窄性心包炎的超声心动图表现。二尖瓣(MV)与三尖瓣(TV)血流图特点为 E/A 比值增大及减速时间缩短。吸气时从静脉回到右心的血流增多，僵硬的心包要容纳增多的血流只能借助室间隔向左移位，从而降低左心的充盈血量。呼气时，左心充盈血流量增多，室间隔向右侧移动，使血流逆流入肝静脉(见图 14.68)。LA，左心房；LV，左心室；RA，右心房；RV，右心室。(修改自 Bulwer BE，Rivero JM et al. Echocardiography Pocket Guide：The Transthoracic Examination. Burlington，Mass：Jones & Bartlett Learning；2011，2013，p 141.)

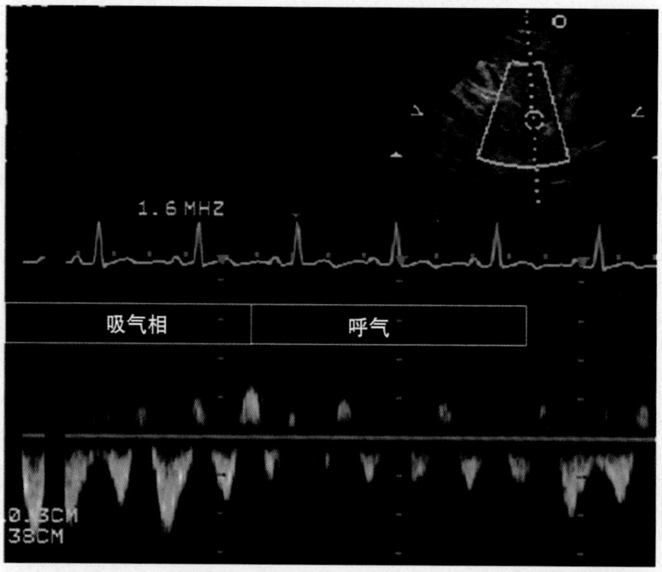

图 14.68 显示缩窄性心包炎舒张期呼气相的肝静脉逆向血流

恶性肿瘤累及心包

恶性心包疾病常发生在病灶局部扩散或远处转移的基础上，肺癌与乳腺癌是最常见的原发病灶。原发性心包肿瘤并不常见。超声心动图表现为心包积液和/或实质性肿瘤，常局部浸润心肌(图 14.69)。

其他心包病变

先天性心包缺如是一种罕见的畸形，常累及左侧心包，导致心脏位置左移及心脏转位加大，最终导致超声心动图表现类似右心室容量过负荷。心包囊肿是一种良性异常，常为偶然发现毗邻心脏的无回声区。

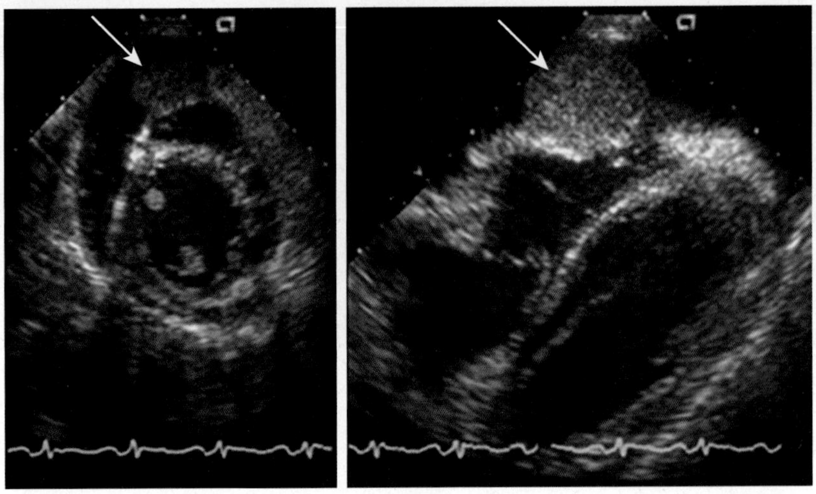

图 14.69 剑突下超声心动图显示心包腔内转移性肿瘤(箭头所示),并侵犯了右心室壁心肌。肿瘤周围被心包积液包围

主动脉疾病

经胸超声心动图(TTE)是评估胸主动脉病理过程的一线工具[17,72](见第63章)。TTE能够看到主动脉根部近段和升主动脉、主动脉弓部向上至峡部(左锁骨下动脉起始处)、部分降主动脉以及腹主动脉近段(图14.70)。TEE能更全面检测整个胸主动脉(图14.71),除了升主动脉远端一小部分外(受食管与心脏间的气管内空气遮蔽)。因此,出于筛查目的,或连续性监测已明确的主动脉病变的稳定性时,TTE就已足够。高度怀疑急性主动脉病变或主动脉病变扩展至超出TTE声窗范围时需要行TEE评估[或作为替代,采用CT或磁共振血管显影(MRA)]。

标准的超声心动图评估正常主动脉内径应包括:主动脉瓣环、乏氏窦部、窦管结合部和升主动脉。正常值上限随年龄、性别及体表面积而变化(表14.10)。可将经胸探头上移一个肋间,调整探头角度更朝向头端,或使用胸骨右缘声窗显示更多的升主动脉。

表 14.10 成人正常主动脉内径值

主动脉根部	绝对值/cm		标准化数值/(cm·m^{-2})	
	男性	女性	男性	女性
瓣环	2.6±0.3	2.3±0.2	1.3±0.1	1.3±0.1
乏氏窦部	3.4±0.3	3.0±0.3	1.7±0.2	1.8±0.2
窦管结合部	2.9±0.3	2.6±0.3	1.5±0.2	1.5±0.2
升主动脉近段	3.0±0.4	2.7±0.4	1.5±0.2	1.6±0.3

引自 Lang RM, Badano LP, Mor-Avi Victor, et al. Recommendations for cardiac chamber quantification by echocardiography in adults: an update from the American Society of Echocardiography and the European Association of Cardiovascular Imaging. J Am Soc Echocardiogr 2015;28:1.

局灶性主动脉病变

粥样硬化斑块表现为不规则、不均质或高回声的钙化灶附于管腔内膜面。这些斑块常堆积在窦管结合部及主动脉弓部。斑块厚度超过5mm、活动的或部分突起具有较高的脑卒中风险(图14.72A)。溃疡性主动脉斑块被认为是壁内血肿的潜在预兆(见后文)。对于二叶式主动脉瓣畸形患者,需仔细评估降主动脉峡部有无狭窄及血流加速的征象以除外主动脉缩窄。

主动脉急症

主动脉瘤,定义为管腔内径超过主动脉正常内径的50%,可发生在主动脉全段的任何部位(图14.72B),其在腹主动脉更为常见。结缔组织综合征(如马方、Loeys-Dietz、Ⅳ型Ehlers-Danlos综合征)和二叶式主动脉瓣畸形的患者,主动脉弹力纤维与平滑肌成分有缺陷,因此易患升主动脉瘤(通常定义为升主动脉内径>3.6cm/m^2)。马方综合征通常仅对称性地累及乏氏窦部,而窦管结合部及升主动脉内径相对正常。如果主动脉瘤影响到升主动脉、窦部、主动脉根部近端全程至瓣环处(成为主动脉-瓣环扩张),可导致主动脉瓣对合不良,引起主动脉瓣关闭不全,需要同时进行瓣膜修复。而孤立的乏氏窦瘤是局灶性扩张,非对称性,仅累及一个窦部(多为右乏氏窦,见图14.73)。它们常为偶然发现,且病因不详。尽管这一情况并不认为是急性主动脉急症,但已有其破入右心室、右心房和其他部位的病例报道。与升主动脉瘤比较,绝大多数降主动脉瘤与动脉粥样硬化有关。典型的升主动脉瘤常为纺锤形,而腹主动脉瘤形态上可能更不规则、局灶性及囊性。

主动脉疾病最常见的超声心动图急诊指征为探查主动脉夹层,为主动脉内膜撕裂,使血液进入血管壁,在内膜与管壁其他层之间分离形成通路。尽管它可以没有动脉瘤的基础而新发起病,但主动脉夹层及破裂却是主动脉瘤最可怕的后果,两者具有相同的致病因素及危险因子,包括结缔组织病、主动脉瓣病变(个人或家族史)、高血压、吸烟及动脉粥样硬化。图14.70和图14.71为主动脉夹层的示例,显示其部位和表现。近期的主动脉内操作,如心导管检查、心外科旁路手术、主动脉内置入球囊反搏及血管内支架植入也是高危情况[72]。主动脉夹层可引起冠状动脉、中枢神经系统、肾动脉和其他脏器血流量显著降低,从而产生严重的并发症;如果夹层破裂撕裂主动脉管壁全层则引起大量出血,继而快速死亡。夹层倾向于前向扩展(即从主动脉近段向远段),但也可逆行撕裂全程扩展直至窦部,引起主动脉瓣关闭不全或堵塞冠状动脉开口。夹层死亡率很高,对于升主动脉(DeBakey Ⅰ型及Ⅱ型或Stanford A型)夹层而言,手术已被证实为最有效的治疗方法。胸部钝挫伤,尤其是像车祸等快速减速伤,可以造成动脉韧带处的主

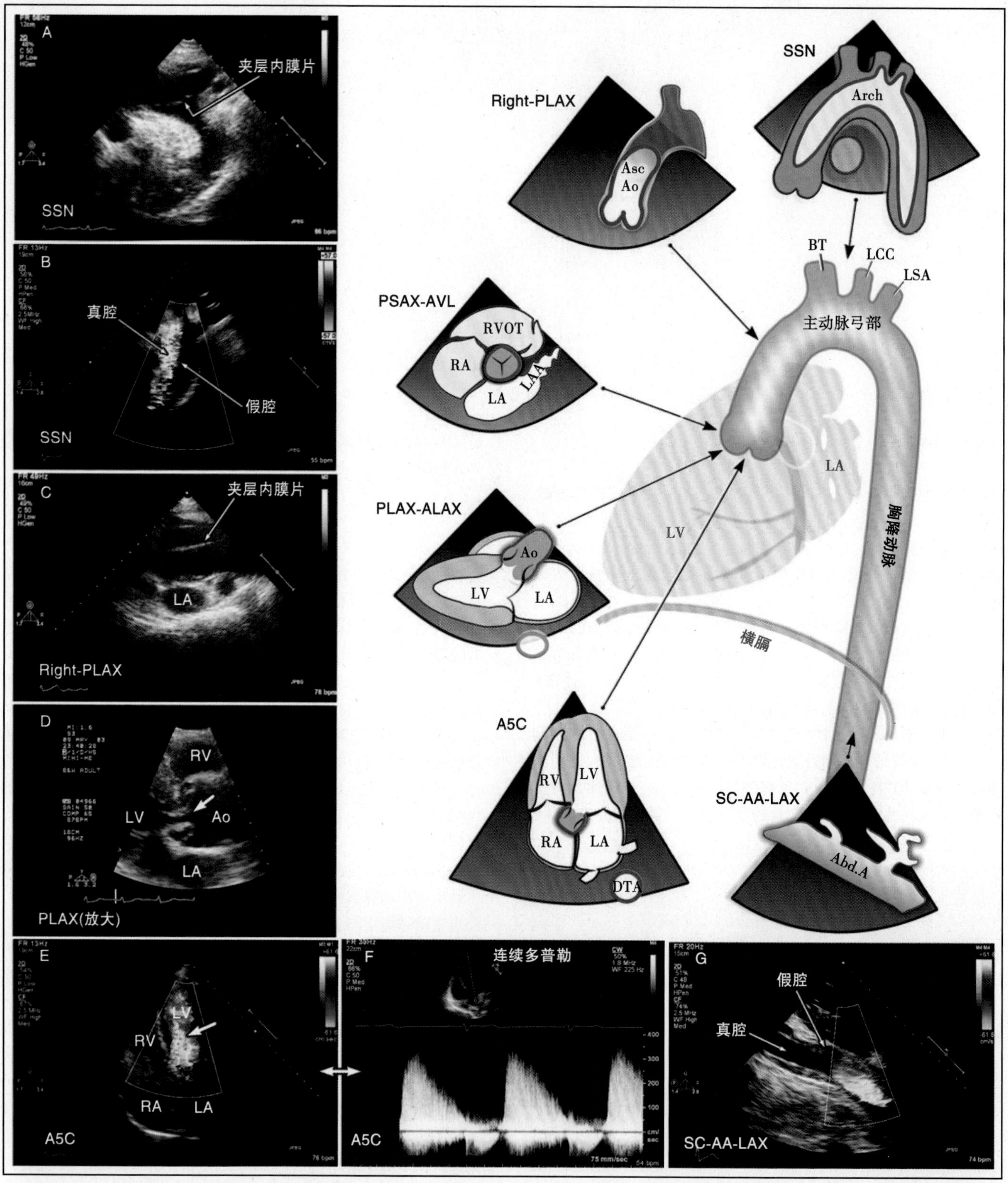

图 14.70 经胸超声心动图主动脉切面,以及各个声窗的急性主动脉病变示例。A 和 B,为胸骨上窝二维和彩色多普勒切面,显示一例 A 型夹层内膜片撕裂延伸进入头臂干;C 和 D,胸骨旁长轴切面显示 A 型主动脉夹层,内膜撕裂源自主动脉窦部,经主动脉瓣脱垂进入左心室流出道,并延伸至升主动脉;E 和 F,心尖五腔切面彩色和频谱多普勒显示由此产生的重度主动脉瓣关闭不全;G,在剑突下长轴切面显示一例 B 型夹层的腹主动脉,中央为小的真腔,周围的假腔内慢性血栓形成。ALAX,心尖长轴切面;PLAX,胸骨旁长轴切面;PSAX,胸骨旁短轴切面;SSN,胸骨上窝切面;SC,胸骨上窝;Abd. A,腹主动脉;Asc Ao,升主动脉;Ao,主动脉;AVL,主动脉瓣水平;BT,头臂干;DTA,胸降主动脉;LCC,左颈总动脉;LSA,左锁骨下动脉;SC-AA-LAX,剑突下腹主动脉长轴切面;Right-PLAX,胸骨右缘长轴切面

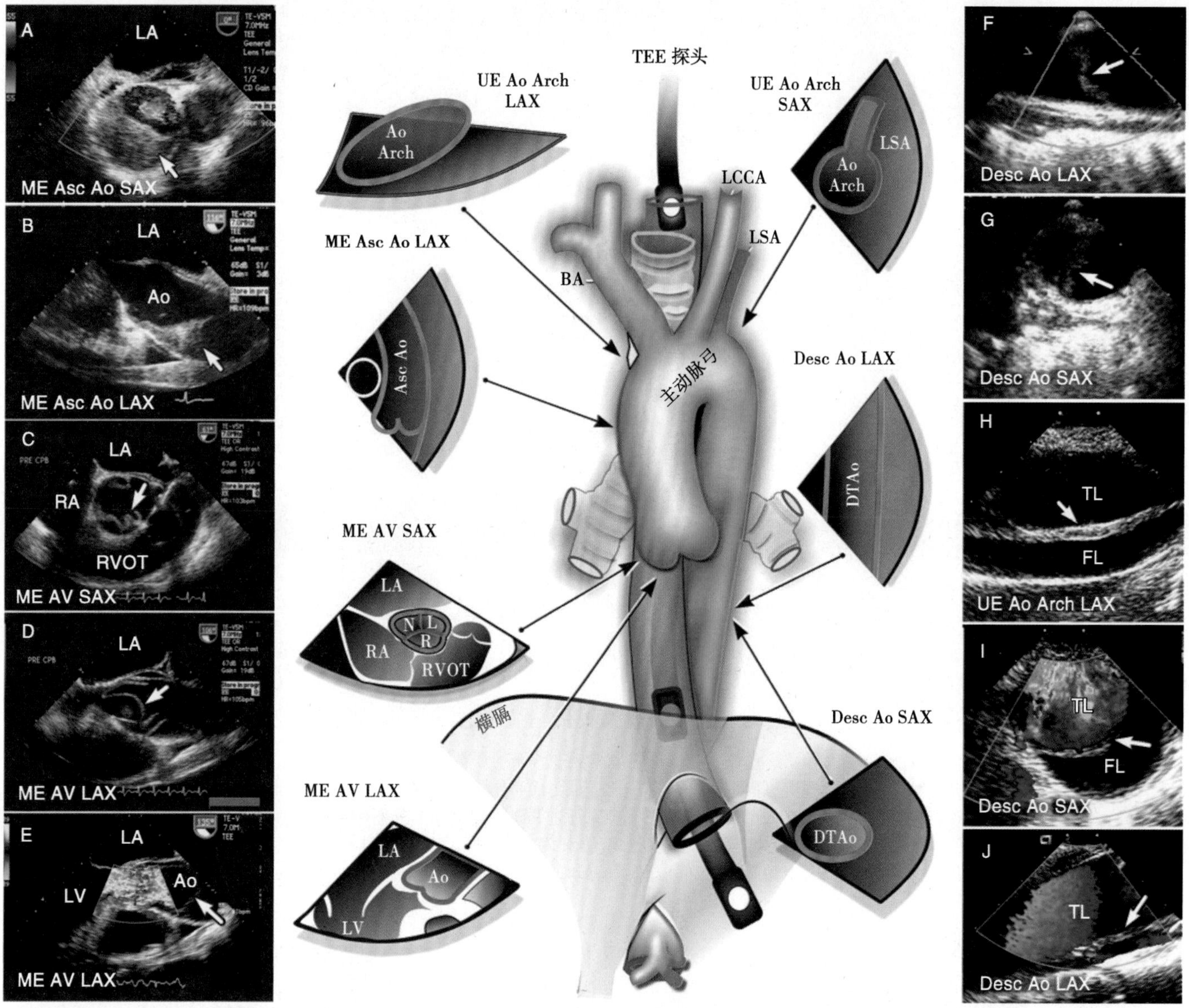

图 14.71 经食管超声心动图组图。A 和 B，显示一例升主动脉壁内血肿的短轴与长轴切面（箭头所示）；C 和 D，一例 A 型夹层内膜撕裂源自主动脉窦部水平，脱垂经过主动脉瓣，并延伸至升主动脉；E，同一例患者夹层导致重度主动脉瓣关闭不全；F 和 G，主动脉部分离断的长轴与短轴切面，离断发生在胸降主动脉，紧邻左锁骨下动脉开口的远端，由车祸突然减速所致；H～J，B 型夹层的长轴与短轴切面，胸降主动脉远段可见内膜片（箭头所示）。Ao Arch，主动脉弓；Asc Ao，升主动脉；FL，假腔；TL，真腔；ME，食管中段；UE，食管上段；ME Asc Ao SAX，食管中段升主动脉短轴切面；ME Asc Ao LAX，食管中段升主动脉长轴切面；ME AV SAX，食管中段主动脉瓣短轴切面；ME AV LAX，食管中段主动脉瓣长轴切面；ME AV LAX，食管中段主动脉瓣长轴切面；Desc AO LAX，降主动脉长轴切面；Desc AO SAX，降主动脉短轴切面；UE Ao Arch LAX，食管上段主动脉弓长轴切面；Desc Ao SAX，降主动脉短轴切面；Desc Ao LAX，降主动脉长轴切面

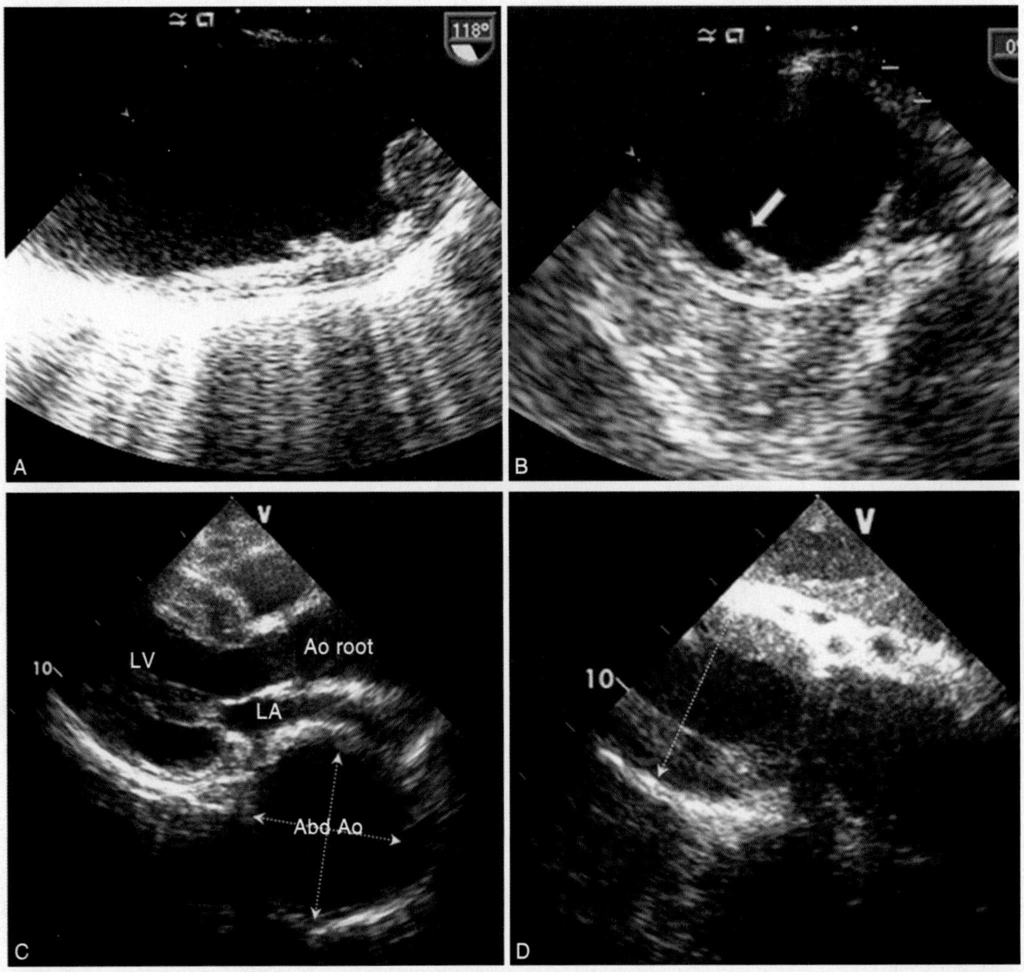

图 14.72 主动脉粥样硬化与动脉瘤。**A**,升主动脉内复杂动脉粥样硬化的 TEE 切面。在长轴切面(**左图**),粥样硬化斑块不规则,厚度达 1.0cm。在短轴切面(**右图**),可见一个突起的指状粥样硬化斑块,并且具有独立的活动度。**B**,经胸胸骨旁长轴切面(**左图**)与剑突下(**右图**)切面显示一个内径达 7 厘米的巨大降主动脉胸腹主动脉瘤(虚线箭头标示了其内径)压迫了左心房(LA)的后壁,其内附着弥漫环状的厚附壁血栓。Ao,主动脉;LV,左心室;Ao root,主动脉根部;Abd Ao,腹主动脉

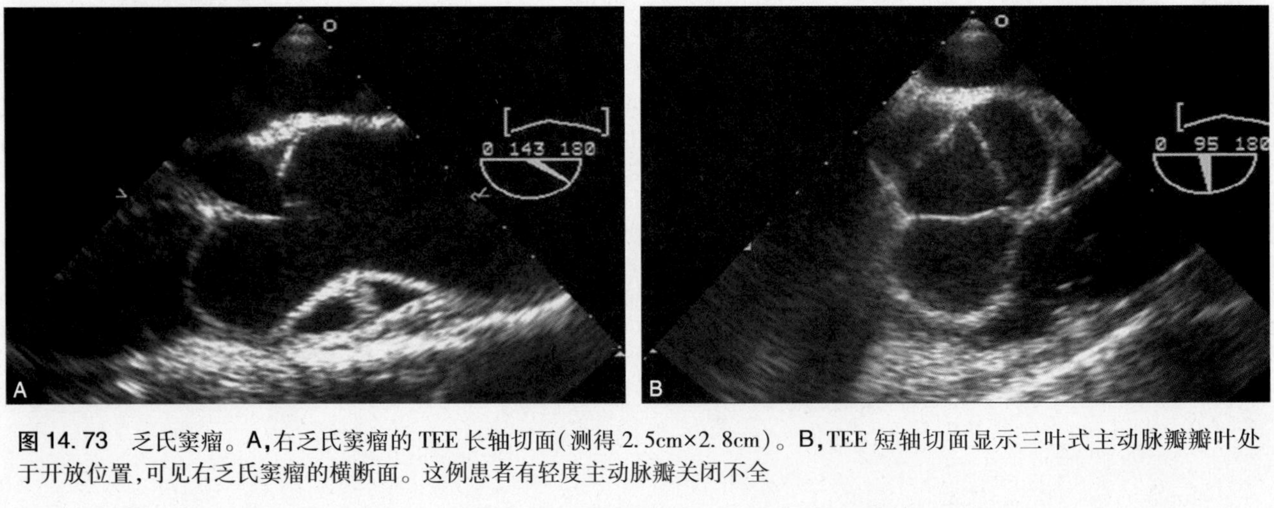

图 14.73 乏氏窦瘤。**A**,右乏氏窦瘤的 TEE 长轴切面(测得 2.5cm×2.8cm)。**B**,TEE 短轴切面显示三叶式主动脉瓣瓣叶处于开放位置,可见右乏氏窦瘤的横断面。这例患者有轻度主动脉瓣关闭不全

动脉撕裂(靠近主动脉峡部,紧邻左锁骨下动脉的远段),此处为活动度相对较小的胸降主动脉与活动度较大的弓部及升主动脉的链接点。三期梅毒,目前在发达国家是一个罕见病,可引起主动脉炎,其为主动脉外膜的炎症,可使管壁薄弱,继而发展为降主动脉瘤及夹层。其他罕见的系统性动脉炎,如巨细胞动脉炎,也能形成升主动脉瘤。

TTE 由于在探查腹主动脉时切面受限,因此其检测主动脉夹层的灵敏度(对所有部位的夹层为 70%~80%,对 A 型夹层的灵敏度较高)和特异度(63%~93%)有限。TEE 已被证明灵敏度达到 99%,特异度为 89%,尤其是探查升主动脉夹层[72]。主动脉夹层内膜片在超声心动图上表现为线状的或薄的匍行组织,与主动脉管壁平行延伸(在长轴平面)(图 14.74A;也见于图 14.70A 和 C)或呈半圆周(在短轴平面)(见图 14.71I)。它代表内膜已和主动脉其他层分离。急性的、不伴血栓形成的内膜片的漂动是独立的,收缩期通常从真腔向外搏动凸出。这些特征可以通过 M 型超声心动图显示,能用于鉴别真正的主动脉夹层与混响伪影。如果沿着内膜片用彩色多普勒扫查,偶尔能发现内膜最初撕裂的部位,可见真假腔之间存在血流交通。假腔可能包含更多超声自发显影或甚至形成血栓。彩色及频谱多普勒检测到收缩期前向血流也有助于识别真腔(图 14.74B,E)。超声可直接显示的主动脉夹层的并发症包括:①内膜片撕裂进入冠状动脉,频谱及彩色多普勒无法探查到舒张期为主的冠状动脉血流,而室壁运动异常则提示发生了心肌梗死;②主动脉瓣反流(见图 14.70E 和 F);③内膜片撕裂进入颈动脉(造成脑卒中)或无名动脉或锁骨下动脉(见图 14.70A);④心包积液,常为明显的心包积血;⑤胸腔积液,左侧较右侧更常见;⑥主动脉周围血肿,提示外膜渗血,即将发生主动脉全层破裂。

其他主动脉急症虽然少见但同样危及生命。*主动脉离断*发生于严重减速性外伤,包括主动脉在峡部完全离断,主动脉断端游离

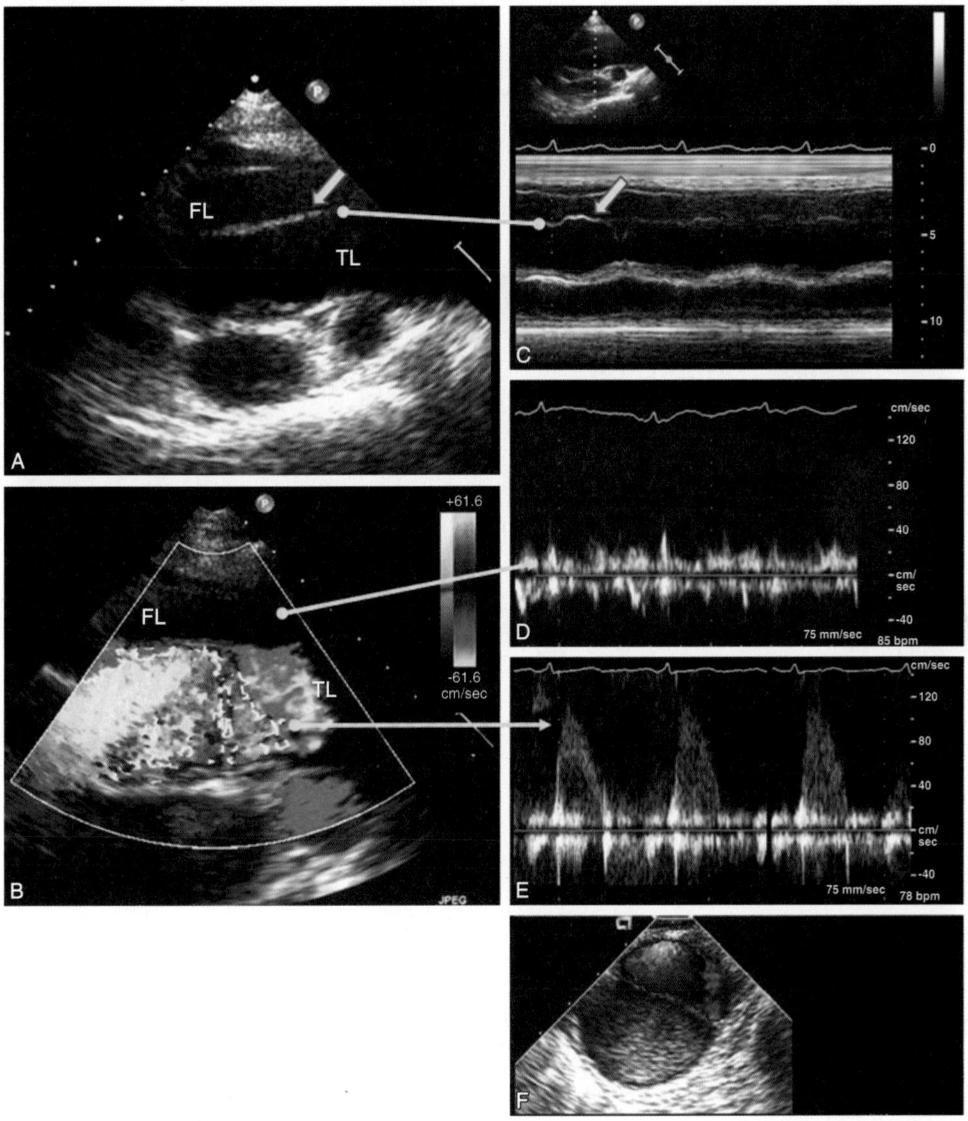

图 14.74 显示主动脉夹层的真腔与假腔。**A**,一例 A 型夹层的 TTE 高位胸骨旁长轴切面。条状夹层内膜片由箭头所示。*FL*,假腔;*TL*,真腔。**B**,同一水平的 TTE 彩色多普勒显示真腔内活跃湍急的彩色血流。**C**,M 型超声心动图显示收缩期内膜片(*箭头所示*)从真腔向外搏动凸出。**D**,假腔内低速的多普勒频谱随心动周期未见明显变化。**E**,真腔内收缩期高速的前向多普勒频谱。**F**,另一例 A 型夹层的升主动脉 TEE 短轴切面显示假腔内(较大)超声自发显影,彩色多普勒显示真腔内(较小)收缩期的湍急血流

悬浮在血肿中。尽管血液被局限包裹在纵隔内可允许极短暂的生存窗，这一情况大多快速致命，以至于在急诊外科手术或经血管修复术期间能用 TEE 捕获到示例图像极其罕见。图 14.71F 和 G 显示了一例部分离断的病例。主动脉壁内血肿是血液聚积停留在主动脉中层，约占急性主动脉综合征的 5%～20%（见图 14.71A 和 B）。在超声心动图上，壁内血肿表现为主动脉壁中层内一个光滑均质的回声凸起。推测其为穿透性动脉粥样硬化斑块溃疡破裂、主动脉滋养血管自发破裂，或更常见地，由钝挫伤所致。壁内血肿与典型的局灶性的、高回声的、不规则斑块的区别在于，它们位于主动脉壁内，沿主动脉平滑纵向延伸。在横断面上血肿表现为围绕中央主动脉管腔的新月状或环状的均质增厚。不同于主动脉夹层，其内膜层仍完整，无活动度，因此不会探测到撕裂的内膜，没有血流与主动脉管腔交通。小的壁内血肿，可能需要进一步行 CT 或 MRA 等其他影像学检查来精确地识别血肿，并与斑块或主动脉周围脂肪等相鉴别。壁内血肿既可见于升主动脉，也可见于降主动脉，可增大或进展为典型的主动脉夹层，两者死亡率相近，因此药物与手术治疗的原则与典型的主动脉夹层相同[72]。

肺栓塞

超声心动图在诊断和治疗肺栓塞中尤为重要（见第 84 章）。尽管通常不用作评估肺栓塞的最初诊断方法，超声心动图能够对其他诊断试验提供额外信息，具有预后价值，可建议或监测疗效（尤其在无法行 CTA 时）[73]。当超声心动图用于其他适应证时，包括呼吸困难、胸痛、低血压，有时也能意外发现肺动脉血栓。导致肺栓塞的血栓通常来自腿部的深静脉系统，超声心动图能直接显示从腔静脉到肺动脉间任何部位的血栓（图 14.75）。TTE 探查到的肺动脉内血栓通常位于肺动脉分叉处附近；一旦发现，则提示右心室功能不全和较高的早期死亡率。尽管 TEE 可显示主肺动脉分支略远的部位，但很少用于作肺栓塞的首诊方法。附着于肺动脉分叉处的所谓"马鞍形"血栓并不罕见（图 14.75，右图），怀疑肺栓塞时应在短轴切面仔细评估肺动脉分叉。疑似的血栓需要与其他心脏占位，包括黏液瘤、弹性纤维瘤和赘生物相鉴别（见下文，心脏占位）。

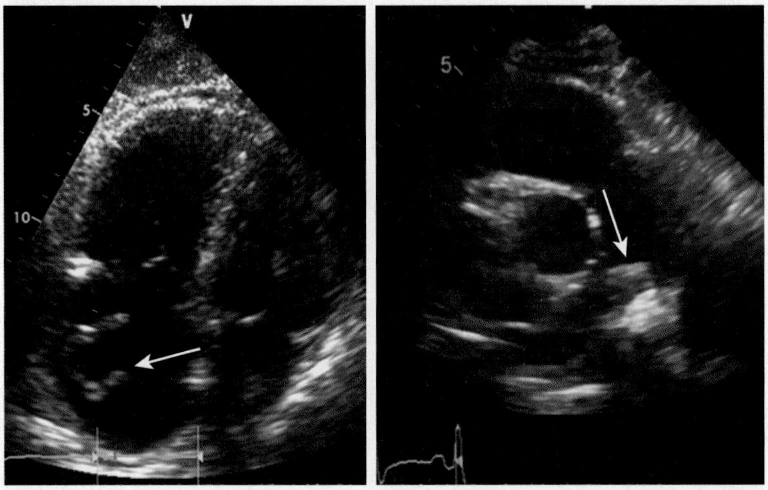

图 14.75　左图，右心房（RA）内血栓栓塞。箭头显示一蛇形团块位，为下肢深静脉脱落的血栓栓塞至 RA。*RV*，右心室。注意右心扩大与活动降低，提示同时发生了严重的急性肺栓塞。**右图**，肺动脉分叉处马鞍状栓塞（箭头所示）

肺栓塞的特征性的超声心动图表现部分归因于右心室独特的生理学。正常情况下右心室适应了低肺血管阻力（PVR），和极低的后负荷，右心室收缩压正常情况下很低。急性肺栓塞时 PVR 急剧升高，致使右心室扩大，严重者出现右心衰。因此，右心室扩大是肺栓塞超声心动图特征性表现。在心尖四腔切面显示最佳，典型表现包括右心室内径大于左心室内径（比值>1.0），左心室腔很小未充盈，但功能正常。急性肺栓塞具有一个特征性节段运动异常，表现为右心室游离壁中段收缩活动减弱，而心尖部及及基底段收缩活动相对保留。这一表现又称 McConnell 征，对 PVR 急剧升高高度特异[74]（图 14.76）。急性肺栓塞时右心室 TAPSE 也降低。PVR 升高持续较长时间可导致右心室壁肥厚，而右心室扩大和右心室节段活动异常不太明显。这些患者的肺动脉压力最终会升高，右心室并不出现急性肺栓塞的右心室扩大或右心室功能不全的表现；因此经典超声心动图右心室表现对于长期肺高压，如慢性阻塞性肺病（chronic obstructive pulmonary disease，COPD）或慢性血栓栓塞性疾病的灵敏度较低，阴性预测值低。

既往没有肺高压病史的急性肺栓塞患者三尖瓣反流（TR）速度可仍相对正常，很少超过 3m/s。此前存在肺血管疾病的患者则 TR 速度升高及肺动脉收缩压升高。评估右心室扩大与功能不全已纳入治疗方案中，对中间风险患者尤为有益[73]。即使是血流动力学稳定的患者，急性肺

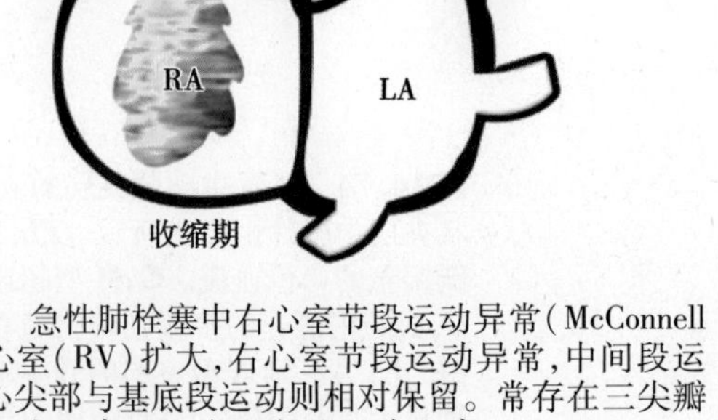

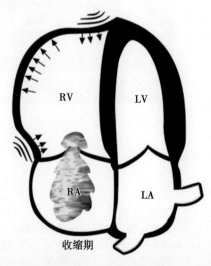

图 14.76　急性肺栓塞中右心室节段运动异常（McConnell 征）。右心室（RV）扩大，右心室节段运动异常，中间段运动减弱，心尖部与基底段运动则相对保留。常存在三尖瓣反流。LA，左心房；LV，左心室；RA，右心房

栓塞患者存在右心室扩大或功能不全是预后不良和短期死亡率的一个独立预测因子。在对于评价急性肺栓塞治疗反应,在有效治疗(外科取栓或溶栓治疗实现再灌注)几天内超声心动图即可发现右心室功能改善。

感染性心内膜炎

超声心动图是探查、评估及治疗心内膜炎的一线方法(见第73章)。美国心脏病学院/美国心脏协会(ACC/AHA)关于应用超声心动图Ⅰ类指征如下:①对怀疑心内膜炎的患者(伴或不伴血培养阳性)探查瓣膜赘生物;②已知为感染性心内膜炎的患者评估瓣膜损害情况如反流和评估并发症,如脓肿和心腔内分流;③对已知心内膜炎患者再评估高危情况,如致命的脏器并发症、临床情况恶化、持续或再次发热或菌血症,或新出现的杂音;④在有症状的患者行TTE未能诊断或人工瓣患者中,TEE对发现赘生物及并发症可能有更高的灵敏度[75]。

感染性心内膜炎由血培养或赘生物(原位或栓塞灶处)病理或心腔内脓肿确诊。然而,许多病例使用指南推荐的改良Duke标准根据临床情况进行诊断。首要标准是血培养阳性与感染性心内膜炎并存。第二条主要标准是一项超声心动图表现:①一个赘生物(图14.77A,B)(例如,在瓣膜上,在反流束所到处,或在植入材料上附着一个挥动的心腔内占位);②脓肿(图14.77C);③人工瓣膜新出现的部分开裂[75](图14.77D)。TTE的灵敏度约63%,特异度接近1 000%。不够理想的灵敏度常由于物理成像因素造成

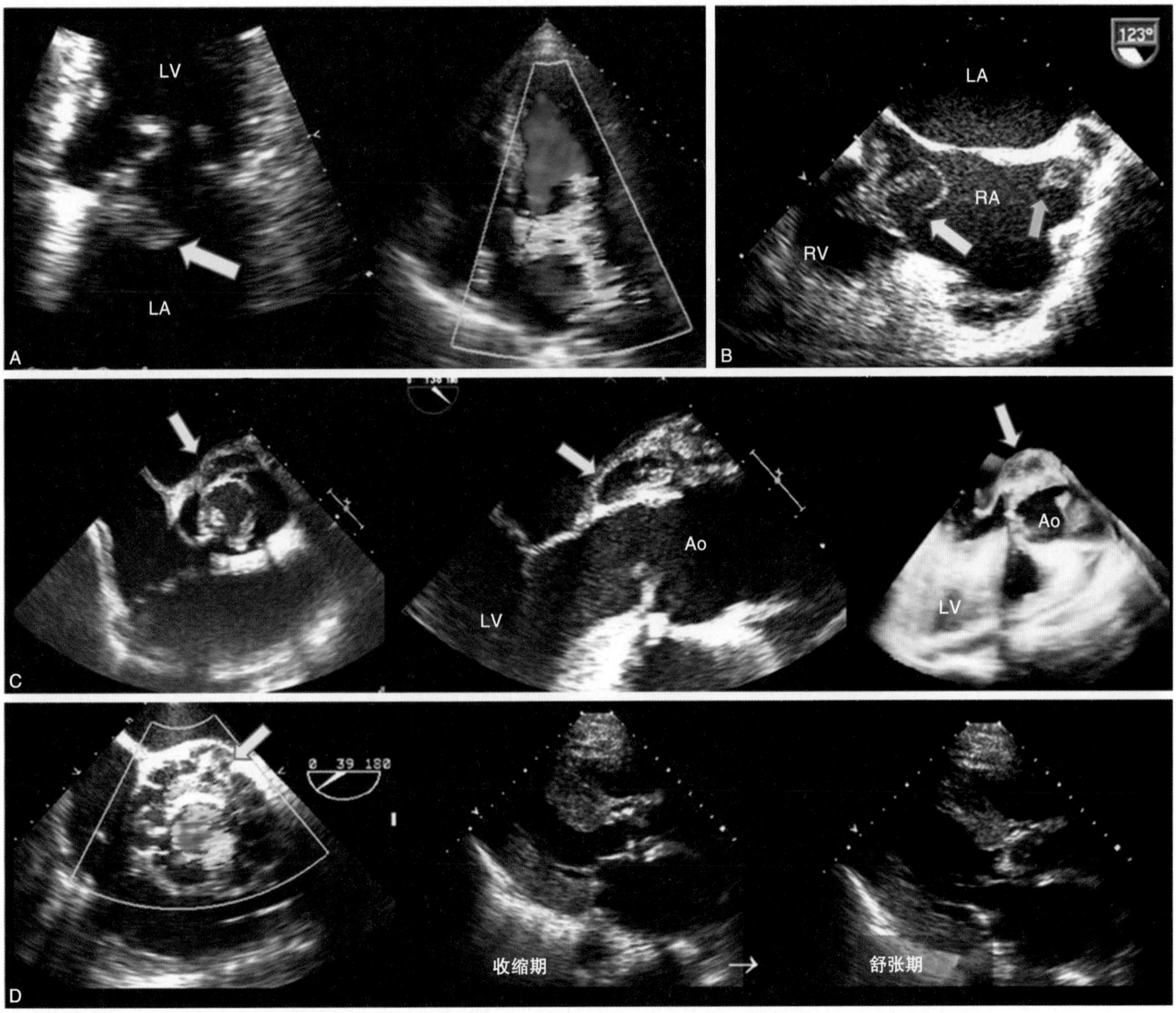

图14.77 心内膜炎的超声心动图表现。A,风湿性二尖瓣(**左图**)的左心房面上见赘生物(箭头所示),彩色多普勒显示瓣叶根部有另一束偏心性MR,提示赘生物引起瓣叶穿孔(**右图**)。B,TEE长轴切面显示三尖瓣右心房面的赘生物(黄色箭头)。上腔静脉见另一个赘生物(橘色箭头),与此前置入导管相关,这名患者的欧氏瓣也被感染,此前有静脉吸毒病史。C,瓣周脓肿(箭头所示)在TEE短轴切面上(**左图**)为11-1点钟位置新月状增厚的无回声区,长轴切面(**中图**)位于二叶式主动脉瓣(收缩期瓣膜开放)瓣环前方,在三维TEE切面上(**右图**)也可看到。D,TEE短轴切面(**左图**)显示人工生物主动脉瓣的环状瓣周脓肿。可导致人工瓣松脱,如TEE长轴切面(**中图与右图**)所示,在收缩期向前晃动并在舒张期脱入左心室流出道。Ao,主动脉;LA,左心房;LV,左心室;RA,右心房;RV,右心室

图像质量差及声影，并且取决于赘生物的大小。由于更高的二维分辨力及不同的声窗，TEE 具有更高的灵敏度（94%~100%），在评估人工瓣及诊断脓肿时更有优势。因此合理的诊断方式是使用 TTE 作为一线筛查工具；如果不能诊断，当临床高度怀疑心内膜炎时行 TEE，当有人工瓣的患者或存在心内膜炎易患因素，临床特点怀疑复杂性心内膜炎，或有心脏手术的潜在指征时行 TEE[76]。

赘生物表现为附着于瓣叶但又有别于瓣叶的独立的团块回声。图 14.77A 显示了典型的二尖瓣赘生物。有助于与其他占位相鉴别的赘生物特征包括：附着部位、质地、活动度、形状及相关的异常表现。赘生物典型附着部位为血流上游，或低压处，位于瓣缘，在反流束血流路径上的任何部位（即房室瓣的心房面和半月瓣的心室面）；次之，附着于间隔缺损的周边、腱索或心内膜壁上。赘生物的回声质地常与心肌回声类似，而进展的赘生物可能为不均质回声，提示液化（无回声）或钙化（回声致密或明亮）。赘生物活动是独立的，常为振荡或飘动。大的赘生物可甩入上游心腔，造成一种“球链”效应，导致瓣叶连枷与反流。赘生物形状变化很大，但常表现为密实的多叶状，或带蒂的无固定形状的脆性团块，有别于肿瘤组织或血栓。赘生物可以从附着的瓣膜伸展出一定距离，可存在多个赘生物，附着于同一个或不同的瓣膜上。相关异常如反流、脓肿以及心腔内通道伴发于严重的心内膜炎。没有病原体特异性的特征可供鉴别，尽管葡萄球菌感染（尤其是耐甲氧西林金黄色葡萄球菌与路邓葡萄球菌）倾向于更具破坏性，更易形成脓肿，而真菌感染的赘生物往往大得惊人，呈树枝状[77]。

无微生物的赘生物是非感染性心内膜炎，也被称为“无菌性栓塞性”或“无菌性消耗性”心内膜炎的标志（见第 73 章）。典型损伤为小的（1~5mm）疣状非破坏性结节，沿着瓣膜关闭线附着于瓣膜的上游面（典型受累部位为二尖瓣或主动脉瓣），仅包含细胞及纤维结构。这些无菌性损伤见于 43%的系统性红斑狼疮（SLE）患者及 29%的抗磷脂综合征（APS）患者，可导致脑栓塞；也可见于进展性肿瘤、脓毒症及血栓前倾向患者，其临床特点有别于典型的感染性心内膜炎[78]（见下文，系统性疾病与超声心动图）。

值得注意的是，瓣叶之前存在的增厚与退行性改变会给诊断带来挑战。偶尔，瓣叶黏液样变、断裂的腱索、钙化结构和纤维束既会掩盖赘生物，也可能被误认为赘生物。乳头状弹性纤维瘤与血栓表现类似于瓣膜赘生物。在这些情况下，与 Duke 其他诊断标准相关的临床表现极为重要；还需与既往超声心动图表现进行比较，已稳定数年的表现不太可能为赘生物。为获得更高分辨力的图像常建议使用 TEE，尤其在涉及心腔内装置[79]或怀疑存在并发症（如栓塞、瓣膜破坏、脓肿）时。

感染性心内膜炎患者中，66%~75%具有感染的危险因素，超声心动图应仔细探查相关的高风险的结构异常。人工瓣、复杂的发绀型先天性心脏病、外科体-肺循环分流术、二叶式主动脉瓣畸形、风湿性心脏病及二尖瓣脱垂患者风险较高。既往心内膜炎史与静脉吸毒是三尖瓣与肺动脉瓣心内膜炎的强易患因子。其他易导致感染（常在植入或放置时）的心内结构包括：除颤器/起搏器导线，长期植入的深静脉置管，尤其是免疫抑制患者行全肠外营养或血液透析时。与不良预后和栓塞相关的超声心动图特点包括：赘生物大于 1.0cm（栓塞风险升高 2.5 倍，尤其在二尖瓣上）、治疗后赘生物持续变大、活动度极大的赘生物及瓣周脓肿（更常见于人工瓣，使死亡率增加两倍）[79,80]。

经过药物治疗的赘生物自然病史很有趣，因为即使药物治疗有效，绝大多数赘生物在 1~2 个月后的超声心动图随访中仍很明显，近半数的赘生物随着时间流逝回声会变得更强。这些现象可能反映了赘生物组成成分（不仅包括细菌，也包括炎症细胞、成纤维细胞和细胞外基质）的变化。赘生物随时间增大及瓣膜反流增多是预后不良的征象。然而，在没有临床症状或缺乏阳性血培养的情况时，仅赘生物持续存在并不增加临床并发症。因此，心内膜炎的治疗不应根据超声心动图上赘生物形态随时间的变化来指导，而应根据治疗后的临床反应。

超声心动图在心内膜炎手术治疗中的作用

如果不予治疗，感染性赘生物的破坏性将通过超声心动图、心电图及临床后果等途径表现出来。出现下述情况的赘生物需要手术，尤其是药物治疗效果不佳时，包括：①栓塞至冠状动脉、脑、肺、脾、肾或四肢；②继发于瓣叶对合不良、穿孔或连枷的重度的瓣膜反流与心衰；③侵犯心脏传导系统的脓肿；④真菌性血管瘤及瓣膜赘生物；⑤假性动脉瘤或心脏的瘘管；⑥化脓性或出血性心包炎。

典型的瓣周扩展表现可由超声心动图（及心电图）发现。在主动脉瓣，右冠瓣受累可引起室间隔膜部坏死、右乏氏窦瘤和瓣叶脱离。右冠状动脉也可发生栓塞并引起心肌梗死。左冠瓣受累可影响瓣间纤维骨架，感染可延伸至二尖瓣前叶基底部。也可形成主动脉至左心室流出道瘘管或瓣周漏。累及无冠瓣可延伸至后室间隔，此处有希氏束走行，可导致希氏束内或希氏束下阻滞（Ⅲ度房室传导阻滞）或束支阻滞。

二尖瓣的严重感染较少引起传导障碍。尽管可发生Ⅰ度或Ⅱ度房室传导阻滞，室上性心动过速更为常见。三尖瓣感染能扩展累及三尖瓣环及欧式瓣（图 14.77B），播散至肺动脉瓣，25%~80%的病例可引起脓毒性肺动脉栓子[79]。

全身性疾病和超声心动图

除了反映心脏自身的病变，超声心动图可以发现许多全身性疾病累及心脏的表现。未控制的高血压可引起室壁对称性增厚，而左心室肥大又与左心房扩大及舒张功能减退有关。肾脏疾病导致瓣膜早期钙化，可引起尿毒症心包积液。甲状腺功能减退则与黏液水肿性心包积液相关。慢性阻塞性肺疾病可造成右心明显扩大、右心室壁肥厚、三尖瓣反流速度增快。激素治疗则会继发心包明显脂肪垫。

有些全身性疾病可影响心脏全部各层组织。众所周知，淀粉样变性可引起限制型心肌病（见前文及图 14.31F），但也常引起瓣膜增厚和心包积液。淀粉样变累及心房壁可导致心房收缩功能减退及心房内血栓高发，即使为窦性心律[47]。肉芽肿性疾病如结节病可引起局灶性的肉芽肿性心肌炎，可导致与冠脉分布区域不匹配的非常局限的室壁运动消失。心包炎、瓣膜炎、冠脉炎和主动脉炎均已被报道见于韦格纳肉芽肿。尽管已知硬皮病可直接造成心肌组织纤维化，超声心动图仅在少数患者中见到明显表现，并且通常在病程后期。取而代之，硬皮病更为常见的超声心动图异常表现是右心室收缩压升高、右心室扩大、心包积液，以及左心房扩大和舒张功能减退。

其他伴有超声心动图异常表现的疾病包括：人类免疫缺陷病毒（HIV）感染（见第 82 章），其最常见的表现为扩张型心肌病、心包积液（见于 12%~25%的病例）、以及 HIV 相关的肺高压和心脏淋巴瘤。HIV 长期感染及高活性抗逆转录治疗（HAART）可直接或间接（通过脂肪代谢障碍效应和慢性炎症反应）引起心肌病和升高的冠心病患病风险[81]。

与之相似，即使恶性肿瘤没有累及心脏，用于攻击肿瘤的放化疗也可影响心脏（见第 81 章）。最理想的是能早期发现化疗引起的心肌病，尤其是使用蒽环类化疗药（及络氨酸激酶抑制剂和免疫调节剂）的患者，可以在发生不可逆损害前调整化疗方案。用 LVEF 筛查是使用最广泛的策略；不过，越来越多的证据表明，GLS 的收缩期峰值降低（与基线比较变化>

15%)是更敏感和更早期的心脏毒性预测因子。然而,目前 GLS 在不同的厂商和研究者中仍需要标准化,尚无足够的数据证明化疗期间 GLS 降低能预测慢性不可逆心衰[82]。除了化疗造成的损害,放疗可导致霍奇金病幸存者早期出现主动脉瓣增厚及狭窄,以及快速进展的冠心病。

其他几种全身性疾病更易出现瓣膜异常(见前文,瓣膜性心脏病)。风湿性心脏炎及其后遗症是众所周知的例子,并且仍是发展中国家重要的心脏病病因(见第 74 章)。超过半数类癌患者可累及心脏,表现为右心瓣膜上斑块样沉积(通常位于三尖瓣心室面及肺动脉瓣的肺动脉面),导致三尖瓣和肺动脉瓣特征性挛缩固定的表现,同时引起瓣膜狭窄和反流复合病变(见图 14.53)。类癌累及心脏,其中位生存时间缩短。恶性血液病和任何易栓状态(如脓毒症、弥散性血管内凝血、系统性红斑狼疮、抗磷脂综合征)均可导致无菌性消耗性心内膜炎,除了引起相关瓣膜炎症和瓣叶损害,无菌性赘生物和纤维蛋白会频繁地历经"生长-继而破碎-栓塞"的循环。系统性血管炎,如高安动脉炎和白塞综合征,是主动脉瓣反流的重要原因,尤其在年轻患者中[83]。

肺高压

超声心动图能评估肺高压及其病因。无已知肺部疾病时,右心扩大而左心室正常需立即探查肺高压的继发原因(图 14.78)(见 85 章)。超声心动图可发现的病因包括房间隔缺损(atrial septal defects,ASDs)、心内分流(多数分流在三尖瓣以上水平)、二尖瓣狭窄和肺动脉栓塞(少见)。非心脏原因包括混合性结缔组织病、系统性硬化、系统性红斑狼疮和镰状细胞贫血,肺高压是上述疾病重要的致残致死原因。大多数肺动脉收缩压和右心衰的指标(如室间隔平坦、TAPSE、FAC)已被证实为这些引起原发性或继发性肺高压的疾病的死亡预测因子[84]。

肺高压患者二维超声心动图表现包括室间隔平坦(首先出现在舒张期,当压力进一步升高时也见于收缩期)、肺动脉扩张、右心室壁肥厚、右心室扩大,最终引起右心室功能不全。典型的多普勒表现包括三尖瓣反流速度增快、右心房扩大、下腔静脉和肝静脉扩张及下腔静脉内径随呼吸的变化反应消失。

通过伯努利方程估测右心室与右心房间的压差可相对准确地评估肺动脉压(pulmonary artery pressure,PAP)。如不伴三尖瓣反流或三尖瓣反流束偏心,将无法测量,或低估肺高压的严重程度。除了估测 PAP,也可采用以下公式来无创性测量肺血管阻力 PVR(单位 Woods):

$$PVR = 10(TR_{峰值速度}/VTI_{RVOT}) + 0.16$$

$TR_{峰值速度}$ 的单位为 m/sec,而 VTI_{RVOT} 单位为厘米。这一方法可用于鉴别肺动脉压力升高是由于肺血流增多(见于高心排状态,如甲状腺功能亢进、贫血,和肥胖)还是肺血管阻力升高。

肺高压时评估右心室大小与功能非常重要。右心室 FAC、TAPSE、右心室 Tei 指数和三尖瓣环收缩期速度(S')是评估肺高

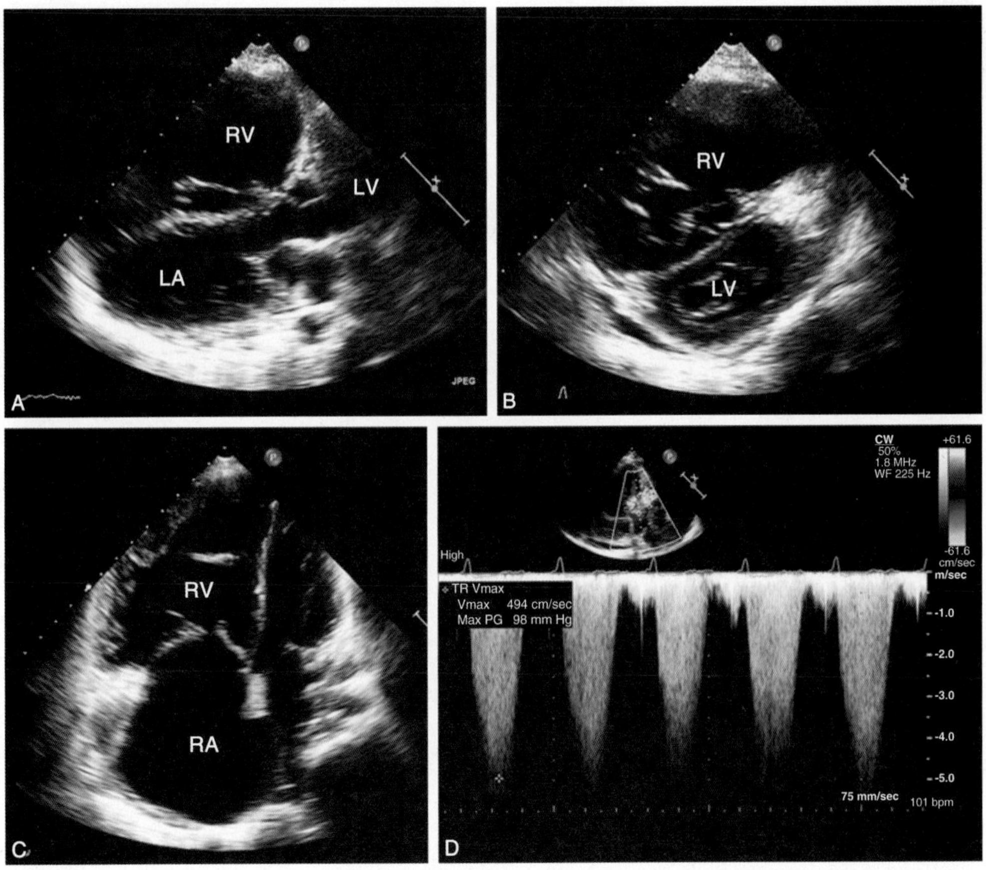

图 14.78 继发于慢性血栓栓塞性疾病的肺高压。A,胸骨旁长轴切面显示小的左心室腔与扩大的右心室流出道。B,胸骨旁短轴切面显示 D 型左心室腔,为收缩期与舒张期室间隔平坦所致,即全心动周期右心室压升高。C,心尖四腔切面。注意右心房与三尖瓣环扩大,导致三尖瓣不能完全关闭,此外房间隔也向左膨出。D,严重的三尖瓣反流(TR)伴随 TR 流速升高,计算右心室收缩压为 98mmHg 加上右心房压。三尖瓣反流束频谱的上升支平缓,提示右心室收缩力弱。LA,左心房;LV,左心室;RA,右心房;RV,右心室

压患者右心室功能的常用指标(见表14.6)。右心室心肌应变成像有助于肺高压患者的评估,但目前其正常值范围太宽限制了其临床应用[85]。

肺高压和急性肺栓塞的超声心动图表现存在区别。急性肺栓塞较少出现右心室壁肥厚、肺动脉压力升高或收缩期室间隔平坦,除非慢性肺栓塞或病程较长的血栓栓塞性疾病已导致肺高压。此外,急性肺栓塞右心室节段活动异常一般不累及心尖部,而肺高压则表现为右心室整体活动减弱。

心脏占位

心脏肿瘤相对罕见,在一般的尸检中发生率为1%~2%,但在癌症患者尸检中高达4%~8%,因此不建议进行常规筛查。90%以上的原发心脏肿瘤是意外发现的,其中四分之三是良性。它表现为心腔内或心腔外的肿块,综合患者的年龄、临床表现和合并症常常是提示肿瘤类型的最佳指标;肿瘤的形态特征在鉴别诊断中也有非常重要的作用[86](表14.11)。

肿瘤的整体形态(肿瘤大小、实性还是囊性、形态、活动度和脆性)、其附着方式、及其浸润心肌、心内膜或心包的程度是提示肿瘤性质的线索。钙化或纤维化区域在超声上表现为回声增强,而囊性变性则表现为无回声区。腔静脉或瓣膜流入道梗阻时,导致频谱多普勒峰值速度升高,彩色多普勒常出现杂色镶嵌,提示湍流。左心房黏液瘤脱垂经过二尖瓣引起的二尖瓣狭窄和二尖瓣反流是个典型的例子(图14.79)。这种病变的超声心动图表现具有诊断特异性,通常在手术切除前无需进一步检查。类似地,乳头状弹性纤维瘤也极具特征性,通常位于主动脉瓣或二尖瓣上,呈丝状或不规则状生长,伴闪烁、抖动及脱垂,手术前通常也不需要进一步评估。但小的病变可能很难和高活动度的Lambl赘生物区分(图14.80)。

对于某些患者,为提高诊断的可靠性,静脉内注射超声造影剂有助于确定肿瘤是否出现超强显影。超强显影表示有新生血管形成,由此提示恶性肿瘤可能大,而非良性的间质肿瘤或血栓[23,24]。3D超声心动图也可用于更好地观察腔内肿块的大小、部位和附着方式。诊断之后,超声心动图也是监测肿瘤切除或治疗后复发、生长或不良后果的便捷方法。

表14.11 不同部位心脏肿瘤的鉴别诊断

部位	肿瘤	其他非肿瘤性肿块	正常或变异的结构
左心房	黏液瘤 脂肪瘤 支气管癌 肉瘤(累及室壁或心包) 血管瘤 副神经节瘤	血栓 心内膜血性囊肿	房间隔上脂肪瘤样增生 心外结构压迫(疝、胸主动脉、胃石) 超声心动图伪像:左上肺静脉边缘Coumadin嵴 心耳的梳状肌 心脏移植后心房吻合缝线 左心耳反转(术后) 异常左心房脊索
右心房	黏液瘤 肾母细胞瘤,肾细胞癌 肝细胞癌 肉瘤(血管肉瘤) 副神经节瘤 肾上腺肿瘤	血栓(深静脉或原位)或纤维蛋白铸型(既往留置导管/导线) 赘生物(起搏器/ICD导线上) 房间隔上脂肪瘤样增生	欧氏瓣 Chiari网 终嵴 房间隔瘤 漏斗胸
左心室	横纹肌瘤(常多发) 纤维瘤 错构瘤 浦肯野细胞瘤(常见于婴幼儿)	血栓 心尖肥厚型心肌病 主动脉瓣下隔膜	乳头肌钙化或多叶乳头肌 冗长或断裂的二尖瓣腱索 肌小梁、假腱索 局部上间隔增生 静脉内超声造影后不均匀分布引起的涡流
右心室	横纹肌瘤 纤维瘤	血栓	冗长的三尖瓣腱索 三尖瓣乳头肌 调节束
瓣膜/瓣环	乳头状弹性纤维瘤 黏液瘤 错构瘤 脂肪瘤	Lambl赘生物 局部或干酪样二尖瓣环钙化 赘生物 消耗性心内膜炎 血栓(尤其是人工瓣) 血管纤维性增生(尤其是人工瓣) 脓肿 血液囊肿 风湿结节	阿朗希乌斯氏小结 黏液性变或退行性变 瓣周纤维组织增殖、疏松缝线、人工瓣周围的生物胶或垫片
心包	肺癌、乳腺癌、淋巴瘤/白血病或胃肠道黑色素瘤等恶性肿瘤累及 间皮瘤 原发性:梭形细胞瘤、纤维瘤、脂肪瘤、脂肪肉瘤、畸胎瘤 副神经节瘤	心包或支气管囊肿 风湿结节 血栓 包虫囊肿(棘球蚴)	心外或纵隔脂肪 漏斗胸 肺不张,或胸膜/腹腔纤维素 血管假性动脉瘤 胸腺(婴幼儿)

ICD,植入型心律转复除颤器。

改编自 Wu J. Cardiac tumors and masses. In Stergiopoulos K, Brown DL, editors. Evidence-Based Cardiology Consult. New York: Springer Science+Business Media; 2014

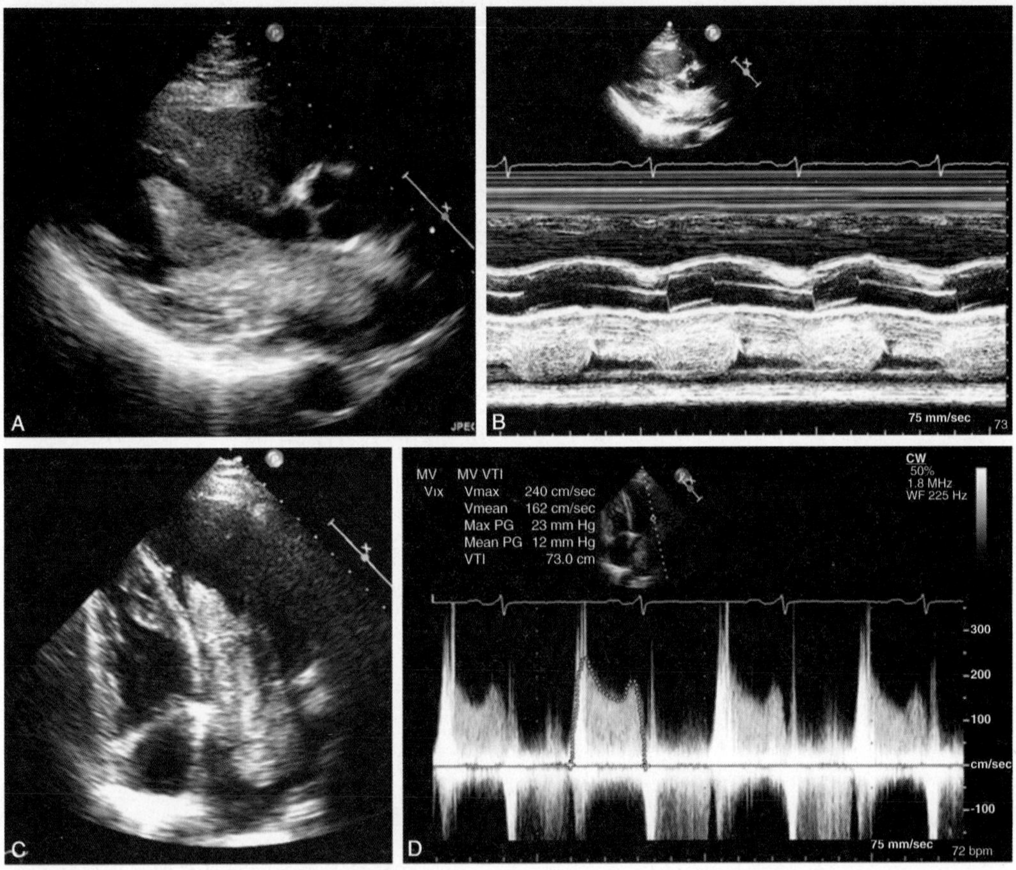

图 14.79 左心房黏液瘤。A，胸骨旁左心室长轴切面；B，M 型显示舒张期肿块经过二尖瓣进入左心室。C，心尖四腔心切面。D，CW 测量跨二尖瓣压差（二尖瓣狭窄），峰值压差和平均压差分别为 23mmHg 和 12mmHg。（改编自 Wu J. Cardiac tumors and masses. In Stergiopoulos K, Brown DL, editors. Evidence-Based Cardiology Consult. New York：Springer Science+Business Media；2014）

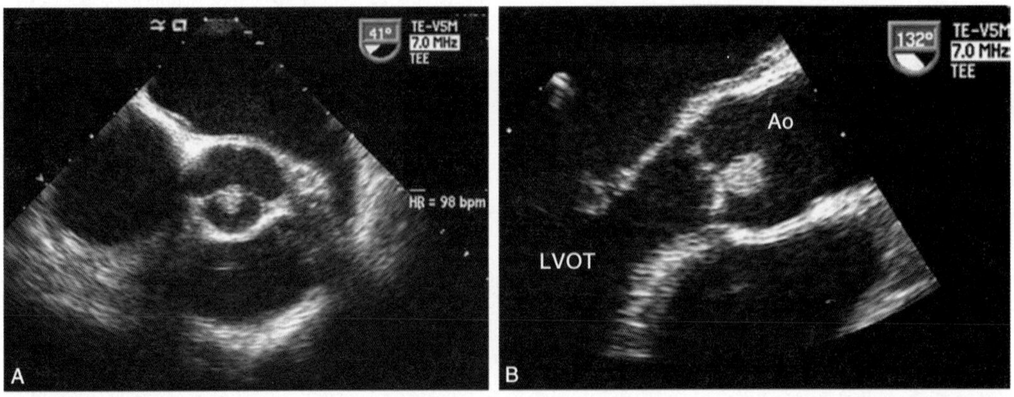

图 14.80 主动脉瓣上乳头状弹性纤维瘤。A，TEE 短轴切面显示肿块位于无冠瓣的主动脉侧。B，TEE 长轴切面。Ao，主动脉；LVOT，左心室流出道。（引自 Wu J：Cardiac tumors and masses. *In* Stergiopoulos K，Brown DL［eds］：Evidence-Based Cardiology Consult. Springer Science + Business Media，Inc.，2014.）

常见的原发性肿瘤

黏液瘤占成人原发性心脏肿瘤的 50%以上，其次是乳头状弹性纤维瘤和脂肪瘤。黏液瘤是原发性良性肿瘤，通常认为是来源于间充质（心内膜）细胞。它通常位于左心房（占 75%，另外 20%发生在右心房，5%发生在心室），通过蒂附着于卵圆窝附近的房间隔，部分患者病变可附着于二尖瓣。大体和超声心动图上，黏液瘤通常表现为凝胶状的实质性团块，形态各异，较小的肿瘤倾向于乳头状或绒毛状，并且易碎，容易发生栓塞。较大的黏液瘤边界光滑，球状或葡萄簇状外观，肿瘤可以大到充满左心房，导致二尖瓣狭窄，当肿块脱入左心室时，听诊时可在舒张期可听到有名的肿瘤“扑落”音（图 14.79）。大约 7%患者由常染色体显性突变引起，是“Carney 综合征”的一部分，常合并皮肤色素沉着和内分泌失调[87]。

在成人中，乳头状弹性纤维瘤是第二常见的心脏良性肿瘤和最常见的瓣膜肿瘤。大多数（>80%）见于左侧瓣膜上（主动脉瓣或二尖瓣），但任何瓣膜都可累及，9%患者为多发病变。病理学上通常认为弹性纤维瘤是 Lambl 赘生物的升级版或豪华版,Lambl 赘生物属瓣膜的退行性变。弹性纤维瘤可出现在主动脉瓣的两侧或二尖瓣的心房面,偶尔也可出现在二尖瓣腱索或乳头肌上。在超声心动图上,乳头状弹性纤维瘤呈圆形、椭圆形或不规则形状,质地均匀(图 14.80),几乎一半的乳头状弹性纤维瘤有短茎,故其活动度大。弹性纤维瘤最常见于老年患者,呈单发(<10%为多发),其线状成分脱落伴血凝块的形成,导致临床上频繁出现栓塞表现(短暂性脑缺血发作或中风、心绞痛或猝死)[86,87]。

脂肪瘤是有包膜的良性脂肪细胞团块,常发生在心外膜下或心内膜下,可进展至心包腔。尽管脂肪瘤是良性肿瘤,常属意外发现,心脏磁共振上的特征性表现(参见第 17 章)使其易于鉴别,但可进行性增大并引起肿块效应、传导阻滞或快速性心律失常。从影像上,脂肪瘤与房间隔的脂肪瘤样肥大较难鉴别,后者是正常发现,尤其多见于老年人或肥胖患者中(见后文,假性肿瘤)。脂肪瘤样肥大是左右心房壁之间的房间沟及其下方金字塔形空间处的心外膜脂肪细胞增生,而避开卵圆窝,致使其出现特征性的哑铃形肿块。虽然脂肪瘤样肥大没有包膜,可以长到很厚(1~2cm 或更多),如果其位置典型、并且没有出现房性心律失常或腔内阻塞时无需治疗[88]。

心包囊肿是心包壁层的良性的内部充满液体的肿瘤,被认为是先天性的异常[89]。可以是单个,也可以是多囊的,有报道巨大的囊肿(>20cm)。他们约占原发性良性心脏肿块的 20%(总发病率为 1/10 000),通常发生在心脏横膈边界附近(右侧比左侧多见)。胸部 X 线片上表现为心脏扩大,在超声心动图上形成一个包裹的无回声区。已知的病例中,75%患者是无症状。然而,巨大的心包囊肿可能引起非典型的胸痛、呼吸困难、房颤、持续性咳嗽或右心室流出道梗阻等压迫症状。也有罕见病例因心包囊肿破裂和出血引起心脏压塞的报道。

横纹肌瘤是儿童最常见的原发性心脏肿瘤,通常在出生后 1 年内发现,为心肌内的实质性的病变,由横纹肌纤维构成,且 90%为多发性肿瘤。尽管大多数患者无症状,但大的肿瘤会引起心律失常、左心室流出道梗阻和心力衰竭。一半的病例与结节性硬化症相关。大多数会自发消退,通常在年轻人中很少见[86,87]。

纤维瘤是第二常见的儿童心脏肿瘤,主要发生于心室的心肌层,常见于左心室,是其他腔室的 5 倍,是富含成纤维细胞的实体肿瘤。肿瘤多长在左心室室间隔或侧壁上,可以非常大并出现钙化灶(图 14.28)。与横纹肌瘤不同,纤维瘤不会自发消退,可生长到充满整个心腔,影响瓣膜功能或导致心律失常,需要手术切除[88]。

继发性肿瘤

继发性心脏肿瘤比原发性肿瘤多至 20∶1~40∶1。理论上,任何恶性肿瘤都可能转移到心脏,最常见的受累部位是心包,其次是心肌[86]。

肿瘤心包受累常源于邻近的肺或纵隔的肿瘤(如间皮瘤、淋巴瘤)直接侵袭,表现为弥漫性受累、心包积液/缩窄样改变。最常见的恶性心包病变源于肺癌、淋巴瘤/白血病和乳腺癌,这些肿瘤有相对高发[86],世界范围内存在地区差异性。在所有恶性肿瘤中,黑色素瘤最易出现心脏和心包的转移。任何来源肿瘤转移至心脏时,通常都很小并且多发,表现为心包积液或弥漫性心包增厚;然而,也可出现单个巨大的肿瘤(见图 14.69)。

继发性肿瘤也可直接延伸侵入心脏[86],超声心动图可发现肾细胞癌、肾母细胞瘤、子宫平滑肌肉瘤、肝细胞瘤、肾上腺肿瘤等可通过下腔静脉延伸到右心房。支气管癌可以通过肺静脉侵入左心房。淋巴和血行播散也是转移至心脏的途径。肿瘤转移的部位及其效应,而非原发灶类型,更加决定了患者的临床症状。

替代诊断

假性肿瘤

随着各种影像技术进行了大量的心脏成像,必然会发现各种正常结构及其轻微变异、退行性或获得性病变、以及非肿瘤性肿块,需要心脏病专家或放射科医生对以下病变(表 14.11 中列出)和真正的肿瘤仔细区分。

心腔内血栓

血栓和赘生物等肿块具有明显的临床意义。在超声心动图上,血栓为相对均匀的回声、凝胶状或形态不定团块(图 14.81B)。陈旧的血栓回声更加明亮,呈紧凑的、不动的或层叠的外观(见图 14.31A)。以下情况提示为血栓:如局部血液瘀滞(如左心耳的尖端或左心室室壁瘤),表面出现自发超声显影的"丝缕"状回声(图 14.81A),以及存在相关的心脏易感因素:包括二尖瓣狭窄、人工瓣膜、心肌病、任何心腔的室壁瘤或 AF。右侧心腔内条索状的抖动的肿块常提示来自深静脉系统血栓栓塞(见图 14.75,左图),此时应同时探查下腔静脉及肺动脉是否存在同一血凝块的部分。抗凝治疗后,心内血栓经常消退或保持稳定。

存在左心室室壁瘤或严重扩张型心肌病总是要立即警惕血栓的形成;反之,在室壁运动正常的区域极少形成血栓。使用高频

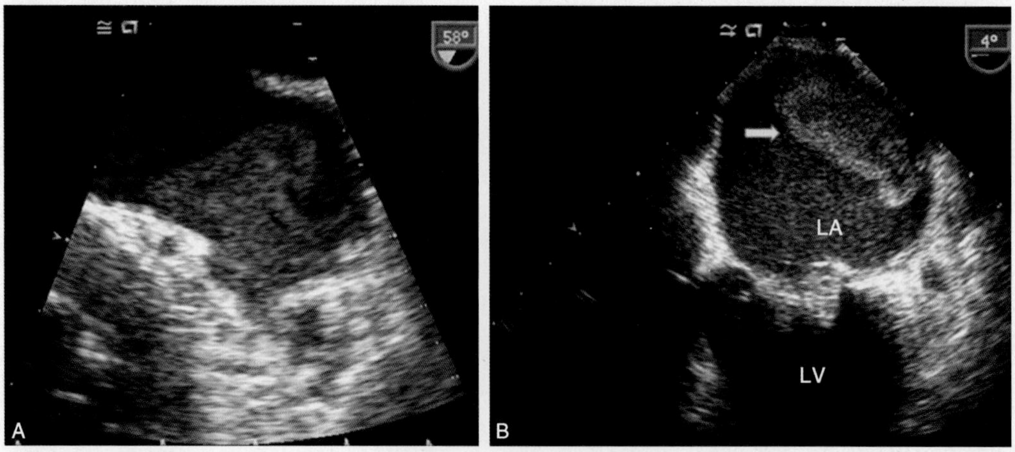

图 14.81 自发性超声显影和左心耳血栓。A,局部放大的 TEE 切面,显示二尖瓣人工机械双叶瓣的患者华法林治疗剂量不足时左心耳出现自发超声显影。B,TEE 切面显示二尖瓣环成形术后患者的左心耳内机化血栓(箭头)。LA,左心房;LV,左心室

(7~8MHz)探头聚焦于心尖,采用非常规切面,对需要的区域进行扫查,可以更好地区分血栓与心肌或肌小梁,也可以降低噪声和混响伪像。对于心内膜边界分辨不清者,声学造影是关键。

TEE 有更高的分辨率,更接近心脏基底部,当头部和颈动脉影像学检查,以及心脏 TTE 检查无法确认栓子来源时,TEE 在排除心内血栓(或其他来源的栓子,如粥样硬化斑块或赘生物)方面起重要作用。栓塞性脑卒中或机械瓣膜(甚至生物瓣膜)出现异常高的跨瓣压时,而 TTE 无法明确诊断,且检查结果会影响临床治疗方案时应立即行 TEE。对于快速性心律失常患者,尤其是高风险患者(即合并上文所述的那些易患因素,或在计划操作前接受抗凝治疗者),TEE 也常用于帮助制定抗凝、心脏复律、射频消融治疗等临床决策。风湿性二尖瓣狭窄拟行经皮二尖瓣成形术之前应行 TEE 检查以排除 LA 血栓(同时更好地评估二尖瓣解剖结构和反流程度),从而避免出现的严重的栓塞并发症[17-19,76]。

赘生物和瓣周纤维组织增殖。赘生物往往出现在瓣膜的上游面和湍流部位。瓣膜退行性变、人工瓣膜、植入导管或起搏器/除颤器导线是公认的感染诱因。在陈旧的人工瓣环处出现增厚的不动的不规则的堆积状的团块提示瓣周纤维组织增殖(纤维血管肉芽组织)(见图 14.59)。大的和/或活动度高的血栓和赘生物均可引起肺部、全身或脑循环栓塞,或引起严重的瓣膜功能障碍需急诊手术切除(见前文,感染性心内膜炎)。

正常变异和伪影。超声心动图上的正常结构或其轻度变异常会被误认为是新生物。最常见的是将脂肪瘤样增生、室间隔上段肥厚、冗长的二尖瓣腱索、粗大/分叶的乳头肌、房间隔瘤或心包脂肪误认为肿块。退行性变如瓣膜钙化,或邻近结构从外部压迫心腔(如食管疝压迫左心房后壁)也会表现为大的肿块,假如仅从一个平面成像的话。了解这些病变的典型超声表现,使用声学造影,改变探头角度和扫查平面,或使用 3D 超声心动图追踪其边界及附着处可揭示其真实诊断。

成人先天性心脏病

超声心动图在评估和治疗小儿和成人先天性心脏病中起着关键作用(见第 75 章)。接下来,本节将重点介绍超声心动图在诊断成人常见的异常分流(房间隔缺损和室间隔缺损)、大动脉转位、法洛四联症、以及心血管医生可能遇见的成人复杂病变的作用,包括超声心动图在选择和植入房间隔缺损封堵器中的应用。

房间隔缺损

房间隔缺损(atrial septal defect,ASDs)约占所有先天性心脏病的 10%,占成人先天性心脏病 20%~40%。对存在非特异性症状或心脏杂音的无症状患者,首诊房间隔缺损主要依靠超声心动图。

一般成像原理。图 14.82 显示了 ASD 的解剖学分类。虽然继发孔型 ASD 多单独发生,其他类型 ASD 常同时合并其他结构畸形;同一个病人可以发生多个 ASD。继发孔型和原发孔型房间隔缺损一般可通过 2D TTE 来诊断,但检测静脉窦型和冠状静脉窦型房间隔缺损常需要 TEE。TTE 上的胸骨旁和心尖切面虽然有用,但剑下切面更为重要,因为该切面上多普勒检测分流最佳,而将变薄的正常卵圆窝误诊为继发孔型房间隔缺损的概率最小。在无显著肺高压的患者中,典型的 ASD 血流是左向右分流,反映了正常的心腔内压力。然而,ASD 患者在注射震荡盐水后可以出现短暂的右到左分流;当来自左心房的分流遇到造影增强的右心房血池时,可出现负性增强("鬼影")现象。

不论缺损的部位,有血流动力学意义的 ASD 会出现右心室容量过负荷的证据,以右心室扩张、室间隔舒张期平坦为特征。大的缺损会并发肺高压,室间隔平坦可持续至收缩期。出现右心室容量负荷增加,右侧心脏扩大等 2D 表现视为分流具有血流动力学意义($Qp/Qs \geq 1.5:1$)的依据。Qp/Qs,或右心室输出量(RV SV)与左心室输出量(LV SV)的比值可通过连续方程式法直接计算:

$$Qp/Qs=(\pi[D_{RVOT}/2]^2\times VTI_{RVOT})/[\pi(D_{LVOT}/2)]^2\times VTI_{LVOT})$$

其中 D 分别代表右心室流出道(RVOT)和左心室流出道(LVOT)的直径(图 14.83)。此外,还可计算肺动脉血管阻力(PVR),用 Wood 单位表示(见前文,肺高压);正常 PVR 为 0.5~1.5Wood 单位[84]。

如临床上可行,继发孔型 ASD 可以采用经导管介入技术封堵;其他类型的 ASD 则需要外科手术修补。

继发孔型 ASD

继发孔型 ASD 占所有 ASD 的 75%,在年龄>40 岁的先天性心脏病患者中占 30%至 40%(见第 75 章)。图 14.84 和图 14.85 显示其 2D TTE 和 TEE 的表现。继发孔型 ASD 是 ASD 中唯一适合经导管封堵的类型。在准备行经导管封堵前,TEE 常用于:①确保只有继发孔型 ASD 存在(一个或多个),排除其他无法经皮封堵的

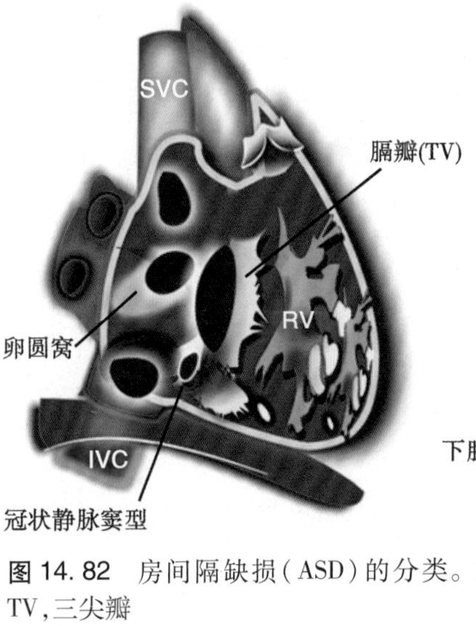

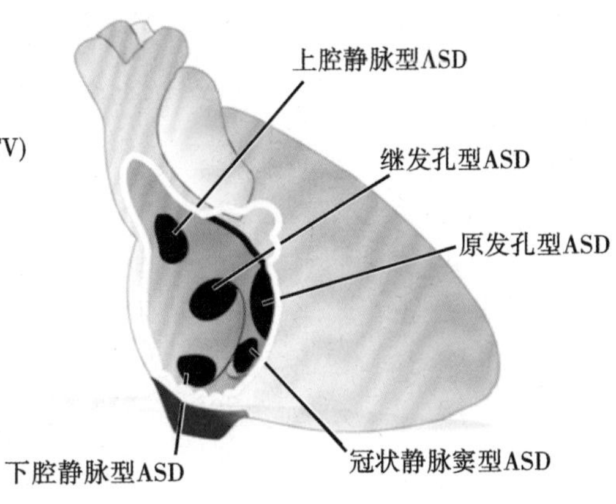

图 14.82 房间隔缺损(ASD)的分类。IVC,下腔静脉,SVC,上腔静脉;RV,右心室;TV,三尖瓣

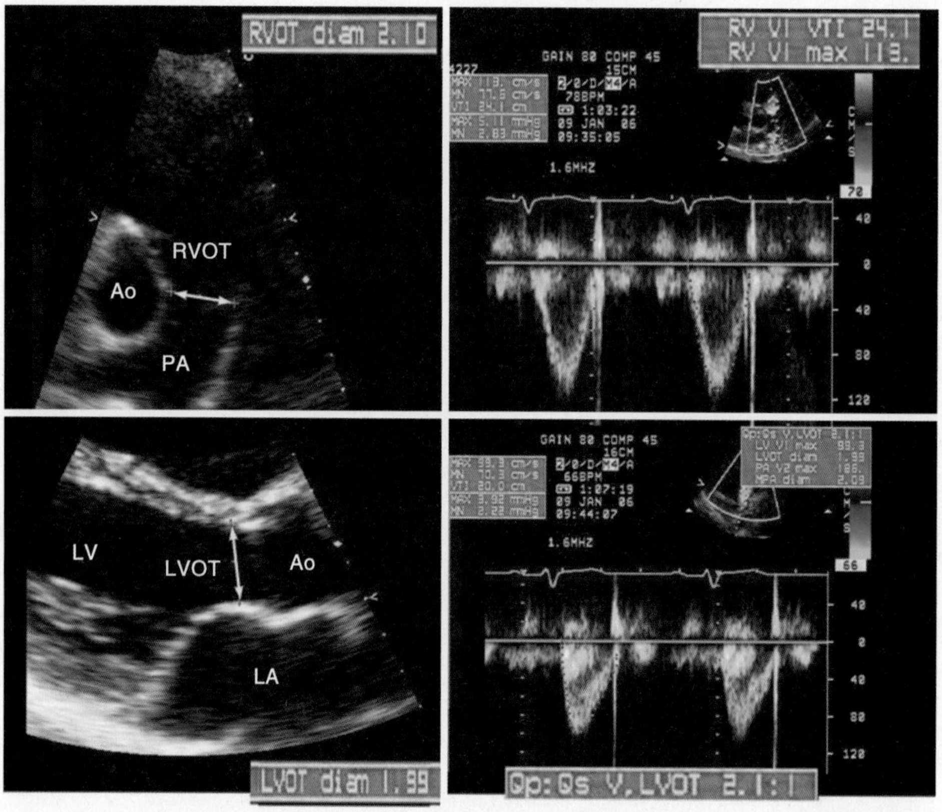

图 14.83 Qp/Qs 计算。对于 ASD，Qp 相当于右心室每搏输出量（SV），等于 $CSA_{RVOT} \times VTI_{RVOT}$，其中 $CSA_{RVOT} = \pi(D/2)^2$。Qs 相当于左心室 SV，计算为 $CSA_{LVOT} \times VTI_{LVOT}$，其中 $CSA_{LVOT} = \pi(D/2)^2$。**上图**和**下图**分别显示推导出的右心室和左心室 SV。Ao，主动脉；LA，左心房；PA，肺动脉；RVOT，右心室流出道；LVOT，左心室流出道

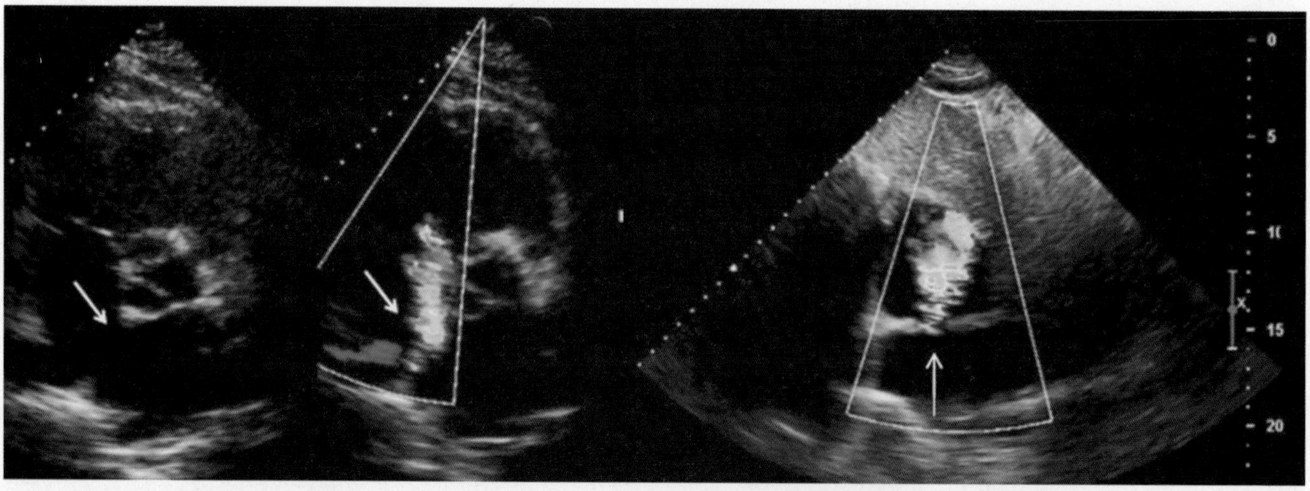

图 14.84 胸骨旁切面（**左图和中图**）和剑突下切面（**右图**）显示继发孔型 ASD 及其左向右分流（箭头）

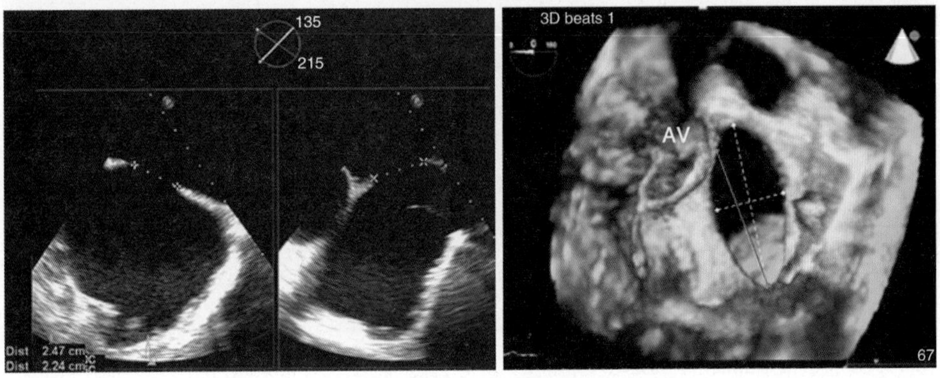

图 14.85 双平面 2D 和 3D TEE 测量 ASD 尺寸。**左图**，二维 TEE 双平面测量 ASD，0°~45°的食管中段切面可用于测量前缘（朝向主动脉）和后缘（朝向肺静脉），90°~120°切面测量上缘部（朝向上腔静脉）和下缘（朝向下腔静脉）。**右图**，3D TEE 从左心房面显示大的继发孔性 ASD。值得注意的是，2D TEE 测量的直径（红线）小于 3D TEE（白色虚线）测量的直径。同样需注意，其前方的残缘缺如，即缺损和主动脉瓣（AV）之间没有间隔。

房间隔分流存在；②精确测量缺损大小；③确保邻近的组织边缘的大小足以固定封堵器。3D TEE 对在封堵器植入术前和术中直观显示房间隔具有显著的优势[90,91]。目前美国食品药品管理局（FDA）批准的两种设备可用于 ASD 封堵，其中 Amplatzer 封堵器可用于最大 35mm 的缺损，而 Helex 封堵器只适用于最大 17~18mm 的缺损，但它可用于前缘无残留的患者。

行 2D TEE 检查时需在心室收缩期测量 ASD 两条垂直的径线，通常在屏幕上以两个窗口分别显示。和标准 2D 图像相比，3D 超声心动图可以直观地显示整个房间隔缺损及其与周边解剖标志的关系；可以实时测量，减少了低估缺损大小的风险（图 14.85）。可接受的残缘的大小为前缘至少 3mm，而其他边缘至少 5mm，前方无残缘最为常见[92,93]（图 14.85，右和图 14.86）。

器械封堵可由 TEE 或心腔内超声（ICE）引导下进行。按顺序，关键步骤包括：放置导丝通过缺损（避免任何小的二次开孔），球囊测量缺损大小，通过推送器放置封堵器以确保最佳定位，彩色多普勒评估残余分流，探查任何可能的并发症如心包积液等。封堵器释放后即刻可有小的残余分流，但封堵器内皮化后多消失。图 14.87 分别是 2D TEE 和 3D TEE 显示成功释放后的 Amplatzer 封堵器。

卵圆孔未闭（patent foramen ovale，PFO）有相似的表现，以出生后原发隔和继发隔不完全融合为特征。生理盐水造影可显示心房间的右向左分流，尤其当作右心房压升高的动作时（如咳嗽、Valsalva 或 Müller 动作）。PFO 是个常见疾病，在正常人群中发生率大概在 20%~30%，常伴房间隔瘤形成。发生左侧栓塞事件而栓子来源不明的患者，可用注射生理盐水进行声学造影，评估是否存在 PFO 及由此出现反常栓塞的可能。对于短暂性脑缺血发作、栓塞性脑卒中或其他栓塞事件的患者检测 PFO[80]也是 TTE 和 TEE 检查的原因之一。

原发孔型房间隔缺损

原发孔型 ASD 占所有 ASD 的 15%~20%，是房室间隔缺损疾病谱中的一部分。可单独发生（部分性房室间隔缺损），也可合并流入道部的室间隔缺损（完全性房室间隔缺损）。典型的部分性房室间隔缺损常伴有二尖瓣裂缺，而完全性房室间隔缺损，通常存

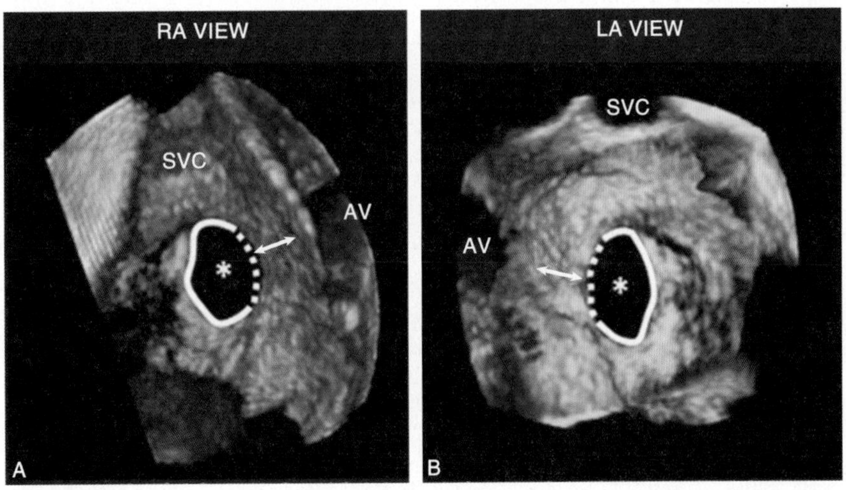

图 14.86 3DTEE 评估房间隔缺损残缘。**A**，右心房（RA）面观；**B**，左心房（LA）面观。前缘为虚线和主动脉之间的距离（箭头）。AV，主动脉瓣；SVC，上腔静脉。（From Saric M et al. Imaging atrial septal defects by real-time three-dimensional transesophageal echocardiography: step-by-step approach. J Am Soc Echocardiogr 2010; 23:1128.）

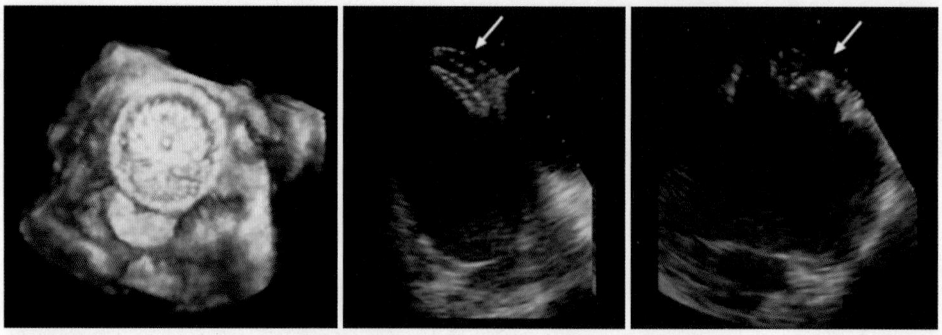

图 14.87 显示 Amplatzer ASD 封堵器植入后图像。**左图**,3D 超声心动图从左心房面观。**中间图和右侧图**,正交的二维 TEE 切面。箭头指向左心房侧的封堵器盘片

在单一一组共同房室瓣。房室间隔缺损是唐氏综合征中最常见的先天性心脏畸形。心尖切面或剑突下切面可以观察到原发孔型 ASD,探头需向后成角,以确保室间隔流入道部充分暴露(图 14.88)。这种缺损必须通过外科手术修补。

静脉窦型房间隔缺损

静脉窦型 ASD 占 ASD 的 2%~10%,可发生于两个部位。上腔静脉(SVC)型是在其汇入右心房处,在左心房、右心房和上腔静脉间形成一个血流交通,常伴有右上肺静脉的部分异常引流入交汇处。肺静脉的部分异位引流加重了左向右分流。下腔静脉(IVC)型 ASD 较少见,在 IVC 右心房汇入口处,左心房、右心房和下腔静脉之间形成血流交通,常伴有右下肺静脉的部分异位引流。对不明原因的右心房室增大的患者需怀疑存在这类缺损的可能。尽管 TTE 的剑突下切面可显示 SVC 型的缺损,但诊断通常需要 TEE 检查。图 14.89 显示了静脉窦型 ASD 伴部分型肺静脉异常引流的 TEE 表现。静脉窦型 ASD 必须通过外科手术缝合。

冠状静脉窦型房间隔缺损

冠状静脉窦型 ASD 罕见,伴冠状静脉窦开窗或完全无顶冠状静脉窦进入左心房。常伴有永存左上腔静脉;而后者更为常见(普通人群中发生率为 0.3%),是导致冠状静脉窦扩张的最常见原因。TEE 有助于诊断。

室间隔缺损

室间隔缺损(ventricular septal defect,VSD)有许多种分类。图 14.90 显示的是解剖学分类,图 14.91 根据超声心动图切面将室间隔分为膜部、流入道部、流出道部和肌小梁部,用于识别各部位的缺损。VSD 的大小各不相同,当缺损小于主动脉根部内径一半、左右心室间压差超过 64mmHg 时视为小(限制性)缺损;当缺损接近主动脉根部一半、压差接近 36mmHg 时认为是中等限制性缺损;更大的非限制性缺损,左右心室的收缩压相同。后两种缺损更常引起不可逆的肺血管病变(艾森门格综合征)。超声心动图可确定缺损的大小和左右心室间压差。彩色血流成像加上连续方程式计算的 Qp/Qs 比值可评估分流情况。小的缺损心腔大小正常,但有显著血流动力学改变的患者常表现为左心房室扩大。

膜部(膜周部)及流出道部室间隔缺损

80%的 VSD 累及膜部室间隔。其大小多变,但即使是小 VSD 也可在胸骨旁长轴切面检测到,表现为高速彩色多普勒射流。膜部缺损可合并膜部瘤形成,呈"风袋样",反映缺损不同程度自发闭合(图 14.92)。在胸骨旁长轴切面上,膜部缺损的喷射血流和流出道缺损很相似,但在大动脉短轴切面两者很容易区分。膜部

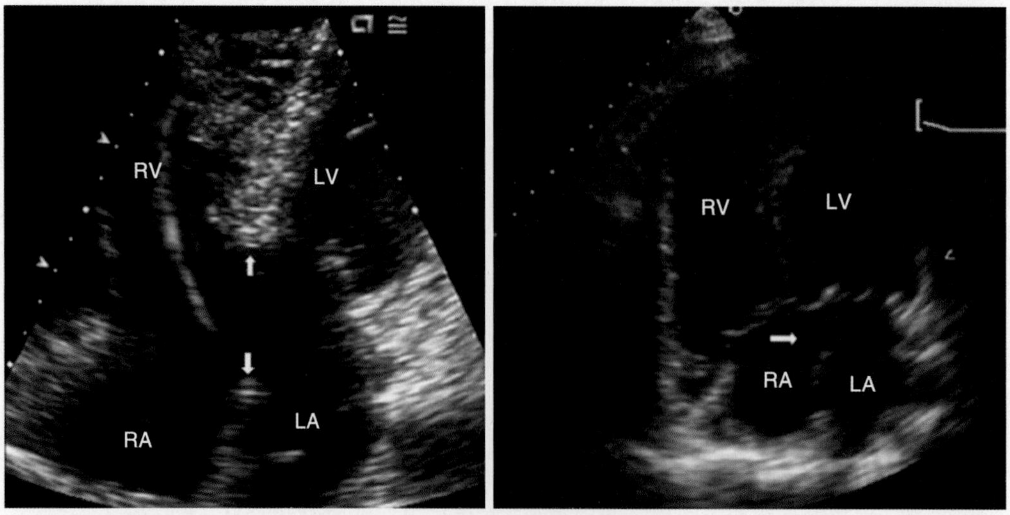

图 14.88 心尖四腔切面显示完全性(**左**)和部分性(**右**)房室间隔缺损。**左图**箭头指示一个大的房室间隔缺损。**右图**为原发孔型房间隔缺损,有完整的室间隔(箭头)。LA,左心房;LV,左心室;RA,右心房;RV,右心室

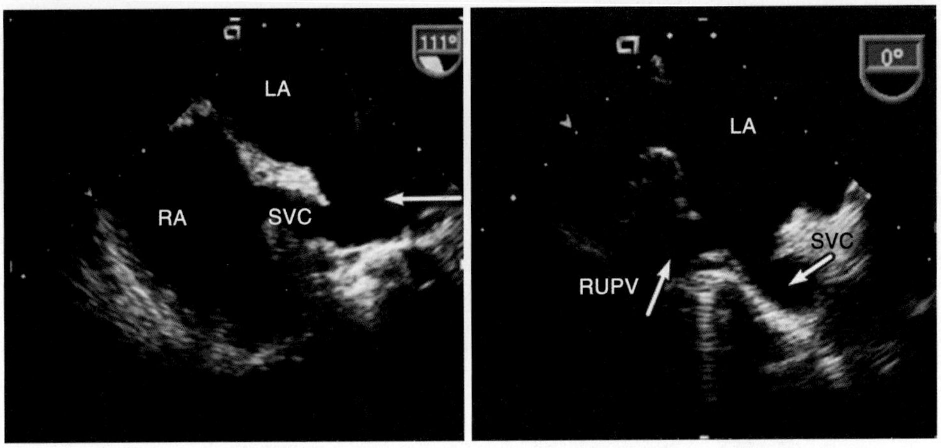

图 14.89 TEE 显示静脉窦型房间隔缺损(SVC 型)伴右上肺静脉(RUPV)异位引流。在上腔静脉(SVC)、RUPV 和相连接的心房之间产生了血流交通。LA,左心房;RA,右心房

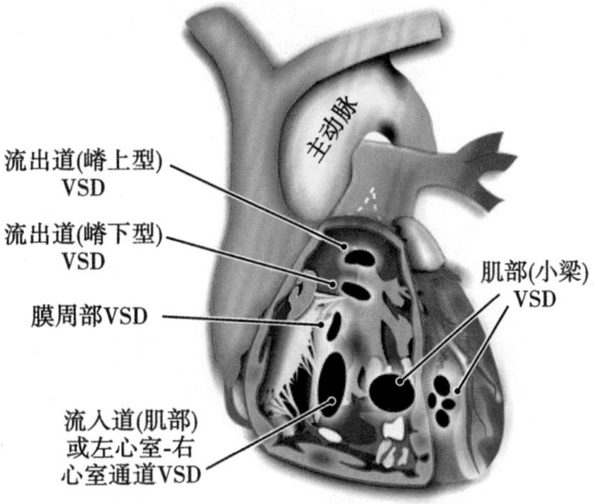

图 14.90 室间隔缺损(VSD)的解剖分类

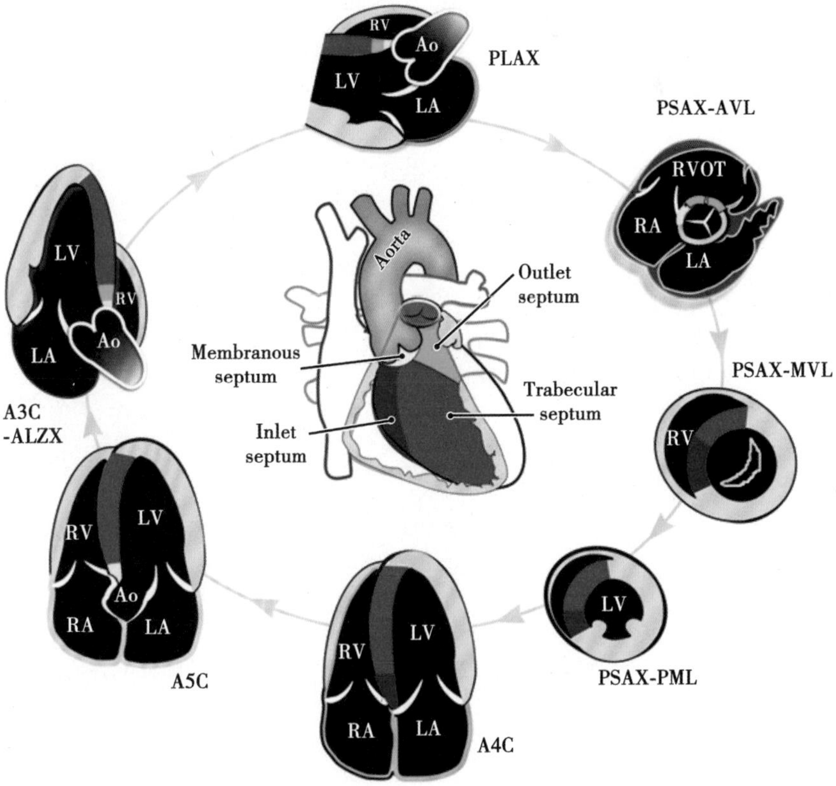

FIGURE 14.91 Echocardiographic views used in imaging the interventricular septum. *A3C*, Apical three-chamber view; *Ao*, aorta; *AVL*, aortic valve level; *LA*, left atrium; *LV*, left ventricle; *MVL*, mitral valve leaflet; *PLAX*, parasternal long-axis view; *PML*, papillary muscle level; *RA*, right atrium; *RV*, right ventricle. (Modified from Bulwer BE, Rivero JM, editors. Echocardiography Pocket Guide: The Transthoracic Examination. Burlington, Mass: Jones & Bartlett Learning; 2011, 2013, p 142. Reprinted with permission.)

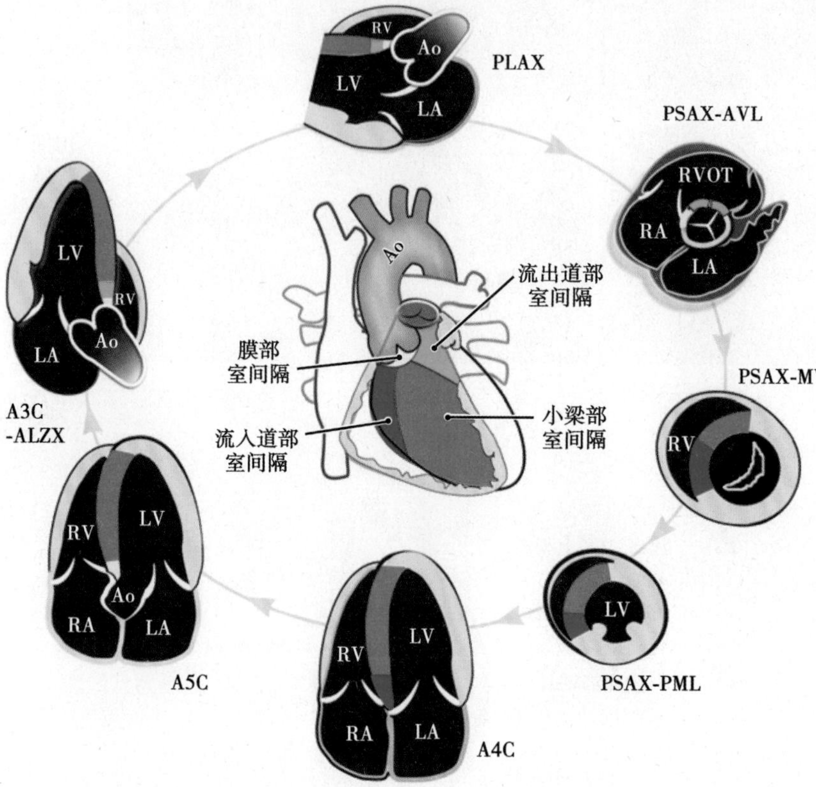

图 14.91 室间隔的超声心动图成像切面。A3C,心尖三腔切面;A4C,心尖四腔心切面;A5C,心尖五腔心切面;Ao,主动脉;AVL,主动脉瓣水平;LA,左心房;LV,左心室;MVL,二尖瓣瓣叶;PLAX,胸骨旁左心室长轴切面;PML,乳头肌水平;RA,右心房;RV,右心室。(改编自 Bulwer BE, Rivero JM, editors. Echocardiography Pocket Guide:The Transthoracic Examination. Burlington, Mass:Jones & Bartlett Learning;2011, 2013,p 142. Reprinted with permission)

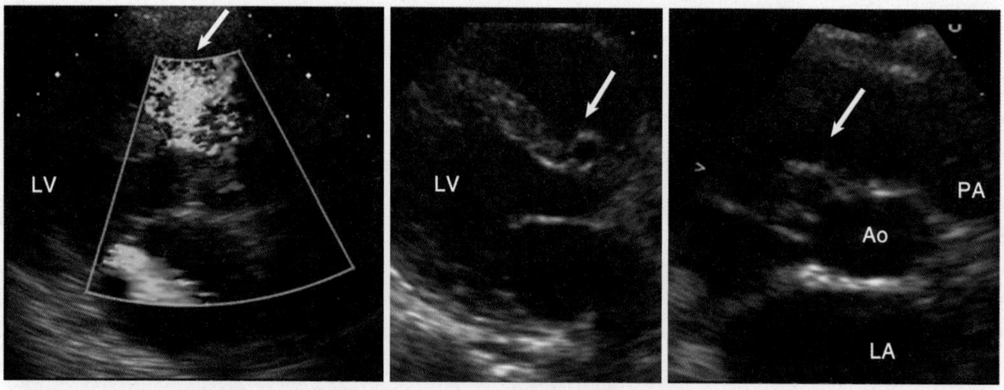

图 14.92 胸骨旁切面显示膜部室间隔缺损,部分被风袋样膜部瘤闭合。**左图**,显示收缩期左向右分流。**中图**,微调探头角度显示风袋样膜部瘤,提示缺损部分自发闭合。LV,左心室。**右图**,在短轴切面中,风袋样膜部瘤有助于确定室间隔缺损位于 11 点钟位置,不同于流出道部缺损,后者一般见于 12 点到 2 点位置(与图 14.93 相比)。Ao,主动脉;LA,左心房;PA,肺动脉

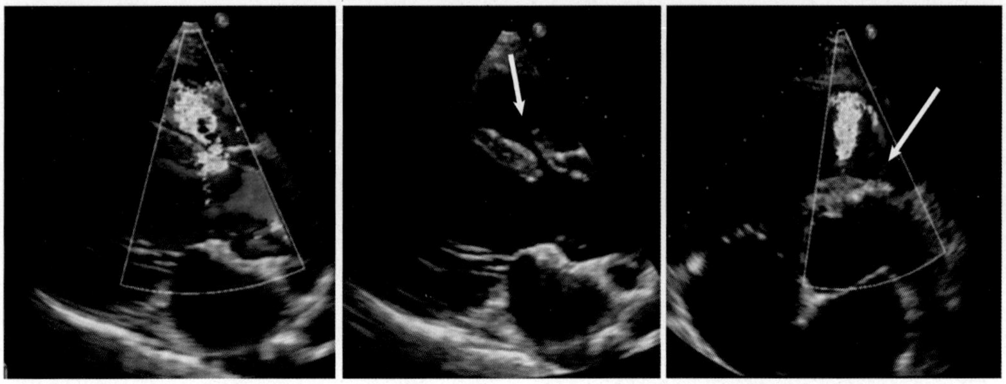

图 14.93 胸骨旁切面显示流出道部室间隔缺损。在胸骨旁长轴切面(左图和中图),室间隔缺损及分流(箭头)与膜部室间隔缺损无法区分;然而,在短轴切面(右图)上,分流位于 12 点位置,紧邻肺动脉瓣(箭头)。(与图 14.92 比较)

缺损时,血流朝向三尖瓣隔瓣(短轴 10-11 点钟位置);而流出道缺损射流则指向肺动脉瓣(图 14.93)。两种缺损都可伴发主动脉瓣脱垂,继而引起主动脉瓣反流。

流入道部室间隔缺损

流入道部 VSD 在前面讨论完全性房室间隔缺损时曾被提到。尽管大多易于检测(见图 14.88,左图),但流入道部的 VSD 可能被相邻的主动脉瓣组织部分遮蔽;在这种情况下,需采用非标准切面和 TEE 来探查房室间隔缺损的心室部分。

肌部室间隔缺损

肌部 VSD 的大小和位置多变,可多发的,当其很小或是蛇形走行时,传统超声心动图切面很容易遗漏。这些小缺损常有响亮的杂音,伴或不伴有震颤;对于有这类临床表现的患者,应采用非标准切面详细评估,例如滑动/倾斜探头,用彩色多普勒系统性的扫查整个左心室壁(图 14.94)。

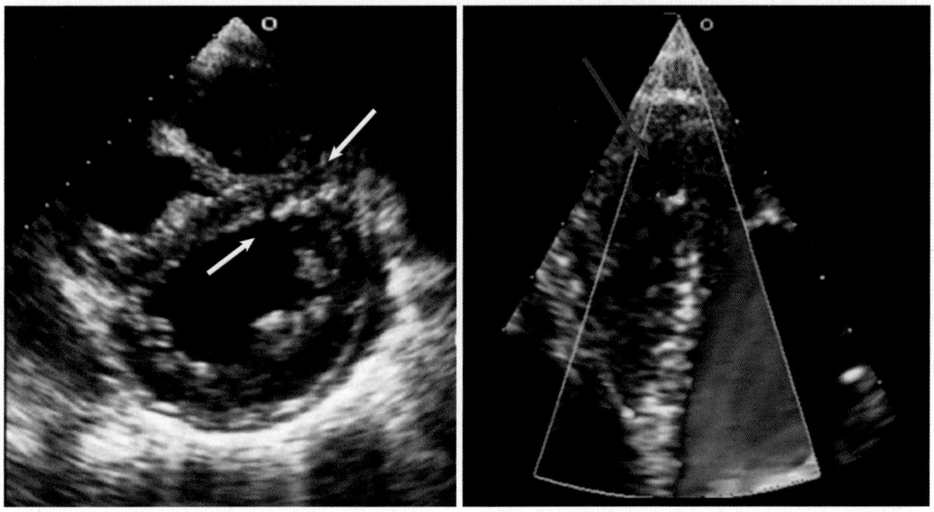

图 14.94 胸骨旁短轴(左图)和非轴线上的心尖切面(右图)显示蛇行的肌性室间隔缺损。白色箭头指向左心室和右心室的入口。红色箭头指示小的左到右分流

大动脉转位

大动脉转位(transposition of the Great Arteries,TGA)是由主肺动脉隔正常扭转过程受阻所致(见第 75 章)。在右位型(D)-TGA 中,主动脉位于肺动脉的前方、右侧,起源于右心室,肺动脉起源于左心室(图 14.30,中间图)。D-TGA 占所有先天性心脏病的 5%~7%,在没有分流的情况下(VSD、ASD、动脉导管未闭)或手术治疗,D-TGA 是致命的。最常见的合并畸形为 VSD(30%~45%)、肺流出道梗阻或缩窄(25%)。由心内科医生治疗的成人先天性心脏病患者,其矫正手术既包括过去的心房板障/转位(Mustard 或 Senning)手术,或近期出现的动脉转位手术[92]。

板障手术将体循环回流的不含氧的静脉血通过折流板导引经过二尖瓣进入左心室,再泵入肺动脉,而富氧的从肺循环回来的静脉血通过折流板的导引返回到三尖瓣进入右心室,再泵入主动脉,最终形成一个"生理"循环。尽管短期和中期结果良好,但右心室无法长期承担体循环心室的作用,最终出现右心室衰竭。超声心动图检测到的其他并发症还包括:折流梗阻、折流板瘘和肺高压(机制尚未完全清楚)。

大动脉转位在超声心动图上的标志是大血管平行走向,在胸骨旁长轴或心尖切面观察最佳(图 14.95)。当观察到后位大血管(肺动脉)出现分叉而前位主动脉发出主动脉弓及其分支时可以确诊。D-TGA 患者行心房转位术后,在心房内可以追踪到十字交错的心房内折流板,彩色多普勒和频谱多普勒可明确出现阻塞和折流板瘘的区域。肥厚的右心室呈类似左心室的圆形轮廓,而左心室为新月形,这是体循环引起的右心室压力高导致室间隔曲度和正常反向的结果。右心室收缩功能降低时可伴有功能性三尖瓣反流。

左位型(L)-TGA,也称为先天性矫正型转位,非常罕见,占所有先天

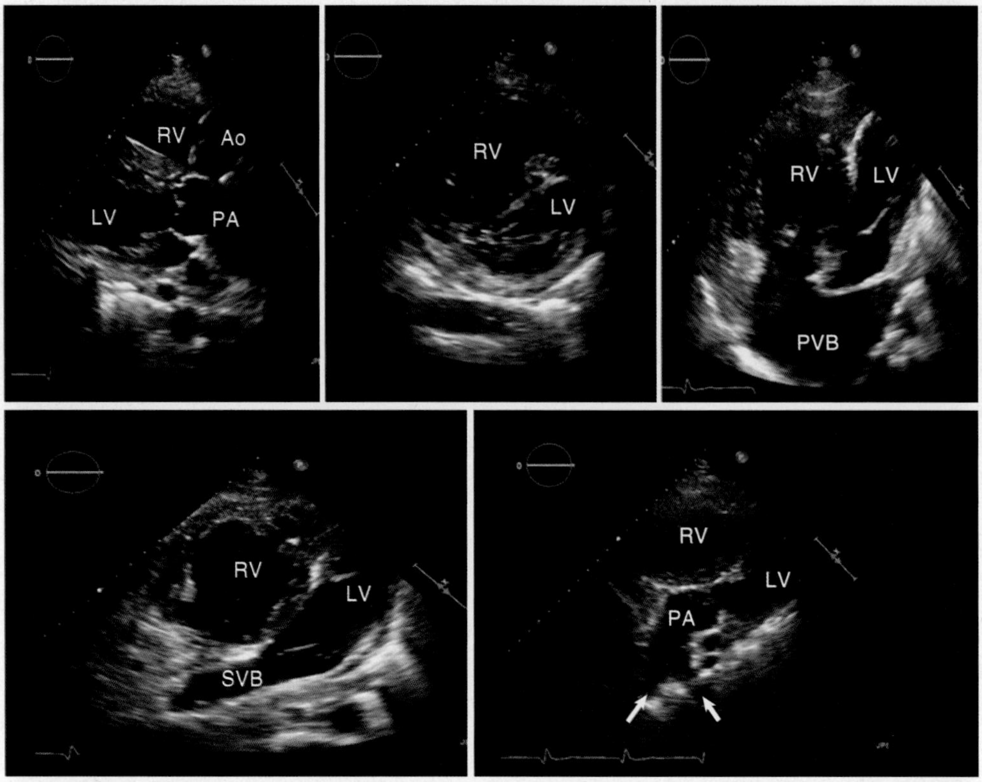

图 14.95　D 型-TGA 行 Mustard 挡板手术后。**左上图**，胸骨旁长轴切面显示平行走行的主动脉（Ao）和肺动脉（PA）。主动脉位于前方。**顶部中间图**，胸骨旁短轴切面显示室间隔曲度反向提示右心室（RV）为体循环心室。**右上方图**，心尖四腔切面显示肺静脉血挡板（PVB），其引导肺静脉血流经过三尖瓣进入右心室。**底部左图**，非标准四腔切面显示腔静脉血挡板（SVB），其引导体循环静脉血回流经过二尖瓣进入左心室，注意右心室肥大及扩大。**右下方图**，向前成角的非标准四腔切面上显示左心室和肺动脉相连，箭头指向 PA 分叉

性心脏病不到 1%。在 L-TGA 中，主动脉位于肺动脉的前部、左侧，同时伴有心室反位。因此，返回右心房的体循环静脉血进入形态学左心室并被泵入肺动脉；返回左心房的肺循环静脉血经过三尖瓣进入形态学右心室，并射入主动脉。因此，循环是"正常化的"（见图 14.30，右侧图）。常伴有其他畸形，包括 VSD（70% 的患者）、肺流出道梗阻通常是瓣下梗阻（40%）和三尖瓣（体循环房室瓣）异常（90%）。患者可能直到成年仍未确诊，尤其是不伴其他畸形者，但最终还是会因为形态右心室无法满足体循环压力需求而出现衰竭。

与所有的大动脉转位一样，L-TGA 的超声心动图特征是两条大血管平行走向，但心尖切面上心室反位明显。心室形态学可以通过其房室瓣结构及肌小梁来确定。形态右心室与三尖瓣房室瓣相连，三尖瓣有三个瓣叶，并且瓣叶的插入点较二尖瓣更靠近心尖，形态右心室内膜面粗糙，有较多肌小梁结构以及调节束；而形态左心室室壁光滑，有两组独立的乳头肌。用心尖四腔心切面评估心室形态时，要注意保持标准的探头方向，避免转动探头，使右心室和左心室出现在图像中的预期位置上。图 14.96 显示 L-TGA 患者的心室反位。和 D-TGA 类似，形态右心室肥大呈圆形轮廓，形态左心室呈新月形，符合形态右心室承受体循环压力的生理[92]。

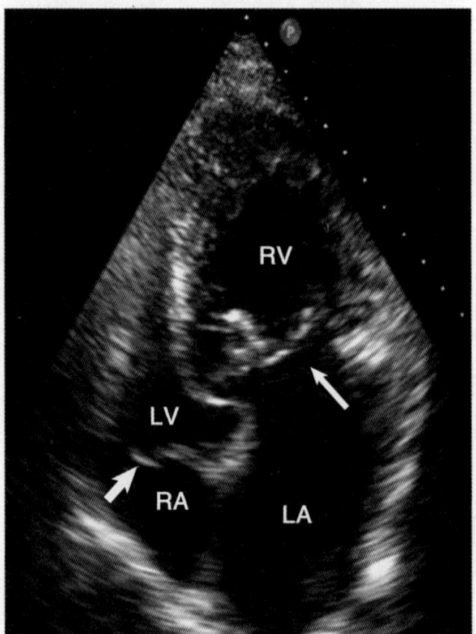

图 14.96　心尖四腔心切面显示 L-TGA。心室反位，左心室位于右心室（RV）右侧，根据其丰富肌小梁结构和房室瓣为三尖瓣确定（细箭头）。虽然三尖瓣植入点始终比二尖瓣更靠近心尖，此例患者的下移幅度增加，符合 Ebstein 畸形。与单独的 Ebstein 畸形不同，合并 L-TGA 者无帆状瓣叶或隔瓣黏附于室间隔。粗箭头指向二尖瓣。LA，左心房；LV，左心室；RA，右心房

法洛四联症

法洛四联症是最常见的紫绀型先天性心脏，占所有先天性心脏病的 10%。四联症包括主动脉骑跨、非限制性主动脉瓣下 VSD、右心室流出道梗阻（通常为漏斗状，伴各种瓣膜畸形）和继发性右心室肥大，均易于被超声心动图识别（图 14.97）。法洛五联症是指还合并 ASD。

法洛四联症的手术治疗包括修补室间隔缺损，及用个体化的方式缓解右心室流出道梗阻。术后经常会出现肺动脉瓣反流，严重者可能需要

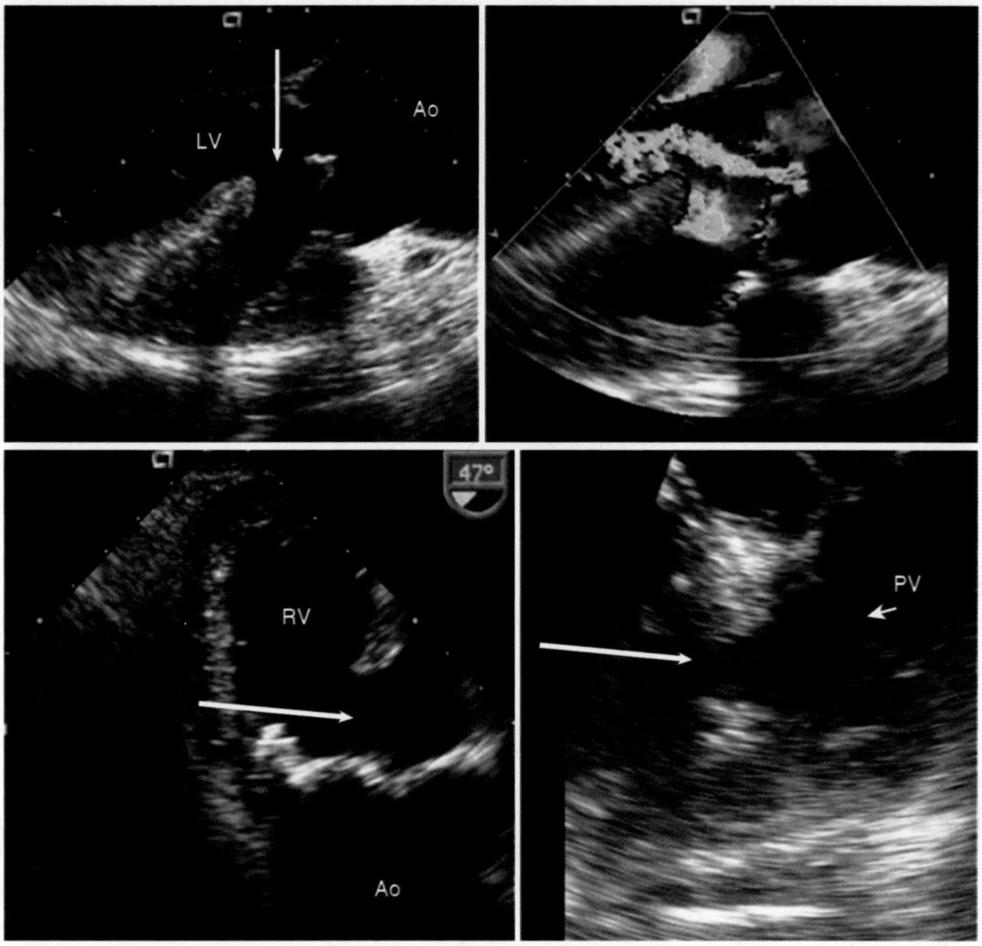

图 14.97 法洛四联症患者的 TEE 图像。**左上图**,食管中段切面显示主动脉(Ao)骑跨于(非限制性)VSD(箭头)。**右上图**,轻度主动脉瓣关闭不全。**左下图**,经胃深切面,可见右心室重度肥厚。箭头指向 VSD。**右下图**,食管中段切面,可见漏斗部局部狭窄(箭头)。肺动脉瓣(PV)显示不清,但在其他切面中显示是正常的。LV,左心室;RV,右心室

再次手术。需要警惕的术后远期并发症包括:残余漏斗部(瓣下)和瓣上肺动脉狭窄,以及漏斗部和/或肺动脉切开补片后补片老化出现动脉瘤[92]。

心脏手术和未来发展方向

上文已经讨论过 TTE 和 TEE 在传统手术中的作用,尤其是在评估和治疗冠心病、心肌病、瓣膜性心脏病、左心室辅助设施(LVAD)、心腔内分流和先天性心脏病中的作用。过去 10 年中,经皮介入治疗取得了快速显著的发展,这往往需要准确的术前评估,娴熟的术中超声引导器械有效释放。了解这些新的和正在研发器械效果如何及其可能的缺陷对于完成超声心动图随访至关重要。对于手术风险高的患者来说,经导管治疗主动脉瓣狭窄和二尖瓣反流是目前颇具吸引力的替代疗法(见第 72 章)。经导管肺动脉瓣植入术在有经验的先天性心脏病儿科治疗中心已成为常规术式。对于目前大多数的经皮介入手术,超声心动图通常用于筛选解剖合适的患者,继而指导器械的选择(类型和尺寸)、放置和释放。

仅需 TTE 和透视/血管造影引导就可完成从经股动脉,LV 心尖或经主动脉路径的经导管主动脉瓣植入术(transcatheter aortic valve implantation,TAVI)。术前 CT 血管造影或 TEE 可用于测量主动脉瓣环和根部大小。冠状动脉的开口需足够高——理想情况下距主动脉瓣环≥1.0cm,以免被带支架的瓣叶或移位的自身瓣膜堵塞。但如果没有 3D TEE,冠状动脉开口高度及瓣环直径的测量不准确或无法做到。现在的某些软件可在床旁在线进行动态的全心动周期的精确详细测量(4D TEE)和容积重建(图 14.98)。术中 TEE 用于确保带支架瓣膜妥善放置于主动脉瓣环上,并可评估瓣周漏。主动脉瓣周反流并不少见(见图 14.61);如果反流明显,可考虑再次扩张支架瓣膜,甚至再植入一个瓣膜。在球囊扩张时以及扩张后,需密切监测冠脉开口堵塞所引起的室壁运动异常,以及心包积液[94]。

目前经导管二尖瓣成形器械已经上市,适用于二尖瓣退行性变引起的二尖瓣反流,而用于功能性二尖瓣反流正处于临床研究中。尽管单用 TTE 也可行,但最好是在 TEE 引导下进行植入。超声成像对于选择合适的患者、器械的释放、评估治疗后二尖瓣反流减少程度都是必不可少的。尤其是经导管二尖瓣钳夹(MitraClip)术时,需要超声心动图声医生和介入医师都熟悉通过房间隔穿刺将器械送达二尖瓣的方法,然后确保 MitraClip 的两翼放置在二尖瓣前后叶的中间,并与闭合线垂直,最终使经皮介入术的效果等同于 Alfieri 缝合(即边缘-边缘修复)。以前,假如没有清晰的经胃底图像就无法放置钳夹器,但 3D 技术使这个操作更加容易,更加精准[94](图 14.99)。

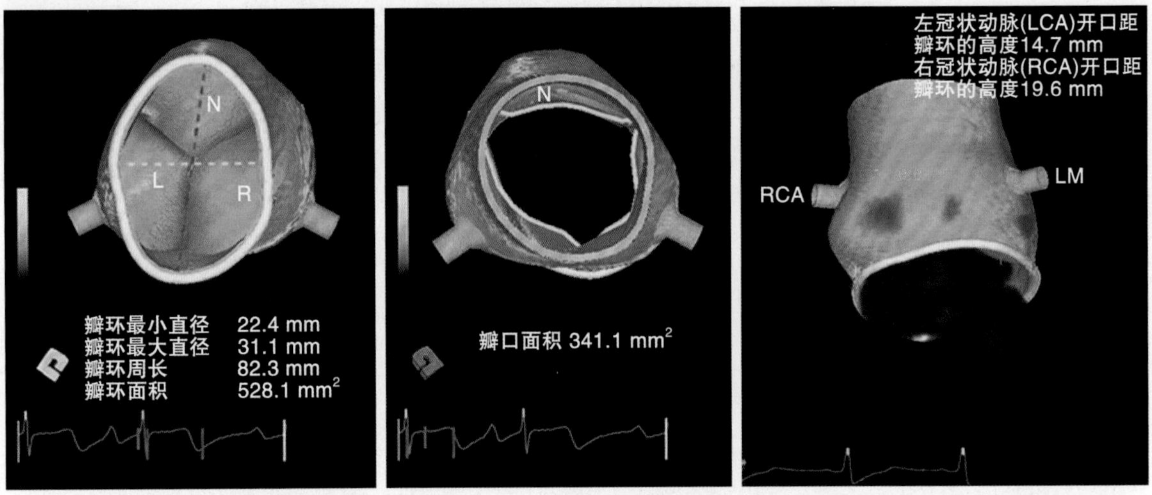

图 14.98 3D TEE 容积显像的静止图像显示正常主动脉根。**左图**，测量主动脉瓣环的真正正交的长轴和短轴直径，以及瓣环面积。**中间图**，瓣口面积和瓣叶长度。**右图**，冠状动脉开口距瓣环的高度（对于计划 TAVI 手术特别重要）

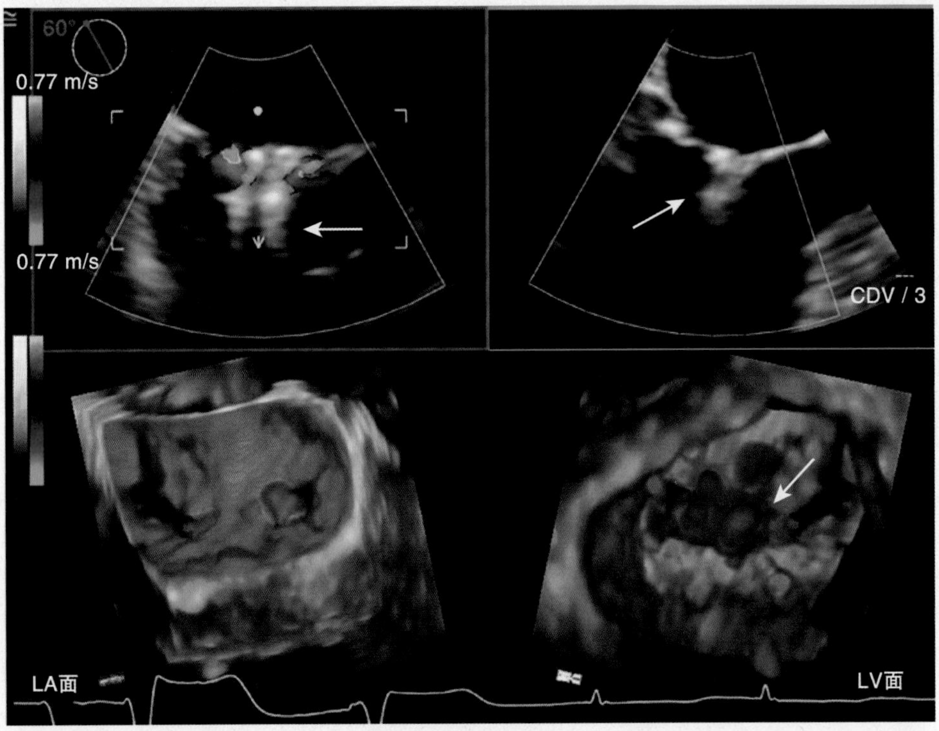

图 14.99 3D TEE 显示 MitraClip 放置后的图像，术后的双孔瓣可见极少量残余二尖瓣反流（MR）。**上图**，在心尖 60°和 120°切面收缩早期显示钳夹器。**下图**，分别从左心房（LA）面和左心室（LV）面显示的瓣膜。白色箭头，MitraClip 设备

在电生理学亚专科中，左心耳封堵有多种的器械，主要用于反复中风的高危患者（已进行抗凝治疗或不能接受抗凝治疗的患者）。治疗前需进行 TEE 检查，确定左心耳大小，确保有适合尺寸的器械，以及排除左心耳血栓。使用 Watchman 封堵伞，需从不同角度测量左心耳口的直径，而且左心耳长轴必须长于其短轴。

结构性和成人先天性心脏病患者人口不断增加，因此结构性心脏病介入手术的不断创新。目前的介入手术包括：肺动脉或静脉内支架植入术，经皮治疗复杂病变（冠状动脉瘘、其他血管畸形、侧枝形成），对外科手术管道和主动脉缩窄行血管成形术和支架置入，以及其他越来越多的以前只能通过开放手术来治疗的微创介入手术。现在封堵器也用于治疗高风险的瓣周漏患者。TAVI 现在也可用于人生物瓣老化（“瓣中瓣”手术）、重度主动脉瓣反流、二叶式或单瓣畸形，以及其他手术风险太大或不适合手术的情况。由于这些介入手术正处于由实验阶段向临床工作过渡的过程中，对手术患者进行登记并不断随访，对中期和长期的超声心动图资料进行分析非常重要。

手持式超声心动图仪

在这个小型化的时代中，超声仪器体型不断变小，并于 2004 年在市场上推出便携式超声仪。目前笔记本电脑大小的轻便仪器

已经代替了传统的 400 磅全尺寸仪器，在诊疗过程中的使用和有效性也不断增加。笔记本式超声仪几乎具备全尺寸仪器的所有功能，包括组织多普勒、应变成像、负荷超声、TEE、自动测量 LVEF 及最新的 4D 成像。他们可以无线工作。许多仪器可在同一台设备上兼容血管、腹部和产科超声，可配备各种不同的探头，甚至是儿科探头。

近十年推出的手持式超声设备小到都可以放入医生的白大衣口袋里。它们可作为体格检查的扩展，也可在紧急情况下进行针对性的重点检查。熟练的超声医师可用目前的手持式设备进行谐波二维成像和彩色多普勒成像，与传统仪器相比，具有良好的图像质量和准确性[95]。目前手持式设备尚不支持频谱多普勒，因此在评估瓣膜狭窄方面受到限制。最近发展还包括小型一次性 TEE 探头，可用于在 ICU 和手术期间连续监测心脏前负荷，还有基于智能手机的超声系统，它有一个独立的传感器(3.5~5MHz 或更高)，可以插入智能手机或平板电脑将数据转换为图像并可以无线传输数据。

较低的费用和便携性也使该技术在欠发达地区的医疗服务上更具优势。但是，对非心脏病医生来说，如何更好地使用这些新技术仍需要教育和培训[95,96]。随着使用者经验的不断积累和设计、功能上的不断改进，这些设备有望像听诊器一样在临床工作中被熟练掌握。虽然手持式设备可以作为体格检查的补充，但目前尚不能取代由高端仪器和经验丰富的超声医师所进行的全面而正规超声心动图检查。

(黄国倩 朱雯 颜平 朱慧 周青 陈慧平 译，黄国倩 施海明 校)

参考文献

Principles of Ultrasound Imaging

1. Solomon SD. Echocardiographic instrumentation and principles of Doppler echocardiography. In: Solomon SD, ed. *Essential Echocardiography*. Totowa, NJ: Humana Press; 2007.
2. Lang RM, Badano LP, Mor-Avi V, et al. Recommendations for cardiac chamber quantification by echocardiography in adults: an update from the American Society of Echocardiography and the European Association of Cardiovascular Imaging. *J Am Soc Echocardiogr.* 2015; 28:1.
3. Konstam MA, Kramer DG, Patel AR, et al. Left ventricular remodeling in heart failure. current concepts in clinical significance and assessment. *JACC Cardiovasc Imaging.* 2011;4:98.
4. Cole GD, Dhutia NM, Shun-Shin JG, et al. Defining the real-world reproducibility of visual grading of left ventricular function and visual estimation of left ventricular ejection fraction: impact of image quality, experience and accreditation. *Int J Cardiovasc Imaging.* 2015;31:1303.
5. Gorcsan J III, Tanaka H. Echocardiographic assessment of myocardial strain. *J Am Coll Cardiol.* 2011;58:1401.
6. Tatsumi K, Tanaka H, Yamawaki K, et al. Utility of comprehensive assessment of strain dyssynchrony index by speckle tracking imaging for predicting response to cardiac resynchronization therapy. *Am J Cardiol.* 2011;107:439.
7. Knappe D, Pouleur AC, Shah AM, et al. Dyssynchrony, contractile function, and response to cardiac resynchronization therapy. Multicenter Automatic Defibrillator Implantation Trial—Cardiac Resynchronization Therapy Investigators. *Circ Heart Fail.* 2011;4:433.
8. Delgado V, van Bommel RJ, Bertini M, et al. Relative merits of left ventricular dyssynchrony, left ventricular lead position, and myocardial scar to predict long-term survival of ischemic heart failure patients undergoing cardiac resynchronization therapy. *Circulation.* 2011;123:70.
9. Tops LF, Delgado V, Marsan NA, et al. Myocardial strain to detect subtle left ventricular systolic dysfunction. *Eur J Heart Fail.* 2017;19:307.
10. Nagueh SF, Smiseth OA, Appleton CP, et al. Recommendations for the evaluation of left ventricular diastolic function by echocardiography: an update from the American Society of Echocardiography and the European Association of Cardiovascular Imaging. *J Am Soc Echocardiogr.* 2016;29:277.
11. Flachskampf FA, Biering-Sørensen T, Solomon SD, et al. Cardiac imaging to evaluate left ventricular diastolic function. *JACC Cardiovasc Imaging.* 2015;8:1071.
12. Jons C, Joergensen RM, Hassager C, et al. Diastolic dysfunction predicts new-onset atrial fibrillation and cardiovascular events in patients with acute myocardial infarction and depressed left ventricular systolic function: a CARISMA substudy. *Eur J Echocardiogr.* 2010;11:602.
13. Steinberg BA, Zhao X, Heidenreich PA, et al. Trends in patients hospitalized with heart failure and preserved left ventricular ejection fraction: prevalence, therapies, and outcomes. *Circulation.* 2012;126:65.
14. Kane GC, Oh JK. Diastolic stress test for the evaluation of exertional dyspnea. *Curr Cardiol Rep.* 2012;14:359.
15. Rallidi LS, Makavos G, Nihoyannopoulos P. Right ventricular involvement in coronary artery disease: role of echocardiography for diagnosis and prognosis. *J Am Soc Echocardiogr.* 2014;27:223.
16. Beigel R, Cercek B, Luo H, et al. Noninvasive evaluation of right atrial pressure. *J Am Soc Echocardiogr.* 2013;26:1033.
17. Douglas PS, Garcia MJ, Haines DE, et al. ACCF/ASE/AHA/ASNC/HFSA/HRS/SCAI/SCCM/SCCT/SCMR 2011 appropriate use criteria for echocardiography. A report of the American College of Cardiology Foundation Appropriate Use Criteria Task Force, American Society of Echocardiography, American Heart Association, American Society of Nuclear Cardiology, Heart Failure Society of America, Heart Rhythm Society, Society for Cardiovascular Angiography and Interventions, Society of Critical Care Medicine, Society of Cardiovascular Computed Tomography, and Society for Cardiovascular Magnetic Resonance endorsed by the American College of Chest Physicians. *J Am Coll Cardiol.* 2011;57:1126.
18. Grewal GK, Klosterman TB, Shrestha K, et al. Indications for TEE before cardioversion for atrial fibrillation: implications for appropriateness criteria. *JACC Cardiovasc Imaging.* 2012; 5:641.
19. Hahn RT, Abraham T, Adams MS, et al. Guidelines for performing a comprehensive transesophageal echocardiographic examination: recommendations from the American Society of Echocardiography and the Society of Cardiovascular Anesthesiologists. *J Am Soc Echocardiogr.* 2013;26:921.
20. Contaldi C, Losi MA, Rapacciuolo A, et al. Percutaneous treatment of patients with heart diseases: selection, guidance and follow-up—a review. *Cardiovasc Ultrasound.* 2012;10:16.
21. Zamorano J, Goncalves A, Lancellotti P, et al. The use of imaging in new transcatheter interventions: an EACVI review paper. *Eur Heart J Cardiovasc Imaging.* 2016;8:835.
22. Hilberath JN, Oakes DA, Shernan SK, et al. Safety of transesophageal echocardiography. *J Am Soc Echocardiogr.* 2010;23:1115.
23. Mulvagh SL, Rakowski H, Vannan MA, et al. American Society of Echocardiography consensus statement on the clinical applications of ultrasonic contrast agents in echocardiography. *J Am Soc Echocardiogr.* 2008;21:1179.
24. Seol SH, Lindner JR. A primer on the methods and applications for contrast echocardiography in clinical imaging. *J Cardiovasc Ultrasound.* 2014;22:101.
25. Bruun NE, Habib G, Thuny F, et al. Cardiac imaging in infectious endocarditis. *Eur Heart J.* 2014;10:624.
26. Sicari R, Nihoyannopoulos P, Evangelista A, et al. Stress echocardiography expert consensus statement: European Association of Echocardiography (EAE) (a registered branch of the ESC). *Eur J Echocardiogr.* 2008;9:415.
27. Yared K, Baggish AL, Picard MH, et al. Multimodality imaging of pericardial diseases. *JACC Cardiovasc Imaging.* 2010;3:650.
28. Ananthasubramaniam K, Dhar R, Cavalcante JL. Rule of multimodality imaging in ischemic and non-ischemic cardiomyopathy. *Heart Fail Rev.* 2011;16:351.
29. Oyenuga OA, Onishi T, Gorcsan J III. A practical approach to imaging dyssynchrony for cardiac resynchronization therapy. *Heart Fail Rev.* 2011;16:397.

Myocardial Infarction

30. Mollema SA, Nucifora G, Bax JJ. Prognostic value of echocardiography after acute myocardial infarction. *Heart.* 2009;95:1732.
31. Pellika PA, Nagueh SF, Elhendy AA, et al. American Society of Echocardiography recommendations for performance, interpretation, and application of stress echocardiography. *J Am Soc Echocardiogr.* 2007;20:1021.
32. Weinsaft JW, Kim HW, Crowley AL, et al. LV thrombus detection by routine echocardiography: insights into performance characteristics using delayed enhancement CMR. *JACC Cardiovasc Imaging.* 2011;4:702.
33. Silbiger JJ. Mechanistic insights into ischemic mitral regurgitation: echocardiographic and surgical implications. *J Am Soc Echocardiogr.* 2011;24:707.
34. Tracy CM, Epstein AE, Darbar D, et al. 2012 ACCF/AHA/HRS focused update of the 2008 guidelines for device-based therapy of cardiac rhythm abnormalities. *J Am Coll Cardiol.* 2012;60:1297.
35. Cikes M, Solomon SD. Beyond ejection fraction: an integrative approach for assessment of cardiac structure and function in heart failure. *Eur Heart J.* 2016;37:1642.
36. Mishra RK, Devereux RB, Cohen BE, et al. Prediction of heart failure and adverse cardiovascular events in outpatients with coronary artery disease using mitral E/A ratio in conjunction with e-wave deceleration time: the Heart and Soul Study. *J Am Soc Echocardiogr.* 2011;24:1134.
37. Brooks GC, Lee BK, Rao R, et al. Predicting persistent left ventricular dysfunction following myocardial infarction: the PREDICTS study. *J Am Coll Cardiol.* 2016;67:1196.

Cardiomyopathies

38. Acquatella H. Echocardiography in Chagas heart disease. *Circulation.* 2007;115:1124.
39. Templin C, Ghadri JR, Diekmann J, et al. Clinical features and outcomes of takotsubo (stress) cardiomyopathy. *N Engl J Med.* 2015;373:929.
40. Omar AM, Bansal M, Sengupta PP. Advances in echocardiographic imaging in heart failure with reduced and preserved ejection fraction. *Circ Res.* 2016;119:357.
41. Heydari B, Jerosch-Herold M, Kwong RY. Imaging for planning of cardiac resynchronization therapy. *JACC Cardiovasc Imaging.* 2012;5:93.
42. Parato VM, Antoncecchi V, Sozzi F, et al. Echocardiographic diagnosis of the different phenotypes of hypertrophic cardiomyopathy. *Cardiovasc Ultrasound.* 2016;14:30.
43. Nagueh SF, Bierig SM, Budoff MJ, et al. American Society of Echocardiography clinical recommendations for multimodality cardiovascular imaging of patients with hypertrophic cardiomyopathy. Endorsed by the American Society of Nuclear Cardiology, Society for Cardiovascular Magnetic Resonance, and Society of Cardiovascular Computed Tomography. *J Am Soc Echocardiogr.* 2011;24:473.
44. Paterick TE, Umland MM, Jan MF, et al. Left ventricular noncompaction: a 25-year odyssey. *J Am Soc Echocardiogr.* 2012;25:363.
45. Gebhard C, Stähli BE, Greutmann M, et al. Reduced left ventricular compacta thickness: a novel echocardiographic criterion for non-compaction cardiomyopathy. *J Am Soc Echocardiogr.* 2012;25:1050.
46. Marcus FI, McKenna WJ, Sherrill D, et al. Diagnosis of arrhythmogenic right ventricular cardiomyopathy/dysplasia: proposed modification of the task force criteria. *Circulation.* 2010;121:1533.
47. Falk RH, Quarta CC. Echocardiography in cardiac amyloidosis. *Heart Fail Rev.* 2015;20:125.
48. Seward JB, Casaclang-Verzosa G. Infiltrative cardiovascular diseases: cardiomyopathies that look alike. *J Am Coll Cardiol.* 2010;55:1769.
49. Solomon SD, Foster E, Bourgoun M, et al. Effect of cardiac resynchronization therapy on reverse remodeling and relation to outcome. Multicenter automatic defibrillator implantation trial: cardiac resynchronization therapy. *Circulation.* 2010;122:985.
50. Gorcsan J III, Oyenuga O, Habib PJ, et al. Relationship of echocardiographic dyssynchrony to long-term survival after cardiac resynchronization therapy. *Circulation.* 2010;122:1910.
51. Gorscan J, Bhupendar T. Newer echocardiographic techniques in cardiac resynchronization therapy. *Heart Fail Clin.* 2017;13:53.
52. Gorscan J III, Abraham T, Agler DA, et al. Echocardiography for cardiac resynchronization therapy: recommendations for performance and reporting. A report from the American Society of Echocardiography Dyssynchrony Writing Group endorsed by the Heart Rhythm Society. *J Am Soc Echocardiogr.* 2008;21:191.
53. Stainback RF, Estep JD, Agler DA, et al. Echocardiography in the management of patients with left ventricular assist devices: recommendations from the American Society of Echocardiography. *J Am Soc Echocardiogr.* 2015;28:853.
54. Clemmensen TS, Løgstrup BB, Eiskjær H, et al. Changes in longitudinal myocardial deformation during acute cardiac rejection: the clinical role of two-dimensional speckle-tracking echocardiography. *J Am Soc Echocardiogr.* 2015;28:330.

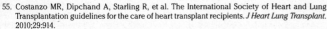

55. Costanzo MR, Dipchand A, Starling R, et al. The International Society of Heart and Lung Transplantation guidelines for the care of heart transplant recipients. *J Heart Lung Transplant.* 2010;29:914.
56. Picano E, Pellikka PA. Ultrasound of extravascular lung water: a new standard for pulmonary congestion. *Eur Heart J.* 2016;37:2097.
57. Galderisi M, Cardim N, D'Andrea A, et al. The multi-modality cardiac imaging approach to the athlete's heart: an expert consensus of the European Association of Cardiovascular Imaging. *Eur Heart J Cardiovasc Imaging.* 2015;16:353.
58. Wasfy MM, Weiner RB. Differentiating the athlete's heart from hypertrophic cardiomyopathy. *Curr Opin Cardiol.* 2015;30:500.

Stress Echocardiography

59. Fihn SD, Gardin JM, Abrams J, et al. 2012 ACCF/AHA/ACP/AATS/PCNA/SCAI/STS guideline for the diagnosis and management of patients with stable ischemic heart disease: a report of the American College of Cardiology Foundation/American Heart Association Task Force on Practice Guidelines, American Association for Thoracic Surgery, Preventive Cardiovascular Nurses Association, Society for Cardiovascular Angiography and Interventions, and Society of Thoracic Surgeons. *J Am Coll Cardiol.* 2012;60(24):e44.
60. Varga A, Garcia MA, Picano E, International Stress Echo Complication Registry: Safety of stress echocardiography (from the International Stress Echo Complication Registry). *Am J Cardiol.* 2006;98:541.
61. Cullen MW, Pellikka PA. Recent advances in stress echocardiography. *Curr Opin Cardiol.* 2011;26:379.
62. Garbi M, Chambers J, Vannan MA, et al. Valve Stress Echocardiography: A Practical Guide for Referral, Procedure, Reporting, and Clinical Implementation of Results From the HAVEC Group. *JACC Cardiovasc Imaging.* 2015;8:724.
63. Clavel MA, Magne J, Pibarot P. Low-gradient aortic stenosis. *Eur Heart J.* 2016;doi:10.1093/eurheartj/ehw096. PMID: 27190103.

Valvular Heart Disease

64. Baumgartner H, Hung J, Bermejo J, et al. Echocardiographic assessment of valve stenosis: EAE/ASE recommendations for clinical practice. *J Am Soc Echocardiogr.* 2009;22:1.
65. Zoghbi WA, Adams D, Bonow RO, et al. Recommendations for the non-invasive evaluation of native valvular regurgitation. A report from the American Society of Echocardiography developed in collaboration with the Society for Cardiovascular Magnetic Resonance. *J Am Soc Echocardiogr.* 2017 (in press).
66. Lancellotti P, Tribouilloy C, Hagendorff A, et al. Recommendations for the echocardiographic assessment of native valvular regurgitation: an executive summary from the European Association of Cardiovascular Imaging. *Eur Heart J Cardiovasc Imaging.* 2013;14:611.
67. Zoghbi WA, Chambers JB, Dumesnil JG, et al. Recommendations for evaluation of prosthetic valves with echocardiography and Doppler ultrasound. A report from the American Society of Echocardiography's Guidelines and Standards Committee and the Task Force on Prosthetic Valves. Developed in conjunction with the American College of Cardiology Cardiovascular Imaging Committee, Cardiac Imaging Committee of the American Heart Association, the European Association of Echocardiography (a registered branch of the European Society of Cardiology), the Japanese Society of Echocardiography, and the Canadian Society of Echocardiography. *J Am Soc Echocardiogr.* 2009;22:975.
68. Frank M, Ganzoni G, Starck C, et al. Lack of accessible data on prosthetic heart valves. *Int J Cardiovasc Imaging.* 2016;32:439.
69. Pibarot P, Dumesnil JG. Valve prosthesis:patient mismatch, 1978 to 2011: from original concept to compelling evidence. *J Am Coll Cardiol.* 2012;60:1136.
70. Genereux P, Head SJ, Hahn R, et al. Paravalvular leak after transcatheter aortic valve replacement: the new Achilles' heel? A comprehensive review of the literature. *J Am Coll Cardiol.* 2013;61:1125.

Pericardial Disease

71. Khosraviani K, Goldberg Y, Salari B. The biplane modified Simpson's method accurately estimates pericardial effusion volume: a comparison with pericardiocentesis. *Echocardiography.* 2015;8:1215.

Diseases of the Aorta

72. Erbel R, Aboyans V, Boileau C, et al. 2014 ESC guidelines on the diagnosis and treatment of aortic diseases. Document covering acute and chronic aortic diseases of the thoracic and abdominal aorta of the adult. The Task Force for the Diagnosis and Treatment of Aortic Diseases of the European Society of Cardiology (ESC). *Eur Heart J.* 2014;35:2873.

Pulmonary Embolism

73. Konstantinides SV, Torbicki A, Agnelli G, et al. 2014 ESC guidelines on the diagnosis and management of acute pulmonary embolism. *Eur Heart J.* 2014;35:3033.
74. Mediratta A, Addetia K, Medvedofsky D, et al. Echocardiographic diagnosis of acute pulmonary embolism in patients with McConnell's sign. *Echocardiography.* 2016;33:696.

Infective Endocarditis

75. Nishimura RA, Otto CM, Bonow RO, et al. 2014 AHA/ACC guideline for the management of patients with valvular heart disease: a report of the American College of Cardiology/American Heart Association Task Force on Practice Guidelines. *J Am Coll Cardiol.* 2014;63:e57.
76. Flachskampf FA, Wouters PF, Edvardsen T, et al. Recommendations for transoesophageal echocardiography: EACVI update 2014. *Eur Heart J Cardiovasc Imaging.* 2014;15:353.
77. Leitman M, Dreznik Y, Tyomkin V, et al. Vegetation size in patients with infective endocarditis. *Eur Heart J Cardiovasc Imaging.* 2012;13:330.
78. Habib G, Lancellotti P, Antunes MJ, et al. 2015 ESC guidelines for the management of infective endocarditis. The Task Force for the Management of Infective Endocarditis of the European Society of Cardiology (ESC). Endorsed by the European Association for Cardio-Thoracic Surgery (EACTS) and the European Association of Nuclear Medicine (EANM). *Eur Heart J.* 2015;36:3075.
79. San Román JA, Vilacosta I, López J, et al. Role of transthoracic and transesophageal echocardiography in right-sided endocarditis: one echocardiographic modality does not fit all. *J Am Soc Echocardiogr.* 2012;25:807.
80. Saric M, Armour AC, Anaout MS, et al. Guidelines for the use of echocardiography in the evaluation of a cardiac source of embolism. *J Am Soc Echocardiogr.* 2016;29:1.

Systemic Disease and Echocardiography

81. Thienemann F, Sliwa K, Rockstroh JK. HIV and the heart: the impact of antiretroviral therapy—a global perspective. *Eur Heart J.* 2013;34:3538.
82. Plana JC, Galderisi M, Barac A, et al. Expert consensus for multimodality imaging evaluation of adult patients during and after cancer therapy: a report from the American Society of Echocardiography and the European Association of Cardiovascular Imaging. *J Am Soc Echocardiogr.* 2014;27:911.
83. Farouk H. Behçet's disease, echocardiographers, and cardiac surgeons: together is better. *Echocardiography.* 2014;31:783.

Pulmonary Hypertension

84. Bossone E, D'Andrea A, D'Alto M, et al. Echocardiography in pulmonary arterial hypertension: from diagnosis to prognosis. *J Am Soc Echocardiogr.* 2013;26:1.
85. Rudski LG, Lai WW, Afilalo J, et al. Guidelines for the echocardiographic assessment of the right heart in adults: a report from the American Society of Echocardiography. Endorsed by the European Association of Echocardiography (a registered branch of the European Society of Cardiology) and the Canadian Society of Echocardiography. *J Am Soc Echocardiogr.* 2010;23:685.

Cardiac Masses

86. Wu JC. Cardiac tumors and masses. In: Stergiopoulos K, Brown DL, eds. *Evidence-Based Cardiology Consult.* New York: Springer Science+Business Media; 2014.
87. Bruce CJ. Cardiac tumours: diagnosis and management. *Heart.* 2011;97:151.
88. Silbiger JJ, Bazaz R, Trost B. Lipomatous hypertrophy of the interatrial septum revisited. *J Am Soc Echocardiogr.* 2010;23:789.
89. Tower-Rader A, Kwon D. Pericardial masses, cysts and diverticula: a comprehensive review using multimodality imaging. *Prog Cardiovasc Dis.* 2017;59:389.

Congenital Heart Disease in Adults

90. Akagi T. Current concept of transcatheter closure of atrial septal defect in adults. *J Cardiol.* 2015;65:17.
91. Roberson DA, Cui W, Patel D, et al. Three-dimensional transesophageal echocardiography of atrial septal defect: a qualitative and quantitative anatomic study. *J Am Soc Echocardiogr.* 2011;24:600.
92. Cohen MS, Eidem BW, Cetta F, et al. Multimodality imaging guidelines of patients with transposition of the great arteries: a report from the American Society of Echocardiography developed in collaboration with the Society for Cardiovascular Magnetic Resonance and the Society of Cardiovascular Computed Tomography. *J Am Soc Echocardiogr.* 2016;29:571.
93. Valente AM, Cook S, Festa P, et al. Multimodality imaging guidelines for patients with repaired tetralogy of Fallot: a report from the American Society of Echocardiography developed in collaboration with the Society for Cardiovascular Magnetic Resonance and the Society for Pediatric Radiology. *J Am Soc Echocardiogr.* 2014;27:111.

Cardiac Procedures and Future Directions

94. Zamorano JL, Badano LP, Bruce C, et al. EAE/ASE recommendations for the use of echocardiography in new transcatheter interventions for valvular heart disease. *J Am Soc Echocardiogr.* 2011;24:937.
95. Seraphim A, Paschou SA, Grapsa J, et al. Pocket-sized echocardiography devices: one stop shop service? *J Cardiovasc Ultrasound.* 2016;24:1.
96. Spencer KT, Kimura BJ, Korcarz CE, et al. Focused cardiac ultrasound: recommendations from the American Society of Echocardiography. *J Am Soc Echocardiogr.* 2013;26:567.

第 15 章　心血管疾病的胸部 X 线片表现

CYLEN JAVIDAN-NEJAD AND SANJEEV BHALLA

概述　249
胸部 X 线片的评估方法　250
特定的心血管疾病　250
影响心脏大小和形态的疾病　250
冠状动脉疾病　254
心包疾病　255
主动脉疾病　256
结论　257
经典参考文献　257
参考文献　257

胸部平片或胸部 X 线片(chest x-ray film,CXR)是最常见的影像学检查。它相对便宜,容易获取且辐射剂量低,患者受到的电离辐射比计算机断层扫描(computer tomography,CT)、常规血管造影或心脏核素扫描都少(见第 16、18 和 20 章)。在大多数医疗条件下、包括怀疑心血管疾病时,CXR 通常是影像学检查的首选[1]。

概述

标准 CXR 摄片时患者站立位深吸气,由后前位(posteroanterior,PA)像和侧位像组成。PA 像是患者面向图像记录器,X 线球管指向患者上背部的中心获得的正面图像。侧位像则是患者的左侧靠着记录器,X 线球管指向患者的右侧获得的图像。不管是哪种图像,X 线球管距离记录器表面 1.8m 处,这是达到图像失真最小和最大空间分辨率的最佳距离,同时也使得患者暴露的辐射剂量尽可能得小。前后位(anteroposterior,AP)像也是一种正面的图像,它的对象是无法站立的患者。它通常用于便携式床旁 X 线摄片。患者面向 X 线球管并躺在记录器板上以获得 AP 图像[2]。

PA 和侧位 CXR 站位时通过将心脏和纵隔尽可能靠近记录器表面来最小化这些结构的放大效应。在 PA 像中,心脏的大小和纵隔血管比 AP 像更小且更清晰。这种差异是由于发射源 X 射线束的发散引起的,它放大了远离图像记录器的结构。一个形象的例子就是当您将手从人行道上抬起时,对比手的阴影大小。在这个例子中,太阳是 X 射线点源,人行道是记录器。在侧位像中,右侧胸腔相对左侧是放大的。当仅见于侧位像上的少量胸腔积液时,该特征可有助于确定其是在右侧还是在左侧[3]。

在便携式 AP CXR 上,心脏显得相对较大,肺门血管系统较浓聚,这是由于该检查是仰卧位并且不能达到充分吸气而导致的。便携式 X 光机球管输出功率较低,需要通过延长曝光时间来补偿,增加了心脏和呼吸运动伪影,同时降低了分辨率[4]。便携式 X 光片最常用于评估患者体内放置机械设备的正确路线和定位,例如气管插管、中心静脉导管、鼻胃饲管以及心脏装置如心脏起搏器和植入式心律转复除颤器[5]。

正常的胸部 X 线片表现

CXR 可以通过显示心脏或特定心腔的异常大小、形状来揭示解剖学和生理学的异常,可以显示正常纵隔结构的扩大或缩小、异常钙化、肺和胸壁以及腹部器官等心外表现。评估 CXR 的第一步(也是最困难的)是将正常及变异与病理性表现区分开来。

系统性的 CXR 分析方法可以从评估心脏大小来开始。在 PA 片上,心/胸比率为 0.5~0.6。于右侧膈顶水平肋骨内缘测量胸径,心脏直径为中线最右侧和最左侧横径的总和,以此来计算该比率。在实践中这是可以定性的。通常心脏投射于脊柱之上,其中约四分之一的直径伸向中线的右侧,四分之三伸向中线的左侧。心尖通常指向左侧,位于横膈附近[6]。

因为心影是由心脏及其周围结构共同组成的,当存在大量纵隔脂肪和显著的心包脂肪垫或大量心包积液时,心脏可能会被误认为增大[7]。当肺过度充气时(例如肺气肿),心/胸比率下降,心脏可能看起来就异常变小。但当患者低血容量时心脏会真的缩小,如 Addison 病或慢性营养不良。骨骼异常如漏斗胸和胸椎侧弯可以改变心脏的旋转,使其在正位 X 线片上显得增大。

心脏的右缘是由右心房构成的。心脏左侧缘下部是左心室,上部是由左心耳构成的。正常右心室的轮廓在正位的 CXR 上是看不到的,因为它位于胸骨后面,位置靠前,其外缘位于左心室的内侧(图 15.1A)。

纵隔右缘是由这一节段的上腔静脉(superior vena cava,SVC)构成的。右主支气管上方,投射在 SVC 上的椭圆形致密影是奇静脉弓,它沿脊柱由后向前汇入 SVC。正常奇静脉弓直径为 1.0cm,如果出现增大可提示由于系统容量超负荷、右心衰竭或有侧支血管汇入奇静脉如先天性下腔静脉(inferior vena cava,IVC)缺如引起的系统性静脉压升高。

心脏上方的纵隔左缘由两个外凸组成,包括上部主动脉弓(或主动脉结)和下部的主肺动脉(main pulmonary artery,MPA)。一般原则上,MPA 和主动脉位于左主支气管上方,而左心耳则见于其下方。降主动脉左侧壁形成的垂直线向下行走至横膈,其上部投射于脊柱旁而下部则投射于脊柱上。主动脉右壁是看不到的,因为它与右肺之间没有界面。应注意不要将奇静脉食管隐窝当成了主动脉的右壁(图 15.1A)。

在侧位片中,正常右心室应与胸骨下约三分之一处平齐。在此之上,非肥胖患者的胸骨后间隙应该清晰。心脏上缘主要由右心室流出道(right ventricular outflow tract,RVOT)组成,其通常具有相对平坦的轮廓且向后成角。心脏后缘的上部为左心房,下部为左心室。从右侧膈肌延伸到心脏上的垂直线代表 IVC 的后壁[8]。

在侧位片中可以分析肺门的血管。肺门中央是由右肺动脉(right pulmonary artery,RPA)和右肺静脉组成的椭圆形密度影,称为"右肺门血管汇聚"。左肺动脉(left pulmonary artery,LPA)位于 RPA 后方,呈弓状结构,平行且位于主动脉弓下方。左下和右下肺静脉表现为心脏后面的分支,呈细长密度影,位于肺门下方[9](图 15.1B)。

在 PA 和侧位片中,升主动脉通常被 MPA 和两个心房所遮挡。主动脉正常宽度通常随着年龄的增长而增加,主动脉弓的大动脉分支变得纡曲,造成上纵隔增宽。通常在直立后前位的胸部 X 线片上,肺野外三分之一处不应看到血管,并且由于重力作用,下肺野血管直径应该大于上肺野。右肺和左肺在形态和肺血管纹理方面应该是对称的[10]。

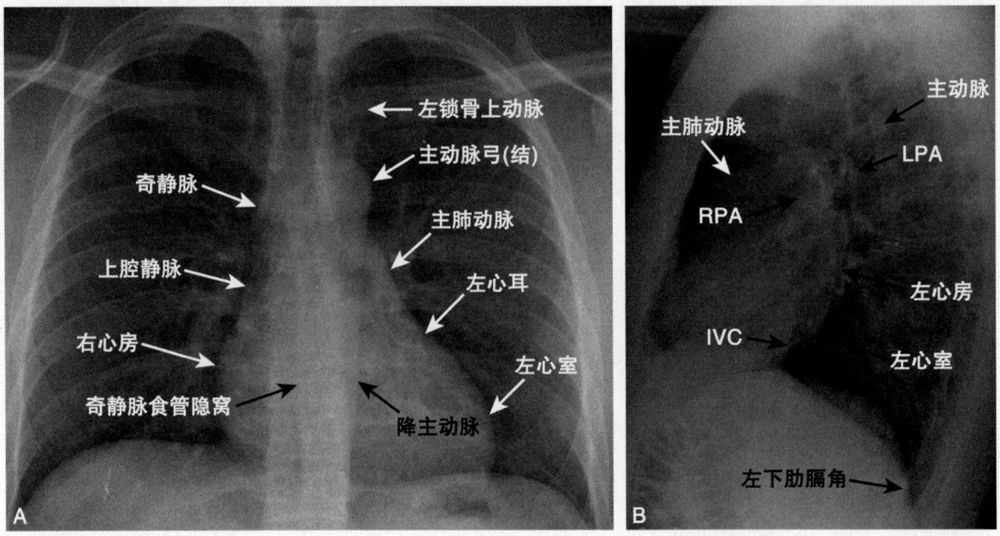

图 15.1 正常标准的胸片。PA 片(A)和侧位(B)片描述各种正常心血管结构,IVC,下腔静脉;LPA,左肺动脉;RPA,右肺动脉

胸部 X 线片的评估方法

经过多年发展,胸部 X 线片的分析手段已经非常完善,不过超出了本章的范围。每个阅片者必须建立一贯严谨的阅片方法,仔细观察骨骼、肺部(注意胸膜异常)、血管和心脏[11]。了解胸片的类型(PA 与 AP)的知识可以更精确地评估心脏大小和纵隔轮廓。

X 光老片应该常规进行对比,因为许多异常通过确定它们是新的还是旧的以及变化率才能被更适当全面的理解。例如,新出现的主动脉弓的扩张可被认为是主动脉夹层,而慢性纵隔增宽更可能与先天变异如双主动脉弓相关。影像分析的最后一步得出鉴别诊断依赖于影像发现和相关临床病史的综合分析[12]。

特定的心血管疾病

接下来讨论的特定心血管疾病,主要根据可能在 CXR 上出现的不同心血管表现分为四大类:①影响心脏大小和形态的疾病;②影响冠状动脉的疾病;③影响心包的疾病;④影响主动脉的疾病。

影响心脏大小和形态的疾病

当心影增大时,通常与双室衰竭有关,不能确定的那个腔室的扩大。然而,在瓣膜病和许多类型的先天性心脏病中,仅出现单个腔室扩大,确定那个心腔是诊断的关键。获得性左心疾病可引起左心室(left ventricular,LV)或不止一个心腔扩大时全心增大。左心室扩大表现为正位片左心室心尖部向下和向左移位,侧位片心下缘向后的移位(图 15.2)(见经典参考文献,Higgins)。导致 LV 增大的疾病往往与容量超负荷状态相关,例如充血性心力衰竭、缺血性和非缺血性心肌病以及瓣膜反流。真性及假性室壁瘤和心包肿块导致心缘局部凸起或团块影。正常 LV 形态的获得性心脏病多为压力超负荷状态的疾病,例如主动脉瓣狭窄或系统性动脉高压,以及心肌顺应性降低相关性疾病,例如肥厚性或限制性心肌病。

左心房扩大(left atrial enlargment,LAE)可以通过凸起(正常应为凹陷)的左心耳轮廓来识别。当存在 LAE 时,左心房(left atrium,LA)的右缘(表现为心影后曲线密度)外侧移位并且更加凸起,形成双重密度征。在 LAE 时,该双密度线的中点到左主支气管中部的距离超过 7cm。LAE 的另一个表现是因左心房对支气管的占位效应导致的隆突角度增加和左主支气管的向上移位。在侧位片中,LAE 表现为心后缘的上部变得更加凸出(图 15.3)。

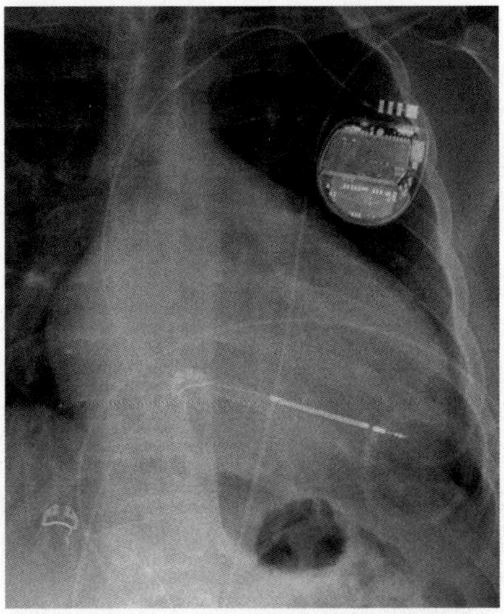

图 15.2 左心室扩大。20 岁男性,有严重的非缺血性心肌病史,锥体束 PA 片示左心室极大,心尖向左侧移位。患者同时伴肺动脉高压,主肺动脉影扩大

当右心室扩大时,侧向推动左心室,导致左心看上去增大。在某些情况下,右心室(right ventricular,RV)增大会引起心尖部上翘。在大概左心耳区,RV 流出道(right ventricular outflow tract,RVOT)扩大极少引起上心缘突出。通过胸骨后下间隙填充表现,侧位片有助于确定 RV 增大。RV 肥厚可导致整个心脏后缘向脊柱移位,类似左心室扩大表现。理解两者之间区别的关键是与左心室扩大不同,其从 IVC 后到心缘的距离没有增加(图 15.4)。

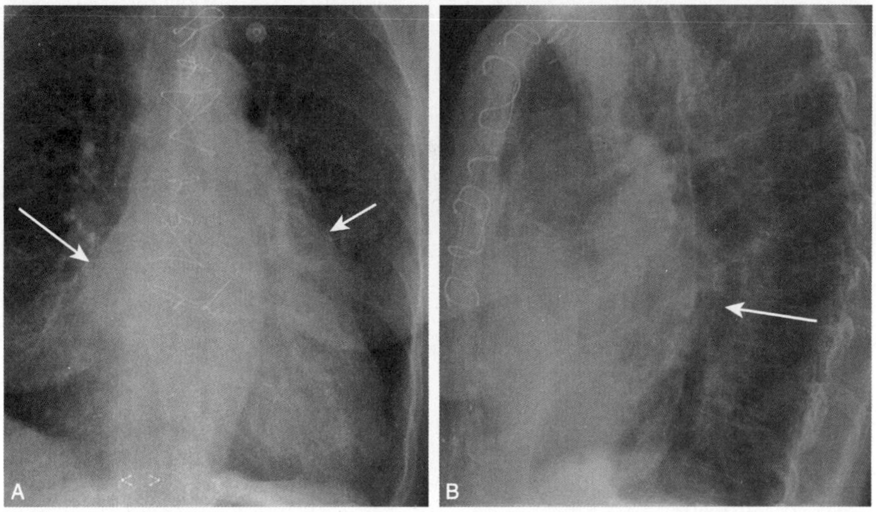

图 15.3 左心房扩大(left atrial enlargement,LAE)二尖瓣狭窄患者的锥体束 PA(A)和侧位(B)胸片显示严重左心房扩张表现。A,在正位片中,沿右心缘的双密度征(长箭头)和沿左上心缘(短箭头)的凸起提示 LAE。B,侧位片显示左心房后缘的凸起(箭头)

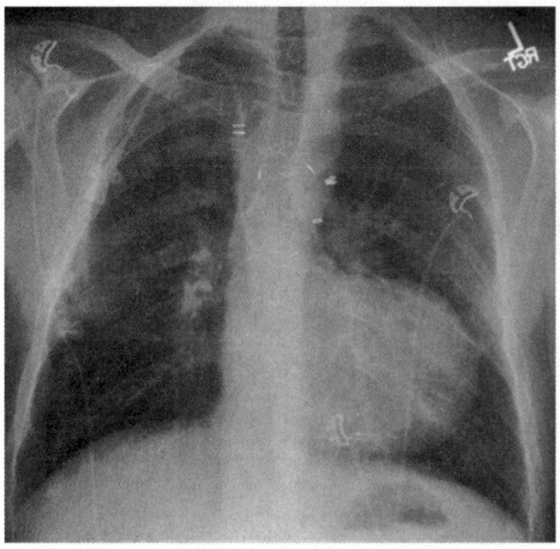

图 15.4 30 岁男性的靴型心,患者有大动脉右旋转位病史(D-TGA)和左心室发育不良史,曾行全腔静脉肺动脉连接术。PA 片显示由右心室极度增大引起的靴型心。心尖向上移位。请注意,纵隔非常狭窄,在 D-TGA 患者中描述为“挂蛋征”

右心房扩大(right atrial enlargment,RAE)几乎总是由三尖瓣反流所引起,这也导致了 RV 的增大。正位片中 RAE 的表现包括右心缘的凸出和延长,侧位片 RAE 很难发现。

充血性心力衰竭

在充血性心力衰竭中,由于 LV 舒张末期容积增加,左心室和左心房均会扩大(见第 21 章和第 23 章)。如果有二尖瓣环扩张并伴二尖瓣反流,那么这种扩大可能会进一步加重。随着左心房压力的增加,肺静脉高压(pulmonary venoushy pertension,PVH)逐渐进展。根据其严重程度,PVH 可分为 3 个等级:Ⅰ级或轻度,Ⅱ级或中度,Ⅲ级或重度(参见经典文献,Sharma)。每个等级的 PVH 都有其相应特定的影像学表现(表 15.1)。

PVH 的最初表现为血流重新分布到上肺野,在直立位 CXR 上血管纹理的形态对称。随着时间推移,病情进展,上叶血管会大于下叶血管。这种现象称为头化或肺血管再分布(图 15.5A)。

随着平均左心房压的增加,液体外渗到支气管血管束周围的肺间质并进入小叶间间隙和小叶内间隙,导致间质性肺水肿[13]。在 CXR 上这种水肿表现为增大模糊的肺门血管影,支气管壁增厚(当垂直竖立时可见支气管周围袖套),中央间质纹理细线(Kerley A 线),或周边邻近胸膜的平行水平线(Kerley B 线),并有叶间裂条纹增厚意味着沿着脏层胸膜内缘的胸膜下水肿(图 15.5B)。

在重度肺水肿时,液体从间质进入到肺泡腔,形成肺泡实变(或气腔透亮度降低),通常开始于肺门周围,并逐渐向中下肺野发展。胸腔积液常见于严重的肺水肿(图 15.5C)。其表现通常是对称的,形成“蝙蝠翼”或“蝴蝶”形态的肺泡实变。如果患者持续侧躺,由于重力的影响,该侧的肺水肿往往更严重。单侧或局部肺水肿可由肿块或纵隔周围纤维化导致静脉中心性梗阻引起或静脉狭窄造成,这可以是 LA 消融术[14]的并发症(见第 38 章)。

区分心源性和非心源性肺水肿很重要。非心源性肺水肿有除心力衰竭外的许多原因,例如窒息、溺水、颅内高压、吸烟和有害烟雾吸入、成人呼吸窘迫综合征以及某些药物(例如地西泮,可卡因)的不良反应。在这些患者中,LA 和肺静脉压力没有明显升高,心脏大小一般正常并且没有胸腔积液。非心源性肺水肿的主要原因是弥漫性肺泡损伤伴肺泡-毛细血管膜障碍,导致漏出液进入肺泡腔[15]。

右心衰竭通常继发于左心衰竭。在这种情况下,奇静脉弓、SVC 边界或 IVC 边界可能扩大,提示系统性静脉高压[16]。

瓣膜性心脏病

了解心脏瓣膜的位置是 CXR 心脏评估的关键部分。为此在侧位片上,从肺门到心尖部画一条斜线,三尖瓣的预计位于该线的前和中三分之一的交界处。二尖瓣处在中和后三分之一的交界处,位于线的后方,主动脉瓣位于同一位置,但位于线的前方。在正位片上,三尖瓣投射于脊柱前呈垂直方向。二尖瓣更靠近头部,位于脊柱的左侧[17](见第 67 章)。

瓣膜钙化只有在密度很高时才能发现。实际上,在 CXRs 上往往只能看到主动脉瓣和二尖瓣环钙化。侧位片最适合识别瓣叶和瓣环的钙化。手动调整数字图像的窗位设置有助于显示钙化。一般来说,当钙化与 X 射线束相切取向时最容易被看到[18]。表 15.2 提供了心脏和血管的各种钙化的位置和形状。

主动脉瓣位于二尖瓣附近,位置稍靠前上方,朝向相对更水平一些。它在正位片上投射于脊柱前方很难看到。肺动脉瓣位于预计 RVOT 位置的上方,MPA 轮廓的内侧和尾侧。

表 15.1 肺静脉高压(PVH)与左心房(LA)平均压的相关性及胸部 X 线(CXR)影像学表现

肺静脉高压等级	左心房平均压力/mmHg 急性疾病	左心房平均压力/mmHg 慢性疾病	肺水肿胸片表现
Ⅰ	12~19	15~25	轻度肺水肿伴血管再分布
Ⅱ	20~25	25~30	间质性肺水肿伴支气管周围袖套和 Kerley 线
Ⅲ	>25	>30	肺泡水肿伴肺泡内实变

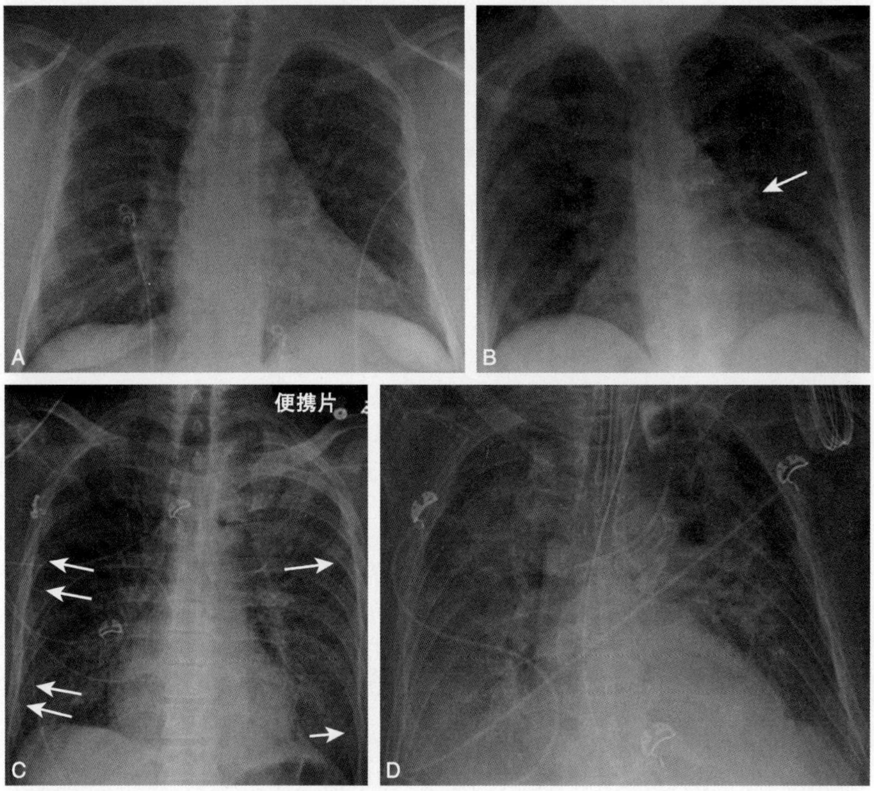

图 15.5 4 名严重程度不同的肺水肿患者。A,头化提示肺静脉高压,其中上叶血管等于或大于下叶血管,此时肺水肿尚未进展。B,随着进展,出现轻度肺水肿:血管边缘模糊,支气管周围袖套(箭头)。在第二名患者的主动脉弓上投射有外面的衣服夹子。C,第三名患者有左上叶肺炎且突然出现呼吸困难并恶化。CXR 显示中度肺水肿伴有许多间质线,提示肺实质隔膜中的液体(Kerley 线,箭头),叠加在左肺叶肺炎上。D,第四名患者有严重的肺泡肺水肿,表现为 CXR 两肺双侧肺泡实变,双侧胸腔积液也是由充血性心力衰竭引起的

表 15.2 胸片上的心脏钙化

位置	病例	钙化的位置和形状
心肌壁	心肌梗死,左心室心梗后动脉瘤	左心室心尖部或前侧壁
左心房壁	长期二尖瓣狭窄	侧位片见左心房顶部细线
心包	心包炎钙化	最常见于房室沟、右心房侧位和右心室壁,一般不包括心尖部
二尖瓣环	瘤块样钙化	新月形、反 C 形或有时为 O 形粗钙化
二尖瓣瓣叶	二尖瓣狭窄	二尖瓣环本来位置中心的团块状影
主动脉瓣环和瓣叶	主动脉瓣狭窄	不规则的致密钙化环,当瓣叶也钙化时也可以延伸到环中心
冠状动脉	动脉粥样硬化,动脉瘤	沿着其成像走行的平行线("火车轨道")和环状钙化

瓣膜性心脏病会引起特定心腔的扩大，而不是通常在充血性心力衰竭中观察到的全心扩大。瓣膜狭窄性疾病导致瓣膜直接临近腔室压力超负荷，导致单腔扩大。例如二尖瓣狭窄（mitral stenosis，MS），可引起明显的LAE而没有LV扩张或肥大（见第69章）。只有当长期压力增大引起的并发症还没出现时这个理论才是正确的。如长期的MS引起肺动脉高压，右心室也会扩大。中度至重度瓣膜反流导致容量超负荷，可引起病变瓣膜近端和远端的心脏腔室扩张[18]。

MS是胸片上引起最严重的LA扩大而没有明显LV扩大的原因。左心房可以扩张到其外侧缘超出右心房边缘。在这种情况下，正位片中右心缘由明显扩大的左心房构成。慢性重度PVH结合明显的LAE可以形成“维京头盔”征，上肺叶扩张的血管代表头盔（心脏）上的角（图15.6）。重度MS常见LA壁钙化。表现为沿着左心房轮廓走行的线状钙化，在侧位片中最易发现。与MS不同，二尖瓣反流（mitral regurgitation，MR）导致LA和LV都扩大。反流的偏心血流可喷射到右上肺静脉的口，导致右肺上叶[19]的不对称肺水肿。

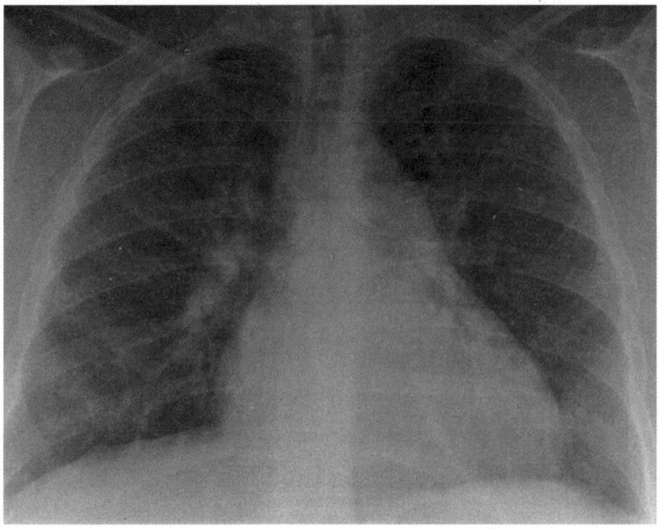

图15.6 “维京头盔”征。风湿性心脏病和二尖瓣狭窄的患者的PA胸片显示上叶血管的头化，形成维京头盔标志。由于左心房扩大，左心缘变平，主肺动脉轮廓由于肺动脉高压而扩大

极少数情况下，重度MR可能会出现肺部纤维化和局部骨质化生，这是继发于静脉压升高导致的微出血造成的。这些微小的钙化与CXR[20]上的钙化肉芽肿重叠。

在没有系统性动脉高压、动脉粥样硬化性主动脉瘤或A型主动脉夹层的情况下，升主动脉的慢性扩大提示主动脉瓣疾病（见第68章）。如果伴LV扩大，首先考虑主动脉瓣反流。但如果LV大小正常，应怀疑主动脉瓣狭窄（特别是来自二叶主动脉瓣）。PA片上扩张的升主动脉表现为异常、平滑、预计右心房区上方的突出影。侧位片中，在略高于RVOT影的后方可看到上部升主动脉的上升突起。主动脉瓣狭窄的瓣叶严重钙化难以在胸片上观察到，有时可在侧位片看到[21]。

三尖瓣狭窄（tricuspid stenosis，TS）非常罕见，仅见于先天性狭窄（见第70章）。三尖瓣反流（tricuspid regurgitation，TR）更为常见，可见于Ebstein畸形（第75章）。在TS或TR中，右心房变得极大。获得性TS见于风湿性心脏病且常伴有由瓣叶畸形引起的瓣膜反流。TR最常见的是继发于左心衰竭和肺动脉高压的右心衰竭。TR导致CXR上的RA和RV扩大[21,22]。

肺动脉狭窄通常是先天变异，往往表现为RV增大伴有正位片上非常突出的MPA影（见第70章）。LPA也变大，而RPA保持正常。RPA和LPA的大小最好在侧位片上确定[23]（图15.7）。

肺动脉高压

肺动脉高压（pulmonary hypertension，PH）可能由涉及肺动脉壁的病变引起，或者可能在其他疾病的情况下发生，例如慢性左心疾病、间质性肺病或慢性肺血栓栓塞（见第85章）。无论哪种原因，PH都会出现RV、RA和MPA扩大。中央RPA和LPA增大的程度与PH的严重程度成正比。

通常对这些患者行CXR和CT检查可以帮助确诊PH的病因。在CXR上可以观察到严重的二尖瓣或主动脉瓣疾病或潜在的肺部疾病的证据。肺血管系统看起来像被“修剪”过，其中扩大的肺动脉突然逐渐变细，会让肺野外侧2cm看起来血管系统缺失，多种导致严重PH的疾病，最明显的是特发性PH、艾森门格综合征以及慢性血栓栓塞性疾病[24]。

先天性心脏病

对先天性心脏病（congenital heart disease，CHD）患者的临床评估中，重要的是要知道患者是否有发绀（提示从右到左分流）或者无发绀（见第75章）。在CXR上，临床医生必须确定是否存在心影增大以及肺血管分布是否正常、肺纹理是否紊乱、减少或增加[25,26]。这里讨论了一些更常见的先心病的特定影像学表现。

房间隔缺损和室间隔缺损（atrial and ventricular septal defects，ASDs和VSDs），部分异常肺静脉连接（partial anomalous pulmonary venous connections，PAPVCs）和动脉导管未闭（patent ductus arteriosus，PDA）是与左向右分流相关的非发绀型CHD。这种分流增加了肺动脉分支的大小和纡曲程度，在CXR上产生了特征性的“分流型血管分布”。与PH看到的修剪不同，分流血管不会逐渐变细，因此可以看到一直到胸膜表面的血管全程。要看到明显的这种现象必须存在2∶1的分流。

在分流的情况下，接收分流的心腔或血管变大。在ASDs的患者中，右心房、右心室和MPA将会扩大。与ASDs不同，VSDs在某种程度上对右心房影响较小，但可导致LA扩大。在PAPVC中，肺静脉汇入全身血管（头臂静脉、SVC或IVC），导致RA和RV增大。主动脉弓在ASDs、VSDs或PAPVCs中不会扩大。孤立的PDA引起近端降主动脉分流到MPA，这导致通过肺和左心的血流量增加。因此，除了分流型血管分布外，预期的胸部X线表现是LA和LV增大。PDA是此类疾病中唯一一个引起主动脉弓扩大的原因[27]。

长期通过肺动脉树的分流可能最终导致肺动脉高压（eisenmenger syndrome，艾森门格综合征）。影像学表现类似于前面描述的其他疾病引起的PH。肺动脉壁的钙化（类似于主动脉粥样硬化）是有意义的，当分流长期存在时很少见到[27,28]。事实上，我们发现CXR上钙化的扩张的肺动脉几乎都是继发于长期从左向右分流通常是ASDs引起的。

法洛四联症是一种紫绀型先天性心脏病，其中肺缺损或漏斗部狭窄的特征性病变导致肺血管分布减少。MPA影可以从接近正常到不存在或非常小。甚至整体心脏大小也没有扩大，在法洛四联症中，右心室肥大并扩张，将心脏推入并旋转到左半胸。右心室形成心尖，心尖部通常向上，形成靴型心（见图15.4）。高达25%的患者存在右位主动脉弓，左侧主动脉结缺如和右侧气管旁区上纵隔向外突起[29]。

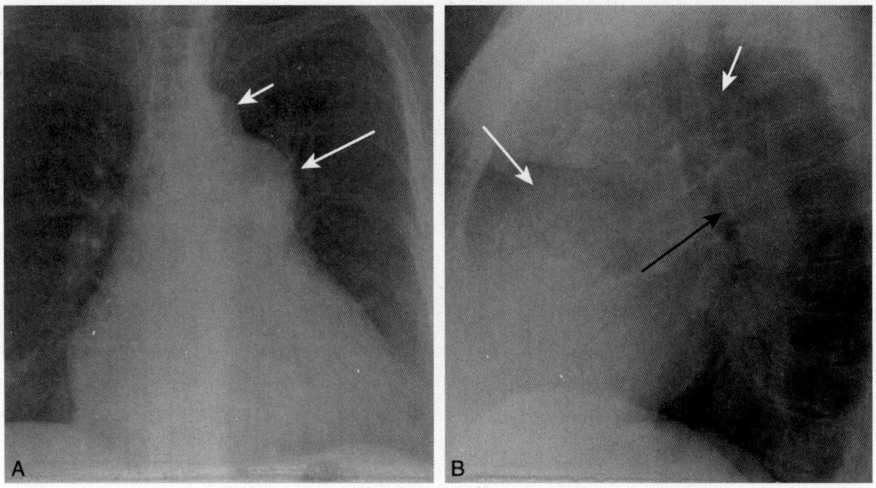

图 15.7 先天性肺动脉狭窄。A,PA 片提示主肺动脉(MPA)(长白色箭头)显著增大,使得主动脉较大(短白色箭头)。注意右肺动脉及其分支是正常大小,扩大的左肺动脉(LPA)隐藏在扩张的 MPA 后面。B,在侧位片上,胸骨后间隙由扩大的右心室和扩张的 MPA 填充,表现为向上凸起(长白色箭头)团块状密度影。注意相对于主动脉(短白箭头)扩张的 LPA(长黑色箭头)

冠状动脉疾病

通过常规血管造影和对比增强 CT 血管造影可以更好地评估冠状动脉异常(见第 18 章和第 20 章)。在本节中,我们将讨论偶发冠状动脉钙化、急性心肌梗死(mycocardialn ifarction,MI)后 CXR 的作用,以及冠状动脉旁路移植术(coronary artery bypass graft, CABG)手术后预期和意外的影像学表现。

动脉粥样硬化钙化

通常在 CXR 上偶然发现冠状动脉钙化。心脏运动伪影使得不太致密的钙化比较模糊,而覆盖的软组织使得一些细微的钙化不易被检测到。双能减影胸部 X 线摄片增加了检测 CXR 冠状动脉钙化的敏感性。该技术利用了低能量和高能量光子在不同组织之间衰减的差异来创建纯钙图像[30]。

在正位 CXR 上,左主干、左前降支(left anterior descending, LAD)和左旋支动脉及其近端分支可以在称为“冠状动脉钙化三角区”的部位被找到。这个最合适的定位是一个位于左心中部紧贴左心耳外缘内侧的三角区域,恰好位于左主支气管下方的水平,这个边界构成三角形的斜边。另外两边则是由脊柱的左缘和从脊柱到左心缘的水平线形成,大约是从左支气管到横膈距离的三分之一(见经典参考文献,Souza)[31]。在侧位片上,右冠状动脉(right coronary artery,RCA)和 LAD 向前走形,顺着心脏前缘向下弯曲。通常,RCA 比 LAD 更加靠前,在侧向投影上穿过升主动脉。冠状动脉支架有时可能被误认为是冠状动脉钙化。如果获取的图像运动伪影较少的话,临床医生能够识别相对于钙化而言支架平行线状的密度较高金属衰减影(图 15.8)。

冠状动脉瘤容易发生钙化,在 CXR 上可能比正常大小的钙化冠状动脉更容易被识别[32]。冠状动脉瘤在西方国家的最常见的是由动脉粥样硬化疾病引起,而在世界其他地区常常由川崎病引起。

急性心肌梗死

大约半数患有急性心肌梗死的患者具有正常的 CXR 表现(见经典参考文献,Higgins)。心肌梗死后心肌突发的功能障碍常常导致 PVH 和肺水肿。与其他原因引起的充血性心力衰竭不同,即使有大面积的梗死,心脏大小通常也是正常的。MI 后可能出现真性和假性室壁瘤,在 CXR 上表现为心缘的局灶性突出,可能会伴钙化。其他 CXR 发现包括在真假 LV 动脉瘤的预期位置处的双密度征。真性 LV 室壁瘤通常位于 LV 心尖部和侧壁,表现为左心缘的异常或局灶性类肿块样的外凸。假性 LV 动脉瘤最常位于左心室的下侧壁上,并且在正位片上显示为在心脏上方突出的双密度征,在侧位片中更明显,其中可以看到囊状轮廓异常[33]。

急性心肌梗死后,乳头肌断裂可能表现为类似 MR 引起的急性肺水肿(见第 58 章)。随着断裂的进展,右上叶的这种不对称性水肿更为加重,类似于先前讨论的慢性 MR。在急性期,通常不会出现心脏扩大或 LAE。急性 VSD 有类似的表现,但更常与轻度心脏肥大有关。如果患者能够幸免于这些并发症,那么心脏扩大可以随着 LA 和 LV 增大而进展[34]。心肌梗死后综合征(Dressler syndrome)最常见于心肌梗死后数周至数月,是由死亡心肌细胞释放的抗原所引起的自身免疫反应而导致的。它表现为后期出现的心包和胸腔积液。

冠状动脉旁路移植(CABG)

最常见的 CABG 是大隐静脉移植(saphenous vein graft,SVG)和乳内动脉移植。SVG 是与升主动脉的前壁吻合,位于主动脉的窦管连接处的水平之上。通常放置金属环或标记物帮助识别窦口的位置,用于将来选择性的常规冠状动脉血管造影术。在 CABG 手术后不久,主动脉吻合部位的假性动脉瘤可能会出现。根据血肿和假性动脉瘤的大小,在正位片中表现为纵隔增宽,在侧位片上表现在胸骨后间隙中的大片致密影。与其他动脉移植相比,SVG 更容易发生内膜增生、管壁钙化和狭窄,并且可能在其血管行径过程中的任何地方形成真正的动脉瘤。这些动脉瘤往往发生在旁路手术后 10 至 20 年。在胸片中可以看到钙化,并且动脉瘤可以非常大,可以在 SVG 走行路线的任何地方形成类团块影[35]。

乳内动脉 CABG 在左侧更常见。左乳内动脉(left internal mammary artery,LIMA)旁路移植是与 LAD 中远端或对角支动脉吻合。通过沿其路线放置的多个金属夹可以在正位和侧位片上跟踪 LIMA 移植物的走向。LIMA 移植在 PA 和侧位片上具有垂直走向,在正位片上平行于纵隔,在侧位片上位于胸骨后方。在 LIMA 移植中,真性动脉瘤往往非常罕见。

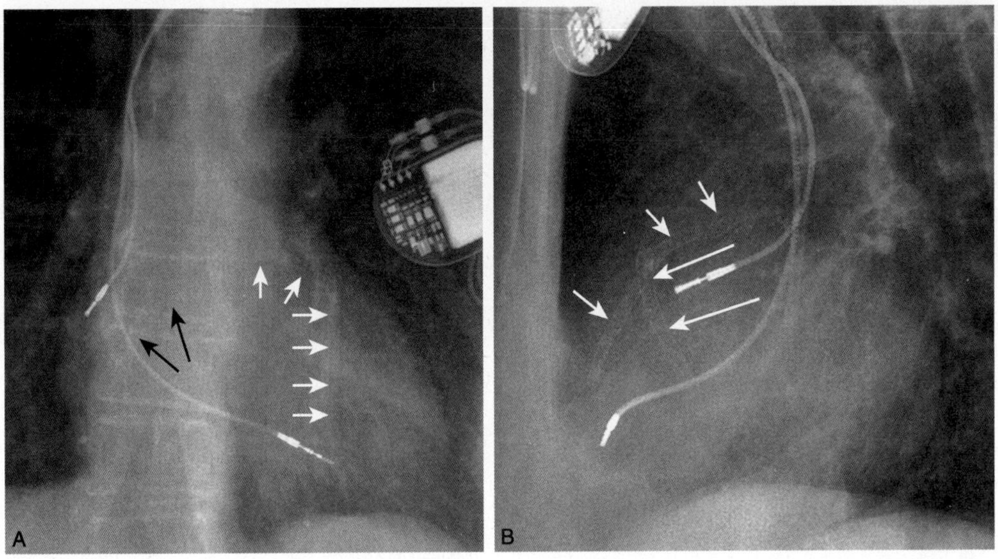

图 15.8 冠状动脉支架。正位(A)和侧位(B)胸片显示长段的冠状动脉支架位于左前降支动脉(LAD)内(短箭头)和右冠状动脉(RCA)内(长箭头)。在正位片上由于右冠状动脉投影在脊柱上,所以它难以被看见。在侧位片上,前降支走行和右冠状动脉交叉,左前降支在更前方向心尖部延伸

心包疾病

超声心动图在识别心包疾病方面与胸片相比,敏感性和特异性更好。

心包积液

正常心包由壁层和脏层两层组成,形成一个含有 25 至 50 毫升液体的薄囊。随着液体量的增加,心影的整体大小在 CXR 上是扩大的。这可能难以与心腔的整体扩大如扩张型心肌病区分开来。任何心影大小的增加(特别是急性病变时)均应考虑心包积液可能[36]。大量的心包积液可能会产生“水瓶”征,右侧和外侧心缘被拉直。因为正常的心包凹陷被胸膜液充满,所以该过程可以延伸到主动脉弓的水平。

在侧位片中,心包积液可以表现为由两个透亮区(深灰色)夹在中间的致密垂直带(白色或浅灰色)。这被称为“脂肪垫”或“三明治”征,可见于靠近胸膈边界的心尖区域。它是由心包囊内的液体分隔心外膜和心包脂肪层造成的(图 15.9)。密度变化征是少见的,它看起来像心脏外缘分布的平行于心脏边界的一条更大的透明带,这种表现是因为外侧心包液比内侧的心包积液加心肌的 X 线衰减更低造成的。

钙化性心包炎

钙化性心包炎可能与生理性收缩有关。心包钙化呈线性排列,并且可能仅在一个视图上可见。它与 LA 钙化的不同之处在于它位于前方并且通常沿着房室沟所处位置形成一个环[37]。表 15.2 比较了心脏的各种钙化。

最常见的心包钙化部位是沿房室(atrioventricular,AV)沟的部位和沿 RV 游离壁处。这种形式可能会阻碍右心室舒张期的松弛[38]。即使在超声心动图、CT 和磁共振成像(magnetic resonance imaging,MRI)上可以看到心房的扩张,但在 CXR 上依然显示心脏整体大小正常。心包钙化和增厚的其他常见部位包括胸骨后面的 RVOT 前方和靠近左侧 AV 沟的 LV 游离壁。在后一种情况下,由于左心压力增加可以看到肺血管的头化并最终出现水肿和胸腔积液。

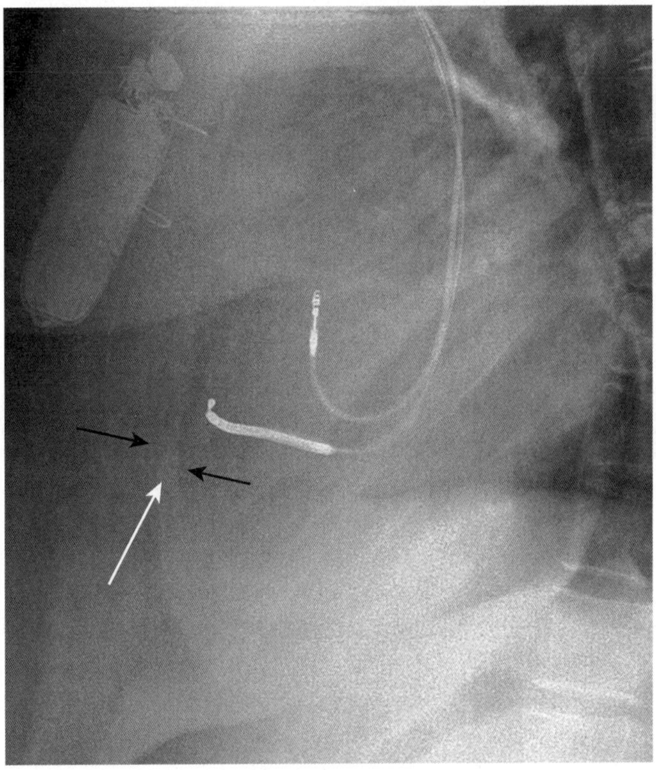

图 15.9 心包积液的“三明治”征。侧位锥形束胸部 X 线片显示两个低密度带(黑箭头),被一条高密度带(白色箭头)隔离,这是由于心包和心外膜脂肪垫被中等量心包积液隔离所致。患者立位时心包积液易于积聚而形成白色条带包绕心脏内侧边界

心包积气

心包积气最常见于心脏手术后或放置外科引流管后。它很少由心包腔与气胸相通的创伤性损伤引起。其他罕见的心包原因包括食管扩张术后或食管裂孔疝溃疡后的感染和心包瘘。

CXR 的发现主要通过对沿着心脏边缘的气体的观察,该气体不会延

伸到主动脉结上方(心包上隐窝反折的位置)。心包的气体积聚在心脏的前下表面,在正位片上表现为靠近横膈的心脏下部的水平透明(暗)线[39]。

心包是一个真性的空间,因此其中的气体往往是均匀透明的,并随着患者体位的变化而移动。这些特征可用于区分心包积气和纵隔气肿,通常来自纵隔假腔中弥散的气体形成纤细的组织带,并且不随着体位的变化而移动(例如,侧卧位)。如果气体延伸到主动脉结上方时,它通常代表典型的纵隔气肿而不是心包积气。

先天性心包缺失

先天性心包缺失是一种罕见的病症,它包含缺乏一部分心包、一侧完全缺失或双侧缺失。同侧内侧胸膜通常也会缺失,导致胸膜和心包腔直接相通。左侧完全缺失比右侧更常见,单侧完全缺失比部分缺失更常见。整个心包完全缺失是很少见的。在左侧心包完全缺失的情况下,心脏旋转到左半胸并且呈现为某种程度上的管状结构。另一个表现是主动脉和 MPA 的分离。该区域通常由心包覆盖,心包起到类似橡皮圈的作用,将两个血管绑在一起。当心包缺失时,血管分离,肺部慢慢占据了该空间。由于心脏的旋转以及主动脉和 MPA 的分离,尽管患者体位没有旋转,但正位 CXR 的表现类似右前斜位图像。在广泛使用心脏 CT 和 MRI 之前的时代,通过制造小气胸来明确诊断,气体通过心包缺失的部位在心脏周围延伸。另一种变异是膈区心包缺失,左肺可以从扭转的心脏下方疝出,在心膈之间形成透亮带。

虽然心包的单侧部分缺失并不常见,但可能更危险。如果心脏的一小部分(例如左心耳)通过缺损疝出,则可能形成绞窄。当心影外形变化时,对确诊为部分心包缺失的患者应对绞窄提高警惕[40]。

主动脉疾病

各种原因的主动脉异常具有相似的胸部 X 线表现,使得临床病史和症状在正确诊断主动脉疾病中尤为重要(见第 63 章)。在本节中,我们将讨论三组疾病患者的具体影像学表现:创伤后患者,急性主动脉综合征引起的急性胸痛患者,以及可能偶然发现的先天性主动脉异常或有压迫症状的患者。

急性创伤性主动脉损伤

钝性急性创伤性主动脉损伤(acute traumatic aortic injury, ATAI)可能因急剧减速引起,如机动车撞车、坠落或直接挤压伤所致。在这类情况下,主动脉壁被破坏,伴有不同大小的纵隔血肿的发生。受伤的范围可从最小的内膜损伤到完全血管横断。在多探测器 CT 时代,CXR 的作用持续减弱,当患者无症状(或者能够表达的症状缺乏)时,在低级别创伤中主要用于排除纵隔血肿。在急性情况下,当胸片结果提示纵隔血肿时,其在血管壁损伤部位往往最大。因为动脉韧带的关系,大多数主动脉损伤成像发生在主动脉峡部(左锁骨下动脉远端)的水平。这种损伤在主动脉弓顶部(主动脉结)处纵隔宽度大于 8cm,主动脉结影模糊或扩大,左纵隔延伸到左肺尖构成额外的致密影(肺尖帽),在第三和第四胸椎椎体水平气管向右移位,左主支气管向下移位,与气管之间形成大于 140° 的夹角,有时出现左侧血胸(图 15.10)。

在 ATAI 未被识别并且纵隔血肿已经吸收的慢性病变中,在峡部水平可以看到主动脉假性动脉瘤。虽然假性动脉瘤可能很小,但沿着它们的下表面往往含钙质,这使它们与动脉粥样硬化区分开来,动脉粥样硬化往往沿着主动脉结的上表面。如果 ATAI 导致主动脉大动脉分支的创伤性损伤,则会出现右侧纵隔增宽、高位血肿和右侧肺尖帽[41]。

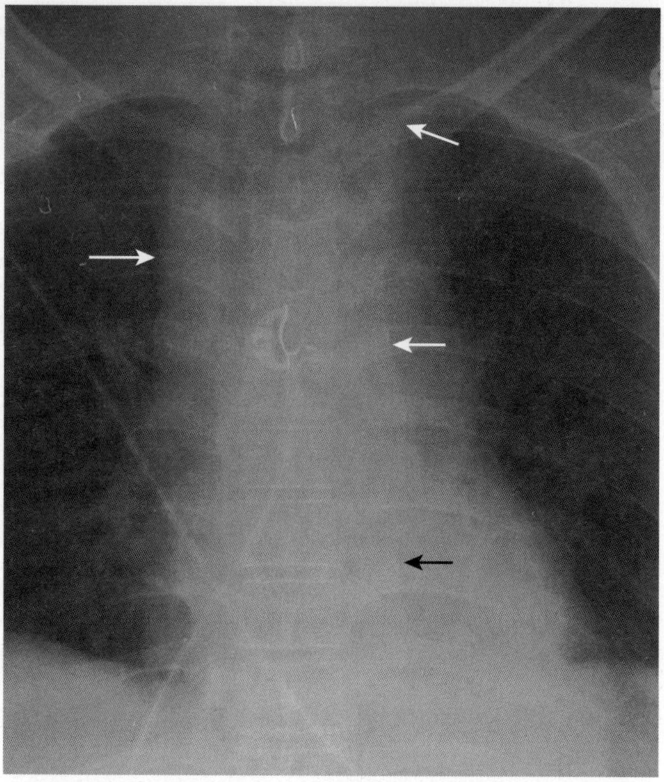

图 15.10 纵隔血肿。一名发生车祸年轻人由于急性主动脉创伤所引起的大量纵隔血肿在锥体束 AP 片上显示纵隔增宽(箭头)。推移左侧椎旁线并一直延伸到左肺尖("尖帽")。注意气管右偏,左主支气管向下移位

主动脉瘤

主动脉的瘤样扩张最常见的是由动脉粥样硬化性疾病引起,但也可由夹层、穿透性动脉粥样硬化性溃疡、遗传性主动脉病(例如二尖瓣主动脉病变,马方综合征)、感染性主动脉炎或血管炎[例如高安病(Takayasu disease)]引起。当动脉瘤不稳定时,患者通常会出现急性胸痛。显然,这些患者需要进行横断面成像的全面评估。

放射影像的发现包括在纵隔内沿主动脉走形出现的轮廓扩大或额外凸起。在正位片中,升主动脉动脉瘤表现为纵隔右侧的增宽,因为在右心缘水平及其正上方具有额外的凸起。在侧位片中,它表现为投射在 MPA 影上胸骨后间隙中的额外凸起。主动脉弓和降主动脉的动脉瘤在 PA 片和侧位片上比升主动脉的动脉瘤更易观察到。囊状动脉瘤形成团块状的局灶性外突,而梭形动脉瘤则表现为诸如主动脉弓(结)之类的轮廓的改变。在纵隔血肿发生的情况下,例如急性主动脉夹层或壁内血肿,影像学表现与 ATAI 类似。在急性或慢性主动脉夹层中额外的放射影像表现是钙化内膜的向内移位,当这种情况出现的话在主动脉弓处最为明显[42]。

主动脉异常

主动脉先天性异常可伴有气管和食管受压而引起的喘鸣、呼吸困难和吞咽困难。这些患者中有许多是无症状的和偶然发现的。右位主动脉弓异位表现纵隔左侧未出现主动脉影,而纵隔右侧出现异常的主动脉形态。气管被右侧主动脉弓推向左侧。这个表现可能与法洛四联症有关,在这种情况下也会出现靴型心(见图 15.4)。双主动脉弓是一种血管环,其中右弓处于比左弓更高的位置[43]。右弓通常大于左弓(图

15.11)。迷走右锁骨下动脉(right subclavian artery,RSCA)是一种常见的正常变异,其中RSCA直接来自左锁骨下动脉起始处后方的主动脉弓。它在脊柱和食管之间通过后沿纵隔向上。当迷走右锁骨下动脉起始处出现Kommerell憩室时,在胸部X线片上有时可以看到这个变异。这种憩室可以变成动脉瘤,在这种情况下,它表现为气管后方模糊的团块影,并且在侧位片上位于主动脉弓上方。

在正位片上,主动脉缩窄可表现为紧靠主动脉结上方额外出现的一个凸起,沿着肋骨的下缘可能出现双侧肋骨切迹。左纵隔轮廓被称为"3字征"。当怀疑主动脉异常时,主动脉CT或MR血管造影被用来进一步评估异常的类型和存在缩窄时侧支动脉的血流情况。

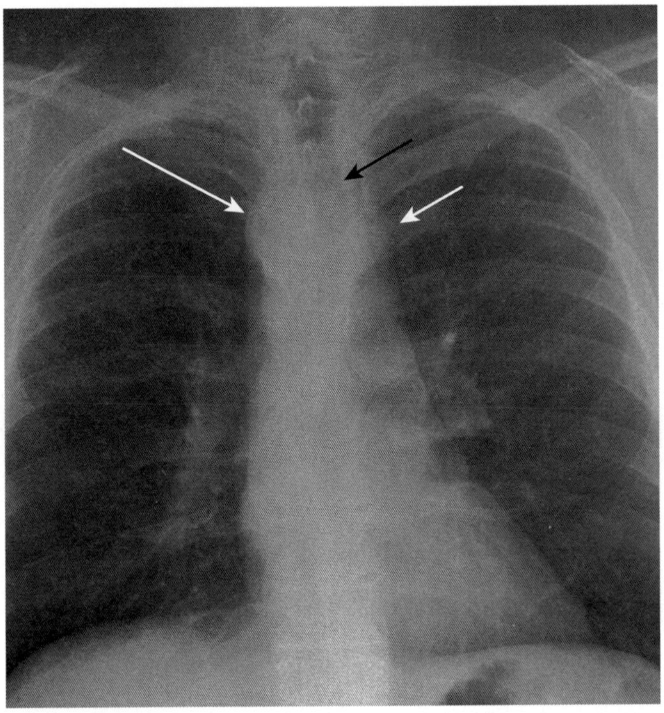

图15.11 双主动脉弓。锥形束PA片显示相对于较小且位置较低的左侧弓(短白色箭头),右侧气管旁存在更大更高的右主动脉弓(长白色箭头)。注意气管被右侧弓推向左侧(黑色箭头)

结论

胸部X线片仍然可以对胸痛和呼吸急促的患者进行初步评估,并有助于诊断各种其他原因引起类似症状的疾病,如肺炎或气胸等。它在评估具有心脏装置、中心静脉导管和院内插管的患者方面继续发挥着重要作用。CXR还可以描绘心血管系统的生理状态。在结合临床表现的基础上,使用系统方法对CXR的结果进行仔细评估、同时与先前的图像相对比,可以使这项普遍存在的影像检查的潜能发挥到最大化。

(陈梦伟 俞丽雅 译,俞丽雅 校)

经典参考文献

Higgins CB. Radiography of acquired heart disease. In: *Essentials of Cardiac Radiology and Imaging*. Philadelphia: Lippincott; 1992:1–49.
Sharma S, Bhargava A, Krishnakumar R, Rajani M. Can pulmonary venous hypertension be graded by the chest radiograph? *Clin Radiol.* 1998;53(12):899–902.
Souza AS, Bream PR, Elliott LP. Chest film detection of coronary artery calcification: the value of the CAC triangle. *Radiology.* 1978;129(1):7–10.

参考文献

1. Goldschlager R, Roth H, Solomon J, et al. Validation of a clinical decision rule: chest X-ray in patients with chest pain and possible acute coronary syndrome. *Emerg Radiol.* 2014;21(4):367–372.

Overview

2. Amorosa JK, Bramwit MP, Mohammed TL, et al. ACR appropriateness criteria routine chest radiographs in intensive care unit patients. *J Am Coll Radiol.* 2013;10(3):170–174.
3. Bentz MR, Primack SL. Intensive care unit imaging. *Clin Chest Med.* 2015;36(2):219–234.
4. Ziliukas J, Krynke L, Urboniene A. Management of patient doses and diagnostic reference levels in X-ray radiography in Lithuania. *Radiat Prot Dosimetry.* 2010;139(1-3):313–316.
5. Eisenhuber E, Schaefer-Prokop CM, Prosch H, Schima W. Bedside chest radiography. *Respir Care.* 2012;57:427.

The Normal Chest Radiograph and Approach to Evaluation

6. Loomba RS, Shah PH, Nijhawan K, et al. Cardiothoracic ratio for prediction of left ventricular dilation: a systematic review and pooled analysis. *Future Cardiol.* 2015;11(2):171–175.
7. Baker NC, Assal C, Shirani J. Clinical significance of cardiomegaly caused by cardiac adiposity. *Am J Cardiol.* 2012;109(9):1374–1378.
8. Feragalli B, Mantini C, Patea RL, et al. Radiographic evaluation of mediastinal lines as a diagnostic approach to occult or subtle mediastinal abnormalities. *Radiol Med.* 2011;116(4):532–547.
9. Marano R, Liguori C, Savino G, et al. Cardiac silhouette findings and mediastinal lines and stripes: radiograph and CT scan correlation. *Chest.* 2011;139(5):1186–1196.
10. Sethi R, Khan SH. An approach to assessing the chest radiograph. *Br J Hosp Med (Lond).* 2010;71(11):M172–M175.
11. Ferguson EC, Berkowitz EA. Cardiac and pericardial calcifications on chest radiographs. *Clin Radiol.* 2010;65(9):685–694.
12. Lipton MJ, Boxt LM. How to approach cardiac diagnosis from the chest radiograph. *Radiol Clin North Am.* 2004;42(3):487–495.

Diseases Affecting Heart Size and Morphology

13. Cardinale L, Priola AM, Moretti F, Volpicelli G. Effectiveness of chest radiography, lung ultrasound and thoracic computed tomography in the diagnosis of congestive heart failure. *World J Radiol.* 2014;6(6):230–237.
14. Murray JF. Pulmonary edema: pathophysiology and diagnosis. *Int J Tuberc Lung Dis.* 2011;15(2):155–160.
15. Bachmann M, Waldrop JE. Noncardiogenic pulmonary edema. *Compend Contin Educ Vet.* 2012;34(11):E1.
16. Harjola VP, Mebazaa A, Čelutkienė J, et al. Contemporary management of acute right ventricular failure: a statement from the Heart Failure Association and the Working Group on Pulmonary Circulation and Right Ventricular Function of the European Society of Cardiology. *Eur J Heart Fail.* 2016;18(3):226–241.
17. Cupido BJ, Peters F, Ntusi NA. An approach to the diagnosis and management of valvular heart disease. *S Afr Med J.* 2016;106(1):39–42.
18. Motiwala SR, Delling FN. Assessment of mitral valve disease: a review of imaging modalities. *Curr Treat Options Cardiovasc Med.* 2015;17(7):390.
19. Porres DV, Morenza OP, Pallisa E, et al. Learning from the pulmonary veins. *Radiographics.* 2013;33(4):999–1022.
20. Agrawal G, Agarwal R, Rohit MK, et al. Miliary nodules due to secondary pulmonary hemosiderosis in rheumatic heart disease. *World J Radiol.* 2011;3(2):51–54.
21. Chen JJ, Manning MA, Frazier AA, et al. CT angiography of the cardiac valves: normal, diseased, and postoperative appearances. *Radiographics.* 2009;29(5):1393–1412.
22. Rodés-Cabau J, Taramasso M, O'Gara PT. Diagnosis and treatment of tricuspid valve disease: current and future perspectives. *Lancet.* 2016;388(10058):2431–2442.
23. Jonas SN, Kligerman SJ, Burke AP, et al. Pulmonary valve anatomy and abnormalities: a pictorial essay of radiography, computed tomography (CT), and magnetic resonance imaging (MRI). *J Thorac Imaging.* 2016;31(1):W4–W12.
24. McCann C, Gopalan D, Sheares K, Screaton N. Imaging in pulmonary hypertension. Part 1. Clinical perspectives, classification, imaging techniques and imaging algorithm. *Postgrad Med J.* 2012;88(1039):271–279.
25. Tumkosit M, Yingyong N, Mahayosnond A, et al. Accuracy of chest radiography for evaluating significantly abnormal pulmonary vascularity in children with congenital heart disease. *Int J Cardiovasc Imaging.* 2012;28(suppl 1):69–75.
26. Rahman F, Salman M, Akhter N, et al. Pattern of congenital heart diseases. *Mymensingh Med J.* 2012;21(2):246–250.
27. Bhat V, Belaval V, Gadabanahalli K, et al. Illustrated imaging essay on congenital heart diseases: multimodality approach. Part I. Clinical perspective, anatomy and imaging techniques. *J Clin Diagn Res.* 2016;10(5):TE1–TE6.
28. Bhat V, Belaval V, Gadabanahalli K, et al. Illustrated imaging essay on congenital heart diseases: multimodality approach. Part II. Acyanotic congenital heart disease and extracardiac abnormalities. *J Clin Diagn Res.* 2016;10(6):TE1–TE6.
29. Karl TR, Stocker C. Tetralogy of Fallot and its variants. *Pediatr Crit Care Med.* 2016;17(8 suppl 1):S330–S336.

Coronary Artery Disease

30. Mafi JN, Fei B, Roble S, et al. Assessment of coronary artery calcium using dual-energy subtraction digital radiography. *J Digit Imaging.* 2012;25(1):129–136.
31. Abdelmalek JA, Stark P, Walther CP, et al. Associations between coronary calcification on chest radiographs and mortality in hemodialysis patients. *Am J Kidney Dis.* 2012;60(6):990–997.
32. Dehaene A, Jacquier A, Falque C, et al. Imaging of acquired coronary diseases: from children to adults. *Diagn Interv Imaging.* 2016;97(5):571–580.
33. Miltner B, Dulgheru R, Nchimi A, et al. Left ventricular aneurysm: true, false or both? *Acta Cardiol.* 2016;71(5):616–617.
34. Kutty RS, Jones N, Moorjani N. Mechanical complications of acute myocardial infarction. *Cardiol Clin.* 2013;31(4):519–531.
35. Gurbuz AS, Ozturk S, Acar E, et al. Saphenous vein graft aneurysm: a case report. *ARYA Atheroscler.* 2016;12(2):100–103.

Pericardial Disease

36. Peebles CR, Shambrook JS, Harden SP. Pericardial disease: anatomy and function. *Br J Radiol.* 2011;84(Spec3):S324–S337.
37. Ferguson EC, Berkowitz EA. Cardiac and pericardial calcifications on chest radiographs. *Clin Radiol.* 2010;65(9):685–694.
38. Lee MS, Choi JH, Kim YU, Kim SW. Ring-shaped calcific constrictive pericarditis strangling the heart: a case report. *Int J Emerg Med.* 2014;7:40.
39. Gołota JJ, Orłowski T, Iwanowicz K, Snarska J. Air tamponade of the heart. *Kardiochir*

Torakochirurgia Pol. 2016;13(2):150–153.
40. Garnier F, Eicher JC, Philip JL, et al. Congenital complete absence of the left pericardium: a rare cause of chest pain or pseudo-right heart overload. *Clin Cardiol.* 2010;33(2):E52–E57.

Diseases of the Aorta

41. Karbek Akarca F, Korkmaz T, Çınar C, et al. Evaluation of patients diagnosed with acute blunt aortic injury and their bedside plain chest radiography in the emergency department: a retrospective study. *Ulus Travma Acil Cerrahi Derg.* 2016;22(5):449–456.
42. Chawla A, Rajendran S, Yung WH, et al. Chest radiography in acute aortic syndrome: pearls and pitfalls. *Emerg Radiol.* 2016;23(4):405–412.
43. Kir M, Saylam GS, Karadas U, et al. Vascular rings: presentation, imaging strategies, treatment, and outcome. *Pediatr Cardiol.* 2012;33(4):607–617.

第 16 章　心脏核医学

JAMES E. UDELSON, VASKEN DILSIZIAN, AND ROBERT O. BONOW

图像获取、显示、解释的技术层面　259
心肌灌注和单光子发射计算机断层显像　259
平面心肌灌注显像　268
同位素心室造影或心血管造影　268
正电子发射断层成像　270
心肌血流、心肌代谢和心室功能　273
心肌血流的评估　273
心肌细胞代谢和生理功能的评价　278
疾病检测、危险分层和临床决策　281
稳定型胸痛综合征　281
冠状动脉疾病的患者　286
无症状患者中进行冠心病的临床前期诊断和危险分层　287
急性冠脉综合征　288
在炎症和浸润性心肌病中的成像　291
用于非心脏手术前风险评估的影像　293
心血管系统的分子影像　294
潜在不稳定动脉粥样硬化斑块和血小板激活的影像　294
心脏瓣膜炎症和钙化的影像　296
心脏设备和假体瓣膜感染的影像　296
经典参考文献　297
参考文献　297

在 20 世纪 70 年代早期，第一份非侵入性静息状态下局部心室功能评估的报告出现，标志着人类进入了非侵入性放射性核素心脏显像的时代。自那时起，在心脏生理和病理生理方面的显像技术获得了长足的进步，这包括了在心肌血流，心肌代谢和心室功能方面的显像。医师在了解如何通过成像的信息来处理患者和制定临床决策方面也有了很大的进步。最终，通过这些影像学手段获得的信息都帮助临床医师制定决策，来缓解患者的症状，改善临床转归。

图像获取、显示、解释的技术层面

心肌灌注和单光子发射计算机断层显像

心脏核医学中最常见的影像学手段就是单光子发射计算机断层显像（single-photon emission computed tomography，SPECT）和心肌灌注显像（myocardial perfusion imaging，MPI）。在注射选择性放射示踪剂后，通过血流同位素可以在存活的心肌细胞中被追溯，且可在一定时间内留存在心肌细胞中。心肌吸收同位素显影剂按比例释放出光子，测定光子的量就了解心肌灌注的情况。心脏核医学研究所使用的标准照相机为 γ 射线照相机，它能捕获 γ 射线光子，转化为数码信息来显示光子的吸收剂量和释放位置。这种光电发射与晶体检测器在航道中发生碰撞。于是，γ 光子被吸收并转化为可见光（一种闪烁效应）。释放的 γ 射线可选择性地被捕获，并通过照相机探测系统表面的准直器被定量。通常使用平行孔型准直系统来测定光电发射轨迹垂直于照相机镜头且平行于准直器孔的光子（图 16.1）。这种设计能检测出 γ 射线放射来源的适当位置。光电倍增管，是 γ 射线照相机的主要元件，能感知光闪烁事件并将其转化为电信号来进一步处理。SPECT 影像的最终结果是靶器官的许多断层摄片的组合，组成了一种数码的显示图像来表明放射显影剂在器官的分布[1]。SPECT MPI，则显示了同位素通过心肌灌注的分布。

SPECT 图像获取

心肌灌注的数据必须围绕患者从大于 180°或 360°进行多角度扫描采集，以用这些断层摄片来构建心脏三维模型。采集多幅

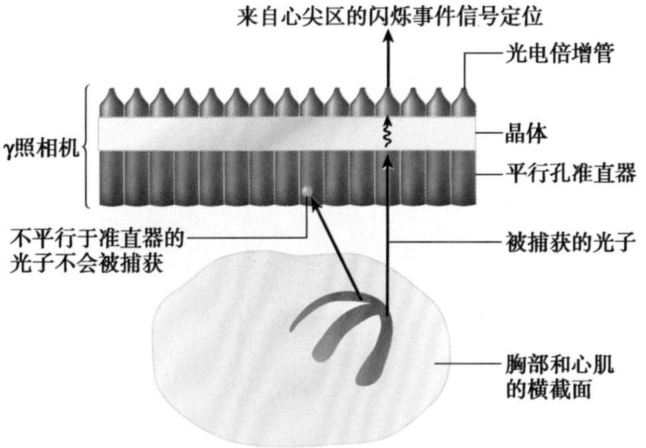

图 16.1　γ 照相机捕捉光子放射信号。放射信号被平行孔准直器捕捉，从而使晶体探测器能够探测到光子，光子被记录为闪烁事件。闪烁事件的定位是基于光子和晶体的相互作用的位置

图像，每幅图像具有 20~25 秒的放射信号。每一幅"投射"图像是特定投射角度下的二维心肌灌注显像。于是每个角度的图像信息都被投射在一个图像矩阵上，来完成靶器官的重塑。通过 SPECT 显像和影像重塑的技术，医生可以获得更多更广的信息[1]。

SPECT 图像显示

通过对心脏的三维重建，计算机程序可以识别左心室的长轴，获得心脏 3 个准平面的标准化断层图像。短轴的断层图像则是沿着心脏的长轴进行垂直切片，心脏的切面就像甜甜圈的切面一样，从心尖部开始直至心底部。虽然这种断层图像的方向和二维超声心动图的短轴面很相似（见第 14 章），但这种图像是逆时针进行扫描的（图 16.2A）。断层图像的切面平行于心脏长轴，且同样平行于人体的长轴的图像被称为垂直长轴面图像（图 16.2B）。切面平行于心脏长轴但垂直于垂直长轴的图像被称为水平长轴面图像（图 16.2C）。通过这些断层面，整个心肌的三维图形就形成并显示出来，并最小化结构上的重叠。

质量控制。SPCETMPI 的质量和局部心肌灌注的准确性取决于多种

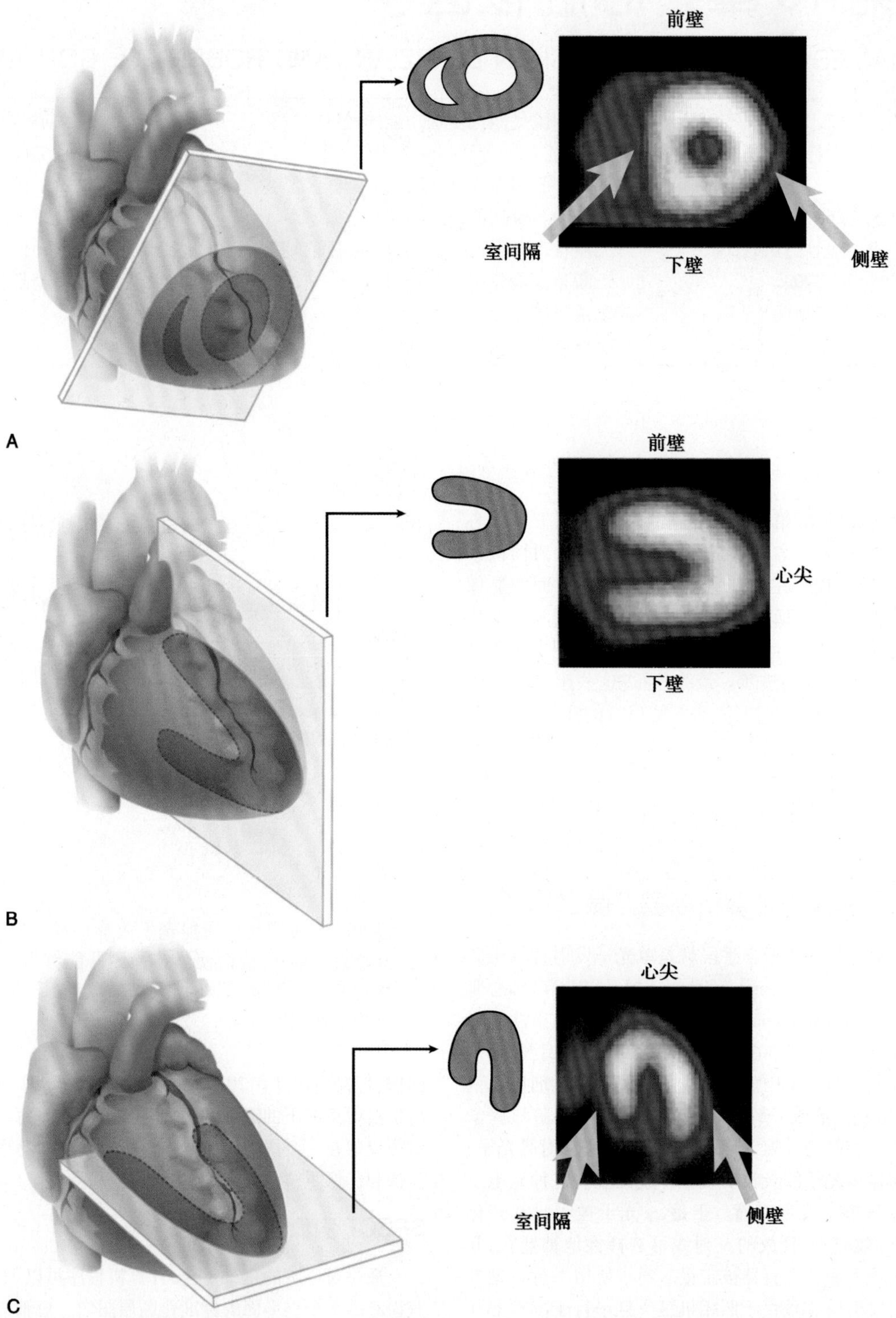

图 16.2　标准 SPECT 图像显影。A，短轴面图像显示了心脏前壁、下壁、侧壁和室间隔。B，心室长轴面图像显示心脏前壁、下壁和心尖。C，水平长轴面图像显示心脏的室间隔、心尖和侧壁

质量控制因素。这些因素包括，在获取图像的间隔期间，同位素显影剂进入患者和器官中在靶器官分布的稳定性，在图像获取期间有没有器官和患者的异常活动，在不同的投射图像中邻近组织没有相互重叠的结构来减弱光子从一个部位至另一个部位的释放。另一个质量控制的因素是照相机和探测器系统，包括均匀通过照相机表面的光子探测器的有效性和获取图像期间内通过整个轨迹时相机的稳定性[2]。

对于判读 SPECT 图像很重要的一点就是意识到可能存在的图像伪影。患者的一些离散的运动，随之发生的非原本部位的心脏活动，都导致了最终图像的异常，但可以被运动校正软件所校正。典型的伪影图像是由于其他组织结构的重叠阻挡减弱了光子的发射而引起。这些伪影包括女性乳房的重叠阻挡，许多男性横膈的阻挡也会减弱影响下壁的心肌图像。后面的章节会提到克服质量特异性问题的策略，诸如光子减弱的伪影。

高速 SPECT 显像

高速 SPECT 显像技术在原 SPECT 设计的基础上对光子捕获

能力和计算机重建图像能力上有了很大的进步。标准 SPECT 显像的准直器采用一种平行孔设计本身较为低效,因为心脏发出的光子只有被相当一小部分照相机和准直器表面捕获到。照相机和准直器技术的进步加强了捕获光子的效能,这种设计使许多探测器区域都可以获得心脏多面的图像,成倍增加了敏感性。该设备采用一系列小的,像素化的,固定的探测桩,由碲化镉锌或碘化铯组成:铊晶体可以为 γ 射线的探测提供更多的信息。此外,固体探测器的设计结合了广角钨准直器和一种新的图像重建计算机技术,能提供患者特异性的真实心脏三维图像[3]。与传统的 SPECT 相机相比,高速 SPECT 系统在计算速率上快至 8 倍,成像时间由原来传统 Angerγ 照相机的 14~15 分钟减至新的固体探测器照相机的 5~6 分钟,提高两倍的空间分辨率。

在照相机技术进步方面,图像重建处理软件也进一步发展。一种分辨率修复技术提高了空间分辨率同时对图像降噪。因此,当用这些技术重建图像时,只需较短的时间,就可以获得在使用标准 SPECT 显像技术和时间下的同样的信号/噪声比的图像[3]。缩短成像的时间也增加了患者的舒适度和满意度,同样减少活动带来更少的运动伪影。高速 SPECT 显像的另一个优势是在不牺牲图像分辨率和质量的基础上可降低放射药物的剂量,从而减少患者所受的辐射剂量。既减少成像时间又减少辐射剂量,就带来更高的性价比,为未来 SPECT 显像带来更广阔的应用前景[3]。

SPECT 灌注显影剂和方案

铊-201

铊-201(^{201}Tl)是 20 世纪 70 年代被引进,推进于 MPI 的临床应用,并作为平板运动试验的补充。^{201}Tl 是单价阳离子,其生物学属性和钾离子相似。钾是肌肉中主要的细胞内阳离子,不存在于瘢痕组织中,因此^{201}Tl 就是很合适的放射性核素用来区分正常心肌,缺血心肌和瘢痕心肌[4]。^{201}Tl 发射出 80keV 的光子能量,物理半衰期是 73 小时。铊被注射入人体后,早期的心肌摄取大部分与局部血流有关。首过清除率高,(当通过心肌时显像剂从血流中被成比例摄取),达到 85%。铊通过肌细胞膜上的 Na^+/K^+-ATP 泵,有效地扩散开来。在注射后的 5 分钟内,铊在心肌达到峰值浓度,而在血管中的铊被迅速清除。虽然铊最初的摄取和分布是血流的作用,但随后铊的再分布就在注射后的 10~15 分钟内出现,这种再分布就与血流无关,而与心肌细胞铊的清除速率有关,清除率则取决于心肌细胞和血流中铊的浓度梯度。正常心肌对高活性的铊清除速度非常快,而缺血心肌则较慢,两种差别的洗脱过程区分了两种心肌。

铊的显像研究方案分为负荷期和静息期[4]。在负荷试验后,铊显像的缺损从最初的高峰负荷到延迟 3~4 个小时或 24 小时的重分布显像异常表示为可逆性缺血,是有存活心肌的标志。当铊在静息期被注射时,铊在最初静息显像中缺损程度和重分布显像的延迟(3~4 个小时)反映了在静息期存活心肌的低灌注。当出现瘢痕心肌时,无论在静息期还是负荷期,铊显像的缺损会持续很久,且这种缺损是不可逆的固定的缺损。然而,在一些冠心病(coronaryarterydisease,CAD)的患者中,负荷期时铊的最初的摄取就大大下降,由于血液中铊的浓度迅速下降,在再分布过程中从血液中铊再循环的累积量也很少甚至无。因而对这些心肌严重缺血的患者即便存在存活心肌,但这些区域的心肌在 3~4 个小时或 24 小时后都可能显示为无再分布。在这种情况下,可以通过增加血液中铊的浓度,即在静息时再注射小剂量(1~2mCi)的铊来使存活心肌显像。因此,对于一些患者,在负荷试验再分布显像中出现不可逆的缺损时,有必要重新注射铊来识别是否有存活心肌。

锝-99m 标记显影剂

锝-99m(^{99m}Tc)标记的心肌灌注显影剂时 20 世纪 90 年代被引入临床[4]。^{99m}Tc 发射 140keV 的光子能量,物理半衰期为 6 小时。尽管^{201}Tl 能很好地被心肌摄取和血流代谢,但其能量谱在 80keV 对于传统的 γ 照相机仍然偏低(理想的能量谱在 140keV)。此外,^{201}Tl 的物理半衰期(73 小时)较长,辐射暴露时间延长,限制了应用。因此^{99m}Tc 标记的显影剂在这两点上就有优势。虽然美国食品药品管理局(Food and Drug Administration,FDA)批准了三种^{99m}Tc 标记的显影剂——sestamibi 甲氧基异丁基异睛,teboroxime 硼酸锝肟类,tetrofosmin 替曲膦——用于冠心病患者的检测,但目前只有 sestamibi 和 tetrofosmin 应用于临床。

Sestamibi 和 tetrofosmin 是脂溶性的阳离子化合物,首过清除率 60%。心肌对着两种显影剂的吸收和代谢的动力学都比较相近。在电化学梯度作用下,它们通过被动转运的方式通过肌纤维膜和线粒体膜,并保存在线粒体中[4]。与铊相比,锝显影剂的再分布很少。所以,^{99m}Tc 显影剂的心肌灌注研究需要两次分别注射,一次在负荷期高峰,第二次在静息时。

^{99m}Tc 标记显影剂有 3 种基本的使用方法:①一天研究,一次在心肌血流静息时,一次在负荷时,反之亦然,第一次注射剂量低(8~12mCi),第二次注射剂量高(24~36mCi);②两天研究(通常在体型较大的患者中执行),在静息期和负荷期都需要注射较大剂量显影剂(24~36mCi)来优化心肌显像;③二元同位素注射,静息期注射^{201}Tl,负荷期注射^{99m}Tc。后一种方法吸取了两种显影剂的优点,包括通过^{99m}Tc 获得高质量的门控 SPECT 显像和通过^{201}Tl 获得再分布图像(在负荷研究前 4 小时或在^{99m}Tc 24 小时后活性被延迟)。表 16.1 显示了不同同位素灌注显像的比较。

表 16.1 不同 SPECT 显影剂的性质

示踪剂	物理半衰期	吸收	心肌清除	洗脱差异	最大摄取值
^{201}Tl	73 小时	主动	~6 小时内 50%	存在	~0.7
^{99m}Tc-sestamibi	6 小时	被动	很少	很少	0.39
^{99m}Tc-tetrofosimin	6 小时	被动	很少	很少	0.24
^{99m}Tc-teboroxime	6 小时	被动	~10 分钟内 50%	存在	0.72

SPECT 显像解读和报告

SPECT 心肌灌注显像可以肉眼读片分析。解读描述包括负荷期的灌注情况，是否有负荷期影像的缺损和缺损是否可逆。由于影像资料是数字化的，需计算机程序辅助进行定量分析。目前有许多半定量或者全自动的 SPECT 心肌灌注图像分析软件可供选择。

显像解读和报告的基本原则。对于任何形式的图像解读，不论是肉眼还是定量的，关键必须报告是否存在心肌灌注缺损及其位置，以及负荷期的灌注缺损是否能在静息期恢复（指负荷导致的心肌缺血）或者心肌灌注的缺损是不可逆或固定的（常指心肌梗死）（图 16.3）。此外，大量的文献报道了异常灌注的范围和严重程度是与临床预后独立相关的（一定时间内不良事件发生的危险度），并能为临床医生对患者进行危险分层提供重要依据[6]。心肌灌注异常区域的范围代表了受损心肌的数量和血管的供应区域，而灌注缺损的严重程度则代表了缺血心肌摄取显影剂减少的程度。图 16.4～图 16.6 举出了不同范围不同程度的心肌灌注在负荷和静息状态下受损的实例。如果仅仅简单地把负荷试验时的灌注缺损描述成“异常”是远远不够的。因此，一份临床相关的显像报告应该包括灌注异常量的描述、缺血的范围、梗死的范围以及心肌和血管异常的具体区域。最终报告应该包括上述全部临床资料，负荷试验的结果和影像资料，从而为临床医生提供及时并有临床价值的诊断信息，并由专业人士制定标准化报告要素的指南[7]。

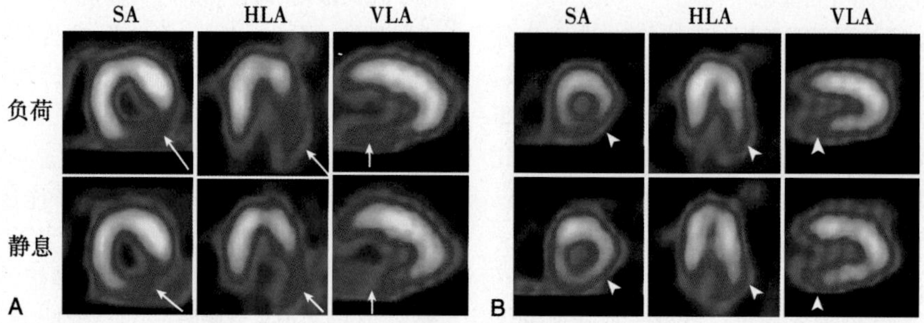

图 16.3 心肌梗死和心肌缺血的 SPECT 负荷/静息灌注显像实例。A，下侧壁固定缺损（箭头），在短轴面（SA）、水平长轴面（HLA）、垂直长轴面（VLA）负荷和静息图像下，同样的同位素摄取减低，同样心肌梗死的图像也相似。B，下侧壁可逆的缺损（箭头），负荷期下侧壁同位素摄取较其他区域相对减少，静息期同位素摄取较为均匀。这些表现与负荷期该区域血流储备减少一致，静息期灌注正常，于是识别出了负荷导致的缺血区域

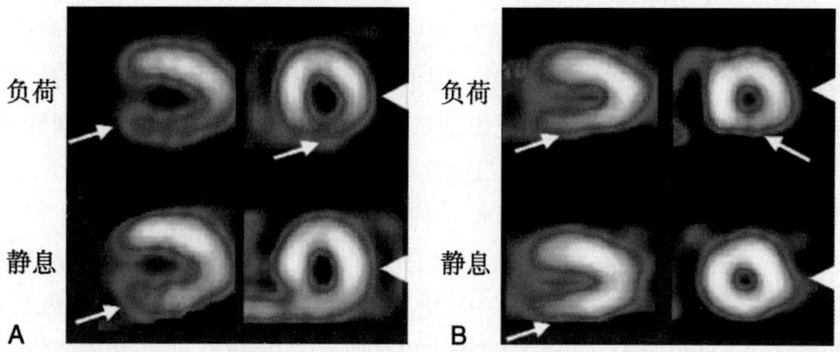

图 16.4 不同范围和严重程度的异常心肌下壁 SPECT 显像。A，下壁心肌广泛的中重度可逆性缺损（箭头）反映了中重度的血流储备异常。B，下壁心肌的轻度可逆性缺损（箭头），提示血管可能存在轻度狭窄或重度狭窄的血管有良好的侧支形成。两个患者存在轻微的可逆性的侧壁缺血（箭头所指）。注意侧壁与间隔部相比在负荷和静息时的亮度变化

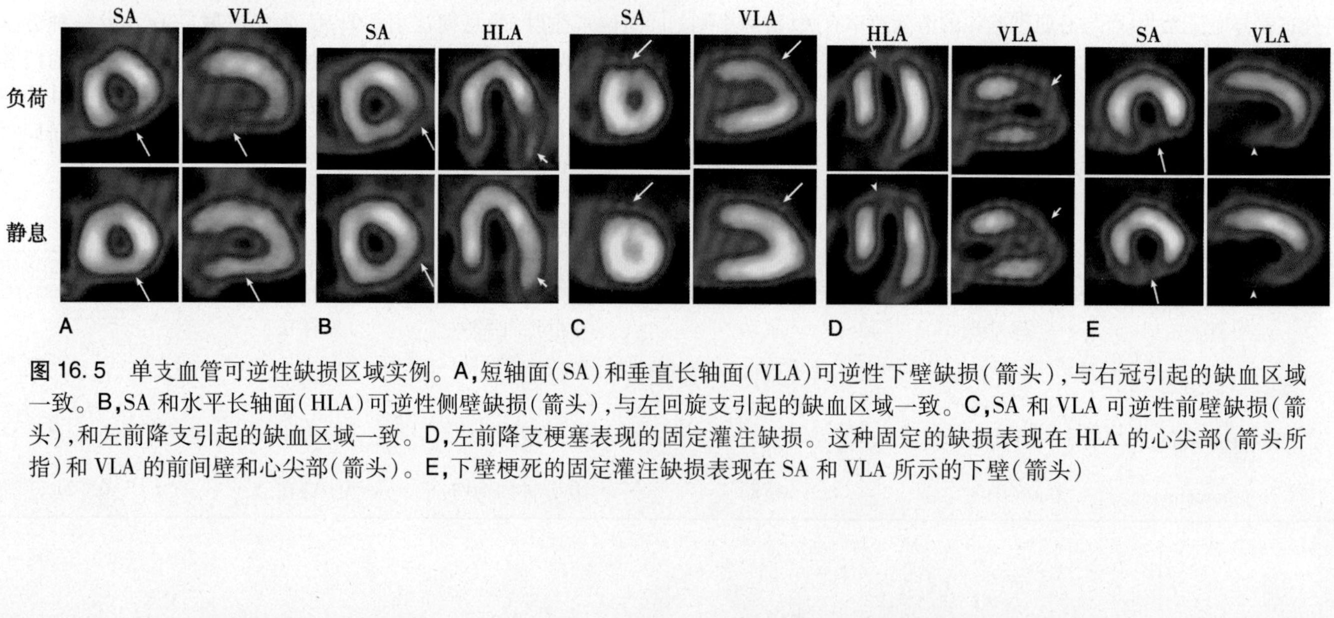

图 16.5 单支血管可逆性缺损区域实例。A，短轴面（SA）和垂直长轴面（VLA）可逆性下壁缺损（箭头），与右冠引起的缺血区域一致。B，SA 和水平长轴面（HLA）可逆性侧壁缺损（箭头），与左回旋支引起的缺血区域一致。C，SA 和 VLA 可逆性前壁缺损（箭头），和左前降支引起的缺血区域一致。D，左前降支梗塞表现的固定灌注缺损。这种固定的缺损表现在 HLA 的心尖部（箭头所指）和 VLA 的前间壁和心尖部（箭头）。E，下壁梗死的固定灌注缺损表现在 SA 和 VLA 所示的下壁（箭头）

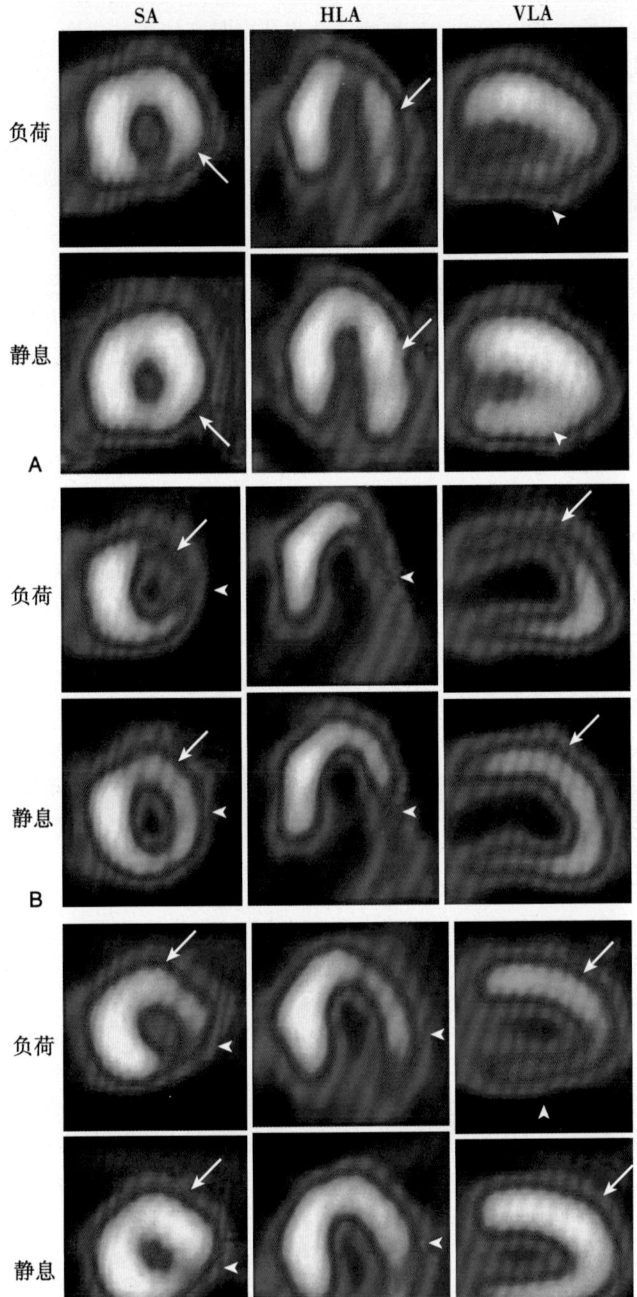

图16.6 多支血管病变的可逆性缺损实例。A，短轴面(SA)和水平长轴面(HLA)的侧壁可逆性缺损(箭头)，与左回旋支(LCX)狭窄引起的缺血一致。从垂直长轴面(VLA)看，下壁心肌可逆性缺损(箭头所指)和右冠(RCA)狭窄引起的缺血一致。B，SA和VLA上可逆性的前壁缺损(箭头)，与左前降支LAD狭窄引起的缺血一致，SA和HLA上可逆性侧壁缺损(箭头所指)，与LCX狭窄引起的缺血一致。C，三支病变引起的灌注异常，SA和VLA上可逆性的前壁缺损(箭头)，与LAD狭窄引起的缺血一致；SA和HLA上可逆性的侧壁缺损(箭头所指)，与LCX狭窄引起的缺血一致；VLA上可逆性的下壁缺损(箭头所指)，与RCA狭窄引起的缺血一致

在显像解读时为了最小化主观因素，可以对MPI资料进行半定量视图分析或全定量计算机分析[5]。在半定量视图分析中，对于心肌不同节段的灌注都有个评分。1个标准化节段的模型要把心肌分为17个不同的节段[7]，包含了3个短轴位的切面和1个长轴位描绘心尖的切面。每个节段的灌注情况都被分为了0~4分，其中0分代表了正常灌注，而4分代表了严重的灌注缺损。17个节段的灌注评分加起来得到一个"总"分。负荷期灌注总分(summed stress score，SSS)代表了负荷灌注异常的范围和程度，灌注缺损的程度与心肌缺血和梗死有关。静息期灌注总分(summed rest score，SRS)则代表了梗死的范围。心肌差异灌注评分(summeddifferencescore，SDS)是SSS减去SRS的值，代表了负荷状态下发生心肌缺血的范围和程度。这种节段评分可以由影像解读员主观算出，或者由大量的软件自动来计算得出。正如我们后面会讨论的，大量的文献资料证实了这些灌注评分，尤其是SSS，是作为病程转归的预测因子。

由于SPECT MPI影像资料是放射性显影剂分布形成的数字资料，我们也可以将这些数字资料进行定量分析。最常用的技术包括环形同位素活性接收板，得出靶器官的摄片，如短轴面的断层摄片。应用这个技术，从中心点沿着射线，360°每隔3°~6°就进行短轴面的断层摄片。最大的辐射值沿着射线计算出像素，通常位于短轴面心肌的中部，并可从每个角度做记录。通过这些资料，可以描绘出某一断层摄片的灌注情况，和其中最"正常"的同位素摄取区域，它被定义为同位素被100%摄取。某个患者的环形断面的灌注资料可以直接和标准的正常灌注资料进行比较。正常灌注资料是在一些正常的仅有非常小的可能性患有冠心病的个体或者我们熟知的正常冠脉的个体检测获得。定量化的异常灌注，其异常灌注的心肌范围可以从患者每张断层摄片获得(低于正常心肌灌注值下限的所有心肌总量)，同时可以检测患者灌注异常的严重程度(低于正常心肌灌注值下限的程度)。

目前大部分计算机系统和分析软件都可以做出"靶心图"或磁极图，把整个心肌灌注三维图像变成二维的图像(图16.7)。通过球形灌注异常的程度/血管区域异常和可逆、固定缺损的程度可以获取定量的数据。异常区域往往用黑色表示，灌注值低于正常标准值的区域被标记为黑色，同时可以推断出异常区域的范围，占血管分布区域的百分比或占左心室的百分比(图16.8)。

关于报告，指南也概括了定量和/或半定量分析下，所需全面报告的心脏结构[7]。

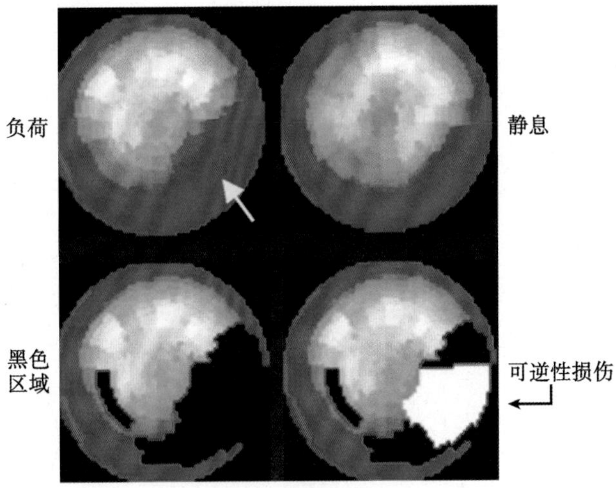

图16.7 可逆性下壁缺损患者的靶心图实例(黄色箭头指负荷期的靶心图，左上角)。黑色区域(左下角)代表了该区域心肌灌注低于正常灌注下限；可逆性损伤中(右下角)，白色区域指灌注异常的范围在静息状态下是可逆的(缺血心肌)。(图像提供：Ernest Garcia，PhD)

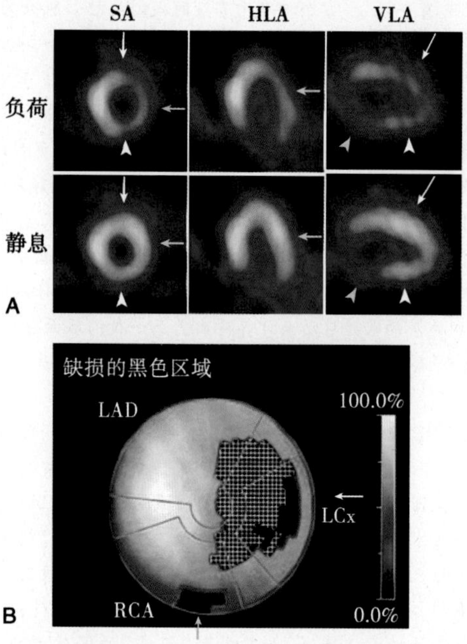

图 16.8 SPECT 所有血管中广泛的心肌缺血和一小部分心梗的负荷/静息灌注显像实例。**A**,前壁和心尖(白色箭头),侧壁(黄色箭头)和后壁(白色箭头所指)的可逆性缺损与所有血管的狭窄导致的缺血一致。在 VLA 断层摄片(黄色箭头)上,下壁的小的固定的缺损与小的心肌梗死表现一致。**B**,检测所有血管区域的把靶心图定量资料,可见广泛的可逆性缺损(白色交叉线区域,白色箭头),和一小部分下壁基底段不可逆缺损的区域(黑色区域,黄色箭头)。SA,短轴面;HLA,水平长轴面;VLA,垂直长轴面;LAD,左前降支;LCX,左回旋支;RCA,右冠

图像解读中的贝叶斯定理

尽管可以单独解读 MPI 资料,并根据图像所描绘的解读出来,但我们可以充分利用更多方法学的手段对手头资料进行全面解读。因此,当临床医生在解读 MPI 资料时,需考虑各种信息,即已知的临床资料和负荷试验数据相结合的影像学资料。在这个领域,可以运用贝叶斯定理。贝叶斯定理认为通过检查后疾病是否存在的概率(或检查后事件发生的危险性),不仅取决于检查的敏感性和特异性,还与预测疾病的概率相关(见第 13 章)。如果某一患者患病概率很低,即使检查结果是阳性的,他实际患病率仍然要小于检查结果阳性的且医生认为患病率很高的那些患者。实际上,MPI 结果远不是阳性或阴性那么简单,更有甚者,阳性(如异常)结果可能较为异常待定(不能确定异常是伪影还是轻度灌注缺损)到显著异常(广泛和重度的缺损,极可能是真正的缺血而不是伪影)等各种结果。因此,"检查结果的阳性"曲线可以被认为是一系列阳性曲线家族,涵盖了检查后疾病的各种可能性。

影像解读包含了上述这些概念,一个显示轻度阳性的 MPI 可能只表示心肌下壁的一块小的可逆的心肌灌注缺损。虽然这一缺损可能仅代表一小片下壁心肌缺血的区域,但也可能是负荷试验中横膈衰减作用造成的伪差。一个没有心绞痛症状的年轻人,他检查前患冠心病的概率很低。如果在 MPI 试验的负荷期让患者做踏车运动负荷试验(exercisetreadmilltest,ETT),且运动耐量良好,没有症状和心电图(electrocardiogram,ECG)的变化,那么预测他患病的概率就很低。将这个 ETT 后的概率认为是 MPI 检查前概率。当检查结果为阳性,尤其是轻度阳性,他在检查后患冠心病的概率仍然很低。所以即便检查结果是阳性,假阳性都较真阳性可能性大。相反,一个有心绞痛的老年人,ETT 试验中发生了心绞痛症状和阳性的 ECG 变化,那么 MPI 检查前的预测的患病率就很高,因此即便是和年轻人一样的阳性结果,但其真阳性的可能性极大。这些例子说明临床资料需与 MPI 检查结果相结合进行解读,同时贝叶斯概率定理也应随之应用,这样,读片医生才能传递更多的信息给临床医生,判断患者检查后疾病的概率(危险性),而不是简单地单独报告影像资料。

心肌灌注外的重要的 SPECT 显像分析

在灌注显像以外,常可发现其他异常的信息,包括肺对显影剂的摄取(尤其是^{201}Tl)和左心室暂时的缺血扩大。

肺对显影剂的摄取

一部分患者身上,在负荷试验后会有大量的显影剂在肺野被摄取,而静息时却没有(图 16.9A)。这类有肺摄取的患者常常有严重的多支血管病变和运动时肺毛细血管楔压增高和左心室射血分数(ejection fraction,EF)下降,导致了广泛的心肌缺血[4]。缺血导致的左心房压和肺动脉压增高,延长了显影剂在肺部的滞留时间,使肺间质摄取或渗入更多的显影剂,引起了上述状况。

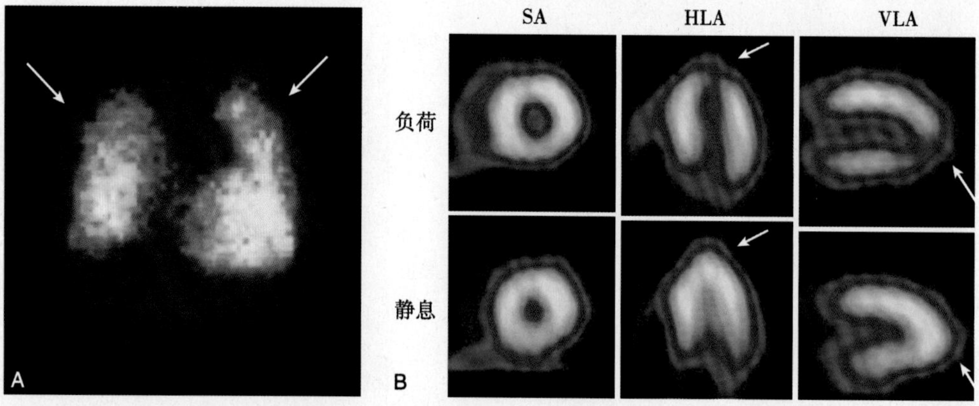

图 16.9 **A**,肺在早期二维显影中摄取^{201}Tl(箭头)。肺摄取显影剂与严重的冠心病和不良预后有关。**B**,心尖部的可逆性灌注缺损与左前降支缺血(箭头)相关。在这三幅断层摄片中,负荷期较静息期左心室容积增大(出现更多扩大),称为短暂缺血扩大(TID),TID 定量比高达 1.49。虽然单从灌注图像来看显示了单支左前降支 LAD 的病变,但短暂缺血扩大 TID 可能提示了多支血管病变。SA,短轴面;HLA,水平长轴面;VLA,垂直长轴面

肺摄取^{201}Tl较摄取^{99m}Tc-sestamibi和tetrofosmin更常见。当铊在负荷试验被注入后，内脏和背景组织摄取很少，因此在负荷早期就可以获取影像。此外，铊的再分布性质决定了其在负荷后的早期就要进行显像，因此肺的摄取更为明显。

左心室的暂时缺血扩张

左心室的暂时缺血扩张指的是影像上看，负荷时左心室或左心室(left ventricular，LV)容积较静息时的大[6](图16.9B)。对于负荷时整个左心室扩大的患者，其病理生理学基础可能是大范围的缺血以及缺血后的收缩功能障碍时间较长，进而导致了在负荷期左心室功能障碍并较静息时明显。另一些患者，尽管在负荷和静息时贲门侧影相似，但左心室容积有明显的扩大。这种图像可能提示了心内膜下心肌缺血的扩大(心内膜下摄取显影剂较少，造成左心室容积增大的表现)，同时也和广泛而严重的冠心病相关。现今处理系统能自动地定量测量心室暂时的缺血扩大。

肺对显影剂的摄取和心室暂时的缺血扩大都较单纯的灌注显像，提供更多的线索来提示冠心病的范围和严重程度。这些迹象与血管造影下的广泛而严重的冠心病相关，往往提示长期预后不良，这些变化被认为是患者高危的标志。

SPECT显像中常见的正常变异。灌注显像中正常的变异可能会被错误解读为缺损。这种在心肌中对原本完全均匀的显影剂图像的干扰与心肌结构的变异有关，也与获取图像时的技术因素有关。

例如，在上间隔成像时，会因为肌间隔和膜间隔的融合而造成"失控"(图16.10A)。心尖部的灌注稀疏也是一种常见的正常变异，会被误认为是灌注缺损(图16.10B)。由于在解剖上，心尖部比心肌其他部位薄，从而导致了灌注缺损的显像。在正常的SPECT显像中，侧壁显像往往比对侧的间隔部更为明亮(图16.10C)。这并不是由于侧壁与间隔部的血流差异造成的。而是由于在SPECT图像获取中，照相机离心肌侧壁比间隔部更近(在靠近侧壁胸壁上)，所以，与间隔部相比，侧壁心肌软组织衰减更少，成像也更为高效。仔细回顾一系列正常志愿者或患者的资料是非常重要的步骤，能够减少正常变异造成的影响，从而提高冠心病检测的敏感性和特异性。

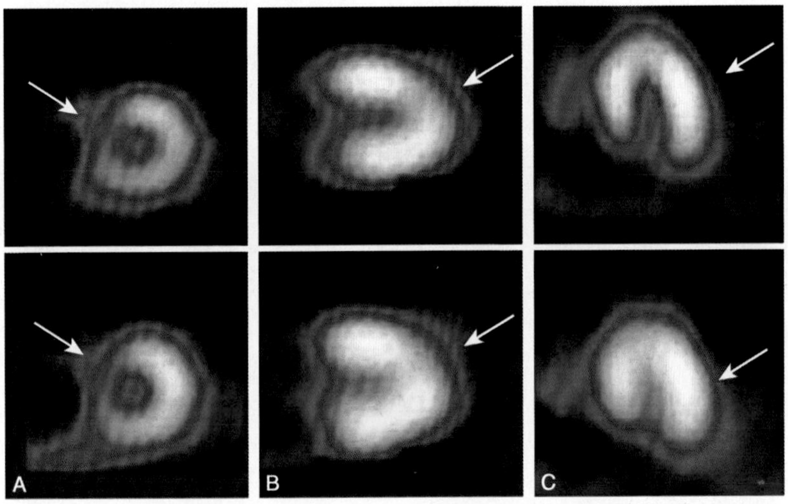

图16.10 SPECT灌注显影的正常变异。**A**，室间隔基底部的"失控"现象(箭头)，可以在大多数短轴面基底部断层显像见到。**B**，正常心尖灌注稀疏(箭头)。**C**，侧壁心肌灌注亮于对侧间隔部，这是另一种常见的正常变异

技术上的伪影影响了影像的解读

光子衰减。这指的是干扰软组织，乳房或横膈的光子相互作用导致在心脏显像中无法具体检测的事件。光子衰减在正电子发射断层成像(positron emission tomography，PET)和SPECT的心脏显影中产生伪影缺损，与真实心肌灌注缺损相似，因此降低了检查的特异性(如：增加了假阳性结果)。

乳房衰减。当患者乳房较大或者乳腺组织密度较高时，会产生显著的衰减，从而产生各种显像和位置上的伪影(图16.11)。对原始投影图像的回顾可以发现乳房造成辐射剂量的衰减[5]。性别配对的定量数据可以帮助解决这个问题，因为这些数据来自于具有平均体型和乳房大小的个体。

许多方法可以降低女性乳房组织造成的影响来提高特异性(降低假阳性率)。最有效的就是^{99m}TC基础上的心电图门控的SPECT显影(见后续)。一个前壁和前侧壁的轻度到中度的固定灌注缺损往往支持衰减伪影的说法，而不是心肌梗死。通过这种技术，能显著提高妇女检查时特异性以及冠心病的排除率。

下壁的衰减。SPECT显像时，经常会遇到下壁的衰减伪影。这种伪影可能时心脏外的结构造成，如横膈与下壁的重叠(图16.12)。此外，在获取SPECT显像时，下壁与照相机的距离较远，光子必须通过较厚的组织才能达到探测器，这就增加了光子的散射和衰减。

在解决乳房衰减伪影这个问题时，根据室壁活动门控的SPECT显像对鉴别伪影和心肌梗死非常有帮助。患者的体位也有助于减少衰减的程度。当患者俯卧位[2,5]，下壁心肌和横膈分离，有助于减少衰减伪像(见图16.12)。

心外组织摄取显影剂的伪影。SPECT显像中，心外组织对显影剂的摄取可以造成伪影。当心外组织靠近心脏并摄取显影剂，会增加探测器接收到的光子，从而错误增加了周围邻近心肌壁的同位素的浓度，显示为"过热"。心外组织摄取显影剂还会产生"斜面滤过"或"阴性裂片"的伪差[2]。在SPECT综合成像时，过热的心外组织"偷取"了心脏摄取的显影剂。而邻近的心肌会错误地显示为"冷的"缺乏灌注的影像。如果我们发现了有较多心外组织摄取显影剂的情况，可以在成像前等一段时间。让患者多喝冷水有助于内脏器官尤其是肠道中示踪剂的清除。

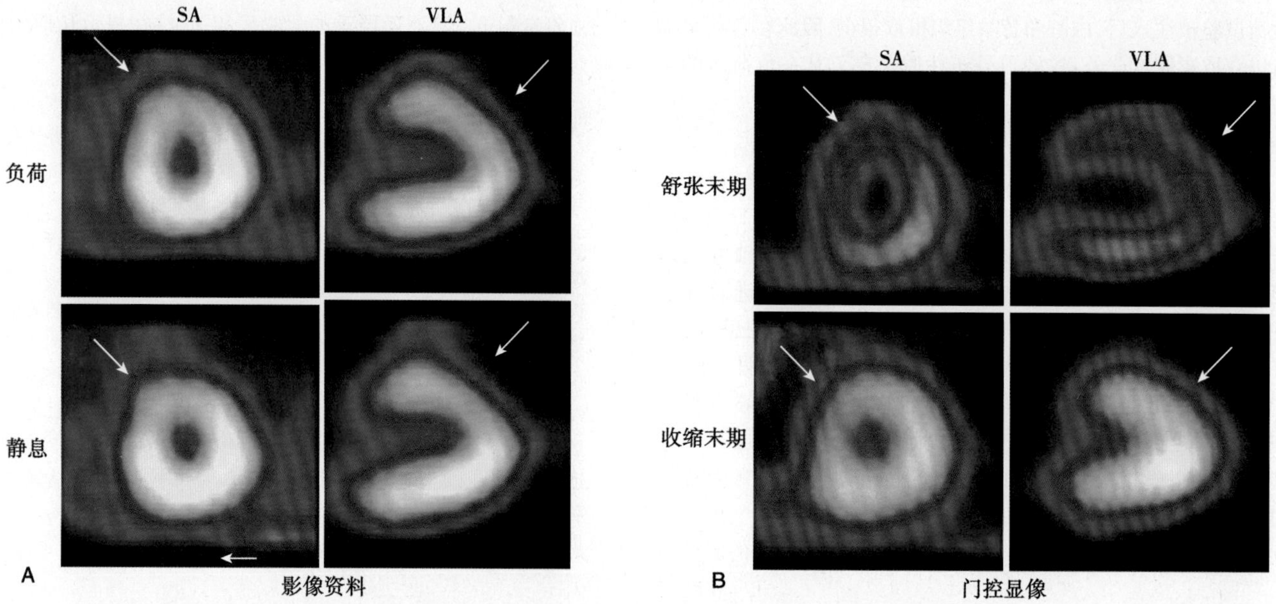

图 16.11　门控显像时发现轻度固定的灌注缺损，我们对此进行鉴别诊断。A，影像资料提示在短轴面（SA）及垂直长轴面（VLA）的前壁和前间隔存在轻度固定的灌注缺损（箭头）。回顾原始资料发现乳房可能对成像造成影响（图中未显示）。因此这个灌注缺损可能代表了前壁非透壁心梗或乳房衰减造成的伪影。在这种情况下，门控 SPECT 显像就能对这两种情况进行区分。B，在门控显像中，同样的 SA 和 VLA 视角对心室舒张末期和收缩末期进行定格。在心室收缩末期，心肌灌注提示正常（箭头）。这种情况最可能的是伪影，因为一般梗死都会引起心肌灌注的异常

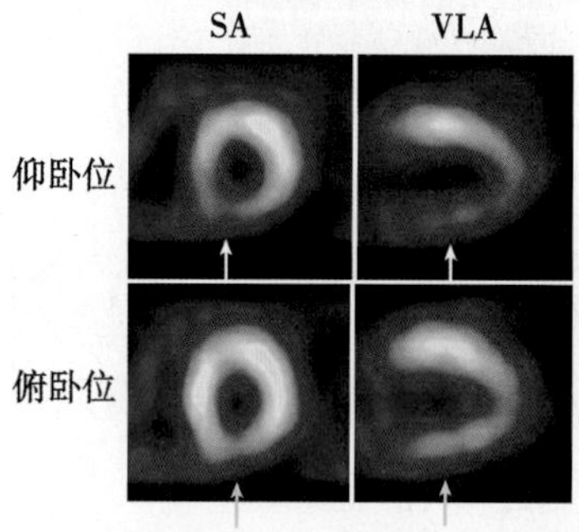

图 16.12　仰卧位显像来解决横膈所造成的衰减与真实缺损的比较。**上层图**，标准仰卧位图像显示一个明显的下壁灌注缺损（白色箭头）。在原始投影图像（未显示）可见到大量的横膈覆盖下壁的重叠影，运动负荷试验危险性较低，这些都显示了灌注缺损是一个假阳性结果。**下层图**，患者再次以俯卧位显像，分离了横膈和下壁。俯卧位的显像显示了下壁正常的灌注（黄色箭头），表明患者在仰卧位时的异常成像是假阳性的。SA，短轴面；VLA，垂直长轴面

校正衰减的方法

PET 显像中发射正电子的光子能量为 511keV，而 SPECT 显像的显影剂释放的能量为 80～140keV，PET 在软组织造成的衰减要小于 SPECT。在 SPECT 显像中，单个光子需要途径心脏到照相机；在 PET 显像中，两个同时发射的光子（如同步发射）需要穿过整个身体而到达各自的探测器（见 PET 章节）。虽然总衰减上来说 PET 大于 SPECT，因为 PET 的衰减是按照射线的放射路径（光子的放射路径）进行衰减，而与身体组织的深度无关。所以，对 PET，我们必须知道它的总衰减是按特定的方向穿过整个人体造成。从另一个方面来说，SPECT 就必须要知道沿着放射线特定组织的深度，以此来校正放射线的衰减。因此，SPECT 的衰减校正理论上来说更具挑战。近几年，许多用来同时校正 PET 和 SPECT 显像的方法层出不穷，最终目的都是为了校正“衰减”伪影以减少假阳性的显像缺损，提高检查特异性。

PET 衰减校正。为了检测衰减校正因素，围绕患者四周有一个相关的长寿命正电子发射器，发射锗-68 或者发射铯-137 的单光子发射器。测量杆以固定的速度扫描旋转，同时计算没有患者（空白扫描）和有患者（透视扫描）时的差异。通过检测计算同时进行的空白扫描和透视扫描比值的数据列阵，从而可以得出每个发射列的衰减校正。一旦每一个发射列都被校正（和散射），得到重组后的发射数据和图像就可以临床解读。只要患者在扫描进行过程中没有移动，心脏的 PET 成像就不会产生伪影。

SPECT 衰减校正。和 PET 相似的许多方法也尝试被用于 SPECT 的衰减校正，但这些方法并未被广泛采纳，因为对 SPECT 进行衰减校正根本上来说比 PET 更困难。许多市场上的 SPECTγ 照相机可以获得透视数据并进行衰减校正。一些发表的研究表明，包含所有衰减校正的 SPECT 解读可以提高冠心病诊断的特异性。然而，SPECT 衰减校正系统的花费和质量控制、获得数据、过程研究所需要的额外时间，都是减慢这项技术广泛推广使用的因素。

尽管有这些技术难度，但已进行将不同的硬件和软件方法进行衰减校正，提高负荷心肌灌注 SPECT 显像诊断精确性，尤其是提高特异性的多中心的临床试验。指南提出，SPECT 灌注显像研究中衰减校正的方法学是可选择的[2]。这一推荐认为，当 SPECT 检测时，进行衰减校正的方法必须大家高度熟知，而且有着严格的质量控制。

门控 SPECT 显像

SPECT MPI 的一个重要的进步就是结合了心电图门控 SPECT 灌注显像，这可以在检查的同时评估左心室的功能和灌注。在使用门控 SPECT 成像前，灌注和功能的全部信息需要特殊的测试方式，如 SPECT MPI 和单独的同位素心室造影（radionuclideventriculography，RVG）、超声心动图等。

用超声心动图来测量心脏功能参数时（见第 14 章），在数次心搏后画出左心室心内膜边界来得到诸如 EF 等参数。可以通过对照左心室运动图及心内膜边界，画出任意一个心搏或数个心搏的平均值来计算 EF。相反，MPI 在任意一个心动周期记录的数值是不足以来产生一个可以解读的影像用来评估心室功能。但这一限制被一种我们熟知的心电图门控（图 16.13）的应用所克服，它通过对一个平均的心动周期的分析来代表同位素检查期间 8~15 分钟中数百个心搏的平均值。

在心电图门控显像时，同时监测患者的心电图。当一个 R 波的峰值被检测到时，"门控"开启，将一系列数毫秒内的影像信息存于一帧"图像"中。对一个典型的门控 SPECT 显像来说，每一个 R-R 间期被分隔成 8 帧图像。举例来说，如果患者的静息心率是 60 次/min（1 000 毫秒/搏），这个心动周期中有 8 帧图像，而每帧图像则代表了 125 毫秒内的影像。在第一个 125 毫秒内的影像资料被记录至第一帧图像后，门控关闭，随后又立即打开，将第二个 125 毫秒中的影像记录至第二帧图像中（图 16.13A）。在整个心动周期中，这种过程在持续不断地进行。当心电图门控系统检测到下一个心搏的 R 波时，这个过程再次重复进行，在成像过程中，每一个心搏都会以这样的方式重复进行。

当记录几百个心搏后，可以用一个平均的心动周期来代表所有记录的心搏，以电影或影片的格式进行图像的连续重建[8]。最初的几帧图像代表了收缩期，而后面的几帧图像则代表了舒张期（图 16.13A）。

高质量的心电图门控图像需要每一个心动周期的长度大致相同。这通常由心搏长度窗口来完成，计算机系统可以只接收特定的心动周期长度来进行分析。一般来说，心搏长度代表患者的平均心率（先前的例子中是 1 000 毫秒），心动周期的长度在平均心搏长度的 10%~15% 内波动时，图像可以被获取。但心动周期的长度波动超过或者低于上述限制时，图像不可获取。举例来说，一个室性早搏的患者，室早 R 波和之前一个正常 R 波之间的较短的心动周期的图像数据不会被获取，同样室早与后一个正常心搏间较长的心动周期图像数据也不会被获取。这符合生理学规律，即室性早搏前后较短或较长的心搏长度与正常的窦性心律相比，显然有不同的收缩和舒张的特点。

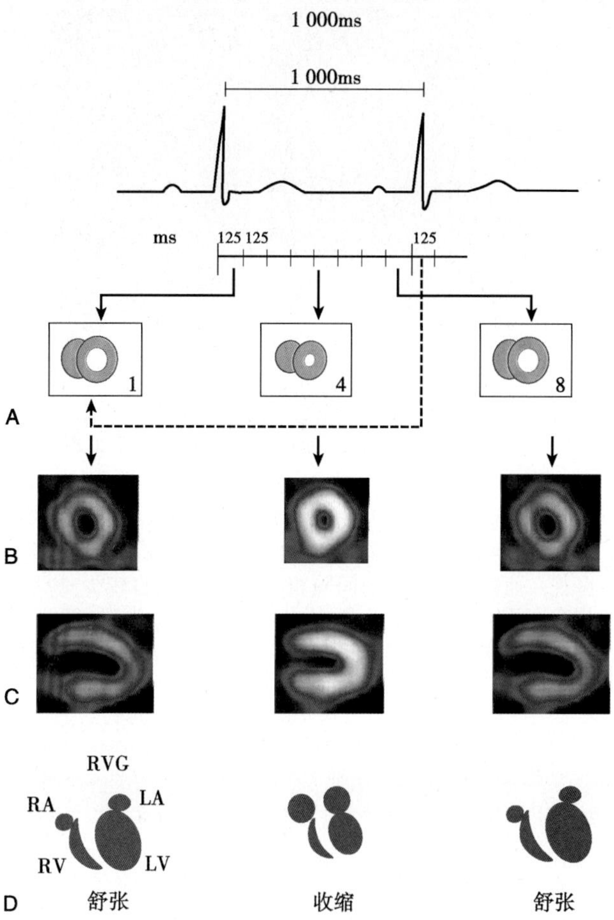

图 16.13 心电图门控技术的原理。A，通过闪烁法获得的数据与心电图相联系。一个 RR 间期被分隔成数帧"图像"，（在本例中，分为 8 帧图像）。在心率 60 次/min 时（1 000 毫秒/搏），8 帧图像中的每一帧都包含了 125 毫秒的信息。在第一个 R 波峰值后的第一个 125 毫秒中，所有的影像数据都被记录在第一帧图像中，第二个 125 毫秒的影像数据被记录在第二帧图像中，依此类推直到下一个 R 波的顶点。每次心搏都会这样记录。第一帧图代表了舒张末期的图像，而中间的一个图像（这个例子中的第四帧图像）代表了收缩末期的图像。B，门控 SPECT 灌注显像实例。可见舒张末期和收缩末期的短轴面图像。C，同时期图像在垂直长轴面的表现。可见收缩期时室壁增厚，可见发亮区。这些现象代表了心动周期中区域性心肌的变化和整体心脏功能。D，心电图门控下同位素心室造影图，显示了心脏舒张期和收缩末期。LA，左房；LV，左心室左心室；RA，右房；RV，右室。（改编自 Germano G，Berman DS. Acquisition and processing for gated SPECT：Technical aspects. In Germano G，Berman DS，editors. Clinical Gated Cardiac SPECT. Armonk，NY：Futura；1999，pp 93-114.）

区域室壁活动的门控 SPECT 解读。在心室收缩时，正常的区域性收缩功能被描绘成室壁的闪亮区[2,8]（图 16.13B）。当室壁出现造影剂浓聚时，就是明显的心内膜的区域。通过门控 SPECT 显像来评估区域的左心室功能是基于一个熟知的物理学理论，部分容积效应，有时也受到恢复系数的影响。当一个物体发出的光子浓度在某个特定阈值以下时，所记录到的数据不仅与物体中的显影剂浓度有关，也和物体的厚度有关[8]。对于 SPECT 显像来说，通常所有的室壁光子浓度都低于这个阈值。尽管在门控 SPECT 成像中，心肌显影剂的浓度是一个常量，但恢复系数（即成像时物体的亮度）与室壁的厚度相关。因此，在收缩期室壁增厚，左心室壁看上去更亮更厚，即使心肌组织中同位素的浓度实际上没有改变。这就是门控 SPECT 成像的基本原理。

区域心肌功能的评估通常经可视化图像进行的，这种分析方式和超声心动图类似。正常变亮的区域说明这部分区域心肌功能正常，而心肌变量程度减少的区域则代表了收缩功能的减退。只有轻度变亮的区域则代表了收缩功能严重减退，而没有变亮的区域则代表了运动障碍（图 16.14）。虽然可视化的图像分析是目前最常用的，但通过定量方法和靶心图也同样可以分析区域心肌功能。

门控 SPECT 成像评估整体左心室功能。当前所有的照相机-计算机系统都有软件来定量分析整体的左心室功能和检测 EF。基于计算机的方法学是全自动的且具有高度可重复性。最常见的方法是自动分析 3 个

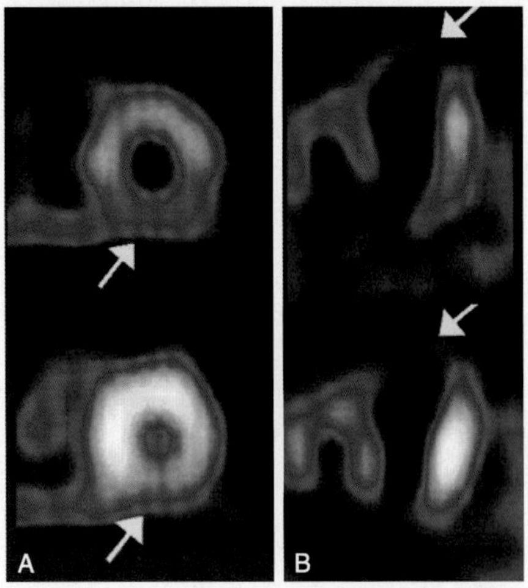

图 16.14 心电图门控 SPECT 灌注显像所检测到的节段性功能不良实例。A，下壁区域（箭头）较其他区域，从舒张期到收缩期，亮度轻度增加，说明存在严重的活动功能降低。而侧壁与正常的间隔相比，变亮程度也较少，说明也存在活动能力降低。B，从水平长轴看，心尖部（箭头）与正常变亮的侧壁相比，从舒张期到收缩期亮度没有变化，说明它活动障碍

正交面所有图像的心外膜和心内膜边界（图 16.15A）。把这些二维轮廓线重建成三维图像来表示一个平均心动周期中整体左心室功能（图 16.15B），这可以通过简单地用计算机从不同角度进行显示[8]。这种三维图像显示可以自动地计算 EF 和左心室容积。

根据心电图门控 SPECT MPI 自动分析获得的 EF 值可以被许多其他定量方法所估计的左心室功能的结果所验证，诸如同位素心室造影，心室造影所测定的左心室功能，和心脏磁共振（cardiac magnetic resonance，CMR）[8]（见第 17 和 19 章）。在一系列测定左心室功能的方法中，心电图门控的 SPECT 显像能提供稳定可靠的，可重复的左心室射血分数的估计，即便在许多心肌灌注缺损的患者中也是如此。

目前指南都推荐在心肌灌注显像 MPI 的过程中，常规使用带心电图门控的 SPECT 显像[2]。正如后面会讨论的，这种心肌灌注显像的信息中的左心室功能数据能提供额外的和独立的预后信息，对临床决策制定有重要现实意义。门控的 SPECT 显像也有助于对衰减造成的伪影和梗死心肌进行鉴别，心肌某个区域持续性放射性减少，但心室运动正常，同位素造影剂浓聚正常，表明了软组织伪影而不是梗死瘢痕（见图 16.11）。因此门控 SPECT 有助于排除显像中所发现的假阳性的冠心病，提高检查的特异性，这对女性来说尤为重要[5]。

平面心肌灌注显像

在断层 SPECT 灌注显像技术被广泛应用前，平面显像曾是标准的显像方法。在平面显像时，在注射放射性显影剂被心肌摄取后，γ 照相机就可获得 3 个独立二维平面的图像[2]。这 3 个标准平面是正前位，左前斜位和侧位。

平面显像较之 SPECT 显像的优势在于简单易行。患者躺在检查床上，双臂放于体侧，5~8 分钟就可以获得 3 个平面位置的图像。与 SPECT 相比，平面显像受患者活动的影响较小。平面显像不需要更多的图像后处理，因此潜在的误差和伪影更少。然而，对二维平面成像而言，由于每个标准体位都会产生心肌的重叠，故很难区分小的尤其是轻度的灌注缺损。而 SPECT 进行了更多标准体位的检查，能更容易地发现灌注异常的位置。

目前，平面显像可能适用于那些不能耐受 SPECT 检查时必须要保持静止的体位的患者，那些不能忍受庞大的 SPECT 照相机接近身体的患者，或那些体重和体型过大而不能行 SPECT 检查的患者[5]。

同位素心室造影或心血管造影

同位素心室造影，也被称为同位素血管造影或血池成像，可以通过首相扫描或平衡门控技术来进行操作[8]。平衡门控技术常指多门控电路采集法（multiple gated acquisition，MUGA）扫描。虽然两种检查方法采用不同的显影剂和数据记录方式，但得到了相似的整体 EF 值和心室容积的结果。这两种方法都提供了较高的可重复性来检测整体左心室和右心室（right ventricular，RV）的 EF 值。

平衡同位素心血管造影或心室造影术（门控血池成像）

在平衡门控的同位素心室造影中，计算机系统对患者数据的采集与患者心电图的 R 波同步，这与心电图门控 SPECT 相似（见图 16.13）。对血池进行标记，^{99m}Tc 被标记到患者的红细胞（red blood cells，RBCs）或白蛋白。通常用^{99m}Tc 标记红细胞显像对比效果较好，但^{99m}Tc 标记白蛋白更为可行，因为红细胞很难标记。对患者红细胞进行^{99m}Tc 标记的高锝酸盐需要使用还原剂焦磷酸亚锡，需要在高锝酸盐注射前的 15~30 分钟内进行。

图像采集。虽然在一个心电图门控的心动周期中记录到的相关数据较少，但检查时需要采集 800~1 000 个心动周期的全部数据来产生高分辨率的图像。心脏图像通常需要 3 个标准投射体位：正前位，正好垂直于间隔的左前斜位（能最佳分隔左心室和右心室），和左侧位（或左后斜位）。静息时同位素心室造影的最小帧率为每个心动周期 16 帧（大约 50 毫秒/帧）[8]。为了定量评价心室舒张指数和区域射血分数，帧率需要提高至 32 帧/搏（大约 25 毫秒/帧）。为了满足统计需要，图像的密度至少要达到每帧 250 000 或技术密度达到每像素 300，与此相关的投射时间要达到 5~10 分钟才能满足要求。在实验性研究中，采用高灵敏度的准直管、左前斜间隔位，能在 2 分钟内采集到足够的数据。心律失常诸如多发室早冲过总心搏的 10%时，就会对研究准确性产生不利影响。对于房颤患者，由于存在相当大的每搏间变异，在检查时得到的平均 EF 值可能要低于患者实际的左心室 EF 值[8]。

图像显示和分析。平衡同位素显像的定量分析，对每个心动周期的不停显像记录（见图 16.13D）可以估计：①心室和大血管的大小；②局部的室壁活动；③整体的心室功能（定量评估）；④心室壁厚度，心包积液，心包脂肪垫，或心旁的肿块；⑤心脏外同位素摄取，如脾脏。心室在收缩期和舒张期指数和容量大小的定量分析数据来源于心室的时间-强度曲线[8]，这与心血管造影中时间-容积曲线相似。除了时间-强度曲线和心室功能显像外，诸如振幅和相位显像也可以被用于评价心室节段活动异常和不同步性。

首过同位素心血管造影或心室造影

在首过同位素心室造影时，弹丸注射的同位素造影剂最早通过右心系统，然后通过肺，最后通过左心系统。作为这种用途的放射性同位素必须在较短的时间内产生足够的数据，且患者接受的辐射剂量要很低[8]。

图像采集。图像采集要求在显影剂通过心腔时快速进行。弹丸注射同位素后的短暂时相区分了左右心室。图像质量与注射同位素的技术有关，需要快速（2~3 秒）连续地注射。在肘正中静脉或颈外静脉通过

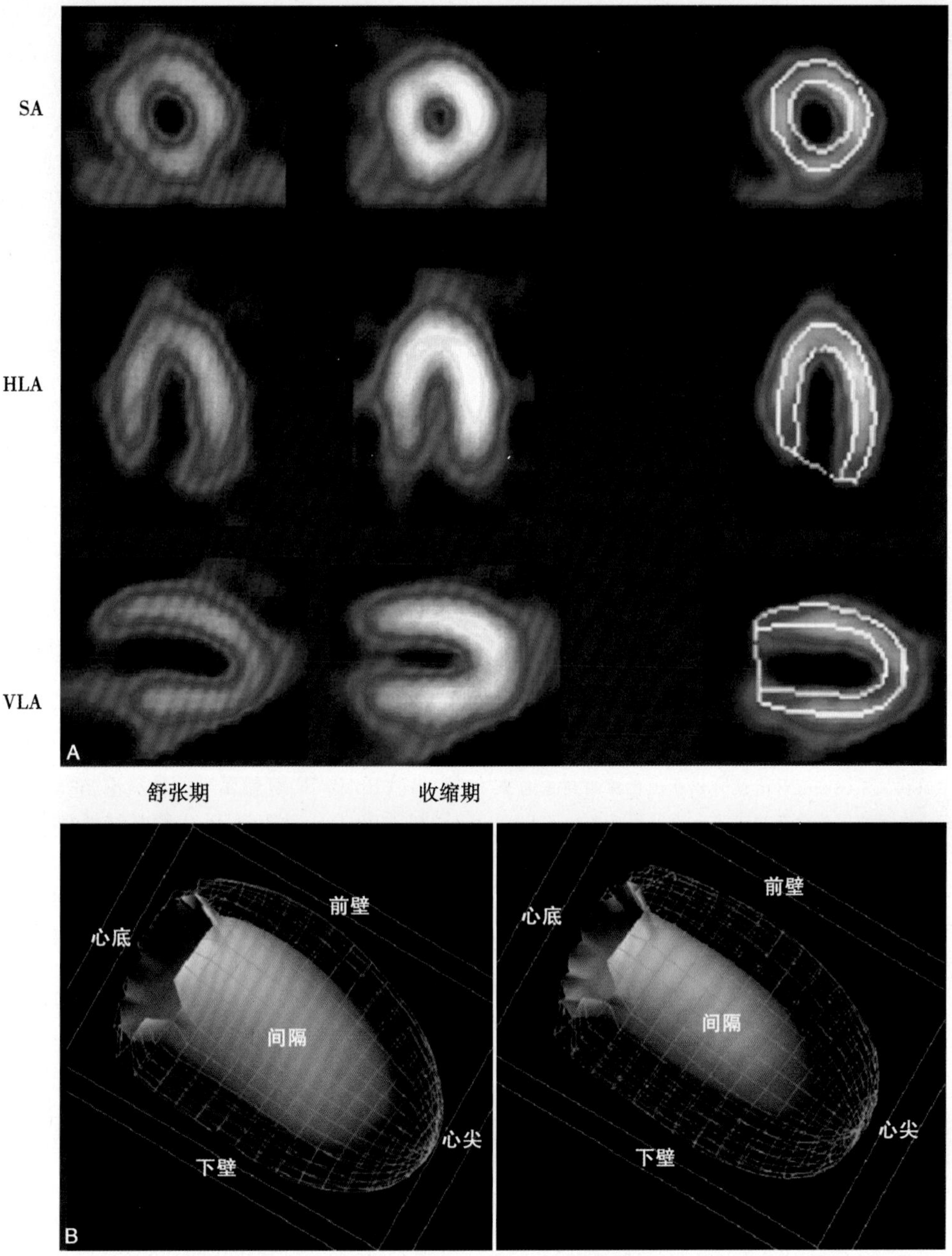

图 16.15 A，心电图门控 SPECT 显像，短轴面(SA)、垂直长轴面(VLA)和水平长轴面(HLA)，定格在心室舒张期(左图)和收缩末期(中图)。通过自动分析软件可以勾画出舒张期心内膜和心外膜的边界(右图)。B，根据所有二维图像的轮廓重建出左心室的三维立体图，并可以从多角度展示。本图中三维重建的左心室定格于舒张末期(左图)和收缩期(右图)。绿色的网格线代表了心外膜，而灰色的表面代表了心内膜。通过心室容积的变化可以计算射血分数。在对图像进行解读中，门控 SPECT 显像通过不停的循环得出最后的图像，而不是单一静止的图像。

18 号以上的静脉导管快速注射 10~25mCi 显影剂后，获得患者仰卧位的图像(取决于照相机/晶体的类型)。小的右前斜位(20°~30°)用于优化区分心房和心室大血管，这个体位也平行于心室长轴。虽然采用右前斜位摄片将左右心室的重叠达到了最大化，但这对大多数患者而言并不是一个问题，因为根据显影剂通过时间的不同可以区分不同的心腔。可以用 1mCi 的显影剂来对检查视野中的左右心室进行合适定位。

图像分析。为了区分右心室和左心室各自不同时相，可以在舒张末期画出左右心室轮廓。产生时间强度曲线，然后计算心动周期中时间-强度曲线峰值，推算出 EF 值。一般而言，右心室时相有 2~5 个心动周期，而左心室时相有 5~7 个心动周期。通过这些数据，可以定量分析左心室和右心室射血分数。

平衡同位素心室造影与首过同位素心室造影间的比较

首过同位素造影的优势在于较高的靶本底比值，更多各心腔不同时相的显像以及迅速的成像。首过同位素显像还能更容易评价右心室的 EF 值，这是由于这种方法可以在不同时相显示不同的心腔。平衡同位素显像的优势在于可以在快速多变的生理条件下评估心功能，高密度计数以及在不同体位下进行摄片。目前，平衡同位素心室造影使用得更为普遍。

正电子发射断层成像

由于 PET 定量检测的能力，可以用 PET 对心肌的灌注和代谢进行完全定量的检测，这是与 SPECT 相比的一个潜在优势。PET 中使用的放射性显像剂时被正电子发射的同位素所标记，其理化性质和自然界的元素存在差别，例如碳、氧、氮、氟等。这些元素可以在病理生理条件下参与正常和疾病状态的过程[4]。虽然大部分发射正电子的显影剂是由粒子回旋加速器产生，半衰期很短，但随着产生和制造正电子放射性同位素的发展，如铷-82（^{82}RB），使得实验室在进行 PET 心脏成像研究时无需配备粒子回旋加速器就可进行，提高了研究的可操作性。

临床上用于心脏 PET 的同位素显影剂分为两大类：分为检测心脏灌注的和检测心肌代谢的（表 16.2）[4]。FDA 已经批准了^{82}Rb 和^{13}N 标注的氨作为心脏灌注的显影剂，^{18}氟标注的氟脱氧葡萄糖（FDG）作为心肌代谢的显影剂。

表 16.2　选择性正电子发射断层扫描显影剂的特性

显影剂	生产方法	半衰期	组分
灌注			
氧-15	回旋加速器	2.1 分钟	水
氮-13	回旋加速器	10 分钟	氨
铷-82	粒子发生器	75 秒	氯化铷
代谢			
碳-11	回旋加速器	20.4 分钟	醋酸盐、棕榈酸酯
氟-18	回旋加速器	110 分钟	脱氧葡萄糖

改编自 Bergmann SR. Positron emission tomography of the heart. In Gerson MC, editor. Cardiac Nuclear Medicine. New York: McGraw-Hill; 1997, pp267-300.

图像采集。PET 照相机系统在设计时就可以最优化探测到正电子发射的同位素。发射正电子的同位素在稳定了一段时间后发生了 β 衰变，这是因为原子的原子核发射出了一个阳性电荷的 β 粒子（图 16.16）。当原子核发射出一个高能量正电子后，正电子在组织内穿行数毫米后撞击一个电子（一个阴性电荷的 β 粒子）。这种撞击导致了正电子和负电子的完全湮灭，碰撞发生了能量转变，产生了两股 511-keV 高能 γ 射线。这两种 γ 射线的角度完全相反（相互间 180 度）。PET 探测器能够在两个相对应的探测器中探测到碰撞瞬间释放出的光子。PET 较之于 SPECT 的进步正是在于这种选择性的探测到碰撞，改善了空间分辨率[9]。不像 SPECT 成像是通过一个外源性准直管在限制光子到达探测器的方向，PET 采用了“内源性”准直管探测碰撞，提高了照相机的敏感性。

另外，PET 和 SPECT 一个重要的区别在于较容易标记能量代谢底物和心脏膜受体亚型，从而可以在体内探测这些生理过程。而且，动态 PET 显像可以在某一时间心脏特定的区域分析显影剂的情况，从而可以了解体内生理变化的进程。

显像分析。与 SPECT 显像相似，PET 中的发射数据也被显示为水平轴、垂直轴、短轴的断层图像[9]。如果是动态模式下获得数据，运用相应的数学模型，心肌灌注和代谢的数据就可以被显示成以下形式：一种是反映血流的每分钟每克的毫升数和一种反映代谢的每分钟每克的摩尔数。

PET 灌注的显影剂

PET 灌注的显影剂可以分为两类：①自由弥散型显影剂，它可以作为血流的一个功能在心肌组织中累积和排出；②非弥散型显影剂，也作为血流的一个功能在心肌组织中潴留[4,9]。能够快速生理排泄的自由弥散型显影剂，如^{15}O-水，使该检测快速多次重复。这种显影剂的显像在视觉效果上并没有什么特殊之处；应用数学模型可以获得显示血流的每一个像素。自由弥散型显影剂的优势在于它们不依赖代谢捕获途径，因此不受代谢环境改变的影响。

非弥散型显影剂因为可以在心肌中潴留一段时间所以成像更容易。^{82}Rb 和^{13}N-氨就属于这种类型，它们外表更像微球形状的显影剂。^{82}Rb 是一种阳离子，生物学特性类似于钾例子和铊粒子，通过 Na^+-K^+-ATP 泵主动转运被肌膜摄取。实验研究中，它的摄取率受代谢环境的影响很小。然而，^{82}Rb 只有 75 秒的半衰期会使其在心肌中很快衰减。尽管半衰期很短，^{82}Rb 可以由粒子发生器产生，临床上不需要固定的粒子回旋加速器。

^{13}N-氨是一种可萃取的灌注显影剂，半衰期为 10 分钟。它通过被动弥散或者主动 Na^+-K^+转运系统通过细胞膜。通过代谢捕获^{13}N-氨在心肌中潴留。跟^{82}Rb 相似，心肌摄取氨需要每分钟每克 2~3 毫升的血流量，在更高的血流灌注时才能到达平台期。在实验研究和临床研究中都证实了该显影剂评估心肌血流的价值[9]。

PET 灌注显影剂：研究方向。^{18}F 标记的氟化三苯基磷最初用于测定线粒体膜电位，现已被用于 PET 检测心肌灌注显像[10]。目前用于心肌灌注的显影剂^{82}Rb-氯和[^{13}N]-氨由于半衰期短，依赖固定的离子回旋加速器或粒子发生器，从而限制了其广泛的临床应用。更长半衰期的^{18}F（110 分钟）单一剂量就可以让分布维持一天，可以使心肌灌注 PET 显像的临床应用更加便利。此外，较长半衰期的^{18}F 可以在平板运动试验时做心肌灌注评估，而不像目前单纯用血管扩张剂的^{82}RbPET 检测[10]。

一种新型的 PET 研究性放射性同位素^{18}F-flurpiridaz 已经进行Ⅱ期和Ⅲ期临床试验并与^{99m}TcSPECT 作对比[11]。PET 显像的高空间分辨率和^{18}F-flurpiridaz 的靶本底比值都可较 SPECT 获得更高质量的心电图门控的 PET 图像，且对于严重冠心病检测具有很好的诊断精确性[10,11]（图 16.17）。在可行的人体研究中，不管存不存在负荷诱导的心肌缺血，定量^{18}F-flurpiridaz 的心肌血流（myocardialbloodflow, MBF）都出现在心脏血流中，在冠心病的发生区域，就出现了严重的负荷 MBF 的减少，于是出现了明显的分界，即血管区域显示了负荷诱导的心肌缺血和正常灌注的心肌[12]。大量患者的更多的研究将用于评估临床利用价值和^{18}F-flurpiridazMBF 的诊断精确性，特别是在冠心病多支血管病变的患者身上。

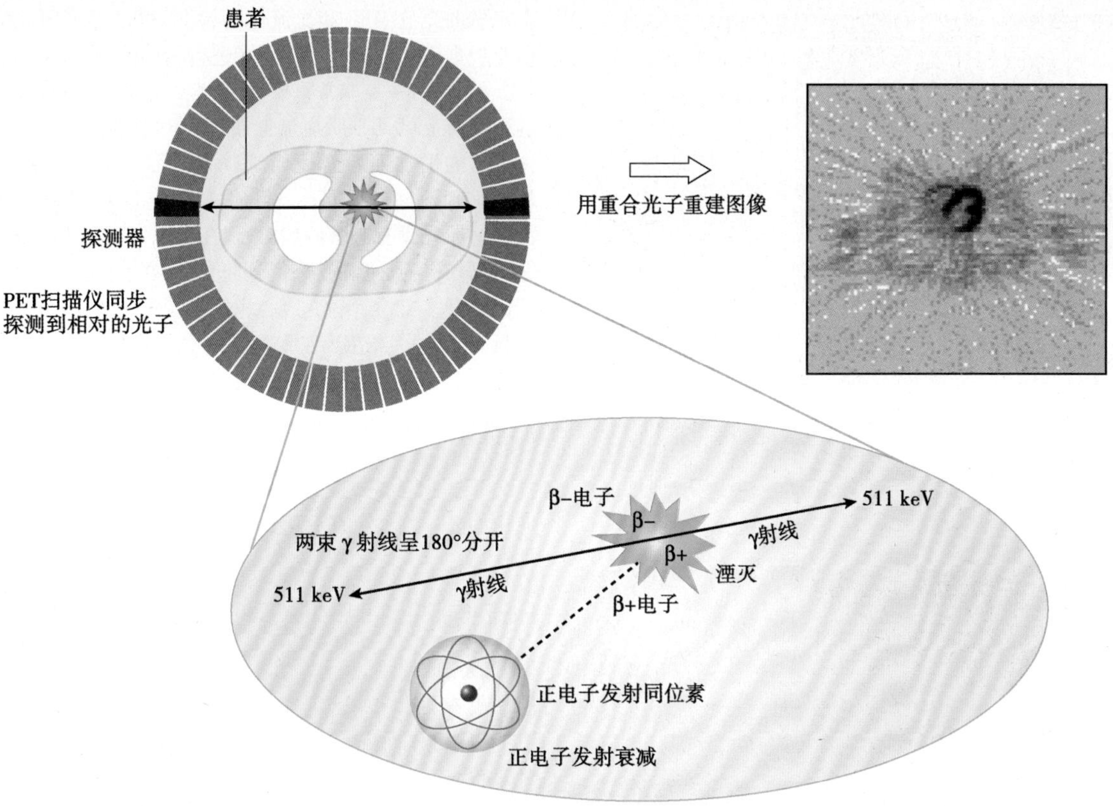

图 16.16 PET 显像中采用同步照相机探测正电子和电子发射 β 射线的示意图

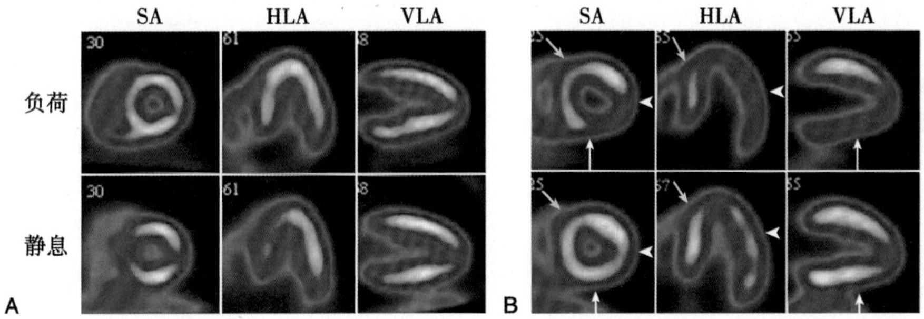

图 16.17 正常(A)和异常(B)^{18}F-flurpiridaz PET 心肌灌注显像代表实例。A,断层显像在短轴面(SA)、水平长轴面(HLA)和垂直长轴面(VLA),负荷(上层)和静息(下层)图像表明了放射性显影剂在所有心肌区域的正常分布。B,负荷和静息图像显示了冠脉三支病变区域的广泛可逆的区域性灌注缺损:下壁可逆缺损(白色箭头),侧壁可逆缺损(箭头),前间壁可逆缺损(黄色箭头)。(改编自 Dilsizian V,Taillefer R. Journey in evolution of nuclear cardiology:will there be another quantum leap with the F-18 labeled myocardial tracers? J Am CollCardiol Imaging 2012;5:1269-84.)

PET 心肌灌注显像的临床应用

PET 灌注显像与 SPECT 相比的优势在于更高的空间分辨率,改善衰减和纠正散射,以及区域血流灌注的定量(图 16.18)。虽然 SPECT 估计负荷和静息心肌灌注显像已经成为了重要的疾病诊断和预后工具,用于对心肌缺血和早期心肌梗死的评估,但 SPECT 心肌灌注显像解读研究本质上是定性和半定量的。长期以来我们认识到 SPECT 软组织衰减的不良效应会降低图像质量,尤其是当患者肥胖或体型较大时,会增加解读误差。但 PET 拥有显影剂运动模型和稳固的衰减纠正方式,使左心室区域性 MBF 的评估可以以每克组织每分钟每毫升来显示[9,13]。来源于动态图像获得的定量的绝对充盈 MBF 和血流储备(即充盈和静息 MBF 比值),即结果心肌和血池时间-强度曲线,与 PET 灌注显像也有较强的联系。如此,^{82}Rb 和[^{13}N]-氨 PET 与 SPECT 相比在检测冠心病方面有更高的敏感性和特异性(高达 95%)。然而,心肌灌注 PET 显像的广泛临床应用仍然受到一些阻碍,如[^{13}N]-氨依赖定位粒子加速回旋器,^{82}Rb 需要昂贵的每月更换粒子发生器。另外,^{82}Rb 和[^{13}N]-氨相对较短的半衰期限制了 PET 灌注研究仅应用于药物治疗的患者,不能用于 MPI 运动试验的患者,而该试验却具有独立的预后和诊断价值。另一方面,定量的 MBF 和血流储备对临床应用有重要意义。例如,多支血管病变的冠心病患者可能有较一致的血流储备减低,而 SPECT 对这种“平衡的”缺血检测并不敏感[13](图 16.19)。另一个极端的情况是,通过检测 MBF 血流储备的轻度异常,PET 可以早识别有内皮功能失调的冠心病,如发现高

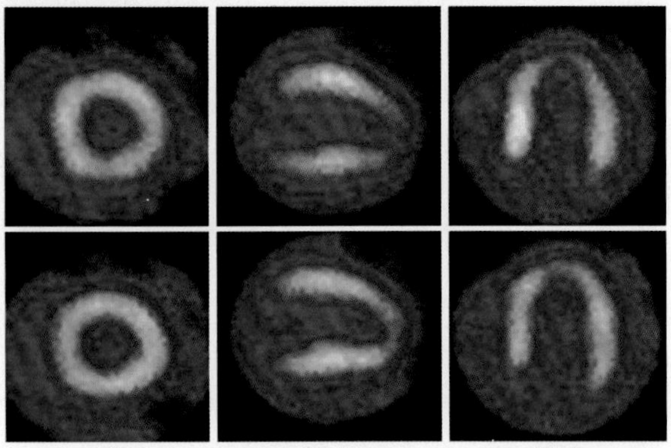

图 16.18 高质量的负荷（上层）和静息（下层）PET 灌注显像，应用^{82}Rb 显影剂显示短轴面（SA）、垂直长轴面（VLA）和水平长轴面（HLA）

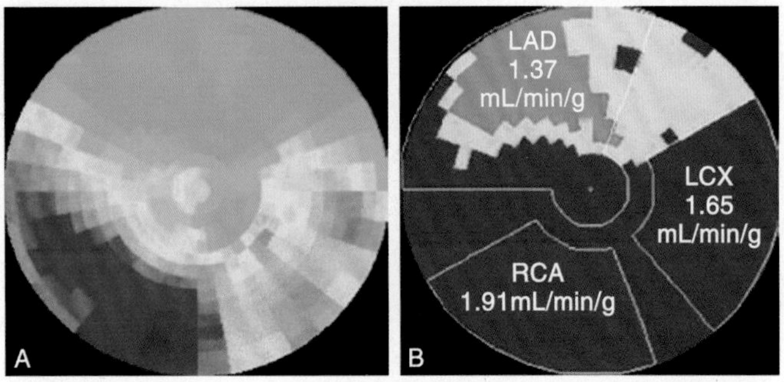

图 16.19 冠心病患者应用腺苷血管扩张剂后的心肌显影剂摄取的靶心图。A，相关显影剂的分布（与 SPECT 研究一样）显示了左前降支（LAD）区域的单支血管病变（绿色代表与其他区域相比的相对的灌注减少）。B，定量评估腺苷诱导的充盈的心肌血流储备，^{13}N-氨 PET 识别出所有三支血管区域的异常血流储备：LAD，左回旋支（LCX）和右冠（RCA）；正常充盈的心肌血流大约是 3ml/（min · g）。正是如此，额外的定量分析，即相关的血流分布的标准分析，这些灌注储备的数据表明了 3 支血管病变而不是单支血管病变。（改编自 Schindler TH，Schelbert HR. Quantitation of myocardial perfusion：absolute blood flow versus relative uptake. In Diszian V，Narula J，editors. Atlas of Nuclear Cardiology. 4th ed. New York：Springer；2013，pp 145-194.）

胆固醇、吸烟、高血压和胰岛素抵抗的无症状患者[14]。

PET 绝对充盈下的心肌血流和血流储备估计

心脏 PET 检查能对冠心病患者进行评估和管理的这一概念发生潜在转变，即从有一种解剖学上的“金标准”（冠脉造影术）向一种功能学标准（血流储备分数）[15]的转变。PET 绝对 MBF 对于冠心病的功能性评估提供了一种非侵入性的选择，可能会免除行冠脉造影术。在绝对的状态下定量评估 PETMBF 是与冠心病的管理的转变方式相一致[16]。与可视化的图像分析相比，定量血流的方式提供了更加客观的依据，且本身具有可重复性。绝对量化可以帮助评估已知冠脉狭窄的生理上的严重性，尤其是中等严重时。此外，这种 MBF 非侵入性定量评估开阔了传统心肌灌注显像的视野，从检测末期，严重的，血流受限的心外膜下心肌缺血的冠心病到在所有三支病变区域平衡的缺血检测，以及早期冠脉粥样硬化或微血管障碍[14]。在 PET 区域灌注缺损可视化的图像解读上加上定量的充盈 MBF 和血流储备检测，可以提高冠心病的检测率，以及根据不同临床表现对患者进行精确危险分层[17-19]。

然而，有一点非常重要，要意识到在高血压或高静息率压乘积的患者身上可见心肌血流储备（MFR）比值可以由于静息血流这一分母的增加而不合逻辑地降低。因此，解读全部患者的充盈 MBF 和血流储备很重要。目前，PET 定量检测绝对 MBF 有助于：①评估原先没有心脏病病史，现在出现怀疑心肌缺血症状的患者；②对已知有冠心病的患者需要更具体的生理学方面的评估；③识别出怀疑多支血管病变冠心病的患者；④在可视化灌注异常图像，但具有正常冠脉造影结果时，来评估可能的微血管功能异常；⑤评估心脏移植患者当出现血管病变时。

心肌代谢的 PET 显影剂

PET 检查的独特定位可用来检测心肌代谢和细胞生理学。所应用的显影剂将会在后面详细讨论（见心肌细胞代谢和生理学评估章节）。

PET-CT 和 SPECT-CT 扫描相结合

应用放射性照相技术的 CT 与 PET 和 SPECT 技术结合的扫描能在单一的成像中获得完整的解剖学和功能学信息。CT 血管造影能提供心外膜冠状动脉管腔是否出现狭窄和狭窄程度的信息，具有较高敏感性和特异性（见第 18 章），而 PET 和 SPECT 能给出因解剖学狭窄而产生的功能下降的信息。心脏 CT 血管造影适合用于判断狭窄的冠状动脉是否有“堵塞”，虽然它精确评价狭窄严重程度的能力受到当前 CT 血管造影系统的限制。另一方面，PET 和 SPECT 就更适用于判断这样的狭窄在生理学上是否很严重且与血流储备的限制相关。随着 PET-CT 和 SPECT-CT 联合系统的进步，解剖学和生理学的全方位信息可以在同一个图像上立即获得。这种解剖学和功能学形式的结合对于在 SPECT-PET 和 CT 血管造影都有些异常发现的患者来说非常有意义。这种结合扫描的优势在于相应的图像在空间上进行匹配，并可以获得一个单一的图像。

PET 上的 CT 衰减校正

PET-CT 和 SPECT-CT 联合显像系统的一个额外的优点是应用 CT 图像为 MPI 数据做衰减图[9]。这种方式是将更快速的 CT 扫描代替用锗-68 或铯-137 的传送扫描，减少 PET 过程中的总持续时间。然而，用快速 CT 扫描进行衰减校正的潜在问题是呼吸时器官的运动。CT 扫描在呼吸周期的某个点“冻结”了心脏，肺和肝，而 PET 得到的数据是许多呼吸周期测定的平均值。使用呼吸门控去校正这一问题的方法目前正在研究中。

目前，决定是否对一个特定的患者只进行 PET 检查，或只进行 CT 血管造影检查或联合 PET-CT 检查取决于很多因素。患者的年龄，心率不正常，已知有冠脉钙化或金属支架植入，肾功能不全，肺疾病，或对造影剂过敏等，这些问题都使很大比例的患者被排除而无法行 CT 血管造影。中至重度心肌缺血患者用药物治疗后血管再生提高了患者生存率，这其中的很多患者都可以做 PET 检查，但大部分患者不需要同时进行冠脉解剖学和 PET-CT 联合的心肌灌注评估。且这两种诊断学检查的造影剂剂量的叠加也是我们需要考虑的。

不考虑血管造影显示冠脉狭窄的程度，拥有低危险性的负荷心电图或核素心肌灌注扫描的患者从药物治疗后血管再生来看没有显示出有生存优势（见第 61 章）。另一方面，在有家族史的或冠心病多种危险因素的年轻患者中,CT 血管造影不仅可以排除严重的冠脉管腔的狭窄,还能通过定量分析钙化斑块的程度检测出早期的动脉粥样硬化(见第 18 章)。后者对严重危险因素的纠正和药物治疗有指导意义。由此可见,PET-CT 联合扫描应该被限制用于一小部分患者,需要知道冠脉解剖学和生理学该功能的,以用来预测对临床管理的影响意义(例如,异常的冠脉解剖或心肌桥和胸痛)。

所有另外的一些情况,诸如内皮功能失调或微血管病变的检测,以及软斑块的识别,目前用 PET-CT 检测都是实验性质,因为支持广泛临床应用的临床数据较少。未来,应用新的放射性显影剂标记冠脉斑块,PET-CT 联合扫描就会给出分子影像学的斑块解剖,提供更多有价值的信息区分"非易损"斑块中的"易损"部分,可用于预测急性心肌梗死并做一些预防措施。

放射暴露事件

用于低剂量的心肌核素显像的临床决策必须有一定标准,并通过相应的风险-效应比分析,获得高质量必要的诊断信息,同时必须符合相关指南。经核素诊断或经历电离辐射后是否会继发恶性肿瘤未有明确定论。低剂量(<100mSv)核素暴露可能有远期致癌效应的推论源自原子弹爆炸幸存者的调查。然而,低剂量核素暴露的量效关系以及可能存在的组织特异性代偿反应的评估非常复杂,都可在低剂量暴露患者中体现[20]。尽管如此,患者在核素中的暴露应该控制在的最低剂量来获得诊断结果。每次检测应该是单独的,在获取准确诊断需求的最小剂量暴露中优化对患者的保护。

心肌血流、心肌代谢和心室功能

心肌血流的评估

静息状态下的心肌血流

静息状态下的心肌血流 MBF 紧密调控肌细胞收缩,提供营养灌注使心肌细胞存活(见第 57 章)。虽然显影 MBF 的 SPECT 显影剂通常被认为是"灌注显影剂",但它们都依赖心肌细胞膜的摄取和潴留[4]。如此,对这些显影剂的摄取和潴留就可以反映不同区域血流的差异,但前提是保证心肌细胞膜的完整性。心肌灌注区域可视化图像反映了存活的心肌细胞膜的工作,但无法显示心肌本身,故不能排除局部区域失活心肌细胞的存在。静息状态下区域心肌显影剂的摄取降低,可反映梗死区域心肌细胞膜完整性的破坏,或仅次于冬眠心肌的尚存活的心肌血流灌注减少。严重的显影剂活性减退常提示心肌梗死,但一个中度的区域性显影剂活性减退并不能区分患者是缺血性左心室功能异常还是部分心肌瘢痕形成的冬眠。在这些患者中,评估细胞代谢过程(如 FDG),测定心肌钾离子间隙(如^{201}Tl 再分布),或探查^{99m}TC 显影剂摄取程度等技术都是评估心肌存活力的辅助手段[4]。

心肌梗死显像

在既往发生过心肌梗死的患者,梗死区域的血流是减弱的,通常也很严重,瘢痕区几乎没有存活的心肌细胞[4]。因此,静息状态下严重的放射性灌注显影剂的摄取降低对心肌梗死的存在,定位和范围的判断具有诊断价值(图 16.20)。

梗死范围的评估

当前的研究都采用^{99m}Tc-sestamibi 来评估心肌梗死的范围[21]。由于心肌对核素极低的清除率,初次注射核素数小时后的

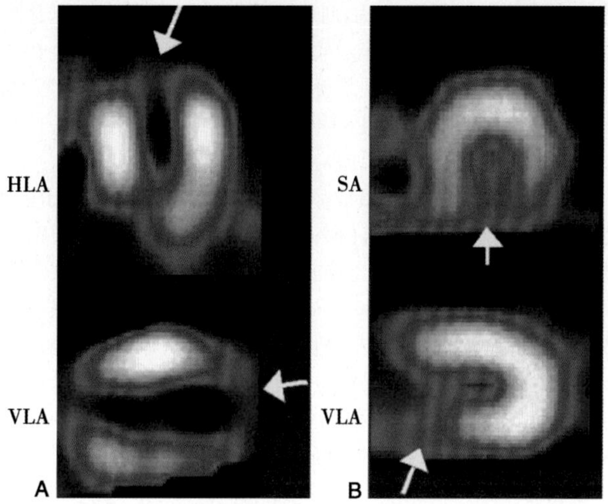

图 16.20 SPECT 灌注显像显示了不同部位的心肌梗死。A,心尖部梗死(箭头)的水平长轴面(HLA)和垂直长轴面(VLA)图像。B,下壁心梗(箭头)的短轴面(SA)和垂直长轴面(VLA)图像。这两种情况下,严重的灌注缺损都提示在梗死区域只有极少量的心肌细胞存活

图像可视作注射即刻心肌血流状态的"快照"。

静息状态下^{99m}Tc-sestamibi 显像的定量分析评估心肌梗死的范围已被证实优于其他评估手段[21]。此外,研究显示 SPECT 心肌梗死范围与长期随访的死亡率呈显著相关。现在许多临床试验也用 sestamibi SPECT 显像的"最终梗死范围"作为评估新型制剂降低心肌梗死范围疗效的早期研究终点。

急性心肌梗死时,对闭塞的梗死相关动脉进行再灌注治疗前注射显影剂如 sestamibi,缺损区域显影提示了闭塞血管所供应范围内的危险区域,即使成功再灌注治疗后数小时,该区域仍显影[21]。在急性梗死后期,静息状态下再次注射 sestamibi,延迟显像可提示最终的梗死区。急性期获得初次图像及后期影像之间缺损面积的变化代表了再灌注治疗可挽救心肌的多少。因此,梗死后早期静息状态下的 SPECT 显像可以提供最终梗死面积和梗死区活性等重要信息。

负荷状态下心肌灌注的评估

冠状动脉的血流必须对心肌细胞代谢及氧供的变化快速反应来满足心肌细胞的养分需求,以便其更快、更强地收缩。静息状态下,心肌对氧的利用已经接近达到极限;因此,任何需氧的增加只能通过增加冠状动脉血流量以便在单位时间内输送更多的氧来实现(见第 57 章)。冠状动脉血流的主要决定因素包括冠状动脉起始部的灌注压(主要是主动脉舒张压)及下游的阻力,主要是冠状动脉微血管床。因为从静息状态到运动状态时,主动脉舒张压变化不大,负荷状态下的冠状动脉血流增加的主要机制是冠状动脉系统血管阻力的降低。运动负荷时,冠状动脉的血流可升至静息状态时的 2~3 倍。在药物负荷降低冠状动脉系统血管阻力时,即静脉内注射冠状血管扩张剂如双嘧达莫,腺苷,或瑞加德松(讨论见后),冠状动脉血流可升至静息状态下的 4~5 倍。任何负荷使冠状动脉血流从静息水平升高的幅度称为冠状动脉血流储备[22]。

灌注显影剂和冠状动脉血流储备

理想的灌注显影剂应该能在动物模型和人类中显示所有生理情况下的心肌细胞血流(图 16.12)。因为峰值负荷时的血流动力

学的改变维持时间很短，显影剂应该可以被心肌细胞快速从血液中摄取。理想的显影剂还应尽可能完全从血液中排出，且在心肌细胞停留足够长的时间以便显像。此外，一些代谢异常的情况，如心肌缺血或常用心血管活性药物不应影响或干扰其摄取，这样局部显影剂的浓度才能准确反映心肌的灌注[4]。

尽管^{201}Tl 首过心肌的摄取率很高(85%)，但能量谱低于现有γ相机的最佳能量范围需求(69~80keV)。灌注显影剂^{99m}Tc 具有140keV 的能量谱，与铊相比空间分辨率高，故有更低的散射和组织衰减[4]。然而 sestamibi 和 tetrofosmin 首过心肌的摄取只有60%左右，且在高血流时不能成线性增加。因此，临床上没有一种 SPECT 灌注显影剂可以囊括所有的理想显影剂的特性(图16.21)。无论如何，运动负荷和药物负荷时心肌对显影剂的摄取区域的差异还是提供重要的诊断和预后的信息[6]。

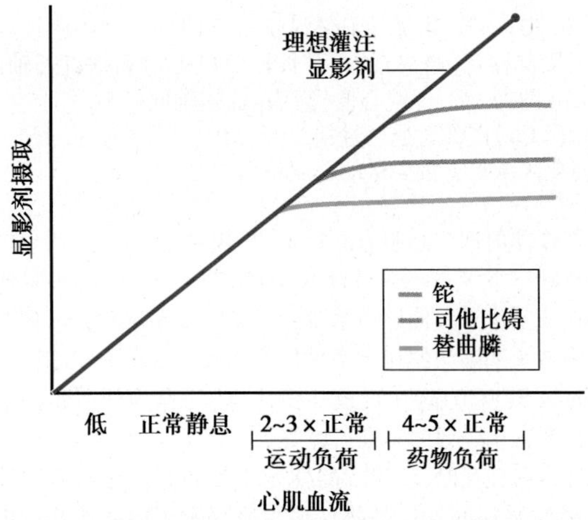

图 16.21 心肌血流与灌注显影剂摄取之间的关系。理想显影剂能显示所有生理情况下心肌血流的变化(红线)。然而，现有灌注显影剂在高流量时“滑高”。如依据动物实验的概略图显示，在不同的心肌血流量时不同显影剂都有相应的平台

PET 灌注显影剂^{13}N-氨的摄取分数可以高达90%；^{82}Rb 的摄取分数较低，血液充盈时快速达到平台期。临床上已经证实^{13}N-氨和^{82}Rb 估算区域性 MBF 和血流储备可以用于冠心病的检查和定位[9]。正如前面所提到的，大部分 PET 研究评价冠状动脉血流储备的试验都是使用药物负荷而非运动负荷。

冠状动脉狭窄对其血流储备的影响。在不同程度冠脉狭窄的动物模型中，当血管直径狭窄达到80%~90%时，静息状态下的冠状动脉血流可以通过自动调节下游小动脉阻力血管的张力，使静息冠脉血流保持不变(图16.22)。随着狭窄越来越严重，通过扩张小动脉维持静息血流的能力已经达到极限，此时静息冠脉血流减少(见第57章)。

相反，当上游的冠脉狭窄直径达到50%时，冠状动脉最大血流储备开始下降。有3个水平的阻力可以影响冠脉血流：心外膜大血管的阻力R1；冠状动脉小血管阻力R2；以及来源于心室腔的室壁张力所致心内膜下阻力R3(图16.22)。正常情况下，大部分静息阻力主要时R2，冠脉血流量需求增加时，主要通过R2这个水平的阻力下降来实现，几乎可以增加4倍血流满足需要。正常心外膜血管轻度扩张(R1轻度下降)，冠状动脉血流增加是内皮功能正常的表现。根据运动形式的不同，随着心腔直径和室壁张力的增加，R3阻力可以保持不变或增加。最大血流量主要取决于下游阻力血管的扩张能力[22]。冠状动脉狭窄时，一些血管扩张储备被用于保持静息血流不变，因此负荷时就没有更多的血管扩张储备用于减少阻力了。所以，血管中度狭窄时，灌注显影剂就可以检测到冠状动脉血流储备的下降(见图16.22)。

与动物模型相比，人类冠心病就更为复杂了。狭窄可能较连续，狭窄的长度和病变的复杂性都可能影响冠状动脉的血流储备，内皮功能的受损也起重要作用(见经典参考文献，Gould)。在内皮功能有保留的患者中，负荷期冠状动脉血流储备增加可导致冠状动脉和小血管的扩张，有助于获得最大的冠状动脉血流储备。冠状动脉粥样硬化早期，或动脉粥样硬化的危险因素都会使内皮功能异常，而引起冠状动脉血流储备的下降。上游有严重狭窄的冠状动脉远端产生的侧支循环也可影响静息和负荷时的血流量[22]。

SPECT 显像上，可以探测和定量显影剂摄取的相关区域的差异(图16.23)，而在 PET 显像上，是可以定量静息和负荷时绝对区域的冠脉血流[4,9]。

负荷诱导的心肌缺血 VS 心肌梗死的检测

在标准化的操作中，可以比较负荷和静息状态下的心肌血流灌注图像来明确灌注缺损的存在，范围及负荷诱导的灌注缺损的严重程度，从而判断这种灌注缺损是反映了心肌缺血还是心肌梗死[2,5]。负荷诱导下的灌注异常的区域，在静息状态下灌注正常，且缺损区显示是可逆的灌注缺损，就表明这部分区域是存活的组织但冠状动脉血流储备下降(图16.24A；也见图16.4~图16.6和图16.9B)。虽然这些现象通常都是指“心肌缺血”，但严格来说，SPECT MPI 显示了负荷诱导的可逆性的灌注储备的异常。尽管根据氧供需间的不匹配，通常存在局灶性心肌缺血，但它却不能够被显示出来。负荷状态下的灌注异常，当显示为那些不可逆的、固定的缺损，同样在静息影像中出现(从负荷状态至静息状态时无改变)时，大多表明是心肌梗死，特别是缺损严重时(图16.24B)。当同时出现存活心肌和瘢痕心肌时，铊的再分布或^{99m}Tc 显影剂的可逆性显影就不完全了，表现为部分可逆，即延迟铊影像或静息^{99m}Tc 部分可逆影像。

运动负荷诱导冠状动脉血流量增加

SPECT MPI 通常进行运动负荷试验诱导冠状动脉血流量增加，特别适用于有劳累型心绞痛的患者，这样可以将运动时产生的症状与灌注异常的部位、范围和严重程度联系起来[5]。此外，运动负荷试验和 MPI 结合起来可以为功能储备，负荷诱导的心电图的变化或心律失常，以及心率储备和心率恢复提供更多额外的信息，以评估冠心病的发病率或预后[23](见第13章)。

药物负荷诱导的冠状动脉血流量增加

运动负荷时一种较好的方式使冠状动脉血流量增加，因为可以将劳累型心绞痛症状与灌注模式结合起来，提供运动耐量、达到的负荷量、是否存在缺血性心电图改变和程度的信息，所有这些都有重要的诊断和预后价值[24]。但是，还有相当一部分比例的患者无法达到足够水平的运动量。有劳累性症状的患者可能不能完成足够的运动来重复出现症状，患者可能达不到相应年龄阶段极限预期心率的85%，一般认为达到此时的活动量才能引起冠状动脉血流量增加[5,23]。随着老龄化和合并疾病诸如外周血管疾病和糖尿病的发病率增加，运动负荷试验达不到足够水平运动量的患者比例也会增加。

因此对于这类患者，药物负荷试验就可以被用来诱导冠状动脉血流量的增加了。最常用的负荷试验的药物分为作用类似于冠状动脉小血管扩张剂(腺苷，双嘧达莫和瑞加德松)，和肾上腺素能药物如多巴酚丁胺[5,24]。

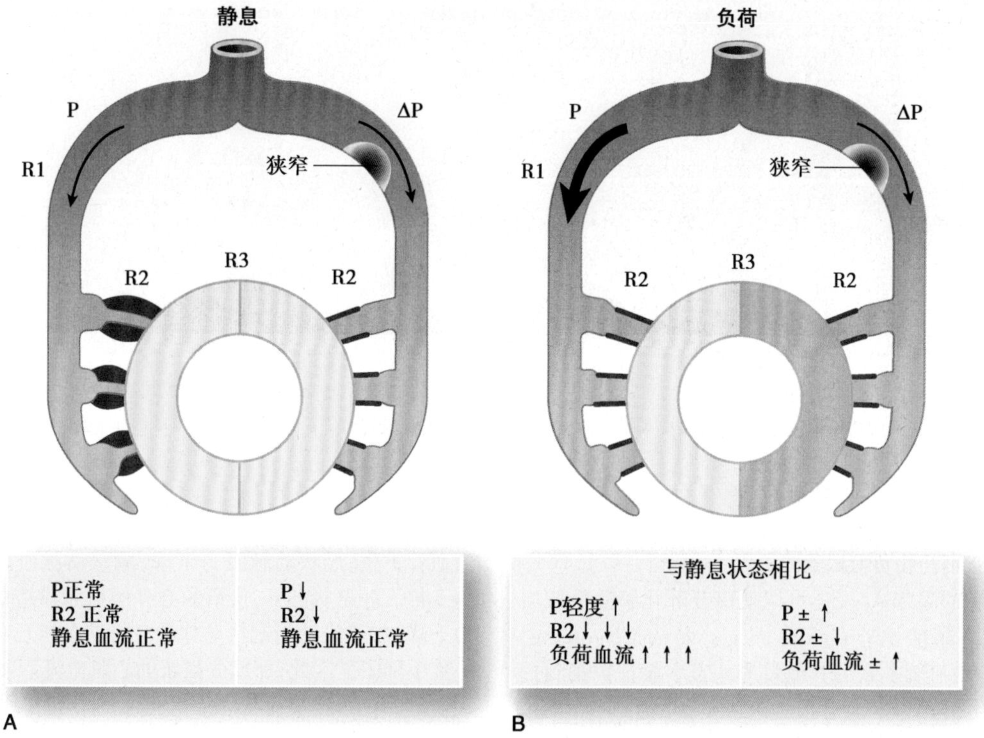

图 16.22 冠状动脉阻力对其血流储备的影响。**A**，静息状态下，血流由系统血管近端的压力（P）驱动。R1 表示大的心外膜输送血管产生的阻力。R2 表示冠状动脉小血管产生的阻力，R3 表示心内膜下室壁张力产生的阻力。静息时，正常血管（图中左侧血管），有一定的血管收缩阻力存在。当心外膜冠状血管狭窄时（右侧血管），可以通过扩张自身小动脉下调下游冠状动脉的阻力（R2 下降），使静息状态下仍维持一定血流量。因此，由于阻力较低，尽管狭窄远端的压力较低，静息血流仍可以维持。静息时灌注显影剂的摄取仍可以均匀。**B**，当负荷增加或应用冠状动脉小血管扩张剂如双嘧达莫或腺苷，R2 减少，正常心外膜血管（图中左侧血管）供应区域的血流灌注可明显增加。然而大部分的血管扩张剂主要作用在 R2 水平来维持静息状态的血流，因此狭窄血管（右侧血管）供应区域血流储备下降。由此导致的血流的不均一（基于上游狭窄的表现），灌注显影剂显像为狭窄血管区域的灌注缺损

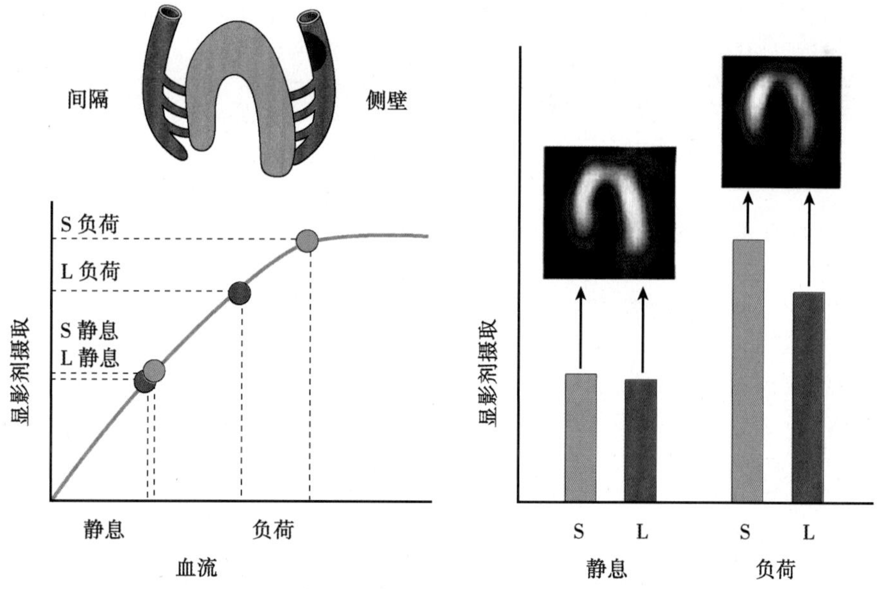

图 16.23 图中显示了在灌注显影剂浓度和相应断层影像上的冠状动脉血流储备的差异。**左图**，静息和负荷状态下 2 个区域的心肌血流量，S（间隔）由正常心外膜血管供血，L（侧壁）由一个严重狭窄的血管供血。负荷状态下，与 S 区相比，L 区血流减少。**右图**，灌注显影剂摄取图，y 轴表示心肌血流量。负荷状态下，与 S 区相比，L 区显影剂摄取减少。相应的灌注现象中，与间隔相比，侧壁的显影剂摄取显示相对缺损，但是在静息状态下，两者的显影剂摄取相似。因此侧壁显示为可逆性的灌注不足，反映了冠状动脉血流储备下降，间接反映了冠状动脉狭窄的存在

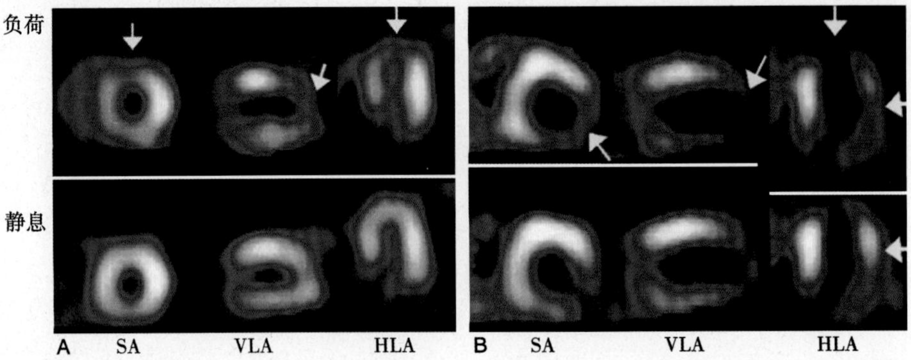

图 16.24 A,SPECT 前壁和心尖不可逆的灌注缺损(箭头),表示短轴面(SA),垂直长轴面(VLA)及水平长轴面(HLA)上诱导性的局部心肌缺血。B,SA 上侧壁及 VLA 上心尖部(箭头)不可逆性固定灌注缺损表示明显的心肌梗死。HLA 上侧壁(箭头)有可逆性缺损代表了侧壁存在缺血

冠状动脉小血管扩张剂药物负荷试验的机制

刺激平滑肌细胞的腺苷 A_2 受体可以使腺苷环化酶的生成增加,从而使细胞内环磷酸腺苷(cyclic adenosine monophosphate,cAMP)增加,和产生使血管扩张的其他效应。当小血管扩张到最大程度(冠状动脉阻力降到最低)冠状动脉血流量增加。

腺苷是调节很多器官血管床包括冠状动脉血流量的强效内源性分子(见第 57 章)。它有不同的受体亚型介导,有许多其他的作用。腺苷 A_1 受体存在于窦房结和房室结,可以减慢心率和房室结传导。腺苷 A_{2b} 受体存在于支气管和外周血管,激动后可引起气管收缩和外周血管扩张。

起初研究发现腺苷在 140μg(kg · min)的剂量时引起最大程度冠状动脉血流量的增加,更大剂量不能再增加冠状动脉的最大血流量。静脉注射腺苷后,最大冠状动脉的血流量发生再平均 84 秒内,最大可达 125 秒。双嘧达莫阻止腺苷的细胞内转运,抑制负责降解细胞内腺苷的腺苷脱氨酶[24]。因此,双嘧达莫作为一种间接的冠状动脉小血管扩张剂,增加细胞内和间质内腺苷的浓度发挥作用(图 16.25)。新型药物瑞加德松于先干类似,也直接作用于腺苷 A_{2a} 受体[24]。

药物负荷试验诱导冠状动脉血流量增加的不均一性

应用双嘧达莫、腺苷或瑞加德松,正常心外膜血管围绕着的阻力血管扩张,冠状动脉阻力下降,冠状动脉血流量可增至正常的 4~5 倍。静息状态下,狭窄的心外膜血管供应的冠脉血管床的阻力下降(如已经动用冠状动脉小血管储备),已经很少或不能再进一步下降了。因此,那部分区域的心肌血流不会改变,或者由于外周血管的扩张和负荷状态下舒张压的下降导致血流量轻微减少。这种变化的结果是心肌血流的不均一,正常区域血流量增加,狭窄心外膜血管供应区相对不变。这种情况下,灌注显影剂可以显示为狭窄血管供应区的缺损[24](见图 16.22)。

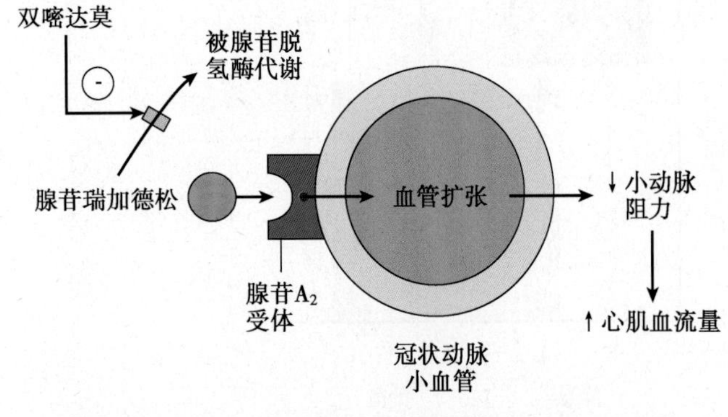

图 16.25 双嘧达莫、腺苷、瑞加德松作用机制示意图。外源性腺苷可以直接作用于其受体引起冠状动脉小血管扩张,阻力下降,心肌血流量增加。瑞加德松直接于腺苷 A_2 受体相互作用。腺苷 A_2 受体介导了冠状动脉小血管的扩张,药物负荷试验即依据于此。双嘧达莫阻止了腺苷细胞内转运,同时还可以抑制腺苷脱氨酶,导致细胞内和间质的腺苷浓度升高,进而激动相应受体

运动负荷试验时,心肌需氧量增加而供氧受限导致了一种供需不匹配,常引起细胞缺血。药物负荷试验时,灌注缺损可能仅意味着冠状动脉血流储备的不均一性。在负荷试验中,灌注缺损可能仅意味着冠状动脉血流储备的不一致性。需氧量可能不变化;因为通常血压下降伴随着反射性心率中度增快,共同作用下表现为在使血管扩张的"负荷"下,需氧量的变化很小。因此,尽管发生血管扩张剂诱导的灌注缺损,但其实供需不匹配可能不会发生,细胞缺血也可能不存在[24]。

在特定情况下,由于"冠脉窃血"的发生,真正的心肌缺血可能确实存在。这种情况通常发生在心肌灌注区域的供应血管狭窄严重,且依赖于远端冠脉的侧支循环。侧支循环的血流量依赖于灌注压,特别是当侧支也有问题时(如侧支的来源血管是中度狭窄的冠脉)。这种情况下,负荷药物血管扩张剂可以降低侧支的灌注压,侧支循环的血流量减少。与静息状态下相比,严重狭窄心外膜血管供应的血管床血流量会下降,导致供需不匹配,产生心肌缺血,心电图上显示 ST 段压低。

血管扩张药物负荷时的血流动力学作用。应用双嘧达莫、腺苷、瑞加德松后,通过腺苷受体,可以引起系统血管和冠状动脉的扩张,收缩压和舒张压平均下降 8~10mmHg 左右,通常伴有反射性心率增快[24]。心率增快的幅度不一,通常在 10~20 次/min 左右。心率增快反应迟钝可见于服用 β 受体阻滞剂或自主神经功能不全的糖尿病患者。

血管扩张药物负荷的副作用。血管扩张药物负荷试验的副作用较常见,与腺苷 A_1、A_{2b} 和 A_3 受体的激动有关。在双嘧达莫负荷后,大约 50%的患者产生一些副作用,腺苷负荷后,80%以上的患者产生副作用,大多以潮红,胸痛或气短较常见[2,24]。在瑞加德松的临床试验中,副反应的发生率与腺苷相似,虽然这个复合严重程度评分轻度下降。

腺苷对传导系统的作用可以引起房室传导阻滞,可能在腺苷药物负荷试验中发生。大约 10%的患者可发生Ⅰ度房室传导阻滞,5%的患者可发生Ⅱ度或Ⅲ度房室传导阻滞。房室传导阻滞在服用 β 受体阻滞剂

或降低心率的钙离子通道阻滞剂的患者中更易发生。基础心率有二度或三度房室传导阻滞的患者在没有起搏器的情况下，不应使用腺苷。然而，一度房室传导阻滞或左束支传导阻滞的患者可以很好耐受腺苷的注射，不会加重传导系统的异常。

接受血管扩张药物负荷的患者，10%~15%可见缺血性ST段压低，表示可能存在冠脉窃血和区域性心肌缺血导致的生理结果。这些患者灌注显像中通常可见广泛而严重的灌注缺损，血管造影可见有侧支循环的多支血管病变。

胸痛，甚至典型的心绞痛，在血管扩张药物负荷试验中常发生。虽然冠状动脉的窃血可以导致局部心肌缺血，但胸痛也可能由于痛觉通路中腺苷A1受体的作用，可以没有缺血性心电图改变及灌注正常[24]。因此，药物负荷试验时，胸痛本身没有特异性。

在早期双嘧达莫试验中，可以发生少见但非常严重的支气管痉挛发作，可能是通过非特异性腺苷受体介导的机制。因此，有明确气道高反应疾病病史的患者不应该接受血管扩张药物负荷试验[5,24]。然而，没有气道高反应的慢性阻塞性肺疾病(chronic obstructive pulmonary disease，COPD)的患者通常能耐受该试验。瑞加德松可被用于轻到中度哮喘和中度COPD的患者。在一项瑞加德松和安慰剂对照的随机临床试验中，虽然瑞加德松组的患者较易发生呼吸困难，但两组患者有相似的第一秒用力呼气容积(forced expiratory volumein 1 second，FEV_1)下降大于15%的发生率[25]。没有严重的支气管痉挛发生。这些数据表明瑞加德松可能适用于这些患者，虽然需要引起注意对治疗呼吸困难做准备。

药物负荷试验时药物作用的逆转。甲基黄嘌呤类药物如茶碱和咖啡因可以在受体水平竞争拮抗腺苷，静脉注射氨茶碱可以拮抗血管扩张负荷药物的作用[5]。因为腺苷的半衰期非常短(大约20~30秒)，在腺苷负荷试验时通常不需要氨茶碱；停止注射后20~30秒，症状即可消失。在双嘧达莫和瑞加德松负荷试验时，以1~2mg/kg的剂量注射氨茶碱，持续30秒，可以在1~2分钟内拮抗其副作用(包括冠状动脉扩张作用)。因为冠状动脉扩张作用也同时逆转，如果要去除血管扩张作用，如果临床上安全，延迟注射放射性核素注射1~2分钟，否则不能显示真实的灌注图像。通常，血管扩张药物负荷试验副作用较常见，但目前都能耐受。然而，如果发生严重副作用，如严重的气短或支气管痉挛，或明显的ST段异常，都需要快速消除血管扩张剂的作用。由于咖啡因也是甲基黄嘌呤类药物，因此在行药物负荷试验前，患者最好停用咖啡因至少24小时。

在一些患者中，血管扩张药物负荷试验诱发的心肌缺血可引起瀑布现象，使心肌缺血持续存在，即使使用氨茶碱拮抗血管扩张作用也不行。胸痛可以产生交感神经兴奋，心率增快，血压升高。在这种情况下，当氨茶碱被用于拮抗血管扩张效应时，舌下含服硝酸甘油和其他缓解心肌缺血的方式都很安全。在给予氨茶碱前给硝酸甘油来治疗心肌缺血症状就不安全了。因为在药物负荷试验前，全身血管扩张，氨茶碱之前给予硝酸甘油可引起严重的系统性低血压。

血管扩张药物负荷试验方案

血管扩张药物负荷试验方案列在表16.3中[5,24]。自从这些方案应用以来，已经反复进行研究，主要是通过减少腺苷注射时间或加用低强度的运动负荷来缩短试验操作时间、减少副反应。

可以用手柄运动负荷增加外周血压和冠状动脉灌注压。对于是否可以增加影像质量报道不一。对于临界低血压的患者，试验前进行该运动负荷对避免低血压有一定意义。

低强度运动平板联合药物负荷试验的应用在逐渐增加。尽管对提高诊断方面无明确的优势，但目前还是一致认可其减少在药物负荷试验中副作用的价值，另外还可以减少心脏外组织对示踪剂的摄取进而提高影像质量。

表16.3 血管扩张药物负荷试验方案

药物	剂量	持续时间	同位素注射时间
双嘧达莫	142μg/(kg·min)	手工或微泵推注4分钟	药物输注后3分钟
腺苷	140μg/(kg·min)	微泵输注6分钟	输注后3分钟
瑞加德松	0.4mg(5ml)快速静脉注射，随后5ml生理盐水冲洗	弹丸式注射	生理盐水冲洗10~20秒

血管扩张药物负荷试验和运动负荷试验的区别

对于同一个患者，使用血管扩张药物负荷试验获得的灌注图像和最大运动负荷试验获得的图像是一致的，但两者之间也有一些明显的不同。与运动负荷试验相比，血管扩张药物负荷试验时冠状动脉的血流量较大，主要原因是运动时心外膜下压力增高导致血流阻力增加。虽然理论上药物负荷试验能提高诊断冠心病的敏感性，但这种增高的敏感性却没有很明确的描述。这是由于放射性核素在高血流水平时，不能很好地反映心肌的血流量[4](见图16.21)。

血管扩张药物负荷试验不如运动负荷试验符合“生理状态”，试验中的症状(或缺乏)也难以与灌注类型相联系。运动负荷时MPI最优的诊断方式依赖于患者是否能达到最大符合了，但通常达不到。

在运动负荷试验中抗缺血药物可以明显影响MPI结果[5]。药物负荷试验中，患者服用的背景药物也是影响心肌灌注缺损的程度和严重性的一个重要因素。因此试验前最好停用抗心绞痛药物。

多巴酚丁胺负荷试验诱导的冠状动脉血流量增加。有些患者由于有气道高反应性疾病或服用甲基黄嘌呤类药物不宜行血管扩张药物负荷试验。这种情况下，静脉用多巴酚丁胺就可以诱导冠状动脉血流量增加[5]。多巴酚丁胺起效快，半衰期大概2分钟。起始剂量为5μg/(kg·min)，每3分钟增加5μg/(kg·min)，直至最大剂量40μg/(kg·min)(见第14章)。多巴酚丁胺是多种肾上腺素能受体激动剂，随着剂量的不同可以激活β_1、β_2和α_1受体。低剂量时，主要效应是通过肾上腺素能受体增加收缩力。10μg/(kg·min)以上剂量时，可以稳定增快的心率，增加氧耗，刺激心肌血流量增加。

多巴酚丁胺自20μg/(kg·min)时，其血流动力学反应包括轻度升高收缩压，轻度降低舒张压，剂量再增大也只会出现轻度变化。由于心肌血流量的增加依赖于氧耗的增加，MPI的最佳敏感性依赖于血流的高度一致性，以及相应足够的血流心率反应性，这通常需要较高的多发酚丁胺剂量。

最大多巴酚丁胺剂量引起心肌血流量的增加通常低于血管扩张药物负荷试验，因此多巴酚丁胺对狭窄冠状动脉所引起冠状动脉血流的不均一性较弱。所以，对于不能做足够运动负荷的患者，优先选用血管扩张药物负荷进行MPI。多巴酚丁胺负荷试验仅在那些对血管扩张试验有禁忌，或对服用药物有影响时应用[5,24]。

多巴酚丁胺的副作用较常见，而且较难处理。最常见的副作用有心悸和胸痛，包括室性早搏和非持续性室性心动过速在内的心律失常等。大于10%的患者会出现低血压，可能由于心肌收缩力增加激活心肌的机械性受体，导致外周收缩张力下降。与运动负荷试验诱导的低血压不同，多巴酚丁胺负荷试验导致的低血压预后意义不大。由于半衰期较短，副作用常在停药后数分钟内消失，静脉应用β受体阻滞剂后消失更快[5,24]。

心肌细胞代谢和生理功能的评价

心肌缺血和活性

程序性细胞存活

氧供需间的不平衡可以造成心肌缺血。如果这种失衡短暂（如劳累诱发），就表现为可逆性的缺血。然而，如果供需失衡持续时间很长，高能磷酸化合物消耗，局部收缩功能就进行性下降。如果时间足够长，则细胞膜破裂，细胞死亡。

心肌有许多机制，急性的和慢性的来适应冠状动脉血流暂时的或持续的减少（图 16.26），如我们知道的顿抑、冬眠和缺血预适应（见第 57 章）。这种对缺血保存足够能量的反应是为了保护心肌细胞结构和功能的完整性。与程序性细胞死亡或细胞凋亡对比，这种程序性的细胞存活被用来描述心肌顿抑、冬眠和缺血预适应表现的相似性，尽管都各自独特的病理生理学机制[26]。

心肌顿抑和冬眠

心肌顿抑和冬眠时，静息状态下心肌细胞功能低下但仍存活。虽然顿抑和冬眠两者的左心室功能不全都可以逆转，但在心肌灌注和功能方面还是有差别。短暂的缺血再灌注后常发生心肌顿抑（静息状态下功能下降但灌注保留）。缺血发作可以是一次或多次，短暂或长期，但都不至于严重到引起损伤。急性心肌梗死的冠状动脉闭塞后再灌注时，常常可以见到这种典型的情形。冬眠心肌是指反复缺血发作引起的心肌适应性反应，导致静息状态下心肌低灌注（静息状态下功能和灌注都低下）[26]。临床上，作为适应性反应，顿抑和冬眠常同时发生。

心肌活性

细胞活性依赖于：①足够的心肌血流；②细胞膜的完整性；③保留的代谢活性。必须有足够的心肌血流才能提供细胞代谢过程的底物以及清除代谢终产物。如果心肌血流量明显减少，代谢产物积聚，可以抑制代谢通路中酶的活性，消耗高能磷酸化合物，细胞膜破裂，细胞死亡。因此，血流明显下降时，灌注显影剂不能提供心肌活性或是否有活力的信息[4]。然而，当局部心肌血流减少没有那么严重时，灌注信息也不足以发现临床相关的细胞活性情况，此时其他数据，比如代谢指标就很重要了。

细胞存活的另一个重要前提是细胞膜的完整性，其依赖于细胞内代谢活性的保持以产生高能磷酸化合物，能反映阳离子流的显影剂（如^{201}Tl），反映电化学梯度的（sestamibi 或 tetrofosim），或反映代谢过程的（FDG）可以检测细胞活性[4,26]（图 16.27）。

正常和缺血心肌的主要燃料和能量来源

高能磷酸复合物，如三磷酸腺苷（adenosine triphosphate，ATP）为心肌收缩蛋白提供能源（见第 22 章）。ATP 在心肌内通过两个不同但相关的代谢过程产生：氧化磷酸化和糖酵解[9,26]。脂肪酸、葡萄糖和乳酸是心脏能量的主要来源，取决于血液中的浓度和生理状态，其中任何一种都可以作为主要底物（图 16.27B）。一种底物摄取和利用的增加可以引起其他底物利用的下降。

在饥饿状态下，心脏优先利用长链脂肪酸作为能量来源，葡萄糖提供的能量仅占总能量的 15%～20%。当氧供正常时，脂肪酸可以分解生成高能 ATP 和组织柠檬酸，抑制葡萄糖的氧化。当氧供下降时，ATP 和柠檬酸水平下降，糖酵解加速。无氧糖酵解在乳酸和氢离子（糖酵解副产物）缺失时才发生。严重低灌注时，糖酵解通路中的终产物积聚，抑制糖酵解酶的活性，高能磷酸化合物消耗，导致细胞膜的破裂和细胞死亡[26]。因此，即使维持无氧糖酵解，也需要足够的血流量。

心肌代谢显像

脂肪酸代谢显像。由于脂肪酸是饥饿状态下心肌能量产物的主要来源，于是早期 PET 研究就关注在长链脂肪酸的代谢动力学的特点，如^{11}C-棕榈酸酯[4]。

^{11}C-棕榈酸酯。动态 PET 显像可以显示显影剂的流入（通过局部灌注法）、峰值聚集量以及研究区域的排出量。一旦显影剂进入细胞，它就进入到内源性脂质池或转移到线粒体内，在线粒体内通过β氧化快速分解生成二氧化碳。根据需要，大约 80% 被摄取的^{11}C-棕榈酸酯被激活并从脂质池转移到线粒体中通过β氧化降解。因其复杂的动力学模型和多种混杂因素，^{11}C-棕榈酸酯显像并没有被临床广泛应用。

^{123}I-Bmipp。用于脂肪酸显像的放射性核素标记的脂肪酸类似物，如 SPECT 使用的碘-123 标记的 BMIPP，可以用于评价既往缺血情况的研究[4]。在缺血发生后，脂肪酸代谢可以抑制较长时间，即使这时灌注已恢复至正常，BMIPP 显像仍可以表现为局部代谢缺损。这种近期缺血的代谢信息称为缺血记忆，具有理论和临床应用价值，如应用于因胸痛至急诊室就诊数小时前症状已经缓解的患者。虽然日本已经批准 BMIPP 应用于临床，但美国 FDA 还未批准。

糖代谢显像。饥饿状态下脂肪酸是能量供应主要来源，但进食后血糖浓度升高导致胰岛素水平的升高，刺激糖代谢抑制脂解。心肌代谢的转换是从利用脂肪酸转到利用葡萄糖。

可以显示糖酵解的主要代谢显影剂选取原则理论上基于葡萄糖的利用得以保留或增加，低灌注但仍有活性的心肌（冬眠），这称为代谢-灌注不匹配[4,9,26]。心肌葡萄糖的利用在瘢痕或纤维化组织中消失，这代表了代谢-灌注匹配（图 16.28）。尽管糖酵解产生的大量能量产物足以维持肌细胞的存活，保证跨膜的电化学梯度，但不能满足心肌收缩功能的维持[26]。

2-^{18}F-2-脱氧葡萄糖。FDG 是葡萄糖类似物，用于 PET 心肌葡萄糖代谢显像[4,9,26]。在注射 5～10mCi 后，FDG 快速通过毛细血管膜和细胞膜。己糖激酶将其磷酸化为 6 磷酸 FDG（见图 16.27B），并不再进一步代谢或者用于糖原合成。由于 FDG 去磷酸化过程较慢，因此在心肌内潴留，可以通过 PET 和 SPECT 显像局部葡萄糖的利用情况。冬眠心肌 FDG 的摄取在功能失调但存活的心肌中增加，而在静息期血流减慢活动不协调的区域出现闪光标志性图像。

FDG 显像的诊断质量非常依赖于激素环境和底物的情况。大多数 FDG 临床研究都是在注射 FDG 前 1～2 小时，通过口服负荷 50～75g 葡萄糖以增加葡萄糖代谢，最大化 FDG 的摄取从而提高图像质量[4,9,26]。虽然在非糖尿病患者中，90% 的 FDG 显像有诊断价值，但是在糖尿病或亚临床型糖尿病患者中，由于葡萄糖负荷后血浆胰岛素水平升高缓慢，不能抑制组织脂解，自由脂肪酸水平升高，因此单纯靠葡萄糖负荷 FDG 诊断的价值是不确定的。优化糖尿病患者 FDG 显像的标准化方案包括：①葡萄糖负荷后静脉注射胰岛素；②高胰岛素-正葡萄糖钳夹技术；③应用烟酸衍生物类药物[4,9]。

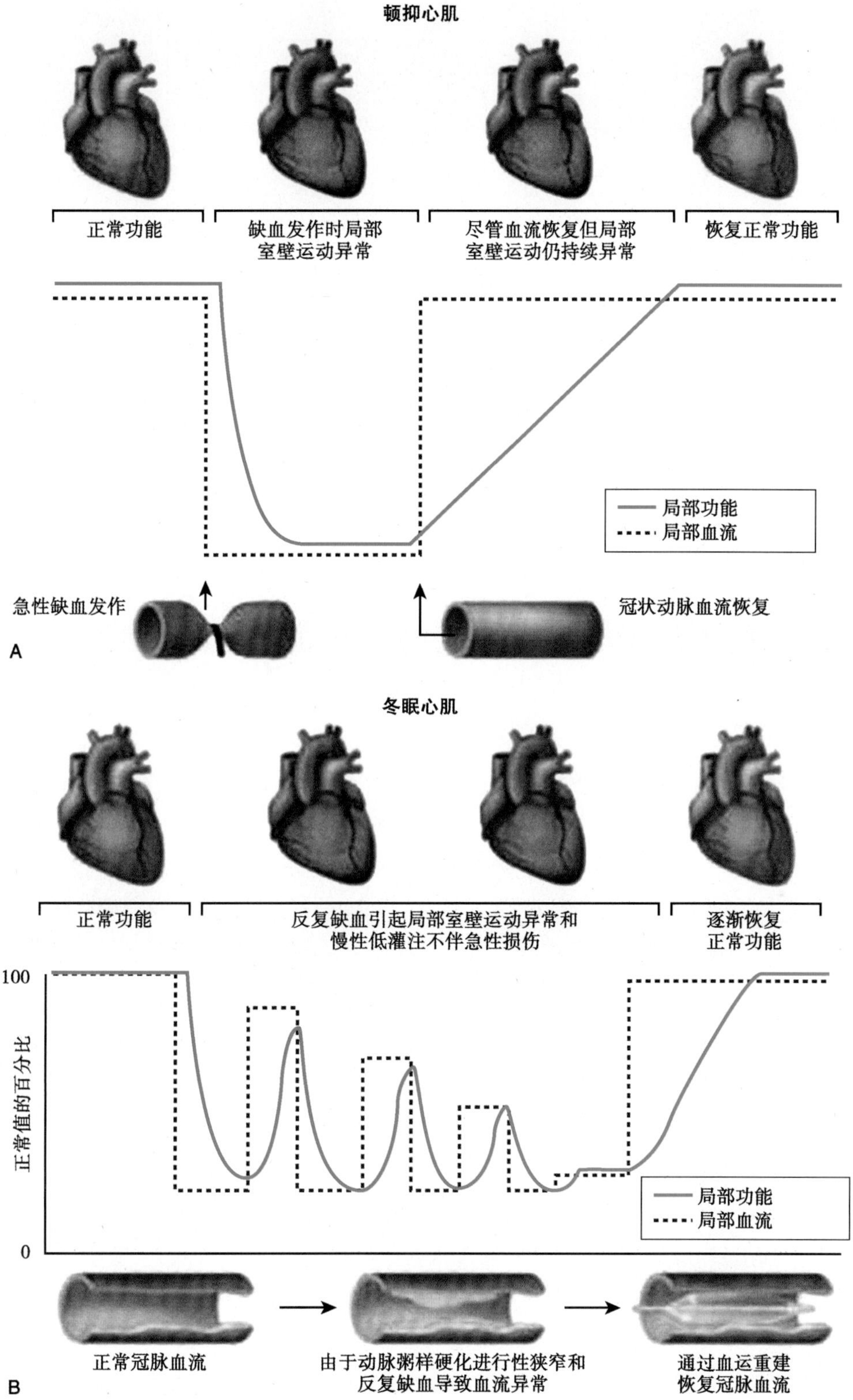

图 16.26　心肌顿抑(A)和心肌冬眠(B)的病理生理学过程,表示急性和慢性可逆性左心室功能不全的不同机制。(改编自 Dilsizian V. Myocardial viability: Reversible left ventricular dysfunction. In Dilsizian V, Narula J, Braunwald E, editors. Atlas of Nuclear Cardiology. Philadelphia: Current Medicine; 2006.)

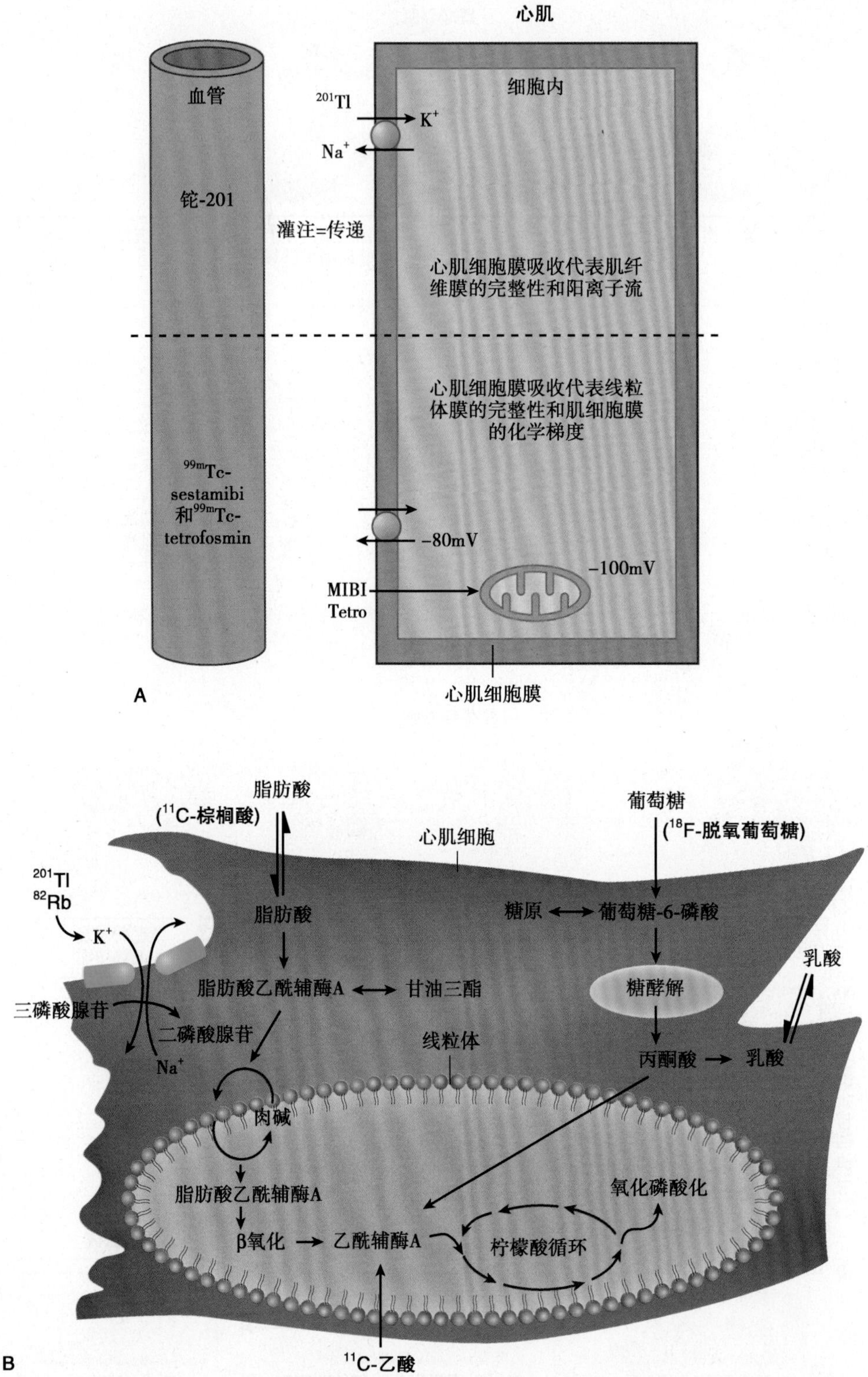

图 16.27 A，摄取和潴留灌注显影剂^{201}Tl 和^{99m}Tc 的机制。B，摄取和潴留 PET 灌注显影剂^{82}Rb 和有氧代谢及无氧代谢显影剂(^{11}C-乙酸，^{11}C-棕榈酸酯，^{18}F-脱氧葡萄糖)的机制。(改编自 Dilsizian V. SPECT and PET technique. In Dilsizian V, Narula J, Braunwald E, editors. Atlas of Nuclear Cardiology. Philadelphia: Current Medicine; 2006.)

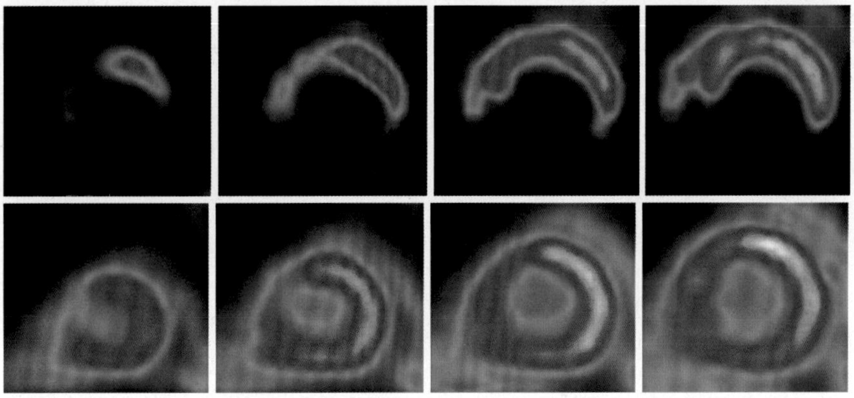

图 16.28 PET 显像评价细胞活性。上层图像显示在静息状态下，^{82}Rb 作为心肌血流显影剂在短轴上，从心尖部（**左**）移动到心底部（**右**）。心尖部，下壁，下侧壁和间隔部心肌灌注明显降低，底部图像显示^{18}F-脱氧葡萄糖（FDG）作为显影剂显示心肌葡萄糖代谢。相对于血流量，FDG 摄取增加较多，在大多数心肌灌注异常的区域，显示了灌注-代谢不匹配，表示心肌存活或冬眠。在前间隔区域，显示为灌注和代谢匹配，提示无存活心肌或瘢痕心肌。（引自 Taegtmeyer H, Dilsizian V. Imaging myocardial metabolism and ischemic memory. Nat ClinPractCardiovasc Med 2008;5[Suppl2]:S42.）

氧化代谢和线粒体功能显像

^{11}C-醋酸盐。所有的氧化燃料是通过转变为乙酰辅酶 A 后经三羧酸循环代谢。^{11}C-醋酸盐被心肌摄取，主要在胞浆中代谢，转化为^{11}C-乙酰辅酶 A，在线粒体中经三羧酸循环氧化，转变为^{11}C-二氧化碳和水。因此，心肌以^{11}C-二氧化碳的的形式快速转运和清除^{11}C-醋酸盐，反映了心肌的氧化代谢水平和线粒体的功能[4]。尽管有令人鼓舞的研究数据支持的文献，但^{11}C-醋酸盐仍是处于研究阶段的示踪剂。

左心室功能的评估

反映左心室整体收缩功能的指标 EF 受多种因素影响包括心肌的收缩力，前负荷和后负荷，神经激素和变力作用的影响（见第 22 章）。尽管 EF 是负荷依赖性的，但它是评价左心室功能的一个有用的指标。心肌核素技术用来描述心室功能包括同位素心室造影 RVG，门控 SPECT 和门控 PET 显像，可以提供大量的左心室功能和对疾病状态反应的生理学资料。

评价左心室对运动的反应。平衡门控 RVG 和首过 RVG 是用来评价运动过程中心室功能。通常平衡门控 RVG 可以通过患者骑单车，仰卧位或半卧位完成，首过 RVG 是在直立位检测的。同时进行运动中的 EF 检测于静息 EF 作比较[8]。

20 世纪 70 年代后期和 80 年代，许多研究报道了 RVG 技术检测 EF 对运动的反应相对简单易行。然而目前运动超声心动图基本替代了 RVG 检测来评价运动对 LV 的功能（见第 14 章）。

评价左心室容量。根据 RVG 技术，左心室壁的核素摄取量和左心室容积是成比例的。如果已知左心室容量，可以采取外周血样来估算该比例关系，这种核素量和心室容积的定量关系需要衰减校正后获得[8]。

与增强心室造影和超声心动图相比，RVG 技术用于评价心室容量（和功能）的主要优势是放射性核素技术不需要考虑心室的几何形状。RVG 技术是通过计算左心室、右心室或双心室特定区域光子发射强度来计算心室容量的[8]。因此，放射性核素检测心室容量不依赖心室的几何形状，特别适合于心室几何形状不规则的心室容量的检测。

门控 SPECT 灌注显像也可用来计算左心室容量，这种方法已被证实由于其他定量技术[5,8]。目前，门控 SPECT 灌注显像对左心室容积的动态评估所积累的经验少于平衡 RVG 容积定量技术。尽管如此，门控 SPECT MPI 在同时评估左心室功能、灌注和容量方面显示了其重要的临床应用价值。

动态评价左心室功能。放射性核素分析心室功能的定量特征及心电图门控 RVG 或心电图门控 SPECT 显像检测的高度可重复性，使该检测非常适用于动态随访左心室收缩功能的变化。一些左心室功能的动态变化与一些临床疾病血管，如心力衰竭的患者[27]，瓣膜性心脏病的患者[28]，和心肌毒性药物应用的患者[29]（见第 25、67 和 81 章）。动态 RVG 研究显示，EF 下降表示早期心功能异常，提示临床高风险，并指导临床方案的选择。

疾病检测、危险分层和临床决策

稳定型胸痛综合征

放射性核素显像的应用：回答临床问题

对于伴有稳定症状的可疑冠心病患者（见第 61 章）需要做无创性检查，两个主要目标是：从诊断层面：确认冠心病是否存在；从预后层面：决定长期的预后或者随时间的推移可能出现不良转归的风险。而对于可疑或已确诊的冠心病患者而言，这两个检查的目标也与两个主要的治疗目标有关：①日常症状减轻；②改善最终预后。

确定是否存在 CAD 是检查的一个重要目标。放射性核素显像对冠心病的诊断通常也依赖于血管造影对冠心病的定义，即单支血管狭窄大于 50%或者单支心外膜血管下狭窄 70%。而冠心病定义的依据部分来自重大的动物模型实验研究，当冠脉有 50%狭窄时开始出现冠脉血流储备的减少（见第 57 章）。然而随着时间的推移，有一种观点提出 CAD 是一个复杂的过程，而不仅仅简单的以管腔狭窄 50%或 70%来分界。在斑块形成的整个过程中，始终有从稳定变成不稳定的危险，潜在的急性冠脉综合征（acute coronary syndrome，ACS）将突然改变整个疾病的自然进程（见第 44 和 58 章）。虽然斑块侵蚀管腔多发生在整个过程的后期，但劳力性的缺血引起症状可能严重影响了患者每天的生活质量。

患者的转归作为“金标准”

预防性治疗的演变，如 3-羟基-3-甲基戊二酰辅酶 A（HMG-

CoA)还原酶抑制剂(他汀类)降低心血管风险,已把注意力集中到用总危险评分或无创性检查评估未来事件的危险性上,以制定策略来预防未来的心血管事件[31](见第45章)。因此,从改善自然病程的角度看,一个有稳定性心绞痛症状的患者发生心血管事件(心源性死亡或非致死性心肌梗死)的风险与是否血管狭窄大于50%相比显得更为重要。早期研究放射性核素显像多用于发现或排除CAD(敏感性和特异性),近期的文献已经转向如何通过更多地理解无创性显像结果来评估预后和对未来心血管事件的危险分层。这个趋势与一级预防方向一致,例如运用Framingham风险评分或最近的"池队列方程",从生活方式和干预治疗上降低风险[31]。同样地,通过无创性显像对危险分层和预后的评估,可以改变临床管理决策,从而减少心肌梗死和心源性死亡的发生,并在血运重建或药物治疗的选择上协助选择最优方案。

稳定型胸痛综合征的危险分层

理解文献的定义。评估预后的一个重要目标即是发现患者发生"硬性"心血管事件的风险。"硬性"心血管事件的定义包括非致死性心肌梗死,心源性死亡或全因死亡,需要预防的不可逆事件[32]。"软性"心血管事件包括血运重建,因ACS住院治疗或心衰。这些事件发生比硬性心血管事件更频繁,因此,提供了大量临床终点用于数据分析。然而这类事件从疾病自然过程的角度并不是很重要,因为受主观症状变化的影响,血运重建的情况下,也受显像检查结果本身的影响。

在美国心脏病学会/美国心脏协会(American College of Cardiology/American Heart Association,ACC/AHA)稳定型心绞痛指南中风险种类的描述为:低危,1年中发生硬性心血管事件的发生小于1%;中危,年发生率为1%~3%;高危,年发生率大于3%[32]。这些定义从概念上指导治疗策略的选择。高危的患者更可能从血运重建中获益,相对的低危的患者可能从血运重建上获益很少,所以就自然病程而言,临床治疗可以选择直接对症治疗和控制危险因素。

灌注缺损的范围与转归的关系

19世纪80年代,一些重大的研究证明通过负荷MPI显示灌注缺损异常的范围可能与后续发生的不良转归(心源性死亡或非致死性心肌梗死)之间有重要的关系。对于仍有胸痛的患者和可疑CAD患者(没有CAD相关既往史,例如心肌梗死或血运重建史),心源性死亡或心肌梗死的风险与可检测到的可逆灌注缺损(举例,可诱导的缺血范围)的数量呈正相关。这个观点被全世界的研究者多次证实。这观点不仅适用于运动负荷MPI,而且延伸到心脏核医学的其他各种检测,包括不同的负荷方法(血管扩张剂负荷、多巴酚丁胺负荷)、放射性核素(^{201}Tl和^{99m}Tc),以及成像方法[5]。

图16.29举了一例关于危险分层数据用于治疗方案的决策;在两个典型劳力型心绞痛的老年男性中,根据已发布的指南,很可能是CAD患者。但是根据已知的临床信息,心血管事件的风险是未知的。这个例子告诉我们,即使有类似症状的患者根据不同的灌注显像数据也有可能有截然不同的自然病程轨迹,需要不同的后续治疗管理方案。

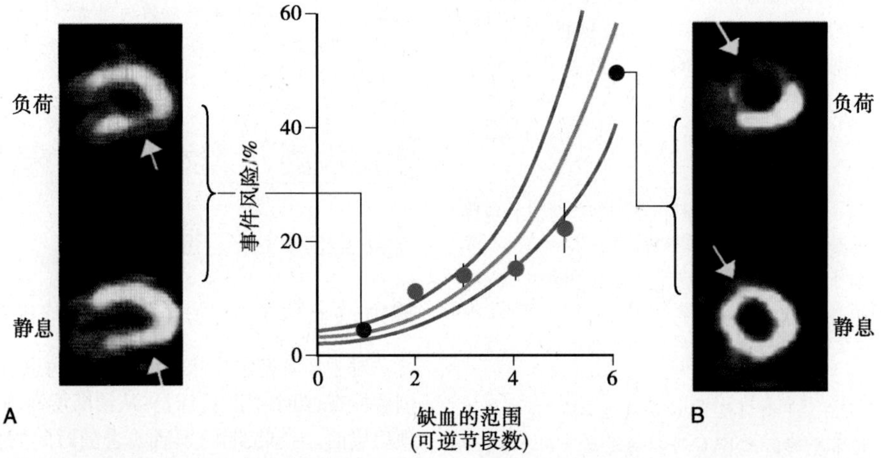

图16.29 心肌灌注显像(MPI)的预后预测。**中间图**,长期随访心血管事件的比例(心源性死亡或心肌梗死的风险随可逆的缺血(可逆的灌注缺损数量)范围的变化而变化。两者之间呈指数关系。棕色线代表了数据点的建模回归线,紫红色线代表了可信区间。A和B,是两个稳定性心绞痛患者的SPECT灌注显像图。**A**,心尖下部小面积缺血灶(箭头所指)。这个缺血范围绘在图形上。(即图上左侧红圈),这个患者归于低危。**B**,相反地,第二个患者在前壁及间隔部有严重的缺血灶,归于高危(即图上右侧红圈)。(**A**和**B**,改编自Ladenheim ML, Pollock BH, Rozanski A, et al. Extent and severity of myocardial hypoperfusionas predictors of prognosis in patients with suspected coronary artery disease. J Am Coll Cardiol 1986;7:464.)

灌注显像的增值

"增值"一词意味着MPI图像数据除了有那些更易获得的或便宜的检查提供的信息,如临床资料和运动负荷心电图的结果外,还提供了更多的关于疾病自然病程的风险和转归的信息。

当负荷MPI图像数据与具有预后预测的运动负荷心电图工具结合如Duke运动平板评分(Duke treadmill score,DTS),一项结合症状、运动平板表现和负荷心电图结果来预测疾病自然病程转归的工具,可以增值预测预后的价值(见第13章)。在一组2 200例可疑CAD患者中,根据DTS评分将患者按发生硬性心血管事件的风险分成亚组做核素检查。当负荷MPI图像数据信息合并,在DTS预测危险度的3个亚组均有增益效果。

上述信息对患者治疗决策的重要性可由临床医师如何根据这些信息进行处理来阐明。仅根据DTS的信息,低危患者可能予以保守治疗,而对于高危患者则更有可能予血管再通术。对于中危患者的最优方案尚不明确，不过更有可能予导管介入。大约 70% DTS 分组的中危患者中，负荷灌注的结果是正常的，结合非常低危的自然病程，显示保守治疗对这部分患者可能是一个安全而有效的策略。

另一种方法证明 MPI 数据的"增益价值"，通过临床、负荷检测结果以及血管造影数据，创建多变量模型来检测单因素与自然病程转归的关联强度（经典参考文献，Beller）。常可通过评估增加的卡方值来测量这个因素与后来的心源性死亡和非致死性心肌梗死的关联强度。同时代的研究可能还会用到的分析技术，例如网络重新分类索引来评估在预后风险分类中信息的额外增益价值[33]。

危险分层后灌注显像对疗效的判别

尽管有大量研究提示灌注异常的程度与严重度与后续的自然病程风险相关，但很少有研究证明予以特殊的治疗后可降低相关风险。现有的信息表明由 MPI 结果提示缺血程度越广泛的患者从血运重建治疗后获益越多。一项对超过 10 000 名可疑冠心病患者的进行负荷 MPI 检查的研究，结果提示 MPI 显示存在心肌缺血的范围（缺血面积从大于 10%开始），血运重建组相比药物治疗组可以显著降低患者的死亡风险（图 16.30）[6]。随着心肌缺血比例的增加，血运重建获益的幅度增加。因此，MPI 数据可以预测血运重建的获益幅度，帮助进行临床决策。这些观察数据是利用技术来解释和校正在血运重建和药物治疗的人群中存在的差异，但这些技术不能解释两组之间的所有可能不同。关于稳定的门诊患者伴有广泛诱导的缺血予血运重建可能改善预后的观点，目前正予随机，对照，国际临床研究试验比较介入方式与药物治疗方式的医疗有效性（ISCHEMIA）[34]。

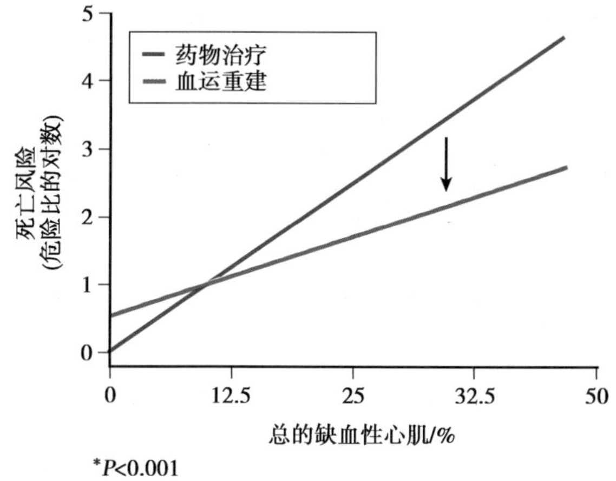

图 16.30　预测血运重建的临床获益。通过 SPECT 灌注显像中缺血心肌的百分比来预测死亡风险，红线代表药物治疗组，蓝线代表血运重建组，当缺血比例超过大约 12%时，血运重建可能对生存获益更多。（改编自 Hachamovitch R，Hayes SW，Friedman JD. Comparison of the short-term survival benefit associated with revascularization compared with medical therapy in patients with no prior coronary artery disease undergoing stress myocardial perfusion single photon emission computed tomography。Circulation 2003；107：2900）

正常心肌灌注显像的预后价值

研究一致发现，负荷 MPI 结果正常提示较好的预后。美国心脏核医学协会（ASNC）指南[5]总结了近 21 000 患者予负荷 SPECT MPI 检查正常的患者的预后数据。对于检查正常的患者，随访 2 年，硬性心血管事件的发生率（例如心源性死亡或非致死性心肌梗死），平均每年的发生率 0.7%/年。这些患者分别采用了不同的同位素、检查方法和药物负荷来进行心肌灌注显像检测[6]。经过接近 2 年的观察，（即所谓的"保险期"）[6]，MPI 结果正常可作为预后良好的预测。在那些基线相对高危的患者（如糖尿病患者）中，当负荷 MPI 结果正常，其发生不良后果的风险略高，符合贝氏（Bayes）理论。因此，对于一个正常的心肌灌注显像，其测试后的可能性（预后风险）与预测危险相关。

即使有稳定性心绞痛症状发作且冠脉造影确诊的冠心病患者，负荷 MPI 结果正常者，心血管事件的发生率仍很低（0.9%/年）[5]。已确诊冠心病患者而 MPI 结果正常的机制可能涉及内皮功能保留，保留了压力介导下血管舒张功能，减少血管狭窄对其下游心肌灌注的影响。如果这机制是真的，保留的内皮功能可以降低斑块受损或破裂，从而有一个相对稳定的临床过程。另一个机制可能由于粗壮的脉络丛存在，使在狭窄的情况下有正常的压力灌注，并保护狭窄完全阻塞时不发生心肌梗死。

冠心病是否存在及其程度的检测

无创检查可以协助诊断可疑患者是否存在冠心病。冠脉造影是用来诊断冠心病的金标准。而无创检查的结果则与造影结果对比是否相符设立敏感性（与造影结果一致诊断为冠心病的百分比为真阳性）和特异性（真阴性为确诊为没有冠心病的百分比）[5]。在已发表的发现冠心病的敏感性指标和除外冠心病的特异性指标差异非常大。这些指标受很多方法学和生理因素的影响，故在临床决策时这些影像资料应结合这些影响因素综合判断。

方法学对敏感性和特异性的影响

转诊偏倚。任何无创检查诊断冠心病的准确性在于冠脉造影检查。一种新的无创检查技术的准确性最初通常在行冠脉造影的患者中进行。当这项检查可以作为常规诊断，其结果将决定患者是否转去行冠脉造影术。例如，MPI 检测结果异常的患者比 MPI 检测结果正常的患者更有可能进行冠脉造影。这种固有的选择过程导致的现象叫做检测后转诊偏倚，随着这种检测在临床实践中长时间应用，将降低这种诊断检测的特异性，其扮演了守门员的角色来决定患者是否进行冠脉造影[5]。这种检测后转诊偏倚的极端现象可能导致特异性指标为 0，只有当患者有异常检测结果时才会转诊做血管造影（所有冠状动脉正常的患者有假阳性 MPI 检测结果，而且没有真阴性）。同样也会导致极端现象为敏感性指标为 100%（所有冠状动脉异常的患者有真阳性 MPI 检测结果，而且没有假阴性）。这种偏倚不仅仅存在于 MPI 检查，同样存在于其他任何可能决定冠脉造影适应证的诊断性检查。

"正常率"是尝试去抵消这种转诊偏倚的变量。它与特异性指标的计算方式相同，但只包含冠心病发生可能性低或极低的患者的影像检测结果，无论他们是否转诊去做冠脉造影。正常率往往高于特异性。

冠脉造影是诊断的金标准。人类冠状动脉粥样硬化是冠状动脉血管弥漫性病变而非局灶性的一种复杂疾病。而且，当有一个不连续的狭窄病变，在静息状态下行冠脉造影，在负荷状态下导致灌注异常不仅取决于斑块的狭窄百分比还有很多其他因素。这些因素包括负荷时血管的舒张和收缩反应（内皮功能介导），以及有无侧支循环。举例来说，当有一个 70%狭窄的血管保留了内皮功能和一个良好的侧支供应，那么在负荷 MPI 时可能不会有灌注异常的结果。在诊断上，结果会归为假阴性结果，降低了 MPI 的敏感性。然而，MPI 的结果资料可提供血管造影所见功能性意义上正确的生理信息，并阐明了尽管冠脉狭窄，但运动时侧支循环存在或正常保留的内皮功能或者两者皆与冠脉血流储备有关。

这个例子说明了冠脉造影作为诊断的金标准在评估生理状态时的局限。

许多文献将冠心病的诊断定义为狭窄大于或等于50%，还有的文献则定义大于或等于70%[4,12]。用50%狭窄定义可能降低敏感性（因为有些50%~70%的狭窄在血流动力学上不显著），增加特异性。相反，用70%狭窄的定义可能增加敏感性（因为这类狭窄病变更可能有灌注异常），但降低特异性，因为一些50%~70%的狭窄病变引起的阳性结果被认为假阳性。

敏感性和特异性的生理影响。一些冠脉血管系统或心肌疾病，在没有孤立的冠状动脉狭窄的情况下可造成心肌灌注的异常。对于诊断冠心病而言，这种异常会被认为是假阳性，降低特异性（例如，并没有心外膜下冠心病，但是检查结果异常）。但MPI可能可以提供生理性灌注的准确信息。

左束支传导阻滞当患者有左束支传导阻滞（left bundle branch block，LBBB）但没有左前降支（left anterior descending，LAD）冠脉狭窄时，可以看到室间隔孤立的可逆灌注缺损[5]。这个现象可能代表了LAD和左回旋支血流灌注区域的真实异质性，在舒张早期LBBB的患者室间隔延迟舒张减少了冠脉血流储备或者当室壁应力降低，室间隔延迟收缩导致耗氧量的减少。因此，当有LBBB时，室间隔灌注缺损的特异性和预测价值较低。然而当室间隔灌注缺损累及心尖部和前壁时增加了冠心病诊断的特异性。因为，LBBB的室间隔缺损大多在心率较快时发现，药物负荷增加了特异性，故在LBBB时建议用血管扩张药物负荷检查[5]。

肥厚型心肌病。许多肥厚型心肌病（hypertrophic cardiomyopathy，HCM）患者，不对称性室间隔肥厚导致肥厚的室间隔比侧壁摄取显影剂多，造成轻度外侧壁灌注缺损的印象，特别是使用靶心图时（见第78章）。

很多文献报道了没有合并心外膜冠心病的HCM患者有心肌灌注的异常[35]。这些结果有重要的病理生理关联：固定灌注缺损的患者，很有可能超声心动图上有薄的不能运动的室壁和EF值的下降（图16.31）。对于无症状的没有合并冠心病的HCM患者，大约50%有可诱导的可逆灌注异常，特别是在室间隔部位。因此，HCM患者中，可诱导的心肌灌注异常代表可诱导的心肌缺血可能与微循环障碍有关，对于合并冠心病的HCM患者，诊断冠心病的特异性较差。那些冠脉血流储备减少的HCM患者可能有较差的自然病程[35]。

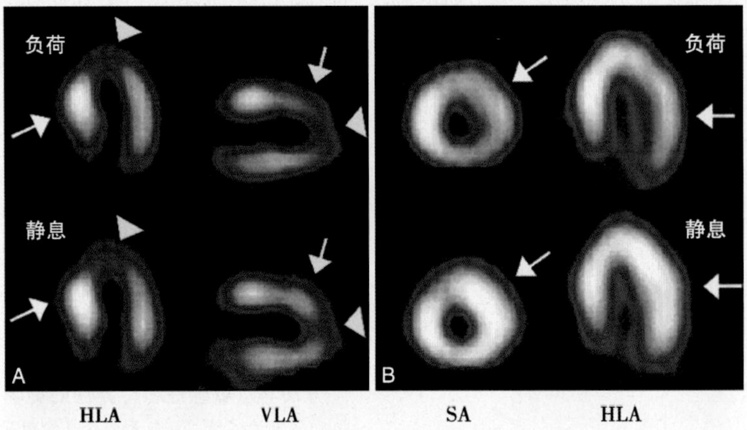

图16.31 冠状动脉正常的无症状肥厚型心肌病年轻患者的SPECT灌注显像。**A**，水平长轴（HLA）和垂直长轴（VLA）上黄色箭头所指为心尖部与梗死部位一致的固定的灌注缺损及前壁可逆性灌注缺损（VLA上黄色箭头）。HLA上白色箭头所指为突出明显的室间隔肥厚。**B**，前壁、侧壁和下壁广泛的可诱导性无症状心肌缺血（白色箭头）。短暂性的缺血性心腔扩大也是存在的，可能与心内膜下心肌缺血有关。SA，短轴。（引自O'Gara PT，Bonow RO，Maron BJ et al. Myocardial perfusion abnormalities in patients with hypertrophic cardiomyopathy：assessment with thallium-201 emission computed tomography. Circulation 1987；76：1214；Udelson JE，Bonow RO，O'Gara PT et al. Verapamil prevents silent myocardial perfusion abnormalities during exercise in asymptomatic patients with hypertrophic cardiomyopathy. Circulation 1989；79：1052.）

扩张型心肌病。扩张型心肌病（dilated cardiomyopathy，DCM）患者中常见到心肌灌注异常，但是其心外膜冠状动脉正常[5]。很多文献证实这类患者有异常的冠脉血流储备（见第77章）。当患者有LV功能收缩功能不良，在诊断时需鉴别那些由CAD引起的心肌病（其中许多患者有潜在可逆性的LV功能不良）与原发的DCM。尽管DCM患者可能在MPI检查结果上有灌注异常，但是MPI检测正常可以作为排除冠心病引起的心肌病的一种方法[36]（图16.32）。事实上左心室功能不良有大范围的心肌灌注异常多与冠心病相关而不是DCM，特别是灌注缺损呈节段性。

内皮功能障碍。患者没有典型的心外膜下血管狭窄，但是冠脉内皮功能紊乱，会在SPECT MPI显示心肌灌注异常。这些灌注异常代表了真实的冠脉血流储备异常，但是研究表明当给予这类患者药物治疗来改善内皮功能，在随访的MPI结果中发现灌注异常改善[5]。另一个支持这个观点的是CMR研究，发现有心绞痛而冠状动脉正常的患者心内膜下冠脉血流储备减少[37]（见第17章）。

心肌灌注显像的敏感性和特异性

ASNC影像学指南总结了很多患者进行运动负荷SPECT显像资料的敏感性和特异性[5]。在综合分析中诊断冠心病的敏感性为87%（区间为71%~97%），排除冠心病的特异性为73%（区间36%~100%）。其中很少有结合用ECK门控SPECT显像技术来进行局部功能检查或衰减校正，这些技术可以提高检查的特异性。举例来说，一项结合女性进行冠脉造影的研究，用门控^{99m}Tc-sestamibi SPECT显像与非门控^{201}Tl SPECT显像比较，其特异性从76%提高到96%。

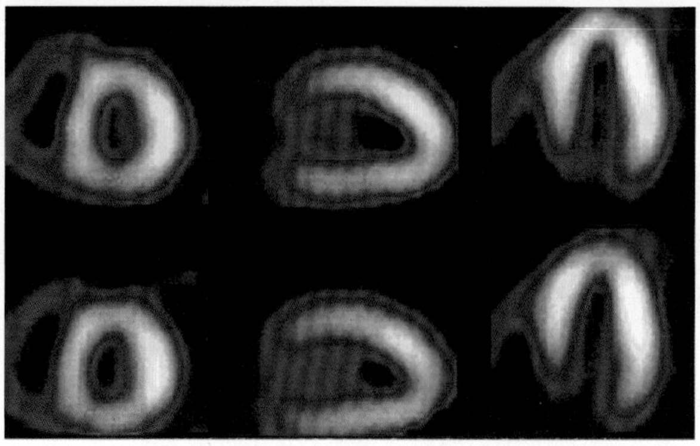

图 16.32 心衰患者在负荷和静息状态下的 SPECT 灌注显像。图像显示左心室扩大但心肌灌注正常，提示该患者由冠心病导致心功能不全的可能性很低。HLA，水平长轴；VLA，垂直长轴；SA，短轴

灌注显像显影剂在诊断冠心病时的影响

尽管与^{201}Tl 相比，^{99m}Tc 对于伽玛相机成像更有利，有望提高放射性同位素影像检查的诊断准确性，但是很多研究提示与其他广泛使用的显像剂相比在敏感性和特异性方面并没有很明显的提高。一个例外是^{99m}Tc-sestamibi 与^{201}Tl 相比，对于女性检查可以提高特异性。因此对于 MPI 检查来说放射性显像剂的选择并没有显著影响到诊断是否有冠心病。已发表的研究并没有完全把最具有挑战性的成像病例全部收入，因此对于以^{99m}Tc 为基础的试剂，由于其光子能更大，可以提高肥胖和有巨大乳房患者的成像质量，也可以提供更高质量的门控图像。

心肌灌注显像自动定量对于冠心病诊断的影响

在视觉分析心肌灌注图像时，相同和不同观察者的变异性都非常重要。已经有很多 MPI 定量分析的方法[1,5]，通过"客观"分析比较区域摄取值与正常数据值，来减少图片分析时的变异性。大多数的 SPECT 摄片计算机设备都配备了自动分析定量系统。其中大部分是 Emory Toolbox、CedarQPS 和 4D-MSPECT[1]（图 16.33）。虽然已发表的数据没有清楚地表明利用这些程序与视觉分析相比提高了冠心病检测的敏感性和特异性，但这些数据来自于研发定量分析软件的权威中心，而视觉分析数据则是来自于经验丰富具备较好质控的读片专家。在实践应用中，运用当代的定量分析程序可以提高图像的采集和处理。有些程序结合运动感应算法，可以查询原始数据并提醒技术人员可能需要运动相关的修正。

药物负荷检测用于冠心病的诊断

文献报道发现血管扩张药物负荷 MPI 对诊断冠心病的敏感性和特异性与运动负荷检查的结果类似。一项汇总分析包括了 17 项研究共 2 465 例进行导管介入的患者[5]证实了敏感性为 89%，特异性为 75%，与运动负荷 SPECT MPI 检查研究的结果类似。

用血管扩张剂负荷以达到更强的充血性压力负荷反应，这与运动负荷相比，发现冠心病的敏感性更高，特别是对于中等程度的狭窄。这种改善在临床上还没有被证实，可能由于普通的灌注显影剂在充血性血流灌注时扩散限制引起的"流失"所致[4]（见图 16.21）。因此由药物负荷引起的最佳充血负荷状态可能由于在最高血流灌注时线性显影剂的摄取丢失而抵消。

多巴酚丁胺负荷显像与其他血管扩张药物和运动负荷模式检测冠心病相仿[5]。然而，因为多巴酚丁胺负荷试验并不能获得类似血管扩张药物负荷试验的最大冠脉血流储备，并且有重大的副作用，因此只有在腺苷、双嘧达莫或类腺苷等药物有禁忌时推荐使用，例如有重大气道高反应性疾病。

亚极量运动负荷对冠心病诊断的影响

MPI 诊断冠心病的敏感性是通过达到最大程度的氧需来刺激冠脉血流储备的最大增量。对于运动平板心电图，如果没有达到年龄相关最大心率的 85%，那么其诊断冠心病的敏感性显著下降[23]（见第 13 章）。因为灌注的异质性在较低的供需不匹配水平上即可发生，早于心电图变化，所以心肌同位素对冠心病的检测在低负荷状态下也可进行[5]。然而，与最大负荷相比，可逆灌注缺损的范围和严重程度可能消失在亚极量运动负荷时，这可能影响该检查的预后价值。

因此，对负荷试验方案的选择总结如下。运动负荷可能是首选的负荷源，因为它可以最好地引起灌注异常的相关症状。运动负荷试验的应用也可以将有效的运动负荷试验标准，如 DTS，心率储备或心率恢复时间与 MPI 数据相结合。对于不能完成运动负荷的患者，血管扩张药物的负荷如腺苷、双嘧达莫或类腺苷可作为接下来的选择，多巴酚丁胺是那些血管扩张药物有禁忌患者的选择[24]。对于那些开始运动，但无法达到年龄相关最大预测心率 85%水平和不能达到有效的症状终点的患者，建议运动负荷停止，而同位素负荷检查保留，血管扩张剂负荷可提供最佳诊断和危险分层的信息。

冠心病严重程度的定义

在制定患者的治疗策略时，重要的是确定疾病的严重程度而不仅仅是疾病是否存在。严重的冠心病是指那些冠脉造影有狭窄且提示血管重建可以有获益，例如左主干、严重的三支病变以及前降支近段病变。

多血管病变冠心病的诊断

SPECT MPI 的灌注信息受其相关性质的限制：如果冠心病三支血管所有区域都是低灌注，最低关注的区域似乎正常，那么冠心病的真实严重程度可能是被低估的。然而，结合其他结果，包括区域功能异常，可以更准确地评估疾病严重程度。

负荷后门控的 SPECT 显像结果提示室壁运动的异常可能对判断冠心病严重程度有重要价值。结合负荷后门控 SPECT 显像室壁运动异常及灌注异常的程度，可以增加诊断前降支近端接近 90%的严重狭窄或多支血管病变的敏感性[5]。很多文献提示无灌注迹象如负荷后^{201}Tl 的肺摄取，或短暂的缺血扩张增加引起的灌注异常为多支血管病变冠心病可能。

另一个可以确认的方法是用 PET 技术检查心肌灌注血流（MFR，负荷与静息状态下 MBF 的比值）。这个可以通过灌注显影剂如^{82}Rb 实现。在一个 120 名患者进行负荷^{82}Rb 灌注现象和冠脉造影的研究中，MFR 的数据可能比负荷灌注现象更能鉴别是否有三支血管病变冠心病的存在，而且这个检查可作为预测 3 支血管病变冠心病存在独立的预测因子[38]。

检查过程中，发现与现象无关的结果也对诊断左主干或三支血管病变冠心病有帮助。在运动平板试验时，大于 2mm 的 ST 段压低或低血压的发生都增加了左主干或 3 支血管病变冠心病的可能性[38]。

女性冠心病的检测

运动平板试验来对女性冠心病的检测仍面临挑战（见第 89 章）。用^{201}Tl 来检测女性 CAD 受限于女性乳腺潜在的衰减，导致

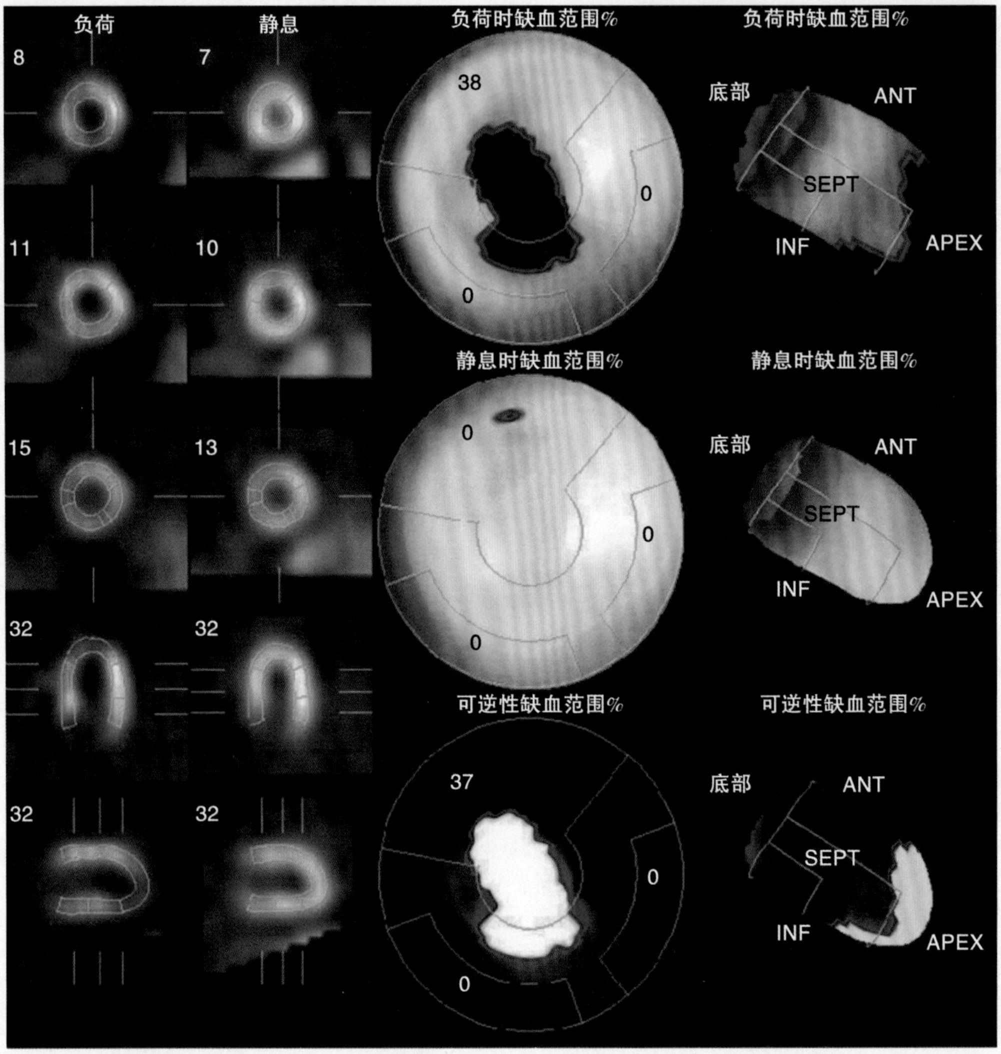

图 16.33 自动定量分析软件。自动从静息和负荷检查中选择短轴和长轴截面分段并积分(左侧两栏)。(第三栏)靶心图负荷(上部)和静息(中间)数据证明了心尖部大面积的可逆心肌缺损。底部靶心图提示缺血心肌程度(白色区域),大约占23%。(右侧、上、中、下部)用三维形式展示了靶心图信息。靶心图上的数字代表了血管缺血的百分比。ANT,前壁。INF,下壁。ANT,前壁;INF,下壁;APEX,心尖部;SEPT,室间隔。(图像由 Guido Germano 博士提供)

假阳性和减少特异性。用^{99m}Tc 标记的显影剂来检测因其有较少的组织代谢可以提高特异性。这已被一项比较^{201}Tl SPECT 和^{99m}Tc-sestamibi 门控 SPECT 来检测冠脉造影明确狭窄的冠心病的研究证实[4]。结合门控 SPECT sestamibi 显像结果与^{201}Tl 相比,特异性从 67%提高到 92%(见图 16.11)。

瓣膜性心脏病患者中检测冠心病

很多文献报道通过 MPI 可以评估瓣膜性心脏病患者中合并的冠心病;大多数合并主动脉瓣狭窄。MPI 的敏感性从 61%到 100%,特异性从 64%到 77%[5]。虽然 MPI 对于有症状的患者诊断冠心病有潜在的帮助,但这些特性不足以可以替代对于需要外科手术的瓣膜病患者通过冠脉造影来诊断冠心病的存在与否(见第 67~69 章)。

冠状动脉疾病的患者

对于明确冠心病患者 SPECT MPI 有很多潜在的作用。临床问题可能是冠脉造影后狭窄病变仍有“生理意义”。而压力-静息 SPECT MPI 的结果可以与介入方法测量冠脉血流储备相关联。不仅如此,成功经皮冠脉介入术后(percutaneous coronary intervention,PCI)心肌缺血的改善通常也可以在 SPECT 显像结果上发现,证明 SPECT MPI 可以证明缺血病变的“罪魁祸首”。

冠脉搭桥术后显像。对于已进行冠脉搭桥术后(coronary artery bypass graft,CABG)的患者症状再发,SPECT MPI 可以准确的检测到桥血管狭窄病变存在的位置,甚至是症状不典型的缺血。对于 CABG 术后症状典型的患者,这些检测结果可以知道是否需要行导管造影和介入治疗。

一些文献已证明了 CABG 术后患者行 SPECT MPI 检查可以进行危险分层,特别是后期,甚至是在没有症状的患者中也可以[5]。灌注异常的范围与后续心源性死亡和非致死性心肌梗死的发生风险相关,SPECT 提供的信息比临床和负荷数据更有预测价值。鉴于 CABG 术后前几年心血管事件的发生风险较低,按适当的检查方法:CABG 术后 5 年内对于不典型症状的患者常规予负荷 MPI 检查心肌缺血被认为是“不太合适的”[39]。

经皮冠脉介入术后显像。相对于运动平板试验,对于 PCI 术后的患者,运动负荷 MPI 对于检出血管再狭窄的存在与否和位置更有效,现有的指南指出，对于PCI术后有症状的患者，负荷显像是适当的选择[39]。PCI术后的患者SPECT MPI结果异常的程度与后续在长期的随访过程中心源性死亡或心肌梗死发生的风险正相关，即使是PCI术后晚期，甚至是没有症状的患者亦是如此。因此，尽管PCI术后2年内患者无症状，予常规检查SPECT MPI评估被认为是"不太合适"的，但在PCI术后2年以上是"比较适合的"[39]，在有症状患者的显影图案上获得的重要信息可以决定是否再次行介入治疗。

PCI术后极早期，SPECT MPI可以在治疗过的血管灌注区域见到一个相对可逆的灌注缺损（尽管比PCI之前略减轻）[5]。这种缺损可能是由于PCI术后所有冠脉血流储备延迟恢复造成，这代表了一种真实的生理现象。

无症状患者中进行冠心病的临床前期诊断和危险分层

因为冠心病最显著的表现就是心源性猝死，所以对于筛选人群进行冠心病的监测或冠心病危险因素的分层是值得考虑的。基于贝叶（Bayesian）原理，在一般无症状人群中冠心病的患病率较低，导致阳性检查结果的预测值较低，但是阴性结果的预测价值（NPV）较高。现有的指南和适应标准并不推荐在无症状的人群中常规应用负荷MPI[5,39]。

最关键的问题是在无症状的人群中使用相关的检查例如SPECT MPI，如何使检查获得的信息用于管理或减少患者的风险。现有的指南建议对于临床高危的血管疾病进展期患者给予积极地降低危险因素治疗[31]。而对于显像结果异常的患者进一步进行危险因素降低治疗或对于显像结果正常的人群减少危险因素的控制是否能够改善预后还未证实，值得进一步研究。

糖尿病患者具有冠心病和心源性死亡的高危因素。一些新发表的文献提示有潜在的一大部分无症状的糖尿病患者有异常的SPECT MPI显像结果，而这类患者随着时间的推移可能有更高危的风险发生心血管事件。研究提示SPECT MPI结果异常的无症状的患者20%~40%具有可诱导的隐匿型缺血[40]。SPECT MPI证实糖尿病患者有任何灌注异常的结果，其实际的危险分层价值比非糖尿病患者高很多。然而，一个随机用负荷SPECT MPI监测无症状的糖尿病患者的研究，提示通过长期随访那些被监测和未被监测的患者，其远期转归并无差别，两组人群事件发生率均较低[40]。因此，目前适应的标准是对于无症状的糖尿病患者并不建议常规做负荷SPECT MPI监测[39]。

冠脉CT钙化显像或冠脉CT造影后心肌灌注显像

随着非侵入性心脏CT显像（见第18章）的逐渐发展和运用，临床医生现在可以更客观地看到患者的冠脉钙化病变（coronary artery calcium，CAC），增多的冠心病多血管病变可能性，或冠脉CT造影上可见的中度或重度的狭窄，这也对我们提出了更高的生理学重要问题和危险分层的题。

SPECT MPI和冠脉钙化显像

尽管广泛冠脉钙化和高冠脉钙化积分提示有动脉粥样硬化，但是至今的研究提示仅有一小部分严重冠脉钙化的患者具有有意义的心肌灌注异常。一项纳入超过1 000名患者（其中大约有50%是没有症状的）[41]，最高的钙化积分（Agatston评分>400）患者中仅有10%在负荷SPECT MPI上有灌注异常，而只有5% SPECT MPI灌注显像提示高危的，可以从再血管化中潜在获益。因此，尽管CT上有广泛钙化的患者证实有亚临床的动脉粥样硬化，需要进行积极的危险因素控制，但并不总是提示阻塞狭窄会导致冠脉血流储备的减少。基于这种观点，在CT证明有冠脉钙化（CAC）时，特别当其冠心病基线风险较高而且Agatston评分大于100，负荷SPECT MPI可作为一个适当的检查来确定是否有潜在的获益，是否需要行导管介入和再血管化[39]。当其基线风险较低和Agatston评分较低时，SPECT MPI是不适合的。

结合CT钙化显像和SPECT MPI来危险分层。现有大量文献提示有冠脉钙化（CAC）的患者，特别是广泛钙化的患者，与那些没有CAC的患者相比，随着时间的推移有更高的心血管事件风险发生率。然而，很多有广泛钙化的患者在负荷MPI灌注上显示正常，大量的数据提示分层低危。那么这些文献互相矛盾的部分如何解释呢？重要的是理解"高危"是一个相对的词；有广泛钙化的患者比没有钙化的患者风险高，但是在这些有广泛钙化的患者中，其中大部分并没有发生心血管事件。举例来说，在多种族动脉粥样硬化的研究中（MESA），随着钙化积分的增加，风险梯度明显增加，但总的事件绝对发生率是低的（在这些高钙化积分的人群中大约1%/年的发生率）[42]（见第18章）。因此，结合钙化积分和SPECT MPI的结果可以重新进行危险再分层。总的来说，对于那些没有钙化和正常的SPECT MPI结果的人风险是最低的，而那些既有钙化又有异常的SPECT MPI结果的人风险是最高的。而那些两者中有一项异常的人为中等风险。因此，这两种检测的结果在评估将来冠脉事件的风险时可以互补，从而减少了激进的一级预防。这方面的研究正在进行中。

CT检查后SPECT MPI。随着多排冠脉CT造影技术的不断发展，临床医生现在需要面对的新问题是当无创检查发现冠脉狭窄时其生理意义如何。CT血管造影有高敏感性和中等的特异性可以发现或排除阻塞性狭窄，但由于空间分辨率的原因无法一直保持精确和可量化地评估每一个狭窄病变的严重程度，特别是在中等狭窄程度。不仅如此，如果某一个冠脉节段钙化很严重，那么很难去发现、排除、定量狭窄病变。SPECT MPI可以评估负荷情况下狭窄病变的生理意义，而且可能将灌注异常与患者的症状联系起来。这个观点让我们在做完CT造影后避免直接进行侵入性的冠脉造影（和潜在的PCI），而去评估CT造影发现的狭窄病变的生理意义，可能对临床下一步决策更有意义。CT造影拟利用流体动力学的部分血流储备的发展来尝试解决这个问题（见第18章）。

对于可疑冠心病患者检查方案的选择

CT造影技术已经有了很大的发展，这是一个使用现代技术和适度的辐射进行的相对快速的检查，它具有非常高的阴性结果预测价值来排除冠心病。一个基本的问题是对于一个有症状的可疑冠心病患者，是用解剖学方法（CT血管造影）来确定其解剖学上的冠心病存在与否和范围，还是用功能学负荷方法来确定其负荷诱导的缺血是否存在和范围呢。这个问题由一个前瞻性的多中心的胸痛评估显像研究试验（PROMISE）来尝试解决，它纳入了超过10 000名有可疑冠心病或缺血的患者，随机分组，评估检查使用CT造影或功能负荷检查（ECK，MPI，或心超），然后随访终点包括全因死亡、心肌梗死、不稳定心绞痛住院和检查的主要并发症[43]。PROMISE是一个"实际有效"的研究试验，结果是为临床医生做出临床决策提供参考（例如，临床决策并没有按流程进行）。经过近2年的随访，发现在主要终点上两者基本没有区别，提示无论用哪种检查方法均有类似的结果。在次要终点上有一些区别。CT造影与功能负荷检查相比，当结果提示冠脉正常时，有更少的导管介入，提示假阳性结果少，减少了不必要的导管介入造影。然而，尽管先前指出两者最终结果没有异常，但CT造影可能与接下来的导管介入选择更相关，与功能负荷检查比较，有接近两倍的血管再通治疗率。PROMISE的试验结论建议，相对于功能负荷检查，解剖学方法检查如CT血管造影是一个可接受的选择。但在实际临床中，具体的方法选择也不仅由临床试验例如PROMISE的结果来指导，也要结合当地的专业知识和技术质量以及实际的临床情况。

放射性核素显像应用:回答临床问题

对于可疑的急性冠脉综合征(acute coronary syndromes,ACS)患者,放射性核素显像技术既可以起到一个诊断的作用(临床表现是否由缺血和冠心病引起?),也可以提供预后信息。在ACS患者和ST段压低或抬高的患者中(见第59和60章),核素显像最主要的作用是对于那些做完血管造影和PCI的稳定型患者提供危险分层的信息,来做出更好的临床决策,改善预后。

急诊室内可疑的急性冠脉综合征

很多到急诊去的患者出现ACS的症状,但在最初时心电图和酶学标志物没有达到诊断标准,收入观察室做进一步的酶学监测和可能的负荷试验。^{99m}Tc标记的灌注显像药物可以在急诊患者静息状态下使用,45~60分钟后获得灌注显像[5],因其再分布很少,可反映了注射时心肌血流灌注状态(MBF)。在这种状态下,排除心肌梗死的阴性结果预测价值很高[5]。患者有阳性MPI结果的在住院后和后续观察期间有心血管事件的风险很高(图16.34)。因此,静息SPECT MPI可以提供信息,协助急诊对患者是否需要住院进行分诊。

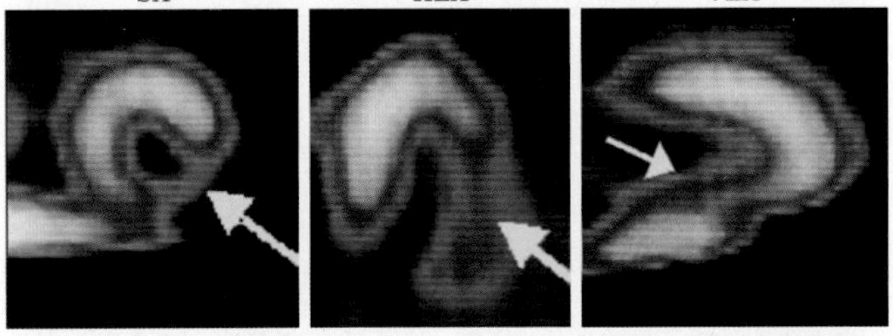

图16.34 急诊中胸痛而最初心电图没有诊断发现的患者静息状态下的SPECT显像。严重的下侧壁静息灌注缺损(箭头所指,所有图像)提示在那块区域静息性缺血或梗死。后续的急诊造影提示左回旋支阻塞。SA,短轴;HLA,水平长轴;VLA,心室长轴

在急诊室通过Sestamibi(甲氧基异丁基异腈)评估胸痛患者的试验(ERASE Chest pain),纳入了可疑ACS患者2 475名,将他们随机予MPI检查或通常的急诊治疗。试验报道指出,MPI组明显降低了不必要的住院率20%,那些患者中最终没有发现ACS(见经典参考文献,Udelson)。这显像结果是决定那些患者可以离开急诊最有力的影响因素。

因此,随机对照研究的证据提示结合SPECT MPI的结果可以评估那些在急诊没有明显心电图(ECG)改变的可疑ACS患者,从而提高分诊决策。静息MPI对于这些患者是适当选择[44]。

非ST段抬高型心肌梗死和不稳定型心绞痛

指南推荐那些有高危临床特征的不稳定型心绞痛患者进行导管介入[30](见第60章)。现代临床试验指出那些有生物标志物阳性或TIMI(Thrombolysis in Myocardial Infarction)评分高危的患者可以从介入治疗中获益[30]。对于临床中危或低危患者(例如,"临床稳定"的不稳定心绞痛),负荷MPI可以进行危险分层,是适当的检查手段[44]。没有缺血或心肌梗死的患者,特别是左心室功能保留的低危患者可以保守治疗而不进行导管介入,而相对的有明显可诱导缺血的高危患者则需要进行介入治疗。

尽管临床试验的结果,例如用替罗非班治疗心绞痛和介入或保守治疗的治疗成本试验(TACTICS-TIMI 18),提示对于不稳定型心绞痛或非ST段抬高型心肌梗死(NSTEMI)患者介入治疗有轻微的优势,亚组分析提示有一部分比例的患者通过MPI的危险分层可以进行保守治疗,然后更有选择性地进行导管检查和介入治疗,患者的获益更大。不仅如此,一项关于ACS患者和肌钙蛋白T(TNT)阳性的大型随机试验,在介入治疗组和积极药物治疗后进行选择性介入治疗组,预后之间没有统计学差异[30]。所以对于那些没有肌钙蛋白升高或高TIMI评分的患者可以通过影像学技术危险分层接受相对保守的方案[30]。

ST段抬高型心肌梗死

在ST段抬高型心肌梗死(ST-segment elevation myocardial infarction,STEMI)住院期间如出现反复缺血,心力衰竭和非急性心律失常是需要进行导管介入治疗的高危亚组,STEMI没有进行直接PCI的患者也是高危人群[44](见第59章)。

急性心肌梗死后可诱导缺血的评估

急性心肌梗死后3个主要危险因素是静息状态下残留的左心室功能、心肌损害缺血的范围和室性心律失常的易感性。门控SPECT MPI可以提供全面的此类信息,所以对于STEMI后稳定的患者这是一个重要的检查。目前的指南推荐对于还没有进行冠脉造影也没有其他高危因素提示需要进行造影的患者,可以通过非侵袭性检查来评估可诱导缺血的存在与否和范围(推荐级别Ⅰ)[45]。

在再灌注时代,很多研究报道了类似的结果,提示负荷诱导的缺血与心肌梗死后预后的关系。一项研究在心肌梗死后14天内对134名简单心肌梗死患者连续不断检测,通过Cox回归分析提示,只有SPECT MPI上缺血的范围这一个有意义的变量与之后心血管事件有关。SPECT显示的缺血范围也与那些接受溶栓治疗的患者之后发生心血管事件强烈相关。而腺苷负荷的SPECT MPI上缺血范围的定量分析是心肌梗死后危险分层心血管事件的重要预测因子。心肌梗死后患者有广泛的可诱导缺血范围是以后发生心血管事件的高危因素,而介入治疗可以改善预后。

核医学显像在急性冠脉综合征:研究方向

缺血记忆显像。对于可疑ACS患者危险分层未来可能的一种方法是进行脂肪酸代谢的显像。如前所述,在一个区域缺血后,即使灌注恢复正常,脂肪酸代谢也可能持续很长时间的异常,这个现象就是缺血记忆。因此脂肪酸代谢显像可以评估近期的缺血。对于可疑ACS患者,摄取放射标记物脂肪酸类似物BMIPP可以在1~5天的SPECT中显像。对于急诊可疑ACS患者应用脂肪酸代谢的SPECT显像,对评估是否存在ACS有增益价值[46]。未来的研究将致力于阐明这种技术是否可以帮助临床管理决策。

心力衰竭的显像

是冠状动脉疾病引起的心力衰竭么?确定左心室功能下降是否是冠心病的结果或由其他非缺血性病因引起,是心力衰竭(HF)患者管理的早期关键步骤。因为在发达国家,冠心病是引起心衰最常见的原因,非侵入性检查评估心肌缺血和心肌活性可以确定那些有潜在的可逆的左心室功能异常,并可以从血管再通治疗中获益的心衰患者。介入治疗可以改善那些功能异常但仍存活的心肌,从而可以明显改善左心室功能、影响左心室重塑和生存率。因为心肌梗死复发是心衰患者最常见的

死亡原因，所以从心衰患者中判别出冠心病也是二级预防的策略之一。

心衰合并左心室功能异常的患者，负荷MPI结果正常高度提示没有冠心病。研究发现对于有左心室功能异常的患者MPI有高敏感性和中等程度的特异性[36]（图16.35；另见图16.32）。而对于排除冠心病的特异性降低有部分原因是病理学和CMR研究[47]中提到的非缺血性心肌病可能存在纤维化和瘢痕组织大片交汇融合（见第17章），在SPECT MPI显像上表现为固定的缺损。

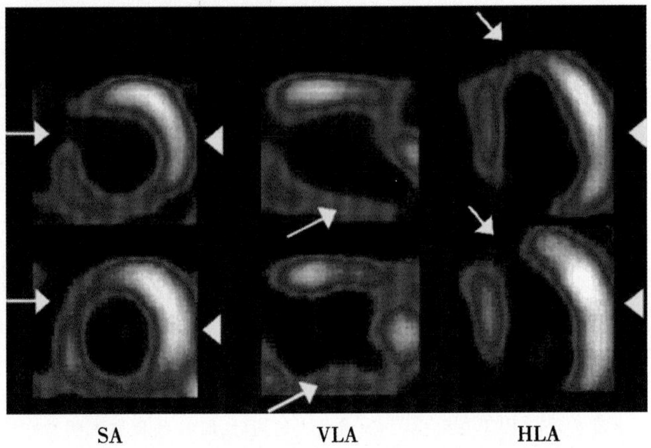

图16.35 SPECT灌注显像提示在室间隔、心尖部和下壁（长箭头所指）广泛严重的固定缺损，表明广泛的陈旧性心肌梗死，而在侧壁可见广泛的可诱导的缺血。在这个患者的图像结果中观察到冠心病很可能是心衰症状的原因。SA，短轴；VLA，心室长轴；HLA，水平长轴

尽管任何灌注异常不能特异性地排除冠心病，但是灌注异常的图案可以帮助区分冠心病和其他病因引起的心衰。灌注缺损越大，程度越严重的，或者两者皆有，更有可能代表冠心病和缺血性心肌病，而相对的，较小的和较轻的缺损可能代表了非缺血性心肌病[36,47]。

心肌活性的评估和血运重建的潜在获益

评估心肌活性的目标是能够优化筛选出在血运重建后症状和自然病程可能有改善的心衰患者。数据表明，心肌冬眠和负荷引起的缺血在稳定的心衰和左心室功能不全的患者中很常见，甚至不会出现心绞痛[47]。

血运重建后心衰患者的症状减少可能与PET错配模式有关（例如，FDG摄取增多与灌注有关）[5]。在一个关于心肌活力显像研究预后的meta分析中，在长期随访过程中有证据显示心肌保留活力的患者[48]进行血运重建后与那些进行药物治疗的患者比较，相关心源性死亡的风险明显下降（图16.36）。对于没有心肌活力的患者血运重建没有优势。这些数据提示非侵袭性显像评估心肌活力和缺血可以作为筛选进行血运重建能够获益的患者，期望可以改善症状和自然病程。然而，这个分析基于24项回顾性研究，其中可能缺乏对合并症的校正和缺乏运用最新的指南推荐进行临床管理。例如，在这些队列研究中很少有患者接受β受体阻滞剂。这个因素创造了前瞻性STICH（外科治疗缺血性心脏病）心肌活力的亚组研究的可行性，对于随机分组进行外科手术治疗或药物治疗的两组均进行心肌活力的测定（通过SPECT或多巴酚丁胺负荷超声心动图），评估心肌活力的影响和预后的关系[49]。这个研究纳入了超过600名患者，心肌活力的状态并不影响干预措施对于预后的影响。这个结果可能是由于心衰患者应用了更好的药物治疗方案，而不是那些参考陈旧的文献。

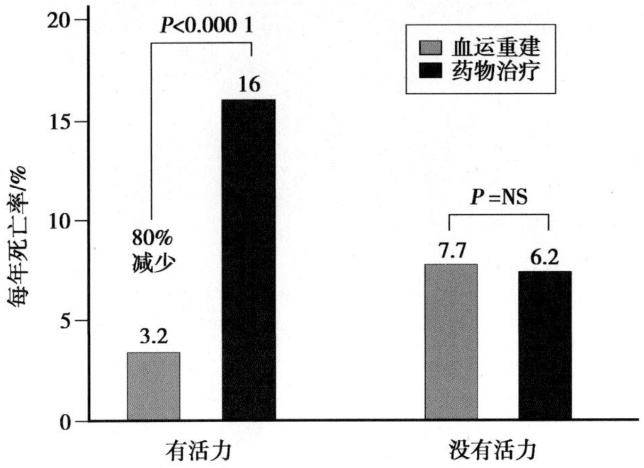

图16.36 一项从meta分析，对有缺血性左心室功能不全的患者中检测心肌活力后，评估预后。对于那些有大部分心肌活力的患者给予药物治疗后，每年心源性死亡的风险是16%。同类患者予以血运重建的，则每年心源性死亡的风险仅为3.2%，代表降低了80%的风险。相反，若大部分心肌已没有活力的患者无论是药物治疗还是血运重建，他们的预后均没有差异。这些数据提示无创的心肌活力检测可以帮助确定治疗策略，提高长期预后。（改编自Allman K, Shaw L, HachamovitchR, Udelson JE. Myocardial viability testing and impact of revascularization on prognosisin patients with coronary artery disease and left ventricular dysfunction: a meta-analysis. J Am Coll Cardiol 2002;39:1151.）

基于以上的这些数据，现在的心衰临床指南认为血运重建对于那些轻到中度左心室收缩功能不全患者，明显多血管病变的冠心病患者，或前降支近段狭窄而心肌活力存在的患者，改善生存率是Ⅱa类推荐（证据等级B）。

通过放射性核素技术评估心肌活力的原理

放射性核素显影剂和技术大多数用来评估心肌活力，主要和保留组织的相关性有关，通过组织摄取显影剂的程度的关联性进行评估[48]。显影剂的定量分析与组织保留的心肌活力的数量级直接相关，而显影剂的摄取是一个连续不断的变量。因此，显影剂摄取的数量直接反映了组织保留活力的数量。在一个无功能的节段或区域，从血运重建后功能恢复的可能性与显影剂摄取的数量有关，其代表了该区域内保留的心肌活力的程度（心肌冬眠或顿抑的程度）。一个显影剂摄取正常或轻度减少的无功能的区域，很有可能从血运重建后得到功能改善。相反，如果一个区域的显影剂摄取严重减少，代表此区域大多是梗死的心肌，那么从血运重建后得到功能改善的可能性很低（图16.37和图16.38）。整个左心室从血运重建后功能改善的程度取决无活性心肌的范围。

评估心肌活力的显像方法

铊-201（Thallium-201，^{201}Tl）。^{201}Tl的再分布提示保存的心肌细胞活力。因为在再分布显像中^{201}Tl摄取的缺失并不能完全证明该区域没有心肌活力，^{201}Tl的标准方案[4]被反复用于优化区域活性的评估方案。在^{201}Tl再次注射后，在负荷再分布显像上近50%有固定缺损的区域显示明显的^{201}Tl摄取增加，预示该区域左心室功能改善[48]。而当再次注射^{201}Tl后区域内仍有严重的^{201}Tl摄取缺损，则提示该区域功能改善的可能性很低。

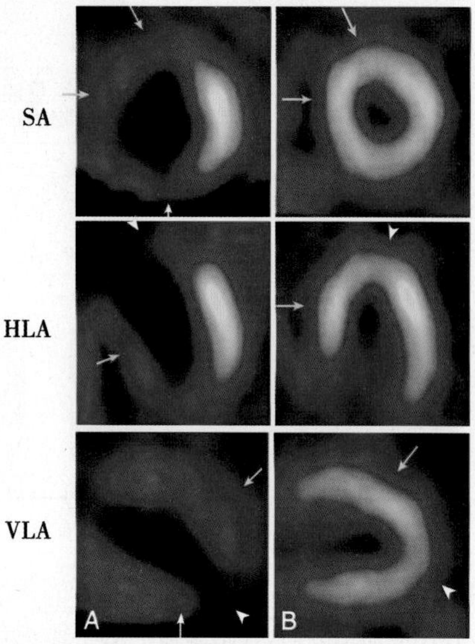

图 16.37 静息 SPECT 灌注显像来评估心肌活力。在纵列 A，一个有广泛冠心病和严重左心室功能不全的患者，在前壁和室间隔（黄色长箭头），心尖部（箭头），和下壁（白色长箭头）有明显的严重静息灌注缺损，均提示主要为梗死的心肌。血运重建不太可能改善预后或症状。相反，在纵列 B，一个前降支近端阻塞，相对的区域严重的运动功能减退，并合并有心衰和心绞痛症状的患者，在整个前壁和室间隔（黄色长箭头）、心尖部（箭头）摄取正常提示有完全保留的心肌活力。这些图像提示对于该区域进行血运重建可以改善功能，也可以改善症状。SA，短轴；VLA，垂直长轴；HLA，水平长轴

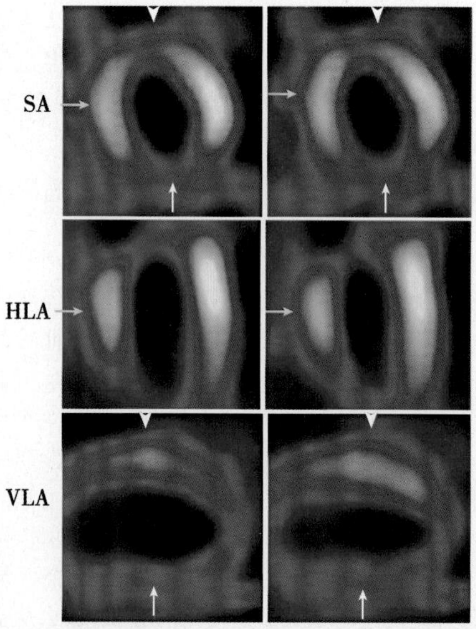

图 16.38 静息状态下^{99m}Tc 灌注显像评估心肌活力。活检标本的显影剂摄取的研究表明，在每个区域保留的心肌活力程度与摄取的数量相关。这一例，一个多血管病变和明显的左心室功能不全的患者拟行血运重建，在这 3 个不同的断层层面连续不断显像发现，不同的区域有不同的摄取和心肌活力的图案。下壁（白色长箭头）有严重的灌注缺损，提示主要为梗死。在前壁（白色箭头）有中等程度的缺损，与下壁相比明显的摄取增加。这可能是该区域内为梗死的心肌和有活力的心肌的混合。在室间隔部（黄色长箭头）仅有非常轻微的显影剂活性降低，提示主要的心肌均保留活力。侧壁的摄取完全正常，提示心肌活力正常。SA，短轴；VLA，垂直长轴；HLA，水平长轴

延迟再分布显像，是在最初负荷的^{201}Tl 注射后 24~48 小时，允许更长时间进行再分布，这对于功能改善有较好的阳性预测价值。但阴性预测价值较低，因为在某些患者中即使延长一段时间，再分布也没有发生，而且图像治疗会较差[4,5]。在这些患者中，延迟再分布显像后再次注射^{201}Tl 可以提供进一步观察可逆性缺损和该区域的心肌活力的图像。

^{201}Tl 的静息再分布显像，静息状态下在显影剂注射后 15~20 分钟获得显像，反映了静息状态下该区域的血流，而再分布后 3~4 小时获得的影像反映了心肌活力。静息状态下获得的可逆缺损提示该区域内心肌冬眠。这个发现是该区域有潜在的功能改善的特异性标志，但敏感性较低[4,51]。

^{99m}Tc-Sestamibi 和^{99m}Tc-Tetrofosmin。通过^{99m}Tc 标记物预测血运重建后区域功能改善的能力与^{201}Tl 类似[5]。最关键的是在无功能的区域内评估显影剂摄取的量。正常摄取提示心肌活力保留；仅轻度摄取减退提示主要的心肌活力保留；中等程度的摄取减退提示该组织混合有梗死的心肌和保留心肌活力的心肌；而严重的摄取缺损提示主要为梗死的心肌。静息状态下，在注射 sestamibi 前注射硝酸酯类可以改善血流，可轻度提高这些显影剂发现心肌活力的能力[4,51]。

PET 血流和代谢的不匹配。PET 的不匹配模式（FDG 摄取增加与血流相关）（见图 16.28）与血运重建后左心室功能的改善有关，也与临床病程，心衰症状改善的程度和血运重建后的生存率有关[51]。当心衰患者有广泛的 PET 匹配模式（血流消失的同时，FDG 的摄取也明显减少），代表该患者主要为梗死的心肌，不太可能从血运重建中获益。

几种评估心肌活力的显像技术的比较。基于一项评估不同放射性核素技术预测区域功能和 EF 值改善能力的 meta 分析提示，所有的放射性核素技术（包括小剂量多巴酚丁胺负荷心超；见第 14 章）在区域功能评定方面，他们的阳性预测价值和阴性预测价值表现相对类似[48]。SPECT 技术有稍好的敏感性，多巴酚丁胺负荷的心超有稍好的特异性，而 PET 技术有更好的准确性。一项随机对照研究将中等程度左心室功能不全拟作血运重建的患者随机分为用 PET 显像和 SPECT 负荷-静息 sestamibi 显像两组来评定心肌活力，最后发现两组在长期随访过程中预后无明显差异[48]。

所有这些数据提示不同显像方法来评估心肌活力之间的差异很小，需要基于可获得的专业知识和经验来做出选择。对于那些心室壁较薄，而又严重的左心室功能不全的患者，PET 和 CMR 在空间显像那些较薄的物体时有优势。

心衰患者评估心肌活力的选择

指南推荐心衰患者合并有活动性心绞痛可以从血运重建中获益，因此推荐直接进行血管造影[50]。在有些情况下，当解剖结构是已知的，后续的无创监测确定区域内心肌的活力和缺血情况可能对接下来的血运重建的决策较重要。

对于没有心绞痛的心衰患者，研究表明存在相当一部分患者有心肌缺血，心肌也存有活力[51]，这些患者可以从血运重建中获益。对于大多数的心衰患者，在一定时间对他们进行缺血和心肌活力的评估是适当临床策略[47]。这些显像数据可以提供是否可从血运重建中获益的信息，可以帮助心衰合并有左心室功能不全的患者在权衡利弊后做出是否进行血运重建的决定。

心衰患者左心室功能的评估

对于有临床心衰症状的患者中，左心室收缩功能是否保留在临床上有明显的区别。临床研究评估治疗药物如血管紧张素转化酶（ACE）抑制剂，血管紧张素受体阻滞剂，β 受体阻滞剂大多关注那些心衰合并收缩功能减退的人群[50]（见第 25 章）。因此，准确评估心衰患者的左心室功能可以将循证医学确认的治疗方案应用于临床。

基于 EF 值可量化和可重复性，平衡 RVG 技术已用于很多大型临床研究来确定左心室收缩功能是否异常[5,51]。在现在的临床实践中，ECG 门控的 SPECT 经常被用于确定左心室的收缩功能。通过负荷-静息门控 SPECT MPI 可同时评估左心室收缩功能，提供治疗和护理的临床决策信息，包括左心室功能的状态，确定冠心病是否是引起心衰的原因，现存的心肌缺血和心肌存活的范围和程度。

在炎症和浸润性心肌病中的成像

心肌炎

感染可引起心肌细胞的炎性损伤，感染后免疫过程（例如 Chagas 病，风湿性心肌炎），高敏状态和自身免疫状态可以引起心肌功能失调。这种炎症过程的临床表现为急性心肌炎和心脏移植物排斥反应（见第 27 和 79 章）。因为心肌炎过程中心肌细胞的凋亡（细胞浸润，主要由淋巴细胞和巨噬细胞簇拥在坏死的心肌细胞周围）是一个必然组成部分，可以通过放射性核素标志物标记损伤的心肌细胞来进行研究。铟-111（^{111}In）可以标记抗心肌肌球蛋白抗体，特异性地标记心肌肌球蛋白重链，在心肌炎和心脏移植排斥反应中被用来发现心肌细胞的凋亡。对于那些心肌活检阳性的心肌炎患者，抗心肌肌球蛋白检测的敏感性接近 95%，即阴性预测价值接近 95%。然而，抗心肌肌球蛋白成像的特异性和阳性预测价值较差，在 50%左右[52]。

结节性心脏病

在结节病患者中大约有 5%累及心脏并有临床症状，但最近的影像学研究表明结节病累及心脏但没有症状的接近 25%[53,54]。临床症状可能包括房室传导阻滞，室性心动过速，心衰和心源性猝死。SPECT 灌注显像研究表明固定的和可逆的灌注缺损都可能会看到，主要是继发于小的冠状动脉内的肌纤维发育不良。累及的左心室的灌注缺损可能产生房室传导阻滞和心衰，而在 SPECT 上看到右心室缺损与右心室起源的室性心动过速相关[53]。镓-67 闪烁扫描术是一种非特异性的炎症标记物，曾被用来确定患者的急性炎症反应。现在由 FDG PET 成像全面取代，这个具有更高的敏感性和空间分辨率的特征[55]。

目前的临床实践中，CMR 经常被用来评估可疑的结节性心脏病患者（见第 17 章）。延迟的钆增强和 T2 加权成像可以明确瘢痕、炎症、水肿的范围，怀疑累及心脏时，其表现比临床特征更普遍。CMR 不能区别瘢痕的急性炎症区域[56]，但这在治疗时有很重要的区别。

FDG PET 成像（无论有或没有 CT 或 CMR 解剖结构上的共同定位）对于心脏结节病的诊断和随访都有意义[55]。因为炎症细胞（例如巨噬细胞）包含有膜葡萄糖转运蛋白的增加和磷酸己糖支路活性的显著增高，FDG 可以在肉芽肿性炎症区域内积聚，而且不能扩散或被进一步代谢（图 16.39）。随着肉芽肿的形成，巨噬细胞和炎症细胞的数量减少，被纤维组织替代。FDG PET 成像对明确有无心肌细胞影响没有高敏感性，因为区域内为瘢痕形成而没有炎症反应时不能被 FDG-PET 识别。尽管如此，活跃的炎症状态可以被 FDG PET 识别，也与显像后随访不良事件的发生率增加有关[55]。

与 CT 或 CMR 结合，FDG PET 可能是结节性心脏病急性炎症期，监测治疗的有效性和发现是否复发最好的选择。一项用 FDG PET 连续监测用糖皮质激素治疗结节性心脏病的患者的研究中发现，抗炎治疗后 FDG 摄取明显减少，EF 值增加[55]（图 16.39），表明临床上可用来指导治疗剂量和持续时间。

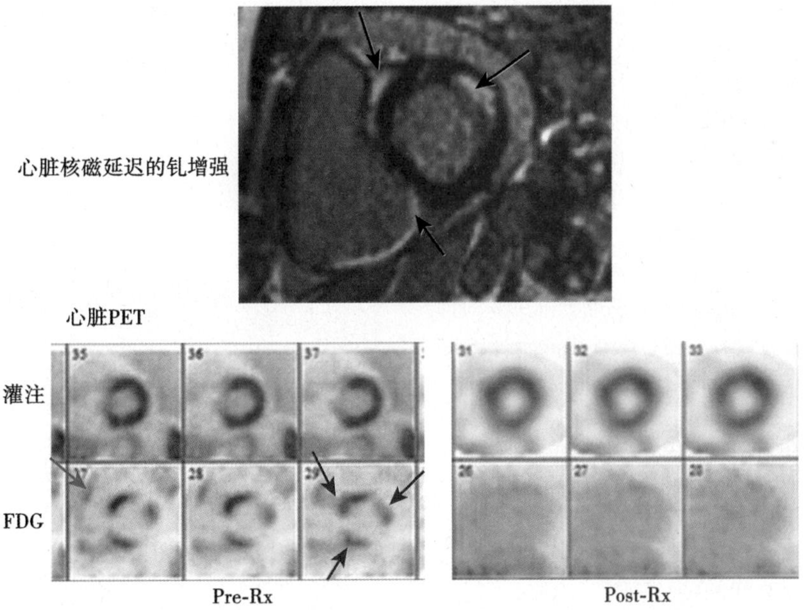

图 16.39 结节性心脏病的心脏 MRI 和 PET 显像结果显示，通过免疫抑制治疗，心肌炎症反应的减少。对于一个有室性心动过速的患者进行评估，心脏 MRI 提示大量的心外膜下延迟钆增强（LGE）涉及前间隔和间隔下的基底段，最突出的是右心室插入点和前侧壁基底段心内膜下的 LGE（红色箭头）。LGE 沿着室间隔下部基底段直至右心室。因为这些特征强烈提示结节性心脏病，故这名患者随后接受了静息 PET 扫描。随着高脂肪饮食抑制心肌 FDG 摄取，在前间隔、间隔下部和前侧壁节段 FDG 摄取的增强（蓝色箭头），右心室 FDG 摄取的灶性病灶增强（绿色箭头）。而静息灌注显像提示室间隔可见一个灌注缺损，与室间隔 FDG 摄取的区域部分一致。这个患者给予口服糖皮质激素，以及 1 年后予 PET 检测随访（右下部）提示心肌炎症的完全消失。值得注意的是，由于影响微血管的炎症反应减少，静息灌注缺损也得到改善。（感谢 Dr. Ron Blankstein 提供图片）

目前的临床指南诊断结节性心脏病有两种方法，一种是直接心内膜下活检，第二种即是利用无创成像结果。如果既往有心外的结节病史，合并有 CMR、FDG PET 或镓-67 成像的异常，即可诊断为结节性心脏病[53]。

心脏淀粉样变性

最近几年我们对于心肌淀粉样变综合征的理解增加了很多。旧的分类方法现在已经改变，目前认为患者可能有 AL 淀粉样蛋白，一种轻链蛋白增生性疾病，或者有转甲状腺素（TTR）淀粉样蛋白，这类有很多种亚型。对于这两种亚型的治疗药物的临床试验均在进行中。特殊的治疗方案和心脏影像工具的发展例如 CMR（见第 17 章），对于有心衰症状，合并保留的 EF 值或无法解释的左心室肥大的患者诊断带来了新的要求。

在过去，^{99m}Tc 标记的骨热踪的显影剂例如^{99m}Tc-pyrophosphate（PYP）被用来做心肌梗死的诊断和定位，甚至在最初使用心肌酶如肌酸磷酸激酶（CPK）诊断之前。当诊断心肌梗死的血清心肌酶被广泛使用，用 PYP 显像诊断心肌梗死的方式很快就消失了。然而在那个时候，有一些病例中出现这些骨热踪的显影剂被摄取，有些甚至大量摄取，而这些患者后来被诊断为心脏淀粉样变性。尽管患者的数量不是很多，但是根据诊断的金标准，这些患者是被高度精确选择的。随着组织活检诊断的增加，用^{99m}Tc 显影剂来诊断就变得稀少。

最近单中心的研究重新使用^{99m}Tc-PYP 和其他骨热踪的显影剂来检测，研究表明这类成像来诊断转甲状腺素（TTR）淀粉样蛋白有高敏感性和特异性，可通过无创检查的方式与 AL 淀粉样蛋白进行区别[57]（图 16.40）。

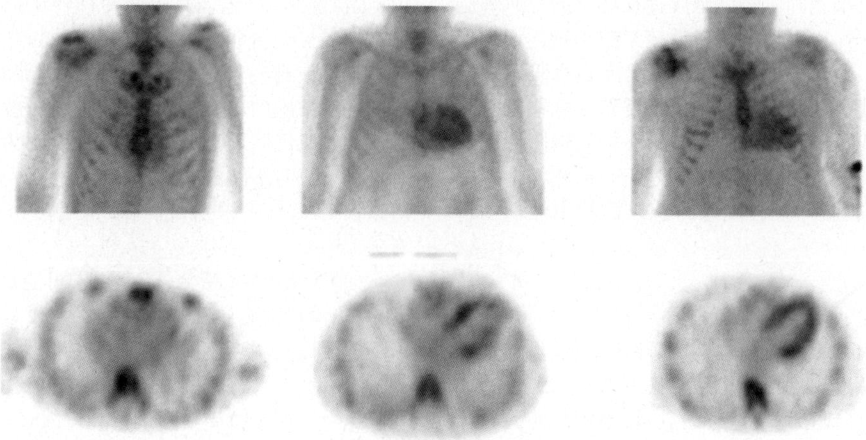

图 16.40 全身平面截面（**上面一行**）和胸部 SPECT（**下面一行**）^{99m}Tc-pyrophosphate 显像。左侧一道，0 级摄取（没有心肌摄取）有效地排除转甲状腺素蛋白（TTR）心脏淀粉样变性。中间一道，2 级摄取（心肌摄取与骨骼摄取一致）。右侧一道，3 级摄取（心肌摄取明显强于骨骼摄取）。这种显影剂的摄取标记了转甲状腺素蛋白淀粉样蛋白的心肌沉积物。（图像来自 Sharmila Dorbala, MD.）

在一个美国和欧洲的多中心联合分析研究中，有近 1 500 名可疑的心脏淀粉样变性的患者，其中超过 800 名确诊为心脏淀粉样变性，^{99m}Tc 摄取诊断为 TTR 淀粉样蛋白的敏感性大于 99%，而特异性为 86%；假阳性率大多由于 AL 淀粉样变性患者轻度摄取。结合^{99m}Tc 检测的大于轻度的阳性和血清或尿液检测中没有单克隆的峰值，预测为 TTR 淀粉样蛋白有很高的特异性。因此，对于那些可疑心脏淀粉样变性的患者通过骨闪烁显像和单病种球蛋白检查相结合，可以不必通过心内膜下心肌活检就进行诊断，从而允许“没有活检”的诊断[58]。

新的放射性核素标记物的发展结合了特异性的结合沉积在心脏的淀粉样蛋白。在一些早期的研究中显示，^{18}F-florbetapir 可以通过 PET 技术显像来诊断 AL 和 TTR 心脏淀粉样变性[59]（图 16.41）。

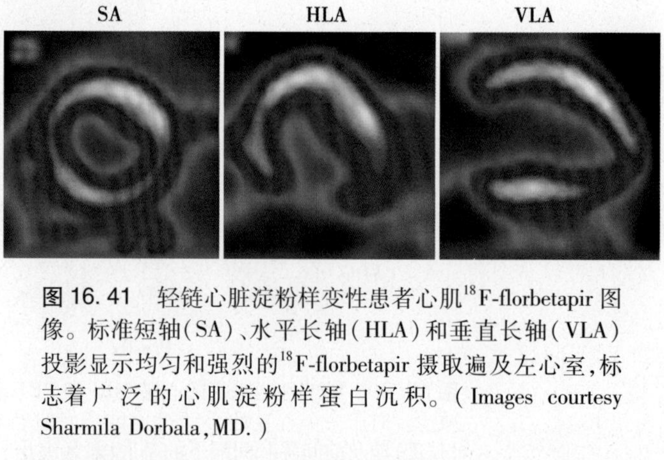

图 16.41 轻链心脏淀粉样变性患者心肌^{18}F-florbetapir 图像。标准短轴（SA）、水平长轴（HLA）和垂直长轴（VLA）投影显示均匀和强烈的^{18}F-florbetapir 摄取遍及左心室，标志着广泛的心肌淀粉样蛋白沉积。（Images courtesy Sharmila Dorbala, MD.）

心力衰竭中心律失常的成像评估

心脏交感神经分布的评估。在心衰患者中利用^{123}I-间碘苯甲胍（^{123}I-MIBG）显像心脏交感神经进行危险分层是一个新兴的领域。^{123}I-MIBG 和内源性突触前储备的去甲肾上腺素共享了再摄取机制。^{123}I-MIBG 通过摄取被带入突触前末梢，但是作为一个假的神经递质，它并没有被分解，因此在神经末梢高度集中，从而允许外部成像。密度最高的交感神经在右心室和左心室的心肌，可以通过单光子发射的放射显影剂^{123}I-MIBG 或正电子发射的放射显影剂如^{11}C-羟基麻黄碱（^{11}C-hydroxyephedrine）和^{18}F-氟碘卞胍（^{18}F-fluorobenzylguanidine）显像[60]。PET 通过^{123}I-MIBG 提供比平面或 SPECT 显像更高分辨率的图像，允许对区域内神经支配信号的分析和对活跃区域建模进行真实的定量分析。

在心肌梗死后，^{123}I-MIBG 摄取异常的区域通常超过最终的梗死面积，而这类患者接下来发生室性心律失常的风险很高[61]。在两个多中心前瞻性Ⅲ期研究中，包含了超过900名心衰合并收缩功能异常的患者，对于那些^{123}I-MIBG摄取保留（保留更多有功能的交感神经分布）的患者，2年内无事件生存率明显高于那些^{123}I-MIBG显像中明确功能性去神经化的患者[62]。^{123}I-MIBG摄取的定量是通过4小时后胸部的前平面图像中整个心脏（H）在上纵隔（M）的比值（图16.42），定义为心脏纵隔比值（H/M）。不良事件定义为症状的进展，潜在的威胁生命的心律失常，或心源性死亡。那些^{123}I-MIBG摄取保留更多的患者2年无事件生存率为85%（H/M值≥1.6），而那些^{123}I-MIBG显像结果异常[H/M<1.6；风险比（HR）：0.40；$P<0.01$]的患者2年无事件生存率为63%。这些结果促成了FDA批准^{123}I-MIBG在心衰患者中进行心脏交感神经分布显像来评估死亡率。其他的临床研究表明^{123}I-MIBG可能是评估心肌梗死后患者或那些心衰患者是否需要装除颤器的最优选择。

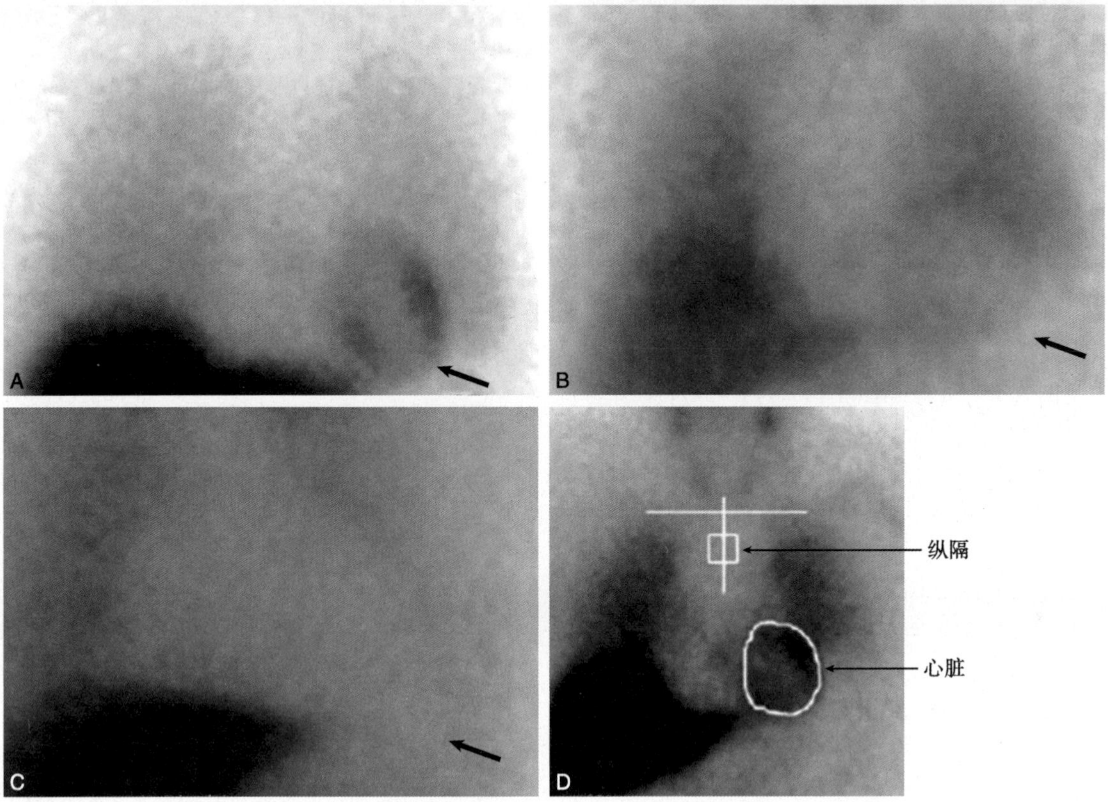

图16.42 心交感神经支配的^{123}I-MIBG影像实例与量化。在这些平片中，箭头代表心脏所在区域。**A**，心脏正常摄取MIBG，该摄取在心脏内明显高于两肺或纵隔。**B**，异常摄取，两肺和纵隔的情况与之前类似。**C**，心脏摄取明显消失，符合重度功能性去神经支配。**D**，量化MIBG摄取的方法。目标区域（ROI）沿着心外膜边界已画出，同时纵隔ROI也被标出，计算心脏ROI与纵隔ROI两者的计数/像素比值之比（心脏/纵隔比）。（改编自AdreView Prescribing Information. http://medlibrary.org/lib/rx/meds/adreview-1/page/3/. Accessed March 14, 2017.）

^{123}I-MIBG神经心脏的和^{18}F-FDG代谢：在心衰患者中心脏成像指导室性心动过速消融。利用现在的技术，对那些有结构性心脏病和心衰患者的室性心动过速（ventricular tachyarrhythmias，VT）消融成功的基石是准确定位异常或有瘢痕的心肌。这些组织通常包含缓慢传导的区域，会导致反复循环的心律失常。在电生理实验室进行电解剖绘图，通过可操纵的导管流动测量发现双极电压下降来确定解剖学上瘢痕的存在。考虑到这种技术的固有局限性，例如由于导管接触不良导致的低电压记录，无法检测内部瘢痕以及有限的图谱密度，我们已经利用其他技术如磁共振（MRI）、CT、PET和SPECT，通过钆增强、变薄的室壁以及灌注/代谢异常来评估瘢痕。PET或PET-CT^{18}F-FDG代谢显像[63]和^{123}I-MIBG平面以及SPECT[64]在瘢痕成像方面的优势在于它们不受制于部分患者，他们只能单独做MRI或CT。尽管延迟增强的MRI可以很好地显示瘢痕组织，但除颤仪、金属干扰及肾源性系统性硬化等限制了其在VT的患者群中的应用。同样地，尽管瘢痕在延迟增强CT上显示为已有阐述，但它在慢性梗死患者的可用性仍有待改进。使用三维瘢痕灌注模型以及^{18}F-FDG和^{123}I-MIBG能够准确评估左心室瘢痕及其边界区域。将三维瘢痕图整合进临床测绘系统是可行的，并能提供心内膜电压图中无法获得的额外的瘢痕特征信息（图16.43）。这一改变可有效消除基底部VT。

用于非心脏手术前风险评估的影像

MPI在特定的选择性非心脏手术患者的术前评估中有重要的临床价值，因为CAD是此类患者在围手术期乃至远期的主要危险因素（见第11章）。来自手术应激以及术后康复等方面的缺血负荷增加可导致心肌梗死或心源性死亡。预先鉴别此类患者对预后和预防事件有重要意义。接受非心脏手术患者的初始心脏评估应基于：①手术的紧急程度；②是否存在任何心脏问题，例如失代偿的心衰；③外科手术类型（风险低或高）；④患者的心脏功能[65]。

对于将要接受非低危手术且心脏功能有限或未知的患者，目前的指南建议使用影像学应用“修订的心脏风险指数”中的因素进行风险分层，这些因素包括CAD病史、既往心衰、糖尿病、肾功能不全及脑血管疾病。如有必要，在围手术期可考虑对具有上述危险因素的患者进行无创性检查。既往CAD病史，5年内有血管再通治疗的无症状患者通常无需进一步评估[65]。

普通的MPI利用药物性加压预测围手术期或术后长期发生心脏事件的可能性均较低（约1%）[65]。可逆的灌注缺损预示了发

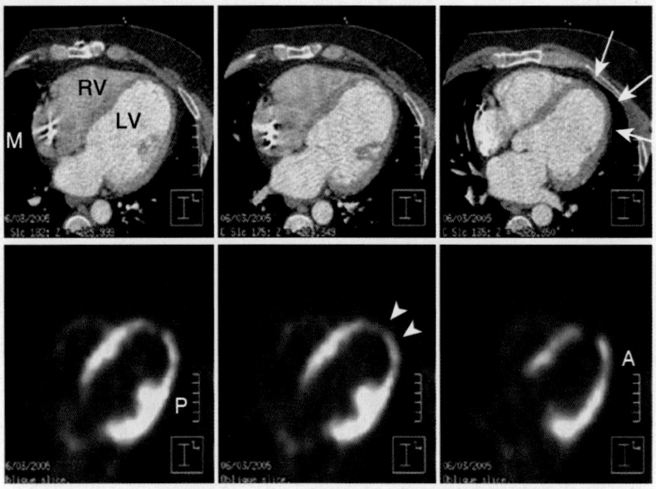

图 16.43 ^{18}F-FDG PET 以及 CT 影像以鉴别心衰后的室性心律失常。**上排**，增强 CT 显示心脏各腔室。RV，右心室；LV，左心室；M，右心耳内置除颤电极金属伪影。可见心尖部及 LV 侧壁室壁明显变薄（箭头），符合心肌梗死。**下排**，FDG PET 影像显示与之匹配的心尖区和侧壁信号强度减弱（箭头）。可见乳头肌（*P*）代谢信号的保留。注意到侧壁区域性部分保留的代谢活动（*A*），在 CT 影像上显示为一致性变薄，可能代表了梗死区域存活的心肌。（改编自 Dickfeld T，Lei P，Dilsizian V，et al. Integration of three-dimensional scar maps for ventricular tachycardia ablation with positron emission tomography-computed tomography. J Am Coll Cardiol Imaging 2008；1：73-82.）

生心脏事件的风险增高，风险大小与缺血程度有关。尽管固定的灌注缺损（梗死）预示围手术期心脏事件风险低于缺血，但却比检查结果正常者的风险高，并且梗死或 LV 功能异常患者的死亡或心衰的远期风险更高。

在临床实践中，大多数术前广泛缺血的患者接受心导管手术，期望得到血管再通治疗。然而支持这项临床实践的临床实验却提供了与之矛盾的证据[65]，在超过何种缺血程度阈值后进行再灌注治疗可降低短期或长期的心脏风险尚不得而知。在当今这个 PCI 的时代，支架置入术后延长双抗治疗的要求和随之带来的围手术期出血风险，也必须作为一个因素纳入复杂的收益-风险比进行考量，以确定是否进行负荷测试以及导管检查和后续再灌注治疗。

心血管系统的分子影像

在过去的几十年间，心脏放射性核素显像主要聚焦于“器官水平”的生理学和病理生理学评估，例如心肌灌注和心室功能等。然而，随着放射化学和影像技术的进步，使得对细胞及分子水平的检查成为可能。此类技术具备改善人们对于心血管疾病机制的认识，例如患者动脉粥样硬化斑块的稳定性，并可以为其提供更具针对性和个性化的治疗方案。

潜在不稳定动脉粥样硬化斑块和血小板激活的影像

不稳定的动脉粥样硬化斑块通常具有一个坏死的脂质核心，它带有一个薄的纤维帽并包含了大量巨噬细胞（见第 44 章）。如果这种斑块破裂则可能导致心肌梗死、猝死、或脑卒中。因此一个斑块从稳定转为不稳定并且促进临床急性缺血事件发生的主要决定性因素或许是动脉粥样硬化斑块的生物学成分和炎症状态，而不是其大小或管腔狭窄程度[66]。所以，开发一种针对斑块炎症情况和其他导致斑块不稳定过程的无创性影像技术是一个需要重点研究的领域。

于是，最近一些研究关注于使用无创性分子影像技术，如 PET-CT 等，探测目标斑块的成分，如炎症和微钙化等。^{18}F-FDG 是一种极好的探针，它以巨噬细胞浸润为目标，因此可用作斑块炎症的标记物，而另一个分子探针则是 ^{18}F-氟化钠（^{18}F-NaF），它以斑块中活化的微钙化为目标[68]。通过对动脉斑块炎症（应用 ^{18}F-FDG）、活性无机物沉积（应用 ^{18}F-NaF）及大动脉（主动脉及其主要分支包括颈动脉）血管钙化（应用 CT）的关联性研究，显示了上述两种分子探针能够发现动脉粥样斑块中明显的生物学过程[69]。^{18}F-NaF PET 用于探测人类冠状动脉微钙化已在一项包含有健康志愿者组和主动脉硬化及狭窄患者组的前瞻性队列研究中有所展示[70]。冠状动脉粥样硬化患者组的冠脉 ^{18}F-NaF 摄取要高于对照组并与 CAC 评分相关。同样地，在一项对近期心肌梗死患者和稳定性心绞痛患者的研究中，近期心肌梗死患者组中的最高 ^{18}F-NaF 摄取出现在犯罪斑块而不是非犯罪斑块[71]（图 16.44）。而在稳定性心绞痛患者组，几乎有半数患者存在斑块局灶性的 ^{18}F-NaF 摄取增加，从血管内超声（见第 20 章）上来看，相对那些没有 ^{18}F-NaF 摄取增加的斑块，这些摄取增加斑块具有更多不稳定性斑块的高危特征。这些数据提示，影像技术具备鉴别斑块和那些将来有 ACS 风险的患者的潜力，并为预防试验铺平了道路。

用于研究肿瘤新生血管的整联蛋白 αvβ3 在斑块血管滋养管的新生血管形成中也扮演重要角色。一种 ^{18}F 标记的 PET 放射性显影剂（^{18}F-半乳-RGD）可显示 αvβ3-整联蛋白在巨噬细胞和斑块内新生血管的表达（两者均出现在粥样硬化病变的进展和破裂中），其与动脉粥样硬化斑块的保护性纤维帽的损坏直接相关[72]。然而该物质最终是否能用于粥样硬化患者病损的评估仍未经测试。

需要指出的一个重要问题是这其中大部分针对粥样硬化所使用的分子影像探针技术仅限于那些有大动脉床的血管，包括颈内动脉和主动脉等，并非冠状动脉。由于小斑块的部分容积效应、显影剂摄取的目标-背景比例低下及心脏跳动等因素的限制，通过目前的 PET-CT 技术对冠状动脉粥样硬化斑块的直接显像仍具有挑战性[67,68]。而非冠脉血管床的分子影像对于预测冠脉斑块破裂和急性心肌梗死是否有用仍未被证实。若证实有用，则此类分子探针能为粥样硬化复杂的进展和演变提供新的认识，使得当前对于斑块破裂机制的理解变得简单，并能刺激预防和减退斑块的新药开发，同时也提供了一种无创性方法以监测疗效。

基于细胞或基因的新生治疗影像

骨骼肌源细胞、骨髓来源干细胞、间叶干细胞、循环祖细胞、胚胎干细胞及心脏常驻细胞等各种细胞的局部定向基因传递或种植均被用来研究，在瘢痕性、不可收缩的心肌区域恢复新生的潜在作用（见第 30 章）。然而最新的临床试验显示对于缺血性心肌病和急性心肌梗死后的慢性心衰，基于细胞的治疗方案仅有微小的益处[73,74]。

分子影像工具可以确定最佳的细胞类型、转移路径、剂量方案及细胞转移的时机，这或许是了解和推动心脏干细胞疗法进展的关键[75]。影像可通过直接标记治疗性细胞（如 ^{99m}Tc 或 ^{111}In 等放射性核素）或是“报告者基因”得到，通过 PET、SPECT、PET-CT 或光学影像得以观察到细胞内部或染色体组的事件。在动物研究中，转移的心肌肌源表达一种 PET 报告者基因，其纵向采集的影像得以看到细胞生存的模式[75]。在一个包含了心肌内注射人心脏祖细胞的实验性大鼠心肌梗死模型中，通过心脏-PET 评定的初始细胞潴留量，通过 CMR 预测心肌功能的长期改善[76]（图 16.45）。此类可以跟踪并定位干细胞的分子影像技术或许

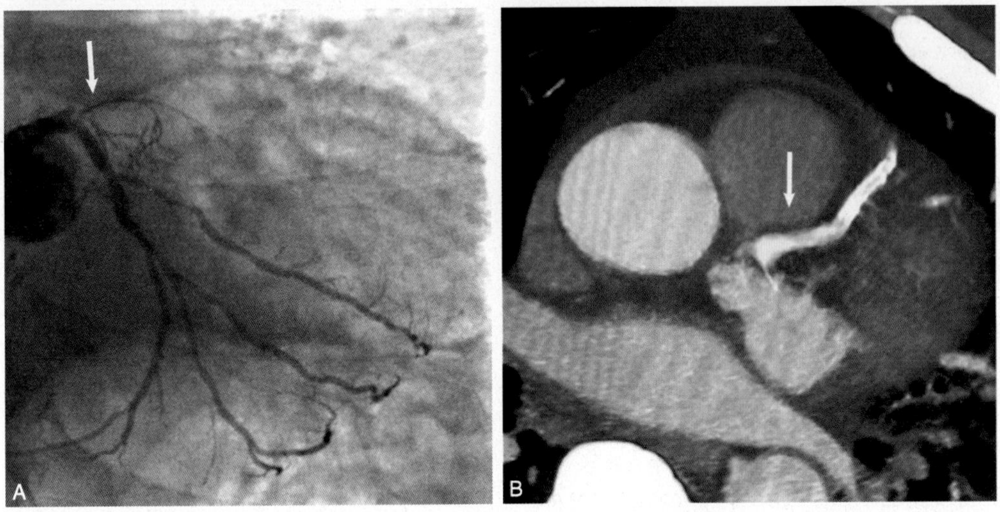

图16.44 高危粥样硬化斑块摄取^{18}F-NaF。A，箭头所示为STEMI患者左前降动脉近端急性梗阻。B，几日后的PET-CT影像显示了斑块（箭头）位置局灶示踪剂的大量摄取，符合高危斑块的特点。（改编自 Joshi NV, Vesey AT, Williams MC, et al. ^{18}F-fluoride positron emission tomography for identification of ruptured and high-risk coronary atherosclerotic plaques: a prospective clinical trial. Lancet 2014; 383: 705.）

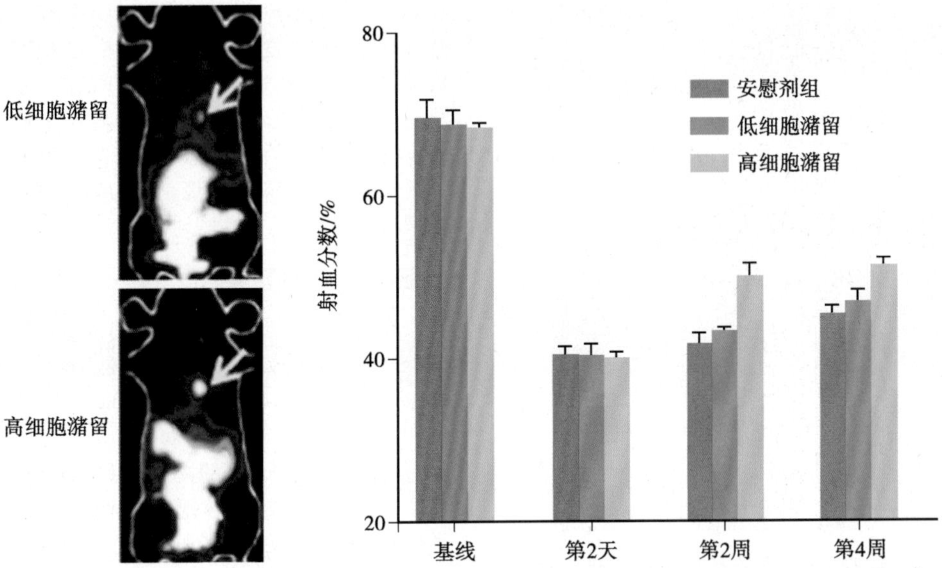

图16.45 分子影像上所见的早期细胞潴留量预示心肌功能的长期改善。进行心肌梗死实验的大鼠接受心肌内注射人类心脏祖细胞，这种细胞表达一种突变的胸苷激酶"报告者基因"并被标记上了一种PET放射性核素。随后对大鼠进行了一系列PET和CMR研究以评估细胞植入情况以及LV功能。**左**，典型的大鼠冠状位PET影像显示第1天的细胞潴留量低（上），而与之相比的是一只细胞潴留量较高的大鼠（下）。**右**，初始细胞潴留量高的大鼠在第2周和第4周由CMR得到的平均射血分数均大于初始细胞潴留量低或注射安慰剂（*PBS*）的大鼠。（改编自 Liu J, Narsinh KH, Lan F, et al. Early stem cell engraftment predicts late cardiac functional recovery: preclinical insights from molecular imaging. Circ Cardiovasc Imaging 2012; 5: 481.）

能够对于未来试验的成功（或失败）提供机制上的认识。

间质纤维化和左心室重塑的影像

肾素-血管紧张素-醛固酮系统（RAAS）的激活，尤其是组织的自分泌和旁分泌成分，在左心室重塑、间质纤维化及心衰的发病机制与进展中占据主要地位（见第23章）。慢性心衰中的心肌纤维化是一个动态过程，它是由胶原蛋白的合成与其被基质金属蛋白酶分解之间的平衡所决定。此外，局部组织醛固酮的合成似乎是由血管紧张素Ⅱ驱动的，并可能参与到了一个正反馈的通路中，因为醛固酮上调了1型血管紧张素受体（AT1R）和ACE在心肌细胞中的表达。

动物模型和人体研究都显示,RAAS 的放射性核素显像可在实验性系统中来直接进行人类组织的 ACE 和 AT1R。在人体移植的心脏中使用^{18}F-氟苄基-赖诺普利显示 ACE 与胶原蛋白置换的关系,因为 ACE 在胶原蛋白染色区域缺失但在周围的纤维置换区域却有增加[51]。这些数据提示 ACE 增多可能是胶原置换和重塑的一个刺激因素。后续的一项关于^{99m}Tc-赖诺普利在过度表达人类 ACE-1 的转基因大鼠中的研究,建立了对于心肌 ACE-1 的特异性的放射性同位素探针,并揭示了^{99m}Tc-赖诺普利的摄取量与酶活性的密切联系[77]。此外,信号强度足以使外部微-SPECT-CT 双重设备获取影像(图 16.46)。近来,AT1R 也被列为人体心脏成像的靶点之一[78]。受体配基^{11}C-KR31173 与 PET-CT 结合在人体的首次应用,来证实人类心脏中局部组织有 RAAS 的存在,被证明是安全的,同时显示其信号强度足以通过 PET 进行外部成像。然而健康人类 KR31173 的心肌潴留率明显低于正常健康猪,其特异性有限:只有 54% 的信号以 AT1R 为目标[78,79]。

在将来,或许能对心衰患者进行无创性放射性核素影像检查,通过监测 ACE 在体内表达模式的变化,在发生胶原置换前了解疾病的进展和治疗的效果。

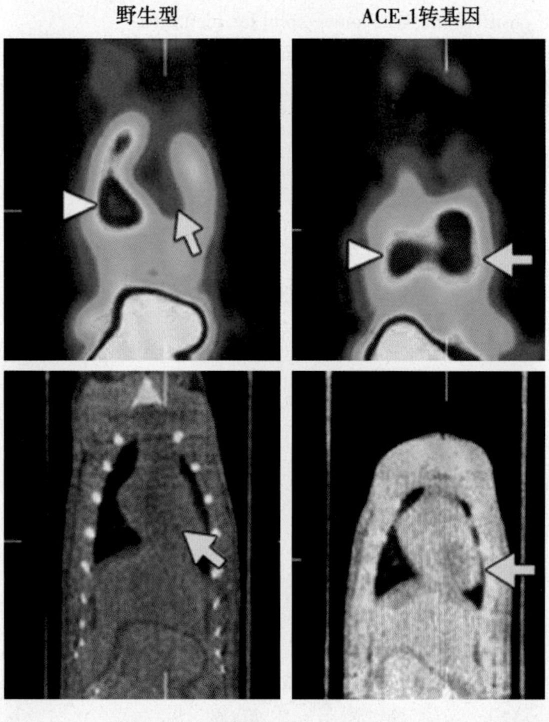

图 16.46 无创性微-SPECT-CT 显影血管紧张素转化酶(ACE)-1 的活性。**上排**,微-SPECT-CT 同时提供了核素影像和形态学定位^{99m}Tc 标记的赖诺普利的摄取。图为注射显影剂 60 分钟后,对照组动物(左)和过度表达 ACE-1 的转基因动物(右)的影像。白色三角指示肺部摄取浓度;黄色箭头指示心肌 ACE-1 活性。ACE-1 过表达的动物模型显示了心肌区域明显更高的摄取浓度。**下排**,将微-SPECT 数据叠加到 CT 影像之上以更好地在过表达模型上定位心肌。(改编自 Dilsizian V, Zynda TK, Petrov A, et al. Molecular imaging of human ACE-1 expression in transgenic rats. J Am Coll Cardiol Imaging 2012;5:409.)

心脏瓣膜炎症和钙化的影像

除血管粥样硬化影像外,FDG 和^{18}F-NaF 技术也许能够鉴别瓣膜炎症和微钙化的早期患者,在病变加重以前,钙化的狭窄可以借由心脏超声和 CT 影像检测到(见第 68 章)。对伴有心超意义的退行性主动脉狭窄(AS)的肿瘤患者进行 FDG PET-CT 检查,并在小叶结合点上研究主动脉瓣炎症和 AS 的关系[80]。心超上轻到中度的 AS 患者或 CT 上有钙化的患者相比对照组,其主动脉瓣 FDG 信号明显增高。而重度 AS 或重度钙化的患者并没有 FDG 信号增高,提示这是炎性过程的终末期表现。在有 1 到 2 年心超随访的患者亚组中,高 FDG 瓣膜信号强度组患者中有 82% 发展为 AS,而在低 FDG 信号强度组中发病人数只有 22%。这个观察性研究结果提示 FDG PET-CT 能够有鉴别更快进展为 AS 风险患者的作用。

在随后的一项研究中,同时使用 FDG 和^{18}F-NaF 来评估瓣膜炎症和钙化,91% 的 AS 患者表现出^{18}F-NaF 摄入增加[81]。^{18}F-NaF 组 AS 程度与 PET 信号的相关性明显高于 FDG 组,提示在瓣膜狭窄进展过程中炎症和微钙化的生物学过程不同。

心脏设备和假体瓣膜感染的影像

心脏起搏器或 ICD 感染

心脏起搏器或植入性复律-除颤设备(ICD)的应用在全世界范围内均有显著增加,随之而来的设备感染的绝对数量也有所上升(见第 73 章)。各种原因导致的心脏起搏器或 ICD 感染相关的 12 周病死率可高达 35%,尤其是耐甲氧西林的金黄色葡萄球菌感染[82]。文献报道感染设备取出后的 1 年病死率,设备腔内感染患者为 12%,而血管内感染患者为 17%[82]。因此,对于心脏设备感染的精确诊断对于制定临床决策至关重要,诸如是单纯抗生素治疗还是设备取出等,但就目前诊断手段而言这仍是项挑战。对于怀疑心脏起搏器或 ICD 感染的患者,FDG PET-CT 能够精确定位感染部位及其范围[83]。FDG PET-CT 的潜在优势在于它能够在感染早期,在引起形态破坏前,就能检测到炎细胞[84]。与所报道的对于设备腔内感染的高准确性相反,FDG PET-CT 对导线感染或赘生物评估则不甚可靠,这可能是因为导线或赘生物较小或已处于抗生素治疗当中[85]。

心脏人工瓣膜感染

几乎有半数的人工瓣膜心内膜炎会并发环周扩散,因此需要急诊手术治疗(见第 73 章)。经食管心脏超声(transesophageal echocardiography,TEE)可能无法发现这一潜在致命的并发症。尽管 ECG 门控 CT 血管显影能改善某些患者中的诊断准确性,但这也只是一项单纯的基于解剖的技术。FDG PET-CT 相比 TEE 或 CT 血管显影的更进一步的价值体现在一组病例观察数据中[86](图 16.47)。尽管上述结果令人鼓舞,但 FDG PET-CT 并不能作为诊断人工瓣膜心内膜炎的一线或确认性影像检查[87]。相反,它应该应用于临床或微生物学怀疑的心内膜炎,但是无法诊断或为 TEE 阴性的患者。

左心室辅助设备感染

由于常态性缺少心脏供体,左心室辅助设备(LVAD)的作用已经扩展为对终末期心衰患者的管理,一方面作为移植,同时也作为一种终末期治疗(即非移植备选治疗方案)。尽管可以挽救生命,但 LVAD 也常并发感染。经皮的导线在腹部的出口可受日常活动如淋浴等所影响,导致细菌的进入。一旦细菌感染了导线,之后便是血流,而根除感染是困难的。细菌会感染 LVAD 的所有部分,包括导线、泵、套管及泵周组织。治疗方式包括长期抗菌素、LVAD 更换、清创及急诊移植等。FDG PET-CT LVAD 显影是一种能够早期准确诊断 LVAD 感染的潜在方法[88](图 16.48)。FDG PET-CT 影像可早期检测 LVAD 的感染及其累及范围,同时也能用于对治疗效果的评估。

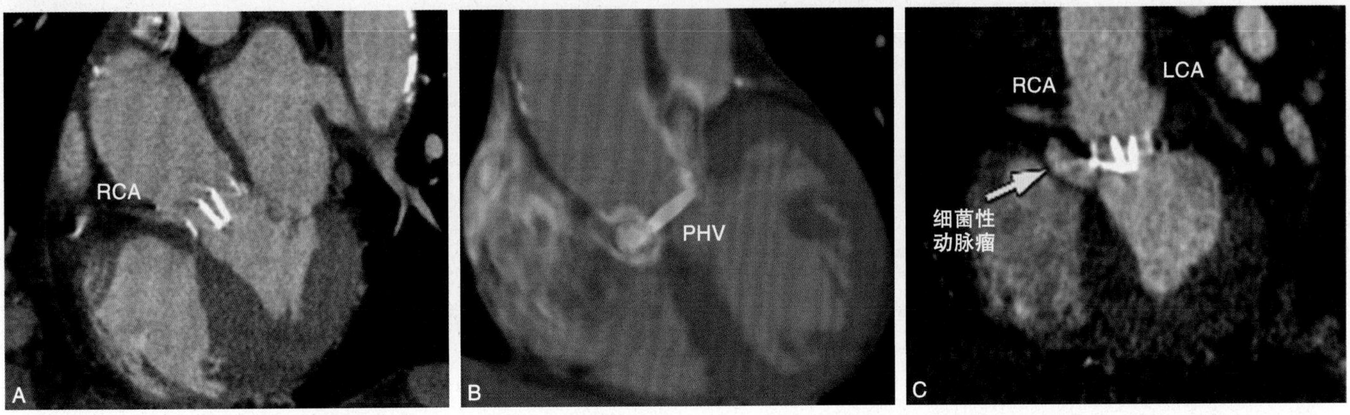

图 16.47 通过 FDG PET 检测到的环周人工瓣膜心内膜炎。置入主动脉机械二叶瓣(PHV)后 20 年的患者,表现为发热,血培养金黄色葡萄球菌阳性。尽管临床高度怀疑心内膜炎,但经胸心脏超声和 TEE 以及 CT(**A**),均未找到确实的感染证据。**B**,FDG PET-低剂量 CT 融合影像显示了主动脉 PHV 周围(箭头)接近右冠状动脉(RCA)近端处的高摄取。**C**,随后,CT 显示在 RCA 起始部下方发现了细菌性动脉瘤,该诊断在急诊手术中得以证实。在该病例中,只有 FDG PET-CT 在极早期发现了上述异常。LCA,左冠状动脉。(**A** 和 **B**,改编自 Tanis W, Scholtens A, Habets J, et al. Fusion of cardiac computed tomography angiography and ^{18}F-fluorodesoxyglucose positron emission tomography for the detection of prosthetic heart valve endocarditis. J Am Coll Cardiol Imaging 2013;6:1008.)

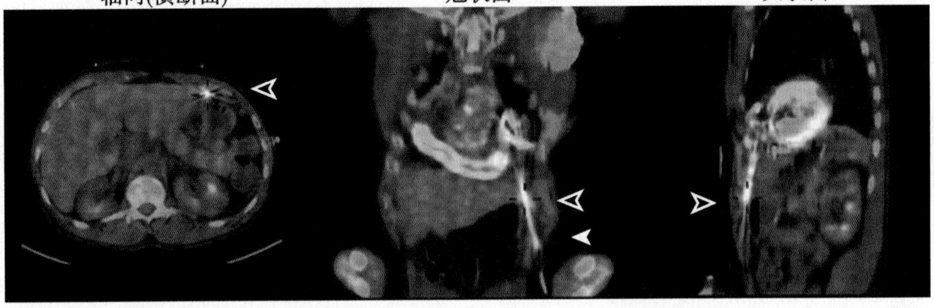

图 16.48 融合的 CT 与 FDG-PET 影像显示了左心室辅助装置(LVAD)导线的感染。LVAD 植入术后的患者,表现为导线出口处疼痛并伴有脓性分泌物,植入术后 6 月未缓解。导线培养提示凝固酶阴性的金黄色葡萄球菌和真菌。PET-CT 影像显示沿着导线(空心箭头)到皮肤出口(白色箭头)的线型 FDG 摄取增高,符合 LVAD 导线感染。(改编自 Kim J, Feller ED, Chen W, Dilsizian V. FDG PET-CT imaging for LVAD-associated infections. J Am Coll Cardiol Imaging 2014;7:839-42.)

(石川 周雯 译,郑治渊 校)

经典参考文献

Beller GA. First Annual Mario S. Verani, MD, Memorial Lecture. Clinical value of myocardial perfusion imaging in coronary artery disease. *J Nucl Cardiol.* 2003;10:529.

Gould KL, Nakagawa Y, Nakagawa K, et al. Frequency and clinical implications of fluid dynamically significant diffuse coronary artery disease manifest as graded, longitudinal, base-to-apex myocardial perfusion abnormalities by noninvasive positron emission tomography. *Circulation.* 2000;101:1931.

Udelson JE, Beshansky JR, Ballin DS, et al. Myocardial perfusion imaging for evaluation and triage of patients with suspected acute cardiac ischemia: a randomized controlled trial. *JAMA.* 2002;288:2693.

参考文献

Technical Aspects of Image Acquisition, Display, and Interpretation

1. Garcia EV, Galt JR, Faber TL, Chen J. Principles of nuclear cardiology imaging. In: Dilsizian V, Narula J, Braunwald E, eds. *Atlas of Nuclear Cardiology.* 4th ed. New York: Springer; 2013:1–54.
2. Holly TA, Abbott BG, Al-Mallah M, et al. ASNC imaging guidelines for nuclear cardiology procedures: single photon-emission computed tomography. *J Nucl Cardiol.* 2010;17:941–973.
3. Garcia EV, Faber TL, Esteves FP. Cardiac dedicated ultrafast SPECT cameras: new designs and clinical implications. *J Nucl Med.* 2011;52:210.
4. Dilsizian V. SPECT and PET myocardial perfusion imaging: tracers and techniques. In: Dilsizian V, Narula J, Braunwald E, eds. *Atlas of Nuclear Cardiology.* 4th ed. New York: Springer; 2013:55–94.
5. Henzlova MJ, Duvall WL, Einstein AJ, et al. ASNC imaging guidelines for SPECT nuclear cardiology procedures: stress, protocols, and tracers. *J Nucl Cardiol.* 2016;23:606–639.
6. Hachamovitch R, Berman DS, Shaw LJ, et al. Risk stratification and patient management. In: Dilsizian V, Narula J, Braunwald E, eds. *Atlas of Nuclear Cardiology.* 4th ed. New York: Springer; 2013:247–288.
7. Tilkemeier PL, Cooke CD, Grossman GB, et al. American Society of Nuclear Cardiology imaging guidelines for nuclear cardiology procedures: standardized reporting of radionuclide myocardial perfusion and function. Accessed March 19, 2017. http://www.asnc.org/files/Radionuclide%20MP%20&%20Function.pdf.
8. Botvinick E. Assessment of cardiac function: first-pass, equilibrium blood pool, and gated myocardial SPECT. In: Dilsizian V, Narula J, Braunwald E, eds. *Atlas of Nuclear Cardiology.* 4th ed. New York: Springer; 2013:195–245.
9. Dilsizian V, Bacharach SL, Beanlands RS, et al. ASNC imaging guidelines/SNMMI procedure standard for positron emission tomography (PET) nuclear cardiology procedures. *J Nucl Cardiol.* 2016;23:1187–1226.
10. Dilsizian V, Taillefer R. Journey in evolution of nuclear cardiology: Will there be another quantum leap with the F-18 labeled myocardial perfusion tracers? *JACC Cardiovasc Imaging.* 2012;5:1269–1284.
11. Berman DS, Maddahi J, Tamarappoo BK, et al. Phase II safety and clinical comparison with single-photon emission computed tomography myocardial perfusion imaging for detection of coronary artery disease: flurpiridaz F 18 positron emission tomography. *J Am Coll Cardiol.* 2013;61:469.
12. Packard RR, Huang SC, Dahlbom M, et al. Absolute quantitation of myocardial blood flow in human subjects with or without myocardial ischemia using dynamic flurpiridaz F 18 PET. *J Nucl Med.* 2014;55:1438–1444.
13. Schindler TH, Schelbert HR. Quantitation of myocardial perfusion: absolute blood flow versus relative uptake. In: Dilsizian V, Narula J, Braunwald E, eds. *Atlas of Nuclear Cardiology.* 4th ed. New York: Springer; 2013:145–194.
14. Schindler TH, Schelbert HR, Quercioli A, Dilsizian V. Cardiac PET imaging for the detection and monitoring of coronary artery disease and microvascular health. *JACC Cardiovasc Imaging.* 2010;3:623–640.
15. Dilsizian V. Highlights from the joint ASNC/SNMMI PET myocardial perfusion and metabolism clinical imaging guidelines. *J Nucl Med.* 2016;57:1327–1328.
16. Gewirtz H, Dilsizian V. Integration of quantitative PET absolute myocardial blood flow in the

clinical management of coronary artery disease. *Circulation.* 2016;133:2180–2196.
17. Gould KL, Johnson NP, Bateman TM, et al. Anatomic versus physiologic assessment of coronary artery disease: role of coronary flow reserve, fractional flow reserve, and positron emission tomography imaging in revascularization decision making. *J Am Coll Cardiol.* 2013;62:1639–1653.
18. Ziadi MC, deKemp RA, Williams KA, et al. Impaired myocardial flow reserve on rubidium-82 positron emission tomography imaging predicts adverse outcomes in patients assessed for myocardial ischemia. *J Am Coll Cardiol.* 2011;58:740–748.
19. Murthy VL, Naya M, Foster CR, et al. Improved cardiac risk assessment with noninvasive measures of coronary flow reserve. *Circulation.* 2011;124:2215–2224.
20. Laskey WK, Feinendegen LE, Neumann RD, Dilsizian V. Low-level ionizing radiation from non-invasive cardiac imaging: Can we extrapolate estimated risks from epidemiologic data to the clinical setting? *JACC Cardiovasc Imaging.* 2010;3:517.

Myocardial Blood Flow, Myocardial Metabolism, and Ventricular Function

21. Gibbons RJ. Tc-99m SPECT sestamibi for the measurement of infarct size. *J Cardiovasc Pharmacol Ther.* 2011;16:321–331.
22. Kern MJ, Samady H. Current concepts of integrated coronary physiology in the catheterization laboratory. *J Am Coll Cardiol.* 2010;55:173.
23. Fletcher GF, Ades PA, Kligfield P, et al. Exercise standards for testing and training: a scientific statement from the American Heart Association. *Circulation.* 2013;128:873.
24. Miller DD. Physiologic and pharmacologic stressors. In: Dilsizian V, Narula J, Braunwald E, eds. *Atlas of Nuclear Cardiology.* 4th ed. New York: Springer; 2013:111–144.
25. Prenner BM, Bukofzer S, Behm S, et al. A randomized, double-blind, placebo-controlled study assessing the safety and tolerability of regadenoson in subjects with asthma or chronic obstructive pulmonary disease. *J Nucl Cardiol.* 2012;19:681.
26. Taegtmeyer H, Dilsizian V. Imaging cardiac metabolism. In: Dilsizian V, Narula J, Braunwald E, eds. *Atlas of Nuclear Cardiology.* 4th ed. New York: Springer; 2013:289–322.
27. Konstam MA, Kramer DG, Patel AR, et al. Left ventricular remodeling in heart failure: current concepts in clinical significance and assessment. *JACC Cardiovasc Imaging.* 2011;4:98.
28. Nishimura RA, Otto CM, Bonow RO, et al. 2014 AHA/ACC guideline for the management of patients with valvular heart disease: executive summary. A report of the American College of Cardiology/American Heart Association Task Force on Practice Guidelines. *Circulation.* 2014;129:2440–2492.
29. Russell RR, Alexander J, Jain D, et al. The role and clinical effectiveness of multimodality imaging in the management of cardiac complications of cancer and cancer therapy. *J Nucl Cardiol.* 2016;23:856–884.

Disease Detection, Risk Stratification, and Clinical Decision Making

30. Amsterdam EA, Wenger NK, Brindis RG, et al. 2014 AHA/ACC guideline for the management of patients with non-ST-elevation acute coronary syndromes: a report of the American College of Cardiology/American Heart Association Task Force on Practice Guidelines. *Circulation.* 2014;130:e344–e426.
31. Stone NJ, Robinson J, Lichtenstein AH, et al. 2013 ACC/AHA guideline on the treatment of blood cholesterol to reduce atherosclerotic cardiovascular risk in adults: a report of the American College of Cardiology/American Heart Association Task Force on Practice Guidelines. *J Am Coll Cardiol.* 2014;63:2889–2934.
32. Fihn SD, Gardin JM, Abrams J, et al. 2012 ACCF/AHA/ACP/AATS/PCNA/SCAI/STS guideline for the diagnosis and management of patients with stable ischemic heart disease. A report of the American College of Cardiology Foundation/American Heart Association Task Force on Practice Guidelines, and the American College of Physicians, American Association for Thoracic Surgery, Preventive Cardiovascular Nurses Association, Society for Cardiovascular Angiography and Interventions, and Society of Thoracic Surgeons. *Circulation.* 2012;126:e354.
33. Hlatky MA, Greenland P, Arnett DK, et al. American Heart Association Expert Panel on Subclinical Atherosclerotic Diseases and Emerging Risk Factors and the Stroke Council. Criteria for evaluation of novel markers of cardiovascular risk: a scientific statement from the American Heart Association. *Circulation.* 2009;119:2408–2416.
34. International Study of Comparative Health Effectiveness with Medical and Invasive Approaches. https://clinicaltrials.gov/ct2/show/NCT01471522. Accessed March 14, 2017.
35. Maron BJ, Maron MS. Hypertrophic cardiomyopathy. *Lancet.* 2013;381:242.
36. Soman P, Lahiri A, Mieres JH, et al. Etiology and pathophysiology of new-onset heart failure: evaluation by myocardial perfusion imaging. *J Nucl Cardiol.* 2009;16:82.
37. Cannon ROIII. Microvascular angina and the continuing dilemma of chest pain with normal coronary angiograms. *J Am Coll Cardiol.* 2009;54:877–885.
38. Ziadi MC, Dekemp RA, Williams K, et al. Does quantification of myocardial flow reserve using rubidium-82 positron emission tomography facilitate detection of multivessel coronary artery disease? *J Nucl Cardiol.* 2012;19:670.
39. Wolk MJ, Bailey SR, Doherty JU, et al. ACCF/AHA/ASE/ASNC/HFSA/ HRS/SCAI/SCCT/SCMR/ STS 2013 multimodality appropriate use criteria for the detection and risk assessment of stable ischemic heart disease. A report of the American College of Cardiology Foundation Appropriate Use Criteria Task Force, American Heart Association, American Society of Echocardiography, American Society of Nuclear Cardiology, Heart Failure Society of America, Heart Rhythm Society, Society for Cardiovascular Angiography and Interventions, Society of Cardiovascular Computed Tomography, Society for Cardiovascular Magnetic Resonance, and Society of Thoracic Surgeons. *J Am Coll Cardiol.* 2014;63:380–406.
40. Young LH, Wackers FJ, Chyun DA, et al. Cardiac outcomes after screening for asymptomatic coronary artery disease in patients with type 2 diabetes. The DIAD study: a randomized controlled trial. *JAMA.* 2009;301:1547.
41. Bavishi C, Argulian E, Chatterjee S, Rozanski A. CACS and the frequency of stress-induced myocardial ischemia during MPI: a meta-analysis. *JACC Cardiovasc Imaging.* 2016;9:580–589.
42. Criqui MH, Denenberg JO, Ix JH, et al. Calcium density of coronary artery plaque and risk of incident cardiovascular events. *JAMA.* 2014;311:271–278.
43. Douglas PS, Hoffmann U, Patel MR, et al. PROMISE Investigators. Outcomes of anatomical versus functional testing for coronary artery disease. *N Engl J Med.* 2015;372:1291–1300.

Acute Coronary Syndromes

44. Rybicki FJ, Udelson JE, Peacock WF, et al. 2015 ACR/ACC/AHA/AATS/ACEP/ASNC/ NASCI/ SAEM/ SCCT/SCMR/SCPC/SNMMI/STR/STS appropriate utilization of cardiovascular imaging in emergency department patients with chest pain. A joint document of the American College of Radiology Appropriateness Criteria Committee and the American College of Cardiology Appropriate Use Criteria Task Force. *J Am Coll Cardiol.* 2016;67:853–879.
45. O'Gara PT, Kushner FG, Ascheim DD, et al. 2013 ACCF/AHA guideline for the management of ST-elevation myocardial infarction: a report of the American College of Cardiology Foundation/ American Heart Association Task Force on Practice Guidelines. *Circulation.* 2013;127:e362–e425.
46. Kontos MC, Dilsizian V, Weiland F, et al. Iodofiltic acid I 123 (BMIPP) fatty acid imaging improves initial diagnosis in emergency department patients with suspected acute coronary syndromes: a multicenter trial. *J Am Coll Cardiol.* 2010;56:290.
47. Patel MR, White RD, Abbara S, et al. 2013 ACCF/ACR/ASE/ASNC/SCCT/SCMR appropriate utilization of cardiovascular imaging in heart failure. A joint report of the American College of Radiology Appropriateness Criteria Committee and the American College of Cardiology Foundation Appropriate Use Criteria Task Force. *J Am Coll Cardiol.* 2013;61:2207–2231.
48. Soman P, Udelson JE. Assessment of myocardial viability by nuclear imaging in coronary heart disease. UptoDate. https://www.uptodate.com/contents/assessment-of-myocardial-viability-by-nuclear-imaging-in-coronary-heart-disease Accessed March 30, 2017.
49. Bonow RO, Maurer G, Lee KL, et al. Myocardial viability and survival in ischemic left ventricular dysfunction. *N Engl J Med.* 2011;364:1617.
50. Yancy CW, Jessup M, Bozkurt B, et al. 2013 ACCF/AHA guideline for the management of heart failure: a report of the American College of Cardiology Foundation/American Heart Association Task Force on Practice Guidelines. *J Am Coll Cardiol.* 2013;62:e147.
51. Dilsizian V, Narula J. Nuclear investigation in heart failure and myocardial viability. In: Dilsizian V, Narula J, Braunwald E, eds. *Atlas of Nuclear Cardiology.* 4th ed. New York: Springer; 2013:323–360.
52. Magnani JW, Dec GW. Myocarditis: current trends in diagnosis and treatment. *Circulation.* 2006;113:876–890.
53. Hulten E, Aslam S, Osborne M, et al. Cardiac sarcoidosis: state-of-the-art review. *Cardiovasc Diagn Ther.* 2016;6:50–63.
54. Birnie DH, Sauer WH, Bogun F, et al. HRS expert consensus statement on the diagnosis and management of arrhythmias associated with cardiac sarcoidosis. *Heart Rhythm.* 2014;11:1305–1323.
55. Osborne MT, Hulten EA, Singh A, et al. Reduction in ^{18}F-fluorodeoxyglucose uptake on serial cardiac positron emission tomography is associated with improved left ventricular ejection fraction in patients with cardiac sarcoidosis. *J Nucl Cardiol.* 2014;21:166–174.
56. Patel MR, Cawley PJ, Heitner JF, et al. Detection of myocardial damage in patients with sarcoidosis. *Circulation.* 2009;120:1969.
57. Bokhari S, Castaño A, Pozniakoff T, et al. (99m)Tc-pyrophosphate scintigraphy for differentiating light-chain cardiac amyloidosis from the transthyretin-related familial and senile cardiac amyloidoses. *Circ Cardiovasc Imaging.* 2013;6:195.
58. Gillmore JD, Maurer MS, Falk RH, et al. Nonbiopsy diagnosis of cardiac transthyretin amyloidosis. *Circulation.* 2016;133:2404–2412.
59. Park MA, Padera RF, Belanger A, et al. ^{18}F-florbetapir binds specifically to myocardial light chain and transthyretin amyloid deposits: autoradiography study. *Circ Cardiovasc Imaging.* 2015;8(8).
60. Schwaiger M, Saraste A, Bengel FM. Myocardial innervation. In: Dilsizian V, Narula J, Braunwald E, eds. *Atlas of Nuclear Cardiology.* 4th ed. New York: Springer; 2013:401–424.
61. Carrió I, Cowie MR, Yamazaki J, et al. Cardiac sympathetic imaging with mIBG in heart failure. *JACC Cardiovasc Imaging.* 2010;3:92.
62. Jacobson AF, Senior R, Cerqueira MD, et al. Myocardial iodine-123 meta-iodobenzylguanidine imaging and cardiac events in heart failure: results of the prospective ADMIRE-HF (AdreView Myocardial Imaging for Risk Evaluation in Heart Failure) study. *J Am Coll Cardiol.* 2010;55:2222.
63. Dickfeld T, Lei P, Dilsizian V, et al. Integration of three-dimensional scar maps for ventricular tachycardia ablation with positron emission tomography-computed tomography. *JACC Cardiovasc Imaging.* 2008;1:73–82.
64. Klein T, Huang R, Smith MF, et al. Three-dimensional ^{123}I-meta-iodobenzylguanidine cardiac innervation maps to assess substrate and successful ablation sites for ventricular tachycardia: a feasibility study for a novel paradigm of innervation imaging. *Circ Arrhythm Electrophysiol.* 2015;8:583–591.
65. Fleisher LA, Fleischmann KE, Auerbach AD, et al. 2014 ACC/AHA guideline on perioperative cardiovascular evaluation and management of patients undergoing noncardiac surgery: executive summary. A report of the American College of Cardiology/American Heart Association Task Force on Practice Guidelines. *Circulation.* 2014;130:2215–2245.

Molecular Imaging of the Cardiovascular System

66. Chen W, Dilsizian V. ^{18}F-fluorodeoxyglucose PET imaging of coronary atherosclerosis and plaque inflammation. *Curr Cardiol Rep.* 2010;12:179.
67. Buxton DB, Antman M, Danthi N, et al. Report of the National Heart, Lung, and Blood Institute Working Group on the Translation of Cardiovascular Molecular Imaging. *Circulation.* 2011;123:2157.
68. Chen W, Dilsizian V. Targeted PET/CT imaging of vulnerable atherosclerotic plaques: microcalcification with sodium fluoride and inflammation with fluorodeoxyglucose. *Curr Cardiol Rep.* 2013;15:364.
69. Derlin T, Tóth Z, Papp L, et al. Correlation of inflammation assessed by 18 F-FDG PET, active mineral deposition assessed by 18 F-fluoride PET, and vascular calcification in atherosclerotic plaque: a dual-tracer PET/CT study. *J Nucl Med.* 2011;52:1020.
70. Dweck MR, Chow MW, Joshi NV, et al. Coronary arterial ^{18}F-sodium fluoride uptake: a novel marker of plaque biology. *J Am Coll Cardiol.* 2012;59:1539.
71. Joshi NV, Vesey AT, Williams MC, et al. ^{18}F-fluoride positron emission tomography for identification of ruptured and high-risk coronary atherosclerotic plaques: a prospective clinical trial. *Lancet.* 2014;383:705.
72. Laitinen I, Saraste A, Weidl E. Evaluation of alphavbeta3 integrin-targeted positron emission tomography tracer ^{18}Fgalacto-RGD for imaging of vascular inflammation in atherosclerotic mice. *Circ Cardiovasc Imaging.* 2009;2:331.
73. Perin EC, Willerson JT, Pepine CJ, et al. Effect of transendocardial delivery of autologous bone marrow mononuclear cells on functional capacity, left ventricular function, and perfusion in chronic heart failure: the FOCUS-CCTRN trial. *JAMA.* 2012;307:1717.
74. Traverse JH, Henry TD, Pepine CJ, et al. Effect of the use and timing of bone marrow mononuclear cell delivery on left ventricular function after acute myocardial infarction: the TIME randomized trial. *JAMA.* 2012;308:2380.
75. Chen IY, Wu JC. Molecular imaging: the key to advancing cardiac stem cell therapy. *Trends Cardiovasc Med.* 2013;23:201.
76. Liu J, Narsinh KH, Lan F, et al. Early stem cell engraftment predicts late cardiac functional recovery: preclinical insights from molecular imaging. *Circ Cardiovasc Imaging.* 2012;5:481.
77. Dilsizian V, Zynda TK, Petrov A, et al. Molecular imaging of human ACE-1 expression in transgenic rats. *JACC Cardiovasc Imaging.* 2012;5:409.
78. Fukushima K, Bravo PE, Higuchi T, et al. Molecular hybrid positron emission tomography/ computed tomography imaging of cardiac angiotensin II type 1 receptors. *J Am Coll Cardiol.* 2012;60:2527.
79. Schindler TH, Dilsizian V. Cardiac positron emission tomography/computed tomography imaging of the renin-angiotensin system in humans holds promise for image-guided approach to heart failure therapy. *J Am Coll Cardiol.* 2012;60:2535.
80. Marincheva-Savcheva G, Subramanian S, Qadir S, et al. Imaging of the aortic valve using fluorodeoxyglucose positron emission tomography increased valvular fluorodeoxyglucose uptake in aortic stenosis. *J Am Coll Cardiol.* 2011;57:2507.
81. Dweck MR, Jones C, Joshi NV, et al. Assessment of valvular calcification and inflammation by positron emission tomography in patients with aortic stenosis. *Circulation.* 2012;125:76.
82. Tarakji KG, Chan EJ, Cantillon DJ, et al. Cardiac implantable electronic device infections: presentation, management, and patient outcomes. *Heart Rhythm.* 2010;7:1043.
83. Sarrazin JF, Philippon F, Tessier M, et al. Usefulness of fluorine-18 positron emission tomography/ computed tomography for identification of cardiovascular implantable electronic device infections. *J Am Coll Cardiol.* 2012;59:1616.
84. Chen W, Kim J, Molchanova-Cook OP, Dilsizian V. The potential of FDG PET/CT for early

diagnosis of cardiac device and prosthetic valve infection before morphologic damages ensue. *Curr Cardiol Rep*. 2014;16:459.
85. Bensimhon L, Lavergne T, Hugonnet F, et al. Whole body [(18) F] fluorodeoxyglucose positron emission tomography imaging for the diagnosis of pacemaker or implantable cardioverter defibrillator infection: a preliminary prospective study. *Clin Microbiol Infect*. 2011;17:836.
86. Tanis W, Scholtens A, Habets J, et al. Fusion of cardiac computed tomography angiography and ^{18}F-fluorodesoxyglucose positron emission tomography for the detection of prosthetic heart valve endocarditis. *JACC Cardiovasc Imaging*. 2013;6:1008.
87. Dilsizian V, Achenbach S, Narula J. On adding versus selecting imaging modalities for incremental diagnosis: a case-study of ^{18}F-fluorodeoxyglucose PET/CT in prosthetic valve endocarditis. *JACC Cardiovasc Imaging*. 2013;6:1020.
88. Kim J, Feller ED, Chen W, Dilsizian V. FDG PET-CT imaging for LVAD-associated infections. *JACC Cardiovasc Imaging*. 2014;7:839–842.

第 17 章 心血管磁共振影像学

RAYMOND Y. KWONG

磁共振成像的基本原理 300
磁场和梯度线圈系统 300
磁共振信号的产生、对比剂与成像方式 300
T1 和 T2 mapping 301
患者安全 307
在特定疾病和情况中的应用 307
冠状动脉疾病 307
心肌病 311
心律不齐 314
成人先天性心脏病 315
瓣膜性心脏病 316
心脏磁共振新技术 318
磁共振波谱分析 318
分子心脏磁共振影像 318
未来展望 318
参考文献 319

心血管磁共振(cardiovascular magnetic resonance,CMR)的多重成像能力为一系列的心血管疾病提供了相应的形态学、结构学和生理学的信息。CMR 的技术优势在于不受断层显像范围的限制、不受组织特性的变化限制,也不用接受电离辐射。本章对 CMR 在心脏病学方面最新的临床应用进行了回顾。

磁共振成像的基本原理

磁场和梯度线圈系统

磁共振成像(magnetic resonance imaging,MRI)是基于人体内丰富的氢原子核进行成像的技术。当患者被置于产生静态磁场(称为 B_0)的扫描仪器中时,具有自旋磁矩的氢原子核会按照 B_0 磁场的方向进行对齐(对齐的程度取决于诸如热运动等随机效应的影响,在生物系统中一般不能控制)。在任何射频(radio frequency,RF)脉冲的核自旋发放前,沿 B_0 磁场方向对齐的小部分核磁矩产生的净磁场(磁体坐标中的 Z 轴)称为磁化平衡。RF 脉冲可以使核自旋离开 Z 轴,也使氢原子核离开特定频率下产生的核磁矩,我们称其为拉莫尔频率(Larmor frequency,ω_0),它与磁场强度及核的旋磁比有关($\omega_0=\gamma B_0$),其中 γ 是旋磁比(固定磁场强度中氢的常数)。RF 脉冲应该具有同拉莫尔频率相匹配的频率以对核自旋产生"共鸣"效应;否则,按照核自旋的重新定向,这个效应通常是可以忽略的。

B_0 被设计成在 CMR 磁体内空间均匀;因此,它是一个均质的磁场。B_0 的均质性是由电脑控制安装在磁体内的小线圈产生电流来进行微调的,我们称之为"有源闪烁"。在成像方面,临床医生应用所谓的磁场梯度在梯度方向上引入 B_0 的线性变化。沿着 X、Y 或 Z 方向的 B_0 磁场梯度由不同的线圈集合产生,而任意方向的梯度可以由 X、Y 和 Z 梯度的线性叠加产生。当打开一个梯度时,氢原子核进动的频率线性依赖于磁场梯度方向的位置。这意味着核自旋的拉莫尔频率是依赖于位置关系的,而 RF 脉冲对核自旋的激动仅在一个范围内对近似匹配拉莫尔频率的频率有反应。这个中心位置,以及 RF 脉冲可影响的范围,取决于 RF 脉冲的中心频率和带宽。

磁共振信号的产生、对比剂与成像方式

为了创建图像,RF 脉冲的频率要与拉莫尔频率匹配。至少部分地将核磁化成从沿着 B_0 的方向变成一个与 B_0(X-Y 平面)垂直的方向,留下了横向磁化在拉莫尔频率产生进动。产生可探测信号的关键是核自旋相干进动;也就是说,至少在最初,所有在任何磁矩的自旋子在横向平面中,有相同相位来产生横向磁矩,它可以由外部天线引入电压。磁化矢量方向从 B_0(Z 轴)方向倾斜的程度定义为反转角度,反映了在组织中的能量积累量,也是 RF 脉冲强度和持续时间的反映。横向磁化强度的大小通过一组围绕患者表面的线圈,根据接收到的检测信号的幅度来确定。为了对身体切面进行成像,需要垂直于切面施加磁场梯度,这可以导致垂直于规定切面的拉莫尔频率线性变化。然后,RF 脉冲将仅用以近似匹配 RF 脉冲中心频率的磁自旋频率来激动这个切面。

吸收的电磁能量由两个共存的机制释放:纵向磁化恢复和横向磁化衰减。纵向磁化恢复,也称为 T1 弛豫,对应于沿着 B_0 纵向矢量(Z 方向)的恢复,通常具有时间常数 T1 的指数依赖性的特征。T1 是组织的物理特性,受扫描仪器的场强的影响,随着强度增加其值也延长(单位是特斯拉,T)。因此,T1 的特点是生成图像以反映组织类型之间 T1 的差异(例如,脂肪 T1 短,肌肉 T1 较长)。T1 加权扫描可以缩短两个连续反转角度之间的传递时间(重复时间);因此,具有不同 T1 值的组织会表现出不同的信号强度,因为它们在 RF 频率激动后恢复的度数不同。

B_0 磁场的非均质性产生了横向磁化衰减以及相邻自旋子之间的相互作用(自旋-自旋相互作用),导致净磁化横向矢量的指数损失,定义为时间常数 T2。T2 也是一个组织特异性参数,定义为横向磁化衰减 63%的时间。成像方式中信号对比加权的选择在一定程度上取决于其研究组织的生理特性。在定性分析方面,信号强化(来自 T1 效应)通常优于信号衰减($T2^*$ 见后一节,成像方法)的效果;因此,CMR 中使用的大多数脉冲序列是 T1 加权技术。T2 加权和 $T2^*$ 加权在 CMR 中主要分别用于测定心肌水肿和铁的含量。铁具有强烈的磁矩,干扰了横向磁化的局部磁场和加速相位相干性,从而产生衰减(即缩短 T2)。通过在 3 个正交方向中的任一磁场梯度的使用,MR 信号可以取得由切面选择、相位编码和频率编码这些编码步骤产生的空间定位信息。MR 的所有相关信息存储在称为 k 空间的数据矩阵中,从该矩阵可以通过傅立叶变换公式重建图像。

对比剂

目前,临床上 CMR 成像时仅使用钆造影剂(gadolinium-based contrast agents,GBCAs)作为对比剂。静脉注射后,GBCA 在扩散到细胞外空间前用 15 至 30 秒的时间先通过心腔和冠状动脉(首过相)。在注射后的约 10~15 分钟,对比剂洗脱入细胞外空间和洗脱至血池之间达到短暂的平衡。心肌灌注 CMR 和大多数磁共振血管造影(magnetic resonance angiography,MRA)都是在首过相进行扫描,而晚期钆增强(late gadolinium enhancement,LGE)成像则是在平衡相获得。

GBCA 在 CMR 中的使用是非常安全的;大约 1%的患者会有轻微反应(恶心、轻微皮疹),严重反应极其少见。所有的 GBCAs 都被螯合而使其无毒化并便于肾脏排泄。对于重度肾功能不全的患者,使用 GBCA 会将其暴露于非螯合的游离钆(Gd^{3+})的毒性中,可导致肾间质纤维化(nephrogenic systemic fibrosis,NSF)、引起皮肤严重硬化的间质炎症反应、肢体挛缩、内脏纤维化甚至死亡。发展至 NSF 的危险因素包括估计的肾小球滤过率(eGFR)小于 30ml/(min · 1.73m^2)、需要血液透析、急性肾衰竭和即时存在的炎性事件。采用根据体重给药的方法、并且避免在 eGFR 小于 30ml/(min · 1.73m^2)的患者中使用,使得 GBCA 导致 NSF 的发病率现在接近为零。

成像方式

CMR 成像使用一系列策略来克服心脏跳动、呼吸运动、血流活动的影响。为了克服心脏运动产生的伪影,数据采集与心电图(electrocardiogram,ECG)信号进行同步(心脏门控),这可以是前瞻性的(在所有心动周期中由心电图波触发,在固定周期中采集),也可以是回顾性的(连续数据采集,随后根据心电图时相进行重建)。对于电影成像,回顾性门控更合适,因为它能够覆盖到整个心动周期。许多 CMR 技术(脉冲序列)仅在几个心动周期的狭窄时间窗内分段采集图像数据(分段方法)。为了克服呼吸运动伪影,临床上联合使用了患者屏气、导航仪导引技术(跟踪膈肌运动控制呼吸运动)、呼吸运动均化的方法。在不能屏气或心律失常的患者,单次激发技术和实时电影成像(两者都涉及在一个心动周期内快速获取所有的图像)可以实现低时间和空间分辨率下的诊断研究。

表 17.1 总结了我们波士顿的布莱根妇女医院研究中心最常见的临床 CMR 脉冲序列技术。CMR 使用亮血电影成像或黑血快速自旋反射(fast spin-echo,FSE)成像来评估心脏形态和结构。稳态自由进动序列(steady-state free precession,SSFP)成像定量检测心脏体积和功能的标准脉冲序列。在小于 10 秒的呼吸屏气时间内,它能以 30~45 毫秒的高时间分辨率形成影像电影(图 17.1),因此在 3~5 分钟的时间内捕捉整个心脏的运动影像。应用黑血技术,T1 加权的 FSE 可用于心脏形态、血管结构、心包和脂肪成像。抑制脂肪的 T2 加权的 FSE 技术用于心肌水肿的成像。标记技术通过用平行的暗线或网格标记心肌来评估心肌应变,使心肌变形可视化或量化。环向和径向应变也可以计算出来,并用颜色编码显示出来。晚期钆增强(LGE)用 T1 加权成像来检测梗死、浸润或纤维化的心肌内 GBCA 的含量。LGE 是指在静脉注射 GBCA 后的 5~15 分钟(0.1~0.2mmol/kg)进行检测(这正是强调了"晚期"的概念)。LGE 数据可以在 2 个或 3 个维度内被捕获。相位敏感反转恢复(phase-sensitive inversion recovery,PSIR)重建技术常规用于 LGE 成像以增强心肌组织对比度。在不能屏气的患者中,LGE 成像可以使用单次激发技术或导航仪引导技术获得。

CMR 灌注成像是对 GBCA 静脉注射后在冠脉循环内通过的首过相进行测定。多重灌注技术是可选的;在静脉注射 GBCA 时,快速亮血梯度反射成像技术可获取每个心动周期内 3~5 个心脏短轴切面的影像。

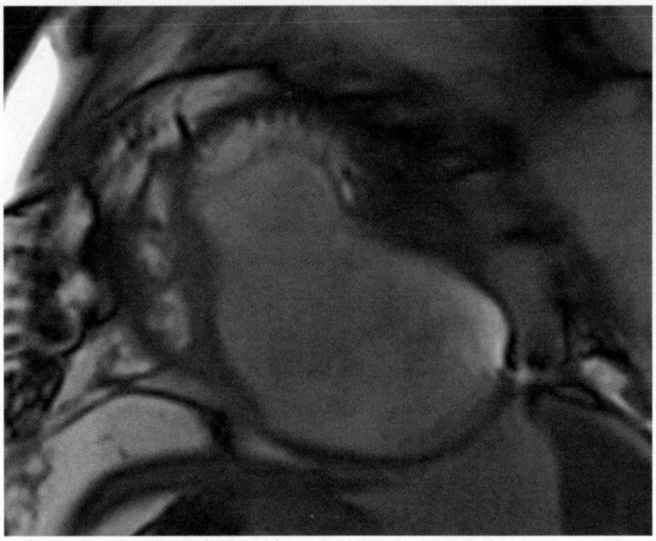

图 17.1 陈旧性心肌梗死并发的巨大下壁室壁瘤。可看到室壁瘤的颈部和左心室腔内血流的极度停滞

与灌注不良心肌的低增强(暗区域)相比较,钆增强了灌注良好的区域的信号。在大约 2mm 一层的空间分辨率下,CMR 灌注可以提供心内膜/心外膜水平或一部分平面上的心肌血流量信息。T2 加权成像可以区分缺血性损伤还是炎症导致的心肌水肿,也表现出了与急性心肌梗死(myocardial infarction,MI)区域的高度相符。它还对 LGE 进行了补充,用于确定心肌梗死的陈旧性和精确测量存活心肌。选择 T2 加权成像的脉冲序列技术包括了短 T1 黑血反转恢复(short T1 inversion recovery,STIR)FSE 和新的 SSFP 方法,这些优点列于表 17.1 中。

$T2^*$ 是一个横向弛豫参数并且可以非常有效地测量组织铁含量。小于 20 毫秒的 $T2^*$(正常心肌,约 40~50 毫秒)可诊断心肌铁过载,而小于 10 毫秒的 $T2^*$ 是严重铁过载的证据。

尽管受到管腔小、心脏和肺脏运动的挑战,冠状动脉 MRA 技术的进展有利于全心脏三维成像的获取(带或不带导航仪导引),初步临床应用结果满意[1]。相位对比成像允许定量测定血流速度、心肌运动和血管内血流比率。并行成像包含了通过协调从表面接收线圈的不同部分获得的数据来加速 CMR 数据获取的技术,现在常规用来减少采集时间、提高时间分辨率、甚至消除伪影。

T1 和 T2 mapping

T1 mapping 根据 GBCA 的分布定量评估心肌细胞外空间的范围。在弥漫性纤维化或浸润的情况下,该方法已证明与间质的胶原含量有很好的相关性,并可作为监测疾病进展或治疗反应的无创方法。利用增强前和增强后的 T1 测量,可以确定心肌增强前后 R1(=1/T1)的变化及相对应的血液中 R1 的变化。该比率可估计由细胞外 GBCA 填充的组织容积分数。与诸如 LGE 等 T1 加权成像相比,T1 mapping 可以定量由于纤维化或者浸润造成的细胞外容积扩张的范围。早期临床研究中,T1 mapping 技术可以显示心肌中一些不能被 LGE 成像识别的重要改变[2,3]。心肌 T2 mapping 获取包括一系列具有不同 T2 加权的图像,提供心肌局部自由水分数的定量测量。与 T2 加权成像相比,T2 mapping 使心肌水肿的检测更加可靠,并且不易出现运动或心律失常引起的伪影。

表 17.1 布莱根妇女医院常用临床心脏磁共振(CMR)脉冲序列技术总结

CMR 技术	脉冲序列选择	黑血/亮血	对比度加权	层面空间/时间分辨率特点;其他参数	屏气要求	Gd 对比剂要求	脉冲序列选择的相对优点	图例
心脏影像结构和心室功能	SSFP† 电影 FGRE 电影 SSFP 实时电影	亮血	SSFP 电影和实时 SSFP 电影中 T2/T1 加权;FGRE 中 T1 加权	1.5~2.5mm/30~45ms 每相 调整每个心动周期(段)的 k 空间的层数来平衡空间分辨率以及患者屏气期 实时电影时 2.3~3.2mm/60ms	在 ECG 门控的 SSFP 电影和 FGRE 时要求 实时电影时可选	不需要	SSFP 电影比 FGRE 具有更高的 SNR 和 CNR(在血液和心肌细胞内)但对磁场的非均质性敏感(尤其是 3T 情况)使人工操作增加 FGRE 心脏的清晰度不及 SSFP 电影,但当 SSFP 电影需要较多人工操作时可作为替代 为了减少 3T 的人工操作,需要优质的闪烁或频率监测 实时 SSFP 电影:用于显著心律失常或不能屏气的患者;其空间和时间分辨率最低	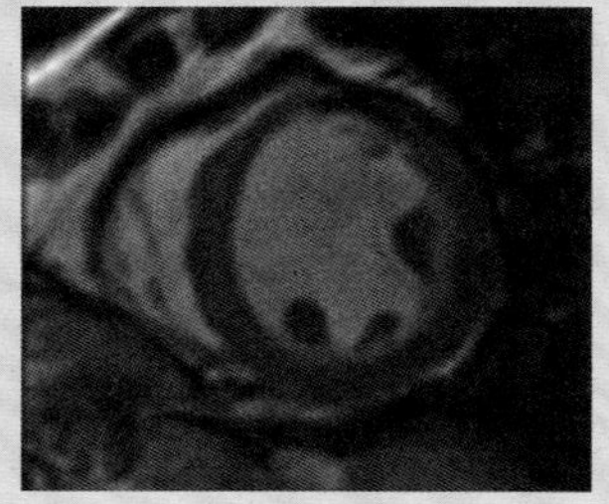 SSFP 电影
定量的局部心肌应变	心肌标记(针对局部应变新的但不广泛应用的技术;见文内)	亮血	T1 加权	5~10mm 衰减空格 时间分辨率约 50ms 低反转角,按 10°的要求来限制衰减	要求	不需要	对心肌运动进行定量组织追踪 不利因素:心动周期结束时追踪线减弱,应变力分析耗时(后处理)	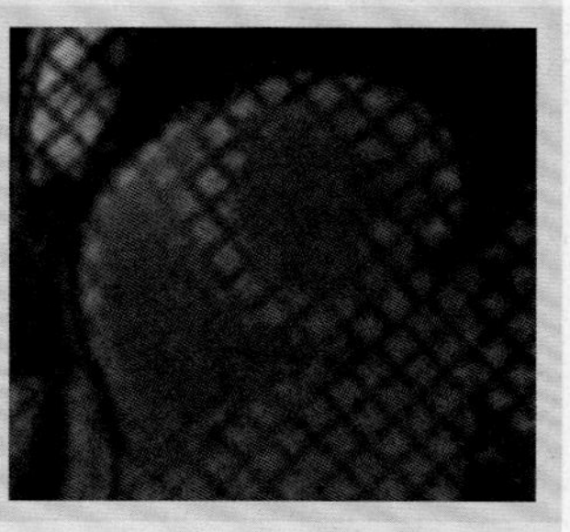
结构,形态学,和脂肪成像	标准 FSE† SS FSE(或 HASTE)	黑血	T1 加权±脂肪抑制	每个心动周期 0.8~1.5mm	标准 FSE 要求 SS FSE 不要求	不需要	标准的 FES 成像质量较好但扫描时间较长 脂肪抑制可以通过脂肪饱和脉冲(更精确)或短 T1 组织抑制来实现(STIR 对脂肪特异性不强,尤其是使用 Gd 对比剂后) SSFSE 能快速覆盖整个心脏,可用于心律失常或屏气受限的患者	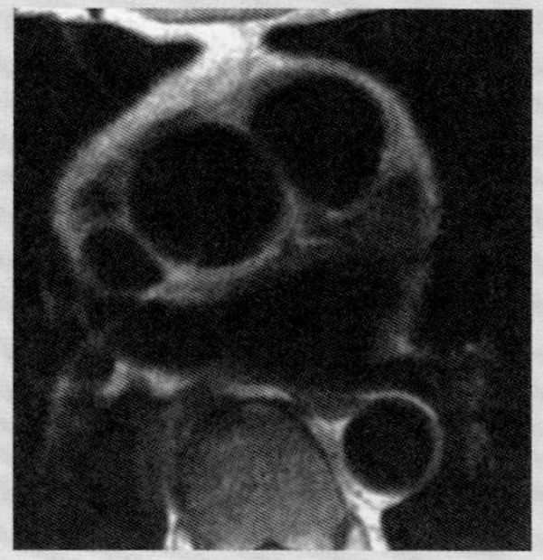

续表

CMR 技术	脉冲序列选择	黑血/亮血	对比度加权	层面空间/时间分辨率特点;其他参数	屏气要求	Gd 对比剂要求	脉冲序列选择的相对优点	图例
心脏扫描的 LGE 成像	标准的 2D 分段 FGRE[†] 2D SS SSFP 技术 3D 全心脏技术(屏气或导航仪导引) 分段的或 SS PSIR	亮血	T1 加权(0.1~0.2mmol/kg GBCA 静脉注射后 10~30 分钟)	1.5~2.0mm/150~200mm(标准 2D 时) 心电图监测下在舒张期分别用空白的“正常”心肌校正反转时间和时间延迟	在标准 2D 技术中要求 在 SS 技术中不要求	需要	标准 2D 技术比 SS 技术具有更高的空间和时间分辨率 2D SS 技术快速覆盖整个心脏,可用于显著心律失常或屏气困难的患者 PSIR 在正常心肌不能完全空白化的时候对反转时间敏感度较低,对比度较好 新的 3D 技术应用导航仪导引可产生比 2D 更好的 SNR,并且不需要屏气就能实现小于 1mm 的空间分辨率 各型心肌病 LGE 表现见表 17.2	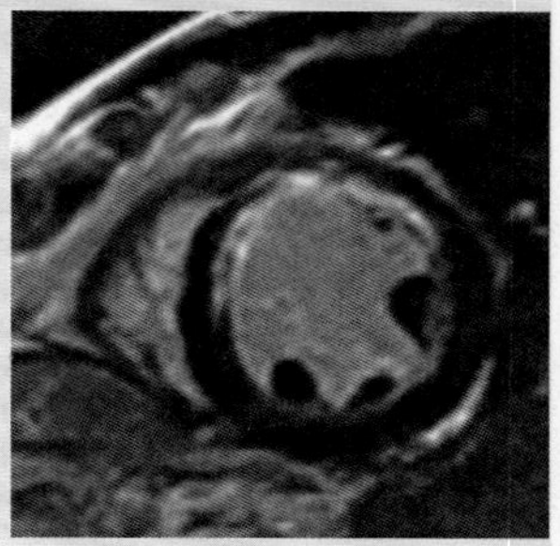 2D 分段 LGE 技术
心肌灌注成像	精确饱和的梯度反射(GE)为基础的 2D 技术:FGRE[†],混合 GE-平面反射(EPI),和 SSFP	亮血	T1 加权	2.0~3.0mm 130~180ms/切面 在血管舒张应激或放松时每个心动周期有 3~4 个位点或每 2 个心动周期有 6~8 个位点 0.05~0.1mmol/kg GBCA 以 4 或 5ml/s 的速度静脉注射(仅用于定性评估)	不要求,但能屏气更好	需要	屏气有助于跟踪特定部分的对比增强。 平行成像加速和稀释采样,可减少每个层面的采集时间,扩大心脏切面的覆盖范围,但影响了 SNR	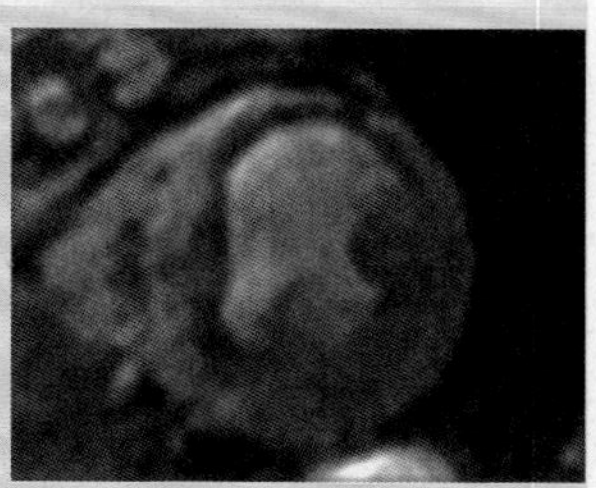

续表

CMR 技术	脉冲序列选择	黑血/亮血	对比度加权	层面空间/时间分辨率特点;其他参数	屏气要求	Gd 对比剂要求	脉冲序列选择的相对优点	图例
心肌水肿成像	T2 加权 FSE[†] STIR FSE T1 加权 EGE_r 精准 T2 SSFP T2 mapping(由 SSFP 读出)	黑血(FSE 为基础者) 亮血(SSFP 为基础者)	T2 加权+脂肪抑制(在 T2 加权技术) T1 加权(在 EGE_r 技术)	平面空间和时间分辨率同标准 FSE 相近 切面衰减 7~10mm 以提高 SNR 在定性评估时,需要计算调整心脏与表面线圈接收器之间的距离 T2 mapping 可用于量化分析(对于不均质信号不敏感)	要求	EGE 中可需要、可不需要	T2 加权图像中,心肌水肿显示为高 SI 的穿透区 在 FSE 技术中,要注意来自缓慢流动的伪影,特别是临近区域壁面运动异常或左心室顶点的伪影,他们可能会被误认为水肿 相控线圈的局部心肌信号变化可能被误认为水肿 无 LGE 时,T2 加权的水肿反映了可逆性心肌损伤 使用 T2 加权 FSE 技术,心肌与骨骼肌的 SI 比值>1.9 时认为是心肌炎的异常表现 EGE_r 在心肌与骨骼肌之间比值≥4,或绝对心肌 SI 值升高 45% 时认为是心肌炎的异常表现 基于亮血的 SSFP 技术已经改进了 CNR,并且不容易受慢血流伪影的影响 T2 mapping 对表面线圈相关的信号不均质性和慢血流相关的伪影不敏感	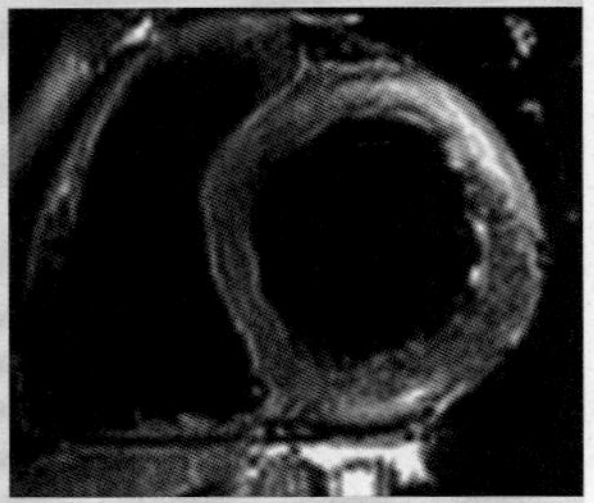
心肌铁含量成像	$T2^*$ 加权的多次反射 FGRE	亮血	$T2^*$ 加权	2.0~3.0mm/ 100~150ms 心室内一个短轴位置 2~35ms 的 6~8 个反射的一系列图像 轴向非门控获取的肝脏图像作为对照	要求	不需要	在中隔进行测定是最准确、最可重复的 $T2^*$ 值描述随反射时间而增加的心肌 SI 指数衰减 在 1.5T,$T2^*$ 值<20ms 的左室功能衰竭(没有其他显著原因)提示为铁超载心肌病	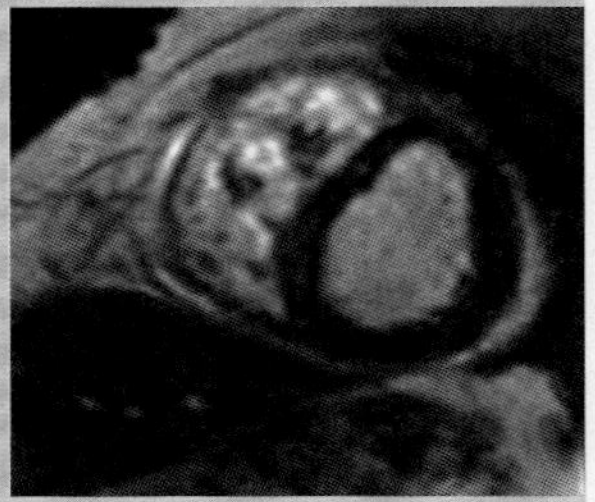

续表

CMR 技术	脉冲序列选择	黑血/亮血	对比度加权	层面空间/时间分辨率特点;其他参数	屏气要求	Gd 对比剂要求	脉冲序列选择的相对优点	图例
心脏血栓	长反转时间的 LGE EGE 成像	亮血	T1 加权	平面空间和时间分辨率同 LGE 成像相近 EGE 在 Gd 注射后的前 5 分钟内获取	要求	需要	LGE 成像设定反转时间≥600ms 或 EGE 成像可检测血栓,显示为明显的“黑色”区域 在血流淤滞位置寻找血栓	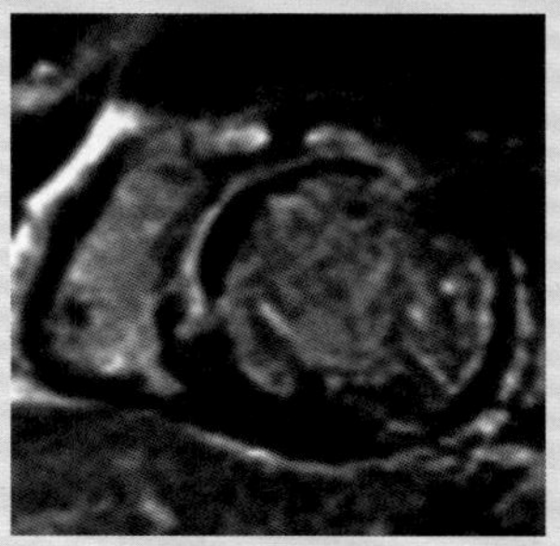
心脏血流	相差对比的 GE 电影成像	亮血	速度相关的信号相移	每相 1.5~2.5mm/ms 保持每个心动周期的 K 空间行数(段)低值以提高自由呼吸研究时的时间分辨率	不要求(使用多重信号平均)	不需要	多重平均可以减少自由呼吸时呼吸运动形成的重影伪影 应保持速度编码强度略高于最高预期流速,以避免速度混叠,同时最大限度地提高精度 为了得到准确的结果,可能需要背景相位校正	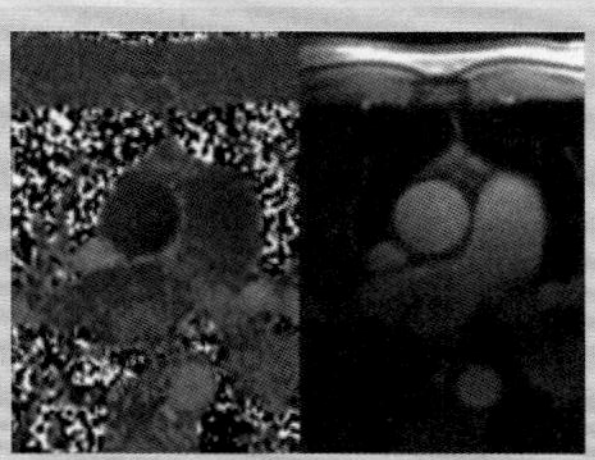
冠脉 MRA	3D 全心容积的 SSFP 或 FGRE[†] 靶血管方法	亮血	精确 T2 的 3D SSFP 或 FGRE 技术	0.6~1.0mm 平面自由呼吸导航仪引导 3D 技术是目前应用最广泛的	不要求,但在靶血管方法时要求	在 3T 时需要,在 1.5T 时可选(SSFP 为基础的技术时不需要对比剂)	与靶血管方法相比,3D 冠脉 MRA 具有更高的 SNR,提供了全心容积的全覆盖 精确 T2 的 SSFP 序列抑制了临近的心外膜脂肪,提供了强有力的血管对比 在 3T 中采用的是对比增强的基于 FGRE 的技术	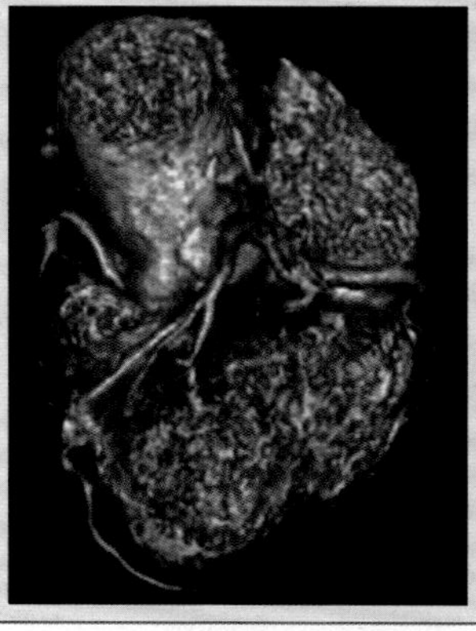

续表

CMR 技术	脉冲序列选择	黑血/亮血	对比度加权	层面空间/时间分辨率特点;其他参数	屏气要求	Gd 对比剂要求	脉冲序列选择的相对优点	图例
肺静脉的电生理解剖 mapping	左心房和肺静脉的 3D FGRE MRA	亮血	T1 加权 FGRE	1.5~2.5mm 同质容积 定时注射是为了在对比剂的首过相取得时间适宜的图像 门控是可选的,但可能会以延长屏气时间为代价来改善边界测定 自由要导航仪引导 3D 技术的应用越来越广泛	要求	需要	为了增强 MRA 图像,需要进行减模扫描 整个左心房和肺静脉的冠状位(更常用)或轴向 3D MRA 成像可以进行电生理 mapping 同减模扫描时使用相同的参数	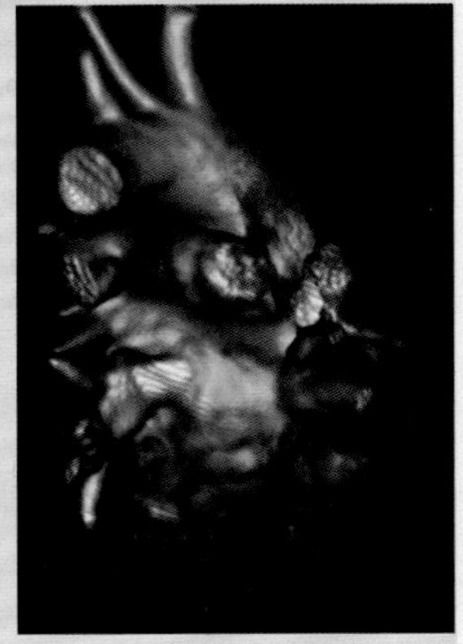
用于评估细胞外体积扩张和弥漫性纤维化的 T1 mapping	表象锁定(LL)或改良的表象锁定 2D GE	可变(由 TI 决定)	GRELL 或 SS SSFP (MOLLI)	1.5~2.0mm 平面分辨率 LL 要求重复时完全松弛 MOLLI 的 TI 分辨率较低	要求	需要(要在对比剂前后测定)	MOLLI 获取单个心脏相的所有图像,来对 T1 mapping 进行计算 MOLLI 需要 SSFP 读出的数据 LL 可以为短 TIs 提供高 TI 分辨率	

† 更常使用的选项。

注:黑血技术和心肌铁含量,用 $T2^*$ 成像时需要在 Gd 对比剂使用之前进行。

CNR,对比剂和噪声的比率;ECG,心电图;$EGE_{(r)}$,早期 Gd 增强(比率);FGRE,快速梯度反射成像;FSE,快速自旋反射;GBCA,钆造影剂;Gd,钆;HASTE,半傅立叶获取的单激发自旋反射;TI,反转时间;LGE,晚期钆增强;LV,左心室;MRA,磁共振血管成像;PSIR,相位敏感反转恢复;SI,信号接收度;SNR,信号和噪音的比率;SS,单激发;SSFP,固定的自由进动;STIR,短 T1 反转恢复;T,特斯拉;T1W,T1 加权;T2W,T2 加权。

患者安全

所有临床 CMR 扫描仪依赖于强磁场,除紧急情况外不能关闭。常见的 CMR 扫描有害的植入设备包括:人工电子耳蜗、神经刺激器、脑积水分流器、含金属的眼部植入物、起搏电极以及脑动脉瘤金属夹。www.mrisafety.com 上有完整列表。大多数幽闭恐惧症患者通常可以口服镇静药物或使用大孔径的扫描仪来完成检查。现在有起搏器和植入式心律转复除颤器(implantable cardioverter-defibrillator,ICD)通过了美国食品药品管理局(Food and Drug Administration,FDA)的批准,允许植入的患者在特定的成像环境下安全地进行 MRI 检查。

影像采集和报告的标准化。CMR 成像的多个方面对提供高质量临床服务非常关键。心血管磁共振学会(Society for Cardiovascular Magnetic Resonance,SCMR)发表了图像分析和后处理技术指南[4]。各种心功能和心腔大小的正常值可能是脉冲序列特定的,该指南已有更新发布[5]。然而,了解建立标准来评估 CMR 成像质量[6]以及常见的 CMR 伪影至关重要[7]。

在特定疾病和情况中的应用

本节讨论 CMR 成像的临床应用。表 17.2 描述了常见疾病的典型 CMR 表现。SCMR 发布的详细 CMR 流程可以在 www.scmr.org 中找到。

冠状动脉疾病

心肌梗死

CMR 应用多种方法对冠心病提供综合评价,包括使用电影成像评价心脏结构和功能、灌注成像评价心肌血流、LGE 评价梗死,在急性冠脉综合征患者中应用 T2 加权或 mapping 成像评价心肌水肿。LGE 成像具有 1.5~2mm 的空间分辨率和高的对比噪声比,检测左、右心室心内膜下梗死比目前其他心脏影像技术具有更高的灵敏度,并且其组织对比能力可以显示坏死和非坏死心肌。通过 LGE 成像确定的梗死范围已经被组织学方法验证,并且已有商业软件可用于定量梗死范围。CMR 在评估 MI 并发症方面具有指导价值(图 17.2)。

在急性心肌梗死再灌注的患者中,经常可见围绕心内膜梗死和梗死灶内微血管阻塞(无复流)的缺血危险区(使用 T2 加权或增强前 T1 mapping),并且可以定量(图 17.3)。$T2^*$ 成像检测急性心肌梗死后心肌内出血(图 17.4)。这些测量值和右心室(RV)梗死与临床风险评分、左心室(left ventricular,LV)梗死面积、左心室射血分数(ejection fraction,EF)[8,9]一起提供预后价值。最近,已显示使用系列 T1 mapping 检测远离梗死区的心肌纤维化,可为 MI 后心脏重塑、评估对新疗法的反应提供证据[10]。在使用 CMR 的社区人群研究中,6%~17%的患者通过 LGE 成像检测到心肌梗死,而未被临床检查(包括 ECG)识别,一致报道这些未被识别的 MI 患者死亡率显著增加[11,12]。将多种 CMR 成像信息合并的分析技术可以将梗死的时间分为小于 1 个月、1~6 个月或 6 个月以上[13]。

评价心肌活力和冠脉血运重建的益处

CMR 成像提供结构和生理功能等多方面评估以评价心肌活力。早期的电影 CMR 研究发现,舒张末期室壁厚度大于等于 5.5mm、多巴酚丁胺诱导的收缩期室壁增厚大于等于 2mm,对预测血运重建后节段性收缩恢复具有极好的敏感性和特异性。此外,尽管进行了成功的冠脉血运重建,但 LGE 一旦显示透壁性心肌瘢痕形成,则可以精确地预测心肌功能恢复的可能性越来越小,特别是在局部心肌无收缩或者收缩障碍区。相比多巴酚丁胺电影 CMR,LGE 易于操作和分析,50%透壁性是预测节段性收缩功能恢复的敏感指标。另一方面,在急性心肌梗死早期,主要表现为组织水肿时,小剂量多巴酚丁胺电影 CMR 成像在评价心肌中层和心外膜下心肌收缩功能储备方面具有很高的特异性。

急性冠脉综合征的检测与非冠状动脉疾病的鉴别

CMR 成像对检测急性冠脉综合征和急性胸痛患者风险分层具有较高的敏感性和特异性。特别是 CMR 对于出现与心肌损伤一致的血清生物标志物急性升高,但无阻塞性冠状动脉疾病的患者是一个有价值的诊断工具。因为它可以提供诊断信息去指导治疗和改善预后[14]。T2 加权成像(或 T2 mapping)可检测经皮冠状动脉介入治疗进行紧急血运重建几天后可挽救心肌的量。此外,CMR 可以检出各种非冠状动脉异常用于诊断胸痛的原因。

心肌缺血的检测与定量

负荷 CMR 成像在许多中心采用药物负荷(血管扩张药或正性肌力药物)进行,在高度专业化的中心较少使用跑步机运动负荷。最近的 AHA/ACCF 针对稳定型缺血性心脏病指南提出,血管扩张药负荷 CMR 心肌灌注成像(myocardial perfusion imaging,MPI)是诊断冠心病和疑似心肌缺血患者危险分层的有效临床工具[15]。许多单中心研究表明,CMR MPI 阴性预示具有中度冠心病发病风险的患者年化心脏事件发生率低于 1%。此外,多项临床研究和荟萃分析显示,CMR MPI 评估缺血与侵袭性测量血流储备分数有极好的相关性,说明 CMR 在确定冠状动脉狭窄的生理意义方面具有很高的准确性[16](图 17.5)。

与单光子发射断层扫描(single-photon emission tomography,SPECT)成像(见第 16 章)相比,CMR MPI 具有几个技术优势:它不受衰减伪影的限制,无电离辐射,并且具有比 SPECT 高三至四倍的空间分辨率。包括负荷和静息灌注成像、心脏功能电影成像和心肌活力的负荷 CMR 检查需要 35~45 分钟(相比之下,双同位素 SPECT 需要超过 2 小时)。CMR MPI 能显示心肌血流动力范围,而不受高流速时计数平台效应的限制,而某些核示踪剂则受限制。一些临床研究报告 CMR MPI 在检测单支或多支血管 CAD 方面优于 SPECT(曲线下面积,86%~89%比 67%~70%)。

多巴酚丁胺负荷 CMR(灌注和功能电影)在检测冠心病方面具有良好的敏感性和特异性,优于多巴酚丁胺负荷超声心动图(见第 14 章)。尽管存在潜在的静息室壁运动异常,这种良好的结果仍具有一致性和稳定性。多项临床研究表明多巴酚丁胺电影 CMR 在患者的风险评估中具有很强的预后价值。加速实时电影 CMR 成像无需要求患者在多巴酚丁胺负荷期间屏气或心电门控。

CMR MPI 有几项有前景的技术发展。第一,定量 CMR MPI 正在成为一些经验丰富的 CMR 中心的标准流程,其潜在优势超过定性方法,包括减少阅片者偏倚和提高诊断的准确性,特别是在可能患有多支血管 CAD 的患者中[17]。第二,动力三维灌注可以提供更大的心肌覆盖范围,提高图像质量,与侵袭性血流储备分数(FFR)相比,初步临床结果显示前景良好[18]。在更多的研究层面上,CMR 不需要注射 GBCA 即可对静息和负荷状态心肌氧合的变化成像。血液中的脱氧血红蛋白可以作为一种内在的对比剂,以能够成像的方式改变质子信号而反应血液的氧合水平[19]。

表 17.2 鉴别不同病因心肌病的心脏磁共振成像(CMR)表现

CMR 检查适应证	心脏结构/功能电影成像	心肌水肿成像	心肌灌注成像	LGE 成像	相关的 CMR 表现
急性心肌顿抑	RWMA	阳性	正常(静息状态)	正常	负荷灌注成像在血管扩张药负荷高峰可能表现为灌注缺损(如果存在严重的残留冠状动脉狭窄) 冠状动脉 MRA 提示管腔狭窄
慢性心肌冬眠	RWMA,局部室壁变薄可能	阴性	通常在冠状支配区表现为静息心内膜下灌注缺损	正常	在无 LGE 的区域,负荷灌注显示的灌注缺损比静息(可逆性缺损)大 滞流区可能存在腔内血栓形成
急性心肌梗死	RWMA	通常,梗死相关动脉对应的节段出现透壁亮区	静息心内膜下灌注(对梗死相关动脉进行血运重建后)提示梗死区域"无复流"	沿冠状支配区的心内膜下或透壁 LGE	LGE 或者心肌灌注成像可能显示"无复流"区的微血管阻塞 T2 或 $T2^*$ 成像可显示心肌出血的证据 滞流区可能存在腔内血栓形成
慢性心肌梗死	RWMA,慢性重构改变	阴性	静息心内膜下灌注缺损与变薄的梗死区一致,小的梗死区在血运重建后可能表现正常	沿冠状支配区的变薄的心内膜下或透壁 LGE	滞流区可能存在腔内血栓形成
心肌缺血	正常或者 RWMA	阴性	冠脉支配区可逆的心内膜下灌注缺损	正常	在 GBCA 注射后的首过转运期,严重冠状动脉狭窄引起的心内膜下灌注缺损应持续超过心肌增强高峰
特发性扩张型心肌病	LV/RV 扩张、收缩减弱	阴性	正常	经常有室间隔心肌中层 LGE	可见继发于心室扩大的二尖瓣反流和二尖瓣瓣环
肥厚型心肌病(HCM)	心室质量增加 室间隔不对称 在部分病例表现为肥厚伴或不伴 LV 流出道梗阻 在心尖肥厚型 HCM 中 LV 心腔表现为"黑桃征"	通常异常	心肌增厚节段可能出现微循环异常	左右心室交界处或肥厚节段心肌内斑片状 LGE	相位对比成像显示流出道或心室中部梗阻 二尖瓣瓣叶前向收缩运动伴或不伴二尖瓣反流 可能显示肥厚区心肌运动减弱 可逆性灌注缺损可能提示冠状动脉微循环异常
致心律失常右室心肌病(ARVC)	RV 扩张/室壁瘤	阴性	正常	与 RV 室壁瘤位置一致的 RV 全层 LGE,有或无 LV 局灶 LGE	T1W FSE 成像可能可以显示 LV 和 RV 局部脂肪浸润,可以由脂抑技术确认
急性心肌炎	RWMA 和/或 LV 收缩活动减弱	通常可以看到透壁亮区;弥漫性或者斑片状	正常	心外膜和心肌中层 LGE 累及下壁和室间隔	心包受累或积液可能
结节病性心肌病	RWMA 和/或 LV/RV 收缩活动减弱	提示心肌水肿的亮区是可变的	正常	多发的强 LGE 累及室间隔、左室下壁、右房和右室游离壁	纵隔淋巴结病变

续表

CMR 检查适应证	心脏结构/功能电影成像	心肌水肿成像	心肌灌注成像	LGE 成像	相关的 CMR 表现
心肌淀粉样变	限制性的形态，LEG 节段收缩期增厚减少	阴性	通常弥漫性灌注缺损	弥漫性环状 LGE（通常为心内膜下）	钆对比剂注射后，快速从左室血池洗脱 在 LGE 成像时，正常心肌信号消失，难以确定正常的 T1 对比剂注射几分钟后，心内膜下心肌/血液 T1 比值低 心房壁增厚伴心房 LGE，心房收缩消失
铁超载心肌病	LV 收缩减弱，心肌色深	阴性	正常	正常	肝 T2* 值很低
LV 致密化不全	LV 收缩减弱同时侧壁和心尖可见海绵状小梁	阴性	正常	室壁中层或局灶性 LGE	可能看到腔内血栓
心尖球形综合征	所有心尖节段呈球囊样伴 RWMA	主要累及心尖节段的亮区	正常	正常或仅仅轻微的心内膜下 LGE	可以看到片状中等强度 LGE 而无室壁厚度丢失及 T2 加权成像心肌水肿的证据 应激事件后异常表现可逆有助于诊断
心内膜心肌病	LV 和/或 RV 扩张、收缩减弱	阴性	正常	LV 或 RV 弥漫性心内膜下 LGE 伴或不伴血栓	在长 T1 SSFP 电影或 LGE 成像中可见空洞性血栓 范围大到可能使左室或右室心尖消失
Fabry 病	左室向心性肥厚±RWMA 伴室壁变薄	阴性	正常	通常有下外侧壁室壁中层 LGE	可能有 CAD 相关的证据
查加斯病	在疾病潜伏期通常表现为 LV 扩张和严重的收缩功能减弱	潜伏期阴性；急性发作则呈阳性	正常	与治愈的病毒性心肌炎模式相似，心外膜 LGE 常累及下外侧壁，心尖室壁瘤改变也有报道	–
急性心包炎	通常正常；心包积液	心肌受累时阳性	正常	通常正常，但可能发现心包弥漫强化	通常心包厚度正常 检测心包积液的程度和分隔方面 CMR 优于超声心动图
慢性心包缩窄	小心脏，大心房和实时电影成像可见随呼吸变化的异常室间隔运动	阴性	正常	弥漫性心包强化 可能心肌受累	T1W FSE 可见心包弥漫增厚（>3mm） 相位对比成像见三尖瓣流入受限 双侧胸腔积液 腔静脉增宽和管状 RV
心脏肿块	邻近 RWMA 区或导管、房颤及近期血管内操作均与血栓有关	在 T2 加权成像上血栓呈暗色 高信号密度可能提示肿瘤肿块水肿	首过灌注成像时血栓为暗色 首过灌注成像时心脏肿瘤强化程度多变	LGE 成像时附壁血栓可能有“蚀刻”表现 可能看到肿瘤肿块纤维化的 LGE	大多数恶性肿瘤是转移性的，而不是原发性的 识别常见的正常结构：下腔静脉瓣，矢状嵴或界嵴，右室节制索，房间隔动脉瘤 谨防假性肿瘤：冠状动脉或主动脉瘤、房间隔脂肪瘤样肥厚、食管裂孔疝、导管等

ARVC，致心律失常右室心肌病；CAD，冠状动脉疾病；LGE，晚期钆增强；LV，左心室/左心室的；MRA，磁共振血管造影；RV，右心室/右心室的；RWMA，局部室壁运动异常；SI，信号强度；SSFP，稳态自由进动；T1W，T1 加权；T2W，T2 加权。

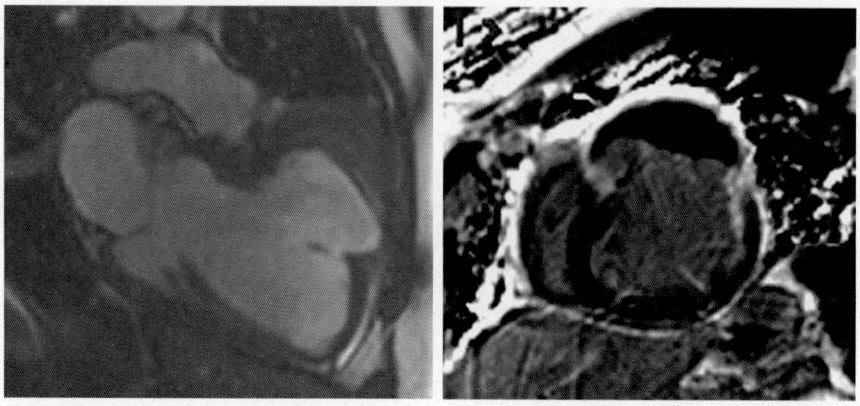

图 17.2　**左，**一例前壁心肌梗死(MI)后 5 年患者，二腔长轴稳态自由进动(SSFP)电影成像显示慢性前壁假性室壁瘤。注意假性室壁瘤狭窄的瘤口。**右，**同一患者短轴相位敏感反转恢复(PSIR)晚期钆增强(LGE)成像显示假性室壁瘤纤维外层增强，伴有呈黑色线状的血栓

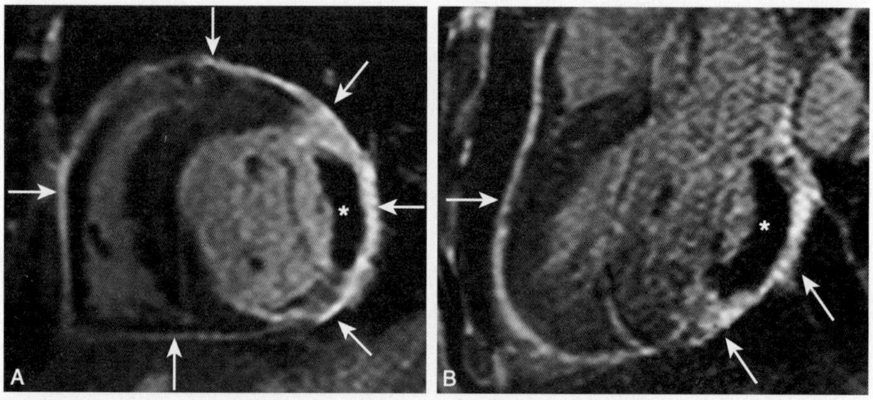

图 17.3　急性心包炎伴透壁的侧壁心肌梗死。短轴(A)和长轴(B)LGE 图像显示一个巨大的透壁梗死，伴有微血管阻塞(星号)及严重的急性心包炎，心包内有弥漫性 LGE(箭头)。(Courtesy Dr. Otávio Coelho Filho, University of Campinas, São Paulo, Brazil.)

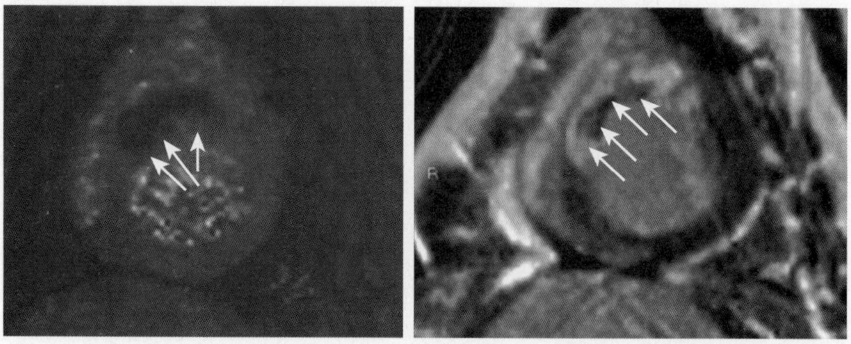

图 17.4　**左，**来自猪心肌梗死再灌注模型的短轴 T2* 加权图像显示前间隔心肌内出血。**右，**同一动物短轴 PSIR LGE 图像(右)显示透壁 LGE 伴中层心肌内出血。(Courtesy Drs. Christopher Kramer and Michael Salerno, University of Virginia Health System.)

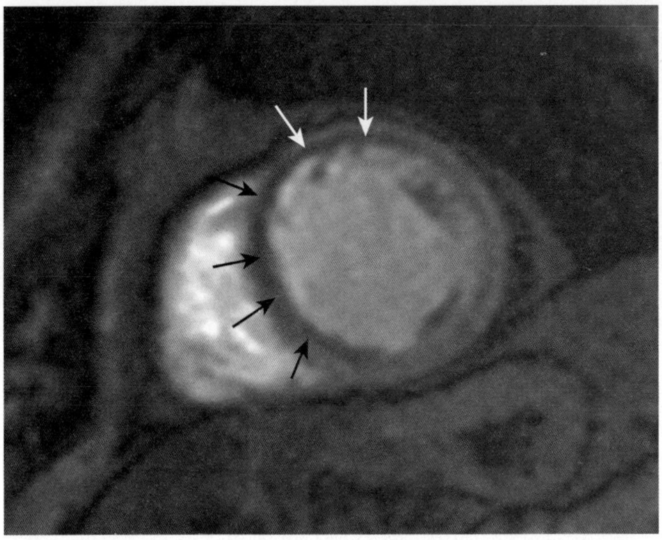

图 17.5 胸痛患者进行负荷 CMR 灌注和血管扩张药药物负荷。注意巨大的包括前壁、间隔和下壁的心内膜下灌注缺损(箭头)。血管造影术提示左前降支近端和右冠状动脉严重狭窄

动脉粥样硬化斑块的影像。颈动脉和降主动脉 MRI 仍然是最广泛应用的观察斑块结构和稳定性的无创检查方法。大多数研究使用多重对比加权成像序列的标准化流程来识别颈动脉斑块纤维帽、出血、钙化和软基质。钆增强 T1 加权成像有助于区分纤维帽与坏死或脂核。对比增强动态 MRI 通过测量血液和细胞外间隙之间的转移常数来评估颈动脉斑块新生血管情况,并且可以提供预后信息。基于动脉粥样硬化斑块的组织学和电镜分析,超顺磁性氧化铁颗粒(Ultrasmall superparamagnetic particles of iron oxide,USPIO)具有巨噬细胞活力靶向性,可以利用 T2* 加权 MRI 使其成像。与评估颈动脉斑块内容物类似,CMR 提供了对胸主动脉斑块大小、范围和成分的准确定量,并且可以在胸腔容积大时用三维 MRA 对斑块成像进行补充。和其他所有影像学检查一样,由于受心脏和呼吸运动以及血管较小等因素的影响,冠状动脉斑块的成像非常具有挑战性,但是未来技术的改进,如使用外源性靶向造影剂、血管内线圈以及高磁场强度的 CMR 可能提供满意的结果。

心肌病

总体方法

由于 CMR 成像可以匹配任意扫描平面对心室结构和心肌生理功能进行多方面采集,因此它是评估各种心肌病非常有价值的工具。表 17.2 总结了使用静息和负荷心肌灌注、局部功能、LGE 和 T2 加权 CMR 来鉴别心肌病的原因和病情严重程度。在瓣膜病患者中,容积电影 CMR 可以评估负荷对心脏的影响以及由此产生的心室代偿,可以决定是否适宜手术。组织标记可以帮助解决静息或负荷状态可疑的局部室壁活动异常,也可评估心包疾病引起的心肌粘连。单个研究发现,正在进行研究的 CMR 通过显示左心室不同步、瘢痕范围和冠状静脉解剖,可能为心力衰竭患者的心脏再同步化治疗提供独特的指导。

肥厚型心肌病

与超声心动图相比,CMR 能更加精确地提供肥厚型心肌病(hypertrophic cardiomyopathy,HCM)患者左心室肥大和组织学特征的三维模式(图 17.6)(见第 78 章)。与 CMR 相比,超声心动图漏诊肥厚节段、低估基底前外侧壁的肥厚程度达 33%。另外,超声心动图漏诊 40%的心尖部室壁瘤。对于严重室间隔肥厚和 LV 流出道梗阻造成血流动力学症状的 HCM 患者,在评估外科心肌切除术或酒精化学消融后的室间隔厚度减少方面,CMR 比超声心动图具有优势。由于 HCM 不同表型的异质性,导致 LV 质量指数随左心室壁最大厚度变异范围很大。LV 质量指数显著升高(男性>91g/m^2,女性>69g/m^2)具有很好的敏感性(100%),而最大室壁厚度大于 30mm 是心源性死亡的特异性指标(91%)。LGE 的存在提示不均匀纤维化和肌原纤维紊乱,且与室性心律失常和进行性心室扩张有关。其范围对患者风险提供的预后价值超过了心脏结构和功能,特别是在临床风险低的患者中[20]。多层面的 CMR 可对继发于冠状动脉微血管功能异常、纤维化和肥厚的异常心肌病理生理学进行个性化评估。

致心律失常右心室心肌病

致心律失常右心室心肌病(arrhythmogenic right ventricular cardiomyopathy,ARVC)与其他心肌病的不同之处在于:①易患室性心律失常,可以先于明显的形态学异常,甚至先于组织学改变;②尽管成功分离了致病性桥粒突变,但临床表现形式多样(见第 77 章)。在对 RV 功能进行定量和容积评估及心肌纤维脂肪组织特性描述上,CMR 提供了比超声心动图更多的优势。近期证据显示早期而显著的 LV 疾病存在于各组中。过去 CMR 评价

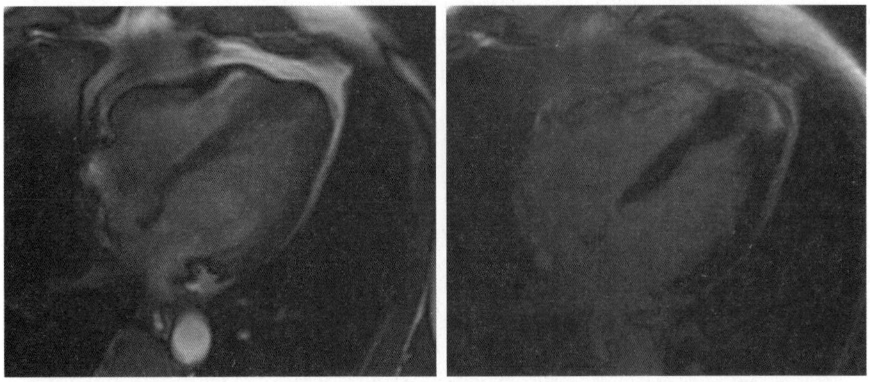

图 17.6 58 岁男性,有心悸和心电图异常史,CMR 成像显示心尖室壁增厚(左)和累及下壁心尖段和心尖的 LGE,与纤维化一致(右)。这些形态学特征对心尖肥厚型心肌病有诊断价值

ARVC 受制于缺乏标准化的成像方案，对于薄壁的新月形右心室心肌脂肪和室壁运动异常的解释具有固有的主观性。近期 CMR 技术的标准化已经确认 CMR 是 ARVC 诊断不可或缺的一部分。目前，特别工作组指南把右心室局部室壁瘤，严重的右心室整体扩张伴收缩功能障碍，以及严重的右心室节段性扩张作为 ARVC 的主要标准。这些异常通常见于好发部位，包括三尖瓣下区、RV 游离壁基底部和 LV 后外侧壁[21]。RV 纤维化压脂 LGE 成像已被证实和与心内膜心肌活检结果高度一致，并和易于诱发室性心律失常高度相关。然而，右心室脂肪浸润作为一种孤立的表现对诊断 ARVC 的特异性有限。根据包括基因型的诊断标准，怀疑有 ARVC 的患者，CMR 检测 ARVC 具有 96% 的敏感性和 78% 的特异性。这种方法表明，CMR 具有早期无指南典型表现时检测出疾病的潜力。

心肌炎

CMR 主要针对心肌炎的三种病理生理学异常：心肌水肿的 T2 加权成像、由早期钆增强率（early gadolinium enhancement ratio，EGE_r）显示的局部充血和毛细血管渗漏，以及 LGE 成像显示的心肌坏死或纤维化（见第 79 章）。表 17.1 和发布的专家共识总结了这些技术对急性心肌炎的诊断标准。单中心研究的汇总数据显示，T2 加权成像、EGE_r 及 LGE 的敏感性和特异性分别为 70% 和 71%、74% 和 83% 及 59% 和 86%。联合使用 T2 加权图像和 LGE 为急性心肌炎提供了高的诊断准确度（见表 17.2）。下侧壁的心外膜下心肌和中层心肌通常受累，细小病毒在这些病例中被涉及，然而室间隔受累则与人疱疹病毒-6 有关，可能具有更严重的后遗症（图 17.7）。在最近的研究中，T1 mapping 似乎对目前的诊断标准提供了有前景的改进。在测量心肌炎症区域的大小和对疾病活动进行分期方面，使用初始（增强前）T1 maping 的诊断算法比 T2 加权成像显示出更高的诊断一致性[22]。使用 T1 mapping 评估细胞外容积（ECV）扩展结合 LGE 成像比目前公布的标准具有更高的诊断准确性[23]。

结节病性心肌病

表 17.2 中列出了结节病性心肌病的 CMR 检查技术和典型表现（见第 77 章）。CMR 可通过检测疾病连续的组织学阶段来增加检出；组织水肿，非干酪性肉芽肿性浸润，斑片状心肌纤维化。据报道，LGE 成像识别由结节病引起的心肌异常比修改后的日本卫生部指南具有更高的灵敏度。通常，LGE 成像可在多个层面发现心脏浸润累及右心室间隔和基底前部（图 17.8）。在室间隔 LGE 存在的情况下，CMR 也可以指导心内膜心肌活检的取样，并可增加取出的组织量。LGE 阳性患者死亡或主要心律失常事件的风险增加 9 倍。在心外结节病患者中，LGE 和 RV 功能障碍是心源性死亡或严重室性心律失常的高危标志物，且不依赖于 LVEF 无关[24,25]。

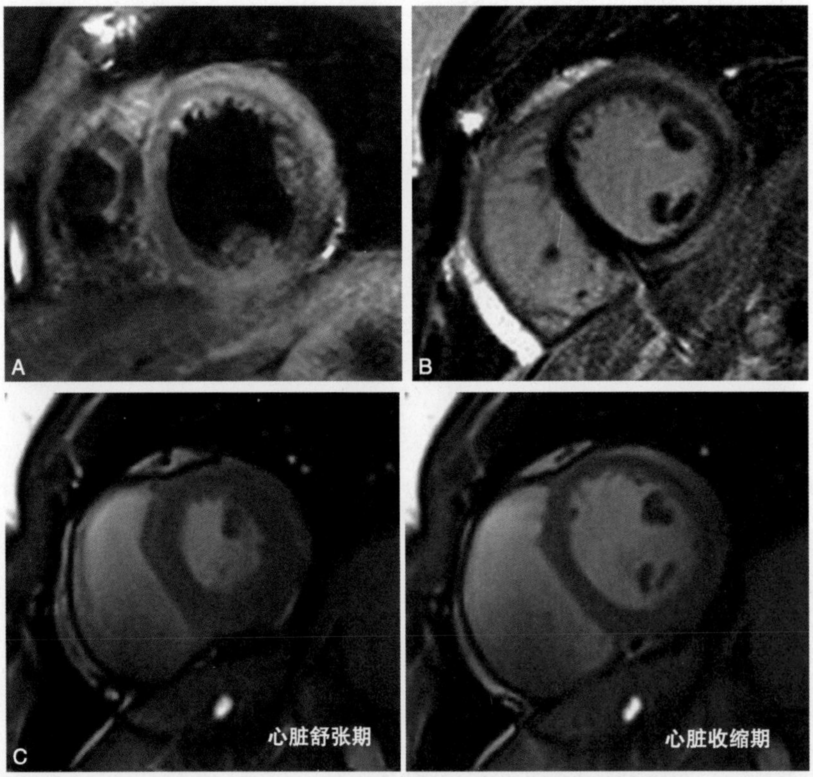

图 17.7 30 岁男性表现为发热和胸膜炎性胸痛，肌钙蛋白 T 轻度升高，血清 C 反应蛋白显著升高。**A**，CMR 成像显示累及 LV 心肌基底部和中前、前外侧、下外侧和中下壁的 T2 强化，分布于心外膜下和心肌中层，心内膜下心肌较少，提示非冠状动脉炎症所致的心肌水肿。**B**，增强后 LGE 成像显示与心外膜侧壁节段对应的节段性 LGE。**C**，在舒张期和收缩期电影成像中，LV 整体和局部功能无受损。这些表现是急性病毒性心肌炎的特征。用布洛芬治疗后患者症状改善

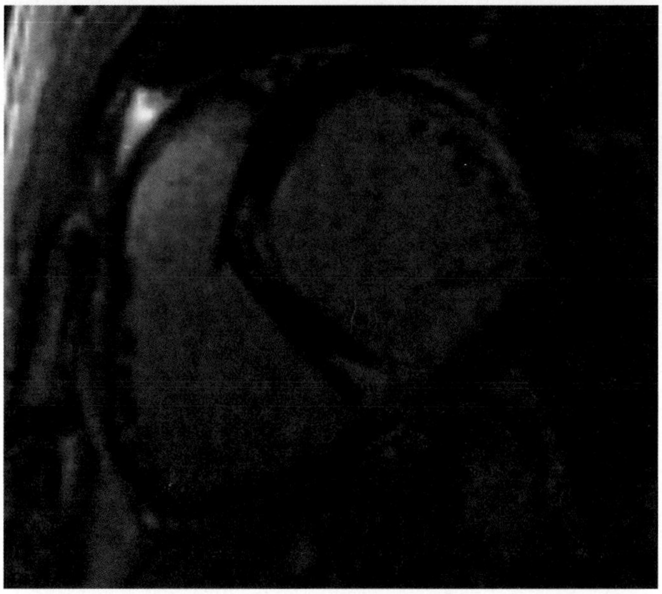

图 17.8　38 岁男性，既往无病史，因晕厥入院，发现非持续性室性心动过速。超声心动图显示其 LV 局部和整体功能正常。在 CMR，可见多个区域的 LGE 累及室间隔（心外膜和中侧壁）。在 LGE 节段可见下间壁，与心肌浸润一致。这些模式是结节病性心肌病的特征

心肌淀粉样变性

心肌淀粉样变性 CMR 检查的典型特征概括在表 17.2 中（见第 77 章）。有报道称，这种累及 LV 甚至 RV 心内膜下心肌的特征性的环形 LGE 模式，具有很高的诊断准确性，在某些情况下甚至可以避免心肌内膜活检（图 17.9）。此外，LGE 模式可以区分淀粉样变性的亚型：由 ATTR 引起的心肌淀粉样变性比 AL 亚型更可能显示透壁 LGE 和 RV 受累[26]。LGE 的透壁性和程度反应心肌淀粉样变性的进展，并且这些发现在常规危险因素（收缩和舒张功能）基础上进一步增加死亡率[27]。LGE 在诊断心肌淀粉样变性方面易于解释，但心肌 ECV 可能成为标准诊断规则的一部分，因为它能对局部和整体淀粉浸润严重程度进行完整定量，同时监测治疗反应。最近的报道表明，AL 和 ATR 亚型的淀粉样蛋白均延长了心肌 T1 值[28]，这一测量值对早期诊断心肌淀粉样变性可能有帮助[29]。

特发性扩张型心肌病

CMR 评价可疑特发性扩张型心肌病的主要优势包括排除缺血性心肌病；检测 LGE 模式，该检测具有诊断和预后意义；监测治疗反应和疾病进展（见第 77 章）。在冠状动脉造影提示无冠脉阻塞的非缺血性扩张型心肌病患者中，多达 13% 的患者可见与梗死相一致的心内膜下或透壁 LGE。另一方面，目前的证据表明，在没有 LGE 的情况下，由缺血性原因引起 LV 功能障碍的可能性极小。在前瞻性随机研究中，联合 LGE 和冠脉 MRA 的 CMR 在诊断新发心力衰竭缺血性病因的敏感性为 100%，特异性为 96%，用作有创检查的“看门人”可节省大量成本。此外，在冠脉造影无狭窄的心肌病患者中，28% 具有心肌中层斑片状或线状 LGE，且多数位于间隔基底部。LGE 范围与对药物治疗缺乏反应[30]、猝死、可诱发室性心动过速有关，且不依赖于 LV 大小和功能。

铁超载心肌病。铁超载心肌病是遗传性的或后天性的。对于输血依赖的重型地中海贫血患者，心肌铁毒性造成的猝死率可达 50%。在出现严重的心脏毒性前，整体左心室收缩功能通常保持在正常范围，特别是在地中海贫血患者中。因此必要时可进行螯合治疗。表 17.1 总结了 CMR 的 $T2^*$ 技术定量心肌铁离子。$T2^*$ 定量的 CMR 评价心肌铁超载已经用于改进铁螯合治疗的给药途径，并使重型地中海贫血患者的死亡率显著降低。在心室功能减退的患者中，$T2^*$ 短于 20 毫秒与铁超载一致。$T2^*$ 短于 10 毫秒的患者在 1 年内进展发生心力衰竭的风险最高。

其他心肌病。查加斯病（Chagas disease）是由中南美洲国家特有的原生动物克氏锥虫（*Trypanosoma cruzi*）感染引起的心肌炎。大多数病例具有自限性，但约 30% 的患者将持续感染寄生虫，多年后表现为扩张型心肌病，常伴有室性心律失常。CMR 有助于诊断（见表 17.2）并监测潜伏期感染的患者。据报道，在长轴视图中测量的舒张期非致密-致密厚度比超过 2.3 可诊断左心室致密化不全。然而，鉴于此发现对遗传性心肌病或不良结局的低特异性，尚不清楚心肌形态是否代表左心室致密化不全，或者仅仅是与心脏负荷增加相关的附带现象[31]（图 17.10）。合并存在的临床心力衰竭、心肌病家族史、神经肌肉疾病、栓塞事件或室性心律失常在诊断左心室致密化不全之前应予以考虑。

一过性左心室心尖球形综合征（或 Takotsubo 心肌病）的特征是心尖的短暂收缩功能障碍，和严重情绪或生理性压力造成的儿茶酚胺水平升高有关。CMR 有助于鉴别心尖球形综合征与急性冠脉事件。心内膜心肌病是限制性心肌病，包括两种变异型即心内膜心肌纤维化和吕弗勒心内膜炎（Löffler endocarditis）。两种都被认为是嗜酸性粒细胞作用于心肌的直接毒性反应的结果。嗜酸性粒细胞增多，无论其原因，已被证实可导致心肌病的三个阶段：坏死、栓塞和纤维化。嗜酸性粒细胞增多是 Löffler 心内膜炎的特征性表现，然而 CMR 影像上的特征性心内膜纤维化表现却多种多样（见表 17.2）。

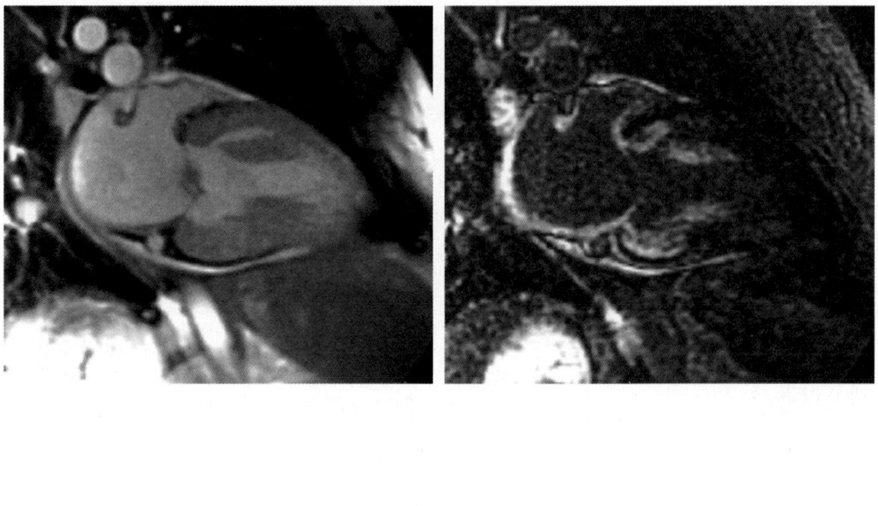

图 17.9　心脏淀粉样变性患者的舒张末期电影成像（左）和匹配的 LGE 图像（右）。注意心房壁厚度的增加，增强了 LGE 成像。造影剂注射后血池明显变暗，表明造影剂被从血池中快速冲洗到其他器官

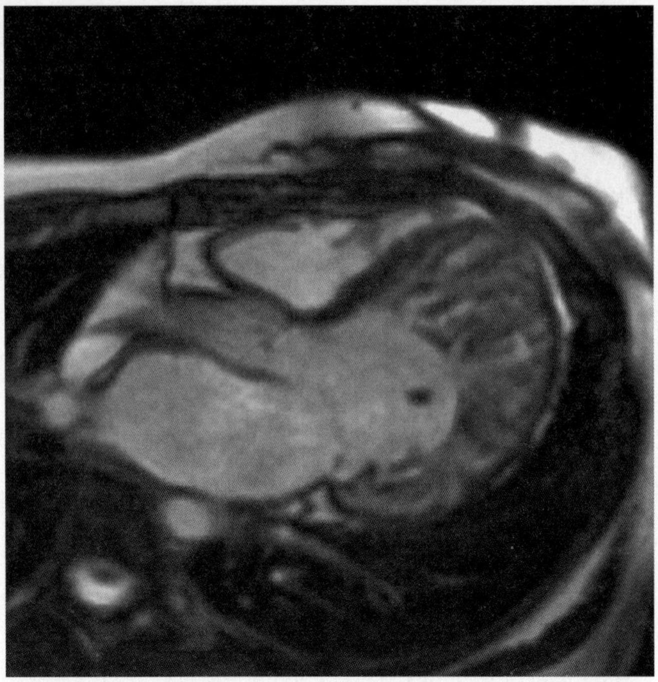

图 17.10 诊断为临床心力衰竭的患者左心室致密化不全。注意心肌广泛的海绵状外观

心律不齐

电生理前 CMR 成像

由于 CMR 能够定位消融的潜在位点和瘢痕的位置,并提供心房或心室的三维容积图,因此在电生理程序之前对患者进行成像有助于规划电生理程序。对于接受肺静脉隔离术(pulmonary venous isolation,PVI)的心房颤动(atrial fibrillation,AF)患者,左心房排空功能和 CMR 上左心室纤维化的证据可以预测 AF 复发[32,33](见第 38 章)。此外,在消融术后复发的 AF 患者中,之前进行消融的心房壁的 LGE 可以通过识别和定位来指导再次的 PVI,并且可以减少程序持续时间和射频应用时间[34]。在对房颤患者进行导管消融的多中心试验中,报道了一种专利的商业 LGE 方法,该方法能成功地定量心房组织纤维化程度并预测复发性心律失常[35]。其有效性尚有待于其他中心的检验。心力衰竭患者存在机械不同步的特征[36],尽管还处于起步阶段但 CMR 为此类患者提供了希望。CMR 可以确定冠状静脉解剖和 LV 位置,从而指导 LV 起搏电极的放置。在缺血性和非缺血性室性心动过速(ventricular tachycardia,VT)中,临界峡部通常位于梗死周围区域,可由 LGE 识别。这些结果表明,CMR 可以在 VT 消融期间提供峡部部位的定位[37]。

心源性猝死患者的危险分层

CMR 有助于通过定量 LVEF 和 RV 病理状态、使用 LGE 检测心肌瘢痕、识别异常冠状动脉、更少的使用 T2* mapping 铁超载,来评估有心脏猝死(sudden cardiac death,SCD)风险的患者[38]。LV 结构和 LGE 模式结合使大多数患者可以区分为缺血性、非缺血性或浸润性疾病,从而提供了临床指导和患者风险评估。在一项针对 SCD 患者的研究中,LGE 在超过 70% 的患者中发现意料之外的心肌瘢痕和潜在的心律失常[39]。多个单中心研究报告,对于 CAD 患者来说 LGE 范围是 SCD 的强风险因子,且独立于 LVEF。据报道,左心室质量指数超过 5% 是缺血性和非缺血性心肌病的危险因子[40]。此外,瘢痕组织的异质性,其特征为 LGE 核心和梗死周围病灶的信号强度,可能进一步定义了在没有提示 ICD 治疗的患者中存在 SCD 的风险[41]。在非缺血性心肌病中,注意到许多患有扩张型心肌病的患者的间隔的 LGE 模式,其大小与室性心律失常和 SCD 的相关性。在系统性结节病的患者中,LV LGE 与 SCD 的高风险有关。需要更多的研究来确定 LGE 的范围将如何改进目前的实践指南,特别是对于 ICD 治疗。

心包疾病

在本中心,典型的 CMR 评估包括电影 SSFP 成像、T1 和 T2 加权双反转黑血快速自旋回波(half-Fourier acquisition single-shot turbo spin-echo,HASTE),以及全心 LGE 成像以评估心包变化(见表 17.1)。实时电影 SSFP 和三尖瓣时相对比流速是经常增加的检查项目,用以加强心脏收缩功能方面的检测。首过灌注和 T1 加权前后增强技术可以检测出心包肿块的血管供应(如区分肿瘤与血栓)。电影心肌标记(黑线或网格)影像通过显示心肌顺应性,可有效鉴别任何心包心肌的粘连。心包厚度很容易通过黑血或电影成像来评估,而高达 3mm 的厚度被认为是正常的。横向的心包窦位于升主动脉和心包凹陷的前壁(一种曲线性的空间直至升主动脉右侧)有时会被误认为是主动脉夹层或纵隔肿块。而左心房后侧的斜窦可能被误判为食管病变或支气管囊肿。GBCA 增强后显示的增厚心包通常提示存在活动性炎症或心包纤维化。CMR 是目前鉴别缩窄性心包炎和限制性心肌病的有效选择,不仅能评价心包厚度和缩窄性生理表现,还可评估限制性心肌病的心肌浸润程度(见图 17.3)。计算机断层摄影可以显示心包钙化,但逊于 CMR,因为其缺乏评价血流动力学的方法,也受限于无法进行组织特征评价。心包囊肿通常有薄而光滑的囊壁,无内隔。均匀的渗出成分在 T1 加权影像呈暗色,在 T2 加权呈亮色,且 GBCA 无增强(图 17.11)。富含蛋白质成分的囊肿在 T1 加权表现极为明亮。心包转移(肺、乳腺和淋巴瘤等引自)比原发性心包肿瘤更常见。恶性肿瘤侵袭心包通常表现为局部心包腔的闭塞和心包渗出。大多数肿瘤在非对比 T1 加权图像上呈暗色或灰色,除了转移性黑色素瘤,因为其分泌的黑色素具有顺磁性的金属特性。心包的局部缺损通常是位于左侧的,并可能合并有其他先天性缺陷。心包缺损有时和肺组织插入主动脉和肺动脉或者心脏和膈肌的间隙有关(见第 83 章)。

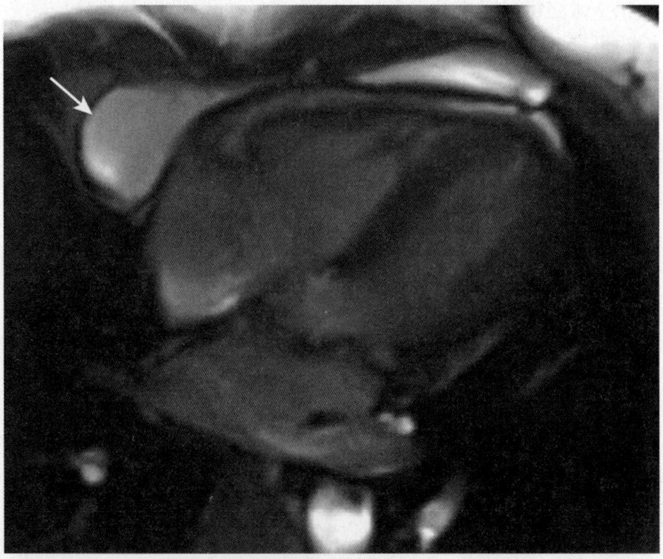

图 17.11 47 岁妇女患心包囊肿,有呼吸急促和心悸史,胸部 X 线检查发现右心房附近有肿块,行 CMR。均质肿块(箭头)与右心房和右心室上部毗邻,没有明显的质量效应。匹配 T2 图像显示高密度,指示一个简单的流体,造影后不增强

成人先天性心脏病

CMR 对于先天性心脏病的评估所能提供的重要信息远多于其他成像方法，基于以下方面：①无电离辐射；②三维断层影像显示胸部结构和解剖（相对于心超窗，更受限于身体条件）；③能将复杂解剖与血流及生理学特点联系在一起（见第 75 章）。

房间隔缺损和室间隔缺损

CMR 提供了一种相对于经食管超声心动图（TEE），甚至诊断性导管术以外的侵入性较低的替代方法，可用于疑似存在左向右分流的右侧容量超负荷的患者。在此情况下，一次 CMR 检查就能检测出房间隔缺损（atrial septal defect，ASD）（图 17.12 和图 17.13），评价导管 ASD 封堵术的可行性，通过电影 SSFP 定量右心得大小和功能，通过应用流速-编码相位对比技术来判定肺-体循环分流率（Qp/Qs）以及应用三维造影增强 MRA 技术来鉴别是否存在肺静脉回流异常。相位对比成像定位于房间隔平行的平面，并设置一个低流速范围（100cm/s），可将 ASD 局部可视化，且和侵袭性方法测得的缺损大小具有良好的相关性。三尖瓣反流的相位对比成像能评估肺动脉收缩压。由于大多数封堵装置是 MRI 兼容的，CMR 可用于评估残余分流和装置放置是否恰当。室间隔缺损（ventricular septal defect，VSD）患者可以使用类似的 CMR 技术进行评估。此外，LGE 成像可以帮助确定 VSD 是否已经进展成心肌梗死的并发症。

肺静脉连接异常

应用一种大范围的视窗，三维 MRA 能在肺静脉连接异常的患者影像中捕获到异常胸廓结构和血流动力学状态。近似各向异性的平面分辨能保证获取任意平面的影像，从而检测出精确到 1mm 的异常肺静脉结构（图 17.14）。任何左向右分流的大小可以通过

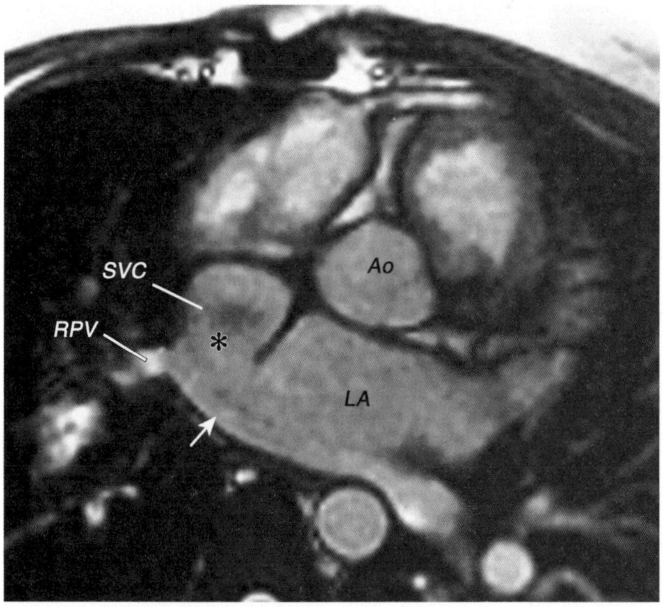

图 17.12 心电图触发的 SSPF 电影 CMR 在轴平面显示右上肺静脉（RPV）和上腔静脉（SVC）之间的缺损（＊）。左向右分流是由于 RUPV 向 SVC 引流以及左心房血液通过 RUPV 的孔（箭头）和 RPV 和 SVC（＊）之间的无顶壁进入右心房。LA，左心房

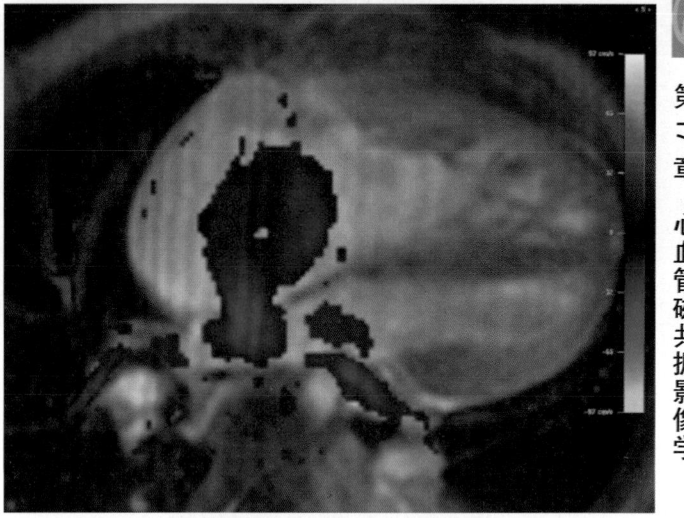

图 17.13 继发孔型房间隔缺损患者。彩色编码相位对比成像显示广泛的左心房至右心房血流，导致右心房和心室扩张。（引自 Drs. Andrew J. Powell and Rahul H. Rathod，Boston Children's Hospital.）

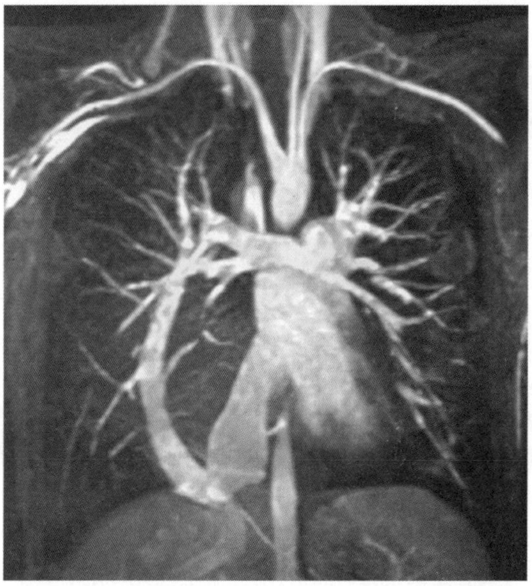

图 17.14 一例有弯刀综合征的成人患者进行钆增强三维 MRA（斜冠状面最大强度投影）。注意右肺（曲线结构）的部分异常肺静脉连接到下腔静脉。（引自 Drs. Andrew J. Powell and Rahul H. Rathod，Boston Children's Hospital.）

在异常肺静脉内进行直接血流检测或应用 Qp/Qs 比值来评估，该比值通常比有创血氧测量更精确，可能由于在右心房存在混合静脉回流血液而造成测量的误差。

主动脉缩窄

钆增强三维 MRA 对于定位多数主动脉狭窄的部位是有效的（图 17.15）。电影 SSFP 在主动脉弓位（candy cane view）长轴能清晰描绘出主动脉解剖、狭窄程度和主动脉瓣功能不全。电影 SSFP 是评价 LV 大小、LV 功能和心肌质量的金标准。黑血 FSE 可用于评估整个主动脉，特别是比梯度回波技术更能减少植入血管内金属支架伪影的干扰。相位增强成像能特征化降-升主动脉血流率，

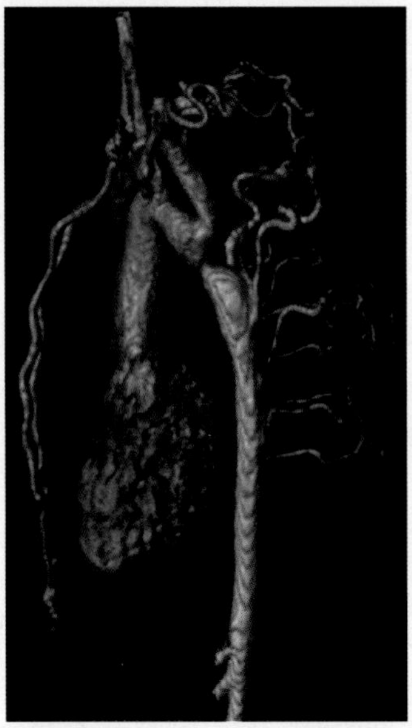

图 17.15 容积钆增强三维 MRA 诊断主动脉缩窄，显示多个曲折的侧支血管和扩张的乳内动脉。（引自 Drs. Andrew J. Powell and Rahul H. Rathod, Boston Children's Hospital.）

预估通过狭窄部位的和侧支的压力梯度。

圆锥动脉干异常

法洛四联症（tetralogy of fallot, TOF）是一种越来越常见的病症。在拟行外科修复术的患者中，CMR 提供关键要素包括描述右心室流出道梗阻患者的所有肺血流来源（包括肺动脉、主动脉肺异位引流、动脉-导管来源），定量漏斗部或肺动脉瓣狭窄的严重程度，评价右心室功能，排除并存的异常冠状动脉。在接受 TOF 手术治疗的患者，CMR 提供相关评估，包括是否有右心室流出道动脉瘤形成、肺动脉反流分数（特别是肺动脉瓣修补术后、肺动脉瓣反流的患者）、双心室大小和心室整体功能及任何存在的残余分流。LGE 成像已被用于检测合并心室功能不全、运动耐量降低或心律失常的心肌纤维化。大动脉右旋（"D-环"）转位（D-TGA，合并右向襻转位是最常见的类型）的主要生理异常是由心室动脉连接异常引起的严重低氧血症，在连接异常处体循环静脉血流分流至主动脉以及已氧合的肺静脉血液回流至肺部。生存率取决于通过动脉导管、ASD 或 VSD 混合的体-肺循环血量。虽然许多成年患者都接受了心房转位术，但大动脉转位术是目前最常见的外科矫正手术。CMR 能有效地检测该类术后患者，通过评估心室大小和功能、术后左心室和右心室流出道的血流以及主动脉肺动脉连接。系统的右心室 LGE 与不良的临床转归密切相关，尤其是在 TGA 合并心律失常患者中。因此，这些患者的风险分层应纳入 LGE CMR 评估[42]。

瓣膜性心脏病

由于 CMR 能够定量评估心脏容积、瓣膜和大血管血流动力学状态，以及三维血管造影技术，CMR 对于心脏容积和结构的变化更加敏感，与超声心动图相互补充。对于主动脉瓣狭窄（见第 68 章），CMR 可以在高空间分辨率下实现主动脉瓣口的直接平面测量。CMR 计算的主动脉瓣口面积与经食管心脏超声计算的主动脉瓣口面积高度一致，但当主动脉瓣钙化严重时，其可靠性降低。对于主动脉瓣反流，CMR 相位对比成像在定量反流容积方面比超声心动图有更高的重复性，更适合于连续监测[43]。CMR 对主动脉瓣反流的量化具有较高的准确性，并在描述反流性疾病时补充了左心室的容积，满足了临床手术的需求[44]。CMR 提供的高质量的血管结构和生理学成像的能力，从而补充了瓣膜功能障碍的评估。四维血流成像可以识别肺动脉中的涡流（旋流）血流模式，并且无创地估计平均肺动脉压。此外，在二叶式主动脉瓣患者中，可视化血管"向量"流可确定血管壁剪切应力和收缩期血流离心率，从而预测二叶式主动脉瓣病变的发展[45]（图 17.16）。CMR 是评估经导管主动脉瓣置换术（transcatheter aortic valve replacement, TAVR）前后患者的有用工具（见第 72 章）。与经胸超声心动图（transthoracic echocardiography, TTE）相比，CMR 能在术前对主动脉环的大小进行更准确的测量，从而预测 TAVR 术后主动脉瓣反流的严重程度[46]。在 TAVI 患者的亚群中观察到新的缺血性心肌 LGE，并被认为是冠状动脉栓塞的起源，具有临床意义，因为它与 TAVR 后左心室功能的降低有关[47]。

心脏血栓与肿块

心脏内肿块的鉴别包括血栓、肿瘤或赘生物。LGE 影像在检测血栓方面，具有比心超更高的敏感性，该技术能通过三维显示出暗红色的血栓和周围相关结构的高对比性来检测出血栓 。LGE 影像中，附壁血栓在首过灌注时不增强，通常具有"蚀刻"的特征，因此比单纯的解剖信息更有诊断的特异性。多个脉冲序列可用于检测造影剂注射后肿瘤的血管分布，并与血栓区分。一项研究发现，短 T1 的高强度/等强度（与正常心肌相比）和长 TI 的低强度在血栓中很常见（94%），在肿瘤中很少见（2%），并且对于血栓和肿瘤这两个实体的鉴别具有最高的准确性（95%）[48]（图 17.17）。常见的良性心脏肿瘤包括心房黏液瘤、横纹肌瘤、纤维瘤和心内膜乳头纤维瘤。心房黏液瘤常呈圆形或分叶状肿块，可位于左心房（75%）、右心房（20%）和心室或多心腔（5%）。典型的电影 SSFP 影像显示非均一增亮的块状影，因为其含有凝胶状成分并可能有蒂和卵圆窝相连。转移性心脏恶性肿瘤比原发性心脏恶性肿瘤更常见。常见的转移肿瘤包括心脏直接侵犯（肺和乳腺），淋巴转移（淋巴瘤和黑色素瘤），血运转移（肾细胞癌）（图 17.18）。原发性心脏恶性肿瘤多发生于儿童或年轻人，包括恶性血管肉瘤、纤维肉瘤、横纹肌肉瘤和脂肪肉瘤。CMR 在一个多中心试验中正确诊断了 97%的病例，尽管在 42%的病例中有必要进行鉴别诊断。

亚临床心血管疾病的检测

亚临床心血管疾病在类风湿性关节炎中很常见（见第 94 章），包括局灶性和弥散性心肌纤维化和炎症，与受损的压力和右心房疾病活动有关[49]。全面心脏成像显示，在接受联合抗逆转录病毒治疗的无症状 HIV 感染患者组中，心脏脂肪变性、心功能改变及心肌纤维化呈高发病率（见第 82 章）。在人类免疫缺陷病毒（humanimmunodeficiency virus, HIV）感染患者中，心脏脂肪变性和纤维化可能导致心脏功能障碍并增加心血管发病率和死亡率[50]。在无心脏症状的系统性红斑狼疮（systemic lupus erythematosus, SLE）患者中，有亚临床心肌周围损害的证据，通过 T1 标测可检测 SLE 患者亚临床心肌受累情况。

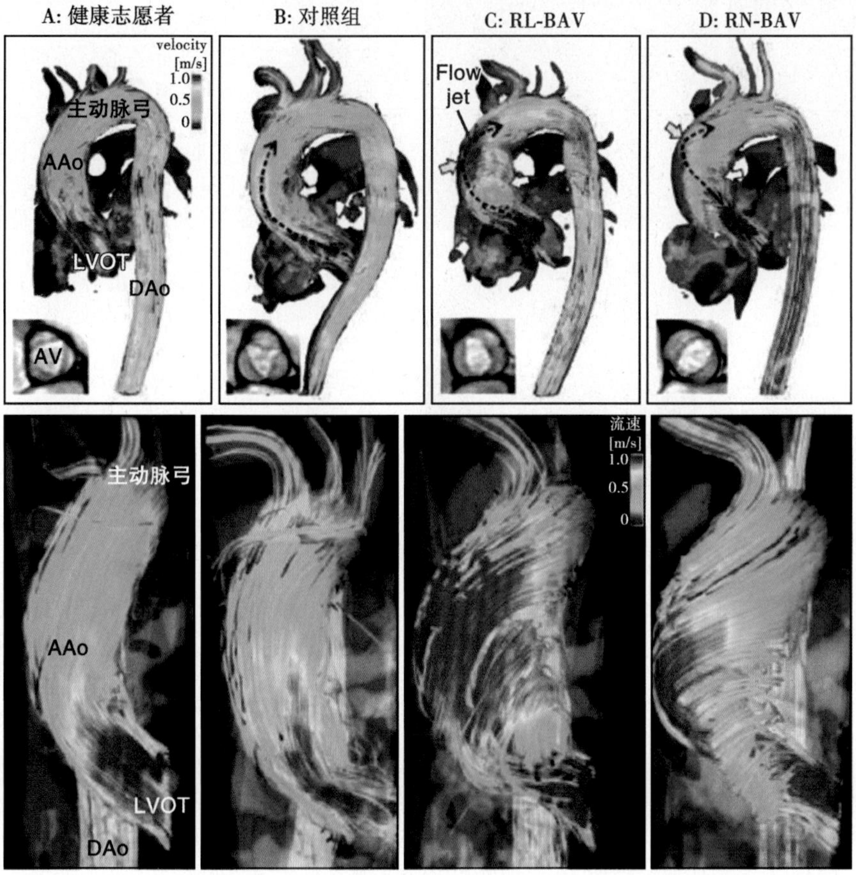

图 17.16 上排图片，与健康志愿者(A)和主动脉大小匹配的对照组(B)相比，二叶式主动脉瓣(BAV)(C,D)患者收缩期血流峰值的三维(3D)流线图。注意在B和C组患者中，升主动脉(AAo)存在明显不同的3D流出模式(黑色虚线箭头)。下排图片，左心室流出道(LVOT)和升主动脉远端到主动脉瓣的三维流动模式。注意不同的收缩期房室流出射流模式(红色表示高速>1m/s)和血管壁冲击区域，对应于不同瓣膜组(C、D)和主动脉大小匹配对照组(B)和健康志愿者(A)之间的高血管壁剪切应力的变化。AAo，升主动脉；DAo，降主动脉。(引自 Mahadevia R, Barker AJ, Schnell S, et al. Bicuspid aortic cusp fusion morphologyalters aortic three-dimensional outflow patterns, wall shear stress, and expression of aortopathy. Circulation 2014;129:673-82.)

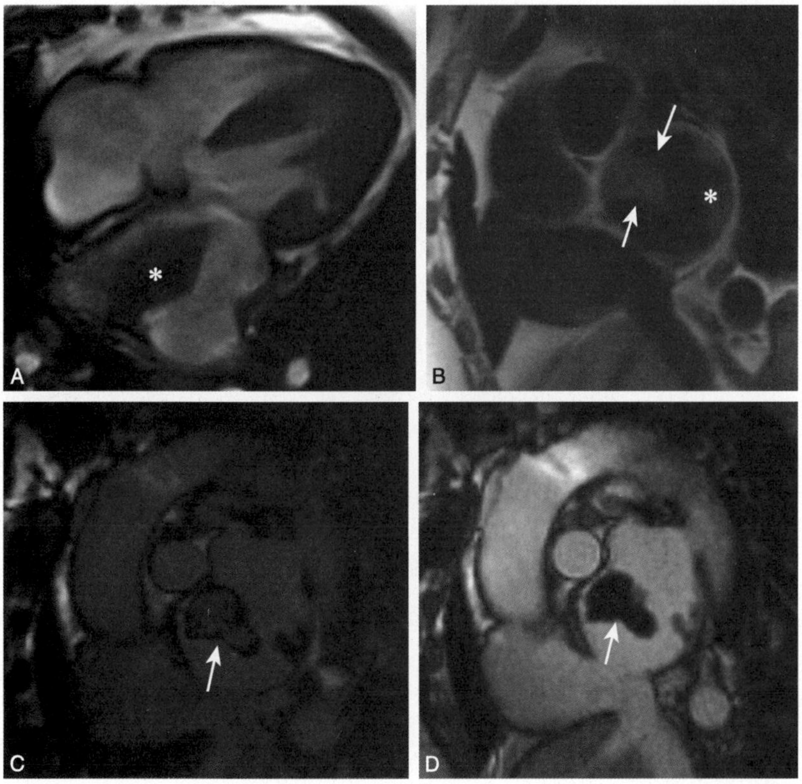

图 17.17 一例66岁女性，因V-Leiden因子突变及抗磷脂综合征，在超声心动图检查中发现肿块，然后转诊进行CMR评估。A,SSFP的图像，四腔视图，在左心耳后壁展示了一个等强度肿块(星号)。B,T1加权双倒置复原(DIR)图像，短轴视图，显示左心房壁(箭头)上等强度的肿块，心房的后壁有另一个小肿块(星号)。C,LGE图像，短轴视图，肿块呈现不均匀高信号。D,LGE，长反转时间(TI)图像(600毫秒)，短轴视图，肿块完全不显影，表明缺乏增强，这些图像与心内血栓是一致的

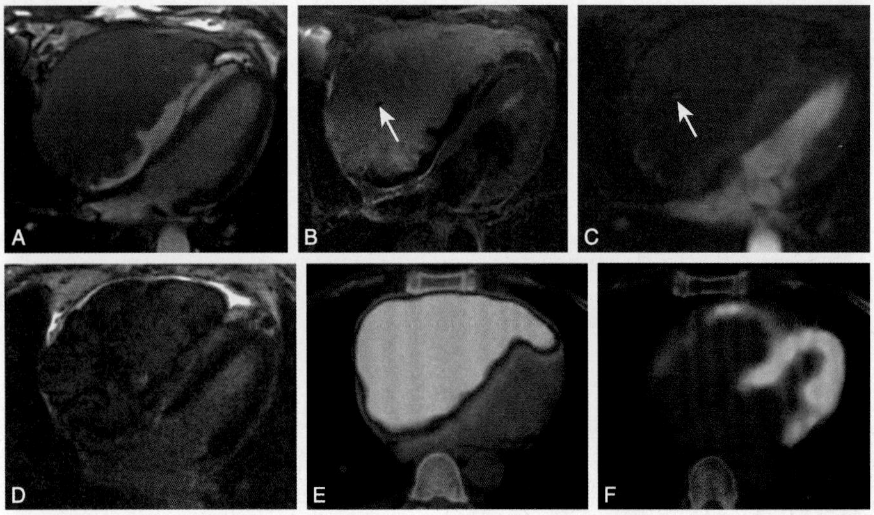

图 17.18 一例 55 岁的男子出现胸痛和气短。超声心动图显示右心室游离壁出现巨大肿块。A，SSFP 图像，四腔视图，显示右心室和心房壁的一个大的等强度的肿块。B，肿块在脂肪抑制、T2 加权 DIR 图像、四腔视图上呈高信号，而右冠状动脉（RCA）得以显像，类似流动空洞（箭头）。C，首过灌注（FPP）图像，四腔视图，也显示了 RCA（箭头）。D，LGE 的异构增强。肿块组织病理学表现为大 B 细胞淋巴瘤，表现为高级别特征。E，预处理 PET-CT 图像表现出强烈的 FDG 肿块。F，治疗后的图像上得到了完全的解决。（引自 Drs. Michael Steigner and AyazAghayev, Brigham and Women's Hospital, Boston.）

心脏磁共振新技术

磁共振波谱分析

磁共振波谱分析（magnetic resonance spectroscopy，MRS）提供有关细胞代谢的信息。三磷酸腺苷（adenosine triphosphate，ATP）是由线粒体制造和贮存，通过磷酸肌酸（phosphocreatine，PCr）弥散转送到需要消耗能量的部位（如肌纤维或离子通道）。^{31}P MRS 通过定量 PCr 和 ATP 的比例来评估能量代谢，进而评估细胞功能的完整性。现阶段 MRS 受低信噪比的限制，这种低信噪比是由于低浓度的高能量磷酸盐分子导致，使得检测左心室以外存活心肌的灵敏度受限。然而，质子（^{1}H）MRS 的敏感性已经较^{31}P MRS 提高了 20 倍，因此可以定量分析左心室任何部位的磷酰化、非磷酰化肌酸。通过^{1}H MRS 定量可以发现，心肌甘油三酯随着肝脏脂肪和内脏脂肪的增加而增加，并且与收缩期 LV 功能障碍相关[51]。

分子心脏磁共振影像

分子 CMR 成像理论上可以通过表征细胞过程和临床前疾病检测显著提高疾病检测的敏感性和特异性。钆螯合物结合纤维蛋白特异性肽配体在实验条件下可以检测左心房和冠状动脉支架中的血栓。其他例子包括使用纳米颗粒靶向黏附分子 $\alpha\nu\beta3$-结合蛋白作为动脉粥样硬化血管生成的标志物，使用 USPIO 颗粒检测颈动脉炎性斑块中的巨噬细胞，以及在心肌梗死实验模型上应用 CMR 示踪技术显示心肌内植入的间充质干细胞。超极化使信号增强，克服了某些多核 CMR 应用的灵敏度限制。当与代谢示踪剂［$^{1-13}$C］和［$^{2-13}$C］丙酮酸结合时，就产生了心肌基质代谢的实时成像[52]。

未来展望

未来几年，CMR 技术的发展将着重于改善研究的样本量和研究方法的一致性，以及患者对于 CMR 检查的耐受性。通过结合并联影像程序和改善表面线圈原件来加快数据的采集，可以减少或消除对患者屏气的要求，并减少 CMR 扫描时间。应用更有效的数据采集方法，时间分辨技术（如电影成像）可以被实时成像取代。应用 3T 强度 CMR 的三维脉冲序列技术可以抵消由于数据采样过疏而造成的信噪比降低，结合上述技术势必在临床应用中取代现有的二维方法（图 17.19）。自动运动校正减少了心脏运动导致的图像模糊，并已成为许多脉冲序列的标准，因为它不仅改善了定性的视觉显示，而且便于定量测量。半自动心脏定位和扫描程序得到大力发展，以减少培训医生和技术人员所需的时间。新的造影剂有望改善心肌或血管生理学的评估。例如，血池造影剂可改善全心冠状动脉 MRA 对冠状动脉狭窄的定性，并评估心肌灌注。尽管在介入设备和 MRI 硬件方面还需进一步的改善，但是 CMR 指导下的介入治疗，特别是心电生理方面的应用，势必会改进消融的进程。

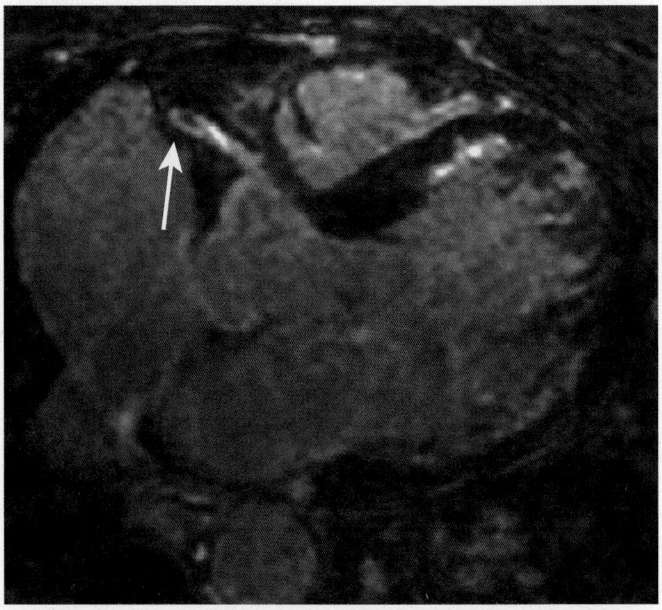

图 17.19 自由呼吸三维 MR 数据集，采集冠状动脉解剖（箭头）和前间壁及心尖心肌梗死图像，采用压缩感知数据采集和重建来缩短扫描时间。（引自 Dr. Reza Nazafat, Beth Israel Deaconess Medical Center, New York.）

（刘锴 陈茜薇 何菡 译，徐红 校）

参考文献

Basic Principles and Imaging Methods

1. Yang Q, Li K, Liu X, et al. 3.0T whole-heart coronary magnetic resonance angiography performed with 32-channel cardiac coils: a single-center experience. *Circ Cardiovasc Imaging*. 2012;5:573–579.
2. Ugander M, Oki AJ, Hsu LY, et al. Extracellular volume imaging by magnetic resonance imaging provides insights into overt and sub-clinical myocardial pathology. *Eur Heart J*. 2012;33:1268–1278.
3. Mongeon FP, Jerosch-Herold M, Coelho-Filho OR, et al. Quantification of extracellular matrix expansion by CMR in infiltrative heart disease. *JACC Cardiovasc Imaging*. 2012;5:897–907.
4. Schulz-Menger J, Bluemke DA, Bremerich J, et al. Standardized image interpretation and post processing in cardiovascular magnetic resonance: Society for Cardiovascular Magnetic Resonance (SCMR) board of trustees task force on standardized post processing. *J Cardiovasc Magn Reson*. 2013;15:35.
5. Kawel-Boehm N, Maceira A, Valsangiacomo-Buechel ER, et al. Normal values for cardiovascular magnetic resonance in adults and children. *J Cardiovasc Magn Reson*. 2015;17:29.
6. Klinke V, Muzzarelli S, Lauriers N, et al. Quality assessment of cardiovascular magnetic resonance in the setting of the European CMR registry: description and validation of standardized criteria. *J Cardiovasc Magn Reson*. 2013;15:55.
7. Ferreira PF, Gatehouse PD, Mohiaddin RH, Firmin DN. Cardiovascular magnetic resonance artefacts. *J Cardiovasc Magn Reson*. 2013;15:41.

Coronary Artery Disease

8. Grothoff M, Elpert C, Hoffmann J, et al. Right ventricular injury in ST-elevation myocardial infarction: risk stratification by visualization of wall motion, edema, and delayed-enhancement cardiac magnetic resonance. *Circ Cardiovasc Imaging*. 2012;5:60–68.
9. Eitel I, de Waha S, Wöhrle J, et al. Comprehensive prognosis assessment by CMR imaging after ST-segment elevation myocardial infarction. *J Am Coll Cardiol*. 2014;64:1217–1226.
10. Heydari B, Juan YH, Liu H, et al. Stress Perfusion Cardiac Magnetic Resonance Imaging Effectively Risk Stratifies Diabetic Patients With Suspected Myocardial Ischemia. *Circ Cardiovasc Imaging*. 2016;9:e004136.
11. Schelbert EB, Cao JJ, Sigurdsson S, et al. Prevalence and prognosis of unrecognized myocardial infarction determined by cardiac magnetic resonance in older adults. *JAMA*. 2012;308:890–896.
12. Turkbey EB, Nacif MS, Guo M, et al. Prevalence and Correlates of Myocardial Scar in a US Cohort. *JAMA*. 2015;314:1945–1954.
13. Smulders MW, Bekkers SC, Kim HW, et al. Performance of CMR Methods for Differentiating Acute From Chronic MI. *JACC Cardiovasc Imaging*. 2015;8:669–679.
14. Pasupathy S, Air T, Dreyer RP, et al. Systematic review of patients presenting with suspected myocardial infarction and nonobstructive coronary arteries. *Circulation*. 2015;131:861–870.
15. Fihn SD, Gardin JM, Abrams J, et al. 2012 ACCF/AHA/ACP/AATS/PCNA/SCAI/STS guideline for the diagnosis and management of patients with stable ischemic heart disease: executive summary: a report of the American College of Cardiology Foundation/American Heart Association task force on practice guidelines, and the American College of Physicians, American Association for Thoracic Surgery, Preventive Cardiovascular Nurses Association, Society for Cardiovascular Angiography and Interventions, and Society of Thoracic Surgeons. *Circulation*. 2012;126:3097–3137.
16. Li M, Zhou T, Yang LF, et al. Diagnostic accuracy of myocardial magnetic resonance perfusion to diagnose ischemic stenosis with fractional flow reserve as reference: systematic review and meta-analysis. *JACC Cardiovasc Imaging*. 2014;7:1098–1105.
17. Mordini FE, Haddad T, Hsu LY, et al. Diagnostic accuracy of stress perfusion CMR in comparison with quantitative coronary angiography: fully quantitative, semiquantitative, and qualitative assessment. *JACC Cardiovasc Imaging*. 2014;7:14–22.
18. Manka R, Wissmann L, Gebker R, et al. Multicenter evaluation of dynamic three-dimensional magnetic resonance myocardial perfusion imaging for the detection of coronary artery disease defined by fractional flow reserve. *Circ Cardiovasc Imaging*. 2015;8.
19. Friedrich MG, Karamitsos TD. Oxygenation-sensitive cardiovascular magnetic resonance. *J Cardiovasc Magn Reson*. 2013;15:43.

Cardiomyopathies

20. Chan RH, Maron BJ, Olivotto I, et al. Prognostic value of quantitative contrast-enhanced cardiovascular magnetic resonance for the evaluation of sudden death risk in patients with hypertrophic cardiomyopathy. *Circulation*. 2014;130:484–495.
21. te Riele AS, Tandri H, Bluemke DA. Arrhythmogenic right ventricular cardiomyopathy (ARVC): cardiovascular magnetic resonance update. *J Cardiovasc Magn Reson*. 2014;16:50.
22. Hinojar R, Varma N, Child N, et al. T1 Mapping in Discrimination of Hypertrophic Phenotypes: Hypertensive Heart Disease and Hypertrophic Cardiomyopathy: Findings From the International T1 Multicenter Cardiovascular Magnetic Resonance Study. *Circ Cardiovasc Imaging*. 2015;8.
23. Radunski UK, Lund GK, Stehning C, et al. CMR in patients with severe myocarditis: diagnostic value of quantitative tissue markers including extracellular volume imaging. *JACC Cardiovasc Imaging*. 2014;7:667–675.
24. Greulich S, Deluigi CC, Gloekler S, et al. CMR imaging predicts death and other adverse events in suspected cardiac sarcoidosis. *JACC Cardiovasc Imaging*. 2013;6:501–511.
25. Murtagh G, Laffin LJ, Beshai JF, et al. Prognosis of Myocardial Damage in Sarcoidosis Patients With Preserved Left Ventricular Ejection Fraction: Risk Stratification Using Cardiovascular Magnetic Resonance. *Circ Cardiovasc Imaging*. 2016;9:e003738.
26. Dungu JN, Valencia O, Pinney JH, et al. CMR-based differentiation of AL and ATTR cardiac amyloidosis. *JACC Cardiovasc Imaging*. 2014;7:133–142.
27. Fontana M, Banypersad SM, Treibel TA, et al. Differential Myocyte Responses in Patients with Cardiac Transthyretin Amyloidosis and Light-Chain Amyloidosis: A Cardiac MR Imaging Study. *Radiology*. 2015;277:388–397.
28. Fontana M, Banypersad SM, Treibel TA, et al. Native T1 mapping in transthyretin amyloidosis. *JACC Cardiovasc Imaging*. 2014;7:157–165.
29. Karamitsos TD, Piechnik SK, Banypersad SM, et al. Noncontrast T1 mapping for the diagnosis of cardiac amyloidosis. *JACC Cardiovasc Imaging*. 2013;6:488–497.
30. Leong DP, Chakrabarty A, Shipp N, et al. Effects of myocardial fibrosis and ventricular dyssynchrony on response to therapy in new-presentation idiopathic dilated cardiomyopathy: insights from cardiovascular magnetic resonance and echocardiography. *Eur Heart J*. 2012;33:640–648.
31. Gati S, Rajani R, Carr-White GS, Chambers JB. Adult left ventricular noncompaction: reappraisal of current diagnostic imaging modalities. *JACC Cardiovasc Imaging*. 2014;7:1266–1275.

Arrhythmias

32. Dodson JA, Neilan TG, Shah RV, et al. Left atrial passive emptying function determined by cardiac magnetic resonance predicts atrial fibrillation recurrence after pulmonary vein isolation. *Circ Cardiovasc Imaging*. 2014;7:586–592.
33. Neilan TG, Mongeon FP, Shah RV, et al. Myocardial extracellular volume expansion and the risk of recurrent atrial fibrillation after pulmonary vein isolation. *JACC Cardiovasc Imaging*. 2014;7:1–11.
34. Bisbal F, Guiu E, Cabanas-Grandío P, et al. CMR-guided approach to localize and ablate gaps in repeat AF ablation procedure. *JACC Cardiovasc Imaging*. 2014;7:653–663.
35. Marrouche NF, Wilber D, Hindricks G, et al. Association of atrial tissue fibrosis identified by delayed enhancement MRI and atrial fibrillation catheter ablation: the DECAAF study. *JAMA*. 2014;311:498–506.
36. Bilchick KC, Kuruvilla S, Hamirani YS, et al. Impact of mechanical activation, scar, and electrical timing on cardiac resynchronization therapy response and clinical outcomes. *J Am Coll Cardiol*. 2014;63:1657–1666.
37. Piers SR, Tao Q, de Riva Silva M, et al. CMR-based identification of critical isthmus sites of ischemic and nonischemic ventricular tachycardia. *JACC Cardiovasc Imaging*. 2014;7:774–784.
38. Aljaroudi WA, Flamm SD, Saliba W, et al. Role of CMR imaging in risk stratification for sudden cardiac death. *JACC Cardiovasc Imaging*. 2013;6:392–406.
39. Neilan TG, Farhad H, Mayrhofer T, et al. Late gadolinium enhancement among survivors of sudden cardiac arrest. *JACC Cardiovasc Imaging*. 2015;8:414–423.
40. Klem I, Weinsaft JW, Bahnson TD, et al. Assessment of myocardial scarring improves risk stratification in patients evaluated for cardiac defibrillator implantation. *J Am Coll Cardiol*. 2012;60:408–420.
41. Watanabe E, Abbasi SA, Heydari B, et al. Infarct tissue heterogeneity by contrast-enhanced magnetic resonance imaging is a novel predictor of mortality in patients with chronic coronary artery disease and left ventricular dysfunction. *Circ Cardiovasc Imaging*. 2014;7:887–894.

Pericardial, Congenital and Valvular Heart Disease

42. Rydman R, Gatzoulis MA, Ho SY, et al. Systemic right ventricular fibrosis detected by cardiovascular magnetic resonance is associated with clinical outcome, mainly new-onset atrial arrhythmia, in patients after atrial redirection surgery for transposition of the great arteries. *Circ Cardiovasc Imaging*. 2015;8.
43. Cawley PJ, Hamilton-Craig C, Owens DS, et al. Prospective comparison of valve regurgitation quantitation by cardiac magnetic resonance imaging and transthoracic echocardiography. *Circ Cardiovasc Imaging*. 2013;6:48–57.
44. Myerson SG, d'Arcy J, Mohiaddin R, et al. Aortic regurgitation quantification using cardiovascular magnetic resonance: association with clinical outcome. *Circulation*. 2012;126:1452–1460.
45. Mahadevia R, Barker AJ, Schnell S, et al. Bicuspid aortic cusp fusion morphology alters aortic three-dimensional outflow patterns, wall shear stress, and expression of aortopathy. *Circulation*. 2014;129:673–682.
46. Crouch G, Tully PJ, Bennetts J, et al. Quantitative assessment of paravalvular regurgitation following transcatheter aortic valve replacement. *J Cardiovasc Magn Reson*. 2015;17:32.
47. Kim WK, Rolf A, Liebetrau C, et al. Detection of myocardial injury by CMR after transcatheter aortic valve replacement. *J Am Coll Cardiol*. 2014;64:349–357.

Cardiac Masses and Systemic Conditions

48. Pazos-López P, Pozo E, Siqueira ME, et al. Value of CMR for the differential diagnosis of cardiac masses. *JACC Cardiovasc Imaging*. 2014;7:896–905.
49. Ntusi NA, Piechnik SK, Francis JM, et al. Diffuse Myocardial Fibrosis and Inflammation in Rheumatoid Arthritis: Insights From CMR T1 Mapping. *JACC Cardiovasc Imaging*. 2015;8:526–536.
50. Holloway CJ, Ntusi N, Suttie J, et al. Comprehensive cardiac magnetic resonance imaging and spectroscopy reveal a high burden of myocardial disease in HIV patients. *Circulation*. 2013;128:814–822.

Novel Imaging Methods

51. Levelt E, Mahmod M, Piechnik SK, et al. Relationship Between Left Ventricular Structural and Metabolic Remodeling in Type 2 Diabetes. *Diabetes*. 2016;65:44–52.
52. Rider OJ, Tyler DJ. Clinical implications of cardiac hyperpolarized magnetic resonance imaging. *J Cardiovasc Magn Reson*. 2013;15:93.

第 18 章　心脏计算机断层扫描

JAMES K. MIN

心脏和冠状动脉计算机断层扫描的基础　320
图像判读　321
患者安全　322
冠状动脉钙化积分　323
预后意义　323
冠状动脉 CT 造影术　325
诊断准确率　325
预后意义　328
局部缺血相关表现　329
在急性胸痛患者中的应用　330
在疑似冠心病患者中的应用　333
心血管评估结构与功能　336
结构性心脏病干预　337
经典参考文献　339
参考文献　339

自从 1971 年 Godfrey Hounsfield 先生发明计算机断层扫描(computed tomography,CT)以来,CT 技术已经取得了长足的发展,它可用于诊断全身各个系统在解剖和生理病理学方面的问题。2005 年,64 层螺旋 CT 扫描仪的问世,更将该技术推到了一个新的高度,它为心脏和冠脉的静止性研究提供了必需的时空分辨率以及体积覆盖率,减少了患者的屏气时间,因而使很多患者得到了检查。在过去十年中,更好、更全面评估心脏以及冠脉结构和功能的方法已经问世。本文将概述 CT 在这些方面的应用。

心脏和冠状动脉计算机断层扫描的基础

从核心方面来说,CT 是一个相对简单的影像学方法,它由一个可以直接向患者发射光子的 X 线管组成,光子经过不同的组织会产生不同的衰减,并以似然函数的形式表现(图 18.1)。高密度的组织衰减率偏高,而强光子能量衰减率偏低,简言之,组织密度和光子能量共同决定了透过患者身体的光子量。透过的光子由 X 线管 180°范围内的探测器组采集,这些探测器接受光子后会产生一次闪烁反应,继而被一串二进制数字数据化,用于重建二维和三维影像以供医学使用。为了形成三维影像,X 线需要从多个角度发出,因而需要一个可以 180°旋转且能够发射 X 线的架台,这个过程也被称为"半扫描积分重建"。CT 管电位和光子量是产生理想图像的重要条件,CT 管电位以千伏特峰值(kilovolt peaks,kVp)计量,而光子量则以毫安(milliamperes,mA)计量。X 线管电位(kVp)越高则对组织的穿透性越强,光子量(mA)越高则最终抵达探测器组件的光子量越多,但两者都会增加 CT 的辐射剂量。

高质量心脏和冠脉 CT 图像的获取,需要 3 个重要因素:空间分辨率,时间分辨率,以及体积覆盖率。不同厂家生产的 64 层螺旋 CT 基本相似,面内(*X* 和 *Y* 方向)分辨率为 0.5~0.8mm,时间分辨率大致为架台每旋转 180° 160~220 毫秒,体表覆盖率为 2~3cm。与心血管造影术相比,空间分辨率上低 2~4 倍,时间分辨率上低 4 倍。自从 64 排螺旋 CT 问世以来,不同供应商生产的扫描仪,在时间分辨率,空间分辨率和体积覆盖率的某一方面取得了一定的进步,但目前尚无在这 3 个方面均取得进展的扫描仪。

空间分辨率由探测器组件的大小和探测器的材料特性所决定。通过不断提升探测材料的特性,目前空间分辨率已经大有改善。传统 CT 探测器由硫氧化钆制成,替换成石榴石和磷的组件(这种材料常用于手术激光和氙气汽车大灯)后,空间分辨率中面内分辨率提升 230μm 左右。空间分辨率的改善取决于以下两个基本条件:闪烁反应初始速度的提升和"余晖"的减少,或者说是

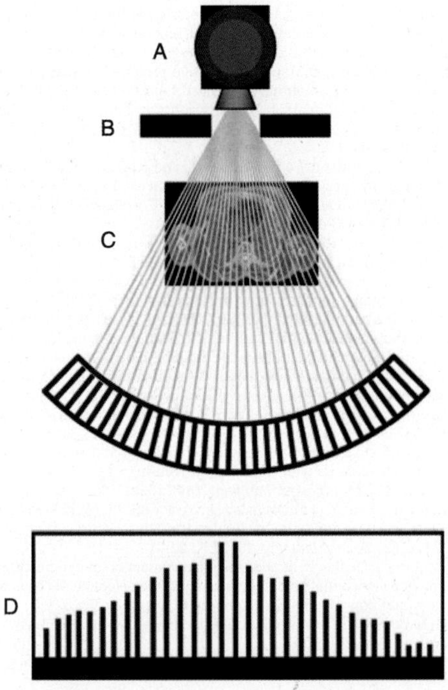

图 18.1　CT 需要一个 X 线光源(A)投射光子透过瞄准器(B)。由于不同器官的密度不同,光子会发生不同程度的衰减。未衰减的光子抵达探测器(C)发生一次闪烁反应。在每个探测器上,一个光子流的产生是由 X 线管内射出的光子(毫安,mA),光子能量(千伏,kV)以及器官组织特性的产物构成。每一个探测器组件(D)都要计算这些参数

闪烁反应恢复时间的减少,也就减少了伪影。

架台旋转速度、双源 CT(dual-source CT,DSCT)扫描以及由图像和投影相结合的运动校正方案大大提升了时间分辨率。提升的架台旋转速度使半扫描时间分辨率达到 100~140 毫秒。双源 CT 不仅有更快的旋转架台,而且比单源 CT 扫描仪获取图像的速度快 2 倍。双源 CT 由两个 X 线源和 2 组相互垂直的探测器组成,因而架台仅需要旋转原来的 1/4(而不是 1/2)就能产生 3D 图像,使得时间分辨率降低至 67 毫秒。周期内运动校正算法,是基于软件的后处理技术,可以选择性减少冠脉运动,通过跨时间轨迹数据和"回溯"来创建无运动图像来消除冠脉搏动的伪影。

通过增加每圈探测器的数量,在 *Z* 轴上或者冠状位上获取更长的图像,从而提高体积覆盖率,它的专业术语叫"容积 CT 成像",因为有了足够的探测器覆盖整个长度,心脏可以在不到 1 秒内由单个门架旋转成像。目前,320 层甚至 640 层的 CT 机都已经

可用于商业用途中。

新技术

CT不仅取得了硬件方面的改进，还包括一些方面的改进，从而推动了增强CT图像获取与参数重建。迭代重建算法(iterative reconstruction, IR)已替代传统滤波-逆投影(filtered backprojection, FBP)方法用于CT中，并使用系统数据来重建高质量、低噪声的图像。与FBP(滤波-逆投影)相比，IR通过向前迭代的方法获取图像，这是一种依赖于强大计算能力的方法[1]。IR通过重读信噪比(signal-to-noise, SNR)和对比噪声比(contrast-to-noise, CNR)提升图像的质量，而不增加辐射。与FBP图像相比，IR图像可以在较低辐射的条件下获得相似质量的图像。

双能CT(dual-energy computed tomography, DECT)技术可以提高物质区分的能力。这种方法以高低两种能量峰值获取同时或者接近同时的图像[2]。它可以利用两种多色光谱(例如，80和140kVP)检查在不同X射线能量下的光子衰减程度来区分两种物质的密度。双能CT图像的采集通过双源CT(一组探测器提供低能量光谱，另一组探测器提供高能量光谱)，快速千伏峰值转换(多色光谱中从低千伏峰值转换至高千伏峰值需在毫秒内完成)以及能量依赖性的双源探测器。通过这些方法，组织可被重建成为一种单色谱能量(千电子伏特，keV)，用来改善冠脉和心脏的成像能力。例如，40keV的单色光谱能量接近于含碘造影的K缘成像，产生了一个不能被传统多色谱单能CT影像捕捉的高信号，取得更加精确的评估增强的结构(例如冠状动脉)。此外，与单能CT只能根据衰减密度大致区分物质不同，双能CT根据两种物质在光子衰减模式以及碘化、水化方式的不同而区分它们。对物质密度的定量化可以使其在图像中区别开来，进而运用于心肌灌注中。由于正常心肌、缺血心肌以及梗死心肌对血流的摄取不同，因此可以通过心脏双能CT区分开来。由于包括心肌在内的大部分组织主要由水组成，因而双能CT重建的无水影像可以定量组织对碘的摄取。所以，从理论上讲，可以定量评价心肌灌注成像。

最优化图像采集

为获取高质量的心脏CT扫描，扫描前患者的准备非常重要[3]。受心脏和冠脉持续搏动，及CT扫描仪固定的时间分辨率的影响，大多数情况下会使用β受体阻滞剂如美托洛尔和阿替洛尔减低心率，从而减少运动对图像的干扰，提高CT诊断价值。在实验中，美托洛尔既可以口服也可以静脉使用。在我们的实验室里，通常在CT扫描的前一晚，给予患者口服美托洛尔，只有在CT检查时心率超过65次/min，才会静脉用药作为补救措施。依我的经验来看，使用美托洛尔无反应的患者使用钙离子通道拮抗剂等其他降低心率的药物也是无效的。伊伐布雷定是一种新的窦房结阻滞剂，目前证实在降低心率方面有显著的疗效[4]。另外，建议CT扫描前避免使用咖啡因和尼古丁。

由于冠脉CT显影中需要使用造影剂，因此检查前需排除所有使用含碘造影剂的禁忌证，包括慢性肾病，血肌酐水平升高以及造影剂肾病(contrast-induced nephropathy, CIN)的高风险人群。对于没有造影剂肾病危险因素的患者，也建议在检查后给予水化。

其他影响CT图像质量的特异性因素包括高度的冠脉钙化(coronary artery calcium, CAC)，钙产生的晕状伪影及部分容积效应会导致图像衰减，从而使冠脉成像变得模糊不可判断。尽管CT技术已经有了长足的进步，但是对于高度冠脉钙化的患者，一般建议避免行心脏CT检查。为了充分扩张冠状动脉，获得最佳的图像效果，通常可以让患者在CT扫描时舌下含服0.4~0.8mg的硝酸甘油。硝酸甘油的使用禁忌证包括低血压，以及在CT扫描的48小时内服用过磷酸二酯酶抑制剂(如西地那非、他达拉非)。

心电门控技术

心电门控技术是心脏CT扫描中的一项重要技术，它能够评估心脏的功能，并且在心脏静息阶段采集图像，从而使冠状动脉显影达到最佳效果[5]。通常有两种心电门控技术可用于心脏CT，这两项技术可以在心动周期的适当阶段同步采集图像：回顾性螺旋门控以及前瞻性轴向触发门控(图18.2)。回顾性心电门控技术可以对感兴趣的结构形成重叠图像，它有两种优势。第一，数据是连续重叠采集，因而无间隙容积覆盖；第二，该方法在心动周期中连续扫描，可以形成四维(4D)影像，用于评估心脏运动时的体积。它的劣势是扫描螺距短，因此辐射剂量会明显增加，螺距=球管旋转360°的进床距离/准直宽度。

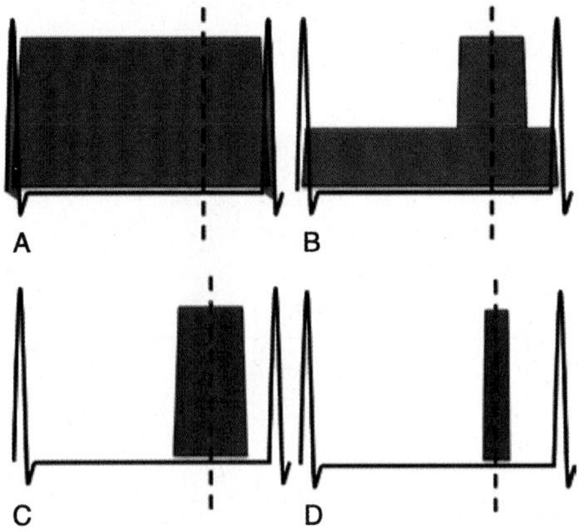

图18.2 冠脉CT血管造影的心电门控技术。A，回顾性螺旋采集在整个R-R间期以恒定计量照射(暗区)。B，具有剂量调节作用的回顾性螺旋门控在整个心脏周期内给予照射，但在收缩期内减少辐射剂量。C，前瞻性心电图触发是一种轴向成像方法，仅在舒张期给予照射，其中无运动冠状动脉成像最常被识别。D，前瞻性心电图触发在舒张期窄窗口单点照射。这种触发方式使冠脉CTA的辐射剂量减少了80%

与回顾性心电门控相比，前瞻性心电门控技术仅在选择的心动周期时相进行数据采集，它可以采集冠状动脉运动幅度最小的舒张中期数据。在这种模式下，心电信号触发扫描，进而采集图像，因此该技术能获得每次心脏周期中某个时相的图像。过去，这种扫描模式称为"步进、曝光"技术，随着CT扫描台的移动，无重叠的采集图像。前瞻性触发技术的优势在于大大减少了辐射剂量，比回顾性心电门控技术减少了80%辐射量。这项技术的劣势在于4D数据的丢失。值得注意的是，对于心率较快的患者，由于舒张期静止期较短，应尽量避免使用前瞻性心电触发技术。对这类患者，回顾性门控技术可以全面评价包括心脏收缩末期(另一个常见的冠脉静止期)在内的心动周期每个时相的冠状动脉。

第三种心电门控扫描技术，也称为大螺距(高螺距)螺旋扫描技术，目前已被应用于双源CT扫描中。过去，心脏CT扫描螺距为0.15~0.3之间，导致图像重叠采集从而增加了辐射量。而大螺距螺旋扫描仅可以快速移动工作台，沿心脏Z轴方向(工作台运动的方向)无重叠快速成像，从而极大地减少了辐射剂量。工作台的快速移动在一次心脏搏动中就可以完成心脏CT扫描。

图像判读

心脏CT图像获取后可以通过多种方式评价和判读，包括轴向法、倾斜法、多平面重组法、最大和最小密度投影法以及体绘制法(图18.3)。在3D重建技术出现之前，CT图像仅能在轴向成像上进行读片，每张获取的图像沿Z轴顺序展示。在心脏成像中，心脏通常不位于轴平面，3D斜视图可以合理反映心脏的图像；扭曲的冠状动脉同样不与轴平面平齐。多平面重组技术是一种能够全面观察到冠状动脉的技术，这项技术将多个平面的冠状动脉图像结合在单个视图中，从而可以在一张图像中观察到整个动脉。这项技术有助于识别冠状动脉狭窄或任意部位动脉粥样硬化的空间关系，尤其适用于斑块内狭窄程度不清晰、冠状动脉支架评估以及观察冠脉的钙化节段。体绘制图像法是依据笛卡尔视图显示三维体数据，将所有体细节同时展现在二维图片上的技术，而体素是以一个采样点为中心的立方体单元。体绘制图像目前较少应用于诊断，但在识别空间方位时却非常有用，例如冠状动脉畸形、冠状动脉旁路移植术（coronary artery bypass grafting，CABG）和复杂性先天性心脏病。

高空间分辨率有助于探查细小结构例如小冠状动脉狭窄，但是由于其太过精细，不能同时观察大量的冠脉影像做出准确的诊断。为了解决这个问题，最常用的技术是3~5mm的最大密度投影法（maximum intensity projection，MIP）视图。这种后处理技术将多个3D像素数据整合为一个更大的立方体，以此增加所观察图像的厚度来实现。其中最强的衰减，或是最亮的像素，将被投影为整个立方体。MIP技术通常用于冠状动脉显像，但它由于区分低衰减密度材料的能力较差，容易导致误诊，例如非钙化的冠状动脉粥样硬化。与MIP的产生相似，我们可以重建立方体数据为平均值和最小衰减值。后者在识别含碘造影中亮度低的检查时特别有用。例如在心脏瓣膜显像中，最小衰减值可以用于瓣膜结构的重建。

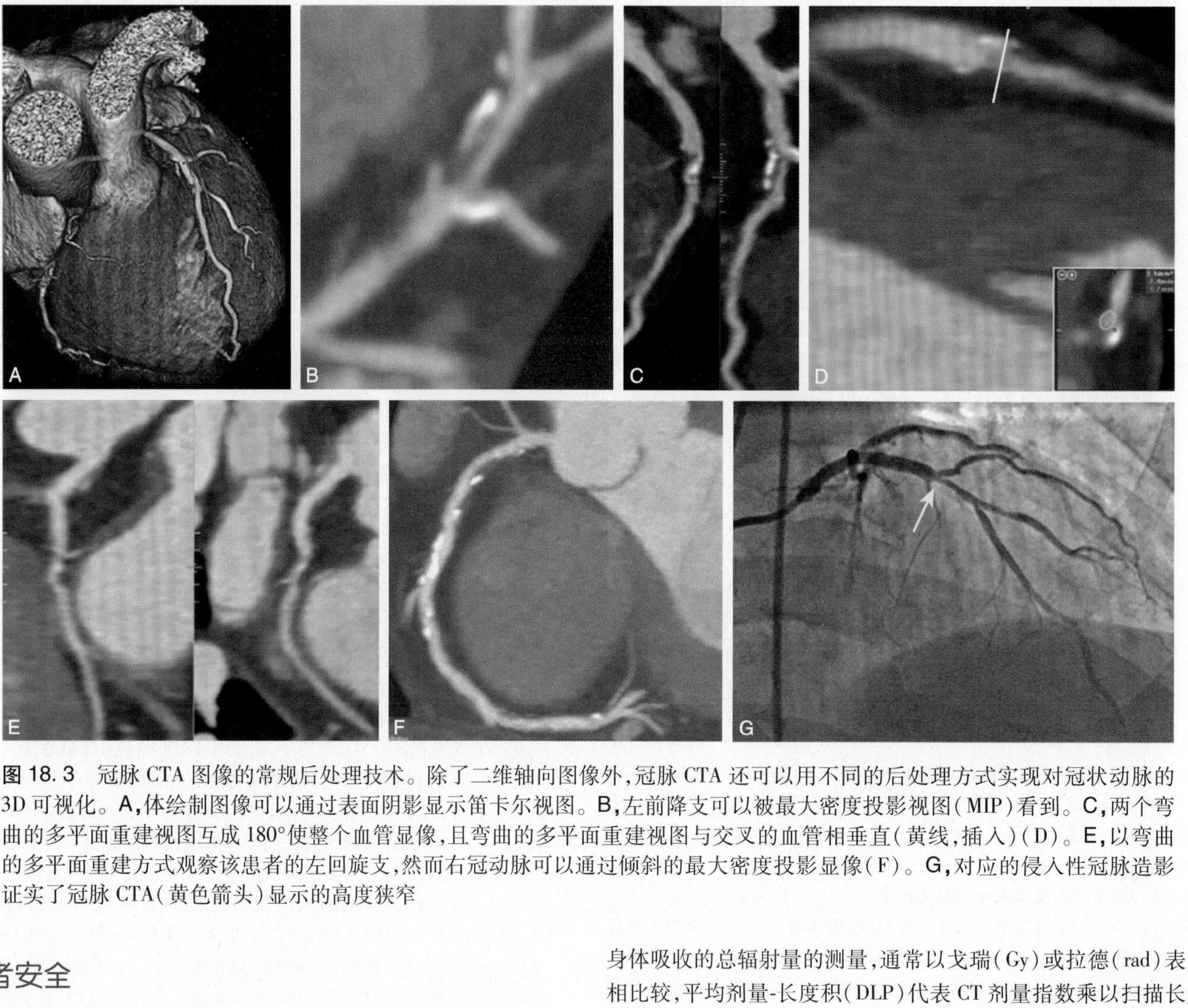

图 18.3　冠脉 CTA 图像的常规后处理技术。除了二维轴向图像外，冠脉 CTA 还可以用不同的后处理方式实现对冠状动脉的 3D 可视化。A，体绘制图像可以通过表面阴影显示笛卡尔视图。B，左前降支可以被最大密度投影视图（MIP）看到。C，两个弯曲的多平面重建视图互成 180°使整个血管显像，且弯曲的多平面重建视图与交叉的血管相垂直（黄线，插入）（D）。E，以弯曲的多平面重建方式观察该患者的左回旋支，然后右冠动脉可以通过倾斜的最大密度投影显像（F）。G，对应的侵入性冠脉造影证实了冠脉 CTA（黄色箭头）显示的高度狭窄

患者安全

心脏 CT 成像中一个重要问题是有效辐射剂量。辐射的潜在危害取决于风险类型，它可以是确定性的也可以是随机的。确定性风险为一个阈值，超过阈值危害就会发生，低于阈值危害就不会发生。例如皮肤灼伤，它会在非常高的辐射剂量下发生。相反，随机性风险是心脏 CT 成像所担心的问题，它是一种在任何照射剂量下都可能增加的潜在风险。主要的随机性风险包括潜在的死亡及非致死性肿瘤的发生，在心脏 CT 成像中，尽可能的低剂量原则（ALARA）非常重要，即将辐射剂量降低到最低。

心脏 CT 成像的辐射剂量单位多种多样。在任意一台 CT 扫描仪上，辐射的测量通常用平均剂量-长度积（dose-length product，DLP）或 CT 剂量指数（CT dose index，CTDI）表示。后者是对患者身体吸收的总辐射量的测量，通常以戈瑞（Gy）或拉德（rad）表示。相比较，平均剂量-长度积（DLP）代表 CT 剂量指数乘以扫描长度，报告为 Gy×cm 或者 rad×cm。在文献中，心脏 CT 的辐射量通常用有效剂量表示，以西弗特（Sv）为单位。这个单位代表了辐射暴露器官的加权辐射生物效应。对于心脏 CT 扫描，使用的器官重量为胸部比重加权转换常数即 0.014，心脏 CT 辐射算法为 DLP ×0.014。

根据使用说明书介绍，64 层螺旋心脏扫描仪具有较高的辐射剂量，且部位不同辐射剂量也会有较大的变化。在早期大规模心脏 CT 研究中，其辐射剂量高达 20mSv[6]。这与生活在海平面地区人们的平均年辐射量形成鲜明的对比，他们的常年辐射量大约为 3mSv，主要由氡暴露引起。自 2005 年起，心脏 CT 扫描取得进展，已经大大减少了辐射剂量，包括以下方面：

1. 在回顾性螺旋扫描中采用心电脉冲剂量调节技术，只有在舒张期给予全剂量辐射，在心动周期的剩余时间给予较低剂量的辐射照射。

2. 前瞻性轴向触发以限制辐射照射，仅在舒张期内短时间给予照射，剩余的心动周期中不给予额外的辐射照射。

3. 前瞻性轴向触发减少了“填补”，心脏仅在舒张期的某一个点成像(而不是一个范围内)。

4. *Z* 轴最小化，使照射局限于心脏的范围。

5. 减少管电流以减少辐射照射的 X 射线光子总数。

6. 减少管电压，使用更低 kVp(如 100 或 80)。

7. 增加扫描间距以避免重叠影像，如高螺距螺旋技术。

8. 应用 IR 技术在低辐射剂量下获取类似于通过 FBP 方法得到的图像质量。

总的来说，这些技术都显著减少了辐射剂量，且最近的报告辐射小于 1mSv 也可进行心脏 CT 成像。在临床实践中，常规影像学检查一般辐射剂量小于 3mSv。

造影剂肾病是合并肾脏疾病或肾脏疾病高风险患者的严重并发症。在两个大型的单中心研究中，分别有 0.2%和 1.75%的患者曾患过造影剂肾病，他们的血清肌酐上升超过 25%，但不需要行血液透析[7,8]。

除了对心脏成像，心脏 CT 扫描还对部分胸腔成像，可能会识别一些心脏以外的重要影像(表 18.1)。最近一篇 19 项研究(包括 12 922 名患者)的 meta 分析显示，意外发现心脏疾病以外的合并症患病率为 13%。这些研究结果之间存在较大的变异性，且没有具体报道这些合并症[9]。这些合并症是否需要常规报告目前还不清楚。为了回避发现心脏以外的问题，许多心脏 CT 室已经缩小了可视化视野(field of view，FOV)，从而仅对心脏以及紧邻的一些结构进行评估。但是，值得注意的是，在这种情况下的直接 FOV 与扫描 FOV 不同，扫描 FOV 包括了通过 CT 架台的所有结构。因此，心脏 CT 图像评估时虽然未对心脏以外其他的胸腔结构进行评估，但这部分结构已经被扫描且能够被重建。未来的研究是需要找到理想的方法能够实现图像重建和新发现。

表 18.1 源于心脏 CT 的重要临床心外表现

作者(年份)	患者数量	拍片数量	平扫厚度/mm	视野	平均年龄/岁	男性率/%	吸烟率/%	心外发现/%	临床重要的心外发现/%	有肺结节的患者/%	有临床重要心外肺结节的患者	罹患肺癌的患者/%
基于 CT 的多探测器研究												
Kim[136] (2010)	11 654	16/64	5	全	58	58	56	—	—	—	—	0.3
Johnson[137] (2010)	6 920	16/64	5	全	54	65	52	24	15	6	3	0.1
LEE[138] (2010)	151	16/64	0.75~1.5	全	57	70	7	43	22	17	11	0.7

冠状动脉钙化积分

历史与概览

在多排螺旋 CT(multi-detector CT，MDCT)问世之前，电子束 CT(electron beam CT，EBCT)是一种可用来评估心脏的办法。这些 CT 扫描仪实现了 40 毫秒的时间分辨率，图像采集速度类似于血管造影，且速度明显快于如今的 MDCT 扫描仪。但是，电子束 CT 扫描仪的空间分辨率为 2~3mm，无法全面评估冠脉的特征，因此大部分 EBCT 已经淘汰了。在 1990 年，Agatston 和 Janowitz 首次证明使用 EBCT 扫描仪可以用于冠脉钙化的定量，强调了 CAC 的概念对于冠状动脉疾病风险评估的重要性，在此之前，冠脉钙化仅能通过 X 射线透视观察。心脏 CT 的 CAC 结果现已经是冠脉粥样硬化的有力和可靠的指标。在一项对冠状动脉标本进行 CAC 扫描和病理组织学分析的研究中，CT 上的 CAC 与整个动脉粥样硬化斑块区域密切相关。CAC 占斑块总负荷的五分之一，且与病理所得斑块面积的平方根呈高度线性相关($r=0.90$；$P<0.001$)。在这方面，经常有人提出，CAC 可能是较传统 CAD 危险因素敏感性和特异性更高的冠心病危险因素，传统 CAD 危险因素既可能过度诊断，也可能低估明显的冠脉粥样硬化。

CAC 扫描是一种无需增强的图像采集技术，一次屏气期间就可完成。目前的指南建议使用前瞻性心电触发扫描仪从肺动脉分叉处至心尖部进行扫描，切片厚度为 2.5~3mm，管电压为 120kVp，不需要使用 β 受体阻滞剂，扫描时间为 3~5 秒[10]。尽管 MDCT 的 CAC 成像是现今 CAC 检测的主要方法，但实际上 MDCT 和 EBCT 均可用于 CAC 评分。

迄今为止，几乎所有评价 CAC 临床应用的大规模临床研究都采用 Agatston 评分，该评分将 CAC 量化为 CAC 表面积和密度的函数(图 18.4)。CAC 的加权总和定义为由 Housfield 单位(HU)值大于 130 的 3 个或 3 个以上相邻像素的冠脉区域。根据钙化区域内最大的 HU，将每个钙化像素乘以 0~4 的加权因子。基于先前的研究，标准化的 CAC 分类方法已经建立起来了，通常认为：CAC 评分为 0 表示没有钙化斑块，评分为 1~10 表示微量，评分为 11~100 表示轻度升高，评分为 101~399 表示重度升高，评分大于等于 400 表示严重升高。有些研究中，把 CAC 评分大于等于 300 作为严重升高的阈值。替代评分如体积评分和质量评分，已经被提出来用于减少研究间和扫描间的可变性，但由于缺乏 Agatston 评分的预后证据，因此没被临床应用，目前还没有用于常规报道[11,12]。

预后意义

CAC 的预后价值已经在全球众多的队列研究中得到证实，特别是在多种族冠状动脉粥样硬化研究(Multi-Ethnic Study of Atherosclerosis，MESA)中，这是一项纳入无症状美国成年人的前瞻性队列研究。CAC 评分为 0 的个体发生不良事件的风险非常低，4 年内重大不良心血管事件(major adverse cardiovascular

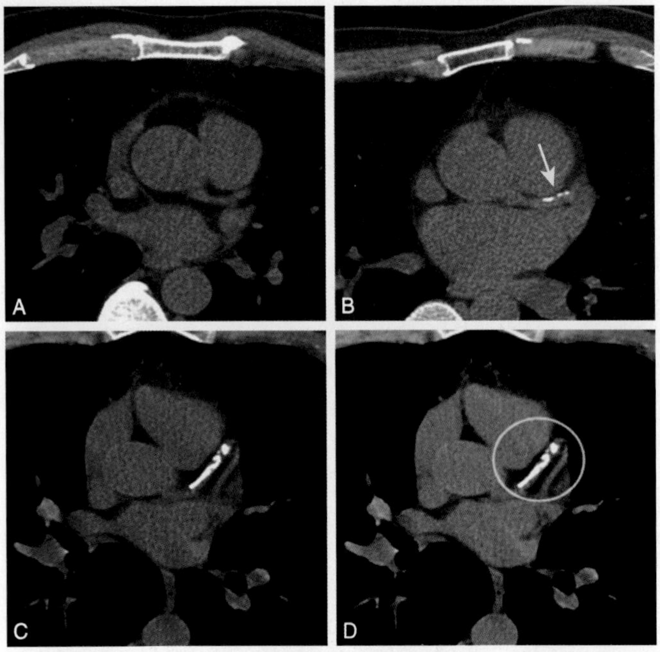

图 18.4 冠脉钙化的图像。典型的 CAC CT 扫描图像：A,无明显钙化；B,轻度钙化；C,严重钙化；D,Agaston CAC 评分定量方法,钙化表面区域乘以 HU 密度转化因子,数值 1 代表 139~199HU,2 代表 200~299HU,3 代表 300~399HU,4 代表≥400HU

event,MACE)的发生率为 0.5%。但是,较高水平的 CAC 提示较高的 MACE 事件；CAC 评分大于 400 的患者不良事件超过当前的 10%,其比率超过传统定义的“冠心病当量”[13]。CAC 对预后的评估价值在于增加了 CAD 危险因素,提高了未来不良事件发生的区分能力(受试者特征下面积 ROC 曲线 0.77 与 0.82；$P<0.01$)[14]。MESA 的研究表明高加索人和西班牙人,男性以及高龄的人具有较高的 CAC。该研究还提供了重要的基于人群的参考标准,个人评分可与之进行比较[15]。任何年龄、性别和种族的个体 CAC 评分超过 75 百分位数,不论 CAC 的绝对数值高低均可被认为是“高风险”,但是 CAC 绝对值对预后的影响在不同种族和性别上具有一致性,因此有人建议使用 CAC 绝对值而不是百分位数来预测不良心血管事件[13,16]。Heinz-Nixdorf 回顾研究同样表明,在一项基于老年人群的队列研究中,男性患者中 CAC 的较高四分位数的不良事件发生率是较低 4 分位数的 11.1 倍,女性患者 CAC 的较高四分位数的不良事件发生率是较低 4 分位数的 3.2 倍(两者 $P<0.01$)[17]。

CAC 在评估没有明显钙化患者时表现出一个长期的“安全期”。在一项单中心研究中,研究者对 433 名基线 CAC 评分为 0 的患者连续 5 年每年进行 CAC 评分,并与一个 621 名基线 CAC 大于 0 的患者队列研究进行比较。在 CAC 评分为 0 的患者中,25%的患者平均 4 年内 CAC 值超过 0,说明至少在这个时间点之前没有必要重复行影像学检查。相应队列研究的基线评估结果显示,CAC>0 是 CAC 进展的最强预测因子[危险比(HR)>12][18]。评分从 0 分缓慢变化为大于 0 可以作为临床结果的预测因素。在一项纳入 4 864 名 CAC 基线为 0 的受试者的大型研究中,根据国家胆固醇教育计划和成人治疗专家组Ⅲ(National Cholesterol Education Program and Adult Treatment Panel III,NCEP/ATP Ⅲ)定义的分类,无论年龄和性别,冠心病中低危患者的安全期(即每年低于 1%的患病率)延长到 15 年,而高危患者的安全期仅延长至 5 年,年龄超过 60 岁的患者安全期为 14 年[19](图 18.5)。

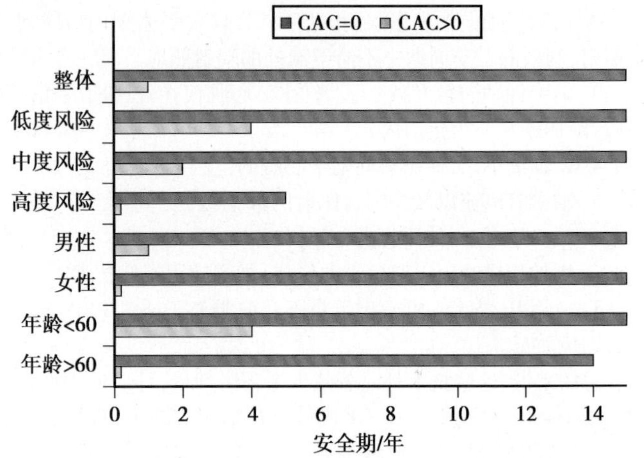

图 18.5 正常 CAC 的安全期研究。在 9 715 名接受 CAC 评分的患者中,对 CAC 评分为 0(浅蓝)和 CAC 评分>0(深蓝)的安全期比较,安全期定义为小于 1%的年死亡率。INT,表示中度。无临床表现的无冠状动脉钙化患者的安全期为 15 年:数据来源于 9 715 名患者的前瞻性研究

除了改善预后以及评估由 ROC 曲线评价的风险外,CAC 提高了风险重新分类的精准性,不再是仅仅依赖于风险评分,无论是使用过去的风险评分如 Framinghan 风险评分(Framingham Risk Score,FRS)还是新的风险评分,如美国心脏学会和美国心脏协会(American College of Cardiology and American Heart Association,ACC/AHA)2013 年指南中的队列公式[14,20]。最值得注意的是,在中危人群中,CAC 的风险评估准确性由 52%提升至 66%,对高危和低危人群的影响则较小[17]。与其他危险因素相比,例如肱动脉血流依赖性扩张、颈动脉内膜中膜的厚度、高敏 C 反应蛋白(C-reactive protein,CRP)及家族史,CAC 为冠心病事件提供了更好地鉴别与风险评估方法[21]。

值得注意的是,CAC 评分不仅可以测量冠状动脉粥样硬化程度,也测量全部血管的粥样硬化程度。从这方面来看,CAC 对于预测脑血管疾病事件发生很有价值。一项随访了近 10 年的重大心血管不良事件研究发现,即使算上了传统脑血管疾病事件后,CAC 仍然是一项独立的脑血管风险预测因子,同时还能提高脑血管疾病的识别率[22]。CAC 还与未来其他不良临床事件有关,包括房颤、肿瘤、卒中以及充血性心力衰竭[22-26]。

另一项重要的发现是 CAC 程度与事件风险性之间的关系。在一项有 3 398 名患者参与随访近 8 年的重大心血管不良事件的分析中,CAC 评分取对数值后可以高度预测冠心病事件的发生。但是,更高的 CAC 评分具有保护作用,即高 CAC 评分与低冠心病风险有关。目前的数据表明需对表面积以及钙的密度重新度量,正如 Agaston CAC 评分中高密度钙导致 CAC 评分增高一样,在预后研究中可能需要重新评估[27]。

尽管 CAC 评分为 0 的阴性预测值已经在无症状患者中证实,最近的 meta 分析显示此类患者 5 年的年事件发生率为 0.5%,但不能认为在有症状患者中也有类似的结论[28]。近来多个国家 CONFIRM 登记的数据表明,CAC 评分为 0 的有症状临床患者中,4%的患者有超过 50%狭窄的冠心病,CAC 评分与冠脉 CTA 相比并不能提高鉴别诊断的能力。在 ROMICAT 研究中,CAC 评分为 0

的胸痛患者也同样不能完全排除急性冠脉综合征的诊断[29,30]。

CAC 连续成像的作用还不明确。虽然 CAC 进展与未来冠心病事件的发生率增加有关，但是先前的研究已经表明通过他汀类药物治疗对于 CAC 无效，因此我们可以提出一个问题：CAC 随访能提供什么信息[31]？此外，目前还不确定在非心脏 CT 扫描中得到 CAC 积分的患者，是否应当给予治疗。CAC 在心肌灌注成像中常作为衰减校正扫描的一部分(见第 16 章)。虽然 CAC 评分低于 100 的患者心肌灌注缺血的可能性超过了 2%，但是只有更高的 CAC 未来不良事件的发生才会更高，CAC 超过 400 的患者中有三分之一以上 MPI 异常[32,33]。同样，尽管迄今还没有研究证实对这种 CAC 进行治疗的效果，但是肺癌患者在 CT 成像中所得到的 CAC 也常提示预后不良[2]。

临床试验与指南

目前为止，与由临床风险因素指导的无病生存策略相比，还没有足够权威的随机对照实验用于评估由 CAC 指导的无病生存策略的效果。两组前瞻性的随机对照实验为 CAC 治疗的潜在效果提供了新的信息。在 St. Francis 心脏研究中，1 005 名 CAC 超过 80 百分位数的患者随机分组，研究组每天给予阿托伐他汀(20mg)、维生素 C(1g)和维生素 E(1 000 单位)，对照组给予安慰剂组治疗[34]，平均随访 4.3 年，两组在复合心血管疾病的终点事件上没有显著性差异(6.9% vs 9.9%，$P=0.08$)。值得注意的是，对于 CAC 基线评分超过 400 的患者，心血管疾病事件发生率显著降低(8.7% vs 15.0%，$P=0.046$)。在新的 2013 ACC/AHA 胆固醇及风险指南中，这些研究结果将体现更新更多的治疗方法。

在无创成像研究(EISNER)对 2 137 名志愿者进行亚临床动脉粥样硬化早期诊断的单中心研究中，这些志愿者随机分为 CAC 评分组以及无 CAC 评分组，与未接受 CAC 评分的患者相比，那些接受 CAC 评分的患者 FRS 几乎完全停止升高(图 18.6)，FRS 停止进展是由于收缩期血压的降低，低密度脂蛋白水平的降低，腹围的降低以及体重的降低。在经济学分析中，CAC 组与未行 CAC 评分组的医疗成本以及检测方法相似[35,36]。

2013 ACC/AHA 胆固醇与风险指南利用新的联合队列方程，从而显著增加了推荐使用他汀类药物治疗的人数[37](见第 45 章)。该指南中，对年龄在 40~75 岁无动脉粥样硬化性心血管疾病，低密度脂蛋白在 70~189mg/dl 以及 10 年心血管疾病风险低于 7.5%的成年人进行 CAC 评估是ⅡB 类推荐。在这些人群中，CAC 评分大于等于 300，或者年龄、性别、种族超过 75 百分位数的需综合考虑其他高危因素以决定是否需要使用他汀类药物治疗[38]。在 2013 年 ACC 多种模式成像技术的合理使用准则(appropriate use criteria，AUC)中，CAC 评分不适用于无临床表现的冠心病低危患者，仅适用于中高危患者[39]。MESA 研究是一项基于人群的 CAC 队列研究，CAC 扫描应用于中度风险的患者，其中 57%的患者 CAC 为 0，其动脉粥样硬化性冠心病的事件发生率为每年 1 000 人中 1.5 人次。相反，在那些推荐使用他汀类药物治疗，同时被指南认为不适用于行 CAC 评分的患者中，41%的患者 CAC 为 0，每年每千人冠心病事件发生率为 5.2，远远低于混合队列方程估计的风险[24]。在冠心病风险低于 7.5%的患者中，需要通过扫描识别适用他汀类药物治疗的患者数量为 14.7，高于其他高风险测量方法(如高敏 C 反应蛋白和臂踝指数)[40]。同样，在 Framinghan 心脏研究中适用他汀类药物治疗的患者，CAC=0 可识别其中三分之一低危患者，他们在 9.4 年内冠心病发生率为 1.6%[41]。

目前指南及 AUC 提出，需要相关 CAC 的随机对照实验(randomized controlled trials，RCT)来决定哪些人群适合 CAC 扫描及治疗策略，以便从 CAC 扫描中得到获益。

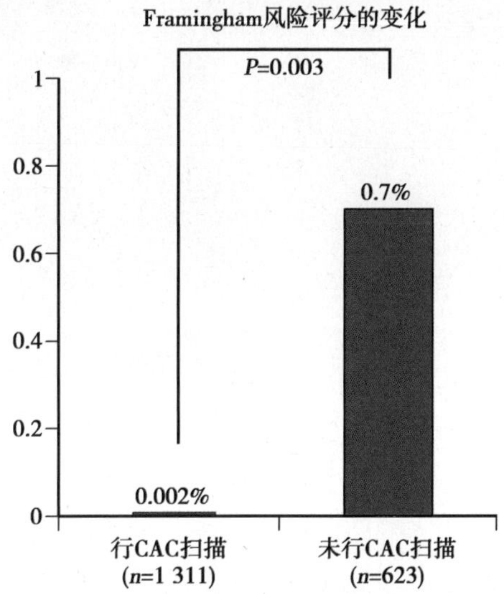

图 18.6 纳入 CAC 组和无 CAC 组的随机开放研究的 ELSNER 研究的主要结果。随访期 4 年，行 CAC 扫描组的 FRS 无变化，未行 CAC 组的 FRS 有所进展。CAC 的扫描与收缩压和舒张压的改善相关($P<0.01$)，与低密度脂蛋白相关($P<0.01$)，并和体重的降低相关($P<0.01$)

冠状动脉 CT 造影术

诊断准确率

自从引入冠状动脉 CT 造影术(coronary CT angiography，CCTA)后，它作为非侵入性检查手段，替代冠脉造影术运用于临床中(图 18.7)。以冠脉造影术(ICA)结果作为参照标准，几项单中心研究及 3 项前瞻性多中心研究对 CCTA 的准确性进行了评估(表 18.2)。3 项多中心研究中，冠心病的发病率为 25%~68%。ACCURACY 研究[42]和 Mmeijboom 及同事的研究[43]仅纳入未明确冠心病诊断的患者，观察到 CCTA 的敏感性分别是 95%和 99%，特异性分别是 83%和 64%。而 CORE64 研究纳入冠心病和未明确冠心病的两组患者，CAC 分值低于 600，敏感性和特异性分别为 85%和 90%[44]。基于这些研究结果，目前普遍认为 CCTA 是一项出色的成像技术，可用于排除冠心病，而且，在评估冠状动脉狭窄上，其特异性不亚于传统有图像或无图像的负荷实验方法，甚至更好(见第 13、14 和 16 章)。

随着 CT 技术的不断进步，一些小规模的单中心研究，分别纳入 30~160 例不等的患者，评价了 CCTA 的诊断价值，与 ICA 比较，基于每位患者及每支血管，CCTA 的敏感性和特异性均较传统的 64 排 CCTA 更进一步提高，两者均普遍达到了 90%以上(表 18.3)。

CCTA 与传统负荷实验进行比较的研究较少，但是一项单一、大规模的多中心研究进行了评估，最新的数据表明在诊断冠脉重度狭窄上，CCTA 优于其他影像学方法。欧洲前瞻性多中心心脏成像综合评估(Evaluation of Integrated Cardiac Imaging in Ischemic Heart Disease，EVINCI)研究共纳入了 475 例患者，患者接受 CCTA、SPECT-MPI、PET 和左心室检查，同时通过负荷超声心动图(stress echocardiography，SE)及心脏磁共振(cardiac magnetic resonance，CMR)成像进行室壁运动分析[45]。475 例患者中有 29%为严重冠

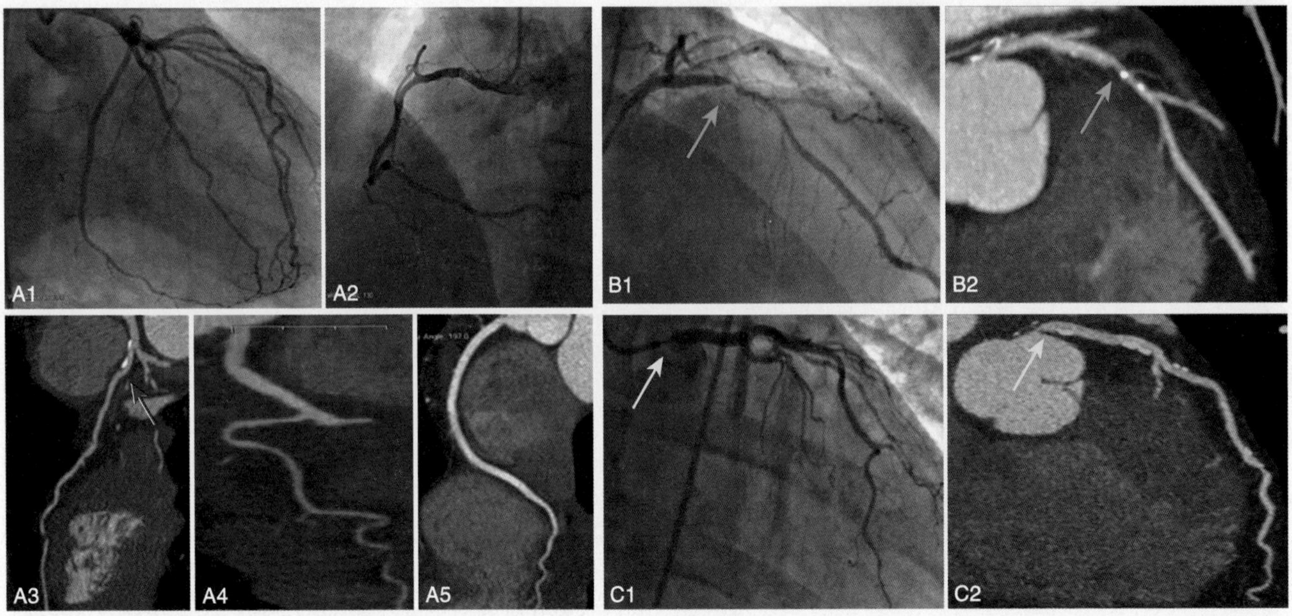

图 18.7 冠脉造影和 CCTA：A1～A5，无明显冠脉狭窄；B1～B2，中度冠脉狭窄；C1～C2，严重冠脉狭窄。A1，A2，左右冠脉造影显示无明显狭窄。CCTA 显示轻度狭窄，左前降支（LAD）非阻塞性的钙化斑块（A3）（红箭头），左回旋支无狭窄（A4），右冠也无狭窄（A5）。LAD 造影（B1）显示血管中段有中度狭窄，与 CCTA 相似（绿箭头）（B2）。左主干造影显示开口重度狭窄（C1），与 CCTA 结果相似（C2）（黄箭头）

表 18.2 冠脉 CTA 对于冠脉狭窄患者和血管病变的诊断价值

	Budoff[42]		Miller[44]	Meijboom[43]	
研究名称	ACCURACY*		CORE64#	-	
发表年份	2008		2008	2008	
研究设计方法	前瞻性多中心		前瞻性多中心	前瞻性多中心	
人群	年龄>18 岁，典型或者不典型胸痛，未知冠心病病史		年龄>40 岁，可疑有临床表现的冠心病，冠脉钙化评分为 600 或者低于 600	年龄在 50 至 75 岁有稳定型或不稳定型胸痛的患者	
患者数量	230		291	360	
血管数量	910		866	1 440	
患者基础					
	狭窄≥50%	狭窄≥70%	MDCT 定量	MDCT 可视化	
发病率（≥50%狭窄）/%	25	14	52	50	68
敏感度/%	95	94	85	83	99
特异性/%	83	83	90	91	64
PPV/%	64	48	91	92	86
NPV/%	99	99	83	81	97
血管基础					
	狭窄≥50%	狭窄≥70%	MDCT 定量	MDCT 可视化	
发病率（≥50%狭窄）/%	10	4	29	28	26
敏感度/%	84	84	75	75	95
特异性/%	90	92	93	93	77
PPV/%	51	36	82	83	59
NPV/%	99	99	89	89	98

*经侵入性冠脉造影的患者行冠脉 CTA 的评估研究。
#使用 64 层螺旋 CT 的冠脉 CTA 进行冠脉的评估研究。
MDCT，多层螺旋 CT；PPV，阳性率；NPV，阴性率。

表 18.3 通过步进、闪烁以及容积模式的前瞻性心电门控冠脉 CTA 诊断显著冠状动脉狭窄(>50%)的准确性

作者	年份	患者数量	血管数量	扫描仪	心电门控	层厚数量	诊断精确度/%							
							患者基础				血管基础			
							敏感度	特异性	阳性率	阴性率	敏感度	特异性	阳性率	阴性率
Pelliccia	2013	118	385	东芝	容量	320	98	91	93	98	93	95	92	96
Maffei	2012	160	637	西门子	闪烁	128	100	83	72	100	98	91	61	100
Van Velzen	2011	106	255	东芝	容量	320	100	87	93	100	99	95	92	99
Stolzmann	2011	100	–	西门子	步进	64	100	93	95	100	99	97	95	99
Bamberg	2011	33	96	西门子	闪烁	128	100	18	71	100	91	69	79	85
Achenbach	2011	50	200	西门子	闪烁	128	100	82	72	100	100	94	74	100
Scheffel	2010	43	129	西门子	步进	64	100	93	97	100	96	89	90	95
Nasis	2010	63	260	东芝	容量	320	94	87	88	93	89	95	82	97
Husmann	2010	61	244	通用	步进	64	100	86	89	100	93	86	73	97
De Graaf	2010	64	177	东芝	容量	320	100	88	92	100	94	92	83	97
Garrascosa	2010	50	210	飞利浦	步进	64	100	75	81	100	96	94	83	99
Alkadhi	2010	50	199	西门子	步进	128	94	91	85	99	97	98	88	99
Alkadhi	2010	50	245	西门子	闪烁	128	94	94	89	97	96	97	83	99

* 不包括无诊断意义的部门血管和患者。

血流动力学上主要冠脉的狭窄≤0.75。

心病,血管狭窄大于 70%。在所有影像学检查中,CCTA 诊断准确率最高,敏感度和特异度分别为 91%和 92%,ROC 曲线下面积为 0.91。相反,MPI 敏感度和特异度反别为 74%和 73%,ROC 曲线下面积为 0.74。SE 或 CMR 对室壁运动的分析特异度高,但是灵敏度低,分别为 92%和 49%。

与自身冠状动脉相比,金属支架的伪影可能会影响支架内再狭窄评估的准确性。到目前为止,尚无前瞻性多中心研究来评估 CCTA 在支架内再狭窄的影像学诊断价值(图 18.8)。目前普遍认为支架大小是影响 CCTA 对支架内可视性的唯一因素,其实 CT 扫描参数和支架类型也起着重要作用。相对而言,新一代的药物洗脱支架比具有不同金属结构的老一代支架可视性更好。几个 Meta 分析得出了 CCTA 在支架成像中具有良好的诊断价值,敏感性和特异性分别为 82%~91%和 91%~93%[46-49],由此可见,冠状动脉支架技术的进步会推动 CCTA 的进步。生物可吸收药物洗脱支架由左旋聚乳酸和消旋聚乳酸构成,消除了金属伪影,为 CCTA 的可视性提供了条件。如果这些血运重建的方法有效,CCTA 评估血管通畅性将得到更广泛的应用。

同样地,尚无大型临床研究证实 CCTA 在评估 CABG 血运通畅中的诊断价值(图 18.9)。近期研究报道了 CCTA 在评估 CABG 后桥血管狭窄和阻塞中具有极高的诊断价值。一项 Meta 分析汇总了 CCTA 评价 CABG 血管狭窄和阻塞的相关研究,其敏感性和特异性分别是 96.1%和 96.3%[50]。另一项研究对桥血管狭窄和阻塞分别进行了分析,CCTA 评估血管阻塞的敏感性和特异性分别是 99%和 99%,血管狭窄分别是 98%和 98%。虽然 CCTA 在评估 CABG 病变中有较高的诊断价值,但是这些患者常常有弥漫性自身血管病变。目前为止,尚没有基于患者的研究来证实 CCTA 评价 CABG 患者的准确性,包括对桥血管及自身冠状动脉的评估。

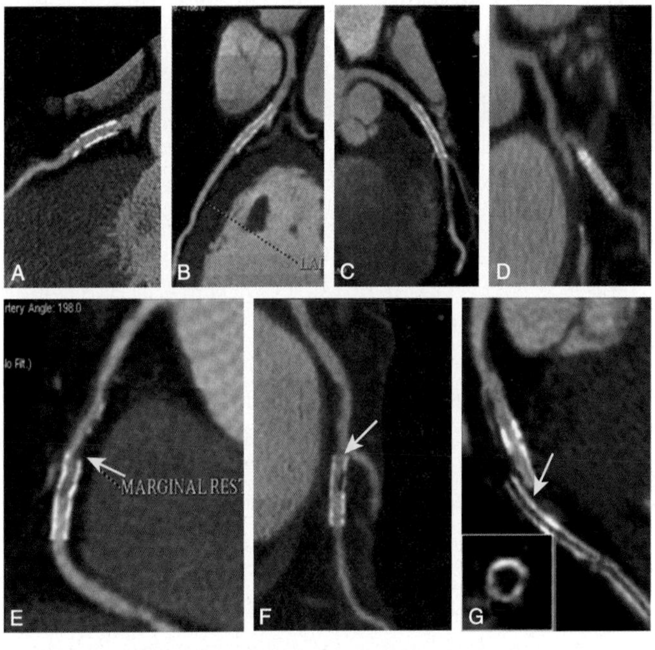

图 18.8 冠脉内支架的 CCTA 图像:A,4.0mm;B,3.5mm;C,3.0mm;D,2.25mm,注意 2.25mm 的小直径支架存在晕状伪影,很难看清支架内的管腔;E,轻度;F,中度;G,严重支架内再狭窄(黄箭头)。G 图中两个支架发生错位,支架内 100%阻塞(黄色箭头)

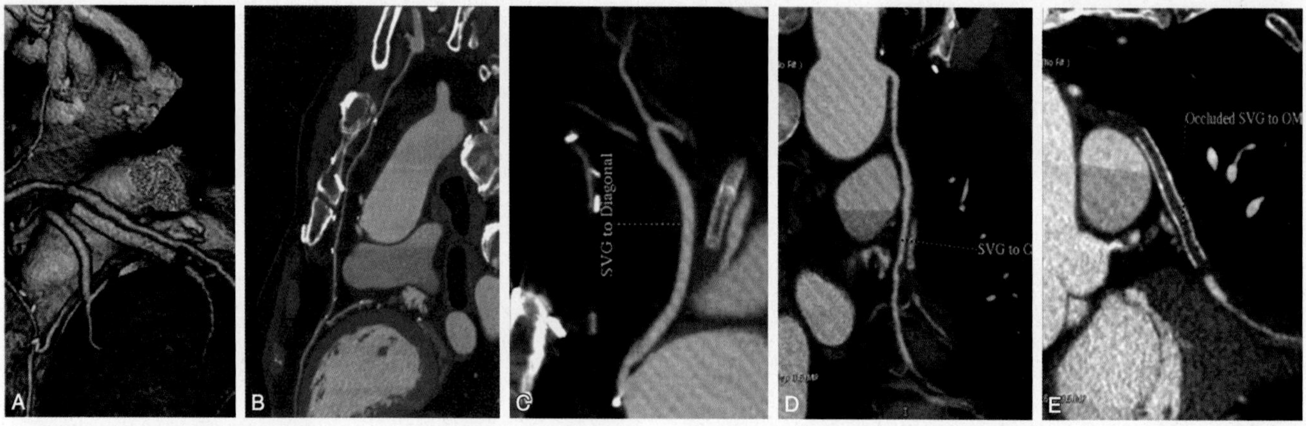

图 18.9 多支冠脉搭桥的患者。A,在容积视图可以很好的看出桥血管的结构;B,曲面重建显示左侧乳内动脉移植到左前降支(LAD);C,隐静脉移植到 LAD 的第一对角支;D,隐静脉移植到左回旋支的第二钝缘支;E,可以看到移植到第一钝缘支的隐静脉完全闭塞以及桥血管内的支架部分

预后意义

除了观察管腔狭窄的严重程度,CCTA 还可用于观察许多潜在冠状动脉和心脏特征,为疑似冠心病患者的危险分层提供了预测估计。包括病变范围、严重性和 CAD 的病变定位,以及动脉粥样硬化斑块的构成,斑块的负荷,高危斑块和血管重塑。

迄今为止,评价 CT 造影发现 CAD 预后价值的最大规模研究是冠状动脉 CT 血管造影临床结果评价:一项国际多中心注册研究(CONFIRM 研究)[51]。在研究初始,这项动态观察性队列研究纳入了 27 125 例病情稳定的疑似冠心病患者,他们接受了 CCTA 检查,并随访了全因死亡率,非致死性心肌梗死,和其他 MACE 事件。CONFIRM 研究第一个已发表的研究结果显示,通过 CCTA 进行的单支血管、双支血管和 3 支血管 CAD 分层,其全因死亡率有明显差异[52]。在 2.3 年的随访期中,血管狭窄>70%的患者死亡风险增加了 2.6 倍,以及轻度血管狭窄(<50%)的患者死亡风险增加 1.6 倍。死亡风险的增加与冠脉受累的数量相关,单根血管(HR 2.0),2 根血管(HR 2.92),3 根血管或左主干(HR 3.7)($P<0.01$)。性别与冠心病相关,与 3 支病变的男性相比,女性死亡率更高(HR 4.21 vs 3.27)。更重要的是,CCTA 排除 CAG 的患者全因死亡发生率非常低,每年发生率为 0.28%。后续的研究已经证实了极低事件发生率,建议 CCTA 提示冠脉狭窄或动脉粥样硬化的患者可 5 年后再行复查 CCTA。CCTA 对预后的评估价值在 CONFIRM 研究的许多临床亚组分析中得到了证实。包括:女性和男性患者,老年患者,CAC 为 0 分的患者,无症状患者,糖尿病患者,肥胖患者,不同种族的患者,未经校正的 CAD 危险因素的患者,肾功能不全患者,合并 CAD 危险因素时间长短不同的患者,无症状的糖尿病患者,左心室收缩功能减退的患者,吸烟患者,左冠优势型患者,合并代谢综合征患者的全因死亡和 MACE 事件[53-70]。除了传统的 logistic 回归分析和线性回归分析,CONFIRM 研究中已经将机器学习用于 CCTA 检测,从而提高 CCTA 评价预后的能力[71]。对 10 030 例行 CCTA 检查患者进行 5 年随访,结果显示机器学习优于基于临床或临床影像对预后的评估,其 ROC 曲线下面积更大,分别为 0.61、0.64 和 0.79。

CCTA 另一项潜在优势是即使在动脉粥样硬化斑块负荷很重的情况下也能识别非阻塞性 CAD 的血管狭窄。既往的研究证实大多数初发心肌梗死患者实际上并没有阻塞性血管狭窄。一项纳入 2 583 例疑似 CAD 患者的双中心前瞻性 CCTA 研究首次证实了这一点[72]。在 3.1 年的随访期中,这些血管狭窄<50%的患者,其预后与心外膜非阻塞性动脉粥样硬化血管分布的数量相关,且死亡风险的增加接近 2 倍。3 支血管均有非阻塞性病变的 CAD 患者死亡风险增加了近 5 倍。

CCTA 的一项潜在的用途是识别临床风险评分低的高危人群。在一项随访了 2.3 年的研究中,5 262 例无冠心病史且没有可改变冠心病危险因素(例如吸烟、高血压、高脂血症、糖尿病)的患者,CCTA 发现狭窄大于等于 50%预示着 MACE 事件风险增加 6.64 倍,这一结果与有无症状并不相关[60]。CCTA 发现的单支和双支血管阻塞的 CAD 患者(HR 1.7)及左主干、3 支血管病变患者(HR 2.87)死亡率增加[73],且即使在 6 年后这种效应仍然存在。重要的是,与单支或双支血管阻塞的 CAD 与死亡的相关性一致,非阻塞性 CAD 同样与死亡风险增加相关(HR 1.73)。甚至在 CAC 0 分的有症状患者中,CCTA 同样对死亡率、非致死性心肌梗死、CCTA 后 90 天血运重建提供了预测价值[63]。8 907 例有症状的患者同时行 CCTA 和 CAC 评分检查,那些 CAC 0 分但是存在狭窄 50%以上软斑块的患者复合终点事件发生率增加了 5 倍。

最初描述粥样斑块时很难界定钙化斑块、非钙化斑块及混合斑块。传统意义上将密度大于 130HU 的粥样斑块定义为钙化斑块,而将密度小于这一阈值的定义为非钙化斑块。这里所指的非钙化斑块包括纤维斑块、纤维脂肪斑块及脂肪斑块,因为通过 HU 密度的差异 CCTA 很难将以上几种斑块进行区分。通常含脂肪成分较高的斑块密度较低(如 70HU),而密度较高(如 70 至 130HU)的斑块含纤维成分较高。近期的一些研究表明,基于 HU 密度差异的某些 CCTA 影像特征同临床不良事件及冠状动脉局部缺血密切相关[74]。具体来说,如果粥样斑块的 HU 密度小于 30,则极有可能是血管内超声检查中发现的具有中心脂质坏死层的易损斑块。

此外,根据粥样斑块的成分,CCTA 可用于动脉重塑的定量分析。同腔内超声及组织病理学研究结果相似,CCTA 影像亦可发现很高比例的动脉重塑阳性率。这种动脉重塑是冠心病的终末代偿机制,表现为粥样斑块局部的血管弹性外膜较邻近区域显著增厚(见第 44 章)。当增厚比例大于 1.10 则视为血正性管重塑。另一个具有预测价值 CCTA 特征是斑点状钙化,定义为长度小于等于 3mm 并且斑块的横截面呈现为直角或锐角的明显钙化。所谓斑点状钙化最初是病理学的术语,通常指发生于动脉破裂处的细小钙化。然而现有的 CT 分辨率难以达到观测微小动脉破裂的程度,因此这里所指的斑点状钙化已经是比较大的钙化了,而不能理解为病理学上所指的微小动脉破裂伴点状钙化。

早期的大样本斑块特征性指标预测价值研究将 HU 密度小于 30 的低密度斑块及血管正性重塑作为主要参数,对 1 059 例接受 CCTA 检查且处于稳定状态的患者进行 27 个月的随访研究,观察其急性冠脉综合征的发生率[75](图18.10)。实验将粥样斑块分为3组:无高危特征、单一高危特征及两个高危特征。具有一个或两个高危斑块CT特征的患者较没有高危特征的患者急性冠脉综合征的发生率显著提高(0.49% vs 3.7%/22.2%;$P<0.001$)。一项针对3 158例患者的随访研究表明,CCTA高危斑块是急性冠脉综合征发展为更高级别冠脉狭窄情况的独立危险因素[76]。这项研究同时显示,其中449例接受了CCTA检查的患者,粥样斑块级别同未来急性冠脉综合征的发生率密切相关。这种相关性在非ST段抬高性心肌梗死病例中亦可见,进一步说明了斑块负荷及斑块构成对于疾病评估的价值。312例非ST段抬高性心肌梗死或稳定性心绞痛患者的临床资料表明,在这些病例中造成心血管事件的狭窄部位在CCTA上显示出较低的衰减特征。

通常认为,CCTA具有较高的阴性预测值,没有冠脉狭窄或者粥样斑块形成的影像特征可以说明患者不存在冠心病。前期研究表明CCTA阴性的个体中,未来冠心病及主要心血管事件的发生率很低,文献报道为0.01%~0.24%[77]。提示阴性的CCTA结果不仅可以基本排除现有冠心病的诊断,亦可预测未来发生冠心病的概率较低。目前认为,阴性的CCTA有效期限为未来5年。考虑到这些正面的发现,一些研究关注了CCTA是否可用于没有临床表现的冠状动脉钙化个体的筛查。一项研究对于7 590名胸部疼痛综合征患者进行了为期24个月的随访,结果发现CCTA对于其后的死亡事件及主要心血管事件不具有显著的预测价值(C-statistic,0.75 vs 0.77),通过CCTA将患者重新划分为高危组和低危组,结果仍无统计学意义[54]。因此,将CCTA作为症状个体的筛查方式无确切的临床价值,临床上应当避免采取这种方式。这一结果与同期美国心血管协会的心血管影像应用标准相一致[39]。

除了冠状动脉的影像学发现以外,CCTA还能显示出一些具有临床价值的影像。有证据表明这些影像包括左心室收缩功能及室壁异常运动,心外膜及心包脂肪组织,主动脉钙化以及非酒精性肝硬化等[62,,78]。此外,CCTA还可以用作斑块的测量以预测经皮介入时的无血流状态[79],以及冠状动脉旁路移植术后的并发症发生率[80]。

局部缺血相关表现

如何用CCTA影像表现准确描述心肌局部缺血的程度是一个常见的问题。基于影像的传统冠脉再血管化决策依赖于局部缺血及血流量的"生理学"测量,而前期研究表明基于冠脉解剖的再血管化治疗策略并不能增加患者存活率和降低心血管事件。一些小样本研究(样本量在42例到110例之间[81-83])比较了CCTA和包括SPECT、PET及血流储备分数(fractional flow reserve,FFR)等将解剖狭窄与实际心肌灌注损伤联系起来的生理压力测试(见第16、57、61及62章)。其中样本量最大的一项研究比较了CCTA与铷-82PET影像,结果发现CCTA病变较轻的病例与铷-82PET检测的心肌灌注缺损较为一致。在病变相对较重的病例,如狭窄小于50%、50%~70%、大于70%,其阳性预测值(positive predictive value,PPV)分别为29%、44%和77%(图18.11)。相反,阴性预测值(negative predictive value,NPV)则高达92%、91%及88%。与之相似的,在用FFR作为评价标准的79例症状稳定的冠心病患者中,CCTA显示狭窄大于等于50%病例中,仅有不到一半的病例FFR表现出压力差的异常[84]。因此,不同的研究均认同,CCTA的阳性发现可能造成后期有创冠脉造影甚至冠脉血运重建率的上升。

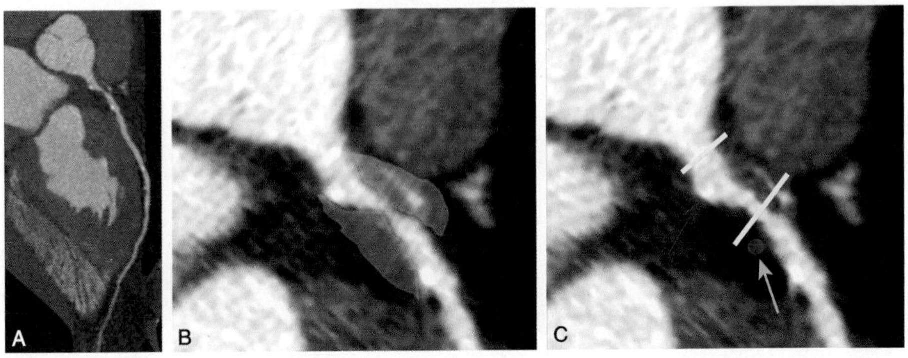

图18.10 显示斑块不良的动脉粥样硬化斑块。A,曲线多平面重建图显示左前降支(LAD)近端有高级别斑块,而LAD中段有小斑块。B,近距离显示狭窄伴高粥样斑块负荷。C,3种斑块不良特征,包括正性动脉重塑(黄线),点状钙化(红色箭头)以及低衰减斑块<30亨氏单位(绿色箭头和圆圈)。重塑指数或者血管最大直径与狭窄处直径的比值为1.14。一般来说,比值>1.10被认为是正性动脉重塑

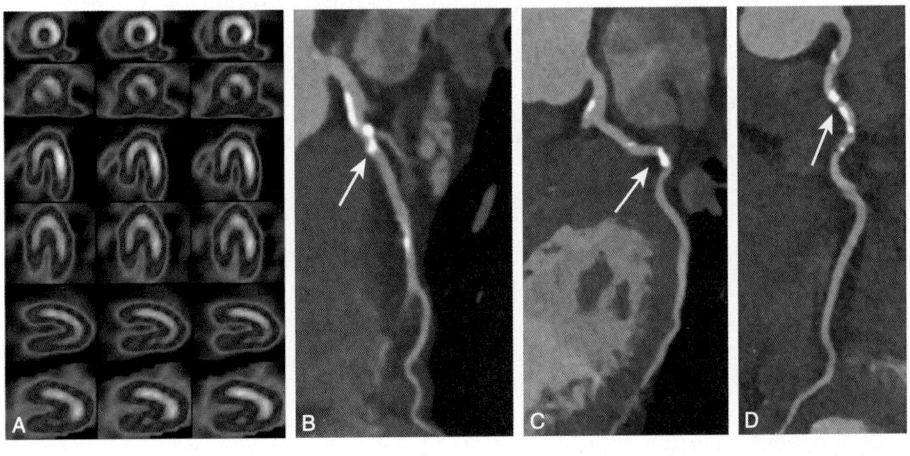

图18.11 生理功能学检查和解剖形态学检查之间不一致的例子。A,66岁糖尿病男性非典型胸痛患者应激状态-休息状态单光子发射计算机断层扫描(SPECT)研究显示心肌灌注无缺损。在压力测试中,患者在布鲁斯跑步机上锻炼8分钟和30秒。CCTA显示严重钙化斑块影响成像。B,左前降支。C,左回旋支。D,右冠状动脉(箭头)

为了克服这一缺陷，通常将 CCTA 同 SPECT、PET 或 CT 心肌灌注联合应用，以改进对血流动力学显著的冠状动脉狭窄的识别[85]。其中一种方法是利用 SPECT 及 PET 检查时 CT 衰减矫正扫描所得到的 CAC 的信息（见第 16 章）。研究证实，这种方法对于提高 SPECT 诊断冠脉狭窄的敏感性是有效的(76% vs 86%)，而对于提高特异性则无效(91% vs 86%)[86]。另一种联合应用就是将 CCTA 与 SPECT 结合起来[82]。事实证明，这种方法通常优于 CAC 方法，即在不牺牲敏感性(95% vs 95%)的前提下，联合测量的特异性优于 SPECT(53% vs 75%)。然而，常规使用联合成像方法仍然存在一定的疑虑，即这些程序可能增加患者的辐射暴露，并可能增加诊断工作成本。

除了单纯从解剖学上评估管径狭窄以外，CCTA 亦可从血流动力学的角度评估冠心病的严重程度。一项针对 181 例中度狭窄病例的功能性冠脉影像检查（如有创冠脉造影、腔内超声、CCTA 等）评判标准指导性综述研究（FIGURE-OUT 研究）显示，用 FFR 评估冠脉缺血优于视觉评估管腔狭窄（ROC 曲线下面积，0.712 vs 0.657）[87]。此外，一项包含 17 个中心、252 例患者的多中心回顾性研究系统评价了粥样斑块特征 APCs（包括血管正性重塑 PR、低衰减斑块 LAP 以及点状钙化 SC）在辨认造成局部缺血冠脉损伤中的价值[88]（图 18.12）。该研究提示，影像学上具有两个以上 APCs，局部缺血的概率提升 12 倍。这种相关性仅体现在血管正性重塑[比值比(OR) 5.3]及低衰减斑块(OR 2.1)中，点状钙化无相似表现。重要的是，血管正性重塑对于狭窄局部特异性缺血具有很高的诊断价值，包括狭窄程度大于等于 50%及小于 50%的病例，而后者可在 17%的缺血病例中出现。另一个从 CCTA 图像所能获取的粥样斑块特征是总斑块体积(%APV)，及从斑块头端至尾端占血管管径的比例。一项包括 58 例病变的研究表明%APV 可较单纯应用传统狭窄指标更好地反映局部缺血的能力(0.85 vs 0.68)。联合应用%APV 可显著提升狭窄评估的净重新分类指数[net reclassification index(NRI) 0.77][89]（图 18.13）。

在急性胸痛患者中的应用

每年，美国有近八百万冠心病相关主诉的患者到急诊就诊，占所有急诊病种的第二位[90]。单此一项每年就要花费近 15 亿美元的医疗费用，然而仅有 1%的病例最终诊断为急性冠脉综合征。不同的医学中心采用多种方式对此类患者进行评估，包括“胸痛”中心，入院行心肌酶谱检查排除急性冠脉综合征，用压力测试诊断血流动力学改变严重的冠心病，以及近来被广泛应用的 CCTA 除外高级别冠状动脉狭窄。最近的一项 meta 分析研究评估了 CCTA 同其他诊断方法检验效能的相关性，包括负荷超声心动图（试验）、SPECT，同时以有创冠脉造影作为参考标准。结果表明，CCTA 比负荷超声心动图（试验）和 SPECT 显示出更高的诊断效能。（CT 敏感性/特异性，95%/99%；负荷超声心动图，84%/94%；SPECT，85%/86%）[91]。基于这些可喜的发现，一些队列研究（包括科研项目及临床观察）关注了表现为疑似急性冠脉综合征的轻度及中度胸痛患者[用心肌梗死溶栓试验(Thrombolysis in Myocardial Ischemia，TIMI)风险评分对其进行定义]的自然转归。在迄今为止规模最大的观察性研究中，使用计算机辅助断层扫描(Rule-Out Myocardial Infarction Using Computed Assisted Tomography，ROMI-CAT)排除心肌梗死，368 名初始心肌坏死生物标志物阴性和无动态心电图改变的患者接受了 CCTA 检查，用以诊断和排除 ACS。

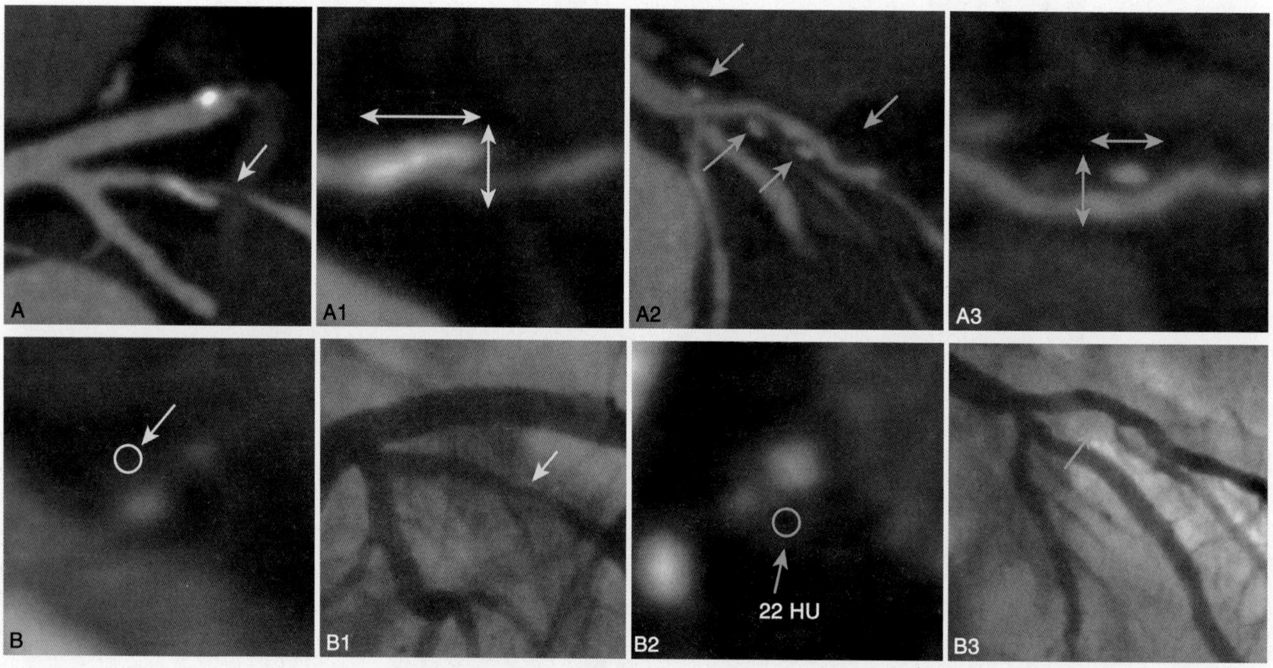

图 18.12 冠状动脉粥样硬化斑块特征(APCs)与冠状动脉缺血的关系。两个患者(A 和 B)分别接受 CCTA、侵入性冠脉造影(ICA)以及动脉粥样斑块评估。患者 A 为单个钙化斑块(A1)的高度狭窄，没有正性的动脉重塑(A2)和低密度斑块[Hounsfield 单位(HU)密度>30](A3)。尽管 ICA 证实狭窄的严重程度，但血流储备分数(FFR)显示无缺血，FFR 值>0.80。相比之下，患者 B 显示没有明显的狭窄，但有许多斑点状钙化(B1)的动脉粥样硬化斑块显示明显的动脉重塑(B2)和低衰减(HU<30)(B3)。ICA 证实没有高级别冠状动脉狭窄。尽管如此，侵入性 FFR 值却为 0.76，证实为冠状动脉缺血。（改编自 Park HB，Heo R，O'Hartaigh B et al. Atherosclerotic plaque characteristics by CT angiography identify coronary lesions that cause ischemia：a direct comparison to fractional flow reserve. JACC Cardiovasc Imaging 2015；8：1-10.）

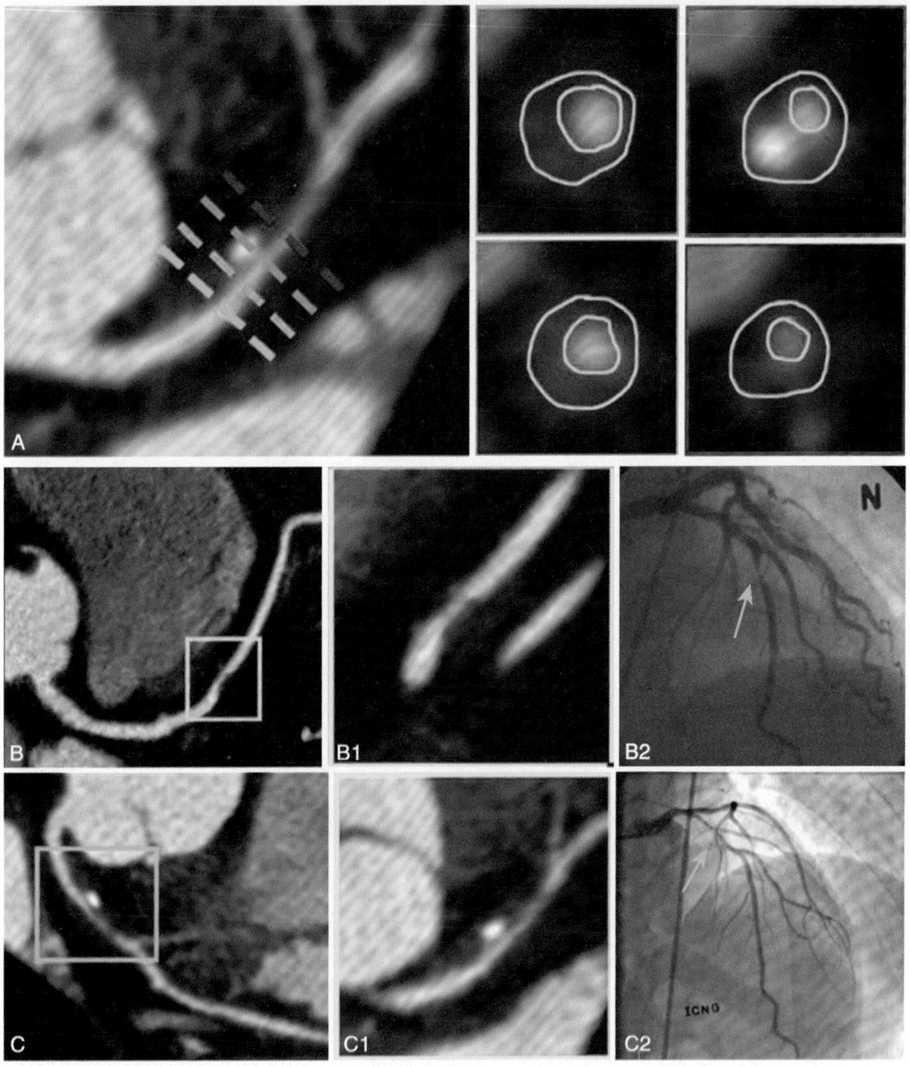

图 18.13 总斑块体积与冠状动脉缺血的关系。**A**,总斑块体积百分比(%APV)可以通过斑块面积与血管面积与冠状动脉长度的比值来计算;对于血管、管腔和斑块区域,需要精确到1mm的横截面积。**B**,总斑块体积百分比较低的(**B1**)高级别狭窄(黄色框)不太可能引起缺血(**B2**)。**C**,相反,在总斑块体积百分比较高的(**C1**)狭窄病变(绿色框)中,则更容易导致缺血(**C2**)。(改编自 Nakazato R, Shalev A, Doh JH, et al. Aggregate plaque volume by coronary computed tomography angiography is superior and incremental to luminal narrowing for diagnosis of ischemic lesions of intermediate stenosis severity. J Am Coll Cardiol 2013;62:460-7.)

经评估,31例(8.4%)被诊断为ACS[92],20%的人有严重的冠状动脉狭窄,大约一半的人没有狭窄或动脉粥样硬化。在出院时,没有狭窄或动脉粥样硬化的个体没有经历ACS。同样,非阻塞性冠心病患者ACS的阴性预测值为98%。与此相反,CCTA诊断为阻塞性冠状动脉狭窄的阳性预测值仅为35%,这表明CCTA诊断冠脉狭窄可能是一种过度诊断,而狭窄最终不是急性胸痛的原因。在600名急性胸痛患者的低危人群中,五分之四以上的患者能直接出院,30天ACS发生率为0%。

上述两项研究都引发了对ACS发病率低的担忧,且尚不清楚是否可以用成本较低的方法代替CCTA获得类似的临床结果。为了评估这一点,几个前瞻性随机试验试图确定基于CCTA的ACS评估与基于标准治疗的评估在临床和经济学结果上的差异(表18.4)。这些试验具有不同的纳入标准和不同的治疗标准。在ROMICAT Ⅱ和CT-COMPARE研究中,纳入了低至中度风险患者,而ACRIN-PA和CT-STAT研究仅纳入了低风险患者[93-96]。这些研究的一致性结果是,急性冠脉综合征患者阴性预测值高也是安全的(也就是说,在后续的30天到6个月很少有报告不良心血管事件)。上述研究同时评估了其他重要的临床、工作流程和资源利用等参数,包括诊断时间、住院时间、急症医学部出院率、总费用和急诊支出费用以及侵入性冠脉造影的费用。在ACRIN-PA和ROMICAT Ⅱ试验中,基于CCTA的策略导致大约一半的患者立即出院,这大约是标准治疗的2~4倍。在这些大规模试验中,只有ROMICAT Ⅱ没有观察到急诊成本的节约,而其他研究均观察到急诊成本降低了15%~38%。这些成本的节省部分原因是住院时间缩短,但侵入性冠脉造影和冠状动脉再血管化率的增高部分抵消了这些节省。与以往相似,研究者观察到CCTA的发现可能导致低风险或低至中度风险个体发生不必要的治疗,并对此表示不安。

表 18.4 CT-STAT、ROMICAT-Ⅱ、ACRIN/PA 和 PROSPECT 研究的主要、次要诊断发现

研究项目	CT-STAT[96](2011)		ROMICAT-Ⅱ[95](2012)		ACRIN/PA[94](2012)		PROSPECT[100](2015)	
研究设计	多中心随机		多中心随机		多中心随机		单中心随机	
病例数	699		1 000		1 370		400	
患者表现	肌钙蛋白(-),正常心电图		肌钙蛋白(-),正常心电图		肌钙蛋白(-),正常心电图		肌钙蛋白(-),正常心电图	
对照	MPI		评价标准		评价标准		MPI	
访视指数								
	CCTA	对照	CCTA	对照	CCTA	对照	CCTA	对照
滞留时间/h 中位数(IQR)	-	-	8.6 (6.4~27.6)	26.7 (21.4~30.4)	18 (7.6~27.2)	24.8 (19.2~30.5)	28.9 (11.0~48.4)	30.4 (23.9~51.3)
诊断时长/h 中位数(IQR)	2.9 (2.1~4.0)	6.2 (4.2~19.0)	5.8 (4.0~9.0)	21.0 (8.5~23.8)	-	-	-	-
直接急诊部出院率/%	-	-	47	12	50	23	-	-
急诊部总支出/USD 中位数(IQR)	2 137 (1 660~3 077)	3 458 (2 900~4 297)	1 937 (1 504~4 057)	2 742 (1 755~3 832)	-	-	-	-
辐射剂量/mSv	11.5* (6.8~16.8)	12.8* (11.6~13.9)	14.3±10.9**	5.3±9.6**	-	-	9.6* (6.2~23.0)	27* (19.0~27.0)
访视指数+随访								
随访周期	6 个月		28 天		30 天		1 年	
ACS 诊断率/%	1	3	9	6	1	1	-	-
ICA/%	8	7	12	8	5	4	15	16
血管再通率/%	4	3	6	4	3	1	8	6
MACE/%	0.8	0.4	0.4	1	1	1	5	8

*所报道的中位数。

**所报道的平局值。

MPI,应力心肌灌注断层显像;CCTA,冠状动脉 CT 血管造影;IQR,4 分位差;USD,美元;ACS,急性冠脉综合征;ICA,有创冠脉造影;MACE,主要心血管事件。

MACE 定义:

CT-STAT:急性冠脉综合征,心源性死亡或患者 6 月内血管再通,检测指标正常或接近正常。

ROMICAT-Ⅱ:死亡,心肌梗死,不稳定性心绞痛,或 28 天内血管再通。

ACRIN/PA:30 天内心源性死亡或心肌梗死。

PROSPECT:任何原因造成的死亡、心肌梗死、心搏停止及脑血管意外。

CATCH 试验的目的是确定在 299 名急性胸痛,但心电图和血清生物标志物为正常的患者中,CCTA 与标准治疗相比对预后的影响[97]。CCTA 组与标准治疗组相比,可以减少 19 个月内的主要心血管事件(HR 0.62;$P=0.04$),但不能减少非致死性心肌梗死的心脏死亡($P=0.06$)。其结果与最近一项列入对 4 个随机试验和 3 个病例对照研究的 meta 分析结果一致。该 meta 分析共纳入 3300 多名患者,以 CCTA 为参考的医学干预导致后续心血管事件减少 74%,反复前来急诊医学部就诊的患者减少 42%[98]。

最新的随机对照试验 BEACON 研究从 7 个方面对基于 CCTA 为基础的医学干预与标准医学干预进行对比,其中高灵敏度肌钙蛋白被用于 ACS 的早期诊断[99]。该研究评估了 500 名患者,以他们在急诊就诊后 30 天内进行了冠状动脉再血管化作为主要终点。在主要终点方面,两种干预策略之间没有差别。虽然基于 CCTA 的策略没有增加急诊出院率或缩短住院时间,但 CCTA 组的患者在出院后确实存在更低的医疗费用和更少的门诊检查。

PROSPECT 研究评价了 CCTA 和核素心肌灌注显像负荷试验诊断胸痛患者冠状动脉狭窄的价值[100]。400 名种族各异的人群,由超过 50%的西班牙人和 37%的非洲阿美尔人组成,他们的社会经济地位比较低,在急诊就诊时被分为 CCTA 检查组和核素心肌灌注显像组。主要终点为 1 年内行无血管重建的侵入性冠脉造影发生率,结果显示两组间无显著差异。接受 CCTA 检查的患者辐射暴露量低于核素心肌灌注显像,并且 CCTA 检查具有更高的患者满意度。在平均 40 个月的随访期中,该研究并未观察到主要心血管不良事件的差异。

有些人主张"三合一"策略(TRO)使用长 Z 轴扫描来获取整个胸腔的图像,以排除 CAD、肺栓塞和主动脉夹层的存在(见第 63 和 84 章)。一项纳入了 12834 例患者,来自高级心血管成像协会的研究,将接受 TRO CT 的患者和单独接受 CCTA 的患者进行比较[101]。TRO 和 CCTA 在显著病变方面的诊断率相似(17.4%和 18.3%),但是 TRO 组的肺栓塞和主动脉夹层更多(1.1% vs 0.4%,1.7% vs 1.1%)。然而,非诊断性 CT 图像在 TRO 组显著高于 CCTA 组(9.4% vs 6.5%),似乎否定了 TRO 在急性胸痛患者中与 CCTA 诊断的一致性。

在疑似冠心病患者中的应用

目前,美国每年进行将近 1 000 万次冠状动脉疾病成像检查,占心血管疾病诊断总数的 25%[102]。其中,绝大部分是负荷成像检查,而最具代表性的就是 SPECT 核素心肌灌注显像。随着近年来 CCTA 的发展,对于稳定型冠心病患者的干预决策,关于以解剖学成像的 CCTA 和以生理功能学成像的核素心肌灌注显像,两者孰优孰劣成为热议的焦点。为此,大量大规模观察性随机对照队列研究被用于证实各自的有效性(表 18.5)。

表 18.5 PROMISE 和 SCOT-HEART 研究的主要及次要诊断结果

	PROMISE[103](2015)				SCOT-HEART[107](2015)			
实验设计	前瞻性多中心研究				前瞻性多中心研究			
研究对象	有系统症状但没有诊断为冠心病的患者				近期胸痛发作,疑似为冠心病			
患病率/%(>50%狭窄)	11				42			
例数	10 003				4 146			
形式(例数)	CCTA(4 996)	功能测试*(5 007)	HR†(95% CI)	P	标准治疗+CCTA(2 073)	标准治疗(2 073)	HR‡(95% CI)	P
主要复合终点	164	151	1.04(0.83~1.29)	0.75	-	-	-	-
任何原因造成的死亡	74	75	-	-	17	20	0.86(0.45~1.64)	0.65
非致命性心肌梗死	30	40	-	-	22	35	0.63(0.37~1.07)	0.09
不稳定型心绞痛入院	61	41	-	-	76	69	1.12(0.81~1.55)	0.51
重要并发症	4	5	-	-	-	-	-	-
主要终止点及介入检查未发现狭窄 CAD	332	353	0.91(0.78~1.06)	0.22	-	-	-	-
死亡或非致命性心肌梗死	104	112	0.88(0.67~1.15)	0.35	-	-	-	-
死亡,非致命性心肌梗死或不稳定型心绞痛入院	162	148	1.04(0.84~1.31)	0.70	-	-	-	-
CAD 死亡**	-	-	-	-	4	7	0.57(0.17~1.97)	0.38
CAD 死亡**及心肌梗死	-	-	-	-	26	42	0.62(0.38~1.01)	0.05
CAD 死亡**,心肌梗死及卒中	-	-	-	-	5	7	0.73(0.23~2.32)	0.59
非心血管源性死亡	-	-	-	-	13	13	1.01(0.47~2.17)	0.99
介入检查未发现狭窄 CAD	170	213	-	0.02	-	-	-	-
冠状动脉再通	-	-	-	-	233	201	1.20(0.99~1.45)	0.06
PCI	-	-	-	-	184	160	1.19(0.96~1.47)	0.11
CABG	-	-	-	-	54	45	1.22(0.82~1.81)	0.33
因胸痛以外的其他原因住院	-	-	-	-	183	208	0.86(0.71~1.05)	0.15

* 功能测试包括:运动心电图,核压力测试,负荷超声心动图。

† 风险比由年龄、性别、CAD 风险当量(即,糖尿病病史,周围血管病或脑血管病变)及被随机分配到功能测试组患者的预设功能测试说明就行矫正。

‡ 对研究中心和最小化变量进行了矫正,排除了基线诊断。

** CAD 死亡定义为在任何情况下发生的心肌梗死。

PROMISE, Prospective Multicenter Imaging Study for Evaluation of Chest Pain; SCOT-HEART, Scottish Computed Tomography of the HEART; CAD,心血管疾病; CCTA, coronary computed tomography angiography; HR,风险比; CI,可信区间; PCI,经皮冠状动脉介入治疗; CABG,冠状动脉搭桥手术。

在大规模随机试验 PROMISE 研究中，10 003 例患者接受了 CCTA 或“功能性”检查。功能性检查不仅包括了 SPECT 核素心肌灌注显像，还包括了不需成像的负荷超声心动图和负荷心电图测试[103]。在中位数为 25 个月的随访中，主要终点事件（定义为全因死亡、非致死性心肌梗塞、因不稳定型心绞痛住院或各种并发症）在两组之间没有差异（HR 1.04）。CCTA 组中位辐射暴露量低于功能学评估组（10 vs 11.3 mSv）。CCTA 组在检查后 90 天内呈现出较高的侵入性冠脉造影率（12.2% vs 8.1%），尽管 CCTA 组内接受造影的患者其冠状动脉狭窄程度更高。CCTA 组的侵入性冠脉造影率较高，但是两组在 3 年随访期内的费用支出是相仿的。虽然在 90 天的时候，CCTA 组的成本高出了 254 美元，但是在 1 年和 3 年随访期内两组的成本支出并无显著性差异[104]。同样，由杜克活动指数和西雅图心绞痛问卷确定的生活质量评估在整个随访期内始终相似[105]。尽管行 CCTA 的患者，一级预防药物阿司匹林和他汀类药物处方的比率明显高于功能性检查组（11.8% vs 7.8%和 12.7% vs 6.2%）[106]。相对于进行功能学检查的患者，接受 CCTA 检查的患者更倾向于采用心脏健康饮食并进行减肥。与功能测试相比，异常的 CCTA 报告更能预测未来不良临床事件结果（HR 5.86 vs 2.27）。

与基于临床结果的 PROMISE 研究终点相反，SCOT-HEART 研究以 6 周内明确诊断为冠心病引起的心绞痛作为研究终点[107]。“明确诊断”由治疗医生定义，分别为有或无，以及可能与不太可能的心绞痛。重要的是，这项研究不是解剖学检查和功能检查的直接比较，而是对标准干预（standard of care，SOC）联合 CCTA 评估和单独标准干预的比较。如果临床需要，还可以加上临床评估和症状限制性运动试验。在主要终点方面，影像科医师所导致的明确诊断率［相对风险（RR）3.76］显著增加，并与较低的心绞痛发生频率（RR 0.78）相关。临床主治医师也有类似的情况，导致确诊率提高了 1.75 倍，医生诊断频率对结果的影响可忽略不计。明确诊断率的提高导致 SOC 联合 CCTA 评估组与单独 SOC 组相比后续计划发生了显著的变化（15% vs 1%）。与 PROMISE 试验相反，CCTA 组的中位辐射剂量显著降低（4.1mSv）。

在 SCOT-HEART 研究患者的 6 周随访中，两组在近期死亡或心肌梗死上有临界差异（1.3% vs 2.0%；$P=0.053$）。然而，20 个月随访中，在预防性治疗初始即进行预后评估，结果显示与单纯标准干预的患者相比，进行 CCTA 检查患者的致死性和非致死性心肌梗死减少了 50%[108]。其原因主要是因为两组的侵入性冠脉造影率相仿，而 CCTA 组的患者有着更高的阻塞性冠心病确诊率以及更高的预防性药物治疗率（HR 4.03）。

接受 CCTA 检查可改善临床预后的确切原因尚未在随机临床试验中得到证实。大规模观察证据表明，接受 CCTA 检查后的临床获益可能源于一级预防的有效性。在来自 CONFIRM 研究的 10 418 名患者中，随访 27 个月，没有或非阻塞性冠心病，每位患者冠状动脉狭窄最显著处在 1%至 50%，这类轻微冠状动脉狭窄的患者死亡率降低了 56%[68]。根据 NCEP/ATP Ⅲ指南推荐，他汀类药物的临床获益仅表现在 CCTA 提示为显著冠心病的患者中。CONFIRM 的后续研究比较了一级预防和二级预防对 CCTA 显示 50%以上狭窄的阻塞性冠心病患者预后的影响。在这个队列研究中，主要心血管不良事件发生风险降低 43%与他汀类药物有关，而与阿司匹林、β 受体阻滞剂和 ACEI 的应用并无关系。对 15 223 例无已知冠心病的稳定患者随访 2.1 年后发现，根据 CCTA 提示的冠脉病变范围及严重程度，进一步分析显示单独药物治疗与药物治疗联合冠脉血运重建患者的临床结果有显著差异。根据杜克 CAD 指数（一种度量狭窄严重程度与狭窄位置的指标）将冠心病分为高危与非高危，仅接受药物治疗的高危冠心病患者比接受血运重建的患者病情更糟（死亡率为 5.34% vs 2.28%）；而非高危冠心病患者或无冠心病患者如果接受冠状动脉血运重建治疗，其死亡率高于单纯药物治疗组（2.06% vs 0.97%）。一项纳入了 15 207 名患者，随访了 2.3 年的研究同样证实了这些结果。阻塞性 CAD 患者的血运重建导致死亡率风险（HR 0.61）降低，相反地，非阻塞性 CAD 患者血运重建的死亡率风险则增加两倍以上[109]。

由于 CCTA 潜在造成了健康支出费用的增长，在最近的 CRESCENT 随机临床试验中监测了分层 CT 方法的安全性和有效性，以成本较低的 CAC 扫描作为初始测试，然后只有当 CAC 评分在 1~400 分之间时才进一步行 CCTA[110]。这些患者随机与功能检查组进行了为期 1 年的对照随访，主要随访临床不良事件、心绞痛症状、诊断时间、进一步检查率和医疗费用等。与功能检查相比，接受 CCTA 检查的冠心病患者，他们的无心血管事件生存率更高（96.7% vs 89.8%），心绞痛症状也更少。与功能检查相比，使用 CCTA 方法诊断速度更快，该检查方法使进一步检查概率下降了 50%，并降低了约 20%的医疗费用。

冠心病的生理功能学评估

冠心病影像学诊断的必要条件是形态解剖学诊断和生理学功能学诊断，只有两方面综合评估和筛查后仍有意义的冠状动脉病变患者，才能从冠脉血运重建治疗中最终获益。倚靠于侵入性干预的背景，在侵入性冠脉造影风靡的时代，冠状动脉血流储备分数（FFR）诞生了。它可以精确定位于引起缺血的某一支狭窄的冠状动脉（参见第 57、61 和 62 章）。血流储备分数，定义为在最大充血状态下，冠状动脉狭窄病变的远端压力与近端压力之比，它被认为是诊断和判断预后的“金标准”[111]。迄今为止，FFR 已经成为唯一可以评估缺血的方法，与从形态解剖学上判断冠脉狭窄的方式相比，它所指导的血运重建或单纯药物治疗方案显著增加了无心血管事件生存率。

来源于 CCTA 的 FFR（FFR_{CT}），是通过传统的 CCTA 图像，分析计算得出 3 支主要冠状动脉血管 FFR 值的方法（图 18.14）。运用这个方法，FFR_{CT} 不需要增加额外检查或辐射，也不需要负荷药物，却可以从任何已有的 CCTA 影像上计算得出。与侵入性 FFR 相同，FFR_{CT} 能够精确定位导致缺血的狭窄冠脉。导致缺血的特异性狭窄病变的定位对于无创影像领域来说是一个新的概念，它以前依赖于心肌灌注来作出评估，那是一种间接评估血流受阻的冠心病评估方式。这些负荷检查的方法对于指导是否进一步行有创冠脉造影检查及/或是否接受血运重建治疗的决策存在很大的局限性，事实上由此进一步接受有创冠脉造影检查的患者有将近三分之二者从形态解剖学上来看，并未出现冠状动脉阻塞[112]。

FFR_{CT} 的出现正巧赶上了 64 排 CCTA 的发展，它的计算分析正需要这种高保真的冠脉影像做基础[113]。以此为核心，FFR_{CT} 的计算是基于 CCTA 图像联合计算流体动力学（CFD）的原理，从而计算得出冠状动脉流体压力、速度和流量。CFD 原理在几乎每个工程学领域（例如，汽车、航空航天）都是存在的，它依赖于质量守恒和动量平衡定律。在 FFR_{CT} 的计算步骤中，用亚体素分辨率分割冠状动脉和左心室心肌。基于形态与功能的关系，静息冠状动脉血流量被计算成为它所供应的心肌质量的活性功能。为了保证 FFR_{CT} 值的正确率，采用异速定标法来计算远端心肌微循环阻力。然后模拟腺苷（用于有创 FFR 的药物）作用使冠状动脉达到充血状态，因为在这种状态下，冠脉循环阻力可达到最大。计算 FFR_{CT} 的最后一步是通过各动脉及其分支发布数百万个四面体网格，然后求解流体动力学方程，得到冠状动脉树内各点的 FFR 值。

FFR_{CT} 的诊断性能已在 3 项前瞻性多中心试验中得到评价：分别为 DISCOVER-FLOW 研究、DeFACTO 研究、NXT 研究[114-116]（表 18.6）。每一次试验都比前一次有所改进，NXT 研究是最新发布的。该项研究报告 254 例具有行有创冠脉造影指征的患者，同时行 CCTA 和 FFR_{CT}，共有 484 根血管经过有创 FFR 直接检测。本研究的主要终点是 FFR_{CT} 的 ROC 曲线下面积，基于每位患者和每根血管的曲线下面积分别是 0.90

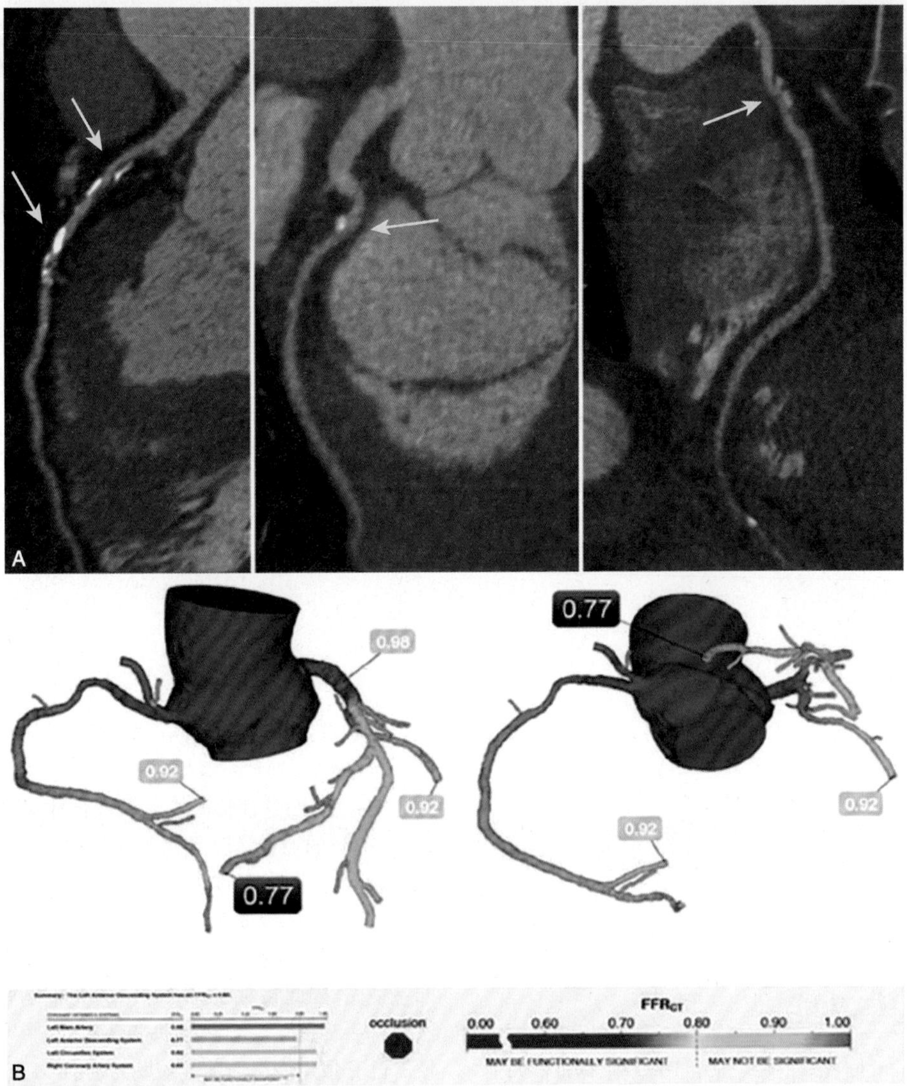

图 18.14 CCTA 血流储备分数（FFR_{CT}）。**A**，CCTA 显示左前降支（LAD）近端中度狭窄。由于严重钙化斑块，LAD 的中部不能充分显示。左旋支轻度狭窄，右冠状动脉中段中度狭窄。**B**，FFR_{CT} 显示在 LAD（FFR_{CT}0.77）中有明显的缺血，但却没有影响对角支（FFR_{CT}0.92）。请注意，FFR_{CT} 可以在冠状动脉树的任意点进行缺血的评估

和 0.93，这相当于每根血管的总诊断准确率为 86%。而经过有创 FFR 诊断证实缺血而得出的有创冠脉造影和 CCTA 的准确率则分别为 77% 和 53%，相比之下，这两者的准确率就显得并不那么高了。在最近的一项 meta 分析中，将 FFR_{CT} 分别与其他各类影像学诊断方式做了比较，包括 SPECT、负荷超声、心脏磁共振和有创冠脉造影。对经有创 FFR 证实的缺血，各类检查方式中敏感度最高的为 CCTA（90%）、CMR（90%）、FFR_{Ct}（90%），而 FFR_{CT} 的特异性则略显普通，为 71%。

由 252 例患者参与的 DeFACTO 研究，将 FFR_{CT} 的结果与 APCs（包括 PR、LAP 和 SC）相结合，以有创 FFR 作为参考，来诊断导致心肌缺血的狭窄血管。该研究中，407 根血管直接经有创 FFR 进行检查，只有 PR 增加了 FFR_{CT} 诊断导致心肌缺血的严重狭窄病变的能力（ROC 曲线下面积，0.87 vs 0.83）。在接下来的 NXT 研究中，FFR_{CT} 的诊断性能由于冠状动脉粥样硬化斑块体积的测算而得到了进一步的提升。所有的斑块被分成非钙化、低密度非钙化和钙化斑块。在高度狭窄病变中，斑块体积总数与缺血程度成反比，而低密度非钙化斑块加上 FFR_{CT} 产生的 ROC 曲线下面积为 0.90，这可以与病变特异性缺血作鉴别[117]。

由于其良好的诊断性能，FFR_{CT} 现已替代了各种有创及无创的检查。在交叉设计的 PLATFORM 研究中，584 个有症状的疑似冠心病患者被分配到常规干预组和基于 CCTA-FFR_{CT} 评估组，以确定在有创冠脉造影中明确诊断为 50%或以上狭窄的非阻塞性冠心病患者[118]。两个单独的队列进行了研究，称为有创性评估和无创性负荷检查。与基于 CCTA-FFR_{CT} 的方法相比，常规干预组在有创冠脉造影检查中发现阻塞性冠心病的概率更低（12% vs 73%），而在明确了 CCTA-FFR_{CT} 结果后有 61%拟行冠脉造影检查的患者取消了造影。与常规干预组相比，取消造影手术令 CCTA-FFR_{CT} 算法成本降低了 32%却保持了相似的生活质量，这一结论是随访了 1 年后得出的。相比之下，在接受无创影像检查的患者中，通过有创冠脉造影检查明确为非阻塞性冠心病的概率没有统计学差异（13% vs 6%）。这些接受无创影像学检查的患者，他们的生活质量与 CCTA-FFR_{CT} 组相仿，要高于常规干预组，虽然他们的花费更高（2 766 美元 vs 2 137 美元）[119]。

近期进行了一些关于 FFR_{CT} 临床决策指导冠状动脉血运重建术的早期研究[120]。在一项 44 例病例的研究中，应用 CFD 计算冠状动脉支架置入术后的 FFR_{CT} 值，并对冠状动脉支架置入术后的缺血再灌注损伤进行计算机模拟。“虚拟支架”前后 FFR_{CT} 与有创 FFR 呈中等相关，平均差异分别为 0.006 和 0.024，诊断敏感度和特异度分别为 85% 和 57%。

表 18.6 依据有创 FFR 为标准的 FFRCT 的诊断准确度

评估内容	DISCOVER-FLOW[114] (2011)	DEFACTO[115] (2012)	NXT[116] (2014)	Renker[156] (2014)	Coenen[157] (2015)	DeGeer[158] (2015)
以每个患者为基础	$n=103$	$n=252$	$n=254$	$n=53$	—	$n=21$
敏感度/%	93	90	86	94	—	83
特异度/%	82	54	79	84	—	80
阳性预测值/%	85	67	65	71	—	63
阴性预测值/%	91	84	93	97	—	93
准确度/%	87	73	81	—	—	81
曲线下面积	0.92	0.81	0.90	0.91	—	—
以每根血管为基础	$n=159$	$n=407$	$n=484$	$n=67$	$n=189$	$n=23$
敏感度/%	88	83	84	85	88	83
特异度/%	82	78	86	85	65	76
阳性预测值/%	74	—	61	71	65	56
阴性预测值/%	92	—	95	93	88	93
准确度/%	84	—	86	—	75	78
曲线下面积	0.90	—	0.93	0.92	0.83	—

CCTA 被美国心脏病协会多模式适用标准所推荐，用于稳定的缺血性心脏病的检测和风险评估，并有宽泛的临床指征，这些临床指征主要根据提示冠心病的症状或先前的检测结果进行分类[39]。这些指征包括无法解释的心电图、中等风险的冠心病患者或那些无法运动者、在正常运动心电图测试之后出现新的或恶化的症状、或新诊断的收缩性心力衰竭。90 天内对无症状但运动心电图或负荷影像学检查结果为异常或不确定的患者进行预测试是合理的。

心血管评估结构与功能

除了冠状动脉狭窄和动脉粥样硬化，心电门控 CT 还可以对心脏结构和功能进行综合评价。由于心脏功能评估需要回顾性心电螺旋门控，伴随着辐射暴露量的显著增加，目前很少应用心脏 CT 进行评估功能。然而，在特定情况下仍然是有用的，并且应当知道如何获得最佳图像采集和测量的技术。

左心室评估可以通过在患者的整个心动周期中连续获取图像来确定(表 18.7)[121]。大多数情况下，每 5%或 10%的 R-R 间期进行图像重建，这使得心脏运动评估能够进行。尽管四维心功能评估在 5%的增量情况下比 10%的增量更为"平滑"，然而需要注意的是，这些图像在时间分辨率方面没有差异，因为时间分辨率是由 CT 扫描器的模型所固定的。获得这些测量的技术各不相同，并且一直在复制超声心动图和 SPECT，包括短轴视图和两室、三室和四室视图，因此它对于明确心室的大小是有用的。目前的软件算法允许手动校正左心室腔的半自动分割，这为体积测量提供了方便。已有报道使用前瞻性触发的轴向 CT 扫描测量左心室体积，该算法需要在舒张期中点的可变点进行。因为心动周期的这一阶段通常不能通过其他成像方法获得，所以应当注意不要将这些 CT 结果与正常值进行比较，正常值在没有心血管疾病的个体中已经详细描述。

表 18.7 对比心脏 CT 和超声心动图对左心室容积的评估

作者(年份)	患者(例数)	舒张末期容积			收缩末期容积			左心室射血分数/%		
		CT	超声心动图		CT	超声心动图		CT	超声心动图	
Nasis[159](2011)	可疑或已知的冠心病(139)	124±36	110±33	<0.001	52±27	47±24	<0.001	60±9	59±9	<0.001
Chang[160](2010)†	健康成人(30)	134.8±18.7	124.0±16.5	<0.01	51.9±12.2	47.1±8.4	<0.01	61.2±6.4	62.0±4.8	<0.01
Chang[160](2010)‡	健康成人(30)	134.8±18.7	132.6±18.9	<0.01	51.9±12.2	50.2±10.4	<0.01	61.2±6.4	62.0±5.8	<0.01
Maffei[161](2010)	可疑的冠心患者(450)	78±38	—	—	41±35	—	—	52±15	55±13	<0.05
Ko[162](2010)	冠心病患者(126)	—	—	—	—	—	—	59.2±11	57.9±10	—

* CT 和超声心动图在右心室容积评估中的相似度在文献中没有相关报道。

†2D 超声心动图。

‡3D 超声心动图。

尽管目前的CT时间分辨率显著低于其他成像方式，但CT通常显示出与其他方法的高度相关性。使用心脏磁共振作为金标准，心脏CT定量显示用于比较左心室射血分数（EF）、收缩末期容积、舒张末期容积和质量的r值：分别是0.93、0.95、0.93和0.86[122]。部分由于这些发现，心脏CT被认为可以应用最新的多模态曲线下面积，帮助鉴别充血性心力衰竭（CHF）的病因。心脏CT可以高特异性地评估阶段性室壁运动，当与冠状动脉造影结果结合时，有助于明确缺血是否为导致功能受损和室壁运动受损的原因。通过定量心肌组织的衰减模式可以收集更多的信息，低衰减提示的静息灌注缺损是心肌梗死的后遗症。心脏CT检查开始后10分钟后，重复注射造影剂有助于明确延迟性高衰减区，提示心肌瘢痕不能存活[123]。对于既往慢性肾脏病史患者，CAC评分为0可以排除高危冠心病，这可以被认为是CCTA的替代品。

通过心脏CT的解释引出了充血性心力衰竭的其他特定病因[121,124]。包括通过测量左心室壁厚度、二尖瓣叶的收缩期前运动和与血管造影不一致的心肌高衰减模式来诊断的肥厚型心肌病（见第78章）。类似地，浸润性心肌病（如结节病）的诊断可以通过显示非心脏结构（如纵隔淋巴结病）来明确。有报道称，左心室心肌炎、心肌致密化不全、致心律失常性右心室心肌病、缩窄性心包炎和心肌淀粉样变性也可以通过心脏CT来诊断（见第77和83章）。其他重要疾病，如左心室心尖部血栓、室壁瘤和假性动脉瘤，都比较容易诊断，也是心脏CT的附加诊断优势。

通过心脏CT进行瓣膜评估存在一定的局限性[125]。鉴于目前的造影方案会选择性地将左心室腔遮盖右心室，心脏CT评估瓣膜的重点一般是左侧瓣膜。主动脉瓣狭窄通常可以通过心脏CT准确诊断（见第68章）。主动脉瓣在瓣叶插入时的双斜定位通过左矢状斜轴和左冠状斜轴的起始平面可以轻松进行，这就可以在整个心动周期中显示瓣膜的相位运动。尽管有些人提出将R-R间期的10%到30%的心动期作为评估主动脉瓣面积（AVA）的最佳时间，但是不同个体之间是有差异的，因此应该在瓣口面积最大处进行测量，而不管相位如何。来自14项研究的meta分析数据表明，与经胸超声心动图（TTE）相比，心脏CT高估了主动脉瓣面积（AVA），与经食道超声心动图（TEE）具有更好的相关性。潜在的注意事项是，在低流量、低梯度主动脉瓣狭窄的情况下进行主动脉瓣面积评估，其中左心室收缩功能减退可使心脏CT所显示的主动脉瓣面积显著减少。许多其他主动脉瓣病变很容易通过心脏CT显示，包括先天性主动脉二叶瓣畸形或四叶瓣畸形和主动脉瓣钙化的范围和严重程度。

与依赖于回顾性门控的主动脉瓣狭窄相比，前瞻性触发式心脏CT可以中等准确地评估主动脉瓣反流。以经胸超声心动图为参考，将53例主动脉瓣反流患者与29例无主动脉瓣反流的患者相比，心脏CT对主动脉瓣反流严重程度判断的敏感性和特异性分别为98%和98%[126]。心脏CT对于主动脉呈中重度反流的患者更为实用，这是因为心脏CT会遗漏四分之一的轻度反流患者。主动脉反流量可通过回顾性螺旋门控方法进行心脏CT定量。通过计算左心室和右心室（RV）收缩末期容积和舒张末期容积能够计算它们各自的每搏输出量。左心室容积减去右心室每搏输出量代表主动脉反流容量。

由于复杂的解剖结构和高度活动性，二尖瓣的评估可能比主动脉瓣更具挑战性（见第69章）[127]。二尖瓣瓣环和腱索是非常薄的结构，高度混浊的左心室和心房碘离子对比往往掩盖了这些结构的可观察性。通过使用MinIP的后处理技术可以得到改善，就是相对于填充了对比剂的心室腔来说，进一步强化低衰减的瓣膜组织的信号。

心脏CT也可用于诊断二尖瓣狭窄，也是使用双斜短轴法来评估[125]。虽然前瞻性轴向触发法允许在R-R间期的75%进行舒张期评估，但如果运用回顾性螺旋门控法来评估的话，每个舒张期的检查都应仔细进行，目的是计算得出最大的二尖瓣面积。在二尖瓣扩张到最大的状态，短轴平面测量将以与经胸超声心动图高度相关的方式对解剖学瓣口反流面积进行测量，从而用于诊断中重度二尖瓣狭窄。而通过与经食管超声心动图的比较发现，心脏CT对二尖瓣面积的估算普遍过高。

经心脏CT计算二尖瓣反流可通过两种方法来量化：反流容积和解剖学瓣口反流面积（ROA）的测量。通过计算左右心室每搏输出量的差值来测算二尖瓣反流容积的方法与经胸心动超声图测算方式高度相关（$r=0.95$），差异无显著性[128]。更重要的是，与依赖于血流动力学的有效瓣口反流面积测量方法不同，心脏CT对二尖瓣反流容积的平面测量仅从解剖学上来计算瓣口反流面积。心脏CT扫描可以方便快捷地了解许多其他二尖瓣病变，并且可以协助诊断二尖瓣反流的病因，包括脱垂、连枷状小叶、瓣膜旁脓肿、心内膜炎，或在血栓形成或裂开的情况下造成的假性瓣膜。

结构性心脏病干预

鉴于心脏CT可以提供解剖形态学和生理功能学数据，加上结构性心脏病的经皮介入综合治疗的最新进展，CT已发展成为许多此类介入术前指导和术后随访的重要成像方式。其中包括经导管心脏瓣膜置换、左心耳封堵和心律失常消融的成像（第38章）。

由于经导管主动脉瓣置换术（transcatheter aortic valve replacement，TAVR）在高危重度主动脉瓣狭窄患者中显示出优于保守治疗且与手术治疗相似的效果，所以在轻度主动脉瓣病变患者中，它的临床实用性也得到了进一步的发展（见第72章）[129-131]。几乎与此同时发现心脏CT可以进一步提供信息从程序上来改善TAVR的治疗效果或预防不必要并发症的发生[132]。对于拟行TAVR的患者，推进常规进行心脏和血管CT扫描，并提供相关信息：①主动脉瓣环大小和钙化情况；②TAVR展开角度的预测；③冠状动脉口的高度；④主动脉-髂动脉的长度和动脉粥样硬化负荷；⑤TAVR装置术后评估小叶增厚提示血栓形成的证据（图18.15）。

TAVR的心脏CT扫描主要采用回顾性螺旋门控方式进行。接受TAVR的患者一般都是老年人，对主动脉瓣环进行动态评估的需求往往大于心脏CT辐射的风险。在CT上，主动瓣脉环是通过双斜入法定位的，该方法可以使左冠瓣、右冠瓣和无冠瓣小叶的插入平面对齐。该平面通常不对称于左心室流出道（left ventricular outflow tract，LVOT）和近端升主动脉的平面，右冠瓣小叶通常比其对应的小叶插入的更低。定义主动由左至右的平面角度可以帮助在手术同时对TAVR进行透视分析。CT评估主动脉瓣环显示，它的形状结构是椭圆形的，经常发生钙化，在整个心动周期呈动态表现。与其报告由于椭圆形造成不均匀的主动脉环直径，不如进行面积测量，因为它们可以更好地用于正确地测量圆形TAVR装置的尺寸。由于在收缩末期有较大的环形区域面积，所以应该在心动周期的这个阶段进行主动脉瓣环的测量。 通过CT对TAVR

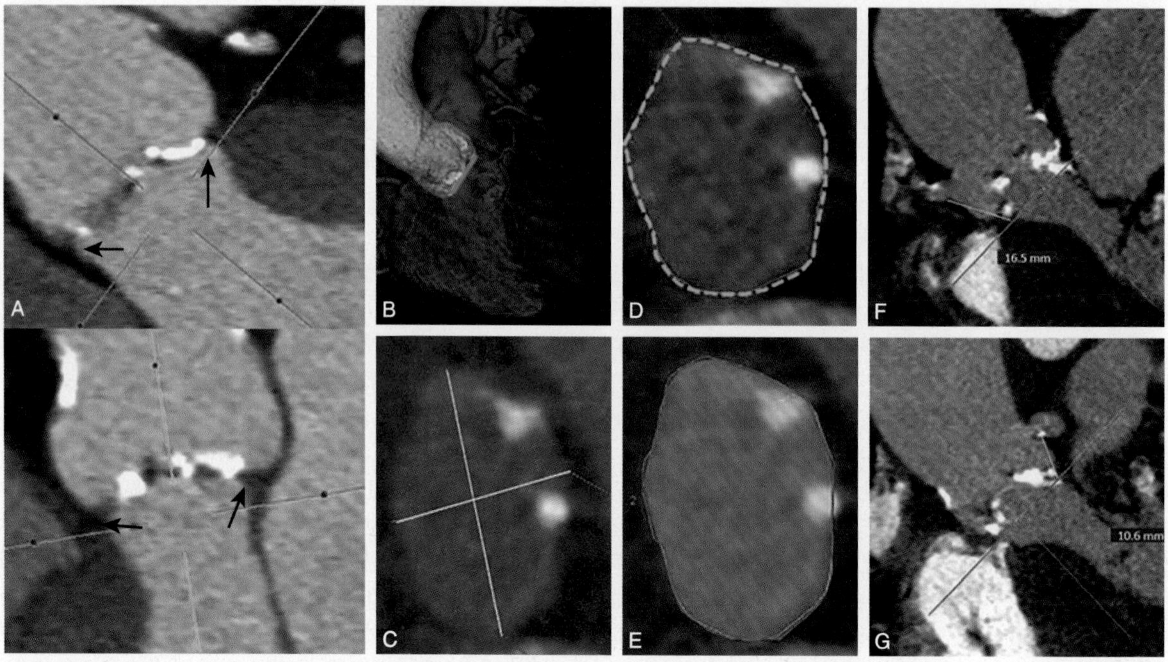

图 18.15 心血管 CT 对经导管主动脉瓣置换术(TAVR)的术前规划。A,双斜入法在 TAVR 前识别主动脉环平面(黑箭头)。主动脉瓣环应在小叶插入而不是在瓣膜平面上测量。B,主动脉、主动脉环和主动脉瓣的容积显像。蓝线表示主动脉环的平面。当主动脉环形平面上的所有点都对齐(如蓝线所示)时,这些 CT 投影角度可以指导程序员,在 TAVR 手术时哪些角度可能有用。直径(C)、面积(D)和周长(E)测量的主动脉环,以调整大小合适的 TAVR 假体。测量右冠状动脉口高(F)和左冠状动脉口高(G),以确保 TAVR 不会阻塞冠状动脉口

进行合理的测量可以减少术后瓣膜旁主动脉瓣反流(paravalvular aortic regurgitation,PAR)的发生率,PAR 的发生率随着 TAVR 装置直径(或面积)减去 CT 环直径(或面积)值的增大而增加[133]。合适的装置尺寸对于避免高估主动脉瓣环大小很重要,高估可能会导致主动脉破裂。准确记录主动脉瓣环、瓣膜和主动脉近端的钙化是很重要的。CT 结果提示在主动脉壁、瓣膜边缘或瓣膜连合处的严重主动脉瓣钙化增加了术后瓣膜旁主动脉瓣反流和主动脉破裂的风险。

几个额外的 TAVR 术前发现值得注意。鉴于 TAVR 支架装置通常较为高级,测量主动脉瓣环平面和冠状动脉口之间的距离是很重要的。TAVR 植入导致急性冠状动脉闭塞和猝死的灾难病例已经发生。冠状动脉开口高度的测量应该从主动脉瓣到左冠状动脉口和右冠状动脉口的下部。通常这是一个倾斜的平面,不能以垂直于环形平面的测量代替,这可能会过低估计冠状动脉开口高度。此外,在 TAVR 的候选者中,经常同时进行主髂动脉造影以评估经股动脉介入的血管系统的尺寸。几个重要的影像学特征可预测围手术期并发症,包括髂动脉分岔口的最小直径小于外鞘直径,股动脉和股浅动脉严重钙化,“马蹄铁”样钙化,以及严重的主动脉粥样斑块。接受 TAVR 的患者如有潜在肾功能不全,可以接受低剂量碘化造影方案,包括使用单色 DECT 成像和选择性主髂动脉造影。

在经导管二尖瓣置换术(transcatheter mitral valve replacement,TMVR)的新兴领域中,心脏 CT 可能扮演着同样重要的角色(见第 72 章)[127]。与 TAVR 手术一样,双斜位 CT 图像重建法可用于评估二尖瓣解剖结构,二尖瓣是具有鞍形形态的复杂 D 形结构。CT 可用于量化二尖瓣环大小、钙化的范围和位置,以及 3D 几何。与 TAVR 类似,CT 主要从二尖瓣环平面的角度透视,以帮助指导装置的植入。因为 TMVR 装置的植入通常会延伸到左心室流出道,手术结束后,它将重新形成一个“新的左心室流出道”。结合与 TMVR 装置的类型和大小有关的信息,从 CT 成像可以确定可能由 TMVR 导致的左心室流出道梗阻的严重程度。

对于考虑进行肺静脉分离的心房颤动患者(见第 38 章),心脏 CT 可用于左心房、左心耳和肺静脉的详细形态学特征检查[134]。CT 通常在收缩末期对左心房大小进行测量,所得值与心脏磁共振测算值一致。用心脏 CT 分析左心耳是很容易的,可用来排除房颤患者左心耳处的血栓。左心耳处的血栓表现为低衰减的区域,具有明显的边界。这与“血栓形成”形成了鲜明的对照(或非常低的左心耳速度),后者的外观较为模糊。对于在 CT 上怀疑有左心耳血栓的患者,在增强 CT 后大约 45 至 60 秒进行随访是有帮助的。在第二个 CT 中左心耳内低衰减信号的消失将排除左心耳血栓的诊断,低衰减信号的持续存在将明确诊断(表 18.8)。

左心耳形状和大小的个体差异是显著的,但是已经尝试将左心耳类型分类为具有代表性的仙人掌、鸡翅、风向标和花椰菜形态。对于不能耐受抗凝治疗的房颤患者,这些发现可能有助于确定其对经皮左心耳封堵的适用性[135]。对于左心耳的形状分类可能有助于对预后的判断;鸡翅形左心耳在房颤导管消融后发生血栓栓塞事件的风险更低。由于其高度的解剖形态变异性,左心房和肺静脉常常通过 CT 后处理方法重建,并在隔离肺静脉后获得的左心房电信息。这种综合的电解剖图可以提供心律失常灶的定位,减少并发症,如肺静脉狭窄或心房食管瘘。2D-3D 图像配准技术还用于将心脏 CT 图像数据与 X 射线透视数据融合以改进手术过程中的空间定向。

表 18.8 CT左心耳血栓的诊断准确率

作者	病例数/例	血栓百分比/%	准确率/%	敏感度/%	特异度/%	阳性预测值/%	阴性预测值/%
Kapa[163](2010)	255	2	89	100	88	12	100
Maltagliati[164](2011)	171	2	92	100	92	22	100
Dorenkamp[165](2013)	329	2	96	29	98	20	98
Choi[166](2013)	106	25	29	100	25	69	100
Homsi[167](2016)	124	22	90	82	97	88	95
Lazoura[168](2016)	122	16	86	100	86	15	100

（刘千军　翁婷雯 译，史凯雷 校）

经典参考文献

Kalender W. *Computed Tomography: Fundamentals, System Technology, Image Quality, Applications*. Munich: MCD Verlag; 2000.

Agatston AS, Janowitz WR, Hildner FJ, et al. Quantification of coronary artery calcium using ultrafast computed tomography. *J Am Coll Cardiol*. 1990;15:827–832.

Rumberger JA, Simons DB, Fitzpatrick LA, et al. Coronary artery calcium area by electron-beam computed tomography and coronary atherosclerotic plaque area: a histopathologic correlative study. *Circulation*. 1995;92:2157–2162.

Callister TQ, Raggi P, Cooil B, et al. Effect of HMG-CoA reductase inhibitors on coronary artery disease as assessed by electron-beam computed tomography. *N Engl J Med*. 1998;339: 1972–1978.

参考文献

Basics of Cardiac and Coronary Computed Tomography

1. Naoum C, Blanke P, Leipsic J. Iterative reconstruction in cardiac CT. *J Cardiovasc Comput Tomogr*. 2015;9:255–263.
2. Danad I, Fayad ZA, Willemink MJ, et al. New applications of cardiac computed tomography: dual-energy, spectral, and molecular CT imaging. *JACC Cardiovasc Imaging*. 2015;8:710–723.
3. Abbara S, Arbab-Zadeh A, Callister TQ, et al. SCCT guidelines for performance of coronary computed tomographic angiography: a report of the Society of Cardiovascular Computed Tomography Guidelines Committee. *J Cardiovasc Comput Tomogr*. 2009;3:190–204.
4. Celik O, Atasoy MM, Erturk M, et al. Comparison of different strategies of ivabradine premedication for heart rate reduction before coronary computed tomography angiography. *J Cardiovasc Comput Tomogr*. 2014;8:77–82.
5. Halliburton SS, Abbara S, Chen MY, et al. SCCT guidelines on radiation dose and dose-optimization strategies in cardiovascular CT. *J Cardiovasc Comput Tomogr*. 2011;5:198–224.
6. Einstein AJ. Effects of radiation exposure from cardiac imaging: how good are the data? *J Am Coll Cardiol*. 2012;59:553–565.
7. Maaniitty T, Stenstrom I, Uusitalo V, et al. Incidence of persistent renal dysfunction after contrast enhanced coronary CT angiography in patients with suspected coronary artery disease. *Int J Cardiovasc Imaging*. 2016;32:1567–1575.
8. El-Hajjar M, Bashir I, Khan M, et al. Incidence of contrast-induced nephropathy in patients with chronic renal insufficiency undergoing multidetector computed tomographic angiography treated with preventive measures. *Am J Cardiol*. 2008;102:353–356.
9. Buckens CF, Verkooijen HM, Gondrie MJ, et al. Unrequested findings on cardiac computed tomography: looking beyond the heart. *PLoS ONE*. 2012;7:e32184.

Coronary Artery Calcium Scoring

10. Voros S, Rivera JJ, Berman DS, et al. Guideline for minimizing radiation exposure during acquisition of coronary artery calcium scans with the use of multidetector computed tomography: a report by the Society for Atherosclerosis Imaging and Prevention Tomographic Imaging and Prevention Councils in collaboration with the Society of Cardiovascular Computed Tomography. *J Cardiovasc Comput Tomogr*. 2011;5:75–83.
11. Alluri K, Joshi PH, Henry TS, et al. Scoring of coronary artery calcium scans: history, assumptions, current limitations, and future directions. *Atherosclerosis*. 2015;239:109–117.
12. Leipsic J, Abbara S, Achenbach S, et al. SCCT guidelines for the interpretation and reporting of coronary CT angiography: a report of the Society of Cardiovascular Computed Tomography Guidelines Committee. *J Cardiovasc Comput Tomogr*. 2014;8:342–358.
13. Detrano R, Guerci AD, Carr JJ, et al. Coronary calcium as a predictor of coronary events in four racial or ethnic groups. *N Engl J Med*. 2008;358:1336–1345.
14. Polonsky TS, McClelland RL, Jorgensen NW, et al. Coronary artery calcium score and risk classification for coronary heart disease prediction. *JAMA*. 2010;303:1610–1616.
15. McClelland RL, Chung H, Detrano R, et al. Distribution of coronary artery calcium by race, gender, and age: results from the Multi-Ethnic Study of Atherosclerosis (MESA). *Circulation*. 2006;113:30–37.
16. Budoff MJ, Nasir K, McClelland RL, et al. Coronary calcium predicts events better with absolute calcium scores than age-sex-race/ethnicity percentiles: MESA (Multi-Ethnic Study of Atherosclerosis). *J Am Coll Cardiol*. 2009;53:345–352.
17. Erbel R, Mohlenkamp S, Moebus S, et al. Coronary risk stratification, discrimination, and reclassification improvement based on quantification of subclinical coronary atherosclerosis: the Heinz Nixdorf Recall Study. *J Am Coll Cardiol*. 2010;56:1397–1406.
18. Min JK, Lin FY, Gidseg DS, et al. Determinants of coronary calcium conversion among patients with a normal coronary calcium scan: what is the "warranty period" for remaining normal? *J Am Coll Cardiol*. 2010;55:1110–1117.
19. Valenti V, Ó Hartaigh B, Heo R, et al. A 15-year warranty period for asymptomatic individuals without coronary artery calcium: a prospective follow-up of 9,715 individuals. *JACC Cardiovasc Imaging*. 2015;8:900–909.
20. Nasir K, Bittencourt MS, Blaha MJ, et al. Implications of coronary artery calcium testing among statin candidates according to American College of Cardiology/American Heart Association cholesterol management guidelines: MESA (Multi-Ethnic Study of Atherosclerosis). *J Am Coll Cardiol*. 2015;66:1657–1668.
21. Yeboah J, McClelland RL, Polonsky TS, et al. Comparison of novel risk markers for improvement in cardiovascular risk assessment in intermediate-risk individuals. *JAMA*. 2012;308: 788–795.
22. Gibson AO, Blaha MJ, Arnan MK, et al. Coronary artery calcium and incident cerebrovascular events in an asymptomatic cohort: the MESA study. *JACC Cardiovasc Imaging*. 2014;7:1108–1115.
23. Gepner AD, Young R, Delaney JA, et al. Comparison of coronary artery calcium presence, carotid plaque presence, and carotid intima-media thickness for cardiovascular disease prediction in the Multi-Ethnic Study of Atherosclerosis. *Circ Cardiovasc Imaging*. 2015;8.
24. O'Neal WT, Efird JT, Qureshi WT, et al. Coronary artery calcium progression and atrial fibrillation: the Multi-Ethnic Study of Atherosclerosis. *Circ Cardiovasc Imaging*. 2015;8.
25. Whitlock MC, Yeboah J, Burke GL, et al. Cancer and its association with the development of coronary artery calcification: An assessment from theMulti-Ethnic Study of Atherosclerosis. *J Am Heart Assoc*. 2015;4.
26. Leening MJ, Elias-Smale SE, Kavousi M, et al. Coronary calcification and the risk of heart failure in the elderly: the Rotterdam Study. *JACC Cardiovasc Imaging*. 2012;5:874–880.
27. Criqui MH, Denenberg JO, Ix JH, et al. Calcium density of coronary artery plaque and risk of incident cardiovascular events. *JAMA*. 2014;311:271–278.
28. Nasir K, Clouse M. Role of nonenhanced multidetector ct coronary artery calcium testing in asymptomatic and symptomatic individuals. *Radiology*. 2012;264:637–649.
29. Pursnani A, Chou ET, Zakroysky P, et al. Use of coronary artery calcium scanning beyond coronary computed tomographic angiography in the emergency department evaluation for acute chest pain: The ROMICAT II Trial. *Circ Cardiovasc Imaging*. 2015;8.
30. Villines TC, Hulten EA, Shaw LJ, et al. Prevalence and severity of coronary artery disease and adverse events among symptomatic patients with coronary artery calcification scores of zero undergoing coronary computed tomography angiography: results from the CONFIRM (Coronary CT Angiography Evaluation For Clinical Outcomes: An International Multicenter) Registry. *J Am Coll Cardiol*. 2011;58:2533–2540.
31. Budoff MJ, Young R, Lopez VA, et al. Progression of coronary calcium and incident coronary heart disease events: MESA (Multi-Ethnic Study of Atherosclerosis). *J Am Coll Cardiol*. 2013;61:1231–1239.
32. Berman DS, Wong ND, Gransar H, et al. Relationship between stress-induced myocardial ischemia and atherosclerosis measured by coronary calcium tomography. *J Am Coll Cardiol*. 2004;44:923–930.
33. Hacker M, Becker C. The incremental value of coronary artery calcium scores to myocardial single photon emission computer tomography in risk assessment. *J Nucl Cardiol*. 2011;18:700–711, quiz 712-706.
34. Arad Y, Spadaro LA, Roth M, et al. Treatment of asymptomatic adults with elevated coronary calcium scores with atorvastatin, vitamin C, and vitamin E: the St. Francis Heart Study randomized clinical trial. *J Am Coll Cardiol*. 2005;46:166–172.
35. Rozanski A, Gransar H, Shaw LJ, et al. Impact of coronary artery calcium scanning on coronary risk factors and downstream testing the EISNER (Early Identification of Subclinical Atherosclerosis by Noninvasive Imaging Research) prospective randomized trial. *J Am Coll Cardiol*. 2011;57:1622–1632.
36. Shaw LJ, Min JK, Budoff M, et al. Induced cardiovascular procedural costs and resource consumption patterns after coronary artery calcium screening: results from the EISNER (Early Identification of Subclinical Atherosclerosis by Noninvasive Imaging Research) study. *J Am Coll Cardiol*. 2009;54:1258–1267.
37. Pencina MJ, Navar-Boggan AM, D'Agostino RB, et al. Application of new cholesterol guidelines to a population-based sample. *N Engl J Med*. 2014;370:1422–1431.
38. Stone NJ, Robinson JG, Lichtenstein AH, et al. 2013 ACC/AHA guideline on the treatment of blood cholesterol to reduce atherosclerotic cardiovascular risk in adults: a report of the American College of Cardiology/American Heart Association Task Force on Practice Guidelines. *Circulation*. 2014;129:S1–S45.
39. Wolk MJ, Bailey SR, Doherty JU, et al. ACCF/AHA/ASE/ASNC/HFSA/HRS/SCAI/SCCT/SCMR/STS 2013 multimodality appropriate use criteria for the detection and risk assessment of stable ischemic heart disease: a report of the American College of Cardiology Foundation Appropriate Use Criteria Task Force, American Heart Association, American Society of Echocardiography, American Society of Nuclear Cardiology, Heart Failure Society of America, Heart Rhythm Society, Society for Cardiovascular Angiography and Interventions, Society of Cardiovascular Computed Tomography, Society for Cardiovascular Magnetic Resonance, and Society of Thoracic Surgeons. *J Am Coll Cardiol*. 2014;63:380–406.
40. Yeboah J, Polonsky TS, Young R, et al. Utility of nontraditional risk markers in individuals ineligible for statin therapy according to the 2013 American College of Cardiology/American Heart Association cholesterol guidelines. *Circulation*. 2015;132:916–922.
41. Pursnani A, Massaro JM, D'Agostino RB, et al. Guideline-based statin eligibility, coronary artery calcification, and cardiovascular events. *JAMA*. 2015;314:134–141.

Coronary Computed Tomographic Angiography

42. Budoff MJ, Dowe D, Jollis JG, et al. Diagnostic performance of 64-multidetector row coronary computed tomographic angiography for evaluation of coronary artery stenosis in individuals without known coronary artery disease: results from the prospective multicenter accuracy (Assessment by Coronary Computed Tomographic Angiography of Individuals Undergoing

Invasive Coronary Angiography) trial. *J Am Coll Cardiol.* 2008;52:1724–1732.
43. Meijboom WB, Meijs MF, Schuijf JD, et al. Diagnostic accuracy of 64-slice computed tomography coronary angiography: a prospective, multicenter, multivendor study. *J Am Coll Cardiol.* 2008;52:2135–2144.
44. Miller JM, Rochitte CE, Dewey M, et al. Diagnostic performance of coronary angiography by 64-row CT. *N Engl J Med.* 2008;359:2324–2336.
45. Neglia D, Rovai D, Caselli C, et al. Detection of significant coronary artery disease by noninvasive anatomical and functional imaging. *Circ Cardiovasc Imaging.* 2015;8.
46. Vanhoenacker PK, Decramer I, Bladt O, et al. Multidetector computed tomography angiography for assessment of in-stent restenosis: meta-analysis of diagnostic performance. *BMC Med Imaging.* 2008;8:14.
47. Sun Z, Almutairi AM. Diagnostic accuracy of 64 multislice ct angiography in the assessment of coronary in-stent restenosis: a meta-analysis. *Eur J Radiol.* 2010;73:266–273.
48. Carrabba N, Schuijf JD, de Graaf FR, et al. Diagnostic accuracy of 64-slice computed tomography coronary angiography for the detection of in-stent restenosis: a meta-analysis. *J Nucl Cardiol.* 2010;17:470–478.
49. Kumbhani DJ, Ingelmo CP, Schoenhagen P, et al. Meta-analysis of diagnostic efficacy of 64-slice computed tomography in the evaluation of coronary in-stent restenosis. *Am J Cardiol.* 2009;103:1675–1681.
50. Chan M, Ridley L, Dunn DJ, et al. A systematic review and meta-analysis of multidetector computed tomography in the assessment of coronary artery bypass grafts. *Int J Cardiol.* 2016;221:898–905.
51. Min JK, Dunning A, Lin FY, et al. Rationale and design of the CONFIRM (Coronary CT Angiography Evaluation For Clinical Outcomes: An International Multicenter) Registry. *J Cardiovasc Comput Tomogr.* 2011;5:84–92.
52. Min JK, Dunning A, Lin FY, et al. Age- and sex-related differences in all-cause mortality risk based on coronary computed tomography angiography findings results from the international multicenter CONFIRM (Coronary CT Angiography Evaluation For Clinical Outcomes: An International Multicenter) Registry of 23,854 patients without known coronary artery disease. *J Am Coll Cardiol.* 2011;58:849–860.
53. Villines TC, Hulten EA, Shaw LJ, et al. Prevalence and severity of coronary artery disease and adverse events among symptomatic patients with coronary artery calcification scores of zero undergoing coronary computed tomography angiography: results from the CONFIRM (Coronary CT Angiography Evaluation For Clinical Outcomes: An International Multicenter) Registry. *J Am Coll Cardiol.* 2011;58:2533–2540.
54. Cho I, Chang HJ, Sung JM, et al. Coronary computed tomographic angiography and risk of all-cause mortality and nonfatal myocardial infarction in subjects without chest pain syndrome from the CONFIRM Registry (Coronary CT Angiography Evaluation For Clinical Outcomes: An International Multicenter Registry). *Circulation.* 2012;126:304–313.
55. Min JK, Berman DS, Dunning A, et al. All-cause mortality benefit of coronary revascularization vs. Medical therapy in patients without known coronary artery disease undergoing coronary computed tomographic angiography: results from CONFIRM (Coronary CT Angiography Evaluation For Clinical Outcomes: An International Multicenter Registry). *Eur Heart J.* 2012;33:3088–3097.
56. Rana JS, Dunning A, Achenbach S, et al. Differences in prevalence, extent, severity, and prognosis of coronary artery disease among patients with and without diabetes undergoing coronary computed tomography angiography: results from 10,110 individuals from the CONFIRM (Coronary CT Angiography Evaluation For Clinical Outcomes: An International Multicenter) Registry. *Diabetes Care.* 2012;35:1787–1794.
57. Dwivedi G, Cocker M, Yam Y, et al. Predictive value of cardiac computed tomography and the impact of renal function on all cause mortality (from Coronary CT Angiography Evaluation For Clinical Outcomes). *Am J Cardiol.* 2013;111:1563–1569.
58. Hadamitzky M, Achenbach S, Al-Mallah M, et al. Optimized prognostic score for coronary computed tomographic angiography: results from the CONFIRM Registry (Coronary CT Angiography Evaluation For Clinical Outcomes: An International Multicenter Registry). *J Am Coll Cardiol.* 2013;62:468–476.
59. Labounty TM, Gomez MJ, Achenbach S, et al. Body mass index and the prevalence, severity, and risk of coronary artery disease: an international multicentre study of 13,874 patients. *Eur Heart J Cardiovasc Imaging.* 2013;14:456–463.
60. Leipsic J, Taylor CM, Grunau G, et al. Cardiovascular risk among stable individuals suspected of having coronary artery disease with no modifiable risk factors: results from an international multicenter study of 5262 patients. *Radiology.* 2013;267:718–726.
61. Otaki Y, Gransar H, Berman DS, et al. Impact of family history of coronary artery disease in young individuals (from the CONFIRM Registry). *Am J Cardiol.* 2013;111:1081–1086.
62. Arsanjani R, Berman DS, Gransar H, et al. Left ventricular function and volume with coronary CT angiography improves risk stratification and identification of patients at risk for incident mortality: results from 7758 patients in the prospective multinational CONFIRM observational cohort study. *Radiology.* 2014;273:70–77.
63. Hulten E, Villines TC, Cheezum MK, et al. Calcium score, coronary artery disease extent and severity, and clinical outcomes among low framingham risk patients with low vs high lifetime risk: results from the CONFIRM registry. *J Nucl Cardiol.* 2014;21:29–37, quiz 38 29.
64. Leipsic J, Taylor CM, Gransar H, et al. Sex-based prognostic implications of nonobstructive coronary artery disease: results from the international multicenter CONFIRM study. *Radiology.* 2014;273:393–400.
65. Min JK, Labounty TM, Gomez MJ, et al. Incremental prognostic value of coronary computed tomographic angiography over coronary artery calcium score for risk prediction of major adverse cardiac events in asymptomatic diabetic individuals. *Atherosclerosis.* 2014;232:298–304.
66. Nakazato R, Arsanjani R, Achenbach S, et al. Age-related risk of major adverse cardiac event risk and coronary artery disease extent and severity by coronary CT angiography: results from 15,187 patients from the international multisite CONFIRM study. *Eur Heart J Cardiovasc Imaging.* 2014;15:586–594.
67. Ahmadi A, Leipsic J, Feuchtner G, et al. Is metabolic syndrome predictive of prevalence, extent, and risk of coronary artery disease beyond its components? Results from the multinational Coronary CT Angiography Evaluation For Clinical Outcomes: An International Multicenter Registry (CONFIRM). *PLoS ONE.* 2015;10:e0118998.
68. Chow BJ, Small G, Yam Y, et al. Prognostic and therapeutic implications of statin and aspirin therapy in individuals with nonobstructive coronary artery disease: results from the CONFIRM (Coronary ct Angiography Evaluation For Clinical Outcomes: An International Multicenter) Registry. *Arterioscler Thromb Vasc Biol.* 2015;35:981–989.
69. Gebhard C, Fuchs TA, Stehli J, et al. Coronary dominance and prognosis in patients undergoing coronary computed tomographic angiography: results from the CONFIRM (Coronary CT Angiography Evaluation For Clinical Outcomes: An International Multicenter) Registry. *Eur Heart J Cardiovasc Imaging.* 2015;16:853–862.
70. Nakanishi R, Berman DS, Budoff MJ, et al. Current but not past smoking increases the risk of cardiac events: insights from coronary computed tomographic angiography. *Eur Heart J.* 2015;36:1031–1040.
71. Motwani M, Dey D, Berman DS, et al. Machine learning for prediction of all-cause mortality in patients with suspected coronary artery disease: a 5-year multicentre prospective registry analysis. *Eur Heart J.* 2017;38:500–507.
72. Lin FY, Shaw LJ, Dunning AM, et al. Mortality risk in symptomatic patients with nonobstructive coronary artery disease: a prospective 2-center study of 2,583 patients undergoing 64-detector row coronary computed tomographic angiography. *J Am Coll Cardiol.* 2011;58:510–519.
73. Cheruvu C, Precious B, Naoum C, et al. Long term prognostic utility of coronary CT angiography in patients with no modifiable coronary artery disease risk factors: results from the 5 year follow-up of the CONFIRM international multicenter registry. *J Cardiovasc Comput Tomogr.* 2016;10:22–27.
74. Ahmadi A, Stone GW, Leipsic J, et al. Prognostic determinants of coronary atherosclerosis in stable ischemic heart disease: anatomy, physiology, or morphology? *Circ Res.* 2016;119:317–329.
75. Motoyama S, Kondo T, Sarai M, et al. Multislice computed tomographic characteristics of coronary lesions in acute coronary syndromes. *J Am Coll Cardiol.* 2007;50:319–326.
76. Motoyama S, Ito H, Sarai M, et al. Plaque characterization by coronary computed tomography angiography and the likelihood of acute coronary events in mid-term follow-up. *J Am Coll Cardiol.* 2015;66:337–346.
77. Marwick TH, Cho I, Ó Hartaigh B, et al. Finding the gatekeeper to the cardiac catheterization laboratory: coronary CT angiography or stress testing? *J Am Coll Cardiol.* 2015;65:2747–2756.
78. Madaj P, Budoff MJ. Risk stratification of non-contrast ct beyond the coronary calcium scan. *J Cardiovasc Comput Tomogr.* 2012;6:301–307.
79. Kodama T, Kondo T, Oida A, et al. Computed tomographic angiography-verified plaque characteristics and slow-flow phenomenon during percutaneous coronary intervention. *JACC Cardiovasc Interv.* 2015;5:636–643.
80. Goldstein MA, Roy SK, Hebsur S, et al. Relationship between routine multi-detector cardiac computed tomographic angiography prior to reoperative cardiac surgery, length of stay, and hospital charges. *Int J Cardiovasc Imaging.* 2013;29:709–717.
81. Di Carli MF, Dorbala S, Curillova Z, et al. Relationship between CT coronary angiography and stress perfusion imaging in patients with suspected ischemic heart disease assessed by integrated PET-CT imaging. *J Nucl Cardiol.* 2007;14:799–809.
82. Gaemperli O, Schepis T, Valenta I, et al. Functionally relevant coronary artery disease: comparison of 64-section CT angiography with myocardial perfusion SPECT. *Radiology.* 2008;248:414–423.
83. Schuijf JD, Wijns W, Jukema JW, et al. Relationship between noninvasive coronary angiography with multi-slice computed tomography and myocardial perfusion imaging. *J Am Coll Cardiol.* 2006;48:2508–2514.
84. Meijboom WB, Van Mieghem CA, van Pelt N, et al. Comprehensive assessment of coronary artery stenoses: computed tomography coronary angiography versus conventional coronary angiography and correlation with fractional flow reserve in patients with stable angina. *J Am Coll Cardiol.* 2008;52:636–643.
85. Gaemperli O, Kaufmann PA, Alkadhi H. Cardiac hybrid imaging. *Eur J Nucl Med Mol Imaging.* 2014;41(suppl 1):S91–S103.
86. Schepis T, Gaemperli O, Koepfli P, et al. Added value of coronary artery calcium score as an adjunct to gated SPECT for the evaluation of coronary artery disease in an intermediate-risk population. *J Nucl Med.* 2007;48:1424–1430.
87. Doh JH, Koo BK, Nam CW, et al. Diagnostic value of coronary ct angiography in comparison with invasive coronary angiography and intravascular ultrasound in patients with intermediate coronary artery stenosis: results from the prospective multicentre FIGURE-OUT (Functional Imaging Criteria For Guiding Review of Invasive Coronary Angiography, Intravascular Ultrasound, and Coronary Computed Tomographic Angiography) study. *Eur Heart J Cardiovasc Imaging.* 2014;15:870–877.
88. Park HB, Heo R, O'Hartaigh B, et al. Atherosclerotic plaque characteristics by CT angiography identify coronary lesions that cause ischemia: a direct comparison to fractional flow reserve. *JACC Cardiovasc Imaging.* 2015;8:1–10.
89. Nakazato R, Shalev A, Doh JH, et al. Aggregate plaque volume by coronary computed tomography angiography is superior and incremental to luminal narrowing for diagnosis of ischemic lesions of intermediate stenosis severity. *J Am Coll Cardiol.* 2013;62:460–467.
90. Maffei E, Seitun S, Guaricci AI, et al. Chest pain: coronary CT in the ER. *Br J Radiol.* 2016;89:20150954.
91. Romero J, Husain SA, Holmes AA, et al. Non-invasive assessment of low risk acute chest pain in the emergency department: a comparative meta-analysis of prospective studies. *Int J Cardiol.* 2015;187:565–580.
92. Hoffmann U, Bamberg F, Chae CU, et al. Coronary computed tomography angiography for early triage of patients with acute chest pain: rhe ROMICAT (Rule Out Myocardial Infarction Using Computer Assisted Tomography) trial. *J Am Coll Cardiol.* 2009;53:1642–1650.
93. Hamilton-Craig C, Fifoot A, Hansen M, et al. Diagnostic performance and cost of CT angiography versus stress ECG: a randomized prospective study of suspected acute coronary syndrome chest pain in the emergency department (CT-COMPARE). *Int J Cardiol.* 2014;177:867–873.
94. Litt HI, Gatsonis C, Snyder B, et al. CT angiography for safe discharge of patients with possible acute coronary syndromes. *N Engl J Med.* 2012;366:1393–1403.
95. Hoffmann U, Truong QA, Schoenfeld DA, et al. Coronary CT angiography versus standard evaluation in acute chest pain. *N Engl J Med.* 2012;367:299–308.
96. Goldstein JA, Chinnaiyan KM, Abidov A, et al. The CT-STAT (Coronary Computed Tomographic Angiography For Systematic Triage of Acute Chest Pain Patients To Treatment) trial. *J Am Coll Cardiol.* 2011;58:1414–1422.
97. Linde JJ, Kofoed KF, Sorgaard M, et al. Cardiac computed tomography guided treatment strategy in patients with recent acute-onset chest pain: results from the randomised, controlled trial: Cardiac CT in the Treatment of Acute Chest Pain (CATCH). *Int J Cardiol.* 2013;168:5257–5262.
98. El-Hayek G, Benjo A, Uretsky S, et al. Meta-analysis of coronary computed tomography angiography versus standard of care strategy for the evaluation of low risk chest pain: are randomized controlled trials and cohort studies showing the same evidence? *Int J Cardiol.* 2014;177:238–245.
99. Dedic A, Lubbers MM, Schaap J, et al. Coronary CT angiography for suspected acs in the era of high-sensitivity troponins: randomized multicenter study. *J Am Coll Cardiol.* 2016;67:16–26.
100. Levsky JM, Spevack DM, Travin MI, et al. Coronary computed tomography angiography versus radionuclide myocardial perfusion imaging in patients with chest pain admitted to telemetry: a randomized trial. *Ann Intern Med.* 2015;163:174–183.
101. Burris AC 2nd, Boura JA, Raff GL, et al. Triple rule out versus coronary CT angiography in patients with acute chest pain: results from the ACIC Consortium. *JACC Cardiovasc Imaging.* 2015;8:817–825.
102. Shaw LJ, Min JK, Hachamovitch R, et al. Cardiovascular imaging research at the crossroads. *JACC Cardiovasc Imaging.* 2010;3:316–324.
103. Douglas PS, Hoffmann U, Patel MR, et al. Outcomes of anatomical versus functional testing for coronary artery disease. *N Engl J Med.* 2015;372:1291–1300.
104. Mark DB, Federspiel JJ, Cowper PA, et al. Economic outcomes with anatomical versus functional diagnostic testing for coronary artery disease. *Ann Intern Med.* 2016;165:94–102.
105. Mark DB, Anstrom KJ, Sheng S, et al. Quality-of-life outcomes with anatomic versus functional diagnostic testing strategies in symptomatic patients with suspected coronary artery disease: results from the PROMISE randomized trial. *Circulation.* 2016;133:1995–2007.
106. Ladapo JA, Hoffmann U, Lee KL, et al. Changes in medical therapy and lifestyle after anatomical or functional testing for coronary artery disease. *J Am Heart Assoc.* 2016;5.
107. Newby D, Williams M, Hunter A, et al. CT coronary angiography in patients with suspected

angina due to coronary heart disease (SCOT-HEART): an open-label, parallel-group, multicentre trial. *Lancet.* 2015;385:2383–2391.
108. Williams MC, Hunter A, Shah AS, et al. Use of coronary computed tomographic angiography to guide management of patients with coronary disease. *J Am Coll Cardiol.* 2016;67:1759–1768.
109. Shaw LJ, Hausleiter J, Achenbach S, et al. Coronary computed tomographic angiography as a gatekeeper to invasive diagnostic and surgical procedures: results from the multicenter CONFIRM (Coronary CT Angiography Evaluation For Clinical Outcomes: An International Multicenter) Registry. *J Am Coll Cardiol.* 2012;60:2103–2114.
110. Lubbers M, Dedic A, Coenen A, et al. Calcium imaging and selective computed tomography angiography in comparison to functional testing for suspected coronary artery disease: the multicentre, randomized CRESCENT Trial. *Eur Heart J.* 2016;37:1232–1243.
111. Pijls NH, Sels JW. Functional measurement of coronary stenosis. *J Am Coll Cardiol.* 2012;59:1045–1057.
112. Patel MR, Peterson ED, Dai D, et al. Low diagnostic yield of elective coronary angiography. *N Engl J Med.* 2010;362:886–895.
113. Min JK, Taylor CA, Achenbach S, et al. Noninvasive fractional flow reserve derived from coronary CT angiography: clinical data and scientific principles. *JACC Cardiovasc Imaging.* 2015;8:1209–1222.
114. Koo BK, Erglis A, Doh JH, et al. Diagnosis of ischemia-causing coronary stenoses by noninvasive fractional flow reserve computed from coronary computed tomographic angiograms. results from the prospective multicenter DISCOVE-FLOW (Diagnosis of Ischemia-Causing Stenoses Obtained Via Noninvasive Fractional Flow Reserve) study. *J Am Coll Cardiol.* 2011;58:1989–1997.
115. Min JK, Leipsic J, Pencina MJ, et al. Diagnostic accuracy of fractional flow reserve from anatomic CT angiography. *JAMA.* 2012;308:1237–1245.
116. Norgaard BL, Leipsic J, Gaur S, et al. Diagnostic performance of noninvasive fractional flow reserve derived from coronary computed tomography angiography in suspected coronary artery disease: the NXT Trial (Analysis of Coronary Blood Flow Using CT Angiography: Next Steps). *J Am Coll Cardiol.* 2014;63:1145–1155.
117. Nakazato R, Park HB, Gransar H, et al. Additive diagnostic value of atherosclerotic plaque characteristics to non-invasive FFR for identification of lesions causing ischaemia: results from a prospective international multicentre trial. *EuroIntervention.* 2016;12:473–481.
118. Douglas PS, Pontone G, Hlatky MA, et al. Clinical outcomes of fractional flow reserve by computed tomographic angiography-guided diagnostic strategies vs. usual care in patients with suspected coronary artery disease: the prospective longitudinal trial of FFR(CT): outcome and resource impacts study. *Eur Heart J.* 2015;36:3359–3367.
119. Hlatky MA, De Bruyne B, Pontone G, et al. Quality-of-life and economic outcomes of assessing fractional flow reserve with computed tomography angiography: PLATFORM. *J Am Coll Cardiol.* 2015;66:2315–2323.
120. Kim KH, Doh JH, Koo BK, et al. A novel noninvasive technology for treatment planning using virtual coronary stenting and computed tomography-derived computed fractional flow reserve. *JACC Cardiovasc Interv.* 2014;7:72–78.

Assessment of Cardiovascular Structure and Function

121. Levine A, Hecht HS. Cardiac CT angiography in congestive heart failure. *J Nucl Med.* 2015;56(suppl 4):46s–51s.
122. Sharma A, Einstein AJ, Vallakati A, et al. Meta-analysis of global left ventricular function comparing multidetector computed tomography with cardiac magnetic resonance imaging. *Am J Cardiol.* 2014;113:731–738.
123. Techasith T, Cury RC. Stress myocardial ct perfusion: an update and future perspective. *JACC Cardiovasc Imaging.* 2011;4:905–916.
124. Nakanishi R, Park HB, Arsanjani R, et al. Coronary ct angiography can be used as a substitute for coronary angiography in patients with significant LV dysfunction. *Prog Cardiovasc Dis.* 2013;55:498–503.
125. Buttan AK, Yang EH, Budoff MJ, et al. Evaluation of valvular disease by cardiac computed tomography assessment. *J Cardiovasc Comput Tomogr.* 2012;6:381–392.
126. Feuchtner GM, Spoeck A, Lessick J, et al. Quantification of aortic regurgitant fraction and volume with multi-detector computed tomography comparison with echocardiography. *Acad Radiol.* 2011;18:334–342.
127. Blanke P, Naoum C, Webb J, et al. Multimodality imaging in the context of transcatheter mitral valve replacement: establishing consensus among modalities and disciplines. *JACC Cardiovasc Imaging.* 2015;8:1191–1208.
128. Guo YK, Yang ZG, Ning G, et al. Isolated mitral regurgitation: quantitative assessment with 64-section multidetector CT: comparison with MR imaging and echocardiography. *Radiology.* 2009;252:369–376.
129. Leon MB, Smith CR, Mack MJ, et al. Transcatheter or surgical aortic-valve replacement in intermediate-risk patients. *N Engl J Med.* 2016;374:1609–1620.
130. Smith CR, Leon MB, Mack MJ, et al. Transcatheter versus surgical aortic-valve replacement in high-risk patients. *N Engl J Med.* 2011;364:2187–2198.
131. Makkar RR, Fontana GP, Jilaihawi H, et al. Transcatheter aortic-valve replacement for inoperable severe aortic stenosis. *N Engl J Med.* 2012;366:1696–1704.
132. Achenbach S, Delgado V, Hausleiter J, et al. SCCT expert consensus document on computed tomography imaging before transcatheter aortic valve implantation (TAVI)/transcatheter aortic valve replacement (TAVR). *J Cardiovas Comput Tomogr.* 2012;6:366–380.
133. Leipsic J, Yang TH, Min JK. Computed tomographic imaging of transcatheter aortic valve replacement for prediction and prevention of procedural complications. *Circ Cardiovasc Imaging.* 2013;6:597–605.
134. Njeim M, Desjardins B, Bogun F. Multimodality imaging for guiding EP ablation procedures. *JACC Cardiovasc Imaging.* 2016;9:873–886.
135. Saw J, Lopes JP, Reisman M, et al. Cardiac computed tomography angiography for left atrial appendage closure. *Can J Cardiol.* 2016;32:1033, e1031-1039.
136. Kim TJ, Han DH, Jin KN, et al. Lung cancer detected at cardiac CT: prevalence, clinicoradiologic features, and importance of full-field-of-view images. *Radiology.* 2010;255:369–376. 2010.
137. Johnson KM, Dennis JM, Dowe DA. Extracardiac findings on coronary CT angiograms: limited versus complete image review. *AJR Am J Roentgenol.* 2010;195:143–148.
138. Lee CI, Tsai EB, Sigal BM, et al. Incidental extracardiac findings at coronary CT: clinical and economic impact. *AJR Am J Roentgenol.* 2010;194:1531–1538.
139. Pelliccia F, Pasceri V, Evangelista A, et al. Diagnostic accuracy of 320-row computed tomography as compared with invasive coronary angiography in unselected, consecutive patients with suspected coronary artery disease. *Int J Cardiovasc Imaging.* 2013;29:443–452.
140. Maffei E, Martini C, Rossi A, et al. Diagnostic accuracy of second-generation dual-source computed tomography coronary angiography with iterative reconstructions: a real-world experience. *Radiol Med.* 2012;117:725–738.
141. Van Velzen JE, de Graaf FR, Kroft LJ, et al. Performance and efficacy of 320-row computed tomography coronary angiography in patients presenting with acute chest pain: results from a clinical registry. *Int J Cardiovasc Imaging.* 2012;28:865–876.
142. Stolzmann P, Goetti R, Baumueller S, et al. Prospective and retrospective ECG-gating for CT coronary angiography perform similarly accurate at low heart rates. *Eur J Radiol.* 2011;79:85–91.
143. Bamberg F, Becker A, Schwarz F, et al. Detection of hemodynamically significant coronary artery stenosis: incremental diagnostic value of dynamic CT-based myocardial perfusion imaging. *Radiology.* 2011;260:689–698.
144. Achenbach S, Goroll T, Seltmann M, et al. Detection of coronary artery stenoses by low-dose, prospectively ECG-triggered, high-pitch spiral coronary CT angiography. *JACC Cardiovasc Imaging.* 2011;4:328–337.
145. Scheffel H, Stolzmann P, Alkadhi H, et al. Low-dose CT and cardiac MR for the diagnosis of coronary artery disease: accuracy of single and combined approaches. *Int J Cardiovasc Imaging.* 2010;26:579–590.
146. Nasis A, Leung MC, Antonis PR, et al. Diagnostic accuracy of noninvasive coronary angiography with 320-detector row computed tomography. *Am J Cardiol.* 2010;106:1429–1435.
147. Husmann L, Herzog BA, Burger IA, et al. Usefulness of additional coronary calcium scoring in low-dose CT coronary angiography with prospective ECG-triggering impact on total effective radiation dose and diagnostic accuracy. *Acad Radiol.* 2010;17:201–206.
148. De Graaf FR, Schuijf JD, van Velzen JE, et al. Diagnostic accuracy of 320-row multidetector computed tomography coronary angiography in the non-invasive evaluation of significant coronary artery disease. *Eur Heart J.* 2010;31:1908–1915.
149. Carrascosa P, Capunay C, Deviggiano A, et al. Accuracy of low-dose prospectively gated axial coronary CT angiography for the assessment of coronary artery stenosis in patients with stable heart rate. *J Cardiovasc Comput Tomogr.* 2010;4:197–205.
150. Alkadhi H, Stolzmann P, Desbiolles L, et al. Low-dose, 128-slice, dual-source CT coronary angiography: accuracy and radiation dose of the high-pitch and the step-and-shoot mode. *Heart.* 2010;96:933–938.
151. Chow BJ, Small G, Yam Y, et al. Incremental prognostic value of cardiac computed tomography in coronary artery disease using CONFIRM: Coronary Computed Tomography Angiography Evaluation For Clinical Outcomes: An International Multicenter Registry. *Circ Cardiovasc Imaging.* 2011;4:463–472.
152. Hulten E, Villines TC, Cheezum MK, et al. Usefulness of coronary computed tomography angiography to predict mortality and myocardial infarction among Caucasian, African and East Asian ethnicities (from the CONFIRM [Coronary Computed Tomography Angiography Evaluation for Clinical Outcomes: An International Multicenter] Registry). *Am J Cardiol.* 2013;111:479–485.
153. Schulman-Marcus J, Hartaigh BO, Giambrone AE, et al. Effects of cardiac medications for patients with obstructive coronary artery disease by coronary computed tomographic angiography: results from the multicenter CONFIRM registry. *Atherosclerosis.* 2015;238:119–125.
154. Schulman-Marcus J, O'Hartaigh B, Gransar H, et al. Sex-specific associations between coronary artery plaque extent and risk of major adverse cardiovascular events: the CONFIRM long-term registry. *JACC Cardiovasc Imaging.* 2016;9:364–372.
155. Blanke P, Naoum C, Ahmadi A, et al. Long-term prognostic utility of coronary CT angiography in stable patients with diabetes mellitus. *JACC Cardiovasc Imaging.* 2016;9:1280–1281.
156. Renker M, Schoepf UJ, Wang R, et al. Comparison of diagnostic value of a novel noninvasive coronary computed tomography angiography method versus standard coronary angiography for assessing fractional flow reserve. *Am J Cardiol.* 2014;114:1303–1308.
157. Coenen A, Lubbers MM, Kurata A, et al. Fractional flow reserve computed from noninvasive CT angiography data: diagnostic performance of an on-site clinician-operated computational fluid dynamics algorithm. *Radiology.* 2015;274:674–683.
158. De Geer J, Sandstedt M, Bjorkholm A, et al. Software-based on-site estimation of fractional flow reserve using standard coronary CT angiography data. *Acta Radiol.* 2016;57: 1186–1192.
159. Nasis A, Moir S, Seneviratne SK, et al. Assessment of left ventricular volumes, ejection fraction and regional wall motion with retrospective electrocardiogram triggered 320-detector computed tomography: a comparison with 2D-echocardiography. *Int J Cardiovasc Imaging.* 2012;28:955–963.
160. Chang S-S, Chou H-T, Liang H-Y, et al. Quantification of left ventricular volumes using three-dimensional echocardiography: comparison with 64-slice multidetector computed tomography. *J Med Ultrasound.* 2010;18:71–78.
161. Maffei E, Messalli G, Palumbo A, et al. Left ventricular ejection fraction: real-world comparison between cardiac computed tomography and echocardiography in a large population. *Radiol Med.* 2010;115:1015–1027.
162. Ko SM, Kim YJ, Park JH, et al. Assessment of left ventricular ejection fraction and regional wall motion with 64-slice multidetector CT: a comparison with two-dimensional transthoracic echocardiography. *Br J Radiol.* 2010;83:28–34.
163. Kapa S, Martinez MW, Williamson EE, et al. ECG-gated dual-source ct for detection of left atrial appendage thrombus in patients undergoing catheter ablation for atrial fibrillation. *J Interv Card Electrophysiol.* 2010;29:75–81.
164. Maltagliati A, Pontone G, Annoni A, et al. Multidetector computed tomography vs multiplane transesophageal echocardiography in detecting atrial thrombi in patients candidate to radiofrequency ablation of atrial fibrillation. *Int J Cardiol.* 2011;152:251–254.
165. Dorenkamp M, Sohns C, Vollmann D, et al. Detection of left atrial thrombus during routine diagnostic work-up prior to pulmonary vein isolation for atrial fibrillation: role of transesophageal echocardiography and multidetector computed tomography. *Int J Cardiol.* 2013;163:26–33.
166. Choi BH, Ko SM, Hwang HK, et al. Detection of left atrial thrombus in patients with mitral stenosis and atrial fibrillation: retrospective comparison of two-phase computed tomography, transoesophageal echocardiography and surgical findings. *Eur Radiol.* 2013;23:2944–2953.
167. Homsi R, Nath B, Luetkens JA, et al. Can contrast-enhanced multi-detector computed tomography replace transesophageal echocardiography for the detection of thrombogenic milieu and thrombi in the left atrial appendage: a prospective study with 124 patients. *RöFo.* 2016;188:45–52.
168. Lazoura O, Ismail TF, Pavitt C, et al. A low-dose, dual-phase cardiovascular CT protocol to assess left atrial appendage anatomy and exclude thrombus prior to left atrial intervention. *Int J Cardiovasc Imaging.* 2016;32:347–354.

第 19 章　心导管术

JOERG HERRMANN

心导管术的操作方面　343
心导管室的工作方案　344
　患者的术前准备　344
　术中处理　345
技术方面和手术操作　346
　动脉穿刺　346
　左心导管术　350
血流动力学测量　352
　压力测量　352
　心输出量测定　353
临床方面和患者护理的一体化　354
　瓣膜狭窄的评估　354
　分流的测定　359
　生理学和药理学方法　360
心内膜心肌活检　361
辅助诊断和治疗技术　362
　经皮血流动力支持　362
致谢　365
经典参考文献　365
参考文献　366

心导管术是指直接对心脏进行各种形式的侵入性操作和基于导管的评估手段。在临床实践中，通常根据操作程序的不同，将其分为冠状动脉血管造影(见第 20 章)和血流动力学的(右或左)心脏导管术。本章重点介绍常规的心导管术，特别是血流动力学的心导管术。

首例心导管术是由一名叫 Stephen Hales 的教士在 1711 年完成的，他将黄铜管插入一匹马的静脉和动脉系统并进行双心室导管术[1](也见经典参考文献，Mueller)。此后，为动物施行导管术便成为一种常见的做法，而在之后的两个多世纪这项技术还无法运用于人类，通常还只是一种假设。尽管如此，在 1929 年，一名德国外科医生 Werner Forssmann 在试图寻找更好的方法将药物直接输送到心脏中时，将一根总长度为 65cm 用油剂充分润滑的 4French(4F)输尿管导管通过左肘静脉送入自己的心脏，之后他走楼梯到放射科，用胸部 X 线片记录了右心房导管的位置[2]。美国临床生理学家 AndréCournand 和 Dickinson Richards 在 20 世纪 40 年代重新设计了 Forssmann 的导管并改进了该技术。该技术考虑到了操作过程更加安全，导管留置时间更长，并且可以轻松地反复收集真正的混合静脉血，从而首次通过直接 Fick 原理计算出人体的心输出量[1]。这 3 位医生在 1956 年被授予诺贝尔生理学或医学奖。心导管术在许多方面都不断地在进步，目前美国 80%以上的医院都提供此项服务[3]。

心导管术不应该被孤立地看待，而应作为对各种心脏情况的患者进行连续评估的一部分。应力求以非侵入性检查结果来得出结论，只有当这些检查结果不足以指导治疗决策时，再使用心导管术才是恰当的。因此，侵入性检查不仅要能够提供明确的临床指导，还需要适应每个患者的临床表现及病程。图 19.1 提供了主要适应证的概述，阐明了心导管术的应用范围及其适用标准(appropriate use critetia，AUC)[4]。对适合的患者，基于合理的理由，运用正确的方式执行正确的操作流程，以获得正确的结果变得越来越重要，尤其是在不断变化的医疗环境中。

本章回顾了以下范围内的心导管检查，包括：操作方面(术前，术中和术后评估)，技术与实施流程方面，临床方面以及患者的护理整合。

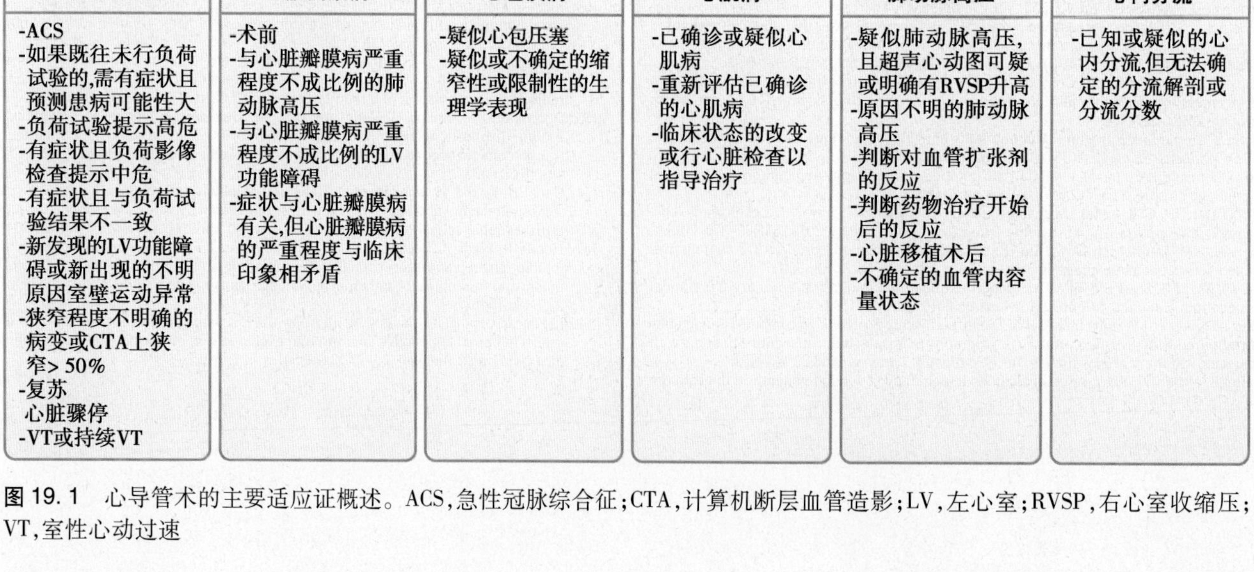

图 19.1　心导管术的主要适应证概述。ACS，急性冠脉综合征；CTA，计算机断层血管造影；LV，左心室；RVSP，右心室收缩压；VT，室性心动过速

心导管术的操作方面

早先的心导管术指南由美国心脏病学会(American College of Cardiology, ACC)和美国心脏协会(American Heart Association, AHA)于1991年颁布的(见 经典参考文献,Pepine)。2001年ACC和美国心血管造影和介入学会(American Society for Angiography and Interventional Cardiology, SCAI)以心导管术最佳实践标准的专家共识声明的形式对指南做了补充,并在2012年和2016年对此进行了两次更新[3,5]。这些文件为心导管术在操作方面提供了必要的基础。

心导管室

有4种基本类型的心导管室:有能力提供包括心血管外科手术在内的全方面支持的医院心导管室,没有心血管外科手术能力的医院导管室,独立心导管室和移动心导管室。具备全面服务能力的导管室,必须能够提供以下所有现场支持服务:心血管外科,心血管麻醉,机械循环支持,血管外科手术/介入,重症监护室,肾脏病会诊和透析,神经病学会诊,血液病学会诊和血库,以及先进的医学影像(多普勒超声心动图、计算机断层扫描和磁共振成像;见第14、17和18章)[3]。如果条件允许,儿科也应该提供类似的服务。尽管是否具备心血管外科手术能力是关键性的差别,但心导管室需要上述所有列出的支持服务以应对各种复杂的病例。

大约四分之一到三分之一的心导室没有心血管外科手术支持[3]。尽管绝大多数的心导管诊断流程没有潜在的额外风险,但有人可能还会质疑在没有外科支持的前提下实施的安全性。事实上,基于多年来一些良好的安全性和质量报告,在2012年ACC/SCAI心导管室标准文件中取消了几项(历史性)限制。因此,唯有下列患者在没有心血管外科支持的前提下仍不建议进行诊断性心导管术检查,包括:因缺血引起的肺水肿,严重瓣膜功能障碍导致射血分数降低伴有4级症状,复杂先天性心脏病,不能行经皮冠状动脉介入治疗(percutaneous coronary intervention, PCI;见第62章)的急性冠状动脉综合征,以及不能处理的血管并发症的患者[3]。即使在非高危患者中,也可能会出现需要手术干预的并发症。此外,一些高级的诊断性手术必须由经验丰富的术者完成,这些术者能够处理可能出现的并发症。相关操作涉及房间隔穿刺,血流储备分数(fractional flow reserve, FFR;见第57、61和62章),血管内超声或光学相干断层扫描,以及所有的PCI手术。SCAI专家共识中概述了在没有现场心血管外科支持的情况下进行侵入性心血管手术的最低要求,其主要针对的是PCI手术[6]。虽然独立式和移动式心导管室也列在其中,但显然它们仅适用于经过筛选的低风险患者。

目前,随着先进的结构性心脏介入治疗的运用,特别是经导管主动脉瓣膜置换术(transcatheter aortic valve replacement, TAVR;参见第72章),杂交式心导管室越来越引人注目[7]。这些导管室将高分辨率医学影像系统与手术室的标准化、功能化相结合。在实践中,为了满足手术室的需要,导管室要么将成像因素整合进手术室,要么就是扩展导管室。因此,这些房间都要比平常的大,由一个训练有素并且能同时驾驭内外科两方面的治疗团队运作。

心导管设备

心导管室的关键部分是:控制室,麻醉车和生命体征监测系统,成像系统,数据处理/存档系统,以及数据回顾和报告站。

成像设备。成像是心导管术的重要组成部分。虽然不需要血管入路,但却是导管操作所必需的。尽管已经测试了一些替代设备,例如MRI,尤其是针对儿童患者,X射线成像仍是标准配置。标准的高分辨率X射线成像系统以两种模式运行:透视和电影模式(电影透视系统)。它由X射线管和平板X射线探测器组成,在X射线发生器的控制下X射线管从电能中产生X射线,平板X射线探测器产生数字视频图像,然后将图像进行处理、显示和存储。从数字视频处理器到X射线发生器的反馈电路能够使X射线输出适应成像的要求[8]。图像的帧速率和能量输出是相一致的,它决定了辐射的曝光量,这些可由操作人员设定。此外,现代成像系统考虑到了透视存储和图像处理,路径图技术则作为减少曝光量的标准工具。含碘的造影剂被作为X射线成像中的阳性对比剂,它可以通过单独注射器或三联三通管,以手动或自动的方式注入。尽管已有20ml注射器在使用,单次造影剂注射量还是限制使用常规的10ml注射器。动力型注射器已被用于大剂量的注射(例如,用于充盈心腔)。

辐射安全。在合理可行的前提下尽量降低(as low as reasonably achievable, ALARA)放射线用量,以降低其确定性和随机性效应已成为放射应用中的管理原则。即使应用该原则,心导管术中的辐射剂量也在1至10mSv的范围内,通常为3至5mSv,相当于2至3年的自然本底辐射。

确定性效应与剂量相关,通常一旦超过阈值,效应的严重性随剂量的增加而递增。例如白内障和脱发,但皮肤损伤是最常见的确定性效应,表现为从数小时内发生的皮肤红斑,发展到数天至数周出现的皮肤剥脱和坏死。因此,对于患者皮肤水平的辐射剂量参考点已有明确规定,这也被称为介入参考点,就是当使用等中心介入设备时,其位于X射线球管发出X射线的中心轴的15cm范围[8]。

尽管随机效应的发生可能性随着暴露量的增加而增加,但肿瘤和遗传缺陷等随机效应与概率有关,而非剂量无关。因此,可以用总的X射线能量传递到患者的估计值来衡量随机效应的风险。用剂量与面积的乘积表示,即空气吸收剂量(空气比释动能)乘以测量点X射线束的横截面积[8]。

最小化辐射暴露的最佳方法包括最小化的X线透视时间,对准所需部位的X线照射,用尽可能小的放大率,以及采用X线成像接收器的最佳位置,从而避免长时间手术时极端的投照角度和旋转的射线成像投照。连续记录患者的估测剂量,当达到一定水平时发出警报。虽然各州的法规不尽相同,但空气比释动能值达到6 000毫戈瑞(mGy)或更高剂量的暴露操作需要向专业的辐射安全委员会报告并记录患者随访情况[9]。

同样,所有暴露于辐射的工作人员都需要记录他们的暴露情况。建议至少佩戴两个射线计量仪:一个位于颈部围裙外侧,另一个位于腰部围裙下方。后者用于监测铅围裙的有效性。放射工作人员每年允许的最大全身辐射剂量为5人体伦琴当量(rem=50mSv),或一生中最大全身辐射剂量为50rem[8]。要做到减少暴露量,可以通过尽可能远离X射线源和散射,使用适当的防护如铅围裙、甲状腺围脖、铅眼镜和移动式铅挡板等。避免使用过大的投照视角以减少散射,从而减少术者的辐射暴露。在这方面,最高风险的角度是左前斜(left anterior oblique, LAO)投照。

生理学监测仪。对所有患者都要充分准备好持续性生命体征的监测,包括心血管和呼吸道的状况。通过外周脉搏的血氧定量法持续跟踪呼吸频率和氧饱和度。心律同样可以运用体表心电图进行持续性监测,多数是用3个艾因霍芬导联。全身血压则可用上臂袖带式的自动系统进行几分钟一次有规律的测量。通过注液式的导管系统连接到压力换能器,然后传输给监视器,也是获取血压测量的一个途径。此外,心导管室进行血流动力学评估,需要对动脉血气进行分析以及通过活化凝血时间了解凝血状态。

认证

为了到达导管手术的熟练度,研究生医学教育准备好委员会设定:1级为4个月内至少完成100例手术,2级为8个月内完成200例手术,3级为20个月内总共完成250例手术。

此后,为了保持熟练程度,成人心导管室必须每年至少进行300例手术。但执业医师的最低手术量尚未确定。虽然已经越来越关注手术的质量,但与PCI的要求还是有区别的。建议定期进行质量评估,评估结果现在已经可以从公开发表的报告中获得。导管室主任应具有至少5年的导管手术经验,并且如果进行PCI,则应在介入心脏病学方面获得职业验证。主任负责对医生的资格认证,检查导管室工作、医生和辅助人员的表现,并提供必要的培训。

患者的术前准备

每例心导管术的流程都要有合理的计划。由咨询医师开始，对合适的患者通过正确的流程，采用正确的方法以取得正确的结果[4]。AUC在此过程中居指导地位，一般来说，手术的适用性评级越低，就需要提供越多的证明文件来支持其合理性。手术的风险获益比需要解释清楚。应根据患者的临床状态采取不同的手术方式。通常情况下，与心导管检查相关的严重并发症和死亡风险分别低于0.5%和0.08%（表19.1）。基于这个原因，这项手术操作相对风险低，即使最重症患者也是如此。除了导管室缺少适合的设备或设施外，大多数禁忌证目前均被视为是"相对的"（表19.2）。正如1999年ACC/AHA冠状动脉造影指南中所指出的，对于不想采取进一步治疗措施的患者，或者无法从治疗决策、生活质量或预期寿命中有任何获益的患者，也是心导管术的禁忌证。因此，重要的是既要阐明潜在的风险和并发症，也要阐明潜在的获益。一旦为患者在选择治疗方式时提供了正确的信息，他们就会摒弃错误的想法，做出了重要的引导[10]。因此，目前在大多数的稳定型缺血性心脏病患者管理指南中着重强调共同决策，而且也成为了一个重要的通用性原则[11]。知情同意应该像代码状态和预执行的指令那样被记录下来。

适当的共同决策一旦作出，就应以术前评估的方式确认或排除任何相对禁忌证，并做好患者和治疗团队的术前准备。核心要素是现病史（主诉/患者现阶段治疗要解决的健康问题）和既往史，尤其特别强调的是既往的心血管事件及手术史。还需要记录诸如糖尿病，慢性肾病，肝病，血液病（例如肝素诱导的血小板减少症）和传染病（例如艾滋病、肝炎）等临床合并症及相关的用药史。任何既往的对药物，乳胶制品或造影剂的过敏反应以及麻醉问题都要回顾。体格检查应记录心脏，肺、血管入路、血容量？和神经病学方面的情况等。实验室检查应包括含血小板在内的全血细胞计数，基于血清肌酐水平的电解质测定以及推算出的肾小球滤过率（estimated glomerular filtration rate，eGFR）。除非临床情况发生变化，整个过程2至4周的时间就足够了。现在，建议仅对正服用华法林或有肝病或血液病的患者做凝血酶原时间（prothrombin time，PT）和国际标准化比值（international normalized ratio，INR）的检测，对正接受肝素治疗的患者，建议测定其部分凝血酶原时间（partial thromboplastin time，PTT）。育龄期妇女应进行妊娠试验。建议做12导联心电图。

表19.1 非ST段抬高心肌梗死患者的诊断性导管术相关并发症*

并发症	%
任何不良事件	1.35
心源性休克	0.24
心力衰竭	0.38
心脏压塞	0.03
脑卒中（出血性总占比%）	0.17（9.16）
新出现的透析需求	0.14
无风险调整的院内死亡率	0.72
无风险调整的院内死亡率，不包括CABG患者	0.60
住院期间进行CABG	7.47
抢救/急诊的CABG	0.01/0.27
紧急/择期的CABG	5.27/1.92
手术后72小时内出现任何出血事件	0.49
任何其他需要治疗的血管并发症	0.15

* n=1 091 557。

CABG，冠状动脉旁路移植术。

修改自Dehmer Get al. A contemporary view of diagnostic cardiac catheterization and percutaneous coronary intervention in the United States. J Am Coll Cardiol 2012;60;2017.

表19.2 诊断性心导管术的相对禁忌证

急性胃肠道出血
严重的低钾血症
未纠正的地高辛中毒
抗凝治疗时INR>1.8或严重凝血功能障碍
既往对对比剂有过敏反应
急性脑卒中
急性肾衰竭或严重的慢性非透析依赖性肾病
不明原因发热或未经治疗的活动性感染严重贫血
新近发生的脑血管事件（<1个月）
无法配合的患者
怀孕

引自Davidson CJ，Bonow RO. Cardiac catheterization. In Mann DL et al, editors. Braunwald's Heart Disease：A Textbook of Cardiovascular Medicine. 10th ed. Philadelphia：Elsevier；2012.

正在接受抗凝治疗的房颤患者建议约在术前3天停用华法林。为了最大限度地降低出血风险，对于经股动脉入路的患者，INR应小于1.8；经桡动脉入路的患者，INR应小于2.2[3]。使用直接凝血酶抑制剂达比加群的患者，若eGFR大于或等于80ml/min，应在术前24小时停药；若eGFR为50至79L/min，则在术前36小时停药，若eGFR为30至49ml/min，需在术前48小时停药。如果预计要进行PCI（除了诊断性导管术之外），这些停药的时间应延长2倍。如果eGFR大于30ml/min以上，应在手术前24小时停用直接Xa因子抑制剂（利伐沙班、阿哌沙班或依度沙班），否则至少要在术前36小时停约。如果有做PCI的可能，则停药的时间至少是术前48小时。在手术前应继续使用阿司匹林和其他口服抗血小板药物。服用二甲双胍的患者应在手术当天早晨服药，术后要在肾功能稳定至少48小时之后才能重新开始继续服药[3]。

为了减少对比剂肾病（contrast-induced nephropathy，CIN）的风险，所有患者尤其是糖尿病和慢性肾病患者应接受围手术期水化。对可能接受PCI的患者进行CIN风险评估是Ⅰ类推荐适应证，而且已经有了行之有效的风险计算器[12]。糖尿病和基线肾功能受损是最强的患者相关风险因素（见第51章和第98章）。除补充液体容量之外，没有任何干预措施被证明是有效的，但输液量要取决于基线血容量和心功能。如果患者耐受，应从手术开始到结束应输入总量1公升的生理盐水。同样重要的是进行双平面血管造影和限制对比剂的用量（一般情况下，<eGFR的3.7倍）[3]。

有对比剂过敏史（血管性水肿，潮红，瘙痒，荨麻疹，支气管痉挛，心律失常，休克）或遗传性过敏史的患者发生急性对比剂过敏反应的风险最高。尽管较之静脉，动脉给药的过敏反应比较少见，术前也应作充分准备以避免此类并发症[3]。最常用的术前用药方案是手术前一天晚上和早晨各给予60mg泼尼松；术前12小时、7小时和1小时各给予50mg泼尼松；术前12小时与术前即刻给予100mg氢化可的松，或者术前2小时给予200mg氢化可的松。也可以在术前给予非选择性组胺拮抗剂西咪替丁(通过静脉推注或口服300mg)和苯海拉明(通过静脉推注25至50mg)。有药物和食物过敏史的患者可能是易对比剂过敏体质，但通常不进行预防性用药，对贝壳类过敏患者也无需特殊的准备。除急性过敏反应外，重要的是要注意可能的迟发性过敏反应，表现为术后48小时内出现发烧和皮疹。由于目前使用的是低渗和等渗对比剂，导管术中的急性血流动力学和电生理学并发症较为少见。

虽然有些医疗机构不采取严格的禁食措施，但仍建议患者在术前禁食：术前2小时内不进食液体，术前6小时内不吃固体食物[3]。患者的禁食状态、生命体征还有其他一系列指标参数都要在导管室的准备区进行评估。用于水化和药物注射的静脉通路以及心电图遥测和脉搏式血氧测定仪都要被妥善放置。

与早先刚开展的时候相比，心导管术已不再需要将患者收治入院，绝大多数病例都是在(基于医院的)门诊完成的。更适合术前住院准备的诊断性心导管手术的患者群体包括那些具有严重的充血性心力衰竭患者、需要额外术前水化的4期慢性肾病患者及需要但无法用低分子肝素桥接的口服抗凝药的患者(例如，机械心脏瓣膜患者)。

术中处理

只有准备充分的患者才能被送进导管室；顺序流程图可查询相关文献[13]。一旦所有监测设备放置到位，患者就被置于无菌环境，所有团队成员都要到场，并进行流程简报。包括患者的姓名和病历号，即将进行的手术流程，必要设备是否已成备用状态，患者的过敏史和既往用药史，肾功能和抗凝治疗的情况，拟行介入的还要考虑抗血小板治疗的情况，以及是否签署了知情同意书等。一些医疗机构也开始在术前记录AUC。采用综合的术前核对用清单，并建议以统一格式标准保存[5]。

血流动力学导管检查应放在使用对比剂之前，否则可能会影响测量结果，因为对比剂具有血管反应性。同样，桡动脉入路建立后，在所有血流动力学检测完成之前应该避免进一步的操作和使用血管扩张剂。有时为了便于行颈内静脉穿刺，而采取抬高大腿的方法会使血流动力学发生变化，这在测量时也应被考虑进去。流程顺序可能会根据临床表现而改变，如ST段抬高心肌梗死(ST-segment elevation myocardial infarction，STEMI)或心源性休克患者；应首先进行冠状动脉造影和介入治疗，然后根据需要再另行血流动力学导管术。

术后处理

完成手术后，应将患者转送至术后监护区。如果仅进行诊断性心导管检查，大多数患者可在术后2至6小时内出院，除非出现了一些高危的征兆，发生了并发症或需要类似水化或抗凝这些支持性的治疗。在某些情况下，患者也可以直接被送至住院治疗，例如那些心力衰竭和留置Swan-Ganz导管用于有创监测的患者。除了那些用于血流动力学监测的导管之外，在患者离开导管室前，其他所有的导管都应被取出。术后桡动脉鞘同样应被撤出，使用充气式腕带进行止血，然后按既定步骤放气。对于股动脉入路，采用血管闭合装置或手法压迫止血。后者大多数是在术后区域内完成。在皮肤穿切口上方约2.5至5cm(1至2英寸)施加固定压力10分钟，止血成功后用4F-6F鞘的患者卧床休息2小时，用大于6F鞘的，需卧床3至4个小时。静脉鞘在导管室或术后区域内均可拔除，且需要大约5至10分钟的固定压迫时间。

血管闭合装置能使股动脉入路术后不能耐受长时间卧床或正在接受抗凝治疗的患者获益。一般情况下，这些装置被证实并不优于手法压迫，事实上对于重复穿刺的患者可能效果更差[14]。血管闭合装置在使用大外径鞘管时才真正发挥出重要作用，在当今使用18F至24F的鞘管的TAVR时代，已经得到相对普遍的应用。

出血仍然是术后最常见的并发症，也是术后住院的最主要原因。穿刺部位和非穿刺部位出血是有区别的。后者可反映出由术中的抗凝和抗血小板治疗所揭示的潜在伴随疾病(如消化性溃疡)，或者手术本身的并发症(如心包出血)。重要的是，尽管在最初的时候总是不太明显，但通常非穿刺部位出血与预后的关系更加密切[15]。出血的解剖位置和严重程度是总体预后的重要决定因素。然而之后的治疗性心导管术比诊断性心导管术更为常见，因而在预防、识别和处理方面必须要保持警惕。

穿刺部位出血可表现为轻微渗血，较快速的出血，瘀斑或血肿形成。后者被认为是主要的血管并发症，并作为质控指标被注册管理机构例如ACC的CathPCI登记在案。虽然在PCI术后局部大于5cm的血肿很常见，但诊断性导管术后在约每20名患者中就有1人发生[16,17]。作为预防措施，只要是肝素抗凝后活化凝血时间低于160至180秒，以及在肾功能正常的情况下使用比伐卢定2个小时之后，所有的鞘管应尽快拔除。应落实拔鞘和术后护理方案，包括远端肢体和血压评估。

其他主要血管并发症包括后腹膜出血，假性动脉瘤，动静脉瘘形成，以及需要动脉修补或血栓切除术的闭塞以及感染。在当代，主要血管并发症的发生率约为0.20%[18]。由于穿刺从股动脉转向桡动脉，这些并发症在PCI患者中越来越少，但经股动脉入路的结构性心脏病手术仍然存在这方面的问题。历史上后腹膜血肿的发生率曾高达6%，而最近为0.5%。女性、低体重指数和股动脉穿刺部位较高(股骨头的上三分之一)是主要危险因素。对于原因不明的低血压和心动过速的患者，要怀疑后腹膜血肿。虽然后腹膜血肿时也可能出现心动过缓，但心动过速是迷走神经反射的突出特征，后腹膜血肿最常见的表现依次为低血压(92%)、出汗(58%)、腹股沟疼痛(46%)、腹痛(42%)、背痛(23%)和心动过缓(31%)。有些患者会出现尿急或便意，腹膜刺激征，伴或不伴有股神经病变[19]。在一系列全血细胞计数化验后出现血红蛋白的下降往往是滞后的，并且对于化验结果的判断可能会受到术中输液(有其他原因失血时)的干扰。因此，临床怀疑后腹膜血肿的就应该进行骨盆和腹部的CT检查。此后，或者首先，采用血管造影方法来观察血管的损伤部位，其目的是进行经皮封堵或直接外科手术。高龄、充血性心力衰竭或体表面积较大的患者，外科手术修补的风险较高。

超声波是在担心穿刺局部存在并发症时的一种检查选择，例如假性动脉瘤。动脉血管与覆盖其上的纤维肌肉组织之间存在交通，结果形成一个充满血液的腔洞。典型的假性动脉瘤见于低位或侧面股动脉穿刺点，拔鞘时过度抗凝，或穿刺部位(入路)压迫不充分。可接受的发生率低于0.2%，但有研究显示发生率高达3%[20]。典型表现为腹股沟压痛，可触及的搏动性肿块和收缩性杂音。直径在2cm之内的动脉瘤破裂可能性较小，可以使用超声做连续的临床随访，并记录下自发性血栓的形成。对于直径大于2cm的假性动脉瘤，在局部注射或不注射凝血酶或胶原的情况下，超声指导下的手法压迫是首选的治疗方法。很少需要植入带膜支架或外科手术。

报告显示动静脉(arteriovenous，AV)瘘的发生率为0.25%至1%，同样更常见于低位股动脉穿刺(即股骨头下方)。可出现疼痛，肿胀和杂音等是与假性动脉瘤相似的症状和体征，超声也具有诊断价值。大多数瘘管非常小而未被发现。只有发生明显分流时才需要进行干预(支架植入或血管外科手术)。

经桡动脉心导管术出现后，血管并发症和入路相关的出血可能变得更加细微，未被留意和未经治疗的血肿可能会发展成前臂骨室筋膜综合征。疼痛和感觉异常应被作为警示信号，一些方便识别和处理并发症的方案已经被制定出来。充分地止血非常重要，但保持桡动脉的通畅也很关键,特别是在拔鞘时和刚拔鞘不久。在仅限于在急性期压迫同侧尺骨动脉就足以减少桡动脉闭塞[21]。额外使用血管扩张剂和充分的抗凝治疗是重要的干预措施。否则,桡动脉闭塞率可高达15%,慢性达3%至5%。

总体而言,每25位接受常规心导管术的患者中约有1人会出现轻微的并发症,最常见的是一过性低血压和短暂性胸部不适。除了血管迷走神经反射和严重(腹膜后)出血之外,低血压的鉴别诊断还应包括造影剂反应,即使还有别的临床表现。荨麻疹在使用低渗对比剂和动脉内应用时并不常见,过敏反应更是非常罕见。静脉注射皮质类固醇和苯海拉明是防治过敏反应的主要药物。肾上腺素要留在出现严重过敏反应时才用,例如过敏性休克。出现严重过敏和类似过敏反应的患者应至少要观察一晚。

胸痛患者的鉴别诊断范围很广。如果进行冠状动脉造影,应排除动脉夹层和栓塞,特别是主动脉瓣瓣叶融合时。心肌梗死的风险为0.05%[18,22]。

如果进行右心导管检查,鉴别诊断应包括肺栓塞、肺梗死和肺动脉或右心室穿孔。然而,右心导管术并发症多是轻微的,为非持续的房性或室性心律失常。所有胸痛的患者都应该做12导联心电图,其中那些心电图有典型变化,特别是ST段抬高和冠状动脉造影术后的患者应该送回导管室。

神经系统并发症的风险为0.03%至0.2%[18,22]。患有严重主动脉粥样硬化和主动脉瓣狭窄的患者具有较高的栓塞风险。当器械逆向通过狭窄的主动脉瓣后,多达3%的患者可能出现临床上明显的神经功能缺损,MRI发现的局灶性急性脑栓塞事件的发生率可高达22%[23]。神经功能缺损可以是在术后即刻或术后数小时内出现,这种时间上的差别机制目前尚不清楚[24]。手术时间的长短,对比剂的用量,紧急的手术指征以及主动脉内球囊反搏泵的应用都已被认为会增加脑卒中的风险。与患者相关的风险因素包括糖尿病、高血压、既往卒中史和肾衰竭[25]。需要将短暂的皮质盲与真正的脑卒中事件区分开来。其特征为视觉丧失伴神经学的检查正常,一般发生于血管造影后的数分钟至12小时。患者可出现头痛,失忆和精神状态的变化。异常表现可在数小时内出现,但可能需要数天时间才能完全恢复正常[26]。此外,应将脑卒中与其他疾病进行鉴别,包括癫痫,偏头痛,低血糖和脑病。标准化的多学科团队合作的卒中管理对于改善预后非常重要。

与诊断性心脏导管术相关的死亡很少见(0.08%至0.75%),而且可通过临床表现来预测。最强预测因子包括心力衰竭(尤其是晚期),低血压和休克,急性冠脉综合征,严重的主动脉瓣或二尖瓣疾病,肾衰竭和濒死状态。伴有这些情况的患者,尤其处于棘手阶段时,心导管室通常会作为住院治疗的一部分而被涉及。其他患者群体,例如患有关键部位的冠状动脉疾病(例如严重的左主干狭窄)的患者,可能需要根据诊断结果入院行进一步的治疗计划。

技术方面和手术操作

动脉穿刺

经皮股动脉技术

多年来的标准血管路径是股总动脉(common femoral artery,CFA),也称为Judkins技术。熟悉解剖结构是很重要的,穿刺点为腹股沟韧带下方1至3cm(1至2个手指宽度)处,与可触摸到的股总动脉行径路线一致(图19.2)。肥胖和消瘦患者的腹股沟褶皱可能会对定位穿刺点产生误导。因此,在临床实践中,通常在透视下用止血钳来确定股骨头下缘的体表位置以找到最佳的皮肤穿刺点。或者用超声来明确解剖结构。超声已被证明可提高"首次穿刺"的成功率,通常能减少血管并发症,尤其对以往做过多次手术形成瘢痕,导致动脉搏动弥漫的患者更有用处[27]。正确的穿刺部位至关重要,再怎么强调也不为过,因为位置太高会增加后腹膜血肿的风险,而太低会增加假性动脉瘤的风险,以及动静脉瘘形成。而由于股浅动脉太细小而无法容纳大外径的鞘管或血管闭合装置。此外,偏离股骨头的位置无法为压迫止血留出最佳的固定平台。

一旦使患者在清醒状态下保持镇静,并用1%利多卡因(Xylocaine)局部麻醉之后,在皮肤上做一个横向的小切口,使用改良的Seldinger技术(图19.3),将一根18号的薄壁穿刺针以30至45度的角度刺入CFA。回血应该是连续性和搏动性的;如果不是,就该怀疑穿刺针在CFA的管腔中受阻的或者根本不在管腔内。穿刺针一旦处于正确位置,即将一根0.035或0.038英寸J形头端的聚四氟乙烯(Teflon)涂层导丝导入穿刺针送入动脉。导丝应该能自如地通过,如果不是,特别是患者主诉疼痛,则需要仔细确认导丝的位置。疼痛的症状通常提示血管损伤,比如动脉夹层或穿孔,应该马上意识到。因此,虽然Judkins技术的优点是相对容易,快速和可靠,但仍需要术者用经验和警觉性来确保手术的质量和安全性。

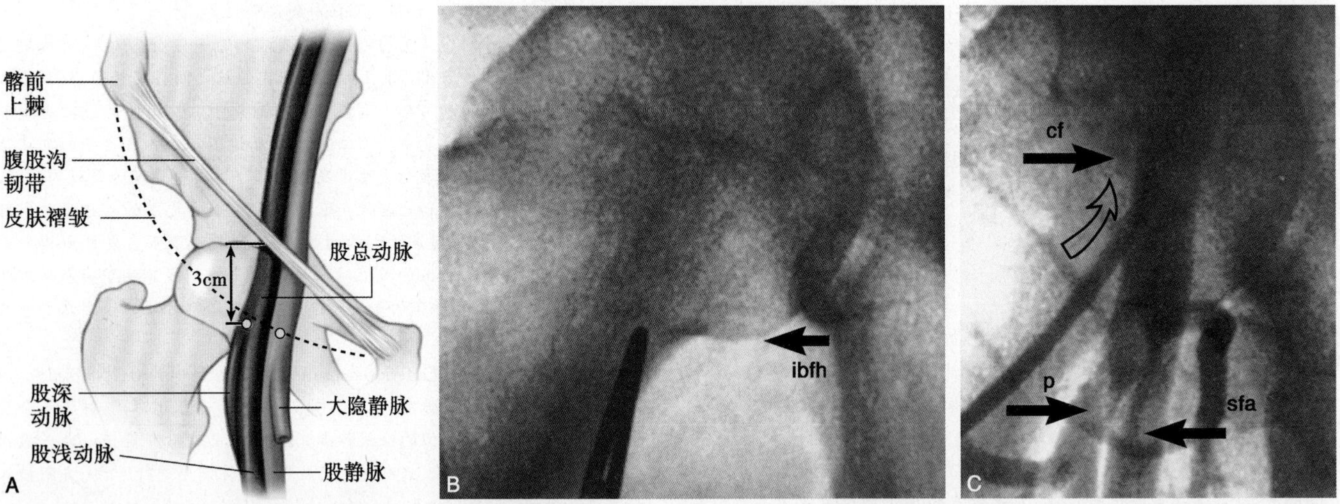

图19.2 A,股动脉和静脉解剖结构的示意图。动脉皮肤切口应在腹股沟韧带下方约3cm处,且直接位于股动脉搏动的上方;静脉皮肤切口应在与动脉切口相同或更低的水平,并更靠内侧约一指宽处。B,透视下用一个头部指向股骨头的下缘(ibfh)的止血钳定位皮肤切口。C,导管(空心箭头)在分叉上方进入股总动脉(cf),分叉后分别进入股浅动脉(sfa)和股深动脉(p)。(引自Baim DS,Grossman W. Percutaneous approach,including transseptal and apical puncture. In Baim DS,Grossman W,editors. Cardiac Catheterization,Angiography,and Intervention. 7th ed. Philadelphia:Lea & Febiger;2006,p 81.)

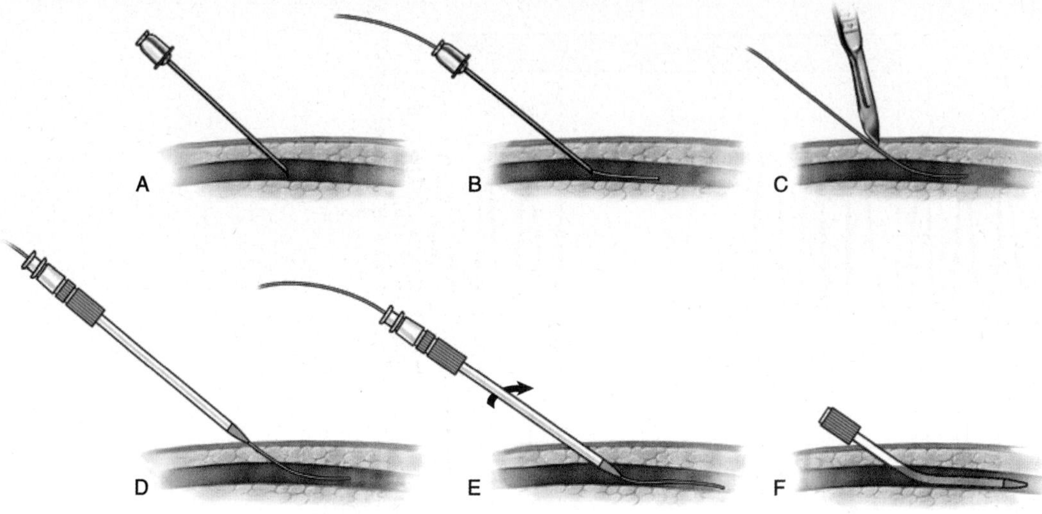

图 19.3 改良 Seldinger 技术经皮置入导管鞘。A,用针穿刺血管。B,通过穿刺针送入弹性导丝。C,撤出穿刺针,保留导丝,用刀片切割导丝周围的皮肤窦道使其扩大。D,将血管鞘和扩张鞘穿在导丝上。E,沿导丝将鞘管和和扩张鞘送入血管。F,保留鞘管在血管内并将扩张管和导丝撤出。(引自 Hill JA,Lambert CR,Vlietstra RE,Pepine CJ. Review of general catheterization techniques. In Pepine CJ,Hill JA,Lambert CR,editors. Diagnostic and Therapeutic Cardiac Catheterization. 3rd ed. Baltimore:Williams & Wilkins;1998,p 107.)

股动脉技术对于那些不能耐受长时间卧床、具有高出血风险和有外周动脉疾病(peripheral arterial disease,PAD)的患者是不利的。有出血风险和 PAD 的患者需要仔细评估,以确定在鞘管放置甚至一旦导管推进期间可以确保远端肢体的灌注依然充分,因为一些狭窄可能到了非常严重的程度。即使还没到达那种程度,狭窄的髂股沟和纡曲的血管也可能对导管的逆向通过构成挑战。事实上,可能有必要尽早选择长鞘(>20cm)来克服血管的纡曲,因为它对导管操作的阻碍可以达到迫使术者放弃该手术通道的程度,原因是与血管壁的摩擦力抵消了导管本身的扭控性,扭曲的血管使管腔受压或者导管的长度不够。任何长鞘都需要在透视下仔细放置。同样,可转动的软头导丝(例如,Glidewire)也需要在仔细的透视引导下,被推送至主动脉。可以使用右冠的 Judkins 导管或多用途导管提供支撑,并保持导管在导丝头端后方的较短距离内。有时,需要用到一种加硬的 Amplatz 型导丝,但可能会因血管折叠和纡曲而引起操作的不顺。对于后续的导管交换有困难的病例建议使用长导丝。考虑到血栓形成的风险(尽管抗凝),任何导丝在体内滞留时间应控制在 2 至 3 分钟。

鞘管尺寸应至少与所用的导管相匹配。诊断心脏导管术不再常规给予普通肝素;然而,对于那些预计耗时较长的手术,可给予静脉推注 2 000~3 000U。正在接受肝素抗凝的患者,应在血管入路建立后做活化凝血时间检测来指导进一步的抗凝治疗。尽管常被提及,但不推荐术后常规使用鱼精蛋白逆转肝素的效应。因其可能引发低血压,特别是糖尿病和正在使用胰岛素治疗的患者。除非使用血管闭合装置,否则股动脉鞘要在活化凝血时间小于 160 至 180 秒之间才能拔除。

有 PAD 病史的患者需要特别注意病史和体格检查。术前应详细回顾既往曾进行过的干预措施(例如球囊血管成形术,动脉内膜切除修补术,动脉桥,假体移植)。要明确解剖结构,可能还需要另外作图。选择合适的穿刺点与选择合适器械的通畅性一样非常重要的。植入外周的人造血管可能是最成问题的,不是因为它们穿不透,而是因为术后避免不了无法封堵止血和血栓性闭塞所带来的治疗难题。因此,除非别无选择,通常应避免使用这些移植血管。万一遇到这种情况,应尽量将血管入路和手术范围最小化。股动脉穿刺引起的并发症会在术后护理的章节加以阐述。

经皮桡动脉技术

近年来,桡动脉入路因其术后较低的出血风险和较高的舒适度越来越流行。建议通过 Allen 或 Barbeau 试验记录下手部是否存在充足的双重血供。Allen 试验要求在紧握拳头时徒手压迫桡动脉和尺动脉,直到手掌发白时才解除对尺动脉的压迫。正常情况下,10 秒内可恢复手掌的正常颜色,并且在桡动脉压迫解除后手掌不出现明显的的反应性充血。Barbeau 试验操作方法类似,只是使用了脉搏血氧监测仪;它具有更高的准确性和可重复性[28](图 19.4)。

在准备桡动脉穿刺时,应将手臂放在一块合适的搁板上,并以 30°~45°的角度外展,手腕应搁在纱布卷上呈过伸位。除了经解剖学提示或有特殊的操作需求(例如,左乳内动脉造影),手术都应该使用右桡动脉。桡动脉远端的走行可以通过触摸脉搏或超声波来显示;后者已被证实可以提高"首次通过率"[29]。皮肤的穿刺点位于桡骨茎突近端约 1~2cm 处,仅以 1%利多卡因局部注射。桡动脉穿刺使用微型穿刺针(前壁技术)或 20 号静脉留置针(后壁技术)以 30°~45°角扎入。之后,非常小心地导入 0.025 英寸导丝,如果感觉到有任何阻力就不可继续前送,这与股动脉穿刺技术相类似。安全置入导丝后再导入鞘管,同样需要非常小心。实际操作时不能一概而论,女性应该考虑使用较小尺寸的鞘管(4~5F),而拟行 PCI 的话则要使用大一些的鞘管(6F;男性最大可用到 7F)。应避免过度拉伸动脉,因其会导致更高的术后闭塞率的发生。使用长鞘可以更好地预防前臂部位的血管痉挛[30]。然而,另有研究表明能够减少痉挛发生的是鞘管的亲水涂层而非其长度[31]。

标准的桡动脉穿刺鞘尺寸在 4~6F,长度为 7~16cm。一旦鞘管到位,通常以弹丸式推注 5 000U 的普通肝素,或者是根据体重调整的剂量(50U/kg),最好是静脉给药以防止术后桡动脉闭塞。引起动脉痉挛的因素很复杂,可通过适当的镇静,避免肢体受凉和

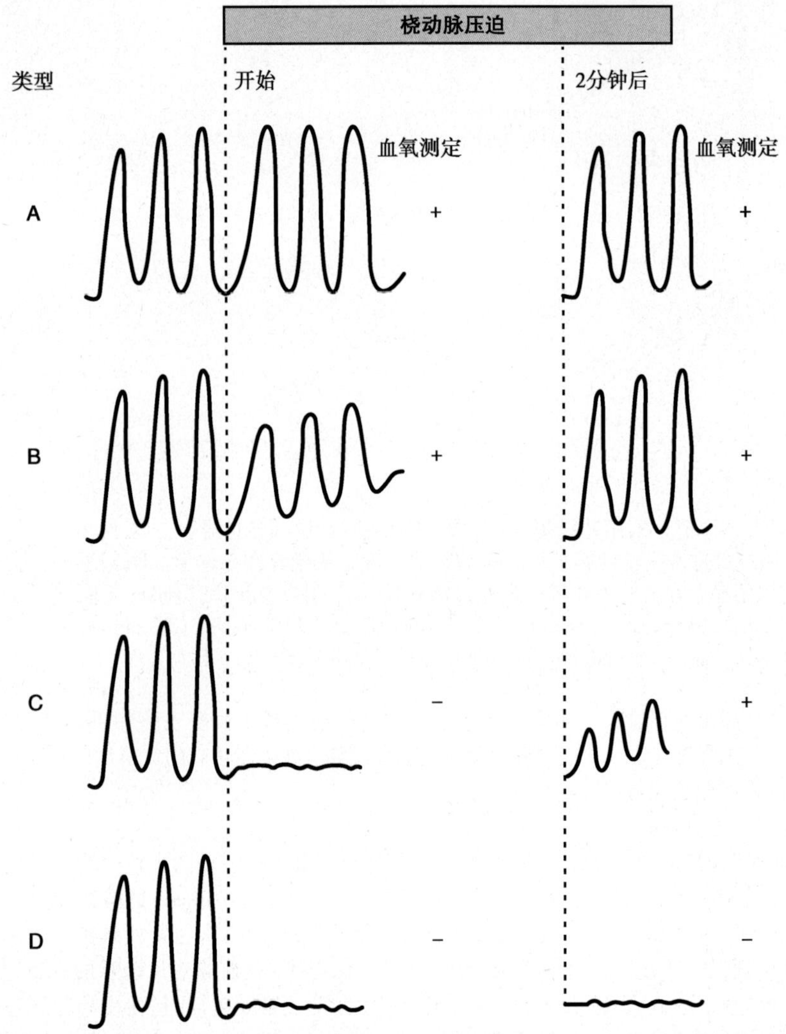

图 19.4 基于体积描记和拇指夹血氧检测法而区分的尺侧掌弓动脉通畅性的 4 种类型。有 D 型反应的患者不应对该手腕行经桡动脉导管术。(引自 Barbeau GR, Arsenault F, Dugas L, et al. Evaluation of the ulnopalmar arterial arches with pulse oximetry and plethysmography: comparisonwith the Allen's test in 1010 patients. Am Heart J 2004; 147: 489-93.)

使用血管扩张剂的来加以预防。最常见的是给予硝酸甘油(100~200μg)和维拉帕米(2.5mg)。其他方法包括舌下含服硝酸甘油,动脉内(局部)注入地尔硫䓬或尼卡地平。做好这些准备工作后,导管就能沿着一根标准的 0.035 英寸 J 形头端导丝被送入升主动脉。

由于血管的解剖学走行可能不是笔直的,所以推送 J 型头端导丝和导管要轻柔[32]。使用 Glidewire 或 Runthrough 冠脉导丝(均为 Terumo 介入系统)通常可以克服推送中遇到的问题。这些导丝既容易进入血管主支,也容易进入分支,一旦导管被送至头臂干水平,这些导丝就应该被交换出来。万一桡动脉或肱动脉出现了夹层,手术仍然可以继续,因为导管本身可以被用于填塞。可是,如同一开始发现夹层一样,应该用 1∶1比例的生理盐水和对比剂混合液进行血管造影,把夹层闭合的情况记录下来。

注射对比剂还可以显示血管的纡曲程度,扭曲的血管不但对于将器械推送至头臂干远端,而且对于器械推送至头臂干与升主动脉的交界处都带来极大的挑战。在这些情况下,可能需要用导管指引导丝在头臂干起始部绕行,而不是反过来操作。同时,让患者做深吸气也会有所帮助。对于疑难病例,建议不要丢失导管的位置,可用 0.035 英寸的 J 型头长导丝来交换另外的导管。使用专为桡动脉设计的诊断性导管和左右冠脉开口共管(例如,Tiger 管)可以简化手术。一旦手术完成,包括鞘管在内的所有器械都要被撤除,并用带有可充气气囊的腕带来止血。为了避免血栓性闭塞,在袖带充气达到止血水平还差 2ml 之前,允许穿刺部位有回血流出。应该有可供实践的方案来指导放气的过程,同时还应监测脉搏和肢体灌注的情况。"专利式的止血"是桡动脉穿刺术后护理的关键词。

虽然桡动脉入路的主要优点是降低出血风险和无需卧床休息,但也有诸多潜在的缺点,包括经常发生的血管痉挛、血栓性桡动脉闭塞,夹层、骨室筋膜综合征、导管稳定性欠佳以及贴靠冠状动脉开口不佳。而且,如果需要用到更大尺寸的鞘管(例如,用于分叉病变的介入),桡动脉并不是最佳的通路。术后护理的章节会对桡动脉入路并发症的表现和处理进行总结。

桡动脉与股动脉入路之间的随机对照试验(randomized controlled trial, RCT)主要是在 STEMI 的队列中进行。一个纳入 12 项研究共计 5 000 名患者的 meta 分析显示,桡动脉入路与死亡率、大出血风险降低近 50%具有相关性[33]。随后在 8 400 名急性冠脉综合征患者中证实了这些主要获益,他们无论是否是 STEMI,被随机分配以桡动脉或股动脉入路来进行冠状动脉造影和 PCI;桡动脉入路与 30%的大出血和全因死亡率降低有关[34]。

经皮肱动脉技术

肱动脉入路类似于股动脉入路但很少使用,已被桡动脉技术取代。使用 Seldinger 方法,将 4 至 6F 鞘置于肱动脉中并用 3 000 至 5 000U 的肝素冲管。随后的操作类似于先前所描述的那样。拔鞘后熟练的止血是关键;手臂应放在搁板上保持伸直 4 至 6 小时,并密切观察桡动脉和肱动脉的搏动,穿刺部位以及上臂围的大小。

肱动脉作为经皮入路的主要优点是具有比桡动脉更大的血管腔,以及当选择其他入路失败时可以适用。包括为患有严重外周动脉疾病或血管重度纡曲或体型较大即使使用加长的导管也无法到达冠脉开口的患者建立血管通路。经皮穿刺比肱动脉切开更加容易,这实际上是 Sones 及其同事为冠状动脉导管术所引入的第一种技术。解剖学位置决定了血管入路在有些投照角度时非常靠近 X 射线发生球管或图像增强器,因而可能导致更多的 X 射线暴露量,也限制了血管造影的成像视野。

静脉路径

涉及股动脉的手术中要建立静脉通路的,最常用的是股静脉。然而,当术后需要留置右心导管时,颈内静脉则更合适。这种方法提高了患者的舒适度,让其能够坐在床上。颈内静脉较之锁骨下静脉通路减少了气胸的风险。使用由 21 号针头和导引器的组成的微穿刺套件可以最大限度地减少因误穿颈动脉或肺部而造成的潜在创伤。当穿入颈静脉时,可以将微穿刺套件更换为通常用于右心导管或右心室活检的尺寸更大的鞘管(例如 7F)。此外,常规辅助使用便携式血管超声探头可以帮助定位和明确颈静脉的通畅性。

对于建立股静脉通路,股动脉是解剖学标志。股静脉位于股动脉搏动点水平向内 1cm 再垂直向下 1cm 处在重度三尖瓣反流的患者,不要误把静脉搏动当成是动脉搏动。如前所述应用局部麻醉和改良的 Seldinger 技术,通常使用能兼容标准右心导管的 7F 鞘。但是,有些手术可能需要更大尺寸的血管鞘。

颈内静脉位于颈动脉路径的外侧,在由胸锁乳突肌的两个头和锁骨所组成的解剖三角区内。穿刺时让患者仰卧,头部向对侧偏转 30°并去掉所有枕头。静脉压低的患者可能需要抬高大腿以增加血管的充盈。建议使用超声波来指导穿刺,这已被证明可以将并发症的总体风险降低 70%,尤其是穿到颈动脉[35]。所谓高位前路是取解剖三角轮廓的顶部,皮肤切口不能低于锁骨上方两指宽的水平,这样可以减少气胸的风险。颈部比较粗大的患者确定解剖位置可能比较困难。在这些情况下,建议先摸到胸骨上切迹,然后再横向移动手指。第一个隆起是胸锁乳突肌的内侧头,第二个隆起是外侧头。从解剖三角顶部向下贴着第二个隆起的内侧缘穿刺[36]。在局部麻醉下使用改良的 Seldinger 技术就能获得静脉通路。"迷你路径"或小针套件已被用于提高操作的安全性。这些套件包括一枚 21 号针头,一根 0.018 英寸软头导丝和一根两件式扩张管。经历过多次穿刺(例如,心脏移植后)的患者可能需要使用多根尺寸逐渐增大的扩张管。在这些情况下使用亲水性的鞘管会有进一步的帮助。

未闭卵圆孔插管术。有 20% 至 30% 的成人患者可以通过未关闭的卵圆孔建立至左心房的通道。这种方法使用多功能导管并将其推进到右心房上部与上腔静脉(superior vena cava,SVC)连接处。将导管头端指向内侧偏后方,然后将其缓慢地回撤,直至观察到导管有轻微向前和向内侧的运动进入卵圆孔。再轻柔地向导管施力使其下垂进入左心房,可以通过压力波形,显示动脉氧饱和度的血液样本或手动注射对比剂来确认位置。如果采用这种技术无法获得左心房通路,则应进行房间隔穿刺术。

房间隔穿刺术。半个多世纪以前,Brockenbrough,Ross 和 Braunwald 首先描述了这项技术(见经典参考文献),由于当今时代要对结构性心脏病和心律失常进行评估和干预,所以房间隔穿刺术变得前所未有的重要(图 19.5)。

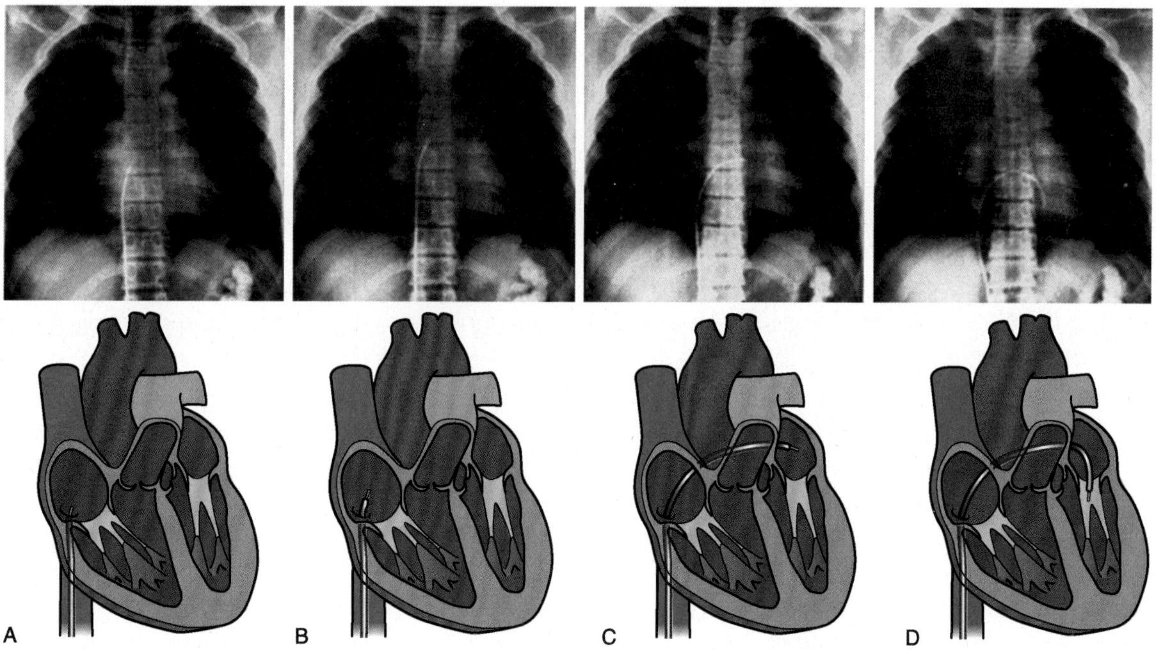

图 19.5 Brockenbrough 及其同事早先描述了用针进行房间隔穿刺术的过程,该穿刺针后被称为"Brockenbrough 针"。A,第一步,沿通管丝将导管送入右心房,然后用房间隔穿刺针将通管丝交换出来。B,确认针尖左心房中的位置后,将其从后内侧转向内侧并与导管一起前送,直到两者均自由地位于左心房内。C,当导管滑过针的末端时,将其撤回至穿刺点。D,穿刺针到位后,将导管头端送入左心室并撤回穿刺针。(引自 Brockenbrough EC, Braunwald E, Ross J Jr. Transseptal left heart catheterization: a review of 450 studies and description of an improved technic. Circulation 1962;25:15-21.)

放置股静脉鞘,并通过下腔静脉(inferior vena cava,IVC)和右心房将 0.032 英寸的导丝送入 SVC。接下来,将 8F Mullins 或房间隔鞘和扩张管送入 SVC。然后用 Brockenbrough 针替换导丝,这是一种锥形的 18 号针,远端针尖变细为 21 号,其远端端口连接压力阀。将针尖送至刚好伸出 Mullins 鞘顶端。然后将整个导管系统拉回到右心房并同时将其从 12 点钟旋转到 5 点钟位置。应注意两个导管突然向右的运动。第一个反映导管从 SVC 下降到右心房,第二个反映导管横穿过右心房边缘进入卵圆窝。用恒定轻柔的推送力让扩张管和穿刺针作为整体通过卵圆孔进入左心房。如果没有,可以使鞘管固定指向卵圆窝的位置并引导穿刺针穿过房间隔。经食管或心腔内超声心动图(见第 14 章)可能会有帮助,尤其是对一些疑难的病例(例如大右心房,外科术后状况,解剖变异)。一旦通过总体压力的升高、注射造影剂或氧饱和度测量等确认了在左心房的位置后,整个系统旋转至 3 点钟方向,然后扩张管和鞘可以安全地被推送进入左心房 2 至 3cm。在紧紧固定住鞘管的同时将扩张管和穿刺针撤出。如果需要进行压力测量或左心室造影,可以稍微逆时针旋转导管使其进入左心室。

房间隔穿刺术的主要风险是穿刺进左心房内或与其邻近的结构,例如心房游离壁,左心耳,冠状窦,主动脉根部或肺动脉。有经验的中心并发症发生率不超过 1%,成功率约为 90%[37]。心脏压塞的风险仅限于那些先前接受过心脏外科手术,因为这些患者存在纵隔纤维化。

直接经胸左心室穿刺术

该方法仅用于二尖瓣和主动脉瓣均为人工机械瓣的患者需要测定压力或行左心室造影时。由于存在导管嵌顿、瓣膜闭塞、碟盘移位及栓塞等风险,不可以用导管穿过机械瓣膜(摆动的阀瓣)[38,39](见第 71 章)。

在用超声心动图定位左心室(left ventricular,LV)心尖部并进行局部麻醉后,包含一根 18 或 21 号针的 6 英寸聚四氟乙烯涂层导管系统从肋骨上缘插入,沿略向后朝着右侧第二肋间隙的方向行进直至感触到心尖冲动。穿刺针和鞘管就从那个点进入左心室,将管芯针和针撤出,鞘管用以连接压力测量装置。对于经心尖入路,先做一个肋间切口,用 Seldinger 技术对直接暴露的 LV 心尖部进行穿刺。该手术的风险包括心包压塞、血胸、气胸、冠状动脉左前降支割裂伤、LV 血栓栓塞、迷走神经反应和室性心律失常。

左心导管术

在大多数情况下,将导管穿过主动脉瓣送入左心室并不容易,需要细心的操作(图 19.6)。一种常见的方法是使用直的猪尾导管,沿 0.035 英寸的 J 形头导丝将其送进到主动脉瓣的水平。再将导丝拉回至导管中,使其尾部在右前斜(right anterior oblique,RAO)位时成为"6"字形的形状。随后将导管推送顶住主动脉瓣塑成 U 形。在患者深吸气或边回拉边顺时针旋转下,导管头端通常可以落入左心室。进入左心室中,在 RAO 时导管重新恢复成"6"字形的形状,环形头端朝向心尖部。导管位于二尖瓣前面,但不干扰其功能或不缠绕在腱索中。为了消除心室异位心律导管可能需要重复地进行再定位。Halo 导管是猪尾导管的一种替代品(见经典参考文献,Caracciolo)。它们具有垂直螺旋的头端,指向内上方,不像猪尾导管那样沿着管轴有 6 至 12 个侧孔。这些特点使得在注射时较少引起室性异位心律,并能对肥厚型心肌病(hypertrophic cardiomyopathy,HCM)心室上方压力作测量。

对于扩张的主动脉根部或横位心,优选成角的猪尾导管,而较小的主动脉根部可能要用右冠状动脉的 Judkins 导管先引入导丝,再交换猪尾导管。对于二叶式主动脉瓣的患者,使用指向性更佳的左 Amplatz 导管可将导丝放进左心室。左 Amplatz 导管或多功能导管也可用于主动脉瓣狭窄的患者,这取决于主动脉瓣从左心室向升主动脉开放的角度(更水平或更垂直)。有时,使用直头导丝比 J 形

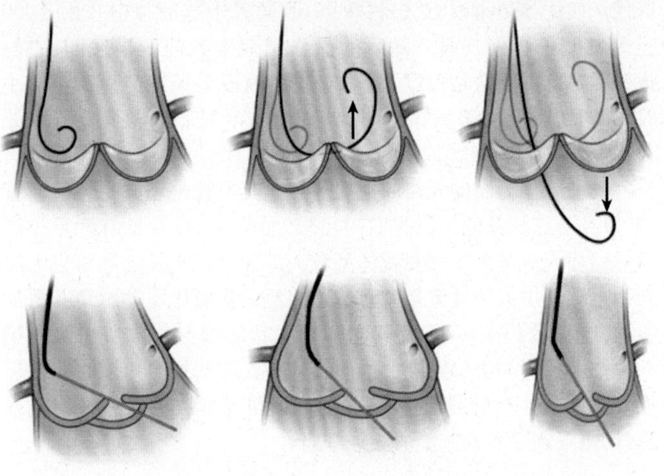

图 19.6 猪尾导管逆行穿过主动脉瓣的技术。**上排**,穿过正常主动脉瓣的技术。**下排:左**,结合使用直导丝和猪尾导管。增加导丝伸出导管的长度会使导管的弯度变直,指引导丝朝向右冠状动脉口;减少伸出导丝的长度能恢复猪尾导管的弧度并使导丝的头端偏向左冠状动脉口。当确定了合适的导丝伸出长度和导管旋转方向时,将导管和导丝一起反复推送和回撤就能逆行通过瓣膜。**中间**,主动脉根部扩张时最好选择成角的猪尾导管。**右**,主动脉根部较小时,右冠状动脉 Judkins 导管可能更有优势。在二尖瓣病变的患者中,经常使用 Amplatz 左导管,因为它更能直接地指引导丝的方向。(引自 Baim DS, Grossman W. Percutaneous approachincluding transseptal and apical puncture. In Baim DS, Grossman W, editors. CardiacCatheterization, Angiography, and Intervention. 6th ed. Philadelphia: Lea & Febiger; 2006, p 93.)

头导丝更容易探测到狭窄的主动脉瓣,而且更便于在主动脉瓣或主动脉的移动。

由于能降低心室壁的损伤以及导管缠绕在二尖瓣结构里的风险,对左心室进行压力测量和对比剂注射都应使用猪尾导管。通过同时记录升主动脉和左心室的压力就能测量主动脉瓣的压力阶差应;而回拉测量的压力差是不够完善的。双腔(远端和近端)猪尾导管能够进行这种测量,但要验证测量前后主动脉根部压力的一致性。另一种方法是使用多功能导管,导管停留在主动脉里,将压力导丝通过导管送入左心室,而当心室内或 LV 流出道压力阶差存在疑问和需要区分压力的位置(心室内、瓣膜下和/或跨瓣膜)时,要使用单根有端孔的多功能导管。测量跨二尖瓣的压力阶差时,LV 压力和楔形压或左心房的压力要用两个换能器同时记录。LV 压力测量包括收缩压,舒张压和舒张末期压;还可以计算单位时间内的压力变化。

左心室造影

曾经认为每个心脏导管手术都不可缺少左心室造影,但鉴于超声心动图在实用性和质量方面的优势(见第 14 章)以及考虑到并发症等方面的原因,当今时代已经很少做左心室造影了。左心室造影仍适用于评估 LV 功能,室间隔缺损(ventricle septal defect,VSD)或二尖瓣的反流(mitral regurgitation,MR)量。然而,对于 LV 舒张末期压力(end diastolic pressure,EDP)大于 35mm Hg 的严重失代偿性心力衰竭的患者,或者在 CIN 高风险患者中,则不鼓励这样做。

理想情况下,左心室造影应在两个平面上进行,因此双平面 X 射线系统具有重要价值。主要投照体位是 RAO 30°,可以覆盖到左

心室高侧壁、前壁、心尖部和下壁。设置更高的投照视野可以将从脊柱或降主动脉方向逆行射回对比剂区分开以确认 MR。腋窝位置的投照体位左前斜 45°~60°加头位 20°能覆盖左心室侧壁和前间壁,对于评估 MR 中对比剂的反流量非常有益。尽管之后对比剂是被注射入肺动脉的,这也是显示 VSD 以及房间隔缺损(atrial septal defect,ASD)的最佳体位,肺动脉也是用于评估肺部反流的注射部位。一般而言,对比剂只被注射到待评估的瓣膜的远端。

当导管被放到合适的位置后,将其与密闭真空的动力高压注射管连接。建议先用 5 至 8ml 的试验性注射来确认导管处于适当游离的位置。然后动力注射器按程序以 10 至 15ml/s 的速度射出 20 至 50ml 的对比剂。为了更顺畅地注射,不能瞬间达到最大压力(900~1 200psi),而应该要慢得多,可以用程序控制以每秒 0.2 至 0.5 的速度上升。为了减少对比剂的使用量,一旦心室被充盈得令人满意,也可以由术者控制和停止注射。30 帧/s 的速度足以在心率低于 95 次/min 时进行造影。应尽一切努力避免出现异位心律,因为即使一两次期前收缩也可能使得 MR 的严重程度被高估或低估,并影响到心功能测定结果的可靠性。心室充盈不足也是如此,同样也会使 MR 的程度被低估。

左心室造影的主要并发症是心律失常(室上性和室性)。高压注射期间可能会出现心肌染色,但如果只是短暂的则不具有临床相关性。如果是持续性的,则需要排除穿孔。当使用带端孔的导管如多功能导管对左心室进行高压注射时,就要考虑到上述问题,而这样做是绝对不应该的。术中也可能会遇到栓塞和对比剂的相关并发症。当使用离子型高渗造影剂时,15 至 30 秒的一过性低血压相对常见,但典型的表现如今已经看不到了。

心室壁运动模式的变化范围分为正常、减退、消失和反常运动。MR 的程度可按 Sellers 分级进行评分,而 VSD 程度的可按分流量的大小来计算。

升主动脉造影

主动脉血管造用来判断升主动脉瘤的大小、主动脉夹层的存在、主动脉瓣关闭不全(AR)的严重程度和旁路移植血管的存在。应使用带侧孔的(猪尾)导管来降低主动脉损伤的风险。在担心有主动脉夹层的时候,必须确定导管并未进入假腔。可以通过手动注入对比剂来检测导管的位置。对于夹层,最佳位置位于怀疑撕裂近端的正上方,对于主动脉瓣则是在瓣叶的正上方。标准 RAO 和 LAO 体位足以进行主动脉瓣评估,加足或加头的角度没有额外的帮助。AR 的严重程度最好是用 RAO 体位进行评估。LAO 体位最适合评估升主动脉、主动脉弓和弓上的血管。高压注射的标准设置为以 15 至 20ml/s 的速度射出 40 至 60ml 对比剂。帧速为 15 帧/s 就足够了。

右心导管术

右心导管术是导管室血流动力学评估的核心要素之一。如前所述,经皮静脉穿刺是通过颈内静脉、股静脉或者更少见的锁骨下或肘前静脉来完成的。导管的选择取决于穿刺路径和患者的临床情况。

Swan-Ganz 导管是颈内静脉路径的首选导管,但对于股静脉路径以及患有肺动脉高压或严重的三尖瓣反流(TR)的患者,推荐使用所谓的肺动脉高压 Swan 管,因为它更硬和更具扭控性。端孔导管或"球囊楔形导管"同样适用于此,因其具有相似的坚硬度,快速移动导管时较少出现伪影,因此更具有精确性,虽然他们不具备通过热稀释法来判断心输出量的能力。

使用颈内静脉入路,标准 Swan-Ganz 导管可以相对容易地进入右心房,然后随着球囊充气进入右心室,继而进入肺动脉和肺毛细血管楔形位置。虽然导管仅凭描记的压力就能自身定位,但是仍建议在透视下进行操作,特别是预先知道存在结构和功能上的困难因素(例如,严重的右心房扩大,严重的 TR,严重的右心室[RV]扩大)。尤其在这些情况下需要一些特殊的手法操作。

由于从 IVC 至右心室是成锐角,股骨静脉路径在技术上要求更高。有时,导管可以直接通过右心房并通过三尖瓣。一旦进入右心室,要顺时针旋转导管,使其指向上方并直接进入 RV 流出道。一旦进入流出道,球囊的尖端通常会漂浮进入肺动脉和楔形位置。深吸气或咳嗽可以使这种操作更加容易并有助于通过肺动脉瓣。有高肺动脉压力的患者,可以使用导丝来加强导管支撑并使其前伸进入楔形位置。但术者必须小心谨慎,以防止肺动脉穿孔。如果导管继续向下指向 RV 心尖部,则应该使用另一种技术,因为进一步推送可能会有 RV 心尖部穿孔的危险。

另一种可选择的经股静脉路径右心导管技术,将球囊导管引导至右心房外侧壁,然后通过顺时针旋转向后上方进入 SVC(图 19.7)。然后,导管被拉回右心房,再顺时针旋转至正前方,使导管指向并通过三尖瓣。一旦导管进入右心室,导管头端保持水平方向,再顺时针旋转使导管指向 RV 流出道。然后推送导管进入肺动脉和楔形位置。

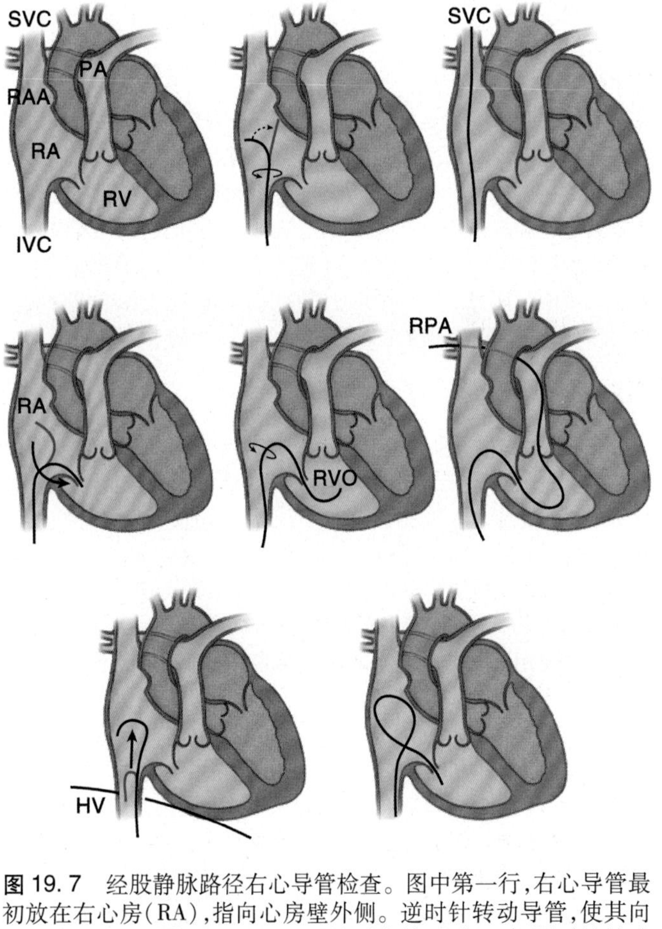

图 19.7 经股静脉路径右心导管检查。图中第一行,右心导管最初放在右心房(RA),指向心房壁外侧。逆时针转动导管,使其向后并推送至上腔静脉(SVC)。虽然图中并不明显,但顺时针转动导管使其向前将推动导管进至右心耳(RAA),这样就避免导管进入 SVC。IVC,下腔静脉;PA,肺动脉;RA,右心房;RV,右心室。图中中间一行,然后将导管撤回到右心房,并导管头部呈横向。顺时针旋转导管将使导管头端摆动至正前方,并通过三尖瓣。当导管头端超过脊柱时,它的位置就是在右心室流出道(RVO)之下方。继续顺时针旋转导管,将其直线推送进至肺动脉主干,并进而至右肺动脉(RPA)。底部一行,有两种方法可用于扩大的右心进行心导管术。要求导管头端有个垂直向下的大环通过三尖瓣,利用在肝静脉(HV)抓住导管头端进行塑形,然后推送导管快速进入右心房。反向打环技术(右下)使导管头端向上,并指向心室流出道。(引自 Baim DS, Grossman W. Percutaneous approach, including transseptal and apical puncture. In Baim DS, Grossman W, editors. Cardiac Catheterization, Angiography, and Intervention. 7th ed. Philadelphia: Lea & Febiger; 2006, p 86.)

另一种经股静脉路径的技术是通过将导管头端钩在肝静脉或者推送导管顶在右心房的外侧壁，让导管形成一个环。环大小合适时，继续推进导管，同时导管头端向正下方，通过三尖瓣，到达肺动脉和肺动脉楔嵌的位置。然后，缓慢回撤导管消除多余的环，深入到肺动脉位置时小心充气并楔入。

血流动力学数据。右心导管术用于流量（心输出量）、压力和血管阻力的测量。这3个重要参数都和欧姆定律紧密相关：$Q=\Delta P/R$。换言之，血流量是血循环血管床中压差和阻力的函数。

右心室造影术。明确右心造影影像用于右向左心室分流、TR、RV发育异常、右心室流出道畸形和肺动脉瓣狭窄的评估。应用7F Berman球囊导管（虽没有端孔，但靠近球囊附近有8个侧孔）。前后加头位和前后加侧位用于显示室间隔及右心室流出道。常规以8~12ml/s的速度推注对比剂20~30ml（但如果要增加剂量，可以12~18ml/s的速度推注40~50ml）。

血流动力学测量

压力测量

心导管技术的主要目的是进行精确记录压力波形并对来源于这些波形的生理学数据进行正确的解释。压力波是心肌周期性收缩引起的，其振幅和持续时间受到各种机械和生理学参数的影响。来自特定心腔的压力波形受到其心腔收缩力和其周围结构的影响，包括其邻近心腔、心包、肺和血管。心率和呼吸的周期性生理变化也影响了压力波形。在心导管室中对心动周期各组成分的了解对于血流动力学数据的正确解释是必不可少的。

灌注系统

在心导管室中，通过将来自于导管头端的压力经由灌注系统（导管加管子）的换能器进行压力转换，最通常用此方法完成基于导管的压力记录。在换能器内部，压力波会导致隔膜或导线的变形，这种就被转换成电子模拟信号。许多因素会影响这个信号，并破坏其准确性，在这种情况下，输出振幅并不真实表示输入振幅。输出与输入的比值小于代表衰减（能量的损耗），就像摩擦力一样。通过使用短、大口径、不兼容的管道系统直接与换能器连接，就可以减少这种误差。应当在排除空气泄漏和气泡，并且导管中没有填充对比剂的情况下进行测量。导管内液体的密度越高，阻尼效应就越大。此外，管状导管系统的任何打折（扭曲）都是衰减的来源，并且需要考虑任何意外的和无法解释的压力下降（如在很多的导管操作或血栓形成过程中）。对这种情况的另一种解释是，小血管或通过与室壁等解剖结构的接触，致使导管头端阻塞。

其他的错误来源与导管的移动和冲击有关。这包括敲击任何连接的管道导管任一部位和"指压现象"（头端在心腔内的运动）。当导管被心腔壁或瓣膜撞击时，"指压现象"可被记录。当使用端孔导管时，操作者还需要知道由压力波的流动或高速引起的人为压力升高，也称为"人为的端口压力"。

所有测量的一个关键先决条件是根据已知压力或归零校正对压力换能器进行正确校准。即通过将换能器放置在中心房水平，大约是胸中部，如果使用多个换能器时，所有换能器都应该做同时校准。为了解决漂移的风险，所有换能器应该在任何同步记录之前立即重新平衡。

微压测量导管

微压测量导管考虑到超高压力记录，因为其头端安放了压力换能器，（如3.5F Mikro-Cath，Milla）。这不但消除了干扰流体柱及衰减效应，而且消除了30~40毫秒的延迟。压力波形失真减少，指压（运动）现象也大大减少。因此，它在任何液体高度下提供了真正的压力读数。虽然更宽泛，但这些高保真的导管已经被用来评估心室压力上升斜率（dp/dt）、室壁应力、心室压力的衰减率（-dp/dt）、弛豫时间常数（τ）和心室压力-容积关系。考虑到要精确测定心腔内压力梯度（如肥厚型心肌病心室内压力梯度，见第78章）以及通过心脏结构（如狭窄的主动脉瓣）时的梯度，在导管的较短间距内分出两个换能器，一些高保真微压测量系统允许插入导丝和血管造影。

正常的压力波形。在二维比例图中，有两个基本元素用于解释压力波形：单个绝对值（*y*轴）和随时间的聚合值的等高线（*x*轴）。运用这些所有血流动力学参数正常参考值来定义正常参考值（表19.3）。

表19.3　正常的压力和血管阻力值

压力	平均值/mmHg	区间范围/mmHg
右心房		
a波	6	2~7
v波	5	2~7
平均值	3	1~5
右心室		
最大收缩值	25	15~30
舒张末期	4	1~7
肺动脉		
最大收缩值	25	15~30
舒张末期	9	4~12
平均值	15	9~19
肺毛细血管楔压		
平均值	9	4~12
左心房		
a波	10	4~16
v波	12	6~21
平均值	8	2~12
左心室		
最大收缩值	130	90~140
舒张末期	8	5~12
主动脉		
最大收缩值	130	90~140
舒张末期	70	60~90
平均值	85	70~105
血管阻力	**平均值/（dyne·s·cm^{-5}）**	**范围/（dyne·s·cm^{-5}）**
系统血管阻力	1 100	700~1 600
肺循环阻力总和	200	100~300
肺动脉血管阻力	70	20~130

解释压力波形的基本原理是:隔室中的液体排出导致压力降低,隔室中的液体导致压力增加,这取决于系统的限制性和顺应性。左心室舒张充盈早期时相,正常的左心室舒张到一定程度,左心室内压力不会升高。事实上,在二尖瓣开放后,尽管左心室容量有所增加,但是左心室压力是下降的。因此,这种模式的缺失表明了心室的异常舒张模式(也称为舒张功能不全)。图19.8为正常压力波示例。

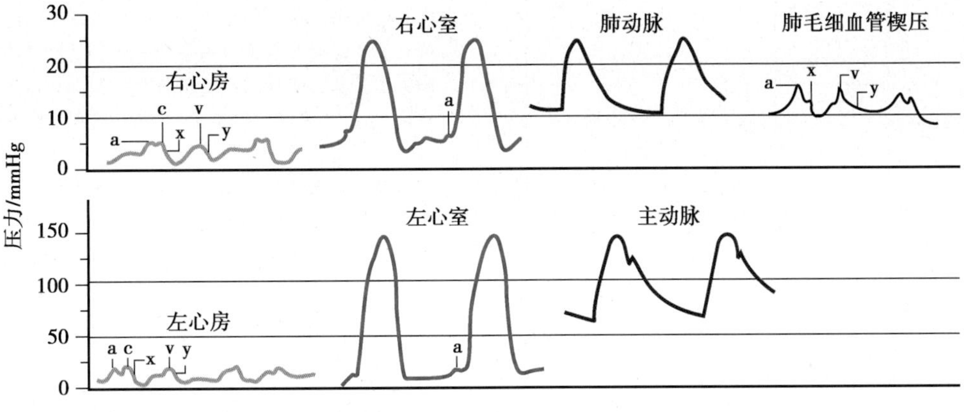

图19.8 在人体内灌注通过导管系统记录正常左右心的压力。(引自 Pepine C, Hill JA, Lambert CR, editors. Diagnostic and Therapeutic Cardiac Catheterization. 3rd ed. Baltimore: Williams & Wilkins; 1998.)

心房压力。右心房压力波形有3个正向偏斜或者向上(a波、c波和v波)和2个负向偏斜或下降(x波和y波)。a波在心电图上紧跟P波之后,反映了心房收缩力,其收缩力和下游的阻力决定其高度。随出现下降的x波形代表心房的舒张以及与右心室相连的三尖瓣环向下拉伸。由于在右心室收缩时(即c波)关闭的三尖瓣突向右心房,并随着压力的再度升高时x波的下降支中断。最后通过心房充盈终止了x波的下降,同时在(右)心室收缩时(即v波,它是紧跟在心电图上R波的后面)心房压力达到峰值。心房的充盈性和顺应性决定v波的高度,在正常状态下,v波小于a波。随着之后三尖瓣的开放,以及右心房向右心室的射血而排空,心房压力再度下降即形成y波的下降支。右心房压力于胸腔内压和呼吸压会影响这些数值。吸气引起胸腔内压和右心房压力的下降,而呼气有着相反的作用。对于机械通气的患者则恰好相反。

虽然总体结果类似,但左心房压力会更高,其v波比a波要高。这种差异是由于右心房能容易通过上腔和下腔静脉进行减压,而左心房则要受到后面的肺静脉的制约。

肺毛细血管楔压。PCWP波形代表左心房压力波形的轻微衰减和延迟的反应,而c波有可能会看不到。由于肺循环正常情况下的低阻力,肺动脉舒张压就等同于PCWP。在肺血管阻力升高的情况下(缺氧、肺栓塞以及慢性肺动脉高压),就不一样了。同样,PCWP和二尖瓣手术所需时一样可能不能准确反映左心房压力。一般来说,"过度楔入"的球囊导管会产生错误的低值,而"未楔入"产生错误的高压力读数。通过压力波形缺失了所期望的心房压力波形组合,这两种情况可以来识别出来:由于过度的楔入而出现明显的平台期,以及因未楔入而描记出的衰减的肺动脉压力。通常通过血液样本记录全身的血氧饱和度(正常接近100%)来确认导管的楔入位置。为了避免球囊充气时远端血管的塌陷,血液应缓慢而轻柔地吸入,或者如果使用大口径(球囊楔入)导管,就很容易让血液回流到血气分析的管子里。

心室压力。尽管在形态上相似,但是左心室压力波形比右心室压力波形更高,心脏收缩、等容收缩、等容舒张的时限更长,左心室射血间期比右心室更短。在早期的舒张期快速充盈阶段,最初心室压力快速下降,然后再度上升达到平台期。由于心房收缩的缓慢增强,这个平台期是心室缓慢充盈阶段的延续,而不是结束。在C点上可以获得舒张末压,即等容收缩期的开始,也恰好在心室内压力骤升之前。虽然这些不能被看见,但是可以通过从同步心电图上的R波到心室压力波形画一条线估计出C点。

主动脉和肺动脉压力。收缩波(通过开放的半月瓣射出的每搏出血量)、切迹(半月瓣的关闭)和压力逐渐下降的舒张阶段是大血管压力波形的三个关键组成部分。收缩和舒张压力之间的差,也称为脉压,是每搏输出量和动脉系统顺应性的反应。平均压更能准确地反映外周血管的阻力。当压力波在远端传播时,能够注意到收缩振幅的增加,而舒张振幅最初会下降到胸中水平以上,然后再度增加。

外周血管顺应性越高(年轻患者),则外周动脉(股动脉、肱动脉或桡动脉)收缩压越高,而且与中心主动脉相关的差异也越大。这些差异可以影响诸如主动脉梯度的重要测量。因此,一般来说,在冠状动脉水平测量中心主动脉压是可取的方法。这样还能避免因压力恢复作用引起的干扰,这可能与轻度至中度主动脉瓣狭窄的患者有关,特别是当主动脉很小的时候。

异常压力特征。异常压力波形可以是特定病理条件下的诊断。

心输出量测定

虽然平时运用的心输出量测量方法非常重要的,但它仅代表基于几个假设的对真实心输出量的估计。在导管实验室常用的3种方法为:热稀释法、Fick法和心室造影术。

热稀释法

热稀释法是根据通过注入比体温更低的特定液体量的液体所引起温度变化的冲刷原理。循环血流速度越快(如心输出量),温度变化的中和作用就越快越快。实际是一定量液体(通常是室温下的10ml生理盐水)注入导管的近端端口,基于基线的温度变化就能被导管末端的热敏电阻测量到,并随时间显示出一个函数。心输出量与曲线下面积成反比关系,当知道注射液和血液的温度以及比重,还有注射液的体积时就可以计算出。

这种方法的优点是使用和出结果相对简单。然而,对于有明显的三尖瓣或肺动脉反流、心内分流、低心排血量或不规则心律的患者,热稀释法就欠准确了。

Fick方法

Fick方法的原理是:血液流动与动脉和静脉血中氧浓度差以

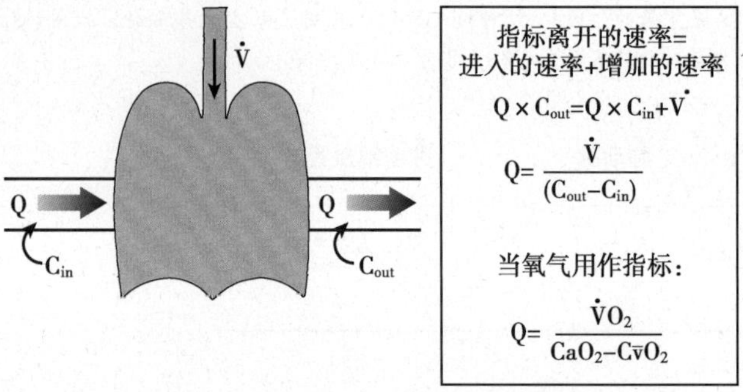

图 19.9　Fick 原理流量测量示意图。包括一个已知浓度的指标(C_{in})的流体以流量 Q 进入系统。流体经过这个系统，指标会以速率 V 增加，流出的浓度增加到 C_{out}。在一个稳定的状态，指标离开系统的速率 QC_{out} 必须等于其进入时的速率 QC_{in} 加上其增加的速率 V。当氧气用作指标，心输出量可以通过测量氧的消耗 VO_2、动脉血氧含量 C_AO_2 以及混合静脉血氧含量来确定。(引自 Winniford MD，Kern MJ，Lambert CR. Blood flow measurement. In Pepine CJ，Hill JA，Lambert CR，editors. Diagnostic and Therapeutic Cardiac Catheterization. 3rd ed. Baltimore：Williams & Wilkins；1998，p 400.)

及肺部摄氧量的比率成正比，而且这一假设的前提条件是在没有心内分流的情况下，肺血流量(pulmonary blood flow，PBF)等于全身血流量(systemic blood flow，SBF)。即在没有心内分流的情况下，有相同数量的血红细胞进出肺循环。因此，如果已知进入肺的红细胞携带的氧分子数量、与离开肺的红细胞携带的氧分子数量、以及通过肺循环消耗的氧分子数量，就可以确定通过肺的 RBC 流量的速率，这可以用下列公式表示：

$$\text{Fick 心输出量(L/min)} = \text{氧消耗量(ml/min)} \div \text{A-VO}_2 \times 1.36 \times \text{HB} \times 10$$

这里的 A-VO_2 是动静脉氧饱和度的差值，Hb 是血红蛋白浓度(mg/dl)，常量 1.36 是血红蛋白携氧能力的修正。

虽然血液的氧含量可以可靠地测量，但耗氧量的测量可代表一个变化的来源，尤其如果要建立一个稳态的条件是很困难的。其数值是由一台极谱仪所决定的，极谱仪通过塑料罩或口接管、管道与患者相接连，而且与呼出气体的氧浓度和已知房间内的氧浓度之间的差值有关。

Fick 方法在低心排血量和 TR 的患者中测量准确，但 Fick 方法不适用于有严重 MR 或 AR 的患者，以及在血流快速变化的情况下也不适用。此外，患者不应该给予辅助供氧。

我们经常计算出一个“假定 Fick 值”，基于患者年龄、性别、体表面积假设耗氧量指数，或者根据体表面积来估算(125ml/m^2)。然而与测量的耗氧量相比，这种方法对心输出量可能会产生较大的误差，会高估 40%。

心室造影方法

作为第三种方法，用每搏输出量乘以心率就能计算出心输出量。每搏输出量等于心室舒张末期与心室收缩末期体积之差值。运用网格和透视图的校正算法描记出被对比剂填充的舒张末期和收缩末期的左心室边界，并将这些二维(2D)数值转换为三维(3D)容积。

在校准和跟踪步骤以及不规则心跳中很容易出现数值的不准确(如心房颤动、室性异位节律)。然而，对于严重主动脉或二尖瓣反流的患者，采用心室造影方法还是比较好的。

血管阻力的测量

欧姆定律的类比法是把流经一个血管段的压力降低定义为血管阻力。尽管它对复杂心血管的血流动力学表现过于简单，但是它被证明在临床实践中极具运用价值。因此，测量出血管床近端和远端的压力，差值除以心输出量：平均压力梯度(mmHg)/平均血流量(L/min)。对于全身血管阻力(systemic vascular resistance，SVR)，就是平均主动脉压减去右心房压力再除以全身性血流量(心输出量)；对于肺血管阻力(pulmonary vascular resistance，PVR)，平均肺动脉压力减去平均左心房压力(平均肺毛细血管楔压，尽管不总相同)再除以肺动脉血流量(没有心内分流时，等于心输出量)。其相应数值的单位为伍兹(Wood)，用它乘以 80 得出血管阻力，其单位是标准国际单位 dyne-s · cm^{-5}。

省略左心房压力或 PCWP 得出总的肺部阻力。然而，其对评估肺血管疾病的严重程度并不准确。综上所述，PVR 反映了贯穿整个肺循环(主动脉、毛细血管前小动脉和肺毛细血管)的压力。

在心导管室里经常还进行另一项评估，就是运动是否会引起阻力的升高；或者系统全身性使用硝普钠或一氧化氮吸入肺循环是否会引起阻力的降低。但是在各种临床情况下，阻力升高是固定的还是可逆的是一个重要问题(如心脏移植)。还有一种更精确的测量方法是血管阻抗，它描述压力和血流之间的动态关系，它包括血液黏度、脉动流、反射波和动脉顺应性。然而，它需要同时测量压力和流量数据，而且不容易获得。因此，把血管阻抗作为一个常规记录的变量，并没有得到广泛认可。

临床方面和患者护理的一体化

瓣膜狭窄的评估

心脏导管术在评估瓣膜狭窄的患者上占着重要的地位，特别是经体格检查和非侵入性检查得出严重程度不一致，例如超声心动图。很多病例中，压力梯度的测量就足够的，但是同时应计算瓣膜。

压力梯度的测量

主动脉瓣狭窄(见第 68 章)

虽然股动脉压力很容易通过动脉鞘进行测量，但是因为诸多原因导致测量不准确，不应该用来测量跨主动脉瓣的压力梯度(图 19.10A)。测量瓣膜狭窄后压力的最佳位置是在冠状动脉水平，使用一根双腔猪尾导管。它有在主动脉一侧的近端管腔，以及在心室一侧的远端管腔，使用这种双腔猪尾导管就能同时记录 LV 的压力。另一种选择是使用多用途导管，将它保持在理想的主动脉位置，然后通过导管推送压力导丝正好跨过主动脉瓣。无论对于哪种导管，重要的是要保证侧孔(猪尾导管)或端孔(冠状动脉导管)在合适的位置，以避免读数错误(图 19.10B)。双腔猪尾导管内较小的主动脉腔应不断冲洗以避免压力衰减，在测量梯度前后应确认两个腔的压力一致。用一根导管从左心室拉回至主动脉的记录只能作为筛选技术。特特是对主动脉瓣面积小于 0.7cm^2 的患者，回拉 7F 或者 8F 的导管能够引起主动脉压力峰值增加 5mmHg 甚至更高，这与逆行导管时发生已经变窄的主动脉瓣的部分梗阻以及回撤导管缓解主动脉瓣梗阻有关，这种现象叫“Carabello”征。

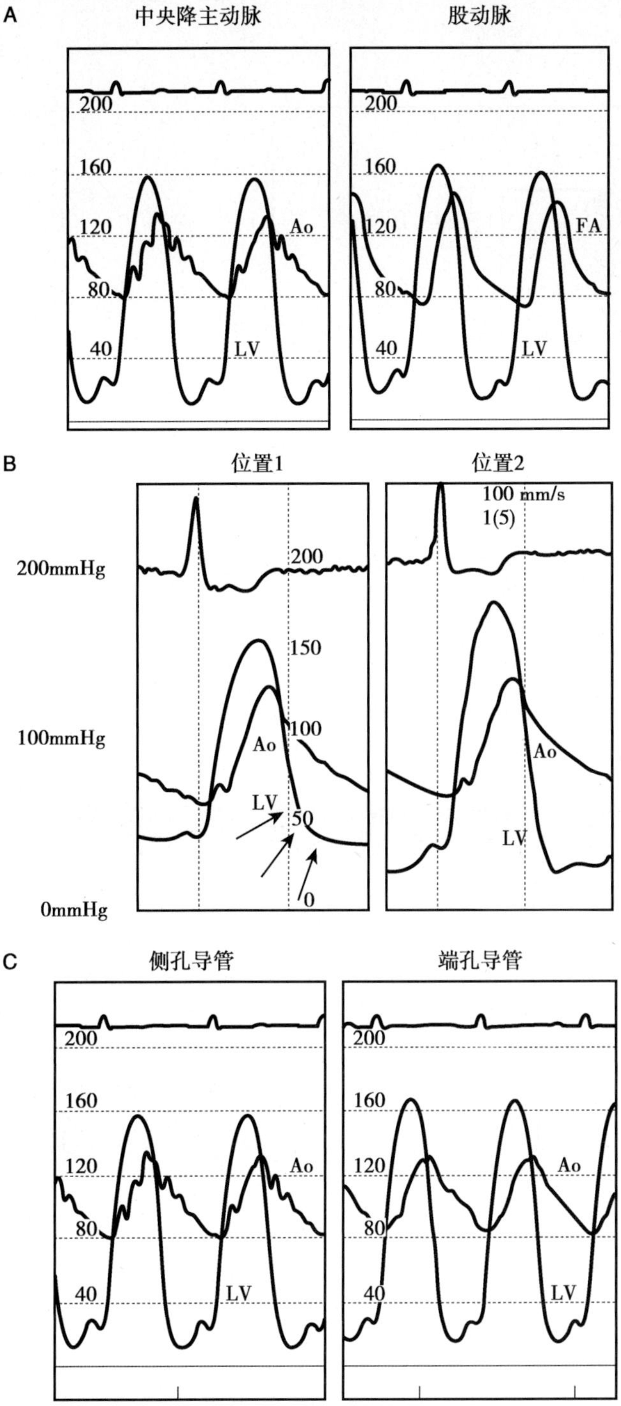

图 19.10 经主动脉压力梯度测量的错误例子。**A**,同时测量左心室(LV)和股动脉(FA)的压力除了会影响平均梯度计算的时间延迟外,可能会由于外周放大而产生一个错误的低压力梯度和由于外周动脉狭窄而导致错误的高压力。**B**,不完整的推进猪尾导管进入左心室腔导致舒张早期的压力波形明显延迟是由于横跨多个侧孔的猪尾导管主动脉瓣的水平,导致 LV 和主动脉压力融合(Ao)(位置1),接着被纠正(位置 2)。**C**,当使用端孔导管而不是侧孔导管时,典型的主动脉(Ao)压力衰减。(引自 American Heart Association; Nishimura RA, Carabello BA. Hemodynamics in the cardiac catheterization laboratory of the 21st century. Circulation. 125:2138,2012.)

平均压力梯度是测定主动脉狭窄严重程度的最佳参数,是整个收缩期左心室与主动脉压力曲线之间的综合梯度(图 19.11)。峰值到峰值的梯度不应该被使用,因为它不能代表在同一时间点差异的生理学测量。这不同于超声心动图的峰值瞬时梯度(见第4章),当同时测量左心室和主动脉时,它才是一个真正的测量左心室和主动脉之间最大压力差的方法。

对于低压力梯度的严重主动脉瓣狭窄的患者(如瓣膜面积<1cm^2,但平均压力梯度<40mmHg),药理学方法是有用的(见第68章)。这包括对射血分数降低的患者运用多巴酚丁胺(图 19.12A,B),和射血分数保留的患者运用硝普钠(图 19.12C)(见后文的生理学和药理学方法)。在主动脉瓣狭窄不严重的患者中,运用低剂量多巴酚丁胺后心脏收缩力有所增强,对此反应瓣膜面积能增加 0.2cm^2 以上,同时经瓣膜梯度最小或没有变化。对于缺乏足够的收缩储备(搏出量增加小于 20%)的患者无论是否手术都表现不佳。对于低压力梯度严重主动脉瓣狭窄、射血分数保留、松弛异常、心室血管分流耦合功能受损的患者,在不改变瓣膜面积的情况下,用硝普钠降低外周阻力可使主动脉瓣梯度增加。

二尖瓣狭窄(见第 69 章)

与主动脉瓣类似,二尖瓣梯度测量最好的方法是在几个心脏周期直接和同时测量左心房和左心室压力和整体定量的舒张压差(图 19.13)。为避免经间隔穿刺及其内在风险,通常使用 PCWP 而不是左心房压,仔细重新校正左心室追踪以准确测定平均压力梯度。虽然这个估算方法令人满意,但是 PCWP 可能会高估左心房压力 2~3mmHg 以及二尖瓣压力梯度。这种应用更多是在球囊导管过楔入的情况下,当球囊导管过楔入时导致极其显著的衰减和更低的压力记录。如果评估的目标是确定二尖瓣狭窄对患者临床表现的影响程度,那么对技术和细节的关注尤为重要。在一些患者中,可能有必要采用一些刺激的方法比如运动去揭示异常。有时,可能需要经间隔路径直接测量左心房压力,更明确跨瓣的压力梯度。估计二尖瓣平均压力梯度(MVG)的简化公式称为 Cui 公式:MVG=平均左心房压-LVEDP/2[41]。

肺动脉瓣和三尖瓣狭窄(见第 70 章)

同样的原理和技术适用于右心瓣膜,采用同步压力记录。这可以用多腔导管或两个独立的导管来完成。对于肺动脉瓣,尽管理想情况下应该同时进行测量,但是用导管从肺动脉回拉到右心室就可以得到梯度。

狭窄瓣膜口面积的计算。根据液压原理可以计算出瓣膜口的面积。通过孔口的流量(F)等于孔口面积(A)乘以流速(V):$F=A \times V$。因此,可以计算出孔口面积 $A=F/V$。F 等于心输出量,V 可以根据 Toricelli'定律的跨瓣膜梯度计算:$V=\sqrt{2gh}$,其中 g 为速度的重力相关加速度,h 为压力梯度[40]。

1951 年 Gorlin 改良了这个公式,称为用于计算瓣膜面积的 Gorlin 方程:$A=F(C_c \times C_v \times \sqrt{2gh})$(见经典参考文献)。$C_c$ 是孔口收缩系数,它说明了液体流经孔口中心的实际情况,而生成的一个生理孔口比解剖学孔口要小。C_v 是速度系数,因为一些速度被摩擦而损失,所以考虑到了压力梯度无法完全转化为流量。这两个系数没有一个被确定。相反,采用经验值对在 11 例二尖瓣疾病患者的尸检或手术中得到的实际面积跟计算得到的面积进行比对。实际二尖瓣面积与计算值之间的最大差异仅为 0.2cm^2,常量 C 为 0.85。重要的是,这些直接的比较数据从来没有从任何其他 3 个瓣膜获得,甚至也没有对经验常数做过改良。反之,除了二尖瓣外,其他任何瓣膜都假设为常数 1.0。这只不过是推导出的最佳估计值。

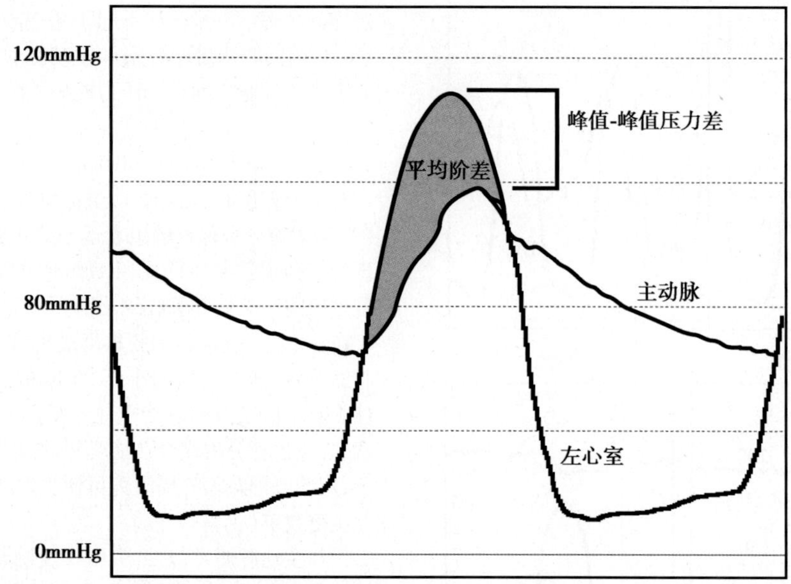

图 19.11 测量主动脉狭窄患者梯度的最佳方法是同时使用左心室(LV)和中央动脉(Ao)压力,并计算平均压力梯度(整个收缩期 LV 和 Ao 压力的综合梯度)。峰值-峰值压力差,即 LV 峰和 Ao 峰压力的差值,因为峰值压力的时间差异,不应该使用,因为它代表了一种非生理学测量。(引自 Nishimura RA, Carabello BA. Hemodynamics in the cardiac catheterization laboratory of the 21st century. Circulation 2012;125:2138.)

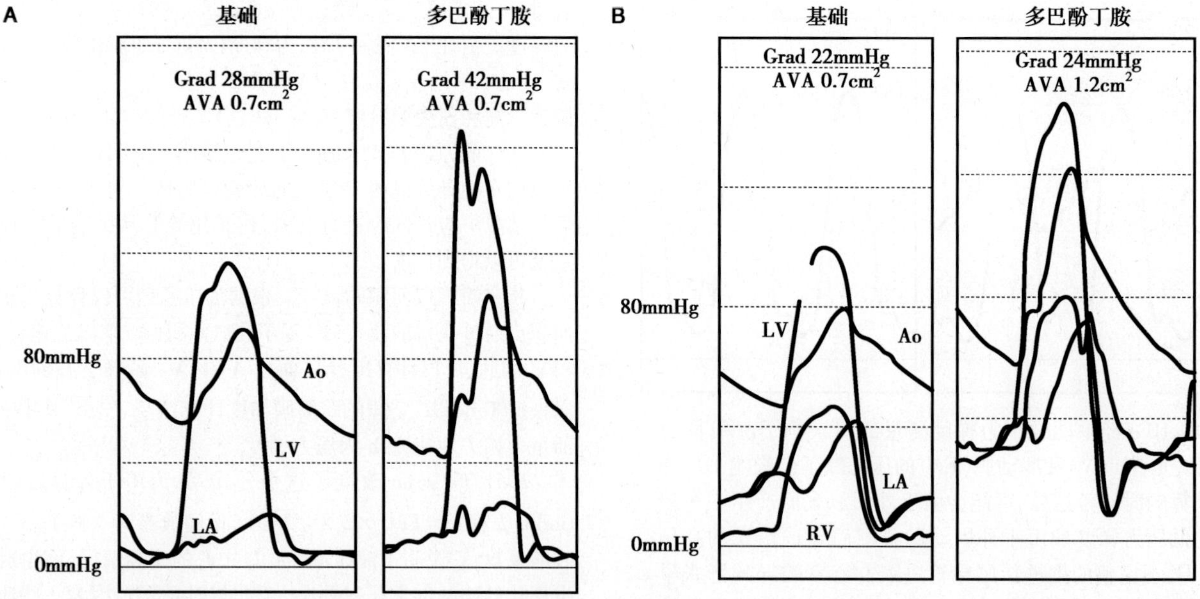

图 19.12 在低输出量、低压力梯度(Grad)状态下对真主动脉瓣狭窄(AS)和假 AS 的鉴别进行药理学检测。A,在射血分数(EF)降低的患者中,多巴酚丁胺刺激的收缩力的增加导致压力梯度从 28mmHg 增加到 42mmHg,若瓣膜面积在仍保持在 $0.7cm^2$,表明有严重的固定瓣膜狭窄。B,静息血流动力学相似,但本例患者多巴酚丁胺灌注时梯度无增加,而瓣膜面积增加到 $1.2cm^2$;这是假 AS,在这种情况下,由于心室产生的力不足以完全打开轻度狭窄的主动脉瓣,瓣膜面积在基线处很小。

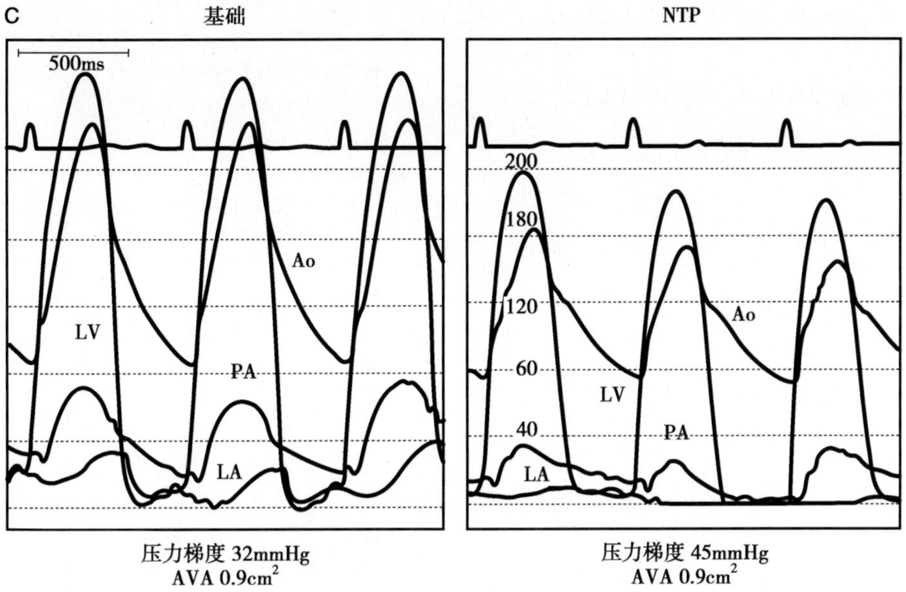

图 19.12(续) C,这是一个低压力梯度患者,如由于主动脉系统不兼容而产生的高附加后负荷而保留 EF。在这种情况下,使用硝普钠(NTP)降低外周阻力就可以增加主动脉瓣梯度和固定瓣面积的来解释真 AS。Ao,主动脉中央压;AVA,主动脉瓣面积;LA,左心房;LV,左心室压;PA,肺动脉压。(引自 Nishimura RA,Carabello BA. Hemodynamics in the cardiac catheterization laboratory of the 21st century. Circulation 2012;125:2138.)

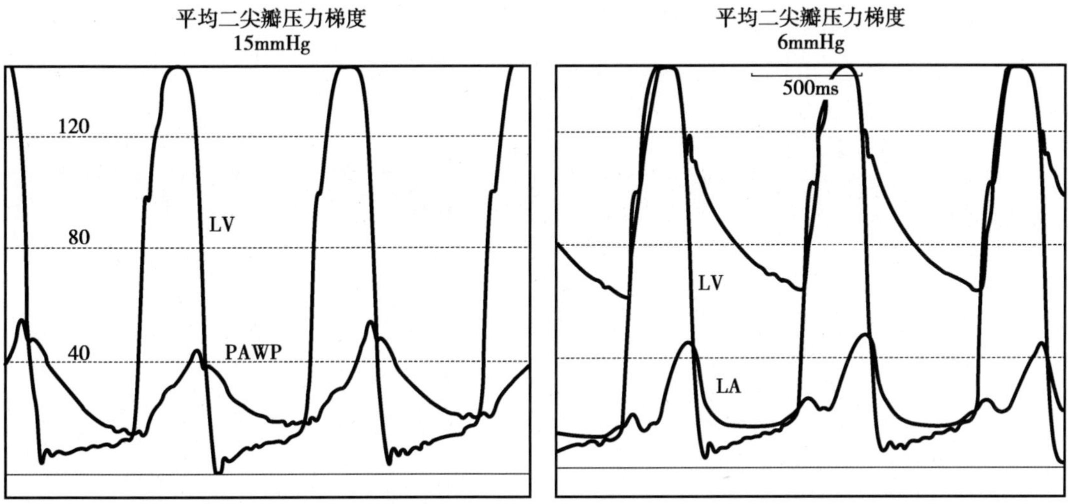

图 19.13 采用肺动脉楔形压(PAWP)读数高估三尖瓣压力梯度。**左:**二尖瓣狭窄的患者,左心室压(LV)和肺动脉楔压(PAWP)。平均压力梯度为 15mmHg。**右:**同一患者中,通过左心室和左心房直接压力(LA)测量跨二尖瓣压力梯度。真实的平均跨二尖瓣梯度只有 6mmHg。(引自 Nishimura RA,Carabello BA. Hemodynamics in the cardiac catheterization laboratory of the 21st century. Circulation 2012;125:2138.)

由于流经主动脉瓣的血流只发生在收缩期，为了推导出更精确的主动脉瓣面积，所以通常心输出量除以实际收缩期射血时间（SEP：主动脉瓣开放到关闭的时间）再乘以心率（HR）。根据Gorlin公式，并将针对Cc和Cv的组合常数44.3考虑在内，主动脉瓣面积（AVA）的计算公式如下：

$$\mathrm{AVA}(\mathrm{cm}^2)=[\text{心输出量}(\mathrm{mL\ min})\div(\mathrm{SEP}\times\mathrm{HR})]\div[44.3\times\sqrt{\text{平均压力梯度}}]$$

正常成人的主动脉瓣面积为2.6～3.5cm²。瓣膜面积小于1.0cm²为重度主动脉狭窄（见第68章）。

二尖瓣面积（MVA）的计算与此相似。由于二尖瓣的血流只发生在舒张期，所以要用舒张充盈时间来（DFP：二尖瓣的开放到关闭时间）校正心脏输出量，得出以下公式：

$$\mathrm{MVA}(\mathrm{cm}^2)=[\text{心输出量}(\mathrm{ml/min})\div(\mathrm{DFP}\times\mathrm{HR})]\div[37.7\sqrt{\text{平均压力梯度}}]$$

正常二尖瓣面积为4～6cm²，瓣膜面积小于1.0cm²为重度二尖瓣狭窄（见第69章）。

Hakki及其同事提出了一个简化公式，SEP和DFP在正常心率下的作用是相对恒定的，从而导出以下方程式：

$$\mathrm{AVA}(\mathrm{cm}^2)=\text{心输出量}(\mathrm{ml/min})\div\sqrt{\text{峰值-峰值压力差或者平均压力梯度}}$$

值得注意的是，平均主动脉跨瓣梯度和峰间梯度与Gorlin公式具有相似的相关性，因此可用于该公式。对于MVA来说，只有平均压力梯度是确定的：

$$\mathrm{MVA}(\mathrm{cm}^2)=\text{心输出量}(\mathrm{ml/min})\div\sqrt{\text{平均压力梯度}}$$

在心动过缓或心动过速患者中，运用Hakki公式计算出的瓣膜面积与运用Gorlin公式计算出的瓣膜面积要相差近20%。

由于主要管理决策的需要，准确测量压力梯度和心输出量变得至关重要。它在临界或低压梯度的患者中更有意义。为此，了解错误的潜在来源是必不可少的。

由于使用了平均梯度的平方根，心输出量的误计算比压力梯度的误计算更多地导致错误的瓣膜面积。具有讽刺意味的是，在低心排血量的患者中不精确的心排血量计算最为严重，在这些患者中压力梯度通常是不适当的低，而狭窄严重程度的判断更依赖于准确的瓣膜面积测量。同TR的患者一样，这些患者应采用Fick法。对于同一瓣膜的双病变（狭窄和反流）患者，既不能采用热稀释法，也不能采用Fick法，因为在这种情况下会高估狭窄的严重程度。对于AR或MR患者，心输出量最好通过左心室造影进行测量。如果AR和MR同时存在，则无法准确评估主动脉或二尖瓣的面积。

运用跨瓣血流计算出的瓣口面积依赖于固有的Gorlin公式。虽然更大的血流会导致更大的开瓣压力以及更大的瓣口面积，但是经食管超声心动图采用平面几何法的一些相关性研究对此表示反对。因此，即使在血流量增加的情况下，面积几何法得出的主动脉瓣口面积仍然保持不变，反之，采用Gorlin公式时数值会增加。

心室内压力梯度。血流流出压力梯度不仅存在于主动脉瓣的瓣膜水平，而且存在于瓣膜下的心室水平。而主动脉型是天然结构所致，LV型是由心肌肥厚引起的动态功能性梗阻产生的（见第78章）。主动脉和LV的波形显示出独特的不同特征（图19.14A）。一个简单的测量任何腔内压力梯度的方法就是，将多用途端孔导管从LV心尖部拉回到位于主动脉瓣下方的后部位置。即使评估方法简单，也应该避免肥厚的心肌卡住导管，因为它会引起错误的值。压力梯度水平的定义为：主动脉-LV压力梯度的损失水平，它略低于压力梯度水平。因此，对于任何腔内压力梯度，当导管被拉回至主动脉瓣下方时，主动脉和左心室的压差就会消失，但仍然会显示LV压力波形。

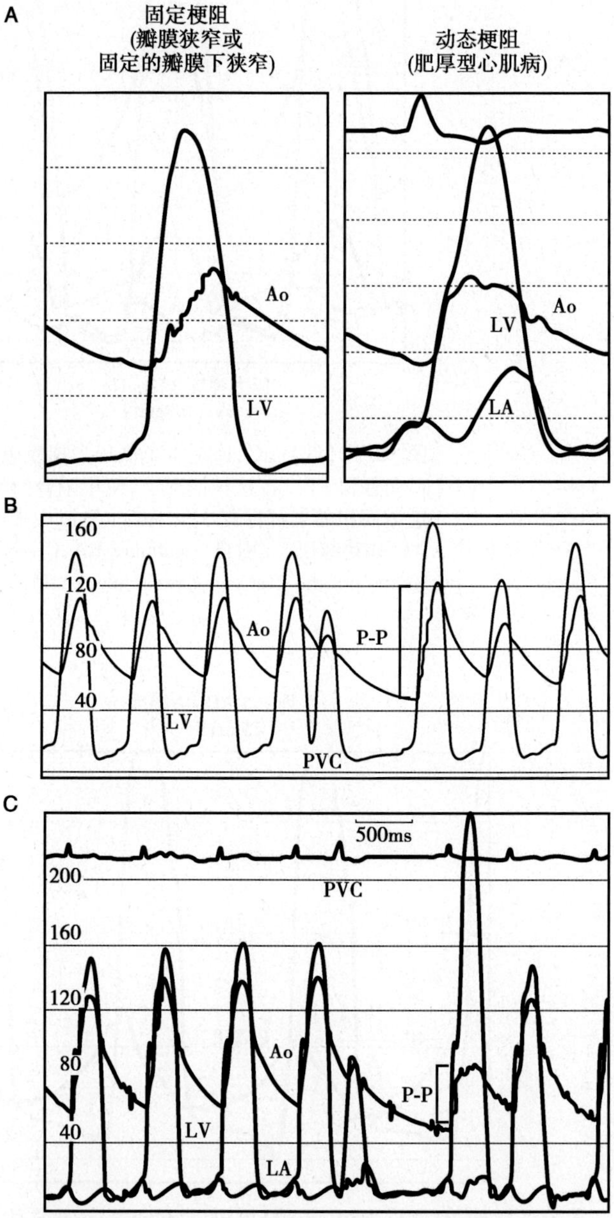

图19.14　固态和动态左心室流出道梗阻的区分。A，固定梗阻（瓣膜狭窄或固定的瓣膜下狭窄）通常会导致主动脉压力的上升。然而，动态梗阻，如与肥厚型心肌病（HCM），导致主动脉瓣开口开始时主动脉压力（Ao）迅速升高，随后随着梗阻在收缩期后期，主动脉瓣开口逐渐变钝，形成尖顶状轮廓。因为这种动态梗阻的机制，左心室（LV）压力也有一个后期的峰值。B，在主动脉瓣狭窄中，脉搏压（P-P）在复合室性期前收缩（PVC）后的第一次心跳时升高。C，在HCM中则相反。LA，左心房压力。（引自Nishimura RA，Carabello BA. Hemodynamics in the cardiac catheterization laboratory of the 21st century. Circulation 2012；125：2138.）

评估腔内压力梯度的替代方法是通过经间隔穿刺放置，使用双腔导管、双传感器微压测量导管，或者一根端孔导管放在LV流出道、第二根导管放在左心室内，同时记录两个不同位置的压力。有助于腔内压力梯度诊断性评估的刺激方法包括室性期前收缩的引入（随后主动脉脉压下降提示HCM，"Braunwald-Brockenborough-Morrow现象"；图19.14B和C）、Valsalva动作、吸入硝酸戊酯，或输注多巴酚丁胺或异丙肾上腺素。

瓣膜反流。在心导管室里通常采用可视化评估、偶尔也采用反流率计算测定来瓣膜反流的严重程度。此外，通过右心导管进行全面的血流动力学评估可能提供极有价值的信息。特别是休息和运动时的肺动脉压和PCWP是重要的参数。突出的v波是严重MR的特征，尤其是负荷增加的情况下其血流动力学的后果为毛细血管后肺动脉高压（见第69章）。无论是AR还是MR，当肺动脉压力与反流的严重程度不成比例，或者当临床和非侵入性的检查结果不一致时，ACC/AHA指南建议进行血流动力学评估，而且是作为Ⅰ类推荐。

反流的可视化评估。可视化评估依赖于放射摄像用的对比剂注入至有问题瓣膜的远端，以及随后对瓣膜近端心腔内的混浊强度和清除速度进行分级。重要的是要认识到其结果受导管位置、对比剂容量、心腔大小和收缩力的影响，而不仅仅是反流容积的影响。然而，Seller及其同事的半定量分级方案仍然作为报告的标准：

+可见的最小反流。随着每个心搏后迅速从近端心腔内清除。

++近端心腔中等程度的混浊，随着之后的心搏后清除。

+++近端心腔非常混浊，与远端心腔的混浊度相同。

++++近端心腔非常混浊，程度超过远端心腔。通常混浊存留在所采集的整个成像序列里。

反流分数。作为一种更定量的测量方法，反流容量可以被计算出来，它是心搏出量的一部分，对心输出量没有贡献：

$$反流搏出量=造影搏出量-前向搏出量$$

通过左心室造影的心输出量测定可以计算出造影的心搏出量，通过Fick法或热稀释法的心输出量测定可以计算出前向搏出量，然后这两个值都除以心率。这些输出量测量要相互关联的先决条件是相似的心率、测量间的稳定血流动力学状态、以及仅存在单一瓣膜反流。反流的搏出量也是由总搏出量来决定，这就是反流分数：

$$反流分数(FR)=反流搏出量÷造影搏出量$$

RF与反流严重程度的可视化分级的近似相关性如下：1+反流大致等于20%或以下的RF，2+相当于21%到40%的RF，3+相当于41%至60%的RF，4+相当于60%以上的RF。

分流的测定

体循环和肺循环是串联运行的，因此它们的输出量通常是相同的。它们之间的任何异常联通都会产生循环短路或分流。可能是从体循环到肺循环（从左到右分流），从肺循环到体循环（从右到左分流），或者双向流通（双向分流）。体循环和肺循环的氧合数值都有不同的明确定义，在心导管室里通过测量不同循环水平血液的氧含量，就能很容易地做出大多数分流地评估。

即使在使用热稀释法时，始终获取肺动脉氧饱和度是可取的。数值超标80%应该高度怀疑从左到右分流。另一方面，在几次深呼吸以抵消肺泡换气不足（如过度镇静或肺静脉充血）后，如果全身动脉的氧饱和度仍持续低于93%，则高度怀疑右-左分流。

血氧测定法

除了肺动脉取样外，还应该常规通过右心导管术从SVC中获取筛选的氧饱和度，甚至有可能发现小的左向右分流。如果这两个样本的氧饱和度相差8%或更多，则可能存在左向右分流，血氧测定应扩展到包括来自IVC、右心房和右心室的血样。事实上，如果怀疑有心房间分流，则应在下、中、上右心房水平取样。另外，如果存在心室间分流，则要在右心房流入道、心尖部和流出道取样。氧饱和度绝对增加5%或更多，则明确有显著递增和分流的位置。

由于右心房来自SVC、IVC和冠状窦的血液不完全混合，如果为了达到筛查目的而利用右心房的话，可能会遗漏左向右的小分流。冠状窦血液是氧饱和度最低之一，在获取右心房血样时，应该把导管从冠状窦移开。然而，因为在空腹和休息状态下，内脏和下肢肌肉的氧摄取率低于大脑，所以IVC中的氧饱和度高于SVC，采用Flamm公式是混合静脉饱和度的最佳测定方法，该公式基于IVC和SVC的血样（见下文）。

如果可能的话，需要处理一系列完整的血样，包括来自上、下IVC，上、下SVC，上、中、下右心房，右心室流入道、中部和流出道，主肺动脉，左或右肺动脉，肺静脉和左心房，左心室，以及远端主动脉。右向左分流的评估要求血样来自肺静脉、左心房、左心室和主动脉。在这些情况下，氧饱和度预计会下降（降低）。

通过在每个部位获得多个血样可以减少采样误差，但由于成本和时间的限制，在临床实践中很少采用。即使是单个样本，通常也不是一种非常敏感的方法，通常运用血氧测量法去发现有临床意义的分流。目前已经研发出球囊头端光纤导管，在右心导管术中能持续记录氧饱和度，但很少使用。

分流定量分析

为了量化分流的程度，需要计算PBF和SBF，即简单的耗氧量除以流经肺动脉或全身血管床的血液氧含量差值。有效血流（EBF）是指在没有分流干扰的情况下，由肺部回流的混合静脉的比例。在正常情况下，PBF、SBF和EBF是相等的。方程式如下：

$$PBF=VO_2÷[(PvO_2-PaO_2)×Hb×1.36×10]$$

$$SBF=VO_2÷[(SaO_2-MvO_2)×Hb×1.36×10]$$

$$EBF=VO_2÷[(PvO_2-MvO_2)×Hb×1.36×10]$$

VO_2（氧含量）的测定如前所述。PvO_2、PaO_2、SaO_2、MvO_2分别为肺静脉、肺动脉、全身动脉和混合静脉血的氧饱和度。

MvO_2用Flamm公式计算：

$$MvO_2=[3×(SVC\ O_2×Hb×1.36×10)+1×(IVC\ O_2×Hb×1.36×10)]÷4$$

如果氧饱和度至少在95%以上，可以用肺静脉血样代替全身动脉氧饱和度。另外，在没有右向左分流的前提下，可以采用全身动脉氧含量。如果存在右向左分流，肺静脉氧含量以氧容量的98%计算。

一个独立的左向右分流的大小是：

$$左→右分流=PBF-SBF$$

如果存在额外的右向左分流（双向分流），则左向右分流的粗略大小是：

$$左→右分流=PBF-EBF$$

右向左分流的粗略大小是：

$$右→左分流=SBF-EBF$$

临床上常用PBF与SBF的比值（或Qp/Qs）来表达分流的意义。比值小于1.5表示左向右的小分流，比值在1.5~2.0表示中等大小的分流，比值大于2.0表示左向右的大分流。血流比小于1.0表示右向左的净分流。

如果氧耗量无法测量,则 PBF/SBF 比值可以按如下方法计算:

$$PBF/SBF\ 比值=(SaO_2-MvO_2)\div(PvO_2-PaO_2)$$

在这里 SaO_2、MvO_2、PvO_2、PaO_2 分别为全身动脉、混合静脉、肺静脉、肺动脉的血氧饱和度。

生理学和药理学方法

通常情况下,在静息状态下潜在的有临床意义的心脏异常无法显现,需要通过生理学和/或药理学的刺激方法来揭示。

动态运动。动态运动仍然是最具生理学意义的测试方法。在心导管室,通过仰卧踏车运动来完成。一旦以无菌方式经肘前或颈内静脉插入漂浮球囊导管,甚至在心导管室外的血流动力学监测下也能进行直立踏车和跑步机运动。

在正常情况下,运动引起的氧需求增加通过心输出量和外周氧摄取量的增加来满足。心功能障碍削减了心排血量的增加,而运动的需求只能通过外周氧摄取量的增加来满足,常引起混合静脉血氧饱和度的明显下降,从而导致动静脉氧差的明显增加。心输出量与耗氧量呈线性相关的事实使得在给定的耗氧量水平上预测心排血指数成为可能。运动指数代表实际观察到的心排血指数与预测的心排血指数之比。0.8 或更高的数值反映了对运动的正常心输出量反应。另一种表达同一关系的方式是运动系数,定义为心输出量的增加值除以耗氧量的增加值。6 或者以上的运动系数,也就是说,运动时氧耗量每增加 100ml/min,心输出量至少应该增加 600ml/min。

虽然心导管室是最适合的途径,但有仰卧运动的重要细微差别。在早期,静脉回心血量增加,左心室收缩末期容积和射血容积增加。然而,随着运动级别的逐渐增高,左心室收缩末容积和左心室舒张末容积减少,射血容积的增加量最小。因此,负荷运动形式下的心输出量增加主要是通过提高心率来实现的。例如,由于心率无法单独改变,因此能保持低心率状态。

然而,这种有创的血流动力学运动测试对于推测有射血分数保留的心力衰竭患者(heart failure with preserved ejection fraction,HFpEF)和静息状态下无或临界意义的心脏瓣膜病患者的诊断检查仍然非常有用[42](见第 26 章)。运动可以增加 HFpEF 患者的 LVEDP、PCWP 和肺动脉压力。在二尖瓣狭窄时,运动会增加二尖瓣的跨瓣压力梯度和肺动脉压。在具有临床相关的瓣膜反流的患者中,运动增加 LVEDP、PCWP 和 SVR,同时运动指数降低(<0.8)和异常运动系数(<6)。同步行超声心动图评估瓣膜反流和有创血流动力学评估对模棱两可的病例也有帮助的(见第 14 章)。

起搏性心动过速。快速起搏心房或右心室增加了心肌耗氧量和心肌血流量,左心室舒张末期容积减少,而心输出量变化不大。这是明确二尖瓣狭窄程度的有效方法。即时的开关效应是有益的。

生理学负荷。可以使用各种形式的生理负荷去改变心脏的充盈状态。例如,在应变阶段的 Valsalva 动作降低了静脉回心血量和 LV 前负荷,这样就增加了 HCM 患者心脏收缩时的 LV 流出道压力梯度。在这些患者,经室性期前收缩(Brockenbrough 方法)的刺激反而降低了脉压,随着流出道压力梯度的增加,随后室性搏动的主动脉压力波形上的尖顶-圆顶结构变得突出。

另一个极具生理学的挑战是快速容量负荷,它可以揭开和/或鉴别心包缩窄和心肌限制(见第 83 章)。这两种情况下均具有早期快速充盈的动力学和呼吸末左右心室压力压均衡。然而,缩窄的鉴别特征之一就是,受心包的制约不允许心腔整体体积的扩张。因此,右心室的任何体积扩张都是以左心室的体积收缩为代价的,反之亦然,即所谓的夸大的心室间依赖。因此,在吸气时,由于静脉回心血量的增加,RV 的充盈、容积和压力增加,反映在 RV 压力描记上的收缩压力-时间面积的增加。同时,LV 容积和压力减小,反映在同步的 LV 压力描记上的 LV 收缩压力-时间面积的减小。在吸气和呼气时,RV 至 LV 收缩压力-时间面积的比值,即收缩面积指数,在缩窄时为正,而在限制时就不是这样(1.4±0.2 vs 0.92±0.019;$P<0.0001$)[51]。收缩面积指数大于 1.1 时,识别缩窄的灵敏度为 97%,预测准确率为 100%[43]。在实际情况中,在心导管室,在多次呼吸周期过程中通过对相互关联的 LV 和 RV 波形动力学的目测评估,可以评估心室的相互依赖性。它显示了缩窄时的非同步和限制时的同步。

y 波的快速下降表示舒张早期的快速充盈,相当于在心室舒张压力描记中的平方根式下降。它存在于缩窄和限制中,但在心脏压塞患者中没有 y 波的快速下降。这类患者通常有标志性的奇脉,在吸气时全身收缩压下降超过 10mmHg。它也可以存在于缩窄性心包炎中,也是心室相互依赖的表现。在吸气时,心房(静脉)压力没有下降或明显增加(Kussmaul 征),这反映出心包或心肌的顺应性受损,因此不是缩窄和限制之间的区别特征。

药理学方法

心导管室常用很多药物。最常见的适应证之一是通过一氧化氮或硝普钠来测定肺动脉高压的可逆性(见第 85 章)。

一氧化氮是一种内皮来源性血管舒张剂,如果通过吸入给药,它会迅速灭活。因此,它可以安全地使用,不会引起全身性低血压,并有效评估肺血管舒张反应,能准确预测对药物治疗的反应。剂量可以在 5~10 分钟的时间间隔内加倍,从 10 到 80ppm 血药浓度,但单一的 80ppm 血药浓度同样可行。心输出量、肺动脉压、PCWP 是关键的研究参数,可以计算 PVR。血管舒张的阳性反应(可逆性)被定义为平均肺动脉压降低至少 10mmHg,和绝对平均肺动脉压低于 40mmHg,而心输出量没有降低。

如果 PCWP 基线水平升高,吸入的一氧化氮不能被用来降低 PVR,一氧化氮会引起流经肺血管的前向血流增加,从而增加左侧心腔的充盈,达到左侧心腔顺应性的极限。然而,急剧升高的 PCWP 增加了肺水肿的风险。

当 PCWP 升高时,如果在后负荷降低的情况下,运用硝普钠时记录到左心室充盈压降低肺动脉压,并可能改善心排血量。这种方法适用于 MR、扩张型心肌病和 HFpEF。经典的方法就是开始时硝普钠按 0.25~0.5μg/(kg·min)注射,接着获取基线的血流动力学数据,然后在 3~5 分钟的时间间隔内以相同的剂量范围上调滴定,直到 PCWP 小于 18mmHg,全身血压低于 90mmHg,或出现症状(如头晕)[44,45]。然后重复血流动力学测量,通常把 PVR 至少下降 20%定义为阳性反应。对于那些瓣口面积严重狭小但梯度低和全身性高血压的患者,这种干预方法有助于主动脉狭窄程度的明确[46](见第 68 章)。

近三分之一患者其平均主动脉压力梯度低于 30mmHg 的低流量、低压力梯度的主动脉狭窄和低心脏输出或低射血分数(<40%)可能被错误地归纳为由 Gorlin 公式确定的严重主动脉瓣狭窄。为了区分真性或假性严重主动脉瓣狭窄,以 5μg/(kg·min)的速度输注多巴酚丁胺,每 5 分钟增加 3~10μg/(kg·min)。当多巴酚丁胺达到最大剂量 40μg/(kg·min),心率大于 140 次/min,以及/或心输出量增加 50%,或平均动脉压力梯度增加超过 40mmHg,终止测试。最终主动脉瓣面积小于 1.2cm² 且平均动脉压力梯度大于 30mmHg 的患者可以确认为严重主动脉瓣狭窄。对于可能存在严重冠状动脉病变,同时为心功能下降的高危人群,建议在多巴酚丁胺实验前行冠脉造影检查。

在肥厚型心肌病患者中,可以进行多种方法以确认流出道压力梯度的动态性质(见第 78 章)。异丙肾上腺素通过增加心肌收缩力和心率,硝酸甘油或亚硝酸异戊酯通过减少前负荷和后负荷,因此两者均能增加该病的动脉压力梯度。阻塞性肥厚型心肌病患者中，使用去氧肾上腺素通过增加后负荷（SVR）以减少动态流出道压力梯度。

心内膜心肌活检

经皮心内膜和心肌活检技术有超过 50 年的历史，但这段时间内该技术只有轻微的改进（图 19.15）。目前它主要用于监测心脏病后的排斥反应移植（参见第 28 章和经典参考文献，Konno）。对于自体心脏，有两种Ⅰ类适应证，均有关巨细胞心肌炎（见第 79 章），适用于抑制免疫反应治疗和心脏移植（表 19.4）。第 1 个Ⅰ类适应证是新发且持续时间不到 2 周的左心室正常或扩大的心力衰竭伴血流动力学受损，多见于暴发性心肌炎。第 2 个Ⅰ类适应证是新发的且持续长达 3 个月的左心室扩张所致的心力衰竭，新发的室性心律失常，高度心内传导阻滞，或 2 周内治疗无效。这种活检技术对疑似蒽环类毒性的毒性（见第 81 章）或限制性心脏疾病是Ⅱa 类适应证[47]。

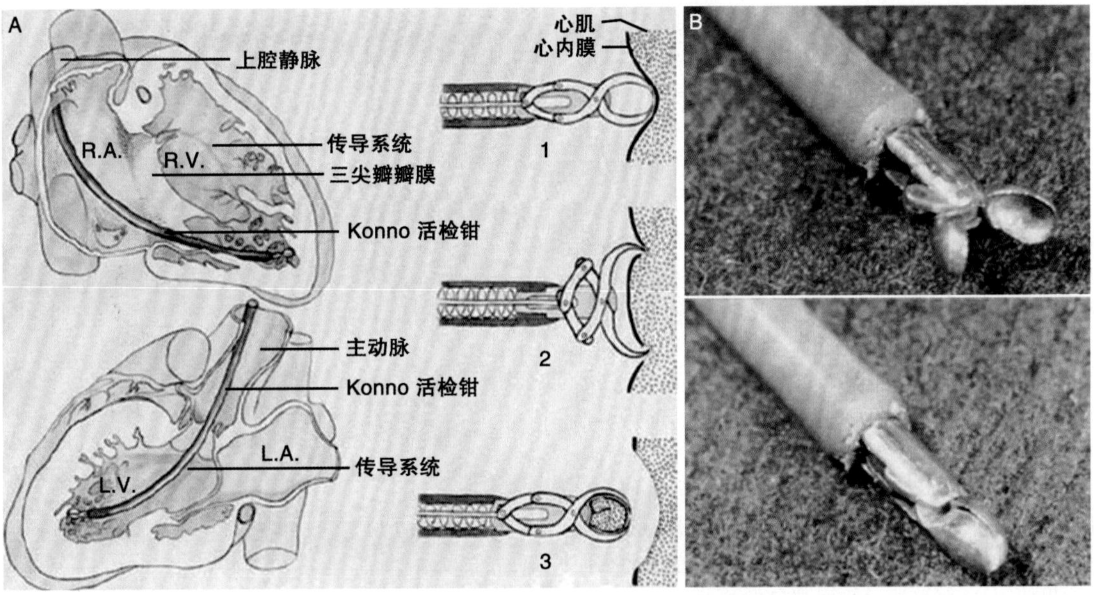

图 19.15 A，Konno 和 Sakakibara 最初图示经皮使用活检钳收集心内膜心肌标本的技术。B，通过打开和关闭导管尖端处的切割钳进行活组织检查。（引自 Konno S，Sakakibara S. Endo-myocardial biopsy. Dis Chest 1963；44：345）

表 19.4 心内膜心肌活检适应证

临床情况	推荐级别	证据水平
新发且持续时间不到 2 周的左心室正常或扩大的心力衰竭伴血液动力受损	Ⅰ	B
新发且持续 2 周到 3 个月的左心室扩张相关的心力衰竭，伴新发的室性心律失常，二或三度房室传导阻滞，或 2 周内常规治疗无效	Ⅰ	B
持续达 3 个月的左心室扩张相关的心力衰竭，伴新发的室性心律失常，高度心内传导阻滞，或 2 周内治疗无效	Ⅱa	C
任何时程的扩张型心肌病相关的心力衰竭伴疑似过敏反应和/或嗜酸性粒细胞增多症	Ⅱa	C
疑似蒽环类诱导心肌病相关的心力衰竭	Ⅱa	C
原因不明的限制性心肌病相关的心力衰竭	Ⅱa	C
疑似心脏肿瘤	Ⅱa	C
儿童原因不明的心肌病	Ⅱb	B
新发且持续 2 周到 3 个月的左心室扩张相关的心力衰竭，不伴新发的室性心律失常，或二或三度房室传导阻滞，而 2 周内常规治疗有效	Ⅱb	C
持续达 3 个月的左心室扩张相关的心力衰竭，不伴新发的室性心律失常，高度心内传导阻滞，或 2 周内治疗无效	Ⅱa	C
原因不明的肥厚型心肌病相关的心力衰竭	Ⅱb	C
疑似致心律失常性右心室发育不良	Ⅱb	C
不明原因的室性心律失常	Ⅱb	C
不明原因的心房颤动	Ⅲ	C

引自 Cooper LT et al. The role of endomyocardial biopsy in the management of cardiovascular disease. J Am Coll Cardiol 2007；50：1914.

心内膜心肌活检主要通过一次性活检钳进行操作,最常见的是50cm长预成形的活检钳,由右侧颈内静脉进入[48](图19.15)。为了克服潜在的并发症,如慢性附壁血栓或困难的心房连接处,推荐使用长鞘。对于右侧颈内静脉阻塞,可以考虑采用长导管鞘经左颈内静脉入路来克服沿着该路径的两个锐角阻力:①从左无名/头臂静脉和②进入上腔静脉。另一种选择是右锁骨下静脉,但如果该路径阻塞延伸到上腔静脉,仍需要事先处理。因此,通常采用股静脉入路。在极少数情况下左心室活组织检查通过股动脉路径进行[49,50]。

对于正确的颈内静脉入路,使用Seldinger技术插入7F短直鞘管或长弯曲鞘管(例如,FastCath 45cm 30°曲线型导引鞘;St. Jude Medical,明尼苏达州圣保罗市),理想情况是在超声引导下使用微针套件进行初始穿刺。如果使用短鞘管,则心房缝合线可以视作脊部通过,并在透视引导下首选使用7F活检钳进行。任何阻力或活检钳异常偏向一侧应立即重新定位以避免穿孔。在右心房内,轻微逆时针旋转通常利于装置通过三尖瓣瓣膜,保持扭矩直至室间隔。同时,应避免在右心房侧壁上用力,因为可能会发生穿孔。过于向内旋转而进入冠状窦的相关风险也应当避免。先送入0.035英寸J型导丝至右心室并贴靠室间隔,然后沿导丝用相同方法放置长的预成型鞘管。鞘管应回抽并冲洗以避免血栓形成,右心室压力监测应排除导管与室壁贴靠引起的压力衰减。而后将活检钳通过鞘管到达室间隔。然而该操作需要在可视下进行确认。对于所有操作过程,2D超声心动图比透视有更好的指导价值。对于后者,推荐同时使用30°RAO和40°LAO透视。RAO透视确认器械在右心室中部并远离心尖部,LAO透视以确认器械顶部指向室间隔中部。如果使用长鞘管,通过侧面端口推注对比剂可以帮助确认位置。

对于股静脉入路,可使用长7F鞘管(例如,Mullins型导引器护套)并且在透视下指向间隔。传统的鞘管在其90°的隔平面曲线上具有45°角。这种结构能改善对室间隔的操作和定位。应用长鞘,特别是如果使用Mullins鞘,建议连续缓慢冲洗,因为这种鞘容易形成血栓。

无论是否到达,通过诱发室性期前收缩(premature ventricular complexes,PVCs),推进中的阻力感和装置传递的右心室搏动感来确认活检钳与心肌的接触。然后,在影像下将活检钳从间隔处稍微撤回,打开钳口,活检钳再次推进与心肌接触后闭合钳口。在位置良好的情况下,通常在移除活检钳时能感觉到轻微的拖拽感。4~5个活检样本,每个至少1mm大小,通常足以进行病理分析。可能需要与病理学家或移植心脏病专家进行术前咨询,以确保进行合适的活检取样和处理。这包括是否需要处理全面或局部病灶过程。例如,对于疑似结节病的患者(见第77章),活检应针对在非侵入性成像中被确定为活跃的区域。特殊情况甚至可能需要电机械图谱以指导活检钳到达正确的位置。

如果进行左心室心肌组织活检,长鞘从常规的股动脉推送到二尖瓣下方的左心室,并通过导丝远离后基底壁,并由多功能或猪尾导管的头端形成支撑。鞘管到位后继续推送,并将导管更换为长的左心室活检钳。合适的可视图像下推送左心室活检钳是关键。如前所述,鞘管内持续缓慢灌注盐水可最大限度地减少血栓形成和空气栓塞的可能性,而两者是左心室活检中较大的风险。

心内膜心肌活检的潜在并发症包括:心包穿孔压塞(通常在游离壁取样);空气、组织或血栓形成栓塞;心律失常;电传导紊乱;三尖瓣损伤;血管迷走神经反应;和气胸(上胸部并发症)。另一个并发症是冠状动脉与左心室或右心室形成瘘(冠脉成像)[51]。总体而言,发生心脏穿孔伴压塞的概率小于0.1%。重要的是,心内膜活检是导致心脏移植后严重三尖瓣反流的最常见原因[48]。在活组织检查时使用较长的鞘和/或超声心动图辅助以远离三尖瓣瓣环可以降低这种风险。超声心动图也可用于避开隔缘肉柱,而其受损可导致右束支传导阻滞;这对左束支传导阻滞患者更为重要。一般来说,目前发现使用超声心动图和最近新的三维超声心动图可分别改善半数和三分之一患者鞘管和活检钳尖端的定位[52]。

左心室活检时更常出现全身性栓塞和室性心律失常。对于右束支传导阻滞患者,一般应避免左心室活检,因为有可能发生完全性房室传导阻滞。对于已知有左心室血栓的患者也应避免该操作。

辅助诊断和治疗技术

心腔内超声心动图

心腔内超声心动图(intracardiac echocardiography,ICE)能为房间隔或室间隔,以及右心房或右心室左侧结构提供良好的成像效果。因此ICE常用于指导经心房的手术,包括房间隔穿刺或经皮房间隔缺损封堵和卵圆孔未闭。ICE还被用于电生理检查,以识别透视难以观察的结构,如肺静脉。它的巨大优势在于减少经食管超声和麻醉。

ICE成像探头的导管有8F或10F尺寸,长度为90或110cm,有两个转向平面:前后转向和左右转向。该换能器以5至10MHz的频率工作,并提供二维的、彩色和频谱多普勒超声心动图成像。穿透厚度可达15cm。ICE探头由股静脉通过尺寸合适的鞘管以常规方式进入。导管具有与标准右心导管相同的硬度,因此操作大致相同(短鞘进入,然后在透视下小心推进)。

经皮血流动力支持

对于有明显血流动力受损的患者,在导管室有4种主要支持的方式:主动脉内球囊反搏,Impella,TandemHeart和体外膜肺氧合[53](图19.16和表19.5)。

主动脉内球囊反搏

主动脉内球囊反搏(intra-aortic balloon pump,IABP)的工作通过体表心电图或压力追踪门控在心脏舒张期由球囊(容量为30至50ml)充入氦气扩张,收缩期则抽空球囊[53]。这种"反搏"的作用增加冠状动脉在舒张期的灌注压力,同时减少左心室心肌的后负荷。这能同时减少左心室前负荷、LVEDP和PCWP。球囊泵出效应可使左心室每搏输出量增加15%至30%,心输出量增加1L/min。该治疗在心输出量严重减少的患者中获益最大。然而,相对于在IABP的最佳条件下所提供的心输出量,这些患者可能需要获得更多支持。此外,这些患者可能有较差的右心室心功能,伴有较差的氧合功能,因此可能需要更广泛的双心室和心肺支持。

IABP传统上用于患有难治性心绞痛、严重的左主干病变、心源性休克或心肌梗死的机械性并发症(包括严重的二尖瓣反流和室间隔缺损)的患者(见第58章)。IABP对心肌梗死也可能是有价值的,甚至在直接PCI术后,而这取决于血流动力学。它已成为高风险PCI患者的支持工具。然而,随机对照试验(RCT)和meta分析认为它在发病率和死亡率方面是没有显著获益的。在严重冠脉狭窄病变或急性冠脉综合征地情况下,尽管冠状动脉灌注压可以增高,但冠脉血流可能并没有明显增加。ACC/AHA急性ST段

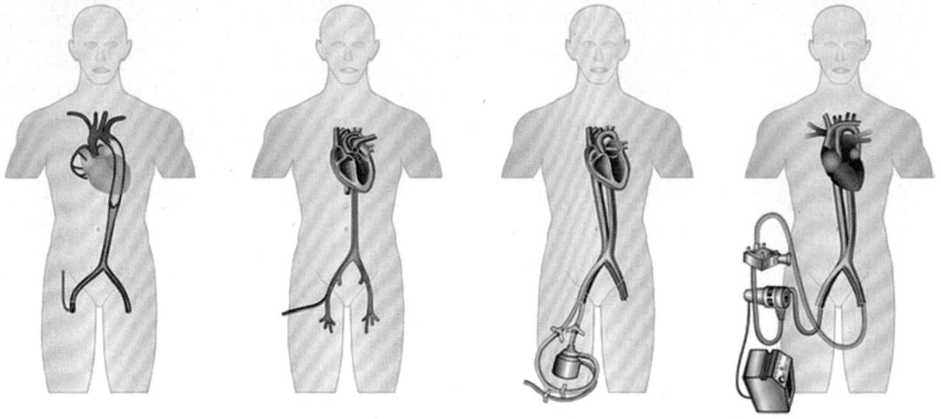

图 19.16 心源性休克的经皮辅助装置，主动脉内球囊反搏（IABP）；Impella 泵；TandemHeart；extracorporeal membraneoxygenation（ECMO）。（引自 Werdan K，Gielen S，Ebelt H，Hochman JS. Mechanical circulatory support in cardiogenic shock. Eur Heart J 2014；35：156.）

表 19.5 目前可使用，FDA 批准的经皮机械辅助支持装置

	IABP	IMPELLA2.5	IMPELLA5.0	TANDEMHEART	ECMO
技术方面					
泵结构	充气式	轴流式	轴流式	离心式	离心式
导管尺寸	7.9F	13F	22F	21F 流入；15～17F 流出	18～21F 流入；15～22F 流出
介入技术	由股动脉至降主动脉	由股动脉留置 12F 导管逆行穿过主动脉瓣	由手术切开股动脉径路留置 21F 导管逆行穿过主动脉瓣	21F 流入导管由股静脉并穿刺房间隔进入左心房，15～17F 流出导管置于股动脉	流入导管由股静脉置于右心房，流出导管由股动脉置于降主动脉
植入时间	+	++	++++	+++	++
肢体缺血	+	++	++	+++	+++
抗凝	+	+	+	+++	+++
溶血	+	++	++	++	++
植入后管理复杂度	+	++	++	++++	+++
使用时程	7 天	10 天	10 天	14 天	14～21 天
相关费用	+	+++	++++	++++++	++++++
血流动力学方面					
血流动力学支持	0.5～1.0L/min	2.5L/min	5.0L/min	4L/min	>4.5L/min
外周组织灌注	无明显增多	改善	改善	改善	改善
冠脉灌注	轻微增加	未知	未知	未知	未知
左心室每搏量	轻微增加	减少	减少	减少	减少
左心室前负荷	轻微减少	轻微减少	轻微减少	减少	减少
后负荷	减少	中性	中性	增加	增加
肺动脉楔压	轻微减少	轻微减少	轻微减少	减少	减少

续表

	IABP	IMPELLA2.5	IMPELLA5.0	TANDEMHEART	ECMO
推荐					
适应证	心源性休克(包括右心室心功能不全),严重心功能不全,心肌梗死,反复心律失常,心脏移植/左心室辅助装置的桥接	心源性休克(无右心室心功能不全),围手术期支持,心脏移植/左心室辅助装置的桥接	心源性休克(无右心室心功能不全),围手术期支持,心脏移植/左心室辅助装置的桥接	心源性休克(无右心室心功能不全),围手术期支持,心脏移植/左心室辅助装置的桥接	心源性休克(包括右心室心功能不全),肺栓塞,心脏骤停,心肌梗死,反复心律失常,心脏移植或左心室或双心室辅助装置的桥接,心脏术后支持
并发症	主动脉瓣反流,严重外周血管疾病,主动脉瘤,严重血小板减少,有抗凝禁忌	主动脉瓣狭窄,主动脉瓣反流,严重主动脉瓣钙化,严重外周血管疾病,室间隔缺损,左心室血栓	主动脉瓣狭窄,主动脉瓣反流,严重主动脉瓣钙化,严重外周血管疾病,室间隔缺损,左心室血栓	主要右心室心功能不全,室间隔缺损,严重外周血管疾病	主动脉瓣狭窄,主动脉瓣反流,严重主动脉瓣钙化,严重外周血管疾病,室间隔缺损,左心室血栓

ECMO,体外膜肺氧合;IABP,主动脉内球囊反搏

抬高性心肌梗死指南对于伴有心源性休克的急性心肌梗死的患者应用 IABP 给出Ⅱa 类适应证,而欧洲心脏病学会(ESC)给出Ⅱb 类适应证。禁忌证包括中度或重度主动脉瓣反流、主动脉夹层、主动脉瘤、动脉导管未闭、严重的外周血管疾病、出血性疾病和败血症。

以标准的 Seldinger 技术穿刺股动脉后由 7F 或 8F 鞘管和 0.025 英寸的导丝将 IABP 送入。气囊的大小取决于患者的身高。在透视下,将尖端放置在左锁骨下动脉水平下 2 至 3cm 处。此后应每天拍摄 X 线片,最佳位置在隆凸上方 2cm[54]。依据心电图或压力追踪,气囊充气的时间调整为 1:2模式(每 2 次感知后充气)。最佳充气时间与主动脉压波形上的重搏切迹一致,而抽气时间则在心室收缩前即刻发生,这确保最大的舒张期血流量增加和最大的收缩期泵血量(图 19.17)。所有使用 IABP 患者均应进行抗凝,即使已经有报告无肝素化的应用案例。

气囊破裂或卡顿等并发症很少见。感染的风险与放置的敏锐度和创伤,初始和每日穿刺点护理以及留置的持续时间有关。只要没有尝试多次穿刺,穿刺点的出血并发症较少。肢体缺血需要特别关注,有 10%至 40%的患者可能出现该情况。有外周血管病变(插入后踝臂指数<0.8)、糖尿病和较小的血管直径(女性)的患者具有更高的风险。在高危人群中,应使用较小的导管(7F)。一旦肢体发生缺血,关键是迅速识别并立即去除 IABP,而这通常足以缓解缺血。一般极少需要手术干预(血栓切除术,血管修复术,筋膜切开术或截肢术)。

Impella。Impella 装置是横跨主动脉或肺动脉瓣以猪尾导管形式的轴流式泵,使得入口/出口分别位于左心室/升主动脉和右心室/肺动脉。目前有 4 种版本:Impella 2.5,Impella CP,Impella 5.0 和 Impella RP,分别提供高达 2.5、4、5 和 4 L/min 的血流输出。由于尺寸较大,Impella 5.0 装置的放置需要手术切开股动脉或腋动脉,而其他类型可以经皮由 13F、14F 和 23F 鞘管放置。通过 Impella 对左心室的直接辅助和机械性卸载降低了舒张末期室壁压力和肺动脉楔压;心肌耗氧量也因此减少。血流输出的增加改善冠状动脉灌注压和冠状动脉血流量。右侧 Impella 可改善肺灌注和左心室充盈。

在参加 ISAR-SHOCK 试验的心源性休克患者中,Impella 2.5 装置可使心脏指数和平均动脉压升高,乳酸水平降低,且并发症风险的发生率并不高于应用 IABP[55],但死亡率结果相似。然而,据报道,对于心脏切开后低输出综合征患者,Impella 5.0 装置的死亡率低于 IABP。因此有人认为,心源性休克患者可能需要更高水平的支持。即使如此,如下所述,即使血流动力支持水平较高,生存率也可能无法提高。尽管 Impella 装置是安全的,但已知的并发症包括轴流式泵的高转速导致的溶血、出血和肢体缺血。

在难治性心源性休克中使用左心室辅助装置(特别是 IABP 使用后恶化的情况),AHA/ACC 和 ESC 管理 STEMI 的指南给出了Ⅱb 类推荐,这些装置包括 Impella、TandemHeart 和 ECMO[53]。

TandemHeart。TandemHeart 通过连续离心泵将含氧血液从左心房(通过经中隔套管放置)循环进入下腹主动脉或髂动脉(经股总动脉通过套管放置)[56]。与 IABP 相比,它提供增幅更大的心输出量(最高 4L/min)和平均动脉压,极大降低肺动脉楔压、中心静脉压和肺动脉压。随着心脏工作负荷和氧气需求,左心室和右心室充盈压力降低。

并发症仍然需要关注,同时主张寻求合适的设备经验。实际上,在透视引导下的房间隔穿刺并将 21F 输入套管推进到心源性休克患者的左心房需要勇气和技巧。登记数据表明,大约 0.8%的患者可能在经房间隔穿刺后出现导丝相关的左心房穿孔,与常见的股动脉夹层概率相似。更常见的并发症是:腹股沟血肿(5.1%),套管部位出血(29.1%),器械相关的肢体缺血(3.4%),败血症/全身炎症反应综合征(29.9%),胃肠道出血(19.7%),凝血病(11%)和卒中(6.8%),以及 71%需要输血。总而言之,虽然该器械概念上引人入胜,但插入 TandemHeart 的挑战可能会限制其使用。

体外膜肺氧合(extracorporeal membrane oxygenation,ECMO)。ECMO 系统由离心泵、热交换器和膜式氧合器组成。通过常规股静脉穿刺方法放置的套管将缺氧的血液从右心房吸入离心泵。然后通过常规股动脉放置的输出套管将含氧血液返回到降主动脉。ECMO 可产生高达 4.0 L/min 的完整循环支持并降低左心室前负荷。然而,它并没有减少左心室后负荷,实际可能会增加该负荷,从而增加氧气需求。并发症包括全身炎症反应综合征(SIRS)、肾衰竭、肢体缺血和出血。尽管存在这些不良反应,但 ECMO 已成功用于伴有 STEMI、心肌炎和心肌切开术综合征的心源性休克患者。它还被用于在心导管室介入手术期间发生心肺呼吸停止的患者。

在与历史对照的单中心回顾性比较研究中,ECMO 组的 30 天存活率几乎高出两倍。它对肺部氧合损伤患者特别有用。缺点是潜在的出血并发症,肢体缺血和需要专业护理,包括需要灌注医师。

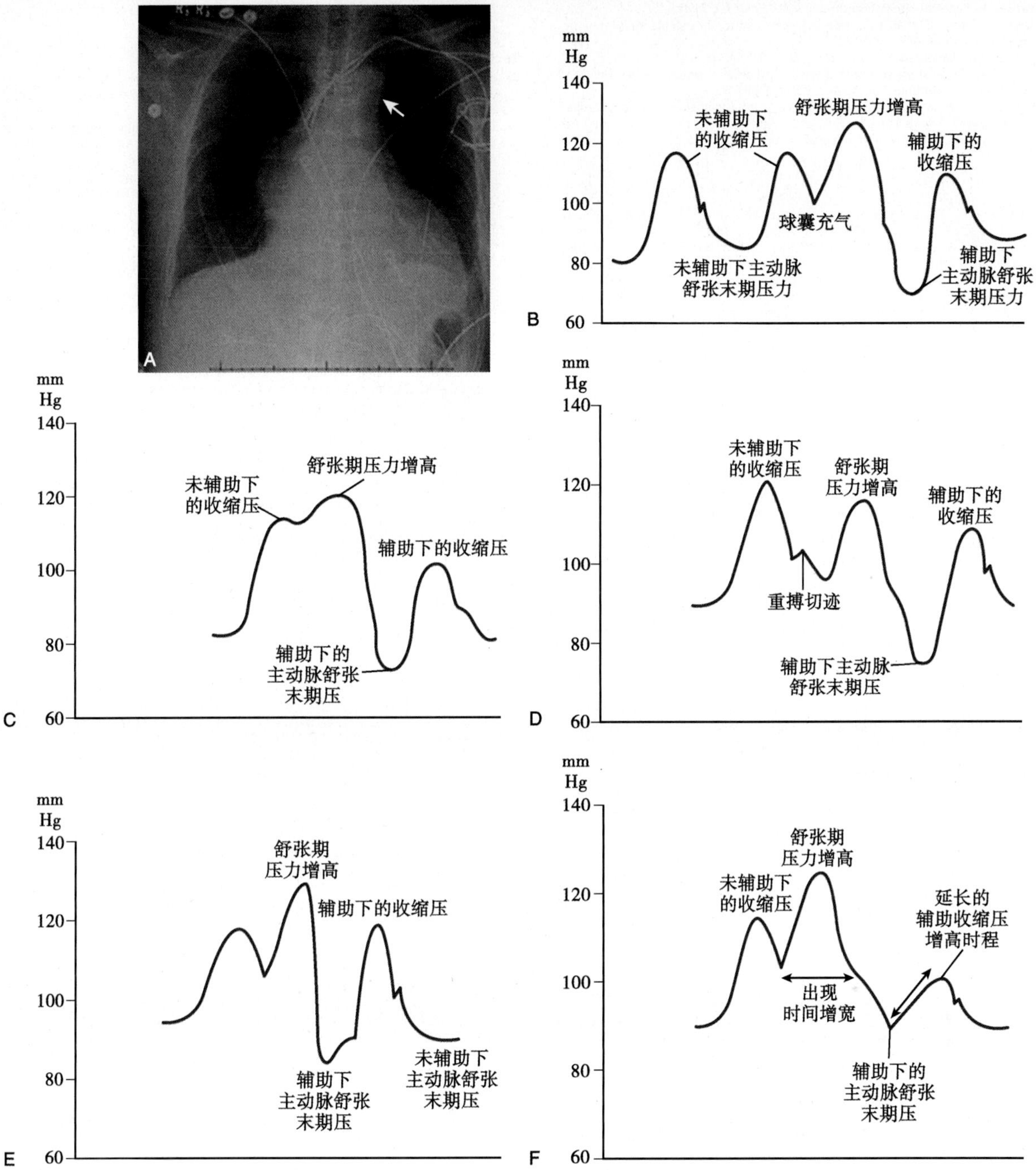

图 19.17 主动脉内球囊反搏(IABP)位置和动脉波形。A,前后位胸部 X 线片显示 IABP 近端标记(箭头)合适处位于隆凸上方 2cm 处。B,IABP 装置以 1∶2模式(即在每隔一个心动周期期间充气)的常规全身动脉压波形。在第一次搏动时,主动脉收缩压和舒张末期压力显示没有 IABP 支持,因此是无辅助。当第二次心跳,球囊充气时记录到重搏切迹的轨迹和峰值增大的舒张压。球囊抽气后,可以观察到辅助下的舒张末期压和辅助下的收缩压。为了确认 IABP 产生最大的血流动力学益处,舒张期峰值增大应该大于无辅助下的收缩压,两个辅助压力应小于无辅助压力值。C,在主动脉瓣闭合之前,球囊充气过早发生的患者的全身动脉压波形。因此左心室在充气的球囊阻力下被迫收缩排血;而相应增的加后负荷可能会增加心肌需氧量并恶化左心室收缩功能。D,患者球囊在舒张期开始之后过晚充气的动脉压波形,从而使舒张压增加值最小化。E,患者球囊在舒张末期前过早放气的动脉波形,从而缩短舒张压增加的时程。相应的短暂主动脉压降低可能促使颈动脉或冠状动脉血液逆向回流,从而可能诱发脑缺血或心肌缺血。F,患者球囊在心脏舒张期结束后过晚放气的动脉压波形,导致与早期球囊充气相同的有害后果(左心室后负荷增加所致的心肌耗氧量增加和收缩功能恶化)。(A,引自 American Heart Association;Tabit CE et al. Positional obstruction of the superiormesenteric artery by an intra-aortic balloon pump through subclavian artery approach. Circ Heart Fail 2014;7:864-7;B-F,引自 Trost JC,Hillis LD. Intra-aortic balloon counterpulsation. Am J Cardiol 2006;97:1391.)

致谢

本章扩展了之前版本的相应章节,该章主要由 Drs Charles J. Davidson 和 Robert O. Bonow 撰写。

(洪慰麟 张亮 容耀聪 译,陈阳 校)

经典参考文献

Brockenbrough EC, Braunwald E, Ross J Jr. Transseptal left heart catheterization: a review of 450 studies and description of an improved technic. *Circulation.* 1962;25:15–21.

Caracciolo EA, Kern MJ, Collis WC, et al. Improved left ventriculography with the new 5F helical-tip Halo catheter. *Am Heart J.* 1994;128:724–732.

Gorlin R, Gorlin SG. Hydraulic formula for calculation of the area of the stenotic mitral valve,

other cardiac valves, and central circulatory shunts. I. *Am Heart J.* 1951;41:1–29.
Hakki AH, Iskandrian AS, Bemis CE, et al. A simplified valve formula for the calculation of stenotic cardiac valve areas. *Circulation.* 1981;63:1050–1055.
Konno S, Sakakibara S. Endo-Myocardial Biopsy. *Dis Chest.* 1963;44:345–350.
Mueller RL, Sanborn TA. The history of interventional cardiology: cardiac catheterization, angioplasty, and related interventions. *Am Heart J.* 1995;129:146–172.
Pepine CJ, Allen HD, Bashore TM, et al. ACC/AHA guidelines for cardiac catheterization and cardiac catheterization laboratories. American College of Cardiology/American Heart Association Ad Hoc Task Force on Cardiac Catheterization. *Circulation.* 1991;84:2213–2247.

参考文献

1. Nossaman BD, Scruggs BA, Nossaman VE, et al. History of right heart catheterization: 100 years of experimentation and methodology development. *Cardiol Rev.* 2010;18:94–101.
2. Bourassa MG. The history of cardiac catheterization. *Can J Cardiol.* 2005;21:1011–1014.
3. Bashore TM, Balter S, Barac A, et al. 2012 American College of Cardiology Foundation/Society for Cardiovascular Angiography and Interventions expert consensus document on cardiac catheterization laboratory standards update: a report of the American College of Cardiology Foundation Task Force on Expert Consensus documents developed in collaboration with the Society of Thoracic Surgeons and Society for Vascular Medicine. *J Am Coll Cardiol.* 2012;59:2221–2305.
4. Patel MR. Appropriate use criteria to reduce underuse and overuse: striking the right balance. *J Am Coll Cardiol.* 2012;60:1885–1887.

Operational Aspects of Cardiac Catheterization

5. Naidu SS, Aronow HD, Box LC, et al. SCAI expert consensus statement: 2016 best practices in the cardiac catheterization laboratory: endorsed by the Cardiological Society of India and Sociedad Latino Americana de Cardiologia Intervencionista; affirmation of value by the Canadian Association of Interventional Cardiology–Association Canadienne de Cardiologie d'Intervention. *Catheter Cardiovasc Interv.* 2016;88:407–423.
6. Dehmer GJ, Blankenship JC, Cilingiroglu M, et al. SCAI/ACC/AHA expert consensus document: 2014 update on percutaneous coronary intervention without on-site surgical backup. *Circulation.* 2014;129:2610–2626.
7. Umakanthan R, Leacche M, Zhao DX, et al. Hybrid options for treating cardiac disease. *Semin Thorac Cardiovasc Surg.* 2011;23:274–280.
8. Hirshfeld JW Jr, Balter S, Brinker JA, et al. ACCF/AHA/HRS/SCAI clinical competence statement on physician knowledge to optimize patient safety and image quality in fluoroscopically guided invasive cardiovascular procedures: a report of the American College of Cardiology Foundation/American Heart Association/American College of Physicians Task Force on Clinical Competence and Training. *J Am Coll Cardiol.* 2004;44:2259–2282.
9. Fetterly KA, Mathew V, Lennon R, et al. Radiation dose reduction in the invasive cardiovascular laboratory: implementing a culture and philosophy of radiation safety. *JACC Cardiovasc Interv.* 2012;5:866–873.

Catheterization Laboratory Protocol

10. Rothberg MB, Scherer L, Kashef MA, et al. The effect of information presentation on beliefs about the benefits of elective percutaneous coronary intervention. *JAMA Intern Med.* 2014;174:1623–1629.
11. Fihn SD, Blankenship JC, Alexander KP, et al. 2014 ACC/AHA/AATS/PCNA/SCAI/STS focused update of the guideline for the diagnosis and management of patients with stable ischemic heart disease: a report of the American College of Cardiology/American Heart Association Task Force on Practice Guidelines, and the American Association for Thoracic Surgery, Preventive Cardiovascular Nurses Association, Society for Cardiovascular Angiography and Interventions, and Society of Thoracic Surgeons. *J Am Coll Cardiol.* 2014;64:1929–1949.
12. Levine GN, Bates ER, Blankenship JC, et al. 2011 ACCF/AHA/SCAI guideline for percutaneous coronary intervention. a report of the American College of Cardiology Foundation/American Heart Association Task Force on Practice Guidelines and the Society for Cardiovascular Angiography and Interventions. *J Am Coll Cardiol.* 2011;58:e44–e122.
13. Sanborn TA, Tcheng JE, Anderson HV, et al. ACC/AHA/SCAI 2014 health policy statement on structured reporting for the cardiac catheterization laboratory: a report of the American College of Cardiology Clinical Quality Committee. *J Am Coll Cardiol.* 2014;63:2591–2623.
14. Robertson L, Andras A, Colgan F, Jackson R. Vascular closure devices for femoral arterial puncture site haemostasis. *Cochrane Database Syst Rev.* 2016;(3):CD009541.
15. Kwok CS, Khan MA, Rao SV, et al. Access and non-access site bleeding after percutaneous coronary intervention and risk of subsequent mortality and major adverse cardiovascular events: systematic review and meta-analysis. *Circ Cardiovasc Interv.* 2015;8.
16. Berry C, Kelly J, Cobbe SM, Eteiba H. Comparison of femoral bleeding complications after coronary angiography versus percutaneous coronary intervention. *Am J Cardiol.* 2004;94:361–363.
17. Andersen K, Bregendahl M, Kaestel H, et al. Haematoma after coronary angiography and percutaneous coronary intervention via the femoral artery frequency and risk factors. *Eur J Cardiovasc Nurs.* 2005;4:123–127.
18. Dehmer GJ, Weaver D, Roe MT, et al. A contemporary view of diagnostic cardiac catheterization and percutaneous coronary intervention in the United States: a report from the CathPCI Registry of the National Cardiovascular Data Registry, 2010 through June 2011. *J Am Coll Cardiol.* 2012;60:2017–2031.
19. Farouque HM, Tremmel JA, Raissi Shabari F, et al. Risk factors for the development of retroperitoneal hematoma after percutaneous coronary intervention in the era of glycoprotein IIb/IIIa inhibitors and vascular closure devices. *J Am Coll Cardiol.* 2005;45:363–368.
20. Stone PA, Campbell JE, AbuRahma AF. Femoral pseudoaneurysms after percutaneous access. *J Vasc Surg.* 2014;60:1359–1366.
21. Pancholy SB, Bernat I, Bertrand OF, Patel TM. Prevention of radial artery occlusion after transradial catheterization: the PROPHET-II randomized trial. *JACC Cardiovasc Interv.* 2016;9:1992–1999.
22. Chandrasekar B, Doucet S, Bilodeau L, et al. Complications of cardiac catheterization in the current era: a single-center experience. *Catheter Cardiovasc Interv.* 2001;52:289–295.
23. Hamon M, Lipiecki J, Carrie D, et al. Silent cerebral infarcts after cardiac catheterization: a randomized comparison of radial and femoral approaches. *Am Heart J.* 2012;164:449–454 e1.
24. Hassell ME, Nijveldt R, Roos YB, et al. Silent cerebral infarcts associated with cardiac disease and procedures. *Nat Rev Cardiol.* 2013;10:696–706.
25. Hamon M, Baron JC, Viader F, Hamon M. Periprocedural stroke and cardiac catheterization. *Circulation.* 2008;118:678–683.
26. Saigal G, Bhatia R, Bhatia S, Wakhloo AK. MR findings of cortical blindness following cerebral angiography: is this entity related to posterior reversible leukoencephalopathy? *AJNR Am J Neuroradiol.* 2004;25:252–256.

Technical Aspects and Procedural Performance

27. Sobolev M, Slovut DP, Lee Chang A, et al. Ultrasound-guided catheterization of the femoral artery: a systematic review and meta-analysis of randomized controlled trials. *J Invasive Cardiol.* 2015;27:318–323.
28. Barbeau GR, Arsenault F, Dugas L, et al. Evaluation of the ulnopalmar arterial arches with pulse oximetry and plethysmography: comparison with the Allen's test in 1010 patients. *Am Heart J.* 2004;147:489–493.
29. Seto AH, Roberts JS, Abu-Fadel MS, et al. Real-time ultrasound guidance facilitates transradial access: RAUST (Radial Artery access with Ultrasound Trial). *JACC Cardiovasc Interv.* 2015;8:283–291.
30. Caussin C, Gharbi M, Durier C, et al. Reduction in spasm with a long hydrophylic transradial sheath. *Catheter Cardiovasc Interv.* 2010;76:668–672.
31. Rathore S, Stables RH, Pauriah M, et al. Impact of length and hydrophilic coating of the introducer sheath on radial artery spasm during transradial coronary intervention: a randomized study. *JACC Cardiovasc Interv.* 2010;3:475–483.
32. Lo TS, Nolan J, Fountzopoulos E, et al. Radial artery anomaly and its influence on transradial coronary procedural outcome. *Heart.* 2009;95:410–415.
33. Karrowni W, Vyas A, Giacomino B, et al. Radial versus femoral access for primary percutaneous interventions in ST-segment elevation myocardial infarction patients: a meta-analysis of randomized controlled trials. *JACC Cardiovasc Interv.* 2013;6:814–823.
34. Valgimigli M, Gagnor A, Calabro P, et al. Radial versus femoral access in patients with acute coronary syndromes undergoing invasive management: a randomised multicentre trial. *Lancet.* 2015;385:2465–2476.
35. Brass P, Hellmich M, Kolodziej L, et al. Ultrasound guidance versus anatomical landmarks for internal jugular vein catheterization. *Cochrane Database Syst Rev.* 2015;(1):CD006962.
36. Skelding KA, Tremmel JA. Arterial and venous access. In: Kern M, Lim M, Sorajja P, eds. *The Cardiac Catheterization Handbook.* 6th ed. Philadelphia: Elsevier; 2016:55–98.
37. Sy RW, Klein GJ, Leong-Sit P, et al. Troubleshooting difficult transseptal catheterization. *J Cardiovasc Electrophysiol.* 2011;22:723–727.
38. Lim DS, Ragosta M, Dent JM. Percutaneous transthoracic ventricular puncture for diagnostic and interventional catheterization. *Catheter Cardiovasc Interv.* 2008;71:915–918.
39. Walters DL, Sanchez PL, Rodriguez-Alemparte M, et al. Transthoracic left ventricular puncture for the assessment of patients with aortic and mitral valve prostheses: the Massachusetts General Hospital experience, 1989–2000. *Catheter Cardiovasc Interv.* 2003;58:539–544.

Hemodynamic Measurements

40. Nishimura RA, Carabello BA. Hemodynamics in the cardiac catheterization laboratory of the 21st century. *Circulation.* 2012;125:2138–2150.

Clinical Aspects and Integration Into Patient Care

41. Cui W, Dai R, Zhang G. A new simplified method for calculating mean mitral pressure gradient. *Catheter Cardiovasc Interv.* 2007;70:754–757.
42. Borlaug BA, Nishimura RA, Sorajja P, et al. Exercise hemodynamics enhance diagnosis of early heart failure with preserved ejection fraction. *Circ Heart Fail.* 2010;3:588–595.
43. Talreja DR, Nishimura RA, Oh JK, Holmes DR. Constrictive pericarditis in the modern era: novel criteria for diagnosis in the cardiac catheterization laboratory. *J Am Coll Cardiol.* 2008;51:315–319.
44. Schwartzenberg S, Redfield MM, From AM, et al. Effects of vasodilation in heart failure with preserved or reduced ejection fraction implications of distinct pathophysiologies on response to therapy. *J Am Coll Cardiol.* 2012;59:442–451.
45. Lim HS, Zaphiriou A. Sodium nitroprusside in patients with mixed pulmonary hypertension and left heart disease: hemodynamic predictors of response and prognostic implications. *J Card Fail.* 2016;22:117–124.
46. Eleid MF, Nishimura RA, Sorajja P, Borlaug BA. Systemic hypertension in low-gradient severe aortic stenosis with preserved ejection fraction. *Circulation.* 2013;128:1349–1353.

Endomyocardial Biopsy

47. Cooper LT, Baughman KL, Feldman AM, et al. The role of endomyocardial biopsy in the management of cardiovascular disease: a scientific statement from the American Heart Association, the American College of Cardiology, and the European Society of Cardiology. Endorsed by the Heart Failure Society of America and the Heart Failure Association of the European Society of Cardiology. *J Am Coll Cardiol.* 2007;50:1914–1931.
48. From AM, Maleszewski JJ, Rihal CS. Current status of endomyocardial biopsy. *Mayo Clin Proc.* 2011;86:1095–1102.
49. Chimenti C, Frustaci A. Contribution and risks of left ventricular endomyocardial biopsy in patients with cardiomyopathies: a retrospective study over a 28-year period. *Circulation.* 2013;128:1531–1541.
50. Yilmaz A, Kindermann I, Kindermann M, et al. Comparative evaluation of left and right ventricular endomyocardial biopsy: differences in complication rate and diagnostic performance. *Circulation.* 2010;122:900–909.
51. Sandhu JS, Uretsky BF, Zerbe TR, et al. Coronary artery fistula in the heart transplant patient: a potential complication of endomyocardial biopsy. *Circulation.* 1989;79:350–356.
52. Platts D, Brown M, Javorsky G, et al. Comparison of fluoroscopic versus real-time three-dimensional transthoracic echocardiographic guidance of endomyocardial biopsies. *Eur J Echocardiogr.* 2010;11:637–643.

Adjunctive Diagnostic and Therapeutic Techniques

53. Werdan K, Gielen S, Ebelt H, Hochman JS. Mechanical circulatory support in cardiogenic shock. *Eur Heart J.* 2014;35:156–167.
54. Kim JT, Lee JR, Kim JK, et al. The carina as a useful radiographic landmark for positioning the intraaortic balloon pump. *Anesth Analg.* 2007;105:735–738.
55. Seyfarth M, Sibbing D, Bauer I, et al. A randomized clinical trial to evaluate the safety and efficacy of a percutaneous left ventricular assist device versus intra-aortic balloon pumping for treatment of cardiogenic shock caused by myocardial infarction. *J Am Coll Cardiol.* 2008;52:1584–1588.
56. Rihal CS, Naidu SS, Givertz MM, et al. 2015 SCAI/ACC/HFSA/STS clinical expert consensus statement on the use of percutaneous mechanical circulatory support devices in cardiovascular care: endorsed by the American Heart Association, the Cardiological Society of India, and Sociedad Latino Americana de Cardiologia Intervencion; affirmation of value by the Canadian Association of Interventional Cardiology–Association Canadienne de Cardiologie d'Intervention. *J Am Coll Cardiol.* 2015;65:e7–e26.

第 20 章　冠状动脉造影和血管内成像

ROXANA MEHRAN AND GEORGE D. DANGAS

冠状动脉造影的适应证　367
合理使用标准　367
冠状动脉造影技术　370
患者准备　370
穿刺部位　370
基本技术　370
诊断操作所用导管　371
对比剂的选择　373
自动和手动注射对比剂　374
血管造影投射　376
冠状动脉解剖　378
冠状动脉畸形　379
冠脉造影误判　382
心肌桥　382
冠状动脉痉挛　383
血管造影评估　383
狭窄程度的量化　383
微血管血流的评估　384
特殊病变的评估　386
慢性完全闭塞病变　386
钙化病变　386
血栓病变　386
分叉病变　387
冠脉夹层　387
血流储备分数　388
瞬时无波型比率　390
与血流储备分数的比较　390
冠脉内影像　391
血管内超声　391
光学相干断层成像　393
经典参考文献　395
参考文献　395

冠状动脉造影指直接将对比剂通过导管从外周动脉向主动脉根部和冠状动脉口内注射到心外膜冠状动脉内使冠状动脉解剖在透视下呈可视化。

冠状动脉造影的历史始于 19 世纪，1895 年 Roentgen 发现 X 射线。1 个月后，Haschek 和 Lindenthal 在截肢手的血管中注射了碳酸钙混合物后，用 X 射线可看见血管床。与此同时 Frédérick Cournand 和 Dickinson Richards 在哥伦比亚大学进行了动物心脏导管插入术的实验研究。这促进了心脏血流动力学的描述及关键技术和原理的发展，例如用以测量心输出量和压力测量的 Fick 方法（见第 19 章）。1928 年 Forssmann 在自己身上经肘前静脉将导管插入右心房，开展了首次心脏导管检查，并通过 X 射线照片记录下来。

1958 年 Mason Sones 第一次尝试选择性冠状动脉造影术，他用导管经肱动脉插入了右冠状动脉[1]。在 19 世纪 60 年代，在美国仅少数几个区域医疗中心可用必要的资源对极度重病的患者行血管造影研究以明确冠状动脉疾病（coronary artery disease，CAD）。在 1977 年 Gruentzig 进行了第一次经皮冠状动脉成形术之前，冠状动脉造影术仍然是一种纯粹的诊断技术（见经典参考文献，Ryan）。在 20 世纪 90 年代早期，冠状动脉造影术进入了爆炸性的发展时期，到 2010 年，仅在美国估计每年实施了 1 029 000 次住院诊断性心导管插入术和 954 000 次住院经皮冠状动脉介入术（percutaneous coronary intervention，PCI）（见第 62 章）[2]。近年来，随着冠状动脉造影术和冠状动脉介入术相关的新材料、新技术和新技术的不断引入，该领域得到了迅速发展和成熟。

尽管有无创成像技术，如计算机断层冠状动脉造影术（computed tomography coronary angiography，CTCA）和磁共振冠状动脉造影术（magnetic resonance coronary angiography，MRCA），可免于经皮侵入性操作的风险而明确冠状动脉解剖（见第 17 和 18 章），选择性冠状动脉造影仍然是决定冠心病程度的“金标准”，因为它是唯一能够同时得到功能和解剖学信息用于估计 CAD 缺血负担的技术。尽管冠状动脉造影技术已得到广泛认可，但仍需牢记它是一种具有潜在并发症的侵袭性手术。因此，在当前的美国心脏协会和美国心脏病学会（AHA/ACC）临床实践指南中，冠状动脉造影的适应证是有明确规定的[3,4]。在这一章中，我们将回顾冠状动脉造影的适应证、基本技术和血管造影图像的解读，以及现有血管内成像技术的概述。

冠状动脉造影的适应证

有创冠状动脉造影的候选者的选择是基于 CAD 的试验前概率，该概率是根据患者的临床评价、患者的临床表现以及无创诊断测试（如心电图、心脏超声、血液检查、负荷试验和 CTCA 或 MRCA[5,6]（见第 13、14 和 16~18 章）的结果估计而得。目前的冠状动脉造影的临床指南和适应证介绍将在第 59、60 和 61 章中进行总结[3,7]。

对于冠心病验前概率低的患者，首先要对心血管风险进行无创性评估，以决定是否进行冠状动脉造影。传统上，负荷试验的结果可以定义为低、中或高风险，这些风险与心脏死亡率相关性分别低于每年 1%、1%至 3%和大于 3%。

对于验前风险概率中等的患者，可考虑进行冠状动脉造影检查，而对于具有验前风险概率高的患者，无需进一步检测，应立即进行血管造影。患有急性冠状动脉综合征（acute coronary syndrome，ACS）、不稳定性心绞痛（unstable angina，UA）、血流动力学不稳定性的非 ST 段抬高心肌梗死（non ST-segment elevation myocardial infarction，NSTEMI），或临床风险（由表 20.2 中列出的风险因素确定）应进行早期侵入性评估。对于没有临床高风险且血流动力学稳定的 UA/NSTEMI 患者，虽然可能在美国以外地区进行了最初无创风险分层，但也可以延迟侵入性策略。对于出现 ST 段抬高心肌梗死（ST-segment elevation myocardial infarction，STEMI）的患者，一般应在症状出现后尽快进行紧急侵入性评估。对于延迟评估的患者，如其他章节所述的那样，可采用保守治疗。

合理使用标准

2012 年发布了冠状动脉造影的合理使用标准（appropriate use criteria，AUC）[4]。这项标准以及最近的一个重点更新文档提供了根据特定标准适用于合理、可能合理以及可能不合理的程序分类方案。其中“不合理”的非急性 PCI 的比例总体上降低了[8]。本章并不讨论 PCI 的临床适应证选择，但会涉及诊断性导管检查的 AUC，由于冠状动脉造影本身可能是一种不必要的侵入性手术，且在某些情况下可能引发不合理的冠状动脉介入治疗，从而这种合理使用标准可用以选择出合适的以诊断为目的的冠状动脉造影患者[9]。在接受择期检查的患者中，冠状动脉造影正常或轻微病变的概率约为 39%[10]。冠状动脉造影和 PCI 尤其在无症状患者中的应用价值尚不明确。最近的一项研究表明，在美国接受冠状动脉造影的 300 000 名患者中，25%在接受选择性冠状动脉造影时无临床症状。此外，无临床症状患者的冠状动脉造影手术率与不合理的 PCI 手术直接相关[9]。因此，为了避免不必要的程序、降低医疗成本，以及防止可能导致从诊断性血管造影到不合理 PCI 的治疗级联反应，需要采取策略来验证患者是否被正确地转诊以进行诊断性冠状动脉造影。

冠状动脉造影的禁忌证

在临床实践指南中没有列出明确的冠状动脉造影禁忌证。但是，在权衡操作的风险和获益时应考虑具体的情况。应根据患者的心血管风险和临床表现来决定是否避免、推迟冠脉造影操作或造影时采用预防措施以减少围手术期可能发生的并发症。应考虑相关禁忌证是否会造成对比剂过敏反应、肾功能中度至重度损害、失代偿性心力衰竭和肺水肿，从而导致患者在操作期间倒下、血压失控、活动性感染、凝血障碍和胃肠道出血[12]。此外，冠状动脉造影需要使用射线来观察进入血管的导丝和导管，并获取冠状动脉的图像。因此除非确实必要，否则不应对孕妇进行血管造影，且在此之前必须对患者详尽解释辐射、药物和对比剂对与母亲和胎儿的风险[13]。在转诊患者冠状动脉造影之前，应严格考虑是否存在可能增加并发症发生风险的合并症[14]。

冠状动脉造影的并发症

冠状动脉造影期间产生的并发症很罕见，大约仅有 2%的患者发生并发症，严重并发症如脑血管意外(cerebrovascular accident，CVA，卒中)或心肌梗死(myocardial infarction，MI)占比不到 1%，且死亡率低于 0.1%[14]。而 PCI 期间的并发症则较为常见(见第 62 章)。

表 20.1 列出了冠状动脉造影过程中可能发生的并发症。虽然整体罕见，但相对常见的并发症是过敏反应、血管并发症和肾功能恶化(见下一节)。局部血管并发症包括血肿、假性动脉瘤、动脉瘤和夹层。血管并发症的发生风险随着所用鞘的直径、患者年龄和局部钙化程度的增加而增加。医源性冠状动脉夹层或穿孔很少发生，但发生时可能会危及生命，并需要进行紧急冠状动脉支架手术[15](图 20.1)。室性和房性心律失常相对常见。冠状动脉内注射对比剂可诱发心律失常。尤其是在将对比剂注入右冠状动脉(right coronary artery，RCA)的过程中，应注意避免 RCA 插管过深和直接向圆锥支注入对比剂，因为这可能会导致心室颤动(ventricular fibrillation，VF)[16]。此外在进行心室造影时，导管对心室壁上的机械应力可触发室性心律失常，包括从孤立的室性期前收缩(premature ventricualr contraction，PVC)到阵室性心动过速(ventricular tachycardia，VT)。通常此类心律失常可通过重新定位导管自行解决，而不需要药物干预。栓塞很少见但也可能发生涉及冠状动脉、中枢神经系统或外周动脉的栓塞[17]。腋动脉或锁骨下动脉高度钙化可增加栓塞的可能性。

表 20.1 冠脉造影的伴随风险

并发症	发生率/%
死亡	0.11
心肌梗死	0.05
脑血管意外	0.07
心律失常	0.38
血管并发症	0.43
对比剂反应	0.37
血流动力学相关的并发症	0.26
心腔穿孔	0.03
其他并发症	0.28
主要并发症总计	1.70

此外有报道显示高龄、糖尿病、急诊冠状动脉造影、既往卒中、肾功能衰竭和充血性心力衰竭(congestive heart failure，CHF)是围手术期发生卒中的危险因素。免疫功能正常的患者发生感染的情况非常罕见，因此通常不需要预防性抗生素治疗。除血管并发症引起的出血外，出血通常很少发生。一般而言，在诊断性血管造影期间应根据手术时间、患者体重和并发症(如肾功能损害)使用抗凝药，以避免从穿刺部位拔除鞘管时出血的风险。使用桡动脉穿刺代替股动脉穿刺可显著降低血管和出血并发症的发生率[18](见第 19 章)。

对比剂引起的急性肾损伤

对比剂引起的急性肾损伤(contrast-induced acute kidney injury，CI-AKI)可定义为肾功能急性恶化，肌酐增加 0.5mg/dl 及以上，或与基线相比增加 25%及以上。一般来说，在没有其他可识别原因的情况下，在给予血管内对比剂后 24 至 72 小时开始出现(参见经典参考文献，Goldenberg)。这种并发症显著影响住院时间和相关的医疗费用。CI-AKI 也对短期和长期发病率和死亡率产生了显著影响。特别的，对中至重度肾功能不全[估算肾小球滤过率(eGFR)<60ml/(min·m^2)]的患者进行冠状动脉血管造影或血管成形手术的研究表明，这些患者中对比剂引起急性肾损伤的发展是短期和长期的负性临床预后因素[20]。低风险患者中 CI-AKI 的发病率为 2%，而在糖尿病和已知慢性肾病(CKD)患者中为 12%到 50%(见第 51 和 98 章)。CI-AKI 机制目前仅是部分明确。当然，碘分子在肾间质中的毒性损害是其中原因之一，另一种机制与继发于对比剂给药后肾组织中的血流再分配相关。特别是在注射对比剂之后，皮内血流增加而髓质中的血流减少。但是由于高代谢活性(例如，钠转运通道)，髓质特别容易因基础缺氧状态(PO_2=20mmHg)而导致缺血性损伤。因此，对比剂注射后髓质中血流减少进一步降低了氧张力，导致内皮功能障碍。影响肾功能的其他重要因素是对比剂的物理和化学特性，尤其是渗透压和黏度。具有高渗透压和黏度的对比剂可显著增加低氧血症和管状压力。下游效应则包括自由基的增加、一氧化氮(NO)生物利用度的降低和死亡细胞的增加[19,20]。

CI-AKI 的风险主要取决于基线肾功能。eGFR 是描述肾功能水平的有效指标。eGFR 值低于 60ml/min 的患者对比剂造成急性肾损伤的风险较高。但是 eGFR 无法识别亚临床或潜伏的肾功能不全。因此仔细评估对比剂引起急性肾损伤的风险至关重要，尤其是在进行可能使用到大量对比剂的操作之前(图 20.2)(参见经典参考文献，Mehran)。对比剂引起急性肾损伤的风险可通过包括患者基线和程序特征的风险评分模型进行分层[21]。

高风险患者中的预防至关重要，其中包括药物和非药物措施。应仔细估计每位患者的个体风险/优势比，并评估替代性非侵入性诊断手段的效用。如果诊断时需要使用对比剂，则应尽量减少使用对比剂用量，并建议使用单体低渗透压或等渗透压对比剂。在降低对比剂引起急性肾损伤发病率方面水合作用起着关键作用。根据临床情况(如 CHF)，对比剂肾病(contrast induced nephropathy，CIN)共识工作小组建议：术前 3 至 12 小时至术后 6 至 24 小时输注 1.0 至 1.5ml/(kg·h)的等渗盐水，可尽量减少 CIN 的产生[22]。最近，一项临床试验专门研究了左心室(LV)舒张末压指导下水化方案的疗效和安全性，结果良好；因此，在导管室中可采用充盈压力指导下进行快速水化[23]。此外，为获得有效的水化，人们已经开发了平衡输注量和通过利尿排出液体的装置[24]。

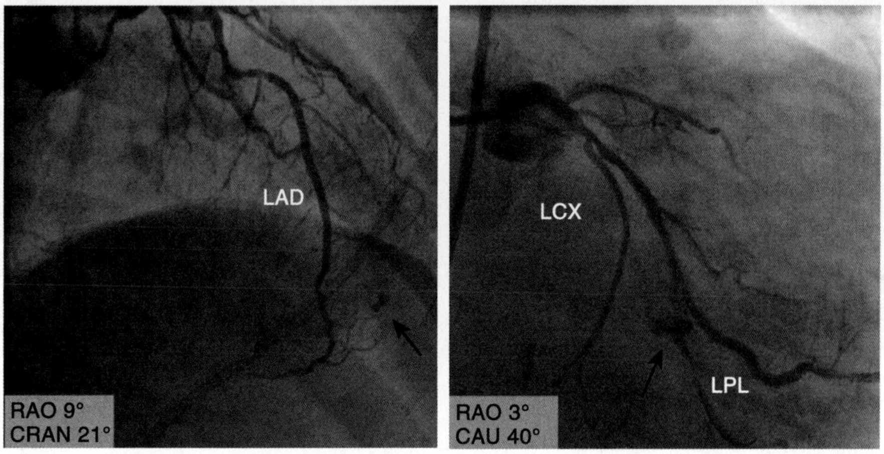

图 20.1 医源性冠状动脉穿孔。**左图**，左前降支（LAD）远端钢丝穿孔。**右图**，动脉粥样硬化旋转切除术后左后外侧支（LPL）穿孔。黑色箭头表示造影剂外溢。LCX，左旋动脉；RAO，右前斜肌；CRAN，头位；CAU，足位。（引自 Dr. Annapoorna Kini，Icahn School of Medicine at Mount Sinai，New York City，NY.）

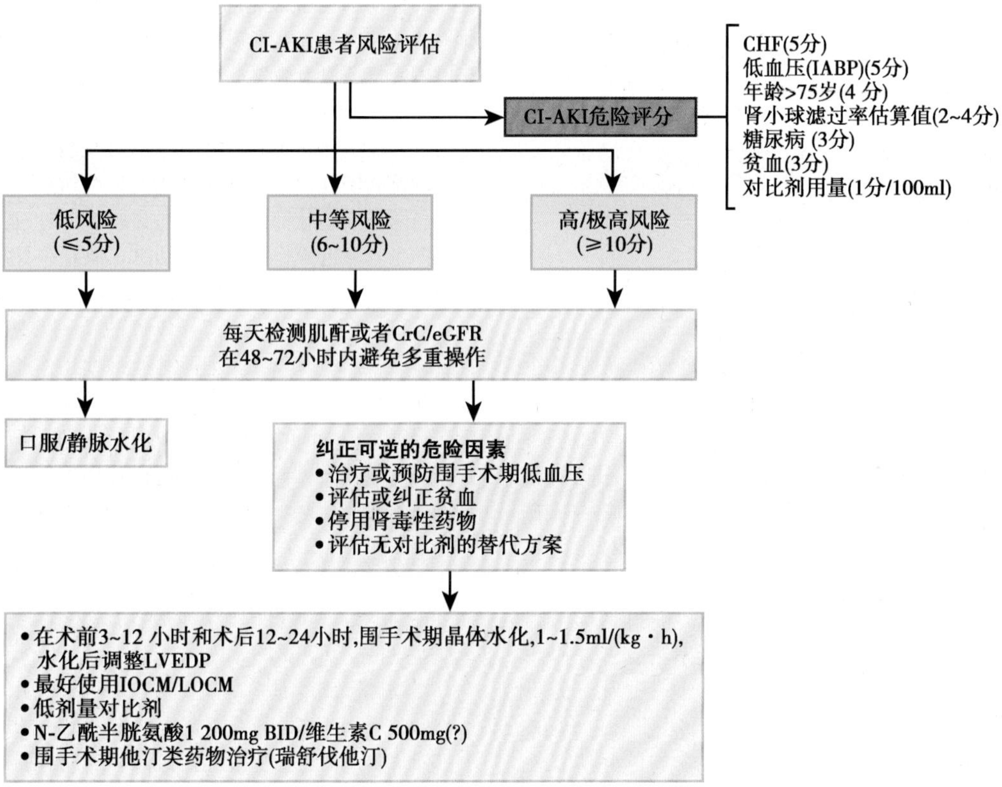

图 20.2 使用危险评分评估 CI-AKI 的可能性。CHF，充血性心衰；CI-AKI，对比剂引起的急性肾损伤；CM，对比剂；CrC，肌酐清除率；DM，糖尿病；eGFR，肾小球滤过率估算值；IOCM，等渗对比剂；IV，静脉注射；LVEDP，左心室舒张末期压；LOCM，低渗对比剂；BID，每天两次

多年来 N-乙酰半胱氨酸一直被认为是对比剂引起急性肾损伤的预防剂。在缺血-再灌注的模型中，使用 N-乙酰半胱氨酸可通过其抗氧化特性显著限制肾损伤[25]。然而，由于研究方案中规程和人群具有高度异质性，N-乙酰半胱氨酸在人体临床研究中的功效尚不清楚[26]。同样，一些研究报告表明：与使用盐水溶液相比，使用等渗碳酸氢钠更能降低对比剂引起急性肾损伤发生率。这些发现是由于肾实质中活性氧减少。然而，最近的 meta 分析显示碳酸氢钠并不优于盐水溶液[27,28]。因此 N-乙酰半胱氨酸和碳酸氢钠在经皮冠状动脉造影和介入治疗患者中的最新预防和 CIN 常规预防中作用都很小（如无益处）。

辐射暴露风险

冠状动脉导管检查术可能会导致辐射相关的损伤，尽管并不常见但发生时非常严重。辐射损伤可能是确定性的（如剂量依赖性），可在辐射后数周或随机产生，其是由遗传基因决定的而不是剂量。随机损伤可导致癌症、妊娠并发症和遗传性疾病。确定性伤害可能导致皮肤损伤、脱发和晶状体损伤。但是心脏导管检查术中辐射诱发病最常见的位置是背部皮肤,常见的模式为红斑、毛细血管扩张和斑块[29]。皮肤对辐射的敏感性因部位而异;敏感度降低的风险区域依次为前颈、肘前、腘窝区、屈肢、胸腹部、面部、背部、伸肌、颈背、头皮、手掌和足底[30]。虽然在现代实践中不常见,但早期冠状动脉导管检查术的报告显示:辐射部位会出现深度和广泛的皮疹和烧伤,有些甚至需要皮肤移植。

与诊断性导管检查相比,PCI 手术可能导致的辐射为前者的 10 倍(见第 62 章)。PCI 导致的辐射量平均为胸片的 150 倍,是年度背景辐射的 5 倍[31]。评估患者剂量的措施包括常规测量和记录的剂量面积乘积(dose-area product,DAP,吸收剂量乘以辐射面积),空气比释动能(air kerma,AK,每单位质量空气释放的动能)和透视时间(fluoroscopy time,FT)[32]。所有程序都应使用 ALARA(尽可能低的合理可行性)原则进行[33]。可通过以下几种方式减少辐射照射:减少 FT 和采集时间、使用多个角度而不是单个操作相机、减少透视剂量、避免高倍率、使用准直器光束和滤光器、避免高角度,并尽可能减少使用平板图像检测器。对于大于 5Gy 的辐射,应建议患者注意红斑区域;对于辐射超过 10Gy 的患者,应咨询医学物理学家以计算出 2 至 4 周的峰值剂量;辐射超过 15Gy 会被视为医院风险事件。同样,如果 FT 超过 60 分钟,医生必须警惕晚期辐射效应。

从职业性辐射的角度来看,操作人员应该认识到在导管插入过程中需要穿戴防护设备,包括铅制围裙、铅质眼镜和剂量计[33]。辐射风险随着距离源的平方反比而减小。操作人员还应优化定位铅护罩和裙边,并使用辐射剂量计监测全身(胸部)和眼睛的辐射情况。提供实时监测和警报的新型剂量计可减少操作员的辐射照射[34]。辐射照射的监测、报告和审计可提高操作人员和导管插入化验室工作人员的认识和实践。

冠状动脉造影技术

患者准备

应向接受诊断性血管造影术和可能需要的冠状动脉介入治疗的患者进行详细的解释,深入说明血管造影的风险,并就临床益处和拒绝操作相关的风险进行权衡。患者必须在冠状动脉造影前提供书面的知情同意书。应询问育龄妇女的怀孕状况,并告知孕妇接触辐射的风险。在操作前需要获得全面的病史,包括合并症、现用药物和过敏史。在急诊手术中,如表现为 STEMI 时,应尽可能获得对患者病史的简短评价,应特别注意已知的 CKD 和对比剂的过敏史。对于事先采用冠状动脉旁路移植术(coronary artery bypass grafting,CABG)的患者,应尽可能获取一份说明桥血管类型、动脉或静脉桥血管以及桥血管位置的报告,以便对桥血管进行插管和随后成像。根据医院标准惯例,患者可在术前接受苯二氮䓬类药物轻度镇静[35]。如出现血流动力学不稳定或呼吸窘迫,可能需要麻醉师的帮助。然而对大多数患者,冠状动脉造影并不需要全身麻醉和深度镇静。最常见的是使用咪达唑仑或芬太尼等短期药物进行清醒镇静。围手术期需要持续监测患者的心电图、心率、血压、呼吸频率和氧饱和度。应选择易于输注液体或药物的静脉通路。在穿刺外周动脉和导入鞘之前,对所有患者均应进行局部麻醉,局部麻醉采用局部麻醉乳膏或皮下注射 1%利多卡因或甲哌卡因(桡动脉 0.5 至 1ml,股动脉 2 至 5ml)[36]。适当的局部麻醉不仅可以使患者更加舒适,也能减少动脉插管期间的疼痛,还可以降低外周动脉痉挛的风险。

穿刺部位

冠状动脉造影的穿刺部位可以是股动脉或桡动脉。尽管桡动脉穿刺血管和出血并发症较少,但在美国股动脉途径穿刺仍然是最常用的。在行 PCI 的时股动脉穿刺途径可能需要更大直径的设备。此外由于降主动脉纡曲较少,股动脉穿刺通常会使导管更容易进入主动脉根部。在对穿刺部位进行消毒和适当的局部麻醉后,用金属针刺在腹股沟线以下约 1cm,角度为 45°至 60°对股主动脉(CFA)行穿刺[35]。对于在肥胖患者,有时很难确定理想穿刺部位。在透视下可视化的股动脉头部可用作界标(见第 19 章,图 19.2)。应在股动脉头部的一半处进行穿刺。应避免多次穿刺,以减少出血和血管损伤的风险。将 J 形尖端柔性导向针插入 CFA。然后取出针头,并将鞘推进导丝周围进入动脉(见图 19.3)。鞘在动脉中完成前进后,移除扩张鞘和导丝,并用盐水冲洗扩张鞘[37]。通常使用 6 French(F)鞘(1F=0.33mm)进行冠状动脉造影和冠状动脉介入治疗。通过从鞘中回抽血液可以简单地确定导管中鞘的正确位置。

特别是对于诊断性冠状动脉造影而言,在采用股动脉穿刺之前,应首先考虑桡动脉途径[38]。鞘管插入的程序与股动脉插入程序类似。但在行桡动脉穿刺时,应对双手进行改进的艾伦试验(见第 19 章),即紧握一只手并紧压尺动脉和桡动脉,同时患者在握紧拳头的同时保持手抬高约 30 秒。打开后,手就会显得苍白。然后放开尺骨动脉上的压迫,但保持桡动脉的压迫。如果尺动脉供应到手的血液足够,颜色很快恢复,测试为正常。相反,如果颜色没有很快恢复,则尺动脉供血不足,这意味着桡动脉支持手部的整个循环。在这种情况下不应该穿刺桡动脉,因为可能会损害到手部血流。如在桡动脉闭塞期间将血氧计放置在拇指上,且记录了脉动和氧合的恢复(Barbeau 法),则可以跳过该方法。

当两条桡动脉都是可接受的穿刺部位时,技术原因考虑,应优先选择患者靠近操作人员的桡动脉。但左锁骨下动脉可能没有无名动脉曲折。理想的穿刺部位为手腕部稍上靠近桡骨茎突 1 至 2cm。局部麻醉(通常为 0.5 至 1ml 的 1%利多卡因)后,针头向皮肤倾斜 30°至 45°刺入,直至看到血液回流。将直导丝轻轻插入针头。取下针头后,将 5F 或 6F 鞘插入导丝上方的桡动脉中。可以在皮肤上制作 1mm 长的小切口以便于鞘的前进。由于桡动脉血管活性极强,产生痉挛的风险很高,尤其是在女性;一旦产生痉挛,应于动脉内注射痉挛剂,如稀释到 10ml 生理盐水中的硝酸甘油(100 至 200μg)或维拉帕米(2.5mg)[35]。使用亲水涂层鞘可进一步减少痉挛和局部疼痛的可能性。为预防血栓和桡动脉闭塞,应调整普通肝素(UFH)的静脉内或动脉内给药剂量为 40 至 70U/kg,最高可达 5 000U[39]。

桡动脉穿刺围手术期事件更少,应尽可能优先使用。但应注意到腋窝-锁骨下部位可能发生弯曲和钙化,尤其是在老年患者中,这时将导管推进到主动脉根部困难。肱动脉穿刺非常罕见,其与桡动脉穿刺不同的是:避免了前臂中的小口径动脉,因此在桡动脉穿刺不可用或失败的情况下可以考虑肱动脉穿刺。可通过经皮或切开术使用肱动脉穿刺。另外,一旦发生闭塞,前臂并无替代的血液供应。

基本技术

冠状动脉造影是一种从 Seldinger 经皮穿刺技术到在血管内推送造影导丝和导管的侵入性操作。在将带瓣鞘插入穿刺动脉(见穿刺部位)后,将柔性金属 J 形尖端导丝穿过鞘管插入,并在透视成像下沿动脉轴线缓慢推进,直到主动脉根部。然后将流体充盈后的导管在血管造影导丝上推进,而导线本身固定在适当位置。导管到达主动脉根部后,从鞘管中完全抽出导丝,冲洗导管后并连接到对比剂注射装置。透视和注射少量对比剂的辅助下，导管尖端进入冠状动脉口[40]。此时，定位好 X 射线管（见投射部分），将对比剂直接注入冠状动脉的同时获得血管造影图像。

诊断操作所用导管

现有几种类型的诊断导管，其特征为不同的长度、直径和形状。通常导管是由不致血栓形成的外层和润滑内层组成。这两层还包含可提供稳定性、提高可操作性和降低扭结风险所需的精细金属芯。导管纵向可分为 3 个部分：接口、体部和尖端。通过阴 Luer-Lok 接口将导管连接到对比剂注射系统，并利用翼状尖端促进导管握持和旋转。体部坚固且具刚性，将操作人员施加在接口上的运动传递到尖端。尖端可分成 3 个弯——第一弯、第二弯和第三弯，这样可以很好地适应主动脉根部弯度。另一个重要特征是导管的尺寸。与用于 PCI 的导管相比（见第 62 章），诊断导管的壁较厚，这大大减少了其内腔。5F 导管可达到对比剂流量和良好的导管操纵性之间的最佳平衡，特别适合桡动脉穿刺途径。导管长度为 80 至 110cm（32 至 44 英寸），具体取决于解剖学特征和穿刺部位（桡动脉、肱动脉或股动脉）。但是成人通过桡动脉和股动脉穿刺的左心导管插入的标准长度是 100cm（40 英寸），而肱动脉穿刺的标准长度是 80cm。

在诊断导管中，最常用的是 Judkins 和 Amplatz 导管。Judkins 导管既可用于股动脉穿刺，也可用于右/左桡动脉穿刺。预制的左 Judkins（JL）导管具有 90°的第一弯和 180°的第二弯，而右 Judkins（JR）导管具有 90°的第一弯和 30°的第二弯（图 20.3）。由于左 Judkins 导管是预先塑形的，因此在移除造影导丝后，它会自动地选入左冠状动脉（LCA）的开口。相反的，右 Judkins 导管一旦处于右冠状动脉窦中，需要顺时针旋转以选入右冠状动脉的开口。在左 Judkins 导管和右 Judkins 导管中，第一弯和第二弯（称为臂）之间的距离是可变的；例如，左 Judkins 导管 4 具有 4.2cm 长的臂，左 Judkins 导管 5 和左 Judkins 导管 6 分别具有 5.2cm 和 6.2cm 长的臂（见图 20.3）。导管的选择取决于入路（桡动脉或股动脉）、患者

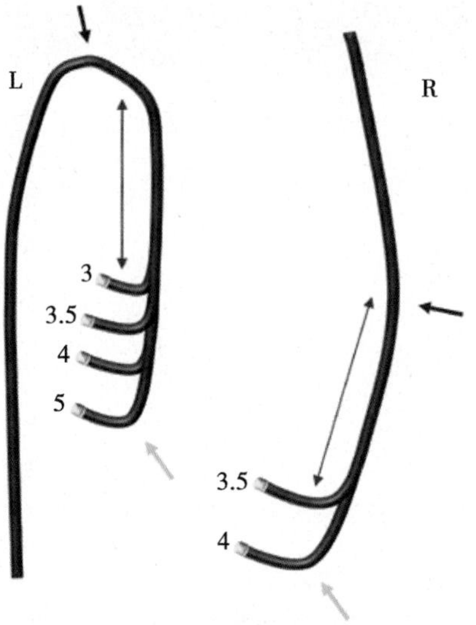

图 20.3 Judkins 导管。左（L），左 Judkins 导管。右（R），右 Judkins 导管。绿色曲线提示第一弯，紫色箭头提示第二弯，红色箭头提示第一弯到第二弯的距离。术者应评估进路（股骨或桡骨）、主动脉根部的直径、患者的高度，以确定正确的导管头大小。特别是，对于股动脉入路和主动脉扩张水平位置者加 0.5cm 是有帮助的

高度以及主动脉直径和曲率。如当使用股动脉穿刺途径时，左 Judkins 导管 4 是用于左冠状动脉最合适的导管，而对于桡动脉穿刺，左 Judkins 导管 3.5 更合适。此外对于扩张的主动脉根部或特别高的患者［>180cm（72 英寸）］，可能需要增加第一弯和第二弯之间的长度，并且可能需要选择具有较长臂的导管。除常规用途外，右 Judkins 导管可以用于大隐静脉桥血管（SVG）和通过股动脉和左桡动脉穿刺进行左乳内动脉桥血管的研究。

用于左冠状动脉（左 Amplatz 导管）和右冠状动脉（右 Amplatz 导管）的 Amplatz 导管为 Judkins 导管的有效替代物（图 20.4）。需要的长度和大小与 Judkins 导管的长度和大小相同，但左 Amplatz 导管的尖端形态不同，使得在特定情况下进行冠状动脉接合时更容易，例如左主干短、旋支（Cx）-左前降支（LAD）单独开口、前壁高位右冠状动脉等。相反，右 Amplatz 导管使得右冠状动脉与较低方向接合。Amplatz 导管也可用于大隐静脉桥血管（SVG）的研究。多功能（MP）导管呈现单个弯曲（MPA 1 和 2 具有 45°至 60°的第一弯，而 MPB 1 和 2 具有大约 80°的第一弯），可用于冠状动脉口的插管（这是其他导管很难达到的），也可用于大隐静脉桥血管（SVG）的接合。乳内动脉（IMA）导管具有高角度的第一弯尖端（80°），便于通过股动脉或桡动脉接合乳内动脉。这些导管也可用于开口向上的右冠状动脉（图 20.4）。应该指出的是，以上描述的导管是最常用于进行诊断性冠状动脉造影的导管。还有其他使用较少的导管类型，在特定的冠状动脉解剖变异情况下可用。

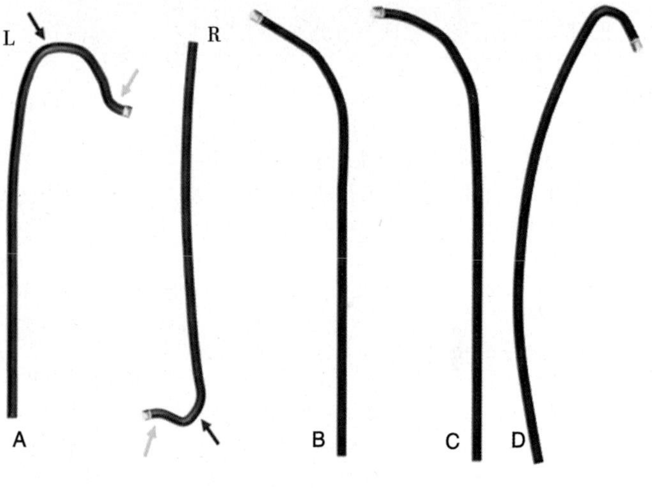

图 20.4 A，Amplatz 导管：左（L），左 Amplatz 导管；右（R），右 Amplatz 导管。绿色曲线提示第一弯，紫色箭头提示第二弯。B，多功能导管 A。C，多功能导管 B。D，乳内动脉导管

选择性冠状动脉插管

左冠状动脉。左 Judkins 导管 4 最常用于选入 LCA（图 20.5）。导管沿导丝前进，直至到达主动脉根部。此时导管顺时针旋转，将其引向 Valsalva 左冠窦。到位后，移除导线，导管恢复其第一弯曲度并选入 LCA。当升主动脉扩张或主动脉弓折叠时，可能需要推进左 Judkins 导管 4 或 5。如果左 Judkins 导管的尖端超出左冠状动脉开口而不能选入时，则可以进一步推进导管直到尖端进入左冠窦而使导管体呈锐角。此时迅速取出导管并允许尖端“弹出”到 LCA 的开口中。

右冠状动脉。RCA 需在左前斜位（LAO）插管（见后面章节的血管造影投射）。右 Judkins 导管或改良的 Amplatz 导管到达主动脉根部后，必须顺时针旋转它以选入血管，旋转期间导管需轻轻地回撤以选入开口。

在既往 CABG 患者中，插管可能是很困难的，因为即使用手术夹或开口标记，移植口的位置也是可变的。故应尽可能在手术前获取旁路桥

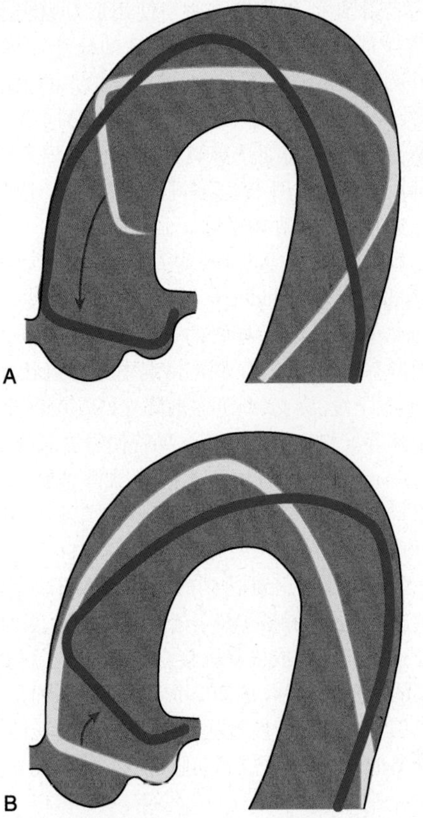

图 20.5 A,JL 导管造影左冠的推拉技术。在左前位视角,用导丝将冠脉导管送至升主动脉,然后抽出导丝。导管前进后头端进入左冠窦。B,如果导管没有选择性的进入左冠口,可进一步慢慢地向左冠脉窦内推送导管,在导管上产生一个临时锐角。迅速撤回导管可以很容易地进入动脉。(引自 Popma JJ,Kinlay S,Bhatt DL. Coronary angiography and intracoronary imaging. In Mann D,et al,editors. Braunwald's Heart Disease:A Textbook of Cardiovascular Medicine. 10th ed. Philadelphia:Elsevier Science;2014.)

血管的数量、类型和过程。

大隐静脉桥血管。从主动脉到远端右冠状动脉或后降动脉(PDA)的大隐静脉桥(SVG)始于主动脉的右前外侧,高于主动脉窦嵴大约 5cm(2 英寸)。LAD(或对角支)的 SVG 起始于主动脉的前部,高于主动脉窦嵴大约 7cm(图 20.6)。钝缘支的 SVG 起始于主动脉的左前外侧面,高于主动脉窦嵴大约 9 至 10cm。在大多数患者中,所有 SVG 都可以使用单个导管选入,例如左 Judkins 导管 4 或改良的右 Amplatz 导管 1 或 2。

在 LAO 投影位置,当导管沿顺时针方向旋转时,导管应从左侧位置向前旋转。应在升主动脉的不同高度处、在主动脉窦嵴上方 5 至 10cm 处,以不同的旋转度重复这样的导管运动。可以使用少量对比剂的注射来验证导管是否在 SVG 中。如果桥血管已闭塞,通常可以在对比剂注射期间看到"残端"。可使用手术夹来验证是否看到所有桥血管。如不能看到一个或多个 SVG,则行升主动脉造影(优先选择双平面)以观看所有 SVG 及其连到冠状动脉的路径。评价 SVG 时,重要的是评估接口和吻合部位的不规则或狭窄。此外评估吻合口远端的血流也很重要。序贯桥血管是以左右方式(心外膜动脉近端)供应两个不同的心外膜分支,并终止于端侧吻合(心外膜动脉远端)。Y 桥血管的特征为另一大隐静脉或动脉桥血管在近端有一处端侧吻合,而在远端这两个心外膜桥血管有两处端侧吻合。应当注意的是,随着升主动脉的严重钙化,SVG 会离开降主动脉而到达侧壁分支。

乳内动脉桥血管。LIMA 可使用专门设计的 J 形 IMA 导管进行插管。推进导管至左锁骨下动脉起点远端的主动脉弓,然后逆时针旋转并

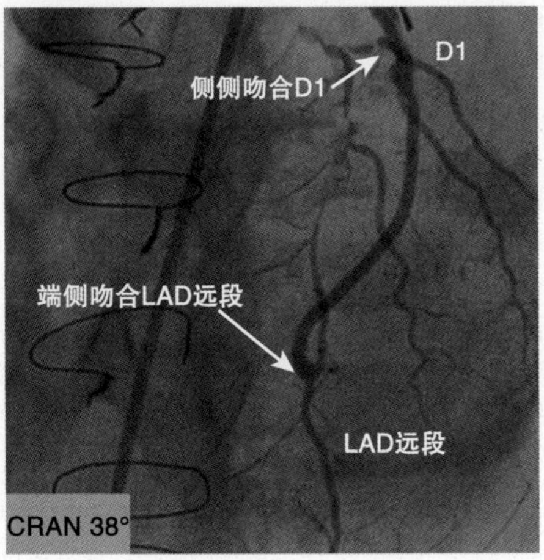

图 20.6 连续大隐静脉桥侧侧吻合第一对角支(D1)和端侧吻合左前降支(LAD)远段。CRAN,头位。(Courtesy Dr. Annapoorna Kini,Icahn School of Medicine at Mount Sinai,New York.)

轻轻地撤回,尖端指向头部方向,使其进入左锁骨下动脉。或前后位(AP)投影可用于观察 IMA(图 20.7 和图 20.8)。对于右侧乳内动脉(RIMA),首先在 LAO 投射下使用导丝进入无名动脉,然后将乳内动脉导管推进到 RIMA 的预期起始部以远。在 LAO 投射下中缓慢地抽出导管并旋转插入 RIMA。使用少量对比剂来评估 IMA 的位置和插管。如果不能选入也可以使用锁骨下动脉造影,尽管很模糊,但这通常使得所有或大部分 IMA 可见(图 20.9)。也可以通过半选择性对比剂注射显示 IMA;为避免动脉口损伤,可以简单地将导管朝向乳内动脉而不需要选入。通过在乳内动脉中推进导丝可在注射期间稳定导管的位置,可获得正确的方向。

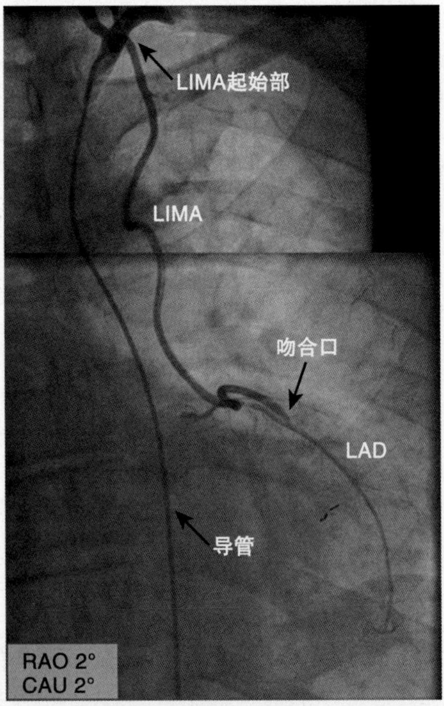

图 20.7 左乳内动脉(LIMA)至左前降支动脉(LAD)移植术。RAO,右前斜位;CAU,足位。(引自 Courtesy Dr. Annapoorna Kini,Icahn School of Medicine at Mount Sinai,New York.)

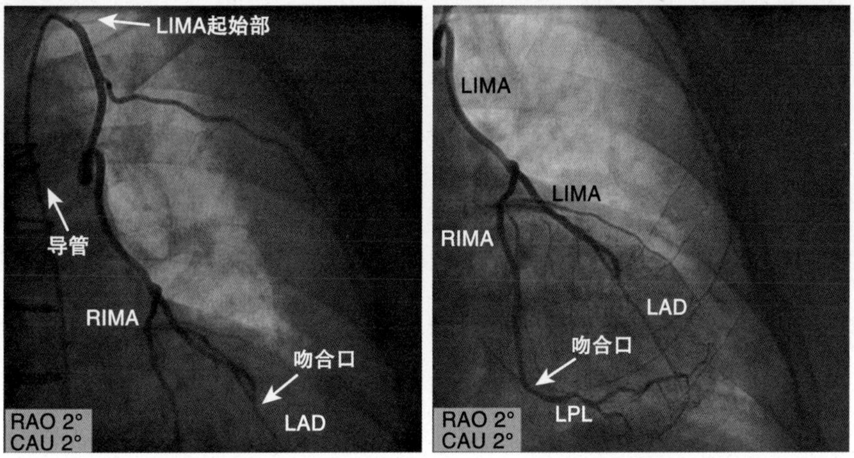

图 20.8 左乳内动脉(LIMA)Y 型移植左前降支(LAD)和右乳内动脉(RIMA)移植左后外侧支(LPL)。RAO,右前斜位;CAU,足位。(引自 Dr. Annapoorna Kini,Icahn School of Medicine at Mount Sinai,New York.)

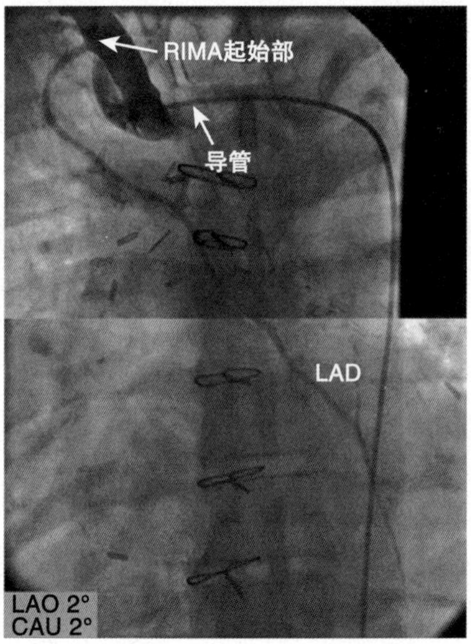

图 20.9 右乳内动脉(RIMA)移植左前降支(LAD)非选择性插管造影。LAO,左前斜位;CAU,足位。(引自 Dr. Annapoorna Kini,Icahn School of Medicine at Mount Sinai,New York.)

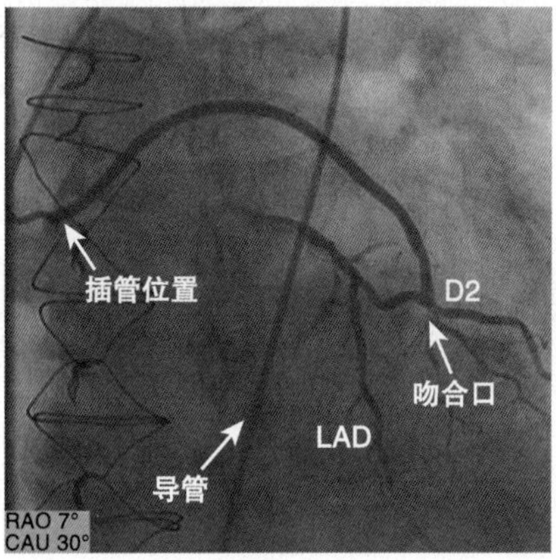

图 20.10 游离桡动脉移植至大对角支。LAD,左前降支;D2,第二对角支;RAO,右前斜;CAU,足位。(引自 Courtesy Dr. Annapoorna Kini,Icahn School of Medicine at Mount Sinai,New York.)

桡动脉桥血管。桡动脉(RA)桥血管是在 LIMA 和 RIMA 后最常见的动脉桥血管。与 SVG 类似,桡动脉桥血管需要双侧吻合,一个在主动脉上,另一个在冠状血管上。由于具有潜在痉挛可能,在 20 世纪 70 年代和 80 年代桡动脉桥血管被放弃。然而在 20 世纪 90 年代,该操作被重新启用,且通过特定的外科技术和药物预防,它已可被安全地使用,并产生良好的短期和长期结果(图 20.10)。

胃网膜动脉。右侧胃网膜动脉(GEA)用于 CABG 少见。为选入胃网膜动脉,首先需要将一种称为"眼镜蛇"的特殊导管插入肝主动脉。接下来将亲水导丝推进到胃十二指肠动脉,然后推进到右侧胃网膜动脉。然后将眼镜蛇导管换成 MP 或 JR 导管,用于胃网膜动脉插管(图 20.11)。

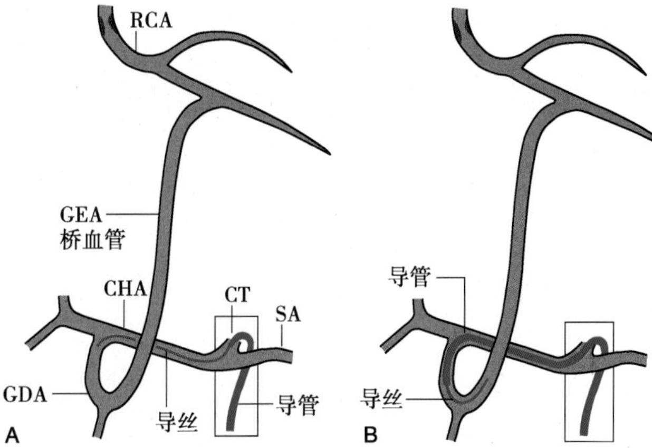

图 20.11 移植的右胃网膜动脉(GEA)导管插入术。A,腹腔干(CT)选择性地与眼镜蛇导管接合,导丝轻轻地推进至胃十二指肠动脉(GDA)和胃网膜动脉(GEA)。B,导管在导丝上推进后进行 GEA 桥血管的选择性动脉造影。CHA,肝总动脉;SA,脾动脉。(引自 Popma JJ,Kinlay S,Bhatt DL. Coronary angiography and intracoronary imaging. In Mann D et al,editors. Braunwald's Heart Disease:A Textbook of Cardiovascular Medicine. 10th ed. Philadelphia:Elsevier Science;2014.)

对比剂的选择

自从 20 世纪 50 年代引入血管内对比剂(intravascular contrast agents,ICAs)以来,越来越多的临床实践依赖于对它们的使用,近年来尤其是用于普遍使用计算机断层扫描(CT)和心脏导管检查术。目前使用的所有血管内对比剂都根据其物理和化学结构进行分类,例如,渗透压、碘含量,以及溶液中的电离度和黏度(表20.2)。临床实践中将血管内对比剂分为高渗透对比剂(high-osmolar contrast agent,HOCA)、低渗透对比剂(low-osmolar contrast agent,LOCA)和等渗对比剂(iso-osmolar contrast agent,IOCA)对比剂。HOCA 的渗透压比血液(300Osm)高 4 至 5 倍。LOCA 的渗透压是血液的两倍。最新一代的 IOCA 具有与血液相同的渗透压。离子型 HOCA 内对比剂是使用的第一类血管内对比剂。但是,高渗透压和钙螯合特性经常会导致心律失调(窦性心动过缓、房室传导阻滞、QRS 延长、长 QT、ST-T 改变、巨大 T 波倒置,以及偶然发生的 VT 和 VF)和 LV 收缩性改变。因此,近几十年来,已经开发出新一代具有低渗透压和中性化学特性的血管内对比剂,可以显著减少不良反应[41]。在大型队列研究中,所有类型的高渗透性试剂的不良反应发生率约为 12%。低渗透压血管内对比剂仅为 3%(参见经典参考文献,Katayama)。因此,现在低渗透和等渗对比剂被认为是用于血管诊断操作中最安全的血管内对比剂。

自动和手动注射对比剂

使用多通管的手动对比剂注射可恒定调节注射压力,且可使操作人员感受到容器对注射的阻力。但是,应在注射前仔细评估管道,以确保系统中没有气泡。手工注射是 10 年前被用来递送对比剂的唯一的技术,那时高压注射也已有介绍。这些自动系统能检测管子中的空气气泡,同时能相应地停止注射。最大剂量的对比剂递送以及最大压力可以展现出减少医源性动脉夹层的风险。对于 RCA,4~6ml/s 注射通常可以达到对整个管腔呈最佳可视效果,伴随最大压力是 450psi。而对于 LCA,注射剂量是 6~8ml/s 注射,伴随的最大压力是 450~600psi。

TABLE 20.2 Intravascular Iodinated Contrast Agents: Characteristics

	GENERIC NAME	OSMOLALITY RANGE (mOsm/kg H_2O)	VISCOSITY RANGE (cp or mPa.s) 37℃	IONICITY
High osmolarity	Diatrizoate/meglumine	1 500~2 000	4.1~10.5	Ionic
	Diatrizoate/sodium			
	Iothalamate	600~1 400	1.5~4	
Low osmolarity	Ioxaglate	600	7.5	
	Iodipamide	664	5.6	
	Iohexol	322~844	1.5~10.4	Nonionic
	Iopamidol	413~796	3.0~9.4	
	Iopromide	330~770	1.5~10	
	Ioversol	502~792	3~9	
	Ioxilan	610~721	5.1~8.1	
Iso-osmolarity	Iodixanol	270~320	6.3~11.8	

Modified from Manual on Contrast Media of the American College of Radiology (ACR) Committee on Drugs and Contrast Media. Version 10.2, 2016.

表 20.2 血管内碘对比剂的特性

	通用名称	渗透压范围/(mOsm·kg H_2O^{-1})	黏度范围/(cp 或 mPa·s)37℃	离子性
高渗对比剂	泛影葡胺/葡甲胺	1 500~2 000	4.1~10.5	离子型
	泛影葡胺/钠			
	碘酞酸盐	600~1 400	1.5~4	
低渗透压对比剂	碘草胺	600	7.5	
	碘甲酰胺	664	5.6	
	碘海醇	322~844	1.5~10.4	非离子型
	碘帕米醇	413~796	3.0~9.4	
	碘普罗胺	330~770	1.5~10	
	碘醇	502~792	3~9	
	碘西兰	610~721	5.1~8.1	
等渗对比剂	碘克沙醇	270~320	6.3~11.8	

改编自 Manual on Contrast Media of the American College of Radiology (ACR) Committee on Drugs and Contrast Media. Version 10.2,2016.

自动注射系统目前在欧洲导管实验室普遍使用,而在美国仍有50%的地区使用人工注射。自动注射可以显著地减少冠脉显像时对比剂的剂量,同时一些研究报道可能降低对比剂诱发的急性肾损伤的风险[42,43]。

对比剂的不良反应及预防性治疗

注射ICA后的不良反应可能是急性的或延迟发生,以及可能会被归类为过敏或类过敏反应(生理性的)。过敏反应会表现为多样化的临床症状,包括皮肤瘙痒、局灶性水肿、哮喘,以及充分发展的过敏反应。其病理生理机制取决于免疫系统不同组成成分的激活。类过敏反应有典型过敏反应类似的临床表现,但它是不同的免疫系统激活的。类过敏反应对应着生理反应做对照(如恶心、呕吐、血管迷走神经反射、高血压、脸红)[44]。急性不良反应的发生与ICAs的化学和物理特征相关(表20.3)。特别是在之前的描述中,高渗的ICAs有大约12%的急性不良反应事件发生率,而低渗或者等渗透ICAs发生率显著降低(见经典参考文献,Katayama)。一项包括545位患者的CT队列研究,使用非离子型

TABLE 20.3 Classification of Acute Adverse Reactions After Injection of Intravascular Iodinated Contrast Agents

MILD*	MODERATE†	SEVERE‡
Allergic-Like		
Urticaria or pruritus (+)	Urticaria or pruritus (++)	Diffuse edema (+++)
Cutaneous edema (+)	Diffuse erythema (++)	Facial edema and dyspnea (+++)
Throat discomfort ("itching")	Facial edema (++)	Diffuse erythema and hypotension (+++)
Nasal congestion	Wheezing or bronchospasm (++)	Wheezing or bronchospasm and hypoxia (+++)
Sneezing, conjunctivitis, rhinorrhea	Throat discomfort ("tightness or hoarseness")	Anaphylactic shock
Physiologic		
Nausea or vomiting (+)	Nausea or vomiting (++)	Vasovagal reaction, resistant to treatment (+++)
Self-limiting vasovagal reaction (+)	Vasovagal reaction (++)	Hypertension emergency (++)
Hypertension (+)	Hypertension urgency (++)	Arrhythmia
Flushing or warmth (+)	Chest pain	Convulsion
Headache or dizziness		
Altered sense of taste		
Anxiety		

* Self-limited adverse effects without evidence of progression.

† More pronounced adverse effects that require medical therapy.

‡ High risk of permanent morbidity and mortality if not adequately treated.

Modified from Manual on Contrast Media of the American College of Radiology (ACR) Committee on Drugs and Contrast Media. Version 10.2, 2016.

表20.3 血管内注射碘化对比剂后急性不良反应分类

轻微*	中等†	严重‡
类过敏反应		
荨麻疹或瘙痒症(+)	荨麻疹或瘙痒症(++)	扩散性水肿(+++)
皮肤水肿(+)	弥漫性红斑(++)	脸部水肿及呼吸困难(+++)
咽咙不适(发痒)	面部水肿(++)	扩散性红斑及低血压(+++)
鼻塞	哮喘及支气管痉挛(++)	哮喘及支气管痉挛和缺氧(+++)
打喷嚏,结膜炎,流鼻涕	咽喉不适(发紧或嘶哑)	过敏性休克
生理性		
恶心或呕吐(+)	恶心或呕吐(++)	血管迷走神经性反射,抗拒治疗(+++)
自限性血管迷走神经性反射(+)	血管迷走神经神经反射(++)	高血压急症(++)
高血压(+)	高血压急症(++)	心律失常
脸红或发热(+)	胸痛	惊厥
头疼或眩晕		
味觉改变		
焦虑		

* 自限性不良反应无进展证据。

† 更多明显的不良反应需要医学治疗。

‡ 如果没有充分的处理会导致高危的永久发病率和死亡率。

改编自 Manual on Contrast Media of the American College of Radiology (ACR) Committee on Drugs and Contrast Media. Version 10.2,2016.

ICAs 导致的过敏反应发生率仅为 0.6%，其中只有 23%被归类为中重度[45]。

急性反应可在接触 ICA 后的数秒或数分钟之间短暂的发生。迟发性反应，换句话说，可能会发生在注射 ICA 后的 30 分钟到 1 周后，并且通常伴有皮肤表现（表 20.4）。来自 Loh 和同事的一项包括 539 名患者的前瞻性研究证明使用二聚低分子（碘海醇）产生迟延副作用的百分比为 14.3%，而非对照组仅为 2.5%[45a]。并且在不同类型的 ICA 中，非离子型二聚体表现出延迟反应的概率高于非离子单聚体。因为真正的对比剂的过敏反应发生率比例还是比较低的，预防性治疗仅针对有过敏不良事件的患者。选择性有过敏反应危险的患者，尤其是有过敏反应史的，预防治疗必须包括对比剂注射前 13、7、1 小时泼尼松 50mg 口服或氢化可的松 200mg 静脉注射，加上对比剂管理前 1 小时苯海拉明 50mg 静脉注射，肌内注射或口服（见经典参考文献，Lasser）。对比剂注射前 12、2 小时甲基泼尼松龙 32mg 口服加上一个抗组织胺药物也可使用。另外需仔细选择对比剂及预防性治疗以进一步减少比较少见的不良反应的发生率（0.2%～0.6%）。接受 β 受体阻滞剂治疗的患者发生对比剂反应可能更难处理。反复对比剂接触的患者复发率可能接近 50%，推荐预防性使用 H_1、H_2 组织胺受体阻滞剂和阿司匹林治疗。

TABLE 20.4 Classification of Delayed Adverse Reactions After Injection of Intravascular Contrast Agents

MOST FREQUENT	RARE
Urticaria	Severe cutaneous reactions in patients with systemic lupus erythematosus (SLE)
Persistent rash	Cutaneous reactions in sun-exposed areas of body
Maculopapular exanthema	Inflammation and swelling of salivary glands (parotitis or mumps)
Exanthema pustulosis	Acute polyarthropathy
Urticaria or pruritus	Nausea or vomiting
Angioedema or pruritus	Fever
Pruritus alone	Drowsiness
	Headache
	Severe hypotension*
	Cardiopulmonary arrest*

* Extremely rare (only in part referable to administration of contrast agents).

Modified from Manual on Contrast Media of the American College of Radiology (ACR) Committee on Drugs and Contrast Media. Version 10. 2, 2016.

表 20.4 注射血管内对比剂延迟性不良反应的分类

经常发生的	少见的
荨麻疹	系统性红斑狼疮（SLE）患者发生严重的皮肤反应
持续性皮疹	身体阳光暴露部位的皮肤反应
斑丘疹	炎症和水肿（腮腺炎或流行性腮腺炎）
疹脓疱病	急性多关节病变
荨麻疹或瘙痒症	恶心或呕吐
血管性水肿或瘙痒症	发热
仅瘙痒症	嗜睡
	头痛
	严重高血压*
	心肺骤停*

* 极为少见（仅发生在部分可归咎的对比剂管理）。

改编自 Manual on Contrast Media of the American College of Radiology（ACR）Committee on Drugs and Contrast Media. Version 10.2,2016.

血管造影投射

为了识别和展现冠脉病变的严重性，正确可视每段主要的心外膜血管及其分支很关键。虽然冠脉解剖有一定的可变性，常在冠脉造影中 X 线球管使用特定不同角度投射来确保血管节段不被缩短或覆盖。投射依赖 X 线球管和图像增强器的位置。AP 位是图像增强器在患者的垂直位，X 线则由后向前照射。图像增强器成角在患者左侧或右侧就获得 LAO 和 RAO 图像。如果图像增强器完全朝向患者的头光束为成角头位，如果移向患者的脚为成角足位。成角的度数可以调节以防止因植入装置及其他结构如脊柱或者膈膜叠加造成血管被遮盖或遮挡住血管节段。一般来说，在 LAO 体位，LAD 位于脊柱的右边。相反，在 RAO 投照体位，LAD 位于脊柱的左边。倾斜性头位或足位被用来显示重叠部分。足位主要用于 LCA 近段，而头位可避免缩短并可考虑评估其的中段和远段及分叉部分。表 20.5 列入了每个冠状动脉的常见投照体位，图 20.12 和图 20.13 分别举例说明 LCA 和 RCA。

表 20.5 标准血管投照体位

投照/°	解剖描述
右冠状动脉	
LAO 45	血管约定投照位
	开口及右冠至房室沟
LAO 10～30，CRAN 30	PDA，PL 分支，右冠后三叉后
RAO 30	PDA 开口，PDA 间隔支，右室支，锐缘支
左冠状动脉	
AP，CAUD 10	LMCA 约定投照位
LAO 20～45，CAUD 30～45	蜘蛛位：LMCA 和 LAD，Cx，分支（若显现）的近段
LAO 20～45，CRAN 30～60	LAD 及其分支，Cx PDA 和 Cx PL 若显现分支的中段、远段
RAO 15～30，CAUD 10～30	所有 LAD 及分支，Cx 和 OM 分支
RAO 15～30，CRAN 10～30	LAD 及分支，imd-Cx 及分支的中段、远段

LAO，左前斜；CRAN，头位；RAO，右前斜；CAUD，足位；RCA，右冠状动脉；AV，房室；PDA，后降支；PL，左室后支；LMCA，左主干；Cx，回旋支动脉；OM，钝圆支。

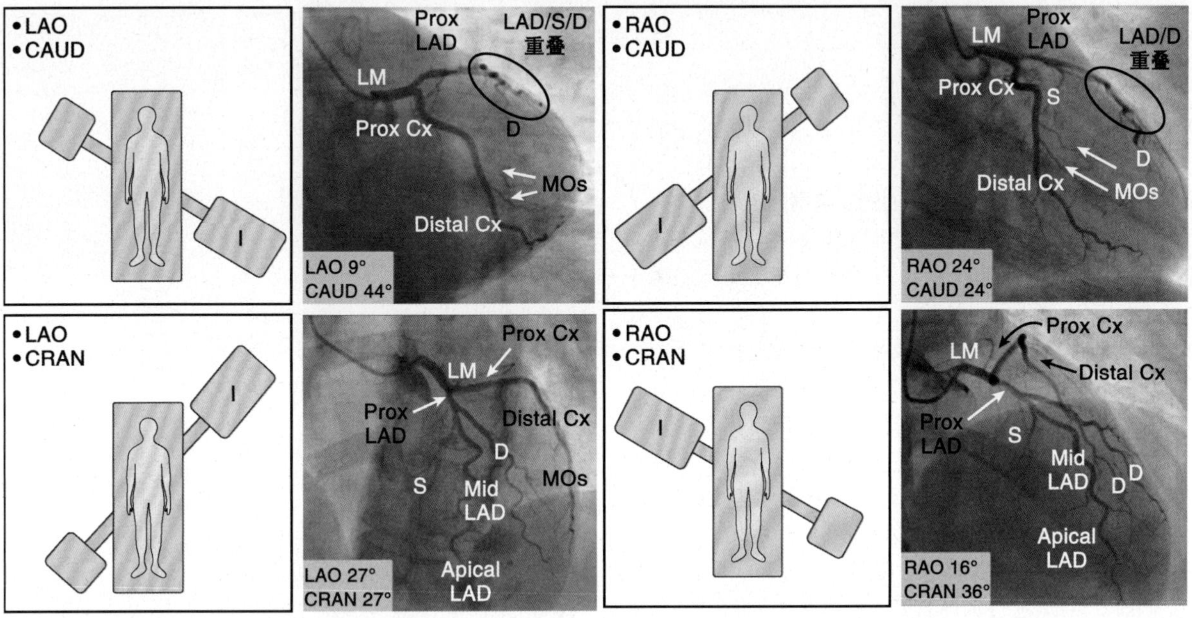

图 20.12 左冠状动脉血管投照和解剖评价。LM,左主干;LAD,左前降支;Cx,回旋支;D,对角支;S,间隔支,MO,钝缘支;Prox,近段;Mid,中段;Distal,远段;Apical,尖端;LAO,左前斜位;RAO,右前斜位;CAUD,足位;CRAN,头位;I,增强器。(引自 Dr. Annapoorna Kini,Icahn School of Medicine at Mount Sinai,New York.)

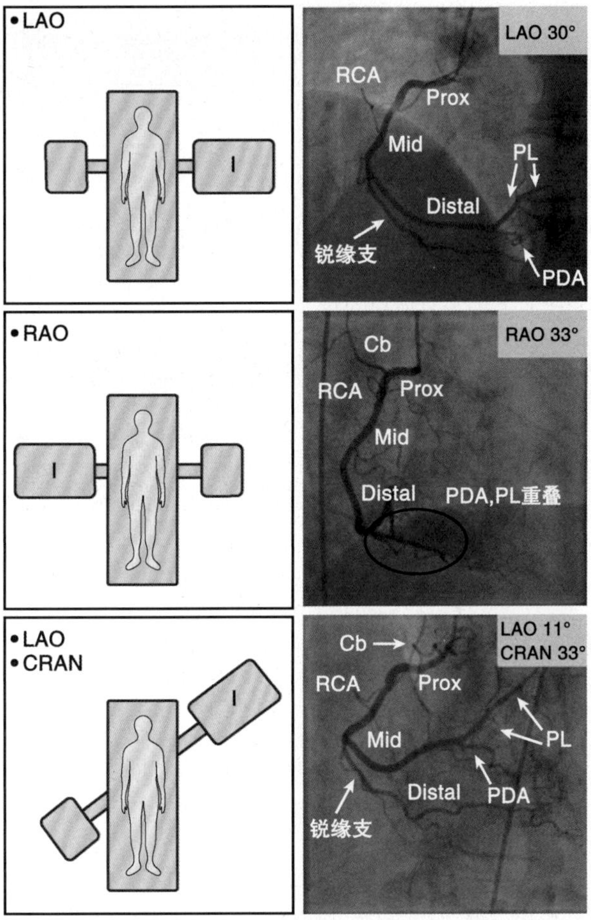

图 20.13 右冠状动脉(RCA)血管投照和解剖评价。Cb,圆锥支;PDA,后降支;PL,左室后支;Prox,近段;Mid,中段;Distal,远段;LAO,左前斜位;RAO,右前斜位;CRAN,头位;I,增强器。(引自 Dr. Annapooma Kini,Icahn School of Medicine at Mount Sinai,New York.)

心脏血管由3支主要的心外膜动脉组成，之后分为细小的分支，最终形成小动脉。这些小动脉包含肌层，是血管阻力的主要节点，以调节血压使血流至毛细血管网（见第57章）。这部分揭示了可被冠脉造影显示的主要心外膜血管的冠脉解剖。

主要心外膜血管是冠状动脉左主干（LMCA）和RCA。LMCA起源自左冠状窦，分成LAD和Cx。偶尔会有第三支动脉起源于LMCA，中间支（RI），通常归为Cx。

LAD沿前室间沟走行，通过对角支血管提供左室前壁及前侧壁灌注，通过间隔支灌注室间隔前2/3。对角支和间隔支的数目可以变化很大，为了便于冠状动脉的描述，它们被按顺序地编号（D1，D2...S1，S2，S3）。根据血管长度，前降支分为：1型，不能到达左心室心尖部，2型，可以到达左心室心尖部，3型，可以到达左心室心尖部并且环绕左心室心尖部，提供后心尖部灌注。Cx沿左房室沟分布，发出分支到左心房，通常提供窦房支（40%）。Cx也提供左心室侧面及后部，通过钝圆支分支（OM），与对角支类似也按顺序编号（图20.12）。在LCA，对角支、间隔支和OM分支的数量有很大的解剖变异。

RCA起源于右Valsalva窦，沿右房室沟走行。RCA近段起源分支提供右心房、60%窦房结的是心房支，圆锥支灌注右心室流出道。一旦它到达心室的锐缘，右冠就发出锐缘支。RCA延续至后三叉（房室沟与后室间沟交叉），分为PDA和左室后支（PL）（见图20.13）。这种解剖最为常见，称为右冠状动脉优势。根据PDA和PL的起源，优势也可能是左冠状动脉优势或均衡型。人群中接近80%表现为右冠状动脉优势，意味着这时PDA和PL都是RCA提供，而人群中10%是左冠状动脉优势，这时PDA和PL都是Cx提供。有10%表现为均衡型，这时PDA起源于RCA，PL则起源于Cx（图20.14）。

冠脉的分支以及分段主要用于造影时病变位置的描述。表20.6罗列了根据SYNTAX试验改编而成的冠脉分段的定义，相应的是CASS数（冠状动脉外科研究）。

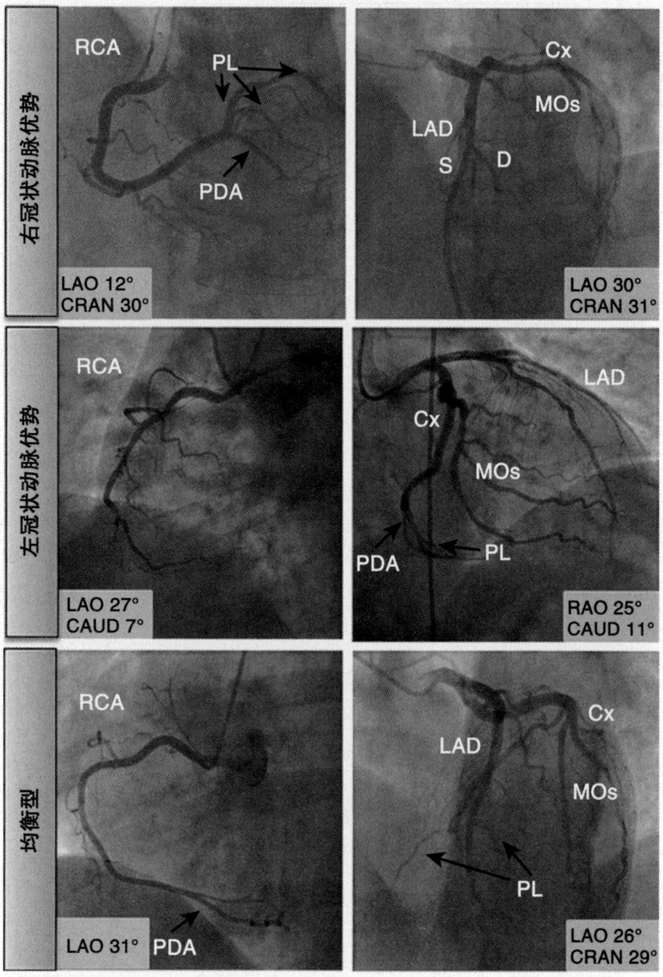

图20.14 冠状动脉优势分布。最上一行，右冠动脉优势；中间一行，左冠状动脉优势；最下一行，均衡型。LAD，左前降支；Cx，回旋支；D，对角支；S，间隔支；MO，钝缘支；PDA，后降支；PL，左室后支；PDA，后降支；PL，左室后支；CAUD，足位；CRAN，头位。（引自Dr. Annapooma Kini，Icahn School of Medicine at Mount Sinai，New York.）

表20.6 源自SYNTAX积分的冠脉节段的分类

节段	描述	CASS数
左主干	从左冠开口至分叉分成左前降支和左回旋支	11
左前降支近段	近段至，包括主要的第一间隔支	12
左前降支中段	左前降支从第一间隔支延伸到形成转角（右前斜位观）。如果这个转角不确定，这一节段结束在从第一间隔支到心尖部中间处	13
左前降支远段	左前降支终点，开始于前一节段终点延伸至盖过心尖部	14
主要的对角支	左前降支分支，按顺利编号	15 第一对角支 16 第二对角支 29 第三对角支
中间支	从左主干三分之一，其他是左前降支近段，回旋支；属于回旋支范围	28
回旋支近段	回旋支主要部分源自左主干至，包括，第一钝缘支起始	18
回旋支远段	回旋支远段起始于钝缘支远段，走行于左房室沟后壁。管腔可能细小或者动脉缺失	19

续表

节段	描述	CASS 数
钝缘支	回旋支分支,按顺序编号	20 第一钝缘支 21 第二钝缘支 22 第三钝缘支
源自回旋支的左室后支	左室后支起源于回旋支远段	24 第一左室后支 25 第二左室后支 26 第三左室后支
右冠近段	从开口至心脏锐缘中段	1
右冠中段	从心脏锐缘第一节段的末端开始	2
右冠远段	从心脏锐缘至后降支起始段	3
后降支	沿后室间沟走行的分支	4 源自右冠 27 源自回旋支
源自右冠的左室后支	后外侧分支,起自冠状动脉远段至后分叉	6 第一左室后支 7 第二左室后支 8 第三左室后支

CASS,冠状动脉外科研究。
引自 www. syntaxscore. com。

冠状动脉畸形

患者冠状动脉造影时冠状动脉畸形(coronary artery malformations,CAAs)的发生率平均为1%到5%[46](表20.7)。尽管人群中少见,CAAs是导致年轻运动员心源性猝死(SCD)的第二位常见因素[47]。

表20.7　1 950例血管造影的冠脉变异发生率

变异	例数	发生率/%
冠状动脉变异	110	5. 64
右冠分叉	24	1. 23
异位右冠(右瓣)	22	1. 13
异位右冠(左瓣)	18	0. 92
瘘	17	0. 87
左主干缺失	13	0. 67
左回旋支起源于右瓣	13	0. 67
左冠状动脉起源于右瓣	3	0. 15
低位起源右冠	2	0. 1
其他变异	3	0. 15

引自 Angelini P, editor. Coronary Artery Anomalies: A Comprehensive Approach. Philadephia: Lippincott Williams & Wikins; 1999, p42.

对CAAs有多种分类方式。临床上,根据心肌缺血的表现CAAs可分为无缺血异常、发作性缺血异常和强直性缺血异常(表20.8)。尽管有这些重要的功能性评估,医生经常依据解剖特征对CAAs进行分类。CTCA和MRCA的使用提高了发现和描述变异畸形,有助于对有CAA患者确定并正确治疗。对CAAs最常见的解剖分类包括开口异常、冠状动脉起源异常、终止异常、先天缺失和发育不良[47]。

表20.8　根据缺血冠状动脉变异的分类

缺血	分类
无缺血	多数变异(右冠分裂,源自右瓣的右冠异常;源自左瓣的右冠异常)
散在缺血	发自无冠窦的冠脉起源异常(ACAOS);冠状动脉瘘;心肌桥
典型缺血	起源于肺动脉的左冠状动脉畸形(ALCAPA);冠状动脉开口闭锁或严重狭窄

先天性冠脉开口闭锁。冠状动脉开口发育不良或闭锁可单独发生或伴随其他CAAs发生。冠状动脉发育不良或闭锁患者的生存预期取决于是否有可以来自其他血管的侧支循环发生并灌注闭锁冠脉血管床。

冠状动脉起源异常。冠状动脉畸形起源是常见的CAA。冠状动脉起源异常可表现为起源于错误的Valsalva窦(如Cx动脉起源于右冠窦)(图20.15和图20.16),也可表现为源于不同的结构,包括肺动脉(PA),冠状动脉的其他分支,甚至于心室[48]。冠状动脉畸形可通过RAO体位下的血管造影来评估。LCA起源于右冠窦的通常表现为以下4种类型:肺动脉前,主动脉后,动脉间及间隔间(图20.17)。左冠脉异常起源于右冠窦的动脉间走行的类型与年轻个体在训练当时或短时间后的SCD有关。造成SCD的潜在危险因素的血流动力学机制仍不清楚。有些学者认为可能是锻炼或应激时主动脉根部和肺动脉干的扩张加剧了原先异常冠状动脉的成角,从而导致了冠状动脉管腔的压缩。而在另外一些病例,则可能是血管畸行走行主动脉壁间容易造成冠状动脉受压。与此类似,动脉间走行的RCA起源于左冠窦与心肌缺血和SCD有关。一旦这种异常被确诊,推荐CABG术,尽管也有报道推荐支架策略。温和的右冠变异代表是高前位起源。这种变异没有血流动力学改变但可能造成插管具有挑战性。

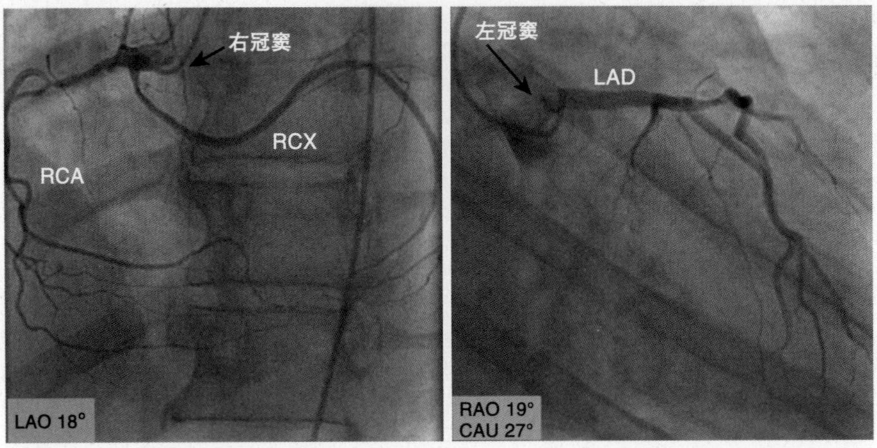

图 20.15 左:回旋支异常起源于右冠状动脉窦。右:仅有 LAD(左前降支)起源于左冠状动脉窦。RCX,右旋支;LAO,左前斜;RAO,右前斜;CAU,足位。(引自 Courtesy Dr. Annapoorna Kini, Icahn School of Medicine at Mount Sinai, New York.)

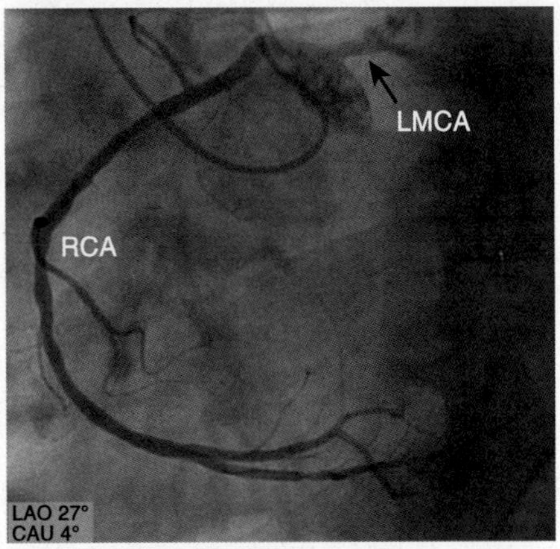

图 20.16 右冠状动脉(RCA)异常起源自左冠状动脉窦。左主干(LMCA)在左冠状动脉窦有独立的开口,可以从右上角度看见。LAO,左前斜;CAU,足位。(引自 Courtesy Dr. Annapoorna Kini, Icahn School of Medicine at Mount Sinai, New York.)

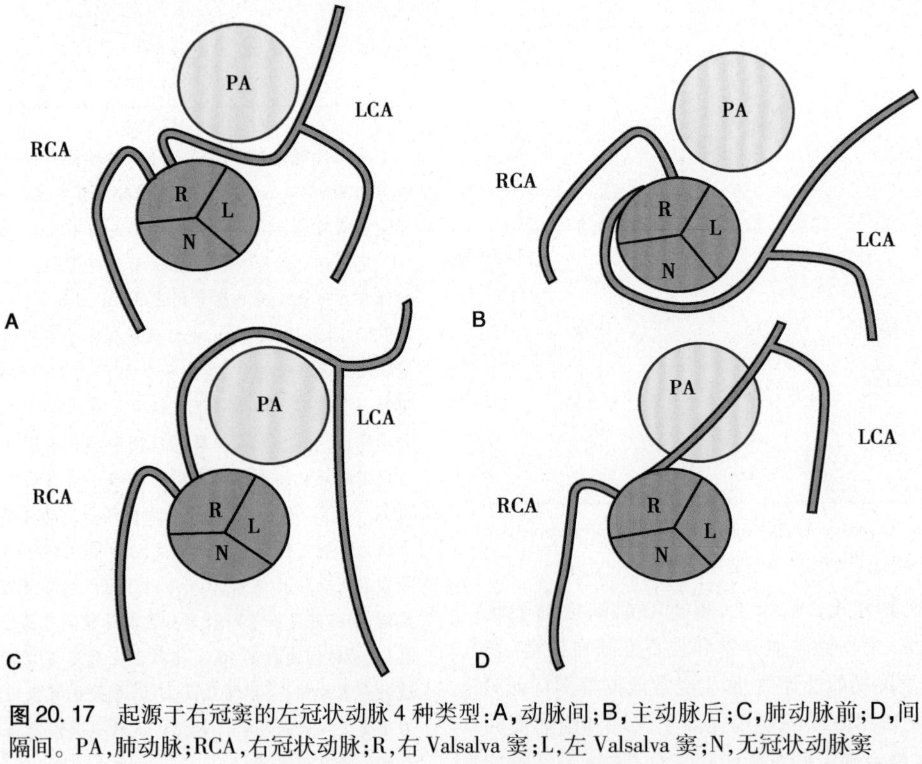

图 20.17 起源于右冠窦的左冠状动脉 4 种类型:A,动脉间;B,主动脉后;C,肺动脉前;D,间隔间。PA,肺动脉;RCA,右冠状动脉;R,右 Valsalva 窦;L,左 Valsalva 窦;N,无冠状动脉窦

起源于任意肺动脉冠状动脉畸形(anomalous pulmonary origin of any coronary artery,APOCA),非常少见(图 20.18)。如果所有的 3 支冠状动脉都起源于肺动脉,预后不佳;有这样异常的患者通常在生命的第 1 个月就死亡了(见经典参考文献,Yamanaka)。起源于肺动脉的左冠脉异常(anomalous origin of left coronary artery from pulmonary artery,ALCAPA),这也通常称为 Bland-White-Garland 综合征,于 1956 年被首次报道,是最常见的 APOCA。有这种冠脉异常的患者近 90%死于生命的第 1 年。有右冠侧支循环的患者可以存活到成年,但非常罕见。如果这时被诊断出来,最佳的治疗手段是 CABG[49]。

先天缺失。LMCA 缺失是最常见的先天性冠状动脉缺失,在人群中的发生率为 0.41%到 0.67%。LMCA 缺失时,LAD 和 Cx 直接独自起源于左 Vasalva 窦。这种变异被视为良性,多在冠状动脉造影时偶然发现。无论 Cx 还是 RCA 的先天缺失均有报道并且预后良好[50]。

发育不良。冠状动脉发育不良是指至少 1 支主要的心外膜动脉及其分支发育不良。可能包括 1 支、2 支或 3 支冠状动脉。冠状动脉发育不良通常直径较小且走行缩短。在主要心外膜血管中管径小于 1.5mm 并且附近无侧支为诊断的必要条件。回旋支或右冠单血管发育不良的预后相对良好,但是 SCD 可能在两支血管发育不良时发生。

终点变异。先天性冠状动脉瘘(coronary artery fistulas,CAFs)是非常少见的变异,估计人群中发生率接近 0.002%。CAFs 在冠脉造影时偶被发现,报道发生率 0.3%到 0.8%。CAFs 定义为一支或多支冠状动脉直接与其他主要血管或腔室交通,例如腔静脉,左右心室,肺静脉或肺动脉(图 20.19)。

CAFs 可以起源于任何主要心外膜血管,其中 RCA 在 33%到 55%,LAD 在 35 到 49%,Cx 在 17%到 18%。同时包括左右冠脉系统的在 4%到 18%[51,52]。多数流向压力较低的结构,例如右室(40%),右房(26%),PA(17%),冠状窦(7%),上腔静脉(1%)。虽然少见,先天性冠状动脉瘘也可流向左侧腔室(左房 5%,左室 3%)[51-53]。

冠状动脉造影是诊断 CAFs 金标准。然而临床上多数先天性冠状动脉瘘是低危患者,在 CTCA 检查中偶然发现的。先天性冠状动脉瘘患者的临床表现取决于分流的大小和分流量,分流的部位以及合并其他心脏疾病。近 50%患有先天性冠状动脉瘘的患者并无临床症状。一旦有症状,常见的是呼吸困难,疲劳,心悸和胸痛。先天性冠状动脉瘘的首要表现也可能是心力衰竭、心律失常、SCD 及感染性心内膜炎。伴有症状的分流大的患者应进行外科闭合手术或者行介入手术闭合。

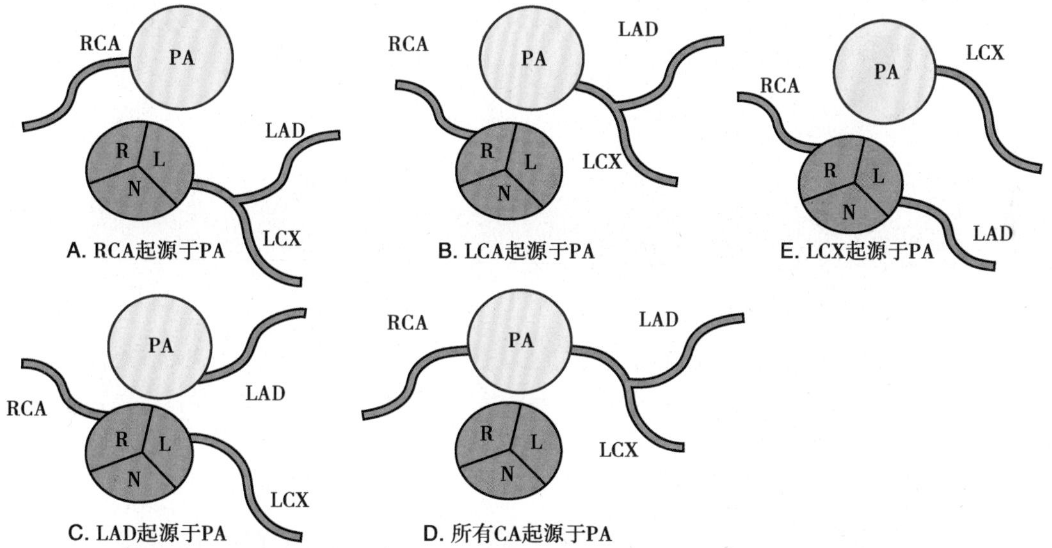

图 20.18 A 到 E,起源于肺动脉(PA)的冠状动脉(CA)。RCA,右冠状动脉;LAD,左前降支;LCX,左回旋支;LCA,左冠状动脉;CAs,冠状动脉;R,右 Valsalva 窦;L,左 Valsalva 窦;N,无冠状动脉窦

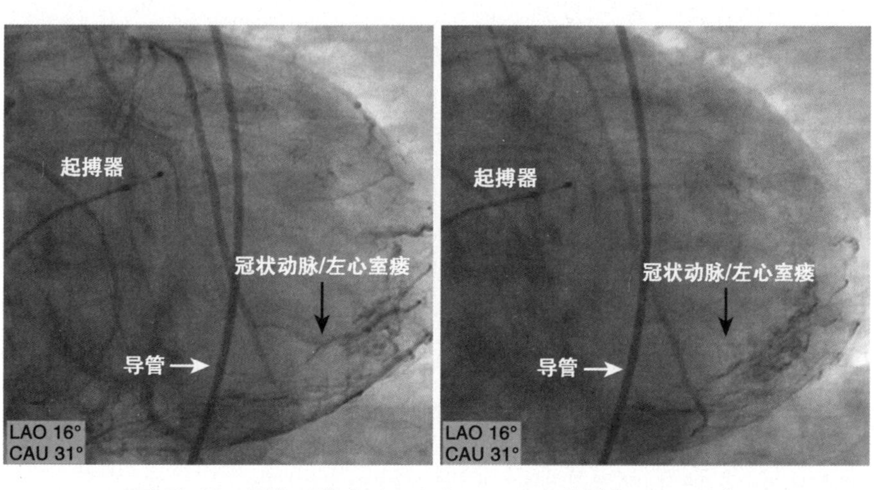

图 20.19 冠状动脉瘘至左心室。LAO,左前斜位;CAU,足位

冠脉造影误判

不正确的造影图像分析可能源于不充分的投射显影，CAAs，血管透视时间缩短或分支叠加（图 20.20），导管深插入血管可能导致忽视了开口病变。另外，肥胖或机器故障也可导致图像质量较差及错误的图像判读。因血流较快或桥血管竞争性血流导致的血管充盈不充分，可能导致忽视侧支血管狭窄或对高估血管内血栓程度。同时当解读冠状动脉造影影像时，临界病变可能需要放大图像，也可能行冠脉内影像或血流储备分数（fractional flow reserve，FFR）以充分评估病变的严重性。图 20.21 提供一个例子是前降支近段异常病变，在 LAO 34°、头位 28°投照无法看到，但是在 RAO 24°，足位 21°投照则显而易见。同时，心肌桥或冠状动脉痉挛可能造成冠状动脉变细，易误认为是动脉粥样硬化病变，造成不必要的治疗（见下一章）。对于血管开口闭塞病变，尤其是主要心外膜血管的首要或次要分支，注意发现这支缺失的血管可能是个挑战，除非有侧支灌注逆向血流部分显示这段血管的闭塞段[54]。

心肌桥

心肌桥本质上不是冠脉病变，虽然长期而言它可能造成部分冠脉损害。它也可能被误认为是冠状动脉狭窄，因为肌桥可能造成充盈缺损。心肌桥由一段心外膜动脉组成，这段动脉不同长度的进入心肌（图 20.22）。在患者中有 5%到 10%的发生率，通常发生在左前降支。由于它在心肌内走行，在收缩期，这段动脉被肌纤维限制，从而在图像上表现为狭窄。然而，这些节段可以很容易识别，因为这些狭窄病变在舒张期就消失了。尽管心肌桥在多数病例中不造成血流动力学异常，但也与心绞痛、心律失常、左室功能不全、心肌顿抑、心脏移植早死及 SCD 有关[55]。使用 β 受体阻滞剂常被考虑。另外外科治疗在部分可选择的病例中也可被接受。

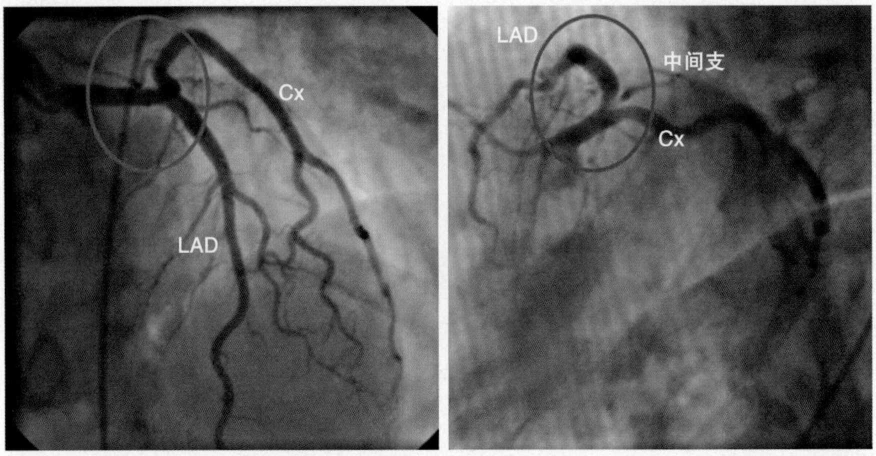

图 20.20 **左**：错误的投照导致冠脉血管相覆盖。**右**：不同投照体位，左主干可见三分叉，并且可以评估冠脉狭窄。LAD，左前降支；CX，回旋支。（引自 Courtesy Dr. Annapoorna Kini，Icahn School of Medicine at Mount Sinai，New York.）

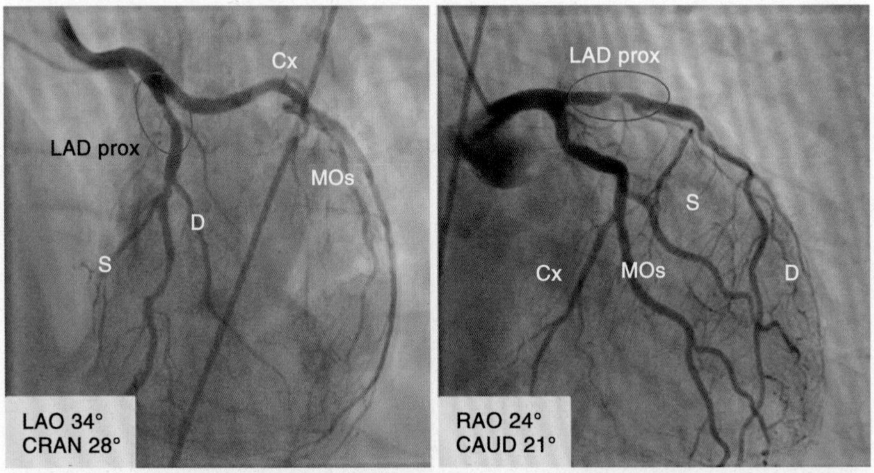

图 20.21 举例说明通过采取不同造影投射体位下的左前降支异常病变。LAD prox，左前降支近段；Cx，回旋支；D，对角支；S，间隔支；MO，钝缘支。（引自 Courtesy Dr. Annapoorna Kini，Icahn School of Medicine at Mount Sinai，New York.）

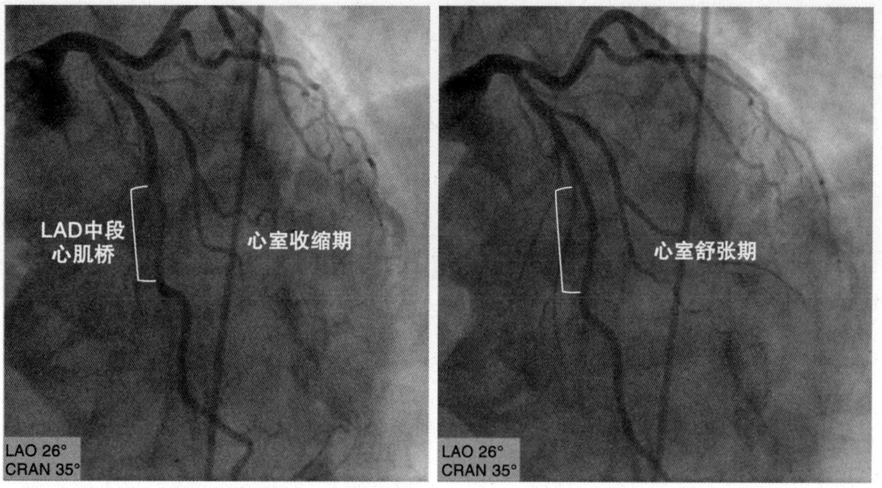

图 20.22 心肌桥。**左**:在心室收缩期可观察到左前降支(LAD)动脉中段狭窄。**右**:在心室舒张期可观察到管径恢复正常。LAO,左前斜;CRAN,头位。(引自 Courtesy Dr. Annapoorna Kini,Icahn School of Medicine at Mount Sinai,New York.)

冠状动脉痉挛

冠状动脉痉挛是动态可逆的冠状动脉受限或堵塞,是因血管壁平滑肌细胞收缩导致(图 20.23)(见第 57 章)。长时间的冠状动脉痉挛可导致不稳定型心绞痛,造成短暂的心电图改变。吸烟,使用可卡因,酒精,冠脉内放射,儿茶酚胺给药都可能提高冠状动脉痉挛。如果疑似冠状动脉痉挛,数次激发试验可以予以诊断,通常静脉注射麦角新碱,乙酰胆碱以及过度换气。麦角新碱的生理性反应是使所有心外膜血管弥漫性收缩。有冠状动脉痉挛的患者,麦角新碱可以诱发通常与胸痛、心电图改变有关的冠脉痉挛。冠脉内硝酸甘油使用可以减轻痉挛。乙酰胆碱是作用于血管平滑肌细胞上毒蕈碱胆碱能受体的血管扩张剂。逐渐增加乙酰胆碱的剂量(20、30 和 50μg),并直接注入冠状动脉内。因细胞对乙酰胆碱不能产生 NO,内皮功能障碍的表现为局部血管收缩。乙酰胆碱的不良反应包括:低血压,心动过缓,呼吸困难和潮红。同时冠脉造影时过度换气也能引发痉挛,尽管与其他试验相比这非常不敏感。如果痉挛不能被记录,诊断可依据临床特征和对硝酸盐类及钙通道阻滞剂的治疗反应而得。

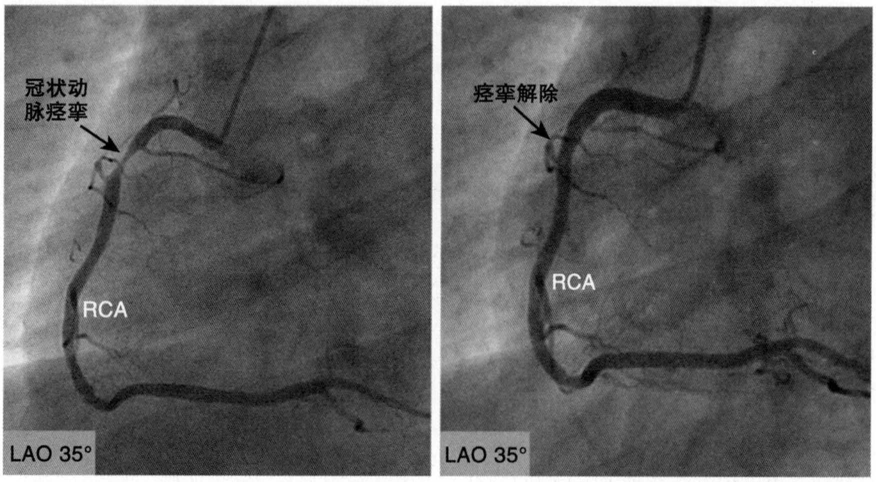

图 20.23 **左**:右冠近段冠状动脉痉挛。**右**:痉挛恢复。LAO,左前斜位。RCA,右冠状动脉。(引自 Courtesy Dr. Annapoorna Kini,Icahn School of Medicine at Mount Sinai,New York.)

血管造影评估

读取冠状动脉造影图像时,所有的冠状动脉及其分支的走行都应在所获取的视图上被仔细评估。首先,要评估冠状动脉优势分布。其次,要评估有无冠状动脉畸形;冠状血管的病变评价应考虑以下因素:①病变的长度和位置;②狭窄的严重程度;③病变的形态学特征;④下游血流的评估;⑤侧支循环的存在;⑥可能的话和前一次造影比较变化(图 20.24)。

狭窄程度的量化

冠状动脉狭窄是指因病理性变化造成的血管管径的减少,不是指血管管腔随着血管延伸而逐步变细。狭窄的程度可以通过病变部位的最小管腔与邻近血管直径比较而得。狭窄程度与事后评估或血管内超声(intravascular ultrasonography,IVUS)比较通常会被低估,这是因为与狭窄对照的邻近正常管径尽管造影表现正常,但也可能为血管痉挛或存在弥漫性的动脉粥样硬化。这些经常导

狭窄的严重程度

- 狭窄百分比(0%~90%)
- 病变超过90%至95%狭窄,如果对比剂在病变还可视;病变99%狭窄,对比剂在病变不可视,有前向血流;100%狭窄,完全闭塞(无前向血流灌注)
- 可视性评估/QCA
- 最小管腔直径(MLD)

形态学特征

- ACC/AHA 病变分类
- SCAI病变分类
- Eliss病变分类
- 病变复杂性分类

冠脉疾病的延伸和定位

- 病变血管的数目。包括左主干
- 同一血管病变的数目,以及病变间的距离(小于2cm,大于2cm)
- 病变长度
- 包括开口(小于3cm属于开口病变)
- 分叉或三分叉病变(Medina分类)

外周血流评估

- TIMI分类
- TIMI帧数(TFM)分类
- 心肌呈色分级

侧支循环的评估

- 动脉生成:原先小动脉的结构性增生,因血流通过狭窄的吻合血管促成(狭窄小于90%不可视)
- 血管再生术:毛细血管网再生
- 侧支血管:
  冠脉内(右冠-右冠,左前降支-回旋支)
  冠脉间(左-右)
- Rentrop分类

与前一次血管造影相比的变化

- 疾病进展的分级
- 前一次PCI术支架植入的类型
- 先前的支架尺寸

所有患者评价

- SYNTAX评分
- 全球危险分类(GRC):综合SYNTAZ评分与EuroSCORE
- 临床SYNTAX评分(CSS):综合SYNTAX评分与ACEF评分(年龄,肌酐,射血分数)
- 功能性SYNTAX评分(FSS):综合SYNTAX评分与FFR
- 剩余SYNTAX评分:冠脉在血管化后的SYNTAX评分(若未完全血管化测量)

图 20.24 冠脉狭窄的评估

致狭窄程度被低估。另外评价长病变尤其难,因为动脉管腔生理性变窄以及可能存在正向或逆向长段狭窄病变与正常血管直径错配。狭窄分为小于 50%的轻度狭窄,50%到 70%的中度狭窄,管径减少达到或超过 70%的重度或显著狭窄[54]。狭窄严重程度的可视性评估可通过介入心脏病专家阅读血管造影片进行,或者通过定量冠状动脉造影(quantitative coronary angiography,QCA)方法评估,基于有选择的感兴趣区域和管径测量,可以是自动的,半自动的或人工的。大部分程序可以通过导管直径进行校正,也能自动跨过它的长度检测到血管边界,测量狭窄的最小直径和长度。或者,与其边界检测,密度测定法也能被使用。这项技术避免了需要软件计算几何假设引起的边界检测误差。密度测定狭窄基于包含血管完全不透明的 ICA 区域。通常在边界测量和密度测定技术是一致的。QCA 减少了操作员读片的变异性,大概在±20%左右[56]。

在评估冠脉病变时,狭窄的直径和长度是众多要考虑的因素中最重要的因素。同样重要的是病变的形态特征,包括血栓的存在,钙化的范围,以及血管的扭曲。AHA 依据血管造影时显而易见的特征把冠状动脉病变分成 3 种主要类型。这种分类对于 PCI 的成功进行有预测价值(见第 62 章)。A 型病变有 92%的操作成功率以及较低的并发症发生率,B 型病变有 72%的成功率和 10%的并发症发生率,C 型病变仅有 61%的成功率及 21%并发症发生率(表 20.9)。其他病变严重程度分类是心血管造影和介入学会(Society for Cardiovascular Angiography and Interventions,SCAI)和 Ellis 系统[57]。

表 20.9 AHA/ACC 病变分类

A 型	长度小于 10mm	小部分或没有钙化
	不连续性病变	不到完全闭塞
	易接近的向心性病变	没有开口
	小于 45°成角	没有包含主要边支
	轮廓光滑	没有血栓
B 型	长度 10~20mm	中度或重度钙化
B1(若仅有一项特征)	离心性病变 近段中度扭曲	完全闭塞,小于 3 个月 开口病变
B2(有两项及以上特征)	外形不规则 任一血栓分级	分叉病变需要两根导丝
C 型	长度大于 20mm	
	弥漫性病变	
	近段过度扭曲	
	完全闭塞,大于 3 个月,或桥血管不能保护主要分支	
	退化的静脉桥血管伴有易损病变	

微血管血流的评估

对下游血流的评估除可提供了狭窄严重程度之外的信息,也可明确在受影响区域的微循环状态。已经证实心外膜血管存在病变的区域微循环通常也受损。预后信息可来由血流通过病变的程度而得。最常用的分类是在心肌缺血/梗死溶栓(thrombolysis in myocardial ischemia/infarction,TIMI)血流分级(表 20.10)。在 PCI 术后冠状动脉有良好的血流灌注(TIMI 3 级)情况下,可另外根据

表 20.10 心肌缺血/梗死溶栓(TIMI)血流分级

TIMI 0 级血流	无对比剂通过狭窄病变(100%狭窄,闭塞)
TIMI 1 级血流	对比剂通过狭窄病变,但远段血管无灌注(99%狭窄,次全闭塞)
TIMI 2 级血流	对比剂到达远段血管,但充盈和清除速率与其他冠状动脉相比下降(部分灌注)
TIMI 3 级血流	对比剂到达远段血管,清除速率与其他冠状动脉相同

基于患者血管造影时必需的对比剂到达标准化血管远端的帧数TIMI 帧数(TFC)评分进行分层。血管造影透视时需为 30 帧每秒,用 6F 导管进行对比剂注射来测量 TFC。第一帧是指从血管起源处显现完全不透明。最后一帧是预定义为每个冠状动脉血管:对于左前降支和回旋支动脉,它是指最远分叉,而对于右冠状动脉,它是指第一左室后支显现时。在左前降支,心尖段是 TFC 的里程碑。因为前降支通常比其他血管长,当计算分数时需要使用校正系数,前降支 TFC 需除以 1.7。正常的 TFC 左前降支是 36±3(或 21±2,校正),旋支是 22±4,右冠是 20±3。这个分数对于心肌梗死区域微循环状况提供了定量的信息,也是首次 PCI 后功能恢复和临床结局的预测指标。事实上大多首次 PCI 获得了明显的心外膜血流,TIMI 血流 3 级,组织血流灌注取决于心肌损伤范围或恢复情况。类似的,心肌呈色分数对外周灌注提供了半定量测量方法(表 20.11)。它表明对比剂抵达毛细血管,因此可视为对比剂从主要心外膜血管溢出以后延迟显像。在预测心源性死亡和主要不良心脏事件(MACE)上,心肌呈色分级优于 TIMI 血流分数[58]。

表 20.11 心肌呈色分数

0 级	没有心肌呈色或对比剂分布
1 级	少数心肌呈色或对比剂分布
2 级	中等程度心肌呈色或对比剂分布,但不如同侧非梗死相关的冠状动脉
3 级	正常的心肌呈色或对比剂分布,在血管造影时比较同侧或对侧的非梗死相关动脉

侧支循环

这些冠状动脉表现的是心脏的末梢循环,因此在每部分心肌区域的可视化中并不多余。然而,侧支血管在特定环境下才可以形成。侧支血管可以使一根血管的不同部分或自身不同冠状动脉间形成吻合连接。它们作为自然旁路发挥作用,表现为冠状动脉血供的替代选项。很明显侧支循环在主要血管供血出现堵塞时会变得很重要。侧支循环形成有两种主要机制:血管生成和血管再生。血管生成是原先存在的小动脉增生,从而形成功能性侧支动脉,此时肌层形成,获得弹性和血管收缩性。血管生成也是在血流通过细小、先天存在的吻合血管狭窄段引起的梯度压力下促成的。血管再生包括源自原始的毛细血管后小静脉血管的重新形成。这些过程因低氧刺激而引发,如局部产生的血管内皮生长因子和低氧诱导因子[59](见第 57 章)。侧支血管网可以是冠脉内的,它连接同一冠状动脉的不同节段,或是冠脉间的如两段左冠状动脉,它连接右冠和一支或两支左冠状动脉。

当评估冠状动脉狭窄时,考虑到侧支血管可能继发性形成也很重要。侧支血流可以逆行灌注堵塞的血管而使堵塞的血管显影。基于对比剂在侧支血管出现及使心外膜血管逆向显影的程度,侧支循环可以进行 Rentrop 分级(见经典参考文献)。0 级代表没有侧支循环,1 级表现为少部分侧支血管,没有心外膜血管的逆向显影,2 级和 3 级表现为部分或完全地使外周血管逆向显影(图 20.25 和图 20.26)。

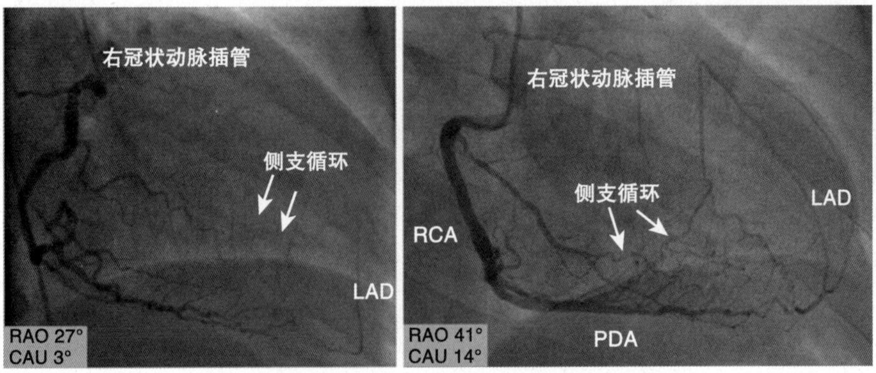

图 20.25 从右冠状动脉到左冠状动脉的侧支循环。**左:** Rentrop 2。**右:** Rentrop 3。LAD,左前降支;PDA,后降支;RCA,右冠状动脉;RAO,右前斜位;CAU,足位。(引自 Courtesy Dr. Annapoorna Kini, Icahn School of Medicine at Mount Sinai, New York.)

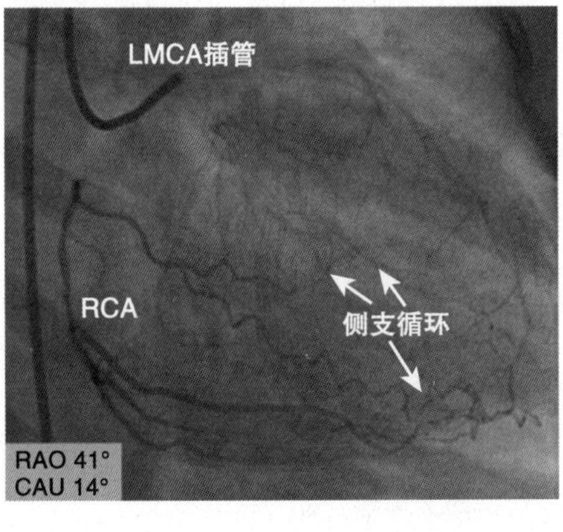

图 20.26 Rentrop 3 侧支。左冠状动脉提供侧支血管供应右冠状动脉(RCA)。LMCA,左主干;RAO,右前斜;CAU,足位。(引自 Courtesy Dr. Annapoorna Kini, Icahn School of Medicine at Mount Sinai, New York.)

特殊病变的评估

慢性完全闭塞病变

慢性完全闭塞病变（chronic total occlusion，CTO）是指冠状动脉30天及以上的完全或近乎完全闭塞。这可能是诊断性动脉造影时偶然发现的。为了显示CTO的血流可用通畅的冠状动脉行逆向造影技术；如果这两支血管间存在侧支血管的话，CTO病变的顺向血流则是可视的（见之前描述的侧支血管Rentrop分类）。CTO被视为复杂病变，SYNTAX评分中贡献较大（见第61和62章）；在SYNTAX试验中不到50%的CTO病变成功进行了PCI治疗。特殊的评分系统如J-CTO，已被开发用于预测导丝30分钟内成功通过CTO病变；独立的预测因素包括之前失败的病变，钝性残端类型，血管扭曲，钙化表现及闭塞段长度在20mm及以上。为达到CTO血管成形术的目的，另外一种使CTO血管远段可视的途径是CTCA程序的使用。通过图像融合软件的使用，CT图像可以使血管造影时丢失的血管节段完整显现，这样可为冠脉介入导丝的推进提供指导。

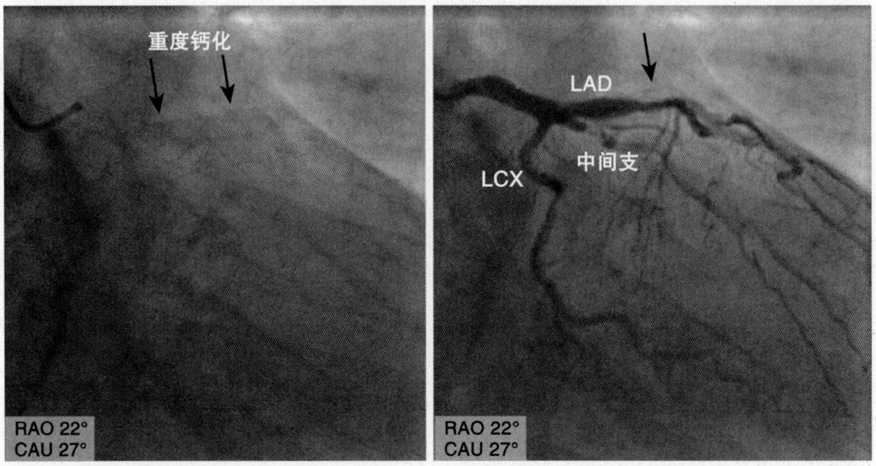

图20.27　左前降支近段、中段严重钙化。**左**：对比剂注射前就可见钙化。**右**：伴有严重钙化病变节段有显著的管径不规则。LCX，左回旋支；RAO，右前斜；CAU，足位。（引自Dr. Annapoorna Kini，Icahn School of Medicine at Mount Sinai，New York.）

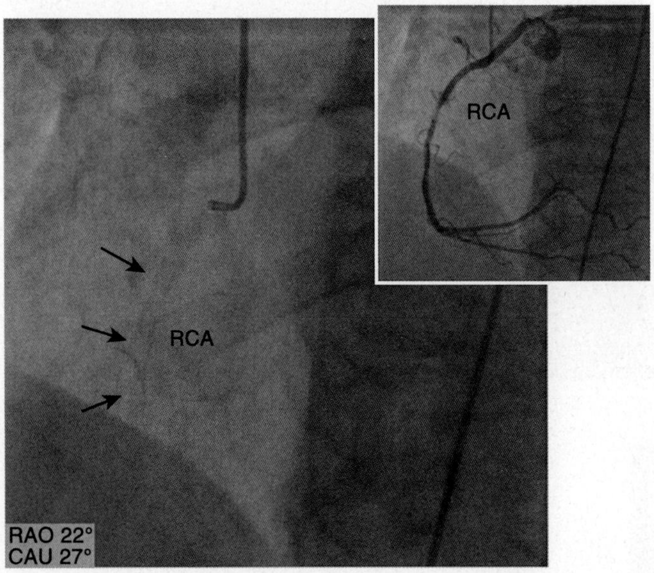

图20.28　右冠状动脉（RCA）严重钙化。**左图**：注射对比剂前可看到钙化影。**右上图**：严重钙化时血管管壁明显不规则。RAO，右前斜位；CAU，足位。（引自Dr. Annapoorna Kini，Icahn School of Medicine at Mount Sinai，New York.）

钙化病变

动脉粥样硬化性钙化是成功进行PCI治疗的重要预测因素。尽管侵入性冠状动脉造影也可以识别钙化的冠状动脉病变，但其对钙的敏感性较低，只能检测到中重度钙化[60]（图20.27和图20.28）。评估钙化病变的黄金标准是CTCA（见第18章）。冠脉钙化的程度与斑块负荷相关（表20.12），以及因为CT扫描对钙的高灵敏度，这种成像方式能非常早期检测到钙化负荷。IVUS比常规血管造影也有显著高的灵敏度来识别冠脉钙化，尤其是对于轻度钙化病变[60]。IVUS检查时，钙化的角度超过180°为较为严重的钙化[61]。

正确评估冠脉病变的钙化负担对采取正确治疗策略很重要。高度钙化病变顺应性不佳，尽管在支架释放前可进行预扩张，但支架贴壁不理想的概率很大。支架植入前后出现血管夹层、强行血管扩张后出现远端栓塞也是可能的并发症。对于弥漫性钙化病变，CABG术相对于PCI术也不是可行的替代措施，因桥血管的并不适合植入自身的冠状动脉，尤其是存在多血管钙化病变。动脉粥样硬化切除术（旋磨或切割）可特别适用于处理PCI时遇到的钙化病变（见第62章）。

血栓病变

血栓的存在通常和急性冠脉综合征时斑块破裂有关（见第58和59章）。而存在全身促血栓状态的患者可以不伴有斑块破裂而形成血栓。血栓与围手术期的高并发症发生率有关。血栓负荷可根据TIMI分数进行以下分类：

0级，没有血栓的心血管造影特征显现。

1级，图像提示但不确定有血栓：对比剂密度降低，模糊及轮廓不规则。

2 级,存在小部分血栓,约 1/2 或更少的血管直径。

3 级,存在中等程度血栓,有更多的线性尺寸,超过 1/2 血管直径但是不到两个血管直径(图 20.29)。

4 级,存在大的血栓,有两个或更大的管径尺寸。

5 级,近期完全闭塞,包括有侧支,但通常不包括广泛的侧支,趋向于喙形,边缘不清楚或出现明显的血栓形成。

6 级,慢性完全闭塞,通常包括广泛的侧支,趋向于明显的,钝性残端或边缘,通常堵塞近段分支。

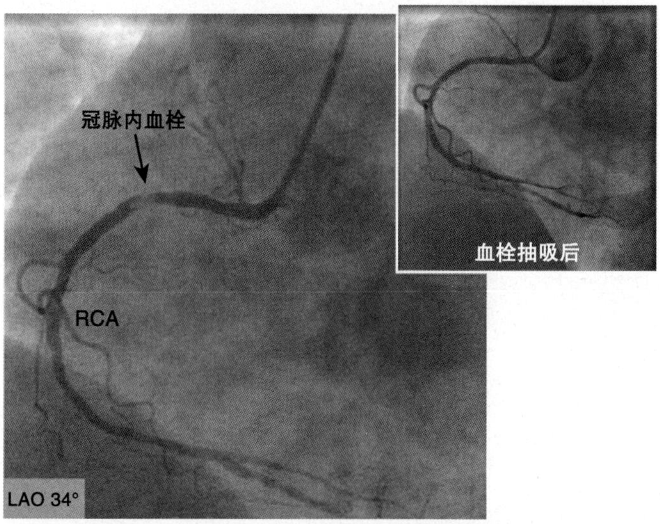

图 20.29 右冠状动脉近段冠脉内 3 级血栓。**右上图:**抽吸后血栓消失。LAO,左前斜位。(引自 Dr. Annapoorna Kini,Icahn School of Medicine at Mount Sinai,New York.)

表 20.12 冠脉钙化(CAC)评分

钙化评分(AGASTON)	斑块负荷	特点/冠心病可能
0	没有	试验阴性:10 年心血管风险事件风险极低危(<5%)
1~10	微量	冠脉微量粥样硬化。10 年心血管风险事件风险低危(<10%)
11~100	轻度	冠脉轻度粥样硬化。冠脉轻度或轻微狭窄
101~400	中度	冠脉可见中度钙化。10 年心血管风险事件风险中危
>400	广泛	至少一根主要冠脉狭窄的风险较高(>90%)。10 年心血管风险事件风险高危

分叉病变

分叉病变中在需要 PCI 治疗的病变中的比例接近 15%。分叉病变可能需要介入的不但有主支血管,也包括分支,所以较难评估和处理。因此,这些病变可能与 PCI 前后的并发症增加有关。在冠状动脉造影时,分叉病变根据 Medina 分级进行评估,这套 3 个数字体系是基于对三个明显的血管节段的评估组成的,按以下顺序:主支动脉及分支节段在分叉近段,主要动脉及分支节段在分叉远段。对于每一节段,没有显著的冠脉病变术者标记为 0,或如为明显狭窄标记为 1。

冠脉夹层

冠脉夹层这种并发症可能危及生命,其可在 PCI 术中发生也可能是自发的。操作相关的夹层可在冠脉内行球囊扩张后,由导丝通过冠脉或斑块破裂引起。夹层可根据造影图像进行分类(表 20.13 和图 20.30)。并非所有夹层都需要治疗。A 型和 B 型夹层通常是良性的,不需要干预,而 C 型和 F 型则是致残或致死的主要类型。必要时需植入支架来处理冠脉夹层。

自发性冠脉夹层(apontaneous coronary artery dissections,SCADs)比较罕见,其病理生理机制不详。该病好发于无任何心血管危险因素的 40~50 岁妇女,可能跟类固醇激素有关(见第 89 章)。符合该理论的一个现象是,在产后 2 周激素水平明显波动时,SCADs 发病率较高。SCADs 另一种可能的病因是存在未被发现的纤维肌性发育异常(fibromuscular dysplasia,FMD),这种动脉病变会累及不同的血管,包括肾动脉和冠状动脉。FMD 可导致壁内血肿,引起 SCADs。有一项研究入选了 50 名 SCAD 患者,发现其中 86%有 FMD[62]。

表 20.13 冠脉夹层分类

A 型	对比剂注射时管腔内少许 X 线可透区,对比剂排空时无潴留
B 型	夹层呈平行双腔(管)样改变,被 X 线可透区隔开,对比剂排空无潴留或轻微潴留
C 型	对比剂从管腔排空后部分潴留在管腔外(假腔形成)
D 型	对比剂潴留在假腔内,呈螺旋状充盈缺损(螺旋夹层,如理发店的灯柱)
E 型	新出现的持续对比剂充盈缺损
F 型	冠状动脉完全闭塞,远端无前向血流

根据 NHLBI 的内膜撕裂分型标准改编。

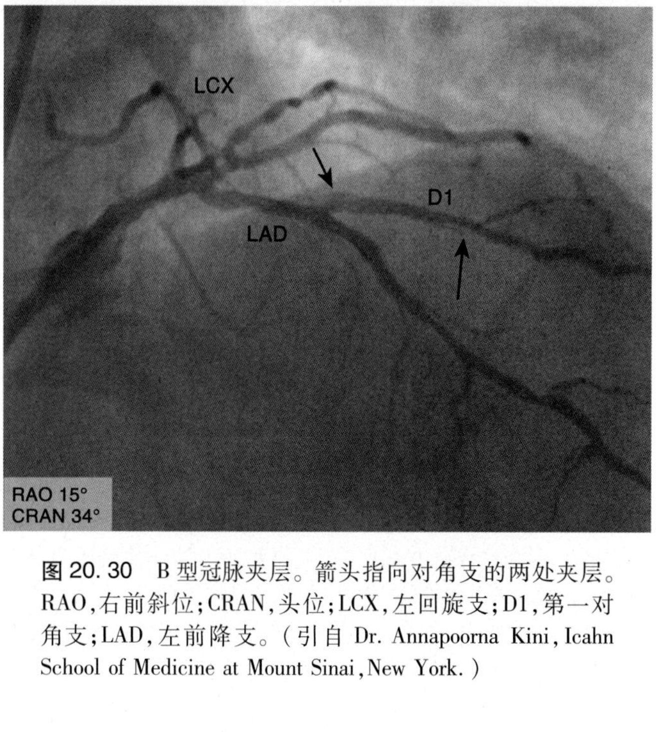

图 20.30 B 型冠脉夹层。箭头指向对角支的两处夹层。RAO,右前斜位;CRAN,头位;LCX,左回旋支;D1,第一对角支;LAD,左前降支。(引自 Dr. Annapoorna Kini,Icahn School of Medicine at Mount Sinai,New York.)

血流储备分数

如果冠脉病变存在大于80%狭窄，建议通过PCI进行心肌血运重建。然而对于中等程度冠脉狭窄（狭窄50%~80%）如何评估血流动力学异常需要更精确的方法来确认病变是否需要干预。在过去10年大量研究探讨了血流储备分数（fractional flow reserve，FFR）在此领域的应用（见第57和62章）。

FFR测量了在冠脉最大充血状态时病变近端（主动脉压）和远端（导丝压）的压力。这种检测血管生理学的商业设备使用0.014英寸直径导丝，头端有一个感受器（高保真压力传感器）来测量压力、温度和血流。测量FFR的技术步骤见表20.14。通过注射腺苷（静脉或冠脉内应用）来使冠脉达到充血状态。每种注射方法都有优缺点（见表20.15）。其他一些药物也可用来诱导冠脉充血，包括罂粟碱（10mg）、硝普钠（50~100μg）、三磷酸腺苷（ATP，50~100μg），甚至对比剂[89]。

表20.14 FFR测量的技术方法

1. 连接FFR导丝和压力分析系统。体外校准和调零
2. 必须在静脉内推注抗凝药物（肝素，40U/kg）
3. 将压力导丝送入指引导管，使得压力感受器到达导管出口。生理盐水冲洗，需要将压力导丝压和指引导管压（主动脉压）进行均衡
4. 推送FFR导丝通过冠脉病变（至病变远端2cm）
5. 应用腺苷使冠脉达到最大充血状态（静脉或冠脉内注射）
6. 测定病变远端与近端的压力比值
7. 最后回撤FFR导丝至指引导管，确认压力导丝压与指引导管压一致

表20.15 静脉和冠脉内注射腺苷的比较

	静脉注射	冠脉内注射
剂量	140μg/(kg·min)持续注射或增加剂量至160~180μg/(kg·min)	弹丸注射，右冠20~30μg/kg，左冠60~100μg/kg
到达最大药效	中心静脉注射后≤2分钟	<10秒
药效持续时间	<2分钟	<20秒
副作用	房室传导阻滞（罕见） 支气管痉挛（尤其在哮喘患者） 血压下降 心率加快 类似于心绞痛症状和胸部不适	房室传导阻滞，尤其右冠内给药时
优缺点	可以回撤导丝 患者应避免Valsalva动作 注射时应避开扭曲的静脉 在8%患者冠脉充血效果不理想，可能导致FFR数值不可靠 摄入咖啡因和茶碱后测得数值偏低	不能回撤导丝 在10%~15%的患者冠脉充血效果不理想 摄入咖啡因和茶碱后测得数值偏低

FFR定义为狭窄冠脉支配区域心肌最大血流量与理论上同一支冠脉无狭窄时此处心肌所能获得的最大血流量的比值。FFR与通过狭窄动脉的正常最大血流相关（图20.31）。如果不考虑血管大小，FFR的正常值对于每根冠脉血管来说都应该是1。如果在稳定冠心患者发现FFR小于0.80，那就提示引起这种血流动力学变化的冠脉病变是有意义的，和用无创负荷试验诱导的心肌缺血呈显著相关。

与FFR相比，冠脉血流储备（ccoronary flow reserve，CFR）反映的是将静息状态下血流增加至最大扩张状态下的能力。CFR能评估主要阻力血管（心外膜血管和远端微血管）调节血流的能力。和FFR不同，CFR受到基础静息血流和冠脉最大扩张血流变化的影响，因此会受到心率、血压、心室负荷和收缩力的影响。CFR值在某些患者中应谨慎解读（比如有心动过速、高血压、左心室肥大或心衰的患者）。CFR的最佳适应证是用来检测冠脉微血管功能障碍[63]。

放入导管并测量FFR时有几个注意事项。应避免使用带侧孔的导管，因为这样会出现近端压力梯度，从而影响远端压力梯度的测量。如果指引导管尺寸过大，可能会堵塞冠脉开口，从而使冠脉不能达到最大充血状态。在某些情况下，虽然冠脉狭窄很严重，但是FFR测量结果却提示没有心肌缺血，原因详见表20.16。

临床应用

国际临床指南推荐在一些临床情况下应使用FFR（表20.17，第62章）。某些冠脉病变类型和某些临床表现都需要测量FFR来协助诊断。

临界病变。大概有50%的造影病例存在临界病变（定义为狭窄程度50%~80%）。DEFER研究（Deferral vs. Performance of PercutaneousCoronary Intervention of Functionally Non-Significant Coronary Stenosis）将325名入选的PCI患者分为3组：FFR≥0.75，接受PCI；FFR<0.75，接受PCI-FFR<0.75，接受药物治疗（图20.31B）[64]。病变FFR≥0.75的患者无论是否接受PCI预后都很好，而病变FFR<0.75的患者预后最差。

多支血管PCI。FAME（Fractional Flow Reserve vs. Angiography for Multivessel Evaluation）研究在1 005名多支血管病变的冠心病患者中比较了生理学指导的PCI方法（FFR-PCI）和常规造影指导的PCI方法的疗效。在FFR-PCI组患者，把FFR≤0.80作为PCI的指征。1年后，FFR-PCI组的MACE（死亡，非致死MI和血运重建的复合终点）明显低于另一组[65]。

与此相似，FAME2（Fractional Flow Reserve-Guided PCI versus Medical Therapy in Stable Coronary Disease）研究入选的患者至少有一处狭窄有功能学意义（FFR≤0.80），将他们随机分为FFR指导的PCI+最优药物治疗（PCI组）或仅有最优药物治疗（药物治疗组）。该研究被提前终止，因为与PCI组相比，药物治疗组的MACE（死亡、心肌梗死、紧急血运重建的复合终点）明显增加[66]。从此以后，FFR≤0.80成为目前临床决策的临界值。

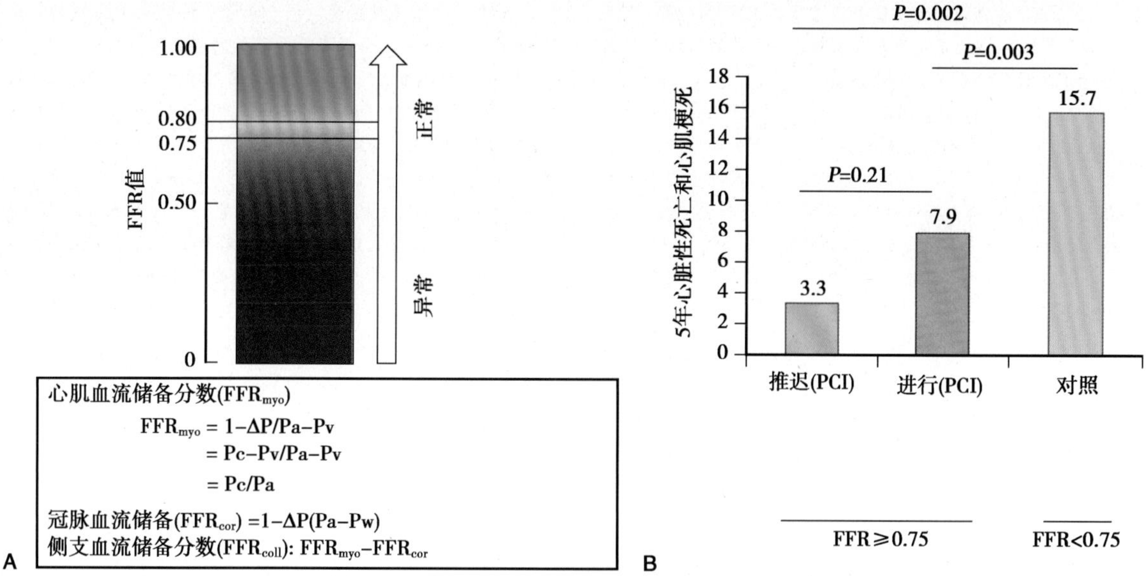

图 20.31 A,血流储备分数测量。FFR 的正常值和异常值。B,与对照组(FFR<0.75)相比,FFR≥0.75 的患者推迟或进行 PCI 治疗在随访 5 年后的心脏性死亡和心肌梗死(MI)终点比较。(引自 Pijls NH, van Schaardenburgh P, Manoharan G, et al. Percutaneous coronary intervention of functionally nonsignificant stenosis: 5-year follow-up of the DEFER Study. J Am Coll Cardiol. 2007;49:2105-2111.)

表 20.16 在严重狭窄病变处测量 FFR 却提示没有心肌缺血的原因

生理学原因
病变血管支配的灌注区域较小
病变血管位于心肌梗死的瘢痕组织
病变血管周围的存活心肌较少
病变血管较小
侧支循环丰富
严重的微循环病变
解读方面的原因
病变血管存在其他罪犯病变
病变血管呈弥漫狭窄,而非局限狭窄
非心源性胸痛
技术原因
血管充血不够理想
指引导管尺寸太大导致冠脉开口堵塞
电漂移
确实的 FFR 假阴性
透壁心肌梗死(存活组织少)
严重的左心室肥大(引起冠脉充血不充分)
运动诱发的痉挛(抵消了病变的充血状态)

引自 Koolen JJ, Pijls NH. Coronary pressure never lies. Cath Cardiovasc Interv 2008;72:248-56.

表 20.17 国际指南建议测量 FFR 的指征

2011 ACCF/AHA/SCAI 经皮冠状动脉介入治疗(PCI)指南
FFR 可用于测量冠脉中度病变(50%~70%狭窄),指导稳定性冠心病患者血运重建(ⅡA,A)
2012 ACCF/AHA/ACP/AATS/PCNA/SCAI/STS 指南*
测量 FFR 以决定某个冠脉病变是否需要 PCI
2014 欧洲心脏学会†
稳定冠心病患者如果缺血证据不充分时可用 FFR 明确引起血流动力学异常的冠脉病变 FFR 可指导多支冠脉病变患者的 PCI 治疗

* Fihn SD, Gardin JM, Abrams, et al. 2012 ACCF/AHA/ACP/AATS/PCNA/SCAI/STS guideline for the diagnosis and management of patients with stable ischemic heart disease: a report of the American College of Cardiology Foundation/American Heart Association Task Force on Practice Guidelines, and the American College of Physicians, American Association for Thoracic Surgery, Preventive Cardiovascular Nurses Association, Society for Cardiovascular Angiography and Interventions, and Society of Thoracic Surgeons. Circulation 2012;126: e354-471.

† Windecker S, Kolh P, Alfonso F, et al. 2014 ESC/EACTS guidelines on myocardial revascularization: the Task Force on Myocardial Revascularization of the European Society of Cardiology (ESC) and the European Association for Cardio-Thoracic Surgery (EACTS). Developed with the special contribution of the European Association of Percutaneous Cardiovascular Interventions (EAPCI). Eur Heart J 2014;35:2541-2619.

左主干病变。造影解读左主干病变存在较大的局限性。测量左主干的狭窄程度与全面评估冠脉病变的 SYNTAX 评分结合,可以用来判断患者是否需要接受 CABG。因此,应用 FFR 是选择治疗策略的关键措施。此外,也可以用 IVUS 和 OCT 来测量左主干病变。

开口和边支病变。累及边支的病变可能导致 PCI 术后边支被"拘禁"。在分支病变累及边支时,为了尽量避免对于分叉病变采取高风险而复杂的介入术式，评估边支是否需要行 PCI 显得非常重要。FFR 可用来测定边支的血流动力学，以决定是否介入治疗边支。如果 FFR 结果为阴性，可以采用功能性的 SYNTAX 评分来评估。

大隐静脉桥病变。在冠脉血管闭塞很久之后，在 SVG 测定的 FFR 反映了来自冠脉血管、桥血管和侧支血管竞争血流的综合效应。因此 FFR 反映了该区域的净缺血效应。有小型研究报道，如果接受搭桥的冠脉在术前的 FFR 大于 0.80，那么桥血管闭塞风险会显著升高[67]。一项有关动脉桥血管的回顾性研究也得出了相似的结果[68]。

急性冠脉综合征。在急性心肌梗死患者测量 FFR 可能会有假阴性结果，因为在梗死区域会有一过性微循环障碍。

同一血管多处病变。同一血管多处病变时要精确估算 FFR 是一项挑战。大体而言，如果在两个连续的病变之间间隔距离大于 6 倍管腔直径，那么就认为这两个病变就是相互独立的。此外，在最远端病变的远端测量 FFR 反映了通过所有病变的血流总和。在临床实践中，可应用回撤记录的方式来确定有着最大压力梯度的血管节段。在处理这些病变之后需要重新评估，观察压力梯度仍然异常或已经恢复正常。

术后 FFR 测量。在 PCI 后测量 FFR 能发现需要进一步处理的残余狭窄。在一项研究中让 750 名接受 PCI 的患者在植入支架后立即测量 FFR，PCI 后 FFR 异常与 6 个月后的不良事件呈独立相关（图 20.32）。如何用无创技术测量 FFR 还在研究中。

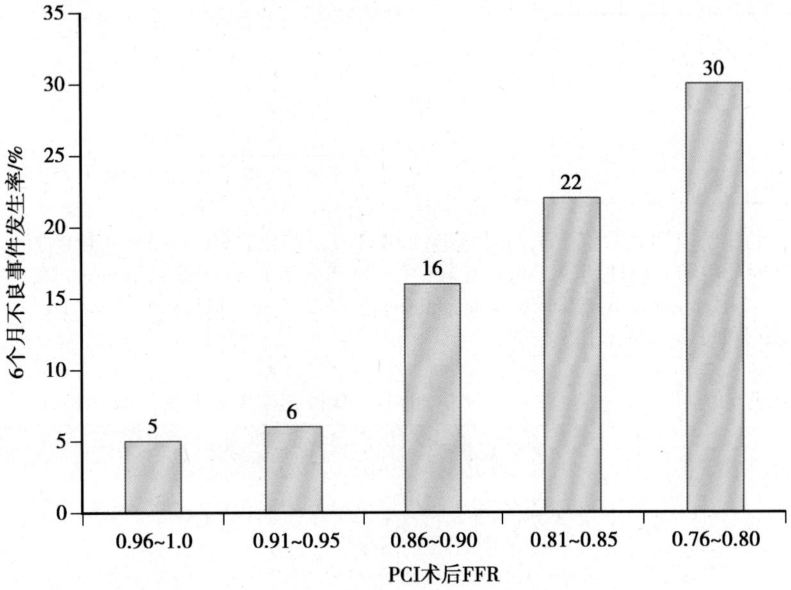

图 20.32 PCI 术后 FFR 越低，不良事件发生率越高。（引自 American Heart Association; Pijls NH, Klauss V, Siebert U, et al. Coronary pressure measurement after stenting predicts adverse events at follow-up: a multicenterregistry. Circulation. 2002;105:2950-4.）

瞬时无波型比率

测量 FFR 需要应用药物（通常用腺苷）使动脉达到最大充血状态。然而，许多内科医生不愿意使用腺苷，因为此药会引起患者不适或存在禁忌证。因此一些导管室已采用瞬时无波型比率（instantaneous wave-free ratio, iFR），这是一种新的生理学指数来测量冠脉狭窄时的血流动力学异常[69]。近来，随机临床试验已证实与 FFR 相比，iFR 更可行更可靠[69-73]。

狭窄病变两端的压力梯度与冠脉血流速度以及微循环阻力有关。为了评估狭窄的严重程度，必须了解即时冠脉流速和微循环的最小阻力。在无波型阶段，近段来源的压力波和微循环来源的压力波是静态的，而微循环阻力在整个心动周期中都是最低最稳定的。冠脉压力和血流呈线性相关[69]。用常规的压力导丝就能用和 FFR 相似的方法来测定 iFR 且不需要血管扩张剂。测量 iFR 要在舒张期的一个特定时段进行，这个时段称为无波型阶段，此时阻力处于稳定的静息状态。这个静息状态在每个心动周期都存在，不需要刺激血管充血，开始于舒张期的前 25%时限，结束于舒张期终止前 5 毫秒，也就是说舒张期将近 75%的时限内都可用来测量压力（图 20.33）[69]。iFR 计算方法是在舒张期无波型阶段，狭窄远端的平均压除以平均主动脉压。

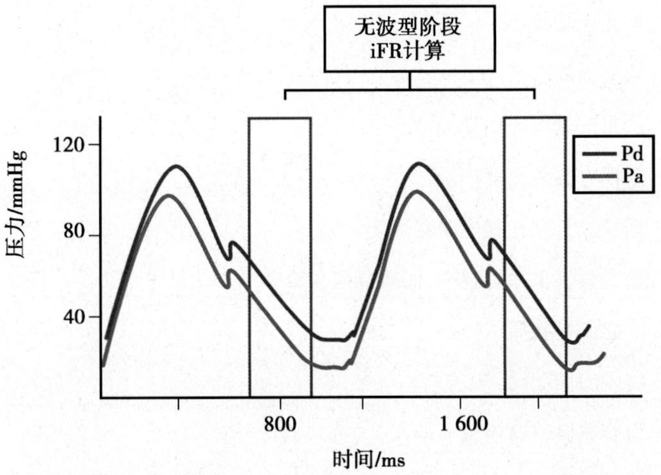

图 20.33 图解心动周期中的无波型阶段。心动周期中的无波型阶段的瞬时无波型比率（iFR）等于狭窄远端的压力（Pd）除以平均主动脉压（Pa）

与血流储备分数的比较

在 iFR 的第一个临床试验中，iFR 显示了和 FFR 良好的相关性（$r=0.9$; $P<0.001$），以及优秀的诊断性能。近来一些研究报道了 iFR 和 FFR 匹配程度从 80%～90%不等，影响因素是所测量病变的严重程度。如果以 FFR≤0.80 为界值，iFR 最好的界值看来是≤0.89～0.90[70-72]。

近来有随机研究比较了 iFR 和 FFR[73,74]。如果用缺血的终点事件发生率来评估，iFR 指导 PCI 和 FFR 指导 PCI 的价值相似。正在进行一些新的研究探讨该技术的性价比。

冠脉内影像

冠脉内影像技术的广泛应用使我们加深了对于冠脉粥样硬化性疾病的理解，得到了更多的冠脉解剖信息，对冠脉支架手术也有指导意义。IVUS和OCT是目前导管室血管内影像的主要技术手段。

血管内超声

有创的冠脉造影作为一种成像技术缺乏特异性。血管内影像例如IVUS和OCT能够提供冠心病的细节特征，帮助优化植入支架的血运重建手术。OCT能更好地观察血管内皮和斑块的纤维帽[75]，而IVUS对于血管壁的穿透力更强，能提供更多斑块核心的细节特点。

原理。IVUS在冠脉内导管的头端装有一个探头，可以通过把电能转声能产生声波[76]。声波从血管壁反射回探头，转为图像，可供定性或定量分析。目前IVUS导管探头发出的声波频率在20~45MHz，具有高穿透性(5~10mm)，可以精确测量血管大小和斑块负荷。然而灰阶IVUS的分辨率较低(70~200μm；与径线平行的轴向分辨率100μm，与径线垂直的横向分辨率200μm)，对斑块细节的观察不够理想[77]。虚拟组织学超声(virtual histology IVUS，VH-IVUS)克服了灰阶IVUS的缺点，能详细观察不同演变阶段的斑块形态变化，如内膜病理性增厚，纤维斑块，厚/薄帽纤维粥样斑块，纤维钙化斑块[78]。VH-IVUS能清楚地看到坏死核心、钙化点和斑块破裂区域。相比之下，OCT使用光波技术，分辨率可达5~10μm，尽管穿透性较差，观察斑块形态学时不甚理想，但是能够鉴别血栓和斑块的区别[79]。而近红外光谱成像(near-infrared spectroscopy，NIRS)技术能提供更多斑块脂质负荷的信息，可与IVUS和OCT互相补充[80]。

技术。目前有两种IVUS系统——单一晶体探头和相控阵型探头，后者在导管头端有多片晶体环绕[76]。单一晶体探头头端靠单一晶体产生和接收声波。相控阵型探头使用多片晶体分别接受声波。单一晶体探头导管的探头频率在40~45MHz，规格有2.9F到3.2F，可分别通过5F和6F指引导管。导管的两种品牌分别是Revolution(Volcano，California)和Opticross(Boston Scientific)。相比之下，Eagle Eye Platinum导管(Volcano)是一种相控阵型探头导管，探头频率为20MHz，规格为2.9F，可通过5F指引导管。这种导管可采用灰阶和基于频谱分析的VH-IVUS测量方法。导管工作长度是150cm(60英寸)，近端连接于IVUS控制台以进行图像重建，由放射科医生在导管室内操作。控制台与造影工作台相连，可在手术中进行实时测量。

应用指证。最近的ACC/AHA指南[81]建议IVUS用来评估左主干的不确定病变(ⅡA，B)和非左主干的不确定病变(ⅡB，B)，以决定是否要血运重建。IVUS也推荐用于优化支架植入，特别是左主干病变(ⅡA，B)。此外，一些观察性研究提示，行IVUS检查后可能使术者倾向于植入更大或更长的支架，或以更高的压力行后扩张[82]。在PCI术后，IVUS推荐用于判断支架是否植入失败，寻找支架内再狭窄(ⅡA，C)和支架内血栓形成(ⅡB，C)的机制。某些专家建议IVUS用于评估和诊断SCAD，如果观察到组织瓣，真假腔和壁内血肿，则有助于做出更精确的诊断[83]。

操作过程

与标准的PCI操作相似，IVUS检查在冠脉指引导管内进行，通过一根0.0014英寸导丝以标准技术传送，需要足量的抗凝药物以避免血栓形成。IVUS的规格从2.9F到3.2F不等，可分别通过5F到6F大小的指引导管。在冠脉内常规给予硝酸甘油，以避免血管痉挛和准确测量图像[29]。当探头到达病变远端后，开始用自动或手动方法回撤导管，回撤速度一般为0.5mm/s。IVUS相关的并发症很少见，大多可自行缓解，冠脉夹层或穿孔风险大概为1.6%[84]。IVUS相关的并发症与血管大小以及推送导管的力量有关。

图像解读

IVUS能分辨出正常血管的3层结构：内膜、中膜和外膜(图20.34)。内膜是回声明亮的内腔。中膜是内外膜之间均匀的低回

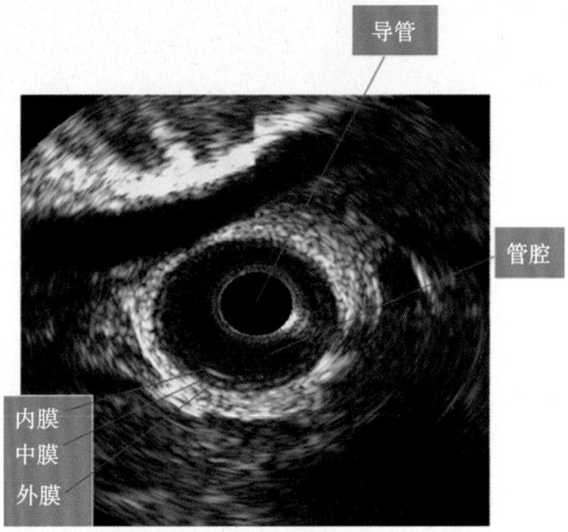

图20.34 血管内超声(IVUS)检查可见正常血管的3层结构：内膜、中膜和外膜。(引自Dr. Annapoorna Kini，Icahn School of Medicine at Mount Sinai，New York.)

声区域，由平滑肌细胞、胶原、弹力组织和糖蛋白组成。外膜是外侧的反射层[76]。存在动脉粥样硬化时，可以看到中层变薄，斑块沉积在内膜。斑块内不同成分由于阻抗不同，在IVUS检测时表现为回声不同(图20.35)。血管内的血栓和斑块很相似，如果两者之间界线不明显，灰阶IVUS就不能清楚地鉴别。有时候IVUS能看到通过血栓的血流。VH-IVUS通过色彩编码的方法鉴别不同的斑块成分，并能清楚地分辨出坏死核心，钙化沉积，纤维和纤维脂质区域[78]。

IVUS可通过观察到组织瓣，真假腔和壁内血肿，来确定冠脉夹层诊断[85]。IVUS可以观察支架的释放和贴壁情况。支架小梁和血管间的空隙提示贴壁不良，空隙越大提示程度越严重。支架释放不佳和贴壁不良与远期不良事件(包括支架内血栓)有关。实时测量支架贴壁情况可使术者迅速做出合理的决定是否需要后扩张。PCI后新生内膜过度增生会导致支架内再狭窄，IVUS表现为支架内的低回声区域[76]。

除了对冠心病的性质和严重程度进行即时定性测量外，IVUS也可使用分析软件对斑块负荷和血管大小进行实时或事后的定量评估。常用的测量数据包括最小管腔面积、最小管腔直径、外弹力膜(external elastic membrane，EEM)面积，EEM直径、斑块和中膜面积(EEM面积-管腔面积)和斑块负荷(斑块+中膜面积/EEM面积)(图20.36)。显著狭窄的常用判断标准包括最小管腔面积在左主干小于6mm^2，在LAD近段和其他主要血管小于4mm^2[87]。

在回撤导管过程中，灰阶IVUS图像与R波顶部捕获的原始频谱信号数据结合，通过IVUS-VH数据记录仪的色彩编码图上重建图像，即成为VH-IVUS。色彩编码图能辨别坏死核心(红色)，钙化沉积(白色)，纤维脂质组织(淡绿)和纤维组织(深绿)。薄帽的纤维脂质斑块在VH-IVUS上诊断为在连续3个切面上坏死核心大于30°[77]。

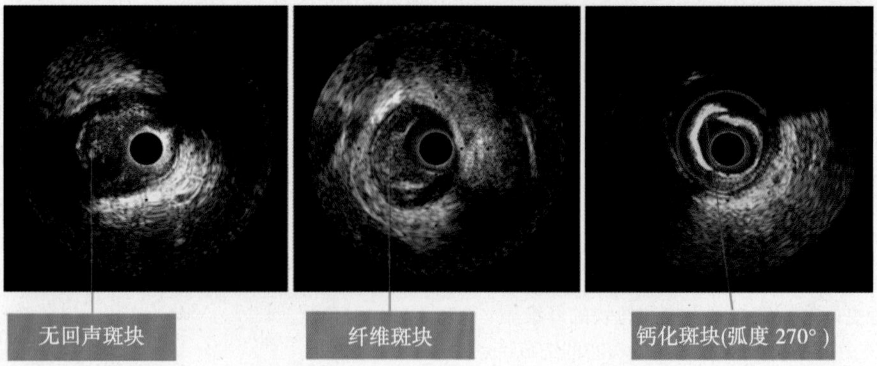

图 20.35 斑块内不同成分由于阻抗不同在 IVUS 检测时表现为回声不同。(引自 Dr. Annapoorna Kini, Icahn School of Medicine at Mount Sinai, New York.)

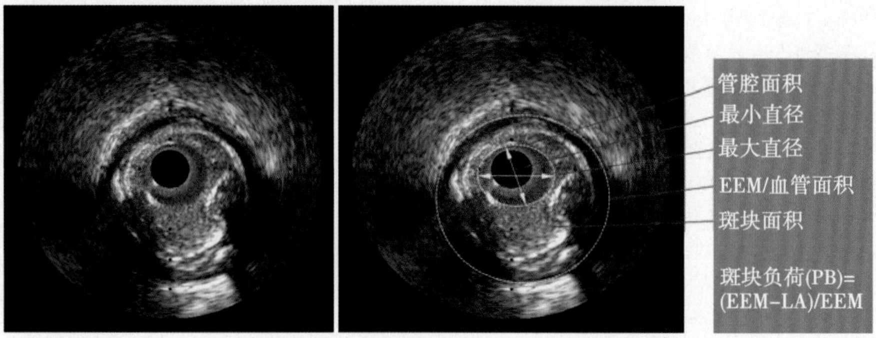

图 20.36 IVUS 定量检测管腔直径、管腔面积(LA)、外弹力膜(EEM)面积和斑块负荷(PB)。(引自 Dr. Annapoorna Kini, Icahn School of Medicine at Mount Sinai, New York.)

临床数据

一些观察性研究提示 IVUS 指导 PCI 可以长期获益，因为支架内最小面积得到了改善，MACE 也得到了下降。在 ADAPT-DES (Assessment of Dual Antiplatelet Therapy with Drug-Eluting Stents)研究中，有 39%的病例使用了 IVUS。而在这些 IVUS 病例中，有 74%的比例(相对其他病例而言)放入的支架更长、更大，或扩张的压力更高[82]。倾向性矫正后的多因素分析表明，IVUS 指导 PCI 降低了 MACE、支架内血栓和靶病变血运重建的发生率。MATRIX (Comprehensive Assessment of Sirolimus-Eluting Stents in Complex Lesions)注册研究比较了 IVUS 指导和未经 IVUS 指导的 PCI 患者的终点事件，发现无论是短期还是长期终点事件在 IVUS 指导组都比较低[86]。一个 meta 分析也得出类似的结论，即和单纯造影指导 PCI 组比较，IVUS 指导 PCI 可降低 MACE、死亡、心肌梗死、支架内血栓和靶血管血运重建的发生率[88]。不过，这些研究结果都来自于观察性研究，而非随机试验。一些小规模随机临床研究则认为，常规应用 IVUS 指导 PCI 不能改善“硬终点事件”。

在 PROSPECT(Providing Regional Observations to Study Predictors of Eventsin the Coronary Tree)研究中，约 700 个 ACS 患者接受了 3 支血管造影并在 PCI 后行 IVUS 检查。结果显示，非罪犯病变相关 MACE(全因死亡、心跳停止、心肌梗死、由于不稳定或恶化心绞痛而再次入院组成的复合终点)的危险因素包括斑块负荷≥70%、最小管腔面积≤4mm^2 和薄纤维帽粥样斑块(thin-cap fibroatheroma, TCFA)的纤维帽厚度小于 65μm[84]。3 年之后，罪犯和非罪犯血管病变相关的 MACE 发生率相同。从这个研究可以看到，冠脉内影像有助于早期诊断和治疗非罪犯病变区域的易损斑块，减少远期的 MACE。

IVUS 使用时重要的局限性是要在接收图像时保持导管位置同轴[89]。IVUS 分辨率较低，难以清楚地鉴别血栓和斑块。对于工作量较大的导管室而言，常规应用 IVUS 既昂贵又耗时，还受术者操作技术的影响。此外，IVUS 不能看清斑块脂质成分，而后者有重要的预后价值。这一局限性可以用 NIRS 技术来弥补。

斑块脂核检测

NIRS 导管发射近红外光，波长在 0.8~2.5μm。其理论基础是沿着冠脉分布的脂质沉积和其他成分吸收光线的特性不同[90]。TVC Insight Catheter(Infraredx, Massachusetts)结合了 NIRS 和 IVUS (40MHz)，规格为 3.2F，可通过 6F 指引导管。TVC 系统能将 NIRS-IVUS 获取的图像叠加，提供血管大小、斑块负荷和富含脂质斑块区域的数据[91]。

杂交导管能将 FFR-IVUS 和 IVUS-OCT 结合，提供完整的信息。在 PCI 前应用 NIRS，能检出富含脂质的斑块，这些斑块可能导致远端栓塞和围手术期心肌损伤，因此就能决定是否需要使用远端保护装置[92]。CANARY(Coronary Assessment by Near-infrared of Atherosclerotic Rupture-prone Yellow)研究是一项随机临床研究，入选的 57 名患者同时接受冠脉造影和 NIRS-IVUS 检查。之后患者随机分为单纯 PCI 组或 PCI+远端保护装置组。结果提示 NIRS 检出的富含脂质的斑块数量和围手术期心肌梗死的发生率相关。然而，远端保护装置不能预防在富含脂质斑块行 PCI 引起的心肌损伤[93]。

光学相干断层成像

心血管 OCT 是一种以导管为基础的成像技术，利用光反射获得冠脉壁的图像。最初 OCT 用于视网膜成像，近年来这项技术发展迅速，已用于各种生物医学和临床实践中。

原理。OCT 系统的光纤导丝上有旋转的透镜可以发射近红外光（波长约 1 300nm），并检测从组织反射的光线。OCT 最大的优点之一是分辨率高，轴向分辨率是 10μm，横向分辨率是 20μm。虽然分辨率高，但是 OCT 的组织穿透力只有 1.0~3.5mm。

OCT 创造的图像来源于光线从被测组织反射回透镜的延迟时间。通过光波延迟时间和光波强度来测量成像。由于光速太快，不能直接测量光波延迟时间，所以采用光学干涉原理测量从组织返回的光信号。这种技术是通过测量光从被测组织反射和光通过已知的参考距离（从参考反光镜面反射）之间的相关性（叠加发生干涉）来测量数据的。光纤导丝沿血管迅速旋转和回撤进行多次轴向扫描，可以得到血管的横断面图像。

OCT 目前分两大系统：时域 OCT（time-domain OCT，TD-OCT）和傅氏域 OCT，即频域 OCT（frequencydomain OCT，FD-OCT）。与早期的时域 OCT 相比，FD-OCT 成像系统使用新的波长扫描激光作为光源，能提供优越的信噪比和成像速度。最近的 FD-OCT 成像系统能在回撤速度为 36mm/s 时产生 180 帧/s 的图像。一次回撤扫描完成的血管长度可达 75mm。

早期 OCT 技术为保证高质量的图像，需要在视野内彻底清除血流。方法是应用 OTW 球囊低压扩张堵塞血管，从球囊的远端端口注射生理盐水或乳酸钠林格液，这样就能从视野中清除红细胞。由于 FD-OCT 的回撤速度更快，虽然仍然需要对比剂冲洗，但不再需要完全堵塞血管。

临床应用

OCT 已在先前的临床研究中证实，可在冠脉造影中用以帮助诊断、PCI 术前准备和术后评估[94]。

正常血管壁

在健康血管，OCT 观察到冠脉呈分层结构（图 20.37）。内膜是高反射、信号丰富的薄层。中膜较暗，呈低反射的片状区域，界限位于内外弹力膜之间。内外弹力膜是高信号的线状结构。外膜是信号丰富的不均匀外层。

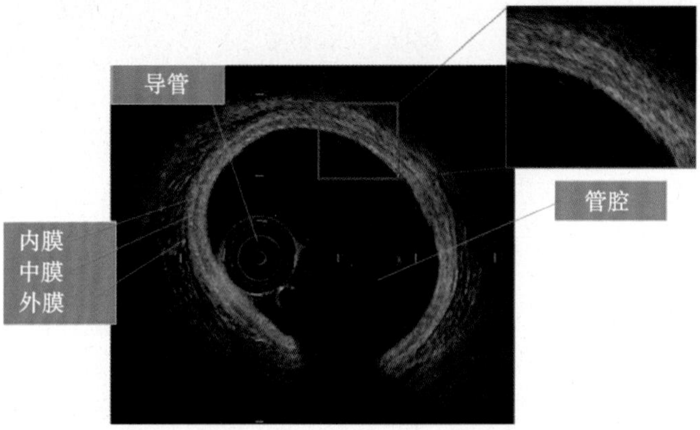

图 20.37　正常血管的 OCT 图像：冠脉壁呈分层结构。（引自 Dr. Annapoorna Kini, Icahn School of Medicine at Mount Sinai, New York.）

稳定性冠心病

在稳定性 CAD 患者，OCT 用来测量病变处的最小管腔（minimal lumen area，MLA）。在评估有血流动力学异常的严重冠脉狭窄时，与金标准 FFR 比较，OCT 的诊断效率仅为中等，与 IVUS 的准确性相似[95]。

斑块形态

OCT 能鉴别纤维病变、富含脂质的病变和钙化病变（表 20.18）。OCT 可发现斑块的高危表现，包括薄的纤维帽、大的脂质核心和单核细胞浸润增加[96]。

表 20.18　不同组织类型的 OCT 特点

组织类型	反向散射	衰减	大致特点
钙化	+	+	边界锐利，低信号，不均匀区域
脂质	++	+++	边界不规则，表面高信号，随之低信号
纤维	++	+	均匀的明亮组织
红色血栓	+++	+++	表面高信号，穿透性低，无信号阴影
白色血栓	+++	+	高信号，比红色血栓穿透性强
中层	+	+	低信号区域，位于两根高信号界线（IEL/EEL）之间
IEL/EEL	+++	+	高信号界线（20μm）

IEL/EEL，内/外弹力层。+，低；++，中，+++高。

改编自 Bezerra HG, Costa MA, Guagliumi G, et al. Intracoronary optical coherence tomography: a comprehensive review clinical and research applications. JACC CardiovascInterv 2009; 2: 1035-46.

急性冠脉综合征

在 ACS 患者，OCT 不仅能敏感地检出腔内的血栓，还能鉴别红色和白色血栓（图 20.38）。与 IVUS 相比，OCT 检出纤维帽破裂（图 20.39）和纤维帽侵蚀的敏感性更高[97]。OCT 鉴别 ACS 的潜在机制有助于决定未来的治疗策略。在 SACD（图 20.40）患者，OCT 检查可以证实其冠脉病变并非是 CAD 引起的，这样就可以避免植入不必要的支架。

术前计划及病变准备

在 PCI 术前计划时，OCT 的价值体现在评估处理部位特别是测量钙化厚度。薄的向心钙化可使用常规或棘突球囊扩张，厚的向心钙化则需要斑块旋切术（图 20.41）[98]。OCT 能为处理病变提供充分的准备，有助于选择理想的支架植入术式，也有助于选择支架类型。OCT 测量靶病变近端和远端参考血管的直径以及病变长度，有助于选择合适的支架直径和长度。FD-OCT 快速回撤使得

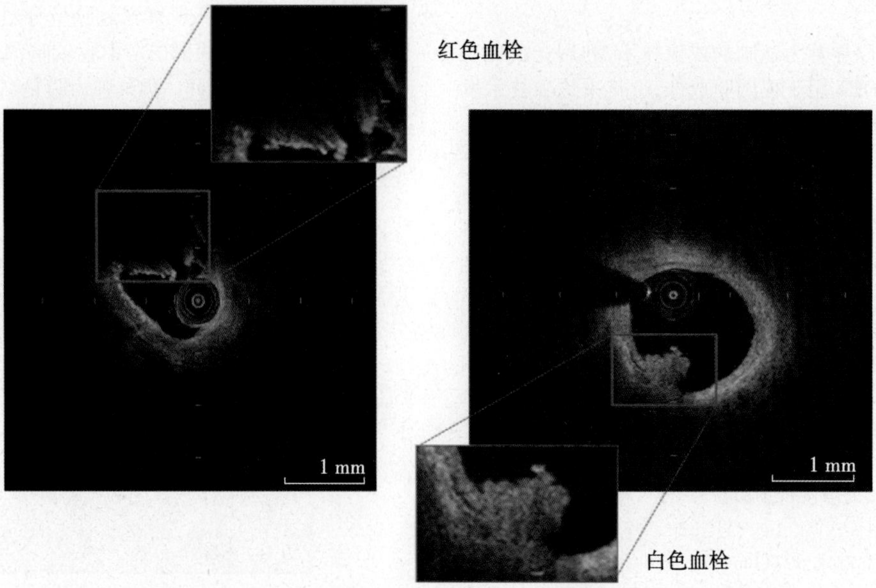

图 20.38 OCT 能鉴别红色(左)和白色(右)血栓。(引自 Dr. Annapoorna Kini, Icahn School of Medicine at Mount Sinai, New York.)

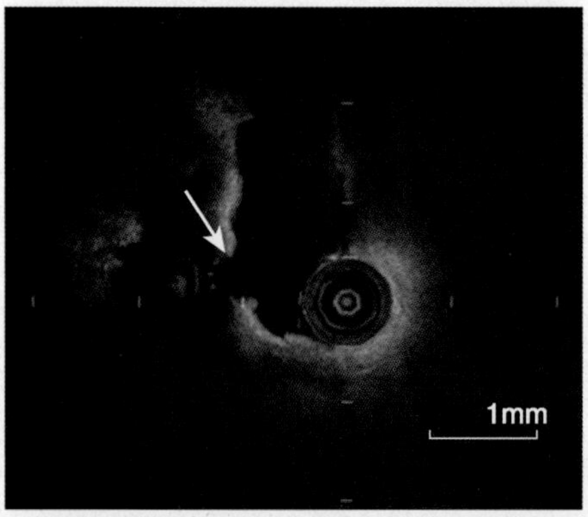

图 20.39 OCT 见纤维帽破裂。箭头指向破裂部位。(引自 Dr. Annapoorna Kini, Icahn School of Medicine at Mount Sinai, New York.)

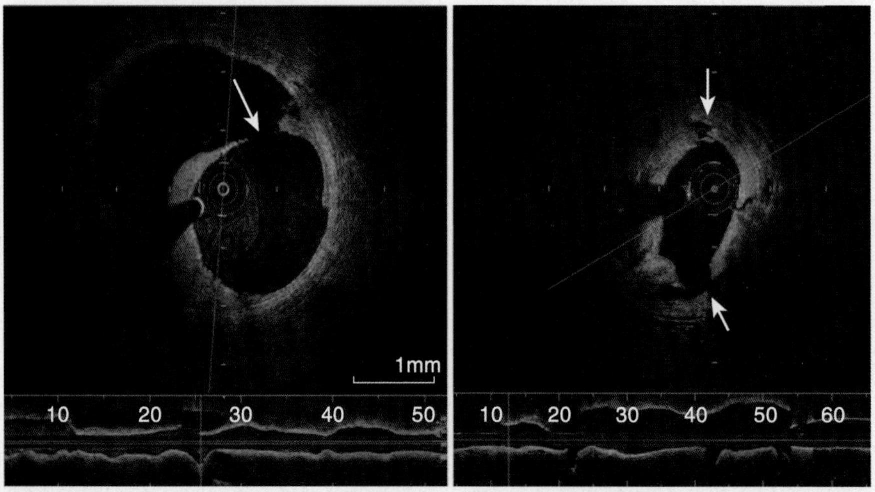

图 20.40 OCT 见严重钙化病变。箭头指向钙化。(引自 Dr. Annapoorna Kini, Icahn School of Medicine at Mount Sinai, New York.)

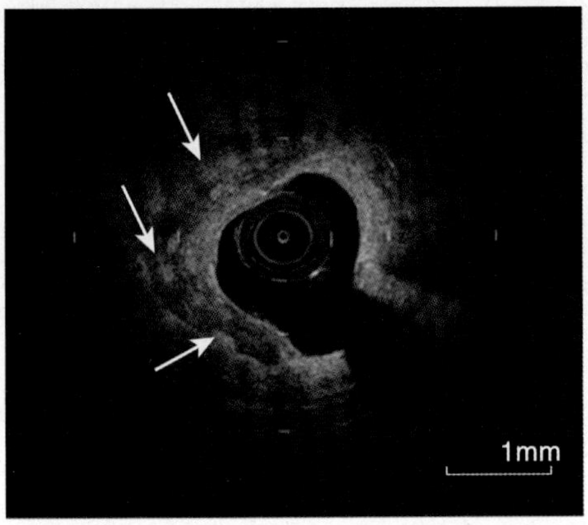

图 20.41　OCT 见血管夹层。左，自发冠脉夹层(SCAD)。右，球囊预扩后夹层。箭头指向破裂部位。(引自 Dr. Annapoorna Kini，Icahn School of Medicine at Mount Sinai，New York.)

测量不易受到心脏运动的干扰，因此是一种准确测量病变长度的理想工具。

PCI 术后评估

PCI 术后 OCT 可以检测手术并发症(见图 20.40)，提供信息以便进一步处理。OCT 能指导支架以合适的压力释放并和血管壁贴合良好(图 20.42)。OCT 测得的支架内最小面积，能反映支架是否释放不良，是预测手术相关临床事件的独立预测因子，这些事件包括心脏性死亡，靶血管相关的心肌梗死，靶血管重建和支架内血栓[99]。通过测量每个支架小梁与血管壁之间的距离，OCT 能评估支架小梁贴壁不佳的比例，此与新生内膜覆盖延迟有关[100]。一旦 OCT 发现支架小梁未被内皮覆盖，那么这是植入药物支架者晚期支架血栓形成的独立预测因子[101]。而在植入生物可吸收支架后，支架贴壁不良可显著增加支架内血栓形成的风险，所以强烈推荐在术后检查 OCT。OCT 可发现支架边缘夹层(stent edge dissection，SED)，这是另一种 PCI 术后并发症，可增加不良临床事件风险[102]。虽然大部分 OCT 诊断的 SED 不需治疗即可自愈，但是如果有壁内血肿，那就要准备植入支架[98]。把支架边缘定位到正常的血管壁，以及选择合适的支架尺寸有助于避免 SED。与 SED 相比，组织脱垂是研究较少的 PCI 后并发症。不规则的组织脱垂可能增加不良临床事件，并以增加靶病变血运重建为主[99]。然而，OCT 发现的组织脱垂该如何处理仍不明确。

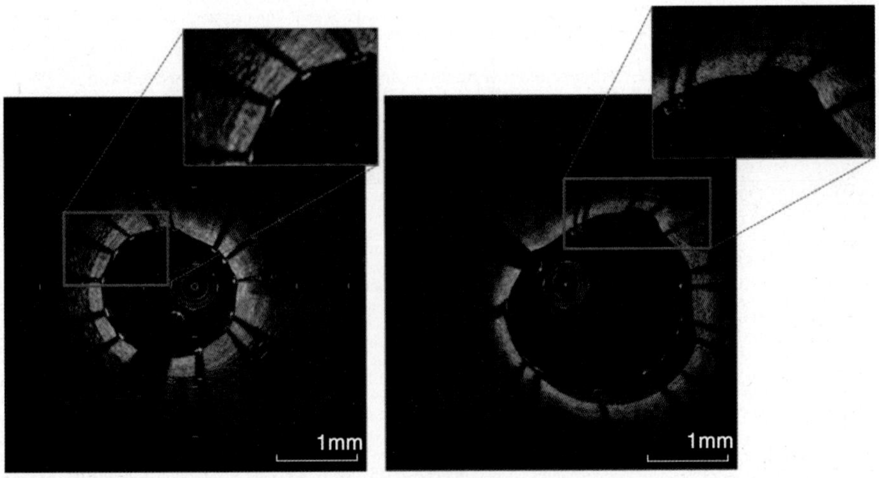

图 20.42　OCT 能测量支架的贴壁情况。**左**，支架贴壁良好。**右**，支架贴壁不良。(引自 Dr. Annapoorna Kini，Icahn School of Medicine at Mount Sinai，New York.)

(刘鸿元　常锡峰　李天奇　译，关韶峰　校)

经典参考文献

Goldenberg I, Matetzky S. Nephropathy induced by contrast media: pathogenesis, risk factors and preventive strategies. *Can Med Assoc J.* 2005;172:1461–1471.

Katayama H, Yamaguchi K, Kozuka T, et al. Adverse reactions to ionic and nonionic contrast media: a report from the Japanese Committee on the Safety of Contrast Media. *Radiology.* 1990;175:621–628.

Lasser EC, Berry CC, Talner LB, et al. Pretreatment with corticosteroids to alleviate reactions to intravenous contrast material. *N Engl J Med.* 1987;317:845–849.

Mehran R, Aymong ED, Nikolsky E, et al. A simple risk score for prediction of contrast-induced nephropathy after percutaneous coronary intervention: development and initial validation. *J Am Coll Cardiol.* 2004;44:1393–1399.

Rentrop KP, Cohen M, Blanke H, Phillips RA. Changes in collateral channel filling immediately after controlled coronary artery occlusion by an angioplasty balloon in human subjects. *J Am Coll Cardiol.* 1985;5:587–592.

Ryan TJ. The coronary angiogram and its seminal contributions to cardiovascular medicine over five decades. *Circulation.* 2002;106:752–756.

Yamanaka O, Hobbs RE. Coronary artery anomalies in 126,595 patients undergoing coronary arteriography. *Cathet Cardiovasc Diagn.* 1990;21:28–40.

参考文献

1. Oudkerk M, Reiser MF, eds. *Coronary Radiology.* 2nd ed. Berlin: Springer; 2009.
2. Mozaffarian D, Benjamin EJ, Go AS, et al. Executive summary. Heart disease and stroke statistics—2016 update: a report from the American Heart Association. *Circulation.* 2016;133:447–454.
3. Amsterdam EA, Wenger NK, Brindis RG, et al. 2014 AHA/ACC guideline for the management of patients with non-ST-elevation acute coronary syndromes: a report of the American College of Cardiology/American Heart Association Task Force on Practice Guidelines. *J Am Coll Cardiol.* 2014;64:e139–e228.
4. Patel MR, Bailey SR, Bonow RO, et al. ACCF/SCAI/AATS/AHA/ASE/ASNC/HFSA/HRS/ SCCM/SCCT/SCMR/STS 2012 appropriate use criteria for diagnostic catheterization: American College of Cardiology Foundation Appropriate Use Criteria Task Force, Society for Cardiovascular Angiography and Interventions, American Association for Thoracic Surgery, American Heart Association, American Society of Echocardiography, American Society of Nuclear Cardiology, Heart Failure Society of America, Heart Rhythm Society, Society of Critical Care Medicine, Society of Cardiovascular Computed Tomography, Society for Cardiovascular Magnetic Resonance, Society of Thoracic Surgeons. *J Am Coll Cardiol.* 2012;59:1995–2027.

Indications for Coronary Angiography

5. Kumamaru KK, Arai T, Morita H, et al. Overestimation of pretest probability of coronary artery disease by Duke clinical score in patients undergoing coronary CT angiography in a Japanese population. *J Cardiovasc Comput Tomogr.* 2014;8:198–204.
6. Arbab-Zadeh A. Stress testing and non-invasive coronary angiography in patients with suspected coronary artery disease: time for a new paradigm. *Heart Int.* 2012;7:e2.
7. O'Gara PT, Kushner FG, Ascheim DD, et al. 2013 ACCF/AHA guideline for the management of ST-elevation myocardial infarction: executive summary: a report of the American College of Cardiology Foundation/American Heart Association Task Force on Practice Guidelines. Developed in collaboration with the American College of Emergency Physicians and Society for Cardiovascular Angiography and Interventions. *J Am Coll Cardiol.* 2013;61:e78–e140.
8. Desai NR, Bradley SM, Parzynski CS, et al. Appropriate use criteria for coronary revascularization and trends in utilization, patient selection, and appropriateness of percutaneous coronary intervention. *JAMA.* 2015;314:2045–2053.
9. Bradley SM, Spertus JA, Kennedy KF, et al. Patient selection for diagnostic coronary angiography and hospital-level percutaneous coronary intervention appropriateness: insights from the National Cardiovascular Data Registry. *JAMA Intern Med.* 2014;174:1630–1639.
10. Bradley SM, Maddox TM, Stanislawski MA, et al. Normal coronary rates for elective angiography in the Veterans Affairs Healthcare System: insights from the VA CART program (Veterans Affairs Clinical Assessment Reporting and Tracking). *J Am Coll Cardiol.* 2014;63:417–426.

11. Reference deleted in proofs.
12. Bjerking LH, Hansen KW, Madsen M, et al. Use of diagnostic coronary angiography in women and men presenting with acute myocardial infarction: a matched cohort study. *BMC Cardiovasc Disord.* 2016;16:120.
13. Pradhan AD, Visweswaran GK, Gilchrist IC. Coronary angiography and percutaneous interventions in pregnancy. *Minerva Ginecol.* 2012;64:345–359.
14. Tavakol M, Ashraf S, Brener SJ. Risks and complications of coronary angiography: a comprehensive review. *Glob J Health Sci.* 2012;4:65–93.
15. Eshtehardi P, Adorjan P, Togni M, et al. Iatrogenic left main coronary artery dissection: incidence, classification, management, and long-term follow-up. *Am Heart J.* 2010;159:1147–1153.
16. Chen J, Gao L, Yao M, Chen J. Ventricular arrhythmia onset during diagnostic coronary angiography with a 5F or 4F universal catheter. *Rev Esp Cardiol.* 2008;61:1092–1095.
17. Werner N, Zahn R, Zeymer U. Stroke in patients undergoing coronary angiography and percutaneous coronary intervention: incidence, predictors, outcome and therapeutic options. *Expert Rev Cardiovasc Ther.* 2012;10:1297–1305.
18. Baker NC, O'Connell EW, Htun WW, et al. Safety of coronary angiography and percutaneous coronary intervention via the radial versus femoral route in patients on uninterrupted oral anticoagulation with warfarin. *Am Heart J.* 2014;168:537–544.
19. James MT, Ghali WA, Knudtson ML, et al. Associations between acute kidney injury and cardiovascular and renal outcomes after coronary angiography. *Circulation.* 2011;123:409–416.
20. James MT, Ghali WA, Tonelli M, et al. Acute kidney injury following coronary angiography is associated with a long-term decline in kidney function. *Kidney Int.* 2010;78:803–809.
21. Rudnick MR, Goldfarb S, Wexler L, et al. Nephrotoxicity of ionic and nonionic contrast media in 1196 patients: a randomized trial. The Iohexol Cooperative Study. *Kidney Int.* 1995;47:254–261.
22. McCullough PA, Stacul F, Becker CR, et al. Contrast-induced nephropathy (CIN) consensus working panel: executive summary. *Rev Cardiovasc Med.* 2006;7:177–197.
23. Brar SS, Aharonian V, Mansukhani P, et al. Haemodynamic-guided fluid administration for the prevention of contrast-induced acute kidney injury: the POSEIDON randomised controlled trial. *Lancet.* 2014;383:1814–1823.
24. Briguori C, Visconti G, Focaccio A, et al. Renal insufficiency after contrast media administration trial II (REMEDIAL II): RenalGuard System in high-risk patients for contrast-induced acute kidney injury. *Circulation.* 2011;124:1260–1269.
25. Koc F, Ozdemir K, Kaya MG, et al. Intravenous *N*-acetylcysteine plus high-dose hydration versus high-dose hydration and standard hydration for the prevention of contrast-induced nephropathy: CASIS—a multicenter prospective controlled trial. *Int J Cardiol.* 2012;155:418–423.
26. Sun Z, Fu Q, Cao L, et al. Intravenous *N*-acetylcysteine for prevention of contrast-induced nephropathy: a meta-analysis of randomized, controlled trials. *PLoS ONE.* 2013;8:e55124.
27. Brar SS, Hiremath S, Dangas G, et al. Sodium bicarbonate for the prevention of contrast induced-acute kidney injury: a systematic review and meta-analysis. *Clin J Am Soc Nephrol.* 2009;4:1584–1592.
28. Zoungas S, Ninomiya T, Huxley R, et al. Systematic review: sodium bicarbonate treatment regimens for the prevention of contrast-induced nephropathy. *Ann Intern Med.* 2009;151: 631–638.
29. Popma JJ, Kinlay S, Bhatt DL. Coronary arteriography and intracoronary imaging. In: Mann DL, Zipes DP, Libby P, Bonow RO, eds. *Braunwald's Heart Disease: A Textbook of Cardiovascular Medicine.* 10th ed. Philadelphia: Elsevier Science; 2014:392–428.
30. Brown KR, Rzucidlo E. Acute and chronic radiation injury. *J Vasc Surg.* 2011;53(1 suppl):15S–21S.
31. Chambers CE, Fetterly KA, Holzer R, et al. Radiation safety program for the cardiac catheterization laboratory. *Catheter Cardiovasc Interv.* 2011;77:546–556.
32. Christopoulos G, Makke L, Christakopoulos G, et al. Optimizing radiation safety in the cardiac catheterization laboratory: a practical approach. *Catheter Cardiovasc Interv.* 2016;87:291–301.
33. Naidu SS, Aronow HD, Box LC, et al. SCAI expert consensus statement: 2016 best practices in the cardiac catheterization laboratory. Endorsed by the Cardiological Society of India, and Sociedad Latino Americana de Cardiologia Intervencionista; affirmation of value by the Canadian Association of Interventional Cardiology-Association Canadienne de Cardiologie d'Intervention. *Catheter Cardiovasc Interv.* 2016;88:407–423.
34. Christopoulos G, Papayannis AC, Alomar M, et al. Effect of a real-time radiation monitoring device on operator radiation exposure during cardiac catheterization: the radiation reduction during cardiac catheterization using real-time monitoring study. *Circ Cardiovasc Interv.* 2014;7:744–750.

Coronary Arteriography Technique

35. Kern MJ, Sorajja P, Lim MJ. *Cardiac Catheterization Handbook.* 6th ed. Philadelphia: Elsevier Science; 2015.
36. Hamid A. Anesthesia for cardiac catheterization procedures. *Heart Lung Vessel.* 2014;6:225–231.
37. Moscucci M. *Grossman & Baim's Cardiac Catheterization, Angiography, and Intervention.* 8th ed. Philadelphia: Lippincott, Williams, and Wilkins; 2013.
38. Valgimigli M, Gagnor A, Calabro P, et al. Radial versus femoral access in patients with acute coronary syndromes undergoing invasive management: a randomised multicentre trial. *Lancet.* 2015;385:2465–2476.
39. Ho HH, Jafary FH, Ong PJ. Radial artery spasm during transradial cardiac catheterization and percutaneous coronary intervention: incidence, predisposing factors, prevention, and management. *Cardiovasc Revasc Med.* 2012;13:193–195.
40. Topol EJ, Teirstein PS. *Textbook of Interventional Cardiology.* 7th ed. Philadelphia: Elsevier Science; 2015.
41. Dickinson MC, Kam PC. Intravascular iodinated contrast media and the anaesthetist. *Anaesthesia.* 2008;63:626–634.
42. Godley RW Jr, Joshi K, Breall JA. A comparison of the use of traditional hand injection versus automated contrast injectors during cardiac catheterization. *J Invasive Cardiol.* 2012;24:628–630.
43. Minsinger KD, Kassis HM, Block CA, et al. Meta-analysis of the effect of automated contrast injection devices versus manual injection and contrast volume on risk of contrast-induced nephropathy. *Am J Cardiol.* 2014;113:49–53.
44. Manual on Contrast Media of the American College of Radiology (ACR) Committee on Drugs and Contrast Media. Version 10.2, 2016.
45. Wang CL, Cohan RH, Ellis JH, et al. Frequency, outcome, and appropriateness of treatment of nonionic iodinated contrast media reactions. *AJR Am J Roentgenol.* 2008;191:409–415.
45a. Loh S, Bagheri S, Katzberg RW, et al. Delayed adverse reaction to contrast-enhanced CT: a prospective single-center study comparison to control group without enhancement. *Radiology.* 2010;255(3):764–771.

Coronary Artery Anomalies

46. Ouali S, Neffeti E, Sendid K, et al. Congenital anomalous aortic origins of the coronary arteries in adults: a Tunisian coronary arteriography study. *Arch Cardiovasc Dis.* 2009;102:201–208.
47. Villa AD, Sammut E, Nair A, et al. Coronary artery anomalies overview: the normal and the abnormal. *World J Radiol.* 2016;8:537–555.
48. Yuan SM. Anomalous origin of coronary artery: taxonomy and clinical implication. *Rev Bras Cir Cardiovasc.* 2014;29:622–629.
49. Alexi-Meskishvili V, Nasseri BA, Nordmeyer S, et al. Repair of anomalous origin of the left coronary artery from the pulmonary artery in infants and children. *J Thorac Cardiovasc Surg.* 2011;142:868–874.
50. Yurtdas M, Gulen O. Anomalous origin of the right coronary artery from the left anterior descending artery: review of the literature. *Cardiol J.* 2012;19:122–129.
51. Ata Y, Turk T, Bicer M, et al. Coronary arteriovenous fistulas in the adults: natural history and management strategies. *J Cardiothorac Surg.* 2009;4:62.
52. Saboo SS, Juan YH, Khandelwal A, et al. MDCT of congenital coronary artery fistulas. *AJR Am J Roentgenol.* 2014;203:W244–W252.
53. Sohn J, Song JM, Jang JY, et al. Coronary artery fistula draining into the left ventricle. *J Cardiovasc Ultrasound.* 2014;22:28–31.

Pitfalls of Coronary Angiography

54. Bhatt DL, ed. *Cardiovascular Intervention: A Companion to Braunwald''s Heart Disease.* Philadelphia: Elsevier Science; 2015.
55. Ishikawa Y, Akasaka Y, Suzuki K, et al. Anatomic properties of myocardial bridge predisposing to myocardial infarction. *Circulation.* 2009;120:376–383.

Angiogram Evaluation

56. Nallamothu BK, Spertus JA, Lansky AJ, et al. Comparison of clinical interpretation with visual assessment and quantitative coronary angiography in patients undergoing percutaneous coronary intervention in contemporary practice: the Assessing Angiography (A2) project. *Circulation.* 2013;127:1793–1800.
57. Popma JJ, Kinlay S, Bhatt DL. Coronary arteriography and intracoronary imaging. In: Mann DL, Zipes DP, Libby P, Bonow RO, eds. *Braunwald's Heart Disease: A Textbook of Cardiovascular Medicine.* 10th ed. Philadelphia: Elsevier Science; 2014.
58. Kaya MG, Arslan F, Abaci A, et al. Myocardial blush grade: a predictor for major adverse cardiac events after primary PTCA with stent implantation for acute myocardial infarction. *Acta Cardiol.* 2007;62:445–451.
59. Rosendorff C, ed. *Essential Cardiology: Principles and Practice.* 3rd ed. New York: Springer Science & Business Media; 2013.

Special Lesion Considerations

60. Madhavan MV, Tarigopula M, Mintz GS, et al. Coronary artery calcification: pathogenesis and prognostic implications. *J Am Coll Cardiol.* 2014;63:1703–1714.
61. Chirumamilla AP, Maehara A, Mintz GS, et al. High platelet reactivity on clopidogrel therapy correlates with increased coronary atherosclerosis and calcification: a volumetric intravascular ultrasound study. *JACC Cardiovasc Imaging.* 2012;5:540–549.
62. Michelis KC, Olin JW, Kadian-Dodov D, et al. Coronary artery manifestations of fibromuscular dysplasia. *J Am Coll Cardiol.* 2014;64:1033–1046.

Fractional Flow Reserve and Instantaneous Wave-Free Ratio

63. Johnson NP, Jeremias A, Zimmermann FM, et al. Continuum of vasodilator stress from rest to contrast medium to adenosine hyperemia for fractional flow reserve assessment. *JACC Cardiovasc Interv.* 2016;9:757–767.
64. Pijls NH, van Schaardenburgh P, Manoharan G, et al. Percutaneous coronary intervention of functionally nonsignificant stenosis: 5-year follow-up of the DEFER Study. *J Am Coll Cardiol.* 2007;49:2105–2111.
65. Tonino PA, De Bruyne B, Pijls NH, et al. Fractional flow reserve versus angiography for guiding percutaneous coronary intervention. *N Engl J Med.* 2009;360:213–224.
66. De Bruyne B, Pijls NH, Kalesan B, et al. Fractional flow reserve-guided PCI versus medical therapy in stable coronary disease. *N Engl J Med.* 2012;367:991–1001.
67. Botman CJ, Schonberger J, Koolen S, et al. Does stenosis severity of native vessels influence bypass graft patency? A prospective fractional flow reserve–guided study. *Ann Thorac Surg.* 2007;83:2093–2097.
68. Toth G, De Bruyne B, Casselman F, et al. Fractional flow reserve-guided versus angiography-guided coronary artery bypass graft surgery. *Circulation.* 2013;128:1405–1411.
69. Sen S, Escaned J, Malik IS, et al. Development and validation of a new adenosine-independent index of stenosis severity from coronary wave-intensity analysis: results of the ADVISE (Adenosine Vasodilator Independent Stenosis Evaluation) study. *J Am Coll Cardiol.* 2012;59:1392–1402.
70. Petraco R, Escaned J, Sen S, et al. Classification performance of instantaneous wave-free ratio (iFR) and fractional flow reserve in a clinical population of intermediate coronary stenoses: results of the ADVISE registry. *EuroIntervention.* 2013;9:91–101.
71. Jeremias A, Maehara A, Genereux P, et al. Multicenter core laboratory comparison of the instantaneous wave-free ratio and resting Pd/Pa with fractional flow reserve: the RESOLVE study. *J Am Coll Cardiol.* 2014;63:1253–1261.
72. D'Ascenzo F, Bollati M, Clementi F, et al. Incidence and predictors of coronary stent thrombosis: evidence from an international collaborative meta-analysis including 30 studies, 221,066 patients, and 4276 thromboses. *Int J Cardiol.* 2013;167:575–584.
73. Gotberg M, Christiansen EH, Gudmundsdottir IJ, et al. Instantaneous wave-free ratio versus fractional flow reserve to guide PCI. *N Engl J Med.* 2017;376:1813–1823.
74. Davies JE, Sen S, Dehbi HM, et al. Use of the instantaneous wave-free ratio or fractional flow reserve in PCI. *N Engl J Med.* 2017;376:1824–1834.

Coronary Intravascular Imaging

75. Kini AS, Vengrenyuk Y, Yoshimura T, et al. Assessment of fibrous cap thickness by optical coherence tomography in vivo: reproducibility and standardization. *J Am Coll Cardiol.* 2017;69:644–665.
76. Caixeta A, Maehara A, Mintz GS. Intravascular ultrasound: principles, image interpretation, and clinical applications. In: Di Mario C, Dangas GD, Barlis P, eds. *Interventional Cardiology: Principles and Practice.* Oxford: Wiley-Blackwell; 2011.
77. Maehara A, Cristea E, Mintz GS, et al. Definitions and methodology for the grayscale and radiofrequency intravascular ultrasound and coronary angiographic analyses. *JACC Cardiovasc Imaging.* 2012;5(suppl):S1–S9.
78. Garcia-Garcia HM, Mintz GS, Lerman A, et al. Tissue characterisation using intravascular radiofrequency data analysis: recommendations for acquisition, analysis, interpretation and reporting. *EuroIntervention.* 2009;5:177–189.
79. Sinclair H, Bourantas C, Bagnall A, et al. OCT for the identification of vulnerable plaque in acute coronary syndrome. *JACC Cardiovasc Imaging.* 2015;8:198–209.
80. Roleder T, Kovacic JC, Ali Z, et al. Combined NIRS and IVUS imaging detects vulnerable plaque using a single catheter system: a head-to-head comparison with OCT. *EuroIntervention.* 2014;10:303–311.
81. Levine GN, Bates ER, Blankenship JC, et al. 2011 ACCF/AHA/SCAI guideline for percutaneous coronary intervention: a report of the American College of Cardiology Foundation/American Heart Association Task Force on Practice Guidelines and the Society for Cardiovascular Angiography and Interventions. *J Am Coll Cardiol.* 2011;58:e44–e122.
82. Witzenbichler B, Maehara A, Weisz G, et al. Relationship between intravascular ultrasound guidance and clinical outcomes after drug-eluting stents: the assessment of dual antiplatelet therapy with drug-eluting stents (ADAPT-DES) study. *Circulation.* 2014;129:463–470.

83. Saw J, Ricci D, Starovoytov A, et al. Spontaneous coronary artery dissection: prevalence of predisposing conditions including fibromuscular dysplasia in a tertiary center cohort. *JACC Cardiovasc Interv*. 2013;6:44–52.
84. Stone GW, Maehara A, Lansky AJ, et al. A prospective natural-history study of coronary atherosclerosis. *N Engl J Med*. 2011;364:226–235.
85. Saw J, Mancini GB, Humphries KH. Contemporary review on spontaneous coronary artery dissection. *J Am Coll Cardiol*. 2016;68:297–312.
86. Claessen BE, Mehran R, Mintz GS, et al. Impact of intravascular ultrasound imaging on early and late clinical outcomes following percutaneous coronary intervention with drug-eluting stents. *JACC Cardiovasc Interv*. 2011;4:974–981.
87. de la Torre Hernandez JM, Hernandez Hernandez F, Alfonso F, et al. Prospective application of pre-defined intravascular ultrasound criteria for assessment of intermediate left main coronary artery lesions results from the multicenter LITRO study. *J Am Coll Cardiol*. 2011;58:351–358.
88. Jang JS, Song YJ, Kang W, et al. Intravascular ultrasound-guided implantation of drug-eluting stents to improve outcome: a meta-analysis. *JACC Cardiovasc Interv*. 2014;7:233–243.
89. Lotfi A, Jeremias A, Fearon WF, et al. Expert consensus statement on the use of fractional flow reserve, intravascular ultrasound, and optical coherence tomography: a consensus statement of the Society of Cardiovascular Angiography and Interventions. *Catheter Cardiovasc Interv*. 2014;83:509–518.
90. Brugaletta S, Garcia-Garcia HM, Serruys PW, et al. NIRS and IVUS for characterization of atherosclerosis in patients undergoing coronary angiography. *JACC Cardiovasc Imaging*. 2011;4:647–655.
91. Sanon S, Dao T, Sanon VP, Chilton R. Imaging of vulnerable plaques using near-infrared spectroscopy for risk stratification of atherosclerosis. *Curr Atheroscler Rep*. 2013;15:304.
92. Kini AS, Baber U, Kovacic JC, et al. Changes in plaque lipid content after short-term intensive versus standard statin therapy: the YELLOW trial (Reduction in Yellow Plaque by Aggressive Lipid-Lowering Therapy). *J Am Coll Cardiol*. 2013;62:21–29.
93. Stone GW, Maehara A, Muller JE, et al. Plaque characterization to inform the prediction and prevention of periprocedural myocardial infarction during percutaneous coronary intervention: the CANARY Trial (Coronary Assessment by Near-infrared of Atherosclerotic Rupture-prone Yellow). *JACC Cardiovasc Interv*. 2015;8:927–936.
94. Ali ZA, Maehara A, Genereux P, et al. Optical coherence tomography compared with intravascular ultrasound and with angiography to guide coronary stent implantation (ILUMIEN III: OPTIMIZE PCI): a randomised controlled trial. *Lancet*. 2016;388:2618–2628.
95. Gonzalo N, Escaned J, Alfonso F, et al. Morphometric assessment of coronary stenosis relevance with optical coherence tomography: a comparison with fractional flow reserve and intravascular ultrasound. *J Am Coll Cardiol*. 2012;59:1080–1089.
96. Akasaka T, Kubo T, Mizukoshi M, et al. Pathophysiology of acute coronary syndrome assessed by optical coherence tomography. *J Cardiol*. 2010;56:8–14.
97. Kubo T, Imanishi T, Takarada S, et al. Assessment of culprit lesion morphology in acute myocardial infarction: ability of optical coherence tomography compared with intravascular ultrasound and coronary angioscopy. *J Am Coll Cardiol*. 2007;50:933–939.
98. Roleder T, Jakala J, Kaluza GL, et al. The basics of intravascular optical coherence tomography. *Postepy Kardiol Interwencyjnej*. 2015;11:74–83.
99. Soeda T, Uemura S, Park SJ, et al. Incidence and clinical significance of poststent optical coherence tomography findings: one-year follow-up study from a multicenter registry. *Circulation*. 2015;132:1020–1029.
100. Gutierrez-Chico JL, Regar E, Nuesch E, et al. Delayed coverage in malapposed and side-branch struts with respect to well-apposed struts in drug-eluting stents: in vivo assessment with optical coherence tomography. *Circulation*. 2011;124:612–623.
101. Guagliumi G, Sirbu V, Musumeci G, et al. Examination of the in vivo mechanisms of late drug-eluting stent thrombosis: findings from optical coherence tomography and intravascular ultrasound imaging. *JACC Cardiovasc Interv*. 2012;5:12–20.
102. Chamie D, Bezerra HG, Attizzani GF, et al. Incidence, predictors, morphological characteristics, and clinical outcomes of stent edge dissections detected by optical coherence tomography. *JACC Cardiovasc Interv*. 2013;6:800–813.

第四篇 心力衰竭

第21章 探讨心力衰竭患者

JAMES L. JANUZZI JR AND DOUGLAS L. MANN

定义和流行病学 399
心力衰竭的分类 399
病史和体格检查 402
心力衰竭的症状和体征 402
体格检查 403
常规实验室评估 404
胸部X线片 404
心电图 404
血液化学和血液学变量检测 404
生物标志物 405
预后风险评估 407
右心导管检查 407
心内膜活检 407
合并症检查 408
生活质量评估 408
心肺功能运动测试 408
影像学检查 408
未来展望 410
参考文献 410

定义和流行病学

心力衰竭是一种复杂的临床综合征,由心脏结构和功能受损导致心室充盈或射血障碍。虽然心力衰竭的临床症状可由心脏结构或功能各方面的异常引起,但大多数存在心肌功能受损,无论是心室大小和功能正常的,还是心室明显扩大、功能下降的。心力衰竭的症状通常取决于左室或右室充盈压升高的情况,但"充血性心力衰竭"一词不再是首选,因为许多患者没有明显充血,他们的症状可能是由其他因素引起的,如心排量减少。

心力衰竭的全球发病率和患病率正在接近流行病,这一点可以从心力衰竭住院人数的不断增加、死亡人数的不断上升以及与患者护理相关的成本不断增长中得到证明。心力衰竭的总体患病率在增加,部分原因是目前心脏疾病(如心肌梗死、心脏瓣膜病、心律失常)的治疗手段延长了患者的寿命。在全球范围内,心力衰竭影响了近2 300万人。在美国,最新的流行病学数据表明,有570万美国人患有心力衰竭,据估计,到2030年,患病率将比目前的估计值增加25%[1]。估计欧洲人群中有症状的心力衰竭患者的整体患病率与美国相似,在0.4%~2%[2]。

心力衰竭患病率随年龄呈指数增长,65岁以上人群中有4%~8%的人患有心力衰竭(图21.1A)。尽管在所有年龄组中,女性心力衰竭的相对发病率都低于男性,但女性至少占心力衰竭患者的一半,因为她们的预期寿命更长,在80岁以上人群中,心力衰竭的总体患病率女性高于男性[3]。美国国立卫生研究院(National Institutes of Health,NIH)资助的多民族动脉粥样硬化(Multi-Ethnic Study of Atherosclerosis,MESA)研究显示,黑人患心力衰竭的风险最高,其次是西班牙裔、白人和华裔美国人[4](图21.1B)。在北美和欧洲,40岁左右的人一生中罹患心力衰竭的风险约为五分之一。心力衰竭的危险因素包括缺血性心脏病、新发或陈旧性心肌梗死、心肌炎、心脏瓣膜病、心动过速、糖尿病、与先天性心脏病有关的结构性心脏病、睡眠呼吸暂停、过量使用药物或酒精以及肥胖。非缺血性心力衰竭的比例(30%~40%)被认为是由遗传因素引起的(见第7章)。此外,某些药物可能增加心力衰竭的风险,包括非甾体抗炎药(nonsteroidal anti-inflammatory drugs,NSAIDs)和癌症化疗。

射血分数(ejection fraction,EF)的值在非选择性的心力衰竭人群中的分布是双峰的,峰值集中在35%和55%左右[3]。约半数患者为EF保留的心力衰竭(heart failure with preserved EF,HFpEF;见第26章),其余为EF降低的心力衰竭(heart failure with reduced EF,HFrEF;见第25章)。HFpEF通常定义为左室EF大于或等于50%,而HFrEF定义为左室EF小于40%。心力衰竭的治疗决策基于这两种分类,因此两者的区分至关重要。最近的研究主要关注的是EF在40%~50%的心力衰竭患者[5];对于这些患者的最佳治疗策略还没有达成共识,因为他们经常被排除在临床试验之外。HFpEF的患病率随着年龄的增长而急剧增加,在任何年龄段中,女性的患病率比男性更高[4]。HFpEF的患病率似有增长,可能是由于人口老龄化和对HFpEF认识的增加。这些数据进一步强调了HFpEF是心力衰竭综合征的重要原因。

心力衰竭的分类

心力衰竭患者根据症状和病情阶段进行分类。美国心脏病学会和美国心脏协会(American College of Cardiology and American Heart Association,ACC/AHA)心力衰竭分期方法强调了疾病发展和进展的重要性[6],而纽约心脏协会(New York Heart Association,NYHA)心功能分级更侧重于心力衰竭患者的运动耐量(表21.1)。NYHA心功能分级虽然相当主观,但被广泛应用。结合使用两种系统为临床医生之间的沟通和患者预后评估提供了合理的框架。NYHA心功能分级还用于评定某些治疗的效果(例如,盐皮质激素受体拮抗剂,心脏再同步化)。

当怀疑心力衰竭时,临床评估的目的是确定心力衰竭是否存在,确定潜在的病因和心力衰竭的类型(HFrEF与HFpEF),评估

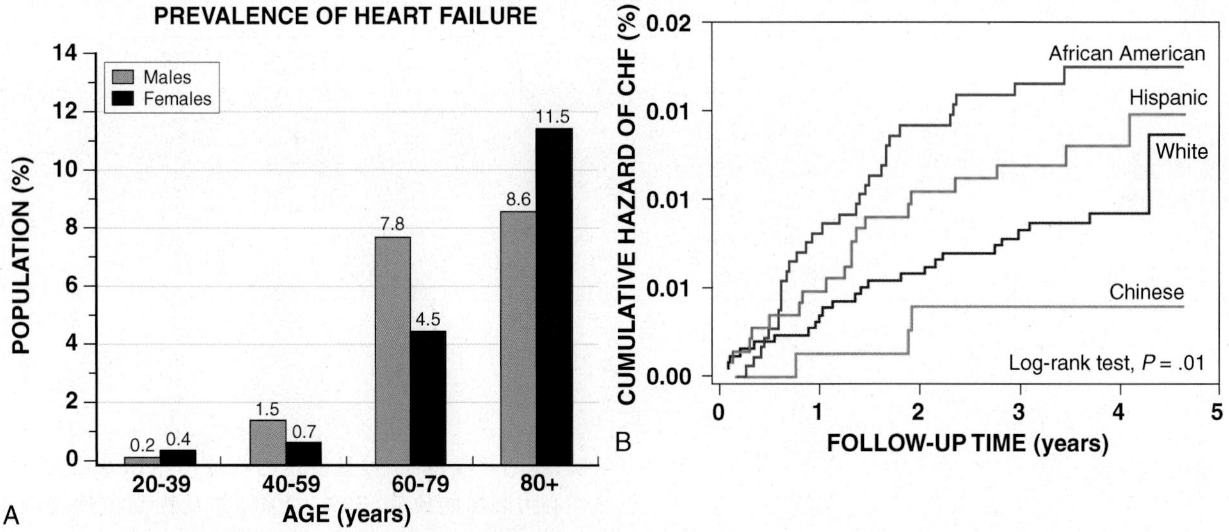

FIGURE 21. 1 Prevalence and outcomes of heart failure (HF) in the United States. A, Prevalence of HF by sex and age (National Health and Nutrition Examination Survey: 2007-2010). B, Neslon-Aalen plots of cumulative hazard ratios for the development of congestive heart failure (CHF) by racial or ethnic group, in the Multi-Ethnic Study of Atherosclerosis (MESA) study. (A, Modified from Go AS, Mozaffarian D, Roger VL, et al. Heart disease and stroke statistics—2013 update: a report from the American Heart Association. Circulation 2013;127:e6-245; B, From Bahrami H, Kronmal R, Bluemke DA, et al. Differences in the incidence of congestive heart failure by ethnicity: the Multi-Ethnic Study of Atherosclerosis. Arch Intern Med 2008;168:2138-45.)

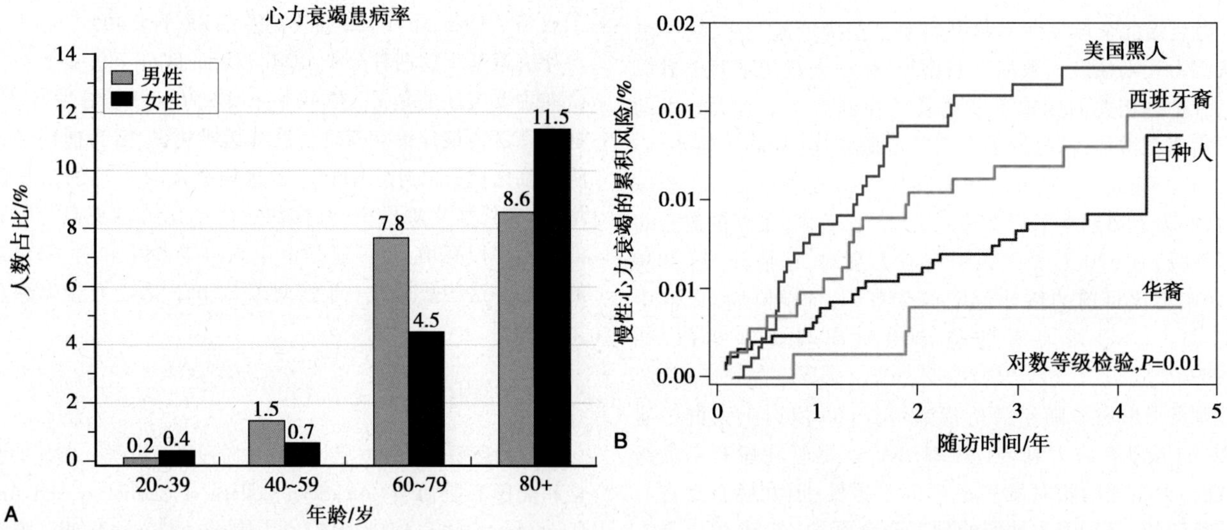

图 21.1 心力衰竭在美国的患病率和预后。A,不同性别和年龄段的心力衰竭患病率(国家健康和营养调查:2007—2010)。B,Nelson-Aalen 图显示的不同种族慢性心力衰竭的累积风险比(hazard ratios,HR)[数据来源:多种族动脉粥样硬化研究(Multi-Ethnic Study of Atherosclerosis ,MESA)]。(A,改编自 Go AS,Mozaffarian D,Roger VL,et al. Heart disease and stroke statistics—2013 update:a report from the American Heart Association. Circulation 2013;127:e6-245;B,引自 Bahrami H,Kronmal R,Bluemke DA,et al. Differences in the incidence of congestive heart failure by ethnicity:the Multi-Ethnic Study of Atherosclerosis. Arch Intern Med 2008;168:2138-45.)

表21.1 美国心脏病学会和美国心脏协会(ACC/AHA)心力衰竭分期与纽约心脏协会(NYHA)心功能分级比较

ACC/AHA 心力衰竭分期		NYHA 心功能分级	
A	有心力衰竭的高危因素但没有心脏结构改变和心力衰竭症状	无	
B	已发展为结构性心脏病,但尚无心力衰竭的症状和/或体征	Ⅰ	体力活动不受限 日常活动不引起心力衰竭的症状
C	已发展为结构性心脏病,既往或目前有心力衰竭的症状和/或体征	Ⅰ	体力活动不受限 日常活动不引起心力衰竭的症状
		Ⅱ	体力活动轻度受限 休息时无症状,但日常活动可引起心力衰竭症状
		Ⅲ	体力活动明显受限 休息时无症状,轻于日常的活动即可引起心力衰竭症状
D	难治性心力衰竭需要专业干预	Ⅳ	不能从事任何体力活动,休息时也有心力衰竭症状

心力衰竭的严重程度,并确定可影响临床转归和治疗效果的合并症。虽然当患者表现出一系列典型的症状和体征时,临床医师可能直接诊断心力衰竭(表21.2和表21.3),但单纯依靠体征或症状并不能真正确诊心力衰竭及判断其严重程度。此外,心力衰竭的阳性体征通常是不精确的,因而需要其他诊断手段。因此,如图21.2所示,心力衰竭的临床评估通常依赖于各方收集的信息,包括病史(既往史和现病史)、体格检查、实验室检查、心脏影像和功能研究。

表21.2 通过病史评估心力衰竭患者

与心力衰竭相关的症状包括:	潮式呼吸(通常有家属报告而非患者本人)
乏力	嗜睡或智力减退
静息状态下或活动时气促	**对诊断症状是由心力衰竭引起的有帮助的病史**
呼吸困难	心力衰竭史
呼吸急促	心脏疾病(例如:冠状动脉病,心脏瓣膜病或先天性心脏病,陈旧性心肌梗死)
咳嗽	心力衰竭危险因素(例如:糖尿病,高血压,肥胖)
运动耐力减退	累及心脏的系统性疾病(例如:淀粉样变性,结节病,遗传性神经肌肉疾病)
端坐呼吸	近期有病毒感染、HIV感染、Chagas病病史
夜间阵发性呼吸困难	有心力衰竭或心源性猝死的家族史
夜尿增多	环境和/或医疗接触心脏毒性物质
体重增加或减轻	药物滥用
水肿(四肢、阴囊或其他部位)	可间接影响心脏的非心源性疾病,包括高产量状态(如贫血、甲状腺功能亢进、动静脉瘘)
腹围增大或腹胀	
腹痛(特别是局限在右上腹)	
食欲不振或早饱感	

表21.3 心力衰竭患者的体征

心动过速	持续的心尖搏动
额外心律或不规则心律	肋骨旁抬举
脉压差小或脉搏细数*	第三和/或第四心音(可触及和/或可闻及)
交替脉*	三尖瓣或二尖瓣反流杂音
呼吸急促	肝大(通常伴有右上腹不适)
四肢湿冷或斑驳*	腹水
颈静脉压升高	骶骨前水肿
单侧或双侧肺叩诊浊音并且呼吸音降低	全身性水肿*
湿啰音、干啰音和/或喘息	脚踝水肿
心尖冲动点向左和/或向下移位	静脉血流瘀滞

*提示疾病程度更严重。

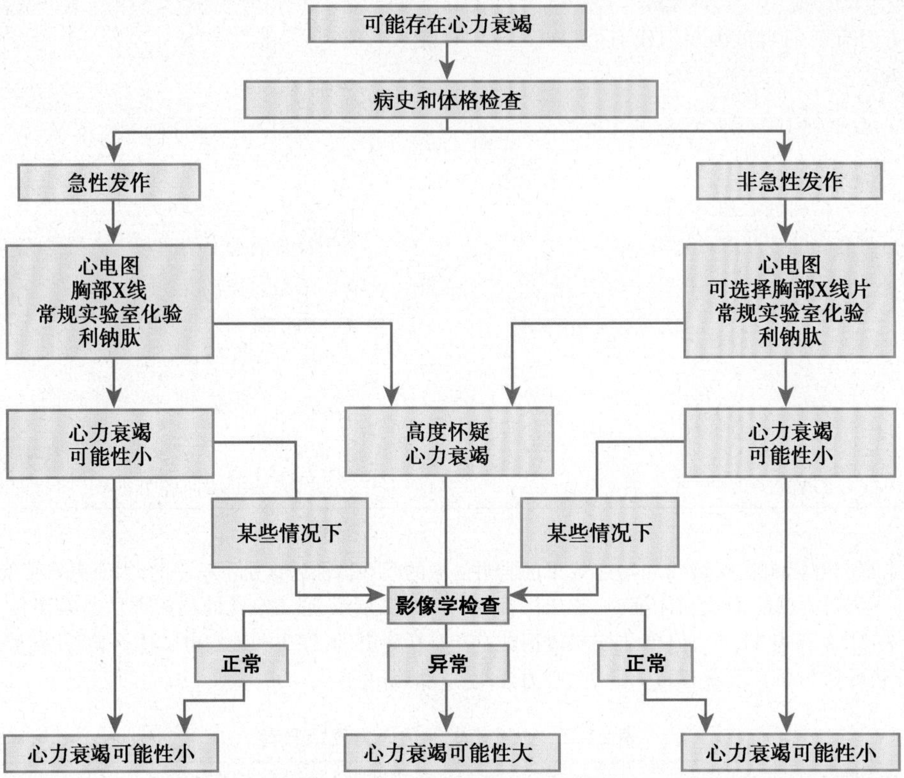

图 21.2 心力衰竭患者评估流程图。心力衰竭的诊断需结合临床判断、初始及后续的一系列检查。在完善的病史和体格检查以及初步诊断检测之后,在不明确的病例中仍然需要影像学检查(例如,超声心动图检查)以明确诊断或排除诊断

病史和体格检查

完整的病史和细致的体格检查是评估心力衰竭患者的基础,两者可提供关于心力衰竭病因的重要信息,确定可能的加重因素,并为合理治疗提供关键数据(见第 10 章)。所获得的信息将进一步指导患者的评估,帮助临床医生对其他检查的选择做出明智的决定。此外,病史有助于评估诊断过程中可能出现的不一致的结果,并且可以避免不必要的进一步检查。

心力衰竭的症状和体征

心力衰竭患者可能会出现各种症状,表 21.2 列出了最常见的症状。任何一个症状对判断严重的淤血状态都不是完全敏感或特异的(表 21.4),但其中一些比另一些更可靠。需要强调的是,这些症状在 HFpEF 与 HFrEF 患者中没有特定性。

表 21.4　病史和体检对诊断心力衰竭患者充盈压升高的敏感性和特异性

病史和体检的阳性发现	频数	敏感性	特异性	预测值		LR		OR(95%CI)
				阳性	阴性	阳性	阴性	
啰音(≥1/3 肺野)	26/192	15	89	69	38	1.32	1.04	1.4(0.6, 3.4)
腹水(中等量/大量)	123/192	62	32	61	33	0.92	0.85	0.8(0.4, 1.5)
第三心音	31/192	21	92	81	40	2.44	1.15	2.8(1.1,7.3)
水肿(≥2+)	73/192	41	66	67	40	1.20	1.11	1.3(0.7,2.5)
端坐呼吸(≥2 枕头)	157/192	86	25	66	51	1.15	1.80	2.1(1,4.4)
肝大(>4 横指)	23/191	15	93	78	39	2.13	1.09	2.3(0.8,6.6)
肝颈静脉反流	147/186	83	27	65	49	1.13	1.54	1.7(0.9,3.5)
颈静脉压力≥12mmHg	101/186	65	64	75	52	1.79	1.82	3.3(1.8,6.1)
颈静脉压力<8mmHg	18/186	4.3	81	28	33	0.23	0.85	0.2

*数值代表百分比,除非另有说明。LR,概率比;OR,比值比;CI,可信区间。

呼吸困难恶化是心力衰竭的主要症状,通常与心脏充盈压力增高有关,但也可能是由于心排量降低所致[7]。然而,没有恶化的呼吸困难,并不一定能排除心力衰竭,因为病人可能通过改变他们的生活方式来适应症状。深入调查可能会发现其运动能力下降,但这种下降并不是马上就能表现出来的。住院的心力衰竭患者常出现静息时呼吸困难,这一症状在该人群中具有很高的诊断敏感性和重要的预后价值。然而,许多其他疾病患者也会出现静息时呼吸困难,因此单独凭借该症状诊断的特异性和阳性预测值(positive predictive value,PPV)较低。患者在平卧时,抬高头部以缓解呼吸困难(端坐呼吸);另外,左侧卧时可能出现呼吸困难(转卧呼吸)。夜间阵发性呼吸困难,平卧时出现气促,是心力衰竭最可靠的诊断指标之一。

潮式呼吸(也称为周期性或循环呼吸)在心力衰竭晚期很常见,通常与低心排量和睡眠呼吸障碍有关(见第25章和第87章)。出现潮式呼吸通常提示预后不良[8]。夜间咳嗽是心力衰竭的一种常被忽视的症状。

上述症状是肺部充血的典型症状,而体重增加,腹围增加,早饱感和相关器官(四肢或阴囊)水肿则表明体循环系统充血。由肝脏充血引起的非特异性右上腹疼痛在右心衰竭的患者中较常见,但可能被错误地归因于其他病症。

心力衰竭的另一个主要症状是乏力,通常由心输出量的减少以及运动时异常的骨骼肌代谢反应导致[9]。心力衰竭患者感到乏力的其他原因可能包括严重抑郁、贫血、肾功能不全、内分泌异常和药物的副作用。一些患者可能突出表现为非预期的体重减轻,通常导致恶病质,该症状也是判断预后的主要指标[10]。

其他病史

有关患者过去和现在的医疗问题、家族史以及社会历史的信息提供了解释症状和制定诊疗计划的依据。高血压,冠状动脉疾病和糖尿病的病史特别有用,因为在美国人群心力衰竭患病风险中,这些疾病约占90%[11]。

病史还应关注患者的服药史。与心力衰竭发作相关的药物包括:治疗癌症的化疗药[12],糖尿病药物(如噻唑烷二酮类),麦角类抗偏头痛药物,食欲抑制剂,某些抗抑郁药和抗精神病药物(特别是氯氮平),减充血剂如伪麻黄碱(由于其能引发严重高血压),抗炎药如抗疟药羟氯喹(偶可导致浸润性心肌病),以及非甾体抗炎药。非甾体抗炎药会使肾功能恶化,引发高血压,导致体液潴留,尤其是在老年患者中。虽然选择性和非选择性环氧合酶(cyclooxygenase,COX)2抑制剂可以引发心力衰竭,但使用塞来昔布并没有增加心力衰竭的风险。

另外还应了解服用中草药和膳食补充剂的信息。应仔细询问环境或毒性物质接触史,包括酒精或药物滥用。询问关于心力衰竭或心源性猝死的家族史。有关合并症的信息(如后文所述)对于制定诊疗计划也是必不可少的。虽然大多数心力衰竭病因是心源性的,但值得记住的是,一些全身性疾病(如贫血、甲状腺功能亢进)可引起心力衰竭症状而无直接心脏受累(见第92章)。

体格检查

表21.2中列出的体格检查内容对病史起到了补充作用,帮助判断是否存在心力衰竭及其严重程度。这些心力衰竭体征已经被广泛地阐述,并且与心力衰竭患者的病史一样,各个阳性体征对诊断心力衰竭的敏感性和特异性各不相同[13](见表21.4),部分原因是一些体征比较隐匿,以及检查者不同的体检能力。心力衰竭体征在HFpEF与HFrEF患者中没有特异性[13]。

心力衰竭的诊断和严重程度的评估还应考虑患者的一般情况,测量坐位和站立位的生命体征,检查心脏和脉搏,评估其他器官是否有充血、低灌注以及合并症的情况。患者的一般情况传达了重要信息。检查者应评估患者的身体习惯和警觉状态,以及患者是否舒适,有无呼吸短促,咳嗽或疼痛。皮肤检查可显示低灌注引起的苍白或发绀,酗酒引起的红斑(如蜘蛛血管瘤、手掌红斑),结节病引起的红斑结节,血色素沉着引起的古铜色,或淀粉样变性引起的淤青。支持淀粉样变性的其他体征包括三角肌浸润(导致"肩垫征"),舌肥大,以及腕管综合征引起的双侧鱼际消瘦。第10章介绍了心脏视诊和触诊的细节。通过视诊或触诊心尖冲动,检查者可以快速确定心脏大小和心尖冲动点。在严重心力衰竭时,可触及对应于第三心音的搏动。心脏听诊是心力衰竭评估的重要组成部分。

许多心力衰竭患者听诊时可以闻及特征性的全收缩期二尖瓣关闭不全的杂音。三尖瓣关闭不全也很常见,其位于胸骨左缘,吸气时杂音增强,颈静脉波形中有明显的"V"波,凭借以上三条与二尖瓣关闭不全引起的杂音区分。当容量负荷纠正以及心腔减小(瓣环直径相应减小)使瓣膜的顺应性和功能得以改善后,二尖瓣和三尖瓣关闭不全引起的杂音可变得柔和。主动脉瓣狭窄是心力衰竭的一个重要原因,它的存在与否对治疗策略有极大的影响。然而,主动脉瓣狭窄的临床表现是隐匿的,杂音的强度取决于通过瓣膜的血流,当心力衰竭进展导致血流减少,杂音反而减轻。第三心音的出现是一个重要的体征,表明心室充盈量增加;虽然难以识别,但第三心音对心力衰竭具有高度特异性,并具有重要的预后意义。第四心音通常表明心室顺应性降低。在心力衰竭晚期,第三和第四心音可以叠加,形成奔马律。

心力衰竭患者体格检查的关键目的是检查有无容量潴留及其程度,是否存在肺循环和体循环充血。与症状一样,有充血并不能肯定心力衰竭的存在,没有明显的充血也不能排除心力衰竭诊断。HFpEF和HFrEF患者容量超负荷阳性体征的发生率和严重程度上通常没有显著差异[14]。

体格检查评估患者容量状态的最可靠的方法是测量颈静脉压(jugular venous pressure,JVP)。JVP升高对发现左室充盈压升高有很好的敏感性(70%)和特异性(79%)(见表21.4)。在评估颈部静脉搏动(肝-颈反流)时,通过对右上腹施加压力,JVP检测充血的敏感性和特异性可以大大提高。治疗过程中,JVP的变化与左室充盈压变化平行。JVP评估的局限性包括由于患者体质差异导致的评估困难,以及较大的观察者间差异性。如果肺动脉压升高到右心衰竭或三尖瓣出现反流的程度,JVP的增加可能会滞后于左心室充盈压力,或者完全不升高。相反,肺动脉高压患者出现右心室压力升高或三尖瓣明显反流时,JVP可能升高而左室充盈压没有增加。

肺循环充血在心力衰竭中极为常见,体检发现其表现具有多样性,并且许多是非特异性的。一侧或双侧肺底叩诊浊音且呼吸音减弱提示存在胸腔积液。双侧胸腔积液是最常见的,单侧出现积液时,通常是右侧,只有约10%仅出现在左侧。液体从肺毛细血管渗出到肺泡可引起干湿啰音,反应性支气管收缩可引起喘息。由心力衰竭引起的肺部啰音通常是细湿啰音,并且从肺底往上发展,而其他原因引起的啰音(例如,肺纤维化)相对粗糙。重要的是,当患者心力衰竭进展时,由于局部淋巴引流的代偿性增加,啰音反而可能不明显。“心源性哮喘”是由支气管壁内存在液体和继发性支气管痉挛引起[15]。它可被误诊为“阻塞性气道疾病加重”，从而错误地使用支气管扩张剂进行治疗，治疗不当与死亡风险增加有关[16]。

下肢水肿在容量负荷过重的心力衰竭患者中非常常见，但也可能是静脉功能不全(特别是在冠状动脉旁路移植术使用大隐静脉后)或药物副作用(如钙通道阻滞剂)的结果，仔细测量 JVP 有助于提高判断足部水肿为心力衰竭引起的特异性。

检测心输出量减少和外周灌注不足是体格检查关键的组成部分。外周灌注不良的患者通常伴有收缩压低、脉压差小和脉搏细数，但这种关系不一定准确。许多收缩压在 80mmHg(或更低)的患者可能灌注正常，那些心输出量减少的患者可以通过增加外周血管阻力而以牺牲组织灌注为代价将血压维持在正常范围。提示心输出量减少的体征包括精神不振，尿量减少，皮肤斑驳和四肢发凉，其中，四肢发凉是最常用的。

结合体循环充血和心输出量降低的评估有助于对患者进行分类，分别为“干/暖”(无充血、正常灌注)，“湿/暖”(有充血、灌注正常，失代偿心力衰竭中最常见的组合)，“干/冷”(无充血、低灌注)和“湿/冷”(心源性休克)[17]，这些将在第 24 章中讨论。这种分类不仅对判断预后有帮助，还可为治疗决策提供依据(图 21.3)。

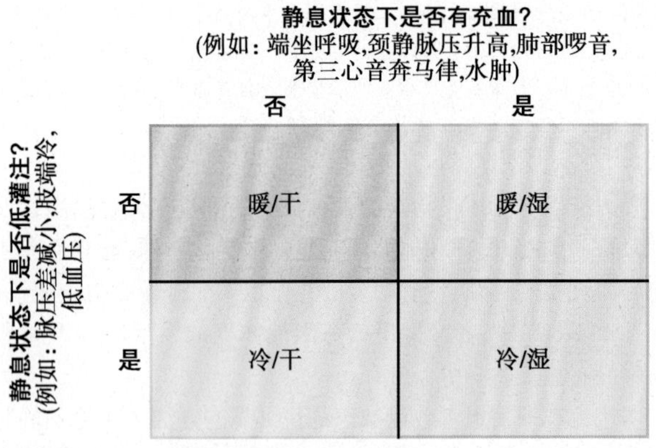

图 21.3 根据灌注(温暖与寒冷)和充血情况(干燥与湿润)对心力衰竭患者进行分类的模式。在该模式中的 4 类心力衰竭分别有不同的治疗策略。(引自 Nohria A, Tsang SW, Fang JC, et al. Clinical assessment identifies hemodynamic profiles that predict outcomes in patients admitted with heart failure. J Am Coll Cardiol 2003;41:1797)

常规实验室评估

图 21.2 给出了心力衰竭的诊断流程。实验室检查和影像学检查对疑似心力衰竭和确诊心力衰竭及其治疗提供重要信息。

胸部 X 线片

尽管其他影像学检查技术取得了进展，胸部 X 线片仍然是有用的评估手段之一，特别是当临床表现不明确时。胸部 X 线片的检查结果是对病史、体检和生物标志物检查等临床信息的补充。因此，胸部 X 线片应该是早期评估急性失代偿性心力衰竭患者的常规检查(见第 15 章)。

胸部 X 线片上肺水肿的经典表现是肺门“蝴蝶”征，可见间质和肺泡渗出肺野模糊，双侧由肺门扇形放射至周围肺组织。许多患者的胸部 X 线片表现更为隐匿，主要为间质改变，其中 Kerley B 线(延伸至胸膜表面的水平线状影，由肺小叶间隔内积液引起的)，支气管袖套和上叶肺血管影显著(提示肺静脉高压)是最突出的表现。胸部 X 线片还能发现胸腔积液或右小裂液体潴留。在许多情况下，特别是在晚期心力衰竭患者中，尽管有明显的呼吸困难症状，但胸部 X 线片可能未见明显异常；胸部 X 线片的阴性预测值(negative predictive value, NPV)太低，不能完全排除心力衰竭[18]。

心电图

心电图(electrocardiogram, ECG)是对疑似心力衰竭患者初步评估的标准检查之一。它可以提供关于突发心力衰竭的重要线索，同时帮助判断心力衰竭患者急性失代偿发作。心力衰竭患者的心电图很少正常，但这些异常往往没有特异性；因此，与胸部 X 线片类似，心电图的 PPV 在这种情况下大大超过 NPV(见第 12 章)。

由交感神经系统激活引起的窦性心动过速常见于晚期心力衰竭或急性失代偿发作患者。除了协助诊断之外，心率升高也是判断心力衰竭预后指标之一。心电图显示的房性心律失常以及心室率可能为心力衰竭的病因诊断提供线索，并解释为什么患者出现失代偿症状；房性心律失常引起的快心室率是需要治疗干预的。室性早搏增多提示患者有猝死风险，特别是当 EF 很低(如<30%)时。

QRS 电压升高可能提示左心室肥大。在没有高血压病史的情况下，这种发现可能是由心脏瓣膜病或肥厚性心肌病引起的，特别是如果存在异常的复极过程。如果右心室肥大，应考虑原发性或继发性肺动脉高压。QRS 电压低表明存在浸润性疾病或心包积液。Q 波的存在表明心力衰竭可能由缺血性心脏病引起，即使没有胸痛但新出现或可逆的 ST 段改变提示急性冠状动脉缺血。事实上，由于急性冠状动脉缺血是急性失代偿性心力衰竭的主要原因，因此应立即给患者行 12 导联心电图检查以排除急性心肌梗死。

ECG 中的间期可以为心力衰竭的病因和治疗策略提供重要信息。PR 间期延长在患者中很常见，可能由内在的传导异常引起，也可以在淀粉样变性等浸润性心肌病患者中出现。随着心脏再同步治疗(cardiac resynchronization therapy, CRT；见第 27 章)的出现，QRS 波已成为临床评估的关键部分，为心力衰竭病因和治疗方法提供了重要信息。心力衰竭患者的 QT 间期通常延长，可能由电解质异常、心肌疾病和抗心律失常药物引起。延长的 QT 间期可以提示患者存在尖端扭转型室速的风险，因此当使用对心室复极化有影响的药物时要慎重考虑。

血液化学和血液学变量检测

初发心力衰竭和慢性心力衰竭急性发作患者应检测电解质、血尿素氮(BUN)、血清肌酐、肝酶、空腹血脂、促甲状腺激素、转铁蛋白饱和度、尿酸、血常规和尿常规。如后文所述，利钠肽可能对诊断和判断预后非常有用。对特定的患者进行 HIV 检测或进一步筛查血色病是合理的，并且当怀疑存在风湿性疾病，淀粉样变性或嗜铬细胞瘤这些疾病时，可行诊断该疾病的检查。

心力衰竭患者常出现血钠异常，特别是在急性失代偿期间，具有重要的预后意义。研究表明，高达 25% 的急性心力衰竭患者可出现低钠血症(定义为血清钠值<135mmol/L)，并且在无明显失代偿的心力衰竭患者中也可见低钠血症[19]。低钠可能是由于液体潴留加剧或与使用利尿

剂有关，包括噻嗪类。低钠血症与认知和神经肌肉功能受损有关，当持续存在时，低钠血症会延长住院时间和增加死亡风险[20]。尽管如此，纠正血清钠水平并无显著获益[21]（见第24章）。高钠血症虽然不常见，但也是心力衰竭患者死亡率的预测因子。低钾血症常见于用利尿剂治疗的患者，除了增加心律失常的风险外，低钾还可能导致腿部痉挛和肌肉无力。相反，高钾血症不太常见，最常见的原因是血管紧张素转换酶（angiotensin-converting enzyme，ACE）抑制剂或盐皮质激素抑制等药物所导致。

肾功能异常在心力衰竭患者中很常见，其原因是肾脏充血、心排血量不足或合并症[22]。此外，心力衰竭治疗如利尿剂和ACE抑制剂或血管紧张素受体阻滞剂可以导致BUN和肌酐升高。在这方面，肾功能异常可能极大的影响对心力衰竭患者的积极治疗。此外，肾功能异常作为常规实验室检测，对心力衰竭患者的预后判断具有更重要的价值。由于这些原因，肾功能的评估应作为心力衰竭初始评估的一部分，并在随访期间定期复查。

在住院的急性失代偿性心力衰竭患者中，注册研究数据显示60%至70%的患者肾小球滤过率降低[23]。在这些患者中，基线BUN和血清肌酐浓度是死亡的独立预测因子[24]。入院后，约30%急性心力衰竭患者也可能出现血清肌酐增加0.3mg/dl或更高，这同样是死亡的有力预测因素[22,23]。这种"心肾"综合征的原因很复杂，包括右心充血的严重程度，腹腔内压升高，心输出量不足而造成肾脏低灌注。另外，积极的减充血策略也可能导致肾功能恶化；肾功能的这种下降与预后改善（而非恶化）有关，因为它提示针对充血的治疗非常充分，而这种充血往往引起患者急性心力衰竭发作导致住院[25]。因此，当面临肾功能恶化时，临床医生必须进行仔细检查以评估容量状态和组织灌注，决定合适的治疗方案。最后，通过治疗减轻充血程度可以改善肾功能；这一发现仍与长期预后不良有关。

糖尿病在心力衰竭患者中很常见，高血糖已成为患者预后不良的危险因素。由于利尿剂可引起痛风，因此检测尿酸水平有助于患者治疗；血清尿酸升高有预后意义，正在研究降低其浓度以改善心力衰竭预后的治疗方案。心力衰竭患者的谷草转氨酶（aspartate transaminase，AST）、谷丙转氨酶（alanine transaminase，ALT）、碱性磷酸酶（alkaline phosphatase，ALP）、胆红素（bilirubin）或乳酸脱氢酶（lactate dehydrogenase，LDH）可能因血流动力学紊乱导致肝充血或药物治疗而出现异常，定期随访很重要。接受华法林治疗的患者凝血酶原时间（prothrombin time，PT）的突然增加可能是失代偿的早期预兆，因为它可能反映了充血肝脏的合成能力受损。白蛋白水平是患者营养状况的指标，可能因食欲不振或肠壁充血受损而下降；低蛋白血症是急性和慢性心力衰竭死亡率的预测因子。

血液学异常在心力衰竭患者中非常普遍，可见于近40%的患者。低血红蛋白水平与心力衰竭症状加重，活动耐量和生活质量降低以及死亡率增加相关[26]。虽然贫血可能是心力衰竭患者慢性病的结果，但如果存在血红蛋白降低，还是应启动相应检查判断有无可治疗的原因，特别是缺铁。红细胞分布宽度被越来越多的关注，它可作为急性失代偿心力衰竭和慢性心力衰竭的预后判断指标[27]。白细胞计数异常有助于检测既往稳定的心力衰竭患者的病情变化是否由于感染导致，还可以提供引起心力衰竭的罕见原因线索，例如心肌嗜酸性粒细胞浸润。

生物标志物

除了标准的实验室检测之外，过去十年中出现了新的生物标志物，其可作为对疑似或确诊的心力衰竭患者初始和后续评估的重要辅助手段。现在生物标志物的检测常规用于区分心力衰竭与其他疾病，判断严重程度，并为心力衰竭患者的预后提供有用的信息。生物标志物用于指导急性和慢性心力衰竭患者治疗的价值也引起研究者相当大的兴趣。如表21.5所示，Braunwald[28]提出将心力衰竭生物标记物分为6个不同的类别，另外一类为尚未分类的生物标记物。

表21.5　用于评估心力衰竭患者的生物标志物

感染性指标*†‡
C-反应蛋白
肿瘤坏死因子
细胞凋亡因子（Fas/APO-1）
白介素1、6和18
氧化应激因子*†§
氧化型低密度脂蛋白
髓过氧化物酶
尿生物蛋白
尿和血浆异前列腺素
血浆丙二醛
细胞外基质重塑标志物*§
基质金属蛋白酶
金属蛋白酶的组织抑制剂
胶原蛋白原肽
Ⅰ型前肽原胶原
Ⅲ型血浆原胶原
神经激素*†§
去甲肾上腺素
肾素
血管紧张素Ⅱ
醛固酮
精氨酸加压素
内皮素
心肌细胞损伤标志物*†§
心脏特异性肌钙蛋白I和T
肌球蛋白轻链激酶I
心脏型脂肪酸蛋白
肌酸激酶同工酶
心肌细胞应力标志物†‡§¶
脑钠肽和脑钠肽前体的N-末端
肾上腺髓质素前体的中区片段
ST2
新的生物标志
嗜铬粒蛋白
半乳凝集素3
骨保护素
脂联素
生长分化因子-15

* 此类生物标志物有助于阐明心力衰竭的发病机制。
† 此类别中的生物标志物提供预后信息并帮助风险分层。
‡ 此类生物标志物可用于识别有心力衰竭风险的患者。
§ 此类别的生物标志物是潜在的治疗目标。
¶ 此类生物标志物可用于心力衰竭的诊断和监测治疗。

如上所述[29]，临床上有用的心力衰竭生物标志物应易于检测并且精确度高，能反映心力衰竭存在和进展中涉及的重要过程，不应概括床边已有的临床信息，必须为医生诊断心力衰竭或排除心力衰竭提供更快更可靠的信息，更准确地评估预后，或者有助于更好的治疗策略。尽管存在其他有希望用于心力衰竭评估的生物标志物，但目前只有利钠肽符合这些要求。

利钠肽

利钠肽是用于心力衰竭诊断、心力衰竭严重程度评估和预后的有用的生物标志物，也可用于心力衰竭的治疗。最常检测的是脑钠肽（B-type natriuretic peptide，BNP）及其前体利钠肽原的氨基末端（N-末端），即 NT-proBNP。这两种生物标志物的释放是由于心肌细胞被牵张所致，而且在血液中它们的浓度能够得到精确的检测（见第 23 章）。由于心室壁中的心肌细胞较多，BNP 和 NT-proBNP 随室壁受到的压力增加而合成增加，因而可以反映心室所受牵张的情况。心房利钠肽（atrial natriuretic peptide，ANP）是该类别的另一成员，由心房组织合成和分泌。目前已经可对 ANP 前体的中间片段[midregional（MR）pro-ANP]进行检测，其结果似乎可以与 BNP 和 NT-proBNP 在心力衰竭中的结果相媲美[30]，尽管数据仍然有限。

由于清除率不同，BNP 和 NT-proBNP 半衰期差别很大（BNP：20 分钟；NT-proBNP：90 分钟），因此它们在循环中的浓度不同。两种利钠肽都已成为心力衰竭评估的重要组成部分；与其他任何诊断检测一样，临床医生必须始终记住引起 BNP 或 NT-proBNP 大量释放的结构性和功能性原因，以正确解释这些值[31]。利钠肽水平随着 NYHA 心功能分级恶化而逐渐升高，并且倾向于 HFrEF 高于 HFpEF，尽管舒张功能异常会独立影响其浓度。急性心力衰竭患者 BNP 和 NT-proBNP 值往往高于稳定的慢性心力衰竭患者，尽管这不是普遍的。了解患者病情稳定时的利钠肽值可能有助于更好地解释症状发生的病因。

当使用 BNP 或 NT-proBNP 时，临床医生应该记住，除了左心室收缩和舒张功能障碍外，瓣膜性心脏病、肺动脉高压、缺血性心脏病、房性心律失常，甚至心包疾病（如缩窄性心包炎）等情况均会导致两种肽的浓度升高[31]。此外，还必须牢记许多对利钠肽测值有影响的相关临床情况。例如，BNP 和 NT-proBNP 浓度都随着年龄的增长而增加，被认为可用以识别老年患者的累积性的结构性心脏病。两种利钠肽在肾功能衰竭患者中也会升高，部分反映了这些患者较慢的肌酐清除率，但在具有普遍心血管危险因素的肾功能不全患者中也同样能识别心脏病。此外，升高的利钠肽也可见于高动力循环状态（包括败血症）。肺栓塞导致右心功能不全的患者利钠肽浓度也可升高。血管紧张素受体脑啡肽酶抑制剂（angiotensin receptor neprilysin inhibitors，ARNIs；参见第 25 章）会导致 BNP 水平升高，但不会影响 NT-proBNP 的循环水平。肥胖同较低的 BNP 或 NT-proBNP 水平强烈相关，尽管肥胖者的室壁应力同正常人相似或升高。由于在肥胖患者中 BNP，NT-proBNP 和 MR-proANP 的水平均有降低，这不太可能是由于清除效应增加导致的（因为每种多肽的清除方式不同），而更可能是因为利钠肽基因表达或翻译后修饰被抑制导致的。

BNP 或 NT-proBNP 的结果虽然有用，但应始终在合理的临床判断背景下进行解释，并与病史，体格检查和其他检测结果相结合。这些重要的生物标志物有力地补充了临床判断，但不应取而代之。考虑到这一点，利钠肽已被证明对于确定和排除急诊室急性失代偿性心力衰竭以及门诊患者中无症状的心力衰竭非常有用。

BNP 和 NT-proBNP 检查用于诊断急性心力衰竭的关键数据分别来自呼吸异常研究（Breathing Not Properly study）和急诊科呼吸困难患者的 ProBNP 调查研究（ProBNP Investigation of Dyspnea in the Emergency Department，PRIDE）。在呼吸异常研究中显示，100pg/ml 的 BNP 浓度对诊断急性失代偿性心力衰竭具有高度准确性；PRIDE 研究显示，将 NT-proBNP 截值设为 900pg/ml，同 BNP 100pg/ml 的截值诊断价值相当。随后，国际合作的 NT-proBNP 研究（International Collaborative of NT-proBNP，ICON）表明进行年龄分层可以改善 NT-proBNP 在急性呼吸困难患者中的阳性预测值。NT-proBNP 浓度低于 300pg/ml 也可用于排除急性失代偿性心力衰竭。

急诊科中测定患者的利钠肽水平同更快速的诊断、更低的入院率、更短的住院时间和更低的成本相关。由于急性呼吸困难的临床不确定性同较差的预后相关，可以肯定地注意到利钠肽的测定在这种复杂情况下特别有价值。

对于急诊以外的亚急性呼吸困难患者，BNP 或 NT-proBNP 的值通常要低得多。因此，当用于评估呼吸困难的非卧床患者时，不应使用急诊研究所得的优化截值；而应该使用较低的截值，并且针对其 NPV 进行优化以排除（而不是确诊）心力衰竭[32]（在这种情况下，根据患者年龄分层可提高诊断准确性，因为在没有临床心力衰竭的情况下，老年患者通常具有更高浓度的 BNP 或 NT-proBNP。如果发现患者的 BNP 或 NT-proBNP 水平高于截值，则可能需要进一步的诊断性检查（例如超声心动图）。门诊患者 BNP 或 NT-proBNP 假性降低的原因与急性呼吸困难患者相同。

利钠肽水平在 ACC/AHA 定义的所有心力衰竭阶段均可提供有用的预后信息，即使在根据其他重要变量（包括病史，体格检查，超声心动图或甚至心肺运动测试结果）调整后也是如此。一次利钠肽的测量结果具有预后意义，而连续随访检测利钠肽水平则增加了重要的预后信息。例如，在急性心力衰竭的患者中，那些在出院时 BNP 或 NT-proBNP 没有显著降低的患者往往具有相当高的发病率和死亡率[33]。因此有人提出，在出院前较为理想的状况是应使患者的 BNP 或 NT-proBNP 降低 30%或以上。类似地，在非卧床的心力衰竭患者中，利钠肽水平长期升高或逐渐升高的患者是高风险群体。心力衰竭治疗可以降低 BNP 和 NT-proBNP 的浓度，并且当脑钠肽浓度降低时意味着患者的预后得到改善。

其他生物标志物

当前已发现了其他一些可用于心力衰竭患者的有希望的生物标志物，其中有些已可用于临床（见表 21.5）。总的来说，一些新的心力衰竭生物标志物已被开发以补充利钠肽的预测价值。虽然其中的大多数尚未获得充分的数据支持来证明其广泛使用的合理性，但有些有前景的生物标志物值得一提。

可溶性 ST2 是白细胞介素受体家族的成员，其浓度已被显示同 ACC/AHA 定义的全部 4 个心力衰竭阶段的患者心力衰竭病情进展和死亡密切相关[34]。ST2 最初是在机械转导的基础科学模型中发现的，其对心脏纤维化的形成具有关键的作用。因此，升高的 ST2 浓度与进行性的心血管功能障碍、心脏重塑和死亡风险相关。可溶性 ST2 浓度可协同利钠肽对 HFrEF 和 HFpEF 的预后评估作用，并且在心力衰竭治疗后，ST2 的动态变化与利钠肽类似。在急性失代偿性心力衰竭和慢性心力衰竭患者中，ST2 值的长期升高或进行性升高同不良预后强烈相关。值得注意的是，在基于人群的分析中，表面上"正常"的患者中，ST2 值预测未来发生心力衰竭的价值超过了其他生物标志物（如 BNP），以及超声心动图参数[35]。这意味着心室重塑的生化指标改变可在传统生物标志物变化或影像学异常之前出现。最近的数据表明 ST2 浓度升高也提示血管重塑，因此可能预测高血压的发生。这是否可用来调控未来发生心力衰竭的风险尚不确定。

半乳糖凝集素 3（galectin 3）是组织纤维化的另一种新型生物标志物。它由参与组织损伤反应的活化巨噬细胞产生，并且与心肌胶原形成增加密切相关。临床测量到的 galectin 3 值升高不仅可预测 HFrEF 和 HFpEF 患者的不良预后，还可像 ST2 一样，预测"正常"患者的心力衰竭发作[34]。

肌原纤维蛋白肌钙蛋白 T 和 I 是心肌细胞损伤的指标，它们在不合并急性冠状动脉综合征，甚至无显著的冠状动脉疾病（coronary artery disease，CAD）的心力衰竭患者中均升高。随着高度敏感的肌钙蛋白检测的出现，更多的患者可能会发现这些重要的风险预测指标浓度升高[36]。尽管肌钙蛋白值升高对诊断 CAD 引起的心肌坏死特异性不高，但考虑到急性心肌梗死常为导致急性心力衰竭发作的重要病因，在急性心力衰竭的处理流程中时应测量肌钙蛋白，但对其结果要谨慎的加以解释。社区的"正常"个体中测得肌钙蛋白浓度升高是心力衰竭发病的预后因子（尤其是在连续测量中上升）。肌钙蛋白是心力衰竭人群中死亡风险增加的独立预测因子。

其他新的生物标志物正在涌现，并且可能被用于心力衰竭患者的综合评估。许多这些新型标志物反映了系统性的应激状态，或心脏外的器官的异常。例如，肾上腺髓质素前体的中区域片段是反映血管和全身应激的生物标志物，是短期不良预后的有力预测因素[30]（见第 23 章）。同样，生长分化因子-15（growth differentiation factor-15）是心血管应激的另一个标志物。其不仅可以强烈预测心力衰竭患者的预后，而且可能是"正常"人群新发心力衰竭的预后因子[35]。血管升压素是一种生物学上不稳定的激素，它的 C 末端片段被称为 copeptin。copeptin 的浓度间接反映了血管升压素的水平，同心力衰竭的预后相关，但同血清钠的水平没有直接关系。最后，肾功能不全的新型生物标志物正在成为超过血清尿素氮和肌酐水平的对心血管风险的更强大的预测因子。胱抑素 C 是一种在所有有核细胞中普遍存在的蛋白质，其清除与肾小球滤过率直接相关。胱抑素 C 和 β 微量蛋白质是两种同心力衰竭预后密切相关的肾功能标志物。中性粒细胞明胶酶相关脂质运载蛋白，*N*-乙酰基-β-D-氨基葡萄糖苷酶和肾损伤分子-1 是急性肾损伤中有良好应用前景的生物标志物，它们的浓度升高发生在肾功能恶化之前，并且可对心力衰竭患者提供重要的预后信息[37]。

最终，对于心力衰竭的综合评估，似乎联合应用多种或一组生物标记物将被证明是评估预后的最有用的方式。

预后风险评估

在进行心力衰竭患者的初始和后继的评估时，临床医生应定期评估发生潜在的不良后果的可能。除生物标志物测试外，还存在许多经过验证的可用于心力衰竭风险分层的方法，包括用于门诊和住院患者的各种多变量临床风险评分。一项经过充分验证的风险评分-西雅图心力衰竭模型，可通过互联网上的应用程序（www. seattleheartfailuremodel. org）进行评估，并已被证明可提供有关门诊心力衰竭患者死亡风险的可靠信息[38]。对于因急性症状发作住院的患者，由急性失代偿性心力衰竭国家登记处（Acute Decompensated Heart Failure National Registry，ADHERE）开发的模型中纳入了入院时的 3 个常规测值作为变量（收缩压、BUN 和血清肌酐），并将患者按 10 倍的风险差异分级（2.1% ~ 21.9%）[38]。重要的是，临床风险评分在评估再入院风险方面表现不佳；在这一方面，出院前，尤其是治疗后的生物标志物测值，可能更有价值。

右心导管检查

由于如今的生物标志物和无创影像技术可提供以前需要通过心脏导管获得的大量信息，既往作为诊断检查或指导治疗的一部分的心内压力和血流动力学测量如今已较少进行。然而，右心导管检查能够对血流动力学和心脏充盈压力进行精确的评估，因此当引起患者症状的病因难以确定，以及需要精确的测量结果来指导治疗或决策（例如，选择待心脏移植的患者）的情况下，它尤其有用。右心导管对于心力衰竭并发严重低血压，全身性的低灌注状态，对输注正性肌力药物依赖，或那些按推荐方法治疗后仍有持续严重症状的患者也很有价值（并应予以考虑）（见第 19 章）。

侵入性的右心导管检查对于评估肺血管阻力非常重要，这是心脏移植术必要评估步骤。当发现肺动脉压力升高时，应明确患者对肺动脉血管扩张剂的反应，以提供关于该肺动脉高压患者是否可接受心脏移植的重要信息。此外，肺动脉楔压可用于评估患者的容量状态，并且如果在左心房和左心室之间没有梗阻的情况下，该指标可反映左心室的舒张末期压力。尽管在大多数患者中，明确静息时的血流动力学参数就已足够，但运动试验有助于发现某些患者异常的心腔内压力和血流的存在及确定其严重程度。例如，肺动脉压力升高可能是动态的，可能需要通过进行负荷试验来检测。

在充血性心力衰竭和肺动脉导管有效性试验的评估研究（Evaluation Study of Congestive Heart Failure and Pulmonary Artery Catheterization Effectiveness，ESCAPE）中，评估了对晚期心力衰竭患者使用血流动力学监测来指导治疗的效果[39]。结果显示肺动脉压力指导下的治疗同通过仔细进行临床评估指导治疗相比，对心力衰竭的发病率或死亡率没有明显益处。肺动脉压力指导下的治疗未能影响患者出院后的预后可能是由于住院期间改善的血流动力学状态在相对较短的时间内即恢复到基线水平。因此，目前心力衰竭的"个体化治疗"已较少采用，尽管其确对合并低血压，低灌注或终末性器官功能障碍的心力衰竭患者有益。

心内膜活检

本书第 79 章讨论了心肌活检在评估心力衰竭患者中的作用。一般而言，如果怀疑患有预后独特的疾病，或者患者可能从特定的治疗方案中受益，并且按传统方法难以确定诊断，则要进行心内膜活检。在检查前必须权衡从活检获得的信息对诊断、治疗和预后带来的额外获益，同该操作带来的风险。心内膜活检的灵敏度可能因心力衰竭的病因而异；例如，在心肌炎或淀粉样变性等弥漫性的心肌疾病中，活检的敏感性更高，而对结节病等局灶性心肌疾病则敏感性欠佳。

合并症检查

从20世纪60年代开始，心力衰竭的发病率急剧上升，同其他慢性病开始出现的年代一致。此外，导致心力衰竭发展的许多疾病（如糖尿病，高血压，动脉粥样硬化）也可影响除心脏之外的其他器官。因此，合并症在心力衰竭患者中非常普遍，并且对病程有极大的影响；事实上，导致心力衰竭患者住院的病因很大一部分是同心力衰竭无关的，并且一半以上的病例是由非心源性病因导致的[40]。合并症不仅使心力衰竭的患者的病程复杂化，而且还影响到对心力衰竭患者的管理；例如，慢性肾病可限制肾素-血管紧张素-醛固酮抑制剂类药物的应用。此外，合并症的存在也影响了患者从指南引导的治疗中的获益，例如心房颤动的患者从许多疗法（包括β受体阻滞剂和CRT）的获益降低。最近的数据表明，积极治疗高血压和使用钠-葡萄糖协同转运蛋白-2（sodium-glucose co-transporter-2，SGLT2）抑制剂治疗糖尿病可能会减少心力衰竭事件[41,42]，发现和治疗和合并症是心力衰竭管理中一项特别重要的工作。

生活质量评估

心力衰竭对生活质量有极大的影响，而健康状况不佳导致的生活质量低下是心力衰竭患者不良预后的有力预测指标。心力衰竭患者生活质量低下的决定因素包括女性，较小的发病年龄，较高的体重指数，较严重的症状，抑郁症和睡眠呼吸暂停的存在[43]。据报道，经过CRT治疗，或在疾病管理中采用积极的护理措施后，患者的生活质量能够得到改善。鉴于其重要性，在心力衰竭患者初次和随后的就诊过程中，应考虑生活质量的评估，该评估可通过标准的病史询问获得，也可通过使用经过验证的工具，例如堪萨斯城心肌病问卷（the Kansas City Cardiomyopathy Questionnaire）或明尼苏达心力衰竭问卷（Minnesota Living with Heart Failure Questionnaire）来进行。

心肺功能运动测试

运动耐量减低是心力衰竭的主要症状（见第13章）。尽管如此，运动耐量的量化是不精确的；标准化的方法，如NYHA标准或6分钟步行测试，过于主观且敏感性差。此外，6分钟的步行试验并未显示患者是否接近了其最大的运动能力，不能鉴别运动耐量受损的原因（如心脏疾病，肺部疾病或骨关节疾病）或在测试中患者是否缺乏积极性；该测试也未考虑生活状况和年龄的影响；该测试在年龄较大的患者中结果可能欠准确。当需要更准确的信息时，经常使用的是心肺运动测试（cardiopulmonary exercise testing，CPX），因为它可以鉴别运动耐量差的原因，能够量化患者的运动能力，并可提供常规运动测试中不能获得的重要生理信息[44]。CPX是心脏移植前常规评估的标准部分；在此测试中，最大摄氧量（VO_2）值中-重度降低［例如<14ml O_2/（kg·min）］通常用作评估预后的阈值，而最大VO_2值小于10ml O_2/（kg·min），尤其是V_E/VCO_2斜率等于或高于45.0时被认为是运动耐量严重降低，预后意义尤其显著。

影像学检查

无创的心脏影像学检查在评估心力衰竭患者中起着重要的作用，尤其对于确认患者应归类为HFpEF或是HFrEF至关重要。影像学检查可通过评估心脏结构和功能改变的存在及其严重程度来确立心力衰竭的诊断，提供有关心功能不全病因学的线索（先天性心脏病、瓣膜疾病、心包疾病、冠状动脉疾病），对患者进行风险分层，并可指导治疗策略。另外，影像学检查还可用于帮助评估治疗干预的效果，提供预后信息，并指导后续治疗。

用于评估心力衰竭患者的主要无创心脏影像检查有超声心动图（第14章）、磁共振成像（magnetic resonance imaging，MRI；第17章）和计算机断层扫描（computed tomography，CT；第18章）和核素显像，CT包括单光子发射计算机断层扫描（single-photon emission computed tomography，SPECT）和正电子发射断层扫描（positron emission tomography，PET）（第16章）。影像学检查通常为心力衰竭诊治提供额外的信息，并且当每种检查手段用于特定的患者时，可提供独特的信息。对新诊断的心力衰竭患者的初步评估应包括经胸超声心动图，但可以根据是否需要解答进一步的临床问题（如关于心脏结构和功能，病因学和诸如血管重建术后心功能能否恢复的问题）考虑采用MRI、CT和/或核医学等其他检查手段。

超声心动图和肺部超声

经胸超声心动图是心力衰竭评估的重要部分[45]，可以在床边进行，安全无风险，无辐射暴露。手持式心脏超声可在诊疗现场（如急诊室）对患者进行即时评估，故其使用日益增多。

超声心动图特别适用于评估心肌和心脏瓣膜的结构和功能，并提供有关心腔内压力和血流的信息。对于HFrEF患者，可以对左心室（left ventricular，LV）容积和收缩功能进行半定量的评估，或者可以使用双平面法和改良Simpson法进行定量评估。所获得的心腔形态学和相对大小的信息可以提示特定疾病的诊断。例如，左室向心性肥厚伴双心房显著增大，尤其是在不合并高血压的情况下，提示心力衰竭是由心肌浸润性疾病（如淀粉样变性）引起的。左心室的舒张功能可通过多普勒超声评估，包括二尖瓣血流图（舒张早期E峰和舒张晚期心房A峰），二尖瓣环的组织多普勒速度，肺静脉血流图和左心房容积指数（见第14章）。基于这些指标的测量，舒张功能障碍可以进一步分类为Ⅰ至Ⅲ级，舒张功能障碍等级的恶化在心力衰竭中具有额外的预后意义。二尖瓣血流舒张早期E峰高度同二尖瓣环组织多普勒舒张早期e'峰高度的比值（E/e'）尤其有助于确定舒张功能障碍的存在和严重程度。该比值大于或等于15提示舒张功能异常。不合并左室收缩功能障碍或肺部疾病的肺动脉高压提示可能存在左室舒张功能障碍。超声心动图的另一个优势是能够无创地估计右心压力。例如，右心房（RA）压力可通过下腔静脉（IVC）内径和吸气时的内径变化程度来估计。IVC内径正常和至少50%的吸气相塌陷提示RA压力正常，而IVC内径增加以及吸气相变化较小提示RA压力升高。

肺部超声（lung ultrasound，LUS）已越来越多地用于评估ED患者。LUS可通过检测不同声阻抗的两个结构（如充满液体的结构以及充满空气的肺泡）之间的声学界面处产生的垂直混响伪影（即Kerley B线），用于诊断间质性肺水肿和容量超负荷，这种超声表现也被称为“彗星”征。当结合临床判断和其他检查（如胸部X线和利钠肽检验）时，Kerley B线可对心力衰竭的诊断具有高度敏感性和特异性。

磁共振成像

MRI可提供高质量的心脏图像，并且没有辐射，这是其相对于CT检查的重要优势。几乎所有患者都可以通过心脏MRI检查获得诊断性的图像，并且与超声心动图不同的是，MRI可以获得心脏任意切面的图像。MRI非常适于评估心脏的形态、腔室大小和心脏功能。使用不同的脉冲序列以及结合钆剂增强显像，MRI可以评估心肌组织学特性以及心肌活力。心脏MRI可以根据T1加权图像钆剂延迟增强的模式鉴别缺血性和非缺血性心肌病；缺血性心肌病通常在梗死部位显示出特征性的心内膜下延迟强化，而非缺血性扩张型心肌病，通常根据不同的病因，表现为无强化，心肌中层强化，或其他的强化模式（图21.4）。此外，MRI对于明确心肌炎的诊断非常有价值，对于诊断特殊类型的心肌病，如浸润性的心肌疾病或左室致密化不全也同样有价值。目前MRI检查的一个主要的局限性是对于植入心脏起搏器或除颤器的患者是不安全的，然而随着MRI兼容设备的使用日益增多，该局限性有望被克服（见第17章）。

心脏计算机断层扫描

心脏CT当前在心力衰竭诊治中的作用主要是通过使用CT血管造影来帮助确定是否存在阻塞性CAD，这对于CAD可能性较低的患者意义尤其重大。CT血管造影的新兴应用是在CRT电极线放置之前协助评估冠状静脉解剖结构。CT技术的进步使得被检查者辐射暴露减少，但鉴于行心脏CT血管造影需要注射碘剂，对于有肾损伤风险的患者仍然是一个需要注意的问题（见第18章）。

核素显像

多种核素显像技术已被用于评估心力衰竭。其中SPECT和PET技术特别适合于评估心肌缺血，心肌活力及功能。第16章讨论了使用核素显像来评估心肌活力。氟-18氟脱氧葡萄糖（fluorine-18 fluorodeoxyglucose，^{18}F-FDG）PET扫描可能对判断预后和心脏结节病的诊治特别有帮助[46]；在心脏结节病患者中可见心肌中特征性的异质性的摄取模式，与扩张型心肌病和正常个体中的弥漫性摄取截然不同。在用免疫抑制药物治疗成功后，心肌中的^{18}F-FDG摄取可能正常化。锝-99m焦磷酸盐（Technetium-99m pyrophosphate，^{99m}Tc-PYP）扫描在诊断转甲状腺素蛋白（transthyretin，TTR）类型的淀粉样变性方面前景良好（图21.5）。尽管TTR淀粉样变性患者的阳性率更高，但^{99am}Tc-PYP扫描在AL类型的淀粉样变性患者中也可能出现阳性[47]（见第77章）。最后，使用碘-123（^{123}I）间碘苄胍（metaiodobenzylguanidine，MIBG）的心脏扫描可以客观评估心脏交感神经的功能。另外，在NYHA Ⅱ级或Ⅲ级的HFrEF患者中，当心脏与纵隔的^{123}I-MIBG比值降低时，可预测由心律失常导致猝死的风险[48]。

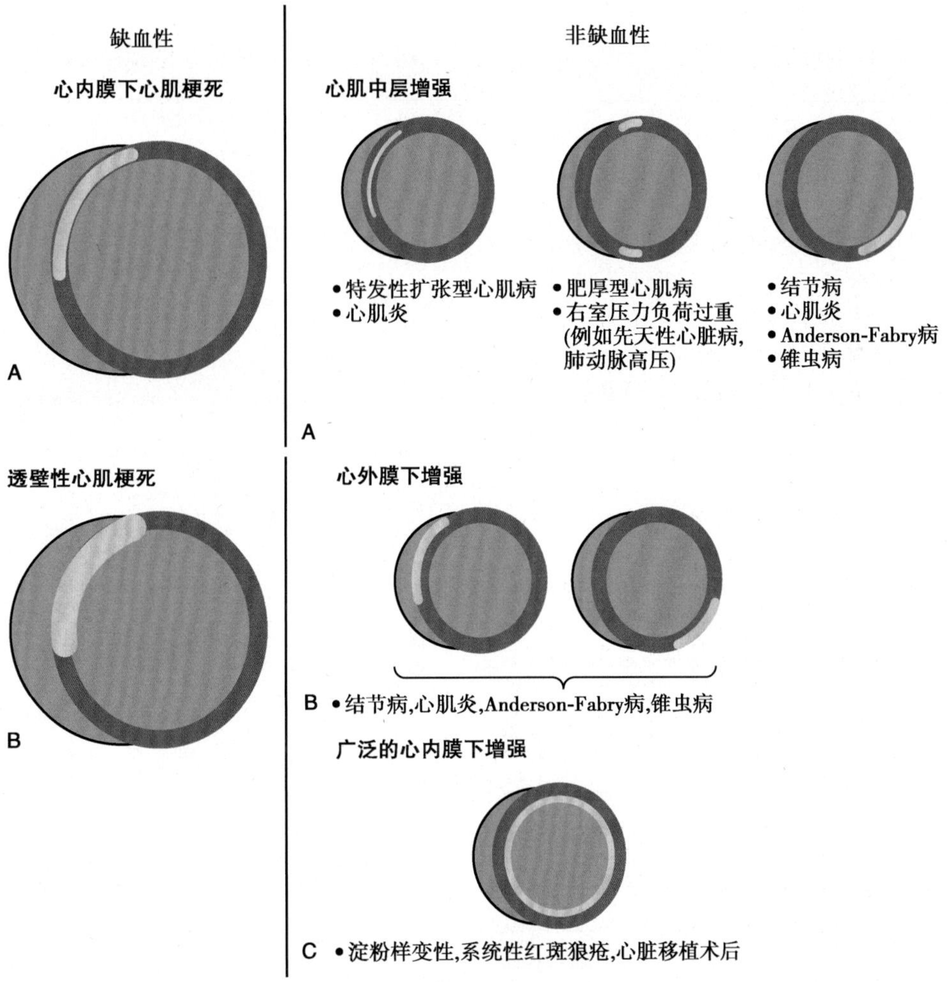

图21.4 不同疾病的心肌MRI增强显像模式。（引自Mahrholdt H，Wagner A，Judd RM，et al. Delayed enhancement cardiovascular magnetic resonance assessment of non-ischaemic cardiomyopathies. Eur Heart J 2005；26：1461.）

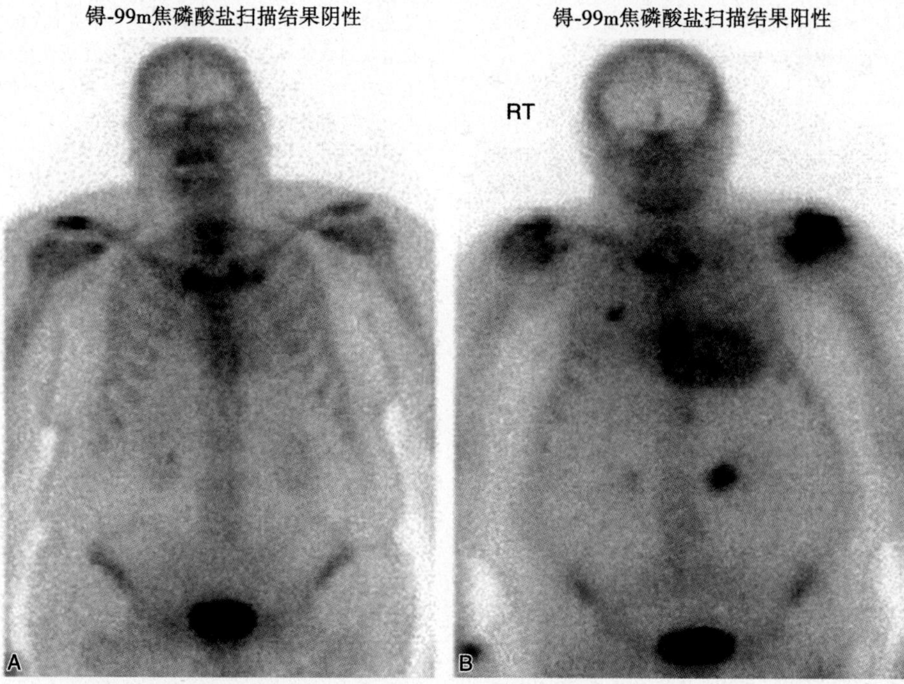

图 21.5 两个射血分数正常的心力衰竭患者行锝-99m 焦磷酸盐显像以明确有无转甲状腺素蛋白(transthyretin,TTR)型淀粉样变性。左图(A)患者为正常心肌,右图(B)患者心肌有放射性摄取,确诊为 TTR 型淀粉样变性

未来展望

随着心力衰竭的新的治疗手段不断发展,人们将越来越重视对患者进行更快速,准确和性价比更高的评估,目标是提供有关心力衰竭是否存在,严重程度和病因的明确信息。对心功能不全生物学的新的认识可能会促使针对特定病因的特异性的治疗方法的发展。为满足这些未来的需求,先进的生物标志物和影像技术将被开发以用于心力衰竭的诊断分期和病因确定。即使这些辅助手段的精确性和准确性有所提高,通过病史和体格检查获得的信息仍然将是我们理解如何恰当的应用这些检查,并最有效的治疗患者的能力的核心。

(王玮 译,赵航 校)

参考文献

Definition and Epidemiology

1. Mozaffarian D, Benjamin EJ, Go AS, et al. Heart disease and stroke statistics—2016 update: a report from the American Heart Association. *Circulation*. 2016;133(4):e38–e360.
2. Guha K, McDonagh T. Heart failure epidemiology: European perspective. *Curr Cardiol Rev*. 2013;9(2):123–127.
3. Mozaffarian D, Benjamin EJ, Go AS, et al. Executive summary: heart disease and stroke statistics—2016 update: a report from the American Heart Association. *Circulation*. 2016;133(4):447–454.
4. Roger VL. Epidemiology of heart failure. *Circ Res*. 2013;113(6):646–659.
5. Kapoor JR, Kapoor R, Ju C, et al. Precipitating clinical factors, heart failure characterization, and outcomes in patients hospitalized with heart failure with reduced, borderline, and preserved ejection fraction. *JACC Heart Fail*. 2016;4(6):464–472.
6. Yancy CW, Jessup M, Bozkurt B, et al. 2013 ACCF/AHA guideline for the management of heart failure: a report of the American College of Cardiology Foundation/American Heart Association Task Force on Practice Guidelines. *J Am Coll Cardiol*. 2013;62(16):e147–e239.

The Medical History and Physical Examination

7. Solomonica A, Burger AJ, Aronson D. Hemodynamic determinants of dyspnea improvement in acute decompensated heart failure. *Circ Heart Fail*. 2012;6(1):53–60.
8. Damy T, Margarit L, Noroc A, et al. Prognostic impact of sleep-disordered breathing and its treatment with nocturnal ventilation for chronic heart failure. *Eur J Heart Fail*. 2012;14(9):1009–1019.
9. Yu DS, Chan HY, Leung DY, et al. Symptom clusters and quality of life among patients with advanced heart failure. *J Geriatr Cardiol*. 2016;13(5):408–414.
10. Rahman A, Jafry S, Jeejeebhoy K, et al. Malnutrition and cachexia in heart failure. *JPEN J Parenter Enteral Nutr*. 2016;40(4):475–486.
11. Avery CL, Loehr LR, Baggett C, et al. The population burden of heart failure attributable to modifiable risk factors: the ARIC (Atherosclerosis Risk in Communities) study. *J Am Coll Cardiol*. 2012;60(17):1640–1646.
12. Higgins AY, O'Halloran TD, Chang JD. Chemotherapy-induced cardiomyopathy. *Heart Fail Rev*. 2015;20(6):721–730.
13. Kelder JC, Cramer MJ, van Wijngaarden J, et al. The diagnostic value of physical examination and additional testing in primary care patients with suspected heart failure. *Circulation*. 2011;124(25):2865–2873.
14. Ho JE, Gona P, Pencina MJ, et al. Discriminating clinical features of heart failure with preserved vs. reduced ejection fraction in the community. *Eur Heart J*. 2012;33(14):1734–1741.
15. Buckner K. Cardiac asthma. *Immunol Allergy Clin North Am*. 2013;33(1):35–44.
16. Dharmarajan K, Strait KM, Lagu T, et al. Acute decompensated heart failure is routinely treated as a cardiopulmonary syndrome. *PLoS ONE*. 2013;8(10):e78222.
17. Nohria A, Tsang SW, Fang JC, et al. Clinical assessment identifies hemodynamic profiles that predict outcomes in patients admitted with heart failure. *J Am Coll Cardiol*. 2003;41(10):1797–1804.

Routine Laboratory Assessment

18. Sartini S, Frizzi J, Borselli M, et al. Which method is best for an early accurate diagnosis of acute heart failure? Comparison between lung ultrasound, chest X-ray and NT pro-BNP performance: a prospective study. *Intern Emerg Med*. 2016;Jul 11 [Epub ahead of print].
19. Urso C, Brucculeri S, Caimi G. Acid-base and electrolyte abnormalities in heart failure: pathophysiology and implications. *Heart Fail Rev*. 2015;20(4):493–503.
20. Mohammed AA, van Kimmenade RR, Richards M, et al. Hyponatremia, natriuretic peptides, and outcomes in acutely decompensated heart failure: results from the International Collaborative of NT-proBNP Study. *Circ Heart Fail*. 2010;3(3):354–361.
21. O'Connell JB, Alemayehu A. Hyponatremia, heart failure, and the role of tolvaptan. *Postgrad Med*. 2012;124(2):29–39.
22. Legrand M, Mebazaa A, Ronco C, Januzzi JL Jr. When cardiac failure, kidney dysfunction, and kidney injury intersect in acute conditions: the case of cardiorenal syndrome. *Crit Care Med*. 2014;42(9):2109–2117.
23. Damman K, Valente MA, Voors AA, et al. Renal impairment, worsening renal function, and outcome in patients with heart failure: an updated meta-analysis. *Eur Heart J*. 2014;35(7):455–469.
24. Fonarow GC, Adams KF Jr, Abraham WT, et al. Risk stratification for in-hospital mortality in acutely decompensated heart failure: classification and regression tree analysis. *JAMA*. 2005;293(5):572–580.
25. Lala A, McNulty SE, Mentz RJ, et al. Relief and recurrence of congestion during and after hospitalization for acute heart failure: insights from Diuretic Optimization Strategy Evaluation in Acute Decompensated Heart Failure (DOSE-AHF) and Cardiorenal Rescue Study in Acute Decompensated Heart Failure (CARESS-HF). *Circ Heart Fail*. 2015;8(4):741–748.
26. Cleland JG, Zhang J, Pellicori P, et al. Prevalence and outcomes of anemia and hematinic deficiencies in patients with chronic heart failure. *JAMA Cardiol*. 2016;1(5):539–547.
27. Huang YL, Hu ZD, Liu SJ, et al. Prognostic value of red blood cell distribution width for patients with heart failure: a systematic review and meta-analysis of cohort studies. *PLoS ONE*. 2014;9(8):e104861.
28. Braunwald E. Biomarkers in heart failure. *N Engl J Med*. 2008;358(20):2148–2159.
29. Van Kimmenade RR, Januzzi JL Jr. Emerging biomarkers in heart failure. *Clin Chem*. 2011;58(1):127–138.
30. Shah RV, Truong QA, Gaggin HK, et al. Mid-regional pro-atrial natriuretic peptide and pro-adrenomedullin testing for the diagnostic and prognostic evaluation of patients with acute dyspnoea. *Eur Heart J*. 2012;33(17):2197–2205.
31. Ibrahim N, Januzzi JL. The potential role of natriuretic peptides and other biomarkers in heart failure diagnosis, prognosis and management. *Expert Rev Cardiovasc Ther*. 2015;13(9):1017–1030.
32. Kim HN, Januzzi JL Jr. Natriuretic peptide testing in heart failure. *Circulation*. 2011;123(18):2015–2019.
33. Salah K, Kok WE, Eurlings LW, et al. A novel discharge risk model for patients hospitalised for

acute decompensated heart failure incorporating N-terminal pro-B-type natriuretic peptide levels: a European coLlaboration on Acute decompeNsated Heart Failure: ELAN-HF Score. *Heart.* 2014;100(2):115–125.
34. Shah RV, Januzzi JL Jr. Soluble ST2 and galectin-3 in heart failure. *Clin Lab Med.* 2014;34(1):87–97, vi-vii.
35. Wang TJ, Wollert KC, Larson MG, et al. Prognostic utility of novel biomarkers of cardiovascular stress: the Framingham Heart Study. *Circulation.* 2012;126(13):1596–1604.
36. Januzzi JL Jr, Filippatos G, Nieminen M, Gheorghiade M. Troponin elevation in patients with heart failure: on behalf of the third Universal Definition of Myocardial Infarction Global Task Force: Heart Failure Section. *Eur Heart J.* 2012;33(18):2265–2271.
37. Metra M, Cotter G, Gheorghiade M, et al. The role of the kidney in heart failure. *Eur Heart J.* 2012;33(17):2135–2142.

Risk Scoring for Prognosis

38. Alba AC, Agoritsas T, Jankowski M, et al. Risk prediction models for mortality in ambulatory patients with heart failure: a systematic review. *Circ Heart Fail.* 2013;6(5):881–889.

Right-Heart Catheterization

39. Kahwash R, Leier CV, Miller L. Role of the pulmonary artery catheter in diagnosis and management of heart failure. *Cardiol Clin.* 2011;29(2):281–288.

Detection of Comorbid Conditions

40. Van Deursen VM, Damman K, van der Meer P, et al. Co-morbidities in heart failure. *Heart Fail Rev.* 2014;19(2):163–172.
41. Group SR, Wright JT Jr, Williamson JD, et al. A randomized trial of intensive versus standard blood-pressure control. *N Engl J Med.* 2015;373(22):2103–2116.
42. Zinman B, Wanner C, Lachin JM, et al. Empagliflozin, cardiovascular outcomes, and mortality in type 2 diabetes. *N Engl J Med.* 2015;373(22):2117–2128.

Assessment of Quality of Life

43. Garin O, Herdman M, Vilagut G, et al. Assessing health-related quality of life in patients with heart failure: a systematic, standardized comparison of available measures. *Heart Fail Rev.* 2014;19(3):359–367.

Cardiopulmonary Exercise Testing

44. Malhotra R, Bakken K, D'Elia E, Lewis GD. Cardiopulmonary exercise testing in heart failure. *JACC Heart Fail.* 2016;4(8):607–616.

Imaging Modalities

45. Omar AM, Bansal M, Sengupta PP. Advances in echocardiographic imaging in heart failure with reduced and preserved ejection fraction. *Circ Res.* 2016;119(2):357–374.
46. Aggarwal NR, Snipelisky D, Young PM, et al. Advances in imaging for diagnosis and management of cardiac sarcoidosis. *Eur Heart J Cardiovasc Imaging.* 2015;16(9):949–958.
47. Maurer MS. Noninvasive identification of ATTRwt cardiac amyloid: the re-emergence of nuclear cardiology. *Am J Med.* 2015;128(12):1275–1280.
48. Travin MI. Clinical applications of myocardial innervation imaging. *Cardiol Clin.* 2016;34(1):133–147.

第 22 章 心脏的收缩和舒张机制

DONALD M. BERS AND BARRY A. BORLAUG

收缩细胞和蛋白质的显微解剖学 412
收缩细胞的超微结构 412
线粒体的形态和功能 415
收缩蛋白 415
横桥周期中钙离子的级联反应效应 418
心动周期中的钙离子流动 419
钙离子流动和兴奋-收缩偶联 419
肌浆网对钙离子的释放和摄取 419
SERCA 介导的肌浆网对钙离子的摄取 421
肌膜上钙离子和钠离子的调控 422
钙通道和钠通道 422
离子交换体和泵 423
肾上腺素信号转导系统 424
生理性应激反应 424
β-肾上腺素能受体亚型 425
α-肾上腺素能受体亚型 425
G 蛋白 426
环腺苷单磷酸和蛋白激酶 A 426
Ca^{2+}/钙调蛋白依赖性蛋白质激酶Ⅱ 428
胆碱能和一氧化氮信号通路 428
胆碱能信号通路 428
一氧化氮 429
心脏的收缩功能 429
心动周期 429
心肌收缩力与负荷状态 431
心脏 Starling 定律 431
室壁张力 432
心率和心肌张力-刺激频率关系 433
心肌氧摄取 434
心肌收缩功能评估 435
左心室舒张和舒张功能障碍 436
右心室功能 436
心房功能 436
未来展望 436
参考文献 436

收缩细胞和蛋白质的显微解剖学

收缩细胞的超微结构

心肌细胞的主要功能是依赖钙离子的转运和自身的收缩特性来完成心脏的兴奋-收缩-舒张[1,2]。心肌细胞约占总心室体积和重量的 75%,但其数量仅占心室所有细胞的 1/3[1-4]。心室肌细胞约 50%由肌原纤维组成,线粒体占 30%(图 22.1 和表 22.1)。肌纤维是由周围的胶原结缔组织连接在一起的一组心肌细胞,胶原结缔组织是细胞外基质的主要成分。胶原组织可进一步将肌纤维连接在一起。

心室肌细胞大致上呈砖块形,典型者大小约 150μm×20μm×12μm(见表 22.1),其长端通过机械和电学的特殊连接互相结合(图 22.2)。心房肌细胞较小,呈梭形(直径<10μm,长度<100μm)。在光学显微镜下,心房和心室肌细胞可见横条纹,并常常呈交叉分布。每个心肌细胞有一层复杂的细胞膜结构,称为肌膜,细胞内充满包含收缩元件的棒状肌原纤维。肌膜内陷形成广泛的管状网络结构(T 管),由细胞外一直延伸进入细胞内部(见图 22.1 和图 22.2)。心室肌细胞是典型的双核细胞,这些细胞核包含了细胞的大部分遗传信息。某些心肌细胞具有 1 个或 3~4 个细胞核。成排的线粒体位于肌原纤维之间及肌浆网下,其主要功能是以三磷酸腺苷(adenosine triphosphate, ATP)的形式提供能量,维持心脏收缩功能及相关离子梯度。肌浆网(sarcoplasmic reticulum, SR)是一种特殊的内质网,作为心肌收缩的开关,其对钙离子(Ca^{2+})的循环有着至关重要的作用。当电刺激到达 T 管时,电压门控 Ca^{2+} 通道开放,相对少量的 Ca^{2+} 进入细胞内,进而激发更多的 Ca^{2+} 从 SR 上紧密排列的 Ca^{2+} 通道中释放,最终引起心肌收缩。而 Ca^{2+} 被 SR 重吸收摄取或被肌细胞排出,则引起心肌松弛(舒张)。

在解剖学上,SR 被脂质膜所覆盖,是一个完美的网状系统,分布在心肌细胞内。Ca^{2+} 释放通道[兰尼碱受体(ryanodine receptors, RyRs)]集中在 SR 的某一处,此处与 T 管上的 Ca^{2+} 通道十分接近,称为终池或连接肌浆网(junctional sarcoplasmic reticulum, jSR)。另一种 SR 由分支小管组成,包绕在肌原纤维周围,称为纵向、游离或网状肌浆网(见图 22.1),其可将 Ca^{2+} 再摄取回 SR 中进而驱动心肌舒张。Ca^{2+} 的再摄取是通过 ATP 依赖的 Ca^{2+} 泵实现的,即肌内质网 Ca^{2+}-三磷酸腺苷酶(sarcoendoplasmic reticulum Ca^{2+}-adenosine triphosphatase, SERCA)。在响应下一次去极化过程而被释放之前,大量 Ca^{2+} 储存于 SR 中,部分 Ca^{2+} 与包括集钙蛋白(calsequestrin)在内的 Ca^{2+} 缓冲蛋白相结合。细胞质或肌浆是指除了诸如线粒体、细胞核和 SR 等细胞器之外的细胞内液及其内的蛋白质。心肌细胞质中充满了肌原纤维丝,细胞质内 Ca^{2+} 浓度的升降是导致心肌收缩和舒张的主要原因。

亚细胞微架构

分子信号转导系统可将信号从细胞表面的受体传递至细胞内的细胞器中,并将信号级联的相关组分"锚定"到特定位点,例如 β 肾上腺素能受体以及位于 T 管-SR 连接处和小凹(小型的瓶状肌膜内陷)内的 Ca^{2+} 通道。在这些特定位点,小凹蛋白或 RyR 等支架蛋白可将相互作用的分子紧密地结合在一起形成复合物,同时复合物也能释放物质,转导至细胞内的其他地方并发放信号,例如转导至细胞核发放信号促进心肌细胞生长。亚细胞穿梭的另一种形式是将线粒体产生的 ATP 转运至需要能量的位置(如肌原纤维),这一过程由肌酸激酶的准确定位所促成,该酶可将磷酸肌酸转化为 ATP。

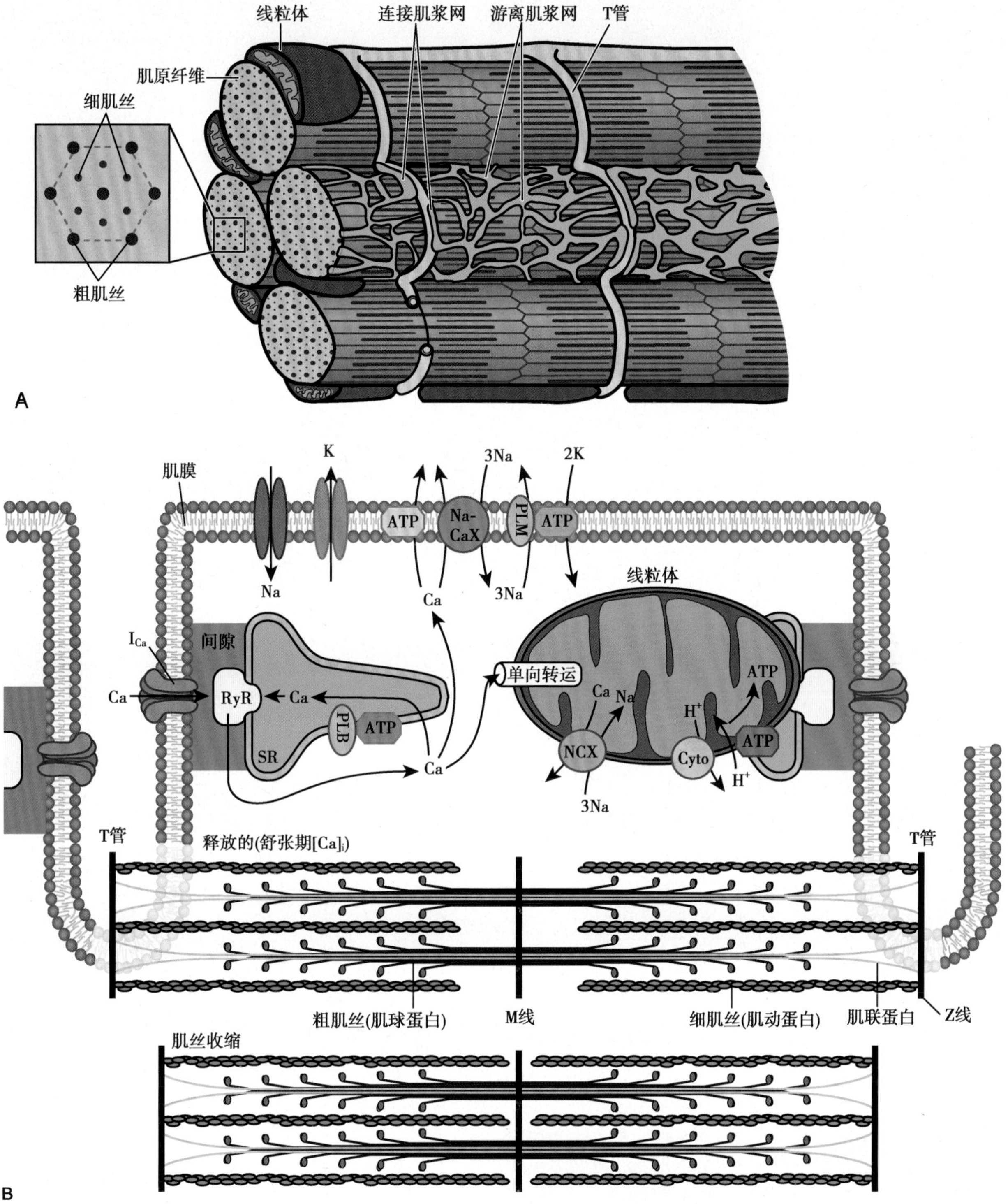

图 22.1 心室肌细胞兴奋-收缩偶联的超微结构的解剖（A 显示粗肌丝和细肌丝末端的组织结构）和示意图（B）。动作电位沿着表面和延伸至 T 管中的肌膜进行传递。位于连接肌浆网间隙的 Ca^{2+} 流（I_{Ca}）引起局部 Ca^{2+} 释放，并在整个胞质中扩散以激活肌丝收缩。肌浆网 Ca^{2+}-ATP 酶（ATP/PLB）摄取 Ca^{2+}，同时肌膜 Na^+/Ca^{2+} 交换（Na-CaX）和 Ca^{2+}-ATP 酶（以及线粒体对 Ca^{2+} 的单向转运）排出 Ca^{2+} 可使细胞内 Ca^{2+} 水平迅速下降，从而导致心脏舒张。肌原纤维是一束可收缩的蛋白质，多个肌原纤维规律排列形成肌节，以纵向的 Z 线为界，Z 线紧邻水平走行的 T 管。在心脏舒张期，细肌丝（主要包含肌动蛋白）围绕粗肌丝（主要包含肌球蛋白）形成笼子，粗肌丝有着向细肌丝延伸的横桥（肌球蛋白头部）。肌球蛋白尾部朝向肌节中心，在 M 线周围形成一个空间。在心脏收缩期间，肌球蛋白横桥将细肌丝拉向 M 线，从而使肌节长度缩短（具体机制可参见后面的图）。Cyto，细胞色素氧化酶；PLM，磷酸神经膜。［A 是根据 Fawcett 和 McNutt 的经典原图重新绘制（J Cell Biol 1969；42：1-45）］

表 22.1 心脏细胞、细胞器和收缩蛋白的特点

心脏细胞的显微解剖			
	心室肌细胞	心房肌细胞	浦肯野细胞
形状	细长	椭圆	宽长
长度/μm	75~170	20~100	150~200
直径/μm	15~30	5~6	35~40
体积/μm^3	15 000~100 000	400~1 500	135 000~250 000
T 管	很多	极少或无	无
闰盘	显著的端与端传输	侧方传输和端与端传输	非常明显的缝隙连接 快速的端与端传输
组成	富含线粒体和肌节 矩形分支束，间质胶原较少	束状心房组织被广泛的胶原分隔	肌节极少，苍白

心室肌细胞的组成和功能		
细胞器	细胞容积所占比例	功能
肌原纤维	50%~60%	在收缩循环中连接粗细肌丝
线粒体	新生儿 16% 成年大鼠 33% 成人 23%	提供收缩所需的 ATP
T 管系统	约 1%	将肌膜上的电信号转导致细胞内
肌浆网	新生儿 10% 成人 2%~3%	在收缩循环中摄取和释放 Ca^{2+}
肌浆网终池	成人 0.33%	储存和释放 Ca^{2+}
其他的网状肌浆网	剩余体积	摄取 Ca^{2+} 并转运至终池
肌膜	很低	调控钙离子梯度、离子通道（动作电位），维持细胞完整性，药物和激素的受体
细胞核	约 3%	转录
溶酶体	很低	胞内消化和水解
肌浆（细胞质，包括肌原纤维但不包括线粒体和肌浆网）	约 60%	细胞质，伴随细胞内 Ca^{2+} 水平的升高和下降

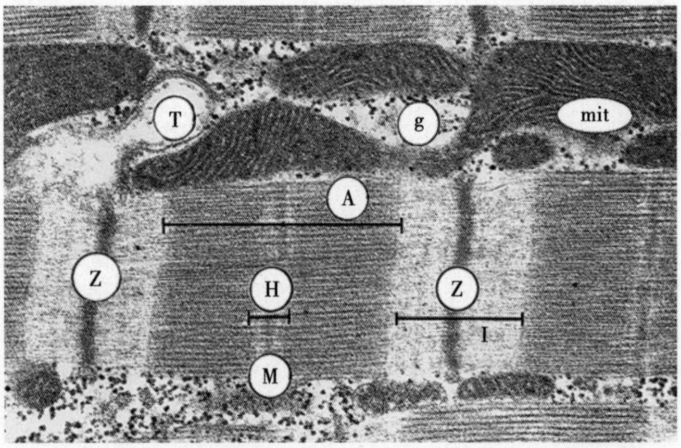

图 22.2 两条相邻 Z 线之间的区域称为肌节。肌原纤维之间存在大量线粒体（mit）和 T 管（T），T 管在 Z 线（Z）附近位置进入肌纤维内。本图及图 22.1 是二维图像，但实际上 Z 线和 M 线（M）均是圆盘状的。A，肌动蛋白和肌球蛋白重叠带；g，糖原颗粒；H，中央亮区，仅包含肌球蛋白丝和 M 线；I，包含肌动蛋白束、肌联蛋白和 Z 线（大鼠乳头肌细胞，×32 000）。（引自 Dr. J. Moravec，Dijon，France.）

线粒体的形态和功能

典型的心室肌细胞大约有8 000个线粒体。线粒体呈卵圆形，长轴长1~2μm，短轴长300~500nm，有外膜和内膜两层膜结构（图22.3）。内膜折叠形成嵴，其用较小的体积提供了较大的表面积。内膜中有着组成呼吸链的细胞色素复合物，包括 F_0-F_1ATP合成酶。内膜中的空间即线粒体基质，包含三羧酸循环所需的酶以及其他关键代谢成分。细胞色素将这些成分所提供的还原当量的质子从基质中泵出，从而产生相对于细胞质为负的电位（$\Psi_m = -180mV$），同时也产生了一个跨线粒体内膜[H^+]梯度，两者共同形成一个强大电化学梯度使质子进入线粒体基质，F_0-F_1ATP合成酶利用质子流动的趋势来产生ATP。基质中产生的ATP通过腺苷酸转运体与细胞质中的二磷酸腺苷（adenosine diphosphate，ADP）相交换，从而实现ATP的跨内膜转运。当心脏负荷发生剧烈变化时，该转运体被精确调控以维持ATP和ADP浓度的恒定[5]。这一过程所涉及的多种调控机制尚未完全阐明，但兴奋-收缩耦联是有关机制之一。生理性的心脏做功增加通常是由高振幅和/或高频率的钙瞬变所介导。细胞内 Ca^{2+} 浓度（[Ca^{2+}]$_i$）的升高可使线粒体基质内的 Ca^{2+} 浓度（[Ca^{2+}]$_m$）相应增加，从而激活三羧酸循环中的关键脱氢酶以及丙酮酸脱氢酶，恢复还原型尼克酰胺腺嘌呤二核苷酸（nicotinamide adenine dinucleotide，NADH）水平，以此来活化细胞色素并使ATP浓度恢复正常。

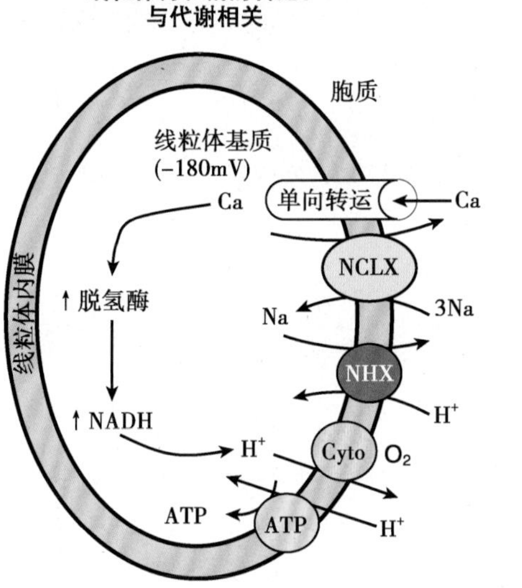

图22.3 线粒体 Ca^{2+} 调控。线粒体基质电压较胞质更负（-180mV）。Ca^{2+} 通过线粒体内膜上的单向转运通道进入线粒体，通过 Na^+/Ca^{2+} 交换体（NCLX）排出。Na^+ 通过钠氢交换体（NHX）排出。H^+ 通过细胞色素系统（Cyto）泵出，通过 F_0-F_1 ATP合成酶（ATP）进入。当线粒体内 Ca^{2+} 浓度增加时，激活线粒体内的脱氢酶，升高NADH水平，为电子传递链提供额外的还原等效的 H^+。（修改自 Bers DM, Excitation-Contraction Coupling and Cardiac Contractile Force, Dordrecht, Netherlands: Kluwer Academic; 2001.）

既然存在强大的电化学梯度使 Ca^{2+} 进入线粒体[2]，那么线粒体又是如何调节[Ca^{2+}]$_m$ 的呢？实际上，[Ca^{2+}]$_m$ 与[Ca^{2+}]$_i$ 类似都是通过线粒体Na/Ca交换体（Na/Ca exchanger，NCLX）来维持一定的浓度。NCLX利用 Na^+ 的电化学梯度将 Ca^{2+} 泵出线粒体[2]，这样必然使线粒体内的 Na^+ 负荷增加，线粒体内膜中的Na/H交换可使 H^+ 进入从而将多余的 Na^+ 排出，但这一过程需要消耗能量。换言之，F_0-F_1ATP合成酶生成ATP使质子进入线粒体，其结果是将 Na^+ 和 Ca^{2+} 排出。因而在某种意义上线粒体能产生ATP或将 Ca^{2+} 排出。当心肌细胞（或其他细胞）出现 Ca^{2+} 超载时，线粒体的这一功能就显得尤为重要。线粒体可吸收大量 Ca^{2+}，以保护细胞免受短暂 Ca^{2+} 超载的损害，但长期的高[Ca^{2+}]$_i$ 可导致严重的后果。首先，Ca^{2+} 超载可降低跨膜电位并消耗ATP（如上所述），从而阻碍应激状态下能量的恢复。其次，[Ca^{2+}]$_i$ 和[Ca^{2+}]$_m$ 的升高促使线粒体膜通透性增加，进而跨膜电位消失并使线粒体内容物释放入细胞质，这会导致线粒体以及依赖线粒体功能的细胞死亡。

因此，线粒体损伤是细胞死亡的重要原因。过量生成的活性氧（reactive oxygen species，ROS）通过增加线粒体膜的通透性以及促凋亡蛋白的释放，导致细胞死亡[6]（见第23章）。线粒体自身可介导线粒体自噬，选择性和适应性地清除受损的线粒体。氧化应激和凋亡蛋白酶的增加可以抑制线粒体自噬，进而导致细胞死亡[7]。

收缩蛋白

位于粗肌丝上的肌球蛋白和位于细肌丝上的肌动蛋白是参与心肌收缩的两种主要收缩蛋白（见图22.1和图22.2）。Ca^{2+} 与调节细肌丝的肌钙蛋白C结合，解除肌钙蛋白复合物对其他部位的抑制，从而引起心肌收缩（图22.4）。细肌丝每一个肌节末端与Z线（Z取自德语Zuckung，意为收缩）相连，形成一个功能收缩单位。肌节的一端被Z线限制，Z线与细肌丝共同构成一个"笼子"围绕在粗肌丝周围，粗肌丝从肌节中间向两端延伸，但不到达Z线。在收缩过程中，肌球蛋白头部抓住肌动蛋白，并将肌动蛋白丝拉向肌节中心。粗细肌丝相互滑动使肌节和细胞长度缩短，肌动蛋白或肌球蛋白分子自身的长度实际上并没有改变（见图22.1B）。当 Ca^{2+} 到达时，肌球蛋白头部与肌动蛋白丝的相互作用被激活，这一过程称为横桥周期。当肌动蛋白丝向肌节中心移动时，使得Z线相互靠近，肌节缩短。ATP分解提供收缩所需的能量（肌球蛋白是一种ATP酶）。

肌联蛋白和长度传感

肌联蛋白是一种特别细长且有弹性的蛋白，是迄今为止发现的分子量最大的蛋白质（图22.5）。肌联蛋白从Z线延伸到粗肌丝，接近M线，将粗肌丝与Z线相连接（见图22.1）。肌联蛋白有两个独特的片段：一个为不可伸展的锚定片段，另一个为可伸展的弹性片段，后者可随着肌节长度的增加而伸展。因此，肌联蛋白分子的长度可从0.6μm伸展至1.2μm并拥有多种功能。第一，它将肌球蛋白和粗肌丝与Z线相连，从而稳定肌节的结构。第二，当它伸展和放松时，它的弹性影响心肌和骨骼肌的应力-应变关系。当肌节长度较短时，弹性区域缠绕在一起产生类似于弹簧的弹性回复力（见图22.5），促使肌节恢复原先的长度，有助于心脏早期舒张充盈。肌联蛋白的这种变化有助于解释从力学机制中推导出的与肌球蛋白丝串联的系列弹性成分。第三，随着心肌肌节长度的增加，肌联蛋白的舒张力相应增加，致使肌联蛋白分子折叠部分变直。伸展的肌联蛋白分子另一方面可限制肌节的过度延长以及舒张末期容积的过度扩大，同时返还部分势能用于心脏射血时肌节的缩短[4]。第四，肌联蛋白能将机械牵张力转化为生长信号。心脏在持续性的舒张压力和容量超负荷的状态下，肌联蛋白介导信号转导至依附于肌联蛋白末端Z线上的肌LIM蛋白（muscle LIM protein，MLP）[8]，MLP可作为张力传感器并发出信号，介导容量超负荷状态下心肌细胞的生长。扩张型心肌病的一种亚型可能与MLP的功能缺陷有关[9]。

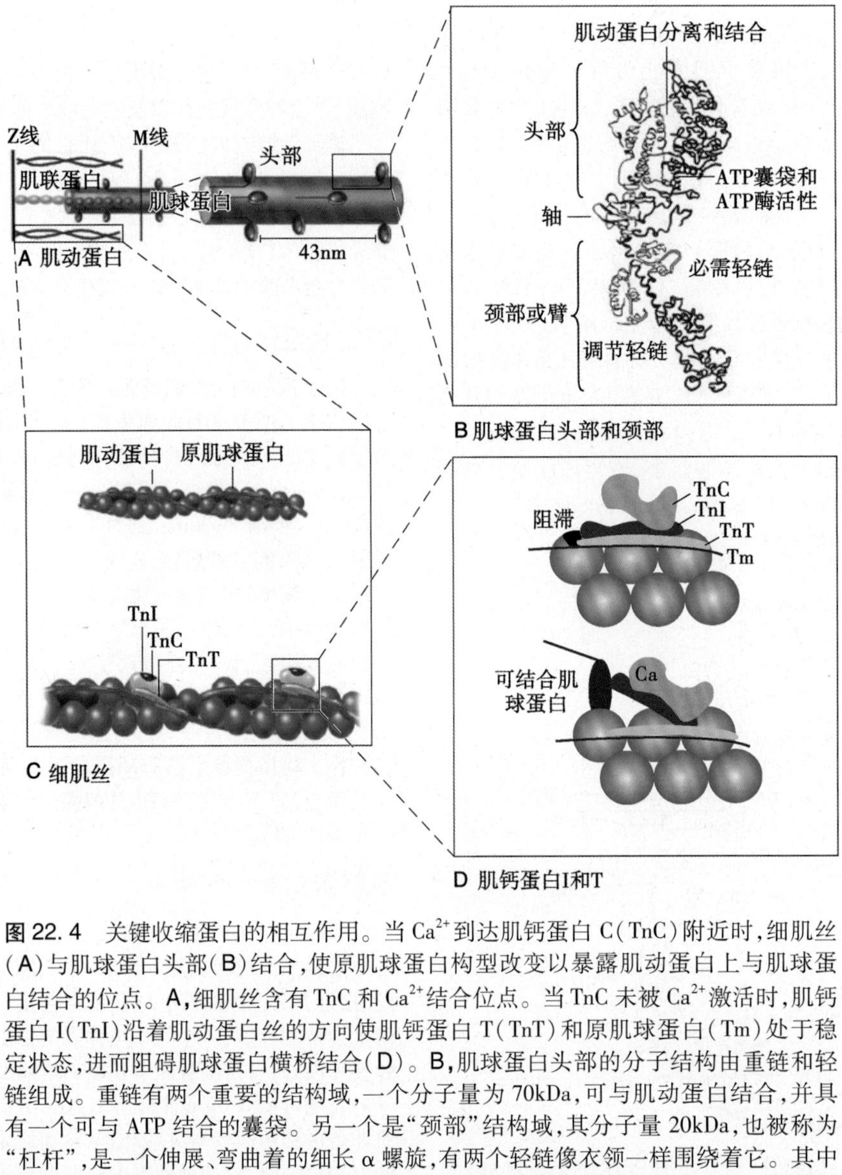

图 22.4 关键收缩蛋白的相互作用。当 Ca^{2+} 到达肌钙蛋白 C(TnC)附近时，细肌丝(A)与肌球蛋白头部(B)结合，使原肌球蛋白构型改变以暴露肌动蛋白上与肌球蛋白结合的位点。A，细肌丝含有 TnC 和 Ca^{2+} 结合位点。当 TnC 未被 Ca^{2+} 激活时，肌钙蛋白 I(TnI)沿着肌动蛋白丝的方向使肌钙蛋白 T(TnT)和原肌球蛋白(Tm)处于稳定状态，进而阻碍肌球蛋白横桥结合(D)。B，肌球蛋白头部的分子结构由重链和轻链组成。重链有两个重要的结构域，一个分子量为 70kDa，可与肌动蛋白结合，并具有一个可与 ATP 结合的囊袋。另一个是“颈部”结构域，其分子量 20kDa，也被称为“杠杆”，是一个伸展、弯曲着的细长 α 螺旋，有两个轻链像衣领一样围绕着它。其中一个轻链为必须轻链，另一个为调节轻链，后者参与磷酸化，影响肌动蛋白-肌球蛋白相互作用的程度。C，TnC 在调控结构域上存在一些位点，用于被钙离子激活和与 TnI 结合。D，钙离子与 TnC 结合导致 TnI 从 TnT 转移至 TnC，从而允许 TnT-Tm 复合物向肌动蛋白沟槽的深处移动并暴露出肌动蛋白上的肌球蛋白结合区。（修改自 Opie LH, Heart Physiology, from Cellto Circulation. Philadelphia: Lippincott Williams & Wilkins, 2004. 图的版权归属 Opie LH, © 2004. D，修改自 Solaro RJ, VanEyk J. Altered interactions among thin filament proteins modulate cardiac function. J Mol Cell Cardiol 1999;28:217.）

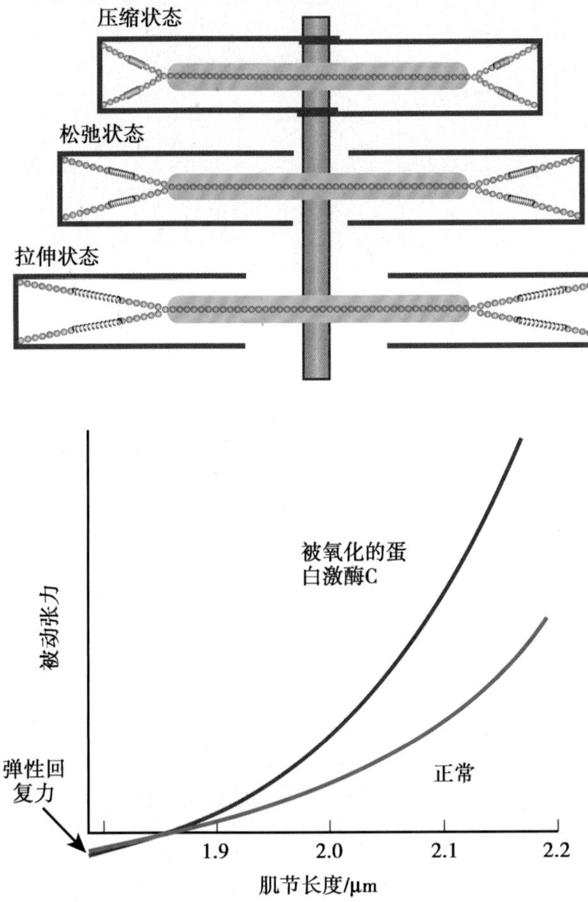

图 22.5 联蛋白是一种细长且有弹性的大分子蛋白质，可将肌球蛋白和 M 线连接到 Z 线。它是一个双向弹簧，在肌节伸展时产生被动回缩力，在肌节缩短时产生弹性回复力。**上图**，当肌节被拉伸至其最大生理舒张长度 2.2μm 时，肌联蛋白伸展并增加产生的被动回缩力（与心脏舒张末压有关）。在心脏收缩末期，肌联蛋白长度最短，产生强大的弹性回复力（**下图**）。（修改自 Lewinter MM，Granzier HL，Titin is a major human disease gene. Circulation 2013；127：938-944.）

肌肉收缩的分子基础

处于强或弱结合状态的横桥周期分子机制十分复杂。在心脏舒张期，肌球蛋白头部通常与 ATP 结合（图 22.6B），并被水解为 ADP 和无机磷酸盐（inorganic phosphate，P_i），但 ADP-P_i 并未被释放，ATP 所提供的能量也未被完全消耗（图 22.6C）。此时，横桥已准备与肌动蛋白结合。当 Ca^{2+} 与肌钙蛋白 C 结合后，肌动蛋白丝上肌钙蛋白-原肌球蛋白复合物的位置发生改变（见图 22.4C，D），使得肌球蛋白头部与肌动蛋白分子之间形成牢固的横桥连接（图 22.6D），并利用肌球蛋白-ADP-P_i 内储存的能量，在做功冲程时（同时释放 P_i）旋转与肌动蛋白结合的肌球蛋白头部，此时复合物始终处于强结合状态（图 22.6D，E）。一旦特定的横桥完成做功冲程（利用先前储存在 ATP 分子中的能量），其将会保持强直状态（图 22.6A）直到 ATP 再次与肌球蛋白结合，此后横桥转变为弱结合状态，与肌动蛋白分离、ATP 水解（图 22.6C）。只要［Ca^{2+}］和［ATP］保持较高水平，肌球蛋白-ADP-P_i 就会与新的肌动蛋白分子结合，横桥周期就会持续循环。当［Ca^{2+}］下降时，弱结合状态占据主导，Ca^{2+} 从肌钙蛋白 C 上分离，导致心肌舒张。如果细胞内［ATP］急剧下降（例如缺血时），ATP 将无法与肌球蛋白结合并打破强直状态，致使横桥始终处于强结合状态（如同死后僵直）。

肌动蛋白和肌钙蛋白复合体

横桥周期 Ca^{2+} 通道的开放与关闭是由肌钙蛋白、原肌球蛋白和肌动蛋白复合体内的一系列相互作用介导的（见图 22.4C，D）。细肌丝由两条螺旋缠绕的肌动蛋白丝构成，长原肌球蛋白分子位于两条肌动蛋白丝之间的沟槽中，跨越 7 个肌动蛋白单体。每隔 7 个肌动蛋白分子（距离 38.5nm）有一个由 3 种蛋白质组成的肌钙蛋白复合体：肌钙蛋白 C（与 Ca^{2+} 结合）、I（阻止肌动蛋白和肌球蛋白相互作用）和 T（与原肌球蛋白结合）。

当［Ca^{2+}］$_i$ 降低时，原肌球蛋白的位置阻碍了肌球蛋白头部与肌动蛋白结合，因此，绝大多数的横桥处于"阻滞状态"，而少数横桥处于弱结合状态。Ca^{2+} 与肌钙蛋白 C 结合可使肌钙蛋白 C 与肌钙蛋白 I 结合得更为紧密（见图 22.4D），原肌球蛋白便可进入细肌丝凹槽的深处[1]，从而打开通路使肌球蛋白与肌动蛋白结合，横桥周期得以循环进行（见图 22.6）。强大的横桥可以将原肌球蛋白推入肌动蛋白凹槽的更深处，使横桥附着于某一位点来增强肌动蛋白-肌球蛋白对其"最近"位点的作用，这种协同作用可沿着肌丝向远处扩散激活[1,4]。

肌球蛋白的结构和功能

每个肌球蛋白头部由一条重链分子末端构成。两条肌球蛋白分子的尾端互相缠绕形成了粗肌丝的主体。同样地，短小的"颈部"使肌球蛋白头部从肌丝中伸出（见图 22.4）。根据 Rayment 模型，头部和/或颈部区域的基底部如前述在做功冲程中改变构型[8]。肌球蛋白的头部有一个 ATP 结合囊袋和一个狭窄的裂隙，该裂隙一直从囊袋的底部延伸至肌动蛋白结合部位[10]（见图 22.6）。在做功冲程中，当肌肉上没有机械负荷时，肌球蛋白头部弯曲并能使肌动蛋白丝移动大约 10nm[1]。当 ADP 从囊袋中释放并结合 ATP 时，横桥回归至一个更垂直于粗细肌丝的位置。在等长（或等容）收缩时，横桥可使肌动蛋白丝旋转但不能完全移动它，从而使伸展的强结合横桥承受应力。在射血时，肌动蛋白丝在做功冲程中移动，并伴有肌节长度和心室容积的减少。

值得注意的是，肌球蛋白头部从粗肌丝向 6 个方向有序伸出，使其与环绕粗肌丝的 6 个肌动蛋白丝相互作用（见图 22.1）。肌球蛋白分子在 M 线两边（仅包含肌球蛋白尾部）朝向相反的纵向方向，如此一来，每一边的肌球蛋白都试图将 Z 线推向中央。也就是说，当横桥处于强结合状态或强直状态时，肌球蛋白形成箭头样指向 M 线那边的 Z 线。

横桥周期的每个循环消耗一个 ATP 分子，肌球蛋白 ATP 酶是心脏搏动时消耗 ATP 的主要部位。因此，心脏收缩越强力消耗的 ATP 也越多。两个肌球蛋白头部从一对缠绕在一起的肌球蛋白分子中突出，并通过类似交叉活动的方式，使得肌球蛋白二聚体在激活期间并未完全脱离细肌丝[11]。心肌细胞中有两种主要的肌球蛋白亚型，α 亚型和 β 亚型，两者具有相似的分子量，但却有着明显不同的横桥周期和 ATP 酶活性。成人体内肌球蛋白以 β 重链（beta-myosin heavy chain，β-MHC）亚型为主，其 ATP 酶活性较弱。在小型哺乳动物（鼠类）体内，活性较强的 α 重链（α-MHC）亚型占主导地位，但在慢性应激和心力衰竭时可转换为 β-MHC[4]。

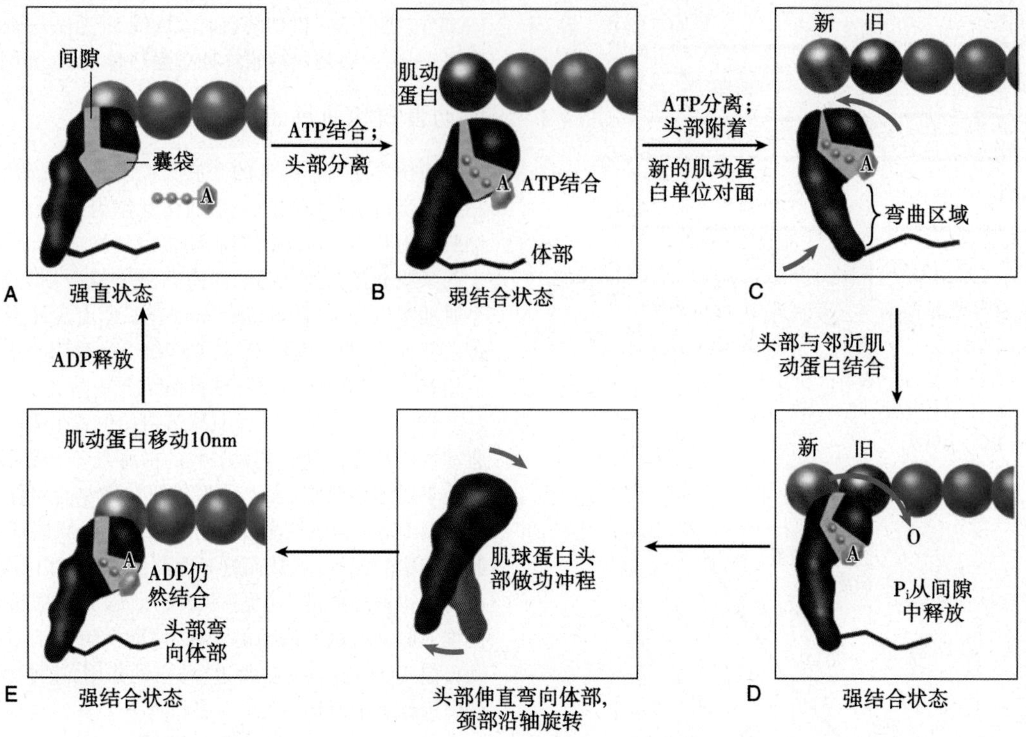

图 22.6 横桥周期分子模型。横桥(仅描绘了一个肌球蛋白头部)呈梨形，其催化区可与肌动蛋白分子相互作用并附着于延伸的 α 螺旋“颈部区域”，起到杠杆臂的作用。结合 ATP 的核苷酸囊袋位于催化区中。肌动蛋白结合间隙将催化区一分为二。从强直状态开始(A)，ATP 与囊袋结合(B)后 ATP 水解(C)，改变肌动蛋白结合区构型，有利于肌球蛋白头部从肌动蛋白上分离。当磷酸盐解离后，肌动蛋白的结合能力增强，使肌球蛋白头部与肌动蛋白牢固地结合，引起做功冲程(D,E)。在做功冲程期间，肌球蛋白头部以颈部为支点旋转。头部弯曲后，肌动蛋白丝可移动大约 10nm(E)，导致其长度缩短(在等长收缩期间颈部区域被拉伸并承受张力)。同时 ADP 被释放，结合囊袋变空，使横桥再次处于强直状态(A)，直到 ATP 再次与肌球蛋白结合

每个肌球蛋白分子颈部有两条轻链(见图 22.4A)。必须肌球蛋白轻链(myosin light chain，MLC-1)更靠近肌球蛋白头部，其与肌动蛋白的相互作用可能限制心肌收缩过程。调控肌球蛋白轻链(MLC-2)是潜在的磷酸化位点(例如，对肾上腺素能刺激的反应)，其可促进横桥循环的进行[12]。在血管平滑肌中，当缺乏肌钙蛋白-原肌球蛋白复合体时，其收缩活动的激活有赖于 Ca^{2+} 介导的肌球蛋白轻链酶(myosin light chain kinase，MLCK)，而不是 Ca^{2+} 与肌钙蛋白 C 结合(如横纹肌)。肌球蛋白结合蛋白 C 在 A 带穿过肌球蛋白分子，因而可能束缚了肌球蛋白分子，并使肌球蛋白头部相对于粗细肌丝保持稳定。肌球蛋白、肌球蛋白结合蛋白 C 和其他几种肌丝蛋白的缺陷与家族性肥厚型心肌病有关[13]。

横桥周期中钙离子的级联反应效应

肌丝是通过$[Ca^{2+}]_i$ 的级联效应被激活，而不是全或无效应(图 22.7)。以下部分讨论了心肌细胞钙瞬变的动力学及调控。调控心肌收缩的主要生理机制(例如，在交感神经激活期间)是增加细胞内钙离子的峰浓度，从而更充分地激活肌丝。$[Ca^{2+}]_i$ 越高，肌钙蛋白 C 上的 Ca^{2+} 结合位点饱和度就越高，因而有更多的位点可用于形成横桥，当有更多的横桥同时工作时，肌细胞(和心脏)可以产生更大的合力。肌动蛋白-肌球蛋白对其“最近”位点的效应使这一过程有着高度的协同性。也就是说，与单个肌钙蛋白 C 分子结合的 Ca^{2+} 促进局部横桥的形成，同时 Ca^{2+} 结合和横桥形成直接促进了由一个原肌球蛋白分子控制的 7 个肌动蛋白分子中横桥的形成。此外，该结构域的开放直接促进了相邻结构域的开放，使得相邻结构域发生 Ca^{2+} 结合和横桥形成。这种协同效应的存在意味着$[Ca^{2+}]_i$ 的微小变化可对肌肉收缩强度产生巨大的影响。

长度依赖的激活和 Frank-Starling 效应

除$[Ca^{2+}]_i$ 外，影响心肌收缩强度的另一个主要因素是收缩期开始之前，舒张末期(前负荷)的肌节长度。Otto Frank 和 Ernest Starling 均观察到，心脏舒张期充盈越多，心脏收缩力就越强。由于长度感受机制的存在，心脏体积的变大可转化为肌节长度的增加。历史上，Frank-Starling 效应的部分机制一度被认为与肌动蛋白丝和肌球蛋白丝之间的最佳重叠有关。然而，肌丝对 Ca^{2+} 的敏感性很显然也随着肌节长度的增加而显著增加(见图 22.7)[1]。当心肌被拉伸时，这种调控变化的机制可能在于减少细肌丝之间的距离。也就是说，心肌细胞在心动周期内其体积始终处于恒定，因而当心肌细胞缩短时，其必然变厚。相反，当心肌细胞被拉伸时，其变得更薄并且细肌丝之间的距离变得更窄。上述对于 Frank-Starling 效应的解释不久后受到了细致的 X 线衍射研究的挑战[4]。研究发现，运用渗透压缩法减少肌节之间的距离并不能影响肌丝对 Ca^{2+} 的敏感性。虽然当肌节长度变长时，有众多机制可使肌丝对 Ca^{2+} 的敏感性增强，但其具体机制尚未明确。

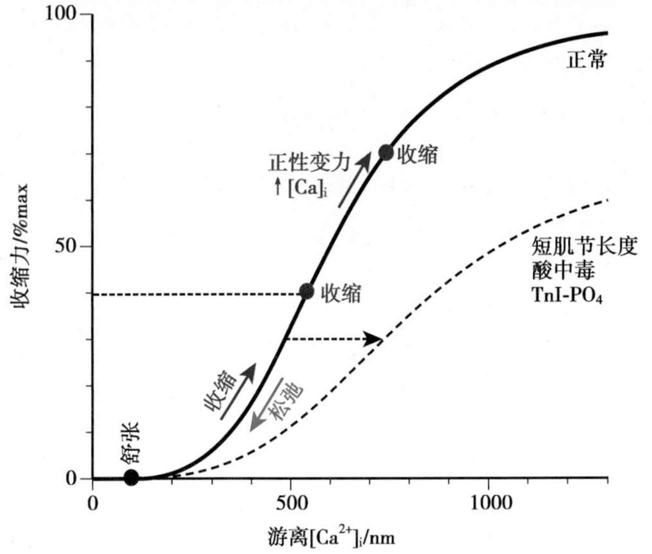

图 22.7 肌丝对 Ca^{2+} 的敏感性。心肌收缩力的形成取决于胞质内游离 Ca^{2+} 的浓度。心脏收缩时 $[Ca^{2+}]_i$ 上升，收缩力的变化可用 S 形的肌丝对 Ca^{2+} 的敏感性曲线描述(实线，收缩力 $=100/(1+[600nm]/[Ca^{2+}]_i)^4$)。随着 $[Ca^{2+}]_i$ 下降，心肌随之舒张，同时收缩力降低。如果峰值 $[Ca^{2+}]_i$ 增加(正性变力)，则最大收缩力可变得更大。当初始肌节长度较短(SL)、酸中毒或肌钙蛋白 I(TnI)磷酸化时，肌丝对 Ca^{2+} 的敏感性下降，同时前两种情况下最大收缩力也降低(虚线)

通过舒张长度(或前负荷)的变化引起心肌收缩强度的改变，这被称为 Frank-Starling 效应。不依赖于肌节长度(例如，增加钙瞬变的幅度)而增加心肌收缩力的情况被称为正性肌力作用或收缩力增强。异长(Frank-Starling 效应)和等长(正性肌力作用)这两种不同的改变心脏收缩强度的调节机制，对心脏的功能和治疗都十分重要。

横桥周期并不等同于心脏舒缩周期

我们必须将 Wiggers 心动周期(见后文)与横桥周期区分开来。心动周期反映的是左心室压力的总体变化，而横桥周期是肌球蛋白头部与肌动蛋白之间循环重复的相互作用。在心脏等容收缩时(主动脉瓣开放前)，肌节不会明显缩短，但横桥却在不断地形成，尽管其不是全部同时形成的。换言之，在任何给定的时刻，一些肌球蛋白头部即将弯曲或已经弯曲(导致力的产生)，一些即将拉伸或已经拉伸，一些即将与肌动蛋白连接，而另一些已经脱离肌动蛋白。每个横桥周期持续数微秒，许多横桥周期被整合在一起以产生合力(和压力)。当心室压力(横桥力的总和)达到主动脉压(后负荷)时，心脏开始射血，同时横桥主动将细肌动蛋白丝移动至肌节中心(M 线)从而使肌节缩短。随着射血的进行(和肌节缩短)，肌丝对 Ca^{2+} 的敏感性下降(见图 22.7)，$[Ca^{2+}]_i$ 下降以及肌节缩短都会进一步导致心肌收缩力的降低，最终心脏从收缩状态转变为舒张状态。在某些条件下，例如交感神经刺激和局部酸中毒或缺血时，钙瞬变特性、肌丝对 Ca^{2+} 的敏感性和横桥周期的形成速率均被改变。

张力传导

在不同的张力传导模式下，容积和压力超负荷可能对心肌变化产生不同的影响[4]。心肌舒张力通过肌动蛋白纵向传导至 MLP(前述的张力传感器)，而心肌收缩力是通过 Z 线和细胞质肌动蛋白横向传导至细胞骨架蛋白和细胞-基质连接处(例如黏着斑复合体)。这种将机械力转化为细胞信号转导系统的机制[例如激活丝裂原活化蛋白激酶(mitogen-activated protein kinase，MAPK)信号转导通路、改变基因调控、细胞大小和形状]将在其他章节阐述。

收缩蛋白缺陷与心肌病。与遗传相关的肥厚和扩张型心肌病不仅产生了外观和功能均明显不同的心脏，还有着不同的分子机制。这些心肌病往往与基因突变导致的张力生成系统异常有关，如 β-MHC、MLCs、肌球蛋白结合蛋白 C、肌钙蛋白亚基和原肌球蛋白(见第 77 章)。有假说提出，导致肌丝钙敏感性、心肌收缩力和能量需求增加的基因突变可导致心肌向心性肥大[14]，而导致肌丝钙敏感性和张力生成降低，或发生在非张力生成骨架蛋白(例如肌营养不良蛋白、核纤层蛋白、细胞质肌动蛋白、肌动蛋白)的基因突变，可导致扩张型心肌病。

心动周期中的钙离子流动

钙离子流动和兴奋-收缩偶联

Ca^{2+} 在调节心肌收缩和舒张中起着重要作用，其在兴奋-收缩偶联中的相关作用机制目前也研究得十分清楚[1,2]。在每个心动周期中，相对少量的 Ca^{2+}(触发 Ca^{2+})进入和离开心肌细胞，促使大量的 Ca^{2+} 被 SR 释放和摄取(图 22.8)。每个动作电位的去极化波沿着 T 管向下移动，开放 T 管中连接 SR 附近的电压门控 L 型 Ca^{2+} 通道，激活 SR Ca^{2+} 释放通道(RyRs)。在这种 Ca^{2+} 介导的 Ca^{2+} 释放机制中，通过钙电流(I_{Ca})进入细胞的少量 Ca^{2+} 触发了大量的 Ca^{2+} 释放进入细胞质中[1,4]。人类和大型哺乳动物的心室中，SR Ca^{2+} 释放量比 I_{Ca} 的 Ca^{2+} 内流量大 3~4 倍，而在大鼠和小鼠的心肌细胞中，SR Ca^{2+} 循环比肌纤维膜的 Ca^{2+} 流量大 10 倍以上[1]。Ca^{2+} 释放和内流的有机结合使 $[Ca^{2+}]_i$ 升高并促进 Ca^{2+} 与肌钙蛋白 C 结合，进而引起心肌收缩。

肌浆网对钙离子的释放和摄取

肌浆网和 Ca^{2+} 流动

在电子和荧光显微镜下可以看到 SR 是围绕肌丝的连续网状结构，在肌原纤维之间有着跨越 Z 线的横向连接。此外，整个 SR 网状结构和核膜的管腔在成人心肌细胞中相互连接，从而允许 Ca^{2+} 在 SR 内相对快速地扩散以平衡 SR 内游离的钙离子($[Ca^{2+}]_{SR}$)[15,16]。SR 内总的 Ca^{2+} 含量是 $[Ca^{2+}]_{SR}$ 加上 SR 内与 Ca^{2+} 缓冲液(特别是肌集钙蛋白)结合的 Ca^{2+} 的总和。SR 内 Ca^{2+} 的含量对正常的心脏功能和心电生理学都至关重要，其异常会导致收缩和舒张功能障碍以及心律失常。$[Ca^{2+}]_{SR}$ 影响着 SR 内 Ca^{2+} 的含量和 Ca^{2+} 释放的驱动力，也调节 RyR 释放通道。

连接肌浆网和兰尼碱受体

介导 SR 释放 Ca^{2+} 的 RyR 通道主要位于与 T 管连接处的 jSR 膜中[1]。每个连接处的 jSR 膜上有 50~250 个 RyR 通道，它们直

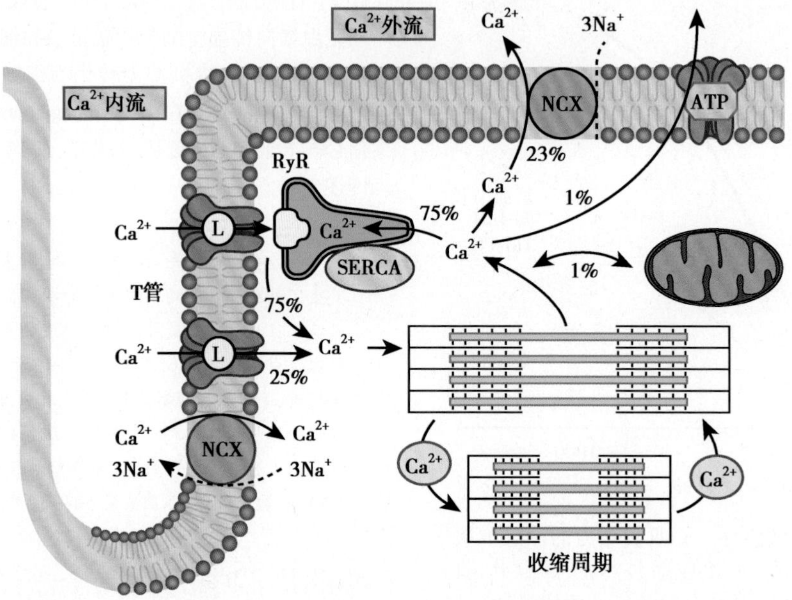

图 22.8 心肌兴奋-收缩偶联过程中 Ca^{2+} 的流动。其重要的特征是:①Ca^{2+} 通过电压门控 L 型 Ca^{2+} 通道进入细胞内,并触发 SR 释放更多地 Ca^{2+};②在动作电位早期,微量的 Ca^{2+} 可能通过 Na^+/Ca^{2+} 交换进入细胞;③Ca^{2+} 主要通过 SR Ca-ATP 酶(SERCA;75%)和 Na^+/Ca^{2+} 交换(24%)从细胞内排出,极少量通过线粒体 Ca^{2+} 单向转运和肌膜 Ca-ATP 酶(1%)排出。钠泵(Na^+/K^+-ATP 酶)负责泵出通过 Na^+ 电流和 Na^+/Ca^{2+} 交换进入细胞的 Na^+。细胞外和 SR 内的[Ca^{2+}](1~2mm)远高于舒张期细胞内[Ca^{2+}](0. 10μm)。线粒体可以作为缓冲细胞质 Ca^{2+} 过度变化的缓冲剂。(修改自 Bers DM:Cardiac excitation-contraction coupling. Nature 2002;415:198.)

接位于 20~40 个肌膜 L 型 Ca^{2+} 通道的下方,穿过一个 15nm 的连接间隙(其中充满蛋白)。RyR2(心脏亚型)既是 Ca^{2+} 通道又起到支架蛋白的作用,将许多关键的调节蛋白锚定至 jSR[1,4]。在大胞质侧,这些调节蛋白包括可以稳定 RyR 门控的蛋白[例如,钙调蛋白(calmodulin,CaM)、FK-506 结合蛋白(FKBP-12.6)];可以通过磷酸化调节 RyR 门控的激酶[例如,蛋白激酶 A(protein kinase A,PKA)、Ca^{2+}/CaM 依赖性蛋白激酶Ⅱ(CaM-dependent protein kinase Ⅱ,CaMKⅡ)];以及使 RyR 去磷酸化的蛋白磷酸酶 PP1 和 PP2A。在 SR 内部,RyR 还偶联几种类似的调控 RyR 的蛋白(例如,接头蛋白、三合蛋白、肌集钙蛋白),并在肌集钙蛋白的存在的情况下,提供一个靠近释放通道的缓冲 Ca^{2+} 的局部储存库。RyR 通道由 RyR 分子的对称四聚体组成,每个分子具有与其相关的上述调节蛋白。因此 RyR 受体复合物的分子量十分巨大(>7 000kDa;见图 22. 8)[17]。当 T 管去极化时,一个或多个 L 型 Ca^{2+} 通道开放,同时局部裂隙中的[Ca^{2+}]充分地增加以激活至少一个局部 jSR 上的 RyR 通道(多个通道以确保高保真的信号转导)。从这些最初开放的通道中释放的 Ca^{2+} 通过 Ca^{2+} 介导的 Ca^{2+} 释放激活了更多地 RyR,从而释放大量的 Ca^{2+} 进入连接间隙中,此后 Ca^{2+} 离开间隙扩散至整个肌节引起肌肉收缩。典型的心室肌细胞中大约有 20 000 个 jSR 区域,每个区域似乎独立于 I_{Ca} 的局部激活起作用。因此,每次心脏搏动时心肌细胞总的 Ca^{2+} 瞬变是来自数千个 jSR 区域的 SR Ca^{2+} 释放事件在时间和空间上的总和,与动作电位上行和 I_{Ca} 激活同步。

钙离子释放的关闭:打破正反馈

Ca^{2+} 介导的 Ca^{2+} 释放是一个正反馈过程,但目前已知当肌浆网钙离子浓度下降约 50%时(例如从 1mM 的舒张值降至 400μM 的最低点),肌浆网 Ca^{2+} 释放关闭[14]。有研究已经证实 I_{Ca} 可被局部高[Ca^{2+}]灭活,这种钙依赖性失活是由 Ca^{2+} 与该通道相关的 CaM 结合所介导的。当 Ca^{2+} 与 CaM 结合时,通道的构象发生改变,从而有利于 I_{Ca} 的失活。I_{Ca} 在动作电位平台期同时也经历电压依赖性失活,因此其失活进一步限制了 Ca^{2+} 进入细胞。

几种可能的机制能打破 Ca^{2+} 依赖的 RyR 激活的固有正反馈。其中一种机制类似于 I_{Ca} 的 Ca^{2+}/CaM 依赖性失活。Ca^{2+} 与预先锚定至 RyR2 的 CaM 结合有利于 RyR 通道的关闭并抑制其重新开放[18](图 22. 9)。第二种重要的机制是 RyR2 门控通道对细胞腔内[Ca^{2+}]$_{SR}$ 通常很敏感,因此较高的[Ca^{2+}]$_{SR}$ 有利于其开放,而较低[Ca^{2+}]$_{SR}$ 则会使其关闭[19]。事实上,在正常 Ca^{2+} 瞬变期间,当[Ca^{2+}]$_{SR}$ 下降到其正常值大约一半时(400μM,但仍比大多数[Ca^{2+}]$_i$ 高 500 倍),无论 SR 释放 Ca^{2+} 的速率如何,SR 释放 Ca^{2+} 的过程均会被强制终止[14,15]。第三种相关机制是,随着 Ca^{2+} 释放的不断进行以及[Ca^{2+}]$_{SR}$ 的不断下降,通过 RyR 的 Ca^{2+} 流量和连接处[Ca^{2+}]也不断下降,其结果是正反馈被打破。换言之,RyR 对激活 Ca^{2+} 的敏感性较低(因为[Ca^{2+}]$_{SR}$ 较低),细胞质侧较低的[Ca^{2+}]也不易被激活[20]。

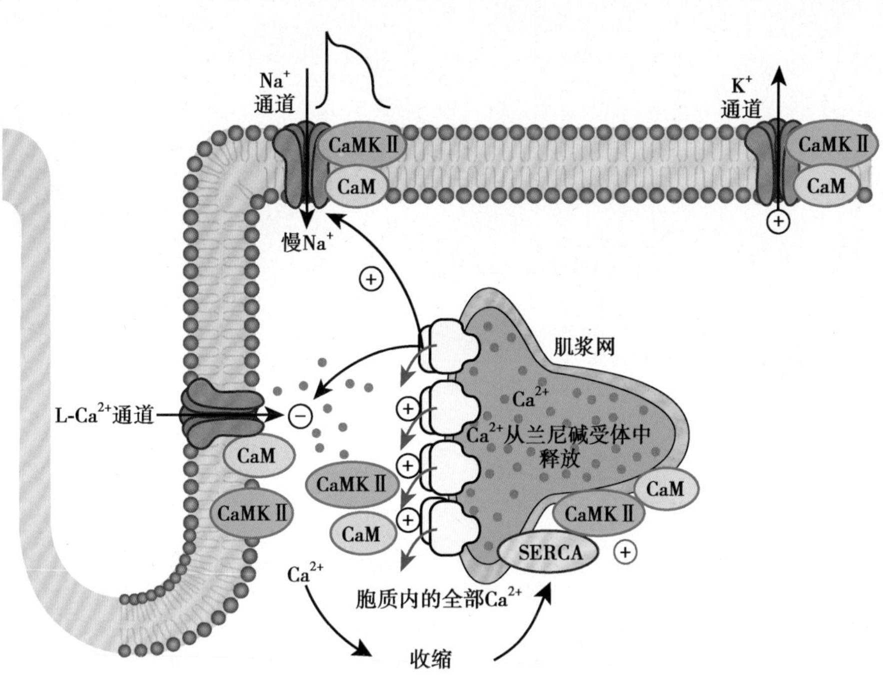

图 22.9 CaM 和 CaMK Ⅱ在调节细胞内 Ca^{2+}浓度中的作用。心脏收缩期，胞质中 Ca^{2+}浓度的升高激活了 Ca^{2+}调控系统，Ca^{2+}-CaM 介导 L 型 Ca^{2+}通道和 RyR 释放的失活。该负反馈系统限制了细胞内 Ca^{2+}的增加。CaMK Ⅱ也参与对 Ca^{2+}的调控[21]，例如：①CaMK Ⅱ抑制了 Ca^{2+}依赖性失活的程度并增加 Ca^{2+}流的幅度；②CaMK Ⅱ被 Ca^{2+}流触发，使从 RyR 释放的肌浆网 Ca^{2+}增多(可能致心律失常)；③CaMK Ⅱ磷酸化 PLB 使 SERCA 对肌浆网 Ca^{2+}的摄取增加；④CaMK Ⅱ可以调控 Na^+和 K^+门控通道，可导致心律失常的发生[21,22]

钙调蛋白：Ca^{2+}信号通路的通用介质。CaM 与肌钙蛋白 C 类似，具有 4 个 Ca^{2+}结合位点，参与从离子通道到转录调节等多种不同的细胞信号转导通路[18]。在许多情况下(例如，L 型 Ca^{2+}通道、Na^+通道和某些 K^+通道；RyR 和肌醇 1,4,5-三磷酸受体)，CaM 已预先绑定或“专用”，从而使局部$[Ca^{2+}]_i$的升高可迅速介导 Ca^{2+}-CaM 对其靶标的影响[21,22](见图 22.9)。实际上，在 Ca^{2+}结合并激活它之前，肌细胞中超过 90%的 CaM 已经与细胞靶标结合。然而，许多肌细胞 CaM 靶标[例如，CaMK Ⅱ、钙调神经磷酸酶、一氧化氮合酶(nitric oxide synthase，NOS)]竞争有限的 CaM。因此，肌细胞中的 CaM 信号转导十分复杂。同时由于 CaMK Ⅱ可影响与 CaM 相同的一些靶标和过程，因而可使其信号转导变得更为复杂[18,22]。

钙火花和钙波。除了在正常兴奋-收缩偶联期间由 I_{Ca} 触发 SR Ca^{2+}释放之外，特定的 RyR 通道也会在有限的概率下随机开放。由局部 Ca^{2+}介导的 Ca^{2+}在连接裂隙中释放导致的自发性局部 SR Ca^{2+}释放事件被称为钙火花[20,23]。在静止状态下，有低概率出现钙火花(约 10^{-4})，这意味着在任何时刻每个肌细胞可能会出现 1 到 2 次钙火花。因为局部$[Ca^{2+}]_i$随着 Ca^{2+}从初始裂隙扩散而迅速下降，所以在下一个裂隙(距离 1~2μm)处产生的局部$[Ca^{2+}]_i$往往太低而不能激活相邻的位点。因此，钙火花是非常局限的事件(细胞内 2μm 范围内)。然而，当$[Ca^{2+}]_i$或$[Ca^{2+}]_{SR}$升高时或在 RyR 被其他因素激活的状况下(例如，通过氧化或 CaMK Ⅱ)，钙火花发生的概率将会大大增加。这样可极大地增加 SR Ca^{2+}从一个连接处释放并激活相邻 1~2μm 位点的可能性，进一步导致钙离子波在整个肌细胞中传播。这种钙离子波可导致心律失常的发生。钙离子波可通过 Na^+/Ca^{2+}交换(NCX；见后文)激活大量内向电流，使膜电位去极化，从而导致在动作电位平台期或心脏舒张期发生早期后除极(early afterdepolarization，EAD)和延迟后除极(delayed depolarization，DAD)。EAD 可使动作电位持续时间延长，而 DAD 可诱发室性早搏(premature ventricular contractions，PVCs)。

SERCA 介导的肌浆网对钙离子的摄取

SR 蛋白中约 90%为 SERCA，其可将 Ca^{2+}转运至 SR 中。SERCA 的分子量为 115kDa，具有 10 个跨膜结构域、较大的细胞质和较小的 SR 腔结构域。SERCA 存在 3 种亚型，在心肌细胞中主要为 $SERCA2_a$，其每分解 1 个 ATP 分子，可将 2 个钙离子摄取回 SR(见图 22.9 和图 22.10)。SR 对 Ca^{2+}的摄取是心肌细胞舒张的始动因素，一旦$[Ca^{2+}]_i$开始升高，SR 便会开始再摄取 Ca^{2+}。Ca^{2+}的清除比 Ca^{2+}内流和释放要缓慢，$[Ca^{2+}]_i$的特征性上升和下降被称为 Ca^{2+}瞬变。当$[Ca^{2+}]_i$下降时，Ca^{2+}从肌钙蛋白 C 上解离，使肌丝逐渐关闭。因此，SERCA 表达或功能降低(如心力衰竭或能量不足时)可直接导致心脏舒张减弱。此外，SR 对 Ca^{2+}摄取的强度直接影响舒张期 SR 内 Ca^{2+}含量，进而影响 RyR 的敏感性和 SR Ca^{2+}释放的速率。由此可见，SR 对 Ca^{2+}的摄取和释放是一个互相协调、统一的过程。

受磷蛋白(phospholamban，PLB)是由 Tada 和 Katz 发现的一种“磷酸盐接受器”[24]。它是一种单次跨膜蛋白，可直接与 $SERCA2_a$结合，降低 SERCA 对胞质内 Ca^{2+}的亲和力，导致无论$[Ca^{2+}]_i$如何，SR 对 Ca^{2+}的摄取能力均下降。然而，当 PLB 被 PKA 或 CaMK Ⅱ(分别在 Ser16 或 Thr17)磷酸化时，其对 SERCA 的抑制作用减轻，可使 SR 对 Ca^{2+}的摄取率增加，心脏开始舒张(变舒效应)，SR 内 Ca^{2+}含量增加，从而驱动更为强力的心脏收缩(变力作用；见图 22.10)。

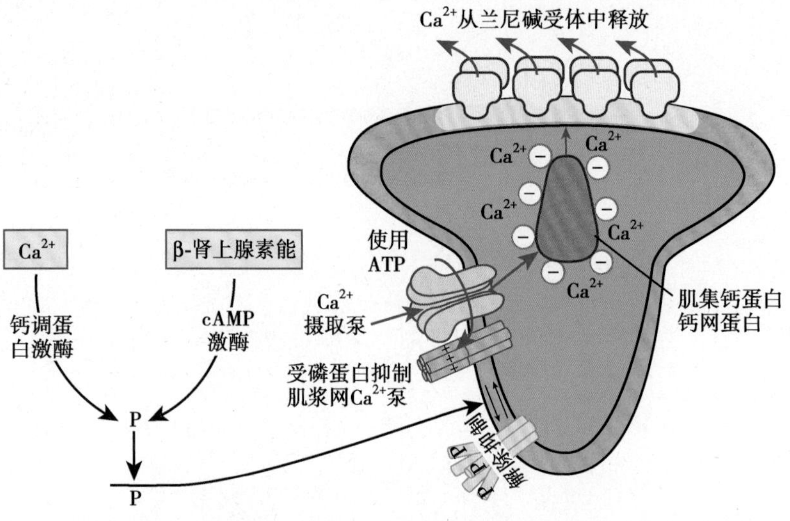

图 22.10 Ca^{2+}通过 SERCA2a 被摄取回肌浆网中。SR 对 Ca^{2+}摄取速度的增加引起心脏舒张变强（变舒效应）。被磷酸化（P）的受磷蛋白（PLB）可通过去磷酸化解除对 Ca^{2+}泵的抑制作用。胞质内 Ca^{2+}浓度升高、β-肾上腺素能激动剂或 CaMKⅡ的激活（可继发于 β-肾上腺素能系统）可使 Ca^{2+}摄取增加[1,22,31]

进入 SR 的 Ca^{2+}在进一步释放之前储存在 SR 中。具有高电荷和低亲和力的肌集钙蛋白作为 Ca^{2+}的缓冲器（解离常数约600μM），主要存在于 jSR 中，可增强邻近 RyR 释放 Ca^{2+}的能力。钙网蛋白是另一种储存 Ca^{2+}的蛋白，其结构和功能与肌集钙蛋白相似。有研究证据表明，位于 SR 膜上的肌集钙蛋白和另外两种蛋白（连接蛋白和三合蛋白）可调节 RyR 的功能，也是升高 $[Ca^{2+}]_{SR}$ 和增加 RyR 通道开放的可能机制之一[19]。SERCA 介导的钙离子再摄取发生在围绕肌丝的 SR 膜的任一地方。SR 中 Ca^{2+}的扩散相对较快，且 Ca^{2+}在任何地方均能被摄取，因此 jSR 处 $[Ca^{2+}]_{SR}$ 可迅速恢复[25]。实际上，在 Ca^{2+}释放期间，SR 内 Ca^{2+}扩散的速度快到足以维持 jSR 处 Ca^{2+}释放区和 Ca^{2+}摄取区的 Ca^{2+}浓度梯度。这种扩散还能保证 $[Ca^{2+}]_{SR}$ 在整个心肌细胞中分布相对均匀，从而促使整个心肌细胞中 SR Ca^{2+}的释放和肌丝激活保持一致。

肌膜上钙离子和钠离子的调控

钙通道和钠通道

肌膜上的电压门控 L 型 Ca^{2+}通道的开放是兴奋-收缩偶联的始动因素。该通道是具有孔隙的大分子蛋白质，为跨膜的脂质双层结构，当其从闭合状态转变为开放状态时，可以高选择性地将离子转运至心肌细胞中。离子通道有两个主要的特性：门控和渗透。Ca^{2+}和 Na^+通道具有两种功能状态的“门”，即激活门和失活门。当膜电位处于静息电位时，失活门开放，激活门关闭，失活的通道可通过电压门控的方式去极化而打开。通道被激活后，失活门开始关闭，失活的程度取决于电压、时间以及局部 $[Ca^{2+}]_i$，通道从失活状态恢复（使通道处于可再次被激活的状态）也是时间、电压和 Ca^{2+}依赖性的。因此，在动作电位结束后，需要一定的时间使 Ca^{2+}和 Na^+通道从失活状态恢复。

渗透（或电导）是指离子通过处于开放状态的通道流动。相对于其他生理性离子而言，Ca^{2+}和 Na^+通道分别对 Ca^{2+}和 Na^+具有高度的选择性。然而，一些非生理性离子也可以经由通道渗透，如钡离子（Ba^{2+}）和锶离子（Sr^{2+}）可通过 Ca^{2+}通道渗透，而锂离子（Li^+）可通过 Na^+通道渗透，这些离子通常用于实验研究 I_{Ca} 和 I_{Na}。离子的浓度影响其渗透作用的强弱。在欧姆定律中 $[I_{Ca}=g_{Ca}(E_m-E_{Ca})]$，电流是电导（$g_{Ca}$；其取决于门控和渗透作用）乘以电化学驱动力（$E_m-E_{Ca}$），电化学驱动力等于膜电位（$E_m$）与 Ca^{2+}跨膜电位（E_{Ca}；通常为+120mV，其值随着 $[Ca^{2+}]_i$ 的变化而变化）之间的差值。因此，在 Ca^{2+}和 Na^+通道激活开放的同时，不可避免地降低了电化学驱动力。

Ca^{2+}和 Na^+通道的分子结构

Ca^{2+}和 Na^+通道以 α 亚基为主，具有 4 个跨膜结构域（Ⅰ至Ⅳ），每个跨膜结构域具有 6 个跨膜螺旋结构（S1 至 S6）和一个位于 S5 和 S6 之间的孔环。每个通道还有着相关的辅助亚基（如 Ca^{2+}通道的 α2δ、β 和 γ 亚基），其可能影响着离子的转运和门控[1]。目前，通道的激活被认为是 Na^+和 Ca^{2+}通道的 4 个结构域中每一个带电的 S4 跨膜片段（称为电压传感器）向外移动的结果。不同通道的 S4 的电压依赖性不同，Na^+通道相较 Ca^{2+}通道在更为负的膜电位处被激活。通道的失活更为复杂，其涉及多个通道结构域，并且当去极化过程延长时，失活状态会逐步累积。开放状态通常是一系列多分子闭合构象的最后一个。然而，在闭合和开放之间往往存在一个二进制开关，使单通道电导接近于零或处于恒定的开放电导。这种随机性意味着，当整个细胞的整合离子流通过所有随机通道时，对于单个通道而言更为重要的是其开放的可能性。

T 型和 L 型 Ca^{2+}通道

心血管系统中肌膜上 Ca^{2+}通道有两种主要的类型，即 T 型和 L 型 Ca^{2+}通道。T（transient，瞬变）型 Ca^{2+}通道在更为负的电压下开放，开放时间短暂，同时不与常规 Ca^{2+}拮抗剂相互作用[1]。在成人心室肌细胞中似乎没有 T 型 I_{Ca}（病理状态除外），甚至当其在心室肌细胞中表达时，T型 Ca^{2+} 通道亦不存在于 RyR 所在区域，因此其本身并不参与兴奋-收缩偶联。然而，在新生儿心室肌细胞、浦肯野纤维和一些心房细胞（包括起搏细胞）中发现存在 T 型 I_{Ca}。在这些细胞中，负电压激活 T 型 I_{Ca}，参与心脏的起搏。由此可见，在心室肌细胞中以 L 型 Ca^{2+} 通道为主。

L型 Ca^{2+} 通道的定位和调控

L(long-lasting，长效)型 Ca^{2+} 通道集中在T管中的 jSR 上，参与 Ca^{2+} 介导的 RyR 释放 Ca^{2+}。另有一部分 L 型 Ca^{2+} 通道存在于细胞膜的小凹中，与触发 SR 释放 Ca^{2+} 不同，其参与局部 Ca^{2+} 信号转导。L 型 Ca^{2+} 通道可被 Ca^{2+} 通道阻滞剂如维拉帕米、地尔硫䓬和二氢吡啶类抑制。I_{Ca} 在动作电位上升阶段被快速激活，而 I_{Ca} 本身和局部 SR 释放的 Ca^{2+} 所共同形成的 Ca^{2+} 流可导致 Ca^{2+} 依赖的 I_{Ca} 快速失活。电压依赖的失活也会在动作电位期间导致 I_{Ca} 下降，但 I_{Ca} 在整个动作电位期间可始终处于一个低水平状态[26]。内向 I_{Ca} 是心脏动作电位平台期的主要离子流，I_{Ca} 的过度激活或未失活可使动作电位时程延长。

在受到 β-肾上腺素能刺激后，环腺苷酸（cyclic adenosine monophosphate，cAMP）和 PKA 的活性增加，使 Ca^{2+} 通道磷酸化并使其门控特性发生改变。值得注意的是，β-肾上腺素能受体-cAMP-PKA 和磷酸酶通路的大部分分子成分直接位于 L 型 Ca^{2+} 通道上，有利于 I_{Ca} 对交感神经激活产生快速的改变。PKA 依赖的通道磷酸化可将激活（和失活）状态转化为更为负的电压并增加通道开放的时间，从而大大增强 I_{Ca}，进而增加 SR 释放 Ca^{2+} 的比例以及细胞和 SR 内 Ca^{2+} 的负荷（增强 Ca^{2+} 瞬变的振幅和变力作用）。

钠通道

$Na_v1.5$ 是心脏电压门控 Na^+ 通道的主要亚型，其他次要的亚型是一些神经组织亚型。$Na_v1.5$ 主要集中在闰盘附近的肌细胞末端，但 I_{Na} 的总体密度在 T 管和膜表面是相对均一的[27]。心脏除极激活 I_{Na}，峰值 I_{Na} 非常大，驱动了动作电位的上升。电压依赖的 I_{Na} 失活非常迅速，在正常情况下，Na^+ 通道的在去极化几毫秒后失活，但仍有少量 Na^+ 通道保持开放（或重新开放），因而在动作电位平台期有着少量但持续的 Na^+ 内流。这种 Na^+ 流称为晚 Na^+ 电流（I_{NaL}），其特点是速度慢，与电压无关的自动失活和再激活[28]。虽然 I_{NaL} 的振幅很小（$<I_{Na}$ 峰值的 1%），但由于 I_{Na} 峰值太大，其仍然是动作电位平台期的主要内向电流。在病理状态下，I_{NaL} 的量可显著增加，这可导致获得性长 QT 综合征（long QT syndrome，LQTS），同时还会增加心肌细胞内的 Na^+ 和 Ca^{2+} 负荷，有潜在的致心律失常风险。因此，I_{NaL} 已成为潜在的重要治疗靶点[21,29]。

Ca^{2+}/钙调蛋白依赖的蛋白激酶Ⅱ调控 I_{Na}、I_{Ca} 和其他门控通道。目前已知在许多病理状态下（例如，缺血-再灌注、心力衰竭、ROS）CaMKⅡ被上调并长期激活。此外，CaMKⅡ依赖的 Na^+ 通道磷酸化可导致 I_{NaL} 增加，这可能是编码 Na^+ 通道的基因正常者发生 LQTS3 的机制[21,29]（见图 22.9）。与此同时，CaMKⅡ可将 Na^+ 通道的电压变得更负，从而增加通道失活，并减缓失活通道的恢复，这种 Na^+ 通道功能的丧失可能导致获得性 Brugada 综合征。事实上，其导致了与心率相关两种疾病表型：即慢心率相关的 LQTS 和快心率相关的 Brugada 综合征[21]。CaMKⅡ还参与调控 Ca^{2+} 和钾（K^+）通道电流，通过早期后除极诱发心律失常，并增加跨壁复极离散度[21]。

离子交换体和泵

为了维持 Ca^{2+} 和 Na^+ 的稳态平衡，在每个动作电位期间进入细胞的 Ca^{2+} 和 Na^+ 在下一次心脏搏动之前必须被排出至细胞外。对于 Ca^{2+} 而言，Na^+/Ca^{2+} 交换体（NCX）负责将通过 I_{Ca} 和 NCX 本身进入细胞的大部分 Ca^{2+} 排出，胞膜上的 Ca^{2+}-ATP 酶（plasma membrane Ca^{2+}-ATPase，PMCA）负责将其余小部分 Ca^{2+} 排出。NCX 利用 3 个 Na^+ 离子的内流所形成的电化学梯度将 1 个 Ca^{2+} 泵出细胞（每泵出 1 个 Ca^{2+} 消耗 1 个 ATP）。对于 Na^+ 而言，其从细胞中排出主要通过 Na^+/K^+-ATP 酶。Na^+-K^+-ATP 酶每消耗 1 个 ATP 可泵出 3 个 Na^+。需要指出的是，NCX 还可间接使用 Na^+/K^+-ATP 酶提供的能量来执行其功能。

钠-钙交换体

心脏舒张期，SR 的 Ca^{2+}-ATP 酶和 NCX 竞争将 Ca^{2+} 从细胞质内排出，前者通常占主导地位[1,4]。NCX 的转运方向是可逆，Ca^{2+} 的流动方向取决于膜电位和细胞膜两侧的 $[Na^+]$ 和 $[Ca^{2+}]$。3 个 Na^+ 内流与 1 个 Ca^{2+} 内流形成相同的膜电位（E_m），该电位称为反转电位或平衡电位（E_{NCX}，类似于离子通道电位）。当 E_m 高于平衡电位时，Ca^{2+} 内流，而当 E_m 低于平衡电位时，Ca^{2+} 外流。在心脏舒张期（$E_m=-80mV$），NCX 通常是将 Ca^{2+} 排出，但由于 $[Ca^{2+}]_i$ 在舒张期较低，因此 Ca^{2+} 的流速较低（底物浓度较低）。当动作电位上升至峰值时，E_m 通常超过平衡电位，从而导致 Ca^{2+} 的内流，但其持续时间较短，因为胞膜附近局部高 $[Ca^{2+}]_i$ 驱使 NCX 转变为 Ca^{2+} 外流模式。当动作电位复极化时，负性的 E_m 进一步增强 Ca^{2+} 外流。此时 $[Ca^{2+}]_i$ 高于舒张时的水平，因此 NCX 可有效地转运 Ca^{2+}。需要注意的是，如果 SR 释放 Ca^{2+} 很少和/或 I_{Ca} 很小或 $[Na^+]_i$ 异常升高（如心力衰竭时），NCX 可在动作电位期间持续地将 Ca^{2+} 转运至细胞中以弥补 I_{Ca} 或 SR 对 Ca^{2+} 的释放不足[1]。NCX 也可通过增加的 $[Ca^{2+}]_i$ 来变构激活[30]，这种调控是时间依赖性的，使细胞能在 $[Ca^{2+}]_i$ 长期高水平时排出 Ca^{2+}，同时也能在细胞内 Ca^{2+} 缺乏时使 $[Ca^{2+}]_i$ 和 $[Ca^{2+}]_{SR}$ 不至于过低。

人或兔的心室肌细胞在正常情况下，当 SERCA 和 NCX 分别将 70%至 75%以及 20%至 25%的 Ca^{2+} 从细胞中排出时，细胞即处于稳态，而 PMCA 仅排出 1%或更少的 Ca^{2+}（见图 22.8）。心力衰竭发生时，SERCA 被下调的同时 NCX 被上调，其结果是 SERCA 和 NCX 排出 Ca^{2+} 的比例趋近相同。而在小鼠和大鼠的心室肌细胞中，SERCA 和 NCX 排出 Ca^{2+} 的占比相差较大（SERCA 占 92%，NCX 占 7%）。细胞稳态的产生涉及多种 Ca^{2+} 转运系统，但在生理性 $[Ca^{2+}]_i$ 下 SERCA 和 NCX 对 Ca^{2+} 的转运速率起主要作用。Ca^{2+} 外流与整个细胞质内的 Ca^{2+} 含量密切相关。在人和小鼠的心室肌细胞中，Ca^{2+} 通过 I_{Ca} 和 NCX 途径转运进入细胞的分别占 25%和 8%，也就是说通过 SR 释放的 Ca^{2+} 在人心室肌细胞中仅约为转运进入的 4 倍（心力衰竭时占比更少），而在小鼠心室肌细胞中约为 12 倍。

心率和 Na^+/Ca^{2+} 交换体。NCX 参与张力-频率关系的形成（阶梯现象或 Bowditch 现象）[1]。心率的增快（不依赖交感神经的激活）使单位时间内 Na^+ 和 Ca^{2+} 的内流增加，同时还缩短了 Na^+ 和 Ca^{2+} 外流的时间。由于内向 I_{Ca} 脉冲变得更为频繁且 Ca^{2+} 外流时间更短，其结果是 SR 中的 Ca^{2+} 含量增加。Na^+ 流动也经历同样的变化，而且 $[Na^+]_i$ 的升高会减弱 NCX 泵出 Ca^{2+} 的能力，当细胞达到新的稳态时，这将进一步增加肌细胞和 SR 中 Ca^{2+} 的含量。NCX 的这种效应（曾被称为“钠泵滞后”假说）放大了心率增加导致的正性变力作用。

钠泵(Na^+/K^+-ATP 酶)

在心脏正常跳动时,Na^+ 主要通过 Na^+ 通道和 NCX 进入心肌细胞,其中 NCX 的作用的是最重要的[31]。Na^+ 也可通过 Na^+/H^+ 内流,尤其是当心肌细胞处于酸性环境时。在心肌细胞处于稳态时,肌膜上的 Na^+/K^+-ATP 酶(Na^+ 泵)维持 Na^+ 内流和外流的相互平衡。Na^+ 泵由细胞内的 Na^+ 或细胞外的 K^+ 激活,每消耗 1 个 ATP 可泵出 3 个 Na^+,同时泵入 2 个 K^+。在这个过程中,一个正电荷外流,因此 Na^+/K^+-ATP 酶可产生一个外向电流[31]。心脏中的 Na^+/K^+-ATP 酶由内源性辅助蛋白磷酸神经膜(phospholemman,PLM)调控,其作用机制与 PLB-SERCA2a 类似。在基础状态下,PLM 可降低细胞内 Na^+ 与 Na^+/K^+-ATP 酶的亲和力,但当其被磷酸化[通过 PKA 或蛋白激酶 C(protein kinase C,PKC)途径]时,该抑制作用被解除[31]。因此,在交感神经激活的情况下,无论 $[Na^+]_i$ 水平如何,Na^+/K^+-ATP 酶的活性均增加,以此来不断泵出交感兴奋时高速内流的 Na^+。

尽管近些年来洋地黄的临床应用明显减少,但其通过抑制 Na^+/K^+-ATP 酶来作为正性肌力药物使用的历史已经有 200 多年(见第 25 章)。部分 Na^+/K^+-ATP 酶受到抑制后,心肌细胞中 $[Na^+]_i$ 增加,NCX 排出 Ca^{2+} 减少,从而导致心肌细胞和 SR 内 Ca^{2+} 负荷和释放增加。这种机制的局限性在于其安全治疗范围较窄。过多地抑制 Na^+/K^+-ATP 酶可导致心肌细胞 Ca^{2+} 超载并诱发心律失常。从另一方面可以看出,心肌细胞中的功能强大的 NCX 对 Na^{2+} 和 Ca^{2+} 调控有着重要的作用。

肾上腺素信号转导系统

生理性应激反应

在经典的肾上腺素参与的应激反应中,心肌细胞的 β-肾上腺素受体被激活,cAMP 形成和 PKA 活化,导致随后的磷酸化作用以及许多靶细胞功能的改变,从而使心率增加(正性变时),心肌收缩力增强(正性变力),心脏舒张增快(正性变松),心脏传导系统传导速度增加(正性变传导)。可见应激反应是通过增加心率、每搏输出量和舒张期充盈来增加心输出量。因此,肾上腺素参与的应激反应是响应代谢和血流动力学需求增加而使心输出量增加的关键机制。

应激反应时,去甲肾上腺素通过交感神经末梢神经元的膨大部位(膨体)释放到局部心肌细胞的微环境中(图 22.11),这一过程与突触传递类似。去甲肾上腺素是由多巴和多巴胺以及络氨酸在膨体中合成,合成的去甲肾上腺素储存在存储颗粒(或囊泡)内,并在肾上腺素神经冲动的刺激下释放。因此,在兴奋或运动期间中枢神经刺激增强时,交感神经冲动增加,从而释放更多的去甲肾上腺素进入突触间隙。释放的大部分去甲肾上腺素再次被神经末梢的膨体吸收,重新进入存储囊泡内或被代谢。突触间隙中的去甲肾上腺素可作用于心肌细胞上的 α-和 β-肾上腺素能受体以及小动脉上的 α-肾上腺素能受体(表 22.2)。β-肾上腺素能受体对窦房结和传导系统产生变时和变传导效应,对心肌收缩细胞产生变力和变松效应。α-肾上腺素能受体也共同参与对这些效应的调控。α-肾上腺素能受体活性增加可导致小动脉收缩和血管阻力增加,但心脏小动脉和冠状动脉阻力主要由局部代谢产物调控。心脏传导系统主要由副交感神经(迷走神经)支配,乙酰胆碱(acetylcholine,ACh)的局部释放可激活毒蕈碱受体,导致心率和传导速度减慢(见图 22.11),血压下降。肾上腺素能受体的主要效应途径同时也受到许多其他信号因子的调节,例如局部的腺苷和一氧化氮(nitric oxide,NO),以及强力的神经调质血管紧张素Ⅱ,它们可以增加去甲肾上腺素的释放并增强血管收缩。α-和 β-肾上腺素能受体是具有 7 次跨膜结构域的 G 蛋白偶联受体(G protein-coupled receptors,GPCR)家族的成员之一。

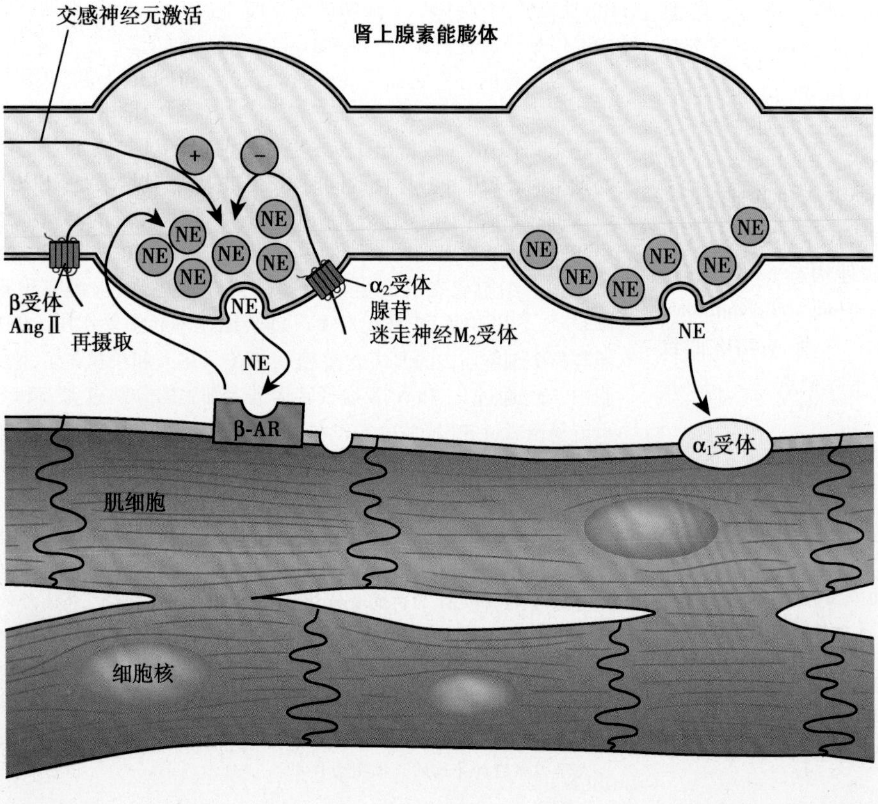

图 22.11 去甲肾上腺素(NE)从交感神经元中释放。NE 以类似突触传递的方式从肾上腺素能膨体的存储颗粒中释放到心肌和平滑肌细胞上受体附近的间隙中。在心肌细胞中,β-肾上腺素能受体(β-AR)的激活可使心率增加(变时)、心肌收缩力增强(变力)、心脏舒张增强(变舒)以及转导速度增快(变转导)。NE 同时还激活心肌细胞的 α_1-肾上腺素能受体,可进一步调控心肌收缩性和细胞信号转导。在小动脉中,NE 主要通过突触后 α_1 受体引起血管收缩。NE 还可作用于突触前 α_2 受体,激活限制其自身释放的负反馈机制。循环肾上腺素作用于 β_2 受体引起血管舒张,但其同时也刺激神经末梢的突触前受体,促进 NE 释放。血管紧张素Ⅱ(Ang Ⅱ)也是强力的血管收缩剂,其通过刺激 NE 释放(突触前受体,如图示)和直接作用于小动脉上的 Ang Ⅱ 受体发挥作用。M_2,毒蕈碱受体亚型 2

表 22.2 α-和 β-肾上腺素能受体的心血管效应

	α_1 调控	β 调控
电生理效应	±	++ 转导 起搏 心率 -动作电位时程
心肌收缩力	±	++ 收缩力,变力 每搏输出量 心输出量
心肌代谢	± 糖酵解	++ 氧摄取↑ ATP
信号转导	GPCR 激活 PKC 和 MAPK	GPCR 激活 cAMP 和 PKA
冠状动脉	++ 收缩	+直接舒张 +++间接舒张(代谢性)
外周动脉	+++ 收缩 血管阻力↑ 收缩压↑	+ 舒张 血管阻力↓ 收缩压↓

ATP,腺苷三磷酸;GPCR,G 蛋白偶联受体;PKC,蛋白激酶 C;MAPK,丝裂原活化蛋白激酶;cAMP,环腺苷酸;PKA,蛋白激酶 A。

β-肾上腺素能受体亚型

心脏上的 β-肾上腺素能受体主要是 β_1 亚型,而大多数心脏以外的受体以 β_2 亚型为主。β_2 受体约占左心室中总 β 受体数量的 20%。β_1 受体与刺激性 G 蛋白(G_s,G 蛋白-腺苷酸环化酶系统的一个组分)结合,β_2 受体与 G_s 抑制蛋白 G_i 结合(图 22.12),因此它们的信号转导在受体后的第一个水平即分成两条通路[4]。在人类中,沙丁胺醇激动 β_2 受体可部分通过心脏交感神经末梢上的 β_2 受体产生正性肌力作用,进而去甲肾上腺素释放,可反过来发挥显著的 β_1 受体效应[4]。一些间接证据表明 G_i 途径在心力衰竭发生时相对增强,同时 G_s 途径的强度可因 G_s 与 β 受体的解偶联而减弱(见第 23 章)。在心肌细胞中也存在少量的 β_3-肾上腺素能受体,主要参与 G_i 介导的负性肌力作用,NO 也在一定程度上参与其中,但该通路的具体机制尚不清楚。β-肾上腺素能受体的位点有着高度的立体特异性,亲和力最强的儿茶酚胺物质为人工合成的异丙肾上腺素,而不是天然的儿茶酚胺、肾上腺素和去甲肾上腺素。对于 β_1 受体而言,激动剂活性顺序为异丙肾上腺素>肾上腺素=去甲肾上腺素,对于 β_2 受体而言,激动剂活性顺序为异丙肾上腺素>肾上腺素>去甲肾上腺素。人类 β_1 和 β_2 受体均已成功克隆并被广泛研究[4]。β 受体的跨膜结构域与激动剂或拮抗剂结合,而胞质内的结构域与 G 蛋白相互作用。

α-肾上腺素能受体亚型

α-肾上腺素能受体两种亚型分别是 α_1 和 α_2。其中,血管收缩剂 α_1 受体位于血管平滑肌肌膜上,而 α_2-肾上腺素能受体位于神经末梢膨体,反馈抑制去甲肾上腺素的释放(见图 22.11)。从药

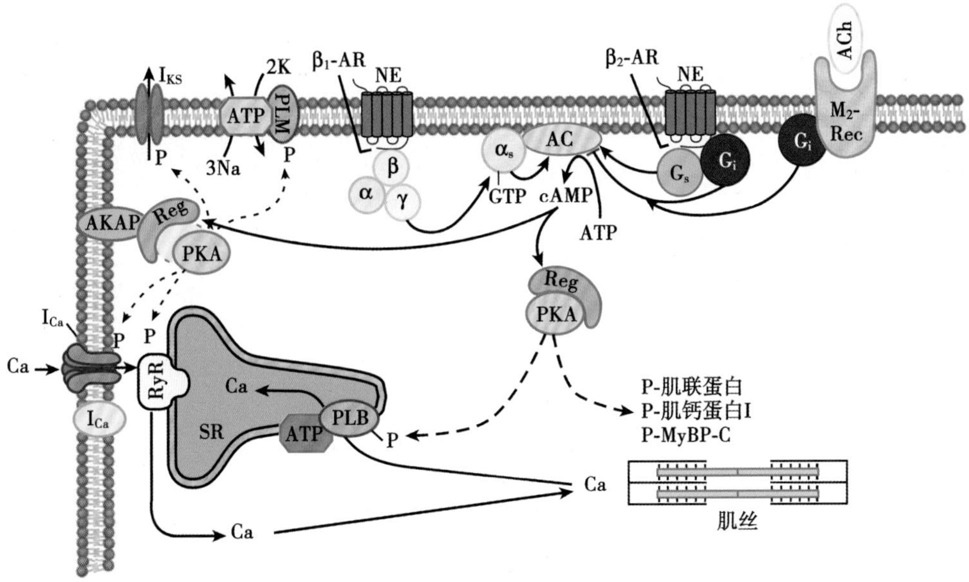

图 22.12 心肌细胞中的 β-肾上腺素能和毒蕈碱激活是相互作用的。β_1-肾上腺素能受体(β_1-AR)的活化通过 G_s[通过和 β 和 γ 亚基(β 和 γ)解离且活化的 α 亚基(α_s)]以激活腺苷酸环化酶(AC)。AC 产生 cAMP,激活蛋白激酶 A(PKA),磷酸化(P)几个关键的功能性靶点(虚线箭头处)。β_2-AR 激活 G_s 和 G_i,分别激活或抑制 AC。来自副交感神经元的乙酰胆碱(ACh)对毒蕈碱 M_2 受体(M_2-Rec)的激活通过 G_i 抑制 AC。Reg,PKA 的调节亚单位;PLM,磷酸神经膜;PLB,受磷蛋白;NE,去甲肾上腺素;AKAP,A 型激酶锚定蛋白;MyBP-C,收缩纤维调节蛋白。(改编自 Bers,DM. Excitation-Contraction Coupling and Cardiac Contractile Force. Dordrecht,Netherlands:Kluwer Academic;2001.)

理学角度来说，α_2-肾上腺素能受体介导的反应，其效果类似于去氧肾上腺素。在儿茶酚胺中，α_1-激动剂的相对效力依次是去甲肾上腺素>肾上腺素>异丙肾上腺素。从生理学角度来说，神经末梢释放的去甲肾上腺素是血管 α_1-肾上腺素能活性的主要刺激物。心肌细胞中也有 α_1 和 α_2 受体，其激活可以精确地微调 Ca^{2+} 瞬变，离子电流和肌丝特性，但它们也被认为是心脏重塑的重要调节剂(在适应和适应不良的情况下)[32]。

G 蛋白

G 蛋白是一类蛋白质超家族，其结合三磷酸鸟嘌呤(guanine triphosphate，GTP)和其他鸟嘌呤核苷酸。G 蛋白对于从激动剂及其受体向前传递信号，至激活膜结合酶系统产生第二信使 cAMP 的各个环节来说至关重要(图 22.13，也见图 22.12)[4]。因此，β 受体、G 蛋白复合物和腺苷酸环化酶的结合是 β-肾上腺素能信号转导的关键。

刺激型 G 蛋白 G_s。G 蛋白本身是由 G_α，G_β 和 G_γ 组成的异三聚体，受体刺激后，其分裂成与 GTP 结合的 α 亚基和 β-γ 亚基。这些亚基均可以调节不同的效应物，例如腺苷酸环化酶，磷脂酶 C 和离子通道等。腺苷酸环化酶的活性受两种不同的 G 蛋白复合物控制，即刺激性的 G_s 和抑制性的 G_i。G_s 的 α 亚基(α_s)与 GTP 结合，继而与其他两个亚基分离，以增加腺苷酸环化酶的活性。β 和 γ 亚基(β-γ)似乎在结构和功能上相互关联。

抑制型 G 蛋白 G_i。相反，G_i，另一个三聚体 GTP 结合蛋白则抑制腺苷酸环化酶[4]。刺激毒蕈碱和一些 β_2-肾上腺素能受体时，GTP 与抑制性 α 亚基 α_i 结合。后者与 G 蛋白复合物的其他两种组分解离，和 G_s 一样，是组合的 β-γ 亚基。β-γ 亚基的作用如下：通过刺激鸟苷三磷酸酶(GTP 酶)，它们分解活性 α_s 亚基(α_s-GTP)，降低 α 刺激导致的腺苷酸环化酶活化。此外，β-γ 亚基激活 K_{ACh} 通道，其可以减慢窦房结激动，有助于胆碱能刺激导致的心动过缓。α_i 亚基还可以激活另一种稳定舒张势能的钾通道(K_{ATP})。迷走神经毒蕈碱受体刺激是 G_i 的主要生理刺激(尽管 β_2-肾上腺素能受体也可能有作用)。此外，腺苷通过与 A_1 受体的相互作用，与 G_i 耦联以抑制收缩和心率。腺苷 A_2 受体则反常性地增加 cAMP。后一种效应，仅仅是心肌中的辅助表现，但因其诱导血管舒张，在血管平滑肌中起重要作用。病理学上，在实验性心肌梗死后心力衰竭[4]以及移植前供体心脏[4]等情况中，G_i 升高。

第三种 G 蛋白，G_q。这种蛋白质将一组 GPCR(包括 α-肾上腺素能受体以及血管紧张素Ⅱ和内皮素-1 的受体)，与另一种膜相关酶(磷脂酶 C)结合，然后与 PKC 和 PKD 结合(和 IP_3 诱导的 Ca^{2+} 动员)。G_q 至少有 4 种亚型，心脏中发现两种。与 G_i 不同，该 G 蛋白不易被百日咳毒素抑制。小鼠中 G_q 的过度表达诱导扩张型心肌病[4]，这点十分有趣，因为通过 G_q 起作用的血管紧张素Ⅱ和内皮素，在心力衰竭病人中过度活跃。相反，当 G_q 的活性被遗传性抑制时，对压力超负荷的肥大反应减弱，室壁张力增加，但心脏功能相对保持良好。

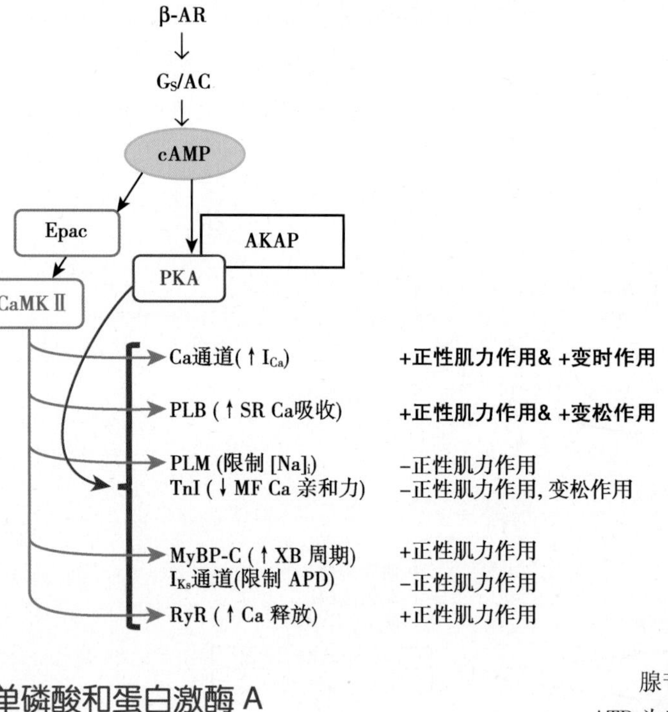

图 22.13 PKA(和 CaMKⅡ)在 β-肾上腺素能反应中的关键作用。β-激动剂儿茶酚胺的主要细胞内作用是通过形成 cAMP，其增加 PKA 以及 Epac(由 cAMP 激活的交换蛋白)的活性。PKA 通过 A-激酶锚定蛋白(AKAP)靶向定位于局部纳米畴。Epac 还可激活 CaMKⅡ，其可以磷酸化和调节与 PKA 相同的一些靶标的功能(通常通过不同氨基酸的磷酸化)。SR，肌浆网；APD，动作电位；PKA，蛋白激酶 A

环腺苷单磷酸和蛋白激酶 A

腺苷酸环化酶

腺苷酸环化酶(也称为腺苷酸或腺苷酸环化酶)催化第二信使 cAMP 的形成。其存在几种亚型，但心肌细胞中主要为 AC5 和 AC6，这些亚型被高内流性[Ca^{2+}]部分抑制。G_s 刺激腺苷酸环化酶产生 cAMP，其通过多个细胞内信号(包括重要的 PKA)起作用，以介导心脏 β-肾上腺素能激动剂的变时性、变力性、变松性和变传导作用。相反，胆碱能(和迷走神经)刺激可通过 G_i 抑制腺苷酸环化酶，以减慢心率，也限制活化 G_s 下游的 cAMP 形成。

腺苷酸环化酶是唯一产生 cAMP 的酶，其以低浓度的 Mg^{2+}-ATP 为底物。它是一种跨膜酶，大部分在细胞质一侧与 G 蛋白相互作用。环鸟苷一磷酸(cyclic guanosine monophosphate，cGMP)是一种相关的第二信使，常拮抗 cAMP 效应。cAMP 可由腺苷酸环化酶生成，也可由磷酸二酯酶(phosphodiesterases，PDEs)转化为 AMP，其在两种形态之间转换非常迅速，有着恒定的动态平衡。几种主要的 PDE 亚型具有不同的底物特异性(cAMP 与 cGMP)，并且由环核苷酸和 Ca^{2+}/钙调蛋白进行差异调节[33]。一般来说，cAMP 组织含量的方向性变化可能与心脏收缩活动的方向性变化有关，但局部亚细胞结构域可能具有差异性 cAMP 和 PKA 调节，其部分取决于 PDE 亚型的定位。例如，虽然 β-肾上腺素能刺激会增加 cAMP 和 PKA 靶磷酸化,但在离子通道和肌腱靶位点可能会出现差异[34]。Forskolin 是一种有效的直接腺苷酸环化酶激活剂,而异丁基甲基黄嘌呤(isobutyl methylxanthine,IBMX)是一种抑制所有亚型的 PDE 抑制剂。虽然这些药物在实验室中广泛使用,但人们也在研究亚型特异性 PDE 抑制剂,以提供更有针对性的治疗策略。许多激素或肽可以与心肌腺苷酸环化酶耦联,而不受与 β-肾上腺素能受体影响,包括胰高血糖素,甲状腺激素,前列环素和降钙素基因相关肽等。

由 cAMP 直接激活的 GTP 交换蛋白(Epac),其激活和 cAMP 依赖性 PKA 的活化同步。这使得 β-肾上腺素能激活下游的存在额外的同步、平行信号转导。例如,SR(肌浆网)Ca^{2+} 释放的 β-肾上腺素能激活由 cAMP-Epac 依赖性信号转导介导,至 CaMKⅡ和随后的 RyR2 磷酸化[35],而不是通过 PKA 激活。

蛋白激酶 A

PKA 的激活和关键蛋白的磷酸化介导的[36]。每个 PKA 复合物各由两个调节(regulatory,R)和两个催化(catalytic,C)亚基组成,后者将 ATP 的末端磷酸转移至蛋白质底物的丝氨酸和苏氨酸残基。当 cAMP 与无活性蛋白激酶相互作用时,其与 R 亚基结合,导致 C 亚基的部分释放和活化。既往研究认为,C 亚基完全由 R 亚基释放,但近期证据表明,当 PKA 活跃时,松散的束缚仍然存在。R 亚基又与特异性 A-激酶锚定蛋白(A-kinase anchoring proteins,AKAPs)结合,而后者靶向特定亚细胞靶标上的 PKA 依赖性磷酸化[37]。这有助于解释 cAMP 和 PKA 信号转导的局部分区化。事实上,有充分的证据表明 β-肾上腺素能受体、G 蛋白、腺苷酸环化酶、PKA、AKAP、PDE 和磷酸酶都可以在特定靶点上结合,例如 L 型 Ca^{2+} 通道和 RyR2 等,以促进局部的 PKA 依赖性信号转导[15,38,39](见图 22.13)。

心室肌细胞中的 $β_1$-肾上腺素能和 PKA 信号通路

PKA 激活通路顺序如下(见图 22.12):儿茶酚胺刺激→β 受体→分子变化→GTP 与 G 蛋白 $α_s$ 亚基的结合→GTP-$α_s$ 亚基刺激腺苷酸环化酶→由 ATP 形成 cAMP→cAMP 依赖性 PKA 的激活,由 AKAP 局部结合→靶蛋白的磷酸化。L 型 Ca^{2+}通道由该级联瀑布快速磷酸化,使得峰值 I_{Ca} 量的大量增加和激活电压移向更负电位。这增加了每次心搏内流入细胞的 Ca^{2+},并且还增强了心肌兴奋性(包括起搏细胞)。此外,I_{Ca} 越高,触发肌浆网 Ca^{2+}越多,但峰值 I_{Ca} 越高、肌浆网 Ca^{2+} 释放越多,也增强了 Ca 依赖性的 I_{Ca} 失活,这也限制了动作电位期间 Ca^{2+} 内流的总量。这有助于增加 Ca^{2+} 瞬态振幅,即正性肌力作用,以及 PKA 在心脏中的变时性和变传导作用(见图 22.12 至图 22.14)。

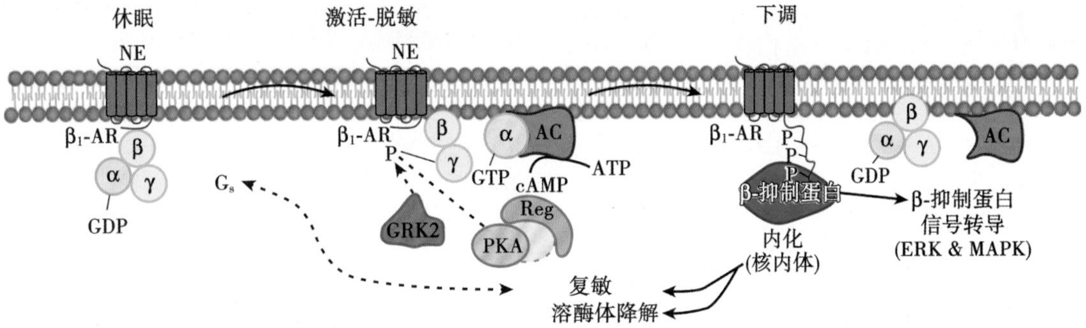

图 22.14 $β_1$-肾上腺素能受体($β_1$-AR)激活、脱敏、下调和再循环。延长的 $β_1$-AR 活化引起可是受体磷酸化的 G 蛋白受体激酶(GRK2)的募集,并有利于 β-抑制蛋白的募集。β-抑制蛋白促进其自身的信号转导级联瀑布[例如通过细胞外受体和 MAP 激酶(ERK 和 MAPK)]和 $β_1$-AR 内化到内体中的过程。在内体中,$β_1$-AR 可以被降解或再循环至细胞表面。(改编自 Bers,DM. Excitation-Contraction Coupling and Cardiac Contractile Force. Dordrecht,Netherlands:Kluwer Academic;2001.)

受磷蛋白(PLB)的磷酸化是 PKA 在心脏正性肌力作用的另一个主要原因。PLB 与 SERCA2 相关,并且在基线状态时通过降低其对 Ca^{2+}的亲和力来抑制 Ca^{2+}泵。PKA(或 CaMKⅡ)对 PLB 的磷酸化,可缓解这种抑制,大幅度增加 Ca^{2+}泵功能。这允许心动周期期间更多的 Ca^{2+} 在肌浆网内积聚,这增强了随后可供释放的 Ca^{2+}总量(从而有正性肌力作用)。更快的肌浆网 Ca^{2+}摄取速率也是加速松弛的主要因素,即 PKA 的变松作用。这是因为肌颤 $[Ca^{2+}]_i$ 下降更快,导致 Ca^{2+}从肌腱中解离得更快。

PKA 对肌钙蛋白 I 的磷酸化也有助于增强 β-肾上腺素能激动剂的变松作用(见图 22.13)。PKA 依赖性肌钙蛋白 I 磷酸化降低肌丝对钙的敏感性,本质上是负性肌力作用,但对 Ca^{2+}从肌丝中解离有益,这加速了松弛和舒张期充盈。此外,肌球蛋白结合蛋白 C 也是 PKA 的靶标,其磷酸化似乎有助于加速横桥转化率。这种作用在很大程度上也可以抵消肌钙蛋白 I 磷酸化的负性肌力作用,并且,在给定$[Ca^{2+}]$和机械负荷下,还可以加快肌节缩短的速率,以增加每搏输出量[40]。

PKA 也使 RyR 磷酸化,尽管对其影响仍有争议[41]。有研究指出,其取代了亲免疫蛋白 FKBP-12.6 与 RyR2 的结合,从而激活 RyR 开孔,是 β-肾上腺素能正性肌力作用和心力衰竭病人中心功能不全的重要原因[42]。然而,这一观点受到全球众多团体的广泛机制性实验数据和理论论证的强烈挑战[41]。尽管 PKA 对心脏 RyR 的影响在于其可能会提高兴奋-收缩耦联中 RyR 的激活率,但对于给定的触发 I_{Ca} 和肌浆网 Ca^{2+}负荷,似乎既没有增加 RyR 的释放量[43],也不直接增加自发性肌浆网 Ca^{2+}释放的可能性[44]。此外,即便 RyR 被激活,仅几个心搏的肌浆网 Ca^{2+}释放会有所增加,更多的 Ca^{2+}会通过 NCX 从胞内流出,并降低肌浆网 Ca^{2+}含量,从而无法解释 β-肾上腺素能激活过程中 Ca^{2+}瞬变的增强[45]。

PKA 亦使 PLM 磷酸化。PLM 是一种小的 PLB 样蛋白,调节 Na^+/K^+-ATP 酶(见前文)[31]。这实际上是“战或逃反应”的一个组成部分，因为心率的增加会引起更频繁的 I_{Na} 脉冲和 Ca^{2+} 内流（通过 I_{Ca}），导致更多 Na^+ 通过 NCX 内流，从而使得$[Na^+]_i$ 的显著增加。Na^+/K^+-ATP 酶活化限制了交感神经激活期间$[Na^+]_i$ 的升高，因而保持了 NCX 从心肌细胞中除去 Ca^{2+} 的功能。因此，通过限制$[Na^+]_i$，增加 Na^+/K^+-ATP 酶的功能在某种程度上有负性肌力作用的。这与洋地黄强心苷抑制 Na^+/K^+-ATP 酶介导的作用相反。值得注意的是，洋地黄毒性与细胞 Ca^{2+} 超载和心律失常发生有关。因此，刺激 Na^+/K^+-ATP 酶可能减少这些与较高 Ca^{2+} 负荷相关的致心律失常的发生。

β-肾上腺素能受体脱敏。强效快速的反馈机制可以使 β-肾上腺素能受体刺激静默，从而可以关闭信号通路（见图 22.14）。从生理学角度上来说，这种 β-肾上腺素能受体脱敏过程发生仅用几分钟时间。持续刺激 β-激动剂可募集 G 蛋白偶联受体激酶[G protein-coupled receptor kinase，GRK2；也称为 β-肾上腺素能受体激酶 1（beta-adrenergic receptor kinase 1，βARK1）]。GRK2 可磷酸化 β-肾上腺素能受体的羧基末端位点，但其本身不会关闭信号转导。然而，GRK2 活性增加了 β 受体对抑制蛋白（arrestins）的亲和力，从而阻断了受体信号转导通路。β-抑制蛋白是一种支架式的信号蛋白，其与 β-肾上腺素能受体的细胞质环之一连接并减少腺苷酸环化酶的活化，从而抑制受体功能。此外，β-抑制蛋白可以将激动剂偶联从 G_s 转换为 G_i，亦导致 β-肾上腺素能受体的内化[4]。若磷酸酶去除受体的磷酸基团，则发生受体的复敏，则更容易与 G_s 连接（或通过将内化受体再循环到细胞膜表面）。β-抑制蛋白信号转导也可开通另一种保护性通道，即激活表皮生长因子受体（epidermal growth factor receptor，EGFR），从而开启保护性细胞外信号相关激酶（extracellular signal-related kinase，ERK）/MAPK 途径[46]（见图 22.14）。尽管 $β_2$ 受体的 GRK2-抑制蛋白效应已被阐明，但后者亦与 $β_1$ 受体有关。如在肾上腺素能亢进的状态下，延长的 β 受体刺激和不良终点有关，因为它既损伤了收缩功能又增加了不良信号转导。正如第 23 章所讨论的，在心力衰竭的情况下，这种机制也在 β-肾上腺素能受体的长期脱敏中发挥作用，过度表达 GRK2 的转基因小鼠可以免于心力衰竭之疾患[47]。

Ca^{2+}/钙调蛋白依赖性蛋白质激酶Ⅱ

CaMKⅡ是丝氨酸/苏氨酸特异性蛋白激酶，由 Ca^{2+}/CaM 复合物调节。CaMKⅡ参与心脏中的许多信号级联瀑布，而且，几种可被 PKA 磷酸化的关键蛋白亦被 CaMKⅡ磷酸化（见图 22.13），但通常磷酸化位点在不同的氨基酸上。此外，有充分的证据表明，在 β-肾上腺素能刺激过程中，CaMKⅡ被激活[22]。因此，CaMKⅡ信号通常与 PKA 共激活并且可以在下游靶标上产生协同作用[22]。CaMKⅡ激活 L-型 Ca^{2+} 通道（I_{Ca} 易化），导致峰值 I_{Ca} 增加且失活减慢，从而通过 I_{Ca} 促进 Ca^{2+} 内流。CaMKⅡ在 Thr17 位点磷酸化 PLB（PKA 中则是 Ser16 位点），并且通过与 PKA 相同的机制，增强肌浆网 Ca^{2+} 的摄取。然而，CaMKⅡ对 I_{Ca} 和 SERCA/PLB 的作用通常小于 PKA 活化的作用，因此在这些靶标上，PKA 可能占生理学优势。CaMKⅡ还可以在 Ser2814 位点磷酸化 RyR2，靠近已知的 PKA 靶位点（2808）。与 PKA 相反，人们普遍认为 CaMKⅡ强力激活 RyR，并且这种作用可导致舒张期肌浆网 Ca^{2+} 释放。这即可以降低肌浆网 Ca^{2+} 含量（导致收缩和舒张功能障碍），还可能触发心律失常[21,22,41]。CaMKⅡ还可磷酸化心脏 Na^+ 和 K^+ 通道并导致心律失常[21,22]。晚期 Na^+ 电流的 CaMKⅡ依赖性激活也可能导致细胞内$[Na^+]$和$[Ca^{2+}]$升高，造成 Ca^{2+} 过载并引发心律失常。肌丝蛋白也是 CaMKⅡ的靶点（例如，肌球蛋白结合蛋白 C）[48]，但这种效应的相对功能重要性上不完全明朗。在心力衰竭等病理状态下 CaMKⅡ的慢性激活机制非常重要。

胆碱能和一氧化氮信号通路

胆碱能信号通路

刺激副交感神经可降低心率，并且具有负性肌力作用。如肾上腺素能信号转导通路，存在细胞外信使（ACh）、GPCR（胆碱能毒蕈碱受体）和肌纤维蛋白信号系统（G 蛋白系统，特别是 G_i）。心肌毒蕈碱受体（M_2）是一种 GPCR（见图 22.12）。受体刺激产生负性变时反应，其被阿托品抑制。一氧化氮（NO），由 $β_3$-肾上腺素能信号转导形成[49]，促进两个层面的胆碱能信号转导，即神经末梢和产生第二信使 cGMP 的酶系统的活化。神经调节蛋白是维持毒蕈碱受体活性的生长因子，从而间接地帮助平衡过渡 β-肾上腺素能刺激的正常副交感神经调节[50,51]。

激活毒蕈碱样 G_i 亦抑制腺苷酸环化酶，其综合功效来自 G_s 的激活（例如，来自 $β_1$-肾上腺素能和其他受体）和 G_i 的抑制作用（来自 M_2 毒蕈碱和其他受体；见图 22.12）。结果，迷走神经刺激也限制了周围交感神经张力引起的 cAMP。这带来的净效应是心率减慢。迷走神经活动对心房或心室肌细胞电生理，Ca^{2+} 瞬变或收缩性的影响小于传导系统细胞，部分原因是心肌细胞的迷走神经分布密度较低，但同时也取决于细胞的内在特性（例如，缺乏主要起搏功能）。然而，激活迷走神经可以缩短心房中的动作电位时程，并且也缩短心室的，虽然程度较小[主要通过激活 $I_{K(Ach)}$]。类似地，迷走神经刺激通过对苷酸环化酶的影响从而限制 cAMP 水平（见前文），以及随后和生理水平的交感神经张力相关的下游效应，从而导致心肌细胞内的抗肾上腺素能效应（见图 22.12 和图 22.13）。

心脏中，迷走神经最多分布于 SA 和房室（AV）结中，心房肌密度其次，心室肌密度最低。M_2 受体的激活导致偶联的 G_i 的激活，进而限制 cAMP 信号转导通路。ACh 还通过 K^+ 通道直接激活 $I_{K(ACh)}$，该 K^+ 通道被认为是内向整流器 K^+ 通道激活子 Kir3.1 和 Kir3.4 的异四聚体产物。K^+ 传导增加导致起搏细胞中负性舒张期电位更大，并且降低了舒张期去极化的速率（与 I_{K1} 稳定心房和心室肌细胞舒张期电位的方式相同）。这些因素减缓了 SA 结起搏器环的速率，从而降低了心率。

心脏中的环状鸟苷单磷酸信号通路

与其"表亲"——环状核苷酸 cAMP 相反，第二信使 cGMP 通常在心脏中具有负性肌力作用。环状 GMP 主要由心肌细胞中的 GTP 产生，通过可溶性和颗粒状鸟苷酸环化酶催化，而这些酶可能通过胆碱能作用，分别在 NO 和利尿钠肽受体活化的下游被激活（图 22.15），也可能存在发生 NO 和 cGMP 信号转导的局部亚细胞区域[38]。值得注意的是，cGMP 的细胞渗透性类似物具有抗肾上腺素能作用。当局部[cGMP]升高时，可以刺激蛋白激酶 G（PKG），从而导致心脏抑制效应，例如心率降低和负性肌力反应。这些影响很大程度上是通过调节经由 L 型 Ca^{2+} 通道的 Ca^{2+} 内流和改变内部 Ca^{2+} 循环来实现的[51,52]。PKG 也被认为是心肌细胞病理生理性肥大的关键抑制因子[53]。

cGMP 由 PDE 分解。心脏中表达 7 种 PDE 亚型，其中一些可同时分解 cAMP 和 cGMP（PDE1 至 PDE3），而 PDE4 是 cAMP 特异性的，PDE5 则是 cGMP 特异性的[52]。PDE5 因其可被西地那和所有相关化合物抑制而增强阴茎血管舒张，而具有突出的作用，越来越多的数据显示其存在更巨大的治疗潜力。因此，通过积聚 cGMP，西地那非可以对抗收缩功能的有害且过度的肾上腺素能刺激。此外,通过 cGMP,西地那非可以抑制主动脉缩窄引起的左心室过度生长[54]。相反地,在心脏肥大和心力衰竭的病人中,PDE5 表达更高,这可能加剧不良重塑。cGMP、PKG 的关键靶点,与其对应的 PKA 一样,与其靶点共定位以控制底物磷酸化[55]。PKG 的锚定蛋白可能与 PKA 的 AKAP 相同,因此允许紧密的亚细胞共定位,cAMP、cGMP 的活性平衡及其各自的上游信号级联瀑布的调节[52]。

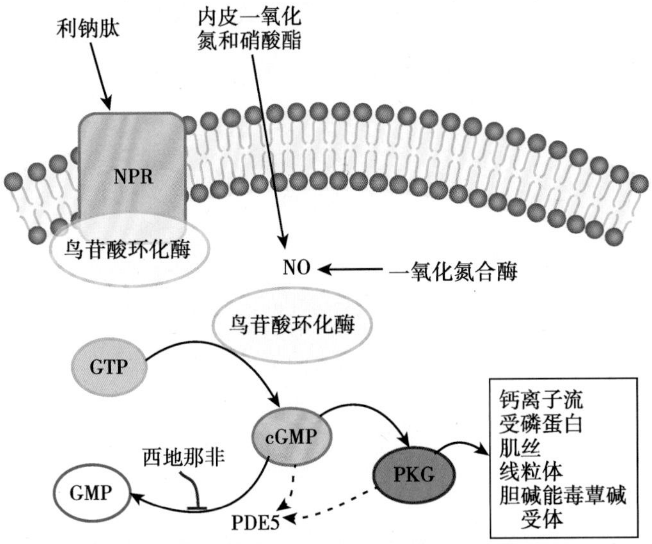

图 22.15 一氧化氮(NO)和利尿钠肽受体(NPR)激活鸟苷酸环化酶(分别通过颗粒和可溶性环状酶),导致 cGMP 的产生和蛋白激酶 G(PKG)的激活。PKG 可以磷酸化许多心肌细胞靶点,其可以抵消某些靶点 cAMP 和 PKA 作用(亦有些例外)。磷酸二酯酶 5(PDE5)分解 cGMP,故 PDE5 抑制剂(例如,西地那非)可以增加 cGMP 水平。值得注意的是,高 cGMP 和 PKG 水平促进血管舒张和负性肌力作用,且有抗心绞痛作用的硝酸盐也是通过该机制促进血管舒张

一氧化氮

NO,作为 1998 年诺贝尔奖的焦点,是一种独特的信使,因为它在如此多的组织中存在诸多形式,可以是一种气体,可以是一种生理自由基。心脏中的 NO 由 3 种同工酶中之一产生[51]。3 种同工酶都存在于心脏中,包括 NOS1(nNOS 或神经元 NOS)、NOS2(iNOS 或诱导型 NOS)和 NOS3(eNOS,或内皮 NOS)[56,57]。第 23 章回顾了 NO 信号通路。

心脏的收缩功能

心室机械性能有 5 个主要决定因素:前负荷(或 Frank-Starling 机制),后负荷,收缩性,变松效应(舒张功能),以及心率。本章描述了心动周期,以及左心室(LV)功能的决定因素。

心动周期

心动周期,由 Lewis[58] 完善,但由 Wiggers[59] 首先构思,提出了关于事件时间顺序的重要信息(图 22.16)。心动周期,基于左心室的 3 个基本事件分别为左心室收缩、左心室舒张和左心室充盈(表 22.3)。右心室也存在类似的机械过程。

左心室收缩

在细胞去极化触发肌动蛋白-肌球蛋白相互作用后,Ca^{2+} 作用于收缩蛋白,左心室压力增加[4]。这个过程发生在心室动作电位上升不久,心电图的 QRS 波群可提示(ECG;见图 22.16)。当左心室压力超过左心房压力(通常为 8~15mmHg)时,二尖瓣关闭,产生第一心音的二尖瓣组成部分,M_1。右心室压力变化通常由于电传导而略微延迟,因此三尖瓣闭合(T_1)紧随 M_1 之后。二尖瓣闭合后、主动脉瓣开放前,左心室容积是固定的,这个时期称为等容收缩期。随着更多心肌纤维激活,左心室压力继续增加,直至超过主动脉压,使得主动脉瓣打开(临床上通常是静音)。主动脉瓣打开之后便是快速射血期。射血速率由主动脉瓣跨瓣压差以及主动脉和动脉树的弹性特性决定。左心室压力上升到峰值后开始回落。

左心室舒张

随着肌浆网摄取 Ca^{2+},心肌细胞$[Ca^{2+}]_i$ 开始下降,Ca^{2+} 从肌钙蛋白 C 解离,进一步阻碍横桥形成[4]。随着舒张期的进展,血液进入主动脉的左心室射血率下降(减慢射血期)。在此阶段,从左心室射入主动脉的血液迅速减少,但主动脉的弹性回缩进一步维持其内血——即 Windkessel 效应[4]。当主动脉内压力明显超过下降的左心室压力时,主动脉瓣关闭,从而产生第二心音的第一部分,A_2(第二部分 P_2,因肺动脉压力超过右心室压力而导致肺动脉瓣关闭形成)。此后,心室继续舒张。因为在主动脉闭合后的这个阶段二尖瓣仍然闭合,左心室体积不变(即等容舒张期)。等容舒张期间压力衰减的速度与前一次收缩时收缩期缩短的程度有关,这种情况类似被压缩至短于其无应力松弛长度的弹簧[60]。当左心室压力低于左心房时,二尖瓣打开(通常无声),再次进入心动周期的充盈期(见图 22.16)。

左心室充盈

在二尖瓣开放后,进入快速或早期充盈期,是心室充盈的主要阶段[4]。在正常情况下,尤其是在运动期间,即当必须增加左心室的充盈率以辅助提高心输出量时,其由心房到左心室心尖的负性压差引起,产生抽吸效应[60]。这种快速充盈在高动力循环时可能会导致生理性的第三心音,而在左心房和左心室舒张末压升高的情况下,诸如充血性心力衰竭时,其可导致病理性第三心音[4]。当心房和心室压力相等,心室充盈停止(舒张后期,Seperation)。进一步新的充盈需要心房压力高于左心室压力。这是通过心房收缩(或"左心房驱血")来实现的,这对于心率快(诸如在运动期间)或左心室不能正常舒张(诸如左心室肥大)的情况来说,尤其重要。

收缩和心脏舒张的定义:在希腊语中,Systole 意思是"收缩",Diastole 意思着"分开"。当等容收缩期开始,即当左心室压力超过心房压力或当二尖瓣闭合时(M_1),即为收缩期开始。生理性收缩期从等容收缩开始直至到射血期的高峰(见图 22.16 和表 22.3)。当 Ca^{2+} 回到肌浆网时,此时心肌细胞舒张,且压力开始下降(如压力-容积曲线所示),生理性舒张期开始。相比之下,心脏收缩期比生理期收缩期长,且通过第一心音(M_2)与主动脉瓣闭合(A_2)之间的间隔来划分,心动周期的其余部分则为心脏舒张期。对于心脏病学家来说,protodiastole(舒张前期)是快速充盈的早期阶段,期间可以听到第三心音,期可能反应了快速充盈期的心室壁振动,随着左心室舒张末压、室壁僵硬度或充盈率的增加,可听见第三心音。

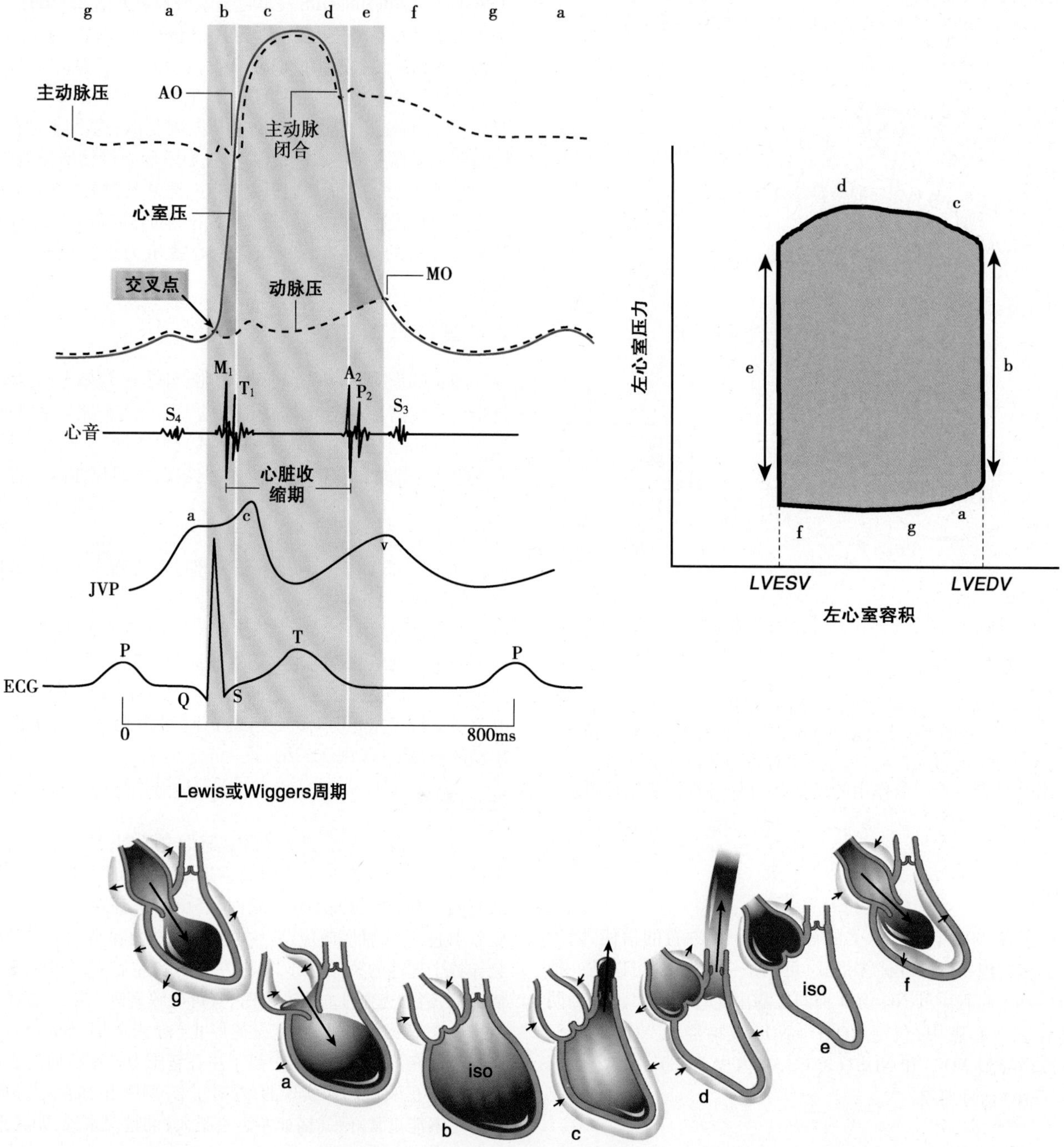

图 22.16　心动周期对应的压力时间曲线(**左上图**)和容积曲线(**右上图**)。下图显示了心室周期的过程。右上角和下方面板中各时期的例子为 a 到 g,有关说明请参见表 22.3。ECG,心电图;JVP,颈静脉压;M_1,二尖瓣闭合时第一心音的二尖瓣成分;T_1,三尖瓣闭合,第一心音的第二部分;AO,主动脉瓣开放,通常听不见;A_2,主动脉瓣闭合,第二心音主动脉瓣成分;MO,二尖瓣开口,二尖瓣狭窄时突然开瓣则可听见心音;P_2,第二心音肺动脉瓣部分,肺动脉瓣闭合;S_3,第三心音;S_4,第四心音;a,右心房收缩产生的波;c,左心室快速射血期时颈动脉波伪影;v,静脉回流波,其导致三尖瓣关闭时压力升高;LVESV,左心室收缩末期容积;LVEDV,左心室舒张末期容积。Iso,等容舒张期/收缩期。(改编自 Opie LH:Heart Physiology,from Cell to Circulation. Philadelphia,Lippincott,Williams & Wilkins,2004. Figure copyright L. H. Opie,© 2004. Bottom panel,Modified from Shepherd JT,Vanhoutte PM. The Human Cardiovascular System. New York:Raven Press;1979,p 68.)

表 22.3 心动周期

左心室收缩
等容收缩(b)
最大射血(c)
左心室舒张
舒张开始且射血减少(d)
等容舒张(e)
左心室充盈:快速期(f)
左心室缓慢充盈(舒张后期)(g)
心房收缩或驱血(a)

字母 a 到 g 指的是 Wiggers 图中所示的心动周期各阶段(见图 22.16)。这些字母是任意分配的,使得心房收缩(a)与 A 波一致,(c)与颈静脉压 C 波一致。

心肌收缩力与负荷状态

心肌收缩力

心肌收缩力,也即心肌变力状态,是心肌收缩的固有能力,与前负荷或后负荷的变化无关[60]。这些是心脏病学中的关键术语。在分子水平上,心肌变力状态增强通常由 Ca^{2+} 瞬变增强或肌丝 Ca^{2+} 敏感性增高来解释,且通常意味着心肌收缩速率更快,以达到更大的峰值张力。通常,收缩功能增强(例如,在 β-肾上腺素能激活时)与舒张速率增加有关。心肌收缩功能是心肌氧(O_2)摄取的重要调节因子。增加收缩性的因素包括运动,肾上腺素能刺激,洋地黄和其他正性肌力药物等。

前负荷

需要强调的是,心肌收缩力的任何变化都应该与负荷条件无关。前负荷是心肌收缩开始前的心肌拉伸或扩张程度,左心室舒张末期容积(EDV)是腔室水平描述前负荷的最佳指标。由于在临床实践中难以精准、确切地测量容积,因此,通常通过左心室舒张末期压(EDP)来估计前负荷,但重要的是要记住,EDP 和 EDV 之间的关系因患者而异,尤其存在舒张功能障碍或心室相互依赖时。

后负荷

后负荷指的是左心室射血时遇到的阻力[4,60]。后负荷经常被简化为等于主动脉血压,但更准确地说,应表述为主动脉阻抗或主动脉弹性,其包含心脏负荷的稳态和周期性振荡部分。左心室后负荷也可以表示为心脏收缩期间存在的室壁张力。当前负荷增加时,如果所有其他因素保持不变,则根据 Starling 定律,每搏输出量升高。相反,当后负荷增加时,每搏输出量下降。

心脏 Starling 定律

静脉充盈压和心脏容积

1918 年,Starling 在制备狗的心肺标本过程中,发现右心房的静脉压力与心室容积相关[4]。他提出,在生理极限内,心脏容积越大,其收缩能量和每次收缩时的化学变化越大。然而,Starling 没有测量肌节长度,他仅提出了左心室容积与心输出量相关。在临床实践中,通常不测量左心室容积,而是使用各种替代指标,例如 LVEDP 或肺毛细血管楔压(PCWP)。LVEDV 和 LVEDP 存在曲线相关性,其斜率反映左心室顺应性(压力-容积环的底部,见图 22.16)。在人体中可测量静脉充盈压和每搏输出量,尽管是通过置入 Swan-Ganz 导管间接测得。

Frank 和等容收缩

如果较大的心脏容积可增加心肌纤维的初始长度,以增加每搏输出量以及心输出量,舒张期左心室扩张(以及肌节长度增加)则会增加收缩力[4]。1895 年,Frank 提出,初始左心室容积越大,其上升速度越快、达到的峰值压力越大,则舒张速率越快。他描述了正性肌力作用(ino,"纤维";tropus,"移动")和增加的变松弛效应。Frank 和 Starling 这些互补的发现经常被合称 Frank-Straling 定律。因此,收缩强度的增加通常可以分为 Frank-Starling 效应(增加肌节长度)或正性肌力作用(改变 Ca^{2+} 瞬变或肌丝 Ca^{2+} 的敏感性),尽管有时候(如体育锻炼)两种效应可以同时存在。通过以这种方式分析心肌收缩效应和机制,有助于选择治疗干预策略。

前负荷和后负荷相关

虽然前负荷和后负荷存在明显差别,但两者是相互影响的。根据 Frank-Starling 定律,左心室容量增加导致心肌收缩功能增强,这反过来将增加收缩期主动脉压力,从而使得随后收缩周期中的后负荷升高。在左心室射血期间,肌节长度逐渐下降,降低肌丝 Ca^{2+} 敏感性和最大张力,同时 $[Ca^{2+}]_i$ 下降,使得心肌收缩力下降。后负荷在心室射血期间动态变化,如射血减慢,后负荷亦降低。

在心脏病中前负荷和舒张压不匹配。由于心肌顺应性变化,左心室压力和容积非线性相关。在舒张末期左心室顺应性降低的患者中,达到相似的舒张末容积(前负荷)需要更高的舒张末压。因为左心室和右心室相互串联(右心室将血液泵入左心室),当心室相互依赖性增强时,影响右心室和心包的因素也可能影响左心室压力,例如急性心肌梗死或肺栓塞后右心室扩张,或由纤维缩窄性心包炎引起的心包束缚。在这些情况下,即使 EDV 正常或偏低,EDP 也可能很高,因为右心和心包施加了"外部压力",使压力与前负荷不同。

界定左心室前负荷的真正"扩张"压力被称为左心室透壁压,可以由 EDP 减去外部心包压计算而得。心包压力近似于右心房压力,因此可以通过 EDP(或 PCWP)与右心房压力之间的差异来估算透壁压力。

张力-长度关系和钙瞬变

肌节长度的急剧变化不会明显造成 Ca^{2+} 瞬变的改变。因此,对于心肌长度-张力密切关系的可能解释是,随着初始肌节长度的增加,肌丝对 Ca^{2+} 敏感性增加[4](图 22.17)。

Anrep 效应(安氏效应):后负荷骤增

当主动脉压力突然升高时,射血受限且 EDV 有升高的趋势,此后,根据 Frank-Starling 效应,下一次心搏时收缩力和压力急剧增加。然而,其后的适应过程较慢,需要几秒到几分钟,期间心脏的正性变力作用增加(并且 Ca^{2+} 瞬变更大)。在心脏的分离肌中条可以很容易地重现这两个阶段。这种缓慢的收缩力反应或适应被称为 Anrep 效应。大量研究提示,牵张诱导的几种重要自分泌/旁分泌心肌细胞信号通路,在这种缓慢进展的正性肌力作用中起了一定作用[59,61]。

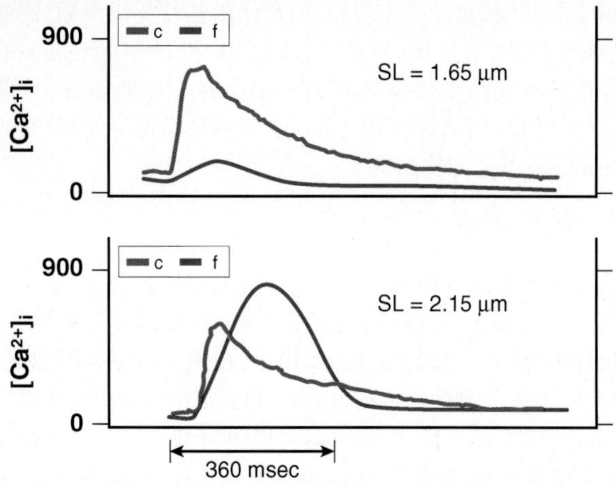

FIGURE 22. 17 Length-dependent enhancement of myofilament Ca sensitivity. In the top panel, sarcomere length (*SL*) is 1. 65μm, which produces modest developed force (*f*). In the bottom panel, at near-maximal sarcomere length (2. 15μm), the Ca^{2+} transient (*c*) is almost unchanged, but causes much greater force development. (Modified from Backx PH, ter Keurs HEDJ. Fluorescent properties of rat cardiac trabeculae microinjected with fura-2 salt. Am J Physiol 1993;264:H1098.)

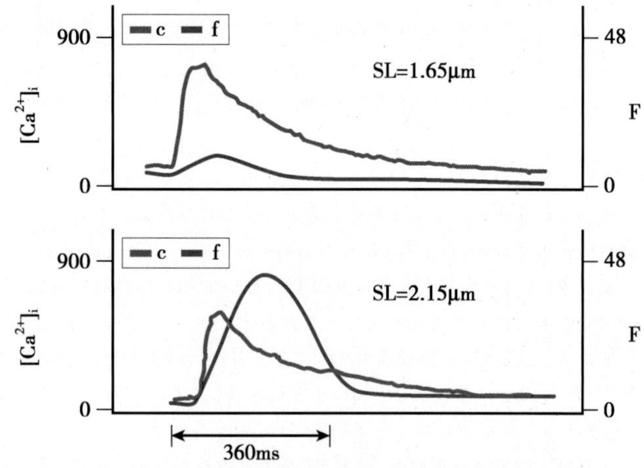

图 22. 17 肌丝对于 Ca^{2+} 敏感性的增强和长度变化相关。在**上图**中，肌节长度（SL）为 1. 65μm，产生最小的张力（f）。在**下图**中，在接近最大肌节长度（2. 15μm）时，Ca^{2+} 瞬变（c）几乎不变，但产生了更大的力。（改编自 Backx PH，ter Keurs HEDJ. Fluorescent properties of rat cardiac trabeculae microinjected with fura-2 salt. Am J Physiol 1993;264:H1098.）

室壁张力

当对一个横截面施加一定压力时，产生室壁张力，单位是每单位面积的力（图 22. 18）。根据 Laplace 定律，室壁张力=（压力×半径）/（2×室壁厚度）。虽然这个等式过于简单，但强调了两点。首先，左心室的尺寸和半径越大，室壁张力越大[4]。其次，在任何给定半径（左心室尺寸），左心室产生的压力越大，室壁张力越大。通过这两种机制（左心室大小或心室内压力）中的任一种增加室壁张力，可提高心肌摄氧，因为肌原纤维需要更高的 ATP 使用率以产生更大的张力。

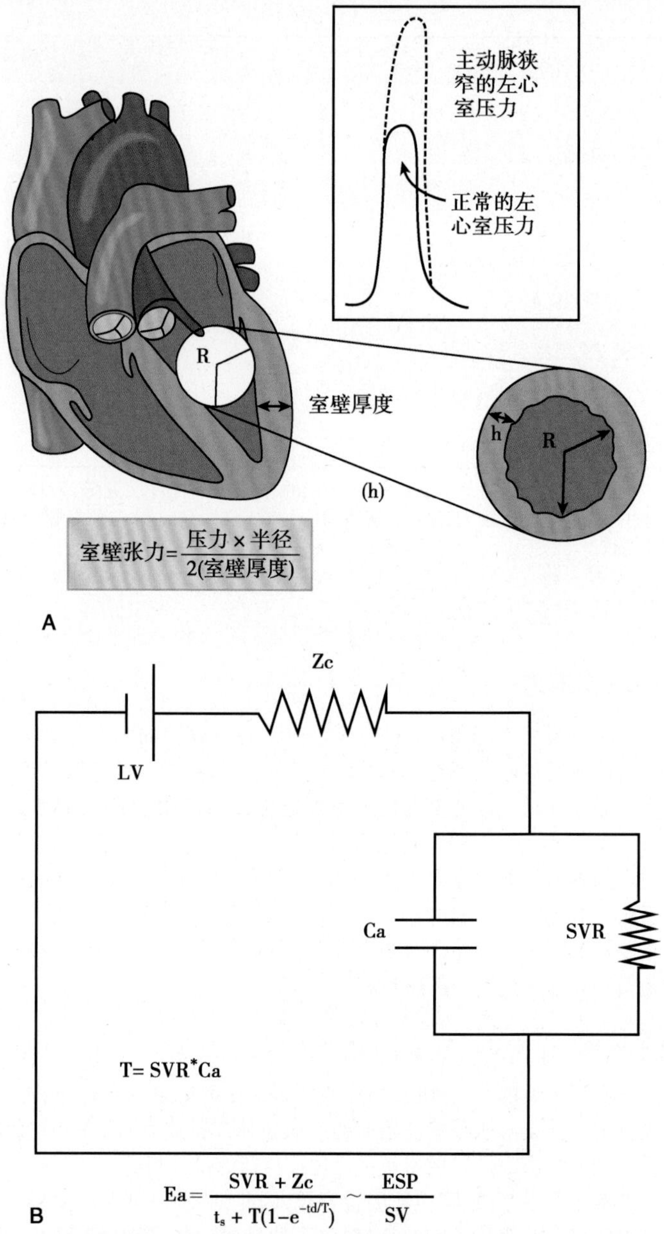

图 22. 18 A，随着后负荷增加，室壁张力增加。公式来自 Laplace 定律。主动脉瓣狭窄导致的左心室压力增加可由左心室壁肥厚代偿，即使得方程右侧的分母减小。**B**，与左心室后负荷相关动脉系统可比作电路（基于三元件 Windkessel 模型）。LV 产生电流（流量，心输出量），其射程经由近端主动脉（特征阻抗，Zc）及其下游在并联的总动脉顺应性（Ca）和全身血管阻力（SVR）。有效动脉弹性（Ea）是净动脉“硬度”的集总量度，与这些成分均相关，并且可以通过收缩末期左心室压力（ESP）与每搏输出量（SV）的比来估算。随着 Zc、SVR 增加或 Ca 减少，Ea（以及动脉后负荷）增加。R，半径。（改编自 Opie LH. Heart Physiology, from Cell to Circulation. Philadelphia: Lippincott Williams & Wilkins; 2004. Figure copyright L. H. Opie, © 2004.）

在心脏肥厚的情况下，Laplace 定律也解释了室壁厚度变化对左心室张力的影响（见图 22. 18）。室壁厚度的增加平衡了压力的增加，并且在代偿性肥厚阶段，室壁张力保持不变[4]。室壁肥厚是有益且代偿性的概念受到小鼠模型的挑战，在这个模型中，肥大过程受遗传抑制，而室壁张力随着压力负荷的增加而增加,但这些小鼠的心脏机械功能比出现代偿性肥厚的野生型小鼠更好[4]。另一个临床上常用的概念是充血性心力衰竭,心脏扩大,则半径增大,使得室壁张力也升高。此外,由于心室射血不充分,整个收缩周期中心室半径过大,舒张末期和收缩末期室壁张力均较高。这降低了左心室效率,增加了心肌氧需求,并促使利钠肽释放。整体减少心脏大小使得室壁张力降低,并且改善了左心室功能[4]。

室壁张力、前负荷和后负荷。这个定义囊括了容积和纤维长度定义的半径[4]。前负荷可以定义为心脏舒张末期的室壁牵张,因此是肌节的最大静止长度(见图22.18)。载体测量室壁张力很困难,因为使用左心室的半径(参见前述章节)忽略了复杂左心室解剖结构的影响。替代前负荷指数包括左心室舒张末期压力(left ventricular end diastolic pressure,LVEDP)或尺寸(后者即二维超声心动图中心室长轴和短轴)。后负荷是收缩时心肌的负荷,也即左心室射血期间的室壁张力。增加后负荷意味着必须首先产生更高的心室内压力以打开主动脉瓣,在射血阶段亦如此。这些将转化升高的心室壁张力,可以测量收缩末期值或者平均值。

收缩期室壁张力峰值反映了后负荷的3个主要组成部分:外周血管阻力、主动脉顺应性和左心室内压峰值[4]。在严重的系统性高血压或老年病人中,主动脉重塑和扩张意味着主动脉顺应性降低和后负荷增加。后负荷的收缩时间也可以影响左心室舒张。在基础实验和人体研究中,例如主动脉僵硬,收缩末期负荷与左心室收缩期缩短和舒张期松弛不良有关[62,63]。这就是为什么基于超声心动图上组织运动的速度或程度来评估左心室功能指数时,同时考虑后负荷和前负荷至关重要的原因[63]。

主动脉阻抗或弹性为准确测量左心室后负荷提供了另一种可能(见图22.18)。与左心室张力相比,阻抗或弹性的优点是,其测量和心脏大小或室壁厚度无关。主动脉阻抗反映了不同频率谐波下主动脉压力与流量之比。在心脏收缩期间,当主动脉瓣打开时,增加的后负荷将使得室壁张力升高。在左心室衰竭的情况下,尤其是老年人中,由于外周血管收缩(高全身血管阻力),且主动脉顺应性降低(主动脉收缩期间"屈伸"的能力)增加,主动脉阻抗增高。临床上测量主动脉阻抗的问题在于,它在频域中表达,这与左心室功能的时域测量相关是麻烦的。左心室后负荷的另一个指标是动脉弹性(Ea),基于收缩末期左心室压力和每搏输出量之间的关系估算(见图22.18)。Ea源自动脉系统的Windkessel模型,其包括上游特征阻抗(Zc)和下游阻抗及与其并联的电容器。因此,Ea既结合了负荷的平均阻抗部分,也结合了心率和主动脉顺应性。

心率和心肌张力-刺激频率关系

Treppe 或 Bowditch 现象

Bowditch阶梯现象即(即使在离体的乳头肌和心肌细胞中)心率增加会使心肌收缩力逐渐增强[4],也叫treppe(德语,"步骤")现象、正性肌力作用的活化或力-频率关系(图22.19A)。相反,心率降低具有负性阶梯效应。然而,在心率过快的情况下,收缩力反而逐渐减小。心肌细胞水平的这些现象主要来自心肌细胞中Na^+和Ca^{2+}的变化。在心率过快时,每单位时间Na^+和Ca^{2+}进入更多,细胞排出这些离子的时间缩短,从而导致$[Na^+]_i$以及细胞和肌浆网中Ca^{2+}含量升高[1]。肌浆网中Ca^{2+}含量升高,则在动作电位期间释放的Ca^{2+}总量也增加,是在较高心率下心肌收缩力增加的主要原因。$[Na^+]_i$的升高还进一步降低了NCX在心动周期中排出Ca^{2+}的作用,从而导致细胞(和肌浆网)Ca^{2+}的进一步增加。当Ca^{2+}瞬变增加导致NCX的Ca^{2+}排出以匹配每次心搏时Ca^{2+}流入量(类似地,当Na^+/K^+-ATP酶挤出每次进入的Na^+的量时)时,将达到新的稳态Ca^{2+}负荷。这是稳态的定义,即心搏之间没有细胞Ca^{2+}(或Na^+)的净增益或损失。

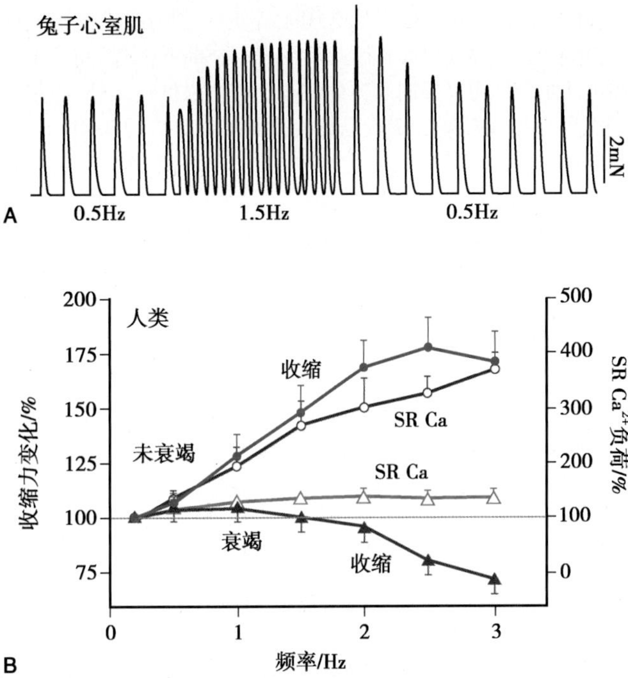

图22.19 心率对于收缩功能的依赖性:Bowditch阶梯效应或treppe现象。**A**,刺激速率升高使得心肌收缩力增加;兔子心肌压力由mN表示。在第一次缩短的舒张间期,第一个心搏较小,这主要是由于肌浆网Ca^{2+}释放通道的不应期造成的。当1.5Hz的刺激逐渐稳定,心肌收缩力逐渐升高,主要是由于心肌细胞Na^+和Ca^{2+}以及肌浆网Ca^{2+}含量增高。当舒张间期延长(首次心搏频率为0.5Hz),首次心搏收缩力尤其大,这是因为肌浆网(SR)Ca^{2+}负荷仍为升高状态,且有更长的时间供RyR脱离不应期。当最终达到0.5Hz的稳态时,增高的Ca^{2+}瞬变则使得胞内排出更多Ca^{2+}。**B**,心率上升时,正常心室肌SR Ca^{2+}含量逐渐升高,且心肌张力-刺激频率的关系呈正相关,且在2.5Hz时达到峰值。而由于SR Ca^{2+}释放比率降低,3Hz时这些趋势反而下降。而在患者衰竭的心室肌中,SR Ca^{2+}含量并未随着心率上升而增高,从而使得心肌收缩力-刺激频率呈负性相关(其中不应期占主导,但并无代偿性肌浆网Ca^{2+}升高)。在这些实验中,通过快速冷挛缩(RCC)评估SR Ca^{2+}。(引自Bers DM. Excitation-Contraction Coupling and Cardiac Contractile Force. Dordrecht, Netherlands:Kluwer Academic;2001.)

如果心率更快时肌浆网承受这种额外的Ca^{2+}负荷,舒张期$[Ca^{2+}]_i$和僵硬度仍然很低。事实上,在心率较快的情况下,更快的肌浆网Ca^{2+}摄取功能(尽管机制尚未完全解释清楚)介导的肌浆网Ca^{2+}摄取速率增快导致了这种情况(称为"舒张的频率依赖性加速")。然而,如果肌浆网Ca^{2+}-ATP酶和NCX在心搏间期不能充分除去细胞质中的Ca^{2+},则会导致舒张期$[Ca^{2+}]_i$和僵硬度增加。心率增快也可限制收缩功能。生理性心率的主要原因是肌浆网Ca^{2+}释放过程具有不应期,这与电压门控Na^+和Ca^{2+}通道相似。因此,在心率更快的情况下,即使出现正常动作电位和Ca^{2+}电流信号,也可以肌浆网释放Ca^{2+}的比例也可能会减少(图22.19B)。从某种意义上说,在心率增加时产生的Ca^{2+}瞬变和收缩可以看作是

肌浆网 Ca^{2+} 增量乘以下降的肌浆网 Ca^{2+} 释放比率的乘积，前一种因素占优势（特别是在心率更适中时），但是后者限制性逐渐增强。

在完整的心脏中，充盈时间的改变及其导致的前负荷变化使得这种情况变得复杂。也就是说，在心率更快的情况下，充盈时间减少，并限制前负荷（EDV），因此负性 Frank-Starling 效应将调节正性和负性肌力作用以限制总体的左心室收缩强度。此外，心率增加时较高的主动脉弹性（Ea）也会使得心脏后负荷增加并限制左心室射血的能力。因此，心率增加时，基础肌细胞和血流动力学特性共同影响净心脏功能。

室性期前收缩（PVCs）或期外收缩也可调节心肌收缩力。当肌浆网 Ca^{2+} 释放部分处于不应期，且左心室未重新充盈时，室性早搏发生时，其强度将非常弱，甚至可能无法打开主动脉瓣。然而，由于室性早搏时时肌浆网释放 Ca^{2+} 较少，Ca^{2+} 电流失活较少，且排出 Ca^{2+} 亦较少，并且导致在通常代偿间歇后之后下一次搏动时（期外收缩后的）肌浆网释放更多 Ca^{2+}（由于下一次窦性心搏时房室结处于不应期）。类似地，当发生期外收缩后的心搏发生时，左心室射血少、持续充盈导致前负荷增加，后负荷降低和 Ca^{2+} 瞬变增加。这些细胞学和血流动力学效应相结合，使得期外收缩后心搏极强，经常让人们可以感觉到"心跳漏了一拍"。

心肌张力-刺激频率关系和最佳心率

在生理条件下，当心率增加时，常伴随全心心肌细胞的交感 β-肾上腺素能激活，且受其部分调节。如前所述，这将增加 Ca^{2+} 电流内流，肌浆网 Ca^{2+} 摄取速率和心搏期间肌浆网 Ca^{2+} 释放量，与没有交感神经激活状态相比，这极大地放大了改变心率带来的正性肌力作用和变松弛效应。然而，β-肾上腺素能系统还增强 Na^+/K^+-ATP 酶活性以限制在较高心率下 $[Na^+]_i$ 的升高，这将中和总体的正性肌力作用。通常，固定肌节长度（等长收缩）的峰值收缩力增加，并且在心率约 150 至 180 次/min 达到峰值（见图 22.19B）。在体内，最佳心率还取决于先前的血流动力学因素和交感神经系统运转，因此当心输出量开始减少而不是增加时，心率的确切值更难以界定，且在人群中存在异质性。人类可以耐受 150 次/min 的起搏速率，而由于 AV 阻滞的发展，不能达到更快的心率。相比之下，在运动时，左心室功能指数仍然增加到最大心率约 170 次/min，这可能和收缩功能和外周血管扩张增加有关[4]。在心脏病患者中，临界心率数值较低，再高则会引起左心室功能下降，但机制尚不明确。

心肌氧摄取

心率（heart rate，HR）、前负荷或后负荷（图 22.20）可以使得心肌需氧量升高，这些因素都可能导致冠状动脉疾病（coronary artery disease，CAD）患者心肌缺血。因为心肌氧摄取最终反映了线粒体代谢的速率并因此反映了 ATP 生成，所以 ATP 需求量的增加都将反应为氧摄取量增加。通常，增加室壁张力的因素将增加摄氧量。后负荷增加导致收缩期室壁张力增加，这需要更大的摄氧量，这是因为必须针对后负荷喷射更多的每搏输出量。在收缩功能增强的状态下，室壁张力的变化率增加。由于收缩压（systolic blood pressure，SBP）是后负荷的重要相关因素，因此一个表示氧摄取的实用性指标是 SBP×HR，即两者乘积。室壁张力与氧摄取相关的概念也解释了为什么心脏大小是氧摄取的重要决定因素（因为半径较大则室壁张力增高）。

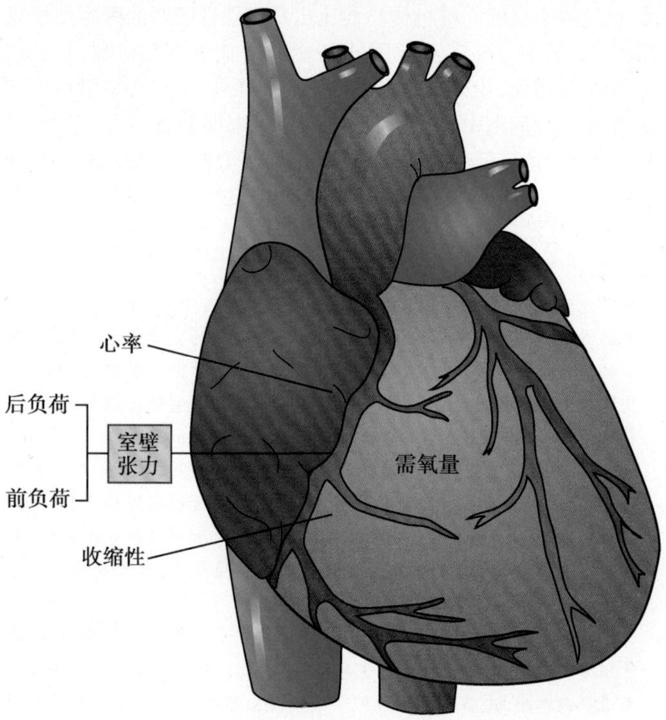

图 22.20 正常心脏氧需求的主要决定因素：心率、室壁张力和收缩功能。（经允许改编自 Opie LH. Heart Physiology，from Cell to Circulation. Philadelphia：Lippincott Williams & Wilkins；2004. Figure copyright L. H. Opie，© 2004.）

心脏做功

心脏完成外部做工（压力×容积），其中每搏输出量（或心输出量）是相对于动脉血压移动的容积。体积功（与升高的每搏输出量相关）与压力功（增加的压力或心率）相比需氧量更少，且人们可能认为外部功不是心肌氧摄取的重要决定因素。然而，影响心肌氧摄取的 3 个决定因素包括：前负荷（因为这有助于确定每搏输出量），后负荷（部分由血压决定）和心率。分钟功可定义为收缩压、每搏输出量和心率（SBP×SV×HR）的乘积。不足为奇，心脏做功与氧摄取有关。该压力功指数将两者乘积（SBP×HR）和 HR×SV（即心输出量）均考虑在内。压力容积面积是心脏做功或氧气摄取的另一个指标，但需要有创监测才能进行精确测量（见图 22.18）。心脏外部做功可占心肌总氧摄取量的 40%。

内部做功（潜在能量）。氧气消耗总量与心脏的总功相关（图 22.21 中的区域 abcd），即外部功（面积 abce）和连接收缩末期容积-压力点到原点的压力容积三角形（区域 cde；标记为 PE）[64]。虽然这个区域被称为内部功，但更严格地来说，它应该被称为在每个收缩周期内产生但未被转换为外部功的"势能"。收缩末期的这种势能（点 c）可以比作压缩弹簧的势能。

做功效率心脏做功与心肌氧摄取之间的关系[4]。从代谢角度来说，葡萄糖作为主要心肌"燃料"，而并非脂肪酸。相反，心力衰竭使得心脏做功效率降低，但其机制尚不完全明了。因为只有 12% 到 14% 的氧摄取可以转化为外部功[4]，可能是"内部功"要求不高。离子流（$Na^+/K^+/Ca^{2+}$）的 ATP 需求量占全心约 20% 至 30%，因此大多数 ATP 用于肌动蛋白-肌球蛋白相互作用，其中大部分用于产生热量而非用于外部功。增加的初始肌肉长度使得收缩装置对 Ca^{2+} 敏感，从而理论上通过减少所需的 Ca^{2+} 流量来提升收缩效率。

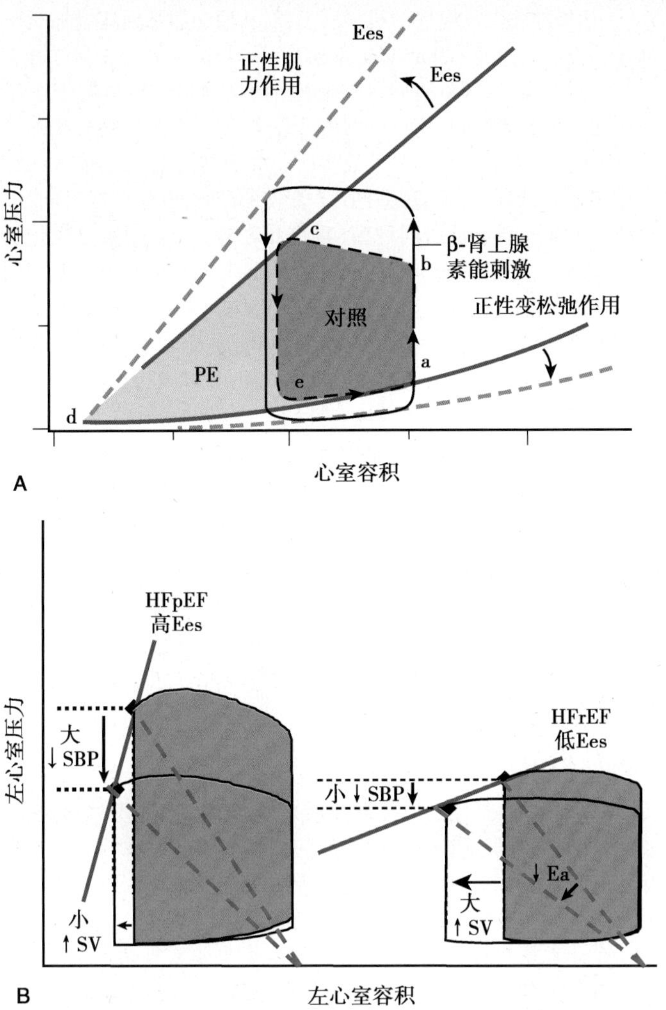

图 22.21　左心室的压力-容积环。A，注意 β-肾上腺素能儿茶酚胺对正性肌力作用(Ees 线的斜率增加)和增加的变松效应的影响。Ees 是压力-容积关系的斜率。总压力-容积面积(对照区域，见 abcd)与心肌氧摄取密切相关。区域 cde 表示的是产生势能(PE)所做的功。B，射血分数保留的心衰(HFpEF，左)患者以及射血分数减少的心衰(HFrEF，右)患者代表性压力容积曲线，提示血管扩张剂治疗的不同效果。在 HFpEF 患者中，收缩末期压力容积曲线斜率陡峭，Ees 高，快速起效的血管扩张剂治疗(在这种情况下，输注硝普钠)导致动脉后负荷或弹性(Ea)减少，进而显著降低收缩压(SBP)，轻度增大容积(SV，由压力容积环的宽度决定)。在患有 HFrEF 的患者中，收缩力下降，Ees 低，并且收缩末期压力容积关系相应弱。因此，相同程度的血管舒张(Ea 降低)导致 SBP 降低程度更小，并且前向 SV 升高程度更大。(A，改编自 Opie LH. Heart Physiology，from Cell to Circulation. Philadelphia：Lippincott，Williams & Wilkins；2004. Figurecopyright L. H. Opie，© 2004；B，改编自 Schwartzenberg S et al. J Am Coll Cardiol 2012；PMID 22281246.)

心肌收缩功能评估

张力-速率关系以及肌肉模型中的最大收缩功能

若收缩性确实与负荷和心率无关，那么对于给定任何量级的细胞内 Ca^{2+} 瞬变，以固定速率刺激的无负荷心肌，其收缩功能将达到最大值。该值，即心肌收缩的 V_{max}，定义为没有后负荷时(以防止心脏射血出现最大速率)的最大收缩速度[4]。β-肾上腺素能刺激使得 V_{max} 增加，并且衰竭的心肌中存在相反的变化趋势。V_{max} 也称为 V_0(无负荷时的最大速度)。随着负荷增加，收缩速率减慢。这个概念相对简单，但其限制是 V_{max} 不能直接测量，且必须由张力-速度关系外推，以得出速度轴上的截距。另一个极端情况肌肉不缩短，所有的能量都用来产生压力(P_0)或力(F_0)，这便是等长收缩的一个例子。

等长收缩与等张收缩

P_0 是在等长条件下(长度不变)获得的。当肌肉缩短以抵抗稳定负荷时，则是等张的(张力，“收缩力”)[4]。因此，张力-速度曲线可以是初始等长情况以及随后等张收缩的结合，然后突然充分卸荷以测量 V_{max}。虽然可以在心动周期中可见等长收缩的情况(例如，在等容收缩期间)，但其非常罕见，因为在射血期间后负荷不断变化，并且不可能完全充分卸荷。然而，随射血期间心肌不断缩短，最大 P_0 下降，且对于任何给定的非零负荷，其速度都较低。因此，力-速度关系是令人受启发的，但其体内测量受限。

压力-容积循环

因此，压力-容积循环是当前用于评估完整心脏的收缩行为的最好方法(见图 22.18 和图 22.21)。来自压力容积关系的收缩末期弹性(end-systolic elastance，Ees)是一个关键的测值[4]。当负荷条件改变时，连接不同 E_s 点的线斜率也发生改变(收缩末期压力-容积关系)，通常是心脏收缩性能的良好指标，且其与负荷无关。在临床实践中，由于需要改变负荷条件，且对整个压力容积循环的检测是侵入式的，限制了其临床应用。充分和连续地测量整个心动周期的左心室容积并非易事。若收到正性肌力作用的干预，压力-容积循环反映了较小的收缩末期容积和较高的收缩末期压力，因此压力-容积关系(E_s)的斜率向上且向左移动(见图 22.21)。当正性肌力作用干预为 β-肾上腺素能刺激时，舒张增强(变松效应)导致心室充盈期间的压力容积曲线低于对照组。

心力衰竭时的心室功能(另见第 23 章)：在射血分数减低的心衰(HFrEF)患者中，心室扩张，EF 低，收缩力严重下降[65]。因此，压力-容积循环向容积轴的最右侧移动，且收缩末期压力-容积关系(end-systolic pressure-volume relationship，ESPVR，收缩性)很弱(见图 21-21)。在这种情况下，减少动脉后负荷(Ea)可以适度的降低血压，尽管每搏输出量经常显著增加。HFrEF 中左心室“后负荷依赖性”升高是针对该疾病积极使用血管扩张剂的血流动力学基础。相反地，射血分数保留的心衰(HFpEF)患者 Ees 增加(ESPVR 陡峭)。在该患者中，使用血管扩张剂以减少相同大小的后负荷(Ea 降低)，将导致血压下降更明显，但几乎没有改善前向每搏输出量。

收缩概念的局限性

尽管此前有诸多可以用来测量收缩性(或收缩力状态)的手段，但这个概念至少存在两个严重的缺陷：①没有任何可以明确测量的非侵入性指数；②不可能将细胞和心室水平收缩功能变化的机制与负荷或心率的变化分别而论[4]。因此，通过前面提到 Na^+ 和 Ca^{2+} 利用度的变化，心率升高使得细胞内 Ca^{2+} 瞬变增加，收缩时显然是正性肌力效果。然而，前负荷和后负荷的同时变化也涉及 Frank-Starling 效应，这使得该情况在临床环境中变得复杂。类似地，前负荷增加使得纤维拉伸程度增大，反过来将导致肌丝对 Ca^{2+}

的敏感性增强，后者在某种意义上是 Frank-Starling 效应中的一个因素。然而，肌丝对 Ca^{2+} 敏感性的额外改变(例如，在酸中毒或 α-肾上腺素能激活期间)归因于变力作用。因此，收缩性之间存在明显的重叠，这应该与负荷或心率以及其对细胞机制的影响无关[3,4]。尽管这并没有破坏收缩性/变力作用和 Frank-Starling 机制之间内在机制区别的重要性，但临床情况及其有效措施使得这种区别模糊不清。例如，心房颤动患者的心室频率不断变化，由压力-容积曲线推断得出的收缩性随着心搏不断变化。由于舒张期充盈时间不同，因此推断左心室收缩性的"真实"改变和 Frank-Starling 机制运作的情况变得更加困难[4]。

左心室舒张和舒张功能障碍

舒张功能正常时，心室在休息和运动期间可充分充盈，而不伴有左心房压力的异常增加[60]。心脏舒张期包括等容压力下降期和充盈期。充盈期分为早期快速充盈，心室舒张停止和心房收缩。在正常人中，早期快速充盈占左心室充盈的 70%至 80%。早期舒张期充盈由左心房到左心室的压差驱动，而压差取决于各种因素之间复杂的相互作用，包括心肌舒张、左心室弹性回缩、左心室舒张期僵硬程度、左心房(LA)压力、心室相互作用、心包受限、肺静脉特征和二尖瓣口面积等。通常当左心房和左心室压力几乎相等时，舒张停止，多发生于舒张中期。它占左心室充盈的比例不到 5%，并且心动过速时其持续时间缩短。在正常人中，心房收缩贡献了左心室舒张期充盈的 15%至 25%，而不会平均左心房压力却未升高，其取决于 PR 间期、心房肌力、心房前负荷、心房后负荷、自主神经张力和心率等。第 26 章进一步详细介绍了左心室舒张的基本机制，以及如何测量左心室舒张功能。舒张和僵硬的异常改变除了在心力衰竭中起重要作用外，也是正常衰老的一部分，且在肥胖的情况下其衰老过程似乎会加速[66]。

右心室功能

前述大多数原则和讨论也适用于右心室，此处不再详细讨论差异。右心室心肌细胞基本上与左心室相同，其离子通道、电生理学、Ca^{2+}利用度和肌丝特征存在一些微小(主要是定量的)的差异。最重要的功能差异在于腔室几何形状(与 Laplace 定律相关)和正常的压力水平(右心室和肺循环中的压力较低)[67]。右心室具有较大的曲率半径，这往往会使得室壁张力增加，但通常它产生的压力甚至更低，大大降低了室壁张力[室壁张力=(半径×压力)/(2×厚度)]。右心室壁厚度也较薄，使得正常右心室形状和大小的特征在功能上与右心室的不同条件相匹配。右心室不适合在高压下射血，如肺动脉高压，这使得心力衰竭患者的后负荷依赖性进一步加剧[68]。

心房功能

左心房有 5 个主要功能[4,69]。第一，众所周知，左心房是一个接受血液的储藏库。第二，它也是一个可收缩的腔室，通过收缩期前收缩，也即心房驱血，有助于完成左心室充盈。第三，左心房起到管道的作用，在二尖瓣打开后将其内容物沿压差排空到左心室。第四，它是心脏中的容积传感器，其产生牵张后，反射性地释放心房钠尿肽(atrial natriuretic peptide，ANP)，而 ANP 的利尿作用有助于使血容量恢复正常。值得注意的是，在充血性心力衰竭中，当肾素-血管紧张素系统引起液体潴留使得左心房压力和容积升高时，ANP 分泌增多。第五，左心房囊括了各种反射的传入通路上的受体，包括增加窦性放电率的机械感受器，从而在静脉回流增加时引起运动性心动过速(Bainbridge 反射)[3,4]。

心房压力-容积环的形状与心室的形状迥异，它类似于 8 字形。在心房起搏期间，前负荷增加且心房扩张，因此环的容积部分很小，而其压力部分则扩大了很多[67]。心房在结构和功能方面存在许多差异，包括心肌细胞较小，T 管较少，动作电位持续时间，以及更多的胎儿肌球蛋白同种型(重链和轻链)[70]。心房复极化更快，是由外向钾电流增加而引起的，例如 I_{to}，并且还具有更快的 Ca^{2+}瞬变动力学。一般而言，这些组织学和生理学变化可能与心房产生高室内压力的需求减少有关，而不是对容积变化敏感，同时保持足够的收缩作用以帮助左心室充盈和对正性肌力刺激作出反应。心房重塑是指由诸如慢性房性快速性心律失常(包括心房颤动)[70]或左心房拉伸和扩大的引起的各种离子、结构、收缩和代谢变化。其细胞机制包括 L 型 Ca 通道活性降低[70]、异常胶原蛋白增多[71]和可能不利的牵张诱导的信号转导。心房重塑的结果包括收缩性能差，心房颤动的发作和持续时间增加。心房重塑和左心房功能恶化导致心力衰竭患者的肺动脉高压加重和继发右心室功能障碍[72]。

未来展望

在过去的 20 年中，我们逐渐拥有了巨大的分子和细胞洞察力，可以更全面、更详细地了解整体兴奋-收缩-舒张过程中的各个步骤。此外，对于所有这些过程如何在细胞和组织水平上相互作用，如何通过众多相互作用的信号转导途径进行调节，以及在某些心脏病变期间出现了什么问题，人们的理解有了很大的提高。这是一个非常复杂的系统，心力衰竭等疾病也非常复杂。在未来 5 年，我们可以期待进一步阐明所有这些系统，可能会更好地了解局部微区和蛋白质复合物中的信号转导作用。然而，目前，我们必须利用丰富的机制知识来评估心力衰竭的新治疗策略(例如，SERCA2 过表达，RyR 抑制剂，GRK2 抑制剂，肌丝增强剂)。这项工作可能提供新的有效疗法，但也将帮助我们更好地了解这些所方法影响的基本系统如何整合到整个系统的行为中去。这些系统在多个物理尺度(从细胞到心脏到动物)和时间尺度(毫秒到几秒、几分钟、几小时、几天和几年)动态调节收缩和舒张。整合这些系统相关的知识十分重要，同时，要以多学科和方法学观点，有助于对于整个系统更高层次的理解。通过这种方式，治疗策略可能会有所改善。

(黄晶 译，孔令璁 校)

参考文献

Microanatomy of Contractile Cells and Proteins

1. Bers DM. *Excitation-Contraction Coupling and Cardiac Contractile Force.* Dordrecht, Netherlands: Kluwer Academic Press; 2001.
2. Bers DM. Calcium cycling and signaling in cardiac myocytes. *Annu Rev Physiol.* 2008;70:23–49.
3. Opie LH. *Heart Physiology, From Cell to Circulation.* 4th ed. Philadelphia: Lippincott Williams & Wilkins; 2004.
4. Opie LH, Bers DM. Mechanisms of cardiac contraction and relaxation. In: Mann DL, Zipes DP, Libby P, Bonow RO, eds. *Braunwald's Heart Disease: A Textbook of Cardiovascular Medicine.* 10th ed. Philadelphia: Elsevier Saunders; 2015:429–453.
5. Covian R, Balaban RS. Cardiac mitochondrial matrix and respiratory complex protein phosphorylation. *Am J Physiol Heart Circ Physiol.* 2012;303:H940–H966.
6. Dorn GW Jr, Kitsis RN. The mitochondrial dynamism-mitophagy-cell death interactome: multiple roles performed by members of a mitochondrial molecular ensemble. *Circ Res.* 2015;116:167–182.
7. Kubli DA, Gustafsson AB. Mitochondria and mitophagy: the yin and yang of cell death control. *Circ Res.* 2012;111:1208–1221.
8. Rayment I, Holden HM, Whittaker M. Structure of the actin-myosin complex and its implications for muscle contraction. *Science.* 1993;261:58–65.
9. Gigli M, Begay RL, Morea G, et al. A review of the giant protein titin in clinical molecular diagnostics of cardiomyopathies. *Front Cardiovasc Med.* 2016;3:21.

10. Knoll R, Hoshijima M, Hoffman HM, et al. The cardiac mechanical stretch sensor machinery involves a Z disc complex that is defective in a subset of human dilated cardiomyopathy. *Cell.* 2002;111:943–955.
11. Beausang JF, Shroder DY, Nelson PC, Goldman YE. Tilting and wobble of myosin V by high-speed single-molecule polarized fluorescence microscopy. *Biophys J.* 2013;104:1263–1273.
12. Warren SA, Briggs LE, Zeng H, et al. Myosin light chain phosphorylation is critical for adaptation to cardiac stress. *Circulation.* 2012;126:2575–2588.
13. McNally EM, Golbus JR. Puckelwartz MJ. Genetic mutations and mechanisms in dilated cardiomyopathy. *J Clin Invest.* 2013;123:19–26.
14. Bers DM, Shannon TR. Calcium movements inside the sarcoplasmic reticulum of cardiac myocytes. *J Mol Cell Cardiol.* 2013;58:59–66.

Calcium Fluxes in Cardiac Contraction-Relaxation Cycle

15. Zima AV, Picht E, Bers DM, Blatter LA. Termination of cardiac Ca^{2+} sparks: role of intra-SR $[Ca^{2+}]$, release flux, and intra-SR Ca^{2+} diffusion. *Circ Res.* 2008;103:e105–e115.
16. Bers DM. Cardiac sarcoplasmic reticulum calcium leak: basis and roles in cardiac dysfunction. *Annu Rev Physiol.* 2014;76:107–127.
17. Bers DM. Macromolecular complexes regulating cardiac ryanodine receptor function. *J Mol Cell Cardiol.* 2004;37:417–429.
18. Saucerman JJ, Bers DM. Calmodulin binding proteins provide domains of local Ca^{2+} signaling in cardiac myocytes. *J Mol Cell Cardiol.* 2012;52:312–316.
19. Radwanski PB, Belevych AE, Brunello L, et al. Store-dependent deactivation: cooling the chain-reaction of myocardial calcium signaling. *J Mol Cell Cardiol.* 2013;58:77–83.
20. Sato D, Bers DM. How does stochastic ryanodine receptor-mediated Ca leak fail to initiate a Ca spark? *Biophys J.* 2011;101:2370–2379.
21. Bers DM, Grandi E. Calcium/calmodulin-dependent kinase II regulation of cardiac ion channels. *J Cardiovasc Pharmacol.* 2009;54:180–187.
22. Anderson ME, Brown JH, Bers DM. Camkii in myocardial hypertrophy and heart failure. *J Mol Cell Cardiol.* 2011;51:468–473.
23. Cheng H, Lederer WJ. Calcium sparks. *Physiol Rev.* 2008;88:1491–1545.
24. Tada M, Katz AM. Phosphorylation of the sarcoplasmic reticulum and sarcolemma. *Annu Rev Physiol.* 1982;44:401–423.
25. Picht E, Zima AV, Shannon TR, et al. Dynamic calcium movement inside cardiac sarcoplasmic reticulum during release. *Circ Res.* 2011;108:847–856.

Sarcolemmal Control of Ca^{2+} and Na^{+}

26. Morotti S, Grandi E, Summa A, et al. Theoretical study of L-type Ca^{2+} current inactivation kinetics during action potential repolarization and early afterdepolarizations. *J Physiol.* 2012;590:4465–4481.
27. Orchard C, Brette F. T-tubules and sarcoplasmic reticulum function in cardiac ventricular myocytes. *Cardiovasc Res.* 2008;77:237–244.
28. Maltsev VA, Reznikov V, Undrovinas NA, et al. Modulation of late sodium current by Ca^{2+}, calmodulin, and CaMKII in normal and failing dog cardiomyocytes: similarities and differences. *Am J Physiol Heart Circ Physiol.* 2008;294:H1597–H1608.
29. Wimmer NJ, Stone PH. Anti-anginal and anti-ischemic effects of late sodium current inhibition. *Cardiovasc Drugs Ther.* 2013;27:69–77.
30. Ginsburg KS, Weber CR, Bers DM. Cardiac Na^{+}-Ca^{2+} exchanger: dynamics of Ca^{2+}-dependent activation and deactivation in intact myocytes. *J Physiol.* 2013;591:2067–2086.
31. Despa S, Bers DM. Na^{+} transport in the normal and failing heart—remember the balance. *J Mol Cell Cardiol.* 2013;61:2–10.

Adrenergic Signaling Systems

32. Woodcock EA, Du XJ, Reichelt ME, Graham RM. Cardiac alpha 1-adrenergic drive in pathological remodelling. *Cardiovasc Res.* 2008;77:452–462.
33. Mika D, Leroy J, Fischmeister R, Vandecasteele G. [Role of cyclic nucleotide phosphodiesterases type 3 and 4 in cardiac excitation-contraction coupling and arrhythmias]. *Med Sci (Paris).* 2013;29:617–622.
34. Barbagallo F, Xu B, Reddy GR, et al. Genetically encoded biosensors reveal PKA hyperphosphorylation on the myofilaments in rabbit heart failure. *Circ Res.* 2016;119:931–943.
35. Pereira L, Cheng H, Lao DH, et al. Epac2 mediates cardiac beta1-adrenergic-dependent sarcoplasmic reticulum Ca^{2+} leak and arrhythmia. *Circulation.* 2013;127:913–922.
36. Bers DM. Cardiac excitation-contraction coupling. *Nature.* 2002;415:198–205.
37. Kritzer MD, Li J, Dodge-Kafka K, Kapiloff MS. AKAPs: the architectural underpinnings of local camp signaling. *J Mol Cell Cardiol.* 2012;52:351–358.
38. Castro LR, Verde I, Cooper DM, Fischmeister R. Cyclic guanosine monophosphate compartmentation in rat cardiac myocytes. *Circulation.* 2006;113:2221–2228.
39. Harvey RD, Hell JW. Cav1.2 signaling complexes in the heart. *J Mol Cell Cardiol.* 2013;58:143–152.
40. Negroni JA, Morotti S, Lascano EC, et al. Beta-adrenergic effects on cardiac myofilaments and contraction in an integrated rabbit ventricular myocyte model. *J Mol Cell Cardiol.* 2015;81:162–175.
41. Bers DM. Ryanodine receptor S2808 phosphorylation in heart failure: smoking gun or red herring? *Circ Res.* 2012;110:796–799.
42. Marks AR. Calcium cycling proteins and heart failure: mechanisms and therapeutics. *J Clin Invest.* 2013;123:46–52.
43. Ginsburg KS, Bers DM. Modulation of excitation-contraction coupling by isoproterenol in cardiomyocytes with controlled SR Ca^{2+} load and Ca^{2+} current trigger. *J Physiol.* 2004;556:463–480.
44. Valdivia HH, Kaplan JH, Ellis-Davies GC, Lederer WJ. Rapid adaptation of cardiac ryanodine receptors: modulation by Mg^{2+} and phosphorylation. *Science.* 1995;267:1997–2000.
45. Eisner DA, Kashimura T, O'Neill SC, et al. What role does modulation of the ryanodine receptor play in cardiac inotropy and arrhythmogenesis? *J Mol Cell Cardiol.* 2009;46:474–481.
46. Engelhardt S. Alternative signaling: cardiomyocyte beta1-adrenergic receptors signal through EGFRs. *J Clin Invest.* 2007;117:2396–2398.
47. Sato PY, Chuprun JK, Schwartz M, Koch WJ. The evolving impact of G protein-coupled receptor kinases in cardiac health and disease. *Physiol Rev.* 2015;95:377–404.
48. Bardswell SC, Cuello F, Kentish JC, Avkiran M. CMYBP-C as a promiscuous substrate: phosphorylation by non-PKA kinases and its potential significance. *J Muscle Res Cell Motil.* 2012;33:53–60.

Cholinergic and Nitric Oxide Signaling

49. Niu X, Watts VL, Cingolani OH, et al. Cardioprotective effect of beta-3 adrenergic receptor agonism: role of neuronal nitric oxide synthase. *J Am Coll Cardiol.* 2012;59:1979–1987.
50. Okoshi K, Nakayama M, Yan X, et al. Neuregulins regulate cardiac parasympathetic activity: muscarinic modulation of beta-adrenergic activity in myocytes from mice with neuregulin-1 gene deletion. *Circulation.* 2004;110:713–717.
51. Ziolo MT, Bers DM. The real estate of NOS signaling: location, location, location. *Circ Res.* 2003;92:1279–1281.
52. Takimoto E. Cyclic GMP-dependent signaling in cardiac myocytes. *Circ J.* 2012;76:1819–1825.
53. Zhang M, Takimoto E, Lee DI, et al. Pathological cardiac hypertrophy alters intracellular targeting of phosphodiesterase type 5 from nitric oxide synthase-3 to natriuretic peptide signaling. *Circulation.* 2012;126:942–951.
54. Takimoto E, Champion HC, Li M, et al. Chronic inhibition of cyclic GMP phosphodiesterase 5a prevents and reverses cardiac hypertrophy. *Nat Med.* 2005;11:214–222.
55. Dodge-Kafka KL, Langeberg L, Scott JD. Compartmentation of cyclic nucleotide signaling in the heart: the role of A-kinase anchoring proteins. *Circ Res.* 2006;98:993–1001.
56. Zhang YH, Casadei B. Sub-cellular targeting of constitutive NOS in health and disease. *J Mol Cell Cardiol.* 2012;52:341–350.
57. Ziolo MT, Kohr MJ, Wang H. Nitric oxide signaling and the regulation of myocardial function. *J Mol Cell Cardiol.* 2008;45:625–632.

Contractile Performance of Intact Hearts

58. Lewis T. *The Mechanism and Graphic Registration of the Heart Beat.* London: Shaw & Sons; 1920.
59. Wiggers CJ. *Modern Aspects of Circulation in Health and Disease.* Philadelphia: Lea & Febiger; 1915.
60. Borlaug BA. The pathophysiology of heart failure with preserved ejection fraction. *Nat Rev Cardiol.* 2014;11:507–515.
61. Jian Z, Han H, Zhang T, et al. Mechanochemotransduction during cardiomyocyte contraction is mediated by localized nitric oxide signaling. *Sci Signal.* 2014;7:ra27.
62. Chirinos JA, Segers P, Rietzschel ER, et al. Early and late systolic wall stress differentially relate to myocardial contraction and relaxation in middle-aged adults: the ASKLEPIOS study. *Hypertension.* 2013;61:296–303.
63. Borlaug BA, Melenovsky V, Redfield MM, et al. Impact of arterial load and loading sequence on left ventricular tissue velocities in humans. *J Am Coll Cardiol.* 2007;50:1570–1577.
64. Suga H, Hisano R, Hirata S, et al. Mechanism of higher oxygen consumption rate: pressure-loaded vs volume-loaded heart. *Am J Physiol.* 1982;242:H942–H948.
65. Schwartzenberg S, Redfield MM, From AM, et al. Effects of vasodilation in heart failure with preserved or reduced ejection fraction implications of distinct pathophysiologies on response to therapy. *J Am Coll Cardiol.* 2012;59:442–451.
66. Wohlfahrt P, Redfield MM, Lopez-Jimenez F, et al. Impact of general and central adiposity on ventricular-arterial aging in women and men. *JACC Heart Fail.* 2014;2:489–499.
67. Dupont M, Mullens W, Skouri HN, et al. Prognostic role of pulmonary arterial capacitance in advanced heart failure. *Circ Heart Fail.* 2012;5:778–785.
68. Melenovsky V, Hwang SJ, Lin G, et al. Right heart dysfunction in heart failure with preserved ejection fraction. *Eur Heart J.* 2014;35:3452–3462.
69. Pagel PS, Kehl F, Gare M, et al. Mechanical function of the left atrium: new insights based on analysis of pressure-volume relations and Doppler echocardiography. *Anesthesiology.* 2003;98:975–994.
70. Grandi E, Pandit SV, Voigt N, et al. Human atrial action potential and Ca^{2+} model: sinus rhythm and chronic atrial fibrillation. *Circ Res.* 2011;109:1055–1066.
71. Maillet M, van Berlo JH, Molkentin JD. Molecular basis of physiological heart growth: fundamental concepts and new players. *Nat Rev Mol Cell Biol.* 2013;14:38–48.
72. Melenovsky V, Hwang SJ, Redfield MM, et al. Left atrial remodeling and function in advanced heart failure with preserved or reduced ejection fraction. *Circ Heart Fail.* 2015;8:295–303.

第 23 章　心力衰竭的病理生理学

GERD HASENFUSS AND DOUGLAS L. MANN

概述　438
发病机制　438
心力衰竭:进展的神经激素机制
模型　439
神经激素机制　439
左心室重塑　446
左心室重塑的可逆性　456
未来展望　456
参考文献　457

概述

在心力衰竭病理生理机制研究的历史长河中,没有一个学说可以经得起时间检验,准确解释心力衰竭这一临床综合征的发生发展过程。起初的学说认为心力衰竭的机制是因为肾脏血流异常(心肾学说)或者心脏泵血功能异常(循环学说或血流动力学说)导致水钠潴留而最终发生心力衰竭[1],但这些观点都不能充分解释心力衰竭患者病情持续恶化的不可逆性。

本章内容重点研究射血分数降低的心力衰竭(heart failure with a reduced ejection fraction,HFrEF)的分子和细胞学改变,强调神经激素激活和左心室重塑作为心力衰竭进展的主要决定因素的作用。心力衰竭的血流动力学、收缩功能和心室壁运动障碍详见超声心动图(第 14 章)、心导管介入术(第 19 章)、放射性核素成像(第 16 章)和心力衰竭患者的临床评估(第 21 章)。射血分数保留的心力衰竭将在第 26 章中详细介绍。

发病机制

如图 23.1A 所示,心力衰竭是一种由“应激事件”触发的进展性疾病。应激事件损伤心肌,导致心肌细胞损失或者心肌收缩能力下降。这一应激事件可能突然发生,如心肌梗死(myocardial infarction,MI),也可能是渐进或隐匿起病,如在血流动力学压力或容量超载下,或者遗传性疾病,如心肌病状态下逐渐发生。不管是哪种事件,这些指数事件都导致心脏泵血能力下降。在大多数情况下,患者可以没有临床表现,或者当收缩功能下降之后也可仅仅出现轻微的临床症状。虽然左心室功能障碍患者保持无严重临床症状的确切原因尚不明确,但一种解释是各种代偿机制在心脏受到打击或者射血能力下降之后被激活。所以患者临床心功能状态正常或轻微受损。然而,随着病情进展,神经激素和细胞因子的持续激活导致一系列的终末器官改变,在心脏则发生“左心室重塑”。而左心室重塑则独立于神经激素体液之外促使患者心脏功能进一步恶化。

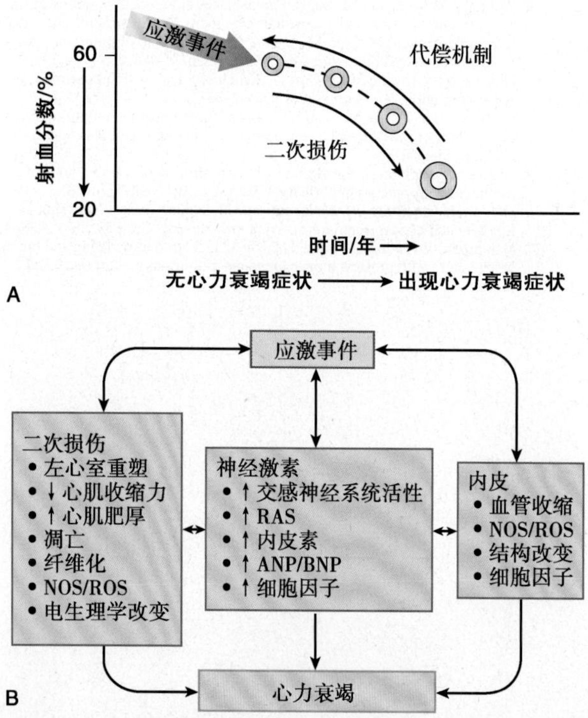

图 23.1　心力衰竭的发病机制。A,心力衰竭发生在应激事件之后,心脏泵血功能下降。B,在泵血能力下降后,各种代偿机制被激活,包括肾上腺素能神经系统、肾素-血管紧张素系统(RAS)和细胞因子系统。在短期内,这些系统能够使心血管功能恢复到正常的稳态范围,从而使患者保持无症状。然而,随着时间的推移,这些系统的持续激活可能会导致继发性终末器官损伤,进而恶化左心室重塑,最终心脏失代偿。患者逐渐出现心力衰竭症状。ANP/BNP,心房/脑型利钠肽;NOS,一氧化氮合酶;ROS,活性氧。(引自 Nohria A,Cusco JA,Creager MA. Neurohormonal,renal and vascular adjustments in heart failure. In Colucci WS,editor. Atlas of Heart Failure. 4th ed. Philadelphia:Current Medicine;2008, p 106.)

心力衰竭：进展的神经激素机制模型

神经激素机制

越来越多的实验和临床证据表明，心力衰竭的进展是对心脏和循环产生持续损伤的生物活性分子的过度表达的结果[2]（图23.1B）。迄今为止，公认的代偿机制包括肾上腺素能神经系统和肾素-血管紧张素系统（renin-angiotensin system，RAS）的激活，其通过增加盐和水的含量维持心输出量；外周动脉血管收缩和收缩力增强以及炎症介质分泌保证心脏修复和重塑。需要强调的是，“神经激素”一词是一个历史术语，最初的研究发现许多心力衰竭过程中的很多分子是由神经内分泌系统产生，以内分泌方式作用于心脏。然而，许多所谓的经典神经激素，如去甲肾上腺素（norepinephrine，NE）和血管紧张素Ⅱ，都是由心肌细胞直接在心肌内合成的，从而以自分泌和旁分泌的方式发挥作用。尽管如此，“神经激素”作为一个统一的概念，指的是一些参与心力衰竭病程发展的过度表达的生物活性分子，其对心脏和循环系统的持续损伤，导致疾病进展。

交感神经系统的激活

心力衰竭发生后心排血量的减少激活了一系列代偿机制，旨在维持心血管系统稳态。其中最重要的是在心力衰竭早期即激活的交感（肾上腺素能）神经系统（sympathetic nervous system，SNS），心力衰竭中SNS的激活伴随着副交感神经张力减弱。虽然SNS激活是对心输出量下降引起动脉或心肺压力感受器信号改变的代偿，但同时会导致心力衰竭患者自主神经系统失衡[3]。在健康人，“高压”的颈动脉窦、主动脉弓压力感受器和“低压”的心肺机械感受器向中枢神经系统提供抑制信号，抑制交感神经向心脏和外周循环的分泌。而外周化学感受器和肌肉代谢感受器等非压力感受器反射的刺激主要提高交感神经兴奋性。参与心率反射的迷走神经支则是动脉压力感受器抑制性信号的传入通道。健康人在休息时交感神经兴奋性低，对心率变化有很强的适应性。但在心力衰竭患者，由于压力感受器的信号转导受到抑制，而机械性感受器的兴奋信号增加，最终交感神经兴奋性增加和副交感神经兴奋性降低，导致心率变异性和周围血管阻力的增加[3]。

由于交感神经张力的增加，NE的循环中水平增加，NE是一种很强的肾上腺素能神经递质。循环中NE水平的升高是由于肾上腺素能神经末梢释放NE增加，并随之“溢出”到血浆中，以及肾上腺素能神经末梢吸收NE减少。在晚期心力衰竭患者中，静息状态患者的NE循环水平是正常人的2~3倍。事实上，血浆NE水平可以预测心力衰竭患者的死亡率风险。正常心脏也可以从动脉血液中摄取NE，在病情相对稳定的心力衰竭患者中，冠状窦中肾上腺素浓度超过动脉浓度，这表明心脏对肾上腺素摄取是增加的。然而，随着心力衰竭的进展，心肌细胞中NE浓度显著降低。严重心力衰竭时心脏NE耗竭的机制尚不清楚，可能与心力衰竭时肾上腺素能神经长期激活引起的“衰竭”现象有关。此外，作为NE合成限速酶的心肌酪氨酸羟化酶活性降低。有研究发现，在心肌病患者中，肾上腺素能神经末梢吸收的^{131}I-间苯碘甲胍未被正常吸收，这表明NE的再摄取也被抑制。

β_1肾上腺素能受体的激活导致心率增加和心肌收缩力增加，从而增加心输出量（见第22章）。此外，肾上腺素能神经系统的活性升高会刺激心肌α肾上腺素能受体，产生一定的正性肌力以及外周动脉血管收缩效应（图23.2）。虽然NE能增强心脏的收缩能力，维持血压；但在当心肌供氧受限时可因此导致心肌缺血加剧。此外，中枢神经系统的肾上腺素能神经递质的释放增加也可能诱发室性心动过速甚至心脏猝死，尤其在心肌缺血的情况下。因此，SNS的激活虽然短期内为心脏提供支持。但从长期来看，却是有害的。此外，越来越多的证据表明，除了交感神经系统的激活，副交感神经系统的抑制同样对心力衰竭的进展起重要的促进作用。副交感神经系统受抑导致一氧化氮（nitric oxide，NO）水平降低，炎症反应增加，交感活性增强，左心室重塑的恶化。多项关于副交感神经刺激的临床试验虽未目前未能到达重点，但已经显示出次要终点的改善[4]。

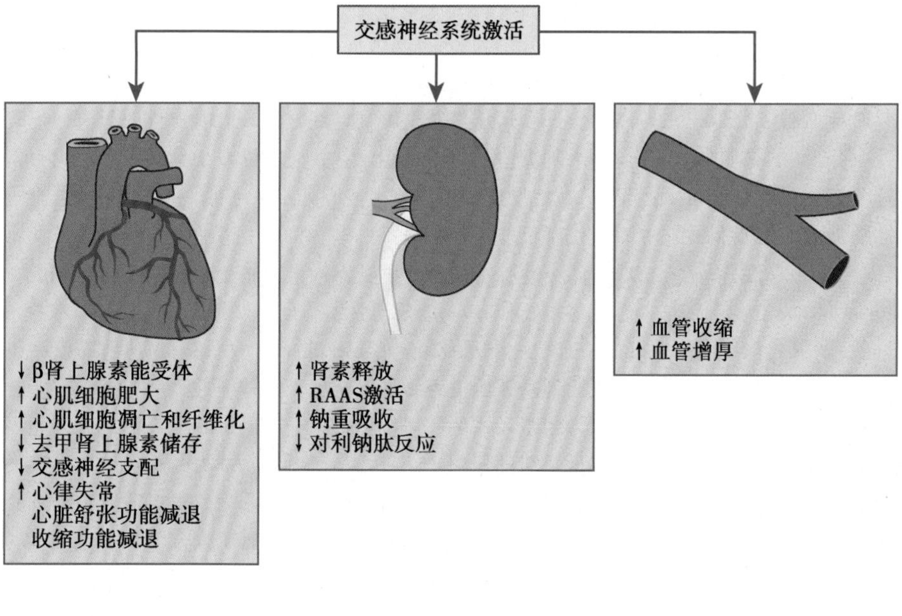

图23.2　交感神经系统激活。交感神经系统（SNS）活性增加从多个方面导致充血性心力衰竭的病理生理变化，涉及心脏、肾脏和血管功能。在心脏，SNS分泌增加导致β肾上腺素能受体（β-ARs）敏感性降低、心肌细胞肥大、坏死、细胞凋亡和纤维化。在肾脏中，SNS激活会引起动脉和静脉血管收缩，肾素-血管紧张素-醛固酮系统（RAAS）的激活，水钠潴留的增加，以及对钠尿肽系统反应的减弱。在周围血管中，SNS活性增加导致神经源性血管收缩和血管肥大。（引自Nohria A，Cusco JA，Creager MA. Neurohormonal, renal and vascular adjustments in heart failure. In Colucci WS, editor. Atlas of Heart Failure. 4th ed. Philadelphia：Current Medicine；2008，p 106.）

肾素-血管紧张素系统的激活

相对于SNS,RAS系统的组分在心力衰竭中激活较晚。在HF中RAS激活包括肾灌注不足,到达远端小管致密斑滤过钠减少以及肾脏的交感神经激活,导致肾小球旁肾器肾素释放增加(如图23.3所示)。在肝脏中,肾素将血液循环中血管紧张素原去除4个氨基酸,形成具有生物学活性的十肽血管紧张素Ⅰ。血管紧张素转换酶(angiotensin-converting enzyme,ACE)从血管紧张素Ⅰ中分离出2个氨基酸,形成具有生物学活性的八肽(1-8)血管紧张素Ⅱ。接近90%的ACE活性在人体组织中;剩下的10%以可溶性(非膜结合)形式存在于心脏和血管壁间质中。在体外培养的人心脏组织中发现,ACE信使RNA(mRNA)、ACE结合位点和ACE活性均增加[5]。血管紧张素Ⅱ也可以通过血管紧张素原与血管紧张素Ⅰ的酶解转化,通过肾素无关的途径合成(图23.3A)。组织中血管紧张素Ⅱ产生也可能通过激活胃促胰酶由非ACE途径产生。后一种途径在心肌中可能非常重要,特别是由于ACEI药物的使用导致血管紧张素Ⅰ和肾素的水平升高时。血管紧张素Ⅱ通过进一步进行蛋白水解,生成3种生物活性片段:血管紧张素Ⅲ(2-8)、血管紧张素Ⅳ(3-8)和血管紧张素1-7(见图23.3B)。

血管紧张素Ⅱ通过结合两种G蛋白偶联受体(G protein-coupled receptors,GPCRs),即1型血管紧张素(AT_1)和2型血管紧张素(AT_2)受体发挥作用。血管组织中最主要的血管紧张素受体是AT_1受体。虽然AT_1和AT_2受体亚型都存在于人心肌中,但AT_2受体是AT_1受体的两被,占主导地位。心肌细胞中,AT_1受体主要再神经分布的部位表达,而AT_2受体在成纤维细胞和间质中表达。AT_1受体的激活导致血管收缩、细胞生长、醛固酮分泌和儿茶酚胺释放,而AT_2受体的激活导致血管扩张、细胞生长抑制、钠尿和缓激肽释放(见图23.3C)。研究表明,在衰竭的心脏中,AT1受体和mRNA水平下降,而AT_2受体密度增加或不变,因此AT_1与AT_2受体的比例下降[6]。MAS受体是一种G蛋白偶联受体,主要在大脑和睾丸中表达,也在心脏中表达(见图23.3C)。

血管紧张素Ⅱ对维持短期循环系统稳态至关重要。但它持续表达会导致心脏、肾脏和其他器官纤维化。血管紧张素Ⅱ还可以通过增强交感神经末梢NE的释放,以及刺激肾上腺皮质带肾小球产生醛固酮,从而导致神经激素激活的恶化。与血管紧张素Ⅱ类似,醛固酮通过促进肾远端肾单位钠钾交换,促进钠的再吸收,为血液循环提供短期支持。然而,醛固酮的持续表达可能会引起血管和心肌的肥大和纤维化,导致血管依从性降低和心室僵硬度增加,从而产生不良影响。此外,醛固酮引起内皮细胞功能障碍,压力感受器功能障碍,抑制NE摄取,这些都可能导致心力衰竭加重。醛固酮在心血管系统中的作用机制还可能涉及氧化应激,从而导致靶组织炎症。血管紧张素Ⅲ(2-8)、血管紧张素Ⅳ(3-8)和血管紧张素1-7在心力衰竭中尚不清楚。实验研究表明,血管紧张素1-7可抑制血管紧张素Ⅱ的作用,减轻左心室重塑[2]。相比之下,血管紧张素Ⅲ直接刺激肾上腺的带状肾小球产生醛固酮[2],在肾远端收集管中促进钠的吸收。血管紧张素Ⅲ对脑内的抗利尿激素释放也有重要作用,它控制肾脏远端集合管中的水分排泄。大脑中的血管紧张素Ⅲ还可以促进心脏交感神经反应性,以及在心肌梗死后左心室重塑[2]。

氧化应激。活性氧(reactive oxygen species,ROS)是有氧代谢的正常产物。在心脏中,ROS主要来源于线粒体、黄嘌呤氧化酶和烟碱-腺嘌呤二核苷酸磷酸酶(nicotinamideadenine dinucleotide phosphate,NADPH)氧化酶(图23-4)。ROS可调节多种细胞内蛋白和信号通路的活性,包括参与心肌兴奋-收缩耦合的关键蛋白,如离子通道、肌浆网(SR)钙释放通道、肌丝蛋白,以及与心肌细胞生长相关的信号通路[7]。当ROS的产生超过抗氧化防御系统的缓冲能力,导致细胞内ROS过量时,就会产生"氧化应激"。大量证据表明,无论是心力衰竭患者全身还是心肌中,氧化应激水平都有所增加。心脏中的氧化应激是由于机体清除氧化物质能力降低以及活性氧的生成增加引起的,并进一步导致心肌机械应变、神经激素释放[血管紧张素Ⅱ、α-肾上腺素能激动剂、内皮素-1(endothelin-1. ET-1)]或炎症细胞因子[肿瘤坏死因子(tumor necrosis factor,TNF)、白细胞介素(interleukin,IL)-1]迁移。心力衰竭的实验模型已经证明心肌细胞中发生氧化应激后,线粒体会产生ROS,会加重心力衰竭恶化。有研究发现,在犬的心动过速心肌病模型和临床终末期心力衰竭患者中,黄嘌呤氧化酶的表达和活性均显著增加。此外,已经在实验和临床心力衰竭患者研究中均发现心肌NADPH氧化酶的表达和活性的增加[7]。ROS刺激体外培养的心肌细胞后,心肌细胞肥大,胎儿基因程序重新启动,心肌细胞凋亡。ROS还可以促进成纤维细胞增殖和胶原合成,并触发基质金属蛋白酶(matrix metalloproteinase,MMP)丰度和活化。活性氧还可以通过降低NO的生物利用度而影响外周血管的收缩和舒张。上述研究结果表明,减少活性氧的治疗手段可能对心力衰竭患者有治疗价值。然而,在最近的一项试验中,应用别嘌醇抑制黄嘌呤氧化酶以减少心力衰竭患者的氧化应激状态却没有改善心力衰竭患者的心脏功能[8]。

临床实验证实,醛固酮独立于血管紧张素Ⅱ系统而改善心力衰竭患者远期预后(见第25章),小剂量螺内酯可改善NYHA Ⅱ到Ⅳ期患者的生存率,同样可使心肌梗死后患者获益,其作用并不依赖于患者容量及电解质状态[9]。

肾功能的神经激素改变

水钠潴留是进展期心力衰竭的重要特征之一。传统理论认为,引起潴留的原因有两方面,一是顺向机制,即钠潴留是由于心排血量受损导致的肾灌注不足所致;二是逆向机制,即因静脉压增高导致盐和水从血管内渗漏到细胞外。目前观点认为有效循环血量是水钠潴留的主要机制。有效血容量减少是假设在心力衰竭患者中,把代偿反应看作是由于心搏出量增加,引起的类似急性失血时的代偿反应[2](图23.5)。左心室、主动脉弓、颈动脉窦和肾小球入球小动脉中的压力感受器均可以感受心脏输出量下降或循环血容量重新分布。主动脉或心肺压力感受器反射抑制搏出量减少的兴奋减少,导致SNS和RAS的持续激活。有研究发现,一种可以激活颈动脉压力感受器以减少交感神经的激活并增加迷走神经的张力的植入式的气压刺激装置,可以提高临床心力衰竭患者生活质量及活动耐量[4]。正在进行的BeAT-HF研究旨在明确压力感受器激活治疗能否在研究终点提高心力衰竭患者心血管死亡率和心力衰竭死亡率。并于研究6个月时明确该治疗的主要的神经系统和心血管副作用。

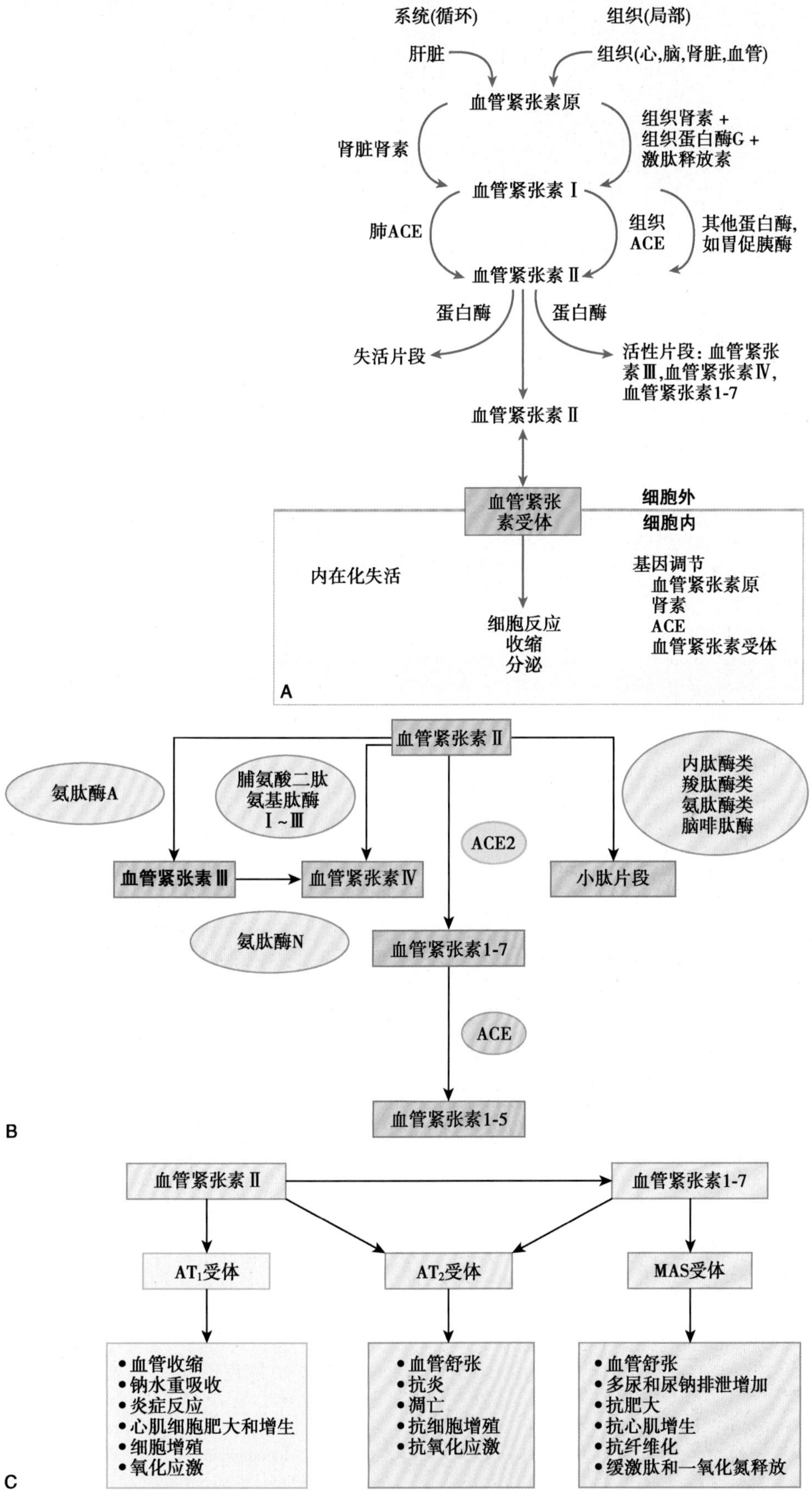

图 23.3 A,肾素-血管紧张素系统的组成。能够生成血管紧张素Ⅱ的器官包括心肌、血管、肾脏和大脑。组织水平产生的血管紧张素Ⅱ在心力衰竭病理生理过程中起重要作用。ACE,血管紧张素转化酶。B,血管紧张素Ⅱ降解途径。血管紧张素Ⅱ经血管紧张素转化酶2(ACE2)转变成血管紧张素1-7,血管紧张素1-7又经ACE酶解为血管紧张素1-5。血管紧张素Ⅱ的其他降解途径包括氨基肽酶A降解血管紧张素2-8;甘氨酰脯氨酸二肽氨基肽酶Ⅰ~Ⅲ降解血管紧张素Ⅳ、脑啡肽酶等多种肽酶降解小肽产物。血管紧张素2-8和血管紧张素Ⅳ可以为通过氨基肽酶N发生相互转变

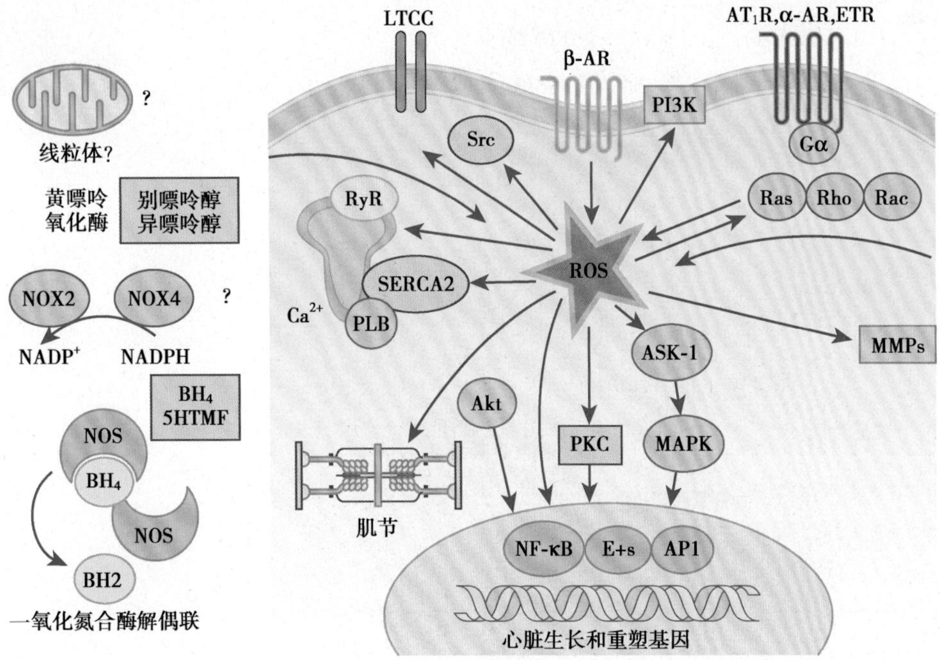

图 23-4 肥大心肌中活性氧(ROS)的来源和信号通路。左边是ROS产生过程,涉及黄嘌呤氧化酶、NADPH氧化酶(NOX2,NOXA4)、NOS和线粒体复合物。ROS能影响钙处理、肌丝功能、基质活性、激酶和磷酸酶的激活及基质金属蛋白酶(MMPs)的转录调控。Akt,蛋白激酶B,ASK-1,凋亡信号调控激酶1;ETR,内皮素受体;5HTMF,5-四甲氧基黄酮;LTCC,L型钙通道;MAPK,丝裂元激活的蛋白激酶;NF-κB,核因子-kappaB;PKC,蛋白激酶C;PI3K,磷脂酰肌醇-3-羟基酶;PLB,受磷蛋白;RyR,鱼尼丁受体;SERCA2,内质网钙-ATP酶。(改编自McKinsey TA,Kass DA. Small-molecule therapies for cardiac hypertrophy: moving beneath the cell surface. Nat Rev Drug Discov 2007;6:617.)

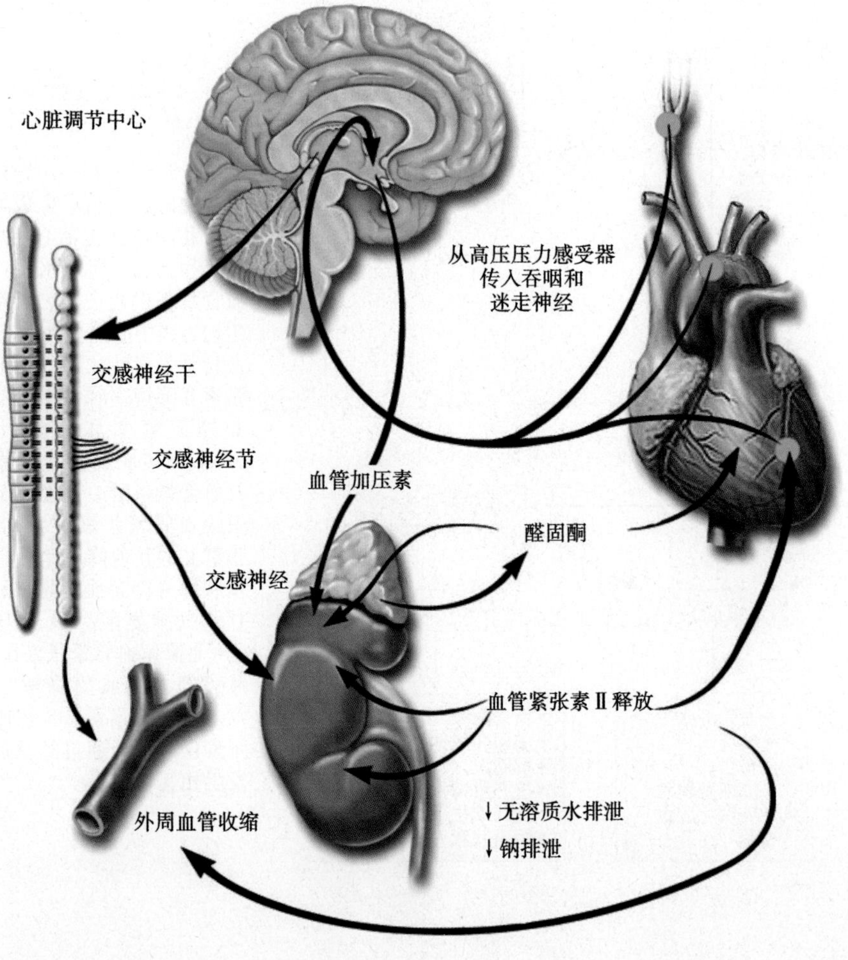

图 23.5 血压升高通过左心室、颈动脉窦和主动脉弓的压力感受器将信号传入大脑的心血管调节中枢,传出通路激活交感神经系统。动脉充盈时引起的神经体液血管收缩反应主要由交感神经传入。肾脏交感神经兴奋后会促进AVP分泌。和血管紧张素Ⅱ一样,交感神经兴奋后,也会引起周围血管和肾脏血管的收缩。血管紧张素Ⅱ不仅使血管收缩,也引起肾上腺球状带醛固酮分泌增加,使肾小球对钠盐的重吸收增加,导致心脏细胞重塑。除了保钠排钾的作用,醛固酮也可以对心脏产生直接作用。图中黑色箭头代表循环激素。(改编自Modified from Schrier RW, Abraham WT. Hormones and hemodynamics in heart failure. N Engl J Med 1999;341:577.)

几乎没有证据表明原发性肾脏疾病是心力衰竭时水钠潴留的主要原因。然而,越来越多的证据表明,肾脏的继发性变化对心力衰竭进展时容量超载起着重要作用。心力衰竭的容量超载是多因素的,有几个因素可能导致钠的再吸收增加,包括 SNS 激活,RAS 系统激活,肾灌注压力降低以及抑制肾对利钠肽的反应。肾交感神经介导的血管收缩增强导致肾血流量减少,肾小管水钠重吸收增加。肾交感神经兴奋也能导致垂体后叶释放精氨酸血管升压素(arginine vasopressin,AVP)的非渗透性释放,因此减少自由水的排泄,并导致外周血管收缩恶化,内皮素(endothelin,ET)产生增加[2]。肾静脉压升高也可导致肾间质性高血压,最终导致肾小管损伤和肾纤维化。

精氨酸血管升压素(AVP)。AVP 是一种垂体激素,在调节游离水间隙和血浆渗透压中起中心作用(见图 23.5)。在正常情况下,血浆渗透压增加导致 AVP 释放,使远端小管中水分重吸收增加。值得注意的是,即使渗透压被调节到正常水平,心力衰竭患者体内 AVP 仍然很高[2],这就导致了心力衰竭患者低钠血症发生。AVP 的细胞效应主要是通过与 3 种受体的相互作用产生,这 3 种受体分别是 V_{1a}、V_{2a} 和 V_2。V_{1a} 受体是分布最广泛的亚型,主要发现在血管平滑肌细胞。V_{1b} 受体局限于中枢神经系统;V_2 主要在肾脏集合管和髓袢升支粗段。AVP 受体是 G 蛋白偶联受体,V_{1a} 受体参与血管的收缩、血小板聚集和心肌细胞生长因子分泌,而 V_{1b} 受体调控垂体前叶促肾上腺皮质激素分泌。V_2 受体通过刺激腺苷酸环化酶增加顶膜的水通道的囊泡的插入率,调节抗利尿作用。在临床试验中,抗利尿激素受体拮抗剂,V_{1a} 受体拮抗剂(relcovaptan)或 V_2 受体拮抗剂(tolvaptan,lixivaptan)或非选择性 V_{1a}/V_2 受体拮抗剂(conivaptan)均表现出减轻患者体重、减少低钠血症发生的作用(见第 24 和 25 章)。

虽然心力衰竭时细胞外容量增加,但交感神经的激活依然可以使 RAS 系统持续兴奋,肾脏分泌肾素增加。血管紧张素Ⅱ可以通过很多途径导致水钠潴留,不仅可以直接影响近端小管,也可以通过激活醛固酮引起的肾脏远端小管对钠重回吸收增加。同时,血管紧张素Ⅱ刺激大脑的渴觉中枢,促进 AVP 和醛固酮释放,都可以进一步加重水钠平衡紊乱。

心力衰竭时很多神经内分泌系统激活,来抵抗血管收缩神经激素的副作用。血管扩张作用的前列腺素代谢产物包括 PGE_2 和 PGI_2。PGE_2 除了可以扩张血管,还可以使肾脏钠盐排泄增加,改善 AVP 的抗利尿作用。还有一类起相反作用的神经内分泌系统激素钠尿肽系统在心力衰竭病程中激活。钠尿肽系统包括心房钠尿肽(atrial natriuretic peptide,ANP)和脑钠肽[brain(B-type) natriuretic peptide,BNP],在生理条件下,ANP 和 BNP 作为钠尿激素发挥作用,而当钠浓度增加使心房和心肌扩张时刺激释放。这些钠尿肽一旦释放,就会通过增加钠和水的排泄以及抑制肾素和醛固酮的释放等机制作用于肾脏和外周循环以减轻心脏负荷(图 23.6)。RAS 系统激活时,ANP 和 BNP 的释放可能是维持钠和水稳态的重要的调控机制[10]。然而,利钠肽的肾脏保护作用似乎随着心力衰竭的增加而减弱,其机制可能涉及肾灌注压低、利钠肽相对缺乏或分子结构改变以及利钠肽受体水平降低。

钠尿肽。利钠肽系统由 5 个结构相似的肽构成:ANP、尿扩张素(ANP 的亚型)、BNP、C 型利钠肽(C-type natriuretic peptide,CNP)和树根眼镜蛇利钠肽(dendroaspis natriuretic peptide,DNP)(图 23.6A)[11]。ANP 是一个 28 氨基酸肽,主要在心脏心房中产生,而 BNP 是一种最初从猪脑中分离出来的 32 氨基酸肽,目前认为主要在心室中产生[11]。ANP 和 BNP 都是因心壁张力增高而分泌的;然而,神经因素(血管紧张素Ⅱ、EF-1 等)和生理因素(如年龄、性别、肾功能)在这个调节过程中起重要作用。ANP 和 BNP 的合成、分泌和见环节都不同,这说明两者的病理生理因素不一样。心房压力瞬间增加时,刺激 ANP 产生;而 BNP 是在心室或者心房压力慢性增加时产生。ANP 和 BNP 都是以前体形式生成,分别被蛋白水解酶水解为较大的具有生物活性的 N-末端片段(NT-ANP 和 NT-BNP)和较小的生物活性肽(ANP 和 BNP)。ANP 半衰期大约 3 分钟,BNP 半衰期约 20 分钟。CNP 主要分布于心室,以前体形式释放,被裂解为具有生物活性的形式(NT-CNP)和 22 个氨基酸的生物活性形式的激素原(如 CNP)。

图 23.6B 揭示了钠尿肽系统的信号转导系统,ANP 和 BNP 优先于 NPR-A,CNP 于 NPR-B 结合,使细胞内第二信使 cGMP 产生。NPR-A 和 NPR-B 受体都是特殊的鸟苷酸环化酶受体,被活化后导致尿液生产增加、血管舒张、肾素和醛固酮生成减少。NPR-C 不与 cGMP 偶联,仅仅为尿钠肽清除受体。

3 种尿钠肽经由两种机制降解:NPR-C 介导的内化后,然后由溶酶体降解或者经中性肽链内切酶(neutral endopeptidase,NEP)24.11(脑啡肽酶)酶解。脑啡肽酶在多种组织中广泛表达,且常常与 ACE 共定位。ACE 和 NEP 均为膜结合的含锌金属蛋白酶,参与多种生物肽的代谢[12](图 23.6C)。NEP 水解小肽的疏水残基,且分布广泛于血管内皮、平滑肌细胞、心肌细胞、纤维母细胞、肾小管细胞和神经细胞中。NEP 降解多种肽类(图 23.6D)包括钠尿肽、血管紧张素Ⅰ、血管紧张素Ⅱ、ET-1、肾上腺髓质激素、阿片类及淀粉-β 酶(Aβ)。NEP 抑制剂导致血管舒张,尿钠排泄,心肌细胞肥大及纤维化。另外,还可以降解其他血管活性肽,如血管紧张素Ⅱ、血管紧张素 1-7 和内皮素。因此,NEP 抑制剂对血压有多种调控机制。NEP 抑制剂还可以增加尿激酶水平,尿激酶也可以促进尿钠派出。NEP 可清除脑内有神经毒性作用的 Aβ 物质,Aβ 物质与其他蛋白聚集形成淀粉样斑块是阿尔茨海默病的标志。在小鼠阿尔茨海默病疾病模型中,脑啡肽酶过表达可以减轻阿尔茨海默病进展,而脑啡肽酶基因敲除后可以导致认知障碍。因为在心力衰竭中钠尿肽存在潜在的有益效应。脑啡肽酶抑制剂因此被应用于心力衰竭治疗的研究中。早期应用 ACE 和 NEP 双抑制剂奥帕区拉并未在心力衰竭病人中显示出比 ACE 更佳的心力衰竭治疗作用[12]。然而,在 PARADIGM-HF 试验中同时应用 AT_1 受体拮抗剂以及脑啡肽内抑制剂(缬沙坦/沙库巴曲,LCZ696)则表现出改善患者生活质量,活动耐量,心力衰竭住院率及总死亡率(见第 25 章)。

钠尿肽的抑制试验和激活试验都证实其对和钠盐吸收的重要性。在心力衰竭模型中,急性阻滞钠尿肽 A 和 B 受体或遗传性慢性钠尿肽 A 受体引起的血容量急性扩张实验,发现钠尿肽激活对肾脏有保护作用。重组人 ANP 和 BNP 可以通过降低动脉和静脉的压力、增加心输出量,病抑制神经激素激活的减少,对血流动力学产生积极影响从而治疗心力衰竭(见第 24 章)。除了治疗作用,钠尿肽也被用来诊断心力衰竭和评估心力衰竭预后(见第 21 章)。

外周血管系统的神经激素改变

心力衰竭时,为了保证脑和心脏的血供,在自主神经系统和器官本身调节系统之间会发生复杂的相互作用,使皮肤、骨骼肌、内脏器官和肾脏血流下降。当运动时,剧烈的内脏血管收缩会帮助有限的心脏输出量转移到骨骼肌,但会加重肠道和肾脏的缺血。外周血管收缩最有力的激素是交感神经兴奋释放的血管收缩剂去甲肾上腺素。其他的血管收缩剂包括血管紧张素Ⅱ、内皮素、神经肽 Y、尿压素Ⅱ、血栓烷 A2 和 AVP 等都有利于维持循环系统的平衡。增加外周血管交感神经肾上腺素释放以及循环缩血管物质浓度对于血管收缩以维持动脉血压非常重要。静脉交感神经刺激使静脉压增高以维持静脉循环以及心室充盈因而得以维持正常心功能(见第 22 章)。本领域的其他内容详见本章线上补充材料(心力衰竭中的缩血管肽类)。

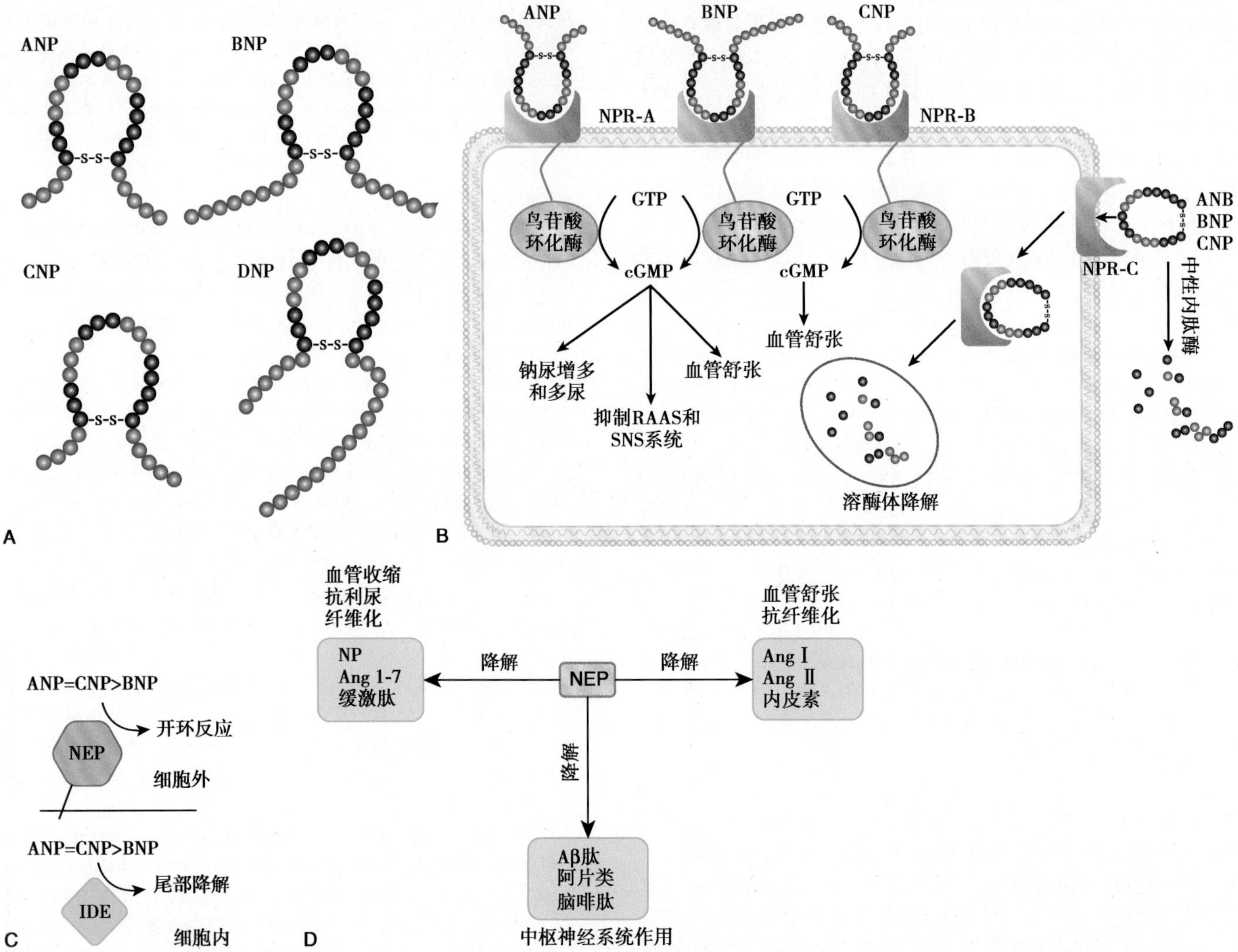

图 23.6 利钠肽系统。A,钠尿肽 A、B、C、D 中均具备的 17-氨基酸二硫化物环结构,标记为紫色。B,利钠肽的作用及降解机制。C,钠尿肽通过中性内皮肽酶(NEP)24.11(脑啡肽酶)介导的细胞外降解或胰岛素降解酶(IDE)的细胞内酶解。D,中性内肽酶(NEP)降解多种不同的肽。Ang,血管紧张素;ANP,心房钠尿肽;BNP,B 型利钠肽;CNP,C 型利钠肽;DNP,树根眼镜蛇利钠肽;GTP,三磷酸鸟苷;NPR,利钠肽受体;RAAS,肾素血管紧张素醛固酮系统

内皮细胞对抗血管收缩因子,并允许适当的血管舒张反应在运动中。然而,随着 HF 的进展,内皮细胞介导的血管舒张反应丧失,这导致了过度的外周动脉血管收缩,这是晚期 HF 的标志。有趣的是,血管舒张反应可以通过使用 l-精氨酸恢复,l-精氨酸是内皮来源 NO 的前体。

血管收缩活性的神经激素会激活具有相反作用的血管舒张因子,包括尿钠肽、NO、缓激肽、肾上腺髓质、内源性配体以及 PGI_2 和 PGE_2。在正常情况下,运动时血管内皮持续释放 NO(内皮源性血管舒张因子)以抵抗过度的血管收缩维持恰当的血管张力。随着心力衰竭进展,内皮细胞源性血管舒张因子反应性逐渐消失。有趣的是,通过口服内皮源性 NO 前体——精氨酸,血管舒张剂的反应性可以重新恢复。

一氧化氮

自由基气体 NO 来源于 3 种亚型的 NO 合成酶(NO synthase, NOS)。这 3 种亚型都存在于心脏,包括 NOS1(神经元一氧化氮合成酶,nNOS)、NOS2(诱导型一氧化氮合成酶 iNOS)和 NOS3(内皮细胞型一氧化氮合成酶,eNOS)。NOS1 在心脏转导组织、心内神经元和心肌细胞肌浆网中表达。NOS2 是诱导型合成酶,通常在心肌中不表达,而是在炎症细胞因子的作用下重新合成的。NOS3 在冠状动脉内皮和心内膜以及心肌细胞的肌膜和横小管膜中表达。NOS1 和 NOS3 能被钙离子及或钙调蛋白激活,而 NOS3 依赖钙离子诱导。NO 可以激活可溶性鸟苷酸环化酶。激活后会产生 cGMP,反过来再激活蛋白激酶 G,激发不同的信号级联反应。运动时内皮细胞持续释放 NO,以中和缩血管因子的过度反应,维持征程的血管张力。这个过程导致鸟苷酸环化酶(cyclic guanosine monophosphate,cGMP)产生,cGMP 反过来激活蛋白激酶 G(protein kinase G,PKG)和多种信号转导通路。在正常人外周血管中,内皮细胞来源的 NO 是通过 cGMP 来调节血管平滑肌细胞松弛导致血管舒张。而在心力衰竭患者中,可能由于 NOS3 表达和活性下降,NO 介导的血管舒张反应是迟钝的。

一氧化氮对心肌的作用是复杂的,短期影响功能和能量的变化,而长期会对心脏结构产生影响。它可以来改善钙离子通道活

性，如调节兴奋收缩偶联和线粒体呼吸复合物。这种类型的调节是通过在参与兴奋-收缩耦合的不同细胞微区中不同 NOS 亚型的空间定位来完成的。具体来说，NOS1 在肌浆网中雷诺丁受体附近和 Ca^{2+} ATP 酶中表达，NOS3 则在细胞表面受体如脂筏和 L 型 Ca^{2+} 通道中表达。NO 也参与线粒体呼吸，这是激发和收缩耦合的过程。不同 NOS 亚型也可能参与心脏重塑过程。在心肌梗死小鼠模型中，NOS2 基因敲除组左心室重塑减轻生存率提高[13]。相反，NOS3 的过表达导致心肌梗死后重塑加重。新出现的证据表明，在心力衰竭中增加自由基生成和减少 NO 生成之间存在不平衡，这种不平衡被称为“亚硝基氧化还原不平衡”，四氢生物蝶呤缺乏导致 NOS 解偶联、使亚硝基氧化还原失衡[13]。亚硝基氧化还原失衡可能导致心肌细胞氧化应激假加重，一氧化氮对周围血管舒张作用的丧失，最终导致心功能恶化。

缓激肽。缓激肽是一种血管舒张剂，是由前体蛋白质经酶解而得到，能引起血管扩张并改变血管通透性。未激活的缓激肽前体蛋白经过激肽释放酶的蛋白水解酶的作用转变成激肽。缓激肽与 β_1 和 β_2 受体结合发挥生物学作用。大多数心血管活动都是由 β_2 受体介导，它广泛分布在组织中，与缓激肽和胰激肽结合。β_1 受体与缓激肽和胰激肽的代谢产结合。β_2 受体激活后通过活化 NOS3、磷脂酶 A_2 和腺苷酸环化酶导致血管收缩。研究表明，缓激肽在调节心力衰竭患者的血管张力发挥着重要作用[14]。缓激肽由 ACE 和脑啡肽酶降解，因此 ACE 和脑啡肽酶不仅使血管收缩增加的血管紧张素Ⅱ生成增多，还可以使介导血管舒张的缓激肽没减少。缓激肽水平升高也是 ACE 抑制剂和 NEP 抑制剂发挥治疗作用的重要机制(见第 25 章)。

肾上腺髓质。肾上腺髓质素最早发现在嗜铬细胞瘤中，由 52 个氨基酸组成，具有血管舒张作用。随后，在心房、肾上腺和垂体中检测到高水平的肾上腺髓质素，而在心室、肾脏和血管中仅检测到低水平的肾上腺髓质素[15]。它可以和许多 GPCRs 结合，包括降钙素受体样受体和一中特定的肾上腺髓质素肽。肾上腺髓磷脂受体存在于多种组织中，内皮细胞和血管平滑肌细胞中。在心血管疾病和心力衰竭中，肾上腺髓质素的循环浓度与心脏和血流动力学损害的严重程度成正比。越来越多的证据表明肾上腺髓质素可能通过减轻外周血管过度收缩的机制在心力衰竭中起到积极作用。慢性心力衰竭患者血浆肾上腺髓质素水平升高，并随病情严重程度成比例增加。在急性心力衰竭 BACH 临床试验中，研究发现肾上腺髓质素的前激素浓度已可以预测急性心力衰竭患者死亡风险[16]。

脂肪炎症因子。脂肪炎症因子是一种血管活性肽，是 G 蛋白偶联受体 APJ 的内源性配体。*APJ* 基因编码的受体血管紧张素受体 AT_1 高度相似。然而，APJ 受体并不与血管紧张素Ⅱ结合。在心血管系统，脂肪炎症因子表现出内皮依赖性，可以通过 NO 释放引起血管舒张，血压降低。此外，脂肪炎症因子可以使心肌肌力活性增加而并不使心肌细胞肥大。脂肪炎症因子还可以抑制 AVP 活性，导致尿液生成增加。在动物实验中，脂肪炎症因子在心力衰竭的心脏中含量减少，而应用血管紧张素拮抗剂之后含量升高。在心力衰竭患者中，脂肪炎症因子水平显著降低，而在心脏再同步化治疗后含量增加。APJ 受体是一种双功能的 GPCR，它能在内源性配体刺激之后传达细胞保护信号并在血流动力学压力超负荷后，起到调节心脏肥大的作用[17]。CLR325 作为脂肪炎症因子激动剂正在心力衰竭患者中进行Ⅱ期临床试验。

脂肪因子。虽然脂肪组织曾经被认为是脂肪的简单储存库，但脂肪组织现在被认为可以合成和分泌很多因子，称为脂肪因子。脂肪因子包括脂联素、肿瘤坏死因子、纤溶酶原激活物抑制剂 1 型(plasminogen activator inhibitor type1，PAI-1)、转化生长因子-β 和抵抗素。瘦素是一种 16kDa 的蛋白质激素，在调节能量摄入和能量消耗方面起着关键作用。瘦素由肥胖基因编码，尽管心脏有瘦素的合成，但其主要由脂肪组织合成和分泌。瘦素最初的作用被认为是通过下丘脑刺激降低食欲从而调节食物摄入。然而，循环中瘦素高水平，通过 ob. R 受体家族亚型在高血压、心肌肥大和心力衰竭中[18]发挥重要作用。瘦素通过对外周血管的直接作用和对中枢神经系统继发作用影响心肌功能。缺乏瘦素和瘦素抵抗可能导致非脂肪性外周组织中脂质积累，导致各种“脂毒性”效应，包括心肌细胞凋亡。一些研究表明瘦素直接诱导人心肌和齿类心肌细胞的肥大[18]。

脂联素是一种 224 个氨基酸组成的多肽，它能调节多种代谢过程，包括葡萄糖调节和脂肪酸氧化。尽管脂联素最初被认为是由脂肪组织产生的，但最近的研究已经证实了脂联素在心脏有表达。脂联素敲除的小鼠在血流动力学压力超负荷后，逐渐发生心脏重塑，而脂联素给药组小鼠则在心肌缺血再灌注模型中表现出心肌梗死面积减小、细胞凋亡和 TNF 产生减弱。在野生型和脂类缺乏的小鼠中。许多研究都将脂联素水平与肥胖相关的心力衰竭的发展联系在一起。因此，脂联素被认为是心力衰竭诊断的一个潜在的生物标记物和治疗靶点[18]。

炎症介质。成人心脏对组织损伤的反应有 3 种机制：一是合成一系列促进体内平衡的蛋白质，二是激活促进组织修复的机制，三是通过上调在心脏内产生细胞保护反应的机制来完成[19]。促炎细胞因子，包括 TNF、IL-1β、IL-6 等炎症因子，作为固有免疫系统的下游“感受器”促进心脏组织修复。心脏损伤后，固有免疫系统如何协调修复过程，至今仍是一个谜。近年随着对 Toll 样受体(Toll-like receptors，TLRs)和 NOD 样受体(NOD-like receptors，NLRs)的发现大大增加了我们对调控固有免疫反应的“上游”分子的认识[20]。虽然这些分子的主要作用是启动修复损伤的心肌，但当他们持续的或在高水平表达，这些分子都足以引起心肌细胞，非心肌细胞和心肌细胞外基质的恶化改变(表 23.1 中进行了总结)[19]。此外，在实验模型中发现，大量的促炎细胞因子与 RAS 系统之间相互对话，血管紧张素Ⅱ通过核因子-κB 依赖的途径上调 TNF 的表达，而炎症介质又通过增加心肌 ACE 和糜蛋白酶水平上调 RAS 系统活性。在心力衰竭患者中，促炎性细胞因子(如 TNF、IL-6)的循环水平升高与患者不良预后相关[20]。相反，心力衰竭患者体内抗炎细胞因子(如 IL-10)的血浆浓度降低，则与 HF 严重程度的直接关系更大，这表明促炎和抗炎细胞因子表达的失衡又可能促进心力衰竭的进展。

表 23.1　炎症介质对左心室重塑的影响

心肌细胞生物学改变
单核细胞肥大
胎儿基因表达
负性肌力作用
氧化应激增加
非心肌细胞的生物学变化
成纤维细胞向肌成纤维细胞分化
上调成纤维细胞中 AT1 受体
成纤维细胞分泌 MMP 增加
细胞外机制的变化
基质降解
心肌纤维化
心肌细胞持续丧失
坏死
凋亡

左心室重塑

虽然神经激素模式可以解释心力衰竭进展中大部分问题，但越来越多的证据表明目前的神经体液模型并不能完全解释心力衰竭持续进展的机制。也就是说神经内分泌拮抗剂能够稳定心力衰竭病情并且在部分病例中逆转疾病的进展，但在多数患者中，病情仍然缓慢恶化。现在证据提示，左心室重塑可能与后期左心室功能恶化有关，对心力衰竭患者来说，这是一个不利的过程。左心室重塑的发生与血流动力学、神经体液、遗传因素[21]以及合并其他疾病有关一直以来都从解剖学角度描述左心室重塑的病理变化。重塑过程也是影响心肌细胞生物学功能、心肌细胞和非心肌细胞在心肌中组成数量，以及左心室的几何和立体结构的重要因素（表23.2）。

表 23.2 左心室重塑概览

心肌细胞生物学特性改变
兴奋收缩耦联
肌球蛋白重链基因表达
β肾上腺素能减退
肥大
心肌细胞溶解
细胞骨架蛋白
心肌改变
心肌细胞丢失
坏死
凋亡
自噬
细胞外机制的改变
基质降解
心肌纤维化
左心室腔改变
左心室扩大
左心室球形扩大
左心室壁变薄
二尖瓣关闭不全

心肌细胞的生物学特性变化

大量研究发现心力衰竭的心肌细胞发生大量的显著变化导致心肌细胞收缩力进行性下降，包括α-肌球蛋白重链基因（MHC基因）表达下降，随之β-MHC表达增加，肌丝逐步丧失。心肌细胞中骨架蛋白改变，兴奋收缩偶联改变和β-肾上腺素信号途径敏感度下降（见表23.2）。

心肌细胞肥大

血流动力学超负荷后，心肌细胞会通过两种基本模式发生反应性肥大（图23.7）。在压力超负荷发生心肌肥大时（主动脉瓣狭窄和高血压病），收缩期左室壁应力增加，平滑肌压力也增大，导致心肌细胞截面积增加，室壁增厚。这种模式的重塑被称为向心性肥大（见图23.7A），且其发生机制与Ca^{2+}/钙调蛋白介导的蛋白激酶Ⅱ依赖的信号通路[22]（图23.8）。相比而言，容量负荷引起的肥大（如主动脉瓣和二尖瓣反流）是舒张期室壁应力增加，导致一系列心肌细胞长度增加，从而使左心室扩张（见图23.7A）。这种类型的重塑被称作离心性肥大（与心脏在胸腔的位置而言）或扩张型重塑，其发生机制与蛋白激酶B（Akt）激活相关[22]（见图23.8）。典型的心力衰竭患者中，左心室心腔扩大可以伴或不伴室壁增加。由于长期的容量负荷，这些功能下降心室中的心肌细胞都有一个特征，就是外观变长。

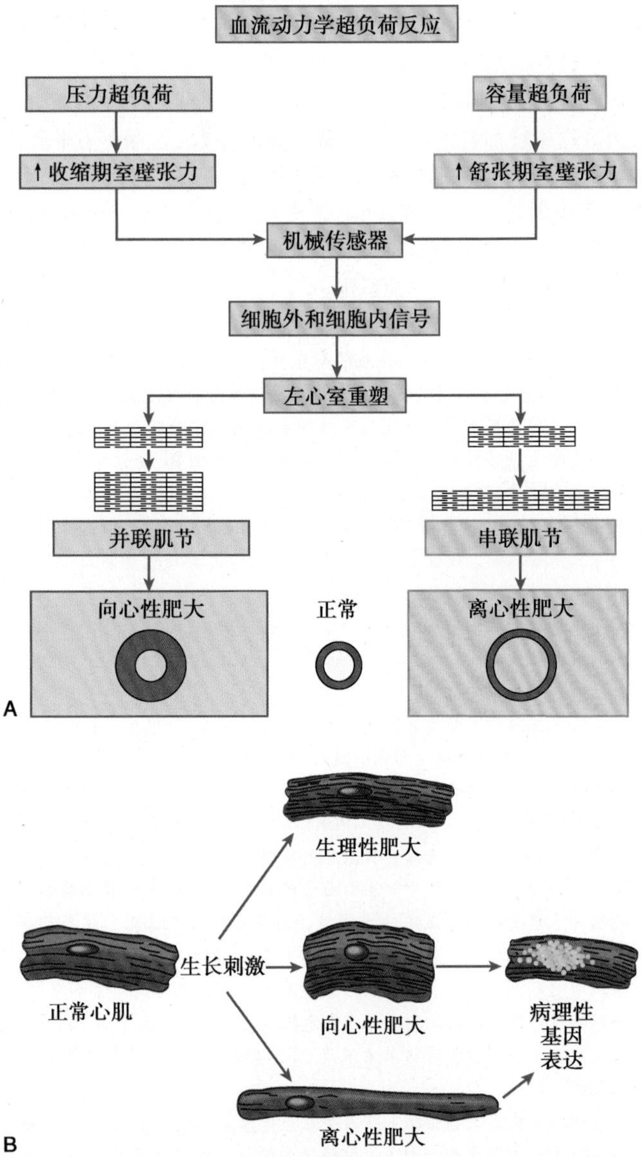

图 23.7 血流动力学高负荷下心肌和细胞的重塑形式。A，压力负荷增加时（如高血压病或主动脉瓣狭窄），收缩期室壁应力增加，肌节相似物质增多，心肌细胞增大，最终导致心脏向心性肥大。容量负荷时，舒张期应力增加，肌节增加，心肌细胞变长，心室扩张，导致离心性肥大。B，心肌细胞在血流动力学负荷下，表型发生明显变化。压力负荷时，收缩期室壁应力增加，肌节相似物质增多，心肌细胞也增大，最终导致向心性肥大。容量负荷时，舒张期应力增加，肌节增加，心肌细胞变长，心室扩张，导致离心性肥大。向心性肥大和离心性肥大时，心脏适应不良胚胎基因表达会增加，但在由运动引起的生理性心肌肥大时，这些基因表达没有变化（见表23.2）。（A，引自 Colucci WS, editor. Heart Failure: Cardiac Functionand Dysfunction. 2nd ed. Philadelphia: Current Medicine; 1999, p 4.2. B，改编自 Hunter JJ, Chien KR. Signaling pathways for cardiac hypertrophy and failure. NEngl J Med 1999; 341: 1276.）

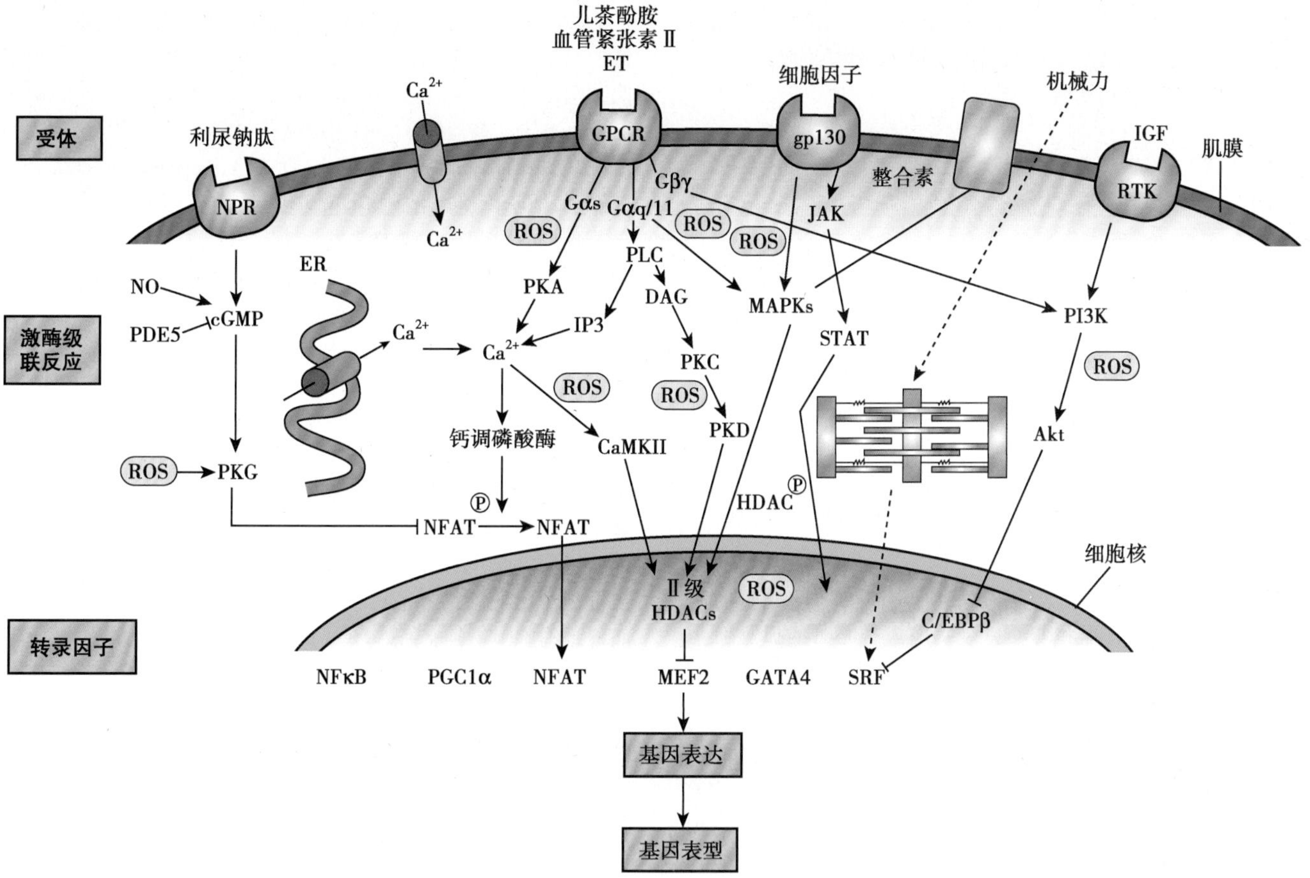

图 23.8 心肌细胞肥大时细胞内信号转导通路。许多信号通路通过一个极为复杂的细胞内信号级联网络调节心脏细胞的生长。α-肾上腺素能、血管紧张素和内皮素(ET)受体的激动剂通过 G 蛋白与磷脂酶 C(PLC)与钙离子流入通道结合。PLC 的激活产生两个第二信使:肌醇三磷酸(IP3)和二酰基甘油(DAG)。IP3 引起细胞内储存的钙释放,而 DAG 激活蛋白激酶 C(PKC)。细胞内钙储存的变化可以激活 Ca^{2+}/钙调蛋白激酶(CaCMKII),以及钙调磷酸酶,它可以通过多种方式影响基因表达。PKC 和 G 蛋白通过激活有丝分裂蛋白激酶(MAPK)通路影响基因表达。组蛋白脱乙酰酶复合物(HDACs)正逐渐成为引起心脏肥大的重要负调控因子。细胞因子和肽生长因子,如胰岛素样生长因子(IGF)可以由心脏内的各种细胞表达,并可以一种自分泌或旁分泌的方式发挥作用。这些生长因子的细胞受体往往具备酪氨酸激酶(RTK)活性并与许多蛋白级联反应相偶联。心肌细胞的机械应力可以导致若干信号通路的激活或调节,至少在一定程度上是通过血管紧张素等激动剂的自分泌机制发挥作用。在信号转导通路刺激下,NO 和氧化应激被激活并调控激酶瀑布链和转录因子的活性调控心肌细胞收缩表型,生长和死亡。AKT,蛋白激酶 B;C/EBPβ,CCAAT 增强子结合蛋白 β;ER,内质网;GATA4,GATA 结合蛋白;gp130,糖蛋白 130;GRCR,G 蛋白偶联受体;JAK,Janus 激酶;MEF2,心肌增强子;NFAT,活化 T 细胞的核受体;NF-κB,核因子-kappaB 细胞;NPR,尿钠肽受体;P,磷酸化;PDE5,5 型磷酸二酯酶;PGC1α,过氧化物酶体增殖物活化受体了协同刺激因子 1α;STAT,信号转导及转录激活因子;SRF,血清反应蛋白。(引自 Shah AM,Mann DL. In search of new therapeutic targets and strategies for heart failure:recent advances in basic science. Lancet 2011;378:704.)

正常情况下不会表达的基因组和活化,可以导致肥大的心肌细胞生物学表型发生变化。在成人心脏中,胎儿基因的活化,或叫做胎儿基因程序启动,通常会伴随一部分正常基因失活。胎儿基因程序启动会使收缩功能不良加剧、心肌细胞功能也下降。心肌细胞遗传程序的再次激活会涉及很多方面,包括心肌细胞机械应力、神经激素(如去甲肾上腺素、血管紧张素Ⅱ)、炎症因子(如 TNF,IL-6)、ROS(如超氧化物、NO)、其他的肽类和生长因子(如内皮素)。上述激活现象可以在局部心肌细胞通过子分泌或旁分泌影响心肌,也可以在全身发挥作用。

初期心肌细胞肥大的特征是肌原纤维和线粒体数量增加,并伴随线粒体和细胞核增大。这个阶段,心肌细胞是增大的,但细胞器保持正常。随着肥大的持续发展,局部细胞内线粒体和收缩收缩相关因素都增加。长期肥大的细胞器发生更加明显的破坏,如显著扩大和膜成分叶状细胞核,相邻肌原纤维的位移和对应的 Z 带消失,晚期肥大的表现是收缩元素的丧失(肌溶),T 管的纡曲扩张、Z 带的显著断裂和更加严重了肌小节平行排列的紊乱。

兴奋-收缩耦合的变化

如第 22 章所述,兴奋-收缩耦合是指由心肌动作电位触发的心肌细胞收缩和舒张的生理反应(见图 22.1)。心脏衰竭时在心率快时心脏的收缩和舒张功能受损最为明显。这已在人体心肌的组织和对患者的临床观察中得到证实(图 23.9)。健康心脏由于频率依赖的钙离子内流导致心肌收缩力随心脏收缩频率加快而增强。而在衰竭的心脏,心脏收缩力减弱伴随心率增快,其主要原因是钙离子内流减少，舒张期钙离子水平增加。心力衰竭心肌细胞中存在三大钙离子循环障碍：①从内质网/肌浆网钙释放通道（ryanodine receptors，RyRs）释放增加；②由于肌浆网钙泵蛋白数量及功能障碍导致肌浆网钙离子摄取功能受损；③肌纤维膜 Na^+/Ca^{2+} 交换体（NCX）表达及功能增加。

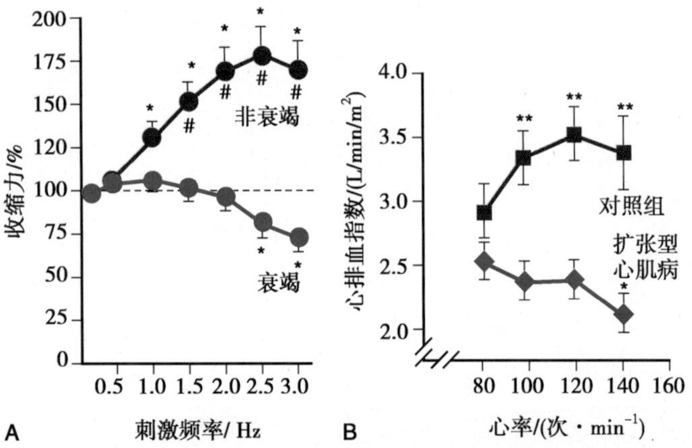

图 23.9 心力衰竭患者收缩频率与心脏功能（力-频关系）的关系。A，心力衰竭和非心力衰竭的人类心脏的孤立肌肉带的刺激频率与收缩力产生之间的关系。在非衰竭心肌中，收缩力持续增加［至约 2.5Hz（150 次/min）的刺激频率］，而在衰竭的心肌中收缩力并没有显著增加（* 表示与 0.25Hz 比较 $P<0.05$；# 表示衰竭和非衰竭心肌之间比较 $P<0.05$）。B，心力衰竭和非心力衰竭患者的心排血指数与心率之间的关系。通过临时起搏改变心率，并且用热稀释法测量心输出量。在没有心力衰竭的患者中，心排血指数随着心率（心率 120 次/min 以内）的增加而增加，但在心力衰竭患者中心排血指数随着心率增加而持续下降。（* 表示与最低起搏频率相比 $P<0.05$；** 表示 $P<0.01$）。（A，修改自 Pieske B et al. Ca^{2+} handling and sarcoplasmic reticulum Ca^{2+} content in isolated failing and nonfailing human myocardium. Circ Res 1999；85：38；B，修改自 Hasenfuss G et al. Influence of the force-frequency relationship on haemodynamics and left ventricular function in patients with non-failing hearts and in patients with dilated cardiomyopathy. Eur Heart J 1994；15：164.）

钙离子释放增加

钙离子经由 L 型钙离子通道在动作电位过程中进入细胞，并通过 RyRs 受体引发更大量的钙离子从肌浆网释放。虽然在心脏功能衰竭时 RyRs 受体的表达水平和 RyRs 受体与 L 型钙离子通道的耦联仍有很大的争议，但是一致认为心脏功能衰竭时舒张期钙离子释放是舒张期 RyRs 受体开放的结果[23]。随后产生的肌浆网上钙离子释放被称为“钙触发”。在心脏功能衰竭中，舒张期钙释放的病理生理机制包括蛋白激酶 A（PKA）诱导的 RyR 磷酸化增加，钙离子/钙调蛋白依赖的蛋白激酶Ⅱ（Ca^{2+}/calmodulin-dependent protein kinase Ⅱ，CaMKⅡ）增加以及 RyR 钙稳定蛋白 calstabin（FKBP12.6）的结合减少。实验研究显示 PKA 依赖的 RyR 磷酸化可以使钙稳定蛋白和 FKB 关系失衡触发钙离子泄漏（见第 22 章）。有趣的是，在犬类，β 肾上腺素阻滞剂通过 FKBP12.6 恢复 RyR 的稳定性阻止钙离子释放[24]。这一现象提示 β 受体阻滞剂除了稳定 RyR 外，还可以增加心肌细胞收缩功能。在心力衰竭中 β 受体下调，这与大量的 PKA 依赖的 RyR 磷酸化所起的作用相矛盾。一项最近的研究发现，在接近 RyR 的区域存在微小的结构域，PKA 磷酸化增加，环磷腺苷（cyclic adenosine monophosphate，cAMP）增多，4 型磷酸二酯酶（type 4 phosphodiesterase，PDE4D3）活性下降[25]。除了减少肌浆网钙离子的含量，在心力衰竭中钙释放增加与心律失常有关。这与钠钙离子交换器激活有关：钙离子从肌浆网中释放增加，钠离子钙离子交换器激活以清除过多钙离子。而钠钙离子交换器以 3∶1的比例交换钠钙离子，因此产生内向电流，这就是所谓的延迟后去极化（DADs），从而诱发心律失常。研究发现，地尔硫䓬的衍生物 JTV 519 能与 RyR（如 RYCALS）结合可显著减少心力衰竭心律失常发生[24]。该药物有望成为一种新型的治疗心力衰竭药物。

肌浆网钙离子摄取和肌纤维膜钙离子的清除

钙离子与肌钙蛋白 C 分离并从细胞质清除后收缩蛋白松弛。在人类心脏中，有两种主要的机制负责从细胞浆中清除钙离子：肌浆网通过 SERCA2a 钙泵吸收钙离子以及通过肌纤维细胞膜钠钙交换体 NCX 对钙离子跨膜转运。在正常情况下，大约 75% 的 Ca^{2+} 由肌浆网回收，而 25% 钙离子通过 NCX 跨膜转运。在心力衰竭患者中，由于 SERCA2a 蛋白水平和功能下降，导致肌浆网对钙离子回收减少。此外，受磷蛋白（PLB）的磷酸化减少导致对肌浆网钙泵抑制作用增强[24]。心力衰竭时，肌浆网钙离子回收减少会导致肌纤维细胞膜钠钙交换体 NCX 对钙离子跨膜转运相对增加，该作用可能机制时 NCX 蛋白表达增加。

对 SERCA2a 基因敲除小鼠再次转入 SERCA2a 后表现为心肌收缩增强以及恢复电稳定性。然而，最近的 CUPID 临床试验未能显示出对心力衰竭患者过表达 SERCA2a 基因的临床获益[26]。虽然 NCX 活性增加可导致心肌细胞对 Ca^{2+} 清除增加，从而维持舒张期钙离子水平稳定，预防舒张功能障碍发生。但是 NCX 活性增加可能进一步减少肌浆网钙离子累积，从而减少收缩蛋白的激活[24]，而且 NCX 导致延迟后去极化（DADs），从而诱发心律失常。

动作电位持续时间延长和钠离子的处理

动作电位持续时间的延长这时心力衰竭中是普遍存在的现象[27]。其机制涉及瞬时外向钾通道（I_{to}）和内向整流钾电流（I_{k1}）的减少。此外，NCX 造成的内向 Na^+ 电流和钠通道的持续激活也会造成动作电位延长。这种“晚钠电流”可能是心力衰竭病人心律失常的发生机制。正如第 22 章所讨论的，电压门控的 Na^+ 通道在细胞去极化时激活，导致 Na^+ 的快速流入，这导致了动作电位的上升相。通常认为，Na^+ 通道在去极化后失活数毫秒。而最新研究发现有些钠通道时持续开放仍然开放或者再开放，导致动作电位平台期有小而持续的“晚钠电流”存在[28]。晚钠电流使心力衰竭患者的心肌细胞持续钠离子内流造成动作电位时相延长以及过早后除极，这是心力衰竭患者心律失常时间显著增加的重要机制。细胞内钠离子浓度升高会使 Na^+-H^+ 交换增加，导致细胞酸中毒。细胞内 Na^+ 的增加也会影响 NCX 的驱动力，从而减少 Ca^{2+} 清除，当 SERCA2a 钙泵活性也受损时则舒张期钙离子浓度显著升高，则会发生心脏舒张功能障碍。再体外培养的心力衰竭患者心肌细胞，晚钠电流抑制剂雷诺嗪能改善心肌细胞舒张功能，并表现出抗心律失常作用[29]。值得指出的是，钙离子变化的主要机制在心力衰竭病人中不尽相同，这也解释了心力衰竭患者的异质性。如果 SERCA2a 表达减少，细胞内钠含量高，心脏的收缩和舒张功能都会受损。与此相反，较高的 NCX 表达与细胞内 Na^+ 轻度增加将导致钙离子跨膜清除增加，心脏舒张功能不会受累。然而 NCX 活动增加会导致心律失常发生[24]。

收缩和调节蛋白的异常

早期研究表明，死于心力衰竭的患者心脏中肌原纤维 ATP 酶的活性降低。此外，已经在几种心力衰竭动物模型中证实了肌原纤维 ATP 酶，肌动球蛋白 ATP 酶或肌球蛋白 ATP 酶活性的降低。随后的研究表明这些 ATP 酶活性的异常可以通过在心肌肥大和心脏衰竭过程中肌球蛋白重链（MHC）的胎儿亚型的转变来解释。在啮齿动物中，主要的 MHC 是"快速"V1 亚型［α-MHC（MYHC6）］，其具有高的 ATP 酶活性。现已发现在啮齿动物中，压力诱导的心肌肥大或心肌梗死后，具有低 ATP 酶活性的"缓慢"V3 胎儿亚型的 MHC［β-MHC（MYHC7）］出现再表达和 V1 亚型的 MHC 表达降低。尽管将这些信息转化为人类心力衰竭被证明更具挑战性，因为人类中主要的 MHC 亚型是缓慢的 V3 亚型（MYHC7），聚合酶链反应（polymerase chain reaction，PCR）技术已显示 MYHC6 占正常人心肌中 MHC mRNA 的 33%。而在心力衰竭的心脏中 MYHC6 mRNA 含量降低至约 2%。此外，当接受 β 受体阻滞剂的患者进行心肌活检时，在左室功能改善的患者中观察到 MYHC6（增加）和 MYHC7（减少）mRNA 水平的相互变化，并且观察到 MYHC6/MYHC7 比例的增加。然而，在接受 β 受体阻滞剂的患者中，左室功能没有改善的心力衰竭患者中没有发生肌球蛋白亚型的转变。因此，MYHC6 的表达降低可能在扩张型心肌病（dilated cardiomyopathy，DCM）的病理生理学中起重要作用。

导致收缩功能障碍的收缩蛋白的另一个重要修改是肌丝本身的蛋白水解（肌细胞溶解）。来自患有进展期左室功能障碍的患者的心肌活检样本显示，每个细胞的肌原纤维数量显著减少，这可能导致了心脏失代偿的进展。

肌丝调节蛋白的表达或活性的改变也已被提出作为心力衰竭患者中心脏收缩功能降低的潜在机制（表 23.3），包括肌球蛋白轻链\肌钙蛋白-原肌球蛋白复合物和肌联蛋白。已经在心脏机械应力超负荷的患者中观察到心房和心室的肌球蛋白轻链亚型的改变。虽然还没有报道在心力衰竭中肌钙蛋白 TnI 和 TnC 的数量或亚型的改变，但已有报道在 TnT 中有亚型的转变（参见第 22 章）。在正常成人心肌中，TnT 表达为单一亚型（cTnT3）。然而，在终末期心力衰竭患者的心肌样本中，胎儿 cTnT1 和 cTnT4 亚型表达水平均增加，这可能导致最大肌张力的下降。来自 N2B 的肌联蛋白亚型的改变（其在出生后表达并且更僵硬，相对于 N2BA-更易扩张的胎儿亚型）与心力衰竭患者的心脏顺应性增加有关[30]。

细胞骨架蛋白异常

心肌细胞的细胞骨架由肌动蛋白，中间丝结蛋白，肌联蛋白（见第 22 章）和 α-和 β-微管蛋白组成，它们通过聚合形成微管。黏着斑蛋白、踝蛋白、肌营养不良蛋白和血影蛋白构成一组独立的膜相关蛋白。在许多实验研究中，细胞骨架和膜相关蛋白的作用已涉及心力衰竭的发病机制。在患有 DCM 的患者中，肌联蛋白被下调，并且细胞骨架蛋白、结蛋白和膜相关蛋白如黏着斑蛋白和肌营养不良蛋白被上调。肌营养不良蛋白分子的蛋白水解、消化已被认为心力衰竭的可能的可逆原因。细胞骨架的完整性丧失及其肌节与肌纤维膜和细胞外基质的连接的缺失，将会导致肌细胞和心肌的收缩功能障碍。

表 23.3 心力衰竭的心肌细胞的生物学改变

蛋白	心力衰竭时的改变
质膜	
L 型钙离子通道	减少*†
钠/钙交换	增加*†
钠离子泵	胎儿亚型的再表达
β_1 肾上腺素受体	减少*†
β_2 肾上腺受体	增加*
α_1 肾上腺素受体	增加*
收缩蛋白	
肌球蛋白重链（MHC）	逆转到胎儿亚型（MYHC6/MYHC7）
肌球蛋白轻链（MLC）	逆转到胎儿亚型
肌动蛋白	正常*
肌联蛋白	亚型转换（↑N2BA/N2B），低磷酸化
肌钙蛋白 I	正常*，低和过度磷酸化‡
肌钙蛋白 T	亚型转换，过度磷酸化‡
肌钙蛋白 C	正常*
原肌球蛋白	正常*
肌浆网	
SERCA2a	减少*†
磷蛋白	低磷酸化
Ryanodine 受体	过度磷酸化†
集钙蛋白	正常*
钙网蛋白	正常*

* 指蛋白质水平。
† 指功能活性。
‡ 过度磷酸化导致 Ca^{2+} 敏感性降低。
修改自 Katz AM. Physiology of the Heart. Philadelphia：Lippincott Williams & Wilkins；2001.

β 肾上腺素脱敏

从心力衰竭患者的心室中发现，β 肾上腺素受体的密度、异丙肾上腺素介导的腺苷酸环化酶活化和 β 受体激动剂引起的收缩反应都明显下降[31]。β 肾上腺素受体的下调可能是由受体附近的 NE（去甲肾上腺素）水平的增加来介导的。在扩张型心肌病患者中，受体密度的减少主要涉及 β_1 受体蛋白和 mRNA，并且减少程度与心力衰竭的严重程度成正比。相比之下，β_2 受体蛋白和 mRNA 却是不变或者增加。此外，在心脏衰竭中，作为 GPCR 激酶家族的成员，β-肾上腺素能受体激酶 1［βARK1，也称为 G 蛋白偶联受体激酶 2（GRK2）］的表达增加。如第 22 章所述，βARK 磷酸化

β1-和 β2-肾上腺素能受体的胞浆环,并增加这些受体对支架蛋白(β-抑制蛋白)的亲和力(见图 22.14)。β-抑制蛋白与 β 受体的细胞质尾部的结合不仅使受体与异源三聚体 G 蛋白解偶联,而且还使受体在网状蛋白包被的囊泡中内化。尽管这种内化促进了受体去磷酸化,并且也作为将 β 受体再循环到表面以进行再活化的前奏,但在某些时候,通过内吞作用受体进入胞浆后不再进行再循环,而是导致受体运输至溶酶体和受体降解。因此,增加 βARK(GRK2)活性可能有助于心力衰竭患者的 β_1 和 β_2 受体的脱敏。β 受体的脱敏在心力衰竭中既有有益的一面,也有有害的一面。通过降低左室收缩性,脱敏可能是有害的。然而,通过减少能量缺乏的心肌的能量消耗并保护肌细胞免受持续肾上腺素能刺激的有害作用,这种适应性反应是有益的。有趣的是,淋巴细胞 GRK2 蛋白水平被证明是心力衰竭患者心血管死亡率的独立预测因子,并且在人口统计学和临床指标方面增加了预后和临床价值[32]。

心肌的改变

在衰竭的心肌中发生的变化可以广泛地分为心肌细胞体积的改变和细胞外基质体积和成分的改变。对于心肌细胞成分的变化,越来越多的证据表明,通过坏死、凋亡或自噬等细胞死亡途径进行性的心肌细胞减少可能导致进行性心脏功能障碍和左室重塑。第 30 章讨论了心肌再生[30]。

坏死。尽管最初认为坏死是细胞死亡的"被动"形式,但新出现的证据表明,坏死细胞死亡也是"受到调节的"[33]。心脏中不受调节的与受调节的坏死性死亡的相对比例目前尚不清楚;然而,调节性坏死是心肌梗死、心力衰竭和脑血管意外(卒中)的重要组成部分。坏死的标志性特征是质膜完整性的丧失和细胞的三磷酸腺苷(ATP)耗竭。坏死细胞中质膜的功能障碍导致细胞肿胀和破裂。细胞器也有肿胀,例如线粒体。在心脏中,质膜渗透性增加使 Ca^{2+} 渗入细胞,而使收缩蛋白暴露于非常高浓度的活化剂中,这反过来引起肌丝之间强烈的相互作用(收缩带),进一步导致细胞膜的破坏。坏死性心肌细胞死亡发生在缺血性心脏病、心肌损伤、毒素暴露(例如柔红霉素;参见第 81 章)、感染和炎症中。神经激素激活也可导致坏死性的细胞死亡。例如,在实验模型中,进展期心力衰竭患者循环水平去甲肾上腺素浓度足以引起肌细胞坏死。此外,在实验模型中已经显示血管紧张素Ⅱ、ET 或 TNF 的过度刺激也引起肌细胞坏死。与细胞凋亡相反,细胞坏死的细胞膜破裂释放细胞内容物,即所谓的危险相关分子模式(danger-associated molecular patterns,DAMPS),引起强烈的炎症反应,导致粒细胞,巨噬细胞和分泌胶原蛋白的成纤维细胞的流入受损区域。最终结果是纤维化瘢痕,可能改变心肌的结构和功能特性[34]。到目前为止已经研究的受调节的细胞死亡途径包括通过 1 型 TNF 受体(type 1 TNF receptor,TNFR1)的 TNF 信号转导通路和线粒体内膜中线粒体通透性转换孔(mitochondrial permeability transition pore,MPTP)的开放,导致线粒体内膜上的电位差($\Delta\psi m$)损失,从而导致 ATP 耗尽(图 23.10A)。

细胞凋亡。细胞凋亡或程序性细胞死亡是进化上保守的过程,其允许多细胞生物通过高度调节的细胞自杀程序选择性地去除细胞。细胞凋亡由两种途径介导(图 23.10B)。外在途径利用细胞表面受体,而内在途径涉及线粒体和内质网(endoplasmic reticulum,ER),并且这些途径每一个都导致了细胞凋亡蛋白酶的活化。此外,通路之间的连接放大了信号,提高了杀伤效率。内在途径负责转导大多数的凋亡刺激,包括由营养不足或存活因子、缺氧、氧化应激、营养应激、蛋白毒性应激、DNA 损伤以及化学和物理毒素引起的刺激。这些刺激最终会聚在线粒体上,触发凋亡蛋白(如细胞色素 c)的释放,并在内质网处刺激腔内 Ca^{2+} 的释放[35]。因为细胞凋亡对于组织稳态和对受损或转化细胞的监视至关重要,所以细胞凋亡在发育和出生后的生活中起着重要作用。然而,在病理情况下,例如急性缺血和扩张型心肌病,凋亡程序被不适当地触发,导致不注意的细胞死亡,这可能导致器官衰竭。与表明坏死的细胞肿胀相比,在细胞凋亡过程中,细胞收缩并最终分裂成膜包裹的小片段。后者通常含有一些称为凋亡小体的浓缩染色质。质膜完整性一直维持到细胞凋亡过程的后期,使死亡细胞被巨噬细胞吞噬,这阻止了反应性细胞内的内容物释放,从而防止炎症反应。

在衰竭的心脏中已经发现心肌细胞凋亡的发生[36]。实际上,已经显示许多涉及心力衰竭发病机制的因素,包括通过 β1-肾上腺素能受体起作用的儿茶酚胺,血管紧张素Ⅱ,包括 NO 的 ROS,炎性细胞因子(例如 TNF)和机械应变等在体外可引发细胞凋亡。此外,外源性或内源性细胞死亡途径的激活引起转基因小鼠的进行性左室扩张和失代偿[37]。尽管如此,人类心力衰竭中细胞凋亡的确切生理意义和后果仍难以确定,因为心力衰竭的心肌细胞凋亡的实际速率存在不确定性[36]。然而,总体临床和实验数据表明,细胞凋亡很可能在心力衰竭中发挥重要作用。

自噬。自噬是指在细胞内的双膜囊泡(自噬体)中隔离细胞器、蛋白质和脂质的稳态细胞过程,其中的内容物随后被递送至溶酶体进行降解。与坏死和凋亡不同,自噬主要是一种调节细胞内蛋白质和细胞器的质量和浓度的生存机制。3 种类型的自噬是巨自噬,微自噬和分子伴侣介导的自噬。除非另有说明,否则自噬通常是指巨自噬。当自噬涉及细胞的完全破坏时,它被称为自噬性细胞死亡。最近的研究表明在肥大、衰竭和冬眠心肌中存在自噬性细胞死亡[35]。心力衰竭患者的移植心脏中大约 0.3%的心肌细胞表现出自噬性细胞死亡[38],而压力超负荷的心脏中细胞死亡形式主要是自噬和坏死[39]。但是,最近的研究已经清楚地证明自噬在心脏中具有多种生理作用,自噬体受损清除(受损的自噬体流出)可能是有害的,而不是自噬过程本身[40]。

虽然在某些情况下可明显区分坏死和细胞凋亡,但在衰竭的心脏中往往不太好区分。实际上,类似的机制都可在两种类型的细胞死亡中起作用。因此,并不是在心力衰竭中存在不同类型的细胞死亡,更可能的情况是细胞死亡反应的连续体,其促成进行性心肌细胞损失和疾病进展。细胞外基质(extracellular matrix,ECM)的改变构成心脏重塑期间发生的第二重要的心肌适应。心肌 ECM 由基底膜、围绕心肌细胞的纤维状胶原网络、蛋白多糖和细胞组成糖胺聚糖和特殊蛋白质如基质细胞蛋白质。心脏中的主要纤维状胶原蛋白是Ⅰ型和Ⅲ型,Ⅰ/Ⅲ型比例约为 1.3:1至 1.9:1。心肌纤维Ⅰ型和Ⅲ型胶原的组织确保了相邻肌细胞的结构完整性,并且是通过胶原蛋白和整合蛋白与细胞骨架蛋白的相互作用维持心肌细胞内肌原纤维排列的必要条件(图 23.11A)。基质细胞蛋白是一类发挥调节功能的非结构性 ECM 蛋白,最有可能通过它们与细胞表面受体、结构蛋白和可溶性细胞外因子如生长因子和细胞因子相互作用。骨桥蛋白[osteopontin,OPN(Eta-1)]是一种基质细胞蛋白,在各种细胞类型中表达,包括心肌细胞和成纤维细胞以及肌成纤维细胞(图 23.11B)。由于其定位和分子特性,OPN 可能参与 ECM 和心肌细胞之间的通信,这意味着在血流动力学超负荷后的心脏重塑中起作用。OPN 在心脏肥大和心力衰竭以及心肌缺血的动物模型中和 DCM 患者的心脏中显著上调。OPN 在心力衰竭患者的外周循环中升高,与心力衰竭的严重程度直接相关[41]。

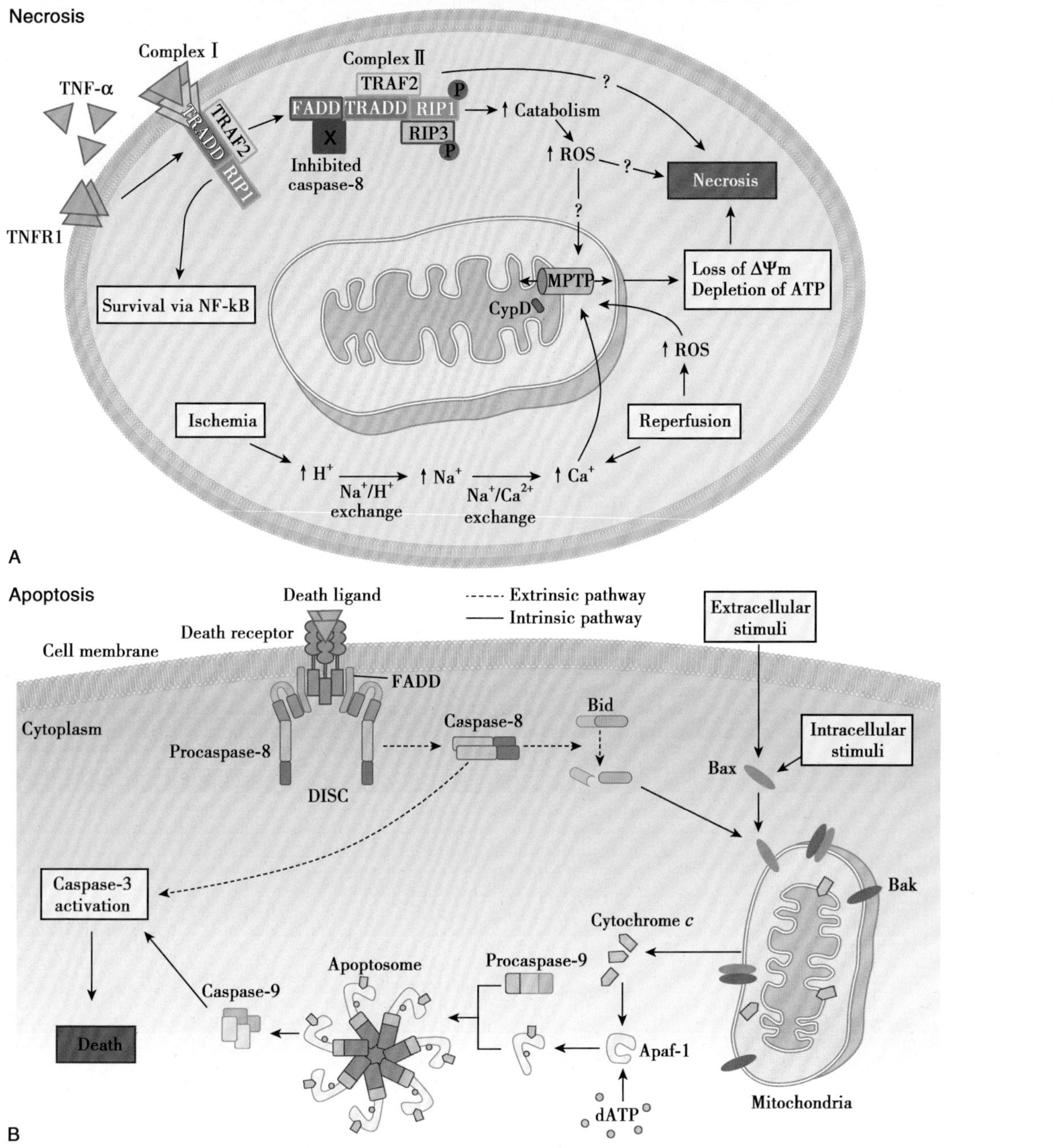

FIGURE 23. 10 Apoptotic and necrotic cell death pathways. A, Necrosis. Information about regulated signaling in necrosis is currently limited to two pathways. The first involves death receptors, as exemplified by TNFR1 (tumor necrosis factor-α receptor 1). Depending on context, activation of TNFR1 can promote cell survival or either apoptotic or necrotic cell death. These choices are mediated by multiprotein complexes Ⅰ and Ⅱ. The binding of TNF-α to TNFR1 stimulates formation of complex Ⅰ, which contains TNFR1, TRADD, RIP1, TRAF2, and cIAP1/2. Death effects of TNFR1 signaling are mediated via complex Ⅱ, which forms after endocytosis of complex Ⅰ, the dissociation of TNFR1, and the deubiquitination of RIP1 by CYLD and A20 (*not shown*). A second necrosis pathway involves the mitochondrial permeability transition pore (*MPTP*) in the inner mitochondrial membrane and its regulation by cyclophilin D (*CypD*). This pore may be opened by increased Ca^{2+}, oxidative stress, decreased ATP generation, and other stimuli that operate during ischemia-reperfusion and heart failure. Ischemia-reperfusion can lead to increased Ca^{2+} and ROS, as depicted. MPTP opening results in profound alterations in mitochondrial structure and function, which results in decreased ATP generation. B, Apoptosis is mediated by an extrinsic pathway involving cell surface death receptors and by an intrinsic pathway that uses the mitochondria and endoplasmic reticulum (ER). The extrinsic pathway is activated by binding of death ligand to its receptor, which triggers formation of the DISC (death-inducing signaling complex). Caspase-8 is activated by forced proximity within the DISC and then cleaves and activates downstream procaspases. Caspase-8 also can cleave the BH3-only protein Bid, which translocates to the mitochondria to trigger apoptotic mitochondrial events. The intrinsic pathway is activated by diverse biologic, chemical, and physical stimuli. These signals are transduced to the mitochondria and ER (*not shown*) by proapoptotic Bcl-2 proteins: Bax (a multidomain protein) and BH3-only proteins. These death signals trigger the release of apoptogens from the mitochondria into the cytosol, including cytochrome c, which triggers the formation of a second multiprotein complex, the apoptosome, in which procaspase-9 undergoes activation. Caspase-9 then cleaves and activates downstream procaspases. Downstream caspases cleave several hundred cellular proteins to bring about the apoptotic death of the cell. *FADD*, Fas-associated protein with death domain; *RIP1*, *RIP3*, receptor-interacting proteins 1,3; *TRADD*, tumor necrosis factor receptor type 1-associated death domain protein; *TRAF2*, TNF receptor-associated factor. (Modified from Whelan RS, KaplinskiyV, Kitsis RN. Cell death in the pathogenesis of heart disease: mechanisms and significance. Annu Rev Physiol 2010;72:19.)

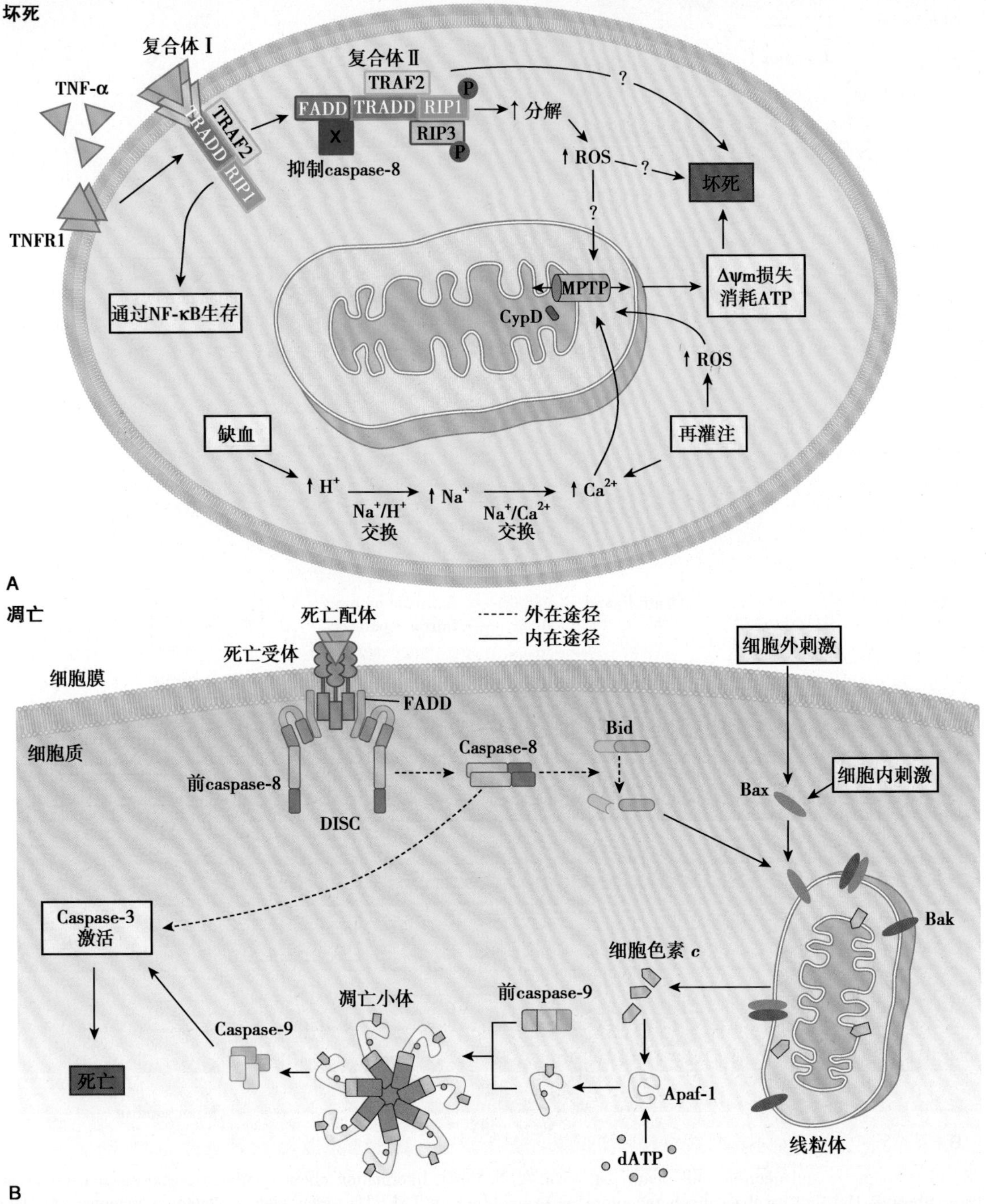

图 23.10 细胞凋亡和坏死细胞死亡途径。A，坏死。关于坏死中受调节的信号转导的信息目前限于两种途径。第一种涉及死亡受体，例如 TNFR1（肿瘤坏死因子-α 受体 1）。根据上下文，TNFR1 的激活可以促进细胞存活或凋亡或坏死细胞死亡。这些选择由多蛋白复合物 Ⅰ 和 Ⅱ 介导。TNF-α 与 TNFR1 的结合刺激复合物 Ⅰ 的形成，其包含 TNFR1、TRADD、RIP1、TRAF2 和 cIAP1/2。TNFR1 信号转导的死亡作用是通过复合物 Ⅱ 介导的，复合物 Ⅱ 在复合物 Ⅰ 的内吞作用，TNFR1 的解离和 RIP1 对 CY1 和 A20 的去泛素化后形成（未显示）。第二个坏死途径涉及线粒体内膜中的线粒体通透性转换孔（MPTP）及其通过亲环蛋白 D（CypD）的调节。该孔可以通过 Ca^{2+} 增加、氧化应激、ATP 产生减少及其他在缺血-再灌注和心力衰竭时的刺激来打开。如图所示，缺血再灌注可导致 Ca^{2+} 和 ROS 增加，MPTP 开放导致线粒体结构和功能的显著改变，从而导致 ATP 产生减少。B，细胞凋亡由涉及细胞表面死亡受体的外在途径和使用线粒体和内质网（ER）的内在途径介导。通过死亡配体与其受体的结合激活外在途径，其触发 DISC（诱导死亡的信号转导复合物）的形成。Caspase-8 通过 DISC 内的强制接近而激活，然后切割并激活下游的 procaspase。Caspase-8 还可以切割仅含 BH3 蛋白，其转移至线粒体以触发凋亡的线粒体事件。内在途径由不同的生物，化学和物理刺激激活。这些信号通过促凋亡 Bcl-2 蛋白转导至线粒体和 ER（未显示）：Bax（多结构域蛋白）和仅 BH3 蛋白。这些死亡信号触发凋亡原从线粒体释放到胞质溶胶中，包括细胞色素 c，其引发第二多蛋白复合物即凋亡体的形成，其中 procaspase-9 经历活化。然后 Caspase-9 切割并激活下游的 procaspase。下游半胱天冬酶切割数百种细胞蛋白，导致细胞凋亡。FADD，Fas 相关的死亡域蛋白；RIP1，RIP3，受体相互作用蛋白 1，3；TRADD，肿瘤坏死因子受体 1 型相关死亡域蛋白；TRAF2，TNF 受体相关因子。（改编自 Whelan RS，KaplinskiyV，Kitsis RN. Cell death in the pathogenesis of heart disease：mechanisms and significance. Annu Rev Physiol 2010；72：19.）

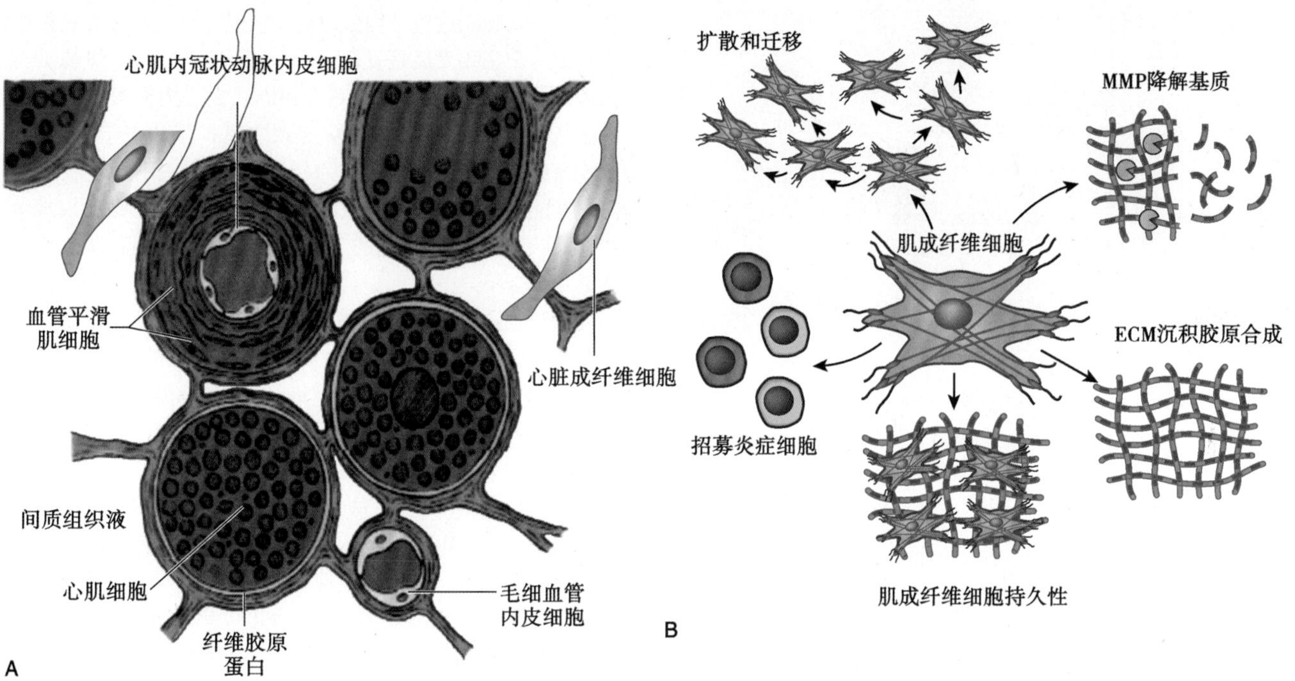

图 23.11 心力衰竭中的细胞外基质。A,从质量来讲心肌细胞是心脏的主要成分,但从数量来讲它们代表少数。心肌的非肌细胞成分包括成纤维细胞,平滑肌细胞和内皮细胞。肌细胞和非肌细胞通过结缔组织和细胞外基质(ECM)的复合物相互连接。ECM 的组分包括胶原蛋白、蛋白多糖、糖蛋白(例如纤连蛋白),几种肽生长因子和蛋白酶(例如纤溶酶原激活物)和胶原酶(例如 MMPs)。B,心脏成纤维细胞,肌细胞和 ECM 之间的相互作用。基于生物力学应激,ECM 和邻近的心脏成纤维细胞中的肽生长因子释放出一系列肽生长因子,其激活心肌细胞中的肥大信号转导途径。活化的心肌成纤维细胞表达高水平的各种促炎和促纤维化因子,直接促成炎症细胞浸润和成纤维细胞增殖,分泌高水平的基质金属蛋白酶(MMPs)和其他促进成纤维细胞迁移的 ECM 降解酶,并促进胶原蛋白和其他 ECM 蛋白的沉积,导致瘢痕形成。(A,改编自 Weber KT, Brilla CG. Pathological hypertrophy and cardiac interstitium. Circulation 1991;83:1849;B,改编自 Travers JG et al. Cardiac Fibrosis:The Fibroblast Awakens. Circ Res 2016;118:1021-40. Copyright 2016 American Heart Association.)

在心脏重塑期间,ECM 的重要改变包括纤维胶原合成和降解的变化(图 23.12)和胶原交联程度的变化,以及连接个体心肌细胞的胶原框架的丢失[42]。与年龄匹配的对照组相比,DCM 患者胶原周转的标记要明显增加[43]。在特发性或缺血性 DCM 患者中,血清 N-末端肽Ⅲ型胶原前肽(peptide type Ⅲ collagen propeptide,PⅢNP)水平已被证明是死亡率的独立预测因子[44]。在 RALES 试验中(见第 25 章),螺内酯治疗的患者的血清 C-末端肽Ⅰ型胶原前肽(peptide type Ⅰ collagen propeptide,PⅠP)和 PⅢNP 均下降,而安慰剂组则没有,这表明醛固酮可能在 ECM 合成中起重要作用。此外,越来越明显的是,ECM 的三维组织在心力衰竭中调节心脏结构和功能起重要作用[45]。

心脏成纤维细胞和肥大细胞。心脏成纤维细胞占心脏中非心肌细胞的近 90%,是心脏中分泌大多数 ECM 成分的主要细胞类型,如胶原蛋白Ⅰ、Ⅲ和Ⅳ以及层粘连蛋白和纤维连接蛋白。响应于机械应激和神经激素激活,成纤维细胞的子集经历表型转化为肌成纤维细胞,其特征在于 α-平滑肌肌动蛋白的表达增加和分泌活性增强。最近的研究表明,肌成纤维细胞造成胶原蛋白分泌和新生胶原纤维的收缩/重新排列,它来自组织损伤后被激活的组织残留成纤维细胞[46]。肌成纤维细胞迁移到组织周围区,并在最终的瘢痕形成中起重要作用。心脏的肌成纤维细胞也可通过多种旁分泌信号通路来调节心肌细胞的表型(见图 23.11B)。几个证据表明心脏成纤维细胞和肌细胞释放能调节邻近细胞的蛋白质[47]。迄今为止所涉及的蛋白质包括转化生长因子-β1(TGF-β1)、成纤维细胞生长因子-2(FGF2)、IL-6 家族成员和最近发现的细胞因子 IL-33。越来越多的证据还表明,肥大细胞是骨髓衍生细胞"归巢",并存在于心肌中,也在 ECM 的重塑中起重要作用。心肌肥大细胞主要位于血管周围和肌细胞之间,在那里它们能够释放促纤维化细胞因子和影响 ECM 重塑的生长因子。在实验研究中,炎症期间募集到心脏的肥大细胞导致 $TGF\text{-}\beta_1$ 介导的成纤维细胞活化,心肌纤维化和左心室舒张功能障碍[48]。

如前所述,进展的心力衰竭的组织学特征之一是心脏胶原蛋白含量的逐渐增加(心肌纤维化)。对心力衰竭心肌的研究表明,Ⅰ型、Ⅲ型、Ⅵ型和Ⅳ型胶原蛋白以及纤连蛋白、层粘连蛋白和波形蛋白的定量增加,以及缺血性心肌病患者中Ⅰ/Ⅲ型胶原比率的降低。此外,临床研究显示衰竭心脏中胶原蛋白的交联逐渐丧失,以及胶原网络与个体肌细胞的连接性丧失,这预计会导致左室结构和功能的显著改变。此外,纤维胶原的交联丢失与心肌损伤后左室进行性扩张有关。胶原蛋白的积累发生在"反应性"基础上,心肌内冠状动脉和小动脉(血管周围纤维化)或间质空间(间质纤维化),并且不需要肌细胞死亡。或者,胶原蛋白的积聚可能是由于显微镜下的瘢痕形成而发生的,这种瘢痕形成是对心肌细胞坏死的反应。这种瘢痕形成或"替代性纤维化"是对实质丧失的适应,因此对于保持心脏的结构完整性至关重要。增加的纤维组织会导致心肌僵硬度增加,这可能导致在给予一定程度的后负荷下心肌缩短减少。此外,心肌纤维化可能为房性和室性心律失常提供了结构基质,这可能导致不均匀激活、束支传导阻滞和不同步,以及猝死(见第 42 章)。尽管不知道负责成纤维细胞活化的全部分子,但在心力衰竭中表达的许多经典的神经激素(如血管紧张素Ⅱ、醛固酮)和细胞因子(ET、TGF-β、心肌营养素-1)足以引起成纤维细胞的激活。事实上,ACE 抑制剂,β 受体阻滞剂和醛固酮受体拮抗剂的使用与实验性的心力衰竭模型中心肌纤维化的减少有关[49]。

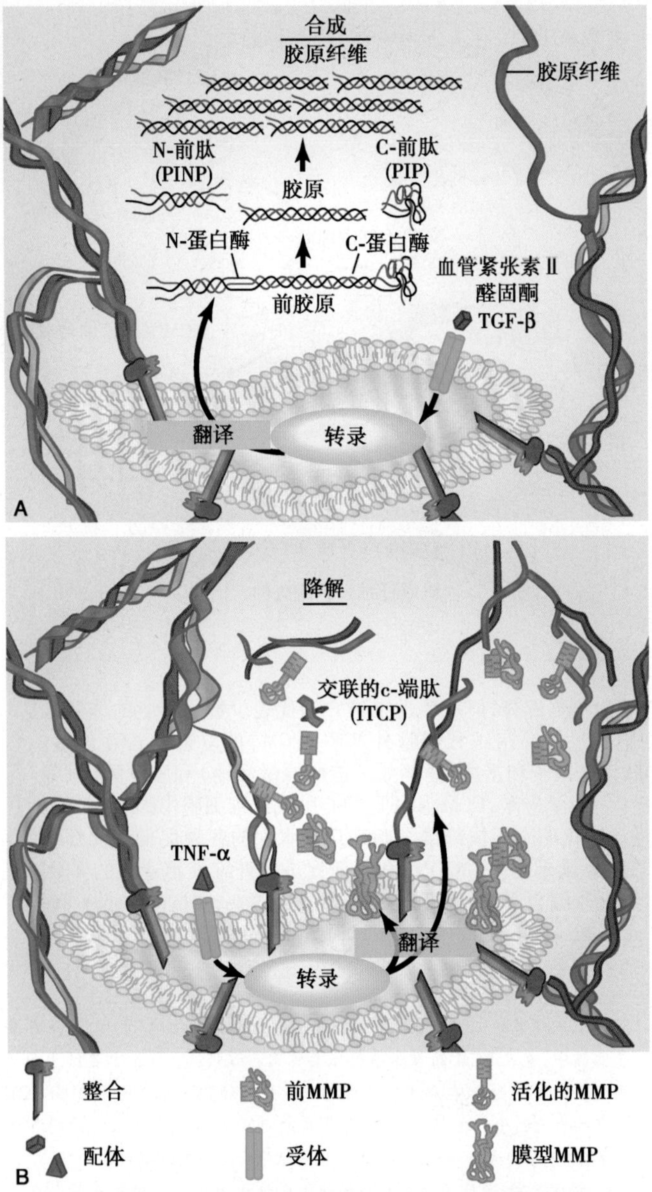

图 23.12 胶原蛋白合成和降解。**A**,由心肌成纤维细胞的神经激素和/或机械刺激产生的细胞内信号导致含有氨基末端(N-末端)和羧基末端(C-末端)前肽的新生胶原蛋白的转录和翻译,其阻止胶原蛋白组装成成熟的纤维。一旦分泌到间质中,这些前肽被N-和C-蛋白酶切割,产生两个原胶原片段和成熟的三链胶原分子。在Ⅰ型胶原的情况下,这些前肽被称为N-末端肽Ⅰ型胶原前肽(PINP)和C-末端肽Ⅰ型胶原前肽(PIP)。去除前肽序列允许分泌的胶原分子整合到生长的胶原纤维中,然后进一步组装成胶原纤维。在细胞外形成胶原纤维后,通过在胶原分子上的赖氨酸残基之间形成共价交联,使它们的拉伸强度大大增强。**B**,心肌内胶原基质的降解需要许多涉及几种蛋白酶系统的生化反应。胶原纤维的降解通过间质胶原酶在单个基因座上催化裂解3个胶原α链而产生,产生36kDa和12kDa的胶原端肽,并保持其螺旋结构,因此对进一步的蛋白水解降解具有抵抗性。大的36kDa端肽自发地变成非螺旋明胶衍生物,其又被间质明胶酶完全降解。由Ⅰ型胶原(ICTP)裂解产生的小的12kDa吡啶啉交联的C-末端端肽完整地存在于血液中,它似乎来自组织,其中Ⅰ型胶原分子降解的数量和ITCP释放的数量的化学量比为1∶1。(改编自 Deschamps AM, Spinale FG. Extracellular matrix. In Walsh RA, editor. Molecular Mechanisms of Cardiac Hypertrophy and Failure. BocaRaton, Fla: Taylor & Francis; 2005, pp 101-116.)

尽管最初认为纤维胶原基质形成一个相对静态的复合物,但现在已经认识到这些结构蛋白可以快速更新。理解心脏重塑发病机制的一个主要发展是发现一个胶原水解酶家族,即基质金属蛋白酶(matrix metalloproteinases, MMPs),在心力衰竭的心肌中被激活。从概念上讲,ECM破坏会导致左室扩张和室壁变薄,这是由于左室壁肌细胞束的重新排列,以及由于左室不同步收缩引起的左室功能障碍。尽管负责激活MMPs的精确生化触发因素尚不清楚,但在衰竭心肌内表达的TNF和其他细胞因子和肽牛长因子能激活MMPs。

然而,心力衰竭中基质重塑的生物学机制可能比简单的有无MMP活化要复杂得多,因为基质的降解也受称为基质金属蛋白酶组织抑制剂(tissue inhibitors of matrix metalloproteinases, TIMPs)的糖蛋白的控制。TIMPs能够通过结合并防止这些酶降解心脏的胶原基质来调节MMPs的活化。TIMP家族目前由4个不同的成员TIMP-1、-2、-3和-4组成,每个成员在心脏中由成纤维细胞和肌细胞成组表达。TIMPs是分泌的蛋白质,作为所有MMPs的活性形式的天然抑制剂,尽管MMP抑制的效率在不同的MMP成员之间有所不同。现有文献表明MMP活化可导致进行性左室扩张,而TIMP表达导致进行性心肌纤维化。关于该主题的其他内容在本章的在线补充(基质金属蛋白酶和组织金属蛋白酶抑制剂)中提供。

非编码RNA。一旦被认为是"转录噪声",非编码RNA已经成为心力衰竭的潜在生物标志物和治疗靶点。基因组的非编码部分被主动转录,产生数千个能够调节基因网络的短和长调节非编码RNA。非编码RNA基于它们的长度分类。小的非编码RNA的大小小于200个核苷酸,包括小干扰RNA(small interfering RNA, siRNA)和微小RNA(microRNA, miRNA)。大于200个核苷酸的转录物称为长非编码RNA(long noncoding RNA, lncRNA)。微小RNA几乎涉及所有细胞过程。lncRNA还通过更复杂和多样的机制调节基因和蛋白质水平。实验研究表明微小RNA对心脏重塑有深远的影响。微小RNA是非编码RNA,其与特定的"靶"mRNA配对并通过翻译抑制或mRNA降解(基因沉默)来负调节mRNA的表达。微小RNA的结合特异性取决于微小RNA的5′末端的约6个核苷酸(nt)区域与相应靶mRNA的3′非翻译区(untranslated region, UTR)的互补碱基配对。如图23.13A所示,微小RNA与其同源靶mRNA的结合通常导致靶基因的表达降低。单个微小RNA调节具有相关功能的靶mRNA集合的表达,从而控制复杂的生物学过程。最近的研究表明微小RNA在实验性心力衰竭模型中导致不良或病理性重塑[50]。如图23.13B所示,微小RNA调节重塑过程的关键组成部分,包括心肌细胞生物学、细胞命运、ECM重塑和神经激素激活。

鉴于微小RNA受应激信号影响而上调,并且微小RNA调节能决定"心力衰竭表型"的基因网络的表达水平,因此推测微小RNA单独或组合起作用来调节从适应性到病理性心脏重塑的过程。此外,某些微小RNA本身可能成为治疗靶点,使用化学修饰的寡核苷酸作用特定的微小RNA并破坏特定微小RNA与mRNA靶点之间的结合[50]。长的非编码RNA在机制上比微小RNA更复杂,并且可能在多个不同水平上调节基因组。例如,lncRNA可以与RNA、蛋白质和DNA相互作用,并且可以通过构象转换来激活或沉默与其他分子的相互作用。最近的研究表明心肌lncRNAs的表达在人类心力衰竭中有所改变,并且几种lncRNAs负责调节血液动力学超负荷后的心脏结构和功能改变[51]。

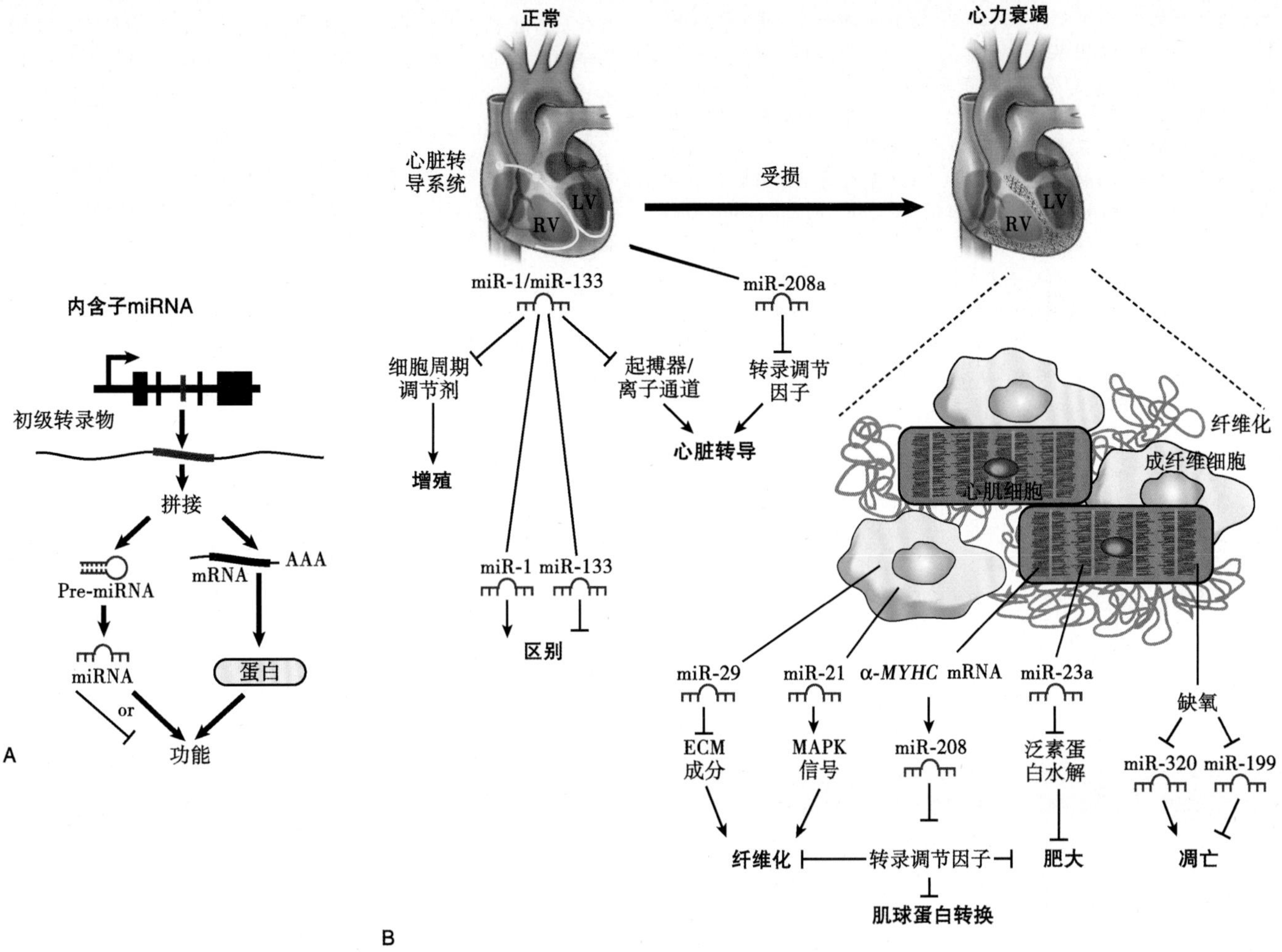

图23.13 微小RNA(miRNA)和心脏。A,说明了基于miRNA的基因表达调控的潜在模式。内含子微小RNA在宿主基因的内含子内编码。信使RNA剪接产生蛋白质编码转录物和微小RNA茎环。miRNA功能的常见机制涉及通过单个miRNA在一般生物过程中适度抑制几种mRNA,最常见的是通过转录沉默,或通过增强的mRNA降解。内含子miRNA通常调节与宿主基因编码的蛋白质类似的过程。AAA,转录本的多聚腺苷酸化尾部;pre-miRNA,前体miRNA。B,miRNA在正常和衰竭心脏中的功能作用。正常心脏和肥大/衰竭心脏以示意图形式显示,描绘了参与正常功能或病理性重塑的miRNA。所有箭头表示每个组件或过程的正常操作。miRNA miR-1和miR-133通过调节增殖、分化和心脏转导参与正常心脏(左)的发育。心脏损伤后(右),各种miRNA参与病理性重塑和心力衰竭的进展:miR-29通过抑制ECM成分的表达来阻断纤维化,而miR-21促进纤维化;miR-208控制肌球蛋白亚型转换、心脏肥大和纤维化;miR-23a通过抑制泛素蛋白水解促进心脏肥大,泛素蛋白水解本身抑制肥大。缺氧导致miR-320和miR-199的抑制,其分别促进和阻断细胞凋亡。(改编自Small EM, Olson EN. Pervasive roles of microRNAs in cardiovascular biology. Nature 2011;469:336.)

左心室结构的改变

心力衰竭的心肌细胞和及衰竭心肌的生物学改变是心脏重塑期间发生的进行性左室扩张和功能障碍的主要原因。伴随左心室重塑的许多结构变化可能导致心力衰竭恶化。实际上,关于重塑心室的异常几何形状的首次观察一致的发现,即重塑的心脏不仅更大而且形状更加球形。在这种情况下的重点是左室形状从长椭圆形变为更球形的形状导致左室壁的经向应力的增加,从而为衰竭的心脏产生新的能量负担。由于舒张末期心室的负荷对心脏收缩开始时心室的后负荷有重要影响,因此左室扩张本身会增加心室的机械能量消耗,从而加剧了衰竭心脏能量利用的根本问题。

心脏能量学和线粒体生物学。心肌细胞中的能量转移分4个阶段发生:摄取和代谢;通过氧化磷酸化产生能量;通过肌酸激酶(creatine kinase,CK)穿梭的能量转移。该过程的每个阶段都可能导致心脏的收缩功能障碍。对终末期心肌病患者的研究表明,心肌ATP浓度、总腺嘌呤核苷酸池(ATP、ADP和AMP)、CK活性(合成ATP所需)、磷酸肌酸(creatine phosphate,CrP)浓度和CrP/ATP的比例在心力衰竭时均下降。此外,已报道肌酸磷酸激酶水平降低将减缓磷酸肌酸穿梭,从而进一步加剧衰竭心脏中的能量利用[52]。因此,在衰竭的心脏中,心脏能量系统的关键成分被下调。

然而,目前尚不清楚这些能量变化是否是左室功能障碍的生物标志物或驱动因素。尽管已经提出了几种机制来解释心力衰竭中ATP含量的下降,但是已经受到相当多关注的一种机制是涉及心力衰竭中底物利用的变化。在正常情况下,成人心脏通过线粒体中脂肪酸的氧化获得大部分能量。参与这一关键能量代谢途径的基因受核受体超家族成员的转录调控，特别是脂肪酸-激活的过氧化物酶体增殖剂-激活的受体（peroxisome proliferator-activated receptors，PPARs）和核受体共同激活因子即 PPAR-γ 共激活因子-1α（PPAR-gamma coactivator-1α，PGC-1α）。在实验性心力衰竭模型中，脂肪酸的代谢基因下调导致脂肪酸的氧化开始下降，导致糖酵解代谢的改变[53]。这些观察结果表明代谢调节可能有益于心力衰竭。除代谢调节外，还有一项随机的Ⅱ期临床试验，用于射血分数保留和射血分数降低的心力衰竭患者，使用线粒体靶向蛋白[elamipretide（MTP-13）]来增强线粒体的 ATP 合成。

除了底物丢失外，在线粒体动力学异常继发的衰竭心脏中 ATP 的产生也可能受损[54]。酵母研究表明维持正常的线粒体形态和功能取决于线粒体的动态平衡。融合和裂变（分裂），统称为“线粒体动力学”。线粒体融合和裂变之间的平衡决定了心脏中线粒体的数量、形态和活性。融合和裂变调节多种线粒体的功能，从能量和 ROS 产生到 Ca^{2+} 稳态和细胞死亡。虽然在心力衰竭中的研究有限，但数据表明线粒体融合减少将会导致氧消耗减少和线粒体代谢改变。此外，线粒体动力学异常可能通过凋亡和自噬细胞信号转导途径导致细胞死亡[55]。值得注意的是，在终末期扩张型心肌病、心肌顿抑和先天性心脏病中观察到异常小而且片段化的线粒体，这表明线粒体融合/分裂在心脏病中会失调。然而，在心力衰竭中线粒体分裂/融合异常是心肌损伤的原因还是后果仍然未知。

当心室开始扩张和重塑时，左室壁变薄也会发生。室壁变薄伴随左室扩张产生的后负荷增加将导致功能性“后负荷不匹配”，其可进一步导致前向心输出量的减少。左室壁应力增加也可导致张力激活基因（血管紧张素Ⅱ，ET，TNF）的持续表达和肥大信号通路的张力激活。此外，舒张末期高室壁应力可能会导致心内膜短暂的低灌注，导致左室功能恶化，氧化应激增加，从而激活对自由基生成敏感的基因家族（例如，TNF，IL-1β）。进行性左室扩张的另一个重要机械问题是乳头肌被拉伸，导致二尖瓣功能不全和“功能性二尖瓣关闭不全”的发展。除了前向血流量减少外，二尖瓣反流导致进一步的左室容量负荷过重。左心室重塑引起的机械负负荷可能导致左室扩张的增加，心输出量减少和血流动力学过负荷，其中任何一项都足以导致左室功能恶化，而与患者的神经激素状态无关。

左心室重塑的可逆性

临床研究表明，降低心力衰竭发病率和死亡率的药物和器械治疗能使左室的容积和质量下降，并恢复到正常的椭圆形状的心室。这些有益的变化代表心肌细胞大小和功能的一系列综合生物学变化，以及左室结构和组织的改变，伴随着左室舒张末期压力-容积关系向正常的变化。由于缺乏更好的术语，这些变化统称为“逆向左心室重塑”。有趣的是，在公认的患者亚组中，逆转左心室重塑既有自发的还有药物治疗或器械治疗后。重要的是，这些患者随后的临床过程与未来较少的心力衰竭事件相关[56]。这种现象通常被称为“心肌恢复”。尽管可互换使用“心肌恢复”和“逆转左心室重塑”来描述心力衰竭表型在使用药物和器械治疗后各个方面的逆转，文献表明这两种现象之间存在重要差异，并且它们不是同义词。如目前所使用的术语-“逆向重塑”描述了在重塑的心室中的生物学过程，涉及细胞、心肌和解剖学异常的逆转。如图 23.14 所示，心脏经历逆向重塑的患者可能会遇到以下两种可能：不再发作心力衰竭或心力衰竭的再发。基于逆向重塑的不同临床结果，有人建议“心肌恢复”应该用于描述细胞、心肌和左室几何变化的正常化，这与未来无心力衰竭事件相关。“心肌缓解”应该用于指那些与心脏重塑正常化相关的变化，但这些变化不足以防止心力衰竭在正常或变动的血流动力学负荷条件下复发[56]。虽然心肌恢复和心肌缓解之间的生物学差异尚不清楚，但有人认为心肌缓解表示心力衰竭表型的逆转叠加在已经持续不可逆损伤的心脏上，而心肌恢复表示心力衰竭表型的逆转叠加在没有遭受不可逆转损害的心脏上。

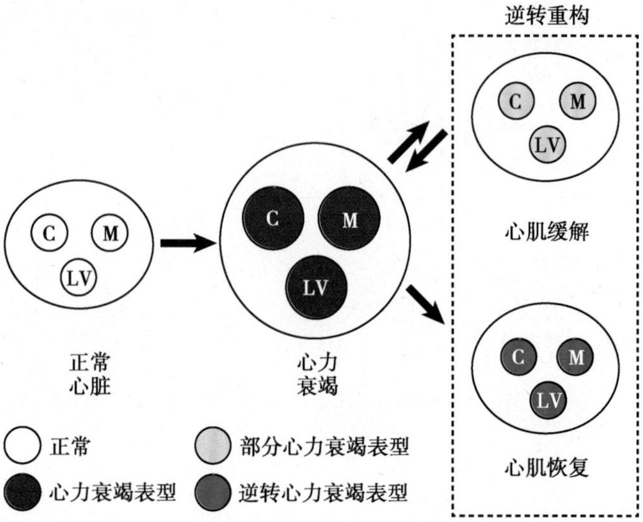

图 23.14 心力衰竭时逆转左心室重塑和心肌恢复。心脏重塑发生在心肌细胞（C）、心肌[心肌细胞和细胞外基质（M）]以及左心室（LV）几何形态的生物学异常中，这些异常统称为“心力衰竭表型”。在逆转重塑期间，心肌细胞和细胞外基质的异常发生逆转，导致左心室几何形态正常化。逆转重塑可导致两种临床结果：①心肌恢复，其特征在于无心脏事件发生；②心肌缓解，其特征是心力衰竭事件的再发。（改编自 Mann DL，Barger PM，Burkhoff D. Myocardial recovery：myth，magic or molecular target? J Am Coll Cardiol 2012；60：2465.）

未来展望

可以根据几种不同的临床模型系统来考虑心力衰竭的临床综合征，包括心肾、血流动力学和神经激素。每种模型都有解释心力衰竭的机制以及开发有效的心力衰竭新疗法的优点和缺点。尽管如此，目前用于阐明心力衰竭机制的模型是不充分的，并且没有充分描述心力衰竭中的疾病进展。此外，它们没有提供足够的支持来解释通过神经激素独立机制起作用的新疗法。这里强调了心脏重塑作为心力衰竭疾病进展的重要性。未来的治疗进展可能需要更全面地理解和分析心力衰竭的病理生理学，特别是左心室重塑期间的细胞-细胞相互作用，以及控制逆转左心室重塑过程的复杂相互作用。在这方面，新兴的系统生物学领域，使用网络理论来描述基因、蛋白质和代谢物之间的相互关系，确定细胞、组织和器官水平的功能变化，可能允许研究人员加快新目标识别的步伐，并提高临床试验成功的可能性。

（聂鹏 译，乔志卿 校）

参考文献

Heart Failure as a Progressive Model: Neurohormonal Mechanisms

1. Mann DL. The evolution of modern theory and therapy for heart failure. *Prog Ped Cardiol.* 2014;37:9.
2. Hartupee J, Mann DL. Neurohormonal activation in heart failure with reduced ejection fraction. *Nat Rev Cardiol.* 2017;14:30.
3. Floras JS. Sympathetic nervous system activation in human heart failure: clinical implications of an updated model. *J Am Coll Cardiol.* 2009;54:375.
4. Byku M, Mann DL. Neuromodulation of the failing heart: Lost in translation? *JACC Basic Transl Sci.* 2016;1:95.
5. Kumar R, Baker KM, Pan J. Activation of the renin-angiotensin system in heart failure. In: Mann DL, ed. *Heart Failure: A Companion to Braunwald's Heart Disease.* 2nd ed. Philadelphia: Elsevier/Saunders; 2011:134.
6. Guang C, Phillips RD, Jiang B, Milani F. Three key proteases—angiotensin-I-converting enzyme (ACE), ACE2 and renin—within and beyond the renin-angiotensin system. *Arch Cardiovasc Dis.* 2012;105:373.
7. Burgoyne JR, Mongue-Din H, Eaton P, Shah AM. Redox signaling in cardiac physiology and pathology. *Circ Res.* 2012;111:1091.
8. Givertz MM, Anstrom KJ, Redfield MM, et al. Effects of xanthine oxidase inhibition in hyperuricemic heart failure patients: the EXACT-HF study. *Circulation.* 2015;131:1763.
9. Jennings DL, Kalus JS, O'Dell KM. Aldosterone receptor antagonism in heart failure. *Pharmacotherapy.* 2005;25:1126.
10. Korinek J, Boerrigter G, Mohammed SF, Burnett JC Jr. Insights into natriuretic peptides in heart failure: an update. *Curr Heart Fail Rep.* 2008;5:97.
11. Volpe M, Rubattu S, Burnett J Jr. Natriuretic peptides in cardiovascular diseases: current use and perspectives. *Eur Heart J.* 2014;35:419.
12. Volpe M, Carnovali M, Mastromarino V. The natriuretic peptides system in the pathophysiology of heart failure: from molecular basis to treatment. *Clin Sci.* 2016;130:57.
13. Carnicer R, Crabtree MJ, Sivakumaran V, et al. Nitric oxide synthases in heart failure. *Antioxid Redox Signal.* 2013;18:1078.
14. Su JB. Kinins and cardiovascular diseases. *Curr Pharm Des.* 2006;12:3423.
15. Yanagawa B, Nagaya N. Adrenomedullin: molecular mechanisms and its role in cardiac disease. *Amino Acids.* 2007;32:157.
16. Maisel A, Mueller C, Nowak RM, et al. Midregion prohormone adrenomedullin and prognosis in patients presenting with acute dyspnea: results from the BACH (Biomarkers in Acute Heart Failure) trial. *J Am Coll Cardiol.* 2011;58:1057.
17. Koguchi W, Kobayashi N, Takeshima H, et al. Cardioprotective effect of apelin-13 on cardiac performance and remodeling in end-stage heart failure. *Circ J.* 2012;76:137.
18. Abel ED, Litwin SE, Sweeney G. Cardiac remodeling in obesity. *Physiol Rev.* 2008;88: 389.
19. Mann DL. Innate immunity and the failing heart: the cytokine hypothesis revisited. *Circ Res.* 2015;116:1254.
20. Mann DL. The emerging role of innate immunity in the heart and vascular system: for whom the cell tolls. *Circ Res.* 2011;108:1133.

Heart Failure as a Progressive Model: Left Ventricular Remodeling

21. Movassagh M, Choy MK, Knowles DA, et al. Distinct epigenomic features in end-stage failing human hearts. *Circulation.* 2011;124:2411.
22. Toischer K, Rokita AG, Unsold B, et al. Differential cardiac remodeling in preload versus afterload. *Circulation.* 2010;122:993.
23. Seidler T, Teucher N, Hellenkamp K, et al. Limitation of FKBP12.6-directed treatment strategies for maladaptive cardiac remodeling in heart failure. *J Mol Cell Cardiol.* 2011;50:33.
24. Lehnart SE, Maier LS, Hasenfuss G. Abnormalities of calcium metabolism and myocardial contractility depression in the failing heart. *Heart Fail Rev.* 2009;14:213.
25. Lehnart SE, Wehrens XH, Reiken S, et al. Phosphodiesterase 4D deficiency in the ryanodine-receptor complex promotes heart failure and arrhythmias. *Cell.* 2005;123:25.
26. Greenberg B, Butler J, Felker GM, et al. Calcium Upregulation by Percutaneous Administration of Gene Therapy in Patients with Cardiac Disease (CUPID 2): a randomised, multinational, double-blind, placebo-controlled, phase 2b trial. *Lancet.* 2016;387:1178.
27. Aiba T, Tomaselli GF. Electrical remodeling in the failing heart. *Curr Opin Cardiol.* 2010; 25:29.
28. Moreno JD, Clancy CE. Pathophysiology of the cardiac late Na current and its potential as a drug target. *J Mol Cell Cardiol.* 2012;52:608.
29. Sossalla S, Wagner S, Rasenack EC, et al. Ranolazine improves diastolic dysfunction in isolated myocardium from failing human hearts: role of late sodium current and intracellular ion accumulation. *J Mol Cell Cardiol.* 2008;45:32.
30. Hidalgo C, Granzier H. Tuning the molecular giant titin through phosphorylation: role in health and disease. *Trends Cardiovasc Med.* 2013;23:165.
31. Lohse MJ, Engelhardt S, Eschenhagen T. What is the role of beta-adrenergic signaling in heart failure? *Circ Res.* 2003;93:896.
32. Rengo G, Pagano G, Filardi PP, et al. Prognostic value of lymphocyte G protein-coupled receptor kinase-2 protein levels in patients with heart failure. *Circ Res.* 2016;118:1116.
33. Konstantinidis K, Whelan RS, Kitsis RN. Mechanisms of cell death in heart disease. *Arterioscler Thromb Vasc Biol.* 2012;32:1552.
34. Zhang W, Lavine KJ, Epelman S, et al. Necrotic myocardial cells release damage-associated molecular patterns that provoke fibroblast activation in vitro and trigger myocardial inflammation and fibrosis in vivo. *J Am Heart Assoc.* 2015;4:e001993.
35. Whelan RS, Kaplinskiy V, Kitsis RN. Cell death in the pathogenesis of heart disease: mechanisms and significance. *Annu Rev Physiol.* 2010;72:19.
36. Abbate A, Narula J. Role of apoptosis in adverse ventricular remodeling. *Heart Fail Clin.* 2012;8:79.
37. Haudek SB, Taffet GE, Schneider MD, Mann DL. TNF provokes cardiomyocyte apoptosis and cardiac remodeling through activation of multiple cell death pathways. *J Clin Invest.* 2007;117:2692.
38. Knaapen MW, Davies MJ, De Bie M, et al. Apoptotic versus autophagic cell death in heart failure. *Cardiovasc Res.* 2001;51:304.
39. Hein S, Arnon E, Kostin S, et al. Progression from compensated hypertrophy to failure in the pressure-overloaded human heart: structural deterioration and compensatory mechanisms. *Circulation.* 2003;107:984.
40. Ma X, Liu H, Foyil SR, et al. Impaired autophagosome clearance contributes to cardiomyocyte death in ischemia/reperfusion injury. *Circulation.* 2012;125:3170.
41. Rosenberg M, Zugck C, Nelles M, et al. Osteopontin, a new prognostic biomarker in patients with chronic heart failure. *Circ Heart Fail.* 2008;1:43.
42. Brower GL, Gardner JD, Forman MF, et al. The relationship between myocardial extracellular matrix remodeling and ventricular function. *Eur J Cardiothorac Surg.* 2006;30:604.
43. Deschamps AM, Spinale FG. Matrix modulation and heart failure: new concepts question old beliefs. *Curr Opin Cardiol.* 2005;20:211.
44. Zannad F, Rossignol P, Iraqi W. Extracellular matrix fibrotic markers in heart failure. *Heart Fail Rev.* 2010;15:319.
45. Leonard BL, Smaill BH, LeGrice IJ. Structural remodeling and mechanical function in heart failure. *Microsc Microanal.* 2012;18:50.
46. Kanisicak O, Khalil H, Ivey MJ, et al. Genetic lineage tracing defines myofibroblast origin and function in the injured heart. *Nat Commun.* 2016;7:12260.
47. Kakkar R, Lee RT. Intramyocardial fibroblast myocyte communication. *Circ Res.* 2010; 106:47.
48. Zhang W, Chancey AL, Tzeng HP, et al. The development of myocardial fibrosis in transgenic mice with targeted overexpression of tumor necrosis factor requires mast cell-fibroblast interactions. *Circulation.* 2011;124:2106.
49. Shafiq MM, Miller AB. Blocking aldosterone in heart failure. *Ther Adv Cardiovasc Dis.* 2009;3:379.
50. Small EM, Olson EN. Pervasive roles of microRNAs in cardiovascular biology. *Nature.* 2011;469:336.
51. Thum T. Facts and updates about cardiovascular non-coding RNAs in heart failure. *ESC Heart Fail.* 2015;2:108.
52. Neubauer S. The failing heart—an engine out of fuel. *N Engl J Med.* 2007;356:1140.
53. Ardehali H, Sabbah HN, Burke MA, et al. Targeting myocardial substrate metabolism in heart failure: potential for new therapies. *Eur J Heart Fail.* 2012;14:120.
54. Marin-Garcia J, Akhmedov AT. Mitochondrial dynamics and cell death in heart failure. *Heart Fail Rev.* 2016;21:123.
55. Chen L, Knowlton AA. Mitochondrial dynamics in heart failure. *Congest Heart Fail.* 2011;17:257.
56. Mann DL, Barger PM, Burkhoff D. Myocardial recovery: myth, magic or molecular target? *J Am Coll Cardiol.* 2012;60:2465.

第 24 章　急性心力衰竭的诊断与管理

G. MICHAEL FELKER AND JOHN R. TEERLINK

流行病学　458
命名和定义　458
问题的重要性　458
射血分数保留的 HF 和射血分数降低的 HF　458
年龄、种族和性别　460
合并症　460
AHF 的全球差异　460
病理生理　460
充血　460
心功能　461
肾脏机制　461
血管机制　463
神经激素和炎症机制　463
AHF 患者的评估　463
分类　463
症状　463
体格检查　465
其他诊断检查　465
临床诱因　466
风险分层　466
AHF 患者的治疗　467
一般管理　467
治疗策略　470
护理过程、结果和质量评估　472
具体的治疗方法　473
新疗法　478
未来展望　483
参考文献　483

急性心力衰竭(acute heart failure,AHF)是发达国家 65 岁以上患者住院治疗的最常见原因之一。仅在美国每年有 400 万患者因心力衰竭(heart failure,HF)作为主要诊断或次要诊断而住院治疗,AHF 所致的住院天数每年超过 700 万天[1]。AHF 在欧洲也有类似的负担,并且逐渐成为全球公共卫生问题[2]。HF 的患病率不断增加,主要由于以下几种流行病学趋势的共同作用:①人口老龄化(因为 HF 的发病与年龄有关);②高血压相关死亡率降低、心肌梗死(myocardial infarction,MI)后生存率大大提高,导致更多慢性左心室(left ventricular,LV)功能障碍的患者存活(见第 21 章);③预防猝死的有效治疗方法的普及(见第 27 章和第 42 章)。过去认为 AHF 是慢性 HF 自然病程中的一部分,而现在观点认为 AHF 是独立的疾病,具有独特的流行病学、病理生理学、治疗和结局。

流行病学

命名和定义

已有多种术语用于描述 AHF,包括“AHF 综合征”(acute heart failure syndrome,AHFS),“急性失代偿性 HF”(acute decompensated heart failure,ADHF),“慢性 HF 急性失代偿”(“acute decompensation of chronic heart failure,ADCHF),以及“需住院治疗的 HF”(hospitalization for heart failure,HHF)。这些都不被普遍接受,我们在本章中使用术语“AHF”。从广义上讲,AHF 可以定义为 HF 的症状和体征的新发或复发,需要紧急救助,并导致计划外护理或住院治疗。尽管命名法中的“急性”一词表明症状突然发作,但许多患者表现为亚急性病程、症状逐渐恶化、最终达到需要住院治疗的严重程度。

问题的重要性

AHF 是发达国家的主要医疗负担。在美国,每年超过 100 万住院患者的主要诊断是 HF,另外还有 300 万住院治疗的次要诊断是 HF[1]。欧洲报告的 HF 相关住院数据与美国相似[2]。美国每年与 HF 治疗相关的直接和间接费用高达 400 亿美元,其中大部分支出与住院费用有关[3,4]。如上所述,慢性 HF 的总患病率持续增长,而最近的数据表明,校正年龄因素后,HF 的住院率已经开始下降。1998 年至 2008 年美国医疗保险索赔数据显示,在所有种族和性别组中,与年龄相关的 HF 住院治疗正在下降[5]。其他数据表明,虽然 HF 作为主要诊断可能已经减少,但 HF 作为次要诊断的发病率保持稳定[6](见图 24.1)。欧洲的一些国家也发表了类似的数据[7]。这些数据的变化机制尚不清楚:是慢性 HF 的更有效治疗,还是创建了替代的护理途径以避免住院治疗?医疗护理的改变(特别是在美国)使得更多的利用利尿门诊和观察病房来管理较轻的无需住院的 HF 失代偿患者,尽管现有数据表明这些较轻微的失代偿患者仍然预后不良[8,9]。尽管存在这些令人鼓舞的趋势,但在可预见的未来 HF 住院治疗可能成为医疗保健系统重要的临床问题和经济问题。认识 AHF 流行病学、临床特征和结局的重要手段是对 AHF 患者进行大型、相对无选择的登记注册研究,这为全球提供了关于该临床综合征流行病学和预后的真实视角(表 24.1)。

射血分数保留的 HF 和射血分数降低的 HF

与慢性 HF 一样,近十年来人们越来越重视收缩功能正常或接近正常的 HF[射血分数保留的 HF(heart failure with preserved ejection fraction,HFpEF)]的流行病学。根据现有的登记数据,40%至 50%的住院患者有 HFpEF。“射血分数降低的 HF”(heart failure with reduced ejection fraction,HFrEF)和 HFpEF 之间存在重要的流行病学差异(见第 21 章)。与 HFrEF 患者相比,HFpEF 患者的院内死亡率似乎较低,但两组的出院后再住院率都较高。AHF 和 HFpEF 患者再入院原因和死亡原因很可能是非心血管病因,同时反映出这部分患者年龄更大和合并症更多。最近提出“中等射血分数”(通常 EF 在 40%至 49%)的概念,作为标准 HFrEF 与 HFpEF 二分法的额外补充,但缺乏该组中 AHF 结局的特定数据。

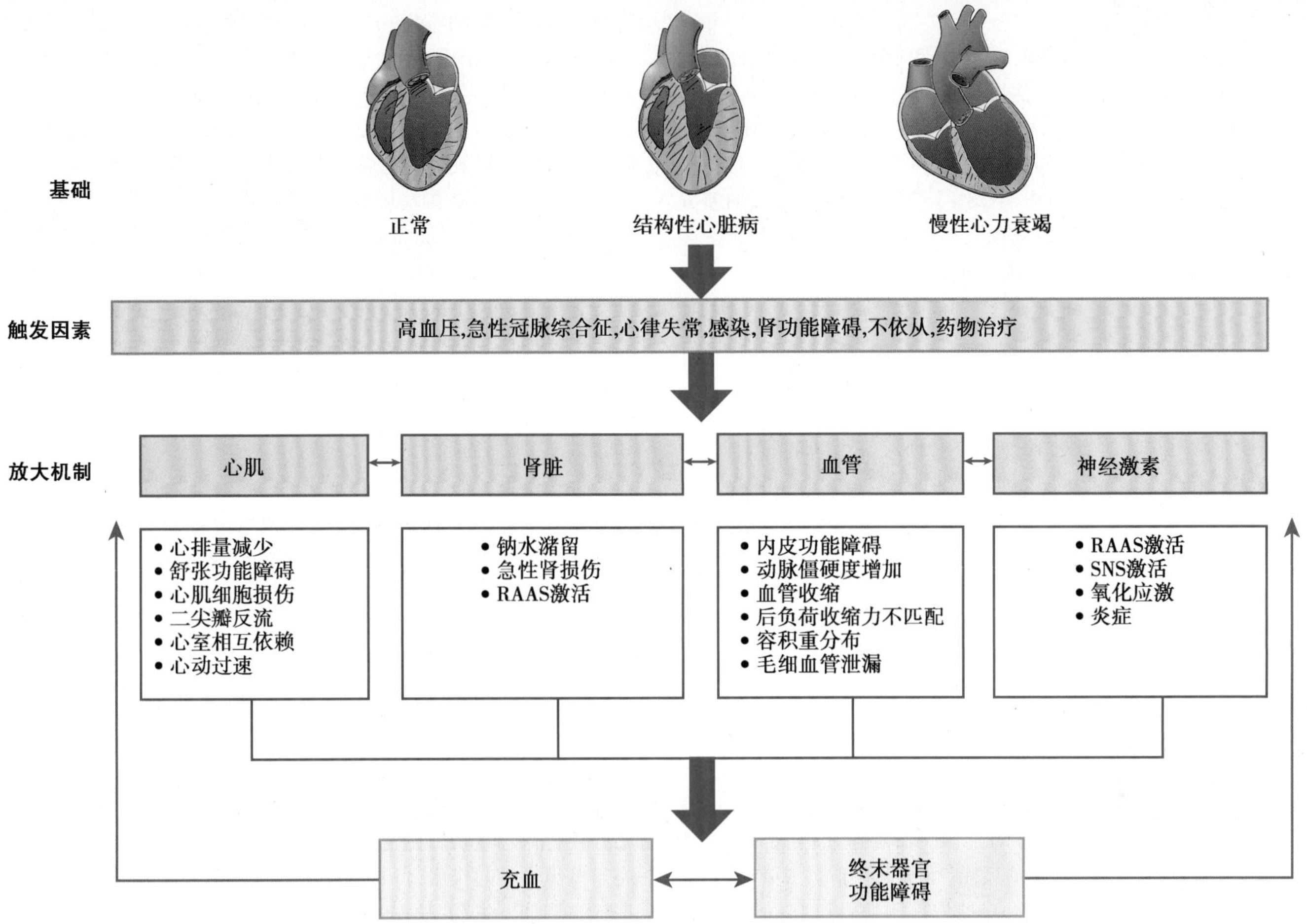

图 24.1 急性心力衰竭病理生理学的示意图。RAAS,肾素血管紧张素醛固酮系统;SNS,交感神经系统

表 24.1 相关研究中急性心力衰竭住院患者的人口学特征及共患病

	ADHERE (n=187 565)	OPTIMIZE-HF (n=48 612)	PERNA ET AL (n=2 974)	EHFS II (n=3 580)	EFICA (n=599)	ITALIAN AHF (n=2 807)	ATTEND (n=4 841)	DAMASCENO (n=1 006)
地区	美国	美国	阿根廷	欧洲	法国	意大利	日本	非洲
年龄/岁	75	73	68	70	73	73	73	52
男性/%	48	48	59	61	59	60	58	49
保存的 EF/%	53	51	26	52	45	34	47	25
既往心衰/%	76	88	50	63	66	56	36	-
病史								
冠心病	57	50		54	46		N/A	
心肌梗死	30	N/A	22		22	36	N/A	
高血压	74	71	66	62	60	66	69	56
房颤或房扑	31	31	27	39	25	21	40	18
慢性肾功能损害	30	20	10	17	10	25	N/A	8
糖尿病	44	42	23	33	27	38	34	11
COPD/哮喘	31	34	15	19	21	30	12	

COPD,慢性阻塞性肺病。

数据来自:ADHERE Scientific Advisory Committee. Acute Decompensated Heart Failure National Registry (ADHERE) core module Q1 2006 final cumulative national benchmark report. Scios;2006;OPTIMIZE-HF:Gheorghiade M et al: Systolic blood pressure at admission,clinical characteristics,and outcomes in patients hospitalized with acute heart failure. JAMA 2006;296:2217-2226;Argentina:Perna ER et al. Overview of acute decompensated heart failure in Argentina:lessons learned from 5 registries during the last decade. Am Heart J 2006;151:84-91;EHFS II:Nieminen MS et al. EuroHeart Failure Survey II (EHFS II): a survey on hospitalized acute heart failure patients—description of population. Eur Heart J 2006;27:2725-2736;EFICA:Zannad F et al. Clinical profile,contemporary management and one-year mortality in patients with severe acute heart failure syndromes:the EFICA study. Eur J Heart Fail 2006;8:697-705;Italian AHF:Tavazzi L et al. Nationwide survey on acute heart failure in cardiology ward services in Italy. Eur Heart J 2006;27:1207-1215;ATTEND:Sato N et al. Hyponatremia and in-hospital mortality in patients admitted for heart failure (from the ATTEND registry). Am J Cardiol 2013;111:1019-25;and Dr. Naoki Sato. Personal communication;AFRICA:Damasceno A et al. The causes,treatment,and outcome of acute heart failure in 1006 Africans from 9 countries:results of the sub-Saharan Africa survey of heart failure. Arch Intern Med 2012;172:1386-94.

年龄、种族和性别

AHF 的流行病学在不同年龄、种族和性别中存在显著差异。AHF 更多地影响老年人，大型注册研究中平均年龄为 75 岁。AHF 对于男性和女性的影响几乎相同，但也存在重要差异。ADHERE 研究中，AHF 入院的女性比男性年龄大(74 岁 vs70 岁)，并且更多的是收缩功能保留的 HF(51% vs 28%)[11]。在美国，种族的差异研究最为广泛，特别是非洲裔美国人和白人患者之间的差异。美国的一项注册研究 OPTIMIZE-HF(Organized Program to Initiate Lifesaving Treatment in Hospitalized Patients with Heart Failure，HF 住院患者有组织的救生治疗计划)显示，AHF 入院的非洲裔美国患者比非-非洲裔美国患者更年轻(64 岁 vs 75 岁)，LV 收缩功能障碍更多(57% vs 51%)、平均 EF 较低(35% vs 40%)、HF 的高血压病因(39% vs 19%)、合并肾功能不全和糖尿病[12]。据报道，与非-非洲裔患者相比，非洲裔美国人的死亡率较低，但在对合并症和年龄这些差异进行调整后，死亡率相似。

合并症

AHF 的患者常常有合并症，尤其是老年人群。这些合并症不仅是 HF 进一步发展的危险因素，而且还可能使诊断和管理复杂化。高血压是合并症中最常见的，约占 AHF 患者的三分之二(见第 46 章和第 47 章)，而冠状动脉疾病(coronary artery disease，CAD)约占一半，血脂异常占三分之一[13,14](第 61 章)。由这些疾病产生的血管损伤导致的其他病症在 AHF 患者中也很常见，例如脑血管意外(卒中)、外周血管病和慢性肾功能不全。美国 AHF 患者 40%以上合并有糖尿病，可能与肥胖发病率增加有关，欧洲的数据为 27%至 38%。合并慢性阻塞性肺疾病(chronic obstructive pulmonary disease，COPD)的约 25%至 30%，这使得呼吸困难的病因鉴别更复杂，并且降低了循证医学治疗措施的使用。心房颤动(atrial fibrillation，AF)似乎在欧洲更常见(高达 42%，而在美国 AHF 患者中为 31%)，AF 可以促使 AHF 发生并使其管理复杂化。

AHF 的全球差异

虽然大多数数据来自北美和欧洲，但 AHF 是全球性问题，并且在流行病学、治疗和结局方面已经出现了世界各地区之间的重要差异[15]。虽然有各种国家或地区的注册研究(见表 24.1)，但迄今为止突出显示这些差异的大多数可用数据均来自大型全球试验结果。尽管这些研究可以提供出现区域差异的重要见解，但它们存在固有的局限性，由于选择偏倚无法真正代表一般人群。世界其他地区的"少"选择注册研究的增长将为该疾病的全球负担提供新的认识。

病理生理

AHF 不是单一疾病，而是表现多样化的临床综合征。因此，AHF 的病理生理学是复杂且高度可变的，具有许多重叠的致病机制，这些机制重要性各不相同。这种多样性使得创建简单且统一的概念模型变得复杂化。为了理解 AHF 病理生理学，可以将 AHF 视为潜在基质、始动机制或触发因素、扩增机制相互作用的结果，所有这些都导致一组共同的临床症状和体征(充血相关、终末器官功能障碍、或两者兼而有之)(图 24.1)。在这里，基质是指心脏结构和功能。基质可以是正常心室功能，例如由于急性损伤如 MI 或急性心肌炎引起的心室功能突然改变，从而使得先前没有 HF 病史的患者发生 AHF(见第 79 章)。或者一些患者没有 HF 的既往病史但有异常的基质(例如，无症状的 LV 功能障碍 B 期患者)，首次出现 HF(新发的 HF)。此外，大多数 AHF 患者具有慢性代偿性 HF 的基质，然后其失代偿就表现为 AHF。

始动机制与潜在基质相互作用，可以是心脏本身或心外的。对于具有正常基质(正常心肌)的患者，需要对心脏有实质性损害(例如，急性心肌炎)才会导致 AHF 的临床表现。对于基线时就基质异常的患者(无症状的 LV 功能障碍)，较小的变化(例如，控制不良的高血压、房颤或缺血)就可能导致 AHF 发作。对于具有代偿或稳定的慢性 HF 患者，药物或饮食的不依从就可以引发 AHF，诸如非甾体抗炎药、噻唑烷二酮类药物、感染都是失代偿的常见诱因。

无论基质或始动因素如何，各种"放大机制"都会持续并促成失代偿。这些包括神经激素和炎症激活，持续性心肌损伤伴进行性心肌功能障碍，肾功能恶化以及与外周血管系统的相互作用，所有这些都可能导致 AHF 进展和恶化。

充血

大多数住院治疗的 AHF 患者临床表现为由心室舒张压增高引起的体循环或肺循环充血。从这个意义上讲，充血是产生需要住院治疗的临床症状的最终共同途径。一般而言，AHF 病理生理是血管内容量逐渐增加导致充血以及相关的临床表现，而利尿剂治疗使得血容量状态正常化从而使恢复平衡。虽然这种机制可能在某些患者中起作用，但这种模式过度简化了。尽管一些数据表明体重增加发生在 HF 失代偿和住院治疗前，但是植入血流动力学监测发现，有创监测记录到左心室充盈压力增加而这时体重还没有实质性变化[16]。这些结果使得人们对"容量再分布"这个概念，以及血管系统促进 HF 失代偿的动力学作用兴趣大增。(见后文，血管机制)

一个潜在的重要概念是区分"临床充血"和"血流动力学充血"之间的区别。尽管患者出现全身充血的症状和体征，如呼吸困难、啰音、颈静脉压升高和水肿，但这种状态往往滞后于血流动力学充血(定义为心室舒张压增高而没有明显的临床症状)。临床充血可以治疗，但血流动力学充血可能持续存在，导致了再入院风险增加。据推测，血流动力学充血可能促进了 HF 进展，因为它可能导致室壁应力增加以及肾素-血管紧张素-醛固酮系统(renin-angiotensin-aldosterone system，RAAS)和交感神经系统(sympathetic nervous system，SNS)激活。这可能触发心肌中的各种分子反应，包括肌细胞丢失和纤维化增加。利钠肽(参见第 23 章)是 HF 中内源性的反调节激素，但在晚期 HF 患者中可能存在异常过程从而导致生物活性降低[17]。此外，舒张期充盈压升高会降低冠状动脉灌注压，导致心内膜下缺血从而进一步加剧心脏功能障碍。左心室充盈压力增加也会导致心室结构(球形变明显)急剧变化，导致二尖瓣关闭不全加重。

这些机制在心室病理性重塑中也起着重要作用，这是一种慢性过程，可能会因每次失代偿而加速。临床观察结果显示，AHF 的每次住院预示着长期预后的进一步恶化，这种恶化效应随着再入院次数的增加而累积[18]。植入血流动力学监测器研究的数据已经证实了慢性持续的充盈压力增高(即血流动力学充血)与远期事件增加有关[19]。随着认识到充血是 AHF 最常见的表现，更多的研究正致力于评估和量化 HF 患者的充血情况[20]。

心功能

虽然有多种心外因素在 AHF 中起重要作用，但心功能损伤（收缩、舒张或两者兼有）仍然是我们理解这一疾病的核心（见第22章）。收缩功能的改变和动脉充盈量的减少可以引发一系列级联反应，包括 SNS 和 RAAS 系统激活，这些反应在短期内具有适应性，但在慢性升高时会失适应性。这些神经激素轴的激活导致血管收缩、全身水钠潴留、外周容量再分布、舒张期充盈压升高以及产生临床症状。对于潜在的缺血性心脏病患者，心脏收缩功能损害可能会引起冠状动脉灌注减少、心肌壁应力增加和心功能进行性恶化的恶性循环。左心室充盈压增加及左心室外形改变加重功能性二尖瓣关闭不全，进一步降低心输出量。

虽然收缩功能下降在 AHF 病理生理中作用明确，但是流行病学资料显示大约半数的 AHF 患者收缩功能相对保存。重要的是，HF 患者无论 EF 如何都存在舒张功能异常。舒张期损害可能与室壁僵硬和/或左心室主动松弛能力异常有关。高血压、心动过速、心肌缺血（甚至无冠心病患者）可进一步损害舒张期充盈。这些机制共同导致左心室舒张末期压力升高，这些压力可以传递到肺毛细血管循环。单独的舒张功能不全不足以导致 AHF，但这是异常的基质，一旦存在其他触发因素（例如房颤、冠心病、高血压）会出现心功能失代偿。左右心室相互依存关系是 AHF 心功能中未被充分认识的方面。由于心包腔的限制，任何一个心室充盈压升高心室扩张会导致另一心室舒张期充盈压直接受损。在临床可见于右心室功能的突然衰竭（例如肺动脉栓塞或右心室梗死）导致左心室充盈减少和动脉低血压。

对循环中心肌肌钙蛋白升高的敏感检测，使我们更好的理解心肌细胞损伤在 HF 病理生理中的作用。来自注册研究和临床试验的数据表明，即使没有明显心肌缺血，大多数 AHF 患者中肌钙蛋白也升高[21,22]。RELAX-AHF 研究使用高敏试验方法发现，90%的入选患者肌钙蛋白 T 基线水平高于第 99 百分位上限参考值（upper reference limit，URL），并且肌钙蛋白升高与出院后 180 天的结局相关[23]（图 24.2）。

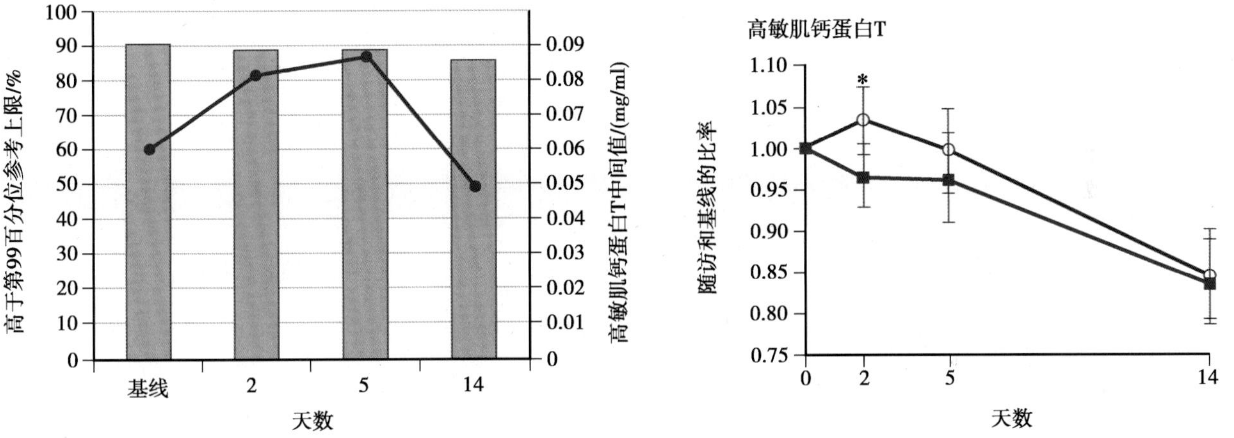

图 24.2 RELAX-AHF 研究关于肌钙蛋白 T 升高的发生率及 serelaxin 治疗对肌钙蛋白水平的影响（高于第 99 百分位参考上限）高灵敏度（HS）。（引自 Felker GM et al. Serial high sensitivity cardiac troponin T measurement in acute heart failure: insights from the RELAX-AHF study. Eur J Heart Fail 2015;17:1262-70; and Metra M et al. Effect of serelaxin on cardiac, renal, and hepatic biomarkers in the Relaxin in Acute Heart Failure (RELAX-AHF) Development Program: correlation with outcomes. J Am Coll Cardiol 2013;61:196-206.）

AHF 中心肌损伤机制并不明确，即使患者无 CAD，但心肌壁应力增加、冠状动脉灌注压降低、心肌氧（O_2）需求增加、内皮功能障碍、神经激素和炎症通路激活、血小板活化和钙平衡的改变可能都会导致心肌细胞损伤[21]。那些可能会增加心肌 O_2 需求（例如正性肌力药）或降低冠状动脉灌注压（例如血管扩张剂）的干预措施可能会加剧心肌损伤并进一步促进失代偿。AHF 中避免心肌损伤作为一个潜在的治疗靶点仍然是目前研究热点。关于新药"serelaxin"的 RELAX-AHF 研究数据表明，避免心肌损伤（如肌钙蛋白升高较少）可能是观察到治疗获益的重要作用机制[24]（图 24.2）。

肾脏机制

肾脏在 HF 病理生理中有两方面作用：通过控制血管内容量调整心脏负荷水平，参与神经内分泌的激活（例如 RASS 系统），AHF 患者肾功能异常非常常见，但单独使用肌酐指标会低估——在 ADHERE 注册研究中 64%的患者肾小球滤过率（glomerular filtration rate，GFR）小于 60ml/（min · 1.73m^2）[25]。AHF 患者基线时肾功能水平是评估预后的危险因素（见后，危险分层）。HF 失代偿期肾功能检测所提示的意义及相应治疗措施的调整不断在发展。

"心肾综合征"已经越来越多地用于描述 HF 时心脏和肾脏轴的病理相关性。尽管具体的定义和术语有所不同，"心肾综合征"用于描述 AHF 持续充血时肾脏功能不断恶化的临床特征。很多观察研究发现这往往与预后不好相关。许多研究在探讨这一现象的病理生理机制及危险因素，例如患者特征（年龄）、合并疾病（GFR 评估的基础肾脏功能，糖尿病及高血压）、神经激素激活（尤其是 RAAS 及 SNS）、血流动力学（中心静脉充血、动脉充盈不足导致肾脏低灌注）以及其他因素如炎性瀑布及氧化应激的激活[27]。尽管这与心脏输出减少及肾脏血流减少相关，但一些血流动力学研究反复确认 HF 患者肾功能恶化（worsening renal function，WRF）是最强的预测因子，与中心静脉压升高相关，反射至肾静脉且直接导致肾小球滤过率变化[28]。重要的是，最近的资料都强调了总体临床背景下评估肾功能变化的重要性。临床症状改善过程中出现

WRF 总体反映了充血程度减轻，并不意味着预后更差[29]（图24.3）。尽管有大量的研究对于新的生物标记物感兴趣，如中性粒细胞相关载脂蛋白（neutrophil gelatinase-associated lipocalin，NGAL），希望能在肾功能出现改变之前确定肾脏损伤，但这些标记物的临床效用仍不确切。具体的分类系统为理解“心肾综合征”心脏和肾脏之间的相互关系提供框架[27]。

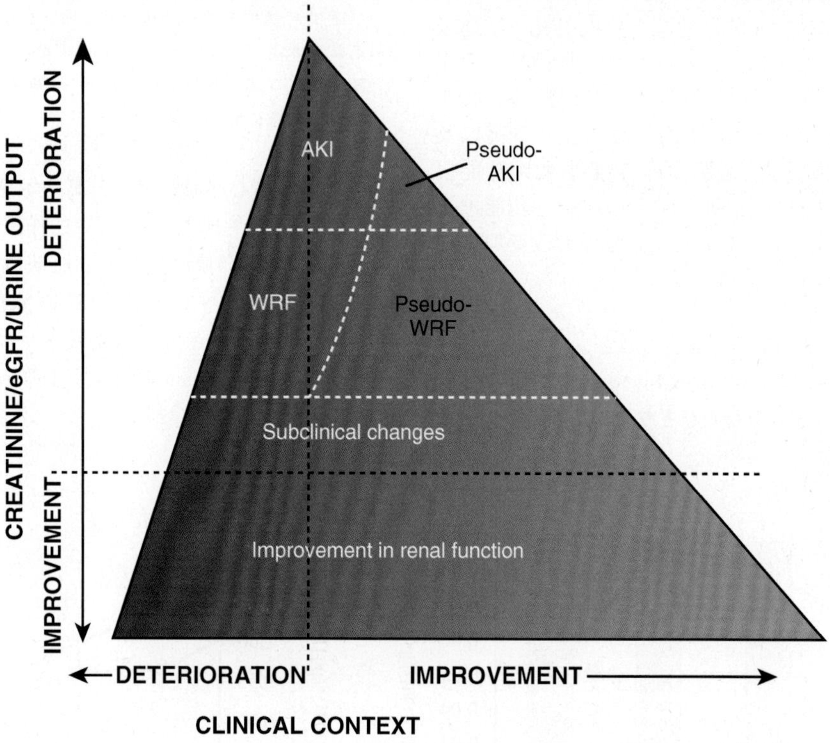

FIGURE 24.3 Schematic of changes in renal function within different clinical contexts in acute heart failure. *AKI*, Acute kidney injury; *eGFR*, estimated glomerular filtration rate; *WRF*, worsening renal failure. (From Damman K, Testani JM. The kidney in heart failure: an update. Eur Heart J 2015;36:1437-44.)

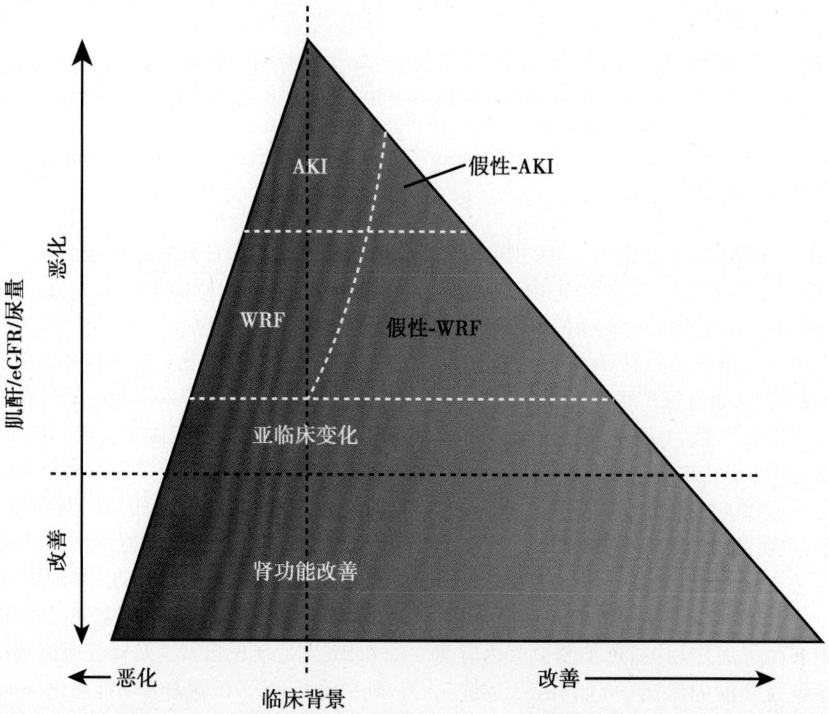

图 24.3 急性心力衰竭在不同临床背景下肾功能变化的示意图。AKI，急性肾损伤；eGFR，估算肾小球滤过率；WRF，肾功能恶化。（引自 Damman K，Testani JM. The kidney in heart failure: an update. Eur Heart J 2015;36:1437-44.）

血管机制

虽然心脏功能异常是 AHF 发病的中心环节,但外周血管系统在 AHF 发病中的重要性日益受到重视。在 HF 中已发现内皮功能异常与一氧化氮(NO)依赖的血管张力调节相关[30]。动脉僵硬与血压有关,其增加心脏负荷,并与突发 HF 和更差结局相关。AHF 时外周血管收缩,使得血流重新分布,增加肺静脉充血和水肿。如上所述,中心静脉压升高会使肾功能下降,导致更多的液体潴留从而进一步升高静脉压。外周动脉收缩增加后负荷、左心室充盈压和毛细血管后肺静脉压力,加重肺水肿和呼吸困难。后负荷增加引起心室壁应力增加,加重心肌缺血和心律失常的发生。血管顺应性异常的这些患者在血容量变化相对较小的情况下也易发生显著的血压不稳定,导致后负荷急剧增加,最终导致左心室充盈压增高引起肺水肿。这种血管异常的影响在左心室舒张功能不全中显得更明显。

临床发现使用血管扩张剂治疗许多急性高血压患者,即使没有明显利尿作用仍然可改善呼吸困难,从而产生这一观点:即在全身血容量变化较小情况下,后负荷-收缩力失匹配可导致舒张充盈压增加。随着对静脉系统大容量的认识(特别是内脏循环),人们对"静脉贮存器"的容量如何转变为有效循环血容量兴趣大增,这是 AHF 中一种潜在重要和未被认识的机制[31]。这种转变可以由 SNS 激活介导,是充盈压改变和体重变化明显脱节的一种潜在解释。能否通过特殊的治疗调节静脉贮存器,从而促使液体转换是研究热点。

神经激素和炎症机制

尽管已有记录表明在 AHF 患者血液中存在神经激素水平的升高,但是神经激素激活在 AHF 病理生理学中的确切作用和机制仍未完全阐明。AHF 患者血浆中去甲肾上腺素、血浆肾素活性、醛固酮和内皮素(ET)-1 浓度增加,所有这些激素轴都与血管收缩和容量潴留有关,其促进心肌缺血和充血,从而加重心功能失代偿。炎症反应的激活和氧化应激可能也起重要作用。AHF 患者血清中肿瘤坏死因子-α(TNF-α)和白细胞介素-6(IL-6)等促炎细胞因子升高,这些细胞因子对心肌有直接的负性肌力作用,增加毛细血管通透性,导致内皮细胞功能障碍[32,33]。除了直接效应外,这些细胞因子还刺激其他因子的释放,如强效的促凝组织因子和 ET-1,它们可进一步抑制心肌功能,破坏肺泡-毛细血管屏障,增加血小板聚集和凝血(可能加重缺血)(见第 23 章)。

AHF 患者的评估

对 AHF 患者的初步评估主要集中在以下几个关键点:①尽可能快速有效地确定 AHF 的诊断;②紧急治疗可能危及生命的疾病(如休克、呼吸衰竭);③识别和处理任何与临床相关的诱因或其他需要特殊治疗的情况(例如,急性冠脉综合征、急性肺栓塞);④根据风险分层给予患者适当的护理等级(例如,重症监护病房、遥测病房、观察病房);⑤明确患者的临床状况(基于血压、容量状态和肾功能),以便快速实施最合适的治疗方案。图 24.4 根据欧洲心脏病学会(ESC)最新的 HF 指南,提出了一个初步评估疑似 AHF 患者的流程图[10]。

分类

由于 AHF 内在异质性使得制定综合分类方案变得困难,没有一个单一的分类系统得到普遍接受。一个潜在有用的区别基于既往是否存在 HF 病史。因 AHF 住院患者中约 20%是新近诊断或新发 HF[14]。这些患者可能既往没有心血管(cardiovascular,CV)病史或危险因素(例如急性心肌炎),但更常见的是他们具有 HF 危险因素(根据 ACC/AHA 指南 A 期 HF)或先前存在心脏结构异常(根据 ACC/AHA 指南的 B 期 HF)(见第 21 和 25 章)。许多 HF 患者由于急性冠脉综合征(acute coronary syndrome,ACS)而发展为 AHF。然而,绝大多数 AHF 患者既往就存在慢性 HF 病史。这些患者通常不具有明显的临床表现,由于慢性疾病的性质使得代偿机制得以募集和重塑(例如,肺淋巴容量的增加)。此外,这些患者通常已经接受神经激素拮抗剂和袢利尿剂的治疗,因此神经激素激活可能不显著,但利尿剂抵抗更常见。一个简化的分类方法明确了 3 组常见 AHF 患者(表 24.2)。

1. 失代偿性 HF。慢性 HF 背景下充血症状和体征加重塑成了这组患者。恶化的过程可能是急性的、亚急性的或慢性的,随着时间的推移症状逐渐恶化,持续数天至数周。这些患者 EF 可能保存或降低,但心输出量和血压通常保持在正常范围。总体而言,这部分代表了大部分 AHF 住院患者。

2. 急性高血压性 HF。高血压是 AHF 的普遍特征,50%的患者表现为收缩压(systolic blood pressure,SBP)大于 140mmHg,25%的患者表现为收缩压大于 160mmHg[34]。这一组中,高血压可能由呼吸困难和伴随焦虑(反应性高血压)相关的交感神经张力增高所诱发,或者伴随后负荷变化的急性高血压可能是失代偿的诱发因素。这些机制可能在特定的患者中起作用,并且因果关系可能难以辨别。从流行病学角度看,急性高血压性 HF 患者更有可能保持了心脏收缩功能,更易发生在女性,更有可能突然出现症状。明显肺水肿伴显著啰音和胸部 X 线片上明显充血征象在这组患者中比那些症状逐渐发作的患者更常见,可能与左心室顺应性差异/压力变化的程度/肺淋巴容量有关。虽然最初表现为低氧血症时症状很严重,而且可能需要无创通气甚至插管,但这组患者往往对治疗反应良好,住院死亡率较低[14]。

3. 心源性休克。尽管有足够的前负荷,这组患者仍表现出器官低灌注的症状和体征。收缩压通常(尽管并不总是)降低,并且存在明显的或即将发生终末器官功能障碍(肾、肝、中枢神经系统)。这种类型的 AHF 在社区登记中是相对少见的(EHFS Ⅱ 中 4%),但在三级医疗机构中更常见。

虽然这种分类系统没有完全包括那些少见的临床情况(例如,孤立的右心 HF 或高输出量 HF),但它有效地涵盖了常规临床实践中可能看到的绝大多数 AHF。稍后将更详细地讨论 AHF 中若干个特定临床情况的管理。

症状

AHF 患者就医的最常见原因是与充血有关的症状(表 24.3)。呼吸困难是最常见的症状,超过 90%的 AHF 患者中存在。症状发作的持续时间变化很大,从几分钟的急性发作到缓慢进展的慢性症状,直到患者接受治疗为止。呼吸困难的感觉是一种复杂的现象,受多种生理、心理和社会因素的影响,患者之间可能有很大的差异[35]。在患者出现 AHF 时,呼吸困难通常出现在休息时或是最小用力时。患者还可能出现与全身静脉充血有关的症状,包括外周水肿、体重增加、早饱、腹围增大。重要的是,不典型症状可能占主导地位,特别是在老年患者中,疲劳、抑郁、精神状态改变、睡眠中断可能是主要的症状。

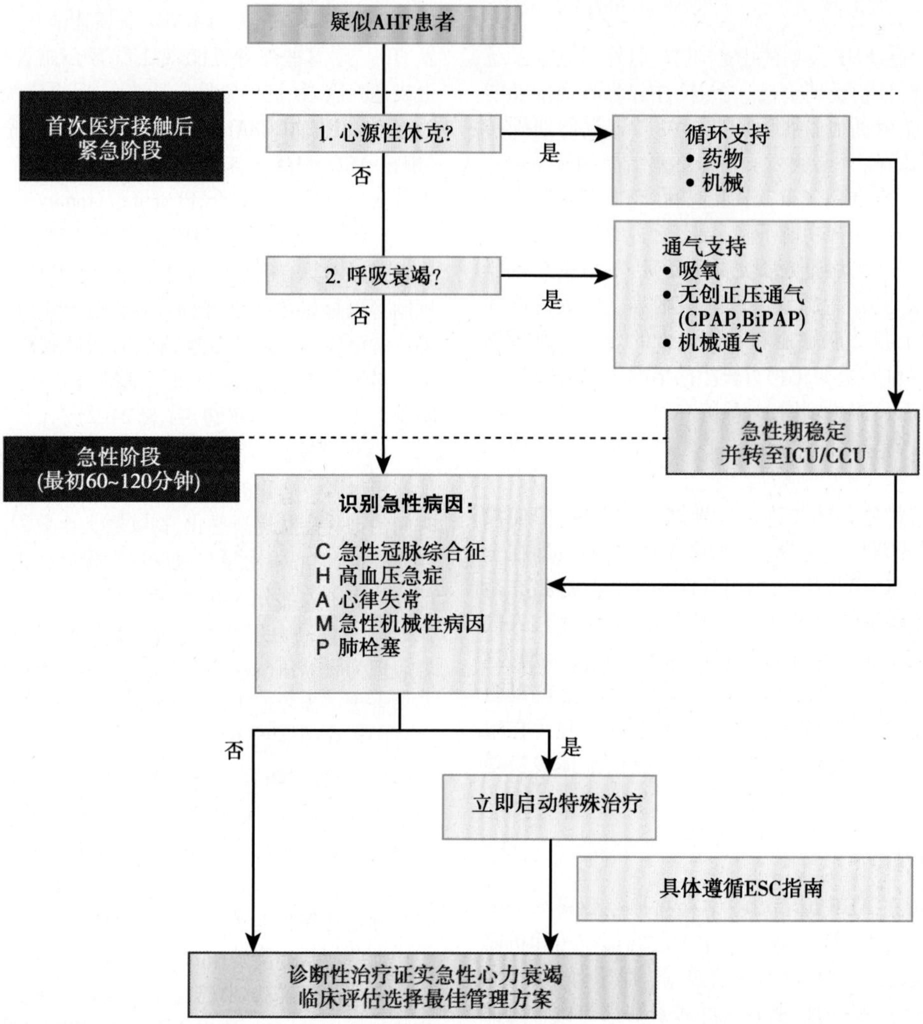

图 24.4 急性心力衰竭(AHF)患者初始稳定和治疗的程序。(引自 Ponikowski P et al. 2016 ESC guidelines for the diagnosis and treatment of acute and chronic heart failure. The Task Force for the Diagnosis and Treatment of Acute and Chronic Heart Failure of the European Society of Cardiology (ESC). Developed with the special contribution of the Heart Failure Association (HFA) of the ESC. Eur Heart J 2016;37:2129-200.)

表 24.2 急性心力衰竭患者常见临床特征及简化分类

临床分类	症状发作	诱因	体征和症状	临床评估	进程
失代偿性心力衰竭	通常逐渐发展	非顺应性,缺血,感染	外周水肿,端坐呼吸,劳力性呼吸困难	SBP:不定 CXR:常清晰,尽管充盈压升高	不定,再住院率高
急性高血压性心力衰竭	通常突发发作	高血压, 房性心律失常, ACS	呼吸困难(通常严重) 呼吸急促,心动过速 啰音常见	SBP:高(>180/100mmHg) CXR:肺水肿 低氧血症常见	高度敏感, 病人对血管扩张剂治疗反应迅速 无创通气 出院后死亡率低
心源性休克	不定	进展性心力衰竭晚期或大量心肌损伤(如大面积 AMI,急性心肌炎)	终末器官低灌注 少尿,意识模糊 四肢发冷	SBP:低或低于正常 LV 功能通常严重下降 RV 功能不全常见 实验室检查证明终末器官障碍(肾,肝)	住院死亡率高 预后差除非病因可逆, 机械支持, 器官移植

CXR,胸部 X 线片;LV,左室;RV,右室;SBP,收缩压。

表 24.3 失代偿性心力衰竭的常见症状和体征

症状	体征
主要与心室负荷过重有关	
呼吸困难(运动、阵发性夜间呼吸困难、端坐呼吸或静息时呼吸困难)、咳嗽、气促	啰音,胸腔积液
下肢不适	外周水肿(腿、胫骨)
腹部不适;腹胀;早期饱腹或厌食症	腹水/腹围增加;右上象限疼痛或不适;肝大/脾大;巩膜黄染;体重增加;颈静脉压力升高,肝颈反流阳性,第三心音(S3)增强,P2 亢进
主要与灌注不足有关	
疲劳	肢端凉
精神状态的改变,白天嗜睡,混乱或难以集中注意力	苍白,皮肤褪色,低血压
急性心力衰竭的其他症状和体征	
抑郁症	正位性低血压(低血容量)
睡眠障碍	第四心音(S4)
心悸	收缩期/舒张期心脏杂音

体格检查

尽管在诊断技术、生物标记物和影像方面取得了进展,但 HF 仍然是一种临床诊断,而体格检查继续发挥着根本作用(见第 10 和 21 章)。史蒂文森和他的同事们开发了一个用于评估 AHF 患者的有效评价,着重于足够的灌注(冷和温)和休息时的充血(湿和干,见图 21.3)[36]。虽然这一框架没有包括所有 AHF 的异质性,但它将评估的重点放在两个关键方面,这两个方面将对预后和治疗选择产生重大影响。

血压的测量是评估 AHF 患者的关键部分,低血压是最能预测不良结局的因素之一,有助于确定患者的临床概况和选择适当的治疗干预措施。AHF 患者的 SBP 通常正常或升高,近 50%的患者收缩压大于 140mmHg。潜在的高血压和 AHF 伴随而来的交感神经过度激活可导致血压升高、高血压急症或紧急情况(12%的患者入院时血压高于 180mmHg)。收缩压很低的患者并不常见,在 ADHERE 研究中只有 2%的患者收缩压小于 90mmHg。虽然血压通常与心脏输出量和器官灌注状态有关,但重要的是要认识到低血压和低灌注不是同义词。全身灌注不足的患者可能出现正常血压,同样,晚期 HF 患者可能出现与急性灌注不足无关的慢性低血压。脉压(收缩压与舒张压的差)是一种有用的测量方法,是心脏输出的间接标志。脉压低是心脏输出量低的标志,提示 AHF 患者的风险增加。脉压过高可能提示医生注意高输出状态,包括无法识别的甲状腺毒症、主动脉反流或贫血的可能性。

颈静脉压力(JVP)是全身静脉高压的晴雨表,也是评估 AHF 患者唯一最有用的体征。对 JVP 的准确评估高度依赖于检查者的技能。JVP 反映的是右心房压力,通常(虽然不是总是)是左心室充盈压力的间接测量。JVP 可能不能反映孤立的右心室衰竭中的右心室充盈压力(如肺动脉高压或脑梗死),由于三尖瓣反流的大"CV 波"会导致其被过高估计,因此三尖瓣反流会使 JVP 的评估复杂化。

最常见的体征是啰音或吸气相爆裂音,66%至 87%的 AHF 患者可以发现这种现象。然而,在慢性 HF 和肺静脉高压的患者中,由于淋巴管引流增加,常常听不到啰音,这增加了临床诊断的难度,即使没有听到啰音,并不一定意味着正常的左心室充盈压力。水冲脉、四肢厥冷提示周围灌注减少,考虑存在心排血指数下降、显著的血管收缩,或两者兼有。要注意的是,温度应在小腿而不是足部进行评估,而这一评估与检查者手的温度有关。

有 65%AHF 患者存在周围水肿,在低心排的 HF 或心源性休克的患者中不太常见。与啰音一样,对 AHF 而言,水肿具有较好的阳性预测价值(PPV),但敏感度较低,因此它的缺乏并不能排除 HF 诊断。AHF 引起的水肿通常是从属的、对称的、凹陷性的。据估计至少需累积 4L 细胞外液才产生临床可察觉的水肿。

其他诊断检查

生物标记物

利钠肽是 HF 时一类重要的调节激素,具有血管舒张等作用(见第 23 章)。脑利钠肽[brain(B-type)natriuretic peptide,BNP]和 NT-proBNP 在诊断急诊患者的呼吸困难中都发挥了重要作用,在临床实践指南中被强烈推荐[37]。AHF 中钠尿肽(natriuretic peptide,NP)检测的诊断作用,一个关键点是阴性预测值(NPV,即排除 HF 作为呼吸困难的原因)一般大于阳性预测值(PPV,即确定 HF 为呼吸困难原因)。与所有生物标志物检测一样,可能出现假阳性(例如,由于多发性肺炎或肺栓塞)和假阴性(主要是由于肥胖,这导致一定程度的 HF 的 NP 水平较低)。虽然在收缩功能正常的 HF(HFpEF)患者中,NP 水平往往低于那些收缩功能降低的患者,但 NP 检测无法可靠地区分单个患者是 HFpEF 还是收缩性 HF。

如前所述,心脏肌钙蛋白可在 AHF 患者中升高,而升高的水平与住院和出院后的预后差有关。随着越来越多高敏肌钙蛋白检测的发展,AHF 患者中出现循环肌钙蛋白升高的比例显著增加。目前的临床实践指南建议对 AHF 患者进行心脏肌钙蛋白的评估,既有助于确定预后,又有助于评估发生 ACS 的可能性。

其他实验室检查

肾功能的评估是治疗 AHF 患者的重要组成部分。肾功能的评估更应该计算估算的肾小球滤过率(estimated glomerular filtration rate,eGFR),因为血清肌酐可能低估了肾功能不全的程度,特别是在老年患者。血尿素氮(blood urea nitrogen,BUN)比肌酐更直接地与 AHF 的严重程度有关,大量 AHF 患者入院时显著升高。BNU 除了反映肾功能外,还与 AHF 中神经激素的激活成正比。其他种类的生物标志物,包括 ST2、半乳糖凝集素 3(galectin 3)和 GDF15,都已经在 AHF 患者中进行了评估,但是目前没有一种被推荐用于 AHF 患者的常规检测。在 AHF 诊断不明确的患者中,寻找其他原因(例如,检测 D-二聚体以评估肺栓塞或降钙素原以评估感染证据)可能非常有用。

胸部 X 线检查、心电图和超声心动图

胸部 X 线检查通常是在患者出现呼吸困难时进行的,是评估

疑似 AHF 患者的一项基本检查。在注册登记的患者中,90%的患者在住院期间进行了胸部 X 线检查,有证据表明超过 80%的患者存在充血征。对于有慢性 HF 和/或症状缓慢发作的患者,胸部 X 线检查充血的证据可能是不明显的,尽管充盈压明显升高,但经常没有肺水肿。

心电图(electrocardiogram,ECG)是另一项常规检查,对所有 AHF 患者都是合适的(见第 12 章)。值得注意的是,心电图的缺血性改变是很重要的;因为无论病因如何,肌钙蛋白升高在 AHF 中很常见,因此并不是 ACS 的可靠标记。心律失常也是 HF 常见的诱发因素,AF 的比例在 20%~30%。

超声心动图检查在 AHF 患者中非常高,EHFS Ⅱ调查中 80%以上患者住院期间进行了超声心动图检查(见第 14 章)。超声心动图通常是评估 AHF 患者病因的唯一最有用的检查。超声心动图可以评估整体收缩和舒张功能、局部室壁运动异常、瓣膜功能、血流动力学包括充盈压力和心脏输出量的估计值,以及心包疾病。组织多普勒检查早期舒张压传导血流量峰值(E)与早期舒张压二尖瓣环状组织速度峰值(Ea)(E∶Ea 比例)已被证明可以作为 BNP 的辅助性诊断用于诊断出现呼吸困难的 AHF 患者。E∶Ea 比大于15 预测肺毛细血管楔压(pulmonary capillary wedge pressure,PCWP)大于 15mmHg,并已在急诊和监护室被证明是准确的。

临床诱因

前面的部分主要集中在与 AHF 病理生理相关的内在机制上,各种可识别的临床诱因也需要关注。在 OPTIMIZE-HF 注册研究中,61%的患者存在临床诱因,其中以肺部疾病(15%)、心肌缺血(15%)和心律失常(14%)最为常见[38](图 24.5)。在研究人群中,相当多的人有一种以上的临床诱因。在已确认的触发因素中,肾功能恶化与住院死亡率相关性最高(8%),而不坚持饮食或药物治疗或高血压没有控制的预后则好得多(各占住院死亡率<2%)。

风险分层

风险分层可作为重要的临床工具,帮助识别处于风险范围两端的患者;对风险极高的患者可进行更密切的观察或更深入的治疗;而低风险的患者可完全避免住院,或者需要不太严格的跟踪和监测。AHF 已经开发了多种预测模型,一般可分为两类:侧重于住院死亡率的模型和侧重于出院后事件(死亡或再住院)的模型。

住院死亡率预测模型

ADHER 研究获得的数据已被用于制定分类和回归树(classification and regression tree,CART)分析,以确定住院死亡率的最佳预测指标,并开发一个风险分层模型[39]。在所评估的 39 个变量中,分类和回归树方法将住院时升高的血清尿素氮、较低的收缩压和较高的血清肌酐确定为住院死亡率的最佳预测因子。这 3 个变量允许对医院内死亡率很低(2%)或极高(22%)的群体进行鉴别。

出院后事件预测模型

如前所述,在出院后的 60~90 天内仍有很大的死亡或再住院风险。有些变量可以预测死亡率,但不能预测再住院,反之亦然。总的来说,死亡率预测模型的表现优于死亡或再住院综合模型,这可能是因为再住院风险受到了多种社会因素的影响,而在多变量模型

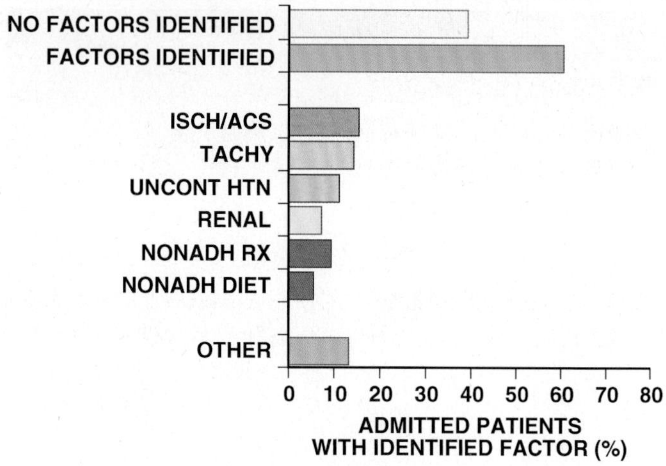

FIGURE 24. 5 Identified triggers for acute heart failure hospitalization in the OPTIMIZE-HF Registry. ISCH/ACS, Myocardial ischemia/acute coronary syndrome; TACHY, tachycardia/tachyarrhythmia; UNCONT HTN, uncontrolled hypertension; NONADH Rx, nonadherence to medications; NONADH DIET, nonadherence to diet. (From Fonarow GC et al. Factors identified as precipitating hospital admissions for heart failure and clinical outcomes: findings from OPTIMIZE-HF. Arch Intern Med 2008;168:847-54.)

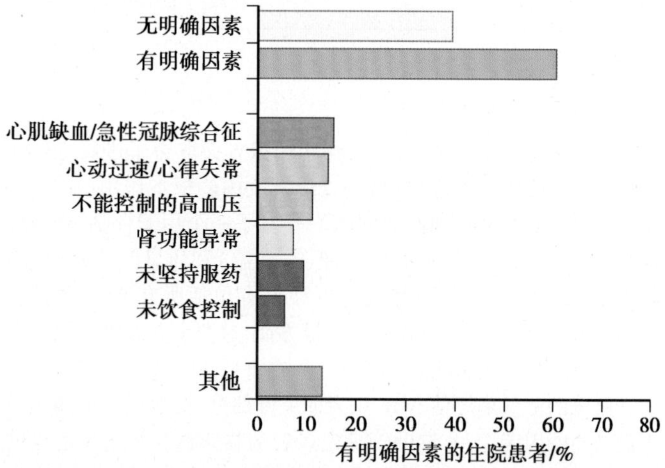

图 24. 5 OPTIMIZE-HF 研究中发现急性心脏衰竭住院的诱发因素。(引自 Fonarow GC et al. Factors identified as precipitating hospital admissions for heart failure and clinical outcomes: findings from OPTIMIZE-HF. Arch Intern Med 2008;168:847-54.)

中,这些因素是不易获得的。在 AHF 中,预防再住院一直是人们关注的焦点,因此,预测再住院的模型也一直很受关注。正如下面所总结的,在多个研究中,这些容易获得的标记通常与预后相关。

血压。在各种研究中发现收缩压是预测结局的重要指标,血压升高与风险降低呈正相关。OPTIMIZE-HF 研究对患者收缩压的详细分析中,血压和死亡率无明显相关,即使在血压非常高(>180mmHg)的情况下,也没有增加风险的证据[34]。

血清尿素氮。肾功能(包括尿素氮、肌酐和肾小球滤过率)是预测 AHF 患者预后的重要指标[39]。值得注意的是,BUN 一直被证明比肌酐

更能预测结局。BUN 似乎整合了多种重要的预后因素,包括内在肾功能和神经激素激活(由于尿素清除受损)[40,41]。

BNP 和 NT-proBNP。BNP 和 NT-proBNP 已经被证明是发生 HF 风险的有力预测指标。在 AHF 的情况下,初始状态下的利钠肽水平是短期和长期结局的重要预测指标。在一项关于急诊不明原因呼吸困难的 PRIDE 研究中,初始的 NT-proBNP 值可以作为 1 年死亡率的一项独立预测因素[42]。

AHF 患者的治疗

一般管理

AHF 的一个主要方面是需要在门诊环境中提供紧急护理。AHF 患者的治疗分为 4 个阶段,有不同的目标。要实现这些目标,就必须将各阶段的管理工作与住院护理人员和出院后护理人员高度协调紧密结合起来。不同的治疗策略和各种治疗方法的详细描述在后面介绍。

第一阶段:急救处理

在出现一个 AHF 患者时,最初的目标是迅速建立诊断(如前面所讨论的),治疗危及生命的异常,启动治疗以迅速缓解症状,并识别病因和诱发因素。

初步的治疗方法见图 24.6。由于呼吸困难是 AHF 患者最常见的症状,最初治疗 AHF 通常针对这种症状[44]。当存在严重低氧血症[氧饱和度(SaO_2)<90%时],应给予吸氧治疗。

虽然 SaO_2 与短期死亡率成反比,但吸入氧气($FiO_2 \geq 0.4$)可能对收缩功能障碍患者产生不利的血流动力学效应(如高氧诱导的血管收缩),因此不建议对无低氧血症的患者进行常规治疗[45,46]。在 COPD 患者中不应使用高浓度吸氧,以避免呼吸抑制和加重高碳酸血症。

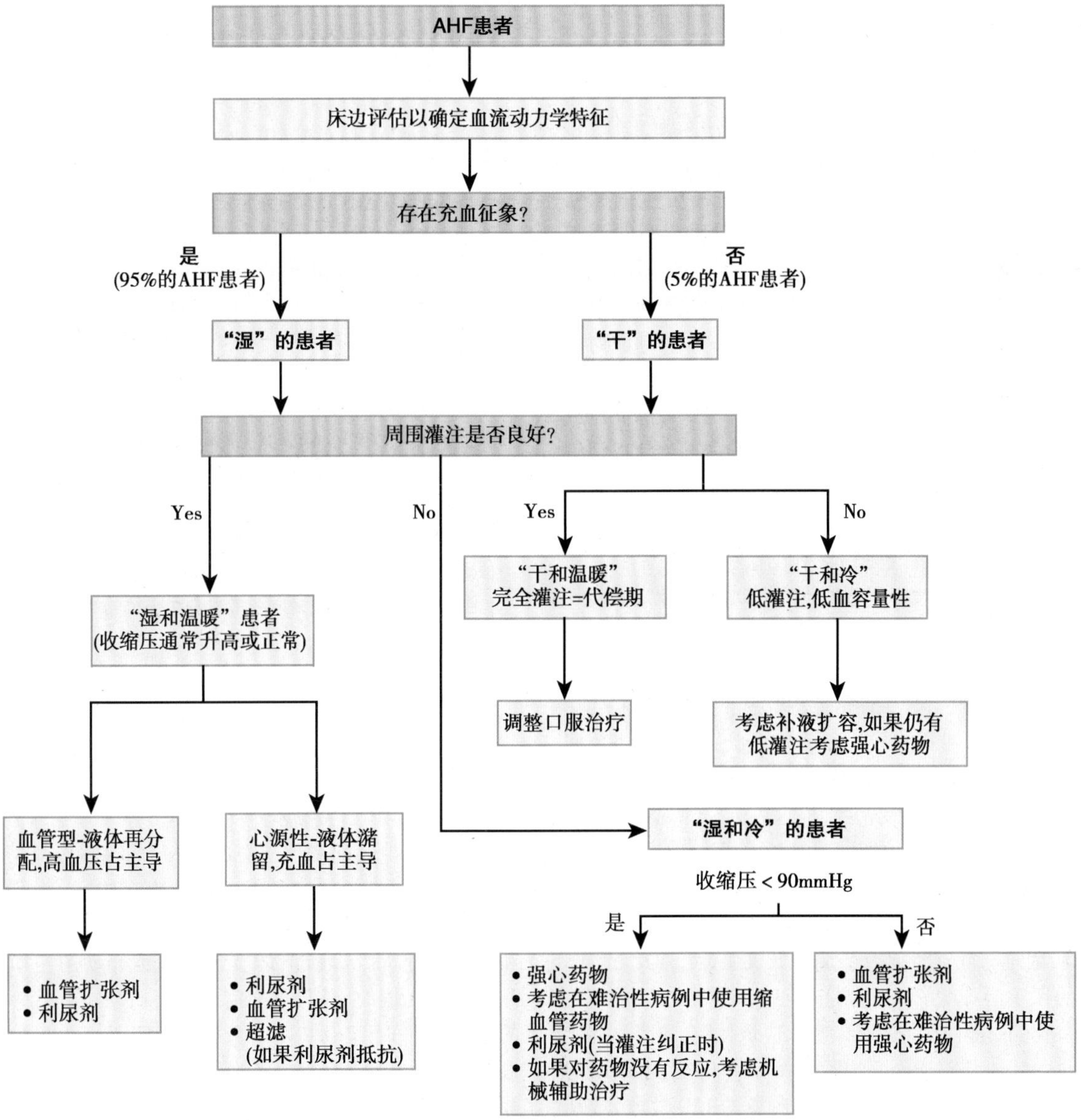

图 24.6 急性心力衰竭(AHF)住院患者基于充血和灌注的管理方案。(引自 Ponikowski P et al. 2016 ESC guidelines for the diagnosis and treatment of acute and chronic heart failure. The Task Force for the Diagnosis and Treatment of Acute and Chronic Heart Failure of the European Society of Cardiology (ESC). Developed with the special contribution of the Heart Failure Association (HFA) of the ESC. Eur Heart J 2016;37:2129-200.)

早期临床研究和荟萃分析表明，在心源性肺水肿患者中，持续气道正压通气（continuous positive airway pressure，CPAP）或无创间歇正压通气（noninvasive intermittent positive-pressure ventilation，NIPPV）可以改善症状和生理变量，减少有创通气的需要和减少死亡[47]。在一项关于心源性肺水肿的3项干预措施的临床试验（3CPO）对1 069例肺水肿患者进行了随机分组，分别为单纯吸氧组，CPAP组和NIPPV组[48]。CPAP或NIPPV与单纯吸氧组相比，尽管不能降低7天的死亡率或减少插管的需求，但在1小时的治疗后，患者的呼吸困难、心率、酸中毒和高碳酸血症均有改善。CPAP起始治疗时，呼气末正压（positive end-expiratory pressure，PEEP）设定为5到7.5cmH_2O，然后滴定到10cmH_2O，以缓解呼吸困难和改善SO_2。使用NIV的禁忌证包括立即需要气管插管（不能保持气道通畅、缺氧威胁生命）和患者不能配合（感觉改变、失去知觉、焦虑、无法忍受面罩）。

对心源性休克、肾衰竭和严重COPD的患者应谨慎。潜在的副作用和并发症包括焦虑、幽闭恐惧症、右心室功能恶化、呼吸道黏膜干燥、肾功能恶化、高碳酸血症、气胸和抽吸。所有患者中约4%~5%的人需要气管插管和机械通气[14,49]。吗啡对严重焦虑或窘迫的患者可能有用，但应谨慎使用或避免使用，特别是在低血压、心动过缓、房室传导阻滞或二氧化碳（CO_2）潴留的情况下。在一些回顾性分析中，吗啡的使用与机械通气、入住重症监护病房（ICU）、住院时间延长和死亡率的增加有关。

静脉利尿剂最常用于AHF的治疗；75%以上的急诊患者接受静脉利尿剂治疗，在ADHERE试验中入院第一次静脉注射时间平均为2.2小时[49]。有些容量再分配而非高血容量的患者可能仅从血管扩张中获益，但有症状的患者如果有与肺静脉高压或水肿相符的充血的客观证据，一般应接受紧急利尿剂治疗以缓解与充血有关的症状。初始治疗通常是单次静脉注射，剂量为患者慢性利尿剂治疗时口服剂量的1~2.5倍（见下文利尿剂）。在没有低血压的情况下，血管扩张剂在肺水肿和缺氧患者的初期治疗中起着重要作用。对于严重心源性肺水肿患者，早期开始静脉注射硝酸酯治疗已被证明可以减少机械通气和MI的发生率[50]。

在患者紧急处理后进行分诊评估，关键决定患者是否需要住院。尽管低风险的患者可以出院进行密切随访，但绝大多数因AHF到急诊就诊的患者都需要住院治疗[51]。虽然最初只有不到5%的HF患者在急诊观察室接受治疗，但这些专门的观察中心可以有效地减少住院、ICU和CCU的住院和相关的医疗费用，同时保证患者的治疗质量[52]。一般情况下，对于有证据表明严重的HF失代偿患者，建议住院治疗，包括：低血压、肾功能恶化或意识障碍；休息时呼吸困难与呼吸急促或严重的低氧血症（SaO_2），影响血流动力学的严重心律失常（通常是快心室率或新发的AF），ACS。在某些情况下，即使没有呼吸困难也应该住院，如明显的体重增加（≥5kg）、其他肺部或全身充血的症状和体征、新诊断的HF、HF治疗的并发症（例如，电解质紊乱，频繁的ICD放电）或其他情况[53]。

特殊的临床表现

房颤伴快心室率（见第38章）。快心室率的房颤是AHF患者中最常见的需要治疗的心律失常。很难确定AF是AHF的诱发因素，还是由于HF的逐步失代偿导致AF。虽然随着呼吸困难的减轻，心室率会下降，交感神经活性随之降低，但可能需要额外的治疗。除了不稳定的患者，一般不需要立即进行心脏复律，因为当患者仍然明显失代偿时，心脏复律与房颤的高复发率相关。对于收缩功能障碍的患者，可能需要静脉使用地高辛（没有旁道）、肾上腺素能阻滞剂或胺碘酮。对于有明显收缩功能障碍的患者，应避免使用地尔硫䓬和其他抑制心室功能的药物，但对功能保留的患者可能有效。

右心衰竭。AHF中右心室衰竭最常见的原因是左心功能障碍。孤立性右心室衰竭相对少见，通常由急性右心室梗死、急性肺栓塞或严重肺动脉高压引起。急性右心室心肌梗死引起的孤立性右心衰竭最好能早期再灌注治疗，而影响血流动力学的肺动脉栓塞可以溶栓治疗。通过优化中心静脉压（central venous pressure，CVP）和仔细监测液体负荷（目标CVP约10~12mmHg），以及在有创血流动力学指导下使用静脉强心药物增加右心室的收缩功能，也可能是必要的[54]。吸入（NO，前列环素类似物）或静脉使用（前列环素类似物，西地那非）可通过降低后负荷改善右心室功能。如果患者是机械通气，应通过适度的潮气量（约8ml/kg）和尽可能低的PEEP（<12cmH_2O）达到常氧和低碳酸血症，从而保持适度的平台压力。

急性冠脉综合征（见第58和59章）。ACS可能是AHF患者的潜在诱因，但如前所述，由于AHF中肌钙蛋白的高阳性率，诊断结果令人困惑。这些患者可能表现为胸部不适，与缺血一致的心电图改变，血清肌钙蛋白升高。ACS应尽快开始积极治疗。在无心源性休克的情况下，对于ACS和无症状的CAD患者应避免使用血管扩张药，因为实验数据表明，血管扩张药可导致缺血和冬眠心肌坏死。

心源性休克（见第59章）。心源性休克的特点是明显的低血压（SBP<80mmHg），持续时间超过30分钟，尽管有足够的LV灌注压力（PCWP>18mmHg）但心排血指数严重下降[通常<1.8L/(min·m^2)]，器官灌注不足。心源性休克在AHF中并不常见，在EHFS Ⅱ患者中发生率小于4%，其中有14人是心肌梗死。急性心肌梗死的机械并发症，如二尖瓣反流、心脏破裂合并室间隔穿孔或心包压塞，以及孤立的右心室梗死也可能造成心源性休克。这些患者可能需要静脉强心药或血管收缩剂，通过机械循环支持，如主动脉内球囊泵或左心室辅助装置，用于难治性病例，或作为心脏移植或其他机械干预的过渡。现在有许多新的方法提供血流动力学支持，这可能暂时稳定血流动力学，直到可以给予其他疗法（如持久的机械支持或移植）（见第29章）。

第二阶段：住院治疗

在住院阶段，管理AHF患者的目标是在完成初始的诊断和紧急治疗后，进一步优化患者血流动力学参数、容量状态及临床症状，并开始或优化慢性HF治疗。理想情况下，目标应该是重症监护时间和住院总时间（LOS）最短。监测每天体重、液体出入量，包括立位血压在内的生命体征，以及对症状和体征的日常评估是至关重要的。实验室监测应包括每日电解质和肾功能分析。诊断评估应包括超声心动图。如果怀疑缺血是引起失代偿的原因，可能需要对心肌缺血进行评估。饮食中的限制钠（每日2g）和限制液体（每日2L）可能有助于治疗充血，尽管限制钠和液体在这种情况下的作用越来越受到质疑[55]。AHF患者静脉血栓栓塞的风险增加是由于住院患者活动下降，除非有明确的禁忌证，否则所有患者都应采取静脉血栓栓塞预防措施。

大多数门诊药物应在住院治疗期间按现有剂量继续使用，应认识到AHF住院提供了一个回顾和优化慢性HF治疗的机会。虽然肾功能的改变可能需要调整剂量或暂时停用 RAAS 抑制剂，包括血管紧张素转换酶（ACE）抑制剂、血管紧张素受体阻滞剂（ARBs）、血管紧张素受体脑啡肽酶抑制剂（ARNIs）和/或醛固酮受体拮抗剂，但在可能的情况下应尽量避免这类情况。接受 β 受体阻滞剂治疗的患者与未接受 β 受体阻滞剂治疗的患者相比，其室性心律失常的发生率较低，LOS 指数较低，6 个月死亡率也较低。停用 β 受体阻滞剂的患者出院后门诊使用 β 受体阻滞剂明显减少，住院死亡率、短期死亡率和短期再住院和死亡率均有所上升，甚至在调整了潜在混杂因素后也是如此[56]。因此，除非存在明显的低血压或心源性休克，患者应在入院时继续接受 β 受体阻滞剂治疗。如果存在其他未治疗的情况（例如血运重建，适当人选考虑 CRT），那么住院期间应解决。AHF 住院阶段也是向患者提供教育和行为治疗的机会。患者应接受关于 HF 具体、明确的教育，包括特殊药物的适应证、出院后监测体重监测体液状态、利尿剂的自我调节、运动处方、营养咨询，以及可能的物理治疗和职业咨询。应积极地处理合并症，因为这些往往使 HF 治疗复杂化。住院也是将患者纳入合适的 HF 疾病管理计划的可能机会。

住院患者的心肾综合征

心肾综合征是 AHF 领域最大的治疗挑战之一（见第 98 章）。虽然目前尚无统一定义，但在 AHF 的背景下，心肾综合征常被定义为 HF 时由于进行性肾功能不全导致容量超负荷，导致药物抵抗和难治性 HF 的临床状态。除了临床或血流动力学充血的证据，一个常用的实际定义是血清肌酐增加超过 0.3mg/dl（或 GFR 下降 25%）。根据这一定义，大约有 25%～35% 的 AHF 患者出现心肾综合征，伴有较长的 LOS 和较高的出院后死亡率[26]。心肾综合征的定义强调了持续充血状态，因为多项研究表明，在成功去充血治疗过程中肾功能的改变通常是一过性的，与不良结局可能无关[29,57]。虽然心肾综合征的诊断可能很简单，但临床管理是一个挑战。由于血清肌酐水平可能具有误导性，因此在 AHF 患者中应计算 eGFR。如前所述，由过度利尿或低心排血量引起的动脉充盈不足似乎并不是引起肾功能恶化（WRF）最常见的原因，尽管低血压可能是一个重要因素[58]。肾功能逐渐恶化（BUN>80mg/dl 和肌酐>3.0mg/dl）或高钾血症可能需要停用 RAAS 抑制剂，但应考虑使用其他血管扩张剂，或静脉（硝酸甘油或硝普钠）或口服（硝酸异山梨酯和肼屈嗪）。通常需要增加利尿剂的剂量，尽管利尿剂的耐药性可能很严重。利尿剂耐受程度，有时被量化为利尿剂的有效性，与 LOS 增加和不良预后有关[59]。虽然在这种情况下通常会考虑超滤，但临床试验数据并不支持这种方法的有效性和安全性[60]。总的来说，对心肾综合征患者的管理仍然是 AHF 临床面临的主要挑战。

住院期间 HF 的恶化

传统对 AHF 患者住院过程的评估通常缺乏具体性，主要关注点是住院死亡率。然而，无论是从临床角度还是从研究角度，对于住院患者 AHF 治疗过程中患者临床“轨迹”的差异都越来越重视。很明显，不同的患者在 AHF 住院治疗过程中可能会有明显不同的临床过程，从相对简单的、HF 状态稳定改善的过程，到临床状态逐渐恶化的过程[8]。（图 24.7）。从根本上说，住院 HF 恶化（WHF）的概念包括临床恶化（以恶化的迹象和/或 HF 的症状为表现），需要加强治疗。不同研究关于 HF 恶化的定义不同，导致患病率从 5%到 42%不等，AHF 患者住院期间 WHF 导致更长的 LOS（最近的荟萃分析提示约 5 天）和出院后的不良预后（30～60 天的死亡率或 HF 再住院）增加 50%～100%[61]。正如预期的那样，不同严重程度的 WHF 意味着不同的风险，单纯增加利尿剂治疗的 WHF，与需要静脉强心药或机械循环或呼吸支持的 WHF 相比，基线风险增加较少。虽然 WHF 的定义仍在不断演变，但研究人员和监管者对将 WHF 作为 AHF 研究的临床试验终点的概念表现出极大的兴趣。WHF 是两个 AHF3 期研究的主要终点（TRUE-HF62 和 RELAX-AHF-263；见后文）。

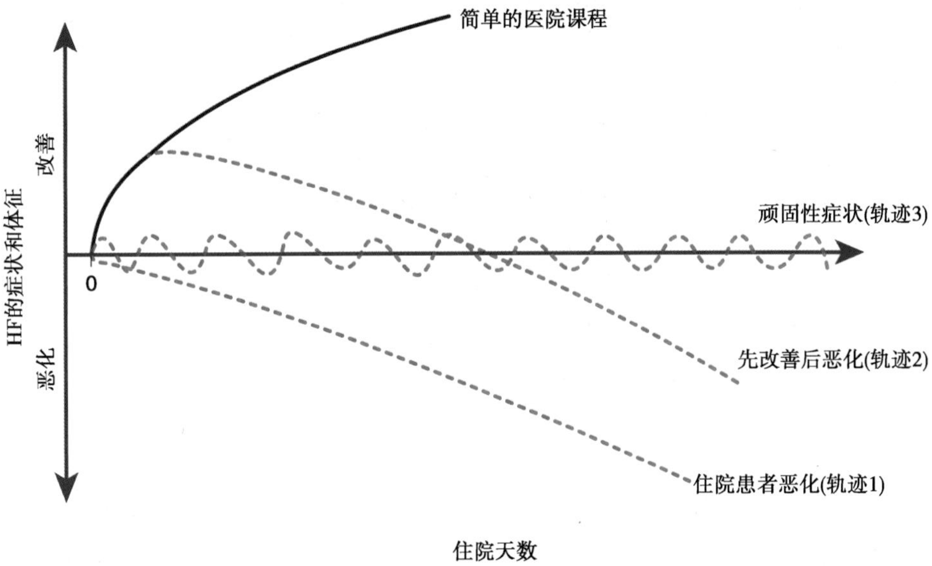

图 24.7 住院期间急性心力衰竭患者的各种临床轨迹。（引自 Butler J et al. In-hospital worsening heart failure. Eur J Heart Fail 2015;17:1104-13.）

第三阶段：出院前计划

出院前阶段的目标是评估出院准备情况，优化慢性口服治疗，减少治疗的副作用，最终防止短期再入院，改善症状和生存。尽管可能有相当大的压力需要使患者迅速出院，特别是在美国，但在出院前仔细优化医疗方案可能会降低随后再次入院的风险，并改善长期预后[64]。尽管大多数患者出现充血，但许多患者出院时体重并没有明显下降，现有数据表明出院时持续充血状态与再次住院的高风险有关[65]。同样，出院时 BNP 水平升高与出院后再次住院的风险有关[43]。出院前通过简单的动作，如爬一层楼梯或沿着走廊走下去，对心功能进行评估可能是一个简单而有价值的工具。已知的能够改善慢性 HF 长期预后的药物治疗，如 β 受体阻滞剂、ACE 抑制剂或 ARBs，以及盐皮质激素受体拮抗剂，应在住院期间、在血流动力学稳定的患者出院前尽早启动。最近批准的两种 EF 降低慢性 HF 的新疗法（沙库巴曲/缬沙坦和伊伐布雷定）存在关于如何在 AHF 过程中使用的不确定性。对于在 AHF 发作前已经长期使用这些药物治疗的患者，它们通常应在住院期间继续使用（如 β 受体阻滞剂和其他 RAAS 抑制剂）。到目前为止，没有数据支持在住院的 AHF 患者中初始使用这两种药物，尽管一些研究仍在进行中。出院前加用 β 受体阻滞剂增加了 60 天接受适当治疗的患者比例，也可能降低 60~90 天的死亡率。临床实践指南提供了考虑出院的一般标准，尽管仍需要大量的临床判断[66]（表 24.4）。

表 24.4 急性心力衰竭（HF）住院出院前的考虑

推荐用于所有 HF 患者
解决加剧因素
观察到接近最佳容量状态
从静脉输液到口服利尿剂的过渡顺利完成
完成患者和家庭教育，包括明确出院指导
LVEF 记录
戒烟辅导计划展开
接近最佳的药物治疗，包括血管紧张素转换酶抑制剂和-受体阻滞剂（用于 LVEF 降低的患者），或有文献证明的不耐受
门诊随访时间为 7~10 天
对于晚期 HF 患者或复发性 HF 患者应考虑
口服药物治疗稳定 24 小时
24 小时内不使用静脉血管舒张剂或正性肌力药物
出院前行走以评估治疗后的心功能
出院后管理计划（家中秤规模；探访护士或电话跟进服务一般不超过出院后 3 天）
有必要的话，可疾病管理转诊

第四阶段：出院后管理

HF 症状和体征的早期复发预示着容量过载的恶化和/或神经激素的激活，可能与 AHF 高再入院率[67]。因此，及时的干预可能可以防止容量过载和再入院的发生，至少有些 HF 的再住院似乎是可以避免的[68]。一系列研究也调查了出院后支持的好处，特别是以患者为中心的出院指导、过渡期教练、电话随访和早期医生随访，尽管这些研究结果在对结局的影响方面是混合的[69,70]。出院后最好在 7~10 天内安排随访，但对于高危患者应考虑更密集的随访（<1 周）。

治疗策略

改善充血

由于对流行病学和病理生理学的了解不够，以及现有治疗手段相对钝性，AHF 的治疗策略主要是经验性的（见图 24.6）。目前的方法主要集中在临床症状和血流动力学充血的治疗，减少对心肌或终末器官功能的不利影响，确定可能的诱因，并优化已证实的长期治疗。这种方法整合了患者临床表现的 3 个主要方面的信息：血压、容量状态和肾功能。

血压

血压反映血管张力与心肌泵功能的相互作用，是 AHF 中最重要的预后指标之一（见上文）。大多数患者出现血压升高，因此将受益于血管扩张剂治疗并能安全耐受。血管扩张剂通过减少静脉收缩、使中心容量在外周和内脏静脉系统重新分布来降低前负荷；通过减少动脉收缩来降低后负荷，从而改善心脏和肾功能。血管扩张剂是 AHF 合并肺水肿并且不伴有低血压和低心排血量（SBP>85~100mmHg 但周围或中心灌注不良，）患者主要治疗方法。一项系统回顾证实血管扩张剂可以改善短期症状，治疗安全，但没有数据表明对死亡率有影响[71]。然而，在一项有 4 953 名 AHF 患者参与的国际研究（ALARM-HF，75%接受 ICU/CCU 治疗），1 007 对基于倾向匹配队列分析，与仅接受利尿剂治疗的患者相比，接受血管扩张剂和利尿剂治疗的患者，提高院内生存率和降低院内死亡率达 7.8% 和 11.0%（$P=0.016$）[72]。有趣的是，在 SBP 小于 120mmHg 的患者中，这种生存差异尤为明显（图 24.8）。药物的选择取决于临床情况、当地实践和可行性（见后面的具体疗法）。

低血压（SBP<85~90mmHg）或周围灌注不足是 AHF 患者预后不良的征兆。治疗潜在的、可逆的病因，如 ACS、肺栓塞、和低血容量（很少）是必要的。低血容量性低血压，通常与过度利尿有关，在有症状 AHF 患者中不常见；可能存在未察觉的容量过负荷，尤其是在肥胖患者中，颈部静脉情况和腹水难以评估。如果有明显低血容量的证据，可以尝试在密切监护下"扩容"，尽管快速静脉输液可能加重充血症状。无症状性低血压，作为一个孤立的体征，在没有充血和周围或中心灌注不良，不需要紧急治疗。正性肌力药物可用于持续性症状性低血压或晚期收缩功能障碍导致的低灌注。ALARM-HF 研究对 954 组患者倾向性配对分析表明，静脉使用儿茶酚胺类药物与住院死亡率增加有关，；例如使用多巴胺或多巴酚丁胺的住院死亡率增加 1.5 倍，使用去甲肾上腺素（NE）或肾上腺素的住院死亡率增加 2.5 倍以上[72]。具体的正性肌力药物因国家和地方临床实践而异（具体见下文正性肌力药物）。在大多数患者中，侵入性肺动脉导管监测是不必要的，因为可以通过对尿量、血压和终末器官功能进行评估。通常应避免使用缩血管药物，如大剂量多巴胺、肾上腺素、异丙肾上腺素或去甲肾上腺素，除非是顽固性症状性低血压或低灌注。极少情况下，过量使用降低后负荷的药物会导致 AHF 入院，其临床表现类似于心源性休克或"假性脓毒症"，在这种情况下，可能需要谨慎使用缩血管药物。

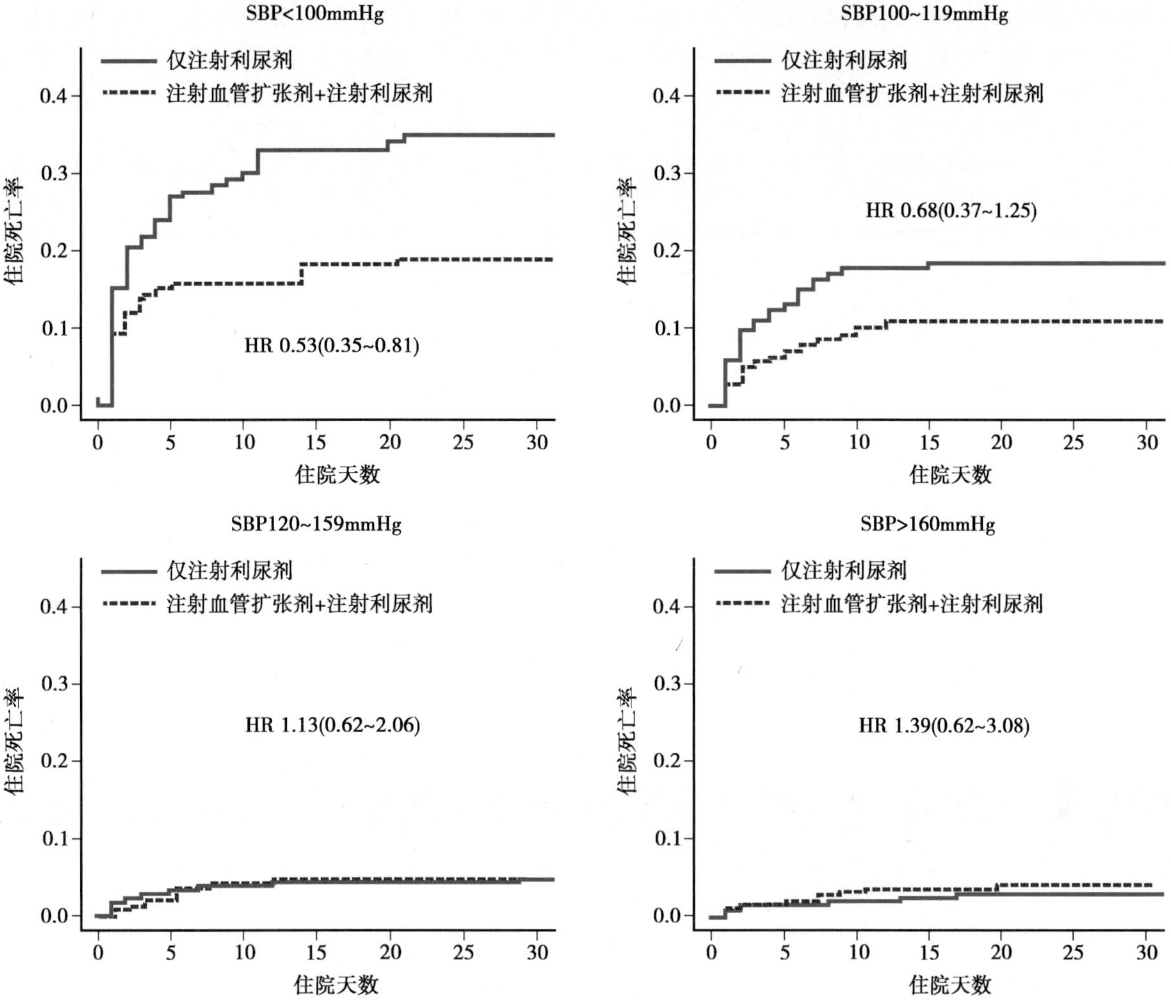

图 24.8 患者使用静脉血管扩张剂对不同收缩压患者住院死亡率的影响。SBP 范围从<100 到≥160mmHg。收缩压<100mmHg,患者的数量是 318。收缩压 100~119mmHg,患者数量是 334。收缩压 120~159mmHg,患者数量是 668。收缩压≥160mmHg,患者数量是 694。HR,风险比。括号中的值是 95%置信区间。(引自 Mebazaa A et al. Short-term survival by treatment among patients hospitalized with acute heart failure:the global ALARM-HF registry using propensity scoring methods. Intensive Care Med 2011;37:290-301.)

容量状态

大多数 AHF 患者有容量超负荷的证据,对于以容量超负荷为主要特征的患者,如有明显的周围水肿或腹水的患者,静脉使用利尿剂仍然是 AHF 治疗的基础。临床上有明显充血症状的患者体内通常有 4~5L 的多余液体,甚至超过 10L 的并不少见。利尿剂方案的选择受所需去除的液体量、速度以及肾功能的影响(见下一节)。利尿剂治疗通常能改善充盈压力高的症状和体征。然而,静脉血管扩张剂治疗可能提供更快速缓解具有明显症状患者的肺部充血。事实上,许多血压高的 AHF 患者可能只需要最小剂量的利尿剂。令人惊讶的是,在一项对 131 430 名 HF 患者的研究中,11%的患者在住院的头两天接受了 1L 的静脉输液,主要是生理盐水。与只接受利尿剂治疗的患者相比,接受静脉输液治疗的患者在随后的重症监护住院、插管、肾脏替代治疗和住院死亡方面的发生率增加[72]。因此,仔细注意容量状态是至关重要的,因为患者的充血症状可能会在持续血流动力学充血(即血流动力学充血)的情况下得到缓解。在血流动力学充血得到充分治疗之前出院似乎是再次住院的常见原因[74]。

肾功能

肾功能是当今治疗 AHF 患者方法的第三个主要方面(见第 98 章)。在肾功能正常的情况下治疗 AHF 通常并不复杂。利尿剂可按标准剂量服用,但肾功能、电解质和容量状态必须仔细监测。然而,大约三分之二的患者至少有中度肾功能不全[25]。这可能是由于先前存在的肾病,也可能是 HF 恶化的表现。肾功能异常通常与某种程度的利尿剂抵抗有关,可能需要更高剂量的利尿剂或其他策略(见后文,利尿剂)。前文讨论了在 AHF 治疗中肾功能恶化的重要临床问题——心肾综合征。

侵入性血流动力学监测的策略

肺动脉插管术(pulmonary artery catheterization,PAC)可能是一些 AHF 患者的有效治疗策略。PAC 是一种侵入性的操作,提供详细的血流动力学数据,包括直接评估充盈压和心输出量,计算肺和全身血管阻力。PAC 潜在的风险包括出血、感染、心律失常和罕见的灾难性事件,如肺动脉(pulmonary artery,PA)破裂或梗死。在

AHF 的日常管理中使用 PAC 一直是个有争议的话题。充血性 HF 及肺动脉导管有效性的评估研究(Evaluation Study of Congestive Heart Failure and Pulmonary Artery Catheterization Effectiveness, ESCAPE)是一项随机对照试验(RCT),433 例严重症状 HF 患者,随机分为接受临床评估和 PAC 指导治疗或单纯临床评估指导治疗[75]。在 ESCAPE 中,PAC 的使用并没有显著影响出院后前 6 个月存活天数(133 天和 135 天),死亡率(43 和 38),或者住院天数(8.7 和 8.3 天)。根据 ESCAPE 试验的结果,AHF 管理中 PAC 的使用已经下降;在 EHFS Ⅱ,只有 5%的患者在 AHF 住院期间使用 PAC。重要的是,ESCAPE 研究排除了临床医生对侵入性血流动力学测量没有把握的患者。对于特定的患者,尤其是休克或其他严重血流动力学损害,少尿或无尿,或血流动力学不清楚和治疗反应不佳的患者,PAC 的侵入性血流动力学评估仍可能发挥重要作用。在晚期 HF 患者 PAC 用于调整治疗,目标是左心室充盈压力(按 PCWP)小于 16mmHg,右心房压力小于 8mmHg,系统性血管阻力 1 000~1 200 dynes-sec/cm^{-5} 之间。

护理过程、结果和质量评估

大多数患者(80%)入院的第一个接触点是急诊科[76]。许多 AHF 患者可在 ED 中得到有效管理并安全出院,具体的护理和出院标准也在不断发展[77]。一旦 AHF 患者住院,世界范围内的医疗和护理方面似乎存在着巨大的地理差异。美国 ADHERE 注册研究中 23%的患者入 ICU 治疗,相似地欧洲注册研究中(EHFS Ⅱ)有高达 51%的患者接受 ICU 治疗。在不同地理区域的治疗时间的中位数也有显著差异,美国的 LOS 约为 4 天,欧洲是其两倍多(EHFS Ⅱ的中位数为 9 天),日本的中位数甚至更高(ATTEND 注册研究为 21 天)。LOS 的这些差异似乎不能完全用病例混杂或疾病严重程度的差异来解释。美国以外住院时间越长,短期再住院率就越低,尽管这种因果关系还没有完全建立起来。在美国,对于 LOS 的减少似乎伴随着出院后事件、死亡率和(尤其是)再住院的增加[78]。相比之下,在美国退伍军人医院,HF 住院治疗天数略有增加,而 30 天死亡率则显著下降[79]。

总的来说,AHF 的自然病程是住院死亡率相对较低,但出院后复发率较高(表 24.5)。AHF 住院患者死亡率在 3%到 7%之间;而心源性休克的患者,他们的住院死亡率大大增加(EHFS Ⅱ研究中是 40%)[14]。虽然住院死亡率很低,但 AHF 住院预示着许多患者临床病程严重恶化。EVEREST 研究,尽管在这样一项大型临床试验中对循证护理进行了密切关注,26%的入组患者在 9.9 个月的中位随访期内死亡。在所有死亡病例中,有 41.0%是 HF 引起的,26.0%是心脏猝死,2.6%是急性心肌梗死,2.2%是中风,13.2%是非心血管造成[80]。

表 24.5 所选试验和注册的急性心力衰竭患者的预后

研究	患者数	再入院	死亡率	
			住院期间	出院后
试验				
ASCEND-HF	7 141	30 天时 6%		6 个月时 13%
EVEREST	4 133	30 天时 12%	3%	9.9 个月时 26%
RELAX-AHF	1 161	60 天时 9%		6 个月时 9%
注册研究				
Lee(Canada)	4 031	N/A	8.7%	30 天 10.6%,1 年 31%
ADHERE(US)	187 565	N/A	3.8%	N/A
OPTIMIZE-HF(US)	41 267	60~90 天 30%	3.8%	60~90 天 8.0%
Tavazzi(Italy)	2 807	6 个月 38.1%	7.3%	6 个月 12.8%
EHFS Ⅱ(EU)	3 580	N/A	6.7%	N/A
ATTEND(Japan)	4 837	N/A	6.3%	N/A
Damasceno(sub-Saharan Africa)	1 006	60 天 9%(全因)	4.2%	6 个月 18%

再入院治疗的问题

HF 出院后再次住院率高已成为临床医生、政府和纳税人主要关注点。美国联邦医疗保险(Medicare)的索赔数据显示,老年患者的再住院率惊人,30 天的再住院率为 27%,而在年轻的非联邦医疗保险人群中,再住院率要低得多[81,82]。在许多队列中,6 个月内再次住院的比率接近 50%,特别是老年人。值得注意的是,大约有一半的再住院患者与 HF 无关,这凸显了 HF 患者合并症的总负担,以及以 HF 为中心的干预措施在影响事件发生率方面的挑战。在 EVEREST 研究中,仔细分析出院后再住院情况显示,46%为 HF,15%为其他心血管原因,39%为非心血管原因[80]。这些再住院是医疗支出的主要部分,在美国,每年用于 HF 的治疗费用超过 390 亿美元[4]。尽管存在争议,但降低 HF 患者再住院率已被确定为美国医疗保险和医疗补助服务中心(U. S. Centers for Medicare and Medicaid Services)等付费机构质量改善和成本控制方面的重点。因此,已经实施了与住院患者管理、出院计划和转诊有关的各种干预措施和倡议,试图降低 HF 再住院率,尽管这些做法的性质、实施和有效性在卫生系统中存在很大差异[83]。尽管做出了这些努力,但最近的证据表明对再住院治疗的影响甚微。还有一个不确定因素是多少比例的再住院治疗是可以避免的,尽管一项系统性的评估表明,四分之一或更多的再住院治疗是可以避免的[68]。到目前为止,只有在急性住院期间提高循证治疗(如β受体阻滞剂、ACE抑制剂)才能改善出院后的预后[64]。在充血得到充分治疗之前出院似乎是早期再入院的常见原因。在回顾性登记数据中,早期出院后随访也与较低的再住院率有关[70]。以远程医疗、疾病监测和疾病管理为中心的各种其他干预措施仍在积极调查中。

具体的治疗方法

利尿剂

袢利尿剂是AHF患者容量超负荷的主要药物治疗,通常能迅速缓解大多数患者的症状[85](见第25章)。袢利尿剂(呋塞米、托拉塞米、布美他尼和依他尼酸;表24.6)可产生高达25%的过滤后钠的分泌,静脉给药可避免生物利用度的变化,通常在30~60分钟内迅速起效。初步数据表明,在失代偿性HF患者中,遗传变异调节对呋塞米的反应[86]。根据DOSE研究结果,对于接受慢性口服利尿剂治疗、有潜在肾功能障碍或严重容量超载的患者,应考虑初始剂量约为门诊剂量的2.5倍。鉴于这些药物的剂量-反应曲线陡峭,滴定应迅速,剂量加倍,直到观察到有效的反应。如果存在明显的容量过载(>5~10L)或利尿剂抵抗,可考虑持续静脉输注。

尽管袢利尿剂在AHF中广泛使用,但在没有进行过严格对照的临床试验。袢利尿剂可能导致神经激素激活和电解质紊乱,并且在观察性研究中与WRF(肾功能恶化)风险增加和生存率降低有关,尽管最近的分析表明利尿剂暴露与30天全因死亡率或HF住院之间没有关系[87]。DOSE,一项随机双盲前瞻性研究,比较利尿剂在AHF中的策略[88]。使用2×2的析因设计,308名患者被随机分配到每天2次静脉注射呋塞米或持续静脉输注,同时又分为低剂量(相当于门诊口服剂量)或大剂量(口服剂量的2.5倍)。低剂量与高剂量相比,在共同一级终点即72小时肌酐变化和全面症状评估方面没有显著差异。高剂量组患者在72小时内呼吸困难缓解、液体丢失量大,但高剂量组患者出现肌酐短暂升高超过0.3mg/dl。总体而言,在DOSE临床试验连续输注和间歇性给药策略在结果上没有差异,说明在临床实践中,可以选择合适的方式达到所需的利尿作用。

表24.6 急性心力衰竭容量管理的治疗方法

容量超负荷严重程度	利尿剂	剂量/mg	注解
中度	呋塞米	20~40,或最高达口服剂量的2.5倍	有症状的患者最好静脉注射
	或布美他尼	0.5~1.0	根据临床反应滴定剂量
	或托拉塞米	10~20	监测 Na^+,K^+,肌酐,血压
重度	呋塞米	40~160,或口服剂量2.5倍,以5~40mg/h输注	静脉注射
	布美他尼	1~4/0.5~2mg/h 输注(最大2~4mg/h,至少2~4h)	布美他尼和托拉塞米的口服生物利用度高于呋塞米,但在AHF中静脉给药更好
	托拉塞米	20~100/5~20mg/h	
	超滤	200~500ml/h	调整超滤率以适应临床反应;监控低血压;考虑红细胞压积
袢利尿剂抵抗	加用氢氯噻嗪	25~50 每天2次	与袢利尿剂联合使用可能比单独使用高剂量袢利尿剂好
	美托拉宗	2.5~10 每天1次	如果肌酐清除率<30ml/min,美托拉宗更有效
	氯噻嗪	250~500mg 静脉注射 500~100mg 口服	
	螺内酯	25~50 每天1次	尽管可能不是很有效,螺内酯在肾衰竭和正常或低血钾患者中是最好的选择
碱中毒	乙酰唑胺	0.5	静脉注射
袢利尿剂和噻嗪类抵抗	加入多巴胺(扩张肾血管),多巴酚丁胺或米力农(强心药),超滤,如同时存在肾衰竭则血液透析		

利尿剂抵抗时，使用噻嗪类利尿剂阻断远端小管可显著增强利尿效果[89]。在袢利尿剂之前使用静脉氢氯噻嗪(500~1 000mg)或口服美托拉宗(2.5~10mg)是有效的措施，必须注意监测低血压、WRF和电解质紊乱，这些情况可能是严重的。非甾体消炎镇痛药可通过减少肾脏合成有扩血管作用的前列腺素降低利尿剂的疗效，应避免使用。如果低钾血症持续存在，应考虑使用保钾利尿剂协同利尿治疗，如螺内酯或依普利酮，特别是在高剂量时[90]，会有长期获益(见第25章)。

血管扩张剂

在无低血压的情况下，血管扩张剂可作为一线治疗，联合利尿剂治疗AHF患者，改善充血性症状[91](表24.7)。如前所述，在ALARM-HF研究中，使用利尿剂和血管扩张剂治疗的患者比单独使用利尿剂或强心药物治疗的患者住院存活率显著提高[72]。然而，最近一项对11 078名因AHF入院患者的分析表明，对7天、30天或365天内死亡没有获益[71]，这与一项系统性综述的结果一致。经过对数据的广泛审查，英国国家健康和护理卓越研究所发现没有证据支持在AHF患者中常规使用血管扩张剂[93]。然而，在实践中，血管扩张剂似乎可以缓解这些患者的症状。血管扩张剂可分为：①主要为静脉扩张，从而减少前负荷；②动脉扩张，减少后负荷；③平衡型血管扩张剂，对静脉和动脉系统共同作用。目前可用的血管扩张剂包括有机硝酸盐[硝化甘油(nitroglycerin，NTG)和硝酸异山梨酯]、硝普钠和奈西立肽。所有这些药物都是通过激活平滑肌细胞中可溶性鸟苷酸环化酶(sGC)而起作用的，导致细胞内环磷鸟苷(cyclic guanosine monophosphate，cGMP)浓度升高，进而导致血管舒张(见第23章)。对于前负荷或后负荷依赖的患者(如严重舒张功能障碍、主动脉狭窄、CAD)应慎用，因为这些药物可能导致严重的低血压。应经常监测血压，如果出现低血压症状，应停止用药。

表24.7 静脉血管活性药物治疗急性心力衰竭

静脉注射药物	初始剂量	有效剂量范围	注解
血管扩张剂			
硝酸甘油，硝酸甘油	20μg/min	40~400μg/min	低血压、头痛 连续使用24小时后的耐药性
硝酸异山梨酯	1mg/h	2~10mg/h	低血压、头痛 连续使用24小时后的耐药性
硝普钠	0.3μg/(kg·min)	0.3~5μg/(kg·min) [通常<4μg/(kg·min)]	注意活动性心肌缺血 低血压；氰化物副作用(恶心、烦躁)；硫氰酸盐的毒性；光敏感
奈西立肽	2μg/kg静脉推注，0.010~0.030μg/(kg·min)输注	0.010~0.030μg/(kg·min)	滴定：1μg/kg负荷，然后以最少每3小时增加0.005μg/(kg·min)的速率往上滴定，最大剂量至0.030μg/(kg·min) 低血压、头痛(低于有机硝酸盐)
强心药物			
多巴酚丁胺	1~2μg/(kg·min)	2~10μg/(kg·min)	强心和扩血管，低血压、心动过速、心律失常；死亡率?
多巴胺	1~2μg/(kg·min)	2~4μg/(kg·min)	强心和扩血管，低血压、心动过速、心律失常；死亡率?
	4~5μg/(kg·min)	5~20μg/(kg·min)	强心和缩血管，心动过速，心律失常，死亡率?
米力农	25~75μg/kg静脉推注(至少10~20分钟)，随后静脉输注	0.10~0.75μg/(kg·min)	扩血管和强心，低血压、心动过速、心律失常，肾排泄，死亡率?
依诺昔酮	0.25~0.75mg/kg	1.25~7.5μg/(kg·min)	扩血管和强心，低血压，心动过速，心律失常，死亡率?
左西孟旦	12~24μg/kg静脉推注(至少10分钟)随即静脉输注	0.5~2.0μg/(kg·min)	扩血管和强心，活性代谢物存在约84小时，低血压，心动过速，心律失常，死亡率?
肾上腺素		0.05~0.5μg/(kg·min)	缩血管和强心，心动过速，心律失常，末端器官灌注不足，死亡率?
去甲肾上腺素		0.2~1.0μg/(kg·min)	缩血管和强心，心动过速，心律失常，末端器官灌注不足，死亡率?

硝酸酯类

有机硝酸盐是 AHF 最古老的治疗方法之一。这些药物是有效的静脉扩张剂,能迅速降低肺静脉和心室充盈压力,较低剂量时能改善肺充血、呼吸困难和心肌氧需求。在较高剂量和存在血管收缩的情况下,硝酸盐也是动脉血管扩张剂,减轻后负荷和增加心输出量。硝酸盐相对于心肌内冠状动脉,对心外膜的选择性较强,增加冠状动脉血流,对伴有活动性心肌缺血的患者有用。硝化甘油的起始剂量通常是 20μg/min,每 5~15 分钟增量 20~μg/min 或翻倍进行剂量快速滴定。剂量滴定到症状缓解,但血压降低至少在平均动脉压达 10mmHg,同时 SBP 大于 100mmHg 可能更好。如果 SBP 在 90~100mmHg,硝酸酯类剂量可能需要减少;当 SBP 小于 90mmHg,常常需要停药。静脉使用硝酸盐在欧洲比美国更常见(EHFS Ⅱ研究 38%,ADHERE 研究 9%)[14,49]。有机硝酸盐也可以通过口服、舌下或喷雾方式进行,以便在建立静脉输液通道之前进行方便的紧急治疗。

有机硝酸盐的临床试验有限。与呋塞米或无创通气相比,早期使用高剂量硝酸酯有助于改善动脉氧合,并可能预防 AHF 的一些后果(MI,需要机械通气),尽管这些研究规模较小,而且不是双盲[50,94]。在一项旨在评估奈西立肽治疗失代偿 HF 患者静息性呼吸困难的研究中,143 名使用硝酸甘油治疗的患者,3 小时之内出现了轻微的 PCWP 下降且没有显著改善患者呼吸困难,但剂量非常低(42μg/min)[95]。在小的单因素亚组研究中,硝化甘油剂量在 3 小时内滴定至 155μg/min 的平均剂量,从 1 到 12 个小时出现 PCWP 显著下降(由基线下降 4 至 6mmHg),但到 24 小时时没有区别[96]。有机硝酸盐的主要限制是通常在 24 小时内产生耐受性。头痛是最常见的副作用(24 小时内 20%[95])。有症状的低血压(5%)也可能出现,但通常在硝酸盐治疗停止后就会消失。考虑到严重低血压的风险和潜在的灾难性后果,在使用硝酸盐之前,避免使用磷酸二酯酶 5 抑制剂(西地那非,他达拉非,伐地那非)。

硝普钠

硝普钠(SNP)能平衡地降低后负荷和前负荷,因为它的半衰期很短(几秒到几分钟),而且在后负荷显著升高(如高血压性 AHF)和中度二尖瓣反流的情况下特别有效。静脉给药时通常使用动脉内血压监测。SNP 剂量的滴定可以迅速改善症状,目标 SBP 是 90~100mmHg,侵入性 PACs 可能有助于实现其他血流动力学目标。建议在停药前逐渐减少 SNP 的剂量,以避免发生“反弹性高血压”。对氰化物代谢物的不适以及需要有创动脉血压监测的要求限制了这种高效治疗方法的使用,在欧洲和美国只有不到 1%的 AHF 患者使用[14,49]。

硝普苷是一种快速代谢成一氧化氮和氰化物的前药,无致心律失常作用,可通过减轻后负荷和壁张力来改善心肌对氧的需求,无明显的电解质紊乱,很少有毒性。尽管效果强,严重的低血压并不常见的,且能迅速解决。然而,我们注意到心肌内血管的明显扩张,可能引起冠状动脉窃血现象;因此,对于活动性心肌缺血患者不推荐使用硝普钠。最常见的副作用与氰化物代谢物有关,包括恶心,腹部不适,感觉分离,烦躁不安。氰化物在患者体内很少累积,但肝脏功能受损和剂量大于 250μg/min 使用超过 48 小时增加这种风险。硫氰酸代谢物在中度到重度肾功能不全患者且持续大剂量(通常>400μg/min)滴注后累积,通常与治疗 AHF 无关。氰化物的水平可以测量,但结果很少及时返回。目前还没有关于 AHF 患者硝普钠的随机研究,尽管多项研究证实 PCWP(15mmHg)显著降低,心输出量显著增加,与利尿、尿钠增多和神经激素激活减少有关。一项对 175 名因 AHF 入院的患者分析,静脉注射 SNP 与硝普苷相比,尽管在基线时血流动力学状况较差,但血流动力学改善、住院期间正性肌力药物使用减少、WRF 发生减少以及出院后全因死亡率降低更明显[97]。

奈西立肽

奈西立肽(重组人 BNP)与内源性 BNP 相同,在静脉和动脉血管中引起明显的血管扩张,导致静脉和心室充盈压力显著降低,心输出量轻微增加。与其他血管扩张剂一样,奈西立肽可能会降低利尿需求,但在临床研究中,关于明显的直接“利钠”作用的证据有限。奈西立肽可用于治疗休息时或轻微活动时即呼吸困难的急性失代偿性充血性 HF(CHF)患者,但不应替代利尿剂,可起到增强利尿效果、保护肾功能或提高生存率的作用。奈西立肽推荐起始剂量为 2μg/kg,后以 0.01μg/(kg·min)维持。药物剂量的滴定上限临床试验经验有限,但对于有容量过负荷和血压足够的患者,可以考虑滴定至上限。奈西立肽对血流动力学有明显的影响,不需要频繁调整剂量,且没有耐药性,但与其他更便宜、更容易滴定的药物相比,它的高成本和缺乏除此以外的明确疗效,限制了它的使用。在 VMAC 试验(The Vasodilation in the Management of Acute CHF trial)中,489 名失代偿性 CHF 和休息时呼吸困难患者随机分为安慰剂、硝化甘油或奈西立肽组[95]。3 小时后,与硝化甘油和安慰剂相比,使用奈西立肽的患者 PCWP 显著降低,与安慰剂相比呼吸困难有所改善(与硝化甘油没有区别)。对 RCT 数据的汇总分析表明,奈西立肽可能与 WRF 风险增加以及死亡率增加有关。为了解决这些问题,ASCEND-HF 临床试验将 7 141 名 AHF 患者随机分配到奈西立肽或安慰剂治疗 24~168 小时[98]。在 30 天时,两组 HF 的复合终点死亡或再住院时间无差异。与安慰剂相比,对呼吸困难有轻微的临床效果,一般不被认为具有重要的临床意义(图 24.9)。奈西立肽的使用对 WRF 没有影响,但与血压升高有关。另一项小型研究(ROSE-AHF)招募了 360 名接受 AHF 治疗的患者,专门评估低剂量奈西立肽对充血和肾功能的影响[99]。在该研究中,尽管奈西立肽与更多的症状性低血压有关,但它对尿量或 cystatin C 或其他反映充血减轻、肾功能或临床结果的次要终点没有任何有益的作用。

奈西立肽是通过与鸟苷酸环化酶受体结合(NPR A 和 B)发挥其活性,引起 cGMP 介导的血管舒张。尽管半衰期相对较短(18 分钟),但低血压时间可能延长(>2 小时)[95],在恶病质患者中更常见。因此,奈西立肽的使用应仅限于有充血性症状和体征的患者。头痛也会发生,但比硝化甘油少。奈西立肽的其他作用包括神经激素拮抗,降低血管升压素、醛固酮和交感神经张力,改变肾内血流动力学和肾小球滤过。奈西立肽不能改善肌酐升高的 AHF 患者尿量或肾功能[99]。

强心药物和正性肌力药物

强心药物(具有血管舒张性的正性肌力药物)通过 cAMP 介导的收缩增加心输出量,通过血管舒张减少 PCWP[100](表 24.7)。然而,文献记录和 AHF 患者试验的回顾性数据表明,即使短期(数小时到数天)静脉注射正性肌力药物(除地高辛外)也有显著的副作用,如低血压、房性或室性心律失常,增加住院时间[72]以及可能的长期死亡率[101]。冠心病患者由于冠状动脉灌注减少,心肌氧需求量增加,可能导致心肌缺血和损伤,发生不良事件的风险更高。因此,这些药物仅仅在低灌注的特定情况下使用,如当其他干预措施不适当或失败时。这些药物的使用应仅限于 EF 降低的患者,如出现充血和器官灌注不足征象,即 SBP(<90mm Hg)或低心

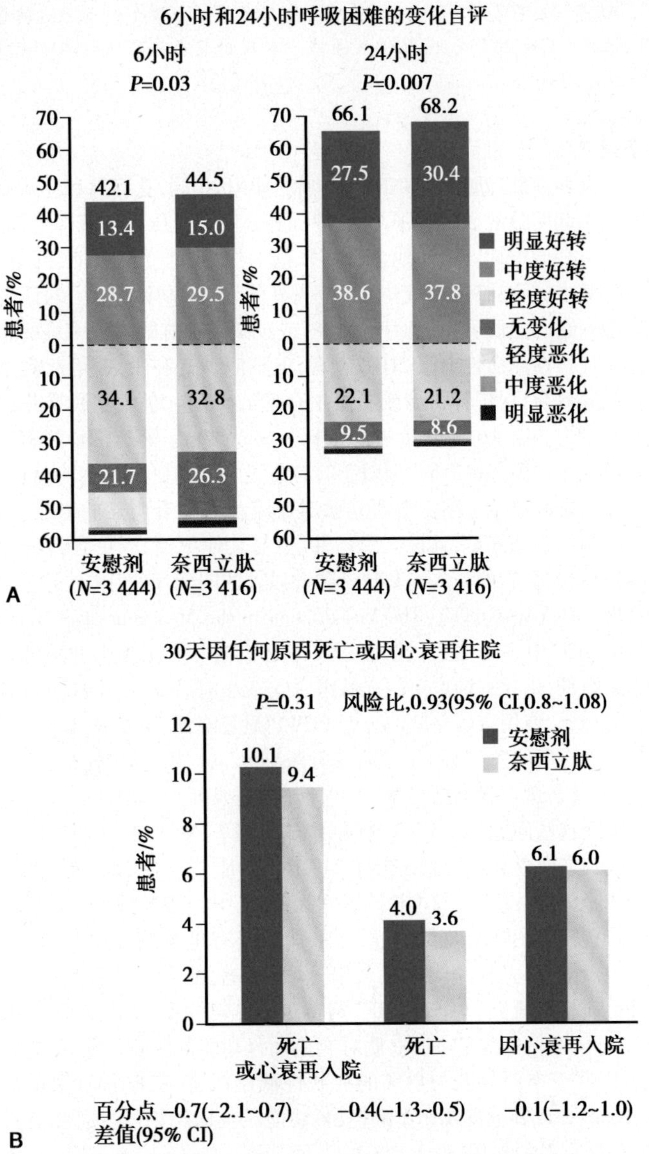

图 24.9 6 小时和 24 小时呼吸困难的变化(A)和 30 天的主要临床终点(B)。在 A 中,高于虚线的数字表明,接受研究治疗后,报告有明显或中度好转的患者的总体比例(用虚线以上的百分比表示的那些)。(引自 O'Connor CM et al. Effect of nesiritide in patients with acute decompensated heart failure. N Engl J Med 2011;365:32-43.)

排血量,如淡漠或尿量减少[10,53]。尽管这样,在某些地区正性肌力药物仍经常用于 HFpEF 患者。AHF 正性肌力药物应在密切血流动力学监测下使用,并在器官灌注恢复后立即停止。所有这些药物可能会延长房室传导,导致房颤伴快心室率。此外,在心源性休克患者中静脉注射正性肌力药物可作为临时治疗以防止血流动力学崩溃或作为这些患者等待更明确的治疗如机械循环支持,心室辅助装置(VAD),或心脏移植的过渡治疗。在北美和欧洲的登记注册人群中,大约有 15%和 25%的患者接受了正性肌力药物治疗,尽管临床证据等级低,但这些药物的使用存在明显的地区差异[102]。

多巴酚丁胺

在欧洲和美国,多巴酚丁胺是最常用的正性肌力药物,尽管有证据表明它会增加死亡率[103,104]。多巴酚丁胺的剂量 1~2μg/(kg·min)可能改善心源性休克患者的肾灌注,尽管对于更明显灌注不足的患者可能需要更高剂量[5~10μg/(kg·min)]。注射超过 24~48 小时可能会发生快速抗药反应,部分原因是受体脱敏。一般而言,在显著低血压和显著肾功能障碍患者首选多巴酚丁胺(或多巴胺),而非经肾排泄的米力农。β 受体阻滞剂治疗将产生竞争拮抗多巴酚丁胺的影响,因此可能需要大剂量多巴酚丁胺[10~20μg/(kg·min)]才能达到所需的血流动力学效应。应该在连续血压心率监护下应用最低有效剂量的多巴酚丁胺。患者应逐渐戒断多巴酚丁胺,并在每次调整剂量后重新评估临床状况。对后负荷降低药或利尿剂的临时调整可能有助于停药。

多巴酚丁胺是 β_1-和 β_2-肾上腺素能受体的激动剂,对受体有多种作用(见第 22 章)。β 受体通过增加细胞内 cAMP 和钙浓度以及激动电压敏感的钙通道从而增强心肌变力性和变时性。在小剂量时,β_2 和 α 受体的激活会引起血管舒张,导致主动脉阻力降低和全身血管阻力降低,后负荷减少,间接增加心输出量。大剂量时,随着静脉容量减少和右心房压力增加而出现血管收缩。多巴酚丁胺的不良反应包括心动过速、快心室率房颤、增加房性和室性心律失常、心肌缺血、可能由于直接毒性作用和诱导细胞凋亡而导致心肌细胞坏死[105]。

多巴酚丁胺的血流动力学和其他影响已经有了研究,但关于 AHF 患者只有一个安慰剂对照随机试验。尽管存在一些方法学上的担忧,但在 CASINO 研究中,多巴酚丁胺与安慰剂相比可显著增加死亡率,这与其他研究结果一致[109]。

多巴胺

在美国和欧洲,多巴胺的使用频率和多巴酚丁胺一样高,作为一种血管扩张剂,对扩张肾脏血管可能有作用。多巴胺是 NE 合成的前体,是肾上腺素能受体和多巴胺能受体的激动剂,也是 NE 摄取的抑制剂,多巴胺的不同剂量具有复杂的作用,随着剂量的不同而有明显的差异。初始应用多巴胺会导致 NE 的快速释放,这可能会导致心动过速,以及房性和室性心律失常。此外,中高剂量的多巴胺可导致明显的血管收缩,加重 HF 和低灌注。患者应该从这些剂量逐渐减量到 3~5μg/(kg·min),然后停药,避免小剂量多巴胺对低血压患者的潜在影响。

小剂量多巴胺[≤2μg/(kg·min)]可以特定扩张肾、内脏和脑动脉,可能选择性地增加肾血流量,以及在直接远端小管利尿促进尿钠排泄。对 60 名因 AHF 而入院的患者进行的 DAD-HF 研究表明,小剂量呋塞米和小剂量多巴胺的联合使用,与大剂量呋塞米相比,可改善肾功能和保持血钾稳态[106]。然而,对 161 名患者进行的 DAD-HF Ⅱ 研究发现,在呋塞米中添加低剂量多巴胺没有任何益处[107]。在对 360 名 AHF 住院患者进行的 ROSE-AHF 研究中,低剂量多巴胺在 72 小时内没有增加尿量,也没有提高 cystatinc C 浓度,但与安慰剂相比确实降低了低血压和增加了心动过速[99]。因此,似乎没有迹象表明低剂量多巴胺治疗可以改善肾功能。中等剂量多巴胺[2~10μg/(kg·min)]使 NE 释放增加,刺激心脏受体使心肌收缩力增强,并轻度刺激周围血管收缩受体。由于正性肌力作用在很大程度上依赖于心肌儿茶酚胺的储存,这种储存通常在终末期 HF 患者中被耗尽,多巴胺在严重收缩功能障碍患者中不具有正性肌力作用。大剂量多巴胺[10~20μg/(kg·min)]由于 α_1 受体激活,导致外周和肺动脉血管收缩。这个剂量对下肢和末梢器官缺血有显著的危险,应谨慎使用。

肾上腺素

肾上腺素是一种完全 β 受体激动剂和具有平衡血管舒张和血

管收缩作用的强力正性肌力药物。肾上腺素在不依赖心肌儿茶酚胺储备的情况下直接增加心肌收缩力，使肾上腺素成为治疗心脏移植去神经化患者的有效药物。

磷酸二酯酶抑制剂

环腺苷酸(cyclic adenosine monophosphate，cAMP)是一种普遍存在的信号分子，它能增加心肌细胞的变力性、变时性和心肌舒张速度，并导致血管平滑肌舒张(见第22章)。磷酸二酯酶(phosphodiesterase，PDE)Ⅲa在心脏和血管平滑肌中被分隔，它通过将cAMP降解为AMP来终止cAMP的信号活动。许多PDE Ⅲa的特异性抑制剂，如米力农和氨力农，通过增加心肌和血管平滑肌细胞cAMP浓度改善特定器官血流动力学。理论上，亚细胞定位可以使低剂量的高特异性PDE抑制剂在不增加心率的情况下增加心肌收缩力。作用机制与肾上腺素能受体无关，绕过受体下调、脱敏和β受体阻滞剂的拮抗作用。虽然研究表明，磷酸二酯酶抑制剂与多巴酚丁胺相比，在给予β受体阻滞剂治疗的患者，应用PDE抑制剂血流动力学有所改善，但多巴酚丁胺作用的局限性在临床上并不具有代表性。此外，这种机制允许与β受体激动剂如多巴酚丁胺协同作用。这种联合治疗对左心室收缩功能严重下降的患者可能有用。PDE抑制剂引起明显的周围和肺血管舒张，减少后负荷和前负荷，同时增加心肌收缩力。这些作用使PDE抑制剂非常适合于左心室功能障碍和肺动脉高压患者或移植后患者。

米力农。虽然PDE抑制剂最常用，但在ADHERE研究[49]中只有3%的患者接受了米力农治疗，而在EHFS Ⅱ研究[14]中只有不到1%的患者接受了米力农治疗。初始负荷剂量为10~20分钟25~75μg/kg，但在临床实践中负荷剂量通常省略。初始治疗0.10~0.25μg/(kg·min)，向上滴定到产生血流动力学效应。消除半衰期为2.5小时，药效半衰期超过6小时，剂量上调后的效应至少出现在剂量调整后15分钟。同样由于这些药代动力学，长期使用米力农的患者可能会延迟病情恶化，因此应在停药后至少观察48小时。米力农是经肾排泄，需要在肾功能不全的情况下调整剂量或用多巴酚丁胺替代。米力农有许多副作用，包括低血压和房性、室性心律失常。在OPTIME-CHF(关于通过静脉注射米力农治疗慢性HF加重的前瞻性试验结果)中[108]，951例收缩性HF加重不需要静脉正性肌力药物的患者被随机分配到米力农或安慰剂组。60天因心血管原因住院的主要终点无差异，但米力农治疗患者持续低血压和新发房性心律失常显著增加。此外，之后的一项亚组分析表明，接受米力农治疗的缺血性HF患者死亡率增加[101]。本研究强调了在选择PDE抑制剂治疗AHF患者时必须谨慎。

依诺西酮。这种PDE Ⅲa抑制剂在欧洲有售。依诺西酮剂量基本上是米力农的十分之一，负荷剂量是10~20分钟推注0.25~0.75μg/kg，随后以1.25μg/(kg·min)速度输注。依诺西酮在肝脏被广泛代谢为能被肾脏清除的活性代谢物，因此在肾功能不全或肝功能不全的情况下应减少剂量。同时，前面的论述也适用于这种PDE抑制剂。

左西孟旦

左西孟旦是一种新型药物，通过和钙依赖性(收缩期)肌钙蛋白C结合和激活血管平滑肌钾通道，增加心肌肌丝钙敏感性，增强心肌收缩力，并产生外周血管舒张。左西孟旦也有一些PDE抑制剂的作用，有些人认为这是增强心肌收缩力的原因[109]。EHFS Ⅱ研究中近4%的患者给予了左西孟旦治疗，在40多个国家(美国除外)都有使用，在没有严重低血压的情况下，左西孟旦用于左心室收缩功能下降和严重低血压导致低灌注的患者。虽然可以在大于10分钟内给予12~24μg/kg的负荷量，但许多临床医生常直接给予0.05~0.10μg/kg持续滴注，滴定上限是0.2μg/(kg·min)。在临床试验中，左西孟旦显著提高了心输出量，降低了PCWP和后负荷，改善了呼吸困难。左西孟旦的强效血管舒张作用可引起明显的低血压，通过保持充盈压力可以降低这种风险[100]。左西孟旦有一种活性的乙酰化代谢物，半衰期超过80小时，使其在停止输注后的数天内具有血流动力学效应。

早期的临床研究表明，与安慰剂和多巴酚丁胺相比，左西孟旦可以减少心律失常，提高生存率。REVIVE-Ⅱ研究(Randomized Multicenter Evaluation of Intravenous Levosimendan Efficacy Versus Placebo in the Short Term Treatment of Decompensated Heart Failure，一项随机多中心研究，评价短期静脉注射左西孟旦与安慰剂治疗失代偿性HF)有600名患者参与，左西孟旦治疗与安慰剂组相比，临床症状显著改善，连续BNP下降，住院LOS减少，但也有更多的低血压、房颤、室性异位节律，14~90天的早期死亡率无显著增加[110]。SURVIVE研究(Survival of Patients with Acute Heart Failure in Need of Intravenous Inotropic Support trial)入选1 327例有低心排血量的证据，尽管给予利尿剂和血管扩张剂仍然存在静息时呼吸困难的收缩功能障碍患者随机分为左西孟旦组和多巴酚丁胺组。与多巴酚丁胺相比，左西孟旦组并未降低180天的死亡率，但AF的发生率更高，AHF恶化的发生率更低[111]。

缩血管药物

这些药物主要用于有明显低血压尤其是中央器官灌注明显不足的患者。缩血管药物将以牺牲周围灌注和增加后负荷为代价，重新分配心输出量。去甲肾上腺素是β_1和α_1受体的有效激动剂，是β_2受体的较弱激动剂，导致明显的血管收缩。一般来说，NE是心源性休克首选的缩血管药物[10]。在SOAP Ⅱ试验中，1 679名休克患者随机选择多巴胺或NE，其死亡率升高无统计学差异，多巴胺显著增加心律失常[112]。在包括280名心源性休克在内的亚组分析中，NE与多巴胺相比提高了生存率。去氧肾上腺素是一种选择性受体激动剂，具有很强的直接收缩动脉血管作用。这种药物可用于严重低血压患者，特别是当低血压与全身血管舒张有关，而不是与心排血量减少有关。如上所述，多巴胺也有血管收缩作用。这些药物均可引起末梢器官灌注不足和组织坏死。

其他药物治疗

地高辛。地高辛能在不增加心率或降低血压的情况下迅速改善血流动力学，可考虑在低心排血量引起的低血压患者中使用。地高辛可用静脉注射，初始剂量为0.5mg。应缓慢给药，因为快速给药可能引起全身血管收缩。在初次给药后，应在第一次给药后至少12小时口服或静脉给药0.25mg。对于仍有HF体征和症状的患者，除其他治疗外，地高辛治疗应继续进行，其血清浓度因低于1ng/ml。缺血、低钾血症或低镁血症可能增加洋地黄中毒的可能性，即使是在治疗剂量。地高辛不应用于中度至重度肾功能损害、持续缺血或严重房室传导阻滞患者。

精氨酸升压素拮抗剂。精氨酸升压素(arginine vasopressin，AVP)又称抗利尿激素，是血浆渗透压的主要调节因子。抗利尿激素水平在急性和慢性HF中都过高，被认为在HF的病理生理学中起着重要作用。特别是，抗利尿激素似乎是HF患者低钠血症发生的主要原因。

对于AHF、容量过负荷、持续低钠血症风险或存在认知症状的患者，可考虑使用AVP拮抗剂短期改善血钠浓度。目前可用的AVP拮抗剂有托伐普坦(口服，选择性V_2受体拮抗剂)和考尼伐坦(V_{1a}/V_2受体拮抗剂)。虽然这两种药物都已被批准用于治疗临床上显著的高血容量和正常容积的低钠血症，但它们并没有被证明能改善 HF 的长期预后，目前也没有被批准用于这一适应证。EVEREST(The Efficacy of Vasopressin Antagonism in Heart Failure Outcome Study with Tolvaptan)是一项国际试验，评估了 4 000 多名 AHF 和 EF 下降的患者。在 AHF 标准治疗中加用托伐普坦可适度改善住院期间的体征和症状，并在不影响肾功能、心率或血压的情况下适度减轻体重，但长期使用托伐普坦不影响出院后存活率和再入院率[114,115]。最近的两项小型双盲研究表明，在 AHF 中使用托伐普坦和安慰剂进行短期治疗，并没有显示出有重要的临床益处[116]。在 AHF 患者中，在标准治疗中添加考尼伐坦可增加尿量，但体征/症状没有明显改善或体重没有下降[117]。

钙通道阻滞剂。没有明显的负性肌力作用的 CCBs，如尼可地平和 clevidipine，可能对 AHF 患者有潜在的作用，尤其当这些患者伴有严重的高血压，其他治疗方法也难以奏效的时候。一项针对 104 名表现为肺充血的合并高血压的 AHF 患者的研究中，与标准治疗相比，clevidipine 迅速控制了血压并改善呼吸困难[118]。

其他非药物治疗

超滤

外周超滤是一种有效的去除 HF 患者体内钠和水的方法。超滤的理论优势在于去除等渗液体，从而获得更大、更可靠的去盐效果，可能不像利尿剂那样激活神经激素[85]。超滤的潜在限制包括需要大口径静脉通路、全身性抗凝，以及增加与设备管理相关的护理。虽然理论上很有吸引力，但超滤在 AHF 中的正确使用仍不确定。

超滤和静脉利尿剂治疗急性失代偿性 HF 患者的临床试验(Ultrafiltration Versus Intravenous Diuretics for Patients Hospitalized for Acute Decompensated Heart Failure，UNLOAD)随机选取了 200 名 AHF 患者，在首次出现症状后 24 小时内进行静脉超滤或接受标准治疗。接受超滤的患者 48 小时内体重明显减轻，但呼吸困难或肾功能没有改善[119]。有趣的是，超滤处理后 90 天的出院后事件减少了，尽管数字很小。最近的研究评估了超滤在 HF 中的最佳时机。在一项观察性研究中，63 名患者持续充血，难以接受改善血流动力学的强化药物治疗，缓慢的持续超滤可使血流动力学得到改善，但与随后转向肾脏替代治疗的高发生率和高住院死亡率相关[120]。急性失代偿性 HF 患者的心肾联合研究(Cardiorenal Rescue Study in Acute Decompensated Heart Failure，CARRESS)将 188 名 AHF、WRF、且存在持续充血状态的患者随机分组，强化药物组(静脉使用利尿剂使尿量达到 3~5L/d，为达到目标尿量可加用静脉血管扩张剂或强心药物)或超滤(液体清除率 200ml/h)[60]。超滤可以使体重减轻(约 5.5kg)，但与标准治疗相比，可导致肌酐水平增加，并与更严重的不良事件有关，特别是肾衰竭、出血并发症和静脉导管相关并发症。CARRESS 研究纳入了高危人群，其 60 天的综合死亡率或再住院率大于 50%。AVOID-HF 研究(Aquapheresis Versus intrapheresis Diuretics and hospitalization for Heart Failure)计划纳入 810 名患者，但在 224 名患者注册后提前终止。尽管权重不够，但有趋势显示与静脉利尿剂相比，超滤组首次发生 HF 事件的时间更长，HF 和心血管事件更少[121]。肾功能方面无差异，但更多的超滤患者出现不良反应。

高渗生理盐水。在使用大剂量呋塞米、钠和液体限制的患者中应用高渗盐溶液(HSS，3%)可能改善利尿剂敏感性和临床反应。SMAC-HF 研究随机选择 1 771 名因 AHF 住院的患者，采用单盲策略：HSS(150ml 3%生理盐水)加速尿(250mg 静脉滴注，每日两次)和钠限制为 120mmol/d，呋塞米(250mg 静脉滴注，每日两次)和钠限制为 80mmol/d；两组均每天摄入 1 000ml 液体[122]。出院后，HSS 组继续维持 120mmol Na/d；第二组继续维持 80mmol Na/d。在 HSS 组中，LOS 降低，肌酐清除率增加，再入院率降低，生存率提高。这些数据是耐人寻味的，但它们受到了非盲研究设计和出院后管理潜在混乱的限制。在临床应用之前，需要更大的、前瞻性的、双盲试验来进一步评估这种治疗方法。

新疗法

关于 AHF 新疗法的大部分大型临床试验在疗效和安全性方面都是负面的(表 24.8)。对此提出了多种可能的解释，包括缺乏药物疗效、患者选择、治疗时机和终点[123]。然而，鉴于 AHF 的不同病理生理学，期望单一药物使所有 HF 患者获益可能是不现实的。在 AHF 的治疗中，仍然存在着需求显著未被满足的部分，包括具有已被证实临床获益的血管扩张药物、改善心肌性能而不产生显著副作用的药物以及改善或保护肾功能的药物。有许多有趣的化合物正在研发和临床评价中。

表 24.8 急性心力衰竭(AHF)患者的临床试验选择

试验	治疗	人群	结果
VMAC(2002) *n*=489	奈西立肽(起始以 2μg/kg，0.01~0.03μg/(kg·min)维持 24 小时到 7 天)，vs 安慰剂(仅在第一个 3 小时)vs 硝酸甘油(NTG，24 小时到 7 天)	静息时呼吸困难 72 小时内≥2 个 HF 体征 胸部 X 线片伴肺水肿	PCWP 的变化，在 3 小时(1°)：-5.8mmHg，Nes；-3.8mmHg，NTG；-2mmHg，安慰剂(P<0.001)；在 24 小时：-8.2mmHg，Nes；-6.3mmHg，NTG(P<0.04) 呼吸困难的自我评估，在 3 小时，Likert(1°)：Nes vs 安慰剂，P=0.03；NES vs NTG，P=0.56；在 24 小时：NTG vs NES 相比，P=0.13 整体临床状态的自我评估，3 小时：Nes vs 安慰剂，P=0.07；Nes vs NTG，P=0.33；24 小时：NTG vs Nes，P=0.08
OPTIME-HF(2002) *n*=951	米力农[0.5μg/(kg·min)，滴定至 0.75]与安慰剂对照，48~72 小时	发病 48 小时内 已知的收缩性 HF LVEF≤40%	CV 住院天数或 60 天内死亡(1°)：米力农 12.3 vs 安慰剂 12.5，(P=0.71) 48 小时内因不良事件治疗失败： 米力农 20.6% vs 安慰剂 9.2%，(P<0.001) 过量持续性低血压(P=0.004)，新发房颤/房扑(P<0.001)，VT/VF(P=0.06)

续表

试验	治疗	人群	结果
ESCAPE(2005) $n=433$	肺动脉导管(PAC)导向治疗 vs 临床评估(CA)导向治疗	LVEF≤30% SBP≤125mmHg ≥1个HF症状或体征 HF症状持续3个月,尽管有ACEI和利尿剂	出院后6个月内存活天数(1°):PAC 133天 vs CA 135天(HR1.00;95% CI 0.82~1.21;$P=0.99$) PAC组不良反应较多
VERITAS(2007) $n=1\,435$	Tezosentan(Tezo,5mg/h,30分钟,随后为1mg/h,24至72小时)vs 安慰剂	24小时内持续性呼吸困难 呼吸频率≥24次/min 以下至少2项:BNP/NT-proBNP升高、临床肺水肿、影像学伴充血、左心室收缩功能障碍	呼吸困难AUC的变化,24小时(1°):VERITAS-1,Tezo-562 vs 安慰剂-550mm/h($P=0.80$);VERITAS-2,Tezo-367 vs 安慰剂-342($P=0.60$) HF死亡或恶化,7天:VRITAS-1和-2,Tezo 26.3% vs 安慰剂26.4%($P=0.95$)
SURVIVE(2007) $n=1\,327$	左西孟旦(Levo),负荷12μg/kg,以0.1~0.2μg/(kg·min)维持24小时)vs 巴酚丁胺(Dob;5μg/(kg·min),可滴定至40μg/(kg·min);至少维持24小时)	LVEF≤30% 需要静脉强心药物 下列至少一项:静息呼吸困难、少尿、PCWP≥18mmHg或CI≤2.2L/(min·m^2)	全因死亡率,180天(1°):Levo 26% vs Dob 28%(HR 0.91;95% CI 0.74~1.13;$P=0.40$) BNP从基线到24小时的变化:Levo-631 vs Dob-397,$P<0.001$ 24小时呼吸困难、180天住院天数、31天全因死亡率、180天心血管死亡率无变化
EVEREST(2007) $n=4\,133$	Tolvaptan(ToL;30mg PO QD)vs 安慰剂,至少60天	随机48小时以内 NYHA Ⅲ~Ⅳ级 LVEF≤40% 容量超负荷的体征	综合整体临床状况和体重变化,7天(1°):$P<0.001$,Tol优势;;临床状况无差异。体重变化,1天:Tol-1.76kg vs 安慰剂-0.97;$P<0.001$ 全因死亡率(1°):Tol 25.9% vs 安慰剂26.3%(HR 0.98,95% CI 0.87.1.11,优势$P=0.68$;非劣势$P<0.001$) 心血管死亡或HF住院(1°):Tol,42% vs 安慰剂40.2%(HR 1.04,95% CI 0.95~1.14,优势$P=0.55$)
UNLOAD(2007) $n=200$	超滤(UF;由研究者设定至多500mL/h的超滤量)vs 利尿剂(由研究者设定,至少每天两次口服剂量),48小时	在24小时内随机分组 ≥2个充血体征	体重减轻,48小时(1°):UF-5.0kg,vs 利尿剂-3.1,$P=0.001$ 呼吸困难评分,48小时(1°):UF 6.4 vs 利尿剂6.1;$P=0.35$ HF再住院,90天:UF 0.22 vs 利尿剂0.46,$P=0.022$ 再住院天数:UF 1.4天 vs. 利尿剂3.8;$P=0.022$ 非计划性HF访问:UF 21%患者 vs. 利尿剂44%;$P=0.009$
3CPO(2008) $n=1\,069$	无创正压通气(NIPPV)vs 持续气道正压通气(CPAP)vs 氧疗(O_2)	临床诊断心源性肺水肿 影像学肺水肿 呼吸频率>20次/min 动脉pH<7.35	全因死亡率,7天(1°):NIPPV+CPAP 9.5% vs O_2 9.8%(OR 0.97,95% CI 0.63~1.48;$P=0.87$) 复合死亡或插管,7天(1°):NIPPV +CPAP,11.1% vs O_2 11.7%(或0.94,95% CI为0.9~1.51;$P=0.81$) NIPPV +CPAP优于O_2:动脉pH变化,1小时($P<0.001$);呼吸困难评分,1小时($P=0.008$)
DAD-HF(2010) $n=60$	多巴胺5μg/(kg·min)加用小剂量呋塞米(5mg/h持续输注)vs 大剂量呋塞米(20 mg/h持续输注)	以容量超载和eGFR≥30ml/(min·1.73m^2)的ADHF住院	SCr在24小时(1°)内增加>0.3mg/dL:6.7%(小剂量多巴胺/小剂量呋塞米)vs 30%(高剂量呋塞米),$P=0.042$ eGFR在24小时(1°)内下降20%:10%(小剂量多巴胺/小剂量呋塞米)vs 33.3%(大剂量呋塞米),$P=0.057$

续表

试验	治疗	人群	结果
PROTECT(2010) n=2 033	Rolofylline 30 mg vs 安慰剂最多 3 天	24 小时内随机分组,休息或以最小活动量时呼吸困难 估计肌酐清除率 20~80ml/min,BNP ≥ 500pg/ml 或 NT-proBNP ≥ 2 000pg/ml;静脉袢利尿剂治疗	临床综合症状(1°):rolofylline OR 0.92,95% CI 0.78~1.09,P=0.35
DOSE(2011) n=308	小剂量 vs 大剂量呋塞米 连续静脉输注 vs 间歇静脉注射 1∶1∶1∶1,2×2 阶乘设计	24 小时随机分组 ≥1 个 HF 症状和体征 既往慢性 HF,呋塞米 80~240mg/d(或当量)治疗至少 1 个月	整体症状评估(1°):4 236±1 440 AUC 静脉注射 vs 4 373±1 404 AUC 持续输注,P=0.47;4 171±1 436 AUC 低剂量 vs 4 430±1 401 AUC 高剂量,P=0.06 SCr(1°)的平均变化:0.05mg/dl(静脉注射)vs 0.07mg/dl(连续输注),P=0.45;0.04mg/dl(低剂量)vs 0.08mg/dl(高剂量),P=0.21
ASCEND-HF(2011) n=7 141	奈西立肽(Nes)0.01μg/(kg·min),起始负荷 2μg/kg(从 24 小时至 7 天)vs 安慰剂组	因 ADHF 住院,静息或以最小的活动下呼吸困难,≥1 个 ADHF 的体征和客观测量值 在第一次 ADHF 静脉治疗 24 小时内随机分组	自行报告的呼吸困难在 6 小时轻度或明显好转:42.1%(安慰剂) vs 44.5%(Nes),P=0.03*;在 24 小时 66.1%(安慰剂) vs 68.2%(Nes),P=0.007* 30 天因 HF 死亡或再住院:10.1%安慰剂 vs 9.4% NES(HR 0.93,95% CI 0.8 1.08,P=0.31)
CARRESS-HF(2012) n=188	超滤(UF)vs 阶梯式药物治疗(Pharm)	心肾综合征入院前(6 周内)或入院后(入院后 7 天内)	肌酐水平的变化:UF+0.23mg/dl vs 药物-0.04±0.53mg/dl,P=0.003 体重减轻:药物组为 5.5±5.1kg(12.1±11.3 磅),vs UF 组为 5.7±3.9kg(12.6±8.5 磅),P=0.58 严重不良事件:UF 组 72%,对照组 57%,P=0.03
RELAX-AHF(2013) n=1 161	48 小时 Serelasin(Ser)30μg/kg/d vs 安慰剂	静止或最小用力时呼吸困难、胸部 X 线片充血、BNP≥350ng/L(或 NT-proBNP≥1 400ng/L)、eGFR 30~75ml/(min·1.73m^2),SBP>125mmHg	呼吸困难的变化(VAS)AUC 至第 5 天(1°):改善 19%(Ser vs 安慰剂),AUC(448mm/h,95% CI 120~775),P=0.007 Likert 评分在所有 3 个早期时间点(6、12、24h;1°)中度或显著改善呼吸困难的患者比例:Ser 27% vs 安慰剂 26%,P=0.70 出院至第 60 天的存活天数:Ser 48.3 vs 安慰剂 47.7,P=0.37 180 天死亡率:安慰剂 65 vs Ser 42,HR 0.63(95% CI 0.43~0.93),P=0.02
REVIVE-2(2013) n=600	左西孟旦(Levo;负荷 12μg/kg,随后 0.1~0.2μg/(kg·min);24 小时)vs 安慰剂	静息时呼吸困难 LVEF≤35%	临床复合终点,5 天(1°):Levo 较好,P=0.015 在输液期间,更频繁的低血压和心律失常;90 天内更高的死亡风险率,(REVIVE-1 和-2:Levo,49 例死亡/350 例患者;vs 与安慰剂,40/350 例,P=0.29)
ROSE(2013) n=360	多巴胺[2μg/(kg·min);n=122] 奈西立肽[0.005μg/(kg·min),无负荷;n=119) 安慰剂组(n=119)]	AHF 肾功能不全[eGFR 15~60ml/(min·1.73m^2)] 入院时 24 小时内随机分组	与安慰剂相比: 多巴胺:对 72 小时累积尿量或胱抑素 C 水平变化无明显影响;心动过速增加 奈西立肽:对 72 小时累积尿量或胱抑素 C 水平变化无显著影响
DAD-HFⅡ(2014) n=161	8 小时连续输注 (a)高剂量呋塞米(HDF,n=50,20mg/h); (b)小剂量呋塞米和低剂量多巴胺[LDFD,n=56,5mg/d,5μg/(kg·min)], 或(c)小剂量呋塞米(LDF,n=55,5mg/h]	轻微劳累或静息下呼吸困难 入院 ABG 血氧饱和度<90% 一个或多个(a)充血的体征,(b)胸部 X 线片上的间质充血或胸腔积液,(c)血清 BNP 水平升高	60 天和 1 年全因死亡率,HF 住院,呼吸困难减轻(BORG 指数),肾功能恶化,住院天数无显著差异

续表

试验	治疗	人群	结果
AVOID-HF(2016) n=224(810 原计划)	可调超滤(AUF;n=110) 可调Ⅳ袢利尿剂(ALD;n=114)	慢性每日口服袢利尿剂 液体过载 接受小于 2 次 Ⅳ袢利尿剂剂量 入院 24 小时内随机分组	第一次 HF 事件 62 天(AUF 组),vs 34 天(ALD 组),P=0.106 在 30 天时,AUF 较 ALD 组的 HF 和 CV 事件较少。肾功能变化相似 更多的 AUF 患者发生不良事件
ATOMIC-AHF(2016) n=606	3 个顺序队列(每个队列 200 个患者): 队列 1:Omecamtiv mecarbil(OM,目标血浆浓度 115ng/ml)vs 安慰剂 队列 2:OM(目标血浆浓度,230ng/ml)vs 安慰剂 队列 3:OM(目标血浆浓度 310ng/ml)vs 安慰剂	LVEF≤40% 休息或最小用力时呼吸困难 利钠肽升高 初始Ⅳ利尿剂治疗的 24 小时内随机分组	呼吸困难缓解:与安慰剂相比无显著差异(3 个 OM 剂量组和联合安慰剂:安慰剂,41%;OM 队列 1,42%;队列 2,47%;队列 3,51%;P=0.33) 队列 3 中 48 小时的呼吸困难缓解增加,37%(安慰剂)vs 51%(OM),P=0.034),5 天时(P=0.038) 血浆浓度与 LVEF 增加(P<0.000 1),收缩末期内径缩小(P<0.05)相关
BLAST-AHF(2016) n=621	a. 安慰剂(n=183) b. Trv027 1mg/h(n=128) c. Trv027 5mg/h(n=182) d. Trv027 25mg/d(n=125)	HF 史 利钠肽升高 ≥2 个 HF 体征 收缩压≥120,≤200mmHg eGFR(sMDRD)20~75ml/(min·1.73m²) 排除以下,7 天前使用 ARB,2 小时前使用静脉强心药或扩血管药物,或在随机分组前 1 小时使用静脉硝酸盐	1°终点(多重结果,以综合 z 评分分析),包括:①从第 30 天基线到死亡时间;②从第 30 天基线到 HF 再住院时间;③HF 恶化到第 5 天后的首次评估时间点;④呼吸困难(VAS)AUC 的变化,从基线到第 5 天;⑤基线的初始住院天数(天):在任何组中没有差异
TACTICS(2016) n=257	a. 安慰剂(n=128) b. Tolvaptan(Tol)(n=129)	24 小时内出现 AHF 利钠肽升高+1 个充血征象或症状 血清钠≤140mmol/L	在 8 小时时,Tol 和安慰剂之间用 Likert 量表进行类似的呼吸缓解在两组相似(Tol 25%中度或显著改善 vs 安慰剂 28%,P=0.59),在 24 小时时(50% Tol vs 47%安慰剂,P=0.80);在 24 小时(1°)Tol 为 16%,安慰剂为 20%,P=0.32。与安慰剂相比,Tol 患者体重减轻、净体液减少更多,但在治疗期间患者更可能出现肾功能恶化
TRUE-AHF(2017) n=2 157	a. 安慰剂(n=1 069) b. Ularitide(ULA)(n=1 088)	男性或女性,年龄 18~85 岁 急性失代偿性 HF 的非计划性住院或急诊就诊 休息时呼吸困难,在过去 1 周恶化 影像学的 HF 证据 BNP>500pg/ml 或 NT-proBNP>2 000pg/ml 呋塞米>40mg(或当量)仍存在持续性静息呼吸困难 收缩压≥116,≤180mmHg 初始临床评估后 12 小时内开始研究药物输注	心血管死亡(1°):Ula 235 例死亡,安慰剂 225 例;HR=1.03(96% CI 0.85~1.25);P=0.75;48 小时临床复合终点(1°):P=0.82 2°:第一个 120 小时的重症监护室住院天数,最初 30 天内住院时间,120 小时内住院期间的 HF 恶化,120 小时内 HF 恶化的比例,出院后 30 天内 HF 的再住院,静脉治疗的持续时间,全因 6 个月的死亡率或 CV 住院率:所有 NS;NT-proBNP 在 48 小时内的变化:Ula 减少 47%,P<0.001;血清肌酐在第一个 72 小时的变化:Ula 增加,P=0.005 不良事件:低血压:安慰剂 10.1% vs ULA 22.4%;肾脏事件无差异

续表

试验	治疗	人群	结果
RELAX-AHF-2 (2017) n=6 545	a. 安慰剂(n=3 271) b. Serelaxin(Ser)(n=3 274)	静息或最小活动呼吸困难者,影像学充血征,BNP≥500ng/L(或 NT-proBNP≥2 000ng/L),eGFR>25~75ml/(min~1.73m^2),收缩压>125mmHg	心血管死亡(1°):Ser 285 例死亡,安慰剂 290 例;HR=0.98(95%CI:0.83~1.15);P=0.39;第 5 天 HF 恶化(1°):Ser 6.9%,安慰剂 7.7%,HR=0.89(95%CI 0.75~1.07);P=0.097

*未达到美国预先规定的重要监管要求。

数据引自:VMAC Investigators. Intravenous nesiritide vs nitroglycerin for treatment of decompensated congestive heart failure:a randomized controlled trial. JAMA 2002;287:1531-40;Cuffe MS et al. Short-term intravenous milrinone for acute exacerbation of chronic heart failure:a randomized controlled trial. JAMA 2002;287:1541-7;Binanay C et al. Evaluation study of congestive heart failure and pulmonary artery catheterization effectiveness:the ESCAPE trial. JAMA 2005;294:1625-33;McMurray JJ et al. Effects of tezosentan on symptoms and clinical outcomes in patients with acute heart failure:the VERITAS randomized controlled trials. JAMA 2007;298:2009-19;Mebazaa A et al. Levosimendan vs dobutamine for patients with acute decompensated heart failure:the SURVIVE randomized trial. JAMA 2007;297:1883-91;Gheorghiade M et al. Short-term clinical effects of tolvaptan,an oral vasopressin antagonist,in patients hospitalized for heart failure:the EVEREST clinical status trials. JAMA 2007;297:1332-43;Konstam MA et al. Effects of oral tolvaptan in patients hospitalized for worsening heart failure:the EVEREST outcome trial. JAMA 2007;297:1319-31;Costanzo MR et al. Ultrafiltration versus intravenous diuretics for patients hospitalized for acute decompensated heart failure. J Am Coll Cardiol 2007;49:675-83;Gray A et al. Noninvasive ventilation in acute cardiogenic pulmonary edema. N Engl J Med 2008;359:142-51;Giamouzis G et al. Impact of dopamine infusion on renal function in hospitalized heart failure patients:results of the Dopamine in Acute Decompensated Heart Failure (DAD-HF) Trial. J Card Fail 2010;16:922-30;Massie BM et al. Rolofylline,an adenosine A1-receptor antagonist,in acute heart failure. N Engl J Med 2010;363:1419-28;Felker GM et al. Diuretic strategies in patients with acute decompensated heart failure. N Engl J Med 2011;364:797-805;O'Connor CM et al. Effect of nesiritide in patients with acute decompensated heart failure. N Engl J Med 2011;365:32-43;Bart BA et al. Ultrafiltration in decompensated heart failure with cardiorenal syndrome. N Engl J Med 2012;367:2296-304;Teerlink JR et al. Serelaxin,recombinant human relaxin-2,for treatment of acute heart failure (RELAX-AHF):a randomised,placebo-controlled trial. Lancet 2013;381:29-39;Packer M et al. Effect of levosimendan on the short-term clinical course of patients with acutely decompensated heart failure. JACC Heart Fail 2013;1:103-11;Chen HH et al. Low-dose dopamine or low-dose nesiritide in acute heart failure with renal dysfunction:the ROSE acute heart failure randomized trial. JAMA 2013;310:2533-43;Triposkiadis FK et al. Efficacy and safety of high dose versus low dose furosemide with or without dopamine infusion:the Dopamine in Acute Decompensated Heart Failure II(DAD-HF II) trial. Int J Cardiol 2014;172:115-21;Costanzo MR et al. Aquapheresis versus intravenous diuretics and hospitalizations for heart failure. JACC Heart Fail 2016;4:95-105;Teerlink JR et al. Acute Treatment With Omecamtiv Mecarbil to Increase Contractility in Acute Heart Failure:the ATOMIC-AHF study. J Am Coll Cardiol 2016;67:1444-55;Pang PS et al. Biased ligand of the angiotensin Ⅱ type 1 receptor in patients with acute heart failure:a randomized,double-blind,placebo-controlled,phase IIB,dose-ranging trial (BLAST-AHF). Eur Heart J 2017;Felker GM et al. Efficacy and safety of tolvaptan in patients hospitalized with acute heart failure. J Am Coll Cardiol 2017;69:1399-406;Packer M et al. Effect of ularitide on cardiovascular mortality in acute heart failure. N Engl J Med 2017;376:1956-64;Teerlink JR,Metra M. RELAX-AHF-2:a multicenter,randomized,double-blind,placebo-controlled phase Ⅲ study to evaluate the efficacy,safety and tolerability of serelaxin when added to standard therapy in acute heart failure patients. In Late Breaking Clinical Trials. Paris:Heart Failure Association of the European Society of Cardiology;2017.

血管扩张药物。各种具有血管扩张特性的新型药物正在被开发作为 AHF 的治疗药物[91]。

Serelaxin。Relaxin(松弛素)最初被确定为妊娠的主要激素,具有强大的全身和肾血管作用,同时对心脏预适应和缺血、炎症、纤维化、凋亡存在有益作用。Serelaxin(重组人松弛素-2)在一项 234 例 AHF 患者的剂量测定试验研究中显示出令人鼓舞的成效[124]。Ⅲ期临床试验 RELAX-AHF(松弛素治疗 AHF 的有效性和安全性)纳入 1 161 名有呼吸困难、充血、轻中度肾功能不全、SBP 大于 125mmHg,且症状出现 16 小时内的患者,将其随机分组,予 48 小时输注 serelaxin[30μg/(kg·d)]或安慰剂[125]。该试验证明了 serelaxin 在改善呼吸困难方面的功效,其量化方法是 5 天内呼吸困难与基线相比变化的曲线下的面积,这与充血征的改善,住院期间 HF 恶化的减少,住院天数的缩短和 180 天的心血管和全因死亡率有关。呼吸困难评分在前 24 小时内无显著变化(根据 7 级 Likert 量表评估),且无与 HF 再住院有关的终点。Serelaxin 治疗还与改善终末器官损伤或功能障碍的标志物相关,包括心脏、肾脏和肝脏标志物[24]。在接受 serelaxin 治疗的患者中没有低血压或其他安全警示的严重不良事件。机制研究已经证实了 serelaxin 对血流动力学和肾功能的有益作用[126,127]。基于 RELAX-AHF 的正面结果,RELAX-AHF-2 试验招募了 6 600 多名 AHF 入院患者,以 5 天的 HF 恶化和 180 天的心血管死亡率作为主要终点,评估与安慰剂相比 serelaxin 的独立影响[63]。在这项大规模的全球研究中,与安慰剂相比,serelaxin 没有改善 5 天的 HF 恶化率和 180 天心血管死亡率的主要终点[128]。

对 RELAX-AHF-2 数据的持续分析和对 serelaxin 的前期研究可能为这些结果提供额外的见解,但是目前这些数据不支持在 AHF 患者中常规使用 serelaxin。

利钠肽。多种不同的利钠肽陆续被开发和研究用于治疗 AHF,包括自然生成的、选择性剪接的肽和嵌合设计肽。Urodilatin,pro-ANP 的修饰版,是一种 32 个氨基酸的激素,由肾远端小管合成和分泌,通过结合 NPR1 受体和增加细胞内 cGMP 水平调节肾脏钠吸收和水平衡。Ularitide,一种人工合成 urodilatin,在两项针对 AHF 患者的研究中被证实对血流动力学和症状缓解有积极作用[129]。TRUE-AHF 试验纳入了 2 157 名有症状 AHF 患者,将其随机分组 48 小时输注 ularitide[15μg/(kg·min)]或安慰剂。Ularitide 在研究过程中没有显著改善临床终点事件(5 天或研究过程中心血管死亡率)。Ularitide 对任何次要终点均无任何有益作用,且没有证据表明其具有内脏保护作用,并且其导致了肌酐升高,考虑与低血压增加了 1 倍有关[130]。

神经激素拮抗剂。直接肾素抑制剂(direct renin inhibitors,DRIs)阻断 RAAS 通路中的第一个酶解步骤,导致对该神经激素系统的深度抑制(见第 23 章和第 25 章)。鉴于 RAAS 在 HF 的发病机制和并发症中的作用,以及与其抑制相关的生存率的提高,进一步阻断该系统可获得额外的生存获益。Aliskiren 是市场上第一个口服 DRI,目前已被批准用于治疗高血压。ASTRONAUT 试验入组了 1 639 例 AHF 患者,EF 小于 40%,入院后平均 5 天内血流动力学稳定,利钠肽升高,有液体潴留的症状或体征,随机分组为每日口服 aliskiren 或安慰剂。在平均随访 11.3 个月后,与安慰剂相比,使用 aliskiren 治疗与高钾血症、低血压、肾脏损害/衰竭的发生率升高有关,但在 6 或 12 个月时的心血管死亡或 HF 再住院方面无差异。

内皮素受体拮抗剂。能阻断 ET-1 的作用，ET-1 是血管内皮细胞产生的最强大的内源性血管收缩剂。它通过与血管平滑肌细胞上的两个受体，ET_A 和 ET_B 结合而发挥作用，导致显著的全身动脉收缩。Tezosentan，一个非选择性 ET_{A-B} 拮抗剂，已被证明能改善 AHF 患者的血流动力学。内皮素受体拮抗剂 tezosentan 在 AHF 的价值研究（Value of Endothelin Receptor Inhibition with Tezosentan in Acute Heart Failure Study，VERITAS）入选 1 400 多名 AHF 患者，在标准治疗中加入静脉注射 Tezosentan 并不能改善症状，也不会减少随机化后 7 天的 HF 恶化或死亡率[132]。AHF 中神经激素拮抗的另一条途径包括血管紧张素Ⅱ受体Ⅰ型 β 受体抑制蛋白偏向配体 TRV027，它增加 β-抑制蛋白介导的刺激肌收缩通路的信号转导，同时拮抗经典的 G-蛋白血管紧张素Ⅱ信号通路。BLAST-AHF 研究（一项剂量范围研究）纳入 621 名 AHF 患者，分别予 48~96 小时注射 TRV027 或安慰剂[133]。尽管没有明显的安全性问题，TRV027 任何剂量与安慰剂相比，在主要复合终点或任意单一目标上都没有获益。

可溶性鸟苷酸环化酶激活剂和刺激剂。Cinaciguat 是一类新型血管扩张剂。它们的作用机制与有机硝酸盐（及其终产物 NO）类似，因为这两类药物都能激活平滑肌细胞中可溶性的鸟苷酸环化酶（soluble guanylate cyclase，sGC），从而导致 cGMP 的合成及之后的血管扩张。肉桂已被证明可以改善 AHF 患者的血流动力学，然而，在大剂量使用时，它与明显的低血压相关，这导致早期临床研究的终止[134]。VERICIGUAT 是一种口服 sGC 激动剂，SOCRATES-Reduced 研究中纳入 456 名患者，与安慰剂相比，vericiguat 没有明显改善对数转化的 NT-proBNP 浓度，但是存在剂量-反应效应[135]。

正性肌力药物

心肌肌球蛋白激动剂。一类用于增加心肌收缩力的新药物，心肌肌球蛋白激动剂增加从弱收缩状态到强收缩状态的转换速率，这种状态是产生力所必需的。与目前的正性肌力药不同，这些药物增加收缩期射血时间而不改变左心室压力变化的速率，从而增加每搏量和心输出量而不增加细胞内 cAMP 或钙。Omecamtiv mecarbil 是这一类药物中第一个接受人体测试的。在健康志愿者和 EF 降低的慢性稳定型 HF 患者中，给予 omecamtiv mecarbil 均可引起收缩期射血时间、左心室短轴缩短率、每搏量和 EF 的剂量依赖性增加，并且在广泛的血浆浓度范围内耐受良好[136]。在一项 606 名 AHF 患者入组的剂量测定的Ⅱb 试验（ATOMIC-AHF）中，与安慰剂组相比，静脉注射 omecamtiv mecarbil 不能达到改善呼吸困难的主要终点，但总体上心率加快，收缩压升高。较高的注射剂量增加心排血指数和左心室舒张末期容积。神经激素、肾功能或肌钙蛋白Ⅰ水平在短暂的 6 小时的注射期间没有变化[138,139]。

肾脏保护药物。预防或治疗急性肾损伤以及维持或改善 AHF 患者肾功能的治疗是一项尚未满足的重要需求。腺苷 A_1 受体拮抗剂已被开发用于增加肾血流和增强利尿而不激活球管反馈。Rolofylline 是一种高度选择性的腺苷 A_1 受体拮抗剂，已在 HF 患者中进行了研究。尽管在 PROTECT-Pilot 研究中看到了积极的趋势，但Ⅲ期 PROTECT 试验中未能显示出包括肾脏保护在内的任何临床益处[140]，并且与安慰剂相比与更多的癫痫发作和卒中事件相关。鉴于这些结果，这些药物是否将在 AHF 中进一步评估仍值得怀疑。

未来展望

AHF 仍然是最具挑战性的心血管问题之一，其出院后再住院率和死亡率高得令人无法接受。近几十年来，新疗法的发展一直是一个持续的挑战，大多数患者仍主要使用静脉袢利尿剂治疗。目前的治疗方法主要是治疗症状体征，而不是核心病理生理紊乱。提高对病理生理学的理解以及针对最有可能受益的特定患者群体的治疗，将有可能在开发有效的 AHF 新疗法方面取得更大成功。鉴于 AHF 的人口异质性，“一种疗法适合所有”是不可能的。在寻求新治疗方法同时，继续努力在诊治过程中规范使用“最佳实践”，加强出院后随访，将促使我们更好地利用现有的治疗方法来改善疾病的结局。

（胡丹凤 译，臧敏华 校）

参考文献

Epidemiology

1. Mozaffarian D, Benjamin EJ, Go AS, et al. Heart disease and stroke statistics—2016 update: a report from the American Heart Association. *Circulation.* 2016;133:e38–e60.
2. Ponikowski P, Anker SD, Al-Habib KF, et al. Heart failure: preventing disease and death worldwide. *ESC Heart Failure.* 2014;1:4–25.
3. Heidenreich PA, Albert NM, Allen LA, et al. Forecasting the impact of heart failure in the United States: a policy statement from the American Heart Association. *Circ Heart Fail.* 2013;6:606–619.
4. Voigt J, Sasha John M, Taylor A, et al. A reevaluation of the costs of heart failure and its implications for allocation of health resources in the United States. *Clin Cardiol.* 2014;37:312–321.
5. Chen J, Normand SP, Wang Y, Krumholz HM. National and regional trends in heart failure hospitalization and mortality rates for medicare beneficiaries, 1998–2008. *JAMA.* 2011;306:1669–1678.
6. Blecker S, Paul M, Taksler G, et al. Heart failure–associated hospitalizations in the United States. *J Am Coll Cardiol.* 2013;61:1259–1267.
7. Schaufelberger M, Swedberg K, Köster M, et al. Decreasing one-year mortality and hospitalization rates for heart failure in Sweden: data from the Swedish Hospital Discharge Registry 1988 to 2000. *Eur Heart J.* 2004;25:300–307.
8. Butler J, Gheorghiade M, Kelkar A, et al. In-hospital worsening heart failure. *Eur J Heart Fail.* 2015;17:1104–1113.
9. Okumura N, Jhund PS, Gong J, et al. Importance of Clinical worsening of heart failure treated in the outpatient setting: evidence from the Prospective Comparison of ARNI with ACEI to Determine Impact on Global Mortality and Morbidity in Heart Failure Trial (PARADIGM-HF). *Circulation.* 2016;133:2254–2262.
10. Ponikowski P, Voors AA, Anker SD, et al. 2016 ESC Guidelines for the diagnosis and treatment of acute and chronic heart failure. The Task Force for the Diagnosis and Treatment of Acute and Chronic Heart Failure of the European Society of Cardiology (ESC). Developed with the special contribution of the Heart Failure Association (HFA) of the ESC. *Eur Heart J.* 2016;37:2129–2200.
11. Galvao M, Kalman J, Demarco T, et al. Gender differences in in-hospital management and outcomes in patients with decompensated heart failure: analysis from the Acute Decompensated Heart Failure National Registry (ADHERE). *J Card Fail.* 2006;12:100–107.
12. Yancy CW, Abraham WT, Albert NM, et al. Quality of care of and outcomes for African Americans hospitalized with heart failure: findings from the OPTIMIZE-HF (Organized Program to Initiate Lifesaving Treatment in Hospitalized Patients With Heart Failure) registry. *J Am Coll Cardiol.* 2008;51:1675–1684.
13. Adams KF Jr, Fonarow GC, Emerman CL, et al. Characteristics and outcomes of patients hospitalized for heart failure in the United States: rationale, design, and preliminary observations from the first 100,000 cases in the Acute Decompensated Heart Failure National Registry (ADHERE). *Am Heart J.* 2005;149:209–216.
14. Nieminen MS, Brutsaert D, Dickstein K, et al. EuroHeart Failure Survey II (EHFS II): a survey on hospitalized acute heart failure patients: description of population. *Eur Heart J.* 2006;27:2725–2736.
15. Metra M, Mentz RJ, Hernandez AF, et al. Geographic Differences in Patients in a Global Acute Heart Failure Clinical Trial (from the ASCEND-HF Trial). *Am J Cardiol.* 2016;117:1771–1778.

Pathophysiology

16. Zile MR, Bennett TD, St. John Sutton M, et al. Transition from chronic compensated to acute decompensated heart failure: pathophysiological insights obtained from continuous monitoring of intracardiac pressures. *Circulation.* 2008;118:1433–1441.
17. Dries DL, Ky B, Wu AHB, et al. Simultaneous assessment of unprocessed proBNP1-108 in addition to processed BNP32 improves identification of high-risk ambulatory patients with heart failure. *Circ Heart Fail.* 2010;3:220–227.
18. Solomon SD, Dobson J, Pocock S, et al. Influence of nonfatal hospitalization for heart failure on subsequent mortality in patients with chronic heart failure. *Circulation.* 2007;116:1482–1487.
19. Stevenson LW, Zile M, Bennett TD, et al. Chronic ambulatory intracardiac pressures and future heart failure events. *Circ Heart Fail.* 2010;3:580–587.
20. Gheorghiade M, Follath F, Ponikowski P, et al. Assessing and grading congestion in acute heart failure: a scientific statement from the Acute Heart Failure Committee of the Heart Failure Association of the European Society of Cardiology and endorsed by the European Society of Intensive Care Medicine. *Eur J Heart Fail.* 2010;12:423–433.
21. Januzzi JL, Filippatos G, Nieminen M, Gheorghiade M. Troponin elevation in patients with heart failure: on behalf of the third Universal Definition of Myocardial Infarction Global Task Force: Heart Failure Section. *Eur Heart J.* 2012;33:2265–2271.
22. Kociol RD, Pang PS, Gheorghiade M, et al. Troponin elevation in heart failure prevalence, mechanisms, and clinical implications. *J Am Coll Cardiol.* 2010;56:1071–1078.
23. Felker GM, Mentz RJ, Teerlink JR, et al. Serial high sensitivity cardiac troponin T measurement in acute heart failure: insights from the RELAX-AHF study. *Eur J Heart Fail.* 2015;17:1262–1270.
24. Metra M, Cotter G, Davison BA, et al. Effect of serelaxin on cardiac, renal, and hepatic biomarkers in the relaxin in acute heart failure (RELAX-AHF) development program: correlation with outcomes. *J Am Coll Cardiol.* 2013;61:196–206.
25. Heywood JT, Fonarow GC, Costanzo MR, et al. High prevalence of renal dysfunction and its impact on outcome in 118,465 patients hospitalized with acute decompensated heart failure: a report from the ADHERE database. *J Card Fail.* 2007;13:422–430.
26. Damman K, Testani JM. The kidney in heart failure: an update. *Eur Heart J.* 2015;36:1437–1444.
27. Ronco C, Cicoira M, McCullough PA. Cardiorenal syndrome type 1: pathophysiological crosstalk leading to combined heart and kidney dysfunction in the setting of acutely decompensated heart failure. *J Am Coll Cardiol.* 2012;60:1031–1042.
28. Mullens W, Abrahams Z, Francis GS, et al. Importance of venous congestion for worsening of renal function in advanced decompensated heart failure. *J Am Coll Cardiol.* 2009;53:589–596.
29. Metra M, Davison B, Bettari L, et al. Is worsening renal function an ominous prognostic sign in patients with acute heart failure? The role of congestion and its interaction with renal function. *Circ Heart Fail.* 2012;5:54–62.
30. Marti CN, Gheorghiade M, Kalogeropoulos AP, et al. Endothelial dysfunction, arterial stiffness, and heart failure. *J Am Coll Cardiol.* 2012;60:1455–1469.

31. Fallick C, Sobotka PA, Dunlap ME. Sympathetically mediated changes in capacitance. *Circ Heart Fail.* 2011;4:669–675.
32. Milo-Cotter O, Cotter-Davison B, Lombardi C, et al. Neurohormonal activation in acute heart failure: results from VERITAS. *Cardiology.* 2011;119:96–105.
33. Bozkurt B, Mann DL, Deswal A. Biomarkers of inflammation in heart failure. *Heart Fail Rev.* 2010;15:331–341.

Evaluation of the Patient with Acute Heart Failure

34. Gheorghiade M, Abraham WT, Albert NM, et al. Systolic blood pressure at admission, clinical characteristics, and outcomes in patients hospitalized with acute heart failure. *JAMA.* 2006;296:2217–2226.
35. Pang PS, Cleland JG, Teerlink JR, et al. A proposal to standardize dyspnoea measurement in clinical trials of acute heart failure syndromes: the need for a uniform approach. *Eur Heart J.* 2008;29:816–824.
36. Nohria A, Tsang SW, Fang JC, et al. Clinical assessment identifies hemodynamic profiles that predict outcomes in patients admitted with heart failure. *J Am Coll Cardiol.* 2003;41:1797–1804.
37. Maisel AS, Krishnaswamy P, Nowak RM, et al. Rapid measurement of B-type natriuretic peptide in the emergency diagnosis of heart failure. *N Engl J Med.* 2002;347:161–167.
38. Fonarow GC, Abraham WT, Albert NM, et al. Factors identified as precipitating hospital admissions for heart failure and clinical outcomes: findings from OPTIMIZE-HF. *Arch Intern Med.* 2008;168:847–854.
39. Fonarow GC, Adams KF Jr, Abraham WT, et al. for the Adhere Scientific Advisory Committee. Risk stratification for in-hospital mortality in acutely decompensated heart failure: classification and regression tree analysis. *JAMA.* 2005;293:572–580.
40. Filippatos G, Rossi J, Lloyd-Jones DM, et al. Prognostic value of blood urea nitrogen in patients hospitalized with worsening heart failure: insights from the Acute and Chronic Therapeutic Impact of a Vasopressin Antagonist in Chronic Heart Failure (ACTIV in CHF) study. *J Card Fail.* 2007;13:360–364.
41. Testani JM, Cappola TP, Brensinger CM, et al. Interaction between loop diuretic–associated mortality and blood urea nitrogen concentration in chronic heart failure. *J Am Coll Cardiol.* 2011;58:375–382.
42. Januzzi JL Jr, Sakhuja R, O'Donoghue M, et al. Utility of amino-terminal pro-brain natriuretic peptide testing for prediction of 1-year mortality in patients with dyspnea treated in the emergency department. *Arch Intern Med.* 2006;166:315–320.
43. Kociol RD, Horton JR, Fonarow GC, et al. Admission, discharge, or change in B-type natriuretic peptide and long-term outcomes: data from Organized Program to Initiate Lifesaving Treatment in Hospitalized Patients with Heart Failure (OPTIMIZE-HF) linked to Medicare claims. *Circ Heart Fail.* 2011;4:628–636.

Management of the Patient With Acute Heart Failure

44. West RL, Hernandez AF, O'Connor CM, et al. A review of dyspnea in acute heart failure syndromes. *Am Heart J.* 2010;160:209–214.
45. Park JH, Balmain S, Berry C, et al. Potentially detrimental cardiovascular effects of oxygen in patients with chronic left ventricular systolic dysfunction. *Heart.* 2010;96:533–538.
46. Sepehrvand N, Ezekowitz JA. Oxygen therapy in patients with acute heart failure: friend or foe? *JACC Heart Fail.* 2016;4:783–790.
47. Vital FM, Saconato H, Ladeira MT, et al. Non-invasive positive pressure ventilation (CPAP or bilevel NPPV) for cardiogenic pulmonary edema. *Cochrane Database Syst Rev.* 2008;(3):CD005351.
48. Gray A, Goodacre S, Newby DE, et al. Noninvasive ventilation in acute cardiogenic pulmonary edema. *N Engl J Med.* 2008;359:142–151.
49. ADHERE Scientific Advisory Committee. Acute Decompensated Heart Failure National Registry (ADHERE) core module Q1 2006 final cumulative national benchmark report. Scios; 2006.
50. Cotter G, Metzkor E, Kaluski E, et al. Randomised trial of high-dose isosorbide dinitrate plus low-dose furosemide versus high-dose furosemide plus low-dose isosorbide dinitrate in severe pulmonary oedema. *Lancet.* 1998;351:389–393.
51. Weintraub NL, Collins SP, Pang PS, et al. Acute heart failure syndromes: emergency department presentation, treatment, and disposition—current approaches and future aims. A scientific statement from the American Heart Association. *Circulation.* 2010;122:1975–1996.
52. Collins SP, Pang PS, Fonarow GC, et al. Is hospital admission for heart failure really necessary? The role of the emergency department and observation unit in preventing hospitalization and rehospitalization. *J Am Coll Cardiol.* 2013;61:121–126.
53. Yancy CW, Jessup M, Bozkurt B, et al. 2013 ACCF/AHA guideline for the management of heart failure: a report of the American College of Cardiology Foundation/American Heart Association Task Force on Practice Guidelines. *J Am Coll Cardiol.* 2013;62:e147–e239.
54. Green EM, Givertz MM. Management of acute right ventricular failure in the intensive care unit. *Curr Heart Fail Rep.* 2012;9:228–235.
55. Aliti G, Rabelo ER, Clausell N, et al. Aggressive fluid and sodium restriction in acute decompensated heart failure: a randomized clinical trial. *JAMA Intern Med.* 2013;173:1058–1064.
56. Prins KW, Neill JM, Tyler JO, et al. Effects of beta-blocker withdrawal in acute decompensated heart failure: a systematic review and meta-analysis. *JACC Heart Fail.* 2015;3:647–653.
57. Testani JM, Chen J, McCauley BD, et al. Potential effects of aggressive decongestion during the treatment of decompensated heart failure on renal function and survival. *Circulation.* 2010;122:265–272.
58. Dupont M, Mullens W, Finucan M, et al. Determinants of dynamic changes in serum creatinine in acute decompensated heart failure: the importance of blood pressure reduction during treatment. *Eur J Heart Fail.* 2013;15:433–440.
59. Testani JM, Brisco MA, Turner JM, et al. Loop diuretic efficiency: a metric of diuretic responsiveness with prognostic importance in acute decompensated heart failure. *Circ Heart Fail.* 2014;7:261–270.
60. Bart BA, Goldsmith SR, Lee KL, et al. Ultrafiltration in decompensated heart failure with cardiorenal syndrome. *N Engl J Med.* 2012;367:2296–2304.
61. Davison BA, Metra M, Cotter G, et al. Worsening heart failure following admission for acute heart failure: a pooled analysis of the PROTECT and RELAX-AHF studies. *JACC Heart Fail.* 2015;3:395–403.
62. Packer M, O'Connor C, McMurray JJ, et al; on behalf of the TRUE-AHF Investigators. Effect of Ularitide on Cardiovascular Mortality in Acute Heart Failure. *N Engl J Med.* 2017;376:1956–1964.
63. Teerlink JR, Voors AA, Ponikowski P, et al. Serelaxin in addition to standard therapy in acute heart failure: rationale and design of the RELAX-AHF-2 study. *Eur J Heart Fail.* 2017;19:800–809.
64. Fonarow GC, Abraham WT, Albert NM, et al. Association between performance measures and clinical outcomes for patients hospitalized with heart failure. *JAMA.* 2007;297:61–70.
65. Ambrosy AP, Pang PS, Khan S, et al. Clinical course and predictive value of congestion during hospitalization in patients admitted for worsening signs and symptoms of heart failure with reduced ejection fraction: findings from the EVEREST trial. *Eur Heart J.* 2013;34:835–843.
66. Yancy CW, Jessup M, Bozkurt B, et al. 2013 ACCF/AHA guideline for the management of heart failure: a report of the American College of Cardiology Foundation/American Heart Association Task Force on Practice Guidelines. *J Am Coll Cardiol.* 2013;62:e147–e239.
67. Gheorghiade M, Vaduganathan M, Fonarow GC, Bonow RO. Rehospitalization for heart failure: problems and perspectives. *J Am Coll Cardiol.* 2013;61:391–403.
68. Van Walraven C, Bennett C, Jennings A, et al. Proportion of hospital readmissions deemed avoidable: a systematic review. *CMAJ.* 2011;183:E391–E402.
69. Hansen LO, Young RS, Hinami K, et al. Interventions to reduce 30-day rehospitalization: a systematic review. *Ann Intern Med.* 2011;155:520–528.
70. Hernandez AF, Greiner MA, Fonarow GC, et al. Relationship between early physician follow-up and 30-day readmission among Medicare beneficiaries hospitalized for heart failure. *JAMA.* 2010;303:1716–1722.
71. Alexander P, Alkhawam L, Curry J, et al. Lack of evidence for intravenous vasodilators in ED patients with acute heart failure: a systematic review. *Am J Emerg Med.* 2015;33:133–141.
72. Mebazaa A, Parissis J, Porcher R, et al. Short-term survival by treatment among patients hospitalized with acute heart failure: the global ALARM-HF registry using propensity scoring methods. *Intensive Care Med.* 2011;37:290–301.
73. Bikdeli B, Strait KM, Dharmarajan K, et al. Intravenous fluids in acute decompensated heart failure. *JACC Heart Fail.* 2015;3:127–133.
74. Blair JE, Khan S, Konstam MA, et al. Weight changes after hospitalization for worsening heart failure and subsequent re-hospitalization and mortality in the EVEREST trial. *Eur Heart J.* 2009;30:1666–1673.
75. Binanay C, Califf RM, Hasselblad V, et al. Evaluation study of congestive heart failure and pulmonary artery catheterization effectiveness: the ESCAPE trial. *JAMA.* 2005;294:1625–1633.
76. Collins S, Storrow AB, Albert NM, et al. Early management of patients with acute heart failure: state of the art and future directions. A consensus document from the Society for Academic Emergency Medicine/Heart Failure Society of America Acute Heart Failure Working Group. *J Card Fail.* 2015;21:27–43.
77. Miro O, Levy PD, Mockel M, et al. Disposition of emergency department patients diagnosed with acute heart failure: an international emergency medicine perspective. *Eur J Emerg Med.* 2017;24:2–12.
78. Bueno H, Ross JS, Wang Y, et al. Trends in length of stay and short-term outcomes among Medicare patients hospitalized for heart failure, 1993-2006. *JAMA.* 2010;303:2141–2147.
79. Heidenreich PA, Sahay A, Kapoor JR, et al. Divergent trends in survival and readmission following a hospitalization for heart failure in the Veterans Affairs health care system, 2002 to 2006. *J Am Coll Cardiol.* 2010;56:362–368.
80. O'Connor CM, Miller AB, Blair JE, et al. Causes of death and rehospitalization in patients hospitalized with worsening heart failure and reduced left ventricular ejection fraction: results from Efficacy of Vasopressin Antagonism in Heart Failure Outcome Study with Tolvaptan (EVEREST) program. *Am Heart J.* 2010;159:841–849 e1.
81. Allen LA, Tomic KES, Smith DM, et al. Rates and predictors of 30-day readmission among commercially insured and Medicaid-enrolled patients hospitalized with systolic heart failure: clinical perspective. *Circ Heart Fail.* 2012;5:672–679.
82. Jencks SF, Williams MV, Coleman EA. Rehospitalizations among patients in the Medicare fee-for-service program. *N Engl J Med.* 2009;360:1418–1428.
83. Bradley EH, Curry L, Horwitz LI, et al. Contemporary evidence about hospital strategies for reducing 30-day readmissions: a national study. *J Am Coll Cardiol.* 2012;60:607–614.
84. Bergethon KE, Ju C, DeVore AD, et al. Trends in 30-day readmission rates for patients hospitalized with heart failure: findings from the Get with the Guidelines-Heart Failure Registry. *Circ Heart Fail.* 2016;9(6).
85. Felker GM, Mentz RJ. Diuretics and ultrafiltration in acute decompensated heart failure. *J Am Coll Cardiol.* 2012;59:2145–2153.
86. De Denus S, Rouleau JL, Mann DL, et al. A pharmacogenetic investigation of intravenous furosemide in decompensated heart failure: a meta-analysis of three clinical trials. *Pharmacogenomics J.* 2016;17:192. doi:10.1038/tpj.2016.4.
87. Mecklai A, Subacius H, Konstam MA, et al. In-hospital diuretic agent use and post-discharge clinical outcomes in patients hospitalized for worsening heart failure: insights from the EVEREST Trial. *JACC Heart Fail.* 2016;4:580–588.
88. Felker GM, Lee KL, Bull DA, et al. Diuretic strategies in patients with acute decompensated heart failure. *N Engl J Med.* 2011;364:797–805.
89. Jentzer JC, DeWald TA, Hernandez AF. Combination of loop diuretics with thiazide-type diuretics in heart failure. *J Am Coll Cardiol.* 2010;56:1527–1534.
90. Bansal S, Lindenfeld J, Schrier RW. Sodium retention in heart failure and cirrhosis. *Circ Heart Fail.* 2009;2:370–376.
91. Singh A, Laribi S, Teerlink JR, Mebazaa A. Agents with vasodilator properties in acute heart failure. *Eur Heart J.* 2016;doi:10.1093/eurheartj/ehv755.
92. Ho EC, Parker JD, Austin PC, et al. Impact of nitrate use on survival in acute heart failure: a propensity-matched analysis. *J Am Heart Assoc.* 2016;5.
93. National Clinical Guideline Centre. Acute heart failure: diagnosing and managing acute heart failure in adults. NICE Clinical Guideline 187: methods, evidence and recommendations. National Institute for Health and Care Excellence; 2014.
94. Sharon A, Shpirer I, Kaluski E, et al. High-dose intravenous isosorbide-dinitrate is safer and better than Bi-PAP ventilation combined with conventional treatment for severe pulmonary edema. *J Am Coll Cardiol.* 2000;36:832–837.
95. VMAC Investigators. Intravenous nesiritide vs nitroglycerin for treatment of decompensated congestive heart failure: a randomized controlled trial. *JAMA.* 2002;287:1531–1540.
96. Elkayam U, Akhter MW, Singh H, et al. Comparison of effects on left ventricular filling pressure of intravenous nesiritide and high-dose nitroglycerin in patients with decompensated heart failure. *Am J Cardiol.* 2004;93:237–240.
97. Mullens W, Abrahams Z, Francis GS, et al. Sodium nitroprusside for advanced low-output heart failure. *J Am Coll Cardiol.* 2008;52:200–207.
98. O'Connor CM, Starling RC, Hernandez AF, et al. Effect of nesiritide in patients with acute decompensated heart failure. *N Engl J Med.* 2011;365:32–43.
99. Chen HH, Anstrom KJ, Givertz MM, et al. Low-dose dopamine or low-dose nesiritide in acute heart failure with renal dysfunction: the ROSE acute heart failure randomized trial. *JAMA.* 2013;310:2533–2543.
100. Hasenfuss G, Teerlink JR. Cardiac inotropes: current agents and future directions. *Eur Heart J.* 2011;32:1838–1845.
101. Felker GM, Benza RL, Chandler AB, et al. Heart failure etiology and response to milrinone in decompensated heart failure: results from the OPTIME-CHF study. *J Am Coll Cardiol.* 2003;41:997–1003.
102. Partovian C, Gleim SR, Mody PS, et al. Hospital patterns of use of positive inotropic agents in patients with heart failure. *J Am Coll Cardiol.* 2012;60:1402–1409.
103. Coletta AP, Cleland JG, Freemantle N, Clark AL. Clinical trials update from the European Society of Cardiology Heart Failure meeting: SHAPE, BRING-UP 2 VAS, COLA II, FOSIDIAL, BETACAR, CASINO and meta-analysis of cardiac resynchronisation therapy. *Eur J Heart Fail.* 2004;6:673–676.
104. Follath F, Cleland JG, Just H, et al. Efficacy and safety of intravenous levosimendan compared with dobutamine in severe low-output heart failure (the LIDO study): a randomised double-blind trial. *Lancet.* 2002;360:196–202.
105. Adamopoulos S, Parissis JT, Iliodromitis EK, et al. Effects of levosimendan versus dobutamine on inflammatory and apoptotic pathways in acutely decompensated chronic heart failure. *Am J Cardiol.* 2006;98:102–106.

106. Giamouzis G, Butler J, Starling RC, et al. Impact of dopamine infusion on renal function in hospitalized heart failure patients: results of the Dopamine in Acute Decompensated Heart Failure (DAD-HF) Trial. *J Card Fail.* 2010;16:922–930.
107. Triposkiadis FK, Butler J, Karayannis G, et al. Efficacy and safety of high dose versus low dose furosemide with or without dopamine infusion: the Dopamine in Acute Decompensated Heart Failure II (DAD-HF II) trial. *Int J Cardiol.* 2014;172:115–121.
108. Cuffe MS, Califf RM, Adams KF Jr, et al. Short-term intravenous milrinone for acute exacerbation of chronic heart failure: a randomized controlled trial. *JAMA.* 2002;287:1541–1547.
109. Orstavik O, Ata SH, Riise J, et al. Inhibition of phosphodiesterase-3 by levosimendan is sufficient to account for its inotropic effect in failing human heart. *Br J Pharmacol.* 2014;171:5169–5181.
110. Packer M, Colucci WS, Fisher L, et al. Effect of levosimendan on the short-term clinical course of patients with acutely decompensated heart failure. *JACC Heart Fail.* 2013;1:103–111.
111. Mebazaa A, Nieminen MS, Packer M, et al. Levosimendan vs dobutamine for patients with acute decompensated heart failure: the SURVIVE randomized trial. *JAMA.* 2007;297:1883–1891.
112. De Backer D, Biston P, Devriendt J, et al. Comparison of dopamine and norepinephrine in the treatment of shock. *N Engl J Med.* 2010;362:779–789.
113. Gheorghiade M, Braunwald E. Reconsidering the role for digoxin in the management of acute heart failure syndromes. *JAMA.* 2009;302:2146–2147.
114. Gheorghiade M, Konstam MA, Burnett JC Jr, et al. Short-term clinical effects of tolvaptan, an oral vasopressin antagonist, in patients hospitalized for heart failure: the EVEREST clinical status trials. *JAMA.* 2007;297:1332–1343.
115. Konstam MA, Gheorghiade M, Burnett JC Jr, et al. Effects of oral tolvaptan in patients hospitalized for worsening heart failure: the EVEREST outcome trial. *JAMA.* 2007;297:1319–1331.
116. Felker GM, Mentz RJ, Cole R, et al. Efficacy and safety of tolvaptan in patients hospitalized with acute heart failure. *J Am Coll Cardiol.* 2017;69:1399–1416.
117. Goldsmith SR, Elkayam U, Haught WH, et al. Efficacy and safety of the vasopressin V1A/V2-receptor antagonist conivaptan in acute decompensated heart failure: a dose-ranging pilot study. *J Card Fail.* 2008;14:641–647.
118. Peacock WF, Chandra A, Char D, et al. Clevidipine in acute heart failure: results of the A Study of Blood Pressure Control in Acute Heart Failure-A Pilot Study (PRONTO). *Am Heart J.* 2014;167:529–536.
119. Costanzo MR, Guglin ME, Saltzberg MT, et al. Ultrafiltration versus intravenous diuretics for patients hospitalized for acute decompensated heart failure. *J Am Coll Cardiol.* 2007;49:675–683.
120. Patarroyo M, Wehbe E, Hanna M, et al. Cardiorenal outcomes after slow continuous ultrafiltration therapy in refractory patients with advanced decompensated heart failure. *J Am Coll Cardiol.* 2012;60:1906–1912.
121. Costanzo MR, Negoianu D, Jaski BE, et al. Aquapheresis versus intravenous diuretics and hospitalizations for heart failure. *JACC Heart Fail.* 2016;4:95–105.
122. Paterna S, Fasullo S, Parrinello G, et al. Short-term effects of hypertonic saline solution in acute heart failure and long-term effects of a moderate sodium restriction in patients with compensated heart failure with New York Heart Association Class III (Class C) (SMAC-HF Study). *Am J Med Sci.* 2011;342:27–37.
123. Felker GM, Pang PS, Adams KF, et al. Clinical trials of pharmacological therapies in acute heart failure syndromes: lessons learned and directions forward. *Circ Heart Fail.* 2010;3:314–325.
124. Teerlink JR, Metra M, Felker GM, et al. Relaxin for the treatment of patients with acute heart failure (Pre-RELAX-AHF): a multicentre, randomised, placebo-controlled, parallel-group, dose-finding phase IIb study. *Lancet.* 2009;373:1429–1439.
125. Teerlink JR, Cotter G, Davison BA, et al. Serelaxin, recombinant human relaxin-2, for treatment of acute heart failure (RELAX-AHF): a randomised, placebo-controlled trial. *Lancet.* 2013;381:29–39.
126. Ponikowski P, Mitrovic V, Ruda M, et al. A randomized, double-blind, placebo-controlled, multicentre study to assess haemodynamic effects of serelaxin in patients with acute heart failure. *Eur Heart J.* 2014;35:431–441.
127. Voors AA, Dahlke M, Meyer S, et al. Renal hemodynamic effects of serelaxin in patients with chronic heart failure: a randomized, placebo-controlled study. *Circ Heart Fail.* 2014;7:994–1002.
128. Teerlink JR, Metra M. RELAX-AHF-2: a multicenter, randomized, double-blind, placebo-controlled phase III study to evaluate the efficacy, safety and tolerability of serelaxin when added to standard therapy in acute heart failure patients. In Late Breaking Clinical Trials. Paris: Heart Failure Association of the European Society of Cardiology; 2017.
129. Anker SD, Ponikowski P, Mitrovic V, et al. Ularitide for the treatment of acute decompensated heart failure: from preclinical to clinical studies. *Eur Heart J.* 2015;36:715–723.
130. Packer M, O'Connor C, McMurray JJ, et al. Effect of ularitide on cardiovascular mortality in acute heart failure. *N Engl J Med.* 2017;376:1956–1964.
131. Gheorghiade M, Bohm M, Greene SJ, et al. Effect of aliskiren on postdischarge mortality and heart failure readmissions among patients hospitalized for heart failure: the ASTRONAUT randomized trial. *JAMA.* 2013;309:1125–1135.
132. McMurray JJ, Teerlink JR, Cotter G, et al. Effects of tezosentan on symptoms and clinical outcomes in patients with acute heart failure: the VERITAS randomized controlled trials. *JAMA.* 2007;298:2009–2019.
133. Felker GM, Butler J, Collins SP, et al. Heart failure therapeutics on the basis of a biased ligand of the angiotensin-2 type 1 receptor: rationale and design of the BLAST-AHF study (Biased Ligand of the Angiotensin Receptor Study in Acute Heart Failure). *JACC Heart Fail.* 2015;3:193–201.
134. Erdmann E, Semigran MJ, Nieminen MS, et al. Cinaciguat, a soluble guanylate cyclase activator, unloads the heart but also causes hypotension in acute decompensated heart failure. *Eur Heart J.* 2013;34:57–67.
135. Gheorghiade M, Greene SJ, Butler J, et al. Effect of vericiguat, a soluble guanylate cyclase stimulator, on natriuretic peptide levels in patients with worsening chronic heart failure and reduced ejection fraction: the SOCRATES-REDUCED randomized trial. *JAMA.* 2015;314:2251–2262.
136. Liu LC, Dorhout B, van der Meer P, et al. Omecamtiv mecarbil: a new cardiac myosin activator for the treatment of heart failure. *Expert Opin Investig Drugs.* 2016;25:117–127.
137. Teerlink JR, Felker GM, McMurray JJ, et al. Acute Treatment with Omecamtiv Mecarbil to Increase Contractility in Acute Heart Failure: the ATOMIC-AHF Study. *J Am Coll Cardiol.* 2016;67:1444–1455.
138. Gheorghiade M, Blair JE, Filippatos GS, et al. Hemodynamic, echocardiographic, and neurohormonal effects of istaroxime, a novel intravenous inotropic and lusitropic agent: a randomized controlled trial in patients hospitalized with heart failure. *J Am Coll Cardiol.* 2008;51:2276–2285.
139. Shah SJ, Blair JE, Filippatos GS, et al. Effects of istaroxime on diastolic stiffness in acute heart failure syndromes: results from the Hemodynamic, Echocardiographic, and Neurohormonal Effects of Istaroxime, a Novel Intravenous Inotropic and Lusitropic Agent: a Randomized Controlled Trial in Patients Hospitalized with Heart Failure (HORIZON-HF) trial. *Am Heart J.* 2009;157:1035–1041.
140. Massie BM, O'Connor CM, Metra M, et al. Rolofylline, an adenosine A1-receptor antagonist, in acute heart failure. *N Engl J Med.* 2010;363:1419–1428.

第 25 章　射血分数降低的心力衰竭

DOUGLAS L. MANN

病因学 486
预后 487
生物学标志物和预后 488
肾功能不全 489
患者处理 489
心力衰竭高危患者(A 期) 489
有症状的心力衰竭患者以及无症状患者的处理 489
确定合适的治疗策略 491
液体潴留的处理 492
利尿剂分类 493
心力衰竭的利尿剂治疗 497
利尿剂抵抗 499
器械治疗 500
预防疾病进展 500
血管紧张素转换酶抑制剂 501
血管紧张素受体拮抗剂 502
血管紧张素受体脑啡肽酶抑制剂 504
β 肾上腺素能受体阻滞剂 504
盐皮质激素受体拮抗剂 506
肼屈嗪与硝酸异山梨酯的联用 507
I_f 通道抑制剂 507
肾素抑制剂 507
对症状持续患者的管理 507
心脏糖苷类药物 508
n-3 多不饱和脂肪酸 508
药理学与个体化医疗 508
动脉粥样硬化的治疗 509
特殊人群 509
女性 509
种族/民族 509
老年人 509
癌症患者 510
抗凝和抗血小板治疗 510
心律失常的管理 510
器械治疗 511
心脏再同步治疗 511
植入型心律转复除颤器(ICD) 511
睡眠呼吸障碍 511
心力衰竭的疾病管理路径 512
难治性终末期心力衰竭(D 期)的患者 513
未来展望 513
参考文献 513

有关心力衰竭(heart failure,HF)患者的流行病学以及临床评估详见第 21 章。急性心力衰竭患者的诊断与管理已在第 24 章讨论。本章重点是射血分数降低的心力衰竭(heart failure with reduced ejection fraction,HFrEF)。第 26 章将讨论射血分数保留的心力衰竭(heart failure with preserved ejection fraction,HFpEF)。

病因学

任何引起左心室结构或功能改变的情况都可能导致心力衰竭的发展(表 25.1)。虽然导致 HFrEF 与 HFpFE 的病因不完全相同,但其中有相当一部分的病因可以重叠。在工业化国家,冠状动脉疾病(coronary artery disease,CAD)是导致男性与女性心力衰竭的头号病因,占所有心力衰竭的 60%~75%。高血压在相当数量患者中,促进了心力衰竭的进程,其中大部分患者合并 CAD。CAD 和高血压能相互影响,增加心力衰竭的风险。风湿性心脏病在非洲和亚洲仍是造成心力衰竭的主要病因,尤其是年轻人群。高血压则是非洲人以及非裔美国人心力衰竭的重要病因。锥虫病仍是南美洲心力衰竭的主要病因[1]。当发展中国家经历社会经济发展时,心力衰竭的流行病学变得与西欧以及北美地区相似,即 CAD 成为导致 HF 的最常见原因。

表 25.1　心脏衰竭的危险因素(奥姆斯戴德县)

危险因素	风险比(95%可信区间)	*P* 值	人群归因危险度(95%可信区间)		
			总体	女性	男性
冠心病	3.05(2.36~3.95)	<0.001	0.20(0.16~0.24)	0.16(0.12~0.20)	0.23(0.16~0.30)
高血压	1.44(1.18~1.76)	<0.001	0.20(0.10~0.30)	0.28(0.14~0.42)	0.13(0.00~0.26)
糖尿病	2.65(1.98~3.54)	<0.001	0.12(0.09~0.15)	0.10(0.06~0.14)	0.13(0.08~0.18)
肥胖	2.00(1.57~2.55)	<0.001	0.12(0.08~0.16)	0.12(0.07~0.17)	0.13(0.07~0.19)
吸烟史	1.37(1.13~1.68)	0.002	0.14(0.06~0.22)	0.08(0.00~0.15)	0.22(0.07~0.37)

引自 Dunlay SM, Weston SA, Jacobsen SJ, et al. Risk factors for heart failure: a population-based case-control study. Am J Med 2009;122:1023-8.

在 20%~30%的 HFrEF 病例中,导致心力衰竭的确切病因不明。通常如果病因不明,这些患者会被诊断为扩张性或“特发性”心肌病(见第 77 章)。之前的病毒感染(第 79 章)或暴露于有毒物质[例如酒精(第 80 章)或化疗药物(第 81 章)]也可引起扩张型心肌病(dilated cardiomyopathy,DCM)。虽然酒精摄入过量能促进心肌病,单酒精本身与 HF 风险增加并无关联,而适度饮酒还可能预防心力衰竭进展[2]。同时越来越多的人认识到,很多 DCM 病例是由于基因异常所致,通常是与细胞骨架有关的基因。大多数家族性 DCM 以常染色体显性遗传方式获得。目前已明确的变异基因变异有,编码细胞骨架的蛋白(肌间线蛋白,心肌球蛋白,黏着斑蛋白)和核膜蛋白(核层蛋白)。DCM 还与杜氏营养不良症、贝克综合征及肌营养不良症有关(见第 97 章)。可造成心脏高输出

(例如动静脉瘘,贫血)的情况,在正常的心脏很少会导致心力衰竭。然而,如果存在潜在的结构性心脏病,这些情况可造成显著的充血性心力衰竭。

预后

虽然几项近期的研究显示,心力衰竭患者的病死率有所改善,总体的死亡率仍然居高不下,甚至高于许多癌症,包括膀胱癌、乳腺癌、子宫癌和前列腺癌。在 Framingham 的研究中,男性的中位生存期是 1.7 年,女性是 3.2 年,其中男性的 5 年生存率是 25%,女性是 38%。欧洲研究表明长期预后一样很差(图 25.1)[3]。近期 Framingham 研究比较了心力衰竭患者的长期生存趋势,发现不论是男性还是女性都表现出生存率的改善,在 1950 年到 1999 年期间,每年总死亡率下降 12%。此外,近期来自苏格兰、瑞典和英国的研究也显示,出院后生存率也有改善[3]。值得注意的是,在心力衰竭的死亡率在病因学研究中,比在临床试验中所报告的要高得多,后者通常涉及药物和器械治疗,入选的往往是相对年轻、临床情况相对更稳定、能更好地完成随访的患者。

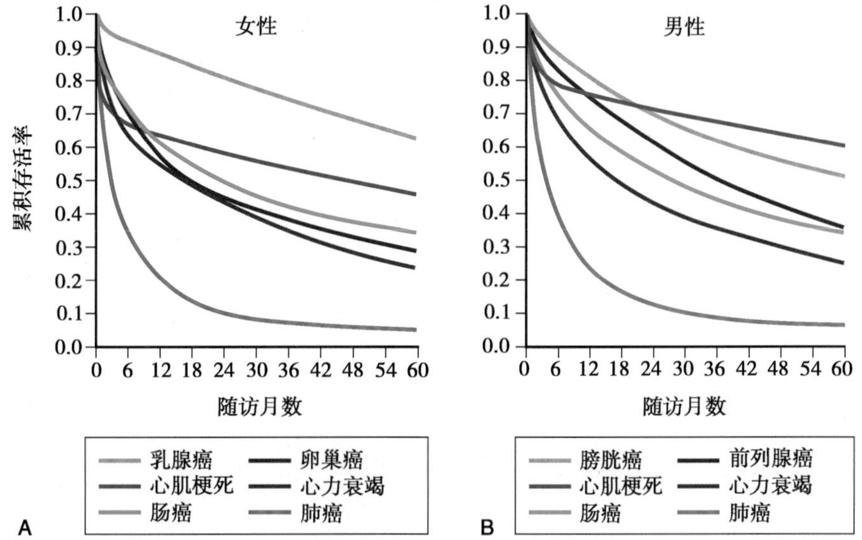

图 25.1 心力衰竭患者与癌症患者生存率比较。对于在 1991 年,首次因心力衰竭、心肌梗死及 4 种男性和女性最常见的癌症收治入苏格兰医院的患者进行 5 年的生存率随访。(改编自 Stewart S, MacIntyre K, Hole DJ, et al. More'malignant' than cancer? Five-year survival following a first admission for heart failure. Eur J Heart Fail 2001;3:315-22.)

对于心力衰竭的最终结局而言,性别与心力衰竭的预后仍是一个存在争议的话题。尽管总体而言,数据更支持女性患者心力衰竭预后优于男性[4]。在左心室功能受损程度相等的情况下,女性机体功能不良程度更重,同时射血分数(EF)正常的心力衰竭发生率也更高(见第 26 章)。有关种族对于心力衰竭预后的影响也存在争议,在一些而非所有的研究中显示,黑人的病死率更高。在美国,3%的黑人患有心力衰竭,而就整体人群而言,黑人心力衰竭的患病率是 2%[5]。患有心力衰竭的黑人,首诊年龄相对更年轻,左心室功能更差,纽约心脏协会(NYHA)分级更低。尽管造成上述差异的原因尚不明,如前所述,HF 不同的病因可能部分解释了黑人患者上述临床情况的差异。社会经济因素是影响黑人患者预后的另一个原因,例如地理位置,医疗资源的获取。年龄是心力衰竭预后不良的最强和最一致的预测因素[6](见后文,特殊人群)。

许多其他的因素也和心力衰竭患者死亡率升高有关(表 25.2)。其中列出的许多预后因子,除了在多因素分析中有关,在单因素分析中也同样有统计学差异。然而,要预测哪个特定的预后因子在临床试验中,或者在更为重要的针对某个特定患者的日常治疗中,是最佳的预测因子几乎是不可能的。基于此,目前已设计出了并验证了几个预测心力衰竭预后的多因素模型。其中西雅图心力衰竭模型是通过对临床试验中幸存的心力衰竭患者,进行回顾性研究而得出的。该模型能利用一些临床上容易获得的药理学、器械治疗、实验室指标,准确推算心力衰竭患者的 1 年、2 年和 3 年生存率,该模型为交互式网络程序,所有的医疗服务者可免费使用(http://depts.washington.edu/shfm)。

表 25.2 慢性心力衰竭的病因

心肌病
冠状动脉疾病
心肌梗死
心肌缺血*
慢性压力负荷过重
高血压*
阻塞性瓣膜病
慢性容量负荷过重
反流性瓣膜病
心内(左向右)分流
心外分流
非缺血性扩张型心肌病
家族性/基因异常
浸润性异常*
毒物/药物诱导的损伤
代谢异常*
病毒或其他感染因子
心率和心律的异常
慢性心动过缓
慢性心动过速

续表

肺部疾病
肺心病
肺血管病
高输出状态
代谢异常
甲亢
营养失调(脚气病)
血流持续过度增加
系统性动静脉分流
慢性贫血

*可能引起射血分数保留心力衰竭的情况。

生物学标志物和预后

基于心力衰竭时，观察到肾素-血管紧张素-醛固酮(renin-angiotensin-aldosterone system，RAAS)、肾上腺素及炎症系统的激活，促使人们去检测一系列生物化学标志物与临床预后的关联(表25.3)(见第21章和23章)其中，血浆去甲肾上腺素、肾素、血管升压素、醛固酮、心房心钠素和脑(B型)钠肽(BNP和NT-proBNP)、内皮素(ET)-1，以及炎症标志物例如肿瘤坏死因素(TNF)、可溶性TNF受体、C-反应蛋白、催乳素-3、穿透素-3，以及可溶性ST2，已被证实其血浆水平与心力衰竭生存率呈负相关。氧化应激的标志物，例如氧化的低密度脂蛋白、血清尿酸，也被证实与慢性心力衰竭患者临床状况恶化、生存率下降有关。心脏肌钙蛋白T和I，是心肌细胞损伤的敏感指标，可在非缺血性患者中上升，提示心脏预后不良。而低血红蛋白/血细胞比容(hemoglobin/hematocrit，Hb/Hct)和心力衰竭预后不良也早已为人们所认识，近期几项研究更新了我们在这方面的认识，在EF降低或者正常的心力衰竭患者中，贫血是一项独立的预后因子[7]。

已发表的关于心力衰竭患者中贫血(定义为血红蛋白浓度在男性<13g/dl，在女性<12g/dl)发生率的研究结果各异，由于研究人群的不同以及不同的贫血定义，贫血发生率从4%到50%。总体而言，合并贫血的患者，心力衰竭症状更多，NYHA分级更低，HF住院风险更高，生存率更低[8]。然而，目前不明确贫血究竟生存率降低的原因，还是只是疾病进展的一个标志物。而造成贫血的原因各有不同，包括对促红素受体的敏感性下降，存在造血抑制剂，造血原料铁的供应不足。

我们已经意识到在贫血的心力衰竭患者中，往往没有明确贫血的特定病因，因此在此类患者中，应该制定标准的诊断流程。应该根据实践指南对可矫正的贫血进行治疗。输血对心血管疾病患者的作用存在争议。尽管合并心血管疾病的患者，普遍认可的做法是通过输血保持患者的血细胞比容在30%以上，这一临床实践的依据更多的由于专家建议而无提示该治疗有效的直接证据。考虑到红细胞输入的风险与花费，慢性贫血患者输血疗效的短效性以及心力衰竭患者对输血治疗获益的不确定性，在稳定的心力衰竭患者中常规用输血来治疗贫血是不推荐的。在RED-HF(Reduction of Events with Darbepoetin Alfa in Heart Failure，在心衰患者中使用阿法达贝泊汀降低事件)研究中，评估在轻到中度贫血(血红蛋白水平9.0~12.0g/dl)的心力衰竭患者中，使用促红素类似物阿法达贝泊汀的效果。没有观察到一级终点，任何原因的心力衰竭恶化住院导致的死亡在组间没有显著区别(阿法达贝泊汀HR，1.01；95%CI 0.9~1.13；P=0.87)，次级终点心血管死亡或首次入院到心力衰竭恶化的时间(阿法达贝泊汀HR，10.01；95% CI 0.89~1.14；P=0.2)。阿法达贝泊汀在预先设定的所有亚组中，一致地显示出无效性。更重要的是，阿法达贝泊汀治疗在实验早期(1个月内)以及整个试验中均体现出了血红蛋白的持续增高。

缺铁，在HFrEF的患者中是一项常见的合并症，被认为与死亡率增加和生活质量下降有关，不论是否合并存在贫血[9]。几个临床试验研究了在贫血以及非贫血的HFrEF患者(EF<30%~45%)纠正缺铁的治疗效果[9]。截至目前，3个随机试验中的2个使用了非右旋糖酐静脉铁剂(ferric carboxymaltose，FCM)。研究提示，使用了FCM后不论是症状、运动能力，还是健康相关的生活质量都得到了改善；然而，对主要临床事件的效果仍不明确[8]。其中一个随机临床研究中研究了口服多糖铁复合物[口服补铁剂对心力衰竭患者氧摄取的作用(Oral Iron Repletion Effects on Oxygen Uptake in Heart Failure，IRONOUT)；NCT02188784]，结果提示在16周时，心肺运动中的峰值摄氧率没有任何改善。基于静脉补铁治疗的随机临床研究，目前美国心脏病学会、美国心脏协会和美国心力衰竭协会(American College of Cardiology, American Heart Association, and Heart Failure Society of America，ACC/AHA/HFSA)指南推荐(推荐级别Ⅱb，证据等级B~R)，在NYHA Ⅱ和Ⅲ级的心力衰竭患者中，如果存在缺铁(铁蛋白<100ng/ml或100~300ng/ml，且转铁蛋白饱和率<20%)，可以考虑静脉补铁治疗以改善患者的功能状态和生活质量[10]。

表25.3 心力衰竭患者的预后因素

人口统计资料	**运动试验**
性别	代谢评估
种族	血压反应
年龄	心率反应
心力衰竭病因	6分钟步行
冠状动脉疾病	峰值氧耗
特发性扩张型心肌病	无氧阈值
瓣膜性心肌病	氧摄入斜率
心肌炎	**代谢**
心肌肥大	血清钠
酒精	甲状腺功能异常
蒽环类药物	贫血
淀粉样变性	酸中毒/碱中毒
血色沉着病	**胸片**
遗传因素	充血
并发症	心胸比例
糖尿病	**心电图**
系统性高血压	心律(房颤或心律失常)
肺高压	电压
睡眠呼吸困难	QRS宽度
肥胖/恶病质	QT间期
肾功能不全	信号平均心电图(T波交替)
肝功能不全	心率变异性
慢性阻塞性肺疾病	**生物标志物**
临床评估	去甲肾上腺素，精氨酸血管升压素，醛固酮
纽约心功能分级(症状)	心钠素，脑利钠肽，脑钠肽前体，内皮素
晕厥	肿瘤坏死因子，可溶性肿瘤坏死因子受体1和2，凝集素-3，穿透素-3
心绞痛	心脏肌钙蛋白，血细胞比容
收缩与舒张性心功能不全	**心内膜活检**
血流动力学	炎症状态
左心室射血分数	纤维化程度
右心室射血分数	细胞排列紊乱程度
肺动脉压	浸润过程
肺毛细血管嵌压	
心排血指数	
肺压差	
运动血流动力学	

改编自 Young JB. The prognosis of heart failure. In Mann DL, editor. Heart Failure: A Companion to Braunwald's Heart Disease. Philadelphia: Elsevier; 2004, pp 489-506.

肾功能不全

肾功能不全与心力衰竭患者预后不良有关；然而，尚不明确究竟肾功能不全是作为心力衰竭恶化的一个标志物，还是与心力衰竭恶化存在因果联系。虽然肾功能不全在住院的心力衰竭患者中更为常见，在稳定的门诊心力衰竭患者中，至少一半以上的患者存在某种程度的肾功能受损。存在肾脏低灌注或固有肾病的心力衰竭患者，对利尿剂和血管紧张素转换酶抑制剂（AECIs）的治疗反应较差，同时在使用地高辛类药物时，发生副作用的风险增加。近期的 meta 分析显示，绝大多数的心力衰竭患者存在不同程度的肾脏受损。与肾功能正常的心力衰竭患者相比，此类患者属于高风险，其死亡率增加近 50%[11]。ADHERE（Acute Decompensated Heart Failure National Registry，急性非代偿性心力衰竭国家注册研究）也发现了类似的结论（见第 24 章）。在第二次前瞻随机异博帕明对死亡率和有效性的研究中，肾功能受损在进展性心力衰竭患者中，是相对于左心室功能受损和患者 NYHA 分级更强的死亡率预测指标（图 25.2）。综上所述，肾功能不全是心力衰竭患者预后不良的一项独立的强预测指标。

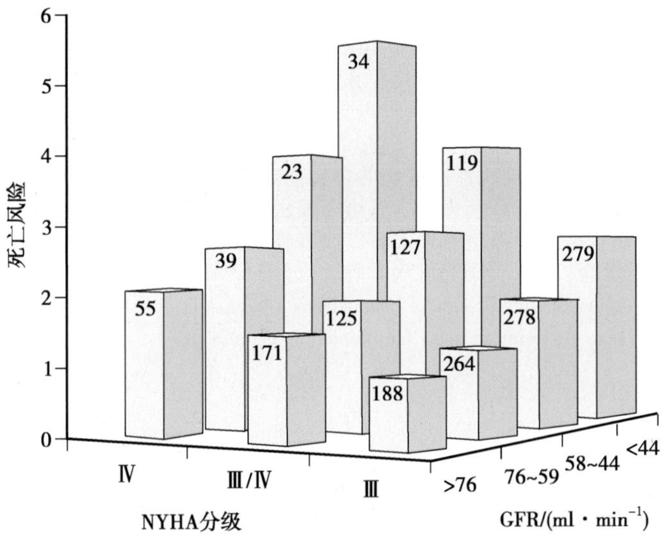

图 25.2 心力衰竭患者中肾功能对预后的影响。三维柱状条图显示死亡率风险（垂直轴）与纽约心脏协会（NYHA）分级（水平轴）以及肾小球滤过率下降（GFR；对角线）相关。（来自 Hillege HL，Girbes AR，de Kam PJ，et al. Renal function，neurohormonal activation，and survival in patients with chronic heart failure. Circulation 2000；102：203-10.）

患者处理

HFrEF 应被看作互相关联随时间进展的 4 期[12]（图 25.3）。A 期指合并心力衰竭的高危因素患者，但尚没有结构性心脏病或症状性心力衰竭（例如，糖尿病或高血压患者）。B 期指患者有结构性心脏病，但没有症状性心力衰竭（例如，患者有既往心肌梗死病史以及无症状的左心室功能不全）。C 期指有结构性心脏病的患者，出现心力衰竭的症状（例如，有心肌梗死史的患者出现气促和乏力症状）。D 期指需要特殊介入的反复发作的心力衰竭患者（例如，等待心脏移植的患者，反复发作心力衰竭）。图 25.4 给出了一个心力衰竭患者处理的简化流程。第 21 章讨论了 HFrEF 患者的临床评估，第 26 章讨论了 HFpEF 患者的诊断和治疗。

心力衰竭高危患者（A 期）

对于可能发展成 HFrEF 的患者，应竭尽全力根据现有的标准化指南，给予预防性的治疗，包括治疗那些已知可导致心力衰竭的情况，如高血压（见第 46 章）、高脂血症（第 48 章）和糖尿病（第 51 章）。基于此，对于有粥样硬化性血管疾病，糖尿病，或者高血压合并相关心血管危险因素的患者中，使用血管紧张素转换酶抑制剂（angiotensin converting enzyme inhibitor，ACEIs）尤其有效。

人群筛查。目前，证据有限不足以支持在大规模人群中筛查未获诊断的 HF 和/或无症状性左心室功能不全。经过早期的研究提示，BNP 或 N 端（NT）前-BNP 水平对于筛查可能有用，但不同的研究提示，利用这些指标在发病率很低的无症状人群中检测心功能不全，其阳性预测价值各异，而考虑假阳性的可能性，对该检测的成本-效益比有很大的影响。

对于发展成心肌病的高危患者（例如，存在确诊的心肌病家族史或接受心脏毒性药物治疗的患者；见第 80 和 81 章）进行更积极的筛查，例如使用二维心超评估左心室功能。STOP-HF（St. Vincent 筛查以预防心力衰竭）研究提示，在已知存在心血管危险因素的患者中，使用 BNP 筛查并使内科医生或心血管专科医生对患者继以相应的治疗，可使左心室功能不全危险性显著下降（OR，0.55；95%CI，0.37～0.82；$P=0.003$）虽然在临床 HF 事件上没有显著差异，但因主要 CV 事件而急诊入院的发生率显著下降[13]。然而，目前并不推荐对低危患者进行常规左心室功能评估。已有几个复杂的临床积分系统，用来进行基于人群的心力衰竭筛查，包括 Framingham 标准，它是依据临床标准，以及国家健康和营养评估调查（National Health and Nutrition Examination Survey，NHANES），使用自查症状来识别心力衰竭患者（表 25.4）然而，正如在第 21 章中所讨论，当使用上述方法时，依旧需要额外的实验室检查来明确心力衰竭的诊断。

有症状的心力衰竭患者以及无症状患者的处理

短暂左心室功能不全

如第 23 章所述，射血分数减低心力衰竭患者的临床症状，起源于最初的可导致心脏做功表现下降的标志性事件的出现。然而，很多不同的临床情况均可导致暂时性的左心室功能不全，但并非所有的上述情况都会最终发展成临床上的症状性心力衰竭，意识到这一点是很重要的。图 25.5 显示左心室功能不全（暂时与持续）与心力衰竭临床症状（无症状和有症状）之间的重要关联。左心室功能不全和肺水肿有可能在之前左心室结构与功能正常的患者中突然发生。此种情况最常见于心脏手术，严重的脑外伤时，或发生在系统性感染后。大致的病理生理机制包括某种形式的功能性心肌"顿抑"（见第 67 章）或者激活了具有抑制左心室功能的促炎因子。情感应激也可导致严重的，可逆的左心室功能障碍，同时伴随胸痛，肺水肿和心源性休克，此种患者往往没有冠心病（takotsubo 综合征）。其左心室功能障碍被认为是强交感刺激后诱发的儿茶酚胺的效应[14]。同时需要指出，运动诱导的左心室功能不全，往往由心肌缺血造成，产生症状的原因是左心室充盈压增加和心输出量下降，但而在静息状态下没有可辨别的左心室功能不全。如果在最初的心脏受损后左心室功能不全持续存在，患者可能长达数月或数年没有任何症状；然而，流行病学和临床证据提示，这些患者最终会过渡到明显的症状性心力衰竭。

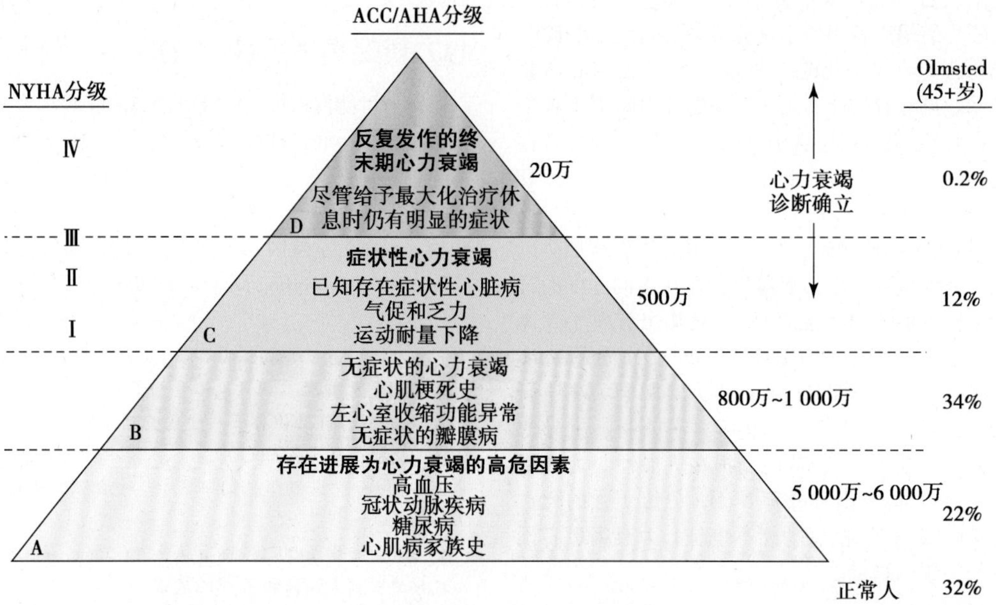

图 25.3 心力衰竭(HF)分期以及各期的流行病学资料(数据来源于奥姆斯戴德县流行病学研究)。A 期心力衰竭患者具有发展成心力衰竭的高危因素，但目前没有结构性心脏病或心力衰竭症状。这组患者包括高血压、糖尿病、冠状动脉疾病(CAD)、有心脏毒性药物使用史，或者有心肌病的家族史。B 期心力衰竭患者存在结构性心脏病但是没有心力衰竭的症状。这组患者包括存在左心室肥大，有过心肌梗死病史、左心室收缩功能不全，或者存在瓣膜性心脏病，上述患者都有可能存在纽约心脏协会(NYHA)心功能分级Ⅰ级症状。C 期患者已知存在结构性心脏病并且目前或者既往有过心力衰竭症状。患者的症状可被分类为 NYHA Ⅰ、Ⅱ或Ⅲ级。D 期患者尽管给予最大化治疗，在休息时心力衰竭症状仍反复发作，通常是住院状态，而且需要特殊化的介入治疗或者临终关怀。以上所有患者被归为 NYHA Ⅳ级症状。AHA，美国心脏学会；ACC，美国心脏病学院。(改编自 Ammar KA，Jacobsen SJ，Mahoney DW，et al. Prevalence and prognostic significance of heart failure stages：application of the American College of Cardiology/American Heart Association heart failure staging criteria in the community. Circulation 2007；115：1563-70.)

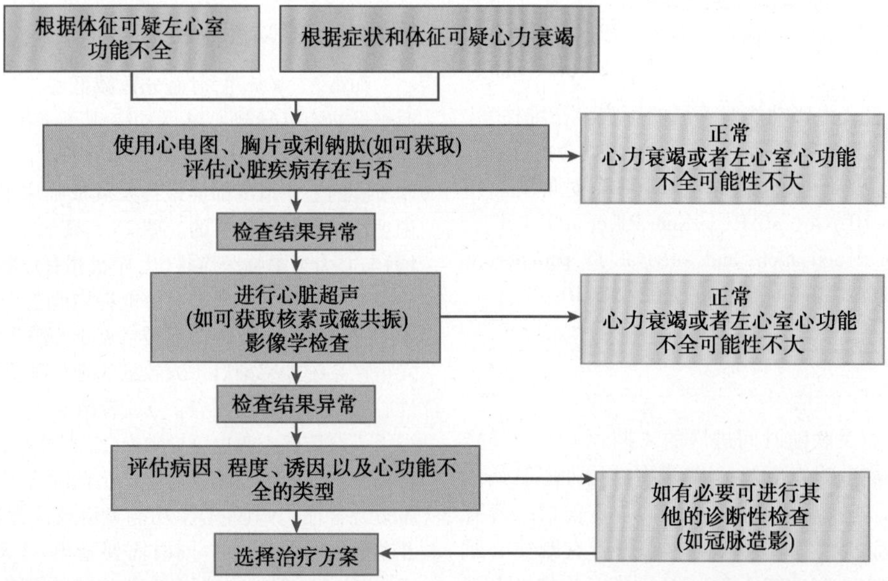

图 25.4 心力衰竭或左心室功能不全的诊断法则。(引自 Swedberg K，Cleland J，Dargie H，et al. Guidelines for the diagnosis and treatment of chronic heart failure：executive summary (update 2005)：The Task Force for the Diagnosis and Treatment of Chronic Heart Failure of the European Society of Cardiology. Eur Heart J 2005；26：1115-40.)

表 25.4 基于人群的临床研究得出的心力衰竭诊断标准

FRAMINGHAM 标准		
主要标准	**次要标准**	**主要或次要标准**
夜间阵发性气促或端坐呼吸	踝部水肿	治疗后 5 天内体重下降>4.5kg
颈静脉怒张	夜间咳嗽	
肺部啰音	劳累后气促	
心脏扩大	肝脏肿大	
急性肺水肿	胸膜渗出	
第三心音奔马律	肺活量下降	
静脉压>16cmH_2O	最大耗氧量的 1/3	
肝颈回流	心动过速(心率>120 次/min)	

NHANES 标准		
分类	**标准**	**分值**
病史	气促:	
	快速爬坡时	1
	以常速行走时	1
	以常速行走时是否需要停下来喘气?	2
	平地步行 100 码后是否需要停下来喘气?	2
体格检查	心率:	
	91~110 次/min	1
	>110 次/min	2
	颈静脉压(>6cmH_2O):	
	单独存在	1
	合并肝脏肿大或水肿	2
	肺部啰音:	
	肺底部啰音	1
	啰音超过肺底部	2
胸片	肺上部血流重新分布	1
	肺间质水肿	2
	肺间质水肿加上胸膜渗出	3
	肺泡液体加上胸腔积液	3

利用 Framinghan 标准进行心力衰竭诊断需要同时存在至少 2 项主要标准或 1 项主要标准加上 2 项次要标准。次要标准在无法用其他医学上的情况解释时也可接受(例如:肺高压,慢性肺病,肝硬化,腹水,肾病综合征)。NHANES-1 标准:诊断心室的标准是积分≥3 分。

NHANES,国家健康和营养调查。

改编自 Ho KK et al. The epidemiology of heart failure:the Framingham Study. J Am Coll Cardiol 1993;22:6A-13A;and Schocken DD et al. Prevalence and mortality rate of congestive heart failure in the United States. J Am Coll Cardiol 1992;20:301-6.

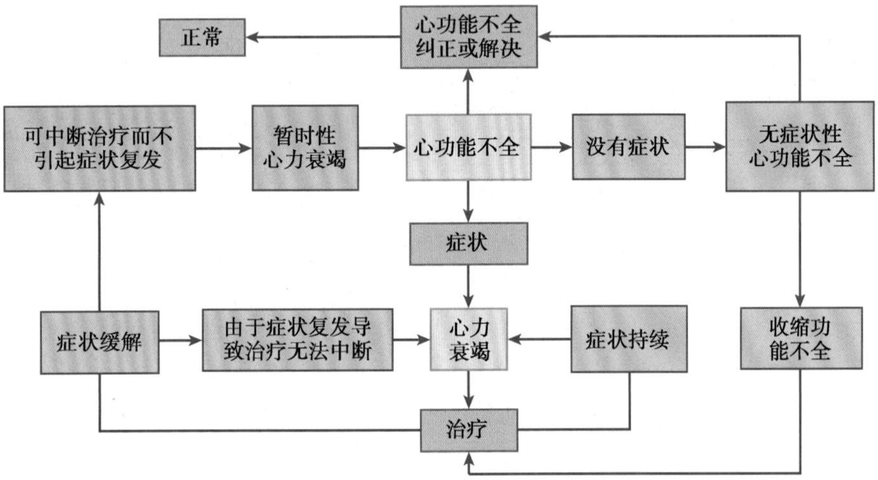

图 25.5 经合理治疗后的心功能不全、症状性心力衰竭及无症状性心力衰竭之间的关系。(引自 Swedberg K, Cleland J, Dargie H, et al. Guidelines for the diagnosis and treatment of chronic heart failure: executive summary (update 2005): The Task Force for the Diagnosis and Treatment of Chronic Heart Failure of the European Society of Cardiology. Eur Heart J 2005;26:1115-40.)

确定合适的治疗策略

治疗的主要目的是缓解症状,延长生存,改善生活质量,以及预防疾病进展。如后面所要讨论的,目前对射血分数降低的心力衰竭患者的药物、器械及手术等治疗手段,使医疗提供者在绝大多数患者中能实现上述目标。一旦患者发生了机构性心脏病(B 到 D 期),射血分数减低心力衰竭患者的治疗方案取决于他们的 NYHA 分级(见第 21 章,表 21.1)。尽管众所周知 NYHA 分级具有很强的主观性,而且在不同观察者间具有很大的可变性,它还是历经时间的验证,在心力衰竭患者中广泛应用。对于存在收缩性功能不全却没有症状的患者(NYHA Ⅰ级),治疗目标应该是通过抑制神经激素系统来减慢疾病进展,延缓心肌重塑(见第23章)。有症状的患者(NYHA Ⅱ到Ⅳ级),首要治疗目标是减轻液体潴留,减轻症状,降低疾病进展及死亡风险。正如后面将要谈论的,这些治疗策略通常包括利尿剂(控制水钠潴留)和神经激素治疗(最小化心肌重塑)的组合。

综合性措施

识别和纠正可导致心脏结构和功能异常的情况是至关重要的(见表25.2),因为一些引起左心室异常的情况是潜在可治疗或者可逆的。另外,临床医师应该积极的筛查以及治疗例如高血压和糖尿病这类合并症,因为目前认为这些情况是引起结构性心脏病的基础。除了寻找促进心力衰竭进展的可逆病因和合并症,同样重要的是寻找促进稳定患者的心力衰竭恶化的原因(表25.5)。

表25.5 可能诱发慢性心力衰竭(HF)患者急性失代偿的因素

饮食不当
不恰当的减少心力衰竭治疗药物
心肌缺血/心肌梗死
心律失常(心动过速或心动过缓)
感染
贫血
使用了可导致心力衰竭症状恶化的药物
钙离子拮抗剂(维拉帕米或地尔硫草)
β受体阻滞剂
非甾体抗炎药
噻唑烷二酮类
抗心律失常药物[所有Ⅰ类药物,索他洛尔(Ⅲ类)]
抗TNF抗体
饮酒
怀孕
高血压恶化
急性瓣膜失功

引自 Mann DL. Heart failure and cor pulmonale, In Kasper DL, Braunwald E, Fauci AS, et al. Harrison's Principles of Internal Medicine. 17th ed. New York: McGraw-Hill; 2007, p 1448.

最常见的导致原先稳定的患者出现急性失代偿情况的原因是饮食不当和心力衰竭药物的不恰当减少,患者自己停止服用药物或者医生撤回有效药物(例如,因为担心氮质血症,停止利尿剂治疗)都有可能。应该建议心力衰竭患者戒烟和限制饮酒,男性一天2标准杯或女性一天1标准杯。怀疑酒精性心肌病的患者,应要求无期限戒酒。暴露于极端温度或过强体力活动都应避免。某些明确可使心力衰竭恶化的药物应该避免使用。例如,非甾体抗炎药(NSAIDs),包括环氧化酶2(COX-2)抑制剂,该药不推荐在慢性心力衰竭患者中使用,因为心力衰竭患者在肾功能减退和使用ACEI的前提下,发生肾衰竭和液体潴留的风险大大增加。应该建议患者规律称重以监测体重增加,能及时警告医疗服务者或者当突然发现体重在3天内增加超过1.4~1.8kg时,及时调整利尿剂剂量。

虽然没有关于心力衰竭患者免疫力情况的明确证据,这些患者通常对肺炎球菌和流行性感冒高度易感。因此,医生应建议他们的心力衰竭患者接受流行性感冒和肺炎的疫苗接种以预防呼吸道感染。医生还应当对患者及其家属进行有关心力衰竭和适当饮食以及对药物治疗依从性的宣教。研究发现,由经过特殊训练的护士或医师助理在心力衰竭门诊对门诊患者进行监管,是有效的,尤其对于那些更重的患者而言(见后文,心力衰竭疾病的处理)。

运动

尽管在心力衰竭患者中不推荐进行重体力活动,在有选择性的NYHA分级在Ⅰ到Ⅲ级的心力衰竭患者中,适度规律的运动证明是有益的。HF-ACTION(一项对照研究评估运动训练的预后)是一项大型,多中心的随机对照研究(RCT),其一级终点是全因死亡和所有原因导致的住院。二级终点是心血管死亡率或心力衰竭住院。心力衰竭患者接受为期12周(每周3次),以及随后的每周5天,每次25~30分钟,家庭为主自我监测的跑步机或者脚踏车运动训练项目,HF-ACTION研究没有发现运动组在全因死亡率或全因住院率上有显著意义的改善作用(HR, 0.93; 95% CI 0.84~1.02; $P=0.13$)。而且,也没有发现全因死亡率的组间差异(HR, 0.96; 95% CI 0.79~1.17; $P=0.70$)。然而,研究显示出心血管死亡率或心力衰竭住院率下降的趋势(HR, 0.87; 95% CI 0.74~0.99; $P=0.06$),而且运动组生活质量明显提高[15]。对于存在低容量的患者而言,常规的等张运动例如步行或骑室内脚踏车是一种对改善患者临床状态很有效的辅助治疗,患者需要经过运动测试以决定进行运动训练是否合适(运动过程中不会出现明显的缺血或心律失常)。然而,如果射血分数降低的心力衰竭患者,在最近6周内有过主要心血管事件或经历过手术,或在接受装置治疗后使其无法达到运动时靶目标心率,或者患者在基线心肺运动测试时,就表现出明显的心律失常或心肌缺血,这些患者则不推荐运动训练。

饮食

对于所有无论是射血分数降低还是保留的心力衰竭患者,只要有临床症状,则推荐饮食中限钠(2~3g/d)。可在中度到重度心力衰竭患者中考虑更严格的限钠(<2g/d)。除非患者存在低钠(<130mmol/L),可能由于早先使用利尿剂引起的肾素血管紧张素系统(RAS)激活,精氨酸加压素(AVP)的过量分泌,或是钠的丢失程度远超过水的丢失,否则液体限制通常没有必要。在低钠的患者(<130mmol/L)中,应考虑液体限制(<2L/d),或者在那些尽管使用了高剂量利尿剂和限制钠盐,液体潴留仍难以控制的患者。对进展性心力衰竭的患者以及无意减轻体重或存在肌肉丢失(心脏恶病质)的患者,推荐卡路里补充治疗;然而,不推荐在这些患者中使用合成类固醇,因为后者可导致潜在的液体潴留。检测氮平衡、卡路里摄入量及前白蛋白水平有助于决定恰当的营养补充治疗。考虑到目前缺乏有效的证据,以及可能会与心力衰竭治疗药物存在相互作用的可能性,不推荐给予症状性心力衰竭患者膳食补充剂("营养保健品")。

液体潴留的处理

很多症状性心力衰竭的临床表现来源于过多的水钠潴留,导致不恰当的容量负荷积聚在血管和血管外间隙。使用植入性装置来监测心力衰竭会在第27章讨论。这一章节主要讨论在慢性射血分数降低的心力衰竭患者中,利尿剂的使用。虽然地高辛和低剂量ACEIs能促进尿钠排泄,但如果不使用利尿剂,容量负荷过重的心力衰竭患者往往很少能保持理想的钠水平。事实上，企图用ACEIs来替代利尿剂治疗，最终都会导致肺水肿和外周淤血。如图25.6所示，利尿剂诱导的水钠负平衡能减轻左心室扩张，功能性二尖瓣反流，二尖瓣环压力负荷，以及心内膜下缺血。在短期临床试验中，利尿剂治疗可使颈静脉压下降，改善肺淤血和外周水肿，体重下降，所有这些疗效在治疗后几天内就体现出来。在中期治疗中，利尿剂能改善心力衰竭患者的心功能、缓解症状和增加其运动耐量[16]。迄今为止，没有关于利尿剂的长期研究；因此利尿剂对发病率和死亡率的影响不明。尽管回顾性研究提示，利尿剂使用与临床恶化有关[16]，一项meta分析（回顾性研究）提示，利尿剂治疗使死亡率有显著下降（OR，0.24；95% CI 0.07~0.83；P=0.02），心力衰竭恶化显著减少（OR 0.07；95% CI 0.01~0.52；P=0.01）[16]。然而，考虑到这篇综述是回顾性研究，研究结果不能作为利尿剂治疗可降低心力衰竭死亡率的证据。

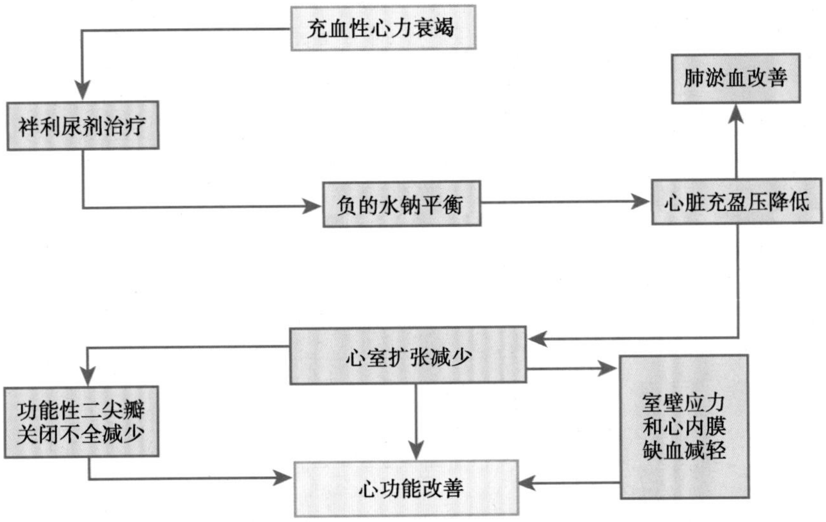

图25.6 利尿剂对改善心功能的潜在益处。利尿剂诱导的水钠负平衡能减轻左心室扩张，改善功能性二尖瓣关闭不全、二尖瓣环应力及心内膜下缺血。然而，利尿剂治疗也可导致肾功能恶化及神经内分泌激活。（改编自Schrier RW. Use of diuretics in heart failure and cirrhosis. Semin Nephrol 2011;31:503-12.）

利尿剂分类

根据利尿剂的不同作用机制，它们在肾单位内作用的不同解剖靶点，以及利尿作用的方法（“溶质”对于“水”利尿）。最常见的分类方法包括融合化学（例如，噻嗪类利尿剂）、作用靶点（例如，袢利尿剂），或者临床效果（例如，保钾利尿剂）。袢利尿剂可使过滤的总钠排泄量增加20%~25%，增强自由水的排泄，即使在肾功能轻度受损的患者也能保证利尿的有效性。相反，噻嗪类利尿剂只能增加钠滤过负荷的5%~10%，可能会降低自由水排泄，在肾功能受损（肌酐清除率<40Ml/min）的患者中有效性降低。因此，对于大多数的心力衰竭患者中，倾向于使用袢利尿剂。有水利尿（“利水剂”）作用的利尿剂包括地美环素、锂、血管升压素V_2受体拮抗剂，上述药物通过不同机制抑制AVP在集合管发挥作用，因此促进自由水清除。靠溶质利尿的利尿剂还可分成两类——渗透性利尿剂，指的是不可重吸收的溶剂通过渗透作用在管腔保持水分以及其他溶剂，另一类是特异性抑制小管上皮细胞离子转运通路的药物，包括了大多数临床上使用的有效利尿剂。表25.6列出了利尿剂的分类以及每个类别的成员，图25.7显示了不同利尿剂的作用部位。

表25.6 慢性心力衰竭时使用利尿剂治疗液体潴留

药物	起始每日剂量	每日最大总剂量	作用时间
袢利尿剂*			
布美他尼	0.5~1.0mg 每天1次或2次	10mg	4~6小时
呋塞米	20~40mg 每天1次或2次	600mg	6~8小时
托拉塞米	10~20mg 每天1次	200mg	12~16小时
依他尼酸	25~50mg 每天1次或2次	200mg	6小时
噻嗪类利尿剂**			
氯噻嗪	250~500mg 每天1次或2次	1 000mg	6~12小时
氯噻酮	12.5~25 每天1次	100mg	24~72小时
双克	25mg 每天1次或2次	200mg	6~12小时
吲达帕胺	2.5mg 每天1次	5mg	36小时
美托拉宗	2.5~5.0mg 每天1次	5mg	12~24小时

续表

药物	起始每日剂量	每日最大总剂量	作用时间
保钾利尿剂			
阿米洛利	5.0mg 每天 1 次	20mg	24 小时
氨苯蝶啶	50~100mg 每天 2 次	300mg	7~9 小时
抗利尿激素受体拮抗剂			
沙他伐坦	25mg 每天 1 次	50mg 每天 1 次	未标明
托伐普坦	15mg 每天 1 次	60mg 每天 1 次	未标明
利希普坦	25mg 每天 1 次	250mg 每天 1 次	未标明
考尼普坦	20mg 静脉负荷剂量后给予 20mg 持续静脉滴注/d	100mg 每天 1 次 40mg 静脉注射	7~9 小时
连续肾单元阻断			
美托拉宗	2.5~10mg 每天 1 次加上袢利尿剂		
氢氯噻嗪	25~100mg 每天 1 次或 2 次加上袢利尿剂		
克尿塞	500~1 000mg 每天 1 次静脉注射加上袢利尿剂		

除非特别标注，所有剂量均为口服利尿剂剂量。

* 对等剂量：40mg 呋塞米 = 1mg 布美他尼 = 20mg 托拉塞米 = 50mg 依他尼酸。

** 当肾小球滤过率<30mL/min 时不要使用，或不要与细胞色素 3A4 抑制剂合用。

改编自 Hunt SA, Abraham WT, Chin MH, et al. ACC/AHA 2005 guideline update for the diagnosis and management of chronic heart failure in the adult-summary article. A report of the American College of Cardiology/American Heart Association Task Force on Practice Guidelines. J Am Coll Cardiol 2005;46(6):1116.

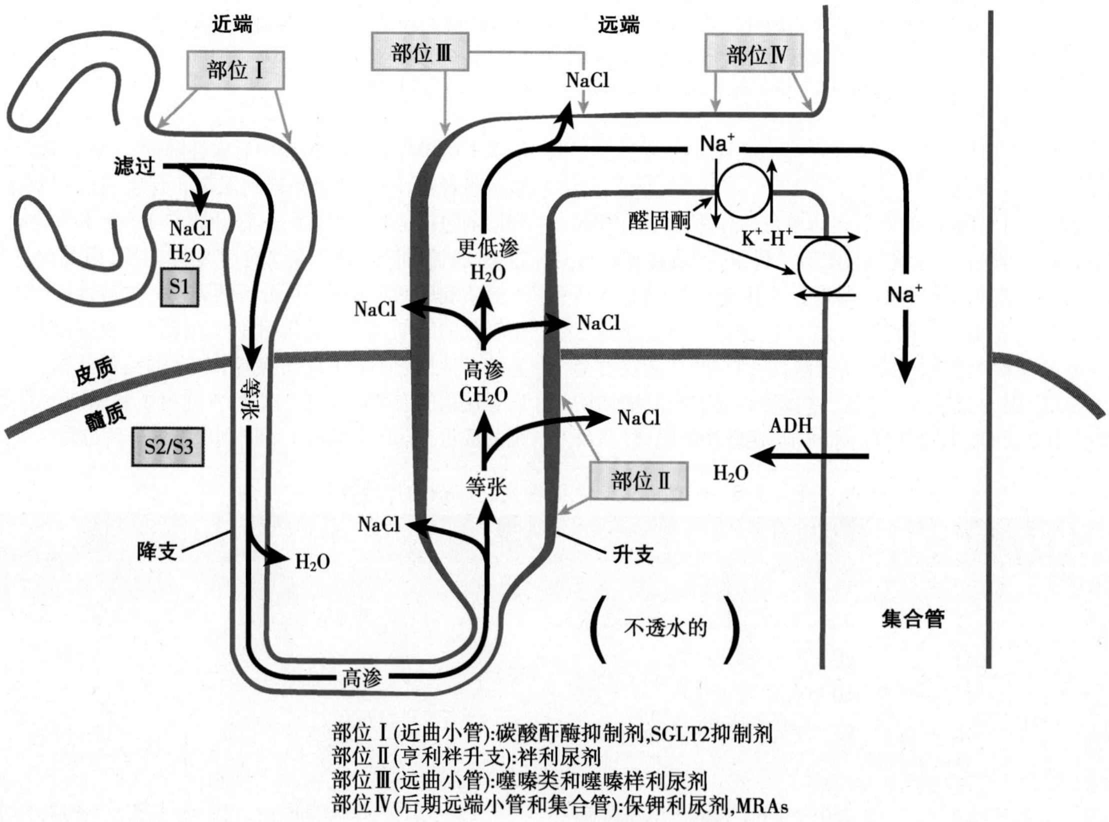

图 25.7　利尿剂在肾脏中的作用部位。(改编自 Wile D. Diuretics: a review. Ann Clin Biochem 2012;49:419-31.)

袢利尿剂

袢利尿剂包括呋塞米、布美他尼、托拉塞米，作用机制是可逆性的抑制 Na^+-K^+-$2Cl^-$ 协同体（协同运输体），在亨利管厚上升环路的上皮细胞膜顶处（部位Ⅱ，见图 25.7）。因为呋塞米、布美他尼及托拉塞米都与血浆蛋白广泛结合，通过滤过作用到达小管的药物非常有限。然而,这些药物通过有机酸运输系统在近端小管有效的分泌,同时得以与上升支管腔膜上 Na^+-K^+-$2Cl^-$ 协同体上的结合位点结合。因此袢利尿剂的有效性依赖于有效的肾血浆流量以及近端小管将这些药物传送到他们发挥作用位点的分泌效能。丙磺舒能通过抑制有机酸运输系统对呋塞米的分泌,从而将呋塞米的血浆浓度反应曲线右移。口服呋塞米的生物利用度范围从 40% 到 70%。相反的,口服布美他尼和托拉塞米的生物利用度超过 80%。同时,这些药物在进展性心力衰竭或右心衰竭患者中更为有效,虽然相对而言所花费成本更高。袢利尿剂的第二有效类别,典型药物是依他尼酸,表现为起效更慢,而且其可逆性缓慢且只部分可逆。依他尼酸在磺胺类药物过敏的心力衰竭患者可以安全使用。

作用机制。通常认为袢利尿剂通过以下几个机制改善充血症状。首先,袢利尿剂可逆性与 Na^+-K^+-$2Cl^-$ 协同运输体结合,同时可逆的抑制其作用,因此抑制亨利管上升环路的盐转运。抑制这一协同转运体后消除了跨上皮细胞的电压差,导致电压差驱动的钙和镁重吸收也被同时抑制了。通过抑制髓质中溶质的浓度,这些药物同时降低了集合管内水的重吸收,甚至在 AVP 存在的情况下(见第 23 章)。集合管处水重吸收的减少导致等渗尿的产生。钠和水传递到远端肾单位的增加同时也加强了钾的分泌,尤其在醛固酮水平增高的情况下。

袢利尿剂对心内压力以及系统血流动力学也有一些特别的作用。呋塞米的作用类似于静脉扩张剂,当静脉给药时(0.5~1.0mg/kg),能在数分钟内降低右心房和肺毛细血管嵌压(pulmonary capillary wedge pressure,PCWP)。布美他尼和托拉塞米也有类似的研究结果,虽然研究没有呋塞米这么广泛。这种一开始的血流动力学益处可能继发于具有扩血管作用的前列环素的释放,动物实验和人类实验都显示,呋塞米的静脉扩张作用可被吲哚美辛所抑制。也有研究表明提示,袢利尿剂可造成急性系统性血管阻力的上升,可能由于暂时激活了系统或血管内的 RAS。左心室后负荷上升的潜在副作用,强调了在急性肺水肿的患者中,使用利尿剂的同时,需要合并使用血管扩张剂已获得最佳血压(见第 24 章)。

噻嗪类与噻嗪样利尿剂

苯并噻二嗪,也被称为噻嗪类利尿剂,是最早合成的在亨利管上升环路的皮质部和远端缠绕小管阻断钠氯转运体的药物(部位Ⅲ,见图 25.7)。随后,具有类似药理学特点的药物被称为"噻嗪样利尿剂",尽管它们并非苯并噻二嗪衍生物。美托拉宗,一种间二氮杂萘磺酰胺,属于噻嗪样利尿剂,通常与呋塞米合用于利尿剂抵抗的患者(见后文)。由于噻嗪类和噻嗪样利尿剂抑制尿液最大化稀释,它们降低了肾脏清除自由水的能力,因此可能与低钠血症有关。噻嗪类药物通过几种机制在远端肾单位增加钙的重吸收(见图 25.7),偶尔可造成血清钙水平的略微升高。相反,镁的重吸收减少了,长期使用该药物还可能导致低镁血症。氯化钠和液体的转运到集合管的增多,加强了该部位肾单位钾和氢的分泌,可能会导致临床有意义的低钾血症。

作用机制。噻嗪类利尿剂的在远端弯曲小管内作用部位被认为在该部位的钠钾协同转运体。尽管该协同转运体与亨利环上升支上的 Na^+-K^+-$2Cl^-$ 协同转运体有 50% 的氨基酸同源性,呋塞米对该转运体无效。该协同转运体(或其相关亚型)也存在于血管系统的细胞,以及其他组织器官的多种细胞内,该受体可能具有其他作用,例如作为抗高血压受体。与袢利尿剂类似的是,噻嗪类利尿剂的作用,至少部分依赖于,近端小管将药物分泌到他们的作用位点。与袢利尿剂不同的是,噻嗪类利尿剂的血浆蛋白结合率各异;因此,该参数决定了每一个特定药物中小球滤过率对小管分泌药物的影响。

盐皮质激素受体拮抗剂

盐皮质激素例如醛固酮,可通过与特殊的盐皮质激素受体的结合,使盐和水潴留并增加钾和氢的排泄。螺内酯(第一代 MRA)和依普利酮(第二代 MRA)是合成的盐皮质激素受体拮抗剂(MRAs),它们作用于远端肾单位,在醛固酮作用部位抑制钠钾交换(见图 25.7)。

作用机制。螺内酯具有抗雄激素和黄体酮样作用,可导致男性乳房发育或阳痿,以及女性月经不调。为了避免这些副作用,依普利酮来自将螺内酯的 17α 硫代乙酰基替换呈甲酯基。因此,依普利酮对盐皮质激素受体的选择性比类固醇受体高得多,也具有比螺内酯更少的性激素副作用。依普利酮与螺内酯更为不同的是它的更短的半衰期以及没有活性代谢产物。尽管螺内酯和依普利酮都属于弱利尿剂,但由于它们都能拮抗醛固酮对心血管系统的不良影响,临床试验显示两者都对心血管发病率和死亡率发挥深远影响(图 25.8)(见第 23 章)。因此,在心力衰竭患者中使用这些药物,并非为了其利尿作用,而是因为它们能拮抗 RAAS(见后文)。螺内酯(表 25.6)及其活性代谢物烯睾丙内酯,能在很多组织,完全阻断醛固酮与盐皮质激素或一类受体的结合,包括远端弯曲小管和集合管的上皮细胞。这些细胞内受体是配体依赖型的转录因子,在与配体结合后(例如,醛固酮),可转移到核内,继续与某些基因启动子区域的激素反应原件结合,这些基因被认为与血管和心肌纤维化、炎症和钙化有关。

虽然第一和第二代类固醇为基础的 MRAs 已被证明能降低心力衰竭的死亡率,由于其明显的副作用,限制了该类药物更为广泛的使用,其中最为熟知的是高钾血症。新型的高选择性的第三代非类固醇类的 MRAs 结合了螺内酯的高效性与依普利酮的高选择性,同时发生高钾血症的可能性更小,该药近期已进入临床试验阶段(图 25.9)。非奈利酮(BAY94-8862)是非类固醇 MRA,该药在Ⅱb 期 ARTS-HF(盐皮质激素受体拮抗剂耐受性试验)[17]中,在进展性慢性心力衰竭和 2 型糖尿病和/或慢性肾病患者中,与依普利酮对比。ARTS-HF 是一项随机、多盲、对照的多中心试验,包括了 1 066 名心力衰竭患者(EF<40%)。一级终点是血浆 NT-proBNP 与基线时比较,在 90 天时下降超过 30%。非奈利酮与依普利酮下相比,耐受性更好,而且 NT-proBNP 水平下降在 30%以上的患者比例与依普利酮组相当。复合终点包括任何原因导致的死亡,心血管住院率,或 90 天内因心力衰竭恶化急诊治疗,后者也是预先设定的次级终点,试验显示,除了最低剂量组,非奈利酮的 90 天内因心力衰竭恶化急诊治疗率低于依普利酮。

保钾类利尿剂

氨苯蝶啶和阿米洛利是保钾类利尿剂,它们共同的特点是促使氯化钠排泄轻度增加同时具有抑制尿钾排泄的特点。氨苯蝶啶是二乙胺盐酸盐衍生物,而阿米洛利是蝶啶衍生物。两者都有有机基团,可被转运到近端小管,使其在远端小管和集合管发挥抑制钠重吸收的作用(部位Ⅳ,见图 25.7)然而,心力衰竭时钠潴留多发生在近端肾单位,当单独使用时,不论是阿米洛利还是氨苯蝶啶都不能有效的负钠平衡。这两者的作用机制相似。已有充足的证据表明,阿米洛利可能在远端小管末端和集合管的主细胞的腔膜侧,通过在钠通道孔径上与钠竞争负电荷区域发挥阻断钠通道的作用。钠通道的阻断导致小管管腔膜的超极化状态,从而降低了驱动钾分泌到管腔的电化学梯度差。阿米洛利及其同类物也抑制肾上皮细胞及许多其他细胞上的钠氢反向转运体,但此种情况仅在使用超过临床范围的高剂量时发生。

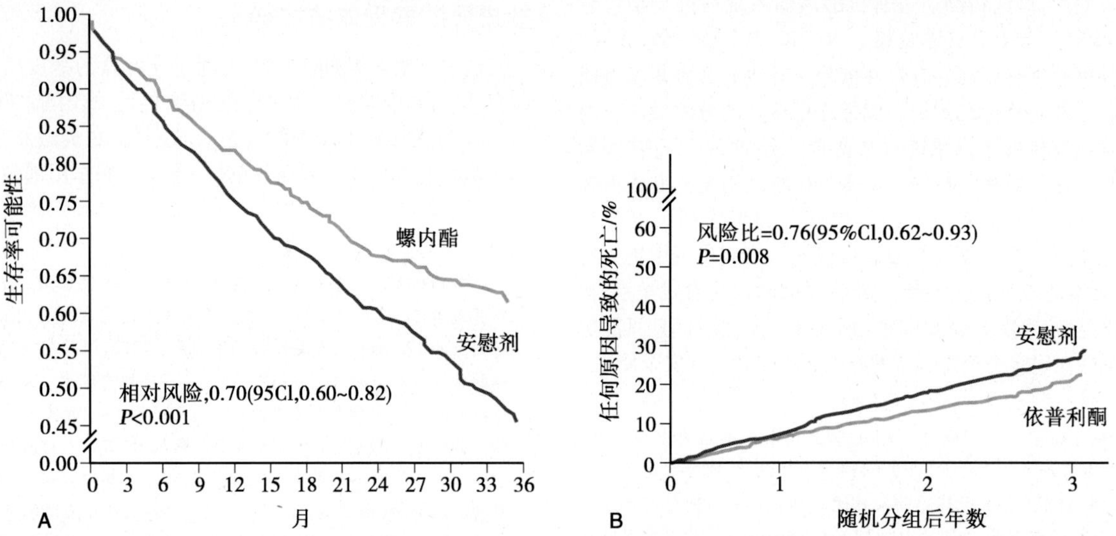

图 25.8 Kaplan-Meier 分析使用安慰剂的患者以及 RALES 试验中使用螺内酯(A)和 EMPHASIS 试验(B)中使用依普利酮治疗组的生存可能性。(改编自 Pitt B et al. The effect of spironolactone on morbidity and mortality in patients with severe heart failure. Randomized Aldactone Evaluation Study Investigators. N Engl J Med 1999;341:709-17, and Zannad F et al. Eplerenone in patients with systolic heart failure and mild symptoms. N Engl J Med 2011;364:11-21.)

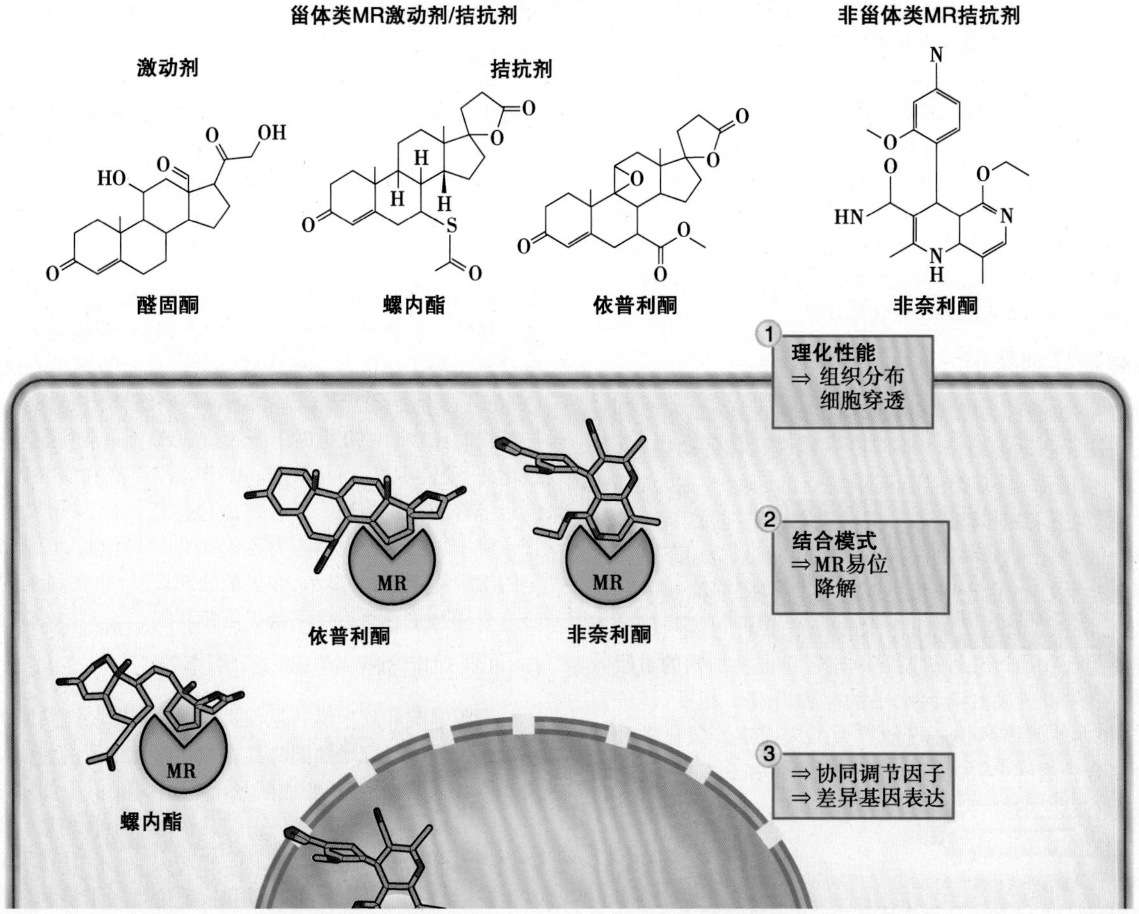

图 25.9 非甾体类盐皮质激素受体拮抗剂(MRA)。非甾体类 MRA 非奈利酮拥有独特的药代动力学,被认为是其与其他甾体类 MRA 不同的主要原因,差异存在于理化特性,组织分布,盐皮质激素受体失活模式,以及对下游抑肥厚基因表达调控的不同。甾体类 MRA 与非甾体类非奈利酮存不同的作用模式。甾体类 MRA 醛固酮以及拮抗剂螺内酯和依普利酮与非甾体类 MRA 非奈利酮在结构上存在差异,如图可见在图片的顶部。决定甾体类 MRA 以及非奈利酮药理特性的细胞内定位非常重要,分述如下:第一,细胞外以及胞膜(决定组织分布和细胞穿透);第二,胞浆内(结合模式决定了盐皮质激素的入核以及降解);第三,核内(配体依赖的共调节决定了差异性的基因表达)。(引自 Kolkhof P, Nowack C, Eitner F. Nonsteroidal antagonists of the mineralocorticoid receptor. Curr Opin Nephrol Hypertens 2015;24:417-24.)

碳酸酐酶抑制剂

锌金属酶碳酸酐酶在近端小管的碳酸氢钠重吸收以及酸分泌发挥重要作用(部位Ⅰ,见图25.7)。碳酸酐酶抑制剂虽然是弱利尿剂,但例如乙酰唑胺能有效地抑制碳酸酐酶,导致近端小管碳酸氢钠的重吸收被完全抑制。在心力衰竭患者中,短期使用此类药物只是为了纠正代谢性碱中毒,后者是由于使用其他种类的利尿剂产生的"收缩"现象。当反复使用时,该类药物可导致代谢性酸中毒以及严重的低钾血症。

钠依赖型葡萄糖共同运输蛋白抑制剂

钠依赖型葡萄糖共同运输体-2(sodium-glucose cotransporter-2, SGLT-2)是一种位于肾脏近端小管S1和S2段上的高效,低亲和力的运输体(见图25.7)。SGLT-2负责肾脏90%以上的糖重吸收,而位于近端小管S3节段的低效,高亲和钠依赖型葡萄糖共同运输体-1(SGLT-1)负责剩余的10%的糖重吸收。SGLT-2还负责近端小管钠的重吸收以及近端小管腔内电化学阶差驱动的被动氯吸收。近端小管钠和氯的重吸收增加导致远端小管内氯的浓度降低,进而引起入球小动脉的扩张以及由于"管球平衡"造成的肾小球滤过率的增加。SGLT-2抑制剂从化学上而言引起1∶1的钠和糖在肾脏近端小管的摄取。这导致了远端小管氯浓度的增加,以及球管平衡机制的重新设定,能使血浆容量减少而又不激活交感神经系统。SGLT-2抑制剂包括canagliflozin、dapagliflozin和empagliflozin。

具有标志性意义的EMPA-REG OUTCOME(Empagliflozin在2型糖尿病患者中的心血管预后事件的临床研究)显示Empagliflozin降低心血管死亡率38%,降低心力衰竭住院率35%,降低2型糖尿病和已有心血管疾病的患者进展到终末期肾病的比例[18](见第51章)。虽然造成心力衰竭住院率下降的具体原因不明,很有可能不仅仅是由于血糖的下降,而是由于其他的作用机制,包括肾脏-保护作用,促进利尿效果,改善心脏代谢,改善血管僵硬度[19]。根据上述颇具前景的研究结果,目前还有许多在心力衰竭中使用SGLT-2的临床试验正在进行中(NCT02653482, NCT02862067, NCT02920918)。

抗利尿激素受体拮抗剂

循环中升高的脑垂体激素精氨酸血管升压素与心力衰竭患者系统血管阻力增加和水潴留有关(见第23章)。AVP通过3种受体对细胞发挥作用——V_{1a}、V_{1b}和V_2。选择性V_{1a}拮抗剂在外周血管平滑肌细胞阻断AVP的血管收缩作用,而选择性V_2受体拮抗剂抑制水通道蛋白在集合管上皮细胞的顶膜侧的补充,从而降低了集合管重吸收水的能力(见图25.12)。V_{1a}/V_2复合拮抗剂可降低系统血管阻力,同时防止心力衰竭患者发生稀释性低钠血症[20]。

AVP拮抗剂或"vaptans"(见表25.6)可选择性阻断V_2受体(例如托伐普坦,lixivaptan,satavaptan)或非选择性的阻断V_{1a}和V_2受体(例如考尼伐坦)。所有4种AVP拮抗剂增加尿液容积,降低尿液渗透压,对24小时钠排泄量没有影响[20]。使用V2选择性AVP拮抗剂托伐普坦对死亡率没有改善,但在进展性心力衰竭患者中很安全[21]。近期,美国食品药品管理局(FDA)通过了2个AVP拮抗剂考尼伐坦和托伐普坦,用于临床有症状的容量过重和稀释性低钠血症(血清$Na^+ \leqslant 125$),且对限制液体治疗无效;然而,上述药物中没有哪一个具有心力衰竭治疗的指征。在常规治疗低钠血症的方法尝试无效以后,例如限水,最大化临床药物治疗比如可以阻断或减少血管紧张素Ⅱ的ACEIs或ARBs后,可以使用上述药物。在住院的心力衰竭患者中使用托伐普坦将在第24章中讨论。

心力衰竭的利尿剂治疗

有容量负荷过重的依据或者有过液体潴留史的患者,应该使用利尿剂缓解临床症状。在有症状的患者中,利尿剂应该与已知的能预防疾病进展的神经激素拮抗剂合并使用。当患者有中重度症状或肾功能不全时,通常需要使用袢利尿剂。利尿剂应该从低剂量开始使用(见表25.6)逐渐滴定到液体负荷过重体征与症状缓解。在肾功能正常的收缩性心力衰竭患者中,呋塞米的常规起始剂量是40mg,尽管往往需要80mg和160mg以获得充足的利尿效果。因为袢利尿剂存在陡直的剂量-反应曲线和有效性阈值,找到一个合适的剂量是很重要的(图25.10A)。一个比较常用的摸索剂量的方法是不断加倍剂量知道获得理想的效果,或已达到该利尿剂的最大剂量。一旦患者获得满意的利尿效果,记录患者的"干体重"是很重要的,并要确保患者每天记录自身体重以保持干体重。

尽管呋塞米是最常用的袢利尿剂,其口服生物利用度在40%到79%之间。而布美他尼或托拉塞米由于它们更高的口服生物利用度,因此可能更为推荐口服使用。除了托拉塞米,常用的袢利尿剂都是短效作用药物(<3小时)。因此,袢利尿剂需要每天给药至少2次。一些患者在利尿剂治疗期间,可能会发生低血压或氮质血症。在这些患者中,应该降低利尿的速度,利尿剂治疗的需保持在低剂量直到患者达到容量平衡,因为长期容量负荷过重可能会影响一些神经激素拮抗剂的效果。静脉给予利尿剂对缓解急性充血是必需的,且在门诊患者中能安全地给药(图25.10B)(见第24章)。在短效袢利尿剂的效果显现后,增加给药频率为每天2次甚至每天3次比单次大剂量给药能获得更好的利尿效果,且能更少的打乱生理平衡。一旦淤血症状得以缓解,利尿剂治疗应持续以预防水钠潴留的复发,以保证患者维持在理想的干体重。

使用利尿剂的并发症

使用利尿剂治疗的心力衰竭患者应该规律监测以发现并发症。使用利尿剂引起的最常见的并发症有电解质和代谢紊乱,容量丢失以及氮质血症加重。对患者进行再评估的时间间隔应个体化,由患者的疾病严重性以及潜在肾功能,协同使用例如ACEIs,血管紧张素受体拮抗剂(angiotensin receptor blockers, ARBs)和醛固酮拮抗剂,以往电解质异常史,以及是否需要使用更为激进的利尿剂治疗来决定。

电解质和代谢紊乱

使用利尿剂可导致钾丢失,后者使患者易于发生显著的心律失常。在进展性心力衰竭患者中,循环中的醛固酮水平是增加的,同时使用不论是袢利尿剂还是作用于远端肾单位的利尿剂,都会使远端肾单位钠转运增加以上情况都会加重利尿剂造成的肾脏钾丢失。饮食中盐的摄入量对利尿剂造成的肾丢失也有影响。

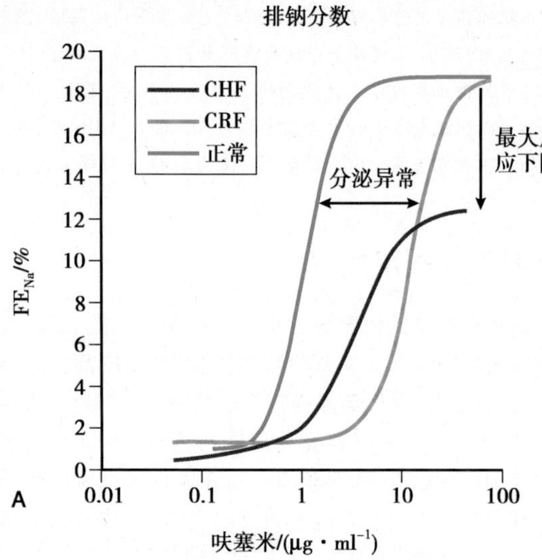

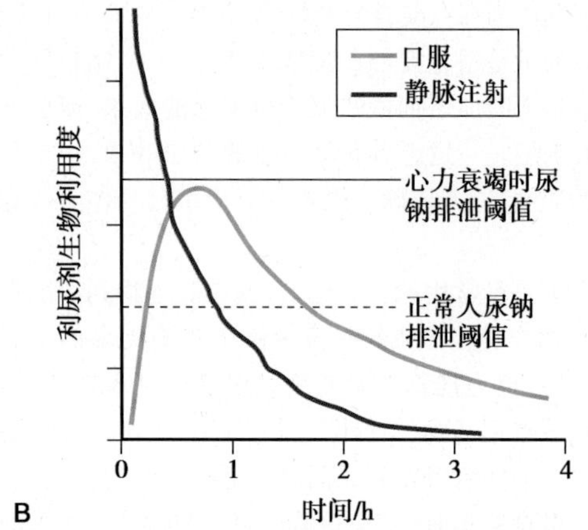

图 25.10 袢利尿剂的剂量-反应曲线。A，作为袢利尿剂浓度体现的钠排泄分数(FE_{Na})。与正常患者相比，存在慢性肾功能不全(CRF)的患者由于利尿剂分泌障碍，该曲线右移。当用FE_{Na}表示时，提示最大反应，如用绝对钠排泄表示，则不提示最大反应。存在慢性心力衰竭(CHF)的患者表现为曲线的右移和下移，尽管该反应仍用FE_{Na}表示，因此存在相对利尿剂抵抗。B，比较袢利尿剂在正常个体与心力衰竭患者中口服与静脉剂量的不同反应。如图可见正常人和心力衰竭患者的利尿剂生物利用度。图示正常个体(虚线)以及心力衰竭患者(实线)产生利尿效应的尿钠排泄阈值。在正常个体中，口服剂量与静脉注射剂量同样有效，因为利尿剂在尿钠排泄阈值之上的生物利用度(曲线下面积)接近相等。然而，如果心力衰竭患者的尿钠排泄阈值上升，口服剂量可能不足以产生足够高的血清药物浓度从而产生显著的尿钠排泄。(改编自 Ellison DH. Diuretic therapy and resistance in congestive heart failure. Cardiology 2001;96:132-43.)

目前缺乏正式的关于心衰患者血钾应维持在什么何种水平的指南，很多有经验的临床医生建议，血钾水平应维持在4.0~5.0mmol/L，因为心力衰竭患者通常还需使用一些在低钾时具有促心律失常作用的治疗药物(例如，地高辛，Ⅲ类抗心律失常药，β激动剂，磷酸二酯酶峰抑制剂)。可通过增加口服氯化钾(KCl)来预防低钾血症。正常的每日饮食钾摄入量在40~80mmol。因此，需要每日20~40mmol的补充量使得摄入量增加50%。然而由于存在碱血症、高醛固酮，或镁缺乏，增加饮食中KCl的摄入量对治疗低钾血症效果欠佳，需要更为激进的替代治疗。如果补充是必需的，无论何时都可通过KCl缓释片剂或液体制剂进行口服补钾。静脉补钾具有潜在危险性，应避免使用，除非是紧急情况。如果条件允许，使用MRA同样可预防低钾血症的发生。

使用醛固酮受体拮抗剂总是可发生致命的高钾血症联系在一起，尤其是当合并使用ACEIs、ARBs或血管紧张素受体脑啡肽酶抑制剂(angiotensin receptor neprilysin inhibitors, ARNIs)[22]。补钾通常在开始醛固酮拮抗剂治疗后停止，同时会建议患者避免食用富含钾的食品。急性高钾血症(>6.0mnmol/L)的处理需要暂时停止使用保钾药物和/或RAAS抑制剂；然而，RAAS抑制剂应在有血钾监测的情况下尽早谨慎恢复使用。在心力衰竭患者的高钾血症中，已有关于2种新的钾螯合剂patiromer及sodium zirconium cyclosilicate的研究。Patiromer是一种不可吸收的，阳离子交换聚合物，它包含钙山梨醇平衡离子，通过在胃肠道管腔内与钾结合发挥作用，可是血钾水平在首剂后7小时内下降。Patiromer是FDA批准的用于治疗高钾血症的药物，但由于其起效较慢不应在危及生命的急诊高钾血症中使用。最初的研究提示，在心力衰竭合并慢性肾脏疾病且服用RAAS抑制剂的患者中，该药治疗可降低血清钾同时预防高钾血症的复发[23]。

利尿剂的使用还与许多其他的代谢和电解质紊乱有关，包括低钠血症、低镁血症、代谢性碱中毒、高血糖、高脂血症及高尿酸血症。低钠血症通常见于心力衰竭患者，合并明显的RAAS激活，以及高AVP水平。过度利尿治疗也可导致低钠血症。可通过更严格的限水治疗来纠正低钠血症。袢利尿剂和噻嗪类利尿剂都可导致低镁血症，后者可使肌无力和心律失常症状加重。当存在低镁血症的体征和症状时(心律失常，肌痉挛)，在大剂量使用利尿剂或需要大剂量补钾的患者中，应该常规给予补镁(获益不明确)。噻嗪类利尿剂造成的轻度高血糖和高脂血症通常没有临床意义，给予正规治疗后即可理想控制血糖和血脂水平。纠正代谢性碱中毒可通过增加KCl的补充治疗，降低利尿剂剂量，或暂时使用乙酰唑胺。

低血压和氮质血症

过度使用利尿剂可导致血压下降，运动耐量下降，疲劳加重，同时使肾功能受损。对于存在容量不足的患者，低血压相关的症状通常在减少利尿剂剂量或给药频率后即可缓解。大多数患者使用利尿剂会都导致血压的下降和轻度氮质血症，但通常不会有临床症状。在这种情况下，没有必要降低利尿剂的剂量，尤其当患者存在水肿时。一些进展性慢性心力衰竭患者，不得不保持升高的血尿素氮和肌酐水平，以维持对充血症状的控制。

神经激素的激活

利尿剂可激活心力衰竭患者内在的神经激素系统使疾病进展，除非患者同时协同使用神经激素拮抗剂(例如，ACEI，β阻滞剂)。

耳毒性

耳毒性在使用依他尼酸时比其他袢利尿剂更为常见，可表现为耳鸣，听力受损以及失聪。听力受损和失聪通常，但并非一定，都是可逆性的。耳毒性通常发生在快速静脉给药而非口服给药的情况下。

利尿剂抵抗

利尿剂的固有缺陷是他们以小球滤过率为代价，通过分泌溶质达到清除水的目的，因此能激活一系列体内平衡机制，并最终反过来抑制药物的有效性。在一个正常的患者中，给予固定剂量的利尿剂，尿钠排泄是随着时间减少的，也即“刹车效应”（图25.11）。研究发现，固定剂量下的随时间递减的尿钠排泄，完全取决于细胞外液体（extracellular fluid，ECF）容量的减少，后者导致了近端小管溶质和液体的重吸收。此外，ECF容量的减少可激活传出交感神经，从而通过减少肾血流量和促进肾素（最终是醛固酮）释放，依次可促进钠在肾单位的重吸收（见第23章），最终起到降低钠排泄的作用。在心力衰竭患者，尤其心力衰竭进展时，袢利尿剂的排钠效果也会减弱。虽然这些利尿剂的生物利用度在心力衰竭时不会下降，但潜在的吸收速率下降会导致亨利管上升髓袢小管腔内的药物峰浓度不足以诱导最大的排钠效果。使用静脉制剂可避免这个问题（见第24章）。然而即使使用静脉剂量，仍存在剂量-反应曲线的右移，在心力衰竭患者中观察到管腔中的利尿剂浓度和实际排钠效果曲线的右移（见图25.10A）。甚至在心力衰竭患者中，利尿剂的最大“天花板”效应也更低。曲线的右移被认为是“利尿剂抵抗”，除了刹车效应还有几项其他的原因造成此种情况。

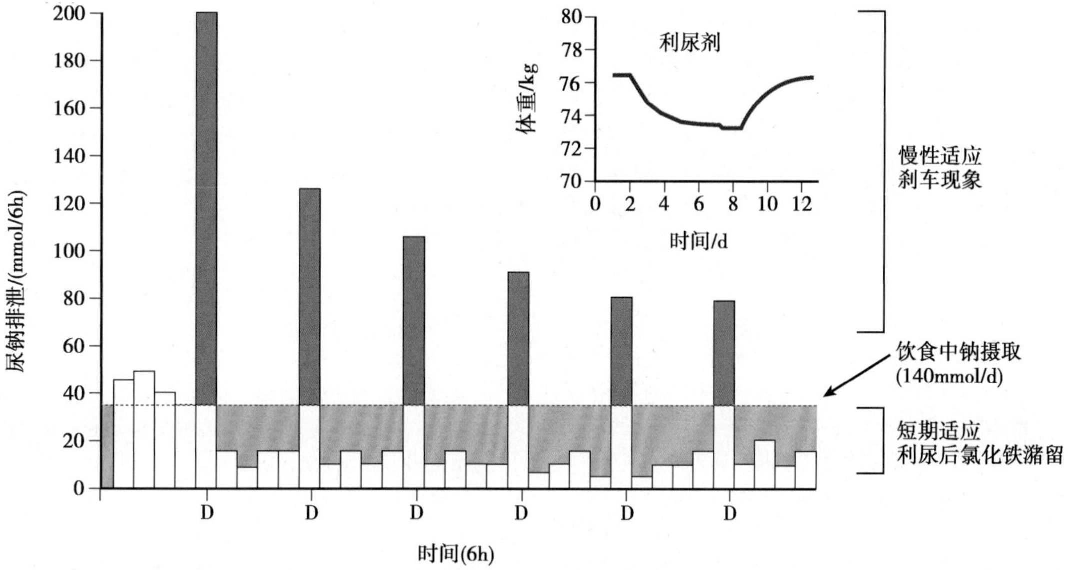

图25.11 利尿剂对尿钠（Na）以及细胞外液体（ECF）容积的影响。主图，袢利尿剂对尿Na排泄（$U_{Na}V$）的作用。柱条分别代表袢利尿剂使用的前6小时以及使用后的6小时（D）。虚线表示饮食Na摄入。红色实体部分代表利尿后超过饮食中Na摄取量的排泄量。阴影部位代表利尿作用消失后的正Na平衡。24小时内的净Na平衡即点线下阴影部分（利尿后氯化钠潴留）与实体柱条（利尿剂诱导的钠排泄）的差异。慢性适应用逐渐下降的利尿效应表示（刹车现象）并最终回到中性平衡。嵌入图，利尿剂对体重的影响，可看做ECF容量指标。注意尽管持续使用利尿剂，体重在6~8天内回到稳定状态。（改编自 Ellison DH. Diuretic therapy and resistance in congestive heart failure. Cardiology. 2001;96:132-143.）

第一，大多数袢利尿剂，除了托拉塞米，是短效作用药物。因此，在排钠一段时间后，血浆和管腔液中的利尿剂浓度下降到利尿作用阈值以下。在这种情况下，肾脏钠重吸收就不再被抑制了，因此抗排钠或利尿后的氯化钠潴留就随之发生了。如果饮食用的氯化钠摄入量是中度到过量的，利尿后氯化钠潴留会超过最初的排钠效果，过度激活肾上腺神经系统和RAS。此种观察解释了为何要一天多次给予短效利尿剂，以维持持续的水盐排出。第二，当心力衰竭进展时，肾脏对内源性利钠肽的反应会消失（见第23章）。第三，利尿剂增加溶质运输到远端肾单位，导致上皮细胞肥大与增殖。尽管利尿剂诱导的信号，使得远端肾单位结构与功能的改变目前还不明确长期给予袢利尿剂增加远端集合管和皮质集合小管的钠钾ATP酶活性，增加远端肾单位的噻嗪类敏感的钠氯协同转运体，从而是肾脏的溶质重吸收能力增加了3倍。

心力衰竭患者如果发生心功能和/或肾功能突然减退或者对利尿和饮食治疗的依从性欠佳，可导致利尿剂抵抗。除了这些较为明显的原因外，更为重要的是询问患者最近有无使用过对肾功能有负面影响的药物，例如NSAIDs和COX-2抑制剂（见表25.5）以及特定种类的抗生素（甲氧氨苄嘧啶或庆大霉素）。各种不同的NSAIDs药物导致心力衰竭住院相对风险上升的程度不同；包括萘普生升高1.16倍（95%CI 1.07~1.27），布洛芬升高1.18倍（95% CI 1.12~1.23），双氯芬酸升高1.19倍（95% CI 1.15~1.24），吲哚美辛升高1.51倍（95% CI 1.33~1.71）。使用COX-2抑制剂包括依托考昔和罗非考昔都会增加住院风险[24]。胰岛素增敏剂噻唑烷二酮类（thiazolidinediones，TZDs）被认为与心力衰竭患者液体潴留风险增加有关，尽管目前其临床意义仍不明确。TZDs被认为能通过激活肾脏集合管的增殖激活受体-γ，后者加强细胞表面钠通道的表达。此外，对健康人群的研究发现吡格列酮激活肾素活性，后者可能与钠潴留增加有关。类似丙磺舒或高浓度的某种抗生素通常极少能与近端小管的有机离子转运体竞争，而后者负责运输大部分利尿剂再循环到小管管腔。加大剂量使用血管扩张剂，不论是否存在因合并使用利尿剂导致的血管内容量的明显下降，均可使肾脏灌注压降低，而肾灌注压对于因动脉粥样硬化性疾病导致的肾动脉狭窄的患者而言，维持正常的自我调节机制和球管滤过必不可少的。因此，尽管心输出量是增加的，仍有可能发生肾血流下降，进而导致利尿剂有效性的降低。

当使用合适剂量的利尿剂没有获得满意的ECF容量的下降，往往会认为心力衰竭患者存在利尿药物抵抗。在门诊患者，一种针对利尿剂抵抗普遍而有效的方法是同时使用2种不同类别的利尿剂。在袢利尿剂的基础上，增加另一种作用于近端小管的利尿剂或者作用于远端集合管的利尿剂，效果往往非常显著。作为一项普适性原则，当增加第二种利尿剂时，袢利尿剂的剂量无需调整因为袢利尿剂的剂量-反应曲线不会被增加的药物所影响，而袢利尿剂也必须给予有效剂量以保证有效性。袢利尿剂和作用于远端集合管的利尿剂的联合应用，被证明可通过几种不同机制发挥有效性[25]。一是远端集合小管利尿剂的半衰期比袢利尿剂更长因而能阻止或减轻利尿后的氯化钠潴留反应。二是远端集合管利尿剂能通过抑制钠在近端小管的转运而加强袢利尿剂的作用，大多数噻嗪类利尿剂同时抑制碳酸酐酶，因此也抑制氯化钠在远端肾小管的运输，故能拮抗由于远端上皮细胞肥厚或增值导致的溶质重吸收增加。

问题的关键在于选择哪一种远端集合小管利尿剂来作为第二种利尿剂。很多临床医生会选择美托拉宗，因为它的半衰期长于其他的远端集合管利尿剂，而且有研究显示，即使在低肾小球滤过率时，该药仍能保持有效性。然而，当在心力衰竭患者中直接比较美托拉宗和其他几个传统的噻嗪类利尿剂时，当和袢利尿剂合用时，没有发现显著的排钠差异[26]。当需要更快速有力的利尿效果时，远端集合管利尿剂通常会使用最大剂量(50~100mg/d双克或2.5~10mg/d美托拉宗，见表25.6)。然而，这种治疗很有可能会导致液体过度丢失和电解质紊乱，尤其当患者没有很好的遵从医嘱时。一种比较合理的联合治疗策略是为了控制液体负荷过重，首先加用每日最大剂量的远端集合管利尿剂，然后减量为一周三次以避免过度利尿。另一个住院患者的备选方案是每天经静脉持续给予的方式给予同样剂量的袢利尿剂，由于小管腔内持续存在高浓度的药物(见第24章)故可产生持续的排钠作用以避免利尿后(反弹)钠重吸收(见图25.11)。这种方法需要使用静脉持续输注泵，但在需要特殊监护的患者中，提供了更为精确的时间依赖的排钠效果。这种给药方式同时避免了血管内容量的迅速下降和低血压反应，同时也可避免静脉给予大剂量袢利尿剂导致的耳毒性副作用。经典的袢利尿剂持续静脉给药是：对于每日需要200mg口服呋塞米的患者而言，首先静脉给予20~40mg的负荷剂量，随后持续静脉输注5~10mg/h。DOSE(Diuretic Optimal Strategy Evaluation in Acute Heart Failure，急性心力衰竭中利尿剂最佳策略研究)研究显示，对于急性失代偿性心力衰竭(acute decompensated heart failure，ADHF)患者而言，呋塞米静脉负荷剂量与静脉持续输注比较，不论是症状改善还是肾功能都没有显著差异，提示不论用何种方法，关键是能产生有效利尿作用。

在进展性心力衰竭患者中，另一个常见的利尿剂抵抗的原因是产生了心肾综合征(见第24章和第98章)，表现为临床上有显著容量负荷过重的患者，由于肾功能恶化而限制了利尿效果[27]。在进展性心力衰竭患者中，心力衰竭综合征常见于反复因心力衰竭入院的患者，以及因为肾功能指数恶化而难以达到充分的利尿效果的患者。这种肾功能受损常被误解为“肾前性”；然而，通过详尽的检查发现，在利尿剂治疗合并心力衰竭综合征的患者中，不论是心输出量还是肾灌注压都没有降低。重要的是，肾功能指数恶化可导致住院时间延长，预示出院后早期再入院以及死亡风险增加[28](见图25.2)。心力衰竭综合征的机制和治疗方案目前仍不明确。

器械治疗

在利尿剂抵抗或利尿剂治疗后复发的患者(见第24章)，机械性的液体移除是控制液体潴留的理想方法。体外超滤(extracorporeal ultrafiltration，UF)通过动静脉或静静脉的体外循环模式，使患者的血液通过高渗透性膜，实现等张的去除水和盐。有几种可选的体外模式，包括持续血液滤过、血透或血液滤过透析法。借由缓慢持续的超滤，当液体从血管外间隙进入血管内间隙时，患者血管内容量保持稳定而没有激活有害的神经激素系统。UF被证明能降低右心房和肺动脉楔压同时增加心输出量，增强利尿和排钠而不改变心率、收缩压、肾功能、电解质和血管内容量[29]。

急性失代偿心力衰竭合并液体潴留患者(Relief for Acutely Fluid-Overloaded Patients with Decompensated Congestive Heart Failure，RAPID-CHF)临床试验是第一项ADHF的随机对照研究，40位患者被随机化到常规治疗(利尿剂)或除常规治疗外的8小时UF治疗(使用某专利设备)。一级终点是入选临床试验后24小时的体重减轻量。UF组的24小时液体丢失量几乎是常规组的两倍[29]。在急性失代偿充血性心力衰竭住院患者中，超滤治疗对比静脉利尿剂(Ultrafiltration versus IV Diuretics for Patients Hospitalized for Acute Decompensated Congestive Heart Failure，UNLOAD)试验比较了UF治疗(使用某专利设备)和静脉利尿剂治疗的长期安全性和有效性，该多中心试验包括了200多名患者，患者在最初入组以及90天的时间间隔时分别进行评估。一级终点是随机后48小时内的体重下降以及气促评分。尽管两种治疗在改善气促方面效果类似，UF组在48小时液体丢失更显著，同时在90天时再入院率明显降低[29]。在CARRESS(Cardiorenal Rescue Study in Acute Decompensated Heart Failure，在急性失代偿心力衰竭患者中挽救心肾研究)试验旨在研究在高危合并心肾综合征的患者中使用UF治疗的效果，结果发现UF治疗产生的体重下降程度与标准治疗组相似，但肌酐水平上升，同时合并更多的严重副作用事件以及静脉导管植入相关的并发症[29]。

考虑到治疗成本，需要静脉通路，以及实现UF治疗需要护士的支持，需要进行更多的临床试验来决定该项治疗在液体负荷过重的心力衰竭患者中的治疗作用。除了通过体外方式来缓解容量负荷过重，对于那些而言，腹膜透析是另一个可选择的短期治疗方案，可在那些无法获得血管通路患者中用以缓解反复发作的充血症状，或者用于那些体外治疗不可行的患者。

预防疾病进展

某些药物通过RAAS和肾上腺素神经系统的过度激活，起到稳定和/或逆转心肌重塑的作用，从而缓解射血分数下降的心力衰竭患者的症状。就上述而言，ACEIs/ARBs以及贝塔肾上腺素能阻断剂是EF下降心力衰竭患者现代治疗的基石(表25.7)。

表 25.7 预防和治疗慢性心力衰竭的药物

药物	起始剂量	最大剂量
血管紧张素转化酶抑制剂		
卡托普利	6.25mg 每天 3 次	50mg 每天 3 次
依那普利	2.5mg 每天 2 次	10mg 每天 2 次
赖洛普利	2.5~5.0mg 每天 1 次	20mg 每天 1 次
雷米普利	1.25~2.5mg 每天 1 次	10mg 每天 1 次
福辛普利	5~10mg 每天 1 次	40mg 每天 1 次
喹那普利	5mg 每天 2 次	40mg 每天 2 次
群多普利拉	0.5mg 每天 1 次	4mg 每天 1 次
血管紧张素受体阻断剂		
缬沙坦	40mg 每天 2 次	160mg 每天 2 次
坎地沙坦	4~8mg 每天 1 次	32mg 每天 1 次
氯沙坦	12.5~25mg 每天 1 次	50mg 每天 1 次
血管紧张素受体脑啡肽酶抑制剂		
沙库巴曲/缬沙坦	24mg/26mg 每天 2 次	97mg/103mg 每天 2 次
β 肾上腺能受体阻断剂		
卡维地洛	3.125mg 每天 2 次	25mg 每天 2 次(50mg 每天 2 次,如果体重>85kg)
卡维地洛缓释片	10mg 每天 1 次	80mg 每天 1 次
比索洛尔	1.25mg 每天 2 次	10mg 每天 1 次
琥珀酸美托洛尔缓释片	12.5~25mg qd	T 目标剂量 200mg qd
盐皮质激素受体拮抗剂		
螺内酯	12.5~25mg 每天 1 次	25~50mg 每天 1 次
依普利酮	25mg 每天 1 次	50mg 每天 1 次
其他药物		
联合应用肼屈嗪/异山梨酯	10~25mg/10mg 每天 3 次	75mg/40mg 每天 3 次
固定剂量肼屈嗪/异山梨酯	37.5mg/20mg(一片药物)每天 3 次	75mg/40mg(二片药物)每天 3 次
地高辛*	0.125mg qd	≤0.375mg/单次†
伊伐布雷定	5mg 每天 2 次	7.5mg 每天 2 次‡

* 剂量应基于理想体重、年龄以及肾功能;qd,每天。

† 谷浓度应该在 0.5 到 1ng/ml,虽然绝对值尚未建立。

‡ 经欧洲联盟批准用于心力衰竭治疗,但未得到 FDA 批准。

改编自 Mann DL. Heart failure and cor pulmonale. In Kasper DL, Braunwald E., Fauci AS, et al. Harrison's Principles of Internal Medicine. 17th ed. New York: McGraw-Hill; 2007, p 1449.

血管紧张素转换酶抑制剂

众多证据表明,ACEIs 在 EF 降低(<40%)的患者中无论有无症状都应使用。促使血管紧张素Ⅰ在酶的作用下变成血管紧张素Ⅱ,ACEIs 通过抑制该酶起到阻断 RAS 的作用(见第 23 章)。然而,由于 AECIs 同时抑制激肽酶Ⅱ,进而可导致缓激肽上调,这种作用会加强 ACEIs 对血管紧张素的抑制。ACEIs 稳定左心室重塑,改善患者的症状,预防住院同时延长生命。由于液体潴留会减弱 ACEIs 的效果,在启动 ACEIs 前最好先使用最适剂量的利尿剂。然而,在启动 ACEIs 治疗时,很可能需要降低利尿剂的剂量以避免症状性低血压。应从低剂量开始使用 ACEIs,小剂量耐受的情况下再逐渐加量。可以每 3~5 天使剂量翻倍来滴定。ACEIs 的剂量应该与在临床试验中验证过的有效 ACEIs 剂量一致(见表 25.7)。高剂量比低剂量在预防住院方面更为有效。对于稳定的患者,可以在达到 ACEIs 的靶剂量前就增加 β 受体阻滞剂。在起始 ACEIs 治疗后的 1~2 周内需要检测血压(包括立位改变),肾功能以及血钾,尤其在原本就有氮质血症、低血压、低钠血症和糖尿病或正在补钾治疗的患者。ACEIs 的突然撤药可导致临床情况的恶化,因此除非存在威胁生命的并发症(例如,血管性水肿,高钾血症),否则应尽量避免 ACEIs 的突然停药。

临床试验已经反复验证 ACEIs 在左心室功能异常的患者中的有效性,无论患者是否合并心力衰竭症状[8,12](图 25.12)。这些临床试验入选了各种各样的患者,包括女性和老年人,以及不同病因和不同程度左心室功能不全的患者。来自预防左心室心功能不全研究(Studies on Left Ventricular Dysfunction,SOLVD)和幸存与左心室扩大(Survival and Ventricular Enlargement,SAVE)研究以及群多普利心脏评估(Trandolapril Cardiac Evaluation,TRACE)研究的数据,都一致性的提示,当给予无症状的左心室功能不全患者一种 ACEI 治疗时,症状性心力衰竭和住院更少发生。在有症状的左心室功能不全患者,ACEIs 也表现出持续获益(表 25.8)。所有安慰剂对照的慢性心力衰竭研究都发现死亡率的下降。此外,越严重的心力衰竭患者获益越大。的确,在北欧依那普利生存研究(Cooperative North Scandinavian Enalapril Survival Study,CONSENSUS Ⅰ)中,NYHA Ⅳ级的心力衰竭患者的治疗有效面积远大于 SOLVD 治疗试验和 SOLVD 预防试验。

尽管在慢性心力衰竭患者中只进行过 3 项安慰剂对照的死亡率研究,总体数据显示 ACEIs 对死亡率的降低直接与慢性心力衰竭的严重程度相关。在血管扩张剂治疗心力衰竭Ⅱ期临床研究(Vasodilator in Heart Failure Ⅱ,V-HeFT-Ⅱ)显示,ACEIs 改善心力衰竭自然病程的机制不仅仅是因为其血管扩张作用。给予依那普利治疗的入组者死亡率明显低于使用肼屈嗪和异山梨酯这一扩血管联合治疗(联合治疗没有直接抑制神经激素系统)的患者。尽管依那普利是唯一一个在慢性心力衰竭中(见表 25.8),经过安慰剂对照死亡率研究验证的 ACEI,许多 ACEIs 都在心肌梗死的临床试验中被证实,在缺血事件发生的 1 周内口服 ACEIs 的效果与依那普利基本相当。在心肌梗死后有症状或体征的心力衰竭患者中,ACEIs 能明显改善其生存率。除了对死亡率的改善作用,ACEIs 改善心力衰竭患者的功能状态。相反,ACEIs 在运动能力方面的益处有限。总体而言,上述研究支持 ACEIs 对慢性心力衰竭自然病程的改善,可使心肌梗死后左心室功能不全发病率下降,对于进展为心力衰竭的高危患者而言,ACEIs 是代表性药物。尽管如此,需要注意的是,在临床试验中对于存在低血压(收缩压<90mmHg)或肾功能不全(血清肌酐>2.5mg/ml)的患者,或者没有纳入,或者仅纳入了一小部分此类患者。因此 ACEIs 在这一部分患者中的有效性并没有得到很好的验证。

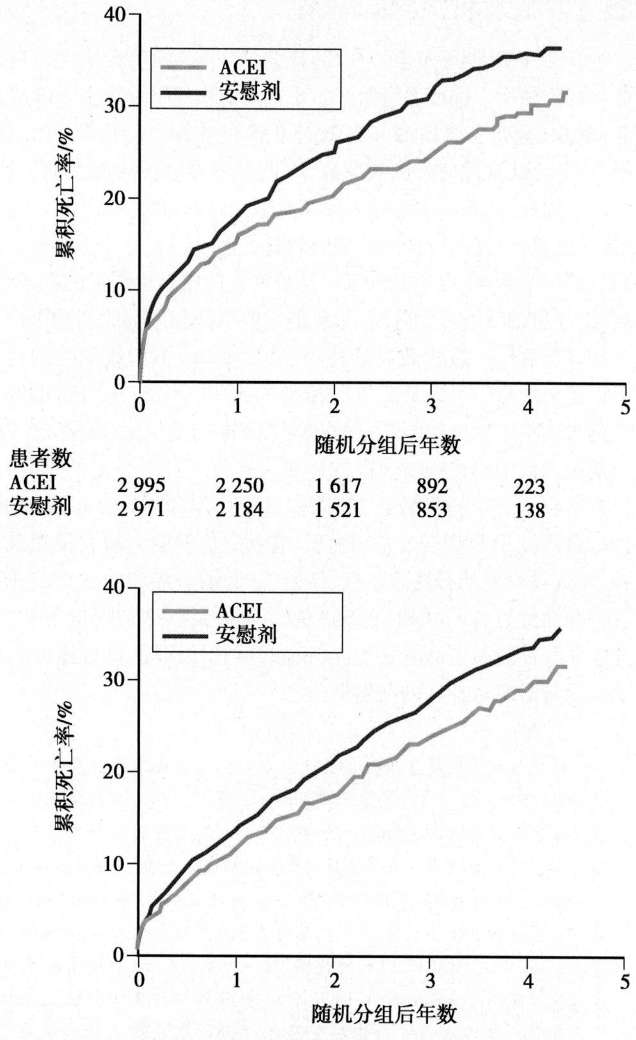

图 25.12 血管紧张素转换酶抑制剂（ACEI）在 HFrEF 中的 meta 分析。A，急性心肌梗死后（3 个临床试验）射血分数（EF）下降的心力衰竭患者给予 ACEI 治疗后的死亡率 Kaplan-Meier 曲线。B，5 个临床试验中，包括心肌梗死后试验，EF 下降的心力衰竭患者给予 ACEI 治疗后的死亡率 Kaplan-Meier 曲线。使用 ACEI 治疗的益处早期即可显现，且长期持续。（改编自 Flather MD et al. Long-term ACE-inhibitor therapy in patients with heart failure or left-ventricular dysfunction: a systematic overview of data from individual patients. ACE-Inhibitor Myocardial Infarction Collaborative Group. Lancet 2000;355:1575-80.）

ACEIs 的副作用

ACEIs 大多数的副作用与抑制 RAS 系统有关。血压的下降以及轻度氮质血症在治疗的初期很常见，通常能被很好地耐受且不需要降低 ACEI 的剂量。然而，如果低血压伴随晕眩，或者肾功能不全加重，在没有很严重的液体潴留的情况下，很有必要减少利尿剂的剂量，或者降低 ACEI 的剂量。如果患者使用钾补充剂或者保钾利尿剂，那么钾的潴留也可能会成为问题。如果钾潴留与上述治疗措施无关，则需要降低 ACEI 的剂量。与激肽增多有关的副作用包括干咳（10%~15%的患者）以及血管性水肿（1%）。由于干咳或血管性水肿而无法耐受 ACEIs 的患者，推荐 ARB 作为二线治疗方案。由于高钾或肾功能不全而无法耐受 ACEIs 的患者，很有可能在使用 ARBs 后出现相同的副作用。在这类患者中，推荐联合使用肼屈嗪和口服硝酸酯类药物治疗（见表 25.7）。

血管紧张素受体拮抗剂

由于干咳，皮疹或血管性水肿而无法耐受 AECIs 的患者中，ARBs 往往可以很好地被耐受，因此在 EF 小于 40%的患者中无论有无症状均应使用，除非存在高钾血症或肾功能不全（见表 25.7）。尽管 ACEIs 和 ARBs 都能抑制 RAAS，它们的作用机制不同。ACEIs 是通过阻断能使血管紧张素Ⅰ转变成血管紧张素Ⅱ的酶，而 ARBs 则通过阻断血管紧张素Ⅱ在血管紧张素 1 型受体上的作用，该受体事实上介导了所有血管紧张素Ⅱ参与的心脏重塑方面的不良生理效应（见第 22 章）。很多获批治疗高血压的 ARBs 都可以被临床医师所用。其中 3 个，氯沙坦、缬沙坦以及坎地沙坦已在 HF 中被广泛验证（见表 25.8）。在慢性 HF 患者中，几个临床试验证明在 ACEI 的基础上加用 ARB 可使治疗收益轻微增加。使用 ARBs 应参考表 25.7 中的起始剂量，每 3 到 5 天可倍增 ARB 的剂量。使用 ACEI 时，血压，肾功能以及血钾应在起始剂量后的 1 到 2 周内重新评估，并在改变剂量后密切随访。

在有 HF 症状却无法耐受 ACEIs 的患者中，汇总的临床数据提示，ARBs 在降低 HF 发病率和死亡率方面与 ACEIs 同样有效。在坎地沙坦心力衰竭：评估发病率和死亡率降低临床试验（Candesartan Heart Failure：Assessment of Reduction in Mortality and Morbidity trial，CHARM-Alternative）[8,12]中，坎地沙坦能显著降低全因死亡率，CV 死亡率，或住院率。更重要的是，无论是否使用 ACEI 或 β 受体阻滞剂治疗，坎地沙坦均能降低全因死亡率。在缬沙坦心力衰竭研究（Valsartan Heart Failure Trial，Val-HeFT）中，在不使用 ACEI 的小部分亚组患者中，使用缬沙坦的患者也有类似的结果。在氯沙坦心力衰竭生存研究（Losartan Heart Failure Survival Study，ELITE-Ⅱ）中直接比较了 ACEIs 与 ARB，结果显示与卡托普利相比，氯沙坦在老年 HF 患者中没有生存率的改善，但氯沙坦在老年患者中的耐受性更好。另有两个临床研究在心肌梗死后左心室功能不全或提示 HF 的患者中比较 ARBs 与 ACEIs。直接将氯沙坦与卡托普利相比较的结果显示，在全因死亡率方面，氯沙坦不如卡托普利有效，而在缬沙坦，急性心肌梗死临床试验中（Valsartan in Acute Myocardial Infarction Trial，VALIANT）[8,12]，缬沙坦在全因死亡率方面非劣效于卡托普利。在 VALIANT 研究中，联合使用卡托普利和缬沙坦并不能是死亡率进一步下降，而副作用事件发生率却增加了。对于大多数有症状的 HF 患者而言，在 CHARM-Added 试验中在 ACEIs 的基础上增加 ARB 得到的获益不多[8,12]。然而在 Val-HeFT 试验中，尽管缬沙坦能使因 HF 住院患者人数减少，从而使发病率和死亡率的联合终点在缬沙坦组比安慰剂组显著下降（13.2%），但在 ACEIs 的基础上增加缬沙坦对死亡率的获益不明显。血管紧张素Ⅱ拮抗剂氯沙坦对心力衰竭终点评估试验（eart Failure Endpoint Evaluation of Angiotensin Ⅱ Antagonist Losartan，HEAAL）中[8,12]，评估了高剂量与低剂量血管紧张素受体拮抗剂对于临床结局的影响。该研究显示，与低剂量氯沙坦相比，高剂量氯沙坦并不能显著降低全因死亡或因 HF 入院的一级终点（HR 0.94；95% CI 0.84~1.04；P=0.24），但因 HF 入院率在高剂量组有显著下降（HR 0.94；95% CI 0.84~1.04；P=0.24），提示上调 ARBs 剂量可能有临床获益。

表 25.8 在慢性心力衰竭(EF<40%)或急性心肌梗死或存在心力衰竭风险的患者中进行的安慰剂对照的死亡率相关的临床试验

试验名称	药物	NYHA 分级	入组患者数量	12 个月安慰剂死亡率/%	12 个月有效性/%	随访 12 个月时的 P 值
血管紧张素转换酶抑制剂						
心力衰竭						
CONSENSUS-1	依那普利	Ⅳ	253	52	↓31	0.01(0.000 3)
SOLVD-Rx	依那普利	Ⅰ~Ⅲ	2 569	15	↓21	0.02(0.004)
SOLVD-Asx	依那普利	Ⅰ,Ⅱ	4 228	5	0	0.82(0.30)
心肌梗死后						
SAVE	卡托普利	—	2 231	12	↓18	0.11(0.02)
AIRE	雷米普利		1 986	20	↓22	0.01(0.002)
TRACE	群多普利拉		1 749	26	↓16	0.046(0.001)
血管紧张素受体阻断剂						
心力衰竭						
VAL-HeFT	缬沙坦	Ⅱ~Ⅳ	5 010	9	0	NS(0.80)
CHARM-Alternative	坎地沙坦	Ⅱ~Ⅳ	2 028	NS	NS	NS(0.02)
CHARM-Added	坎地沙坦	Ⅱ~Ⅳ	2 547	NS	NS	NS(0.11)
HEAAL	氯沙坦	Ⅱ~Ⅳ	3 846	NS	NS	NS(0.24)
血管紧张素受体脑啡肽酶抑制剂						
PARADIGM	沙库巴曲/缬沙坦	Ⅱ~Ⅳ	8 442	NS	NS	NS(<0.001)
盐皮质激素受体拮抗剂						
心力衰竭						
RALES	螺内酯	Ⅲ,Ⅳ	1 663	24	↓25	NS(<0.001)
EMPHASIS	依普利酮	Ⅱ	2 737	9	NS	NS(<0.01)
心肌梗死后						
EPHESUS	依普利酮	Ⅰ	6 632	12	↓15	NS(0.005)
β 肾上腺素能阻断剂						
心力衰竭						
CIBIS-Ⅰ	比索洛尔	Ⅲ,Ⅳ	641	21	↓20*	NS(0.22)
U.S. Carvedilol	卡维地洛	Ⅱ,Ⅲ	1 094	8	↓66*	NS(<0.001)
ANZ-Carvedilol	卡维地洛	Ⅰ,Ⅱ,Ⅱ	415	NS	NS	NS(>0.1)
CIBIS-Ⅱ	比索洛尔	Ⅲ,Ⅳ	2 647	12	↓34*	NS(0.001)
MERIT-HF	美托洛尔缓释片	Ⅱ~Ⅳ	3 991	10	↓35*	NS(0.006)
BEST	布新洛尔	Ⅲ,Ⅳ	2 708	23	↓10*	NS(0.16)
COPERNICUS	卡维地洛	Severe	2 289	28	↓38*	NS(0.000 1)
心肌梗死后						
CAPRICORN	卡维地洛	Ⅰ	1 959	NS	↓23*	NS(0.03)
BEAT	布新洛尔	Ⅰ	343		↓12*	NS(0.06)

要点:12 个月死亡率来自生存曲线,当时实验数据尚未发表。

*有效性是指试验终止时。

F/U,随访;NS,未标明;NYHA,纽约心脏协会分级。

AIRE,急性心肌梗死雷米普利有效性试验;BEAT,在急性心肌梗死中的评估布新洛尔有效性试验;BEST,在生存相关试验中评估β阻滞剂;CAPRICORN,卡维地洛相关心肌梗死后左心室功能不全生存率研究;CHARM,坎地沙坦心力衰竭研究-评估死亡率和发病率的下降;CIBIS,心功能不全比索洛尔研究;CONSENSUS,北斯堪纳维亚依那普利生存研究;COPERNICUS,卡维地洛前瞻随机累积生存研究;EPHESUS,依普利酮急性心肌梗死后心力衰竭有效性和生存研究;MERIT-HF,美托洛尔 CR/XL 在充血性心力衰竭中的随机介入研究;PARADIGM,前瞻对照 ARNI 与 ACEI 对全球心力衰竭死亡率和发病率的影响;RALES,螺内酯随机评估研究;SAVE,心室扩大与生存研究;SOLVD,左心室功能不全研究;TRACE,群多普利拉心脏评估;Val-HeFT,缬沙坦心力衰竭研究。

改编自 Bristow MR, Linas S, Port DJ. Drugs in the treatment of heart failure. In Zipes DP et al, editors: Braunwald's Heart Disease. 7th ed. Philadelphia: Elsevier; 2004, p 573.

ARBs 的副作用

ACEIs 和 ARBs 在血压、肾功能以及血钾方面具有相似的作用。因此有关症状性低血压、氮质血症以及高钾血症的问题,在这两种药物中同样存在。尽管患者在使用 ARBs 时发生血管性水肿的概率要小于使用 ACEIs,但仍有部分患者会发生。在无法耐受 ACEIs 和 ARB 的患者中,联合使用肼屈嗪和异山梨酯是另一个治疗选择(见表 25.7)。然而由于需要服用好多片剂以及副作用发生的可能性很大,这两种药物联合使用的依从性往往很差。

血管紧张素受体脑啡肽酶抑制剂

近期开发了一种新的可拮抗 RAAS 并抑制中性内肽酶系统的药物。第一种制剂由缬沙坦(一种 AT1 受体拮抗剂)和 sacubitril(一种脑啡肽酶抑制剂)按照 1:1比例混合。ARNI 减缓了脑利尿钠肽、缓激肽和肾上腺髓质素的降解,从而增强利尿、利钠和舒张心肌的作用;它还能抑制肾素和醛固酮的分泌,选择性阻断血管紧张素 1 型受体(AT1),从而减少血管收缩,钠、水潴留以及心肌肥大[31](见第 23 章)。

在"前瞻性对比 ARNI 与 ACEI 对心力衰竭全球死亡率和发病率影响的研究(PARADIGM-HF)"中[32],与单独使用 ACEI(依那普利)相比,固定剂量的 sacubitril/缬沙坦组合使轻度至中度心力衰竭患者(NYHA 分级Ⅱ至Ⅳ级;左心室射血分数≤35%)的全因死亡率、心血管死亡率和心力衰竭住院率显著降低(图 25.13)。研究纳入患者的特征是具有轻度升高的脑利钠尿肽水平(BNP>150pg/ml 或 NT-proBNP≥600pg/ml)或之前 12 个月曾经住院治疗并发现脑利尿钠肽水平升高(BNP≥100pg/ml 或 NT-proBNP≥400pg/ml)。患者需能耐受目标剂量的依那普利(10mg,每天 2 次),继而开始使用 sacubitril/缬沙坦。对于之前从未接受 ACEI/ARB 的患者,先给予低剂量(sacubitril 24mg/缬沙坦 26mg,每天两次)的 ARNI,对于已经能够耐受 ACEI/ARBs 的患者,则先给予中等剂量(sacubitril 49mg/缬沙坦 51mg,每天 2 次)。研究中 sacubitril/缬沙坦的目标剂量为 97mg/103mg,每天 2 次。虽然最近更新的 ACC/AHA/HFSA 指南不建议常规在左心室射血分数保留的心力衰竭患者中使用 ARNI,但对于能够耐受 ACEI 和 ARB 且 NYHA 分级为Ⅱ~Ⅲ级的左心室射血分数保留心力衰竭患者,ARNI 可作为 ACEI/ARB 的替代品,以进一步降低发病率和死亡率。

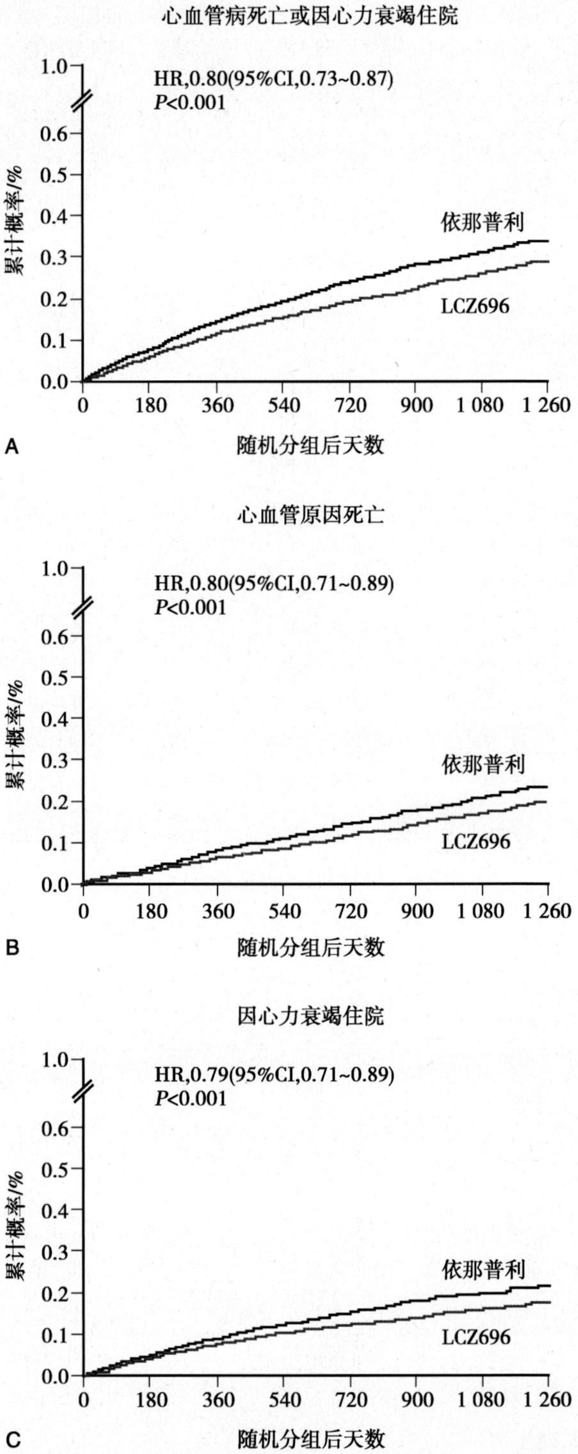

图 25.13 PARADIGM 试验的 Kaplan-Meier 分析结果。A,心血管死亡或因心力衰竭住院(主要终点)。B,心血管原因死亡。C,因心力衰竭住院。HR,危险比;CI,可信区间。(Modified from McMurray JJ, Packer M, Desai AS, et al. Angiotensin-neprilysin inhibition versus enalapril in heart failure. N Engl J Med 2014;317:993-1004.)

ARNIs 的副作用

ARNI 的使用可能引起低血压(约 18%的患者)、高钾血症(12%)、咳嗽(5%)和极少的血管性水肿。口服脑啡肽酶抑制剂与 ACEI 联用增加血管性水肿风险,因此不能同时使用(Ⅲ类推荐)。对于从 ACEI 转为 sacubitril/缬沙坦的患者,应在开始使用 sacubitril/缬沙坦前至少停用 ACEI 36 小时,以尽量减少因 ACEI 和脑啡肽酶抑制剂重叠引起血管性水肿的风险。另一个需要关注的问题是 sacubitril/缬沙坦对大脑中 β-淀粉样蛋白肽降解的影响,理论上可以增加淀粉样蛋白在脑部的沉积。最后,ARNI 的最佳滴定方法和药物耐受性(尤其是血压)以及对同服其他心力衰竭药物的相应调整需要积累更多的临床经验。

β 肾上腺素能受体阻滞剂

β 肾上腺素能受体阻滞剂治疗是心力衰竭治疗的重大进展。β 受体阻滞剂通过竞争性拮抗一种或多种 α 和 β 肾上腺素能受体(α_1、β_1 和 β_2 受体)来干预中枢神经系统持续激活的有害作用。虽然阻断所有 3 种受体有许多潜在的益处,但交感神经激活的大多数有害作用是由 β_1 肾上腺素能受体介导的。当与 ACEI 药物一起使用时,β 受体阻滞剂可逆转左心室重塑、改善患者症状、减少住院次数并延长生命。因此,β 受体阻滞剂适用于射血分数<40%

的心力衰竭患者，无论有无临床症状。3种β受体阻滞剂已被证明可有效降低慢性心力衰竭患者的死亡风险：比索洛尔和缓释美托洛尔琥珀酸酯可竞争性阻断β_1受体，而卡维地洛可则竞争性阻断α_1、β_1和β_2受体。

和使用ACEI药物类似，应从小剂量启用β受体阻滞剂，如果耐受良好，则逐渐增加剂量。同时，应尽可能将β受体阻滞剂增加至临床试验证实的有效剂量(见表25.7)。与可以相对较快地上调ACEI药物剂量不同，β受体阻滞剂的剂量滴定间隔不应短于2周，因为初始使用和增加剂量后，由于肾上腺素对心脏和循环的支持作用突然降低，可能恶化体液潴留。因此，在启动β受体阻滞剂前优化利尿剂的治疗非常重要。服药后液体潴留增加多在3～5天内出现，表现为体重增加或心力衰竭症状的恶化。通常可以提高利尿剂用量来处理增加的体液潴留。受募参加β受体阻滞剂临床试验的多数患者都未服用高剂量的ACEI。而在服用低剂量ACEI的患者中，与增加ACEI剂量相比，添加β受体阻滞剂可使症状得到更大改善，死亡风险进一步降低。因此，开始β受体阻滞剂之前无需先服用高剂量的ACEI。最近的数据显示，即使在住院的心力衰竭患者中，只要病情稳定且不需要使用静脉心力衰竭药物，出院前都可以安全启动β受体阻滞剂治疗。

与早期报道相反，临床试验的总体结果表明，绝大多数心力衰竭患者(>85%)，包括存在糖尿病、慢性阻塞性肺疾病和外周血管等合并症情况下都可以很好地耐受β受体阻滞剂，由于体液潴留恶化或出现症状性低血压，一小部分患者(10%～15%)仍然无法耐受β受体阻滞剂。

第一项验证β受体阻滞剂疗效的安慰剂对照多中心试验是“美托洛尔在扩张型心肌病中的研究(Metoprolol in Dilated Cardiomyopathy, MDC)”，该试验在因特发性扩张型心肌病出现症状性心力衰竭的患者中使用美托洛尔的短效酒石酸盐制剂，目标剂量为50mg，每日3次。平均滴定剂量为108mg/d的酒石酸美托洛尔片使主要终点事件——死亡或心脏移植需求降低了34%，但没有达到统计学意义(P=0.058)。酒石酸美托洛尔的临床获益完全来自减少了主要终点事件中的心力衰竭发病率，而对于死亡率没有明显获益的趋势。随后开发的美托洛尔(琥珀酸酯)CR/XL是一种更有效的美托洛尔制剂，因为具有控释(CR)特征和更长的半衰期，所以比酒石酸美托洛尔有更好的药理学特性。在“美托洛尔CR/XL充血性心力衰竭随机干预(Metoprolol CR/XL Randomized Intervention Trial in Congestive Heart Failure, MERITHF)试验”中，与安慰剂相比，美托洛尔CR/XL使轻度至中度和中度至重度收缩功能障碍患者的死亡率显著降低了34%(图25.14)[8,12]。更重要的是，美托洛尔CR/XL对源于心源性猝死和渐进性泵衰竭的死亡率都有降低作用。在大多数特定人群中，包括老年人与年轻人，非缺血性和缺血性心力衰竭，以及较低与较高的左心室射血分数的心力衰竭患者中都观察到死亡率的降低。

比索洛尔是第二代β_1受体选择性阻滞剂，对人β_1受体的亲和力约为β_2受体的120倍。比索洛尔治疗心力衰竭的第一项临床试验是“心功能不全比索洛尔研究Ⅰ(CIBIS-Ⅰ)研究”，该研究检测比索洛尔对有症状的缺血或非缺血性心肌病患者死亡率的影响，终点结果无显著性差别(2年随访时死亡风险降低20%，P=0.22%)。考虑到CIBIS-Ⅰ研究计算样本量时不合理地高估了对照组的预期事件发生率，随后展开了一项对药物效应预期和样本量计算更为合理的随访研究，既CIBIS-Ⅱ研究。在该项研究中，比索洛尔将全因死亡率降低了34%(比索洛尔为11.8%，安慰剂组为17.3%；P=0.002)，心源性猝死率降低45%(两组分别为3.6%和6.4%；P=0.001)，心力衰竭住院率降低30%(两组分别为11.9%和17.6%；P<0.001)，全因住院率降低15%(两组分别为33.6%和39.6%；P=0.002)(见图25.14)。随后的CIBIS-Ⅲ试验则回答另一个重要问题，即对新诊断的轻至中度心力衰竭患者，使用β受体阻滞剂比索洛尔作为初始治疗药物是否不劣于首先使用ACEI药物(依那普利)。该研究采用盲法设计比较两种治疗策略的复合终点(全因死亡率和心力衰竭住院)以及单个终点事件。虽然按照实际治疗进行分析，比索洛尔组的死亡或心力衰竭住院率未达到预先设定的非劣效标准，但意向性分析则显示比索洛尔的效果不亚于依那普利(HR，0.94；95%CI 0.77～1.16；非劣效P值=0.019)。尽管CIBIS-Ⅲ没有提供明确证据支持应选择β受体阻滞剂作为心力衰竭初始用药，但两种策略的总体安全性相似。目前的指南继续建议首先使用ACEI药物，然后添加β受体阻滞剂。

在已经被批准用于治疗心力衰竭的3种β受体阻滞剂中，对卡维地洛的研究最为深入(见表25.8)。在由同一个“指导、数据与安全监测委员会”管理的四项独立研究组成的卡维地洛第三期美国临床试验中，由于所有四项研究中均观察到卡维地洛显著降低死亡率约65%(P<0.000 1)，研究被提前终止。随后进行的“澳大利亚-新西兰心力衰竭研究协作组卡维地洛(ANZ-Carvedilol)试验”发现卡维地洛显著改善12个月时左心室射血分数(P<0.000 1)，显著降低左心室舒张末期容积指数(P=0.001 5)。卡维地洛组19个月时死亡和住院复合终点的相对风险显著降低26%。与安慰剂组(58%)相比，接受卡维地洛治疗的患者(48%)的住院率显著降低。“卡维地洛前瞻性随机累积生存(COPERNICUS)研究”证明这些益处可以扩展到更严重的心力衰竭患者中(血容量正常但左心室射血分数小于25%)：与安慰剂相比，卡维地洛使患者12个月时的死亡风险降低38%，死亡或心力衰竭住院的相对风险降低31%(见图25.14)。

卡维地洛也在一项针对心肌梗死后左心室功能障碍的研究中接受了评估。“卡维地洛梗死后生存对照评估(CAPRICORN)试验”是RCT研究，旨在检测卡维地洛对已经接受ACEI治疗的心肌梗死后左心室功能不全患者的发病率和死亡率的长期疗效。虽然卡维地洛没有降低由死亡率和心血管原因住院率组成的主要预设终点，但确实显著降低了总死亡率23%(23%，P=0.03)和心血管死亡率(25%，P<0.05)；非致死性心肌梗死发生率也降低了41%(P=0.014)。最后，在“卡维地洛或美托洛尔欧洲(COMET)研究”中，将卡维地洛(目标剂量为每次25mg，每日2次)与非缓释酒石酸美托洛尔(目标剂量为每次50mg，每日2次)进行比较，主要终点事件为全因死亡率。与酒石酸美托洛尔相比，卡维地洛使全因死亡率显著降低33%(33.9% vs 39.5%；HR，0.83；95%CI 0.74～0.93；P=0.001 7)[8,12]。根据COMET研究的结果，指南不再建议使用短效酒石酸美托洛尔治疗心力衰竭。COMET研究的结果强调了使用临床试验证实有效的β受体阻滞剂种类和剂量治疗心力衰竭的重要性。迄今没有试验明确当卡维地洛和控释美托洛尔两种药物都以目标剂量使用时对生存率的获益是否有差别。

并非所有使用β受体阻滞剂的心力衰竭研究都取得了成功，表明该类药物对心力衰竭的疗效不能被宽泛地看作同类效应。实际上，早期研究中第一代没有额外血管舒张特性的非特异性β_1和β_2受体阻滞剂(例如普萘洛尔)反而会导致心力衰竭显著恶化并增加死亡率。“β受体阻滞剂生存试验评估(BEST)研究”评价了第三代β受体阻断剂布辛洛尔(bucindolol)对心力衰竭治疗的效果。该药是一种完全非选择性的β_1和β_2阻滞剂，且具有部分α_1受体阻滞特性。尽管BEST研究中布辛洛尔治疗组的总死亡率没有显著降低(10%，P=0.10)，但在白人患者中，死亡率却降低了19%，且具有统计学意义(P=0.01)。布辛洛尔在白人患者中的不同疗效被认为是β_1肾上腺素能受体结构多态性(精氨酸389位点)的结果，这种多态性在白人患者中更为普遍(参见在线补充，心力衰竭中的药物基因组学)。奈比洛尔(Nebivolol)是一种选择性β_1受体拮抗剂。至少部分由于一氧化氮(NO)的介导而具有额外的舒张血管作用。在“奈比洛尔干预对心力衰竭老年人结局和再住院的影响研究(SENIORS)”中，奈比洛尔显著降低了死亡或心血管住院构成的复合终点(HR，0.86；95% CI 0.74～0.99；P<0.04)，但没有能够降低死亡率。虽然SENIORS研究中大约35%的患者左心室射血分数大于35%，但超过一半患者的射血分数为35%至50%，因此不能被视为收缩功能保留的心力衰竭患者。该药未获得FDA批准用于治疗心力衰竭。

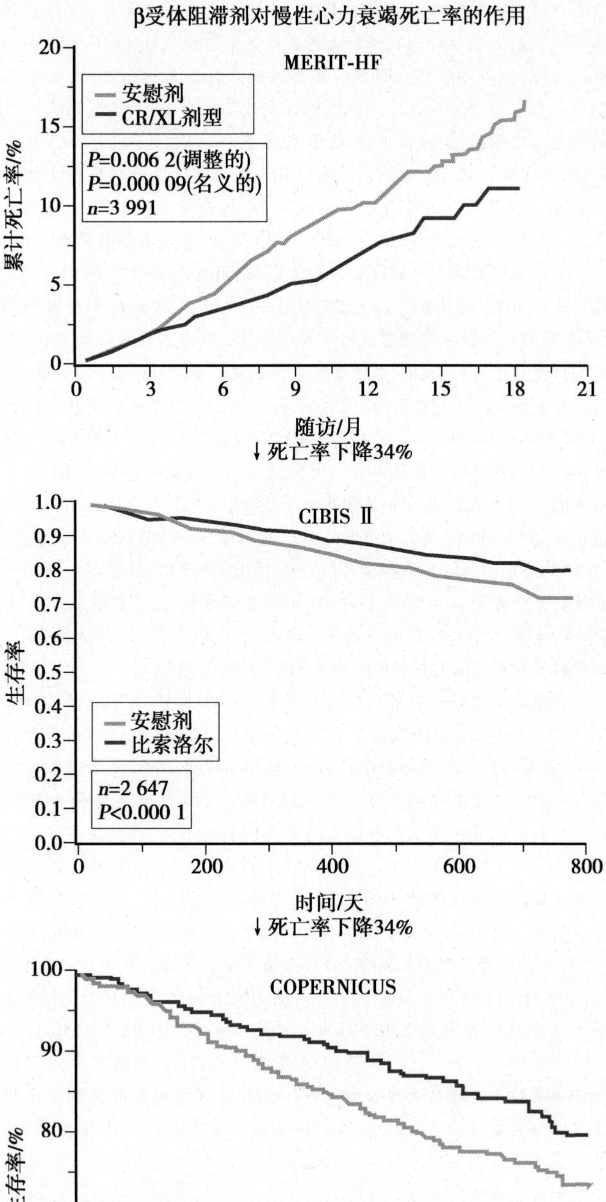

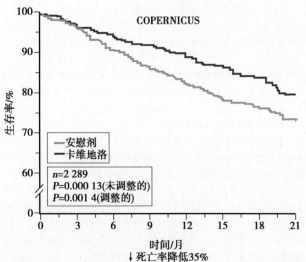

图 25.14 各临床研究中 β 受体阻滞剂和安慰剂的 Kaplan-Meier 生存分析对比结果：**上图**，MERIT-HF 研究；**中图**，CIBIS Ⅱ研究；**下图**，COPERNICUS 研究。（引自 The Cardiac Insufficiency Bisoprolol Study Ⅱ［CIBIS Ⅱ］. Lancet 1999；353：9-13；Metoprolol CR/XL Randomized Intervention Trial in Congestive Heart Failure［MERIT-HF］. Lancet 1999；353：2001-7；and Packer M et al, for The Carvedilol Prospective Randomized Cumulative Survival Study Group. Effect of carvedilol on survival in severe chronic heart failure. N Engl J Med 2001；344：1651-8.）

β 受体阻滞剂的副作用

β 受体阻滞剂的副作用通常与可预期的肾上腺素能神经系统受到干扰后引起的效应有关。这些副作用通常在治疗的初始几天内发生，一般可以通过调整伴随药物而缓解。β 受体阻滞剂引起体液潴留的问题已经在前面章节讨论。β 受体阻滞剂治疗可引起全身疲劳或虚弱的感觉。多数患者的疲劳感会在数周或数月内自行消退，然而，某些情况下可能严重到足以限制 β 受体阻滞剂的剂量或需要减少和中断治疗。β 受体阻滞剂治疗可导致心动过缓并可加重心脏传导阻滞。此外，β 受体阻滞剂（特别是具有阻断 α_1 受体作用的制剂）可导致与血管扩张相关的副作用。因此，如果患者心率降低至小于 50 次/min 和/或出现Ⅱ～Ⅲ度心脏传导阻滞或症状性低血压，应减少 β 受体阻滞剂的用量。在心力衰竭急性失代偿期继续使用 β 受体阻滞剂治疗是安全的，但可能需要减少剂量[33]。对于有活动性支气管痉挛的哮喘患者，不建议使用 β 受体阻滞剂。

盐皮质激素受体拮抗剂

虽然被归类为保钾利尿剂，但具有阻断醛固酮作用的盐皮质激素受体拮抗剂（mineralcorticoid recept antagonist，MRA）（例如螺内酯）对心力衰竭患者有益，且不依赖于它们对钠平衡的影响（见图 25.8）。尽管 ACEI 可能短暂地减少醛固酮分泌，但在长期治疗时，醛固酮会迅速恢复到与 ACEI 药物治疗前相似的水平，这种现象被称为“醛固酮逃逸”[34]。对于纽约心功能分级Ⅱ～Ⅳ级的患者，如果射血分数降低（≤35%）并且正在接受包括利尿剂、ACEI 和 β 受体阻滞剂在内的标准抗心力衰竭治疗，推荐加用 MRA 药物[35]。醛固酮拮抗剂的剂量应增加至临床试验所示有效剂量（见表 25.7）。螺内酯应以每日 12.5～25mg 的剂量开始，然后上调至每日 25～50mg；而依普利酮（eplerenone）应从 25mg/d 的剂量开始，然后增加至 50mg/d（见表 25.7）。如前所述，在开始使用醛固酮拮抗剂后，通常停止补钾并建议患者避免食用高钾食物。用药 3 天内应重新检查血钾水平和肾功能，1 周时再次复查。随后的监测频率由临床肾功能和体液状态的稳定性决定，但在初始 6 个月内至少每月检查一次。

MRA 在心力衰竭治疗中有显著临床获益的第一项证据来自“随机化评估 Aldactone 研究（Randomized Aldactone Evaluation Study，RALES）”[8,12]。该研究对比螺内酯（最初 25mg/d，如有心力衰竭恶化迹象则滴定至 50mg/d）和安慰剂在 NYHA Ⅲ或Ⅳ级，左心室射血分数低于 35%并且正在使用 ACEI 和袢利尿剂（多数患者还同时使用地高辛）的心力衰竭患者中的效果。如图 25.8A 所示，与安慰剂相比，螺内酯使总死亡率降低 30%（P=0.001）。螺内酯组因心力衰竭恶化住院的频率也比安慰剂组低 35%。尽管螺内酯获益的机制尚未完全阐明，但预防细胞外基质重塑（见第 23 章）和低钾血症的作用是可能的原因。尽管螺内酯在 RALES 研究中显示出良好的耐受性，但有 10%接受治疗的男性报告出现乳房发育，而在安慰剂组则为 1%（P<0.001）。在“依普利酮与轻度心力衰竭患者住院和生存试验（Eplerenone in Mild Patients Hospitalization and Survival Study in Heart Failure，EMPHASIS-HF）”中，NYHA Ⅱ级且射血分数小于 30%（如果 QRS 宽度>130 毫秒，则为 35%）的患者使用依普利酮（滴定至 50mg/d）后可使心血管原因死亡或心力衰竭住院构成的复合终点显著下降 27%（HR，0.63；95%CI 0.54～0.74；P<0.001）（见图 25.8B）[8,12]，其中全因死亡降低 24%，心血管死亡下降 24%，全因住院下降 23%，心力衰竭住院下降 43%。更重要的是，依普利酮的效果在所有预设亚组中都保持一致。与在临床广泛采用 β 受

体阻滞剂时代之前进行的 RALES 研究相比,EMPHASIS-HF 研究中患者的基础治疗包括 ACEI/ARB 和 β 受体阻滞剂。RALES 和 EMPHASIS-HF 的研究结果与在急性心肌梗死伴发左心室功能障碍的患者中进行的 RCT 研究结果一致:"依普利酮对急性心肌梗死后心力衰竭疗效和生存研究(EPHESUS)"评估了依普利酮(滴定至最大 50mg/d)对急性心肌梗死并发左心室功能障碍和心力衰竭症状的患者发病率和死亡率的影响。依普利酮治疗使全因死亡率降低 15%(RR,0.85;95 CI 0.75~0.96;$P=0.008$)。根据 RALES 和 EMPHASIS-HF 试验的结果,除了使用 ACEI/ARB 以及 β 受体阻滞剂外,醛固酮拮抗剂目前被推荐用于所有持续处于 NYHA Ⅱ至Ⅳ级且左心室射血分数低于 35% 的患者[8,12]。

MRAs 的副作用

醛固酮拮抗剂的主要副作用是导致危及生命的高钾血症。在接受补钾治疗或具有潜在肾功能不全的患者中更易发生。当血清肌酐大于 2.5mg/dl(或肌酐清除率<30ml/min)或血清钾大于 5.5mmol/L 时,不建议使用醛固酮拮抗剂。由于存在高钾血症的潜在风险,出现肾功能恶化时也应考虑停止醛固酮拮抗剂。使用螺内酯的患者中 10%~15% 可能出现疼痛性男子乳房发育,这些患者可使用依普利酮替代螺内酯。

肼屈嗪与硝酸异山梨酯的联用

对于 NYHA Ⅲ~Ⅳ级、射血分数下降的黑人心力衰竭患者,如果同时使用 ACEI、β 受体阻滞剂和醛固酮拮抗剂后仍然有症状,推荐联用肼屈嗪和硝酸异山梨酯。但在非黑人心力衰竭患者中,没有研究证据表明这一方案作为射血分数下降心力衰竭的一线治疗是有益的[12]。但是,联用肼屈嗪和硝酸异山梨酯已被证明可以减少由于药物不耐受、低血压或肾功能不全而无法使用 ACEI/ARB 药物的有症状心力衰竭患者的死亡率。

I_f 通道抑制剂

伊伐布雷定(ivabradine)是一种降低心率的药物,药理机制是选择性阻断心脏起搏 I_f 通道电流来控制窦房结的自发性舒张期去极化。伊伐布雷定从心肌细胞内侧进入并以浓度依赖性方式阻断 I(f)通道。因为它只能在 I_f 通道打开时阻断通道,所以抑制强度与通道开放的频率直接相关,理论上对较快心率更为有效。伊伐布雷定最初在欧洲研发并被批准为抗心绞痛药物,之后的"I_f 通道抑制剂伊伐布雷定改善收缩性心力衰竭治疗研究(Systolic Heart Failure Treatment with the I_f inhibitor Ivabradine Trial,SHIFT)"证明其可以改善心力衰竭的临床预后。该试验纳入左心室射血分数低于 35% 的有症状心力衰竭患者,患者已经接受心力衰竭的标准药物治疗(包括 β 受体阻滞剂),具有窦性心律且心率为 70 次/min 以上。SHIFT 研究显示,伊伐布雷定(最大剂量 7.5mg,每日 2 次)使心血管原因死亡或心力衰竭住院构成的主要复合终点降低 18%(HR,0.82;95%CI 0.75 至 0.90;$P<0.0001$)(图 25.15)。复合终点的降低主要源自心力衰竭住院的减少(HR,0.74;CI 0.66 至 0.83;$P<0.0001$),而心血管死亡率没有减少(HR,0.91;95 CI 0.80 至 1.03;$P=0.13$)[36]。由于伊伐布雷定平均可使心率降低大约 10 次/min,并且试验中只有 26% 的患者服用了最佳剂量的 β 受体阻滞剂,因此将 β 受体阻滞剂滴定至推荐剂量可能取得相似的降低心力衰竭住院的效果。伊伐布雷定的安全性证据来自"I_f 通道抑制剂伊伐布雷定在冠状动脉疾病和左心室功能不全(I_f Inhibitor Ivabradine in Patients with Coronary Disease and Left Ventricular Dysfunction,BEAUTIFUL)试验"中的发病率-死亡率分析。该研究中有超过 10 000 名冠心病患者和射血分数低于 40% 的患者被随机分配接受每次 7.5mg,每日 2 次伊伐布雷定的治疗。尽管该试验未能显著减少由心血管死亡,心肌梗死或心力衰竭住院构成的主要复合终点,但伊伐布雷定在研究人群中耐受性良好[8,37]。

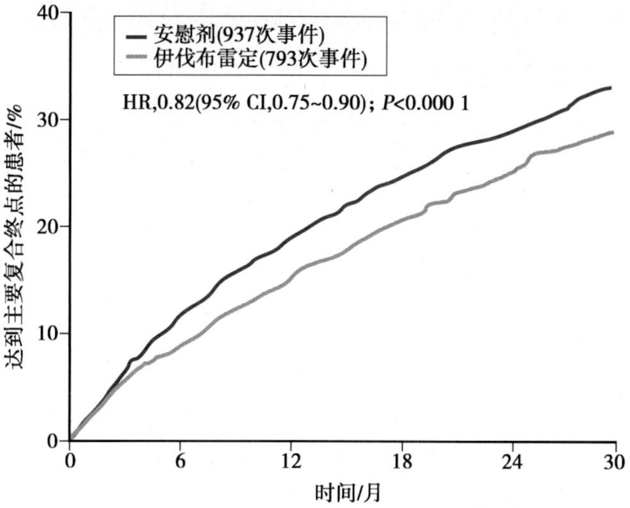

图 25.15 使用伊伐布雷定治疗与安慰剂对比,患者主要复合终点(心血管死亡和心力衰竭恶化)的 Kaplan-Meier 累积事件曲线。HR,风险比;CI,可信区间。(改编自 Swedberg K, Komajda M, Bohm M, et al. Ivabradine and outcomes in chronic heart failure (SHIFT): a randomised placebo-controlled study. Lancet 2010;376:875-85.)

肾素抑制剂

阿利吉仑(aliskiren)是一种具有口服活性的直接肾素抑制剂,抑制 RAS 效果与 ACEI 药物相当[38]。虽然 ACEI 和 ARBs 药物对心力衰竭的益处已经明确,但这些药物会引起 RAAS 肾素和下游中间体的代偿性增加,可能减弱药物的效果(醛固酮逃逸)。阿利吉仑是一种非肽抑制剂,可与肾素的活性位点(S1/S3 疏水结合口袋)结合,阻止血管紧张素原转化为血管紧张素Ⅰ(见第 23 章,图 23.3)。在"阿利吉仑心力衰竭治疗观察试验(ALOFT)"中,阿利吉仑显著降低尿醛固酮排泄($P<0.01$)和 NT-proBNP 浓度[39]。这些阳性的早期研究启动了随后几项大型临床试验以确定将阿利吉仑纳入标准心力衰竭治疗方案中是否可以改善主要临床终点事件。然而,阿利吉仑急性心力衰竭终点研究(Aliskiren Trial on Acute Heart Failure Outcomes,ASTRONAUT)及阿利吉仑和阿利吉仑/依那普利联合对慢性心力衰竭患者发病率-死亡率的疗效和安全性研究(Efficacy and Safety of Aliskiren and Aliskiren/Enalapril Combination on Morbidity-Mortality in Patients with Chronic Heart Failure,ATMOSPHERE)都未发现其可以改善射血分数下降心力衰竭患者的预后[40]。因而,目前不推荐使用阿利吉仑等肾素抑制剂替代 ACEI/ARB 或与 ACEI 联合使用[41]。

对症状持续患者的管理

如前所述,ACEI/ARB 或 ARNI,β 受体阻滞剂和 MRA 是射血分数降低心力衰竭患者的标准药物方案。然而,由于存在高钾血症的风险，不建议在这些患者中联合使用 ARB+ACEI 或 ARB+MRA 方案。此外，由于存在血管神经性水肿的风险，不建议将 ARNI 与 ACEI 联合使用。除了应用具有循证医学证据的药物和器械进行优化治疗，对于症状持续或进行性恶化的患者，应考虑给予额外的药物（多种药物治疗）或器械（见后文）。对于已经接受了 ACEI（或 ARB）、ARNI、β 受体阻滞剂和 MRA 后仍然存在症状的射血分数降低心力衰竭患者，建议服用地高辛以减少住院治疗。

心脏糖苷类药物

地高辛和洋地黄毒苷是最常用的强心苷药物。由于地高辛是其中使用最普及并且是唯一由安慰剂对照试验评估过的药物，因此几乎没有理由为慢性心力衰竭患者处方其他强心苷药物。地高辛通过抑制细胞膜（包括心肌细胞）中的钠-钾-ATP 酶泵发挥作用（见第 22 章）。钠-钾酶泵的抑制导致细胞内钙离子浓度升高从而增加心肌收缩性。通常认为地高辛的有益作用来源于其正性肌力效应，然而，更可能的机制是地高辛使迷走传入神经中的钠-钾-ATP 酶活性增高，从而提高迷走神经张力，抵消了晚期心力衰竭时上调的肾上腺素能系统活性。地高辛还抑制肾脏中的钠-钾-ATP 酶活性，因此可以减少肾小管对钠的重吸收。地高辛治疗通常起始和维持与每天 0.125~0.25mg 的剂量。对于绝大多数的患者，应为每日 0.125mg，并使血清地高辛浓度低于 1.0 纳克/毫升，尤其是老年、肾功能受损和低体重的患者。不推荐在心力衰竭患者（窦性或者房颤心律）中使用高剂量（例如>0.25mg/d）地高辛。关于洋地黄药物的更多细节，包括作用机制，药代动力学以及与其他常见药物的相互作用，可以在本章的在线补充中找到（地高辛部分）。

尽管临床医生使用强心苷来治疗慢性心力衰竭已经超过 200 年，但对其在心力衰竭中的有效性仍然存在相当大的争议。20 世纪 70 和 80 年代进行的中小型试验得到的是模棱两可的结果，但 90 年代早期两项相对较大的地高辛戒断研究，“随机化评估地高辛和血管紧张素转换酶抑制剂研究（Randomized Assessment of Digoxin and Inhibitors of Angiotensin-Converting Enzyme，RADIANCE）”和“地高辛与心室功能前瞻性随机研究（and Inhibitors of Angiotensin-Converting Enzyme（RADIANCE）and the Prospective Randomized Study of Ventricular Function and Efficacy of Digoxin，PROVED）”为地高辛的临床获益提供了有力的支持[12]。在这两项研究中，中断地高辛治疗的患者比维持地高辛的患者更容易出现心力衰竭症状恶化和住院。由于戒断研究难以分析某种特定治疗药物的实际疗效，随后的“地高辛研究组试验（Digoxin Investigator Group，DIG）”试图前瞻性地研究洋地黄在慢性心力衰竭中的效果。DIG 试验显示地高辛对主要终点事件——死亡率的效果为中性，但显著减少了住院率（包括因心力衰竭 30 天再入院），因而降低了由死亡和心力衰竭住院构成的复合终点[12]。DIG 试验的数据显示，继发于泵衰竭的死亡率有明显下降的趋势（$P=0.06$），但这一作用被突发死亡和其他非泵衰竭心源性死亡的增加所抵消（$P=0.04$）。DIG 试验最重要的发现之一是患者死亡率与地高辛血清水平直接相关[12]。在男性患者中，低死亡率与药物血谷浓度在 0.6 至 0.8ng/ml 相关，表明血中洋地黄的谷浓度应维持在 0.5 和 1.0ng/ml 之间。地高辛对女性可能有潜在危害，在 DIG 试验的事后多变量分析中，地高辛与女性死亡风险的显著增高（23%）相关，但与男性无关。这可能是因为女性体重相对较低，但处方剂量却基于列线图（nomogram）而非血药谷浓度得到（因而可能导致较高的谷血药浓度）。DIG 试验是在广泛使用 β 受体阻滞剂时代之前进行的，迄今没有在使用 ACEI 和 β 受体阻滞剂治疗基础上研究地高辛作用的大型临床试验。

地高辛的并发症

地高辛的主要不良反应是：①心律失常：包括心脏传导阻滞（尤其是老年患者）和异位及折返性心律；②神经系统异常：如视力障碍、定向障碍和意识模糊；③胃肠道症状：如厌食、恶心和呕吐。如上所述，当把血药谷浓度维持在 0.5~1.0ng/ml 时可以尽量减少这些副作用。而血药浓度大于 2.0ng/ml 时会出现明显的洋地黄毒性。但是，洋地黄血浓度较低时也可能出现毒性反应，尤其是存在低钾或低镁血症的时候。即使血清钾离子在正常范围内，口服补钾通常也可以减少与地高辛相关的心房、房室交界或心室水平的异位节律，除非并存高度房室传导阻滞。但是，补钾治疗同时必须仔细监测血清钾离子水平以避免高钾血症，尤其是在肾衰竭或服用醛固酮受体拮抗剂的患者。使用纯化的抗地高辛 Fab 片段的免疫疗法可以逆转威胁生命的地高辛毒性反应。合并使用奎尼丁、维拉帕米、螺内酯、氟卡尼、普罗帕酮和胺碘酮可增加血清地高辛水平和相应不良反应的风险。存在严重心脏传导阻滞的患者不应接受洋地黄治疗，除非安装心脏起搏器。

n-3 多不饱和脂肪酸

大量试验证据表明，n-3 多不饱和脂肪酸（polyunsaturated fatty acid，PUFA）对炎症有良好控制作用，其作用包括减少内皮激活、炎性细胞因子的产生、血小板的聚集、自主神经的张力以及血压、心率和左心室的做功。GISSI-HF（Gruppo Italiano per lo Studio della Sopravvivenza nell' Insufficienza Cardiaca-Heart Failure）研究显示，长期服用 1g/d 的 ω-3 多不饱和脂肪酸可以显著降低包括非缺血性心肌病在内的心力衰竭患者的全因死亡率（调整后的 HR，0.91；95.5% CI 0.83~0.99；$P=0.041$）和全因死亡率+心血管原因住院的复合终点（调整 HR，0.92；99% CI 0.849~0.999；$P=0.009$），这一结果在所有预定义亚组中保持一致[42]。最近的欧洲心脏病学会（European Society of Cardiology，ESC）指南同意使用 PUFA 作为已经接受最佳药物治疗的射血分数降低心力衰竭患者的辅助治疗[8]。

药理学与个体化医疗

如第 8 章所述，药物基因组学研究遗传变异如何影响药物反应，其中包括药物代谢相关酶的变异、药物受体或药物转运蛋白的变异及药物靶标的变异。这些基因变异可导致药效增的强或减弱，从而影响最佳药物剂量。鉴于心力衰竭患者的巨大异质性，遗传变异在心力衰竭患者药物的代谢、体内分布和功能活性等方面可能起重要作用。药物遗传学领域的最新进展表明，对致病途径中相关基因的多态性分析可以使临床医生为心力衰竭患者制定出个体化的治疗方案。事实上，在一些影响 ACEI 药物、β 受体阻滞剂、硝酸酯类和利尿剂治疗功效的基因中已经检测出多态性。本章的在线补充（心力衰竭中的药物基因组学）提供了对这些遗传变异和相关功能影响的概述。

个体化医疗旨在利用遗传信息来“个体化定制”和改善相应的诊断、预防和治疗方法。心力衰竭患者的个体化管理涉及广泛的潜在应用领域，如单基因疾病的诊断（参见第 77 和 78 章），基于基因修饰的预防和管理策略以及药物基因组学。然而，将药物基因组学应用于射血分数降低心力衰竭患者日常临床实践中的主要障碍在于缺乏有力的临床数据来支持使用差异化的神经激素拮抗剂方案治疗具有特定基因多态性的心力衰竭患者[43]。实际上,现有关于射血分数下降心力衰竭患者的药物基因组学分析都来自对临床试验数据的事后回顾性分析或观察性研究,而非将心力衰竭患者随机化为药物基因组指导治疗和标准治疗的前瞻性研究。值得注意的是,正在进行的"使用基因靶向治疗预防心力衰竭患者症状性心房颤动研究(Genetically Targeted Therapy for the Prevention of Symptomatic Atrial Fibrillation in Patients with Heart Failure, GENETIC-AF)"(NCT01970501)将前瞻性地比较布辛洛尔(bucinlolo)与琥珀酸美托洛尔在具有 β_1 肾上腺素能受体特定基因型($\beta_1$389Arg/Arg 基因型)的心力衰竭患者(左心室射血分数<50%)中对减少症状性心房纤颤/心房扑动复发的作用差异。

动脉粥样硬化的治疗

第21章讨论了对心力衰竭患者是否存在动脉粥样硬化性心脏病的临床评估。对之前有心肌梗死病史,出现心力衰竭但目前没有心绞痛的患者,已经证明应用 ACEI 和 β 受体阻滞剂可降低再发心肌梗死和死亡的风险。由于缺乏明确的随机对照研究证据支持以及担心阿司匹林可能减少 ACEI 有益作用,阿司匹林在缺血性心力衰竭患者中的使用仍然存在争议。尽管如此,目前指南依然推荐在由于缺血性病因发生心力衰竭的患者中长期使用抗血小板药物(包括 75~81mg 的阿司匹林),无论患者是否同时服用 ACEI[44]。替代性的抗血小板药物(如氯吡格雷)可能不会与 ACEI 产生不良反应,并可能对预防缺血事件更具优势,然而,没有证据表明它们更有利于心力衰竭的预后。β 受体阻滞剂和伊伐布雷定(在适合患者中)均可有效控制射血分数降低患者的心绞痛[45]。

没有证据表明冠状动脉旁路移植术(CABG)在无心绞痛症状的心力衰竭患者中可以改善心脏功能、再次心肌梗死和死亡率。相比之下,尽管排除了多数有心力衰竭症状和心室功能显著下降的患者,相关研究还是提示 CABG 可以改善伴有心绞痛的中度心力衰竭患者的症状和存活率。STICH 研究(缺血性心力衰竭的外科治疗试验)表明,CABG 并未减少作为主要终点的全因死亡率(HR, 0.86; 95%CI 90.7~1.04; P=0.12),但在预设的次级终点分析中,CABG 确实降低了由心血管死亡、全因死亡和心血管住院率构成的复合终点(HR, 0.74; 95%CI 0.64 至 0.85; P<0.001)。在 STICH 试验的 10 年随访中,接受 CABG 的患者的死亡率显著低于接受药物治疗的患者(见第28章,图28.2)。STICH 研究的结果表明,CABG 对于适合手术的缺血性心力衰竭患者是有益的。尽管数据尚不坚实,但经皮冠状动脉介入治疗(PCI)可在不适合外科手术的患者中作为 CABG 的替代方案。第28章讨论了伴有冠心病心力衰竭患者的手术治疗。

特殊人群

女性

尽管女性在不断增长的心力衰竭患者中占很大比例,但她们在临床试验中的代表性却很差。患心力衰竭的女性年龄较大(见图21.1),更多表现为射血分数保留的心力衰竭(见第26章),更多为非缺血性病因。尽管一些研究曾报道女性心力衰竭后结局比男性更差,但总体数据却表明女性在发生心力衰竭时生存率更高。对此尚无明确的解释,可能与不同性别中导致心力衰竭的病因差异有关。然而,尽管女性在确诊心力衰竭后似乎更具生存优势,但往往心力衰竭发作次数更多,生活质量更差并更多出现抑郁[46]。此外,女性在急性心肌梗死后发生心力衰竭的风险更高[46]。对研究 β 受体阻滞剂和 ACEIs 药物的几项大规模前瞻性临床试验的汇总分析表明,这些药物对射血分数下降的男性和女性心力衰竭患者的生存益处相似[46](也可参见第89章)。

种族/民族

流行病学和临床试验的数据增强了医生对特定种族和族裔心力衰竭患者评估和治疗中一些特别关注点的认识(见第21章)。对药物治疗在这些亚组中的疗效区别一直存在争议,因为很少有关于心力衰竭治疗的随机临床试验有预设的关于人种或民族的亚组分析并能够获得确保统计意义的足够的病例数。几项回顾性分析强调了非洲裔美国人和白人群体对某些标准心力衰竭疗法的反应差异,但来自西班牙裔和亚洲人群的数据却很少。对"SOLVD"和"血管扩张剂在心力衰竭中的试验(Vasodilator in Heart Failure Trial, V-HeFT)"两项研究的回顾性分析表明,非洲裔美国人无法从 ACEI 中获益。相比之下,对使用 β 受体阻滞剂的心力衰竭研究的事后分析表明,非洲裔美国患者可以从 β 受体阻滞剂治疗中获益,但获益程度似乎有所减弱[47]。"非州裔美国人心力衰竭试验(African American Heart Failure Trial, A-HeFT)"比较了联合使用硝酸异山梨醇和肼屈嗪或标准 ACEI、β 受体阻滞剂和利尿剂对 NYHA Ⅲ~Ⅳ级的非洲裔美国心力衰竭患者的疗效。主要终点是全因死亡、首次心力衰竭住院和生活质量改变的加权综合评分。由于发现试验组全因死亡率显著降低 43%,首次心力衰竭住院相对风险降低 33%,该研究提前终止(图25.16)。肼屈嗪/硝酸异山梨醇方案的有益作用可能与对一氧化氮生物利用度的改善有关。然而,联合治疗对降低血压也有较小幅度但显著的影响。肼屈嗪/硝酸异山梨醇组合在接受标准治疗的其他族群心力衰竭患者中的作用尚不清楚,因为 A-HeFT 研究的人群仅限于非洲裔美国人。但没有理由认为这种作用仅限于黑人。根据 A-HeFT 试验的结果,指南建议对 NYHA Ⅲ~Ⅳ级的非洲裔美国心力衰竭患者,在包括 ACEI、ARNI、β 受体阻滞剂和 MRA 的标准治疗方案基础上加用肼屈嗪和硝酸异山梨醇。

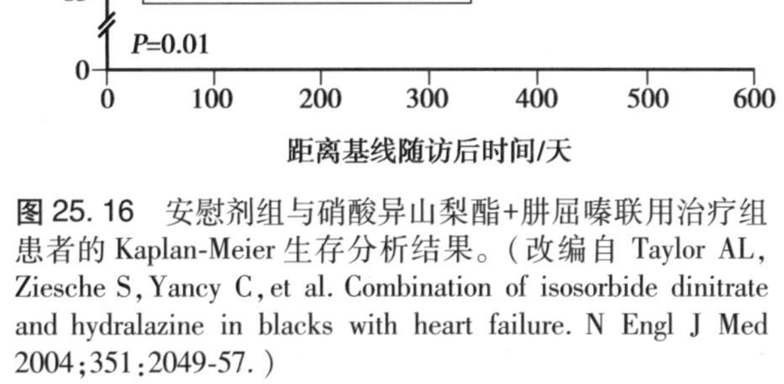

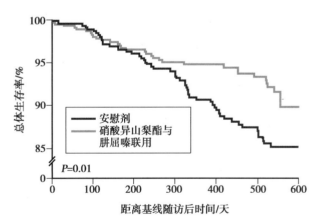

图 25.16 安慰剂组与硝酸异山梨酯+肼屈嗪联用治疗组患者的 Kaplan-Meier 生存分析结果。(改编自 Taylor AL, Ziesche S, Yancy C, et al. Combination of isosorbide dinitrate and hydralazine in blacks with heart failure. N Engl J Med 2004;351:2049-57.)

老年人

心力衰竭发病率随年龄增长而增加(见图21.1),是老年患者最常见的住院原因。值得注意的是,老年心力衰竭患者的临床表现可能不同。尽管通常也表现为呼吸困难和疲劳的典型心力衰竭症状,但老年人比年轻患者更容易出现非典型症状,如精神状态改变、抑郁或行动能力下降[6]。对于射血分数下降的老年心力衰竭患者,药物的选择原则上应与年轻患者相同。然而在老年人群中,心血管药物的药代动力学和药效特性可能发生改变,因而在应用时需要更为谨慎,必要时需要减少剂量(见第 88 章)。其他使药物反应复杂化的因素包括老年患者压力感受器功能的钝化和直立性血压调控失常,这可能使一些神经激素拮抗剂难以达到目标剂量。多学科联合治疗心力衰竭项目已成功降低了老年心力衰竭患者的再入院率和心力衰竭发病率(见后文)。

癌症患者

由于许多癌症化疗药物的心脏毒性作用,患有癌症的患者容易发生心力衰竭。第 81 章讨论了对这些患者的管理。

抗凝和抗血小板治疗

心力衰竭患者发生动脉或静脉血栓栓塞事件的风险增加。在心力衰竭临床试验中,脑血管意外(卒中)的发生率为每年 1.3%~2.4%。左心室功能的抑制使扩张的心腔中血液相对瘀滞,血栓形成的风险因而增加。伴有心房颤动(atrial fibrillation,AF)的心力衰竭患者应根据卒中与抗凝血出血风险的评估结果个体化的预防血栓栓塞。总体上,按照风险模型[如包括心力衰竭、高血压、年龄≥75(分数加倍)、糖尿病、卒中病史(分数加倍)、血管疾病、年龄 65~74 岁和性别(女性)等变量的 CHA2DS2-VASc 评分]的评估,绝大多数的射血分数下降心力衰竭患者卒中风险都增高(见第 38 章)。最近一项对非瓣膜性房颤患者临床试验的 meta 分析表明,与华法林相比,新型口服抗凝剂(novel oral anticoagulants,NOACs)具有良好的风险-效益特征:缺血性卒中、颅内出血和死亡率均显著降低,大出血发生率和华法林相似,但胃肠道出血有所增加[48]。其他研究则表明两者疗效相当,但 NOACs 大出血事件较少。据此,ESC 心力衰竭指南推荐在需要抗凝的患者中使用 NOACs,但它们在老年患者和肾功能受损患者中的安全性尚不清楚[8]。对于所有曾发生全身性或肺栓塞,包括卒中或短暂性脑缺血发作(transient ischemic attack,TIA)的患者都建议进行抗凝治疗。除非存在禁忌证,缺血性心肌病和确诊的大面积前壁心肌梗死或有明确左心室血栓形成的近期心肌梗死患者应在梗死后最初 3 个月内接受华法林治疗(目标 INR 值 2.0~3.0)。在窦性心律的心力衰竭患者中是否应该使用抗凝剂治疗以减少卒中的疑问在 WARCEF(Warfarin Versus Aspirin in Reduced Cardiac Ejection Fraction,在心室射血分数减少时华法林与阿司匹林的对比)试验中得到了解答。该试验表明,与阿司匹林相比,华法林治疗并未减少由缺血性卒中发病时间、脑出血和全因死亡构成的终点结果(HR,0.93;95% CI 0.79~1.10;P=0.40)[49]。虽然华法林治疗的确显著降低缺血性卒中发生率(HR,0.52;95%CI 0.33~82;P=0.005),但这一益处却被明显升高的大出血率所抵消。但两组之间脑出血和颅内出血发生率没有显著差异。根据 WARCEF 试验的结果,目前并没有令人信服的理由需要在维持窦性心律的射血分数降低心力衰竭患者中使用华法林来取代阿司匹林。

心律失常的管理

心房颤动是心力衰竭中最常见的心律失常,见于 15%~30% 的患者中(见第 37 和 38 章)。房颤可导致心力衰竭症状的恶化(见表 25.5)并增加血栓栓塞并发症的风险,尤其是卒中。AF-CHF(Atrial Fibrillation and Congestive Heart,Failure 心房颤动和充血性心力衰竭)试验测试了心室率控制和节律控制两种房颤治疗策略在有房颤病史的慢性射血分数下降心力衰竭(EF<35%)患者中的效果。节律控制(药物或电复律)策略未显示出在减少心血管原因死亡(HR 节律对照组,1.06;95%CI 0.86~1.30;P=0.59)上优于控制心室率的策略[50]。两组的次要结果也相似,包括全因死亡、卒中、心力衰竭恶化,以及由心血管原因、卒中或心力衰竭恶化造成的复合死亡率[50]。因此,节律控制策略更适用于因可逆性或继发性原因导致房颤的患者或经过优化心室率控制和心力衰竭治疗后仍然不能耐受房颤症状的患者。β 受体阻滞剂对心力衰竭患者心率的控制要优于地高辛,因为地高辛不能控制运动时的心室率。尽管一项患者水平的 meta 分析对 β 受体阻滞剂在伴有房颤的射血分数下降心力衰竭患者中的有效性提出怀疑,但 AF-CHF 试验最近的一项亚组研究表明,β 受体阻滞剂的使用与死亡率显著降低有关,但对心血管和非心血管原因住院无影响。死亡率的降低和房颤的类型(阵发性或持续性)或房颤占总心律的比例无关[51]。联用地高辛和 β 受体阻滞剂在控制静息心室率上比单独使用 β 受体阻滞剂更有效。当不能使用 β-肾上腺素能受体阻滞剂时,一些医生选择使用胺碘酮,但长期使用有潜在的重大风险,包括甲状腺疾病和肺毒性(见后文)。地尔硫䓬或胺碘酮的短期静脉内给药已经被用于紧急处理心室反应非常快的房颤患者。然而,使用这些药物时,必须考虑非二氢吡啶类钙通道阻滞剂如地尔硫䓬和维拉帕米的负性肌力作用。

目前尚不清楚心力衰竭合并房颤患者心室率的最佳控制目标。虽然通常建议将静息心室率和中度运动期间心室率分别控制在 60~80 次/min 和 90~115 次/min,但 RACE Ⅱ研究(永久性心房颤动的心律控制效果:宽松与严格控制策略的比较研究Ⅱ)表明,采用严格的心律控制策略(静息时<80 次/min,步行 6 分钟内<110 次/min)与宽松的心律控制相比,在复合临床终点事件中没有显著差异[52]。随着对持续性心动过速诱导心肌病的认识,建议对房颤伴有非常快心室率的极端病例采用房室节点消融和心脏再同步治疗以控制心室率至<100~110 次/min[8]。

除胺碘酮和多非利特外,大多数抗心律失常药具有负性肌力和致心律失常作用。胺碘酮是一种Ⅲ类抗心律失常药,负性肌力作用或致心律失常作用很小,对大多数室上性心律失常有效(见第 38 章)。胺碘酮是恢复和维持窦性心律的首选药物,可能会改善心力衰竭患者房颤电复律的成功率。胺碘酮可增加苯妥英和地高辛的血浓度,并可延长服用华法林患者的国际标准化比率(INR)。因此,当开始胺碘酮治疗时,常需要减少这些药物的剂量。使用较低剂量的胺碘酮(100~200mg/d)时,出现甲状腺功能亢进、甲状腺功能减退、肺纤维化和肝炎等不良事件的风险相对较低。

决奈达隆是一种新型抗心律失常药物,可降低房颤和心房扑动的发生率,具有与胺碘酮类似的电生理特性,但不含碘,因此不会引起与碘有关的不良反应。尽管在一些研究中决奈达隆明显比安慰剂更有效地维持窦性心律,但在 ANDROMEDA 试验(欧洲决奈达隆在中、重度充血性心力衰竭中的试验)中,由于患者死亡率增加了两倍(HR,2.13;95%CI 1.07~4.25;P=0.167)而导致研究提前终止[53]。决奈达隆治疗组患者中死亡率增高主要与心力衰竭恶化有关。

有鉴于该结果,对于 NYHA Ⅳ级或最近有心力衰竭失代偿表现的Ⅱ~Ⅲ级心力衰竭患者,指南禁止使用决奈达隆。由于抗心律失常药物在左心室功能障碍患者更容易具有致心律失常的风险,因此对于室性心律失常应当优选植入式心律转复除颤器(implantable cardioverter-defibrillator,ICD)或与胺碘酮联合使用(见第 26 章)。

器械治疗

心脏再同步治疗

第 27 章和第 41 章对心脏再同步治疗(cardiac resynchronization therapy,CRT)有详细讨论。当和窦性心律患者的最佳药物治疗联用时,CRT 使死亡率和住院率显著下降,左心室重塑逆转,生活质量和运动能力明显改善[8,12](见第 27 章)。NYHA Ⅱ~Ⅳ级的心力衰竭患者,如果已经接受了数月包括 ACEI/ARB、β 受体阻滞剂和 MRA 在内的最佳药物治疗,射血分数仍然<30%至 35%且 QRS 波增宽,指南建议应考虑 CRT 治疗)。CRT 也可以选择性的用于具有宽 QRS 波的 NYHA Ⅰ级的心力衰竭患者。对于适合的患者,应考虑植入带有 ICD 功能的 CRT(CRT-ICD)。

植入型心律转复除颤器(ICD)

第 27 章、第 41 章和第 44 章详细讨论了 ICD。简而言之,在轻度至中度缺血性或非缺血性心力衰竭(NYHA Ⅱ级或Ⅲ级)患者中预防性植入 ICD 已被证明可降低心源性猝死(sudden cardiac death,SCD)的发生率。因此,对于已经接受包括 ACEI/ARB、β 受体阻滞剂和 MRA 等最佳药物治疗数月,射血分数仍然低于 30%~35%的 NYHA Ⅱ~Ⅲ级的患者,如预期伴良好功能状态的生存期超过 1 年,应考虑植入 ICD。对于 NYHA Ⅳ级患者,应考虑 CRT-ICD。

睡眠呼吸障碍

第 87 章讨论了心血管疾病中的睡眠障碍。射血分数<40%的心力衰竭患者通常存在睡眠呼吸障碍,其中大约 40%表现出中枢性睡眠呼吸暂停(CSA),通常被称为"陈-施(Cheyne-Stokes)呼吸"(见第 21 章)。而另外 10%的人则表现出阻塞性睡眠呼吸暂停(obstructive sleep apnea,OSA)。与 Cheyne-Stokes 呼吸相关的 CSA 是一种周期性呼吸形式,中枢性呼吸不足和暂停与过度通气交替,因而潮气量也处于交替增减的状态。心力衰竭患者发生 CSA 的危险因素包括男性、年龄大于 60 岁、房颤和低碳酸血症[54]。图 25.17 说明了心力衰竭患者发生周期性通气模式改变的可能机制,包括对动脉血氧分压和循环时间延长的敏感性增加。CSA 的主要临床意义是与心力衰竭死亡率增加相关。但目前尚不清楚 CSA 和 Cheyne-Stokes 呼吸是左心室功能严重障碍的反映,或本身对临床后果有叠加的不良影响。无论如何,多变量分析表明,即使在控制可能混淆的风险因素之后,CSA 仍然是死亡或心脏移植的独立危险因素。伴有 CSA 的心力衰竭患者出现不良预后的潜在机制可能源于显著的神经体液激活(尤其是去甲肾上腺素)。研究表明,通过治疗心力衰竭可以缓解 Cheyne-Stokes 呼吸。然而,如果患者在优化心力衰竭治疗后,继续出现睡眠呼吸障碍相关症状,如 OSA 相关的夜间低氧血症,则需要进行全面的夜间睡眠和多导睡眠图评估。

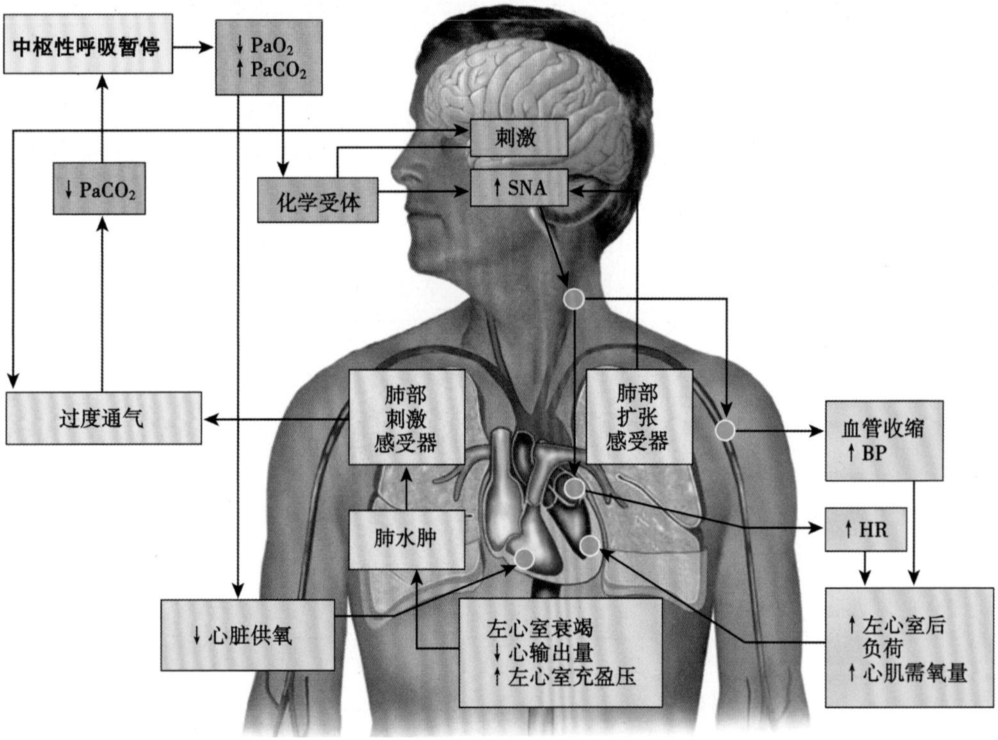

图 25.17 心力衰竭时出现中枢性睡眠呼吸暂停和陈-施呼吸的病理生理学。心力衰竭导致左心室充盈压力增加,由此产生的肺充血激活了肺迷走神经受体,导致过度通气和低碳酸血症。叠加的刺激导致通气频率的突然增加,使动脉血中的二氧化碳分压($PaCO_2$)下降至低于刺激通气所需阈值的水平,从而引发中枢性呼吸暂停。中枢性睡眠呼吸暂停由呼吸暂停引起的缺氧对中枢的刺激和肺充血/肺顺应性降低而在呼吸期内增加呼吸做功共同维持。交感神经活动的增加会导致血压和心率的增加,并在氧供应减少的情况下增加心肌对氧的需求。BP,血压;HR,心率;PaO_2,氧分压;SNA,交感神经活性。(引自 Bradley TD,Floras JS:Sleep apnea and heart failure. Part II. Central sleep apnea. Circulation 2003;107:1822.)

尽管目前的指南认为持续气道正压通气(continuous positive airway pressure,CPAP)对于改善 OSA 患者的睡眠质量和白天嗜睡症状可能是合理的[10],但目前尚未就如何治疗心力衰竭患者的 CSA 达成共识。由于 CSA 在某种程度上是晚期心力衰竭的表现,首要考虑的是优化药物治疗,包括积极利尿以降低心脏充盈压,以及使用 ACEIs/ARBs、ARNIs、β 受体阻滞剂和 MRA,这可能会减少 CSA 的严重程度。然而在某些情况下,利尿剂引起的代谢性碱中毒可能通过缩小动脉血二氧化碳分压($PaCO_2$)与引发呼吸暂停的 $PaCO_2$ 阈值之间的差异而使 CSA 更易发生。据报道,使用夜间吸氧和 CPAP 装置可缓解 CSA,减轻呼吸暂停相关的缺氧,降低夜间去甲肾上腺素水平,并在短期使用(最长 1 个月)时使心力衰竭患者出现症状和功能的改善。然而,氧疗对心血管疾病终点事件的长期影响尚未可知。尽管没有直接证据表明对睡眠呼吸障碍的治疗可以预防心力衰竭的发展,但已经证明 CPAP 治疗可以改善 OSA 或 CSA 综合征患者的左心室结构和功能[54]。但是,在"加拿大持续气道正压通气治疗心力衰竭合并中枢性睡眠呼吸暂停(Canadian Continuous Positive Airway Pressure for Patients with Central Sleep Apnea and Heart Failure,CANPAP)研究",CPAP 没有延长患者寿命[54],由死亡或心脏移植构成的主要终点没有差异($P=0.54$),两组间住院率也没有显著差异[0.56 vs 0.61 次住院/(患者·年),$P=0.45$]。并且由于无移植生存率在研究早期就有利于对照组,研究被提前终止。然而,对 CANPAP 研究的事后分析表明,CPAP 对 CSA 的充分抑制改善了非心脏移植生存率[54]。

SERVE-HF[Treatment of Sleep-Disordered Breathing with Predominant Central Sleep Apnea by Adaptive Servo Ventilation in Patients with Heart Failure,通过自适应伺服通气(ASV)治疗心力衰竭患者显著中枢性睡眠呼吸暂停]试验研究了 ASV 对心力衰竭患者 CSA 的治疗价值[55]。ASV 在呼气末正压基础上,通过给予伺服控制的吸气压力支持来缓解 CSA。研究在伴有 CSA 的射血功能下降的心力衰竭患者(射血分数≤45%)中进行,主要指标是由治疗——不良事件时间、死亡、危及生命情况下的紧急心脏干预(包括心脏移植、植入心室辅助装置、心搏骤停后复苏、抢救休克)和心力衰竭恶化住院构成的复合终点。ASV 对主要终点没有影响。然而,ASV 组的全因死亡率(HR,1.28;95%CI 1.06~1.55;$P=0.01$)和心血管死亡率(HR,1.34;95%CI 1.09~1.65;$P=0.006$)显著高于对照组。因此,对 NYHA Ⅱ~Ⅳ级的射血分数降低心力衰竭患者,不能使用 ASV 治疗伴随的 CSA(Ⅲ级推荐:有危害)[10]。总之,目前仍不清楚治疗呼吸暂停是否会改善心力衰竭的临床结果。其他针对心力衰竭患者睡眠呼吸障碍的疗法包括夜间吸氧,给予一定量 CO_2(添加无效腔),使用茶碱和乙酰唑胺以及膈肌起搏治疗,但都尚未在前瞻性随机试验中对临床结果进行系统评估[56]。

心力衰竭的疾病管理路径

尽管有令人信服的科学证据表明 ACEIs/ARBs 药物、β 受体阻滞剂和醛固酮拮抗剂可降低心力衰竭患者的住院率和死亡率,但在高度人为设定的临床试验以外,这些提高生存率的治疗方法仍然未得到充分的使用。事实上,针对不同临床情况的研究表明,有相当大比例的心力衰竭患者没有接受指南推荐的最佳循证治疗方案。未能向心力衰竭患者提供最佳治疗方案的原因是多因素的。一方面,心力衰竭常常伴随其他复杂情况,导致发病率和死亡率升高。另一方面,老年心力衰竭患者常有合并疾病,也给医疗人员带来了很大的挑战。最佳的心力衰竭治疗模式由三部分组成:一个由护士、病例管理员、医生、药剂师、个案工作者、营养师、物理治疗师心理学家和信息系统专家组成的训练有素的医疗团队提供心力衰竭的管理和干预;一套教授心力衰竭知识的方法,包括患者教育,对相关医疗人员和家庭成员的教育,对药物管理,同伴支持和急性期后护理要点的教育,并需要确保患者已接受和理解这些知识点;最后是增加患者依从性,鼓励遵守治疗方案的机制(图 25.18)。大量研究表明,通过综合性的专业心力衰竭管理方案,可以解决很多推广最佳治疗方案中面临的挑战。采用低成本远程监控改善心力衰竭管理和预后的技术似乎也很有前景[57](见第 27 章)。然而,无创远程监测的最佳方法尚不确定,随机临床试验获得的数据也不一致,因而暂时未获得指南推荐。

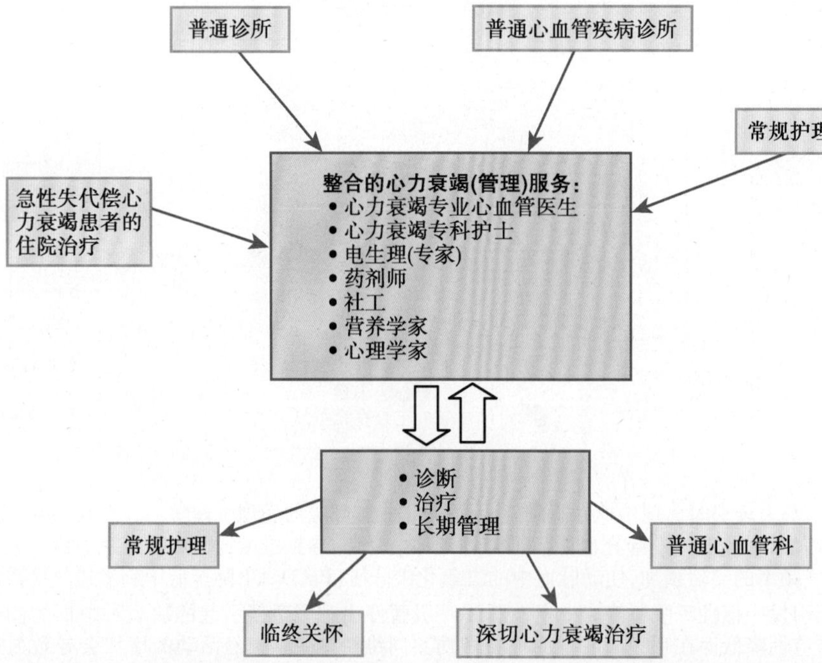

图 25.18 心力衰竭的疾病综合管理计划。(改编自 McDonagh TA. Lessons from the management of chronic heart failure. Heart 2005;91(Suppl 2):ii24-7.)

已经证明,合理的疾病管理路径可以减少心力衰竭患者住院率并增加接受指南推荐优化治疗方案的患者百分比。最近的研究表明,这些疾病管理计划不一定局限于在门诊实施,基于医院层面的疾病管理系统可以改善住院心力衰竭患者的医疗质量和患者教育,并促进在出院前即开始使用指南推荐的优化治疗方案[35]。尽管疾病管理策略可以提高患者生存率,但尚不清楚这些策略是否更具成本效益。因此,当前疾病管理计划面临的最大挑战是确定如何支持这种医疗模式所需的额外人力成本。

难治性终末期心力衰竭(D 期)的患者

大多数左心室射血分数降低心力衰竭患者对基于循证医学的药物和/或非药物治疗反应良好,并能延长有较好生活质量的生存期。然而,由于尚不明确的原因,有些患者尽管接受了目前最佳的药物和器械治疗,症状仍未明显改善或者很快复发。这些患者代表了心力衰竭的最晚期阶段(D 期),应考虑使用专门的治疗策略,例如机械循环支持(见第 29 章)、连续静脉正性肌力药物维持或心脏移植(见第 28 章)。然而,在诊断难治性心力衰竭之前,应确定是否存在任何导致心力衰竭恶化的因素(见表 25.5)并确保所有常规医疗策略都已经得到最佳应用。如果没有适当的进一步治疗方案,应该和家属(患者)仔细讨论预后和可选择的临终关怀方案(见第 31 章)。

未来展望

ACEIs/ARBs、β 受体阻滞剂、MRAs 和器械治疗大大提高了射血分数降低心力衰竭患者的生活质量和生存期。此外,近期 ARNIs 药物的成功提供了将传统调控神经内分泌激素的策略与诸如脑啡肽酶抑制剂等药物相结合的可能性,尽管其中的作用方式尚未完全厘清。正在研究的使用小分子调节心肌收缩性和基因治疗的方法(见第 30 章)以及对药物基因组学(第 8 章)作用的日益重视,可能为该领域带来进一步发展。

(应小盈 译,葛恒 校)

参考文献

Etiology and Prognosis

1. Bocchi EA. Heart failure in South America. *Curr Cardiol Rev.* 2013;9:147.
2. Walsh CR, Larson MG, Evans JC, et al. Alcohol consumption and risk for congestive heart failure in the Framingham Heart Study. *Ann Intern Med.* 2002;136:181–191.
3. McMurray JJ, Adamopoulos S, Anker SD, et al. ESC guidelines for the diagnosis and treatment of acute and chronic heart failure 2012: The Task Force for the Diagnosis and Treatment of Acute and Chronic Heart Failure 2012 of the European Society of Cardiology. Developed in collaboration with the Heart Failure Association (HFA) of the ESC. *Eur Heart J.* 2012;33:1787–1847.
4. Go AS, Mozaffarian D, Roger VL, et al. Heart disease and stroke statistics–2013 update: a report from the American Heart Association. *Circulation.* 2013;127:e6–e245.
5. Yancy CW. Heart failure in African Americans. *Am J Cardiol.* 2005;96:3i–12i.
6. Thomas S, Rich MW. Epidemiology, pathophysiology, and prognosis of heart failure in the elderly. *Heart Fail Clin.* 2007;3:381–387.
7. Von HS, Anker MS, Jankowska EA, et al. Anemia in chronic heart failure: can we treat? What to treat? *Heart Fail Rev.* 2012;17:203–210.
8. Ponikowski P, Voors AA, Anker SD, et al. 2016 ESC guidelines for the diagnosis and treatment of acute and chronic heart failure: The Task Force for the Diagnosis and Treatment of Acute and Chronic Heart Failure of the European Society of Cardiology (ESC). Developed with the special contribution of the Heart Failure Association (HFA) of the ESC. *Eur Heart J.* 2016;18:991–995.
9. Fitzsimons S, Doughty RN. Iron deficiency in patients with heart failure. *Eur Heart J Cardiovasc Pharmacother.* 2015;1:58–64.
10. Yancy CW, Jessup M, Bozkurt B, et al. 2017 ACC/AHA/HFSA focused update of the 2013 ACCF/AHA Guideline for the Management of Heart Failure: a report of the American College of Cardiology/American Heart Association Task Force on Clinical Practice Guidelines and the Heart Failure Society of America. *Circulation.* 2017;doi:10.1161. [Epub ahead of print].
11. Cole RT, Masoumi A, Triposkiadis F, et al. Renal dysfunction in heart failure. *Med Clin North Am.* 2012;96:955–974.

Management of Patients With Heart Failure

12. Yancy CW, Jessup M, Bozkurt B, et al. 2013 ACCF/AHA guideline for the management of heart failure: a report of the American College of Cardiology Foundation/American Heart Association Task Force on Practice Guidelines. *Circulation.* 2013;128:e240–e327.
13. Ledwidge M, Gallagher J, Conlon C, et al. Natriuretic peptide-based screening and collaborative care for heart failure: the STOP-HF randomized trial. *JAMA.* 2013;310:66–74.
14. Wittstein IS. Acute stress cardiomyopathy. *Curr Heart Fail Rep.* 2008;5:61–68.
15. O'Connor CM, Whellan DJ, Lee KL, et al. Efficacy and safety of exercise training in patients with chronic heart failure: HF-ACTION randomized controlled trial. *JAMA.* 2009;301:1439–1450.
16. Faris RF, Flather M, Purcell H, et al. Diuretics for heart failure. *Cochrane Database Syst Rev.* 2012;(2):CD003838.
17. Filippatos G, Anker SD, Bohm M, et al. A randomized controlled study of finerenone vs. eplerenone in patients with worsening chronic heart failure and diabetes mellitus and/or chronic kidney disease. *Eur Heart J.* 2016;37:2105–2114.
18. Zinman B, Wanner C, Lachin JM, et al. Empagliflozin, cardiovascular outcomes, and mortality in type 2 diabetes. *N Engl J Med.* 2015;373:2117–2128.
19. Martens P, Mathieu C, Verbrugge FH. Promise of SGLT2 inhibitors in heart failure: diabetes and beyond. *Curr Treat Options Cardiovasc Med.* 2017;19:23.
20. Finley JJ, Konstam MA, Udelson JE. Arginine vasopressin antagonists for the treatment of heart failure and hyponatremia. *Circulation.* 2008;118:410–421.
21. Konstam MA, Gheorghiade M, Burnett JC Jr, et al. Effects of oral tolvaptan in patients hospitalized for worsening heart failure: the EVEREST Outcome Trial. *JAMA.* 2007;297:1319–1331.
22. Juurlink DN, Mamdani MM, Lee DS, et al. Rates of hyperkalemia after publication of the Randomized Aldactone Evaluation Study. *N Engl J Med.* 2004;351:543–551.
23. Pitt B, Bakris GL, Bushinsky DA, et al. Effect of patiromer on reducing serum potassium and preventing recurrent hyperkalaemia in patients with heart failure and chronic kidney disease on RAAS inhibitors. *Eur J Heart Fail.* 2015;17:1057–1065.
24. Arfe A, Scotti L, Varas-Lorenzo C, et al. Non-steroidal anti-inflammatory drugs and risk of heart failure in four European countries: nested case-control study. *BMJ.* 2016;354:i4857.
25. Wile D. Diuretics: a review. *Ann Clin Biochem.* 2012;49:419–431.
26. Ellison DH. Diuretic therapy and resistance in congestive heart failure. *Cardiology.* 2001;96:132–143.
27. Stevenson LW, Nohria A, Mielniczuk L. Torrent or torment from the tubules? Challenge of the cardiorenal connections. *J Am Coll Cardiol.* 2005;45:2004–2007.
28. Schefold JC, Filippatos G, Hasenfuss G, et al. Heart failure and kidney dysfunction: epidemiology, mechanisms and management. *Nat Rev Nephrol.* 2016;12:610–623.
29. Mentz RJ, Kjeldsen K, Rossi GP, et al. Decongestion in acute heart failure. *Eur J Heart Fail.* 2014;16:471–482.
30. Lee VC, Rhew DC, Dylan M, et al. Meta-analysis: angiotensin-receptor blockers in chronic heart failure and high-risk acute myocardial infarction. *Ann Intern Med.* 2004;141:693–704.
31. Braunwald E. The path to an angiotensin receptor antagonist-neprilysin inhibitor in the treatment of heart failure. *J Am Coll Cardiol.* 2015;65:1029–1041.
32. Rubio DM, Schoenbaum EE, Lee LS, et al. Defining translational research: implications for training. *Acad Med.* 2010;85:470–475.
33. Jondeau G, Neuder Y, Eicher JC, et al. B-CONVINCED: Beta-blocker CONtinuation Vs. INterruption in patients with Congestive heart failure hospitalizED for a decompensation episode. *Eur Heart J.* 2009;30:2186–2192.
34. Schrier RW. Aldosterone 'escape' vs 'breakthrough. *Nat Rev Nephrol.* 2010;6:61.
35. Jessup M, Abraham WT, Casey DE, et al. 2009 focused update: ACCF/AHA guidelines for the diagnosis and management of heart failure in adults: a report of the American College of Cardiology Foundation/American Heart Association Task Force on Practice Guidelines: developed in collaboration with the International Society for Heart and Lung Transplantation. *Circulation.* 2009;119:1977–2016.
36. Swedberg K, Komajda M, Bohm M, et al. Ivabradine and outcomes in chronic heart failure (SHIFT): a randomised placebo-controlled study. *Lancet.* 2010;376:875–885.
37. Fox K, Ford I, Steg PG, et al. Ivabradine for patients with stable coronary artery disease and left-ventricular systolic dysfunction (BEAUTIFUL): a randomised, double-blind, placebo-controlled trial. *Lancet.* 2008;372:807–816.
38. Seed A, Gardner R, McMurray J, et al. Neurohumoral effects of the new orally active renin inhibitor, aliskiren, in chronic heart failure. *Eur J Heart Fail.* 2007;9:1120–1127.
39. Cleland JG, Abdellah AT, Khaleva O, et al. Clinical trials update from the European Society of Cardiology Congress 2007: 3CPO, ALOFT, PROSPECT and statins for heart failure. *Eur J Heart Fail.* 2007;9:1070–1073.
40. Gheorghiade M, Bohm M, Greene SJ, et al. Effect of aliskiren on postdischarge mortality and heart failure readmissions among patients hospitalized for heart failure: the ASTRONAUT randomized trial. *JAMA.* 2013;309:1125–1135.
41. McMurray JJ, Krum H, Abraham WT, et al. Aliskiren, enalapril, or aliskiren and enalapril in heart failure. *N Engl J Med.* 2016;374:1521–1532.
42. Investigators GISSI-HF. Effect of n-3 polyunsaturated fatty acids in patients with chronic heart failure (the GISSI-HF trial): a randomised, double-blind, placebo-controlled trial. *Lancet.* 2008;372:1223–1230.
43. Krittanawong C, Namath A, Lanfear DE, Tang WH. Practical pharmacogenomic approaches to heart failure therapeutics. *Curr Treat Options Cardiovasc Med.* 2016;18:60.
44. Lindenfeld J, Albert NM, Boehmer JP, et al. HFSA 2010 comprehensive heart failure practice guideline. *J Card Fail.* 2010;16:e1–e194.
45. Borer JS, Swedberg K, Komajda M, et al. Efficacy profile of ivabradine in patients with heart failure plus angina pectoris. *Cardiology.* 2017;136:138–144.
46. Dunlay SM, Roger VL. Gender differences in the pathophysiology, clinical presentation, and outcomes of ischemic heart failure. *Curr Heart Fail Rep.* 2012;9:267–276.
47. Lanfear DE, Hrobowski TN, Peterson EL, et al. Association of beta-blocker exposure with outcomes in heart failure differs between African American and white patients. *Circ Heart Fail.* 2012;5:202–208.
48. Ruff CT, Giugliano RP, Braunwald E, et al. Comparison of the efficacy and safety of new oral anticoagulants with warfarin in patients with atrial fibrillation: a meta-analysis of randomised trials. *Lancet.* 2014;383:955–962.
49. Homma S, Thompson JL, Pullicino PM, et al. Warfarin and aspirin in patients with heart failure and sinus rhythm. *N Engl J Med.* 2012;366:1859–1869.
50. Roy D, Talajic M, Nattel S, et al. Rhythm control versus rate control for atrial fibrillation and heart failure. *N Engl J Med.* 2008;358:2667–2677.
51. Cadrin-Tourigny J, Shohoudi A, Roy D, et al. Decreased Mortality with Beta-Blockers in Patients with Heart Failure and Coexisting Atrial Fibrillation: an AF-CHF substudy. *JACC Heart Fail.* 2017;5:99–106.
52. Van Gelder IC, Groenveld HF, Crijns HJ, et al. Lenient versus strict rate control in patients with atrial fibrillation. *N Engl J Med.* 2010;362:1363–1373.
53. Kober L, Torp-Pedersen C, McMurray JJ, et al. Increased mortality after dronedarone therapy for severe heart failure. *N Engl J Med.* 2008;358:2678–2687.
54. Sharma B, McSharry D, Malhotra A. Sleep-disordered breathing in patients with heart failure: pathophysiology and management. *Curr Treat Options Cardiovasc Med.* 2011;13:506–516.
55. Cowie MR, Woehrle H, Wegscheider K, et al. Adaptive servo-ventilation for central sleep apnea in systolic heart failure. *N Engl J Med.* 2015;373:1095–1105.
56. Wu M, Linderoth B, Foreman RD. Putative mechanisms behind effects of spinal cord stimulation on vascular diseases: a review of experimental studies. *Auton Neurosci.* 2008;138:9–23.
57. Maric B, Kaan A, Ignaszewski A, Lear SA. A systematic review of telemonitoring technologies in heart failure. *Eur J Heart Fail.* 2009;11:506–517.

第 26 章　射血分数保留的心力衰竭

MICHAEL R. ZILE AND SHELDON E. LITWIN

概述　514
术语　514
自然病程　515
　死亡率　515
　死亡方式　516
病理生理学　516
　正常的舒张特征　516
　左心室松弛　516
　左心室舒张期僵硬、顺应性和扩张性　519
临床表现　523
　诊断标准　523
　人口统计特征　524
　共存疾病　524
　HFpEF 患者急性失代偿　525
　临床评估心血管结构和功能　527
治疗　528
　随机对照实验总结　528
　HFpEF 患者的管理　534
未来展望　534
参考文献　535

概述

心力衰竭分为射血分数降低的心力衰竭(heart failure with a reduced ejection fraction,HFrEF)和射血分数保留的心力衰竭(heart failure with a preserved ejection fraction,HFpEF)。所有这些患者无论射血分数(ejection fraction,EF)高低,都具有心力衰竭(heart failure,HF)的临床综合征。此外,不同的 EF 值却包含相同的心力衰竭临床症状:异常的左心室充盈动力学,左心室(left ventricular,LV)舒张末压升高,左心室收缩和舒张功能障碍,神经内分泌激素的激活,运动耐量受损,频繁的住院和生存率降低[1-4]。HFpEF 患者 5 年死亡率达 60%,较高的复发率(6 个月再住院率达 50%)和心脏衰弱的症状[运动耐量降低和心肌最大耗氧量(MVO_2)平均 12~14m/(g · min)][5-9]。HFpEF 和 HFrEF 之间也存在明显的差异,与 HFrEF 患者相比,HFpEF 患者通常年龄更大,多见于 50 岁到 90 岁之间,尽管男性和女性都会发生,但女性更多见[10]。导致 HFpEF 最常见的后天疾病是收缩期高血压(超过 85%患者患有高血压),而缺血性心脏病的发生率低于 HFrEF 患者[10]。HFpEF 和 HFrEF 在心血管结构和功能上也有显著的差异,HFpEF 患者具有正常的左心室舒张末期容量和正常(或接近正常)静息时的 EF 值和每搏输出量,且通常表现出左心室和/或心肌细胞的向心性重塑,HFrEF 与 HFpEF 患者的药物治疗效果差异也很明显[4,11-15]。标准心力衰竭治疗方案在 HFrEF 是有效的,但未能降低 HFpEF 患者发病率和死亡率,从而导致许多 HFpEF 患者未规范治疗(表 26.1)。本章总结了目前对 HFpEF 疾病的临床、预后、病理生理和治疗的理解,并提出未来可能的进展。

表 26.1　现状:心力衰竭成功管理(随机对照研究)

治疗	HFrEF	HFpEF	HFpEF 研究
β 受体阻滞剂	是	否	SENIORS
ACEIs/ARBs	是	否	CHARM,I-Preserve PEP-CHF
洋地黄类	是	否	DIG-PEF
磷酸二酯酶 5-抑制剂	不确定	否	RELAX
MRA	是	"是"	TOPCAT
肼屈嗪/N_2	是	否	NEAT-HFpEF
内皮素受体拮抗剂	否	是 pⅡ	Sitaxsentan
沙库巴曲/缬沙坦	是	是 pⅡ	PARAMOUNT;PARADON
CRT/ICD	是	不确定	
迷走神经/脊髓刺激器	否	不确定	
压力感受器	是 pⅡ	不确定	HOPE4HF,BEAT-HF
运动	是	"是"	meta 分析
IHM	是	是	CHAMPION

HFpEF,射血分数保留的心力衰竭;HFrEF,射血分数降低的心力衰竭;ARBs,血管紧缩素受体阻断剂;ACEIs,血管紧张素转换酶抑制剂;CRT,心脏再同步化治疗;ICD,植入型心律转复除颤器;IHM,侵入式血流动力学监测;MRA,盐皮质激素受体拮抗剂。

术语

当前已使用多种术语来描述射血分数保留的心力衰竭(HFpEF),包括具有正常 EF 的心力衰竭,收缩功能正常的心力衰竭,舒张性心力衰竭,以及舒张功能障碍心力衰竭。心力衰竭指南、最近的出版物和本章使用术语为 HFpEF。这种选择的基本原理包括以下内容:正常人群中的平均 EF 在某种程度上取决于测量方法,但通常认为高于 60%,EF 的较低 95%置信区间(CI)约为 55%,然而通常大于 50%的 EF 用作 HFpEF 的诊断标准;术语 HFpEF 也适用于一些 EF 低于正常范围的心力衰竭患者,例如,一些随机对照试验(RCT)称 EF 大于 35%、40%或 45%的心力衰竭为 HFpEF;因此,由于术语 HFpEF 已经应用于更广泛的心力衰竭患者,所以术语"具有正常 EF 的心力衰竭"已经很少使用。尽管目前已知 EF<50%的患者,收缩功能有显著异常,但最近的研究显示:即使 EF>50%的患者在运动时也可能具有中壁和/或纵向收缩功能障碍以及运动期间的全身收缩功能障碍。因此,即使对于心力衰竭和 EF 高于 50%的患者,术语"收缩功能正常的心力衰竭"也不是准确的描述。

由于具有 HFpEF 临床综合征的患者在左心室舒张功能、收缩功能和血管特性均出现异常,因此"舒张性心力衰竭"和"舒张功能障碍心力衰竭"这一术语,只单独列出了舒张期异常,现在使用较少。术语"舒张功能障碍"是指 LV 充盈异常继发于顺应性、松弛和弹性回缩的改变。舒张功能障碍可以在心力衰竭临床综合征中出现或不出现，具有正常或异常的收缩功能。舒张功能障碍描述了LV性能异常，但HFpEF描述了心力衰竭的临床综合征。HFpEF流行病学在第21章中进行了系统的综述。

自然病程

死亡率

无论EF高低，心力衰竭患者的5年生存率低于50%。尽管HFrEF患者的生存率随着治疗的进展而有所改善，但HFpEF患者的生存率并未改变[16]（图26.1A，B）。一些流行病学研究发现，HFpEF的全因死亡率与HFrEF相似；另有一些流行病学研究和随机对照试验显示，HFpEF的全因死亡率略低于HFrEF（参见第25章）。例如，3项随机对照试验均招募了HFpEF患者和HFrEF患者，采用了直接比较，显示HFpEF患者较HFrEF的死亡率低，综合来看，流行病学研究的数据显示HFpEF年死亡率接近10%，但是一些RCT显示HFpEF患者的年死亡率约为5%[17]。这个显著的差别在于RCT排除了有伴随疾病的患者入组，然而，HFpEF患者的死亡率并非仅由共患疾病引起。在RCT中，HFpEF患者合并有高血压、冠状动脉疾病和糖尿病等既往病史和共病因素的患者死亡率，较单纯患有冠心病、高血压或糖尿病而无射血分数降低的患者的死亡率超过两倍[17]。

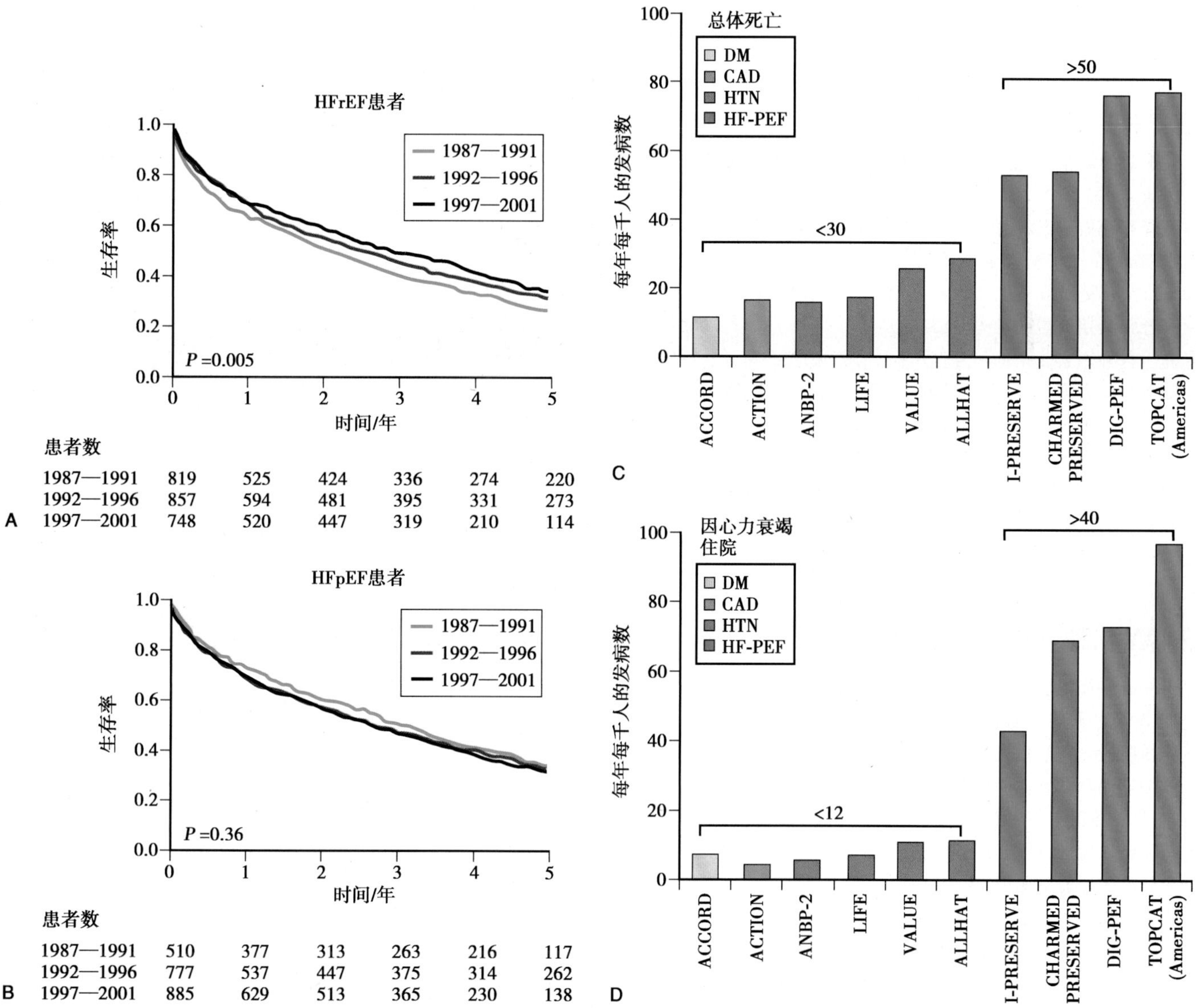

图26.1 流行病学研究和随机对照试验（RCTs）中HFrEF或HFpEF患者的死亡率和发病率。A和B，在流行病学研究中，所有心力衰竭患者的5年生存率，不论EF多少，都小于50%；HFrEF的生存率随着时间的推移而有所改善，但HFpEF没有改善。随机对照试验表明，HFpEF的死亡率略低于HFrEF。C和D，HFpEF患者的死亡率和发病率不仅仅来自共患病症。在随机对照试验中，HFpEF患者中有高血压（HTN）、冠心病（CAD）和糖尿病（DM）等前因和共病因素，其死亡率和心力衰竭相关的住院率是没有充血性心力衰竭的HTN、CAD或DM患者的两倍以上。（A和B，引自Owan TE et al：Trends in prevalence and outcomes of heart failure with preserved ejection fraction. N Engl J Med 2006；355：251；C和D，引自Campbell R et al. What have we learnt about patients with heart failure and preserved ejection fraction（HF-PEF）引自DIG-PEF，CHARM-Preserved，and I-Preserve? J Am Coll Cardiol 2012；60：2349.）

死亡方式

大部分 HFpEF 患者(50%~70%)死于心血管本身,20%死于心力衰竭,35%死于猝死[18](见表 26.1)。这种心血管死亡分布与 HFrEF 相似。HFpEF(30%至 40%)的非心血管死亡发生率显著高于 HFrEF(15%),反映了 HFpEF 患者有更高的年龄和合并症的增加[19]。HFrEF 发病率和从 HFpEF 转为 HFrEF 的另一些内容,将在本章的在线补充中提供(HFpEF 发病率)。

病理生理学

导致 HFpEF 进展的病理生理机制,反映在左心室松弛和充盈、左心室和左心房(LA)结构重塑和变形的几何形状,改变了左心室、全身和肺血管的顺应性,改变了骨骼肌和内皮的功能,改变了促炎症和促纤维化因子信号(表 26.2、图 26.2 和图 26.3)。

正常的舒张特征

正常的舒张功能是让心室在休息和运动期间充分充盈,而左心房压力不会异常增高(参见第 21 章)。心脏舒张期是等容压力下降和充盈的过程,舒张期分为早期快速充盈期、舒张期及心房收缩期[20]。在正常人群中,早期快速充盈期贡献了 70%~80%的左心室血液充盈量。充盈量随着年龄和疾病的状态而减少。舒张早期充盈的动力是由左心房到左心室压力梯度驱动,这取决于各种因素复杂的相互作用:心肌松弛、左心室弹性回缩、左心室舒张应力度、左心房压、心室相互作用、心包限制、肺静脉特性和二尖瓣瓣口面积等。通常在舒张中期时,左心房和左心室的压力几乎相等。舒张中期贡献不到 5%的左心室充盈量,并随着心动过速而舒张期缩短。在正常人群中,在不增加左心房压力时,左心房收缩贡献约 15%~25%的充盈量,并且它依赖于 PR 间期、心房收缩状态、心房前负荷、心房后负荷、自主神经张力和心率的变化。

左心室松弛

左心室松弛是一个积极的、依赖能量的过程,始于能量产生衰退期,随着心脏收缩射血相的完成,并持续通过等容压力下降和快速充盈阶段。左心室充盈量取决于主动松弛和被动抽吸,这是由于收缩期储存的潜在能量释放所致,血液被有效地抽吸进入了左心室[20]。在正常心率范围内,松弛和弹性回缩足以使左心房压力保持正常。此外,运动时儿茶酚胺诱导松弛和收缩的增强可降低舒张早期的左心室压力,在不增加左心房压力的情况下,增加左心房至左心室压力阶差,并增强运动期间的充盈量。相反,在 HFpEF 的患者中,松弛和收缩在休息时是异常的,并且充盈量在心率增加或运动期间不会增加。因此,只有增加左心房压力才能保持一定充盈量,血液必须被"推"进左心室。

等容压力下降 通过压力下降的峰值速率(dP/dt_{min})和左心室等容压力的指数下降时间常数 τ(tau)来定量地描述等容压力下降的时间过程,这些都要求使用微压计尖端导管测量左心室压力。dP/dt_{min} 测量单个时间点的压力下降速率,会强烈受到主动脉瓣关闭时左心室压力影响,因此,与所有舒张功能指标一样,是后负荷依赖性,HFpEF 患者的 dP/dt_{min} 较大时,表明松弛率降低。

表 26.2 射血分数保留的心力衰竭病理生理学因素和机制

心血管
左心室结构
向心性重塑
左心室肥大
左心室功能
舒张功能障碍:异常松弛,回弹降低,充盈异常,扩张性降低,舒张压升高
收缩功能不全:异常的中膜和长轴缩短率,扭曲减少
血液动力学负荷
后负荷和充盈负荷增加
异质性
功能失调,不同步
左心房结构与功能
LA 容积和僵硬度增加,LA 储存功能降低,被动通道功能降低,主动加压泵功能降低
缺血
心内膜下和微血管疾病,冠状动脉,肺和外周血流储备受损
速率和节律异常
变时性功能不全,心房颤动,室上性心动过速
血管功能障碍
动脉硬化,内皮功能障碍
心肌细胞
钙动态平衡异常(↑舒张期钙或↓钙重吸收的比率→放松不完全或受损)
心肌细胞膜钙通道(Na^+/Ca^{2+} 交换器和钙泵)
肌质网 Ca^{2+}-ATPase(SERCA)的丰度和功能
修饰 SERCA 活性的蛋白质:受磷蛋白,钙调蛋白,钙泛蛋白的丰度和磷酸化状态
肌质网钙释放通道
能量学(↓ATP 或↑ADP 减慢肌动蛋白-肌球蛋白跨桥释放)
ADP/ATP 比,ADP 和 Pi 浓度,磷酸肌酸穿梭功能
调节跨桥形成和钙敏感性的蛋白质
肌钙蛋白 C:钙结合
肌钙蛋白 I:磷酸化状态
细胞骨架蛋白
微管(密度增加)→舒张期僵硬
肌联蛋白亚型(↑不顺应的亚型和磷酸化状态)→↑舒张硬度
细胞外基质
胶原蛋白结构,几何形状,含量,胶原蛋白Ⅰ/Ⅲ比例
胶原蛋白稳态,合成,合成后加工,翻译后交联,降解
基底膜蛋白
生物活性蛋白和肽:MMP/TIMP,SPARC,TGF-β
成纤维细胞的结构,功能,表型
肌成纤维细胞转分化
心外膜
外力(RV-LV 相互作用和心包约束)
周围肌肉和全反射功能障碍
肺动脉高压(继发于慢性肺静脉高压)
神经激素激活
合并症(肾功能不全,贫血,慢性肺病)

ADP,二磷酸腺苷;ATP,二磷酸腺苷;MMP,基质金属蛋白酶;RV-LV,右心室-左心室;SPARC,分泌蛋白,酸性,富含半胱氨酸(骨粘连蛋白);TGF-β,转化生长因子 β;TIMP,金属蛋白酶组织抑制剂。

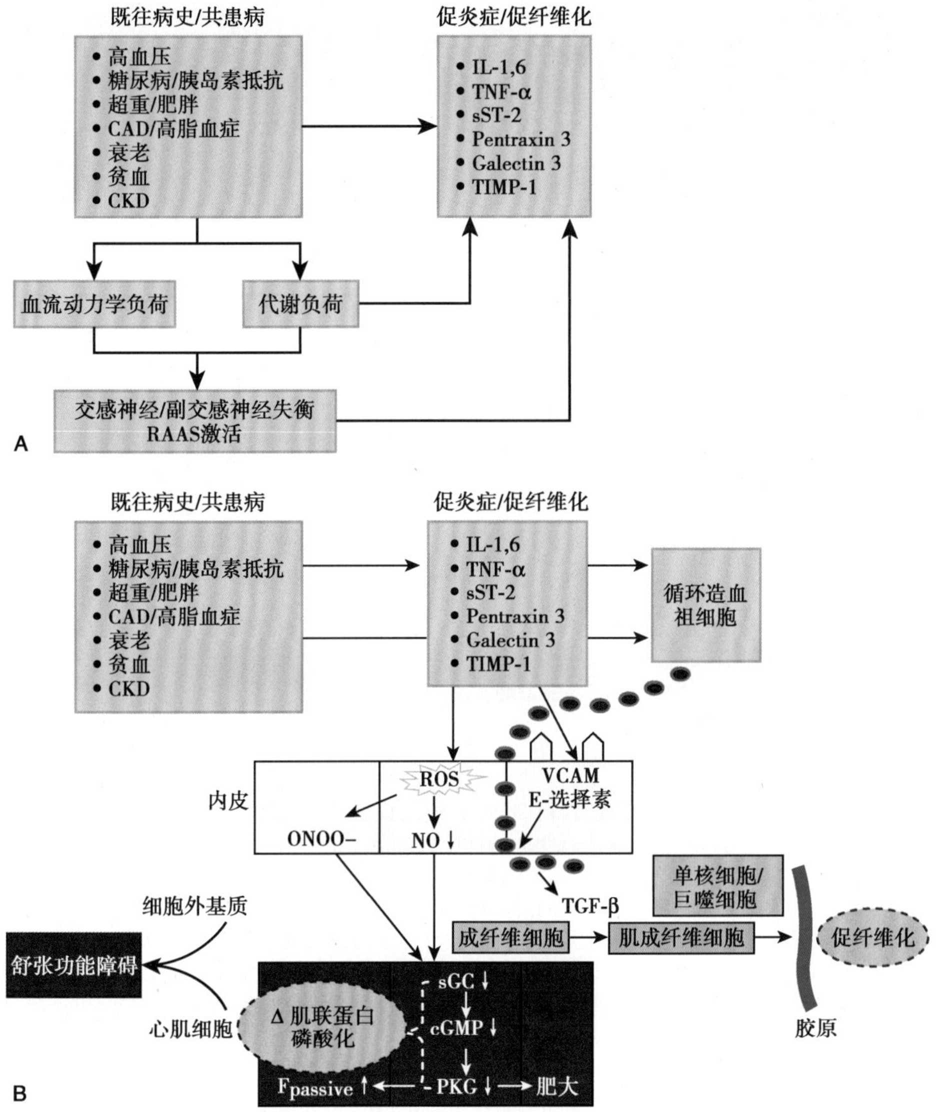

图 26.2 HFpEF 发展的病理生理机制。A，基础疾病和继发的合并疾病产生血流动力学和代谢方面的负荷，导致交感神经和肾素-血管紧张素-醛固酮系统（RAAS）激活以及副交感神经抑制。这些因素产生了促炎和促纤维化的环境，一些典型的生物标志物可以证明这一过程。B，促炎和促纤维化信号转导影响循环造血祖细胞的募集，改变内皮细胞功能，并增加活性氧物质，所有这些反过来改变细胞外基质（ECM）的稳态，使基质纤维化和改变心肌细胞的内在机制包括钙和能量调节，肌丝结构和功能和细胞内信号转导。总的来说，ECM 和心肌细胞的这些变化导致舒张期功能异常和促进 HFpEF 的发展。CAD，冠状动脉疾病；CKD，慢性肾脏病；TIMP，金属蛋白酶组织抑制剂；ROS，活性氧；VCAM，血管细胞黏附分子；IL，白介素；TNF，肿瘤坏死因子；sST-2，可溶性 ST-2；Pentraxin 3，五聚蛋白 3；Galectin 3，半乳糖凝集素 3。（改编自 Paulus WJ，Tschope C. A novel paradigm for heart failure with preserved ejection fraction：comorbidities drive myocardial dysfunction and remodeling through coronary microvascular endothelial inflammation. J Am Coll Cardiol 2013；62：263-71.）

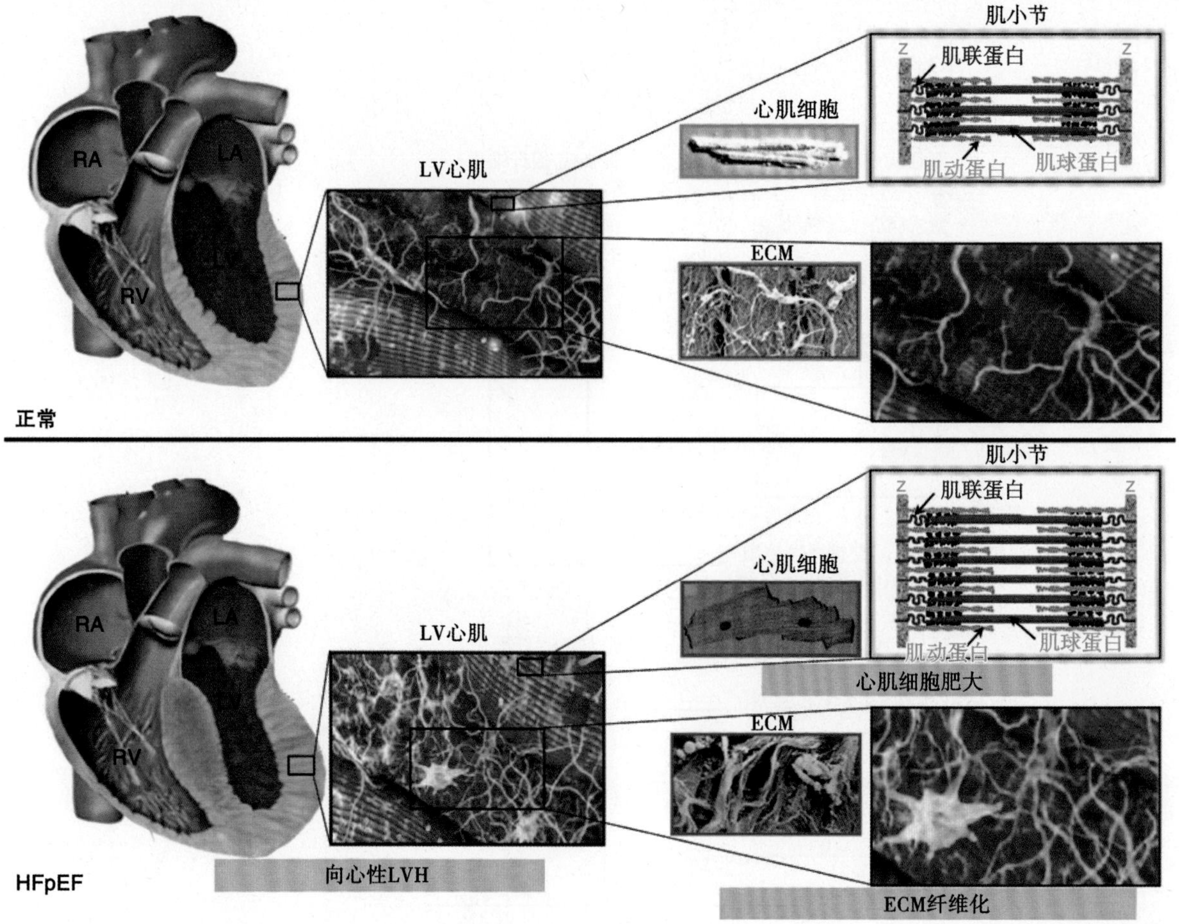

图 26.3 HFpEF 患者的心室、细胞、细胞外基质(ECM)和分子结构变化。与年龄和性别匹配的正常对照(上图)相比,HFpEF 患者(下图)的 LV 和心肌细胞水平表现为向心性肥大或重塑。LV 壁厚增加,容积无变化;心肌细胞直径增加但长度没有变化。这些细胞结构的变化伴随着肌联蛋白磷酸化的改变。此外,ECM 中存在结构变化,包括增加的纤维胶原含量,厚度和数量。这些 ECM 结构变化与导致间质纤维化的成纤维细胞功能的改变有关。LA,左心房;LV,左心室;RA,右心房;RV,右心室;ECM,细胞外基质;LVH,左心室心肌肥厚。(改编自 Aurigemma GP, Zile MR, Gaasch WH. Contractile behavior in the left ventricle in diastolic heart failure: with emphasis on regional systolic function. Circulation 2006;113:296;and Zile MR et al. Myocardial stiffness in patients with heart failure and a preserved ejection fraction: contributions of collagen and titin. Circulation 2015;131:1247-59.)

时间常数 τ 描述了整个等容舒张期左心室压力下降的速率,从收缩末期(主动脉瓣关闭)到左心室充盈开始(二尖瓣开放)的压力(P)和时间(t)数据符合指数方程,如下所示:LV 压力 $=P_0e^{-t/\tau}$,其中 P_0 是射血末期的左心室压力,τ 是指数时间常数,τ 的值越大,LV 压力下降所需的时间越长,舒张受损程度越大。在大多数年龄组中,τ 的正常值小于 40 毫秒,表明松弛几乎完成 3.5×τ(<140 毫秒)。

等容舒张时间(isovolumic relaxation time,IVRT)可以通过超声技术,来估测主动脉瓣闭合和二尖瓣开放之间的时间,虽然不如 τ 精确,但 IVRT 是一个非常有用的无创方法评估舒张功能。然而,IVRT 不仅取决于 LV 松弛速率,还取决于主动脉瓣关闭时的主动脉压和二尖瓣开口时的左心房压力,因此,IVRT 可以通过升高主动脉压而增加,或者通过增加左心房压力而降低。在等容舒张期,LV 压力下降的时间过程也可以应用非侵入性多普勒测量跨二尖瓣的流喷射速度。在该方法中,在等容舒张期,校正的 Bernoulli 方程被近似等于 LV 压力,可以计算 LV 压力下降的最大速率和指数时间常数。

左心室充盈和弹性回缩。在心脏收缩期,潜在的能量储存于心肌细胞和细胞外基质的弹性成份中[20],弹性元件在收缩期被压缩和扭曲。在舒张期,当弹性元件回缩并返回其原始方向和长度时,释放该势能;在等容舒张期,弹性回缩引起了 LV 压力迅速下降。此外,在二尖瓣开放的第一个 30~40 毫秒,尽管 LV 容量增加,但左心室壁张力的松弛通常足够得快,以致 LV 压力继续下降;LV 压力下降促使舒张早期时左心房压力梯度延伸至心尖,这会加速血液从左心房流出,并产生快速的舒张早期血流,迅速传递至心尖。由于舒张期心室内压力梯度作用,将血液推至心尖部,因此可以将其视为 LV 虹吸量度,它在实验模型和心肌缺血、肥厚型心肌病[21]、心力衰竭患者(包括 HFpEF),都是降低的[22-24]。可以应用非侵入性的超声心动图心尖彩色 M 模式,获得舒张期时空速度图,来测量心室压力梯度。

由于在心动周期中,LV 心尖部保持恒定,因此二尖瓣环速度提供了长轴延长率的测量[25]。在正常情况下,舒张早期二尖瓣环速度峰值(e')与二尖瓣峰舒张早期血流速度同时或之前发生(E)[26,27]。由于血液快速充盈到心尖部是响应于从左心房到 LV 心尖的渐进压力梯度,这是左心室在舒张早期的对称性扩张的表现。此外,在心脏舒张早期,由于二尖瓣环和瓣膜快速弹性回缩,血液进入左心房,从左心房再进入到左心室,在正常情况下,E 和 e' 都响应于 LA 到 LV 压力梯度的变化,例如,E 和 e' 通常随着容量负荷和运动的增加而增加[27-29]。

左心室松弛的决定因素

左心室(LV)松弛受多种因素的控制,包括血流动力学负荷(舒张早期负荷和后负荷)、肌纤维失活(参见后面的细胞决定因素讨论)、负荷分布的均匀性,以及空间和时间的不一致性(不同步、动力不足、阶梯现象),每一项因素都可能影响松弛、弹性回缩和充盈。

血流动力学负荷

等容压力下降和早期充盈都受到后负荷(LV 收缩压)的影响,LV 收缩压的增加导致压力下降、早期充盈的延迟和减慢,收缩负荷的增加可能会带来不同的影响,具体取决于心脏收缩期何时会负荷增加。心脏收缩晚期 LV 压力的上升加速了 LV 松弛的开始,但是以较慢的速率(增加的 τ)发生松弛,在心脏收缩晚期,LV 压力随着年龄增长而增加,因为年龄相关的血管硬化会改变血管树中反射压力波的时间,使得反射压力波在收缩晚期而不是舒张期到达。在临床实践中,在休息或运动期间急剧增加的血压将损害射血功能,延缓压力下降,延长完全放松的时间,减少弹性回缩。这些松弛变化降低了 LA 到 LV 的梯度,减少了早期充盈,并导致 LV 舒张压和 LA 压力增加。另外,二尖瓣开口处存在的负荷(LA 到 LV 梯度,即舒张早期负荷)影响 LV 早期充盈量。

异质性

同步(不同心肌节段松弛的时间)和协同作用(心肌节段松弛的程度)将增加左心室松弛度,而不同步或不协同作用(例如心肌梗死、心肌缺血、不对称肥厚或传导异常)将损害 LV 整体松弛度。可以应用超声心动图各种测量方法测量不同步,不同步可能存在于 HFpEF 患者中,特别是那些左束支传导阻滞(left bundle branch block,LBBB)或右心室(RV)起搏的患者。心脏再同步化治疗(cardiac resynchronization therapy,CRT)是否能改善 HFpEF 患者的临床治疗效果,而目前尚未有充分的研究针对再同步化治疗。

细胞机制

肌纤维失活涉及到很多细胞过程,最终影响左心室、其组成的心肌细胞和个体肌节恢复到正常舒张末期长度的过程,且这个过程具有最小的跨桥循环和低压力强度。为了完成这种完全松弛的状态,需要:①钙(Ca^{2+})再次进入肌质网,然后将钙挤出到细胞外空间;②足够的三磷酸腺苷(ATP);③正常肌丝功能;④心肌细胞和细胞外基质的正常弹性。关于该主题的其他文献将在本章的在线补充中提出(心肌舒张的细胞机制)。

异常松弛的发病率和预后

HFpEF 患者松弛功能受损促进了静息时左心房压力升高,在运动和血流动力学的压力下,松弛率进一步受损,任何缩短舒张期充盈时间(收缩期延长或长 PR 间期)的因素,都会在左心室舒张充盈过程出现松弛功能恶化,从而影响充盈左心室所需的平均 LA 压力。是否可以开发直接和特异性增强松弛功能的疗法,以及这些疗法是否能缓解症状,仍然是一个有待积极研究的领域。

左心室舒张期僵硬、顺应性和扩张性

测量方法

左心室(LV)的被动特征,在舒张期可以通过被动舒张压-容积关系(diastolic pressure-volume relationship,DPVR)来描述[20],在理想状态下,这种关系应在松弛完成后以及缓慢充盈速率下获得的点构成,以便不存在黏性效应。在实践中,可以通过使用在舒张晚期获得的点构成 DPVR,当通过校正不完全松弛影响的压力数据,或通过使用来自舒张末期的可变负荷搏动的数据,来近似假定松弛完成。得到的 DPVR 是非线性的,并且可以通过指数函数来近似。左心室僵硬度定义为在任何给定的 LV 舒张容积下,LV 舒张压和 LV 舒张容积(LV dP/dV)之比。左心室顺应性是左心室僵硬度的倒数(LV dV/dP)。因为 DPVR 可以近似为指数,所以当左心室充盈到更高的 LV 舒张容量时,僵硬度会相应增加,因此,当左心室充盈时,它会变得更僵硬。左心室舒张期扩张定义为将左心室扩张至舒张末期容积所需的舒张末期压力[2,30],HFpEF 患者的扩张性降低,表现为舒张末期容量正常或减少,舒张末期压力升高。因为 DPVR 可以用指数函数近似,所以它的位置和形状可以用等式中的常数来描述,例如 $P=\alpha\times e\beta V$,其中 α 和 β 代表“僵硬度常数”。应该认识到,β 并不表示僵硬度,而是描述急速增加的僵硬度随容量增加[$\beta=(dP/dV)/V$]而增加,以这种方式得到的“僵硬度常数”可用于比较不同患者的被动舒张特性。舒张末期压力-体积比(瞬时有效扩张性)也可以作为比较被动扩张性,HFpEF 患者的 DPVR 异常,β 升高,舒张异常(图 26.4)。心力衰竭患者和 LV 舒张压升高的患者可按 DPVR 模式分为四种类型(图 26.5)。HFrEF 患者的 DPVR 落在图中的曲线 D 上,其中离心性重塑导致 DPVR 向右移位,表示扩张性增加。应该注意到,虽然心室有易扩张的性能,但这些患者的 LV 舒张末期容积通常非常大,并且有效舒张区域的舒张末期僵硬度较高,HFpEF 患者的 DPVR 可以通过曲线 A 至 C 来体现,在图 26.5C 中,心包的约束引起 DPVR 的平行向上移位。在患有 HFpEF 的患者中,当心肌松弛明显延长且舒张期缩短时(图 26.5A),LV 舒张压在整个心脏舒张期下降但总体仍然增加。在 HFpEF 最常见的模式中(图 26.5B),DPVR 向上和向左移动,表明可扩张性降低,在任何 LV 容量增加下 LV 压力均会增加。

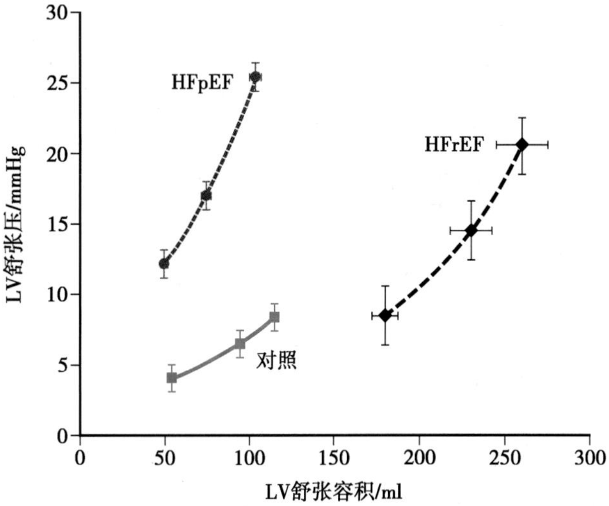

图 26.4 HFpEF(红色)与 HFrEF(黑色)患者的舒张期心腔扩张性的差异与年龄和性别相匹配的对比(绿色)。与对照组相比,HFpEF 患者的舒张压-体积关系(DPVR)向上和向左移动,因此对于任何设定的左心室(LV)容积,HFpEF 中的压力更高,表明可扩张性降低(僵硬度增加)。相比之下,在 HFrEF 患者中,DPVR 向右移动,表明扩张性增加。(引自 Zile MR,Baicu CF,Gaasch WH. Diastolic heart failure-abnormalities in active relaxation and passive stiffness of the left ventricle. N Engl J Med 2004;350:1953;and Aurigemma GP,Zile MR,Gaasch WH. Contractile behavior in the left ventricle in diastolic heart failure:With emphasis on regional systolic function. Circulation 2006;113:296.)

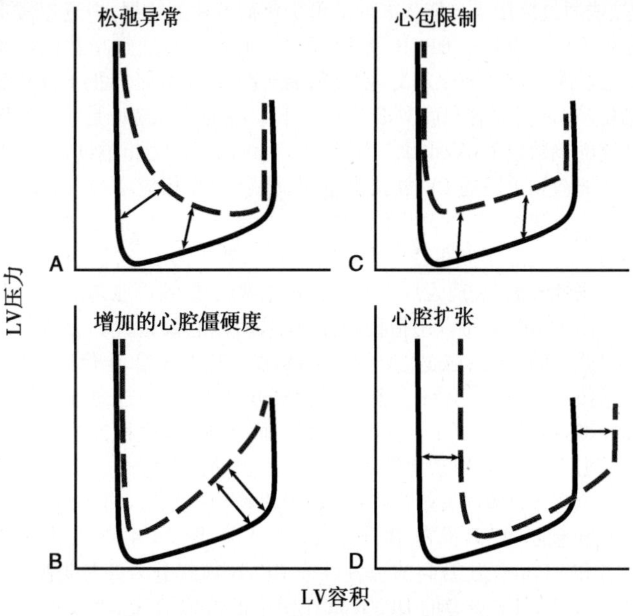

图 26.5 引起左心室(LV)舒张压增加的机制。在患有心力衰竭和左心室舒张压增加的患者中,可以辨别出 4 种舒张压-体积关系(DPVR)模式。HFpEF 患者的 DPVR 可以通过曲线 A 和 B 表征。在 HFpEF 最常见的模式中,由曲线 B 表示,DPVR 向上和向左移动,表明可扩张性降低,其中左心室压力在任何左心室增加。在患有 HFpEF 的患者中,当松弛显著延长并且舒张缩短时,如曲线 A 所示,左心室舒张压在整个心脏舒张期间下降但仍然增加。在曲线 C 中,心包约束导致 DPVR 中的平行向上移位。HFrEF 患者的 DPVR 通常以曲线 D 为特征,其中离心性肥厚导致 DPVR 向右移位,表示扩张性增加。应该认识到,尽管心室更易扩张,但这些患者的舒张末期容积通常非常大,并且这些区域的舒张末期僵硬度很高。(引自 Carroll JD, Lang RM, Neumann AL, et al. The differential effects of positive inotropic and vasodilator therapy on diastolic properties in patients with congestive cardiomyopathy. Circulation 1986;74:815.)

左心室压力-体积关系的决定因素

HFpEF 患者中 DPRV 向上和向左移位相关的两个决定因素是:①LV 的向心性重塑和心肌细胞的肥大;②心肌本身的结构特性的变化(即心肌僵硬度)。心肌松弛僵硬度可通过评估心肌舒张期 LV 应力-应变关系来确定,应力-应变关系表示当受到应力(扩张力)时心肌对拉伸(长度增加)的抵抗力。应力的计算需要使用左心室的几何模型,并且应变的计算需要假设无应力的 LV 体积,其不能在完整的循环中直接测量。除了这些局限性,应力-应变的计算还需要 LV 压力、体积、尺寸和壁厚等较宽的范围内进行精确测量。因测量相当复杂,从而限制了它的临床应用,但它们对于基础和转化研究工作仍然很重要。最近,研究人员开发了一些技术,通过对临床心脏病患者和 HFpEF 患者中使用 LV 心肌活检来研究心肌僵硬度并尝试确定其相关机制。这些研究检测了心脏中细胞外基质如纤维胶原蛋白、心肌细胞结构和一些通路如钙稳态和能量学通路、肌丝和细胞骨架蛋白(如肌联蛋白和微管)的变化 HFpE 患者存在的心肌僵硬异常表现进行研究(图 26.6)[31-33]。

细胞外基质

细胞外基质(extracellular matrix, ECM)由纤维蛋白、基底膜蛋白、大量的生物活性肽等组成,纤维蛋白包括Ⅰ型和Ⅲ型胶原蛋白、弹性蛋白和蛋白多糖,基底膜蛋白包括Ⅳ型胶原蛋白、层黏连蛋白和纤维连接蛋白,生物活性肽包括基质金属蛋白酶(MMPs)、金属蛋白酶组织抑制剂(TIMPs)、信号蛋白如转化生长因子-β(TGF-β)和细胞因子等(参见第 22 章)。心肌胶原网络由肌内膜纤维围绕单个肌细胞和毛细血管构成;肌束膜纤维,覆盖着肌肉束;肌外膜纤维,构建出一个毗邻心外膜和心内膜表面的基质。ECM 结构是动态的,受物理、神经激素和炎症介质的调节,调节胶原蛋白稳态的四个步骤包括胶原蛋白合成,后合成处理,翻译后交联和降解[34-37]。HFpEF 患者的 ECM 原纤维胶原含量增加,纤维状胶原蛋白的这些变化不会出现在原发疾病的发生和发展当中,例如单独的高血压性心脏病,是仅在患者转变为 HFpEF 后才发生[37](见图 26.6)。实验研究表明,胶原酶灌注或 MMP 活化导致的胶原纤维急剧降解导致 LV 僵硬度降低。动物模型表明,与心肌纤维化增加或减少有关的干预与左心室舒张僵硬度增加或减少有关。因此,有证据表明 ECM 可以通过增加舒张僵硬度导致舒张功能障碍,或者通过改变局部负荷均匀性导致舒张功能障碍,这有力地支持了 HFpEF 治疗中预防或减少纤维化的潜在治疗策略。

肌丝和肌纤维蛋白

巨大的心肌肌联蛋白横跨 Z 线,并作为分子弹簧抵抗扩张,从而有助于缓解 LV 僵硬度(参见第 21 章)。许多因素影响舒张期僵硬度,包括肌联蛋白亚型开关(到不太兼容的 N2B 亚型)和肌联蛋白的磷酸化状态。在 HFpEF 心肌中存在这样的肌联蛋白磷酸化改变,导致 LV 松弛僵硬度增加[38,39]。这些肌联蛋白磷酸化的改变并不存在于高血压心脏病等早期疾病的患者中,而在患者过渡到 HFpEF 后才发生[37](见图 26.6)。肌联蛋白与其他信号分子和离子通道的相互作用也可能使舒张期僵硬度增加。在 HFpEF 患者中,肌联蛋白的改变以及肌联蛋白和 ECM 相互作用形成了一个重要的研究领域。除了肌联蛋白,其他心肌细胞结构蛋白和磷酸化状态的变化可能会影响松弛僵硬度,包括肌球蛋白结合蛋白,微管以及其他一些结构蛋白。

舒张期扩张性下降的患病率和预后

为许多 HFpEF 患者(尤其是 RCT 试验)测量 DPVR 是不切实际的,然而几项研究表明,联合使用侵入性测量和非侵入性测量来评估 LV 僵硬度的数据显示,与年龄匹配的对照组和患有高血压性左心室肥大,但没有心力衰竭的患者相比,HFpEF 患者的 LV 舒张僵硬度增加[2,30,40,41]。流行病学或病理生理学研究中的确切患病率尚未完全明确,但迄今为止的研究表明,HFpEF 患者舒张期僵硬度增加的患病率较高。一些使用植入式血流动力学监测仪(IHM)的研究表明,HFpEF 患者 LV 舒张压(或其相当于肺动脉舒张压,左心房压力和胸阻抗)可以预测后续急性失代偿性心力衰竭的发生率和死亡率。

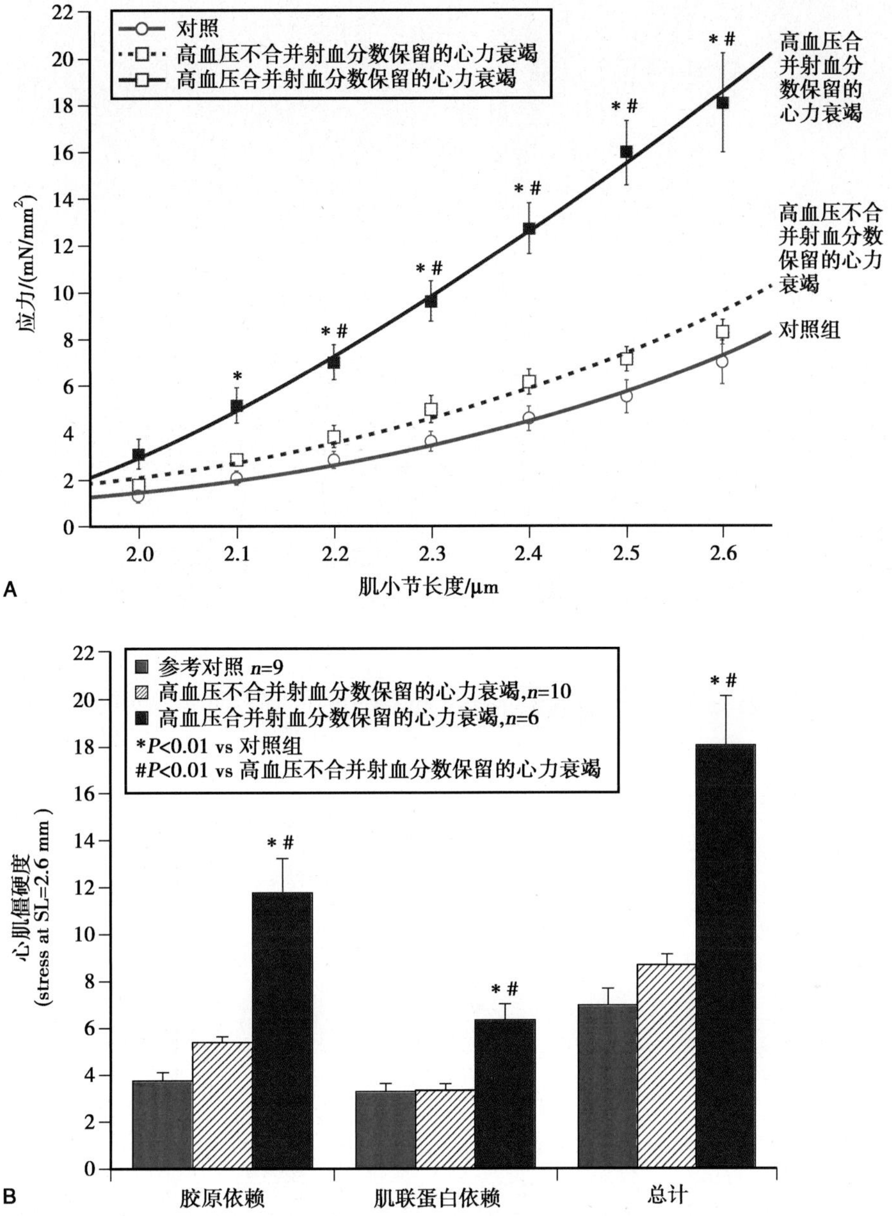

图 26.6　胶原蛋白和肌动蛋白变化促进了 HFpEF 患者心肌僵硬度。A，整体心肌僵硬度表现为心肌应力与心肌细胞肌小节之间的关系：对照组（开环，实心蓝线）；高血压但不合并 HFpEF 组（闭合正方形，虚线红线）；高血压合并 HFpEF 的心力衰竭患者组（闭合正方形，实心红线）。高血压合并射血分数保留的心力衰竭患者的整体心肌僵硬度增加，如图显示，应力随着肌节长度向左移动。高血压但不合并射血保留的心力衰竭患者组与对照组之间无显著差异；在没有 HFpEF 的情况下，高血压并未改变被动心肌僵硬度。*,# = $P<0.01$ vs 对照组和高血压但不合并 HFpEF 组。B，心肌僵硬度：细胞与细胞外基质（ECM）机制导致。患有 HTN(+)HFpEF（实心红色条）的患者心肌僵硬度增加是依赖于心肌胶原和肌动蛋白的增加。HTN(-)HFpEF 组（交叉阴影红条）和对照组（实心蓝条）没有显著差异。*,# = $P<0.01$ vs 对照组和 HTN(-)HFpEF 组

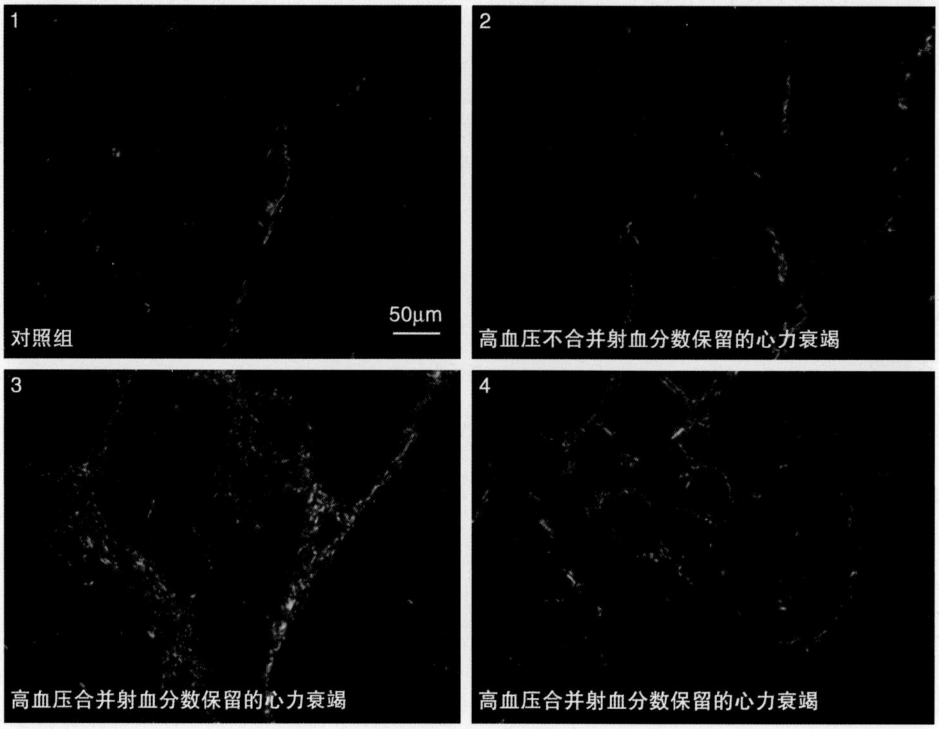

C

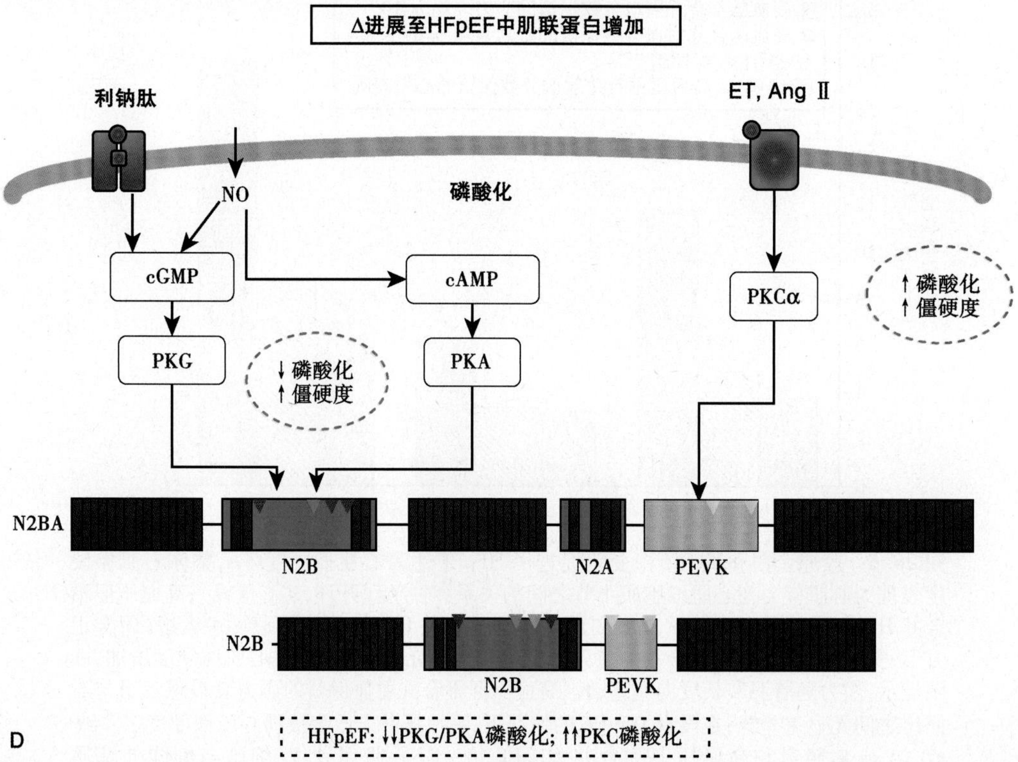

D

图 26.6（续） C，HTN(+)HFpEF(组 3 和组 4)与 HTN(-)HFpEF(组 2)和对照组(组 1)患者的心肌胶原蛋白含量。Picrosirius 染色的心肌切片显示 P HTN(+)HFpEF 的胶原蛋白增加。HTN(-)HFpEF 或参照对照组患者之间无显著差异。D，随着向 HFpEF 进展，肌动蛋白磷酸化的变化。与对照组患者和 HTN(-)HFpEF 患者相比，HTN(+)HFpEF 患者 S11878(S26)和 S12022(S170)，已知被蛋白激酶 C(PKC)和 S4185(S469)磷酸化的部位，已知被蛋白激酶 A(PKA)磷酸化的位点。患有 HTN(+)HFpEF 的患者在 PKG/PKA 相关的 N2B S4185(S469)位点上的磷酸化降低，而在 PKCα 相关的 PEVK S11878(S26)上的 tatin 磷酸化增加；两者都会导致心肌僵硬。（A-C，引自 Zile MR，Baicu CF，Ikonomidis JS，et al. Myocardial stiffness in patients with heart failure and a preserved ejection fraction：contributions of collagen and titin. Circulation 2015；131：1247-59；D，引自 American Heart Association；LeWinter MM，Granzier HL. Titin is a major human disease gene. Circulation 2013；127：938-944.）

临床表现

诊断标准

HFpEF 的诊断需结合患者的临床表现和实验数据，AHA、ACC、HFSA、ESC 和其他团体已提出 HFpEF 的诊断标准：第一，诊断 HFpEF 需要有心力衰竭的体征和症状，可以通过运动不耐受和间质性肺水肿发生进行临床评估（图 26.7A）；第二，EF 大于 50%，LVEDV 正常（图 26.7B）；第三，应存在原发病因或合并症，排除所有非心脏原因的症状和体征（图 26.7C），满足这些特征可以诊断 HFpEF。然而，如果临床表现仍然模糊不清，可以用图 26.7 的第四组数据进行诊断分类（图 26.7D，E），这些客观的无创和有创的心功能障碍证据，为特异性地诊断 HFpEF 提供了进一步的支持[42]。

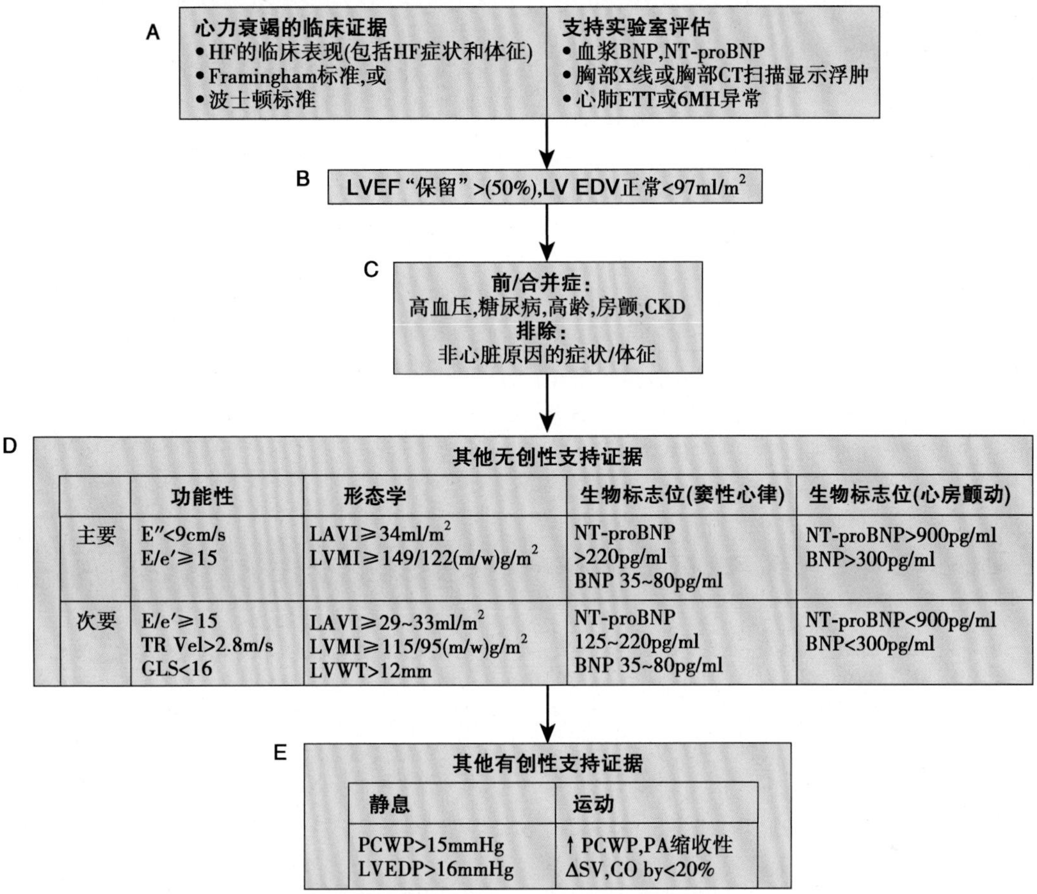
A
心力衰竭的临床证据
• HF的临床表现(包括HF症状和体征)
• Framingham标准,或
• 波士顿标准
支持实验室评估
• 血浆BNP,NT-proBNP
• 胸部X线或胸部CT扫描显示浮肿
• 心肺ETT或6MH异常
B
LVEF "保留" >(50%),LV EDV正常<97ml/m2
C
前/合并症:
高血压,糖尿病,高龄,房颤,CKD
排除:
非心脏原因的症状/体征
D
其他无创性支持证据
功能性
形态学
生物标志位(窦性心律)
生物标志位(心房颤动)
主要
E''<9cm/s
E/e'≥15
LAVI≥34ml/m2
LVMI≥149/122(m/w)g/m2
NT-proBNP
>220pg/ml
BNP 35~80pg/ml
NT-proBNP>900pg/ml
BNP>300pg/ml
次要
E/e'≥15
TR Vel>2.8m/s
GLS<16
LAVI≥29~33ml/m2
LVMI≥115/95(m/w)g/m2
LVWT>12mm
NT-proBNP
125~220pg/ml
BNP 35~80pg/ml
NT-proBNP<900pg/ml
BNP<300pg/ml
E
其他有创性支持证据
静息
运动
PCWP>15mmHg
LVEDP>16mmHg
↑ PCWP,PA缩收性
ΔSV,CO by<20%

图 26.7 HFpEF 的诊断标准。请参阅正文讨论。6MHW，6 分钟步行实验；BNP，B 型脑钠肽；CKD，慢性肾脏病；LAVI，左心房体积指数；LVEDP，左心室舒张末期容积；LVEF，左心室射血分数；LVMI，左心室质量指数；PCWP，肺毛细管楔形压力。（引自 Ponikowski P，Voors AA，Anker SD，et al. 2016 ESC guidelines for the diagnosis and treatment of acute and chronic heart failure：the Task Force for the Diagnosis and Treatment of Acute and Chronic Heart Failure of the European Society of Cardiology（ESC）. Developed with the special contribution of the Heart Failure Association（HFA）of the ESC. Eur Heart J 2016；37：2129-200.）

无论 EF 值多少，心力衰竭的临床表现都是相似的，这些症状包括运动耐量下降、劳力性呼吸困难、端坐呼吸、夜间阵发性呼吸困难、外周水肿以及胸部 X 线片或 CT（CT）扫描上明显的肺淤血（参见第 21 章）。虽然左心室心尖异位搏动和交替脉可能是仅发生在 HFrEF 患者中，但临床特征（症状、体征或胸片检查结果）不能可靠地区分 HFpEF 和 HFrEF，因此，在评估心力衰竭患者需要明确 EF 和 LV 舒张末期容量的数值（通常应用心脏超声）。此外，心力衰竭中常见的症状和体征没有很高的特异性，所以 HFpEF 的诊断需要排除引起该症状和体征的非心源性因素。例如，运动耐量下降和呼吸困难可能由肥胖、肺病、贫血等作用引起；水肿可能由肥胖或静脉功能不全引起；由于这些原因，需要客观证明心血管功能障碍或心肌重塑来明确心力衰竭的诊断。EF 降低为 HFrEF 患者提供了诊断证据，但在 HFpEF 中，EF 并非异常（即 EF> 50%）且舒张末期容量没有增加，因此生物标志物 B 型利钠肽（BNP 或 N 末端 pro-BNP）升高，以及 LV 舒张功能异常（无创性或通过直接测量 LV 舒张压）或升高的 LA 容量来支持 HFpEF 的诊断。

生物标志物。HFpEF 患者中最佳特征性的生物标志物是利钠肽（NPs）BNP 和 NT-proBNP，最近在 AHA 指南中对 NPs 和其他血浆/血清生物标志物在 HFpEF 中的应用进行了综述[43]。这些蛋白质的水平在 HFpEF 患者中比没有心力衰竭的患者高，但低于 HFrEF 患者（参见第 21 章）。在 HFpEF 患者中，BNP 升高与 LV 舒张期充盈压和舒张末期应力直接相关。对于 HFpEF 患者的任何给定的 LV 舒张期充盈压，肥胖患者的 BNP 水平较低，但在女性、老年人和伴有肺病（慢性阻塞性疾病，肺动脉高压，肺栓塞）和肾功能不全的患者 BNP 水平较高。已经提出了几种方法来对这些伴随状态的 NP 水平进行“校正”,例如对 BMI 的校正:BMI 大于 25 的患者每增加 $1kg/m^2$,NP 水平下降 4%[44]。因为 HFpEF 患者 LV 心腔较小且室壁较厚,即使在收缩压和舒张压增高的情况下,其舒张末期壁应力也远低于 HFrEF,从而对 BNP 的产生较低的刺激。平均而言,HFpEF 呈现急性失代偿的患者 BNP 值为 100~500pg/ml,而 HFrEF 患者的 BNP 值为 500~1 500pg/ml,BNP 的标准分区值为 100pg/ml,NT-proBNP 为 400pg/ml,已被建议用于支持 HFpEF 的诊断。然而,在具有正常 NP,但具有 HFpEF 典型的所有其他特征的一部分患者中,确认诊断应包括舒张功能的侵入性测量和对运动反应的评估。

基线值和基线变化均可预测 HFpEF 患者的心血管事件。BNP 升高也表明随后的事件风险增加,即使在无症状的人群中也是如此。频繁测量 BNP 和 NT-proBNP 可有效地管理 HFpEF 患者。其他生物学标志物也可以帮助 HFpEF 的诊断、预后和管理,其他生物标志物包括美国食品药品管理局(FDA)批准的生物标志物(如可溶性 ST2,半乳糖凝集素 3),以及仍在开发中的生物标志物(如,TIMP-1)[41]。

人口统计特征

HFpEF 的发病率随着年龄的增长而增加,并且在女性中更为普遍(参见第 21 章)。这些人口统计特征可能在特定人群中不同,并且与种族、民族和地理区域的差异相关。例如,非洲裔美国人 HFpEF 患者发病年龄较轻。此外,HFpEF 在体型瘦弱和糖尿病的亚洲人群中比例增加。HFrEF 的前因和共病条件与 HFpEF 不同。在 HFpEF 患者患者中,80% 到 90% 有高血压病,但往往高血压在成年后才发病。肥胖在 30% 到 50% 之间,糖尿病在 20% 到 30% 之间,目前房颤(AF)的发病率在 20% 到 30% 之间,大约 50% 的患者有心房颤动的历史。肾脏疾病的发病率很高,疾病可以逐渐进展。冠心病的流行率是 20% 到 40%。这些共病的存在预示着更高的发病率和死亡率[45]。由于药物治疗的目的既是治疗现有的 HFpEF,同时也预防 HFpEF 的发展,因此 HFpEF 患者和 HFrEF 患者使用的药物是相似的。它们包括利尿剂、地高辛、血管紧张素转换酶(ACE)抑制剂、血管紧张素受体阻滞剂(ARBs)、β 受体阻滞剂、钙通道阻滞剂以及各种其他血管舒张药、抗高血压和抗心律失常药物。尽管这些制剂并不是作为一种基于指南的治疗方法,但它们确实针对在 HFpEF 中存在的共病条件和充血性状态有效。

共存疾病

HFpEF 和 HFrEF 患者常伴有重要的共存疾病(见图 26.2)。有一些共存疾病是导致 HFpEF 结构和功能病理生理改变的前因病,或促成急性失代偿的发展,并增加发病率和死亡率[45]。在 HFpEF 中,共病的频率和严重程度似乎更高,这与患者的年龄较大有一定关系。因为没有任何针对 HFpEF 的治疗方法被证明可以降低发病率和死亡率,治疗建议主要针对一些共病状态。尽管共病在 HFrEF 和 HFpEF 中起着关键的作用,但一些研究人员提出,HFpEF 是否代表一种主要的心脏疾病,或者仅仅是一种心力衰竭表型的继发性共病性表现。

最近的一些研究提供了数据支持,即 HFpEF 是一种重要的、独特的心脏衰竭临床症状[1]。例如,在最近的一份报道中,研究了 386 名 HFpEF 患者的共病的作用[46]。在这些患者中,很多心力衰竭患者同时患有高血压、肥胖、糖尿病、贫血和肾功能障碍等共存病。然而,即使在考虑了年龄、性别、体型和共病之后,HFpEF 组的患者仍表现出更大的左心室质量,更大程度的收缩和舒张功能障碍,更大的左心房体积,以及动脉硬化的增加。这些观察结果表明,共病的条件导致了 HFpEF 的心血管异常的发展,但是心脏的异常比这些条件所预期的要大得多[1]。此外,最近对来自 RCTs 的数据的分析表明,HFpEF 的预后比任何单一共病的预后要糟糕得多。因此,治疗共病性疾病(尤其是高血压)可以延缓或阻止 HFpEF 的发展,但一旦 HFpEF 发展起来,目前的治疗就显得不足。因此,尽管共病经常存在并且重要,但 HFpEF 不仅仅是并存疾病的集合。

并发症的分布和频率使一些人将 HFpEF 描述为一种“异质”的临床症状。所有心力衰竭患者,无论他们的 EF 如何分组,都可以被描述为异质的。使用任何异质性的指标,HFrEF 患者和 HFpEF 患者一样是异质的。在 HFrEF 和 HFpEF 人群中,在人口统计学、共病、心脏结构和功能以及其他指标方面都存在显著的差异,而这些异质性的测量在两组心力衰竭患者中同样显著。因此,异质性的存在不应成为阻止或阻碍对 HFpEF 患者的研究。克服在心力衰竭人群中存在异质性的可能方法是使用表型映射来描述 HFpEF 的特征[47]。

年龄。HFpEF 的发病率随着年龄的增长而增加,这可能是由于老年患者的共病增加以及正常年龄增长对心血管系统的不利影响。在正常的老龄化过程中,LV 舒张功能变得异常。这一减量是很明显的,即 LV 松弛的速度变慢,LV 充盈模式改变,以及舒张早期瓣环运动速率随着年龄的增长而逐渐降低。因此,需要对这些参数的正常值进行年龄矫正。此外,随着年龄的增长,动脉、LV 收缩和舒张顺应性也会增加。随着年龄的增长,结构性的心脏变化(例如,心肌细胞的增大,心肌细胞凋亡,生长因子调节改变,局部胶原沉积)和细胞水平的功能变化,肾上腺素反应迟钝,兴奋-收缩耦合迟钝,以及改变的钙处理蛋白也可能导致年两增长相关的舒张功能不全[12]。一些证据表明,长时间持续的耐力训练可能会减缓或阻止一些与年龄有关的变化。

性别。女性是 HFpEF 的一个强有力的风险因素[48]。HFpEF 在女性多见的原因尚不完全清楚,但与男性相比,女性的动脉及左心室的收缩期和舒张期的僵硬程度较男性更高,而女性的动脉和心室僵硬程度更会随着年龄的增长而急剧增加。女性的身高比男性矮,这可能会增强动脉波对收缩压的影响。这些差异可能是生殖激素对 LV 的结构和功能的影响,以及对负荷变化的反应[49]。

高血压。高血压是 HFpEF 患者中最常见的心血管相关疾病(见第 45 和 46 章)。长期增高的收缩压是心脏结构重塑和功能变化的重要刺激因素。由此产生的高血压性心脏病的特点是向心性重塑或明显的 LV 肥大,增加动脉和心室收缩期硬度,弛张减退,以及舒张期室壁硬度增加——所有这些因素都与 HFpEF 的发病机制有关。在高血压性心脏病中,局部缺血会导致充盈压力过大,而高血压和缺血性心脏病作为共存疾病经常同时出现在 HFpEF 的患者中。确定哪些因素是调节从高血压心脏病到临床 HFpEF 的转变,是一个活跃的研究领域。然而,最近的研究表明,促炎和促纤维信号转导导致了成纤维细胞/单核细胞-巨噬细胞介导的细胞外基质胶原蛋白稳态变化和心肌细胞肌丝磷酸化状态的变化。这些变化会导致心肌纤维化和肌联蛋白磷酸化的改变,进而增加心肌的硬度,并在向 HFpEF 的过渡中扮演一个因果角色(见图 26.2 和图 26.3)。

冠状动脉疾病。研究报道在 HFpEF 患者中冠心病或心肌缺血的发生率有很大差异(见第 61 章)。虽然众所周知,急性缺血会导致舒张功能不全,但冠状动脉疾病和缺血是如何在 HFpEF 患者中引起慢性舒张功能不全和临床症状的机制仍不清楚。此外,即使在没有动脉粥样硬化的情况下,血管内皮功能的改变也可能导致 HFpEF 的发展(见图 26.2)。尽管从病理生理学角度并不明确缺血对 HFpEF 的发生是否有影响,也缺乏血管重建改善 HFpEF 患者预后的相关数据,心力衰竭管理指南仍建议对那些患有 HFpEF 的患者进行血运重建,因为他们认为“缺血对舒张功能不全有作用”[50]。

心房颤动和其他心律失常。心房颤动被认为容易导致 HFpEF 患者急性失代偿症状。这是由于心房收缩的丧失和心动过速造成的。而心房颤动可能会导致舒张功能不全的患者急性失代偿性心力衰竭,舒张功能不全(即使在没有 HF 的情况下)会导致左心房增大,增加心房颤动的风险。因此,年龄、舒张功能不全、心房颤动和 HFpEF 互为因果(参见第 38 章)。

肥胖。不论射血分数如何,肥胖都会增加患心力衰竭的风险。一般来说,HFpEF 的患者比 HFrEF 的患者更容易肥胖,而舒张功能不全比例在肥胖患者中也增加了。过度肥胖不仅会给心脏带来不利的血流动力学和代谢负荷,而且还会产生大量的生物活性肽和非肽介质,其中许多与慢性炎症有关。超标的身体质量指数(BMI)是高血压、糖尿病、冠心病和心房颤动的危险因素,所有这些疾病都与 HFpEF 有关。研究显示,使用组织多普勒成像及有创 LV 压力测量,即使在没有诊断心力衰竭的情况下,舒张功能不全、充盈压升高和肥胖也有关联[51]。热量限制或减重手术后的显著减重可以改善 LV 舒张功能[52]。

糖尿病。糖尿病是导致心力衰竭的一个强有力的危险因素,在 HFrEF 和 HFpEF 的患者中,糖尿病的患病率是相似的,这表明糖尿病对两种形式的心力衰竭都有影响(见第 51 章)。糖尿病患者易患冠心病、肾功能障碍和高血压。此外,糖尿病和高血糖对心肌结构和功能还有直接影响。糖尿病心脏的形态学改变包括肌细胞肥大,细胞外基质增加(纤维化),以及心肌内的微血管病。功能变化包括内皮依赖性和内皮非依赖性血管舒张功能受损、LV 弛张障碍、被动舒张期室壁硬度增加和收缩功能障碍。促进这些冠状动脉血管和心肌结构和功能变化的机制包括代谢紊乱、促炎和原纤维溶解器的激活、心脏自主神经病变以及高级糖基终产物(年龄)的增加,促进胶原蛋白的交联和心肌僵硬。年龄增长在年龄相关性心血管僵硬中起作用。根据非侵入性方法测量,更好的控制血糖应该对 LV 舒张功能有所改善[41]。

慢性肾脏病。肾功能对心力衰竭的发病率和死亡率的重要影响已得到充分证实[53]。在 HFrEF 患者和 HFpEF 患者中,肾功能不全的严重程度没有明显的差异[14,54]。此外,在 HFrEF 患者和 HFpEF 患者的心力衰竭治疗中,肾功能恶化的发生率相似。然而,HFpEF 中慢性肾脏疾病的存在使得利尿剂和硝酸盐调节容量状态变得更加困难。虽然在心力衰竭中肾血管疾病的发生率并不清楚,但在出现高血压、肾功能障碍和 HFpEF 的患者中,应考虑肾动脉的评估。

睡眠呼吸暂停。阻塞性睡眠呼吸暂停在 HFpEF 患者中很常见,可导致症状加重,并可能促进心力衰竭的进展。中央睡眠呼吸暂停可能与严重的 HFpEF 有关(见第 87 章)。

肺动脉高压。大部分 HFpEF 患者都有一定程度的肺动脉压力增高,肺动脉收缩压通常大于 40mmHg[55]。一部分原因是 LV 的充盈压力升高,导致肺静脉压力增加[23]。此外,肺血管阻力可能因反应性肺动脉血管收缩而增加。这种反应性收缩在运动过程中是最明显的。在一些患者中,慢性肺静脉高血压导致肺血管重建(充血性肺血管病),导致不可逆转的肺动脉高压。肺动脉高压的增加具有预后意义,并与较高的发病率和死亡率有关。

罕见的 HFpEF 病因

肥厚型心肌病(参见第 78 章)、浸润性心脏疾病如淀粉样变(第 77 章)、瓣膜病(第 68~70 章)和缩窄性心包炎(第 83 章)也应在 HFpEF 患者中考虑。然而,这些疾病只占 HFpEF 病例的一小部分。在老年患者中,HFpEF 的临床表现和超声心动图可能与先前诊断为限制性心肌病的患者相同。对恶性肿瘤治疗后患者的需要重点考虑的是辐射诱发的心脏病(见第 81 章)。心包切除术后进行放射治疗,辐射可引起心包损伤和伴随的心肌损伤,而后引起的持续性的心力衰竭是常见的。伴随的瓣膜病和早期冠心病在前纵隔腔照射患者中也很常见,并且可能会导致辐射诱发的心力衰竭。

HFpEF 患者急性失代偿

急性失代偿性心力衰竭(acute decompensated heart failure, ADHF)是心力衰竭患者的常见结果,可能需要在医院、急诊部或门诊环境中进行紧急治疗(见第 24 章)。大多数因 ADHF 住院的患者之前存在心力衰竭;其中至少有一半的患者有 HFpEF。心力衰竭再住院很常见,但是一些 HFpEF 患者可能在 ADHF 的的两次发作期间仅有轻微的症状。对绝大多数患者,ADHF 是由肺充血引起的,伴随着左心室舒张充盈期压的升高[56](图 26.8A),LV 的基础舒张期充盈压和压力变化都是未来 ADHF 事件的敏感预测因子(图 26.8 B);治疗和预防舒张期充盈压升高已经被证明可以减少心力衰竭再住院和心血管疾病的死亡率(图 26.8 C,D;详见之后的讨论)。

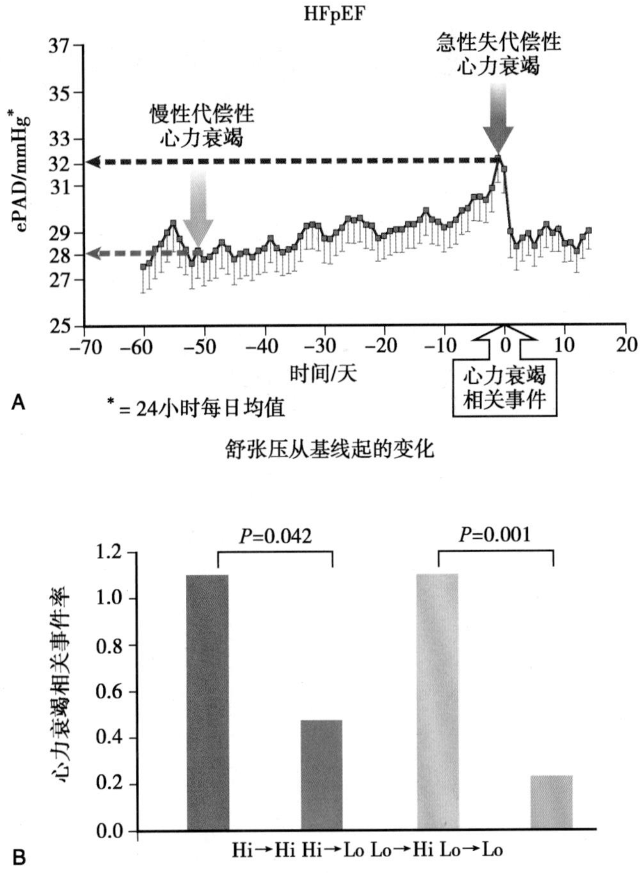

图 26.8　HFpEF 患者的左心室(LV)舒张压预示着致残致死事件。A,HFpEF 的患者 LV 舒张压增高(以 ePAD 为指数),即使他们的医生已经做了充足的治疗,患者的 ePAD 压力仍会上升直至出现急性失代偿性心力衰竭(ADHF),仍需要住院治疗。B,LV 基线舒张压和充盈压变化都是未来 ADHF 事件发生的敏感预测因子

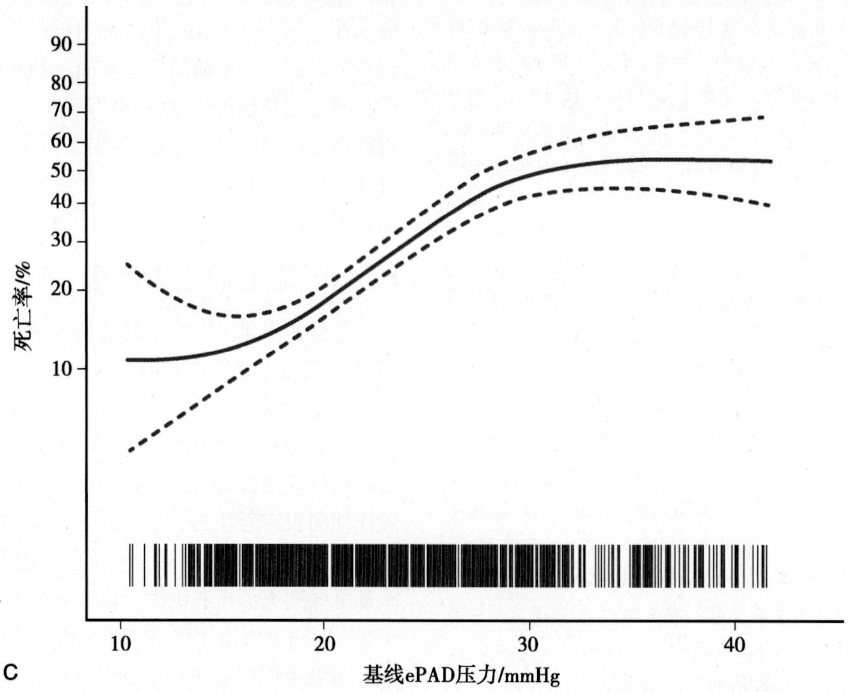

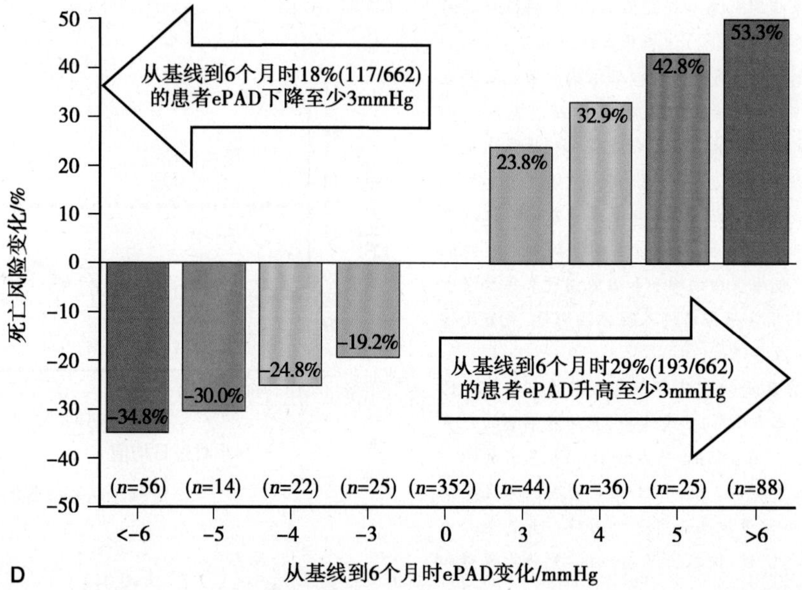

图 26.8(续) C,D,左心室基础舒张压和充盈压变化都是全因死亡率的敏感预测因子。(A,引自 Zile MR et al. Transition from chronic compensated to acute decompensated heart failure:pathophysiological insights obtained from continuous monitoring of intracardiac pressures. Circulation 2008;118:14331;B,引自 Stevenson LW et al. Chronic ambulatory intracardiac pressures and future heart failure events. Circ Heart Fail 2010;3:580;C,D,F,引自 Zile MR et al. Intracardiac pressures measured using an implantable hemodynamic monitor:relationship to mortality in patients with chronic heart failure. Circ Heart Fail 2017;10[1].)

HFpEF 患者急性失代偿的原因可能是由于充盈力升高,伴或不伴有体重、总血容量或 LV 舒张容积的改变[57]。相比之下,由于内脏血管收缩导致血管内容积的增加或血管内体积的变化,增加了 LV 舒张压和容积。造成这些变化的机制包括恶化的舒张功能、神经激素激活增加以及共病控制不佳。在 HFpEF 患者中,动脉高血压、心肌缺血和糖尿病可以作用于先前存在的心脏结构和功能异常,从而导致 LV 舒张功能恶化和并加速 ADHF。房性心律失常可导致心房功能丧失,这可刺激舒张压代偿性增加,从而维持 LV 的充盈压和心输出量。降低 LV 的舒张功能和异常的 LA 功能会导致神经激素的激活,增加了水钠潴留,静脉回流,内脏张力增加和动脉血管收缩,这在 ADHF 发生中有重要意义。即使恢复了正常的容量状态和神经激素的表达受抑制,共病可作为刺激因素仍然存在,并可能影响随后的临床病程。这一过程可能会增加心力衰竭发生后的非心力衰竭相关的再住院率[19,58]。

临床评估心血管结构和功能

临床上,对疑似 HFpEF 患者 LV 结构和功能的评估是一个重要的步骤,这对于诊断、评估预后和监测治疗效果的临床评估都十分重要[25]。此外,结构和功能的改变与 HFpEF 发展的病理生理学机制有关。虽然超声心动图仍是最广泛使用的非侵入性临床成像技术,但可以通过磁共振成像(MRI)和计算机断层扫描(CT)来补充评估。和 HFrEF 患者一样,HFpEF 患者会有一些左心室结构和功能共有的特征和一些独有的特征。

左心室形态

左心室体积

大多数(超过 90%)的 HFpEF 患者 LV 内径、面积和体积正常;5%的患者会有 LV 体积轻度增加,高于正常的分区值 75ml/m^2[10,59,60]。另外,在许多 HFpEF 患者中,LV 的容积减小,这导致了每搏输出量和心输出量受限。小于 75ml/m^2 的 LV 体积是指南提出的 HFpEF 诊断标准之一。

左心室质量

在 HFpEF 患者中,有 30%到 50%的患者会有 LV 质量增加,达到左心室肥大的标准[8]。证据表明,在非裔美国患者和女性 HFpEF 患者中,LV 肥厚的患病率可能更高[61,62]。LV 肥厚与不良预后显著相关。即使在那些不符合 LV 肥厚标准的患者中,也可能出现了心肌结构重塑,如向心性心肌重塑和心肌细胞肥大(见图 26.3)。

左心室心态结构

LV 的质量与容积(m/v)的比值,或 LV 室壁厚度与内径比值(相对壁厚 RWT),描述了左心室的形态结构[9]。当质量或厚度相对于(或超出)体积或内径的比例增加时,所产生的变化称为向心性重塑。在大约 20%到 30%的 HFpEF 患者中,即使没有 LV 肥厚,也可能发生向心重塑,并且与 25%到 35%的心力衰竭事件风险有关[19]。

左心室功能

舒张功能

HFpEF 患者在舒张功能的各个方面都可能有异常,包括舒张延迟和缓慢,回缩减弱,早期充盈缓慢或不完整,心房收缩期充盈增加,以及顺应性减弱。对这些异常和因果机制进行量化的方法在前篇有描述(见病理生理学)。然而,超声心动图技术可以整合的评估这些属性,将舒张功能分为 0(正常)、1(松弛减弱)、2(假性正常化)、3a(可逆限制)或 3b(不可逆限制)[25](图 26.9)。这种超声心动图和多普勒回声分级是目前临床上评估舒张功能不全严重程度最常见的方法。

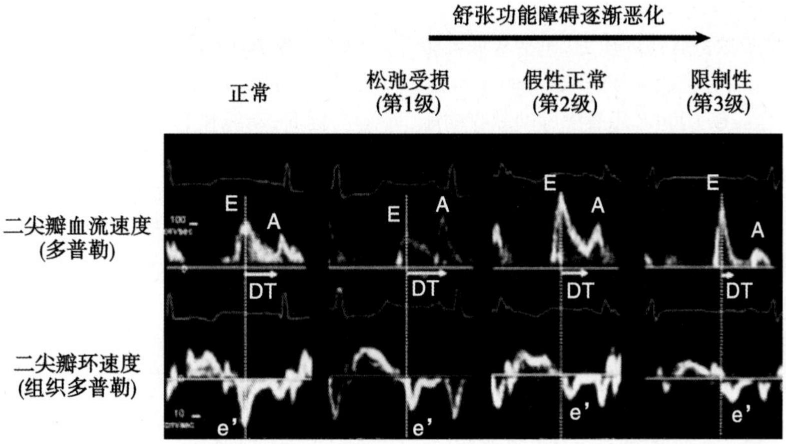

图 26.9 以二尖瓣流速的多普勒测量法和多普勒环速度的组织多普勒测量为基础,对舒张功能进行评价。正常情况下,早期舒张期的二尖瓣流速(E)和二尖瓣环形速度(E)是活跃的,几乎同时发生。轻度舒张功能不全(受损松弛模式-1 级),二尖瓣速度降低,小于晚期舒张期二尖瓣流速(A)。E 减速时间(DT)增加。有更严重的舒张功能不全(2 级和 3 级),E 增加,DT 减少。在这些模式中,相对于二尖瓣流速 E,e'被还原和延迟。(引自 Little WC, Oh JK. Echocardiographic evaluation of diastolic function can be used to guide clinical care. Circulation 2009;120:802.)

1 级舒张功能不全的特点是轻度舒张功能不全,左心室弛张功能减退。舒张早期左心室和左心房之间的压力梯度应该使二尖瓣口血流加速,而在 1 级舒张功能不全的患者中,这种压力梯度有所减低,原因是左心房压力没有增加[25],而松弛异常导致舒张早期 LV 压力升高。这导致了舒张早期跨二尖瓣血流峰值速度(E)和二尖瓣环根部舒张早期组织峰值速度(e')的减低,以及舒张晚期二尖瓣血流峰值速度(A)的增加,(A)是由心房收缩引起的传播速度,一系列反应使 E/A 比小于 1。延迟左心室弛张导致了 E 波减速时间(DT)的延长,并可能与舒张中期二尖流速峰值(L 波)相关[63]。左心房收缩增加,导致左心室充盈增加。这种充盈模式被称为"舒张顺应性降低模式"(异常松弛)或 1 级舒张功能不全[64]。在大多数有舒张顺应性降低模式的患者中,尽管 LV 的舒张末压增加了,但心房也剧烈收缩以维持平均左心房压力没有升高。

2 级舒张功能不全时,舒张功能的逐渐恶化与左心房压力的增高有关,尽管早期左心室舒张压增高,但早期左心房压力升高,舒张早期压力梯度的仍有一定恢复。这些变化导致 E 波返回到正常范围(二尖瓣血流模式假性正常化)。左心室的移位在压力—容积曲线较为陡峭的部分,这会导致 DT 的缩短。随着松弛减慢,e'延长,发生在 E 峰之后。这表明左心室在舒张期并非一致性扩张,纵向充盈扩张传播后发生迟滞,出现在血液从左心房 LV 流入道之后。在松弛减慢的情况下,e'不会发生在左心房-左心室压力梯度的时候,所以 e'减弱了,因此 e'几乎与左心房压力无关[26]。二尖瓣环瓣环的低 e'和 e/e'延迟都与 LV 等容压下降的时间常数有关[26]。因此,二尖瓣血流流入假性正常化模式与正常情况不同,它存在 e'的减弱和延迟以及 E/e'的比率增加。

3 级舒张功能不全发生时,严重的舒张功能障碍引起显著的左心室弛张减慢和左心房压升高;当 E 进一步增加,DT 变得非常短,e'进一步减低、延迟导致 E/e'显著升高[27]。当舒张功能严重减退,晚期舒张环速率 a'也可能降低,肺静脉收缩前向血流速度也相应降低,低于舒张前向流速。在 3 级舒张功能时,Valsalva 运动可引起 E 波降低,此时可判为可逆性(3a 级);如 Valsalva 运动并不改变 E 波,则评价为非可逆性(3b 级)。

非侵入性评估左心室舒张充盈压。对已知或疑似 HFpEF 患者的 LV 舒张压的认知对于诊断、预测预后和指导治疗是很重要的。然而,由于舒张压的直接测量是侵入性的,不适合重复测量,因此临床常用非侵入性超声心动图和多普勒测量。在舒张压分级系统中使用的测量方法也可用于估计 LV 舒张充盈压的压力,用以跟踪疾病的进展和治疗效果。假性正常化和限制性充盈模式说明存在舒张功能不全和左心房压力升高的情况[27]。与此相反,弛张功能障碍模式提示左心房压没有明显升高。

另外,多普勒超声测量可能反映舒张压的压力,包括从三尖瓣反流速度和左心房体积中估算出右心室收缩压(peak right ventricular systolic pressure,PRVSP)[23]。在 HFpEF 患者中肺动脉收缩压升高的最常见原因是左心房压力升高,超声心动图中与 PRVSP 最相关的参数是 DT 和 E/e'[55]。舒张功能不全分级和 PRVSP 估计瞬时舒张压。左心房体积的变化反映了 LV 充盈压力的长期改变[2,55,62]。左心房的体积取决于舒张期压和时间的乘积,所以舒张期压力增加越大,持续时间越长,左心房体积越大。异常的舒张功能分级、增加的 PRVSP 和增加的体积在 HFpEF 患者中非常普遍,具有显著的预后价值。

对于确定患者左心房压力是否升高,之前所有的措施都是有用的。然而,估计左心房压力最常用和最容易解释的参数是 E/e'比值[25]。多个实验室研究发现,E/e'与肺毛细血管楔形压力(pulmonary capillary wedge pressure,PCWP)有关[64,65]。E/e'大于 15 明确表明 PCWP 升高,而 E/ e'小于 8 表明左心房压力正常[64](见图 26.4)。用二尖瓣环间隔侧 e'的速度,进而得到 E/e'截止值为 15 来识别升高的左心房压升高。由于二尖瓣环侧壁侧的速度通常高于间隔侧 e'的速度,如果使用侧环速度,截止值应该调整为 12。建议采用间隔测和侧壁侧瓣环速度的平均值[64]。然而,在某些情况下,E/e'可能无法提供对肺毛细血管楔压的准确评估。本章的在线补充(使用 e/e 比率的限制),描述了 E/e'的应用可能不准确的临床相关情形[25]。

在 HFpEF 患者中舒张功能不全的患病率和预后。舒张功能不全分级、PRVSP 升高和左心房体积的频率分布取决于所研究的人群的特征,即患者的血流动力学代偿水平和疾病的严重程度。然而,在 HFpEF 患者中,真正正常的舒张功能是不常见的[66]。例如,在 TOPCAT、i-Preserve 和 CHARM 研究中,有 60% 到 70% 的患者存在舒张功能异常;66% 的患者左心房扩大,85% 患者存在左心房扩大或是 2~4 级的舒张功能不全。

超声心动图诊断舒张功能不全为患者提供了重要的预后信息。在社区居住的患者中,正常的充盈模式表明预后良好[67]。相比之下,异常充盈模式和逐渐恶化的 LV 充盈模式(弛张功能减退、假性正常化和限制性充盈)预示患者的后续死亡风险逐渐增加。在没有心肌缺血的患者中,舒张功能不全的分级与患者的运动耐量减退相关,而 LVEF 则与运动耐量不相关[68]。在心力衰竭患者中,舒张功能不全的分级比 EF 更能预测死亡率[69]。

短 DT 提示 LV 的僵硬度增加,是限制性充盈的标志,意味着心肌梗死、扩张型心肌病、心脏移植受者、肥厚型心肌病或限制性心肌病病史的患者预后不良[64]。假性正常化模式与限制性充盈模式的冠心病患者心力衰竭死亡的风险增加了 4 倍[70]。同样的,升高的 E/e'提示在各种各样的患者中预后不良[64]。最后,在 HFpEF 的患者中,舒张功能不全、左心房增大、RVSP 增高预示着发病率和死亡率的显著增加。

收缩特征

在 HFpEF 患者中,LV 收缩的特性是正常的。根据定义,HFpEF 的患者的 EF 正常(或接近正常)。此外,在静息状态时,HFpEF 患者有正常的 dp/dt_{max},每搏输出量,搏出功,以及前负荷。此外,心室收缩指标如左心室的收缩末弹性等在 HFpEF 中升高,与动脉弹性升高相匹配,从而保持了这些性质之间的耦合[71,72]。相比之下,在 HFrEF 中,LV 收缩弹性降低,动脉弹性升高,从而导致心室-血管耦合受损。事实上,一个正常的 EF 的存在表明左心室和动脉系统的耦合可协同转化收缩能量成为搏出功[73]。

因此,动脉血管舒张促进 HFrEF 患者左心室收缩功能改善,但不能改善 HFpEF 患者的收缩功能[74]。由于收缩末弹性指标因重塑而改变,心室收缩力的慢性变化应该用左心室质量/舒张末容积比值的标准化来评估。通过这种标准化,在休息状态下,HFpEF 患者的弹性测量是正常的。

治疗

很多前瞻性的随机对照研究(RCTs)都是在 HFrEF 患者身上进行的,研究结果被用来指导基于循证医学的临床治疗。相比之下,HFpEF 患者缺乏这样的证据:迄今为止,还没有令人信服的证据说明哪种治疗方法可以降低 HFpEF 患者的发病率或死亡率[75]。在 HFrEF 中已经证明有疗效的几种疗法,包括 ACE 抑制剂、ARBs、β 受体阻滞剂、肼/硝酸盐等药物治疗方案,以及植入式除颤器和心脏再同步的植入,在 HFpEF 中都没有显示出任何明显的益处,或者在 RCTs 研究中体现对 HFpEF 的益处。然而,本节提出的实用临床治疗方法主要是减少症状,预防急性失代偿性心力衰竭及提高运动耐力。

随机对照实验总结

8 个大型的 RCTs 纳入了 HFpEF 的患者(EF 的进入标准从>35%到>50%),6 个以心力衰竭住院或 CV 死亡作为主要终点,2 个以运动或活动水平为终点。在 8 个 RCTs 中,6 个 RCTs 都只有中性的结果;在一项回顾性分析中,其中一项研究表明,在使用螺内酯或植入血流动力学传感器的 HFpEF 的患者中,心力衰竭患者的住院率和患者的死亡率都有所下降(图 26.10;见表 26.1)。

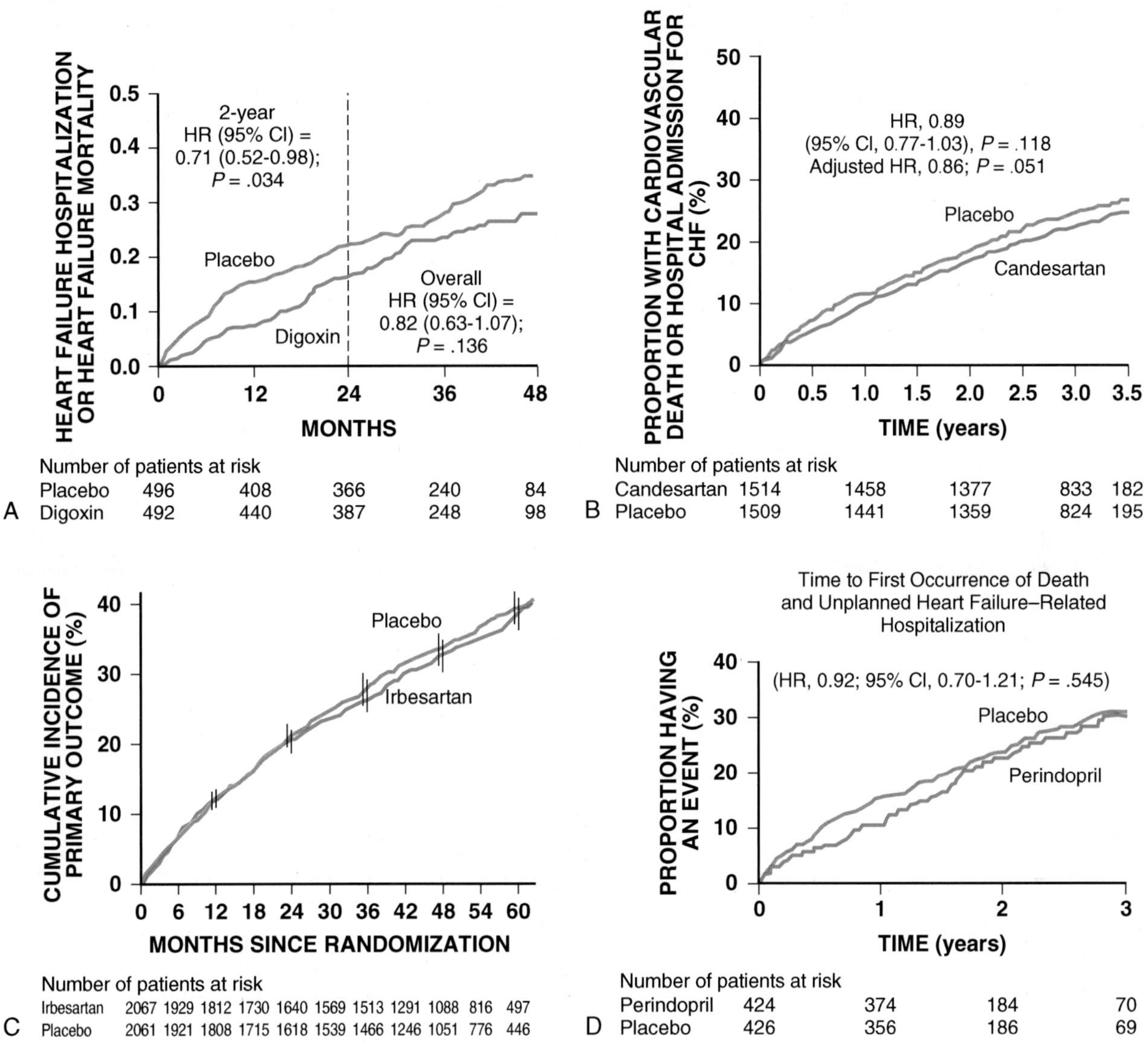

FIGURE 26. 10 Kaplan-Meier survival curves for the primary endpoint in A, Digitalis Investigators Group (DIG) trial substudy of patients with heart failure with normal ejection fraction (HFnlEF); B, Candesartan in Heart Failure: Assessment of Reduction in Morbidity and Mortality (CHARM)-Preserved trial; C, Irbesartan in Patients with Heart Failure and Preserved Ejection Fraction (I-Preserve) trial; D, Perindopril in Elderly People with Chronic Heart Failure (PEP-CHF) trial.

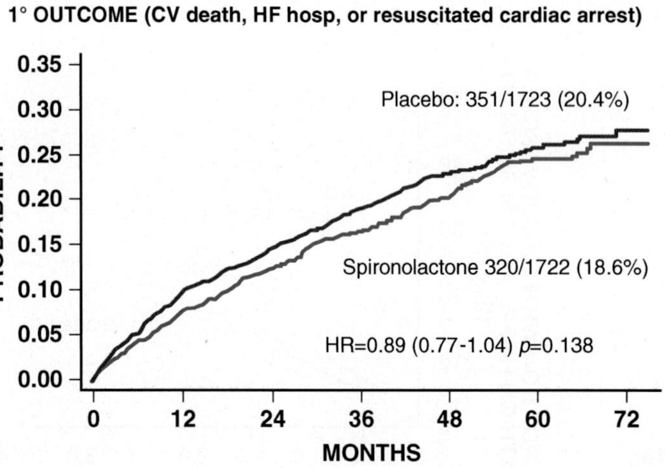

E

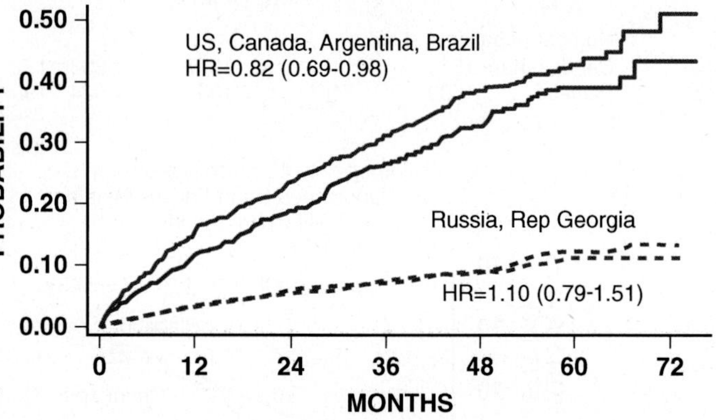

F

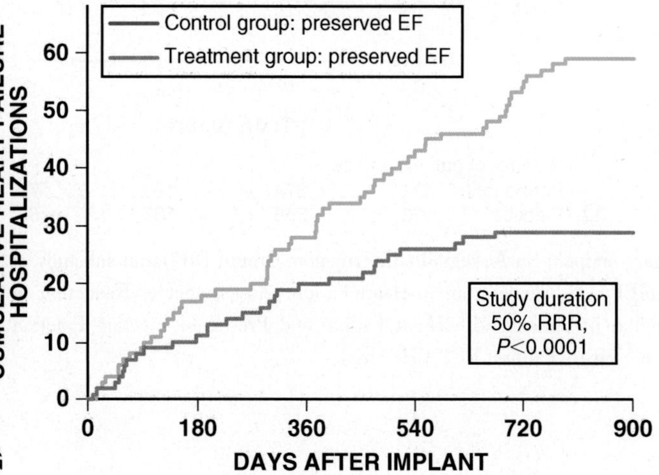

G

FIGURE 26. 10, cont' d E and F, Treatment of Preserved Cardiac Function Heart Failure with an Aldosterone Antagonist(TOPCAT) trail; and G, CardioMEMS Heart Sensor Allows Monitoring of Pressure to Improve Outcomes in NYHA Class III Heart Failure Patients (CHAMPION) trial. See text for discussion. CV, Cardiovascular; CI, confidence interval; EF, ejection fraction; HR = hazard ratio. (A, From Ahmed A et al. Effects of digoxin on morbidity and mortality in diastolic heart failure: The Ancillary Digitalis Investigation Group Trial. Circulation 2006; 114: 397; B, from Yusuf S et al. Effects of candesartan in patients with chronic heart failure and preserved left-ventricular ejection fraction: the CHARM-Preserved trial. Lancet 2003; 362: 777; C, from Massie BM et al. Irbesartan in patients with heart failure and preserved ejection fraction. N Engl J Med 2008; 359: 2456; D, from Cleland JG et al. The Perindopril in Elderly People with Chronic Heart Failure (PEP-CHF) study. Eur Heart J 2006; 27: 2338; E, from Pitt B et al. Spironolactone for heart failure with preserved ejection fraction. N Engl J Med. 2014; 370: 1383; F, from American Heart Association; Pfeffer MA et al. Regional variation in patients and outcomes in the Treatment of Preserved Cardiac Function Heart Failure with an Aldosterone Antagonist (TOPCAT) trial. Circulation 2015; 131: 34; G, from American Heart Association; Adamson PB et al. Wireless pulmonary artery pressure monitoring guides management to reduce decompensation in heart failure with preserved ejection fraction. Circ Heart Fail 2014; 7: 935.)

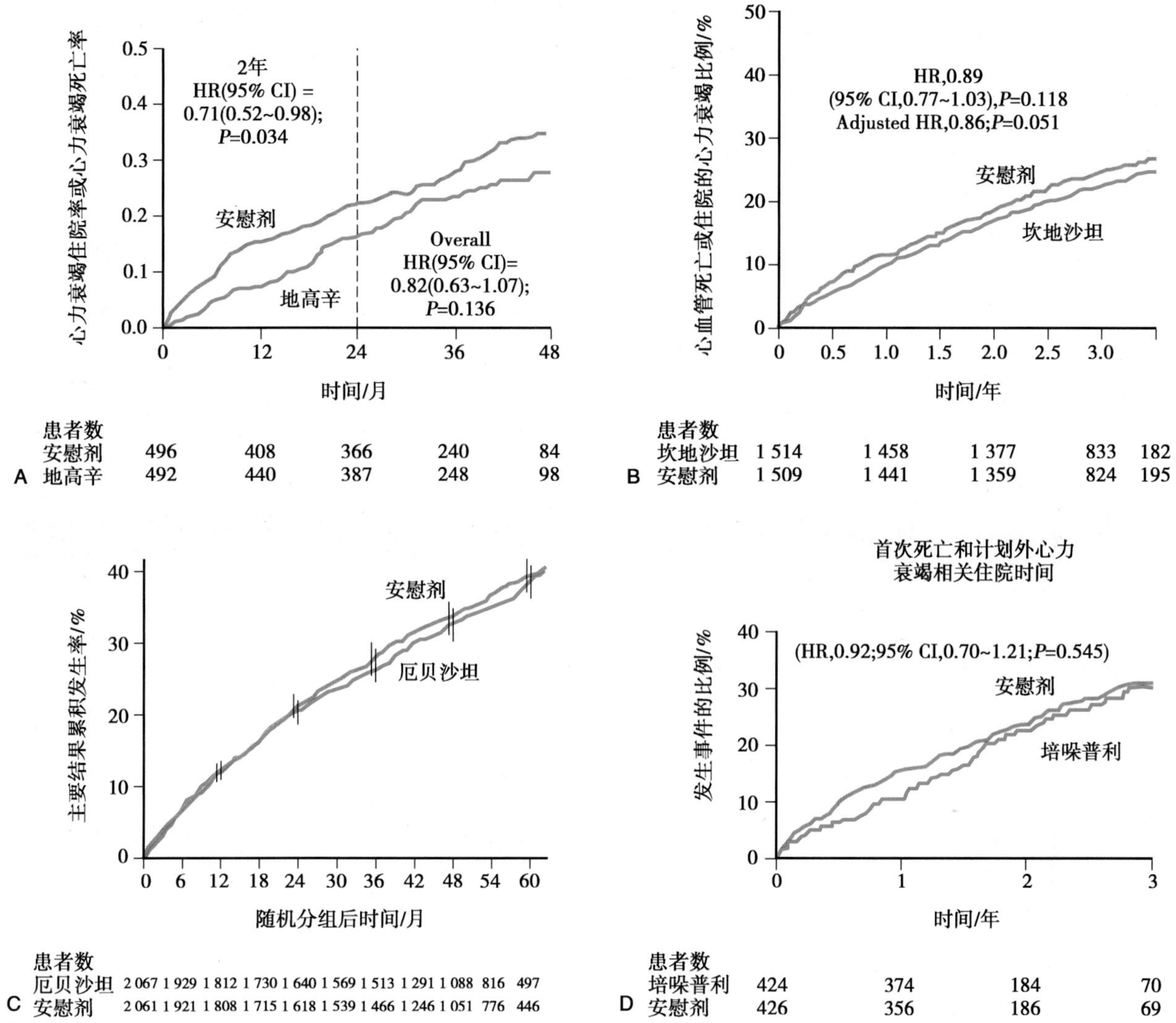

图 26.10 Kaplan-Meier 主要终点生存曲线:A,洋地调查小组(DIG)正常射血分数心力衰竭患者(HFnlEF)亚组研究;B,坎地沙坦在心脏衰竭患者作用:对发病率和死亡率降低的作用(CHARM)试验;C,厄贝沙坦对 HFpEF 患者的作用(I-Preserve)试验;D,培哚普利对老年慢性心力衰竭患者作用(PEP-CHF)试验

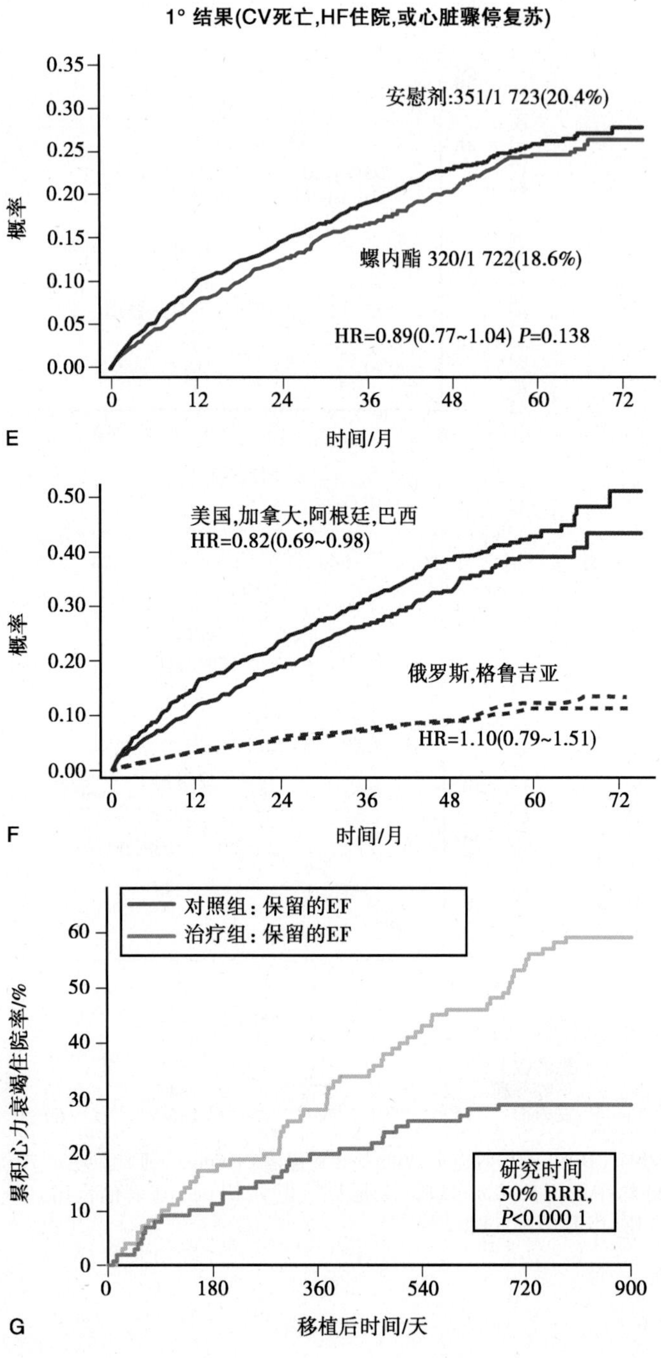

图 26.10(续) E 和 F 醛固酮抑制剂治疗收缩功能保留的心力衰竭(TOPCAT)研究;G,CHAMPION 试验。详见正文。CV,心血管;CI,置信区间;EF,射血分数;HR,相对危险度。(A,引自 Ahmed A et al. Effects of digoxin on morbidity and mortality in diastolic heart failure: The Ancillary Digitalis Investigation Group Trial. Circulation 2006; 114: 397;B,引自 Yusuf S et al. Effects of candesartan in patients with chronic heart failure and preserved left-ventricular ejection fraction: the CHARM-Preserved trial. Lancet 2003; 362:777;C,引自 Massie BM et al. Irbesartan in patients with heart failure and preserved ejection fraction. N Engl J Med 2008;359:2456;D,引自 Cleland JG et al. The Perindopril in Elderly People with Chronic Heart Failure (PEP-CHF) study. Eur Heart J 2006;27:2338;E,引自 Pitt B et al. Spironolactone for heart failure with preserved ejection fraction. N Engl J Med. 2014;370:1383;F,引自 American Heart Association; Pfeffer MA et al. Regional variation in patients and outcomes in the Treatment of Preserved Cardiac Function Heart Failure with an Aldosterone Antagonist (TOPCAT) trial. Circulation 2015;131:34;G,引自 American Heart Association; Adamson PB et al. Wireless pulmonary artery pressure monitoring guides management to reduce decompensation in heart failure with preserved ejection fraction. Circ Heart Fail 2014;7:935.)

DIGT RIAL 研究。洋地调查小组(Digitalis Investigators Group, DIG)试验包含 988 名 HFpEF 门诊患者(EF>45%),他们有正常窦性节律。在这组 HFpEF 患者中,地高辛并没有改变与 HF 相关的住院率或心血管死亡率这一主要终点,但确实减少了住院治疗的人数。总住院治疗的人数没有减少,主要是由于不稳定心绞痛的入院率上升,这抵消了心力衰竭住院率降低的好处[76]。

CHARM 研究。心脏衰竭患者坎地沙坦使用:项目评估了心力衰竭患者使用坎地沙坦(ARB)后的死亡率和发病率(Candesartan in Heart Failure:Assessment of Reduction in Mortality and Morbidity, CHARM)。在 CHARM-Preserved 组中[77],EF 超过 40%的心力衰竭患者除了标准治疗外被随机分配到接受坎地沙坦或安慰剂治疗。在坎地沙坦组中,患者心血管死亡或与心力衰竭相关的住院治疗发生率少于对照组,这一发现只在对基线特征进行矫正后才具有统计学意义。此外,使用坎地沙坦对死亡率没有影响。

PEP-CHF 研究。Perindopril in Elderly People with Chronic Heart Failure(PEP-CHF)研究针对的是培哚普利在老年慢性心力衰竭患者中的效果。70 岁以上、心超显示舒张功能不全的 HFpEF (EF>0.45)患者,随机分配接受培哚普利(ACE 抑制剂)或安慰剂[78]。主要终点是全因死亡率或与心力衰竭相关的意外住院治疗。入组情况和事件发生率都低于预期,并且两组盲法治疗的终止率均高,均改为开放标签的 ACE 抑制剂交互使用。这些因素限制了研究的效力,研究并没有显示出主要终点在培哚普利组的显著减少。在对结果进行的一项回顾性分析中,当交叉治疗率较低时,发现了一些有益的趋势,主要是在心力衰竭-相关的住院治疗的减少方面。

I-PRESERVE 试验。厄贝沙坦对 HFpEF 研究(Irbesartan in Heart Failure with Preserved Ejection Fraction Study, I-PRESERVE)。在 4 128 名大于 60 岁、NYHA 心功能Ⅱ、Ⅲ或Ⅳ 级,EF 超过 45%的患者中测试了厄贝沙坦(ARB)的有效程度[79]。主要终点是全因死亡或因心血管疾病住院率(心力衰竭、心肌梗死、不稳定心绞痛、心律失常或卒中)。次要的终点包括心力衰竭死亡或因心力衰竭而住院、全因死亡、心血管死亡及生活质量的下降。厄贝沙坦对任何预先指定的终点都没有影响。

SENIORS 试验。奈必洛尔干预对老年心力衰竭患者预后和再住院的影响研究(Study of the Effects of Nebivolol Intervention on Outcomes and Rehospitalization in Seniors with Heart Failure, SENIORS)试验测试了 $β_1$-选择性阻断剂奈必洛尔对无 EF 要求的心力衰竭患者的影响[80]。奈必洛尔还具有血管舒张的特性,这被认为与它对一氧化氮(NO)释放的影响有关。在全因死亡率或 CV 住院的主要终点观察到适度但显著的降低,主要是由于其对住院治疗的影响。对 EF 高于 35%和低于 35%的患者进行预设亚组分析,未发现 EF 较高患者获益减少的任何趋势。不幸的是,EF 超过 50%的患者很少被纳入试验。因此,从这项研究中不可能得出 β 受体阻滞剂对 HFpEF 的益处。然而,一项大型观察性研究的分析发现,EF 超过 40%的心力衰竭患者住院后使用 β 受体阻滞剂治疗没有死亡率获益。相比之下,在 EF 低于 40%的心力衰竭患者中,发现明显的死亡率受益,这与 β 受体阻滞剂治疗 HFrEF 随机试验的结果一致。

TOPCAT 研究。研究表明,盐皮质激素受体对抗(MRAs)可以改善 HFpEF 患者的舒张功能和活动耐力。此外,MRAs 对 LV 负荷(前负荷和后负荷)及心肌纤维化都有良好的效果。醛固酮抑制剂治疗收缩功能保留的心脏衰竭(Treatment of Preserved Cardiac Function Heart Failure with an Aldosterone Antagonist, TOPCAT)研究,主要目的是确定用螺内酯是否能改善有症状的 HFpEF 患者的临床结局。TOPCAT 是一个随机、双盲试验;3 445 名有症状的 HFpEF(EF≥45%)的患者被分配接受螺内酯(每日 15 至 45mg)或安慰剂。主要终点是心血管死亡,心搏骤停,或心力衰竭入院。平均随访时间为 3.3 年,主要终点发生在螺内酯组有 18.6%,安慰剂组有 20.4%(危险比 HR, 0.89; 95% 可信区间 0.77~1.04; P = 0.14)[81]。尽管 TOPCAT 试验的主要终点在统计上并不显著,但对心力衰竭再入院在螺内酯组中的比例明显低于安慰剂组(12.0% vs 14.2%;危险比 0.83;95%可信区间 0.69~0.99, P = 0.04)。TOPCAT 的进一步分析发现:①俄罗斯和格鲁吉亚亚组患者在矫正了年龄、性别因素后,心力衰竭住院率和心血管死亡率与对照组大致相同,表明他们没有有症状的 HFpEF;②俄罗斯和格鲁吉亚亚组患者在接受螺内酯治疗后血压、肌酐或钾无明显变化,螺内酯的代谢产物较低或测不出,表明这些患者可能不适合螺内酯药物治疗。对 TOPCAT 的一项非预设的会不行分析显示,在排除俄罗斯和格鲁吉亚的患者后,主要研究终点有明显而显著的减少(危险比,0.82;95%可信区间 0.69~0.98)[82]。

CHAMPION 试验。讨论见后文,远程监测系统帮助定制化管理。

RELAX 试验。由于磷酸二酯酶 5(PDE5)参与代谢 NO 和 NP 系统的第二信使鸟苷酸循环,PDE 可能增加心脏、血管和肾脏的 NO 和 NP 系统的激活,并改善 HFpEF 的临床状态。早期二期和单中心研究表明,PDE5 抑制剂西地那非对 HFpEF 患者有有益的影响,但 RELAX 实验表明,西地那非并未改善运动能力或临床状态[83]。这是一个中等规模的(216 个患者)的短期(24 周)研究,由国家心脏、肺和血液研究所(National Heart, Lung and Blood Institute, NHLBI)开展,由心力衰竭临床研究网(National Heart, Lung and Blood Institute, HFCRN)赞助[83]。

NEAT-HFpEF 试验。硝酸盐的血流动力学效应会减少 HFpEF 患者运动后肺充血,提高患者运动耐量。在硝酸盐影响 HFpEF 患者活动耐量(Nitrate's Effect on Activity Tolerance in Heart Failure with Preserved Ejection Fraction, NEAT-HFpEF)的研究中,拟验证如下假设:延长单硝酸异山梨酯的释放将增强 HFpEF 患者日常活动水平。这是一个中等规模(110 个患者)、短期(6 周)的研究,也由 NHLBI 赞助,HFCRN 进行。与接受安慰剂的患者相比,接受异山梨醇治疗的患者并没有明显的症状改善,也没有获得更好的生活质量及更好的运动耐量[84]。目前的研究主要集中在口服和吸入有机亚硝酸盐制剂的潜在用途,这些制剂针对的是硝酸盐-氮-NO 途径。

对 HFpEF 的新型管理策略的二期研究

目前,正在对 HFpEF 患者开展几项二期、三期研究。这些包括:血管紧张素受体脑啡肽酶抑制剂(ARNI),沙库巴曲缬沙坦(Entresto),口服和吸入的亚硝酸盐,重组松弛素,可溶性鸟嘌呤环化酶激动剂,以及房间隔造口器的放置。沙卡不曲缬沙坦已经进入到三期试验。

PARAMOUNT 是一个前瞻性、在射血分数保留性心脏衰竭中进行的随机平行双盲多中心二期研究,ARNI 与 ARB 对照,受试者为 NYHA Ⅱ或Ⅲ级,NT-proBNP 水平超过 400pg/ml 的 HFpEF(EF>45%)患者[85] ARNI 沙库巴曲缬沙坦似乎有抗纤维化的效果[85]。一组 149 名患者接受沙库巴曲缬沙坦沙治疗(每天两次,每次 200mg),另外 152 名患者接受缬沙坦(每天两次,每次 160mg)治疗,持续 36 周。主要终点是 NT-proBNP 从基线到 12 周的变化。在 12 周的时间里,与缬沙坦相比,沙库巴曲缬沙坦的 NT-proBNP 显著减少了大约 15%(没有统计学差异;在治疗有反应组,P=0.005)。在 36 周,与缬沙坦相比,沙库巴曲缬沙坦的左心房容积显著减少了大约 5%(没有统计学差异;在治疗有反应组,P=0.003)。沙库巴曲缬沙坦改进了 NHYA 心功能分级(P=0.05)。沙库巴曲缬沙坦耐受性良好,其副作用类似于缬沙坦。这些发现是否会有临床有益的结果需要在正在进行一项大型的随机试验——PARAGON HF 中进一步观察。

HFpEF 患者的管理

对 HFpEF 的实用临床管理策略主要有 3 个方面。第一方面是减少和预防肺和外周静脉充血。可以通过限制水钠摄入、合理使用利尿剂和硝酸盐、选择性使用神经激素调节剂及适当的远程监测定制护理。第二方面是对先行病和合并症的积极治疗。其策略包括控制静息状态下的血压、调节血压随运动的改变、控制血糖、治疗和预防缺血、维持肾功能,以及使用药物/手术方法治疗肥胖、运动训练。第三方面是优化心功能状态——防止心动过速或心动过缓、使心率与代谢需求相匹配、维持或恢复正常窦性心律,以及控制房性心律失常期间的心室反应速率。

非药物治疗

对于 HFpEF 患者,一般管理措施包括注意饮食和生活方式、避免肥胖或减肥、增加运动、坚持实施管理策略、每日监测体重、对患者作教育、和通过家庭协助处理作密切医疗随访。限制钠摄入量,每天低于 2g 可能是有效的。应避免摄入过多的水,满足肾功能所需即可(见后文)。如果限制水钠摄入的同时使用利尿剂导致了肾小球滤过率(glomerular filtration rate,GFR)降低,则可通过观察可容许的外周水肿来决定最佳的水摄入量。中等规模的随机研究表明,HFpEF 患者作运动训练可以改善运动耐量,尽管其对舒张功能指标的影响尚无定论[86,87]。

共患病治疗

HFpEF 患者常常患有重要的先行病和合并症,这些疾病可促进 HFpEF 的进展,影响其临床严重程度并促进其失代偿。因此,治疗合并症是处理 HFpEF 患者的重要环节。最重要和最常见的合并症包括动脉高血压、肥胖、糖尿病、慢性肾病、阻塞性睡眠呼吸暂停和贫血。

大多数 HFpEF 患者(> 85%)同时或在此之前患者高血压。未经治疗的高血压是发生 HF 的强危险因素。老年收缩期高血压患者(HFpEF 风险最高的人群)接受治疗后,HF 的发生率可能降低 50%以上[86]。因此,HFpEF 的循证治疗包括了对收缩期高血压的控制。治疗的目标是收缩压低于 140mmHg,舒张压低于 90mmHg。不过,最近关于高血压的大型随机对照试验表明,更低的收缩压目标(<120mmHg)可能进一步减少 HFpEF 的发生[88,89]。由于许多患者(特别是老年患者)存在动脉硬化,可能难以实现充分的血压控制,这些患者也容易发生直立性低血压。对高血压性心脏病患者的充分治疗不仅包括控制血压,还包括预防或逆转左心室肥大,这会使患者的发病率和死亡率降低、运动耐量提高、舒张功能改善[90]。

糖尿病和阻塞性睡眠呼吸暂停在 HFpEF 患者中很常见,并可导致较差的临床结局。现有数据表明,对糖尿病和睡眠呼吸暂停的治疗可改善 HFpEF 患者的舒张功能和临床状态。因此,使用经过验证的疗法治疗这些疾病是处理 HFpEF 患者的重要环节。

HFpEF 患者的肥胖率很高。例如,大型 ADHERE 注册研究发现超过一半的患者体重超过 78kg,且四分之一患者的体重超过 97kg。这一现象令人印象深刻,因为大多数患者是老年妇女[91]。肥胖本身会损害运动耐量,而且会导致高血压、糖尿病和睡眠呼吸暂停的发生。BMI 是 HFpEF 患者预后的重要指标。通过减重手术、限制热量摄入及运动减轻体重后,心脏舒张功能指标可得到改善。因此,通过饮食、减重手术或食欲抑制药物减轻体重可能是处理肥胖 HFpEF 患者的重要策略。

慢性肾病经常伴随 HFpEF 并促进其失代偿。GFR 是 HFpEF 患者预后的重要预测因子,GFR 估计值降低提示较高的事件发生率。最后,贫血也常见于 HFpEF 患者,并且常常预后较差。

基于传感器的策略

许多基于传感器的新型处理策略正在被开发,它们使用基于远程监测的定制疗法方便地处理 HFpEF。这些策略包括植入式血流动力学监测器(implantable hemodynamic monitor,IHM)、皮下和皮肤传感器、非侵入性监测器(用于评估体液容量状态、心率、节律、交感神经张力和活动的测量)和血清/血浆生物标志物检测。

远程监测系统帮助定制化管理

COMPASS-HF(使用 Chronicle 处理具有晚期心力衰竭症状和体征的患者)研究使用 IHM 测量了 70 名 HFpEF 患者(EF>50%)的肺动脉舒张压估计值(ePAD),该指标在没有肺血管疾病的情况下可近似替代肺毛细血管楔压。该研究表明:①HFpEF 患者即使被医生诊断为处于代偿期,也表现出明显的充盈压升高;②充盈压在失代偿后进一步升高;③基线充盈压和充盈压改变量均对预后有预测作用,包括 HF 住院率和心血管相关死亡率[92-95]。反映舒张压和间质液体积的其他测量结果,如基线胸部阻抗及其改变也可用于预测结局,包括 HF 住院率和心血管相关死亡率[96]。研究人员假设,基于 IHM 远程监测获得的数据调整治疗方案,可降低基线压力、防止压力升高、并降低 HFpEF 患者的 HF 事件发生率。CHAMPION(CardioMEMS 心脏传感器可通过监测压力改善 NYHA Ⅲ级心力衰竭患者的预后)研究对该假设做了验证。所纳入的 152 HFpEF 患者中,一半使用 IHM 获取的肺动脉舒张压信息进行处理;另一半在不知道 IHM 数据的情况下接受了标准的药物治疗。积极治疗组患者的肺动脉舒张压和收缩压降低 152%,HF 相关事件降低 52%($P<0.0001$ 和对照组),CV 死亡率降低。除 IHM 系统外,测量阻抗及心率变异性、节律和活动指数的非侵入性系统也正在开发和测试中[96-99](见图 26.8)。

未来展望

用于治疗有症状 HFrEF 患者的循证指南包括使用多种药物和装置。HFrEF(EF<30%)、NYHA Ⅲ级患者可以接受 β 受体阻滞剂、ACE 抑制剂或 ARB、醛固酮拮抗剂、洋地黄、利尿剂、CRT、和植入式心律转复除颤器治疗。这些治疗方法针对多种不同的潜在病理生理机制,它们已被证明在 HFrEF 的发生或进展中起作用。迄今为止,β 受体阻滞剂、ACE 抑制剂、ARB 和洋地黄治疗已被应用于 HFpEF 治疗,但尚未取得理想效果。这些事实为开发新颖有效的 HFpEF 处理策略提供相关信息:首先,随机对照实验中 HFrEF 与 HFpEF 患者使用相同药物后结果的差异表明这两种心力衰竭综合征之间存在重要和本质上的差异。这些差异包括治疗所应针对的不同潜在病理生理学靶标。针对 HFpEF 的新型、有效的处理策略必须针对这些病理生理机制,包括左心室改变、心肌细胞/细胞外、和分子结构和功能的治疗。例如,恢复钙稳态、改变肌动蛋白磷酸化状态、减少 ECM 纤维化及使利尿钠肽水平正常化的治疗都有助于改善 HFpEF 的结局。其次,综合治疗需要多种药物和装置,它们各自针对不同的独立机制。这种多靶点方法是必要的,因为每种机制都可能独立促进疾病进展。所以,就像 HFrEF 患者通常需要五种药物和两种器械才能进行有效治疗,HFpEF 患者也需要采用类似的多靶点方法,其中的成分可以协同作用,降低 HFpEF 的发病率和死亡率[100]。

(周红梅 译,姜萌 校)

参考文献

Overview and Terminology

1. Little WC, Zile MR. HFpEF. Cardiovascular abnormalities not just co-morbidities. *Circ Heart Fail.* 2012;5:669.
2. Lam CSP, Roger VL, Rodeheffer RJ, et al. Cardiac structure and ventricular-vascular function in persons with heart failure and preserved ejection fraction: from Olmstead County, Minnesota. *Circulation.* 2007;115:1982.
3. Kitzman DW, Little WC. Left ventricle diastolic dysfunction and prognosis. *Circulation.* 2012;125:743.
4. Iwano H, Little WC. Heart failure: What does ejection fraction have to do with it? *J Cardiol.* 2013;62:1.
5. Little WC, Zile MR, Klein A, et al. Effect of losartan and hydrochlorothiazide on exercise tolerance in exertional hypertension and left ventricular diastolic dysfunction. *Am J Cardiol.* 2006;98:383.
6. Rector TS, Carson PE, Anand IS, et al. Assessment of long-term effects of irbesartan on heart failure with preserved ejection fraction as measured by the Minnesota Living with Heart Failure Questionnaire in the I-Preserve Trial. *Circ Heart Fail.* 2012;5:217.
7. Zile MR, Kjellstrom B, Bennett T, et al. Effects of exercise on left ventricular systolic and diastolic properties in patients with heart failure and a preserved ejection fraction versus heart failure and a reduced ejection fraction. *Circ Heart Fail.* 2013;6:508–516.
8. Zile MR, Bourge RC, Redfield MM, Little WC. Randomized, double-blind, placebo-controlled study of sitaxsentan to improve impaired exercise tolerance in patients with heart failure and a preserved ejection fraction. *JACC Heart Fail.* 2014;2:123–130.
9. Carson PE, Anand IS, Win S, et al. The hospitalization burden and post-hospitalization mortality risk in heart failure with preserved ejection fraction results from the I-Preserve Trial (Irbesartan in Heart Failure and Preserved Ejection Fraction). *JACC Heart Fail.* 2015;3:429–441.
10. McMurray JJ, Carson PE, Komajda M, et al. Heart failure with preserved ejection fraction: clinical characteristics of 4,133 patients enrolled in the I-Preserve trial. *Eur J Heart Fail.* 2008;10:149.
11. Zile MR, Gottdiener JS, Hetzel SJ, et al. Prevalence and significance of alterations in cardiac structure and function in patients with heart failure and a preserved ejection fraction. *Circulation.* 2011;124:2491.
12. Gaasch WH, Zile MR. Left ventricular structural remodeling in health and disease: with special emphasis on volume, mass, and geometry. *J Am Coll Cardiol.* 2011;58:1733.
13. Zile MR, LeWinter MM. Left ventricular end-diastolic volume is normal in patients with heart failure and a normal ejection fraction: a renewed consensus in diastolic heart failure (editorial). *J Am Coll Cardiol.* 2007;49:982.
14. Gaasch WH, Delorey DE, St John Sutton MG, et al. Patterns of structural and functional remodeling of the left ventricle in chronic heart failure. *Am J Cardiol.* 2008;102:459.
15. Van Heerebeek L, Franssen CP, Hamdani N, et al. Molecular and cellular basis for diastolic dysfunction. *Curr Heart Fail Rep.* 2012;9:293.

Natural History

16. Owan TE, Hodge DO, Herges RM, et al. Trends in prevalence and outcomes of heart failure with preserved ejection fraction. *N Engl J Med.* 2006;355:251.
17. Campbell R, Jhund PS, Castagno D, et al. What have we learnt about patients with heart failure and preserved ejection fraction (HF-PEF) from DIG-PEF, CHARM-Preserved, and I-Preserve? *J Am Coll Cardiol.* 2012;60:2349.
18. Zile MR, Gaasch WH, Anand IS, et al. Mode of death in patients with heart failure and a preserved ejection fraction: results from the Irbesartan in Heart Failure with Preserved Ejection Fraction Study (I-Preserve) trial. *Circulation.* 2010;121:1393.
19. Zile MR, Gaasch WH, Patel K, et al. Adverse left ventricular remodeling and incident heart failure in community-dwelling older adults. *JACC Heart Fail.* 2014;2:51222.

Pathophysiology

20. Little WC. Diastolic dysfunction beyond distensibility: adverse effects of ventricular dilatation. *Circulation.* 2005;112:2888.
21. Rovner A, Smith R, Greenberg NL, et al. Improvement in diastolic intraventricular pressure gradients in patients with HOCM after ethanol septal reduction. *Am J Physiol Heart Circ Physiol.* 2003;285:H2492.
22. Yotti R, Bermejo J, Antoranz JC, et al. A noninvasive method for assessing impaired diastolic suction in patients with dilated cardiomyopathy. *Circulation.* 2005;112:2921.
23. Ohara T, Ohte N, Little WC. Pulmonary hypertension in heart failure with preserved left ventricular ejection fraction: diagnosis and management. *Curr Opin Cardiol.* 2012;27:281.
24. Stewart KC, Kumar R, Charonko JJ, et al. Evaluation of LV diastolic function from color M-mode echocardiography. *JACC Cardiovasc Imaging.* 2011;4:37.
25. Little WC, Oh JK. Echocardiographic evaluation of diastolic function can be used to guide clinical care. *Circulation.* 2009;120:802.
26. Hasegawa H, Little WC, Ohno M, et al. Diastolic mitral annular velocity during the development of heart failure. *J Am Coll Cardiol.* 2003;41:1590.
27. Masutani S, Little WC, Hasegawa H, et al. Restrictive left ventricular filling pattern does not result from increased left atrial pressure alone. *Circulation.* 2008;117:1550.
28. Fukuta H, Little WC. Elevated left ventricular filling pressure after maximal exercise predicts increased plasma B-type natriuretic peptide levels in patients with impaired relaxation pattern of diastolic filling. *J Am Soc Echocardiogr.* 2007;20:832.
29. Opdahl A, Remme EW, Helle-Valle T, et al. Determinants of left ventricular early-diastolic lengthening velocity. *Circulation.* 2009;119:2578.
30. Westermann D, Kasner M, Steendijk P, et al. Role of left ventricular stiffness in heart failure with normal ejection fraction. *Circulation.* 2008;117:2051.
31. Zile MR, Brutsaert DL. New concepts in diastolic dysfunction and diastolic heart failure. Part I. Diagnosis, prognosis, and measurement of diastolic function. *Circulation.* 2002;105:1387.
32. Zile MR, Brutsaert DL. New concepts in diastolic dysfunction and diastolic heart failure: Part II. Causal mechanisms and treatment. *Circulation.* 2002;105:1503.
33. Katz AM, Zile MR. New molecular mechanism in diastolic heart failure. *Circ Heart Fail.* 2006;113:1922.
34. Bradshaw AD, Baicu CF, Rentz TJ, et al. Pressure-overload induced alterations in fibrillar collagen content and myocardial diastolic function: role of SPARC in post-synthetic procollagen processing. *Circulation.* 2009;119:269.
35. Bradshaw AD, Baicu CF, Rentz TJ, et al. Age-dependent alterations in fibrillar collagen content and myocardial diastolic function: role of SPARC in post-synthetic procollagen processing. *Am J Physiol Heart Circ Physiol.* 2010;298:H614.
36. Baicu CF, Li J, Zhang Y, et al. Time course of right ventricular pressure-overload induced myocardial fibrosis: relationship to changes in fibroblast dependent post-synthetic procollagen processing. *Am J Physiol Heart Circ Physiol.* 2012;303:H1128.
37. Zile MR, Baicu CF, Ikonomidis JS, et al. Myocardial stiffness in patients with heart failure and a preserved ejection fraction: contributions of collagen and titin. *Circulation.* 2015;131:1247–1259.
38. Borbely A, Falcao-Pires I, van Heerebeek L, et al. Hypophosphorylation of the Stiff N2B titin isoform raises cardiomyocyte resting tension in failing human myocardium. *Circ Res.* 2009;104:780.
39. Borbely A, van Heerebeek L, Paulus WJ. Transcriptional and posttranslational modifications of titin: implications for diastole. *Circ Res.* 2009;104:12.
40. Zile MR, Baicu CF, Gaasch WH. Diastolic heart failure—abnormalities in active relaxation and passive stiffness of the left ventricle. *N Engl J Med.* 2004;350:1953.
41. Van Heerebeek L, Hamdani N, Handoko ML, et al. Diastolic stiffness of the failing diabetic heart: importance of fibrosis, advanced glycation end products, and myocyte resting tension. *Circulation.* 2008;117:43.

Clinical Features

42. Ponikowski P, Voors AA, Anker SD, and Authors/Task Force Members. 2016 ESC Guidelines for the diagnosis and treatment of acute and chronic heart failure: The Task Force for the diagnosis and treatment of acute and chronic heart failure of the European Society of Cardiology (ESC) developed with the special contribution of the Heart Failure Association (HFA) of the ESC. *Eur Heart J.* 2016;37(27):2129–2200.
43. Chow SL, Maisel AS, Anand I, et al. the role of biomarkers for the prevention, assessment, and management of heart failure. a consensus statement for healthcare professions from the American Heart Association. *Circulation.* 2017;135:e1054–e1091.
44. Frankenstein L, Remppis A, Nelles M, et al. Relation of N-terminal pro-brain natriuretic peptide levels and their prognostic power in chronic stable heart failure to obesity status. *Eur Heart J.* 2008;29:2634–2640.
45. Komajda M, Carson PE, Hetzel S, et al. Factors associated with outcome in heart failure with preserved ejection fraction: findings from the Irbesartan in Heart Failure with Preserved Ejection Fraction Study (I-Preserve). *Circ Heart Fail.* 2011;4:27.
46. Mohammed SF, Borlaug BA, Roger VL, et al. Comorbidity and ventricular and vascular structure and function in heart failure with preserved ejection fraction: a community-based study. *Circ Heart Fail.* 2012;5:710.
47. Shah SJ, Kitzman DW, Borlaug BA, et al. Phenotype-specific treatment of heart failure with preserved ejection fraction: a multiorgan roadmap. *Circulation.* 2016;134:73–90.
48. Lam CSP, Carson PE, Anand IS, et al. Sex differences in clinical characteristics and outcomes in elderly patients with heart failure and preserved ejection fraction: the Irbesartan in Heart Failure with Preserved Ejection Fraction (I-Preserve) Trial. *Circ Heart Fail.* 2012;5:571.
49. Little WC, Lam C, Little WC. Sex and cardiovascular risk: Are women advantaged or men disadvantaged? *Circulation.* 2012;126:913.
50. Yancy CW, Jessup M, Bozkurt B, et al. 2016 ACC/AHA/HFSA focused update on new pharmacological therapy for heart failure: an update of the 2013 ACCF/AHA Guideline for the Management of Heart Failure: a report of the American College of Cardiology/American Heart Association Task Force on Clinical Practice Guidelines and the Heart Failure Society of America. *Circulation.* 2016;134:e282–e293.
51. Powell BD, Redfield MM, Bybee KA, et al. Association of obesity with left ventricular remodeling and diastolic dysfunction in patients without coronary artery disease. *Am J Cardiol.* 2006;98:116.
52. Vest AR, Heneghan HM, Schauer PR, et al. Surgical management of obesity and the relationship to cardiovascular disease. *Circulation.* 2013;127:945.
53. Smith GL, Lichtman JH, Bracken MB, et al. Renal impairment and outcomes in heart failure: systematic review and meta-analysis. *J Am Coll Cardiol.* 2006;47:1987.
54. Ahmed A, Rich MW, Sanders PW, et al. Chronic kidney disease associated mortality in diastolic versus systolic heart failure: a propensity matched study. *Am J Cardiol.* 2007;99:393.
55. Lam C, Roger V, Rodeheffer R, et al. Pulmonary hypertension in heart failure with preserved ejection fraction: a community-based study. *J Am Coll Cardiol.* 2009;53:1119.
56. Zile MR, Bennett TD, St John Sutton M, et al. Transition from chronic compensated to acute decompensated heart failure: pathophysiological insights obtained from continuous monitoring of intracardiac pressures. *Circulation.* 2008;118:1433.
57. Gandhi SK, Powers JC, Nomeir AM, et al. The pathogenesis of acute pulmonary edema associated with hypertension. *N Engl J Med.* 2001;344:17.
58. Jencks SF, Williams MV, Coleman EA. Rehospitalizations among patients in the Medicare fee-for-service program. *N Engl J Med.* 2009;360:1418.
59. Baicu CF, Zile MR, Aurigemma GP, et al. Left ventricular systolic performance, function, and contractility in patients with diastolic heart failure. *Circulation.* 2005;111:2306.
60. Zile MR, DeSantis SM, Baicu CF, et al. Plasma biomarkers that reflect determinants of matrix composition identify the presence of left ventricular hypertrophy and diastolic heart failure. *Circ Heart Fail.* 2011;4:246.
61. Borlaug BA, Melenovsky V, Russell SD, et al. Impaired chronotropic and vasodilator reserves limit exercise capacity in patients with heart failure and a preserved ejection fraction. *Circulation.* 2006;114:2138.
62. Melenovsky V, Borlaug BA, Rosen B, et al. Cardiovascular features of heart failure with preserved ejection fraction versus nonfailing hypertensive left ventricular hypertrophy in the urban Baltimore community: the role of atrial remodeling/dysfunction. *J Am Coll Cardiol,* 2007;49:198.
63. Shumuylovich L, Kovacs SJ. E-wave deceleration time may not provide an accurate determination of LV chamber stiffness if LV relaxation/viscoelasticity is unknown. *Am J Physiol Heart Circ Physiol.* 2007;292:H2712.
64. Nagueh SF, Appleton CP, Gillebert TC, et al. Recommendations for the evaluation of left ventricular diastolic function by echocardiography. *J Am Soc Echocardiogr.* 2009;22:107.
65. Dokainish H, Zoghbi WA, Lakkis NM, et al. Optimal noninvasive assessment of left ventricular filling pressures: a comparison of tissue Doppler echocardiography and B-type natriuretic peptide in patients with pulmonary artery catheters. *Circulation.* 2004;109:2432.
66. Bursi F, Weston SA, Redfield MM, et al. Systolic and diastolic heart failure in the community. *JAMA.* 2006;296:2209.
67. Redfield MM, Jacobsen SJ, Burnett JC Jr, et al. Burden of systolic and diastolic ventricular dysfunction in the community: appreciating the scope of the heart failure epidemic. *JAMA.* 2003;289:194.
68. Grewal J, McCully RB, Kane GC, et al. Left ventricular function and exercise capacity. *JAMA.* 2009;301:286.
69. Brucks S, Little WC, Chao T, et al. Relation of anemia to diastolic heart failure and effect on outcome. *Am J Cardiol.* 2004;93:1055.
70. Somaratne JB, Whalley GA, Poppe KK, et al. Pseudonormal mitral filling is associated with similarly poor prognosis as restrictive filling in patients with heart failure and coronary heart disease: a systematic review and meta-analysis of prospective studies. *J Am Soc Echocardiogr.* 2009;22:494.
71. Borlaug BA, Paulus WJ. Heart failure with preserved ejection fraction: pathophysiology, diagnosis, and treatment. *Eur Heart J.* 2011;32:670.
72. Borlaug BA, Kass DA. Ventricular-vascular interaction in heart failure. *Cardiol Clin.* 2011; 29:447.
73. Little WC, Pu M. Left ventricular-arterial coupling. *J Am Soc Echocardiogr.* 2009;22:1246.
74. Schwartzenberg S, Redfield MM, From AM, et al. Effects of vasodilation in heart failure with preserved or reduced ejection fraction implications of distinct pathophysiologies on response to therapy. *J Am Coll Cardiol.* 2012;59:442.

Therapy

75. Ponikowski P, Voors AA, Anker SD, Authors/Task Force Members, et al. 2016 ESC guidelines for the diagnosis and treatment of acute and chronic heart failure: the Task Force for the Diagnosis and Treatment of Acute and Chronic Heart Failure of the European Society of Cardiology (ESC). Developed with the special contribution of the Heart Failure Association (HFA) of the ESC. *Eur Heart J.* 2016;37:2129–2200.
76. Ahmed A, Zile MR, Rich MW, et al. Hospitalizations due to unstable angina pectoris in diastolic and systolic heart failure. *Am J Cardiol.* 2007;99:460.
77. Yusuf S, Pfeffer MA, Swedberg K, et al. Effects of candesartan in patients with chronic heart failure and preserved left-ventricular ejection fraction: the CHARM-Preserved Trial. *Lancet.* 2003;362:777.
78. Cleland JGF, Tendera M, Adamus J, et al. The Perindopril in Elderly People with Chronic Heart Failure (PEP-CHF) Study. *Eur Heart J.* 2006;27:2338.
79. Massie BM, Carson PE, McMurray JJ, et al. Irbesartan in patients with heart failure and preserved ejection fraction. *N Engl J Med.* 2008;359:2456.
80. Flather MD, Shibata MC, Coats AJ, et al. Randomized trial to determine the effect of nebivolol on mortality and cardiovascular hospital admission in elderly patients with heart failure (SENIORS). *Eur Heart J.* 2005;26:215.
81. Pitt B, Pfeffer MA, Assmann SF, et al; TOPCAT Investigators. Spironolactone for heart failure with preserved ejection fraction. *N Engl J Med.* 2014;370:1383–1392.
82. Pfeffer MA, Claggett B, Assmann SF, et al. Regional variation in patients and outcomes in the Treatment of Preserved Cardiac Function Heart Failure with an Aldosterone Antagonist (TOPCAT). *trial Circulation.* 2015;131:34–42.
83. Redfield MM, Chen HH, Borlaug BA, et al. Effect of phosphodiesterase-5 inhibition on exercise capacity and clinical status in heart failure with preserved ejection fraction: a randomized clinical trial. *JAMA.* 2013;309:1268.
84. Redfield MM, Anstrom KJ, Levine JA, et al. NHLBI Heart Failure Clinical Research Network. Isosorbide Mononitrate in Heart Failure with Preserved Ejection Fraction. *N Engl J Med.* 2015;373:2314–2324.
85. Solomon SD, Zile M, Pieske B, et al. The angiotensin receptor neprilysin inhibitor lcz696 in heart failure with preserved ejection fraction: a phase 2 double-blind randomised controlled trial. *Lancet.* 2012;380:1387.
86. Pandey A, Parashar A, Kumbhani DJ, et al. Exercise training in patients with heart failure and preserved ejection fraction: meta-analysis of randomized control trials. *Circ Heart Fail.* 2015;8:33–40.
87. Edelmann F, Gelbrich G, Dungen HD, et al. Exercise training improves exercise capacity and diastolic function in patients with heart failure with preserved ejection fraction: results of the Ex-DHF (Exercise Training in Diastolic Heart Failure) pilot study. *J Am Coll Cardiol.* 2011;58:1780.
88. Wright JT Jr, Williamson JD, Whelton PK, et al. SPRINT Research Group. A randomized trial of intensive versus standard blood-pressure control. *N Engl J Med.* 2015;373:2103–2116.
89. Lonn EM, Bosch J, López-Jaramillo P, et al; HOPE-3 Investigators. Blood-pressure lowering in intermediate-risk persons without cardiovascular disease. *N Engl J Med.* 2016;374:2009–2020.
90. Solomon SD, Janardhanan R, Verma A, et al. Effect of angiotensin receptor blockade and antihypertensive drugs on diastolic function in patients with hypertension and diastolic dysfunction: a randomised trial. *Lancet.* 2007;369:2079.
91. Fonarow GC, Stough WG, Abraham WT, et al. Characteristics, treatments, and outcomes of patients with preserved systolic function hospitalized for heart failure. *J Am Coll Cardiol.* 2007;50:768.
92. Zile MR, Bennett TD, El Hajj S, et al. Intracardiac pressures measured using an implantable hemodynamic monitor: relationship to mortality in patients with chronic heart failure. *Circ Heart Fail.* 2017;10(1).
93. Stevenson LW, Zile M, Bennett TD, et al. Chronic ambulatory intracardiac pressures and future heart failure events. *Circ Heart Fail.* 2010;3:580.
94. Zile MR, Adamson PB, Cho YK, et al. Hemodynamic factors associated with acute decompensated heart failure. Part 1. Insights into pathophysiology. *J Card Fail.* 2011;17:282.
95. Adamson PB, Zile MR, Cho YK, et al. Hemodynamic factors associated with acute decompensated heart failure. Part 2. Use in automated detection. *J Card Fail.* 2011;17:366.
96. Zile MR, Sharma V, Johnson JW, et al. Prediction of all-cause mortality based on the direct measurement of intrathoracic impedance. *Circ Heart Fail.* 2016;9:e002543.
97. Bourge RC, Abraham WT, Adamson PB, et al. Randomized controlled trial of an implantable continuous hemodynamic monitor in patients with advanced heart failure: the COMPASS-HF study. *J Am Coll Cardiol.* 2008;51:1073.
98. Abraham WT, Adamson PB, Bourge RC, et al. Wireless pulmonary artery haemodynamic monitoring in chronic heart failure: a randomised controlled trial. *Lancet.* 2011;377:658.
99. Ritzema J, Troughton R, Melton I, et al. Hemodynamically Guided Home Self-Therapy in Severe Heart Failure Patients (HOMEOSTASIS) Study Group. Physician-directed patient self-management of left atrial pressure in advanced chronic heart failure. *Circulation.* 2010;121:1086.
100. Butler J, Fonarow GC, Zile MR, et al. Developing therapies for heart failure with preserved ejection fraction: current state and future directions. *JACC Heart Fail.* 2014;2:97–112.

第 27 章　心力衰竭的器械监测和治疗

WILLIAM T. ABRAHAM

心室失同步:心脏再同步化治疗的目标　537
针对 NYHA 心功能Ⅲ级和Ⅳ级患者植入 CRT 的随机对照研究　537
NYHA 心功能Ⅰ级和Ⅱ级患者植入 CRT 的随机对照试验　539
窄 QRS 波心衰患者的 CRT 治疗　540
心衰患者 CRT 植入的适应证　541
CRT 治疗的局限　541
心力衰竭中的心源性猝死　541
心力衰竭患者 ICD 的随机对照研究　541
心力衰竭患者预防性植入 ICD 的适应证　543
监控心脏衰竭的植入型器械　543
基于器械的心力衰竭诊断　543
植入型血流动力学监测仪　543
结论　544
参考文献　544

美国食品药品管理局(Food and Drug Administration,FDA)于 2001 年批准了第一台心脏再同步化治疗装置(cardiac resynchronization therapy,CRT)用于临床,继而开创了用于治疗心力衰竭(heart failure,HF)的可植入装置的新时代。随后植入型心律转复除颤器(implantable cardioverter-defibrillator,ICD)和组合式 CRT-ICD 设备也获准用于 HF 的治疗。由于降低了射血分数降低心力衰竭(heart failure and reduced ejection fraction,HFrEF)患者的心源性猝死(sudden cardiac death,SCD)发生率,ICD 可作为一级预防手段用于降低 HF 患者的全因死亡率。相关研究显示联合 CRT-ICD 装置可进一步降低心室收缩功能不全的 HF 患者的发病率和死亡率,而这部分患者单独使用 CRT 装置已可获益。基于这些植入装置的循证研究证据,2005 年美国心脏病学会/美国心脏协会(American College of Cardiology/American Heart Association,ACC/AHA)心力衰竭指南对相关内容进行了更新,并强烈推荐符合Ⅰ类适应证的 HF 患者使用 ICD 和 CRT[1];这些适应证在 2013 年又进行了更新[2]。

除了这些治疗装置之外,科研人员还开发了可监测患者生理参数例如患者的活动水平、心率变异性、胸内阻抗和血流动力学的植入型装置,这些技术已经部分被应用于当前的 CRT 和 ICD 装置中。但这类诊断或监测心力衰竭装置的效用尚未明确,相关研究目前正在进行中。本章回顾了 CRT 和 ICD 在 HF 治疗中的应用,并讨论了植入型 HF 监测设备的应用前景。而第 25 章和第 26 章则讨论了 HF 的药物治疗。

心室失同步:心脏再同步化治疗的目标

包括心室传导异常(如束支传导阻滞)在内的一些传导异常通常与慢性心力衰竭相关。心室传导异常改变了心室收缩的时间和模式,从而使已衰竭心脏的机械功能进一步恶化。心室传导延迟导致心室充盈不全,左心室(left ventricular,LV)收缩力减少,二尖瓣反流持续时间延长,以及室间隔反向运动[3,4]。总之,这些心室传导异常导致的机械收缩异常表现被称为心室失同步。心室失同步可通过体表心电图(ECG)QRS 间期的延长(通常大于 120 毫秒)来定义。根据这个定义,大约三分之一的收缩性心衰患者具有心室失同步。心室失同步不仅降低了衰竭心脏的射血能力,也与 HF 患者的死亡率增加相关。

现在可以通过起搏器植入,将起搏导线植入右心室和左心室来解决心室失同步问题。这种形式的起搏治疗现被称为 CRT。在 20 世纪 90 年代中期,由利于 CRT 治疗的病例报告所引发的小型观察性研究评估了 CRT 对血流动力学和其他心脏功能的急性影响[5]。这些研究为 CRT 治疗提供了理论依据。随后进行的几项非对照或非盲法的研究进一步评估了 CRT 对 HF 患者短期和长期的临床影响[5]。这些试验的结果同样令人备受鼓舞,患者表现出了一致而持续的运动耐量改善,生活质量提高,以及 NYHA 心功能评级的改善。最后,大规模随机对照试验(RCTs)也证实了 CRT 对患者心功能状态和远期预后的有益作用,从而确定了该疗法的适应证。而最新的研究结果又进一步扩大和限制了 CRT 的适应证范围。

针对 NYHA 心功能Ⅲ级和Ⅳ级患者植入 CRT 的随机对照研究

在 NYHA 心功能Ⅲ级和Ⅳ级 HF 患者中进行的 CRT 随机对照研究共评估了 4 000 多名患者。以下 RCTs 被认为是该患者人群植入 CRT 的具有里程碑意义的研究:多部位心肌刺激在心肌病患者中应用的研究(Multisite Stimulation in Cardiomyopathy, MUSTIC)[6,7],多中心同步化治疗随机临床评估研究(Multicenter InSync Randomized Clinical Evaluation,MIRACLE)[8,9],MIRACLE ICD 研究[10],CONTAK CD 研究[11],心力衰竭心脏再同步化研究(Cardiac Resynchronization in Heart Failure,CARE HF)[12,13],以及心力衰竭的药物治疗与起搏和除颤治疗的比较研究(Comparison of Medical Therapy,Pacing and Defibrillation in Heart Failure,COMPANION)[14,15]。为了解 CRT 有/无 ICD 装置的临床获益、风险和局限性,我们将对上述试验进行回顾。

MUSTIC 试验

MUSTIC 试验旨在评估 CRT 在心室失同步的正常窦性心律[6]或心房颤动(atrial fibrillation,AF)[7]进展期 HF 患者中的安全性和有效性。它是 CRT 治疗 HF 患者的首个随机单盲试验。试验的第一项研究涉及 58 名 NYHA 心功能Ⅲ级 HF 患者,均为正常窦性心律,QRS 间期≥150 毫秒。所有患者均植入 CRT,在导入期后患者被随机分为主动起搏组或无起搏组。12 周后患者被交叉,并继续观察 12 周。第二项 MUSTIC 研究涉及较少患者(仅 37 例完成者)为房颤合并慢心室率(自发或射频消融术后)。所有患者均植入 VVIR 双心室起搏器,左右心室均植入起搏导线,并应用上述相同的随机化流程;所不同的是在这组房颤心衰患者中比较了双心室 VVIR 起搏与单点右心室 VVIR 起搏(而不是没有起搏)的差异。

MUSTIC 的主要终点是通过测量峰值耗氧量(VO_2)或 6 分钟步行时间(6-minute hall walk distance,6MHWD)和使用明尼苏达心力衰竭生活(Minnesota Living with Heart Failure,MLWHF)问卷确定生活质量来评估的患者的运动耐量。次要终点包括因心功能恶化的再入院和或药物治疗的升级。来自 MUSTIC 正常窦性心律组的结果为 CRT 治疗提供了强烈的有益证据。CRT 组的 6 分钟步行时间较对照组平均高 23%（$P<0.001$）。同时 CRT 组患者的生活质量和 NYHA 心功能分级也有显著改善。在 CRT 治疗期间患者住院次数减少。MUSTIC 中 AF 亚组也显示出类似的改善，但获益的幅度略小。

MIRACLE 试验

MIRACLE 试验是第一个旨在评估 CRT 益处的前瞻性、随机、双盲、平行对照临床试验[8,9]。主要终点是 NYHA 心功能分级，生活质量评分（使用 MLWHF 问卷）和 6MHWD 的改变。次要终点包括：综合临床反应，心肺运动能力，心脏结构和功能的评估，HF 恶化的各项临床表现，以及复合发病率和死亡率。

MIRACLE 试验于 1998 年至 2000 年进行。试验共入组 453 例中度至重度 HF 患者，左心室射血分数（left ventricular ejection fraction，LVEF）小于等于 35%，QRS 间期≥130 毫秒。患者被随机（双盲）分为 CRT 组（$n=228$）或对照组（$n=225$），两组在观察的 6 月间均维持常规心衰药物治疗。较之对照组，CRT 组患者的生活质量评分显著提高（−18.0 分 vs−9.0 分；$P=0.001$），6MHWD 增加（+39m vs+10m；$P=0.005$），NYHA 心功能分级改善（−1.0 vs 0.0；$P<0.001$），跑步机运动时间显著延长（+81 秒 vs +19 秒；$P=0.001$），峰值 VO_2 显著增加（+1.1 vs 0.1ml/kg/min；$P<0.01$），以及 LVEF 显著提高（+4.6%vs−0.2%；$P<0.001$）。与对照组相比，CRT 组患者在综合临床反应终点也显示出非常显著的改善，患者临床状态总体改善（图 27.1）。此外，CRT 组患者较对照组较少需要住院治疗（8% vs 15%）或静脉用药（7% vs 15%）来治疗心衰恶化（均 $P<0.05$）。在 CRT 组患者中需住院治疗的比例减少 50%，伴随的住院时间也显著缩短，6 个月间 CRT 组患者住院治疗的总天数减少了 77%。在该试验中 CRT 治疗的主要缺陷在于有 8%的患者植入不成功。该试验的结果导致 FDA 于 2001 年 8 月批准了 InSync 系统用于临床，这是美国第一个获批的 CRT 装置，首次将 CRT 引入临床实践。

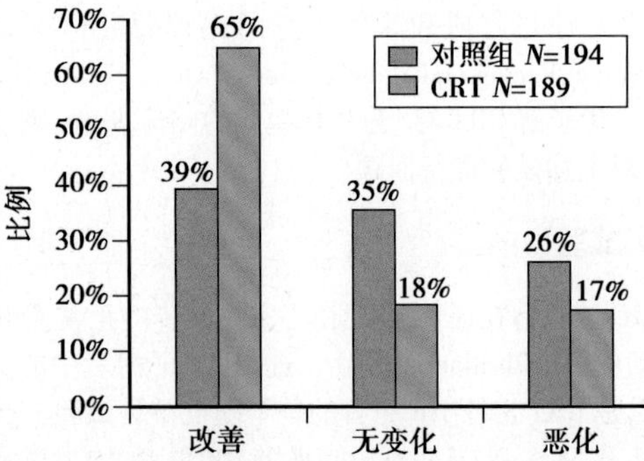

图 27.1 心脏再同步治疗（CRT）对 MIRACLE 试验中复合临床反应终点的影响。恶化的定义：患者死亡；或由于心力衰竭恶化或与之相关的住院治疗；或在最后一次观察结果（LOCF）时 NYHA 分级恶化或患者的 LOCF 总体评估分数出现中度以上恶化。改善的定义：患者没有恶化（如上所述）并且表现出 LOCF 的 NYHA 分级的改善和/或 LOCF 患者总体评估分数的中度显著改善。不变：患者既没有改善也没有恶化。卡方分析 $P<0.001$。（改编自 Abraham WT，Fisher WG，Smith AL，et al，for the Multicenter InSync Randomized Clinical Evaluation（MIRACLE）Investigators and Coordinators. Double-blind，randomized controlled trial of cardiac resynchronization in chronic heart failure. N Engl J Med 2002；346：1845-53.）

MIRACLE 试验还为 CRT 远期可逆转左室重塑的发生提供了有力的证据。试验比较了 323 名患者在基线，3 个月和 6 个月时多普勒超声心动图，结果显示 CRT 治疗组较对照组 6 个月时舒张末期和收缩末期容量减少（均 $P<0.001$），左室容积减少（$P<0.01$），LVEF 增加（$P<0.001$），二尖瓣反流减少（$P<0.001$），心肌功能指数改善（$P<0.001$）。这些既往在使用 β-受体阻滞剂治疗心衰患者的研究中所见的效果，在 MIRACLE 试验中已接受 β-受体阻滞剂治疗的患者中同样可以观察到。

MIRACLE ICD 试验

MIRACLE ICD 试验的设计几乎与 MIRACLE 试验相同。MIRACLE ICD 是一项前瞻性、多中心、随机、双盲、平行对照临床试验，旨在评估 CRT-ICD 装置在扩张型心肌病患者中的安全性和有效性（LVEF≤35%；左心室舒张末内径［LVEDD］≥55mm），入组患者为 NYHA 心功能Ⅲ级或Ⅳ级，存在心室失同步（QRS 间期≥130 毫秒），同时符合 ICD 植入指征[10]，观察的主要和次要终点指标与 MIRACLE 试验基本相同，但包括了 ICD 功能的测定。

在接受装置植入和随机化的 369 名患者中，182 名是对照组（ICD 激活，CRT 关闭），187 名是 CRT 组（ICD 激活，CRT 激活）。6 个月时，CRT 组患者的中位生活质量评分（−17.5 vs−11.0；$P=0.02$）和心功能分级（−1 vs 0；$P=0.007$）较对照组有更大的改善，但 6 分钟步行时间两组间没有差异（55m vs 53m；$P=0.36$）。CRT 组峰值 VO_2 增加为 1.1ml/（kg・min），而对照组为 0.1ml/（kg・min）（$P=0.04$），CRT 组平板运动持续时间增加 56 秒，对照组减少 11 秒（$P=0.0006$）。这些改善的幅度与 MIRACLE 试验中显示的改善幅度相当，这就表明具有 ICD 适应证的 HF 患者从 CRT 中获益的程度与没有 ICD 适应证的患者相同。本试验所使用的联合 CRT-ICD 装置于 2002 年 6 月获得 FDA 批准用于符合 CRT 和 ICD 植入适应证的 NYHA 心功能Ⅲ级和Ⅳ级收缩期心衰患者。

CONTAK CD 试验

CONTAK CD 试验纳入了 581 例有心室失同步和恶性室性快速心律失常的症状型心衰患者，这些患者都有 ICD 植入指征[11]，去除植入失败和退出试验的病例，共有 490 名患者可供研究分析。该试验虽然没能证明 CRT 能降低疾病进展的主要终点，但定义为因心衰恶化住院治疗，全因死亡率和需要除颤器治疗的室性心律失常的复合终点在 CRT 组却显示出改善的趋势。CONTAK CD 试验证实了 CRT 组较之对照组显著改善了峰值 VO_2 和生活质量评分，尽管这种改善仅出现在没有右束支传导阻滞的 NYHA 心功能Ⅲ级和Ⅳ级患者中。与其他 CRT 试验一样，CRT 组患者的左室内径缩小，且左室射血分数增加。重要的是，该试验再次在 CRT 组观察到了与 MIRACLE 试验中相仿对患者峰值 VO_2 的改善。然而该研究未观察到患者 NYHA 心功能分级的改善。基于上述结果 CONTAK CD 装置于 2002 年 5 月被 FDA 批准用于具有 CRT 和 ICD 植入指征的 NYHA 心功能 Ⅲ级和Ⅳ级收缩期心衰患者。

CARE HF 试验

CARE HF 试验旨在评估 CRT 对 NYHA 心功能Ⅲ级或Ⅳ级合并心室失同步的心衰患者发病率和死亡率的影响[12,13]。这项随机对照研究共入组 819 例 LVEF≤35%合并心室失同步（定义为

QRS 间期≥150 毫秒或 QRS 间期为 120～150 毫秒但伴有心室失同步的超声证据）的心衰患者，试验平均随访时间为 29.4 个月；对照组 404 名患者均仅接受最佳药物治疗，CRT 组 409 名患者在最佳药物治疗基础上加用 CRT 治疗。与对照组相比，CRT 组的主要终点即全因死亡风险或主要心脏事件再住院治疗的出现时间显著降低了 37%［风险比（HR）为 0.63；95% 可信区间（CI）0.51 至 0.77；$P<0.001$］。在治疗组中，82 例患者（20%）在随访期间死亡，而药物治疗组有 120 例患者（30%）在随访期间死亡，CRT 治疗导致全因死亡率显著降低 36%（HR，0.64；95% CI 0.48～0.85；$P<0.002$；图 27.2）。CRT 治疗还显著降低了重大心脏事件的再入院风险 39%，全因死亡率加心衰治疗住院率共降低 46%，心衰再住院治疗风险降低 52%。

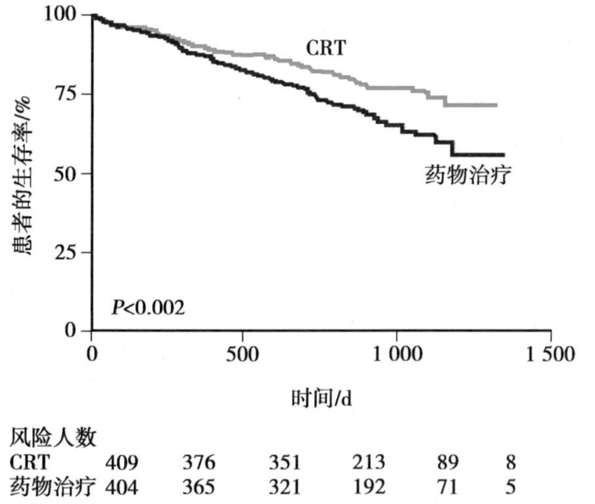

图 27.2 Kaplan-Meier 评估 CARE-HF 试验中心脏再同步化（CRT）组与最佳药物治疗组的生存率差异。（改编自 Failure（CARE-HF）Study Investigators. The effect of cardiac resynchronization on morbidity and mortality in heart failure. N Engl J Med 2005;352:1539-49.）

COMPANION 试验

COMPANION 试验开始于 2000 年初，是一项多中心、随机、对照、前瞻性的临床试验，旨在比较单独药物治疗和药物结合心脏再同步化疗法用于没有器械治疗适应证的扩张型心肌病，QRS 间期>120 毫秒，NYHA 心功能Ⅲ级或Ⅳ级心力衰竭患者中的效果[14,15]。COMPANION 试验的 1 520 例患者按 1∶2∶2随机分为 3 组：第 1 组（308 例）只接受最佳药物治疗、第 2 组（617 例）接受最佳药物治疗和 Guidant CONTAK TR（双脉冲发生器），第 3 组（595 例）接受最佳药物治疗和 CONTAK CD（心力衰竭-心动过缓-心动过速联合装置）。COMPANION 试验的主要终点是全因死亡和随机后第一次住院时间的复合终点。次要终点包括全因死亡率和各种心血管疾病死亡率。与只接受最佳药物治疗相比，接受 CRT 治疗的患者的死亡率或心力衰竭住院减少 35%，接受 CRT-ICD 的患者则减少 40%（两者 $P<0.001$）。就死亡率单项而言，与药物治疗组相比，CRT 组患者风险降低 24%（$P=0.060$），CRT-ICD 组患者风险降低 36%（$P<0.003$）（图 27.3）。COMPANION 试验再次证实了早期的 CRT 临床试验中 CRT 可改善心室失同步患者的症状、运动耐量及生活质量的研究结果。同时它第一次显示 CRT-ICD 在降低全因死亡率方面作用，提示了联合器械治疗的额外益处。

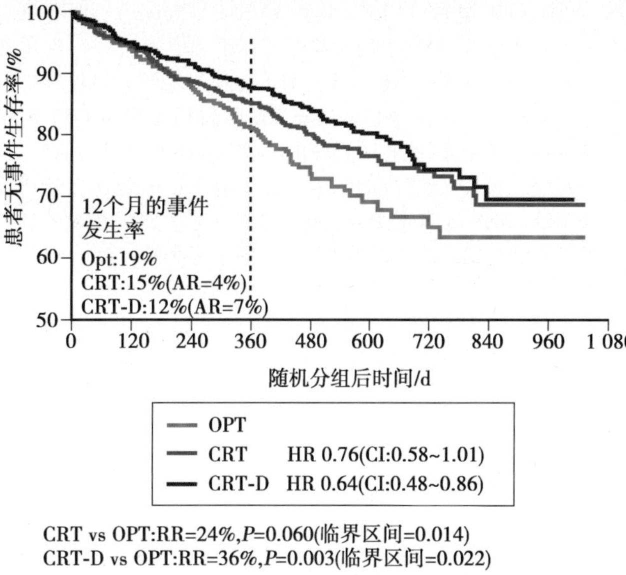

图 27.3 Kaplan-Meier 评估 COMPANION 试验中单纯接受最佳药物治疗（OPT）组与 OPT 联合心脏再同步化治疗（CRT）治疗组及 OPT 联合 CRT-ICD 治疗组患者的无事件生存率；AR，绝对风险；HR，风险比；RR，相对风险；CRT-D，心脏再同步化-植入型除颤器治疗。（改编自 Bristow MR，Saxon LA，Boehmer J，et al. Cardiac-resynchronization therapy with or without an implantable defibrillator in advanced chronic heart failure. N Engl J Med 2004;350:2140-50.）

指南推荐

基于这些 NYHA 心功能Ⅲ级和Ⅳ级心衰患者的 CRT 试验指南提出了关于 CRT 治疗的建议："LVEF 小于或等于 35%的患者，窦性心律，NYHA 心功能Ⅲ级或Ⅳ级已采用最佳药物治疗仍有症状，同时有心脏失同步存在（目前定义为 QRS 间期大于或等于 0.120 秒），应接受心脏再同步化治疗，不论患者有无 ICD 植入指征，除非患者有手术禁忌（证据水平：A）。"[1]这些指南最近已经更新，稍后还会就 CRT 的适应证进一步讨论。

CRT 最近的临床试验主要围绕该治疗手段能否延缓无症状或症状较轻的心衰患者病情进展方面开展。MIRACLE-ICD Ⅱ试验在小样本 NYHA 心功能Ⅱ级患者中观察到了这样的益处，[16]后续正在进行更大规模临床试验来验证这一点。

NYHA 心功能Ⅰ级和Ⅱ级患者植入 CRT 的随机对照试验

NYHA 功能性Ⅰ级和Ⅱ级患者的 CRT 试验中，已有超过 4 500 名患者接受了评估。以下随机对照试验被认为是该人群 CRT 治疗的具有里程碑意义的研究：再同步化治疗逆转收缩期左心室功能不全的心肌重塑（Resynchronization Reverses Remodeling in Systolic Left Ventricular Dysfunction，REVERSE）试验[17,18]，多中心自动除颤器植入与心脏再同步治疗试验（Multicenter Automatic Defibrillator Implantation Trial with Cardiac Resynchronization Therapy，MADIT-CRT）[19,20]和再同步/除颤治疗非卧床心力衰竭患者试验（Resynchronization/defibrillation for Ambulatory Heart Failure Trial，RAFT）[21]。

REVERSE 试验

REVERSE 试验是一项随机、双盲的对照试验，旨在明确 CRT 较之单独的最佳药物治疗对轻度心衰患者有无延缓发病的益处[17,18]；试验共入组 610 名 NYHA 心功能Ⅰ级和Ⅱ级心衰患者

(QRS 间期≥120 毫秒,LVEF≤40%,LVEDD≥55mm)。所有患者均植入了有或没有 ICD 的 CRT 装置。其中 191 人被分配到单独的最佳药物治疗(CRT 关闭),另有 419 人为 CRT 结合最佳药物治疗。主要终点是临床复合心衰评分。试验目标是确定 CRT 对预防心衰进展的影响,因此心功能恶化被认为是阴性结果。

与对照组相比,CRT 组的临床复合反应终点的恶化百分比没有显著降低(16% vs 21%;$P=0.10$),CRT 的显著益处在于患者的心室结构和功能得以改善以及 HF 发病率显著降低,首次 HF 住院的相对风险降低(RRR)53%(HR,0.47;$P=0.03$)。因此 REVERSE 是第一个证实 CRT 可能通过逆转 NYHA Ⅰ级和Ⅱ级心室失同步患者心肌重塑来减缓疾病进展的大型、随机、多中心试验。

MADIT-CRT 试验

MADIT-CRT 试验是一项多中心 RCT 试验,该试验旨在通过评估 CRT 治疗对 NYHA 心功能Ⅰ级和Ⅱ级心衰患者死亡率和非致死性心衰事件风险的影响,来明确 CRT 对此类人群患者的生存率和发病率的潜在益处[19]。试验共入组 1 820 名患者(LVEF≤30%,QRS 间期≥130 毫秒),随机分为 ICD 组和 CRT-ICD 组,其中包括缺血性(ICD 植入Ⅰ类适应证患者)或其他 ICD 植入Ⅱ类适应证的患者。此项试验非盲态;临床医师知晓患者的分组情况。

在平均随访的 2.4 年间,全因死亡或非致命性心衰事件的主要终点发生率在 CRT-ICD 组为 17.2%而 ICD 组达 25.2%,RRR 为 34%(HR,0.66;95%CI 0.52~0.84;$P=0.001$)。这一显著益处主要来源于心衰事件减少 41%(13.9% vs 22.8%;HR,0.59;95%CI 0.47~0.74;$P<0.001$)。亚组分析中缺血性和非缺血性组均显示出 CRT 的益处;而且不论性别 QRS 间期为 150 毫秒或更长的患者获益更大。该试验提示 QRS 波形态是预测 CRT 反应性的另一个因素;有左束支传导阻滞(left bundle branch block,LBBB)的患者获益最多[22]。MADIT-CRT 试验的结果促使 FDA 将 CRT 适应证扩大至 NYHA 心功能Ⅱ级或缺血性心肌病 NYHA 心功能Ⅰ级患者,同时要求患者 LVEF 低于 30%,QRS 间期超过 130 毫秒合并完全性左束支传导阻滞。

RAFT 试验

RAFT 试验与 REVERSE 和 MADIT-CRT 试验的不同之处在于试验设计最初就纳入了 NYHA 心功能Ⅱ级和Ⅲ级的患者。由于 CARE HF 试验的数据已显示 NYHA Ⅲ级患者的死亡率明显降低,该试验方案重新修订为仅包括 NYHA 心功能Ⅱ级的患者。RAFT 试验的重要价值在于该试验首次显示联合 CRT-ICD 较之单独 ICD 植入进一步降低患者的死亡率,同时 NYHA 心功能 Ⅱ级心衰患者植入 CRT 后死亡率也有降低[21]。全因死亡或心衰恶化住院在 ICD 组和 CRT-ICD 组分别为 40%和 33%,但 CRT-ICD 组主要终点发生时间显著延迟。试验中共有 23.5%患者死亡。CRT-ICD 组患者较之 ICD 组 5 年精算死亡率较低(28.6% vs 34.6%)生存时间较长。基于这些试验数据,与仅用 ICD 治疗的患者相比,每 14 名患者植入 CRT-ICD 5 年内即可预防一例患者死亡。获得这些益处的代价是手术相关不良事件的发生率有所增加。

尽管如此,RAFT 和 REVERSE 的结果仍促使 FDA 将 CRT 植入的适应证扩大至 LVEF≤30%,心电图为完全性左束支传导阻滞且 QRS 间期大于等于 130 毫秒的 NYHA 心功能 Ⅱ级的心衰患者。

窄 QRS 波心衰患者的 CRT 治疗

窄 QRS 波群的心衰患者中同样存在机械不同步,这就提示 CRT 在窄 QRS 波但经影像学检查(通常是超声心动图)确定存在心室机械不同步的心衰患者中可能同样有效。早期的研究表明 CRT 对这些患者有益;但是随后进行的一项权威性试验,超声心动图指导心脏再同步治疗(Echocardiography Guided Cardiac Resynchronization Therapy,EchoCRT)试验却并未证实这些益处[23]。EchoCRT 试验评估了 CRT 治疗对 NYHA 心功能Ⅲ级或Ⅳ级 HF 患者的影响,试验入组的患者 LVEF 均小于等于 35%,QRS 间期小于 130 毫秒,超声心动图确定存在左室收缩不同步。所有患者均接受 CRT 植入,并随机分配至 CRT 开启组或关闭组。主要终点是全因死亡或首次因心衰恶化住院治疗的时间。试验入组的 809 名患者平均随访时间为 19.4 个月,CRT 组的 404 名患者中有 116 名患者达到主要终点,而对照组 405 名患者中有 102 名(28.7% vs 25.2%;HR,1.20;95%CI 0.92~1.57;$P=0.15$)(图 27.4)。CRT 组有 45 例死亡,对照组有 26 例死亡(11.1% vs 6.4%;HR,1.81;95%CI 1.11~2.93;$P=0.02$),结果显示在窄 QRS 波心衰患者中使用 CRT 治疗可能有害。基于以上结果该试验根据数据和安全监测委员会的建议提前终止。因此 CRT 治疗在此类患者中是禁忌使用的。

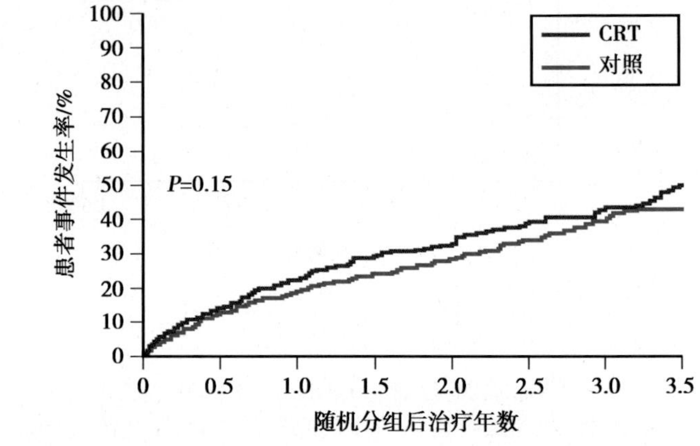

风险人数								
CRT	404	297	223	155	103	65	42	19
对照	405	302	236	166	119	71	44	15

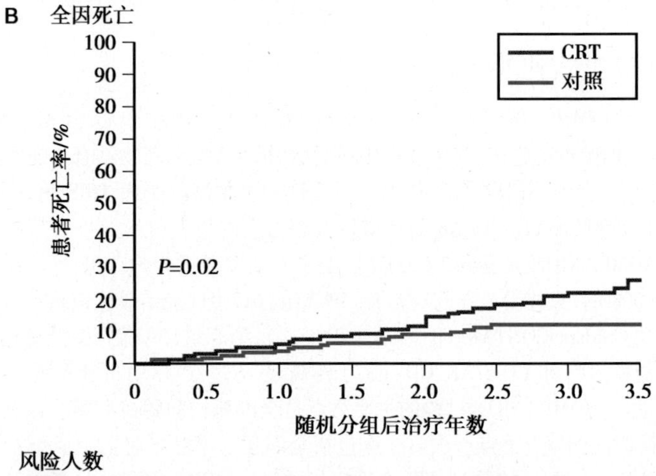

风险人数								
CRT	404	334	267	199	132	84	56	25
对照	405	335	269	195	141	87	62	27

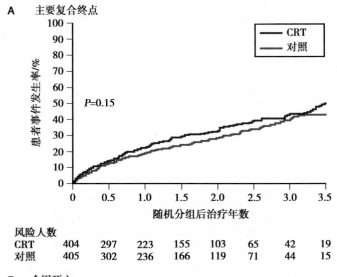

图 27.4 心脏再同步化治疗(CRT)对窄 QRS 波心室收缩不同步(经超声心动图证实)的心力衰竭患者发病率和死亡率的影响。A,Kaplan-Meier 评估全因死亡或因心力衰竭恶化住院治疗的主要复合终点。B,Kaplan-Meier 评估全因死亡率。(引自 Ruschitzka F,Abraham WT,Singh JP,et al. Cardiac-resynchronization therapy in heart failure with a narrow QRS complex. N Engl J Med 2013;369:1395-405.)

心衰患者 CRT 植入的适应证

自 2005 年 CRT 最初的指南推出以来,CRT 植入的适应证已扩展至症状较轻的心衰患者,但仍有对其 QRS 形态和 QRS 持续时间有明确限制[2,24]。目前的指南仍建议以 QRS 持续时间来定义心室失同步,而不是依靠影像学(超声心动图)来进行评估。来自 REVERSE、MADIT-CRT 和 RAFT 的亚组分析均表明 QRS 间期大于等于 150 毫秒和或具有 LBBB 形态的心衰患者可从 CRT 治疗中获益。根据这些试验结果,2012 年指南对 CRT 植入的适应证进行了大幅修订[24]。

根据修订后的 CRT 指南,CRT 的适应证包括 LVEF 为 35%或更低的患者,窦性心律,QRS 间期为 120 毫秒或更长的 LBBB,已接受最佳药物治疗的 NYHA 心功能Ⅱ级、Ⅲ级或仍有变化的Ⅳ级心衰患者。对于满足上述标准且 QRS 间期大于等于 150 毫秒的患者 CRT 植入指征稍强一些,但通常应向所有 EF 降低的 LBBB 心衰患者提供 CRT 治疗。对更晚期心衰的患者(即 NYHA 心功能Ⅲ级或仍有变化的Ⅳ级),满足上述标准且 QRS 间期至少为 150 毫秒且非 LBBB 形态的患者也应考虑植入 CRT。

CRT 治疗的局限

尽管近年在某些临床中心(例如俄亥俄州立大学)经静脉 CRT 植入的手术成功率高达 97%至 98%,但临床试验中该手术的总体成功率从 88%至 92%不等。因此一些接受 CRT 植入手术的患者会因手术不成功而无法接受 CRT 治疗。CRT 植入手术相关的并发症与标准起搏器或除颤器植入术相仿,但额外增加了冠状窦夹层或穿孔的风险。此类并发症很罕见,但却可能导致心衰患者的巨大风险甚至死亡。

尽管 CRT 的随机对照试验结果很理想,但这种疗法对一些患者仍是无效的。CRT 治疗的无应答率约为 25%,这一比率与心衰药物治疗的无反应率相似。与 CRT 无应答率相关的因素包括左室电极位置欠佳,房室和左右心室间起搏顺序时间未优化,心肌瘢痕的形成和心衰的进展。

心力衰竭中的心源性猝死

患有心力衰竭和左室收缩功能不全的患者发生心源性猝死的风险会增加[25-27](见第 42 章)。心源性猝死是心力衰竭患者死亡的主要原因,心力衰竭患者心源性猝死的发生率为普通人群的 6~9 倍。鉴于心源性猝死在心力衰竭患者中发生率高,如果通过植入 ICD 进行预防性治疗,将可能减少心源性猝死的发病率,从而降低心力衰竭患者的总体死亡率。目前一系列研究已经表明了这一推测的可靠性。

心力衰竭患者 ICD 的随机对照研究

多个早期研究阐述了预防性植入 ICD 的益处,然而当中没有一个研究最终得出预防性植入 ICD 可以有效减少心源性猝死的结论。确立 ICD 可作为一级预防降低心力衰竭患者死亡率的研究中,最具里程碑意义的研究是 MADIT Ⅱ[28]、DEFINITE[29]和 SCD-HeFT[30]。然而最近一项研究——DANISH 研究,主要评估植入 ICD 对非缺血性收缩期心力衰竭患者最终死亡率的影响,其研究结果对 ICD 预防性应用于非缺血性心力衰竭患者的有效性提出了质疑[31]。

MADIT Ⅱ 研究

多中心心室自动除颤器植入试验Ⅱ(Multicenter Automatic Defibrillator Implantation II Trial,MADIT Ⅱ)是一个前瞻性的随机对照研究,设计目的是研究心肌梗死后 EF<30%的患者植入 ICD 对生存率的改善。值得一提的是,该研究包括不具备致心律失常标志物(如非持续性或诱发的室性心动过速)的人群。共入选 1 232 名患者,以 3∶2比例随机分配接受植入 ICD 治疗(742 名)或传统药物治疗(490 名)[28]。在平均 20 个月的随访期中,常规药物组累计的全因死亡率为 19.8%,ICD 组为 14.2%(RR 31%,$P=0.016$)。在按照年龄、性别、射血分数、NYHA 心功能分级及 QRS 间期等分组的亚组研究分析中,ICD 治疗在生存率方面的改善作用是类似的。此外,72%的患者应用了 β 受体阻滞剂,并且使用率在 ICD 组和常规药物治疗组中均衡可比。

值得注意的是,大多数入选 MADIT Ⅱ的患者 NYHA 心功能分级为Ⅱ~Ⅲ级。NYHA 心功能分级Ⅳ级患者被排除,而 NYHA 心功能分级Ⅰ级患者相对较少,研究对象平均 LVEF 为 23%。研究结果表明,症状轻-中度和左室射血分数中-重度下降的心力衰竭患者从 ICD 的预防性治疗中获益最大。另外,MADIT Ⅱ中观察到的生存获益往往开始于 ICD 植入后约 9 个月以后。这个结论提示心脏科医生需要谨慎选择 ICD 植入患者,即其有足够长的生存时间,这样才能从 ICD 中获益。

DEFINITE 研究

与 MADIT Ⅱ只入选心肌梗死后因缺血性心肌病造成左室收缩功能不全的心力衰竭患者不同的是,非缺血性扩张型心肌病患者预防性植入除颤器的研究(Prophylactic Defibrillator Implantation in Patients with Nonischemic Dilated Cardiomyopathy,DEFINITE)是第一个非缺血性心肌病患者 ICD 一级预防的随机对照研究[29]。这些患者同样表现出较高的心源性猝死率;然而迄今为止,对于该类患者心源性猝死风险的管理仍然缺乏共识。在某种程度上是由于客观的风险评估措施有限,没有任何侵入性或者非侵入性检测方法能准确判断哪一位非缺血性心力衰竭患者可能会猝死。而且早先的观察性研究提示,抗心律失常药物胺碘酮预防性应用,可延长非缺血性心肌病患者的生存时间。

DIFINITE 研究前瞻性地对 458 名非缺血性扩张型心肌病患者进行评估。入选标准包括 EF≤35%,有收缩期心力衰竭病史,并存在心律失常(如阵发性非持续性室性心动过速或 24 小时动态心电图监测不少于 10 个室性期前收缩)。患者被随机分为 2 组,每组 229 例,一组接受 ICD 联合标准药物治疗,一组仅为标准药物治疗。药物治疗依从性比较好,ACEI 使用率达 86%,β 受体阻滞剂使用率达 85%,患者经过平均 29.0±14.4 个月的随访,主要终点为全因死亡率。

DIFINITE 研究中报告死亡共 68 例,其中 ICD 组 28 例,标准药物治疗组死亡 40 例。虽然 ICD 植入使全因死亡率下降了 35%,但未达到统计学意义(HR,0.65;95%CI,0.40~1.06;$P=0.08$);不过在减少心源性猝死风险方面,ICD 组显著下降了 80%,达到统计学差异(HR,0.20;95%CI,0.06~0.71;$P=0.006$)。在纽约心脏心功能Ⅲ级(NYHA Ⅲ)的亚组人群中,ICD 组的全因死亡率显著降低达统计学意义(HR,0.37;95%CI,0.15~0.90;$P=0.02$)。虽然这项研究论据尚不够充分,整个随机队列的全因死亡率下降没有达到统计学意义,但该研究结果仍显示出接受 ICD 的患者生存优势明显提高。

SCD-HeFT 研究

心脏性猝死-心力衰竭试验(Sudden Cardiac Death-Heart Failure Trial,SCD-HeFT)结果公布于 2005 年,对当时 ICD 植入的指南产生了实质性的影响[30]。这个具有里程碑意义的随机对照研究入选了 1997—2001 年 2 521 例研究对象，为 NYHA 心功能分级Ⅱ级（70%）或Ⅲ级（30%）伴 LVEF 下降（≤35%；平均 25%）的缺血性或非缺血性心力衰竭患者。SCD-HeFT 研究分为三组，即 ICD 组、胺碘酮组和安慰剂组进行比较。因此，SCD-HeFT 至少解决了心力衰竭治疗中的两个重要问题：①经验性应用胺碘酮能否改善无抗心律失常药物适应证的已优化治疗的 NYHA 心功能分级Ⅱ～Ⅲ级患者的生存？②预防性 ICD 的植入在这些缺血性或非缺血性心力衰竭患者中是否有更大的获益——挽救更多的生命？

在 SCD-HeFT 研究中，患者在耐受条件下接受标准化心力衰竭药物治疗，包括血管紧张素转换酶抑制剂 ACEI 或血管紧张素受体阻滞剂 ARB（使用率 85%）、β 受体阻滞剂（使用率 69%）和醛固酮拮抗剂（使用率 19%），这些均符合试验之初的指南建议。随访期平均为 45.5 个月。更为重要的是，该研究将患者均分为缺血性心衰组和非缺血性心衰组，便于对这些患者进行重要的亚组分析。ICD 组、胺碘酮组和安慰剂组 3 年死亡率分别为 17.1%、24% 和 22.3%，5 年死亡率分别为 28.9%、34.1% 和 35.9%（图 27.5）。ICD 组与安慰剂组相比全因死亡率降低 23%，具有显著统计学意义（HR，0.77；97.5% CI，0.62～0.96；P=0.007）。在所有亚组患者中，胺碘酮组的死亡率与安慰剂组相比没有显著的统计学差异（HR，1.06；97.5%CI，0.86～1.30）。ICD 组中缺血性亚组（死亡率降低 21%）和非缺血性亚组（死亡率降低 27%）的心力衰竭患者获益程度相似，这分别证实了 MADIT Ⅱ和 DEFINITE 两项研究的成果。SCD-HeFT 研究为 NYHA 心功能分级Ⅱ～Ⅲ级的收缩期心力衰竭患者预防性植入 ICD 提供了迄今为止最为有力的支持证据。

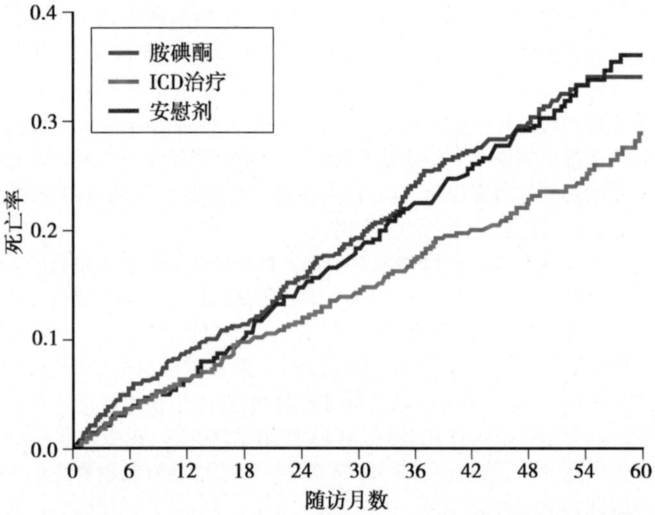

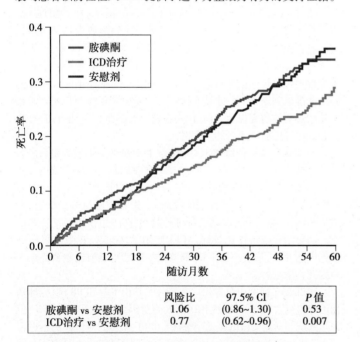

	风险比	97.5% CI	P 值
胺碘酮 vs 安慰剂	1.06	(0.86~1.30)	0.53
ICD治疗 vs 安慰剂	0.77	(0.62~0.96)	0.007

图 27.5 Kaplan-Meier 评估 SCD-HeFT 试验中 ICD 组、胺碘酮组和安慰剂组的死亡率情况。（改编自 Bardy GH，Lee KL，Mark DB，et al. Amiodarone or an implantable cardioverter-defibrillator for congestive heart failure. N Engl J Med 2005；352：225-37.）

DANISH 研究

评估 ICD 对非缺血性收缩期心力衰竭患者死亡率的影响（Danish Study to Assess the Efficacy of ICDs in Patients with Non-Ischemic Systolic Heart Failure on Mortality，DANISH）将 1 116 例非冠心病引起的收缩期心力衰竭患者（即非缺血性心肌病）随机分为 ICD 组（556 例）和常规治疗组（560 例）[31]。在两组患者中，58% 的患者接受了心脏再同步 CRT 治疗。结果显示，在 5.6 年的随访期中，主要终点即全因死亡在 ICD 组发生 120 例，常规治疗组发生 131 例（HR，0.87；95% CI，0.68～1.12；P=0.28）（图 27.6）。二级终点即心源性猝死在 ICD 组发生 24 例，常规治疗组发生 46 例（P=0.005）。作者得出结论："非由冠状动脉疾病引起的症状性收缩

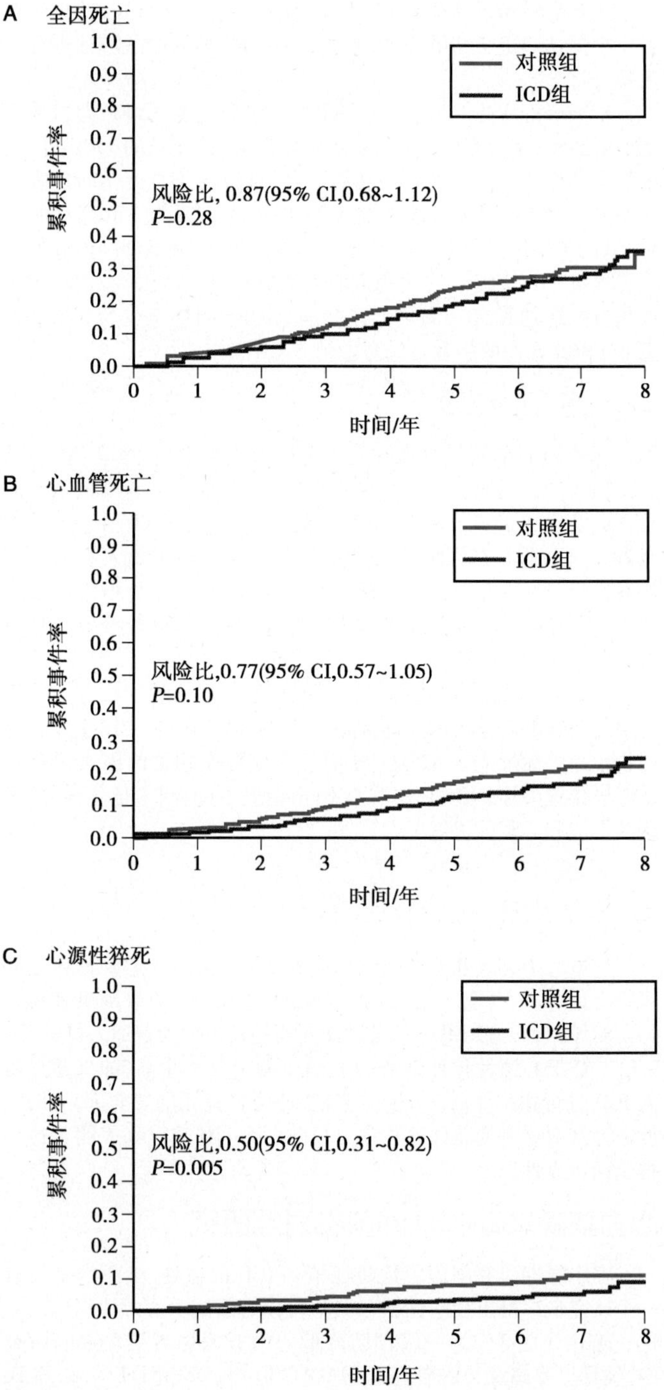

风险人数									
对照组	560	540	517	438	344	248	169	88	12
ICD组	556	540	526	451	358	272	186	107	17

图 27.6 预防性植入 ICD 对非缺血性心肌病心力衰竭患者的影响。Kaplan-Meier 评估：A，全因死亡；B，心血管死亡；C，心源性猝死。（引自 Kober L，Thune JJ，Nielsen JC，et al. Defbrillator implantation in patients with nonischemic systolic heart failure. N Engl J Med 2016；375：1221-30）

期心力衰竭患者长期全因死亡率的降低与采用预防性 ICD 植入还是常规临床治疗无关。" DANISH 研究的结果和结论对该类患者常规预防性植入 ICD 提出了质疑。

然而,尽管 DANISH 研究的结果如此,但是最新一篇文献 meta 分析支持了 ICD 植入对非缺血性心肌病患者的有效性[32]。这篇文献综合分析了 6 项随机对照试验,共包括 2 970 名非缺血性心肌病患者,以研究 ICD 作为一级预防的疗效。综合分析结果显示,通过植入 ICD 治疗降低了 23%全因死亡率(HR,0.77;95%CI 0.64~0.91)。因此,尽管 DANISH 研究的结果是负面的,但目前推荐植入 ICD 作为非缺血性心肌病患者治疗方法的指南并未改变。

心力衰竭患者预防性植入 ICD 的适应证

2013 年 ACC/AHA 心力衰竭指南将预防性植入 ICD 作为射血分数降低心力衰竭患者的Ⅰ级推荐。ICD 作为心源性猝死的一级预防治疗可以减少非缺血性扩张型心肌病患者的全因死亡,同时用于心肌梗死后 40 天以上且左室射血分数≤35%,NYHA 心功能分级Ⅱ~Ⅲ级同时接受合理药物治疗(遵循慢性心衰指南推荐药物治疗原则,GDMT),预期生存时间大于 1 年的缺血性心肌病患者(证据水平 A)。ICD 治疗也推荐用于 NYHA 心功能分级Ⅰ级,心肌梗死后至少 40 天以上且左室射血分数≤35%,预期生存时间大于 1 年的缺血性心肌病患者(证据水平 B)。值得注意的是,在这些指南推荐及最近一项研究结果均指出,ICD 程控治疗在最大限度地减少不适当放电和改善患者预后方面均有重要意义[33]。这项研究表明,与传统程控刺激不同的是,对于频率≥200 次/min 的心律失常的 ICD 程控治疗,或对≥170 次/min 的快速性心律失常的延迟治疗,在平均 1.4 年的随访期中,能减少不适当的治疗及全因死亡率。

监控心脏衰竭的植入型器械

基于器械的心力衰竭诊断

植入型器械可以提供大量关于心力衰竭患者的生理信息。这些信息可能有助于评估心力衰竭的临床状况和预测心力衰竭失代偿事件。如果这些器械能可靠预测心力衰竭的失代偿事件,那么使用这些信息可能会降低心力衰竭恶化的风险,从而改善心力衰竭预后。例如,许多植入型 CRT 和 ICD 装置能提供关于心房频率和节律、心室频率和节律、患者活动度、心率变异性等信息;另外在某些情况下,胸腔内阻抗已被建议作为衡量肺"湿度"的一种指标。许多植入器械记录患者的活动趋势,能提供患者每天活动时间的客观记录。对于患者和家属来说,活动水平监测可以作为一种指导和强化运动程度的重要工具。由于运动不耐受是心力衰竭恶化的表现,患者活动度下降可以为疾病进展或失代偿提供一个客观线索。

心率变异性(heart rate variability,HRV)反映了心脏交感神经和副交感神经系统之间兴奋性的平衡;HRV 降低标志着交感神经系统活跃,而副交感神经系统兴奋性下降(见第 99 章)。Adamson 及其同事的研究表明[34],HRV 下降数日到数周会导致因心力衰竭恶化的住院率增加,这说明 HRV 下降可以预测心力衰竭恶化的事件。鉴于我们对心力衰竭恶化时出现的神经激素环境变化的理解,这种心力衰竭监测方法最终会被证明是有用的。

因为大多数失代偿患者因左心室充盈压升高而导致肺充血,间接测量肺水数据或直接测量左心室充盈压或其替代数据,对于监控门诊心力衰竭患者可能是有用的。植入器械可以通过评估胸腔内阻抗的变化来监测液体状态。在一项小规模的 33 例患者的研究中,胸腔内阻抗变化能预测患者 10~14 天后将因心力衰竭失代偿而住院[35]。另一项大规模研究也证实了这一观察结果,并证明胸腔内阻抗比日常体重监测在预测心力衰竭恶化事件中更有效[36]。

此外,设置器械显示的心力衰竭诊断的不同参数,应用一种基于组合参数的算法,可以将患者分为高危组和低风险组。PARTNERS-HF 试验表明,心力衰竭器械诊断评分为阳性的患者在 1 个月内因心力衰竭住院的风险增加了 5.5 倍[37]。尽管基于器械诊断心力衰竭明显有效,但迄今为止没有任何随机对照试验显示这种技术使心力衰竭住院治疗率降低。其中 DOT-HF 试验表明,该项技术使院外心衰患者门诊就诊次数增多,而心衰住院率也意外的增多[38]。

植入型血流动力学监测仪

新一代更先进的植入型血流动力学监测仪(implantable hemodynamic monitors,IHM)正在研发中。这些设备允许连续或间歇性评估血流动力学,通常集中于评估心腔内或肺动脉压力。早期观察性试验证实了这些设备的有效性[39-42],并且一项大规模随机对照研究也证实了这些观察结果。

CHAMPION 研究不考虑左室射血分数,随机将 550 名患者分为两组,一组在标准治疗基础上应用新型无线监测系统每日测量肺动脉压力(PAP)(治疗组;$n=270$)。另一组仅予标准治疗(对照组;$n=280$)[43]。不同于先前的植入型血流动力监测器械研究,CHAMPION 研究针对特异性的压力目标值有不同的算法,能确保更充分地验证这个假设。研究的主要终点是 6 个月内的心力衰竭住院率,并对远期结果进行了前瞻性评估。

在 6 个月内,治疗组的心力衰竭住院率(83 例)明显低于对照组(120 例)。在平均 15 个月的全单盲随访期间,与对照组相比,治疗组的心力衰竭住院率相对危险度减少了 37%(图 27.7)。正如预期,治疗组涉及了大量基于压力指导的药物如利尿剂和长效硝酸酯类的应用调整(约 75%)。治疗组在所有 4 个预先设定和统计学上的次要终点均达到了统计学意义上的改善,包括肺动脉压力减少、住院治疗心力衰竭的患者比例、住院天数和出院率、生活质量评分。98.6%患者没有发生与监测设备或系统相关的并发症,而压力传感器故障的总体发生率为 0。随后的亚组分析提示在左室射血分数保留的心衰患者,肺动脉压力指导的心力衰竭治疗方案是有效的[44],并有报告显示这种方案在远期疗效上也有持续获益[45]。

CHAMPION 研究的结果使得美国 FDA 在 2014 年 5 月批准了第一套植入型血流动力学监测系统,用于 NYHA 心功能分级Ⅲ级并且过去 12 个月内有心力衰竭住院史的心衰患者。其他植入型血流动力学监测仪目前正在研发中。

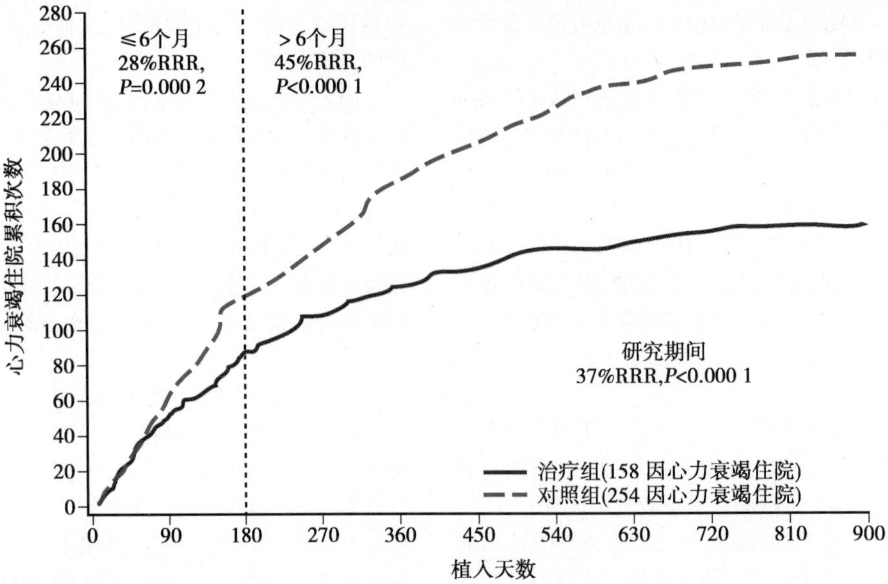

风险人数											
治疗组	270	262	244	210	169	131	108	82	29	5	1
对照组	280	267	252	215	179	137	105	67	25	10	0

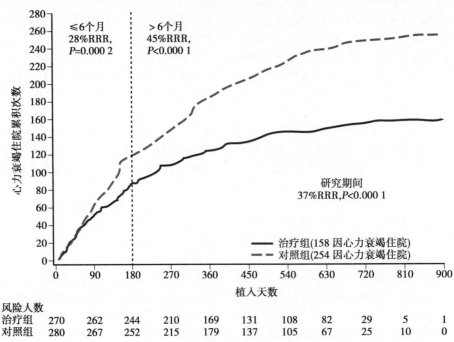

图 27.7 CHAMPION 研究中主要(<6 个月)和扩展(>6 个月)随访期内主要终点即心力衰竭住院率相对风险降低。(改编自 Abraham WT, Adamson PB, Bourge RC, et al. Wireless pulmonary artery haemodynamic monitoring in chronic heart failure: a randomised controlled trial. Lancet 2011;377:658-66)

结论

CRT 为心室收缩失同步的心力衰竭患者提供了一种有效的治疗方法。大量实践经验显示,CRT 是安全有效的,患者在临床症状和各项功能参数、运动能力及预后等方面均有明显改善。目前对 CRT 的指南推荐不仅基于 QRS 宽度也基于 QRS 的形态。在心力衰竭患者中预防性植入 ICD 的益处目前也被证实。植入型血流动力学监测技术有望提高临床医生避免心力衰竭失代偿事件的能力,并可能改善疾病的自然进程。

(金艳 译,徐瑾 校)

参考文献

Ventricular Dyssynchrony

1. Hunt SA, Abraham WT, Chin MH, et al. ACC/AHA 2005 guideline update for the diagnosis and management of chronic heart failure in the adult: summary article. *Circulation.* 2005;112:1825–1852. and J Am Coll Cardiol 2005;46:1116–1143.
2. Yancy CW, Jessup M, Bozkurt B, et al. 2013 ACCF/AHA guideline for the management of heart failure: a report of the American College of Cardiology Foundation/American Heart Association Task Force on Practice Guidelines. *Circulation.* 2013;128:e240–e327.
3. Cheng A, Helm RH, Abraham TP. Pathophysiological mechanisms underlying ventricular dyssynchrony. *Europace.* 2009;11:v10–v14.
4. Abraham WT. Cardiac resynchronization therapy is important for all patients with congestive heart failure and ventricular dysynchrony. *Circulation.* 2006;114:2692–2698.
5. Abraham WT, Smith SA. Devices in the management of advanced, chronic heart failure. *Nat Rev Cardiol.* 2013;10:98–110.

Randomized Controlled Trials of Cardiac Resynchronization Therapy

6. Cazeau S, Leclercq C, Lavergne T, et al; for the Multisite Stimulation in Cardiomyopathies (MUSTIC) Study Investigators. Effects of multisite biventricular pacing in patients with heart failure and intraventricular conduction delay. *N Engl J Med.* 2001;344:873–880.
7. Leclercq C, Walker S, Linde C, et al. Comparative effects of permanent biventricular and right-univentricular pacing in heart failure patients with chronic atrial fibrillation. *Eur Heart J.* 2002;23:1780–1787.
8. Abraham WT, on behalf of the Multicenter InSync Randomized Clinical Evaluation (MIRACLE) Investigators and Coordinators. Rationale and design of a randomized clinical trial to assess the safety and efficacy of cardiac resynchronization therapy in patients with advanced heart failure: the Multicenter InSync Randomized Clinical Evaluation (MIRACLE). *J Card Fail.* 2000;6:369–380.
9. Abraham WT, Fisher WG, Smith AL, et al; for the Multicenter InSync Randomized Clinical Evaluation (MIRACLE) Investigators and Coordinators. Double-blind, randomized controlled trial of cardiac resynchronization in chronic heart failure. *N Engl J Med.* 2002;346:1845–1853.
10. Young JB, Abraham WT, Smith AL, et al. Safety and efficacy of combined cardiac resynchronization therapy and implantable cardioversion defibrillation in patients with advanced chronic heart failure. The Multicenter InSync ICD Randomized Clinical Evaluation (MIRACLE ICD) trial. *JAMA.* 2003;289:2685–2694.
11. Higgins SL, Hummel JD, Niazi IK, et al. Cardiac resynchronization therapy for the treatment of heart failure in patients with intraventricular conduction delay and malignant ventricular tachyarrhythmias. *J Am Coll Cardiol.* 2003;42:1454–1459.
12. Cleland JGF, Daubert JC, Erdmann E, et al; on behalf of the CARE-HF study Steering Committee and Investigators. The CARE-HF study (CArdiac REsynchronisation in Heart Failure study): rationale, design and end-points. *Eur J Heart Fail.* 2001;3:481–489.
13. Cleland JGF, Daubert JC, Erdmann E, et al; for the Cardiac Resynchronization–Heart Failure (CARE-HF) Study Investigators. The effect of cardiac resynchronization on morbidity and mortality in heart failure. *N Engl J Med.* 2005;352:1539–1549.
14. Bristow MR, Feldman AM, Saxon LA, for the COMPANION Steering Committee and COMPANION Clinical Investigators. Heart failure management using implantable devices for ventricular resynchronization: Comparison of Medical Therapy, Pacing, and Defibrillation in Chronic Heart Failure (COMPANION) trial. *J Card Fail.* 2000;6:276–285.
15. Bristow MR, Saxon LA, Boehmer J, et al. Cardiac-resynchronization therapy with or without an implantable defibrillator in advanced chronic heart failure. *N Engl J Med.* 2004;350:2140–2150.
16. Abraham WT, Young JB, Leon AR, et al. Effects of cardiac resynchronization on disease progression in patients with left ventricular systolic dysfunction, an indication for an implantable cardioverter defibrillator, and mildly symptomatic chronic heart failure. *Circulation.* 2004;110:2864–2868.
17. Linde C, Gold M, Abraham WT, Daubert JC. Rationale and design of a randomized controlled trial to assess the safety and efficacy of cardiac resynchronization therapy in patients with asymptomatic left ventricular dysfunction with previous symptoms or mild heart failure: the Resynchronization Reverses Remodeling in Systolic Left Ventricular Dysfunction (REVERSE) study. *Am Heart J.* 2006;151:288–294.
18. Linde C, Abraham WT, Gold MR, et al. Randomized trial of cardiac resynchronization in mildly symptomatic heart failure patients and in asymptomatic patients with left ventricular dysfunction and previous heart failure symptoms. *J Am Coll Cardiol.* 2008;52:1834–1843.
19. Moss AJ, Brown MW, Cannom DS, et al. Multicenter Automatic Defibrillator Implantation Trial–Cardiac Resynchronization Therapy (MADIT-CRT): design and clinical protocol. *Ann Noninvasive Electrocardiol.* 2005;10:34–43.
20. Moss AJ, Hall WJ, Cannom DS, et al. Cardiac resynchronization therapy for the prevention of heart failure events. *N Engl J Med.* 2009;361:1329–1338.
21. Tang AS, Wells GA, Talajic M, et al. Cardiac-resynchronization therapy for mild-to-moderate heart failure. *N Engl J Med.* 2010;363:2385–2395.
22. Zareba W, Klein H, Cygankiewicz I, et al. Effectiveness of cardiac resynchronization therapy by QRS morphology in the Multicenter Automatic Defibrillator Implantation Trial–Cardiac Resynchronization Therapy (MADIT-CRT). *Circulation.* 2011;123:1061–1072.
23. Ruschitzka F, Abraham WT, Singh JP, et al. Cardiac-resynchronization therapy in heart failure with a narrow QRS complex. *N Engl J Med.* 2013;369:1395–1405.

Indications for Cardiac Resynchronization Therapy

24. Tracy CM, Epstein AE, Darbar D, et al. 2012 ACCF/AHA/HRS focused update of the 2008 guidelines for device-based therapy of cardiac rhythm abnormalities: a report of the American College of Cardiology Foundation/American Heart Association Task Force on Practice Guidelines and the Heart Rhythm Society [corrected]. *Circulation.* 2012;126:1784–1800.

Primary Prevention of Sudden Cardiac Death in Patients with Heart Failure

25. Vest RN 3rd, Gold MR. Risk stratification of ventricular arrhythmias in patients with systolic

heart failure. *Curr Opin Cardiol.* 2010;25:268–275.
26. Santangeli P, Dello Russo A, Casella M, et al. Left ventricular ejection fraction for the risk stratification of sudden cardiac death: friend or foe? *Intern Med J.* 2011;41:55–60.
27. Lorvidhaya P, Addo K, Chodosh K, et al. Sudden cardiac death risk stratification in patients with heart failure. *Heart Fail Clin.* 2011;7:157–174.
28. Moss AJ, Zareba W, Hall J, et al; for the Multicenter Automatic Defibrillator Implantation Trial II Investigators. Prophylactic implantation of a defibrillator in patients with myocardial infarction and reduced ejection fraction. *N Engl J Med.* 2002;346:877–883.
29. Kadish A, Dyer A, Daubert JP, et al. Prophylactic defibrillator implantation in patients with nonischemic dilated cardiomyopathy. *N Engl J Med.* 2004;350:2151–2157.
30. Bardy GH, Lee KL, Mark DB, et al. Amiodarone or an implantable cardioverter-defibrillator for congestive heart failure. *N Engl J Med.* 2005;352:225–237.
31. Kober L, Thune JJ, Nielsen JC, et al. Defibrillator implantation in patients with nonischemic systolic heart failure. *N Engl J Med.* 2016;375:1221–1230.
32. Golwala H, Bajaj NS, Arora G, Arora P. Implantable cardioverter-defibrillator for non ischemic cardiomyopathy: an updated meta-analysis. *Circulation.* 2017;135:201–203.
33. Moss AJ, Schuger C, Beck CA, et al. Reduction in inappropriate therapy and mortality through ICD programming. *N Engl J Med.* 2012;367:2275–2283.

Implantable Devices to Monitor Heart Failure

34. Adamson P, Smith A, Abraham W, et al. Continuous autonomic assessment in patient with symptomatic heart failure. *Circulation.* 2004;2389–2394.
35. Yu CM, Wang L, Chau E, et al. Intrathoracic impedance monitoring in patients with heart failure: correlation with fluid status and feasibility of early warning preceding hospitalization. *Circulation.* 2005;112:841–848.
36. Abraham WT, Compton S, Haas G, et al. Intrathoracic impedance vs daily weight monitoring for predicting worsening heart failure events: results of the Fluid Accumulation Status Trial (FAST). *Congest Heart Fail.* 2011;17:51–55.
37. Whellan DJ, Ousdigian KT, Al-Khatib SM, et al. Combined heart failure device diagnostics identify patients at higher risk of subsequent heart failure hospitalizations: results from PARTNERS HF (Program to Access and Review Trending Information and Evaluate Correlation to Symptoms in Patients With Heart Failure) study. *J Am Coll Cardiol.* 2010;55:1803–1810.
38. Van Veldhuisen DJ, Braunschweig F, Conraads V, et al. Intrathoracic impedance monitoring, audible patient alerts, and outcome in patients with heart failure. *Circulation.* 2011;124:1719–1726.
39. Magalski A, Adamson P, Gadler F, et al. Continuous ambulatory right heart pressure measurements with an implantable hemodynamic monitor: a multicenter 12-month follow-up study of patients with chronic heart failure. *J Card Fail.* 2002;8:63–70.
40. Adamson PB, Magalski A, Braunschweig F, et al. Ongoing right ventricular hemodynamics in heart failure: clinical value of measurements derived from an implantable monitoring system. *J Am Coll Cardiol.* 2003;41:565–571.
41. Bourge RC, Abraham WT, Adamson PB, et al. Randomized controlled trial of an implantable continuous hemodynamic monitor in patients with advanced heart failure: the COMPASS-HF study. *J Am Coll Cardiol.* 2008;51:1073–1079.
42. Ritzema J, Troughton R, Melton I, et al. Physician-directed patient self-management of left atrial pressure in advanced chronic heart failure. *Circulation.* 2010;121:1086–1095.
43. Abraham WT, Adamson PB, Bourge RC, et al. Wireless pulmonary artery haemodynamic monitoring in chronic heart failure: a randomised controlled trial. *Lancet.* 2011;377:658–666.
44. Adamson PB, Abraham WT, Bourge RC, et al. Wireless pulmonary artery pressure monitoring guides management to reduce decompensation in heart failure with preserved ejection fraction. *Circ Heart Fail.* 2014;7:935–944.
45. Abraham WT, Stevenson LW, Bourge RC, et al. Sustained efficacy of pulmonary artery pressure to guide adjustment of chronic heart failure therapy: complete follow-up results from the CHAMPION randomised trial. *Lancet.* 2016;387:453–461.

第 28 章 心力衰竭的外科手术治疗

MARIELL JESSUP, PAVAN ATLURI, AND MICHAEL A. ACKER

冠状动脉血运重建 546
病患的选择 546
冠脉搭桥术的风险 546
冠脉搭桥术的获益 548
左心室功能不全患者的瓣膜手术 549
二尖瓣 549
主动脉瓣 552
左心室重建 552
心脏移植 553
捐赠分配制度 553
潜在受者的评估 554
心脏捐赠者 556
手术注意事项 556
免疫抑制剂 556
排异 557
感染 558
临床并发症和合并症 558
心脏移植术后的结果 560
未来展望 560
参考文献 560

当今时代，处置射血分数降低的心力衰竭（heart failure associated with a reduced left ventricular ejection fraction，HFrEF）时，临床医师经常遇到虽经优化治疗但症状仍然明显的患者。事实上，尽管已有各种药物治疗和电生理干预措施诸如双心室起搏、植入型心律转复除颤器（见第 27 章）等，许多患者的生活质量仍然较低，预后较差。对于这些病人中的部分人，外科治疗可能是合适的，适于改善缺血、减轻瓣膜功能不全、降低心室重塑引起的机械性不利影响，或者当其他措施失败时进行心脏移植或植入永久性心脏辅助装置（ventricular assist device，VAD）。在这一章节里，我们讨论左心室射血分数（left ventricular ejection fraction，LVEF）降低的心力衰竭患者的外科治疗。射血分数降低患者的药物治疗在第 25 章讨论，循环辅助装置的作用在第 29 章讨论。

冠状动脉血运重建

病患的选择

在原创的 STICH（Surgical Treatment of Ischemic Heart Failure，缺血性心力衰竭外科治疗）试验[1]的设计、完成和发表以及现在该试验 10 年随访结果[2]出来之前，没有随机临床试验评估缺血性心肌病患者血运重建的结果。术语缺血性心肌病用于描述继发于闭塞性或阻塞性冠状动脉疾病的心肌功能障碍（见第 61 章）。虽然缺血性心肌病被认为是 Framingham 研究中心力衰竭（heart failure，HF）的第二大常见原因（仅次于高血压）（见第 21 章），但它现在被认为是 HFrEF 患者的临床试验中 HF 最常见的原因。

缺血性心肌病由 3 个可能重叠的相互关联的病理生理过程组成：①心肌冬眠，定义为静息时持续性收缩功能障碍，由冠状动脉血流减少引起，可通过心肌血运重建部分或完全恢复正常；②心肌顿抑，由于再灌注时产生氧自由基及收缩细丝对钙的敏感性丧失，其中的存活心肌可能表现出长期但可逆的缺血后收缩功能障碍；③不可逆的肌细胞死亡，导致心室重塑和收缩功能障碍。

退伍军人治疗合作研究、欧洲冠状动脉手术研究和冠状动脉手术研究，这 3 个主要的比较冠状动脉旁路移植术（coronary artery bypass grafting，CABG）与药物治疗的历史性随机临床试验均排除了心力衰竭或严重左心室功能不全的患者。在选择合适的心力衰竭患者行冠状动脉血运重建手术时，传统上有几个临床因素在决策过程中起主要作用，包括是否存在心绞痛、心力衰竭症状的严重程度、左心室大小、血流动力学损害程度，以及合并症的存在及严重程度。需要考虑的其他主要技术问题是需要血运重建的靶血管是否合意和合适的旁路策略。最重要的决定因素仍然是受损但依然存活的心肌的范围（见第 14、16 和 17 章）。研究表明，要达到血运重建后心力衰竭症状、左心室功能以及生存率显著改善的目的，术前患者至少需要有 25%的存活心肌。有趣的是，在 STICH 试验中，不管何种治疗，存活心肌的存在与冠心病合并左心室功能不全患者存活的可能性增加有关。然而，心肌活力的评估不能确定与单独药物治疗相比，患者接受 CABG 存在获益。在决策过程中心肌活力测试的作用在 STICH 试验亚组[3]中仍在不断发展。心肌活力对血运重建策略的影响在第 16 章单独讨论。

冠脉搭桥术的风险

严重左心室功能不全患者的围手术期风险在 2%至近 10%不等，这取决于靶血管的可用性和活力、右心室功能障碍、晚期心力衰竭症状（NYHA Ⅳ级）、左心室舒张压的增加、高龄患者的合并症、外周血管病、肾功能不全、二尖瓣关闭不全及慢性阻塞性肺疾病[4,5]。美国胸外科医师学会（Society of Thoracic Surgeons，STS）在 2006 年预测 70 岁、无合并症的 LVEF 为 20%的患者的死亡风险为 1.3%，而同龄 LVEF 正常患者的死亡风险为 0.5%。当 LVEF 低于 20%或心力衰竭严重（NYHA Ⅳ级）是，死亡率显著升高。

研究表明，对于临床心力衰竭患者，围手术期死亡率为 2.6%至 8.7%，具体取决于年龄和是否存在一种或多种合并症。最近一项研究调查了射血分数（ejection fraction，EF）保留或下降的心力衰竭患者的冠脉搭桥手术，发现心力衰竭是 30 天内死亡率的独立预测因子，不管是 EF 降低［风险比（HR），2.52；95%可信区间（CI）1.99～3.19；30 天死亡率 4.0%］还是 EF 保留（HR，1.83；95% CI 1.26～2.66；30 天死亡率 2.8%）[6]。Pocar 及其同事[7]研究了 45 例无心绞痛、NYHA Ⅲ～Ⅳ级、LVEF 低于 35%、正电子发射断层成像（positron emission tomography，PET）证实有显著活性心肌的患者，其 30 天死亡率为 4.4%。死亡预测因子包括左心室舒张末压超过 25mmHg、年龄大于 70 岁和明显的外周血管疾病。CABG Patch 试验中，无心绞痛或心力衰竭的患者围手术期死亡率为 1.3%。无心绞痛但有轻度心力衰竭、NYHA Ⅰ或Ⅱ级的患者死亡率增加到 4.8%，无心绞痛但 NYHA Ⅲ或Ⅳ级的患者死亡率增加到 7.4%。对于心肌梗死后心源性休克，紧急 CABG 术的结果不佳，但仍优于药物治疗。对于心源性休克患者，SHOCK（我们是否应该为心源性休克患者急诊血运重建闭塞冠状动脉？）试验表明 CABG 术后 30 天死亡率为 47%，6 个月死亡率为 50%。单纯药物治疗 30 天死亡率为 56%，6 个月死亡率为 63%[8]。

STICH 是一项针对 100 个中心 2 800 名患者的前瞻性、随机、意向治疗的试验[1]，已采用最佳药物方案且左心室功能不全及适合 CABG 的冠状动脉疾病(coronary artery disease，CAD)患者被随机分配到 3 种不同的治疗策略之一：CABG，CABG 加外科心室重建(surgical ventricular reconstruction，SVR)或单独药物治疗(medical therapy alone，MED)(图 28.1)。该试验旨在解决两个主要假设：①CABG 联合药物治疗与单独药物治疗比较提高长期生存率；②当 SVR 联合 CABG 及药物治疗后，SVR 可提供额外的长期生存获益。在 2002 年 7 月至 2007 年 5 月期间，共有 1 212 例 LVEF≤35%且适合 CABG 的 CAD 患者被随机分配至单独药物治疗组(602 例)或药物治疗加 CABG(610 例)。主要结果是任何原因造成的死亡率。主要的次要结果包括心血管(cardiovascular，CV)原因造成的死亡率及任何原因造成的死亡率或 CV 原因的住院治疗。在随机分配到 CABG 组的 610 例患者中，555 例(91%)在研究结束前接受了 CABG。63 例患者(11%)同时进行了二尖瓣手术。从分配到治疗 30 天内的全因死亡率，即近似估计的围手术期死亡率，在药物加 CABG 组为 4%，而单独药物治疗组为 1%。原创 STICH 试验 10 年随访显示，与药物治疗(66.1%)相比，接受 CABG(58.9%)的患者的死亡率显著降低[2](图 28.2)。

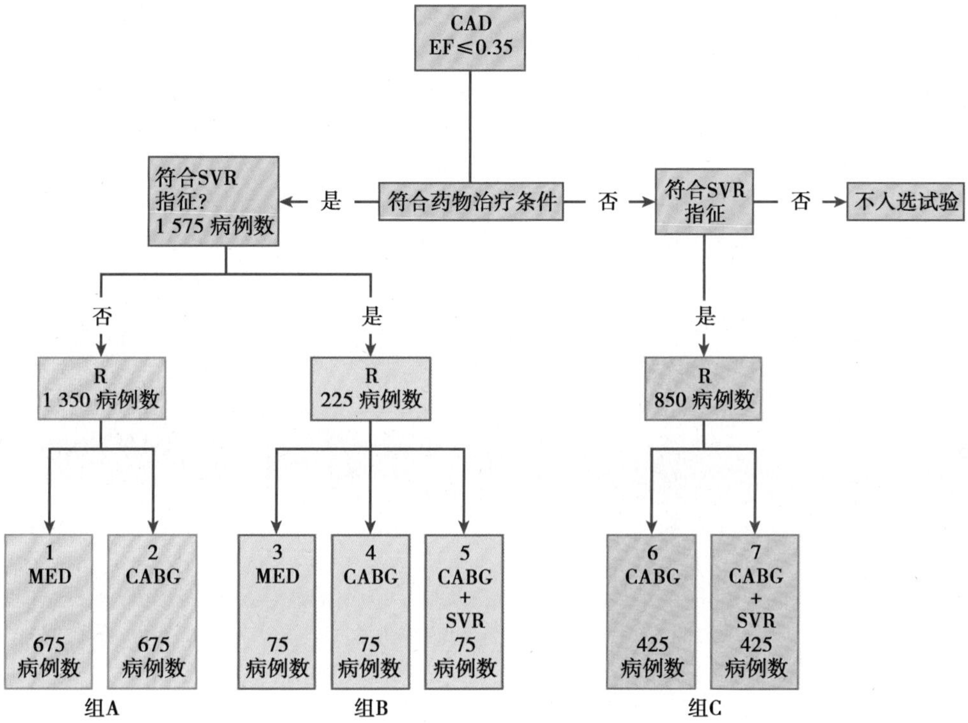

图 28.1　STICH 试验分组。CABG，冠状动脉旁路移植术/搭桥术；CAD，冠状动脉疾病；EF，射血分数；MED，药物治疗；R，随机化；SVR，外科左心室重建术

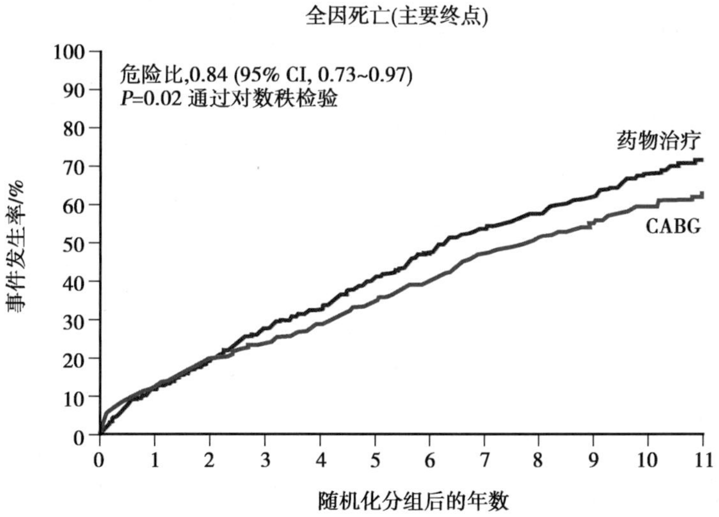

参加风险评估人数

药物治疗	602	532	487	435	404	357	315	274	248	164	82	37
CABG	610	532	487	460	432	392	356	312	286	205	103	42

图 28.2　Kaplan-Meier 曲线显示 STICH-ES 研究全因死亡概率。CABG，冠状动脉旁路移植术。(引自 Velazquez EJ，Lee KL，Jones RH，et al. Coronary-artery bypass surgery in patients with ischemic cardiomyopathy. N Engl J Med 2016；374：1511.)

冠脉搭桥术的获益

理论上,血运重建的获益应通过向低灌注但存活心肌(冬眠心肌)改善血流继而改善左心室功能和临床结果。减轻缺血也可以减少致心律失常的倾向,从而降低心脏性猝死的发生率。因此,冠脉血运重建具有减轻心力衰竭的临床症状、改善左心室功能和增强存活的潜力。

在STICH试验中,意向治疗分析发现,药物治疗组和外科手术组间全因死亡无统计学差异(CABG的HR,0.86;95%CI 90.7~1.04;P=0.12),而预设的二级分析发现,药物治疗组和外科手术组间在联合终点(包括CV死亡、全因死亡和因CV原因住院)方面存在显著差异(CABG的HR,0.74;95%CI 0.64~0.85;P<0.001)。CABG组的CV死亡风险比降低19%(0.81;95%CI 0.66~1.00),CABG组复合死亡或CV住院的风险比降低16%(0.84;95%CI 0.71~0.98)。这些发现在几个预设的亚组中是一致的。

STICH队列研究(STICHES)[2]最新10年随访进一步证实了这些发现,CABG组与药物治疗组相比,全因死亡率的主要结果明显改善、中位生存期有所改善(7.73年 vs 6.29年)。预设的次要结果包括CV原因造成的死亡、因任何原因导致的死亡或住院治疗、因任何原因导致死亡或因任何原因住院、任何原因造成死亡或血运重建以及任何原因或非致死性卒中死亡。与药物治疗相比,CABG队列中所有次要结果均有改善(表28.1)。此外,鉴于随机化后第一年内CABG组与药物治疗存在显著交叉(17%),CABG组的整体结果可能受到不利影响,从而限制了CABG对生存的真正影响。根据长期随访数据,作者得出结论,在缺血性心肌病患者中,CABG加药物治疗比单独药物治疗在全因死亡率方面可以获得显著益处。一项利用原始STICH数据的后续研究聚焦于EF减少患者接受CABG时与结果改善相关的解剖变量。评估了3个预后标准:EF小于中位数(27%),高于中位数的收缩末期容积指数(endsystolic volume index,ESVI)(79ml/m^2),以及存在三支病变。与单独药物治疗相比,CABG加药物治疗对于符合2种或3种标准的患者具有净收益(HR,0.53;95%CI 0.37~0.75;P<0.001),而仅符合一个标准的患者则没有(HR,0.88;95%CI 0.59~1.31;P = 0.535)。

表28.1 STICH研究结果

结果	例数(%)		CABG 风险比(95% CI)	P值*
	CABG (n=610)	药物治疗 (n=602)		
主要终点				
全因死亡	359(58.9)	398(66.1)	0.84(0.73-0.97)	0.02
次要终点				
心血管原因死亡	247(40.5)	297(49.3)	0.79(0.66-0.93)	0.006
全因死亡或心血管原因住院	467(76.6)	524(87.0)	0.72(0.64-0.82)	<0.001
全因死亡或心衰原因住院	404(66.2)	450(74.8)	0.81(0.71-0.93)	0.002
全因死亡或任何原因住院	506(83.0)	538(89.4)	0.81(0.71-0.91)	0.001
全因死亡或血运重建†	388(63.6)	478(79.4)	0.63(0.55-0.73)	<0.001
全因死亡或非致死性心肌梗死‡	376(61.6)	409(67.9)	0.86(0.74-0.98)	0.03
全因死亡或非致死性卒中‡	367(60.2)	406(67.4)	0.85(0.74-0.98)	0.03

*危险比(CABG与药物治疗)基于Cox模型,相关的P值基于对数秩检验。所有评估针对患者分组调整(A对B;符合随机分配至CABG组或药物治疗组的标准但未达到外科左心室重建术标准的患者入选在A组;符合外科左心室重建术标准的患者入选B组)。

†血运重建的方法是经皮冠状动脉介入治疗或CABG。

‡死亡或非致死性心肌梗死和死亡或非致命性卒中不是预先指定的结果。

引自 Velazquez EJ, Lee KL, Jones RH, et al. Coronary-artery bypass surgery in patients with ischemic cardiomyopathy. N Engl J Med 2016;374:1511.

一些研究报道了血运重建术后心力衰竭症状明显减少。1999年维罗纳的一项研究[9]随访了167例有心绞痛和心力衰竭症状、平均LVEF为28%的患者,显示外科手术后1年和5年心绞痛缓解率分别为98%和81%、心力衰竭缓解率分别为78%和47%。在随访评估中,仅54%患者心绞痛和心力衰竭症状均得到缓解。Di Carli及其同事[10]通过PET影像研究了36名LVEF为28%的患者,发现PET血流代谢失匹配的程度和CABG术后功能分级改善的百分比之间存在显著相关性。血流代谢失匹配超过18%,预测血运重建术后功能状态变化的敏感性为76%,特异性为78%。术前心室肌失匹配大于20%的患者中观察到体力活动的实质性客观改善。因此,灌注代谢失匹配率大的患者血运重建后临床获益最大。在STICH试验中进一步证实了CABG策略对患者随后症状的获益,包括心绞痛[优势比(OR),0.70;95%CI 0.55~0.90;P<0.01][11]及堪萨斯城心肌病问卷所测量的生活质量指数。

对于继发于CAD(如缺血性心肌病)的HF患者,合理的治疗策略包括冠状动脉造影(见第20章),尤其是当患者有心绞痛任何表现的时候。对于有严重病变且靶血管充足的患者检测存活心肌可能是合适的。目前可获得的临床证据表明,在生存和生活质量改善方面,CABG可能优于单独药物治疗。目前美国和欧洲的CABG指南对HF患者手术治疗有不同推荐强度(表28.2)。

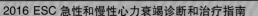

表 28.2 心力衰竭的手术治疗:指南建议

2016 ESC 急性和慢性心力衰竭诊断和治疗指南
慢性心力衰竭患者心肌血运重建的建议
• 虽然使用抗心绞痛药物,但心绞痛仍然存在,建议进行心肌血运重建术;Ⅰ类推荐,证据水平 A CABG 和 PCI 之间的选择应由心脏团队在仔细回顾病史后做出 CABG 推荐用于心绞痛伴严重 LM 或等同 LM 狭窄的患者,以改善预后 对于 HFrEF,严重 CAD(LAD 或多支血管疾病)同时 LVEF<35%的患者,建议使用 CABG
2014 年 ACC/AHA/AATS/PCNA/SCAI/STS 重点更新稳定型缺血性心脏病诊断和治疗指南*
• 对于糖尿病和复杂多支血管 CAD 患者,建议组建心脏团队进行血运重建;Ⅰ类推荐,证据水平 C • 通常建议优先考虑 CABG,以提高糖尿病和多支血管 CAD 患者的生存率,血管重建可能会提高生存率(3 支血管 CAD 或复杂的 2 支血管 CAD,包括 LAD 近端病变);Ⅰ类推荐,证据水平 B
2014 AHA/ACC 瓣膜性心脏病患者治疗指南†
主动脉瓣狭窄(AS)伴左心室功能不全的主动脉瓣手术适应证
• 对于严重 AS 和 LVEF<50%的无症状患者,建议使用 AVR;Ⅰ类推荐,证据水平 B • AVR 对于低流量/低梯度严重 AS、LVEF 降低、小剂量多巴酚丁胺负荷试验显示主动脉血流速度≥4.0 米/秒或平均压力梯度≥40mmHg、瓣口面积≤1.0cm^2 的有症状的患者是合理的;Ⅱa 类推荐,证据水平 B • 对于正在接受其他心脏手术的中度 AS 患者,AVR 是合理的;Ⅱa 类推荐,证据水平 C • 对于符合 AVR 适应证的 AS 但手术风险高,且 TAVR 后存活> 12 月的患者,使用 TAVR;Ⅰ类推荐,证据水平 B • 对于符合 AVR 适应证但手术风险较高的患者,TAVR 是 AVR 手术的合理替代方案,Ⅱa 类推荐,证据水平 B
主动脉瓣关闭不全(AR)伴左心室功能不全的主动脉瓣手术适应证
• 对于有严重 AR 的有症状患者,建议使用 AVR;Ⅰ类推荐,证据水平 B • AVR 适用于严重 AR 和左心室收缩功能不全的患者;Ⅰ类推荐,证据水平 B
功能性二尖瓣关闭不全(MR)二尖瓣手术的适应证
• 对于接受 CABG 或 AVR 的慢性重度功能性 MR 患者,二尖瓣手术是合理的;Ⅱa 类推荐,证据水平 C • 对于慢性重度功能性 MR 有严重症状的患者(NYHA Ⅲ/Ⅳ级),可考虑进行二尖瓣手术;Ⅱb 类推荐,证据水平 B • 对于正在受其他心脏手术的慢性中度功能性 MR 患者,可考虑进行二尖瓣修复;Ⅱb 类推荐,证据水平 C
ESC/ESACT 瓣膜性心脏病治疗指南(2012 版)‡
慢性二尖瓣关闭不全(MR)二尖瓣手术的适应证
• 严重 MR 患者接受 CABG 手术,LVEF> 30%;Ⅰ类推荐,证据水平 C • 接受 CABG 治疗的中度 MR 患者应考虑手术治疗;Ⅱa 类推荐,证据水平 C • 对于严重 MR、LVEF<30%、选择血运重建、有存活依据的有症状的患者,应考虑手术治疗;Ⅱa 类推荐,证据水平 C • 对于严重 MR、LVEF>30%、尽管应用最佳药物治疗(包括 CRT,如果有指征)却仍有症状、合并症较少、不考虑血运重建手术的患者,可考虑手术;Ⅱb 类推荐,证据水平 C

* Fihn SD, Blankenship JC, Alexander KP, et al. 2014 ACC/AHA/AATS/PCNA/SCAI/STS focused update of the guideline for the diagnosis and management of patients with stable ischemic heart disease: a report of the American College of Cardiology/American Heart Association Task Force on Practice Guidelines, and the American Association for Thoracic Surgery, Preventive Cardiovascular Nurses Association, Society for Cardiovascular Angiography and Interventions, and Society of Thoracic Surgeons. Circulation 2014;130:1749-67.

† Nishimura RA, Otto CM, Bonow RO, et al. 2014 AHA/ACC guideline for the management of patients with valvular heart disease. J Thorac Cardiovasc Surg 2014; 148:E1-E132.

‡ Vahanian A, Alfieri O, Andreotti F, et al. Guidelines on the management of valvular heart disease(version 2012). Eur Heart J 2012;33:2451-96. ESC/EACTS, European Society of Cardiology/European Association for Cardio-Thoracic Surgery;

AVR,主动脉瓣置换术;CABG,冠状动脉搭桥术;CAD,冠状动脉疾病;CRT,心脏再同步治疗;HFrEF,射血分数降低的心力衰竭;LAD,左冠状动脉前降支;LM,左主干冠状动脉;LVEF,左心室射血分数;NYHA,纽约心脏病协会;PCI,经皮冠状动脉介入治疗;TAVR,经导管主动脉瓣置换术。

左心室功能不全患者的瓣膜手术

二尖瓣

正如第 69 章所讨论的,外科手术治疗导致左心室功能不全或心力衰竭的原发性瓣膜性心脏病已被广泛接受。然而,对于继发于原发性心肌病或与原发性心肌病相关的瓣膜功能障碍的患者,处理更为困难。下面的讨论将聚焦于扩张型心肌病继发性二尖瓣关闭不全(mitral regurgitation,MR)时瓣膜修复或置换的影响和结果。然而,对于合并缺血性心肌病、低 LVEF 的患者在 CABG 手术时瓣膜修复还是置换仍有许多相同的争议。

在心力衰竭患者中经常观察到 MR,且预后不佳。进行性左心室重塑,其特征在于随着左心室逐渐扩大而变得更为球形,由于瓣环扩大,乳头肌移位和腱索牵拉,导致功能性二尖瓣关闭不全。功能性 MR 导致前负荷增加、室壁张力增加、左心室负荷量增加,所有这些形成一个正反馈环路促使心力衰竭发展。无论是否存在缺血病因，MR 本身就是预后不良的独立危险因素。与缺血性心肌病相关的，即使是未矫正的轻度 MR，以及中度至重度 MR，也与长期生存率降低有关。此外，MR 是一种进行性疾病，与反流相关的左心室容量超负荷进一步促进左心室重塑，导致问题的恶化。

当存在心力衰竭症状并且原发疾病是瓣叶时，二尖瓣修复或置换对于恢复瓣膜能力是一个相当完善的手术（见第 69 章）。然而，最近人们开始关注功能性或继发性二尖瓣功能不全，其瓣叶在解剖学上是正常的，但由于心室扩大和球形形状导致瓣环扩大、瓣叶活动受限而引起瓣叶不能完全闭合。这种心室重塑通常合并存在 LVEF≤40%、NYHA Ⅲ或Ⅳ级的心力衰竭症状。在这种情况下行外科手术是有争议的，因为 MR 是左心室功能不全的结果而非原因，所以预后与潜在的心肌病的进展更相关。

尽管已明确继发性二尖瓣关闭不全的发生与预后较差相关，但尚不清楚不良结果来源于 MR 本身还是 MR 只是一个心力衰竭恶化的标志，在后一种情况下，MR 的矫正可能不能改善症状或提高生存率。传统观点认为，晚期心力衰竭伴左心室功能不全患者 MR 手术矫正与手术死亡率高有关。这种观点在 20 世纪 90 年代中期遭到 Bolling 的挑战，开创了衰竭心脏行二尖瓣修复和其他外科手术治疗的时代。传统假设认为二尖瓣对于衰竭的心室来说是"安全阀"的作用，手术矫正导致死亡率过高。Boiling 的假设是心室问题的有一种"瓣环解决方法……如通过置入尺寸较小的环重建几何异常的二尖瓣环，从而恢复二尖瓣功能、减轻心室负荷、改善左心室几何形状、提高心功能"[12]。后续研究显示，在绵羊缺血性 MR 模型中，用小尺寸环缩小瓣环可以减小左心室在基底面和心尖水平的曲率半径，支持了小尺寸环可以恢复椭圆形心室形状的学说。现在已经认识到，过去观察到的二尖瓣置换术的手术死亡率可能是由于瓣膜下结构的丧失，这强调了在二尖瓣手术时保证瓣环和瓣膜下结构完整性的至关重要性。

在退行性二尖瓣疾病中，已经证明二尖瓣修复术与二尖瓣置换术相比在长期结果、生存率和心室功能方面更为优异。但是，就功能性 MR 而言，多项研究表明，二尖瓣修复术术后 MR 的复发率为 30%至 40%，这也带来一个问题：对于严重的功能性 MR，修复还是置换，究竟何种手术治疗策略是恰当的？具有里程碑意义的心胸外科试验网络（Cardiothoracic Surgical Trials Network，CTSnet）是一项随机、前瞻性、多机构研究，评估重度缺血性 MR 时二尖瓣（mitral valve，MV）修复或腱索保留二尖瓣置换，为这一复杂问题提供了见解。该研究将 251 例重度缺血性 MR 患者随机分配至 MV 修复（采用刚性、完整、缩小的瓣环成形术）（126 例患者）或 MV 置换（完全保留瓣膜下结构）（125 例患者）。初始研究的主要终点是 12 个月时的左心室重塑，通过左心室收缩末期容积指数（left ventricular end-systolic volume index，LVESI）评估[13]。次要终点包括死亡率、心脑血管不良事件（死亡、卒中、后续 MV 手术、心力衰竭住院或 NYHA 分级增加）、严重不良事件、MR 复发，生活质量和再住院。在 12 个月时，两组间 LVESI 无差异。可以发现在 12 个月时两组间死亡率、不良事件发生率、心功能状态和生活质量相当。随后的研究使用临床和超声心动图终点对该患者队列进行了 2 年的随访[14]。2 年时，两组间幸存者的 LVESI 无统计学意义（P=0.19）：MV 修复组为 52.6±27.7ml/m^2，MV 置换组为 60.6±39.0ml/m^2。MV 修复组 2 年死亡率为 19.0%，MV 置换组为 23.2%（HR，0.79，95%CI 0.46~1.35，P=0.39）。如图 28.3 所示，2 年后中度或重度 MR 的复发率修复组明显高于置换组（58.8% vs 3.8%；P<0.001）。两组间严重不良事件和总体再入院率无显著差异。然而，修复组的患者出现了与 HF 复发相关的更严重的不良事件（P =0.05）和心血管再入院（P=0.01）。这个试验的数据更多支持在严重缺血性 MR 时行 MV 置换而非修复。同样，Lorusso 及其同事[15]的一项大型、同期、回顾性、倾向性匹配研究（ISTIMIR）评估严重缺血性 MR 的 MV 置换和修复，表明患者队列间短期或长期死亡率没有差异。他们指出，在晚期左心室功能、心脏和瓣膜相关死亡或功能能力方面没有差异。MV 修复被认为是需要瓣膜相关再次手术的最强预测因子。在亚组分析中，接受 MV 修复且无复发 MR 的患者的左心室逆向重塑显著高于接受瓣膜置换的患者。如果 MV 置换，重要的是确保前腱索和后腱索的完全完整性以限制心肌重塑。

另一种常见的临床情况是 CABG 患者中度缺血性 MR 的处理。MV 修复的支持者认为瓣膜修复有长期逆转左心室重塑及缓解症状的潜在益处。与之不同的观点认为是血运重建本身将改善 MR，而且 MV 修复不具有长期持久的益处。一项随机、前瞻性、多机构的 CTSnet 研究评估了 CABG 时中度缺血性 MR 的外科治疗，解决了这一临床窘境[16]。中度缺血性 MR 患者被随机分配到单纯 CABG 组（n=151）或 CABG 加 MV 修复组（n=150）。主要终点是通过 LVESI 测定的左心室重塑的程度。次要终点包括主要不良心脏或脑血管事件、死亡率、严重不良事件、残余 MR、功能状态、生活质量和再住院的综合。在 1 年时，LVESI 的评估显示无差异（z 评分=0.50；P=0.61）。此外，2 年随访显示单纯 CABG 组的平均 LVESI 为 41.2±20.0ml/m^2，而 CABG 加 MV 修复组为 43.2±20.6ml/m^2（z 评分=0.38；P=0.71）[17]。CABG 组的死亡率（10.6%）和 CABG 加 MV 修复组相似[10.0%（HR，0.90；95%CI 0.45~1.83；P=0.78）]。尽管单纯 CABG 组的中度或重度 MR 发生率较高（32.3% vs 11.2%；P<0.001），但各组间的再入院率和严重不良事件发生率相似（图 28.4）。作者得出结论，在接受 CABG 治疗的中度缺血性 MR 患者中，加 MV 修复治疗并未导致 2 年时左心室重塑的显著差异。

CTSnet 试验的亚组分析发现，存在基底动脉瘤或运动障碍是 MV 修复失败的最强预测因子。复发的其他预测因素包括 MV 前叶角度大于 25°至 39.5°，左心室舒张末期直径大于 65mm，以及左心室球形度增加。2015 年美国胸外科协会指南支持在存在基底动脉瘤或运动障碍，显著瓣叶束缚或中度至重度重塑（LVEDD>65mm）的情况下置换 MV（Ⅱa 类，证据水平 A）。如果没有以上情况，应该考虑使用尺寸较小的完整硬环进行 MV 修复（Ⅱb 类，证据水平 B）[18]。表 28.2 总结了最近关于心力衰竭患者 MR 手术的指南声明。

总之，在经验丰富的中心，左心室功能障碍且 MR 患者的 MV 修复可能适用于接受 CABG 的患者以及尽管采用了最佳的药物治疗但仍有症状的特发性扩张型心肌病患者。目前的文献表明，缺血性或非缺血性心肌病晚期心力衰竭和左心室功能障碍患者，其功能性二尖瓣功能不全可以行修复手术，手术死亡率较低。随机和非随机试验均表明，对于特发性扩张型心肌病患者，接受 MV 修复不仅改善症状，并且可以改善心室重塑。没有随机研究比较严重 MR 的手术矫正与最佳药物治疗的利弊。目前，没有证据表明消除心力衰竭患者的二尖瓣关闭不全可以带来生存益处，而只表明这是对症治疗。经皮二尖瓣修复将在第 69 章讨论。

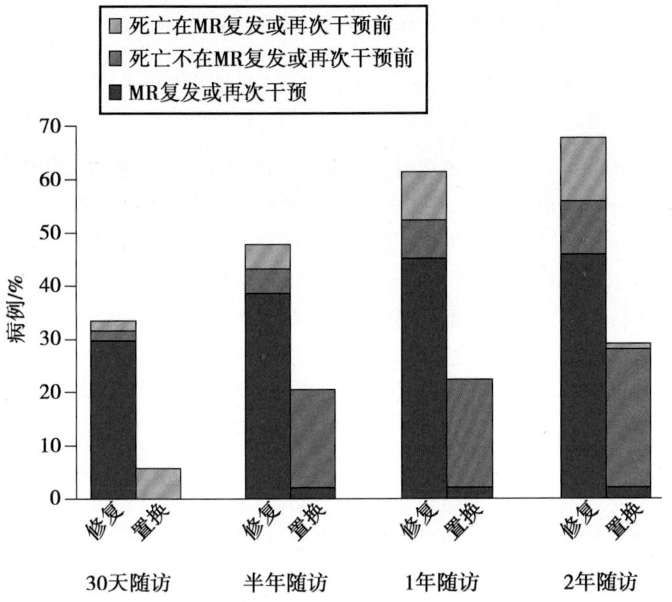

图 28.3 CTSnet 严重缺血性二尖瓣关闭不全试验结果，显示 2 年时二尖瓣修复或置换的累积失败。干预失败定义为死亡、经胸超声心动图检查发现中度或重度二尖瓣关闭不全（MR）、二尖瓣再次干预。（引自 Goldstein D, Moskowitz AJ, Gelijns AC, et al. Two-year outcomes of surgical treatment of severe ischemic mitral regurgitation. N Engl J Med 2016;374:344.）

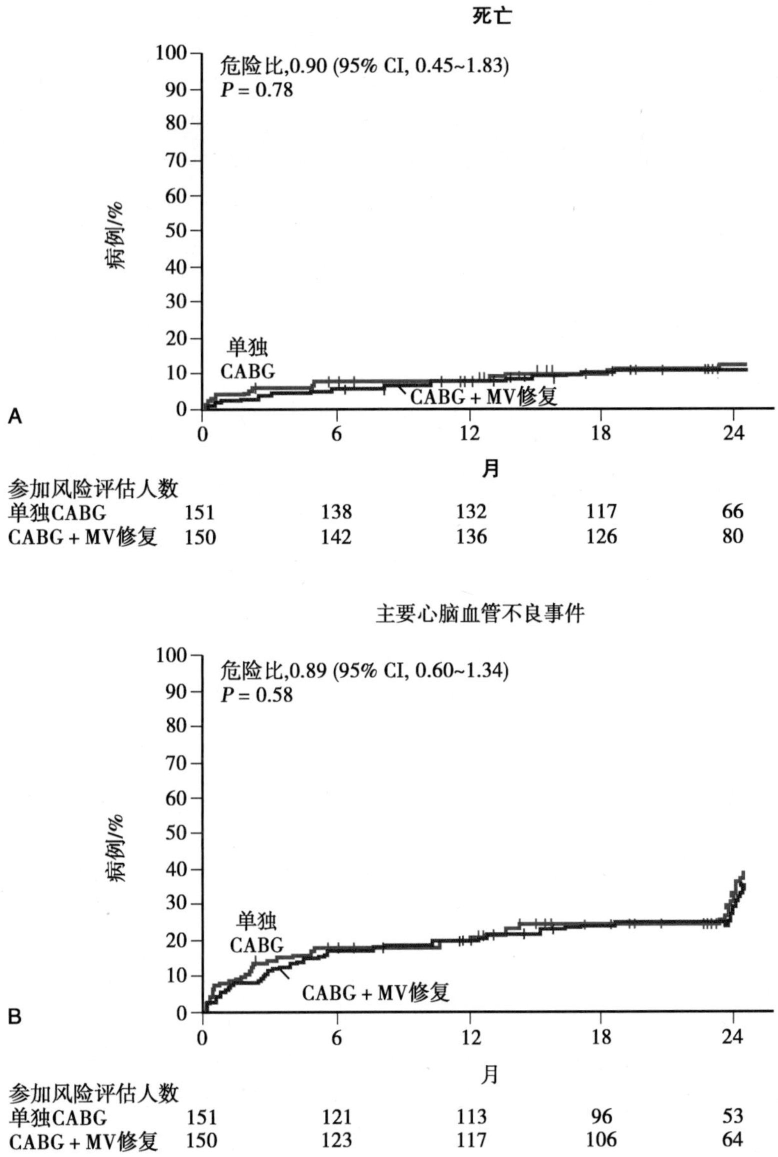

图 28.4 CTSnet 中度缺血性二尖瓣关闭不全试验结果，显示 2 年时的死亡率和心血管事件。在接受冠状动脉旁路搭桥术（CABG）或 CABG 加二尖瓣（MV）修复的患者中死亡率（A）和主要心脑血管不良事件（B）的组合（定义为死亡、卒中、随后的二尖瓣手术，心力衰竭住院或纽约心脏病协会分级恶化）。（引自 Michler RE, Smith PK, Parides MK, et al. Two-year outcomes of surgical treatment of moderate ischemic mitral regurgitation. N Engl J Med 2016;374:1932.）

主动脉瓣

主动脉瓣狭窄(aortic stenosis,AS)和主动脉瓣关闭不全(aortic regurgitation,AR)瓣膜置换的适应证在第 68 章讨论。本节侧重于讨论主动脉瓣膜病变合并有心室功能不全或心力衰竭患者的主动脉瓣膜置换术(aortic valve replacement,AVR)。AS 患者可能会发生心室功能不全,但主动脉瓣跨瓣压差小。如果左心室功能不全继发于 AS,那么 AVR 在这些患者是有效的。因此,区分由于心功能不全导致的主动脉瓣开放受限所致的假性梗阻和真正的 AS 非常重要。在真正的 AS 中,因原发的瓣膜狭窄导致患者左心室功能不全和低心输出量。多巴酚丁胺超声心动图可以鉴别此类情况(见第 14 章)。

虽然过去由于围手术期死亡的顾虑,认为患有真正 AS 和左心室功能障碍的患者不宜手术,但是如果他们没有接受 AVR,这些患者的预后也极差,1 年、5 年和 10 年的存活率分别为 62%、32% 和 18%[19]。而且尚无确定的试验可以证明药物疗法对生存有任何影响。相反,研究表明,这一群患者可以安全地接受手术,结果优于单独的药物治疗。在克利夫兰诊所的一项研究中,该组患者的院内死亡率为 8%,1 年生存率为 82%,而仅接受药物治疗的患者为 41%;AVR 治疗和单独药物治疗患者的 4 年生存率分别为 78%和 15%[20]。假设患者是真正的低心输出量低压力阶差的 AS,则对于能够耐受手术的患者,风险~受益比将有利于进行外科手术干预。在当今时代,经导管主动脉瓣置换术(transcatheter aortic valve replacement,TAVR)可以进一步降低围手术期发病率和死亡率,治疗心力衰竭合并 AS 患者(见第 68 章)。对 PARTNER 试验数据的分析表明,TAVR 是左心室功能不全的高危患者的安全治疗策略[21]。中期随访显示 EF 显著改善(1 年时为 35.7±8.5%至 48.6±11.3%)。另一个常见的临床情况是,发现接受 CABG 术的患者也具有一定程度的 AS。研究和指南建议表明,在许多情况下,CABG 和 AVR 的双重手术可以安全地进行,而且具有更好的长期结果。

严重 AR 且左心室功能障碍患者的管理则存在不同的问题。因为左心室功能障碍被认为是不可逆的,一些患者发展为晚期心力衰竭并且已考虑心脏移植。尽管历史上这组患者的手术死亡率很高,但布莱根妇女医院的一项研究表明,纯 AR 伴左心室功能障碍患者(LVEF<35%)AVR 手术是安全的,死亡率可以忽略不计[22]。在该系列中,AVR 手术后观察到左心室直径、容量和功能改善的正性心室重塑。最近的一项研究表明,慢性 AR 行 AVR 治疗后的左心室重塑在舒张末期整体纵向应变指数较高的患者中最为明显[23],与心室大小保留等结果改善相关。虽然与患有严重主动脉瓣关闭不全的术前左心室功能正常的患者相比,存在左心室功能不全的患者晚期生存率可能不太好,但结果可能会比与心脏移植或继续药物治疗更好。尽管有许多系列研究观察主动脉瓣手术后的预后变量,只有少数研究入选了合并 LVEF 低和严重主动脉瓣关闭不全的患者[24]。多年来,指南鼓励对严重 AR 的患者进行手术治疗(在出现明显的心力衰竭症状或严重的左心室扩张之前)。在原发性 AR 患者中,最近使用较新的外科手术如主动脉瓣膜修复或主动脉根部置换作为比单纯 AVR 更好的手术。

总之,在严重左心室功能不全和心力衰竭患者中,主动脉瓣手术虽然风险较高,但仍可以安全地进行。并且它似乎比目前观察性研究中的药物疗法具有更好的临床结果。

左心室重建

血运重建和瓣膜手术可以使许多患者的临床症状改善,但在其他患者中,心室扩张和功能障碍已非常严重,因此提出通过直接心室手术来优化心脏功能。透壁性心肌梗死患者可能发展为心室扩张和重建,从而导致左心室壁应力增加和左心室功能不全。这引发了许多不良事件,包括继发于室壁应力增加的心肌氧消耗增加,神经激素和细胞因子水平增加,后负荷不匹配和心内膜灌注不足。心室重建的目标是去除或排除梗死节段以恢复椭圆形心室腔、减小远端室壁应力、促进螺旋纤维扭转、使运动能力消失或运动障碍部分的心室壁变厚、减少心室收缩末容量、减少二尖瓣关闭不全以及消除残余缺血。通常需要同时行 CABG 术,如果存在中度以上的二尖瓣反流,也需要另外矫正。

这种类型的手术被称为外科心室重建术(surgical ventricular reconstruction,SVR)或 Dor 手术(在 Vincent Dor 之后),其中室壁瘤或运动消失节段被重建,一般应用补片(腔内补片成形术)[25]。手术是在瘢痕区域内进行。在梗死心肌和正常心肌之间进行荷包缝合。心腔内达可纶补片通常通过补片闭合室壁瘤的囊腔把梗死节段排除在外。心轴通常用于确保保留了足够的心室容积。该手术通常用于大面积前壁至心尖部梗死的患者,梗死涉及心尖、前壁和间隔所导致左心室重塑。理想情况下,该手术可将收缩末期容积减少至少 30%,同时确保足够的心室大小。

RESTORE(重建心腔手术将扭转的原来半径椭圆形状还给左心室)多中心研究调查了 1998 年至 2003 年的 1 198 例患有前壁心肌梗死后心力衰竭患者的各种左心室重建术。同期行 CABG 术的有 95%,MV 修复术的有 22%。左心室重建术死亡率为 5.3%。在 5 年时,总体生存率为 68%±2.8%,无心力衰竭再入院率为 78%。Logistic 回归分析发现 LVEF ≤30%、左心室收缩末容积指数≥80ml/m^2、NYHA 分级高和年龄大于 75 岁是死亡的危险因素。左心室重建显著减低 LVESI(从 80.0±5.1ml/m^2 到 56.0±34.3ml/m^2),显著改善 LVEF(从 29%±11.0% 到 39%±12.3%)[25]。全世界的临床医生都接受了这种重建手术,同时 STICH 试验的一个部分进一步探讨了这种手术方法对缺血性心肌病患者的有效性。

STICH 试验的 SVR 组(假设 2)测试了在缺血性心力衰竭患者中,与单纯 CABG 相比,联合 CABG 与 SVR 是否会减少全因死亡或心脏再住院。该亚组研究入选 1 000 例心力衰竭合并冠心病的患者(2002 年至 2006 年间接受手术),其 LVEF 低于 35%,存在适合 SVR 的左心室前壁瘢痕。499 名患者仅进行了旁路手术,501 名患者进行了 CABG 加 SVR。中位随访时间为 48 个月。5 年研究期间,全因死亡或心脏再住院的主要终点均未发现显著差异(SVR 加 CABG 的 HR,0.99;95%CI,0.84~1.17;$P=0.90$)(图 28.5)。这一结果受到指责,因为 CABG 加 SVR 术后收缩末期容积降低的平均百分比仅为 19% ——低于成功左心室重建术需要收缩末期容量减少 30%(最低限度)的公认标准。此外,STICH 中接受 CABG 加 SVR 的患者的绝对 LVESI 为 67ml/m^2。Oh 及其同事[26]的研究结果表明,左心室 LVESI 大于 60ml/m^2 的患者生存率低于

LVESI 小于 30ml/m^2 的患者。

STICH 试验的另一个局限是，13%的患者在左心室功能不全发生之前没有心肌梗死。最后的批评是，由于持续的选择偏倚，该研究并未入选可明显受益于 SVR 的患者。许多外科医生认为，由于试验中存在这些可能的缺陷，STICH 并不能证实或反驳最初的假设。当然，STICH 试验之外的其他队列研究正在进行，观察 SVR 手术成功的预测因子。

心脏衰竭除了直接外科心室重建之外，还有许多新的抑制或逆转左心室重塑的手术方法也在研究中，包括从动力心肌成形术发展而来的被动心脏支持装置，其最初的目的只是充当衰竭心脏的辅助泵。有关此主题的其他内容，请参见本章在线补充材料（被动心脏支持设备）。

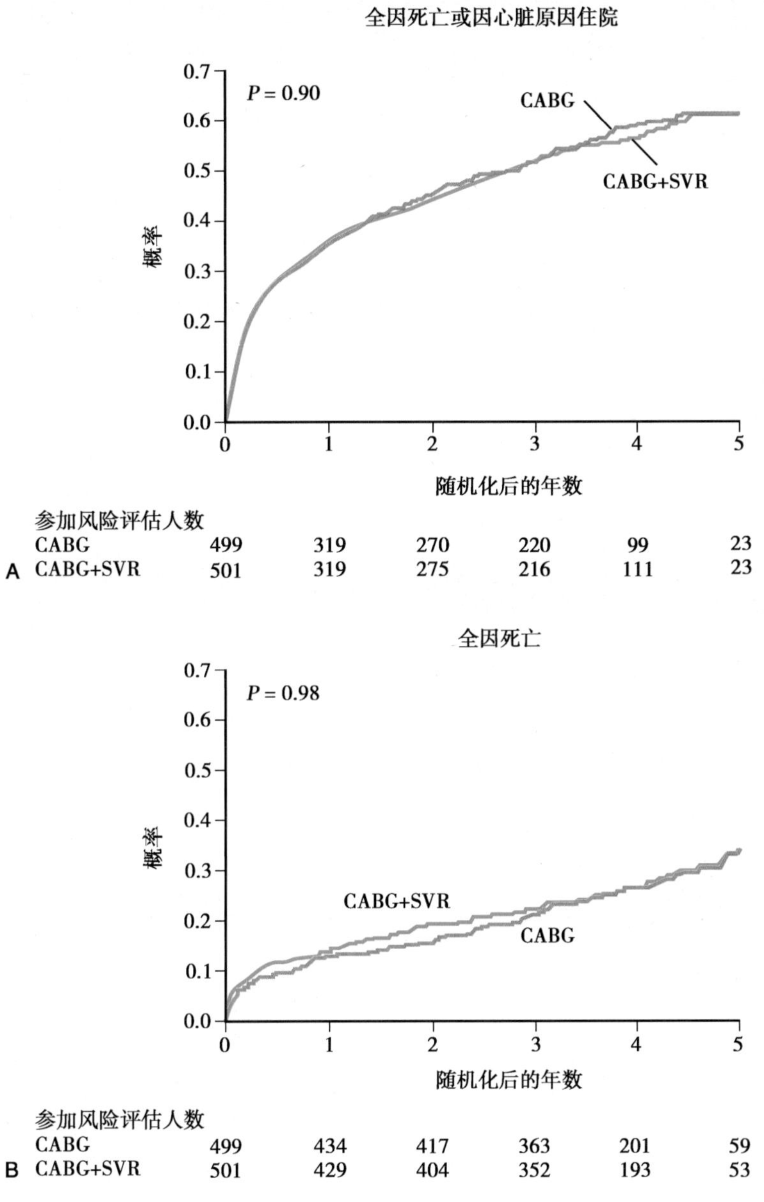

图 28.5 STICH 试验的结果显示 CABG 加 SVR 与单独 CABG 相比没有益处。CABG，冠状动脉旁路搭桥术；SVR，外科左心室重建术。（引自 Jones RH，Velazquez EF，Michler RE，et al. Coronary bypass surgery with or without surgical ventricular reconstruction. N Engl J Med 2009；360：1705.）

心脏移植

捐赠分配制度

在美国，捐赠器官的分配是在器官共享联合网络（United Network of Organ Sharing，UNOS）监督下完成的，UNOS 是一个受约于联邦政府的私人组织。美国的捐赠心脏分配按地理划分为 11 个区域。根据 UNOS 政策，胸部器官根据血型、医疗紧急程度和等候名单上的时间来分配。心脏离体缺血时间为 4 至 5 小时的生理限制排除了捐献的心脏全国共享的可能。目前，患者获得捐赠器官的最大优先权取决于疾病的严重程度。每一个等待心脏移植的候选人都被分配一个相应的医疗紧急状态。对于上等候名单时年满 18 周岁的候选人，根据 UNOS 政策[27]（表 28.3）分配医疗紧急状态。被列为“状态 7”的候选人被认为暂时不适合接受胸部器官移植。在目前的系统中，美国各地等候名单的时间存在显著的区域差异[28,29]；修订后的分配方案正在评估中[30,31]。

表 28.3 美国心脏分配器官共享联合网络（UNOS）

成人心脏状态 1A 要求	
如果候选人符合以下条件：	**成人 1A 状态有效时间：**
候选人（年满 18 岁）目前在移植医院住院	
具有机械循环支持装置： 全人工心脏 主动脉内球囊反搏（IABP） 体外膜肺氧合（ECMO）	14 天，每 14 天重新认证一次
需要连续机械通气	14 天，每 14 天重新认证一次
需要持续输注单次大剂量静脉注射正性肌力药物或多次静脉注射正性肌力药物，并对左心室压力进行连续血流动力学监测	7 天，可再延续 7 天
候选人（年满 18 岁），目前不需要住院治疗	
具有机械循环支持装置： 左心室辅助装置（LVAD） 右心室辅助装置（RVAD） 左右心室辅助装置（BiVAD）	植入后 30 天内
具有机械循环支持装置，并有装置相关严重并发症的医学证据	14 天，每 14 天重新认证一次
成人心脏状态 1B 要求	
如果候选人符合以下条件：	**成人 1B 状态有效时间：**
左心室辅助装置（LVAD） 右心室辅助装置（RVAD） 左右心室辅助装置（BiVAD） 连续静脉输注正性肌力药物	不限时间
成人心脏状态 2 要求	
如果候选人符合以下条件：	**成人 2 状态有效时间：**
注册在等候名单上，但不是 1A 或 1B 状态	不限时间

在世界范围内，等待供体心脏的患者大大超过供者[32]。在美国，多达 40%在等候名单上的等待心脏移植的患者植入可机械循环支持（mechanical circulatory support，MCS）装置（见第 29 章），通常是左心室辅助装置（left ventricular assist device，LVAD），以维持终末期器官完整、降低肺血管阻力、改善心功能。与那些在等待期间没有接受 LVAD 植入的患者相比，就这些患者在心脏移植以外植入 MCS 的费用和结果出现了严肃的争论。其他移植中心选择了一种策略，即对于危重病人，接受边际供体而不是 MCS 作为心脏移植的桥接。

潜在受者的评估

图 28.6 概述了评估潜在心脏移植患者必须回答的问题。候选人通常是估计预期寿命少于 1 年的患者，因为必须考虑到移植手术存在相当大的风险；移植指南强调了这一点[33]。通常，考虑移植的患者存在：①需要机械支持或大剂量的正性肌力药或血管加压药维持（在这种情况下，通常已明确其进程不可逆）的心源性休克；②尽管采取了最佳治疗，但仍存在慢性进行性、难治性或 D 期心力衰竭症状；③反复发作危及生命的心律失常，尽管已采取了包括植入式除颤器在内的最大限度的干预措施；或很少采取干预措施；④难治性心绞痛，没有血运重建的可能性。此外，先天性心脏病修复术后的成年患者，特别是那些 Fontan 手术失败的患者，正越来越多地考虑进行心脏移植。

已经提出几种模型使用侵入性和非侵入性的生物标志物来对心力衰竭患者进行危险分层。同时还提出了准备接受移植的患者风险预测的模型[34-36]（图 28.7）。卧床心力衰竭患者最有效的结果预测因子是症状限制性代谢应激测试，计算峰值氧耗（$\dot{V}O_2$）。$\dot{V}O_2$ 峰值小于 12ml/（kg · min）表明预后不良，存活率可能低于进行移植[33]。然而，$\dot{V}O_2$ 对于病情太重、无法运动的患者不适用，因此必须使用其他风险评估方法。需要持续静脉输注正性肌力药物且不能中断或需要机械支持以维持足够心指数的非卧床病人，如果不进行移植，则更容易出现预后不良的风险，但即使进行了移植手术，也还常常表现出预示着不良预后的肺、肝、肾等系统器官衰竭的症状和体征[37,38]。

然后，移植团队必须对每位患者进行全面的医学、心理、社会评估，以排除移植禁忌证，进一步改善预后，确定移植的紧迫性，并确定免疫状态[39,40]。人们认识到许多心脏移植的相对禁忌证，各中心间争论最多、变数最多是年龄上限。一般来说，年龄超过 70 岁的患者不符合移植的候选标准，更常被分配到高风险的修复手术、永久性心脏辅助装置或研究性治疗，如细胞移植，或接受替代名单里不太理想捐助者的心脏。尽管如此，一些移植中心坚持认为，精心挑选的年龄超过 70 岁的患者可以获得与年轻患者相同的结果。活动性或近期的恶性肿瘤、伴有严重器官损害的糖尿病以及可能限制移植后预期寿命的其他代谢异常是常见的排除潜在接受者的原因。严重的肺部疾病使术后管理复杂化，妨碍患者正常的运动可能；体重指数（BMI）测量出的极端体重也会使移植后预后恶化。合并肾功能不全的晚期心力衰竭患者通常被排除在心脏移植之外，因为肾功能异常会增加移植后的死亡率。作为另外的选择，一些中心在晚期肾病患者中成功地实施了来自同一供体的心肾联合移植。因此，重要的是将潜在可逆性肾衰竭的患者与晚期、不可逆的终末期肾病相关的肾功能不全患者区分开。

肺血管阻力超过 6wood 单位、不能通过药物治疗或安置心室辅助装置（ventricular assist device，VAD）后降低的肺动脉高压患者，被认为是心脏移植的绝对禁忌证。在这种既定肺动脉高压的情况下，供体的右心室经常会衰竭，导致术后早期死亡率很高[41]。对于肺压力不可逆转的患者，一些中心可能会考虑对患者进行心肺移植联合手术。其他可能对移植团队在考虑潜在接受者的决定时产生负面影响的合并症包括外周或脑血管疾病、晚期神经病变、感染人类免疫缺陷病毒（HIV）状态、酒精或药物成瘾以及社会或精神疾病。已经在经选择的肝硬化患者中进行了心-肝联合移植手术[42]。

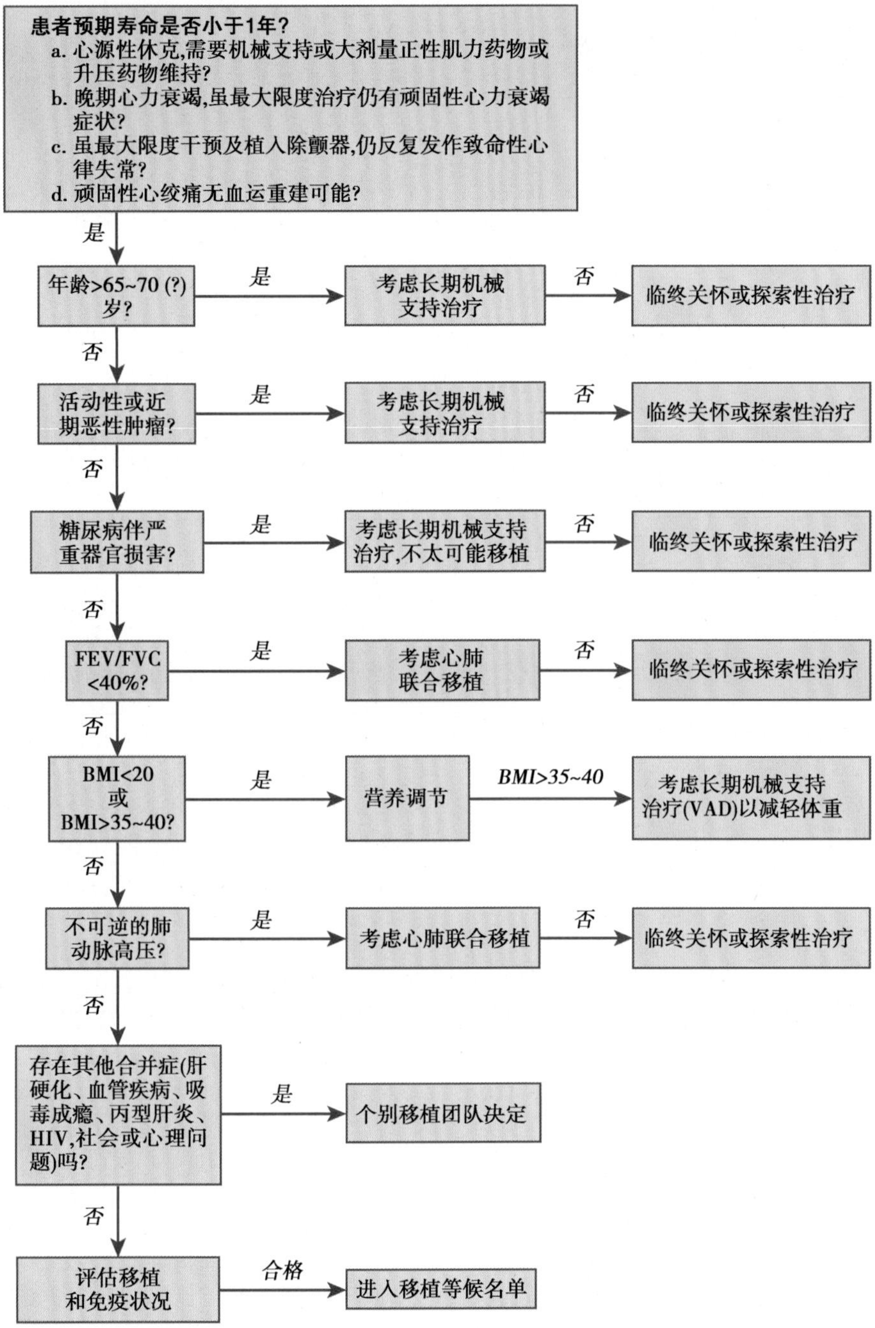

图 28.6 潜在心脏移植受者的评估程序。BMI,体重指数;FVC,用力肺活量;FEV,用力呼气量;HIV,人类免疫缺陷病毒;VAD,心室辅助装置

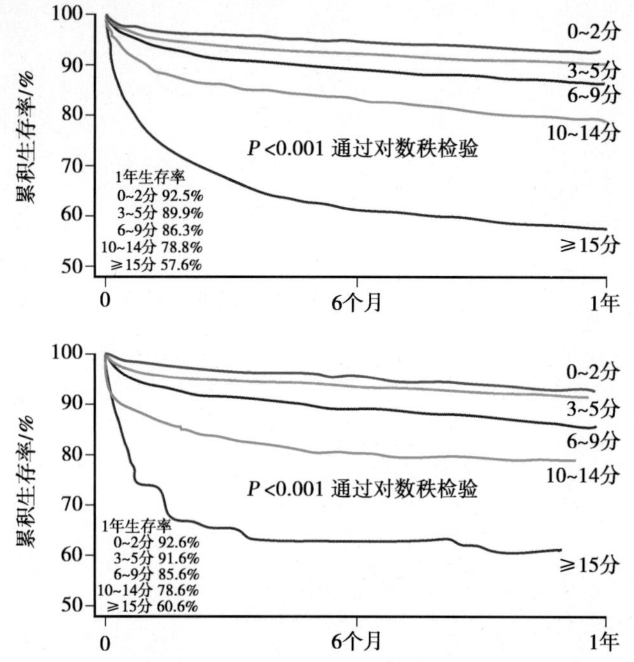

图 28.7 按 IMPACT 积分三点增量分层的衍生队列(A)和验证队列(B)中受者的 1 年 Kaplan-Meier 累积存活率。IMPACT 积分用于预测接受原位心脏移植患者的死亡风险。(引自 Weiss ES, Allen JG, Arnaoutakis GJ, et al. Creation of a quantitative recipient risk index for mortality prediction after cardiac transplantation (IMPACT). Ann Thorac Surg 2011;92:914.)

对每个患者都要进行日益复杂的免疫学评估,包括 ABO 血型分析和抗体筛选、群体反应性抗体(panel-reactive antibody, PRA)水平测定和人白细胞抗原(human leukocyte antigen, HLA)分型。PRA 测试可以明确循环抗 HLA 抗体的存在,但不能测定抗体的特异性或强度。酶联免疫分析和流式细胞术也可以确定 PRA 水平,并且比细胞毒性试验更敏感[43]。现在广泛使用虚拟交叉配型方法,其中基于流式细胞术的单抗原磁珠测定可以明确鉴定抗体特异性。这样可以避免使用具有这些抗原的预期的供体,选择组织相容的供体而无须交叉配型。这种方法可以增加当地器官获取组织地理区域之外的捐助者的匹配率。

心脏捐赠者

鉴于数量不足和器官需求增加,有效的捐赠者管理和选择对于保持良好的移植量和结果至关重要。获得捐赠者的完整病史至关重要,包括脑死亡前的任何相关心血管疾病。所有捐赠者都接受传染病筛查,包括肝炎和艾滋病毒感染等病毒性疾病。与心脏供体适合性评估相关的具体信息还包括是否存在胸部创伤、播散性癌症、供体血流动力学稳定性、升压和增加心脏收缩力要求、心搏骤停持续时间以及心肺复苏需求。在某些心脏捐赠者中,血流动力学恶化可能是由脑死亡引起的。所有供者均要求做超声心动图检查,根据其他危险因素,年龄超过 45~50 岁的供者需要行冠状动脉造影术评估是否存在冠心病。

心脏移植可接受的冷缺血时间为 4~5 小时;人类捐赠者离体心脏灌注系统正在研究中[44]。延长的缺血时间已被证明是心脏移植后死亡的重要危险因素,尤其是与其他危险因素合并存在时(如供体年龄较大)。目前考虑年龄在 60~65 岁的捐助者,具体取决于运输距离和其他供者危险因素。接受心脏移植的最终决定在获取心脏时,直接检查心脏冠状动脉钙化、左心室肥大或扩张后作出。许多区域已开始系统地审查捐助者拒绝事件,以减少变异性,并提高对扩大的捐助者标准的信心。这些结果回顾增加了供体器官利用率和移植量[45]。

手术注意事项

供体心脏两种最常见的手术方法是双心房和双腔吻合术。引入双腔吻合技术旨在减小右心房大小、较少受者心脏扭曲、保护心房传导通路、减少三尖瓣反流。这个替代手术需要 5 个吻合口:左心房、肺动脉、主动脉、下腔静脉和上腔静脉。虽然还没有进行任何前瞻性试验来确定这两种技术的优越性,但是现在美国最常使用双腔技术,主要是因为该技术似乎减少了心脏移植受者对永久性起搏器的需求[46]。最重要的是,携带 VAD 接受心脏移植的患者数量稳步增加,因此移植风险更大,并导致更多的设备相关并发症。

心脏移植受者未能撤除体外循环最常见的原因是右心衰竭,尽管中心静脉压升高,但心输出量低。在手术区域可以看到右心扩张和收缩不良。术中经食管超声心动图显示右心室扩张、收缩不良,左心室充盈不足、收缩剧烈。使用正性肌力药物和肺血管扩张剂可以增强右心室功能,但术前肺血管阻力对术后最初几个小时内的预后重要性变得明显[41]。

免疫抑制剂

免疫抑制方案开始时同时使用 3 类药物:糖皮质激素、钙调神经磷酸酶抑制剂(calcineurin inhibitors, CNIs)和抗增殖剂[47]。在一部分患者中,移植团队使用多种药物进行诱导治疗,以迅速增强免疫耐受[48]。术后即刻免疫抑制剂通过非胃肠给药,然后迅速过渡到口服制剂。

皮质类固醇是非特异性抗炎药,主要通过耗竭淋巴细胞起作用。患者最初接受高剂量静脉注射,然后口服皮质类固醇。在接下来的 6 个月中逐渐减少;目标通常是完全撤消皮质类固醇治疗。在许多中心,在移植手术前数小时给予皮质类固醇。副作用包括库欣样外观、高血压、血脂异常、体重增加伴向心性肥胖、消化道溃疡形成和胃肠道出血、胰腺炎、性格改变、白内障形成、高血糖症进展为皮质类固醇性糖尿病、伴有骨缺血性坏死的骨质疏松症。皮质类固醇众所周知的副作用导致许多创新的策略,以在移植术后尽早消除其应用。皮质类固醇通常是治疗急性排异反应的首选药。

有两种 CNIs,环孢霉素和他克莫司。它们的主要作用机制是与特定蛋白质的结合,形成阻断钙调神经磷酸酶作用的复合物,钙调神经磷酸酶是 T 细胞活化的关键参与者。CNIs 用于阻断负责 T 细胞和 B 细胞活化的信号转导途径,因此特异性地作用于免疫系统并且不影响其他快速增殖的细胞。严重且常常是限制性的副作用包括多达 40%至 70%的患者出现的肾毒性和随着左心室肥大发展的高血压;这两种药物引起这些不良事件的数量大致相等。多毛症、牙龈增生、高脂血症在环孢素类药物中更为常见,糖尿病和神经病变在他克莫司中更为常见。此外,这两种药物都增加了下肢深静脉血栓形成、震颤、头痛、抽搐和感觉异常的发生率。

抗增殖剂直接或间接抑制同种异体活化的 T 细胞和 B 细胞克隆的扩增。硫唑嘌呤是此类药物中较早使用的药物,甚至在环孢素常规使用之前就是免疫抑制的主要药物。在过去的十年中,吗替麦考酚酯(MMF)已经取代硫唑嘌呤作为第一线抗增殖药物,一些随机试验证明其与硫唑嘌呤相比具有优势[49]。MMF 水解为霉酚酸,抑制嘌呤再合成。硫唑嘌呤和 MMF 的主要副作用是均可引起白细胞减少;MMF 的使用受限于使人虚弱的腹泻或恶心。MMF 和他克莫司联合使用可能会加剧其各自的副作用。

西罗莫司(通常称为雷帕霉素)和依维莫司是两种较新的药

物，可通过白细胞介素-2(IL-2)自分泌刺激后阻断T细胞的活化。已知它们还抑制内皮细胞和成纤维细胞的增殖。它们的作用与CNIs的作用是相辅相成的。而且，西罗莫司和依维莫司都被用作维持免疫抑制，作为标准免疫抑制的替代品，以及作为排斥反应的挽救药物。西罗莫司，一种m-TOR抑制剂，已被证实可以减缓心脏移植物血管病变(cardiac allograft vasculopathy，CAV)的进展[50]，并且已证实依维莫司可以减少急性排斥反应和CAV。由于这些药物抑制成纤维细胞的增殖，它们可能导致伤口愈合的显著困难，许多中心在移植手术后不立即将它们用于初始治疗。这些药物与心包积液的发展相关。一些研究人员已经探索将西罗莫司作为主要免疫抑制剂作为CNI的替代品[51]。西罗莫司和依维莫司已被用来取代CNIs作为改善肾功能障碍或逆转左心室肥大的策略。

通过改进的免疫抑制，从供体心脏植入到术后1年的心脏排斥反应的发生率从2004—2006年的30%降至2010—2012年的25%[52]，说明了当前免疫抑制的有效性。TICTAC(他克莫司联合用药与他克莫司单药比较)试验报道，在排斥反应、CAV或3年生存率方面，他克莫司免疫抑制中添加MMF没有提供优于单药免疫抑制的优势[53]。所有患者均成功停用了皮质类固醇。因仅入选150名患者，该试验的统计效力受到了质疑，但这些研究结果使心脏移植界开始探索一种策略——在经选择的患者中使用更少的免疫抑制剂。

排异

由于将心脏同种异体移植物识别为非自我，排斥反应涉及细胞或抗体介导的心脏损伤。根据组织学和免疫学标准，该过程可分为3种主要类型的排斥反应：超急性排斥反应、急性排斥反应和慢性排斥反应。超急性排斥反应的结果是供体心脏循环重建后数分钟至数小时内发生移植物功能的突然丧失，在现代移植中已很少见。该现象是由供体器官的血管内皮细胞上预先存在的同种异体抗原抗体介导的，现在通过现代HLA分型技术已避免了这种现象。这些抗体与补体结合，促进血管内血栓形成。随后，移植物血管迅速闭塞，心脏移植彻底、不可避免的失败。

急性细胞排斥反应或细胞介导的排斥反应是针对供体心脏的单核炎症反应，主要是淋巴细胞。它最常发生于移植后的第一周到数年，在手术后的第一年中多达30%的患者有发生。在排斥反应的启动和协调中的关键事件是T细胞活化，由细胞因子IL-2调节。排斥反应的起始和协调中的关键事件是T细胞活化，由细胞因子IL-2调节。IL-2由$CD4^+$细胞产生，较少由$CD8^+$细胞产生，并发挥自分泌和旁分泌反应。与肾移植和肝移植不同，没有可靠的血清学标志物用于心脏移植中的排斥反应，尽管一些报道探索使用高灵敏度心肌肌钙蛋白I作为标记物。因此，心内膜心肌活检仍然是诊断急性排斥反应的“金标准”(见第79章)。活检采用经颈静脉途径进行，每周一次；然后每隔一周一次，持续数月；在许多项目中，每月活检持续6至12个月，有些项目在此后持续数年。1年后，对常规检查或监测活检的成本效益进行持续审查[54]。

细胞介导的排斥反应根据普遍认可的系统进行分级[55](表28.4)。心内膜心肌活检具有侵袭性和疼痛性，可能导致严重的不良事件，如心脏压塞或三尖瓣功能不全。因此，继续努力开发由在心脏排斥期间显著调节的基因表达或转录因子组成的血清学分析。迄今为止最大的试验，IMAGE(通过基因表达的侵入性监测衰减)，表明在入选研究之前接受心脏移植超过6个月、且排斥风险低的选定患者中，监测排斥反应的策略是与常规活检相比，涉及基因表达谱的排斥反应与严重不良结果的风险增加无关，并导致活检显著减少[56]。目前尚不清楚这种检测在美国是否容易被采用，尽管这项研究似乎已经导致较低的仅用于监测的心内膜心肌活检率。还研究了心脏磁共振成像作为检测排斥的方式。

表28.4 心脏移植中细胞介导的排异反应分级，当前分级系统与早期系统比较

2004年的系统		1990年系统	
0级R	无排异	0级	无排异
1级R，轻度	间质和/或血管周围浸润最多有一个肌细胞损伤	1级，轻度	
		A，局灶性	局部血管周围和/或间质浸润，没有肌细胞损伤
		B，弥漫性	弥漫性浸润，没有肌细胞损伤
2级R，中度	两个或以上病灶浸润伴有相关的肌细胞损伤	2级，中度(局灶性)	一处局灶性浸润伴肌细胞损伤
3级R，重度	弥漫性浸润多灶性心肌细胞损伤+水肿，±出血，±血管炎	3级，中度	
		A，局灶性	多灶性浸润伴肌细胞损伤
		B，弥漫性	弥漫性浸润伴肌细胞损伤
		4级，重度	弥漫、多形性浸润伴广泛的肌细胞损伤±出血±血管炎

改编自 Stewart S，Winters GL，Fishbein MC，et al. Revision of the 1990 working formulation for the standardization of nomenclature in the diagnosis of heart rejection. J Heart Lung Transplant 2005；24：1710.

早期排斥的风险因素包括受体的年龄较小、女性、女性供体、巨细胞病毒(cytomegalovirus，CMV)血清学检测结果阳性、既往感染、黑人受者种族、HLA不匹配的数量。已经制定了预测排斥反应的危险评分[57]。最重要的是，不能服用或耐受免疫抑制剂的患者(特别是在术后早期)，有发生严重或复发性细胞排斥反应的高风险。在第一年中发生一次或多次治疗排斥反应是未能达到五年生存和移植相关冠心病发展的危险因素。同样地，移植后最初6个月急性排斥反应的治疗有助于患者较慢的整体康复。

治疗细胞介导的排斥反应的积极性取决于活检分级、临床相关性、患者危险因素、排斥史、移植后时间长短以及是否达到免疫抑制剂的目标水平。例如，在免疫抑制剂处于或高于目标水平或具有一个或多个早期排斥危险因素的患者，如果在移植后不久发生无症状的早期中度排斥，应该比既往没有细胞介导排斥反应史的低危患者更积极地治疗。抗体介导的排斥反应是心脏移植后的严重并发症，并且在活组织检查中没有细胞排斥反应时表现为“移植物功能障碍”或血流动力学异常。

抗体介导的排斥反应现在被认为是一个独特的临床实体，并且已经建立了严格的组织病理学和免疫学诊断标准[58]。抗体介导的排斥反应风险最大的患者是女性、PRA水平高或交叉配型阳性的患者。据估计，约7%的患者发生了显著的抗体介导的排斥反应，但其发生率可能高达 20%。由于抗体检测越来越精确，可能识别出更多的抗体介导的排斥反应，同时需要更新的治疗方案。

慢性排斥反应，或晚期移植物失败，是一种不可逆转的移植物功能逐渐恶化，在许多同种异体移植物发生在数月至数年后。目前的概念表明，在维持性免疫抑制的慢性阶段，供体心脏功能障碍与慢性排斥反应有关，由抗体介导，或者由于缺血导致的移植物逐渐丧失。后一过程的特征是内膜增厚和纤维化，导致移植血管腔闭塞，通常称为 CAV 或移植 CAD[59]。

感染

尽管免疫抑制治疗取得了进展，但主要的不利后果仍然是发生威胁生命的感染。在移植后的第一年内，感染导致大约 20% 的死亡，并且在受者的终生仍然是发病和死亡的共同促成因素。手术后第一个月最常见的感染是与机械通气、导管和手术部位有关的医院细菌和真菌感染；使用机械循环辅助作为移植的桥接增加了总的感染率。死亡率最高的真菌感染，其次是原虫、细菌和病毒感染。曲霉病和念珠菌病是心脏移植术后最常见的真菌感染。病毒感染，特别是由 CMV 引起的感染，可以加重免疫抑制，可能导致更多的机会性感染。因此，通常在患者移植后的 6 至 12 个月内使用针对 CMV、卡氏肺囊虫、单纯疱疹病毒感染和口腔念珠菌病的预防方案。预防性静脉注射更昔洛韦或口服缬更昔洛韦通常在血清学 CMV 阴性者接受 CMV 阳性供体移植物的患者中进行，时间可以长短不同。

临床并发症和合并症

心脏移植术后的并发症部分反映了大多数移植受者的病前状态，这些受者患有血管疾病和其他重要疾病[38]。5 年后，超过 90% 的受者患有高血压，至少 80% 患有高脂血症，超过 30% 患有糖尿病[60]（表 28.5）。移植后每年都有大量的患者出现临床上典型的 CAV（移植后使用期限的主要限制）。5 年后，将近 30% 的受者将患有 CAV，并且在 10 年内至少有一半患者将经受该病的折磨。心脏移植血管病变是在美国进行再次移植最常见的原因（图 28.8）。同样，进行性肾功能不全是一个隐患，最近才通过替代方案，解决限制 CNIs 使用的问题。

表 28.5 成人患者心脏移植后的累积发病率*

结果	5 年内	反应患者总数	10 年内	反应患者总数
高血压	92%	13 023	N/A	N/A
肾功能不全	52%	15 769	68%	5 428
血肌酐异常，< 2.5mg/dl	33%		39%	
血肌酐>2.5mg/dl	15%		20%	
慢性透析	2.9%		6.0%	
肾移植	1.1%		3.6%	
高脂血症	88%	14 372	N/A	N/A
糖尿病	38%	15 458	N/A	N/A
心脏移植物血管病	30%	11 511	50%	3 146

* 移植后 5 年和 10 年生存者的累积患病率（1995 年 1 月至 2013 年 6 月）。N/A，暂无。

改编自 Lund LH, Edwards LB, Kucheryavaya AY, et al. The Registry of the International Society for Heart and Lung Transplantation: Thirty-first Official Adult Heart Transplant Report—2014. Focus theme: retransplantation. J Heart Lung Transplant 2014;33:996-1008.

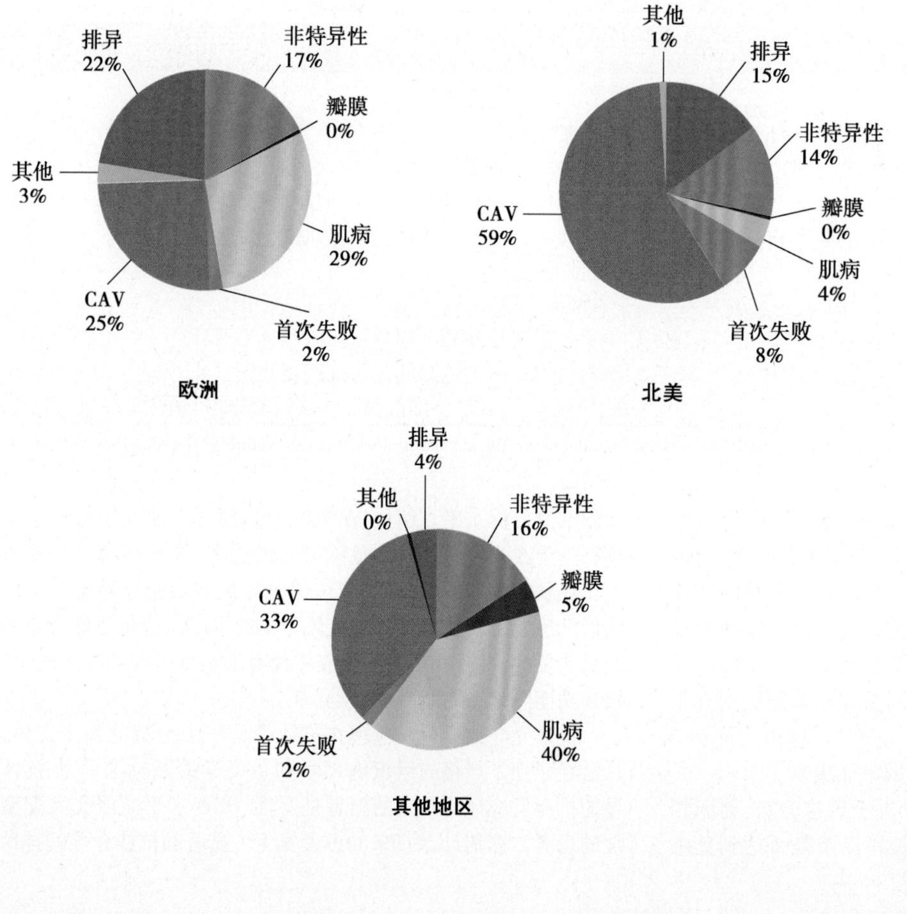

图 28.8 按地理位置成人心脏再移植的指征（2006 年至 2013 年 6 月）。CAV，心脏（冠状动脉）移植物血管病变。（引自 Lund LH, Edwards LB, Kucheryavaya AY, et al. The Registryof the International Society for Heart and Lung Transplantation: Thirty-first Official Adult Heart Transplant Report—2014. Focus theme: retransplantation. J Heart Lung Transplant 2014;33:996-1008.）

恶性肿瘤

过去30年里,许多移植受者接受了过度的免疫抑制治疗,体现在预计30%~40%的肿瘤发生率。移植后数年内,致命的恶性疾病的风险逐渐增加,免疫抑制患者的风险显著高于正常人群[61]。移植术后淋巴增生性疾病和肺癌是最常见的致命性恶性肿瘤(表28.6)。

表28.6 成人心脏移植术后首次发生恶性肿瘤*

类型/部位	总数 n(%)	男性 n(%)	女性 n(%)
肺癌	111(21)	87(21)	24(23)
PTLD/淋巴瘤	88(17)	76(18)	12(11)
前列腺癌	81(15)	81(19)	—
黑色素瘤	35(6.7)	32(7)	3(2.9)
结肠癌	26(4.9)	18(4.5)	7(6.7)
乳腺癌	22(4.2)	—	21(20)

* 不包括基底细胞和鳞状细胞皮肤癌。

PTLD,移植后淋巴组织增生性疾病。

引自 Higgins RS, Brown RN, Chang PP, et al. A multi-institutional study of malignancies after heart transplantation and a comparison with the general United States population. J Heart Lung Transplant 2014;33:478-85.

糖尿病

移植后发生新发糖尿病(diabetes mellitus, DM)的患者发病率和死亡率增加。越来越多的证据表明长期结果可能会受到不利影响,包括患者存活率和移植物存活率。发生的大部分糖尿病归因于移植手术后早期使用的大剂量皮质类固醇,但是现在认识到CNIs也发挥了重要作用。受损的B细胞功能似乎是CNI诱发的新发DM的主要机制。

移植后糖尿病发生的危险因素包括肥胖、年龄增加、糖尿病家族史、糖耐量异常以及非裔美国人或西班牙裔血统。移植患者人口特征的变化趋势,如年龄增加和BMI增加,表明现在这些患者可能比过去更容易患新发糖尿病[40]。BMI的增加会增加胰岛素抵抗的风险,而皮质类固醇可导致葡萄糖不耐受、胰岛素抵抗和明显的高血糖。无论使用何种免疫抑制剂,非裔美国人更有可能患上新发糖尿病,但在使用他克莫司治疗后更易发生。

高血压

高血压的风险主要与CNIs的使用有关,因为该药物对肾脏的直接作用,而且相关的肾功能不全也非常普遍。他克莫司引起高血压的发病率可能低于环孢素。移植后高血压难以控制,通常需要联合使用几种降压药。

肾功能不全

心脏移植后发生慢性肾衰竭的风险在5年内约为10%至15%[62]。此外,急性肾衰竭的患者多达40%至70%,使术后早期病程复杂化。CNI相关的早期肾功能不全的各种推测原因包括直接CNI介导的肾小动脉血管收缩、内皮素-1(强效血管收缩剂)水平增加、一氧化氮生成减少,以及肾调节血清张力变化的能力的改变。一旦发生早期肾功能不全,渐进性肾衰竭似乎是不可阻挡的,直至最近。研究人员继续评估用m-TOR抑制剂(西罗莫司或依维莫司)代替CNI对肾功能以及排斥反应的影响[51,63]。

高脂血症

高脂血症在移植后很常见,就像在一般人群中一样。令人关注的是,许多研究表明高脂血症与CAV、脑血管和周围血管疾病的发展有关,并伴随这些血管疾病的发病率和死亡率。通常,总胆固醇、低密度脂蛋白(LDL)胆固醇和甘油三酯在移植后3个月增加,然后在第一年后一般会略有下降。移植后常用的许多药物导致高脂血症的发生。糖皮质激素可能导致胰岛素抵抗、游离脂肪酸合成增加,极低密度脂蛋白的生成增加。环孢素增加血清LDL胆固醇并与LDL受体结合,降低其从血液中吸收胆固醇的有效性;他克莫司可能较少导致高脂血症。西罗莫司和MMF对血脂也有不利影响。西罗莫司不断增加剂量已显示可导致血清甘油三酯水平显著升高。

任何他汀类药物或HMG-CoA还原酶抑制剂的降脂治疗,与心脏移植血脂登记1年生存率的显著改善密切相关。在心脏移植受者中,普伐他汀和辛伐他汀与生存率、排斥反应严重程度、CAV发病率甚至恶性肿瘤的预后获益相关[64]。

心脏移植血管病变

移植血管病的发展仍然是心脏移植最突出的长期并发症,每年的发病率为5%~10%。心脏移植受者的预后很大程度上取决于CAV的发生;术后一年以后,CAV成为死亡越来越重要的原因。CAV最早可在移植后3个月发生,而且1年时20%的移植物中通过血管造影检查可以发现,5年时40%至50%的血管中可以发现。与动脉粥样硬化疾病的病变中看到偏心病变不同,CAV由血管平滑肌细胞的新生内膜增殖引起,因此它是一种广义的过程。这种病症的典型特征是向心变窄,从心外膜到心肌内段,影响冠状动脉树的整个长度,导致三级分支血管迅速变细、缩减和闭塞。由于冠状动脉的去神经化,大部分的病人无心绞痛症状。CAV最早的临床表现可以是心肌缺血和梗死、心力衰竭、室性心律失常或心脏性猝死。

移植心脏血管病变的原因是多方面的。随着HLA不匹配的数量以及排斥事件的数量和持续时间的增加,CAV的风险增加。各种非免疫因素,包括受者的CMV感染[65],供体或受者因素(如年龄、性别、移植前诊断),以及与手术相关的因素(例如,缺血再灌注损伤),与CAV的发展相关,并增加了CAV的风险。血管疾病的经典危险因素,比如吸烟、肥胖、糖尿病、血脂异常、高血压也有助于CAV的发展。

为了检测CAV,移植团队必须找到一种筛查CAV的方法;一旦发现CAV,可以控制其进展。冠状动脉造影受限于这样一个事实,即CAV产生影响远端和小血管的向心性病变,通常发生在大的心外膜血管病变得明显以前。血管内超声(intravascular ultrasound, IVUS)是研究早期移植血管病变最敏感的成像技术。IVUS提供有关血管壁形态和管腔大小的定量信息。移植后第一年内膜厚度增加0.5mm以上是CAV发展和5年死亡率的可靠指标。然而,IVUS检查本身的侵入性和手术成本限制了它的广泛应用。与血管造影评价CAV相比,多巴酚丁胺负荷超声心动图被描述为具有高灵敏度(83%~95%)和特异性(53%~91%),但是否优于冠状动脉CT造影则受到了挑战。大多数移植中心每年进行冠状动脉造影或其他筛选试验,以评估新CAV的风险。

为了检测西罗莫司或依维莫司在心脏移植受者中预防CAV发展或进展的有效性,已经进行了许多试验。这两种药物在维持性免疫抑制中的确切作用尚未确定,但它们经常使用,一旦检测到CAV,就有望减轻冠状动脉内膜增厚[66]。

最近，越来越多的实验检测西罗莫司或依维莫司预防心脏移植受者 CAV 进展的有效性。这两种药物在维持免疫抑制的确切作用还没有定论，但是一旦发现移植心脏血管病变，他们常被用到并有望能减少冠状动脉内膜增厚。使用或不使用冠状动脉支架的经皮冠状动脉介入治疗已被使用，并取得了一些成功。

心脏移植术后的结果

生存率

图 28.9 描绘了国际心肺移植学会关于移植物总存活率的按移植年龄分组的最新数据[52]。移植后第一年，早期死亡原因是移植失败、感染和排斥反应，1 年总生存率为 82%。有趣的是，虽然世界范围内对心脏移植受者的管理方法在中心之间存在很大差异，但在大规模项目中的结果却惊人地相似。事实上，尽管在规划管理方面存在显著差异，但这种类似结果的现象可被视为总体抗排斥战略的证明；体制和受者因素也决定存活率[67-69]。在移植后的前 30 天内，非特异性移植物失败导致约 35% 的死亡，而非 CMV 感染是第一年死亡的主要原因。5 年后，CAV 和晚期移植物失败（约合 30%）、恶性肿瘤（25%）和非 CMV 感染（10%）是最主要的死亡原因[52,70]。经过专业培训的护士以及多学科护理小组的发展，加强了对这一具有挑战性的患者群体的管理[70]。

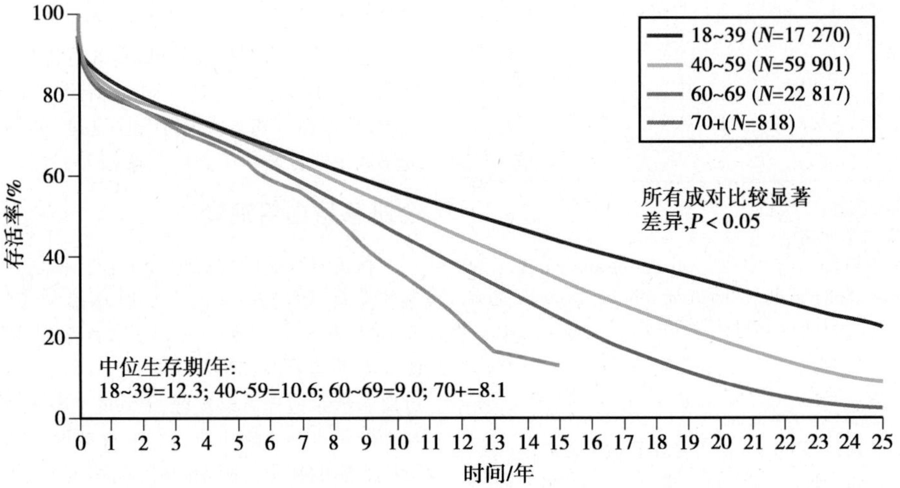

图 28.9　移植患者按年龄 Kaplan-Meier 长期存活率。（移植于 1982 年 1 月至 2013 年 6 月期间）。（引自 Lund LH, Edwards LB, Kucheryavaya AY, et al. The Registry of the International Society for Heart and Lung Transplantation: Thirty-second Official Adult Heart Transplantation Report—2015. Focus theme: early graft failure. J Heart Lung Transplant 2015; 34: 1244-54.）

功能结果

到移植手术后的第一年，90% 的存活患者报告没有功能限制，大约 35% 的患者恢复工作。随着心脏移植受者的人口统计学的演变，这些数字可能会发生变化。为确保获得最佳功能结果，已经确定存在诸多挑战，包括不能充分获得心脏康复计划。一些美国雇主不愿雇用移植术后康复者。

心脏移植手术大大降低了移植前在受体中观察到的心脏充盈压，并增加了心输出量。运动期间的最大心输出量异常可能继发于去神经支配、心房功能受限、因排斥反应或缺血损伤引起的心肌顺应性下降以及供者受者心脏大小不匹配。大多数这种血流动力学异常可以通过定期锻炼来恢复正常。手术后即刻经常观察到限制性血流动力学模式，在术后数天数几周内逐渐减轻。10%～15% 的受者在运动期间发展为慢性心脏限制型反应，可能产生疲劳和呼吸困难。没有了副交感神经支配来降低心率的情况下，受者的静息心率通常为 90～115 次/min。同样，β 受体阻滞剂可能进一步削弱受者的运动反应，不应作为该组人群高血压治疗的一线药物[71]。

未来展望

对于心力衰竭患者，尤其是缺血性心肌病患者，考虑外科手术可能有许多潜在的原因。心力衰竭最广泛使用的外科手术是冠状动脉旁路移植术，STICH 试验结果的长期结果可能影响未来 CABG 的频率。显然，在过去二十年中，所有外科手术的直接围手术期死亡率显著下降。心室辅助装置（VAD；第 29 章）和诸如经导管主动脉瓣置换术（TAVR；第 72 章）等侵入性较小的手术无疑将在未来改变心力衰竭手术的范围。对于晚期心力衰竭的患者，心脏移植和永久性 VAD 之间真正的比较效果的试验可能是困难的，但是进行这种试验所需要的概念和研究常常是有争议的。

（周卿　译）

参考文献

Coronary Artery Revascularization

1. Velazquez EJ, Lee KL, Deja MA, et al. Coronary-artery bypass surgery in patients with left ventricular dysfunction. *N Engl J Med.* 2011;364:1607–1616.
2. Velazquez EJ, Lee KL, Jones RH, et al. Coronary-artery bypass surgery in patients with ischemic cardiomyopathy. *N Engl J Med.* 2016;374:1511–1520.
3. Bonow RO, Castelvecchio S, Panza JA, et al. Severity of Remodeling, Myocardial Viability, and Survival in Ischemic LV Dysfunction After Surgical Revascularization. *JACC Cardiovasc Imaging.* 2015;8:1121–1129.
4. Fihn SD, Blankenship JC, Alexander KP, et al. 2014 ACC/AHA/AATS/PCNA/SCAI/STS focused update of the guideline for the diagnosis and management of patients with stable ischemic heart disease: a report of the American College of Cardiology/American Heart Association Task Force on Practice Guidelines, and the American Association for Thoracic Surgery, Preventive Cardiovascular Nurses Association, Society for Cardiovascular Angiography and Interventions, and Society of Thoracic Surgeons. *Circulation.* 2014;130:1749–1767.
5. Yoo JS, Kim JB, Jung SH, et al. Coronary artery bypass grafting in patients with left ventricular dysfunction: predictors of long-term survival and impact of surgical strategies. *Int J Cardiol.* 2013;168:5316–5322.
6. Dalen M, Lund LH, Ivert T, et al. Survival After Coronary Artery Bypass Grafting in Patients With Preoperative Heart Failure and Preserved vs Reduced Ejection Fraction. *JAMA Cardiol.* 2016.
7. Pocar M, Moneta A, Grossi A, Donatelli F. Coronary artery bypass for heart failure in ischemic

cardiomyopathy: 17-year follow-up. *Ann Thorac Surg*. 2007;83:468–474.
8. Hochman JS, Sleeper LA, Webb JG, et al. Early revascularization in acute myocardial infarction complicated by cardiogenic shock. SHOCK Investigators. Should We Emergently Revascularize Occluded Coronaries for Cardiogenic Shock. *N Engl J Med*. 1999;341:625–634.
9. Pagano D, Bonser RS, Camici PG. Myocardial revascularization for the treatment of post-ischemic heart failure. *Curr Opin Cardiol*. 1999;14:506–509.
10. Di Carli MF, Asgarzadie F, Schelbert HR, et al. Quantitative relation between myocardial viability and improvement in heart failure symptoms after revascularization in patients with ischemic cardiomyopathy. *Circulation*. 1995;92:3436–3444.
11. Jolicoeur EM, Dunning A, Castelvecchio S, et al. Importance of angina in patients with coronary disease, heart failure, and left ventricular systolic dysfunction: insights from STICH. *J Am Coll Cardiol*. 2015;66:2092–2100.

Valve Surgery in Patients with Left Ventricular Dysfunction

12. Bolling SF. Mitral repair for functional mitral regurgitation in idiopathic dilated cardiomyopathy: a good operation done well may help. *Eur J Cardiothorac Surg*. 2012;42:646–647.
13. Acker MA, Parides MK, Perrault LP, et al. Mitral-valve repair versus replacement for severe ischemic mitral regurgitation. *N Engl J Med*. 2014;370:23–32.
14. Goldstein D, Moskowitz AJ, Gelijns AC, et al. Two-Year Outcomes of Surgical Treatment of Severe Ischemic Mitral Regurgitation. *N Engl J Med*. 2016;374:344–353.
15. Lorusso R, Gelsomino S, Vizzardi E, et al. Mitral valve repair or replacement for ischemic mitral regurgitation? The Italian Study on the Treatment of Ischemic Mitral Regurgitation (ISTIMIR). *J Thorac Cardiovasc Surg*. 2013;145:128–139, discussion 37-8.
16. Smith PK, Puskas JD, Ascheim DD, et al. Surgical treatment of moderate ischemic mitral regurgitation. *N Engl J Med*. 2014;371:2178–2188.
17. Michler RE, Smith PK, Parides MK, et al. Two-Year Outcomes of Surgical Treatment of Moderate Ischemic Mitral Regurgitation. *N Engl J Med*. 2016;374:1932–1941.
18. Kron IL, Acker MA, Adams DH, et al. 2015 The American Association for Thoracic Surgery Consensus Guidelines: Ischemic mitral valve regurgitation. *J Thorac Cardiovasc Surg*. 2016;151:940–956.
19. Varadarajan P, Kapoor N, Bansal RC, Pai RG. Clinical profile and natural history of 453 nonsurgically managed patients with severe aortic stenosis. *Ann Thorac Surg*. 2006;82:2111–2115.
20. Pereira JJ, Lauer MS, Bashir M, et al. Survival after aortic valve replacement for severe aortic stenosis with low transvalvular gradients and severe left ventricular dysfunction. *J Am Coll Cardiol*. 2002;39:1356–1363.
21. Elmariah S, Palacios IF, McAndrew T, et al. Outcomes of transcatheter and surgical aortic valve replacement in high-risk patients with aortic stenosis and left ventricular dysfunction: results from the Placement of Aortic Transcatheter Valves (PARTNER) trial (cohort A). *Circ Cardiovasc Interv*. 2013;6:604–614.
22. Kaneko T, Ejiofor JI, Neely RC, et al. Aortic Regurgitation With Markedly Reduced Left Ventricular Function Is Not a Contraindication for Aortic Valve Replacement. *Ann Thorac Surg*. 2016;102:41–47.
23. Regeer MV, Versteegh MI, Marsan NA, et al. The role of multimodality imaging in the selection of patients for aortic valve repair. *Expert Rev Cardiovasc Ther*. 2016;14:75–86.
24. Une D, Mesana L, Chan V, et al. Clinical Impact of Changes in Left Ventricular Function After Aortic Valve Replacement: Analysis From 3112 Patients. *Circulation*. 2015;132:741–747.

Left Ventricular Reconstruction

25. Dor V, Sabatier M, Montiglio F, et al. Endoventricular patch reconstruction of ischemic failing ventricle. a single center with 20 years experience. advantages of magnetic resonance imaging assessment. *Heart Fail Rev*. 2004;9:269–286.
26. Oh JK, Velazquez EJ, Menicanti L, et al. Influence of baseline left ventricular function on the clinical outcome of surgical ventricular reconstruction in patients with ischaemic cardiomyopathy. *Eur Heart J*. 2013;34:39–47.

Cardiac Transplantation

27. Organ Procurement and Transplantation Network (OPTN) Policies. 2016. (Accessed 7/1/2016, 2016, at https://optn.transplant.hrsa.gov/.).
28. Kittleson MM. Changing Role of Heart Transplantation. *Heart Fail Clin*. 2016;12:411–421.
29. Schulze PC, Kitada S, Clerkin K, et al. Regional differences in recipient waitlist time and pre- and post-transplant mortality after the 2006 United Network for Organ Sharing policy changes in the donor heart allocation algorithm. *JACC Heart Fail*. 2014;2:166–177.
30. Stevenson LW, Kormos RL, Young JB, et al. Major advantages and critical challenge for the proposed United States heart allocation system. *J Heart Lung Transplant*. 2016;35:547–549.
31. Wever-Pinzon O, Drakos SG, Kfoury AG, et al. Morbidity and mortality in heart transplant candidates supported with mechanical circulatory support: is reappraisal of the current United network for organ sharing thoracic organ allocation policy justified? *Circulation*. 2013;127:452–462.
32. Stevenson LW. Crisis Awaiting Heart Transplantation: Sinking the Lifeboat. *JAMA Intern Med*. 2015;175:1406–1409.
33. Mehra MR, Canter CE, Hannan MM, et al. The 2016 International Society for Heart Lung Transplantation listing criteria for heart transplantation: A 10-year update. *J Heart Lung Transplant*. 2016;35:1–23.
34. Grimm JC, Shah AS, Magruder JT, et al. MELD-XI Score Predicts Early Mortality in Patients After Heart Transplantation. *Ann Thorac Surg*. 2015;100:1737–1743.
35. Hong KN, Iribarne A, Worku B, et al. Who is the high-risk recipient? Predicting mortality after heart transplant using pretransplant donor and recipient risk factors. *Ann Thorac Surg*. 2011;92:520–527, discussion 7.
36. Weiss ES, Allen JG, Arnaoutakis GJ, et al. Creation of a quantitative recipient risk index for mortality prediction after cardiac transplantation (IMPACT). *Ann Thorac Surg*. 2011;92:914–921, discussion 21-2.
37. Long EF, Swain GW, Mangi AA. Comparative survival and cost-effectiveness of advanced therapies for end-stage heart failure. *Circ Heart Fail*. 2014;7:470–478.
38. Singh TP, Milliren CE, Almond CS, Graham D. Survival benefit from transplantation in patients listed for heart transplantation in the United States. *J Am Coll Cardiol*. 2014;63:1169–1178.
39. Farmer SA, Grady KL, Wang E, et al. Demographic, psychosocial, and behavioral factors associated with survival after heart transplantation. *Ann Thorac Surg*. 2013;95:876–883.
40. Kilic A, Conte JV, Shah AS, Yuh DD. Orthotopic heart transplantation in patients with metabolic risk factors. *Ann Thorac Surg*. 2012;93:718–724.
41. Bermudez CA, Rame JE. Reversible but risky: Pulmonary hypertension in advanced heart failure is the Achilles' heel of cardiac transplantation. *J Thorac Cardiovasc Surg*. 2015;150:1362–1363.
42. Atluri P, Gaffey A, Howard J, et al. Combined heart and liver transplantation can be safely performed with excellent short- and long-term results. *Ann Thorac Surg*. 2014;98:858–862.
43. Chih S, Patel J. Desensitization strategies in adult heart transplantation-Will persistence pay off? *J Heart Lung Transplant*. 2016.
44. Ardehali A, Esmailian F, Deng M, et al. Ex-vivo perfusion of donor hearts for human heart transplantation (PROCEED II): a prospective, open-label, multicentre, randomised non-inferiority trial. *Lancet*. 2015;385:2577–2584.
45. Smith JW, O'Brien KD, Dardas T, et al. Systematic donor selection review process improves cardiac transplant volumes and outcomes. *J Thorac Cardiovasc Surg*. 2016;151:238–243.
46. Davies RR, Russo MJ, Morgan JA, et al. Standard versus bicaval techniques for orthotopic heart transplantation: an analysis of the United Network for Organ Sharing database. *J Thorac Cardiovasc Surg*. 2010;140:700–708, 8 e1-2.
47. Soderlund C, Radegran G. Immunosuppressive therapies after heart transplantation–The balance between under- and over-immunosuppression. *Transplant Rev (Orlando)*. 2015;29:181–189.
48. Whitson BA, Kilic A, Lehman A, et al. Impact of induction immunosuppression on survival in heart transplant recipients: a contemporary analysis of agents. *Clin Transplant*. 2015;29:9–17.
49. DePasquale EC, Schweiger M, Ross HJ. A contemporary review of adult heart transplantation: 2012 to 2013. *J Heart Lung Transplant*. 2014;33:775–784.
50. Topilsky Y, Hasin T, Raichlin E, et al. Sirolimus as primary immunosuppression attenuates allograft vasculopathy with improved late survival and decreased cardiac events after cardiac transplantation. *Circulation*. 2012;125:708–720.
51. Guethoff S, Stroeh K, Grinninger C, et al. De novo sirolimus with low-dose tacrolimus versus full-dose tacrolimus with mycophenolate mofetil after heart transplantation: 8-year results. *J Heart Lung Transplant*. 2015;34:634–642.
52. Lund LH, Edwards LB, Kucheryavaya AY, et al. The Registry of the International Society for Heart and Lung Transplantation: Thirty-second Official Adult Heart Transplantation Report—2015. Focus theme: early graft failure. *J Heart Lung Transplant*. 2015;34:1244–1254.
53. Baran DA, Zucker MJ, Arroyo LH, et al. A prospective, randomized trial of single-drug versus dual-drug immunosuppression in heart transplantation: the tacrolimus in combination, tacrolimus alone compared (TICTAC) trial. *Circ Heart Fail*. 2011;4:129–137.
54. Lampert BC, Teuteberg JJ, Shullo MA, et al. Cost-effectiveness of routine surveillance endomyocardial biopsy after 12 months post-heart transplantation. *Circ Heart Fail*. 2014;7:807–813.
55. Stewart S, Winters GL, Fishbein MC, et al. Revision of the 1990 working formulation for the standardization of nomenclature in the diagnosis of heart rejection. *J Heart Lung Transplant*. 2005;24:1710–1720.
56. Pham MX, Teuteberg JJ, Kfoury AG, et al. Gene-expression profiling for rejection surveillance after cardiac transplantation. *N Engl J Med*. 2010;362:1890–1900.
57. Kilic A, Weiss ES, Allen JG, et al. Simple score to assess the risk of rejection after orthotopic heart transplantation. *Circulation*. 2012;125:3013–3021.
58. Reed EF, Demetris AJ, Hammond E, et al. Acute antibody-mediated rejection of cardiac transplants. *J Heart Lung Transplant*. 2006;25:153–159.
59. Kobashigawa J, Crespo-Leiro MG, Ensminger SM, et al. Report from a consensus conference on antibody-mediated rejection in heart transplantation. *J Heart Lung Transplant*. 2011;30:252–269.
60. Lund LH, Edwards LB, Kucheryavaya AY, et al. The Registry of the International Society for Heart and Lung Transplantation: Thirty-First Official Adult Heart Transplant Report—2014. Focus theme: retransplantation. *J Heart Lung Transplant*. 2014;33:996–1008.
61. Higgins RS, Brown RN, Chang PP, et al. A multi-institutional study of malignancies after heart transplantation and a comparison with the general United States population. *J Heart Lung Transplant*. 2014;33:478–485.
62. Kilic A, Grimm JC, Shah AS, et al. An easily calculable and highly predictive risk index for postoperative renal failure after heart transplantation. *J Thorac Cardiovasc Surg*. 2014;148:1099–1104, discussion 104-5.
63. Engelen MA, Welp HA, Gunia S, et al. Prospective study of everolimus with calcineurin inhibitor-free immunosuppression after heart transplantation: results at four years. *Ann Thorac Surg*. 2014;97:888–893.
64. Frohlich GM, Rufibach K, Enseleit F, et al. Statins and the risk of cancer after heart transplantation. *Circulation*. 2012;126:440–447.
65. Delgado JF, Reyne AG, de Dios S, et al. Influence of cytomegalovirus infection in the development of cardiac allograft vasculopathy after heart transplantation. *J Heart Lung Transplant*. 2015;34:1112–1119.
66. Chih S, Chong AY, Mielniczuk LM, et al. Allograft Vasculopathy: The Achilles' Heel of Heart Transplantation. *J Am Coll Cardiol*. 2016;68:80–91.
67. Biefer HR, Sundermann SH, Emmert MY, et al. Experience with a "hotline" service for outpatients on a ventricular assist device. *Thorac Cardiovasc Surg*. 2014;62:409–413.
68. Kilic A, Weiss ES, George TJ, et al. What predicts long-term survival after heart transplantation? An analysis of 9,400 ten-year survivors. *Ann Thorac Surg*. 2012;93:699–704.
69. Kilic A, Weiss ES, Yuh DD, et al. Institutional factors beyond procedural volume significantly impact center variability in outcomes after orthotopic heart transplantation. *Ann Surg*. 2012;256:616–623.
70. Coleman B, Blumenthal N, Currey J, et al. Adult cardiothoracic transplant nursing: an ISHLT consensus document on the current adult nursing practice in heart and lung transplantation. *J Heart Lung Transplant*. 2015;34:139–148.
71. Smirl JD, Haykowsky MJ, Nelson MD, et al. Relationship between cerebral blood flow and blood pressure in long-term heart transplant recipients. *Hypertension*. 2014;64:1314–1320.

第 29 章　机械循环支持

KEITH D. AARONSON AND FRANCIS D. PAGANI

适应证与器械选择　562
　恢复过渡支持　562
　移植过渡支持　564
　永久替代治疗　564
心室辅助装置的设计　565
患者选择、合并症和干预时间　567
　其他医疗考虑因素　568
患者结果　568
　临时机械循环支持　568
　用于长期机械循环支持的装置　569
机械辅助循环支持机构间登记处　571
未来展望　572
参考文献　573

机械循环支持(mechanical circulatory support,MCS)装置是设计用于辅助或替代心脏的左心室或右心室或两个心室的功能的机械泵。MCS 装置的重要特征包括泵室的位置,支撑的特定心室,泵送机制和指示的支持持续时间,临时(数天至数周)使用或长期(数月至数年)使用(表 29.1)。通常,短期装置是体外泵(位于体外的泵),而长期装置是可植入体内的系统。

表 29.1　描述 MCS 器械特性的术语

泵的位置
体外泵:位于体外的泵
体表旁泵:位于体外但与身体相邻的泵
体内泵:植入体内的泵
原位泵:在正常心脏位置的泵(TAH)
支持的心室
左心室(LVAD)
右心室(RVAD)
双心室(BiVAD)
置换双心室(TAH)
预期用途
短期:数天至数周(BTR 指示)
1. 患者住院治疗
2. 非流动器械的患者
长期:数月至数年(BTT 或 DT 指示)
带有可移动的非流动性器械的患者
泵的机制[6,7]
脉动流、体积位移依靠
1. 气流驱动
2. 电驱动
具有轴向设计的连续流动旋转泵(血液沿泵的对称轴流动)
1. 叶轮轴承(机械枢轴)
2. 叶轮的磁力或水动力悬浮(无轴承设计)
离心式连续流动泵(从泵中心到泵外的血液流动)
1. 叶轮支撑轴承
2. 叶轮的磁力或水动力悬浮(无轴承设计)

BiVAD,双心室辅助装置;BTR,恢复过渡支持 ;BTT,移植过渡支持;DT,永久替代治疗;LVAD,左心室辅助装置 ;RVAD,右心室辅助装置;TAH,全人工心脏。

适应证与器械选择

美国食品药品管理局(Food and Drug Administration,FDA)批准 MCS 的 3 项适应证,并由医疗保险和医疗补助服务中心(Centers for Medicare and Medicaid Services,CMS)补充:桥接恢复、桥接移植和永久替代治疗。

恢复过渡支持

恢复过渡支持(bridge to recovery,BTR)是指在急性心源性休克或急性期失代偿性心力衰竭患者中使用 MCS 装置,这些患者对最佳医疗管理(optimal medical management,OMM)无效,其特征还在于合理评估心肌损伤是可逆的,并且心肌梗死后心脏功能在短暂的使用临时 MCS 期间得到恢复。短期使用 MCS 是桥接恢复在美国最常见的临床应用方法。可逆性心肌损伤的疾病类型:急性心肌梗死(acute myocardial infarction,AMI)、急性心肌炎和心肌再灌注损伤等所致的各种心脏术后的休克。在这些情况下,有几种装置可以提供短暂的循环支持,包括主动脉内球囊泵(intra-aortic balloon pumps,IABP)(图 29.1)、手术和经皮的体外心室辅助装置(ventricular assist device,VAD)(图 29.2 至图 29.4)和提供心肺支持的被称为体外膜氧合的体外生命支持系统(图 29.5)。通常,临时 MCS 装置(例如 IABP、Impella 2.5、CP 和 5.0;Tandemheart)经皮放置以促进心脏支持的快速启动,并且在心脏功能恢复时易于移除。某些类型的体外 VAD 系统需要采用胸骨切开术进行主要的手术操作,以便植入流出及流入套管,临床上通常是在手术室一开始就进行心脏切开术的心力衰竭患者(见图 29.2)。

如果患者心肌损伤的机制是可逆的,其机制不适用于所有临床情况,即患者呈现明显的血流动力学损害和器官严重损伤。暂时性 MCS 可以建立时有良好的临床预期,随后认识到尽管支持时间延长,心肌损伤不太可能完全恢复。在这种情况下,暂时性 MCS 可以作为长期植入性 VAD[BTB(bridge to bridge)应用]放置的桥接,或者作为心脏移植的桥梁。以这种方式使用临时 MCS 不是批准的适应证,但少数情况下可能是合适的,因为在所有临床实践中准确评估心肌损伤后恢复的潜力存在一定的困难。一般来说,如果心肌损伤恢复可能性小,并且选择心脏移植或植入长期、持久的 VAD 是不可行的,则患者不应考虑暂时性 MCS。在这些患者中,MCS 通常被认为是徒劳的,不应该被临床上推荐使用。

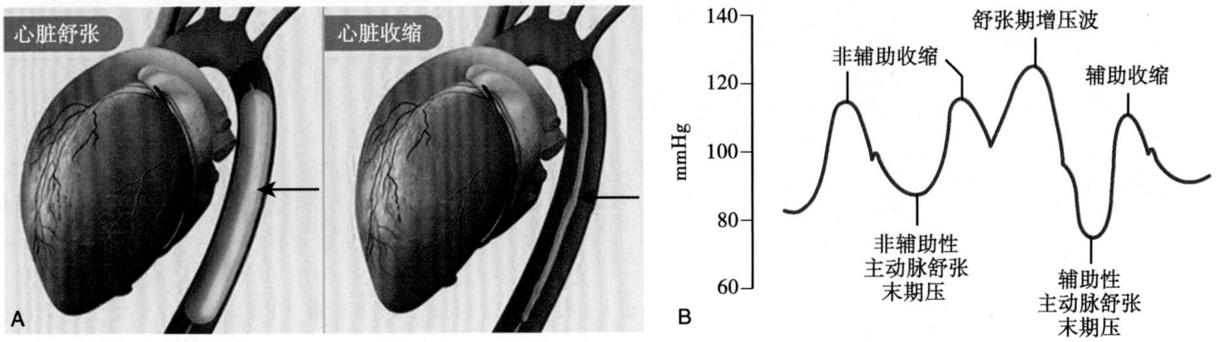

图 29.1 A,主动脉内球囊反搏(Intra-aortic balloon pump,IABP)定位于降主动脉,在舒张期充气(增加舒张压和冠状动脉灌注)并在心脏收缩期间放气(减少静脉后负荷)。B,IABP 支持期间的主动脉压力追踪。气球反搏是在每两次心跳(1∶2 反搏)后发生的。在正确的时机,主动脉瓣关闭后立即开始气球充气,由动脉波形的双向切迹表示。与无辅助射血相比,泵通过增加心脏舒张期间的峰值主动脉压来增加舒张血流量。心脏收缩前球囊收缩减少心室后负荷,主动脉舒张末压降低,收缩压峰值降低

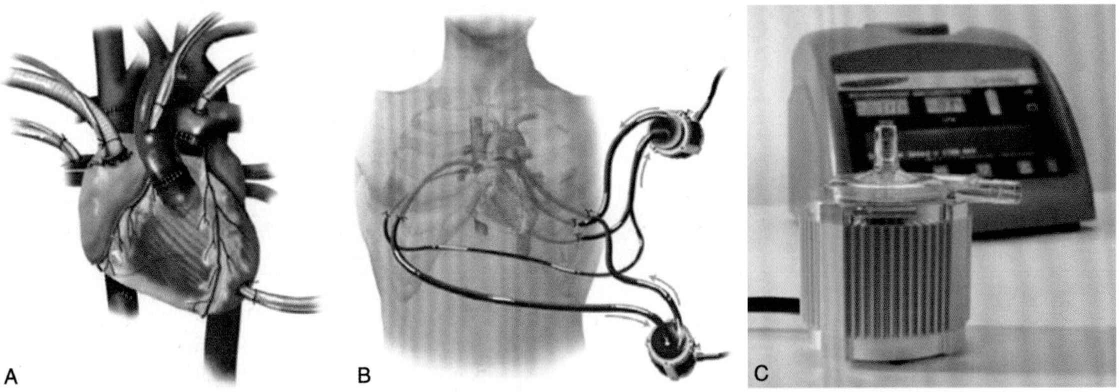

图 29.2 临时体外机械循环支持——CentriMag 心室辅助系统(St. Jude Medical,Minneapolis,Minn)。A,双心室支架的手术置管。左心室支持:放置在右上肺静脉的导管从左心房排出血液并将其泵入主动脉。右心室支持:放置在右心耳中的导管将血液从右心房排出并泵入主肺动脉。B,与体外血泵连接的导管(体外泵)。C,CentriMag 是一种连续流动旋转泵,具有离心设计和内转子的全磁振动

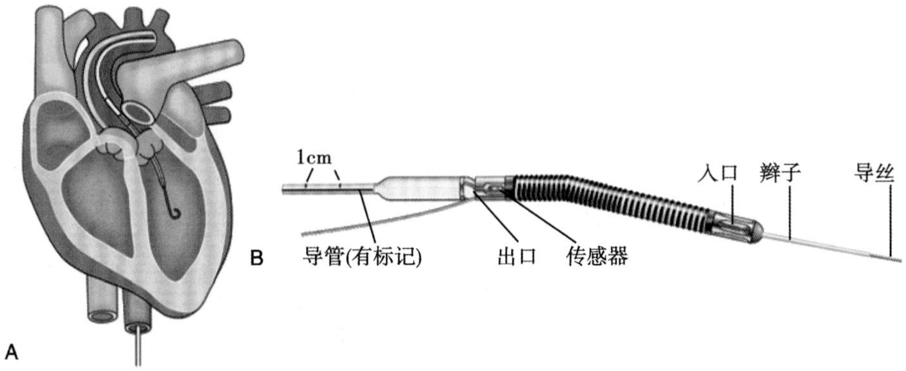

图 29.3 临时机械循环支持——Impella(Abiomed. Danvers. Mass)。A,Impella 是一种连续流动的微轴泵,用于将血液从左心室推进到升主动脉,与左心室串联。它的尖端位于左心室内,血液被从左心室泵入升主动脉。B,导管的顶端是一个灵活的辫子,可以稳定左心室内的装置。导管连接到 12F(Impella 2.5),14F(lmpella CP)或 21F(lmpella 5.0)插管,插管包含泵入口和出口区域,电机外壳和泵压力监控器。导管的近端连接到外部泵。(引自 Thunberg CA,Gaitan B,Arabia FA,et al. Ventricular assist devices today and tomorrow. J Cardiothorac vasc Anesth 201024:656.)

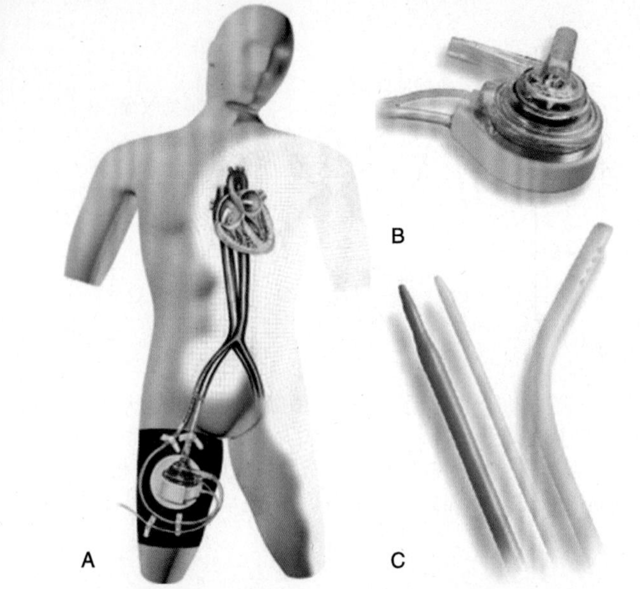

图 29.4 临时机械循环支持——TandemHeart pVAD(CardiacAssist,Pittsburgh)。A,TandemHeart 有 4 个部件:内部转子的流体动力悬浮位于右大腿上的离心泵(B),21F 隔套管(C),股动脉插管和控制台

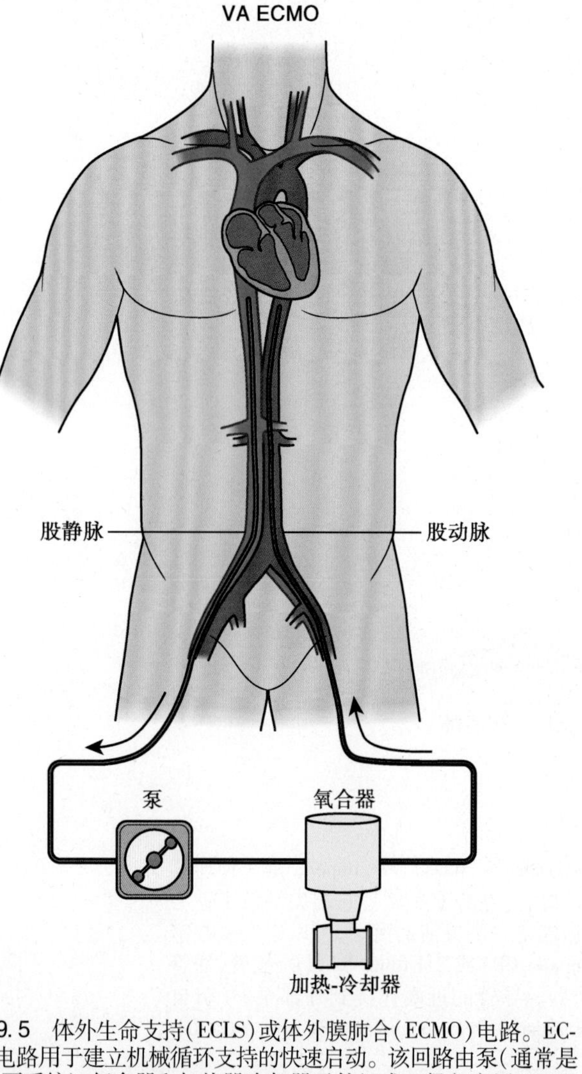

图 29.5 体外生命支持(ECLS)或体外膜肺合(ECMO)电路。ECMO 电路用于建立机械循环支持的快速启动。该回路由泵(通常是离心泵系统)、氧合器和加热器冷却器元件组成。紧急应用 ECMO 的典型配置是在股静脉和股动脉中经皮置入套管。VA,动脉-静脉

移植过渡支持

MCS 的第二个适应证适用于出现心源性休克或失代偿性晚期心力衰竭(heart failure,HF)的患者,这些患者的心脏功能对于 OMM 是难以恢复的(例如,长期缺血、瓣膜或特发性心肌病)。严重的 AMI 或心肌炎,并被认为有条件进行心脏移植。临床上耐用、可植入的 MCS 器械的特性有利于患者的长期使用,允许其自由活动并从医院出院,是桥接移植(bridge to transplantation,BTT)正确的器械选择(图 29.6~图 29.8)。大多数患者需要包括体外循环(cardiopulmonary bypass,CPB)在内的主要手术程序进行安置,尽管新型的小型装置设计允许在无 CPB 的情况下采用微型植入技术。该装置最易被放置在有严重心衰症状的患者中,不管其正在接受静脉注射正性肌力药物治疗,或者不接受正性肌力药物治疗,但是这些患者休息时症状较轻,临床血流动力学稳定,终末器官功能恶化程度缓慢。而选择血流动力学严重不稳定、器官功能受损的患者,采用由暂时性 MCS 组成的 BTB 策略,然后仅针对血流动力学和器官功能显著改善的患者放置耐用的 MCS 装置,可以更好地为患者服务。

永久替代治疗

BTT 经验证明:耐用、可植入的 MCS 装置可以提供长期、可行性的支持。因此,植入的 MCS 装置作为心脏移植的永久替代物的适应证进一步扩大。永久替代治疗(destination therapy,DT)是 MCS 在晚期心力衰竭尤其是难治性心衰临床症状中的应用体现,晚期心衰是由不可逆的非缺血性/缺血性心肌病引起的,不能进行心脏移植。在这种临床状态,使用经久、可植入的、允许患者在家中自由活动的装置。植入泵临床置入需要采用主要的手术程序,与 BTT 的设置一样,可植入到晚期心衰的症状显著,但血流动力学稳定且无明显器官损伤、虚弱或恶病质的患者。MCS 对 DT 的作用主要体现在生存率、功能和生活质量方面,在一项前瞻性随机试验——REMATCH(Randomized Evaluation of Mechanical Assistance in the Treatment of Congestive Heart Failure)——中建立了治疗慢性晚期心力衰竭的临床实践方案[1]。REMATCH 主要评估 LVAD 与 OMM 对难治性心力衰竭作用,结果显示 LVAD 死亡率比 OMM 治疗下降一半,尽管 MCS 导致的并发症如卒中、感染、出血、装置障碍,但是 LVAD 接受者被大大地提高了生活质量。

接受永久替代治疗评估的患者必须符合 CMS 的具体标准,包括:①心脏移植的不合格性;②在前 60 天中的 45 天出现与纽约心脏病协会(NYHA)ⅢB 或Ⅳ级临床症状相符的明显心功能受限,尽管使用了心力衰竭治疗指南中列出的最大耐受剂量的药物治疗;③左心室射血分数(LVEF)低于 25%;④高峰运动耗氧量(峰值 VO_2)为 14ml/(kg·min)或更低,除非患者依赖静脉使用正性肌力药物治疗 14 天或 IABP 7 天[2]。尽管目前的代偿途径要求我们确定永久替代治疗或过渡支持治疗状态,但在评估 VAD 入选者时通常不能完全确定未来的移植入选者。许多患者表现为血流动力学受损、显著的肺动脉高压、多器官损伤、恶病质或机体虚弱,这些都代表心脏移植的相对禁忌证,但在一段 MCS 支持治疗后往往是可逆的。

入选过渡支持(bridge to candidacy,BTC)/决定过渡支持(bridge to decision,BTD)术语反映了 MCS 治疗逆转心脏移植相对障碍的临床状况的不能确定的效果。类似地,接受 MCS 用于过渡支持治疗的患者可能在植入 MCS 器械后产生对移植状态有不利影响的严重并发症。对移植入选者的状态产生不利影响的 MCS 装置后可能产生较多的并发症。尽

管BTC或BTD能更准确地反映移植入选者的状态，但是FDA并不认为BTC和BTD是MCS治疗的批准适应证（CMS也不认为它们符合覆盖范围）。最近一项关于持久性VAD治疗新器械的临床试验，主要通过利用患者临床特征和生理参数来定义"长期支持"的指征，要求在不涉及移植入选患者适应证的情况下重新构建VAD的适应范围[3]。将来，这种长期支持与覆盖范围确定的统一标准可能包括能具有用于长期MCS支持治疗的独立于移植指征的耐用装置。

启动MCS的决定必须包括对预期用途和临床环境、患者变量和条件、可供入选患者的适应证使用的MCS器械的类型、医学协会使用该器械的指南及财务状况的综合分析。

心室辅助装置的设计

MCS泵可以定位在体外（见图29.1至图29.5）或在体内（见图29.6至图29.8）作为双心室辅助装置（biventricular assist device，BiVAD）、右心室辅助装置（right ventricular assist device，RVAD）或更常见的左心室辅助装置（LVAD）。泵的流动特性进一步将其细分为脉动流或连续流。老一代脉动流量容积式泵，例如HeartMate XVE和Novacor LVAS，具有较大的预载负荷，并且与降低的耐久性有关，现在仅具有历史意义[4]。新一代连续流泵较小，能够提供相似程度的递送支撑（6~10L/min），更耐用，并且在功能上取决于前负荷和后负荷。这些包括HeartMate 3（HM3；见图29.6）、HeartMate Ⅱ（图29.7）和HVAD（图29.8）[5-9]。心室辅助器械的工程设计见图29.9。最新的连续流泵（HM3）的设计属性的改进，包括离心设计，包括内转子的完全磁悬浮，机械磨损减少，低流量操作和促进机体血液相容性的功能，目前正在MOMENTUM临床试验研究中[8,9]。

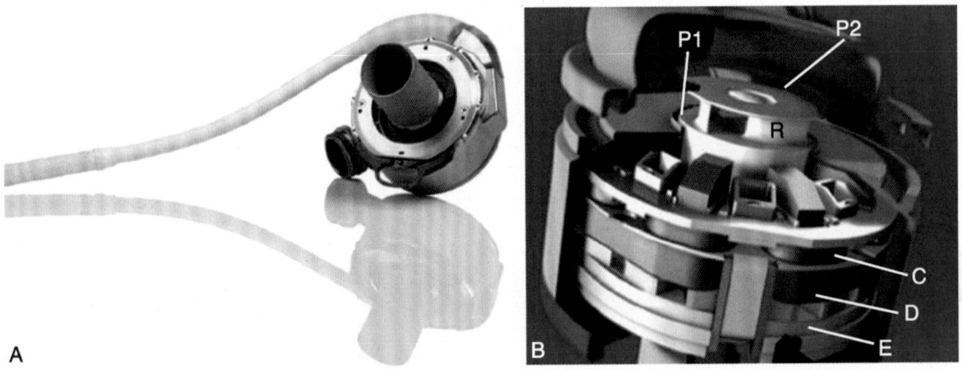

图29.6 植入式耐用左心室辅助装置（HM3. St. Jude Medical）。**A**，HM3 LVAD是具有离心设计和内部转子完全磁悬浮的连续流动旋转泵。血泵位于心包腔内，其完整的流入导管位于左心室，而流出移植物（未标识）连接到升主动脉。经皮电池、导线通过腹壁隧道并连接到系统控制器上，系统控制器接收来自两个锂离子电池。植入的部件包括流入套管、泵壳体、马达、控制电子、外流移植和连接处，以及经皮传动系统。HM3使用离心式流量泵，其具有泵血能力可达10L/min。LV血液沿中心轴被吸入流入套管，并绕中心轴旋转的转子的叶轮叶片之间以直角排出。血液被角加速，在通过切向流出移植物扩散到期望的压力和流量之前，血液绕着蜗壳流动。泵转子完全由磁悬浮支撑，避免了机械或流体轴承作为主要因素而基本上消除了机械磨损。转子的驱动（即旋转）和悬浮都是使用单个定子完成的，该定子包括铁极片、背铁、铜线圈和位置传感器。测量永磁体在转子中的位置并控制驱动和悬浮线圈中的电流能够主动控制转子的径向位置和转速。由于永磁体被吸引到铁极片上，转子被动地抵抗轴向的偏移，无论是平移还是倾斜。控制电机驱动和悬浮所需的电子和软件与定子集成到下壳体中，这些部件加上转子构成电机。**B**，横截面采用可植入式耐用连续流旋转泵，具有离心设计和完全磁悬浮的内转子。转子（R）通过电磁线圈（C）磁性悬浮，并由电机驱动线圈（D）旋转。悬浮转子产生径向（P1）和轴向（P2）的宽循环通道。在该视图中隐藏了转子下方的第二轴向通道。电机电子（E）被并入可植入泵中。（引自Heatey G，Sood P，Golstein D，et al. Clinical trial design and rationale of the Multicenter Study of MagLev Technology in Patients Undergoing Mechanical Circulatory Support Therapy with HeartMate 3（MOMENTUM 3）investigational device exemtion clinical study protocol. J Heart Lung Transplant 2016;35:528.）

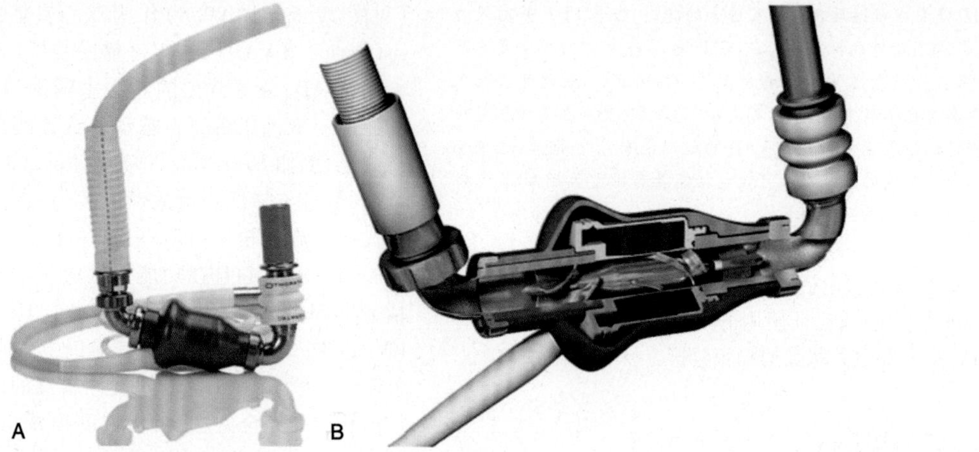

图 29.7 植入式耐用左心室辅助装置——HeartMate Ⅱ(St. Jude Medical, Minneapolis, Minn)。A, The HeartMate Ⅱ LVAD 是一种具有轴向设计和内转子机械支撑的连续流动旋转泵。该装置位于腹膜前泵口袋的心包空间之外。入口插管插入左心室的顶端,流出的移植物附着于升主动脉。B, HeartMate 器械的内部视图演示了血液流动路径,其中内部转子包含由机械枢轴(定子)和外部布线(线圈)悬挂的磁体,从而产生旋转磁场,使转子(和内部磁体)旋转

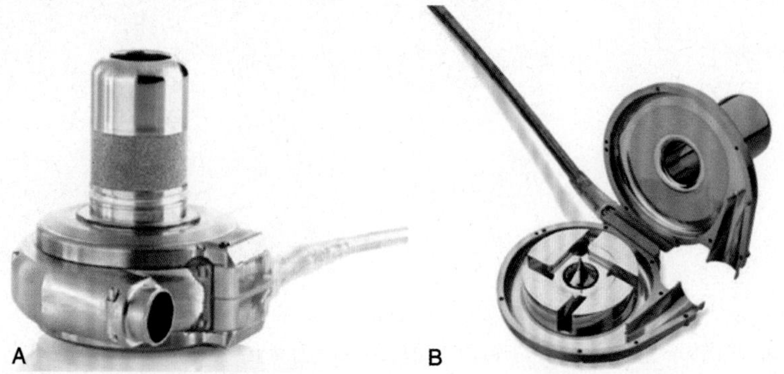

图 29.8 植入式耐用左心室辅助装置——HVAD(Medtronic Minneapolis, Minn)。A, HVAD LVAD 是具有离心设计和内部转子流体动力和磁悬浮的连续流旋转泵。泵位于心包腔内,完整的入口插管位于左心室顶部,流出移植物(未标识)缝合于升主动脉。经皮传动系统穿过皮肤并连接到外部控制器和电源(电池)。B, 泵的内部视图,显示由位于叶轮和中心柱中的磁铁(无源磁场)悬浮的内部转子。叶轮顶面产生的水动力使叶轮位置稳定

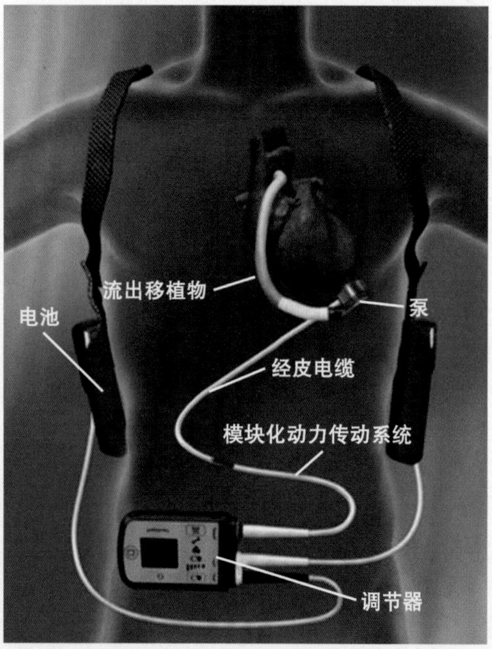

图 29.9 可穿戴耐用 LVAD 的典型配置。泵连接到左心室的顶端,流出的移植物附着于升主动脉。植入式泵的电源通过经皮引线(也称为驱动线)输送,该引线穿过皮肤并将外部电力系统(电池或固定电源单元)与内部泵连接。植入式系统的外部部件通常由电源(即电池或交流电源)和便携式小型计算机(控制器)组成,后者控制器械速度并监控器械功能

患者选择、合并症和干预时间

适时地启动 MCS 的时机对于获得良好的患者结果至关重要。没有绝对的血流动力学标准指示 MCS 的适应证。通常,表现为急性心肌损伤的患者表现出可识别的血流动力学变化。心排血指数小于 1.8~2.2L/(min · m^2),收缩压小于 90mmHg,肺毛细血管楔压(pulmonary capillary wedge pressure,PCWP)大于 20mmHg,以及组织灌注不良的证据,反映为少尿、肌酐和肝转氨酶升高、精神状态改变或尽管使用 OMM 仍然四肢发冷,这些构成了启动 MCS 的一般临床指南[10]。患者的病史和整体临床症状也需要进行决策。当患者达到血流动力学紊乱程度时,尽管有 OMM、有创性循环监测、溶栓和 IABP 支持,但 30 天内死亡的风险仍然超过 50%[11]。

可能存在启动 MCS 的更合适的指征,尤其是对正在接受 BTT 或 DT 评估的慢性晚期 HF 患者。这些适应证包括静息性心动过速,进行性器官功能障碍,以及持续性、进行性心衰恶化,尽管使用 OMM,无论是否接受正性肌力药物治疗,这些症状都会导致机体功能容量受限和生活质量降低。既往终末器官功能表现较好的慢性心衰患者,其血流动力学明显障碍,在血流动力学参数没有任何显著变化的情况下,可能发生终末器官功能的恶化或功能表现的进行性下降。具有 NYHAⅢB 类或Ⅳ类症状且不能耐受 OMM 治疗终末期心衰的门诊患者,或患有肾功能不全或低血压且使用最佳剂量的血管紧张素转换酶(angiotensin-converting enzyme,ACE)抑制剂或 β 受体阻滞剂的门诊患者,可能需要评估 MCS 治疗。需要接受正性肌力药物治疗的患者或因顽固性室性心律失常而无法耐受临床上正性肌力药物治疗的患者,或有危及生命的冠状动脉解剖结构和不稳定型心绞痛但无法进行血运重建且有即将死亡风险的患者(数小时,数天或数周),可以考虑用于 MCS 而不一定符合血流动力学的临床标准。

肾功能

随着 MCS 的使用,肾功能不全一直是发病率和死亡率的最大风险之一[12]。肾功能不全通常继发于心源性休克或晚期 HF 中肾脏灌注减少,但也可能由用于 HF 治疗的药物的肾毒性作用引起,肾内血流动力学紊乱反映了肾素-血管紧张素-醛固酮和交感神经的过度活动,以及晚期心力衰竭的交感神经系统和免疫介导的肾毒性或非心脏疾病的并发症。在休克或晚期 HF 患者中,很难评估肾功能不全的可逆性。急性肾衰竭需要肾脏替代治疗不一定是启动短期 MCS 的禁忌证,但可能是长期成功植入移植过渡支持装置,尤其是永久替代治疗的更大障碍。在急性肾衰竭合并心源性休克的治疗中,用 MCS 建立正常的血流动力学可较短时间内解决肾衰竭。然而,植入前肌酐清除率小于 30ml/(min · m^2)与 22%的连续流 LVAD 接受者的 3 个月死亡率相关,这构成了在大多数临床中心进行持续性 LVAD 植入的禁忌证[12]。因此,在估计肾功能恢复的可能性时,必须考虑心源性休克的程度和持续时间以及患者的肾功能基线水平。

肺功能

心力衰竭可能与肺功能监测的限制性模式有关。然而,在放置 MCS 装置后,通过清除间质液和胸腔积液和分辨率,这种情况通常能够得到改善。有长期吸烟史或其他肺部疾病史且肺功能检查明显异常的患者,例如,用力肺活量(FVC)、1 秒用力呼气量(forced vital capacity,FEV)或弥散的预测正常值的 50%以下。一氧化碳的容量应该进行高分辨率计算机断层扫描(computed tomography,CT)。在室内空气中氧饱和度低(<92%)的患者也需要使用超声心动图进行评估,以排除房间隔缺损或卵圆孔未闭的右向左分流;如果结果为阴性,则需要进行螺旋 CT 或放射性核素扫描(胸部 X 线检查无肺部异常的患者)以排除血栓栓塞性疾病。严重肺部疾病患者肺血管阻力(pulmonary vascular resistance,PVR)固定性升高(对肺动脉血管扩张剂无反应)。高固定 PVR(阈值 3~6 个 Wood 单位)是心脏移植的禁忌证,因此使用 LVAD 作为移植过渡支持的指征。如果 PVR 的可逆性降低是通过正性肌力药物作用剂或肺血管扩张剂来实现的;在心源性休克患者,尤其是长期患有心力衰竭的患者中,PVR 可出现中等程度的升高,其实并不妨碍 LVAD 的成功使用。植入 LVAD 后几个月 PVR 经常下降,因此植入时由于 PVR 升高而被认为不可移植的患者可能后来符合植入条件。围手术期的严重肺部疾病所致的低氧血症也可能导致肺血管收缩,引起 VAD 支持治疗后右心室衰竭。睡眠呼吸暂停存在于大量心衰患者中,这可能是导致肺动脉高压的原因之一。

肝功能

术前总胆红素水平和肝脏酶学水平超过正常值的 3 倍是右心室衰竭和 LVAD 植入后生存率降低的独立危险因素。高胆红素血症的病因可能是多因素的,包括充血性肝病,肝硬化或多种致病性。肝功能异常通常与凝血因子异常以及人血白蛋白降低有关。应全面进行肝功能的指标和术前各项检查以寻找病因。门静脉高压症伴肝硬化的存在是启动 MCS 支持的禁忌证。所有 MCS 治疗的潜在入选者,尤其是肝功能异常者,都应排除大量饮酒史。患者还应测试以前感染甲型肝炎,乙型肝炎病毒或丙型肝炎病毒或其他。肝脏的超声显像对于有明显肝肿大的患者来说是一个很好的筛查试验,以排除浸润性病灶,或其他可能需要活检的病理状况。随着 MCS 的发生,肝脏组织内淤血减少,蛋白质合成功能得到恢复。

右心室功能

晚期心力衰竭患者常合并 RV 衰竭。这可能是 MCS 启动后死亡率或发病率的主要原因[13-16]。大多数右心室衰竭患者是临床上导致左心室衰竭的最终结果。具有非缺血性心脏病的患者常常出现明显的右心室衰竭,并且同时需要左心室和右心室支持的风险可能增加 3-4 倍。需要 BIVAD 支持的患者与仅需要 LVAD 支持的患者相比,术前肌酐和总胆红素水平显著升高,MCS 装置植入前对机械通气的要求更大。由于术前器官功能严重受损,短期和长期 MCS 装置对 BIVAD 支持的需求与生存率明显降低相关[13]。右心室衰竭是导致 LVAD 术后肾功能不全的重要因素,因为显著升高的右房压力导致肾小球从皮质肾小球滤过改变为髓质肾小球,继发尿量减少和对利尿剂的抵抗。术前优化右心室功能,目标右心房压力理想为 10mmHg,对减少术后右心室支持非常重要。装置植入时左心房压力或 PCWP 越高,当左心室完全卸载且左心房压力下降时,对右心室和肺动脉压的益处越大。然而,术后右心室功能的恢复可能要延迟几天,因为左心室完全减压可使室间隔向左心室显著移位,而加剧了右心室进一步扩张和心功能恶化[16-19]。

凝血功能

凝血障碍是难治性心力衰竭患者的一个重要的危险因素和常见的指标。未使用华法林患者出现异常的国际正常化比率(international normalized ratio,INR)是另一个值得关注的问题,因为它可能反映慢性右心房高压力,导致肝脏淤血,最终导致肝纤维化和肝硬化。长期异常的 INR 和低血小板计数加上抗凝或抗血小板治疗,与围手术期大出血有关,需要多次输血,导致 PVR 增加、右心室衰竭、肾功能下降、血流动力学不稳定以及多器官功能衰竭。此外,严重的心力衰竭患者通常由于异常的凝血因子(如因子Ⅶ)耗竭而具有凝血异常的病理状态。凝血前异常的术前筛查应包括凝血酶原时间(prothrombin time,PT)、部分凝血活酶时间(partial thromboplastin time,PTT)、INR、血小板计数,并考虑到患者既往肝素化最大化治疗的可能性,肝素诱导血小板减少(heparin-induced thrombocytopenia,HIT)测定。HIT 的存在或发展与出血的高危性以及 MCS 装置血栓形成有关。

其他医疗考虑因素

建立 MCS 的其他重要医学考虑因素包括是否存在显著的主动脉瓣、二尖瓣或三尖瓣疾病、冠心病、房性和室性心律失常以及心内结构异常分流。有关该主题的其他内容，请参见本章的在线补充(机械循环支持的重要医疗条件)

患者结果

临时机械循环支持

当需要快速增加心输出量和降低心室充盈压力以维持生命时，临床 MCS 适用于对于药物治疗无效的心源性休克的患者[20]。当治疗难治性心肌炎或 takotsubo 心肌病时，暂时性 MCS 可为自发性恢复和终止 MCS 提供时间。当心源性休克使长期心衰复杂化时，临时性 MCS 可提供患者、家庭成员和医生作出对长期 MCS 和心脏移植的决定所需的时间，其主要有利于心衰得不到纠正，但具有可逆的临床特征的患者(例如，肝淤血引起的凝血功能障碍疾病、低心排血量引起的急性肾衰竭和右房高压、恶病质引起的低白蛋白血症和肠壁水肿)；同时，长期器械存在的围手术期高死亡风险可能得益于临时 MCS。如果总体风险显著地改善与临时 MCS 的降低程度，他们将成为一个持久的 MCS 器械的较好选择。暂时性 MCS 装置治疗心源性休克的临床评价一般不涉及随机临床试验，而是依赖于前瞻性、单中心观察研究来验证装置设计、安全性和疗效。表 29.2 总结了体外辅助装置及其特点。

表 29.2 临时机械循环支持(MCS)装置*

装置	泵的机制	泵的动力来源	安置方式	心室支持	支持程度†
主动脉内球囊泵(IABP)(几个制造商)	反搏	气动	经股动脉行经皮穿刺或升主动脉或腋动脉手术置管	左心室后负荷的主效应降低与冠状动脉灌注增加	部分支持装置
体外生命支持(ECLS)(几个制造商，取决于所选的泵)	离心式连续流泵	变量；取决于用于 ECLS 电路的泵(最需要的是一种离心设计的连续流动旋转泵)	经皮或手术置管	静脉动脉结构 预加氧减少血运对左心室和部分心室的部分卸载	全支持装置(4~6L/min)
CentriMag VAD (St. Jude Medicla Minneapolis)	离心式离心泵(磁悬浮轴承)	电动	手术置管	右心室、左心室或双心室支持	全支持装置(4~6L/min)
TandemHeart pVAD (CardiacAssist Pittsburgh)	离心式离心泵设计	电动	经皮置管 左房引流经鼻中隔置管 股动脉反流	左心室支持	部分支持装置(2~4L/min)
Impella 2.5, CP, 5.0, RP (Abiomed Corp., Danvers, Mass)	微动轴流式连续流动泵(叶轮支撑轴承)	电动	经皮股动脉穿刺(叶轮 2.5, CP 或 5.0)或经主动脉或腋动脉手术放置，视器械大小(叶轮 5.0, CP)而定 主动脉瓣放置(叶轮 5.0 CP) 左心室流入和升主动脉流出	左心室支持或右心室支持(Impella RP)‡	叶轮 2.5 的 1~3L/min 的部分支持装置或叶轮 5.0 的 3.5~4L/min 全支持装置

* 该表包括有代表性的 MS 器械，并不意味是目前在美国或国际上可用的所有器械的详尽列表。

† 心脏支持的值代表装置的大致范围和能力。

‡ IMELA RP 专门设计用于右心室支持，提供 4L 或更大的流量。

主动脉内球囊泵

主动脉内球囊泵仍然是最常用的 MCS 装置(见图 29.1)。IABP 由气囊导管和泵控制台组成，用于控制球囊充气和放气的时间。该导管是双腔，7.5 至 8.0F 的导管，其远端连接有聚乙烯球囊，导管的一个腔连接到泵并用于用气体给球囊充气。氦的使用是因为其低黏度有利于进入/排出球囊，即使球囊破裂，它被血液迅速吸收。球囊扩张和收缩的时间是基于心电图(electrocardiogram, ECG)或压力触发。球囊随着舒张期的开始而膨胀，舒张期与电生理复极或体表心电图上 T 波的高峰，或主动脉压力曲线上重脉的切迹。在舒张期之后，球囊在左心室收缩期开始时迅速放气，在心电图上定时到表面心电图上 R 波的峰值。IABP 可增加舒张压，降低后负荷，降低心肌耗氧量，增加冠状动脉灌注，并适度提高心输出量。IABP 虽然适当提高心输出量，但能够增加平均动脉压和冠状动脉血流量。患者必须具有一定的左心室功能和心电稳定性，才能使 IABP 有效，因为心脏输出的任何增加都取决于心脏本身的能力。IABP 的最优血流动力学效应取决于几个因素，包括球囊在主动脉的位置、血液量、球囊与主动脉直径的关系、球囊在舒张期充气和收缩期收缩的时间，以及患者心率、血压和血管阻力等。

最近在 SHOCK Ⅱ 中评价了 IABP 反搏的疗效,这是一项具有随机性、前瞻性、开放性的多中心试验,该实验比较了 IABP 疗法和最佳有效药物治疗 AMI 合并心源性休克的疗效[21]。预计所有患者均接受早期血运重建(通过经皮冠状动脉介入治疗或旁路手术的方法)。在 30 天时,IABP 组中的 119 名患者(39.7%)和对照组中的 123 名患者(41.3%)死亡(RR 与 LABP,0.96;95%CI 0.79~1.17;$P=0.69$)。在次要终点或护理过程中没有发现显著性差异,包括血流动力学稳定性的时间,重症监护病房的住院时间,血清乳酸水平,儿茶酚胺治疗的剂量和持续时间以及肾功能。IABP 反搏的使用并未显著降低 AMI 合并心源性休克患者的 30 天死亡率,尽管采用早期血运重建策略。目前还没有足够强大的 IABP 随机临床试验来评估 AMI 背景下发生心源性休克的死亡率上获益更大。

体外生命支持与体外膜氧合

体外膜氧合(extracorporeal membrane oxygenation,ECMO)为心脏和/或肺部不再能提供足够生理支持的患者提供心肺支持[22-24](图 29.5)。ECMO 可以是静脉-静脉(venovenou,VV),仅用于充氧,或静脉-动脉(venoarteria,VA),用于充氧和循环支持。在双心室衰竭的情况下,VA ECMO 是心源性休克和缺氧患者首选的 MCS,因为它提供了充分的心肺支持。ECMO 可放置在床边,无需透视引导。ECMO 类似于心脏手术中使用的 CPB 电路。VA ECMO 包括用于血液推进的连续流离心泵和用于气体交换的膜式氧合器组成的电路。静脉插管将脱氧血液排入膜式氧合器中进行气体交换,然后通过动脉插管将含氧血液输入患者体内。VA ECMO 提供全身循环支持,流量有时超过 6L/min,这取决于套管大小。然而,由于机体后负荷的增加,仅用 VA ECMO 不能显著降低室壁应力,而且在残余左心室功能不足以抵抗机体后负荷增加的情况下可能导致左心室扩张。这可能导致高的心肌耗氧量(继发于高填充压力和体积)。这可能对心脏功能恢复有负面影响,除非伴随的 IABP、左心室出口、房间隔造口术或经皮左心室-主动脉 VAD 使左心室卸载。

许多大型临床系列报道成功使用体外生命支持(extracorporeal life support,ECLS)用于成人、儿童和新生儿患者的心脏和呼吸支持[22,24]。在迄今为止规模最大的一系列研究中,密歇根大学的 Bartlett 及其同事[24]报告了从 1980 年到 1998 年支持 ECIS 的 1 000 名患者的结果。146 例心脏衰竭患者的符合支持指征。其中,33%(31 例)的成年患者和 48%(105 例)的儿科患者,通过使用 ECLS 作为在未显示心脏功能早期恢复的患者中放置长期可植入装置的桥接,结果显示改善了成年患者临床上的生存率。然而,长期可植入装置的可用性已将 ECLS 的使用范围扩展到恢复心脏功能较差的状态。

左心房-主动脉辅助装置

经皮心室辅助装置(paracorporeal ventricular assist device,pVAD)是一种经皮插入体外左心房-主动脉辅助装置,它通过经隔置的 LA 套管将血液从左心房泵到股动脉,从而完全绕过左心室(见图 29.4)。串联心脏系统包括 21F 跨隔套管、离心泵、股动脉套管和控制台。美国 FDA 批准串联心脏将氧合器并入电路,允许同时进行低压卸载和氧合。离心式血液泵包含支撑旋转叶轮的流体动压轴承。叶轮由无刷直流电磁马达供电,在 3 000 至 7 500r/min 旋转。在电源故障的情况下,外部控制台控制泵并提供电池备份。连续输注肝素化盐水流入泵的下腔,提供润滑和冷却,并防止血栓形成。从左心房转流血液可以减少左心室前负荷、左心室后负荷、左心室充盈压力、心室壁应力和心肌耗氧量。动脉血压和心输出量的增加支持机体灌注压力。通过心脏瓣膜的流动是通过主动脉瓣(平行循环)的 LV 输出的器械。然而,由于低压负荷条件的变化(即前负荷减少和后负荷增加),当 MCS 支持增加时,来自原来心脏功能通常减少。冠状动脉血流由灌注压力(舒张压右心房压力)驱动。并行循环,主动脉灌注和压力由左心室和 TangeMead。LV 收缩(自然心输出量)可以忽略不计,全身灌注依赖于泵,平均动脉压曲线平坦。这种情况会导致血液在主动脉根部的淤滞,导致血栓形成和卒中的风险增加明显。

在 IABP 与 Tandemheart 的随机比较中,Thiele 和同事们[25]报告了与 IABP 相比,Tandemheart pVAD 在心排血指数以及其他血流动力学和代谢变量方面更有效的改善。然而,VAD 支持后出现严重出血、肢体缺血等并发症增加,各组 30 天死亡率相似,但研究缺陷为暂不能显示出死亡率的变化。

左心室-主动脉辅助装置

该装置是一个连续流动微轴泵,设计用于将血液从 LV 泵入升主动脉,与 LV 串联(见图 29.3)。有 3 种版本可用于 LV 辅助,包括 12F(Impella 2.5)和 21F(Impella 5.0),分别提供 2.5 和 5.0L/min 的最大流速,以及 14F 装置(Impella CP),中间支撑水平为 3.0 至 4.0L/min。Impella RP 也是专为右心室支持而设计的器械。LV 辅助器械设计成经由股动脉放置,或者经皮(Impella 2.5 和 CP)或手术切除(Impella 5.0)。已经描述了诸如锁骨下动脉的替代接入部位,但不常规使用。导管的尖端是一个柔性的尾纤环,稳定了 LV 中的装置,穿孔的可能性很低。尾纤连接到包含泵入口和出口区域的套管、马达壳体和泵压力监视器。靠近泵的 9F 导管轴装有马达电源线和清洗和压力测量腔。导管的近端包括用于连接控制台电缆的毂和用于连接清洗溶液和压力测量管的侧臂。Impella CP 器械最近才在美国上市,因此迄今为止最流行的器械是 Impella 2.5 器械。Impella 将血液从左心室泵入升主动脉,从而卸载左心室并增加前向血流量。它减少心肌耗氧量,增加冠状动脉灌注,改善平均动脉压,并降低 PCWP。Impella 2.5 比 IABP 提供更大的心输出量,但比串联心脏装置少。更强大的 Impella CP 和 5.0 装置在支持方面与 Tandemheart 装置相当,类似于 Tandemheart,足够的 RV 功能或伴随的 RVAD 是在双心室衰竭或不稳定的室性心律失常期间维持 LV 前负荷和血流动力学支持是必要的。

在比较 Impella 2.5 与 IABP 的前瞻性随机临床试验中,Impella 2.5 患者的心排血指数明显高于支持 IABP 的患者[26]。两组的总体死亡率在 30 天时相似,但该研究没有足够的证据来评估二者死亡率上的差异性。

尽管缺乏临床上的随机临床试验证明了 IABP 疗法(其本身没有证实的死亡率益处)的死亡率上的益处,但是在心源性休克患者中使用临时 MCS 装置可能会继续维持生命支持。与 IABP 相比,这些装置在心输出量和 LV 卸载方面提供了更大的临床获益。

用于长期机械循环支持的装置

将连续流技术引入临床实践是 MCS 治疗领域的一个里程碑,并导致生存率的显著提高和主要不良事件的减少,特别是在器械故障方面。与脉动流装置相比,连续流技术提供了功能等效的血流动力学支持改善肝肾功能。与脉动流技术相比,采用连续流技术的远期生存率显著提高,卒中和感染率仅为脉动流技术的一半,器械故障率仅为脉动流技术的三分之一。表 29.3 总结了长期使用的耐用 MCS 器件的特性。

表 29.3 长期耐用的 MCS 器械*

器械	泵的机制	泵的能量来源	放置方式	心室支持	指示
HeartMate 3[†]	离心设计和内转子磁悬浮的连续流动转子泵	电动力 体外电源经皮导线泵送功率及计算机控制器	手术	左心室 心包植入式泵	长期支持(用于BTT,DT指示)
HeartMate Ⅱ	内转子叶轮机械支撑轴流式连续流动泵	电动力 体外电源经皮导线泵送功率及计算机控制器	手术	左心室 需要腹膜前袋的植入式泵	BTT,DT
HVAD	叶轮内磁流体悬浮离心设计的连续流动旋转泵	电动力 体外电源经皮导线泵送功率及计算机控制器	手术	左心室 心包内植入无需腹膜前袋的植入式泵	BTT,DT[‡]
Syncardia TAH-T	脉动容积置换(50ml 和 70ml 置换装置)	气动力 拴在便携式驱动装置上的患者	手术	双心室支持 原位植入合并双心室移除式	BTT,DT[§]

* 该表包括代表性的 MCS 器械,并不是美国或国际上可用的所有器械的详尽列表。
[†]目前正在美国进行临床调查,以获得 MOMENTUM 3Pivotal 试验中的长期支持(包括 BTT 和 DT 指征)。
[‡]美国 DT 指征在 ENDURANCE 和 ENDURANCE Supplemental Pivotal 试验中的临床评价。
[§] 目前正在进行 DT 适应证的临床评估。
BTT,移植过渡支持;DT,永久替代治疗。

持久性植入式左心室辅助装置

HeartMate 3(HM3)

HM3 旨在为晚期心力衰竭患者提供长期支持(见图 29.5)。HM3 目前正在接受 HeartMate 3(MOMENTUM)试验中接受机械循环支持治疗的患者磁悬浮技术多中心研究中的长期支持指征的临床评估。MOMENTUM 是一项多中心随机临床试验,评估 HM3 至 HeartMate Ⅱ泵的作用。已报道了短期队列(6 个月随访)的初步结果。在 294 名患者中,152 名被分配到 HM3 离心泵组,142 名被分配到 HeartMate Ⅱ轴流泵组。在意向治疗人群中,HM3 组的 131 例患者(86.2%)出现了主要终点(在原始装置上支持 6 个月时无卒中生存,或心肌恢复移植或移植)。HM3 组 109(76.8%)(绝对差异,9.4%;置信边界降低 95%,-2.1;非劣效性 $P<0.001$;HR,0.55;95% CI 0.32~0.95;$P=0.04$)。在死亡率或致残性卒中之间没有明显的组间差异,但 HM3 中泵故障的再次手术发生率低于 HeartMate Ⅱ组[1(0.7%) vs 11(7.7%),HR,0.08;95%CI 0.01~0.60;$P=0.002$]。在离心泵组中没有发生疑似或确认的血栓形成,但在轴流泵组中有 14 名患者(10.1%)发生血栓事件(表 29.4)[5,27-30]。

表 29.4 美国 MCS 用耐用、可植入的连续流动旋转装置的临床试验

临床实验	患者(例)	随访时间	研究装置生存率(6 个月/1 年/2 年)	对照组(患者,所用器械)	实验设计	比较生存率(6 个月/1 年/2 年)
HeartMate Ⅱ Pivotal BTT 试验	133	中位数支持时间:126 天	75%/68%/-	无	可观察的单臂	N/A
HeartMate Ⅱ Pivotal BTT 试验及 CAP	281	中位数支持时间:155 天	82%/73%/72%(18 个月)	无	可观察的单臂	N/A
HVAD* Pivotal BTT 试验	140	随访时间:89.1 年	94%/86%/-	499 商业植入的 BTT (INTERMACS)	可观察的单臂对照组	90%/85%/-
HVAD Pivotal BTT 试验及 CAP	332	-	91%/84%/-	无	可观察的单臂	N/A
HeartMate Ⅱ Postapproval BTT 试验	169	中位数支持时间:386 天	790%/85%/-	169 HeartMate XVE 或 Thoratec pVAD 或 IVAD (INTERMACS)	可观察的单臂对照组	79%/70%/-
HeartMate Ⅱ pivotal DT 试验——原始队列	134	中位数支持时间:1.7 年	-/68%/58%	66 HeartMate XVE	随机临床实验	-/55%/24%
HeartMate Ⅱ Pivotal DT 试验	281	中位数支持时间:1.7 年	-/73%/63%	无	可观察的单臂	N/A
HeartMate 3[†] Pivotal 试验	151	随访 6 个月	89%/-/-	138 HeartMate Ⅱ	随机临床实验	80%/-/-

* 在美国接受 ENDURANCE 和 ENDURANCE Supplement Pivotal 性试验中 DT 指征的临床评估。
[†]在 MOMENTUM 3 Pivotal 试验中进行美国的长期支持指征(包括 BTT 和 DT)的临床评估。
CAP,连续访问协议;N/A,不适用。

HeartMate Ⅱ

HeartMate Ⅱ旨在为晚期心力衰竭患者提供长期支持(见图29.7),并且是至今为止发展最完善的MCS器械,在全世界有超过13 000例植入。植入HeartMate Ⅱ后的患者结果已经在五项主要科研报告中进行了广泛评估,该报告在批准临床试验的背景下使用BTT和DT适应证(见表29.4)。至于该研究的其他内容存在于本章的在线补充中(使用HeartMate Ⅱ器械的临床试验)。

HVAD

在前瞻性非随机临床试验ADVANCE中,HVAD已经在美国进行了BTT适应证的临床评估[31,32](见表29.4)。ADVANCE的独特之处在于使用了一个同时进行的观察控制臂,该控制臂来自进入INTERMACS的注册。ADVANCE的主要结果定义为最初植入的装置存活,移植或移植180天的心脏功能恢复,并评估其非劣效性和优越性。共有140项专利接受了研究泵,并且499名患者同时植入了商业上可获得的泵(至少95%的病例为HeartMate Ⅱ)。在研究泵和90.1%的对照组中,90.7%的患者取得了成功,确定了研究泵的非劣效性($P<0.001$;15%非劣效性)。在6个月随访期间,6分钟步行试验增加了128.5m,疾病特异性和全球生活质量评分显著提高。HVAD于2012年被批准在美国用于BTT适应证,目前正在美国完成DT指征的临床评估;ENDURANCE和ENDURANCE Supplemental试验是比较HVAD和HeartMate Ⅱ的多中心随机临床试验。

全人工心脏

Syncardia TAH-T

MCS的另一个选择是全人工心脏(total artificial heart, TAH)。Syncardia Total Artifical Heart-Temporary(TAH-T;图29.10)具有70ml每搏输出量容量标准。在5个中心进行的大型、前瞻性、非随机试验中,对81例因不可逆性全心衰竭而濒临死亡的患者进行了BTT指征的评估[33]。研究组与非随机对照组35例进行比较。主要研究终点包括移植心脏的存活率和移植后患者的生存率。移植后患者的生存率为79%(95%可信区间为68%~87%)。对照组35例按照相同入选标准,但未接受TAH-T治疗的患者中,16例(46%)存活($P<0.001$)。总的来说,接受TAH的患者1年生存率为70%,对照组为31%($P<0.001$)。移植后,TAH患者的1年和5年生存率分别为86%和64%[33]。Syncardia TAH-T于2007年获得FDA批准用于BTT。TAH-T目前正在美国进行DT指示评估。该装置的小容量标准(50cc心室)也在美国临床试验中进行评估。

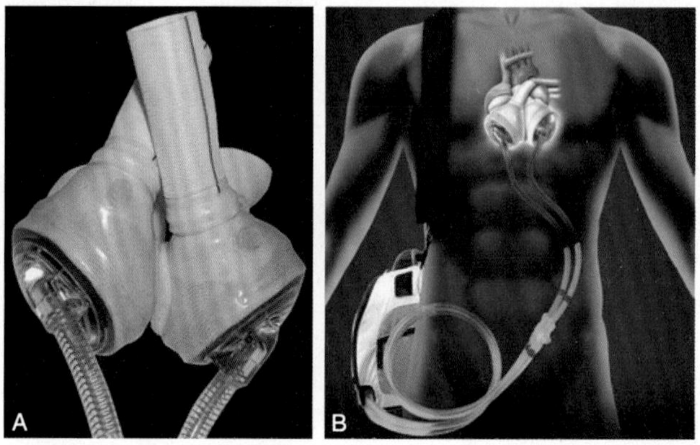

图29.10 Syncardia TAH-T(Syncardia Systems, Tucson, Arizona)。A,TAH-T由右心室和左心室组成。假体心室,由生物相容性聚氨酯制成,容量为70ml。目前正在美国的临床研究中评估50cc假体心室,以允许用于身体较小的患者。心室由4个柔性聚氨酯膜片气动驱动,其位于血液表面和气囊之间。当压缩空气被迫进入气囊时,同时压缩到血液囊上,在心脏收缩期的模拟中发生喷射。因此,TAH-T的心脏射血从左、右平行地发生。当气囊被放气时,血液囊立即从心房连接被动地填充。两个机械瓣膜位于假体心室,以提供单向流入和流出。人工心室通过快速连接硅胶袖口与袖口上的两个心房连接器(未标识)相连,移植物末端的两个连接器缝在主动脉和肺动脉上。压缩空气由外部控制台(未标识)通过连接到右和左假体心室的两个独立的空气管输送。控制台有两个独立的控制器,允许紧急备份的时间,控制台内部的压缩气缸可以用来动员患者。B,便携式驱动单元,以便出院并改善患者的活动能力

机械辅助循环支持机构间登记处

MCS治疗发展的一个重要里程碑是国家NHLBI资助的国家登记处,即机械辅助循环支持机构间登记处(Interagency Registry for Mechanically Assisted Circulatory Support, INTERMACS)的发展。INTERMACS是最大的可用数据存储库,用于研究持久的MCS评价[34]。INTERMACS代表了NHLBI、FDA、CMS、器械制造商和专业团体之间的合作,并于2006年6月开始预期的患者登记和数据收集。2009年3月,CMS和美国健康与公共事务管理局要求所有被批准使用MCS患者,进行植入DT的美国医院将MCS患者数据输入到INTERMACS,同时评价FDA批准的所有MCS器械。虽然CMS在2013年10月中断了强制的数据输入,但每年进入INTERMACS的DT植入物的数量持续增加。自从INTERMACS问世以来,器械应用策略和可用器械的类型不断改进,使MCS的应用形势不断改善。但是INTERMACS的主要限制是无法输入美国目前正在评估的调查装置的患者信息,以及需要知情同意,结果不能掌握所有接受MCS治疗的患者详细信息[34]。迄今为止,已经报道了超过15 000例接受持久MCS治疗患者的数据汇集。所有接受耐用MCS装置初次植入的患者,1年的总生存率为80%,2年为70%[34](图29.11)。初次植入LVAD患者的生存率高于双侧VAD或TAH患者的生存率。

对MCS领域最重要的贡献之一是开发了一种基于疾病严重程度的主观分类系统,称为"INTERMACS患者概况",其范围从概况1(严重心源性休克)到概况7(高级NYHA Ⅲ级心衰)[35](表29.5)。这种分类系统增加了HF或心源性休克晚期患者预后的界定,超过了NYHA分类系统提供的分级。INTERACS患者资料与LVAD植入术后的短期生存率有关用于告知适当的干预时间,使用耐用的植入式MCS装置。患有严重心源性休克的MCS装置(INTERMACS患者概况1)患者的长期结果比具有更稳定形式的晚期HF的患者更差(INTERMACS患者)概况水平2至7)[34]。患有MC严重器官功能障碍的器械植入伴随着更大程度的血流动力学障碍,更可能需要BIVAD支持,并且在使用MCS装置期间发生主要不良事件和死亡风险明显升高。

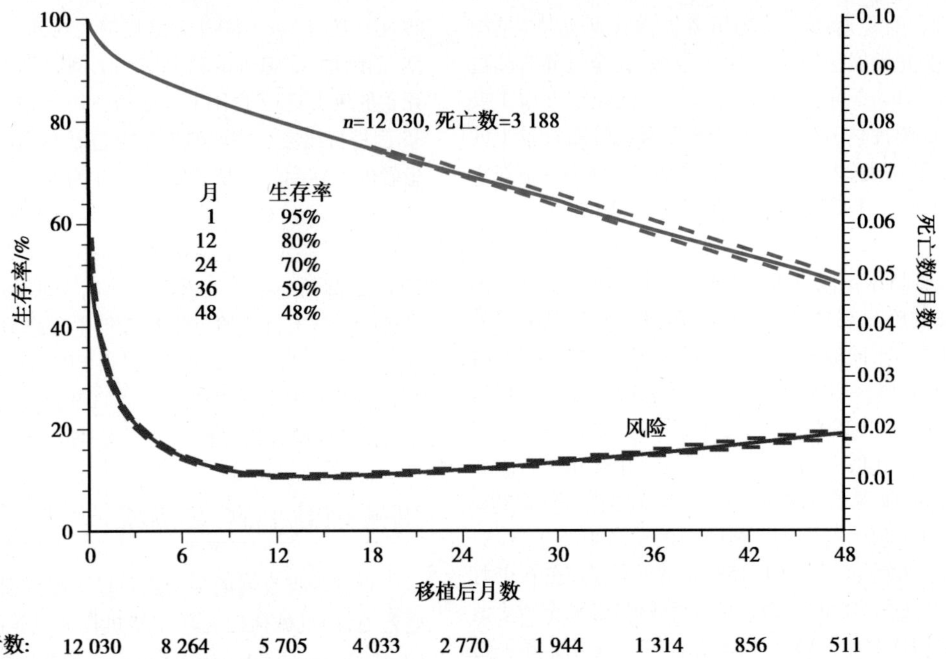

图 29.11 一期连续流 LVAD 植入后的生存率和参数,不伴有 RVAD 支持。上面曲线显示了随时间推移的 Kaplan-meier 生存估计值。下面的曲线表示随时间变化的危险函数或瞬时风险。虚线表示 70%的置信界限。(数据引自 Kirklin K, Naftel DC, Pagani FD, et al. Seventh INTERMACS annual report: 15 000 patients and counting . J heart Lung Transplant 2015;34:1495.)

表 29.5 INTERMACS 患者简介

简介	定义	描述
1	损伤和休克	危及生命的低血压和迅速升高的正性肌力药物支持,伴有酸中毒和乳酸水平恶化的重要器官灌注不足
2	正性肌力药物依赖与恶化	显示营养性肾功能,液体潴留或其他主要状态指标或难治性容量超负荷持续恶化的迹象,有无灌注受损的证据,由于快速性心律失常,临床缺血或其他因素引起的正性肌力药物治疗不耐受
3	稳定的肌钙蛋白	在轻度-中等剂量正性肌力药物治疗后(或具有暂时的 MCSD)临床上稳定,在没有症状性低血压,可能反复出现症状恶化或进行性器官功能障碍。可能患者活动处于家里或在医院
4	频繁的飞行休息综合征	在家中进行口服治疗,经常在静息或 ADL 时出现充血症状,可能有 ADL,期间的 SOB,GI 症状,难治性腹水或严重双下肢水肿
5	运动不耐受	患者在休息时自觉舒适,但无法从事任何活动,主要居住室内场所。没有临床上充血症状,但可能有长期、持续性液体潴留的表现,经常伴有肾功能不全,可能表现为运动不耐受
6	步行受累	在没有过多体力活动情况下患者自觉舒适并安静休息,在居室外可以进行轻微的活动,但从事轻微的任何体力活动,几分钟内产生疲劳。在过去 1 年中可能出现心力衰竭症状相关的不良事件
7	进展的 NYHA Ⅲ级	尽管近期发生失代偿病史,但临床病情稳定,活动舒适。通常能够在多于一个街区行走,在过去 1 个月中任何需要Ⅳ型利尿剂或住院治疗的失代偿心衰的患者归为 6 级或更低

ADL,日常生活活动;GI,胃肠;IV,静脉注射;MCSD,机械循环支持装置;NYHA,纽约心脏协会;SOB,呼吸急促。

引自 Stevenson LW, Pagani FD, Young JB, et al . INTERMACS profiles of advanced heart failure: the current picture. J Heart Lung Transplant 2009;28:535-41.

未来展望

近来先进的技术进步和机械循环支持装置的成功临床应用,为临床上应用提供了主要动力,将对 MCS 治疗的未来发展方向及其治疗决策方案,包括:①引入专注于小型化的新 MCS 装置和双心室支持应用;②部分支持 MCS 器械和方案的实施;③完全植入式 MCS 装置的设计,去除经皮穿刺电极及引导无线能量传输;④儿科 MCS 领域的具体发展,包括适当设计的 MCS 装置,临床试验和国家注册研究开发;⑤对晚期 HF 患者进行 MCS 治疗的评估;⑥通过国际注册管理机构倡议协调全球 MCS 经验。许多新的 MCS 器械正在开发中。MVAD(Medtronic)是一种小型,可植入的连续流动旋转泵,采用轴向设计[36]。该泵采用叶轮的液磁悬浮,无需使用叶轮支撑的内部轴承。泵的小尺寸有利于微创手术植入,双心室支撑应用以及不同的流入和流出配置的应用[36]。

经皮电极是MCS患者致病的重要原因,对MCS支持患者的生活质量有不利影响[37]。无线能量传输的引入将允许MCS系统无需经皮接收能量[38]。整个MCS系统将可植入,内部电源提供短期支持,允许患者从事受到现有技术限制的活动,如游泳和洗澡。这种技术的采用,如果成功,可望显著提高患者的满意度和生活质量。

迄今为止,大多数MCS装置已被设计为提供完整的心输出量或完全支持。随着MCS治疗进入晚期心衰患者的人群,小部分辅助MCS装置的概念已经被发展不再局限于心脏功能有限地辅助来逆转心衰症状。C脉冲是一种概念上与IABP类似的反搏装置,但被植入升主动脉周围,而不是被置于主动脉循环中[39,40]。该装置的主要特点是减少了潜在的卒中风险,因为该装置没有进入血液循环中,并且可以打开和关闭,而不必承担装置血栓形成的风险。血管内心室辅助系统(iVAS,NuPulse CV,Raleigh,NC)是一种用于部分循环支持的小型IABP,通过锁骨下动脉进入,以微创方式置于降主动脉内。与C脉冲一样,IVAS被设计成非强制性的。体积较小伴耐磨的气动驱动器可实现完全移动。

儿科领域的重要发展包括PumpKIN试验(儿童、婴儿和新生儿泵)[41]。PumpKIN是一项NHLBI计划,旨在研究几种新型泵设计和ECLS系统在儿科MCS应用中的应用。该试验正在研究两种独特的微型ECLS系统和基于Jarvik 2000 VAD的植入式泵设计[41]。该倡议是行业、临床中心和新英格兰研究所(New England Research Institutes,NERI)之间的合作,被指定为试验的数据协调中心。两个国家登记处将作为PumpKIN、PediMACS研究的新装置进行观测并评估装置。PediMACS是一项专门针对儿科患者的INTERMACS计划,将作为PumpKIN试验的观察组,使用经FDA批准的儿科器械Berlin Heart Excor Pediatric VAD。将在PUMPKIN试验中为ECLS设计的MCS器械的数据与体外生命支持组织(Extracorporeal Life Support Organization,ELSO)登记处的ECLS的同期结果进行比较。

对MCS疗法的广泛兴趣导致该技术的全球采用和临床应用。基于结果和不良事件的统一定义,对于MCS治疗的可持续性和促进有效的装置开发和临床评估是至关重要的。IMACS是由国际心肺移植协会和INTERMACS支持的国际注册机构合作,旨在实现MCS结果报告方面的国际合作[42]。在全球范围内努力创建统一的注册和报告要求构成了FDA促进美国临床器械评估的重要举措[43]。

(解玉泉 译)

参考文献

Indications and Device Selection

1. Rose EA, Gelijns AC, Moskowitz AJ, et al. Long-term mechanical left ventricular assistance for end-stage heart failure. *N Engl J Med*. 2001;345:1435.
2. Centers for Medicare & Medicaid Services. Decision Memo for Ventricular Assist Devices as Destination Therapy (CAG-00119R). Assessed November 21, 2016.http://www.cms.gov/medicare-coverage-database/details/nca-decision-memo.aspx?NCAId=187&ver=16&NcaName=Ventricular+Assist+Devices+as+Destination+Therapy+(1st+Recon)&bc=BEAAAAAAEAAA&&fromdb=true.
3. Heatley G, Sood P, Goldstein D, et al. MOMENTUM 3 Investigators. Clinical trial design and rationale of the Multicenter Study of MagLev Technology in Patients Undergoing Mechanical Circulatory Support Therapy with HeartMate 3 (MOMENTUM 3) investigational device exemption clinical study protocol. *J Heart Lung Transplant*. 2016;35:528–536.

Design of Ventricular Assist Devices

4. Frazier OH, Rose EA, Oz MC, et al. Multicenter clinical evaluation of the HeartMate vented electric left ventricular assist system in patients awaiting heart transplantation. *J Thorac Cardiovasc Surg*. 2001;122:1186.
5. Miller LW, Pagani FD, Russell SD, et al. Use of a continuous-flow device in patients awaiting heart transplantation. *N Engl J Med*. 2007;357:885.
6. Pagani FD. Continuous flow rotary left ventricular assist devices with "3rd generation" design. *Semin Thorac Cardiovasc Surg*. 2008;20:255.
7. Moazami N, Fukamachi K, Kobayashi M, et al. Axial and centrifugal continuous flow rotary pumps: a translation from pump mechanics to clinical practice. *J Heart Lung Transplant*. 2013;32:1.
8. Netuka I, Sood P, Pya Y, et al. Fully magnetically levitated left ventricular assist system for treating advanced heart failure: a multicenter study. *J Am Coll Cardiol*. 2015;66:2579.
9. Mehra MR, Naka Y, Uriel N, et al. A fully magnetically levitated circulatory pump for advanced heart failure. *N Eng J Med*. 2016;doi:10.1056/NEJMoa1610426.

Patient Selection, Comorbidity, and Timing of Intervention

10. Reynolds HR, Hochman JS. Cardiogenic shock: current concepts and improving outcomes. *Circulation*. 2008;117:686–697.
11. Hochman JS, Sleeper LA, Webb JG, et al. Early revascularization in acute myocardial infarction complicated by cardiogenic shock. *N Engl J Med*. 1999;341:625.
12. Kirklin JK, Naftel DC, Kormos RL, et al. Quantifying the effect of cardiorenal syndrome on mortality after left ventricular assist device implant. *J Heart Lung Transplant*. 2013;32:1205–1213.
13. Kormos RL, Teuteberg JJ, Pagani FD, et al. Right ventricular failure in patients with the HeartMate II continuous-flow left ventricular assist device: incidence, risk factors, and effect on outcomes. *J Thorac Cardiovasc Surg*. 2010;139:1316.
14. Dang NC, Topkara VK, Mercando M, et al. Right heart failure after left ventricular assist device implantation in patients with chronic congestive heart failure. *J Heart Lung Transplant*. 2006;25:1.
15. Cleveland JC, Naftel DC, Reece TB, et al. Survival after biventricular assist device implantation: an analysis of the Interagency Registry for Mechanically Assisted Circulatory Support database. *J Heart Lung Transplant*. 2011;30:862.
16. Kukucka M, Potapov E, Stepanenko A, et al. Acute impact of left ventricular unloading by left ventricular assist device on the right ventricle geometry and function: effect of nitric oxide inhalation. *J Thorac Cardiovasc Surg*. 2011;141:1009.
17. Santamore WP, Gray LA. Left ventricular contributions to right ventricular systolic function during LVAD support. *Ann Thorac Surg*. 1996;61:350.
18. Pavie A, Leger P. Physiology of univentricular versus biventricular support. *Ann Thorac Surg*. 1996;61:347.
19. Mandarino WA, Winowich S, Gorcsan J, et al. Right ventricular performance and left ventricular assist device filling. *Ann Thorac Surg*. 1997;63:1044.

Patient Outcomes

20. Rihal CS, Naidu SS, Givertz MM, et al. 2015 SCAI/ACC/HFSA/STS clinical expert consensus statement on the use of percutaneous mechanical circulatory support devices in cardiovascular care. *J Am Coll Cardiol*. 2015;65:e7–e26.
21. Thiele H, Zeymer U, Neumann FJ, et al. Intraaortic balloon support for myocardial infarction with cardiogenic shock. *N Engl J Med*. 2012;367:1287.
22. Rastan AJ, Dege A, Mohr M, et al. Early and late outcomes of 517 consecutive adult patients treated with extracorporeal membrane oxygenation for refractory postcardiotomy cardiogenic shock. *J Thorac Cardiovasc Surg*. 2010;139:302–311, e1.
23. Abrams D, Combes A, Brodie D. Extracorporeal membrane oxygenation in cardiopulmonary disease in adults. *J Am Coll Cardiol*. 2014;63:2769–2778.
24. Bartlett RH, Roloff DW, Custer JR, et al. Extracorporeal life support: The University of Michigan experience. *JAMA*. 2000;283:904.
25. Thiele H, Sick P, Boudriot E, et al. Randomized comparison of intra-aortic balloon support with a percutaneous left ventricular assist device in patients with revascularized acute myocardial infarction complicated by cardiogenic shock. *Eur Heart J*. 2005;26:1276.
26. Seyfarth M, Sibbing D, Bauer I, et al. A randomized clinical trial to evaluate the safety and efficacy of a percutaneous left ventricular assist device versus intra-aortic balloon pumping for treatment of cardiogenic shock caused by myocardial infarction. *J Am Coll Cardiol*. 2008;52:1584.
27. Pagani FD, Miller LW, Russell SD, et al. Extended mechanical circulatory support with a continuous flow rotary left ventricular assist device. *J Am Coll Cardiol*. 2009;54:312.
28. Slaughter MS, Rogers JG, Milano CA, et al. Advanced heart failure treated with continuous-flow left ventricular assist device. *N Engl J Med*. 2009;361:2241.
29. Park SJ, Tector A, Piccioni W, et al. Left ventricular assist devices as destination therapy: a new look at survival. *J Thorac Cardiovasc Surg*. 2005;129:9. 2005; erratum 129:1464.
30. Starling RC, Naka Y, Boyle AJ, et al. Results of the post–U.S. Food and Drug Administration–approval study with a continuous flow left ventricular assist device as a bridge to heart transplantation: a prospective study using the INTERMACS (Interagency Registry for Mechanically Assisted Circulatory Support). *J Am Coll Cardiol*. 2011;57:1890.
31. Aaronson KD, Slaughter MS, Miller LW, et al. Use of an intrapericardial, continuous-flow, centrifugal pump in patients awaiting heart transplantation. *Circulation*. 2012;125:3191.
32. Slaughter MS, Pagani FD, McGee EC, et al. HeartWare ventricular assist system for bridge to transplant: combined results of the bridge to transplant and continued access protocol trial. *J Heart Lung Transplant*. 2013;32:675.
33. Copeland JG, Smith RG, Arabia FA, et al. Cardiac replacement with a total artificial heart as a bridge to transplantation. *N Engl J Med*. 2004;351:859.

Interagency Registry of Mechanically Assisted Circulatory Support

34. Kirklin JK, Naftel DC, Pagani FD, et al. Seventh INTERMACS annual report: 15,000 patients and counting. *J Heart Lung Transplant*. 2015;34:1495.
35. Stevenson LW, Pagani FD, Young JB, et al. INTERMACS profiles of advanced heart failure: the current picture. *J Heart Lung Transplant*. 2009;28:535–541.

Future Perspectives

36. Slaughter MS, Sobieski MA, Tamez D, et al. HeartWare miniature axial-flow ventricular assist device: design and initial feasibility test. *Tex Heart Inst J*. 2009;36:12.
37. Goldstein DJ, Naftel D, Holman W, et al. Continuous-flow devices and percutaneous site infections: clinical outcomes. *J Heart Lung Transplant*. 2012;31:1151.
38. Kassif Y, Zilbershlag M, Levi M, et al. A new universal wireless transcutaneous energy transfer (TET) system for implantable LVADs: preliminary in vitro and in vivo results. *J Heart Lung Transplant*. 2013;32:S140.
39. Hayward CS, Peters WS, Merry AF, et al. Chronic extra-aortic balloon counterpulsation: first-in-human pilot study in end-stage heart failure. *J Heart Lung Transplant*. 2010;29:1427.
40. Abraham WT, Aggarwal S, Prabhu SD, et al. Ambulatory extra-aortic counterpulsation in patients with moderate to severe chronic heart failure. *JACC Heart Fail*. 2014;2:526.
41. Baldwin JT, Borovetz HS, Duncan BW, et al. The National, Heart, Lung, and Blood Institute Pediatric Circulatory Support Program: a summary of the 5-year experience. *Circulation*. 2011;123:1233.
42. Kirklin JK, Mehra MR. The dawn of the ISHLT Mechanical Assisted Circulatory Support (IMACS) Registry: fulfilling our mission. *J Heart Lung Transplant*. 2012;31:115.
43. US Food and Drug Administration Center for Devices and Radiological Health. Japan-U.S. "Harmonization by Doing" HBD Pilot Program Initiative. 2010. http://www.fda.gov/MedicalDevices/DeviceRegulationandGuidance/InternationalInformation/ucm053067.htm.

第 30 章　心血管修复与再生

KIRAN MUSUNURU AND JOSEPH C. WU

再生　574
心肌发育　575
人多能干细胞　575
分化成心脏谱系　575
组织工程　576
体外分化为治疗用心肌细胞　576
直接重编程　577
疾病模型　577
患者特异基因型诱导 hPSCs　577
人 PSCs 基因编辑　577
人 PSCs 心血管遗传疾病模型　578
人 PSCs 模拟心脏毒性　579
人 PSCs 用于心血管精准医学　580
心脏修复未来展望和观点　580
致谢　581
参考文献　581

心血管医学的长期追求目标是使受损组织再生或纠正那些可以导致心脏疾病的基本分子通路。基于这一特定的病原学障碍，心肌细胞应该包括已受损的心肌细胞，替代永久丢失心肌细胞的纤维组织以及正常的心肌细胞(见第 23 章)。如图 30.1 所示，有两种基本的策略来处理心肌疾病。第一种策略是利用再生治疗来取代心脏中已经永久丢掉的心肌细胞。第二种策略则是采取体内疾病模型来鉴定治疗策略的有效性，如修复受损心肌细胞或预防心肌细胞受损，这些需要传统的小分子药物或基因编辑的剪切技术。经过数十年的研究，将此类技术用于临床实践仍存在许多重大障碍，但最近的科学进展使我们相信，在不久的将来心肌再生和修复技术即可服务患者。

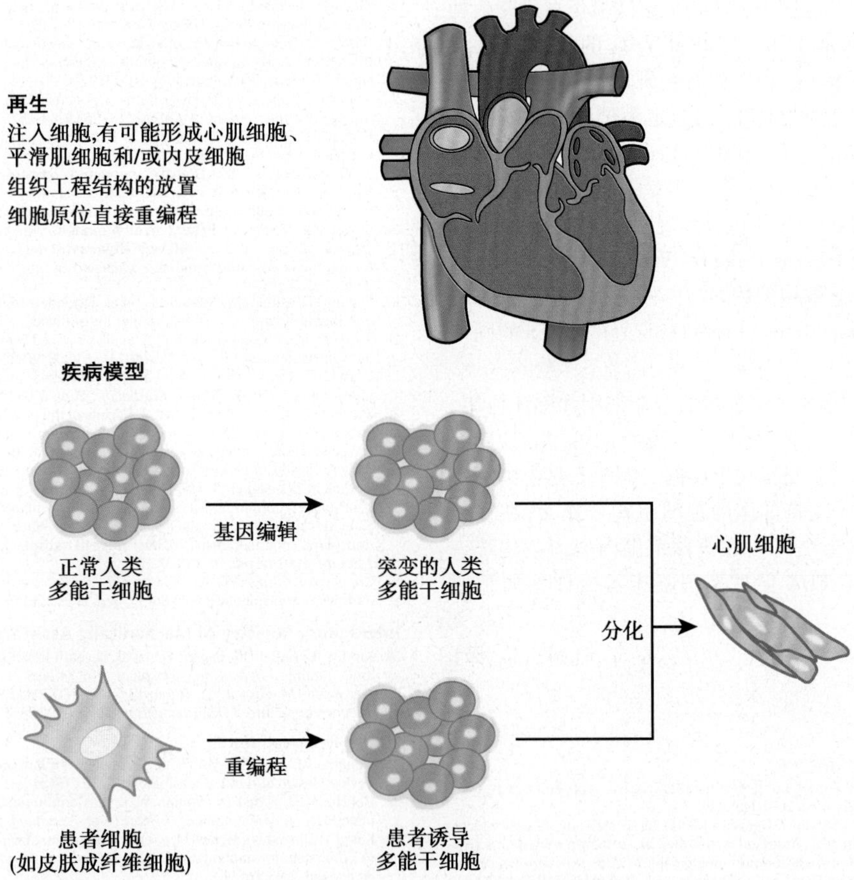

图 30.1　心脏再生策略和疾病模型

再生

心脏细胞治疗的一个重要目标是利用 3 种可移植的细胞类型填充受损心肌区域：心肌细胞、血管平滑肌细胞及内皮细胞。尽管许多细胞底物可用于心肌再生治疗，包括骨髓单核细胞、骨髓肌母细胞、间充质干细胞、间充质祖细胞、内皮前体细胞及心肌源性干细胞，但这些细胞生成一种或多种受损心肌关键细胞的能力仍有待确定，并且最近的临床验证结果也喜忧参半[1]。与其试图解释这些细胞底物如何直接转换、替代或刺激这3种天然心肌细胞系，倒不如搞清楚心肌胚胎细胞如何发育成有功能的心肌细胞的正常过程。

心肌发育

我们对于心肌发育的了解多数是基于小鼠和其他模型器官，或者是从人类细胞学研究中重复出来的，或是人类相关发育中假设而来[2,3]。在胚胎发育的早期阶段，心肌中胚层祖细胞从原始胚层中迁移至内脏中胚层，以形成心脏的第一区域和第二区域。这些祖细胞开始表达转录因子Brachyury(Bry)，该转录因子是由Wnt/β通路中的某一靶基因直接编辑形成。在横穿至内脏中胚层过程中，Bry$^+$细胞中经典Wnt/β通路的抑制，以及非经典Wnt信号通路和脱中胚蛋白信号通路的激活导致Bry蛋白表达下降和后中胚层1蛋白(mesoderm posterior 1,MesP1)的表达，使这些细胞促成心脏发育。这些MesP1$^+$心脏祖细胞在心脏第一及第二区域生成多能心血管祖细胞。第一心脏区域首先形成新月形心肌，然后形成心脏脉管，最终发育成构成左心室的细胞。尽管在第一心脏区域中多能心脏祖细胞的特异性标志物仍有待研究，但骨形态发生蛋白(bone morphogenetic protein,BMP)和成纤维细胞生长因子(fibroblast growth factor,FGF)信号通路促进一系列细胞表达Nkx-2.5和T-box5蛋白。Nkx-2.5$^+$/T-box5$^+$细胞是双向的，可形成心肌细胞和平滑肌细胞。

第二心脏区域最终构成了心脏三分之二以上的细胞，包括心房和右心室，心肌流出道，冠状动脉的近端以及大部分心脏传导系统。第一心脏区域的多能心血管祖细胞是指表达ISL LIM同源框1(ISL-1),Nkx-2.5以及胎肝激酶1(fetal liver kinase 1,Flk-1)，能够生成心肌细胞、平滑肌细胞和内皮细胞，其中有多种信号通路参与其中。其他与心脏发育有关的，尤其是心外膜、心肌成纤维细胞、冠状动脉、主动脉和自主神经细胞，则是由心外膜祖细胞和心神经嵴细胞构成的。

理解了心脏发育正常的过程以及多能心血管祖细胞在其中所起的重要作用，推动了心脏再生治疗的进步。最佳的治疗方法包括在成人心脏中招募、扩增或者分化多能心血管祖细胞，或更为实际一些的是，在体外促进大量的多能或前体细胞生长、分化，然后植入体内。

人多能干细胞

人多能干细胞(human pluripotent stem cells,hPSCs)有几个明确的特点，这是再生医学的一大研究热点。首先，hPSCs是具有人类正常基因的人体细胞，因此与人类培养的具有肿瘤细胞特性的永久细胞系相比，hPSCs更适合用于人体治疗。其次，hPSCs具有多能性，能够分化成任一种人类细胞类型，包括心肌细胞、平滑肌细胞以及内皮细胞。再次，hPSCs作为干细胞，具有无限的再生潜能，可为再生医学提供可再生能源。

目前有两种主要的hPSCs类型：人类胚胎干细胞(human embryonic stem cells,hESCs)[4,5]和人诱导多能干细胞(induced pluripotent stem cells,iPSCs)[6]，第三种hPSCs来源于体细胞核移植，由于太过稀少而不适合于治疗应用。hESCs由人类胚胎产生，但是获此细胞需要破坏胚胎，故在治疗中尚较少应用。相比之下，iPSCs来源于供体的成熟细胞，包括皮肤成纤维细胞、血源T细胞、尿源肾管状细胞等，均可通过微创的方式获得。这些源细胞通过一系列的重编程过程，涉及一组经典因子，包括Oct3/4,Sox2,Klf4和c-Myc，将其转入成熟细胞中，使之具有多能性。除了在重编程过程中的基因突变，iPSCs可以和捐助者完美匹配。这点对健康捐助者以及患有遗传疾病或遗传病倾向的个体均适用。因为它们代表细胞的自体来源，iPSCs可作为再生治疗非常有吸引力的基质，也非常适用于个体化疾病建模。

分化成心脏谱系

通过了解细胞在人类正常发育中的过程，我们可以在体外将hPSCs诱导分化为理想的细胞类型。使hPSCs分化为纯度更高的心肌细胞的努力也证实了这一观点[7,8]。最初的尝试包括使hPSCs离散、悬浮培养以及形成叫做胚体的三维团块。胚体中的细胞自发的形成3层胚芽：内胚层、中胚层和外胚层，造成不同种系细胞异质性混合。一部分细胞具有心肌细胞特性，并且可以与非心肌细胞区分开来。然而，在任何一个胚体中的心肌样细胞的比重都是不大的，且变化较大，这也限制了胚体在再生医学中的作用。

以正常的心脏发育为参照，将hPSCs暴露在对心脏生成重要的生长因子和信号通路抑制剂中，尝试分化成心肌细胞。因此，hPSCs定向分化成体内自然存在，而非自发形成的细胞。多种多样的方案已经极大的促进了心肌细胞分化的效率和一致性，特别是在二维单层格式中。一个广泛应用的方案是将hPSCs依次暴露在糖原合成激酶3β和Wnt抑制剂，最初激活经典的Wnt/β-catenin信号通路，然后阻断它，以模仿在发育的过程中胚胎细胞发育成中胚层祖细胞，然后转换为心脏祖细胞[9]。这些抑制剂可重复用于产生心肌细胞的比例高达90%。同心肌细胞一样，在人体正常发育过程中获得的观念也帮助改善了平滑肌细胞和内皮细胞分化的方案。

尽管在心肌细胞分化以及其他细胞分化中取得了很大进展，但是纯度、成熟度不高仍然是重大挑战。对治疗应用而言，高纯度的心肌细胞是最佳选择。一种方法是利用心肌细胞膜蛋白特异性抗体或心肌细胞特异性染料将心肌细胞与非心肌细胞分离开来[10,11]。另一种方法是在hPSCs细胞分化之前导入抗生素耐药基因，仅在心肌细胞上表现耐药性(例如通过使用心肌特异性启动子)。利用抗生素治疗可以保留心肌细胞，去除非心肌细胞。另一种方法是利用分化的心肌细胞可以代谢乳酸的特性，用含乳酸丰富、糖原缺乏的培养基来消除非心肌细胞[12]。每一种方法都可以将心肌细胞的比例接近100%。

尽管在体外心肌细胞具有一些特有的功能，但分化的心肌细胞与成年人心脏上成熟的心肌细胞仍有重大的差异。在很多方面，它们更像是胎儿的心肌细胞，这也提示研究人员仍需要克服心肌细胞很大的不成熟度这一难题[13,14]。这样的差别体现在长度和形态上(更小的长宽比)，单核而非多核，缺少发达的肌浆网和横小管，较少的线粒体少，较高的不应期电位，较慢的去极化速度，功能基因表达差异，尤其是离子通道和钙摄取基因(表30.1)。部分不成熟的表现可以通过心肌组织工程来解决(例如，微模式技术)。另一个挑战在于体外分化的心肌细胞是典型的心室样、心房样和结节样心肌细胞的混合物，尽管目前在不断地提升技术使之能特定分化为某一种心肌细胞[15]。

表 30.1 人多能干细胞(hPSC)诱导心肌细胞与成熟成人心肌细胞的区别

	hPSC 诱导心肌细胞	成熟成人心肌细胞
形态		
外形	圆形或多边形	杆和细长
大小	20~30pf	150pf
细胞核	单核	25%多核
多细胞组织	无组织的	极化
肌节外表	无序	有序
肌节长度	较短(~1.6μM)	更长(~2.2μM)
肌节蛋白:MHC	β > α	β ≫ α
肌节蛋白:titin	N2BA	N2B
肌节蛋白:troponin I	ssTnI	cTnI
肌节单位:H 区和 A 带	长分化后形成	形成
肌节单位:M 带和 T 管	缺失	存在
缝隙连接分布	圆周	夹盘极化
电生理学		
静止膜电位	约-60mV	约-90mV
上升速度	约 50V/s	约 250V/s
振幅	小	大
自发自动性	出现	缺失
去极化起搏(If)	出现	缺失
钠通道	低	高
内向钾离子流	低或者缺失	高
瞬时外向钾离子流	未激活	激活
ATP 激活钾离子流	未出现	出现
传导速度	慢(~0.1m/s)	快(0.3~1m/s)
钙处理		
钙离子瞬流	低效率	高效率
钙离子瞬流振幅	低,随心跳减低	随心跳增加
收缩刺激耦合	慢	快
收缩力	~nN 范围/细胞	~μN 范围/细胞
钙处理蛋白:CASQ2,RyR2,PLN	少或无	有
收缩力-频率关系	正相关	负相关
线粒体生物能量学		
线粒体数量	少	多
线粒体体积	小	大
线粒体结构	非常规分布,核周围	常规分布,均匀
线粒体蛋白:DRP1 和 OPA1	少	多
代谢产物	糖酵解(葡萄糖)	氧化(脂肪酸)
肾上腺素信号		
对 β-肾上腺素反应	缺乏肌力反应	肌力反应
心肌 α 受体-ADRA1A	无	有

组织工程

组织工程的最初概念是提供活体组织移植,为外科修复或取代坏死或先天有缺陷的心肌。构建心脏肌层可以使用种植在基质支架上的细胞群体以形成三维心肌组织工程。体外生成具有足够收缩力和大小的组织支持衰竭心脏,一直都是个技术挑战[16]。各种培养条件与多种细胞混合物联合使用(如新生儿心肌细胞,成纤维细胞,骨骼肌细胞,成人干细胞),用于在体外生成一系列的体外分化心肌细胞,体外搏动心肌组织的条带、环状和室。hESCs 和 iPSCs 是体外形成心脏生成的潜在来源。尽管植入到大鼠心脏上的人类心肌组织已证实可存活,但成熟的特异性组织表型仍是一个重要的挑战,且移植后人类心脏功能的长期改善也是我们追求的一个重要目标[17]。此外,典型的无血管工程心脏组织结构受到氧气扩散的缺陷。因此,研究人员将用各种方式将几个个体融合在一起培养,以创建血管化结构可以灌注单个工程组织环或薄片,并与宿主循环结合。

在组织工程和细胞治疗的界面上,新型生物材料的开发越来越受到人们的关注。生物可降解的基体材料,具有复杂的化学性质和力学性能,已发展成为心室保护装置,以及为体外组织工程提供支架[18]。另外,注入新型自组装纳米材料和脱细胞的天然组织基质可以修饰心肌细胞微环境,以增强细胞的功能整合,用于原位组织工程和随后的心脏再生。

体外分化为治疗用心肌细胞

在 hPSC 诱导的心肌细胞或者其他类型的细胞可以成功地用于人类再生医学,仍有许多障碍需要克服[19](图 30.2)。也许最大的挑战是心脏移植后的植入细胞的存活率较差。现有数据表明,只有一小部分移植细胞在心脏上永久存在,提供对心肌再生有限的贡献。一个相关的问题是缺乏对移植后细胞命运的示踪。移植前对细胞标记以使细胞在植入体内后可以示踪显像,不仅可以检测细胞是否被成功植入到心脏,也可作为一种手段来量化哪些策略增加心脏移植和再生(例如,不同的移植途径,组织工程方法,佐剂的使用促进移植细胞存活)是最成功的,而不是依赖在相对不精确的指标上,如射血分数。

与任何基于移植的治疗一样,免疫原性是一种基础问题。如果是同样标准来源的 hPSC 诱导的心肌细胞或其他细胞用于所有患者(即同种异体治疗),患者可能需要终生免疫抑制,以耐受移植细胞,并承担随之而来的所有风险。简单来讲,使用患者自身特异性的 iPSC 来源的心肌细胞(即,自体疗法)则可以避免排斥反应的风险。好的扩增方案(good manufacturing practice,GMP)条件要求 iPSCs 来自一个患者,需要全面的质量控制方法,扩增细胞,分化至心肌细胞治疗单个患者,但考虑到使用现有技术的高成本,前景不太现实。可能的解决办法包括在存放数百个已验证的、HLA 抗原与大多数人群相匹配的 iPSC 细胞系[20],需要时使用,或者使用基因组编辑技术修饰这可供所有患者耐受的通用供体 hPSCs 细胞[21]。

其他问题包括致瘤性和心律失常。致瘤性是 hPSC 来源的心肌细胞的一个特殊问题,因为任何分化后的 hPSCs 都有潜力形成畸胎瘤[22]。虽然心肌细胞分化方法近年来取得了巨大的进步(见前面),但对接受基于 hPSC 治疗的患者仍需要特别预防和监测肿瘤的形成。心律失常是任何一种用于心脏再生治疗的细胞类型都要关注的问题。移植细胞不能无缝整合至心肌中,可能形成危及生命的室性心律失常,这种风险需要对移植后患者进行仔细监测,甚至可能需要常规植入心律转复除颤器(implantable cardioverter-defibrillators,ICDs)进行预防。

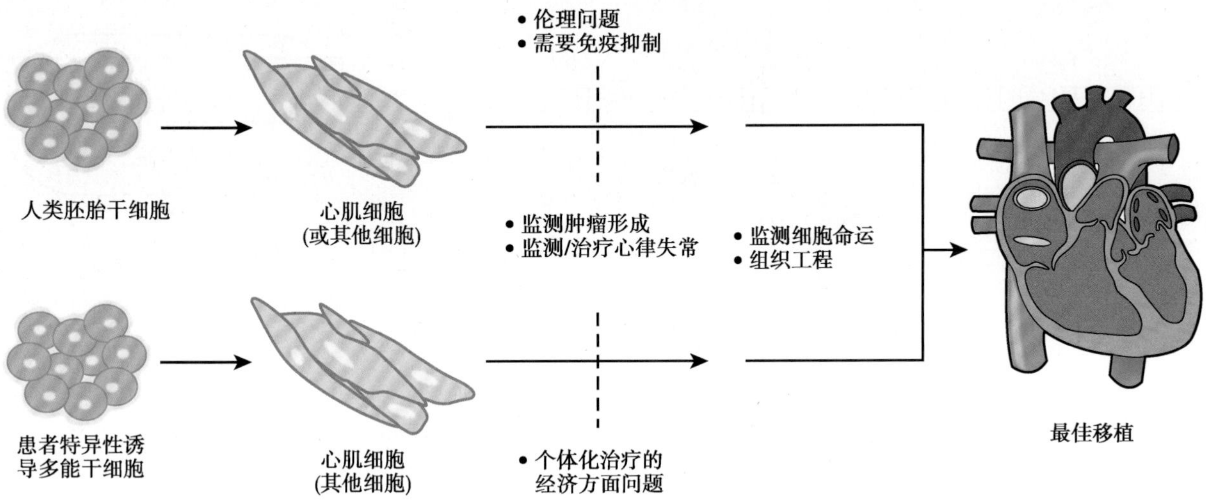

图 30.2　胚胎干细胞用于人类心脏再生治疗所需克服的障碍和可能的解决方法

关于心肌细胞移植的相关临床前期研究中,这些问题就显得更加突出。多年来对动物的一系列研究证明由 hESC 衍生的心肌细胞或者猴 iPSC 来源的心肌细胞,在心肌梗死后猴子的心脏上可以生成广泛的移植物[23,24]。要达到这些结果,每个动物体内至少有 5 亿个移植细胞,并且在移植后的受试者上频发室性心律失常。虽然研究指出 hPSC 来源的心肌细胞的临床应用存在众多安全隐患,但有 1/2 的临床研究报道,hESC 衍生的心肌祖细胞植入到纤维蛋白贴片上未发现明显不良心律失常,贴片直接缝合在心外膜[25]。迄今为止,这些临床早期的结果表明心脏再生治疗在未来是可行的,但还需要做更多的工作让这种前景成为现实。

直接重编程

原则上,如果成体细胞在体外可以直接被重编程为可扩展的、多功能的心血管祖细胞,那么为再生治疗而产生自体细胞的进程将被极大加速。这将降低生成患者特异性的 iPSC 细胞系,以及分成心脏谱系所需的时间和成本。最近的研究证实了将小鼠成纤维细胞定向重新编程的心血管祖细胞可行性,使之具有分化成心肌细胞,平滑肌细胞和内皮细胞的能力,表明同样的情况也可用于在人类成纤维细胞上[26,27]。

宿主成纤维细胞在体内定向重编程的概念已经得到实验证明[28,29]。在心肌成纤维细胞上表达转录因子 Gata4、Mef2c 和 Tbx5 会导致一些细胞转化为心肌细胞样细胞。这提出了一个有趣的刺激心脏再生的新策略,即在患病心脏上诱导内源性心肌成纤维细胞转换为心肌细胞。如果在多种临床前期患病心脏模型中,最终证明可有效地改善心脏功能,定向重编程会是一个可行的治疗方法,并可以克服将大多数外源性细胞转换为心肌细胞的困难。然而,将载体导入心脏的困难,仅在成纤维细胞上转染,以及宿主对外来载体/基因产物的免疫反应等,使倾向重编程的前景令人担忧。

疾病模型

再生的基础是用新的细胞在心脏内部重建受损区域,疾病建模的基础是了解导致心肌细胞病变的分子机制,以预防心脏病或修复受损的心脏细胞。尽管从模型器官中可以获得对疾病发病机制的重要见解,但是人类心脏的生理功能与其他模型物种的心脏完全不同,这种以人为基础的模型,如果可行的话,将提供更多的信息。hPSCs 提供了一个可以模拟患者心肌特定突变,药物作用和环境暴露影响的平台。

患者特异基因型诱导 hPSCs

将人体内的体细胞重新编程成多能干细胞能为多种分化细胞提供可再生来源,包括心肌细胞,可以与患者个体进行基因匹配。这使得 iPSCs 对于单基因疾病研究特别有用,即单一突变具有重大表型效应的疾病。即使是在研究多基因和环境因素的复杂的疾病时也会有贡献,iPSCs 因为重编程过程在很大程度上重置了个体在一生中因环境暴露所有的表观遗传,从而可以隔离和澄清遗传因素对疾病的干扰。

iPSCs 的潜在缺点包括创造新的细胞系所需的时间和费用——每个细胞系的构建需耗费几个月时间和数千美元,由于重新编程过程的可变性,来自同一个体的 iPSC 细胞系也可显示出不同的基因表达谱。这些问题也许可以通过自动化技术部分解决,实现更高吞吐量和更一致的 iPSCs 生产[30]。另一个需要考虑的问题是选择控制 iPSC 细胞系与之比较的是特定患者的 iPSC 细胞系。遗传背景的差异可能成为混淆因素(特别是如果 iPSC 细胞系与性别和种族不匹配),表观遗传背景,分化成研究所需细胞类型的能力,用于产生 iPSCs 的体细胞类型,表示源单元中重编程因子的方法,以及 iPSCs 对实验室培养条件的传代和适应性。

这些混淆的来源可能通过以下几点减轻,但不能完全消除:①选择患病个人的一级亲属作为捐赠者进行控制 iPSC 细胞系,其与患者约 50% 的共享遗传背景;②使用来自相当数量、感兴趣疾病患者的 iPSC 细胞系或相似受控条件下的 iPSC 细胞系,这些均与遗传疾病相关。

人 PSCs 基因编辑

特定的疾病相关突变可能是值得研究的,但是它们非常罕见或独特,在当地是不可能的招募具有相关突变的个体来生成 iPSCs。新开发的基因组编辑工具可以向 hPSCs 中引入突变或其他类型的 DNA[31](图 30.3)。它们还允许纠正患者衍生的 iPSCs 中的致病突变,这可能对治疗有帮助。

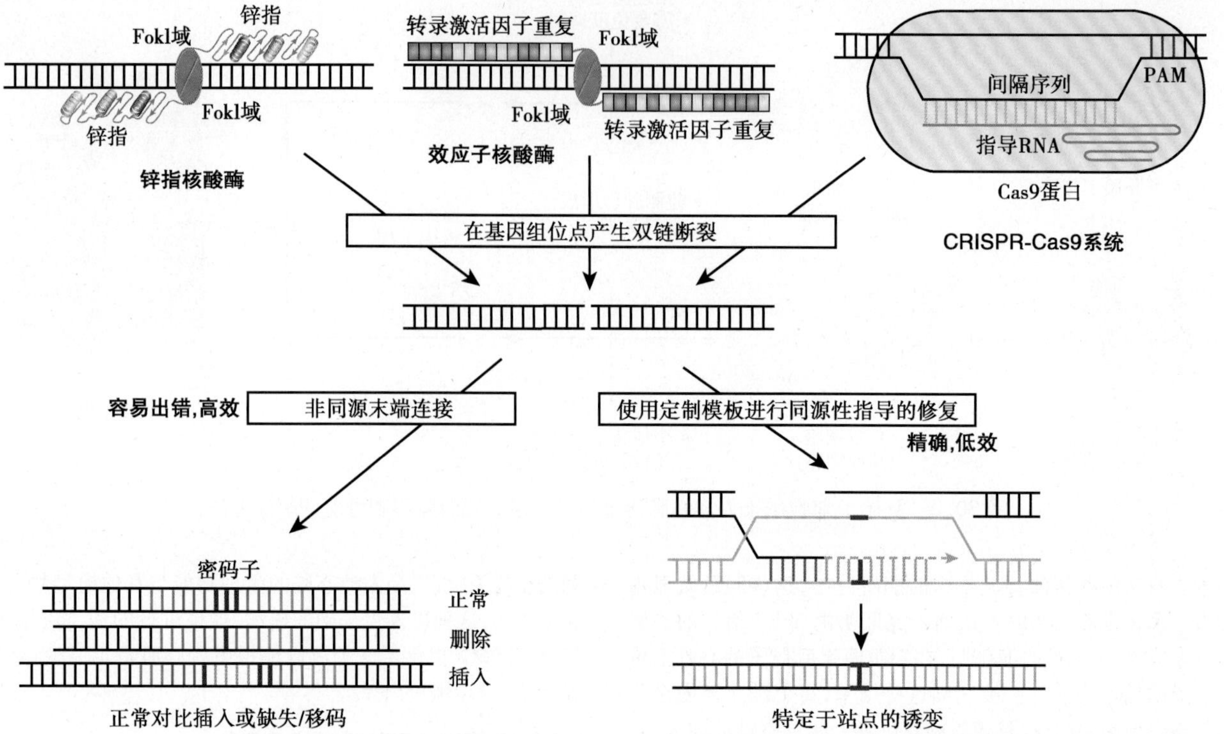

图 30.3 基因组编辑:锌指核酸酶(ZFNs),转录激活子样(TAL)效应核酸酶(TALENs),集群,定期间隔,通过非同源末端连接(NHEJ)或同源定向修复(HDR)的重复短回文序列(CRISPR)-CRISPR 相关 9(Cas9)。ZFNs 使用 DNA 结合域,称为锌指,可以识别每个碱基对,以及 FokI 核酸酶结构域(需要两个组合才能形成双链断裂)。TALENs 使用 DNA 结合域,称为 TAL 重复,识别每个碱基对,以及 FokI 核酸酶域。CRISPR-Cas9 引导 RNA 部分序列与一条 DNA 序列(原间隔物)的杂交,通过 Cas9 蛋白在 DNA 序列中对原间隔邻近基序(PAM)的识别发挥作用

最常用的基因组编辑工具是锌指核酸酶(ZFNs),转录激活子样效应核酸酶(TALENs),簇生、有规则间隔、短回文重复(CRISPR)-CRISPR 相关 9(Cas9)[32]。每个代表一个工具核酸酶类型,可以识别、结合和切割基因组中的一个特定序列。而 ZFNs 和 TALENs 是完全蛋白质,CRISPR-9(Cas9)既含有蛋白质又含有 RNA 组件。ZFNs 和 TALENs 是由分子蛋白组成的模块序列,每个域都能识别特定的核苷酸和一个核酸酶域;每一个新的 DNA 序列都要被靶向,新的蛋白质必须从头开始组装。相比之下,对于 CRISPR-Cas9,RNA 组件为目标序列提供了特异性。“引导 RNA”的大约前 20 个核苷酸直接作用于 Cas9 核酸酶,通过 RNA-DNA 方式与目的序列杂交。对于所有这 3 种工具,共同的结果是在目标位置引入双链断裂序列(DSB)。

细胞有两种主要的修复 DSBs 机制:非同源的末端连接(NHEJ)和同源定向修复(HDR)。NHEJ 作用于细胞周期的所有阶段,在断端容易出错的地方利用插入或切除修复 DSB。HDR 使用一个修复模板,典型的姐妹染色单体,准确固定 DSB。HDR 通常是只在增殖细胞中活跃,在细胞周期的 S 和 G2 阶段。而 NHEJ 可以通过在细胞中引入移码突变序列有效的敲除基因,HDR 可以进行特定的改变(例如,引入或纠正突变),如果研究者向细胞内导入匹配中断位置还包含所需的修改的修复模板。

ZFNs、TALENs 和 CRISPR-Cas9 都被证明是在 hPSCs 中有效,尽管依据所使用的工具和要靶向的基因组位点,其效率差别很大。除了易于使用,CRISPR-Cas9 的优势在于它在 hPSCs 中比 ZFNs 和 TALENs 工作效率更高,因此其成为大多数细胞,包括 hPSCs 的首选工具。

在疾病建模方面,经过基因编辑的 hPSC 细胞系可以避免特定患者的 iPSC 细胞系的一些潜在缺点。向成先前存在的 hPSC 细胞系中利用基因组编辑来引入突变,比产生新的 iPSC 更快更便宜。通过基因编辑的 hPSC 因具有共同起源、遗传背景和表观遗传可以成为控制性更高的突变细胞系,从而消除了许多可能的混淆。尽管如此,在细胞系可以与患者的基因完美匹配的情况下,直接产生的患者来源 iPSCs 也是优先的。

人 PSCs 心血管遗传疾病模型

许多心血管疾病已经用 hPSCs 建模,包括电生理疾病、家族性心肌病、瓣膜和血管疾病以及代谢紊乱疾病[33](表 30.2)。用 iPSCs 建模的一些最早的疾病是 长 QT 综合征(long-QT syndromes, LQTSs),离子通道单基因突变导致心脏延迟复极化疾病,从而使患者处于致命性室性心律失常的危险中[34,35]。最常见的 3 个基因是 *KCNQ1*、*KCNH2* 和 *SCNA5*。已有报道指出,包含这 3 种基因任一突变的患者特异性 iPSC 来源的心肌细胞可延长动作电位持续时间,因离子通道受影响而增加异常的离子电流,在某些情况下,增加心律失常。类似的情况已在其他罕见遗传节律障碍患者来源的 iPSC 细胞中被报道。

表 30.2 人多能干细胞或胚胎干细胞建立的疾病模型

疾病模型	突变基因
长 QT 综合征 1 型	*KCNQ1*
长 QT 综合征 2 型	*KCNH2*
长 QT 综合征 3 型	*SCN5A*
Jervell 和 Lange-Nielsen 综合征	*KCNQ1*
Timothy 综合征	*CACNA1C*
Brugada 综合征	*SCN5A*
儿茶酚胺室性心动过速 1 型	*RYR2*
儿茶酚胺室性心动过速 2 型	*CASQ2*
肥厚型心肌病	*MYH7*，*MYBPC3*
扩张型心肌病	*TNNT2*，*RBM20*，*LMNA*，*DES*，*PLN*，*TTN*
左室不收缩病	*TBX20*
右室发育不良室性心动过速	*PKP2*
Duchenne 肌营养不良	*DMD*
Friedreich 共济失调	*FXN*
LEOPARD 综合征	*PTPN11*
Barth 综合征	*TAZ*
糖原贮积症Ⅱ型	*GAA*
酶溶体贮积症	*LAMP2*
血脂异常	*SORT1*，*ABCA1*
高胰岛素低血糖和偏身肥大	*AKT2*
脂肪代谢障碍	*PLN1*
青年成年发病型糖尿病 2 型	*GCK*
线粒体醛脱氢酶 2 缺失症	*ALDH2*
早年衰老综合征	*LMNA*
Williams-Beuren 综合征	*ELN* 等
主动脉瓣钙化症	*NOTCH1*

引自 Matsa E，Ahrens JH，Wu JC. Human induced pluripotent stem cells as a platform for personalized and precision cardiovascular medicine. Physiol Rev 2016;96:1093.

患者特异的 iPSCs 在家族性心肌病建模方面特别有用，包括肥厚型心肌病（hypertrophic cardiomyopathy，HCM）、扩张型心肌病（dilated cardiomyopathy，DCM）、左室不收缩疾病（left ventricular noncompaction，LVNC）。与家族性 HCM 相关最常见的突变基因是肌凝蛋白基因，重链 7（*MYH7*），在其他编码肉瘤细胞成分的基因中也存在一些与 HCM 有关的突变。在一项研究 HCM 相关的 *MYH7* 错义突变中，iPSC 细胞系均来自同一个家庭的 10 名患病或非患病成员[36]。

带有突变的 iPSC 心肌细胞在单细胞水平上表现为体积扩大，收缩性心律失常和钙处理异常。在另一项研究中，来自 *MYH7* 基因突变的 iPSC 心肌细胞也显示出相似的缺陷[37]。两研究中的缺陷均可通过钙通道阻滞剂维拉帕米来纠正。很多家族性 DCM 病例也与编码肉瘤细胞成分的基因突变有关，如肌钙蛋白 T、心肌（*TNNT2*）。在一系列与 DCM 相关的 *TNNT2* 错义突变研究中，iPSC 细胞系是由多个患病或未患病的家庭成员产生[38,39]。iPSC 来源的基因突变心肌细胞表现为肌原纤维紊乱，收缩力降低，和钙处理异常，这与 β-肾上腺素刺激有关。DCM 细胞通过与突变肌钙蛋白相关的表观遗传激活也增加磷酸二酯酶 2A 和 3A 基因（*PDE2A* 和 *PDE3A*）的表达，导致弱化 β-肾上腺素信号通路。在一项关于 LVNC 相关的 T-box 蛋白 20（*TBX20*）无义突变研究中，来源于患病家庭成员的 iPSC 心肌细胞与来源于非患病家庭成员的 iPSC 心肌细胞相比，表现为增殖缺陷和 TGF-β 信号异常激活，这一现象发现在转基因小鼠中[40]。

hPSCs 的基因组编辑在引入或校正疾病基因突变中发挥了重要作用，如家族性 DCM、巴斯综合征、主动脉瓣病、早产儿糖尿病（maturity-onset diabetes of the young，MODY）、低血脂性低血糖和半肥大（hypoinsulinemic hypoglycemia and hemihypertrophy，HIHGHH）、血脂异常和 LQTS。各种证据——包括发现 titin 基因（*TTN*）和家族性 DCM 之间流行病学存在联系，将 *TTN* 剔除突变引入至正常的 iPSCs 中，然后将野生型和突变型 iPSCs 分化为心肌细胞，突变细胞肌节不足，对机械和 β-肾上腺素压力反应受损、弱化生长因子和细胞信号激活——现在明确地证明了 *TTN* 剔除突变对 DCM 是足够的因果突变[41]。类似地，*TAZ* 突变和 Barth 综合征可见的扩张型心肌病存在因果关系已经被证实，有证据表明，在 Barth 综合征患者来源的野生型 iPSC 心肌细胞中 tafazzin 基因（*TAZ*）突变，会产生线粒体缺陷，活性氧水平过量，肌节收缩异常及收缩能力受损[42]。值得注意的是，在 *TTN* 和 *TAZ* 的研究中，工程化心肌结构具有更复杂的生理特征，其表型比单独的心肌细胞可以提供更有价值的信息。

NOTCH1 基因突变与遗传性二叶主动脉瓣严重钙化相关。来自 *NOTCH1* 基因突变患者的 iPSCs，通过基因编辑纠正突变，分化为与患者匹配的、校正的内皮细胞[43]。在受到体外等效的血管剪切应力，突变体内皮细胞没有激活抗骨质增生、抗炎及抗氧化等途径，而这些在校正后的内皮细胞中则可以观察到，提示建立 *NOTCH1* 突变既可能是因果关系，也可能是瓣膜钙化的必要条件。

人 PSCs 模拟心脏毒性

药物开发过程中的一个重要目标是评价候选药物的毒性作用，这会阻止药物的临床应用[33]。心脏毒性是一个特别令人关注的问题。来自美国市场的证据表明，服药可增加心律失常的风险达 28%，候选药物显然是在临床前模型中使用完全安全，但在患者身上却是不安全的。临床前模型毫无疑问是不能准确的模拟人类生理学的一些重要方面，包括心脏电生理学。

用于检测候选药物心脏毒性的标准临床前期模型，包括过度表达 hERG 通道的中国仓鼠卵巢（Chinese hamster ovary，CHO）细胞和人类胚胎肾（human embryonic kidney，HEK）细胞，这通常与药物诱导的 QT 延长和室性心律失常有关。这些细胞系可以方便用于高通量药物筛选，但缺乏心肌细胞的重要特征，包括心肌离子通道的表达（如 hERG 通道在细胞中异种表达）。因为由于缺乏精确度，细胞系可能对药物毒性产生错误的评估。例如，维拉帕米对钾通道和钙通道都有影响，相互抵消了它们对 QT 延长的影响，致使该药物没有心律失常表现。然而，当在 hERG 钾通道表达的细胞系中测试时，维拉帕米被错误地解释为拥有毒性的 QT 延长活性，产生假阳性结果而导致排除了一种安全且可能有价值的候选药物。相反,阿夫唑嗪是一种作用于钠通道而非 hERG 的 QT 延长药物,它在 hERG 过表达的细胞系上则被错误地解释为无害药物。(即假阴性的结果“通过”了不安全且可能有害的候选药物)。临床前动物模型也有缺点,因为它们在心脏方面的与人类生理学存在差异。例如,老鼠的心脏跳动频率是人心脏的九倍,动作电位也更简短。此外,hERG 通道并没有在小鼠心肌细胞复极化中发挥主要作用,另外关于肌节功能和钙处理的基因表达也存在显著差异。大型的动物与人类心脏生理学更相似,但它们对药物的反应仍然与人类很大不同。

hPSC 来源的心肌细胞作为药物测试的临床前模型有几个实际的优点。尽管它们与成年人类心肌细胞相比不够成熟,但其可准确再现药物反应;例如,它们正确地揭示了在 QT 延长方面维拉帕米无毒,阿夫唑嗪有毒[44]。hPSC 来源的心肌细胞已被用于测试化疗药物阿霉素脂质体制剂的毒性,这是一种能致部分患者心肌病的药物。该研究发现,导入心肌细胞中的有限药物,没有任何毒性的迹象,于是决定将该制剂引入一期临床试验[45]。hPSC 来源的心肌细胞可以通过高通量筛选的格式大量产生。在一项研究中,hPSC 来源的心肌细胞以 6 倍药物浓度在 384-孔板中筛查 131 种不同的药物[46]。

心肌细胞可以通过患者特异性的 iPSCs 获得,可用于检测药物用于患者后是否具有毒性的。例如,由乳腺癌患者产生的 iPSCs,这些患者在服用阿霉素时曾经患过或未患过心肌病的患者[47]。与未患心肌病患者来源的 iPSCs 心肌细胞相比,来自心肌病患者的 iPSCs 用阿霉素处理时其心肌细胞存活率降低,线粒体和代谢功能受损,钙处理能力受损,抗氧化途径活性降低,并增加活性氧产物。因此,使用 iPSCs 可以前瞻性地确定患者发生心肌病的概率,以及适合他们的化疗方案。同样,超过 10 个个体的 iPSC 来源心肌细胞已经获得超过 20 个美国食品药品管理局批准,用于治疗各种癌症的酪氨酸激酶抑制剂(tyrosine kinase inhibitors,TKIs)。研究人员通过评估 TKIs 导致的心脏毒性数据,能够得出“心脏安全指数”[48]。此外,分析与之配对的 iPSC 源性心肌细胞的生物信息转录谱,可以预测患者特异性药物毒性[49]。同样,iPSC 源性的心肌细胞也可用于评估患者暴露于环境而非药物的不良结局的风险。例如,它们曾被用于柯萨奇病毒 B3 诱导的心肌炎的体外模型[50]。

人 PSCs 用于心血管精准医学

美国国立卫生研究院(human embryonic kidney,NIH)称精准医疗是一种考虑到个体基因、环境和生活方式的新兴的疾病治疗和预防方法。作为人类基因组成的替身,iPSCs 在精密医学的实践中发挥重要作用。如前所述,iPSCs 提供了一个测试药物是否对心肌细胞产生病理变化,相反,它们是否能修复在患病状态下的心肌细胞,使患者不暴露在危险之中 。原则上,几种替代药物均可在体外通过 iPSCs 细胞检测,而不是在患者身上单独测试每种药物。

早期研究表明,iPSCs 可以对正确的患者进行正确的治疗。在一项研究中,来自 HCM 或 LQTS 患者的 iPSCs 源性心肌细胞对西沙必利的致心律失常效应更加脆弱,该药因为在心衰及 QT 延长患者引起室性心律失常而被退出美国市场[51]。在另一个研究中,伴有频繁室性心律失常的 LQTS 患者发现有两个与 LQTS 相关的病理性突变基因,KCNH2 和 SCN5A;本例患者 iPSCs 来源心肌细胞澄清了后一个基因有致病突变,因为这些细胞有钠通道,但没有钾通道电流缺陷[52]。这些细胞对钠通道阻滞剂美西律反应较好,而不是两个钠通道阻滞剂的混合物——美西律和氟卡尼,这些缺陷可随着细胞起搏的增加有所改善。与这些发现一致的是,临床试验已经发现患者的心律失常最佳的控制方法是单独使用美西律,并设置患者的 ICD 达到较高的起搏器心率。虽然没有例子报道,可以想象患者来源的 iPSC 心肌细胞可用来进行药物筛选和鉴别,并针对患者疾病制定治疗方法。

除了有助于确定最佳的治疗方法,患者来源 hPSCs 在预测个人患某些疾病的危险方面也可扮演重要作用。尽管在理解单基因和多基因遗传病方面已经取得众多进展(参见第 7 章),患病风险预测仍然是一难题。在许多患者进行的临床外显子组和基因组测序方面,相关的挑战是“不能确定重要的突变”。例如,一个患者可能被偶然发现在与 HCM(第 78 章)或 DCM(第 77 章)相关的基因中有一个突变点,这样就增加了疑惑即,患者是否真的有患心肌病的风险,患者是否应该被前提前控制发展为心肌病的风险,以及患者是否应该找出该突变点。对复杂问题,在致病突变和良性突变中利用计算和基于种群的区分方法迄今为止已被证明是不可靠的。

人 PSCs 可用于各种方法来改进疾病风险预测,如心肌病。例如,因为它们在基因上与患者相匹配,即 iPSC 来源心肌细胞表型特征可以提示患者是否易感疾病,包括基因表达特征,形态和功能特性,药理学响应等。另一种解决具体患者,不确定是否有意义的基因突变问题的方法是,在 PSCs 中采用基因组编辑以获得突变体的功能性读数。无论是哪种策略想要取得成功,都需要对患病个体来源以及健康对照者来源的 iPSC 心肌细胞明确广泛的表征特点并加以比较,将病理和正常心肌细胞进行分类,这样需要大规模的疾病建模工作,包括 iPSC 系列。资助机构最近努力建立数百条来自不同疾病患者的 iPSC 生物芯片,在这方面是无价的。

心脏修复未来展望和观点

心脏修复的目的是逆转导致心脏病的心肌细胞病理过程。目前,一些治疗方法已经在临床前期动物模型中得出有希望的结果,但所有这些在用于临床前都必须进行验证(图 30.4)。首先是使用传统的小分子疗法可以改变蛋白质活性从而减轻疾病的过程。一个例子是研发可以减少心肌细胞收缩性的肌凝蛋白抑制剂——腺苷三磷酸酶(adenosine triphosphatase,ATPase),其可以阻止,甚至部分逆转 HCM 小鼠模型中疾病的进展[53]。第二种方式是通过基于腺病毒或腺相关病毒的病毒载体病毒(adeno-associated virus,AAV)将治疗基因引入心肌细胞。一个例子是导入肌浆网钙-ATP 酶(sarcoendoplasmic reticulum calcium-ATPase,SERCA)2a 治疗心衰。这一策略在众多心力衰竭实验模型中得

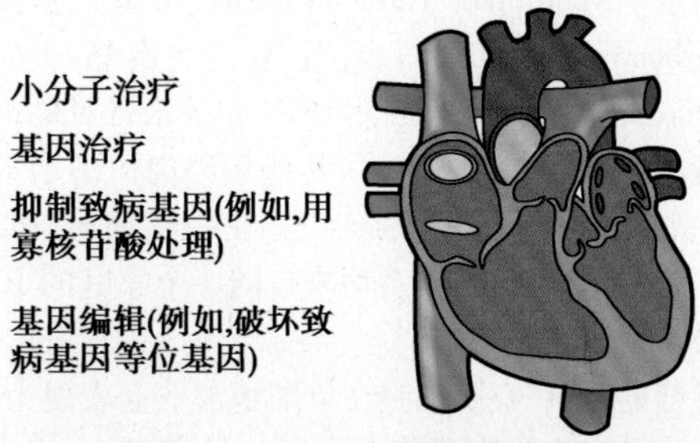

图 30.4 心脏修复可能的治疗方式

到了令人鼓舞的结果[54]，尽管 CUPID 2 临床研究并没有得到心衰患者好转的证据。

第三种治疗方法是在心肌细胞中抑制致病基因。一个例子是在 HCM 小鼠模型中使用 RNA 干扰技术特异性降低显性突变基因 *MYH6* 的等位基因；这种方法减缓了小鼠疾病的发展[56]。最近 CRISPR-Cas9 基因组编辑技术的出现提供了一种不同的抑制基因的方法，可以永久性破坏或纠正致病基因等位基因。在活体小鼠肝脏中已经证明，利用 NHEJ 的基因破坏和通过 HDR 的基因校正效率更高[57,58]。这提高了解决代谢紊乱疾病的可能性，如血脂异常导致的心血管疾病，在心肌细胞中基因组编辑的效率还有待观察。因为 HDR 通常只在增殖细胞中起效，用现有的基因组编辑技术在非增殖的心肌细胞中，基因修复可能不是一个可行的选择，尽管通过 NHEJ 的基因破坏可能仍然可行。

在过去的几十年里，我们见证了许多人的努力，促进心血管再生和修复。人类临床治疗的进展一直比研究人员和患者期望的要慢，但是未来十年肯定会看到在这一领域取得一些重要进展。

致谢

作者感谢 Roger J. Hajjar 和 Joshua M. Hare 在以前版本的贡献，特别是导论和组织工程学部分。

（张亚臣 译）

参考文献

Regeneration

1. Nguyen PK, Rhee JW, Wu JC. Adult stem cell therapy and heart failure, 2000 to 2016: a systematic review. *JAMA Cardiol*. 2016;1:831.
2. Musunuru K, Domian IJ, Chien KR. Stem cell models of cardiac development and disease. *Annu Rev Cell Dev Biol*. 2010;26:667.
3. Brade T, Pane LS, Moretti A, et al. Embryonic heart progenitors and cardiogenesis. *Cold Spring Harb Perspect Med*. 2013;3:a013847.
4. Thomson JA, Itskovitz-Eldor J, Shapiro SS, et al. Embryonic stem cell lines derived from human blastocysts. *Science*. 1998;282:1145.
5. Shamblott MJ, Axelman J, Wang S, et al. Derivation of pluripotent stem cells from cultured human primordial germ cells. *Proc Natl Acad Sci USA*. 1998;95:13726.
6. Takahashi K, Tanabe K, Ohnuki M, et al. Induction of pluripotent stem cells from adult human fibroblasts by defined factors. *Cell*. 2007;131:861.
7. Mummery CL, Zhang J, Ng ES, et al. Differentiation of human embryonic stem cells and induced pluripotent stem cells to cardiomyocytes: a methods overview. *Circ Res*. 2012;111:344.
8. Burridge PW, Sharma A, Wu JC. Genetic and epigenetic regulation of human cardiac reprogramming and differentiation in regenerative medicine. *Annu Rev Genet*. 2015;49:461.
9. Lian X, Hsiao C, Wilson G, et al. Robust cardiomyocyte differentiation from human pluripotent stem cells via temporal modulation of canonical Wnt signaling. *Proc Natl Acad Sci USA*. 2012;109:E1848.
10. Dubois NC, Craft AM, Sharma P, et al. SIRPA is a specific cell-surface marker for isolating cardiomyocytes derived from human pluripotent stem cells. *Nat Biotechnol*. 2011;29:1011.
11. Hattori F, Chen H, Yamashita H, et al. Nongenetic method for purifying stem cell-derived cardiomyocytes. *Nat Methods*. 2010;7:61.
12. Tohyama S, Hattori F, Sano M, et al. Distinct metabolic flow enables large-scale purification of mouse and human pluripotent stem cell-derived cardiomyocytes. *Cell Stem Cell*. 2013;12:127.
13. Robertson C, Tran DD, George SC. Concise review: maturation phases of human pluripotent stem cell-derived cardiomyocytes. *Stem Cells*. 2013;31:829.
14. Karakikes I, Ameen M, Termglinchan V, Wu JC. Human induced pluripotent stem cell-derived cardiomyocytes: insights into molecular, cellular, and functional phenotypes. *Circ Res*. 2015;117:80.
15. Protze SI, Liu J, Nussinovitch U, et al. Sinoatrial node cardiomyocytes derived from human pluripotent cells function as a biological pacemaker. *Nat Biotechnol*. 2016;doi:10.1038/nbt.3745.
16. Ogle BM, Bursac N, Domian I, et al. Distilling complexity to advance cardiac tissue engineering. *Sci Transl Med*. 2016;8:342ps13.
17. Riegler J, Tiburcy M, Ebert A, et al. Human engineered heart muscles engraft and survive long term in a rodent myocardial infarction model. *Circ Res*. 2015;117:720.
18. Tzatzalos E, Abilez OJ, Shukla P, Wu JC. Engineered heart tissues and induced pluripotent stem cells: macro- and microstructures for disease modeling, drug screening, and translational studies. *Adv Drug Deliv Rev*. 2016;96:234.
19. Nguyen PK, Neofytou E, Rhee JW, Wu JC. Potential strategies to address the major clinical barriers facing stem cell regenerative therapy for cardiovascular disease: a review. *JAMA Cardiol*. 2016;1:953.
20. Turner M, Leslie S, Martin NG, et al. Toward the development of a global induced pluripotent stem cell library. *Cell Stem Cell*. 2013;13:382.
21. Riolobos L, Hirata RK, Turtle CJ, et al. HLA engineering of human pluripotent stem cells. *Mol Ther*. 2013;21:1232.
22. Lee AS, Tang C, Rao MS, et al. Tumorigenicity as a clinical hurdle for pluripotent stem cell therapies. *Nat Med*. 2013;19:998.
23. Chong JJ, Yang X, Don CW, et al. Human embryonic-stem-cell-derived cardiomyocytes regenerate non-human primate hearts. *Nature*. 2014;510:273.
24. Shiba Y, Gomibuchi T, Seto T, et al. Allogeneic transplantation of iPS cell-derived cardiomyocytes regenerates primate hearts. *Nature*. 2016;538:388.
25. Menasché P, Vanneaux V, Hagège A, et al. Human embryonic stem cell-derived cardiac progenitors for severe heart failure treatment: first clinical case report. *Eur Heart J*. 2015;36:2011.
26. Lalit PA, Salick MR, Nelson DO, et al. Lineage reprogramming of fibroblasts into proliferative induced cardiac progenitor cells by defined factors. *Cell Stem Cell*. 2016;18:354.
27. Zhang Y, Cao N, Huang Y, et al. Expandable cardiovascular progenitor cells reprogrammed from fibroblasts. *Cell Stem Cell*. 2016;18:368.
28. Qian L, Huang Y, Spencer CI, et al. In vivo reprogramming of murine cardiac fibroblasts into induced cardiomyocytes. *Nature*. 2012;485:593.
29. Song K, Nam YJ, Luo X, et al. Heart repair by reprogramming non-myocytes with cardiac transcription factors. *Nature*. 2012;485:599.

Disease Modeling

30. Paull D, Sevilla A, Zhou H, et al. Automated, high-throughput derivation, characterization and differentiation of induced pluripotent stem cells. *Nat Methods*. 2015;12:885.
31. Strong A, Musunuru K. Genome editing in cardiovascular diseases. *Nat Rev Cardiol*. 2017;14:11.
32. Musunuru K. Genome editing of human pluripotent stem cells to generate human cellular disease models. *Dis Model Mech*. 2013;6:896.
33. Matsa E, Ahrens JH, Wu JC. Human induced pluripotent stem cells as a platform for personalized and precision cardiovascular medicine. *Physiol Rev*. 2016;96:1093.
34. Moretti A, Bellin M, Welling A, et al. Patient-specific induced pluripotent stem-cell models for long-QT syndrome. *N Engl J Med*. 2010;363:1397.
35. Itzhaki I, Maizels L, Huber I, et al. Modelling the long QT syndrome with induced pluripotent stem cells. *Nature*. 2011;471:225.
36. Lan F, Lee AS, Liang P, et al. Abnormal calcium handling properties underlie familial hypertrophic cardiomyopathy pathology in patient-specific induced pluripotent stem cells. *Cell Stem Cell*. 2013;12:101.
37. Han L, Li Y, Tchao J, et al. Study familial hypertrophic cardiomyopathy using patient-specific induced pluripotent stem cells. *Cardiovasc Res*. 2014;104:258.
38. Sun N, Yazawa M, Liu J, et al. Patient-specific induced pluripotent stem cells as a model for familial dilated cardiomyopathy. *Sci Transl Med*. 2012;4:130ra47.
39. Wu H, Lee J, Vincent LG, et al. Epigenetic regulation of phosphodiesterases 2A and 3A underlies compromised β-adrenergic signaling in an iPSC model of dilated cardiomyopathy. *Cell Stem Cell*. 2015;17:89.
40. Kodo K, Ong SG, Jahanbani F, et al. iPSC-derived cardiomyocytes reveal abnormal TGF-β signalling in left ventricular non-compaction cardiomyopathy. *Nat Cell Biol*. 2016;18:1031.
41. Hinson JT, Chopra A, Nafissi N, et al. Titin mutations in iPS cells define sarcomere insufficiency as a cause of dilated cardiomyopathy. *Science*. 2015;349:982.
42. Wang G, McCain ML, Yang L, et al. Modeling the mitochondrial cardiomyopathy of Barth syndrome with induced pluripotent stem cell and heart-on-chip technologies. *Nat Med*. 2014;20:616.
43. Theodoris CV, Li M, White MP, et al. Human disease modeling reveals integrated transcriptional and epigenetic mechanisms of NOTCH1 haploinsufficiency. *Cell*. 2015;160:1072.
44. Navarrete EG, Liang P, Lan F, et al. Screening drug-induced arrhythmia using human induced pluripotent stem cell-derived cardiomyocytes and low-impedance microelectrode arrays. *Circulation*. 2013;128:S3.
45. Reynolds JG, Geretti E, Hendriks BS, et al. HER2-targeted liposomal doxorubicin displays enhanced anti-tumorigenic effects without associated cardiotoxicity. *Toxicol Appl Pharmacol*. 2012;262:1.
46. Sirenko O, Cromwell EF, Crittenden C, et al. Assessment of beating parameters in human induced pluripotent stem cells enables quantitative in vitro screening for cardiotoxicity. *Toxicol Appl Pharmacol*. 2013;273:500.
47. Burridge PW, Li YF, Matsa E, et al. Human induced pluripotent stem cell-derived cardiomyocytes recapitulate the predilection of breast cancer patients to doxorubicin-induced cardiotoxicity. *Nat Med*. 2016;22:547.
48. Sharma A, Burridge PW, McKeithan WL, et al. High-throughput screening of tyrosine kinase inhibitor cardiotoxicity with human induced pluripotent stem cells. *Sci Transl Med*. 2017;9(377).
49. Matsa E, Burridge PW, Yu KH, et al. Transcriptome profiling of patient-specific human iPSC-cardiomyocytes predicts individual drug safety and efficacy responses in vitro. *Cell Stem Cell*. 2016;19:311.
50. Sharma A, Marceau C, Hamaguchi R, et al. Human induced pluripotent stem cell–derived cardiomyocytes as an in vitro model for coxsackievirus B3–induced myocarditis and antiviral drug screening platform. *Circ Res*. 2014;115:556.
51. Liang P, Lan F, Lee AS, et al. Drug screening using a library of human induced pluripotent stem cell–derived cardiomyocytes reveals disease-specific patterns of cardiotoxicity. *Circulation*. 2013;127:1677.
52. Terrenoire C, Wang K, Tung KW, et al. Induced pluripotent stem cells used to reveal drug actions in a long QT syndrome family with complex genetics. *J Gen Physiol*. 2013;141:61.

Future Perspectives and Prospects for Cardiac Repair

53. Green EM, Wakimoto H, Anderson RL, et al. A small-molecule inhibitor of sarcomere contractility suppresses hypertrophic cardiomyopathy in mice. *Science*. 2016;351:617.
54. Kho C, Lee A, Hajjar RJ. Altered sarcoplasmic reticulum calcium cycling—targets for heart failure therapy. *Nat Rev Cardiol*. 2012;9:717.
55. Greenberg B, Butler J, Felker GM, et al. Calcium upregulation by percutaneous administration of gene therapy in patients with cardiac disease (CUPID 2): a randomised, multinational, double-blind, placebo-controlled, phase 2b trial. *Lancet*. 2016;387:1178.
56. Jiang J, Wakimoto H, Seidman JG, Seidman CE. Allele-specific silencing of mutant Myh6 transcripts in mice suppresses hypertrophic cardiomyopathy. *Science*. 2013;342:111.
57. Ding Q, Strong A, Patel KM, et al. Permanent alteration of *PCSK9* with in vivo CRISPR-Cas9 genome editing. *Circ Res*. 2014;115:488.
58. Yang Y, Wang L, Bell P, et al. A dual AAV system enables the Cas9-mediated correction of a metabolic liver disease in newborn mice. *Nat Biotechnol*. 2016;34:334.

第 31 章 心血管疾病患者的临终治疗

LARRY A. ALLEN AND LYNNE WARNER STEVENSON

将缓和医疗整合至心血管疾病治疗 583
初级缓和医疗 583
中级(专业)缓和医疗 583
临终关怀 584
缓和医疗咨询 584
进行困难的谈话 584
预测疾病发展轨迹 584
当认识到不确定性后讨论预后 585
临终前的医疗决策拟定 585
是否仍然存在明确的治疗选项? 585
临终过渡不是一个节点而是一个过程 585
高级医疗计划 585
复杂治疗决定 586
治疗临终前的症状 586
心血管治疗的进行性角色 586
精神支持 586
临终的地点 587
未来展望 587
参考文献 587

30 年前,心血管疾病患者的死亡常常是意外发生的,很少有患者处于长时间的顽固性症状状态。成功的治疗已经改变了几乎每一个心血管疾病的疗程(图 31.1)。早期冠状动脉再血管化和二级预防提高了急性心肌梗死患者的存活率,与之平行地增加了心力衰竭的发病率(见第 21 章)。先天性心脏病外科手术治疗技术的提升扩大了成人特殊结构性心脏病的患者人群(见第 75 章)。癌症放化疗进展导致了幸存者出现新的致命性心脏疾病(见第 81 章)。神经激素阻断剂的广泛使用和左心室收缩功能降低患者的植入性器械治疗很大程度上降低了心脏泵衰竭患者的猝死率,从而延长了此类患者的寿命(见第 25 章)。社会老龄化同样产生了大量老年性主动脉瓣狭窄和血管疾病的患者,这些患者如今可以通过经皮手术进行治疗,而且这些患者合并症多且本身身体脆弱导致了他们无法接受外科手术[1](见第 88 章)。

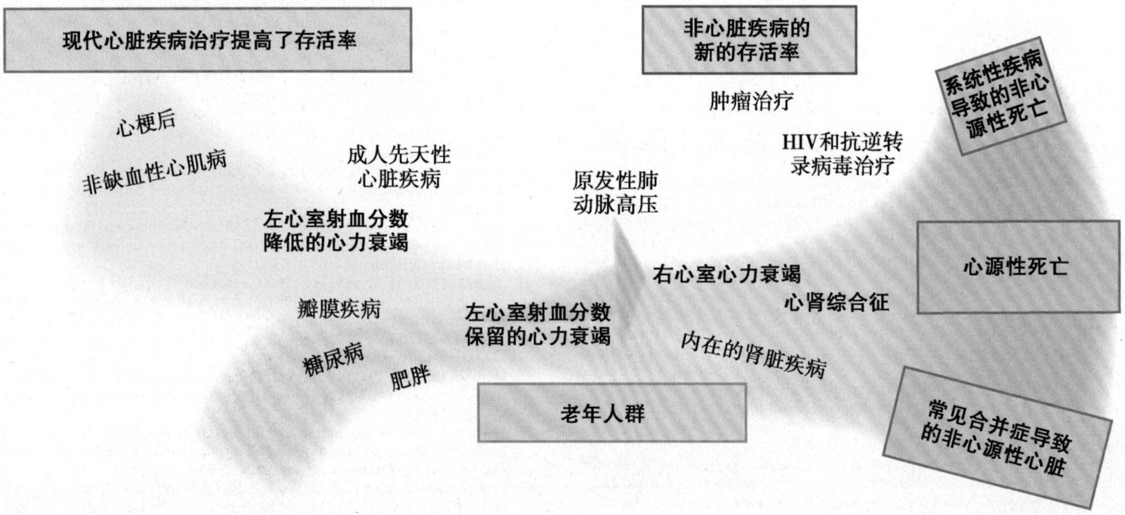

图 31.1 当代心脏疾病患者通往死亡的复杂之路。具有心肌梗死病史或者扩张型心肌病病史的患者生命不断延长,同时这些患者也保存了良好的生活质量,这主要得益于心室重塑的降低、猝死率的降低和冠状动脉再梗死发生率的降低。随着生存期的延长,右心室心力衰竭和心肾综合征的发生率越来越多地发生于终末期心衰患者中,且不仅仅是那些左心室射血分数降低的患者,也包括那些射血分数保留的患者以及先天性心脏病成人存活者。肿瘤治疗成功率增加了因为放化疗导致心脏疾病的患者群体,而人类自身免疫缺陷病毒(HIV)长期存活增加了因感染或者抗逆转率病毒治疗导致的心脏疾病患者群体。老年人常被诊断为心力衰竭和主动脉瓣狭窄,这些患者往往同时合并糖尿病和肥胖,从而加重了症状以及非心脏原因的死亡

一旦延长生命不再主导治疗,那么疾病的治疗重心就会转移到缓解症状上来。这个过程应该是从程序化治疗逐渐过渡到增加关爱和不要忽略生活质量。不幸的是,在临床实际工作中,这个转变常常是突然从“不惜一切”到“什么事都不做”,让患者和家属一时难以接受。指导患者和家属理解疾病的预后并表达出他们对治疗的预期目标对医患双方共同决定治疗强度和时间是至关重要的。当患者的心脏情况可能在近年内导致或者加速死亡,心脏专科医生就具有预见疾病发展轨迹并指导医疗方向的优势[2]。最为理想的是:健康医疗提供者与患者维持长期的关系,通过缓和医疗的手段来缓解患者的痛苦,并指导患者走向生命终点。本章将阐述心血管疾病临终治疗的主要概念并提供实践操作的方法(表 31.1)。

表 31.1　治疗临终期心血管疾病患者的关键要点

1. 疾病恶化时需要启动患者和家属对疾病变化的准备，但是不用涉及回答关于尚能存活多久的问题，因为这个受不确定性因素波动较大
2. 在心脏疾病恶化或者其他严重医疗情况（包括虚弱）的情况下，任何重要干预前都应该进行"假如"谈话
3. 当前的难点讨论可以使患者将来更容易做出艰难的决定
4. 共同决策包括一系列可能的干预措施，不仅仅是心肺复苏实施的倾向
5. 对于即将进入临终关怀的预后不良患者，常规需要对他们进行关于关闭植入式心脏除颤器的除颤功能的解释，并提供必要的帮助
6. 缓和医疗专家咨询可能会对具有挑战性的家庭动力进行决策决定中起到特别的帮助作用，并且增进患者顽固性症状的缓解
7. 已经与患者建立关系的临床医生应当肩负起和患者以及家属在共同的价值观和目标前提下为临终患者提供初级缓和医疗的责任
8. 当患者过多权衡获益、风险以及起始和持续治疗的经济负担时，"质量生存"阶段可以作为从"临终关怀"过渡到"不惜一切"的桥梁
9. 对症状缓解和生活质量医疗策略的修改可能会涉及中断某些已经被推荐的治疗，或者增加一些不常规推荐的治疗
10. 临终计划需要尊重患者本人对死亡的意愿，必要时需要有备用计划

将缓和医疗整合至心血管疾病治疗

缓和医疗主要是通过以下几方面来提高患者的生活质量：帮助患者和家属对健康状况的下降和主要事件建立心理预期，阐明治疗目标，缓解患者躯体症状，给予患者心理安慰和精神支持，让患者和家属共同配合治疗，以及帮助家属如何面对亲人丧失[3]（图31.2）。鉴于许多心血管疾病（CV）的高发病率和高死亡率，大量患者需要接受临终前的缓解医疗[4,5]。然而，许多心血管保健的提供者不区分姑息治疗和临终关怀或了解这些服务的适应证[6]。

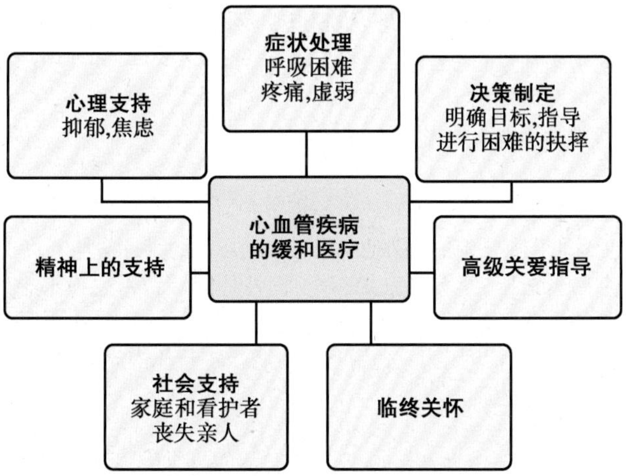

图 31.2　心血管疾病治疗过程中缓和医疗的内容

在CV患者的护理中，姑息治疗应贯穿始终，并在重大事件和生命末期加强[2]（图31.3）。

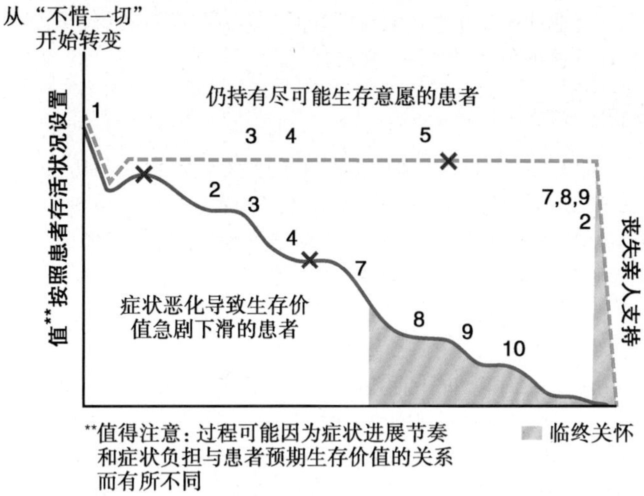

图 31.3　临终患者"质量生存"阶段的不同过程的示例

1，从"不惜一切"到有限的干预和预后的起始转变

干预列举：

2，关闭植入式心脏除颤器的除颤功能

3，取消结肠镜的筛查

4，心衰症状恶化时住院

5，输血以治疗胃肠道出血引起的低血压（不适用于在临终关怀中心的患者）

6，对发热患者进行血培养检查（适用于在临终关怀中心的患者）

7，临终缓和医疗包括：无论患者是否在临终关怀中心都可以使用阿片类药物治疗顽固性呼吸困难

8，收缩压低于 80mmHg 且存在乏力的患者需要停用血管紧张素转换酶抑制剂和 β 受体阻滞剂

9，停止血液检测

10，苯二氮䓬药物治疗焦虑

x，可能在睡眠中死亡，或者患者病情急剧下降尚未进入临终关怀就可能发生死亡

初级缓和医疗

所有临床医生都来关注晚期 CV 患者，这在为此类患者提供支持治疗和缓和治疗中起到重要作用。它的重要性在于：①许多改善症状和提高生活质量的治疗来自对潜在心血管疾病本身的治疗；②心血管专科医生能够更好地理解患者的预后和决定的复杂性；③最好能让其他安慰团队进入整合医疗来承担进一步的工作；④缺乏足够的缓和医疗专业人员为所有需要的人提供医疗服务。普通关爱团队提供的支持治疗被定义为初级缓和医疗，从而与中级或者专科缓和医疗相区别[5]。临床医生在心血管疾病住院患者或者长期随访患者的管理过程中应当认识到需要在他们的专科治疗外注重为患者提供缓和医疗。

中级（专业）缓和医疗

实施缓和医疗的临床医师需要接受特殊的培训才能处理顽固性症状，并对患有致命性疾病的患者实施疑难医疗计划。在美国[7]、加拿大、英国、爱尔兰、澳大利亚和新西兰，临终关怀和缓和药物治疗是一个被认可的医疗亚专业。有专门为内科医师、开业护士、内科医师助理和那些有志于成为社区缓和医疗专科护士开设的硕士课程，护士、社工和牧师也可以取得专科证书。在许多社区，跨专业的团队和患者的临床医生一起为患者提供专业的缓和医疗，这被称为"额外层面"的支持[8]。

临终关怀

临终关怀指的是为那些患有终末期疾病、治愈或者延长生命已经不作为治疗目标且临近生命终点的患者提供的一种特殊形式的缓和医疗。历史上，临终关怀最早从癌症患者发展而来，但是现在被逐渐应用至 CV 疾病患者。在 2014 年，美国因为临终关怀收治入院的患者中有 14.7%的患者的原发病诊断是心脏疾病[9]。当内科医生评估患者的预期生命最多只有 6 个月时，患者可以根据美国医疗保险和医疗补助服务中心(Centers for Medicare and Medicaid Services，CMS)制定的临终关怀资格指南被转诊[10]。很少有患者能够活到 6 个月；那些存活了 6 个月但是预后还是不良的患者通常还是能够继续享有临终关怀的福利。

缓和医疗咨询

适应证

不同的专科医生可以在患者疾病进展的不同阶段的治疗中起主要作用，领导角色的转移往往是从初级医疗到心血管专科再到缓和医疗[11]。围绕着缓和医疗进行责任分担和计划拟定能够增加医患沟通，增强患者对于治疗目标的理解，从而让患者获得更佳的终末期生活质量。当患者的症状仍然顽固或者医疗决策的决定异常具有挑战时，那么正式的咨询可能会起到特殊地帮助。例如，自从 2013 年，国家标准要求那些能够提供持久的机械循环支持的医疗中心将缓和医疗专科医师引入治疗团队，且从患者评估开始直至患者死亡[12]。同样，对于那些具有高发病率和高死亡率的主要心血管介入治疗，也有类似的规定需要有缓和医疗咨询的参与。

获益

关于专业缓和医疗效率的资料是复杂的。一项涉及 4 所纽约医院、时间从 2004 年到 2007 年的回顾性分析研究显示：对那些病情恶化的慢性致命性疾病(包括心力衰竭)，住院患者进行缓和医疗咨询可以使得出院患者的费用降低 4 000 美金，也可以使得在院内死亡患者的费用降低 7 000 美金[13]。"心力衰竭中的缓和医疗(Palliative Care in Heart Failure，PAL-HF)"研究是一项纳入 150 例恶化性心衰患者的单中心随机临床试验。该研究结果提示：被随机分入多学科缓和医疗团队干预的受试者在 6 个月的时候有显著提高的生活质量评分和缓和医疗下慢性疾病治疗的功能评估(functional assessment of chronic illness therapy with palliative care，FACIT-Pal)评分[14]。然而，一项涉及重症监护情况下的大型随机临床研究结果发现：即使缓和医疗专家参与了至少 2 次结构性家庭会议并且给予书面信息也不能降低患者的焦虑或者抑郁，而且与重症监护团队单独领导的相似干预相比还有可能增加家属的创伤后应激[15]。为了提高效率，缓和医疗咨询必须在合适的时间针对合适的患者，并且在整合入整个医疗计划前需要经过深思熟虑。

进行困难的谈话

高质量的交流是严重心血管患者最重要的干预措施之一。如果交流进行得好，这样的讨论有助于调整患者的目标，提高患者和看护人员的生活质量，提升医疗决定的质量，以及减轻症状。关于临终的讨论是敏感的且耗费时间的，如果患者和家属的意向不一致会进一步加剧讨论的难度。几乎有一半的美国老年人声称他们从未有过任何关于临终计划的讨论[16]。在 2016 年，CMS 为两个晚期医疗讨论建立了特殊的赔付，以支付给提供此类医疗帮助的内科医师或者其他医疗从业者[17]，这将消除从事这些讨论的经济障碍。然而，这些讨论往往因为医务人员缺乏缓和医疗和交流技术的培训而被省略。在一项包括 95 位心内科医生、初级医疗内科医生、开业护士和内科医师助理的调查中发现，只有近乎三分之一的医务人员具有很低或者非常低的自信能够启动预后或者临终讨论，将患者列入临终关怀名单，或者提供临终关爱[18]。

预测疾病发展轨迹

每个患者的疾病发展轨迹是不同的和不确定的。相关指南推荐使用各种量表来对心血管疾病的死亡风险进行评估[19]。目前有许多成熟的心血管风险模型可以在线应用，而且被越来越多的使用(例如，http://www.heartfailurerisk.org，https://depts.washiongton.edu/shfm/，http://www.gracescore.org/website/WebVersion.aspx)。这些模型可以用来降低不现实的希望，帮助临床医生发现那些处于高危心血管事件的患者并且和他们进行关于预后的讨论，但是这些模型不能替代详细的病史回顾和对不确定因素的认识。

谈话的时机

最好不要将此类型的谈话拖延至不得不紧急进行的时候。"每年回顾"这一常规计划可以帮助那些身患重病的患者理解他们的疾病发展轨迹和可能的未来选择[2]。当然，临床事件和主要决定应该触发关于疾病发展轨迹、目标和治疗倾向的重新评估(表 31.2)。这些"里程碑"包括因为心血管疾病恶化而住院，出现癌症等的新发疾病，或者考虑进行介入手术。在住院期间应用流程图来启动缓和医疗咨询已经增加了治疗目标讨论的频率[20]。然而，重新评估复苏决定是非常重要的，因为有超过 20%的患者会在接下来的时间内更改他们的意愿[21]。

表 31.2 正式与偶评估的触发和进行关于医疗目标以及自愿的高级医疗计划的谈话

常规
计划性的诊所就诊进行"年度心衰回顾"
触发再评估的事件导向性"里程碑"
症状负担加重和/或生活质量下降
功能的显著降低
日常活动能力的丧失
摔倒
生活状态(不依赖助理或者长期看护)的转移
心衰恶化导致住院，特别是反复增加利尿剂的维持剂量
症状性低血压，氮质血症，或者顽固性体液潴留需要撤退神经激素药物(肾素-血管紧张素抑制剂和 β 受体阻滞剂)
植入 ICD 的患者因为室速首次或者再次进行体内放电。
静脉使用正性肌力药物
考虑肾脏替代疗法
关于合并症的其他重要改变(如新发的肿瘤)
主要"生活事件"(如配偶的死亡)

设计谈话。许多患者和他们的家属希望获得公开的、诚实的和精确的信息[22]。然而,谈论心血管疾病患者的临终常常是一个意想不到的关于"坏消息"的谈话。临床医师需要在公开谈论此事之前仔细计划。让患者描述他们的活动能力和症状随着时间的改变,这个方法常常能够引导他们认识到自身疾病的进展,从而提高他们的接受程度。将讨论围绕着"询问-告知-提问"进行能起到一定的作用[23]。

- 询问患者知道什么以及患者希望获得哪些信息。
- 回答患者的提问,纠正错误的理解,并对那些会对患者决定起到重要作用的因素进行解释。
- 让患者对所听到的内容进行总结,并且提出进一步的疑问。

临床医师应该认识到这种讨论通常不止一次。

认识情绪和认知偏倚。终末期CV患者在进行医疗决策决定期间会出现强烈的情绪,患者被动意识到死亡已经临近[24]。只有患者认识并且了解这种情绪后,相关人员才能让患者认识到需要进行更加深入和疑难医疗策略决定。在上述谈话中,运用清晰的语言来标准化强烈情绪以及仔细罗列信息能够减少认知偏倚。

当认识到不确定性后讨论预后

多项研究表明患者和临床医生容易过多估计生存时间[25]。医务人员要避免过多回答例如"我还能活多久?"的普通问题。有研究表明,对于那些预计在一定时间内会死亡的晚期癌症患者,大约有一半患者要么在不足预计生存期一半的时候死亡,要么比预期生存时间多活2倍以上[26]。我们应当把焦点集中于准备好生命的结束,而不是预测生命什么时候结束。缓和医疗的座右铭"留有最好的希望同时做好最坏的打算"能够加强关于预后的讨论,并在疾病所有时期做好医疗计划。

目标和价值。在与患者讨论了预后相关信息后,更多的讨论要自然地围绕询问患者当健康状况更加恶化时候最重要的目标。严重疾病谈话指南为此类谈话提供了范例[20]。指南列出了患者可能出现的特殊的恐惧和担忧,有些可以通过谈话减轻,有些患者会直接做出选择。在讨论中还需要让患者考虑哪些能力对患者的生活是最为重要、不可或缺的。关于患者意愿的最重要的问题之一是:"如果病情加重,你愿意为延长生命承受多大的痛苦?"研究表明:终末期心衰患者的意愿范围非常广泛。

决定支持工具。共同决策可以让患者认识到医疗决策的拟定常常是复杂的,甚至会超越有关治疗利弊信息告知的法律规定[27]。有关人员设计出患者决定辅助工具来帮助患者做出健康医疗决策,这些工具能够提供重要的信息,概括出患者的意愿,同时鼓励患者进行深思熟虑(https://decisionaid.ohri.ca/azinvent.php)[28]。虽然这些工具不能代替健康医疗从业者的谈话,但是这些工具能有助于设计出高质量的讨论。决定辅助工具的使用普遍提高了患者对于治疗选择的知识和认知程度[29]。

临终前的医疗决策拟定

是否仍然存在明确的治疗选项?

当患者认识到自己因为心脏疾病临近生命终点的时候,医疗团队进行"是否有任何重要干预手段可以改变疾病进程"的最终考虑是非常重要的。这些手段包括瓣膜置换或者冠脉再血管化。当此类明确的医疗手段被考虑作为缓和医疗的一部分来提高患者生活质量的时候,较高的手术并发症风险需要一同被考虑。之前所述的谈话要素将有助于决定该手术是否与患者的目标和价值一致。不幸的是,目前的手术结果资料往往仅关注生存率,很少有客观资料关注于不良事件,丧失独立性和看护负担,而后者正是许多严重疾病患者进行医疗策略决定时候的重要内容。对于那些愿意承担高风险进行手术治疗的患者,术前准备应当包括将讨论内容从患者治疗目标转移至"万一"的情景(例如,需要进行机械通气或卒中)。

临终过渡不是一个节点而是一个过程

由于诊断、患者和家属的种种原因,不同患者从"不惜一切"中转出的时间和程度是各不相同的[30]。当患者需要接受近期内即将死亡时,他们可能会出现不稳定的情况;对于一些患者,直到死亡前也不能完全接受该事实。然而,患者不得不接受的是:总有一个时间节点,医生将不再考虑主要的干预措施。在这个主要过渡时期,继续所有治疗是合适的和可靠的。然而,患者和家属应该理解:即使有时候可能生命会缩短,但是为了达到改善症状和提高生活质量的目的,有些治疗会被增加或者删减,除非患者最主要的目标是尽可能地延长生命。其他内容可在本章的在线补充材料中查看(去除治疗和无用的东西)。

高级医疗计划

高级医疗计划,又被称为"临终前发起的关于偏好敏感决定的计划",是一个进行性的过程。在这个过程中,患者、家属和健康医疗从业者会一起就"什么是医疗上合理的内容"进行讨论,并决定现在和将来的健康医疗策略[31]。这样的讨论虽然都必须包含意愿的表达,但是可以有多种方式,并且引申出不同类型的文件资料(表31.3)。健康医疗委托书应该在疾病发展到该阶段前很久就完成了,只不过到此时需要确认。完成这些资料的主要指导原则来源于对目标、价值和意向(之前所述)进行的讨论。生命支持治疗医嘱(medical orders for life-sustaining treatment, MOLST)表格中明确区分了生命支持治疗的目的是无限期使用还是短期使用,例如机械通气是用于治疗慢性呼吸衰竭还是气胸,或者血液透析是用于治疗慢性肾功能不全还是医源性高钾血症。

表31.3 高级医疗指令和文件的类型

- 遗嘱是一个签署且有公正的(或者证明的)文件,或称为"宣言"或者"官方指示"。遗嘱可以非常特别或者非常普通。多数宣言申明:如果签署者处于终末状态,或者不能就医疗策略做出医疗决定的时候,签署者需要主治医生继续或者停止医疗干预
- 医疗护理委托书(关于医疗护理决策的长期有效的代理)是一个法律文件,是委托人授权另一个人在委托人没有医疗护理决策能力的时候代替委托人做出医疗护理决策。本质上,医疗护理受托人是按照委托人的意愿代替委托人接受或者拒绝治疗
- 联合预先指示是一份签署的、有证人的(或者公正过的)文件,该文件包含特殊的书面指定并且由特定的医疗机构执行(如FiveWishes)
- 生命支持治疗医嘱(MOLST,或者内科医师医嘱,POLST)是一个医嘱表格,用来告诉他人患者对于生命支持治疗的意愿。MOLST通常用于健康状况很差的患者。当患者从一个地方被转移到另一个地方的时候,所有的医疗护理专业人员必须遵守这些医嘱,除非内科医生重新检查患者、回顾医嘱并且更改医嘱

虽然，在医院内的复苏决定受到了合适的关注并成为其他决定的风向标；但是，在一项关于140万心衰住院患者的调查发现，心肺复苏的频率只有1.1%。在这些患者中，73%的患者在出院前死亡，10%的患者出院后转去护理机构，只有16%的患者能够出院回家[32]。

复杂治疗决定

虽然高级医疗计划资料提供了重要的指南，但是许多复杂医疗决定即未被文件预见或者提及。本章的在线补充资料提供了额外的内容（复杂治疗决定）。

治疗临终前的症状

进展的症状是CV患者健康状况下降的最常见原因[33]。心衰是众多心血管疾病的最终共同通道，这些患者终末期的症状负担常常大于进展的肺部疾病或者胰腺癌[34]。因此，心血管治疗策略和普通缓和医疗方案的设计对临终患者是至关重要的。

心血管治疗的进行性角色

缓解终末期心脏症状的最好治疗常常是继续疾病早期阶段预防疾病进展的治疗策略。例如，治疗缺血性心脏疾病患者在任何阶段内发生的心绞痛就是减少心肌供氧和耗氧的不匹配。症状性淤血最主要的治疗仍然是使用利尿剂。口服、舌下含服或者局部应用硝酸酯类药物的补充治疗可以用于充分利尿后症状仍然不能改善的患者。如果患者的症状是因为出现利尿剂抵抗或者低血压，停用或者减少神经激素拮抗剂可以增强患者对利尿剂的反应、提高收缩压，从而让患者感到舒适。虽然停用这些药物可能导致稳定的心衰患者的病情加重，然而对于临终患者，这些措施并不会让心功能恶化。一些特殊情况值得引起注意，例如，β受体阻滞剂的撤退可能会加重频发心绞痛或者心动过速患者的症状负荷。放宽长期钠盐和水的摄入限制常常使得淤血症状恶化。但是，对于那些生活中已经少有乐趣的患者，让患者吃他/她喜欢的食物和饮料是一个提高生活质量和社会交通的重要手段。

正性肌力药物输注（可见第24章）。持续的正性肌力药物静脉输入被选择性地用于顽固性心力衰竭症状的治疗。即使是暂时性的输入，开始使用正性肌力药物的决定还是应该在仔细考虑过下一步治疗后才能做出。对于那些出院后在家里接受正性肌力药物输入的患者，生存率从出院后6个月不足50%提高到了1年生存率大约有50%[35]。死亡率的降低可能与药物剂量的降低、ICD植入的增加或者该药物扩大了应用人群有关。对于出院后还需要接受静脉输入强心药物治疗的患者不应该存有可以在家中平静地死去的幻想，因为许多患者会因为症状加重、并发感染或者植入性导管的损坏而再次入院。潜在的并发症和给患者和家属带来的不便使得医务人员在让患者出院前反复尝试减少正性肌力药物。停止使用神经激素阻滞剂可能有助于正性肌力药物的停用，在某些患者上还可以用肼屈嗪、硝酸酯类和地高辛（慎用）来进行替代治疗。另外需要关注的是：许多家庭护理机构并不能为接受较为昂贵静脉治疗的患者提供临终关怀[36]。

顽固性症状患者的普通缓和医疗。即使有了专业的心血管治疗，患者的症状也很难完全缓解，还会因为随着对CV治疗的逐渐抵抗而出现症状的恶化[30]。缓和医疗方案的基本原则、策略和预期效益是针对症状严重且功能受限的终末期CV疾病患者[4]。而且，CV疾病很少单独存在，因此在关爱过程中需要进行整合性治疗以及了解引起症状的多种原因被用于多数的心衰患者。以为缓和医疗专家很少需要处方干预，许多初级关爱医生或者心内科医生应该学习如何提供这些服务。

关节和身体疼痛是终末期CV疾病患者的一个常见症状，在晚期心力衰竭患者中的发病率为40%～75%[37]。临床医生需要询问患者是否存在疼痛，并对疼痛拟定治疗策略。如果考虑原发性骨骼肌肉疾病造成的疼痛，停用他汀类药物是合理的[38]。关节炎在老年患者中很常见，但是非甾体抗炎药物（NSAIDs）的使用在显著心衰或者瓣膜病患者中是相对禁忌的[39]。例如利多卡因贴片、热敷、冷敷以及物理资料等局部治疗应当被考虑用于此类患者的疼痛治疗。然而，如果临终患者的关节疼痛非常剧烈，尤其是阵发性痛风，可以考虑谨慎间断使用NSAIDS药物，同时密切关注体液潴留和肾功能是否恶化（如果患者仍然接受生化检查）。

对于有恶心的患者需要考虑止吐治疗。与其他止吐药物相比，劳拉西泮很少延长QT间期，可以作为临终患者的替代用药[39]。终末期心脏疾病患者由于厌食症和高代谢状态导致的体重丧失可以通过多种药物进行治疗，包括黄体酮类似物（如醋酸甲地孕酮），大麻素（如去大麻酚），米氮平，皮质类固醇，同化激素类药（例如睾酮）；然而这些药物仅在能够缓解症状和帮助达到关爱目标时才能使用[40]。对于有吞咽药片困难以及需要口服营养液或者脱水的患者，留置胃管或者植入深静脉很少在该阶段实施，除非对潜在作用进行了全面仔细的考虑。每日药片的数量和大小可以在仔细回顾病史后被减少。

患者疼痛和呼吸苦难的麻醉剂

鸦片类药物最常被用于治疗临终前疼痛，这类药物对于呼吸困难的治疗同样有效。虽然并不是所有的研究都获得阳性结果[42]，但是国际指南仍然推荐阿片类药物用于治疗对血流动力学干预（利尿剂，降低后负荷，正性肌力药物）和吸氧无效的呼吸困难[41]。小剂量阿片类药物常常就能有效获得缓解呼吸困难的疗效。因为药物反应可能会增加，第一周的药物加量需要非常小心。阿片类药物需要和泻药同时服用以预防便秘。许多老年CV疾病患者同时合并有肾功能不全，因此氧可酮可能比吗啡更适合此类患者（吗啡的部分代谢产物能在体内积聚并导致意识混乱）。尽管研究显示在合理治疗患者的情况下，阿片类药物的副作用很少，药物依赖和成瘾的发生率也很低，但是对呼吸系统副作用和成瘾性的担忧仍然是阻碍临床医生处方阿片类药物的重要原因[43]。东莨菪碱偶被用于减少出汗，但是由于可能导致意识障碍，该药不能被常规使用。

精神支持

心力衰竭对患者的生活质量和患者家庭的生活质量的影响是复杂的，并且超越了物理症状。

抑郁

抑郁是心力衰竭的症状。心肌梗死后有20%～40%的患者存在抑郁。抑郁与不良临床预后相关，随疾病的严重程度而增加[44]（见第96章）。第一步是病因治疗，包括疼痛和呼吸苦难的治疗。不幸的是，关于进展期CV疾病患者抑郁症状的药物、认知和运动治疗的资料非常有限。一项关于469例症状性心衰患者的研究发现：药物治疗组和安慰剂组在抑郁程度和CV疾病状态上没有差异[45]。另一个纳入158例心衰患者的临床研究显示：与普通看护相比，认知行为治疗在抑郁治疗中有效[12.8(10.6) vs 17.3(10.7)，$P=0.008$]，但是不会影响自我保健[46]。尽管如此，许多临床医生仍然尝试用选择性羟色胺再摄取抑制剂（SS-RIs）、精神兴奋剂（如哌甲酯），或者三环类抗抑郁药（如去甲替林。需要监测的药物副作用包括服用 TCAs 后出现的 QT 延长和服用 SSRIs 后发生的低钠血症。

情感、精神和社会支持。生理和社会功能的丧失是令人绝望的。严重心血管疾病患者会对死亡产生恐惧,会担心给家庭带来负担,会经历孤立无助,出现身体残疾,并且面对疾病过程不知所措。临床医生应当知晓患者会出现各种功能丧失并且知道患者产生悲伤的根源,筛选精神关怀,必要时寻求牧师和患者宗教团体的帮助[42]。

照料负担、丧亲之痛和支持。虽然许多家庭和朋友能够获得帮助的机会,但是他们和正式的看护者还是认为照顾患者会对他们的计划、经济和家庭造成负担。随着患者临近生命终点,这些负担也随之加重[48]。科技的进步也给患者临终带来了挑战,甚至是有创治疗,例如左心室辅助装置[49]。家庭看护者的健康状况和情绪情况也会受到损害。因此,关注家庭成员和其他的看护人员也是临终过程的一个部分,包括在丧失亲人后进行悲伤咨询服务[50]。

临终的地点

临终关爱计划的一个重要内容是明确患者和家属希望最后的日子里在何处安置患者。患者最希望回到自己的家中。晚期心衰患者选择在临终关怀中心度过最后日子的人数要比晚期肿瘤患者低得多,但是这个比例正在增长,目前有大于40%有医疗补助的心衰患者死于临终关怀中心[50]。家庭临终关怀包括:在患者的最后阶段,机构通过电话和上门访问帮助患者缓解症状,但是,在家中死亡需要获得家庭或者朋友们的持续支持,而这种支持往往是不可能的或者只是理想中的。住院临终关怀在很多地区是非常有限的,而且部分费用医疗保险不能支付。取而代之的是长期的、有专门训练的护理机构可以提供一些临终服务。接受高强度治疗的患者通常没有资格接受家庭临终关爱或者过渡到专业护理机构。例如,正性肌力药物的输入或者血液透析是平静的临终关爱的重要障碍。在这些情况下,当认识到患者很可能在意愿死亡,医务人员通常必须在出院前停止患者的高水平支持治疗。如果患者计划在医院内死亡并没有那么快地实现,或者患者原先计划在家中死亡无法实现的时候,无论预期的过程如何预先设立"计划 B"永远是没有错的。

未来展望

心衰患者缓和医疗的整合和质量有待大幅度提高,这包括医疗知识教育的改变,临床医生和医院对晚期心衰患者认证进行评估,以及理性地接受临终关怀和临终计划。要将"不惜一切"平稳过渡到"除了舒服不做任何干预"需要关注到在患者认知到自己的生存期限非常有限的过程中和过程后发生了什么。如果患者能够成功地将重心从尽可能延长生命转变到提高生活质量(即最小化症状负担,增加有意义的交流,鼓励患者获得短期目标),那么患者和家属常常会尽可能延长这个"质量生存"时期直至不得不进行临终关怀。本章节的在线补充材料中有其他信息提供(改变缓和医疗文化)。作为医疗提供者,我们需要发展一个合理的临终关怀模型在心脏疾病患者的整个临终过程中尊重患者和患者家庭的目标,同时对有限的资源进行管理。

(于瀛 译)

参考文献

Integration of Palliative Care into Cardiovascular Care

1. Afilalo J, Alexander KP, Mack MJ, et al. Frailty assessment in the cardiovascular care of older adults. *J Am Coll Cardiol.* 2014;63(8):747–762.
2. Allen LA, Stevenson LW, Grady KL, et al. Decision making in advanced heart failure: a scientific statement from the American Heart Association. *Circulation.* 2012;125(15):1928–1952.
3. Braun LT, Grady KL, Kutner JS, et al. Palliative care and cardiovascular disease and stroke: a policy statement from the American Heart Association/American Stroke Association. *Circulation.* 2016;134(11):e198–e225.
4. Whellan DJ, Goodlin SJ, Dickinson MG, et al. End-of-life care in patients with heart failure. *J Card Fail.* 2014;20(2):121–134.
5. World Health Organization. *Global Atlas of Palliative Care at the End of Life.* Geneva: WHO; 2014.
6. Kavalieratos D, Mitchell EM, Carey TS, et al. 'Not the 'grim reaper service'": an assessment of provider knowledge, attitudes, and perceptions regarding palliative care referral barriers in heart failure. *J Am Heart Assoc.* 2014;3(1):e000544.
7. American Board of Internal Medicine (ABIM). Hospice & Palliative Medicine Policies.
8. Gelfman LP, Kalman J, Goldstein NE. Engaging heart failure clinicians to increase palliative care referrals: overcoming barriers, improving techniques. *J Palliat Med.* 2014;17(7):753–760.
9. National Health and PC Organization. Facts on Hospice and Palliative Care. 2015.
10. Centers for Medicare and Medicaid Services. Coverage of hospice services under hospital insurance. In Medicare Benefit Policy Manual.2015.
11. Fendler TJ, Swetz KM, Allen LA. Team-based palliative and end-of-life care for heart failure. *Heart Fail Clin.* 2015;11(3):479–498.
12. Centers for Medicare and Medicaid Services. Decision memo for ventricular assist devices for bridge-to-transplant and destination therapy (CAG-00432R). 2013.
13. Morrison RS, Dietrich J, Ladwig S, et al. Palliative care consultation teams cut hospital costs for Medicaid beneficiaries. *Health Aff (Millwood).* 2011;30(3):454–463.
14. Mentz RJ, Tulsky JA, Granger BB, et al. The palliative care in heart failure trial: rationale and design. *Am Heart J.* 2014;168(5):645–651, e641.
15. Carson SS, Cox CE, Wallenstein S, et al. Effect of palliative care–led meetings for families of patients with chronic critical illness: a randomized clinical trial. *JAMA.* 2016;316(1):51–62.

Having Difficult Conversations

16. Kale MS, Ornstein KA, Smith CB, Kelley AS. End-of-life discussions with older adults. *J Am Geriatr Soc.* 2016;64(10):1962–1967.
17. Centers for Medicare and Medicaid Services. Proposed policy, payment, and quality provisions changes to the Medicare Physician Fee Schedule for Calendar Year 2016.
18. Dunlay SM, Foxen JL, Cole T, et al. A survey of clinician attitudes and self-reported practices regarding end-of-life care in heart failure. *Palliat Med.* 2015;29(3):260–267.
19. Yancy CW, Jessup M, et al. 2013 ACCF/AHA guideline for the management of heart failure: a report of the American College of Cardiology Foundation/American Heart Association Task Force on Practice Guidelines. *Circulation.* 2013;128(16):e240–e327.
20. Bernacki R, Hutchings M, Vick J, et al. Development of the Serious Illness Care Program: a randomised controlled trial of a palliative care communication intervention. *BMJ Open.* 2015;5(10):e009032.
21. Auriemma CL, Nguyen CA, Bronheim R, et al. Stability of end-of-life preferences: a systematic review of the evidence. *JAMA Intern Med.* 2014;174(7):1085–1092.
22. Fakhri S, Engelberg RA, Downey L, et al. Factors affecting patients' preferences for and actual discussions about end-of-life care. *J Pain Symptom Manage.* 2016;52(3):386–394.
23. Shannon SE, Long-Sutehall T, Coombs M. Conversations in end-of-life care: communication tools for critical care practitioners. *Nurs Crit Care.* 2011;16(3):124–130.
24. Cooper DP, Goldenberg JL, Arndt J. Examining the terror management health model: the interactive effect of conscious death thought and health-coping variables on decisions in potentially fatal health domains. *Pers Soc Psychol Bull.* 2010;36(7):937–946.
25. Allen LA, Yager JE, Funk MJ, et al. Discordance between patient-predicted and model-predicted life expectancy among ambulatory patients with heart failure. *JAMA.* 2008;299(21):2533–2542.
26. Glare P, Sinclair C, Downing M, et al. Predicting survival in patients with advanced disease. *Eur J Cancer.* 2008;44(8):1146–1156.
27. Fried TR. Shared decision making: finding the sweet spot. *N Engl J Med.* 2016;374(2):104–106.
28. Elwyn G, Frosch D, Volandes AE, et al. Investing in deliberation: a definition and classification of decision support interventions for people facing difficult health decisions. *Med Decis Making.* 2010;30(6):701–711.
29. Austin CA, Mohottige D, Sudore RL, et al. Tools to promote shared decision making in serious illness: a systematic review. *JAMA Intern Med.* 2015;175(7):1213–1221.

Medical Decision Making Near the End of Life

30. Fang JC, Ewald GA, Allen LA, et al. Advanced (stage D) heart failure: a statement from the Heart Failure Society of America Guidelines Committee. *J Card Fail.* 2015;21(6):519–534.
31. Sabatino CP. The evolution of health care advance planning law and policy. *Milbank Q.* 2010;88(2):211–239.
32. Sidhu JS, Rich MW. Outcomes After cardiopulmonary resuscitation among patients hospitalized with heart failure. *J Card Fail.* 2015;21(8):S5.

Treatment of Symptoms Approaching End of Life

33. Rumsfeld JS, Alexander KP, Goff DC Jr, et al. Cardiovascular health: the importance of measuring patient-reported health status: a scientific statement from the American Heart Association. *Circulation.* 2013;127(22):2233–2249.
34. Bekelman DB, Rumsfeld JS, Havranek EP, et al. Symptom burden, depression, and spiritual well-being: a comparison of heart failure and advanced cancer patients. *J Gen Intern Med.* 2009;24(5):592–598.
35. Hashim T, Sanam K, Revilla-Martinez M, et al. Clinical characteristics and outcomes of intravenous inotropic therapy in advanced heart failure. *Circ Heart Fail.* 2015;8(5):880–886.
36. Lum HD, Horney C, Koets D, et al. Availability of heart failure medications in hospice care. *Am J Hosp Palliat Care.* 2016;33(10):924–928.
37. Goodlin SJ, Wingate S, Albert NM, et al. Investigating pain in heart failure patients: the pain assessment, incidence, and nature in heart failure (PAIN-HF) study. *J Card Fail.* 2012;18(10):776–783.
38. Kutner JS, Blatchford PJ, Taylor DH Jr, et al. Safety and benefit of discontinuing statin therapy in the setting of advanced, life-limiting illness: a randomized clinical trial. *JAMA Intern Med.* 2015;175(5):691–700.
39. Page RL Jr, O'Bryant CL, Cheng D, et al. Drugs that may cause or exacerbate heart failure: a scientific statement from the American Heart Association. *Circulation.* 2016;134(6):e32–e69.
40. Ruiz Garcia V, Lopez-Briz E, Carbonell Sanchis R, et al. Megestrol acetate for treatment of anorexia-cachexia syndrome. *Cochrane Database Syst Rev.* 2013;(3):CD004310.

41. Parshall MB, Schwartzstein RM, Adams L, et al. An official American Thoracic Society statement: update on the mechanisms, assessment, and management of dyspnea. *Am J Respir Crit Care Med.* 2012;185(4):435–452.
42. Oxberry SG, Torgerson DJ, Bland JM, et al. Short-term opioids for breathlessness in stable chronic heart failure: a randomized controlled trial. *Eur J Heart Fail.* 2011;13(9):1006–1012.
43. Frieden TR, Houry D. Reducing the risks of relief: the CDC opioid-prescribing guideline. *N Engl J Med.* 2016;374(16):1501–1504.

Psychosocial Support and the Site for the End of Life

44. Lichtman JH, Froelicher ES, Blumenthal JA, et al. Depression as a risk factor for poor prognosis among patients with acute coronary syndrome: systematic review and recommendations: a scientific statement from the American Heart Association. *Circulation.* 2014;129(12):1350–1369.
45. O'Connor CM, Jiang W, Kuchibhatla M, et al. Safety and efficacy of sertraline for depression in patients with heart failure: results of the SADHART-CHF (Sertraline Against Depression and Heart Disease in Chronic Heart Failure) trial. *J Am Coll Cardiol.* 2010;56(9):692–699.
46. Freedland KE, Carney RM, Rich MW, et al. Cognitive behavior therapy for depression and self-care in heart failure patients: a randomized clinical trial. *JAMA Intern Med.* 2015;175(11):1773–1782.
47. Kernohan WG, Waldron M, McAfee C, et al. An evidence base for a palliative care chaplaincy service in Northern Ireland. *Palliat Med.* 2007;21(6):519–525.
48. Garlo K, O'Leary JR, Van Ness PH, Fried TR. Burden in caregivers of older adults with advanced illness. *J Am Geriatr Soc.* 2010;58(12):2315–2322.
49. McIlvennan CK, Jones J, Allen LA, et al. bereaved caregiver perspectives on the end-of-life experience of patients with a left ventricular assist device. *JAMA Intern Med.* 2016;176(4):534–539.
50. Waller A, Turon H, Mansfield E, et al. Assisting the bereaved: a systematic review of the evidence for grief counselling. *Palliat Med.* 2016;30(2):132–148.

第五篇　心律失常、猝死及晕厥

第 32 章　心律失常患者的评估

GORDON F. TOMASELLI AND DOUGLAS P. ZIPES

症状和体征　589
概述　589
心悸　589
晕厥、先兆晕厥及不同等级的意识改变　590
心搏骤停和流产的心脏性猝死　590
体格检查　591
临床和实验室检查　591
心脏影像学　591
静息心电图记录　592
动态心电图监测和事件记录　592
负荷心电图　592
倾斜试验　593
侵入性电生理检测　594
特定症状或状态的评估　594
SCA 幸存者,SCD 风险　594
晕厥　594
心动过缓　594
心动过速　594
运动员心律失常的评估和管理　595
参考文献　595

对疑似心律失常患者的评估是高度个性化的。病史和心电图(electrocardiogram,ECG)对于指导诊断评估和治疗至关重要。物理检查的重点是确定是否存在与特定心律失常相关的心肺疾病。没有明显的心肺疾病通常(但并非总是)提示心律失常的原因为良性。明智地使用无创诊断测试是评估心律失常患者的重要因素,最重要的是心电图,特别是在症状出现时。

第 10 章介绍了基于证据的病史和体格检查方法。本章重点介绍与心律失常患者密切相关的特征。然而,必须理解患者的一般医疗状况可能会严重影响任何心律失常的表现。本章讨论对疑似心律失常患者的一般诊断评估方法。这些患者的诊断评估详情见第 35 章。

症状和体征

概述

心律失常患者临床症状复杂多样、轻重不一,从无症状的偶发性心电图异常到心搏骤停(sudden cardiac arrest,SCA)的存活。所呈现的症状特征可能随情况而变化,并且在心血管(cardiovascular,CV)和内科疾病的中心律失常是常见的,常常导致症状和体征的重叠。患者病史是指导心律失常患者评估的关键因素。一般而言,症状越严重,评估和治疗应越积极。可疑心源性的意识丧失通常要求对病因进行详尽筛查,并且可能需要进行侵入性的、基于装置的诊断评估和治疗。器质性心脏病和既往心肌梗死(myocardial infarction,MI)的存在常常要求改变晕厥或室性心律失常的诊断管理方法。尽管明确的心律失常的家族史并不与患者预后直接相关,但警示医生,潜在的遗传性状可能增加患者对心律失常发病的易感性。

心悸

心悸是指对心跳的感知,通常由心跳频率加快、不规则的心脏节律或心脏收缩增强(期前收缩后常出现)所致。然而,这种感觉也可能出现于心律完全正常时。那些主诉心悸的病人常将之描述为对有力的、不规则的或快速的心脏跳动的不适感觉。许多患者能敏锐地察觉到任何不规则的心脏活动,而另一些患者甚至对持续时间较长的快速室性心动过速或快心室率心房颤动(atrial fibrillation,AF)也无感觉。但后者尤其值得注意,因为如果不及时治疗,它可能与中风相关或导致心动过速介导的心肌病。患者可能使用诸如胸部"砰"或"跳"的感觉;喉咙、颈部或胸部的充盈或砰砰声;心跳的停顿或"漏搏"之类的词语来描述症状。"漏搏"常由室性期前收缩(premature ventricular complex,PVC)后的代偿间歇,或者房性期前收缩(premature ventricular complex,PAC)后窦性节律重整导致。通常,期前收缩,尤其是室性期前收缩,如发生得较早,则心室收缩时心室充盈不足,从而引起心悸感觉。代偿间歇结束时的心室收缩常常导致心悸,这是由于心室充盈时间延长导致心脏收缩活动增强,或心脏在胸腔中的运动增加而引起。对这些症状的焦虑通常是病人主诉或前往就医的主要原因。

房性期前收缩或室性期前收缩是心悸最常见的原因。如果期前收缩频发,特别是存在持续性心动过速,患者更可能出现其他额外症状,如头晕、晕厥或近乎晕厥、胸部不适、疲劳或气短等。与心悸相关的症状有助于明确诊断和判断预后。低风险的特征包括非运动引起的孤立性心悸、无结构性心脏病、无诸如晕厥或胸痛等症状、无心脏猝死(udden cardiac death,SCD)家族史和正常的 12 导联心电图等。而伴随晕厥或胸痛症状,存在器质性心脏病,或明确记录的心律失常,以及 SCD 家族史常与心悸不良病因相关[1]。器质性心脏病患者,心悸的鉴别诊断非常宽泛。患者年龄以及心血管问题常影响其症状的性质。如心率≥180 次/min 的室上性心动过速(supraventricular tachycardia,SVT)以可使冠心病(coronary artery disease,CAD)患者出现胸痛、或主动脉狭窄患者发生晕厥,而健康的年轻人可能仅仅感觉轻度气短。

心悸的发作和终止可提示心律失常的病因。突然发作,像"打开灯的开关"一样符合阵发性室上性心动过速发作特点,如房室结折返性心动过速(atrioventricular nodal reentrant tachycardia,AVNRT;见第 37 章),而逐渐加速和逐渐减慢则更符合房性或窦性心动过速。然而,即使是突然发作的心动过速,也可以在开始和结束时出现期前收缩,似乎是渐进发病和终止。通过 Valsalva 动作或颈动脉窦按摩终止提示结性组织参与的折返性心动过速，如窦房结折返、房室折返性心动过速(atrioventricular reentrant tachycardia, AVRT)或 AVNRT(见第 34 和 37 章)。

未经治疗的心动过速的频率常可帮助缩小可能的诊断范围，应该教会患者如何计算其桡动脉或颈动脉的脉搏频率，注意节律是否规则。150 次/min 的心室率应当想到房扑伴 2∶1房室传导阻滞(参见第 37 章)，而大多数 SVT，如 AVNRT 或 AVRT，心室率通常超过 150 次/min。室性心动过速(ventricular tachycardias, VTs)和室上性心动过速心室率常有重叠。

心动过缓患者可能出现低心输出量相关症状，包括疲劳、虚弱、头晕、呼吸困难和晕厥等(见第 40 章)。心悸可由较长心室充盈时间引起心室收缩力增加所致，并可能是心动过缓患者的显著的临床症状。

晕厥、先兆晕厥及不同等级的意识改变

晕厥，通常称为"晕倒"或"昏厥"，是一种短暂的、自限性的意识和姿势的丧失，由血压下降和脑灌注不足引起，应积极查找原因(见第 43 章)。将晕厥与其他暂时性失去知觉区分开来非常重要，例如癫痫发作、代谢紊乱[低血糖、低氧(例如，航空公司减压)]、中毒、猝发和假性晕厥。真正晕厥的病因是多种多样的，预后也各不相同。任何患者无预兆的意识丧失，即便从心脏角度来看是良性的，也因环境不同而可能是危险的(例如，在驾驶车辆的时候，在楼梯的顶部)。然而，因为晕厥可能是 SCD 的先兆，所以从更良性的晕厥病因中识别心源性病因至关重要。

当晕厥是由心律失常引起的，其发作迅速，持续时间短暂，有或无先兆，通常不伴有晕厥后的意识模糊状态。如果患者失去知觉时跌倒，则可出现躯体损伤。晕厥前心悸症状支持心律失常是晕厥的原因，但如果意识丧失发生迅速，则常无心悸症状。抽搐罕见，主要出现于持续较久的心搏停止或快速室性心律失常之后。因此，抽搐发作不以晕厥开始也不预示晕厥发生，而在癫痫发作中，抽搐运动在晕厥发作的几秒钟内开始。在心源性晕厥中，咬舌或尿失禁也不常见。综上所述，晕厥伴早期抽搐活动常由癫痫引起，而后期抽搐更可能由心律失常引起脑灌注不足所致。晕厥的病史应仔细询问和分析，因为摔倒的老年人可能会因为逆行性健忘症而否认在事件发生期间意识丧失。晕厥的常见心律失常原因包括窦房结功能障碍或房室传导阻滞引起的缓慢心律失常和快速心律失常，最常见的是室性心律失常，但有时是室上性心律失常也可导致晕厥。慢-快综合征患者可以出现心动过缓和心动过速，治疗这两者都是必要的。

反射性晕厥包括血管迷走神经性晕厥、情境性晕厥和颈动脉窦综合征。应与由自主神经衰竭(例如，由于糖尿病)所致僵直引起的晕厥相区别[3]。血管抑制剂和心脏抑制性晕厥通常进展较慢，并可能先出现自主神经过度激活的表现，如恶心、腹部痉挛、腹泻、出汗或打哈欠等。事实上，这种情况下心悸常见。在恢复时，患者可能心搏缓慢、脸色苍白、出汗和疲劳，这与从 Stokes-Adams 发作或 VT 发作中恢复的患者不同，后者可能脸红，并可能有窦性心动过速，通常没有持续的精神错乱。站立时的心悸和先兆晕厥可能是体位直立性心动过速综合征的症状。

药物诱导的(直立性低血压、缓慢性心律失常)和非心律失常的心脏原因，如主动脉瓣狭窄、肥厚型心肌病、肺动脉瓣狭窄、肺动脉高压和急性心肌梗死，可以通过病史、体格检查、心电图、超声心动图和其他实验室检查排除。晕厥的非心脏原因如低血糖，短暂性脑缺血发作，以及心理原因，通常可以通过仔细询问病史来排除(见第 35 和 43 章)。

心搏骤停和流产的心脏性猝死

SCD 很常见，尽管对发病率的估计因病例识别不足和影响猝死率和病因的长期趋势而混淆(见第 42 章)。导致心源性猝死的最常见心律失常是室性心动过速(ventricular tachycardia, VT)或心室颤动(ventricular fibrillation, VF)，也可由严重心动过缓引起，如完全性房室阻滞或心搏停止时所见。多种非心脏疾病可能与危及生命的心律失常有关，包括神经疾病(中风、颅内出血、癫痫、神经肌肉疾病、帕金森病)、糖尿病、肥胖、肝硬化、厌食和暴食等。在经过充分评估的病例中，冠心病(coronary heart disease, CHD)是 SCD 患者最常见的疾病，可能是第一个也可能是最后的表现。多达 80%的 SCD 病例发生在合并某些器质性心脏病(如冠心病、心肌病或先天性心脏病)的患者中。所谓"尸检阴性"的 SCD 其心脏原因包括原发性心电疾病，如长 QT 综合征(long-QT syndrome, LQTS)、Brugada 综合征、儿茶酚胺敏感性多形性室性心动过速(catecholaminergic polymorphic ventricular tachycardia, CPVT)、特发性心室颤动(idiopathic ventricular fibrillation, IVF)，以及在某些情况下的 Wolff-Parkinson White(Wolff-Parkinson-White, WPW)综合征(见第 33 章和第 37 章)。在病因上，其余的猝死通常不是心脏源性。

出于评估的目的，SCA 应被视为 SCD 的幸存者。对 SCA 患者进行全面评估以确定病因和适当的治疗至关重要。心脏病史在指导评估和管理方面至关重要，SCD 家族史或严重心律失常史也同样重要。SCA 发作时的情况通常可为诊断提供信息。SCD 之前的心脏症状提示存在器质性心脏病。多种诱发因素可为 SCA 的病因学提供线索。在各种结构性心脏病、心律失常性心肌病(心律失常性右室心肌病/发育不良、ARVD/C)和原发性心脏电生理疾病[如 LQTS(1 和 2 型)和 CPVT]中，运动、情绪失常或压力可导致心搏骤停。而在 LQTS3 或 Brugada 综合征的 SCD 更可能发生于休息或睡眠中。Brugada 综合征患者中，发热是引起典型心电图改变(图 32.1)和心律失常的常见诱因。药物和软性毒品可以增加致命性心律失常的风险；应询问患者使用抗心律失常药、兴奋剂、减充血剂、精神药物、抗生素、酒精、安非他明、可卡因和补品，尤其是那些用于减轻体重和能量增强的药物。LQTS 和 Brugada 综合征患者应慎重使用可能增加心律失常风险的药物。应避免使用的药物列表分别见 https://www.crediblemeds.org/和 http://www.brugadadrugs.org/，器质性心脏病，如扩张型心肌病(dilated cardiomyopathy, DCM)或肥厚型心肌病(hypertrophic cardiomyopathy, HCM)心室复极延迟导致后天获得性 LQTS，相同的药物在这些患者中可诱发危及生命的心律失常。

有严重室性心律失常、过早猝死、死产、婴儿猝死综合征(sudden infant death syndrome, SIDS)、不明原因机动车和其他事故的家族史，并与永久心脏起搏器或植入式心脏复律除颤器(implantable cardioverter-defibrillator, ICD)的亲属家族史的存在可能是相关的，并会影响对疑似遗传性心律失常的评估。如果可获得的话，来自死者的生物组织标本可用于遗传性 SCD 疑似病例的基因测试或分子尸检。

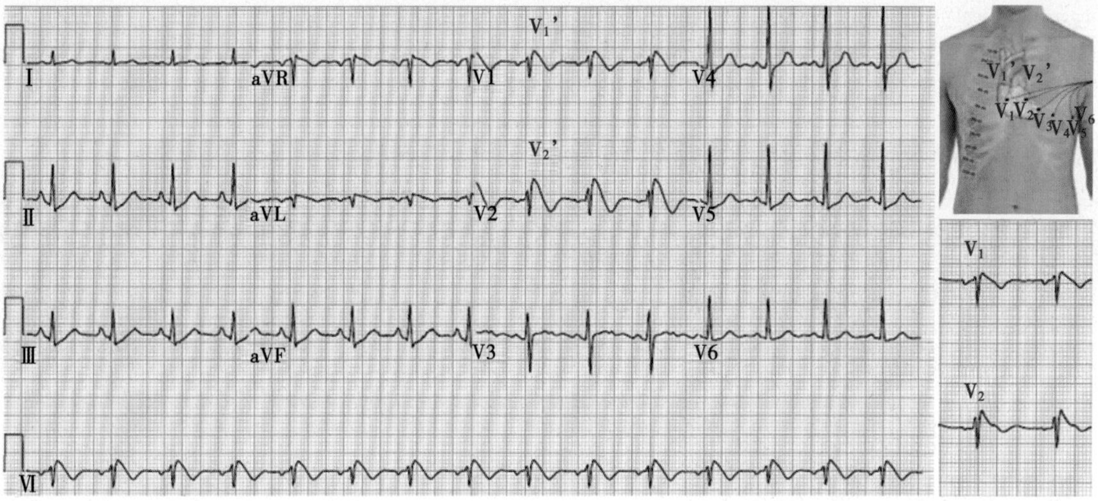

图 32.1 12 导联心电图(ECG),V_1'和 V_2'电极放置位置位于第二肋间间隙(位置如图中躯干图所示)。此患者心电图显示的 V_1、V_2 为标准心电图位置所记录

体格检查

体格检查的重点是确定是否存在心血管疾病。没有明显心肺疾病常常(但并非总是如此)提示心律失常是良性的。相比之下,如果合并存在显著的心脏病或肺病的情况下,心悸,晕厥或近似晕厥的预后相对较差。此外,体格检查可以发现持续存在的心律失常(如心房颤动)。CV 体格检查的详细方法在第 10 章和第 35 章中概述。常规体格检查也很重要,可以识别与心脏症状和心律失常相关的疾病情况。皮肤检查可发现慢性游走性红斑(莱姆病相关皮疹),脱发和眼球突出提示甲状腺疾病的存在,上睑下垂和骨骼肌萎缩或肌强直提示可能存在神经肌肉疾病(见第 97 章)。

如果出现心动过速,患者血流动力学稳定,首要的是获得 12 导联心电图。如果心电图无法获得,体格检查的一些线索可以帮助作出诊断。在颈静脉波动中出现规则的大炮 A 波与 1:1室房传导相一致,如 AVRT、AVNRT 等心动过速,以及一些交界性心动过速和 VT。相比之下,体格检查还可能发现室房分离的特征,如间歇性大炮 A 波、第一心音强度变化和收缩压峰值变化,见于室性心动过速、非阵发性房室连接处心动过速,心动过速发作而无心房的逆行捕获(见图 10.4)。

体格检查期间的颈动脉窦按摩(carotid sinus massage,CSM)可用于终止对自主神经张力敏感的心律失常,并识别患有过敏性颈动脉窦反射的患者。进行操作之前,检查者首先需要仔细听诊两侧颈动脉以确定没有杂音,轻轻触诊以确定颈动脉搏动是否正常,然后轻轻按压或按摩颈动脉窦。通常情况下,温和的按摩足以终止敏感的心动过速,或在易感患者中产生显著的窦性停搏或房室传导阻滞。在诸如 AVRT、AVNRT、窦房折返性心动过速、腺苷敏感性房性心动过速(atrial tachycardia,AT)和特发性右心室流出道心动过速中,对 CSM 的最明确的反应是心动过速终止。CSM 可以在不终止的情况下逐渐减缓窦性心动过速,并且可以在不终止的情况下降低对房性心动过速,心房扑动和房颤的心室反应,从而便于可检测心房激动情况。CSM 暂时终止无休止性房室连接性折返性心动过速,而当颈动脉按摩停止时心动过速重新发作。CSM 通常对折返性室性心动过速或交界性心动过速无影响(图 32.2)。

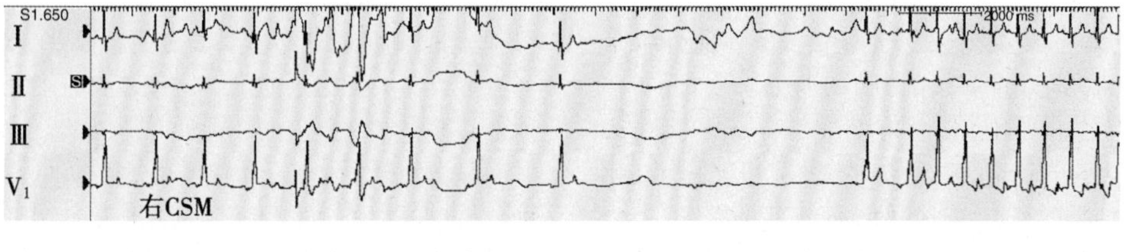

图 32.2 偶发性头晕的患者,右颈动脉窦按摩(CSM)产生 7.2 秒窦性停搏。(图片由 Joseph Marine 医生提供)

临床和实验室检查

在评估疑似心律失常患者时,病史、体格检查和心电图至关重要。诸多其他检查,单独或联合应用,可以帮助进一步诊断和管理心律失常患者。

心脏影像学

心律失常的预后取决于基础疾病背景,最重要的是否存在器质性心脏病。通过病史和体格检查、胸片及心电图可以明确器质性心脏病的存在。心肌结构异常使心脏更易于发生心律失常,心脏影像学检查在检测心肌结构异常及其特征中起重要作用。例如,在患有心室收缩功能障碍和心腔扩大的患者中、在 HCM 中以及在诸如结节病的浸润性疾病的情况下,室性快速性心律失常更为常见。而室上性心律失常可能与特定的先天性心脏疾病有关,如 Ebstein 畸形患者易发房室折返性心动过速(见第 75 章)。超声心动图(见第 14 章)经常用于筛查心脏结构和功能障碍。心肌的磁共振成像(magnetic resonance imaging,MRI)(第17章)被越来越多地用于筛查瘢痕负荷,观察ARVC患者心肌纤维脂质浸润,以及检测影响心律失常易感性的其他结构变化。增强MRI和18F-氟脱氧葡萄糖正电子发射断层扫描与计算机断层扫描(^{18}F-FDG PET/CT)已被用于心脏结节病的诊断,及观察对治疗的反应[4](图32.3)。

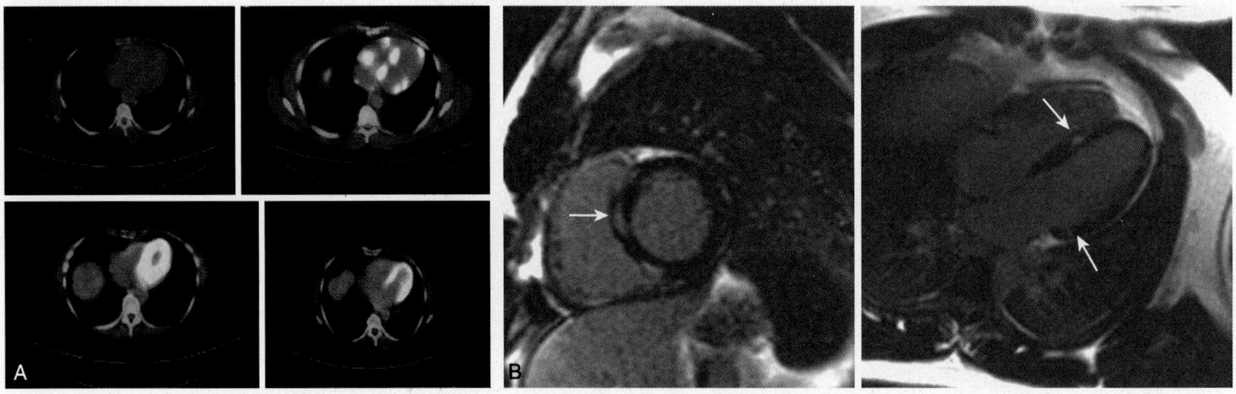

图32.3 结节病。A,4幅图像为心脏正电子发射断层扫描(PET)中^{18}氟-脱氧葡萄糖摄取模式。B,两张为心脏磁共振图像,显示左心室室壁中层延迟性钆强化(箭头)。(改编自Hamzeh N,Steckman DA,Sauer WH,et al:Pathophysiology and clinical management of cardiac sarcoidosis. Nat Rev Cardiol 2015;12:278.)

静息心电图记录

在心律失常患者的评估中,合理使用无创性诊断检查至关重要,心电图有无可比拟的地位(见第12章)。不常见但诊断上重要的电生理紊乱特征可通过静息心电图发现,如WPW综合征的δ波、QT间期的延长或缩短、Brugada综合征特有的右心前ST段异常(见图32.1)及ARVD中的ε波等。

信号平均心电图(signal-averaged electrocardiography,SAECG)使用信号平均技术来放大体表ECG中与心肌缓慢传导相关的小电位。这些小电位因相对于QRS波群的时相被称为晚电位,滤过(或平均)QRS持续时间的延长表明心室传导减缓,被认为与心肌梗死后室性心律失常风险增加有关(见第35章)。

动态心电图监测和事件记录

无证据的心律失常患者的基本诊断原则是记录症状发作期间的心电图,并确立心律失常与症状之间的因果关系。在不怀疑有危及生命的心律失常的患者中,通过动态心电图或事件记录仪连续或间歇地记录心电图,提高在症状发作期间监测心律的可能性。持续心电记录有助于评估心电图片段和间期的动态变化。ST-T波的变化可能表明存在心肌缺血,心率变异(dynamics of heart rate)和QT间期变异(QT interval,QTv)的动态变化可能提示心律失常风险。ECG监测的类型和持续时间取决于症状的频率。大多数连续记录系统配备了患者触发记录,以便使ECG与症状相关联(见第35章)。

短期连续动态心电图监测可能足以判断与心律失常相关的日常症状,如心悸或晕厥,量化特定的心律失常现象(如PVC负荷,心房颤动负荷,QT间期变化,缺血或Brugada综合征的ST-T变化等),或评估对治疗的反应。如果发作频率较低,24小时甚至48小时记录可能价值较低。对于发作不频繁的心律失常,需要长期监测系统。这些系统还通过连接到寻呼机大小的传感器的胸部电极连续记录ECG。传感器将收集的数据无线传输到分析心脏节律数据的便携式监视器。如果检测到心律失常,监护仪会自动通过互联网将记录的数据无线传输到中央监测站进行后续分析。已经开发出更新、更紧凑、在可穿戴贴片中包含所有组件的监测系统。连续记录系统不需要患者识别心律失常,但允许患者激活的ECG数据传输。

事件记录器适用于症状出现频率较低(如每月几次发作)的患者,并且由于记录仪通常由患者激活,因此非常适合将症状与节律紊乱相关联。事件记录器可以连续自动触发或由病人触发激活记录。不带循环内存的不连续经语音监测系统需要患者激活记录(见第35章)。

移动技术无处不在,任何拥有智能手机或平板电脑的人都可以携带易于配置的心电监护系统。可使用iPhone和Android手机应用程序来进行实时ECG监测。这些手机和平板电脑可以使用电子记录系统或基于摄像头的脉搏图来评估心律,并且准确易用。它们可用于按需心律失常诊断和监测心律失常负荷,并且正被用作群体研究中的表型平台[5]。

植入式监测器或植入式环路记录器(implantable loop recorder,ILR)通常用于评估疑似严重、但较少发作,且在电生理检查中不能诱发的心律失常。ILR是放置于皮下的、单一导联ECG的监测装置,监测时间可长达24至36个月。这些设备具有自动触发和患者激活心律失常记录能力。这种装置的使用已经成功地记录了快速性心律失常和更多的缓慢性心律失常。心电图记录可以通过互联网发送到分析中心,然后再通过互联网发送给医生。ILR的查询分析也可以通过固定电话远程进行。ILR主要用于晕厥的评估,但越来越多的用于监测心律失常负荷,特别是心房颤动。技术进步使得ILR的尺寸进一步缩小,植入更加容易,临床应用将不断增加[6]。

双腔起搏器可以记录心房和心室的高频率事件,并且可以与心律失常进行关联(见第41章)。除了检测和治疗室性心律失常,双腔ICD还有助于识别房性心律失常的周期、持续时间和发作频率。远程监测有助于植入起搏器和ICD患者心律失常的诊断。

负荷心电图

运动心电图负荷试验在评估因劳累而出现症状的患者中可能特别有用(见第13章)。运动负荷试验对于确定心肌需求缺血和其他心律失常基质的存在非常重要，例如复极化的改变和 QT 间期的动态变化(见第 33 章)。在低心率下 T 波的微观改变(T 波交替；见第 35 章)可识别有室性心律失常风险的患者。改变的心率恢复可能提示与心律失常风险增加相关的自主神经功能障碍。

重要的是要认识到并非所有由运动引起的心律失常都预后不良。大约三分之一没有心脏病的人会出现与运动相关的心室期前收缩。通常表现为偶发的单形性室性期前收缩，更可能发生于心率更快时、且在测试之间不一定可重复出现。多形 PVC，PVC 和 VT 是健康个体对运动的非常见反应；因此，如在运动试验期间发生更复杂的室性心律失常，应积极查找潜在的器质性心脏病[7,8]。

约半数的 CAD 患者会发生 PVC，与健康个体相比，具有更高的可重复性并出现在较低的心室率时(<130 次/min)，并且通常在早期恢复期。CAD 患者更容易发生频发 PVC(>10 次/min)，多形性 PVC 和 VT。CAD 患者通过锻炼可以抑制静息时发作的 PVC，然而这一观察结果并不意味着预后一定是良性的，或没有潜在的器质性心脏病。

运动试验对原发性心电异常患者如 LQTS，CPVT 和 Brugada 综合征也具有诊断或预后价值(见第 33 章)。由于 QT 间期在高达四分之一的基因证实 LQTS 患者中是正常的，因此运动试验可以强化复极储备，使这些患者的 ECG 异常得以显现。与正常患者相比，LQTS 患者 QT 间期对由站立产生的心率加速呈现异常反应。运动试验可以在 CPVT 患者中诱发多形性 PVC 和 VT(图 32.4)。在 Brugada 综合征患者中，运动恢复期显著的 ST 段马鞍形抬高可预测随访期间的心律失常事件[9,10]。

倾斜试验

倾斜试验(tilt-table testing，TTT)可用于评估怀疑因过度的迷走神经张力产生心脏抑制和/或血管抑制反应的晕厥患者。机体对 TTT 的生理反应尚不完全清楚，但始终存在血容量的重新分配和心室收缩力的增强。TTT 引起中枢反射的过度激活，先出现心率增加、随后血压下降以及此后的心率减慢。TTT 可以观察到不

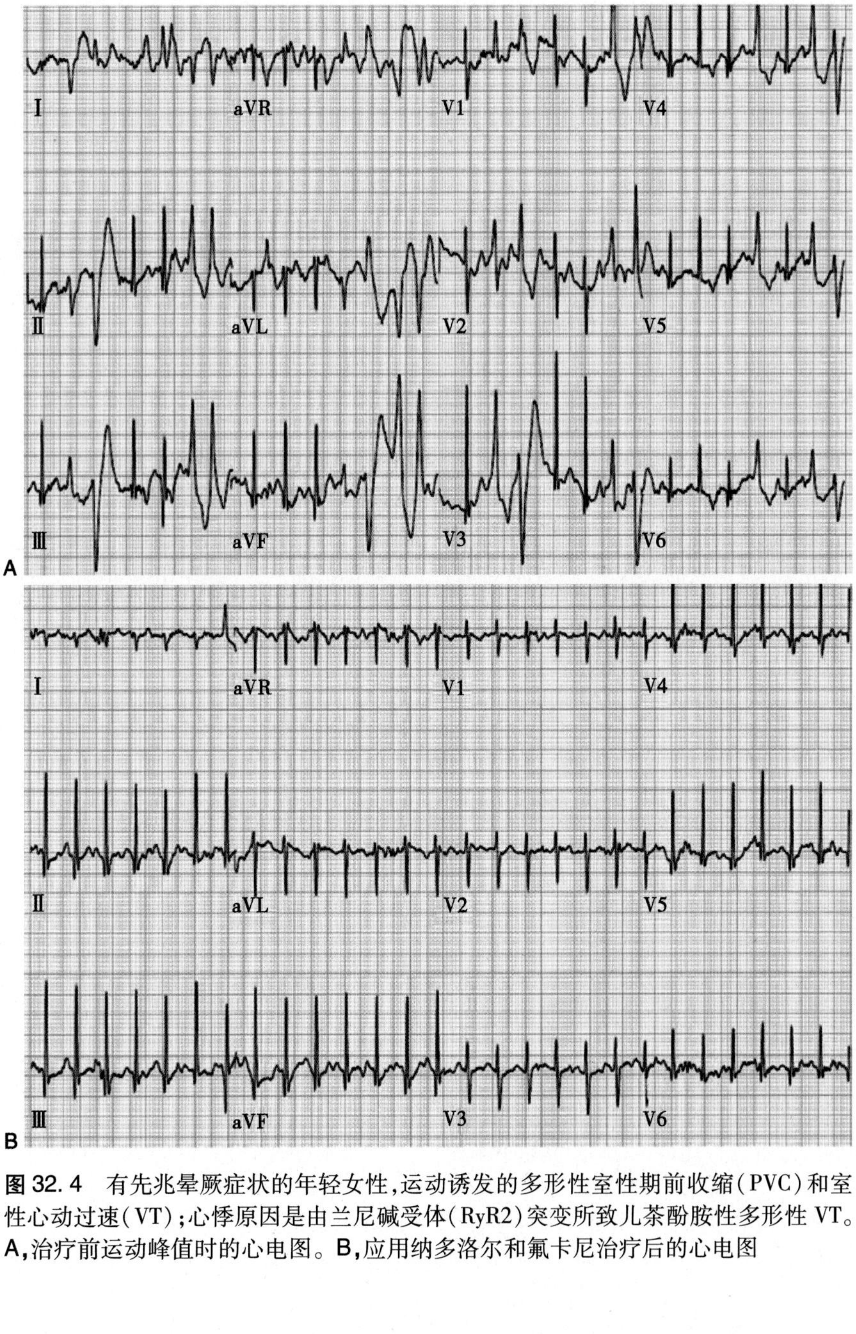

图 32.4 有先兆晕厥症状的年轻女性，运动诱发的多形性室性期前收缩(PVC)和室性心动过速(VT)；心悸原因是由兰尼碱受体(RyR2)突变所致儿茶酚胺性多形性 VT。A，治疗前运动峰值时的心电图。B，应用纳多洛尔和氟卡尼治疗后的心电图

同反应，包括心脏抑制为主或血管舒张抑制剂反应为主。在直立性低血压自主神经功能不全患者中，血压下降而心率仅稍有增加。姿势性直立性心动过速综合征（postural orthostatic tachycardia syndrome，POTS）是神经心源性不耐受的变体，其特征在于直立的10分钟内不能耐受直立姿势，并且心率（>120次/min）显著增加（增加>30次/min）。症状多样性使POTS的诊断复杂化，POTS的诊断常与焦虑症、不适当的窦性心动过速、慢性疲劳综合征和纤维肌痛混淆[11]。来自国际性注册研究的数据表明耐力和力量训练项目可能对治疗POTS有帮助[12]。

TTT最常用于复发性晕厥患者，对单次晕厥发作伴有相关损伤的患者可能也有诊断价值，特别是在没有器质性心脏病的患者中。在患有器质性心脏病的患者中，已经排除了其他原因（例如，心搏停止，快速性心律失常）情况下，也有指征进行TTT。TTT被认为是诊断和治疗复发性特发性眩晕，慢性疲劳综合征，复发性短暂性脑缺血发作，以及老年患者病因不明的反复跌倒的有用工具（见第35章）。重要的是，在冠状动脉近端狭窄的严重冠心病患者，已知的严重脑血管疾病，严重的二尖瓣狭窄和左心室流出梗阻（例如，主动脉瓣狭窄）的情况TTT相对禁忌。

侵入性电生理检测

心脏电生理研究（electrophysiologic study，EPS）对于理解和治疗许多心律失常至关重要（见第35章）。EPS的适应证分为几大类：判定心律失常的机制，提供基于导管的消融治疗，以及确定可能由心律失常（例如，晕厥，心悸）引起的症状的病因。通过将多个多极电极导管置入心脏的特定区域来进行EPS。由不同影像模式手段相互补充，对这些导管定位引导，包括透视、心腔内超声心动图（intracardiac echocardiography，ICE）和电解剖标测（electroanatomic mapping，EAM）等，通常可将MRI和CT心脏图像与EAM信息融合。

EPS包括静息和应激（速率或药理学）条件下对心脏传导系统的基线测量及起搏和药物作用下心律失常的诱发。已经开发了许多标测和导管引导技术以帮助在电生理学实验室进行基于导管的治疗手段。EPS在自发并可在实验室诱发的SVT和VT的评估管理中最为有效。然而，EPS期间许多情况（例如，镇静，自主神经张力或血流动力学的差异，局部缺血）可导致临床相关心律失常诱发困难。未能诱发心律失常并不能排除其临床存在、并且是患者症状的原因。

理想情况下，EPS仅在有自发性心律失常风险的患者中诱发出具临床和预后重要价值的心律失常。不幸的是，情况并非如此，随程序性刺激的激进程度不同（如额外刺激的数量和联律间期），通常可诱发非特异性快速心律失常，特别是心房和心室的扑动和颤动。

特定症状或状态的评估

SCA幸存者，SCD风险

应对于非急性透壁性心肌梗死无关的从SCA中幸存者，被认为是具心律失常性SCD风险的患者进行评估，以确定可能的心肌基质和心律失常触发因素（见第42章）。SCD的一级或二级预防方法取决于是否存在潜在的器质性心脏病和起始事件的可逆性。心脏病史和体格检查以及心脏结构和功能成像必不可少。对严重CAD患者，除药物，装置或手术的特定抗心律失常治疗外，可能还需要进行血运重建。与SCA相关的其他心脏结构异常可能需要针对性治疗以改善心脏功能（DCM，HCM）或减少炎症（例如，心肌炎，结节病），但由于SCA的高复发风险通常需要ICD植入。

心脏结构正常的SCA幸存者因为其临床过程的不可预测性，通常需要植入除颤器。这些ICD常常可以完全采用血管外途径（S-ICD）（见第41章）。WPW综合征患者因心房颤动合并预激前传导致的SCD，仅通过导管消融房室旁路即可控制。

患有遗传性心律失常综合征（LQTS，SQTS，CPVT，ARVD，Brugada综合征）的SCA幸存者应该植入ICD。然而，患有此类疾病但并无SCA病史的患者，其适当的治疗仍在不断发展中（见第33章）。在许多情况下，药物疗法如CPVT或1型和2型LQTS使用β受体阻滞剂，以及某些患者单纯生活方式改变可能就已足够了。

晕厥（见第43章）

大多数晕厥患者具有非心脏原因，超过三分之一患有神经心源性晕厥，高达四分之一患有直立性低血压[13]。医生面临的主要挑战之一是确定可能晕厥患者的致死性病因。初步评估包括详细的病史采集和心电图。如果怀疑心脏原因，则需进行超声心动图检查和动态心电图监测。EPS有时候可以确定晕厥的机制（见第35章）。怀疑患有神经心源性晕厥患者，其评估通常包含TTT。患有非心源性晕厥患者通常预后良好，而因心脏原因引起晕厥的患者SCD风险较高。尽管确定晕厥患者的病因和风险分层很重要，但目前可用的工具尚不足以有效鉴别[2]。

心动过缓（见第40章）

静息和动态心电图记录是缓慢性心律失常患者管理的基石。许多患者存在无症状的缓慢性心律失常；在大多数情况下，重要的是在假定心动过缓需要治疗之前确认确定心动过缓导致症状的发生。出现症状性缓慢性心律失常的患者可能不需要进一步的诊断检查。某些心电图和电生理学结果可能会决定无症状患者的治疗决策。例如，在患有二度Ⅱ型房室传导阻滞的患者中，即使在没有症状的情况下，明确的His-Purkinje系统阻滞，因存在进展为完全性房室传导阻滞的风险，起搏器植入是合理的。重要的是要记住，心率35~40次/min的无症状窦性心动过缓、2至3秒停搏的窦性心律失常，二度文氏房室传导阻滞（特别是发生于睡眠期间），游走性心房起搏点和交界逸搏可以是完全正常的，特别是在年轻人和身体状态良好的运动员中。

当心动过缓与患者症状之间的因果关系无法确定，或为排除快速性心律失常是症状原因时需要进行EPS。对于房室传导阻滞患者，阻滞部位决定了疾病的临床过程和是否需要进行起搏治疗，通过心电图分析通常可以确定阻滞部位。运动，阿托品或异丙肾上腺素可缩短PR间期并增加Ⅰ型（Wenckebach）房室传导阻滞下传P波的比例，而这些方法可增加二度Ⅱ型房室阻滞中下传阻滞的P波数量，并且可能有助于确定房室传导阻滞水平、预后和处理。

心动过速（见第37~39章）

心动过速发作期间的12导联心电图记录是非常宝贵的。如心动过速时QRS形态与窦性心律期间相同，即使存在异常也提示心动过速是室上性心动过速。宽QRS波心动过速如果不是典型左、右束支传导阻滞图形，尤其是与窦性心律的QRS波不同，特别是合并心肌梗死史的患者，几乎总是 VT（见第 39 章）。

可以根据 P 波和 R 波的时间关系对室上性心动过速进行分类。当 P 波发生在更接近前一个 R 波时（即在 RR 间期的前半部分），心动过速称为短 RP'心动过速，而如果 P 波发生在 RR 间期的后半部分，则心律失常被称为长 RP'心动过速。短 RP'心动过速的鉴别诊断包括 AVNRT，AVRT，交界性心动过速和房速伴显著延长的 PR 间期。如果没有明显的 P 波或其他心房激动证据，并且 R-R 间期是规则的，最可能是 AVNRT。如果逆行 P 波出现在 ST 段中，则最有可能是 AVRT。长 RP'心动过速包括窦性心动过速，非典型 AVNRT，永久性交界性折返性心动过速或房性心动过速。无论 RP'间隔如何，窦性心动过速和房性心动过速的 P 波都不会与其前面的 R 波表现出偶联关系。在窦性心律期间或在心动过速期间经旁路传导的存在表明 WPW 综合征及与之相关的旁路是导致心律失常的原因。

运动员心律失常的评估和管理

高强度训练的运动员经常出现心脏重塑。可以产生规律性高强度运动所需的持续心输出量增加。长跑或自行车骑行等耐力训练会对心脏产生持续的容量负荷，导致心脏四个腔室扩大，导致休息和运动时每搏量增加。诸如举重之类的力量训练对心脏施以压力负荷，使左心室室壁产生向心性肥厚。一些运动，例如篮球，呈现两种类型的心脏负荷共同增加。有时，心脏大小的生理性增加可能难以与心肌病的早期表现区分开[14]。心电图通常会反映出这种结构重塑，并可能显示左心室肥大（见于大约 40%的运动员），心前导联 V_1 至 V_4 的 T 波倒置（14%的非裔美国运动员），QT 延长，频繁的 PVC，以及由于迷走神经张力增加引起的窦性心动过缓和不同程度的房室传导阻滞。这些心电图改变与 ARVD/C、Brugada 综合征或 LQTS 类似，可能导致对运动员诊断决定的混淆。

在竞技运动员中心律失常的发生频率增加。最具威胁性的心律失常是 SCD/SCA。在全国大学体育协会（National Collegiate Athletic Association，NCAA）的一项研究中，运动员最常见的医学死亡原因是 SCD（1/53 703 运动员-年中），尸检阴性 SCD 最常见[15]。同样，在高中学校自动体外除颤器（automated external defibrillators，AEDs）国家注册中，有 410 万学生·年的随访，显示学生运动员的 SCA 率为 1.14/100 000，与非运动员相比，风险增加了 3.65 倍[16]。

在某些情况下，剧烈运动可以引发隐匿性心脏病运动员的心律失常性 SCD。对体育活动期间严重心律失常或 SCD 的风险评估是具有挑战性，且在参与运动前进行正确的评估仍存在争论。典型的存在争议的方法是常规进行 12 导联心电图筛查[17]。一些国家，如意大利和以色列，已经强制要求进行基于 ECG 的筛查，而丹麦等其他国家则拒绝采用这种方法，理由是事件发生率极低。普遍认同的要素是对运动努力和运动员角色的全面理解。美国心脏协会和美国心脏病学会的指南提倡使用参赛前病史和体格检查 14 点评估，通过详细的病史采集和体格检查，可以在有潜在心血管疾病的运动员中发现可能的警告信号和症状[18]。

14 点评估包括个人病史的一些要点：胸部不适，原因不明的晕厥或近乎晕厥，过度和不明原因的疲劳/呼吸困难或运动时的心悸，心脏杂音的事先识别，血压升高，既往的运动受限，既往曾有医生要求心脏检查。家族史的组成部分包括 50 岁以下家庭成员过早突然和意外死亡，50 岁以下家庭成员因患心脏病而致残，以及遗传性心脏病、心肌病或原发性心电疾病家族史。评估中的体格检查要点包括心脏杂音、股动脉评估、马方综合征的表现和肱动脉血压测量[17]。任何这些发现都应转诊以进一步评估。运动员的一些心电图检查结果也应该进一步的评估。这些包括显著的心动过缓、停搏、AV 和室内传导系统疾病、SVT 和 VT[19]。

其他建议包括为运动员和潜在运动员的检查员提供病史采集和体格检查标准化程序，对可能有潜在心脏病运动员使用心电图和其他非侵入性检查，而不是进行普遍筛查[18]。已确诊心脏病参与体育运动的个体，建议针对这些特定疾病做针对性诊治，此部分内容在其他章节中讨论。

ICD 植入患者的体力活动常常是个问题。最近的注册数据表明，患有 ICD 的患者可以安全地参加部分体育活动，而不发生不适当或适当的电击、人身伤害或 ICD 治疗失败。限定类型的体育活动对于 ICD 植入患者来说是安全的[20]。

参考文献

1. Gale CP, Camm AJ. Assessment of palpitations. *BMJ*. 2016;352:h5649.
2. Puppala VK, Akkaya M, Dickinson O, et al. Risk stratification of patients presenting with transient loss of consciousness. *Cardiol Clin*. 2015;33:387.
3. Adkisson WO, Benditt DG. Syncope due to autonomic dysfunction: diagnosis and management. *Med Clin North Am*. 2015;99:691.
4. Hamzeh N, Steckman DA, Sauer WH, et al. Pathophysiology and clinical management of cardiac sarcoidosis. *Nat Rev Cardiol*. 2015;12:278.
5. Walsh JA III, Topol EJ, Steinhubl SR. Novel wireless devices for cardiac monitoring. *Circulation*. 2014;130:573.
6. Tomson TT, Passman R. The Reveal LINQ insertable cardiac monitor. *Expert Rev Med Devices*. 2015;12:7.
7. Marstrand P, Axelsson A, Thune JJ, et al. Cardiac magnetic resonance imaging after ventricular tachyarrhythmias increases diagnostic precision and reduces the need for family screening for inherited cardiac disease. *Europace*. 2016;18:1860–1865.
8. Jeserich M, Merkely B, Olschewski M, et al. Patients with exercise-associated ventricular ectopy present evidence of myocarditis. *J Cardiovasc Magn Reson*. 2015;17:100.
9. Asif IM, Drezner JA. Detecting occult cardiac disease in athletes: history that makes a difference. *Br J Sports Med*. 2013;47:669.
10. Cheung CC, Laksman ZW, Mellor G, et al. Exercise and inherited arrhythmias. *Can J Cardiol*. 2016;32:452.
11. Sheldon RS, Grubb BP Jr, Olshansky B, et al. 2015 Heart Rhythm Society expert consensus statement on the diagnosis and treatment of postural tachycardia syndrome, inappropriate sinus tachycardia, and vasovagal syncope. *Heart Rhythm*. 2015;12.
12. George SA, Bivens TB, Howden EJ, et al. The International POTS Registry: evaluating the efficacy of an exercise training intervention in a community setting. *Heart Rhythm*. 2016;13:943.
13. Lee AK, Krahn AD. Evaluation of syncope: focus on diagnosis and treatment of neurally mediated syncope. *Expert Rev Cardiovasc Ther*. 2016;14:725.
14. Sharma S, Merghani A, Mont L. Exercise and the heart: the good, the bad, and the ugly. *Eur Heart J*. 2015;36:1445.
15. Harmon KG, Asif IM, Maleszewski JJ, et al. Incidence, cause, and comparative frequency of sudden cardiac death in national collegiate athletic association athletes: a decade in review. *Circulation*. 2015;132:10.
16. Toresdahl BG, Rao AL, Harmon KG, et al. Incidence of sudden cardiac arrest in high school student athletes on school campus. *Heart Rhythm*. 2014;11:1190.
17. Maron BJ, Friedman RA, Kligfield P, et al. Assessment of the 12-lead ECG as a screening test for detection of cardiovascular disease in healthy general populations of young people (12-25 years of age): a scientific statement from the American Heart Association and the American College of Cardiology. *Circulation*. 2014;130:1303.
18. Maron BJ, Levine BD, Washington RL, et al. Eligibility and disqualification recommendations for competitive athletes with cardiovascular abnormalities. Task Force 2: Preparticipation Screening for Cardiovascular Disease in Competitive Athletes. A scientific statement from the American Heart Association and American College of Cardiology. *Circulation*. 2015;132:e267.
19. McClaskey D, Lee D, Buch E. Outcomes among athletes with arrhythmias and electrocardiographic abnormalities: implications for ECG interpretation. *Sports Med*. 2013;43:979.
20. Lampert R, Olshansky B, Heidbuchel H, et al. Safety of sports for athletes with implantable cardioverter-defibrillators: results of a prospective, multinational registry. *Circulation*. 2013;127:2021.

第 33 章 心律失常的遗传学

DAVID J. TESTER AND MICHAEL J. ACKERMAN

QT 病 596
长 QT 综合征 596
Triadin 敲除综合征 601
Andersen-Tawil 综合征 602
Timothy 综合征 602
心脏特异性 Timothy 综合征 603
短 QT 综合征 603
药物诱导尖端扭转性室性心动过速 603
其他离子通道病 604
儿茶酚胺型多形性室性心动过速 604
Brugada 综合征 605
早期复极综合征 606
特发性心室颤动 606
进展性心脏传导疾病(缺陷) 606
病(态)窦房结综合征 607
"Ankyrin-B 综合征" 607
家族性心房颤动 608
未来前景 608
参考文献 608

潜在的致死性和遗传性心律失常综合征包括那些心脏结构正常但存在电活动紊乱的致命性心律失常。统称为"心脏离子通道病"的这类疾病是隐藏在健康个体中的电活动异常,可引起无法预料的致死性心律失常,导致健康个体猝死。事实上,目前认识到几乎 1/3 的尸检阴性的不明原因猝死(sudden unexplained death,SUD)的年轻人和约 10%的婴儿猝死综合征(sudden infant death syndrome,SIDS)死于这些遗传性心脏通道病[1]。

心血管遗传学领域的分子进展揭示了遗传性心律失常疾病的潜在的基因基础,其遗传基因的研究也在蓬勃发展。在过去十年中,遗传学特性,包括极端的遗传异质性、递减性或不完全外显性及表达变异,都常见于心脏离子通道病。然而,对于某些疾病,重要的基因型-表型相关性已被重新研究,并用于诊断、预后和治疗。

鉴于这些遗传性疾病对家庭和社会带来的危害,本章就遗传性心律失常综合征的临床表现、基因基础、基因型-表型相关性进行讲述。特别是,我们首先关注"QT 病"这一类疾病——长 QT 综合征(包括钙调素介导的)、triadin 敲除综合征、Andersen-Tawil 综合征、Timothy 综合征、心脏特异性 Timothy 综合征、短 QT 综合征和药物诱导的尖端扭转性室性心动过速,以及其他离子通道病,包括 Brugada 综合征、早期复极综合征、特发性心室颤动、进行性心脏传导疾病、病态窦房结综合征、儿茶酚胺敏感性室性心动过速、"ankyrin-B 综合征"和家族性心房颤动。

QT 病

长 QT 综合征

临床描述和表现

先天性长 QT 综合征(long-QT syndrome,LQTS)存在于心脏结构正常或健康人群中,是一组独特的以心肌延迟复极,QT 延长(遗传确认的 LQTS 患者中第 50 百分位数 QTc>480 毫秒),以及晕厥、惊厥、心脏性猝死(sudden cardiac death,SCD)发生率增加为特征的心脏离子通道病。LQTS 发生率可能超过 1/2 500 人[2]。在静息 12 导联体表心电图中 LQTS 可以表现为 QT 延长,也可以不表现为 QT 延长。这种复极异常通常不会导致不良结果。然而,极少数是因为劳累、游泳、情绪、听觉刺激(如闹钟)或产后等原因导致心脏变得电不稳定,产生潜在的危及生命的,甚至尖端扭转性室性心动过速样致死性心律失常(见第 39 章)。虽然心律失常最常自发恢复正常,仅发生短暂晕厥,5%未治疗的怀疑是 LQTS 的个人死于致命性心律失常。然而,据估计,约一半的经历过 SCD 的个体,可能表现出预警现象(如,劳力性晕厥,家族性早发猝死),但没有被识别。LQTS 可以解释约 20%尸检阴性的 SUD 年轻人和 10% SIDS 病例[1]。

遗传基础。LQTS 是一种遗传异质性疾病。大部分按常染色体显性遗传,过去称为"Romano-Ward 综合征"。极少数按常染色体隐性遗传,称为 Jervel and Lange-Nielsen 综合征,它以严重的心脏表型和神经性耳聋为特征。自发或散在的生殖系突变可占 LQTS 病例的 5%~10%。迄今为止,在 14 个 LQTS 易感基因中已确认数百个突变,它们决定了非综合征的经典 LQTS 表型。此外,两个极端的例子,多系统紊乱,包括显著延长的 QT 间期(Timothy 综合征,以前命名为 LQT8)和延长的 QU 间期(Anderson-Tawil 综合征,以前命名为 LQT7),以及 LQT4,又叫"ankyrin-B 综合征",也有基因突变的描述。

大约 75%的 LQTS 患者是由以下 3 个基因突变所致相应离子通道功能丧失或功能获得而致病的(表 33.1):*KCNQ1* 编码的 I_{Ks}(K_v7.1)钾通道(LQT1,约占 35%,功能丧失),*KCNH2* 编码的 I_{Kr}(K_v11.1)钾通道(LQT2,占 30%,功能丧失),以及 *SCN5A* 编码的 INa(Na_v1.5)钠通道(LQT3,占 10%,功能获得)。这些基因负责心脏动作电位的协调(图 33.1)。5%~10%的患者有多个基因突变,这部分患者发病年龄更小,突变基因的外显率更高[1]。

2012 年,Boczek 和同事们[3]在一个由 15 人组成的按常染色体显性遗传的"典型"LQTS 大家系中,根据全外显子测序,基因组和系统生物学方法,明确了一个新的基因突变(P857R-*CACNA1C*)。利用全细胞膜片钳方法研究了该突变的功能是 $I_{Ca,L}$ 峰电流的功能获得,以及动作电位时程延长,从而出现 LQTS 的表型。他们随后对 102 名临床表现是 LQTS 的患者进行了突变分析,结果显示 3%~5%基因上排除是 LQTS 的患者有 *CACNA1C* 突变,使得 *CACNA1C* 成为非综合征 LQTS 第 5 个最常见的基因突变。大多数 *CACNA1C* 编码的 L 型钙通道(LTCC)基因突变位于关键的 PEST 区,负责快速蛋白降解信号传递。这些突变可能导致 LTCC 在细胞膜上的表达增加。此外,2014 年 Fukuyama 和同事们[4],2015 年 Wemhoner 和同事们[5],分别在 278 名 LQTS 患者中的 4 人(1.4%),以及 540 名 LQTS 患者中的 6 人(1.1%)中发现了功能获得的 *CACNA1C* 错义突变。

剩下的 7 个少见的 LQTS 易感基因编码或是心脏离子通道,或是关键的心脏离子通道连接蛋白(ChIPs),后者调节天然的离子通道电流,它们共同占有 5%LQTS 病例。与 LQTS 相关的最新 ChIPs 是钙调蛋白。2013 年 Crotti 和同事们[6]实施了亲子三重全外显子测序以阐明两个不相关的散发性婴儿 LQTS 病例的潜在遗传原因,这些病例有反复心搏骤

表 33. 1 遗传性心律失常综合征易感基因总结

基因	位点	蛋白
LQTS		
主要的 LQTS 基因		
KCNQ1(LQT1)	11p15. 5	KULQT1,K_v7. 1
KCNH2(LQT2)	7q35-36	HERG,K_v11. 1
SCN5A(LQT3)	3p21-24	Na_v1. 5
少见的 LQTS 基因(按字母顺序)		
AKAP9	7q21-q22	Yotiao
CACNA1C	12p13. 3	Ca_v1. 2
CALM1	14q32. 11	Calmodulin 1
CALM2	2p21	Calmodulin 2
CALM3	19q13. 2-q13. 3	Calmodulin 3
CAV3	3p25	Caveolin-3
KCNE1	21q22. 1	MinK
KCNE2	21q22. 1	MiRP1
KCNJ5	11q24. 3	Kir3. 4
SCN4B	11q23. 3	Na_v1. 5-$beta_4$
SNTA1	20q11. 2	Syntrophin-$alpha_1$
Triadin 敲除(TKO)综合征		
TRDN	6q22. 31	Triadin
Andersen-Tawil 综合征(ATS)		
KCNJ2(ATS1)	17q23	Kir2. 1
Timothy 综合征(TS)		
CACNA1C	12p3. 3	Ca_v1. 2
心脏特异性 Timothy 综合征(COTS)		
CACNA1C	12q13. 3	Ca_v1. 2
短 QT 综合征(SQTS)		
KCNH2(SQT1)	7q35-36	K_v11. 1
KCNQ1(SQT2)	11p15. 5	K_v7. 1
KCNJ2(SQT3)	17q23	Kir2. 1
CACNA1C(SQT4)	12p3. 3	Ca_v1. 2
CACNB2(SQT5)	10p12	Ca_v1. 2-$beta_2$
CACN2D1(SQT6)	7q21-q22	Ca_v1. 2-$delta_1$
儿茶酚胺敏感性室性心动过速(CPVT)		
RYR2(CPVT1)	1q42. 1-q43	RYR2
CASQ2(CPVT2)	1p13. 3	Calsequestrin 2
KCNJ2(CPVT3)	17q23	Kir2. 1
CALM1	14q32. 11	Calmodulin 1

基因	位点	蛋白
CALM3	19q13. 2-q13. 3	Calmodulin 3
TRDN	6q22. 31	Triadin
Brugad 综合征(BrS)		
SCN5A(BrS1)	3p21-24	Na_v1. 5
次要 BrS 基因(按字母顺序排列)		
ABCC9	12p12. 1	ABCC9
CACNA1C	12p13. 3	Ca_v1. 2
CACN2D1	7q21-q22	Ca_v1. 2-$delta_1$
CACNB2	10p12	Ca_v1. 2-$beta_2$
FGF12	3q28	FGF12
GPD1L	3p22. 3	GPD1L
KCND3	1p13. 2	K_v4. 3
KCNE3	11q13. 4	MiRP2
KCNJ8	12p12. 1	Kir6. 1
HEY2	6q	HEY2
PKP2	12p11	Plakophilin-2
RANGRF	17p13. 1	RANGRF
SCN1B	19q13	Na_v1. 5-$beta_1$
SCN2B	11q23	Na_v1. 5-$beta_2$
SCN3B	11q24. 1	Na_v1. 5-$beta_3$
SCN10A	3p22. 2	Na_v1. 8
SLMAP	3p14. 3	SLMAP
早起复极综合征(ERS)		
ABCC9	12p12. 1	ABCC9
CACNA1C	2p13. 3	Ca_v1. 2
CACNA2D1	7q21-q22	Ca_v1. 2-$delta_1$
CACNB2	10p12	Ca_v1. 2-$beta_2$
KCNJ8	12p12. 1	Kir6. 1
SCN5A	3p21-24	Na_v1. 5
SCN10A	3p22. 2	Na_v1. 8
特发性室颤(IVF)		
ANK2	4q25-q27	Ankyrin B
CALM1	14q32. 11	Calmodulin 1
DPP6	7q36	DDP6
KCNJ8	12p12. 1	Kir6. 1
RYR2	1q42. 1-q43	RYR2
SCN3B	11q23	Na_v1. 5-$beta_3$

续表

基因	位点	蛋白	基因	位点	蛋白
SCN5A	3p21-24	$Na_v1.5$	*ANK2*	4q25-q27	Ankyrin B
进行性心脏传导疾病/缺陷(PCCD)			*GATA4*	8p23.1-p22	GATA 结合蛋白 4
SCN5A	3p21-24	$Na_v1.5$	*GATA5*	20q13.33	GATA 结合蛋白 5
TRPM4	19q13.33	TRPM4	*GJA5*	1q21	连接蛋白 40
病态窦房结综合征(SSS)			*KCNA5*	12p13	$K_v1.5$
ANK2	4q25-q27	Ankyrin B	*KCNE2*	21q22.1	MiRP1
HCN4	15q24-q25	HCN4	*KCNH2*	7q35-36	$K_v11.1$
MYH6	14q11.2	MYH6	*KCNJ2*	17q23	Kir2.1
SCN5A	3p21-24	$Na_v1.5$	*KCNQ1*	11p15.5	$K_v7.1$
"Ankyrin-B 综合征"			*NPPA*	1p36	NPPA
ANK2	4q25-q27	Ankyrin B	*NUP155*	5p13	Nucleoporin 155KD
家族性房颤(FAF)			SCN5A	3p21-24	$Na_v1.5$

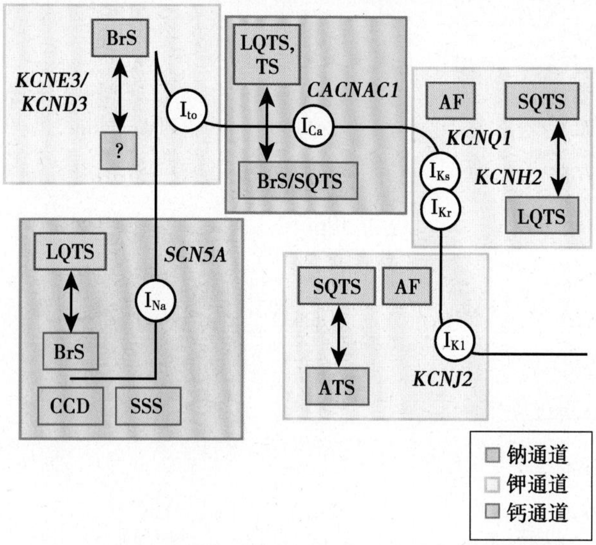

图 33.1 心脏动作电位紊乱。图示组成心室心肌细胞动作电位的关键离子流(白圈),这些离子流与潜在的致命性心律失常相关。导致功能获得性突变以绿色方框表示,而导致功能丧失的突变以蓝色方框表示。例如,*SCN5A* 编码的心脏钠通道功能获得性突变导致长 QT 综合征(LQTS),以及该通道功能丧失性突变导致 Brugada 综合征(BrS)、心脏传导障碍(CCD)和病态窦房结综合征(SSS)。AF,房颤;ATS,Andersen-Tawil 综合征;SQTS,短 QT 综合征

停和极度 QT 延长。两个婴儿都有编码钙调蛋白的基因(*CALM1* 和 *CALM2*)的零星新突变(D130G-CALM1 和 D96V-CALM2)。钙调蛋白是一种普遍表达和必需的钙信号蛋白,与许多生理功能密切相关,包括作为钙离子感受器参与 LTCC 钙依赖性的失活、心脏钠通道($Na_v1.5$)的失活和电压门控性钾通道($K_v7.1$)的激活。

钙调蛋白基因在人类生理中是一个有趣而罕见的现象。有 3 种不同的钙调蛋白基因,各有各的位点:*CALM1*, Chr. 14q32.11; *CALM2*, Chr. 2p21; *CALM3*, Chr. 19q13.2-q13.3。虽然它们在 DNA 核苷酸水平上有 76%的同源性,这 3 个基因编码一个相同的 149 个氨基酸组成的蛋白,即钙调蛋白。这 3 个基因在心肌细胞中都表达,其中转录因子表达水平最高的是 *CALM3*,其次是 *CALM2* 和 *CALM1*[6]。自从 Crotti 和同事首次报道[6]以来,所有 3 个 *CALM* 基因的突变都与 LQTS 有关[7,8]。这些钙调蛋白错义突变定位于关键的 EF-hand 钙结合区,降低钙调蛋白的钙结合亲和力,并通过 LTCC 的钙依赖性失活减少 $Ca_v1.2$ 的失活[8,9]。

钙调蛋白阳性的 LQTS 患者表现出共同的心脏特性,即早发的致命性室性心律失常,频发的 T 波电交替,显著延长的 QT 间期(QTc>600 毫秒),间歇性的 2:1房室(AV)传导阻滞(4 个人中有 3 人)。心室颤动通常由肾上腺素能激活诱发的,或者零星发生,或者在一小段尖端扭转性室性心动过速后发生[6,8]。此外,患者通常有一定程度的神经发育延迟,从语言发展的轻度延迟到严重的认知或运动发展延迟[8]。

LQTS 易感突变大多是位于编码区的单核苷酸替换或小片段的插入/缺失而导致的非同义突变,错义突变(一个氨基酸变成了另一个氨基酸),无义突变(一个氨基酸被终止密码子替代),剪接位点突变(导致外显子跳过或者内含子引入),或移码突变(改变正常氨基酸编码而导致提前终止)。近来,已经描述了一些涉及数百到数千个核苷酸的大型基因重排,并导致单个或多个全外显子缺失/重复[1]。重要的是,在这些基因中没有典型的突变"热点",因为绝大多数不相关的家族都有自己独特的"私有"突变。现如今,在 2017 年要注意到几乎 20%临床上确认是 LQTS 的患者仍无法确定基因型。

与罕见的致病性 LQTS 相关的通道突变相反,对 1 300 名健康的志愿者进行 *KCNQ1*、*KCNH2* 和 *SCN5A* 基因测序,发现约 4%的白种人和多达 8%的非白种人存在罕见的非同义基因变异(<0.5%等位基因频率)。这些基因变异分别存在于<0.04%(1:2 500)的正常人群和 75%临床表现强烈提示 LQTS 病例中[10]。事实上,在这些健康个体中共检测到 79 种不同的通道变异体,包括 14 种 *KCNQ1* 变异体、28 种 *KCNH2* 变异体和 37 种 *SCN5A* 变异体[10]。与可能的非致病性变异相比,这可以提供病例对照以分析病例相关突变的特性和定位[10]。图 33.2 描述了遗传测试的概率而非二元性,表明除了错义突变之外的罕见突变(大约是 LQTS 突变谱的 20%)是高概率 LQTS 相关突变,而最常见的致病突变类型,错义突变(即单个氨基酸替代),具有强烈的位置依赖性。例如,定位于 LQT1 和 LQT2 相关的钾通道跨膜区/孔道区的错义突变很可能是致病突变,而定位于 $Na_v1.5$ 钠通道的Ⅰ~Ⅱ区连接处的罕见的错义突变不确定是否致病,即意义不明的变异(variant of uncertain significance, VUS)。在没有共分离或功能性资料的情况下,这样的突变是致病突变的概率小于 50%。

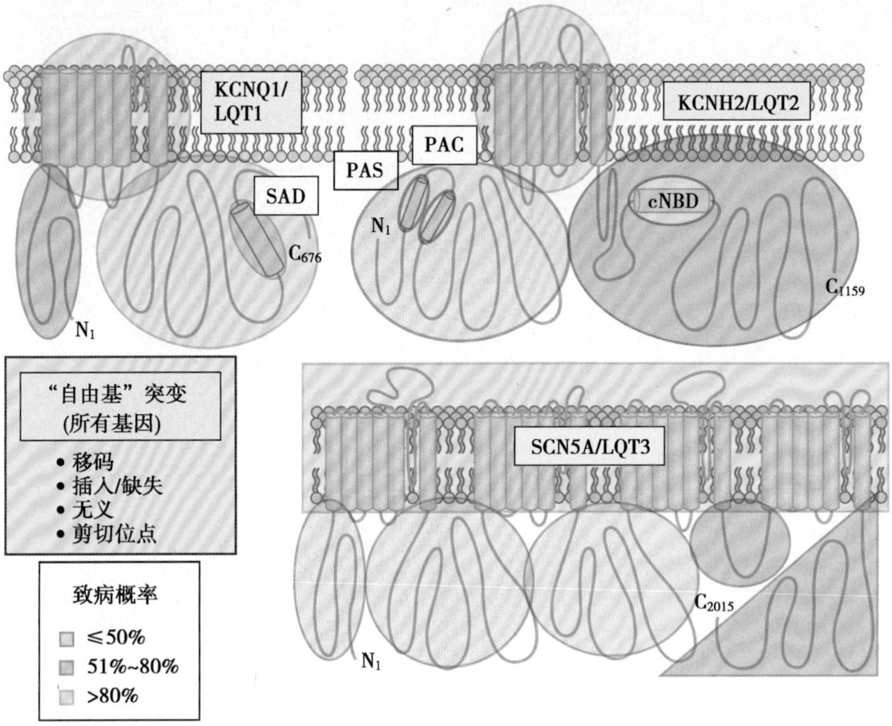

图 33.2 LQTS 基因检测的概率性。描述了引起 LQTS 的 3 种离子通道的主要的致病的突变区域。虽然"自由基"突变 90%以上的可能是真正的致病突变,但错义突变的致病概率取决于它们在每个通道蛋白的位置。位于红色阴影区的错义突变具有高致病性(>80%),位于蓝色阴影区的突变致病性为 51%~80%,而黄色阴影区的突变实际上是意义不确定(VUS,50%概率)的变异体

健康人群的基因变异频率为 4%~8%。此外,在 4 个钾通道亚基基因(*KCNQ1*、*KCNH2*、*KCNE1* 和 *KCNE2*)中已发现 15 个特有的常见多态性位点(等位基因频率>0.5%),以及在钠通道基因(*SCN5A*)中发现 8 个常见多态性位点。多数这些罕见和常见多态性位点无致病意义,然而它们使离子通道病的遗传学分析和患者临床表型的分析变得复杂。例如,最常见的钠通道变异,H558R,具有较小的等位基因频率,在非洲裔美国人中为 29%,在白种人中为 20%,在西班牙人中为 23%,在亚洲人中为 9%,可以通过其他 SCN5A 突变的"基因互补"(在同一基因内两个突变的相互作用,产生新的功能效应)对疾病状态提供修饰作用[11]。事实上,有研究表明某些常见多态性位点可能具有临床意义并与心律失常危险分层有关,特别是药物或环境因素引起的尖端扭转性室性心动过速,后文会进一步描述。

3 种常见 LQTS 基因型与表型相关性

LQTS 有特定的基因型-表型相关性,即特定的基因型有特定的触发因素、ECG 表现、对治疗的反应[1](图 33.3)。游泳和劳累诱发的心脏事件与 *KCNQ1* 突变(LQT1)密切相关,而声音刺激和分娩后发生的多见于 LQT2 患者。运动或情绪激动诱发的事件最常见于 LQT1,睡眠或休息时发生的心脏事件常见于 LQT3。从美国 LQT 注册人群中抽选 721 个基因确诊的 LQT1 患者和 634 个基因确诊的 LQT2 患者进行多因素分析,以评估临床和突变相关的由运动、声音或睡眠/休息诱发的首次心脏事件发生的独立危险因素[12,13],结果提示,在 221 例有症状的 LQT1 患者中首次心脏事件的触发因素运动占 55%,睡眠/休息占 21%,唤醒占 14%,无诱因占 10%,而在 204 例有症状的 LQT2 患者中首次心脏事件的触发因素唤醒占 44%,非运动/非唤醒占 43%,仅 13%是运动诱发的。此外,年龄小于 13 岁的男性 LQT1 患者运动引发事件的风险增加了近 3 倍,而年龄在 13 岁以上女性 LQT1 患者在睡眠/休息非唤醒时事件的风险增加了 3.5 倍。对于 LQT2 患者,苏醒引发事件的发生率在男女儿童两组之间相似,然而,在青春期开始后,女性比男性高得多(26%比 6%,在 40 岁时)。特征基因提示心电图模式以前已经描述过。LQT1 表现为与小幅度的或双相 T 波的宽 T 波相关,LQT3 表现为与 ST 段相接的窄基 T 波相关。

然而,除了这些相对基因特异性的 T 波模式外,还存在一些例外,因此在对所涉及的特定 LQTS 亚型进行遗传测试前预判时,必须谨慎行事,因为 LQT3 型心电图最常见的临床表现是 LQT1 患者。接下来是要记住的关键,因为重要的是,潜在的遗传基础严重影响对标准 β 受体阻滞剂药物治疗的反应,这在 LQT1 患者中具有极大的保护作用,而在 LQT2 和 LQT3 患者中具有适度的保护作用。此外,以 LQT3 相关的晚期钠电流为靶点的药物如美西莱汀、氟卡尼和雷诺拉嗪可能是 LQT3 的基因特异性治疗方案[14,15]。通过这种策略,证明了在临床明显缩短 QTc,缩短复极时间,可减少 LQT3 触发事件[14-16]。β 受体阻滞剂疗效依赖于基因型的结论已被广泛接受,而 β 受体阻滞剂治疗的疗效也可能在很大程度上具有特异性。对于 LQT1 和 LQT2 患者,β 受体的阻滞与运动诱发心脏事件的风险显著降低 71%(LQT2 患者)至 78%(LQT1 患者)有关,但对唤醒或睡眠/休息诱发事件的明显风险没有显著影响[12,13]。然而,许多有症状的 LQT1 和 LQT2 患者随后发生了与不同触发点相关的心脏事件。例如,LQT2 患者首先出现唤醒事件或睡眠期间事件,随后可能出现运动触发事件。因此,β 受体阻滞剂治疗仍然是一线治疗,即使患者经历了与运动无关的第一次事件。此外,基于突变类型、突变位置和细胞功能,已经实现了 LQTS 最常见的两个亚型的基因型内风险分层[1]。在临床上,$K_v7.1$ 错义突变定位于跨膜跨域的 LQT1 患者发生 LQT1 触发心脏事件的风险比发生 C-末端突变的 LQT1 患者高两倍。此外,在肾上腺素能

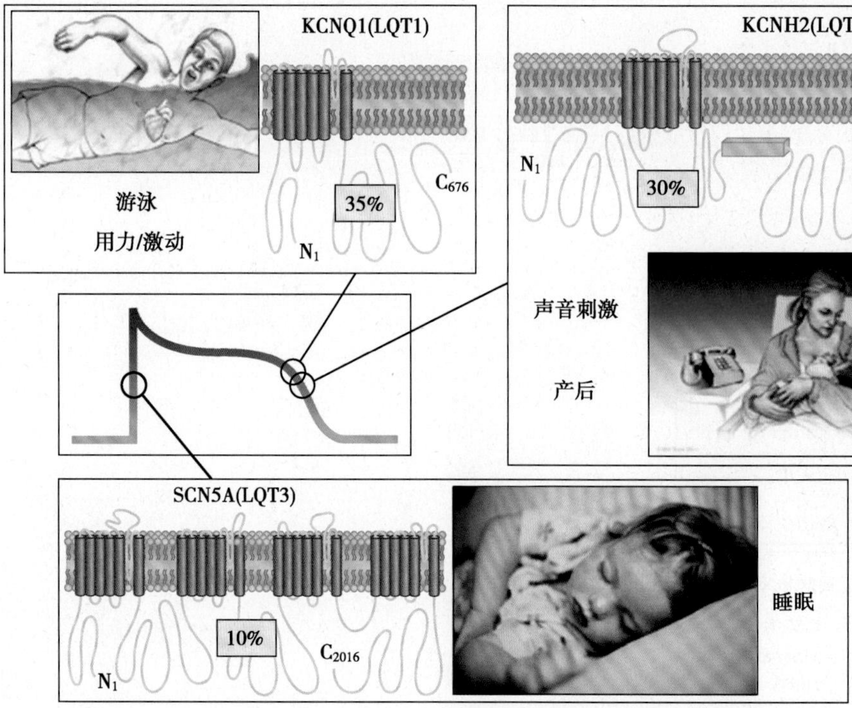

图 33.3 LQTS 基因型-表型相关性。临床上 75%的 LQTS 是由以下 3 个基因突变所致,35% *KCNQ1*、30% *KCNH2* 和 10% *SCN5A*,这 3 个基因编码与心脏动作电位密切相关的离子通道。基因型-表型相关性表现为,游泳/用力/激动与 LQT1 发病有关,听觉触发/产后与 LQT2 发病有关,睡眠/休息与 LQT3 发病有关

通道调控的蛋白质区域,位于跨膜结构域的所谓细胞质环路(C 环路)的错义突变与运动和觉醒触发事件的最高发生率相关,但与睡眠/休息的相关事件的增加无关[13]。与非错义突变相比,C-循环 $K_v7.1$ 错义突变与运动引发事件的风险增加了 6 倍以上,与 N-和 C-末端错义突变相比增加了近 3 倍。

突变导致 $K_v7.1$ 在体外细胞水平上功能丧失的程度更大(显性失活)的患者,其临床风险比那些损害 $K_v7.1$ 通路生物学程度较轻(单倍体不足)的突变大两倍。除了传统的临床危险因素外,分子定位和细胞功能是 LQTS 患者评估的独立危险因素。

与 LQT1 的分子危险分层类似,$K_v11.1$ 孔隙区域突变后 LQT2 患者的 QTc 时间较长,且其临床表现更为严重,且与 $K_v11.1$ 非孔隙相关突变的 LQT2 患者相比,$K_v11.1$ 孔隙区域突变患者在较年轻时心律失常相关事件明显增多。同样,在日本 LQT2 患者中,有孔突变的患者有较长的 QTc,尽管在先证者中不显著,但有孔突变的非先证者比无孔突变的患者在更早的年龄经历了第一次心脏事件。最近,更多的信息表明涉及跨膜孔区域的突变的 LQT2 患者发生心脏事件的风险最大,那些在任何区域有移码突变或无义突变的人有中等风险,而那些在 C 端有错义突变的人有最低的心脏事件风险。有趣的是,LQT2 突变患者有孔隙 $K_v11.1$ 通道的循环区域突变有大于两倍的风险增加唤醒触发事件,相比 N 端或 c 端(不是结构域)突变的患者,LQT2 无孔隙循环 TM 区域突变患者因运动触发心脏事件的风险几乎增加了 7 倍[12]。

不完全外显率和可变表达率是 LQTS 的临床特征,长期以来人们一直认为真正的致病突变和常见或罕见的基因变异的共同遗传可能决定疾病的严重程度。例如,常见的 K897T-*KCNH2* 多态性和 A1116V-*KCNH2* 突变(在相对等位基因上)的共存导致一个意大利 LQTS 家族出现更严重的临床表现。*A1116V* 突变本身产生了轻度 QT 延长的亚临床表型和无症状过程,而携带这两种变异的先证者有临床显性疾病,包括诊断性 QT 延长、晕厥前发作和心搏骤停。除了心脏离子通道外,非离子通道基因如 *NOS1AP*(编码一氧化氮合酶 1 适配器蛋白的基因)、*ADRA2C*(α2C-肾上腺素能受体)和 *ADRB1*(β1-肾上腺素能受体)的 SNP 可能改变 LQTS 的疾病严重程度。

2012 年,Amin 及其同事[17]的研究为 LQT1 突变阳性家系的 3′非翻译区(3′UTR)*KCNQ1* 等位基因特异性单倍型对疾病的强大修饰作用提供了有力的证据,对 QTc 和症状学的影响远远超过任何其他目前所描述的基因修饰。*KCNQ1* 基因编码一个单一的 $K_v7.1$ 离子通道 α 亚基。*KCNQ1* 基因表达和翻译后修饰后,4 个 α 亚基被组装起来形成孔形成 $K_v7.1$ 四聚体通道。因此,如果患者有杂合性 *KCNQ1* 突变(即,一个正常的 *KCNQ1* 基因等位基因和一个突变的等位基因),人们会预期如果正常和突变的基因等位基因都以等量表达,1/16 的通道将是正常的同源四聚体而 1/16 的通道为突变同质四聚体。剩下的通道将是包含正常和突变 α 亚基的杂种。可以预见,如果正常 *KCNQ1* 基因等位基因的表达受到某种程度的抑制,就会有相对更多的 *KCNQ1* 突变型 α 亚基被翻译并最终组装以提供更多功能失调的 *KCNQ1* 通道,从而导致疾病的更严重表现(图 33.4)。简单地说,比起良好(健康)通道,将有更多的坏(突变)通道创建。如果含有 *KCNQ1* 等位基因的突变被抑制,结局则相反。大多数基因具有 3′UTR,可产生信使 RNA(mRNA)转录本,其中包含顺式调控结合位点的区域,这些区域是小的非编码 microRNA(miRNA),可与转录本结合并最终抑制该基因的表达。自然发生的基因变异在这些 3′UTR(miR-SNPs)可以废除现有的或创建新的 miRNA 结合位点。Amin 及其同事[17]在 *KCNQ1* 3'UTR 中发现了 3 个自然发生的单核苷酸多态性(SNP;rs2519184、rs8234 和 rs10798),它们的次要等位基因(A、G、G)的存在可通过创建新的 miRNA 结合位点,从而抑制它们所驻留的 *KCNQ1* 基因等位基

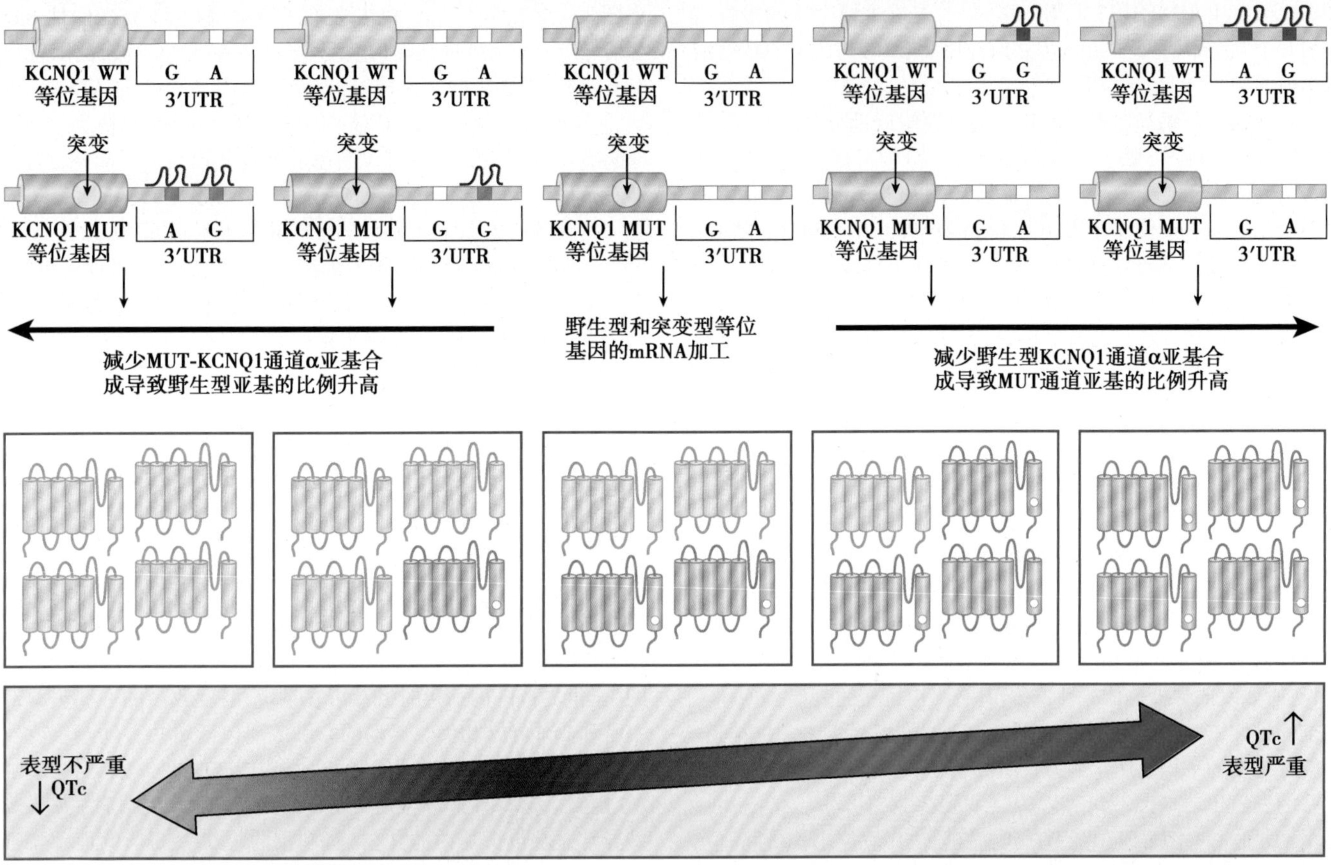

图33.4 *KCNQ1* 3'UTR单核苷酸多态性（SNPs）修饰LQT1的等位基因特异性机制。图中显示微小RNA介导的等位基因特异性*KCNQ1*基因转录-"抑制"机制，有*KCNQ1* 3'UTR内在SNP支持。SNP次要等位基因（A,G；深色方框）通过形成新的微小RNA（红色）结合位点来产生"抑制"单倍体，该结合位点抑制它们所在的*KCNQ1*等位基因，从而改变野生型（即正常型，黄色）和突变型（灰色）$K_v7.1\alpha$亚基的化学计量组合。（改编自Amin AS, Giudicessi JR, Tijsen AJ, et al. Variants in the 3' untranslated region of the KCNQ1-encoded $K_v7.1$ potassium channel modify disease severity in patients with type 1 long QT syndrome in an allele-specific manner. Eur Heart J 2012;33:714-23.

因的表达。通过创建新的miRNA结合位点来抑制单倍型*KCNQ1*基因等位基因的表达。来自41个家系的168个*KCNQ1*（LQT1）突变阳性个体的队列中，"抑制"单倍型在正常人中的遗传，"健康"等位基因在QTc和症状学方面产生更严重的LQT1表型，而位于与*KCNQ1*突变相同的等位基因上的"抑制"单倍型的遗传使得LQT1表型较低（QTc较短，症状较少）[17]。这一有趣的发现不仅可以解释心律失常综合征的共同特征，即外显率降低和表达率可变的重要组成部分，而且可能代表我们对孟德尔病症中关于疾病修饰基因驱动因素的思考范式发生转变，因为LQT1病情严重程度的最重要的遗传决定因素之一似乎是来自未受影响的"非LQTS"亲本的等位基因上的3'UTR *KCNQ1*单倍型。

2011年，心脏节律学会（Heart Rhythm Society, HRS）和欧洲心脏节律协会（European Heart Rhythm Association, EHRA）发布了由HRS/EHRA赞助的第一份LQTS和其他离子通道病的临床基因检测指南。

Triadin 敲除综合征

最近，Altmann和他的同事[19]发现*TRDN*编码的triadin（Trdn）作为隐性遗传LQTS的一个新的遗传基础，他们称为triadin敲除（triadin knockout, TKO）综合征。近乎15%的遗传难测LQTS群体和50%的遗传难测LQTS儿童（≤10岁）携带纯合或复合杂合*TRDN*移码突变。然而，由于队列较小，本研究中的流行率可能不能反映遗传上难以捉摸的LQTS病例的一般人群。在非洲裔美国女孩中发现了纯合子p. D18fs*13突变；在印度或阿拉伯的3个不相关的患者中发现了相同的纯合子p. K147fs0*突变；并且发现一个高加索男性对于两个移码突变是复合杂合子（p. N9fs*5和P. K147FS*0）。由于移码突变常常导致非功能性蛋白或即刻的无义介导的RNA衰变，这些患者预期为Trdn无效。值得注意的是，所有5个Trdn缺失儿童在胸前导联$V_1 \sim V_4$中均显示广泛的T波倒置的常见心电图表型，QT持续或短暂延长，儿童早期运动性心搏骤停的严重疾病表现，以及隐性非遗传模式，需要积极治疗。患者往往在5岁以前出现心搏骤停（sudden cardiac arrest, SCA），并且目前治疗策略（β受体阻滞剂和左心交感神经去神经手术）尚未见效[19]。重要的是，这些孩子的父母对于Trdn无效等位基因（即Trdn单倍体不足）都是杂合的，没有明显的异常心脏表型。他们是否可能倾向于环境诱导和获得性室性心律失常是目前未知的。

此外，以前在遗传性儿茶酚胺敏感型多形性室性心动过速（catecholaminergic polymorphic ventricular tachycardia, CPVT）中涉及的*TRDN*突变，在97例（2%）诊断为CPRT的患者中出现了2例（*RYR2*或*CASQ2*突变的基因型阴性）[20]。具体来说，在一例发生过运动引起的SCA的2岁男孩中发现纯合子P. D18FS*13的突变，在1例自婴儿期开始发放劳累性晕厥的26岁的男子中发现和复合的杂合Trdn缺失突变（P. T59R和P. Q205X）。最近，两个新的病例报告描述了具有复合Trdn无效等位基因的儿童（P. N9FS*5/

P. Q205X 和 P. D18FS* 13/P. E168X)[21,22]。在这两个病例报告描述的 6 个儿童中,有 3 个在 5 岁之前经历了 SCA,与此前的观察结果相似。

Trdn 是心脏钙释放单元(CRU)的重要组成部分,它介导其钙敏感特性,并支配心脏中的兴奋-收缩耦合(ECC)[23,24]。具体来说,Trdn 负责稳定 T 小管结合部肌浆网(jSR),通过将钙素 2(Casq2)、ryanodine 受体 2(RyR2)和 junctophilin-2(JPH2)蛋白连接在一起,接近 L 型钙通道(LTCC),从而促进钙离子处理的适当负反馈循环。由于钙离子依赖的 LTCC 较慢的失活,Trdn 消失导致心脏二元结构重塑和钙离子超载。较慢的 LTCC 失活可延长心脏动作电位,在心电图上表现为 QT 延长。

Andersen-Tawil 综合征

临床描述及表现

Andersen-Tawil 综合征(Andersen-Tawil syndrome,ATS)在 1971 年被 Andersen 在病例汇报中首次报道和描述,之后被 Tawil 在 1994 年描述,现在被认为是罕见的多系统疾病,有 3 个临床特点:周期性麻痹、发育畸形和室性心律失常。ATS 是一种非均质性疾病,有时偶发或常染色体显性遗传,具有高度可变的表型表达和不完全外显性,多达 20%的突变阳性患者为非外显性患者。据报道,周期性瘫痪的平均发病年龄为 5 岁(从 8 个月到 15 年不等),心脏症状的发病年龄略大,为 13 岁(从 4 岁到 25 岁不等)[1]。

ATS 的心电图异常包括 QTU 明显延长、U 波突出、室性异位,包括多形性室性心动过速、二联症和双向室性心动过速。ATS 患者中,大多数 ATS 患者无症状,SCD 极为罕见。由于观察到 QT 间期极度延长,ATS1 最初被提出为 7 型 LQTS(LQT7),然而,这些测量包括显著的 U 波。因此,这种复杂的临床病症,有时仅表现为 QT 间期的适度延长,可能最好被认为是它自己的临床实体,被称为 ATS1,而不是 LQTS 系统的一部分。然而,由于存在显著的 U 波和 QT 间期的表型解释的可能性,仅存在心源性症状(晕厥、心悸、心室节律紊乱),有相当数量的 ATS 患者误诊为经典 LQTS。类似地,双向 VT 的存在(CPVT 的公认标志(见下文))常常导致 ATS 误诊为潜在致死性 CPVT。正确区分 ATS 和 CPVT 是至关重要的,因为治疗策略是完全不同的。

遗传基础。迄今为止,KCNJ2 中超过 40 种独特的突变被描述为 ATS1 的诱因。*KCNJ2* 的突变约占 ATS 病例的三分之二,而其余三分之一的分子基础仍然在遗传和机制上难以捉摸。然而,对于至少有两种 ATS 表型特征的患者,*KCNJ2* 突变的流行率可能高达 75%到 80%(典型的 ATS)[25,26]。大多数 ATS 相关的 KCNJ2 突变都以常染色体显性遗传模式遗传,但是 *KCNJ2* 中多达三分之一的突变可能是偶发性的、新发生的。此外,在至少一个 *KCNJ2* 相关的 ATS 家族[26]中也描述了躯体镶嵌。在 17q23 号染色体上,*KCNJ2* 编码 Kir2.1,Kir2.1 是大脑、骨骼肌和心脏中表达的一种小的钾通道 α 亚基,对心脏向内整流 IK1 电流起着关键作用(见表 33.1 和图 33.1)。在心脏中,IK1 在设置心脏静息膜电位、缓冲细胞外钾、调节动作电位波形等方面起着重要作用。ATS 中描述的大多数 *KCNJ2* 突变都是错义突变,它们通过对 Kir2.1 亚基装配的显性负面影响或由于蛋白质转运缺陷导致的单倍性不足导致 IK1 功能丧失。

KCNJ2 介导的 Anderson-Tawil 综合征(ATS1)表型相关

ATS 具有基因型特异性的心电图特征。Zhang 和同事[27]对心电图 T-u 形态学进行了检查,发现 91%的 *KCNJ2* 突变阳性 ATS1 患者具有特征性 T-u 波形(包括延长的末端 T 波下坡,范围较宽)与 61 名未受影响的家庭成员或 29 名基因型阴性的 ATS 患者相比,T-U 连接和双相放大 U 波)。2012 年,Kimura 和协会[25]发现 88%的 *KCNJ2* 突变阳性的 ATS 患者出现 U 波异常。此外,虽然 U 波在 ATS1 中非常不正常,但在 LQTS 中却很正常。因此,*KCNJ2* 基因特异性心电图 T-U 形态学特征可用于鉴别 ATS1 患者与 *KCNJ2* 突变阴性的 ATS 和 LQT1 患者与 LQT3 患者,并可促进更经济有效的基因检测[27]。有趣的是,*KCNJ2* 突变的拓扑位置可能会影响 ATS 特征的表型表达。绝大多数(约 90%)的 *KCNJ2* 突变位于这个双跨膜单孔通道的 N 或 C 端。C-末端突变似乎更常与典型的 ATS(两个以上的 ATS 特征)、畸形和周期性瘫痪联系在一起,而 N-末端突变更常出现在非典型 ATS(只有一个 ATS 特征,主要是心脏表型)中[25]。

Timothy 综合征

临床描述及表现

Timothy 综合征(Timothy syndrome,TS,LQT8)是一种极其罕见的(全世界范围内<30 例患者)、多系统、高度致命的心律失常,与心脏和心外异常相关。典型的心脏表现包括胎儿心动过缓、极端 QT 间隔(QTc>500 毫秒)的延长,通常伴有明显 T 波交替和 2∶1 AV 阻滞。这些异常常与先天性心脏病或心肌病同时发生[28]。心外异常通常包括简单的并指(趾和指的蹼状)、畸形的面部特征、不正常的牙列、免疫缺陷、严重的低血糖和发育迟缓(包括自闭症)。目前,大多数 TS 患者在进入青春期前死亡。虽然大多数 TS 病例被描述为偶发性新发疾病,但现在有少数病例被描述为与较轻的表型相关的体细胞嵌合体[1]。例如 *CACNA1C* 突变可能出现在患者的骨骼肌,但只在极小的数量,或者甚至可能完全缺如,在人体的其他细胞类型(在心脏、血液淋巴细胞等),患者可能会出现简单但并不是一个阳性的心脏表型。

遗传基础。2004 年,Splawski 及其同事[28]确定了这种高度致死性心律失常的分子基础,并以 Timothy syndrome、Katherine Timothy、Keating 博士及 Splawski 的研究协调人命名,后者对这些病例进行了细致的表型分析。值得注意的是,在所有 13 个 DNA 可用的不相关的独立患者中,Splawski 在 *CACNA1C* 编码的 LTCC($Ca_v1.2$)交替剪接的外显子 8A 中识别出相同的复发性散发性新近义错义突变 *G406R*,这对于心脏的兴奋收缩耦联很重要,并且心脏钠通道 *SCN5A* 一样,在心肌细胞内介导内向去极化电流(见表 33.1 和图 33.1)。通过选择性剪接的机制,人类 LTCC 由两个相互排斥的同工型组成,一个包含外显子 8A,另一个包含外显子 8。在 2005 年,Splawsky 和同事[29]描述了两种非典型 TS(TS2),两者具有相似的 TS 特征,但没有并指畸形。与其他 TS 病例一样,这两个不典型病例被鉴定为具有散发性新近 *CACNA1C* 突变,不是在外显子 8A 中,而是在外显子 8 中。其中一例与经典的 TS 突变 *G406R* 相似,另一个病例则发生了 *G402R* 错义突变,所有 3 个突变通过通道受损而失活[28,29]赋予 LTCC 的功能增强,并在 $Ca_v1.2\alpha$ 亚单位域 Ⅰ 和 Ⅱ 之间的细胞内环路开始时位于 T 1 区 S6 跨膜段的末端附近。

在 2012 年,Gillis 和同事[30]在单个患者中发现了一种新的 *CACNA1C* 突变 A1473G,QT 间期延长,畸形面部特征,并指畸形和关节挛缩与 TS 一致。在 2015,Boczek 和同事[31]在患者中发现了一种新的 *CACNA1C* 突变 I1166T,其表现为 QT 延长、动脉导管未闭、癫痫发作、面部畸形、关节过度活动、低张力、手部异常、智力障碍和牙齿脱落的 TS 表型。I1166T 是一种新的电生理表型,与先前建立的 TS 突变所见的失活不同。

相反,I1166T 电生理研究表明电流密度的损失和激活中功能增益的改变,导致窗口电流的增加[31]。有趣的是,I1166T 和 A1473G(远离 S6 跨膜结构域的几个氨基酸)的拓扑位置。通道结构中的Ⅲ和Ⅳ分别类似于3个原始 TS 突变(域Ⅰ的 S6 段)。

心脏特异性 Timothy 综合征

2015 年,Boczek 和他的同事[32]使用全外显子组测序技术鉴定了一种新型 *CACNA1C* 突变 R518C,该突变最有可能导致在一个大谱系中同时存在 LQTS、肥厚型心肌病(HCM)、先天性心脏缺陷和 SCD 的观察表型。没有一个患者为心外的表型,与那些观察到的 Timothy 综合征不一致。随后对 5 例无关联的 LQTS 表型和个人或家庭成员 HCM 病史的索引病例进行 *CACNA1C* 外显子特异性分析,发现另外两个氨基酸位置相同的突变谱系,即 R518C 或 R518H。通过对 R518C 和 R518H 的膜片钳研究,发现了一个复杂的 $Ca_v1.2$ 电生理学表型,包括电流密度的损失和失活,以及窗口和后期电流的增加。所有 3 个携带 R518C/H-*CACNA1C* 的家系都出现了这种独特的、非典型的表型后遗症,与心脏特异性 Timothy 综合征(COTS)一致[32]。

短 QT 综合征

临床描述及表现

短 QT 综合征(short-QT syndrome,SQTS),于 2000 年第一次被 Gussak 和同事发现,与短 QT 间期(通常是≤320 毫秒)(12 导心电图)、阵发性心房颤动、晕厥、SCD 的风险增加相关。Giustetto 和他的同事[33]分析了来自 29 个家庭的 53 名 SQTS 患者的临床表现,这是迄今为止被研究的最大的队列,他们发现 62%的患者有症状,其中心搏骤停是最常见的症状(31%的患者),通常是疾病的第一个表现。四分之一的患者有晕厥史,近 30%有 SCD 家族史。症状,包括晕厥和心搏停止,最常发生在休息或睡眠期间。近三分之一的患者表现为房颤。在婴儿期观察到 SCD[34],表明 SQTS 可能作为一些 SIDS 病例的罕见致病基础[1,34,35]。

遗传基础。SQTS 通常以常染色体显性遗传方式遗传;然而,一些新的散发病例已经被描述。到目前为止,涉及 SQTS 发病机制的 6 个基因突变,包括钾通道编码基因功能获得的突变 *KCNH2*(SQT1)、*KCNQ1*(SQT2)和 *KCNJ2*(SQT3)及功能丧失的突变 *CACNA1C*(SQT4)、*CACNB2b*(SQT5)和 *CACNA2D1*(SQT6)(分别编码 α、β 和 δ 亚基)(见表 33.1 和图 33.1)。然而,尽管鉴定出了这 6 个 SQTS 易感基因,但仍不清楚 SQT1 与 SQT6 基因型阳性的比例,以及待遗传阐明的比例。超过 75%的 SQTS 病例在遗传上难以捉摸。

基因型与表型关联

目前还没有足够的数据能够在 SQTS 中明确定义基因型-表现型相关性,因为迄今为止文献中描述的基因型-表现型相关性可能还不到 60 例,但有基因特异性心电图模式已经出现。典型的心电图模式包括 QT 间期≤320 毫秒或 QTc≤340 毫秒和胸前导联高尖 T 波 ST 段缩短或消失。T 波在 SQT1 中是对称的,而在 SQT2 中是不对称的。在 SQT2 中,可以观察到倒 T 波。在 SQT5 中,可见右侧胸前导联出现 Brugada 综合征样 ST 段抬高[34]。

最近的报告表明,与具有非 *KCNH2* 介导的 SQTS[36]的患者相比,具有 *KCNH2* 突变的 SQTS 患者的 QT 更短,对氢奎尼丁治疗的反应更大,但该样本量较小。Harrell 及其同事[37]在文献中报道的 132 例 SQTS 病例中 SQTS 阳性患者表明 *KCNH2* 介导的 SQTS(SQT1)患者表现出较晚的发病年龄,而 *KCNQ1* 介导的 SqTS(QT2)患者有缓慢心律失常和心房颤动的患病率较高的特点。

药物诱导尖端扭转性室性心动过速

临床描述及表现

药物诱导 QT 间期延长或药物诱导尖端扭转(drug-induced torsades de pointes,DI TDP)一直是医师特别关注之处。具有产生这种不必要的和潜在风险的药物有危及生命的副作用(见第 8、37 和 39 章)。估计抗心律失常药 TDP 的发生率为 1%~8%取决于药物和剂量。猝死是罕见的事件,但潜在的“影响 QT 间期”或“引起尖端扭转”的药物是广泛的,不仅包括抗心律失常药,还包括奎尼丁、索他洛尔和多非利特等药物,但也有许多非心脏药物,如抗精神病药,美沙酮,抗菌药物,抗组胺药和胃肠道兴奋剂西沙必利[39](一个全面的清单参见 www.qtdrugs.org)。

I_{Kr} 通道阻断剂与“复极储备”

除了预期的功能和预期的作用靶点外,绝大多数有潜在的易发生 Tdp 副作用的药物是 $I_{Kr}/K_v11.1$ 通道阻滞剂(也称为 HERG 通道阻滞剂)。实际上,QT 延长药物会产生“LQT2 样”表型通过降低复极效率和随后延长心脏动作电位。然而,仅 I_{Kr} 药物阻断似乎不足以提供潜在的致命性 TdP 底物。一个特别的论点是关于观察到心脏复极化依赖于几个离子电流的相互作用,这些离子电流提供了一定程度的冗余,以防止“QT 责任”药物的严重 QT 延长。可以通过复极化机制中的异常情况来减少“复极化潜能”,这是由于关键离子通道中常见或罕见的遗传变异导致复极化电流 I_{Ks} 和 I_{Kr} 亚临床损失的结果。事实上,研究表明 10%到 15%的 DI-TdP 患者存在罕见的离子通道突变[40]。进一步,功能特征表明,这些突变在某种程度上“弱”于与经典常染色体显性 LQTS 相关的功能缺失突变建立在“减少复极化潜能”基础上的假设。

常见的离子通道多态性。在常见的多态性 *KCNH2*-编码 I_{Kr} 钾通道中,K897T 和 R1047L 多态性最受关注(见第 8 章)。回顾了 Fitzgerald 和 Ackerman 的研究[39],Paavonen 和同事发现 T897-KCNH2 通道表现出慢激活动力学具有更高程度的失活,一个改变将减少通道功能和可能改变药物的敏感性,由于几种常见的抑制 I_{Kr} 通道功能的药物优先结合到通道的灭活状态。这些数据表明,与野生型 K897 通道相比,T897 通道在基因上可能“减少复极化潜能”并促进前心律失常反应,而在设置 I_{Kr} 通道阻断药物时,这种反应可能会增强。事实上,K897T 似乎以一种性别特异性的方式影响着 QTc 对伊布利特的反应。在一项由 Sun 和他的同事审阅的 Schulze-Bahr 的研究中,在 105 名接受 dofetilide 治疗的房颤患者中,R1047L 在药物诱导的 TdP 患者中的比例高于未接受 TdP 治疗的患者。除这些常见的钾通道 α 亚基多态性外,涉及辅助 β 亚基的 3 种常见多态性(D85N-KCNE1、T8A-KCNE2 和 Q9E-KCNE2)与药物诱发的心律失常易感性有关[39]。

除了主要复极通道的遗传变异外,主要去极化通道 $Na_v1.5$ 变异体可能在设置 I_{Kr} 通道阻滞药物或具有其他 DI-TdP 危险因素的患者中为心律失常前反应提供底物。以种族特异性方式赋予心律失常易感性的最显著的通道多态性是 S1103Y-SCN5A(最初注释为 Y1102 变体)。这种多态性在 13%的非洲裔美国人中见到,但在任何高加索人或亚洲对照中未观察到(>1 000),与涉及非裔美国人的对照组(13%)相比,在心律失常病例中高表达(56.5%)(OR,8.7)[38,39]。在基础条件下,S1103Y 在异源表达研究中的通道动力学具有非常细微的变化,然而,功能和模型研究支持QT延长、钙通道重新激活、早期后去极化和心律失常的潜力，特别是在同时暴露于I_{Kr}阻滞药物时。

最近的全基因组关联研究(genome-wide association studies, GWAS)已经将*NOS1AP*编码的一氧化氮合酶1适配蛋白与QT间期相关联。*NOS1AP*是神经元一氧化氮合酶(nNOS)的调节因子，通过作用于LTCC来调节细胞内钙水平和心肌细胞收缩。*NOS1AP*中常见的SNP与药物诱导的QT延长和室性心律失常有关[41]。这种关联在服用胺碘酮的患者中最明显，胺碘酮是目前最常见的抗心律失常药物之一。据推测，*NOS1AP*中抑制基因表达的基因变异反过来可能导致LTCC电流增加和随后的QT延长，并且这些个体在服用胺碘酮时可能存在增加的致心律失常风险[41]。然而，虽然，使用胺碘酮时会常规观察到QT间期延长，但胺碘酮引起的药物诱发性TDP是极为罕见的。

此外，药物消除或代谢的遗传变异或个体差异可能导致DI-TdP的个体风险。例如，基因介导的细胞色素减少患者在依赖CYP3A代谢的I_{Kr}阻滞剂中，P-450(CYP)3A酶活性可能对DI-TdP敏感[11,39]。

其他离子通道病

儿茶酚胺型多形性室性心动过速

临床描述与表现

儿茶酚胺能性多形性室性心动过速(catecholaminergic polymorphic ventricular tachycardia, CPVT)是一种遗传性心律失常综合征，典型表现为运动性晕厥或猝死，主要见于年轻人，与LQT1的表型副线相似，但似乎更具致死性[42,43]。与LQT1相比，游泳是CPVT潜在致命性心律失常的触发因素。事实上，LQT1和CPVT都显示为年轻健康游泳者不明原因溺水或接近溺水的几个病例的基础。然而，CPVT与完全正常的静息心电图(可能是心动过缓和轻度U波)相关，并且在运动后心电图上出现可疑异常，或儿茶酚胺负荷试验出现明显的室性心律失常，偶尔伴有CPVT的双向VT的病理性心律失常[1]。

临床上，运动性晕厥和小于460毫秒的QTc的表现应该首先考虑并需要排除CPVT，而不是"隐匿性"或"正常QT间期"LQT1。此外，运动诱发的室性期前收缩二联律比双向室性心动过速更具特异性，但敏感性较低[44]。CPVT与结构正常的心脏有关。曾经被认为只在儿童时期显现，最近的研究表明第一次出现症状的年龄可以从婴儿期到40岁。CPVT具有潜在致死性表现在35岁时的30%至50%的患者个体死亡率和超过1/3的CPVT以及多达60%的携带*RYR2*突变的家庭中年轻(<40岁)SCD的阳性家族史。此外，大约15%的尸检阴性SUD在年轻人和一些SIDS病例中被归因于CPVT[1,45,46]。

遗传基础。细胞内钙诱导的肌浆网钙释放的关键成分的紊乱是CPVT的病理基础(见第34章)。*RYR2*编码的心肌ryanodine受体/钙释放通道的突变以常染色体显性遗传方式遗传，代表CPVT(CPVT1)最常见的遗传亚型，占临床"强"CPVT病例的60%(图33.5；见表33.1)。*RYR2*功能增益突变导致钙释放通道泄漏和钙释放过度，特别是在交感

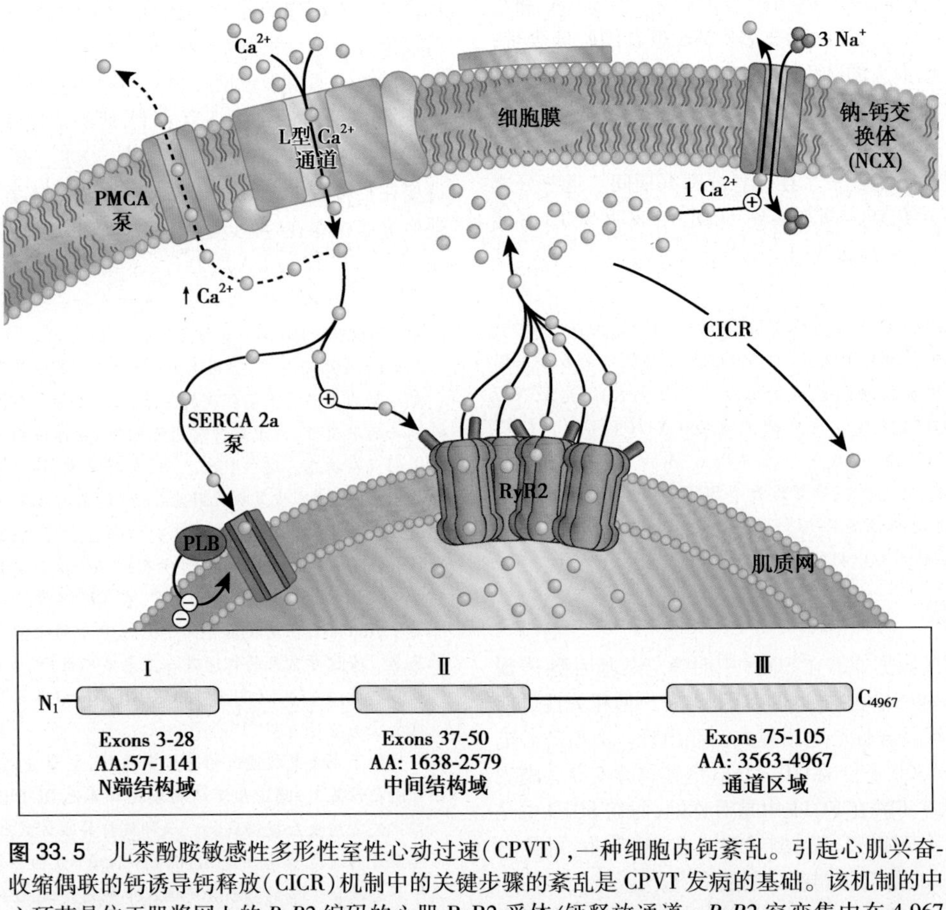

图33.5 儿茶酚胺敏感性多形性室性心动过速(CPVT)，一种细胞内钙紊乱。引起心肌兴奋-收缩偶联的钙诱导钙释放(CICR)机制中的关键步骤的紊乱是CPVT发病的基础。该机制的中心环节是位于肌浆网上的*RyR2*编码的心肌RyR2受体/钙释放通道。*RyR2*突变集中在4 967个氨基酸(AA)范围内：结构域Ⅰ，或N端结构域(AA：57-1141)，中间结构域Ⅱ(AA：1638-2579)，结构域Ⅲ，通道区域(AA：3563-4967)

神经兴奋时,交感神经刺激可导致钙超载、延迟去极化和室性心律失常。其独特的*RYR2*突变,约5%的无关突变阳性患者具有多个假定的致病突变。

*RYR2*是人类基因组中最大的基因之一,有105个外显子转录/转译最大的心脏离子通道蛋白,包含4 967个氨基酸残基。很明显,没有特定的突变"热点",但有3个区域热点或"域",在那里有独特的突变存在(图33.5)。到目前为止,超过90%的*RYR2*突变都是错义突变。然而,多达5%的无血缘关系的CPVT患者可能存在与大量全外显子缺失相一致的基因重排,这与LQTS[47]中观察到的相似。最近的一项研究表明,携带c-末端(离子通道形成域)*RYR2*突变的家庭成员可能比携带n-末端或中心域*RYR2*位点突变的个体有更高的非持续性室性心动过速(NS-VT)的室性心律失常负担[48]。

值得注意的是,几乎有三分之一的LQTS(QTc<480毫秒)患者存在由运动引起的晕厥,也被确认为*RYR2*突变阳性[47]。事实上,近30%的CPVT患者被误诊为"LQTS有正常的QT间隔"或"隐蔽的LQTS",这表明在临床水平上正确区分CPVT和LQTS至关重要,因为这些独特疾病的风险评估和治疗策略可能会有所不同。同样,一些基于运动过程中出现双向室性心动过速而诊断为CPVT的患者也被确认为*KCNJ2*突变,这种突变与极少致命的ATS有关。将ATS误诊为潜在的致命性疾病CPVT可能会导致更积极的预防性治疗(即,ICD植入)。已经鉴定出两种常染色体隐性CPVT形式,涉及*CASQ2*编码的calsequestrin-2蛋白或*TRDN*编码的triadin的突变[1,21]。最近,*CALM1*和*CALM3*的突变被认为是常染色体显性CPVT的原因之一[49,50](见表33.1)。

Brugada 综合征

临床描述与表现

Brugada综合征(Brugada syndrome,BrS)是一种遗传性心律失常综合征,其特点是心电图模式包括穹隆型ST段抬高(≥2mm),右胸导联$V_1 \sim V_3$(通常称为1型Brugada ECG模式)中的负向T波以及由多形性室性心律失常发作引起的SCD风险增加[51]。这种疾病的临床表现变化很大,从终生无症状的个体到出生第一年的SCD。BrS通常被认为是一种涉及年轻男性成人的疾病,可能最多见于东南亚男性,其致心律失常的表现首先出现在平均40岁时,SCD通常发生在睡眠期间。然而,BrS已经在儿童和婴儿中得到证实。在2007年对来自26个家庭的30名受BrS影响的儿童(<16岁)进行的人口研究中,发热是心律失常事件最常见的诱发因素,包括晕厥和SCD等[1]。

遗传基础。BrS是一种常染色体显性遗传,尽管BrS病例中有一半以上可能是散发性的。约20%~30%的BrS病例是由*SCN5A*编码的心脏钠通道功能缺失突变引起的(见表33.1和图33.1),并被分类为Brugada综合征1型(BrS1)。2009年,一份关于BrS基因检测患者的*SCN5A*突变的国际概要报告了2 111名互相无关联的患者中的438名(21%)发生了近300种不同的突变,突变检测率在9个中心从11%到28%不等[52]。家族性形式显著高于散发性病例。Schulze-Bahr及其同事[53]在他们的家族性BrS病例中鉴定出38%的*SCN5A*突变,而在27例散发病例中没有发现*SCN5A*突变($P=0.001$)。大多数突变是错义突变(66%),其次是移码突变(13%)、无意义突变(11%)、剪接位点突变(7%)和帧内缺失/插入突变(3%)。基因型阳性患者中约有3%存在多重致病性*SCN5A*突变,与LQTS中的基因型表型观察结果一样,多重*SCN5A*突变患者在诊断时比单一突变患者(39.2±14.4年)更年轻(29.7±16年)[52]。同样,与LQTS一样,不存在特定的突变"热点",因为几乎80%的BrS相关*SCN5A*突变作为单一家族"特定"突变发生。

然而,在438名互相无关联的*SCN5A*突变阳性患者中,几乎有10%的患者存在4种突变:*E1784K*(14例)、*F861WfsX90*(11例)、*D356N*(8例)和*G1408R*(7例)[52]。有趣的是,最常见的BrS1突变,*E1784K*,也被报道为最常见的LQT3相关的*SCN5A*突变,说明相同的DNA改变在一个特定的基因可以导致两种不同的心律失常综合征,最有可能是由于其他环境或遗传修饰因素。事实上,E1784K代表了心脏钠通道突变的典型例子,具有提供LQT3、BrS和传导障碍的混合临床表型的能力[54]。

除了*SCN5A*中的致病突变外,常见的多态性可能对该疾病具有修饰作用。Bezzina等描述了6个*SCN5A*启动子多态性的亚洲特异性单倍型,这些启动子多态性在近完全连锁不平衡中发生,等位基因频率为22%,在高加索人和黑人中相对缺失。这些启动子区域的多态性可能会调节心脏传导的变异性,并在一定程度上导致在亚洲人群中观察到较高的BrS患病率。Brugada及其同事[55]提供了支持共同多态性H558R作为BrS表型的调节剂的数据,在他们的75个基因型Brugada患者中,小等位基因R558患者临床较轻。H558纯合的患者在Ⅱ导联QRS时限较长,V2导联J点抬高较高,aVR征较高,比H558R杂合子或R558纯合子更易出现症状。在2013年,Bezzina及其同事[56]对312名BrS患者和1 115名对照者进行了GWAS,并在*SCN5A*、*SCN10A*和*HEY2*基因内或附近的3个位点检测到了与BrS表型显著相关的3个常见遗传变异。这3个基因座对疾病风险具有累积的剂量依赖性、寡基因效应,当存在4个以上风险等位基因时,与存在两个以上等位基因相比,估计的比值比达到21.5。

除了*SCN5A*之外,现已在17个其他BRS易感基因中发现突变(见表33.1)。在机制上,内向钠或钙电流的减少或外向$K_v4.3$钾电流的增加,通过各通道α亚基或通道相互作用蛋白[51]的紊乱产生BrS表型(参见图33.1)。例如,由GPD1L编码的甘油-3-磷酸脱氢酶1-样蛋白的突变影响钠通道到质膜的运输,从而减少总钠电流并引起BrS表型,而涉及LTCCα和β亚基的突变。*CaCnA1c*和*CaCNB2b*基因分别编码约10%的BRS病例。然而,通过更仔细的检查,钙通道介导的疾病与伴随短QT间期的BrS的临床表型之间的紧密联系是显而易见的,其中50%的BrS/短QT间期的患者存在LTCC亚单位的突变。事实上,在2012年,Crotti及其同事[57]对大批不相关的BrS患者进行了第一次全面的突变分析。他们在16%的队列中发现了*SCN5A*突变,但是只有1.5%的BrS病例在没有短QT间期的情况下有一个LTCC亚单位基因发生了突变。

迄今为止,18个基因参与了BRS致病性,但只有*SCN5A*对该病有显著的贡献。事实上,在解释次要BrS基因中鉴定出的罕见的遗传变异时必须极其谨慎[58,59]。重要的是,临床诊断BrS中超过三分之二的遗传原因仍然不明确,表明存在高度的遗传异质性。这种程度的遗传难以捉摸也引出了一个问题,即大多数BrS是遗传异质性单基因疾病,还是事实上是先天性心脏缺陷或涉及心外膜右室流出道[60]的发育障碍,还是如预期的那样,是由单基因介导的BrS、寡聚基因介导的BrS和非遗传介导的BrS组成的混合疾病谱[56]。

SCN5A 介导的 Brugada 综合征 1(BRS1)的表型相关

由于大多数BrS病例在遗传上难以捉摸,BrS中的基因型表型相关性的分析程度不如LQTS。*SCN5A*突变与BrS患者较高的传导异常发生率相关,长PQ时间间隔可能提示*SCN5A*介导的BrS1,而短QT间期(QTc<350毫秒)可能提示LTCC介导的BrS病理。Crotti和他的同事[57]在一份报告中指出,在PQ间隔小于200毫秒的患者中,*SCN5A*基因检测呈阳性的概率小于10%。有趣的是,年轻BrS男性(<20岁,83%)*SCN5A*突变检出率显著高于20~40岁男性(21%)和40岁以上男性(11%,$P<0.0001$)。此外,具有无意义、移码或过早截断诱导突变的BrS1患者表现出更严重的表型[61]。不像LQTS基因检测,对LQTS的诊断、预后和治疗的评价已形成,BrS基因检测目前受到低检出率(25%,与75%的LQTS)和缺乏基因特异性治疗的指导[1,18,51,62]。

早期复极综合征

临床叙述和表现

早期复极(early repolarization,ER)模式的特征是心电图发现QRS-ST交界处("J点")的高度(高于基线≥1mm)表现为QRS形成(在QRS转换为ST段时)或缺口(在S波末端刻有正偏转),上部凹陷的ST段抬高,以及两个或多个连续导联中的突出T波。据报道,一般人群中ER模式的患病率从不到1%到13%不等,具体取决于年龄、性别、种族和J点抬高的标准[63]。这种心电图现象长期以来被认为是健康人的正常范围内的变化。然而,Haissaguerre及其同事[64]已经注意到,在特发性室颤引起心搏骤停的206例患者和比按照年龄、性别、种族和体力活动水平匹配的412人的对照组相比,下侧心电图导联的J点抬高(基线以上≥1mm)明显过多(31%)并且幅度更大(5%;$P<0.001$)。ER患者更多是男性,并且在睡眠期间有过晕厥或心搏骤停的个人史,而不是没有ER模式的患者。同样,Rosso及其同事[65]指出,与对照组相比,45名IVF患者的J点升高比例过高(45% vs 13%;$P=0.001$),ER患者中男性占优势的观察结果相同。因此,根据2016年J波综合征专家共识会议报告,通常在下壁导联和/或侧壁导联中显示ER并且出现流产的心搏骤停,心室颤动或多形性室性心动过速的患者中,诊断早期复极综合征(ERS)。在2016共识文件中提出关于ERS的上海评分系统的建议[51]。

在10 864名中年(30~59岁,52%为男性)芬兰人的社区普通人群中,Tikkanen及其同事66确定了630人(5.8%)J点升高至少0.1mV。当考虑到J点升高0.2mV或更高时,ER模式的整体流行率降低至仅0.33%。对心源性死亡终点进行的30年随访显示,与没有J点抬高的参与者相比,下壁导联的ER(J点≥0.1mV)患者心脏病死亡的风险增加[调整后的相对风险(ARR)=1.28;95%置信区间(CI)=1.04~1.59;$P=0.03$]和心律失常(ARR=1.43;95% CI=1.06~1.94;$P=0.03$),并且当J点升高(≥0.2mV)时这种风险进一步增加(心脏病死亡ARR=2.98;95%CI=1.85~4.92;$P<0.001$;心律失常时心血管死亡风险增加ARR=2.92;95% CI=1.45~5.89;$P<0.001$)。然而,仅局限于侧壁导联的ER模式并未显示与心律失常心脏病死亡风险增加在统计学上有显著相关性[66]。关于这种下侧壁ERS的临床难题是如何将潜在致命的ERS与健康个体,特别是健康运动员中经常观察到的青少年ER模式区分开来。

遗传基础。ERS遗传基础源于观察到16%具有ER模式的IVF患者具有不明原因猝死的家族史[64]。2009年,Haissaguerre及其同事[67]描述了第一个与ERS有关的基因,这是一种罕见的、功能上无特征的错义突变(S422L),编码KCNJ8,编码三磷酸腺苷(ATP)敏感性钾通道的孔形成亚基Kir6.1,发现于一名患有IVF的14岁女孩。从那以后,在BrS和ERS的其他病例中已经描述了这种相同的突变,并且已经证明它在电生理表型中具有增加的功能[68,69]。然而,尽管其体外功能表型异常,但现在认识到S422L-KCNJ8比以前想象的更常见,因此质疑其致病可能性。事实上,由于其在疾病中的意义,现在已知S422L-KCNJ8在外显子聚集联盟(ExAC)中的欧洲高加索人中具有0.5%的杂合率(168/33 363),在德系犹太人群中高达4%,因此表明该变体可以是功能性多态性而不是致病性突变[70]。2010年,Burashnikov及其同事[71]将ERCC $alpha_1$(*CACNA1C*)、$beta_2$(*CACNB2b*)和$alpha_2delta$(*CACNA2D1*)亚基编码基因与ERS的发病机制联系起来,并对24例(16.6%)ERS指数病例中的4例进行了突变鉴定[71]。然而,并非所有这些遗传变异在功能上都有特征,有些可能代表具有不确定意义的罕见变异。此外,*ABCC9*、*SCN5A*和*SCN10A*中的罕见变体与ERS有关[51]。

特发性心室颤动

临床叙述和表现

心室颤动(ventricular fibrillation,VF)是SCD的主要原因,并且最终是所有上述通道病的"最后常见心律失常途径"。在没有识别结构或遗传异常来解释VF或院外心搏骤停的情况下,VF被称为"特发性"心室颤动("idiopathic" ventricular fibrillation,IVF)。实质上,在SIDS和IVF是一种排斥性诊断,可能源于几种潜在的机制。IVF可能占猝死的10%,特别是在年轻人群中。大约30%的IVF标记的个体将具有复发的VF发作。大约20%的人有猝死或IVF的家族史,这表明在某些情况下有遗传因素[72]。不幸的是,大多数IVF病例通常仅在首次出院后心搏骤停后才被发现。

遗传基础。IVF可能在临床、遗传和机制上与BrS最密切相关。根据所使用的标准,多达20%的IVF患者随后被诊断为BrS[1]。与BrS一样,功能丧失的*SCN5A*突变已在IVF患者中发现,这些患者在休息时没有ECG特征或诱发BrS。然而,一些IVF的病例报告已经确定了其他心律失常易感基因的突变,例如编码锚蛋白B的ANK2、编码心脏ryanodine受体的*RYR2*和编码钙调蛋白1的*CALM1*[35,73]。这些特定的IVF病例最终代表了LQTS或CPVT的非典型表现。对于大多数IVF病例,遗传机制仍未明确。

然而,Alders和同事[72]开始进行全基因组单倍型共享分析,涉及3个远亲的IVF谱系,并在7q36染色体上鉴定了一个单倍型,在所有受影响的个体和42个独立IVF患者中有7个是保守的,这提示IVF的风险基因位点。该染色体片段含有*DPP6*基因的一部分,该基因编码二肽基肽酶-6,它是心脏中瞬时外向电流(Ito,K_v4.3)的推定成分。此外,与对照相比,研究者显示单倍型载体的心肌中*DPP6* mRNA表达增加20倍,表明DPP6可能是IVF的候选基因。然而,迄今为止,在*DPP6*中未发现IVF相关的编码区突变。Valdivia及其同事[74]在一名患有IVF的20岁男性中,确定了*SCN3B*编码的钠通道Na_v $beta_3$亚基中的突变,该突变导致Na_v1.5的细胞内保留,在功能上模仿运输缺陷的*SCN5A*功能丧失。

进展性心脏传导疾病(缺陷)

临床表现

心脏传导疾病(cardiac conduction disease,CCD)在通过心脏传导系统的正常冲动传播中引起可能危及生命的改变。CCD可以由许多生理机制产生,从获得性到先天性,有或没有结构性心脏病。进行性心脏传导疾病或缺陷(progressive cardiac conduction disease or defect,PCCD),也称为Lev-Lenègre病,是在没有结构性心脏病的情况下最常见的心脏传导紊乱之一。它的特征是通过希氏束-浦肯野系统的冲动传播的渐进(年龄相关)改变,具有右束支或左束支传导阻滞和QRS复合波的扩大,导致完全性房室传导阻滞、晕厥和偶发猝死[75]。

遗传基础。1999年,Schott及其同事进一步扩展了功能丧失的SCN5A疾病谱,包括家族性PCCD,鉴定与大型法国家庭中常染色体显性遗传模式相关的剪接位点*SCN5A*突变(c.3963+2T>C),由Ruan及其同事评价[75]。从那时起,研究人员已经在*SCN5A*中发现了30多个与

PCCD 相关的突变。除 *SCN5A* 外,*SCN1B* 突变可导致 BrS 发生传导疾病。这些突变通过降低的电流密度和增强通道的慢速失活而具有功能丧失表型。与大多数功能丧失的 SCN5A 疾病一样,PCCD 的表型表达可能是复杂的并且通常伴随有 BrS 或 BrS 样表型。事实上,Probst 和同事[76]表明,PCCD 是 BrS 相关 *SCN5A* 突变携带者的主要表型,其中传导缺陷的外显率为 76%。

2009 年,Meregalli 及其同事[61]证明 *SCN5A* 突变类型可对 PCCD 和 BrS 的严重程度产生深远影响。研究了容纳 32 种不同 *SCN5A* 突变之一的 147 个个体,他们发现患有过早截短突变(M_T;即无义或移码)或严重功能丧失的错义突变($M_{inactive}$,峰值 I_{Na} 减少>90%)与具有较少钠电流损伤的错义突变患者相比,PR 间期显著延长(M_{active},减少≤90%)。此外,那些具有截短突变的患者具有比具有"活性"突变(M_{active},)的患者更多的晕厥发作。这些数据表明,具有更有害的钠电流损失的突变产生更严重的晕厥和传导缺陷表型,提供了与 SCN5A 功能丧失疾病相关的基因组内风险分层的第一证据。

最近,*TRPM4* 编码的瞬时受体电位 melastatin 4 型离子通道中的功能获得突变(*E7K*,*R164W*,*A432T* 和 *G844D*)已被认为是常染色体显性遗传,单独的心脏传导疾病和进行性家族性心脏传导阻滞 1 型(PFHBI)在 4 个不同的大型多代家系中进行连锁分析和随后的 TRPM4 突变分析,从而确定钙激活的非选择性阳离子通道活动在心脏传导系统中的重要作用[77,78]。

当 CCD 与 LQTS 的伴随表型相关时,QRS 通常较窄,并且传导缺陷通常是间歇性的 2∶1 AV 阻滞。患有 LQT2、TS1 或 ATS1 的患者也可能具有功能失调的 AV 传导。

病(态)窦房结综合征

临床叙述和表现

窦房结功能障碍(sinus node dysfunction,SND)或病态窦房结综合征(sick sinus syndrome,SSS),表现为不适当的窦性心动过缓,窦性停搏,心房停搏,心动过速-心动过缓综合征或变时性功能不全,是起搏器植入的主要原因,并且归因于窦房结(sinoatrial,SA)的心脏功能障碍[1]。SSS 通常发生在患有心脏病,包括心肌病,充血性心力衰竭,缺血性心脏病和代谢性疾病的老年人群中(600 名年龄超过 65 岁的心脏病患者中的 1 名)。然而,相当多的患者没有表现出可识别的心脏异常或 SND("特发性"SND)的心脏病,这可能发生在任何年龄,包括在子宫内的时候。此外,已报道家族性特发性 SND 与常染色体显性遗传一致,外显率降低,隐性形式完全外显[75]。

遗传基础。至今,特发性 SSS 患者的小群组和病例报告的突变分析涉及 4 种基因:*SCN5A*,*HCN4*,*ANK2* 和 *MYH6*(参见表 33.1)。迄今为止,已在 *SCN5A* 中报道了 15 种 SSS 相关突变。这些突变通过表达缺失产生无功能的钠通道或通过改变通道的生物物理机制导致通道的功能轻度至重度丧失[79]。2003 年,根据先前对心律失常和传导障碍的观察,Benson 及其同事检查了 *SCN5A* 作为先天性 SSS 的候选基因,对来自 7 个家庭的 10 名儿童患者进行了分析,这些患者在生命的第一个十年被诊断出来,并确定了复合杂合子突变 33(T220I+R1623X,P1298L+G1408R 和 delF1617+R1632H)来自 7 个家族中的 3 个家族的 5 个个体,暗示 SSS 在 *SCN5A* 在常染色体中隐性遗传[75]。毫不奇怪,许多 *SCN5A* 阳性患者表现出由 SSS、BrS 和/或 CCD 组成的混合表型。混合表型的表达性受家庭的影响的是高度可变的。2007 年,一名患有 SSS,CCD 和复发性 VT 的 12 岁男孩被鉴定为 L1821fsX10 移码突变,显示出 90%降低的电流密度的独特通道表型(与 BrS/SSS/CCD 一致),但表达的那些通道相对于峰值电流(与 LQT3 一致)的晚期钠电流增加。A 如该家族所示,其中六个无症状成员中存在突变,其中两个仅显示轻度 ECG 表型,这种病症通常与不完全或低外显率相关。

在两例特发性 SND 中已经鉴定出超极化激活的环核苷酸门控通道 4 基因 HCN4 中的两种功能丧失突变。HCN4 基因编码所谓的 If 或起搏器电流,并在窦房结的自动化中起关键作用。在一项研究中,在特发性 SND 患者中鉴定了杂合子单核苷酸缺失(c.1631delC),其产生了具有蛋白质早期截短的移码突变(P544fsX30),并且在另一项研究中,另一位患有特发性 SND 的患者有一个错义突变(D553N)导致起搏器通道的异常运输[80]。有趣的是,66 岁女性中发现的移码突变在运动过程中产生了与窦性心律相关的轻度表型,而在一名 43 岁女性中发现的 *D553N* 错义突变与严重的心动过缓,复发性晕厥,QT 间期延长和多形性室性心动过速(尖端扭转型室性心动过速)相关,提示 HCN4 介导的疾病可能具有致死性。对于特发性 SND 中有缺陷的 HCN4 编码的起搏器通道的初步 10%~15%产率是否持久,来自两个小群组,将需要进一步研究涉及更大的群组。

2008 年,LeScouarnec 及其同事[81]报道了在两个具有高渗透性和严重 SND 的大家族中涉及 *ANK2*(也称为 ANKB)-编码锚蛋白 B 的遗传和分子机制。锚蛋白 B 对于 SA 节点内心肌细胞中离子通道和转运蛋白的正常膜组织是必需的,并且是适当的生理心脏起搏所必需的。基于锚蛋白 B 的运输途径的功能障碍导致 SA 节点和 SND 中的异常电活动。如在钠通道中,*ANK2* 中的变体引起多种心脏功能障碍。

2011 年,Holm 及其同事[82],使用 GWAS 对 792 名具有 SSS 的冰岛个体和 37 592 名冰岛对照组人群,在 *MYH6* 编码的 α 重链 6 亚基中鉴定出一种罕见的错义变体(c.2161C>T,p.R721W)。心肌肌球蛋白与 SSS 显著相关。此外,对于 c.2161C>T 的非携带者,被诊断患有 SSS 的终身风险仅为 6%,而 *MYH6* 变体的携带者为 50%。2015 年,Ishikawa 及其相关人员[83]鉴定了一个三碱基对框内缺失,导致单个氨基酸缺失(p.delE933)在 9 个不相关的基因型阴性先证者中的一个与 SSS 相关。当在心房肌 HL-1 细胞中异源表达时,突变体减慢了动作电位传播。此外,斑马鱼中 MYH6 的吗啉代敲低导致心率降低,当与野生型 MYH6 共表达时可以恢复,但是当与 dE933-MYH6 共表达时不能恢复。

"Ankyrin-B 综合征"

ANK2 基因编码锚蛋白 B,该蛋白是大蛋白家族的成员,其将各种整合膜蛋白锚定在基于血影蛋白的细胞骨架上。具体地,锚蛋白 B 参与将 Na^+,K^+-ATPase、Na^+/Ca^{2+}交换剂和 InsP3 受体标定到心肌细胞横向小管中的特化微区。最初显示 ANK2 的功能丧失突变导致显性遗传性心律失常,伴随 QT 间期延长的 SCD 风险增加,随后标签"4 型长 QT 综合征"(LQT4)被分配给此 ANK2 基因异常。从那时起,这种疾病已被更正确地改名为患有心动过缓的病态窦房结综合征,或"ankyrin-B 综合征"。

2007 年,Mohler 及其同事[84]描述了第一个人类 *ANK2* 突变(E1425G),该突变是在一个大型的多代法国家族中发现的,具有"非典型 LQTS",表现出 QT 间期延长,严重窦性心动过缓,多相 T 波和心房颤动的表型。在这一哨兵发现之后,已经在具有各种心律失常表型的患者中鉴定出具有不同功能程度的显著功能丧失的锚蛋白 B 变体,包括:心动过缓,SND,心肌传导延迟/传导阻滞,IVF,心房颤动,药物诱导 LQTS,运动诱发的 VT,甚至是 CPVT 表型。此外,2%至 4%的表面上健康的白色对照和 8%至 10%的黑色对照(包括最常见的"黑色"特异性变体 L1622I)也在 *ANK2* 中存在罕见的变异,这强调了区分致病性突变的挑战。真正从不确定意义的罕见 *ANK2* 变体中介导"ankyrin-B 综合征"。携带 *ANK2* 变体的个体在体外表现出更严重的功能丧失倾向于具有更严重的心脏表型并且可能具有增加的 SCD 风险[84]。

临床表现

心房颤动（atrial fibrillation，AF），简称房颤，是最常见的心律失常，一般人群中患病率约为1%，65岁以上人群患病率为6%[85]（见第38章）。大多数情况下，房颤与潜在的心脏病变有关，包括心肌病，瓣膜病，高血压和动脉粥样硬化性心血管疾病，并且导致超过三分之一的心脏栓塞事件。然而，房颤甚至可以在很小的时候出现，没有任何可识别的心脏异常，被称为孤立性房颤，占所有房颤病例的2%至16%[85]。此外，大约三分之一的孤立性房颤患者有房颤的家族史，提出家族性疾病的形式[86]。

遗传基础。尽管大多数家族性心房颤动（familial atrial fibrillation，FAF）病例在遗传上仍然难以捉摸，但在过去的十年中已经描述了几种基因位点和致病基因。1996年，Brugada及其同事确定了3个患有常染色体显性房颤的家庭。发病年龄从在子宫中到45岁不等。这些家族的遗传连锁分析揭示了10号染色体上AF的新基因座（10q22）。在2003年，在6q14-16处鉴定出第二个基因座，再次与常染色体显性遗传相关。迄今为止，这两个基因座的潜在致病基因仍然未知。

然而，在2003年，鉴定了大型四代家族中11号染色体上的AF相关基因座，随后鉴定了$K_v7.1(I_{Ks})$中的SQTS样功能获得突变S140G-*KCNQ1*，因此第一次提供心脏钾离子通道突变和FAF之间的因果关系。有趣的是，在子宫内存在严重形式的AF和SQTS的患者中发现了第二个涉及*KCNQ1*密码子141的从头突变.85KCNE2中的*R27C*突变，其编码$K_v7.1$和$K_v11.1$相互作用蛋白，在与野生型*KCNQ1*共表达时，在两个AF家族中发现并产生了I_{Ks}功能获得表型。2005年，在30个不相关的中国AF家族中的1个中鉴定出*KCNJ2*中的V93I突变。尽管功能丧失KCNJ2突变产生ATS1，但AF相关的V93I突变赋予Kir2.1通道功能获得的生物物理特性。最后，在2006年，在AF家族中发现了*KCNA5*中负责$K_v1.5$钾通道I_{Kur}的功能丧失突变。

除了这些钾通道，$Na_v1.5$还涉及单独和家族性房颤。事实上，在功能丧失的*SCN5A*疾病患者中，AF是一种相当常见的心律失常；特别是，高达15%至20%的BrS病例发生AF[76]。2008年，一个新的*SCN5A*突变（M1875T）被描述为一个以青少年发病的房性心律失常为特征的家族，在没有结构性心脏病的情况下发展为房颤或室性心律失常。该突变体通道的功能疾病产生了增加的峰值电流密度和激活的去极化转变（功能获得）。此外，Darbar86在大约3%的AF病例中发现了*SCN5A*通道突变。2014年，Hasegawa及其同事[87]对AF相关基因（*KCNQ1*，*KCNH2*，*KCNE1-3*，*KCNJ2*和SCN5A）进行了突变分析，并且在30例（10%）连续青少年发病房颤患者中的3例中鉴定出3种错义变体（*SCN5A*-M1875T，*KCNJ2*-M301K和*KCNQ1*-G229D）。

非离子通道基因也与家族性和孤立性AF有关[85]。2008年，Hodgson-Zingman及其同事在FAF的大型谱系中发现了NPPA基因的移码突变[88]。NPPA编码心房钠尿肽，其调节心肌细胞中的离子电流并可缩短心房传导时间。具有常染色体隐性遗传模式的新生儿AF发病的临床表型与NUP155中的突变相关，NUP155编码核蛋白的蛋白质家族成员。2006年4月15日，戈洛布和同事发现4个杂GJA5错义突变与早发性特发性AF有关[89]。最有趣的是，四种突变中的3种仅在心脏组织（体细胞）中显示，而不是原始的种系。*GJA5*编码心脏间隙连接蛋白40，其在心房肌细胞中选择性表达并介导精细协调的心房电激活。最近，Yang及其同事[90,91]已经鉴定了5或130例（3.8%）无关汉族家族性AF患者的*GATA4*（S70T和S160T）或*GATA5*（G184V，K218T和A266P）错义突变。*GATA4*和*GATA5*属于对心脏发生至关重要的心脏转录因子家族。

未来前景

在过去十年中，相对新兴的关于遗传性心律失常综合征和心脏疾病的学科已经得到蓬勃发展。对于几乎所有这些综合征的分子基础的致病见解已经通过从发现、翻译以及最近并入临床实践的整个研究过程而的变得成熟。这种从基础到临床的成熟现在需要对这些综合征的可用基因检测进行学习解释，并清楚地了解与这些通道病的基因检测相关的诊断、预后和治疗意义。

新一代测序平台和系统生物学生物信息学算法的出现为在单一反应中有效地询问个体的整个基因组或外显子组（基因组的整个氨基酸编码区）提供了新的工具。这种高度熟练的技术有效地提供了患者基因组中每个基因的每个单核苷酸取代和小插入/缺失（常见或罕见，良性或致病）的片段，并且对于当前的新基因发现和下一阶段研究是至关重要的。当前和即将出现的先进测序技术和系统生物学生物信息学算法将很快帮助我们在理解这些潜在致命但高度可治疗的心律失常综合征时缩小差距。这不仅会促进新的致病基因发现，还会揭示新的遗传变异，这些变异可能部分解释了外显率降低和表达能力的变化，并有助于识别潜在的关于发生心脏疾病的风险最大的患者。继续探索这些心律失常综合征的潜在遗传和分子基础将为基因型特异性药物治疗的新方法打开大门。

此外，细胞程序设计的最新进展为理解复杂疾病的病因学提供了新的途径。人类诱导的多能干细胞产生的心肌细胞，来自患者自己的皮肤活检（成纤维细胞）、静脉穿刺（淋巴细胞）或尿样，对于心脏疾病模型的研究、个性化药物开发，以及心脏通道疾病中常见的外显率和可变表达性降低的关键问题，其生物医学前景是巨大的。

尽管用于遗传性心律失常疾病的药理学和侵入性疗法通常可以减轻症状，但仍然迫切需要替代疗法来有效治疗或甚至治愈疾病的终末期。随着对这些综合征的遗传和分子基础的持续了解，以及基于小干扰RNA（small interfering RNA，siRNA）、微小RNA（microRNA，miRNA）和短发卡RNA（small hairpin RNA，shRNA）的“基因沉默”，以及新型RNA引导核酸酶介导的CRISPER/Cas9基因组编辑、复杂的病毒载体[如腺相关病毒9（adeno-associated virus 9，AAV9）]及新的基因传递策略的开发，基因治疗可能成为一些难以控制可能危及生命的心律失常患者的可行选择[92]。

（郭凯 译）

参考文献

1. Tester DJ, Ackerman MJ. Genetics of cardiac arrhythmias. In: Mann DL, Zipes DP, Libby P, Bonow RO, eds. *Braunwald's Heart Disease: A Textbook of Cardiovascular Medicine*. 10th ed. St Louis: Elsevier; 2015:617–628.

Long-QT Syndrome

2. Schwartz PJ, Stramba-Badiale M, Crotti L, et al. Prevalence of the congenital long-QT syndrome. *Circulation*. 2009;120:1761–1767.
3. Boczek NJ, Best JM, Tester DJ, et al. Molecular and functional characterization of a novel pathogenic substrate for autosomal dominant long QT syndrome discovered by whole exome sequencing, genomic triangulation, and systems biology. *Heart Rhythm*. 2012;9:1911–1912.
4. Fukuyama M, Wang Q, Kato K, et al. Long QT syndrome type 8: novel *CACNA1C* mutations causing QT prolongation and variant phenotypes. *Europace*. 2014;16:1828–1837.
5. Wemhöner K, Friedrich C, Stallmeyer B, et al. Gain-of-function mutations in the calcium channel *CACNA1C* (Cav1.2) cause non-syndromic long-QT but not Timothy syndrome. *J Mol Cell Cardiol*. 2015;80:186–195.
6. Crotti L, Johnson CN, Graf E, et al. Calmodulin mutations associated with recurrent cardiac arrest in infants. *Circulation*. 2013;127:1009–1017.
7. Makita N, Yagihara N, Crotti L, et al. Novel calmodulin mutations associated with congenital arrhythmia susceptibility. *Circ Cardiovasc Genet*. 2014;7:466–474.
8. Boczek NJ, Gomez-Hurtado N, Ye D, et al. Spectrum and prevalence of *CALM1*-, *CALM2*-, and *CALM3*-encoded calmodulin variants in long QT syndrome and functional characterization of a novel long QT syndrome–associated calmodulin missense variant, E141G. *Circ Cardiovasc Genet*. 2016;9:136–146.
9. Limpitikul WB, Dick IE, Joshi-Mukherjee R, et al. Calmodulin mutations associated with long QT syndrome prevent inactivation of cardiac L-type Ca(2+) currents and promote proarrhythmic

behavior in ventricular myocytes. *J Mol Cell Cardiol.* 2014;74:115–124.

10. Kapa S, Tester DJ, Salisbury BA, et al. Genetic testing for long-QT syndrome: distinguishing pathogenic mutations from benign variants. *Circulation.* 2009;120:1752–1760.
11. Schulze-Bahr E. Susceptibility genes & modifiers for cardiac arrhythmias. *Prog Biophys Mol Biol.* 2008;98:289–300.
12. Kim JA, Lopes CM, Moss AJ, et al. Trigger-specific risk factors and response to therapy in long QT syndrome type 2. *Heart Rhythm.* 2010;7:1797–1805.
13. Goldenberg I, Thottathil P, Lopes CM, et al. Trigger-specific ion-channel mechanisms, risk factors, and response to therapy in type 1 long QT syndrome. *Heart Rhythm.* 2012;9: 49–56.
14. Moss AJ, Windle JR, Hall WJ, et al. Safety and efficacy of flecainide in subjects with long QT-3 syndrome (DeltaKPQ mutation): a randomized, double-blind, placebo-controlled clinical trial. *Ann Noninvasive Electrocardiol.* 2005;10:59–66.
15. Moss AJ, Zareba W, Schwarz KQ, et al. Ranolazine shortens repolarization in patients with sustained inward sodium current due to type-3 long-QT syndrome.[see comment]. *J Cardiovasc Electrophysiol.* 2008;19:1289–1293.
16. Mazzanti A, Maragna R, Faragli A, et al. Gene-specific therapy with mexiletine reduces arrhythmic events in patients with long QT syndrome type 3. *J Am Coll Cardiol.* 2016;67:1053–1058.
17. Amin AS, Giudicessi JR, Tijsen AJ, et al. Variants in the 3′ untranslated region of the KCNQ1-encoded Kv7.1 potassium channel modify disease severity in patients with type 1 long QT syndrome in an allele-specific manner. *Eur Heart J.* 2012;33:714–723.
18. Ackerman M, Priori S, Willems S, et al. HRS/EHRA expert consensus statement on the state of genetic testing for the channelopathies and cardiomyopathies: this document was developed as a partnership between the Heart Rhythm Society (HRS) and the European Heart Rhythm Association (EHRA). *Heart Rhythm.* 2011;8:1308–1339.

Triadin Knockout Syndrome

19. Altmann HM, Tester DJ, Will ML, et al. Homozygous/compound heterozygous triadin mutations associated with autosomal recessive long QT syndrome and pediatric sudden cardiac arrest: elucidation of triadin knockout syndrome. *Circulation.* 2015;131:2051–2060.
20. Roux-Buisson N, Cacheux M, Fourest-Lieuvin A, et al. Absence of triadin, a protein of the calcium release complex, is responsible for cardiac arrhythmia with sudden death in human. *Hum Mol Genet.* 2012;21:2759–2767.
21. Rooryck C, Kyndt F, Bozon D, et al. New family with catecholaminergic polymorphic ventricular tachycardia linked to the triadin gene. *J Cardiovasc Electrophysiol.* 2015;26:1146–1150.
22. Walsh MA, Stuart AG, Schlecht HB, et al. Compound heterozygous triadin mutation causing cardiac arrest in two siblings. *Pacing Clin Electrophysiol.* 2016;39:497–501.
23. Guo W, Jorgensen AO, Jones LR, Campbell KP. Biochemical characterization and molecular cloning of cardiac triadin. *J Biol Chem.* 1996;271:458–465.
24. Knollmann BC. New roles of calsequestrin and triadin in cardiac muscle. *J Physiol.* 2009;587:3081–3087.

Andersen-Tawil Syndrome

25. Kimura H, Zhou J, Kawamura M, et al. Phenotype variability in patients carrying KCNJ2 mutations. *Circ Cardiovasc Genet.* 2012;5:344–353.
26. Hasegawa K, Ohno S, Kimura H, et al. Mosaic KCNJ2 mutation in Andersen-Tawil syndrome: targeted deep sequencing is useful for the detection of mosaicism. *Clin Genet.* 2015;87: 279–283.
27. Zhang L, Benson DW, Tristani-Firouzi M, et al. Electrocardiographic features in Andersen-Tawil syndrome patients with KCNJ2 mutations: characteristic T-U-wave patterns predict the KCNJ2 genotype. *Circulation.* 2005;111:2720–2726.

Timothy Syndrome

28. Splawski I, Timothy KW, Sharpe LM, et al. Cav1.2 calcium channel dysfunction causes a multisystem disorder including arrhythmia and autism. *Cell.* 2004;119:19–31.
29. Splawski I, Timothy KW, Decher N, et al. Severe arrhythmia disorder caused by cardiac L-type calcium channel mutations. *Proc Natl Acad Sci USA.* 2005;102:8089–8096.
30. Gillis J, Burashnikov E, Antzelevitch C, et al. Long QT, syndactyly, joint contractures, stroke and novel *CACNA1C* mutation: expanding the spectrum of Timothy syndrome. *Am J Med Genet.* 2012;158A:182–187.
31. Boczek NJ, Miller EM, Ye D, et al. Novel Timothy syndrome mutation leading to increase in *CACNA1C* window current. *Heart Rhythm.* 2015;12:211–219.
32. Boczek NJ, Ye D, Jin F, et al. Identification and functional characterization of a novel *CACNA1C*-mediated cardiac disorder characterized by prolonged QT intervals with hypertrophic cardiomyopathy, congenital heart defects, and sudden cardiac death. *Circ Arrhythm Electrophysiol.* 2015;8:1122–1132.

Short-QT Syndrome

33. Giustetto C, Di Monte F, Wolpert C, et al. Short QT syndrome: clinical findings and diagnostic-therapeutic implications.[see comment]. *Eur Heart J.* 2006;27:2440–2447.
34. Zareba W, Cygankiewicz I. Long QT syndrome and short QT syndrome. *Prog Cardiovasc Dis.* 2008;51:264–278.
35. Sarkozy A, Brugada P. Sudden cardiac death: what is inside our genes? *Can J Cardiol.* 2005;21:1099–1110.
36. Giustetto C, Schimpf R, Mazzanti A, et al. Long-term follow-up of patients with short QT syndrome. *J Am Coll Cardiol.* 2011;58:587–595.
37. Harrell DT, Ashihara T, Ishikawa T, et al. Genotype-dependent differences in age of manifestation and arrhythmia complications in short QT syndrome. *Int J Cardiol.* 2015;190:393–402.

Drug-Induced Torsade de Pointes

38. Roden DM. Long QT syndrome: reduced repolarization reserve and the genetic link. *J Intern Med.* 2006;259:59–69.
39. Fitzgerald PT, Ackerman MJ. Drug-induced torsades de pointes: the evolving role of pharmacogenetics. *Heart Rhythm.* 2005;2:S30–S37.
40. Itoh H, Sakaguchi T, Ding WG, et al. Latent genetic backgrounds and molecular pathogenesis in drug-induced long-QT syndrome. *Circ Arrhythm Electrophysiol.* 2009;2:511–523.
41. Jamshidi Y, Nolte IM, Dalageorgou C, et al. Common variation in the *NOS1AP* gene is associated with drug-induced QT prolongation and ventricular arrhythmia. *J Am Coll Cardiol.* 2012;60:841–850.

Catecholaminergic Polymorphic Ventricular Tachycardia

42. Liu N, Ruan Y, Priori SG. Catecholaminergic polymorphic ventricular tachycardia. *Prog Cardiovasc Dis.* 2008;51:23–30.
43. Tester DJ, Kopplin LJ, Will ML, Ackerman MJ. Spectrum and prevalence of cardiac ryanodine receptor (RyR2) mutations in a cohort of unrelated patients referred explicitly for long QT syndrome genetic testing. *Heart Rhythm.* 2005;2:1099–1105.
44. Horner JM, Ackerman MJ. Ventricular ectopy during treadmill exercise stress testing in the evaluation of long QT syndrome. *Heart Rhythm.* 2008;5:1690–1694.
45. Tester DJ, Dura M, Carturan E, et al. A mechanism for sudden infant death syndrome (SIDS): stress-induced leak via ryanodine receptors. *Heart Rhythm.* 2007;4:733–739.
46. Tester DJ, Medeiros-Domingo A, Will ML, et al. Cardiac channel molecular autopsy: insights from 173 consecutive cases of autopsy-negative sudden unexplained death referred for postmortem genetic testing. *Mayo Clin Proc.* 2012;87:524–539.
47. Medeiros-Domingo A, Bhuiyan Z, Tester D, et al. Comprehensive open reading frame mutational analysis of the RYR2-encoded ryanodine receptor/calcium release channel in patients diagnosed previously with either catecholaminergic polymorphic ventricular tachycardia or genotype-negative, exercise-induced long QT syndrome. *J Am Coll Cardiol.* 2009;54: 2065–2074.
48. Van der Werf C, Nederend I, Hofman N, et al. Familial evaluation in catecholaminergic polymorphic ventricular tachycardia: disease penetrance and expression in cardiac ryanodine receptor mutation-carrying relatives. *Circ Arrhythm Electrophysiol.* 2012;5:748–756.
49. Nyegaard M, Overgaard Michael T, Sondergaard Mads T, et al. Mutations in calmodulin cause ventricular tachycardia and sudden cardiac death. *Am J Hum Genet.* 2012;91: 703–712.
50. Gomez-Hurtado N, Kryshtal DO, Johnson CN, et al. Novel calmodulin mutation (CALM3-A103V) associated with CPVT syndrome activates arrhythmogenic Ca waves and sparks. *Circ Cardiovasc Genet.* 2016 [in press].

Brugada Syndrome

51. Antzelevitch C, Yan G-X, Ackerman MJ, et al. J-wave syndromes expert consensus conference report: emerging concepts and gaps in knowledge. Endorsed by the Asia Pacific Heart Rhythm Society (APHRS), the European Heart Rhythm Association (EHRA), the Heart Rhythm Society (HRS), and the Latin American Society of Cardiac Pacing and Electrophysiology (Sociedad Latinoamericana de Estimulacifin Cardíaca y Electrofisiología [SOLAECE]. *Europace.* 2016;Jul 13 [Epub ahead of print].
52. Kapplinger J, Tester D, Alders M, et al. An international compendium of mutations in the *SCN5A*-encoded cardiac sodium channel in patients referred for Brugada syndrome genetic testing. *Heart Rhythm.* 2010;7:33–46.
53. Schulze-Bahr E, Eckardt L, Breithardt G, et al. Sodium channel gene (*SCN5A*) mutations in 44 index patients with Brugada syndrome: different incidences in familial and sporadic disease. *Hum Mutat.* 2003;21:651–652 [erratum: Hum Mutat 2005;26:61].
54. Makita N, Behr E, Shimizu W, et al. The E1784K mutation in *SCN5A* is associated with mixed clinical phenotype of type 3 long QT syndrome. *J Clin Invest.* 2008;118:2219–2229.
55. Brugada P, Benito B, Brugada R, Brugada J. Brugada syndrome: update 2009. *Hellenic J Cardiol.* 2009;50:352–372.
56. Bezzina CR, Barc J, Mizusawa Y, et al. Common variants at *SCN5A-SCN10A* and *HEY2* are associated with Brugada syndrome, a rare disease with high risk of sudden cardiac death. *Nat Genet.* 2013;45:1044–1049.
57. Crotti L, Marcou CA, Tester DJ, et al. Spectrum and prevalence of mutations involving BrS1- through BrS12-susceptibility genes in a cohort of unrelated patients referred for Brugada syndrome genetic testing: implications for genetic testing. *J Am Coll Cardiol.* 2012;60:1410–1418.
58. Behr ER, Savio-Galimberti E, Barc J, et al. Role of common and rare variants in *SCN10A*: results from the Brugada syndrome QRS locus gene discovery collaborative study. *Cardiovasc Res.* 2015;106:520–529.
59. Le Scouarnec S, Karakachoff M, Gourraud JB, et al. Testing the burden of rare variation in arrhythmia-susceptibility genes provides new insights into molecular diagnosis for Brugada syndrome. *Hum Mol Genet.* 2015;24:2757–2763.
60. Wilde AAM, Postema PG, Di Diego JM, et al. The pathophysiological mechanism underlying Brugada syndrome: depolarization versus repolarization. *J Mol Cell Cardiol.* 2010;49:543–553.
61. Meregalli PG, Tan HL, Probst V, et al. Type of *SCN5A* mutation determines clinical severity and degree of conduction slowing in loss-of-function sodium channelopathies. *Heart Rhythm.* 2009;6:341–348.
62. Tester DJ, Ackerman MJ. Genetic testing for potentially lethal, highly treatable inherited cardiomyopathies/channelopathies in clinical practice. *Circulation.* 2011;123:1021–1037.

Early Repolarization Syndrome

63. Miyazaki S, Shah AJ, Haissaguerre M. Early repolarization syndrome: a new electrical disorder associated with sudden cardiac death. *Circ J.* 2010;74:2039–2044.
64. Haissaguerre M, Derval N, Sacher F, et al. Sudden cardiac arrest associated with early repolarization [see comment]. *N Engl J Med.* 2008;358:2016–2023.
65. Rosso R, Kogan E, Belhassen B, et al. J-Point elevation in survivors of primary ventricular fibrillation and matched control subjects: incidence and clinical significance. *J Am Coll Cardiol.* 2008;52:1231–1238.
66. Tikkanen JT, Anttonen O, Junttila MJ, et al. Long-term outcome associated with early repolarization on electrocardiography. *N Engl J Med.* 2009;361:2529–2537.
67. Haissaguerre M, Chatel S, Sacher F, et al. Ventricular fibrillation with prominent early repolarization associated with a rare variant of KCNJ8/KATP channel. *J Cardiovasc Electrophysiol.* 2009;20:93–98.
68. Medeiros-Domingo A, Tan B-H, Crotti L, et al. Gain-of-function mutation S422L in the KCNJ8-encoded cardiac KATP channel Kir6.1 as a pathogenic substrate for J-wave syndromes. *Heart Rhythm.* 2010;7:1466–1471.
69. Barajas-Martinez H, Hu D, Ferrer T, et al. Molecular genetic and functional association of Brugada and early repolarization syndromes with S422L missense mutation in KCNJ8. *Heart Rhythm.* 2012;9:548–555.
70. Veeramah KR, Karafet TM, Wolf D, et al. The KCNJ8-S422L variant previously associated with J-wave syndromes is found at an increased frequency in Ashkenazi Jews. *Eur J Hum Genet.* 2014;22:94–98.
71. Burashnikov E, Pfeiffer R, Barajas-Martinez H, et al. Mutations in the cardiac L-type calcium channel associated with inherited J-wave syndromes and sudden cardiac death. *Heart Rhythm.* 2010;7:1872–1882.

Idiopathic Ventricular Fibrillation

72. Alders M, Koopmann TT, Christiaans I, et al. Haplotype-sharing analysis implicates chromosome 7q36 harboring DPP6 in familial idiopathic ventricular fibrillation. *Am J Hum Genet.* 2009;84:468–476.
73. Marsman RF, Barc J, Beekman L, et al. A mutation in CALM1 encoding calmodulin in familial idiopathic ventricular fibrillation in childhood and adolescence. *J Am Coll Cardiol.* 2014;63:259–266.
74. Valdivia CR, Medeiros-Domingo A, Ye B, et al. Loss of function mutation of the SCN3B-encoded sodium channel β3 subunit associated with a case of idiopathic ventricular fibrillation. *Cardiovasc Res.* 2009;86:392–400.

Progressive Cardiac Conduction Disease

75. Ruan Y, Liu N, Priori SG. Sodium channel mutations and arrhythmias. *Nat Rev Cardiol.* 2009;6:337–348.
76. Probst V, Denjoy I, Meregalli PG, et al. Clinical aspects and prognosis of Brugada syndrome in children [see comment]. *Circulation.* 2007;115:2042–2048.
77. Kruse M, Schulze-Bahr E, Corfield V, et al. Impaired endocytosis of the ion channel

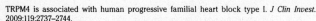

TRPM4 is associated with human progressive familial heart block type I. *J Clin Invest.* 2009;119:2737–2744.
78. Liu H, El Zein L, Kruse M, et al. Gain-of-function mutations in TRPM4 cause autosomal dominant isolated cardiac conduction disease. *Circ Cardiovasc Genet.* 2010;3:374–385.

Sick Sinus Syndrome

79. Lei M, Huang CLH, Zhang Y. Genetic Na^+ channelopathies and sinus node dysfunction. *Prog Biophys Mol Biol.* 2008;98:171–178.
80. Ueda K, Nakamura K, Hayashi T, et al. Functional characterization of a trafficking-defective HCN4 mutation, *D553N,* associated with cardiac arrhythmia. *J Biol Chem.* 2004;279:27194–27198.
81. Le Scouarnec S, Bhasin N, Vieyres C, et al. Dysfunction in ankyrin-B-dependent ion channel and transporter targeting causes human sinus node disease. *Proc Natl Acad Sci USA.* 2008;105:15617–15622.
82. Holm H, Gudbjartsson DF, Sulem P, et al. A rare variant in MYH6 is associated with high risk of sick sinus syndrome. *Nat Genet.* 2011;43:316–320.
83. Ishikawa T, Jou CJ, Nogami A, et al. Novel mutation in the α-myosin heavy chain gene is associated with sick sinus syndrome. *Circ Arrhythm Electrophysiol.* 2015;8:400–408.

"Ankyrin-B Syndrome"

84. Mohler PJ, Le Scouarnec S, Denjoy I, et al. Defining the cellular phenotype of "ankyrin-B syndrome" variants: human ANK2 variants associated with clinical phenotypes display a spectrum of activities in cardiomyocytes. *Circulation.* 2007;115:432–441.

Familial Atrial Fibrillation

85. Campuzano O, Brugada R. Genetics of familial atrial fibrillation. *Europace.* 2009;11:1267–1271.
86. Darbar D. Genetics of atrial fibrillation: rare mutations, common polymorphisms, and clinical relevance. *Heart Rhythm.* 2008;5:483–486.
87. Hasegawa K, Ohno S, Ashihara T, et al. A novel KCNQ1 missense mutation identified in a patient with juvenile-onset atrial fibrillation causes constitutively open I_{Ks} channels. *Heart Rhythm.* 2014;11:67–75.
88. Hodgson-Zingman DM, Karst ML, Zingman LV, et al. Atrial natriuretic peptide frameshift mutation in familial atrial fibrillation. *N Engl J Med.* 2008;359:158–165.
89. Gollob MH, Jones DL, Krahn AD, et al. Somatic mutations in the connexin 40 gene (GJA5) in atrial fibrillation. [see comment]. *N Engl J Med.* 2006;354:2677–2688.
90. Yang YQ, Wang MY, Zhang XL, et al. *GATA4* loss-of-function mutations in familial atrial fibrillation. *Clin Chim Acta.* 2011;412:1825–1830.
91. Yang YQ, Wang J, Wang XH, et al. Mutational spectrum of the *GATA5* gene associated with familial atrial fibrillation. *Int J Cardiol.* 2012;157:305–307.

Future Perspectives

92. Bongianino R, Priori SG. Gene therapy to treat cardiac arrhythmias. *Nat Rev Cardiol.* 2015; 12:531–546.

第 34 章　心律失常的发病机制

GORDON F. TOMASELLI, MICHAEL RUBART, AND DOUGLAS P. ZIPES

电生理学基本原理　611
　离子通道的电生理学　611
　动作电位的时相　614
　正常自动节律性　617
　膜电位的丧失和心律失常的发生　618
　离子通道的分子结构　619
　缝隙连接通道和闰盘　622
心脏电传导系统的结构和功能　623
　窦房结　623
　房室交界和室内传导系统　624
　房室结、希氏束和心肌细胞的神经调节　627
　心律失常和自主神经系统　628
心律失常的发生机制　629
　冲动形成异常　629
　冲动传导异常　632
　由折返引起的心动过速　634
参考文献　638

电生理学基本原理

离子通道的电生理学

心脏的电信号传递包括通过离子通道的离子流，钠、钾、钙、氯(Na^+、K^+、Ca^{2+}、Cl^-)离子是主要的电荷载体，它们跨细胞膜流动产生的电流能兴奋激活心肌细胞，并在细胞间传递。离子通道是跨越整个磷脂双分子层的巨型大分子结构孔道。离子通道的开放允许选择的离子以非常高的速率(>10^6 离子/秒)被动地沿着电化学活性梯度流动。其高效的离子传递且没有衰减的性质在化学计量上和高能磷酸基的水解不相关，这区别了离子通道机制与其他离子传输结构(泵和交换器)的机制，如肌膜 Na^+，K^+-腺苷三磷酸盐(ATP 酶)、肌浆网 Ca^{2+}-ATP 酶(sarcoendoplasmic reticulum Ca^{2+}-ATPase, SERCA)或 Na^+/Ca^{2+} 交换器(Na^+/Ca^{2+} exchanger, NCX)。门控离子通道受细胞内外配体、跨膜电位和机械牵张的影响(表 34.1)。采用补片钳夹技术可很好地对单一门控离子通道进行研究。

表 34.1　哺乳动物心肌细胞跨膜离子电流简介

电流	亚单位	功能特性
I_{Na}	$Na_v1.5$, $Na_v1.1$, $Na_v1.3$, $Na_v1.6$, $Na_v1.8$(α 亚单位)	河豚毒敏感的电压门控 Na^+离子流
$I_{Ca.L}$	$Ca_v1.2$(α 亚单位)	L 型(持续时间长，大规模通透)通过电压门控性通道的离子流，能被二氢吡啶类拮抗剂(如硝苯地平)、苯乙胺(如维拉帕米)和苯二氮草类(地尔硫草)和一些二价离子阻断(如 Cd^{2+})，能被二氢吡啶类激活剂(如 Bay K8644)所激活，形成窦房结和房室结组织的 0 期除极和扩散，在心房、希-浦肯野、心室细胞形成平台期；触发 Ca^{2+}从肌浆网的释放(Ca^{2+}诱导的 Ca^{2+}释放)；一种非失活的或所谓的“窗组分”引起早期后除极
$I_{Ca.T}$	$Ca_v3.1/\alpha_{1G}$(α 亚单位)	T 型(一过性、小规模)、经电压门控通道、能被 mibefradil 阻断但对二氢吡啶不敏感的 Ca^{2+}离子流；可能提供了起搏细胞 4 期晚期除极的内向离子流，并与房室结细胞的动作电位传播有关
I_f	HCN4(α 亚单位)	存在窦房结和房室结及希-浦肯野细胞的超极化激活 Na^+和 K^+离子流，参与 4 期除极，增加起搏细胞的频率
I_{K1}	Kir2.1(α 亚单位)	内向整流性电流，被极小量的 Ba^{2+}离子电压依赖性阻断，和心房、希-浦肯野、心室肌细胞静息膜电位的维持有关；膜电位和$[K^+]_o$决定通道的活性；内向整流源于镁离子和细胞质通道孔内中性和正电荷氨基酸残基引起的除极介导的内源性阻滞
$I_{K.G}$($I_{K.ACh}$, $I_{K.Ade}$)	Kir3.1/Kir3.4(α 亚单位)	由经 GTP 调节蛋白(G)信号转导的性毒蕈碱和 purinergic 1 型受体激活的内向整流 K^+电流，存在于窦房结和房室结及心房肌细胞，引起超极化和动作电位时程缩短，激活后引起负性频率和负性传导作用
I_{Ks}	KvLQT1(α 亚单位)/minK(β 亚单位)	电压门控通道的 K^+电流(延迟整流性 K^+通道)；对动作电位三期起决定性作用
I_{Kr}	hERG(α 亚单位)/MiRP1(β 亚单位)	延迟整流钾电流的快速激活成分；可以被多非利特和索他洛尔可逆的应用依赖的阻断；除极引发的内向整流钾电流可以引起快速失活；对于动作电位时程有重要影响

续表

电流	亚单位	功能特性
I_{Kur}	K_v1.5(α 亚单位)	经超速激活但过慢失活的电压门控通道的 K^+离子流;主要存在于心房肌细胞;决定动作电位时程
$I_{K.Ca}$	SK2(α 亚单位)	K^+电流通过小电导 Ca^{2+}激活的通道,被 APAMIN 阻断并在人心房、心室肌细胞中表达;决定 APD;在心肌细胞衰竭时上调
I_{to}(I_{to1},I_A)	K_v4.3(α 亚单位)/KChIP2(β 亚单位)	经电压门控通道的一过性外向 K^+离子流,能快速激活和失活并被 4-氨基吡啶阻断,决定动作电位 1 期复极的时程;I_{to} 的跨膜电位差会造成早期复极的局部差异
$I_{Cl.Ca}$(I_{to2})	?	耐 4-氨基吡啶的一过性 Cl^-流;被细胞内高 Cl^-激活并被 stilbene 衍生物(SITS,DIDS)阻断;决定动作电位 1 期复极的过程;可能和超负荷时自发一过性离子流有关;相关分子还不确定
$I_{Cl.cAMP}$	?	由 cAMP/腺苷环化酶路径调节的时间依赖性 Cl^-流;使静息膜电位轻度去极化并明显并缩短动作电位时程;对抗由 β-肾上腺素能激活的 $I_{Ca,L}$ 引发的动作电位时程延长
$I_{Cl.swell}$或$I_{Cl.vol}$	?	外向整流性 swelling 激活的 Cl^-流;能被 9-蒽羧酸阻滞;激活引起静息电位去极化和动作电位时程缩短
$I_{K.ATP}$	Kir6.2(α 亚单位)/SUR	因细胞内 ATP 浓度下降而激活的时间依赖性 K^+离子流;能被磺脲类药物阻断,如格列本脲;能被吡那地尔、尼可地尔和克罗卡林激活;在心肌缺血和低氧时引起动作电位时程缩短
$I_{Cir.swell}$	?	由肿胀激活的内向整流性阳离子流;对 Na 和 K^+通透($PNa/P K^+=8$);被 Gd^{3+}阻滞;使静息膜电位除极并延长终末复极(3 期)
$I_{Na/Ca}$	NCX1.1	由 Na^+/Ca^{2+}交换蛋白介导的离子流;引起外向净 Na^+离子流和内向 Ca^{2+}离子流或内向净离子流和外向 Ca^{2+}离子流(3 Na^+交换 1 Ca^{2+});Na^+离子流的方向取决于膜电位和细胞内外的 Na^+和 Ca^{2+}浓度;由 Na/Ca 交换蛋白介导的 Ca^{2+}内流能引起肌浆网 Ca^{2+}的释放;在胞内 Ca^{2+}超负荷的条件下引起 I_{ti}(一过性的内向离子流)
$I_{Na/K}$	(α 亚单位)/(β 亚单位)	Na^+,K^+-ATPase(化学计量学:3 Na^+和 2 K^+进入)产生的 Na^+外向电流;可被洋地黄抑制
I_{ti}		由钙离子激活的短暂内向电流;可能反映了钙离子依赖的成分;I_{NCX}、$I_{Cl.Ca}$ 和 TRPM4(短暂受体电位阳离子通道,成员 4 基因)-介导电流
电中性离子交换蛋白		
Ca^{2+}-ATPase	SERCA2	排出胞质内 Ca^{2+}
Na/H	心肌细胞表达 NHE1 亚型	以细胞内氢交换细胞外 Na^+;能被苯甲酰胍衍生物 HOE694 和 HOE642 特异性阻断;受抑制导致细胞内酸化
Cl^--HCO_3^-		以细胞内 HCO_3^-换细胞外 Cl^-;被 SITS 阻断
Na^+-K^+-$2Cl^-$	Na-K-Cl NKCC1	阿米洛利阻断的共转运蛋白

APD,动作电位持续时间;AV 房室;DIDS,4,4′-二异硫氰基噻吩-2,2′-二磺酸;EADs,早期后去极化;GTP,三磷酸鸟苷;SA,窦房结;SITS,4-乙酰氨基-4′-异硫氰酸酯-2,2′-二磺酸;TTX,河豚毒素。

离子通过率是常用的判断通道选择性的量化指数,它定义为某一单位离子和主要通过离子通透性的比率,电压门控性 K^+、Na^+通道对单价和双价阳离子(如 Ca^{2+})的通透率小于 1∶10。电压门控性 Ca^{2+}通道则对 Na^+、K^+离子通透率极其低下,超越千倍数量级(即 P_K/P_{Ca},=1/3 000),并且阻止阴离子通过。

因为离子为带电体,膜两侧的离子浓度及电势梯度(电渗透作用)对净离子流的产生起着决定性作用。化学源性的被动离子流被电学源性的离子流平衡时的电位称作通道的逆转电位或 Nernst 电势,如果离子通道为只通过一种离子的高选择性通道,则逆转电势为该离子的热动力学均势电势,E_S,以 Nernst 方程式表达如下:

$$E_S=(RT/zF)\ln([S_O]/[S_i])$$

其中$[S_i]$和$[S_O]$分别代表细胞内外通过离子的浓度,z 代表离子的效价,R 是气体常数,F 是法拉利常数,T 是热力学温度,ln 是以 e 为底数的对数。当膜电位较通道的逆转电势为正时，产生外向的被动离子流，而膜电位较通道 Nernst 电位为负时产生内向离子流。当跨通道电流由多种离子组合而成时，这时逆转电势是各 Nernst 电势之和。

心肌动作电位的膜电压范围为-90 至+30mV。生理性细胞外 K^+ 浓度为 4mM，Ek 为大约-91mV，在动作电位中钾离子被动从细胞膜外流入细胞内。另一方面，因为计算上心肌钙通道电势为+64mV（P_K/P_{Ca} = 1/3 000，K_i = 150mM，K_o = 4mM，Ca_i = 100nM，Ca_o = 2mM）被动型钙离子流为细胞内流。生理状态下，细胞内外氯离子电位为-83 至-36mV。氯离子通过开放的氯离子通道既可内流也可外流。一般来说，通过开放的膜通道传递的被动离子流在任意膜电位下，其方向和大小由该离子的电势和膜两侧该离子的浓度决定。

电压门控通道离子流。跨膜电位的变化通过电压门控通道决定了离子流的变化，其机制不只是通过离子电化学驱动力对电压的依赖，还通过通道活性对电压的依赖，也就是通道允许离子通过的时间由膜电压决定。如果一个通道激活（也就是通道开放的状态）的过程呈现出电压依赖性，像快 Na^+ 通道和电压依赖性钾离子通道一样（见后面讨论），通道的激活将随膜的去极化而上升。应注意到通道的开放并没有一个明确的电压阈值。这种通道活性对于膜电位的依赖更应该是电压的一种持续作用并呈现一种反向曲线（图 34.1A，蓝色曲线）。在膜电位变化时，通道活性达到最大值的一半时的膜电位值及活性曲线的陡度决定了通道的活性状态。转变活性曲线中点的正电位值以及降低通道活性曲线的陡度是通道阻滞剂抑制通道活性的两个可能的机制。

如图 34.1B 所示，通道从开放经膜除极化后进入失传导状态，称为失活。如果膜除极化状态持续，则通道保持在失活状态不再开放。这一失活的稳定状态以反向曲线方式随膜除极而增加（图 34.1A，金色曲线）。各种电压门控通道的失活曲线其陡度和中点都不相同。例如，持续细胞膜除极至-50mV（就如在急性缺血心肌中那样）可以引起几乎所有快通道失活，（图 34.1A，金色曲线），而在此电位，L 型钙通道只有很少部分失活。活性曲线和失活曲线有部分重叠，在这种情况下呈现稳定状态，或只有非失活电流存在。在电压门控式快 Na^+ 和 L 型钙通道电流中这种窗口电流的存在已经被确认。快通道和 L 型钙通道窗口电流被认为可以在早期后除极和延迟后除极中起触发作用。

通道从失活状态恢复后进入能再度被激活的关闭状态（看图 34.1B）。从失活进入恢复状态的速度在各种电压门控通道有所不同。但常呈单指数或多指数级时间过程，最长恢复时间在快 Na^+ 通道为几毫秒。而在有些 K^+ 通道亚型可达几秒钟。在心肌细胞的动作电位形成后，电压依赖性离子通道的活性还和某些时间及电压门控性机制有关，包括激活、失活和从失活状态的恢复。这些机制均是行药物干预的研究目标。

离子流的调变原理。整个细胞的电流强度大小 I，取决于细胞膜上通道的开放数量（N），通道开放的程度（Po 和单个通道的电流强度大小（i），或表示为 I=N·Po·i。所以在单个心肌细胞，可通过改变上述三者及它们的任意组合来实现。

通过改变离子通道的基因表达可改变细胞膜上离子通道的数目。除了别的某些因素，单个通道电流强度依赖于跨膜离子浓度梯度。例如，增高的细胞外浓度可增加 Ca^{2+} 通道的离子流。通过分别改变第二信

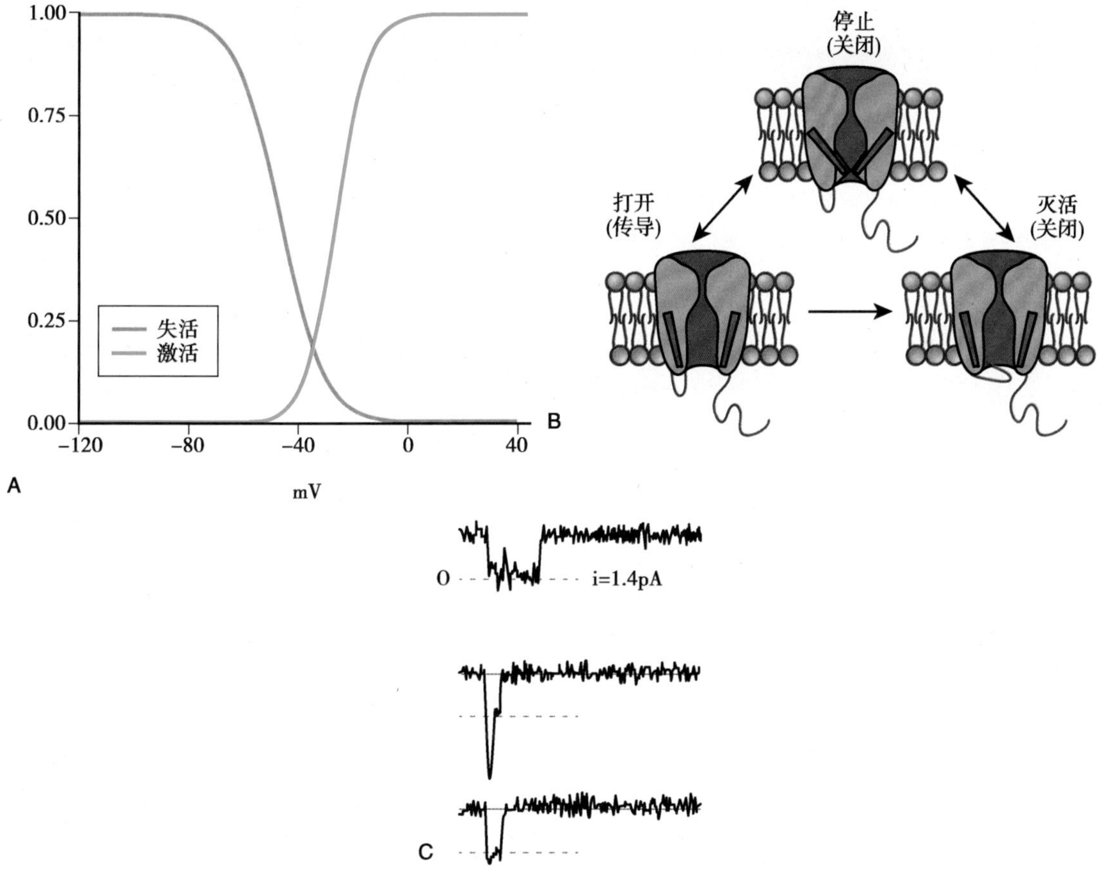

图 34.1 A，描述电压依赖性离子通道或从静止、闭合到打开的导电状态的转变的曲线（激活曲线，蓝色）和通道可用性（失活，橙色）。失活或可用曲线描述了失活状态占用的电压依赖性，以及通道可以通过打开或休息、关闭状态过渡到钝化状态。通常，失活通道必须首先返回到关闭状态才可以再次打开。B，电压依赖性通道的主要构象的示意图。激活栅的位置随转变而变化，从关闭到打开，到失活状态的转换是由失活栅的位置决定的。C，显示单通道电流记录钠（Na）通道响应于电压的阶跃变化。中间跟踪反映了两个通道的活动，每个通道具有 1.4pA 的单通道振幅

介导的蛋白激酶和蛋白磷酸酶的活性,使通道蛋白质磷酸化或脱磷酸化可以改变通道的活性状态。通道蛋白质磷酸化或脱磷酸化可通过改变通道对膜电压变化的敏感性来调整通道活性。例如,蛋白激酶 A 对电流的强化作用是因为改变了 Na^+ 通道的激动曲线使之负值增大所致。

动作电位的时相

心脏的跨膜电位分为 5 个时相:0 期,上升支或快速除极;1 期,早期快速复极;2 期,平台期;3 期,终末快速复极;4 期,静息膜电位和舒张除极(图 34.2)。这些期是由于离子顺电化学阶差被动流动引起,这种阶差是由于主动离子泵和交换机制而建立的。每种离子主要通过它自己所特异的通道流动。以下的讨论将解释每期的电学发生。

离子流通过下列方式来调控心肌细胞的膜电位。假设有一种只对某一离子高度选择的通道开放时,整个细胞的膜电位将等于该离子的 Nernst 电位。根据 Nernst 公式可推知在 4 种主要的跨膜胞质离子,每一种离子将获得如下的平衡电位:Na^+,+60mV;K^+,-94mV;Ca^{2+},+129mV;Cl^- 为-83~-36mV(表 34.2)。因此,若单一选择性 K^+ 通道开放时,例如内向整流钾通道,膜电位将达 E_K(-94mV),若单一选择性钠通道开放,跨膜电位将变为 E_{Na}(+60mV)。静息心肌细胞(4 期)开放的 K 通道远多于 Na 通道,因而细胞的跨膜电位接近 E_k。当两种或两种以上离子通道同时开放时,不同的通道类型均使跨膜电位趋向等于各自的平衡电位。在任何时刻,每种离子类型对整个细胞的跨膜电位的影响取决于细胞质膜对各型离子的持久的通透度。举例说明,当胞膜静息电位偏离 E_k 时,那么就预示着其他 离子的平衡电位作用于 E_K 而改变了心肌细胞的静息电位值。假设在静息状态下 Na^+,K^+和 Cl^-是通透的离子,那么它们各自对静息膜电位 v 的影响可用 GHK 电压方程式来定量表达。

$$V=(RT/F)\ln[(P_K[Na]_o+P_{Cl}[Cl]_i)/P_K[K]_i+P_{Na}[Na]P_{Cl}[Cl]_o$$

这里符号意义如前述,当只有一种通透离子时,V 就等于该离子的 Nernst 电位。而有数种通透离子时,V 是所有离子 Nernst 电位加权的平均值。

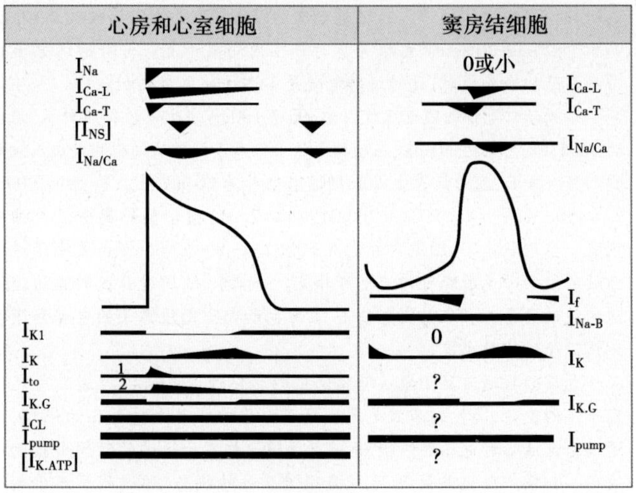

图 34.2 与静息电位和动作电位有关的电流和通道。心房和心室细胞模式动作电位的时程示于左侧,窦房结细胞的示于右侧。动作电位上方和下方是构成电位变化的各种通道和泵提供的电流。请查阅表 34.1,以辨别各种通道和电流的符号和描述。本图也可以表示伴随通道和泵活动的电流的时程,但不代表它们之间的相对幅值。I_k 至少由两个电流 I_{Kr} 和 I_{Ks} 合并而成,另外似乎有一个超快的成分,标记为 I_{Kur}。代表 I_{Cl}、I_{pump} 和 $I_{K.ATP}$ 的粗线仅表示存在这些泵或通道,不包含这些电流的阈值。因为幅值随生理和病理条件而变化。用括号标明的通道(I_{NS} 和 I_{KATP})表明他们仅在病理条件下活动。对窦房结细胞,I_{NS} 和 I_{K1} 小或缺如。问号指示实验证据尚不足以判定这些 通道在窦房结细胞膜是否存在。其他的离子流机制虽然似乎存在,但在本图中未示,因为它们在电发生中的作用 并未充分明确。(引自 Members of the Sicilian Gambit. Antiarrhythmic Therapy: a Pathophysiologic Approach. Mount Kisco, NY: Futura; 1994, p 13.)

表 34.2 哺乳动物跨膜电位特性

特性	窦房结	心房肌细胞	房室结细胞	浦肯野纤维	心室肌细胞
静息电位/mV	-50~-60	-80~-90	-60~-70	-90~-95	-80~-90
动作电位					
振幅/mV	60~70	110~120	70~80	120	110~120
超射值/mV	0~10	30	5~15	30	30
时程/ms	100~300	100~300	100~300	300~500	200~300
Vmax/($V \cdot s^{-1}$)	1~10	100~200	5~15	500~700	100~200
传播速度/($m \cdot s^{-1}$)	<0.05	0.3~0.4	0.1	2~3	0.3~0.4
纤维直径/μm	5~10	10~15	1~10	100	10~15

AV,房室;SA,窦房结;Vmax,膜电位最大上升值。

改编自 Sperelakis N. Origin of the cardiac resting potential. In Berne RM, Sperelakis N, Geiger SR, editors. Handbook of Physiology: The Cardiovascular System. Bethesda, Md: American Physiological Society; 1979, p 190.

静息膜电位。根据细胞的类型,舒张期电静止期间的细胞内电位为-50~-95mV(表 34.2)。因此,由于跨膜,细胞的内部相对于细胞的外部是负的 50~95mV。这是由于许多离子如 Na^+、K 和 Cl^-跨越细胞膜分布离子的梯度之故。

因为心肌细胞具有丰富的开放性钾通道,静止时,心肌跨膜电位(第 4 阶段)接近 EK。在通常情况下,经开放的内向整流 K^+通道外流的 K^+电流,I_{K1},对心房、心室肌细胞及浦肯野细胞的静息电位 的形成起主要作用。平衡电位大的单价离子的移动可以使静息膜电位值偏离 Ek,例如,氯离子通过活化氯离子通道流出,如 $I_{Cl.cAMP}$、$I_{Cl.Ca}$ 和 $I_{Cl.swell}$。Ca^{2+} 虽不对静息膜电位形成产生直接影响,但细胞内游离 Ca^{2+}浓度的变化可对其他离子的膜通透性产生影响。例如,若肌浆网(sarcoplasmic reticulum, SR)Ca^{2+}负荷增加时,会引发细胞内 Ca^{2+}离子波动,后者增强 Ca^{2+}依赖性的 Cl^-离子通道 $I_{Cl.Ca}$,从而导致自发的瞬时内向电流和伴随的膜去极化。$[Ca^{2+}]_i$ 的增加也可以刺激 Na^+/Ca^{2+} 交换剂 $I_{Na/Ca}$。这种蛋白质将 3 个 Na^+ 离子交换成一个 Ca^{2+} 离子，从而产生电流；方向取决于膜两侧的[Na^+]和[Ca^{2+}]以及跨膜电位差（见电传导）。在静息膜电位和自发 SR Ca^{2+} 释放事件期间，该交换器将产生净 Na^+ 流入，可能导致瞬时膜去极化[2]。另一个转运器，Na^+-K^+ 泵，从细胞中泵出 3 个 Na^+ 同时泵入 2 个 K^+ 进入细胞，对抗它们各自的电化学梯度，保持细胞内 K^+ 浓度高，细胞内 Na^+ 浓度低。为了维持这种离子浓度梯度，当心率增快时，Na^+-K^+ 泵也会因每次除极造成细胞内 Na^+ 轻度增多伴 K^+ 的轻度丧失而加快工作。当糖苷阻断 Na^+-K^+/ATP 酶功能时，因细胞内 Na^+ 浓度升高而致使心肌收缩力增强，接着会减少 Na/Ca^{2+} 交换而减少 Ca^{2+} 的排出，最终使心肌细胞收缩力增强[3]。

0 期——上升支或快速除极。一个刺激作用于可兴奋组织诱发出一个动作电位，其特征是一个突然的电压变化，这由于短暂的除极继以复极。动作电位传导遍及心脏，并启动每一次搏动。动作电位的电变化跟随一个相对固定的时间和电压关系，它因不同的特殊细胞类型而异（图 34.3）。在神经纤维，全过程仅几个毫秒，而心肌纤维的动作电位持续数百毫秒。正常情况下，动作电位不依赖除极刺激的大小，只要后者超过一定的阈电位。小的阈下除极刺激使膜按刺激强度成比例地除极。但是，一旦刺激足够强，使正常浦肯野纤维的膜电位降低至 -70mV 和 -65mV 的阈值数值后，更强的刺激不会引起更大的动作电位幅度，结果是一个“全或无”反应。相反，过度极化时，也就是膜电位变为更负时的刺激脉冲，引起的反应幅度总是和刺激强度成比例。

0 期的机制。心房、心室肌和希氏-浦肯野纤维动作电位的上升支是由于膜对 Na^+ 电传导突然增加引起的。在传播动作电位之前，外部施加的刺激或自发产生的局部膜电路电流以足够快的速度使足够大面积的膜去极化，以打开 Na^+ 通道，并使膜进一步去极化。当刺激激活足够的 Na^+ 通道，Na^+ 离子进入细胞，降低其电化学梯度。已兴奋的膜不再像一个 K^+ 电极（即仅对 K^+ 通透）那样活动，而是更近似一个 Na^+ 电极，膜电压向 Na^+ 平衡电位 +60mV 移动。

在 0 期除极发生的速率，也就是膜电压在这一时间内变化的最大速率，可用 dV/dt_{max} 或者 V_{max} 来表示（表 34.2），它是一个合理的 Na^+ 进入细胞的速率和幅度的估计值，是一个传布的动作电位的传导速度的决定因素。Na^+ 电导的暂时性增加持续 1~2 毫秒。动作电位，或者更确切地说是 Na^+ 电流（I_{Na}，被认为是重复再生的，即少量的 Na^+ 细胞内向运动使膜进一步除极，后者对 Na^+ 电导更增强，允许更多的 Na^+ 进入细胞，依此类推。当这一过程发生时，$[Na^+]_i$ 和细胞内正电荷增加，从而减少了对 Na^+ 内流的推动力。当达到 Na^+ 的平衡电位（E_{Na}）时，Na^+ 不再进入细胞，也就是，当推动离子进入细胞的动力平衡于推动离子出细胞的动力时，电流停止。另一方面，Na^+ 电导是时间依赖性的，当膜处在比静息电位负得较少的电位一定时间后，Na^+ 电导降低（失活）。因此，一个干扰因素使膜电位在一定时间内减小（如急性心肌缺血），但没能达到阈电位，部分地使通道失活，此时如果达到阈电位，Na^+ 内流的幅度和速率均减小，造成传导速度的减缓。

在心脏浦肯野纤维、窦房结细胞及心室的较小区域内，存在两种不同的 Na^+ 通道：河豚毒素（tetrodotoxin，TTX）敏感的神经元 Na^+ 通道亚型（$Na_v1.1$）和耐 TTX 的 Nav1.5 亚型，后者是心肌中的主要亚型[4]。尽管 TTX 敏感的 Na^+ 通道在心室或心房心肌细胞中的确切作用尚未明确，但这些通道可能是窦房结起搏功能和浦肯野细胞动作电位时程的重要调节因素，但在心室肌和心房肌中的确切地位还不明确，在某些情况下可

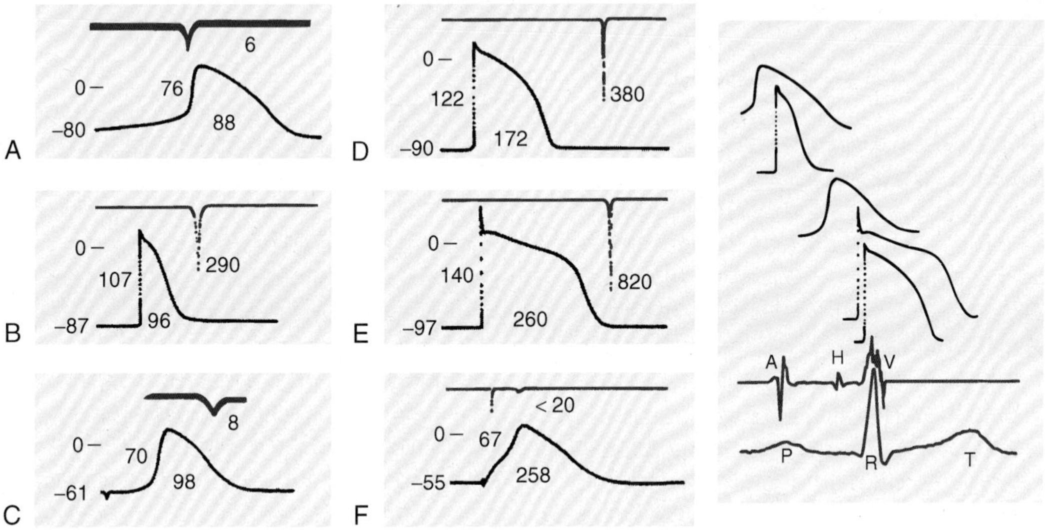

FIGURE 34. 3 Action potentials recorded from different tissues in the heart (**left**) remounted along with a His bundle recording and scalar electrocardiogram from a patient (**right**) to illustrate the timing during a single cardiac cycle. In panels A to F, the top tracing is dV/dt of phase 0, and the second tracing is the action potential. For each panel, the numbers (from *left to right*) indicate maximum diastolic potential (mV), action potential amplitude (mV), action potential duration at 90% of repolarization (milliseconds), and rate of depolarization of phase 0 (V/sec). Zero potential is indicated by the *short horizontal line* next to the zero on the upper left of each action potential. A, Rabbit sinoatrial node. B, Canine atrial muscle. C, Rabbit AV node. D, Canine ventricular muscle. E, Canine Purkinje fiber. F, Diseased human ventricle. Note that the action potentials recorded in A, C, and F have reduced resting membrane potentials and amplitudes relative to the other action potentials. In the right panel, *A*, Atrial muscle potential; *AVN*, atrioventricular nodal potential; *HB*, His bundle recording; *II*, lead II; *PF*, Purkinje fiber potential; *SN*, sinus nodal potential; *V*, ventricular muscle potential. Horizontal calibration on the left: 50 milliseconds for A and C, 100 milliseconds for B, D, E, and F; 200 milliseconds on the right. Vertical calibration on the left: 50mV; horizontal calibration on the right: 200 milliseconds. (Modified from Gilmour RF Jr, Zipes DP. Basic electrophysiology of the slow inward current. In Antman E, Stone PH, editors. Calcium Blocking Agents in the Treatment of Cardiovascular Disorders. Mount Kisco, NY: Futura; 1983, pp 1-37.)

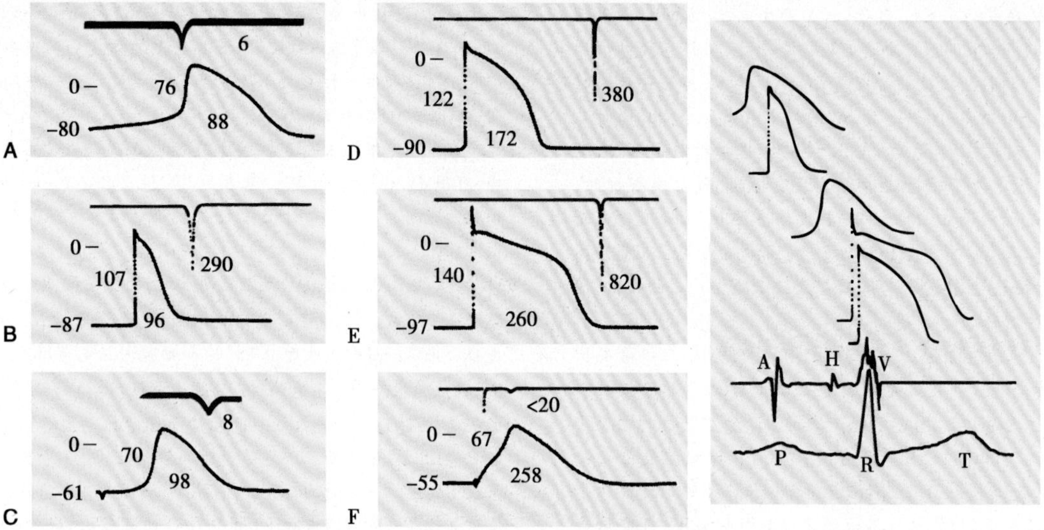

图 34.3　在心脏不同组织记录的动作电位。(**左**)附以一患者的希氏束电图和体表心电图(**右**),以示一个心动周期中的进程。A~F,顶部曲线为 0 期 dV/dt,第二条曲线是动作电位。在每个图中,数字(从左到右)为最大舒张电位(mV)、动作电位振幅(mV)、90%复极的动作电位时程(ms)和 0 期 Vmax(V/s)。每个动作电位左上方近零处用短线标出 0 电位。A,兔窦房结。B,犬心房肌。C,兔房室结。D,犬心室肌。E,犬浦肯野纤维。F,患者心室肌。注意 A、C 和 F 的动作电位和其他动作电位相比,静息电位和动作电位振幅均较小。A,心房肌电位;AVN,房室结电位;HB=希氏束电位;Ⅱ,导联Ⅱ;PF,浦肯野纤维电位;SN,窦房结电位;V,心室肌电位。左图水平单位:A 和 C 50ms,B、D、E 和 F 100ms。右图水平单位:200ms。左图垂直单位:50mV。右图垂直单位:200ms。(改编自 Gilmour RF Jr,Zipes DP. Basic electrophysiology of the slow inward current. In Antman E, Stone PH,editors. Calcium Blocking Agents in the Treatment of Cardiovascular Disorders. Mount Kisco,NY:Futura;1983,pp 1-37.)

能导致心律失常的产生[5]。心室神经 Nav 通道被鉴定为收缩性调节因子[6]。

在正常的心房和心室肌细胞和希-浦肯野纤维表现出动作电位,具有非常迅速、大振幅的上升支,称为快速反应。正常窦房结(sinoatrial, SA)和房室结(atrioventricular,AV)以及许多类型的病变组织中的动作电位具有非常缓慢、振幅低的特征,被称为慢反应(见表 34.1 和图 34.2 和 34.3)。慢反应的上升支主要由 L-型电压门控的(Cav) Ca^{2+} 电流形成的优势缓慢内向电流($I_{Ca.L}$)所介导,而非由 I_{Na} 介导的快速内向的电流形成。这些电位被称为慢反应是因为激活和失活 $I_{Ca.L}$ 所需的时间大约比快速 I_{Na} 慢一个数量级,其缓慢的内向离子流($I_{Ca.L}$)的激活、失活所需要时间大约比快速的内向 Na^+ 离子流(I_{Na})要慢,复活也较慢。慢通道从一个刺激中恢复活性需要更多的时间。$I_{Ca.L}$ 慢反应通道的恢复需要建立最大舒张电位(即电压依赖性)和更多的时间才能再次激活通道(即时间依赖性),这种现象称为复极后不应性。此外,钙进入和 $[Ca^{2+}]_i$ 促进慢反应的失活和延迟恢复。

激活 $I_{Ca.L}$ 的阈电位,也就是为了打开缓慢内向离子流,细胞必须达到的电压为-30~-40mV。在快反应型纤维,$I_{Ca.L}$ 是被快 Na^+ 内流引起的 0 期再生除极所激活。在动作电位上升支的后期,电流通过快、慢两种通道流动。但是 $I_{Ca.L}$ 远比 Na^+ 内流为小,在动作电位 0 期结束快 Na^+ 内流失活前,$I_{Ca.L}$ 可能对 0 期峰电位的形成作用较小。因此,$I_{Ca.L}$ 主要影响心房肌、心室肌以及浦肯野纤维的动作电位平台期。此外,在快 Na^+ 通道已失活的部分除极细胞,假如条件适合于慢通道激活,能够被激活,并起重要作用。

Ca^{2+} 通过激活的 L 型钙通道进入细胞,激活肌浆网释放 Ca^{2+} 是心肌细胞兴奋收缩偶联的重要成分(见第 22 章)。L 型钙通道也存在于窦房结和房室结细胞上,分别在控制自律性和动作电位传导上起重要作用。心脏 L 型钙通道为快电压和 Ca^{2+} 依赖性失活,其失活时间对动作电位波形成和复极时程有重要影响。尽管人类心脏未发现存在 T 型钙通道,但有实验证据表明这种通道对动物心脏的自律性和房室传导有重要影响[7]。

在快慢通道之间存在其他重要区别。能提高环腺苷酸(cyclic adenosine monophosphate,cAMP)的药物如 β-肾上腺素受体激动剂、磷酸二酯酶抑制剂如茶碱,以及 cAMP 的脂溶性衍生物——双丁酰 cAMP,均可增加 $I_{Ca.L}$。尽管 Na^+ 通道对升高的 cAMP 敏感,但其净效应(降低 vs 升高)有物种区别。乙酰胆碱通过降低腺苷酸环化酶活性而降低 $I_{Ca.L}$。此外,乙酰胆碱刺激 cGMP 积聚,cGMP 对基础 $I_{Ca.L}$ 的作用很小,但可减少由 β-肾上腺素受体激动剂升高的 $I_{Ca.L}$ 水平。这一作用是通过一个 cGMP 刺激的环核苷酸磷酸二酯酶水解 CAM 为介导的。

通道间的区别快慢通道可以基于它们的药理学敏感性而存在区别。具有一定程度特异性的阻断慢通道的药物包括维拉帕米、硝苯地平、地尔硫䓬和 D600(一种维拉帕米的甲氧基衍生物),抗心律失常药物如利多卡因、奎尼丁、普鲁卡因胺和丙吡胺影响快通道而不影响慢通道(见第 36 章)。

1 期——早期快速复极。在 0 期后,膜迅速复极,暂时性地到达接近 0mV 即停止(早期切迹),部分由于 I_{Na} 的失活,同时有一些外向电流的激活。

I_{to},一种对 4 氨基吡啶敏感的、常被称作 I_{to}(或 I_{to1})的一过性外向 K^+ 离子流,它常被除极化快速激活,随即就失活。I_{to} 的密度和由失活到复活在左心室游离壁存在跨壁梯度,从心外膜至心内膜,I_{to} 的密度减小而复活时间明显延长。人类心脏中 KCHIP2(这一 Kv4.3 成孔 α 亚单位的辅助亚单位)跨膜表达差异似乎是特性和密度跨膜斜率的决定因子[8]。此斜率决定了动作电位波形的局部差异,并伴有 1 期还原减慢和跨膜切迹消失。

这种局部差异可能会造成跨膜电压斜率增加了复极离散度,易于发生心律失常(Brugada 综合征,见第 33 和 39 章)。但是,消除生理性复极斜率同样会易于发生心律失常。I_{to} 的下调至少部分参与了人类病变心肌细胞发生 1 期的复极延缓。研究发现 1 期动作电位切迹的改变,引发肌浆网通过来释放储备及同步性都丧失,致使动作电位激发的细胞内

Ca^{2+}释放的动力和幅度均降低，因而I_{to}的调控在维持心脏兴奋收缩偶联中起着相当重要的作用。至于1期复极存在的跨壁差别是否可解释心脏局部收缩的不同还有待研究阐明。$I_{Cl.Ca}$是一种耐4氨基吡啶而由激活的Cl^-离子流$I_{Cl.Ca}$（或I_{to2}），是在1期复极中存在一种重要的外向电流[1]。该电流由动作电位激发的一过性细胞内Ca^{2+}离子流激活。因而采用干预方式（例如β-肾上腺素受体激动）使一过性细胞内Ca^{2+}离子流的振幅增加也能加强$I_{Cl.Ca}$。目前还不肯定在人类心脏细胞是否表达Ca^{2+}激活的Cl^-离子流。但是，非时间依赖性的氯离子流可能对早期复极的时程起着重要的决定作用，例如cAMP或细胞肿胀激发的Cl^-离子流$I_{Cl.cAmp}$和$I_{Cl.swell}$。

第三种对早期复极起作用的是经Na^+/Ca^{2+}交换蛋白以可逆变化形式控制的外向离子流。有时，1期复极后有一过性短暂除极。

2期——平台期。在平台期，它可以持续数百毫秒，对所有离子的膜电导降到相当低的数值。所以相对静息电位期，平台期能以较少的电流变化就能维持跨膜电位。平台期的维持依赖于由K^+和Cl^-形成的外向电流与经开放的L型Ca^{2+}通道流人的内向Ca^{2+}离子流及Na^+/Ca^{2+}交换蛋白启动的Na^+/Ca^{2+}交换。除极后，尽管对K^+存在着强有力的电化学驱动力，但由于存在内向的调控，K^+通透性回落至平台期水平。

在平台期可激活几个钾电流，包括快速（I_{Kr}）和缓慢（I_{Ks}）延迟整流电流（参见电压门控K^+通道）。心肌细胞内延迟性I_{Kr}整流电流中的快速成分的整流机制是这些通道在除极时快速的失活。除极后，更多的I_{Kr}通道进入失活状态，造成了内向性整流。这种快速失活机制在生理范围内对细胞外K^+的变化敏感，在低细胞外K^+浓度时失活更加明显，因此低钾会降低外向I_{Kr}，从而延长动作电位持续时间（action potential duration，APD）。

I_{KS}携带的外向K^+运动也也对平台期的时限有影响。*KvLQT1*亚单位的突变与I_{Ks}辅助亚单位（*KCNE1*编码minK）结合重建心脏I_{Ks}电流，与异常延长的心室复极相关（LQTS类型1；见第33和39章）。虽然IKS与APD相比缓慢激活，但也只是缓慢失活。因此，心率的增加可以使这种激活在连续的去极化期间积累，增加在动作电位的平台期间活跃的K^+电流，从而在较高的心率下适当地缩短APD。

在细胞内ATP浓度下降时（如缺氧，缺血），通过K_{ATP}通道的K^+外流增加，造成动作电位的平台期缩短。其他参与平台形成及其时限维持的机制包括L型Ca^{2+}离子流的失活，减少细胞内游离Ca^{2+}诱导的Ca^{2+}依赖性失活，如在肥厚心肌的肌细胞，能导致复极的延迟。稳定的I_{Na}和I_{CaL}（窗口电流）也参与平台期的形成。Na^+-K^+/ATP酶通产生外向的净电流。在某些情况下，非失活状态的Cl^-离子流，如$I_{Cl.Swell}$或$I_{Cl.cAMP}$，在动作电位平台期能形成重要的外向离子流，使得动作电位的时程明显缩短。在衰竭心室肌细胞，一种非选择性的并由细胞肿胀诱导的阳离子流可延长了动作电位时程[1]。

3期——终末快速复极。在动作电位的这一部分，复极快速进行。至少两种离子流参与：时间依赖失活的$I_{Ca.L}$引起向细胞内运动的正电荷减少；复极K^+离子流的激活，包括构成延迟整流性K^+离子流的快慢成分I_{Ks}及内向整流性K^+离子流I_{K1}和I_{KACh}，所有这些均使正电荷移出细胞外。膜的外向净电流增加，使之转为静息电位。一个电导系数很小的Ca^{2+}激活的K^+电流，I_{KCa}表达于人类心房肌细胞上，可以控制3期复极时程[9]。人类ether-a-go-go相关基因hERG（*KCNH2*）编码I_{Kr}的成孔亚基，其突变与I_{Kr}延长3期复极有关，此突变易于发生尖端扭转室性心动过速。大环内酯类抗生素如红霉素，抗组胺药如特费那酊，抗真菌药如酮康唑均抑制并与获得性长QT综合征的形成有关（见第33章和39章）。同样地，*KVLQT1*的突变，编码I_{Ks}的孔形成亚基，将延长复极和预处理致死性室性心律失常。如同在心脏衰竭时左室心肌细胞中所见，I_{K1}的活性降低可通过延缓动作电位3期的复极及静息膜电位的除极而使动作电位的时程延长。通过内向的整流性K^+离子流通道的开放，以减少外向K^+离子流，会使衰竭心肌细胞对自发性细胞内Ca^{2+}发放所触发的延迟后除极更敏感，在衰竭心脏的致心律失常发生中起着重要的作用[1]。

4期——舒张除极。在正常条件下，心房和心室肌细胞膜电位在整个舒张期保持稳定。I_{K1}是在心房、房室结、希氏-浦肯野和心室肌细胞维持静息电位接近K^+平衡电位的离子流。I_{K1}是内向整流的，在除极时关闭。它在窦房结及房室结细胞缺如。某些纤维，见于心房的某些部分、二尖瓣和三尖瓣的肌肉、希氏-浦肯野纤维、窦房结及房室结的远端部分，静息膜电位在舒张期不保持稳定而是逐步除极（见图34.2和图34.3）。这种自动发放细胞所具有的特性被称为4期舒张除极。当它导致动作电位产生时，结果是自动节律性。窦房结的发放频率通常超过其他潜在的自动起搏部位的发放频率，因此维持心脏节律的主导性。窦房结发放频率对去甲肾上腺素和乙酰胆碱比心室肌更为敏感。在其他部位的正常和异常自律性可以发放快于窦房结的频率，从而能在一个或几个心动周期内夺获心脏节律（见第35章）。

正常自动节律性

双模式窦房结起搏模型已经提出。在第一个模型，HCN通道（见心脏起搏通道和表34.1）是HCN通道是自动除极的主要决定因素。HCN通道产生的电流都表现为超极化激活。开放的HCN通道同时传导Na^+和K^+，但在这些负膜电位下，Na^+进入占主导地位。这是通过HCN通道的内向Na^+电流（连同通过电压激活的Ca^{2+}通道的Ca^{2+}流入，通过Na^+/Ca^{2+}交换器的内向电流，以及衰减的外向K^+电流；参见图34.4），认为将起搏细胞舒张膜电位去极化至阈值，从而触发下一动作电位并产生周期性起搏[1]。

在Ca^{2+}振荡的支持者提出的模型中认为有节律的$[Ca^{2+}]_i$升高是这些细胞自发动作电位和正常自律性的原因，这是因为周期性的$[Ca^{2+}]_i$升高是节律信号的内在始动因子（钙时钟），它通过细胞膜外钙敏感性离子通道和转运蛋白的调控（膜时钟）表现为细胞膜电压的变化，，这一概念在图34.4中有描述，以分离的窦房结细胞为例。自发舒张除极后期（跨膜动作电位以蓝色标志）局部亚细胞膜$[Ca^{2+}]_i$的增加（用图34.4B中的白色箭头表示）先于动作电位快速上升支发生。周期性的肌浆网Ca^{2+}释放可以有规律的激活Na^+-Ca^{2+}交换（如除极时）形成的内向电流（NCX），导致膜电位成指数型增高，促使膜表面L型钙通道激活，激发动作电位形成。因此，Na^+-Ca^{2+}交换形成的内向电流（NCX）在转化细胞内钙信号为膜信号（如电压）方面有重要的作用。动作电位发生后，在窦房结细胞起搏循环中会发生两个高度相互作用的系列事件（图34.4C）。一是限于细胞外膜，除极诱发的延迟整流钾电流的激活，导致细胞膜的超极化，随后出现许多内向电流（包括I_f和$I_{ca.T}$）激活的缓慢舒张期除极（见表34.1）。其二是动作电位诱发肌浆网钙释放随后继以Ca^{2+}的再摄取，这引发了多中心同步化自发的Ca^{2+}释放从而导致内向I_{NCX}的增加。最近，迟发性舒张期自发肌浆网钙释放在触发窦房结动作电位方面的作用在犬心脏中已被证实。

窦房结放电频率随对自律性和其他反应的不同而变化。起搏点可以随起搏细胞放电的快或慢而在窦房结内外迁移，如果起搏位点保持不变，则变化舒张除极斜率，最大舒张电位或动作电位阈值可以加快或减慢放电频率：例如，如果舒张除极斜率增加，静息膜电位负值变小或动作电位阈值负值加大（在限制范围内），则放电频率增加（例如，图34.4A，虚线）。反之则放电频率减小。主要负责加速窦房结放电频率的分子机制一直备受争议。HCN起搏作用的支持者认为，HCN通道激活曲线向去极化电位的转移使内向HCN电流增加作为主要调节机制[1]。相比之下，Ca^{2+}时钟模型的支持者认为加快窦房结放电频率的分子机制是蛋白激酶A（PKA）介导的磷酸化物增加，钙离子处理蛋白（RyR，利阿诺定受体受磷蛋白见第22章，SERCA，电压门控钙通道）以及其他窦房结钙循环相关蛋白的磷酸化：cAMP水平升高（刺激β肾上腺素受体后）增加了

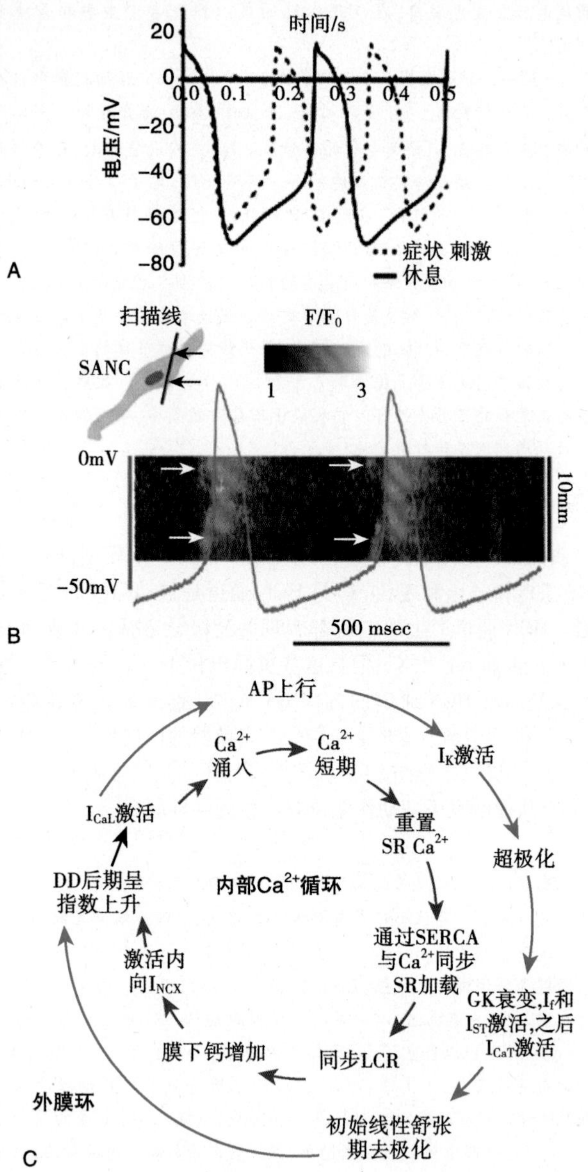

图 34.4 自发的肌浆网钙离子释放会触发窦房结细胞膜的兴奋。自发搏动的兔窦房结细胞钙信号的各方向共聚焦行扫描图像,同步记录跨膜动作电位(蓝线)。A,横向扫描(插图)。共聚焦图像中箭头所指为动作电位上升支前晚期舒张除极时钙离子在亚膜空间释放。B,扫描线方向在细胞边缘与细胞长轴平行(插图)。肌浆网钙离子释放通道的特异性阻断剂利阿诺定减慢搏动频率,伴有舒张除极时局部肌架网钙释放的阻断(白色箭头)。C,由 Maltsev 及其合作者推荐的窦房结细胞起搏模型。I_{NCX},Na^+/Ca^{2+} 交换电流;DD,舒张期去极化;LCR,局部 Ca^{2+} 释放;SERCA,肌浆网 Ca^{2+}-ATP 酶。(A,引自 Larsson HP. How is the heart rate regulated in the sinoatrial node? Another piece to the puzzle. J Gen Physiol 2010;136:237;B 和 C,引自 Maltsev VA et al. The emergence of a general theory of the initiation and strength of the heartbeat. J Pharmacol Sci 2006;100:338.)

蛋白酶 A 的活性,这又激活了这些相关蛋白,提高了自发性肌浆网钙释放和钙摄取的频率,而 cAMP 水平降低则会引发相反的效应。乙酰胆碱通过乙酰胆碱敏感的内向整流 K^+ 通道激活 K^+ 外流(该通道存在于窦房结和房室结细胞),因而能改变最大舒张电位使之负值更大。相同的机制使得在舒张期电位时减少了电流阻抗,这意味着为了形成动作电位,需要更大的除极电流来达到阈电位。

被动膜电学特性。被动膜特性,包括膜电阻、电容和电缆性质,在心脏电生理中起重要作用。虽然心肌细胞膜对电流流动而言是一个电阻。但它也具有电容性质,这意味着其活动像一个电池,在膜的两侧能够储存极性相反的电荷;膜内侧一个过剩的负电荷为膜外侧相等的正电荷所平衡。这些电阻和电容的性质使膜对外加刺激的反应不是立即的,而是需要经过一定的时间,因为跨越电容膜的电荷必须首先改变。一个阈下的方形波电流脉冲加在膜上,引起一个缓慢上升和下降的膜电压变化,而不是一个方形电压变化。膜的时间常数这一数值反映了这一性质,时间常数 tau(τ)等于膜的电阻(R_m)和细胞电容(C_m)的乘积:

$$\tau = R_m \times C_m$$

它是在加用一个稳定电流以后,膜电压达到其最终值的 63%所需要的时间。在施加一个超极化或除极化的阈下电流后,膜电位变化的时程是成单指数级变化的,说明整个肌膜都在放电(包括 T 小管膜)。

当心脏细胞端-端相接排列成一线,特别是希氏-浦肯野系统,像一根长的电缆。在其中,电流很容易地通过缝隙连接传到邻近细胞,而直接通过细胞膜传到外面则相对较难。在某一点上注入电流,绝大部分沿细胞流动,而只有部分漏出。由于这种电流的丧失,远离给予电流处的细胞膜电压变化小于刺激给予处的膜电压的变化。一根电缆的这种性质的度量被称为空间或长度常数 λ,它指从刺激点开始,膜电压达到刺激点稳态电压数值的 1/e(37%)的距离。

由于任何回路的电流环必定是闭路的,电流必定流回到其起源点:局部电流跨缝隙连接在细胞间流动,通过肌膜流出以关闭电流环完成回路。一个区域的内向兴奋电流(绝大多数由 Na^+ 携带)在细胞内沿组织的长度径流动(绝大多数由 K^+ 携带)。跨膜逸出后,在细胞外沿纵向流动,外侧的局部回路电流就是在心电图(electrocardiogram,ECG)记录到的电流。通过这些局部回路电流,每一个细胞的跨膜电位影响其邻近细胞的跨膜电位,因为负离子流从肌纤维的一段通过低电阻的缝隙连接流到另一段(参见"缝隙连接通道和闰盘"和图 34.7)。

如上所述,传导速度取决于主动的细胞膜特性,如钠离子流的大小,可以用 Vmax 来测定。被动膜特性也影响传导速度,包括兴奋阈值,它可以影响邻近细胞对一个已达到阈值的细胞的反应能力;细胞内电阻,这取决于细胞质内的游离离子;缝隙连接的电阻,以及细胞的横截面积。由于各向异性的影响,传播方向是至关重要的,其中与穿过光纤的传导相比,传导平行于光纤轴更快。

膜电位的丧失和心律失常的发生

心肌和特殊纤维的许多心律失常相关获得性异常表现为膜电位的丧失,即最大舒张电位负值变小。这一变化应该被视作潜在异常的症状,类似于发热或黄疸,而不是作为诊断本身。因为不管是引起细胞除极的离子变化还是其引起的基本生化或代谢异常可能是多种原因的。

细胞除极可以由于$[K^+]_o$升高或$[K^+]_i$降低所引起,也可以由于膜对 Na^+ 的通透性(P_{Na})升高,或是膜对 K^+ 的通透性(P_K)降低所引起。参考电压的 GHK 方程(见前文)显示这些变化单独或结合在一起可使膜舒张电位负值变小。

正常细胞处于异常环境(如高钾),异常细胞处于正常环境(如愈合的心肌梗死),或是异常细胞处于异常环境(如心肌缺血和梗死)都会降低静息膜电位。这些变化可能都有一个或更多的生化或代谢原因。例如,急性心肌缺血可以引起$[K^+]_i$降低或$[K^+]_o$增加,去甲肾上腺素释放和酸中毒,后者可以引起细胞内 Ca^{2+} 增加和诱发的一过性的内向电流和脂质代谢产物以及氧自由基的堆积。所有这些变化会最终导致在缺血和再灌注时出现电生理环境异常和心律失常的发生。

降低膜静息电位的效应。降低的静息膜电位可以改变心脏动作电位的除极和复极各时相。例如，部分膜除极会减少可用的快钠通道的数目，降低 0 期时 Na^+ 离子峰值。随之引起 Vmax 和动作电位振幅下降，延长冲动传导时间，直到出现传导阻滞。I_{Na} 通道的部分失活可减慢动作电位 0 期上升速度，这称为受抑制的快反应。它与由 $I_{Ca.L}$ 引起的慢反应上升支很相似，难以区别（见图 34.3F）。膜除极到 -70～-60mV 水平可以使大量 Na^+ 通道失活，而除极到 -50mV 或以上可以使几乎全部 Na^+ 通道失活（见图 34.1A）。如果条件合适，在膜电位正向达到 -50mV，$I_{Ca.L}$ 可被激活而产生 0 期除极。这些动作电位变化可能多种多样的，随 Na^+ 通道的失活程度不同，可造成部分区域传导速度减慢，或传导严重受阻乃至完全阻滞。这种不均一的改变将易于心律失常的发生。膜电位降低的细胞可表现出后极化不应性。并且若心脏冲动阻滞发生在相当局限的区域，而且阻滞部位附近传导没有显著减慢的话，在这一附近区域内的细胞动作电位和不应期都短，因为在阻滞远端的未兴奋细胞（仍在极化状态）可以加速阻滞部位附近细胞的恢复。如果阻滞部位附近电传导逐渐减慢，则这些细胞的动作电位和不应期会延长。

离子通道的分子结构

离子通道是心脏、大脑、骨骼肌和其他可兴奋组织中生物电兴奋的基石。离子通道是跨膜糖蛋白，其在细胞膜中形成离子选择性通道，其受适当的生物信号调控而打开和关闭（门控）。心脏中大多是电压门控离子通道，受跨膜电压变化影响。其他的通道受化学配体调控，如 ACh、ATP 和钙。离子通道通常以主要的渗透离子 Na^+、Ca^{2+} 或 K^+ 命名，并且在适当时命名为配体活化离子通道，ACh 依赖性 K 通道。电生理学研究详细描述了心肌细胞中 Na^+、Ca^{2+} 和 K^+ 电流的功能特性，分子克隆揭示了大量的成孔（α）和辅助（β、γ 和 δ）亚基被认为有助于形成离子通道。这些研究已经证明，不同的分子实体产生各种心脏离子通道并形成心肌动作电位。编码心脏离子通道亚基的基因突变是几种遗传性心律失常的原因（参见第 33 章）。心肌离子通道的表达和功能特性也会在许多获得性疾病状态中发生变化，这些改变可能导致心律失常[11]。

电压门控钠离子通道。电压门控 $Na^+(Na_v)$ 通道成孔（α）亚基具有 4 个同源结构域（Ⅰ至Ⅳ），每个结构域含有 6 个跨膜区，并且这 4 个结构域一起形成 Na^+ 可渗透的孔[12]（图 34.5A）。在多个 $Na_v\alpha$ 亚基中，$Na_v1.5$（由 *SCN5A* 基因编码）是在哺乳动物心肌中表达最突出的一个。电压门控钠离子通道的名称主要是渗透离子（Na^+）和 v 的化学符号，表明其主要的生理调节剂是电压。v 后面的数字表示基因亚家族（Na_v1），小数点后面的数字表示特定的通道同种型（例如 $Na_v1.1$）。相同的命名法适用于电压门控钙和钾通道。*SCN5A* 中的突变与 LQT3 综合征相关，影响 Na_v 通道失活，从而在动作电位的平台阶段期间产生持续的向内 Na^+ 电流并延长动作电位。SCN5A 的突变也与 Brugada 综合征有关。Brugada 综合征突变导致 Nav 电流幅度减小，这导致 0 期动作电位上升减慢，动作电位幅度降低，以及 1 期早期复极化改变。

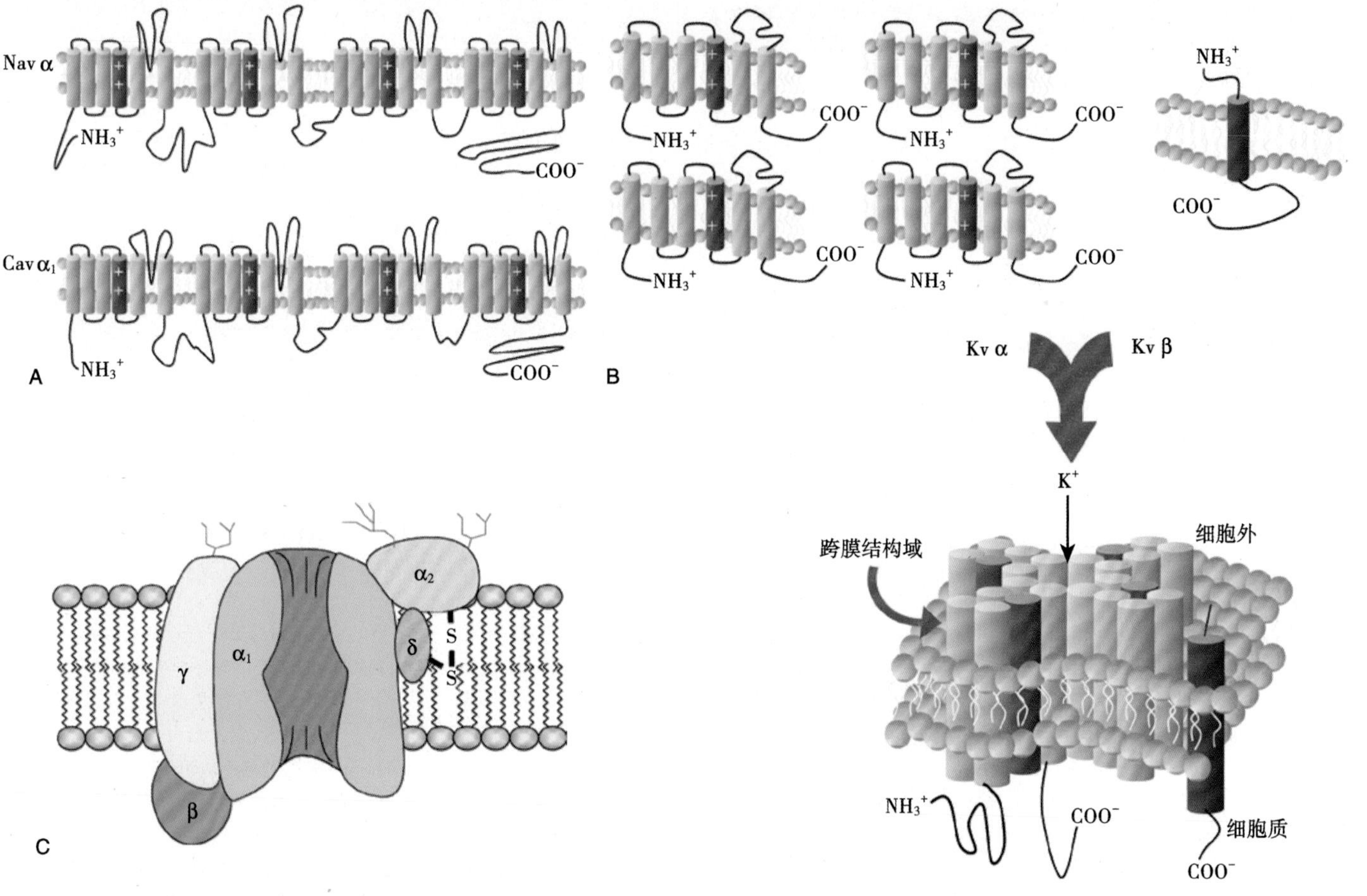

图 34.5　跨膜拓扑结构和离子通道结构示意图。A，电压门控 Na^+ 和 Ca^{2+} 通道由单个四聚体组成，由 4 个跨膜跨越基序的 4 个共价连接重复序列组成。B，电压门控 K^+ 通道由 4 个独立的亚基组成，每个亚基包含一个单独的 6 个跨膜基序。内向整流 K^+ 通道由内向整流器 K^+ 通道成孔（α）亚单元（Kir）形成。与电压门控 K^+ 通道 α 亚基相反，Kir α 亚基仅具有两个（不是 6 个）跨膜结构域。C，所有离子通道都是多亚基蛋白质，例如 L 型 Ca 通道的示意性亚基结构

$Na_v1.5$ 成孔 α 亚基联合 1 到 2 个 $Na_v\beta$ 辅助亚单位构成了心肌细胞膜表面 Na_v 通道。$Na_v\beta$ 似乎在细胞膜外表面锚定离子通道蛋白方面起重要作用。$Na_v1.5$ 通道的亚群存在于不同的亚细胞区域，例如插入的圆盘和 T 管状膜[13,14]。与许多其他离子通道一样，$Na_v1.5$ 通道是通道和调节蛋白的大分子复合物的一部分[15]。

电压门控钙离子通道。同钠通道一样，电压门控钙通道 Ca^{2+}(Cav) 由成孔 α1 亚单位联合辅助性 $Ca_v\beta$ 或 $Ca_v\alpha_2$-δ 构成(图 34.5C)。在各种 α 亚基中，$Ca_v1.2$，也称为由 *CACNA1C* 基因编码的 α1C，是在哺乳动物心肌中表达的突出的 Cavα1 亚基。$Ca_v1.2$ 通道表现出心脏 L 型 Ca^{2+} 电流的许多时间和电压依赖性质和药理学敏感性(见表 34.1)。辅助亚基调节 Ca_v 通道的功能特性[16]。

$Ca_v3.1/\alpha_1G\alpha$ 亚基形成 Ca^{2+} 选择性通道，具有时间和电压依赖性特征和药理学敏感性，类似于低电压激活的 T 型 Ca^{2+} 通道。已证实小鼠中编码 $Ca_v3.1$ 亚基(*CACNA1G*)基因的破坏可减缓窦房节律率和房室传导，这与其在窦房结和房室结功能中的作用一致[7]。

电压门控钾离子通道。电压门控 K^+(Kv) 通道是心脏中最多样化的电压依赖通道系列。K_v 通道由 4 个独立的成孔(α)亚基组成，每个亚基含有 6 个跨膜结构域(S1 至 S6)[17](参见图 34.5B)。在人类心脏中表达的 $K_v\alpha$ 亚基包括 K_v1、K_v4、hERG(K_v7) 和 KvLQT(K_v11) 亚家族的成员。此外，K_v 通道 α 亚基蛋白与 K_v 通道辅助亚基相互作用，包括 minK、KChIP2 和 MiRP1(见表 34.1)，形成了具有不同时间和电压依赖性的离子通道。$K_v4.3\alpha$ 亚基和辅助亚基 KChIP2 的组装产生心脏瞬时向外 K_v 通道 I_{to}(参见阶段 1：早期快速复极化)。hERGα 亚基与 MiRP1 辅助亚基一起有助于产生功能性心脏 I_{Kr} 通道。编码 hERG(*KCNH2*)的基因突变已被证明是先天性 LQT2 综合征的基础。这些长 QT 综合征 2 型的基因突变是失功能突变，导致功能性 I_{Kr} 通道表达减少，或通道通过能力下降(参见第 33 章)。

编码 KvLQT1α 亚基的基因 *KCNQ1* 的突变与 LQT1 综合征有关。minK 编码基因 *KCNE1* 中的突变与 LQT5 综合征相关。这些突变都是失功能性突变，导致外膜中功能性 I_{Ks} 通道的表达降低。导致家族性心房颤动的两个错义突变位于 *KCNQ1* 的第一个跨膜区段的相邻氨基酸残基上，并导致与 KCNE1 亚基的物理相互作用改变，这最终导致 I_{Ks} 通道的失活减慢[18]。

Kvl.5α 亚单位构成了时间和电压依赖性选择性钾通道，类似于人心房肌细胞中快速激活和缓慢失活的 I_{Kur}。慢性心房颤动患者心房中 I_{Kur} 密度明显下调。

小电阻的钙敏感性钾通道结合 SKα 亚基(由 *KCNN3* 编码)是钙离子激活钾通道(I_{KCa})的基础[9]，在全基因组分析中发现 KCNN3 中的常见变异与心房颤动的发生相关[19]。

心肌内向整流钾离子(Kir) 通道。心肌细胞的 Kir 通道，如同在别的细胞中一样，在膜电位较 EK 为负时，形成内向电流，当膜电位较 EK 为正时，形成较小的外向电流。Kir 通道的活性是由膜电位及细胞外 K^+ 浓度($[K^+]_o$)两者所决定的。当 $[K^+]_o$ 改变时，膜电位较新形成的 E_K 为负时，形成内向电流，而在新 EK 正电位范围内的小外向电流保持不变。整流只是意味着膜电导随电压而变化。具体而言，向内整流意味着 K^+ 通道在负电位下离子通道打开，但在较低的负电压或正电压下关闭或阻断。由细胞内镁和多胺离子引起的膜去极化诱导的内部阻滞被认为是心脏 I_{K1} 通道内向整流的基础[17]。内向整流钾通道由心肌内向整流钾通道成孔 α 亚单位构成。与 Kvα 亚单位相比，Kirα 亚单位只有两个跨膜区域(而不是 6 个)。分子研究已经提供证据证明分别由 *KCNJ2* 和 *KCNJ3* 编码的 α 亚基 Kir2.1 和 Kir2.2 构成了心肌细胞中强烈向内整流的 Kir 通道 I_{K1} 的基础。

在心肌细胞中，成孔 Kir6.2α 亚基(由 *KCNJ11* 编码)与磺酰脲受体蛋白(分别由 *ABCC8* 和 *ABCC9* 编码的 SUR1 和 SUR2)组装以形成 K^+ 选择性肌纤维膜 $I_{K.ATP}$ 通道。Kir6.1 蛋白(由 *KCNJ8* 编码)也形成通道，但其在心脏中的作用是不确定的，因为在 Kir6.2 敲除小鼠的窦房结细胞中消除了肌纤维膜 $I_{K.ATP}$。由于通过尼可地尔及二氮嗪可激活肌纤维膜的 $I_{K.ATP}$ 通道对于 SUR2 相对特异，$I_{K.ATP}$ 心脏通道被认为是 SUR2A/Kir6.2 的八聚体组装。然而，心脏的不同解剖区域可表达由不同通道和 SUR 亚基组成的 $I_{K.ATP}$。$I_{K.ATP}$ 通道被认为在心肌缺血和预处理中起关键作用。例如，心肌细胞膜的 $I_{K.ATP}$ 通道开放是急性心肌缺血对心电图 ST 段抬高的根本原因。有些药物如尼可地尔及二氮嗪使 ATP 敏感性 $I_{K.ATP}$ 通道开放，而磺酰脲类化合物(如格列本脲)抑制 $I_{K.ATP}$ 活性[20]。*ABCC9* 中的突变与一些罕见的多器官系统疾病相关，如坎图综合征，特征是颅面、皮肤和骨骼畸形，以及先天性心脏异常如二尖瓣主动脉瓣、动脉导管未闭、双心室肥大性肺动脉高压和心包积液[21]。有人认为血管 $I_{K.ATP}$ 通道开放引起的血管舒张可能是其病理原因。

除了肌纤维膜 $I_{K.ATP}$ 通道外，还描述了线粒体中 ATP 敏感的钾电导[ATP-sensitive potassium conductance in mitochondrial, mitoK(ATP)]，参与心脏保护和心律失常。该通道的分子组成不确定，但可能由另一种向内整流的 K^+ 通道组成[22]。

乙酰胆碱激活的 K^+ 通道 $I_{K.ACh}$ 的分子学基础是两种内向性调控 K^+ 通道亚单位的异型接合体(Kir3.1 和 Kir3.4)[17]。迷走神经分泌的乙酰胆碱激活 $I_{K.ACh}$ 后抑制窦房结的自动除极，并减慢房室结的冲动传导。腺苷通过 1 型嘌呤受体介导的 G 蛋白的激活作用(在此上下文中提及)，也能增强心房、窦房结、房室结细胞 $I_{K.ACh}$ 的活性，因而使得腺苷成为终止房室折返(atrioventricular reentrant, AVRT)和房室结折返性心动过速(atrioventricular nodal reentrant tachycardias, AVNRT)急性发作的有效方法(见后文，心律失常的机制研究)。

心脏起搏通道。这种通道是窦房结起搏电流(I_f)的基础。窦房结起搏电流(I_f)存在于许多细胞类型中，但其特征是可变的。I_f 在超极化时缓慢激活，去极化快速失活并且支持混合的单价阳离子(Na^+和 K^+)电流。I_f 受到高度调控，β-肾上腺素能刺激通过将通道的激活曲线转移到更多的正电位来增加通道开放的可能性，这导致产生舒张期去极化的电流可用性增加，从而使其速率变陡。一般而言，胆碱能作用发挥相反的作用(见前文)。在拓扑学上类似于电压依赖性 K^+ 通道并且与视网膜中的光感受器中的环核苷酸门控通道相关的基因家族似乎编码 I_f。已经从心脏克隆了几种超极化激活的环核苷酸门控通道(hyperpolarization-activated cyclic nucleotide-gated channels, HCN)的同种型。在四种已知的 HCN 成孔 α 亚基中，HCN4 在哺乳动物心肌中表达最高。人类 HCN4 基因的突变与家族性窦性心动过缓和不适当的窦性心动过速有关[23,24]。

电转运蛋白

Na^+/Ca^{2+} 交换器(NCX)。NCX 是一种离子转运蛋白，可以将 3 个 Na^+ 离子交换为一个 Ca^{2+}，在哺乳动物心脏中活性最高。心脏 NCX 是一种跨膜糖蛋白，基于亲水性分析提出具有 9 次跨膜重复(图 34.6A，B)。细胞内环含有结合 Ca^{2+}(CBD1 和 2)和内源 NCX 抑制结构域 XIP 的结构域。

通过 NCX 的离子交换可以在任一方向上进行。每次心跳时，胞质 $[Ca^{2+}]$ 主要通过兰尼碱释放通道 RyR2 从 SR 储存中释放出来。每个心动周期，细胞内 $[Ca^{2+}]$ 从小于 100nM 的全局静息水平增加至约 1μM。在正常的生理条件下，SERCA 将通过 NCX(产生内向电流)进入细胞内的 Ca^{2+} 再摄入 SR，恢复正常舒张 $[Ca^{2+}]$ 的机制。NCX 对细胞质 $[Ca^{2+}]$ 和 $[Na^+]$ 敏感，这决定了交换活性和交换电流($I_{Na/Ca}$)逆转方向的膜电位。NCX 电流与时间无关，并且在很大程度上反映了动作电位期间细胞内 $[Ca^{2+}]$ 的变化。因此，NCX 在确定肌细胞静息和活化期间的膜电压中起重要作用。在极度去极化的电位下，可发生反向模式 Na^+/Ca^{2+} 交换(Ca^{2+} 流入，净外向电流)，然而，反向模式交换在启动 SR Ca^{2+} 释放和收缩中的作用尚不确定[25]。

NCX 电流可能以多种方式参与心律失常的产生。$[Ca^{2+}]_i$ 的增加将 NCX 的反转电位转移到更大的正电位，因此增加了向内换热器电流的驱动力。向内 NCX 电流将使膜去极化至产生动作电位的阈值，并导致心律失常。NCX 电流是内向电流的重要组成部分，是延迟后去极化(delayed afterdepolarization，DAD)的基础。在动作电位完全复极化后，DAD 是静止的自发性膜去极化。DAD 通常不在生理条件下存在，但是受到增加 SR Ca^{2+} 负荷的条件的支持，例如快速放电率，洋地黄中毒和缺血/再灌注。

在这些条件下，发生自发的 SR Ca^{2+} 释放，然后增加 NCX 和可能的其他 Ca^{2+} 依赖性电流，导致膜复极化[2]。

Na^+，K^+-ATP 酶。也称为 Na 泵，Na^+，K^+-ATP 酶建立并维持心脏细胞膜上的主要离子梯度。Na 泵属于广泛分布的 P 型 ATP 酶类，其输送许多阳离子。P 型名称是指在催化循环期间形成磷酸化天冬氨酰中间体。Na^+，K^+-ATP 酶水解 ATP 分子后，将两个 K^+ 输送到细胞中并且将 3 个 Na^+ 输出，产生与时间无关的外向电流，并形成电梯度。Na^+，K^+-ATP 酶是寡聚体，由 α 和 β 亚基和组织特异性调节剂磷酸酯(phospholemman，PLM)组成。PLM 属于称为 FXYD 蛋白的单膜跨越蛋白家族，其细胞外结构域中具有保守的 FXYD 基序。PLM(FXYD1)在心脏和骨骼肌中表达。未磷酸化形式的 PLM 抑制 Na^+，K^+-ATP 酶离子运输[26]。

Na^+，K^+-ATP 酶同种型是多样的并且表现出组织特异性分布。Na^+，K^+-ATP 酶的结构多样性来自 α 和 β 基因的变异，α 亚基的剪接变体和亚基缔合的混杂性，这些原因也是离子通道多样性的基础，特别是 K 通道。α 亚基是催化性的并且结合第一和第二跨膜区域之间的细胞外接头中的洋地黄糖苷(图 34.6C，D)。在心脏中，已经表明 α2 亚基优先调节在二元裂隙中的 Na^+，其中 α1 似乎参与调节体积$[Na^+]_i$[3]。

在心力衰竭中，Na^+，K^+-ATP 酶功能受到损害，并且许多研究表明其在心室心肌中的表达减少。这种降低的发生对洋地黄苷的变力作用没有显著影响，洋地黄苷通过阻断 Na 泵发挥其主要作用。然而正如在局

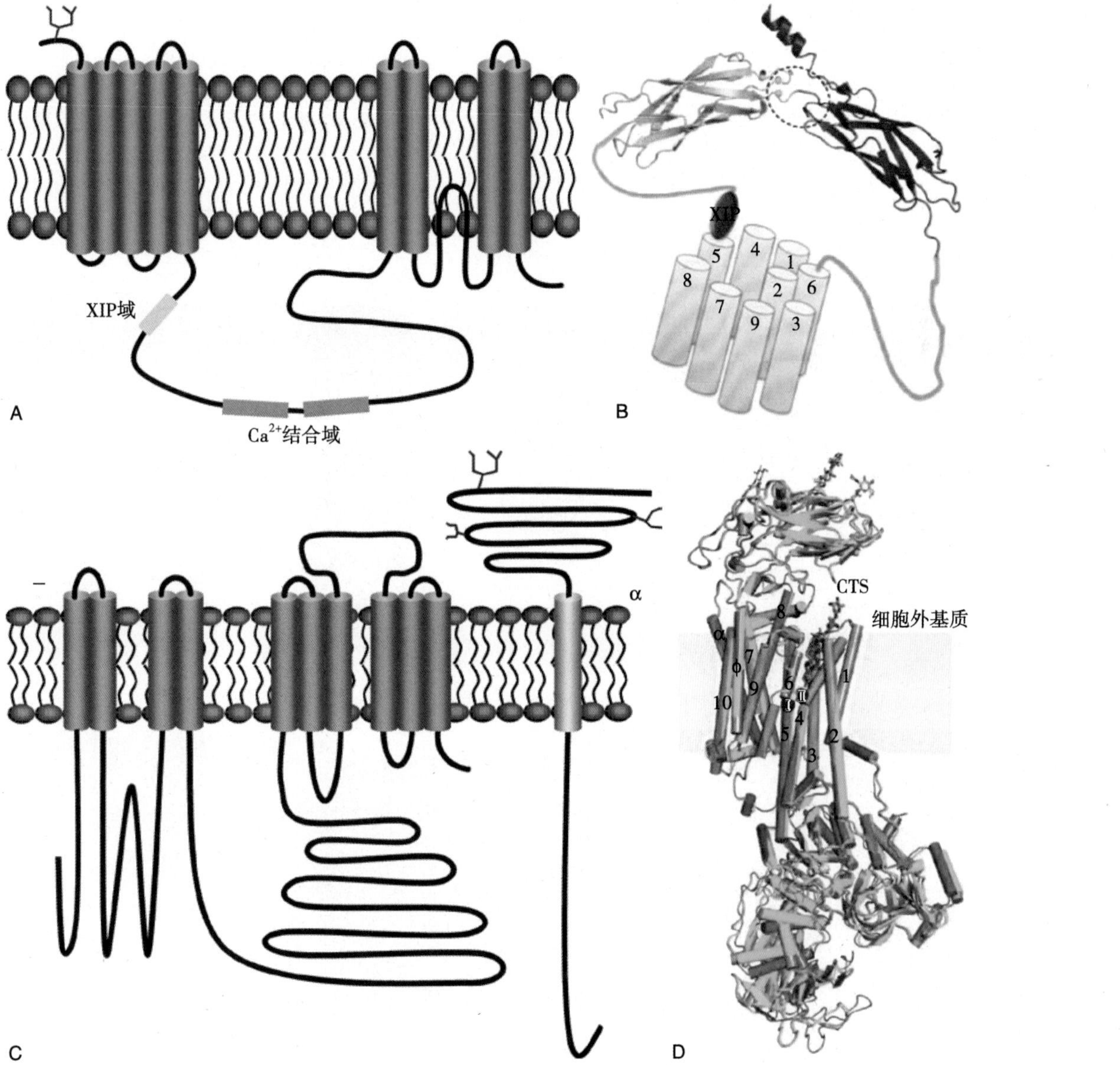

图 34.6 Na^+/Ca^{2+}交换剂(NCX)和 Na^+，K^+-ATP 酶(Na 泵)的跨膜拓扑结构和预测结构。A，NCX 的预测拓扑结构，细胞质区段包括自动抑制结构域(XIP)和两个 Ca^{2+}结合结构域。B，预测结构；细胞质表面位于顶部。C，Na^+，K^+-ATP 酶的 α 和 β 亚基的拓扑结构。D，Na 泵的重叠结构与 3 种不同的强心类固醇结合。CTS，强心类固醇。(B，引自 Khaninshvilli. The SLC8 gene family of sodium-calcium exchangers (NCX)-structure，function，and regulation in health and disease. Mol Aspects Med 2013；34：220-35；D，引自 Laursen M et al. Structures and characterization of digoxin-and bufalin-bound Na^+，K^+-ATPase compared with the ouabain-bound complex. Proc Natl Acad Sci USA 2015；112：1755-60.)

部缺血中可能发生的那样，Na 泵密度的降低可能影响心肌细胞的电生理学及其对细胞外 K^+ 负荷的反应。PLM 在心脏肥大和衰竭中的作用尚未系统地表征，并且对于患病心脏中的表达水平，磷酸化或功能作用尚未达成共识。

缝隙连接通道和闰盘

另一类离子通道蛋白质含有缝隙连接通道。这些十二聚体通道存在于相邻细胞之间的插入盘中（图 34.7A 和 B）。每种插入盘都有 3 种类型的专用连接点。黄斑黏附物或桥粒和筋膜黏附物形成细胞之间强黏附的区域，并且可以提供用于将机械能从一个细胞转移到下一个细胞的连接。连接，也称为紧密或缝隙连接（图 34.7C～E），是插入盘中的区域，其中细胞彼此功能性接触。这些连接处的膜仅相隔 10～20 埃，并通过一系列六边形填充的亚基桥或缝隙连接通道连接，通过建立能连接毗邻细胞胞质水性孔道使得细胞间的电偶联具有较低的阻抗。缝隙连接容许离子（例如，Na^+，Cl^-，K^+，Ca^{2+}）和小分子［如 cAMP、cGMP、肌醇 1,4,5-三磷酸（IP_3）］在细胞间移动，因而连接了相邻细胞的内环境。

缝隙连接使类似心脏的多细胞结构在电活动中，形成一个统一、同步及相互关联的整体，而且部分可能与心脏传导的向导性有关，后者是指在不同的方向加以测定时，具有不同的解剖学和生理学的特征。通常传导速度沿心脏纤维长轴作纵向传导时，其速度是沿与长轴垂直方向的横轴传导的 2～3 倍，它被定义为在单个肌细胞中一个激动周期里电冲动的消耗比值。纵轴传导的阻滞度小于横轴。横轴传导较平面传导具有更大的安全系数，传导延迟和阻滞在纵轴传导多于横轴。由于细胞表面具有各向异性传导功能的缝隙连接可造成阻滞性的传导扩布不延续，因而造成心脏传导的中断。由于各向异性的存在，冲动传导是不延续的，由此而可引起折返[1]。

缝隙连接也可以提供一个“生化偶联”，可能允许 ATP（或其他高能磷酸物质）、核苷酸和三磷酸肌酸（IP_3）（IP_3 敏感的 SR Ca^{2+} 通道的激动剂）从一个细胞运动到另一个细胞，证实了通过缝隙连接通道传递第二信使物质从而促使心肌在生理性刺激下协同反应的机制[1]。

缝隙连接也能够改变它们的电阻，当细胞内 Ca^{2+} 升高时，如心肌梗死时，缝隙连接可有助于“封死”对非损伤细胞的损伤效应。酸中毒增加而碱中毒减少缝隙连接电阻。增加缝隙连接电阻倾向于减慢动作电位扩布速率，这一条件可能引起传导延迟或阻滞心脏缝隙连接在受限失活时，对横轴传导速度的阻滞作用大于纵轴传导，这样就增加了各向异性传导的比例，后者可能在室性心律失常引发的心脏猝死中起到一定的作用。

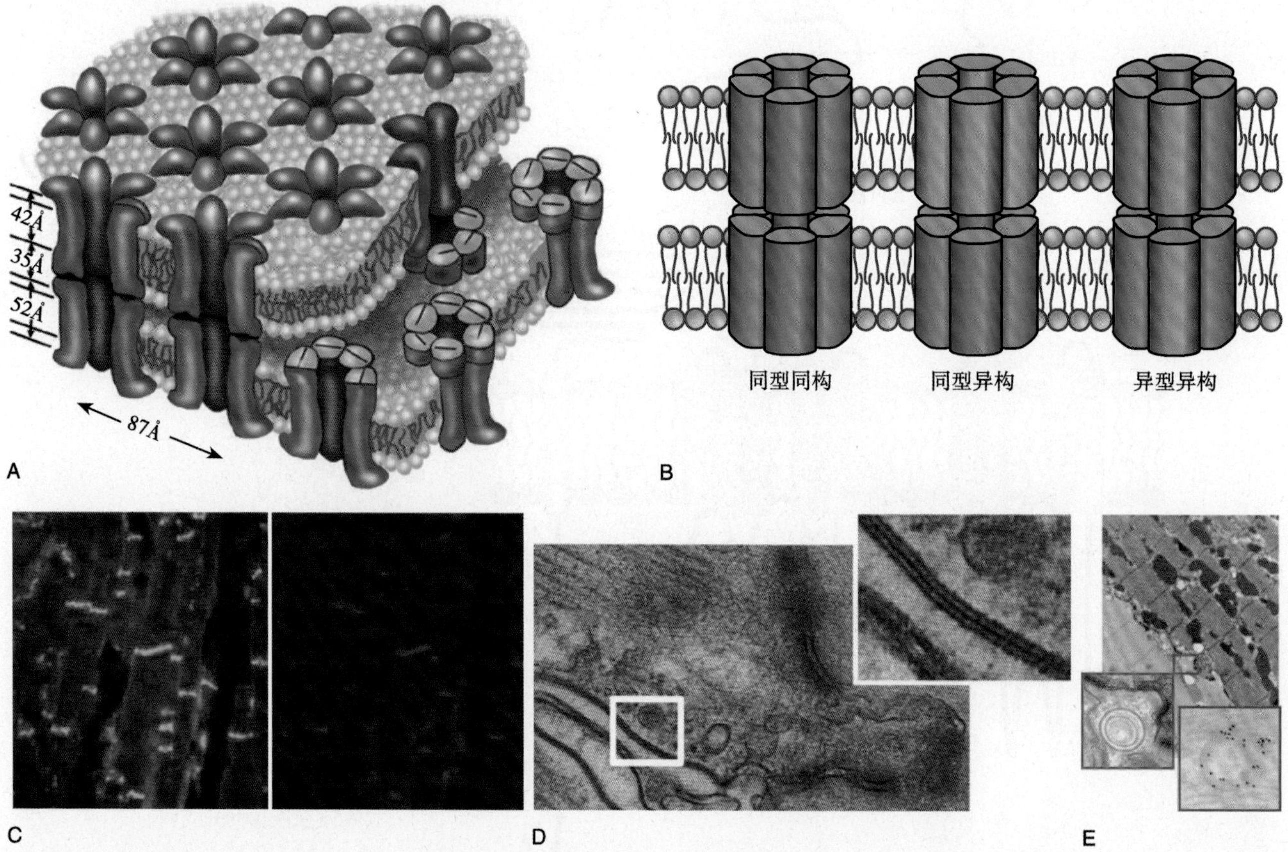

图 34.7 A，基于 X 射线衍射研究结果的缝隙连接结构模型。单个通道由成对的六聚体组成，在相邻细胞的膜中并邻接细胞外间隙以形成水孔，其提供两种细胞的细胞质的连续性；Å，埃。B，连接蛋白亚基的混合以形成缝隙连接通道可发生在心脏中的组织类型之间的界面处。同型，同型通道包含单个通道连接蛋白亚型；同源异型通道由包含单个连接蛋白同种型的连接子（半通道）组成；异型，异型通道由含有一种以上连接蛋白同种型的连接子制成。C，连接蛋白 43（Cx43）在心室心肌（绿色）的细胞末端处的插入盘处浓缩，并与诸如 N-钙黏蛋白（红色）的连接蛋白共定位。D，正常心室心肌的电子显微镜观察和插入揭示了缝隙连接的五叶膜（插图）特征。E，在失败的心脏中重建缝隙连接。免疫反应性 Cx43 沿着侧细胞边界增加，并且可以观察到用抗 Cx43 免疫金抗体（插入物）标记的环状缝隙连接。（A，引自 Saffitz JE. Cell-to-cell communication in the heart. Cardiol Rev 1995；3：86；C 和 E，改编自 Hesketh et al. Ultrastructure and regulation of lateralized connexin43 in the failing heart. Circ Res 2010；106：1153-63.）

接合体是组成缝隙连接细胞间通道的蛋白质。一个单一通道(接合体)由两个半通道所组成,后者位于相邻细胞的浆膜上,由6个整合的膜蛋白亚单位(接合体)所组成,它们围绕一个水性孔,创造了一个跨膜通道(图34.7A)。接合体43,一个43kDa的多肽,是最丰富的心脏接合体,而接合体40和45的量较少。心室肌中表达的是接合体43和45,而心房肌和特化传导系统的组分表达连接蛋白43、45和40。各种形成缝隙连接的心脏接合体具有特征性的统一传导性、电压敏感性及离子通透性。组织特异的表达接合体及缝隙连接的分布情况决定了各种心脏组织不同的传导特征(图34.7B)。由非单一接合体组成的复杂化具有相应电生理特征的缝隙连接更增添了心脏连接的功能异样性,该类通道嵌合体对调控窦房结-心房交界部及心房-房室结移行区及浦肯野纤维心肌细胞结合部的冲动传递起着重要作用。

改变缝隙连接的分布和功能与心律失常发生率增高有关。在狗的非缺血性扩张型心肌病的动物模型中,缝隙连接蛋白43(connexin 43, Cx43)从心肌细胞的端侧重分布至侧边并去磷酸化可能与传导减慢和心律失常发生有关。先天性成年大鼠经遗传工程改造减少心肌Cx43水平易于诱发致命性快速性心律失常。心肌梗死愈合部位心外膜边缘区心肌细胞侧侧连接的电连接数量减少,增加了各向异性,易于发生折返性心律失常[1]。最后,心房特异性连接蛋白40基因的单个核苷酸多态性被发现可以增加先天性心房颤动的发生率[27]。研究证明心肌细胞正常的电偶联依赖于细胞间正常的机械偶联。细胞间连接和细胞骨架的缺失和不连续会导致快速性心律失常引起的心源性猝死。例如,Carvajal综合征是由于桥粒蛋白的先天性基因突变所导致,桥粒蛋白可以把桥粒连接分子连接到桥粒(一种细胞骨架的丝状蛋白)上。Naxos病是由于桥粒斑球蛋白先天性突变引起,这种蛋白可以把N型黏蛋白连接于肌动蛋白上并把桥粒粘合子连接于桥粒上。大约有70%与家族性致心律失常性右心室心肌病有关的基因突变都与编码桥粒蛋白plakoglobin(*JUP*基因)的基因有关[28](见第77章)。近期研究发现plakoglobin蛋白表达缺失会导致Cx43重分布于细胞内,使缝隙连接缺失,降低心肌细胞间缝隙连接功能[29]。大约40%与家族性ARVC相关的致病变异体位于编码桥粒蛋白plakophilin-2[30]。的基因中。有关其他黏蛋白重要作用的进一步研究有,小鼠心脏N型黏蛋白表达的部分缺失可以导致Cx43数量减少,从而改变了电传导速度,增加了心律失常发生率。

心脏电传导系统的结构和功能

窦房结

人类窦房结是一个梭形结构,由纤维组织基质和紧密成群的细胞所组成。它长10~20mm,宽2~3mm,尾端向下腔静脉逐步变窄。它位于心外膜下不到1mm处,在右心房界沟外侧,上腔静脉和右心房连接处。当考虑导管消融或修改SAN时,右膈神经是一个重要的考虑因素(图34.8)。供应窦房结的动脉55%~60%起自右冠状动脉,40%~45%起自左冠状动脉回旋支,它们分别以顺时针或逆时针方向沿上腔静脉-右心房交界到达窦房结。

细胞结构。窦房结内的细胞类型较多,包括梭形细胞、蜘蛛形细胞、具有清晰条纹的杆状心房肌细胞和与内皮细胞相连接的小圆细胞。SAN细胞染色连接蛋白45和较大的纺锤形细胞连接蛋白43。只有梭形细胞和蜘蛛形细胞具有典型的起搏细胞的电生理特性,包括在生理条件下产生超极化激活电流I_f和出现自发搏动。

功能。有关窦房结细胞自动节律性的潜在离子机制还存在争议(参见前文,"正常自动去极化"),但是大量实验证据表明,这可能与细胞内游离钙离子水平有节奏的振荡有关,通过对细胞膜外钙敏通道和转运体的调控,引起细胞逐渐除极化,最终引发可传播的窦房结细胞动作电位。同样,使众多单个的窦房结细胞的电活动同步化,从而引起窦房结放电

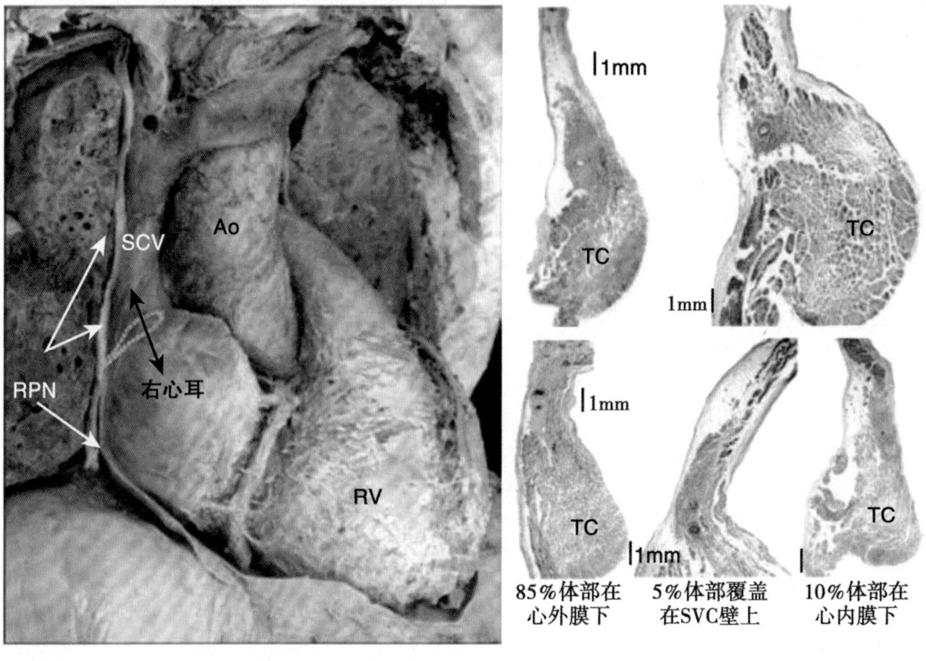

图34.8 尸体中心脏的左视图,前视图,其已被解剖以显示相对于右心房(RA)的右膈神经(RPN)的路线。窦节点的预期位置用点画出。双头箭头表示用于制作穿过窦房结的横截面和组织切片中所示的终端嵴(TC)的切片平面。Ao,Aorta;RV,右心室;SCV,上腔静脉。组织学两个**右上图**中的部分显示了窦房结横截面和TC的尺寸变化。使用这种染色剂(Masson trichrome),该节点可通过其纤维基质(绿色)及其动脉识别。两个**右下图**显示相对于心外膜和心内膜表面以及SCV的节点位置的变化。(引自Ho SY, Sanchez-Quintana D. Anatomy and pathology of the sinus node. J Interv Card Electr 2016;46:3-8.)

的机制还不确定。很可能并没有哪一个窦房结细胞充当了最初的起搏位点，而是窦房结细胞作为电学结合的振荡器而同步放电。细胞间的相互作用决定于窦房结细胞的结合程度及其电生理特性。其放电效能并不是简单的各细胞的平均水平。每个起搏细胞平均要与五个其他细胞结合，每个细胞潜在的电生理特性都各不相同，导致放电效能并不确定。窦房结细胞作为起搏细胞，其功能需要细胞间电结合的精细平衡。过多的电结合会抑制窦房结的自动节律性，因为窦房结细胞的膜电位会被周围的心房肌细胞抑制到比正常的最大舒张电位更负的水平，从而表现出自发地舒张期除极。而电结合过少会阻止电冲动传播到周围的心房肌。既能限制周围心房肌细胞对窦房结的超极化抑制又能保存向心房肌的电冲动传播途径是由缝隙连接(参见前面)通道这一结构完成的，缝隙连接是由缝隙连接蛋白构成，可以调控细胞间的离子流(闰盘)窦房结中央表达的缝隙连接蛋白是 Cx40 和 Cx45，不表达 Cx43。在窦房结终末边缘的主要部分有一条锐利的分界线，由分别表达 Cx43 的心房肌细胞和表达 CX40/45 的细胞构成。在心内膜面，在界嵴和窦房结周围存在一个过渡区(节边区)，在此区内既存在 Cx43，也存在 Cx45。这种不同亚型缝隙连接蛋白共同存在的状况提出了一种可能，即过渡区内的单个缝隙连接通道可能由不止一种缝隙连接蛋白亚型构成。

由不同的蛋白接合体构建的各种通道具有整合电活动的特性，以确保窦房结的起搏功能而减少心房肌对之造成的心电干扰。在原位的窦房结水平，许多针对动作电位结合了免疫组化和高分辨率光谱分析的研究在结构和功能上发现了犬类心脏连接窦房结和心房的电学通路的存在，而其窦房结三维结构与人类很相似。在窦性节律内，电冲动起源于窦房结的中心部位并向两侧低速扩布(1~14cm/s)，但不向侧面的终嵴和房间隔传导。在窦房结内经过 50 毫秒的延搁后，冲动经距主要起搏部位几毫秒处的上下两条传导通路到达心房肌。椭圆形的窦房结在功能上与周围的心房肌是绝缘的。这种绝缘与缝隙连接蛋白 43 的表达缺失以及窦房结周围是连接组织和冠状动脉有关。窦房结内起搏点的位置不是固定的而是随条件变化而变化的(例如，交感刺激)。

一些实验研究已经研究了基于基因递送或基于细胞的方法在哺乳动物心脏中产生生物起搏细胞的可行性。基于基因的技术包括原位左心室心肌细胞的转导，其中基因编码显性阴性，内向整流钾通道或 HCN 通道的同种型或通过表达适当的转录因子对心肌细胞进行体细胞重编程[31]。基于细胞的方法使用人类诱导多能干细胞(induced pluripotent stem cell，iPSC)衍生的起搏器样心肌细胞和异种表达 HCN 异构体的间充质干细胞[32]。这些方法的临床可译性需要额外的实验测试[33]。

神经。支配窦房结有丰富的节后肾上腺素能和胆碱能神经末梢支配散在的迷走神经传出通路支配狗和非人灵长类的窦房结和房室结。很多传至心房的迷走神经，首先在位于上腔静脉和主动脉根部之间，右肺动脉之上的一个脂肪垫处会合，然后再延伸至位于下腔静脉左房交界处和右肺静脉心房交界处的两个脂肪垫。随后进入双侧心房支配窦房结和房室结的迷走神经纤维于上腔静脉-主动脉根部的脂肪垫会合后进入右肺静脉和下腔静脉脂肪垫。虽然窦房结区含有的去甲肾上腺素含量和右房的其他部位相当，但它所含有的乙酰胆碱、乙酰胆碱酯酶和胆碱乙酰化酶(该酶为合成乙酰胆碱的必需酶)是最多的，其次才是右房，而后左房。而心室中乙酰胆碱的含量仅为心房含量的 20%~50%。

神经递质通过刺激 β-肾上腺素能和毒 W 碱毒蕈碱受体来调整窦房结的放电频率。窦房结中同时存在 β-肾上腺素能受体亚型。其 β-肾上腺素受体和毒蕈碱胆碱能受体的密度比邻近的心房组织要高出三倍。至于窦房结中 β-肾上腺素能受体不同亚型的意义尚不明了，当交感神经末梢释放的受体激动剂结合于受体时，通过 β_1 肾上腺素能激活途径引起正变时性反应，所述途径涉及刺激性三磷酸鸟苷调节蛋白(G_s)，腺苷酸环化酶的激活，cAMP 的细胞内积累，cAMP-的刺激。依赖性 PKA 和离子处理蛋白的磷酸化，最终导致 SAN 放电率增加(见前面的心脏动作电位阶段)。迷走神经的负性变时作用是通过乙酰胆碱结合并进而激活毒蕈碱受体而介导[34,35]。

除了负性变时作用之外，乙酰胆碱可以减慢窦房结内传导，直到发生结内传导阻滞。乙酰胆碱可以增加而去甲肾上腺素降低窦房结中间区域的不应期。心脏周期中迷走神经发放时限以及基础的交感活动状况影响着迷走兴奋对窦房结的频率和传导效应(参见前面的“正常自动节律性”)。停止迷走兴奋刺激后，窦房结频率会一过性增加(去迷走后心动过速)。在交感和副交感神经末梢，分别存在着神经递质神经肽 Y(neuropeptide Y，NPY)和血管活性肠肽(vasoactive intestinal peptide，VIP)。VIP 可逆性的增加而 NPY 减少 I_f 电流。其他的某些外周神经递质(如降钙素基因调节多肽，P 物质)对窦房结的电生理效应目前还不明确[1]。

房室交界和室内传导系统

房室结

基于组织学和免疫学标记，正常的房室交界区由许多清晰的结构组成，包括过渡组织区、结下延展区、紧密部、穿支、希氏束、心房和心室肌、中央纤维体、Todaro 腱及瓣膜[36](图 34.9A)。

在房室交界水平，房室结组织带可以分为两大主要成分：结下延展区域和穿支部分。结下延展区域位于冠状窦和三尖瓣之间，其终末部分被过渡组织覆盖(图 34.9D)。结下延展区域的小肌细胞散布在连接组织中，不表达缝隙连接蛋白 43，而过渡区的肌细胞表达连接蛋白 43；与连接蛋白 43 阳性的心房肌工作细胞不同，它们被胶原纤维隔带松散地包裹着(图 34.9B，C 和图 34.12)。结下延展区域延续为穿支，它穿过分隔心房与心室的纤维组织，转为希氏束出现在心室中。这些结构都被连接组织所覆盖和包裹。穿支中的肌细胞表达连接蛋白 43，并散布于连接组织中。一条缝隙连接蛋白 43 阳性房室结组织区带伸入连接蛋白 43 阴性的结下延展区中。

房室结的紧密部(图 34.9A)是一个表浅的结构，位于右心房心内膜下，在冠状窦口前方和三尖瓣间隔叶插入部的正上方，它在三尖瓣环和 Todaro 腱组成的三角尖部(图 34.9D)，该腱起自中央纤维体，向后通过房间隔与下腔静脉瓣相延续。Koch 三角这个名词需要慎用，因为通过解剖正常成人心脏的组织学研究发现，Todaro 腱，这一 Koch 三角的一个组成面，在近三分之二的心脏中是缺失的。房室结的紧密部位于连接蛋白 43 阴性的组织和阳性的组织交会的地方。房室结区的肌细胞较小，并呈现连接蛋白 43 弱阳性(图 34.9B~D)。

在 85%~90% 的人类心脏，供应房室结的动脉是右冠状动脉的分支，它起自房室和室间沟后面的交界中心处。在其余个体房室结动脉起自冠状动脉回旋支的分支。房室结的下部纤维具有自律性。房室结的生理功能主要是调整心房向心室的冲动传导以协调两者活动。

在正常的房室传导中，动作电位从窦房结经心房工作肌细胞(特殊结间传导通路的存在还有争议)从两个点传入房室结组织(图 34.9D)。第一个点通过过渡区位于结下延展区的末端(紧邻穿支)，这条通路可能对应之前在心电图描记实验中观察到的快速传导通路[36]。第二个点，动作电位朝向结下延展区的起始段进入，这条通路可能为慢径。动作电位不能通过其他地方进入房室结，因为房室结和心房组织被一条静脉分隔开来。从这两个进入点，动作电位沿结下延展区同时向前和向后传播，最终互相抵消。动作电位通过过渡区进入房室交界，传入房室结紧密部，到达希氏束，并向下传入左右束支。

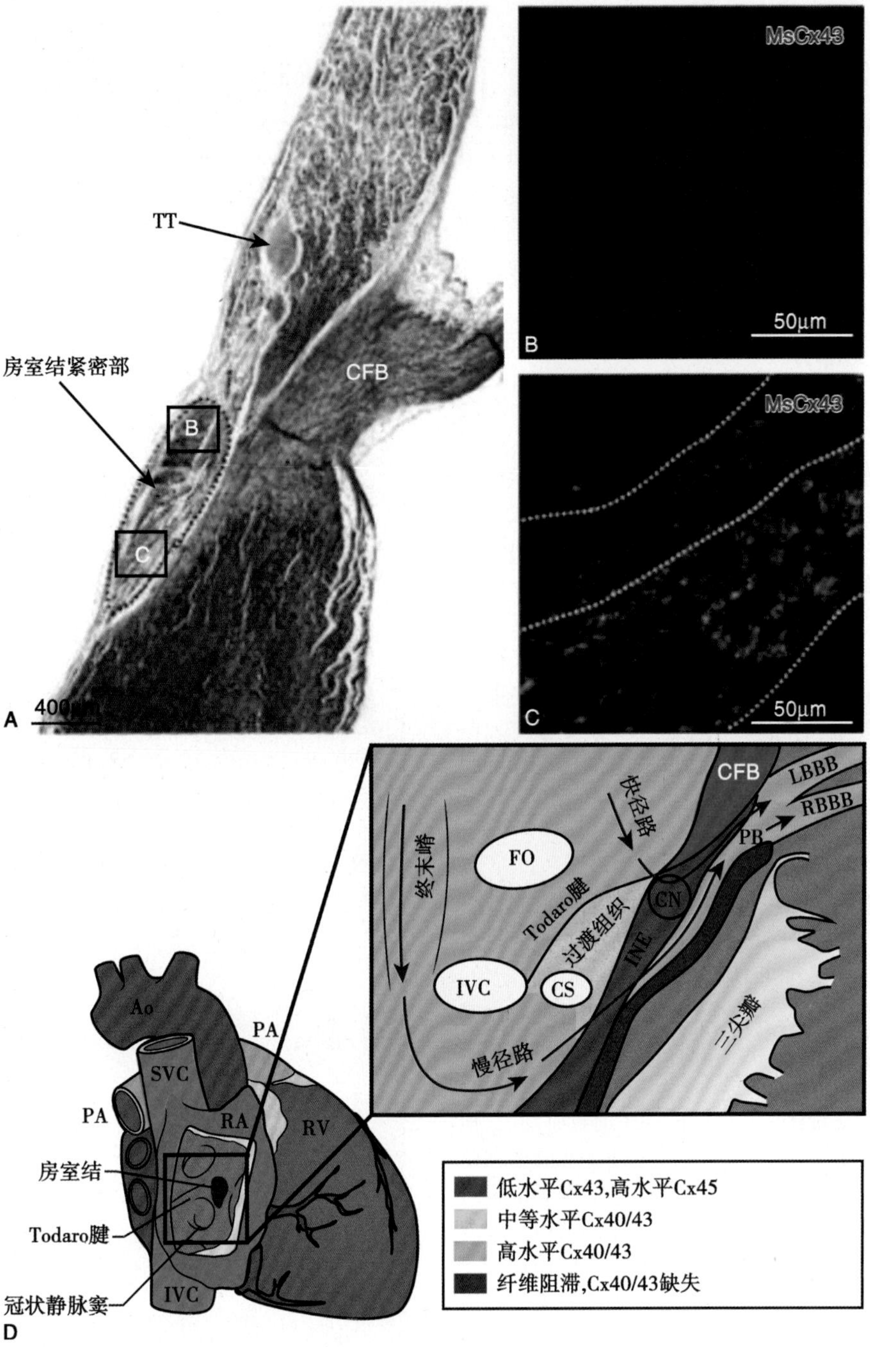

图34.9 A,兔子心脏的房室结紧密部的Masson's trichrome染色(红色,心肌;蓝色,连接组织)。紧密部位虚线围绕部分。B和C,A中方框区域的高倍放大图像(B是紧密部,C是下方的房室结、束支)显示连接蛋白43的表达(免疫荧光,荧光绿点)。C中,点状的黄线将组织划分为连接蛋白43阴性(顶部)和连接蛋白阳性(底部)的区域。(引自Dobrzynski et al. Site of origin and molecular substrateof atrioventricular junctional rhythm in the rabbit heart. Circ Res 2003;93:1102-10.)CFB,中央纤维体;TT,Todaro腱。D,连接蛋白(Cx)在房室交界的分布图。Ao,主动脉;CN,房室结紧密部;CS,冠状窦;FO,卵圆孔;INE,结下延展区域;IVC,下腔静脉;LBBB,左束支阻滞;PA,肺动脉;PB,穿支;RA,右心房;RBBB,右束支阻滞;RV,右心室。(引自Temple IP et al. Connexins and the atrioventricularnode. Heart Rhythm 2010;10:297.)

房室结不同部位记录的心肌跨膜动作电位呈现出不同的形状和时程。结外心房肌和希氏束的动作电位(图 34.4B 和 E)比之过渡区和穿支(图 34.4C 和 D)超极化更明显,除极更快。这导致电传导在通过紧密部和穿支时速度会减慢(传导速度,<10cm/s;而心房肌工作细胞为 35cm/s),因此导致房室传导延迟。

希氏束(房室束的穿支部分)

希氏束是穿支在房室交界心室面的延续,随后分为左右束支。希氏束的肌细胞是小细胞,且为缝隙连接蛋白 43 阳性(图 34.9D)。尽管如此,在成人心脏很少发现有发育良好并连接房室束的穿透部分和室间隔嵴部的束状连接组织。肌性室间隔上部的血液供应来自冠状动脉前后降支的分支,使得该区域的传导系统较能耐受缺血损伤,除非缺血范围广泛。

束支,或房室束的分支部分

起自肌性室间隔的上缘,随即进入膜部室间隔的下方,左侧分支(left bundle branch,LBB)的细胞呈瀑布式下行并连续覆盖在主动脉无冠状窦下方的室间隔面(图 34.10A)。然后房室束可能会再分出别的分支,有时会分出前上的分支形成真正的双束支系统,有时形成一组中央纤维,有时可以表现为网状结构而没有显见的分支形成束支系统(图 34.10B 和 C)。右束支作为房室束的不分支延伸部分在肌肉内沿室间隔的右侧面下行至右心室心尖部和前乳头肌的基底部。在某些人类心脏,希氏束横过右心室间嵴,产生一个右侧的狭干,右束支由此发出。左束支系统的解剖是可变的不一定符合一个固定的双束支分支。但是,三束支系统的概念对心电图专家和临床医生仍然是有用的(见第 12 章)。

终末浦肯野纤维

这些纤维连接束支末端,在两侧心室的心内膜面组成相互交织的纤维网,它们将心脏冲动几乎同时传至全部左右心室的心内膜。浦肯野纤维在心室基底部和乳头肌尖较稀疏。在不同动物,它们以不同的深度穿入心肌。在人类,它们显然只穿透近心内膜的内 1/3;而在猪,它们几乎到达心外膜。这样的变异可以影响心肌缺血产生的变化,例如,因为浦肯野纤维表现为对缺血较普通心肌纤维有更大的耐受性。在希氏束和束支内存在浦肯野细胞,覆盖两个心室的绝大部分心内膜(图 34.10B),并且排列成多细胞束,成矢状带,被胶原纤维所分割。虽然心脏冲动的传导是浦肯野纤维的主要功能,但是有时游离的浦肯野纤维由许多浦肯野细胞串联形成,有收缩功能被称为伪腱。动作电位沿纤细的浦肯野纤维从心底部向心尖部传播,传播速度比周围的心肌细胞要快。浦肯野纤维大部分缺少横小管,细胞电阻减小,导致了动作电位传导的加速。动作电位在希氏束浦肯野系统中的传导是通过缝隙连接进行的。室肌细胞主要表达连接蛋白 43,浦肯野纤维主要表达连接蛋白 40 和 45 而在浦肯野细胞和心肌细胞的连接部(Purkinje fiber-myocyte junction,PMJ),缝隙连接的分子特征还不明确。再者,细小的浦肯野细胞产生的微小除极电流致使大片心室肌除极的机制也未阐明。可能是在浦肯野纤维和心肌细胞结合部,缝隙连接不只是由一种亚型构成。不同的缝隙连接蛋白亚型形成了一些独特的杂合体通道,形成独特的功能特点从而保证电活动的安全传导。浦肯野细胞的复极时间比周围的心肌细胞显著延长(图 34.3E)这些缝隙连接杂合体通道能延长复极时间,从而增加复极斜率。

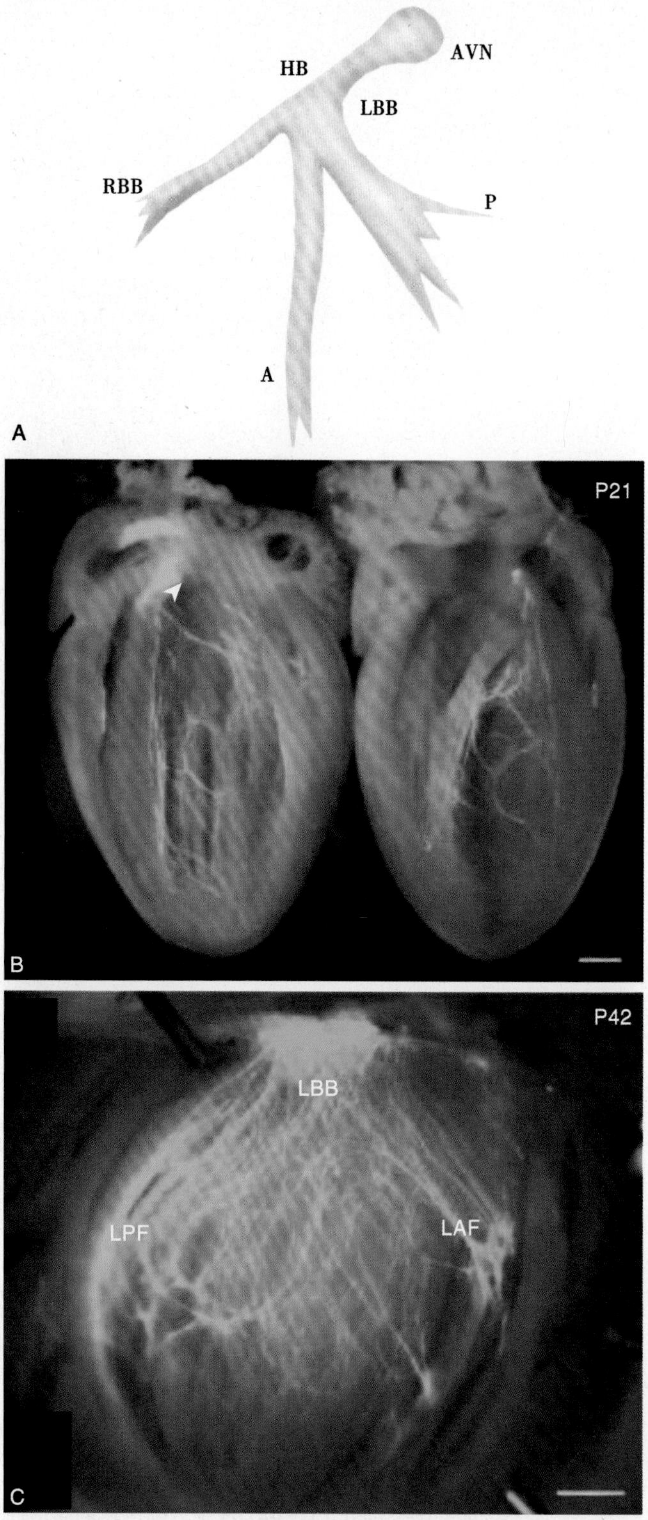

图 34.10　A,三分支系统示意图。B 和 C,小鼠心脏通过心脏传导系统表达 contactin-2 eGFPreporter gene(Cntn2EGFP)表明 Cntn2 的存在。产后 21 天的小鼠心脏 P21(B)和产后 42 天的小鼠心脏 P42(C)。房室结(AVN,箭头)、希氏束(HB)、束支和浦肯野纤维强烈表达 Cntn2。刻度尺 = 500μm。LAF,左前分支;LBB,左束支;LPF,左后分支;RBB,右束支。(A,引自 Rosenbaum MB et al. The Hemiblocks. Oldsmar, Fla: Tampa Tracings; 1970, cover illustration; B,C,出自 Maass K et al. Isolation and characterization of embryonic stem cell-derived cardiac Purkinje cells. Stem Cells 2015; 33: 1102-12.)

房室结、希氏束和心肌细胞的神经调节

神经调节通路

房室结和希氏束区域有丰富的胆碱能和肾上腺素能纤维支配，其密度超过了对心室肌的支配。对交感神经和副交感神经的免疫荧光标记发现，房室结区神经分布密度不同[1,34,35]。例如，结下延展区两种神经分布密度比心房肌工作细胞高，而紧密部则相反。神经节、神经纤维和神经网位于房室结近处。到房室结区的副交感神经纤维在狗的心脏位于下腔静脉和左心房下部交界处，邻近冠状窦入口处进入心脏。已观察到神经沿无颗粒或颗粒囊状突起和房室结细胞直接接触，它们也许代表胆碱能和肾上腺素能突起。

一般来说，神经进入心脏表现某种程度的“偏侧性”，右侧交感和迷走神经影响窦房结多于房室结，而左侧交感和迷走神经影响房室结多于窦房结。神经进入窦房结和房室结的分布是复杂的，因为神经支配有丰富的交互重叠。尽管有重叠，迷走和交感神经的特殊分支仍优先支配某些区域，同时交感和迷走神经对窦房结的作用可以被分离地中断而不影响房室结神经支配。同样，迷走或交感神经对房室结的输入能被中断而不影响窦房结的神经支配。在迷走神经切断后，对乙酰胆碱超敏感化。刺激右侧星状神经节引起窦性心动过速而对房室结传导较少效应，而刺激左侧星状神经节一般引起窦房结内起搏点转移到异位部位，恒定地缩短房室传导时间和不应期，但不恒定地加速窦房结发放频率。在“偏侧性”存在条件下，刺激右侧颈部迷走神经首选减慢窦房结发放频率，而刺激左侧迷走神经首选延长房室结传导时间和不应期。虽然交感和迷走刺激两者都不影响希氏束正常传导，但两者都能影响房室传导。迷走神经的负性传导作用由 $I_{K,ACh}$ 介导，后者因能引起房室结细胞的超极化而影响房室结的传导特性。交感兴奋引发的正性传导是由细胞内 cAMP 水平升高所激活，被激活的 I 型钙离子流，$L_{Ca,L}$ 所介导。

到狗心室的绝大部分传出交感冲动沿锁骨下襻前行，后者是星状神经节的分支。然后交感神经主要在颈神经节尾端发出突触，对心室各区域形成相应的神经支配。心脏折返神经从右侧而心室侧神经丛左侧支配心脏。一般来说，右侧交感神经链主要缩短心室前部的不应期，左侧主要影响心室的后部表层，但期间有交叉重叠区域。

交感神经心室内途径一般随冠状动脉行走。研究资料显示，传入和传出交感神经在心外膜浅表层行进，然后深入向下而支配心内膜，解剖学观察也证实这一结论。迷走纤维在心肌内或心内膜下行走，至房室沟向上抵达心外膜（图 34.11A）。左室心外膜交感神经密度比心内膜高，这至少部分源于心脏发育过程中细胞因子的表达决定了对交感神经生长因子是吸引还是排斥[1,34,35]（图 34.11B）。

迷走神经的效应

迷走神经通过突触前或突触后部位调节去甲肾上腺素释放量，或抑制 cAMP 诱导的心脏蛋白质（如离子通道和钙泵）磷酸化而调变心交感活动后一种作用可发生在系列反应的不同水平上，包括腺苷酸环化酶、依赖 cAMP 的蛋白激酶系统。两种自主神经末梢释放的神经肽也调节自主神经反应。例如，由交感神经末梢释放的神经肽 NPY 可以抑制心脏迷走效应。

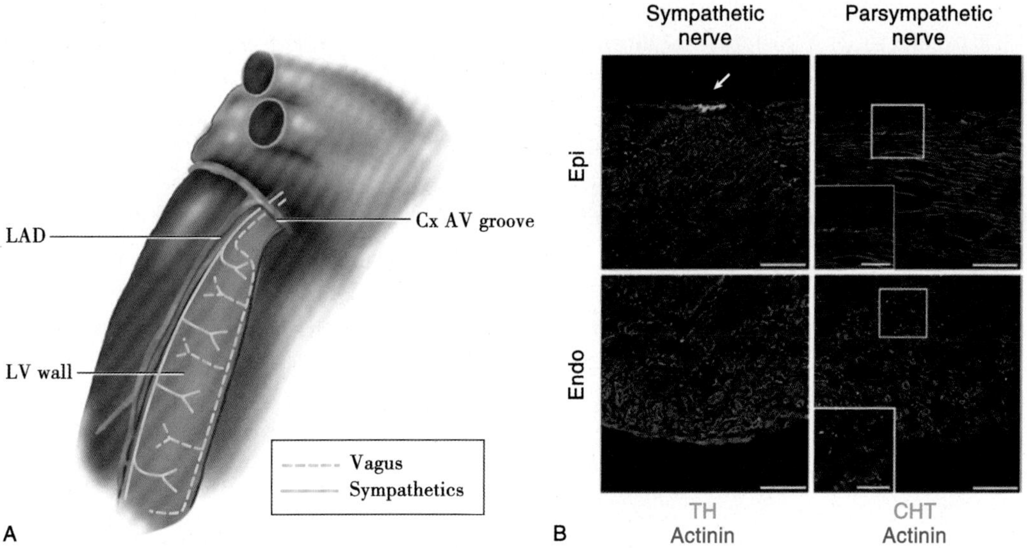

FIGURE 34.11 A, Intraventricular route of the sympathetic and vagal nerves to the left ventricle (*LV*); *LAD*, left anterior descending artery. B, Distribution of sympathetic and parasympathetic nerves in the mammalian heart. Immunofluorescence staining for the sympathetic and parasympathetic nerve markers tyrosine hydroxylase (*TH*) and choline transporter (*CHT*) is shown in the LV of a rat heart (*green*, nerves; *red*, alpha-actinin, a cardiomyocyte marker). TH-positive nerves are more abundant in the subepicardial (Epi) layer than in the subendocardial (Endo) layer. The *arrow* indicates sympathetic nerves at the epicardial surface. No CHT-positive nerves are present at the epicardial surface, and CHT-positive nerves are more abundant in the subendocardial layer. Higher magnification views of the boxed regions are shown in the *insets*. Scale bars = 100 μm. (A, From Ito M, Zipes DP. Efferent sympathetic and vagal innervation of the canine right ventricle. Circulation 1994; 90: 1459. By permission of the American Heart Association; B, from Kanazawa H et al. Heart failure causes cholinergic transdifferentiation of cardiac sympathetic nerves via gp130-signaling cytokines in rodents. J Clin Invest 2010; 120: 408.)

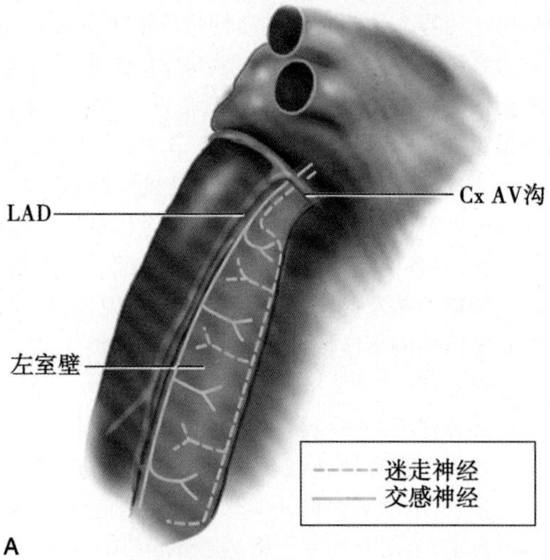

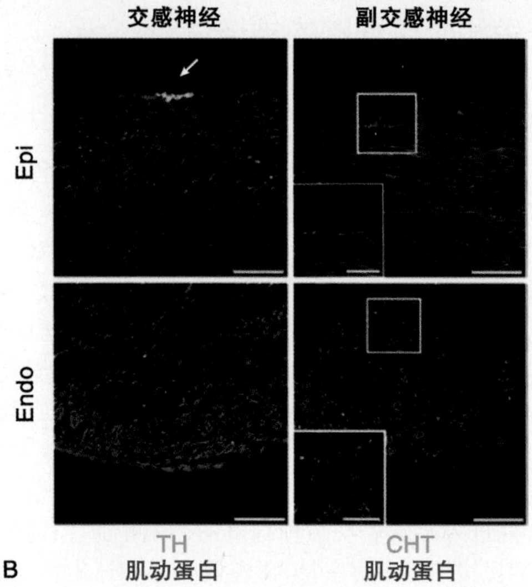

图 34.11 A,交感和迷走神经的左室内途径;LAD,前降支。B,哺乳动物心脏的交感、副交感神经分布。小鼠左心室交感和副交感神经标记物酪氨酸羟化酶(TH)和胆碱能转运体(CHT)的免疫荧光染色(绿色,神经;红色,辅助肌动蛋白,一种心肌细胞标记物)。TH 阳性神经在心外膜下比心内膜下更丰富。箭头指的是心外膜表面的交感神经。心外膜表明无 CHT 阳性神经,CHT 阳性神经在心内膜下层更丰富。小方框内区域的高放大倍率的图显示在下方。刻度尺 = 100μm。(A,引自 Ito M,Zipes DP. Efferent sympathetic and vagal innervation of the canine right ventricle. Circulation 1994;90:1459. 由 American Heart Association 许可;B,引自 Kanazawa H et al. Heart failure causes cholinergic transdifferentiation of cardiac sympathetic nerves via gp130-signaling cytokines in rodents. J Clin Invest 2010;120:408.)

在存在紧张性背景的交感刺激下,紧张性迷走刺激引起窦性心律较大的绝对下降,交感副交感间存在增强的拮抗作用。相反,交感和迷走同时刺激引起的房室传导改变则基本上是单独紧张性迷走和交感刺激的单独房室传导效应的代数和。心脏对短暂迷走暴发的反应快,消散也快;相反的,对交感刺激的反应和消散都较慢。迷走刺激的反应起效消散快可以使心率和房室传导形成一个搏到搏的动力学调节;而交感刺激的慢反应使交感刺激不存在上述调变作用。周期性的迷走暴发(例如,可发生于每次收缩压波到达主动脉和颈动脉窦压力感受器区域时)引起窦性周期长度的位相性变化,可驱使窦房结发放和迷走暴发一样的周期性加快或减慢。用同样的位相形式,迷走暴发延长房室结的传导时间,并且受交感紧张性背景水平影响。由于在心动周期中,迷走对窦性心律和房室结传导的峰效应发生于不同时间,因为一个短暂的迷走暴发能减慢窦性心律而不影响房室传导,或延长房室传导时间而不减慢窦性心律。两侧而非单侧的迷走神经刺激可以提高并逆转心室复极化的空间分布,从窦性节律下的心尖至心底转化为心底至心尖。这是由于心尖部与心底部相比更显著的动作电位时程延长造成的。

交感刺激的效应

与两侧迷走神经一样,刺激交感神经也可以提高和逆转心室复极的空间斜率,从窦性节律下的心尖至心底转化为心底至心尖。这是由于心底部动作电位时程的显著缩短,而心尖部复极时程未受影响造成的。去甲肾上腺素的不一致分布可能部分地参与这个不一致的电生理效应。因为在心室,去甲肾上腺素含量在基底部高于心尖部[37]。传入迷走活动对心室后壁的效应相对更显著,这就可能解释下壁心肌梗死时的拟迷走效应。

迷走神经对心室组织有微小但能检测的效应:减弱心肌收缩力,延长不应期。在某些情况下,乙酰胆碱能够引起正性肌力作用。目前已经清楚迷走(乙酰胆碱)不但能通过调变交感影响而间接地作用于心室纤维,对某些类型心室纤维还能够起直接作用。

除了对心率的逐搏调节和心脏收缩力的调节外,交感神经还可以通过翻译和翻译后调节对肾上腺素受体敏感性和离子通道进行长期调节。这种自主反应和心脏电生理特性的长期变化至少在部分上与局部信号瀑布有关,包括神经释放因子,例如 NYP[1]。

心律失常和自主神经系统

迷走和交感神经支配的改变(自主神经重塑)能对心律失常的发生发展和快速室性心律失常引发心脏猝死产生影响[34,35]。损伤心脏的外来神经如星状神经节,就如同损伤心脏内在神经一样(可以是病毒感染原发影响,或是继发于能引起心脏损伤的疾病)能引起心脏神经病变。尽管交感神经调节心脏电生理特性的机制还不明确,但是增加的交感神经的空间异质性可以通过对离子电流的部分肾上腺素刺激导致心肌兴奋和复极的离散度增加,包括 $I_{Ca.L}$、I_{Ks} 和 I_{Cl}(表 34.1)。交感神经的分布减少可以通过儿茶酚胺循环增加肾上腺素受体的敏感性。

大量研究发现心脏交感神经的分布改变在心律失常中的地位。长期向患有下壁心肌梗死和完全性房室传导阻滞的狗的左侧星状神经节施加神经生长因子可以造成心脏交感神经分布增加(神经抽芽),并且可以显著增加室性快速性心律失常所造成的心源性猝死。通过对这些狗左侧星状神经节神经活动的长期不固定记录可见,大部分恶性心律失常发生前都伴有神经放电增加,这可能提示了交感神经在心律失常源性心脏猝死发生中的触发地位。据报道兔的高胆固醇饮食可以引起心脏交感神经分布增加,可以显著提高室颤的发生率[1]。心脏移植患者若有心律失常病史的比没有心律失常病史的其心脏交感神经的密度及空间异质性都明显增加。但是这些研究都没有说明这些心脏中神经重塑和副交感神经纤维的变化。在狗的心室收缩不同步的心力衰竭模型中,心脏再同步治疗(cardiac resynchronization therapy,CRT)通过上调胆碱能恢复交感迷走神经平衡，减少了致心律失常的后除极[38]。在充血性心衰的患者，交感神经张力增加，交感神经系统的过度激活导致对心肌的负面影响，包括致死性的心律失常，以及心脏去甲肾上腺素含量的减少。近期的研究表明在慢性心衰中，这种枯竭至少一定程度上会导致来自神经递质转换和转分化以及胆碱能神经元儿茶酚胺能的变化。这一过程是由凋亡的心肌细胞失访的胆碱能分化因子引起的。然而，这种神经递质转化是否是出于保护心脏免收交感神经过度激活以及致死性心律失常的适应性反应，目前仍待解答。

肺静脉和左房交界部是高度神经支配区域。交感神经和副交感神经在肺静脉周围神经丛都同时存在并聚集。选择性神经丛消融和针对自主神经区域包括神经丛部的扩大局部消融可以减少阵发性心房颤动的发生率，从而进一步证实了自主神经在房性心律失常发生中的地位[35,39]。另一方面，交感神经的空间异质性与房性和室性心律失常发生的危险性提高有关。编码心脏离子通道亚单位的基因突变也影响了中枢和外周自主神经系统的功能，导致受累神经元启动特性的异常。这些观察所见可能部分的解释了一些类型的长QT综合征所致的心脏性猝死病例发作前有典型的交感活动表现(见第33和39章)。另外，左侧交感去神经手术已经被证实对年轻的儿茶酚胺敏感性多形性室性心动过速(catecholaminergic polymorphic ventricular tachycardia，CPVT，见后文)患者的抗心律失常效应。因此，心脏的交感神经系统为临床上有心律失常风险的患者提供了一个潜在有效的治疗靶点[34,35,40]。

心律失常的发生机制

心律失常的发生机制大致可以分为以下各类：冲动形成异常，冲动传导异常，或者均有异常(表34.3)。但是我们目前的诊断工具不足以对许多临床上的心律失常疾病的电生理机制或其离子基础作出明确的判定。对室性心律失常尤其如此。临床上对于鉴别折返激动和自律性异常非常困难，通常对一个特殊的心律失常只能说“最符合于何种机制”或者“最好用哪种机制来解释”。某些快速性心律失常可以由一个机制引起，而由另一个机制引起的心动过速发作能够促成由不同机制引起的另一个发作。例如，由于异常自律性引起的心动过速或期前收缩可以引起一次折返性心动过速。但是，根据其相应的特征(见后文及第37章)，大折返环引起的心动过速还是可以识别的。

表34.3 心律失常的发生机制

异常	实验实例	临床实例
冲动形成异常		
自律性		
正常自律性	正常在体或离体窦房结，房室结和浦肯野细胞	窦性心动过速或心动过缓
异常自律性	除极诱发的浦肯野细胞自律性异常	可能为室性并行心律
触发活动		
早期后除极	药物诱发(索他洛尔，N-乙酰基普鲁卡因胺，特非那定，红霉素)，铯，钡和低钾	获得性长QT综合征和相关心律失常
延迟后除极	编码RyR2基因的获得性功能突变	儿茶酚胺性多形室性心动过速
冲动传导异常		
阻滞		
双向或单向，无折返	窦房，房室，束支，浦肯野纤维-肌肉连接部	窦房，房室，束支阻滞
单向阻滞伴折返	房室结，浦肯野纤维-肌肉连接部，梗死心肌	预激综合征的交替心动过速，房室结折返性快速性心律失常，束支折返性室性心动过速
反折	浦肯野纤维与无兴奋区	未知
复合异常		
自律性异常病灶间相互作用	除极或超极化阈下刺激加速或减慢自动放电频率	调整型并行心律
自律性和传导性之间的相互作用	减速依赖性阻滞，传导的超速抑制，传出和传入阻滞	与试验类似

冲动形成异常

这一类的定义是指正常起搏点窦房结的不适当发放频率(即对患者的生理需要而言，窦性心律太快或太慢)，或者是一个异位起搏点的发放控制了心房或心室节律。从异位部位开始的起搏发放，常被称为潜在或次要起搏点，能够发生在以下部位的纤维——心房的几个部位，冠状窦、肺静脉、房室瓣、房室交界处部分和希氏-浦肯野系统。通常它们不能达到阈电位水平，这是由于它受更快发放的窦房结的超速抑制或者邻近纤维的电紧张抑制，当窦房结发放频率减慢或者窦房结和异位起搏之间的某个水平发生阻滞，这些潜在部位之一的异位起搏活动能够显示出来，使潜在起搏点按其正常发放频率发生逸搏。一个临床例子是窦性心动过缓时频率降到45次/min时，允许房室交界逸搏以50次/min的频率发生。

反过来，潜在起搏点的发放频率可以不合适地加快，从而夺取控制原来由窦房结以正常频率发放控制的心律，如正常窦性心律被一个室性期前收缩或者一阵室性心动过速所中断。这些冲动形成的疾病可以是由于正常起搏机制的加速或减慢（例如，离子流正常的窦房结或异位起搏点如浦肯野纤维4期舒张除极不合适地加快或减慢），或者由于离子流不正常的起搏机制而引发。

在休息时有持续窦性心动过速或在运动时呈现窦性心动过缓的患者显示窦房结频率发放不当，但负责窦房结发放的离子流机制可以仍然是正常的，虽然这些离子流的动力学或幅值可以是改变的。相反，当一个急性心肌梗死患者出现室性心动过速时，有可能是原本并不参与产生这种心动过速的细胞离子流进行工作并产生快速性心律失常。例如，虽然普通的工作心肌通常没有起搏功能，但是心肌梗死的效应可能使这些细胞除极到某一膜电位，使 I_K 的失活，并激活 $I_{Ca.L}$ 的引起自动放电。最近的实验证据提示，在心肌梗死瘢痕处的成肌纤维细胞通过缝隙连接除极邻近的心肌细胞也可以引起邻近肌细胞的同步自发活动[1]。

异常自动节律性

负责正常自动节律性的机制已于前面描述。异常的自动节律性通常发生于拥有较小的最大舒张电位的细胞，通常在膜电位升到-50mV时，此时 I_K 和 $I_{Ca.L}$ 可以起作用。当膜电位负于-70mV，细胞膜的自律性可能由 I_f 决定，当膜电位在-50~-70mV之间时，细胞膜可能是电静默的。周围正常极化或者更为除极化的心肌的电效应，会影响自律活动的发生。

异常自律性曾见于以下标本——心肌梗死后取下的狗浦肯野纤维，由肾上腺素损伤的大鼠心肌，在人心房标本和动脉瘤切除术患者的心室肌标本以及复发室性心动过速患者的心内膜。

对正常肌肉或浦肯野纤维进行恰当的干预可以引起异常自律性，例如通电流以降低舒张电位。进行性除极可以加速自动放电频率，而超极化脉冲可以减慢自发性放电。可能部分除极和不能回复正常的最大舒张电位能引起自动放电，这即使不是所有心肌纤维，至少绝大多数如此。虽然这种类型的自发性自律活动见于人心房和心室纤维，但它与临床心律失常的关联尚未确定浦肯野细胞的异常自律性也可以继发于自发的亚膜钙离子水平升高。

Purkje细胞异常自律性的研究也产生继发于自发的膜下 Ca^{2+} 的升高，这是通过激活钙离子敏感性膜传导引起的，与前述窦房结细胞相同。确实，与非突变的心室肌细胞相比，从致心律失常的编码心脏利阿诺定（兰尼碱）受体（RyR2）基因突变的杂合子鼠中分离的浦肯野肌细胞显示出 Ca^{2+} 处理异常的心律失常的更大倾向性。儿茶酚胺的刺激触发心脏搏动，进一步加剧了这种现象，因此更证实了浦肯野细胞在诱发心律失常中的关键作用，这种作用在有RyR2变异的动物模型和人类中都与儿茶酚胺敏感性多形室性心动过速有关[41]。

自律性异常引起的节律异常可以是：慢的心房、交界处和心室逸搏节律；某些类型的房性心动过速（例如由洋地黄引起，或起源于肺静脉的）；加速性交界性心动过速（非阵发交界性心动过速），自发室性节律和并行心律（见第37章和39章）。

触发活动

自律性是心肌纤维能够自发开始发放冲动的特性，不需要先期刺激，所以不发生电静止。触发活动由后除极产生，后者是一个或多个动作电位为先导的膜电位震荡。所以触发活动是由先行的一个或一系列冲动引起的后继起搏活动，如果没有前者，就会发生电静止（图34.12）。这不是一个自动的自我产生机制。除极可以发生在心肌纤维完全复极之前或之后，当它们发生于动作电位2期（1型）或3期（2型）膜电位水平降低时，可以称为早期后除极（early afterdepolarizations，EADs）（图34.12C）。而当发生在复极完成后（4期），产生在一个比发生EADs更负的膜电位水平时，称为晚期或延迟后除极（late/delayed afterdepolarizations，DADs）（图34.12B）。并非所有的后除极都达到阈电位，但是如果它们达到了，它们能够触发另一个后除极，从而实现自我维持。

延迟后除极

暴露于洋地黄制剂的浦肯野纤维、特殊心房纤维和心室肌纤维，肺静脉，暴露于无钠灌流液中且取自完整心脏心内膜面心室肌的正常浦肯野纤维，衰竭心脏的心室肌细胞和ankyrin-B突变（图34.12A）并经β肾上腺素能刺激的鼠心肌细胞，心肌梗死后1天的心内膜标本，均能显示DADs和触发活动。当兔、狗、猴和人的二尖瓣以及狗的三尖瓣、冠状窦的纤维用去甲肾上腺素灌流，它们表现出能产生持续性的触发节律活动的能力[1]。

由DADs引起的触发活动也曾在离体的患者心房和心室纤维观察到。在狗心室，左侧星状神经节刺激能引起DADs。曾有报道，在狗和人类的某些房性和室性心律失常看来由于触发活动引起。一些临床心律失常的原因倾向于DADs，如某些由洋地黄诱发的心律失常和某些因DADs而引发的肺静脉源性的心房颤动。在实验性狗心肌梗死后1天的加速性特发性室性心律可能是由DADs引起。某些证据提示起源于右心室流出道的一些室性心动过速可能由于DADs引起，但另一些资料则提示可能由EADs引起[42]。

细胞内钙离子在DAD形成中的重要地位

已经发现DADs是由于钙离子敏感性内向电流引起的，而此电流是被细胞内游离钙离子浓度上升所激发的。遗传性或获得性肌浆网钙离子释放 通道异常或肌浆网钙离子结合蛋白异常是这些自发钙离子释放的物质基础。

钙离子从肌浆网中快速释放进细胞质是由雷诺丁敏感性钙离子释放通道［雷诺丁受体（ryanodine receptors，RyRs）］的同步开放介导的。利阿诺定受体是由4个相同的亚基构成（同源四构体），由*RYR2*基因编码。在心脏收缩期，经L型钙通道转运至细胞内的少量钙离子可以触发大量钙离子经同步开放的RyH2通道从肌浆网释放（见第22章）。在舒张期RyR2通道关闭，钙离子经钙泵重新泵入肌浆网，以备下一次释放。可见肌浆网钙离子释放的时间和强度都由RyR2通道控制。RyR2通道与许多附属蛋白一起构成了一个大分子钙离子释放的复合体。这些蛋白与RyK2为多位点结合，或与RyR2的细胞内结构（蛋白磷酸酶）或在肌浆网水平（如肌集钙蛋白、肌浆网内的主要钙结合蛋白）相结合。在细胞质配基中，FKBP-12.6（calstabin2）可以稳定RyR2通道的关闭状态，阻止舒张期钙流失[1]。

人类*RyR2*基因和编码肌集钙蛋白（calsequestrin）的*CASQ2*基因的突变与儿茶酚胺敏感性CPVT有关。实验研究发现*RyR2*和*CASQ2*的基因突变可以增加RyR2通道对肾上腺素刺激（如物理张力增加）的钙离子的敏感性以及提高肌浆网自发的舒张期钙离子释放，从而导致DAD触发的心律失常。CPVT突变体还可能表现为调节蛋白FKBP-12.6结合力下降，导致舒张期肌浆网钙离子流失。FKBP-12.6结合力下降可能是由于蛋白酶A介导的超磷酸化造成的，并被认为与心功能不全导致的心律失常有关。*FKBP*-12.6基因缺失小鼠可以在肾上腺素刺激下出现多形性室性心动过速给予JTV519和S107的衍生物1.4苯并噻氮革类后，可以恢复FKBP-12.6和RyR2的结合力，并抑制儿茶酚胺敏感性多形室性心动过速的发生[1]。

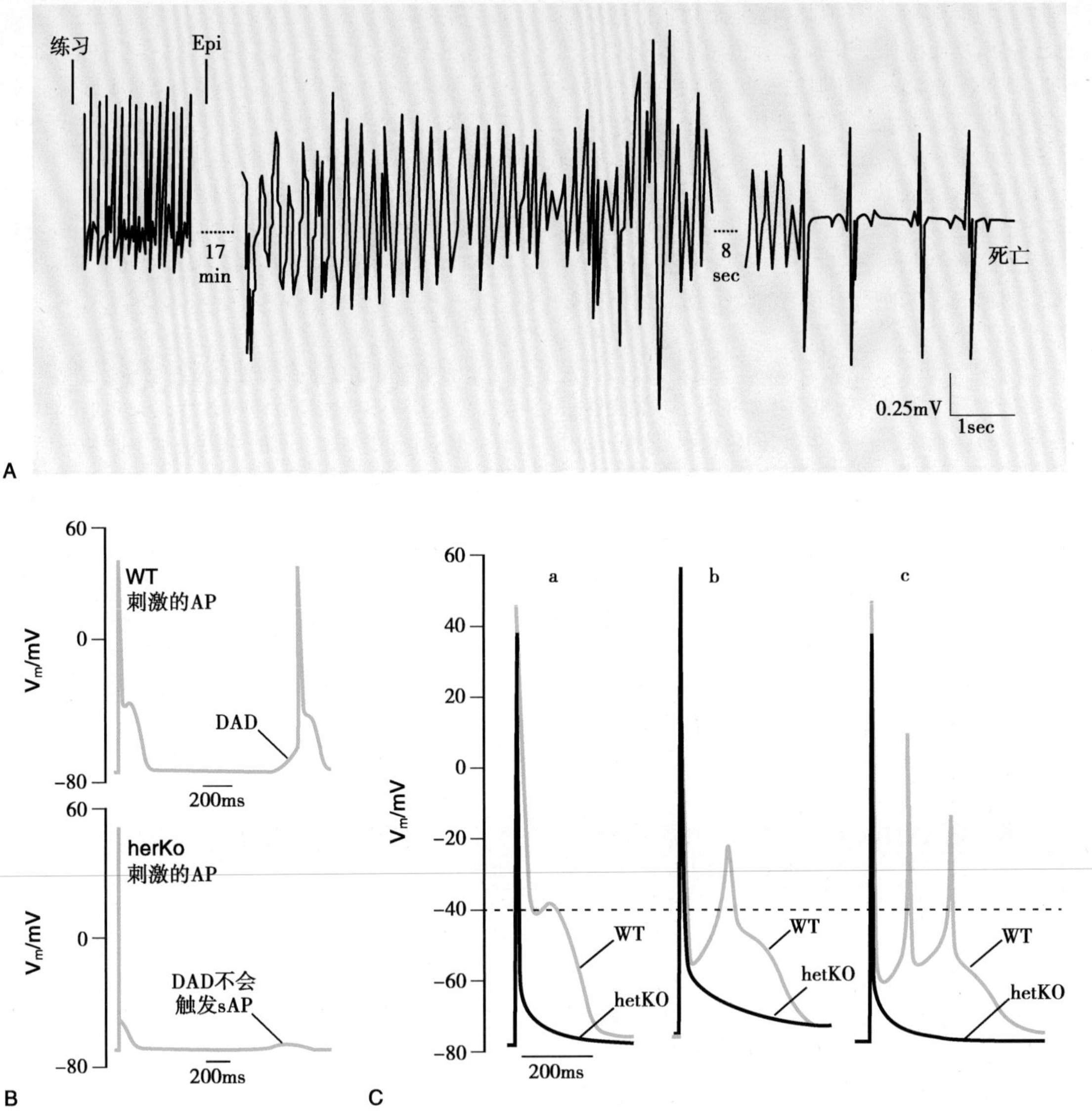

图 34.12 **A**,编码 Ankyrin-B($AnkB^{-/+}$)基因功能缺失突变的杂合子小鼠在运动并给予肾上腺素后的心电图。在应用肾上腺素后 17 分钟出现多形性室性心动过速(尖端扭转室性心动过速),2 分钟后出现特征性心动过缓和猝死。**B**,将 Na^+/Ca^{2+}交换体基因(HetKO)被敲除的杂合子与野生型(WT)暴露于异丙肾上腺素和致心律失常起搏,延迟后去极化(DADs)转化为自发动作电位(sAP)受损。第一动作电位由电流注入启动,第二个动作电位(上图)由 WT 中的 DAD 触发,无法在 HetKO 中生成 AP。**C**,野生型早期后除极(EADs)与在 Na^+/Ca^{2+}交换体基因敲除的杂合子,EAD 在 3 种形态中变化:(**a**)低振幅、慢瞬态膜波动;(**b**)尖峰样去极化;(**c**)陡峭的上冲。(**A**,引自 Mohler PJ et al. Ankyrin-B mutation causes type 4 long-QT cardiac arrhythmia and sudden cardiac death. Nature 2003;421:634;**B** 和 **C**,引自 American Heart Association;Bogeholz N et al. Suppression of early and late afterdepolarizations by heterozygous knockout of the Na^+/Ca^{2+} exchanger in a murine model. Circ Arrhythm Electrophysiol 2015;8:1210.)

1,4,5 三磷酸肌醇(IP_3)受体(IP_3R)是心肌细胞另一钙离子释放通道,可以通过与第二信使 IP_3R 的结合而被激活。IP_3R 作为同质四聚体或异四聚体存在,每个亚基由 *ITPR1*、*ITPR2* 或 *ITPR3* 基因编码。2 型三磷酸肌醇受体(IP_3R2)是心房肌细胞中的主要亚型,位置邻近肌浆网钙离子释放位点通道,与心房肌变化的兴奋收缩偶联和心律失常有关。在浦肯野细胞,1 型三磷酸肌醇受体和 3 型 RyR 通道位于肌纤维膜下构成功能上的二分体,对电的兴奋性有关键作用。IP_3 依赖的钙离子信号通路被认为与缺血再灌注损伤性心律失常,炎性相关性心律失常以及进展性心功能不全导致的心律失常有关。心功能不全和心房颤动时,IP_3 受体密度上调[1,43]。在心房和浦肯野细胞中,IP_3 可以引起自发的一过性钙离子流,钙离子波动,钙离子交替,从而易于发生后除极[44]。

舒张期肌浆网钙离子释放可以提高单个心肌细胞局部细胞质内钙离子水平。钙离子水平的集中升高可以引起钙离子波的传播,导致细胞膜除极,并通过一过性内向钠钙交换电流($I_{Na/Ca}$)触发 DAD 的形成。钙调蛋白激酶抑制剂在分 离的免心室肌细胞能减少一过性的内向性 $I_{Na/Ca}$,这说明该酶的活性在心律失常的发生机制中起着重要的作用另外,减少的药物同样减少一过性的内向电流,减轻 Ca^{2+}负荷而消除 DADs。在衰竭的心脏,DADs 很可能是心律失常的致病机制,增高 $I_{Na/Ca}$ 连同降低的 I_{k1},能在衰竭心脏促进 DADs 的发生[2]。

配对间期短或者用频率快于触发活动频率来起搏(超速起

搏)，不像在正常自律机制那样，不是抑制和延迟后除极的逸搏频率，而是在停止起搏后，反而增加了 DAD 的幅值和缩短周期长度(超速加速)。期前收缩刺激起一个相似的效应，期前收缩间期越短，则触发事件的幅值越大，而且逸搏间期越短。

不论是自发的(例如窦性心动过速)或者由起搏引起的，和临床发现由 DAD 触发活动引起的快速性心律失常可能不易被抑制，或者事实证明易于被快速频率所促发。最后，由于一个单一的期前收缩刺激既能开始也能终止触发活动，它和折返(见后文)的区别变得十分困难。对超速起搏的反应可以有助于区分触发型心律和折返型心律失常。

早期后除极

任何一种只要能引起细胞内的正电荷增加的干预，就能够引起 EADs。EADs 可以解释临床上一些复极时间延长和室性心动过速，例如获得性和先天性的长 QT 综合征(图 34.12，第 39 章)。

长 QT 综合征

遗传性长 QT 综合征的患者有着异常延长的动作电位时程，处于快速性室性心律失常引发猝死的高危状态(第 33 和 39 章)。与长 QT 综合征有关的室性快速性心律失常和猝死的病因尚未明确。但越发增多的证据表明心肌细胞内肌浆网自发性 Ca^{2+} 离子释放会引起细胞内 Ca^{2+} 离子浓度增加，而这和复极的离散相关，是长 QT 综合征引发室性快速性心律失常和猝死的起因，动作电位的延长使心动周期中经 L 型通道的 Ca^{2+} 内流增加，造成肌浆网的 Ca^{2+} 离子积聚和自发性的 Ca^{2+} 离子释放。细胞内 Ca^{2+} 离子的增多会激活 cf 离子依赖的 cr 离子流，使心脏 细胞除极，还可以通过生电的 Na^+/Ca^{2+} 交换离子流或连同 Cl^- 离子流引发 EADs。EADs 能触发一扩布性兴奋进而引出额外心搏，使心动过速得以产生。

转基因小鼠已被广泛应用于包括 LQTS 的多种先天性心律失常性疾病模型。然而，这种方法的有用性是有限的，因为小鼠与人的心脏电生理特性存在明显的差异。产生患者特异性 iPSC 的能力为建立人类疾病模型提供了的新范式。近年来，若干研究组独立地从 LQTS 患者的 iPSC 中成功分化出功能心肌细胞。LQTS 心肌细胞的电生理分析表明，他们概括了疾病表型，包括显著的动作电位延长和自发性易感性增加或药理诱导触发活性[45]。大规模生产 iPSC 分化的心肌细胞使得造出足够数量的心肌细胞层以及高阶三维模型成为可能，这项技术可用于体外研究心律失常机制[46,47]。多能干细胞技术现在为评估患者特异性心律失常机制以及优化患者治疗方案提供了独特的平台。

实验观察也提示复极的跨壁差异或纵向异质性的重要影响显著的跨膜复极离散造成了折返的易损窗。很多离体的心室细胞研究或组织研究已经证实沿左右心室游离壁在空间上存在跨膜复极离散现象在心内膜层及中层心肌细胞，形成明显的峰和圆隆状，而在心外膜细胞则缺乏。从中层心肌分离而得的细胞，更能反映动作电位时程和频率的关系。内层、中层及外层心肌细胞不同电生理特性的离子基础，是由于各层密度和速度依赖的一过性外 K^+ 流存在着很大不同，并且中层细胞和内外层细胞相比。延迟整流性 K^+ 流的缓慢组分 I_{KS} 的密度较小而较大的晚期 Na^+ 流和内向性 $I_{Na/Ca}$ 的密度较大(见表 34.1)[1]。

交感刺激，主要是左侧的交感刺激，能增大 EAD_S 的振幅而引发室性快速性心动过速，α 肾上腺素能受体兴奋也能增多铯诱导的 EADs 振幅及室性快速性心律失常的发生，但上述两者均可被 Mg^{2+} 所抑制。

由于药物如奎尼丁、乙酰基普鲁卡因胺、西沙比利、红霉素、某些Ⅲ类抗心律失常药引起的获得性长 QT 综合征和尖端扭转型室性心动过速患者，EADs 也可能是其原因。这些药物在实验中和临床上易于引起 EADs，而镁抑制其效应。有多种药物都可能引起协同效应，导致 EADs 和尖端扭转型室性心动过速。另外，药物引起的代谢改变可能增加化合物的浓度，从而延长动作电位[48]。而依赖 ATP 的 K^+ 通道激活剂，如吡那地尔和尼可地尔能消除 EADs。

并行心律

经典的并行心律在功能上是一个固定频率的不同步的起搏点，它的节律不被优势节律所改变，当心肌处于可兴奋状态，它引起心肌除极，在发放之间的间距是基本间期的倍数(见第 35 章和第 39 章)。恒定的或间断性的完全性传入阻滞绝缘保护了并行心律灶，使之和周围的电活动分开而呈现这样的活动。偶尔，这个局部灶可以显示传出阻滞，这时它不能除极可兴奋的心肌。事实上，心脏主导节律可以调整并行心律的频率，使其加快或减慢。对于自动发放兴奋的起搏点，若在其心动周期的前半段，发放一个短暂的阈下除极，就会延迟其后续的冲动发放；若在后半段发 放则会加速其后续的冲动发放。

冲动传导异常

传导延迟或阻滞能引起心动过缓或心动过速。心动过缓发生于冲动的传播发生阻滞时，并继以心脏停搏或缓慢逸搏心律，而心动过速见于传导延迟和阻滞诱发折返时(见后文，折返)。许多因素，包括膜的主动和被动的电生理特性，决定了一个冲动的传导速度以及冲动能否成功地传导。在这些因素中，有较刺激指能够产生扩布性冲动的刺激，而这与动作电位 0 期的振幅、上升速率；冲动传导组织的兴奋性以及组织的几何特征有关。

减速依赖性阻滞

舒张除极曾被认为是心率缓慢时传导阻滞的一个原因，即所谓心动过缓依赖性或减速依赖性阻滞(第 40 章)。但是，在膜除极直至-70mV，尽管动作电位幅值和 0 期最大上升速率减小，膜的兴奋性却是增加的。浦肯野纤维的实验研究证明舒张除极(4 期)并不是减速依赖性阻滞的必要条件。有证据表明除极引起的快 Na^+ 通道失活可以被其他因素抵消，如减小膜电位和阈电位之间的差距及增加膜的兴奋性等。

心动过速依赖性阻滞

冲动阻滞发生于快速心率或短心动周期的情况更为常见，这是由于时间或电压依赖性的兴奋性尚未完全恢复，致使没有完全脱离不应期(复极后不应期)。例如，这种不完全恢复是期前 P 波未下传或经功能性束支阻滞下传的常见机制。

递减性传导

这一术语常见于临床文献，但常被误用于描述文氏现象样传导阻滞，如在房室结构发生的阻滞那样，表现为在阻滞前传导的进行性延迟。递减性传导，其正确的含义是指在某些情况下，心肌纤维的特性沿着其长度发生改变，以至动作电位作为一种刺激丧失了兴奋前方心肌的能力。这种扩布性动作电位作为刺激的有效性逐步丧失，可能是由于动作电位幅值和 V_{max}，下降之故。

折返

在每个正常心动周期中,电活动从窦房结开始,延伸到整个心脏被激动。每个心肌细胞依次激动,直到所有细胞被兴奋,处在完全不应状态,心脏冲动才消逝。在绝对不应期中心脏冲动无组织可兴奋而必然空耗,要等下一个窦性冲动才重新启动。如果有一组心肌纤维在最初的除极波中未激动,其兴奋性又在冲动消逝前恢复,它就可以作为一个连接纽带再次兴奋已从先前除极中恢复过来的区域。这样一种过程有不同命名,其意义大致相同:折返、折返激动、环形运动、反复或回波搏动、或反复性心动过速。

拖带

能够拖带心动过速(即通过起搏提高心动过速频率),并在起搏停止时恢复心动过速的固有频率说明存在折返(图 34.13A)。拖带意味着可以通过起搏诱发的激动捕获或持续重整心动过速的折返环路。每一个起搏刺激都会诱发一个前阵波向前方传导(顺向传导)并按照起搏频率重整心动过速频率。按相反方向逆行传播的波峰(逆向传导)会与前一个起搏顺向传导的波峰发生碰撞。当右心室起搏频率增加,起搏的 QRS 形态改变(图 34.13B~D),导致更多的心动过速电路被前向的激动波获取。但当起搏停止,心动过速依旧存在,这种现象为渐进融合。这种波峰的相互作用在心电图和电生理学上会产生一个明显的特征,此特征只能用折返来解释。因此,拖带可以用来证实临床上某种心动过速的形成机制是否是折返,以及进行折返通路的定位。而这种定位对于射频消融治疗是必要的。

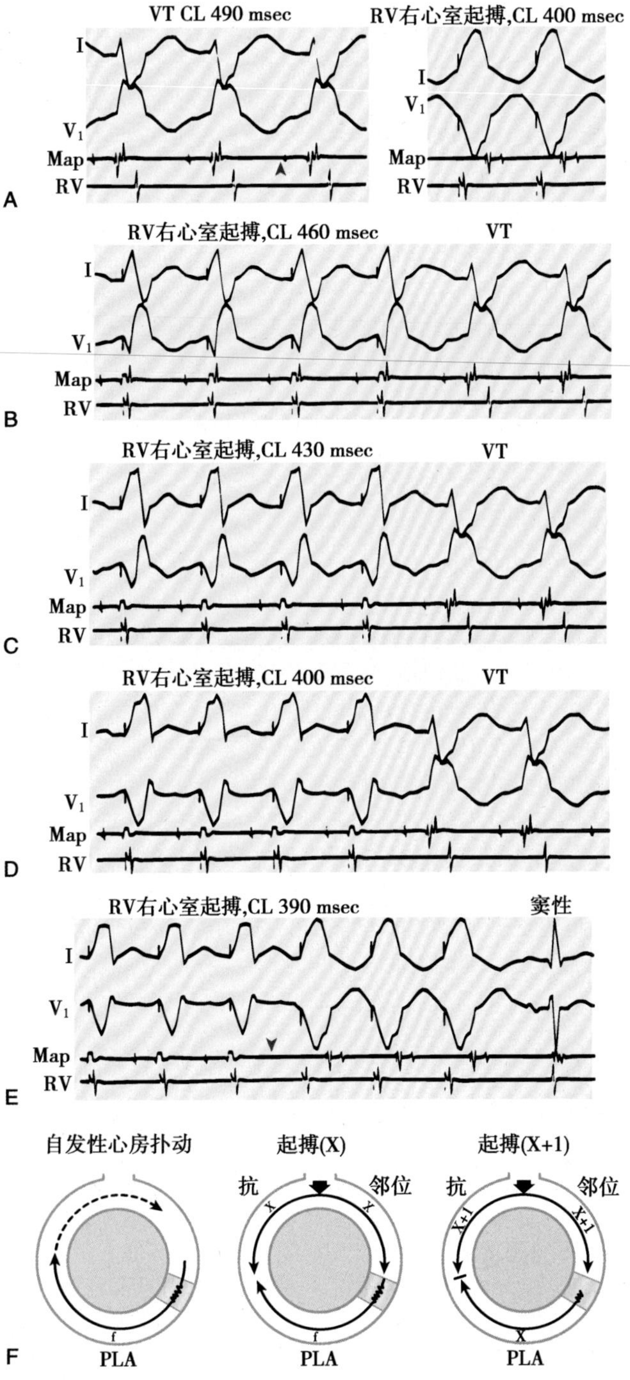

图 34.13 A~E 用一心肌梗死后室性心动过速(VT)为例,来作为建立折返的参照。**A,左图**,室性心动过速的两个心电图导联描记和在右心室(RV)心尖部描记的同时,应用标测(Map)导管在左心室室性心动过速延续的关键部位所描记到的心腔内心电图记录。注意室性心动过速期的舒张电位(用红箭头表示),在以下各例中,采用相同的记录方式加以记录;**A,右图**,在窦性心律时行右心室起搏。**B**,当右心室起搏周略长短于室性心动过速周长时,会产生一室性融合波,后者图形介于完全室性心动过速和完全起搏图形之间。所有的记录都加速至起搏周长,当起搏停止后,同样的室性心动过速将复现。每一融合波的图形一致,在最后一次起搏后,体表融合波未显现。**C** 和 **D**,同样的现象,但起搏周长更短,注意融合的 QKS 波的图形随起搏周长的缩短,较室性心动过速更接近起搏图形。**B** 至 **D**,表明心电图融合程度逐渐增强,由 B 至 D 融合增强的同时,也显示在快速起搏之下,心电图的形态和时限的变化。**E**,最后,更短的起搏周长会引起标测电图(在小的舒张期电位时受阻,红箭头表示)和体表心电图的突然变化,而呈完全起搏心电图,起搏停止后,室性心动过速停止。**F**,图示代表心房扑动(AFL)折返环及一过性心房扑动的形成。**左图**,自发 I 型心房扑动发生时的折返环路,f=循环心房扑动的前阵波。**中图**,在心房扑动时于高位心房快速起搏,引入第一阵起搏脉冲(粗箭头代表起搏脉冲进入折返环的部位),在此前它可正向及逆向传导,后者引发的起搏波峰可与先前的心搏相遇而抵消,在此先前的心搏是指形成心房扑动的波动,因而心房扑动终止,然而起搏的正向传导波会延续心动过速并重设至起搏频率。**右图**,在相同的部位引入下一个快速起搏脉冲(X+1),粗箭头同样代表折返环上的起搏脉冲入口,且同样可正向及逆向传导,再一次使起搏(X+1)逆向波和先前的正向波峰相遇抵消。在折返时和前一次起搏(X)引发的正向前阵波相遇,形成了房性融合波,而起搏(X+1)的正向前阵波会持续心动过速并重设频率至起搏频率,在所有这三部分中,箭头表示脉冲的传播方向,蜿蜒的曲线代表折返环上经设想的缓慢传导区(黑网点处)的缓慢传导,带尾的红点代表高位心房起搏处的双极电极和左心房后下部(PLA)和另一心房部位。(A~E,引自 Zipes DP. A century of cardiac arrhythmia:in search of Jason's golden fleece. J Am Coll Cardiol 1999;34:959;F,from Waldo AL. Atrial flutter:entrainment characteristics. J Cardiovasc Electrophysiol 1997;8:337.)

解剖性折返

最早对折返的研究是用有明确分离的解剖通路模型进行的。该模型可见一个单向阻滞区以及冲动再循环到其源点。我们可以用房室结折返来说明,见图 34.14。由于两条(或更多)通路有不同的电生理性质,(例如一条通路不应期短传导速度慢而另一条通路不应期长传导速度快)。冲动将在不应期长的通路发生阻滞而在不应期短的邻近通路上缓慢性扩布(图 34.14A)。如果在这条选定的通路上传导受到足够的抑制,则缓慢扩布的冲动可兴奋在阻滞通路前方的组织,并逆向沿先前被阻滞的通路回转,再次兴奋阻滞部分的近端组织(图 34.14B)。临床上解剖性折返多为单形性。

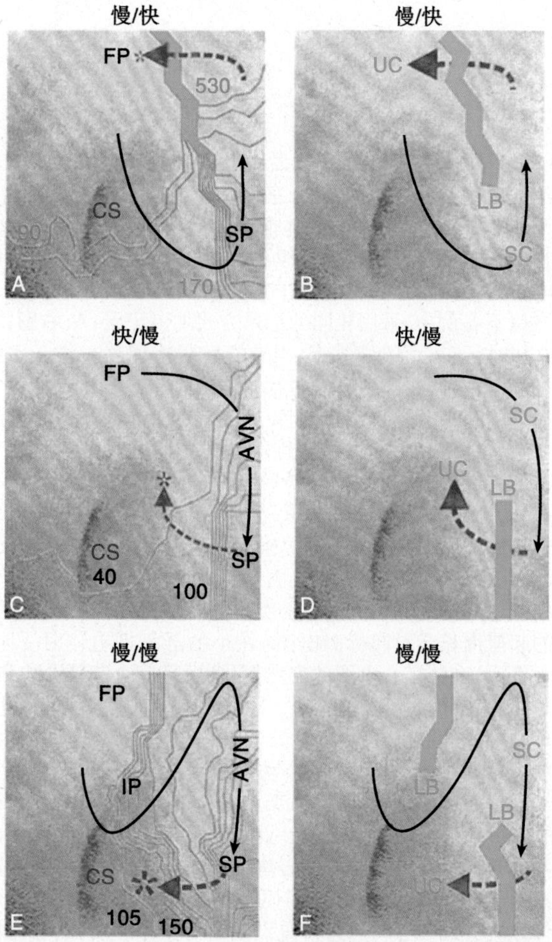

图 34.14 不同类型房室结折返性心动过速时的折返环路,当 A2 刺激的联律间期分别为 190 和 220ms 时,在 3 种不同的情况下记录到的 A2 直观激动图谱,以及在 190ms 时,通过结合标测图,分别在 A(慢/快)、C(快/慢)和 E(慢/慢)显现的回波发生图中的数字代表以 A2 刺激为参照的激动时间,黑色箭头代表前向传导,星状和前冲的红箭头代表最早折返入心房的激动部位,在 B、D 和 F 分别相应地代表阻滞区(LB,绿色)、缓慢传导区(SC,黑箭头)和单向传导区(UC,红色)。CS,冠状窦;FP,快径路;IP,中间径路;SP,慢径路。(引自 Wu J, Zipes DP. Mechanisms underlying atrioventricular nodal conduction and the reentrant circuit of atrioventricular nodal reentrant tachycardia using optical mapping. J Cardiovasc Electrophysiol 2002;13:831.)

要使这种类型的折返发生,在受抑制而未被阻滞区域的传导时间以及远端组织兴奋的时间必须超过最初阻滞通路和阻滞部位近端组织的不应期。换句话说,持续折返要求途径的解剖通路长度等于或超过折返的波长。后者等于冲动的平均传导速度乘以通路成分中的最长不应期。在折返环路的不同点,上述两值的数值均不相同,因而波长值多少有估测的成分。

折返的要素。折返通路的长度是固定的,取决于解剖结构。减慢传导速度或缩短不应期的因素将促使在这一模型内折返的发生,而延长不应性和加快传导速度能阻止其发生。例如,正常心室肌传导速度为 0.3m/s,不应期 350ms,则折返的发生必须一个长 105mm 的通路(0.30m/s×0.35s)。但在某些情况下,心室肌和浦肯野纤维的传导速度可以非常缓慢(0.03m/s),如果不应期没有明显延长(600ms),则只需 18mm 长的折返通路就够了(0.03m/s×0.6s)。这样的折返常常有一个可兴奋的间歇,也就是从一个周期的不应期结束到下一个除极开始之前有一个时间间歇,这时折返环路中的组织是可以兴奋的。这是由于折返环路的波长小于通路长度的缘故。在这段时间间歇内给予刺激,可以进入折返环路,重新调整其折返时间或终止折返性心动过速,尽管"微解剖"性折返(折返环路限于邻近的一些细胞)被假定发生于纤维化的心肌细胞,但它在完整心肌的发生还未经直接证实。这是由于应用现有技术还不能明确区分微折返和触发活动所致。

快速调搏能侵入心动过速,即通过进入环路连续重整心动过速,同时沿折返激动的相同途径扩布,增加心动过速频率直至达到调搏频率而不结束心动过速。在具有可兴奋间歇的折返环路中,传导速度决定了冲动沿环路扩布的周转时间,因此也决定了心动过速的频率。不应期的延长,除非长得足以消除上述可兴奋的间歇,而使冲动在相对不应的组织中扩布,否则不会影响沿环路的周围时间或心动过速的频率。解剖折返发生于预激综合征(图 34.15)、房室结折返、某些心房扑动和某些室性心动过速的患者。

功能性折返

功能性折返没有解剖范围的限制,可以发生于电生理特性不同的相邻纤维中。这是由于跨膜动作电位局部差异所引起的心肌电生理特性的差异(例如,浦肯野-心肌接头)。兴奋性、不应性的差异以及细胞间电阻的各向异性,使得折返可以开始和维持。这种心肌电生理的功能异质性被证明会导致心动过速和心脏颤动。这种异质性可以是固定的,例如心功能不全心脏或心肌梗死边缘区缝隙连接的空间分布,或者背景钾电流 I_k 的空间梯度。也可以发生动态改变,就像在急性心肌缺血或者应用延长复极的药物时[1,49]。一个很重要的决定因素是电重塑,舒张期动作电位时程和传导速度的改变人们认为当动作电位时程的振荡(也称为动作电位时程交替)足够强时会导致沿螺旋前阵波的方向上发生传导阻滞,并引发一个周期波的终止[50]。

由折返引起的心动过速

折返可能是许多快速性心律失常,包括各种室上性和室性心动过速、扑动和颤动的原因(见第 37 章和第 39 章)。

心房扑动

折返很可能是典型的心房扑动的原因,其折返环路位于右心房,行径常呈逆时针方向,在房间隔自下而上,而在右房游离壁自上而下。其缓慢传导部位位于右房下部的后外侧和后中部,形成一中心阻滞区,其中包括解剖(下腔静脉)和功能因素。可能有些类型心房颤动还包括其他一些不同的折返环路,但是缓慢传导部

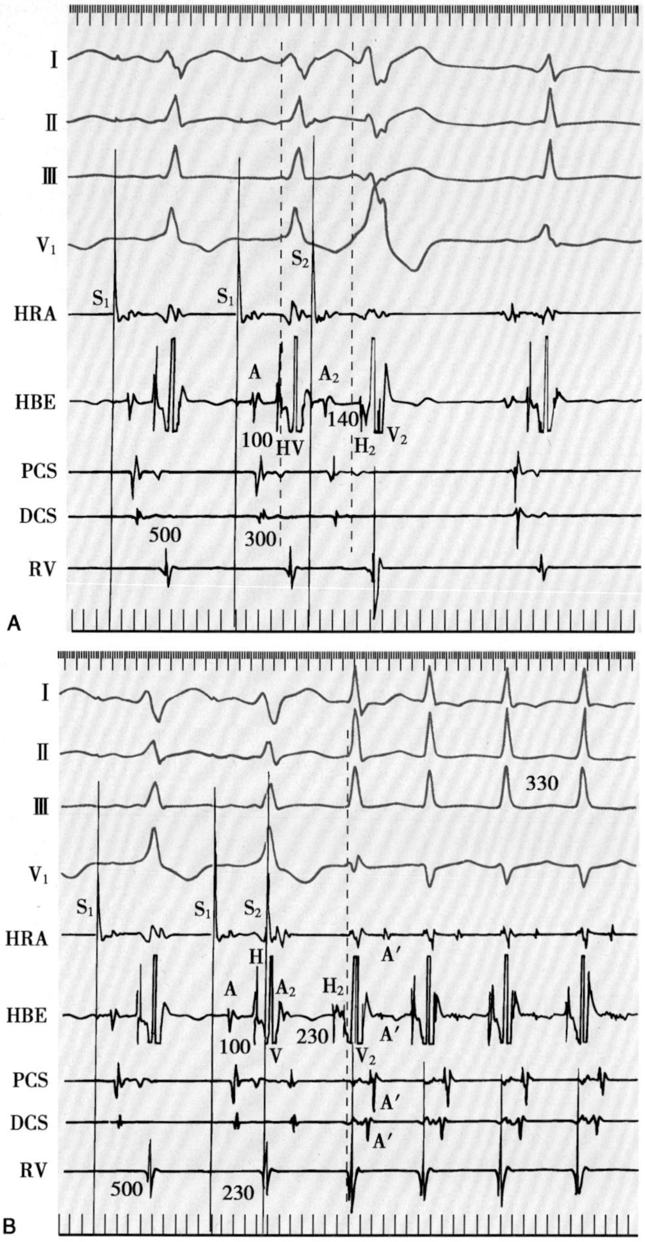

图 34.15 A，预激综合征周期长度为 500ms（S_1-S_1）的高位右心房起搏背景下，联律间期为 300ms（S_1-S_2）的期前收缩刺激可以在房室传导产生生理性延搁，AH 间期可以从 100 延长至 140ms，但在 AV 间期没有延长。因此，希氏束的激活紧跟着 QRS 波群的激活（第二条中断线），由于通过旁路增加了心室激动，QRS 波群形状变得更加不规则。B，房室心动过速。联律间期为 230ms 的期前收缩刺激可以延长 A-H 间期至 230ms，导致旁道的前向阻滞和 QRS 波的正常化（就如不完全性右束支传导阻滞一样是轻微的功能异常）。注意 H_2 先于 QRS 波群出现（中断线）。跟着 V_2，心房被逆向激动（A’），从远端的冠状静脉窦开始，被冠状窦电极，希氏束电极以及高位右房电极所记录。一个周期为 330ms 的室上性心动过速开始了。Ⅰ、Ⅱ、Ⅲ及Ⅳ为标准心电图导联；DCS，远端冠状窦电图；HBE，His 束电图；HRA，高位右房；PCS，近端冠状窦电图；RV，右心室电图。时间轴每格为 50 和 10ms。S1，基础起搏刺激；S2，期前收缩刺激；A，H-V：心房、希氏束和心室在基础起搏下的激动；A_2，H_2，V_2：心房、希氏束和心室在期前收缩刺激下的激动。（引自 Zipes DP et al. Wolff-Parkinson-White syndrome：cryosurgical treatment. Indiana Med 1986；89：432.）

位往往是恒定的且往往是心房扑动的成功消融区域，消融的疗效和大折返有关。

联合其他种类心房扑动的患者，比如术后或消融后或先天性房间隔缺损，体内存在不同的折返环路（见第 75 章）。

心房颤动

时空组合和集中放电

根据多发子波理论的假设，心房颤动的特征是由波峰的碎裂片段演化为在整个心房内随机运动的多发子波，后者又可产生相互抵消和减损或活动持续存在的新子波（见第 38 章）。心房颤动紊乱电活动的随机性在统计方法和实验研究上存在争议。

在急性心房颤动发作时，一项结合高分辨率影像、心电图描记和光谱分析的方法被用来证实解剖和功能上折返环路形成心房颤动的时空周期。源于左心房起始部位的周长在频谱上形成主峰。其根本周期可能是源于肺静脉的反复固定冲动以颤动波的方式传向心房的其他部位。如果是单个反复的局灶活动经碎裂致使心房颤动持续，消融该部位应能终止心房颤动。事实证明，在人类用射频能量消融静脉远端的具体灶区域，能够消除或减少心房颤动的复发。在大型动物模型中，心功能不全诱发的房颤动物证明心房颤动动力学是以快速重复激动（微小折返或者诱导电活动所致）为特征，发生在左心房后壁或者肺静脉窦纤维化阻塞上。更进一步，室壁内折返中心的纤维斑块使颤动维持，在心功能不全的心房中，心房颤动波改变起点和方向，不再有节律性，而在正常左房中，心房颤动波高度反复。

一些实验模型也用于研究肺静脉结构和基本的电生理性质，有观点认为肺静脉也参与心房颤动形态学研究的启动和维持，证明解剖结构的复杂性和心肌细胞的表型不同[1,51]。电生理研究显示折返和非折返机制（自发和诱导电活动）是解释肺静脉心房颤动发生的根本。异常的细胞内钙离子传导可能起到关键作用，心肌细胞膜蛋白和细胞内无钙离子的事实证明钙释放的自发性和局部放电，传导钙离子蛋白所致的功能异常还需要进一步研究。

心房颤动的离子通道异常

原发性（家族性）心房颤动。尽管家族性心房颤动很少，AF 家族的突变的鉴定为探索心房颤动潜在的分子通道提供了有价值的线索。大多数与家族性心房颤动相关的突变位于编码钠或钾通道亚基的基因。这些突变的功能性分析揭示了功能的增加或功能损失的影响。家族性心房颤动已经被报道发生了编码延迟整流钾通道和电压门控钠通道的成孔 α 或辅助 β 亚基的基因突变（I_{Ks} 和 I_{Na}；见表 34.1）。这些突变引发心房颤动的机制目前尚不明确。I_{Ks} 的增益函数突变增加了复极化电流，缩短 APD 和心房不应期，从而促进纤颤活性。增强的内向钠电流可诱导触发活动。相反地，内向钠电流的减少通过缩短动作电位时间/不应期促进折返，同时也缩短了折返波长。其他编码内向整流和超速延迟整流钾电流的 *KCNJ2* 和 *KCNA5* 基因的钾通道突变，已被分别正式与心房颤动有关（见表 34.1）。最后，编码缝隙连接通道亚基连接蛋白 40 的 *GJA5* 基因的突变，已也被发现与家族性心房颤动有关。从功能上讲，细胞间异常的电耦合会导致传导的异质性并容易导致折返[52]。

孤立性心房颤动的全基因组关联研究。GWASs 已经确定了与孤立性心房颤动相关的多个基因组区域的变异[19]。这些区域编码离子通道（例如钙激活钾通道基因 *KCNN3*，HCN 通道基因 *HCN4*），与心肺发育相关的转录因子（例如同源域转录因子 PRRX1）和细胞信号分子（例如 CAV1，参与信号转导的细胞膜蛋白）。这些基因变异之间的机制联系以及对 AF 的易感性仍有待确定。

许多研究发现离子通道表达和特性的异常会导致心房颤动的发生。人体组织研究中，右心耳心肌细胞舒张期 Ca^{2+} 渗漏及相关的触发活性与阵发性心房颤动发作有关[53]。遗传诱导的 Cav1.3 Ca^{2+} 通道缺陷，或敲除 KCNE1 基因（编码成孔钾通道 a 亚单位 KCNQ1，一种辅助亚单位），或小电导 Ca^{2+} 依赖性钾（SK）通道均会损害小鼠模型的复极并增加房性心律失常[1]。SK 通道参与人类心房肌细胞的复极，在慢性心房颤动患者中会发生失调[9]。

心房电重塑

心房电重塑在心房颤动的维持中表现出决定性作用，包括不应期的生理性频率适应性减小或缺失，并减缓传导的速度由于心房不应期的缩短比传导速度的减缓不成比例地更加明显，折返子波的波长缩短了，并因而促进了折返活动。

不应期缩短和传导速度减慢的离子基础可能归因于 L 型 Ca^{2+} 和快 Na^+ 离子流密度的显著下降。电生理的改变和 Ca^{2+} 及 Na^+ 离子通道基因的信使核糖核酸（mRNA）的下降也平行，这就提示基因表达的变化是心房电重塑的分子学机制。各种蛋白接合体的密度和空间分布的变化，或两者兼之可能也会引起心房冲动扩布的变化[54]。自发的重塑对启动和维持心房颤动也起着重要作用。长期的心房、窦房结、房室结选择性去迷走神经可阻止心房颤动的诱发。心房的各种去交感支配有利于心房颤动的维持[55]。

窦房结折返

窦房结和房室结有共同的电生理特征，如电位传导的分离性，也就是一个冲动能够在某些纤维传导，而在另一些不能，结果致使折返发生（见第 37 章）。折返环路可以完全局限在窦房结或者窦房结和心房之内。由窦房结折返引起的室上性心动过速因为频率较慢，通常症状少于其他室上性心动过速。对一个偶见的顽固性心动过速，消融窦房结也许是必要的。

心房折返

心房内的折返可能引起人类的室上性心动过速，无窦房结无关。鉴别由自律性或后除极引起的房性心动过速与小区域折返引起的房性心动过速是很困难的。

房室结折返

多种房室结组织类型的电生理特性的差异与房室结折返性心动过速有关（AVNRT，见图 34.9）。直观观测房室结跨膜动作电位可以定位各种不同类型房室结折返性心动过速（AVNRT）的折返路径（见图 34.14）。在慢快型，折返环路因快径受阻（过渡区，见图 34.9）而呈逆时针起始，慢通路延迟传导，直到房室结紧密部，穿出房室结到达快速通路，并迅速通过位于 Koch 三角的心房组织返回慢通路。在快慢型，径折返环路的方向呈顺时针。在慢慢型，前向激动经介于快慢径之间的通路传导而经慢径返回。在任何一种房室结折返型心动过速，都存在慢径传导，这可解释为什么消融慢径在所有房室结折返型心动过速有效，这些结果也证实包绕 Koch 三角的心房组织与上述三种房室结折返环路均相关联。

预激综合征

在大多数和 Wolff-Parkinson-white（WPW）综合征有关的发作性心动过速患者，旁道传导比正常房室结传导快，但兴奋性恢复需要较长的时间，也许就是长周期时辅助旁道向前传导的不应期超过房室结。其结果是发生足够的房性期前收缩在旁道中发生前向传导阻滞，于是通过正常房室结和希氏束继续传导心室。在心室被激动后，冲动能逆行进入旁道而回到心房。这样的连续传导环建立了心动过速的环路。在一个有旁道的交替性心动过速的患者，这种通常（顺行）的激动向前传导通过正常的房室结-希氏束-浦肯野系统，而向后传导通过旁道，其结果是正常的 QRS 波群（见图 34.15）。

由于环路需要心房、心室两者，所以室上性心动过速这个术语不是十分确切，这种心动过速更正确地应该命名为房室折返性心动过速（AVRT）。折返环可以因消融正常房室结-希氏束通道或旁道中断。偶尔，激动波以相反方向（逆向）通过旁道到心室，而逆行通过房室结向上到心房。在某些逆向房室交替性心动过速患者可以有两条旁道构成环路，在某些患者，旁道只能逆向传导（“隐匿”），但是环路和 AVRT 的机制仍然相同。较少见的是，旁道只能向前传导。传导通路可以通过分析梯形图得到。患者既可以出现 AF 也可以出现 AVRT。T-box2（Tbx2）是房室传导模式的关键转录因子，小鼠的发育研究已证实，心肌细胞特异性 T-box2 的失活会导致快速传导旁路的形成，纤维环畸形以及心室预激[56]。

有一些不常见的旁道具有类房室结的电生理特性，也就是结束旁道或结室旁道，可以构成折返性心动过速的环路，患者表现出预激综合征的一些特征。具有结室旁道的患者可以由于折返引起心动过速，旁道作为前向通路，希氏束浦肯野纤维作为房室结的一部分承担逆向传导的工作。一般认为 L-G-L 综合征（短 PR 间期正常 QRS 波群）是通过 James 束连接心房和房室结远端以及希氏束完成传导，尽管并没有功能上的证据支持这一结构的存在。

由折返引起的室性心动过速

许多动物和临床研究支持在心室内的解剖或功能性折返，是持续性室性心动过速的一个原因（见第 37 章）。缺血性心脏病患者的大多数或绝大多数室性心动过速是由于心室肌内折返所引起，他可以涉及或不涉及传导组织。微折返的区域很小，但有不常见的大折返围绕梗死瘢痕进行生存的心肌组织由结缔组织分开，提供一个蜿蜒的激动通路横过梗死区而建立折返通道。束支折返能引起持续室性心动过速，尤其在扩张型心肌病患者。

不管是 8 字折返图还是单环折返的折返环均被描述成围绕一处功能阻滞的区域进行循环，其方式要么是主环假说，要么就是经一处因各向异性造成阻滞的区域进行缓慢传导。当内部有存活心肌时，它可以成为折返环的一部分。肌束分离的结构上的不连续（就像心肌梗死后纤维化形成的胶原蛋白基质一样，会自然形成心肌纤维的定向和各向异性传导）是缓慢传导，碎裂电图和电活动不连续的基础，会导致折返的发生。心肌梗死发生后，心外膜存活心肌的边缘区会发生电重塑，包括传导速度降低，各向异性更明显，易于形成折返环路而发生室性快速性心律失常。传导减慢是由于缝隙连接 Cx43 的空间分布和电生理特性改变以及电压门控钠离子流减小造成的。继发于邻近的成纤维肌细胞（特点是有更低的除极电位）的电偶联的心肌细胞除极是否在心肌梗死后边缘区细胞的电重塑中有重要作用还不明确。在发生急性心肌缺血时，许多因素，包括 [K]。升高和 pH 降低，共同作用使缺血细胞的动作电位降低，从而减慢传导，导致折返的发生。对动脉灌流犬楔形模型的光谱研究发现在进行全心无灌流缺血实验时，在缺血开始和随后的再灌注发生时，折返也开始出现。这是由于当组织对刺激的反应出现时空离散从而发生传导的单向阻滞而造成的。对于心内膜起搏刺激反应的跨膜离散度以及传导速度的快速变化会造成动力学变化的背景，引起膜内折返的发生和持续。

Brugada 综合征

遗传性 Brugada 综合征相关的室性心动过速-室颤的起源与 2 相折返有关，通常以右心室心前区导联（$V_1 \sim V_3$）ST 段抬高为特征（无关缺血，电解质紊乱，或器质性心脏病），经常但并一定伴有右束支传导阻滞。其遗传学的特征是公认的，但显然简单的孟德尔传递不能解释许多案例的表型[10]。Brugada 综合征与 *SCN5A* 突变导致 Na^+ 通道功能丧失有关，*SCN5A* 编码 Na^+ 通道 α 亚单位 $Na_v1.5$。Brugada 综合征还与 *SCN1B*、*SCN2B*、*SCN3B* 基因突变有关，这些基因编码 Na^+通道的 β 亚基（见第 33 章）。Na^+通道的突变是常见的，Ca^{2+}通道 α 和 β 亚基的基因突变，以及甘油-3-磷酸脱氢酶 1（*GPD1L*）类基因和其他调节 Na^+离子流基因的突变，也在 Brugada 综合征患者中被发现。Brugada 综合征相关基因的缺陷使 Na^+，Ca^{2+}离子流减少或缺失，引起电压门控 Na^+通道功能特性的改变[57]。钠离子通道电流的变化会造成多种右心室心外膜 2 期动作电位平台期的缺失，从而导致复极，不应期和电位的离散度增加，诱发 2 期折返。在药物诱发 Brugada 综合征的动物模型上，右心室心外膜消融消除了室性心律失常。然而，对人类的消融只能消除心脏的电活动改变，但不能完全消除室性心律失常复发的风险[58]。

儿茶酚胺敏感的多形室性心动过速

儿茶酚胺敏感的多形室性心动过速（catecholaminergic polymorphic ventricular tachycardia，CPVT）是一种遗传性心律失常疾病，发生于无器质性心脏患者，以应激性儿茶酚胺介导的多形性室性心动过速为特点。虽然 calsequestrin 基因突变也可引起 CPTV，但大多数 CPVT 患者中，编码 Ca^{2+}通道利阿诺定受体（RyR2）的基因杂合子错义突变已经被报道。潜在的 RyR2 相关 CPVT 的一个共同的机制是增加舒张期窦性节律钙的泄漏，从而导致细胞内钙波和触发活动。

卡维地洛是用于用预防心衰患者的快速性室性心律失常的 β 受体阻滞剂，氟卡尼是电压门控钠通道阻断剂。这两种药物近期被证明能够直接抑制心脏 Ryododoin 受体介导的 Ca^{2+}释放，从而抑制 CPVT，表明这些药物具有可用于临床治疗 Ca^{2+}依赖性心律失常的药理学性质[1,59]。虽然氟卡尼在 CPVT 中的作用机制一直有争议，但一些研究表明氟卡尼能够阻滞非心脏性的 Nav 通道[5,60]。

致心律失常性右心室心肌病

致心律失常性右心室心肌病（arrhythmogenic right ventricular cardiomyopathy，ARVC）是一种以单形性室性心动过速和猝死为特征的遗传性疾病（见第 77 章）。既往研究认为 ARVC 与桥粒蛋白突变有关，它是心肌细胞之间形成机械耦合的闰盘必不可少的组成部分。

与遗传性 ARVC 相关的突变基因中，约 40%是编码 PKP2 的，该基因是与其他细胞骨架蛋白相互作用以稳定桥粒[30]。离体研究证实，PKP2 表达的缺乏减少了电压门控通道的钠电流和闰盘连接蛋白 43 的表达，导致动作电位峰值降低。ARVC 与 Brugada 综合征之间共有的表型、基因以及功能特征表明两者之间可能存在致病因素上的联系[28,61]。

心室颤动：启动和维持

既往的实验和模拟研究已经证明室颤的维持依赖于折返（见第 39 章）。折返是不稳定的，依赖于游动波不断地改变折返路线和不应期不均匀散布所造成的频繁传导阻滞。最近的研究还提出了其他颤动延续的机制，并引入动力学重建，波浪波，分裂波，局灶放电和转子（rotor）概念以替换经典的折返理论[50,62]。

心脏纤颤的特征是分裂波（或碎裂波）的持续。分裂波是循着波峰传播方向的某一特殊部位的传导阻滞造成的，而波浪波的其余部分仍继续向前传导。局部阻滞和波的分裂造成母波分化成 2 个子波。关于室颤分裂波的起源存在两种假说。局灶起源假说（母转子，母环）假说，VF 在一个主要区域内是由一个单一的，静止的，内部稳定的折返环（即母环）维持的，此处的不应期最短，激动从此处向激动更慢不应期更长的区域传播。类似文氏传导，当高频冲动从主区传出通过多种心脏组织时，无法维持 1∶1传导，从而产生了波分裂。在这种情况下，最快激动的转子（如主导性的）而不是持续的分裂波是导致室颤的原因，分裂波只是继发的。支持该理论的为频率分析研究已经证明：①无论在空间和时间上，从心脏各部分均可获得单一的，稳定的膜电压信号功率频谱；②相关占主导地位的频率和频率折返；③颤动发生时心脏表面折返相对罕见，有利于膜内母环的存在，例如浦肯野纤维网；④不同主导频率区域之间边缘地带文氏传导的存在，这些边缘区可能是由于预先存在的结构和功能上的异质性所造成的。例如，高分辨率电图谱证明，室颤快速激活是由浦肯野纤维网介导的。离子流大小的空间异质性已经在激动速度的空间斜率和最快激动区维持转子稳定性方面涉及过。例如，内向 K^+流 I_{K1}（见表 34.1），在左心室心肌细胞快速激活幅度大于右心室心肌细胞。此外，I_{K1} 较大的区域比 I_{K1} 较小的区域有更快的激活率和更稳定的主导环[1]。

相比稳定的母环理论，其他实验证据支持动力波分裂在短时程 VF 的启动和维持中起基础作用（漂移子波假说）[1,62]。根据这个假说，V 的维持依赖于持续改变的、可消失的和杂乱循环的子波。支持多子波假说的证据包括：①在颤动心脏能量区域的图谱分析中未能探测到单一主导频率的存在；②室颤时，除了在浦肯野纤维-肌细胞这样的解剖学上的移行区外，主导频率的分布在时间和空间上都不稳定；③与心外膜相比较而言，未能在心内膜内找到稳定的高频折返；④波及的区域是由子波的影响而不是解剖上的传导阻滞决定的。需要结合所涉及组织的多样性和动力上的多变性，方能重现主频区域时空上的不稳定性。这种决定所涉及成分的多样性的一个最重要因素是电重塑，也就是舒张期变化的动作电位时程，变化的传导速度。例如，人们认为周期性的波分裂是由动作电位震荡（成为动作电位交替）所诱发的，当这种震荡足够大时会沿螺旋波峰的方向引发传导阻滞。模拟实验显示当动作电位时程与舒张期的比值曲线的斜率大于 1 时，一个折返子波会变得不稳定并分裂成许多子波。用药物阻 L 型钙电流会减小此斜率而终止室颤。如果电交替以一种空间不一致的方式发生，则它被认为是发生折返和室颤的一种主要心律失常因素。在细胞水平，动作电位交替似乎是由于细胞内钙离子流的振幅和时程的变化而引起的（钙交替）[63]。

由于空间的不均一性，动作电位时程在不同的心脏区域不同的时相都有变化，从而增加了不应性的离散度，使期外收缩易于引发折返。此机制的示意图可见图 34.16。某些心脏区域按长-短-长的模式变化，而同时其他一些区域却以短-长-短的模式变。这些不同的区域被结线所分开，在这条线上没有交替现象，但是此处动作电位时程的空间斜率最大。因此，这种空间上不均一性导致了不同组织间不应性的不同，使期前收缩易于导致折返的发生(图 34.16B)。在细胞水平,动作电位时程恢复曲线的斜率和细胞内钙离子水平的变化会导致动作电位时程和钙离子流的变化。在钙离子流和膜电位变化的双向偶联下——例如,膜电位决定了 L 型钙离子通道的活性,相反的,钙离子流一过性的强度也会通过对平台期钙离子敏感性电流(如 $I_{Na/Ca}$ 和 I_{Ca})对动作电位时程进行调节——钙离子流一过性的大小变化会引起动作电位时程的继发性改变。事实上,实验证据表明 APD 交替会引起钙循环的不稳定,由此确立了细胞内钙离子控制异常在电学不稳定上的起因地位。在组织水平,电交替联合传导速度的不稳定性使电交替具有空间上不均一的特性。

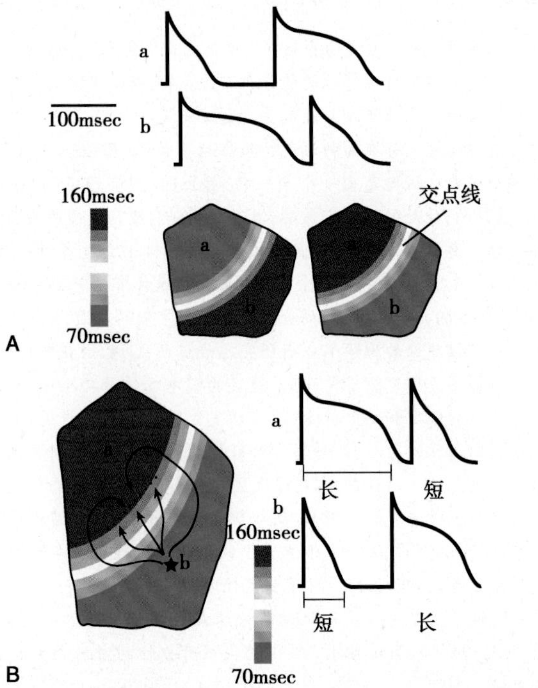

图 34.16 在空间不均一电交替下由期前收缩诱发的折返。A,上图,在快节律下,a 区动作电位为短-长变化,而同时 b 区则为长-短变化,导致动作电位分布出现较大斜率,一条没有 APD 变化的结线把不同时相的 a 区和 b 区分开(下图)。B,起源于 b 区的一个期前收缩(星号处)通过结线 向 APD 长的 a 区传导时被阻滞(点线)。期前收缩沿结线向侧方传导,等待长 APD 区域复极完毕,然后再进入阻滞区域引起 8 字折返。(From Weiss JN et al. From pulsus to pulseless: the saga of cardiac alternans. Circ Res 2006;98:1244.)

因非折返引起的室性心动过速

在一些冠脉疾病相关性室性心动过速,但是特别是没有冠脉疾病的患者中,非折返性机制是重要的室性心动过速原因。在许多患者,室性心动过速的机制仍然不明。

触发活动

用程控刺激的方式可以在无器质性心脏患者中诱发或终止一些非折返性的室性心动过速。它们是儿茶酚胺依赖性的,并可以被 Valsalva 动作、腺苷和维拉帕米所终止。这些室性心动过速一般位于右心室流出道,但也并非全都如此。可能是由触发活动所引起,此触发可能为环腺苷酸(cAMP)依赖性的延迟后除极[42]。在这种心动过速发生时也曾记录到早期后除极(EADs)。左心室束支性心动过速可以被维拉帕米抑制,但一般不被腺苷抑制,其中某些可能是触发活动所致,而另一些则由折返引起。EADs 和触发活动可能会引起尖端扭转型室性心动过速。

自律性

自动放电可能是一些室性心动过速的原因,它不能被腺苷所抑制。除非采用有创研究,否则室性心动过速的机制只能臆测。

(刘博 杨眉 译)

参考文献

Physiology of Ion Channels

1. Rubart M, Zipes DP. Genesis of cardiac arrhythmias: electrophysiologic considerations. In: Mann DL, Zipes DP, Libby P, et al, eds. *Braunwald's Heart Disease: A Textbook of Cardiovascular Medicine.* 10th ed. Philadelphia: Elsevier Saunders; 2012:629.

Phases of the Cardiac Action Potential

2. Wagner S, Maier LS, Bers DM. Role of sodium and calcium dysregulation in tachyarrhythmias in sudden cardiac death. *Circ Res.* 2015;116:1956.
3. Shattock MJ, Ottolia M, Bers DM, et al. Na^+/Ca^{2+} exchange and Na^+/K^+-atpase in the heart. *J Physiol.* 2015;593:1361.
4. Westenbroek RE, Bischoff S, Fu Y, et al. Localization of sodium channel subtypes in mouse ventricular myocytes using quantitative immunocytochemistry. *J Mol Cell Cardiol.* 2013;64:69.
5. Radwanski PB, Brunello L, Veeraraghavan R, et al. Neuronal Na^+ channel blockade suppresses arrhythmogenic diastolic Ca^{2+} release. *Cardiovasc Res.* 2015;106:143.
6. Kirchhof P, Tal T, Fabritz L, et al. First report on an inotropic peptide activating tetrodotoxin-sensitive, "neuronal" sodium currents in the heart. *Circ Heart Fail.* 2015;8:79.
7. Mesirca P, Torrente AG, Mangoni ME. T-type channels in the sino-atrial and atrioventricular pacemaker mechanism. *Pflugers Arch.* 2014;466:791.
8. Yang KC, Nerbonne JM. Mechanisms contributing to myocardial potassium channel diversity, regulation and remodeling. *Trends Cardiovasc Med.* 2016;26:209.
9. Skibsbye L, Poulet C, Diness JG, et al. Small-conductance calcium-activated potassium (SK) channels contribute to action potential repolarization in human atria. *Cardiovasc Res.* 2014;103:156.

Molecular Structure of Ion Channels

10. Bezzina CR, Lahrouchi N, Priori SG. Genetics of sudden cardiac death. *Circ Res.* 2015;116:1919.
11. Nattel S, Harada M. Atrial remodeling and atrial fibrillation: recent advances and translational perspectives. *J Am Coll Cardiol.* 2014;63:2335.
12. Kruger LC, Isom LL. Voltage-gated na+ channels: not just for conduction. *Cold Spring Harb Perspect Biol.* 2016;8.
13. Shy D, Gillet L, Ogrodnik J, et al. PDZ domain-binding motif regulates cardiomyocyte compartment-specific Nav1.5 channel expression and function. *Circulation.* 2014;130:147.
14. Leo-Macias A, Agullo-Pascual E, Sanchez-Alonso JL, et al. Nanoscale visualization of functional adhesion/excitability nodes at the intercalated disc. *Nat Commun.* 2016;7:10342.
15. Abriel H, Rougier JS, Jalife J. Ion channel macromolecular complexes in cardiomyocytes: roles in sudden cardiac death. *Circ Res.* 2015;116:1971.
16. Hofmann F, Flockerzi V, Kahl S, et al. L-type Cav1.2 calcium channels: from in vitro findings to in vivo function. *Physiol Rev.* 2014;94:303.
17. Nerbonne JM. Molecular basis of functional myocardial potassium channel diversity. *Card Electrophysiol Clin.* 2016;8:257.
18. Chan PJ, Osteen JD, Xiong D, et al. Characterization of KCNQ1 atrial fibrillation mutations reveals distinct dependence on KCNE1. *J Gen Physiol.* 2012;139:135.
19. Tucker NR, Clauss S, Ellinor PT. Common variation in atrial fibrillation: navigating the path from genetic association to mechanism. *Cardiovasc Res.* 2016;109:493.
20. Nichols CG. Adenosine triphosphate-sensitive potassium currents in heart disease and cardioprotection. *Card Electrophysiol Clin.* 2016;8:323.
21. Nichols CG, Singh GK, Grange DK. K_{ATP} channels and cardiovascular disease: suddenly a syndrome. *Circ Res.* 2013;112:1059.
22. Foster DB, Ho AS, Rucker J, et al. Mitochondrial romk channel is a molecular component of Mitok(ATP). *Circ Res.* 2012;111:446.
23. Baruscotti M, Bucchi A, Milanesi R, et al. A gain-of-function mutation in the cardiac pacemaker HCN4 channel increasing cAMP sensitivity is associated with familial inappropriate sinus tachycardia. *Eur Heart J.* 2017;38(4):280–288.
24. DiFrancesco D. Funny channel gene mutations associated with arrhythmias. *J Physiol.* 2013;591:4117.
25. Nicoll DA, Ottolia M, Goldhaber JI, et al. 20 years from NCX purification and cloning: milestones. *Adv Exp Med Biol.* 2013;961:17.
26. Pavlovic D, Fuller W, Shattock MJ. Novel regulation of cardiac Na pump via phospholemman. *J Mol Cell Cardiol.* 2013;61:83.

Gap Junction Channels and Intercalated Discs

27. Santa Cruz A, Mese G, Valiuniene L, et al. Altered conductance and permeability of Cx40 mutations associated with atrial fibrillation. *J Gen Physiol.* 2015;146:387.
28. Te Riele AS, Hauer RN. Arrhythmogenic right ventricular dysplasia/cardiomyopathy: clinical challenges in a changing disease spectrum. *Trends Cardiovasc Med.* 2015;25:191.
29. Zhang Z, Stroud MJ, Zhang J, et al. Normalization of Naxos plakoglobin levels restores cardiac function in mice. *J Clin Invest.* 2015;125:1708.
30. Lazzarini E, Jongbloed JD, Pilichou K, et al. The ARVD/C genetic variants database: 2014 update. *Hum Mutat.* 2015;36:403.

Structure and Function of the Cardiac Electrical Network

31. Kapoor N, Liang W, Marban E, et al. Direct conversion of quiescent cardiomyocytes to pacemaker cells by expression of Tbx18. *Nat Biotechnol.* 2013;31:54.
32. Saito Y, Nakamura K, Yoshida M, et al. Enhancement of spontaneous activity by HCN4 overexpression in mouse embryonic stem cell-derived cardiomyocytes: a possible biological pacemaker. *PLoS ONE.* 2015;10:e0138193.
33. Boink GJ, Christoffels VM, Robinson RB, et al. The past, present, and future of pacemaker therapies. *Trends Cardiovasc Med.* 2015;25:661.
34. Fukuda K, Kanazawa H, Aizawa Y, et al. Cardiac innervation and sudden cardiac death. *Circ Res.* 2015;116:2005.
35. Shen MJ, Zipes DP. Role of the autonomic nervous system in modulating cardiac arrhythmias. *Circ Res.* 2014;114:1004.

36. Temple IP, Inada S, Dobrzynski H, et al. Connexins and the atrioventricular node. *Heart Rhythm.* 2013;10:297.
37. Vaseghi M, Lux RL, Mahajan A, et al. Sympathetic stimulation increases dispersion of repolarization in humans with myocardial infarction. *Am J Physiol Heart Circ Physiol.* 2012;302:H1838.
38. DeMazumder D, Kass DA, O'Rourke B, et al. Cardiac resynchronization therapy restores sympathovagal balance in the failing heart by differential remodeling of cholinergic signaling. *Circ Res.* 2015;116:1691.
39. Stavrakis S, Nakagawa H, Po SS, et al. The role of the autonomic ganglia in atrial fibrillation. *JACC Clin Electrophysiol.* 2015;1:1.
40. Schwartz PJ. Cardiac sympathetic denervation to prevent life-threatening arrhythmias. *Nat Rev Cardiol.* 2014;11:346.

Disorders of Impulse Formation

41. Boyden PA, Dun W, Robinson RB. Cardiac purkinje fibers and arrhythmias; the GK Moe Award Lecture 2015. *Heart Rhythm.* 2016;13:1172.
42. Lerman BB. Mechanism, diagnosis, and treatment of outflow tract tachycardia. *Nat Rev Cardiol.* 2015;12:597.
43. Hohendanner F, Walther S, Maxwell JT, et al. Inositol-1,4,5-trisphosphate induced Ca^{2+} release and excitation-contraction coupling in atrial myocytes from normal and failing hearts. *J Physiol.* 2015;593:1459.
44. Hohendanner F, McCulloch AD, Blatter LA, et al. Calcium and IP_3 dynamics in cardiac myocytes: experimental and computational perspectives and approaches. *Front Pharmacol.* 2014;5:35.
45. Jiang W, Lan F, Zhang H. Human induced pluripotent stem cell models of inherited cardiovascular diseases. *Curr Stem Cell Res Ther.* 2016;11(7):533–541.
46. Cashman TJ, Josowitz R, Johnson BV, et al. Human engineered cardiac tissues created using induced pluripotent stem cells reveal functional characteristics of BRAF-mediated hypertrophic cardiomyopathy. *PLoS ONE.* 2016;11:e0146697.
47. Thavandiran N, Dubois N, Mikryukov A, et al. Design and formulation of functional pluripotent stem cell–derived cardiac microtissues. *Proc Natl Acad Sci USA.* 2013;110:E4698.
48. Schwartz PJ, Woosley RL. Predicting the unpredictable: drug-induced QT prolongation and torsades de pointes. *J Am Coll Cardiol.* 2016;67:1639.

Disorders of Impulse Conduction

49. Algalarrondo V, Nattel S. Potassium channel remodeling in heart disease. *Card Electrophysiol Clin.* 2016;8:337.
50. Weiss JN, Garfinkel A, Karagueuzian HS, et al. Perspective: A dynamics-based classification of ventricular arrhythmias. *J Mol Cell Cardiol.* 2015;82:136.
51. Qi XY, Diness JG, Brundel BJ, et al. Role of small-conductance calcium-activated potassium channels in atrial electrophysiology and fibrillation in the dog. *Circulation.* 2014;129:430.
52. Tucker NR, Ellinor PT. Emerging directions in the genetics of atrial fibrillation. *Circ Res.* 2014;114:1469.
53. Voigt N, Heijman J, Wang Q, et al. Cellular and molecular mechanisms of atrial arrhythmogenesis in patients with paroxysmal atrial fibrillation. *Circulation.* 2014;129:145.
54. Gemel J, Levy AE, Simon AR, et al. Connexin40 abnormalities and atrial fibrillation in the human heart. *J Mol Cell Cardiol.* 2014;76:159.
55. Chen PS, Chen LS, Fishbein MC, et al. Role of the autonomic nervous system in atrial fibrillation: pathophysiology and therapy. *Circ Res.* 2014;114:1500.
56. Meyers JD, Jay PY, Rentschler S. Reprogramming the conduction system: onward toward a biological pacemaker. *Trends Cardiovasc Med.* 2016;26:14.
57. Priori SG, Wilde AA, Horie M, et al. HRS/EHRA/APHRS expert consensus statement on the diagnosis and management of patients with inherited primary arrhythmia syndromes. Document endorsed by HRS, EHRA, and APHRS in May 2013 and by ACCF, AHA, PACES, and AEPC in June 2013. *Heart Rhythm.* 2013;10:1932.
58. Zhang P, Tung R, Zhang Z, et al. Characterization of the epicardial substrate for catheter ablation of Brugada syndrome. *Heart Rhythm.* 2016;13:2151.
59. Zhang J, Zhou Q, Smith CD, et al. Non-beta-blocking R-carvedilol enantiomer suppresses Ca^{2+} waves and stress-induced ventricular tachyarrhythmia without lowering heart rate or blood pressure. *Biochem J.* 2015;470:233.
60. Bannister ML, Thomas NL, Sikkel MB, et al. The mechanism of flecainide action in CPVT does not involve a direct effect on RyR2. *Circ Res.* 2015;116:1324.
61. Cerrone M, Delmar M. Desmosomes and the sodium channel complex: implications for arrhythmogenic cardiomyopathy and Brugada syndrome. *Trends Cardiovasc Med.* 2014;24:184.
62. Pandit SV, Jalife J. Rotors and the dynamics of cardiac fibrillation. *Circ Res.* 2013;112:849.
63. Kanaporis G, Blatter LA. The mechanisms of calcium cycling and action potential dynamics in cardiac alternans. *Circ Res.* 2015;116:846.

第 35 章　心律失常的诊断

JOHN M. MILLER, GORDON F. TOMASELLI, AND DOUGLAS P. ZIPES

病史　640
体格检查　640
心电图　641
其他检查　643
运动试验　643
住院期间心电监护　644
长程心电图记录　644
直立倾斜试验　648
创伤性电生理检查　648
电生理检查的并发症　652
参考文献　655

在管理临床心律失常时，医生必须将患者作为整体进行评估和治疗，而不仅仅针对心律失常本身[1]。一些心律失常如心室颤动，无论临床情况如何，对患者来说本身就是危险的，而其他一些心律失常则由于会加重临床情况而使患者存在危险，例如严重冠状动脉狭窄患者出现的快速性心房颤动。一些心律失常诸如部分室性期前收缩，可能会产生明显的临床症状，但不会有不良后果，而其他一些室性期前收缩患者，虽然会没有明显心悸症状，但会发展成室性期前收缩相关的心力衰竭。一些心房颤动患者虽然没有症状，但快速心室率高度会导致脑卒中或心力衰竭的风险，而其他心悸明显的患者发生卒中或心力衰竭的风险则较低。对患者的评估始于仔细的病史和体格检查，并且程序通常是应该按照从最简单到最复杂，从创伤最小和最安全到创伤最大和风险最高，从最便宜的门诊检查到需要住院的、复杂的、昂贵的，有风险的检查进行。偶尔，临床情况会使医生直接选择某些风险高的，昂贵的检查，例如在获得 24 小时心电图记录之前，直接进行电生理学检查。在大多数情况下，心律失常的管理有双重目的：评估和治疗不仅仅是针对依赖患者的症状，更是针对心律失常对患者造成的风险。

病史

心律失常患者主诉多种多样，通常由于心悸、晕厥、晕厥先兆或心力衰竭等症状而促使其就诊。患者对心悸、心脏节律规则或不规则的感觉各不相同，一些患者对心脏节律的轻微改变就感觉明显不适，有的甚至在规则的窦性心律时就感到心悸，而另一些患者即使持续性室性心动过速发作也可能毫无感觉。

评估已知或可能存在的心律失常时，应该尽量采集到能明确诊断或能指导进一步检查的重要信息。心律失常的发作模式可提供关于心律失常类型或更优的治疗方案的重要线索，例如，在运动，惊吓或愤怒的情况下发生的心悸通常由儿茶酚胺敏感的自律性或触发性心动过速引起，肾上腺素受体拮抗剂对此常常有效（见第 36 章）；而休息时发生的心悸或唤醒时的心悸，如心房颤动，通常由迷走神经兴奋导致；而由于衣领过紧，刮颈部胡须或者转动头部引发的头重脚轻或晕厥，提示存在颈动脉窦过敏。询问心律失常发作的终止方式同样有帮助，如心悸能被屏气，Valsalva 动作或其他兴奋迷走神经的方式有效终止，则提示房室结很有可能参与了心动过速的发生机制。偶尔，局灶性的房性心动过速或室性心动过速的发作也可能被迷走神经兴奋而终止。应该询问患者心律失常发作的频率、每次发作持续的时间以及症状的严重程度。这些特征能帮助临床医生了解明确诊断和实施治疗的迫切性（一个每日均有发作，且发作时伴有近似晕厥或严重呼吸困难的患者和一个偶尔发作且仅伴有轻度心悸症状的患者相比，前者理应得到更迅速的临床评估）。患者有时可以通过自搭脉搏或使用自动血压计或心率检测仪告诉医生心律失常发作时的心率（快速或缓慢，规则或不规则）。有关心律失常发作的开始方式以及发作时频率的特征可以指导医生进一步选择有助于明确诊断的检查（详见下文）。

医生应详细询问用药史和饮食史。一些有收缩血管作用的滴鼻剂可引发心动过速，而另一些用来治疗青光眼的含有 β 肾上腺素能受体拮抗剂的滴眼液在使用中可进入泪管，被全身吸收造成心动过缓，导致晕厥。食品添加剂，尤其那些含有麻黄素的成分，可以引起心律失常。越来越多的药物可以直接或者间接地影响心室复极过程并造成长 QT 间期相关的快速性心律失常（见第 8 章），还应询问患者可能与心律失常有关的系统性疾病的病史，如慢性阻塞性肺部疾病、甲状腺功能亢进（见第 86 章）、心包炎（见第 83 章）或充血性心力衰竭（见第 84 章）等病史，另外，既往的胸部外伤、手术史，放化疗病史也要询问。心律失常的家族史，通常伴有长 QT 综合征、心房颤动、或其他遗传性心律失常综合征、肥厚型心肌病、强直性肌营养不良等，也要询问。

体格检查

在患者发作有症状的心律失常时对其进行体格检查通常是有启迪作用的。很明显，检查心率和血压是至关重要的。检查颈动脉的压力和波型可以发现心房扑动时颈静脉的快速搏动或因完全性房室传导阻滞或室性心动过速而导致的房室分离，此类患者的右房收缩发生在三尖瓣关闭时，可产生大炮 a 波。第一心音强度的不等有相同的提示意义。

心动过速发作时行物理诱发试验有诊断和治疗价值。Valsalva 动作[2]或按摩颈动脉窦可暂时性的增加迷走张力：依赖房室结参与的心动过速在这些诱发动作中可能突然终止或发生心率减慢，但也可能毫无变化。局灶性房性心动过速通常因刺激迷走神经而终止，偶尔刺激迷走神经会导致室性心动过速终止。窦性心动过速随着迷走神经的刺激表现为心率逐渐减慢，停止刺激后又迅速快复原来的心率。心房扑动、心房颤动以及其他房性心动过速时的心室率可因迷走神经刺激而暂时减慢。在 P 波和 QRS 波 1:1传导的宽 QRS 心动过速中，刺激迷走神经可能终止伴有室内传导异常并依赖房室结形成折返径路的室上性心动过速或减慢其心率。而另一方面由于对房室结的影响，迷走神经可能因暂时性阻断室房逆传而发生房室分离现象，从而明确室性心动过速诊断。以上这些物理诱发试验所造成的影响仅特征性的持续数秒钟，为避免错过任何可能发生的变化，当进行物理诱发试验时，临床医师必须做好充足的准备以便观察到或用心电图记录到任何节律的变化。

进行颈动脉窦按摩时，应使患者舒适地平躺，取仰卧位，头转向被试验的对侧[3]。已有报道，一些栓塞事件的发生与颈动脉窦按摩有关，故在行任何颈动脉窦按摩前，应仔细听诊颈动脉区。用两个手指轻触位于颈动脉分叉处下颌角水平的颈动脉窦，触及颈动脉搏动。存在颈动脉窦高敏的个体可因这种极小的压力诱发高敏反应。如果心率无改变，用温和旋转的按摩方式压迫 5 秒。阴性反应表现为，以引起轻微不适感的压力压迫 5 秒后心电图无任何改变。由于两侧颈动脉窦对按摩的反应可以不同，故可在对侧重复按摩，但禁止同时按摩两侧颈动脉窦。

有时甚至当临床上不存在心律失常时，通过体格检查可以发现患者存在器质性心脏病（这通常预示着情况更为严重或更差的预后）。例如，心尖冲动的侧向移位、负向心尖冲动、反流或狭窄所致的心脏杂音、老年人的第三心音，可提示有意义的心脏或瓣膜的功能不全或损害（见第 10 章）。

心电图

心电图是诊断心律失常最原始的工具（见第 12 章），而电生理检查，即通过置入心内导管，记录同一时间不同部位心脏的电活动，是更明确的检查方法。首先，应记录 12 导联心电图。并将能显示清楚 P 波的导联加长记录以便适当分析，通常在下壁导联（Ⅱ，Ⅲ，aVF），偶尔在 V_1 或 aVR 导联。发生心律失常时记录到的心电图通常具有诊断意义，也不再需要其他的诊断性检查。图 35.1 列出了通过 12 导联心电图（见第 37 和 39 章）诊断特殊类型

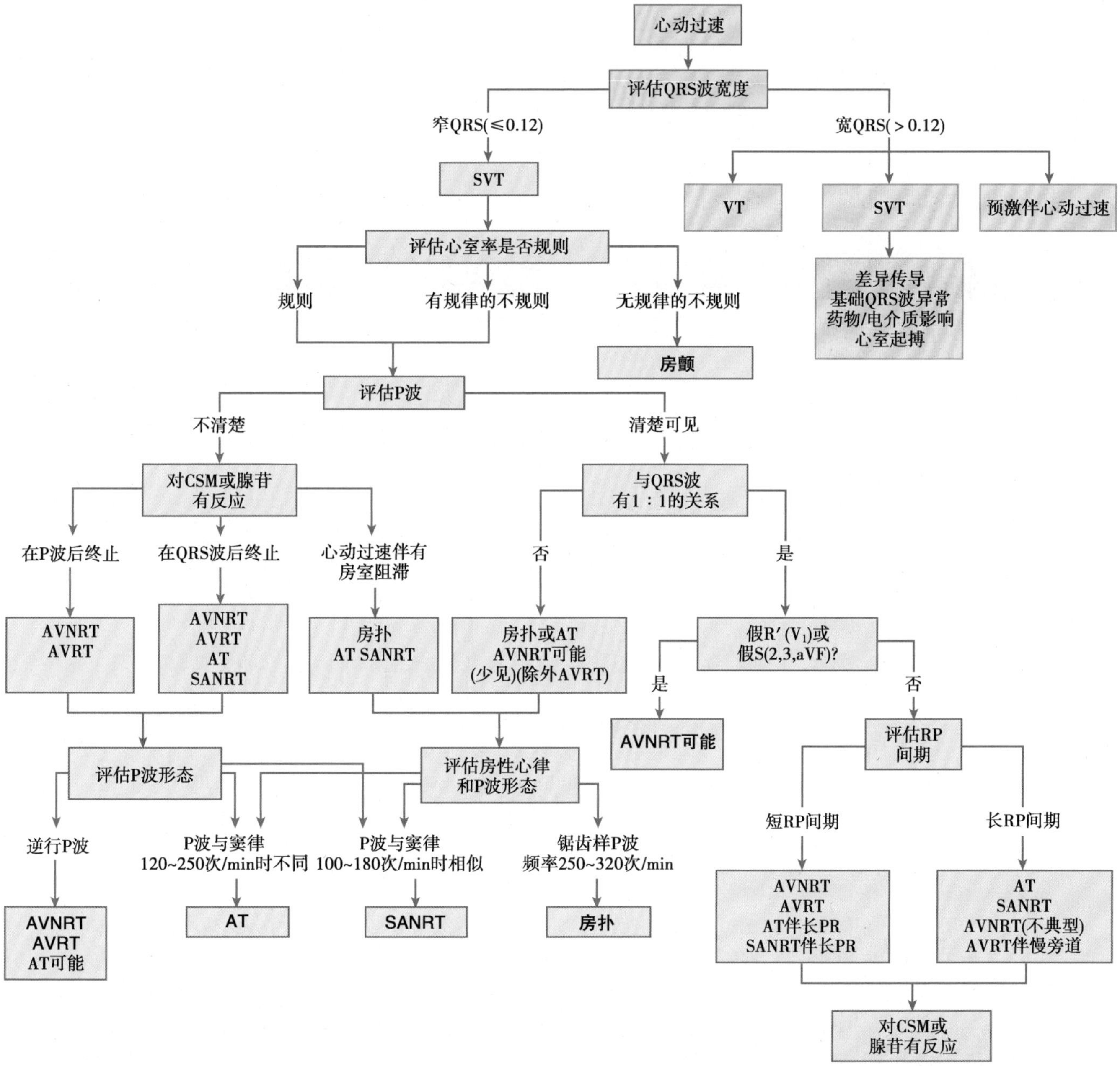

图 35.1 根据心动过速发作时 12 导联心电图表现分步诊断心动过速的类型。首先第一步是明确心动过速的 QRS 波群是宽的还是窄的。若为宽 QRS 心动过速，见表 35.1；本图有助于鉴别窄 QRS 心动过速。SVT，室上性心动过速；CSM，颈动脉窦按摩；AV，房室；AVNRT，房室结折返性心动过速；AVRT，房室折返性心动过速；AT，房性心动过速；SANRT，窦房折返性心动过速；VT，窦性心动过速

心动过速的法则。鉴别诊断最重要的区分点是QRS间期:宽QRS(>0.12s)心动过速通常是室性心动过速,而窄QRS(≤0.12s)心动过速大多数是室上性心动过速,但有一些情况例外(表35.1)。其次一个很重要的问题是无论QRS波宽窄与否,要注意P波的形态。如果P波看不清楚,可将右手或左手导联置于胸部不同位置来记录心房活动以辨别P波(所谓Lewis导联),亦可用食管电极或心内右房导联,在大多数临床实践中,后者不常采用。超声心动图是有帮助的,它能显示心房收缩。一长段的连续心电图记录有时可通过揭示P波而提供重要的信息,尤其当复杂心律失常发生时(节律的变化,期前收缩,突然终止,受物理检查影响,如前所述)。

对每个心律失常患者的处理,应以系统的方法回答下述问题;如前所述,大多数的问题与P波的形态有关因而强调了仔细获取心电图的重要性。P波是否可见?心房率和心室率是否相等?PP间期与PR间期是否规则?如果规则,是否是持续性的有规律的不规则?每个心室波是否有相关的P波?P波是在QRS波群之前(长RP间期)还是之后(短RP间期)(图35.2)?PR或RP间期是否恒定?所有的P波和QRS波群是否相同和正常?P波向量正常还是异常?P、PR、QRS和QT间期是否正常?根据以上问题,应结合临床情况考虑该心律失常的重要性,是否有意义,是否需要治疗,如何治疗。对于QRS波群正常的阵发性室上性心动过速,分步判断树如图35.1是有帮助的[4]。

表35.1 宽QRS波群心动过速心电图鉴别

支持室上性心动过速	支持室性心动过速
发作时有提前的P波	发作时有提前的QRS波群
心动过速波形同静息节律的波形	心动过速波形同窦性心律时室性期前收缩波形
开始前有长短周期顺序	开始前有短长周期顺序
PP间期的改变先于RR间期的改变	RR间期改变先于PP间期改变
QRS形态与存在传导阻滞时(V_1,V_6)一致	QRS形态与存在传导阻滞时(V_1,V_6)不同
兴奋迷走时可减慢心室率或终止发作	房室分离或非1:1的房室关联
QRS波起始到顶点(正或负)小于50ms	QRS波起始到顶点(正或负)大于等于50ms,融合波,夺获波
QRS时限小等于0.14s	QRS时限大于0.14s
电轴正常(0°~+90°)	电轴左偏(尤其在-90°至180°之间) 递增型的R波同向性 与静息节律相反的对侧阻滞束支阻滞图形 aVR导联初始R波、q波或r波>40ms,或呈有顿挫Q波 任何体表导联均不可见"rS"复合波

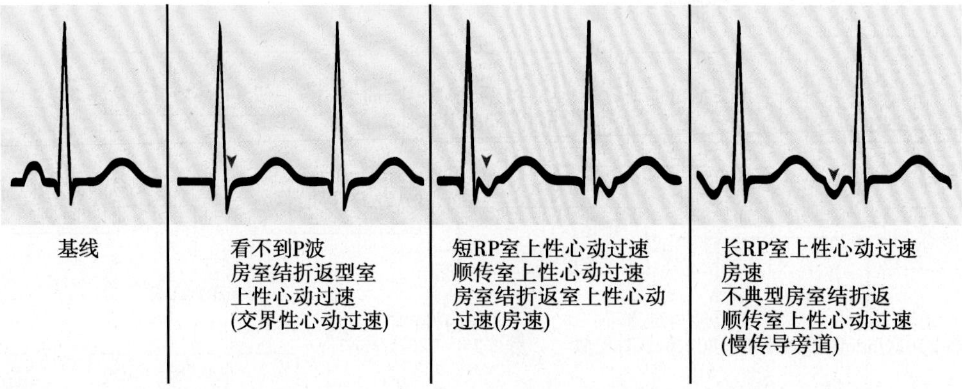

图35.2 根据心房激动的时间(RP间期和PR间期)鉴别诊断不同类型的室上性心动过速。最左侧的是正常的心搏。根据P波相对应于QRS波所处的位置形成相应心电图图形来区分不同类型的心动过速。每个举例中箭头表示P波

梯形图。梯形图是从心电图发展而来的,用来表示心脏除极和传导顺序的模式图,从而有助于对节律的理解。心电图下方分层的定格线上画的直线和细的斜线代表各种心脏结构中发生的电活动(图35.3)。由于心电图和梯形图代表以时间基准为背景的电活动,梯形图中从左向右的斜线表示传导,斜线陡表示传导迅速,较倾斜的线表示传导缓慢。垂直于斜线的短棒状线表示传导阻滞。起源于异位诸如心室的电活动用心室线下画另一线来表示。重要的是要记住,窦房结除极和传导以及某些情况下房室交界区的除极和传导仅仅是假设,它们的活动在体表心电图上是不能被记录下来的。

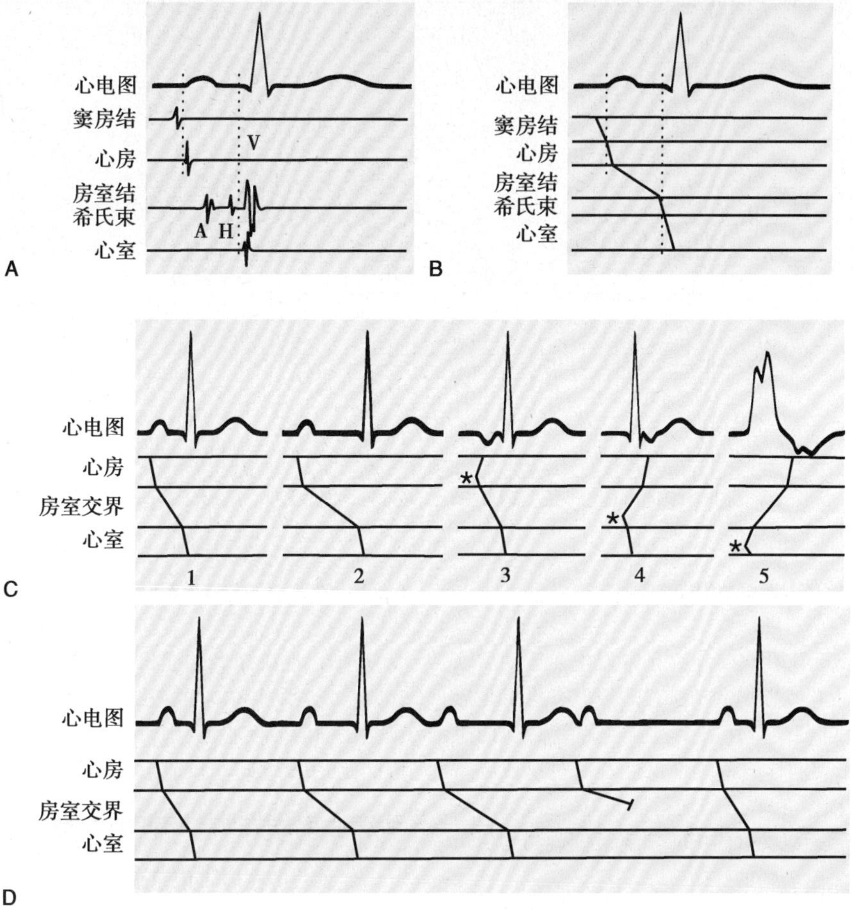

图 35.3 心内信号和梯形图。A,同步记录一次心搏时来自窦房结、右心房、房室结、希氏束区域、左室的心内信号。B,同样的心搏以梯形图来表示。心脏区域被水平线划分为数排,垂直虚线表示P波和QRS波的起始。注意用来表示较快的传导通过心房、希氏束、心室肌时用的是较陡的直线,而用了较为倾斜的直线来表示传导通过窦房结和房室结(明显较慢的传导)。C,用相应的梯形图来描述解释几种不同的情况,心搏1如同B图所示,是正常的心搏。心搏2示一度房室传导阻滞,可见在房室传导这一层,用坡度较平坦的斜线来表示此区域内明显减慢的传导。心搏3中,示起源于希氏束的异位心搏传播至心室的同时通过房室结逆传至心房。心搏5中,室性异位心搏通过希氏束,房室结逆传最后到达心房。D,文氏房室周期(二度Ⅰ型阻滞)PR间期在图中从左往右逐渐延长,房室结区的斜线越来越平坦直到第4个P波后完全无法下传(用与表示房室传导的直线相垂直的短线来表示),在这之后周期又开始重复

其他检查

大多数患者心律失常事件只是偶发,大部分时间是在基础心律,如窦性心律中度过。患者静息时心脏节律的心电图能提供心律失常产生基质的线索,如心律失常产生的心脏器质性或生理学异常,这些异常可以参考图35.4。最近,一些原发性心室颤动患者(就是没有发现器质性心脏病患者)的心电图常常发现存在早复极现(见第39章)。在室上性心动过速患者中,除了预激综合征外,大多数患者静息时心电图是正常的。许多室性心动过速患者也是如此。因而,尽管静息心电图能显示一些异常情况,由此指示可能存在心律失常,但它并不是一个敏感的工具。鉴于此下述这些检查可以帮助评估心律失常的患者。医生根据具体的临床情况来选择采用何种检查项目。例如,对于一天当中有多次晕厥先兆发作的患者,更倾向于采用24小时动态心电图记录来检查,而对于另一位多在情绪紧张或运动时发生心悸症状的患者,运动负荷试验可能对明确诊断更具帮助性。

运动试验

运动能诱发各种类型的室上性和室性快速性心律失常,偶尔也可诱发缓慢性心律失常(见第13章)。大约1/3的正常受试者,在运动试验中发生室性异位搏动。异位搏动更可能发生在较快心率时,通常是以偶发、形态一致的室性期前收缩或成对的室性期前收缩形式出现,但在再次负荷试验时常不再同样出现。3~6个心搏组成的非持续性室性心动过速可发生在正常人,特别是老年人中,其发生并不能确定心肌缺血或其他心脏疾病的存在,或提示心血管疾病的发生率和死亡率的增加。室上性的期前收缩在运动中较休息时更为常见,且随着年龄的上升发生率增加,其发生并不提示存在器质性心脏病。运动终止后心率持续增快(较慢才能回到运动前心率水平),与静息心率增快一样,提示与心血管疾病的不良预后有关。

大约50%冠状动脉疾病的患者在运动试验中发生室性期前收缩,这些患者发生室性异位搏动时的心率低于正常人群发生室性

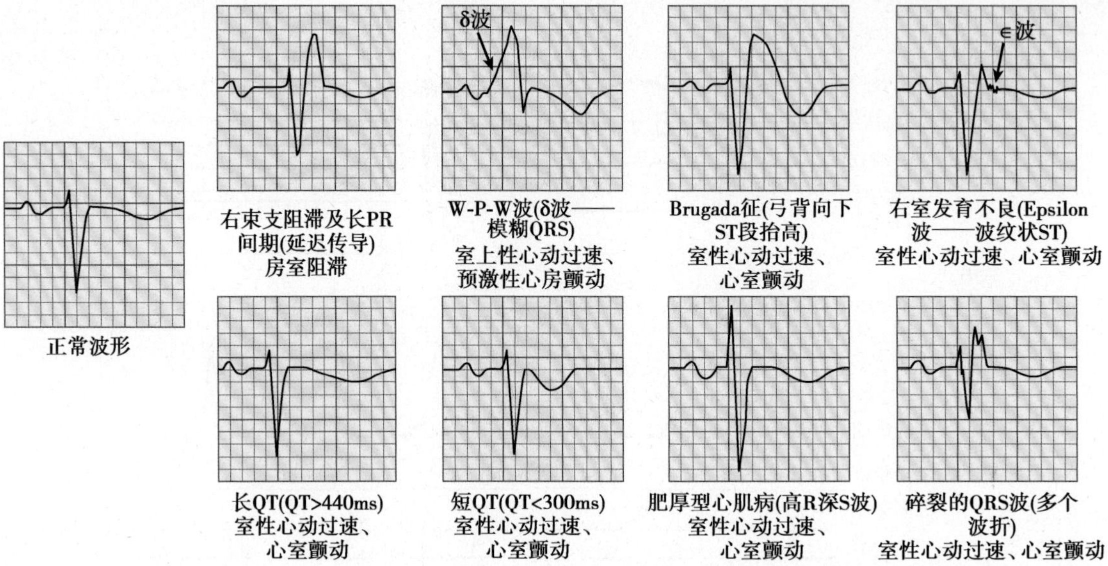

图 35.4 静息时心电图异常提示潜在心律失常可能。每一个例子都显示的是 V_1 导联。最左侧图是正常波参考图

异位搏动时的心率(心率低于 130 次/min),且常发生在运动后恢复早期。室性期前收缩频发(>7 个分钟)和有多种形态提示预后不良。心肌梗死后晚期有自发性室性心动过速或心室颤动的患者,仅 10%在运动试验中出现同样的持续性室性心动过速或心室颤动,且这部分患者预后更差。在心脏结构正常的患者中,运动与室性心律失常的关系并无预后意义。用 Holter 记录仪监测的负荷试验已被用于评价抗心律失常药物的疗效。

心临床症状与运动诱发出心律失常时产生的症状(如晕厥持续性心悸)一致的患者应考虑做负荷试验。负荷试验可揭露更复杂的心律失常,诱发室上性心律失常和室性心律失常,测定心律失常与活动的关系,帮助选择抗心律失常治疗和揭示致心律失常反应,并可能识别一些心律失常机制。进行运动试验是较安全的,在监测室性异位搏动方面比标准 12 导联静息心电图更为敏感。但是长时间动态心电图记录在监测室性异位搏动方面又比运动试验更敏感。由于任何一种方法都能发现另一方法所遗漏的重要心律失常,所以这两种方法对患者都是需要的。运动负荷试验经常用于长 QT 综合征,儿茶酚胺依赖的单形性或多形性室性心动过速[5](见第 13 和 33 章)。

住院期间心电监护

住院期间心电监护系统应用越来越多,而不管有无心律失常病史或心律失常可能性。这个系统能提供有价值的心律失常信息,包括发作终止模式等,也能提示我们及时做 12 导联心电图以获取有更多信息。遥测系统能发现间歇性的心脏传导阻滞,在晕厥患者,这提示需要安置起搏器。该系统也能发现心肌梗死或心力衰竭患者的非持续性室性心动过速,提示需要及时进一步电生理检查,以进一步评估风险。尽管遥测系统在许多情况下是有帮助的,但有时会误导我们,假象或伪影会误认为室性心动过速、心室颤动、传导阻滞或心脏停搏。仔细审查是必需的,以避免不必要的检查及手术,尤其在这些假性心律失常患者中(图 35.5)。

长程心电图记录

对从事正常日常活动的患者长时间心电图记录是一种最常用的无创伤性方法,用以证明心律失常之存在和定量其频发性,评估其复杂性,明确患者的症状和心律失常的关系,评价抗心律失常药物对自发性心律失常的效果[8]。例如在患者典型症状发作时,记录到正常的窦性心律,则有力地排除了心律失常作为其症状的原因。此外,某些记录仪能记录 QRS、ST 和 T 波形态的改变。

动态心电图监测(Holter 监测)

连续心电图磁带记录仪代表了传统的动态监测仪,通常可记录(在磁带或是数字记录卡上)24 小时的 3 个或更多通道的心电图。对长时间磁带记录解释的正确性随所用系统不同而不同,但大多数扫描分析磁带的计算机的准确性足以满足临床的需要,可记录到的信息通常比医生所需的或所能分析的信息多得多。通过计算机扫描记录仪,以及有人把控,就能够获得有症状事件及其他重要发现(如无症状心律失常,ST-T 改变)的快照。在 24 小时记录中约 25%~50%的患者有主诉,但由心律失常所引起者为 2%~15%(图 35.6)。将症状与心电图异常关联起来是该项技术较为费力的一点。

在健康青年人中,明显的心律失常相当少见,但是心率为 35~40 次/min 的窦性心动过缓,窦性心律不齐伴停搏大于 3 秒,窦房传导阻滞,文氏型二度房室传导阻滞(常发生于睡眠时,心房游走心律、交界性、房性早排、室性期前收缩等并非一定是异常的,频发和复杂的房性和室性心律失常较少见到,但二度Ⅱ型房室传导阻滞在正常人中不应被记录到(见第 40 章)。老年患者可能普遍存在心律失常,某些心律失常可引发神经学症状(图 35.7;见第 88 和 97 章)。有频发与复杂性室性期前收缩而无症状的健康受试者的长期预后类似于健康美国人群,死亡危险性没有增加。

缺血性心脏病特别是心肌梗死后的患者(见第 58~60 章),当心电图监测 24 小时大多数发现有室性期前收缩。在梗死后几周内室性期前收缩频发性进行性增加,约在梗死后 6 个月减少。在心肌梗死后的患者中,频发与复杂的室性期前收缩是一个独立的危险因子,可以使心源性死亡或猝死的危险性增加 2~5 倍。近来根据心律失常的抑制试验(Cardiac Arrhythmia Suppression Trial,CAST)的结果引发了一种可能的看法,即室性异位搏动可能是一个识别危险患者的标志而不是造成猝死的原因。因为在使用氟卡尼、恩卡尼或莫雷西嗪抑制室性期前收缩的患者,与安慰剂相比,

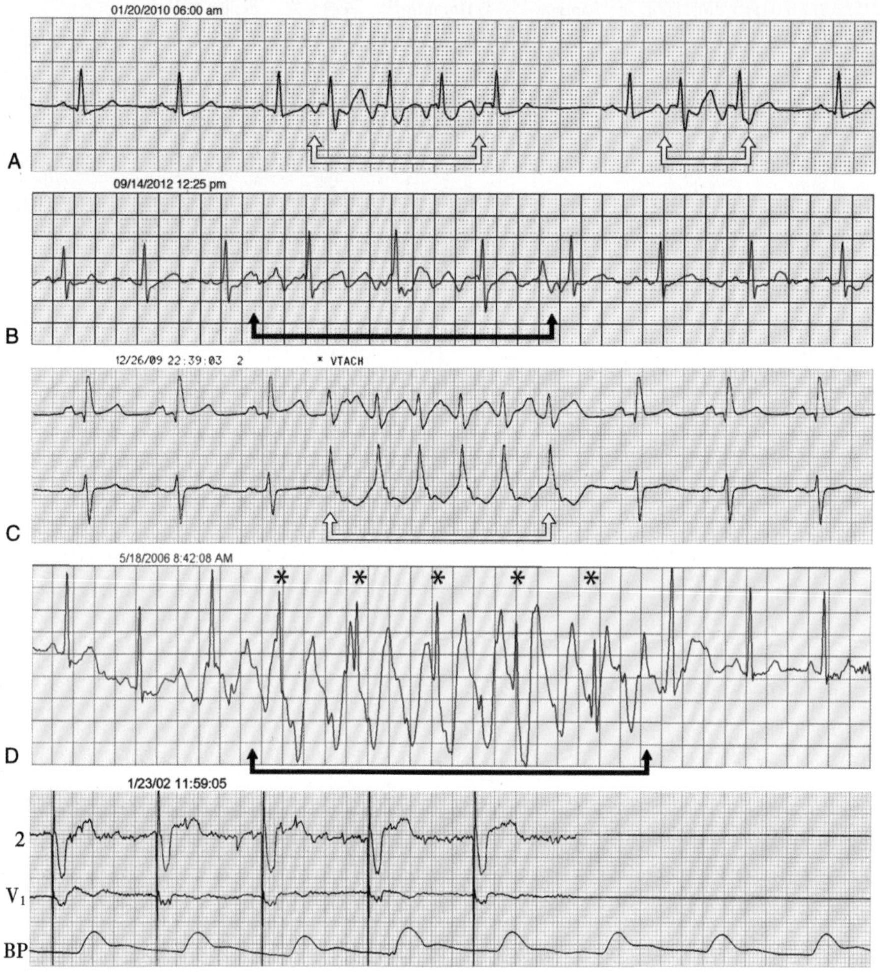

图 35.5 心电图事件和假象。A,窦性心律下抓到的短暂快室率性房性心动过速(白色箭头)。B,伪房性心律失常,如黑色箭头所示像短的心房扑动或心房颤动事件,其实全程窦性心律,RR 间期没有变化。C,白色箭头显示非持续性室性心动过速,QRS 宽,其前没有 P 波,两个导联均可见到。D,伪室性心动过速,如黑色箭头所示像室性心动过速,其实全程窦性心律(包括星号标记的波)。E,伪起搏不良,开始 5 个起搏波后,心电图在两个导联呈现一直线,因而提示起搏器输出不良。然而,脉血压计上的搏波提示心脏仍有收缩,起搏器仍在工作,心电监护脱落

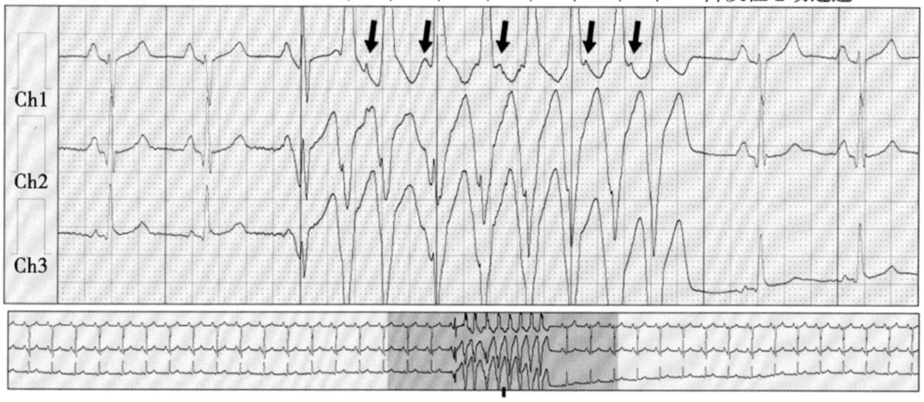

图 35.6 一名心悸患者的长程心电记录图。一个由 3 个通道组成的监测仪显示一段窦性心律,紧跟着一段 9 个宽 QRS 波组成的室性心动过速(标记为“V”);这段室性心动过速的前一个波是一个融合波(F),其形状介于正常波与宽波之间。箭头显示室性心动过速中的逆传 P 波,P 波少于 QRS 波。心动过速开始的融合波证实了室性心动过速的诊断,室性心动过速的发作与患者的心悸呈相关性

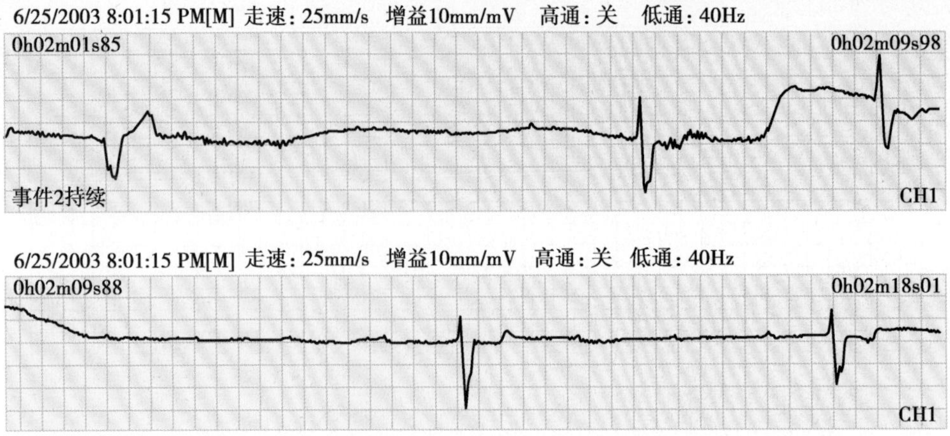

图 35.7 从一个由患者激发的事件记录仪得到的长时间心电图记录。该患者正值头痛发作。窦率为 75 次/min 时突见长达 4 秒的房室传导阻滞，在心电图底部，提示此时心率为 8 次/min

死亡率是增高的，因此室性期前收缩可能是一个"无害的旁观者"，与引起猝死的快速性心律失常无关，至于药物引起死亡率增加的机制尚不清楚，但是可能与钠通道阻滞药物增加了缺血产生的传导延迟有关。

动态心电图记录已被用于评价抗心律失常药物的疗效。在一项研究中发现，对持续性室性快速性心律失常患者用 Holter 记录来评判抗心律失常药物疗效比电生理试验更为常用。用这两种方法分别选择的药物治疗，疗效无明显差异。在该研究中，评估药物疗效的无创方法和有创方法的相比较曾受到质疑。

在左心室肥大、二尖瓣脱垂、不明原因晕厥、短暂不明确的脑血管症状、传导障碍、窦房结功能异常、慢快综合征、预激综合征、QT 间期离散、起搏器功能障碍和溶栓治疗后的患者中，长时间的心电图记录能发现潜在的严重心律失常和复杂的室性异位搏动。已有证据显示在心律失常患者中，无症状的心房颤动较有症状的心房颤动常见得多。这提示了仅根据复发的症状或单份心电图记录来决定患者是否需要长期抗凝治疗是不妥当的。

不同的 Holter 记录可为各种特殊的检查服务。多次重复记录 24 小时心电图对于明确是否由房性期前收缩触发的心房颤动，进而是否需要拟行电生理检查或导管消融术是有必要的。一些监系统可将 7 电极记录的心电图重建成完整的 12 导联心电图。当需要在行射频消融术前明确室性心动过速形态或诊断由心房颤动消融灶导致的形态一致的房性期前收缩是很有用的。大多数 Holter 记录仪和分析系统可检测出起搏器的脉冲刺激并可清楚地区分来。这对诊断起搏器功能不良是十分有用的。偶尔，由于带记录和回放速度的改变可人为形成酷似慢性心律失常或快速性心律失常的心电图从而导致错误的治疗，新一代的数码型 Holter 系统则不太容易有此现象。最后要提一下，绝大多数 Holter 系统尚可提供有关心率变异性的数据（详见下文）。

事件记录

在大多数病例中，由 Holter 记录到的"快照"不能为患者明确症状发生的原因。在这些患者中，尤其那些症状频发的患者中，有必要进行更长时间的监测，例如使用事件记录仪。此类装置大小如同一个寻呼机，可携带 30 天。在带机的时间内，可记录到伴有症状的事件的发生并将信息传输至连接有标准电话线路的接受台（见图 35.7）。一些记录仪可记录患者启动机器前 30 秒内的心电图。这种循环式记录仪可以持续记录，但只有一小段时间窗可被即时记忆提取；当患者按下时间记录按钮时，当前时间窗即被锁定，同时仪器继续记录 30~60 秒，具体时间取决于预定程设计，事件记录对非频发的心律失常的诊断很有用，但是该记录仪的质量各异，而且通常只能记录一个导联。利用某些系统，患者可以通过一个按钮启动事件记录，如果晕厥发作而没有先兆，患者便无法启动装置，仪器也就无法提供诊断性的信息。而另一些系统可检测患者的心率，当患者心率落到预先设定心率数值以外时可自动开始记录（见第 32 章）。

一些起搏器和植入式复律除颤仪在期前收缩或心动过速发作时可如同 Holter 一样提供相应的数据，甚至可以通过植入的电极导联记录下事件发生的心电图，这些数据日后可打印出来以资分析[6]（图 35.8）。这些机器能够程控询问，心电图可以打印出来以

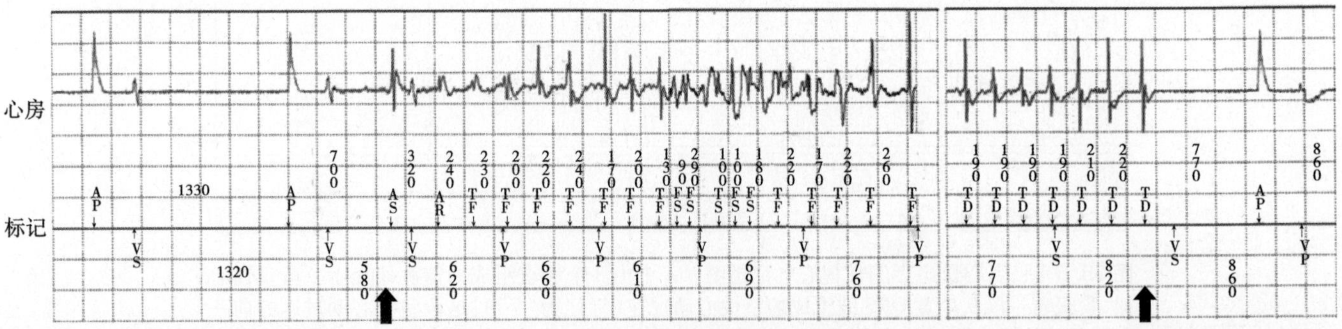

图 35.8 来自起搏器日志的记录，显示了一段超过 4 天的心房颤动事件起始（左箭头）与终止（右箭头）。心房颤动事件特点就是快速不规则乱跳，其前是两个心房起搏波。当心房颤动事件结束时，心房起搏又恢复了。患者对心房颤动事件并不知情，但当常规诊室随访时，鉴于心房颤动的卒中风险升高及由于新发心房颤动，这个信息会促使我们及时启动抗凝治疗

便分析。许多植入器械和远程监测系统能够结合在一起，如果出现症状，患者在家里就可以进行机器询问。信号经网络传输到医生办公室，和计划到门诊随访相比，此时能进行即可的诊断及治疗，如持续性室性心动过速，这个信息能导致及时的治疗上的改变。其他情况，如偶然发现的心房颤动，治疗上的意义（如抗凝）不言自明。

植入式循环记录仪

对于那些症状非频发或偶发的患者而言，Holter 和 30 天事件记录仪可能都无法提供诊断性的信息。在这些患者中，植入式循环记录仪可能有用。该装置（大小如同一包口香糖）可植入左侧胸前第二肋骨处皮下，通过在其上放置一块特殊的磁铁启动。它能记录有症状事件发生前后长达数分钟的单导心电图，并能保存长达 2~3 年。P 波和 QRS 波通常都可识别，该装置可设置成患者启动记录模式，自动记录（心率超出预设频率），或者联合模式。不明原因的晕厥患者中，靠长程记录仪，高达 80%的患者可以得到确诊，许多只有长时间（最长可达 18 个月）才能确诊。脑部症状可能原因之一——心房颤动，其检测已经变成植入式监测仪的常规适应证[7]。

其他不同的无创监测也开展起来评估心律失常患者的死亡风险。每一个都在应用，但从没有一个有次优的敏感性和特异性，而得到广泛应用。这些监测会在后面逐一介绍。

心率变异性

心率变异性用于评价迷走和交感神经对心脏的影响（假设其对心室的影响也是相同的），识别心血管事件或猝死的危险患者。频阈分析要比时阈分析能更好地分辨副交感和交感神经对心脏的影响，但两种不同谱分析同样有用。RR 变异性就像心肌梗死后患者的左室射血分数或非持续性室性心动过速一样，可预测所有引起死亡率增高的原因，且与其他预测危险性的方法一起应用可增加预测的准确性[8]。在对扩张型心肌病患者的研究中，已经得到了类似的结论（见第 25 和 77 章）。检测到 RR 间期变异性的高频成分，提示迷走神经在其生理水平上的活动。但是，如 RR 间期的变异性降低，即危险增加的标志，仅仅提示生理性的周期性波动丧失或减弱，可受各种原因影响，并不一定代表自主神经调控中的特殊偏向。一些研究者认为，心率变异性所提供的关于预后方面的信息并不优于单纯研究心率所包含的信息。

心率震荡

心率震荡是指室性期前收缩后窦性放电率变化的一个指标，室性期前收缩后通常有一个代偿性间歇[9]。正常人一次室性期前收缩后窦性心律先加速后减速的变化，即窦房结对室性期前收缩的反应敏感性变化，代表心率震荡。这种现象在各种心脏病患者中是不敏感或不存在的。心率震荡反映了迷走神经对心脏的控制力，而心率变异性则更能反映整个迷走神经张力。异常心率震荡是冠状动脉疾病和扩张型心肌病患者死亡率的一个独立的独立预测指标，某些患者的异常指数可以在 β 受体阻滞剂和他汀类药物治疗后得到改善或正常化。

QRS 与 QT 离散度及 T 波异常

复极和传导速度的异质性是折返心律失常反复发作的一个特点。体表心电图中 QRS 宽度可以是心室传导异质性的一个指标，QT 间期长度的不同是心室复极不等的一个指标。最常用来计算 QT 离散度的指标是在 12 导联心电图上测算出最长的 QT 间期与最短的 QT 间期间的差值。此差值通常需要经过心率和所计算的导联数的核正（在某些导联 T 波可能低平）。目前，已研究出另一些计算 QT 离散度的指标。异常高的 QRS 及 QT 间期离散度已证明与多种疾病中的总死亡率及致死性心律失常有关，尽管有关的研究结果并不一致。人们认为 QT 离散度与药物治疗是否有效有关。已有不同的技术可用来测定 QT 离散度（包括自动计算程序），而一项试验的结果与另一项试验的结果通常缺乏可比性。此外，人们也已观察到，不同的实验对不同的因素敏感，如年龄、白昼时间、季节、甚至体位的不同等。最近，T 波形态，V_5 导联 T_{p-e} 间期（（T 波波峰到结束间期）评估都可以与增高的猝死风险相关[10]。总的来说，这些指标并不实用，因此没有在临床广泛应用。其他 QRS 波的细节，如 QRS 波上有碎裂电位[11]（QRS 波上的多波折；见图 35.4）及室性期前收缩的宽度[12]，都可以与增高的心血管风险相关。

信号平均心电图与晚电位

信号平均心电图是在信号反复发生而噪声随即存在时的一种改善信/噪比例的方法。结合适当滤波与其他减少噪声的方法，本法可探查几个微伏振幅的心电信号，减少噪声振幅，如使 5~25μV 的肌电位减少到小于 1μV。用该方法可在体表探查到由窦房结、房室结、希氏束和束支产生的电位。

传导速度减慢是心肌损伤患者中反复发生室性心律失常的一个要素。直接体表心电图技术可通过记录体表心电图中 QRS 波群的终末部分检测到窦性心律时损伤部位的心肌活动。它是一种与 QRS 连续的微伏波，可能相当于心室中延迟的和碎裂的传导。信号平均心电图已在临床上最常用于探查 1~25μV 的心室晚电位。晚电位的标准是：①滤波 QRS 波群大于 114~120 毫秒；②滤波 QRS 波群的最后 40 毫秒 的信号振幅小于 2μV；③滤波的 QRS 波群的终末低于 40μV 的时间大于 39 毫秒。这些晚电位在 70%~90%的心肌梗死后有持续性与可诱发的室性心动过速患者中记录到。正常人中仅 0~6%记录到，在心肌梗死后无室性心动过速的患者中有 7%~15%记录到。晚电位可在胸痛开始后 3 小时探查到，在心肌梗死后 1 周内记录到的机会更多，1 年后在某些患者中可消失。如果开始时后电位并不存在，通常以后不再出现，早期应用溶栓药物可减少冠状动脉闭塞后的后电位发生。存在束支阻滞或起搏心率心电图表现的患者，由于其 QRS 波本来就已宽大，导致此项技术在这些患者中的临床意义降低。

晚电位也可在与缺血无关的室性心动过速的患者中记录到，如扩张型心肌病。成功地去除室性心动过速可消除晚电位但这不是心动过速抑制所必需的。晚电位的检出较为敏感，但特异性不强，其作为心律失常的危险因子或是在提示预后方面作用有限。在一些特殊情况下。晚电位可能是有帮助的，例如，在一位有过陈旧下壁（通常是心室中最晚激动的部分）心肌梗死的患者，未能检出晚电位的存在，提示该患者以后发生室性心动过速的可能性较小。

用于记录晚电位的高通进滤波器正符合上述所提标准，称为时阈分析，因为滤波输出在时间上与输入信号一致。因为后电位足高频信号。傅里叶转化可应用于从信号平均心电图中提取高频成分称为频阈分析。某些资料提示频阈分析提供的有用信息在时阈分析时却不能得到。

信号平均技术也被用于检测 P 波，用来评价发生心房颤动的危险性并可提示心脏转律后维持窦性心律的可能性。这项技术目前的临床应用尚十分有限。

T 波电交替

复极心电图波形（ST 段和 T 波）在振幅和/或形态上随每一心动发生交替现象，已发现易于发生在快速性室性心律失常的一些情况下，如缺血，长 QT 间期综合征和室性心律失常的患者中。交替现象的电生理基础可能为心室肌细胞复极的交替所致 M。在长 QT 间期的情况下，交替现象的细胞基础已被证实是每次心动时 M 细胞复极的交替所致。交替现象的机制是否随疾病状态的不同而改变目前尚不清楚。检测 T 波电交替性时需通过运动或心房起搏使心率达到 100~120 次/min 从而相对降低心房或心室的异位兴奋性，检测 T 波电交替对于存在宽 QRS

(>120 毫秒)的患者意义不大。检出 T 波电交替现象与发生恶性心律失常有关,不论是在缺血性心脏病患者中,还是非缺血性心脏病患者中,均提示预后较差。T 波电交替代表了一种易于发生室性心动过速、心室颤动的电不稳定性的心脏基本标志,因此 ST-T 交替的分析在将来作为一种危险患者分层的方法可能是有用的。

压力感受器反射敏感试验

急性的血压升高触发压力感受器反射,增加心脏的迷走张力同时减慢窦性心律,每 1mmHg 血压升高所延长的窦性周长是对压力感受器反射敏感性(BRS)的测定,当其降低时表示易于发生室性心动过速和心室颤动。对 BRS 重新安排的机制尚未清楚,但该测试对识别心急梗死后发生严重室性心律失常的高危患者可能是有用的。

体表标测

等电位体表标测是用于提供心脏电流反映在体表的图像。电位分布可由等电位线来反映,并显示心脏除极和/或复级过程中,每一瞬间的电位分布。

临床尚运用体表标测图定位心肌缺血部位和大小,定位异位灶或旁路,鉴别差异性室上性传导和室性起源的传导途径,识别易于形成心律失常的患者以及了解可能涉及的机制。虽然人们对其很感兴趣,但其临床应用尚未建立。此外,体表标测这项技术比较烦琐,分析又较为复杂。

心电图成像

另一个有前途的技术就是心电成像技术,就是将体表记录的心脏电活动在立体空间上与影像资料(目前是心脏 CT 扫描资料)整合在一起形成的影像。将皮肤表面大约 224 个电极所采集的心电信息进行复杂的算法处理,就能将心房或心室电活动绘制或投影在患者自己心脏的外壳上,因此能窦性心律或心律失常时的激动或复极过程。临床经验目前比较少,主要用于室上性心动过速和室性心动过速(尤其是局灶性)的定位[13]。

直立倾斜试验

倾斜试验用来明确晕厥患者的原因是血管抑制性或心脏抑制反应(见第 43 章)。患者取仰卧位平躺于倾斜台上,倾斜直立到 60°~80°,持续 20~45 分钟或如需要可持续更长时间。在开始直立倾斜试验后无症状的患者或倾斜几分钟后为了缩短产生阳性反应所需的时间,静脉注射异丙肾上腺素能激发晕厥。最初静脉内注射异丙肾上腺素的剂量是 1μg/min,以后每次增加 0.5μg/min 直到症状出现或达最大量 4μg/min。对直立体位敏感的患者,异丙肾上腺素引起血管抑制反应,通常表现为心率和血压的下降伴晕厥或几乎晕厥。β 受体阻滞剂能抑制低血压。对易于发生神经性晕厥的患者,有 2/3~3/4 者倾斜试验结果阳性,重复性达 80%,但有 10%~15%的假阳性反应率。之前直立倾斜试验结果阴性的患者再次检查很少会得出阳性的结果。阳性反应可分为混合型、心脏抑制型和血管抑制型。用 β 受体阻滞剂、丙吡胺、茶碱类、选择性 5-羟色胺再摄取抑制剂、甲氧胺氯林、盐负荷或氟氢可的松治疗均被报道是有效的,直立训练据说同样有效(患者长时间倚立墙上来增加对此体位的耐受性)。

不同的神经心脏源性反应,包括直立性心动过速,均表现为在倾斜试验的最初 10 分钟内心率显著增加。这种反应应与单纯的直立性低血压和普通的神经心脏反射区分开来,考虑是由不同类型的自主神经调节功能的异常所致。氟氢可的松、β 受体阻滞剂或联合用药对缓解症状有效。

食管心电图

食管心电图是一种有用的非创伤性诊断心律失常的方法。食管在左右肺静脉间紧邻心房后壁,将一个电极插入食管可记录到心房电位。双极记录优于单极记录。因为后者有时会使较远处的心室事件的诊断。此外,将一根电极导管插入食管可以进行心房起搏。偶尔也可以进行心室起搏,并且能诱发和终止心动过速,起搏的最佳电极位置与患者的身高有关,常在记录到最大振幅心房电图处的 1cm 内的部位,当食管心电图与体表心电图同时记录时,食管心房心电图有助于鉴别室上性心动过速伴差传和室性心动过速,以及阐明室上性心动过速的发生机制。例如,在一个窄 QRS 波的心动过速中,如果心房、心室除极同时发生,则可以排除由辅助房室旁道引起的折返,而房室结折返是心动过速的最可能机制,经食管记录心电图和起搏所致的并发症并不常见,由于此项技术给绝大多数患者带来的不舒适感,所以临床并不常用。

创伤性电生理检查

创伤性电生理学检查的步骤包括引入多极导管电极到静脉和/或动脉系统。并使电极定位于心脏不同部位,以记录到和/或诱发出心脏的电活动。通过将导管放置到三尖瓣环的隔瓣处并测量 A-H 间期(测量的是房室结传导时间;通常在 60~125 毫秒间)和 H-V 间期(测量的是结下传导时间;通常在 40~55 毫秒之间),可以获得静息时的 AV 间期。通常可以电刺激心房、心室、希氏束、束支、附加旁道和其他的结构。这种检查在诊断上,可为心律失常的类型及识别其电生理机制提供信息。在治疗上,可用电刺激或电休克终止心动过速。通过测定特殊的干预方法是否改变或阻止心动过速的电诱发性及测试是否电学装置能适当地感知或终止所诱发的心动过速性心律失常,从而评价治疗的效果以及用于消融涉及心动过速的心肌。最后,这些测试可用于预后估计以识别有心源性猝死危险的患者。对房室传导阻滞,室内传导障碍,窦房结功能异常,心动过速和不明原因的晕厥或心悸的患者,该研究可有帮助(第 43 章)。

电生理检查对于区分自发性室性心动过速或室上性心动过速是很有用的。电生理检查可以诱发出类似自身发作的心律失常,这使得评估干预措施(药物治疗、外科手术或导管消融)的疗效成为可能。假阴性反应——即未发现已知的特殊的电异常和假阳性反应——即诱发非临床性心律失常,可使结果解释复杂化,并缺乏重复性。仰卧位做电生理检查时自主张力的改变、血液动力学或缺血的影响、电生理研究后解剖上的改变(如新的梗死),每天的变异性和测试时应用人工触发(电刺激)以诱发心律失常等,是解释测试结果与临床自发发作之间存在差异的众多因素中的几个原因。总的说来,由一位有技能的临床电生理学家做这些研究是十分安全的。

房室传导阻滞

在房室传导阻滞的患者中,阻滞的部位通常决定疾病的临床进程和是否需要安置起搏器(见第 40 章)。通常,阻滞的部位从常规心电图的分析来确定。当阻滞的部位不能用此方法确定且明确附滞部位对于患者的处理又是绝对必要时,创伤性电生理检查是有指征的。该检查的适应证包括尚未确诊的希氏束-浦肯野纤维阻滞的有症状的患者、仍有症状的已安置起搏器治疗的房室传导阻滞患者、研究室性快速性心律失常的原因,可能适应证是那些二度或三度房室传导阻滞,了解其阻滞部位或机制可有助于指导治疗或评估预后者和怀疑有隐匿性希氏束期前收缩者。希氏束-浦肯野纤维传导阻滞患者，由于心动过缓或心搏停止而出现症状比房室传导阻滞患者更为常见，并需安装心脏起搏器。老年患者文氏型房室传导阻滞的临床意义相似于二度Ⅱ型房室传导阻滞。然而用来评估传导系统的电生理检查结果必须谨慎地解读，在一些较少见的情况下，对传导间期的记录过程会改变传导间期的测萤值。例如，导管压力作用于房室结或希氏束能导致 AH 间期或 HV 间期的延长，造成错误的诊断和治疗。

室内传导障碍

对于室内传导障碍的患者，电生理检查可提供 HV 间期的信息，如 HV 间期可以延长伴 PR 间期正常者或 HV 间期正常而 PR 间期延长。HV 间期延长（>55 毫秒）者，较大可能发展成完全性房室传导阻滞（但进展较慢，每年 2%～3%），这与已存在结构性心脏病有关，亦与较高的死亡率有关[14]。很长的 HV 间期（>80～90 毫秒）提示发展成房室传导阻滞危险性增加。对于预测完全性房室传导阻滞的发生，HV 间期具有很高的特异性（大约 80%），但敏感性低（大约 66%）。在电生理研究中，心房起搏被用于解释异常的希氏束-浦肯野纤维传导。阳性反应是以 135 次/min 或更低频率起搏心房，在房室结 1∶1传导时，激发了远端希氏束传导阻滞。再次提出，敏感性是低的，但特异性是高的。功能性希氏束-浦肯野纤维传导阻滞（由于正常希氏束-浦肯野纤维不应期）并非阳性反应，药物的注射如用普鲁卡因胺或阿义马林有时可揭示异常的希氏束-浦肯野纤维传导（图 35.9）。阿义马林可引起心律失常，应谨慎使用。

与缓慢性或快速性心律失常有关的晕厥或晕厥先兆症状的患者，在未发现其他原因时，电生理研究是有指征的。这些患者中许多人出现症状或许是因为室性快速性心律失常而不是房室传导阻滞。

窦房结功能异常

明确窦性心动过缓，窦房结传出阻滞或窦性停搏与临床症状如果在时间上有联系就可提示因果关系，通常可不需作进一步诊断研究（见第 37 章）。压迫颈动脉窦引起完全性的心脏停搏或房室传导阻滞并伴有以往的症状者，揭示其存在过敏性颈动脉窦反射。颈动脉窦的按摩必须小心进行，罕见者颈动脉窦按摩可诱发卒中。神经体液药物，腺苷或负荷试验能用来评价自主神经的张力对窦房结的自体性和窦房传导时间的影响。对于因心动过缓或停搏所致晕厥和晕厥先兆症状的患者，当无创方法不能解释这些症状时，应考虑行电生理检查。

窦房结恢复时间（sinus node recovery time，SNRT）。这种方法用于评估窦房结的功能是有用的。在起搏停止后，测定最后一次起搏高位右房的心房激动到第一次自发的窦性恢复引起高位右房激动的间期来确定窦房结恢复时间。因为自发性窦性心律影响 SNRT，故从测定的 SNRT 减去起搏前自发窦房结周长得到校正的 SNRT（corrected SNRT，CSNRT）（图 35.10）。正常的 CSNRT 值一般<525 毫秒。在疑有窦房结功能异常者，可发现 CSNRT 延长。直接记录窦房结电图证明，SNRT 受窦房传导时间延长的影响，同样受到窦房结的自律性改变，特别是在起搏终止后的第一次心动的影响。起搏停止后，第一次窦性回归周期时能正常，但可跟随一个继发性停搏。继发性停搏看来在由窦房传出阻滞所致窦房结功能异常者中较为常见。窦房传出阻滞能引起一些窦性停搏。对窦房结功能障碍患者评估房室结及希氏束-浦肯野纤维的功能是重要的，因为许多患者也呈现有房室传导的损害。

评估窦房传导时间（Sinoatrial conduction time，SACT）。SACT 基于一些假设即：①窦房结传入和传出时间是相等的；②不发生窦房结自律性抑制；③起搏部位不随提前刺激而移动。特别在有窦房结功能障碍的患者，这种设想可能是错误的。在窦房结功能正常的患者，SACT 可应用放

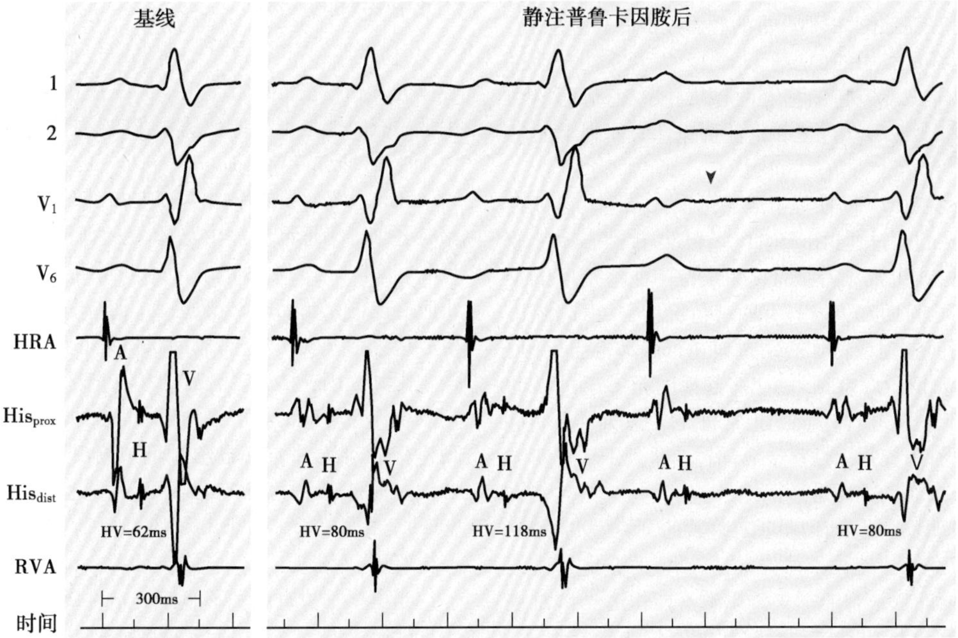

图 35.9 测试浦肯野系统；一位 43 岁的患有肉瘤病的女性患者在一次晕厥发作后进行电生理检查。图中显示 1、2、V_1 和 V_6 导联的心内记录，导管位于高位右房（HRA），希氏束近端远端（His）的房室连接处记录希氏束电位和右室心尖部电位（RVA），在基线记录中，HV 间期仅轻微延长（62ms）。在静脉注射普鲁卡因后，HV 间期延长，希氏束内文氏现象出现，箭头示由于希氏束内阻滞所致的 QRS 波消失。A，心房心电图；H，希氏束电位；V，心室心电图

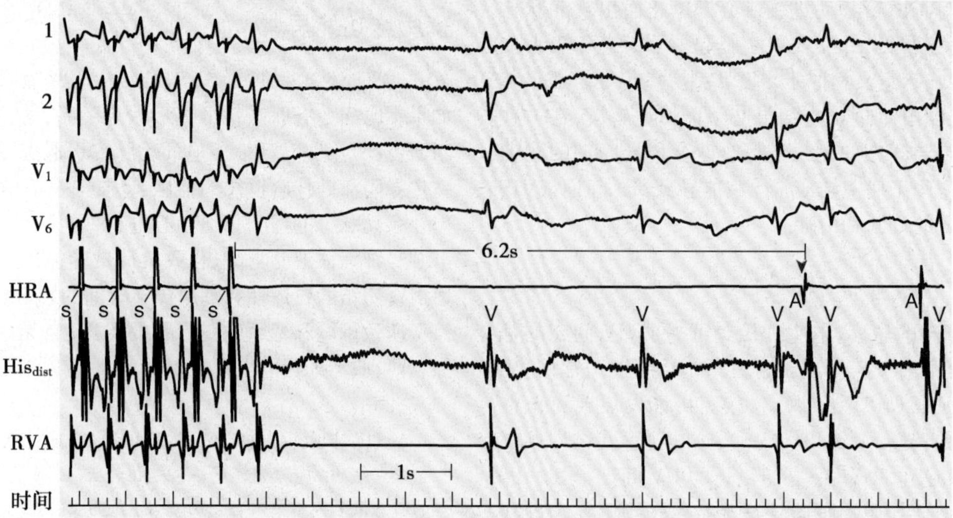

图 35.10 窦房结功能异常。最后 5 个复合波显示在 1s 内以 400ms 的周长刺激起搏心房，此后起搏停止。窦房结在 6.2s(窦房结恢复时间)后才自行恢复发放冲动(箭头)。在此之前，发生 3 个结性逸搏

入窦房结区的细胞外电极直接测定，与间接测定的 CSACT 相关良好。SACT 和 SNRT 测定的敏感性在各自单独测定时仅为 50%，联合测定时，则敏感性为 65%，特异性为 88%，但预计值低。因此如果测试结果异常，患者窦房结功能障碍的可能性较大。但如结果正常，也不能完全排除窦房结病变的可能性。创伤性电生理检查指征为有症状但尚不能明确窦房结功能障碍为其症状原因者。可能的适应证是需要放置心脏起搏器，用以确定起搏方式者，明确窦房结功能障碍的机制和对治疗的反应者以及要除外其他原因(如快速性心律失常)引起症/状者。

心动过速

在心动过速患者中，电生理研究对诊断心律失常，确定治疗，明确涉及心动过速的解剖部位，识别严重的心律失常的高危患者，洞察心律失常的机制都是有用的(见第 37 章)。因为室性心动过速的心电图表现可以酷似伴差传的室上性心动过速，而帮助鉴别伴异常 QRS 波群的室上性心动过速和室性快速性心律失常的标准存在许多例外。

通过电生理检查发现 HV 间期等于或超过正常窦性节律记录者，则被认为是室上性心动过速(图 35.11)。相反，室性心动过速时，HV 间期短于正常，或更常见者是希氏束电位不能清楚地记录到。当恒定的短的 HV 间期发生时只有两者情况存在：由起源于心室的激动即室性期前收缩或室性心动过速逆行激动希氏束时，或经过旁道传导时(如预激综合征)。心房起搏的频率超过心动过速时引起融合波和夺获并使 HV 间期正常化提示宽 QRS 心动过速为心室起源者。只有束支折返性室性心动过速呈现 HV 间期与窦性者相似但其希氏束激动方向是逆行的。

心动过速的电生理检查适应证为：①有症状的，反复发生的或药物无效的室上性或室性快速性心律失常，用以帮助选择最适治疗者；②发作不太频繁的快速性心律失常以致不能作适当诊断或治疗评估者；③鉴别室上性心动过速伴差传和室性心动过速者；④当期望采用非药物治疗时，如应用电学仪器、导管消融或手术等；⑤在急性心肌梗死或急性非 Q 波心肌梗死后、超过 48 小时发生的一次心脏停搏中幸存的患者；⑥对既往有过心肌梗死且射血分数为 30%～40%，心电图上出现过非持续性室性心动过速的患者，评估其持续性室性心动过速的风险。长 QT 综合征和尖端扭转室性心动过速不是电生理检查的适应证。

用程序电刺激诱发或终止室上性心动过速或室性心动过速以测试药物、电学、外科治疗的疗效的过程体现了电生理研究在心动过速患者中应用的重要性。在治疗有重大临床意义的心律失常方面，药物治疗作用的地位仍在下降。虽然电生理检查曾一度被广泛应用于提示药物治疗对于抑制自发性心动过速复发的疗效。现在，电生理检查很少应用于此。用植入式起搏器或除颤复律器进行非侵入性的刺激可用于检测药物治疗在减少心律失常发作方面的疗效。

不明原因的晕厥

引起晕厥的 3 种常见心律失常包括窦房结功能障碍、快速性心律失常和房室传导阻滞(见第 43 章)，其中快速性心律失常在电生理检查时能最可靠地被诱发，其次是窦房结功能异常以及希氏束-浦肯野纤维传导阻滞。

50%患者晕厥的原因不被查知，部分取决于评估的程度。开始时仔细准确地询问病史与体检，然后进行无创性检查，包括 12 导联和 24 小时心电图记录，可使一半或更多的患者得以诊断。24 小时心电图记录期间，少数患者(<5%)在晕厥时或晕厥先兆时发生心律失常，而 15%患者有症状但无心律失常发生，故除外了心律失常为其原因。由患者激活的具有记忆线路的经电话输送事件的记录仪作长时间的心电图监测，可增加发现异常的机会。在电生理检查中，信号平均心电图对于预测由电生理研究可诱发的室性心动过速的晕厥患者有较高的敏感性(约 75%)和特异性(约 90%)。在某些患者中倾斜试验和负荷试验和长时间心电图记录一样有用。

当电生理检查诱发了心律失常并重复了患者的症状时，该电生理检查有助于解释引起晕厥或心悸的原因。电生理检查阴性的晕厥患者猝死发生率低，有 80%缓解率。在反复发作晕厥的患者中，由于未能发现房室传导阻滞或窦房结功能障碍，使电生理检查有大于等于 20%假阴性。另一方面，在许多存在器质性心脏病的患者中，一些可导致晕厥发生的异常情况可经电生理检查获得诊断。决定这些异常情况中何者与晕厥发生有关并需要治疗可能不

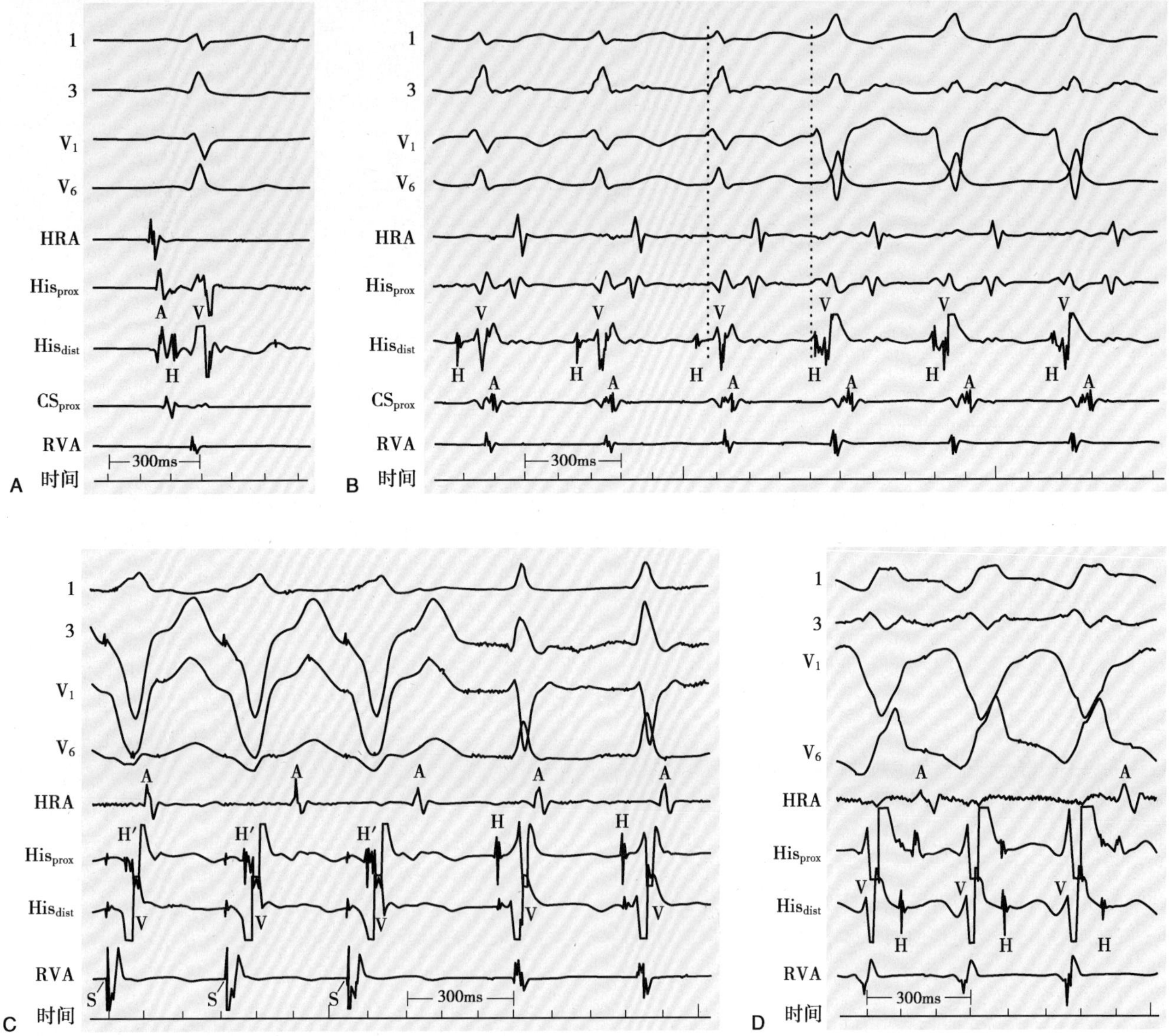

图 35.11　不同情况下的希氏束记录，与前图类似（见图 35.10 和图 35.11）。**A**，通过正常房室传导的基础窦性心律。**B**，顺传型室上性心动过速沿左侧旁道逆传。前 3 个窄 QRS 复合波的 HV 间期正常；最后 3 个宽 QRS 复合波代表了经过房室结-希氏束和缓慢右侧旁道传导的融合波。希氏束电位在宽 QRS 波出现后再发生（虚线）。**C**，显示了 3 个经希氏束电位逆传（H'）的室性起搏心律，后面是房室结折返性心动过速（心房除极发生在 QRS 复合波的终末部分，正如在 HRA 记录中所见）。**D**，在室性心动过速中，希氏束电位延迟，房室结完全阻滞（心房复合波独立）。CSpl，冠状窦近端；HiSdb，希氏束远端；HiSpim，希氏束近端；HRA，高位右房；RVA，右室心尖部

是一件容易的事情（图 35.12）。死亡率和心源性猝死发生的可能性是由患者所伴随的心脏病所决定的（见第 42 章）。

适合于电生理检查的晕厥患者，往往是一些经一般检查和神经系统及非创伤性心脏检查后仍无法作出诊断者，尤其在有器质性心脏病的患者[15]，电生理检查的诊断率约 70%，在无器质性心脏病患者约为 12%。根据电生理检查所推定的原因作治疗，可使 80% 的患者避免晕厥的复发。在导致晕厥发生的心律失常中，间歇性的传导障碍往往最难诊断。电生理检查在此方而仍表现欠佳。当仔细寻找并排除了心动过速时，临床上通常会高度怀疑间歇性心脏传导阻滞（如束支传导阻滞或长 HV 间期）。有时，根据记录作起搏治疗也是合理的。

在患者进行非诊断性电生理检查时，三磷酸腺苷（不同于平时的腺苷）注射能分清哪些患者能从永久起搏中获益（那些有长达 10 秒停搏或房室传导阻滞患者），哪些不能获益。一些人建议这个实验在某些患者最好电生理检查之前进行，或者在电生理检查阴性结果之后，植入环状记录仪之前进行最好。

心悸

对一些心悸患者，经医务人员确定有不适当快的脉率，但无心电图记录或疑有临床意义的心悸而无心电图证实，此时电生理检查是有指征的。

在晕厥或心悸的患者中，电生理检查的敏感性可能很低，但如果降低特异性，可使敏感性提高。例如更积极的起搏方案（即用 3 或 4 个期前刺激）、给予药物（如异丙基肾上腺素）、或左心室起搏可以增加室性心动过速诱发的成功率，但却能诱发非临床性的室性快速性心律失常如非持续性多形性或单形性室性心动过速或心室颤动。同样，在心房起搏过程中积极刺激方案可诱发非持续性心房扑动或心房颤动。没有发自性心动过速的患者持续性室上性

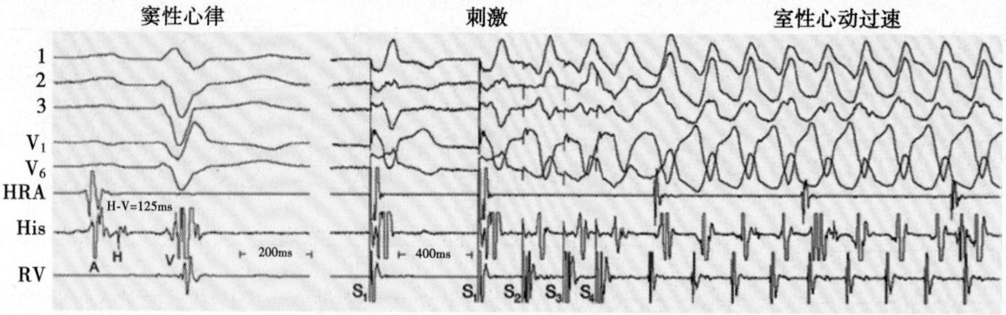

图 35.12　一先前心肌梗死及晕厥患者的多重异常。记录同先前的图片相似。左侧图显示的是窦性心律，存在右束支阻滞，电轴左偏，HV 明显延长，达 125ms（正常 35~55ms），因而心脏阻滞引起晕厥。右侧图显示，S_2、S_3、S_4 三重额外刺激诱发室性心动过速，室性心动过速是晕厥的另一种原因。请注意两个图的时间标尺不同

心动过速（如房室结折返、房室折返性心速）或单形性室性心动过速的诱发看来并不常见，但却提供了所诱发的快速性心律失常是可能有临床意义的，且是引起患者症状的重要信息。通常，其他的异常如随心房超速起搏引起窦性停搏的延长或希氏束-蒲肯野纤维的房室传导阻滞并不会在一些没有这些自发异常的患者中诱发，这些心律失常的诱发具有较高的特异性。

电生理检查的并发症

仅仅进行一次电生理检查的危险性是很小的。因为大多数的操作不会涉及左室部分，中风，系统性栓塞或心肌梗死的风险要小于冠状动脉造影术。心包穿孔，动脉血管穿刺处的假性动脉瘤，诱发无临床意义的心律失常，以上均小于 1/500 例。但在检查中加入治疗手段如消融可增加并发症的发生率。1993 年发表的欧洲对 68 个研究所的 4 398 例患者的调查显示，与电生理研究过程有关的并发症为 3.2%~8%。5 例死亡发生在消融的围手术期。在一项 NASPE45 调查显示，对 164 所医院在 1994 年报道 10 000 余名接受射频消融术的患者中，并发症发生率在与该过程相关的死亡率为 0.2%，在对 1 050 名患者行温控消融室上性心动过速的研究中，32 名患者（3%）出现了严重并发症。出现严重并发症的预测因子有：EF<0.35，多个消融靶点。并发症发生率的改善或许反映了射频消融术的学习曲线。在许多中心已对门诊病患进行诊断性电生理检查甚至消融手术，随着消融技术应用范围的扩大，如用于左房治疗心房颤动，观察到的血栓栓塞性并发症可能会增多[16]（见第 37 章）。

直接心脏标测：直接记录心脏电位

心脏标测图是一种直接记录心脏电位的方法。它是电位发生时间与空间占位的综合描绘（图 35.13）。记录电极的位置（心外膜，心脏壁内或心内膜）和所用记录的模式（单极或双极）和显示的方式（等电位或等时性标测图）取决于需要解决的问题，特殊的电极能记录单向动作

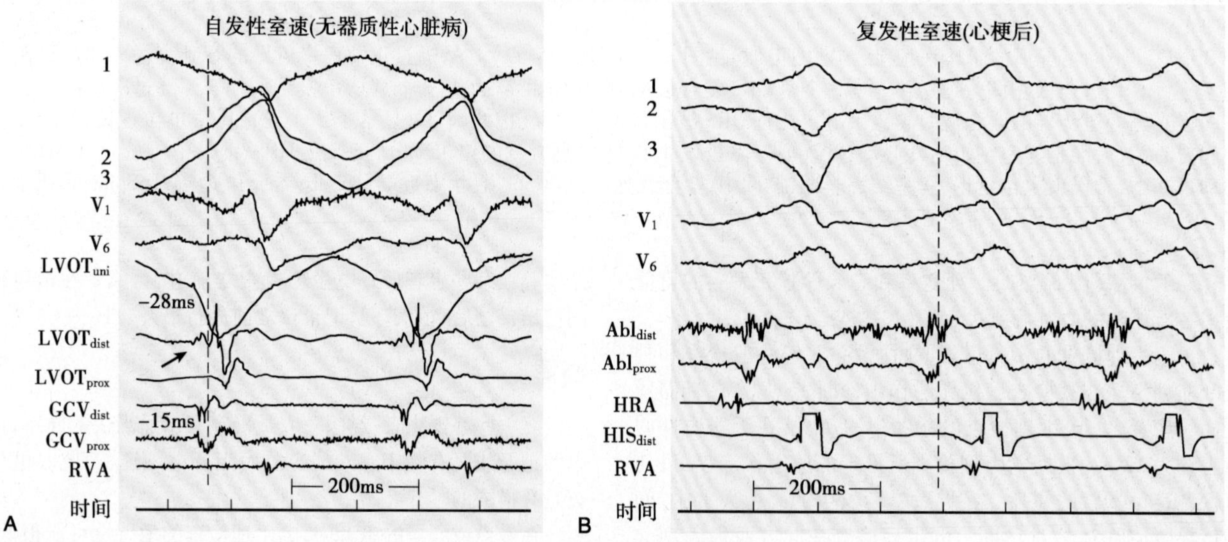

图 35.13　两名患者室性心动过速（VT）发作时的心内导管记录。虚线表示 QRS 复合波的起始。**A**，一位没有器质性心脏疾病的妇女，左室流出道持续性室性心动过速（LVOT）单极心电记录描记到一个锐利的 QS 波，同时远端（箭头）双极记录（$LVOT_{1\text{-}2}$）的开始要早于右室记录。这些心内记录也比在心外膜的冠状窦和心大静脉内（GCV_{dist} 和 GCV_{prox}）用多极电极导管所记录到的心电描记要早。1∶1逆行传导存在。消融左室流出道可终止室性心动过速。**B**，一名由于陈旧下壁心肌梗死而反复发作室性心动过速的患者的心电描记。消融导管置于下中隔可记录到一个极度延迟的，碎裂的心电记录，提示传导减慢。心电记录包含了所有 QRS 波群的舒张间期。此处消融可终止室性心动过速

电位。

在室上性与室性快速性心律失常的患者中，经导管电极或心脏手术时的直接心脏标测可用于识别与定位心律失常的部位并作电学或手术消融分离或切除。这些异常部位包括预激综合征有关的房室旁道、房室结折返、室性心动过速、房室结/希氏束消融的旁道、房性心动过速和室性心动过速的起源部位、维持折返必需的游离旁道和多因素参与导致的心房颤动（见第38章）。直接心脏标测也可用来描述希氏束的解剖通路以避免心脏手术时的损伤（通常指先心手术或隔道消融术）。

早期的标测步骤包括在不同部位间移动电极，在单点上取得特定时间的数据，与在其他各点同时取得的数据做比较分析。消融的部位很大程度取决于所获得的充足的数据和操作者的记忆力。通过电脑，特殊的标测系统不仅可以分析心脏不同点的激动时间，而且能知道与数据相对应的心脏上的位点。通过标测技术获得的数据可以以色码次序M显示在屏幕上面与激动时间相对应。该系统可快速分析成千上万所测试的数据点，因此能清楚的显示心脏的激动部位和潜在的消融部位（图35.14和图35.15）。这些系统也能记录每个点采样信号的振幅，以区别瘢痕心肌，这有助于设计消融策略（图35.16）。通过多极导管，其他一些标测系统可以同时获取几千个位点的数据加以分析。这对于血流动力学不稳定的或是几秒内即自行终止的心动过速是很有用的，因为此种情况下，逐点描记标测是不可行的。

起搏标测是一项技术，在一些心律失常起源点（局灶性）或出口（折返性）起搏，可以得到和心律失常相似的图形。QRS波（室性心动过速）或腔内激动序列（房性心动过速）匹配度越大，起搏点越有可能成为合适的消融点。软件的发展可以精确计算起搏波形与靶心律失常波形的匹配度，理想的匹配度应当是100%（见第36章，图36.16和图36.18）。其他的算法也已经发展来分析心律失常波的传播模式，比如心房颤动，就可以通过多电极蓝装导管在心房内记录的信号（图35.17），来分析其传播模式。这已经把许多貌似混乱的节律归结到由一个稳定的快速起源点（也称作转子或焦点）发出的反复无常的一种传播模式。在这些起源点消融能终止某些心房颤动[17]，在这个领域的研究还在持续。最近，计算机标测系统能够获取心脏内给出点的激动时间及电压，这些特点能分别显示。波纹标测技术是一个新的技术，该技术可以将时间和电压信息合并显示，早期的结果令人鼓舞，但经验有限[18]。

目前的标测系统能够将既往的影像资料（CT、MRI）融合到目前的手术中，以便补充解剖的参考信息，也能在心腔内靠移动导管获取解剖信息，从而描绘出一个心腔内表面的轮廓（壳），在这个壳上，激动时间及电压信息都能标注出来。

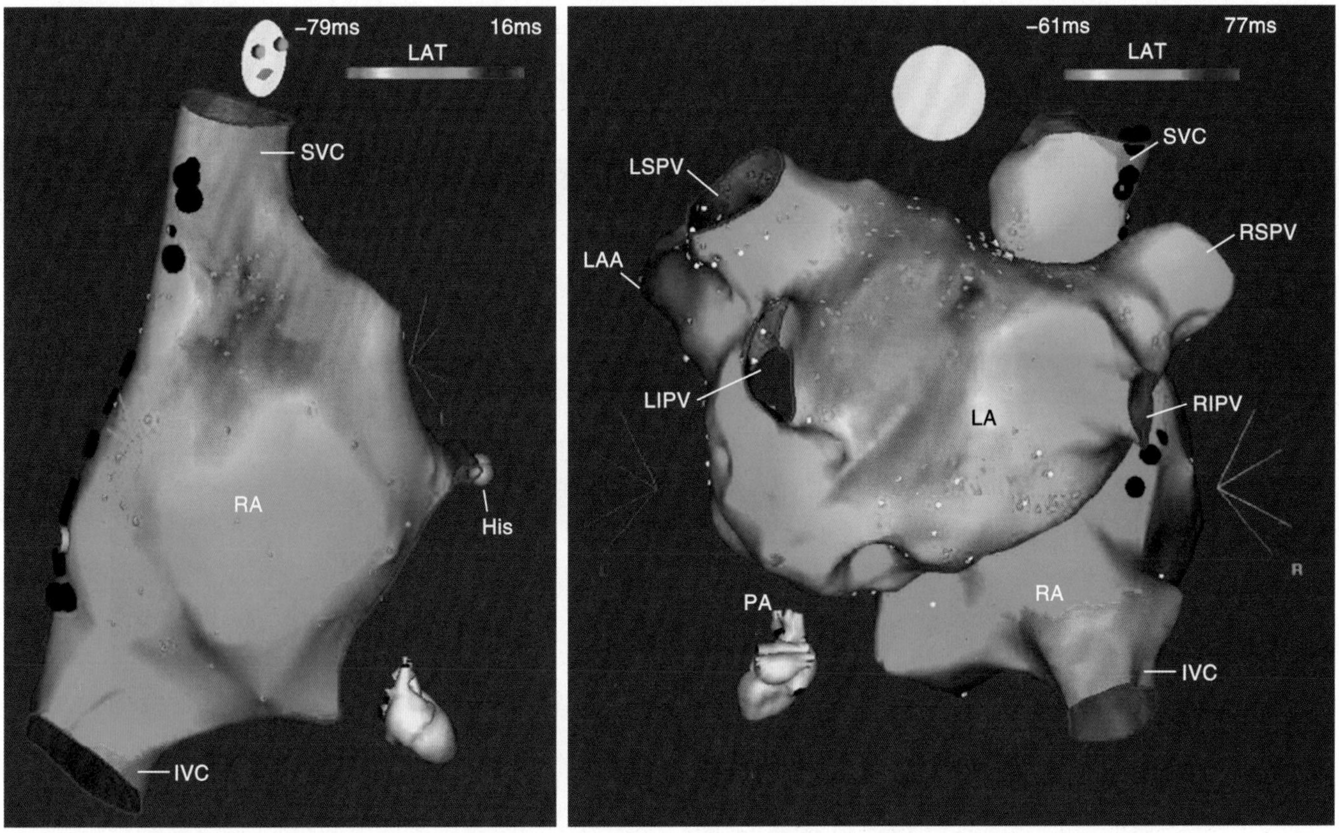

图35.14 局灶性房性心动过速的心电解剖图谱。左：局灶性右房房性心动过速，右侧位显示右房。心动过速起源于右房前侧壁，轻微偏前即是窦房结所在地，在此消融终止了心动过速，窦房结功能没受影响。右侧是一个彩色激动标尺，红色表示较早激动的部分，紫色表示较晚激动。右：局灶性左房房性心动过速，后前位显示左右房。心动过速起源于左房顶部小的红点区域，向周边离心性扩散。在此点消融终止了心动过速。SVC，上腔静脉；IVC，下腔静脉；His，希氏束区域（橘色点）；LIPV，左下肺静脉；LSPV，左上肺静脉；RSPV，右上肺静脉；RIPV，右下肺静脉

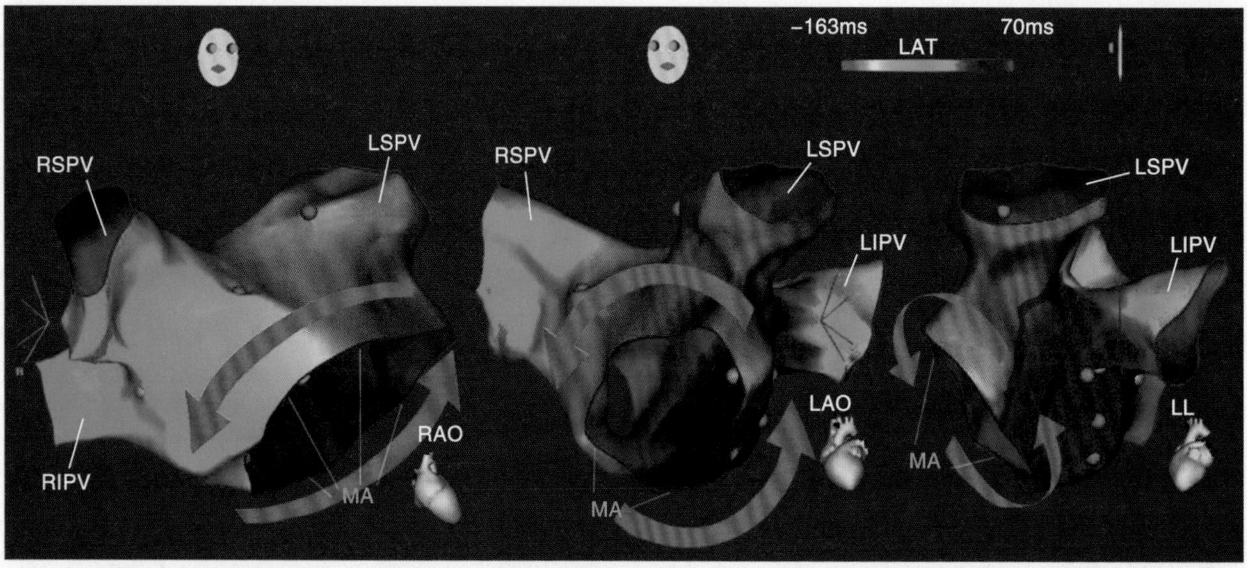

图 35.15 围二尖瓣环的折返性心房扑动的心电解剖激动图。分别是左房的 3 个体位视图:右前斜,左前斜,左侧位。如橘色箭头所示,电波向前围绕二尖瓣环以顺时针方向旋转。在这个完整的激动环中,红色代表最早激动,紫色代表最晚激动,两者在二尖瓣环侧壁首尾相接。心动过速周长 235ms。激动图上激动点从-163ms 到+70ms,周长 233ms,几乎完全显示。RSPV,右上肺静脉;LSPV,左上肺静脉;RIPV,右下肺静脉;LIPV,左下肺静脉;LAO,左前斜;RAO,右前斜;MA,二尖瓣环;LL,左侧位

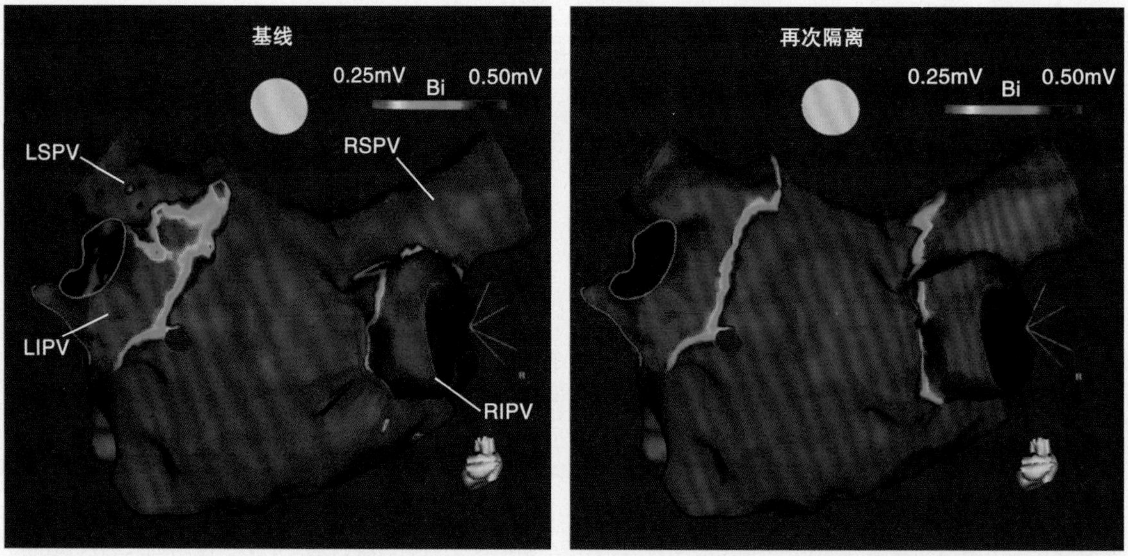

图 35.16 心房扑动患者肺静脉隔离后复发的窦性心律下左房电压标测电解剖图。**左图**:基线状态下的左房电压标测图,图中可见左下肺静脉及右下肺静脉呈低电压状态(红色),而残余的高电压状态(紫色)可在左上肺静脉及右上肺静脉见到。**右图**:肺静脉再次隔离后,上肺静脉没有残余电压(红色),所有的 4 个肺静脉全部隔离。患者没有症状复发。电压标尺显示在每个视图右上方。RSPV,右上肺静脉;LSPV,左上肺静脉;RIPV,右下肺静脉;LIPV,左下肺静脉

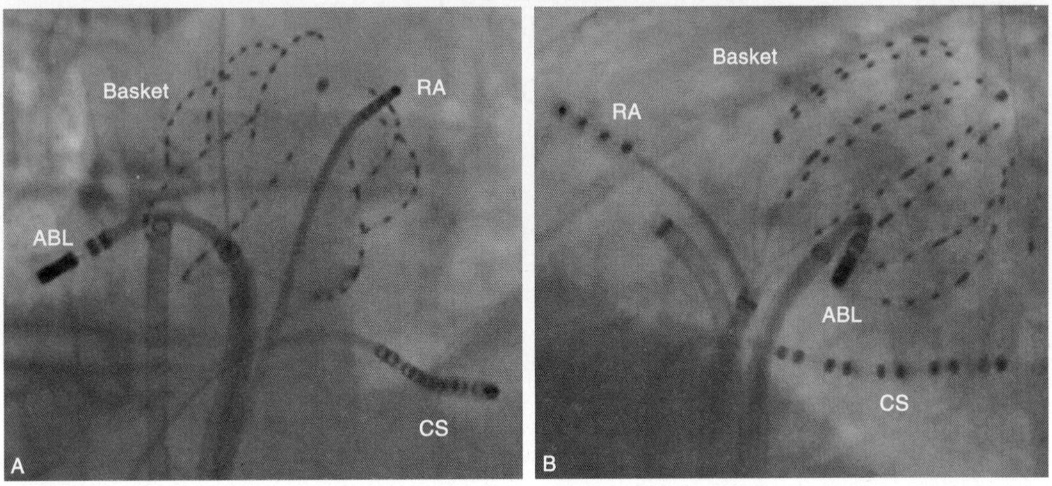

图 35.17 蓝装电极(basket)导管标测心房颤动图。A,蓝装电极导管右前斜位视图;B,蓝装电极导管左前斜位视图。蓝装电极导管有8个分支,每个分支上有8个电极,总共64个电极在左房内进行标测。其他导管是右房标测导管(RA),冠状窦标测导管(CS),右下肺静脉内的消融导管(ABL)

(李毅刚 冯向飞 译)

参考文献

1. Das M, Zipes DP. Assessment of the patient with a cardiac arrhythmia. In: Zipes DP, Jalife J, eds. *Cardiac Electrophysiology: From Cell to Bedside*. 6th ed. Philadelphia: Elsevier; 2014:567–573.
2. Appelboam A, Gagg J, Reuben A. Modified Valsalva manoeuvre to treat recurrent supraventricular tachycardia: description of the technique and its successful use in a patient with a previous near fatal complication of DC cardioversion. *BMJ Case Rep*. 2014;2014:doi:10.1136/bcr-2013-202699.
3. Collins NA, Higgins GL. Reconsidering the effectiveness and safety of carotid sinus massage as a therapeutic intervention in patients with supraventricular tachycardia. *Am J Emerg Med*. 2015;33(6):807–809.
4. Miller JM, Das MK. Differential diagnosis of narrow and wide complex tachycardias. In: Zipes DP, Jalife J, eds. *Cardiac Electrophysiology: From Cell to Bedside*. 6th ed. Philadelphia: Elsevier; 2014:575–580.
5. Hayashi M, Denjoy I, Hayashi M, et al. The role of stress test for predicting genetic mutations and future cardiac events in asymptomatic relatives of catecholaminergic polymorphic ventricular tachycardia probands. *Europace*. 2012;14(9):1344–1351.
6. Healey JS, Martin JL, Duncan A, et al. Pacemaker-detected atrial fibrillation in patients with pacemakers: prevalence, predictors, and current use of oral anticoagulation. *Can J Cardiol*. 2013;29(2):224–228.
7. Sanna T, Diener H-C, Passman R, et al. Cryptogenic stroke and underlying atrial fibrillation. *N Engl J Med*. 2014;370(26):2478–2486.
8. Melillo P, Izzo R, Orrico A, et al. Automatic prediction of cardiovascular and cerebrovascular events using heart rate variability analysis. *PLoS ONE*. 2015;10(3):e0118504.
9. Cygankiewicz I. Heart rate turbulence. *Prog Cardiovasc Dis*. 2013;56(2):160–171.
10. Panikkath R, Reinier K, Uy-Evanado A, et al. Prolonged Tpeak-to-Tend interval on the resting ECG is associated with increased risk of sudden cardiac death. *Circ Arrhythm Electrophysiol*. 2011;4(4):441–447.
11. Jain R, Singh R, Yamini S, Das MK. Fragmented ECG as a risk marker in cardiovascular diseases. *Curr Cardiol Rev*. 2014;10(3):277–286.
12. Bastiaenen R, Gonna H, Chandra N, et al. The ventricular ectopic QRS interval: a potential marker for ventricular arrhythmia in ischemic heart disease. *JACC Clin Electrophysiol*. 2016;2(5):587–595.
13. Rudy Y, Lindsay BD. Electrocardiographic imaging of heart rhythm disorders: from bench to bedside. *Card Electrophysiol Clin*. 2015;7(1):17–35.
14. Boule S, Ouadah A, Langlois C, et al. Predictors of advanced His-Purkinje conduction disturbances in patients with unexplained syncope and bundle branch block. *Can J Cardiol*. 2014;30(6):606–611.
15. Blanc JJ. Clinical laboratory testing: what is the role of tilt-table testing, active standing test, carotid massage, electrophysiological testing and ATP test in the syncope evaluation? *Prog Cardiovasc Dis*. 2013;55(4):418–424.
16. Aldhoon B, Wichterle D, Peichl P, et al. Complications of catheter ablation for atrial fibrillation in a high-volume centre with the use of intracardiac echocardiography. *Europace*. 2013;15(1):24–32.
17. Narayan SM, Krummen DE, Shivkumar K, et al. Treatment of atrial fibrillation by the ablation of localized sources: CONFIRM (Conventional Ablation for Atrial Fibrillation With or Without Focal Impulse and Rotor Modulation) trial. *J Am Coll Cardiol*. 2012;60(7):628–636.
18. Jamil-Copley S, Vergara P, Carbucicchio C, et al. Application of ripple mapping to visualize slow conduction channels within the infarct-related left ventricular scar. *Circ Arrhythm Electrophysiol*. 2015;8(1):76–86.

第 36 章　心律失常的治疗

JOHN M. MILLER, GORDON F. TOMASELLI, AND DOUGLAS P. ZIPES

药物治疗　656
有关抗心律失常药的一般注意事项　656
抗心律失常药　661
电疗心律失常　673
直流电复律　673
植入式心电装置治疗心律失常　675
消融治疗心律失常　675
外科治疗快速心律失常　688
室上性心动过速　688
室性心动过速　689
参考文献　690

有关证据显示，超过 30% 的人群在其正常的生命周期将会出现一种快速心律失常，其最常见的类型为心房颤动。因此，大多数临床医生需要管理患者的心脏节律问题。这些治疗方法会影响或可能受到患者其他疾病治疗的影响。在过去的 40 年里对于快速性心律失常患者的治疗已经发生了巨大变化，变得更加复杂和专业化。直到 20 世纪 60 年代末外科手术治愈（不只是抑制）心律失常的出现，几种相对无效的抗心律失常药（antiarrhythmic drugs，AADs）仍然是唯一的治疗选择。在 20 世纪 80 年代，手术治疗被能治疗许多没有心脏结构异常的室上性心动过速和室性心动过速的导管消融治疗所替代。植入型心律转复除颤器（implantable cardioverter-defibrillator，ICD）在 20 世纪 80 年代初出现，并成为治疗存在心脏结构功能异常的严重室性心律失常患者的标准疗法。有些患者需要联合治疗，如 ICD 和 AADs 或手术和 ICD 的组合；药物治疗可能积极或消极地影响 ICD 的功能。心律失常药物治疗，作为某一时期唯一的选择已经被导管消融和植入装置治疗所替代。然而，在大多数患者中，快速心律失常最初都采用抗心律失常药物治疗，因此这些药物在各种心律失常的患者管理中仍发挥重要作用。

药物治疗

临床药代动力学和药效学的原理将在第 8 章进行讨论。

有关抗心律失常药的一般注意事项

大多数可用的 AADs 可以根据它们是否主要阻滞钠（Na^+）、钾（K^+）或者钙（Ca^{2+}）通道以及它们是否阻滞相应受体。通常使用的分类（Vaughan Williams 分类）是一个有效的药物作用分类框架，但是因为它是基于大致的药物浓度的电生理效应而受到限制。在实践中，这些药物的作用是复杂的，取决于组织类型、急性或慢性损伤程度、心率、膜电位、细胞外环境的离子组成、自主神经影响（见第 99 章）、遗传学（见第 33 章）、年龄（见第 88 章）以及其他因素（表 36.1）。许多药物通过一种以上的电生理效应或通过间接作用，如通过改变血流动力学、心肌代谢或自主神经传输发挥作用。一些药物活性代谢物与母体化合物发挥不同的作用，且并非所有同一类别药物（如胺碘酮，索他洛尔和伊布利特）都具有相同的效果。虽然所有Ⅲ类药物显著不同，有些不同分类中的药物具有重叠的作用（例如，ⅠA 类和ⅠC 类药物）。因此，在体外对健康心肌的研究通常建立在 AADs 理想状态下的特性，而非它们在体内实际抗心律失常特性。由于许多 AADs 影响心室复极，因此有可能导致致命性室性心律失常，新药的开发和审批不常见（自从 2009 年批准决奈达隆后，美国很少批准）[1]。

尽管有其局限性，但 Vaughan Williams 分类仍然很广为人知，且易于交流，但需注意，药物的作用比其所分类描述更为复杂。对于 AADs，“Sicilian Gambit”分类是一种更实际但未广泛使用的分类方法。这种药物分类是试图识别特定心律失常的机制，确定心律失常对调节最敏感而有价值的参数，从而确定最有可能影响该重要参数的靶标，然后选择药物来调控该靶点[2]（表 36.2；也见表 36.1）。

表 36.1　治疗心律失常药物的作用

药物	通道						受体				泵	主要临床疗效		
	快	Na^* 中	慢	钙	K_r	K_s	α	β	M_2	P	Na-K ATP 酶	LV 功能	窦性心律	心脏外作用
奎尼丁		●A			◉		○		○			—	↑	◉
普鲁卡因胺		●I			◉							↓	—	◉
丙吡胺		●A			◉				○			↓	VAR	●
阿义马林		●A										—	—↓	○
利多卡因	○											—	—↓	○
美西律	○											—	—	○
苯妥英钠	○											—	—	◉
氟卡尼			●A		○							↓	—	○

续表

药物	通道						受体				泵	主要临床疗效		
	快	Na* 中	慢	钙	K_r	K_s	α	β	M_2	P	Na-K ATP 酶	LV 功能	窦性心律	心脏外作用
普罗帕酮		●A			○			◉				↓	↓	○
普萘洛尔	○							●				↓	↓	○
纳多洛尔								●				↓	↓	○
胺碘酮	○			◉	●	◉	◉	◉				—	↓	●
决奈达隆	○			◉	●	◉	◉	◉				—	↓	○
索他洛尔					●			●				↓	↓	○
伊布利特		活化剂			○							—	↓	○
多非利特					●							—	—	○
维拉帕米	○			●			◉					↓	↓	○
地尔硫䓬				◉								↓	↓	○
腺苷										□		—	↓	◉
地高辛									○		●	↑	↓	◉
阿托品									●			—	↑	◉
雷诺嗪		○			○							—	—	○

* 快、中和慢指从钠通道阻断中恢复的动力学。
相对阻滞强度或心脏外副作用：○＝低；◉＝中等；●＝高；□＝激动剂；A＝激活状态阻滞剂；I＝失活状态阻滞。
—＝最小的影响；↑＝增加；↓＝减少；VAR＝作用可变。
K_r，延迟整流钾通道的快速激活成分；K_s，延迟整流钾通道的慢速激活成分；M_2，毒蕈碱受体亚型 2；P，嘌呤受体 A_1；LV，左心室。
改编自 Schwartz PJ，Zaza A. Haemodynamic effects of a new multifactorial antihypertensive drug. Eur Heart J 1992；13：26.

表 36.2　基于易损参数对心律失常药物作用的分类

机制	心律失常	易损参数（作用）	药物（作用）
作用机制			
增强正常	不适当的窦性心动过速 一些特发性室性心动过速	4 期去极化（减少）	β 肾上腺素能阻断剂 钠离子通道阻滞剂
不正常	房性心动过速	最大舒张电位（超极化） 4 期去极化（减少）	M_2 激动剂 钙或钠通道阻滞剂 M_2 激动剂
	加速性室性自主心律	4 期去极化（减少）	钙或钠离子通道阻滞剂
触发活动			
早期后除极	尖端扭转型	动作电位时程（缩短） 早期后除极（抑制）	β 肾上腺素能激动剂；迷走神经阻断剂（增加心率） 钙离子通道阻滞剂；镁；β 肾上腺素能阻断剂；雷诺嗪
延迟后除极	洋地黄诱发的心律失常	钙超载（卸载） 延迟后除极（抑制）	钙离子通道阻滞剂 钠离子通道阻滞剂
	右室流出道室性心动过速	钙超载（卸载） 延迟后除极（抑制）	β 肾上腺素能阻断剂 钙离子通道阻滞剂；腺苷
折返-钠离子通道依赖			
长激发间隙	典型心房扑动 预激综合征伴环形运动性心动过速 持续单形性室性心动过速	传导和兴奋（抑制） 传导和兴奋（抑制） 传导和兴奋（抑制）	ⅠA、ⅠC 类钠离子通道阻滞剂 ⅠA、ⅠC 类钠离子通道阻滞剂 钠离子通道阻滞剂

续表

机制	心律失常	易损参数(作用)	药物(作用)
短激发间隙	非典型心房扑动	不应期(延长)	钾离子通道阻滞剂
	心房颤动	不应期(延长)	钾离子通道阻滞剂
	预激综合征性环形运动性心动过速	不应期(延长)	胺碘酮,索他洛尔
	多形性和单形性室性心动过速	不应期(延长)	ⅠA 类钠离子通道阻滞剂
	束支折返	不应期(延长)	ⅠA 类钠离子通道阻滞剂
	室颤	不应期(延长)	胺碘酮
折返-钙离子通道依赖			
	房室结折返性心动过速	传导和兴奋(抑制)	钙离子通道阻滞剂
	预激综合征性环形运动性心动过速	传导和兴奋(抑制)	钙离子通道阻滞剂
	维拉帕米敏感性室性心动过速	传导和兴奋(抑制)	钙离子通道阻滞剂

经许可转载自 Task Force of the Working Group on Arrhythmias of the European Society of Cardiology. The Sicilian gambit: a new approach to the classification of antiarrhythmic drugs based on their actions on arrhythmogenic mechanisms. Circulation 1991;84:1831. Copyright 1991, American Heart Association.

药物分类

根据 Vaughan Williams 分类,Ⅰ类药物主要阻断快速钠通道(I_{Na})。这些药可进一步分成 3 个亚组:ⅠA 类、ⅠB 类和ⅠC 类(表 36.3)。一些药物还可在药理学相关浓度下阻断钾通道。

ⅠA 类

ⅠA 类药物减慢 Vmax(动作电位 0 相上升速度),延长动作电位时程,奎尼丁、普鲁卡因胺、丙吡胺等属于此类。与ⅠB 类和ⅠC 类药物相比,A 类药物阻断 Na^+ 的起效和失效动力学具有中等速率性(<5 秒)。

表 36.3 抗心律失常药物的体外电生理特性

药物	APD	dV/dt	MDP	ERP	CV	PF PHASE 4	SN Auto	Contr	SI Curr	自主神经系统
奎尼丁	↑	↓	0	↑	↓	↓	0	0	0	抗迷走神经;α 受体阻滞剂
普鲁卡因胺	↑	↓	0	↑	↓	↓	0	0	0	轻度抗迷走神经
丙吡胺	↑	↓	0	↑	↓	↓	↓0↑	↓	0	中枢;抗迷走神经;抗交感神经
阿义马林	↑	↓	0	↑	↓	↓	↓0	↓	0	抗迷走神经
利多卡因	↓	0↓	0	↓	0↓	↓	0	0	0	0
美西律	↓	0↓	0	↓	↓	↓	0	↓	0	0
苯妥英钠	↓	↓0↑	0	↓	0	↓	0		0	0
氟卡尼	0↑	↓	0	↑	↓↓	↓	0	↓	0	0
普罗帕酮	0↑	↓	0	↑	↓↓	↓	0	↓	0↓	抗交感神经
普萘洛尔	0↓	0↓	0	↓	0	↓*	↓	↓	0↓	抗交感神经
胺碘酮	↑	0↓	0	↑	↓	↓	↓	0↑	0	抗交感神经
决奈达隆	↑	0↓	0	↑	↓	↓	↓	0↓	0	抗交感神经
索他洛尔	↑	0↓	0	↑	0	0↓	↓	↓	0↓	抗交感神经
伊布利特	↑	0	0	↑	0	0	↓	0	0	0
多非利特	↑	0	0	↑	0	0	0	0	0	0
维拉帕米	↓	0	0	0	0	↓*	↓	↓	↓↓	? 阻断 α 受体;提高迷走神经张力
腺苷	↑	0↓	更多(-)	↑	0	0↓	↓	0	↓	拟迷走神经
雷诺嗪	↑	0	0	↑	0	0	0	0	0	0

* 交感神经活动的背景。

↑=增加;↓=减少;0=无改变;0↑ 或 0↓=轻微或不一致的增加或减少。

APD,动作电位时程;dV/dt,动作电位的上升速度;MDP,最大舒张电位;ERP,有效不应期(最长的 S1-S2 间期,组织对 S2 不能产生反应);CV,传导速度;PF,浦肯野纤维;SN Auto,窦房结自律性;Contr,收缩性;SI Curr,慢内向电流。

ⅠB类

ⅠB类药物不减慢 Vmax，但缩短动作电位时程，美西律、苯妥英钠和利多卡因等属于此类，此类药物阻断钠通道起效和失效都很快（<500毫秒）。

ⅠC类

ⅠC类药物能减慢 Vmax，减慢传导及轻微延长动作电位时程，氟卡尼、普罗帕酮属于此类药物。这些药物的起效、失效动力学都较慢（10~20秒）。

Ⅱ类

Ⅱ类药物阻断β-肾上腺素能受体，普萘洛尔、美托洛尔、纳多洛尔、卡维地洛、奈必洛尔和噻吗洛尔等属于此类。

Ⅲ类

Ⅲ类药物阻断钾通道与延长复极，包括索他洛尔、胺碘酮、决奈达隆和伊布利特。

Ⅳ类

Ⅳ类药物阻断慢钙通道（$I_{Ca.L}$），维拉帕米、地尔硫䓬、硝苯地平等属于此类（非洛地平阻滞 $I_{Ca.T}$）。

抗心律失常药似乎穿过细胞膜并与在膜通道受体相互作用，当通道处于静止、活化或非活化状态时（见表36.1和第34章），每一种相互作用在其受体上都具有不同的结合和解离速率常数。这些相互作用依赖于电压和时间。静息、激活和失活状态之间的转换取决于时间和电压。当药物在受体位点或通道孔处附近结合（药物可能实际上并不"堵塞"通道），通道即使在激活状态下也不能传导。

使用依赖。有些药物会在较快速刺激下和长时间刺激后，发挥对动作电位上升支更强的抑制作用，即使用依赖性。具有这种特性的药物在通道被使用后能够最大程度抑制 Vmax（即，动作电位去极化后，而不是静息周期后）。ⅠB类药物能快速结合并从通道蛋白的受体部位快速解离，或者在快速心率时呈使用依赖地阻滞快速通道。ⅠC类药物具有慢动力学特点，而ⅠA类药物介于两者之间。随着舒张期时间的延长（心率较慢），更大比例的受体无药物结合，且药物作用减低。膜电位降低的不健康（即异常）细胞与具有更多负电位的健康细胞相比，从药物作用中恢复的速度更慢。这被称为电压门控依赖性。

反向使用依赖性。有些药物在心率慢时与心率快时相比，发挥更大的作用，这种属性称为反向使用依赖性。对于延长复极化的药物尤其如此；在心室中，Q间期心率慢时与心率快时相比更长。这种作用不是理想的抗心律失常特性，应该在快速心率时延长不应期以阻断或预防心动过速，以避免诱发尖端扭转型室性心动过速（TdP）。

心律失常抑制的机制。鉴于自律性增强、触发活动或折返可导致心律失常（见第34章），我们可以推测 AADs 抑制心律失常的机制（表36.2）。AADs 可通过抑制舒张期去极化的斜率，改变阈值电压至零，或使静息膜电位超极化。一般来说，大多数治疗剂量的 AADs 能抑制异位点自发放电的速率，而最低限度地影响正常的窦房结放电速率。其他药物可直接作用于窦房结以减缓心率，而发挥迷走神经阻断作用，如丙吡胺和奎尼丁等药物，可以增加窦房结放电速率。药物也能抑制早期或晚期后除极和消除基于这些机制诱发的心律失常。

折返主要取决于有效不应期与传导速度的相互关系，存在其中一条途径存在单向阻滞以及其他影响有效不应期和传导的因素，如兴奋性（见34章）。抗心律失常类药物能够抑制或者改善传导，则可以阻断正在进行的折返，或防止其发生。比如，增强传导可以：①消除单向阻滞防止折返发生；②促进折返环传导，使返回的波阵面进入折返速度加快，下传到细胞的有效不应期内，并消失。有些药物抑制传导可以将单向阻滞转变为双向阻滞，或在折返路径上建立完整阻滞区从而防止折返启动。相反，一种减缓传导而不产生阻滞或显著延长有效不应期的药物实际上能促进折返。最后，大多数 AADs 具有相对延长有效不应期的能力，而对 APD 的影响不够显著，且有效不应期（effective refractory period，ERP）与 APD 比值超过1.0。如果药物能延长折返途径中纤维的有效不应期，该途径可能无法及时恢复兴奋性以使折返冲动去极化，且折返激动扩散停止。不同类型的折返影响药物的有效性。

在认识药物的性质后，认真定义得出结论的条件或模型非常重要。在正常个体与患者、正常与异常组织、心肌与特殊的传导纤维，以及心房肌与心室肌，电生理学、血流动力学、自主神经、药代动力学和副作用是不同的（表36.4）。

药物代谢物。药物代谢物可以通过与母体化合物相竞争，或介导药物毒性来达到增加或改变的效果。奎尼丁有至少四种活性代谢物，但没有一种能超过母体药物效力，且不引起 TdP。约50%普鲁卡因胺代谢为 N-乙酰基过硫酰胺（N-acetylprocainamide，NAPA），其中延长复极，是一种效果较差的 AAD，但与普鲁卡因胺竞争肾脏途径排泄，可以增加母体药物的含量消除半衰期。利多卡因代谢物可与母体竞争钠通道，部分拮抗其阻断作用。

药物基因组学。遗传决定的代谢途径是许多患者对某些药物的反应有区别的原因[3]（见第8章）。遗传因素决定的肝 N-乙酰转移酶的活性能调节抗核抗体的生成及对普鲁卡因胺引起的狼疮综合征。慢乙酰化表型似乎比快速乙酰化表形更容易发展为狼疮。细胞色素 P-450（cytochrome P-450，CYP450）酶是普罗帕酮代谢、β受体阻滞剂的羟化以及氟卡尼生物转化所必需的。缺乏这种酶（约7%患者）会降低母体化合物的代谢，从而增加母体药物的血浆浓度和降低代谢物的浓度。

普罗帕酮由 CYP450 代谢为较弱的抗心律失常作用和β-肾上腺素能阻断作用的，以及较少的中枢神经系统（central nervous system，CNS）副作用的化合物。因此，与代谢较差的患者与较强者相比可能会产生更多的心脏速率减慢和神经毒性。

某些药物，如利福平，苯巴比妥和苯妥英钠诱导 CYP450 大量合成，由于广泛增强，从而导致较低药物母体的浓度，而红霉素，克拉霉素，氟西汀，和葡萄汁抑制酶活性，这导致机体母体化合物累积。因此，临床医生在注意使用 AADs 的患者，必须对药物的非心脏作用、增强 AAD 代谢和清除，药物相互作用保持敏感。非处方（overthe-counter，OTC）药物如质子泵抑制剂可以促进低钾血症和低镁血症，并与简单的抗生素如头孢曲松相互作用导致 TdP[4]。许多有经验的医生指导他们的患者关注一些网站，如 Crediblemeds.org，该些网站会及时更新这类药物相互作用。

临床应用

为治疗心律失常，大多数药物每天（1~3次）以预防心律失常发作或控制心房颤动心室率。根据临床情况，其功效可以通过多种方式来判断。症状减少（在良性心律失常如室性早搏）和心电图监测（长期或一过性事件；见第35章）也有助判断。电生理（EPS）在过去也被使用，心律失常发作受抑制作为目标，但目前很少使用。植入的装置是否记录到事件也是药物治疗成功的一个指标。

在一些患者中，有些心动过速发作不够频繁（数月发作一次），症状也较轻微，对于这些患者临时给药与每日服药相比更合理。患者仅在心律失常发作后才开始服药，以期望心动过速可以被终止，并避免就医或急诊就诊。这种"口袋里放药丸"的策略已经在一些心房颤动患者使用，他们之前在监控确保安全和疗效的情况下给予各种药物口服，然后在家或者其他地方自行服药。

不良反应

抗心律失常药物能产生一些由于剂量和血浆浓度过高的毒性相关的心脏（例如，心脏衰竭和一些心律失常）和非心脏（例如，神经缺陷）的不良影响。与血浆浓度作用无关的一组副作用称为特质；例如胺碘酮诱导的肺纤维化和某些心律失常，如奎尼丁诱发的

表 36.4 抗心律失常药物的用法和其他临床应用信息

药物	常规剂量范围				达血药峰浓度时间（口服）/h	有效的血清或血浆浓度/（μg·ml^{-1}）	半衰期/h	生物利用度/%	主要的消除途径	妊娠分级
	静脉/mg		口服/mg							
	剂量	维持	剂量	维持						
奎尼丁	6～10mg/kg[0.3～0.5mg/（kg·min）]	—	800～1 000	300～600 q6h	1.5～3.0	3～6	5～9	60～80	肝脏>肾脏	C
普鲁卡因胺	6～13mg/kg[0.2～0.5mg/（kg·min）]	2～6mg/min	500～1 000	250～1 000 q4～6h	1	4～10	3～5	70～85	肾>肝	C
丙吡胺	1～2mg/kg，15～45min*	1mg/（kg·h）*	N/A	100～300 q6～8h	1～2	2～5	8～9	80～90	肾脏	C
利多卡因	1～2mg/kg[20～50mg/min]	1～4mg/min	N/A	N/A	N/A	1～5	1～2	N/A	肝	B
美西律	500mg*	0.5～1.0g/24 小时*	400～600	150～300 q8～12h	2～4	0.75～2.0	10～17	90	肝	C
苯妥英钠	100mg，q5min，≤1 000mg	N/A	1 000	100～400 q12～24h	8～12	10～20	18～36	50～70	肝	D
氟卡尼	2mg/kg*	100～200 每 12 小时一次*		50～200 q12h	3～4	0.2～1.0	20	95	肾脏	C
普罗帕酮	1～2mg/kg*	N/A	600～900	150～300 q8～12h	1～3	0.2～3.0	5～8	25～75	肝	C
普萘洛尔	0.25～0.5mg q5min 至≤0.20mg/kg	N/A	N/A	10～200 q6～8h	4	1～2.5	3～6	35～65	肝	C
胺碘酮	10 分钟 15mg/min 6 小时 1mg/min 之后 0.5mg/min	0.5mg/min	800～1 600 qd 天 7～14	200～600 qd	变量	0.5～1.5	56 天	25	肝	D
决奈达隆	N/A	N/A	N/A	400mg q12h	3～4	0.3～0.6	13～19	70～90	肝	X
索他洛尔	10mg，1～2 分钟*	N/A	N/A	80～160 q12h	2.5～4	2.5	12	90～100	肾脏	B
伊布利特	1mg，10 分钟	N/A	N/A	N/A	N/A	N/A	6		肾脏	C
多非利特	2～5μg/kg*	N/A	N/A	0.125～0.5q12h			7～13	90	肾脏	C
维拉帕米	5～10mg，1～2 分钟	0.005mg/（kg·min）	N/A	80～120 q6～8h	1～2	0.10～0.15	3～8	10～35	肝，肾	C
腺苷	6～18mg（快速）	N/A	N/A	N/A	N/A	N/A	数秒	100	血细胞	C
地高辛	0.5～1.0mg	0.125～0.25qd	0.5～1.0	0.125～0.25qd	2～6	0.000 8～0.002	36～48	60～80	肾脏	C
雷诺嗪	N/A	N/A	N/A	500～1 000bid	4～6	N/A	7	60～75	肾>肝	C

* 研究性静脉使用或在美国不可用。

N/A，不适用；q4～6h，每 4～6 小时；qd，每天；bid，每天 2 次。

呈现的结果可以根据剂量/疾病状态和 IV 或口服给药而改变。

妊娠类：A，对照研究显示对胎儿无风险；B，没有对照研究，但没有胎儿风险的证据；胎儿危害可能性不大；C，胎儿风险不能被排除在外；只有当潜在的益处大于潜在风险时才应使用药物；D，明确胎儿的风险；药物应避免，除非在危及生命的情况或不存在安全的替代品时；X，怀孕时禁止使用。怀孕和哺乳期间的安全分类目前正在修订。

尖端扭转室性心动过速,其可以在顿挫型长 QT 综合征在个体发生(即在某些药物的存在下正常 QT 间期延长,见第 8 和 33 章)。基因变异是特异性反应易感的原因。

美国食品药品管理局(Food and Drug Administration,FDA)最近确定的怀孕和哺乳期间的不良事件的风险(以前归类为 A、B、C、D 和 X;见表 36.4)应该被修改(在 2014 年怀孕和哺乳标记规则)。这个过程正在进行中,但尚未完成,在此情况下的不良事件风险使用以前的分类方法[5]。

致心律失常作用

药物诱导或药物加重的心律失常成为一个主要的临床问题[6]。致心律失常可以表现为之前存在的心律失常发作频数增加,先前非持续性心律失常的持续(甚至无法终止),或出现之前该患者没有的心律失常。电生理机制可能与复极化延长或其跨壁离散度增加有关,或早期后除极(early afterdepolarizations,EADs)导致 TdP,以及折返径路改变产生或维持快速性心律失常。致心律失常事件可以在接受抗心律失常药治疗多达 5%至 10%的患者发生;心脏衰竭患者风险更高。左心室功能降低、接受洋地黄和利尿剂治疗以及治疗前的 QT 间期延长的患者易发生 AAD 诱发的心室颤动(ventricular fibrillation,VF)。最常见的致心律失常事件常表现为开始药物治疗或改变剂量的前几天发生的无何止室性心动过速(ventricular tachycardia,VT)或长 QT 相关的 TdP。在心律失常抑制试验(Cardiac Arrhythmia Suppression Trial,CAST)中,研究人员发现,虽然恩卡尼和氟卡尼减少自发性室性心律失常,与总死亡率增加相关(实验组 7.7% vs 安慰剂组 3.0%)。死亡率在整个治疗期间平均分布,表明另一种类型的致心律失常作用在开始药物治疗开始后某个时刻发生。这种后期致心律失常作用,可能导致由于缺血和异常的药物浓度引起的局部心肌传导延迟加重恶化,从而促进折返。在未来,潜在的抗心律失常药物的致心律失常作用可通过计算机建立模型并采用干细胞进行测试[7]。

导管消融(见下文)和可植入装置(起搏器和 ICD;见第 41 章)治疗各种心律失常已经在很大程度上使得药物治疗严重心律失常的作用退居第二位。药品仍然能有效地防止或降低相对较少发作的良性心动过速的复发频率,以及在那些导管消融手术不完全成功或降低置入 ICD 的患者因室上性或室性心律失常发生电击治疗的频率。

抗心律失常药

ⅠA 类

奎尼丁

奎尼丁和奎宁是从金鸡纳树皮中分离的异构生物碱。虽然奎尼丁具有抗疟、解热和奎宁的迷走神经阻断动作,仅奎尼丁具有直接的细胞电生理作用。它能阻断几个通道,包括快速内向钠通道、I_{Kr}、I_{to},以及在较小程度阻断缓慢向内钙通道、I_{KS} 通道和三磷酸腺苷(ATP)敏感钾电流(K_{ATP})。在特定患者的药物最终生物效应取决于心率、药物浓度以及主要受影响的通道。由于对奎尼丁需求下降,曾经停产了一段时间,在许多国家几乎无供应。随着近来其在 Brugada 综合征患者的需求增多,奎尼丁是较容易获得。

电生理作用。奎尼丁不影响正常窦房结自律性但抑制正常浦肯野纤维的自律性(表 36.5;也可见表 36.1、表 36.2 和表 36.3)。在窦房结功能异常患者,奎尼丁可进一步抑制窦房结自律性。在实验物和人体,奎尼丁可部分通过形成 EADs 来延长 QT 间期,这可能是其导致 TdP 的原因。由于其显著抗胆碱能作用和 α-肾上腺素能阻断导致反射性交感神经刺激作用,其可导致周围血管扩张,奎尼丁可能反射性增加窦房结放电速率和改善房室(atrioventricular,AV)结传导。奎尼丁延长复极,在缓慢心率时作用更显著(反使用依赖),由于阻滞了 I_{Kr}(同时也增加了晚内向钠电流)。由于静息状态时间所占比例较小(使用依赖性),快速心率可导致更多钠通道的阻断和较少非阻断。在人体,异丙肾上腺素可以调节奎尼丁对折返环路的影响。奎尼丁在较高剂量抑制晚期内向钠电流,且阻滞瞬时外向 I_{to} 电流,这或许可以解释其抑制 Brugada 综合征患者室性心律失常的疗效(见第 33 章)。

血流动力学的影响。奎尼丁通过阻断 α-肾上腺素能受体诱导血管舒张,并导致显著低血压。它不会直接显著地心肌抑制。

药代动力学。葡糖奎尼丁制剂口服给药后 1.5 至 3 小时奎尼丁血浆浓度达峰值(见表 36.4)。奎尼丁可静脉缓慢给药,但应避免肌内注射给药。奎尼丁大约 80%与蛋白结合,特别是与 α_1 酸性糖蛋白。肝脏和肾脏都能清除奎尼丁;需调整剂量以达到适合的血清浓度。它的清除半衰期是口服给药后 8~9 小时。奎尼丁对复极化作用及总体疗效直接与左室功能相关;在相同的血清浓度,QT 间期在妇女长于男性。

剂量和给药。硫酸奎尼丁成人通常的口服剂量为 300~600mg,每天 4 次,通常约 24 小时内达稳态水平(见表 36.4)。600~800mg 负荷剂量产生较早的有效浓度。口服剂量的葡萄糖盐比硫酸盐形式高约 30%。有时与其他药物发生重要相互作用。

适应证。奎尼丁是一种多功能的 AAD,以前曾用于治疗室上性和室性早搏及持续性室性心动过速。然而,由于其副作用和潜在诱发 TdP 作用,以及在预防室性心动过速和室颤在大多数应用中作用有限,它的使用大大减少。近年来,人们对奎尼丁治疗 Brugada 综合征患者原发性室颤和室性心律失常以及短 QT 综合征的作用很感兴趣[8](见第 33 章)。因为它能进入胎盘,奎尼丁可用于治疗胎儿心律失常。

不良反应。长期口服奎尼丁治疗的最常见的不良反应是胃肠反应,包括恶心、呕吐、腹泻、腹痛、厌食(葡萄糖酸盐形式时作用温和)。中枢神经系统毒性包括耳鸣、听力丧失、视力障碍、精神错乱和精神病(金鸡纳)。过敏反应包括皮疹、发热、免疫介导的血小板减少、溶血性贫血,过敏反应罕见。副作用可能影响 30%~40%长期使用奎尼丁的患者。

奎尼丁可以减缓心脏传导,有时可导致阻滞,其表现为 QRS 间期延长或窦房(SA)或 AV 结传导障碍。奎尼丁可以在 0.5%~2.0%的患者产生晕厥,通常都是能自行终止的 TdP。奎尼丁能延长大多数患者 QT 间隔,无论是否发生室性心律失常,但显著的 QT 间期延长(500~600 毫秒 QT 间隔)是奎尼丁相关晕厥的特性,这些患者通常由于遗传倾向导致出现反应(见第 8 章)。许多这些患者也接受洋地黄或利尿剂或有低血钾;且女性比男性更敏感。重要的是,晕厥与奎尼丁的血浆浓度或治疗持续时间无关,虽然许多晕厥都发生在治疗的第 2~4 天,在 AF 转换为窦性心律后。这种治疗开始后的致心律失常作用是可重复的,由于这个原因,药物不应该采取间歇性治疗。促心律失常作用的治疗需要立即停止使用药物;镁静脉注射(1~2 分钟内注射 2g,随后 3~20mg/min 输注)是首选的初始药物治疗。心房或心室起搏可以用来抑制室性心律失常,可能是通过抑制 EADs。无法进行起搏时,异丙肾上腺素可以谨慎地给予。随着奎尼丁被清除和 QT 间期降至基线水平,心律失常逐渐消失。受影响的患者其后不宜使用奎尼丁,也应避免其他对 QT 间期有类似影响的药物(见 Crediblemeds.org)。

诱导转氨酶生成的药物，如苯巴比妥和苯妥英，可以通过增加其消除速率缩短奎尼丁作用的持续时间。奎尼丁可以通过抑制CYP450酶系统增加氟卡尼的血浆浓度。奎尼丁可以通过降低地高辛清除率、分布容积和组织受体的亲和力而升高地高辛血清浓度。

普鲁卡因胺

电生理作用。普鲁卡因胺对心脏自主性、传导性、兴奋性以及心肌细胞膜的反应性的作用与奎尼丁类似（见表36.1、表36.2、表36.3和表36.5）。同时也阻断 I_{Kr} 和 $I_{K.ATP}$。跟奎尼丁一样，普鲁卡因胺延长ERP作用大于延长APD，因而可以防止折返发生。

表36.5　抗心律失常药物的体内电生理特性

药物	心电图参数					电生理学参数					
	窦性心律	PR	QRS	QT	JT	ERP-AVN	ERP-HPS	ERP-A	ERP-V	AH	HV
奎尼丁	0↑	↓0↑	↑	↑	↑	0↑	↑	↑	↑	0↓	↑
普鲁卡因胺	0	0↑	↑	↑	↑	0↑	↑	↑	↑	0↑	↑
丙吡胺	↓0↑	↓0↑	↑	↑	↑	↑0	↑	↑	↑	↓0↑	↑
阿义马林	0	0↑	↑	↑	↑	0	↑	↑	↑	↓0↑	↑
利多卡因	0	0	0	0↓	↓	0↓	0↑	0	0	0↓	0↑
美西律	0	0	0	0↓	↓	0↑	0↑	0	0	0↑	0↑
苯妥英钠	0	0	0	0	0	0↓	↓	0	0	0↑	0
氟卡尼	0↓	↑	↑	0↑	0	↑	↑	↑	↑	↑	↑
普罗帕酮	0↓	↑	↑	0↑	0	0↑	0↑	0↑	↑	↑	↑
普萘洛尔	↓	0↑	0	0↓	0	↑	0	0	0	0	0
胺碘酮	↓	0↑	↑	↑	↑	↑	↑	↑	↑	↑	↑
决奈达隆	↓	0↑	↑	↑	↑	↑	↑	↑	↑	↑	0
索他洛尔	↓	0↑	0	↑	↑	↑	↑	↑	↑	↑	0
伊布利特	↓	0↓	0	↑	↑	0	0	↑	↑	0	0
多非利特	0	0	0	↑	↑	0	0	↑	↑	0	0
维拉帕米	0↓	↑	0	0	0	↑	0	0	0	↑	0
腺苷	↓然后↑	↑	0	0	0	↑	0	↓	0	↑	0
地高辛	↓	↑	0	0	↓	↑	0	↓	0	↑	0
雷诺嗪	0	0	0	↑	↑	0	0	↑	↑	0	0

结果可以根据组织类型，和药物浓度和自主神经张力变化。

↑=增加；↓=减少；0=无改变；0↑ 或0↓=轻微或不一致的增加或减少。

A，心房；AVN，房室结；HPS，希浦系统；V，心室；AH，心房-希氏束间期（AV结传导性的指标）；HV，希氏束-心室间期（希浦传导性的指标）；ERP，有效不应期（最长的S1-S2间期，组织对S2不能产生反应）。

普鲁卡因胺是抗胆碱能作用最小的ⅠA类药物，并且不会影响窦房结自律性。在体外，普鲁卡因胺降低异常自律性，而对触发活动和儿茶酚胺作用后自律性的增强影响较小。与母体药物不同，其主要的代谢物NAPA是 K^+ 通道的阻滞剂（I_{Kr}），起到Ⅲ类抗心律失常药物的作用，以剂量依赖的方式延长心室肌和浦肯野纤维的APD。肾病患者中，高水平的NAPA会产生EADs、触发活动和Tdp。由于需求下降，可用静脉注射（不是口服）的普鲁卡因胺会在某些地区使用受到限制。

血流动力学效应。高浓度的普鲁卡因胺可以抑制心肌的收缩性。它不会产生α受体阻滞效应，但可能通过拮抗交感神经对脑和脊髓的作用，扩张外周血管，损害心血管反射（例如，诱发直立症状）。

药代动力学。口服给药1小时后血浆药物浓度达到峰值。口服普鲁卡因胺生物可利用度达80%；普鲁卡因胺的清除半衰期是3~5小时，50%~60%通过肾脏代谢和，10%~30%通过肝脏代谢（见表36.4）。当药物被乙酰化为NAPA，就几乎全部由肾脏排出。在肾功能下降和心衰的患者中，NAPA水平会升高，会造成严重的心肌毒性，需要密切监测。NAPA的清除半衰期为7~8小时。但如果使用高剂量的普鲁卡因胺，半衰期就会超过10小时，年龄增长、充血性心衰、肌酐清除率降低这些因素会减慢普鲁卡因胺的清除，因而需要减少药物使用剂量。

剂量和用法。普鲁卡因胺能通过口服、静脉、肌肉给药的方式使血浆药物浓度维持在4~10mg/ml的范围内，产生抗心律失常作用（见表36.4）。普鲁卡因胺静脉注射有多种方案，通常的剂量为15mg/kg体重，给药速度最快为50mg/min，直至控制心律失常、低血压，或者QRS波延长大于50%。使用这种方法，血浆药物浓度会在负荷剂量后15分钟内快速下降，其对不应性和传导性作用类似。恒速输注的剂量可以为2~6mg/min，具体取决于患者的反应。

普鲁卡因胺口服给药需要每隔3~4小时给药一次，直至总日剂量达2~6g，在1天内达到稳态浓度。当使用负荷剂量时，应该是维持剂量的两倍。而由于其在正常人中清除半衰期短，需要频繁给药。而对于普鲁卡因胺的缓释剂，给药间隔一般为6~12小时。肌内注射，其生物利用度可达100%。

适应证。普鲁卡因胺治疗室上性和室性心律失常方式与奎尼丁类似。这两种药物具有相似的电生理特性，任何一种药物都能有效抑制其他药物无效的室上性或室性心律失常。普鲁卡因胺可将新发的心房颤动逆转为窦性心律。与奎尼丁一样，预先用β或钙通道阻滞剂治疗，能防止心房扑动或者心房颤动给予普鲁卡因胺治疗后，心室反应加速。普鲁卡因胺能阻断WPW预激综合征患者的房室旁路传导，并用于治疗由于房室旁路传导引起快速心室率的心房颤动患者。它也可以导致His束阻滞，并且有时在EPS时刺激His-Purkinje系统以评估 是否需要心脏起搏器（见图35.9）。但是，患有His束-浦肯野纤维疾病（束支传导阻滞）且不计划植入起搏器的患者需慎用。

普鲁卡因胺终止持续性室性心动过速的效果要优于利多卡因。通常普鲁卡因胺能减慢室性心动过速的速率，与QRS波群间期的延长相一致。该药物静脉注射时（10ml/kg剂量给药5~10分钟）还具有诊断价值。具有正常静息心电图的疑似Brugada综合征的患者，药物输注即可诱导特征性的"Brugada征"表现。在预激综合征的患者中，这种药物会使预激突然终止，表明其为长不应期的房室旁路及AF时发生快速心室率的概率较低。然而，对于后者，目前证据不完全一致。

不良反应。给药时的心脏外不良反应，包括皮疹、肌痛、血管炎和雷诺现象。超敏反应可能会导致发烧和粒细胞缺乏症，应该定期评估白细胞和差异计数。与奎尼丁相比，其胃肠道副作用较少；与利多卡因相比，中枢神经系统副作用较少。普鲁卡因胺的药物毒性浓度会降低心肌功能，导致低血压。并且会发生各种类似奎尼丁诱导的传导紊乱或者快速室性心律失常。NAPA可导致QT延长和尖端扭转型室性心动过速。在没有窦房结疾病的情况下，普鲁卡因胺不会对窦房结功能产生不良影响。而在窦房结功能障碍患者，普鲁卡因胺可以延长窦房结的恢复时间，加重一些快-慢综合征患者的症状。

有报道，给系统性红斑狼疮（systemic lupus erythematosus，SLE）患者服用普鲁卡因胺会出现关节痛、发热、胸膜心包炎、肝肿大和出血性心包积液伴填塞。对于普鲁卡因胺乙酰化较慢或有遗传倾向的SLE患者，这些综合征发生会更早、更频繁（见第8章）。普鲁卡因胺乙酰化形成NAPA似乎阻止了SLE诱导反应。60%~70%接受长期普鲁卡因胺治疗的患者，会产生ANAs，临床症状发生率为20%~30%，而当停止使用普鲁卡因胺时，这些症状可以逆转。血清学检测结果阳性并非停止药物治疗的理由；而具有症状且当检测到抗DNA抗体时就必须停止给药。激素治疗或许可以消除某些症状。在这种综合征中，与自然发生的SLE相比，通常大脑和肾脏没有收到侵袭，并且男女发病率没有差异。

丙吡胺

丙吡胺已在美国批准用于口服给药来治疗室性和室上性心律失常。

电生理作用。丙吡胺产生的电生理作用与奎尼丁和普鲁卡因胺类似，都是剂量依赖性阻断INa和非使用依赖性阻断I_{Kr}（见表36.1、表36.2、表36.3和表36.5）。丙吡胺也可抑制$I_{K.ATP}$；除非在很高的浓度下，一般不会影响钙依赖性动作电位。

丙吡胺是一种毒蕈碱阻滞剂，当窦房结受到受胆碱能（迷走神经）影响时，可以增加窦房结的放电速率、缩短房室节传导时间和不应期。然而，丙吡胺血药浓度较高时，可以通过直接作用减慢窦房结放电频率，能显著抑制窦房结功能障碍患者的窦房结活性。它比奎尼丁具有更强的抗胆碱能作用，并且不影响α或β肾上腺素能受体的活性。该药可以延长心房和心室的不应期，但其对房室结传导的和不应期的作用效果不一致。丙吡胺能延长His束-浦肯野纤维的传导时间，但His下阻滞很少发生。对于一度房室传导阻滞和窄QRS的患者可以放心使用。

血流动力学效应。丙吡胺会抑制心室收缩，也具有轻度的扩张动脉血管的作用。对于左室收缩功能不全的患者应该避免使用，因为它们很难耐受其负性肌力作用。

药代动力学。口服丙吡胺生物有效利用率达80%~90%，健康志愿者中平均半衰期为8~9小时，而心衰患者半衰期可以接近10小时（见表36.4）。肾功能不全会延长清除时间，因此，在患有肾病、肝病和心功能不全的患者中，需相应减少负荷和维持剂量。口服给药后，血药浓度会在1~2小时内达到峰值。大约50%以原型从尿液中排出，30%以单-N-脱烷基化代谢产物出现。代谢产物比原型的作用效果要小。红霉素会抑制其代谢。

剂量和给药。剂量通常为每6小时口服100~200mg，每日总量400~1 200mg（见表36.4）。控释制剂每隔12小时给药200~300mg。

适应证。丙吡胺跟奎尼丁和普鲁卡因胺一样，可以减少早期心室收缩，有效预防部分患者室性心动过速复发。丙吡胺也能与其他药物联用，如美西律，来治疗对一种药物没有或部分反应的患者。

虽然用得不多，但是丙吡胺和奎尼丁一样有助于预防成功复律后的心房颤动复发，并且可以终止心房扑动。在治疗心房颤动尤其是心房扑动患者时，使用丙吡胺之前必须控制心室率，否则心房率降低与迷走神经对房室结的协同作用可导致心房扑动1∶1 AV传导（见第38章）。丙吡胺也可有效预防神经性晕厥。它也被用于肥厚型心肌病患者的心房颤动治疗及改善心肌功能。

不良反应。摄入丙吡胺有3种不良反应。最常见的影响与药物的强效刺激副交感神经有关，包括排尿延迟或潴留、便秘、视力模糊、闭角型青光眼、口干等。使用和长效制剂可以减少这些症状。其次，丙吡胺可产生与QT间期延长和TDP相关的室性心律失常。一些患者中会发生奎尼丁和丙吡胺交叉致敏，在服用任一药物时可能会发生尖端扭转型室性心动过速。当药物诱导的尖端扭转型（drug-induced torsades de pointes，DI-TDP）发生时，应该谨慎使用或者不使用延长QT间期的药物。最后，丙吡胺可降低正常心室收缩，对于先前存在心功能衰竭的患者，心室功能抑制更加明显。少数情况下，可能会导致心血管衰竭。

阿义马林

阿义马林，一种萝芙藤衍生物，已经在欧洲和亚洲广泛用于治疗室性和室上性心律失常，在美国还未应用。

电生理作用。与其他ⅠA类抗心律失常药一样，阿义马林使用依赖性阻断I_{Na}，也轻度阻断I_{Kr}。并且轻度抗胆碱能活性（见表36.1、表36.2、表36.3和表36.5）。

血流动力学影响。阿义马林轻度抑制心室收缩，但不影响外周阻力。它能比阿司匹林更强地抑制血小板活性。

药代动力学。剂量和使用。阿义马林吸收良好，平均消除半衰期为

13分钟，因而不适合于长期口服使用。的剂量通常采用50mg静脉内输注1~2分钟以终止急性心律失常(见表36.4)。

适应证。虽然IV输注能有效终止室上性心动过速，其他药物已经很大程度上取代阿义马林用于治疗。目前它的主要用途是作为诊断工具。当在3分钟内静脉内给药50mg，或10mg/min给药达到1mg/kg总剂量，阿义马林可具有以下效果：①预激综合征患者δ波消失(提示旁路前传ERP长于250毫秒)；②隐匿Chagasic心肌病患者ST-T异常和心室内传导阻滞；③患者束支传导阻滞患者出现心脏阻滞和晕厥，但未发现节律异常；④疑似Brugada综合征患者右胸导联ST段抬高，静息心电图正常。在最后一种情况下，阿义马林的使用最为频繁。

不良反应。阿义马林可产生轻微的抗胆碱能副作用，以及对左心室收缩功能的轻度抑制，并加重希氏浦野疾病患者房室传导。已报告的TDP很少发生。阿义马林可以增加除颤阈值。

ⅠB类

利多卡因

电生理作用。利多卡因在开放或失活状态均阻滞钠离子通道通常。它具有快速起效和失效的动力学特点，并且在常规剂量下不影响正常窦房结自律性，但能抑制其他正常和异常形式的自律性，以及浦肯野纤维在体外的早期和晚期后除极(见表36.1、表36.2、表36.3和表36.5)。利多卡因仅轻度抑制剂Vmax，但刺激频率加快、酸中毒，增加细胞外K^+浓度和膜电位降低(可由局部缺血导致)可增加利多卡因阻滞钠离子通道的能力。利多卡因在缺血时能将缺血单向阻滞区域转换成双向阻滞区域，且通过防止有组织的大的波阵面碎裂成异质性小波来抑制VF的发展。

除了非常高的浓度，利多卡因不影响慢通道依赖性动作电位，虽然它对缓慢内向电流有适度抑制作用。利多卡因对心房纤维的影响很小，不影响旁路的传导。对于有窦房结功能障碍、希氏-浦肯野系统异常传导、交界性或室性逸搏的患者，利多卡因可降低其自律性和传导性。利多卡因的部分作用可能包括抑制心脏交感神经活动。

血流动力学的影响。除了左心室功能严重受损，利多卡因在常规药物浓度下临床上很少出现明显的不良血流动力学影响。

药代动力学。利多卡因仅用于非肠道给药，因为经口给药会导致广泛的首过肝脏代谢效应的和不可预知的低血浆水平，且能产生过多的毒性代谢物，导致机体中毒(见表36.4)。利多卡因的肝脏代谢依赖于肝血流量；在严重肝疾病或肝血流量减少，如心脏衰竭或休克时，可大大降低利多卡因的代谢率。β-肾上腺素受体阻断剂能降低肝脏血流，增加利多卡因的血清浓度。延长输注时间可减少利多卡因的清除。正常个体的平均利多卡因消除半衰期为1~2小时，非复杂心肌梗死后的患者平均为4小时以上，心肌梗死后合并心衰的患者平均为10小时以上，心源性休克时利多卡因消除半衰期更长。对于心输出量低的患者，利多卡因的维持剂量应减少三分之一至二分之一。

剂量和给药。尽管利多卡因可肌内注射，静脉滴注途径是最常用初始给药量为1~2mg/kg体重，速度为20~50mg/min，第二次注射剂量为初始剂量的一半，20~40分钟后维持治疗浓度(见表36.4)。

如果利多卡因初始剂量无效，可在5分钟间隔内按照1mg/千克用量再给予两次。需要不止一次注射达到疗效的患者，通常需要更高的维持剂量来维持较高的浓度。对于无并发症的心肌梗死患者，输注率需维持在1~4mg/min范围内，以产生1~5mg/ml的稳定状态的血浆水平。在心脏衰竭或休克期间因肝脏血流量减少，利多卡因使用剂量需要减少。高剂量和浓度的利多卡因不可能带来额外的好处，并且增加中毒的风险。

适应证。利多卡因对由各种原因引起的室性心律失常疗效适中；通常对于室上性心律失常无效，并且很少能终止单形性室性心动过速。虽然曾被用于急性心肌梗死患者的最开始2天内预防室性心动过速，但其疗效非常有限，而且由于利多卡因可能产生副作用并可能增加心脏停搏的风险，因此不建议这样使用。利多卡因在冠状动脉重建术后和院外室性心动过速复苏的患者中有效，但是使用胺碘酮患者被证明生存率更高，至少在住院患者中。

不良反应。利多卡因最常见的不良反应是剂量相关的中枢神经系统毒性表现：头晕、感觉异常、意识混乱、谵妄、昏迷、昏迷和癫痫。有报道利多卡因偶尔也对窦房结和希氏浦肯野产生阻滞。罕见的不良反应包括利多卡因引起的恶性高热。

美西律

美西律为利多卡因局部麻醉剂的同系物，具有抗惊厥作用，被用于有症状的室性心律失常患者的口服治疗。

电生理作用。美西律的许多电生理作用类似于利多卡因。在体外，美西律可缩短浦肯野纤维的APD(动作电位时程)和ERP(有效不应期)，而其对心室肌的作用较小。它通过抑制心肌细胞钠内流，降低动作电位0相除极速度，抑制浦肯野纤维的自律性，但不影响正常的窦房结。它的起效和作用消退都很迅速。低氧或局部缺血可增加其作用(见表36.1、表36.2、表36.3和表36.5)。

美西律在患有窦房结疾病患者可能导致严重的心动过缓和窦房结恢复时间异常，对正常的窦房结无影响。它不影响房室传导，但可抑制希氏束-浦肯野纤维传导，但作用不大，除非本身存在传导异常。美西律一般不影响人体心房肌。它不影响QT间期。它已用于治疗其他多种病症，包括儿童的红斑性肢痛症(肢体末端发红、疼痛)和肌强直。

血流动力学的影响。美西律对心室收缩性或外周阻力无明显血流动力学影响。

药代动力学。美西律志愿者口服给药后吸收迅速且几乎完全吸收，2~4小时内血浆浓度达到峰值(见表36.4)。它的清除半衰期在健康人群中约为10小时，而在心肌梗死后患者中约为17小时。每6~8小时口服200至300mg美西律可使治疗血浆水平维持在0.5~2mg/ml。药物吸收的肝脏首关效应小于10%，发生在小肠上部，在接受麻醉或抗酸药物的患者中延迟和不完全。大约70%的药物与蛋白质结合；由于组织摄取广泛，表观分布量很大。通常情况下，美西律被肝脏代谢，只有不到10%在尿液中排泄。肝硬化或左心室衰竭患者应减少剂量。美西律的肾脏清除量随尿液pH增加而减少。其已知的代谢物不发挥电生理作用。苯妥英钠、苯巴比妥和利福平能增加美西律代谢，而西咪替丁降低其代谢。

剂量和给药。当无需控制快速心律失常时，推荐起始剂量为每8小时口服200mg(见表36.4)。剂量可以增加或减少50~100mg每2~3天(见表36.4)。当进食时服用耐受性更好。每日总剂量通常不应超过1 200mg。对于一些患者，每12小时服用一次是有效的。

适应证。美西律是一种中度有效的抗心律失常药，用于治疗急性和慢性室性心动过速，但不是室上性心动过速。它的治疗成功率为6%~60%，如果美西律与其他药物如普鲁卡因胺、β受体阻滞剂、奎尼丁、丙吡胺、普罗帕酮或胺碘酮联用，治疗成功率会增加。多数研究表明美西律相对于其他Ⅰ类药物没有明显的优势。美西律可能对于患有先天性心脏病和严重室性心律失常的儿童非常有用。在治疗长QT间期的患者，美西律可能比进一步增加QT间期的药物如奎尼丁更安全。在治疗长QT间期综合征(LQT3，与心脏钠通道的*SCN5A*基因有关)的亚群患者方面证据有限，但还是具有一定益处(见第33章)。

不良反应。美西律的副作用包括震颤、构音障碍、头晕、感觉异常、复视、眼球震颤、意识混乱、恶心、呕吐和消化不良等，高达40%的患者可能需要调整剂量或停止服用美西律。美西律的心血管副作用很罕见，包括低血压、心动过缓和加剧原有的心律失常，其副作用可能与剂量有关，在血浆浓度仅略高于治疗水平时可出现毒性效应。因此，需要仔细进行剂量滴定和监测副作用以及血浆浓度来进行有效使用。美西律应避免与利多卡因联用抗心律失常，或减少美西律的剂量。

苯妥英钠

苯妥英钠最初被用于治疗癫痫症。其作为抗心律失常时仅限用于洋地黄中毒导致房性和室性心动过速的罕见情况（对此更迅速和有效的控制可采用特定的洋地黄抗体来实现）。偶尔也与其他药物联合使用抗室性心律失常（见表36.1至表36.5）。

ⅠC类代表药物

氟卡尼

氟卡尼被FDA批准用于治疗危及生命的室性心律失常，以及各种室上性心律失常的患者。

电生理作用。氟卡尼通过减小Vmax（最大反应速度），使用依赖性地显著抑制快速钠离子通道，并具有缓慢起效、失效的动力学特征（见表36.1、表36.2、表36.3和表36.5）。它与钠离子通道药物解离缓慢，为10~30秒（奎尼丁4~8秒的时间，利多卡因为1秒）。因此，生理心率下即可发生显著的药物作用。氟卡尼缩短浦肯野纤维动作电位的持续时间，但可延长其在心室肌中作用，视具体情况而定。它可以提高或降低电流的异质性，并产生或抑制心律失常。氟卡尼显著减慢所有心脏纤维的传导，并且在高浓度下抑制慢钙离子通道传导（见第34章）。延长心房、心室、房室结和希氏浦肯野系统传导时间。心房、心室不应期、Q-T间期的也轻度增加。旁道的前向和逆向不应期可显著增加，呈使用方式依赖性。在正常个体使用氟卡尼，窦房结功能不受影响，但在窦房结功能不全的患者中可能会降低。氟卡尼可促进或抑制折返，并可使心房颤动转变为心房扑动，起搏和除颤阈值特征性地略微或显著增加。

血流动力学的影响。氟卡尼降低心脏功能，特别是对于心室收缩功能不全的患者。在中度或重度心室收缩功能障碍患者中应慎用或禁用。

药代动力学。氟卡尼至少90%被吸收，3~4小时达血浆浓度峰值。在室性心律失常患者中，其清除半衰期为20小时，85%的药物在尿液中未发生变化或作为非活性代谢物排泄（见表36.4）。它的两个主要代谢产物作用不如母体药物。肾脏疾病和心脏衰竭患者的清除比较慢，在这些情况下氟卡尼使用剂量应减少。其治疗性血浆浓度范围为0.2~1.0mg/ml。大约40%的药物与蛋白质结合。与氟卡尼合用时，地高辛（15%至25%）和普萘洛尔（30%）血清浓度增加。普萘洛尔、奎尼丁和胺碘酮可以增加氟卡尼血清浓度。一些患者可能需要5~7天的剂量才能达到稳定的血清浓度。

剂量和给药。起始剂量为100mg/12小时，连续两天每天增加50mg，不超过3~4天，直到达到效果或发现不良反应，或达到每天400mg（见表36.4）。改变剂量后应监测心律和QRS波宽度。

适应证。氟卡尼仅限用于危及生命的室性心律失常、阵发性室上性心律失常以及阵发性心房颤动的治疗。早期的实验和临床数据支持其对儿茶酚胺敏感性多形性室性心动过速的使用（见第33章）。一些专家建议，由于可能出现的致心律失常事件（见下文），开始治疗应在医院进行，而且同时进行心电监护。需调整剂量以实现理想效果，但其血清浓度不应超过1.0mg/ml。氟卡尼几乎完全抑制室性期前收缩（PVC）和非持续性室性心动过速的短期发作，对其治疗特别有效。与其他Ⅰ类抗心律失常药物相比，并无来自对照研究的数据表明该药对生存或心源性猝死有利。而CAST研究数据表明在冠心病患者死亡率增加。氟卡尼可延长室性心动过速发作周长，可改善血流动力学耐受性。氟卡尼也适用于各种室上性心律失常，如房性心动过速（AT）、心房扑动和心房颤动（包括口服负荷剂量以中止急性发作）。当长期使用氟卡尼时，异丙肾上腺素能逆转其效应。当用于治疗心房颤动时，需在使用氟卡尼治疗前减慢心室率以避免可能导致的缓慢心房扑动的1∶1传导。氟卡尼已被用于治疗胎儿和儿童心律失常。在敏感的患者给予氟卡尼，可诱发Brugada综合征患者特有的V_1导联ST段抬高，因此已被作为疑患该疾病患者的诊断工具。

不良反应。致心律失常作用是氟卡尼最重要的副作用。因其显著减慢传导，不能用于未置入起搏器的Ⅱ度房室传导阻滞患者，对室内传导障碍患者应谨慎使用。在5%到30%的使用氟卡尼患者中出现原有室性心律失常恶化或发生新的室性心律失常，尤其是先前存在持续室性心动过速、心脏失代偿和使用高剂量药物的患者。氟卡尼相关心律失常如治疗无效，包括电复律-除颤治疗，发生致心律失常事件的患者，可能出现高达10%的死亡率。其负性肌力作用可诱发或加重心力衰竭。窦房结功能障碍患者可能引起窦性停搏，并可能导致植入起搏器和ICD患者起搏和除颤阈值升高。在CAST研究中，与安慰剂组相比，服用氟卡尼患者的死亡率或非致命性心搏骤停发生率更高，这可能与药物和心肌缺血之间的相互作用有关。运动可导致氟卡尼引起的心室传导减慢，在某些情况下还可诱发心律失常。因此，建议在治疗前和治疗期间定期进行运动试验，以筛查心律失常（以及隐性缺血）。中枢神经系统的反应，包括混淆和易怒，是最常见的非心脏副作用。氟卡尼在怀孕期间的安全性尚未确定，尽管如前所述，它偶尔被用于治疗胎儿心律失常，但它在母乳中的浓度是血浆中的2.5~4倍。

普罗帕酮

普罗帕酮已被FDA批准用于治疗危及生命的室性心动过速和心房颤动患者。

电生理作用。普罗帕酮在浦肯野纤维中以使用依赖性方式阻滞快钠电流。在心室肌中较度阻滞快钠电流（见表36.1、表36.2、表36.3和表36.5）。它的使用依赖性效应有助于终止心房颤动。其受体解离常数缓慢，类似于氟卡尼。其对缺血组织影响大于正常组织，并且膜电位降低。普罗帕酮降低兴奋性和抑制自发和触发活动。该药物是I_{Kr}（内向钾流通道）和β-肾上腺素能受体的弱效阻滞剂。虽然心室不应性增加，其主要作用是减慢传导。普罗帕酮能产生多种具有电生理作用的活性代谢物，能降低窦房结自律性，使得AH、HV、PR和QRS间隔增加，使所有组织的不应期延长。QT间隔仅随QRS宽度的增加而延长。

血流动力学。普罗帕酮和5-羟基丙帕酮在高浓度下具有负性肌力作用。左室射血分数（EF）超过40%的患者对其负性肌力作用耐受性良好，但对于左室功能障碍和充血性心力衰竭患者可能出现血流动力学状况恶化的症状。

药代动力学。当普罗帕酮95%以上被吸收时，1~3小时即达最大血浆浓度（见表36.4）。由于系统前清除的可变性，全身生物利用度是剂量依赖性的，范围从3%至40%。生物利用度随剂量的增加而增加，因此其血浆浓度与剂量非线性相关。剂量增加3倍（300~900mg/d）导致血浆浓度增加10倍，可能 由于肝脏代谢机制的饱和。97%的普罗帕酮与α1酸性糖蛋白结合，消除半衰期为5~8小时。血清浓度为0.2~1.5mg/ml之间时普罗帕酮出现最大疗效。药代动力学和药效学上显著的变异性可能是由基因决定的新陈代谢差异造成的（见第8章）。大约7%的人群代谢不良，对母体化合物消除半衰期为15~20小时。其对映异构体提供非特异性的β-肾上腺素能受体阻滞，其效价为普萘洛尔的2.5%至5%。但因血浆普罗帕酮浓度可能比普萘洛尔水平高50倍或更多倍，所以抗心律失常作用与β-阻滞特性可能相关。不良代谢者比代谢较强者具有更大的β-受体阻滞剂作用。

剂量和给药。大多数患者每8小时口服普罗帕酮剂量为150至300mg，不超过1 200mg/d（见表36.4）。两种代谢表型患者的剂量相似。一种缓释剂型可用于心房颤动的治疗，剂量为225至425mg，每日两次。与此同时，和食物一起服用可增加其生物利用度，肝功能障碍者亦如此。血浆普罗帕酮浓度与心律失常的抑制关系不明显。剂量增加频率应超过每3~4天。普罗帕酮可增加华法林、地高辛和美托洛尔的血浆浓度。

适应证。普罗帕酮的适应证为阵发性室上性心动过速、心房颤动和致命性室性心律失常的治疗，并有效抑制自发室性早搏和非持续性和持续性室性心动过速。76%的患者口服普罗帕酮600mg即可急性终止心房颤动发作（是服用安慰剂患者的两倍）。它在儿科年龄组中有效使用。普罗帕酮增加起搏阈值，但对除颤阈值影响极小，并且使运动时窦性心律降低。

不良反应。大约15%的患者会出现轻微的非心血管反应，最常见的是头晕、味觉障碍和视力模糊。其次为胃肠道反应。支气管痉挛性肺病的加重可能是因为β受体阻滞的轻微效应。由于轻微的β受体阻滞效应，可导致肺支气管痉挛疾病的恶化，10%到15%的患者会出现心血管系统副作用，包括房室传导阻滞，窦房结功能抑制和心力衰竭加重。对于有持续性室性心动过速病史和EF（心室射血分数）降低的患者，致心律失常反应更常见，但比使用氟卡尼（约5%）出现频率更低。CAST研究关于氟卡尼的数据对于普罗帕酮是否适用尚不清楚，但以类似于其他IC类药物的方式限制普罗帕酮的使用是谨慎的；然而，其β阻滞作用可能使普罗帕酮与其他IC类药物不同。普罗帕酮在妊娠期间的安全性尚未明确（C级）。

Ⅱ类抗心律失常药物

β肾上腺素能受体阻滞剂

虽然美国已经批准了许多抗肾上腺素能受体阻滞剂的药物，包括美托洛尔、卡维地洛、阿替洛尔、普萘洛尔和埃斯莫洛尔等已被广泛用于治疗室上心律失常和室性心律失常。醋丁洛尔、纳多洛尔、噻吗洛尔、倍他洛尔、吲哚洛尔和比索洛尔在治疗心律失常方面的应用较少。美托洛尔、阿替洛尔、卡维地洛、噻吗洛尔和普萘洛尔可降低心肌梗死后的总死亡率和猝死率（见第42章）

一般认为，β受体阻滞剂具有阶梯效应，当滴定到适当剂量时，它们均可有效地治疗心律失常、高血压或其他疾病。然而，药代动力学或药效学性质上的差异，即安全性、减少副作用或影响给药间隔或药物相互作用，会影响药物的选择。例如，纳多洛尔在长QT间期综合征患者中尤其有效（见第33章）。此外，一些β受体阻滞剂，如索他洛尔、普萘洛尔和卡维地洛，除了β受体阻断外，发挥其他独特的作用。

β受体可以分为主要影响心脏（β_1）和主要影响血管和支气管（β_2）受体。在低剂量情况下，选择性受体阻滞剂对β_1受体的阻断作用大于对β_2受体的阻断作用，对同时伴有肺或外周血管疾病患者优先使用。在大剂量时，“选择性”β_1阻滞剂也会阻断β_2受体。卡维地洛也有阻断α受体的作用，主要用于心力衰竭患者（见第24章和第25章）。由于α受体阻滞剂阻断房室结传导所需的剂量较大，且常伴低血压，因此其在心房颤动室率控制中相对而言作用较差。

一些β受体阻滞剂发挥内在的拟交感神经活性；即它们会轻度激活β受体。这些药物即使没有内在的拟交感神经作用，似乎与β受体阻滞剂一样有效，并且可能导致静息时心率减慢，房室结传导时间轻度延长。研究表明与没有内在交感神经活动的受体阻滞剂相比，它们能减少对左心室功能的抑制。没有内在拟交感神经活性的β受体阻滞剂已被证明可降低心肌梗死后患者的死亡率，非选择性药物可能会带来更大的益处（见第58和59章）。

下面集中讨论作为原型抗心律失常药普萘洛尔的使用，一般也适用于其他的β受体阻滞剂。

电生理学作用。β受体阻滞剂通过竞争性抑制儿茶酚胺在β肾上腺素能受体位点的结合，或通过其奎尼丁样或直接的膜稳定作用发挥电生理作用（见表36.1、表36.2、表36.3和表36.5）。后者为局部麻醉作用，其抑制心脏浦肯野纤维中的钠离子内向电流（I_{Na}）和膜反应性，其浓度通常是产生β阻滞所需的浓度的10倍，并且最可能发挥不显著的抗心律失常作用。因此，β受体阻滞剂在肾上腺素能作用最强的细胞中发挥其主要作用。在能阻滞β受体的浓度下，普萘洛尔可降低窦房结或浦肯野纤维的自律性，这些纤维受肾上腺素能刺激而产生I_f阻滞（见第34章）。β受体阻滞剂还阻断受β受体激动剂刺激的I_{Ca}。L型钙离子通道在没有肾上腺素能刺激的情况下，只有高浓度的普萘洛尔才可能通过直接的膜作用降低浦肯野纤维的正常自律性，这可能是通过直接膜作用。

导致β受体阻滞但无局部麻醉作用的浓度不会改变心房、浦肯野或心室肌细胞的正常静息膜电位、最大舒张电位振幅、最大反应速度、复极或心房不应性。然而，在异丙肾上腺素（一种相对纯的β受体激动剂）存在下，β受体阻滞剂能逆转异丙肾上腺素对复极的加速作用。普萘洛尔可降低洋地黄引起的延迟后去极化（DADS）的振幅，抑制浦肯野纤维的触发活性。

该药需要超过3mg/ml的浓度才能在不改变静息膜电位的情况下抑制正常心房、心室和浦肯野纤维中的最大反应速度、动作电位振幅、膜反应性和传导性。这些效应可能由于I_{Na}电流抑制引起。长期服用普萘洛尔可延长动作电位时程。与利多卡因的作用相似，浦肯野纤维复极化加速在心室传导系统APD最大的区域最为明显。

普萘洛尔可使人们的窦性放电率（窦房结放电）减慢10%到20%，但当心脏特别依赖于交感神经张力或窦房结功能障碍的情况下，偶尔会出现严重的心动过缓。

PR间期延长，房室结传导时间和房室结有效和功能性不应期（以恒定心率）也延长，但即使大剂量使用普萘洛尔，正常浦肯野系统的不应期和传导保持不变。β受体阻滞剂不改变正常心室肌的传导和复极，其对QRS波群和QT间期无影响。

由于β受体阻滞剂不具有直接的膜作用，无法防止由自主神经系统激活引起的心律失常，因此一般认为β受体阻滞作用是其抗心律失常作用的主要原因。然而，有些药物的直接膜作用的重要性是不能完全忽略的，因为具有直接膜作用的β受体阻滞剂，能够在远低于直接影响正常纤维所需浓度的情况下影响患病心肌纤维的跨膜电位。然而，对于缺血所致心律失常的间接作用于可能是最重要的。

血流动力学的影响。β受体阻滞剂具有负性肌力作用，可诱发或加重心力衰竭。然而，β受体阻滞剂显著提高了心力衰竭患者的存活率（见第25章）。通过阻断β受体，这些药物可能导致alpha肾上腺素能作用增强产生外周血管收缩，加剧冠状动脉痉挛或外周血管疾病引起的疼痛。

药代动力学。虽然不同类型β受体阻滞剂具有相似的药理作用，但它们的药代动力学却有很大差异。普萘洛尔几乎是100%被吸收，但是首过肝脏代谢降低其生物利用度至大约30%，并在一定剂量下引起患者间血浆浓度的显著变异性（见表36.4）。在肝血流量减少时，如心衰患者，肝清除普萘洛尔减少；在这些患者中，普萘洛尔可能通过降低心排血量和肝脏血流进一步降低自身排除率。与肝脏代谢相比，β受体阻滞剂肾脏排除的半衰期更长，患者间药物浓度的差异也更小。

剂量和给药。由于药物生理效应和血浆浓度之间存在着广泛的个体差异，普萘洛尔的合适剂量最好通过测定患者的生理反应，如静息心率的变化或预防运动诱发窦性心动过速来确定，例如，静脉给药最好通过滴定剂量来达到临床效果，从0.25～0.50mg剂量开始，如果需要的话增加到1mg，并且每5分钟给药一次，直到产生期望的效果或出现毒性，或者总共0.15～0.20mg/kg。

在许多情况下，优先选用具有短效作用的艾司洛尔。口服普萘洛尔按4个剂量等级给药，通常是从40～160mg/d至超过1g/d（见表36.4）。一些β受体阻滞剂，如卡维地洛和吲哚洛尔，需要每天给予两次；许多可作为每天一次的长效制剂。一般来说，如果在足够剂量后一种药物不能产生预期的效果，其他β阻滞剂也可能无效。相反，如果一种药物产生理想的生理作用但出现副作用，另一种β阻断剂通常也可成功取代。

适应证。与甲状腺毒症或嗜铬细胞瘤有关的心律失常及主要与心脏肾上腺素过度刺激有关的心律失常，例如由运动或情绪引起的心律失常，通常对β受体阻滞剂治疗有反应。β受体阻滞药物通常不能将慢性心房扑动或心房颤动转化为正常的窦性心律，但对于心律失常最近发作和最近接受心脏手术的患者，β受体阻滞药物行之有效。虽然心房扑动或心房颤动时心房率没有变化，但因β阻滞可延长房室结传导时间和不应性，所以心室反应性降低。艾司洛尔可用于静脉快速控制心率。对于以房室结作为折返路径的折返型室上性心动过速，以及WPW综合征顺向型心动过速或不适当的窦性心动过速，或者对于房性心动过速，β受体阻滞剂可以减慢或终止心动过速，并且可以用作预防措施，防止其复发（见第37和38章）。当单一受体阻滞剂失效时，将β受体阻滞剂与洋地黄、奎尼丁或各种其他受体阻滞剂联合应用是有效的。美托洛尔和艾司洛尔可用于多灶起源的房性心动过速患者。然而，对于这种心律失常的患者，必须谨慎使用这类药物，因为房性心动过速常见于晚期肺部疾病，这种疾病常伴随支气管痉挛。

β受体阻滞剂对洋地黄诱发的心律失常，如房性心动过速、非阵发性房室交界性心动过速、室性早搏或室性心动过速有效。如在洋地黄诱发的心律失常同时存在明显的房室传导阻滞，利多卡因或苯妥英钠可能比普萘洛尔更有效。β受体阻滞剂也可用于治疗QT-间期延长综合征（见第33章）和二尖瓣脱垂相关的室性心律失常（见第69章）。对于缺血性心脏病患者，β受体阻滞剂一般不能预防没有急性缺血的情况下单形性室性心动过速的复发。目前公认有几种β受体阻滞剂可降低心肌梗死后总死亡和猝死的发生率（见第58和59章）。其降低死亡率的机制还不完全清楚，可能与减少缺血损伤的程度、自主神经作用、直接抗心律失常作用或这些因素共同作用有关。CAST研究提示β受体阻滞剂对致心律失常反应起到保护作用。

不良反应。β受体阻滞剂引起的心血管不良反应包括低血压、心动过缓和充血性心力衰竭。心动过缓可由窦率减慢或房室传导阻滞引起。心绞痛患者突然停用普萘洛尔可诱发或加重心绞痛和心律失常，并引起急性心肌梗死，这可能与先前β受体阻滞剂（受体上调）导致机体对β受体激动剂敏感性增高有关。敏感性增强可在停止β受体阻滞剂治疗后几天开始，并持续5天或6天。β受体阻滞剂的其他副作用包括哮喘或慢性阻塞性肺疾病恶化、间歇性跛行、雷诺现象、精神抑郁、1型糖尿病患者低血糖风险增加、易疲劳、噩梦或失眠、性功能受损。通常，在使用β1选择剂时这些副作用并不显著，但即使是所谓的心脏选择性β受体阻滞剂也可能加剧个别患者的哮喘或糖尿病血糖控制。

Ⅲ类抗心律失常药物

胺碘酮

胺碘酮是美国食品药品管理局批准的碘化苯并呋喃衍生物，用于治疗其他药物无效或不能耐受、且危及生命的室性心律失常患者。

电生理作用。长期口服胺碘酮可延长所有心肌纤维的APD和不应期，而不影响静息膜电位（见表36.1、表36.2、表36.3和表36.5及第34章）。急性作用方面，胺碘酮及其代谢产物脱乙胺碘酮可延长心室肌APD，而缩短浦肯野纤维APD。胺碘酮注入窦房结和房室结动脉，可降低窦房结和交界区放电速率，延长房室结传导时间。它通过阻断失活的钠通道以心率或使用依赖的方式抑制心室肌中的最大反应速度，这种效应通过膜电位去极化而增强，并通过膜电位超极化而降低。相较而言，胺碘酮在快速心率时与慢速心率时相比，对传导的抑制更明显（使用依赖性）。但其延长复极的作用，在快速心率时与慢速心率时相比，并没有更显著（即不显示反向使用依赖性），但对不应期影响呈时间依赖效应，这可能部分解释其抗心律失常的高效性和TdP的低发生率。

脱乙基胺碘酮对快通道组织有较大作用，这可能是其抗心律失常作用机制之一。代谢物达到足够浓度的延迟可部分解释胺碘酮抗心律失常作用的延迟。

胺碘酮非竞争性拮抗α和β受体，并阻止甲状腺素转变为碘塞罗宁，可能是其电生理作用的部分原因。胺碘酮表现出慢通道阻断作用；口服后，它使窦率减慢20%至30%，并延长QT间期，有时改变T波形态并产生U波。

所有心脏组织的ERP均延长。H-V间期增加，QRS增宽，特别是在快速心率时。胺碘酮静脉注射中度延长心房和心室肌的不应期。PR间期和房室结传导时间延长。QRS波群的持续时间延长，但低于口服胺碘酮后的持续时间。因此，静脉给药后传导时间（除了房室结外）、复极时间和不应期增加比口服给药后要少许多。考虑到这些作用，胺碘酮除了具有Ⅲ类作用外，还具有Ⅰ类（阻断I_{Na}）、Ⅱ类（抗肾上腺素能药）和Ⅳ类（阻断$I_{Ca.L}$）作用。胺碘酮几乎是一种理想的药物，该药物显示使用依赖性Na^+通道阻滞，舒张期从阻滞中快速恢复，使用依赖性延长APD。它不增加、并可能降低QT离散度。儿茶酚胺可部分逆转胺碘酮的某些作用。

血流动力学的影响。胺碘酮是外周和冠状血管扩张药。静脉注射胺碘酮（10分钟内注射150mg，然后1mg/min）可降低心率、全身血管阻力、左室收缩力和左室dP/dt。口服足以控制心律失常的胺碘酮，也不能降低左心室EF，即使在EF降低的患者，且EF和心输出量可稍微增加。然而，由于胺碘酮具有抗肾上腺素能作用，且由于它确实发挥了一些负性肌力作用，因此应谨慎地给予，特别是静脉注射，以治疗边缘性心脏功能代偿的患者。

药代动力学。胺碘酮是缓慢、可变和不完全吸收的，具有25%～65%的系统生物利用度（见表36.4）。血浆浓度在单次口服后3～6小时达到高峰。其首过效应非常小，表明肝脏清除作用极小。其消除是通过肝脏排泄到胆汁中进行肠肝再循环。该药在肝脏发生广泛代谢，其主要代谢物是去甲胺碘酮。且在肝脏、肺、脂肪、"蓝色"皮肤和其他组织中都有广泛的积累。心肌中的浓度是血浆中浓度的10～50倍。胺碘酮的血浆清除率低，肾排泄量可忽略不计。肾脏疾病患者的剂量不需要降低。胺碘酮与去甲胺碘酮不可透析。分布量大而变化，平均60L/kg。胺碘酮是高度蛋白质结合的（96%），能穿过胎盘（10%～50%），并分泌进入母乳中。

胺碘酮静脉给药后起效通常发生在1～2小时内。口服后起效可能需要2～3天，通常需要1至3周，有时甚至更长。给予负荷剂量可减少所需时间。血浆浓度与慢性治疗期间的口服剂量密切相关，在100~600mg/d的剂量下，100mg/d血浆浓度平均约为0.5mg/ml。胺碘酮的消除半衰期是多相的，在停止给药物后3~10天（可能代表从灌注良好的组织中消除）血浆浓度起初降低50%，随后是终末半衰期26~107天（平均53天），大多数患者在40~55天范围内。在没有负荷剂量的情况下达到稳态浓度大约需要265天。这些药代动力学参数变异性在患者间需密切监测。血清治疗浓度范围为0.5~1.5mg/ml。3.5mg/ml以上的血清浓度其抗心律失常作用可明显增强，但副作用也增加。

剂量和给药。没有适用于所有患者的胺碘酮标准给药方案。一种推荐的方法是用800~1 200mg/d治疗1~3周，接下来数周给予400mg/d治疗，最后治疗2~3个月，每天维持剂量为300mg或更少（见表36.4）。维持药物可以每天给予一到两次，并滴定到最低有效剂量，以尽量减少副作用的发生；一般来说，在药物负荷期间达到心律失常控制的时间越早，维持剂量可以越低。每隔一天低至100mg的剂量对某些患者是有效的。对于特定的患者和临床情况，治疗方案必须个体化。为了在紧急情况下实现更快的负荷和效果，胺碘酮可以静脉注射，初始剂量为15mg/min，持续10分钟，随后1mg/min持续6小时，然后0.5mg/min持续18小时，必要时持续数天。在10分钟内给予150mg可抑制VT或VF。静脉输液可以安全地持续2~3周。胺碘酮一般耐受性良好，即使在左心室功能障碍患者。由于易发生低血压，EF值减低的患者应慎用胺碘酮静脉注射。大剂量口服负荷（800~2 000mg/d，维持谷底血清浓度2~3mg/ml）可在1~2天内抑制室性心律失常。

适应证。胺碘酮在胎儿、成人和儿童中广泛用于抑制室上性和室性快速心律失常，包括房室结和房室折返、交界性心动过速、心房扑动和颤动、与冠心病有关的VT和VF，及肥厚性心肌疾病。成功率主要取决于患者的人口数、心律失常、基础心脏疾病、随访时间、成功的定义、检测方法以及其他因素。通常，胺碘酮的疗效与其他AAD相比，相当或更优，对大多数室上性快速性心律失常患者，疗效为60%~80%，对室性快速性心律失常患者，疗效为40%~60%。胺碘酮可用于改善肥厚型心肌病、心肌梗死后无症状室性心律失常、心搏骤停复苏期间和复苏后的室性快速心律失常患者的存活率。术前或术后给予胺碘酮可降低手术后AF发生率。胺碘酮在复发性心房颤动患者维持窦性心律方面优于Ⅰ类AADS和索他洛尔。

相较于常规药物，胺碘酮可减少ICD置入患者放电治疗次数。胺碘酮对起搏阈值几乎没有影响，但通常适度增加电除颤阈值并减慢VT的速率（有时低于ICD的可检测速率）。

几项前瞻性、随机对照试验和meta分析显示，胺碘酮治疗与安慰剂相比，可提高生存率。然而，与ICD治疗相比，胺碘酮治疗存活率较低，在SCD-HeFT人群中（NYHA Ⅱ类或Ⅲ心力衰竭；EF，35%），胺碘酮治疗的患者存活率与安慰剂组相比没有差别。该药物仍可辅助用于ICD置入患者，以降低VT和VF诱发的放电治疗频率，或控制诱发装置进行放电治疗的室上性快速心律失常（如第37章）。如前所述，该药物可以在自发VT发作期间降低心室率至低于装置检出状态。仔细评估病情和装置的程序控制是必要的，它也可以用来减缓心房颤动和心房扑动时的心室率。

由于心律失常的严重性、不寻常的药代动力学及其副作用，给予胺碘酮治疗时应考虑让患者住院数天并进行监测，胺碘酮联合其他AAD可提高部分患者的疗效。

不良反应。据报道，约75%的患者使用胺碘酮治疗5年后出现不良反应，迫使18%~37%的患者停药。最常见的副作用主要包括肺部和胃肠道疾病或异常的检测结果。减少剂量或停止治疗，大多数不良反应可消除。在长期和更高剂量下继续治疗时，副作用更为常见。在非心脏不良反应中，肺毒性是最严重的[9]；在一项研究中，573例患者中有33例在治疗6天~60个月期间发生肺毒性，3例死亡。该机制尚不清楚，但可能涉及过敏反应，广泛磷脂沉积，或两者兼而有之。呼吸困难、干咳和发热是常见的症状，湿啰音、缺氧、镓扫描结果异常、一氧化碳弥散量降低（carbon monoxide diffusion capacity，DLCO）和放射学发现肺部浸润也会出现。如果发生这种肺部炎症改变，必须停用胺碘酮。可以尝试使用皮质类固醇，尽管没有对照研究支持。患者肺部炎症改变可导致高达10%的死亡率，常常是那些由其他原因导致而胺碘酮加重病情进展的患者。因此建议第一年每隔3个月进行胸部摄影或肺功能检查，包括DLCO，然后每年两次，持续数年。剂量低于300mg/d，肺毒性较罕见的，但也可能会发生。高龄、高维持剂量、用药前DLCO减少是肺毒性发展的危险因素。治疗后DLCO保持不变可能是肺毒性的负向预测因子。

虽然在大多数患者中发现转氨酶水平无症状升高，但不应停止使用胺碘酮，除非初始值正常患者数值超过2~3倍[10]。肝硬化很少发生，但可能是致命的。也可能发生神经功能障碍、光敏（可以使用防晒剂减小损害）、皮肤变色、胃肠道紊乱、甲状腺功能亢进（1%~2%）或甲状腺功能减退（2%~4%）。因为胺碘酮可抑制外周T_4向T_3的转换，这将会导致T_4和rT_3轻度增高，以及TSH和T_3轻度下降。所以rT_3的浓度可被用作判断药物疗效的指标。甲状腺功能减退时TSH水平显著升高，而甲状腺功能亢进症时T_3水平升高。在服用胺碘酮的第一年，大约应该每3个月进行一次甲状腺功能检测，此后每年检测一到两次，如出现与甲状腺功能障碍一致的症状，则应尽早检查。接受胺碘酮治疗超过6个月的成年人中，几乎100%会发生角膜微沉积。有报道的较少见但更加严重的眼部反应，包括视神经炎和视神经萎缩伴视力丧失，这和胺碘酮的因果关系尚未确定[11]。

胺碘酮的心脏副作用包括：有症状的心动过缓（2%）；快速性室性心律失常恶化，偶尔有1%至2%的尖扭转性室性心动过速发作，其在女性的发生率可能更高；以及心衰恶化（2%）。可能由于与麻醉药物相互作用导致。有报道的心脏直视手术后不良反应包括肺功能障碍、低血压、严重心动过缓、肝功能不全及低心排量。

在一般情况下，应维持使用胺碘酮最低有效剂量以避免严重的副作用。室上性心律失常可以通过每日服用200mg或更少的剂量的胺碘酮成功抑制，而室性心律失常通常需要更高的剂量。在200mg/d或更低剂量的情况下，不良反应并不常见，但仍有可能发生。由于在不同器官系统中可能存在潜在毒性，有人试图通过专业的多学科联合胺碘酮诊所来预防该药物使用时产生的不良后果[12]。

因可与其他药物发生重要的相互作用，与胺碘酮合并用药时，华法林、地高辛和其他AADs的剂量应减少1/3到1/2，并密切观察患者。具有协同作用的药物，如β受体阻滞剂或钙通道阻滞剂，必须谨慎服用。胺碘酮在妊娠期间的安全性是有争议的，但目前被归类为D类。只有在没有替代方法的情况下，才应该使用胺碘酮，但在哺乳期应避免使用。

决奈达隆

决奈达隆被FDA批准用于维持心房扑动和心房颤动患者的窦性心律。

电生理作用。与胺碘酮一样，决奈达隆影响多个心脏离子通道的活性（见表 36.1、表 36.2、表 36.3 和表 36.5）。它是一种比胺碘酮更有效的 I_{Na} 阻滞剂，对 L 型钙电流有相似的作用。决奈达隆对 I_{Kr} 和 I_{Ks} 的阻断作用与胺碘酮类似，但对心房 $I_{K.Ach}$ 的作用和抗肾上腺素能效应（通过非竞争性结合）要比胺碘酮强得多。可导致窦房结功能轻度降低，起搏和除颤阈值略有提高。

血流动力学。决奈达隆一般对心脏功能影响极小，除非患者存在心室收缩功能不全，且不应用于有心力衰竭临床症状的患者。

药代动力学。决奈达隆口服后吸收率为 70%~90%，血药浓度在 3~4 小时内达到高峰；食物可促进吸收（见表 36.4）。与胺碘酮很长的半衰期不同，决奈达隆的半衰期为 13~19 小时，85%的药物通过粪便排出，其余的通过尿液排出。决奈达隆被 CYP3A4（以及 CYP2D6）代谢并略有抑制，不应与其他强烈抑制这些酶系统的药物联合使用。决奈达隆与华法林的相互作用很小，但能提高血清中达比加群的水平。

剂量和给药。标准推荐剂量为每 12 小时 400mg，随餐服药（见表 36.4）。目前没有肠外剂型。

适应证。决奈达隆可促进心房扑动或心房颤动的复律，或在复律后维持窦性心律。在这方面，它不如胺碘酮和Ⅰc 类药物有效[13]。在 ANDROMEDA（决奈达隆抗心律失常试验：评估中至重度充血性心力衰竭的发病率下降）研究中，决奈达隆治疗组的患者死亡率是安慰剂组的两倍多（8.1% vs 3.8%）。同样，在 Pallas（决奈达隆抗治疗永久性心房颤动疗效研究）试验中，服用决奈达隆的永久性心房颤动的患者与对照组相比，其死亡、卒中、全身栓塞或心肌梗死的风险高出两倍以上。因此，这种药物不应用于目前或近期临床心力衰竭患者或永久性心房颤动患者（用于控制心率）。应定期评估服用决奈达隆的患者，以确保永久性心房颤动或心力衰竭没有发生[14]。

不良反应。在不影响实际肾小球滤过或其他肾功能指标的情况下，标准剂量决奈达隆可暂时性地、可预测地增加血清肌酐，但不能因此改变剂量或停止使用决奈达隆。如前所述，纽约心脏协会（心功能分级）Ⅲ级或Ⅳ级心力衰竭患者，以及永久性心房颤动患者，在服用决奈达隆后死亡率更高，因此不应该服用该药物。严重肝功能不全的患者一般不应服用决奈达隆。一般可以预见 QT 间期延长，但由此或其他机制产生的促心律失常效应罕见（尽管有时会出现窦性心动过缓）。皮疹、光敏、恶心、腹泻、消化不良、头痛和虚弱的发生频率高于对照组。与服用胺碘酮的患者相比，不含碘似乎导致了决奈达隆治疗的患者肺部和甲状腺毒性的发生率较低。在怀孕期间不应使用决奈达隆（X 级，胎儿伤害的证据或风险），而且用药期间母乳喂养可能不安全。

索他洛尔

索他洛尔是一种非特异性 β-肾上腺素能受体阻滞剂，不具有内源性拟交感神经活性，能延长复极时间。美国食品及药物管理局（FDA）批准用于治疗危及生命的室性心动过速和心房颤动患者。

电生理作用。d-和 l-异构体对延长复极有相似的作用，而 l-异构体主要发挥 β 受体阻断活性（见表 36.1、表 36.2、表 36.3 和表 36.5）。索他洛尔不阻断 α 肾上腺素受体，也不阻断 INa（无膜稳定作用），但通过降低 I_{Kr}，延长心房和心室复极时间，从而延长动作电位平台期。在慢心率时动作电位延长更显著（反向使用依赖性）。而静息膜电位、动作电位幅值和 V_{max} 无明显变化。索他洛尔延长心房和心室不应性、A-H 和 QT 间期以及窦性周长（见第 37 章）。

血流动力学。索他洛尔只有通过其 β-阻断作用才能发挥负性肌力作用。虽然它可以通过延长复极时间来略微增加收缩强度，但负性肌力效应占主导地位。在心功能下降的患者中，索他洛尔可降低心排血指数，增加充盈压力，并可导致明显的心力衰竭。因此，对于临界心脏代偿患者，必须谨慎使用，但对于心功能正常的患者，则具有良好的耐受性。

药代动力学。索他洛尔可被完全吸收，且无需代谢，因此生物可利用性达 90%至 100%。它不与血浆蛋白结合，主要由肾脏排泄，其消除半衰期为 10 至 15 小时（见表 36.4）。血浆峰值浓度出现在口服后 2.5 至 4 小时。在 160 至 640mg 剂量范围内，索他洛尔与血浆浓度呈剂量比例关系（通常在 2.5g/mL 范围内）。肾脏疾病患者必须降低剂量。β-阻断作用在 80mg/d 时达到一半，320mg/d 时达到最大值。

剂量。典型的口服剂量为每 12 小时 80~160mg，每隔 2 至 3 天调整剂量，以达到稳态浓度，并监测心电图中心律失常和 QT 延长情况（见表 36.4）。当潜在的益处超过心律失常风险时，可用超过 320mg/d 的剂量。由于它能显著延长某些患者的 QT 间期，引起 TDP 或引起严重心动过缓，因此应考虑在住院期间开始药物使用，特别是心房颤动患者（转变为窦性心动过缓可能导致晕厥或进一步 QT 延长缓慢）以及女性（基线 QT 间期较长）。

适应证。索他洛尔经 FDA 批准用于治疗室性心律失常和心房颤动患者，它还可用于预防各种室上性心动过速的复发，包括心房扑动、房速、房室结折返和房室折返性心动过速（见第 37 章）。它能降低室性心律失常的心室率，但很少导致复律。索他洛尔似乎比传统的 AAD 更有效，在治疗室性快速心律失常以及预防复律后心房颤动复发方面可与胺碘酮相媲美。索他洛尔已成功地用于降低心脏手术后心房颤动的发生率。它可能对胎儿、儿科患者和患有先天性心脏病的年轻人有效[15]。与大多数其他抗心律失常药物不同，索他洛尔可降低 ICD 放电频率并降低除颤阈值，但通常不减慢室性心动过速心室率。

不良反应。心律失常是最严重的不良反应。总的来说，约有 4%服用索他洛尔的患者出现了新的室性心律失常或室性心律失常进一步恶化；约 2.5%是 TDP，但在有持续 VT 病史的患者中增加到 4%，且与剂量有关（320mg/d 仅 1.6%，480mg/d 为 4.4%）。在 SWORD（口服 d-索他洛尔存活试验）研究中，急性心肌梗死后患者给予 d-索他洛尔（缺乏 β-阻断效应的对映体），其促心律失常效应可能是导致死亡增多的原因。其他 β 受体阻滞剂的其他副作用也适用于索他洛尔。与其他延长 QT 间期的药物联合时，索他洛尔应慎用。然而，联用偶尔也会取得成功。

伊布利特

伊布利特是一种用于终止急性心房扑动和心房颤动发作的药物（见第 38 章）。

电生理作用。与其他Ⅳ类药物一样，伊布利特延长复极（见表 36.1、36.2、表 36.3 和表 36.5）。虽然类似于其他阻止外向钾电流的Ⅳ类药剂，如 I_{Kr}，伊布利特的独特之处是它也能激活缓慢的内向钠电流。静脉注射伊布利特引起窦性心律轻度减慢，对 AV 传导或 QRS 持续时间的影响很小，但 QT 间期明显延长。伊布利特对血流动力学无明显影响。

药代动力学。伊布利特静脉给药，并且具有大的体积分布（见表 36.4）。清除主要经肾脏，药物半衰期平均为 6 小时，但个体差异很大。蛋白质结合率约为 40%。其中一种药物的代谢产物具有微弱的Ⅲ类 AAD 作用。

剂量和给药。伊布利特在 10 分钟内静脉滴注 1mg（见表 36.4）。不应该在 QTc 间期超过 440 毫秒或同时使用延长 QT 间期的其他药物的情况下，或在患有未纠正的低钾血症、低镁血症或心动过缓的情况下中使用。如果心律失常持续，则在第一剂量完成后可给予第二次 1mg 剂量。由于存在室性心律失常的危险，患者必须在整个给药期间和之后 6~8 小时内进行连续的心电图监测。给予静脉镁剂预处理可降低室性心律失常的发生率，提高部分房性心律失常的治疗效果[16]。给予 2mg 伊布利特后，高达 60%的心房颤动患者和 70%的心房扑动患者转为窦性心律。

适应证。伊布利特用于终止已经确诊的心房扑动或心房颤动发作。它不应该用于经常发生短暂阵发性心房颤动的患者，因为它只是终止发作，对长期预防无效。血流动力学不稳定的患者应进行直流电复律。伊布利特已经安全有效地应用于已经服用胺碘酮或普罗帕酮的患者，但在这种情况下使用应谨慎。伊布利特在经胸电复律时也可使用，以增加终止心房颤动的可能性。在一项研究中，所有 50 名尝试电复律之前给予伊布替利的患者均转为窦性心律，而在 50 名未接受药物治疗的患者中，只有 34 名患者转为窦性心律。值得注意的是，所有 16 例未使用伊布利特电复律反应的患者，在伊布利特预处理后第二次尝试时电复律时，均成功地恢复到窦性心律。

伊布利特能延长旁路不应期，并能暂时减慢心房颤动伴预激的心室率。该药物也可以偶尔终止 AT 发作，以及持续的单形性 VT。

不良反应。伊布利特最显著的副作用是 QT 延长相关的室性心动过速，在服用该药的患者发生率大约 2%（女性是男性的两倍）。该作用在给药的前 4 至 6 小时内发展，之后风险可忽略不计。因此，患者必须在给药后 8 小时内进行心电图监测。这一要求使得在急诊或私人诊所使用伊布利特存在问题。伊布利特在妊娠期间的安全性尚未得到充分研究，其在孕妇中的使用应限于那些没有更安全替代药物的孕妇。

多非利特

多非利特被批准用于急需转复为窦性心律的心房颤动，以及心房颤动复发的长期控制。

电生理作用。多非利特的唯一电生理作用是阻断延迟整流钾电流（I_{Kr}）的快速成分，这对复极很重要（见表 36.1、表 36.2、表 36.3 和表 36.5）。这种效应在心房中比心室更为明显，可增加心房不应期 30%，增加心室不应期 20%。多非利特对 I_{Kr} 的作用是延长不应期而不减慢传导，这被认为是其抗心律失常作用的主要机制。它还导致心电图 QT 间期延长，概率平均为 11%，但可能更高。这种效应对 QT 间期的影响是剂量依赖性和线性的。药物没有发现其他重要的心电图改变。它不会明显影响血流动力学。多非利特在心房颤动转化为窦性心律方面比奎尼丁更有效。其远期疗效与其他制剂相似[17]。

药代动力学。口服多非利特吸收良好，生物利用率超过 90%。其平均消除半衰期为 7~13 小时，尿中排泄量为 50%~60%。（见表 36.4）。药物的其余部分通过肝脏代谢转化为惰性化合物。据报道，服用多非利特的患者体内存在显著的药物相互作用。西咪替丁、维拉帕米、酮康唑和甲氧苄啶，单独或与磺胺甲噁唑联合使用，导致多非利特血清浓度显著升高，故不应该与该药物一起使用。

剂量和给药。多非利特仅作为口服制剂使用。给药量从 0.125mg 每天 2 次到 0.5mg 每天 2 次，并且必须在医院进行连续心电图监测，以确保 QT 不会过度延长而进展为 TDP（见表 36.4）。医生必须经过特别认证才能开处方。在肾功能受损或 QT 间期增加超过 15%或达 500 毫秒时，其剂量必须减少。不应在肌酐清除率低于 20ml/min 或基线 QTc 间隔大于 440 毫秒的患者使用。

适应证。口服多非利特用于预防室上性心动过速发作，特别是心房扑动和心房颤动。多非利特在室性心律失常治疗中的作用尚不清楚；它能降低 ICD 患者的除颤阈值，以及降低 ICD 治疗室性心律失常的频率。

不良反应。多非利特最严重的不良反应是 QT 间期延长相关的 TdP，发生率为 2%到 4%。在基线 QT 间期延长的患者、低钾血症患者、服用其他延长复极的药物[18]以及从心房颤动转复为窦性心律的患者，危险性最高。因为 TdP 危险性在药物起始时最高，所以应该持续使用而不是门诊间歇给药。该药物耐受性好，副作用少。其在妊娠中作用还没有广泛研究，如果可能的话，孕妇应该避免使用。

Ⅳ类药物代表

钙通道拮抗剂：维拉帕米和地尔硫䓬

维拉帕米：一种合成的罂粟碱衍生物，是一类阻断缓慢钙通道和降低心肌 $I_{Ca.L}$ 的药物的原型（见第 34 章）。地尔硫䓬具有类似维拉帕米的电生理作用。硝苯地平和其他二氢吡啶类药物在临床使用剂量下表现出最小的电生理学效应，这些药物在此不再赘述。

电生理作用。通过阻断所有心肌纤维中的 $I_{Ca.L}$，维拉帕米降低了动作电位的平台期幅度，药理学浓度下能略微缩短肌肉动作电位，并略微延长浦肯野纤维动作电位（见表 36.1、表 36.2、表 36.3 和表 36.5）。它不显著地影响具有与 I_{Na} 相关的快速反应特性的细胞（例如，心房肌和心室肌、希斯-浦肯野系统）的动作电位振幅、0 期 Vmax 或静息膜电压。维拉帕米抑制各种实验方法引起的慢反应，以及持续的触发活动以及早期和晚期后除极。维拉帕米和地尔硫䓬抑制窦房结和房室结的正常电活动。维拉帕米可抑制窦房结细胞舒张期去极化斜率、0 期 Vmax 和最大舒张电位，延长窦房结传导时间和不应期。维拉帕米和地尔硫䓬的房室结阻断效应在刺激速率（使用依赖性）和去极化纤维（电压依赖性）上更为明显。维拉帕米减缓慢通道的激活，并延缓其从失活恢复。

维拉帕米确实具有一定的局部麻醉活性，因为临床上使用的外消旋混合物的 D-异构体对 I_{Na} 有轻微的阻断作用。L 异构体阻断钙离子和其他离子携带的缓慢内向电流，通过慢通道传导。维拉帕米不影响钙激活的腺苷三磷酸酶（ATPase），也不阻断 β 受体，但它可以阻断 α 受体并增强房室结迷走神经活性。维拉帕米也可间接引起心脏电生理的其他效应改变，如降低血小板黏附性或改善心肌缺血。

在人体中，维拉帕米可延长房室结的传导时间（A-H 间期），延长房室结的前传和逆传不应期，而不影响 P 波或 QRS 持续时间或 H-V 间期，且自发窦性心律可略有下降，阿托品可部分逆转该效应。更常见的是，由于维拉帕米可引起外周血管扩张、短暂性低血压和反射性交感神经刺激，这减轻了维拉帕米对窦房结的直接抑制作用，所以窦性心律无显著变化。如果将维拉帕米给予同时接受 β 受体阻滞剂的患者，则窦房结放电速率可能由于反射交感神经刺激被阻断而减慢。维拉帕米对心房或心室不应期或旁道的前传或逆传特性没有明显的直接影响。然而，WPW 患者发生心房颤动时，静脉注射维拉帕米由于反射性交感神经刺激可增加心室对旁道的反应，因此有时很危险。

血流动力学。由于维拉帕米会干扰兴奋收缩耦合，它可抑制血管平滑肌收缩，并导致冠状动脉和其他周围血管床的显著扩张。维拉帕米的反射性交感作用可能减少其对离体心肌的显著负性肌力作用，但高剂量给药时，维拉帕米的直接心肌抑制作用可能占优势。对于左室功能保持良好的患者，普萘洛尔与维拉帕米联合治疗似乎可以耐受，但 β 受体阻滞可增强口服维拉帕米的血流动力学抑制作用。左心室功能减退的患者可能不能耐受 β 受体和钙通道的联合阻滞，因此，在这些患者中，维拉帕米和 β 阻滞剂应该谨慎地或避免联合使用。维拉帕米降低心肌耗氧量，同时降低冠状动脉血管阻力。这种变化可能间接地抗心律失常。

血流动力学参数变化的峰值发生在维拉帕米注射后3~5分钟，主要作用在10分钟内消退。全身阻力和平均动脉压降低，左心室dP/dtmax和左心室舒张末期压力增加。心率、心排血指数和平均肺动脉压在左室收缩功能正常的个体中没有显著改变。因此，维拉帕米产生的后负荷减少显著平衡其负性肌力作用，因此心排血指数可能不会降低。另外，当维拉帕米减慢室性心动过速患者心率时，血流动力学也可能改善。然而，严重心肌顿抑患者或接受β受体阻滞剂或二丙吡胺治疗的患者，给予维拉帕米时应谨慎，因为一些患者血流动力学可能进一步恶化。

药代动力学。在单次口服维拉帕米后，房室结传导时间可能延长30分钟，持续4~6小时（见表36.4）。静脉注射后，房室结传导延迟在1~2分钟内发生，6小时后仍可检测到房室结间期延长。口服给药后，几乎完全吸收，但其总生物利用度为20%~35%，尤其是l-异构体的肝脏首过效应明显。维拉帕米的半衰期为3至8小时，高达70%的药物经过肾脏排出。诺维拉帕米（norverapamil）是一种可能参与维拉帕米电生理作用的主要代谢物。血清蛋白结合率约为90%。与地尔硫革类似，心房颤动心率减慢程度与血浆浓度有关。

剂量和给药。临床上为达到快速终止SVT或实现快速心室率AF的心率急性控制，常采用静脉注射维拉帕米的方法，最常见的剂量是10mg，给药超过1~2分钟，同时监测心律和血压（见表36.4）。第二次注射可在30分钟后给予相同剂量。第一次大剂量注射达到出现效果后，如心房颤动时心室反应减慢，可予以0.005mg/(kg·min)的速率连续输注药物来维持。口服剂量为240至480mg/d，分次给药。地尔硫革静脉滴注，剂量为0.25mg/kg，持续2分钟。如有必要，可在15分钟内注射第二剂。由于患者对较长时间持续给药耐受更好（更少发生低血压），例如在心房颤动期间控制心室率，在这种情况下，地尔硫革比维拉帕米更可取。静脉注射地尔硫革引起的严重低血压可以通过扩容或单纯使用血管收缩剂来缓解，例如苯肾上腺素。口服时剂量必须根据患者的情况进行调整，范围为120至360mg。维拉帕米和地尔硫革也有各种长效制剂（每日1次）。

适应证。在尝试了简单的迷走刺激方法并给予腺苷后，可进一步选择静脉注射维拉帕米或地尔硫革以终止持续性房室结折返或旁路介导的顺向型心动过速（见第37章）。静脉注射维拉帕米对终止这些心律失常的作用与腺苷一样有效。如果患者稳定，在使用洋地黄、起搏、直流电复律或用血管升压剂之前，应优先尝试使用维拉帕米来终止心律失常。维拉帕米和地尔硫革能在几分钟内终止60%至90%甚至更多的阵发性室上性心动过速。维拉帕米也可用于某些胎儿SVT。虽然维拉帕米和普萘洛尔可联合静脉注射使用，但是由于对血流动力学的不利影响，应该联合应用需非常谨慎。

在心房颤动或心房扑动期间，维拉帕米和地尔硫革可降低心室对房室结的反应，可能将一小部分心动过速发作转复为窦性心律，尤其是最近发作的心房扑动或心房颤动。此外，维拉帕米可防止心房颤动电复律后的早期复发。有些心房扑动患者服用维拉帕米后会出现心房颤动。如前所述，在伴有WPW综合征的心房颤动患者中，静脉注射维拉帕米可加速心室反应，因此在这种情况下禁用静脉注射途径。维拉帕米能终止某些AT。尽管维拉帕米常可以终止特发性左心室间隔室性心动过速，但如果给其他常见形态的室性心动过速患者静脉注射维拉帕米，则会发生血流动力学障碍，因为这些室性心动过速通常发生在左室收缩功能减退的条件下。然而，避免并发症的一般规则是不给任何宽QRS心动过速的患者静脉注射维拉帕米，除非明确心动过速的性质及其对维拉帕米的可能反应。

口服维拉帕米或地尔硫革可预防房室结折返复发和与旁路相关的顺AV折返性心动过速，以及降低无旁路的心房颤动或心房扑动患者对心室的反应。维拉帕米通常不能有效治疗复发性室性心律失常患者，尽管它可能抑制某些形式的室性心动过速，如左心室间隔室性心动过速（如前所述）。它也可用于约2/3具有左束支传导阻滞形态（右心室流出道起源）的特发性VT患者、经历过心搏骤停的肥厚型心肌病患者、具有短偶联多形性VT变异的患者，以及发生与冠状动脉痉挛相关室性心律失常的患者。钙通道阻滞剂除了地尔硫革在非ST段抬高性梗死中的作用外，不降低急性心肌梗死后患者的死亡率或预防心脏猝死（见第60章）。

不良反应。如前所述，维拉帕米必须慎用于有严重血流动力学障碍的患者或接受β受体阻滞剂的患者。低血压、心动过缓、房室传导阻滞和心律失常更有可能发生在已经接受β阻滞剂治疗的患者。维拉帕米应慎用于1岁以下的儿童，且维拉帕米也应慎用于窦房结功能异常患者。由于窦房结功能明显降低或心搏骤停可能导致一些患者出现血流动力学障碍。Ⅳ异丙肾上腺素、钙、胰高血糖素、多巴胺或阿托品，可能仅部分有效，或临时起搏可抵消一些维拉帕米的不良影响。异丙肾上腺素可能更有效治疗缓慢性心律失常，钙可用于治疗继发于维拉帕米的血流动力学障碍。过量使用易导致房室结抑制。使用维拉帕米和地尔硫革的禁忌证包括重度心力衰竭、Ⅱ度或Ⅲ度房室传导阻滞未植入起搏器、心房颤动伴旁道前向传导、窦房结功能障碍、大多数室性心动过速、心源性休克和其他低血压状态。虽然这些药物可能不适合用于明显心力衰竭的患者，但如果它是由早先发现的室上性快速节律所引起，维拉帕米或地尔硫革可恢复窦性节律或显著降低心室率，从而改善血流动力学。另外，维拉帕米可使地高辛的排泄量减少约30%。有时会发生肝毒性。维拉帕米可穿过胎盘屏障，在妊娠中使用与子宫收缩受损、胎儿心动过缓以及可能的胎儿手指缺损有关。因此，仅在没有有效替代品的情况下才能使用。

其他抗心律失常药

腺苷

腺苷是体内存在的一种内源性核苷，已被FDA批准用于治疗SVT患者。

电生理作用。腺苷与存在于心肌细胞表面的A1受体相互作用，以与乙酰胆碱类似的方式激活K^+通道（$I_{K.Ach}$，$I_{K.Ado}$）（见表36.1、表36.2、表36.3和表36.5）。K^+电导的增加可缩短心房APD，使膜电位超极化，并降低心房收缩力。同样的变化发生在窦房结和房室结节。与鸟嘌呤核苷酸调节蛋白Gi和Go介导的这些直接作用相反，腺苷拮抗儿茶酚胺刺激的腺苷酸环化酶，降低环腺苷酸（AMP）的积累，并降低$I_{Ca,L}$和起搏电流。DE细胞随着Vmax的减少而减少。窦房结内起搏点移位和窦出口阻滞可能发生。腺苷可减慢人的窦性心律，随后在几秒钟内，窦房结率出现反射性增加。在房室结中，腺苷产生短暂的A-H间期延长，通常伴有持续数秒的短暂的Ⅰ度、Ⅱ度或Ⅲ度房室结阻滞。房室结传导的延迟是依赖于速率的。浦肯野纤维传导一般不受直接影响。腺苷不影响正常的旁道传导，但可阻断具有传导时间较长或递减传导特性的不常见的旁道传导。心脏移植患者对腺苷表现出超敏反应。腺苷可能介导缺血预适应的现象。

药代动力学。腺苷通过洗脱、酶促降解为肌苷，磷酸化为AMP，或通过核苷转运系统再摄取到细胞中而从细胞外空间清除（见表36.4）。血管内皮细胞和红细胞含有这些清除系统，导致腺苷从循环中迅速清除。其消除半衰期为1~6秒。腺苷的大部分作用是在其首次通过循环过程中产生。其可发生重要的药物相互作用；甲基黄嘌呤是其竞争性拮抗剂，治疗浓度的茶碱可完全阻断腺苷的外源性作用。双嘧达莫是一种核苷转运阻滞剂，它阻断腺苷的再摄取，从而延迟其从循环或间质空间的清除，并增强其效果。接受潘生丁的患者应使用较小的腺苷剂量。

剂量和给药。通常采用静脉快速注射6~12mg负荷剂量以终止心动过速，随后被洗脱(见表36.4)。儿童(<50kg)剂量应为0.05~0.3mg/kg。在心脏移植后或接受潘生丁的患者中，当注射到中心静脉时，初始剂量应减少到3mg。可出现暂时性窦缓或房室结阻滞，但一般持续不到5秒。超过18mg的剂量不太可能终止心动过速，不应使用。

适应证。腺苷已成为终止急性发作的SVT的首选药物，如房室结或房室折返性心动过速(见第37章)，对儿科患者也有效。腺苷可阻滞房室结或终止ATs和窦房结折返。它仅在心房扑动或颤动期间导致短暂房室传导阻滞，因此仅用于诊断，而不是治疗。腺苷可终止肾上腺素能驱动的VT，通常位于右心室流出道，但也可在其他部位．然而，腺苷很少对特发性左室间隔VT起作用。当正确给药时，腺苷通常会引起短暂的低血压、胸部不适和呼吸困难；如果心动过速持续存在，且未发生这些反应，可能给药不正确。腺苷的潜在低血压风险比维拉帕米更少，如果注射后心动过速还持续。

低至2.5mg剂量的腺苷可以终止一些心动过速；12mg或更少的剂量可终止92%的SVT，通常在30秒内。腺苷的成功终止率与维拉帕米相当。由于其有效性和极短的作用时间，在大多数情况下，腺苷比维拉帕米更可取，特别是在先前接受IV应用β肾上腺素能受体阻滞剂的患者、代偿性心力衰竭或严重低血压的患者以及在新生儿中。维拉帕米可在服用茶碱等药物的患者、活动性支气管收缩患者和静脉通路不通畅的患者中优先选择。

腺苷可能有助于区分宽QRS心动过速的病因，因为它可终止许多具有不典型的SVT或揭示潜在的心房机制，且不阻断旁路传导或不终止大多数VT。然而，在极少数情况下，腺苷终止某些VT，如前所述，其特点是右室流出道起源的VT，因此心动过速终止不能完全诊断SVT。该药物可能会导致心房颤动的发生，并可能暂时增加通过旁路传导的AF患者的心室反应。腺苷也可以在消融旁道的手术中协助区分房室结介导的传导和旁路介导的传导。然而，这种区别并不是绝对的，因为腺苷可以阻断缓慢传导旁路的传导且并非总能阻滞房室结。

不良反应。短暂性的副作用发生在约40%的给予腺苷的SVT患者，通常包括面部潮红、呼吸困难和胸闷。这些症状很快消失，持续时间少于1分钟，且耐受性良好。当SVT突然终止时，常可发生PVCs、短暂的窦性心动过缓、窦性停搏和房室阻滞。使用腺苷偶尔可观察到心房颤动(在一项研究中发生率为12%)，可能是因为该药物能缩短心房不应期。在WPW综合征患者和快速房室旁路传导的患者诱发出心房颤动是一个值得注意的问题。

地高辛

洋地黄糖苷的心脏作用已有数百年的历史。在成人，地高辛主要用于控制心房颤动的心室率，而在儿科用于更广泛的心律失常。地高辛的使用已经减少，因目前已经可获得具有更强和更可靠的疗效且治疗浓度到毒性浓度范围更宽的药物，因此在成年人不建议使用[19]。

电生理作用。地高辛主要通过自主神经系统作用，特别是通过增强中枢和外周迷走神经张力。这些作用主要包括窦房结放电速度减慢、心房不应期缩短、房室结不应期延长(见表36.1、表36.2、表36.3和表36.5)。除非致毒性浓度，其对浦肯野系统和心室肌的电生理作用很小。在心脏去神经化的研究中，地高辛对房室结的影响相对较小，并引起心房不应期轻度增加。

在大多数服用地高辛的患者中，窦房结率和P波持续时间变化最小。左室功能改善的心力衰竭患者，窦房结率可降低；患有明显潜在窦房结疾病患者的窦房结率也会降低，甚至发生窦停。同样，PR间期一般不变，但在具有潜在房室结疾病的患者除外。QRS和QT间期不受影响。使用地高辛出现特征性ST和T波异常并不代表毒性。

药代动力学。静脉注射地高辛在几分钟内可产生电生理效应，在1.5~3小时后出现峰值效应(见表36.4)。口服给药后，峰值效应发生在4~6小时。口服给药后地高辛吸收的程度随制剂的不同而不同；片剂的吸收率为60%~75%，而包封的凝胶形式几乎完全被吸收。消胆胺或抗酸制剂与地高辛同时服用可降低其吸收。地高辛的血清半衰期为36~48小时，药物经肾脏直接排出。

剂量和给药。地高辛可以口服或静脉注射给予0.5~1mg的急性负荷剂量(见表36.4)。长期每日口服给药应根据临床适应证和肾功能不全的程度来调整。大多数患者需要0.125~0.25mg/d作为单一的剂量。然而，一些接受肾透析的患者隔日只需要0.125mg，而年轻患者可能需要0.5mg/d。可通过检测血清地高辛水平监测治疗依从性，以及确定洋地黄中毒是否是新出现症状的原因。然而，心房颤动期间心室率得到控制且没有毒性症状的患者，常规监测地高辛浓度是不必要的。

适应证。在心房颤动和心房扑动期间可静脉给予地高辛以减慢心室率；以前曾使用地高辛转复SVT，但其起效很慢，成功率低于腺苷、维拉帕米或β受体阻滞剂。因此，现在很少使用这种方式。地高辛在永久性心房颤动中常被口服用于控制心室率。当心房颤动患者处于休息状态且以迷走神经紧张时，40%~60%的病例心室率可维持在60~100次/min之间。然而，当患者开始运动时，迷走神经张力的减少和肾上腺素能张力的增加会协同减少地高辛对房室结传导的有益影响。患者心室率可明显增加甚至在轻度用力时。因此，心房颤动时很少单独使用地高辛控制心室率。地高辛在预防阵发性心房颤动发作或控制急性发作期心室率的作用很小，甚至可能诱发所谓的迷走性心房颤动发作。此外，地高辛在终止急性或近期性心房颤动发作方面也不比安慰剂有效。

不良反应。地高辛使用量减少的一个主要原因是其潜在的严重副作用以及治疗浓度和毒性浓度之间的窗口很窄。洋地黄中毒会产生各种症状和体征，包括头痛、恶心和呕吐、颜色感知改变、虹视和全身不适。不常见但更严重的是洋地黄相关的心律失常，包括与迷走效应显著增强有关的心动过缓(例如，窦性心动过缓或停搏、房室结阻滞)和可能由DAD介导的触发活动而引起的快速心律失常(例如房性、交界性、分支型或室性心动过速)。肾功能恶化、高龄、低钾血症、慢性肺病、甲状腺功能减退和淀粉样变性增加了患者对洋地黄相关心律失常的敏感性。地高辛中毒可以通过测定血清地高辛浓度确诊。大多数心动过缓的治疗包括停用地高辛，有症状的患者可能需要阿托品或临时起搏。苯妥英可用于控制房性快速性心律失常，而利多卡因可成功治疗房室结下的快速性心律失常。危及生命的心律失常可以用地高辛特异性抗体片段来治疗。只有当洋地黄中毒患者绝对需要时，才应进行直流电复律，因为危及生命的VT或VF可能出现并难以控制。有数据表明地高辛可以增加心房颤动患者的死亡率[19]。

雷诺嗪

雷诺嗪已经FDA批准用于治疗慢性心绞痛，它也具有显著的电生理学特性。在抗心绞痛药效试验中，与对照组相比，它可降低房颤、SVT和室性心律失常的发生率。

电生理作用。雷诺嗪阻断 I_{Kr} 和晚期Na电流；在较高浓度下，轻度影响L型钙电流（见表36.1、表36.2、表36.3和表36.5）。该药延长心房和心室的不应期，诱发复极后不应；P波、PR间期和QRS不受影响，但QT间期轻度延长。与其他 I_{Kr} 阻断药物不同，雷诺嗪不能诱导EADS。它对心房的影响比对心室心肌的影响更明显，因此该药物具有治疗房颤的前景，特别是与决奈达隆联合使用[20]。

血流动力学作用。雷诺嗪没有明显的血流动力学效应，其在心肌收缩力或血管阻力方面不产生明显变化。

药代动力学。口服雷诺嗪吸收部分由P-糖蛋白系统介导，其调节剂可增加或减少药物暴露。大约75%的剂量是可生物利用的，在2~5小时内达到峰值（见表36.4）。其吸收不受食物的影响，其半衰期约为7小时；肝脏主要通过CYP3A通路、较少通过CYP2D6通路将药物代谢为很少或完全没有活性的产物。大约75%的药物通过尿液排泄，其余通过粪便排泄。

剂量和给药。雷诺嗪的常规口服剂量为500mg，每日两次，最多1 000mg，每日两次。患有中度肝病的患者应减少剂量。它不应与CYP3A强抑制剂联合使用，因CYP3A能使药物血清浓度增加3倍。

不良反应。雷诺嗪最常见的潜在副作用是QTc延长，由于 I_{Kr} 受到抑制，QTc延长平均6~15毫秒（在重度肝衰竭患者中可更多）。尽管能延长QT间期，TdP很罕见，可能部分因为雷诺嗪仅中度延长QT间期，且其可抑制晚期内向Na电流，进而减轻了对QT间期的影响。如前所述，雷诺嗪不会引起EAD，也不会增加不应性的跨壁离散，而这被认为是尖端扭转的先决条件。雷诺嗪使测得的血清肌酐（0.1mg/dl）轻度升高，而不改变实际的肾小球滤过率。该药物是妊娠C类，其在母乳中的浓度是未知的。

非抗心律失常药物的抗心律失常作用

几种通常用于其他适应证的药物也有一定程度的抗心律失常作用。在某些情况下，医生可以在治疗患者的心律失常时使用这些药物标准适应证外的作用。这些药物包括血管紧张素转化酶（ACE）抑制剂、血管紧张素受体阻断剂、醛固酮拮抗剂如依普利酮、他汀类和ω-3脂肪酸，以及非二氢吡啶类钙通道阻滞剂和雷诺嗪。这些药物的抗心律失常作用机制尚不完全明确，因此不能作为抗心律失常的唯一用药。在治疗心律失常的同时，也需要药物治疗其他合并症，例如高血压和心力衰竭。

新的抗心律失常药物

Eleclazine

Eleclazine（dihydrobenzoxazep inone）是选择性的晚钠电流阻断剂。其 IC_{50} 为0.7μM，对心脏内的其他电流影响很小。在LQT3的实验模型中，eleclazine缩短APD和减少复极的离散度[21]。该药物正在进行研究以用于LQT3和肥厚型心肌病，但目前尚未用于临床。

维那卡兰

维那卡兰是静脉内用于心房颤动转换为窦性心律的混合性钾和钠通道阻断剂。该药物目前已在欧洲上市，是一个使用依赖性的钠通道抑制剂并可阻断心房特异性钾电流 I_{kur}、$I_{K.ACh}$ 和 I_{to}。维那卡兰延长心房APD和不应期。对于静脉用药转复AF的安全性（在10分钟内的3mg/kg的初始剂量，随后为2mg/kg在15分钟内持续静滴）在房性心律失常转化试验1和3（ACT1，ACT3）已被证实[22]。该药物的耐受性良好。在临床试验中显示出很小的副作用且无室性心动过速发作。但需注意的是，在5%~10%的患者中观察到一过性低血压和心动过缓。

电疗心律失常

直流电复律

复律是指心律失常的终止，通常是快速性心律失常，通过各种方式，包括电的、药理学或人工的/外科手术总称。电复律是指传送电击到心脏以终止心动过速、扑动和颤动，包括同步电复律（见下文）和除颤。它的优势在于可密切监测，精确调控转复能量，以及可以立即安全地转复为窦性心律。如使用电复律，对室上性和室性心律失常的鉴别就变得没有那么重要了，同时也不需要考虑药物转复的耗时的滴定过程和副作用。

机制。电复律对终止折返相关的心动过速最有效，如心房扑动和大多数情况下的心房颤动、房室结内折返性心动过速、与预激综合征相关的房室折返性心动过速以及大多数形式的室性心动过速、室扑和室颤。电击，将所有可兴奋心肌去极化，并且延长不应期，中断折返环，恢复心肌组织的电均一性，从而终止折返。电除颤成功终止室颤的机制不完全明确。如果促发因素不再存在，电击终止心动过速可长时间预防心律失常的复发，但导致折返发生的解剖学和电生理异常的基质仍然存在。

心动过速同样可由冲动的形成异常（自律性）导致，包括并行心律、一些形式的房性心动过速、交界性心动过速（有或没有洋地黄中毒）、加速性室性自主心律和相对不常见的形式的室性心动过速（见第34和39章）。由自律性增高引起的心动过速通常没有电复律指征，因为这些心动过速通常在电复律后数秒内就复发。而电击引起的内源性儿茶酚胺释放则会进一步恶化心律失常。鉴于此，电复律是否能用于终止自律性增高或触发机制导致的心动过速还不明确。

技术

同步电复律是指电击转复心律失常的技术，通常使用较低的能量和与QRS波时相（"R波"）相同步，避免电击落在T波上而增加心律失常的概率。在实施同步电复律之前，需仔细的体格检查，包括四肢血管搏动的触诊以及胸壁和呼吸道的检查。在电复律前和电复律后都需要行12导联心电图检查。应充分告知患者，并确保患者处于禁食状态和代谢平衡；即确保呼吸功能正常和无电解质紊乱，没有药物毒性作用的证据。对没有洋地黄中毒证据的患者，不需要在电复律前几天停用洋地黄药物。疑似洋地黄中毒患者则不宜进行电复律，直到这一情况已得到纠正。在电复律前1~2天可以给与维持剂量的抗心律失常药物，这些药物可使部分心房颤动患者电复律前即恢复为窦性心律，有助于预防心房颤动的复发，以及明确患者对抗心律失常药物长期使用的耐受性[23]。此外，他汀类药物[24]以及ACE抑制剂和血管紧张素受体阻断剂可能有助于预防心房颤动复发，尤其是患者合并有心功能不全。

放电电极板被置于前胸心尖或前胸后背的标准位置，这样电复律时经胸的阻抗和电极板本身的阻抗是相近的。直径12~13cm的电极板可用于传递最大的电流至心脏，但这些大直径电极板对于8~9cm的电极板的优势还不明确。一般认为，较大的电解板可以将经心脏的电流分散于更广阔的区域，以减少电击引起的心肌损伤。

同步电复律（即在QRS波群时段给予电击；图36.1）应用于除

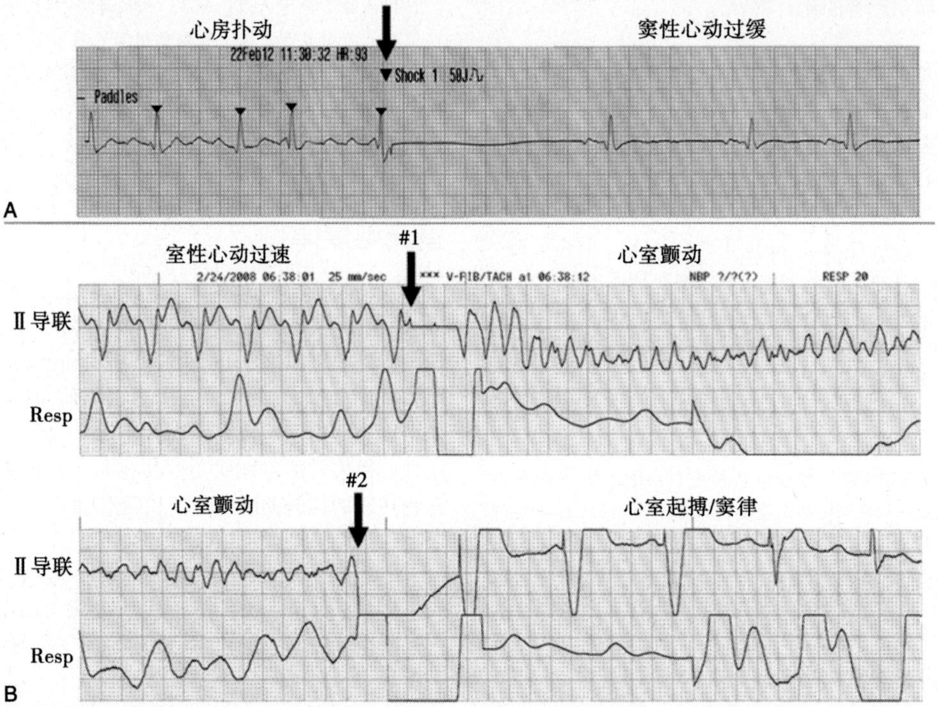

图 36.1 电复律/电除颤。A,同步电复律(注意同步标记在 QRS 波的顶点,箭头)心房扑动经电复律后转复为窦性心动过缓。B,室性心动过速期间予以非同步电除颤,电击能量落在 T 波上,从而导致了室颤。继而按照室颤处理,予以非同步电除颤(#2),转复为心室起搏心律和窦性心律。Resp,呼吸

心室扑动或室颤之外的其他室性快速性心律失常。对于室扑和室颤,需要的除颤能量大于同步电复律,而且不需要同步放电,因为不存在 T 波的易颤窗口。尽管电复律引起的心肌损伤是很小的,但是其心肌损伤的程度随着电击能量的增长而增加,因此需要使用最小的有效电复律能量。因此,在临床条件允许时,电击能量可逐步"滴定"。除了心房颤动,25~50J 的能量足以转复绝大部分室上性心动过速,因此可作为初始的电击能量。如果第一次电击不能成功转复,则可提高能量进行第二次转复。对于心房颤动的转复,如果使用单相波,起始的电击能量需不少于 100J,但是如果采用双相波电复律,低至 25J 的能量就可以成功转复。电复律能量可逐步提升,高达 360J 的能量也是安全的。值得注意的是,每一次不成功的电复律后,需将重新将除颤仪选择至同步模式,以避免下一次电复律没有进行 R 波同步,电击落在 T 波上从而诱发室颤(除颤仪通常在每一次电击后自动恢复到非同步模式)。前后位的电击板放置位置通常较前胸心尖的位置有更高的电复律效率,因为能量可通过更多的心房组织[25]。如果第一次 360J 电复律失败,可尝试同一能量的第二次电复律,因为第二次电复律采用相同的能量但减小胸壁阻抗;将电极板位置对换偶尔也有效果。伊布利特增加心房颤动电复律的成功率。如体外电复律失败,则可尝试心腔内或经食管电复律。对于病情稳定的室性心动过速,可以初始选择在 25~50J 能量。如果有一些迫切需要终止快速性心律失常,临床医生可以选择更高的初始能量。对于终止室颤,最常使用双相波 100~200J 或单相波 200~360J,尽管当室颤发生后很快给予较低的能量(<50J)可终止室颤,例如在电生理实验室使用的粘贴式电极板。

在电复律时,可以使用短效巴比妥酸盐如美索比妥,镇静剂如丙泊酚或地西泮或咪达唑仑。同时,需要一位熟练气道管理的医师在场;需要事先开通静脉途径;脉搏血氧仪,心电图和血压应实时监测,以便急救复苏的所有设备能立即启用。电复律前,可通过鼻导管或面罩给予 100%浓度氧气 5~15 分钟并且持续整个过程,必要时可予以手动通气,以避免患者在深度镇静时缺氧。即便是紧急心脏复律,充分镇静也是必不可少的。

在约 5%的心房颤动患者,电复律不能将其转复为窦性心律,尽管使用了伊布利特预处理和双相波复律。有两种情况需要鉴别,第一是无法转复为窦性心律,第二是转复为窦性心律但是立刻复发;后者不能通过提高电复律能量解决,因为心房颤动已经被该能量终止。给予抗心律失常药物预处理可能有助于电复律后窦性心律的维持。而对于电复律无法转复的心房颤动患者,通常是非常肥胖或有严重的阻塞性肺部疾病。对于这些患者,可以尝试体内电复律。通过标准的经皮路径,电复律导管可以置于右心房和冠状窦,使能量通过大部分的心房组织。采用这种方法,2~15J 的体内电复律可以转复 90%以上的患者。经食管电复律也有报道。极少数情况下可使用两个除颤仪同时放电,可终止顽固的室颤。

适应证

一般来说,任何非窦性的心动过速,如果产生低血压、充血性心脏衰竭、精神状态改变、心绞痛和对药物治疗反应不佳,应予以电复律终止。心房颤动患者和预激综合征伴非常快速的心室率,电复律是最佳选择。在几乎所有情况下,患者血流动力学状态在复律后可得到改善。少数情况下,病人在电复律后可能出现低血压、心输出量减少或充血性心脏衰竭。这些情况可能由电复律相关并发症引起,例如栓塞事件、麻醉药物或电击本身、缺氧、左心房心肌顿抑或电复律后心律失常。

最适合电复律的心房颤动患者包括:①有症状的心房颤动,持

续小于12个月;②去除可逆病因后心房颤动持续(例如甲状腺毒症经治疗后);③快速心室率难以减慢;④ 具有与心输出量减少有关的症状(例如疲劳,头晕,呼吸困难),这些可归因于心房收缩减弱从而影响心室充盈。有长期华法林治疗适应证的患者,期待通过电复律恢复窦性心律从而避免抗凝治疗,从而防止卒中是不可取的,因为这些患者是血栓栓塞事件的高危患者。几个大型临床试验已经表明,维持窦性心律与心室率控制联合抗凝相比并没有生存优势;因此不是所有新发现心房颤动的患者都需要选择心律控制。需要根据情况制定个体化的方案(见第38章)。

不适合电复律的患者,包括:①洋地黄中毒;②没有症状,心室率控制良好;③窦房结功能障碍和各种不稳定室上性心动过速或缓慢性心律失常、慢快综合征,在这些患者中心房颤动的发生和维持本质上归因于病态窦房结综合征;④转复为窦性心律无明显的症状改善;⑤左心房扩大和长期持续的心房颤动;⑥心房颤动可自发转复到窦性心律;⑦心房的电机械分离;⑧心房颤动合并高度心脏传导阻滞;⑨计划在短期内行心脏外科手术;⑩不能耐受抗心律失常药物。在下列患者中心房颤动更容易复发:合并有慢性阻塞性肺疾病、充血性心脏衰竭的患者、二尖瓣疾病(特别是二尖瓣反流)、心房颤动发作超过1年和左心房扩大(心超测量直径>4.5cm)。

在心房扑动的患者,通过β或钙通道阻断剂降低心室率或通过抗心律失常药物转复窦性心律可能较困难。因此,对于心房扑动而言,电复律是经常选择的初始治疗。对于其他类型的SVT,当下列情况时可以使用电复律转复窦性心律:①迷走神经刺激或静脉使用腺苷或维拉帕米没有终止心动过速;②血流动力学失代偿,需要迅速转复为窦性心律的。同样,在室性心动过速患者,血流动力学和心律失常的电生理后果决定是否需要电复律及直流电复律的紧迫性(见第42章)。

如果第一次电复律失败,可尝试使用更高的能量。如果在电复律后出现一过性的室性心律失常,可在下一次电复律前给予利多卡因推注。如果窦性心律仅仅短暂恢复然后再次出现心动过速,可以尝试反复的电复律,这依赖于心动过速的类型及后果。在下一次电复律前可静脉内给予抗心律失常药物(例如对电复律抵抗的心房颤动给予伊布利特)。复律后,对患者的监测依赖于意识恢复的时间及麻醉方法,至少直到意识完全恢复,并最好持续1小时以上。如果使用了伊布利特,需心电监测8小时以上,因为尖端扭转型室性心动过速可能在最初的数小时发生。

结果

95%的患者可被电复律转复为窦性心律。然而,对于长程持续性心房颤动患者,电复律后12个月内,仅有1/3到1/2的患者维持窦性心律。因此,对于快速性心律失常而言,窦性心律的维持比转复为窦性心律更艰巨。窦性心律的维持取决于心律失常的类型、潜在的心脏疾病以及抗心律失常药物治疗的反应。心房颤动终止并维持窦性心律后心房通常可缩小,且心房功能会改善。

并发症

电复律诱发的心律失常一般由非同步引起,电击发生在ST段或T波上(见图36.1)。有时,完全同步的电复律也可能诱发室颤。电复律后的心律失常通常是短暂的,不需要治疗。心脏停搏是罕见而短暂的,通常仅仅持续数秒钟后即有窦性心律或者交界性心律出现;而且一般的除颤器也有经皮起搏的功能。经心房颤动转复为窦性心律时栓塞发生风险为1%~3%。在电复律前,华法林[国际标准化比值(INR),2.0~3.0)]或新型口服抗凝药如达比加群、利伐沙班或阿哌沙班等抗凝治疗应当在无禁忌的且心房颤动持续超过2~3天或者不确定持续时间的心房颤动患者中使用至少3周。需要注意的是,3周的华法林治疗时间并不等同于3周抗凝治疗,因为华法林剂量可能无法达到有效的INR。新型口服抗凝药的3周治疗时间则可等于3周抗凝治疗。电复律后抗凝至少4周,因为心房机械功能的恢复落后于心电功能的恢复,即使心电图为窦性心律,电转复后运动受限的心房仍然可以促进血栓形成。在电转复前通过食管超声心动图排除左心房血栓并不能排除心房颤动复律后数天或数周内出现栓塞。心房血栓可存在于非心房颤动的房性心律失常患者,如先天性心脏疾病心房扑动和房性心动过速。电复律前和电复律后的抗凝治疗同样适用于这些患者。虽然电复律在动物实验可造成心肌损伤,但在临床实践中,复律后心肌酶升高是不常见的。ST段抬高,有时剧烈,可以立即发生。可以持续1~2分钟,虽然心肌酶和心肌显像可以不显著。ST段抬高持续2分钟以上通常表明心肌损害与电复律无关。在室性心动过速的转复后可出现血清K^+和Mg^{2+}的水平降低。

有时,胸部捶击也可以转复室性心动过速。其终止的机制可能与一个机械诱导室性期前收缩,中断心动过速的折返环(见第53章)。捶击是无法精确定时的,只有当正好处于心动周期的不应期外才可能有效。捶击如果落在T波的易损期则可能诱发室扑或室颤。由于胸部捶击将稳定的室性心动过速转为室颤的概率要大于终止室性心动过速转为窦性心律的概率,不主张尝试该方法复律,除非是在不具备除颤器的情况下才可尝试。

植入式心电装置治疗心律失常

植入式心电装置可监测心律、提供竞争性起搏刺激和低能量或高能量的电复律、电除颤等功能,可在特定的患者中选择(见第41章)。

消融治疗心律失常

导管消融的目的是通常放置消融电极到心律失常产生与维持相关的心肌组织部位,采用电能或冷冻能量破坏心肌组织。对于具有明显的局灶性起源的心动过速(例如自律性的、触发的和微折返机制),局灶本身(<5mm的直径)为消融目标。

对大折返房性心动过速和室性心动过速而言,不具有兴奋性的瘢痕组织通常分离存活心肌,波阵面围绕这些瘢痕传播,从而有利于折返环的形成。消融的目标是在不具有兴奋性的区域(如瘢痕、瓣环)之间的窄的心肌组织(图36.2)。最早的一批消融是采用的直流电进行治疗。但这种能量来源已经改进为射频,其从外部产生,并可控制热量的产生。

激光和微波能源已被使用,但不常见;冷冻导管消融已被批准用于患者治疗。当电生理检查确定了消融靶点,消融导管的尖端可靠近靶点组织。当导管稳定和确保记录开始后,射频能量在导管尖端和无关电极之间传输,无关电极通常是贴靠在患者的大腿皮肤上的一个电极板。因为在电磁光谱的射频部分能量在心脏组织传导不良,因此射频能量可在靠近导管尖端部分产生热量(即在这些细胞转导的电能转化为热能)。当组织温度超过50℃时,不可逆的细胞损伤和组织坏死便可发生(图36.3A)。射频消融引起组织的加热,在初始时可引起具有固有自律性的组织(例如希氏束,自发的心动过速病灶)节律增加,而折返性的心律失

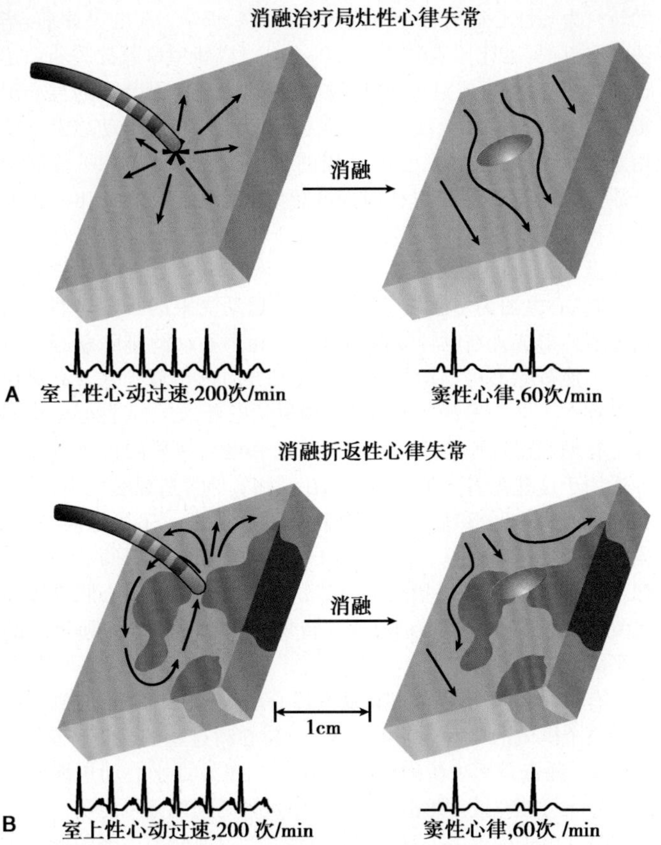

图 36.2 导管消融策略。A,局灶性心动过速。左,室上性心动过速是由心房局灶引起的,冲动向各个方向传导。右,局灶消融转复为窦性心律,并且对正常心肌的激动干扰很小。B,大折返室上性心动过速,与心房损伤的瘢痕形成有关。左,心动过速期间,波前围绕瘢痕折返,并通过这个瘢痕和另一个瘢痕区域之间的峡部。右,在这个关键部位消融阻止了进一步折返

常则减慢或终止。在大多数情况下,射频能量输送是无痛的,尽管对于一些患者来说,心房或右心室组织的消融可能会产生不适。

冷循环射频消融

在某些情况下,消融导管可以放置到正确的位置但传统的射频能量输出可能无法消除心动过速。在这种情况下,导管消融达到的心肌组织损伤的深度和宽度是不充分的。使用标准的射频能量时,需调节射频能量的传输以维持预先设定的导管末端的温度(通常为55℃~70℃)。高于90℃的导管头端温度可导致血液成分在导管头端的凝固,从而阻止能量的进一步释放,甚至还可能会导致其脱离和栓塞。通过采用尖端电极的内循环冷却系统或者通过小孔进行连续液体灌注,能够防止导管头端的过度加热,并传递更高功率,从而产生较大的损伤(图 36.3B),并且潜在地提高功效[26]。头端冷却的消融导管已被用于传统导管(4mm)消融失败的情况,并且可作为与结构性心脏疾病相关的心房扑动和颤动、室性心动过速的首次消融。其原因在于已经患病的心肌组织中附加的损伤并不会对人体有害,而且可能达到预期需要的效果。

导管冷冻消融通过冷冻细胞结构从而造成组织损伤。一氧化二氮被输送到导管头端,在内部沸腾并冷却尖端电极,此后,气体被循环回输。导管尖端温度可调节,可低至-80℃。冷却至0℃可引起可逆的功能丧失,从而被用作诊断试验(即导管与细胞接触时终止心动过速,或在靠近房室结时判断其对正常传导的影响)。诊断试验后,导管末端可以进一步冷却,以产生永久性组织损伤,治愈心律失常。冷冻消融已被用于肺静脉隔离治疗阵发性心房颤动。将未充盈的冷冻球囊置于肺静脉前庭,然后用-80℃一氧化二氮充盈球囊。冷冻球囊隔离肺静脉,每次3~4分钟,通常1~2次就能实现肺静脉隔离[27]。实时监测可以同时监测传导功能。与射频消融相比,冷冻消融对心内膜损伤较少,因此消融后血栓栓塞风险和食管损伤更小。然而,冷冻消融在隔离右肺静脉时可导致膈神经损伤,因此必须注意膈神经位置。术后有可能心律失常复发。

旁道的射频消融

房室旁道的位置

由于射频消融安全性、有效性和经济效益较好,其已经成为治疗房室旁路的首选,可用于治疗大多数成人和儿童房室折返性心动过速,或心房扑动或心房颤动伴房室旁路前传导致快速心室率(见第 37 章)。当射频能量传递到一个未发育成熟的心脏,病灶大小可以随心脏发育而增加,然而,没有证据表明这会导致以后出现问题。

首先需进行电生理检查以确定房室旁路在心动过速折返环中,或者在心房颤动时房室旁路能前传造成心室率过快,以及确定房室旁路的位置(最佳的消融靶点)。房室旁路的位置可以在右侧或左侧游离壁或间

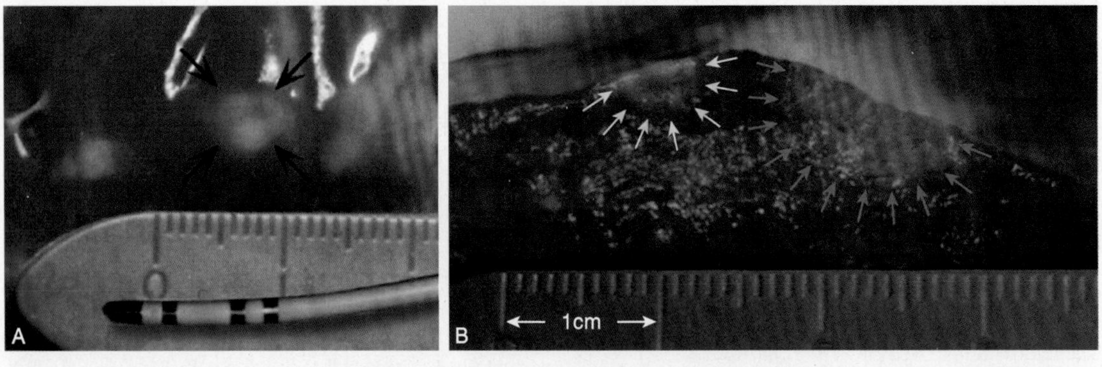

图 36.3 人类心肌组织上的射频消融病灶(心脏移植的受体心脏)。A,在箭头处施加 30s 射频能量消融。消融灶直径 5mm,边界清晰。病灶的中央凹陷是组织局部干燥的表现。B,标准电极(15W,30s)造成的病灶(黄色箭头),盐水灌注导管(50W,30s)造成的病灶(蓝色箭头)。盐水灌注导管造成的损伤是普通导管的 2 倍直径和 12 倍体积

隔(见图 36.4)。间隔旁道可被进一步划分为前间隔、中间隔和后间隔旁路。后间隔旁路位于中央纤维体后的三角区,其被左室后上部和两个心房的中下部包围,且位于真房间隔后。前间隔旁路在希氏束附近,房室旁路电位和希氏束电位可在导管上同时被记录到。中间隔旁路靠近房室结,通常可以通过右侧途径消融,极少数情况需要采取左侧入路。右后间隔旁旁道沿冠状窦口附近的三尖瓣环插入,而左后间隔旁旁道则需进一步进入冠状窦,甚至可以位于围绕冠状窦近端的心外膜、心中静脉或冠状静脉窦憩室内,或心内膜沿二尖瓣环的心室面。

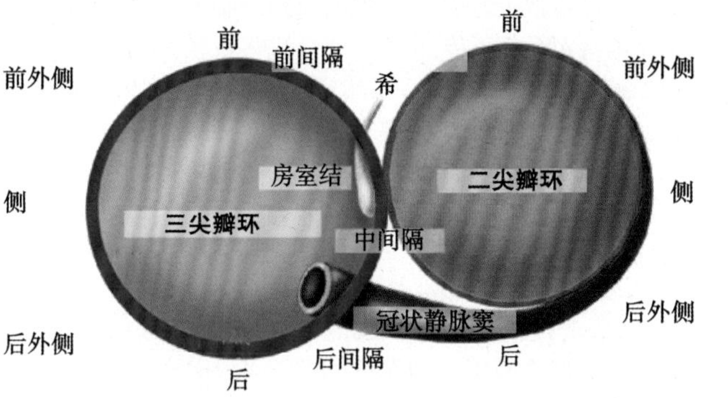

图 36.4 房室旁路的解剖位置。三尖瓣和二尖瓣瓣环的左前斜视图。图片显示出冠状静脉窦、房室结和希氏束位置。连接心房和心室的房室旁路可在任何位置出现

所有位置和所有年龄患者的房室旁道都可以成功地消融。多旁路存在于约 5%的患者。有时心外膜旁路更容易经冠状窦途径消融。很罕见的情况下,房室旁道可连接心耳和毗邻的心室外膜,其位置与房室沟间隔 2cm 以上。

消融部位。最佳的消融部位可通过直接记录房室旁道电位进行定位(图 36.5),虽然与房室旁道电位相似的电位也可在其他的部位记录到。心室插入位点可以通过与预激波相对应的心室电位的最早激动点来确定。其他有用的指征包括未经过滤的单极电图上 QS 波和预激时的旁路电位。与预激波相同步的心室电位可以作为左侧旁路的消融靶点,而右侧旁道的最早激动点可能早于心电图上的预激波。房室旁道的心房插入点可以通过定位最早的逆传心房激动点来确定。导管压迫时旁路传导的抑制和阈下刺激可用于确定最佳靶点。意外导管压迫导致的损伤应避免,因为它可能长时间掩盖目标靶点。右游离壁和前间隔旁路特别容易受到导管损伤。

左侧旁道通常斜行跨过二尖瓣环。因此,心房逆传激动的最早部位和心室顺传激动的最早部位并不是直接在房室沟两侧对应(如心室插入点靠近冠状静脉窦口)。因此,对心房最早激动点的确定通常在顺向性房室折返性心动过速或相对快速的心室起搏下来确定,这样通过房室结的逆向传导不会混淆最早的心房激动点。

成功消融部位应表现出解剖/透视下的稳定性和一致的电生理特性。在窦性节律下,成功消融部位局部心室激动在心电图预激波前 10~35 毫秒;在顺向性房室折返性心动过速时,心室激动的最早点和局部心房激动点之间的间隔通常为 70~90 毫秒(见图 36.5)。当使用温控消融导管进行消融时,在导管尖端温度稳定的上升是导管的稳定性和电极与组织之间的充分接触的一个有效指标。在这种情况下,导管头端温度通常超过 50℃。逆行主动脉途径和穿房间隔途径对消融二尖瓣环旁道的成功率相当。在消融手术后数周,不推荐常规进行电生理检查,但电生理检查可用于消融后仍有预激波和心动过速的患者。经导管冷冻消融可以用于间隔旁路的患者(靠近房室结或希氏束)。采用这种系统的,导管末端和相邻的组织可被可逆地冷却,从而测试潜在的消融靶点。如果在正常房室传导保留但经旁路传导中断,可进一步在该靶点进行冷冻消融。但是,如果正常房室传导恶化,则需要迅速移走导管,以避免产生永久性的损伤。

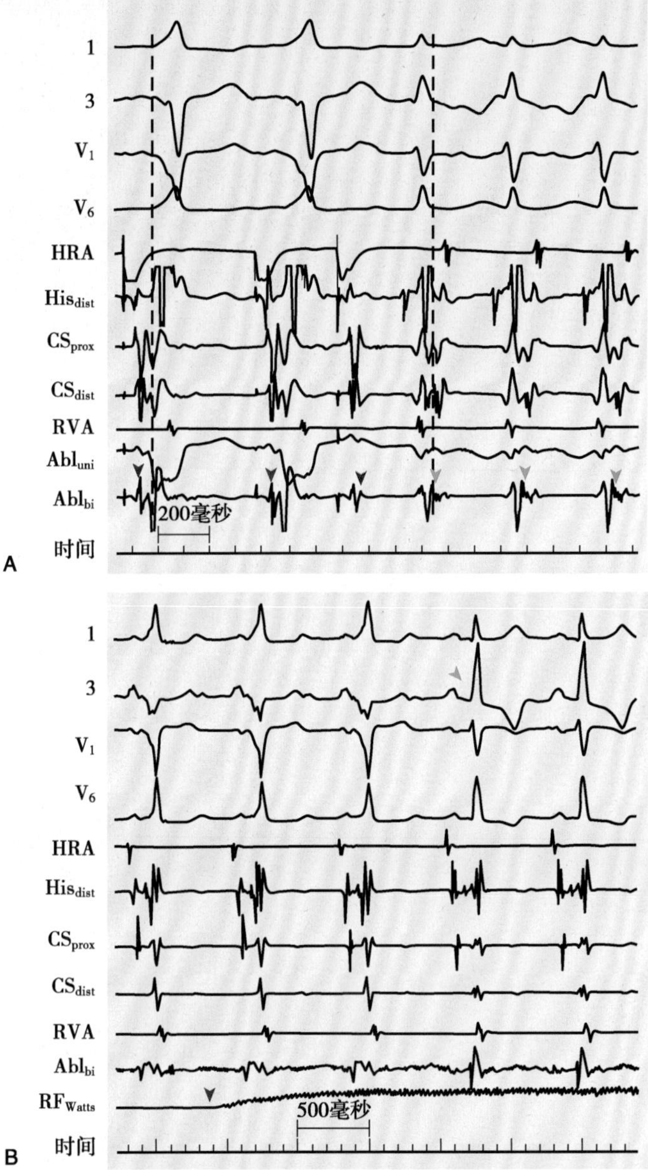

图 36.5 WPW 综合征。图中显示体表心电图 1、3、V_1 和 V_6 导联,以及高右心房(HRA)、远端希氏束(His_{dist})、近端(CS_{prox})和远端(CS_{dist})冠状静脉窦、右心室心尖部(RVA)、单极(Abl_{uni})和双极(Abl_{bi})消融导管的电极。射频功率(RF_{Watts})也被显示出。A,2 次心房起搏通过房室旁路传导(蓝色箭头 Abl_{bi},房室旁路部位),并在心电图上产生 δ 波。心房期前收缩(中央)遇到旁路不应期(红色箭头),从而通过房室结和希氏束传导,并产生了一个窄 QRS 波,并诱发房室折返性心动过速。窄 QRS 波后产生心房波,其中最早部分在消融靶点处被记录到(绿色箭头)。B,该旁路通过从导管末端输送的射频能量消融。该蓝色箭头表示开始放电消融;2 个 QRS 波群后,预激波立刻消失(绿色箭头 3),因为旁道的前传消失

房束旁道可连接近端的、房室结状部位(其有传导延迟和递减传导性能)和远端位于右心室游离壁的心内膜面一长束结构(其具有类似右束支的电生理特性)。右房束旁道的远端可以插入到右心室游离壁的顶端区域,靠近右束支远端,或与后者融合。右房束旁道途径可能代表了房室传导系统的重复性,并且可以通过记录远端快速传导部位的电位而定位,其穿过三尖瓣环(类似于希氏束)并延伸到右心室顶端区域。在瓣

环上的消融靶点通常是成功的。这些旁道对导管损伤非常敏感，操作者必须非常谨慎，以避免产生损伤。

适应证

对于具有临床症状的、有房室折返性心动过速发作的，药物治疗效果不佳或不耐受药物或不希望长期服用药物的患者，导管消融旁道是有指征的。同时，对心房颤动伴预激或者其他房性心律失常通过房室旁道下传引起快速心室率的、药物抵抗、不耐受或者不愿意长期服药的患者，导管消融也是有指征的。旁道消融的其他潜在适应证包括：①在电生理检查中发现患者有旁道依赖的心动过速或心房颤动伴快速心室率；②无症状心室预激患者，从事特殊职业、重要活动、精神健康和公共安全的，如果发作心动过速可能影响上述活动的；③经房室旁道途径可控制心室率的心房颤动患者；④有症状的预激和心源性猝死家族史。对无症状的房室旁道患者是否需要进行消融目前仍存在争论。然而，消融在大多数中心具有很高的成功率和很低的并发症发生率，因此如果患者需要治疗则首选导管消融。

结果

目前，有经验的术者对旁道消融的成功率大于 95%（右游离壁旁道稍低，可能由于导管在该位置的稳定贴靠问题），在一次即时成功的消融术后仅有 2% 的患者复发。旁道消融的并发症发生率为 1%～2%，包括出血、血管损伤、心肌穿孔与心包压塞、瓣膜损伤、卒中和心肌梗死。间隔旁道消融中，发生心脏传导阻滞的概率约 3%。手术相关的死亡是非常罕见的。

房室结折返性心动过速的射频改良

房室结内折返是室上性心动过速发作的常见原因（见第 34 和 37 章）。虽然对心动过速折返环的确切性质存在争论，大量的证据表明，在房室结区域有两条路径进行传导，一条传导快但不应期长，另一条不应期短但传导速度慢。房性期前收缩遇到快径的不应期，从而经过慢径下传，再逆行重新进入快径，继而引发房室结折返性心动过速（图 36.6）。虽然这是房室结折返的最常见形式，一些患者有相反的折返传导顺序（顺向快径，逆向慢径），以及慢慢型。另外还有一些更罕见的类型。两种或多种类型的房室结径路可在同一个患者中存在（图 36.7）。

快径消融。消融可以消除快径或者慢径的传导。目前，很少进行快径消融，因为与慢径消融相比，快径消融会导致 PR 延长，且具有较高的复发概率（10% 至 15%），以及较高的完全性房室传导阻滞发生率（2% 至 5%）。只有在罕见的情况下，在静息状态下患者有极度延长的 PR 间期，但没有证据显示存在前传的快径，此时可选择快径消融。在这些患者中，消融前传慢径可导致完全性房室传导阻滞，而消融逆向传导的快径

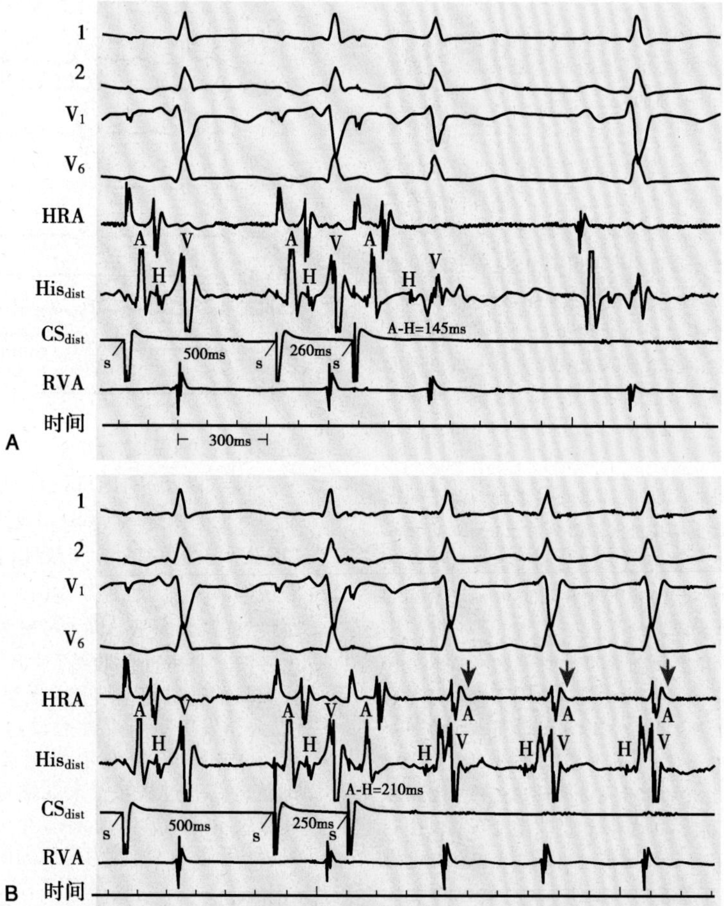

图 36.6 房室结折返。A，两个从冠状窦（CS）发放的心房刺激和一个联律间期 260ms 的期前刺激，导致出现 145ms 的 AH 间期。B，在相同周长的心房刺激下给予一个更短（10ms）的联律间期期前刺激（250ms）。这导致出现 AH 间期跳跃延长至 210 毫秒，随后 AVNRT 发作。激动落入快径的不应期从而通过慢径下传，然后经快径逆传后再通过慢径下传，如此往复。红色箭头表示和 QRS 波重叠的心房电图

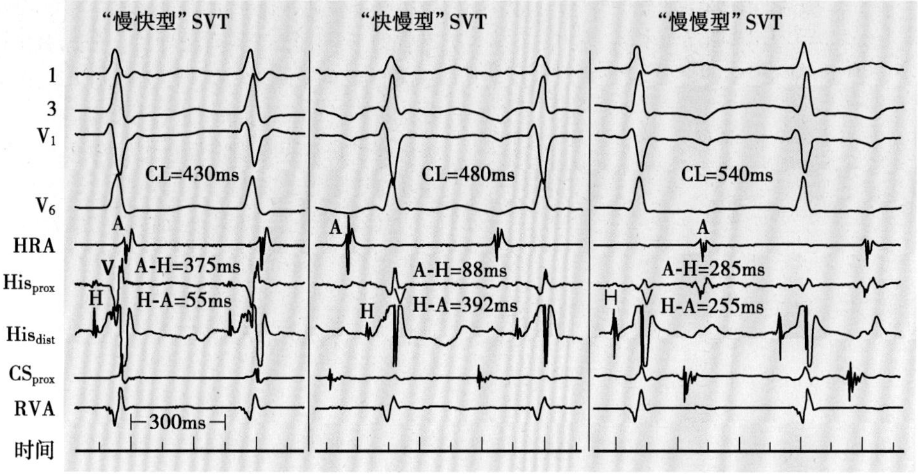

图 36.7 同一患者 AVNRT 的 3 种类型。左,最常见的 AVNRT 类型(慢径前传,快径逆传)。心房激动与心室激动同时发生。中间,"非典型" AVNRT,通过快径前传和慢径逆传。右,"慢慢型"一种罕见的 AVNRT 类型,由前向传导的慢径和逆向传导的第二条慢径组成。在后两个类型中,心房激活顺序相似(冠状窦领先右心房),与慢快型 AV 结折返(冠状窦和右心房几乎同时激动)不同。同时还要注意 P-QRS 关系不同,从同时激活(左,短 RP 间期)至 P 在 QRS 之前(中间,长 RP 间期)和 P 在心动周期中间(右)。见图中标记。CL,心动过速周长

则可消除 SVT 而不会影响房室传导。

消融慢径。慢径可沿三尖瓣环后间隔至接近冠状静脉窦口的区域进行标测。通常记录的房室电位比小于 0.5 或为多成分的心房电位,或记录到可能的慢径电位。采取解剖定位时,可进行透视定位消融靶点。在很多病例中,一次放电即可达到慢径改良。在另一些病例中,需要多次放电。通常选择靠后接近冠状窦口附近的位置,逐步沿着三尖瓣环向前推进。消融过程中出现加速的交界性心律则预示着成功的消融(图 36.8)。通过解剖判断和通过电图判断成功率是相当的。最通常的情况是同时通过解剖和电图判断靶点,这样可达到 95%以上的成功率和不到 1%的完全性房室传导阻滞并发症。冷冻消融已被用于治疗房室结折返性心动过速,甚至被认为优于射频消融,因为有更少的房室传导阻滞发生率。但冷冻消融在即刻成功消融后的复发率更高。

慢径改良后,患者通常不会再有房室结折返性心动过速的复发。40%左右的患者在成功消融持续性 AVNRT 后可有慢径功能残留的证据。一般表现为进行心房额外刺激时出现持续性的房室结双径路电生理和单向房室结的心房回波。慢径消融最可靠的终点是持续 AVNRT 终止,且无论有无异丙肾上腺素刺激都无法诱发。

AVNRT 慢径消融后约 5%患者可能复发;再次消融成功率非常高。在一些患者慢径改良后,快径 ERP 下降,可能是因为两种径路之间的相互电作用。消融后有可能形成不典型折返,类似于去副交感神经支配后出现,

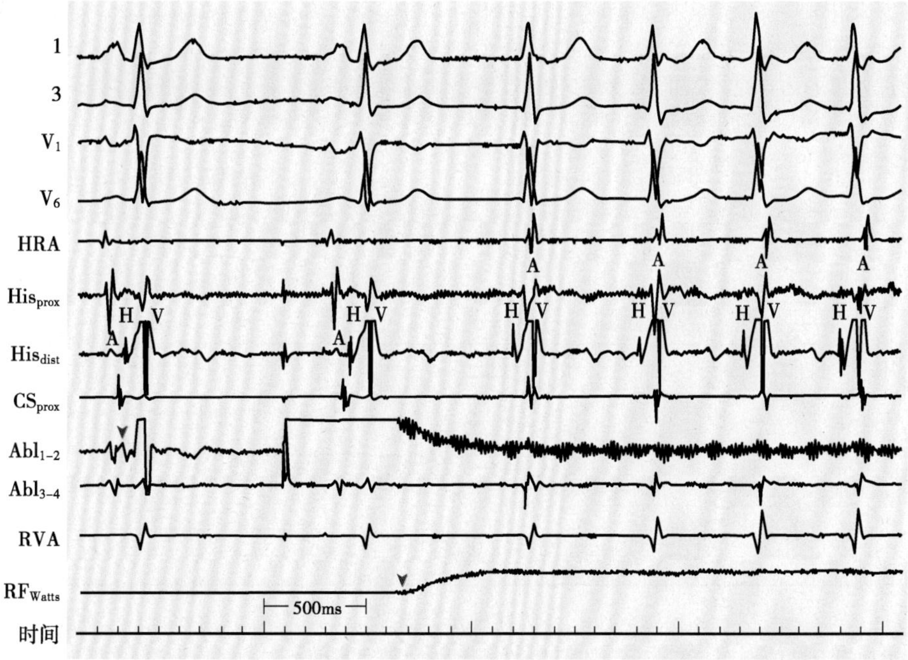

图 36.8 房室结慢径改良治疗 AVNRT。消融导管记录(箭头 在 $Abl_{1\text{-}2}$)到心房和心室心电图的偏移;代表 AV 结慢径电位(但它不是 His 束电位,该电位由单独标测电极在距离 15mm 处记录到)。消融开始后(箭头 在 RF) 加速型交界性心律开始出现并逐渐加快。逆向传导在交界性心律时出现。$ABL_{3\text{-}4}$ 是消融导管近端记录电极,本图为在先前图片上做标记

也可导致不适当的窦性心动过速。这通常在消融后3个月内消失。

目前，慢径消融方法是典型AVNRT消融的首选方法。慢径消融也是非典型AVNRT的治疗安全和有效的手段。在接受慢径消融的AVNRT患者，消融期间交界性异位心律是成功消融的一个敏感而非特异性的指标；与无效的靶位点相比，它易在有效靶点发生较长的短阵。室房传导在交界异位节律区可发生，心室传导异常或阻滞可进一步引起前向房室阻滞。交界性异位节律由房室结受热引起，在冷冻消融时不会发生。

适应证

对于复发的、具有临床症状、持续的AVNRT患者，如果患者对药物效果不佳，无法耐受药物或不希望长期接受药物治疗，均应该考虑导管消融治疗。对于电生理检查或消融其他心动过速时发现持续性AVNRT患者也可以考虑消融治疗，以及EPS发现房室结双径路生理现象及心房回波但未诱发出AVNRT的临床上怀疑AVNRT的患者。

结果

大多数中心目前采用慢径消融，目前围手术期成功率是98%，复发率小于5%。需要永久心脏起搏的传导阻滞的发生率低于1%，远期发展为心脏传导阻滞非常少见。

交界性心动过速

交界性心动过速，通常被称为异位交界性心动过速（虽然位置交界，根据定义它是异位）是SVT的罕见形式，其中ECG类似于在AVNRT但不同在于：①其机制为自发机制，而不是折返；②心房显然不参与心动过速。这种疾病最常在年轻健康个体观察到，女性往往比男性多见，通常是儿茶酚胺依赖。消融必须靠近希氏束进行，其发生需要起搏器植入的心脏传导阻滞的风险超过5%。

窦房结相关心律失常的射频消融治疗

不适当窦性心动过速，是一种在运动和休息时窦性心律过快的临床综合征，患者常主诉与不适当的窦性心律过快相关的心悸症状。他们可能对beta受体阻滞剂治疗效果不理想，或有副作用的发生，依法布雷定是I_f通道阻断剂，被用于治疗心衰，也被成功应用于不适当窦性心动过速患者的治疗[28]。当窦房结区域因为药物治疗无效而需消融时，可在解剖学和电生理学上进行识别，消融损伤部位通常位于上腔静脉和界嵴心房最早激动处。心腔内超声有助于定位解剖和消融导管。异丙肾上腺素可能"迫使"冲动形成的部位以最快速度传导至细胞。必须小心地在消融大头远端部位进行消融；在界嵴下进行初始消融不改变心房速率，但可能会损坏在窦房结完全损伤后自主起搏的下一级起搏区。

适应证

持续性不适当窦性心动过速的患者只有在药物治疗完全无效的情况下才考虑消融治疗，由于消融的效果往往不尽人意，无论何时在窦房结区域进行消融，患者都应该接受起搏器植入可能性的评估。手术也有可能导致膈神经受损以及上腔静脉窦狭窄。

结果

虽然不适当窦性心动过速手术治疗技术层面结果良好，但患者由于快速窦性心律复发（或接近消融前心率）或者由于非心律失常的原因，心悸症状常持续存在。在一些患者心房性心动过速率降低后，会出现不适当快速交界性心律（80~90次/min）；这提示在这些患者具有起搏功能的细胞对儿茶酚胺的敏感性增高。一些患者需进行多次消融，约20%最终接受心脏起搏器植入术。尽管患者心率恢复正常，并非所有患者心悸症状都缓解。

房性心动过速的射频消融

房性心动过速是一组异质性的疾病，其发作的原因包括，快速局灶活动以及折返机制，前者可发生在任何人，无论有无心房的结构性异常。而折返性房性心动过速，基本上都发生在具有结构性心房损伤的患者，其临床表现多样，可无症状，或偶发的慢频率房性心动过速，甚至到晕厥（快速房性心动过速及心脏功能顿抑）或者心衰（数周或数月的无休止房性心动过速）。所有形式的房性心动过速都可以采取导管射频消融治疗（见第37章）。

局灶性房性心动过速。在局灶性AT（自律性、触发灶或微折返），激动标测通过记录最早的激动部位，可用于检测房性心动过速的起源。心动过速可表现多变，也可在电生理检查时诱发不出，尽管在电生理检查前，患者会主诉日常反复发作而有心悸。大约10%的患者，可能具有多个房性心动过速起源病灶，且通常聚集在左房肺静脉、左心耳口部和右

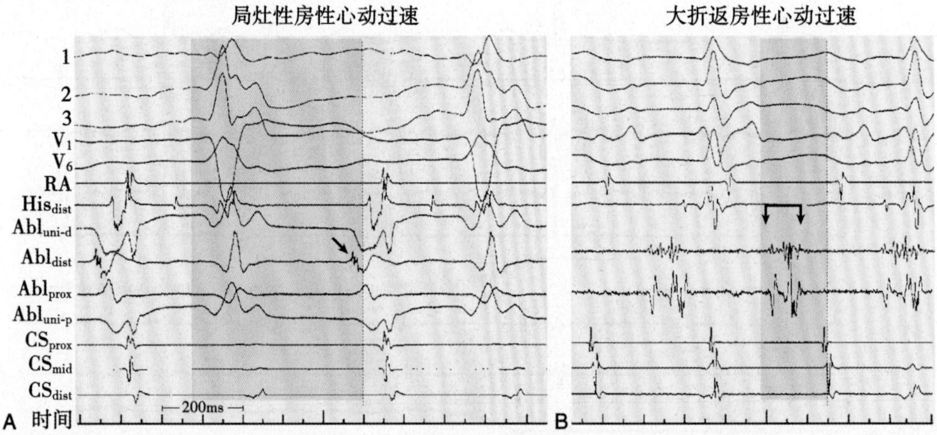

图36.9 房性心动过速。在两个图表上从一个P波结束到下一个P波开始（心房舒张）的间隔标记为灰色。虚线表示心动过速时P波的发生。A，起源于右心房的局灶性AT。可见两个心动过速波形；多极电极记录的P波开始之前大约40ms的部位为最早的激动部位（ABL_{dist}，在该消融终止心动过速）。单极记录（ABL_{uni-d}）具有较深的负向波（表示传导远离电极）。记录的激活序列与窦性心律时不同。窦性心律时，记录右心房激动（RA）是在P波发生时开始。B，早年的房间隔缺损修补术患者发生大折返AT。消融导管位于右心房后部，几乎整个心房舒张期记录到碎裂信号（箭头之间）。在此处消融终止心动过速

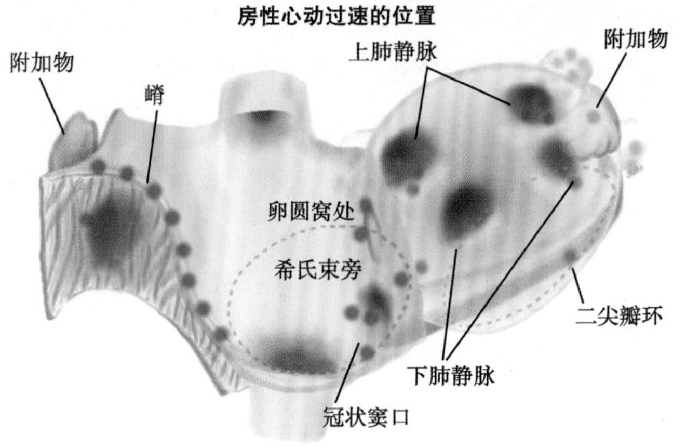

图 36.10 局灶性房性心动过速起源的位置。从右心房游离壁前面观察以显示右心房内部。结构如图所示;右心房病灶用蓝色阴影标记,左心房病灶用红色阴影标记

心房界嵴(见图 36.9A、图 36.10 和图 36.11;也见图 35.15)。这些部位的激动,通常发生在体表心电图 P 波前 15 至 40 毫秒。需注意避免膈神经意外损坏(图 36.11);膈神经的位置可以通过在消融时高电流起搏同时观察膈肌收缩来确定。消融应尽可能不在观察到这些现象的部位进行。

折返性房性心动过速。这些 AT 通常发生在具有心脏结构异常的患者,尤其是既往有心房手术切口(先天性心脏疾病修补术后,如房间隔缺损、转置的大血管修复术或三尖瓣闭锁和其他疾病),或心房消融后(如心房颤动)。慢传导区域通常与心房切开术前或消融瘢痕相关,其位置在各患者不同。因此,术前了解外科手术和消融术的报告和精确电生理标测具有重要价值。由于折返在整个完整的电传导环路发生,激动可在整个心动周期记录到。消融策略是识别在心动过速舒张中期,通过起搏拖带能整合进入心动过速的心房激动区域(图 36.11;也见图 36.9B)。这些位点是有价值的消融靶点。因为它们由很少的细胞组成,因而在体表心电图上心脏舒张期是电静止的,也易于被较小的射频能量所消除。尽管可进行局灶消融,但心动过速仍然会发作(通常以较慢的速度)或术后复发。因为这些位点通常位于一个相对窄的区域,如既往瘢痕组织、手术切口或消融线和另一个非电传导屏障(例如其他瘢痕、静脉口、瓣膜环),消融线通常由从瘢痕末端到最近的电屏障作一消融线;从而阻断折返环。这种技术类似于治疗心房扑动(见下文)时使用。因为这些患者通常有广泛的心房疾病,其心房的瘢痕岛屿可以作为额外的 AT 屏障,可能需要专门的标测技术来定位这些区域,并提前将它们与消融损伤连接,以防止将来 AT 发作。

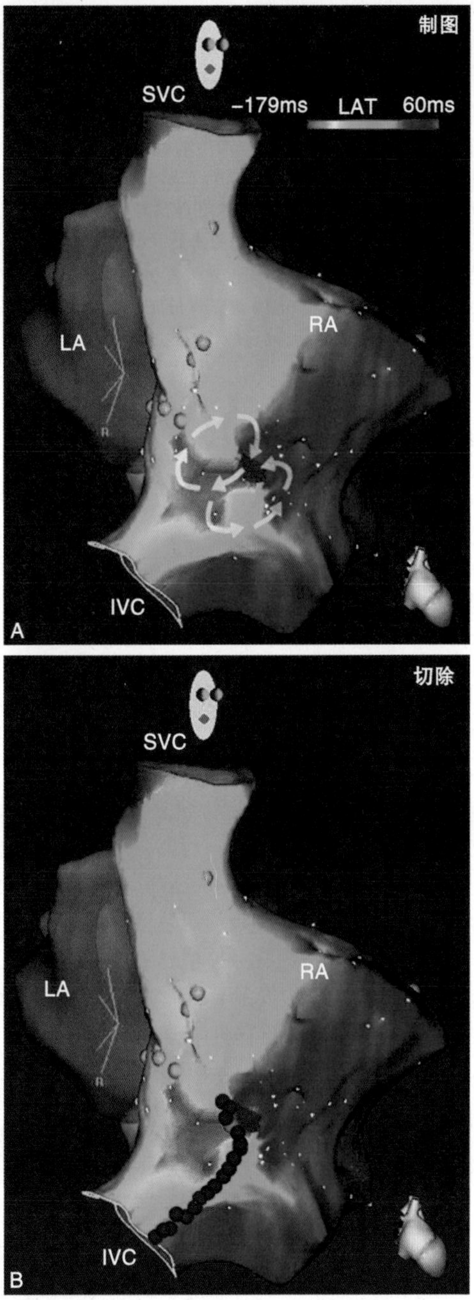

图 36.11 折返性房性心动过速。A,图中显示的是一名既往房间隔缺损从右心房行切口修补术患者的右心房(RA)激动图。箭头显示的是一个围绕可疑的瘢痕和瘢痕之间形成的舒张期共同路径的双环折返。彩色的线条显示的是 AT 时激活的传导(从红通过绿色、蓝色和紫色依次传导)。心动过速周期(240 毫秒)在激动彩图中完全显示出来。B,红点表示消融位点,其连接着瘢痕(横切舒张途径)且将瘢痕连接到下腔静脉(IVC)以排除所有折返所依赖的屏障。LA,左心房;SVC,上腔静脉

适应证

房性心动过速导管消融术适用于具有反复发作的症状性、持续性房性心动过速、对药物治疗效果不佳或不能耐受药物治疗,以及不希望长期药物治疗的 AT 患者。

结果

局灶性 AT 消融成功率为 80%~95%,在很大程度上取决于 EPS 能否诱发 AT。如通过起搏、异丙肾上腺素或者其他方式能诱发 AT 发作,AT 一般都能消融。对于折返性 AT,虽然 EPS 时更容易诱发,但难以完全消除;虽初次成功率较高(90%),但复发率达 20%,且需要药物治疗或再次消融。手术并发症发生率 1%到 2%,包括膈神经损伤、心脏压塞和心脏传导阻滞(见于房室结旁 AT)。

心房扑动的射频消融

心房扑动的心电图特征明显(典型心房扑动,ECG 上Ⅱ、Ⅲ和 aVF 导联负向锯齿波明显,且速率大约 300 次/min),具有其他电生理特征(快速,有规律的大折返 AT,折返环路可在解剖学上定位)。对各种形式的心房扑动折返途径的理解是制定消融策略必需的(见第 37 章)。

折返位于右心房且左心房为被动激活是心房扑动典型的心电图改变的机制,特征为沿右心房间隔激活和右心房游离壁的首尾顺序激活

（图 36.12A）。在任何两个解剖学屏障之间组织作一线性消融以横切折返依赖的径路具有治疗作用。通常，在下腔静脉口和三尖瓣环（即三尖瓣环峡部）作一横断，该处是折返环路相对狭窄之处。消融部位能解剖学或电生理定位。相对少见的是，波阵面传导方向在右心房大环路方向相反（"顺时针"心房扑动沿右心房游离壁向上传导和在间隔部下传，在下壁导联形成直立扑动波；图 36.12A，左图）。这两种三尖瓣环峡部依赖的心律失常可通过消融三尖瓣环峡部而阻断，且与其他有类似心电图表现而依赖右心房或左房其他环路的房性快速性心律失常不同。其他房性心律失常消融较困难，这些病例通常发生在既往有肺部疾病或接受过心脏手术或消融的患者。这些复杂的折返性心律失常一个共同问题是波阵面环绕传导的非激动区的解剖定位，这些病例需要特定的标测工具和技术来成功消融。

在心房颤动患者，抗心律失常药可减缓房内传导，导致心房扑动和颤动不易观察。在一些患者中，心房扑动的消融和持续 AAD 治疗可以防止房性心律失常复发。

心房扑动的初级消融终点是心房扑动终止，且心动过速不能被诱发。根据此标准，高达 30%的患者由于三尖瓣环峡部缺乏完全和持续的传导阻滞而复发心律失常。因此，目前的消融终点是确保消融线双向阻滞，通常采用在峡部相反方向进行起搏来验证（图 36.12B）。采用这些使用标准，复发率已经下降到不足 5%。

适应证

射频导管消融治疗心房扑动的适应证包括反复发作的症状性心房扑动，不能耐受药物治疗、不希望长期药物治疗的患者。许多接受心房颤动消融的患者（第 38 章）同时也接受三尖瓣环峡部消融治疗。

结果

无论折返部位如何，心房扑动的消融总体成功率达 90%以上。尽管具有复杂的右侧或左侧心房扑动患者需要更复杂的标测程序。一般复发率低于 5%，但在具有广泛心房疾病的患者，新的折返径路可能形成传导延迟区域及阻滞区。并发症较罕见，包括意外的心脏传导阻滞和膈神经麻痹。

消融和改良房室传导治疗房性心律失常

一些对消融治疗效果不佳对复杂房性心动过速患者虽然接受药物优化治疗，但仍然具有快速心室率，射频消融术有助于消除或改善房室传导和控制心室率。

为此，可将导管放置于三尖瓣进行定位，以记录与大的心房电位相关的小希氏束电位。随后进行射频消融直至实现完全的房室传导阻滞，后继续消融 30~60 秒（图 36.13）。如果在接触良好的情况下消融 15 秒，AV 传导没有变化，则重置导管再次尝试消融。在有些病例中，右路途径射频消融可能会无法成功实现心脏传导阻滞。对这些患者可尝试从左心室沿后室间隔部位定位导管进行消融，在主动脉瓣下，记录到大的希氏束电位。目前成功率接近 100%，AV 传导复发不到 5%。控制心房颤动时心室率与停用具有负性肌力作用的心室率控制药物可改善左心室功能。消融后需要永久心室或 AV 起搏。随着复杂的房性心律失常的直接消融的不断进步，房室结消融目前不常使用。而在某些情况下，也可改良房室交界区以减慢心室率而无需通过消融慢径区域以达到完全的 AV 传导阻滞（如同 AV 结改良用于 AV 结折返），目前几乎从不使用这种策略。

适应证

AV 传导的消融和改良可在下列情况考虑：①患者具有症状性房性心动过速，且心室率控制不佳，除非可能进行房性快速性心律失常的消融（尤其是已经植入永久性起搏器用于治疗慢快综合征）；②患者不能耐受药物或不愿选择药物治疗，即使心室率可以控制；③患者具有临床症状，为非阵发性交界性心动过速，且药物效果不佳、药物不耐受或不希望接受药物治疗；④不伴旁路的心房扑动或心房颤动且由于快速心室率发生猝死的存活者；⑤具有双腔起搏器，且药物或程序控制不能有效治疗起搏器介导性的心动

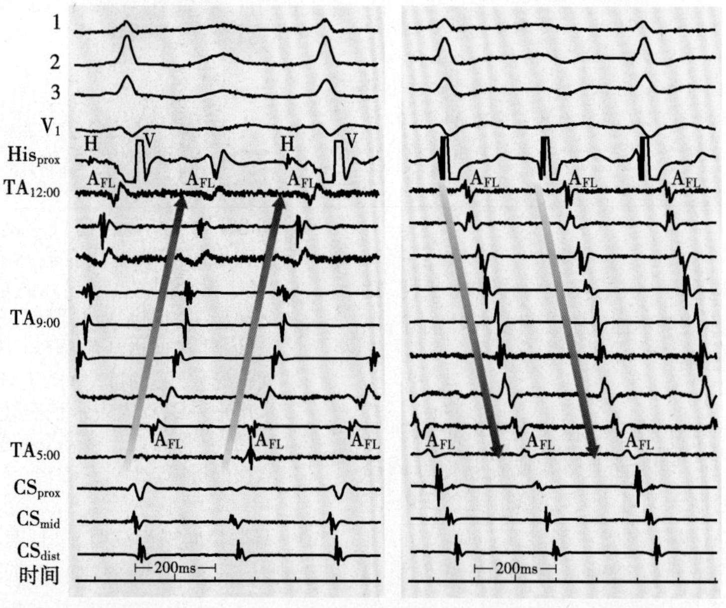

图 36.12 A，同一患者心房扑动的两种类型表现。1 个 10 对电极的 halo 导管位于三尖瓣环的心房侧（TA），记录点从三尖瓣环（12:00）分布至内下方（5:00），如图 B 中的透视影像。左图中，心房激动以顺时针方式（箭头）沿着瓣环前向传导，而在右图，激动传导的方向相反

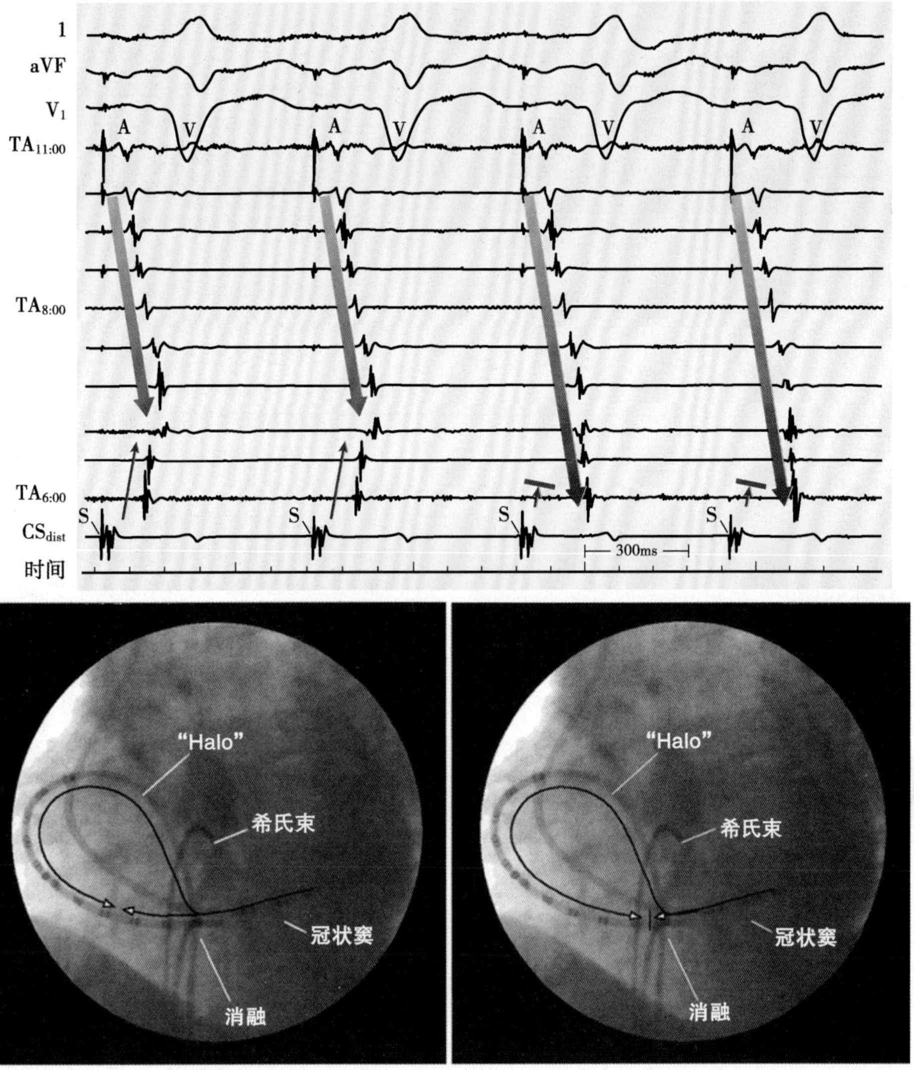

B

图 36. 12(续) B,消融三尖瓣环和下腔静脉口之间心房组织的峡部治疗心房扑动。多极记录导管沿三尖瓣环的圆周(见左前斜透视图像)显示。在起搏冠状静脉窦的条件下进行峡部消融。左边两个心脏搏动,心房激动围绕三尖瓣环两个方向进行传导,如箭头及 halo 导管所记录。而右边两个心脏搏动,消融阻断了右心房底部激动传导,消除了沿着三尖瓣环传导的径路。Halo 导管可围绕瓣环记录激动传导,表明峡部单向阻滞;在另一个方向上阻滞可通过起搏 Halo 电极的一端而观察到类似的峡部传导阻断(右图中希氏束电图因为导管移位而丢失)

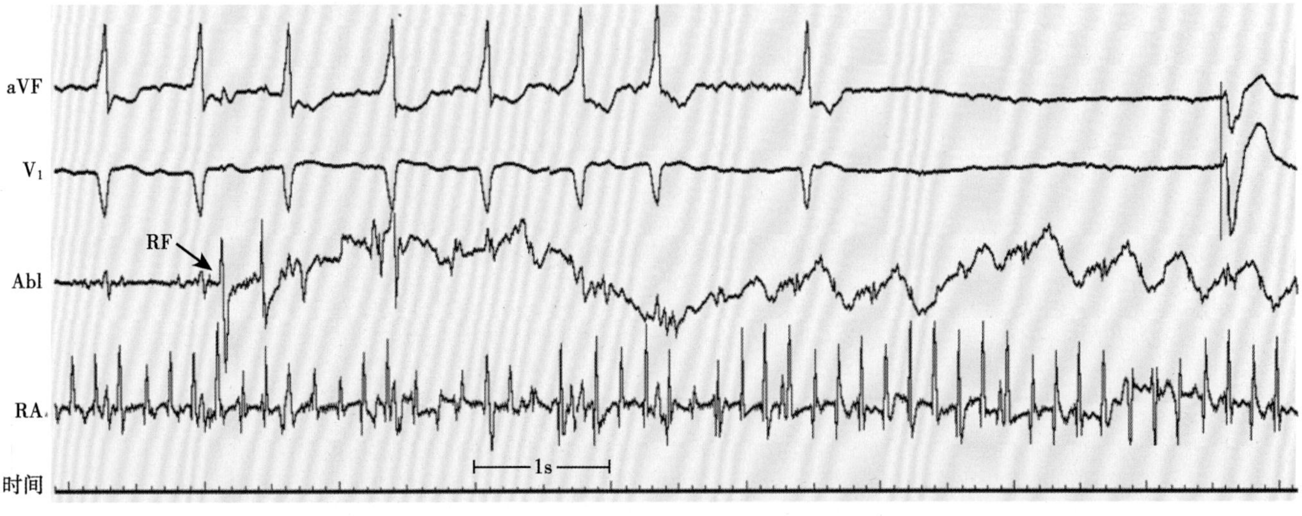

图 36. 13 房室结消融控制心房颤动(AF)心室率。心电图显示快速 AF;应用射频消融(RF)(箭头)数秒内导致完全 AV 传导阻滞,其后是心室起搏波形

过速的患者。最后的3种情况很少遇到。

结果

如前所述，阻断房室传导在几乎所有情况下都能成功实现；复发率小于5%。严重并发症发生率为1%~2%。在早期研究中，约4%患者行AV交界区消融后发生猝死，尽管具有良好的起搏功能，可能由于长时间的快速心室率消融术后出现的相对性心动过缓诱发复极相关室性心律失常。此后，大多数消融后的患者起搏心率设置在80~90次/min在最初的1~3个月，使得这个问题完全消失。这种策略也提高了生活质量指数以及成本效益。

心房颤动射频消融

见第37和38章。

室性心律失常的射频消融治疗

总的来说，由于发生基质和表现的异质性，VT的消融成功率低于AVNRT和AVRT。在理想情况下，VT必须可重复诱导，QRS波形态一致，且VT必须能持续且血流动力学稳定，患者才能耐受室性心动过速足够长时间，以能充分标测以定位最佳的消融靶点。然而这些条件往往无法满足。心电图有多种表现，但VT形态一致的患者也可以接受消融。由于在很多患者，两种或更多形态的VT可共用同一条折返路径。同时，消融的靶点必须相对局限且最好位于心内膜，尽管在很多中心也开展经皮心外膜途径进行心外膜表面标测和消融。非常快速的VT、多形性VT和罕见的和非持续性VT可采用不同的策略来进行导管消融。

位置和消融。VT的射频消融包括以下几种：特发性室性心动过速，患者心脏结构正常，其中包括单发PVC患者；发生于具有非冠心病的其他心脏病患者的VT和发生于具有冠心病尤其是心肌梗死患者的VT。在特发性室性心动过速患者，室性心动过速/室早可起源于任一心室。右心室心动过速最常见的起源于右心室流出道，其心电图具有特征性左束支传导阻滞，下轴形态（见第39章）；而室性心动过速/PVC起源于流入道或游离壁较少见。儿茶酚胺通常可诱发心动过速。多数心脏结构正常的患者左侧VT起源于间隔部并且具有特征性QRS表现（即右束支传导阻滞，上轴形态）。其他的VT/PVC可起源于左心室的不同部位，包括左心室流出道和主动脉窦。且心电图和临床表现与右心室流出道VT表现相似。在心脏结构正常无CAD患者的VT可由心肌内或束支折返所致，最常见于扩张型心肌病患者，或者为局灶机制。心外膜局灶和环路在扩张型心肌病人群比其他群体更常见。在具有束支折返的患者，右束支消融可消除心动过速。VT也可发生于右心室发育不良（见第33章）、结节病、查加斯病、肥厚型心肌病（见第77和78章）以及其他非冠状动脉疾病患者。

激动标测和起搏标测是定位特发性室性心动过速/PV起源部位的有效手段。在激动标测时，标测导管记录的心内膜时间与体表心电图QRS波起始段相比较。提前体表心电图QRS波起始段20~40毫秒激活的部位接近心律失常的起源灶（见图35.13）。特发性VT/PVCs，在单极电极上显示QS的位点消融与显示rS电位的位点消融相比效率会显著提高（图36.14）。而起搏标测在心室不同位点，产生与自发VT/PVCs的QRS形态一致的QRS波形，从而明确心律失常起源位点（图36.15）。这种技术有几个方法学的限制，但当心律失常不能诱发时该方法或获得自发心动过速时12导联心电图时很有用。在VT期间，在具有右束支传导阻滞、上轴形态特征的左心室VTs患者有效消融位点，能记录到收缩期

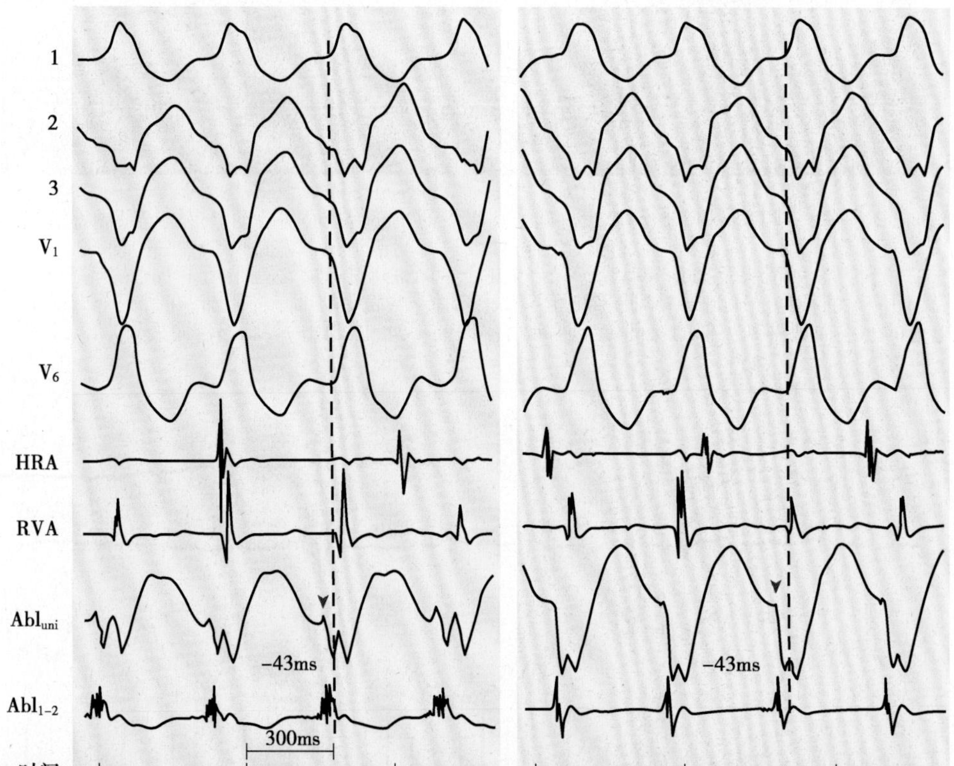

图36.14 起源于右心室下壁的特发性室性心动过速的患者失败和成功的消融靶点图。在失败的消融靶点图，单极信号（箭头）具有一个小的r波，表明心动过速病灶的波前的一部分是从其他部位传导过来。在成功的消融靶点，单极记录到QS形，表明所有去极化均从该位点发出。在双极每一点（ABL_{1-2}）都记录到在QRS波开始之前（虚线）相同的43毫秒

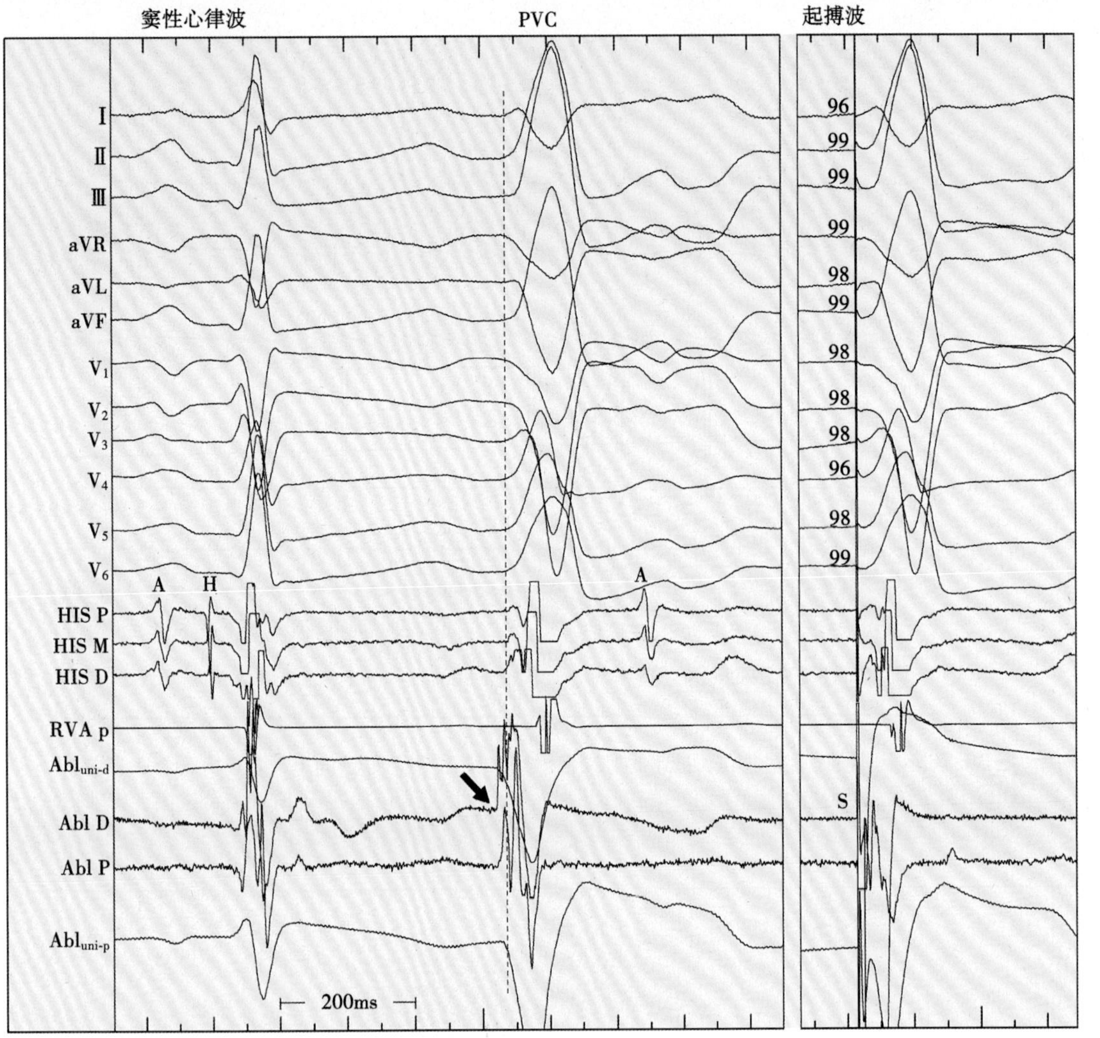

图 36.15　室性期前收缩(PVC)和起搏标测。图中显示所有 12 导联体表 ECG,与窦性节律时心内记录一致,可见自发 PVC。在消融大头导管的远端进行起搏(消融导管的远端记录)。消融导管远端显示在 QRS 发生前(虚线)约 25 毫秒处出现波形显著上移(箭头)。右图中,在该位点进行起搏,各导联产生相同的 QRS 波,有一个短的起搏-QRS 间期;数字表示记录系统中使用算法计算的 PVC 和起搏的 QRS 波群之间的"匹配"度。在这个位点消融 2 秒终止 VT。UNI,单极记录;A,心房电位;H,希氏束电位

前浦肯野电位及非常低振幅的舒张中期信号,这种 VT 能特征性地被静脉注射维拉帕米终止,并且是唯一重要的折返性特发性室性心动过速。具有冠心病和陈旧性心肌梗死患者由于解剖结构和电生理改变,其最佳消融位点的定位比心脏结构正常患者更加具挑战性。与特发性 VT 相比,起搏标测的灵敏度和特异性较低。此外,折返环有时比较大从而对心内膜射频导管消融所产生的相对较小的损伤效果不佳。

在瘢痕相关 VT(如 MI 后及心肌病),需要找到在舒张期激活的保护区,其可能是折返环关键部分,在该位点消融很可能终止心动过速(图 36.16)。由于先前损害(如心肌梗死、心肌病)所造成的广泛电重塑,心室很多部位可发生舒张期激活,但可能与 VT 持续不相关。这些"旁观位点"使得激动标测更加困难。起搏技术如拖带可用于检测一个位点是否是折返环的一部分或仅为旁观者。拖带包括在心动过速时比采用 VT 速度稍快的周长进行起搏。起搏停止后,心动过速继续,则第一个心动过速节律与最后一个起搏节律的间期是起搏部位与 VT 折返环路距离远近的指标(图 36.17)。拖带的时候,部分心室被起搏的波阵面激动,且部分被 VT 的波阵面激动,由此导致激动比正常情况下更早离开,导致心电图上出现融合波;在折返环一个关键部位进行起搏本身可以产生一个与 VT 完全匹配的 QRS 波。融合仅发生折返环内且被"隐藏"(在体表 ECG 不明显)。具有低幅度、孤立的、舒张中期电位的位点,且心动过速时不能被起搏解离和拖带产生隐匿融合波的位点,很有可能是成功的消融靶点。在很大比例具有 VT 和结构性心脏疾病的患者,由于心律失常导致的血流动力学不稳定或者心动过速无法持续,激动标测和拖带标测常无法进行。在这些情况下,可以使用另外的被归类为基质标测的方法。在窦性心律下能标测到低电压区或记录到显著延迟电位,或在该外起搏能产生与已知的 VT 体表 12 导联心电图的形态一致(起搏标测)的位点则为消融靶点,且不需要在 VT 发作时进行标测(图 36.18)。采用这些方法,通常需要在病变区域进行广泛消融,在很多病例取得很好的效果。在其他患者中,给予儿茶酚胺输注、主动脉内球囊反搏或经皮临时左心室辅助装置或体外膜肺氧合已被用于 VT 发作时协助标测[29]。

在无器质性心脏疾病的患者,单形性 VT 最常见,且导管消融一般可治愈。在具有广泛结构性心脏疾病患者,多形性室性心动过速较常见。这些患者中大多数已经或即将植入 ICD;消融有助于减少 ICD 治疗的频率,但一般不能治愈所有类型的室性心律失常。此类患者行单一 VT 的导管消融仅作为姑息性治疗,进一步 AAD 或器械治疗仍然需要,但可以通过减少 ICD 电击提高生活质量。多形性心动过速产生的原因不明。虽然在某些情况下,它们仅是同一个环路的不同的表现形式(例如,波前传导或出口的不同方向),和消融一种可以防止其他类型的复发。多种 VT 形态的存在增加了这些患者中 VT 标测和消融的难度,因为使用起搏

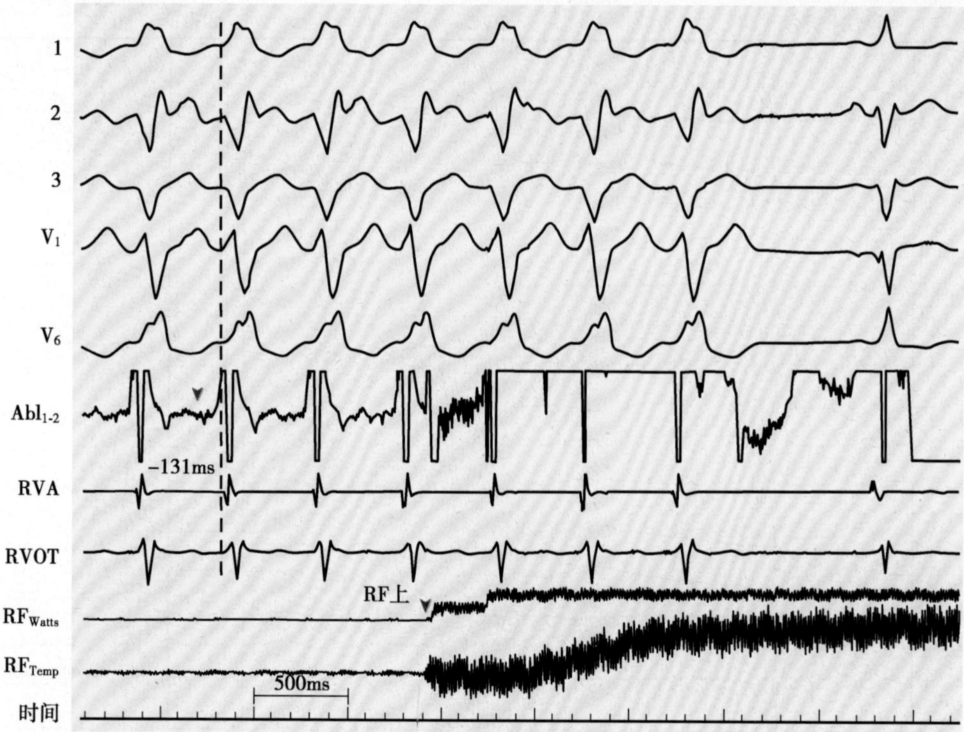

图 36.16 心肌梗死后室性心动过速的射频消融。在消融导管记录的电位(ABL_{1-2},箭头)提前 QRS 131 毫秒发生(虚线)。于该外消融(RF on),VT 发生轻度减速并于 1.3 秒后终止。导管末端的温度监测在 VT 终止时达到峰值(约 70℃)。该记录在既往的图片上完成

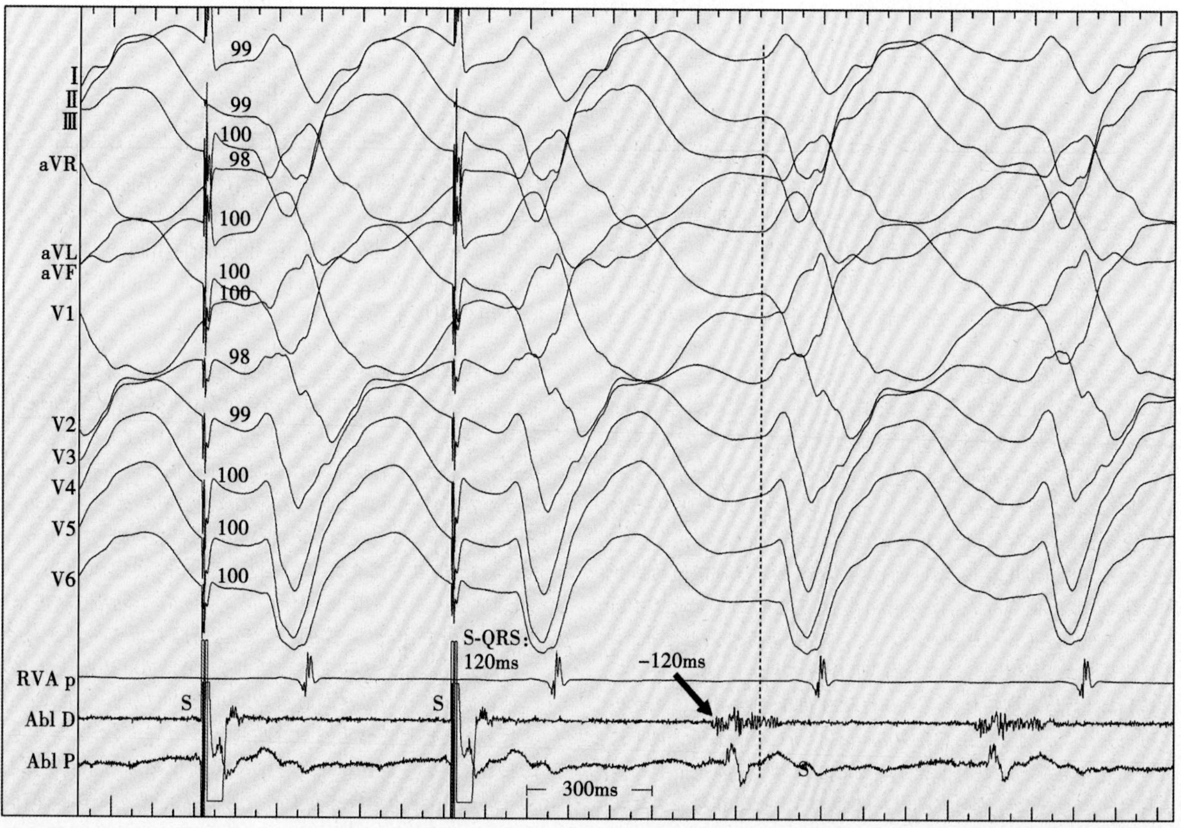

图 36.17 心肌梗死后室性心动过速的“隐形”拖带。左边的两个波形是 VT 期间起搏,且刺激(S)-QRS 间期为 120 毫秒;起搏结束后,VT 继续。在 Abl 的 d 端标测到的电位(箭头)(消融导管远端电极)提前 QRS 波群 120 毫秒发生(虚线)。起搏的形态和 VT 的 QRS 波形几乎相同(起搏波形上方的数字表示通过记录系统算法估算的“匹配”度)。于该处消融很快终止 VT。RVA P,右心室记录电极;Abl P,消融导管近端电极记录的电位

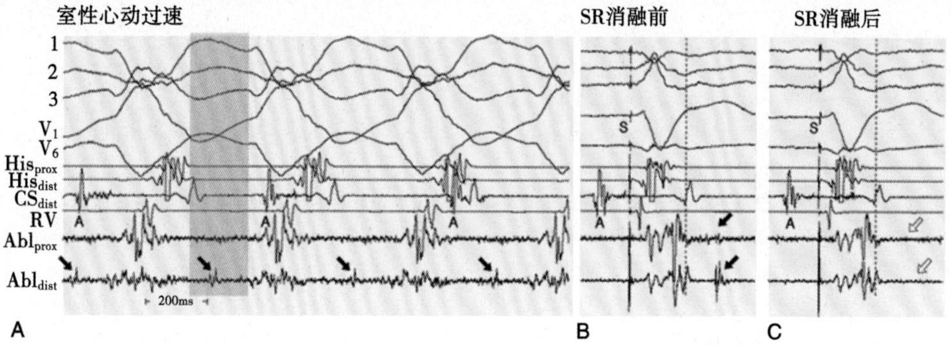

图 36.18 室性心动过速舒张中期电位与窦性心律(*SR*)时晚电位相关联。A,显示出 VT;灰色阴影显示舒张期(从一个 QRS 复合波的结束到下一个 QRS 开始)。在舒张中期,ABL 大头导管远端记录到一个小的、尖锐的电位,与受传导通道相一致。B,起搏终止 VT 后,在相同的位置窦性心律下记录到延迟的("晚")电位与心室起搏(黑色箭头;虚线表示 QRS 波群的终点)。C,此处消融可消除晚电位(白色箭头)以及可诱导性 VT。A,心房电位;S,刺激信号

方法来验证潜在消融位点,可导致 VT 形态改变为非同一位点起源的 VT。

VT 消融后,需重复进行心室刺激以评估疗效。在某些情况下,可能诱发出快速的多形性 VT 或 VF。这些心律失常的临床意义尚不清楚,但一些证据表明,在随访期间自发这些心律失常的可能性很低。

如前所述,对于大多数多形性 VT 和 VF,目前的标准化消融方法无法治愈,由于血流动力学不稳定以及点-点的激动顺序改变。然而,某些情况下,似乎有一个病灶起源(类似于心房颤动的局灶),如果该局灶可以被识别和消融,可以防止心律失常进一步发作。在这种情况下,不同心搏下反复诱发的心律失常的发作心电图特点一致,表明心律失常起源部位恒定,其可能位于任一心室。在成功消融靶点的心电图常有非常尖锐的收缩期前电位,类似为浦肯野电位,具有 50 至 100 毫秒的延迟直至 QRS 开始(图 36.19)[30]。在一些 VF 病例,已经报道存在"转子"(一个小区域内的快速旋转的位点),在此消融能阻止心律失常复发(类似于心房颤动)。这项工作很有前景,但尚处于初步研究阶段)。

适应证

适合导管射频消融治疗不存在结构性心脏疾病的患者常具有临床症状、持续性单形 VT、心动过速药物治疗无效或患者不能耐受药物或患者不希望长期的药物治疗。具有结构性心脏疾病的消融适应证的患者包括束支折返性 VT 和持续性单形 VT 和已经植入 ICD,曾发生过多次放电治疗且程序控制或用药无法改善的患者。在一些患者中(通常无器质性心脏疾病及心室疾病),非持续性室性心动过速甚至症状严重的室性早搏也适合行射频导管消融。在室性心律失常频繁发生的患者,会导致显著左心室收缩功能不全(类似心动过速性心肌病)。成功消融后,心功能可显著改善甚至恢复正常。

结果

患者心脏结构正常,VT 或 PVC 消融的成功率大约 85%[31]。在心梗后 VT 患者,70%以上消融之后 VT 不再复发,尽管术中可诱发出快速 VT 和 VF。大约仅 30%患者无法诱发出各种室性心律失常和无自行复发。如前所述,这些患者大多已经植入或将植入 ICD 预防。约 3%患者会发生严重并发症,包括血管损伤、心脏传导阻滞、心力衰竭恶化、心脏压塞、卒中和瓣膜损坏。死亡较罕见,但在严重 CAD 患者和/或收缩功能障碍患者可能发生。

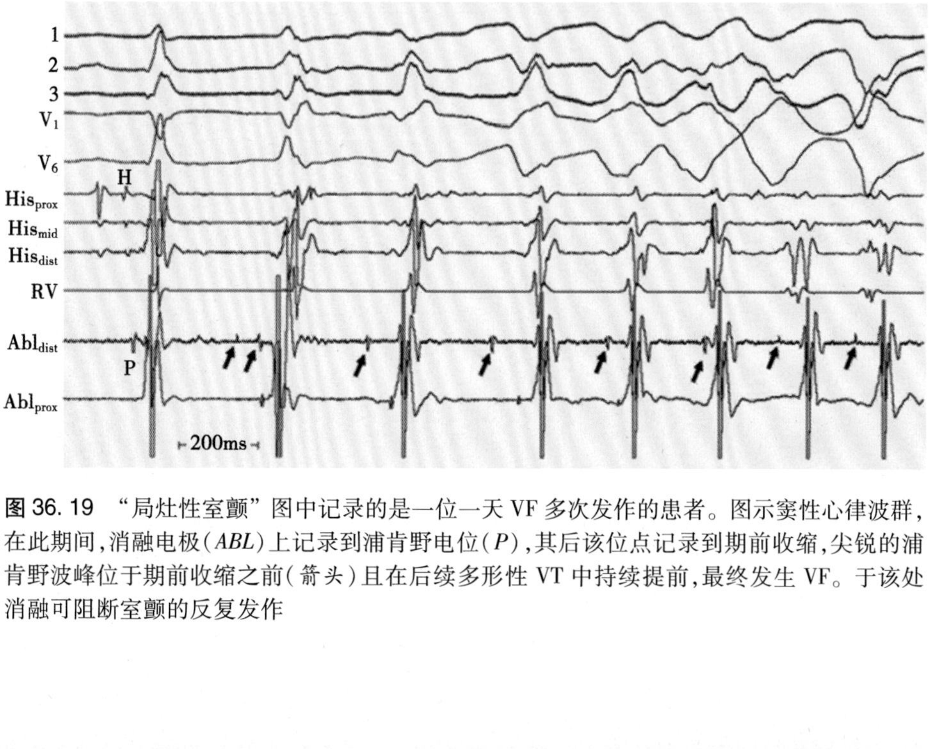

图 36.19 "局灶性室颤"图中记录的是一位一天 VF 多次发作的患者。图示窦性心律波群,在此期间,消融电极(*ABL*)上记录到浦肯野电位(*P*),其后该位点记录到期前收缩,尖锐的浦肯野波峰位于期前收缩之前(箭头)且在后续多形性 VT 中持续提前,最终发生 VF。于该处消融可阻断室颤的反复发作

新的标测和消融技术

多极标测系统。消融的一些局限性与标测不充分有关。这些问题包括EPS时仅有孤立的期前收缩而无持续性心动过速(特发性AT和VT)、非持续性VT发作、VT时血流动力学耐受性差和多种形态VT。标准标测技术逐个位点依次采样进行标测无法满足这些情况。新的标测系统可同时采集多个位点并通过电脑算法整合进行分析和展示全景。这些标测系统使用多种技术,包括在每个篮状导管结构上固定多个电极(见图34.16);使用低强度的电场或磁场在心脏来定位导管头端并记录和绘制心腔激活时间图,以及使用复杂的数学算法从位于心腔中间或体表的网格来计算"虚拟"心电。这些系统有些能够仅使用一个心脏波群生成整个心腔的激活图,该优势在以下人群表现明显,包括偶发期前收缩、非持续性心律失常或持续性心律失常的血流动力学耐受性差的患者。

心外膜导管标测。虽然大部分的室性心动过速可从心内膜进行消融,有时患者对这种疗法效果欠佳。很多情况下,心外膜消融也可能会成功。心肌病导致的VT患者经常需要该标测,但在心肌梗死后VT及无器质性心脏疾病的患者很少需要使用。

为进入心包腔进行心外膜标测和消融,可采用长的腰麻针在透视引导下进行剑突下心包穿刺。当进入心包时,需注射少量造影剂。如果针尖仍是心包外,造影剂会滞留在注入处;当进入心包腔时,造影剂会分散在心脏边界。从穿刺针送入导丝和标准血管鞘管,则标测/消融导管可进入心外膜空间,可再进行标准化标测。当选择了可能的消融位点时,通常需进行冠状动脉造影,以避免在靠近冠状动脉的部位消融。这在梗塞后的VT病例不太重要,因为其VT基质通常是在过去透壁梗塞的部位。对于左心室位点,应进行高电流输出起搏以评估消融点与左膈神经的距离;如果被夺获,则应在其他不能夺获的地方进行消融,或者放置球囊导管在心包空间(或注入空气或流体)作为物理屏障,从而在消融期间保护神经免受损坏。心外膜标测可用于既往曾行心脏手术的患者,虽然心包可能发生部分粘连;有时,需要在剑突下作小切口以更好的进入和观察心包腔。心外膜标测最常见的并发症是消融相关心包炎;心脏压塞较少见。

化学消融。对于药物和标准导管消融效果不佳的难治性VT可行心肌区域的化学消融。使用该技术时,送入造影导管至VT所在区域的动脉(或静脉)分支(通过标测确定)。注入冰盐水并观察VT的瞬时减慢或终止以验证达到正确的血管后,送入扩张球囊(防止乙醇的溢出)并注入100%乙醇至血管。这样通常能终止VT并杀死维持VT的细胞。但成功消融数日后心动过速仍可能复发。过度的心肌坏死是主要的并发症,只有当其他消融方法失败或无法进行时才考虑行酒精消融。

最近还研发了其他几种标测/成像技术。包括将以前已经取得的计算机断层扫描或磁共振图像整合进计算机标测系统和使用心脏内超声构建心腔内解剖结构,从而在消融过程中引导放置消融导管的和降低射线曝光时间。其他技术包括在心房颤动患者使用算法选择消融复杂碎裂心房电位,以及采用算法以评估心动过速波群与起搏标测的保真度。冷冻消融、高频聚焦超声和在心室壁两侧采用两个导管之间进行RF能量传递进行消融,或通过插入针样电极至心肌消融,在一些患者取得了成功。

外科治疗快速心律失常

外科手术治疗心动过速的目标是切除、隔离或阻断心动过速在心脏中发生、持续或传导的关键组织,同时保持甚至改善心肌功能。除了直接手术方式治疗心律失常,间接的方法比如选择性地进行动脉瘤切除术、冠状动脉搭桥术和解除瓣膜返流或狭窄均可以通过改善心脏血流动力学及心肌血供而进行治疗。心脏交感神经(星状神经节)离断术能改变肾上腺素对心脏的影响,且在一些患者取得疗效,尤其是那些已经给予β受体阻滞剂,但仍然复发长QT综合征导致的VT和儿茶酚胺多形性VT的患者。

室上性心动过速

目前对于AT、心房扑动和心房颤动、房室结折返以及AV折返性心动过速的患者(成人和儿童),已经存在手术治疗方案(图36.20)。导管射频消融能治疗大多数这些患者,从而取代直接手术干预,除非个别射频导管消融失败或同时接受其他心血管手术的患者。有时,先前尝试的导管消融会破坏心脏房室沟的正常组织平面或使组织易碎而导致手术更加复杂。有时,AT患者由于多发病灶需要进行手术干预。一些外科手术方法已经成功用于治疗心房颤动,详见第38章。

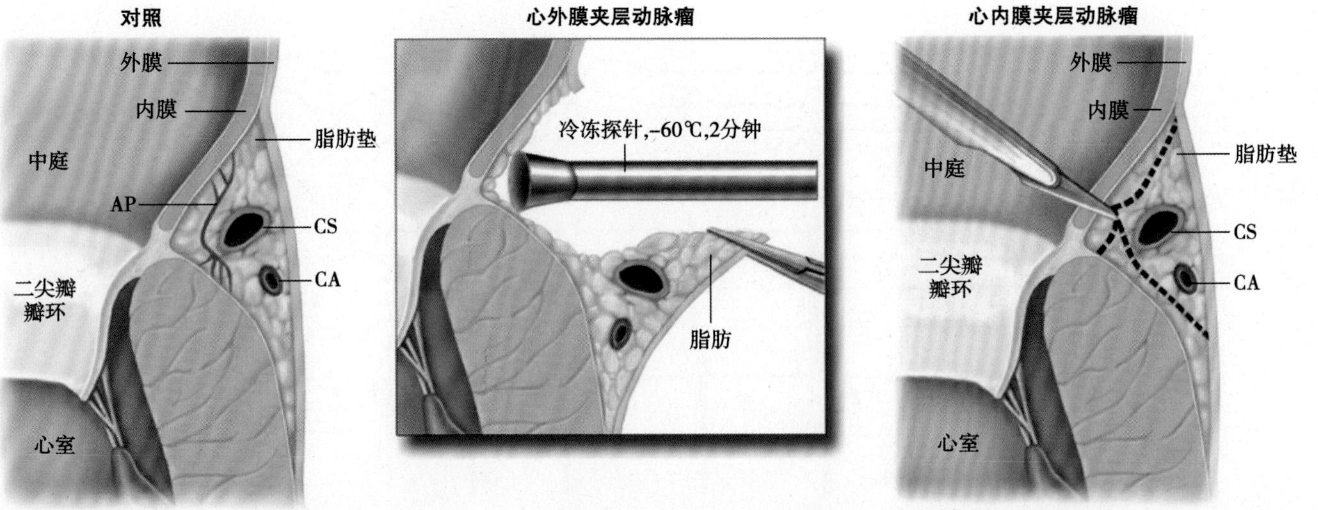

图36.20 图中显示手术阻断旁道的两种方法。左图,左房室沟和血管组成包括冠状窦(CS)和回旋支冠状动脉(CA)。多条旁道(AP)贯穿脂肪垫。中间,心外膜切开的途径。右,心内膜切开。这两个办法都能明确清除脂肪垫并阴断旁路。(引自Zipes DP. Cardiac electrophysiology: promises and contributions. J Am Coll Cardiol 1989;13:1329. Reprinted by permission of the American College of Cardiology.)

室性心动过速

相较于室上性心律失常患者,需要手术治疗室性心律失常的患者往往具有严重的左心功能不全,一般都是冠心病所导致。潜在的心脏疾病的病因可影响手术类型。适合的患者是那些耐药、具有临床症状、复发性室性心动过速,尤其是具有室壁节段运动异常(瘢痕或动脉瘤)具有左心室功能保留的患者,以及未能从先前的导管消融治疗中受益的患者,或者VT发作时血流动力学不稳定不适合导管消融或存在左心室血栓(排除心内膜消融)的患者。

特发性VT/PVC和非缺血性心肌病

患者无器质性心脏疾病或非缺血心肌病,既往曾接受药物和导管消融治疗心律失常不成功的VT/PVC患者是手术治疗的适合人群。

该手术过程通常是局部开胸进行,仅暴露考虑为导致心律失常的心室部分。在特发性VT/PVC的情况下,常位于左心室前部基底面,由于该外的心外膜脂肪垫且接近主要冠状动脉,此处消融困难。暴露心室心外膜表面兴趣部位后,须进行标测以确认心律失常的起源,之后通常进行冷冻消融以终止心律失常。非缺血性心肌病患者往往需要广泛消融,在左右心腔基底部位心外膜的透壁瘢痕是室性心律失常的常见基质。

缺血性心脏病

在几乎所有缺血性心脏病相关的VT患者,无论其体表心电图表现如何,心律失常都起源于左心室或室间隔左心室侧。VT的心电图表现可以由右束支阻滞改变为左束支传导阻滞形式,而不具有舒张期最早激动点的变化,从而表明在左心室内的环路的位置保持不变,常常邻近间隔,但是它的传出途径发生改变。

间接的手术方式,包括心胸交感神经切断术、冠状动脉血运重建术和室壁瘤或梗死部位切除伴或不伴冠状动脉旁路移植术,在20%~30%VT病例取得成功。冠状动脉旁路移植术作为主要治疗方法仅用于由于严重缺血导致的快速VT患者,以及缺血相关的VF患者,但有时在冠心病发生猝死而存活且EPS未诱发出心律失常的患者也有效。这些患者室性心律失常发作一般与先前严重缺血之间明确相关,且没有梗死或节段室壁运动异常的证据,但整体左心室功能保留。具有持续性单形VT或多形性VT患者的心律失常很少受冠状动脉搭桥手术影响,尽管它可以减少一些患者心律失常发作频率和防止新的缺血事件。

外科技术。在一般情况下,直接外科手术包括两种类型,即切除和消融(图36.21)。第一种直接外科途径治疗VT是环形心内膜心室切开术,需要行透壁心室切开术隔离肉眼可识别的心内膜纤维化区域,这个方法现在很少使用。另一种方法,心内膜下切除术。研究数据表明MI后心律失常发生主要发生于心内膜下正常和梗死组织之间的边界,该手术是基于这些发现。心内膜下切除包括对心内膜进行1至3mm厚的剥离,通常接近动脉瘤边缘,其位点可在VT发作时进行激动标测时记录到舒张中期激动以验证。从乳头肌基部附近起源的心动过速可采用冷冻探针冷冻至-70℃。冷冻消融也可用于分离那些不能切除的心室区域,且通常与手术切除一同进行治疗。激光治疗也取得成功,但设备昂贵和烦琐。

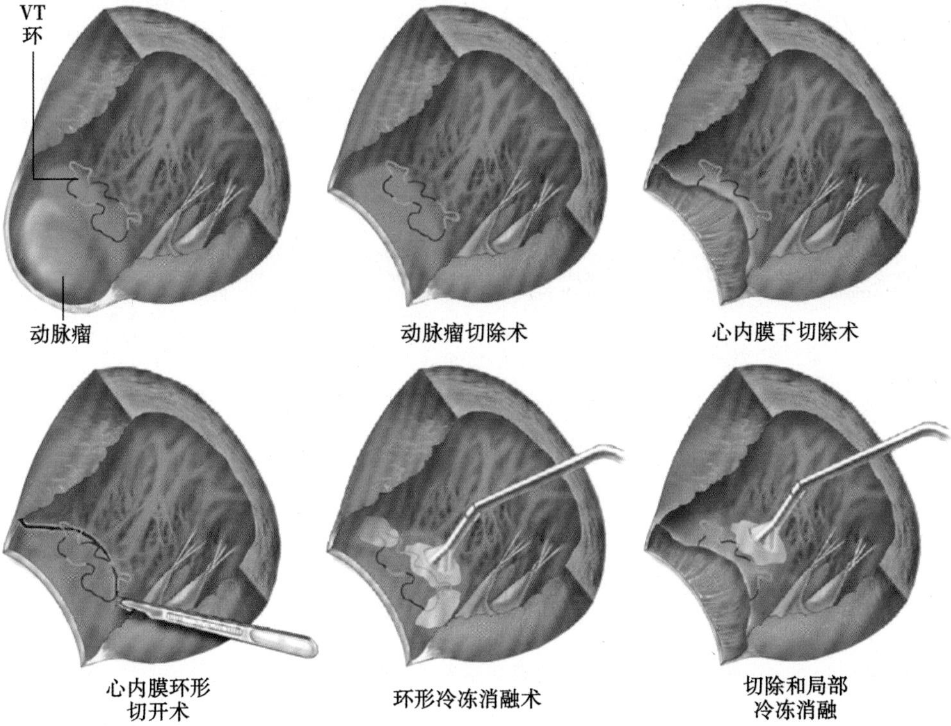

图36.21 图中显示了心肌梗死后室性心动过速(VT)伴左心室动脉瘤的外科手术治疗过程。沿着心室侧壁打开可见受损的左心室、间隔部和乳头肌。心动过速环(左上)在动脉瘤与正常心肌交界点附近环绕,有时位置较表浅(紫线),有时位置较深(绿线)。简单的动脉瘤切除会留下一部分瘤体用于缝合,会遗漏心动过速环路而无法根治心律失常。而心内膜下切除术可以消除心内膜和下层组织,至少包括部分心动过速环路。这样的切除可消除心动过速。环心内膜心室切除术试图隔离电路而不去除组织,但实际上可能因切除部分电路而发挥作用。单用冷冻消融可安全地环状隔离梗死区,有时可协助切除受损部位较深而无法安全切除的组织

结果

对于室性心动过速,手术死亡率约5%至10%。手术成功定义为没有自主室性心律失常的复发,可在59%至98%的患者实现。在有经验的中心,择期手术的稳定患者死亡率低至5%,且85%至95%生存者没有可诱发或自发的室性心动过速,远期复发率约2%至15%,且与患者的术后电生理检查结果相关。手术后存活率受左心功能不全严重程度影响很大。

电生理检查

术前电生理检查。对于计划接受VT直接手术治疗的患者,术前通常需行EPS检查。同导管消融一样,EPS检查包括诱发VT及电生理标测以定位需切除的区域。术前导管标测不适合已存在左心室血栓的患者,因标测导管可能导致血栓脱落。

术中心室标测。在手术中也需行电生理标测,外科医生使用手持式探针或电极阵列,其与计算机技术相整合,可逐个周期地实时提供整体激活图,进而绘制出VT发作时激动序列图和检测出最早激动区域。切除或冷冻消融标记到的最早激动区域通常可治愈VT,表明它们是折返环路的关键部分。当最早可记录的心内膜电活动发生在QRS波群起始前30毫秒内,则环路的关键部分可能在室间隔或游离壁的外膜附近。在一些患者中,腔内标测使用穿刺针电极可能有用。大多数的中心已经采用"顺序"心内膜切除的策略,方法是当心脏是温暖和搏动时诱发、标测和消融VT(切除或冷冻消融),随后立即重复电生理刺激。如果VT仍然可以诱发,标测和切除也反复进行,直到VT可以不再能诱发。围绕下壁瘢痕的折返,其关键舒张期路径局限于瘢痕和二尖瓣环之间心室肌的峡部,冷冻消融峡部可以治愈,其治愈率超过93%。

(王群山　汪智全 译)

参考文献

Pharmacologic Therapy

1. Lester RM, Olbertz J. Early drug development: assessment of proarrhythmic risk and cardiovascular safety. *Expert Rev Clin Pharmacol.* 2016;9(12):1611–1618.
2. Rosen MR, Janse MJ. Concept of the vulnerable parameter: the Sicilian Gambit revisited. *J Cardiovasc Pharmacol.* 2010;55(5):428–437.
3. Zaiou M, El Amri H. Cardiovascular pharmacogenetics: a promise for genomically-guided therapy and personalized medicine. *Clin Genet.* 2017;91(3):355–370.
4. Lorberbaum T, Sampson KJ, Chang JB, et al. Coupling data mining and laboratory experiments to discover drug interactions causing qt prolongation. *J Am Coll Cardiol.* 2016;68(16):1756–1764.
5. Wright JM, Page RL, Field ME. Antiarrhythmic drugs in pregnancy. *Expert Rev Cardiovasc Ther.* 2015;13(12):1433–1444.
6. Frommeyer G, Eckardt L. Drug-induced proarrhythmia: risk factors and electrophysiological mechanisms. *Nat Rev Cardiol.* 2016;13(1):36–47.
7. Liang P, Lan F, Lee AS, et al. Drug screening using a library of human induced pluripotent stem cell–derived cardiomyocytes reveals disease-specific patterns of cardiotoxicity. *Circulation.* 2013;127(16):1677–1691.
8. Marquez MF, Bonny A, Hernandez-Castillo E, et al. Long-term efficacy of low doses of quinidine on malignant arrhythmias in Brugada syndrome with an implantable cardioverter-defibrillator: a case series and literature review. *Heart Rhythm.* 2012;9(12):1995–2000.
9. Mankikian J, Favelle O, Guillon A, et al. Initial characteristics and outcome of hospitalized patients with amiodarone pulmonary toxicity. *Respir Med.* 2014;108(4):638–646.
10. Hussain N, Bhattacharyya A, Prueksaritanond S. Amiodarone-induced cirrhosis of liver: what predicts mortality? *ISRN Cardiol.* 2013;2013:617943.
11. Cheng HC, Yeh HJ, Huang N, et al. Amiodarone-associated optic neuropathy: a nationwide study. *Ophthalmology.* 2015;122(12):2553–2559.
12. Epstein AE, Olshansky B, Naccarelli GV, et al. Practical management guide for clinicians who treat patients with amiodarone. *Am J Med.* 2016;129(5):468–475.
13. Qin D, Leef G, Alam MB, et al. Comparative effectiveness of antiarrhythmic drugs for rhythm control of atrial fibrillation. *J Cardiol.* 2016;67(5):471–476.
14. Chatterjee S, Ghosh J, Lichstein E, et al. Meta-analysis of cardiovascular outcomes with dronedarone in patients with atrial fibrillation or heart failure. *Am J Cardiol.* 2012;110(4):607–613.
15. Kpaeyeh JA Jr, Wharton JM. Sotalol. *Card Electrophysiol Clin.* 2016;8(2):437–452.
16. Steinwender C, Honig S, Kypta A, et al. Pre-injection of magnesium sulfate enhances the efficacy of ibutilide for the conversion of typical but not of atypical persistent atrial flutter. *Int J Cardiol.* 2010;141(3):260–265.
17. Malhotra R, Bilchick KC, DiMarco JP. Usefulness of pharmacologic conversion of atrial fibrillation during dofetilide loading without the need for electrical cardioversion to predict durable response to therapy. *Am J Cardiol.* 2014;113(3):475–479.
18. Agusala K, Oesterle A, Kulkarni C, et al. Risk prediction for adverse events during initiation of sotalol and dofetilide for the treatment of atrial fibrillation. *Pacing Clin Electrophysiol.* 2015;38(4):490–498.
19. Erath JW, Vamos M, Hohnloser SH. Effects of digitalis on mortality in a large cohort of implantable cardioverter defibrillator recipients: results of a long-term follow-up study in 1020 patients. *Eur Heart J Cardiovasc Pharmacother.* 2016;2(3):168–174.
20. Reiffel JA, Camm AJ, Belardinelli L, et al. The HARMONY trial: combined ranolazine and dronedarone in the management of paroxysmal atrial fibrillation: mechanistic and therapeutic synergism. *Circ Arrhythm Electrophysiol.* 2015;8(5):1048–1056.
21. Rajamani S, Liu G, El-Bizri N, et al. The novel late Na^+ current inhibitor, GS-6615 (eleclazine) and its anti-arrhythmic effects in rabbit isolated heart preparations. *Br J Pharmacol.* 2016;173(21):3088–3098.
22. Kowey PR, Dorian P, Mitchell LB, et al. Atrial Arrhythmia Conversion Trial I. Vernakalant hydrochloride for the rapid conversion of atrial fibrillation after cardiac surgery: a randomized, double-blind, placebo-controlled trial. *Circ Arrhythm Electrophysiol.* 2009;2(6):652–659.

Electrotherapy for Cardiac Arrhythmias

23. Lafuente-Lafuente C, Valembois L, Bergmann JF, Belmin J. Antiarrhythmics for maintaining sinus rhythm after cardioversion of atrial fibrillation. *Cochrane Database Syst Rev.* 2015;(3):CD005049.
24. Loffredo L, Angelico F, Perri L, Violi F. Upstream therapy with statin and recurrence of atrial fibrillation after electrical cardioversion: review of the literature and meta-analysis. *BMC Cardiovasc Disord.* 2012;12:107.
25. Zhang B, Li X, Shen D, et al. Anterior-posterior versus anterior-lateral electrode position for external electrical cardioversion of atrial fibrillation: a meta-analysis of randomized controlled trials. *Arch Cardiovasc Dis.* 2014;107(5):280–290.
26. Houmsse M, Daoud EG. Biophysics and clinical utility of irrigated-tip radiofrequency catheter ablation. *Expert Rev Med Devices.* 2012;9(1):59–70.
27. Andrade JG, Dubuc M, Guerra PG, et al. The biophysics and biomechanics of cryoballoon ablation. *Pacing Clin Electrophysiol.* 2012;35(9):1162–1168.
28. Abed HS, Fulcher JR, Kilborn MJ, Keech AC. Inappropriate sinus tachycardia: focus on ivabradine. *Intern Med J.* 2016;46(8):875–883.
29. Miller MA, Dukkipati SR, Chinitz JS, et al. Percutaneous hemodynamic support with impella 2.5 during scar-related ventricular tachycardia ablation (PERMIT 1). *Circ Arrhythm Electrophysiol.* 2013;6(1):151–159.
30. Knecht S, Sacher F, Wright M, et al. Long-term follow-up of idiopathic ventricular fibrillation ablation: a multicenter study. *J Am Coll Cardiol.* 2009;54(6):522–528.
31. Marchlinski FE, Haffajee CI, Beshai JF, et al. Long-term success of irrigated radiofrequency catheter ablation of sustained ventricular tachycardia: post-approval THERMOCOOL VT trial. *J Am Coll Cardiol.* 2016;67(6):674–683.

第 37 章 室上性心动过速

JEFFREY E. OLGIN AND DOUGLAS P. ZIPES

正常窦性心律 691
快速性心律失常 691
室上性心动过速 691
窦性心动过速 691
房性期前收缩 696
心房颤动 698
房性心动过速 698
房室交界区心动过速 701
室上性心动过速的心电图诊断总结 716
参考文献 716

正常窦性心律

正常窦性心律为起源于窦房结的冲动，频率为 60~100 次/min。在静息或运动状态下，婴儿和小孩往往比成人的心率更快。窦性心律时，P 波向量在额面上介于 0°到+90°之间，心电图 Ⅰ、Ⅱ和 aVF 导联的 P 波直立，而 aVR 导联的 P 波则负向。P 波向量在水平面上则向前和稍向左，因此在 V_1 和 V_2 导联可以是负向的，但在 V_3 到 V_6 导联是直立的。PR 间期大于 120 毫秒，可随心率的变化而略有变化。如果起搏位点（冲动起源部位）发生变化，P 波的形态可能发生变化。窦性心律的频率变化很大，取决于许多因素，包括年龄、性别和体力活动。

窦性频率很容易对自主神经的刺激作出反应。稳定的迷走神经（副交感神经）刺激可降低自发性的窦性频率，对稳定的交感神经刺激占优，而交感神经刺激可增加自发性的窦性频率。小于 60 次/min 的心率被认为是心动过缓，而心率高于 100 次/min，为心动过速。如第 34 章所述，心脏电活动的正常顺序是从窦房结通过心房到达房室结、希浦系统和心室肌。以电生理支配异常为表现的特异性快速性心律失常和缓慢性心律失常及其特征总结在表 37.1 中。

快速性心律失常

快速性心律失常大部分表现为室上性心动过速（supraventricular tachycardia，SVT）[1]，其折返环或局灶至少部分起源于心室以上部位（如窦房结、心房、房室结或希氏束）。心房颤动将在第 38 章讨论。室性心动过速（ventricular tachycardia，VT）的折返环或局灶仅起源于心室（包括各瓣膜和大动脉根部）或浦肯野纤维（见第 39 章）。鉴于 SVT 与 VT 的预后和处理原则的不同，两者的鉴别是对快速性心律失常进行急性处理的首要前提[2]。一般而言，除特发性形式外，VT 通常预后较差，往往预示着存在严重的心脏病，并可导致更严重的血流动力学障碍，因此需立即予以关注并采取措施以恢复窦性心律。SVT 通常不是致命的，且一般不会导致血流动力学障碍，因此可首先使用更保守的措施以恢复窦性心律[1,3]。

SVT 和 VT 通常可基于在心动过速发作期间获得的心电图以进行鉴别（见第 35 章）。在心动过速发作期间获得 12 导联心电图、并在任何试图终止心动过速发作的干预期间获得 12 导联（至少多导联）波形是很重要的，因为心动过速发作终止（及起始）时的心电波形可以帮助明确特定的心律失常。如果 QRS 波是窄的（<120 毫秒，常被称作窄 QRS 波心动过速），心室通常是通过正常的希氏束-浦肯野系统被激动，因此心动过速的起源是室上性的[4]（图 37.1）。心动过速发作期间出现宽 QRS 波（>120 毫秒）通常提示 VT，尽管在某些情况下，SVT 也可表现为宽 QRS 波。因此，当无法确定具体的心律失常发作机制时，经常会使用更具描述性的术语，即宽 QRS 波心动过速（wide-complex tachycardia，WCT）。例如，尽管室上性起源，SVT 合并束支传导阻滞（bundle branch block，BBB）或室内传导阻滞均可产生 WCTs，就像预激性心动过速一样（心室部分或全部通过旁路被激动的心动过速）。因此，虽然窄 QRS 波心动过速基本可诊断为 SVT，但 WCT 却可以是室上性或室性的。心室融合波、室性夺获和房室分离可诊断 VT，但它们通常不表现或难以识别。通过已制定的标准和流程可以明确 WCT 更倾向于 SVT 还是 VT（表 37.2；见第 39 章）。这些流程背后的总原则有赖于以下假设：QRS 形态越接近于 BBB 表现，则越可能是 SVT；同时假设由 SVT 所致的 WCT，室间隔仍是被快速激动的。

室上性心动过速

窦性心动过速

心电图诊断

窦性心动过速时，窦性频率为 100~180 次/min，在极端消耗时或年轻人中其频率可更高（图 37.2）。剧烈体力活动时所达到的最大心率差异很大，但随着年龄的增长而降低。窦性心动过速通常具有逐渐发作及终止的特征。各心动周期的 P-P 间期可发生轻微变化，尤其在较慢心率下，此时正常电位可产生较大振幅而产生峰值。P 波在每个 QRS 波群前出现，除伴有房室阻滞的情况外，PR 间期都是固定的。

窦房结细胞（见第 34 章）的 4 期舒张期去极化过程加速通常是导致窦性心动过速的原因，常见于肾上腺素能增强或副交感神经减弱。按摩颈动脉窦、Valsalva 动作或其他刺激迷走神经的方法可逐渐减慢窦性心动过速频率，在该刺激停止后则再次加速至之前的心率。刺激迷走法可能对极快的窦性心律无效，尤其是由高肾上腺素能驱动的心动过速。

临床特征

窦性心动过速在婴儿期和幼儿期很常见，是对各种生理或病理生理应激的正常反应，如发热、低血压、甲状腺毒性、贫血、焦虑、劳累、低血容量、肺栓塞、心肌缺血、充血性心力衰竭和休克。阿托品、儿茶酚胺和甲状腺药物，以及酒精、尼古丁、咖啡因和安非他明或其他兴奋剂，均可以产生窦性心动过速。持续性窦性心动过速可能是心力衰竭的表现。

表 37.1 心律失常特点*

心律失常的类型	心率/(次·min^{-1})	P 波		心率/(次·min^{-1})	QRS 波		心室对颈动脉窦按摩和腺苷的反应	体检			急性治疗	长期治疗
		节律	形态		节律	形态		S1 强度	S2 分裂	A 波		
窦性心律	60~100	规则†	正常	60~100	规则	正常	逐渐减慢,并恢复到以前的频率	不变	正常	正常	没有	没有
窦性心动过缓	<60	规则	正常	<60	规则	正常	逐渐减慢,并恢复到以前的频率	不变	正常	正常	无,除非有症状;阿托品	起搏(如果有症状)
窦性心动过速	100~180	规则	可能变尖	100~180	规则	正常	逐渐减慢‡并恢复到以前的频率	不变	正常	正常	无,除非有症状;治疗基础疾病	没有
AV 结折返	150~250	非常规则,除了在开始和终止时	逆行;很难见;消失在 QRS 波中	150~250	非常规则,除了在开始和终止时	正常	由于心动过速中止而减慢或没有影响	不变	正常	恒定的大炮 A 波	迷走神经刺激,腺苷,NDCCBs,BBS,DC 电复律,起搏终止	消融,NDCCB,BBs
心房扑动	250~350	规则	锯齿状	75~175	通常规则,除了用药或疾病时	正常	突然减慢,并恢复到以前的频率;依然扑动	不变;变化的,如果房室传导阻滞发生改变	正常	扑动波	DC 电复律,NDCCB,BB,伊布利特,胺碘酮	消融,NDCCB,BB,胺碘酮,多非利特
心房颤动	400~600	非常不规则	基线起伏,P 波消失	100~160	非常不规则	正常	减慢;依然不规则	变化的	正常	无 A 波	NDCCB,BB,胺碘酮,伊布利特,普罗帕酮,氟卡尼,DC 电复律	NDCBB,BB,AA 药物(供选择,见第 38 章),消融
房性心动过速	100~200	规则(除了在开始时,可能是"温醒效应")	异常的,但如果起源于窦房结附近,则可能与窦性 P 波相似	100~200	在没有药物或疾病时,通常规则,但快频率时可能发生房室阻滞而不规则(见下文)	正常	突然减慢,并恢复正常频率;心动过速保持;有些人用 CSM 或腺苷可终止房性心动过速	不变;变化的,如果房室传导阻滞发生改变	正常	正常	BB,NDCCB,胺碘酮,氟卡尼,普罗帕酮	BB,NDCCB,胺碘酮,氟卡尼,普罗帕酮,消融

续表

心律失常的类型	心率/(次·min⁻¹)	P 波		心率/(次·min⁻¹)	QRS 波		心室对颈动脉窦按摩和腺苷的反应	体检			急性治疗	长期治疗
		节律	形态		节律	形态		S1 强度	S2 分裂	A 波		
房性心动过速伴传导阻滞	150~250	规则；也可以是不规则的	不正常[†]	75~200	在没有药物或疾病时通常规则	正常	突然减慢，并恢复正常频率；心动过速持续	不变；变化的，如果房室传导阻滞发生改变	正常	比颈静脉波更多的 A 波	如果中毒，停止洋地黄；如果没有中毒，洋地黄；可以 BB 或 NDCBB(取决于频率和阻滞的严重性)，胺碘酮，氟卡尼，普罗帕酮	消融，BB 或 NDCCB 取决于速率和块的严重性，胺碘酮，氟卡尼，普罗帕酮
AV 交界性心律	40~100[§]	规则	正常	40~60	相当规则	正常	无反应；可能略有减慢	变化的[‖]	正常	间歇的大炮波	无，除非有症状；阿托品	
AV 交界心动过速	100~200	规则	无或逆行	100~200	规则	正常	突然终止	不变	正常	恒定的大炮波	NDCBB，BB，胺碘酮	NDCBB，BB，氟卡尼，普罗帕酮，胺碘酮，消融
利用旁路(WPW)的反复性心动过速	150~250	非常规则，除了在开始和终止时	逆行；难以见到；监测 QRS 波	150~250	非常规则，除了在开始和终止时	正常	由于心动过速中止突然减慢，或没有影响	恒定的但强度降低	正常	恒定的大炮波	迷走神经刺激，腺苷，NDCCBs，BBS，DC 电复律，起搏终止，普鲁卡因胺，胺碘酮	消融，氟卡尼，普罗帕酮，胺碘酮
室性心动过速	60~100[‖]	规则	如果室房分离，正常的；如果相关的，为逆行 P 波(可能难见)	110~250	规则	不正常，> 0.12 秒	没有	变化的[‖]	不正常	间歇的大炮波[‖]	利多卡因，普鲁卡因胺，胺碘酮，DC 电复律	ICD，胺碘酮，BB，消融
加速性室性自主心律	60~100[‖]	规则	正常	50~110	相当规则；也可以是不规则的	不正常，> 0.12 秒	没有	变化的[‖]	不正常	间歇的大炮波[‖]	无，除非有症状；利多卡因，阿托品	没有

续表

心律失常的类型	心率/(次·min⁻¹)	P 波		心率/(次·min⁻¹)	QRS 波		心室对颈动脉窦按摩和腺苷的反应	体检			急性治疗	长期治疗
		节律	形态		节律	形态		S1 强度	S2 分裂	A 波		
心室扑动	60~100[‖]	规则	正常；难以见到	150~300	规则	正弦波	没有	柔和或无	柔和或无	大炮波	DC 电复律	ICD
心室颤动	60~100[‖]	规则	正常；难以见到	400~600	非常不规则	基线波动；无 QRS 波	没有	没有	没有	大炮波	DC 电复律	ICD
一度房室传导阻滞	60~100[¶]	规则	正常	60~100	规则	正常	由于窦性频率减慢而逐步减慢	不变，降低	正常	正常	没有	没有
Ⅰ型二度房室传导阻滞	60~100[¶]	规则	正常	30~100	不规则[**]	正常	由于窦性频率减慢而减慢，房室阻滞加重	周期性的降低，停搏后增加	正常	正常；a~c 间期增加；a 波而无 c 波	无，除非有症状；阿托品	没有
Ⅱ型二度房室传导阻滞	60~100[¶]	规则	正常	30~100	不规则[¶]	不正常，>0.12 秒	由于窦性频率减慢而逐步减慢	不变	不正常	正常；a~c 间期恒定；a 波	起搏器	PPM
完全性房室传导阻滞	60~100[‖]	规则	正常	<40	相当规则	不正常，0.12 秒	没有	变化的[¶]	不正常	间歇性的大炮波[¶]	起搏器	PPM
右束支传导阻滞	60~100	规则	正常	60~100	规则	不正常，0.12 秒	逐步减慢，并恢复到以前的频率	不变	宽	正常	没有	没有
左束支传导阻滞	60~100	规则	正常	60~100	规则	不正常，>0.12 秒	逐步减慢，并恢复到以前的频率	不变	反常的	正常	没有	无（除非心脏衰竭，考虑 CRT PPM）

[*] 为了尽力以表格的形式总结这些心律失常，必须作出概括。例如，颈动脉窦按摩的反应可以与所列出的略有不同。急性治疗终止心动过速可以与慢性治疗防止心动过速复发有所不同。表格中的一些例外以脚注标明；读者可以参考全文进行讨论。

[†] 由窦房结放电引起的 P 波可能因窦性心律失常而不一定完全规则。

[‡] 通常情况下，颈动脉窦按摩未能减慢窦性心动过速。

[§] 任何自主的房性心律失常均可传出或心房可以逆行夺获。

[‖] 如果心房被逆行夺获，则是恒定的。

[¶] 心房的节律和频率可以改变，这取决于窦性心动过缓、窦性心动过速，或另外的心律失常是否主导心房的节律。

[**] 如果阻滞不发生改变，则是规则的或不变的。

AA，抗心律失常药（普鲁卡因胺，奎尼丁，普罗帕酮，氟卡尼，索他洛尔，多非利特，决奈达隆，胺碘酮）；BB，β 阻断剂（例如，普萘洛尔，美托洛尔）；DC，直流电；ICD，植入式心脏复律除颤器；NDCCB，非二氢吡啶类钙通道阻断剂（例如，地尔硫䓬，维拉帕米）；PPM，永久起搏器；CRT，心脏再同步化治疗。

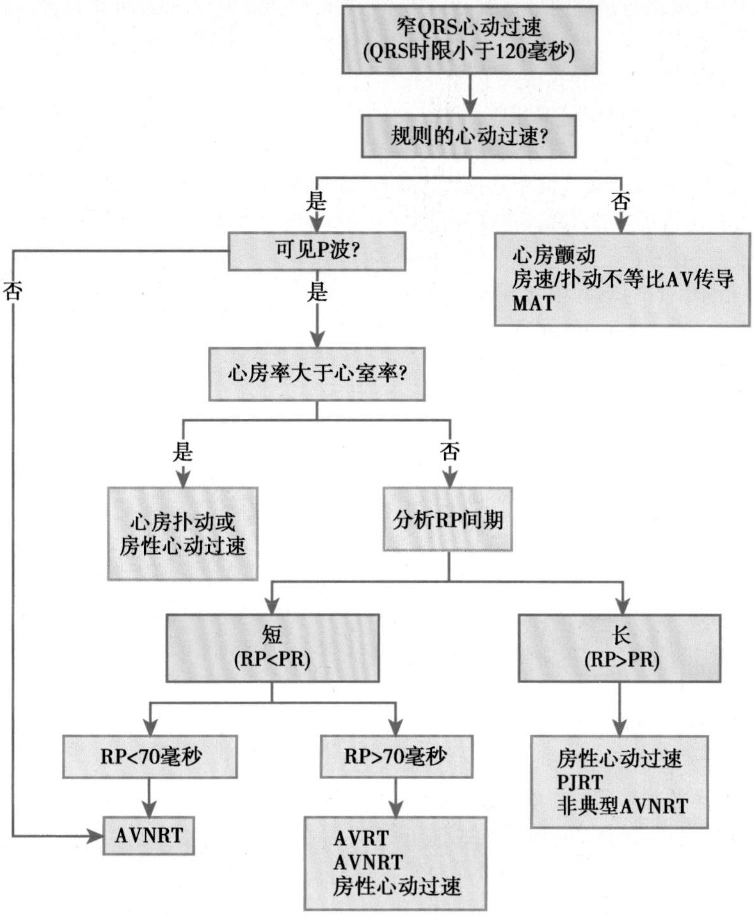

图 37.1 窄 QRS 波心动过速的诊断流程。AVRT,房室折返性心动过速;AVNRT,房室结折返性心动过速;MAT,多源性房性心动过速;PJRT,持续性反复发作性房室交界区心动过速。(引自 Blomstrom-Lundqvist C,Scheinman MM,Aliot EM,et al:ACC/AHA/ESC guidelines for the management of patients with supraventricular arrhythmias-executive summary:a report of the American College of Cardiology/American Heart Association Task Force on Practice Guidelines and the European Society of Cardiology Committee for Practice Guidelines [Writing Committee to Develop Guidelines for the Management of Patients With Supraventricular Arrhythmias]. Circulation 2003;108:1871.)

表 37.2 宽 QRS 波搏动与心动过速鉴别诊断的主要特征

支持室上性心动过速	支持室性心动过速
通过迷走刺激可减慢或终止	室性融合波
由提前的 P 波诱发	心室夺获
RP 间期≤100 毫秒	房室分离
P 波、QRS 波节率和节律相关,提示心室激动依赖于心房冲动发放,如 2∶1房室传导阻滞	P 波、QRS 波节率和节律相关,提示心房激动依赖于心室冲动发放,如 2∶1室房传导阻滞
V_1 导联呈 rSR'	代偿间歇
长短周期现象	电轴左偏;QRS 波宽度>140 毫秒
	特征性 QRS 波形态(见正文)

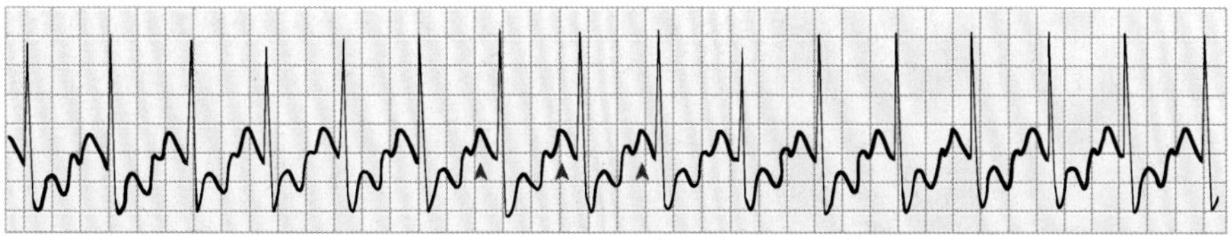

图 37.2 一位急性心肌缺血患者的窦性心动过速(150 次/min);可见 ST 段压低。P 波如箭头所示

在患有结构性心脏病的患者中,窦性心动过速可导致心输出量减少、心绞痛或可引起另一种心律失常,部分与心室充盈时间缩短和冠状动脉血供不足有关。窦性心动过速会导致植入了植入式心律转复除颤器(implantable cardioverter defibrillator,ICD;见第41章)的患者发生不恰当的除颤器放电。慢性不适当窦性心动过速(也称为不适当窦性心动过速综合征)已在健康人群中被描述,可能继发于窦房结的自律性增加或窦房结附近的自律性房性异位兴奋点[5]。这种异常可能是由于交感神经或迷走神经对窦房(sino-atrial,SA)自律性控制的缺陷或由于固有心率的异常所致。体位性心动过速综合征(postural orthostatic tachycardia syndrome,POTS)是由直立性低血压和窦性心动过速为表现的综合征,血容量不足或药物因素并不是导致直立位时血压下降的原因。上述两种综合征均可由自主神经病变引起,无论是外周(如糖尿病患者)还是中枢(如脊髓损伤)的。窦房结内折返是起源于窦房结附近组织的房性心动过速,因此具有类似于窦性心律的P波形态(见后文,局灶性房性心动过速)。

管理

需对导致窦性心动过速的原因进行管理。在住院部,原因通常是显而易见的(如出血、败血症、情绪激动),而在门诊可能难以明确。最常见的可逆性原因包括甲状腺功能亢进、贫血、感染或炎症以及血容量不足。糖尿病神经病变也很常见但不可逆。戒除烟草、酒精、咖啡因或其他兴奋剂(如滴鼻剂和感冒药中的拟交感神经成分)可能会有所帮助。β受体阻滞剂和非二氢吡啶类钙通道阻滞剂(维拉帕米和地尔硫草)、对低血容量患者进行补液或对发热患者进行降温均可帮助降低窦房结的发放频率。治疗不适当窦性心动过速需要单独或联合应用β受体阻滞剂或钙通道阻滞剂。在严重情况下,可以考虑窦房结射频消融(radiofrequency,RF)或外科消融;然而,其疗效通常只是短期的(见第36章)。起搏器电流(I_f)的特异性阻断剂伊伐布雷定对某些存在不适当或难治性窦性心动过速的患者有效。

房性期前收缩

期前收缩是不规律搏动或心悸最常见的原因,可以起源于心脏的各个部位,其中最常见的部位是心室,较少来自心房和房室交界区,很少源于窦房结。期前收缩在正常心脏中也很常见,其发生率也会随着年龄的增长而增加。

心电图识别

当心电图上(图37.3)显示提前出现的P波并伴有PR间期超过120毫秒时[除在Wolff-Parkinson-White(WPW)综合征中,PR间期一般均会短于120毫秒],便可诊断为房性期前收缩(premature atrial complexes,PACs)。其P波的形态类似正常的窦性P波,但一般仍有不同。由于基础窦性心律会发生变异,对于期前收缩的诊断会变得困难,但是P波形态仍有较为明显的不同,可以表明不同的起源点。发生在舒张期的早期的PACs,可能会出现阻滞(PAC未下传;图37.3A),或者可下传的同时伴有PR间期延长。RP间期通常与PR间期的变化相反,所以在离上一个QRS波群比较近的较早出现的PAC会产生缩短的RP间期后接着一个延长的PR间期。由于T波的叠加,在心动周期早期发生的PACs不易辨认。为了避免将PAC误认为轻微的T波畸形,可能需要对若干个导联的记录结果进行仔细的检查。通常,此类PACs在到达心室之前就会被阻滞,并且可能会被误认为是窦性停搏或是窦房结传出阻滞(见图37.3A)。

若干个因素决定了任一期前收缩或一系列期前收缩后的间歇时长。如果PAC不在窦房结和窦周组织的不应期发生,则可传入窦房结,使其提前发出冲动,并且可使下一个窦性周期从此时开始。PAC可以重整基础窦性节律,在其前后的两个窦性P波之间的间期小于正常P-P间期的两倍,PAC之后的间歇被称为是不完全代偿性的(见图37.3E和F)。当A_1-A_2间期加上A_2-A_3间期小于A_1-A_1间期的两倍且A_2-A_3间期大于A_1-A_1间期时,就发生了重整不完全代偿间歇。PAC(A_2)和随后窦性起源的P波(A_3)之间的间期超过一个窦性周期,但小于完全代偿间歇(见后文),因为异位心房冲动传导至窦房结并使其去极化,然后窦性冲动又返回心房,从而使得A_2-A_3间期被延长。这些因素延长了回归周期,即PAC(A_2)和随后的窦性起始源的P波(A_3)之间的间期(见图37.3E和F)。较早的PAC使窦房结过早激动可暂时性的抑制窦房结自律性,并使窦房结起源的电活动更慢(见图37.3D)。通常当发生这种情况时,A_3和下一个窦性起源的P波之间的间期就会超过A1-A1间期。

有时PAC会遇到处于不应期的窦房结或周围组织(见图37.3F),在这种情况下,基本窦性心律的时间不会改变,因为窦房结不会被PAC重整,在其前后两个正常的窦性起源的P波间期是正常P-P间期的两倍。该PAC之后的间期被称为是完全代偿间歇,即具有足够长的持续时间,使得包含PAC的P-P间期是正常P-P间期的两倍。然而,窦性心律不齐可以延长或缩短这种间歇。极少情况下会出现插入性PAC,在这种情况下,PAC之后的间歇非常短,并且其前后的正常窦性起源的P波之间的间期等于或稍长于一个正常的P-P间期的长度。插入性PAC不会影响窦房结起搏细胞,其之后的窦性冲动经传导进入心室,通常会有稍微延长的PR间期。任何类型的插入性PAC或室性期前收缩(premature ventricular complex,PVC)代表了唯一的一种实际上不会取代正常传导搏动的期前收缩。PACs可以起源于窦房结,并且可以通过提前出现的形态与正常窦性P波基本相似的P波识别。

有时,当房室结有足够的时间进行复极和无延迟地传导,由PAC产生的室上性QRS波群的外形仍可能是异常的,因为His-Purkinje系统或心室肌尚未完全复极和传导存在功能性的延迟或者阻滞(见图37.3A)。心脏纤维的不应期与心动周期时长直接相关。(在成年人中,房室结有效不应期在较短的心动周期下会延长)。心率缓慢(长心动周期)比更高心率时产生更长的希浦系统(His-Purkinje)不应期。因此,长R-R间期(长不应期)后的PAC可导致功能性束支阻滞(室内差异性传导)。因为长心动周期时的右束支不应期比左束支不应期长,所以在较慢心率时发生的右束支传导阻滞(right bundle branch block,RBBB)图形要比左束支传导阻滞(left bundle branch block,LBBB)图形更常见。在较短的心动周期,左束支不应期比右束支不应期长,并且更可能出现左束支传导阻滞图形。

临床表现

PACs可以在各种情况下发生,例如在感染、炎症或心肌缺血,或者可以由各种药物、紧张状态、烟草、酒精或咖啡因引起。PACs可以促使或预示持续的室上性快速性心律失常的发生(见图37.3B和C),并且在极少情况下也会发生室性快速性心律失常。通常PACs在没有任何可逆原因的情况下发生并且随着年龄增长而增加。一般PACs预后良好,大多数患者没有明显的症状;然而,有症状的人群最常感受到的是PACs后出现的间歇。

管理

PACs通常不需要治疗。有症状或当PACs诱发心动过速发生时,可用β受体阻滞剂或钙通道阻滞剂治疗。在药物难治性、出现

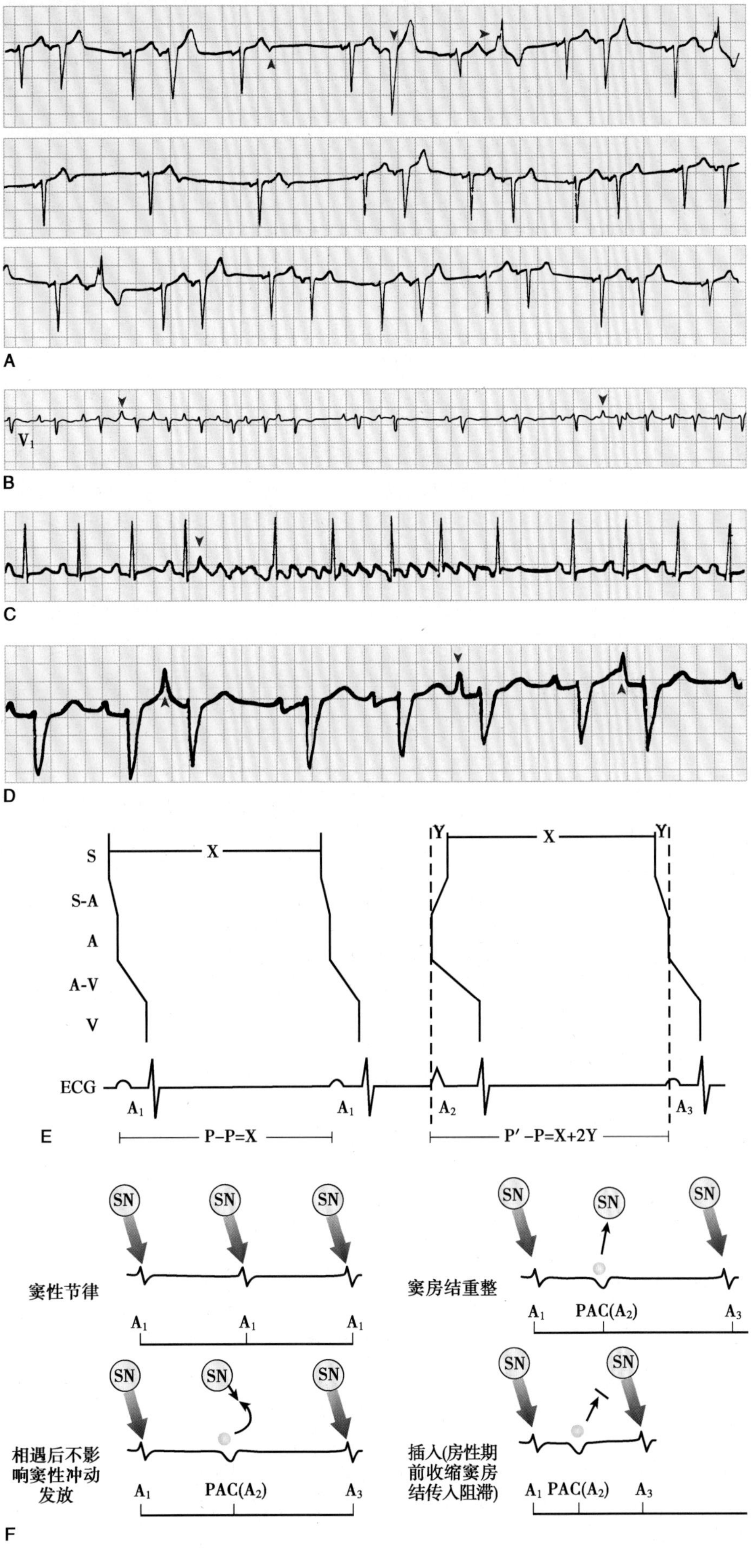

图 37.3　A，房性期前收缩（premature atrial complexe，PAC）完全传导阻滞或下传并伴有功能性右束支或左束支阻滞。取决于 PAC 的前一个周期长度以及联律间期，PAC 传导完全阻滞在房室结（向上箭头）或下传并伴有功能性左束支阻滞（向下箭头）或功能性右束支阻滞（向右箭头）。B，左侧的 PAC（箭头）诱发房室结的折返，这是折返前向和逆向沿着两条慢径路传导引起的，在心动周期中间产生逆行 P 波。在右侧，PAC（箭头）通过慢径路前向传导和快径路逆行传导（见图 37.8A）引起房室结折返，在 QRS 波群终末产生逆行 P 波，类似 r' 波。C 和 D，PAC（向下箭头）激活短阵的心房扑动（C）和 PAC（向上箭头），抑制下一次窦性冲动（D）的恢复。D 中稍晚的 PAC（向上箭头）不抑制窦房结的自律性。B～D，监护导联。E，PAC 效果梯形图。窦性间期（A1-A1）等于 X。第三个 P 波表示到达并激发窦房结的 PAC（A2），使下一个窦性周期在此时开始。因此，假设没有窦房结自律性的抑制，P-P（A2-A3）间期等于 X+2Y 毫秒。F，PAC（黄色圆圈表示起源；QRS 波省略）与窦房结（sinus node，SN）的相互作用图，二者间相互作用取决于提前的程度。**顶部**的图代表自发性窦性心律。**底部**的图为较晚偶联间期的 PAC，与传出的窦性冲动碰撞，因此不会影响（或重整）窦性节律，下一个窦性冲动（S3）恰好发生在两倍的窦性间期处。右侧上方的图中，一个较早偶联间期的 PAC 能够侵入 SN 并重整窦性节律，从而导致 SN 的重整（如 E 中所示）。在右侧下方的图中，更早偶联间期的 PAC 到达窦房结周围正处于不应期的组织，因此不能侵入窦房结（SN 传入阻滞）；所以，它不会影响 SN 的放电。下一个自发性窦性节律（S3）恰好在一个窦性间期后出现。S，房结；A，心房；V，心室；SN，窦房结。（E，修改自 Zipes DP，Fisch C. Premature atrial contraction. Arch Intern Med 1971；128：453.）

明显症状的情况下，如果可以确定局灶起源点，消融该 PAC 的起源点可起到有效的治疗作用。

心房颤动

见第 38 章。

房性心动过速

自律性的、触发的和折返导致的房性心动过速（atrial tachycardia，AT）目前已经通过实验有所认知。在大多数情况下，由于临床和电生理学特征可能重叠，特别是当折返环很小（即微折返）时，临床上不能清楚地区别该机制。例如，肾上腺素的刺激可以启动自律性和触发的 ATs，短阵起搏可以启动触发和微折返的 ATs。因此，由于它决定了标测和管理的方法，ATs 在临床上被更广泛地定性为局部（起源于心房的一小部分区域，心房激动从该位置离心性地发出）或大折返（由传导屏障构成的相对较大的折返环）[6]。心房扑动是最常见的大折返性 AT 类型。

心房扑动和其他大折返性房性心动过速

心房扑动是典型的大折返性房性节律。典型的心房扑动是右心房内的折返节律，在前面被三尖瓣环所限制，后面被终末嵴和欧氏嵴所限制。扑动可以在额面沿三尖瓣环逆钟向（逆钟向扑动）或者顺钟向（顺钟向或逆向扑动）传播。因为它们经过三尖瓣峡部，故两者都是典型的。因为这两种形式都有着相同的环路和由相同的解剖结构组成，扑动的频率和在体表心电图上的波形形态是一致和可预测的（见后文）。极少数情况下，当折返环与三尖瓣峡部分离而不是围绕整个三尖瓣环旋转时，可能会发生峡部内扑动；这通常发生在该区域消融术后（通常作为典型心房扑动的治疗方法）。其他形式的心房扑动现在被认为是不同的类型，包括之前心房手术的切口瘢痕[7]，先前的心房消融，二尖瓣环扑动[8]，心房特发性纤维化的区域，或其他影响传导的解剖或功能障碍等形成的心房大折返。由于限制这些扑动的屏障是可变的，所以这些心房的心电图表现也会发生变化。有时，在一次扑动发作中，其扑动波的形态也会发生变化，这表明有多个折返环或不固定的传导屏障存在。

心电图诊断

典型心房扑动期间的心房率通常为 250 至 350 次/min，尽管偶尔较慢，特别是当患者接受抗心律失常药物（antiarrhythmic drugs，AADs）治疗时，可将其频率降低至约 200 次/min。当这种减慢发生时，心室可以 1:1的比例接收此时较慢的心房率。

在典型的心房扑动中，心电图显示相同的重复出现的规律的锯齿样扑动波（见图 37.3C），以及连续电活动的证据（在扑动波之间缺少等电间期），通常在导联Ⅱ、Ⅲ、aVF 或 V_1 中最直观（图 37.4）[9]。在 2:1或 1:1传导期间，用颈动脉窦按摩或腺苷暂时的减慢心室的反应，可以助于显示扑动波。在最常见的逆钟向典型心房扑动中，其扑动波由于是逆时针折返路径，在这些导联中倒置（负向），有时当折返环呈顺钟向时扑动波可为直立（正向）（见图 37.4）。当扑动波在顺钟向直立时，通常有切迹。如果房室传导比例保持不变，心室节律将是规律的；如果传导比例不固定（通常是 Wenckebach 房室阻滞的结果），心室节律将变得不规则，但这种情况很少出现。扑动冲动不同程度地侵入房室交界区也可以影响房室传导。扑动波与下传至心室的比例通常是偶数（例如，2:1，4:1）。

如前所述，由于不典型心房扑动的折返环（不包括三尖瓣峡部）可以变化，这些大折返房性心动过速的心电图特征是高度可变的，没有一致的频率或扑动波形态（见图 37.2）。然而，这些心动过速通常有着与典型的扑动（250~350 次/min）类似的频率。表

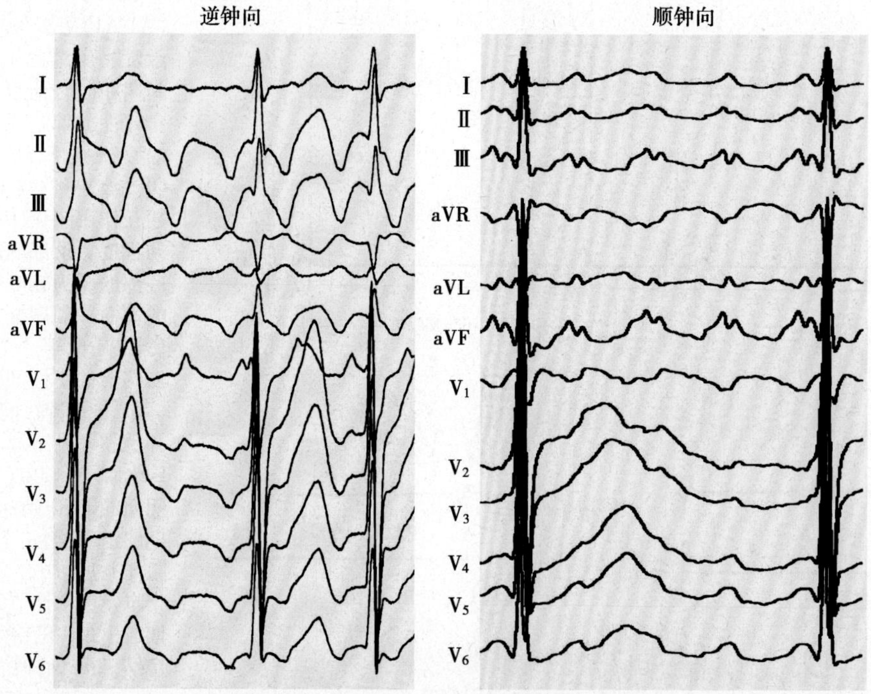

图 37.4 十二导联心电图显示逆钟向和顺钟向心房扑动。在逆钟向心房扑动中，扑动波在Ⅱ、Ⅲ、aVF 和 V_6 导联中倒置，在 V_1 导联中为直立。在顺钟向心房扑动中，扑动波在Ⅱ、Ⅲ、aVF 导联中直立，且经常有切迹

37.3 显示了不同类型的大折返心房扑动常见的心电图结果。在对心房颤动进行广泛的左心房消融后，即使是典型的心房扑动的心电图也可能因为消融后继发传导改变引起的左心房激动改变而发生变化。此外，在消融线周围可能出现异常的心房扑动类型。

表 37.3　不同类型心房扑动的特点和标量心电图的鉴别特征

类型	折返环路	心电图模式	V_1/V_6 导联
典型逆钟向型	三尖瓣环，依赖 CTI	锯齿样扑动波，Ⅱ、Ⅲ和 aVF 导联倒置	V_1 直立，V_6 倒置
典型顺钟向型	三尖瓣环，依赖 CTI	“反向锯齿波”，Ⅱ、Ⅲ和 aVF 导联直立且常有切迹	V_1 宽大、倒置（通常有切迹），V_6 直立
低位环形折返型	CTI	通常类似于典型逆钟向 CTI 扑动的表现，但Ⅱ、Ⅲ和 aVF 导联终末部的直立偏转有轻微的丢失	通常类似于典型的逆钟向型
高位环形折返型	上腔静脉和上界嵴	类似于典型的顺钟向扑动表现	类似于典型的顺钟向型
右心房游离壁型	右心房侧壁或后壁的瘢痕周围区域（既往心房手术灶或者自发性形成）	多变的	通常 V_1 导联倒置，或双向并出现终末部负向偏转
房间隔型	房间隔，通常在既往手术后	多变的	V_1 通常是双相或者等电位的
二尖瓣环型	二尖瓣环周围，通常是在肺静脉周围发生阻滞的缓慢传导区；经常发生于左心房手术或消融术后	多变的；Ⅰ、Ⅲ和 aVF 导联通常直立但为幅度低	V_1 通常为正向（或偶尔等电位），经常较宽大
房颤消融/迷宫术后型	多变的；回路包括左心房既往消融或瘢痕区	多变的	多变的

CTI，三尖瓣峡部。

临床表现

心房扑动相比心房颤动更少见，可由心房扩张引起，心房扩张的病因包括间隔缺损、肺栓塞、二尖瓣或三尖瓣的狭窄和关闭不全、心衰，既往广泛射频消融史和老化等[10]。心房扑动也可在无基础心脏疾病的情况下发生，在甲状腺毒症、酒精中毒或心包炎等毒素或代谢原因影响心脏也可引发心房扑动。在先天性心脏病外科术后几年内，一些患者可能因为经历了心房切开出现心房扑动，这其中大多数患者可能同时经历典型和非典型心房扑动。

颈动脉窦按摩通常可用于降低心室率，但在停止颈动脉窦按摩后，心室率通常反向恢复至原有速率。体格检查可在颈静脉搏动中发现迅速的心房扑动波，如果心房扑动波传导至 QRS 波的关系保持恒定，第一心音强度也将保持恒定。心房收缩导致的声音偶尔可听及。

管理

由于心脏复律可以迅速有效地使心脏恢复窦性心律，通常作为心房扑动的初步治疗（见第 36 章）。心脏复律可借助低能同步直流电（direct current，DC，约 50J）完成。如果电击引起心房颤动（atrial fibrillation，AF），为了转复窦性心律，第二次电击应使用更高的能量水平；或根据临床情况，决定是让 AF 持续还是复律至心房扑动或窦性心律。也可经静脉使用短效 AAD 伊布利特转复心房扑动，伊布利特转复心房扑动发作的成功率为 60%～90%。但由于伊布利特会延长 QT 间期，可能在给药后短时内引起并发症尖端扭转型室性心动过速（TdP）。其他抗心律失常药物，如普鲁卡因胺或胺碘酮也可用于转复心房扑动，但往往不如伊布利特有效。经食管或右房导管的快速心房起搏可有效终止大多数患者的典型和部分非典型心房扑动。对于典型心房扑动，导管消融治疗非常有效，心脏复律后心房扑动的高复发率使导管消融成为状况稳定不需要立即复律的心房扑动患者的选择。虽然心房扑动患者发生血栓栓塞的风险低于 AF 患者，但该风险在心房扑动患者转复窦性心律后仍然存在。总体上，心房扑动患者的抗凝治疗指征与 AF 患者类似。

心房扑动相比 AF，心率控制更难实现。为了控制心室率，可尝试使用维拉帕米（初始剂量 2.5～10mg 静脉注射，15～30 分钟后可重复给药 5～10mg）和地尔硫䓬 0.25mg/kg 治疗（见第 36 章）。腺苷能实现短暂的房室传导，可在诊断存疑时用于明确诊断。腺苷一般不能终止心房扑动，并且可能诱发 AF。艾司洛尔，作为 β 肾上腺素能受体阻滞剂，消除半衰期仅 9 分钟，可以和其他经静脉的 β 受体阻断剂一起用于减缓心室率。如果联用钙通道阻滞剂和 β 受体阻滞剂效果不佳，可以联用地高辛。洋地黄类的有效剂量随实际情况差异很大，为了达到减缓心房扑动患者心室率的目的比较困难，有时有效浓度甚至会导致洋地黄中毒。静脉使用胺碘酮可以达到和地高辛相同控制心室率作用。

如果心房扑动持续或复发，可以尝试使用ⅠA、ⅠC 或Ⅲ类抗心律失常药物（antiarrhythmic drug，AAD）转复窦性心律和防止复发，并小心预防 AAD 的致心律失常副作用（见第 36 章）。为了达到转复心律的效果，治疗潜在其他疾病如甲状腺毒症有时是必要的。在很多病例中，心房扑动可能在 AAD 治疗过程中继续发作，甚至发展为持续性心房扑动，心房扑动率可能变慢。除非已经使用钙通道阻滞剂或 β 受体阻滞剂使得心房扑动时心室率减慢，否则 I A 类或 I C 类抗心律失常药物不应被使用。因为 I 类药物可以降低心房扑动频率，房室传导可能会被充分促进，引发心房扑动 1∶1下传(图 37.5)。

心房扑动的预防通常非常难实现，具体途径和 AF 的预防相似(见第 36 和 38 章)。对于有症状或复发性心房扑动，应考虑导管消融治疗。导管消融是典型心房扑动(逆钟向或顺钟向)极度有效的治疗手段，长期成功率可接近 90%~100%[11]。正因为心房扑动的消融治疗有效且低风险，所以它被作为药物治疗的替代手段。消融治疗其他形式的大折返环路的房性心动过速也是有效的，尽管手术成功率相对典型心房扑动的消融治疗低些且不稳定[7]。考虑到心房扑动患者的血栓形成风险，以及很多心房扑动患者都合并 AF，进行抗凝治疗通常是适当的。

局灶性房性心动过速

心电图诊断

局灶性房性心动过速通常心房率达到 150~200 次/min，P 波形态与窦性 P 波形态存在差异(图 37.6)。然而，相邻窦房结的局灶性 ATs 的 P 波形态与窦性 P 波会非常接近。发病时，心率会在初始的几个心动周期增快。多见的情况是，ATs 开始时非常短暂且反复发作，可能会自发终止或持续发生，然而持续发生的情况占据了多数。P 波通常在心动过速的后半心动周期(长 RP-短 PR 心动过速)被识别。如果心房率没有过快，且房室传导没有被抑制，

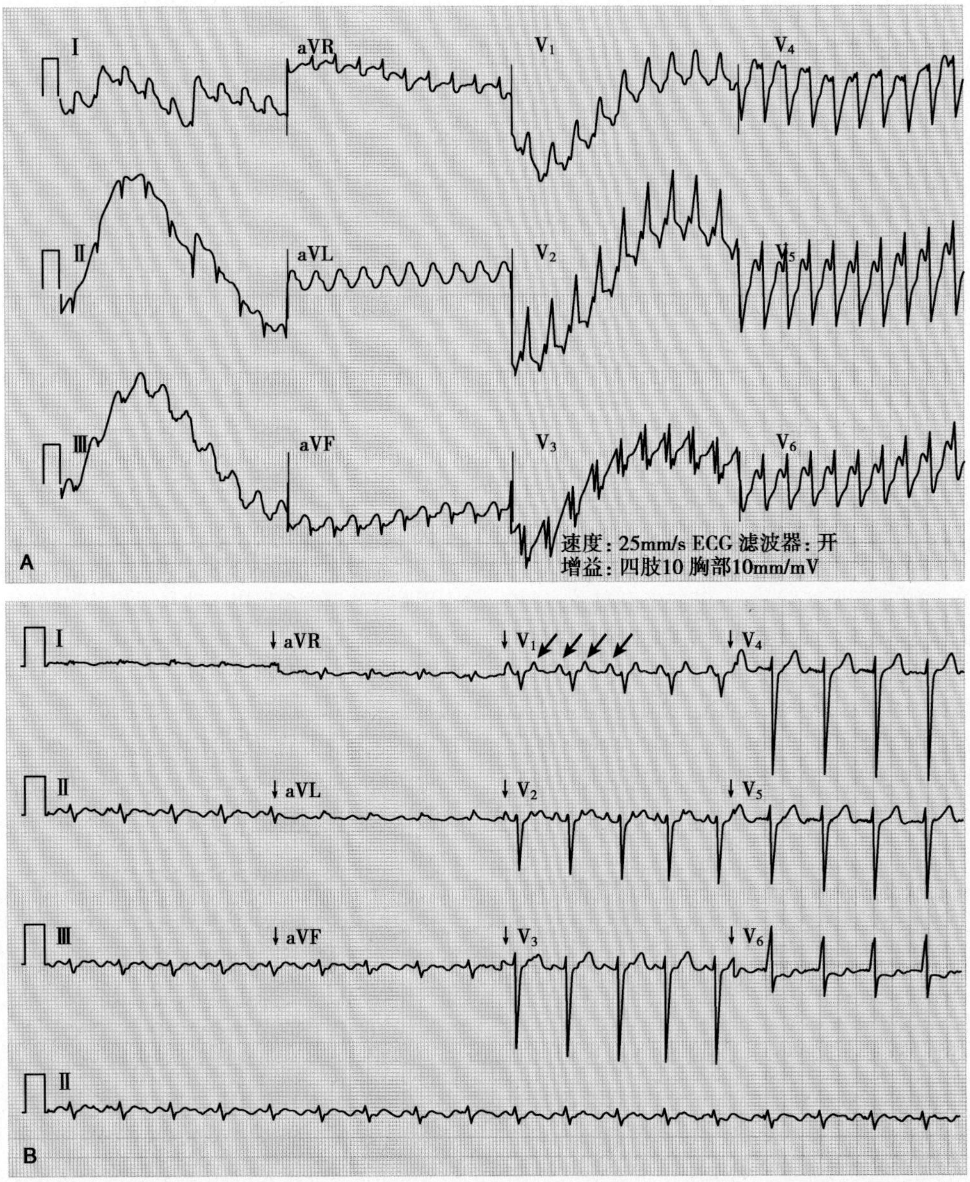

图 37.5 氟卡尼引起的房扑 1∶1下传及 QRS 波增宽。A，房扑 1∶1下传及 QRS 增宽，这是由于氟卡尼使房扑频率减缓，房室结传导加速，导致快速心室率；由于氟卡尼的钠离子通道阻滞的使用依赖性，快速心室率导致了 QRS 波增宽。B，在使用了房室结阻滞剂后(在此例中，美托洛尔)导致了 2∶1传导，心室率减慢，QRS 时限因此缩短。另外，此时的房扑波在心电图上也变得清晰可见(箭头所示)

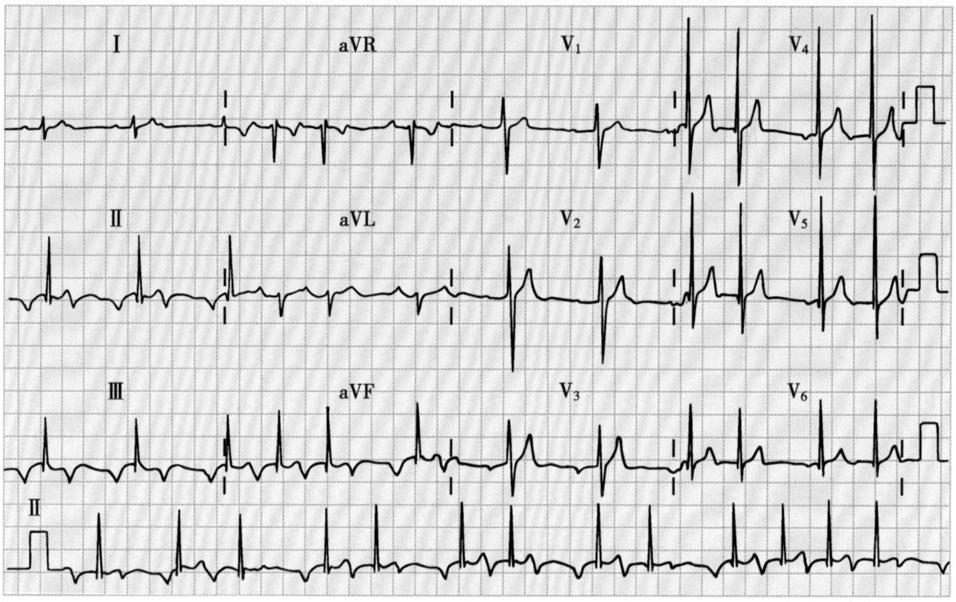

图 37.6 房性心动过速。这张 12 导联心电图和节律条图(底部)显示房性心动过速的周期大约为 520ms。传导在 3∶2到 2∶1之间变动。注意Ⅱ、Ⅲ和 aVF 导联的负向 P 波,当 P 波连续传导时,RP 间期超过了 PR 间期。同时也要注意,虽然发生了房室传导阻滞,但心动过速持续,这是一个重要的发现,因为它排除了房室旁路的参与,并清晰鉴别了这张图中的房性心动过速和图 37.21 所示的房室折返性心动过速

每一个 P 波都可被传导至心室;如果心房率增加,且房室传导阻滞发生,Wenckebach(莫氏Ⅰ型)二度房室传导阻滞会继而发生(见第 40 章),这种心律失常有时被称作房性心动过速伴传导阻滞。当洋地黄类引起 AT 伴阻滞,其他洋地黄过量的表现也会出现,如室早。在近一半的 AT 伴传导阻滞病例中,心房率都是不规律的。P 波之间通常在全导联会出现典型的等电位线,这与心房扑动的情况相反。但是在快速心房率的情况下,AT 伴阻滞和心房扑动的鉴别可能是困难的。分析心动过速期间的 P 波图形,如果 V_1 导联出现正向或双向 P 波推测为左房局灶,V_1 导联负向 P 波则推测为右房局灶。

临床表现

房性心动过速经常在有明显结构性心脏病的患者中发生,比如伴或不伴心肌梗死的冠状动脉疾病,心力衰竭和肺心病,同时在没有结构性心脏病的患者中也会发生。房性心动过速也会在洋地黄中毒的患者中发生,通常伴有低钾。临床表现和预后通常都与基础心血管状态和心动过速时心率有关。当症状持续,可能导致心动过速性心肌病,而这伴随心动过速的消除可完全或部分可逆[12]。在一些患者中,压力和锻炼可能触发心动过速;在一些其他患者中,心动过速可能是体位性的。一些刺激物,比如咖啡因、巧克力和麻黄碱也可能诱发心动过速发作。

心脏体格检查可发现心脏节律的变化,包括有差异的第一心音强度和收缩压,是房室传导阻滞和 PR 间期的变化导致的。颈静脉搏动中可以见到过多的 a 波。颈动脉窦按摩或使用腺苷能逐步增加房室阻滞的程度并减慢心室率,但和心房扑动的情况类似,并不能终止心动过速。在洋地黄中毒的患者中,应谨慎进行颈动脉窦按摩,因为可能导致严重的室性心律失常。有时,颈动脉窦按摩或腺苷能终止一些形式的 AT。

管理

根据临床情况,可使用 β 受体阻断剂或钙离子通道阻滞剂以减慢心室率;如果 AT 仍然持续,可加用ⅠA 类、ⅠC 类或Ⅲ类抗心律失常药物。导管消融手术通常对终止 AT 非常有效,取决于其机制和基础心脏疾病的情况[6]。消融应在药物治疗无效时考虑使用,也可作为没有心脏病患者的一线治疗选项。成功消融最重要的一个因素是术中诱发心动过速的能力,这通常是采用程序化刺激和儿茶酚胺类药物如异丙肾上腺素实现的。可诱导性的差异可能很大,取决于 AT 的机制。消融成功后,ATs 可偶然再发于其他位点。如果 AT 在服用洋地黄类药物的患者中发生,那么洋地黄类药物应该被首先怀疑是诱因并立刻停药。在不稳定的患者中应考虑使用洋地黄类抗体挽救。

紊乱性房性心动过速。紊乱性(有时称为多源性)AT 的特征是心房率在 100~130 次/min 之间,伴随明显的 P 波形态变化和 P-P 间期不规则(图 37.7)。总体上,至少应出现 3 种 P 波形态,大多数 P 波可传导至心室,PR 间期通常也出现差异。此心动过速经常在罹患慢性阻塞性肺疾病和充血性心力衰竭的老年患者中发生,并可最终演变为 AF。洋地黄类并不是通常的原因,可能与茶碱的使用有关。另外,紊乱性房性心动过速也可见于儿童。

管理。此类患者的管理应针对其基础疾病。抗心律失常药无论在控制心率还是减慢心室反应中都经常是无效的。在支气管痉挛性肺病的患者中,应尽量避免使用 β 肾上腺素能受体阻断剂,但如果患者耐受,这类药物可能是有效的。维拉帕米和胺碘酮也是有效的。补充血钾和镁可能抑制心动过速。消融治疗在一些病例中可能有效。

房室交界区心动过速

关于以室上性 QRS 波群、规则的 R-R 间期和没有心室预激等特征的心动过速的命名仍存在困惑。因为不同的电生理机制可以解释这些心动过速(图 37.8),非特异性名词'阵发性室上性心动过速'已被建议涵盖所有这些心动过速。这个术语可能是不合适的,但是因为一些有旁路(见后面)的患者的心动过速的起源点包

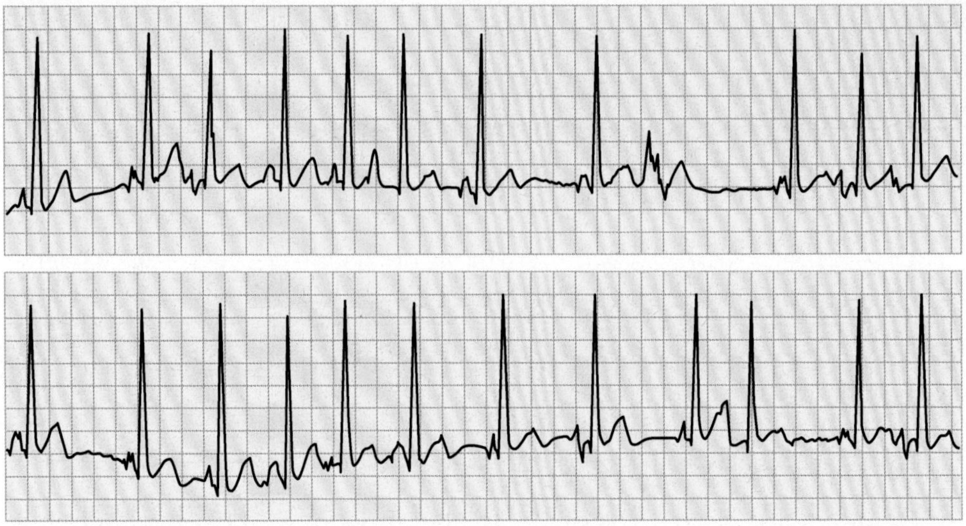

图 37.7　紊乱性(多源性)房性心动过速。PAC 的周期长度不同,并且形态也各不相同

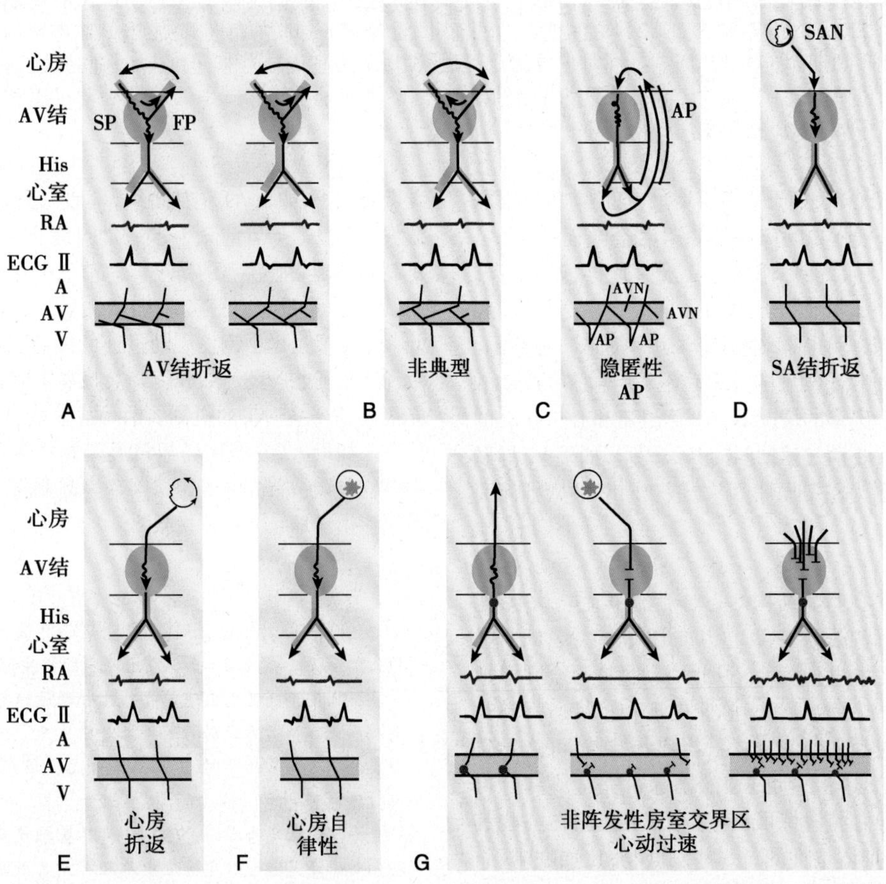

图 37.8　各种心动过速的示意图。每个实例的上半部所示为假定解剖路径的示意图;下半部描绘了心电图和解释梯形图。**A**,房室(AV)结折返。**左侧**示例为绘制的折返激动:由于房室结慢径路(SP)的前向传导和快径路(FP)的逆向传导,逆行的心房激动与顺行的心室活动同时发生。**右侧**示例,心房活动略晚于心室活动,因为逆行传导的延迟。**B**,非典型 AV 结折返性心动过速,前传通过快径路,而逆传通过慢径路。**C**,隐匿性旁路(AP)。反复性心动过速是由前向传导通过 AV 结(AVN)和逆向传导通过旁路引起的。逆行 P 波出现在 QRS 波后面。**D**,窦房(SA)结折返。心动过速是由窦房结内的折返引起,然后冲动传导到心脏的其他部位。SAN,窦房结。**E**,心房折返。心动过速是由心房内折返引起,然后冲动传导到心脏的其他部位。**F**,自律性房性心动过速(星号表示起源点)。心动过速是由于心房的自律性冲动发放所致,然后传导冲动到心脏的其余部分;它与折返性房性心动过速难以区分。**G**,非阵发性房室交界区心动过速的各种表现:逆传夺获心房、房室分离(窦房结控制心房)、房室分离伴心房颤动。星号表示窦房结放电。红色圆圈表示交界区放电的部位

括室上性的和室性的部分，因为它们可能需要心房和心室同时参与折返通路，并且可能呈现正常的 QRS 波形态和持续时间，这仅仅是因为前向传导通过正常的房室结-希氏束通路（见图 37.8C）。而如果折返通路的传导方向相反，沿着“逆行”方向传播（即，通过旁路前传到达心室，通过房室结-希氏束逆行到达心房），那么 QRS 波时限会延长，尽管心动过速基本上是相同的。

反复性心动过速这个术语已经被提出用来代替阵发性 SVT，但是使用这个术语需要假定心动过速的机制是“折返的”，而这可能是大多数但不是全部的 SVT 的机制。因此，并不存在普遍可接受的命名法，本章针对特定心律失常多采用描述性术语。

房室结折返性心动过速

心电图识别

涉及房室（atrioventricular，AV）结的折返性心动过速的特征包括：室上性 QRS 波的心动过速，突发突止，心动过速频率一般在 150～250 次/min（成人通常是 180～200 次/min），并且节律规整。少见情况下，心动过速频率可以低至 110 次/min；偶尔，可能会超过 250 次/min，尤其是在儿童。QRS 波的形态和时限一般正常，除非存在功能性室内差异性传导或先前的传导缺陷。P 波一般都埋在 QRS 波群里面。通常情况下，P 波在 QRS 波之前或之后出现，并引起 QRS 波微妙的变化，导致伪 S 或伪 r′，而这只有在与正常窦性心律的 QRS 波比较时才能被识别（图 37.9）。当能看到 P 波时，P 波向量通常是向上的（倒置 P 波），并且相对较窄。AV 结折返突然开始，通常是发生于一次 PAC 后，下传引起一次延长的 PR 间期（见图 37.3B 和 37.8A）。R-R 间期可以在 AT 发作后的最初几跳缩短，或者在 AT 终止前的最后几跳延长。心动过速周期长度的变化，通常是由顺行性房室结传导时间的变化引起的，特别是在心动过速发作时或临近终止前。通常当心动过速频率非常快时，可以发生周期长度或 QRS 波的交替。颈动脉窦按摩可在 AT 终止前将其略微减慢，或者可使心动过速只有轻微减慢而不发生终止。

电生理特点

引起房室结传导时间发生关键性延长的房性期前收缩通常会促进 AV 结折返（图 37.10 和图 37.11）。在大约三分之一的患者中，室性早搏刺激也可诱发房室结折返。来自射频导管消融和标测结果的数据支持心房存在进入房室结的不同路径，即快和慢路径，以解释这种心动过速（见第 34 和 36 章）。如图 37.8A 和 B 所示，心房是快径路和慢径路之间的必要链接。这些通路到底是离散的路径（可能是由各向异性引起的）还是在功能性的，在本质上是未知的。在大多数病例中，逆行 P 波在 QRS 波起始部出现，这明确地排除了旁路的可能性。如果心室的房室旁路是心动过速环路的一部分，那么在旁路被逆行激活并使心房去极化之前，心室必须被顺行激活，因此，逆行 P 波不会早于 QRS 发作后 30 毫秒，通常在 ST 段。

在大约 30% 的病例中，心房激活开始于 QRS 波的末尾或之后不久，并在标量心电图上产生离散的 P 波（通常作为 V_1 导联 R 波的一小部分出现，假性 r 波；参见图 37.8A）。

在大多数患者，P 波不可见，因为它们埋在 QRS 波群之中。在最常见的房室结折返性心动过速（AV nodal reentrant tachycardia，AVNRT）中，室房（ventriculoatrial，VA）间期小于 R-R 间期的 50%（短 RP 心动过速）。而在旁路相关的心动过速和那些非典型 AVNRT 患者中，VA 间期要明显长些（见图 37.8B）。

慢径路和快径路。在大多数患者中，前向传导通过慢径路到达心室，而逆向传导通过快径路到达心房，即所谓典型 AVNRT（见

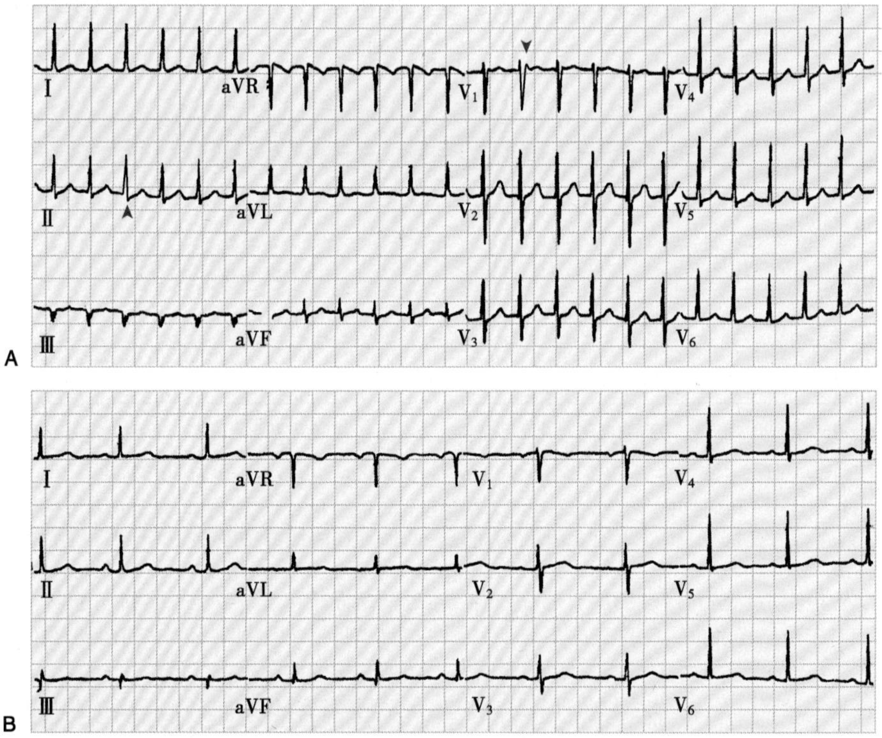

图 37.9 房室结折返性心动过速（AVNRT）的十二导联心电图。A，心动过速发作时，V_1 导联可见一个假性 r′波（箭头），而Ⅱ、Ⅲ和 aVF 导联可见假性 S 波（箭头）。B，当与窦性心律时的 QRS 波群相比，这些波变得更加明显。

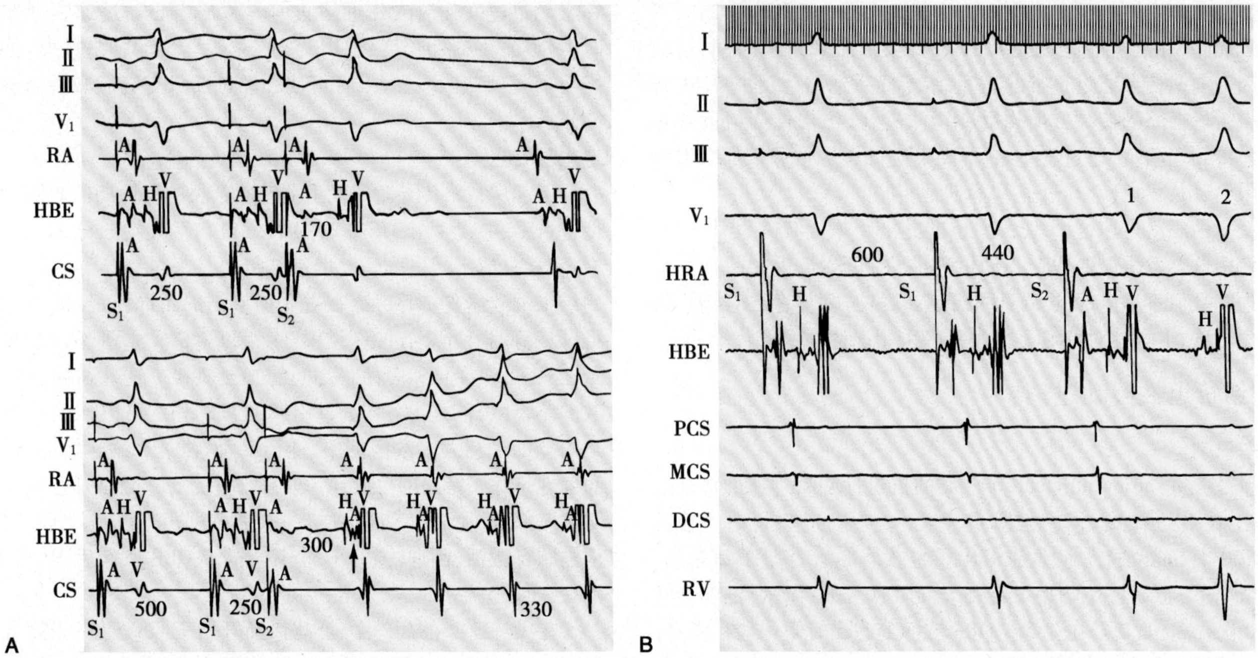

图 37.10 一个房室结双径路患者 AVNRT 的发作。上下两个面板显示了以 500 毫秒的起搏周期在冠状窦发放的一系列刺激的最后两个刺激。两种情况下，S1S2 间期为 250ms 的房性期前收缩刺激引起的结果如图所示。**上面板**，S2 以 170 毫秒的 A-H 间期传导至心室，紧接着一个窦性搏动。**下面板**，S2 以 300 毫秒的 AH 间期下传心室并启动房室结折返。需要注意的是逆行心房激动发生在室间隔去极化开始之前（箭头），并且叠加在 QRS 波上。逆行性心房活动首先从低位右心房（HBE 导联）开始，然后传导到高位右心房（RA）和冠状窦（CS）记录电极。**B**，一个房性期前收缩刺激下传产生两个 QRS 波。在 600 毫秒的 S1 基础刺激之后，引入 440 毫秒的 S2 刺激。S2 刺激产生的第一个 QRS 波发生于短 A-H 间期（95 毫秒）后，是由快径路前传引起。第一个 QRS 波被标记为 1（在 V1 导联）。S2 刺激产生的第二个 QRS 波（标记 2）出现在长 A-H 间期（430 毫秒）后，是 S2 刺激经慢径路前传引起。DCS，冠状窦远端；HRA，高右心房；MCS，冠状窦中部；PCS，冠状窦近端；RV，右心室

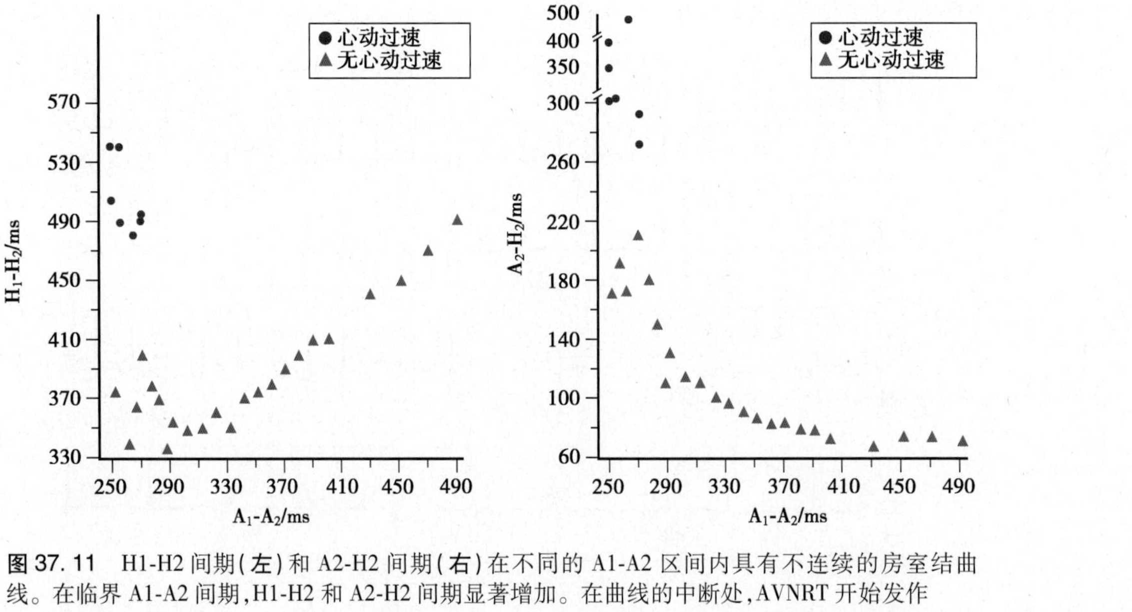

图 37.11 H1-H2 间期（**左**）和 A2-H2 间期（**右**）在不同的 A1-A2 区间内具有不连续的房室结曲线。在临界 A1-A2 间期，H1-H2 和 A2-H2 间期显著增加。在曲线的中断处，AVNRT 开始发作

图 37.8A，B 和第 34 章）。发生心动过速时，房性期前收缩在快径路发生前向阻滞（因为它相对于慢路径通常具有更长的不应期），通过慢路径传导至心室，并通过先前阻滞的快径路折返回心房（慢快型）。折返的近端和远端最终通路似乎位于房室结内，因此如目前所设想的，折返发生在两个心房通路和房室结。对于典型的 AV 结折返的折返环是前向通过慢径路到达远端的最终共同通路（可能是远端 AV 结），然后逆行通过快径路，然后到心房肌。在非典型的 AV 结折返，折返以相反的方向发生。少见情况下，折返可通过两条慢径路或一条慢径路和一条中径路完成，即所谓的慢-慢型房室结折返（见图 37.3B）。前向慢径路的传导时间是心动过速的周期长短的主要决定因素。

房室结双径路的概念。支持双径路概念的证据来自若干观察，其中最令人信服的是射频导管消融慢径或快径消除了房室结折返而不影响房室结传导。此外，在这些患者中，描绘 A1-A2 通路对 A2-H2 或 H1-H2 间期的曲线，表现为不连续曲线（见图 37.11），因为在一个关键的 A1-A2 间期，冲动在快径路突然被阻滞，并且在

慢路径上延迟传导,而 A2-H2(或 H1-H2)间期会突然延长。一般而言,PAC 的偶联间期仅仅减少 10 毫秒,而 AH 间期需增加至少 50 毫秒。较少见的是,双径路可以表现为:窦性心律或同一起搏频率下,不同的 PR 或 A-H 间期,或心房起搏周期恒定时,A-H 间期突然发生跳跃。房室结双路径切确不可辩驳的证据是两个房室结波阵面同时在相反的方向上传播而不发生碰撞(见第 34 章),或是一个 P 波下传能产生两个 QRS 波(见图 37.10B)或一个 QRS 波逆传产生两个 P 波。

有些房室结折返的患者可能没有不连续的房室结不应期曲线,而一些没有房室结折返的患者可能出现不连续的房室结不应期曲线。在后者,房室结双径路可能是一个良性发现。许多患者也表现出逆行的房室结不连续曲线。极少数的患者可表现为房室结三径路。

在不到 5%至 10%的房室结折返患者中,顺行传导在快径路上进行,逆行传导在慢径路上进行(称为不寻常或不典型的快-慢型 AV 结折返),产生较长的 VA 间期和相对较短的 AV 间期(通常 AV/VA 比率<0.75;参见图 37.8B)。最不常见的类型(慢-慢型)在心动周期的中间出现逆行 P 波。最后,可能存在通过慢或快路径前传,并且通过旁路进行逆传的心动过速(参见后面)。

因为在某些情况下,不需要心房或心室来维持房室结的折返,所以自发性房室传导阻滞可能发生在折返环远端的房室结中,或在房室结和希氏束之间,或在希氏束内,或在更远端,特别是在心律失常刚开始时(见第 34 章)。大多数情况下,当出现阻滞时,阻滞一般发生在希氏束下面,很少发生在房室结折返环和心房的上部最终共同通路中,并且导致心房与心动过速分离。心动过速的终止通常由前向传导的慢径(弱连接)发生阻滞引起,因此逆行性心房反应之后不会出现希氏反应或心室反应。AVNRT 期间发生的功能性 BBB 不会显著改变心动过速。

逆向心房激动。逆向心房激动顺序在房室结折返性 SVT 中是正常的(也称向心性),这意味着在快径路逆行传导至心房的最早激动位点在希氏束电图中被记录到,接着是冠状窦口记录的电图,然后传播并除极化右房和左房的其余部分。在非典型房室结折返中,在慢径逆行传导过程中,冠状窦近端记录的心房激动领先于低位右房记录的心房激动,这表明慢径和快径插入心房的位点可能存在轻微的不同。

临床特征

AV 结折返经常发生在无器质性心脏疾病的患者,通常发生在十几岁或二十多岁的后期;但是在 40~50 岁时,会有第二个发病高峰。女性发病率较高,成人期发病时更年轻。心动过速时往往伴有一系列症状,从心悸、紧张、焦虑到心绞痛、心力衰竭、晕厥或休克,主要取决于心动过速的持续时间和频率以及结构性心脏病的存在。心动过速可引起晕厥,主要是因为快速心室率,心输出量和脑循环量的减少,或由于心动过速终止时发生窦性停搏,因为心动过速会诱发窦房结自律性减退。无结构性心脏病患者的预后通常良好。

管理

急性发作。AVNRT 的治疗取决于潜在的心脏病、对心动过速的耐受程度,以及个体患者先前发作的自然病史。对于一些患者来说,休息可能是中止偶尔发作所需的一切。迷走神经刺激,包括颈动脉窦按摩,Valsalva 和 Müller 运动,呕吐,偶尔暴露于冰水,作为第一线的治疗。这些动作可以稍微减慢心动过速,而在停止这些动作后,心动过速又会加快至原有速度,或者可以终止它。如果迷走神经刺激治疗失败,腺苷 6~12mg 快速静推,是初始药物治疗的选择,可在约 90%的患者成功终止心动过速(1 分钟内)(见第 36 章)。如果简单迷走神经刺激和腺苷治疗失败,静脉注射维拉帕米 5~10mg,或静脉注射地尔硫䓬 0.25~0.35mg/kg,可使大约 90%的病例于大约 2 分钟内成功终止房室结折返。β 受体阻滞剂是有效的,但是通常不被用作一线治疗,因为腺苷、维拉帕米和地尔硫䓬更有效和更快地起作用。钙通道阻滞剂、β 肾上腺素受体阻滞剂和腺苷通常抑制房室结慢径路的前向传导,而ⅠA 类和ⅠC 类药物(通常不需要)抑制快径路的逆向传导(表 37.4)。在使用后面这些药物之前,通常应尝试直流电复律,这些药物更常用于预防复发。

表 37.4 减慢旁路和房室结传导和延长其不应期的药物

受影响的组织	药物
旁路	ⅠA 类
房室结	Ⅱ类 Ⅳ类 腺苷 洋地黄
两者	ⅠC 类 Ⅲ类(胺碘酮)

少数情况下,如果 AVNRT 导致血流动力学不稳定和对腺苷无效,可以直流电复律。接受过量洋地黄后,进行直流电复律可能是危险的,并可能导致严重的电击后室性心律失常(见第 36 章)。与 QRS 复合体同步的直流电复律可避免心室颤动(VF)的发生,10~50J 的能量就可成功地终止 AV 结折返;在某些情况下可能需要更高的能量。如果有直流电复律的禁忌证,或者如果已经放置起搏导线(手术后,或者如果患者已经有一个永久性起搏器),快速、竞争性的心房或心室起搏可以恢复窦性心律。

当使用升压药物使收缩压急剧升高到约 180mmHg 的水平时,可通过诱导颈动脉窦和主动脉压力感受器介导的迷走神经反射刺激终止 AV 结的折返。然而,很少需要升压药,除非患者低血压。

预防复发。最初,临床医生必须决定发作的频率和严重程度是否需要长期治疗。如果发作不频繁、耐受性良好、持续时间短或者自发终止,或者患者容易终止,则可能不需要预防性治疗。长时间和频繁的发作可以使用药物治疗,当然射频消融也是一种有效的一线替代治疗方案。在晕厥或近晕厥患者,消融应被视为一线治疗。长效钙通道阻滞剂或长效 β 受体阻滞剂是药物治疗的一个合理的初始选择。临床情况和潜在的禁忌证通常决定了治疗选择,如哮喘患者不能用 β 受体阻滞剂。

射频消融。射频消融可达到 95%以上的长期治愈,并发症发生率低,在治疗有症状复发性房室结折返患者时应尽早考虑,特别是对于那些不想服用药物、药物不耐受或药物治疗无效的患者。

房室旁路

旁路是连接心房或房室结到心室,正常房室结-希氏束-浦肯野传导系统以外的纤维。这些旁路可以前向传导(从心房到心室的前向传导)或逆向(从心室到心房的逆向传导)方向传导冲动,是折返性心动过速(AV 反复性心动过速)的潜在基质[13]。当这些旁路能够前向传导时,心室可部分被旁路(在正常希氏束-浦肯野系统之外)去极化,并产生预激的 QRS 波(即 δ 波;见下文)。当存在心室预激,并且症状与心动过速相关时,患者被认为患有 WPW 综合征。在某些情况下,这些通路只能逆行传导,因此它们不产生任何心室预激,并被称作"隐匿性的"。

隐匿性旁路(仅逆传)折返

心电图识别

在分析窦性心律下的心电图时,能从心室单向逆传至心房但无前传功能的旁路往往表现不明显,因为心室没有预激(图37.12)。

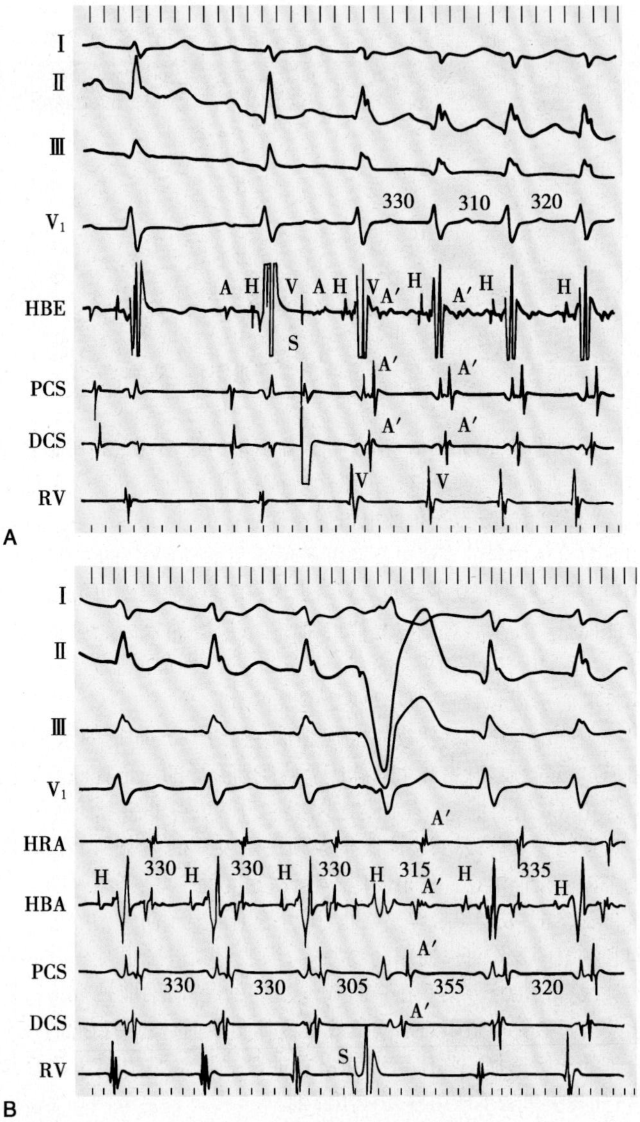

图37.12 一例隐匿性旁路患者发生房室折返性心动过速时的心房预激。A,窦性心律时的两跳未见旁路存在的证据。一个周期约330ms的冠状窦期前收缩刺激触发了SVT。逆行心房激动首先在冠状窦远端(A′,DCS)开始,接着是冠状窦近端(PCS)、低位右心房(HBE),然后是高位右心房(未显示)。QRS波群正常,与窦性QRS波群相同。(末端部分由于逆行心房电位叠加而轻微变形)。注意RP间期较短,而PR间期较长。最短的VA间期大于65毫秒,符合通过房室旁路逆行传导。B,心动过速时,当希氏束仍处于前传不应期时发放的心室期前收缩刺激将AA间期从330毫秒缩短至305毫秒,而且逆行心房激动顺序不发生改变。(注意,当RV刺激发放时,H-H间期没有发生变化。H-H间期在HBE导联中单位为毫秒。因此,尽管希氏束不应,心室刺激仍然到达心房,并产生相同的逆行心房激动顺序。这一发现的唯一解释就是通过逆行旁路传导。因此,患者有一个隐匿性旁路和WPW综合征。HRA,高右心房;RV,右心室

因此,WPW综合征的心电图表现是不存在的,旁路是"隐匿的"。因为WPW综合征患者发生心动过速的机制是由房室结-希氏束通路的前传和旁路逆传所组成的大折返,所以旁路即使只逆传功能,仍然可以参与折返环,并导致房室折返性心动过速。

在心电图检查中,当QRS波正常且逆行P波在QRS波后、ST段或T波早期出现时,应怀疑由这种机制引起的心动过速(见图37.8C)。有时P波不清楚,可导致ST段压低;当心动过速时看到这种情况后,那么心律失常的机制最常是涉及旁路(AV折返性心动过速)的折返。此外,在这种情况下,发生在心动过速时的ST段压低(随着心动过速的终止而消退),在没有其他缺血证据(胸痛、酶升高、已知冠心病)的情况下,并不一定代表心肌缺血。

在心动过速时,P波在QRS波后出现,因为在冲动在进入旁路并逆行激动心房之前,必须先激活心室。因此,逆行P波必须在心室激动后出现,这与房室结折返形成对比,房室结折返时心室激动通常与心房激动同步(见图37.8A)。此外,逆行P波的形态与通常的逆行P波的形态不同,因为心房可以偏心地激活,即,以不同于正常逆行的激动顺序,而正常逆行激动顺序始于低位右房间隔,如在房室结折返。这种偏心性激动的发生是因为在大多数情况下隐匿性旁路是左侧的(即,插入左心房),这使得左心房成为逆向激动的最早部位,并使逆行P波在导联I为负向(见图37.12)。

最后,由于心动过速的环路涉及心室,如果功能性BBB发生在旁路所在的同一侧心室中,则心动过速的VA间期和周期长度可以变长(图37.13)。这种重要的变化的发生是因为BBB延长了折返环路。例如,左侧旁路但没有功能性BBB的房室折返性心动过速环路的正常激动顺序是从心房到房室结希氏束,再到右室和左心室,再到旁路,最后回到心房。然而,发生功能性LBBB时,心动过速回路从心房到房室结希氏束,到右心室,到室间隔,到左心室,再到旁路,然后回到心房。VA间期的增加提供了确凿的证据,证明心室和旁路是折返环的一部分。在冲动到达旁路和心房之前,需先从右室穿过间隔达到左室,所需的额外时间延长了VA间期,接着又将心动过速的周期延长了同等量,当然这需要假定环路传导时间在没有发生其他变化的情况下。因此,同侧功能性BBB将心动过速周期延长30毫秒以上是诊断游离壁旁路的一种方法,如果该延长仅为VA间期延长所致,而不是H-V间期延长所致(其可随着BBB的出现而发生)。在极少数患者中,由于VA传导延长而导致的周长的增加可以被同时减少的PR(A-H)间期所抵消。

同侧BBB的存在可促进折返,并导致无休止的AV折返性心动过速。如果H-V间期不延长,旁路对侧心室的功能性BBB不会延长心动过速周期。

间隔旁路

在隐匿性间隔旁路患者,表现则有所不同。第一,逆行的心房激动是正常的(向心性的),因为它沿着间隔逆传。第二,发生同侧功能性BBB时,心动过速的VA间期和周期长度增加25毫秒或更短。

迷走神经刺激主要作用于房室结,对房室折返和房室结折返的产生类似的作用,使得心动过速可以突然减慢,有时终止。通常情况下,心动过速在前传方向发生终止,所以最后逆行P波不能传导到心室。

电生理特点

支持利用隐匿性旁路的房室折返性心动过速诊断的电生理学

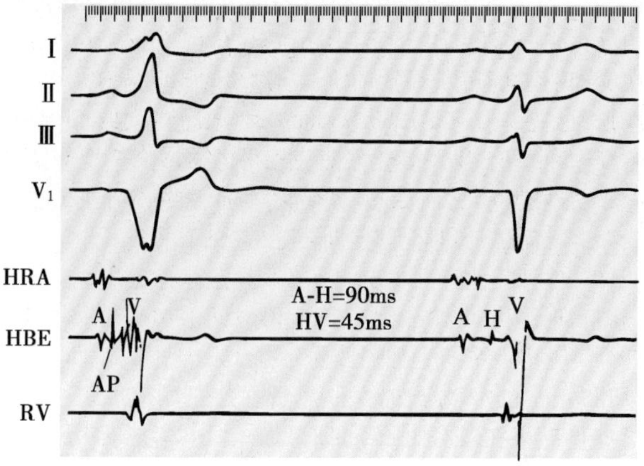

A

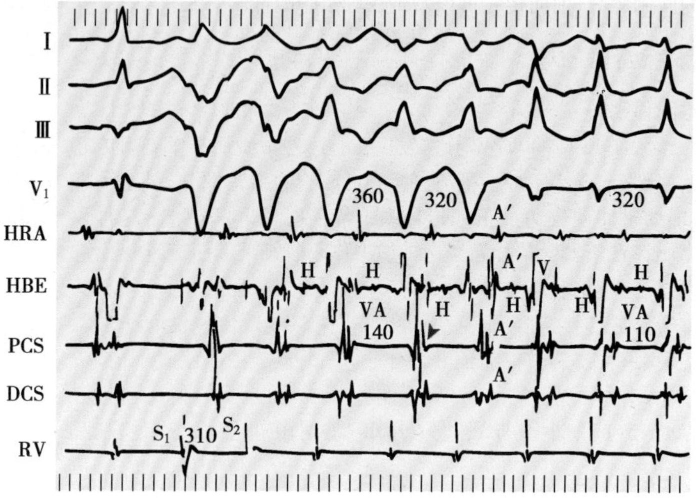

B

图 37.13　A，用导管电极记录旁路(AP)的去极化。第一个 QRS 波显示经 AP 前向传导。在标量心电图上，短 PR 间期和 δ 波(Ⅰ和 V_1 导联最清楚)显而易见。希氏束的激动被埋藏在心室复合波内。在接下来的 QRS 中，AP 的传导被阻断，因而出现正常的 QRS 波。希氏束激动明显比心室去极化的起始提早 45 毫秒。该 QRS 波的 AH 间期为 45ms。B，功能性同侧束支传导阻滞对 AV 折返性心动过速的 VA 间期的影响。在窦性 QRS 波(第一个 QRS 复合波)中可以注意到部分预激。两个室性期前收缩刺激(S_1，S_2)诱发了伴左束支传导阻滞的 SVT，并持续了几跳，最终转成正常 QRS 波形态。逆行心房激动首先在冠状窦近端(箭头，PCS)记录到，然后在冠状窦远端(DCS)和低位右心房(HBE)记录到，接着在到位右心房(HRA)。在功能性束支阻滞时，PCS 电极的 VA 间期是 140 毫秒，当 QRS 波形态恢复到正常时 VA 间期缩短至 110 毫秒。这种表现是左侧旁路的特征，功能性左束支传导阻滞延长了折返环路。(A，引自 Prystowsky EN，Browne KF，Zipes DP. Intracardiac recording by catheter electrode of accessory pathway depolarization. J Am Coll Cardiol 1983；1：468.)

标准包括，心动过速的发作依赖于房室传导达到一个临界程度的延迟(这是使旁路有时间恢复兴奋性所必需的，以便它能够逆行传导)，但是延迟可以发生在房室结或希浦系统中；也就是说，A-H 延迟的临界程度不是必需的(如在房室结折返中一样)。有时，心动过速可以在房室结或希浦系统传导时间几乎不发生延迟或延迟很少的情况下发作。房室结的不应期曲线是平滑的，与许多房室结折返患者的不连续曲线形成对比。少见情况下，有时合并房室结双径路，但不一定相关。

旁路的诊断

旁路的诊断需证明在心室起搏期间，心室期前刺激在希氏束逆行去极化之前激活了心房，从而表明冲动在希氏束去极化之前到达了心房，因此必须经过不同的途径。此外，如果心动过速时在希氏束的不应期发放心室期前收缩刺激，并且冲动仍然可传导到心房，则可证明逆行传导是通过希氏束以外的通路传导到心房(见图 37.12B)。如果 PVC 使心房去极化而不延长 VA 间期并且具有相同的逆行心房激动顺序，则可认为刺激部位(即，心室)在折返回路内，且不干预可能增加 VA 间期(因此 A-A 间期)的希浦系统或房室结组织。此外，如果在希氏束不应期发放的期前收缩刺激终止了心动过速而不逆行激动心房，则它必须已经侵入并阻断了旁路的传导，因此，可以诊断旁路参与了折返环。

VA 间期(测量旁路的传导)在大范围的心室起搏频率和 PVC 的偶联间期以及无差传的心动过速时通常是恒定的。在一些房室结折返性心动过速的患者也可以观察到类似的短 VA 间期，但如果在心动过速和相似频率的心室起搏时 VA 传导时间或 RP 间期相同，则几乎可以肯定存在旁路。VA 间期通常小于 R-R 间期的 50%。当室性早搏刺激在旁路逆行传导而在房室结或希氏束的逆行传导被阻断时，心动过速则很容易被诱发。心房和心室是大折返回路的必要组成部分，因此，在存在房室传导阻滞或室房传导阻滞的情况下，心动过速的持续可排除作为折返回路一部分的房室旁路。

临床表现

据估计，约 30%有待电生理检查的 SVT 患者存在隐匿性旁路。这些旁路大多数位于左室和左房之间或在后间隔区域，较少位于右室和右房之间。隐匿性旁路是典型 SVT 的一个可能原因，知道这一点很重要，因为治疗措施有时可能不遵循常规的指南。心动过频率往往比那些发生房室结折返得更快(200 次/min)，但两组之间存在很大的重叠。晕厥可能发生因为快速心室率不能提供足够的脑循环，或者因为快速心律失常抑制窦性心律，当心动过速终止时引起一段时间的停搏。体格检查显示心室节律规则、匀齐，第一心音和血压强度恒定。颈静脉压可以升高(大 A 波)，但波形通常保持不变。

管理

急性终止这种形式的心动过速的治疗方法如房室结折返性心动过速所概述的那样，因为 AV 结也是折返环路的关键部分。要终止心动过速，必须实现从心房到心室或从心室到心房的冲动传导阻滞。一般而言，最成功的方法是产生短暂的房室结阻滞，因此迷走神经刺激和静脉注射腺苷、维拉帕米或地尔硫䓬和 β 受体阻滞剂均是可接受的选择。对于慢性预防性治疗，需要考虑射频导管消融和延长旁路激动时间或不应期的 AAD，类似于针对与预激综合征相关的折返性心动过速所讨论的方法。射频导管消融术是治疗性的，风险低，对于有症状的患者应尽早考虑(见第 36 章)。隐匿性旁路患者合并 AF 不应该比没有旁路的 AF 患者具有更大的治疗挑战，因为前向 AV 传导只发生在 AV 结上，而不是在旁路上。静脉注射维拉帕米并不是禁忌的。然而，在某些情况下，如儿茶酚胺刺激时,前向传导可以发生在看似隐匿性的旁路。

预激综合征

心电图识别

预激或 ECG 的 WPW 异常发生在心房冲动激活整个心室或它的某些部分,或心室冲动激活整个心房或它的某些部分,早于预期时,即如果冲动仅通过正常传导系统传播时(图 37.14)。这种预激是由存在于特殊传导系统之外的工作心肌纤维的肌肉连接引起的,它连接心房和心室,同时绕过房室结的传导延迟。它们被称为房室旁路或连接,是最常见的预激。当旁路导致快速性心律失常发生时,这种疾病被称为预激综合征。3 个基本特征代表了由 AV 连接引起的常规形式的 WPW 传导患者的心电图异常:①窦性心律期时 PR 间期小于 120 毫秒;②QRS 波时限超过 120 毫秒,在某些导联 QRS 波的起始有切迹、上升缓慢(δ 波),通常 QRS 波终末部分正常;③继发性 ST-T 改变,通常与主要的 δ 波和 QRS 波向量方向相反。分析标量心电图可用于旁路定位(见图 37.14D)。

在 WPW 综合征中,最常见的心动过速的特征是 QRS 波正常,节律规则,心室率为 150~250 次/min(通常比房室结折返快),以及突然发作和终止,在大多数方面表现得像通过隐匿性旁路传导所致的心动过速(参见前面)。两者之间的主要区别在于在心房扑动或心房颤动时,旁路能够前向传导(参见下文)。

变异。各种其他解剖基质的存在为预激综合征几种变异的不同心电图表现提供了基础(表 37.5 和图 37.15)。从心房到希氏束的纤维绕过房室结的生理延迟称为房希束(见图 37.15B),与短 PR 间期和正常的 QRS 波有关。尽管在解剖学上被证实(见后面),这些传导束在具有短 PR 间期和正常 QRS 波[所谓的 Lown-

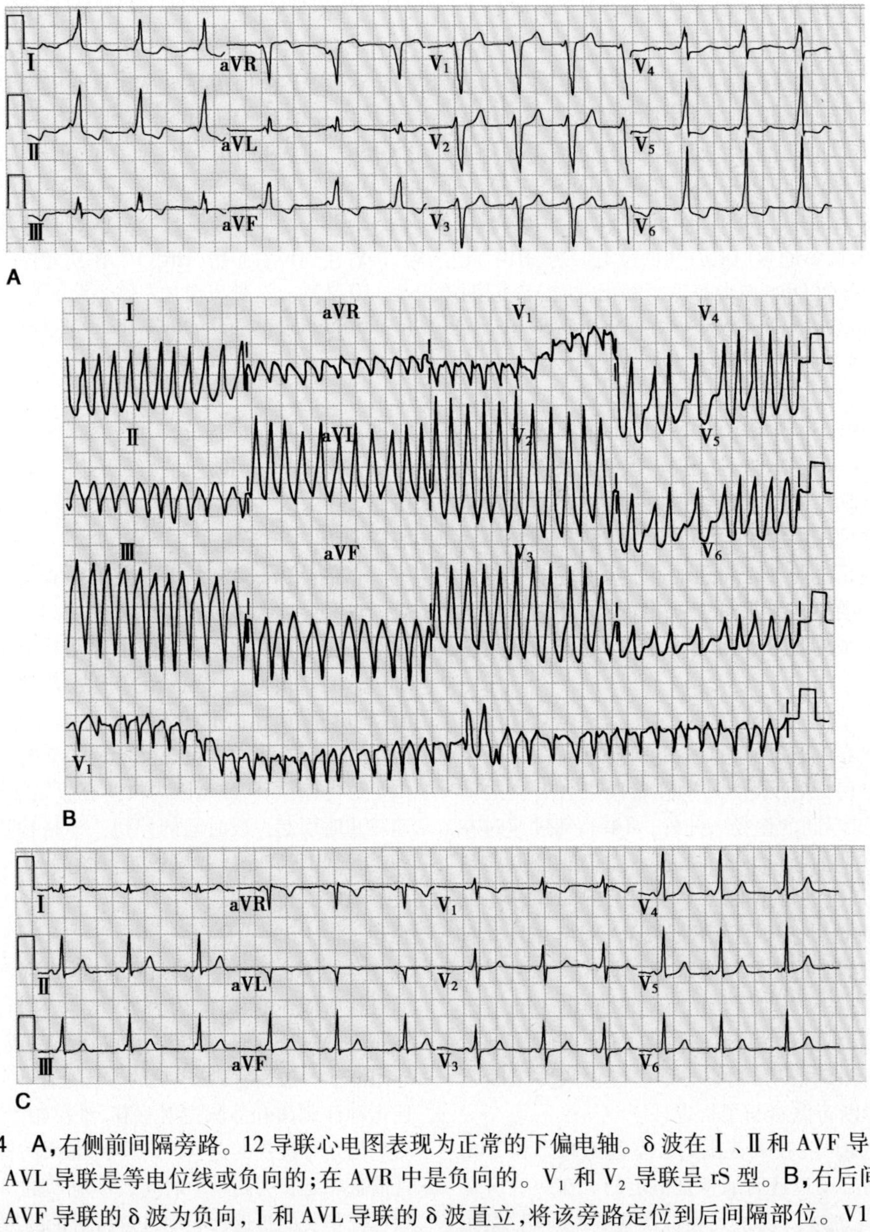

图 37.14 A,右侧前间隔旁路。12 导联心电图表现为正常的下偏电轴。δ 波在Ⅰ、Ⅱ和 AVF 导联中是直立的;在 AVL 导联是等电位线或负向的;在 AVR 中是负向的。V_1 和 V_2 导联呈 rS 型。B,右后间隔旁路。Ⅱ、Ⅲ和 AVF 导联的 δ 波为负向,Ⅰ和 AVL 导联的 δ 波直立,将该旁路定位到后间隔部位。V1 中的负 δ 波在 V2 中急剧转变为直立的,将其精确定位到右后间隔部位。同时伴有房颤。C,左心室侧壁通路。在胸前导联和Ⅱ、Ⅲ和 aVF 导联 δ 波正向,在Ⅰ和 aVL 中正向或等电位线,在 V_5 和 V_6 中呈等电位线或负向是典型左心室侧壁旁路。还要注意的是,在窦性心律时,典型的左侧旁路的预激成分相对较小,这是由于窦性冲动穿过整个右心房和左心房到达旁路的时间比从窦房结到房室结的时间更长引起的

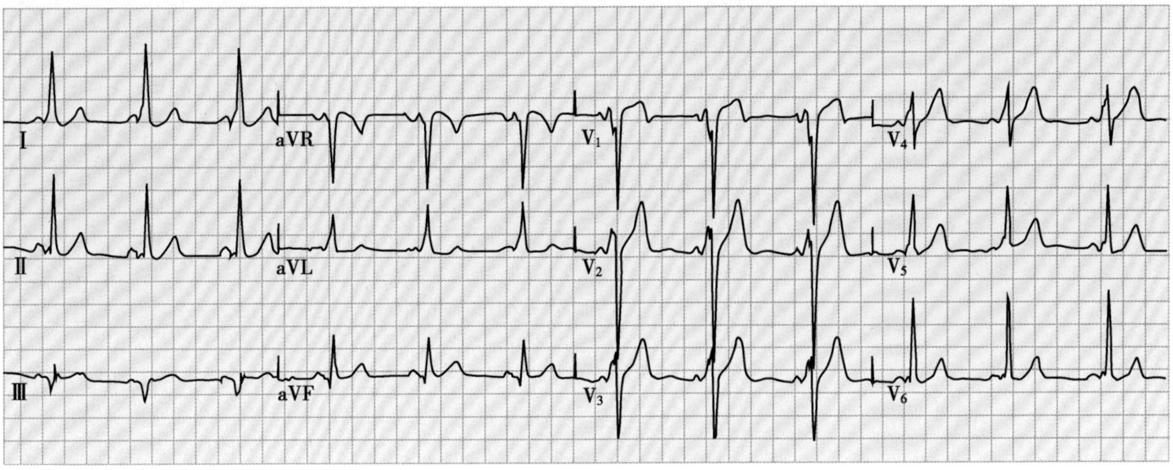

D

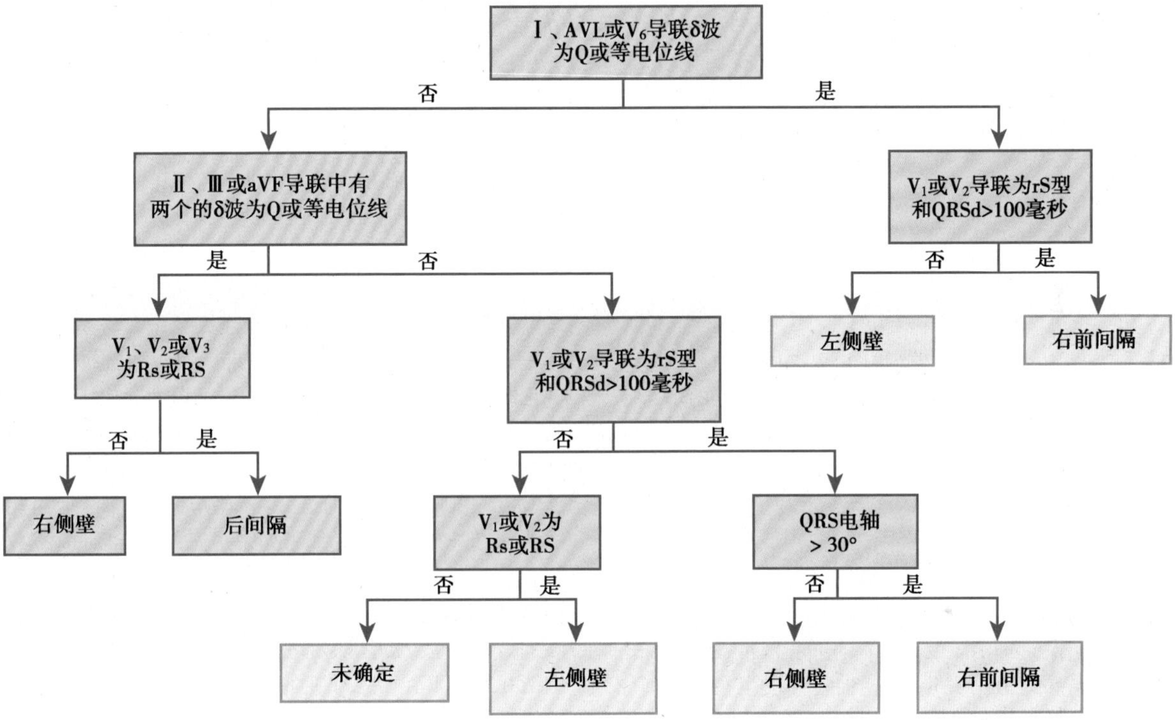

E

图 37.14(续) **D**,右侧游离壁通路。V_1 中主要为负向的 δ 波和比 A 中更向左偏的轴表明存在右侧游离壁旁路。**E**,逐步法确定 12 导联 ECG 上预激旁路的大概位置。该方法假定存在一定程度的预激,并使用 δ 波极性(由 ECG 上 δ 波开始的前 20 毫秒确定)和 QRS 形态(来判断旁路位置)。QRSd,QRS 时限。(**E**,引自 Fox DJ, Klein GJ, Skanes AC, et al. How to identify the location of an accessory pathway by the 12-lead ECG. Heart Rhythm 2008;5:1763.)

表 37.5 旁路变异

途径 TYPE	PR	QRS	心动过速	注释
房希束旁路	短	正常	不会	
房束旁路	正常	预激(LBBB,电轴上偏)	逆向性 AVRT	快心房率或心房期前刺激时出现预激
结束旁路	正常	预激(LBBB,电轴上偏)	逆向性 AVRT;AVNRT,AP 作为旁观者	快心房率或心房期前刺激时出现预激
束室旁路	正常	异常(短 HV 间期)	没有	

AP,旁路;AVRT,房室折返(往复性)心动过速;AVNRT,房室结折返(往复性)心动过速;LBBB,左束支传导阻滞。

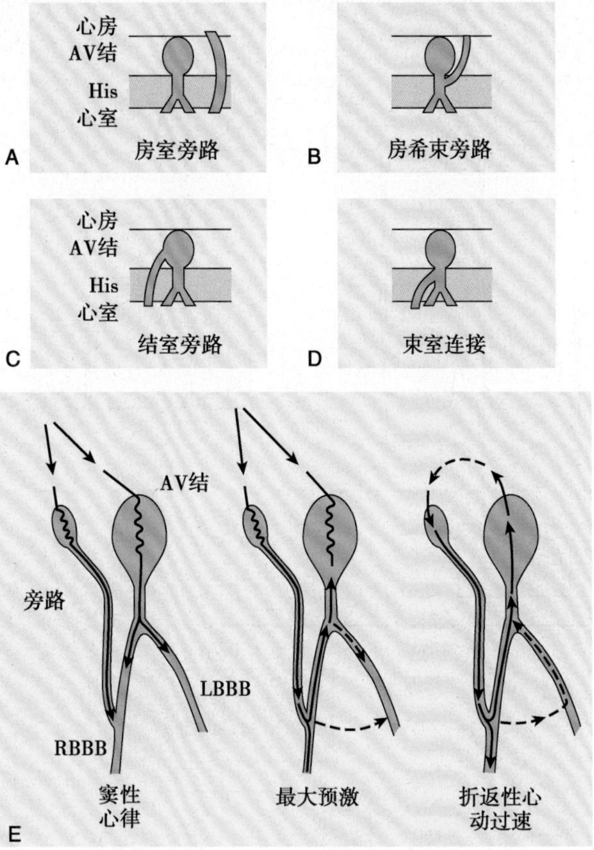

图 37.15 旁路的示意图。A,"常规"房室旁路引起预激综合征相关性心动过速的主要临床表现。B,非常罕见的房希束旁路。如果存在 LGL 综合征,它将有这种类型的解剖结构,在某些情况下已经被病理组织学所证实。C,结室旁路,原始概念,其中前向传导通过旁路,而逆向传导在束支-希氏束-房室结(见后面)。D,束室连接,被认为在心动过速的发生中不起重要作用。E,当前关于结束旁路的概念,旁路连接房室并具有房室结样特征。窦性心律即可导致融合 QRS 波,就像 A 图所示的 WPW 综合征常规类型一样。最大预激导致心室通过旁路激动,而 His 束被逆行激动。在折返性心动过速时,前向传导发生在旁路上,而逆向传导发生在正常通路上。LBBB,左束支传导阻滞;RBBB,右束支传导阻滞。(E,引自 Benditt DG, Milstein S. Nodoventricular accessory connection: a misnomer or a structural/functional spectrum? J Cardiovasc Electrophysiol 1990;1:231.)

Ganong Levine(LGL)综合征]的心动过速发生中的电生理意义仍然有待建立。事实上,证据并不支持存在特定的 LGL 综合征,包括短暂 PR 间期、正常的 QRS 波以及与房希束旁路有关的心动过速。

旁路传导的另一个变型是房束或结束旁路引起的。这些纤维导致独特的 AV 传导模式,有时称为 Mahaim 传导,其特点是随着心房超速起搏,心室预激逐渐发展(QRS 变宽,H-V 间期变短),AV 间期逐渐增加,不同于常规旁路的表现,即预激发生时伴随短 AV 间期(图 37.16)。因为这种传导模式的旁路通常插入到右束支中,预激通常导致 LBBB 模式。这种现象可由从 AV 结到心室的纤维引起,称为结室纤维(或如果是插入右束支而不是插入心室肌,则称为结束纤维;参见图 37.15C)。对于结室连接来说,PR 间期可以是正常的或短的,而 QRS 波群是融合波。这种预激模式也可由房束旁路引起。这些纤维几乎就是房室结和远端传导系统的复制品,位于右心室游离壁。纤维的根端位于三尖瓣环侧壁附近,传导速度慢,具有房室结样特性。经过漫长的过程,这些纤维的远端部分快速传导插入右束支远端或者右室心尖部。窦性心律时没有明显的预激,但可以通过期前收缩或快速右心房刺激来使预激表现出来。这些旁路通常没有逆行传导功能,只会发作逆向性房室折返性心动过速("预激"性心动过速),其特点是旁路前向传导,而右束支-希氏束-房室结逆向传导,从而使得心房是环路的必要组成部分。预激性心动过速呈 LBBB 型、长 AV 间期(由于旁路传导时间长)和短 VA 间期。RBBB 可能会致心律失常,因为它增加心动过速环路的长度(由于希氏束的逆行激动延迟,VA 间期延长),并且心动过速可以变得无休止。

对于有房束旁路的患者,在快速心房起搏时,QRS 波理论上保持正常,短的 A-H 间期可能固定或表现出可忽略的增加。这种反应并不常见。在结室或结束连接的患者,快速心房起搏可缩短 H-V 间期、使 QRS 波增宽,并产生 LBBB 形态的 QRS 波,但与具有 AV 连接的患者的情况相反(图 37.17),AV 间期也延长。在有束室连接的患者中,快速心房起搏时,H-V 间期可保持较短,QRS 波没有改变和异常。

预激的电生理特征

如果旁路能够前向传导,则可能存在两条平行的 AV 传导途径,一条在房室结受到生理性的传导延迟,另一条直接从心房无延迟地传导到心室(见图 37.13 和图 37.15~图 37.22)。这种直接传导途径产生典型的 QRS 复合波,它是心室去极化的融合波,部分通过波前行经旁路,部分通过波前行经正常房室结-希氏束途径。δ 波代表旁路插入导致心室的激活。波前通过每条路径对心室去极化的贡献程度取决于各自相对激活时间。如果房室结传导发生延迟,例如由于快速心房起搏或 PAC,那么更多的心室将通过旁路被激活,QRS 波形态也会变得更加异常。如果房室结传导延迟足够长,心室则可能完全通过旁路激活。相反,如果旁路相对远离窦房结(例如,左侧旁路),或者如果房室结传导时间相对短,则更多的心室可以通过正常通路的传导而被激活(参见图 37.17)。窦性心律时,通常融合波有一个短的 H-V 间期,或者希氏束的激活实际上是在心室去极化开始之后开始的,因为部分心房冲动绕过房室结并过早激活心室,此时心房冲动通过正常通路传导才刚刚到达希氏束。这种短或负的 H-V 间期的发现只发生在通过旁路传导的过程中,或起源于心室的冲动(如室性心动过速)逆行激动希氏束时。

快速心房起搏,期前收缩刺激,或从靠近旁路心房插入点的位置起搏,可加重心室的异常激活,并进一步缩短 H-V 间期(希氏束的激活可能埋藏在心室电图中,如图 37.17b 所示)。旁路的定位可以通过仔细分析 12 导联心电图上最大预激搏动时 δ 波的空间方向来确定(见图 37.14)。T 波异常可以在预激消失后出现,T 波的方向取决于预激的部位(T 波记忆)。

旁路传导

虽然旁路传导比房室结快(即旁路的传导速度更高),但旁路在较长的心动周期中通常有着更长的不应期(如窦性心律);亦即相较于窦房结而言,旁路需要更长的时间以恢复其可兴奋性。因此,一个足够提前的 PAC 在旁路可发生前传阻滞,而只能通过正常的房室结-希氏术下传至心室(图 37.18A,B)。此时的 H-V 间期及 QRS 波形正常。这一机制可诱发最常见的折返性心动过速,表现为通过常规传导途径前传而通过旁路逆传(顺向型房室折返性心动过速)。而前传阻滞的旁路在 QRS 波后可及时恢复其兴奋

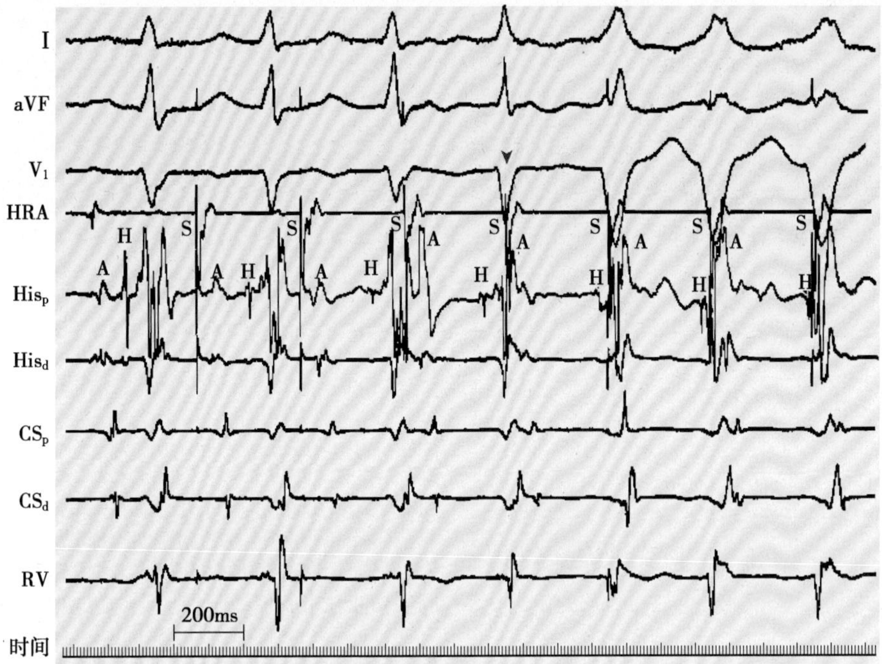

图 37.16　房束旁路预激的产生。在图的左侧心房起搏(S)期间,传导沿着房室结下传,正常出现的 QRS 波和正常的 H-V 间期即是证明。由箭头标记的刺激将冲动传导至房束纤维,导致了预激 QRS 波,如 QRS 波增宽和短 H-V 间期所证明的。CS,冠状静脉窦;HRA,高位右心房;RV,右心室

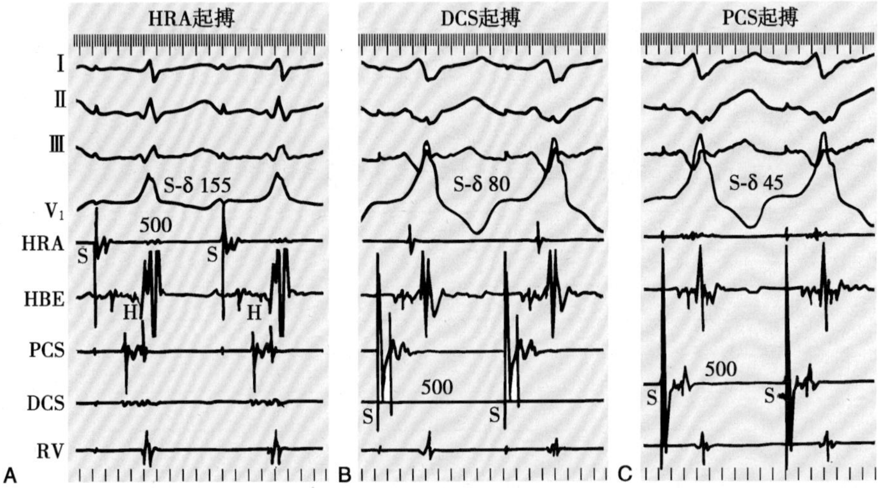

图 37.17　不同部位的心房起搏显示通过旁路的传导不同。A,500 毫秒周长的高位右心房(HRA)起搏产生的心室的异常激动(注意 V_1 中直立 QRS 波)和 155 毫秒的刺激-δ 间期(S-δ155)。这个时间间隔表明从刺激开始到 QRS 波起始的时间相对较长,因为刺激从距离旁路相当远的距离开始发放。注意,希氏束的激活(H)发生在 QRS 波的起始。B,从冠状窦远端(DCS)发放心房起搏。在相同的起搏周期长度下,DCS 起搏导致更异常的心室激活和更短的刺激-δ 间期(80 毫秒)。希氏束的激活现在被埋藏在右心房下部的心室电图(希氏束的束电图[HBE]导联)中。C,从近端冠状窦电极(PCS)起搏导致最短的刺激-δ 间隔(45 毫秒);这样的间隔表明起搏刺激被传递到非常接近旁路的心房插入部,在这种情况下,旁路位于房室沟的左后间隔部。RV,右心室

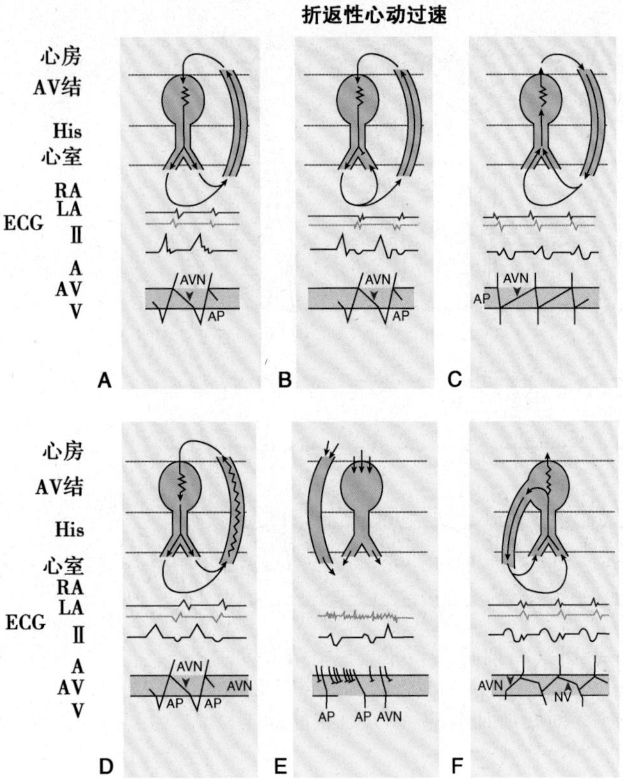

图 37.18 旁路相关心动过速示意图。A,通过房室结-希氏束途径前向传导(箭头)并通过旁路逆向传导(示例左侧,描述为左心房兴奋先于右心房)的折返性心动过速。B,折返性心动过速伴有同侧功能性束支传导阻滞。C,通过旁路前传并通过房室结-希氏束逆传(箭头)的逆向型房室折返性心动过速。D,通过慢旁路逆传的顺向型房室折返性心动过速。E,房颤合并旁观型旁路。F,通过部分房室结及结室(NV)旁路下传并通过房室结逆传(箭头)。AP,旁路;AVN,房室结;LA,左心房;RA,右心房

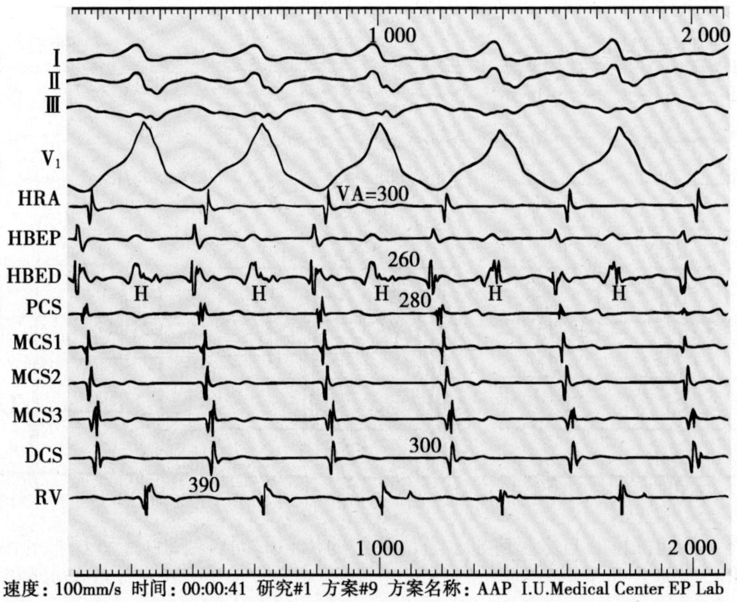

图 37.19 逆向型房室折返性心动过速。本例心动过速是由旁路前传(注意左后旁路的异常 QRS 波群)后经房室结常规途径逆传(最早出现在 HBED 导联)。心动过速周期为 390ms,VA 间期在高位右心房测得为 300ms,希氏束远端 260ms,冠状窦近端 280ms。Ⅰ、Ⅱ、Ⅲ和 V_1 为标量导联。DCS,冠状窦远端电图;HBEP 和 HBED,希氏束近端及远端电图;HRA,高右心房电图;MCS1 到 MCS3,冠状窦中端电图;PCS,冠状窦近端电图;RV,右心室电图

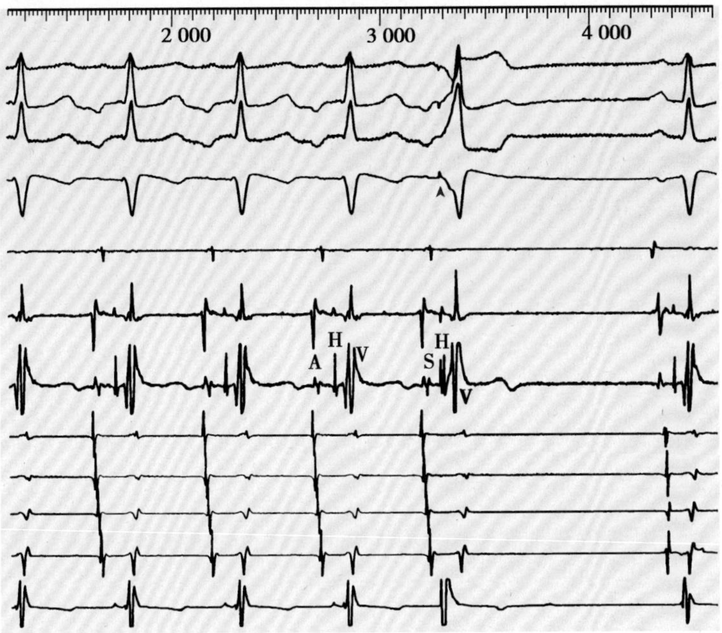

图 37.20 持续性反复发作性交界性心动过速(PJRT)的终止。本例左侧PJRT仍存在,心房激动顺序难以同不典型房室结折返及低位右心房起源的房性心动过速相鉴别。对于期前收缩刺激的反应证实了PJRT的存在。提前的心室刺激(箭头)在心动过速期间落在希氏束的不应期内(第二个H)。因此提前的心室刺激不能进入房室结。而且,室性期前收缩刺激并没有激动心房。然而室性期前收缩刺激终止了心动过速。这一细节只能有唯一一个解释:室性期前收缩侵入了逆向传导的旁路并在旁路中发生阻滞。Ⅰ、Ⅱ、Ⅲ和 V_1 为标量导联。DCS,冠状窦远端电图;HBEP 和 HBED,希氏束近端及远端电图;HRA,高右心房电图;MCS1 到 MCS3,冠状窦中端电图;PCS,冠状窦近端电图;RV,右心室电图

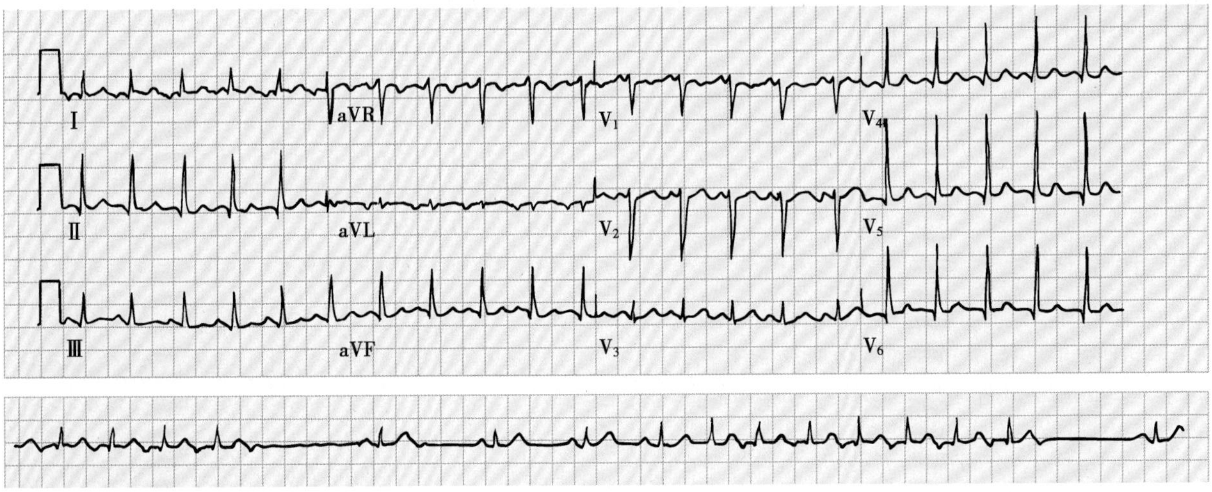

图 37.21 一例左侧旁路患者的反复发作性交界性心动过速(PJRT)的无休止性。12 导联心电图显示长 RP-短 PR 间期心动过速,不同于常见形式的 PJRT,在Ⅰ、aVL 导联可见 P 波倒置。下方心律图(Ⅰ导联)提示任一未下传的 P 波均能终止心动过速,在数次窦性心搏后可见心动过速再发。这一模式同图 37.6 中心动过速在 P 波未下传时仍能持续形成鲜明的对比

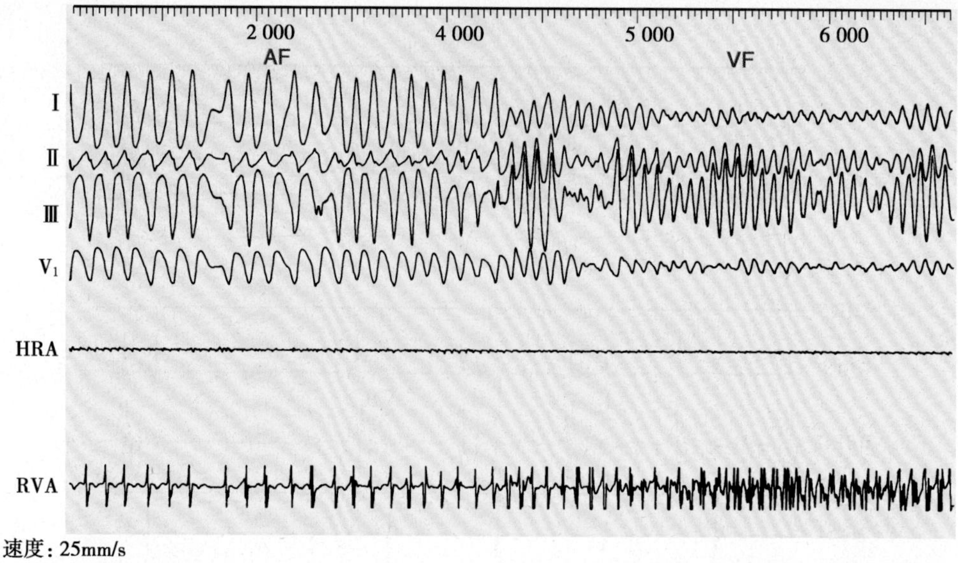

图 37.22 心房颤动(AF)演变为心室颤动(VF)。图左提示房颤通过旁路下传引发快心室率，此时心率超过390次/min。图中段可见室颤开始发生。Ⅰ、Ⅱ、Ⅲ和 V_1 为标量导联。HRA,高右心房电图;RVA,右心室心尖部电图

性,因此形成了完整的折返环。

在较为少见的情况下,患者发生逆向型房室折返性心动过速,即心动过速通过旁路前传而通过房室结逆传。此时,心室通过旁路被激动,导致异常的 QRS 波形(图 37.18C 和图 37.19)。在这两种心动过速中,旁路都是折返环中不可或缺的部分。

此外,在一小部分的患者中存在着多条旁路,通常可由心电图上观察到的各种表现所提示,且有时心动过速可由折返环通过一条旁路前传而通过另一条旁路逆传。15%到 20%的患者可在旁路阻断后表现出房室结回波或房室结折返。

持续性变界区反复性心动过速

现认为存在一类持续性室上性心动过速,其表现为 RP 间期长于 PR 间期(图 37.20 和图 37.21)。此类心动过速通常由传导非常缓慢的长而纡曲的后间隔旁路引起(大部分位于右心室,亦可存在于其他部位)。心动过速由房室结前传,后由旁路逆传(见图 37.18D)。虽已证实此类旁路亦可前向传导,然而由于其前传耗时较长,在窦性心律下通常不能看到旁路传导的心电图表现。因此,在窦性心律下,只有当房室结-希氏束传导时间超过旁路传导时间时,才能观察到 QRS 波的时限延长。

旁路的识别

在左侧房室旁路引起的心动过速中,当左房被逆向激动时,通常可在左房内冠状窦处记录到最早的逆向激动波形(见图 37.12)。而在右侧旁路引起的心动过速中,最早的心房逆向激动则通常由右心房侧壁的电极记录到。间隔旁路参与的心动过速中,最早的心房逆向激动多出现在低位右心房近间隔处前后,其具体位置由旁路插入部位决定。旁路可存在于房室沟除二尖瓣与主动脉瓣环间的瓣间三角外的任何部位,利用以上标测技术可准确评估旁路位置。直接记录到旁路电位可对旁路进行精准定位。

由于房室结折返与间隔旁路的心房逆向激动顺序相似,因此可能难以通过心房逆行激动的顺序来区分房室结折返和间隔旁路的参与。在心动过速发作时进行 PVCs 刺激,如在希氏束不应期时心室刺激仍能逆向激动心房,即可证实旁路的存在。当希氏束处于不应期时,室房传导不能通过正常途径实现,因此必然存在着旁路使得心房被逆向激动。旁路导致房室折返性心动过速的患者,其 VA 间期必然大于 70 毫秒(指自心室除极的起始至食道导联记录到的最早的心房电位),或大于 95 毫秒(自心室除极的起始至高位右心房激动)。相比之下,在大部分存在房室结折返的患者中,其心室除极的起始至食管导联记录到的最早的心房电位的间期多小于 70 毫秒。

WPW 综合征患者中其他类型的心动过速

在旁路不参与心动过速形成机制的情况下,WPW 综合征患者亦可表现出其他类型的心动过速,如房室结折返及房性心动过速通过旁路下传至心室。在 AF 或心房扑动患者中,旁路并不是心动过速发生机制中的必要环节,心房的扑动与颤动同旁路无关(见图 37.18E)。因而 AF 与心房扑动可以通过正常房室结-希氏束途径或旁路下传。同时具有 WPW 综合征与 AF 的患者几乎全部可诱发折返性心动过速,并导致 AF 的发生。事实上,阻断旁路及消除房室折返性心动过速通常可以减少 AF 的复发。由于旁路存在着极快速传导的可能性,这使得 AF 具有潜在的高风险。在心率进一步增快时,旁路的不应期可显著缩短,从而在心房扑动或 AF 期间导致极快的心室率的产生(见图 37.14B)。快速心室反应可能超过心室以有组织的方式去应对的能力,导致碎裂和无序的心室激活和低血压,并形成 VF(图 37.22)。或者,绕过房室结延迟的室上冲动可以在先前 T 波的易损期激活心室并诱发 VF。在 AF 期间发生 VF 的患者,其心室周期可达到 240 毫秒或更短。

预激综合征的患者可存在其他导致心动过速的原因,如房室结折返(有时为房室结双径路),窦房结折返,甚至是与旁路无关的 VT。部分旁路仅可前传,而仅可逆传的旁路则更常见。仅可前传的旁路无法参与常规折返性心动过速(见图 37.18A),但可参与逆向型房室折返性心动过速的形成(见图 37.18C),并可在心房扑动或 AF 时将激动下传至心室(见图 37.18E)。一些数据提出旁路可表现出自律性,并相信其可导致部分病例中心动过速的发生。

"宽 QRS 波"心动过速

在预激综合征患者中,多种机制可导致宽 QRS 波心动过速的

形成。其中包括：窦速、房性心动过速、房室结折返、心房扑动及心房颤动合并旁路前传；顺向型折返性心动过速合并功能性或先前已存在的BBB；逆行型折返性心动过速；通过一条旁路前传并通过另一旁路逆传的折返性心动过速；通过结束或房束纤维的心动过速；以及VT。

临床表现

预激综合征发生率在很大程度上取决于所研究的人群，每1 000个健康人群中可有0.1~3人发病，平均1 000人中约有1.5人患病。22 500名健康航空人员中，记录到快速性心律失常的发生率为1.8%，其中，WPW的发生率为0.25%。左游离壁旁路最为常见，其次为后间隔旁路、右游离壁旁路和前间隔旁路。WPW综合征可见于所有年龄组患者中，包括胎儿期到新生儿期直至老年期，甚至还可出现于同卵双胞胎中。男性的患病率较高，随着年龄的增长而下降，很明显是由于预激的减少造成的。尽管已报道许多后天获得和先天性心脏病患者，包括Ebstein异常、二尖瓣脱垂和心肌病，大部分预激综合征的成人患者心脏多无异常。Ebstein异常的患者通常有多个右侧旁路，多在后间隔和后外侧壁上，预激定位于房化心室（见第75章）。常可见长VA间期和RBBB形态的折返性心动过速。

阵发性心动过速发生频率随着年龄增加而增加，每100名20至39岁年龄组患者中，有10名患有WPW综合征，而每100名大于60岁年龄组患者中，有36名WPW综合征患者。心动过速患者中，接近80%有折返性心动过速，15%~30%有AF，5%有心房扑动，而VT很少发生。异常的波形可以掩盖或模拟心肌梗死（见第58章）、BBB或心室肥大，预激综合征的发生可以提示心脏相关缺陷的存在。对于大多数复发性心动过速患者，虽然预后大多良好，但是极少数仍会发生猝死，估测猝死发生频率为0.1%。对于符合标准的患者，需要进行必要的风险分层，包括压力测定和电生理检查（electrophysiologic study，EPS）[14]。

预激综合征患者的旁路很有可能是先天性的，尽管它可能在数年之后才被发现，并且似乎非常像后天获得的。预激综合征患者（尤其是存在多径路）的亲属，患有预激的概率增加，这就预示了预激综合征的遗传模式。一些孩子和成人随着年龄的增加，其心动过速发生的趋势会降低，极有可能是因为在旁路上发生了纤维化或其他改变，从而使通路丧失传导能力。婴儿期出现的心动过速可以消失，但是经常会复发。不论旁路的位置如何，75%的患者在5年间仍有心动过速发生。间歇性预激综合征患者，在静脉注射普鲁卡因和运动后旁路的传导突然消失，提示旁路的不应期较长，该患者在心房扑动、心房颤动发作时没有发生快速心室率的风险。这些方法虽然相对特异但并不敏感，阳性率也较低。由于这些保障措施可能发生异常，确定旁路快速传导的属性和特征的唯一方法还是进行EPS。

治疗

对于无症状的患者，危险分层可决定患者是否有旁路快速传导导致VF而猝死的风险，尽管极少发生，对于一些患者却是必要的。无症状的间歇性室性预激患者不需要接受进一步检查和治疗，仅需要简单的随访即可[14]。心电图存在异常的年轻的患者（8~21岁），若无心动过速发生和心悸病史，需进行压力测试来测定预激发作是否会突然消失。如果预激不发生消失、不确定或不呈突发的，患者需进行有创性EPS来进行进一步的危险分层[14]。对于反复发作的症状性心动过速患者，需立即接受治疗。

治疗上，目前有导管消融和药物两种方案。药物治疗通常用于延长传导时间，提高房室结、旁路或同时两者的不应期，从而减少快速心率的发生。如果成功，这种治疗方法可以预防房室结折返性心动过速、心房扑动或AF导致的快速心室反应。一些药物可抑制参与心律失常发生的期前收缩形成。

腺苷、维拉帕米、普萘洛尔和洋地黄可以延长房室结的传导时间和不应期。维拉帕米和普萘洛尔不直接影响旁路的传导，而洋地黄则有不同的作用。据报道，洋地黄会缩短旁路的不应期，加快AF患者的心室率，因此不建议将洋地黄作为单一用药用于预激综合征患者。相反，能够延长旁路不应期的药物应该被使用，例如ⅠA和ⅠC类药物（见第36章）。

ⅠC类和Ⅲ类药物可以同时影响房室结和旁路。利多卡因通常不会延长旁路的不应期。维拉帕米和静脉应用利多卡因可以增加WPW综合征患者AF发作时的心室率。WPW患者发生心房颤动所致的快速心室率时，可以静脉应用维拉帕米避免VF的发生。而口服维拉帕米则没有该效果。儿茶酚胺可以诱发WPW综合征，缩短旁路的不应期，并逆转一些抗心律失常药物的作用。

急性发作的终止

终止急性折返性心动过速，需获得包括正常的QRS波群、规律的R-R间期、心率接近200次/min、ST段可发现逆行P波所构成的疑似心电图，可以认为与房室结折返类似。首要处理的选择方法依次为迷走神经按摩、腺苷、静脉注射维拉帕米或地尔硫䓬。AF可能发生于应用能引起快速心室反应的药物之后，尤其是腺苷。必要时可立即进行体外电复律。对于发生心房扑动或AF的患者（AF可见于异常QRS波群，R-R间期绝对不等；见图37.14B和e图37.3），需使用能延长旁路不应期的药物（普鲁卡因胺、胺碘酮），通常与能延长房室结不应期的药物相结合。对于大部分患者，特别是有快速心室反应和出现任何血流动力学障碍表现的患者，心脏电复律是首选治疗方法。

预防

对于大部分患者，旁路的导管射频消术已成为预防远期复发的一线治疗方法。进行消融前需进行以下考量：①AF快速通过旁路所导致VT的风险；②心动过速发作的频率和症状的严重程度；③操作的风险（很大程度上取决于旁路的位置）。对于有症状的心动过速患者，若药物不能完全控制、药物不耐受或不愿意服用药物，消融是明智的选择。由于其成功率高，并发症的发生率低且潜在成本效益高，有症状的患者可尽早考虑消融。对于合并AF的患者，消融是消除旁路快速传导的有效治疗方案。尽管经导管射频消融是有效的，但在极少数情况下，经心包心外膜消融和外科手术阻断旁路也是必不可少的。房室结附近的间隔（前间隔）旁路需要采取冷冻球囊消融而非射频消融治疗，以减少消融过程中发生房室传导阻滞的风险[15]。

药物治疗仍然可以作为消融的替代方案，或者少数情况下用于消融失败后的治疗，但是预测具体某种药物对某一患者有效是不可能的。一些药物实际上能够增加折返性心动过速的发作频率，通过增加前向传导时间，而非旁路的逆行不应期，从而使PAC更容易在旁路发生前向传导阻滞，并诱发心动过速的发生。同时口服两种药物，如氟卡尼和普萘洛尔，可能有效减少折返环路两条分支的传导能力。胺碘酮和索他洛尔这两种药物能够有效同时延长旁路和房室结的不应期。根据具体的临床情况，有效运用经验性药物试验或连续电生理学药物试验可用于制定折返性心动过速患者的最佳药物治疗。对于能引起快速心室反应的 AF 患者，AF 发作时心室率是否能够得到控制是治疗的关键。对旁路不应期极短的患者进行药物治疗可能并不理想，因为标准治疗并不能显著延长其不应期。

室上性心动过速的心电图诊断总结

不同 SVT 的心电图表现不尽相同。窦房结折返、窦性心动过速或起源于右房靠近窦房结的心动过速发作时，其 P 波常与窦性 P 波相似，并伴有长 RP 间期和短 PR 间期。折返 P 波（Ⅱ、Ⅲ、AVF 导联倒置）的出现，常常预示着房室交界区折返，包括房室结折返性心动过速和间隔旁路折返性心动过速。旁路参与的房室折返性心动过速常表现为窄 QRS 波群伴 ST 段下降。心动过速时未见明显 P 波可能是由于房室结折返导致（逆行 P 波隐藏在 QRS 波群中），若 RP 间期超过 90 毫秒则可能是由旁路所致的心动过速。心动过速时发生房室分离和房室阻滞可排除房室旁路参与，并降低房室结折返的可能。同一个患者可以在不同时期发生多种心动过速。QRS 波电交替，不仅被认为是房室折返性心动过速的特征，还有可能是一种独立于心动过速发作机制的与快速心率相关的现象。RP 和 PR 间期的关系有助于区分 SVTs（表 37.6）。发生 SVT 期间，QRS 电压可升高。

表 37.6 室上性心动过速

短 RP-长 PR 间期心动过速	长 RP-短 PR 间期心动过速
房室结折返	房性心动过速
房室折返	窦房结折返 非典型房室结折返 慢旁路的 AVRT（如 PJRT）

AVRT，房室折返性心动过速；PJRT，阵发性交界区折返性心动过速。

（孙健 李威 译）

参考文献

1. Page RL, Joglar JA, Caldwell MA, et al. 2015 ACC/AHA/HRS guideline for the management of adult patients with supraventricular tachycardia: a report of the American College of Cardiology/American Heart Association Task Force on Clinical Practice Guidelines and the Heart Rhythm Society. *Circulation*. 2016;133:e506–e574.
2. Link MS. Clinical practice. Evaluation and initial treatment of supraventricular tachycardia. *N Engl J Med*. 2012;367:1438.
3. Al-Khatib SM, Page RL. Acute treatment of patients with supraventricular tachycardia. *JAMA Cardiol*. 2016;1:483–485.
4. Katritsis DG, Josephson ME. Differential diagnosis of regular, narrow-QRS tachycardias. *Heart Rhythm*. 2015;12:1667–1676.
5. Femenía F, Baranchuk A, Morillo CA. Inappropriate sinus tachycardia: current therapeutic options. *Cardiol Rev*. 2012;20:8.
6. Lee G, Sanders P, Kalman JM. Catheter ablation of atrial arrhythmias: state of the art. *Lancet*. 2012;380:1509.
7. Zhou GB, Hu JQ, Guo XG, et al. Very long-term outcome of catheter ablation of post-incisional atrial tachycardia: role of incisional and non-incisional scar. *Int J Cardiol*. 2016;205:72–80.
8. Miyazaki S, Shah AJ, Hocini M, et al. Recurrent spontaneous clinical perimitral atrial tachycardia in the context of atrial fibrillation ablation. *Heart Rhythm*. 2015;12:104–110.
9. Bun SS, Latcu DG, Marchlinski F, Saoudi N. Atrial flutter: more than just one of a kind. *Eur Heart J*. 2015;36:2356–2363.
10. Rahman F, Wang N, Yin X, et al. Atrial flutter: clinical risk factors and adverse outcomes in the Framingham Heart Study. *Heart Rhythm*. 2016;13:233–240.
11. Patel NJ, Deshmukh A, Pau D, et al. Contemporary utilization and safety outcomes of catheter ablation of atrial flutter in the United States: analysis of 89,638 procedures. *Heart Rhythm*. 2016;13:1317–1325.
12. Ju W, Yang B, Li M, et al. Tachycardiomyopathy complicated by focal atrial tachycardia: incidence, risk factors, and long-term outcome. *J Cardiovasc Electrophysiol*. 2014;25:953–957.
13. Bhatia A, Sra J, Akhtar M. Preexcitation syndromes. *Curr Probl Cardiol*. 2016;41:99–137.
14. Cohen MI, Triedman JK, Cannon BC, et al. PaCES/HRS expert consensus statement on the management of the asymptomatic young patient with a Wolff-Parkinson-White (WPW, ventricular preexcitation) electrocardiographic pattern. Developed in partnership between the Pediatric and Congenital Electrophysiology Society (PaCES) and the Heart Rhythm Society (HRS). Endorsed by the governing bodies of PaCES, HRS, American College of Cardiology Foundation (ACCF), American Heart Association (AHA), American Academy of Pediatrics (AAP), and Canadian Heart Rhythm Society (CHRS). *Heart Rhythm*. 2012;9:1006.
15. Insulander P, Bastani H, Braunschweig F, et al. Cryoablation of substrates adjacent to the atrioventricular node: acute and long-term safety of 1303 ablation procedures. *Europace*. 2014;16:271–276.

第 38 章　心房颤动：临床特征、发病机制和管理

FRED MORADY AND DOUGLAS P. ZIPES

心电图特征　717
心房颤动的分类　718
心房颤动的流行病学　719
心房颤动的发病机制　719
遗传因素　719
心房颤动的病因　719
临床特征　719
诊断评估　720
血栓栓塞并发症的预防　720
风险分层　720
阿司匹林和其他抗血栓药物　721
华法林和直接凝血酶抑制剂　721
新型口服抗凝剂　721
低分子量肝素　722
左心耳切除或封堵术　722
心房颤动的急性管理　722
心房颤动的长期管理　723
心室率控制和节律控制的药物　723
控制心室率的药物　723
控制节律的药物　724
非抗心律失常药物的节律控制　724
心房颤动的非药物治疗　724
起搏预防心房颤动　724
心房颤动导管消融治疗　724
房室结消融　728
心房颤动的外科治疗　728
心房颤动杂交消融术　728
特殊临床综合征　729
术后心房颤动　729
预激综合征　729
充血性心力衰竭　729
肥厚型心肌型　730
经皮冠状动脉介入治疗冠心病　730
妊娠期心房颤动　730
未来展望　730
参考文献　730

心电图特征

心房颤动(atrial fibrillation,AF)是室上性心律失常之一,其心电图特征是心房电活动呈振幅不等、形态不一、不规则的基线波动(称为颤动波或 f 波),频率为 300~600 次/min,心室节律绝对不规则。心房扑动波频率为 250~350 次/min,间期和波形固定(图 38.1)。在 V_1 导联,f 波有时看起来是均匀的,类似扑动波(图 38.2)。在一些患者中,f 波非常小,在心电图上无法识别,需要根据绝对不规则的心室节律来诊断心房颤动(图 38.3)。

未经治疗心房颤动的心室率通常为 100~160 次/min。心房颤动合并预激综合征(Wolff-Parkinson-White,WPW)的患者存在旁路传导,心室率可超过 250 次/min(见第 37 章)。心房颤动发作时心室率看起来相对规则见于以下情况:心室率较快(>170 次/min)(图 38.4)、交界性心动过速独立地控制心室率、高度房室传导阻滞伴规律的逸搏心律(图 38.5)、QRS 波完均为起搏所致。在这些情况下,心房颤动的诊断基于 f 波的存在。少见情况下,交界性心动过速可能会出现文氏传导阻滞(通常在洋地黄中毒时),可导致周期性不规则心室率。

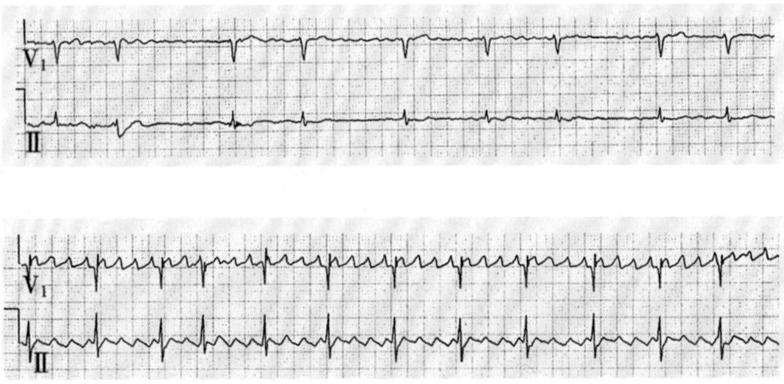

图 38.1　V_1 和Ⅱ导联心房颤动(上图)的颤动波(f 波)与心房扑动(下图)的扑动波之间的比较。注意,f 波的频率、形状和振幅是可变的,而扑动波则是相对固定的

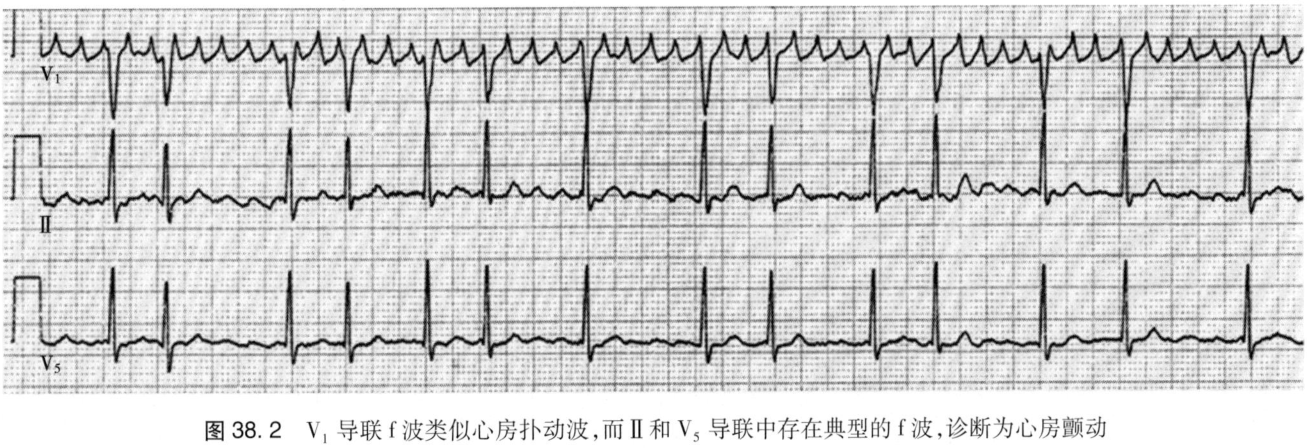

图 38.2　V_1 导联 f 波类似心房扑动波,而Ⅱ和 V_5 导联中存在典型的 f 波,诊断为心房颤动

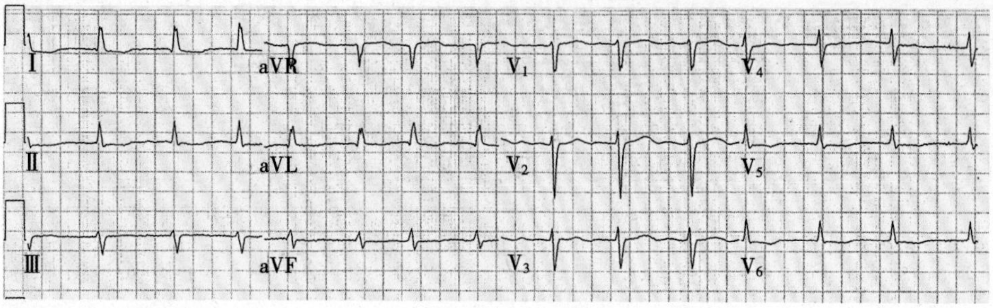

图 38.3　心房颤动的 12 导联心电图中无法识别 f 波。根据绝对不规则的心室率诊断为心房颤动

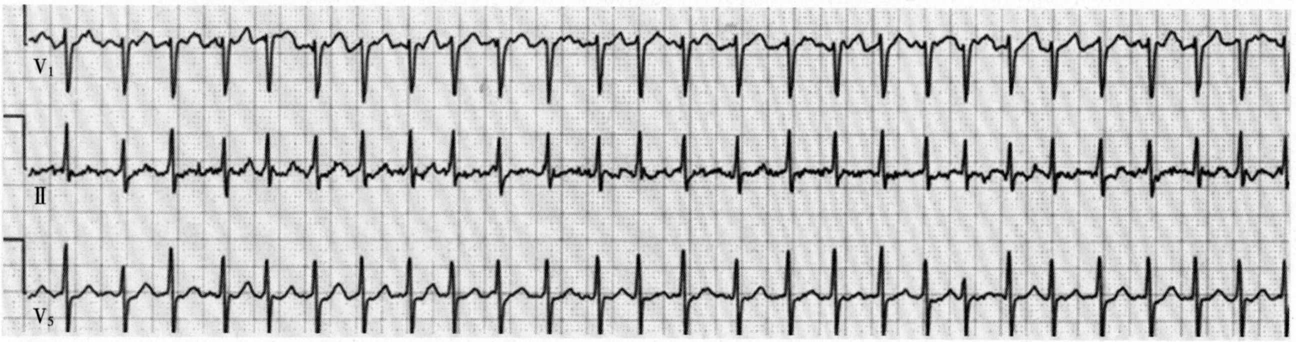

图 38.4　V_1、Ⅱ、V_5 导联示心房颤动伴快心室率(160 次/min)。初看似乎心律规则,貌似阵发性室上性心动过速。仔细观察,心室率是不规则的

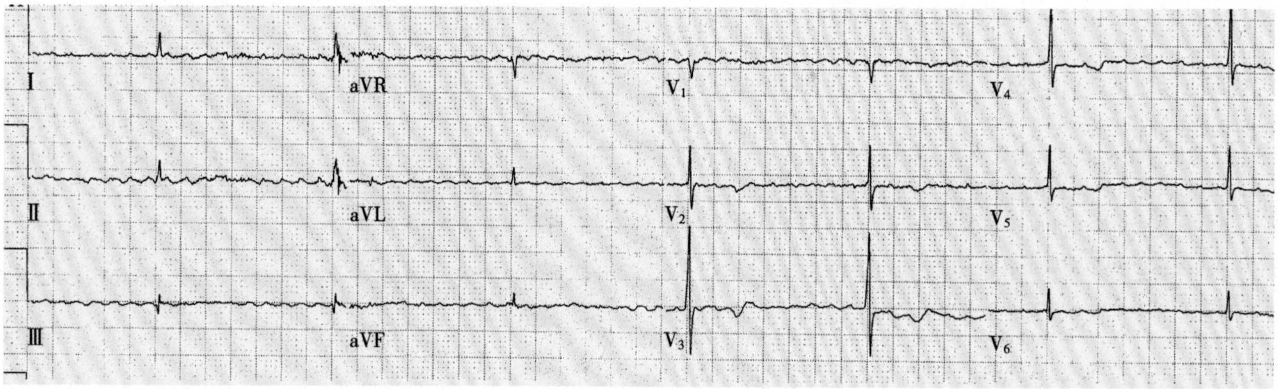

图 38.5　心房颤动合并交界性心律(43 次/min)。可能存在三度房室传导阻滞或二度房室传导阻滞致极慢的房室传导使得交界性逸搏心律占主导

心房颤动的分类

在 7 天内自发终止的心房颤动为阵发性心房颤动,持续存在超过 7 天的心房颤动为持续性心房颤动,持续时间超过 1 年的心房颤动被称为长程持续性心房颤动,而长程持续性心房颤动中电复律无效者被称之为永久性心房颤动。然而,“永久性心房颤动”在字面意义上不一定是永久性的,因为它可能通过外科手术或导管消融成功消除。

一些阵发性心房颤动患者偶尔会出现持续性发作,反之亦然。心房颤动的分类应该根据其主要发作类型确定。

影响心房颤动分类的混杂因素是心脏复律和抗心律失常药物(antiarrhythmic drug,AAD)的应用。例如,如果心房颤动患者在发病后 24h 行电复律,则心房颤动是否会持续超过 7 天是不明确的。此外,AAD 治疗可以将持续性心房颤动变为阵发性心房颤动。一般认为,不应根据电复律或 AAD 治疗的效果改变心房颤动的分类。

孤立性心房颤动是指患者年龄<60 岁且无高血压或是无结构性心脏疾病证据的心房颤动。孤立性心房颤动患者发生血栓栓塞并发症的风险较低,不必进行抗凝治疗。孤立性心房颤动也可能更多地与家族遗传因素相关。由于没有结构性心脏病,孤立性心房颤动患者使用控制节律的药物相对安全,如氟卡尼。

临床上阵发性心房颤动也可以根据自主神经参与的程度分类。大约 25%的阵发性心房颤动患者为迷走神经性心房颤动,其一般在高迷走神经张力情况下发作,尤其在夜间休息或睡眠时发作。拟迷走神经作用的药物(例如洋地黄)可加重迷走神经性心房颤动。具有抗迷走神经作用的药物(例如丙吡胺)可能适用于其预防性治疗。10%~15%的阵发性心房颤动患者在高交感神经张力的情况下(剧烈运动)发生心房颤动,被称为交感神经性心房颤动。对交感神经性心房颤动,β 受体阻滞剂不仅能够控制心室率,还能够预防心房颤动发生。大多数阵发性心房颤动患者为混

合形式发作，或者无规律发作，并没有特定的发病模式。在某些情况下，酒精可能是一种诱发因素。

心房颤动的流行病学

心房颤动是临床上最常见的心律失常，心律失常住院患者中约33%是心房颤动。心房颤动可使脑血管意外（卒中）风险增加约5倍，全因死亡风险增加2倍[1]。心房颤动也与心衰的发生以及猝死相关。

心房颤动的发生率与年龄和性别相关，40岁前每年心房颤动发病率为0.1%，而80岁以上人群中，女性每年心房颤动发生率为1.5%，男性每年心房颤动发病率超过2%（见第78章）[2]。充血性心力衰竭、主动脉和二尖瓣病变、左心房扩大、肥胖、阻塞性睡眠呼吸暂停、高血压和高龄是心房颤动发生的独立危险因素。另一个危险因素是银屑病，严重情况下，50岁以下患者发生心房颤动的风险增加3倍[3]。

Minnesota州Olmstead县1980~2000年的一项社区队列研究发现，心房颤动经年龄校正后的年发病率显著增加（男性从4.4‰增加至5.4‰，女性从2.4‰增加至2.8‰）[4]。心房颤动经年龄调整后的年发病率会相对增加0.6%。60%的年龄调整后心房颤动发病率增长与肥胖增加相关。美国的心房颤动患者估计在1980年为320万例，2000年为510万例，预计到2050年达到1 210万~1 590万例，所有这些都高于此前的估计。

心房颤动的发病机制

心房颤动的发生机制复杂。触发因素可能与维持机制不同。另外，由于心房重塑和多种临床因素（如心力衰竭、心房扩张和缺血、交感迷走神经作用、炎症和纤维化）都可影响心房颤动的基质，因此，阵发性、持续性、长程持续性心房颤动的临床表型有其不同的电生理特征。

心房颤动有两种可能的电生理机制：①一个或多个自律性异常、触发活动或微折返灶（称为驱动子）快速放电，并诱发颤动样电活动；②多个折返环在心房内迂回、消失并再形成子波，从而导致颤动得以维持。多项研究均提示，左房的某些部位可自主放电，形成“左房向右房”的电位差。上述两种机制可能同时存在，并随心房重塑而改变。在CONFIRM研究中，对心房颤动过程中同时记录的多个电位图进行信号处理，从而得到患者的计算机标测图[5]。该技术可以显示心房颤动转子和触发灶起源。在101名患者中，在97%的患者发现了平均约2.1个来源，其中70%是转子中心，另外30%是触发灶起源。

肺静脉快速放电是心房颤动最常见的触发因素，并可促进心房颤动的维持。在阵发性心房颤动中发挥的作用比在持续性心房颤动中更为明显，这正是肺静脉隔离消除阵发性心房颤动特别有效的原因。在持续性心房颤动中，心房基质改变包括导致缓慢、不连续和各向异性传导的间质纤维化，可能导致碎裂电位（complex fractionated atrial electrograms，CFAEs）和折返激动的形成。因此，单独肺静脉隔离通常不足以有效消除持续性心房颤动（见第36章）。

遗传因素

目前已明确一些基因突变与家族性心房颤动相关，这些基因突变主要引起复极钾电流增加导致心房不应期缩短和促进心房折返形成。此外，基因多态性与特发性心房颤动、结构性心脏病相关或与术后心房颤动有关[6]。一些与钾和钠通道、sarcolipin（心肌钙泵调节蛋白）、肾素-血管紧张素系统、连接蛋白-40、内皮细胞一氧化氮合成酶和白细胞介素-10相关的基因多态性，影响钙调控、炎症、纤维化、心房传导进而导致心房颤动的发生。

心房颤动的病因

大多数心房颤动患者合并高血压（通常伴有左心室肥大，见第46和47章）或其他结构性心脏病。除高血压性心脏病外，最常见的与心房颤动相关的心脏病是缺血性心脏病（见第58章）、二尖瓣病变（见第69章）、肥厚型心肌病（见第78章）和扩张型心肌病（见第77章）。限制型心肌病是心房颤动的少见病因，如淀粉样变性（见第77章）、缩窄性心包炎（见第83章）和心脏肿瘤（见第95章）。严重的肺动脉高压通常与心房颤动相关（见第85章）。

阻塞性睡眠呼吸暂停和肥胖相互影响，并且两者均是发生心房颤动的独立危险因素（见第87章）。睡眠呼吸暂停引起心房颤动的可能机制包括低氧血症、自主神经兴奋性增加和高血压[2]。目前研究表明，心房扩张和全身炎症因子增加是肥胖致心房颤动的主要原因。肥胖也与心外膜脂肪沉积增加相关（见第50章）。心外膜脂肪的脂肪细胞浸润到心房肌中、分泌脂肪因子导致心房纤维化以及局部分泌促炎因子（如IL-6、IL-8、TNF-α），导致心房传导缓慢和各向异性传导，这是心外膜脂肪诱发心房颤动的可能机制[7]。LEGACY研究表明，坚持控制体重和运动可以减轻心房颤动负荷[8]。

引起心房颤动的病因中包括暂时性或可逆性病因。最常见的暂时性病因是过量饮酒（“假日心脏综合征”）、心脏或胸部手术、心肌梗死（见第58章和第59章）、心包炎（见第83章）、心肌炎（见第79章）和肺栓塞（见第84章）。最常见的可纠正病因是甲状腺功能亢进（见第92章）。

心动过速亦可引起心房颤动，主要包括房室结折返性心动过速、WPW综合征相关的心动过速。心房颤动患者中若在不规则心悸发作前有快速、规律心悸病史或心电图提示WPW综合征，应考虑心动过速诱发心房颤动的可能。对触发心房颤动的心动过速进行治疗往往可以（但并不总是）预防心房颤动的复发。

临床特征

心房颤动的症状不一，可以无症状，到严重的功能残疾。最常见的症状是心悸、乏力、呼吸困难、运动耐量下降和头晕。由于心房颤动时刺激心房钠尿肽的释放可引起多尿。许多有症状的阵发性心房颤动患者也有无症状发作，一些持续性心房颤动患者仅有间歇性症状，因此难以根据症状准确评估心房颤动的发作频率和持续时间。

据估计约25%的心房颤动无症状，常见于老年患者和持续性心房颤动患者。尽管有些患者存在乏力、运动耐量下降的临床表现，有时会被误认为“无症状”心房颤动。主要因为乏力是一种非特异性症状，可能不肯定由持续性心房颤动引起。所以，通过短时间窦性心律的维持（至少数天），来确定患者在窦性心律情况下是否感觉更好，这种“诊断性心脏复律”可能是有帮助的，为选择节律控制或室率控制临床决策提供了依据。

晕厥是一种罕见的心房颤动症状，可能是由于病态窦房结综合征患者在心房颤动终止后窦性停搏引起的。晕厥也可能发生在心房颤动伴快速心室率期间，系由于心动过速引发的神经心源性（血管减压反射）晕厥或心输出量减少引起的血压严重下降所致。

无症状或症状轻微心房颤动患者一般不会主动寻求就医，往往在出现血栓栓塞并发症如卒中或隐匿性心力衰竭症状、甚至最终导致严重的充血性心力衰竭时才就诊。

心房颤动体格检查的主要发现是脉律非常不齐。心房颤动时R-R 间期缩短、左心室舒张期充盈不充分，致每搏输出量降低和有时无法触及外周动脉搏动，表现为脉搏不及心率快，称之为“脉搏短绌”。其他表现还包括颈静脉搏动不规则和第一心音强弱不等。

诊断评估

当患者描述不规则或快速心悸考虑阵发性心房颤动时，动态心电图监测有助于判断该症状是否与心房颤动相关。如果症状每天发生，宜采用 24 小时动态心电图监测评估。通过心电事件记录仪或便携式心脏遥测仪延长监测时间至 2~4 周，适用于症状发作不频繁的患者（见第 32 章）。

病史的询问应包括心房颤动相关症状的类型和严重程度、首次发作时间、阵发性还是持续性、触发因素、发作随机还是特定时间（例如睡眠期间）以及发作的频率和持续时间。当通过病史不能明确上述情况时，通过自触发式心电事件记录仪或便携式心脏遥测仪进行 2~4 周的动态心电监测，有助于确定心房颤动的类型，并可评估阵发性心房颤动患者的心房颤动负荷。病史还应识别潜在可纠正的病因（例如甲亢、过量饮酒）、结构性心脏病和合并症。

实验室检查应包括甲状腺、肝脏和肾功能。超声心动图主要用于评估心房大小和左心室功能、是否合并左心室肥大、先天性心脏病（见第 75 章）和心脏瓣膜病（见第 68 和 69 章）。如果病史或体格检查提示肺部疾病，可行胸部 X 线片检查（见第 15 章）。心脏运动试验主要用于评估高风险患者是否合并缺血性心脏病（见第 13 章）。

血栓栓塞并发症的预防

风险分层

心房颤动患者的主要治疗目标是预防血栓栓塞并发症如卒中。与阿司匹林相比，华法林和其他口服抗凝剂更能有效预防血栓栓塞并发症[9]。然而，由于抗凝药物的出血风险，抗凝治疗仅限用于血栓栓塞风险大于出血风险的患者。因此，对心房颤动患者进行风险分层来确定哪些患者适合抗凝治疗是必要的。

缺血性卒中和体循环栓塞的最强预测因素是卒中或短暂性脑缺血发作史和二尖瓣狭窄病史。当既往有缺血性卒中的心房颤动患者接受阿司匹林治疗时，再次卒中的风险非常高，每年约 10%~12%。而孤立性心房颤动患者卒中风险较低，其 15 年累积风险在 1%~2%。除了既往卒中之外，非瓣膜性心房颤动患者发生血栓栓塞事件的主要危险因素包括糖尿病（相对危险度，RR = 1.7）、高血压（RR = 1.6）、心力衰竭（RR = 1.4）、年龄 70 岁及以上（RR = 1.4/10 年）[2]。

根据主要危险因素对患者进行风险分层的简单临床方案是 $CHADS_2$（cardiac failure, hypertension, age, diabetes, stroke, $CHADS_2$）评分。前 4 个危险因素分别记为 1 分，既往卒中或短暂性缺血事件记为 2 分。在无阿司匹林或华法林治疗的情况下，$CHADS_2$ 评分与年卒中风险之间存在直接关系。$CHADS_2$ 评分的临床价值在于其简单性和有效的预测价值。然而，由于 CHA_2DS_2-VASc 评分可更好地识别中低危血栓栓塞风险患者，$CHADS_2$ 评分已被 CHA_2DS_2-VASc 取代[10]。在该风险评分系统中，心力衰竭、高血压、糖尿病、血管疾病、年龄 65~74 岁、女性各为 1 分，年龄 75 岁或以上、既往卒中或短暂性脑缺血事件为 2 分。当 CHA_2DS_2-VASc 评分为 0 时，年卒中风险为零或接近于零，而当 $CHADS_2$ 评分为 0 时，年卒中风险则为 2%左右[11]。当 $CHADS_2$ 评分为 1 时，年卒中风险为 3%左右；而 CHA_2DS_2-VASc 评分为 1 时，年卒中风险仅为 0.7%（图 38.6）。

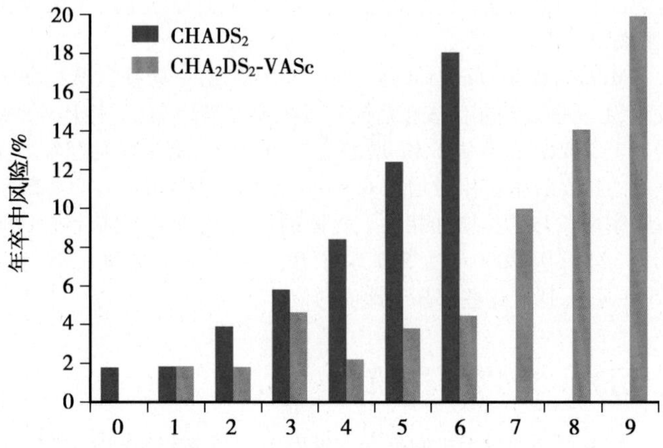

图 38.6 $CHADS_2$ 和 CHA_2DS_2-VASc 评分的年卒中风险。数据来自 Lip GY、Implications of the CHA(2)DS(2)-VASc and HAS-BLED Scores for thromboprophylaxis in atrial fibrillation. Am J Med 2011; 124: 111-4.）

肾衰竭也是心房颤动患者卒中的独立危险因素[12]。未充分抗凝治疗情况下，非终末期慢性肾病患者血栓栓塞事件的相对风险为 1.4，而血液透析或肾移植患者为 1.8。慢性肾病对血栓栓塞事件的预测强度似乎与心力衰竭和高龄相当。因此，在评估心房颤动患者栓塞风险时应考虑慢性肾病。

根据定义，持续性心房颤动患者的心房颤动负荷高于阵发性心房颤动患者。心房颤动偶尔发作并呈自限性患者的卒中风险低于心房颤动持续存在者似乎是合理的。然而，目前数据表明，阵发性和持续性心房颤动患者发生血栓栓塞并发症的风险并无区别。因此，抗凝治疗的指南建议同时适用于阵发性和持续性心房颤动患者[2,13]。

目前双腔心脏起搏器和植入式心脏转复除颤器（implantable cardioverter-defibrillator, ICD）能够检测无症状心房颤动的短暂发作。最近一项多中心前瞻性研究指出，在接受心脏起搏器或 ICD 植入的患者中（≥65 岁、患有高血压、既往无心房颤动病史），检测到 10.1% 亚临床房性快速性心律失常（心房率 > 190 次/min，> 6min）[14]。亚临床房性快速性心律失常是卒中风险增加的独立危险因素，使卒中增加 2.5 倍。

口服抗凝剂治疗的患者需要评估其出血风险。目前，已经开发了数种风险评分系统来评估患者对出血性并发症的易感性。其中便捷性与准确性俱佳的评分系统是 HAS-BLED 评分[15]。该评分主要包括高血压、肝肾功能异常、卒中和出血史或出血倾向、不稳定的国际标准化比值(international normalized ratio, INR)、高龄(>75岁)、以及同时服用药物(抗血小板药或非甾体抗炎药)或饮酒，每一个危险因素都是1分。随着出血评分从0分逐渐增加至最高分9，口服华法林的出血风险逐步增加。例如，在一项研究中HAS-BLED评分分别为0、3和5时，大出血的年发生风险分别为1.1%、3.7%和12.5%[16]。

在两项分别包含132 372和170 292例非瓣膜性心房颤动患者的大规模队列研究中，分别计算每位患者的CHA_2DS_2-VASc和HAS-BLED评分[17,18]。华法林的临床净获益定义为，未服用华法林所致的卒中例数减去华法林相关的颅内出血病例数。在两项研究中，除CHA_2DS_2-VASc评分为0外，华法林应用均与临床净获益相关。在CHA_2DS_2-VASc评分大于1分或以上的患者中，未服用华法林所致卒中风险超过了华法林治疗期间的出血并发症。

尽管有上述大型队列研究的结果，在临床实践中某一具体患者的抗凝治疗还应遵循个体化用药原则，有时CHA_2DS_2-VASc评分为1或更高的患者可能不适合抗凝治疗。例如某患者的CHA_2DS_2-VASc评分为2，年卒中风险约2%，通常认为使用华法林是合理的。但是如果该患者的HAS-BLED评分为5分或更高，意味着该患者每年有12%甚至更高的大出血风险，那么该患者服用华法林抗凝治疗将是不明智的。

HAS-BLED评分是在服用华法林抗凝的患者中开发和验证的。除了不稳定的INR外，HAS-BLED评分也适用于使用新型口服抗凝剂(novel oral anticoagulants, NOACs)治疗的患者。NOACs是一种直接凝血酶抑制剂或Xa因子抑制剂。临床研究表明，应用NOACs进行抗凝治疗的大出血风险低于华法林(见后文)。因此，在患者的年卒中率为1.7%时，应用华法林进行抗凝治疗的获益超过其可能带来的出血风险；而在患者的年卒中风险为0.9%时，服用NOAC进行抗凝的获益即超过潜在的出血风险[19]。

阿司匹林和其他抗血栓药物

与华法林或者NOACs相比，阿司匹林不能有效预防心房颤动患者血栓栓塞并发症。5项随机临床研究的meta分析指出，与安慰剂相比阿司匹林不能显著减少心房颤动患者的卒中风险[9]。一项非瓣膜性心房颤动患者的大型队列研究显示，阿司匹林在预防卒中方面无效[17]。因此，若阿司匹林用于预防性治疗，应该仅用于血栓栓塞风险最低的患者(CHA_2DS_2-VASc评分为0)。然而，2014年美国心脏病学会(American College of Cardiology, ACC)、美国心脏协会(American Heart Association, AHA)和心脏节律协会(Heart Rhythm Society, HRS)心房颤动患者管理指南建议，对于CHA_2DS_2-VASc评分为0的非瓣膜性心房颤动患者不推荐任何抗血栓治疗包括阿司匹林。当CHA_2DS_2-VASc评分为1时，指南建议可以不进行抗血栓治疗、口服抗凝药或阿司匹林治疗[2]。鉴于阿司匹林抗栓治疗的效果可以忽略不计，而出血风险与口服抗凝剂相近，欧洲心脏病学会(European Society of Cardiology, ESC)的最新指南建议，当CHA_2DS_2-VASc评分为0时，不进行抗血栓治疗，当CHA_2DS_2-VASc评分为1时，个体化决定是否行抗凝治疗[20]。

如果选用阿司匹林预防心房颤动患者卒中，推荐剂量为81~325mg/d。目前数据无法确定预防血栓栓塞的最佳阿司匹林剂量。

对于$CHADS_2$评分大于1且无法耐受华法林或NOAC抗凝治疗的患者，阿司匹林和血小板抑制剂氯吡格雷联合治疗与单独使用阿司匹林相比，预防血栓栓塞并发症更有效[21]。在不适合华法林或NOAC治疗的高风险患者中，阿司匹林和氯吡格雷联合治疗的潜在获益可能超过其出血风险。

华法林和直接凝血酶抑制剂

一项随机临床研究的meta分析表明，华法林与安慰剂相比可降低心房颤动患者各类卒中(缺血性和出血性)风险60%左右[9]。目标INR维持在2.0~3.0之间，提供了预防卒中和降低出血风险的最佳平衡。在临床实践中，INR维持在有效治疗窗内的达标率并不高，并且大部分患者INR通常低于2.0。一项社区大型前瞻性研究表明，接受华法林治疗患者的抗凝强度INR只有66%的平均时间在有效治疗窗内，34%的患者抗凝强度INR在有效治疗窗内的时间低于60%[22]。将INR维持在2.0或更高的治疗水平是很重要的，即使INR从2.0小幅降至1.7，其卒中风险将增加1倍以上。

华法林抗凝治疗期间出现大出血并发症的年发生率在1%~2%，INR大于3.0是大出血事件的强预测因素。例如，INR 4.0与3.0相比，颅内出血的风险大约增加一倍，提示INR维持在2.0~3.0范围内的重要性。

一些研究表明，高龄可能是心房颤动患者口服华法林抗凝治疗出现颅内出血的危险因素。老年患者出血风险高可能导致一些临床医生倾向于使用阿司匹林而不是华法林或任何一种NOACs。现有数据表明，在75岁以上心房颤动患者中，华法林和NOACs比阿司匹林的获益风险比更好[23]。

众所周知，遗传因素影响维持INR在治疗范围内所需的华法林剂量。目前已证实单核苷酸多态性影响华法林代谢。与单纯根据临床因素相比，联合药物基因组学和临床因素的方案提高了华法林初始剂量的准确性[24]。需要进一步研究验证应用华法林基因型指导临床带来的获益是否大于基因检测的费用(见第8章)。

新型口服抗凝剂

与维生素K拮抗剂华法林相比，直接凝血酶抑制剂和Ⅹa因子抑制剂的优点是固定剂量给药，无需常规实验室监测，如INR指标。美国食品药品管理局(Food and Drug Administration, FDA)批准直接凝血酶抑制剂达比加群酯、Ⅹa因子抑制剂利伐沙班和阿哌沙班用于预防非瓣膜性心房颤动患者的卒中/栓塞。临床随机研究表明，上述3个NOACs中的任何一种在伴卒中危险的非瓣膜性心房颤动患者中治疗的有效性和安全性均不劣于或优于华法林[25]。抗凝治疗最严重的风险之一是颅内出血，最近的研究表明，NOACs颅内出血的风险与华法林相比降低约50%[26]。

除无需实验室监测之外，NOACs相较华法林的优势还包括药物相互作用更少，无食物相互作用。起效快速，不需要桥接治疗。然而，与华法林相比它们也具有一些缺点，如费用更高，达比加群酯胃肠道副作用较多，达比加群酯和阿哌沙班需每日两次给药，缺乏有效的实验室监测方法去评估患者服药的依从性。此外，NOACs一般不适用于严重肾病的患者。限制NOACs应用的因素还包括没有特异性拮抗剂。依达赛珠单抗可在数分钟内逆转达比加群酯的抗凝作用，最近已获FDA批准[27]。凝血酶原复合物可以逆转NOACs的抗凝作用[28]，目前利伐沙班和阿哌沙班尚无特异性、速效的拮抗剂。尽管如此，对于许多心房颤动患者来说，NOACs的优点大于缺点。

既往研究显示有卒中风险的心房颤动患者华法林的使用不足，这可能与华法林INR监测带来的不便和潜在的出血风险有关。

即使 NOACs 问世，在 CHA_2DS_2-VASc 评分为 3 分或更高的心房颤动患者中，口服抗凝药物使用不足的情况仍然存在[29]。

目前已将使用Ⅹa 因子抑制剂和直接凝血酶抑制剂的建议纳入最新心房颤动管理指南中，ACC/AHA/HRS 心房颤动管理指南推荐达比加群酯、利伐沙班和阿哌沙班可以作为华法林的替代，用于预防非瓣膜性阵发性或持续性心房颤动患者的卒中或体循环栓塞[2]。该推荐适用于无人工瓣膜、肌酐清除率高于 15ml/min 以及无晚期肝病所致凝血功能受损的心房颤动患者。华法林治疗期间难以维持 INR 在有效治疗窗内的心房颤动患者，ESC 指南推荐使用达比加群酯、利伐沙班或阿哌沙班抗凝。根据其临床净效益，对于大多数非瓣膜性心房颤动患者，应考虑使用其中一种 NOACs 替代调整剂量的华法林[13]。ESC 指南建议 NOACs 不能用于肌酐清除率低于 30ml/min 的患者。

一项前瞻性临床随机研究和其他 3 项随机临床研究的事后分析结果均表明，NOACs 与华法林能同样有效预防心脏复律相关的血栓栓塞并发症[30]。无论在复律前是否行经食管超声心动图检查排除左心房血栓，研究结果均是如此。

达比加群酯、利伐沙班和阿哌沙班给药后约 1.5~2 小时发挥作用。达比加群酯和阿哌沙班的半衰期为 10~16 小时，利伐沙班的半衰期为5~9 小时，抗凝剂停药 24 小时后失去了大部分抗凝作用。由于 NOACs 快速起效，清除迅速，故当患者行外科或侵入性操作时，停服 NOACs 药物后无需用肝素进行桥接治疗。最近的研究资料表明，接受心房颤动导管射频消融的患者使用华法林不间断治疗与使用一种 NOAC 在术前 1~2 天最后一次给药、术后无桥接6 小时重新给药相比，围手术期并发症的风险并无显著差异[31]。

低分子量肝素

低分子量肝素（Low-molecular-weight heparin，LMWH）比普通肝素半衰期更长，每天两次固定剂量皮下注射可发挥抗血栓作用。LMWH 可以在院外自行注射，可以作为普通肝素的替代品用于心房颤动患者开始使用华法林抗凝治疗时，用 LMWH 进行桥接治疗直至 INR 达到 2.0 及以上。

临床上，由于其成本高，LMWH 很少作为长期常规抗凝的替代品。LMWH 通常适用于华法林开始治疗时的临时桥接以及在手术或牙科治疗前后几天暂停华法林的高危人群。

左心耳切除或封堵术

左心房血栓约 90%起源于左心耳（left atrial appendage，LAA），因此切除或封堵 LAA 可大大降低心房颤动患者发生血栓栓塞并发症的风险。外科方法主要包括切除、缝合结扎或缝合器结扎左心耳。左心耳切除或缝合的手术疗效各异，主要与术者的经验及所用技术相关[32]。在外科 LAA 封堵术后应行经食管超声心动图（Transesophageal echocardiography，TEE）检查确认已成功封堵，方可终止抗凝治疗。

近年来，已经开发几种经皮 LAA 封堵和缝合装置作为外科手术的替代方案，主要用于无法耐受或拒绝口服抗凝剂的高危心房颤动患者。

美国 FDA 批准的唯一经皮封堵装置是 WATCHMAN（Boston Scientific，Marlborough，Massachusetts）用于替代华法林预防卒中，这种覆盖有孔织物的镍钛合金在 2015 年获得 FDA 批准后广泛用于临床。在植入 WATCHMAN 后，需至少 45 天的华法林抗凝治疗，此后若经食管超声心动图检查确认封堵器周围没有血流通过，即可停止抗凝治疗。最新的临床研究和注册数据表明，植入成功率为 95%，手术并发症发生率约为 2%~3%，最常见的并发症是需行引流的心包积液[32]。大约 95%的患者在植入 45 天后可停服华法林。临床研究显示，WATCHMAN 在预防卒中方面不劣于华法林，长期随访期间出血性卒中的风险显著降低[32]。

在美国用于 LAA 封堵的另一种装置是 LARIAT（Sentreheart，Redwood City，California）。Lariat 系统已被美国 FDA 批准用于软组织缝合（而非卒中预防），目前美国和欧洲临床实践中已用于封堵 LAA（超适应证使用）。在经房间隔导管插入后，具有磁性尖端的导丝插入左心房并且定位在 LAA 的尖端，作为心外膜圈套器的导轨。使用经皮穿刺方法进入心包腔，将带有预制缝合线的圈套器插入心包腔并引导至 LAA。然后收紧预制缝线以封堵 LAA。美国的一项多中心临床研究入选 712 例患者，LARIAT 左心耳套扎术的成功率达 94%[33]。手术相关死亡 1 例，3.4%的患者发生心脏穿孔，其中 1.4%的患者需行开胸心脏手术[33]。目前尚缺乏 LARIAT 装置预防心房颤动患者血栓栓塞事件有效性的临床研究资料。

心房颤动的急性管理

急诊室的心房颤动患者常常是因为伴有快心室率而就诊，通过静脉注射地尔硫䓬或艾司洛尔多数可以快速控制心室率。如果患者血流动力学不稳定，立即行心脏电复律。如果心房颤动持续时间超过 48 小时或持续时间不确定且患者尚未抗凝，则应行 TEE 排除左心房血栓后才能进行心脏复律治疗。

如果患者血流动力学稳定，转复窦性心律需要考虑诸多因素，包括症状、既往发作情况、年龄、左心房大小和目前抗心律失常药物的应用等。例如，老年患者使用控制节律药物治疗后心房颤动早期复发，在控制心室率后症状消失，则不宜进一步行心脏复律治疗。另一方面，心脏复律治疗通常适用于有症状的首次发作或发作不频繁的心房颤动患者。

对血流动力学稳定且无法自行转复的心房颤动患者，行心脏复律治疗时需要考虑两个问题。一是复律的时间，早期或延迟；其次是复律的方法方式，药物复律或电复律。

发病 48 小时内行心脏复律治疗的优点是快速缓解症状、避免复律前 TEE 检查或抗凝治疗 3~4 周，并且由于心房重塑较少，早期心房颤动复发的风险较低（见第 36 章）。延迟心脏复律的原因包括，心房颤动持续时间不明或持续时间超过 48 小时且患者无法行 TEE 检查，或 TEE 发现左心房血栓（见第 14 章），既往发作数日内可自行转复，或存在引起心房颤动的可纠正病因（例如甲状腺功能亢进）。

当心房颤动发作时，可以选择药物或电复律进行早期复律治疗。药物复律的优点是无需全身麻醉或深度镇静。此外，药物复律后心房颤动即刻复发的概率低于电复律。然而，药物复律有药物不良反应的风险，不如电复律有效。如果心房颤动持续时间超过 7 天，则药物复律的疗效较差。

用于心房颤动复律的静脉药物包括伊布利特、普鲁卡因胺和胺碘酮。对于持续时间少于 2~3 天的心房颤动，伊布利特的有效率约为 60%~70%，胺碘酮约 40%~50%，普鲁卡因胺约 30%~40%。为了最大限度地降低 QT 间期延长和多形性室性心动过速（尖端扭转型室性心动过速，见第 39 章）的风险，伊布利特仅用于射血分数大于 35%的心房颤动患者。

对于无结构性心脏病的患者，可以尝试使用口服药物进行心房颤动紧急复律。最常用的药物是普罗帕酮(300~600mg)、氟卡尼(100~200mg)。此类药物首次服用后需监测有无不良反应发生。如果无不良反应，对发作不频繁的心房颤动患者可在院外通过自我给药方式治疗。

经胸电复律转复心房颤动的成功率约为95%，双相波比单相波的转复成功率更高，成功转复心房颤动所需能量也较低，可减少皮肤刺激。首次电复律使用双相波150~200J，如果复律不成功可增加能量。如果双相波360J仍未成功转复，可在下次电复律前注射伊布利特，以降低除颤阈值并提高复律成功率。

在经胸电复律无法成功转复心房颤动时，增加复律能量或注射伊布利特可提高再次复律的成功率。此外，电复律失败的另一个原因是转复窦性心律后数秒内心房颤动再次发作。心房颤动持续时间少于24小时的患者，心房颤动转复后即刻复发率约为25%；心房颤动持续时间超过24h，转复后即刻复发率为10%。对于此种类型的复律失败，增加复律能量没有任何意义。如果患者未接受节律控制药物，注射伊布利特可能有助于防止心房颤动即刻复发。

对心房颤动持续时间超过48小时的患者，无论是采取药物复律还是电复律，在复律前抗凝治疗至少3周预防血栓栓塞并发症。如果心房颤动的发作时间不明，为安全起见，应该按照持续时间超过48小时处理。复律后需抗凝4周以防心房顿抑引起的血栓栓塞。如果心房颤动的持续时间少于48小时，可以在不进行抗凝的情况下进行心脏复律。为了提高无抗凝治疗复律的安全性，将心房颤动持续时间的临界值设置为24小时更为合适。即使心房颤动持续不足48小时，合并其他疾病的患者复律后心房顿抑和血栓塞事件仍可能会发生。当CHA_2DS_2-VASc评分大于2时，心脏复律后需要抗凝治疗4周[34]。

当心房颤动持续时间超过48小时或不清楚时，在复律前使用肝素或TEE排除左心房血栓后可以暂不需抗凝3周，但复律后仍需要抗凝治疗4周，以减少心房顿抑相关的血栓栓塞风险。TEE指导下的复律与经典方法相比的最大获益是提早数周恢复窦性心律。与传统方法相比，尚未发现TEE方法可降低卒中或大出血的风险或影响复律后8周窦性心律的维持率。

心房颤动的长期管理

心室率控制和节律控制的药物

几项对心房颤动心室率控制和节律控制进行比较的随机临床研究表明，控制心室率显著降低患者的再住院率，两组间在全因死亡率、卒中、出血事件、心力衰竭恶化或生活质量方面无显著差异[35]。

这些随机研究的结果不应该用于所有的心房颤动患者。值得注意的是，这些研究中节律控制组的患者仍有心房颤动，节律控制的获益可能被抗心律失常药物的副作用所抵消。此外，这些研究入选了许多症状不明显或无症状的老年心房颤动患者。

采取节律控制还是心室率控制策略应根据患者的具体临床情况个体化处理，所考虑的因素包括症状的性质、频率和严重程度，持续心房颤动患者的心房颤动持续时间，左心房大小，合并症情况，之前复律的效果，年龄，所用抗心律失常药物的副作用和疗效，以及病人的意愿。

令人信服的随机研究结果表明，对于65岁及以上的无症状或症状轻微心房颤动患者，采取心室率控制策略优于节律控制。当心房颤动持续存在时，对于65岁以下或65岁以上控制心室率后仍有症状的患者，选择至少一次药物或电复律治疗恢复窦性心律是合理的。如果心房颤动持续时间超过1年或左心房直径非常大(>5.0cm)，转律后心房颤动的早期复发率较高。复律后是否需要应用抗心律失常药物维持治疗延缓心房颤动的发作，主要基于患者的意愿、心房颤动早期复发的风险及既往复律后窦性心律的维持时间综合考虑。如果心房颤动的发作间隔至少6个月，复律后可以不考虑抗心律失常药物治疗；反之，通常需要口服节律控制药物数月。

持续性心房颤动患者服用抗心律失常药物的治疗目标是延缓心房颤动几个月发作，而不是几年。如果服药后心房颤动大约每年发作一次，可以继续维持该药物的目前剂量。

对于有症状的阵发性心房颤动患者，是否采取节律控制应该考虑症状的频率、严重程度以及抗心律失常药物的耐受程度。应告知患者治疗的目标不是完全抑制心房颤动发作，如果可减少心房颤动的发作频率、持续时间和发作严重程度，药物治疗即可被认为有效。

药物节律控制策略不一定需要每日服用抗心律失常药物，对于心房颤动发作不频繁的患者，采取“口袋药”(pill-in-the pocket)方案是有效的。如果患者明确知道心房颤动的发作和终止、且为孤立性心房颤动或仅有轻微结构性心脏病，“口袋药”是合理的选择。可选择ⅠC类药物(氟卡尼或普罗帕酮)和短效β受体阻滞剂(普萘洛尔)或钙通道阻滞剂(维拉帕米)，后者用于控制心室率。心房颤动发作相对少的患者更喜欢这种治疗方法，因为它消除了每日预防性药物治疗的不便、节省费用，并可降低潜在的药物副作用。然而，如果心房颤动发作时患者症状较重，即使发作不频繁，也更倾向于每日预防性药物治疗。

许多症状性心房颤动患者也存在心房颤动的无症状发作，因此，无论是持续性还是阵发性心房颤动患者，无论采取节律控制或室率控制策略，心房颤动患者每日均应接受抗血栓治疗。应根据患者的血栓栓塞危险分层，选择无需抗凝治疗、口服抗凝剂、阿司匹林或阿司匹林联合氯吡格雷。

控制心室率的药物

心房颤动伴快心室率通常致患者不适、运动耐量下降；此外，持续数周至数月的快心房颤动还可以引起心动过速性心肌病。心房颤动发作时心率的最佳控制水平，随年龄变化而变化；并应与窦性心律时一定程度运动时的心率相近，因此需评估静息和运动状态下的心率。静息状态下，心室率在60~80次/min范围内；轻至中度运动时(快步行走)，心室率控制在90~115次/min；剧烈运动状态下，心率为120~160次/min。通过24小时动态心电图或运动试验来确定最佳心室率范围。

常用的长期控制心室率口服药物包括洋地黄、β受体阻滞剂、钙通道拮抗剂和胺碘酮，控制心室率的一线用药是β受体阻滞剂和钙通道拮抗剂(维拉帕米和地尔硫䓬)。通常采用小剂量药物联合应用控制心室率，以便减少药物的相关副作用。在病窦综合征和快-慢综合征患者中，使用具有内在拟交感活性的β受体阻滞剂(吲哚洛尔、醋丁洛尔)控制心室率，一般不会加重心动过缓。

洋地黄可以控制心房颤动患者静息状态下的心室率，但不能有效控制运动时的心室率。洋地黄用于控制心室率是存在争议的，因为已有意见提示洋地黄可能会增加心房颤动患者的全因死亡率[36]。

胺碘酮具有许多潜在器官毒性及药物相互作用,降低了其在心室率控制中的长期应用价值,仅作为其他药物联合应用心室率仍控制不佳时的备选药物。如持续性心房颤动合并心力衰竭和反应性气道疾病患者,不能耐受钙通道拮抗剂或β受体阻滞剂,且洋地黄不能有效控制心室率时,可选择胺碘酮。

一般很难通过药物严格控制心室率。一项随机研究结果显示,宽松心室率控制(静息心率<110 次/min)和严格心室率控制策略(静息心率<80 次/min,轻度运动心率<110 次/min)相比在主要终点事件方面无显著差异,无症状、左心室收缩功能未受损的患者更适合宽松心室率控制[22]。然而,在长期随访期间,严格的心室率控制通常仍然是缓解症状、改善功能和避免心动过速性心肌病的适当目标。

控制节律的药物

已发表的关于抗心律失常药物治疗心房颤动的研究结果表明,除胺碘酮外,其他抗心律失常药物的疗效相仿,治疗 1 年心房颤动的复发降低 50%~60%。在胺碘酮与索他洛尔或Ⅰ类抗心律失常药物的直接对比研究中,胺碘酮预防心房颤动复发的有效率可提高 60%~70%。然而,因胺碘酮有较多的器官毒性,不宜作为一线药物应用。因除胺碘酮以外的节律控制药物疗效相似,通常根据药物的安全性和副作用来选择抗心律失常药物。

ⅠA 类药物(奎尼丁、普鲁卡因胺和丙吡胺)和Ⅲ类药物(索他洛尔、多非利特、决奈达隆和胺碘酮)的致室性心律失常作用主要表现为 QT 间期延长和多形性室性心动过速(尖端扭转型室性心动过速)。主要危险因素包括女性、左心室功能不全和低钾血症。与其他Ⅲ类抗心律失常药物相比,决奈达隆和胺碘酮发生尖端扭转型室性心动过速的风险要低得多。ⅠC 类抗心律失常药物(氟卡尼和普罗帕酮)的致室性心律失常作用多表现为单形性室性心动过速,有时为窦性心律时 QRS 波群增宽,而非 QT 间期延长。最易导致室性心律失常的药物是奎尼丁、氟卡尼、索他洛尔和多非利特,这些药物在对照研究中可使室性心动过速的发生风险增加 2~6 倍。

控制节律的药物因不良药物事件或副作用而停药的现象相当普遍,据报道停药率可高达 40%[37]。

应根据心房颤动患者合并疾病的类型来选择最佳的抗心律失常药物。对于孤立性心房颤动或轻微心脏病(如轻度左心室肥大)患者,氟卡尼、普罗帕酮、索他洛尔和决奈达隆可以作为一线药物,若一线药物无效或不能耐受可以选择胺碘酮和多非替利。对于严重左心室肥大(左心室壁厚度>15mm)患者,心肌肥厚增加了室性心律失常的风险,最安全的药物是胺碘酮和决奈达隆[2]。在合并冠心病时,一些Ⅰ类抗心律失常药物可增加患者的死亡率,最安全的一线药物是多非利特和索他洛尔,胺碘酮作为二线用药。对于合并心力衰竭的患者,一些抗心律失常药物也增加患者的死亡率,胺碘酮和多非利特仅有的两种对预后持中性作用的药物(见第 36 章)。

在获得 FDA 批准时,已有研究提示决奈达隆可增加 NYHA 分级Ⅳ级或近期失代偿性心力衰竭患者的死亡率,其在这些患者中的应用受到限制。批准后,由于药物主要不良反应而提前终止的随机临床研究结果,FDA 扩大了决奈达隆应用的禁忌证范围[38]。65 岁及以上合并冠心病的永久性心房颤动、既往卒中史、症状性心力衰竭以及 75 岁及以上伴高血压和糖尿病的患者,应避免使用决奈达隆。

非抗心律失常药物的节律控制

临床研究表明,血管紧张素转换酶(angiotensin-converting enzyme,ACE)抑制剂和血管紧张素受体阻滞剂(angiotensin receptor blocker,ARB)对减轻心房电重塑和结构重塑具有重要作用(见第 34 章),ACE 抑制剂和 ARB 的应用能够预防心房颤动发生,但并非所有研究均支持此结论。一项 meta 分析表明,ARB 类药物对心力衰竭患者具有较大的获益[39]。然而由于 meta 分析研究中的数据质量低,目前尚没有足够的证据支持 ACE 抑制剂和 ARB 以预防心房颤动作为唯一的治疗目标而应用。

一些证据提示,他汀类药物可以预防心房颤动,可能的机制是其抗炎作用。对 16 项观察性研究的综述显示,接受他汀类药物治疗可以降低新发心房颤动相对风险约 12%,降低心房颤动复发率 15%[40]。而 11 项随机临床研究的 meta 分析表明,他汀类药物不能有效预防非开胸心脏手术以外患者心房颤动的发生[40]。目前现有数据不支持使用他汀类药物预防心房颤动。

Omega-3 多不饱和脂肪酸(polyunsaturated fatty acid,PUFA)具有抗炎和抗氧化作用,还可以直接作用于离子通道。流行病学研究表明鱼油可以预防心房颤动,促成了几项随机临床研究评估 PUFA 预防心房颤动的疗效。这些研究结果相互矛盾,大多数研究表明,每日摄入多不饱和脂肪酸或鱼油并不能延缓复律后心房颤动的复发及减少阵发性心房颤动的发作次数[41]。

心房颤动的非药物治疗

起搏预防心房颤动

已有大量的研究探讨各种心房起搏策略能否预防或终止心房颤动。总的来说,没有确切的证据表明任何心房起搏策略对预防和终止心房颤动有效。因此,对于没有心动过缓的心房颤动患者,不建议植入心脏起搏器。对于心动过缓需要安装起搏器合并阵发性心房颤动或持续性心房颤动复发患者,研究结果支持尽可能运用心房起搏和尽量减少心室起搏[42]。

心房颤动导管消融治疗

导管消融对于机制明确、术中能稳定诱发和定位的心律失常具有较高的成功率,如对房室结折返性心动过速(AVNRT)、旁路介导的心动过速等,导管消融的成功率可达 95%以上,且晚期复发很少见。然而,心房颤动的发生机制还未完全阐明,且呈多样性,不同患者间存在个体差异,随着病程进展其发生机制仍在不断改变。另外,导管消融无法解决如合并症(如高血压、肥胖、阻塞性呼吸睡眠暂停综合征)、心房结构性重塑、炎症和遗传学基础等心房颤动危险因素。即使首次消融手术成功,心房颤动仍可能会在术后 2~3 年或更长时间后复发。

患者的选择

考虑到心房颤动导管消融手术的诸多不足,故在考虑消融前至少尝试一种抗心律失常药物,尤其是持续性心房颤动,因为持续性心房颤动的导管消融成功率低于阵发性心房颤动。心房颤动的症状影响生活质量,药物治疗效果不佳或不能耐受的患者应行导管消融。孤立性心房颤动或仅有轻微结构性心脏病的心房颤动患者是导管消融的理想人选。总的来说，导管消融患者的选择应基于心房颤动的症状和负荷、药物及电复律治疗的效果及手术预期成功率。而那些左房显著增大及心房颤动持续时间在3~4年以上的心房颤动患者，导管消融手术的成功率较低。

左心房血栓及无法耐受术后6~8周抗凝治疗是导管消融手术的禁忌证。CHA_2DS_2-VAS_C评分>1分的心房颤动患者，若无症状，不建议通过导管消融来代替长期抗凝治疗。

虽然导管消融主要用于药物治疗疗效不确切的心房颤动患者，但对于年龄<35岁的症状性心房颤动患者、窦房结功能不良若服用抗心律失常药物可能需要植入永久性起搏器的患者以及有强烈手术意愿者，导管消融可作为一线治疗方案。

射频导管消融

心房颤动导管消融的常用能量以射频为主。通常在三维电解剖系统指导下逐点放电，随后在三维电解剖图上产生一个可视化的消融点（图38.7）。术中把电解剖图与左心房、肺静脉的增强CT、MRI或者腔内超声图像相融合，以提高电解剖图的准确性。消融导管远端与组织间的压力是影响消融损伤深度和持久性的重要决定因素，新一代射频消融导管能在术中实时呈现导管的压力。

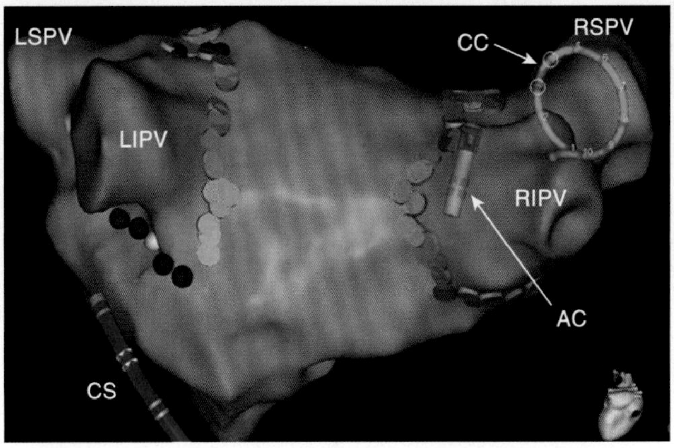

图38.7 左心房电解剖图。图标分别代表消融导管（AC）的头端、右上肺静脉（RSPV）内的环状标测电极（CC）和冠状窦（CS）中的标测电极，它们在术中都是实时可见的。在左、右肺静脉前庭区进行环肺静脉消融。粉色、红色和黄色圆点表示射频消融的部位。LIPV，左下肺静脉；LSPV，左上肺静脉；RIPV，右下肺静脉

肺静脉在心房颤动的触发和维持中起着重要的作用，静脉电隔离是心房颤动导管消融的基础（图38.8），对大部分的阵发性心房颤动及部分持续性心房颤动有效。肺静脉电隔离可在肺静脉口或肺静脉前庭进行，前庭是指肺静脉口外1~2cm的区域。大量数据显示采用肺静脉前庭消融手术成功率高于肺静脉口消融，可能原因是这种术式损伤了肺静脉外前庭区域的驱动灶。心房颤动的触发灶也可起源于其他胸腔静脉，如上腔静脉、冠状窦和Marshall静脉。肺静脉电隔离后静滴异丙肾上腺素有助于诱发肺静脉外触发灶。

对于持续性心房颤动除肺静脉电隔离外，有多种附加消融术式，包括：左心房顶部、二尖瓣峡部、三尖瓣峡部线性消融，左心房、冠状窦或右心房复杂碎裂电位（CFAEs）消融，各种线性消融和CFAEs消融的组合，以及神经节消融[43]。持续性心房颤动的消融终点包括达到预设消融目的后通过电复律转复心房颤动或步进式消融直至心房颤动转为窦性心律。近期的随机对照研究显示，单纯前庭消融肺静脉电隔离与在此基础上行复加线性消融和/或CFAEs消融的成功率相当[44,45]。

一种心房颤动消融的新方法基于心房颤动的局灶维持学说，如转子或灶性驱动[5]。心房颤动发作时，运用特殊的软件进行信号处理能够确定驱动灶或转子，以便进行针对性消融。第一项应用这种消融方法的临床研究发现，86%的患者能通过对局灶起源的消融可终止或减慢心房颤动。在中位数为9个月的随访中，82%的患者心

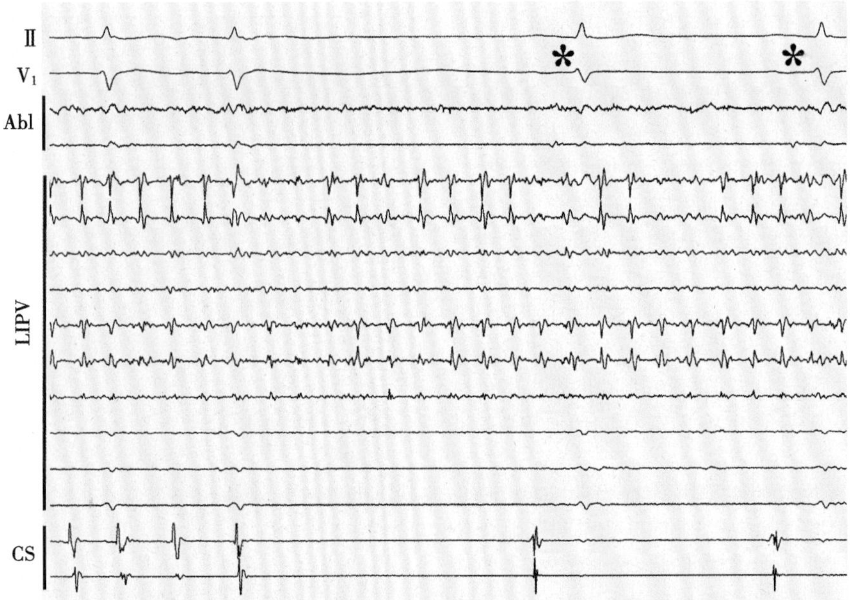

图38.8 心房颤动时起源于左下肺静脉（LIPV）周期为80ms的心动过速。射频消融隔离左下肺静脉后心房颤动转换成窦性心律（星号），而肺静脉内的心动过速仍持续存在。此患者左下肺静脉电隔离时从心房颤动转为窦性心律，强力提示肺静脉肌袖中的心动过速是其心房颤动发生的驱动灶。上图显示的是Ⅱ和V_1导联，以及消融导管（Abl）远端、左下肺静脉内的环状标测电极和冠状窦（CS）电极记录到的电位

房颤动未复发，而接受传统消融术式的对照组只有 45%维持窦性心律。这些早期的研究结果显示，对驱动灶及转子的改良能提高心房颤动导管消融的成功率。然而近期多个对阵发性、持续性或长程持续性心房颤动的研究并没有得出相似的结论。这些研究的随访时间为 6~18 个月，不依赖抗心律失常药物而无心房颤动/房性心动过速发作的单次消融成功率只有 17%~21%[46,47]。因此，尽管驱动灶和转子的改良可能是我们进一步探讨心房颤动机制的重要进步，但手术中对这些部位消融的临床价值还未明确。

评价心房颤动导管消融的疗效时，术后 3 个月内的复发可忽略不计。3 个月空白期内的早期复发可能是由于短暂的炎症反应或损伤还未完全形成。即使是有症状的心房颤动患者，消融术后复发也可能无症状。因此，准确评估消融的疗效，需要可以连续监测 7 天、最好为 1 个月的心电监测设备，术后 6 个月和 12 个月时随访监测较为理想。有心房电极的起搏器或 ICD 可以持续监测 AF 是否复发。一种小型的植入式无线遥测心电事件记录器（Reveal LINQ, Medtronic, Minnesota）也能用作心房颤动消融术后的严格监测[48]。

已报道的心房颤动射频导管消融手术成功率有很大的差异。有经验的术者，使用最新一代消融导管，70%~75%的阵发性心房颤动[49,50]和 50%~60%的持续性心房颤动[44,45]单次消融术后 12 个月不使用抗心律失常药物无心房颤动/房性心动过速发作。

阵发性心房颤动在肺静脉电隔离后复发，大部分是由于一个或多个部位的肺静脉电传导恢复，有时也可能是起源于上腔静脉、冠状窦或心房其他部位的触发灶或驱动灶所致。再次消融隔离肺静脉或肺静脉外触发灶后，随访 12 个月的手术成功率为 85%~90%。

再次消融持续性心房颤动术后复发患者时，需要对恢复电传导的肺静脉重新补点隔离，并行 CFAEs 消融、增加左房顶部或二尖瓣峡部等附加线的消融。持续性心房颤动多次消融术后 12 个月的成功率一般可达到 75%~85%。

经射频导管消融术后心房颤动的复发多在术后 1 年内。但是术后 1~3 年大约复发增加 10%，消融术后 3~12 年每年复发约增加 4%~5%[51]。心房颤动晚期复发的预测因子包括，首次消融前持续性心房颤动史、年龄、左心房直径、糖尿病、瓣膜性心脏病、心肌病和呼吸睡眠暂停。另外，有报道称消融术后的心房颤动复发与肥胖和心血管功能失调有关，治疗睡眠呼吸暂停、减轻体重和改善心血管功能都可独立地减少消融术后心房颤动复发的风险[52,53]。

心房颤动导管消融术后出现的房性快速性心律失常可表现为房扑或房性心动过速，可能的机制包括局灶性或折返。若术中只行肺静脉电隔离，术后的局灶性房性心动过速多归因于部分肺静脉电传导恢复。消融术后折返性房性心动过速或房扑的发生，与心房内的消融程度有关，而与肺静脉消融无关。在左心房或双心房中进行了大量消融后，术后房性心动过速或房扑的发生率可达到甚至超过 50%，且抗心律失常药物治疗的效果不佳，通常需要进行第二次消融以消除。

心房颤动射频导管消融术的主要并发症发生率为 5%~6%[54,55]。常见的并发症包括心脏压塞、肺静脉狭窄和脑血栓栓塞，发生率均大约为 1%。腹股沟血管损伤的发生率为 1%~2%。年手术量小于 25 台的术者手术并发症发生率大大增加，是年手术量大于 25 例术者的 2 倍[54]。

食管穿孔的发生率为 0.01%~0.02%[56]。虽然发生率低，但因其致死率高而引起关注。患者的症状多发生于术后 3~14 天，可表现为吞咽困难、吞咽痛、发热、白细胞升高、菌血症和脓毒症、血栓栓塞或空气栓塞。明确诊断首选胸部增强 CT 检查，若食管中出现造影剂显影或纵隔或心腔内出现空气，提示食管穿孔或瘘形成。应避免经食管仪器检查。

消融左心房后壁时，可通过监测食管的位置和食管内温度来防止食管损伤。但是 90%的食管穿孔发生在食管位置或温度监测时[56]，可见这些方法可减少食管损伤的风险，但无法完全避免。有证据显示，在消融左心房后壁时，设定消融能量小于 20~25W、每个点消融时间小于 30 秒或围手术期运用质子泵抑制剂，可以减少食管损伤的风险[57]。

近期一项全球调查显示，72%的食管穿孔患者存在心房食管瘘，发生心房食管瘘的死亡率为 79%。而 28%未发生心房食管瘘的食管穿孔患者死亡率为 13%[56]。这个结果强调了食管穿孔早期诊断和治疗的重要性。无论心房食管瘘是否发生，食管穿孔后均应早期进行外科干预。

近期认识的射频消融的一个并发症是无症状性脑缺血损伤。头颅磁共振检查发现，在应用冷盐水灌注导管行射频消融的患者中，无症状性脑缺血的发生率在 2%~14%[58]。该损伤的长期临床价值仍不清楚。

近来的随机对照研究显示，经导管射频消融治疗心房颤动的疗效优于抗心律失常药物。对于未接受过治疗的阵发性心房颤动患者，经导管射频消融组 12 个月时心房颤动的复发较抗心律失常药物组减少 18%[59]。而对于持续性心房颤动患者，消融组可减少 27%[60]。

冷冻球囊消融

2010 年一种被用来隔离肺静脉的冷冻球囊导管在美国被广泛运用。与射频消融需在肺静脉周围行逐点消融不同，冷冻球囊通过特殊形状设计正好封堵肺静脉前庭并释放冷冻能量形成环形消融损伤。目前临床上常用的二代冷冻球囊导管的冷冻区扩展到了整个球囊的远侧半球，隔离肺静脉时需要膨胀球囊完全封堵肺静脉（图 38.9）。起初，每个肺静脉推荐进行 2 次 4 分钟的消融。

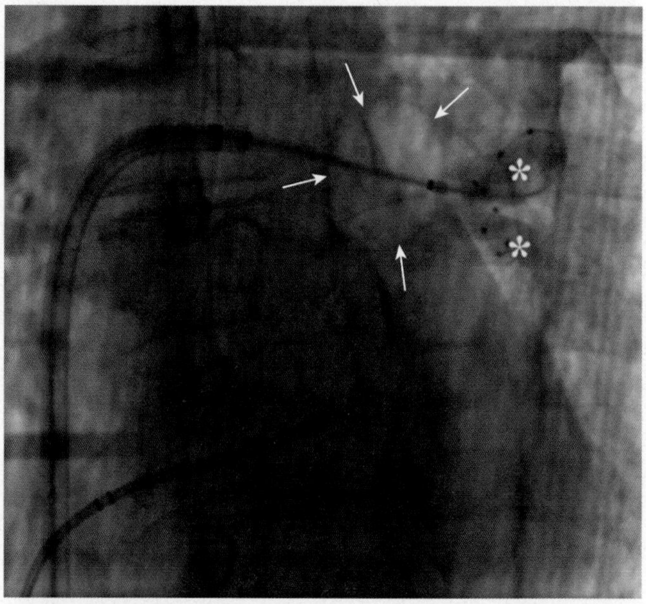

图 38.9　心脏左前斜位 X 线图。图中冷冻球囊位于左下肺静脉前庭。直径 28mm 的冷冻球囊（箭头）已经打开。从冷冻球囊导管注入的造影剂没有泄漏到心房中（*），表明达到了肺静脉的完全封堵。这是形成永久性肺静脉电隔离的必需条件。环状标测电极位于肺静脉内

使用二代冷冻球囊，1次3~4分钟消融足以形成永久性肺静脉电隔离(图38.10)。阵发性心房颤动患者，平均每个肺静脉冷冻消融1.1~1.7次，单次冷冻消融术后1年的无心房颤动复发率为80%~82%[61,62]。

避免在肺静脉口内进行冷冻消融对防止肺静脉狭窄很重要。最常用的冷冻球囊在完全膨胀后直径为28mm。相对大尺寸的冷冻球囊能保证完全封堵肺静脉前庭。使用直径28mm的冷冻球囊，超过40%左、右肺静脉间的后壁可被消融[63]。

进行冷冻消融时，穿过冷冻球囊导管腔内的多极导管能够记录肺静脉电位。在冷冻消融的第1分钟内发生肺静脉电位消失或分离，是持久肺静脉电隔离的独立预测因子[64](图38.10)。其他独立的预测因子包括冷冻消融时60秒内球囊温度达到-40℃和冷冻消融后复温到0℃的时间超过10秒[64,65]。

冷冻球囊消融治疗持续性心房颤动患者的成功率低于阵发性心房颤动患者。使用28mm冷冻球囊完成肺静脉电隔离的持续性心房颤动患者，术后12个月的无心房颤动复发率为60%[66]。这个结果与采用射频对持续性心房颤动患者进行环肺静脉逐点消融的手术成功率相似[66]。

心房颤动冷冻球囊消融手术的并发症与射频消融手术相似，包括心脏压塞(大约1%)和腹股沟血管损伤(1%~2%)。

冷冻球囊消融最常见的手术并发症为膈神经损伤。冷冻球囊消融的早期，右侧膈神经损伤的发生率约10%，几乎所有的患者能在术后12个月内恢复[67]。左侧膈神经的损伤也有可能发生但较少见。目前在进行右肺静脉冷冻球囊消融时，常规用电极导管在上腔静脉或右锁骨下静脉内起搏膈神经。膈神经起搏时，有多种方法来监测膈肌的收缩和膈神经的功能，包括直接触诊膈肌的收缩和监测膈肌复合动作电位[68]。一旦发生膈神经损伤应立即停止冷冻能量的释放，可以大大减少膈神经长期或永久性损伤。近期对28mm直径冷冻球囊的研究显示，右侧膈神经损伤的发生率仅为1.5%~2%[62,69]。

目前已有少数病例报告，明确了因心房食管瘘而死亡是冷冻球囊消融的潜在并发症之一。可采用几种适当的措施来减少食管

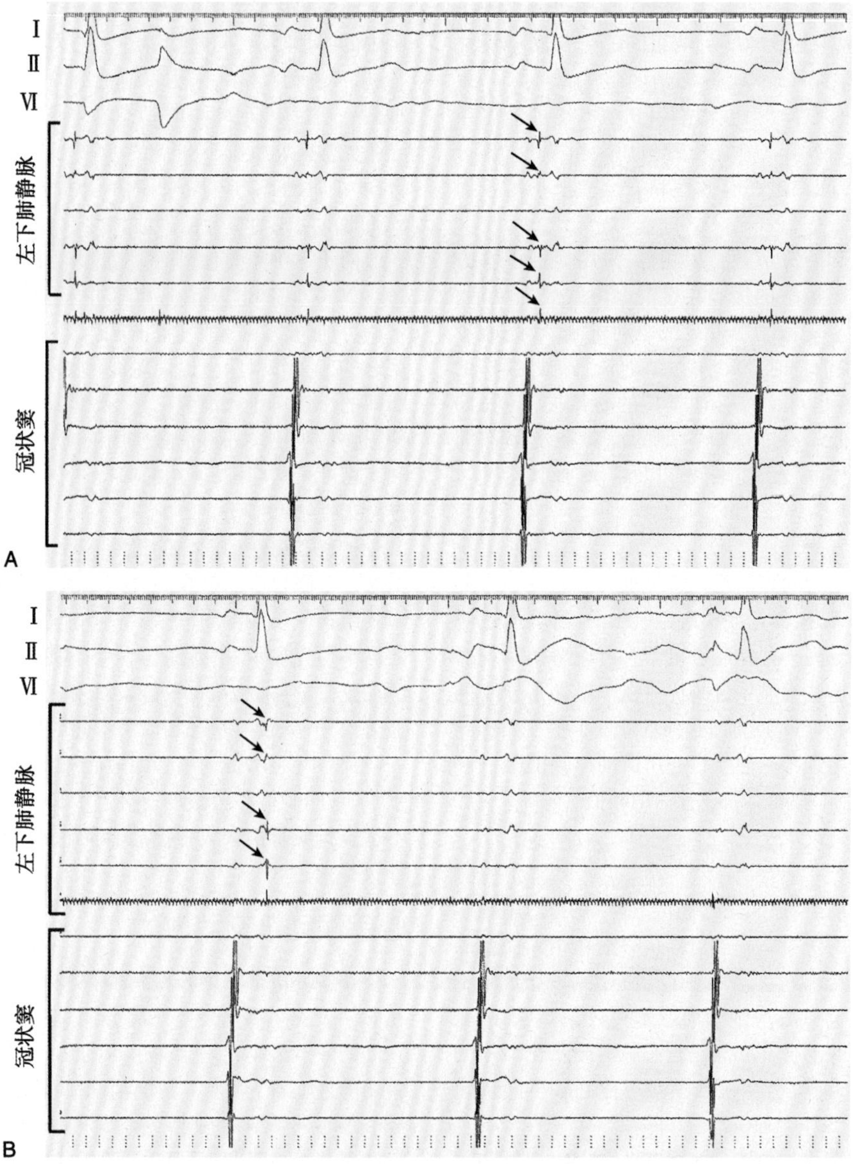

图38.10 A，在左下肺静脉中开始冷冻消融时记录的肺静脉电位(箭头)，此时为窦性心律，心率53次/min。B，冷冻消融第29秒时，肺静脉电位出现传导延迟(箭头)，随后完全消失，提示左下肺静脉(LIPV)已被隔离。随后继续冷冻消融至4min

损伤的发生，包括围手术期使用质子泵抑制剂和冷冻消融术中监测食管腔内的温度。当食管腔内的温度降至30℃，应立即停止冷冻消融。这种方法为防止食管损伤提供了一个较大的安全范围[70]。

心房颤动射频消融与冷冻球囊消融的对比

几个随机对照研究比较了射频消融和冷冻球囊消融行肺静脉隔离的有效性，未发现两种术式有显著性差异。其中一项最大的多中心、随机对照临床研究，入选693例阵发性心房颤动患者，一组($n=352$)接受盐水灌注导管射频消融，另一组($n=341$)接受冷冻球囊消融[71]。理想情况下所有患者均应用最新一代的导管，但冷冻球囊组中只有82%的患者使用二代球囊，射频消融组中只有26%的患者使用压力监测导管。

一项非劣性研究，主要研究复合终点为术后发生超过30秒的房性快速性心律失常、需要使用抗心律失常药物或再次行消融手术。主要安全性复合终点包括死亡、卒中和其他治疗相关的严重不良事件。术后随访12个月，射频消融组中35.9%的患者出现了主要疗效终点，而冷冻消融组为34.6%。两组间的主要安全性终点也无显著差异(射频消融组13.6%，冷冻消融组11.0%)，严重不良事件的发生率也无显著差异(射频消融组9.0%，冷冻消融组7.5%)。平均手术时间上，冷冻消融组较射频消融组减少18分钟。这项研究结果表明，冷冻消融在有效性和安全性上不劣于射频消融组。

考虑到逐点射频消融和冷冻消融结果相似，采用何种手术方式取决于术者的意愿。射频消融的优势在于消融方式更加灵活，能够消融肺静脉前庭外的心房颤动触发灶或驱动机制，射频能量可变(能够在靠近食管位置消融时降低消融的能量、膈神经损伤的风险低，使用一种消融导管也可治疗其他类型的心律失常(如房扑、AVNRT)，手术费用较低。冷冻球囊消融的优势在于操作简单、学习曲线短，对导管操作的技术要求低，以及手术时间短。

远程磁导航系统

目前有两种系统可用来为射频消融导管提供导航。其中一种在患者两侧放置大的磁体，消融导管的头端镶嵌小的磁体，通过改变磁场的矢量进行磁导航。另一种是通过机器人可调弯鞘系统对消融导管进行远程导航。这些导航系统的优势在于增加了导管的稳定性、大大减少了术者的X线曝光时间，并且降低了手工操作导管技术上的困难。根据使用远程磁导航行心房颤动射频消融的经验，其有效性和安全性与手工操纵射频导管消融相似[72]。

房室结消融

心房颤动时行房室结消融，造成完全性房室传导阻滞，用规律起搏心律代替原来不规则的快心室率。对伴快心室率相关症状的心房颤动患者，若药物治疗无效、无法耐受控制心室率的药物、不适合行心房颤动消融术或尝试心房颤动消融术失败，房室结消融是一种有效的策略。心房颤动合并心衰已行心脏再同步化治疗的患者，若未达到100%心室起搏，行房室结消融可使心脏再同步化治疗的获益最大化[73]。

心房颤动患者因心室率未控制而合并心动过速性心肌病时，行房室结消融可提高左心室射血分数。房室结消融也被证实能够改善患者症状，提高生活质量和心脏功能并减少医疗费用[74]。

房室结消融的缺点是需要植入永久性心脏起搏器，且无法保障房室同步。虽然心房颤动伴快心室率的患者在房室结消融后能改善症状和心脏功能，但一些患者的感觉仍不如窦性心律时。

房室结消融是一种相对简单的操作，即刻和长期的手术成功率可达98%或更高，且手术相关并发症较少。持续性心房颤动患者可植入心室单腔起搏器，而阵发性心房颤动患者适合植入双腔起搏器。大多数患者行右心室起搏后临床获益较好，而左心室功能不全的患者适合使用双心室起搏达到心脏再同步化[75]。缺血性或非缺血性心肌病患者，若EF值在30%~35%之间或更低，应植入ICD作为心源性猝死的一级预防。然而，没有ICD功能的起搏器也是合理的，因伴快心室率、EF值处于临界(30%~35%)的患者，行房室结消融后随着心室率的下降，EF值可能会有所改善[74]。为避免右心室起搏所带来的问题，也可考虑采用希氏束起搏。

心房颤动的外科治疗

外科治疗心房颤动最有效的术式是Cox于1987年创建的“切和缝”迷宫术，该术式通过大量心房切口完成肺静脉隔离和左右心房内的线性阻滞，同时切除左右心耳。一项在经验丰富的外科中心进行的研究显示，采用目前最新的心房颤动外科消融术式(迷宫Ⅲ型)，通过定期24小时动态心电图检查，平均随访5.9年，无抗心律失常药物情况下83%的患者无心房颤动复发[76]。但是，仅仅行24小时动态心电图来评估心房颤动是否复发可能是不够的，83%的长期成功率会被高估。

由于术中需要体外循环、技术困难、围手术期死亡率可高达1%~2%，“切和缝”Cox迷宫术并未被广泛运用。

目前研发了多种外科消融工具来简化Cox迷宫Ⅲ型手术，使用这些工具外科医生以消融线代替外科切口。有些外科医生通过肋间的小切口送入消融工具，在胸腔镜辅助下行心外膜消融，从而使损伤最小化。外科消融使用的能量包括：射频、冷冻、微波、激光和高密度聚焦超声，使用射频能量的双极消融夹钳隔离肺静脉可产持久性透壁损伤。

外科心房颤动消融的策略多种多样，包括肺静脉隔离、左心房消融以及联合应用射频和冷冻消融线代替大多数外科切口的迷宫术式组合(Cox迷宫Ⅳ型)。一项对心房颤动Cox迷宫Ⅳ型手术的大样本研究显示，术后随访5年不使用抗心律失常药物而无心房颤动复发的比例为66%，阵发性和持续性心房颤动间的有效性无显著差异，单独与联合其他手术间的有效性也无显著差异[77]。

症状性心房颤动患者因冠心病或瓣膜性心脏病接受心脏外科手术时，同时行心房颤动外科手术是合理的。导管消融手术失败、不适合行导管消融或根据患者的意愿，也可选择单独行心房颤动外科手术。

心房颤动杂交消融术

一些心房颤动中心使用外科和导管杂交消融手术方式，可以在同一天或间隔几天至几周分期进行。两种术式优势互补，并使它们的缺点最小化是杂交手术的初衷[78]。一般先行外科手术，术中切除左心耳，直视下精确消融肺静脉前庭及Marshall韧带和神经节等心外膜结构，避免对食管和膈神经的损伤。之后经导管进行补充消融，达到肺静脉电隔离和心外膜消融线的阻滞，并进行复杂碎裂电位或转子消融，辅以消融某些心外膜途径难以达到的部位，如二尖瓣和三尖瓣峡部线。

心房颤动杂交术后12个月，不使用抗心律失常药物的成功率差异较大,从37%至80%不等[78],产生这么大差异的原因包括患者的选择、术者的技术、以及消融方法和消融线组合的差异等。

由于缺乏前瞻性随机对照研究,杂交手术与单纯外科或导管消融术相比的额外获益有多少目前还不清楚。

特殊临床综合征

术后心房颤动

心脏直视手术后心房颤动很常见,据报道冠状动脉旁路移植术(coronary artery bypass graft,CABG)或瓣膜置换术后心房颤动的发生率约为25%~40%(见第11章)。心房颤动使术后卒中风险增加两倍,也是住院时间延长的最常见原因。术后第二天是发生心房颤动的高峰。术后心房颤动的发病机制涉及多个方面,如交感神经激活、炎症、心房缺血、电解质紊乱和遗传因素等。目前已确定的心脏外科术后发生心房颤动的危险因素包括年龄大于70岁、既往心房颤动病史、男性、左心室功能障碍、左心房扩大、慢性肺病、糖尿病和肥胖。

胺碘酮和索他洛尔的应用可降低50%~65%术后发生心房颤动的风险,而β受体阻滞剂预防心脏手术后心房颤动的有效性为30%左右。心脏外科术后常见的低镁血症可增加心房颤动的发生,补镁治疗可降低术后心房颤动的风险约20%~40%[79]。

有研究提示,将临时起搏电极放置在右心房和左心房,进行右心房或双心房起搏可降低术后心房颤动的风险约40%[79]。

随机研究显示,秋水仙碱、阿托伐他汀和类固醇可降低心脏外科术后心房颤动的风险约35%~40%[79,80]。这些药物可能通过抗炎作用预防心房颤动的发生。Omega-3多不饱和脂肪酸也具有抗炎作用,但关于其预防术后心房颤动作用的随机临床研究结果不一致[79]。

心脏手术后预防心房颤动的一种新方法是在手术时将肉毒杆菌毒素注射到4个主要的心外膜脂肪垫中,进而引起自主神经短暂阻滞。这种方法可将CABG术后心房颤动的发生率降至10%以下[81]。

术后心房颤动患者的治疗也包括节律控制或心室率控制两种策略。心脏术后两种心房颤动管理策略的随机对照研究提示,两者在住院天数、死亡率或不良事件方面无显著差异[81]。需要根据患者症状的严重程度、心房颤动的血流动力学影响、以及不同心室率和节律控制药物的副作用和不良反应等来选择合适的治疗策略。

心脏术后的心房颤动通常会在3个月内好转。心脏手术后新发心房颤动的心室率与节律控制随机对照研究发现,各组均有约95%的患者在60天时处于窦性心律,且在之前的30天内没有发生过心房颤动[81]。出院后应继续口服抗凝剂治疗。心脏术后新发心房颤动如果在60~90天后不再发作,可停用节律控制药物。在通过长时间的动态心电监测(3~4周的自触发心电事件记录仪)证实无症状性或无症状心房颤动的证据,除非合并其他指征,否则可以安全地停止抗凝治疗。

新发心房颤动可见于不到5%接受重大非心脏手术患者。心脏手术后发生心房颤动的可能机制包括交感神经激活、电解质异常、低氧血症,这些机制亦可能在非心脏手术后心房颤动的发生中发挥作用。已有的研究提示,β受体阻滞剂可降低非心脏手术后心房颤动的风险约25%[79]。

预激综合征

心房颤动合并WPW综合征伴旁路不应期较短时,心房颤动发作可引起很快的心室率(参见第36章和第37章)。心室率大于250~300次/min可导致意识丧失、心室颤动或心搏骤停。如果出现血流动力学不稳定,需立即行心脏电复律。如果患者血流动力学稳定,可静脉注射普鲁卡因胺或伊布利特进行药物复律。其中普鲁卡因胺优于伊布利特,因为它可减慢旁路传导,并可在心房颤动转复为窦性心律之前减慢心室率。洋地黄和钙通道拮抗剂选择性地减慢房室结传导,并且促进激动经旁路前传,禁用于心房颤动合并WPW综合征的患者。

对于WPW综合征合并心房颤动伴快心室率的患者,优先选择导管消融治疗。一般来说,各种旁路导管消融的成功率均在95%以上,且发生严重并发症的风险很低。在成功旁路消融后心房颤动通常不再发作,可能是因为WPW综合征患者的心房颤动常由心动过速引起,即是房室折返性心动过速所致。

充血性心力衰竭

心房颤动是心力衰竭患者中常见的心律失常。心衰患者的NYHA心功能分级与心房颤动的发生率显著相关,在心功能Ⅰ级心衰患者中,心房颤动的患病率为10%;而在心功能Ⅳ级心衰患者中,心房颤动的患病率可高达50%(见第24章和第25章)。在非缺血性心肌病患者中,心房颤动是导致心力衰竭的原因之一,可能的机制是心房颤动时的快心室率。但有时心房颤动患者的心室率不快,也会引起左心室功能障碍和心力衰竭。在有结构性心脏病和已有左心室功能障碍的患者中,心房颤动的发生可以使心力衰竭进一步恶化。心房颤动有害的血流动力学效应主要由快速和/或不规则的心室率以及房室非同步所致。

对于收缩性心力衰竭患者控制心率的最合适药物是β受体阻滞剂和洋地黄,必要时也可选用胺碘酮。在舒张性心力衰竭患者中,非二氢吡啶类钙通道阻滞剂可安全地用于控制心室率。胺碘酮和多非利特是仅有的两种不增加心力衰竭患者死亡率的节律控制药物。

与其他心房颤动患者一样,合并心力衰竭的患者应个体化选择心室率或节律控制策略。如果是心房颤动导致的心衰,患者应优先考虑采用节律控制策略。如果是在心衰的基础上发生心房颤动,采用心率或节律控制策略均可,两者之间的全因死亡率、心血管病死亡率或心力衰竭恶化程度均无显著差异[2]。虽然两种治疗策略均能改善患者的症状,但窦性心律的维持能显著改善患者的心功能和生活质量[82]。

很多心房颤动患者在药物转复窦性心律后仍有心房颤动的再次发作。与AAD相比,导管消融可更有效地预防心房颤动的发作,因此,对于心房颤动合并心力衰竭的患者,导管消融的获益更大。持续性心房颤动合并心衰的随机对照临床研究提示,随访24个月导管消融组窦性心律的维持率为70%,胺碘酮组为34%;与胺碘酮组相比,导管消融组计划外住院和死亡率的相对风险降分别低了45%和55%[83]。合并左心室功能不全的心房颤动患者成功消融后射血分数增加约13%[84]。

4项小规模随机研究(样本量为41~81名),对比了心房颤动导管消融与药物心室率控制或房室结消融的作用,其中大部分是持续性心房颤动伴NYHA心功能分级Ⅱ~Ⅳ级的左心功能不全患者[85]。消融后6个月的窦性心律维持率为50%~81%,12个月时为 88%。与控制心室率相比，导管消融显著改善患者的射血分数、心功能、脑利钠肽水平和生活质量。

这些研究结果提示，对于心房颤动伴心力衰竭的患者窦性心律的维持优于心室率控制；如果胺碘酮或多非利特不能有效维持窦性心律，则应考虑心房颤动导管消融。目前正在进行的大规模多中心研究将有助于阐明导管消融在心房颤动合并心力衰竭患者中的作用。

对胺碘酮或多非利特疗效不佳且不适合心房颤动导管消融或消融不成功的患者可采用心室率控制策略。当心房颤动患者的心室率通过药物治疗未得到充分控制时可以考虑房室结消融。由于右心室起搏可加重左心室功能不全和心力衰竭，因此应在房室结消融后进行双心室起搏。根据临床判断确定植入双心室起搏器或双心室 ICD，如果控制心室率后射血分数仍然低于 30%~35%，那么植入双心室 ICD 可作为心脏性猝死的一级预防。

接受 CRT 治疗的心力衰竭患者，即使在心室率得到适当的控制时，心房颤动也会导致自身 QRS 波和/或融合波，进而降低双心室起搏的程度和作用。对于出现这种情况的心房颤动合并心力衰竭患者，房室结消融可以通过 100% 双心室起搏来最大化 CRT 的获益[73]。

肥厚型心肌病

大约 25% 的肥厚型心肌病（hypertrophic cardiomyopathy，HCM）患者可发生心房颤动，并且由于舒张期充盈时间不足和房室非同步化会导致严重的血流动力学障碍。因血栓栓塞并发症的风险高，心房颤动合并 HCM 的患者无论 CHA2DS2-VASc 评分多少均需进行抗凝治疗。

严重的左心室肥大增加了药物引起尖端扭转型室性心动过速的风险，对于室壁厚度大于 1.5cm 的 HCM 合并心房颤动患者，仅推荐选用决奈达隆和胺碘酮[2]。心房颤动导管消融也是一种选择，然而，HCM 患者可能存在广泛的心房重塑，药物治疗和导管消融的疗效均不理想。

8 项观察性队列研究评估了 HCM 合并心房颤动患者行射频导管消融的疗效[86]。这些研究的中位随访时间为 18~19 个月，再次消融手术率为 43%。导管消融治疗阵发性心房颤动的有效率为 66%~86%，持续性心房颤动则为 42%~65%。这些结果表明，对于合并 HCM 的心房颤动患者，在抗心律失常药物治疗效果不佳时导管消融不失为一种合理的选择。然而与 HCM 相关的心房结构异常，可增加长期随访中心房颤动的复发率。

经皮冠状动脉介入治疗冠心病

对于稳定型缺血性心脏病患者，行金属裸支架植入术后 1 个月或药物洗脱支架术后 6 个月，推荐使用阿司匹林与氯吡格雷行双联抗血小板治疗（double-antiplatelet therapy，DAPT）。对于急性冠脉综合征患者，无论植入何种支架，术后双联抗血小板治疗需维持 1 年以上。而双联抗血小板与抗凝治疗长期合用，会增加严重出血的风险。随机临床研究表明，冠脉介入术后的患者应用维生素 K 拮抗剂联合氯吡格雷治疗，相较于维生素 K 拮抗剂加双联抗血小板治疗可减少大出血的发生率，且不增加心肌梗死、死亡或支架内血栓形成等不良事件的风险[87]。

妊娠期心房颤动

妊娠期心房颤动的发病率非常低，约为 60/100 000。妊娠期心房颤动通常发生于患有先天性或瓣膜性心脏病及甲亢或电解质紊乱的孕妇。尚无资料显示妊娠期高凝状态会增加心房颤动相关的血栓栓塞风险。患有阵发性心房颤动的女性，心房颤动在妊娠期的发作频率可能增加，也可能并不增加。

妊娠期心房颤动患者与非妊娠期心房颤动患者抗凝治疗原则并无区别。如有必要，建议孕中期至预产期前 1 个月使用华法林（非 NOAC），在妊娠早期和妊娠最后一个月建议使用低分子量肝素抗凝。

在妊娠的所有阶段，经胸心脏电复律被认为是安全的。妊娠期心房颤动急性处理，推荐静脉应用美托洛尔控制心室率，应用氟卡尼或索他洛尔转复心房颤动。如果认为有必要进行后续治疗，推荐应用地高辛控制心室率，无效可以使用 β 受体阻滞剂，但仅限于妊娠 3 个月后。如果无结构性心脏病，建议使用氟卡尼和索他洛尔进行长期节律控制[88]。在结构性心脏病患者中，建议使用胺碘酮进行节律控制。

未来展望

治疗心房颤动的理想抗心律失常药物应该是只作用于心房，从而消除促室性心律失常的可能。类似抗心律失常药物正在研制中，有可能提高心房颤动药物治疗的安全性及疗效。作用于单离子通道药物的疗效可能不及作用于多通道药物，作用于非离子通道的药物（比如预防心房纤维化的药物）可能对治疗有帮助。

在过去几年中，导管消融治疗心房颤动取得了很大进步，但在疗效和手术时间上仍有待改进。肺静脉永久性隔离的失败是导管射频消融及冷冻球囊消融术后心房颤动复发的常见原因。新的消融工具提高了透壁损伤的安全性，进而可减少再次消融的可能。冷冻球囊消融相对于逐点射频导管消融提高了肺静脉隔离的手术效率，但冷冻球囊消融仍局限于肺静脉前庭区域。新型消融导管能通过单次释放能量进行较大范围的心肌消融，从而可提高导管消融治疗持续性心房颤动的效率。

对于持续性心房颤动，深入了解心房颤动的发生机制有助于提高消融的效率和有效性。过去几年在这方面的一大进步是，通过人体信号计算机标测分析证实了心房颤动局灶起源假说（驱动子和/或心房转子）。但在随后的研究中，并未一致地重复早期理想的临床结果[46,47]。因此，更好地阐明心房颤动的发生机制是必要的。一些研究表明，心房颤动患者节律控制相较于心室率控制策略相比的获益并无优势，这可能与节律控制药物的安全性和有效性仍不理想有关。

目前为止，尚未有随机对照研究证明心房颤动的导管消融可改善卒中和生存率等预后情况。一项评价导管消融与抗心律失常药物治疗心房颤动（Catheter Ablation versus Antiarrhythmic Drug Therapy for Atrial Fibrillation，CABANA）的随机临床研究正在进行，其主要终点是死亡率，次要终点包括心血管病死亡率和卒中。如果此项研究表明，心房颤动导管消融可改善患者的预后，将为导管消融作为心房颤动控制节律的有效方法提供更有力的证据。

（徐娟　卢晓峰 译，刘少稳　洪江 校）

参考文献

Epidemiology of Atrial Fibrillation

1. Roger VL, Go AS, Lloyd-Jones DM, et al. Heart disease and stroke statistics—2012 update: a report from the American Heart Association. *Circulation.* 2012;125:e2–e220.
2. January CT, Wann LS, Alpert JS, et al. 2014 AHA/ACC/HRS guideline for the management of patients with atrial fibrillation: a report of the American College of Cardiology/American

Heart Association Task Force on Practice Guidelines and the Heart Rhythm Society. *J Am Coll Cardiol.* 2014;64:e1–e76.
3. Ahlehoff O, Gislason GH, Jorgensen CH, et al. Psoriasis and risk of atrial fibrillation and ischaemic stroke: a Danish Nationwide Cohort Study. *Eur Heart J.* 2012;33:2054–2064.
4. Chugh SS, Havmoeller R, Narayanan K, et al. Worldwide epidemiology of atrial fibrillation: a Global Burden of Disease 2010 Study. *Circulation.* 2014;129:837–847.

Mechanisms of Atrial Fibrillation

5. Narayan SM, Krummen DE, Shivkumar K, et al. Treatment of atrial fibrillation by the ablation of localized sources: CONFIRM (Conventional Ablation for Atrial Fibrillation With or Without Focal Impulse and Rotor Modulation) trial. *J Am Coll Cardiol.* 2012;60:628–636.

Genetic Factors

6. Wakili R, Voigt N, Kaab S, et al. Recent advances in the molecular pathophysiology of atrial fibrillation. *J Clin Invest.* 2011;121:2955–2968.

Causes of Atrial Fibrillation

7. Wong CX, Ganesan AN, Selvanayagam JB. Epicardial fat and atrial fibrillation: current evidence, potential mechanisms, clinical implications, and future directions. *Eur Heart J.* 2016.
8. Pathak RK, Middeldorp ME, Meredith M, et al. Long-Term Effect of Goal-Directed Weight Management in an Atrial Fibrillation Cohort: A Long-Term Follow-Up Study (LEGACY). *J Am Coll Cardiol.* 2015;65:2159–2169.

Prevention of Thromboembolic Complications

9. Assiri A, Al-Majzoub O, Kanaan AO, et al. Mixed treatment comparison meta-analysis of aspirin, warfarin, and new anticoagulants for stroke prevention in patients with nonvalvular atrial fibrillation. *Clin Ther.* 2013;35:967–84.e962.
10. Friberg L, Rosenqvist M, Lip GY. Evaluation of risk stratification schemes for ischaemic stroke and bleeding in 182,678 patients with atrial fibrillation: the Swedish Atrial Fibrillation Cohort Study. *Eur Heart J.* 2012;33:1500–1510.
11. Lip GY. Implications of the CHA(2)DS(2)-VASc and HAS-BLED scores for thromboprophylaxis in atrial fibrillation. *Am J Med.* 2011;124:111–114.
12. Olesen JB, Lip GY, Kamper AL, et al. Stroke and bleeding in atrial fibrillation with chronic kidney disease. *N Engl J Med.* 2012;367:625–635.
13. Camm AJ, Lip GY, De Caterina R, et al. 2012 focused update of the ESC Guidelines for the management of atrial fibrillation: an update of the 2010 ESC Guidelines for the management of atrial fibrillation—developed with the special contribution of the European Heart Rhythm Association. *Europace.* 2012;14:1385–1413.
14. Healey JS, Connolly SJ, Gold MR, et al. Subclinical atrial fibrillation and the risk of stroke. *N Engl J Med.* 2012;366:120–129.
15. Lip GY, Frison L, Halperin JL, et al. Comparative validation of a novel risk score for predicting bleeding risk in anticoagulated patients with atrial fibrillation: the HAS-BLED (hypertension, abnormal renal/liver function, stroke, bleeding history or predisposition, labile INR, elderly, drugs/alcohol concomitantly) score. *J Am Coll Cardiol.* 2011;57:173–180.
16. Senoo K, Proietti M, Lane DA, et al. Evaluation of the HAS-BLED, ATRIA and ORBIT bleeding risk scores in atrial fibrillation patients on warfarin. *Am J Med.* 2016;129:600–607.
17. Olesen JB, Lip GY, Hansen ML, et al. Validation of risk stratification schemes for predicting stroke and thromboembolism in patients with atrial fibrillation: nationwide cohort study. *BMJ.* 2011;342:d124.
18. Friberg L, Rosenqvist M, Lip GY. Net clinical benefit of warfarin in patients with atrial fibrillation: a report from the Swedish Atrial Fibrillation Cohort Study. *Circulation.* 2012;125:2298–2307.
19. Friberg L, Skeppholm M, Terent A. Benefit of anticoagulation unlikely in patients with atrial fibrillation and a CHA_2DS_2-VASc score of 1. *J Am Coll Cardiol.* 2015;65:225–232.
20. Camm AJ, Lip GY, De Caterina R, et al. 2012 focused update of the ESC Guidelines for the management of atrial fibrillation: an update of the 2010 ESC Guidelines for the management of atrial fibrillation. Developed with the special contribution of the European Heart Rhythm Association. *Eur Heart J.* 2012;33:2719–2747.
21. Blann AD, Skjoth F, Rasmussen LH, et al. Edoxaban versus placebo, aspirin, or aspirin plus clopidogrel for stroke prevention in atrial fibrillation: an indirect comparison analysis. *Thromb Haemost.* 2015;114:403–409.
22. Pokorney SD, Simon DN, Thomas L, et al. Patients' time in therapeutic range on warfarin among US patients with atrial fibrillation: results from ORBIT-AF registry. *Am Heart J.* 2015;170:141–148.
23. Sardar P, Chatterjee S, Chaudhari S, et al. New oral anticoagulants in elderly adults: evidence from a meta-analysis of randomized trials. *J Am Geriatr Soc.* 2014;62:857–864.
24. Cini M, Legnani C, Cosmi B, et al. A new warfarin dosing algorithm including VKORC1 3730 G > A polymorphism: comparison with results obtained by other published algorithms. *Eur J Clin Pharmacol.* 2012;68:1167–1174.
25. Dentali F, Riva N, Crowther M, et al. Efficacy and safety of the novel oral anticoagulants in atrial fibrillation: a systematic review and meta-analysis of the literature. *Circulation.* 2012;126:2381–2391.
26. Caldeira D, Barra M, Pinto FJ, et al. Intracranial hemorrhage risk with the new oral anticoagulants: a systematic review and meta-analysis. *J Neurol.* 2015;262:516–522.
27. Pollack CV Jr, Reilly PA, Eikelboom J, et al. Idarucizumab for dabigatran reversal. *N Engl J Med.* 2015;373:511–520.
28. Lazo-Langner A, Lang ES, Douketis J. Clinical review. Clinical management of new oral anticoagulants: a structured review with emphasis on the reversal of bleeding complications. *Crit Care.* 2013;17:230.
29. Hsu JC, Chan PS, Tang F, et al. Oral anticoagulant prescription in patients with atrial fibrillation and a low risk of thromboembolism: insights from the NCDR PINNACLE Registry. *JAMA Intern Med.* 2015;175:1062–1065.
30. Caldeira D, Costa J, Ferreira JJ, et al. Non–vitamin K antagonist oral anticoagulants in the cardioversion of patients with atrial fibrillation: systematic review and meta-analysis. *Clin Res Cardiol.* 2015;104:582–590.
31. Rillig A, Lin T, Plesman J, et al. Apixaban, rivaroxaban, and dabigatran in patients undergoing atrial fibrillation ablation. *J Cardiovasc Electrophysiol.* 2016;27:147–153.
32. Masoudi FA, Calkins H, Kavinsky CJ, et al. 2015 ACC/HRS/SCAI left atrial appendage occlusion device societal overview. *Heart Rhythm.* 2015;12:e122–e136.
33. Lakkireddy D, Afzal MR, Lee RJ, et al. Short and long-term outcomes of percutaneous left atrial appendage suture ligation: results from a US multicenter evaluation. *Heart Rhythm.* 2016;13:1030–1036.

Acute Management of Atrial Fibrillation

34. Garg A, Khunger M, Seicean S, et al. Incidence of thromboembolic complications within 30 days of electrical cardioversion performed within 48 hours of atrial fibrillation onset. *JACC Clin Electrophysiol.* 2016 April 6 [Epub].

Long-Term Management of Atrial Fibrillation

35. Chatterjee S, Sardar P, Lichstein E, et al. Pharmacologic rate versus rhythm-control strategies in atrial fibrillation: an updated comprehensive review and meta-analysis. *Pacing Clin Electrophysiol.* 2013;36:122–133.
36. Vamos M, Erath JW, Hohnloser SH. Digoxin-associated mortality: a systematic review and meta-analysis of the literature. *Eur Heart J.* 2015;36:1831–1838.
37. Allen LaPointe NM, Dai D, Thomas L, et al. Antiarrhythmic drug use in patients <65 years with atrial fibrillation and without structural heart disease. *Am J Cardiol.* 2015;115:316–322.
38. Adlan AM, Lip GY. Benefit-risk assessment of dronedarone in the treatment of atrial fibrillation. *Drug Saf.* 2013;36:93–110.
39. Khatib R, Joseph P, Briel M, et al. Blockade of the renin-angiotensin-aldosterone system (RAAS) for primary prevention of non-valvular atrial fibrillation: a systematic review and meta analysis of randomized controlled trials. *Int J Cardiol.* 2013;165:17–24.
40. Bang CN, Greve AM, Abdulla J, et al. The preventive effect of statin therapy on new-onset and recurrent atrial fibrillation in patients not undergoing invasive cardiac interventions: a systematic review and meta-analysis. *Int J Cardiol.* 2013;167:624–630.
41. Orso F, Fabbri G, Maggioni AP. Upstream treatment of atrial fibrillation with n-3 polyunsaturated fatty acids: myth or reality? *Arrhythm Electrophysiol Rev.* 2015;4:163–168.

Nonpharmacologic Management of Atrial Fibrillation

42. Van Wagoner DR, Piccini JP, Albert CM, et al. Progress toward the prevention and treatment of atrial fibrillation: a summary of the Heart Rhythm Society Research Forum on the Treatment and Prevention of Atrial Fibrillation, Washington, DC, December 9-10, 2013. *Heart Rhythm.* 2015;12:e5–e29.
43. Calkins H, Kuck KH, Cappato R, et al. 2012 HRS/EHRA/ECAS expert consensus statement on catheter and surgical ablation of atrial fibrillation: recommendations for patient selection, procedural techniques, patient management and follow-up, definitions, endpoints, and research trial design: a report of the Heart Rhythm Society (HRS) Task Force on Catheter and Surgical Ablation of Atrial Fibrillation. *Heart Rhythm.* 2012;9:632–96.e621.
44. Verma A, Jiang CY, Betts TR, et al. Approaches to catheter ablation for persistent atrial fibrillation. *N Engl J Med.* 2015;372:1812–1822.
45. Vogler J, Willems S, Sultan A, et al. Pulmonary vein isolation versus defragmentation: the CHASE-AF clinical trial. *J Am Coll Cardiol.* 2015;66:2743–2752.
46. Buch E, Share M, Tung R, et al. Long-term clinical outcomes of focal impulse and rotor modulation for treatment of atrial fibrillation: a multicenter experience. *Heart Rhythm.* 2016;13:636–641.
47. Gianni C, Mohanty S, Di Biase L, et al. Acute and early outcomes of focal impulse and rotor modulation (FIRM)-guided rotors-only ablation in patients with nonparoxysmal atrial fibrillation. *Heart Rhythm.* 2016;13:830–835.
48. Purerfellner H, Sanders P, Pokushalov E, et al. Miniaturized Reveal LINQ insertable cardiac monitoring system: first-in-human experience. *Heart Rhythm.* 2015;12:1113–1119.
49. Reddy VY, Shah D, Kautzner J, et al. The relationship between contact force and clinical outcome during radiofrequency catheter ablation of atrial fibrillation in the TOCCATA study. *Heart Rhythm.* 2012;9:1789–1795.
50. Reddy VY, Dukkipati SR, Neuzil P, et al. Randomized, controlled trial of the safety and effectiveness of a contact force–sensing irrigated catheter for ablation of paroxysmal atrial fibrillation: results of the TactiCath Contact Force Ablation Catheter Study for Atrial Fibrillation (TOCCASTAR) Study. *Circulation.* 2015;132:907–915.
51. Gokoglan Y, Mohanty S, Gunes MF, et al. Pulmonary vein antrum isolation in patients with paroxysmal atrial fibrillation: more than a decade of follow-up. *Circ Arrhythm Electrophysiol.* 2016;9(5).
52. Fein AS, Shvilkin A, Shah D, et al. Treatment of obstructive sleep apnea reduces the risk of atrial fibrillation recurrence after catheter ablation. *J Am Coll Cardiol.* 2013;62:300–305.
53. Pathak RK, Elliott A, Middeldorp ME, et al. Impact of CARDIOrespiratory FITness on Arrhythmia Recurrence in Obese Individuals with Atrial Fibrillation: the CARDIO-FIT Study. *J Am Coll Cardiol.* 2015;66:985–996.
54. Deshmukh A, Patel NJ, Pant S, et al. In-hospital complications associated with catheter ablation of atrial fibrillation in the United States between 2000 and 2010: analysis of 93,801 procedures. *Circulation.* 2013;128:2104–2112.
55. Stabile G, Bertaglia E, Pappone A, et al. Low incidence of permanent complications during catheter ablation for atrial fibrillation using open-irrigated catheters: a multicentre registry. *Europace.* 2014;16:1154–1159.
56. Barbhaiya CR, Kumar S, Guo Y, et al. Global survey of esophageal injury in atrial fibrillation ablation: characteristics and outcomes of esophageal perforation and fistula. *JACC Clin Electrophysiol.* 2016;2:143–150.
57. Martinek M, Meyer C, Hassanein S, et al. Identification of a high-risk population for esophageal injury during radiofrequency catheter ablation of atrial fibrillation: procedural and anatomical considerations. *Heart Rhythm.* 2010;7:1224–1230.
58. Di Biase L, Gaita F, Toso E, et al. Does periprocedural anticoagulation management of atrial fibrillation affect the prevalence of silent thromboembolic lesion detected by diffusion cerebral magnetic resonance imaging in patients undergoing radiofrequency atrial fibrillation ablation with open irrigated catheters? Results from a prospective multicenter study. *Heart Rhythm.* 2014;11:791–798.
59. Morillo CA, Verma A, Connolly SJ, et al. Radiofrequency Ablation vs Antiarrhythmic Drugs as First-Line Treatment of Paroxysmal Atrial Fibrillation (RAAFT-2): a randomized trial. *JAMA.* 2014;311:692–700.
60. Mont L, Bisbal F, Hernandez-Madrid A, et al. Catheter ablation vs. antiarrhythmic drug treatment of persistent atrial fibrillation: a multicentre, randomized, controlled trial (SARA study). *Eur Heart J.* 2014;35:501–507.
61. Ciconte G, de Asmundis C, Sieira J, et al. Single 3-minute freeze for second-generation cryoballoon ablation: one-year follow-up after pulmonary vein isolation. *Heart Rhythm.* 2015;12:673–680.
62. Wissner E, Heeger CH, Grahn H, et al. One-year clinical success of a "no-bonus" freeze protocol using the second-generation 28 mm cryoballoon for pulmonary vein isolation. *Europace.* 2015;17:1236–1240.
63. Chierchia GB, de Asmundis C, Sorgente A, et al. Anatomical extent of pulmonary vein isolation after cryoballoon ablation for atrial fibrillation: comparison between the 23 and 28 mm balloons. *J Cardiovasc Med (Hagerstown).* 2011;12:162–166.
64. Aryana A, Mugnai G, Singh SM, et al. Procedural and biophysical indicators of durable pulmonary vein isolation during cryoballoon ablation of atrial fibrillation. *Heart Rhythm.* 2016;13:424–432.
65. Ciconte G, Mugnai G, Sieira J, et al. On the quest for the best freeze: predictors of late pulmonary vein reconnections after second-generation cryoballoon ablation. *Circ Arrhythm Electrophysiol.* 2015;8:1359–1365.
66. Ciconte G, Baltogiannis G, de Asmundis C, et al. Circumferential pulmonary vein isolation as index procedure for persistent atrial fibrillation: a comparison between radiofrequency catheter ablation and second-generation cryoballoon ablation. *Europace.* 2015;17:559–565.
67. Packer DL, Kowal RC, Wheelan KR, et al. Cryoballoon ablation of pulmonary veins for paroxysmal atrial fibrillation: first results of the North American Arctic Front (STOP AF) pivotal trial. *J Am Coll Cardiol.* 2013;61:1713–1723.
68. Kowalski M, Ellenbogen KA, Koneru JN. Prevention of phrenic nerve injury during interventional electrophysiologic procedures. *Heart Rhythm.* 2014;11:1839–1844.
69. Mondesert B, Andrade JG, Khairy P, et al. Clinical experience with a novel electromyographic

approach to preventing phrenic nerve injury during cryoballoon ablation in atrial fibrillation. *Circ Arrhythm Electrophysiol.* 2014;7:605–611.
70. Furnkranz A, Bordignon S, Schmidt B, et al. Luminal esophageal temperature predicts esophageal lesions after second-generation cryoballoon pulmonary vein isolation. *Heart Rhythm.* 2013;10:789–793.
71. Kuck KH, Brugada J, Fürnkranz A, et al. Cryoballoon or radiofrequency ablation for paroxysmal atrial fibrillation. *N Engl J Med.* 2016;374:2235–2245.
72. Weiss JP, May HT, Bair TL, et al. A comparison of remote magnetic irrigated tip ablation versus manual catheter irrigated tip catheter ablation with and without force sensing feedback. *J Cardiovasc Electrophysiol.* 2016;27(suppl 1):S5–S10.
73. Ganesan AN, Brooks AG, Roberts-Thomson KC, et al. Role of AV nodal ablation in cardiac resynchronization in patients with coexistent atrial fibrillation and heart failure: a systematic review. *J Am Coll Cardiol.* 2012;59:719–726.
74. Chatterjee NA, Upadhyay GA, Ellenbogen KA, et al. Atrioventricular nodal ablation in atrial fibrillation: a meta-analysis and systematic review. *Circ Arrhythm Electrophysiol.* 2012;5:68–76.
75. Chatterjee NA, Upadhyay GA, Ellenbogen KA, et al. Atrioventricular nodal ablation in atrial fibrillation: a meta-analysis of biventricular vs. right ventricular pacing mode. *Eur J Heart Fail.* 2012;14:661–667.
76. Weimar T, Schena S, Bailey MS, et al. The Cox-maze procedure for lone atrial fibrillation: a single-center experience over 2 decades. *Circ Arrhythm Electrophysiol.* 2012;5:8–14.
77. Henn MC, Lancaster TS, Miller JR, et al. Late outcomes after the Cox maze IV procedure for atrial fibrillation. *J Thorac Cardiovasc Surg.* 2015;150:1168–1176.
78. Driver K, Mangrum JM. Hybrid approaches in atrial fibrillation ablation: why, where and who? *J Thorac Dis.* 2015;7:159–164.

Specific Clinical Syndromes

79. Bessissow A, Khan J, Devereaux PJ, et al. Postoperative atrial fibrillation in non-cardiac and cardiac surgery: an overview. *J Thromb Haemost.* 2015;13(suppl 1):S304–S312.
80. Lee JZ, Singh N, Howe CL, et al. Colchicine for prevention of post-operative atrial fibrillation: a meta-analysis. *JACC Clin Electrophysiol.* 2016;2:78–85.
81. Gillinov AM, Bagiella E, Moskowitz AJ, et al. Rate control versus rhythm control for atrial fibrillation after cardiac surgery. *N Engl J Med.* 2016;374:1911–1921.
82. Suman-Horduna I, Roy D, Frasure-Smith N, et al. Quality of life and functional capacity in patients with atrial fibrillation and congestive heart failure. *J Am Coll Cardiol.* 2013;61:455–460.
83. Di Biase L, Mohanty P, Mohanty S, et al. Ablation versus amiodarone for treatment of persistent atrial fibrillation in patients with congestive heart failure and an implanted device: results from the AATAC multicenter randomized trial. *Circulation.* 2016;133:1637–1644.
84. Ganesan AN, Nandal S, Luker J, et al. Catheter ablation of atrial fibrillation in patients with concomitant left ventricular impairment: a systematic review of efficacy and effect on ejection fraction. *Heart Lung Circ.* 2015;24:270–280.
85. Trulock KM, Narayan SM, Piccini JP. Rhythm control in heart failure patients with atrial fibrillation: contemporary challenges including the role of ablation. *J Am Coll Cardiol.* 2014;64:710–721.
86. Ha HSK, Wang N, Wong S, et al. Catheter ablation for atrial fibrillation in hypertrophic cardiomyopathy patients: a systematic review. *J Interv Card Electrophysiol.* 2015;44:161–170.
87. Dewilde WJM, Oirbans T, Verheugt FWA, et al. Use of clopidogrel with or without aspirin in patients taking oral anticoagulant therapy and undergoing percutaneous coronary intervention: an open-label, randomised, controlled trial. Lancet. 381:1107–1115.
88. Wright JM, Page RL, Field ME. Antiarrhythmic drugs in pregnancy. *Expert Rev Cardiovasc Ther.* 2015;13:1433–1444.

第 39 章　室性心律失常

JEFFREY E. OLGIN, GORDON F. TOMASELLI, AND DOUGLAS P. ZIPES

室性期前收缩　733
室性心动过速　736
特殊类型的室性心动过速　743
心室扑动和颤动　754
参考文献　754

室性心律失常是指折返环或触发灶起源于心室组织，包括心肌、瓣环、瓣叶、主动脉、肺动脉、束支或浦肯野纤维（见表 37.1）。室性心律失常的特点是 QRS 波群增宽（>120 毫秒），某些室上性心动过速也可表现为宽 QRS 波群（见第 35 章）。由于预后和治疗方法的差异，正确诊断室性心动过速（ventricular tachycardia，VT）至关重要，室性心动过速的诊断很大程度上是基于心电图的特征，但是病史也很重要。例如，有心肌梗死（myocardial infarction，MI）病史的患者出现宽 QRS 波心动过速（wide-complex tachycardia，WCT）时，很可能是室性心动过速。

室性期前收缩

心电图表现

室性期前收缩（premature ventricular complex，PVC）的特征性心电图表现为，提前出现的宽大畸形 QRS 波群，QRS 波群的时限通常大于 120 毫秒，T 波常宽大且与 QRS 波群主波方向相反。QRS 波群前无提前的相关 P 波，但其前可有按照窦性节律出现的未下传的窦性 P 波。室性期前收缩并不能完全单纯根据体表心电图（electrocardiogram，ECG）特征诊断，因为室上性搏动或节律可以有与之相似的心电图表现（图 39.1）。室性期前收缩逆向传导至心房十分常见，但是逆 P'波常被畸形的 QRS 波群和 T 波掩盖。如果逆向传导的冲动提前激动心房和窦房结，并重整窦房结节律，可产生不完全性代偿间歇。但是，窦房结和心房不被逆传冲动提前激动更为常见，因为窦房结的前向传导和室性期前收缩的逆向传导产生碰撞，常在房室交界区产生冲动的干扰。因此，室性期前收缩常伴有完全性代偿间歇，即在室性期前收缩前后的 2 个窦性心搏间的 R-R 间期等于正常传导的 R-R 间期的 2 倍。室性期前收缩也可不产生任何间歇而呈插入性（见图 39.1E）。对于心脏结构正常的患者，室性期前收缩的起源部位一般与特发性室性心动过速的起源（见后文）类似，可根据心电图的形态确定室性期前收缩的起源点（表 39.1）。

室上性冲动和室性期前收缩同时激动心室，在心室内形成干扰可产生室性融合波。偶尔，融合波可比下传的窦性搏动更窄，这可发生于左束支阻滞（eft bundle branch block，LBBB）时，起源于左心室呈右束支阻滞型（right bundle branch block，RBBB）的室性期前收缩与通过房室结传导的窦性起源 QRS 波融合；或见于窦性心律时呈 RBBB 型 QRS 波，与起源于右心室呈 LBBB 型的 QRS 波融合。窄的室性融合波也可被解释为起源于室间隔与两个心室等距离的异位激动灶，或起源于较高的束支分支系统。是否产生完全性或不完全性代偿间歇，是否有逆向心房激动，或呈插入波、融合波，或发生心室回波（见图 39.1D），取决于房室交界区的传导功能和期前收缩发生的时间。

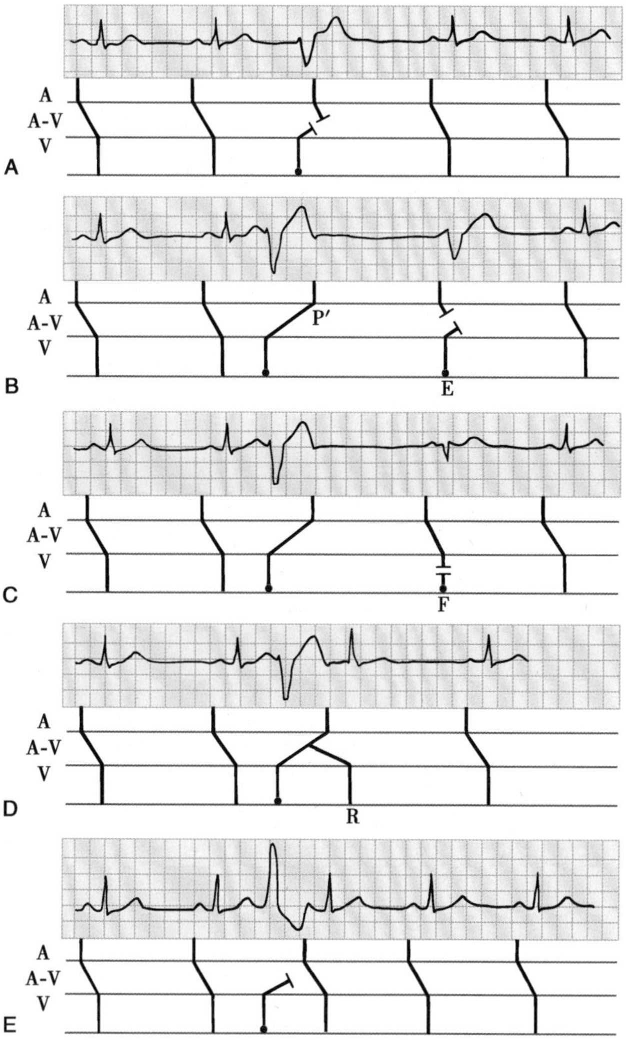

图 39.1　室性期前收缩。A 至 D 图记录的是同一个患者。**A**，发生较晚的室性期前收缩伴完全性代偿间歇。**B**，心率较慢时，一个略早的室性期前收缩逆传心房（P'），使窦房结重整，造成非完全性代偿间歇。在逆行 P 波后的窦性 P 波没有下传至心室，出现室性逸搏（E）。**C**，事件同 B 图，室性期前收缩后出现室性融合波（F），此融合波是由于窦性心律稍快，与室性逸搏融合形成的。**D**，冲动逆传至心房，稍停又逆转方向下传再激动心室（R），形成一个心室回波。**E**，插入性室性期前收缩，使其后的窦性心搏的 P-R 间期稍延长。以上是Ⅱ导联。红色圆点提示为室性期前收缩的起源

二联律是指正常心搏和期前收缩交替出现；三联律是指一个期前收缩发生在 2 个正常心脏搏动后；一个期前收缩发生在 3 个

表 39.1 特发性室性心动过速的心电图解剖定位

定位	心电图特征
流出道室性心动过速	LBBB 图形,额面电轴向下
右心室流出道(RVOT)	胸前导联移行晚(V_3 导联或以后) V_1 和 V_2 导联:窄 R 波,R/S 振幅比更低
左心室流出道(LVOT)	胸前导联移行早(通常在 V_3 导联前) 与窦性心律相比,胸前导联移行提前 V_1 和 V_2 导联:R 波宽大,R/S 振幅比更大 V_1 或 V_2 导联有切迹(呈 qrS 型)
主动脉左冠窦	V_1 导联呈 M 或 W 型 V_1 或 V_2 导联前单相 R 波 $R_{II}>R_{III}$ Ⅰ导联呈 QS 或 rS 型
主动脉右冠窦	V_2 或 V_3 导联前单相 R 波 Ⅰ导联 R 波正向、有切迹
主动脉二尖瓣联合处	V_1 导联呈 qR 型 胸前导联 R 波正向一致性 Ⅰ导联呈 Rs/rs 型 $R_{II}/R_{III}<1$
心外膜	最大偏转指数(MDI)>55% Ⅰ导联呈 QS 型 Ⅱ、Ⅲ和 aVF 导联 QS 型(如果电轴向上,心中静脉附近) $Q_{aVL}/Q_{aVR}>1.4$ 或 S 波振幅>1.2mV 移行中断,某些导联 R 波丢失 V_1 和 V_2 导联 QS 或 rS 型,V_3 导联 R 波高大(提示前室间静脉附近)
肺动脉	下壁导联 R 波高大 aVL 导联 Q 波比 aVR 导联更深 V_2 导联 R/S 振幅比更大
三尖瓣环	LBBB 图形,额面电轴向下或向上 Ⅰ导联呈 R 波 aVL 导联明显的正相 R 或 r 波 胸前导联移行于 V_3 导联以后
三尖瓣环口或希氏束	LBBB 图形,额面电轴向下 Ⅰ导联 R 波宽大直立 aVL 导联 R 波平坦/正向,或呈 W 型
二尖瓣环(MA)	V_1 至 V_6 导联呈右束支阻滞图形 二尖瓣环前壁起源的室性期前收缩:Ⅱ、Ⅲ、aVF 导联 QRS 波向上,Ⅰ、aVL 导联 QRS 波向下 二尖瓣环后壁或后间隔部起源的室性期前收缩:Ⅱ、Ⅲ、AVF 导联 QRS 波向下,Ⅰ、aVL 导联 QRS 波向上
分支型室性心动过速	
左后分支	RBBB 图形,电轴左偏(LAFB 型) V_1 导联呈 rsR'型 Ⅰ和 aVL 导联有 q 波 QRS 时限≤140ms
左前分支	RBBB 图形,电轴右偏(LPFB 型) QRS 时限<140ms
左间隔支	不完全性 RBBB 图形(QRS 时限 100~110ms),电轴正常
乳头肌室性心动过速	RBBB 图形,QRS 波电轴可变
后乳头肌	V_1 导联 qR 或 R 型 Ⅰ和 aVL 导联无 Q 波
前乳头肌	V_1 导联 qR 或 R 型 Ⅰ和 aVL 导联呈 rS 型
十字交叉室性心动过速	QRS 电轴左上偏 类本位曲折延迟 基底部后十字交叉:LBBB 图形,胸前导联移行早 心尖部前十字交叉:QRS 波移行在中部胸导联,V_5/V_6 呈 QS 型

LBBB,左束支阻滞;RBBB,右束支阻滞。

修改自 Hoffmayer KS,Gerstenfeld EP. Diagnosis and management of idiopathic ventricular tachycardia. Curr Probl Cardiol 2013;38:131-58.

正常心脏搏动后称为四联律,以此类推。两个连续的室性期前收缩称为成对室性期前收缩或室性期前收缩联发,3 个连续的室性期前收缩称为三联性或成串室性期前收缩,3 个或 3 个以上连续的室性期前收缩称为室性心动过速。室性期前收缩可以有不同的形态,称为多源性室性期前收缩(图 39.2)。但是,可能称其为多形性或多态性室性期前收缩更为恰当,因为并不知道形态的变化是因为起源于多个起源点,或是单个起源点因传导时间不同所致。

室性期前收缩可表现为固定或可变的偶联间期,即期前收缩与正常 QRS 波群之间的间期可相对稳定或可变。固定的偶联间期可由折返、触发活动(见第 34 章)或其他机制引起,可变的偶联间期可由并行心律、折返环路传导特性的改变或触发活动发放频率的变化所致。通常难以根据偶联间期是否固定而确定期前收缩的确切发生机制。

临床特征

室性期前收缩的发生率随年龄的增加而增高,男性和低血钾患者发生率更高。患者可有心悸和颈、胸部不适,是由于期前收缩后的心脏收缩较正常更强或在期前收缩后存在长间歇使患者有心跳停搏感。有基础心脏疾病的患者长时间频发室性期前收缩可产生心绞痛、低血压或心力衰竭,频发的插入性室性期前收缩实际上意味着心率的倍增,可使血流动力学恶化。消融可逆转部分患者由于频发室性期前收缩导致的心力衰竭。活动使心率增快可降低患者对期前收缩的感觉或减少期前收缩的次数。但在某些患者,

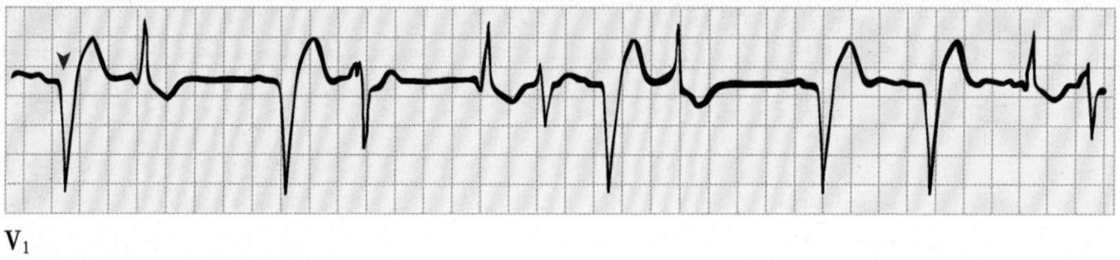

图 39.2 多形性室性期前收缩,正常下传的 QRS 波呈左束支阻滞图形(箭头),其后有 3 种不同形态的室性期前收缩

运动可使期前收缩次数增加。睡眠常使室性心律失常的发作频率降低,但在有些患者也可表现为增加。

直接机械、电和化学刺激心肌可产生室性期前收缩。感染、心肌缺血或炎症、以及低氧、麻醉或外科手术常可引起室性期前收缩。一些药物、电解质失衡、紧张、心肌牵拉及过量吸烟、饮用咖啡或酒精也可促发室性期前收缩。自主神经刺激对心率亦有明显影响,可促进期前收缩的抑制或发生。

体格检查可发现期前收缩,因代偿间期使其后的心跳停顿时间长于正常。完全性代偿间歇可与不完全性代偿间歇区别开来,因为前者并不改变心脏跳动的基本节律。期前收缩常伴有心音强度的减弱,听诊时可仅听到尖锐和拍击样的第一心音。外周血管(如桡动脉)搏动可降低或消失。心房和心室收缩的相互关系决定了颈静脉搏动是出现正常 a 波还是巨大 a 波。PR 间期的长度决定了第一心音的强度。第二心音可有异常分裂,取决于室性期前收缩的起源部位。

室性期前收缩的临床意义取决于患者的临床情况。在无基础心脏病时,室性期前收缩的存在对预后和活动均无影响,不推荐常规应用抗心律失常药物。对有症状的患者,应给予安慰。室性期前收缩的数量在 24 小时心电图中超过总心搏数的 24%、QRS 波群很宽或期前收缩起源于心外膜可导致心肌病的发生[1-3]。消融通常可以逆转室性期前收缩介导的心肌病,但也许不能完全逆转左心室功能障碍,这取决于室性期前收缩介导的心肌病持续时间和严重程度。室性期前收缩不是预测急性心肌梗死患者是否发生室颤的灵敏或特异性预测因子。

治疗

在大部分患者,如果室性期前收缩(单发、二联律或三联律,但不包括非持续性室性心动过速,见后文)的总负荷(总数)较小,特别是患者没有急性冠脉综合征时,无需进行治疗。而治疗可能仅为缓解患者室性期前收缩的症状。室性期前收缩伴缓慢心室率时,可用阿托品、异丙肾上腺素或起搏等增加基础心率的措施消除室性期前收缩,而减慢心率的措施在一些窦性心动过速患者中也可消除室性期前收缩。在住院患者中,静脉应用利多卡因常是抑制室性期前收缩的首选方法,但很少适用。即使是急性心肌梗死患者,频发的室性期前收缩一般也无需治疗,除非其在罕见情况下直接导致了血流动力学不稳定。如最大剂量的利多卡因仍然无效,可静脉注射普鲁卡因胺。如果其他药物均无效,也可试用普萘洛尔,静脉应用镁剂也可能有用。

大部分患者的室性期前收缩是不需要治疗的,尤其是对于无结构性心脏病的患者,仅仅需要安慰患者室性期前收缩是良性的。如果有必要进行治疗(由症状决定),Ⅰ、Ⅱ、Ⅲ类抗心律失常药物或消融都可以选择。β-受体阻滞剂是治疗室性期前收缩的一线药物,如果 β-受体阻滞剂无效,可以选用ⅠC 类药物,且作用似乎较好,但氟卡尼和莫雷西嗪已被证明可增加心肌梗死伴室性期前收缩患者的死亡率,因此,两者仅用于没有冠状动脉疾病及左心室功能障碍的患者。胺碘酮治疗室性期前收缩效果佳,但由于其副作用多,仅用于有结构性心脏病且症状很明显的患者。对于临床症状明显,尤其是心功能下降的患者,射频消融治疗室性期前收缩有效,并能改善心脏功能。低血钾和低血镁可增加室性心律失常的发作频率。无论射血分数高低或有无症状,如果患者室性期前收缩的总负荷大,应该考虑射频消融治疗,但需谨慎权衡潜在的消融风险(主要与室性期前收缩的起源部位相关)、症状的严重程度或发生心肌病的可能性,这方面仍缺乏相关研究数据。

加速性室性自主心律

心电图表现。心室率一般在 60~110 次/min,与窦性心律每分钟相差常在 10 次以内,心脏节律是由室性异位起搏点和窦房结竞争性控制的。在心律失常起始和终止时,不同起搏点争夺心室的去极化,经常出现融合波(图 39.3)。因心室率较慢,发生心室夺获很常见。当出现窦性心动过缓、窦房或房室传导阻滞时,室性自主心律的频率快于窦性心律的频率时,加速性室性自主心律逐渐发作,因此称为非阵发性心动过速。频率较快的加速性室性自主心律罕见。当窦性频率增快或室性自主心律减慢时,自主心律一般会逐渐终止。心室律可以规则,也可以不规则,有时也可突然出现心率加倍,提示存在传出阻滞。很多特征提示,其可能的机制是自律性增强。

加速性室性自主心律通常发生在伴有基础心脏疾病的患者,如急性心肌梗死或洋地黄中毒等。一般呈一过性或间隙性,持续时间短暂,约数秒至一分钟,基本不会恶化患者的临床过程或预后。该心律失常通常发生在闭塞的冠状动脉再通、心肌恢复灌注时,也可见于复苏过程中。

治疗。由于心室率一般小于 100 次/min,故认为一般不需要积极纠正该心律失常。只有出现以下情况时,才考虑治疗:①出现房室分离导致房室顺序收缩丧失;②加速性室性自主心律伴频率更快的室性心动过速;③加速性室性自主心律起始的第一个室性期前收缩落在前一心搏的 T 波易损期;④心室率过快,有明显的临床症状;⑤加速性室性自主心律

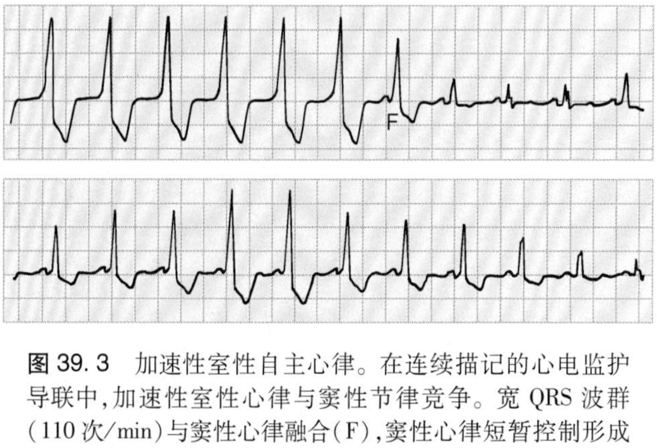

图 39.3 加速性室性自主心律。在连续描记的心电监护导联中,加速性室性心律与窦性节律竞争。宽 QRS 波群(110 次/min)与窦性心律融合(F),窦性心律短暂控制形成窄 QRS 波群,随后加速性室性心律再次夺获,伴随着 P 波在 QRS 波群的“进出”。这种等律性房室分离现象可能是血流动力学的改变通过自主神经系统调节窦性心律所致

引发室颤。最后一种情况发生的可能性很低。如果需要治疗，方法同前述室性心动过速，通常仅用阿托品来增快窦性心律或心房起搏就可抑制加速性室性自主心律。

室性心动过速

如前文所述（见第 34 章），室性心动过速可由冲动形成异常（自律性增强和触发活动）和传导异常（折返）引起。一般而言，室性心动过速的类型、预后和治疗取决于患者是否伴有结构性心脏病。除遗传性室性心动过速——心源性猝死综合征（见第 33 章）以外，如患者没有结构性心脏病，室性心动过速和室性期前收缩的预后良好[4]；如伴有结构性心脏病，则显著增加心源性猝死（sudden cardiac death，SCD）的风险。

心电图表现

室性心动过速的心电图表现为连续出现的 3 个或以上宽大畸形 QRS 波群，QRS 波持续时间大于 120 毫秒，ST-T 向量与 QRS 波主波方向相反。R-R 间期可以相对规则或可变。同一部位或相邻部位起源但是有多个出口时，室性心动过速可以有多种不同的形态；不同的形态也可能与不同的起源部位有关。心房活动可独立于心室（房室分离），也可被心室逆传所激动［室房（ventriculoatrial，VA）相关］。不同类型的室性心动过速，室率变化范围可从 70 次/min 至 250 次/min 不等，并且发作可以是阵发性或非阵发性。室性心动过速发作时，QRS 波群形态可能不变（均匀一致，单形性），也可能随时变化（多形性，多变的），也可能以或多或少重复的方式改变（尖端扭转型），也可形成交替的 QRS 波（双向性室性心动过速），或形成稳定改变的波形（如右束支阻滞图形变成左束支阻滞图形）。室性心动过速的持续时间超过 30 秒称为持续性，也包括因血流动力学不稳定需要终止的室性心动过速；如果室性心动过速在 30 秒内自行终止，则称为非持续性。一般而言，要用较早的期前收缩电刺激才会诱发室性心动过速，而自发性室性期前收缩诱发室性心动过速的偶联间期可相对较晚（图 39.4）。

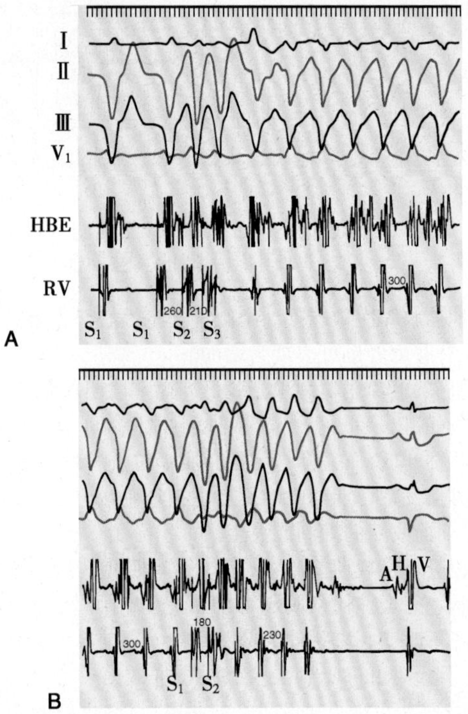

图 39.4 心室程序刺激可诱发和终止室性心动过速。A，基础刺激（S_1-S_1）周长为 600ms，两个期前心室刺激的联律间期分别为 260ms（S_1-S_2）和 210ms（S_2-S_3）时，诱发出周长为 300ms 的持续性单形性室性心动过速。B，室性心动过速时发放两个期前心室刺激（S_1-S_2）出现几跳周长更短的（230ms）不稳定室性心动过速，然后室性心动过速终止，转为窦性心律。HBE，希氏束电图；RV，右心室

室上性心动过速（supraventricular tachycardia，SVT）伴差异性传导与室性心动过速的鉴别非常重要。心动过速时 QRS 较窄（≤120 毫秒），提示为室上性心动过速。但如果心动过速时 QRS 较宽（>120 毫秒），要从心电图上区分出这两种心律失常还是有一定困难，因为两者之间的特征部分重叠。QRS 波宽大畸形仅表明心室的传导异常，除室性心动过速外还可见于室上性心动过速伴已有的束支阻滞、未完全复极引起的差异性传导、经旁道的传导以及其他一些情况。QRS 波宽大畸形并不一定提示冲动形成的起源或造成异常传导的原因。相反的，源于心室的异位激动偶尔也会呈正常的时限和波形。然而，在陈旧性心肌梗死或心力衰竭患者，室性心动过速是宽 QRS 心动过速的最常见原因。

宽 QRS 心动过速时，若出现融合波和室上性夺获，则强烈支持室性心动过速的诊断，但这种情况比较少见（图 39.5，见表 37.2）。

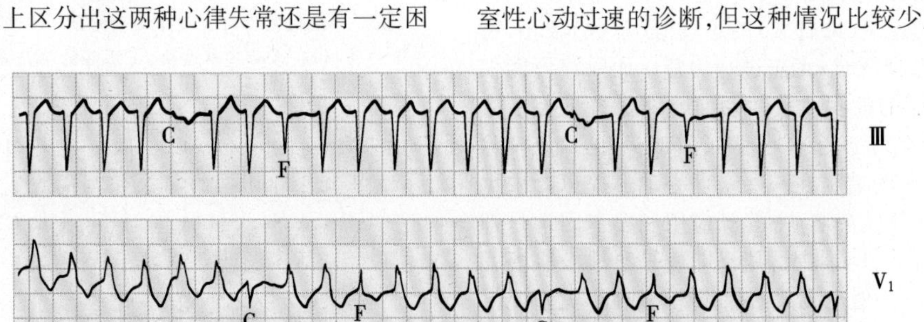

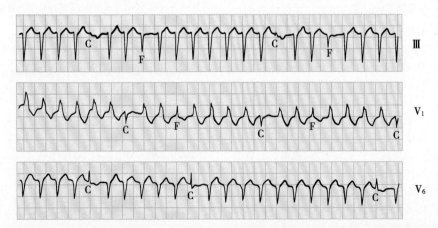

图 39.5 室性心动过速时心室夺获和融合波。QRS 波增宽，R-R 间期固定。心室夺获时 QRS 波形态正常，且稍提前出现。形态介于正常与室性心动过速 QRS 波之间的是融合波（F）。尽管心房激动不清楚，室性心动过速伴间断性融合波和心室夺获仍提示存在房室分离

表 39.2 应用不同的流程确定宽 QRS 波心动过速为室性心动过速的诊断标准*

KINDWALL 标准†	WELLENS 标准‡	BRUGADA 标准§	MILLER 标准‖
V_1 或 V_2 导联 R 波时限>30ms→室性心动过速	房室分离→室性心动过速	胸前导联无 RS 型 QRS 波→室性心动过速	aVR 导联起始 R 波→室性心动过速
V_6 导联 Q 波→室性心动过速	QRS 波时限>140ms→室性心动过速	任一胸前导联中,最长 R/S 间期>100ms→室性心动过速	aVR 起始 r 波或 q 波的时限大于 40ms→室性心动过速
V_1 或 V_2 导联 QRS 波起始到 S 波最低点的间期>60ms→室性心动过速	电轴左偏>-30°→室性心动过速	房室分离→室性心动过速	aVR 导联 QRS 波起始为负向且主波向下时,降支有切迹→室性心动过速
V_1 或 V_2 导联 S 波降支有切迹→室性心动过速	若呈右束支阻滞图形:V_1 导联 QRS 波单相或双相→室上性心动过速,或 V_6 导联 R/S<1→室性心动过速 若呈左束支阻滞图形:V_1 至 V_2 导联 S 波→室性心动过速	若呈右束支阻滞图形: V_1 导联单相 R 波或 qR 型→室性心动过速 R 高于 R'→室性心动过速 V_6 导联 rS 型→室性心动过速 若呈左束支阻滞图形: 初始 R 波时限>40ms→室性心动过速 V_1 或 V_2 导联 S 波粗钝或切迹→室性心动过速 V_6 导联起始 Q 波或 QS 型→室性心动过速	aVR 导联 QRS 波初始 40ms 与终末 40ms 的电压比(Vi/Vt≤1)→室性心动过速

* ACC/AHA/ESC 流程图:图 39.6。

† Kindwall KE, Brown J, Josephson ME. Electrocardiographic criteria for ventricular tachycardia in wide complex left bundle branch block morphology tachycardias. Am J Cardiol 1988;61:1279.

‡ Wellens HJ, Bär FW, Lie KI. The value of the electrocardiogram in the differential diagnosis of a tachycardia with a widened QRS complex. Am J Med 1978;64:27.

§ Brugada P, Brugada J, Mont L, et al. A new approach to the differential diagnosis of a regular tachycardia with a wide QRS complex. Circulation 1991;83:1649.

‖ Vereckei A, Duray G, Szénási G, et al. New algorithm using only lead aVR for differential diagnosis of wide QRS complex tachycardia. Heart Rhythm 2008;5:89.

LBBB,左束支传导阻滞;RBBB,右束支传导阻滞。

起源于两个不同位点的心室激动可产生室性融合波,融合波的出现提示一个位点源于心室。室上性夺获是指在宽 QRS 心动过速时,出现室上性正常 QRS 波群,其与前一个 QRS 波的联律间期短于心动过速的间期,提示此搏动是室上性起源,从而排除心动过速是室上性心动过速。房室分离长久以来一直被认为是室性心动过速的标志。然而,至少 25%的室性心动过速患者会出现逆行性的室房传导,所以室性心动过速不一定会显示出房室分离现象。室上性心动过速偶尔也会出现房室分离。即使 P 波与每个 QRS 波相关,但有时仍难判断是 P 波前传到下一个 QRS 波群(例如室上性心动过速伴差异性传导且 P-R 间期延长),还是由前一个 QRS 波群逆传形成(如室性心动过速)。但是一般而言,宽 QRS 心动过速时出现房室分离现象仍然是一个有力的证据,提示心动过速为室性起源。

室性与室上性心动过速的鉴别

虽然融合波、心室夺获及房室分离是室性心动过速区别于室上性心动过速伴差异性传导的重要心电图特征,但这些特征并不常见。室上性心动过速伴差传的其他心电图特征性表现包括:①心动过速发作时总有提前出现的 P 波;②很短的 RP 间期(0.1 秒),常需用食管电图或心内电生理检查(electrophysiologic study,EPS)以便清楚地显示 P 波;③QRS 波群的形态与频率相近的已知室上性传导一致;④P 波与 QRS 波群的节律和频率一致,提示心室激动依赖于心房激动(如 R-R 间期随 P-P 间期同步变化);⑤刺激迷走神经可减慢或终止心动过速,但右室流出道起源的室性心动过速有时也可被迷走神经刺激终止。

分析 QRS 波群的特殊形态同样有助于室性心动过速的诊断,并可确定其起源部位。如窦性节律时 QRS 波群时限正常,心动过速时 QRS 波群额面电轴左偏、以及 QRS 波群时限超过 140 毫秒,则提示为室性心动过速。胸前导联呈 RS 波形,且 R 波起点到 S 波最低点的时间超过 100 毫秒提示为室性心动过速。室性心动过速呈右束支阻滞图形时,表现为:①V_1 导联中,QRS 呈单相或双相,起始波形与窦性 QRS 波群的不同;②V_1 导联中,R 波幅度超过 R';③V_6 导联出现小 r 大 S 波或 QS 波。如呈左束支传导阻滞图形,室性心动过速表现为:①心电轴右偏,且 V_1 比 V_6 导联的负向波更深;②V_1 导联中,有一宽大(>40 毫秒)的 R 波;③在 V_6 导联中出现一小 Q 大 R 波或 QS 波。QRS 波群在 V_1~V_6 导联中形态相似,同为正或同为负,与 2:1室房传导阻滞一样均提示为室性心动过速的可能(V_1~V_6 导联中 QRS 波群同为正向也可见于左侧旁路前传)。室上性搏动伴差异性传导常表现为 V_1 导联呈 RSR'三相,异常波形的初始向量与正常传导的 QRS 波相同,以及长短周期后出现的 QRS 波群增宽(长-短周期序列)。

心房颤动时,固定的短偶联间期、异常搏动后的长间歇、反复出现二联律而非连续出现的宽 QRS 波,均提示室性起源期前收缩的可能性大于室上性起源激动伴差传。一个明显不规则的宽 QRS 波心动过速,且室率超过 200 次/min,提示心房颤动通过旁路下传(见图 37.22)。

若原有束支阻滞,但心动过速时宽 QRS 波群与窦性心律伴束支阻滞时的 QRS 波形不同,则极有可能是室性心动过速。基于上述标准,已经提出几种鉴别室性心动过速和室上性心动过速伴差传的方法(表 39.2 和图 39.6),但所有上述标准皆有例外,特别是对那些原有传导障碍或预激综合征的患者;如有疑问,必须根据临床情况做出合理的诊断,而将心电图仅作为有价值的辅助诊断工具之一。

室性心动过速的起源部位常可根据体表心电图确定。左心室游离壁起源的室性心动过速常出现典型的右束支阻滞图形,而起源于右室或间隔部的室性心动过速常出现左束支阻滞图形。间隔部起源的室性心

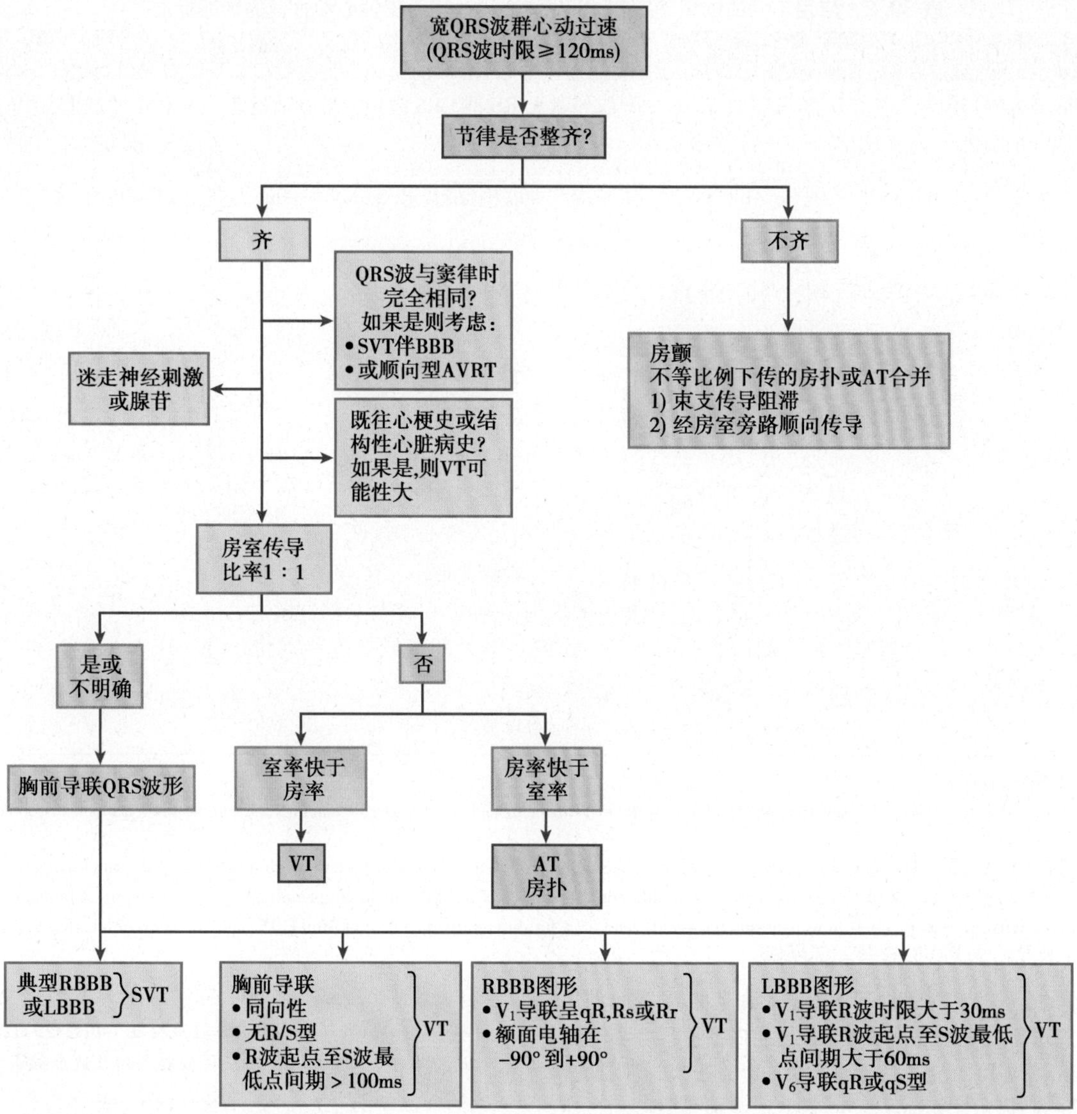

图 39.6 宽 QRS 心动过速的诊断流程。AT,房性心动过速;AVRT,房室折返性心动过速;VT,室性心动过速;SVT,室上性心动过速;LBBB,左束支传导阻滞;RBBB,右束支传导阻滞。(From Blomstrom-Lundqvist C, Scheinman MM, Aliot EM, et al. ACC/AHA/ESC guidelines for the management of patients with supraventricular arrhythmias—executive summary. A report of the American College of Cardiology/American Heart Association Task Force on Practice Guidelines and the European Society of Cardiology Committee for Practice Guidelines [Writing Committee to Develop Guidelines for the Management of Patients With Supraventricular Arrhythmias]. Circulation 2003;108:1871.)

动过速比起源于游离壁的室性心动过速 QRS 波群更窄。左或右室后(下)壁起源的室性心动过速,在Ⅱ、Ⅲ和 aVF 导联上 QRS 波群主波通常为负向(图 39.7B);而流出道起源的室性心动过速,在这些导联中 QRS 波群的主波常为正向。心外膜起源的室性心动过速类本位曲折时间延迟,即 QRS 波起始部顿挫;若类本位曲折时间超过 QRS 时限的 55%,则很可能是心外膜起源的室性心动过速。

电生理学特征。从电生理学角度来看,心动过速时 H-V 间期短或为负性提示室性心动过速(即 H 在心室波开始后出现),这是由于心室波逆行激动希氏束所致(见第 34 和 35 章)。希氏束电位在室性心动过速中常不明显,这是因为它们被间隔部心肌激动所掩盖或是由于导管位置不当。希氏束导管位置是否正确,必须在室性心动过速发作之前或终止之后的室上性节律时确定(见图 39.4)。希氏束电位与频率更快的心室波分离具有室性心动过速的诊断意义,几乎没有例外。室性心动过速会形成较窄的和短 H-V 间期的 QRS 波群,当起源部位靠近希氏束的束支或分支时尤为如此。

能否通过心室期前收缩刺激成功诱发室性心动过速(见图 39.4),取决于室性心动过速的特征和解剖基质。持续性、血流动力学稳定、继发于陈旧性心肌梗死的室性心动过速患者(约 90%)比非持续性、由于非冠脉病变原因或急性缺血所引起的室性心动过速患者及心搏骤停者(40%~75%)更容易诱发出单形性室性心动过速。一般情况下,晚发的期前心室刺激要比早发的期前刺激更难诱发室性心动过速。同样的,在窦性节律中刺激比在心室起搏时困难,单个期前收缩刺激比 2~3 次刺激困难,在未使用推荐的药物情况下正常心脏中也很难诱发室性心动过速。用 2 个以上期前心室刺激诱发的室性心动过速,特异性下降,但敏感性提高,并且那些没有室性心动过速病史的患者也能诱发产生非持续性、多形性室性心动过速或室颤。有时室性心动过速只能从左心室或右心室的特殊部位刺激成功诱发,这些部位可能与折返环较近。采用多个期前刺激减少了从左心室刺激的必要。某些药物诸如异丙肾上腺素以及酒精能促进室性心动过速的诱发。

通过起搏来终止室性心动过速主要取决于室性心动过速的机制(折

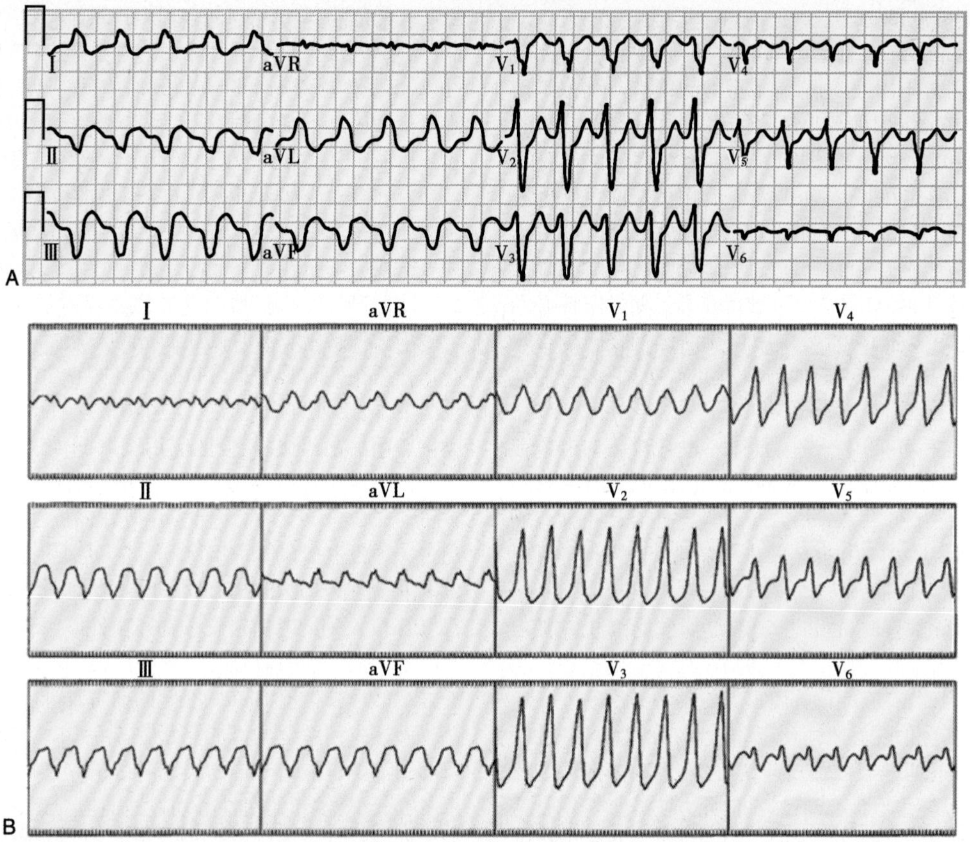

图 39.7 A,陈旧性心肌梗死患者的室性心动过速图形。室性心动过速出口在左心室间隔(左束支阻滞图形)、偏下(Ⅱ、Ⅲ、aVF 导联 QS 型)、接近心尖部(V_6 导联 QS 型)。B,Chagas 病患者心外膜起源的室性心动过速图形。胸前导联最短类本位曲折时间/QRS 时限大于 55%,提示室性心动过速起源于心外膜。心电图 V_1 导联呈右束支阻滞图形,Ⅱ、Ⅲ、aVF 导联呈 QS 型,提示室性心动过速起源点在左心室下壁

返性室性心动过速可通过起搏终止)、频率和起搏部位。频率较慢的室性心动过速更易终止,且只需较少的刺激即可终止。对于较快的室性心动过速要增加刺激次数才能终止,同时也增加了发生刺激加快室性心动过速频率的危险。

临床特征

室性心动过速发作时出现的症状取决于室性心动过速的频率、持续时间、有无基础心脏病和外周性血管病及其程度。室性心动过速发作可表现为几种形式,短暂、无症状、非持续性发作,或呈持续性、血流动力学稳定的发作(频率常常较慢或出现于正常心脏时),也可表现为不稳定的快速室性心动过速,常会导致血流动力学崩溃、并可恶化为室颤。某些早期为非持续性室性心动过速,后期常会变为持续性发作。体格检查是否能发现室性心动过速,部分取决于 P 波和 QRS 波的关系。如果心房活动与心室收缩无联系,可出现房室分离现象。如果心房被逆行夺获,那么当房室同时收缩时会规律性出现大炮波(Cannon a waves),此时房室分离体征则消失。

大部分接受治疗的症状性反复发作室性心动过速患者有缺血性心脏病,其次的病因为心肌病(包括充血性和肥厚性,见第 77 章和第 78 章),较少见的病因分别有原发性心电异常,如遗传性离子通道疾病(第 33 章)、特发性室性心动过速、先天性心脏病(第 75 章)和其他各种病因。左心室肥大和心肌纤维化可导致室性心律失常,钆磁共振成像检测可确定心肌纤维化区域(第 17 章)。一些冠状动脉痉挛患者,在缺血以及再灌注时会引起严重室性心律失常(第 59 章)。成功复苏的心源性猝死患者常伴有冠心病或心肌病(第 42 章)。在非卧床室性心动过速患者中,R-on-T 期前收缩诱发的室性心动过速并不常见。患有持续性室性心动过速的患者很有可能伴射血分数下降、室内传导减慢和心电图异常(如宽 QRS 波)、左心室室壁瘤和陈旧性心肌梗死。冠状动脉疾病伴发的持续性室性心动过速呈昼夜节律变化,清晨达高峰。

评价室性心动过速患者预后的方法有很多,但是没有任何一种方法有满意的阳性或阴性预测价值(见第 35 章)。通过电生理检查可诱发、左心室功能降低、自发室性心律失常、信号平均心电图上出现晚电位、QT 间期离散度、T 波电交替、QRS 波群增宽、心率震荡、心率变异性下降和压力感受器敏感性降低都提示患者的总死亡率和猝死风险增加。目前没有一项技术可较左心室功能评估更好地预测室性心动过速患者的预后。左心室功能和电生理检查可诱发是室性心动过速患者预后差的两个强有力预测因素。总之,没有结构性心脏病的特发性室性心动过速患者预后佳(见后文),与结构性心脏病患者相比较少需要积极的治疗,但是以上观点不包括遗传性心律失常综合征患者(见第 33 章)。

治疗

多个大型临床研究结果使室性心动过速和流产猝死的治疗发生了巨大的变化(表 39.3)。室性心动过速的治疗决策可分为急性期处理(即终止)和长期治疗(即防止室性心动过速复发及预防猝死;见第 36 和 42 章)。

持续性室性心动过速的急诊处理

若室性心动过速未引起血流动力学紊乱，可通过静脉内注射胺碘酮、利多卡因或普鲁卡因胺终止，有效后静滴维持。利多卡因经常无效，胺碘酮和普鲁卡因胺效果较好。但一项对院外心搏骤停患者的随机对照研究发现，胺碘酮和利多卡因对患者的出院存活率均无改善[5]。普鲁卡因胺无效或需要慎用的患者(严重心衰、肾衰)，胺碘酮十分有效。一般来讲，胺碘酮初始负荷剂量为15mg/min，维持10分钟，后以1mg/min静脉输注维持6小时，随后以0.5mg/min维持18小时，如果需要可维持几天。如果室性心动过速没有终止或终止后复发，可重复应用负荷剂量。胺碘酮很少引起窦缓或房室传导阻滞。其引起的低血压并不常见，多与输注速率有关。

如果药物治疗无效，可采用直流电复律。若室性心动过速促发低血压、休克、心绞痛、充血性心衰或脑低灌注症状，则必须进行及时的直流电复律(见第36和42章)。单形性室性心动过速只需低能量便能终止，一般从10~50J开始同步电复律。当室性心动过速转为窦性心律后，需采取措施防止复发。

当无法即刻取来除颤仪时，捶击患者胸部偶尔能终止室性心动过速。但若胸部捶击落在心肌的易损期，会加快室性心动过速或可促发心室颤动，因此，有除颤仪备用很可能是必需的。

对于某些患者，如陈旧性心肌梗死相关的室性心动过速(为折返性)，可通右心室内起搏电极或经皮起搏心室，当起搏频率快于室性心动过速时，可以终止室性心动过速，但此方法有加快室性心动过速引起心室扑动或心室颤动的风险。对于反复发作的室性心动过速，可应用超速心室起搏来防止复发。对于间歇性室性心动过速，其间常插有数个室上性搏动，通常用药物治疗最为理想。

应寻找并尽可能纠正那些可使室性心动过速诱发和持续的因素。如与心肌缺血、低血压或低血钾有关的室性心动过速，可分别通过抗心绞痛、升压药物或钾剂来治疗。纠正心衰也能降低室性心律失常的发作频率。由于窦性心动过缓或房室传导阻滞所引起的慢室率，可促使室性期前收缩和室性心动过速发生，它们可经静脉起搏来纠正。少数情况下，室上性心动过速会诱发室性心动过速，因此如果观察到室性心动过速是此机制引起，则需尽可能根治室上性心动过速。

防止复发的长期治疗

长期治疗的目的是防止心源性猝死和症状性室性心动过速的复发。低危人群(即左心室功能正常者)发生无症状性非持续性室性心律失常一般不需要治疗。对于有症状的非持续性室性心动过速，β-受体阻滞剂常可有效预防室性心动过速的复发。在β-受体阻滞剂控制不佳的时，ⅠC类药物、索他洛尔或胺碘酮可能有效。然而，ⅠC类药物在有器质性心脏病的患者中应避免使用，尤其是合并有冠心病者，因为这些药物的致心律失常作用可增加患者的死亡率。索他洛尔需小心应用，因其有延长QT间期的作用，并可诱发尖端扭转型室性心动过速。心肌梗死后伴有非持续性室性心动过速且左心室功能差的患者猝死风险较高。表39.3列举了多项大型多中心ICD随机研究结果。

在结构性心脏病患者持续性室性心动过速或心搏骤停的二级预防中，应用Ⅲ类抗心律失常药物治疗对患者预后的改善优于Ⅰ类抗心律失常药物，经验性应用胺碘酮优于心脏电生理检查指导下的抗心律失常药物治疗，尤其在LVEF小于35%的患者(见表39.3，第36和42章)。因此，心搏骤停成功复苏或持续性室性心动过速导致血流动力学不稳定、左心室功能差的患者，建议安装ICD[6]。尽管SCD-HeFT研究没有发现胺碘酮能降低死亡率，拒绝行ICD植入的患者仍建议次选经验性应用胺碘酮。目前仍不清楚左心室功能正常的冠心病患者发作持续性室性心动过速的最佳治疗方案。尽管根据Holter指导的研究结果建议口服索他洛尔，但是经验性应用胺碘酮可能是最安全的，并且单形性室性心动过速行导管消融可能是首选的长期有效治疗方法[7]。部分植入ICD的患者，因反复发作的室性心动过速而遭受频繁电击，胺碘酮的应用或室性心动过速消融可减少室性心动过速的发作频率，或通过减慢室性心动过速的心室率，以使其可通过超速起搏终止。其他的药物如索他洛尔、普鲁卡因胺、美西律或氟卡尼在胺碘酮无效时可应用，一种药物无效时，联合药物应用可能有效。在这种情况下，也可考虑行消融治疗。尽管某些特发性室性心动过速(见后文)的消融十分有效(见第36章)，但心肌梗死后或扩张型心肌病室性心动过速的消融效果并不是非常理想。另外，由于结构性心脏病和左心室功能不全患者常伴有与心律失常相关的较高死亡率，消融通常成为植入ICD的辅助治疗措施来减少室性心动过速的发作次数和ICD放电[8]，但对于可耐受的心肌梗死后室性心动过速且左心室功能正常者，或药物难控制的室性心动过速，消融术可能是一线治疗。室性心动过速或室颤的患者，预防性消融室性心动过速的基质可以减少未来的电击次数[7]。

表39.3 治疗室性心动过速和预防心搏骤停的临床研究

研究	患者入选标准	终点	治疗分组	主要结果
一级预防研究				
BHAT[a]	MI后	总死亡率 心源性猝死	普萘洛尔 安慰剂	治疗组总死亡率下降和心源性猝死减少
CAST[b,c]	MI后 ≥6次PVCs/h LVEF≤40%	心律失常死亡	氟卡尼 恩卡尼 莫雷西嗪 安慰剂	所有治疗组心律失常死亡增加
SWORD[d]	MI后 LVEF<40% 或陈旧性MINYHAⅡ~Ⅲ级	总死亡率	d-索他洛尔 安慰剂	治疗组死亡率升高
EMIAT[e]	MI后 LVEF<40%	总死亡率 心律失常死亡	胺碘酮 安慰剂	胺碘酮降低心律失常死亡，但不降低总死亡率

续表

研究	患者入选标准	终点	治疗分组	主要结果
CAMIAT[f]	MI 后 ≥10 次 PVCs/h 或 NSVT	心律失常死亡 总死亡率	胺碘酮 安慰剂	胺碘酮减少心律失常死亡，但不降低总死亡率
GESICA[g]	CHF LVEF≤35%	总死亡率	胺碘酮 最佳治疗	胺碘酮降低总死亡率 NSVT 患者死亡率较高
CHF-STAT[h]	CHF LVEF≤40% ≥10 次 PVCs/h(无症状)	总死亡率	胺碘酮 对照组	对缺血性心肌病无效，有降低非缺血性心肌病死亡率的趋势
CABG-PAT-CH[i]	冠心病行 CABG LVEF<36% SAECG 阳性	总死亡率	CABG CABG+ICD	总死亡率无差异
MADIT[j]	MI 后 存在 NSVT LVEF≤35% NYHAⅠ~Ⅲ级 可诱发 VT 并不被普鲁卡因胺抑制	总死亡率	ICD AAD(80%胺碘酮)	ICD 降低死亡率
MUSTT[k]	MI 后 LVEF<40% NSVT	心律失常死亡或心搏骤停	ICD 在药物不可抑制组 AAD 在药物可抑制组 无治疗组	ICD 改善生存率；AAD 组和无治疗组无差异
MADIT Ⅱ[l]	MI 后 LVEF≤30% ≥10 次 PVCs/h 或成对	总死亡率	ICD 不装 ICD	ICD 改善生存率
DINAMIT[m]	急性 MI 后 LVEF≤35%	总死亡率 心律失常死亡	ICD 不装 ICD	ICD 不改善生存率
IRIS[n]	急性 MI 后 LVEF≤40%	总死亡率	ICD 不装 ICD	ICD 不改善生存率
COMPANION[o]	缺血性或非缺血性心肌病 NYHAⅢ~Ⅳ级 QRS≥120ms	总死亡率	药物治疗 PM-CRT ICD-CRT	ICD-CRT 组的生存率优于 PM-CRT 组，PM-CRT 组优于药物治疗组
DEFINITE[p]	非缺血性心肌病 LVEF≤36% PVCs 或 NSVT	总死亡率 心律失常死亡	ICD 不装 ICD	ICD 改善生存率
SCD-HeFT[q]	CHF LVEF≤35% NYHAⅡ~Ⅲ级	总死亡率 心律失常死亡 费用 生活质量	ICD 胺碘酮 安慰剂	ICD 改善生存率，胺碘酮不改善生存率
二级预防研究				
ESVEM[r,s]	心搏骤停，持续性 VT 或晕厥 ≥10 次 PVCs/h 可诱发 VT	心律失常复发	EPS 指导的 AADs(丙咪嗪、美西律、普鲁卡因胺、奎尼丁、索他洛尔、吡美诺、普罗帕酮) Holter 指导的 AADs	Holter 组和 EPS 组无差异；索他洛尔治疗组 VT 的复发率、心律失常死亡率及总死亡率均最低
CASCADE[t]	心搏骤停 不伴急性心肌梗死	心脏性死亡 流产心搏骤停	EPS 或 Holter 指导的传统药物治疗 经验性胺碘酮治疗	胺碘酮治疗组比传统药物治疗组生存率更高

续表

研究	患者入选标准	终点	治疗分组	主要结果
CASH[u]	心搏骤停 不伴急性心肌梗死	总死亡率	经验性应用胺碘酮 美托洛尔 普罗帕酮 ICD	ICD 组心源性猝死最少;普罗帕酮增加死亡率
AVID[v]	心搏骤停或持续性 VT	总死亡率 费用 生活质量	ICD 药物治疗(经验性应用胺碘酮或 EPS/Holter 指导的索他洛尔)	ICD 改善生存率,最初 9 个月获益最大;EF<35%者获益增加
CIDS[w,x]	心搏骤停或持续性 VT	总死亡率	ICD 胺碘酮	ICD 有改善生存率的趋势

[a] β-Blocker Heart Attack Trial Research Group. A randomized trial of propranolol in patients with acute myocardial infarction. I. Mortality results. JAMA 1982;247:1707.

[b] Echt DS, Liebson PR, Mitchell LB, et al. Mortality and morbidity in patients receiving encainide, flecainide, or placebo. The Cardiac Arrhythmia Suppression Trial. N Engl J Med 1991;324:781.

[c] The Cardiac Arrhythmia Suppression Trial Ⅱ Investigators. Effect of the antiarrhythmic agent moricizine on survival after myocardial infarction. N Engl J Med 1992;327:227.

[d] Waldo AL, Camm AJ, deRuyter H, et al. Effect of d-sotalol on mortality in patients with left ventricular dysfunction after recent and remote myocardial infarction. Lancet 1996;348:7.

[e] Julian DG, Camm AJ, Frangin G, et al. Randomised trial of effect of amiodarone on mortality in patients with left-ventricular dysfunction after recent myocardial infarction: EMIAT. Lancet 1997;349:667.

[f] Cairns JA, Connolly SJ, Roberts R, Gent M. Randomised trial of outcome after myocardial infarction in patients with frequent or repetitive ventricular premature depolarisations: CAMIAT. Lancet 1997;349:675.

[g] Doval HC, Nul DR, Grancelli HO, et al. Nonsustained ventricular tachycardia in severe heart failure: independent marker of increased mortality due to sudden death. Circulation 1996;94:3198.

[h] Singh SN, Fletcher RD, Fisher SG, et al. Amiodarone in patients with congestive heart failure and asymptomatic ventricular arrhythmia. N Engl J Med 1995;333:77.

[i] Bigger JT Jr, Whang W, Rottman JN, et al. Mechanisms of death in the CABG Patch trial: a randomized trial of implantable cardiac defibrillator prophylaxis in patients at high risk of death after coronary artery bypass graft surgery. Circulation 1999;99:1416.

[j] Moss AJ, Hall WJ, Cannom DS, et al. Improved survival with an implanted defibrillator in patients with coronary disease at high risk for ventricular arrhythmia. N Engl J Med 1996;335:1933.

[k] Buxton AE, Lee KL, Fisher JD, et al. A randomized study of the prevention of sudden death in patients with coronary artery disease. N Engl J Med 1999;341:1882.

[l] Moss AJ, Zareba W, Hall WJ, et al. Prophylactic implantation of a defibrillator in patients with myocardial infarction and reduced ejection fraction. N Engl J Med 2002;346:877.

[m] Hohnloser SH, Kuck KH, Dorian P, et al. Prophylactic use of an implantable cardioverter-defibrillator after acute myocardial infarction. N Engl J Med 2004;351:2481.

[n] Steinbeck G, Andresen D, Seidl K, et al, IRIS Investigators. Defibrillator implantation early after myocardial infarction. N Engl J Med 2009;361:1427.

[o] Bristow MR, Saxon LA, Boehmer J, et al. Cardiac-resynchronization therapy with or without an implantable defibrillator in advanced chronic heart failure. N Engl J Med 2004;350:2140.

[p] Kadish A, Dyer A, Daubert JP, et al. Prophylactic defibrillator implantation in patients with nonischemic dilated cardiomyopathy. N Engl J Med 2004;350:2151.

[q] Bardy GH, Lee KL, Mark DB, et al. Amiodarone or an implantable cardioverter-defibrillator for congestive heart failure. N Engl J Med 2005;352:225.

[r] Mason JW. A comparison of electrophysiologic testing with Holter monitoring to predict antiarrhythmic-drug efficacy for ventricular tachyarrhythmias. N Engl J Med 1993;329:445.

[s] Mason JW. A comparison of seven antiarrhythmic drugs in patients with ventricular tachyarrhythmias. N Engl J Med 1993;329:452.

[t] Greene HL. The CASCADE study: randomized antiarrhythmic drug therapy in survivors of cardiac arrest in Seattle. Am J Cardiol 1993;72:70F.

[u] Siebels J, Cappato R, Ruppel R, et al. Preliminary results of the Cardiac Arrest Study Hamburg (CASH). Am J Cardiol 1993;72:109F.

[v] The Antiarrhythmics Versus Implantable Defibrillators (AVID) Investigators. A comparison of antiarrhythmic-drug therapy with implantable defibrillators in patients resuscitated from near-fatal ventricular arrhythmias [see comments]. N Engl J Med 1997;337:1576.

[w] Connolly SJ, Gent M, Roberts RS, et al. Canadian Implantable Defibrillator Study (CIDS): study design and organization. Am J Cardiol 1993;72:103F.

[x] Cappato R. Secondary prevention of sudden death: the Dutch Study, the Antiarrhythmics Versus Implantable Defibrillator Trial, the Cardiac Arrest Study Hamburg, and the Canadian Implantable Defibrillator Study. Am J Cardiol 1999;83:68D.

AAD,抗心律失常药物;CABG,冠状动脉搭桥;CHF,充血性心衰;CRT,心脏再同步化治疗;ICD,植入性心脏转复除颤器;LVEF,左心室射血分数;MI,心肌梗死;NSVT,非持续性室性心动过速;NYHA,纽约心功能分级;PM,起搏器;SAECG,信号平均心电图。

特殊类型的室性心动过速

目前已经发现数种特殊类型的室性心动过速，其分类主要根据心电图表现、电生理特点、特殊的临床表现及遗传学特性(见第33章)。这些不同类型的室性心动过速常常有其不同的预后及对不同治疗方法的反应。

心肌病相关室性心动过速

见第61、77和78章。

缺血性心肌病

既往有心肌梗死病史的患者存在发生室性心动过速的风险[9]。陈旧性心肌梗死患者室性心动过速的发生机制是折返，和梗死区域的瘢痕有关，尤其是梗死边缘区或其他有传导阻滞的瘢痕区(见第34章)。因此，此类室性心动过速多表现为单形性室性心动过速；但有时因折返出口位置变化、相同环路的折返方向发生反转或梗死瘢痕中存在其他折返环路等原因，可出现多种形态的室性心动过速。缺血性心脏病相关的多形性室性心动过速或室颤常见于急性缺血或梗死。

缺血性心脏病患者的室性心动过速治疗与前文中推荐的治疗方式相同。通常，应该植入ICD以预防室性心动过速导致心脏性猝死的发生，尤其是左心室功能降低的患者。这类患者发作单形室性心动过速通常可被ICD中起搏程序终止。对于左心室功能正常且血流动力学稳定的患者，最佳的长期治疗仍有争议。治疗上可选择抑制室性心动过速发作的抗心律失常药物治疗(如胺碘酮)、ICD植入、抗心动过速起搏以及消融。晚近对陈旧性梗死瘢痕相关的室性心动过速选择新的消融治疗方案可提高疗效[10]，但因折返环路较多故术后复发率高，消融通常仅用于难治性室性心动过速或患者耐受较好的室性心动过速(见第36章)。外科心内膜切除瘢痕区也是治疗陈旧性心肌梗死引起的难治性室性心动过速的有效方法。有少量研究发现，对于药物治疗或消融治疗无效的复发性室性心动过速或室性心动过速风暴患者，行心脏去交感神经治疗有效。

非缺血性心肌病

扩张型和肥厚型心肌病都可能增加室性心动过速和心源性猝死的发作风险(见第77章)。程序性刺激诱导室性心动过速对于识别高危患者并不可靠。由于难以预测心脏性猝死的风险及对抗心律失常药物的反应，对扩张型心肌病合并危及生命的室性心律失常患者，推荐用ICD治疗(见表39.3)束支折返可能为该类患者中某些室性心动过速形成的机制，可通过消融右束支进行治疗。对于难治性或反复发作室性心动过速的患者，除植入ICD外，消融治疗是一种有效的辅助方式，但常常需要从心外膜消融[10]。

肥厚型心肌病

当肥厚型心肌病患者存在晕厥、一级亲属中有猝死家族史、室间隔厚度大于3cm或24小时心电图记录中存在非持续性室性心动过速时，其发生心脏性猝死的风险增加(见第78章)。而短暂、偶发非持续性室性心动过速的无症状或症状轻微的患者死亡率较低。利用电生理检查的方法对室性心律失常及心脏性猝死的发生进行危险分层的方法存在争议，且电生理检查尚无法可靠地识别猝死高危人群。胺碘酮对某些症状轻微的非持续性室性心动过速患者有效，但无法改善这些患者的生存。室间隔酒精消融和室间隔切开或部分切除术可缓解流出道压力阶差，但是否能减少室性心律失常尚不能肯定。目前尚无公认的方法可根据室性心动过速对肥厚型心肌病患者进行危险分层。对于有心脏性猝死高危因素的患者或存在持续性室性心动过速或非持续性室性心动过速发作频繁的患者，建议行ICD治疗[11]。

致心律失常性右心室心肌病

致心律失常性右心室心肌病(arrhythmogenic right ventricular cardiomyopathy，ARVC)，又称致心律失常性右心室发育不良(arrhythmogenic right ventricular dysplasia，ARVD)，是一种多基因遗传性疾病，主要导致右心室纤维脂肪浸润，但也可累及左心室，以左心室后壁为主(见第33章，77章)。其病因与多种编码细胞桥粒蛋白(包括斑珠蛋白、桥粒蛋白、血小板亲和蛋白、桥粒芯蛋白和桥粒胶蛋白)的基因突变相关，但仅有50%左右患者发生此类突变[12]。可有右心衰或无症状性右心室扩大。男性患者居多，多数在超声心动图、右心室造影或MRI检查中发现右心室异常，但这种异常在初步评估时可能并不明显。ARVC患者的室性心动过速通常具有左束支传导阻滞图形(因为心动过速起源于右心室)，并且可能具有多种形态(包括与流出道室性心动过速一致的形态)。窦性心律的心电图表现为完全或不完全性右束支传导阻滞和V_1-V_3导联T波倒置。存在室内传导阻滞时，QRS波终末端可出现切迹(即ε波)。由于右心室传导迟滞，信号平均心电图可出现相应的异常表现(图39.8A)。

致心律失常性右心室心肌病是心脏看似正常的儿童、青年人及老年人发生室性心律失常的重要原因。最初的检查结果可能仅表现为轻微异常或与流出道室性心动过速相仿，表现为心动过速但无右心功能不全的症状。致心律失常性右心室心肌病常难以确诊，因为根据疾病的分期和严重程度，在几个测试中都有非特异性的发现，且仅有约50%的病例存在桥粒突变，遗传性状的外显率低。因此，致心律失常性右心室心肌病的诊断需符合致心律失常性右心室心肌病指南的标准，为确定诊断检查的作用和特异度提供指导[13](表39.4)。由于疾病不断进展且预后不良，尤其是某些患者难以耐受室性心动过速导致晕厥或猝死，故通常认为ICD优于药物治疗。可尝试射频导管消融，但通常需要对多种形态的室性心动过速进行消融以及进行广泛的基质消融改良，以消除所有潜在的折返环[7,13]。由于大部分折返环路和瘢痕位于心外膜表面，因此通常需要进行心外膜消融。

法洛四联症

法洛四联症行矫正术后的患者数年后可发生严重的慢性室性心律失常(见第75章)。矫正术后的持续性室性心动过速可由右心室流出道手术部位的折返引起，可通过手术切除或对该部位行导管消融治愈。信号平均心电图可见异常。发生室性心动过速和残余右心室流出梗阻时可出现心排血量下降，并导致室颤。在某些患者中，肺动脉瓣关闭不全加重和右心室扩大可触发室性心动过速，肺动脉瓣置换同时流出道的冷冻消融可消除心动过速。

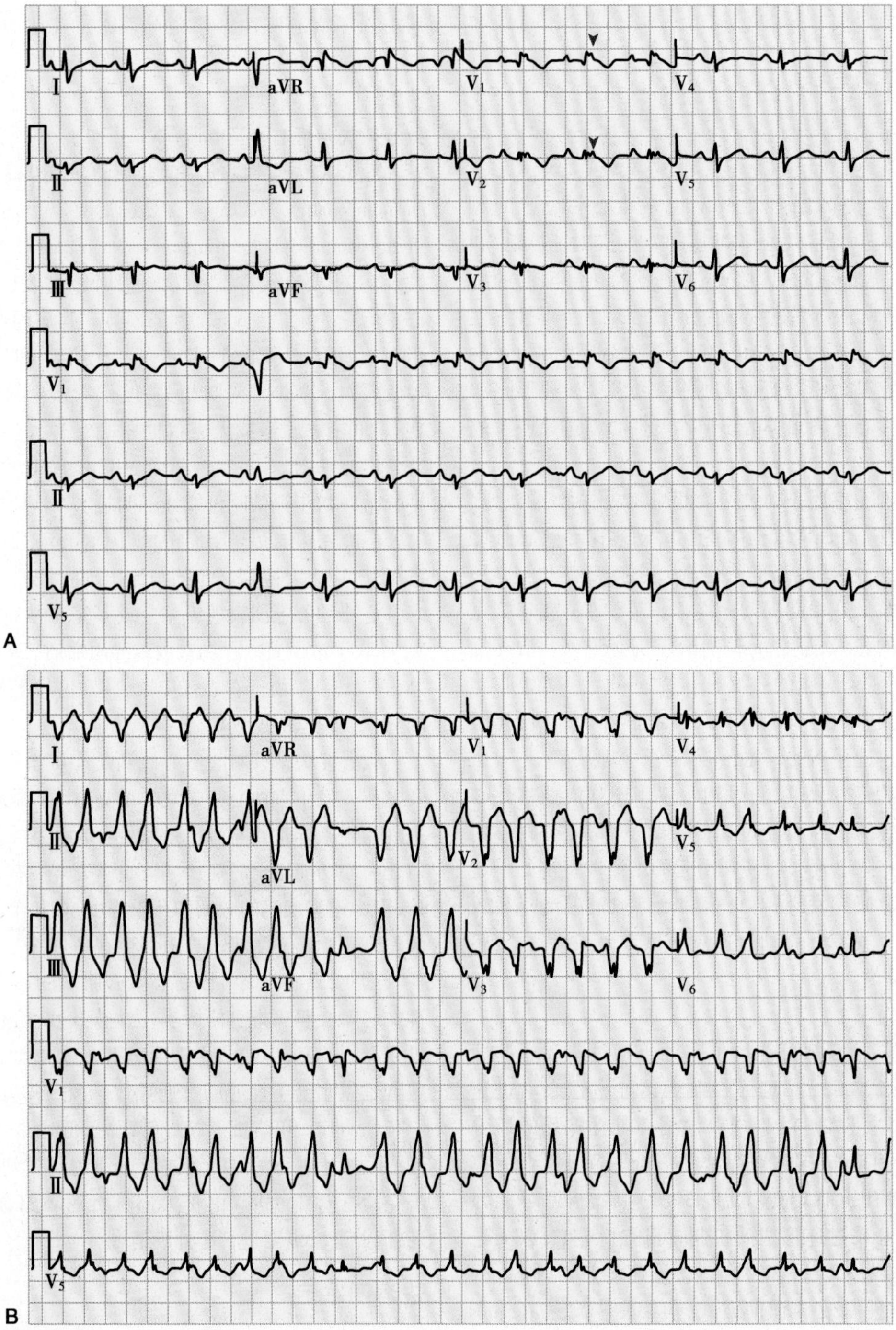

图 39.8 A，致心律失常性右心室（RV）心肌病（发育不良）患者的正常窦性心律。V_1 和 V_2 导联中的箭头所指为右心室晚期活动波，即 ε 波。B，同一患者发生室性心动过速的心电图

表 39.4 致心律失常性右心室(RV)心肌病的诊断标准

确诊	2个主要标准或 1个主要标准加2个次要标准或 4个不同类别的次要标准
临界	1个主要的和1个次要的标准或 3个不同类别的次要标准
可疑	1个主要标准或 2个不同类别的次要标准
1. 全心或局部功能障碍及结构改变	
主要标准	二维超声心动图: 右心室局部运动消失,反向运动*,或动脉瘤和以下1条(舒张末期): 胸骨旁长轴右心室流出道≥32mm(体型调整后胸骨旁长轴/体表面积≥19mm^2) 胸骨旁短轴右心室流出道≥36mm(体型调整后胸骨旁短轴/体表面积≥21mm^2) 射血分数≤33% 磁共振成像: 右心室运动消失或反向运动或右心室收缩运动不同步加以下1项: 右心室舒张末容积/体表面积≥110mm/m^2(男)或者≥100mm/m^2(女) 右心室射血分数≤40% 右心室造影: 右心室运动消失,反向运动,或存在动脉瘤
次要标准	二维超声心动图: 右心室运动消失或运动障碍及以下1项(舒张末期): 胸骨旁长轴右心室流出道≥29mm并<32mm(体型调整后胸骨旁长轴/体表面积≥16mm/m^{2}且≤19mm/m^2) 胸骨旁短轴右心室流出道≥32mm并<36mm(体型调整后胸骨旁短轴/体表面积≥18mm/m^{2}并<21mm/m^2) 射血分数>33%并≤40% 磁共振成像: 右心室运动消失或反向运动或右心室收缩运动不同步加以下1项: 右心室舒张末容积/体表面积≥100并<110mm/m^2(男)或≥90并<100mm/m^2(女) 右心室射血分数≤45%并>40%
2. 心室壁的组织学特征	
主要标准	形态学分析提示残余心肌细胞<60%(或肉眼估计<50%),在≥1份标本中右心室游离壁有纤维细胞替代心肌细胞,在心肌内膜活检中伴或不伴脂肪组织替代
次要标准	形态学分析提示残余心肌细胞占60%~75%(或肉眼估计50%~65%),在≥1份标本中右心室游离壁有纤维细胞替代心肌细胞,在心肌内膜活检中伴或不伴脂肪组织替代
3. 复极异常	
主要标准	大于14岁患者其右心前区导联(V_1、V_2、V_3)或更多导联的T波倒置(无完全性右束支传导阻滞时QRS≥120ms)
次要标准	大于14岁患者其V_1、V_2导联T波倒置(无完全性右束支传导阻滞)或V_4、V_5、V_6导联T波倒置 大于14岁患者其V_1、V_2、V_3和V_4导联T波倒置且有完全性右束支传导阻滞
4. 除极/传导异常	
主要标准	右心前区导联(V_1~V_3)中有ε波(QRS波终末端与T波之间可激发出低振幅信号)
次要标准	信号平均后的QRS间期(fQRS)≥114ms QRS终末电压≤40μV的持续时间(低幅度信号持续时间)≥38ms QRS终末40ms时电压的均方根≤20μV 终末QRS激动持续时间≥55ms(其测量是从没有完全性右束支阻滞的V1、V2和V3导联的S波的最低点到QRS波终点,也包括R′波)

续表

5. 心律失常	
主要标准	非持续性或持续性室性心动过速,呈左束支传导阻滞图形,电轴向上(QRS 波在Ⅱ、Ⅲ、aVF 导联负向或模糊,在 aVL 导联正向)
次要标准	非持续性或持续性右心室流出道室性心动过速,左束支传导阻滞图形,且电轴向下(QRS 波在Ⅱ、Ⅲ和 aVF 导联中呈正向,在 aVL 导联中负向)或电轴未知 24 小时 Holter 中记录到> 500 个室性期前收缩
6. 家族史/遗传	
主要标准	一级亲属中确认 ARVC/D,符合现行专家共识标准 在一级亲属尸检或手术病理证实有 ARVC/D 评估对象中有与 ARVC/D 相关或可能与 ARVC/D 相关的致病突变
次要标准	一级亲属中有 ARVC/D 史,但是没有或无法按照现行专家共识标准确定 一级亲属疑似 ARVC/D 致早发性猝死(<35 岁) 病理或按照现行专家共识标准确定二级亲属中有 ARVC/D

* 运动减弱并未纳入本标准,且后续提出的"右心室室壁运动异常的定义"的修改准则中也不包括运动减弱。

† 致病性突变是一种与 ARVC/D 相关的 DNA 改变,它可改变或预期可改变编码蛋白,在大型非 ARVC/D 对照群体中没有或很罕见,这种突变可以改变或预测改变蛋白的结构或功能,也可能与一个确定的系谱中已经证实的疾病表型有关。

ARVC/D,心律失常/心肌病/发育不良;aVF,加压单极左脚导联;aVL,加压单极左臂导联;BSA,体表面积;LBBB,左束支传导阻滞;PLAX;胸骨旁短轴切面;RBBB,右束支传导阻滞;RVOT 右心室流出道;VT,室性心动过速。

引自 Marcus FI,McKenna WJ,Sherrill D,et al. Diagnosis of arrhythmogenic right ventricular cardiomyopathy/dysplasia:proposed modification of the task force criteria. Circulation 2010;121:1533.

遗传性心律失常(见第 33 章)

儿茶酚胺敏感性多形性室性心动过速

儿茶酚胺敏感性多形性室性心动过速(catecholaminergic polymorphic VT,CPVT)是一种罕见的遗传性室性心动过速,无明显的结构性心脏病[14-17]。据证实,该病的病因为细胞内钙调控的基因编码蛋白发生突变[18]。患者通常有晕厥或心搏骤停,反复发生应激诱导的双向性室性心动过速。这些患者无结构性心脏病且 QT 间期正常。约 30%的病例中有猝死或应激性晕厥家族史。在运动期间,典型的反应为先出现窦性心动过速和室性期前收缩,随后出现单形性或双向性室性心动过速,随着运动继续,最终导致多形性室性心动过速(图 39.9)。尽管除 β 受体阻滞外可能会有新的突破,但目前治疗推荐 β 受体阻滞剂[11]和植入 ICD,但尽管应用 β 受体阻滞剂,还可能发作。有少数病例报告,左侧或双侧交感神经切除术治疗有效(见第 99 章)。此外,利用氟卡尼特抑制兰尼碱受体介导的钙释放在临床取得一些成功[11]。应当指导 CPVT 患者避免剧烈运动。

尖端扭转型室性心动过速

心电图特征

尖端扭转型室性心动过速(torsades de pointes,TdP)一词是指 QRS 波群振幅围绕等电位线扭转,频率 200~250 次/min 的一种室性心动过速(图 39.10A)。TdP 最初报告见于完全性心脏阻滞引起的心动过缓时。TdP 通常是指一种综合征,而不仅仅是指心电图上的心动过速时特殊的 QRS 波群,其特征是心室复极延长,通常 QT 间期大于 500 毫秒。U 波高耸与 T 波融合,但这些特征性表现的意义尚不清楚。异常复极可仅出现在部分心搏中或表现不显著,甚至仅在 TdP 发作前的心搏明显(即,室性期前收缩后出现)。继发性 TDP 之前通常出现长短 R-R 间期序列。相对较晚的室性期前收缩可落在长 T 波的末期,进而引发一阵连续室性心动过速,QRS 波峰依次出现在等电基线一侧,然后转向另一侧,形成 QRS 波的形态与振幅连续性、渐进性变化的典型扭转状。TdP 可随着心动周期的逐渐延长以及更宽大畸形的 QRS 波出现而终止,最终可转复为基本心律、出现短暂的室性停搏,然后再次发生 TdP 或室颤。

尚有一种少见的 TdP 类型,为短偶联间期的尖端扭转性室性心动过速。这是一种恶性疾病,死亡率高,其发作特征与特发性室颤相似。这种室性心律失常发作常由间期较短的室性期前收缩引发,发作前无停搏或心动过缓。室性心动过速发作在形态上与尖端扭转性室性心动过速相似,患者通常无 QT 间期延长,无论自发还是程序电刺激所致,一般将其归为多形性室性心动过速,而非尖端扭转型室性心动过速。这种区分具有重要的治疗意义(见下文)。

电生理特征

尖端扭转型室性心动过速的电生理机制尚不完全清楚。多数研究数据表明,早期后除极(early afterdepolarization,EAD)是导致长 QT 综合征和尖端扭转型室性心动过速的原因或者至少是其发病的原因(见第 34 章)。发作的维持可由触发活动、由早期后除极引起复极离散导致的折返或自律性异常引起。然而,目前多数学者认为跨壁折返最可能是其维持机制。

临床特征

虽有许多易感因素被提出,但尖端扭转性最常见的原因是严重的先天性心动过缓、低钾以及使用致 QT 延长的药物,如ⅠA 类或Ⅲ类抗心律失常药物。已有 50 余种药物被报告可致 QT 间期延长。尖端扭转型室性心动过速的临床特征取决于其是由获得性还是先天性(特发性)长 QT 综合征引起的(见下文)。与其他室性心动过速一样,其心动过速的症状取决于其发作时的心率和持续的时间,从心悸到晕厥和死亡都可发生。女性比男性更易患尖端扭转型室性心动过速,其原因可能是女性 QT 间期较男性长。

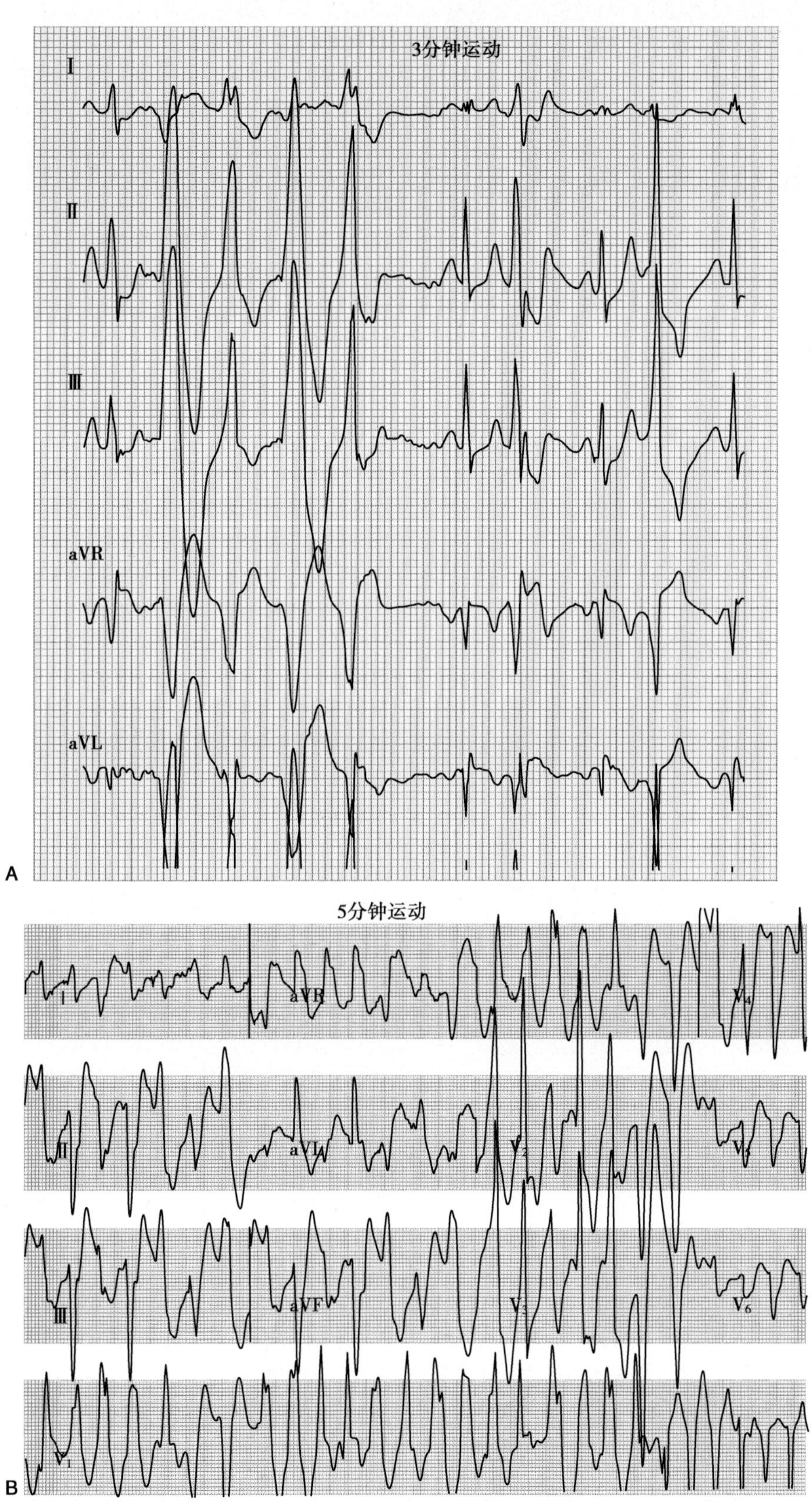

图 39.9　儿茶酚胺敏感性多形性室性心动过速患者运动平板试验中的心电图。A，在运动的早期阶段，出现短阵多形性室性心动过速和室性期前收缩。B，进一步运动，出现双向性室性心动过速

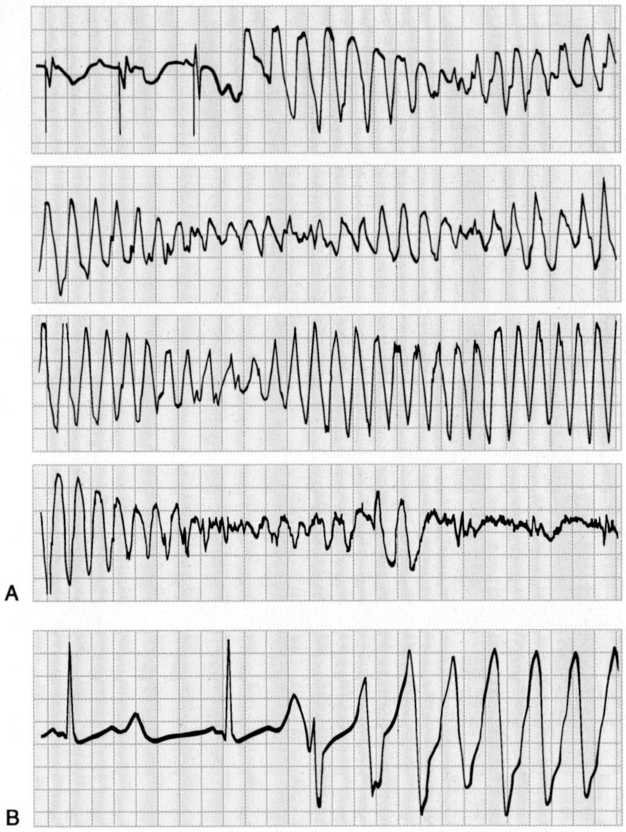

图 39.10 尖端扭转型室性心动过速。A，监护导联连续记录。由于存在Ⅱ度Ⅱ型房室传导阻滞，已植入按需心室起搏器(VVI)。经胺碘酮治疗复发的室性心动过速后，QT间期延长(起搏心律中约640毫秒)，尖端扭转型室性心动过速发作。在这段记录中，心动过速自行终止，且恢复为起搏的心室节律。注意心电图最后记录到运动伪差，此时患者出现意识丧失。B，一例先天性长QT综合征青年男性患者的心电图。窦性心律时的QTU间期至少600毫秒。注意第一个和第二个心搏中TU波的电交替。一个较晚的期前收缩发生在TU波的降支，引起室性心动过速的发作

治疗

多形性室性心动过速的治疗方法取决于它是否存在QT间期延长。由于实际应用时，心动过速的机制根据是否存在长QT间期而有所不同，因此有必要将尖端扭转型室性心动过速定义限定为在基础心搏时QT间期或U波延长的典型的多形性室性心动过速。在所有尖端扭转型室性心动过速患者中，给予ⅠA类、某些ⅠC类和Ⅲ类抗心律失常药物(例如，胺碘酮、多非利特、索他洛尔)可进一步延长QT间期而加重心律失常。推荐静脉注射镁剂作为获得性TdP的初始治疗，继以临时心室或心房起搏治疗。异丙肾上腺素可用于增加心率，直到心率正常。但由于异丙肾上腺素可能加重心律失常，故谨慎使用。可以尝试利多卡因、美西律、苯妥英钠。如果可能，应该确定和纠正长QT的原因。当QT间期正常时，应该诊断类似TdP的多形性室性心动过速，可给予标准的抗心律失常药物治疗。对于介于两者之间的患者，临床特征有助于判断是否需要应用抗心律失常药物治疗。先天性长QT综合征引起的尖端扭转性室性心动过速可给予β受体阻滞剂、起搏和植入式除颤器治疗(见下文)。近亲的心电图有助于诊断临界状态的长QT综合征。

长 QT 综合征

心电图特征

通常认为，心率校正后的QT间期(QTc)正常上限为0.44秒(见图39.10B)。但实际上QTc正常值可能更长(男性0.46秒，女性0.47秒)，正常波动区间为平均值±15%。U波异常的机制及其与长QT综合征(LQTS)的关系尚不清楚。特发性LQTS患者发生致命性室性心律失常的风险可能与QTc间期长度有关，当QTc间期在500毫秒或更长时，后者的风险增加。心电图上的T波"隆起"提示存在LQTS，可能由早期后除极引起。独特的T波形态被认为是引起LQTS的特定基因型。

临床特征

长QT综合征可分为先天性和获得性。前者是一种家族遗传性疾病，可合并感觉神经性耳聋(Jervell and Lange-Nielsen综合征，常染色体隐性遗传)或正常听力(Romano-Ward综合征，常染色体显性遗传)。先天性LQTS是由一个或多个基因突变引起的遗传性离子通道病引起的[19,20](见第33章)。获得性患者也可能具有潜在的遗传易感性，其QT间期延长可由各种药物引起，如奎尼丁、普鲁卡因胺、N-乙酰卡尼、索他洛尔、胺碘酮、丙吡胺、吩噻嗪、三环类抗抑郁药、红霉素、喷他脒，以及一些抗疟药、西沙必利和普罗布考。其他原因包括电解质异常(例如，低钾血症、低镁血症)、液体蛋白饮食和饥饿、中枢神经系统病变、显著的缓慢性心律失常、心脏神经节炎和二尖瓣脱垂。更全面的列表在网站https://www.crediblemeds.org定期更新。

先天性LQTS患者可出现由尖端扭转型室性心动过速引起的晕厥，有时被误诊为癫痫。这类患者可发生猝死，约10%的儿科患者无先兆症状。某些患者可发生持续性室性心动过速甚至转变为室颤导致心脏性猝死。家族史中有早发猝死或晕厥的LQTS患者，其心脏性猝死风险增加。运动，特别是游泳和情绪压力似乎是LQT1型的触发因素，而在LQT3型中，致命的心脏事件多在休息或睡眠时发生。LQT2型患者多在情绪紧张或突然的噪声(如电话或闹钟)出现时发生不良事件(见第33章)。

运动试验可使QT间期延长并产生T波电交替，后者提示心脏电不稳定。当先证者出现症状时，所有家庭成员应进行心电图检查。在长QT综合征中，心室期前收缩电刺激一般不能诱发心律失常，而EPS通常对诊断无益。

治疗

对于有LQTS但无晕厥、复杂室性心律失常、SCD家族史或QTc间期大于500毫秒等因素的患者，一般不建议使用β受体阻滞剂进行治疗。无症状的患者，若有复杂室性心律失常，有早期心脏性猝死家族史或QTc间期大于500毫秒，则推荐使用最大耐受剂量的β受体阻滞剂，如纳多洛尔。可植入永久性起搏器以防止导致TdP发生的心动过缓或长间歇。对于发生晕厥或心搏骤停患者，建议植入ICD且应同时使用β受体阻滞剂治疗。ICD对这些患者有益，不仅是因为其具有除颤功能，还因为其能够持续起搏以预防心动过缓引起的TdP以及其特殊算法防止室早后长间歇。在没有晕厥但QT间期较长且有SCD家族史的患者中植入ICD仍存在争议，但在某些高危患者中仍然是推荐的(见第36章)。

左侧颈胸交感神经节切除术阻断星状神经节和前3或4个胸神经节可能是有帮助的，可以通过胸腔镜完成。对于先天LQTS患者先前禁止参加体育竞赛的建议已经放宽[21,22]。对于获得性LQTS合并尖端扭转型室性心动过速的患者，静脉注射镁剂和心房

或心室起搏是患者的首选。必须避免使用促发病情加重的药物。

短 QT 综合征

一种由短 QT 间期引起的遗传综合征,可增加因室颤导致猝死的风险,可能是引起"特发性室颤"的病因之一。短 QT 综合征(short-QT syndrome,SQTS)患者也容易发生房颤。研究发现,某些基因异常与短 QT 综合征相关,多数为导致长 QT 综合征相同的基因功能获得性突变(见第 33 章)。专家共识推荐短 QT 综合征的诊断标准为 QTc 小于等于 330 毫秒,或 QTc 小于等于 360 毫秒,且至少有一个临床标准:存在致病性基因突变;40 岁之前有确诊短 QT 综合征或有心脏性猝死家族史;无结构性心脏病的室性心动过速/室颤幸存者[14]。在许多短 QT 综合征患者中,QT 间期不随心率变化,因此传统的 QT 间期校正公式可能不适用于这些患者。仅心电图提示短 QT 间期但没有心脏性猝死家族史、晕厥史、心悸或房颤病史患者,其心脏性猝死的风险不一定增加;同样,一些患者存在已知 SQTS 相关基因突变而 QT 间期在正常下限。短 QT 综合征患者心电图常表现为持续的短 QT 间期,ST 段缩短或消失,心前区导联 T 波高尖。但需排除继发因素,如高钾血症、高钙血症、高热、酸中毒和洋地黄中毒。

目前认为植入 ICD 为有症状的 SQTS 患者预防心脏性猝死的首选治疗方法。另有报道称,可延长不应期的抗心律失常药物治疗对某些患者有效。特别是奎尼丁对 HERG (*KCNH2*)基因存在功能获得性突变的患者有效。

J 波综合征

J 波,也称 Osborn 波,是心电图中 QRS 波与 ST 段的结合点。低体温和高钙血症时 J 波会更明显。目前认为,自发性 J 波增大(以往认为是良性的),发生室性心律失常的概率增高(包括多形性室性心动过速和室颤)[24]。J 波综合征是一种病理性早期复极易诱发室性心律失常的综合征,包括 Brugada 综合征(Brugada syndrome,BrS)和早期复极综合征(early repolarization syndrome,ERS)。BrS 和 ERS 有几个共同特征:男性高发(70%~80%);首次发病的平均年龄为 40~60 岁;心电图的异常表现通常有动态改变,使用钠通道阻滞剂和发热时异常表现会更加明显;室颤常发生在睡眠中并可由短偶联间期室性期前收缩触发;与 ATP-钾离子通道获得功能突变或钠通道或钙通道功能缺失性突变相关(见第 33 章)。这两种综合征的主要区别在于受影响最严重心肌的区域范围不同,因此可以在心电图中看到 J 波异常。BrS 主要影响右心室流出道,因此心电图表现在 V_1-V_3 导联。而 ERS 影响左心室游离壁,因此心电图变化体现在 Ⅰ、Ⅱ、Ⅲ、aVF、aVL 及 V_4-V_6 导联。此外,BrS 患者发生房颤、心脏结构异常(主要是右心室)和信号平均心电图出现晚电位的发生率更高(这些表现有时会使 BrS 和 ARVC 难以鉴别)。

J 波综合征的确切机制尚不完全清楚。大多数证据表明,由于 I_{to} 的跨壁分布异常,在心外膜中存在的动作电位下降(由 I_{to} 引起)的跨壁梯度异常,而心内膜未受影响(见第 35 章)。室性心动过速、室颤在这些患者中的发生机制可能是由于这种复极梯度导致的 2 相折返。然而,至少在 BrS 中,传导减慢也可能起作用。

Brugada 综合征

Brugada 综合征的特征为患者的心电图存在右束支传导阻滞和心前区导联 ST 段抬高,但通常没有结构性心脏病的证据[24,25](图 39.11)(见第 33 章)。Brugada 综合征常见于貌似健康的东南亚年轻人,但也存在于世界其他各地区和民族中。根据心电图 V_1-V_3 导联表现分为 1 型、2 型或 3 型(表 39.5)。将右胸导联放置于在第二或第三肋间隙("高导联")可以提高对 1 型的检测灵敏度。只有 1 型是可做出诊断的 Brugada 综合征。心电图的特征表现可以是暂时性的,在无 Brugada 综合征的患者心电图中也能发现轻微的类似变化,所以就诊时难以捕获自发的特征性 1 型 Brugada 综合征的心电图表现,而难以诊断型 1 型 Brugada 综合征。2013 年遗传性心律失常专家共识[14]和 2015 年欧洲心脏病学会室性心律失常管理指南[7]提出,放置在第二、第三或第四肋间隙的一个或多个右心前区导联 ST 段自发性或使用Ⅰ类抗心律失常药物后抬高大于等于 2mm,即可诊断 Brugada 综合征。根据这些指南,2 型或 3 型 Brugada 综合征心电图改变只有在用药物诱发转换为 1 型时才有诊断意义。然而,由药物诱发的 1 型人群猝死相对风险较低,2016 年发布的 J 波综合征专家共识对诊断标准做出了修正:仅仅用Ⅰ类抗心律失常药物诱发的 1 型 ST 段抬高时,Brugada 综合征的诊断需要有一个额外的临床特点,如记录到室性心动过速或室颤、出现可能是心律失常相关性晕厥、45 岁前 SCD 家族史、1 型 Brugada 综合征的家族史或夜间濒死呼吸。

在 Brugada 综合征中应用额外风险分层的意义仍存在争议[26]。如临床中没有典型的 1 型心电图特征但怀疑 Brugada 综合征,应考虑使用Ⅰ类抗心律失常药物(普鲁卡因胺、氟卡尼、阿吉玛林或皮尔西卡尼)激发,引起心电图改变。对于自发性 1 型 Brugada 综合征的患者(无论患者是否有症状),药物激发试验则没有额外的诊断价值,故不建议使用。需排除其他原因导致的与 Brugada 1 型图形相似的 ST 段抬高(右束支传导阻滞、漏斗胸、左前降支或钝圆支闭塞、ARVC 等)。运用 EPS 进行患者危险分层评估的方法仍有争议,一些学者认为诱发 VT/VF 不能识别高危的 Brugada 综合征患者,而另一些学者则表明风险增加(尤其是应用较少的期前刺激)[27,28]。然而,对于有临床危险因素(心脏性猝死幸存者、自发性室性心动过速/室颤、晕厥等)的患者,即使 EPS 阴性结果也不能认为风险较低,而最近的共识声明认为无症状的 1 型 Brugada 型患者可进行 EPS[24]。如果这样的患者用 2 个或更少刺激能诱发室性心动过速或室颤,应该考虑植入 ICD。心电图有自发性 1 型 Brugada 综合征图形、有晕厥史、心室不应期小于 200 毫秒、QRS 有碎裂波是高危组的最佳预测指标[28]。*SCN5A* 突变占 BrS 病例的 18%~28%,电压门控钙通道(CACNA1C,CACNB2b,CACNA2D1)突变约占 13%。其他基因的各种突变如 I_{Na}(功能丧失)、I_{Ca}(功能丧失)、I_{to}(功能获得)或 I_K 也参与调节。ATP(功能获得)的报道很少。基因检测可能对风险分层没有帮助,但如果存在可识别的致病突变,它可能对家族筛查有帮助(见第 33 章)。

对于 SCD 幸存者或伴有自发性 VT/VF(Ⅰ类适应证)或有晕厥史(Ⅱa 类)的 BrS 患者,需要植入 ICD[7]。ICD 植入可考虑用于 1 型 BrS 心电图且用 2 个或更少期前收缩刺激能诱发 VT/VF 的患者[24]。右心室流出道前壁心外膜的消融可能通过消除右心室流出道富含 I_{to} 的区域,使心电图正常并抑制 VT 发生[29]。对于经常发生 ICD 放电的患者,可考虑消融治疗(Ⅱb 类)[7,24]。奎尼丁可以使心电图正常化并抑制 VT 发生,可能是通过阻断非钙依赖的短暂外向钾电流(I_{to})或晚钠电流发挥作用。奎尼丁对已经植入 ICD 但 VT/VF 频繁发作甚至发生 VT/VF 风暴的患者有效(Ⅱb 级)[7,24,30],也可能对有植入 ICD 适应证但患者拒绝植入或有其他禁忌证无法植入的患者有用(Ⅱa 类)[7,24]。对于 Brugada 综合征继发室性心动过速风暴的患者,低剂量异丙肾上腺素也能有效

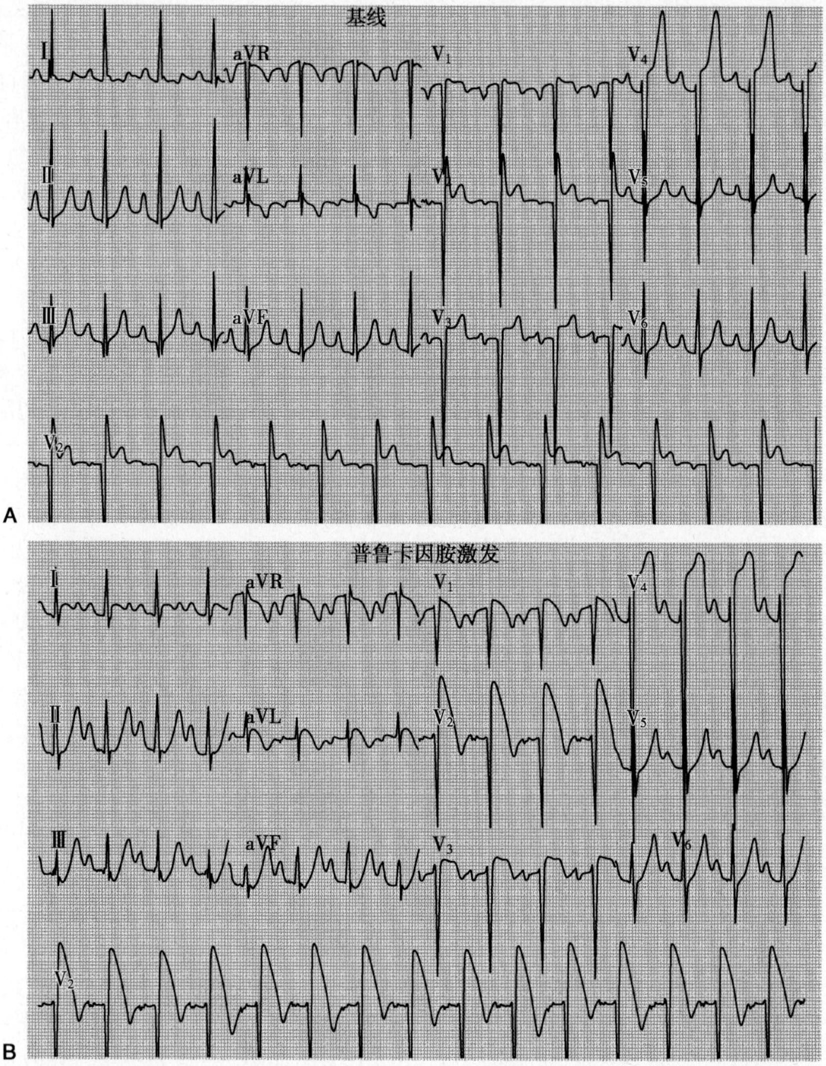

图 39.11 A，Brugada 综合征患者 12 导联心电图。心电图的特征是在 V_1-V_3 导联中有一个右束支传导阻滞图形和持续的 ST 段抬高。心电图显示 2 型 Brugada 图形，“鞍背”状 ST 段抬高大于 1mm，V_1 T 波为双向（V_2-V_3 正向）。B，予普鲁卡因胺激发后，心电图改变较明显，ST 段升高，心电图表现为 1 型，ST 升高为下倾斜，凹面向上，V_1-V_3 为负向 T 波

表 39.5 Brugada 综合征的心电图特征

	1 型	2 型	3 型
J 波振幅	≥2mm	≥2mm	≥2mm
T 波	负向	正向或双向	正向
ST 段形态	凹陷形	马鞍状	马鞍状
ST 段（末端）	下斜形	抬高≥1mm	抬高<1mm

引自 Wilde AAM，Antzelevitch C，Borggrefe M，et al. Proposed diagnostic criteria for the Brugada syndrome：consensus report. Circulation 2002；106：2514.

抑制心律失常。对于确诊或疑似 Brugada 综合征的患者，应积极治疗发热，避免使用可能引发 Brugada 综合征的药物（见 http://www.brugadadrugs.org/avoid/）。

早期复极综合征

大多数早期复极的患者并没有发生室性心律失常的危险。然而，在有心搏骤停史或记录到室性心动过速或室颤患者，若心电图下壁和/或侧壁导联中出现早期复极表现，可诊断早期复极综合征。早期复极定义为窄 QRS 的（QRSd<120 微秒）心电图中两个或两个以上相关的导联（除 V_1-V_3）存在 J 波（QRS 末端切迹）或 J 点抬高（高大 R 波的下斜支顿挫）大于 0.1mV，伴或不伴 ST 段抬高[24,31]。其鉴别诊断与 Brugada 综合征相似，包括幼年型 ST 段、应激性心肌病、低体温、低钙血症、心包疾病、心肌肥厚和心肌缺血。早期复极综合征与 Brugada 综合征有许多相同的特征，虽然已发现的早期复极综合征相关的基因突变更少一些，但这些突变基因似乎与 BrS 的突变基因相似（见第 33 章）。

对于早期复极心电图的患者，目前尚无危险分层策略。电生理检查似乎对风险分层无益。症状（心搏骤停、自发性室性心动过速/室颤、可能由心律失常导致的晕厥）、SCD 家族史、同时存在 Brugada 波或短 QT 似乎是风险的最强预测因子。治疗方法与 BrS 相似。有症状的患者（心搏骤停、自发性室性心动过速/室颤或心律失常导致的晕厥）应植入 ICD。奎尼丁和异丙肾上腺素可用于治疗复发、频发的室性心动过速/室颤。对于无症状的患者，心电图提示早期复极综合征且有年轻 SCD 家族史的，可以考虑采用 ICD 植入术[24]。

特发性室性心动过速

特发性室性心动过速是指在无结构性心脏病或冠心病的患者中的单形性室性心动过速。当出现多种室性心动过速形态时，应怀疑其他疾病，如致心律失常性右心室心肌病。特发性室性心动过速基于室性心动过速发生的位置不同而有 3 种特征性心电图表现，分别是流出道室性心动过速、瓣环室性心动过速和分支室性心动过速。无结构性心脏病的所有形式的特发性单形性室性心动过速的预后都很好。这种室性心动过速容易被消融，对药物治疗反应良好。单形性特发性室性心动过速可根据解剖位置分为几种类型[32]。特发性室性心动过速的位置通常可以从 12 导联心电图 QRS 波的形态判断(见表 39.1)。

流出道室性心动过速

右心室流出道(right ventricular outflow tract，RVOT)室性心动过速约占特发性室性心动过速的 70%，左心室流出道室性心动过速占 10%~15%。两种类型，阵发性室性心动过速和反复性单形室性心动过速，似乎起源于右心室流出道(图 39.12 和图 39.13)或左心室流出道；然而，偶尔有少数流出道室性心动过速也可以呈持续性。极少数室性心动过速起源于肺动脉近端(略高于肺动脉瓣)或主动脉瓣尖。流出道室性心动过速特征性心电图表现为 V_1 导联呈左束支阻滞图形和额面电轴向下。右心室流出道起源室性心动过速的心电图特征包括心前区导联移行较晚(V_3 或更晚)和 V_1 和 V_2 导联 R 波较窄。左心室流出道起源室性心动过速的心电图特征包括在Ⅰ导联中存在 S 波、心前区导联 R 波移行较早(V_1 到 V_2)、V_1 或 V_2 导联有锯齿状 qrS 波，以及 V_1 和 V_2 导联 R 波较宽。

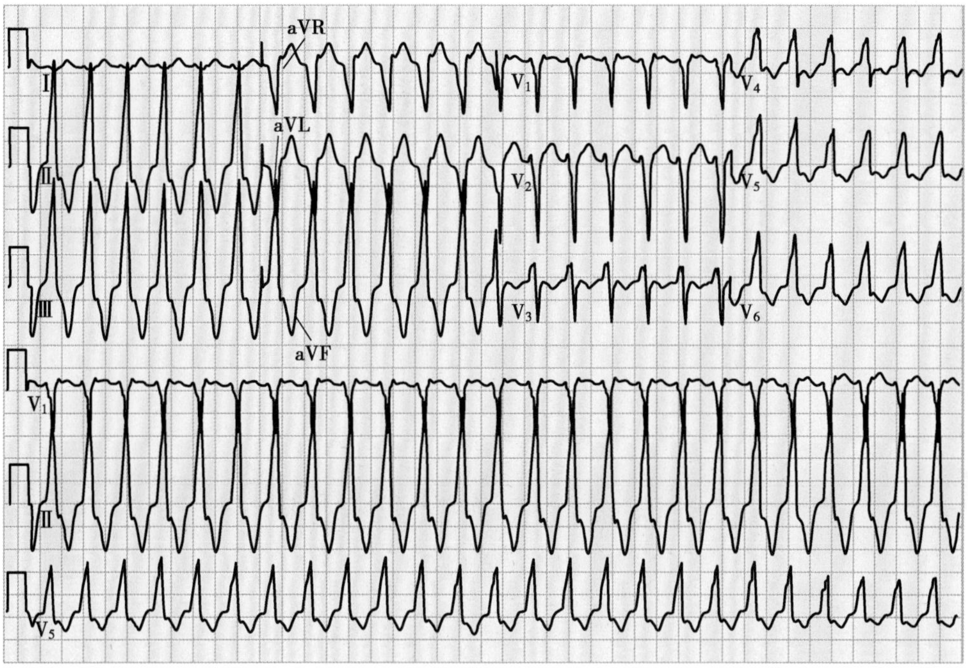

图 39.12 右心室流出道室性心动过速。此类心动过速的特征是 V_1 导联呈左束支阻滞图形，额面电轴向下

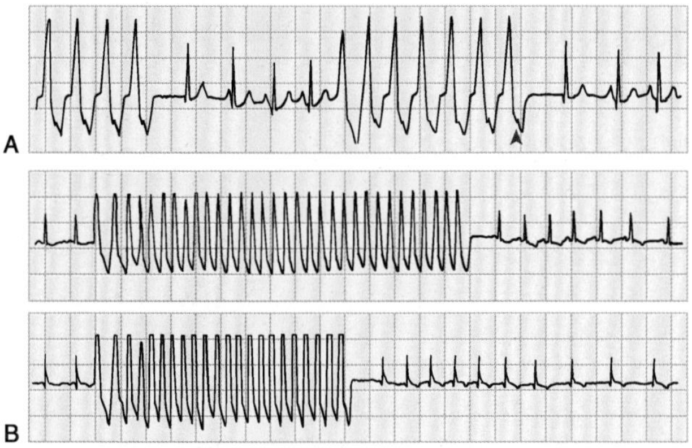

图 39.13 **A**，反复性单形性室性心动过速。窦性心律中频发短阵单形性室性心动过速(频率 160 次/min)。可能出现心房逆行夺获(箭头指向 ST 段上的小波形)，反复单形室性心动过速的最后一个波群的逆行 P 波通过正常通路下传产生一个具有正常形态的 QRS 波。**B**，匀齐的快频率(260 次/min)单形性室性心动过速。室性心动过速可能引起代偿性的交感神经反应，因为每次发作后均有短阵窦性心动过速发生，故可。窦性起搏点不稳定，因为交感神经变化导致 P 波形态变化

使迷走神经兴奋的方法包括使用腺苷，可以终止流出道室性心动过速；而运动、压力、注射异丙肾上腺素，和快速或期前收缩电刺激常常引发或维持心动过速。β 受体阻滞剂和维拉帕米也能抑制这种心动过速。阵发性室性心动过速发作多由运动或压力诱发，而反复性单形性室性心动过速发作则常在休息时发生，在非持续性心动过速之间出现几个窦性心搏，而非持续性心动过速可能是由短暂的交感活动增加引起的，而与劳累无关。在少数患者中，心动过速看似出现在右心室流入道或心尖。大多数流出道室性心动过速(右心室或左心室)患者预后良好。对于有症状患者的这种局灶性心动过速，射频导管消融可有效根除。在其他情况下，抗心律失常药物可能有效。

瓣环室性心动过速。起源于二尖瓣或三尖瓣环的室性心动过速，占特发性室性心动过速的5%~8%，在二尖瓣和三尖瓣之间分布相似。大多数情况下，它们都是反复性单形室性心动过速。对于二尖瓣环室性心动过速，典型心电图表现为右束支阻滞图形（移行区在V_1或V_2导联），V_6有S波，V_2~V_6导联为单相R波或Rs波。对于三尖瓣环室性心动过速，病灶一般起源于间隔区，因此心电图上典型的表现为左束支阻滞图形（V_1导联呈Qs波），心前区导联R波移行较早（V_3）。这些室性心动过速在预后和药物反应上与流出道室性心动过速相似。瓣环室性心动过速行导管消融成功率高。

分支室性心动过速（左心室间隔室性心动过速）。左间隔室性心动过速最常发生于左后隔，其前常记录到分支电位，有时称为分支性心动过速（图39.14）。心动过速最常起源于左后分支，也可起源于（或出口位于）左前分支。因为此类室性心动过速源于分支，心电图上表现通常具有快速的初始成分，类似于典型的左前分支阻滞（激动源于后侧分支）或偶尔表现为典型的左后分支阻滞（激动源于左前分支）。心动过速可被拖带，提示折返是一些心动过速的原因之一。维拉帕米或地尔硫䓬通常会抑制左间隔室性心动过速，而腺苷却很少有效，因此提示I_{Ca}电流可能起重要作用。这类室性心动过速中可能多种机制发挥作用，且参与机制不尽相同。一旦开始，心动过速就会发作并持续。左间隔室性心动过速可以由快速心房或心室起搏引发，有时也可由运动或异丙肾上腺素激发。预后一般良好。对有症状的患者，可采用射频导管消融有效根治。

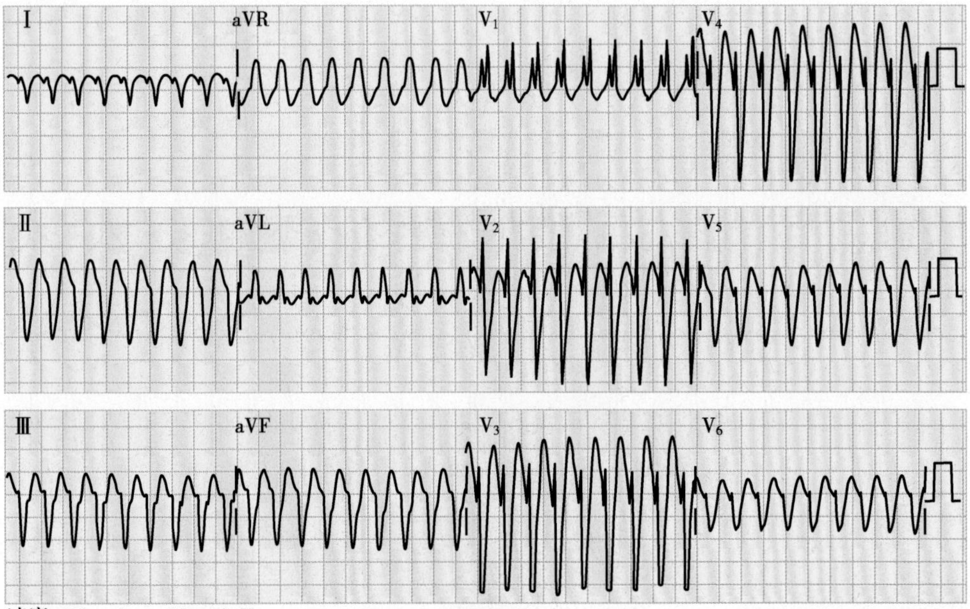

图39.14　左侧室间隔室性心动过速。心动过速以右束支阻滞图形为特征。在这个例子中，电轴右偏。通过电生理检查和消融定位室性心动过速起源于左后间隔

其他类型的特发性室性心动过速。其他一些少见的特发性室性心动过速也有报道。起源于乳头肌（起源于后乳头肌比起源于前乳头肌更为常见）的室性心动过速一般为局灶性起源，可具有多种形态，常由运动诱导（儿茶酚胺敏感），心电图表现可类似分支室性心动过速。然而，一般而言，乳头肌室性心动过速QRS波更宽。乳头状肌室性心动过速亦易于消融。

特发性室性心动过速也可以起源于心脏的十字交叉部位。从解剖学上看，这个区域是心中静脉和冠状静脉窦交汇处，位于心外膜。对于这种室性心动过速，通常需要经皮心外膜途径消融，可尝试从冠状静脉窦或心中静脉内进行放电；但室性心动过速也可以起源在后降支动脉附近。

特发性心室纤维性颤动。特发性室颤在院外室颤患者中约占1%~8%。除心律失常外，心血管检查正常。在电生理检查中罕见诱发单形性室性心动过速。其自然史尚不完全清楚，但有复发的报道。必须牢记，至少在一部分患者中这种特发性室颤以及特发性室性心动过速可能是心肌病的早期表现形式。特发性室颤与短QT综合征和J波综合征有重叠（见前文）。在某些情况下，短偶联间期的室性期前收缩可以触发室颤（图39.15）。在特发性室颤患者中，ICD是一种有用的治疗手段。消融触发室颤的短偶律间期的室性期前收缩（常常源于浦肯野纤维）可有效减少其复发。

双向型室性心动过速。双向型室性心动过速是一种少见型室性心动过速，其特征是QRS波群呈右束支传导阻滞图形，其极性在额面电轴从-60°至-90°之间到+120°至+130°之间形成固定的交替。心室率在140~200次/min之间。虽然这种心动过速的发生机制和发生部位仍有争议，但大多数证据都支持心室起源。

双向型室性心动过速可能是洋地黄中毒的表现，特别是在老年患者和严重的心肌病变者中。由洋地黄引起的心动过速，往往发生于毒性较高时，预后较差。随着洋地黄用量的减少，这种形式的室性心动过速已非常罕见。如果在未使用洋地黄的情况下观察到双向型室性心动过速，应考虑诊断儿茶酚胺敏感性室性心动过速（见图39.9）。

束支折返性室性心动过速。束支折返性室性心动过速有特征性的由束支形成折返环路所决定的QRS波形。具有左束支传导阻滞图形的QRS波群是最常见的形式，经左束支逆传和经右束支前传形成。额面电轴约+30°。相反方向的传导产生右束支阻滞图形。折返也可发生在左前分支和右后分支束之间。电生理学检查中，束支折返性室性心动过速始于临界的S2-H2间期或S3-H3间期延迟。束支折返性室性心动过速时的QRS波的H-V间期等于或大于窦性心律时正常传导的QRS波的H-V间期（图39.16）。

束支折返性室性心动过速是单形性持续性室性心动过速的一种，常见于结构性心脏病患者，如扩张型心肌病。由于心室传导延迟，通常在窦性心律时有宽大的QRS波。束支折返性室性心动过速偶尔也见于无心肌病变者。

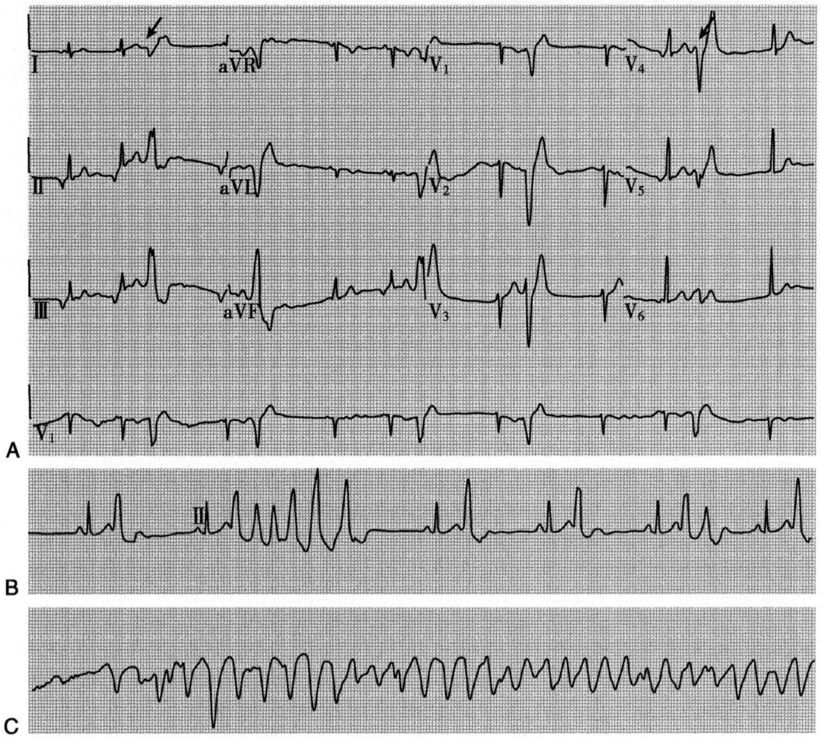

图 39.15 由短偶联间期的室性期前收缩引发室颤的患者心电图。A，心电图显示 T 波晚期常发生自发性短偶联间期的室性期前收缩。B，当发生心动过缓时，室性期前收缩发生在 T 波早期，并产生短暂的室颤。C，同一患者在短偶联间期的室性期前收缩后发生自发性室颤

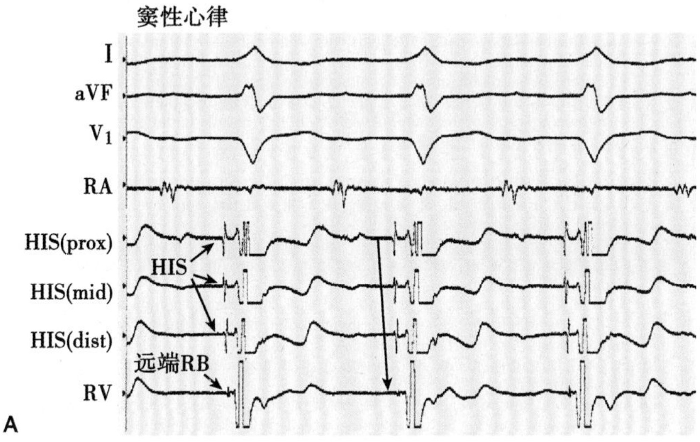

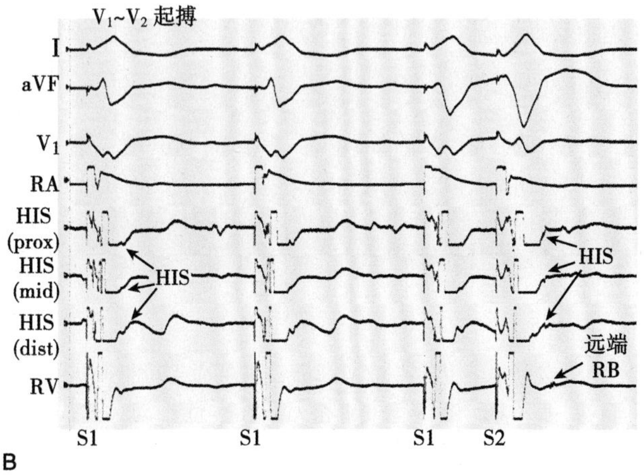

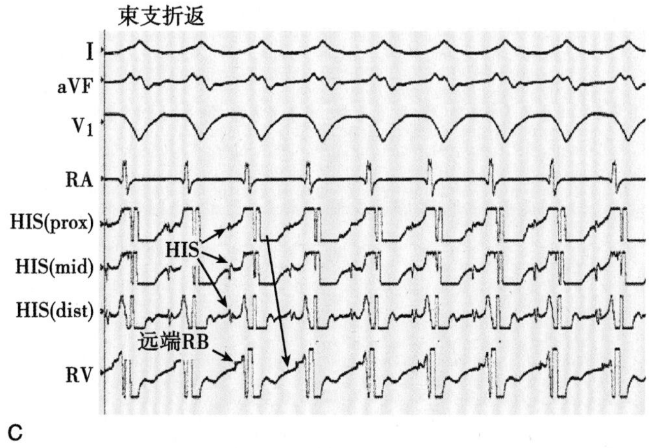

图 39.16 诱发出束支折返性室性心动过速的患者体表心电图和腔内电图。在图的左侧标注了导管位置。希氏束（HIS）导管位于记录位置的远端，右心室导管位于右心室，记录远端右束支电位。A，窦性心律时的希氏束电位和远端右束支电位（右心室导管记录）。注意，右束支电位（RB）通常出现在希氏束电位后。B，期前收缩刺激后 S_2-H_2 间期的延迟和希氏束和右束支之间的激动顺序逆转。在 S_1 起搏期间，RB 不可见，因为它埋藏在起搏信号之后（同时局部心室激动）即刻产生的 QRS 波群中。在期前收缩（S_2）之后，希氏束电位后移（S_2-H_2 间期延长），右束支电位出现在希氏电位之后，表明在 S_2 刺激后，激动沿右束支逆传、跨壁传导、左束支逆传（未记录），然后沿着希氏束远端再前传至右束支这一折返环中存在着单向阻滞。C，S_1-S_2 刺激诱发的束支折返性室性心动过速。远侧希氏束和右束支前向激动，束支折返时的 H-V 间期比窦性心律下的 H-V 间期（A）稍长。prox，近端；dist，远端；mid，中间；RA，右心房；RV，右心室

治疗方法与其他类型的室性心动过速一样；但消融是非常有效的。在急性发作时，心室起搏通常可有效终止室性心动过速。

心室扑动和颤动

心电图特征

心室扑动和心室颤动(ventricular fibrillation,VF)表示严重的心搏紊乱，如不立即采取措施予以纠正，患者常在3~5分钟内致命或产生明显的脑损伤(见第42章)。心室扑动在心电图上呈大而规整的正弦波，频率为150~300次/min(通常为200次/min左右)(图39.17A)。快速的室性心动过速和心室扑动之间较难区别，且通常只有学术上的意义。两者均有血流动力学障碍。心室颤动可以表现为不同形态和振幅不规则的波动(图39.17B)。没有明显的QRS波、ST段和T波。心室颤动持续一段时间可出现振幅细小的纤颤波(0.2mV)。心电图出现细颤波提示患者生存率较低，细颤波有时易与心脏停搏混淆。

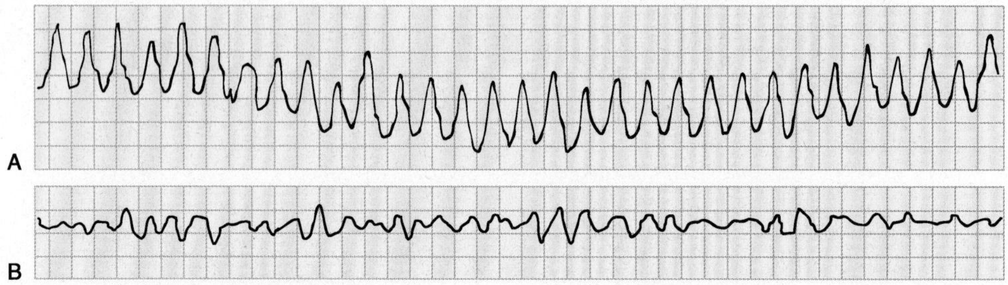

图39.17 心室扑动和心室颤动。A，频率为300次/min的正弦波，是心室扑动的特征。B，不规则的基线波动为心室颤动的特征

机制

心室颤动可见于各种临床情况，最常见于冠心病和各种疾病的终末期(见第42、58和59章)。心血管事件，包括心室颤动引起的心脏性猝死，最常发生于早晨。心室颤动可发生在应用抗心律失常药物、缺氧、心肌缺血、预激综合征患者合并心房颤动伴快速心室率，心脏电复律后(见第36章和第41章)或意外地使用不正确接地的设备后，以及在竞争性心室起搏终止室性心动过速时。

临床特征

心室扑动或心室颤动可导致头昏，紧接着意识丧失、抽搐、呼吸暂停，最后，如不及时处理则会导致死亡。血压测不出，心音消失。心房可以以独立的节律或随心室颤动频率持续跳动一段时间。最终，心脏的电活动停止(见第42章)。

治疗

治疗应遵照基础生命支持和高级心脏生命支持指南进行(见第42章)。心室颤动、心室扑动和无脉性室性心动过速应给予200~400J直流电非同步电击治疗。心肺复苏应持续进行至除颤设备到位或心搏骤停时间达到上限。越早除颤，需用的能量越低。如血液循环不足，即使恢复到窦性心律，也应持续进行胸外按压。电击时使用麻醉是根据患者的情况而定的，但通常不是必需的。恶性心律失常转为正常心律后，应持续监测心律，并采取措施防止复发。循环衰竭后会迅速出现代谢性酸中毒。如心律失常在30~60秒内终止，则不会出现明显的酸中毒。

(徐素丹 赵春霞 译，刘少稳 洪江 校)

参考文献

Premature Ventricular Complexes

1. Del Carpio Munoz F, Syed FF, Noheria A, et al. Characteristics of premature ventricular complexes as correlates of reduced left ventricular systolic function: study of the burden, duration, coupling interval, morphology and site of origin of PVCs. *J Cardiovasc Electrophysiol.* 2011;22:791.
2. Hamon D, Blaye-Felice MS, Bradfield JS, et al. A new combined parameter to predict premature ventricular complexes induced cardiomyopathy: impact and recognition of epicardial origin. *J Cardiovasc Electrophysiol.* 2016;27:709–717.
3. Yokokawa M, Kim HM, Good E, et al. Impact of QRS duration of frequent premature ventricular complexes on the development of cardiomyopathy. *Heart Rhythm.* 2012;9:1460.

Ventricular Tachycardia

4. Prystowsky EN, Padanilam BJ, Joshi S, Fogel RI. Ventricular arrhythmias in the absence of structural heart disease. *J Am Coll Cardiol.* 2012;59:1733.
5. Kudenchuk PJ, Brown SP, Daya M, et al. Resuscitation Outcomes Consortium Investigators. Amiodarone, lidocaine, or placebo in out-of-hospital cardiac arrest. *N Engl J Med.* 2016;374:1711–1722.
6. Kusumoto FM, Calkins H, Boehmer J, et al. HRS/ACC/AHA expert consensus statement on the use of implantable cardioverter-defibrillator therapy in patients who are not included or not well represented in clinical trials. *Am Heart Assoc J.* 2014;130:94–125.
7. Priori SG, Blomström-Lundqvist C, Mazzanti A, et al. 2015 ESC guidelines for the management of patients with ventricular arrhythmias and the prevention of sudden cardiac death. The Task Force for the Management of Patients with Ventricular Arrhythmias and the Prevention of Sudden Cardiac Death of the European Society of Cardiology (ESC). Endorsed by: Association for European Paediatric and Congenital Cardiology (AEPC). *Europace.* 2015;17:1601–1687.
8. Mallidi J, Nadkarni GN, Berger RD, et al. Meta-analysis of catheter ablation as an adjunct to medical therapy for treatment of ventricular tachycardia in patients with structural heart disease. *Heart Rhythm.* 2011;8:503.

Ventricular Arrhythmias in Patients with Cardiomyopathies

9. Yousuf O, Chrispin J, Tomaselli GF, Berger RD. Clinical management and prevention of sudden cardiac death. *Circ Res.* 2015;116:2020–2040.
10. Wissner E, Stevenson WG, Kuck KH. Catheter ablation of ventricular tachycardia in 10. ischaemic and non-ischaemic cardiomyopathy: where are we today? A clinical review. *Eur Heart J.* 2012;33:1440.
11. Schinkel AFL, Vriesendorp PA, Sijbrands EJG, et al. Outcome and complications after implantable cardioverter defibrillator therapy in hypertrophic cardiomyopathy: systematic review and meta-analysis. *Circ Heart Fail.* 2012;5:552.
12. Basso C, Corrado D, Bauce B, Thiene G. Arrhythmogenic right ventricular cardiomyopathy. *Circ Arrhythm Electrophysiol.* 2012;5:1233.
13. Haugaa KH, Haland TF, Leren IS, et al. Arrhythmogenic right ventricular cardiomyopathy, clinical manifestations, and diagnosis. *Europace.* 2016;18:965–972.

Inherited Arrhythmia Syndromes

14. Priori SG, Wilde AA, Horie M, et al. HRS/EHRA/APHRS expert consensus statement on the diagnosis and management of patients with inherited primary arrhythmia syndromes: document endorsed by HRS, EHRA, and APHRS in May 2013 and by ACCF, AHA, PACES, and AEPC in June 2013. *Heart Rhythm.* 2013;10:1932–1963.
15. Pflaumer A, Davis AM. Guidelines for the diagnosis and management of catecholaminergic polymorphic ventricular tachycardia. *Heart Lung Circ.* 2012;21:96.
16. Venetucci L, Denegri M, Napolitano C, Priori SG. Inherited calcium channelopathies in the pathophysiology of arrhythmias. *Nat Rev Cardiol.* 2012;9:561.
17. Van der Werf C, Zwinderman AH, Wilde AAM. Therapeutic approach for patients with catecholaminergic polymorphic ventricular tachycardia: state of the art and future developments. *Europace.* 2012;14:175.
18. Priori SG, Chen SRW. Inherited dysfunction of sarcoplasmic reticulum Ca^{2+} handling and arrhythmogenesis. *Circ Res.* 2011;108:871.
19. Cerrone M, Napolitano C, Priori SG. Genetics of ion-channel disorders. *Curr Opin Cardiol.* 2012;27:242.
20. Schwartz PJ, Crotti L, Insolia R. Long-QT syndrome: from genetics to management. *Circ Arrhythm Electrophysiol.* 2012;5:868.
21. Johnson JN, Ackerman MJ. Competitive sports participation in athletes with congenital long QT syndrome. *JAMA.* 2012;308:764.
22. Ackerman MJ, Zipes DP, Kovacs RJ, Maron BJ. Eligibility and disqualification recommendations for competitive athletes with cardiovascular abnormalities. Task Force 10: the Cardiac Channelopathies: a scientific statement from the American Heart Association and American College of Cardiology. *J Am Coll Cardiol.* 2015;66:2424–2428.
23. Khera S, Jacobson JT. Short QT syndrome in current clinical practice. *Cardiol Rev.* 2016;24:190–193.

J Wave Syndromes

24. Antzelevitch C, Yan GX, Ackerman MJ, et al. J-wave syndromes expert consensus conference report: emerging concepts and gaps in knowledge. *Heart Rhythm*. 2016;13:e295–e324.
25. Mizusawa Y, Wilde AAM. Brugada syndrome. *Circ Arrhythm Electrophysiol*. 2012;5:606.
26. Adler A, Rosso R, Chorin E, et al. Risk stratification in Brugada syndrome: clinical characteristics, electrocardiographic parameters, and auxiliary testing. *Heart Rhythm*. 2016;13:299–310.
27. Sroubek J, Probst V, Mazzanti A, et al. Programmed ventricular stimulation for risk stratification in the Brugada syndrome: a pooled analysis. *Circulation*. 2016;133:622–630.
28. Priori SG, Gasparini M, Napolitano C, et al. Risk stratification in Brugada syndrome: results of the PRELUDE (Programmed Electrical Stimulation Predictive Value) registry. *J Am Coll Cardiol*. 2012;59:37.
29. Nademanee K, Veerakul G, Chandanamattha P, et al. Prevention of ventricular fibrillation episodes in Brugada syndrome by catheter ablation over the anterior right ventricular outflow tract epicardium. *Circulation*. 2011;123:1270.
30. Márquez MF, Bonny A, Hernández-Castillo E, et al. Long-term efficacy of low doses of quinidine on malignant arrhythmias in Brugada syndrome with an implantable cardioverter-defibrillator: a case series and literature review. *Heart Rhythm*. 2012;9:1955.
31. Macfarlane PW, Antzelevitch C, Haissaguerre M, et al. The early repolarization pattern: a consensus paper. *J Am Coll Cardiol*. 2015;66:470–477.

Idiopathic Ventricular Tachycardias

32. Hoffmayer KS, Gerstenfeld EP. Diagnosis and management of idiopathic ventricular tachycardia. *Curr Probl Cardiol*. 2013;38:131–158.

第 40 章　缓慢性心律失常和房室传导阻滞

JEFFREY E. OLGIN AND DOUGLAS P. ZIPES

缓慢性心律失常　756
　窦性心动过缓　756
　窦性心律不齐　756
　颈动脉窦超敏综合征　757
病态窦房结综合征　758
房室传导阻滞(心脏传导阻滞)　759
一度房室传导阻滞　759
二度房室传导阻滞　759
三度(完全性)房室传导阻滞　762
房室分离　763
参考文献　763

缓慢性心律失常

缓慢性心律失常被粗略地定义为心率小于 60 次/min。通常,缓慢性心律失常是生理性的,例如训练有素的运动员在静息状态时的心率偏慢,在睡眠中出现 Ⅰ 型房室(atrioventricular,AV)传导阻滞时也往往伴有心率偏慢。其他情况下,缓慢性心律失常可能是病理性的。类似于快速性心律失常,缓慢性心律失常也可根据正常心电冲动形成和传导系统(从窦房结到房室结再到希氏-浦肯野系统)异常部位与程度进行分类(参见第 37 章及表 37.1)。

窦性心动过缓

心电图特征

对于成年人来讲,窦性心动过缓是指窦房结发放冲动的频率低于 60 次/min(图 40.1A)。P 波形态正常,其后都有一个 QRS 波,通常 PR 间期固定且大于 120 毫秒。窦性心动过缓常伴有窦性心律不齐。

临床特征

窦性心动过缓可由药物引起的迷走神经功能亢进或交感神经兴奋性降低所致,或由窦房结解剖结构异常所致。多数情况下,症状性窦性心动过缓多由药物所致。无症状性窦性心动过缓多见于健康的年轻人,尤其是训练有素的运动员,其发病率随着年龄的增长而降低。健康人(尤其是青少年和年轻人)在睡眠时心率可降低至 35~40 次/min,且伴有显著的窦性心律不齐,有时甚至出现 2 秒及以上的长间歇。眼科手术、冠脉造影、脑膜炎、颅内肿瘤、颅内压增加、颈部和纵隔的肿瘤及某些疾病状态(如严重的低氧血症、黏液性水肿、低体温、退行性纤维化改变、某些感染的恢复期、革兰氏阴性菌感染引起的败血症、抑郁症)都可引起窦性心动过缓。窦性心动过缓也可出现在呕吐或血管迷走性晕厥(参见第 43 章)时;刺激颈动脉窦或服用某些药物,如刺激副交感神经的药物、锂、胺碘酮、β 受体阻滞剂、可乐定、普罗帕酮、伊伐布雷定(特异性 I_f 电流阻滞剂,参见第 34 和 37 章)、钙通道阻滞剂,也均可诱发窦性心动过缓。结膜内滴注 β 受体阻滞剂治疗青光眼,可使患者(尤其是老年患者)出现窦房结或房室结功能异常。

多数情况下,窦性心动过缓是一种良性的心律失常,可使舒张期延长并增加心室充盈时间,从而使患者尤其是心衰患者获益。窦性心动过缓可能与异常自主神经反射引起的晕厥有关(心脏抑制型;参见第 43 章)。10%~15%的急性心肌梗死(myocardial infarction,MI)患者可出现窦性心动过缓,多见于心肌梗死的早期。除了伴发血流动力学不稳定或其相关的心律失常外,MI 后的窦性心动过缓较 MI 后的窦性心动过速预后更佳。MI 后发生的窦性心动过缓往往是一过性的,常见于下壁 MI,而较少见于前壁心肌梗死。窦性心动过缓也可见于溶栓后的再灌注过程(参见第 62 章)。心搏骤停复苏后的窦性心动过缓提示预后不佳。

治疗

除了因心率缓慢而引起心输出量不足或心律失常外,其他的窦性心动过缓往往不需治疗。阿托品(首剂 0.5mg 静脉注射,必要时重复注射)可治疗大多数的窦性心动过缓;低剂量的阿托品,尤其是皮下或肌内注射时,可产生中枢拟副交感神经作用。对于反复出现症状的患者,则需植入临时或者永久性心脏起搏器治疗(参见第 36 和 41 章)。目前尚无药物可长期有效地增加心率而不产生严重的副作用。

窦性心律不齐

窦性心律不齐是一种窦性心律周长的相位变异,即最大的窦

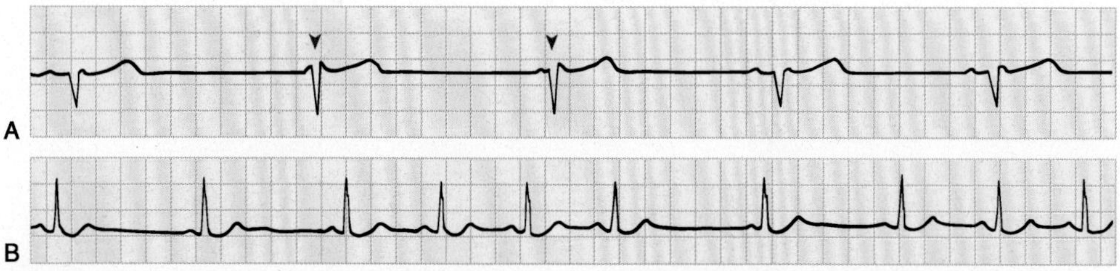

图 40.1　A,窦性心动过缓的心率在 40~48 次/min 之间,第二个和第三个 QRS 波(箭头所示)为交界性逸搏。注意 P 波在 QRS 波的起始部位。B,洋地黄中毒所引起的非呼吸性窦性心律失常。图中为监护导联

性心律周长减去最小的窦性心律周长的差值大于120毫秒，或最大的窦性心律周长减去最小的窦性心律周长的差值除以最小的窦性心律周长大于10%（图40.1B）。窦性心律不齐是最常见的心律失常且属于正常心律。P波的形态常固定，PR间期大于120毫秒且保持固定，这是由于窦房结内的起搏点相对固定。在少数情况下，起搏点可在窦房结内游走，甚至到达心房，这可以导致P波的形态发生轻度改变（非逆行P波），并伴有PR间期的轻度变化但仍超过120毫秒。

窦性心律不齐多见于年轻人，尤其是心率较慢或迷走张力增高者，如应用洋地黄或吗啡的患者、接受运动训练者；窦性心律不齐的发病率随年龄增长或自主神经功能减退（如糖尿病神经病变）而降低。窦性心律不齐主要表现为两种。呼吸相关的窦性心律不齐，主要表现为吸气时抑制迷走神经反射，导致P-P间期周期性缩短；呼气时P-P间期周期性延长；屏气可使周长变异消失（参见第35章）。非呼吸相关的窦性心律不齐，主要表现为P-P间期的周期变异与呼吸无关，可见于洋地黄中毒。窦性心律变异的缺失是心源性猝死的危险因素之一（参见第42章）。

窦性心律不齐往往无症状。少数情况下，如果长间歇过长，则可出现心悸或头晕。若窦性心律不齐产生的窦性停搏时间过长且无逸搏心律，则可导致晕厥。

窦性心律不齐往往不需治疗。运动或者药物都可增加心率，从而使窦性心律不齐消失。有症状的窦性心律不齐患者，可使用镇静剂、阿托品、麻黄碱、异丙肾上腺素等治疗窦性心动过缓的方法，缓解其心悸症状。

室相性窦性心律不齐。室相性窦性心律不齐最常见于完全性AV传导阻滞伴慢心室率时，即包含一个QRS波群的P-P间期短于不包含QRS波群的P-P间期。类似的延长可见于伴有代偿间歇的PVC之后的P-P周期。每搏输出量的变化影响自主神经系统，是引起P-P间期发生改变的原因。

窦性停搏或窦性静止。窦性停搏或窦性静止主要表现为窦性心律时的长间歇。按P-P间期划分的长间歇不等于基础P-P间期的整数倍。窦性静止是由窦房结的自主节律缓慢或停止而导致的脉冲形成紊乱。在没有直接记录窦房结电位的情况下，很难鉴别窦性静止和窦房传导阻滞伴窦性心律不齐。

如果无潜在的起搏点诱导异位心律，窦房结不发放心电冲动会导致心房不能去极化，进而导致心室停搏。急性MI、退行性纤维化改变、洋地黄中毒、卒中或迷走神经亢进都可影响窦房结功能，并导致窦性静止。如果潜在的起搏点可快速诱发异位心律，其可以预防室性停搏或由慢心率导致的其他心律失常，那么一过性的窦性静止（尤其是睡眠时）本身可能没有临床意义。窦性静止和AV传导阻滞可见于许多睡眠呼吸暂停的患者（参见第87章）。

治疗同上述的窦性心动过缓。慢性窦房结疾病患者，常表现为显著的窦性心动过缓或窦性静止，往往需植入永久性心脏起搏器治疗。但一般而言，窦性心动过缓的长期起搏仅用于有症状的患者，或清醒状态下窦性停搏超过3秒的患者。

窦房传导阻滞。窦房（sinoatrial，SA）阻滞是一种心律失常，心电图上主要表现为正常预期P波缺失所引起的长间隙。长间歇的持续时间是基础P-P间期的整数倍。窦房结内形成的冲动不能使心房去极化或去极化延迟，从而导致SA传导阻滞的发生。长P-P间歇几乎等于正常P-P间期的2倍、3倍或4倍，被称为二度Ⅱ型SA传导阻滞。长间歇之前的P-P间期逐渐缩短，且长间歇小于两倍的P-P间期，被称为二度Ⅰ型（文氏型）SA传导阻滞（详述参见第35章的“文氏型间期”）。由于普通体表心电图（ECG）不能记录到窦房结的电活动，所以一度SA传导阻滞在心电图上很难被识别。三度SA传导阻滞可表现为P波完全消失，但因窦房结电位无法被普通心电图记录，因此也很难诊断。

过度的迷走神经刺激、急性心肌炎、MI、心房纤维化以及某些药物（如奎尼丁、普鲁卡因胺、氟卡尼、洋地黄）均可引起SA传导阻滞。SA传导阻滞通常是一过性的。SA传导阻滞本身没有临床意义，但有助于寻找潜在的病因。少数情况下，如果SA传导阻滞延长且不伴有逸搏心律时则可出现晕厥。SA传导阻滞可见于训练有素的运动员。

伴有症状的SA传导阻滞的治疗参见上述的窦性心动过缓。

游走心律。为窦性心律不齐的一种，表现为主导起搏点从窦房结被动转移至心房内（常低于界嵴）或AV交界处兴奋性最高的潜在起搏点。多个心动间期的不同是循序渐变的；因此，每次心搏只有一个起搏点控制节律；这与AV分离截然相反。ECG显示R-R间期周期性的延长；PR间期逐渐缩短甚至小于120毫秒，且Ⅰ或Ⅱ导联的P波形态可负向（取决于起搏点的位置）或藏于QRS波群中。当起搏点返回至窦房结，则会出现相反的改变。游走心律是一个正常现象，常见于年轻人尤其是运动员，可能与迷走神经张力增加有关。但是，长期持续的AV交界性心律可能提示潜在的心脏疾病。游走心律多数不需要治疗，倘若需要治疗，治疗方法类似于窦性心动过缓（如前所述）。

颈动脉窦超敏综合征

心电图特征

颈动脉窦超敏综合征的主要特征：窦性静止或SA传导阻滞引起心房电活动停止，从而导致室性停搏（图40.2）。AV传导阻滞少见，部分原因是因为窦性静止导致心房无电活动，从而掩盖了AV传导阻滞的表现。然而，如果异位的心房起搏点能维持房性心律，则可反复出现AV传导阻滞。对于有症状的颈动脉窦超敏综合征患者，其AV交界处或心室的逸搏往往不多见；即便出现了逸搏，逸搏心率也很慢；这提示迷走神经张力增加和交感神经兴奋性下降抑制了心室和室上性的次级起搏点。

临床特征

颈动脉窦超敏综合征是由反射或神经介导引起心动过缓和晕厥的原因[1]。颈动脉窦超敏综合征分为两类，心脏抑制型颈动脉窦超敏通常定义为，刺激颈动脉窦导致心室停搏超过3秒（虽然其正常范围尚未明确）。事实上，按摩颈动脉窦很少会导致心室停搏超过3秒，往往不会出现临床症状（图40.2）。血管抑制型颈动脉窦超敏通常定义为，刺激颈动脉窦导致收缩压（SBP）降低50mmHg及以上，且不伴有心率减慢，或SBP降低30mmHg但伴有症状。

即使有些病人可诱发出颈动脉窦超敏反射，特别是有晕厥或晕厥前兆的老年患者，颈动脉窦按摩引起的超敏反射可能不一定是导致这些患者晕厥的原因。转动头部、牵拉颈部、衣领过紧都可直接按压或者牵拉颈动脉窦，导致脑动脉血流降低，进而引起晕厥。颈动脉窦超敏反射常常与冠状动脉疾病相关。颈动脉窦超敏反射的机制尚不清楚。

治疗

阿托品可快速有效的治疗心脏抑制型颈动脉窦超敏综合征，但是绝大数有症状的患者需植入心脏起搏器。由于颈动脉窦超敏反射可出现AV传导阻滞，因此大部分患者都需要植入具有心室起搏功能的起搏器，但不要求该起搏器具有心房起搏功能。在血管抑制型颈动脉窦超敏反应过程中，交感神经的缩血管作用被抑制、胆碱能神经扩血管作用被激活，从而导致SBP降低，阿托品和

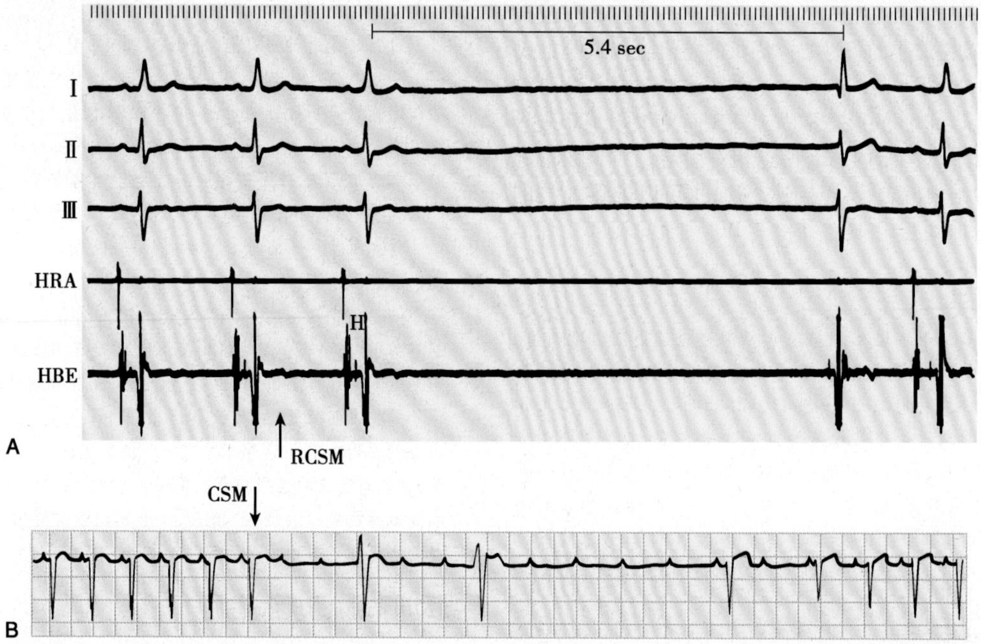

图 40.2 A,按摩右侧颈动脉窦(RCSM,箭头所示)导致窦性停搏,在 5.4 秒后出现一个室性逸搏(可能是分支起源),然后恢复窦性心律。B,按摩颈动脉窦(CSM,箭头所示;监护导联)导致窦性心律轻度减慢,更重要的是出现高度 AV 传导阻滞。显然,仅有心房起搏而无心室起搏功能的起搏器并不适合这类患者。HBE,希氏束心电图;HRA,高位右心房

起搏器均不能预防血管抑制型颈动脉窦超敏综合征的发生。血管抑制型及心脏抑制型可同时发生;某些患者植入心脏起搏器后仍持续出现晕厥,这多为血管抑制所致。无症状的颈动脉窦超敏综合征无需治疗。洋地黄、甲基多巴、奎尼丁、普萘洛尔等药物可使患者对颈动脉窦按摩的敏感度增强,并可使一些患者出现症状。弹力袜及保钠药物可能对血管抑制型的颈动脉窦超敏综合征有效。

病态窦房结综合征

心电图特征

病态窦房结综合征是包括多种窦房结功能异常的一组综合征,包括:①非生理状态下,非药物引起的持续性自发的窦性心动过缓;②窦性静止或窦房传导阻滞(图 40.3);③SA 及 AV 传导阻滞同时存在;④阵发性快速的规则或不规则的房性心动过速与周期性的慢心房和心室率相互交替出现(慢快综合征;图 40.4)。同一个患者在不同情况下可出现一种以上的上述心电图表现,这些机制之间互为因果且与 AV 传导异常或自律性异常有关。

窦房结疾病可以分为两类:不伴自主神经异常的窦房结自身病和伴自主神经异常的窦房结自身病变。有症状的窦性停搏或 SA 传导阻滞患者常常在电生理检查中被检测出异常,而且这些患者的房颤发生率较高。对于儿童,病态窦房结综合征常见于先天性或获得性心脏病,特别是心脏修复术后的儿童。病态窦房结综合征可不伴有其他的心脏疾病。因受潜在心脏疾病的严重程度的影响,其病程往往具有间歇性和不可预测性。在健康人群,过度的体能训练可增加迷走神经张力,并导致与窦性心动过缓或 AV 传导异常相关的晕厥。

病态窦房结综合征的解剖学基础包括窦房结被完全或不完全

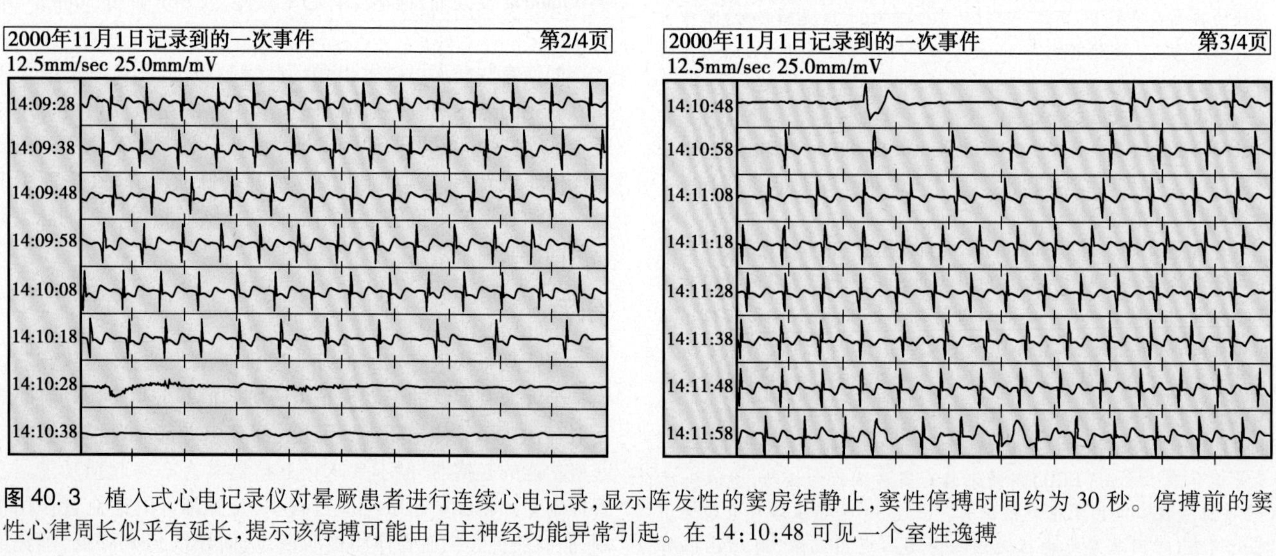

图 40.3 植入式心电记录仪对晕厥患者进行连续心电记录,显示阵发性的窦房结静止,窦性停搏时间约为 30 秒。停搏前的窦性心律周长似乎有延长,提示该停搏可能由自主神经功能异常引起。在 14:10:48 可见一个室性逸搏

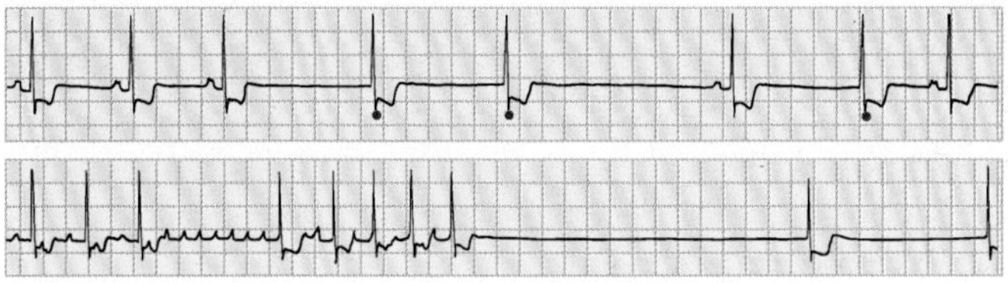

图 40.4 病态窦房结综合征的慢快综合征。**上图：**一过性的窦性静止伴不规则交界性逸搏（红圈所示）。**下图：**监护导联连续记录，短阵房扑后出现约 5 秒的心脏停搏，而后出现交界性逸搏，此时患者出现晕厥先兆

破坏、窦房结与心房间的连续性中断、窦房结周围神经及神经节的炎症或退行性变、心房壁的病理改变。窦房结、AV 结、希氏束及其束支或远端分支发生纤维化、脂肪浸润或退行性变。窦房结动脉闭塞可能是病态窦房结综合征的重要病因之一。

治疗

病态窦房结综合征主要根据基础节律进行治疗，但当患者伴有明显的症状时，往往需要植入永久性起搏器（参见第 41 章）。对于慢快综合征的患者，需采用起搏器治疗心动过缓，同时采用药物治疗心动过速。

房室传导阻滞（心脏传导阻滞）

心脏传导阻滞是一种冲动传导异常；若是结构异常，心脏传导阻滞可以是永久性的；若是功能异常，心脏传导阻滞可以是一过性的。心脏传导阻滞必须与干扰相鉴别。干扰是指前一个冲动的生理性不应期所导致冲动传导异常，是正常现象。在冲动传导的任何部位均可出现干扰或阻滞，但它们常出现在窦房结与心房之间（SA 阻滞）、心房与心室之间（AV 阻滞）、心房内（房内阻滞）或心室内（室内阻滞）。SA 阻滞如前所述（参见窦性心动过缓）。当心房冲动传导延迟或完全不能传导至心室，而 AV 交界处不在生理性不应期内，此时即可出现 AV 传导阻滞。AV 传导阻滞的阻滞部位可位于 AV 结、希氏束或其分支。在某些束支阻滞（BBB）时，束支中的脉冲可能仅仅出现延迟或不完全阻滞，其产生的 QRS 波可能与完全性 BBB 所产生的 QRS 波形很难鉴别。

房室传导阻滞根据严重程度分为 3 类。在一度房室传导阻滞时，传导时间延长，但所有的脉冲都会下传。二度房室传导阻滞可以分为两型——莫氏Ⅰ型（文氏）和Ⅱ型，莫氏Ⅰ型主要表现为传导时间逐渐延长直至有一个冲动不能下传，莫氏Ⅱ型主要表现为某个冲动传导突然出现一个或多个阻滞，但之前没有传导时间的延长。当完全没有冲动下传时，则会出现完全性或三度房室传导阻滞。阻滞程度可能部分取决于冲动的传导方向。由于一些未知的原因，在高度 AV 前向传导阻滞时却可出现正常的逆向传导，反之亦然。一些心电图医生会采用严重或高度心脏传导阻滞来定义两个及以上连续的冲动传导阻滞。

一度房室传导阻滞

一度 AV 传导阻滞时，每个心房冲动都会被传导至心室，且产生的心室率规则，但是，成人的 PR 间期大于 0.2 秒。有时可见 PR 间期长达 1.0 秒，且大于 P-P 间期，这种现象被称之为跳跃型 P 波。临床上常见的 PR 间期延长可见于 AV 结传导延迟（A-H 间期）和/或希氏束-浦肯野系统传导延迟（H-V 间期）。左右束支同时传导延迟可偶尔导致 PR 间期延长，但 QRS 波形态无明显改变。少数情况下，心房内传导延迟可能导致 PR 间期延长。若 ECG 上 QRS 波群的形态和时长均正常，则 AV 传导延迟常常位于 AV 结，较少位于希氏束。若 QRS 波群出现 BBB 形态，则传导延迟可能位于 AV 结或希氏束-浦肯野系统（图 40.5）；若在希氏束-浦肯野系统，则需要希氏束心电图对传导延迟部位进行定位。增加心房率或按摩颈动脉窦增加迷走神经张力，可使一度 AV 传导阻滞进展成二度Ⅰ型 AV 传导阻滞；反之，降低窦性心律则使二度Ⅰ型 AV 传导阻滞变成一度 AV 传导阻滞。

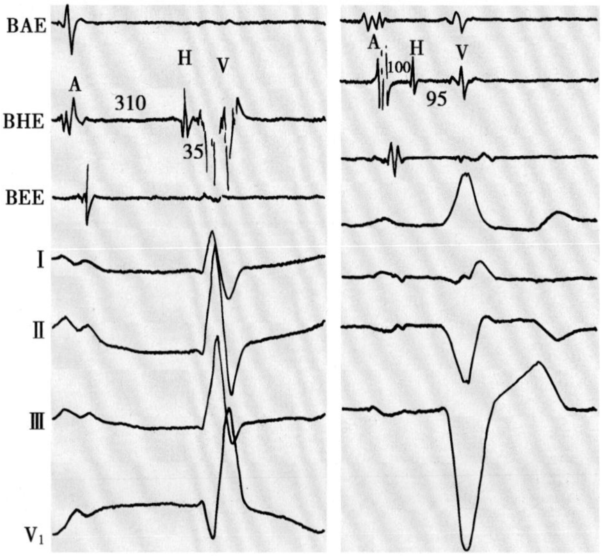

图 40.5 一度 AV 传导阻滞，图为窦性心律下的一个波群。**左图：**右束支传导阻滞伴 PR 间期 370ms（PA=25ms；A-H=310ms；H-V=39ms），AV 结内传导阻滞引起一度 AV 传导阻滞。**右图：**左束支传导阻滞伴 PR 间期 230ms（PA=39ms；A-H=100ms；H-V=95ms）。希氏束-浦肯野系统传导阻滞所引起的一度 AV 传导阻滞。BAE，心房双极图；BEE，食管双极图；BHE，希氏束双极图

二度房室传导阻滞

在无生理性干扰的情况下，一些心房冲动不能传导至心室的现象称之为二度 AV 传导阻滞（图 40.6、图 40.7 和图 40.8）。未下传的 P 波可间断或频繁出现，其间期可规则或不规则，该 P 波之前的 PR 间期可固定或者延长。P 波与 QRS 波群之间有相应的 PR 间期，即 P 波与 QRS 波存在对应关系。二度Ⅰ型 AV 传导阻滞的心电图主要表现为，PR 间期逐渐延长，直至有一个 P 波不能下传（图 40.7 和图 40.8B）；而二度Ⅱ型 AV 传导阻滞的心电图主要表现为，P 波不能下传前 PR 间期固定（图 40.8A）。上述两种 AV 传导阻滞都是间断反复出现的，且可连续阻滞多个 P 波。通常来讲，莫氏Ⅰ型和莫氏Ⅱ型主要是指二度 AV 传导阻滞的两种类型，而文氏阻滞仅指二度Ⅰ型房室传导阻滞。BBB 患者的希氏束-浦肯野系统出现文氏阻滞，几乎等同于 AV 结出现文氏阻滞（图 40.8B）。

二度Ⅰ型房室传导阻滞的某些心电图特征是值得强调的，因为当实际传导时间在 ECG 不明显时，如在 SA、房室交界区、心室传出阻滞期间（参见图 40.6），ECG 就很难识别二度Ⅰ型传导阻滞。典型的二度Ⅰ型

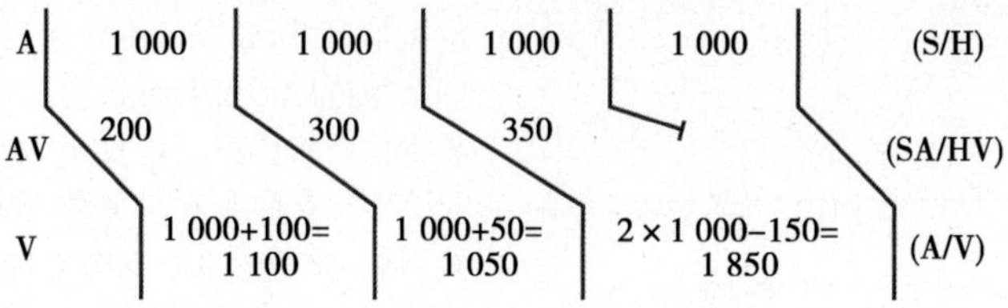

图 40.6 典型的 4∶3文氏周期。P 波的周长为 1 000ms(A 行),第一个心搏的 PR 间期(AV 行)为 200ms,并产生一个室性应答(V 行)。下一个波群的 PR 间期增加了 100ms,使 R-R 间期变为 1 100ms(1 000+100)。第三个周期的 PR 间期仅增加了 50ms,PR 间期变为 350ms,R-R 间期缩短为 1 050ms(1 000+50)。下一个 P 波被阻滞,且由于 PR 间期的增量相等,从而导致 R-R 间期小于两倍的 P-P 间期。因此,这张图描述了文中阐述的文氏特征。如果最后一个下传波群的 PR 间期的延长增幅是增加的而非下降的(如 150ms 而非 50ms),那么阻滞前的最后一个 R-R 间期将延长(1 150ms)而非缩短,从而形成一个不典型的文氏周期(参见图 40.1)。如果是一个从窦房结到心房的文氏传出阻滞,窦性心律周长(s)为 1 000ms,SA 间期将从 200ms 增加至 300ms 甚至 350ms,最后致传出阻滞,这些表现在梯形 ECG 上并不明显。而 ECG 上的 P-P 间期将从 1 100ms 缩短为 1 050ms,最后形成一个 1 850ms(A)的长间歇。如果该节律是从希氏束传导至心室的交界性心律,那么该交界性心律的周长将为 1 000ms(H),且 H-V 间期从 200ms 逐渐延长至 300ms 甚至是 350ms,而 R-R 间期将从 1 100ms 缩短为 1 050ms,而后延长至 1 850ms(V)。室性节律的周长变化是文氏传出阻滞的唯一特征

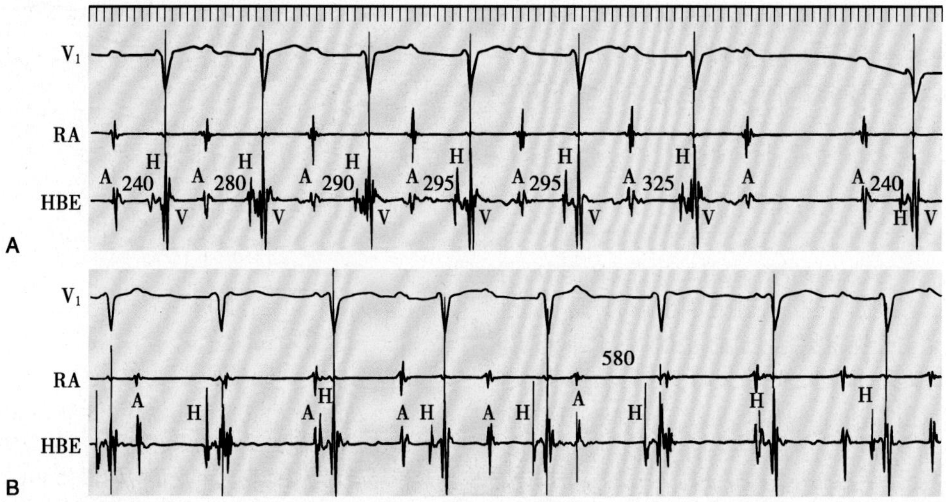

图 40.7 A,Ⅰ型(文氏)AV 结传导阻滞。在窦性心律下,PR 间期进行性延长,最后致 P 波未下传。从希氏束电图(HBE)可以明显看出,传导延迟及其后的阻滞均位于 AV 结内。由于 PR 传导延迟的增量没有持续降低,因此 R-R 间期的变化不能反映典型的文氏现象。B,静脉使用阿托品 0.5mg 后记录 5 分钟。阿托品主要影响窦房结和交界区的自律性,对 AV 传导的改善作用较弱。因此,AV 传导阻滞和交界处的自律性增加共同导致越来越多的 P 波被阻滞,且出现 AV 分离。在第 8 分钟时(图中未显示),阿托品改善了 AV 传导,从而出现了 1∶1的 AV 传导。RA,右心房

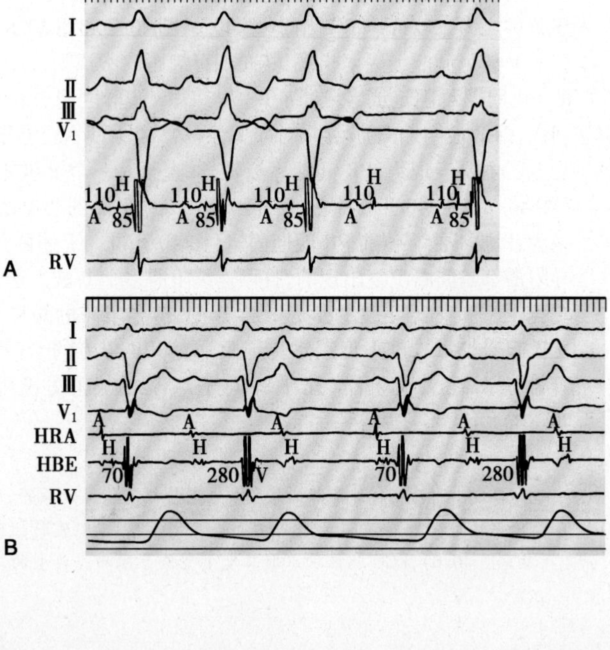

图 40.8 二度Ⅱ型 AV 传导阻滞。A,突然出现希氏束-浦肯野阻滞,A-H 间期、H-V 间期、PR 间期均固定不变;QRS 波为左束支传导阻滞。B,发生于希氏-浦肯野系统的文氏 AV 传导阻滞。QRS 波表现为右束支传导阻滞。需要注意的是,3∶2传导时的第二个 QRS 波与第一个 QRS 波在形态上存在轻度差异,尤其是 V_1 导联。提示文氏 AV 传导阻滞的阻滞部位可能位于希氏束-浦肯野系统。H-V 间期从 70ms 增加至 280ms,而后出现一个希氏束远端的阻滞。HBE,希氏束电图;HRA,高位右心房;RV,右心室

房室传导阻滞主要表现为，在整个文氏组群中第二个心搏的传导时间增加最显著，且传导时间增加的绝对值在后续心搏中逐渐减少。这两个特征促成文氏现象的典型表现：①尽管传导时间增加（以递减的方式），但心搏间歇逐渐缩短；②冲动未下传所产生的长间歇小于冲动未下传前的间歇（往往是最短间歇）的两倍；③未下传冲动（文氏组群的起始）后的周期长于未下传冲动前的周期。为了诊断文氏阻滞，我们一再强调文氏组群的周期，但是典型的文氏组群在文氏Ⅰ型AV结传导阻滞患者中的发病率小于50%。

起搏频率（如窦性心律不齐）、神经对传导的影响、传导延迟增量的改变均可导致R-R间期发生变化。例如，如果末次周期的PR间期增量明显增加，那么末次下传心搏的R-R间期可延长而非缩短。另外，由于末次下传心搏往往是传导的关键，因此它可被阻滞并产生5:3或3:1传导而非5:4或3:2传导。在3:2文氏传导中，未下传心搏后的周长将等于未下传心搏前的周长。

虽然Ⅰ型和Ⅱ型AV传导阻滞是同一电生理机制的不同表现，二者仅在PR间期增量的大小上不同；但将二度AV传导阻滞分为Ⅰ型和Ⅱ型具有临床意义，在大多数情况下，体表ECG很容易将二者进行区分。Ⅱ型AV传导阻滞往往容易进展为完全性AV传导阻滞和发生阿斯综合征，而具有正常QRS波形的Ⅰ型AV传导阻滞往往预后更佳且不会进展成更高级的AV传导阻滞。对于老年患者而言，Ⅰ型AV传导阻滞无论是否伴有BBB，其临床意义与二度Ⅱ型AV阻滞类似。

对于急性MI患者，二度Ⅰ型AV传导阻滞多见于下壁心肌梗死（若伴右心室心肌梗死则更常见），且为一过性，无需临时起搏器治疗；而二度Ⅱ型AV传导阻滞多见于急性前壁MI，且需临时或永久性心脏起搏器治疗，其所引起的泵衰竭可导致高死亡率。高度AV传导阻滞可见于急性下壁MI患者；相对于无AV传导阻滞的急性下壁MI患者而言，急性下壁MI伴有高度AV传导阻滞者的心肌损伤更重、死亡率更高。

尽管二度Ⅰ型房室传导阻滞非常普遍，可见于在体或者离体心脏组织，但体表ECG可有效、可靠地定位典型二度AV传导阻滞的阻滞部位，无需有创性心脏电生理检查（EPS）就可做出相应的临床决策。QRS波形正常的二度Ⅰ型AV阻滞的阻滞部位靠近希氏束的房室结水平，位于希氏束内的二度Ⅰ型AV传导阻滞并不常见。二度Ⅱ型AV传导阻滞，尤其伴有BBB，其阻滞部位常位于希氏束-浦肯野系统。BBB患者的二度Ⅰ型AV传导阻滞的阻滞部位位于AV结或希氏-浦肯野系统。QRS波形态正常的二度Ⅱ型AV传导阻滞可由房室结内阻滞引起，但该阻滞很可能是Ⅰ型房室结阻滞，在房室传导时间上表现出轻度增加。

二度Ⅰ型房室传导阻滞与二度Ⅱ型房室传导阻滞的鉴别。前面已经概括了绝大部分二度AV传导阻滞的特点。但部分患者的心电图可出现某些细微特殊改变，所以需注意以下几点，以免误诊。

1. 2:1 AV传导阻滞可以是Ⅰ型AV传导阻滞，也可以是Ⅱ型AV传导阻滞（图40.9）。如果QRS波形正常，那么该AV传导阻滞多为Ⅰ型AV阻滞，组织部位位于AV结，同时可见2:1 AV传导阻滞向3:2 AV传导阻滞转变，即第二个心动周期的PR间期延长。如果伴BBB，那么该阻滞可能位于AV结或希氏-浦肯野系统。

2. AV传导阻滞可能同时出现在两个及以上的不同部位，从而导致很难区分Ⅰ型和Ⅱ型。

3. 心房率的变化会改变传导时间，可使Ⅰ型AV传导阻滞发展为Ⅱ型AV传导阻滞，或使Ⅱ型AV传导阻滞转变为Ⅰ型AV传导阻滞。例如，当最短的心房周长刚好以1:1 AV传导且PR间期固定，如果该最短心房周长只减少10或20毫秒，那么该周长的P波可能在AV结水平阻滞，且其之前的PR间期增加不明显。增加心房率可使某些患者的希氏-浦肯野系统的Ⅱ型AV传导阻滞逆转为Ⅰ型AV阻滞。

4. 隐匿性希氏束期前去极化在心电图上的表现类似于Ⅰ型或Ⅱ型AV阻滞。

5. 自主神经张力的突然改变可导致一个或多个P波突然被阻滞，阻滞前后的已下传P波所对应的PR间期则不受影响；因此，在AV结会产生一个明显的Ⅱ型AV传导阻滞。临床上，刺激迷走神经张力往往会延长P-P间期，并产生一个AV传导阻滞。

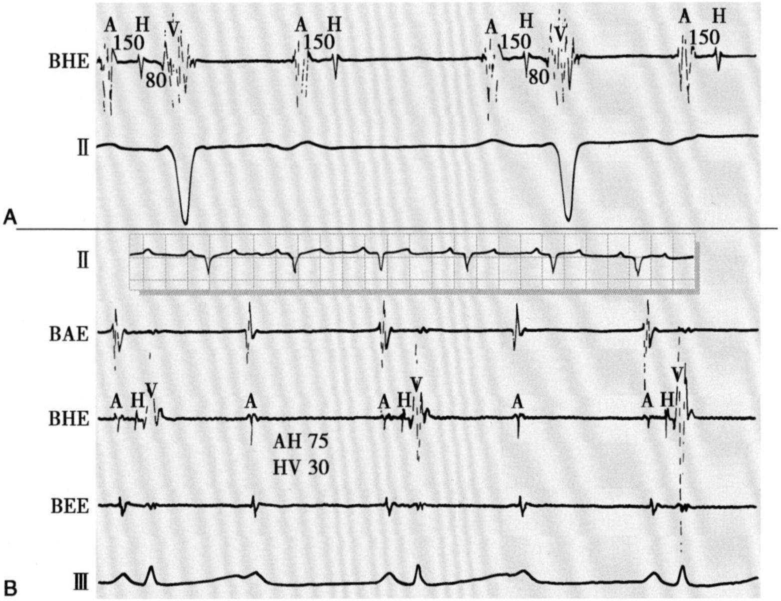

图40.9 两名患者的希氏束近端和远端的2:1 AV传导阻滞。A，右束支传导阻滞伴左前分支阻滞的患者，腔内电图显示2:1 AV传导阻滞的部位在希氏束的远端。A-H间期（150ms）和H-V间期（80ms）均延长。B，QRS波正常患者的希氏束近端2:1 AV传导阻滞。A-H间期（75ms）和H-V间期（30ms）正常且固定。BAE，心房双极图；BEE，食道双极图；BHE，希氏束双极图

6. 自主神经的自主或被动变化均可影响 AV 传导阻滞的程度，从而误导Ⅰ型或Ⅱ型 AV 传导阻滞的鉴别诊断。理论上，迷走神经张力增加可促进Ⅰ型 AV 阻滞，而迷走神经活动降低则可使阻滞减轻；然而，该理论的前提是这些干预措施主要作用于 AV 结，且不考虑心率的变化。例如，阿托品主要表现为增加窦性心率，对 AV 结传导的改善作用较弱；但心房率增加可延长 AV 结传导并加重 AV 阻滞(参见图 40.7B)。相反，如果迷走张力增加主要表现为心率减慢，而延长 AV 传导的作用较弱；那么其对Ⅰ型 AV 传导阻滞的净作用可能表现为改善传导。一般而言，按摩颈动脉窦可改善希氏-浦肯野阻滞患者的 AV 传导，而阿托品则延长 AV 传导。相类似地，体育锻炼或异丙肾上腺素很可能增加窦性心率并改善 AV 结传导阻滞，但会加重希氏束-浦肯野阻滞。尽管自主神经节变化可能影响受损的希氏-浦肯野组织，但上述的这些干预措施有助于鉴别阻滞的部位，而无需采用有创电生理检查方法。

7. 当Ⅰ型 AV 传导阻滞伴高比例下传时，其 PR 间期的延长幅度可能很小；如果仅测量 P 波阻滞之前的最后几个 PR 间期，那么其有可能被诊断为Ⅱ型 AV 传导阻滞。比较长文氏周期中第一个心搏的 PR 间期与 P 波阻断前心搏的 PR 间期，有利于发现 AV 传导时间的延长。

8. 一个典型 AV 传导文氏现象的形成须具备以下要素：稳定的心房率、文氏周期内第二个 PR 间期的 AV 传导时间的增幅最大，而随后的 PR 间期的 AV 传导时间的增幅逐渐缩小。AV 传导时间的增幅或心房率不稳定或出现异常改变，常见于长文氏周期，这会导致不典型的Ⅰ型 AV 传导阻滞，即由于 PR 间期逐渐延长，最后一个 R-R 间期可延长；这种改变还比较常见。

9. 最后，心电图梯形图上的 PR 间期代表冲动在心房、AV 结、希氏-浦肯野系统的传导过程。例如，心电图梯形图上 H-V 传导时间的延长可以被 A-H 间期的缩短所掩盖，导致 PR 间期无法反映希氏-浦肯野传导时间的整体增量。尽管 390 毫秒的 H-V 间期是可能存在的，但 PR 间期显著延长(200 毫秒)多见于 AV 结传导延迟(和阻滞)，伴或不伴有希氏-浦肯野传导延迟。

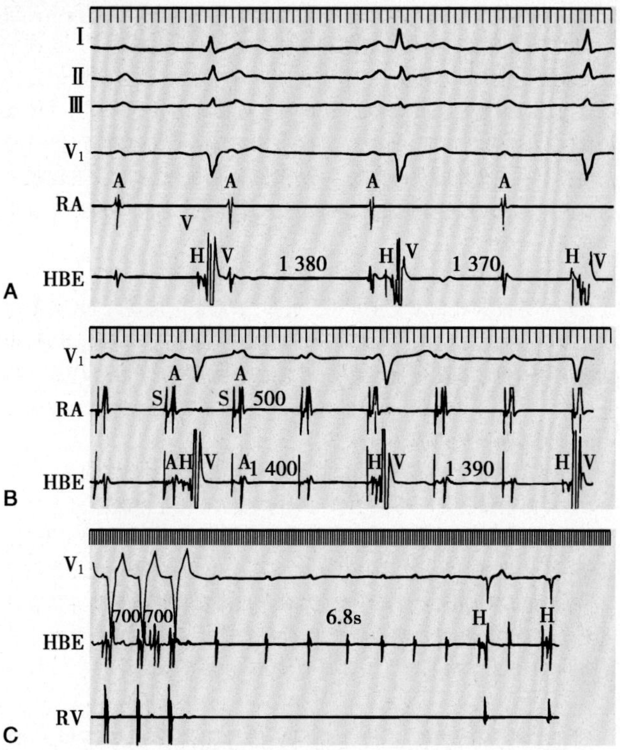

图 40.10 先天性三度 AV 传导阻滞。A，完全性 AV 结内传导阻滞。P 波后均无希氏束电位，而每次心室去极化之前都有一个希氏束电位。B，心房起搏(周长 500ms)并不能改变心室自主节律的周长，且 P 波后仍无希氏束电位。C，心室起搏(周长 700ms)30 秒后，交界处起搏点被抑制了约 7s(自律性被超速抑制)。HBE，希氏束电图；RA，右心房；RV，右心室

一度和二度Ⅰ型 AV 传导阻滞可见于健康儿童；文氏 AV 传导阻滞可见于训练有素的运动员，其原因如前所述，可能与静息状态下的迷走神经张力增加有关。少数情况下，文氏 AV 传导阻滞可发生进行性加重，使得运动员出现症状，并需要干预治疗。对于慢性二度 AV 结阻滞(希氏束近端)患者，若不伴有结构性心脏疾病，则预后较好(除了老年患者)；若伴有结构性心脏病，其预后与伴发的心脏疾病有关，且预后较差。

三度(完全性)房室传导阻滞

心房电活动完全不能下传至心室，导致心房和心室都由各自独立的起搏点控制，故称为三度或完全性 AV 传导阻滞。完全性 AV 传导阻滞是完全性 AV 分离的一种类型。起搏心房的冲动可以是来自于窦房结或异位起搏点(心动过速、扑动或颤动)；或来自阻滞部位之上且伴有心房逆传的 AV 交界处兴奋灶。心室触发灶往往位于阻滞部位下方的区域，可在希氏束分支之上，也可位于希氏束分支之下。希氏束及其附近的心室起搏点的自律性似乎比心室传导系统远端起搏点的自律性更稳定，且能产生更快的逸搏心率。获得性完全性房室传导阻滞的心室率小于 40 次/min，但比先天性完全性 AV 传导阻滞的心室率快。心室节律往往是规则的；但当出现室性期前收缩(一个不规则放电的异位起搏点)或受自主神经影响，心室节律可发生改变。

完全性 AV 传导阻滞的阻滞部位多见于 AV 结水平(多数是先天性的；图 40.10)、希氏束内、希氏束远端的浦肯野系统(多数是获得性的)[2]。希氏束近端阻滞时，希氏束或其附近的逸搏点触发心室，QRS 波群往往是正常的，心率在 40~60 次/min 之间。完全性 AV 结内传导阻滞时，P 波后多无希氏束电位，但是每个心室波之前都有一个希氏束电位(图 40.10)。希氏束内传导阻滞的预后比 AV 结内传导阻滞者差，希氏束标测有助于将二者进行区分。希氏束内阻滞需采用侵入性电生理检查方法确定。阿托品通常可同时增加 AV 结阻滞患者的心房率和心室率。体育锻炼可减轻 AV 结的阻滞程度。由于三分支传导阻滞、获得性完全性 AV 传导阻滞的阻滞部位常见于希氏束远端；每个 P 波后都有一个希氏束电位，且心室逸搏前无希氏束电位；QRS 波形态异常且心室率往往小于 40 次/min。遗传型三度房室阻滞多见于希氏束及束支的退行性变，且与 *SCN5A* 基因有关；*SCN5A* 基因也与 LQT3 有关(见第 33 章)。

某些情况下，阵发性 AV 传导阻滞可见于 AV 结对迷走反射的过度应答[3]。手术、电解质紊乱、心内膜炎、肿瘤、美洲锥虫病、类风湿结节、主动脉钙化狭窄、黏液水肿、多发性肌炎、浸润性病变(如淀粉样变性、结节病、硬皮病)及某些未分类的疾病都可导致 AV 传导阻滞。成年人心率增快后可能出现房室传导阻滞(称之为心动过速依赖性 AV 传导阻滞)，可见于第 3 相阻滞(动作电位未完全恢复兴奋性所致阻滞)、后去极不应期、AV 结隐匿传导等。相对于心动过速依赖性 AV 传导阻滞，“停搏依赖性阵发性”AV 传导阻滞的发生率较低；常发生于停搏后或较慢的心动过缓时，因此与迷走性 AV 传导阻滞较难鉴别。这种类型的 AV 传导阻滞通常被称为第 4 相阻滞，是由于在动作电位静息期发生的自动去极化使正常去极化不能完成，其他机制也可能在其中发挥某些作用。

对于儿童,AV 传导阻滞的最常见原因是先天性因素(参见第75章)。先天性因素引起的心脏传导阻滞可以单独存在,也可伴随于其他病变。母亲抗体穿过胎盘所导致的新生儿自身免疫疾病是宫内或出生即刻出现心脏传导阻滞的最常见原因,但仅见于少数先天性心脏传导阻滞的患儿。常见的组织学改变有以下两种,心房肌与传导系统周围组织存在解剖离断、结室分离。大多数儿童多无症状,但有些儿童需植入起搏器才能改善症状。先天性 AV 传导阻滞的死亡率在新生儿期最高,儿童期及青少年期次之,青春期后的死亡率增长缓慢。先天性心脏传导阻滞患者可在任何年龄段出现阿斯综合征。很难预测患者的个体预后。静息状态下的心率持续≤50 次/min 与晕厥发生有关;严重的心动过缓可导致先天性完全性 AV 传导阻滞的儿童频发阿斯综合征。先天性或手术导致的完全性房室传导阻滞的儿童是否有症状与阻滞部位无关。快速起搏后逸搏点的恢复时间较长、24 小时动态心电图记录到的心率较慢、以及阵发性心动过速均是晕厥发生易患因素。

临床表现

AV 传导阻滞的多数症状都在卧位时明显。一度 AV 传导阻滞表现为颈静脉波的 ac 间期延长、PR 间期延长导致的第一心音(S_1)强度减弱。在二度Ⅰ型 AV 传导阻滞时,心率可随 S_1 强度逐渐减弱而轻微地增加;ac 间期增宽(可被停搏终止);a 波后无 v 波。Ⅱ型 AV 传导阻滞的特征为一过性的心室停搏、颈静脉波的 a 波后无 v 波、S_1 强度固定。完全性 AV 传导阻滞的表现与 AV 分离相同(见后述)。

一度和二度 AV 传导阻滞的临床症状主要表现为心悸或主观感觉"漏跳"。持续的 2∶1 AV 传导阻滞可产生慢性心动过缓的症状。完全性 AV 传导阻滞可出现心输出量降低、晕厥或晕厥先兆、心绞痛、快速室性性心律失常引起心悸等症状和体征。

治疗

一过性或阵发性 AV 传导阻滞伴晕厥先兆或晕厥时,往往难以明确诊断。移动的监测器(Holter 或体表心电记录仪)可能有助于诊断,但可能需要延长监测时间,如长程(>3 周)Holter 或体表心电记录仪。植入性心电记录仪有助于更长时间的监测以明确诊断。有晕厥先兆或晕厥症状的患者,应怀疑一过性的希氏束下阻滞合并 BBB 或室内传导异常。采用电生理检查评估 AV 传导(包括异丙肾上腺素和/或普鲁卡因胺注射)有助于明确诊断,尤其是有严重症状的患者(参见第35章)。

对于有症状的心脏传导阻滞患者,若持续数小时甚至数天使用药物提升心率,其产生的副作用明显。因此,有症状的缓慢性心律失常患者,需采用临时或永久心脏起搏器治疗。当阻滞的持续时间较短但仍需治疗或需等待合适的时机进行起搏器治疗时,短期应用迷走神经抑制剂如阿托品可改善 AV 结传导阻滞,而儿茶酚胺类药物如异丙肾上腺素可临时用于任何部位的心脏传导阻滞(参见上述的"窦性心动过缓")。对于急性 MI 患者,慎用或禁用异丙肾上腺素;可经静脉途径进行经皮心脏临时起搏器治疗。对于有症状的 AV 传导阻滞或高度 AV 传导阻滞(如希氏束下传导阻滞、二度Ⅱ型 AV 传导阻滞、非先天性的三度房室阻滞),建议植入心脏永久性起搏器治疗[4,5]。越来越多的证据表明一些 AV 传导阻滞患者,特别是伴有左心室功能不全时,可以从双室起搏中获益,而不是单纯的右心室起搏,双室起搏可延缓心衰症状的发生和进展[6]。

房室分离

顾名思义,AV 分离是指心房和心室"分离"或"独立"搏动。AV 分离不是原发的节律异常;而是一种或多种传导阻滞阻碍冲动从心房正常传导至心室,从而导致继发性节律异常的一种"症状"。

(陈晓庆 译,刘少稳　魏勇 校)

参考文献

1. Bennett MT, Leader N, Krahn AD. Recurrent syncope: differential diagnosis and management. *Heart.* 2015;101:1591–1599.
2. Barra SNC, Providência R, Paiva L, et al. A review on advanced atrioventricular block in young or middle-aged adults. *Pacing Clin Electrophysiol.* 2012;35:1395.
3. Brignole M, Deharo JC, Guieu R. Syncope and idiopathic (paroxysmal) AV block. *Cardiol Clin.* 2015;33:441–447.
4. Brignole M, Auricchio A, Barón-Esquivias G, et al. 2013 ESC guidelines on cardiac pacing and cardiac resynchronization therapy. The Task Force on Cardiac Pacing and Resynchronization Therapy of the European Society of Cardiology (ESC). Developed in collaboration with the European Heart Rhythm Association (EHRA). *Rev Esp Cardiol (Engl Ed).* 2014;67:58.
5. Epstein AE, DiMarco JP, Ellenbogen KA, et al. 2012 ACCF/AHA/HRS focused update incorporated into the ACCF/AHA/HRS 2008 guidelines for device-based therapy of cardiac rhythm abnormalities: a report of the American College of Cardiology Foundation/American Heart Association Task Force on Practice Guidelines and the Heart Rhythm Society. *Circulation.* 2013;127:e283–e352.
6. Tanawuttiwat T, Cheng A. Which patients with AV block should receive CRT pacing? *Curr Treat Options Cardiovasc Med.* 2014;16:291.

第 41 章　起搏器及植入式心脏除颤器

CHARLES D. SWERDLOW, PAUL J. WANG, AND DOUGLAS P. ZIPES

起搏器　764
　起搏器植入指针　764
　起搏器电极导线和脉冲发生器　764
　原理:夺获、感知和起搏血流动力学　764
　起搏模式及计时周期　767
　起搏器故障检修　770
植入型心律转复除颤器　773
　ICDs 的适应证　773
　ICD 电极及发生器　773
　ICD 治疗　775
　ICD 感知及检测　777
　ICD 故障排除　781
　ICD 电极故障:表现及管理　783
并发症　784
　植入相关并发症　784
　CIED 感染　784
随访　784
　远程监控　784
　CIED 患者的常见临床问题　784
参考文献　785

心脏植入式电子装置(cardiac implantable electrical devices, CIEDs)是提供治疗性电刺激的设备。刺激所产生的电场与心脏不同部位的刺激电压(局部电压相对于距离的变化)成一定比例。该电场可以与心脏自身电活动发生互相作用。心脏的电活动主要是由细胞膜的被动和主动(离子通道)特性、心肌细胞之间的电连接特性,以及直接的细胞内电效应介导(见第 34 章)。

心律失常电治疗包括低电压(1~5V)起搏治疗,高电压除颤治疗(500~1 400V)。起搏器提供的起搏刺激主要用于治疗心动过缓,而植入型心律转复除颤器(implantable cardioverter defibrillators, ICDs)则主要用于室性心动过速的转复及室颤的电除颤治疗。ICDs 也可以进行起搏而治疗心动过缓或通过一组组快速起搏(抗心动过速起搏)而终止室性心动过速。另外,心脏再同步化治疗(cardiac resynchronization therapy, CRT)起搏器(CRT-P)和 CRT-ICDs(CRT-D)治疗可以通过释放起搏脉冲使左右心室收缩再同步化进而治疗慢性心功能不全。本章主要讨论 CIEDs 的抗心律失常治疗。CRT 治疗慢性心功能不全的内容见本书第 27 章。

起搏器

起搏器植入指征

起搏器和 ICDs 的应用指南在本章末尾的指南介绍中论述[1]。起搏器主要用于减轻或者预防不可逆转原因导致的症状性心动过缓。由于得到专家共识的强力支持,起搏器的这些适应证在临床随机对照研究(randomized controlled trial, RCT)出来之前就已经建立起来。起搏器的最强指征是有明确心动过缓引起症状的患者。另外起搏器也适用于无症状性心动过缓及严重症状很可能与心动过缓相关的患者;在后一种情况下,虽然未记录到症状性心动过缓,但在排除引起症状的其他原因后,仍考虑该临床症状是由心动过缓引起。此外,起搏器还适用于目前虽无症状,但未来有可能会快速进展为严重症状性心动过缓的高危患者。这个适应证主要针对那些具有浦肯野系统病变的患者,因为其具有突发高度房室传导阻滞且不伴有逸搏心律的危险(见第 40 章)。

起搏器电极导线和脉冲发生器

电极导线。经静脉途径植入的电极导线包括一个小的远端电极,通过一个固定装置锚定在心脏上,主要用于起搏和感知;一个与脉冲发生器相连接的近端终端;以及连接两者的导线体部(图 41.1A)。单极导线的头端只有一个电极,而双极导线在距离头端电极约 10mm 的地方有第二个环形电极。起搏器通过不同的导线对不同的心腔进行起搏。

右心房电极导线经常放置在右心耳内或附近,而右心室导线主要放置在靠近右心室心尖处或间隔部;然而,近年来越来越多的术者为了改善右心室起搏的血流动力学效果,而将右心室导线放置在希氏束或者其附近位置进行起搏[2](见后文)。

脉冲发生器。传统的起搏器脉冲发生器包括一个可与电极导线相连接的塑料头和一个 10~15cm^3 的钛盒,钛盒里装有电池和可产生起搏脉冲的微型电容及用于控制和遥测的电子电路。起搏器电池性能必须是可预测的,以便于指导术者及时更换电池。通常而言,脉冲发生器植入在胸部皮下胸大肌上方。

近年来,微电子技术的发展促使无导线胶囊起搏成为一种可能[3,4]。无导线胶囊起搏器同样包含有脉冲发生器和导线系统。这种起搏器可以经导管递送系统将其植入到右心室心内膜(图 41.2),不易出现经静脉植入电极导线而产生的相关并发症。但无导线胶囊起搏器有两个主要缺陷,一是第一代无导线起搏器只能进行单腔心室起搏,另外一个问题是在长期植入后是否可以安全拔除尚不清楚。

原理:夺获、感知和起搏血流动力学

心脏起搏器感知心内电信号(心电图),并当心脏自身节律过低时释放低电压电刺激(脉冲)。

心脏电刺激。心脏起搏需要局部电刺激产生一个足以在心脏舒张期使局部心肌去极化至阈电压的电场,从而产生一个自发传导的去极化波阵面。其中起搏刺激引起局部心肌细胞去极化至阈值的过程叫作夺获,较小的起搏电极头端表面积(1~5mm^2)能以最小的耗电量产生足够的电流密度,以获得足够的电场强度(大约 1V/cm)。

波形。起搏脉冲的波形是时间-振幅(电压/电流)的关系曲线。电压是起搏中非常关键的参数,因为它决定了作用于心脏电场的大小。通常而言,根据 Ohm 法则(V=I×R,V 代表电压,I 代表电流,R 代表电阻),电流与电压是线性相关的。脉冲波形的时程对于起搏或者除颤是非常关键的,因为它反映了脉冲与心脏互相作用的持续时间。需要指出的是,心脏对电刺激的反应取决于心肌细胞上时间依赖性主动及被动离子通道的状态,换句话说,心脏对电刺激的反应取决于细胞膜时间常量(τ_m)(见第 34 章)。无论是起搏或者除颤脉冲波,当它们的时程接近 τ_m 时都是最有效的,因此电压(电流)时间函数是评价起搏器电子参数最有效的指标。

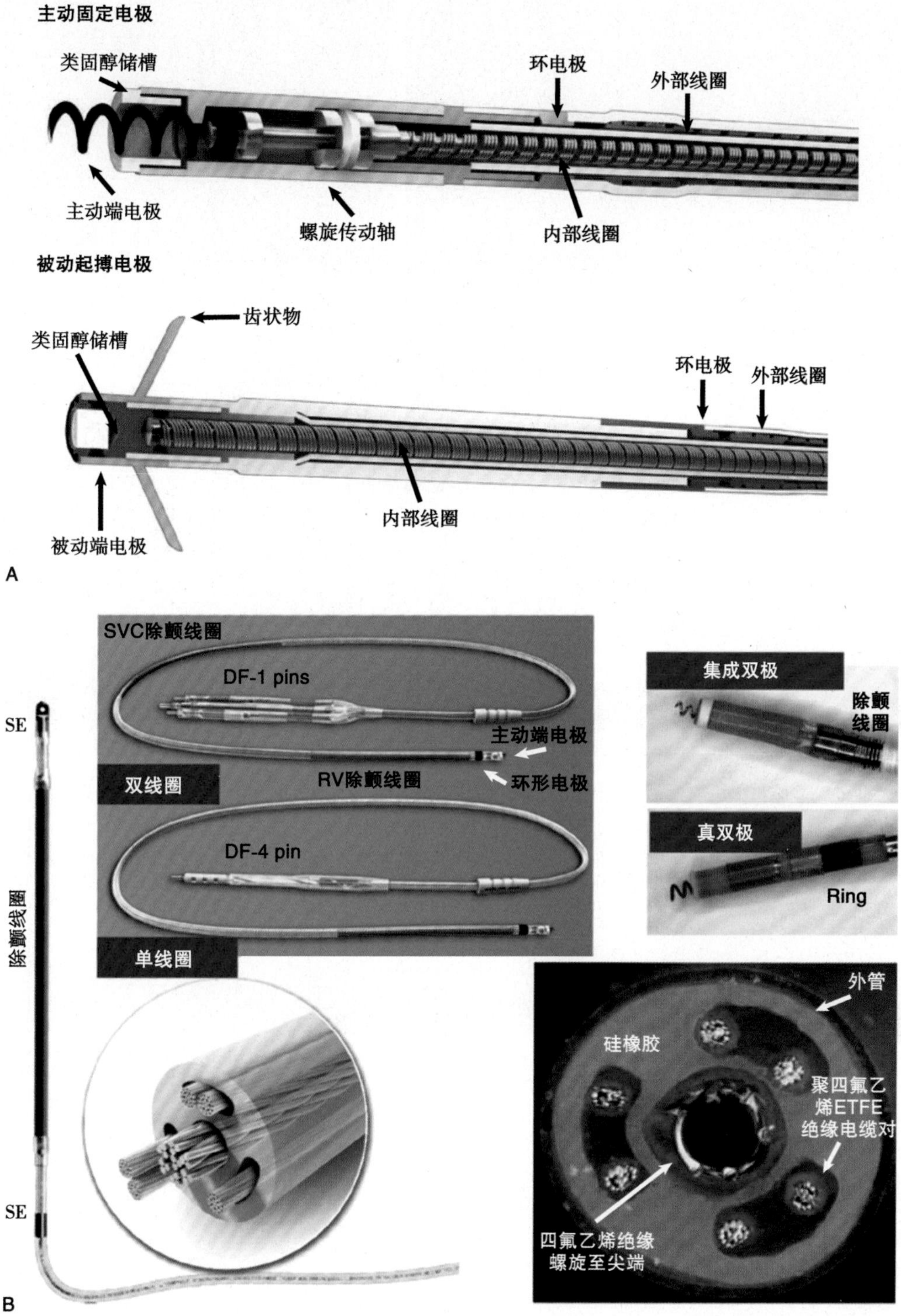

图 41.1 除颤和起搏电极导线设计。**A**,双极同轴起搏电极的基本组成。**上图**,主动固定设计,远端为螺旋钉状电极。**下图**,被动式(镀锡设计)。**B**,除颤电极。**左上**,上图为双线圈 DF-1 接口电极导线,下图为单线圈 DF4 接口电极。**右上**,双极(上)和集成双极(下)除颤电极,真正的双极电极导线通过远端电极和近端的环形电极之间进行感知,这是专门用于起搏和感知的。真正的双极电极导线只有一个除颤线圈。相反,集成双极电极导线的起搏和感知位于远端电极和远端除颤线圈之间,远端线圈用于感知、起搏和除颤。集成双极电极导线还包含第二个近端线圈,它增加了除颤电极的表面积。**左下**,皮下 ICD 导线。**右下角**,经静脉途径植入 ICD 导线的横截面。ETFE,聚四氟乙烯;PTFE,四氟乙烯;RV,右心室;SE,感知电极;SVC,上腔静脉

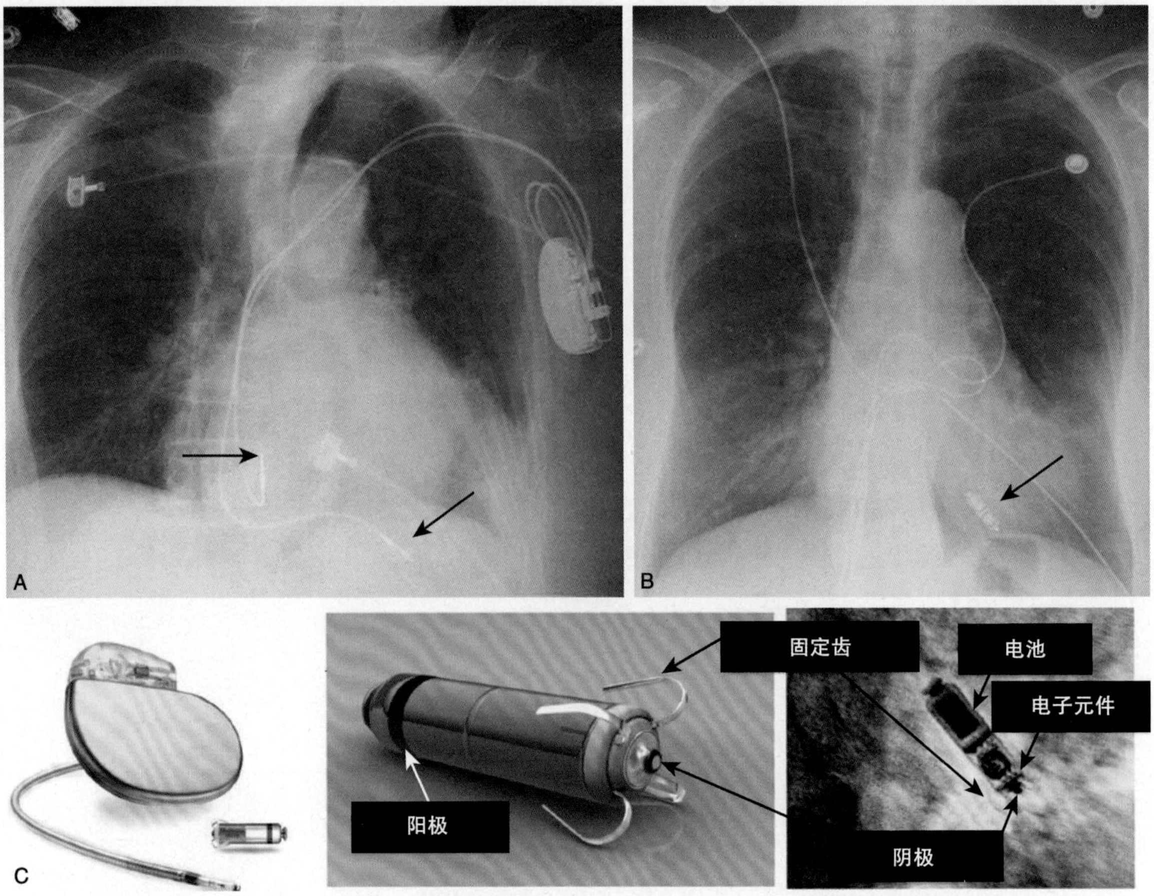

图 41.2 电极经静脉植入电极起搏器与无导线起搏器。A,胸片显示电极经静脉途径植入起搏器的脉冲发生器位于左前胸的囊袋里面。左侧箭头指的是心房电极的头端,右侧箭头指的是心室电极,两者为有主动固定电极。B,胸片显示植入在右室右心室心尖隔面的无导线胶囊起搏器(箭头)。C,左图,电极经静脉植入起搏器与无导线胶囊起搏器的对比。主动固定电极的作用机制见图 41.1。**中图**,放大的无导线胶囊起搏器。**右图**,X 线电影右前斜下无导线胶囊起搏器的组成

强度-时间关系。强度-时间曲线描述不同起搏强度所需要的脉冲持续时间(图 41.3),它可以用逆指数或者双曲函数表示。这个函数主要包含基强度和时值两个变量。基强度指起搏时足以引起去极化的最小电流强度。时值是指在曲线上对应于两倍基强度的脉冲持续时间,约等于 τm。时值对于设计高效的起搏脉冲是很重要的,因为当脉冲持续时间等于时值时起搏器的耗电量最小。这对于脉冲发生器的大小和寿命都非常重要。

起搏脉冲:极性、强度和持续时间。因为起搏需要在两个点之间施加电压,所以通常需要两个电极。然而,常用术语中的"单极"和"双极"指的是心内导线上电极的数目。双极起搏是通过心脏内的头端阴极电极和环形阳性电极来实现的,而单极起搏是通过头端阴极电极和脉冲发生器充当的阳性电极来实现的。需要指出的是,在输出较高时单极起搏的脉冲可能会通过发生器刺激胸肌。

最优化的起搏脉冲时程是可以稳定夺获心肌且消耗的电量最小。通常而言,起搏电压的设置有一个安全范围,多为脉冲时程接近时值(经静脉植入导线起搏器为 0.4~0.5 毫秒;无导线胶囊起搏器为 0.2~0.3 毫秒)时阈电压的 1.5~2 倍。起搏夺获阈值的自动检测是通过闭环反馈算法得到的,该算法周期性地测量起搏阈值并调整输出,当每一次均以略高于起搏阈值的输出进行安全地起搏时,即可节省电量。

代谢和药物对起搏阈值的影响。高钾血症是临床上最常见的电解质紊乱,高血钾可以导致起搏阈值增高,并且由于传导延迟及局部传导阻滞而影响感知功能。严重的酸中毒、碱中毒和甲状腺功能减退也会引

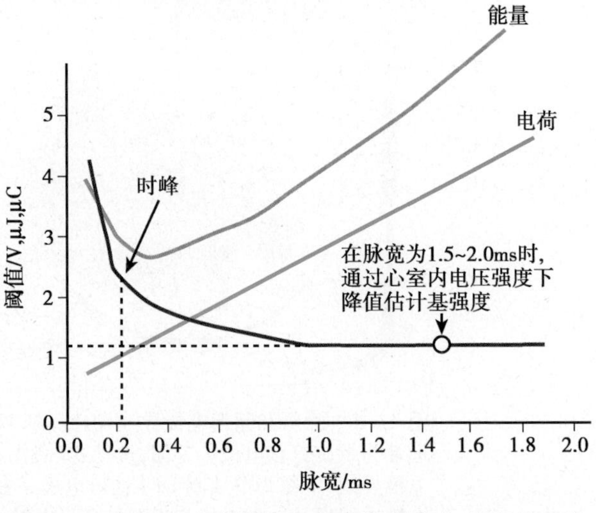

图 41.3 来源于犬的慢性心室起搏强度与时程关系曲线:电压(V)、电荷(μC)和能量(μJ)。基强度是指脉宽时程无限长时能引起细胞除极的最小刺激强度。时值是指刺激强度为基强度两倍时所对应的脉宽时程。(引自 Stokes K, Bornzin G. The electrode-biointerface stimulation. In Barold SS, editor. Modern Cardiac Pacing. Mount Kisco, NY: Futura; 1985, pp 33-77.)

起起搏阈值增高。钠离子通道阻滞剂也可以使起搏阈值增高,特别是Ic类药物(例如氟卡胺)在起搏频率接近高限频率或者抗心动过速起搏时,其原因在于钠离子通道存在频率依赖性,该类药物对钠离子通道的阻断作用在快心室率时明显增强。

心电图和起搏器感知功能

腔内心电图。腔内心电图(electrogram,EGM)是某一时间不同部位心肌间的电位差。体表心电图(electrocardiogram,ECG)记录的是心脏绝大部分心肌细胞的电活动。相比之下,腔内心电图通过心腔内电极记录的是局部心肌电活动。因为EGMs记录心肌两点之间的电位差,因此需要两个电极。类似起搏器中"单极"和"双极"指的是心内电极的数目,单极EGMs是通过导管远端电极和充当远场参考电极的脉冲发生器外壳来记录的。远场电极的位置对EGM的记录几乎没有影响,但是需要注意的是,远场电极也可记录到非心源性电位,如胸肌电位。如果腔内心电图采集的信号并非起源于心内电极附件的局部心肌,称之为远场信号,包括非心脏信号和远场心脏信号。在心脏植入式电子装置中,远场信号可以起源于不同的心腔。

电极经静脉途径植入起搏器的心房和心室腔内电图振幅分别是1~5mV和5~20mV,而心房和心室电活动的频率相似(5~50Hz)。T波频率往往较低(1~10Hz),而大多数非心脏肌电位及电磁干扰(electromagnetic interference,EMI)的频率相对较高。正是由于这些差异,起搏器可以通过滤波器对这些非心源性电信号进行过滤,进而减少起搏器的不必要感知(过感知)。

感知。当去极波通过电极头端时,EGM信号偏移能即刻通过导线传导至脉冲发生器。在脉冲发生器里,信号被放大、滤波、由感测电子器件处理,并与阈值电压进行比较(感知阈值)。当处理过的信号超过起搏器设置的感知阈值时,起搏器就确认发生了一次心房或者心室的去极化。

大多数起搏器的感知阈值程控为某一固定参数,如心室通道的感知阈值一般设定为2mV左右,而心房通道的感知阈值介于0.3~0.6mV之间,双极更易于感知振幅较小的心房P波和房颤时的腔内心电图信号。如果感知阈值设定的太低(太敏感),可能导致起搏器过感知,或者感知到其他心腔的心电信号。腔内心电图感知到不同心腔的心电信号(通常是心房通道感知到心室波)是远场信号。由于双极感受线路可感受到的电位变化小于单极感受线路,因此双极感受器过感知非心源性信号(例如胸肌电位,如EMI)的可能性相对较小,间距较近的双极更是如此。

与起搏相关的血流动力学

变时性及频率适应性起搏

心输出量取决于心率及每搏输出量,在剧烈运动时,为了满足机体代谢的需要,通过增加心率(变时能力)可使心输出量在短时间内迅速升高到基础状态的5~6倍。

频率适应性起搏可以自动地调整起搏频率以满足机体的代谢需求,这与安装在脉冲发生器或者导线中的感受器有关。通常而言,传感器主要通过监测机体的运动状态(加速度)、呼吸(每分钟通气量)、心脏运动(心脏收缩程度)来监测机体的代谢状态,但这三种常见的监测方法均各有优点和不足。为了减少不同传感器的缺点、发挥其所长,一些起搏器整合了两类不同的传感器(混合传感器),起搏器通过一定的算法可以将传感器采集的相关参数转换成对应的起搏频率。并且多数起搏参数都是可以程控的,以便于根据机体代谢需求输出合理的起搏频率。

房室同步起搏

左心室充盈始于心室舒张早期直到左心室收缩开始前,并且左心房的收缩对于左心室的充盈具有重要的作用,因此为了保留左心房对于心输出量的贡献就需要最大限度地优化左心房收缩时间(相对于左心室收缩略微提前),以达到房室同步化的目的。房室同步化对心输出量的维持具有重要的作用,研究显示房室失同步化可以使心输出量减少20%~25%左右,对于那些左心室收缩或者舒张功能受损的患者,左心室的充盈在很大程度上取决于心房的收缩功能。对于PR间期异常的患者(尽管只是房室电传导失同步化),PR间期延长的程度越长,机械性房室失同步化程度越重[5]。因此,在双腔起搏器设置中,程序性房室延迟的目的是达到房室同步化。

任何原因使心房或心室电激动时间异常都会损害机械性房室同步化。起搏器综合征是指由于房室失同步化而引起的一系列证候群,包括乏力、呼吸困难、胸痛、头疼、颈部搏动感,临床上导致起搏器综合征的常见原因包括房室分离,或尽管房室是1∶1的关系但心房和心室的收缩顺序不协调。由心室起搏引起的室房逆传可产生严重的血流动力学异常,其原因在于反向的房室同步化使心房收缩时二尖瓣和三尖瓣处于关闭状态。

心室起搏对心室同步收缩的影响

右心室起搏的不良的后果。对于房室传导异常的患者,DDD起搏器可以保证房室间期处于正常的生理范围,但需要注意的是,即使调整右心室起搏使其与心房同步,右心室心尖部起搏仍会引起心室内和心室间失同步化[2]。通过改变右心室起搏位置,如间隔部或者右心室流出道起搏,并不能减少心室失同步化。另外,对于存在左心室收缩功能异常的患者,右心室起搏会对血流动力学产生严重的不良影响,增加心力衰竭及持续性房颤[2]的风险(见第27章)。

双腔起搏模式通过程控可以尽可能地维持自身房室传导,从而减少右心室起搏(见下文)。对于PR间期正常的患者,该策略可以保留房室同步的血流动力学特征,但是对于PR间期延长的患者,该策略虽然可以减少右心室起搏导致的心室失同步化,但是会牺牲部分甚至全部的房室同步所带来的血流动力学益处。另外,该策略无法应用于持续的房室阻滞患者。

永久性希氏束起搏。一种可行的替代方法是通过右心室主动电极起搏希氏束[2,6],起搏产生的QRS波群通过生理性希氏束-浦肯野系统激动心室,可以使室内传导正常或部分束支传导阻滞的患者保持心室间同步化。小型的随机对照研究提示,与右心室心尖部起搏相比,希氏束起搏可以提高运动耐量,维持心室间同步化,并可提高左心室射血分数;观察性研究显示希氏束起搏可以减少心力衰竭患者的住院率。但用现行的技术实施希氏束起搏存在一定的局限性,即使是有经验的术者完成希氏束起搏的成功率也只有约80%,另外希氏束起搏阈值是右心室阈值的2倍以上,会缩短起搏器的使用年限。

起搏模式及计时周期

定义

起搏器的模式被描述为起搏以及感知心腔,目前国际上用四字母代码表示(表41.1)。第一个字母代表起搏心腔,A代表心房,V代表心室,D代表心室及心房。第二个字母代表感知心腔。第三个字母代表起搏器对感知事件的反应,I代表抑制反应,T代表触发反应,D代表既有触发又有抑制反应——追踪心房电活动但受心室电活动抑制,O代表对感知无反应。第四个字母R代表频率适应性起搏。

表 41.1 NASPE/BREG 抗心动过缓起搏通用代码

	位置			
	Ⅰ	Ⅱ	Ⅲ	Ⅳ
分类	起搏心腔	感知心腔	感知后反应	频率应答
	O = 无	O = 无	O = 无	O = 无
	A = 心房	A = 心房	T = 触发	R = 频率应答
	V = 心室	V = 心室	I = 抑制	
	D = 双腔(心房+心室)	D = 双腔(心房+心室)	D = 双(触发+抑制)	
只用于制造商指定	S = 单腔(心房或心室)	S = 单腔(心房或心室)		

对于代码的具体使用方法见文章正文详述。

BPEG:英国起搏与电生理学组;NASPE:北美起搏与电生理学会。

改编自 Bernstein AD, Daubert JC, Fletcher RD, et al. The revised NASPE/BPEG generic code for antibradycardia, adaptive-rate, and multisite pacing. Pacing Clin Electrophysiol 2002;25:260.

计时周期指的是起搏器对于感知及起搏心跳的反应规律。通常以毫秒为单位的时间间期要比以心率(次/min)为单位的计时周期容易得多,因为 1 分钟等于 60 000 毫秒,将 60 000 除以心率,可以确定对应心率的毫秒间期。

起搏模式

VVI 是最基本的单腔心室起搏模式。心室起搏通常发生于自身心室频率低于起搏器低限频率时(图 41.4)。低限频率的时间间期等于心室起搏间期。通常而言,等于感知到的心室事件到下次心室起搏的间期,也被称为心室逸搏周期。VVI 模式没有心房感知功能,所以不能达到房室同步化。临床上 VVI 模式主要应用于对房室同步化要求不高情况下,如永久性房颤患者。

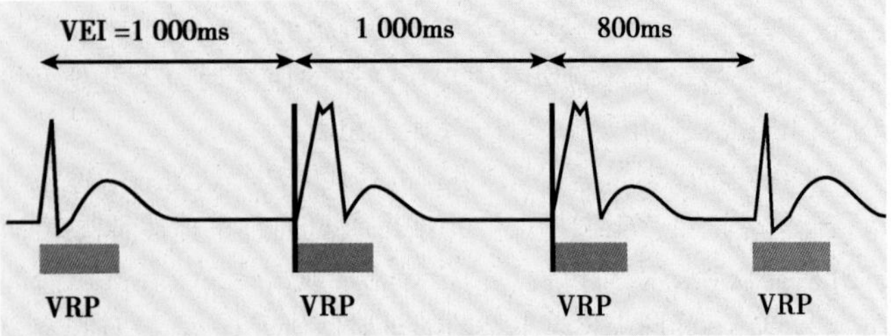

图 41.4 VVI 起搏器的计时周期包括下限频率和心室不应期(VRP,图中用长方形标记)。起搏器在感知心室电活动的 1 000ms 心室逸搏间期(VEI)内,未感知到新的心室电活动,起搏器发放一次心室起搏脉冲。在心室起搏后的 1 000ms 内,未感知到新的心室电活动,起搏器再发放一次心室起搏脉冲。在感知到心室起搏后的 800ms,起搏器再次感知到一次心室电活动,起搏器则未发放起搏脉冲。心室不应期始于任何感知或起搏心室电活动

AAI 是单腔心房起搏模式(图 41.5),适用于窦房结功能异常而房室传导功能完好的患者。由于 AAI 不能提供心室起搏,因此 AAI 不能用于有房室传导阻滞危险的患者。

DDD 起搏模式尽可能地保留了房室同步化功能(图 41.6)。在 DDD 模式中心房率不能低于下限频率。房室延迟指的是心房事件到心室事件之间可以允许的最长时间间隔,如果自发的心室电活动不能在房室延迟时间内发生,起搏器就会发放心室起搏脉冲。如果患者存在房室传导阻滞,那么所有的心室起搏将由起搏器触发。DDD 模式的特殊之处在于起搏器可以追踪心房自身电

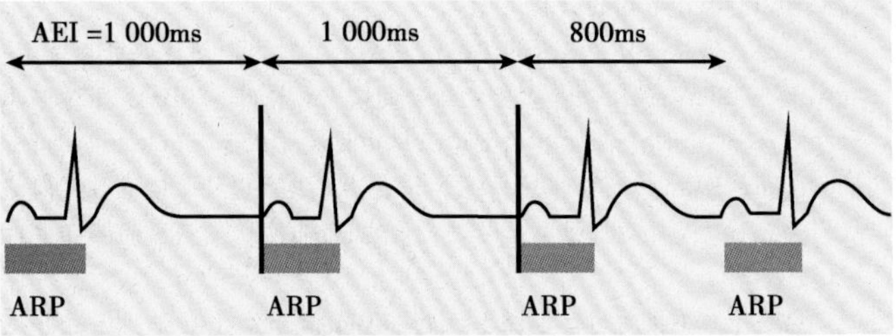

图 41.5 AAI 起搏器的计时周期包括下限频率和心房不应期(ARP,图中用长方形标记)。起搏器在感知心房电活动的 1 000ms 心房逸搏间期(AEI)内,未感知到新的心房电活动,起搏器发放一次心房起搏脉冲。在心房起搏后的 1 000ms 内,未感知到新的心房电活动,起搏器再发放一次心房起搏脉冲。在感知到心房起搏后的 800ms,起搏器再次感知到一次心房电活动,起搏器则未发放起搏脉冲。心房不应期始于任何感知或起搏心房电活动

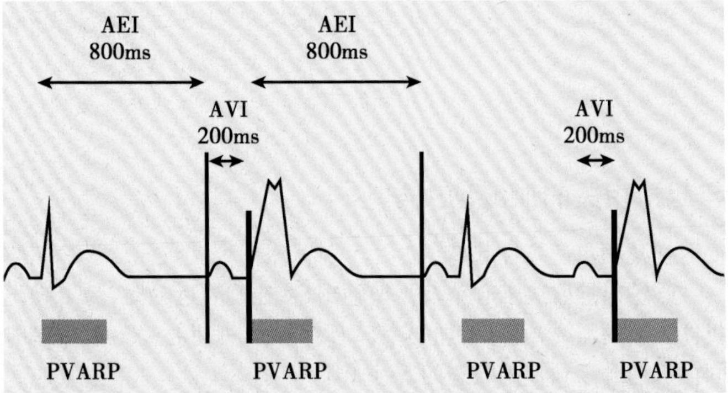

图 41.6 DDD 起搏器的计时周期包括下限频率、AV 间期、心室不应期(未显示)、心室后心房不应期(PVARP)以及高限频率。自发心房电活动后 AV 间期内出现自发心室电活动,起搏器没有发放心室起搏脉冲。在心室为基础的计时周期中,心房逸搏周期(AEI)是指从心室起搏或感知事件到下一次心房起搏的间期,等于下限起搏频率间期减去 AV 间期。由于在心房逸搏间期内没有自发心房电活动,在第二个心动周期起搏器发放了心房起搏脉冲,在 AV 间期内由于没有自发的心室电活动,起搏器发放了心室起搏信号。在该心室起搏之后,当心房逸搏周期超过 800ms 时开始心房起搏,启动了第三个心动周期,在心房起搏后的 AV 间期内出现心室自发电活动,因而起搏器没有发放心室起搏脉冲。在第四次心动周期中,心房电活动后在 AV 间期内未出现心室自发电活动,起搏器跟踪自发心房电活动发放了心室起搏脉冲

活动，以最大限度地允许在每一个P波后伴有一次心室电活动，从而尽量维持房室同步化。起搏器的上限频率指的是起搏器可以追踪的最大自身心房频率，通常情况下上限频率的设定要高于患者最快窦性心律的频率。在房颤及其他类型的房性心动过速时，上限频率的设定可以有效地防止快速心房电活动被感知和跟踪。

DDI和VDD起搏模是DDD起搏模式的补充。DDI模式缺乏心房跟踪功能，因而适用于伴或者不伴有房室传导异常的窦性心动过缓患者。当窦性心律的频率超过下限频率时，房室失同步化，因此DDI模式很少应用，除非起搏器的心房感知功能异常，导致DDD模式下不能可靠地进行模式转化。VDD模式缺乏心房起搏功能，因此适用于于窦房结功能正常伴有房室传导阻滞的患者。VDD起搏模式可以通过单根电极导线加上一个心房感知电极来实现，通过心房感知保证心室追踪心房电活动，进而达到房室同步化的目的。VDD模式不能用于存在窦性心动过缓的患者，因为在这种情况下以下限频率起搏心室，不能达到有效的房室同步化，在功能上与VVI模式没有任何区别。

优化双腔起搏模式

自动模式转化功能

DDD和VDD模式都需要注意防止心室快速起搏，因这两种起搏模式都有心房追踪功能，在阵发性房颤、其他类型的房性心动过速或电磁干扰时，可能因追踪最大心房感知频率而发放快速心室起搏脉冲。自动模式转化功能可以有效防止这一现象，当心房感知频率超过某一设定上限后，起搏器会暂时转化成非追踪模式（通常是DDI或者DDIR），而当心房率减慢到一定程度后，起搏器的模式会重新切换到心房追踪模式（图41.7）。

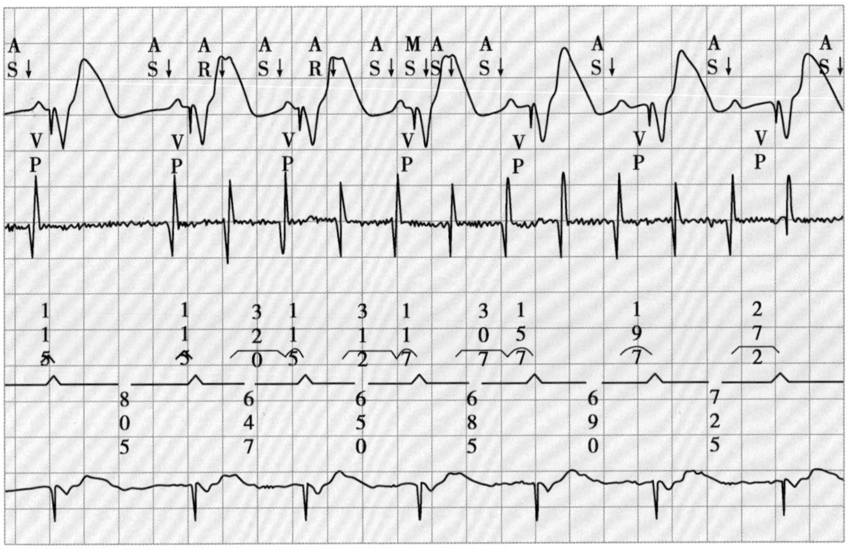

图41.7 短阵房性心动过速（AT）时，起搏模式由DDDR转化为DDIR。图中最上面的通道是带有标记的体表心电图，第二通道是心房腔内电图（EGM）。在第三个通道横线上面显示的是心房间期，横线下方显示的是心室间期。最下面的通道是心室腔内电图。前两个心房事件（AS）是窦性搏动，被跟踪且在程控的AV间期后行同步化心室起搏。房性心动过速开始于第三个心房事件，起搏模式切换（MS）发生在第四个快速心房事件之后。在DDI模式中，P波不被跟踪，因此AV间期不断变化。AS，心房感知；AR，心房不应期；VP，心室起搏

噪声反转是为了防止心室过感知（如电磁干扰）时起搏器功能被过度抑制而设计的，起搏器会按照固定频率、非同步模式（DOO，VOO）发放脉冲，以度过起搏器过感知阶段。

减少不必要右心室起搏的程控方法

对于无永久性房室传导阻滞的患者，促进房室传导可以有效减少右心室起搏。可采用的第一种方法是通过延长AV间期或周期性延长它（正性AV滞后搜索）。该方法的主要不足在于它可能会因过度的AV延迟而产生起搏器综合征[5]。对于可接受最长的PR间期目前并没有共识，通常是选择350～400毫秒。

第二种方法是以心室起搏为后备的AAIR起搏模式的一种。当无房室传导阻滞时，起搏器以AAIR模式运行，在检测到房室传导阻滞时，起搏器会自动转化为DDDR模式。该策略允许在偶有房室传导阻滞时，不转换为持续性右心室起搏，与延长AV间期相比可减少右心室起搏，但其表现类似一过性右心室起搏无效（图41.8）。另外一种选项是以AAIR起搏模式运行，VVIR模式做后备。

单、双腔起搏模式和起搏器的选择

专家共识为单、双腔起搏器的选择提供了建议，图41.9是一个简单的概述[7]。

窦房结疾病。对于窦房结功能异常的患者，随机对照临床研究提示，DDD起搏模式与VVI相比可以减少房颤及起搏器综合征的发生率[8]，但就死亡率、心力衰竭、卒中和生活质量而言，这些研究的结果并不一致[7]。频率适应性起搏适用于存在严重变时功能异常、不能根据机体代谢需要调整自身心率的患者。在AAIR模式起搏时，设定的根据机体需要增加的最快心房起搏频率，应以不引起房室传导阻滞为前提。

房室传导阻滞及双束支/三束支传导阻滞。根据专家共识的推荐，窦性心律时双腔起搏优于单腔心室起搏。

空白期及不应期

定义。在每个起搏或感知事件之后，感知放大器会短暂关闭，产生

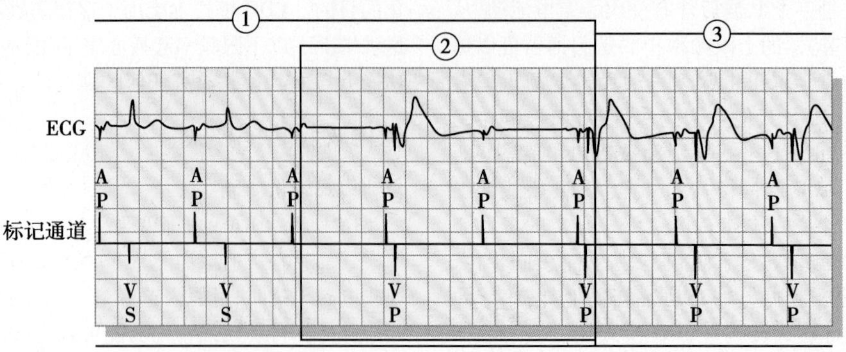

图 41.8 减少右心室起搏方法。初始为 AAIR 起搏(①),在心房起搏后未感知到心室事件,后备心室起搏启动(②),随后起搏器转化为 DDDR 起搏模式(③)。非传导心搏后的起搏 AV 间期较短(80ms)

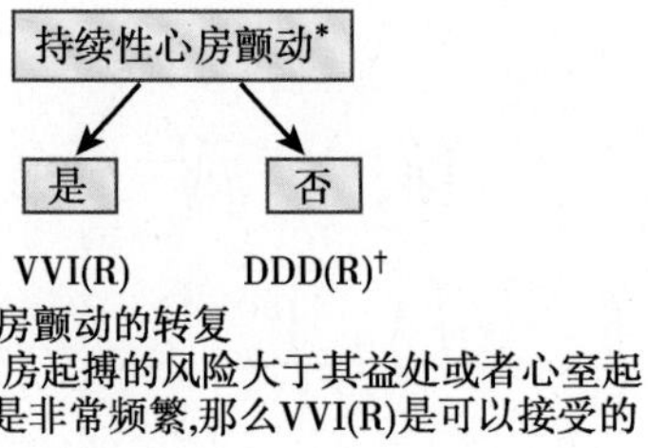

图 41.9 起搏模式和起搏器的选择。详见正文

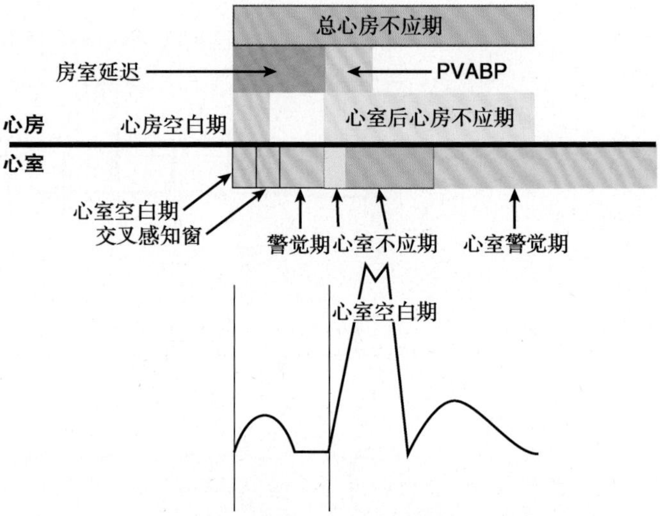

图 41.10 双腔起搏器中大多数不应期与空白期计时周期作用示意图。**上图**,心房通道;**下图**,心室通道。总心房不应期(TARP)是 AV 延迟与心室后心房不应期(PVARP)之和。心室后心房空白期(PVABP)是指心室事件后心房空白时间。心房空白期是指心房事件后的心房空白时间。对于心室而言,同样也有两个空白期,一个是心房起搏后心室空白期,这是为了防止心房起搏事件在心室通道被感知;另一个心室空白期在心室事件后。交叉感知窗口的心室感知事件有利于安全起搏。图中可见两个心室警觉期,一个在 AV 延迟后,另一个在心室不应期之后

一个硬件空白期(20~250 毫秒),以防止在一个心脏去极化周期内发生多次感知。每次起搏事件都有一个振幅很大的起搏信号和心脏去极化,空白期的设置更加重要。空白期后起搏器处于软件不应期,在该期间感知到事件不会用于重整计时周期,但会启动诸如模式转换等功能(图 41.10)。一些新型起搏器还有额外的软件空白期,在软件空白期中感知到的事件不会用来调控计时周期,但是会用于其他特殊功能,如监测过感知或房性心律失常。

心室后心房不应期及高限频率抑制功能。在 DDD 模式中,心室后心房不应期(postventricular atrial refractory period,PVARP)是指心室起搏或感知事件后的一段时间内心房通道不跟踪任何心房自发事件(图 41.10)。该功能对于 DDD 起搏器具有重要意义,比如心室后心房不应期的设定可以有效避免起搏器介导的心动过速(pacemaker-mediated tachycardia,PMT),并为上限频率的设定一个范围。既然心室起搏频率不能超过上限频率(upper rate limit,URL),那么在窦性心律超过起搏器的上限频率并伴房室传导阻滞时,有必要设定一种算法来调整心室起搏频率以满足机体需要。此时,所有起搏器都会延长 AV 间期从而使心室起搏频率维持在高限水平。但是由于窦性心律快于心室起搏频率,那么心室起搏后的 P 波会进行性的前移,直到 P 波落在心室后心房不应期,此时 P 波不会被跟踪。这种进行性的 AV 间期延迟直到窦性心律不能被跟踪的现象叫做“假性文氏现象”(图 41.11)。如果窦性心律进一步加快,那么每一个 P 波都会落入 PVARP 之中,进而导致 2:1心房追踪(2:1阻滞),并造成心室率骤降和劳力性不适。基于上述原因,为了满足机体代谢需要,应该将上限起搏频率设定的相对较快,当出现 2:1房室传导阻滞时,心室率应该快于机体运动所需的最快窦性节律。2:1房室传导阻滞所对应的间期等于 AV 间期与心室后心房不应期之和,也称总心房不应期(total atrial refractory period,TARP)。

起搏器故障检修

非侵入性起搏器故障排查方法包括,查看病史、胸片、体表心电图,查取器械内储存数据(程控参数、电极阻抗及趋势图、腔内电图和标记通道),以及实时器械数据(起搏和感知阈值、活动上肢和囊袋时的腔内电图)。最常见的起搏器功能障碍可以归纳为以下几类:失夺获、不起搏、起搏频率与程控设定的频率不一致,以及不适当的快速起搏(表 41.2)。

失夺获

失夺获是指在起搏脉冲后无相应的心脏去极化反应(图 41.12)。这可能与起搏系统、患者自身或患者与起搏器的相互作用有关。最常见的原因是由于电极与心肌接触面的改变致使起搏阈值增高。围手术期较常见起搏系统的原因所致,尤其是电极脱位。另一种可能是起搏脉冲的发放落在自发去极化的生理不应期,这种功能性失夺获可能是由于感知功能低下所致。

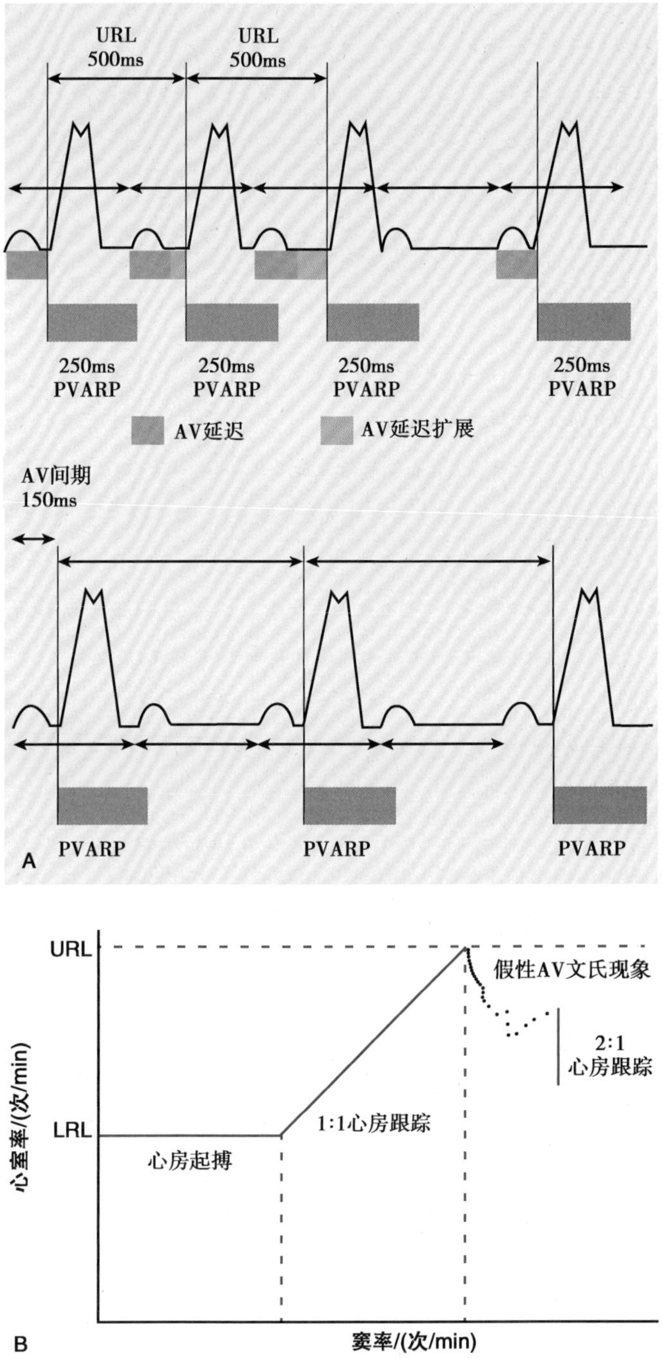

图 41.11 双腔起搏器的上限起搏频率限制。A,上图,当窦性心律超过程控的最大跟踪频率时出现假性文氏现象,但此时 P-P 间期长于总心房不应期[TARP,AV 间期(AVI)与心室后心房不应期之和]。下图,当 P-P 间期低于总心房不应期时,每隔一个 P 波落在心室后心房不应期(PVARP)内而不会被跟踪,心室率就变成心房率的一半(2∶1心房追踪)。B,当窦性心律逐渐增加时双腔起搏器的反应(横坐标是窦性心律,纵坐标是起搏器频率)。AV,房室;URL,设定的上限频率;LRL,设定的下限频率

表 41.2 常见起搏器功能障碍

失夺获
起搏脉冲输出低于阈值
电极与心肌表面接触异常
程控的输出低于阈值
电极移位
电极绝缘层破坏或者电极断裂
电极与起搏器连接异常
功能性夺获异常(低感知或者非同步起搏)
起搏失败
被磁铁或程控改为非同步起搏模式
对生理或者非生理信号的过感知
未被磁铁或程控改为非同步起搏模式
起搏脉冲发放失败
导线断裂
电极与起搏器连接异常
起搏频率与程控频率不一致
脉冲发放早于预期的逸搏间期:感知不足
脉冲发放晚于预期的逸搏间期:过感知
电池耗竭
不适当的快速起搏
起搏器介导的心动过速
因感知快速心房率或电磁干扰、肌电位而导致不适当的心室跟踪起搏
感受器驱动的与患者活动不相符的快速起搏

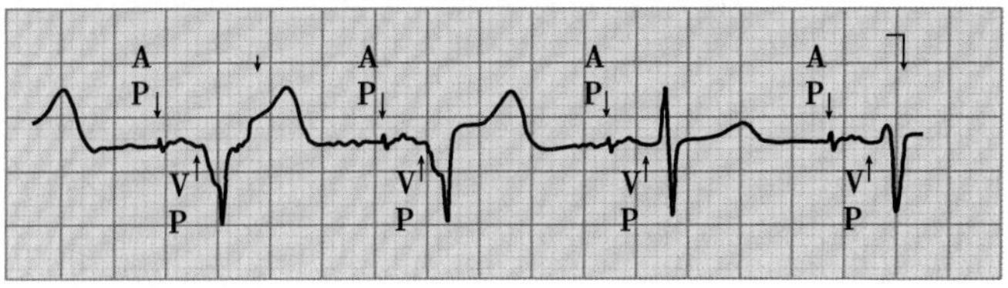

图 41.12 失夺获。标有心房及心室事件的体表心电图。AP,心房起搏;VP,心室起搏。第三、四个心搏因 QRS 波下传致心室失夺获,下传的 QRS 波落在起搏后心室空白期,因此没有被感知

起搏失败

未按指定的设置输出起搏脉冲,最常见的原因是过感知生理性或非生理性信号,抑制了起搏脉冲的发放(图 41.13),导致起搏失败。电极与脉冲发生器的连接问题既可造成对非心源性信号的过感知,也可导致阻抗异常(见下文,ICD 故障检测及 ICD 电极异常)。罕见情况下,起搏失败可能是由脉冲发生器的输出电路故障或断路引起的(如导线断裂、螺钉松动)。由此可见,无论是失夺获还是起搏失败通常都是由起搏系统本身引起的,与生理性问题关系不大。

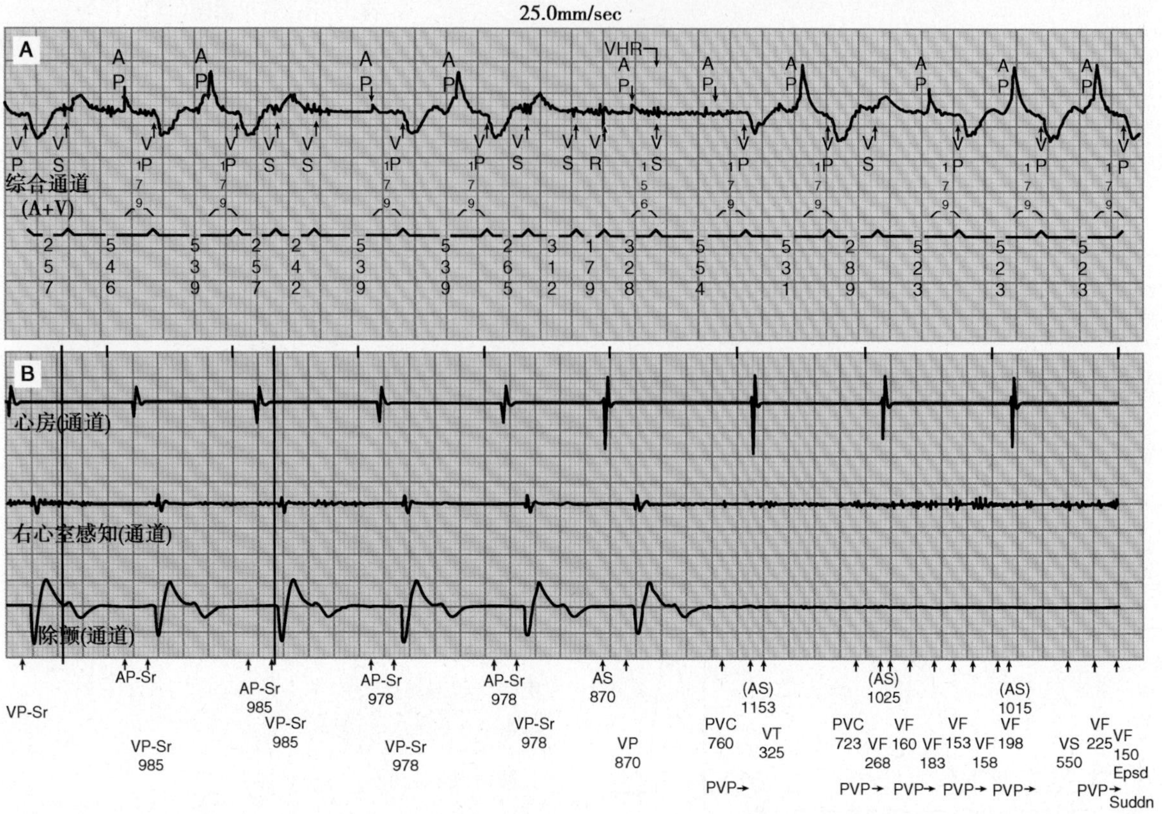

图 41.13　心室过感知。A，双腔腔内心电图（EGM）示因导线断裂引起心室过感知。图中可见带有标识的心房及心室腔内电图以及间隔通道。心室感知事件提示心室过感知是由导线断裂引起的，在腔内心电图中可见对应的干扰信号。心室感知事件重置计时周期，并延迟心房起搏事件，后面跟随心室起搏事件。“VHR”是指心室过感知事件导致检测到心室率过高。在间隔通道上方的数字代表 AV 间期，在间隔通道下方的数字代表 VV 间期。AP，心房起搏；VP，心室起搏；VS，心室感知。B，完全性房室阻滞植入双腔 ICD 及右心室整合双极感知的患者发生对膈肌电位的过感知。图中示心房双极、右心室整合双极腔内电图，以及右心室线圈与发生器组成的除颤腔内电图和双腔标识通道。肌电位相对整齐、振幅较低、主频波动于 80~200Hz 之间。在除颤通道更易识别过感知抑制了起搏，并导致心室停搏。同时，ICD 把检测到的最快感知间期定义在心室颤动区。在图的右侧，当足够多的间期被定义在心室颤动区时，即形成一阵心室颤动（“Epsd”）。膈肌肌电图的振幅在右心室感知通道上要比心房感知通道高，这是因为右心室电极的感知范围相对较大，并且右心室电极的远端邻近膈肌

交叉感知（crosstalk）是一种特殊形式的过感知，是指一个心腔的起搏信号被另外一个心腔感知到。临床上最重要的交叉感知是，在房室传导阻滞患者，心室感知到心房起搏脉冲，心室起搏被抑制。这种现象可以通过设定心房起搏后心室空白期来减少，可增加交叉感知发生的参数设置包括，心房起搏脉冲输出较高、心室感知参数设定过敏感及心房起搏后心室空白期过短等。起搏器设定了防止交叉感知的功能，包括心房起搏后心室空白期的设定，对于 AV 间期中感受到的事件心室会启动安全起搏模式。心室安全起搏模式在心电图上表现为，短于设定 AV 延迟的心室起搏，通常是 80~130 毫秒。

起搏频率与程控不一致

起搏的逸搏间期短于预设值通常提示感知不良，起搏间期长于预设值通常提示过感知（图 41.13）。过感知或感知不良均可以由起搏系统、患者自身以及两者之间的互相作用引起，即使起搏器可以可靠的感知正常心脏搏动，仍可能感知不到期前收缩。起搏频率持续低于设定的下限频率，通常提示起搏器对正常心电信号的过度感知（通常是 T 波过感知）。当然，这种情况也可能是由于电池电量不足。

不适当的快速起搏

双腔起搏器的快速起搏频率等于或接近上限频率，通常是由于起搏器介导的心动过速或者心室跟踪快速的心房信号而引起。对于存在室房传导的患者，如果设定的 PVARP 太短，突发的心室期前收缩逆传至心房，被感知和跟踪后触发心室起搏，进而导致反复的心室起搏→逆向传导→心房跟踪起搏。在这种无休止的起搏器介导的心动过速中，起搏器相当于房室折返性心动过速（AV re-entrant tachycardia，AVRT）中的前传支，而传导系统相当于逆传支。相反，感知快速心房信号引起的心室跟踪起搏，是由于房性心动过速或心脏外信号（如胸肌电位）感知后起搏器工作模式转换失败所致。通过程控为非跟踪模式，可以终止这两种情况引起的起搏器介导的心动过速。少数情况下，感受器驱动的心动过速可以由感知到与机体活动不相关的信号触发，如直升机的振动，以及通气感受器感知到的哮喘发作快速呼吸频率。

致心律失常作用

在某些特殊情况，起搏可引起房性或室性心律失常。起搏器介导的短-长-短心动周长变化可诱发长间歇依赖性室性心动过速

或室颤,通常发生于促进 AV 传导或心室不夺获程序时,常见于起搏器阈值测试过程中。因此,在起搏器程控过程中需备用体外除颤器。

对正常起搏功能的误读

心电图上融合波及假性融合波常常是造成心电图误读的原因。有时根据体表心电图无法确定起搏心腔,如房颤时心房感知不良可导致功能性心房不夺获,但会被误解为心室不夺获。为了减少右心室起搏而采取的促进 AV 传导策略也易于产生误读(见图 41.8)。

植入型心律转复除颤器

ICDs 的适应证

植入 ICDs 是为了防止室性心动过速/室颤导致的猝死。对于曾经发生过室性心动过速/室颤而幸存的患者,ICDs 可以作为二级预防手段,对从未发生过室性心动过速/室颤但有高危风险的患者则是一级预防。

二级预防

ICDs 作为室性心动过速/室颤的二级预防,主要应用于预期寿命较长、生活质量尚可,且既往出现过室性心动过速/室颤并有一定复发风险的患者。AVID 以及其他随机对照临床研究通过对比抗心律失常药物和 ICDs 的作用,为 ICDs 作为二级预防的手段提供了强有力的循证学证据[9]。

一级预防

目前超过 80%的 ICDs 植入为一级预防,其依据主要来源于 2 个随机对照临床研究[9]。MADIT Ⅱ对 LVEF≤30%的缺血性心肌病患者随访 8 年发现,ICDs 可显著提高患者的生存率。SCD-HeFT 研究发现,对于 LVEF≤35%的缺血性或非缺血性心肌病患者,ICDs 可以减少总死亡率。但回顾性研究从不同的合并症人群如心力衰竭、肾功能不全分析发现,ICDs 不能延长患者的生存时间。另外,这些研究是在完善的药物及心力衰竭 CRT 治疗之前完成的。随后的随机对照临床研究提示,对于接受指南推荐药物(GDMT)或 CRT 治疗且 LVEF≤35%的非缺血性心肌病患者,ICDs 不能减少其总死亡率[10]。

临床研究不支持心梗后 40 天内或外科冠脉血运重建术 90 天内伴有低 LVEF 的患者植入 ICD;近期接受经皮冠脉血运重建伴低 LVEF 的患者在临床研究中纳入较少[11],ICD 植入不推荐于这些患者[12]。

专家共识为临床研究未涵盖[12]或指南未提及的[13]某些特殊疾病患者是否应植入 ICD 提供了建议,包括有高危风险并伴有少见疾病的患者,如特殊心肌病(肥厚型心肌病,见第 78 章)、离子通道病[14](见于第 33 和 35 章)及某些特殊类型的先天性心脏病[15](见于第 75 章)。

ICD 电极及发生器

ICD 系统包括发生器及至少一根除颤电极。通常而言,ICD 的发生器植入在胸部,经静脉除颤电极植入右心室(类似于心室起搏电极)(图 41.14A)。双腔 ICD 包括一根双极心房起搏-感知电极,可以保证双腔起搏,并通过双腔感知和算法鉴别室性心动过速和室上性心动过速。CRT-Ds 整合了一根左心室起搏电极(见第 27 章)。皮下 ICD[16]主要包括一个位于左腋前线附近的发生器以及与发生器经皮下隧道连接平行于胸骨的除颤电极(图 41.14B)。

除颤电极。右心室除颤电极包含一个小的远端电极,通过特殊装置固定于心脏用于感知和起搏;近端电极与发生器相连,中间为连接两个电极的导线体。该导线包含一个有纵向管腔的柔性塑料绝缘圆筒,多个导线通过他从近端电极连接到远端起搏-感知电极和大的除颤线圈。这种"多腔"设计相比起搏器电极中经常使用的同轴导线,允许在直径较小的导线体通过多个导线。

所有的除颤电极包含一个远端(右心室)除颤线圈和一个起搏-感知电极。另外,还可以有第二个环形感知电极,用于起搏-感知环路,在远端电极和环形电极间形成双极起搏和感知。如果只有一个远端电极,也可以与远端除颤线圈整合为双极感知和起搏,除颤线圈也是除颤环路的一部分。双线圈电极在上腔静脉有第二个近端除颤线圈。对于只有一个线圈的电极,除颤波是通过右心室除颤线圈及起搏器的外壳发放;而对于双线圈电极,近端线圈功能类似于 ICD 的外壳。与右胸相比,左胸部是 ICD 植入的首选位置,因其形成的除颤向量囊括了更多的左心室。新的 DF-4 标准连接器使所有的电极导线通过单根插头连接到发生器,与 DF-1 连接器相比进一步减少了 ICD 的连接问题[17]。

经皮 ICD 电极通过多腔设计将两个小型感知电极横跨在除颤线圈上(图 41.14B)。

ICD 发生器。ICD 发生器包含一个可与一根或多根导线相连的塑料接头,一个钛合金盒,里面装有高压电子原件、电池和与起搏器一样的低压电子元件。

与起搏器不一样的是,ICDs 要在输出低压起搏脉冲的基础上输出高压除颤波,但低压电池的能量密度相当于高压电容的 1 000 倍,因此 ICD 需要一个高压转化装置以及一个充电环路,将存储于电池内的电化学能(3V)转化为除颤所需的高电压(经静脉 ICD 需要 750~900V;经皮 ICD 需要 1 400V)。与起搏器电池不同的是,ICD 电池必须可以释放高电流(最大到 3A)和高能量(最大到 10W)以释放高电压除颤波。充电过程对于经静脉 ICDs 而言,往往需要 6~15 秒的时间,而对于经皮 ICD 则需要 15~25 秒。在充电过程中,高压电流存储在高压电容里。而准备除颤时,高压电容与充电环路断开,并与除颤电极相连。

ICD 系统的选择

经静脉与经皮 ICD 系统

经皮 ICD[16]可以避免经静脉 ICD 的相关并发症,如经静脉电极植入、MRI 扫描可能出现的电极相关并发症,以及需要移除经静脉电极时的挑战。考虑植入皮下 ICD 的患者,术前需根据体表心电图评估术后出现 T 波过感知及对 R 波重复计算的可能性,约 7%~10%患者通不过该筛查。尽管这样,因过感知而导致不适当除颤的频率在经皮 ICD 患者仍比经静脉 ICD 常见[16,18](5%~10% vs<2%术后第 1 年)。经皮 ICD 不能给予抗心动过速、再同步化治疗或者长时间起搏或许未来型号可与无导线胶囊起搏器整合。

双腔与单腔经静脉 ICDs

双腔 ICD 不仅能提供双腔抗心动过缓起搏,还可以记录心房腔内电图,有利于医师分析器械记录到的心电信息,提高对房颤的诊断,并结合其内置算法有利于室上性心动过速与室性心动过速的鉴别。对于需要双腔起搏的患者,以及室上性心动过速的频率与单形性室性心动过速重叠者,目前的专家共识推荐植入双腔 ICD[12]。

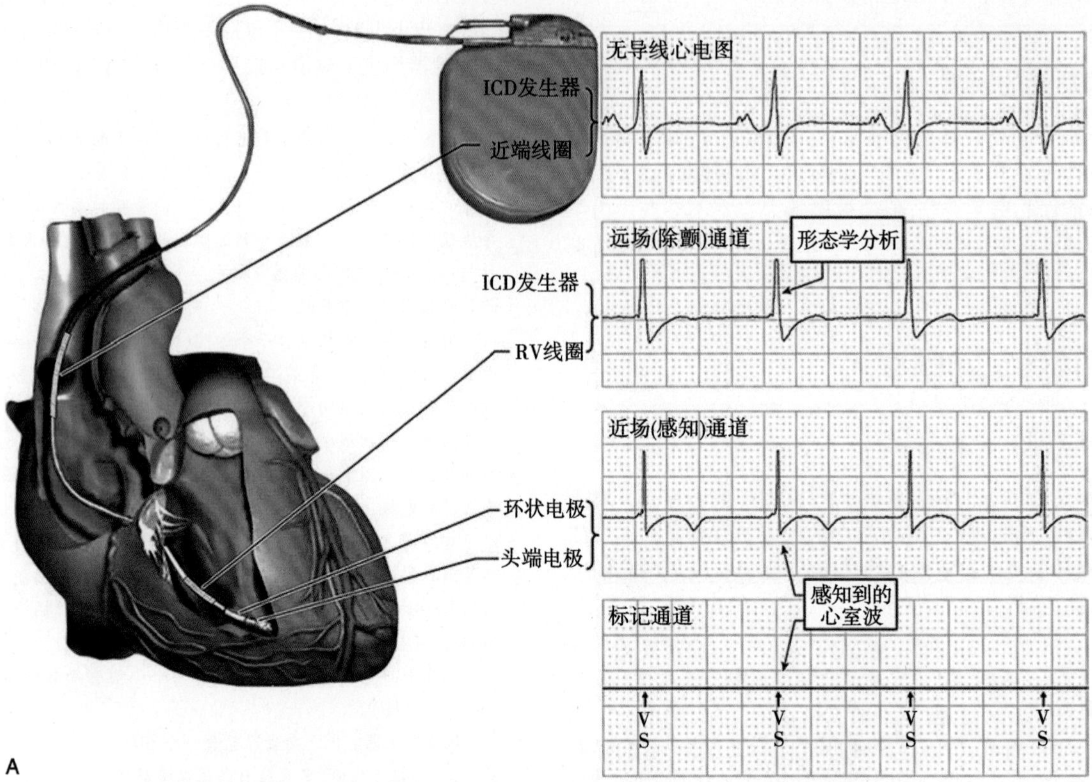

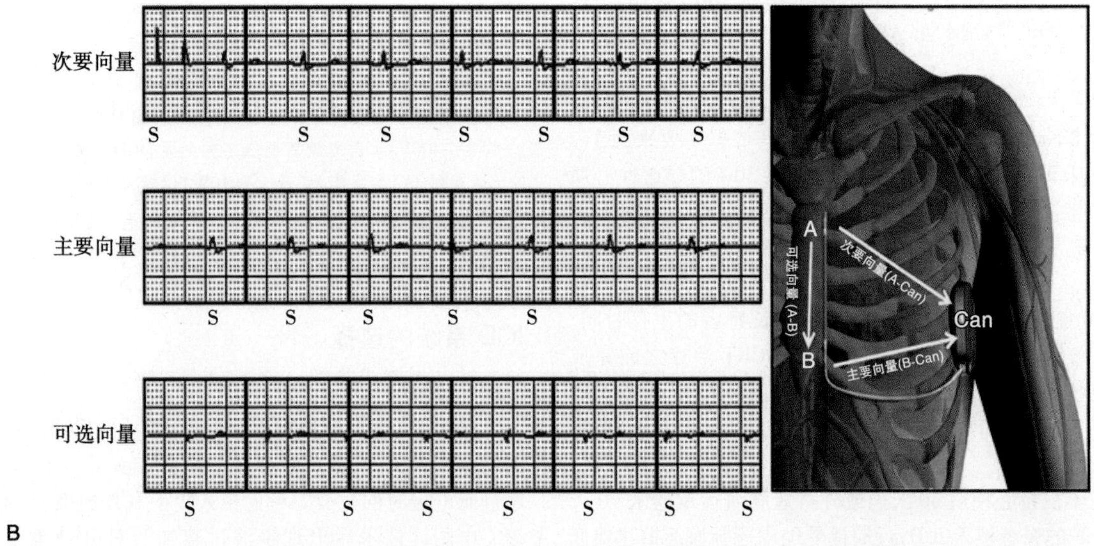

图 41.14 植入式心脏转复除颤器及腔内心电图(EGMs)。**A**,**左图**,单腔 ICD 系统,包括植入于左胸壁的脉冲发生器和右心室(RV)电极;**右图**,近端线圈和脉冲发生器之间记录的遥测腔内心电图("无导线心电图"),高振幅(除颤)远场腔内心电图以及感知到带有标记的近场腔内心电图。双线圈电极在远端和环形电极之间形成真正的双极感知。标记通道标注感知到近场腔内心电图的 R 波(箭头)以及用字母标记 ICD 的每一心室事件分类。数字代表以毫秒计量的 R-R 间期,"VS"表示在窦性心率时感知到的心室事件。因心室腔内电图和标记之间是 1∶1的对应关系,感知准确。在检测到心动过速时,储存的除颤腔内心电图形态有助于鉴别室性心动过速和室上性心动过速。在使用双线圈电极时,无导线心电图提供的信号可以用来识别单腔 ICD 的心房腔内电图。**B**,皮下 ICD 可以通过三个向量中任何一个记录皮下腔内心电图。其中,可选向量记录到的心电图振幅最小(像本图一样),因为它常与心房组织和胸骨体重叠。第二向量通常覆盖胸肌,因而容易受肌电位干扰。"S"表示窦性心率区内感知到的心室事件。(引自 Swerdlow CD, Friedman P. Implantable cardioverter-defibrillator: clinical aspects. In Zipes D, Jalife J, editors. Cardiac Electrophysiology: From Cell to Bedside. 7th ed. Philadelphia: Saunders Elsevier; 2018.)

经静脉除颤电极

双线圈与单线圈。双线圈电极可提高早期型号 ICDs 除颤的有效性，但不能明显提高左胸植入现有 ICDs 的临床疗效。双线圈电极对某些右侧植入 ICDs 可发挥更好的除颤作用，房颤的复律效果也更佳，更多的腔内电图也有利于不同类型心律失常的鉴别。由于单线圈电极的近端线圈容易黏在上腔静脉，当需要电极拔除时，困难和风险均增加。因此单线圈电极通常优选左胸植入。

集成与专用感知双极。与专用双极电极相比，集成双极通过减少导线的数量来简化电极。但这两种设计均已生产出了可靠的电极。相比专用双极腔内电图，集成双极腔内电图具有更大的感知范围，因而更有可能出现对非局部心肌除极生理性或非生理性信号的过感知（见图 41.13）。

ICD 治疗

通过释放低压抗心动过速起搏和高压心脏转复或除颤脉冲两种方式，经静脉 ICDs 可以达到治疗快速性心律失常的目的。ICDs 可以释放高压脉冲治疗室颤，也可通过分层治疗终止室性心动过速-即先予以抗心动过速起搏，无效则改为释放高压脉冲复律。ICDs 释放高压脉冲均可通过腔内电图同步，因此 ICDs 用于心脏复律和除颤释放的脉冲基本是一样的。

抗心动过速起搏

ATP 是指通过起搏脉冲终止折返性心动过速。对于伴有结构性心脏病的患者，大多数单型室性心动过速的机制是折返（见于第 39 章），因此可被抗心动过速起搏终止。目前经皮 ICD 无抗心动过速起搏功能。

原则

抗心动过缓起搏脉冲在舒张期夺获完全可激动局部心肌，而抗心动过速起搏脉冲必须与驱动室性心动过速的特定折返环相互作用，该折返环往往远离起搏点，且起搏脉冲发放时折返环内的心肌可能处于不应期或相对不应期，因此脉冲强度必须高于在可激动间期发放的抗心动过缓起搏脉冲强度。ICD 抗心动过速起搏脉冲必须传播到折返环且夺获处于相对不应期的心肌，以确保至少一次脉冲进入折返环可兴奋间隙，因此抗心动过速起搏脉冲是由 3~10 个刺激序列为一组以高于室性心动过速的频率发放（图 41.15）。抗心动过速起搏终止室性心动过速的关键在于使折返环形成双向阻滞，其原理是起搏脉冲提前兴奋折返环的可激动间隙，进而阻止折返环无休止的循环（见第 34 和 36 章）。抗心动过速起搏的周长是参照室性心动过速周长的百分比设定的（适应性抗心动过速起搏），由于脉冲释放时存在很多不确定因素，因此临床上设定的抗心动过速起搏周长通常不止一个。但需要注意的是，抗心动过速起搏序列的设定不应太多，以避免恶化长时间室性心动过速的血流动力学。

临床应用

尽管有许多不确定性，相比可引起剧烈疼痛的除颤治疗，无痛的抗心动过速起搏仍是目前经静脉 ICD 治疗单型性室性心动过速的主要方式。另外，抗心动过速起搏还有能耗少，有利于提高患者生活质量，减少室性心动过速住院率，急性期不影响心肌收缩力等优点[21]。抗心动过速起搏在某些情况下可能无法终止室性心动过速，如起搏点与折返环之间存在传导阻滞，但这些因素并不影响成功除颤治疗。罕见情况下，抗心动过速起搏有促心律失常作用，或可使血流动力学稳定的室性心动过速加速为血流动力学不稳定的室性心动过速或室颤。

早期研究报道抗心动过速起搏可终止 80%~95%缓慢室性心动过速（<180 次/min）及 70%以上的快速室性心动过速（>180 次/min）。但这些研究中检测时间均较短，如果以目前指南推荐的室性心动过速检测时间来看，其中很大一部分室性心动过速可自行终止。这是一个典型“不必要治疗”的概念，后文会有详述。对持续时间较久的室性心动过速，抗心动过速起搏可终止 80%的缓慢室性心动过速及 40%~50%的快速室性心动过速。对于少部分人，抗心动过速起搏存在加速室性心动过速的风险（1%~5%）[21]。

分层治疗及治疗区间

在针对不同频率区间的室性心动过速/室颤分层治疗时，ICDs 最多可以有 3 个频率治疗区间。对窦性心动过速及极慢的室性心动过速，许多 ICDs 设置中添加了一个附加监测区间。对缓慢型室性心动过速，抗心动过速起搏通常需要 2~4 个程控序列；对快速室性心动过速，抗心动过速起搏需要 1~2 个程控序列，而对于极快的室性心动过速，最多只需要一个起搏序列。抗心动过速起搏对于 ICD 定义的室颤区间心律失常的治疗是有效的，因为在这个区间检测到的大多数室性心动过速（>185~220 次/min）是快速单型性室性心动过速。抗心动过速起搏通过 2 个序列的刺激可终止大约 90%的室性心动过速。如果抗心动过速起搏治疗不成功，ICD 则会释放除颤脉冲。

除颤

原则

除颤的生物电刺激。起搏脉冲产生的电场只需要使局部可激动心肌细胞达到阈值，而除颤脉冲产生的电场必须覆盖全部或者绝大部分心室肌，并且除颤脉冲的强度必须足以改变部分不应心肌的不应性及传导性。由于需要对心脏产生整体的电刺激作用，因此相比起搏电极，除颤电极要大得多。尽管除颤电场的强度只是起搏电场的几倍（1V/cm vs 3~5V/cm），但是由于空间及持续时间的不同（0.3~0.6 毫秒 vs 6~12 毫秒），除颤需要的能量大约是起搏脉冲的 100 万倍。

波形。在起搏部分已讨论过，持续时程和电压决定了刺激脉冲的波形。但ICD 除颤习惯以以能量定义，尽管能量不是成功除颤的直接决定因素。与单向除颤波相比，双向除颤波（电压较低）的效率更高。对于经静脉植入 ICDs 而言，双向除颤波的第一时相在右心室为阳极要比阴极更加有效。

除颤强度。除颤强度与成功率的关系可以用成功概率曲线描述（图 41.16），可以看出，临床上同样强度的除颤可能成功亦或失败。尽管如此，除颤阈值（DFT）经常被当作一个术语用来描述不同强度除颤波的除颤效果。如果电极的位置可以为整个心室提供均匀一致的电场，除颤阈值就较低。某些代谢因素可升高除颤阈值，如高钾血症、酸中毒和心肌缺血。长期使用胺碘酮会增加除颤阈值，但钾离子通道阻滞剂如索他洛尔或多非利特则可降低除颤阈值。

临床应用

植入测试。对于早期的 ICDs，在植入时需要诱发室颤以便测试感知及除颤的可靠性。随着 ICD 功能的不断完善以及对除颤测试伴随风险的认识，很多证据提示植入时测试可能不需要。除颤测试是应用不同的能量终止诱发的室颤，治疗效果是除颤安全范围的重要决定因素（图 41.16）。有经验的医护人员运用合适的设备进行除颤，出现严重并发症的风险罕见[22]。除颤的安全性也可

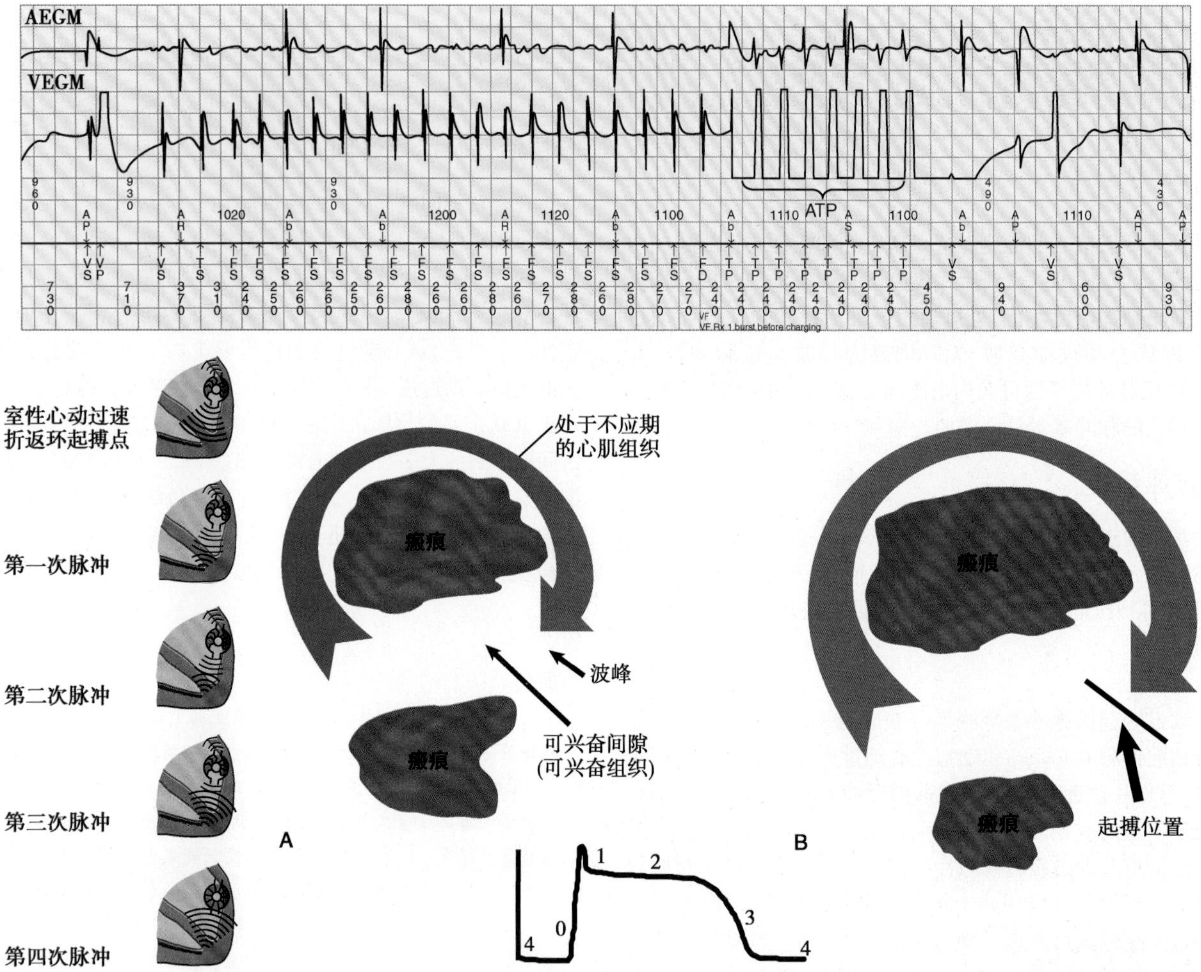

图 41.15 抗心动过速起搏治疗单型性室性心动过速:快速单型性室性心动过速(周长 240~270ms;率 220~250 次/min)的心房腔内电图(AEGM)和心室腔内电图(VEGM)以及心房和心室标识通道。心室腔内电图的第二个心搏可见房室分离,在检测了 18 个短于设定的心室颤动间期(320ms)后,ICD 释放了 8 个抗心动过速起搏,周长 240ms,为 88%室性心动过速周长,并成功终止室性心动过速。在标记通道上,VS 、TS、FS 分别代表窦性心律、室性心动过速、心室颤动频率区间的间期。FD (Detection of VF),检测到心室颤动;TP(ATP),抗心动过速起搏。虽然是在心室颤动区间,也进行了抗心动过速起搏。AP,心房起搏事件。“Ab”和“AR”分别代表心室后心房空白期及不应期。**下图左侧,**竖图是抗心动过速起搏终止室性心动过速需要连续多个刺激的示意图。**上图**显示右心室心尖部起搏电极与左心室室性心动过速折返环之间的相互作用,后续图显示逐渐增加的抗心动过速连续起搏脉冲,在与折返环内波峰相撞之前激动越来越多的心肌细胞。**下图,**是抗心动过速起搏脉冲与室性心动过速折返环之间的作用。**A,**用一个弧形的箭头表示沿一瘢痕的折返环,箭头的头端代表了折返环的波峰,弧形的体至尾部(灰色)代表处于不应期的去极化心肌组织。弧形之外头和尾之间的复极心肌是可兴奋的(可兴奋间隙)。可兴奋间隙的存在是保障弧形箭头不断地围绕着瘢痕旋转的前提条件,如果波峰遇到了处于不应期的心肌组织,那么该兴奋波不能继续扩布。**B,**抗心动过速起搏脉冲的波峰进入可兴奋间隙并终止室性心动过速。如果室性心动过速的可兴奋间隙太小,那么抗心动过速起搏脉冲很难进入折返环中这个很窄的移动可激动组织,终止该类室性心动过速的可能性也较低。(下图引自 Hayes DL,Friedman PA,editors. Cardiac Pacing and Defibrillation:A Clinical Approach. 2nd ed. West Sussex,UK:Wiley-Blackwell;2008.)

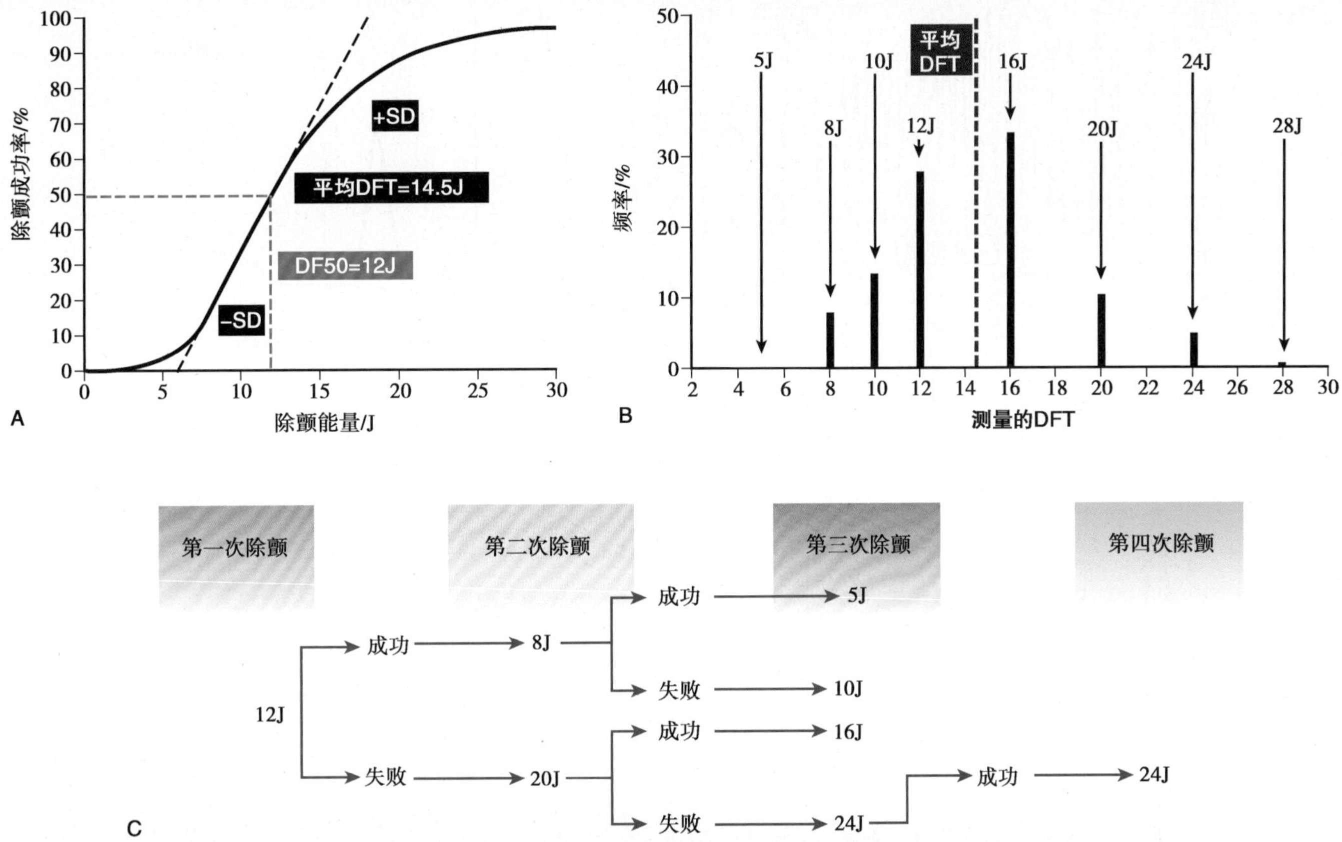

图 41.16 在模拟患者中使用二进制测试方案产生的除颤成功率曲线与除颤阈值之间的关系。A，除颤成功率曲线。B，在重复测试中不同除颤阈值出现的频率。C，从 12J 开始，通过 3 或 4 次除颤测试每一除颤能量的有效性，除颤成功的可能性是 50%（DF50）。通过二进制测试方案得出的某一数值，在临床上被称为该患者的除颤阈值（DFT）。B 显示的是运用二级制除颤阈值测试方案，通过 50 000 次模拟重复除颤测试，得出的除颤成功率分布曲线。即使对最常用的除颤阈值（16J），在重复测试时也只有 1/3 的可能性得到同样的结果。平均除颤阈值（14.5J）在除颤成功率曲线上对应的是 DF68，测量除颤阈值的一个标准差是 DF30 到 DF87。（改编自 Smits K，Virag N. Impact of defibrillation test protocol and test repetition on the probability of meeting implant criteria. Pacing Clin Electrophysiol 2011；34：1515.）

以参考易损期检测，即易损期上限（upper limit of vulnerability，ULV；图 41.17）的确定，这种评估方法不需要诱发室颤，诱发室颤可伴有罕见但严重的并发症[23]。评估 ICD 系统的除颤安全性不足充满挑战，因成功除颤是一个概率事件，在左胸植入装置只有 5%左右[24]。

临床研究证实如果电极位置理想、起搏及感知功能满意，对于新型左胸植入 ICD 行除颤安全性测试并不能改善患者的预后[22,25]。导致这种结果的可能原因有两个：①临床除颤失败的原因在植入测试时无法复制，如心肌缺血；②一级预防患者较少因室性心动过速/室颤需要除颤治疗，导致除颤有效性的差别对患者总体死亡率无明显影响。因此现在并不推荐对新型左胸植入装置进行常规测试，但在植入其他装置时仍推荐行除颤有效性测试，包括皮下 ICD[25]。

除颤的临床应用。对危及生命的室性心动过速/室颤，除颤是最可靠的治疗方法（图 41.18）。因除颤引起的疼痛与治疗范围内的除颤强度关系不大，因此大多数除颤能量程控为最大输出功率。在临床实践过程中，第一次除颤可以使 80%～95%的自发性室颤或血流动力学不稳定的快速室性心动过速转复。在每次室性心动过速/室颤事件中，ICDs 可以发放 4～8 次除颤。大约 98%的自发性室性心动过速/室颤可以被前两次除颤终止，总体成功率大约为 99.9%。

虽然 ICD 除颤治疗可以挽救 VT/VF 患者的生命，但除颤会对患者产生不良的社会心理负担，且增加医疗成本（见第 96 章），因此减少除颤是非常必要的。另外，研究发现 ICD 的除颤频率与室性心动过速/室颤或房颤患者的死亡率关系密切[26]，这种联系的最可能原因是除颤者常伴有严重心脏疾病，但除颤治疗本身也是患者死亡率增加的独立危险因素[25]。

ICD 感知及检测

合理的 ICD 治疗即依赖于准确感知心电活动和相应的腔内心电图，也决定于通过对感知心电信号顺序的分析识别心律失常的类型。

ICD 感知

动态感知阈值。与起搏器不同的是，ICDs 需要在室颤时准确地感知腔内低振幅的电信号。持续高灵敏感知会导致不必要的过感知，因此目前 ICDs 应用反馈机制根据每次心动周期中 R 波振幅动态调节感知灵敏度（图 41.19），参考感知到的每一自身电活动幅度或起搏脉冲。相对于固定感知阈值，动态感知阈值增加了 ICDs 感知室颤时低振幅、不断变化腔内心电信号的灵敏度，且减少了对 T 波过感知的风险。由于在灵敏度较高时单极感知的过感知风险增加，因此 ICDs 通常不使用单极感知。

增强功能以防止或减少过感知。单独动态感知不足以在保障准确识别室颤的情况下阻止所有的过感知，因此，ICDs 增加了识别及阻止过感知的功能，包括“噪音”摒弃程序忽略高频、杂乱无章的信号，基于腔内电信号的频率范围或形态（图 41.20）识别并忽略 T 波，以及因 ICD 起搏-感知导线故障产生过感知时根据需要维持治疗[20]。

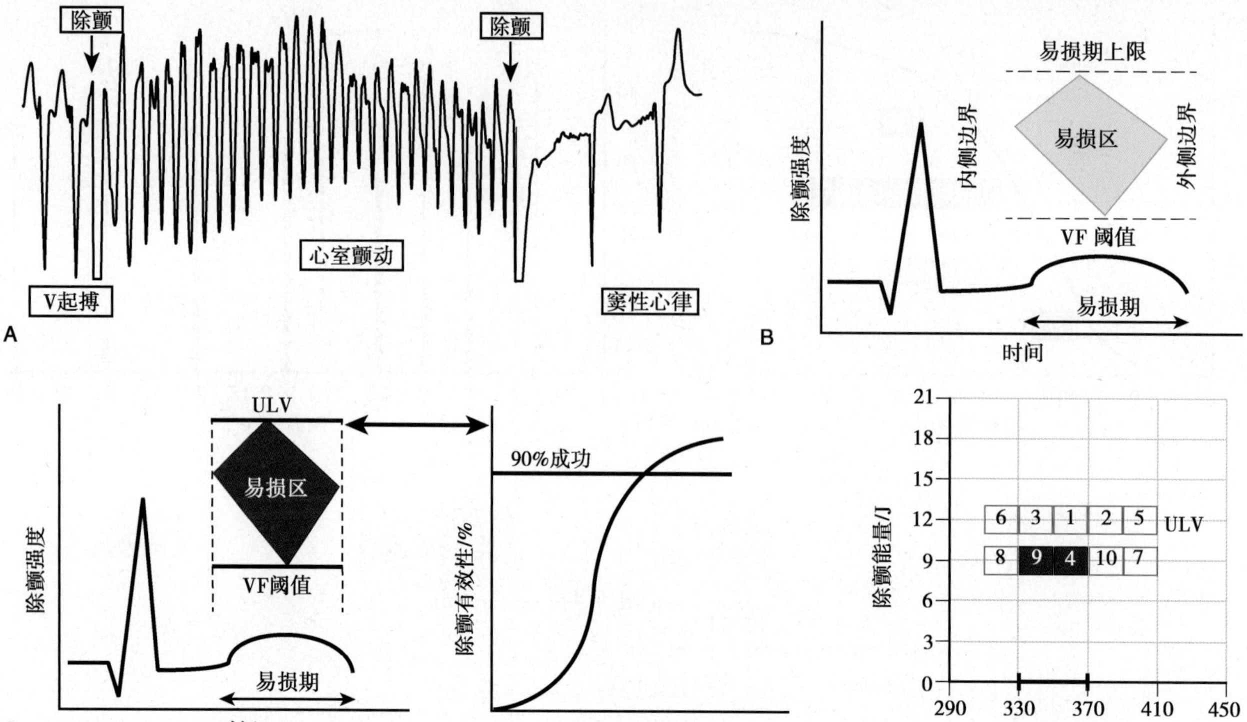

图 41.17 易损期、易损上限(ULV)及 ULV 与除颤有效性的关系。A,起搏节律下除颤对心室颤动的影响。ICD 植入过程中记录的Ⅱ导联心电图。左侧箭头,2J 单向除颤落在 T 波(T shock)上诱发了心室颤动。右侧箭头,10J 双向除颤终止心室颤动。B,在以时间(联律间期)为横坐标、除颤强度为纵坐标的二维空间上,定义易损期诱发心室颤动的均一区域界限。ULV 是指在易损期内不能诱发心室颤动的最小除颤强度,上边界(ULV)和下边界(心室颤动阈值)决定于除颤强度。内(左)外(右)边界由除颤的时间(联律间期)决定。C,ULV 与除颤成功率曲线的关系。左图是 B 图的缩小版本,右图显示的是除颤成功率曲线。ULV 对应的除颤强度有 90%的成功率(DF90),ULV+3J 的除颤成功率接近 DF100。D,方法学。心室起搏时,易损期的峰值位于体表心电图上 T 波的波峰,但两者之间的确切关系因患者而异。该图是利用 T 波除颤评估 ICD 除颤的安全区间(易损期安全范围),即 80%~90%的患者不会被诱发出心室颤动,以及确定在 ULV 的除颤强度和易损期峰值时间,对应最易受损的间期。对于每一次 T 波除颤,自最后一个 S1 刺激信号起始的联律间期标注在横坐标上,除颤的电压强度标注在纵坐标上,每个两维空间的方块对应一次除颤。每个方块对应的时间是 20ms,并以除颤的联律间期为中心。开放的(绿色)方块代表没有诱发心室颤动的除颤。最下行除外红色方块对应的是易损期上限。每个方块的高度代表除颤的强度,在这里除颤强度是 3J。横坐标上的黑柱代表受到除颤最易触发心室颤动的区间。黑柱的左侧是内侧界限,右侧是外侧界限。每个方块内的数字指示除颤的顺序。红色方块表示诱发心室颤动的除颤。在临床实践中,只要 1、2、3、5 不诱发心室颤动就可确定 ICD 除颤的安全范围,其余的除颤测试则是出于研究目的,用来确定 UVL。(D,引自 Shehata M et al. Automatic determination of timing intervals for upperlimit of vulnerability using ICD electrograms. Pacing Clin Electrophysiol 2008;31[6]:691-700.)

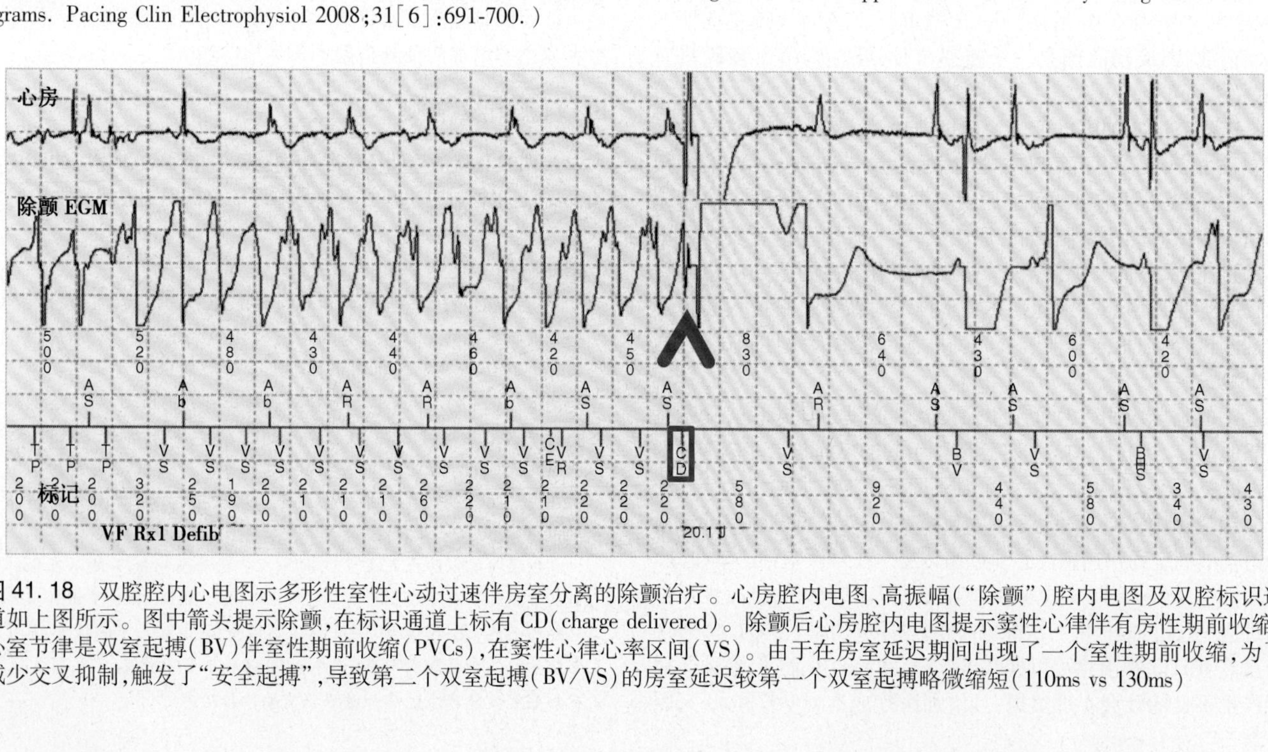

图 41.18 双腔腔内心电图示多形性室性心动过速伴房室分离的除颤治疗。心房腔内电图、高振幅(“除颤”)腔内电图及双腔标识通道如上图所示。图中箭头提示除颤,在标识通道上标有 CD(charge delivered)。除颤后心房腔内电图提示窦性心律伴有房性期前收缩;心室节律是双室起搏(BV)伴室性期前收缩(PVCs),在窦性心律心率区间(VS)。由于在房室延迟期间出现了一个室性期前收缩,为了减少交叉抑制,触发了“安全起搏”,导致第二个双室起搏(BV/VS)的房室延迟较第一个双室起搏略微缩短(110ms vs 130ms)

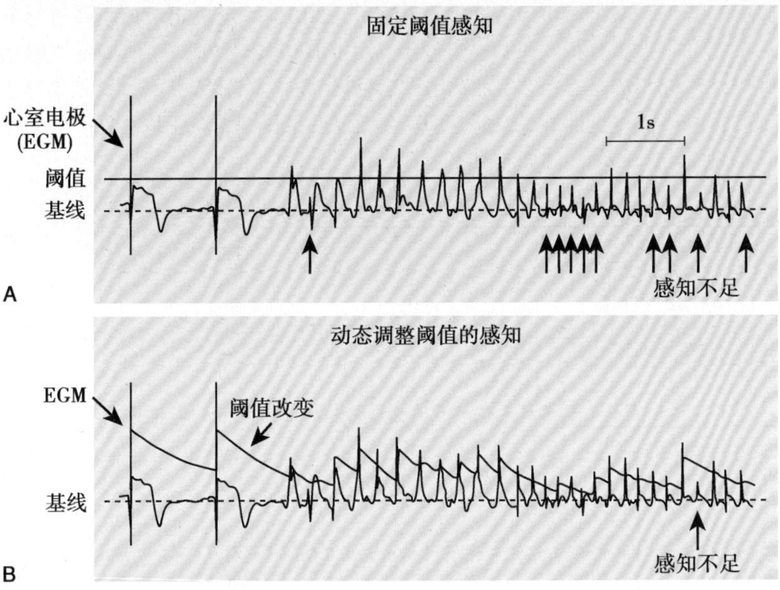

图 41.19 动态与固定心室颤动感知阈值的对比。A,固定感知灵敏性要求感知到的电位幅度超过某一固定感知阈值,由于心室颤动时电位的振幅变化较大,易致感知不良(箭头)。但如果下调感知阈值,又容易发生 T 波过感知。所设定的固定感知阈值一般稍高于窦性心律时 T 波的振幅,如上图前两次心搏。B,动态感知灵敏性。在每次感知或起搏事件后的空白期,感知阈值被设定到一个高值,随着时间的推移再逐渐降低并达到一个最低值,这样既可减少感知不良,又能保留一个安全范围防止 T 波过感知。(改编自 Olson WH. Tachyarrhythmia sensing and detection. In Singer I, editor. Implantable Cardioverter-Defibrillator. Armonk, NY: Futura; 1994, pp 71-107.)

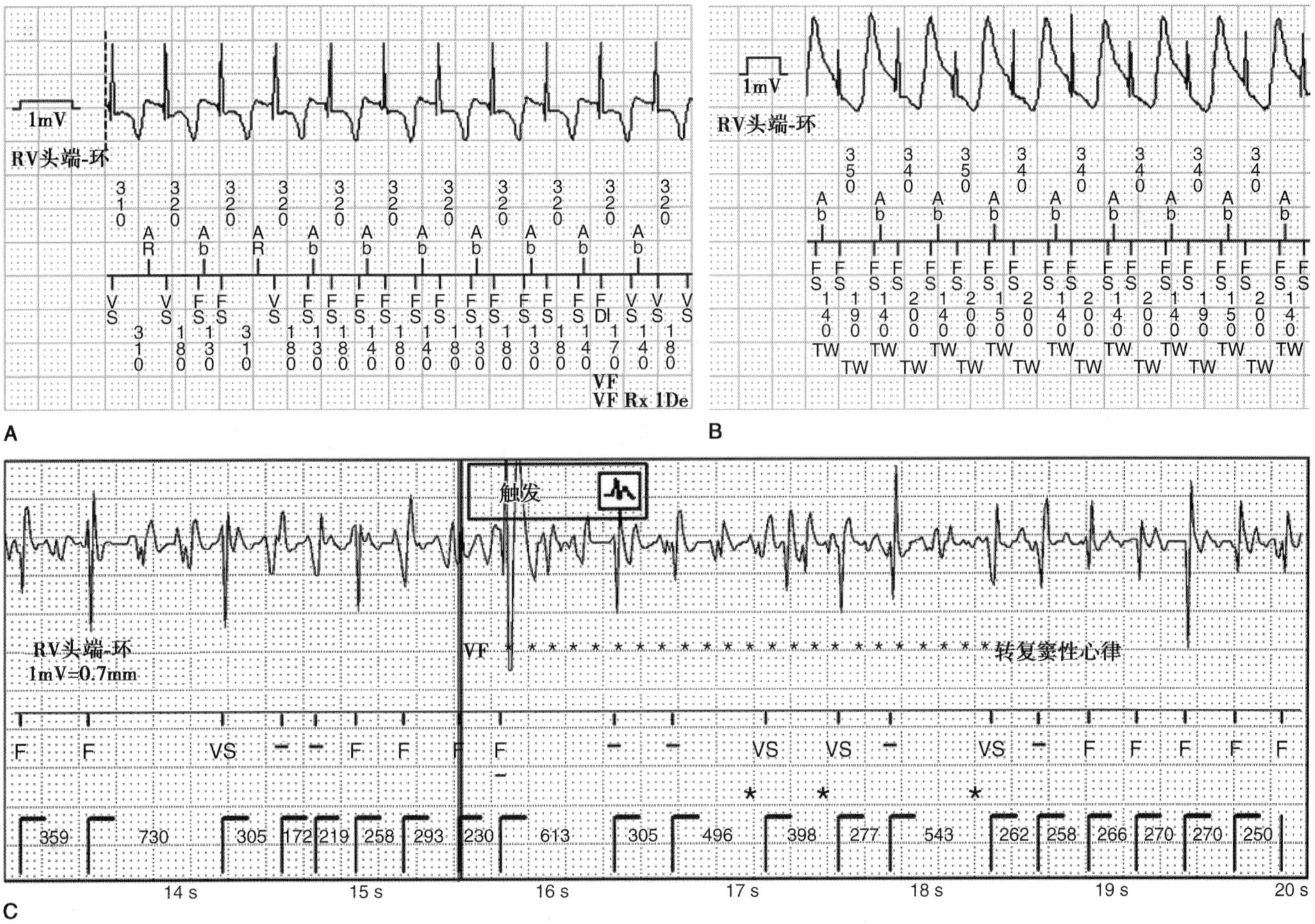

图 41.20 A 和 B,T 波过感知。窦性心动过速时宽域滤波专用双极右心室腔内心电图及双腔标识。每个腔内心电图显示交替的高频与低频感知事件,每两个心室事件对应一个房性事件。1mV 为基准的标尺显示在图的左侧。A,过感知导致对心室颤动的不适当检测,尽管有足够高的 R 波(10mV),高振幅的 T 波导致间歇性过感知。图右下角"VF Rx 1 De"提示不适当的检测到了心室颤动。B,高级感知程序识别了 T 波过感知(TW 标识)。尽管存在持续的 T 波过感知,高级感知程序阻止了不适当的心室颤动检测。低振幅(1.5~4mV)R 波是导致 T 波过感知的原因。C,感知不良。专用双极和滤波腔内心电图提示心室颤动。在 15~18 秒期间,标识明显少于真正的腔内心电信号,提示存在感知不良。单区域心室颤动的检测间期是 360ms,程控的最低感知阈值是 0.3mV。感知不良主要是由于腔内心电信号的变化快于动态感知灵敏度的调整,尽管腔内心电信号的振幅超过了最小感知阈值。图中垂线处检测到心室颤动后(触发,心室颤动),3 个连续的分类间期(由一个未分类间期隔开)把识别到的节律定义在窦性心律区域(VS,星号)。尽管心室颤动仍在持续,心室颤动事件被错误的终止(转为窦性),随后 ICD 对 VF 进行了第二次检测,并成功地进行了除颤治疗。(引自 Swerdlow CD, Friedman P. Implantable cardioverter-defibrillator: clinical aspects. In Zipes D, Jalife J, editors. Cardiac Electrophysiology: From Cell to Bedside. 7th ed. Philadelphia: Saunders Elsevier; 2018.)

室性心动过速和室颤的检测

检测频率及持续时间

图 41.21 是 ICDs 识别室性心动过速/室颤流程的概述。ICDs 判断心律失常事件的首要标准是心室率及持续时间,只有当心室率足够快和持续时间足够长时,ICDs 才会决定对该事件进行下一步分析。初始检测包括应用 ICDs 的增强感知功能确定所感知到的是有效心室腔内电图、且满足频率及持续时间要求,如果这些条件全部满足,那么 ICDs 会通过内设识别程序将该事件分类为室性心动过速而不是室上性心动过速。

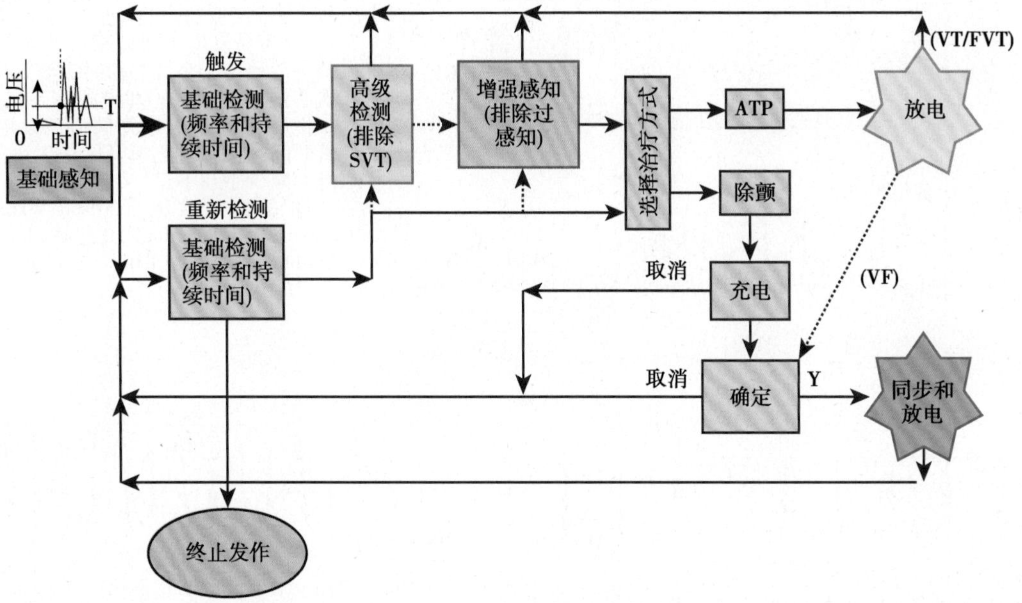

图 41.21 ICD 检测流程概述。当满足了基本(频率及持续时间)标准后,根据流程会启动高级检测方法,包括室上性心动过速与室性心动过速的鉴别、增强感知功能、以及检测及重复检测室性心动过速、快速室性心动过速和心室颤动。增强感知功能的应用可在间期被计数前或(如图)在频率和持续时间满足条件后。在第一种情况,过感知信号被拒绝,只有被核实后的间期被计入。在第二种情况下,被分类为过感知事件。接下来室上性心动过速-室性心动过速鉴别程序会将其归为室上性心动过速或室性心动过速/心室颤动。当室性心动过速/心室颤动被检测到时,抗心动过速起搏会立即启动,但除颤治疗要求电容充电,达到最大电能需要 6~15 秒。在充电完成以后,ICD 会简单地确认或再确认室性心动过速/心室颤动是否仍存在,如果室性心动过速/心室颤动持续,会启动除颤治疗,否则终止。在除颤治疗以后,ICD 会检测心律仍为室性心动过速/心室颤动或是已被终止。ICD 通过再检测评估室性心动过速/心室颤动是否仍持续,该过程相对于初始检测要简单。如果室性心动过速/心室颤动再次被检测到,第二次程控治疗会开启,同时,ICD 需检测足够长的时间确定有无慢间期事件满足心动过速已被终止的标准;如果已终止,ICD 会回到起始检测标准。一旦室性心动过速/心室颤动事件开始会一直持续,直到 ICD 再次检测到室性心动过速或确认该事件已经终止。Y, Yes。(Modified from Swerdlow C, Brown M, Bordachar P. Sensing and Detection With Cardiac Implantable Electronic Devices. In Ellenbogen KA, Kay GN, Lau CP, et al, editors. Clinical Cardiac Pacing, Defibrillation and Resynchronization Therapy. 5th ed. Philadelphia: Saunders; 2017.)

室上性心动过速与室性心动过速的鉴别

结合心室率及持续时间来鉴别室上性心动过速及室性心动过速对于大多数患者而言是有效的,但对于心率重叠的室上性心动过速与室性心动过速患者,则需要更详细的鉴别流程。对感知到腔内电图顺序的分析,可以将满足心率和持续时间的心动过速进一步区分为室上性心动过速或室性心动过速。呈模块化或独立算法的鉴别要点可以将部分或全部心律进行归类。各鉴别要点可用于腔内电图分析(单纯心室或心室和心房)、节律识别(如房颤、窦速、室性心动过速)或对不同类型腔内电图信息的分析(间期、形态)[25,27]。鉴别流程整合了不同室性心动过速/室颤、室上性心动过速鉴别要点的优缺点。

减少除颤及抗心动过速起搏的程控策略

适当的 ICD 除颤可以挽救患者的生命,但对清醒患者除颤会引起明显的疼痛及其他不良反应,而且除颤或抗心动过速起搏都存在促心律失常的风险。一份专家共识声明提出,通过程控感知、检测及治疗模式可以减少除颤及抗心动过速起搏的不良反应[25]。该专家声明认为对于持续性室性心动过速/室颤的治疗是合适的,但是对非室性心动过速/室颤的治疗是不合适的。另外,如果某项合适的治疗被撤销后不会引起严重的临床后果,这项治疗应该归为可避免的。如对可自行终止或可被抗心动过速起搏终止的室性心动过速行除颤,就是可以避免的治疗。可以避免的治疗也可以理解为没必要的治疗。

合理的程控感知、检测及治疗模式可以减少不恰当/可避免的治疗,且可降低 ICD 植入患者的总死亡率[25]。通过程控可以把经静脉植入 ICD 后第一年的不恰当/可避免除颤降为 2%~5%[18,25](表 41.3)。

表 41.3　减少除颤次数的策略性程控原则*

原理	依据
检测时间足够长	避免电极可自行终止的室性心动过速。心房颤动伴快心室率很少在较长的时间内持续超过频率阈值
一级预防及心室颤动幸存者的二级预防中快速室性心动过速检测频率的设定	不对缓慢性心动过速进行除颤治疗,因为这些心动过速很可能是室上性心动过速
室上性心动过速及室性心动过速的鉴别	不对室上性心动过速进行除颤治疗
在所有室性心动过速/心室颤动识别区进行抗心动过速起搏	抗心动过速起搏是无痛的。即使在“心室颤动”区域,绝大多数心动过速是单型性室性心动过速,很多可被抗心动过速起搏终止
最大能量除颤†	尽可能减少对室性心动过速、心室颤动和快室率心房颤动的除颤失败率
增强感知功能	尽可能减少过感知除颤

*前提是房室传导正常,鉴别原则可靠。

†成人患者。

ICD 故障排除

心室过感知

早期的 ICDs 心室过感知到快速电信号,通常意味着不恰当的检测到室性心动过速/室颤,并实施了治疗或中断除颤,而现代的 ICDs 提高了感知功能,如果出现过感知往往代表过感知警报。

过感知可以根据腔内电图的形态、时间模式(周期性或非周期性)、信号类型(生理性或非生理性)以及信号的起源(心腔内或心腔外)进行分类。如果电信号随着心动周期(周期性信号)的变化而变化,提示该信号是心腔内起源。除外那些由于腔内电极故障而引起的异常信号,通常非生理性信号是心腔外起源(如电磁干扰)。生理性信号可以是心腔内(P、R 或 T 波致每个心动周期相应信号的过感知)也可以是心腔外起源(肌电位)。特定来源信号产生的过感知与真正心腔内电图的频率及振幅等特征是不一样的[20]。

除颤:诊断与管理

减少除颤可以通过合理的程控、患者预警以及远程遥测来实现。一旦发生除颤,必须调动多种诊断和管理工具,包括临床资料(病史、胸片)、ICD 诊断信息(如电极阻抗趋势图)以及存储的腔内电图等。

经历除颤患者的处理

图 41.22 概括了经历过除颤治疗患者的 3 个处理步骤。第一,分析储存的腔内心电图,查看除颤的原因是心动过速还是过感知。第二,如果除颤针对的是心动过速,则运用鉴别室性心动过速或室上性心动过速的方法来分析体表和腔内心电图。第三,通过程控(见表 41.3)或非装置干预方法是否可避免针对室性心动过速/室颤的除颤。

由于针对室性心动过速/室颤或快室率房颤的除颤会增加患者数周至数月的死亡率[26],因此临床医师不仅要针对诱发除颤的直接因素进行诊断及治疗,还需考虑通过干预减少患者的延期死亡率。另外,对于除颤模式发生变化的患者,应再次接受心肌缺血及心力衰竭方面的评估。

过感知引起误放电的处理要根据过感知的原因进行纠正。T 波过感知曾是导致经静脉 ICDs 不适当除颤的常见原因(见图 41.21),近年来由于多种增强感知功能及更多程控选项的开发,发生 T 波过感知的情况明显减少[20]。尽管有术前筛选,T 波过感知

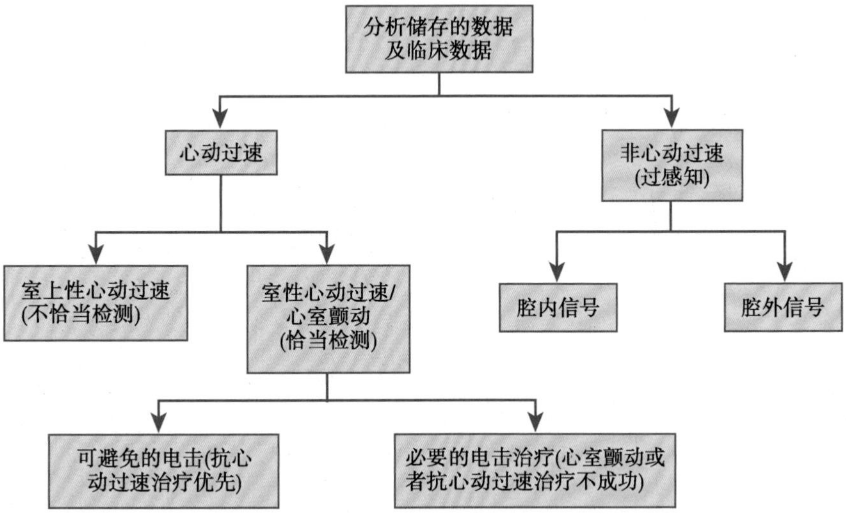

图 41.22　ICD 除颤的鉴别诊断,详见正文

仍然是经皮 ICDs 最常见的过感知原因。因室上性心动过速引起的除颤可通过程控(频率区间或室上性心动过速-室性心动过速鉴别程序)和应用 β 受体阻滞剂、抗心律失常药物或消融来纠正。对于可自行终止的室性心动过速,预防性程控可减少大多数不必要的除颤。

对于经历过一次除颤的患者,应该在 24~48 小时内接受当面或遥测检查。反复除颤可危急生命(图 41.23),必须尽快查明原因,应用程控仪或磁铁可暂停对室性心动过速/室颤的检测。常见的反复除颤原因包括,一系列的除颤均不能成功转复室性心动过速/室颤或成功转复后室性心动过速/室颤再发(室性心动过速风暴)。

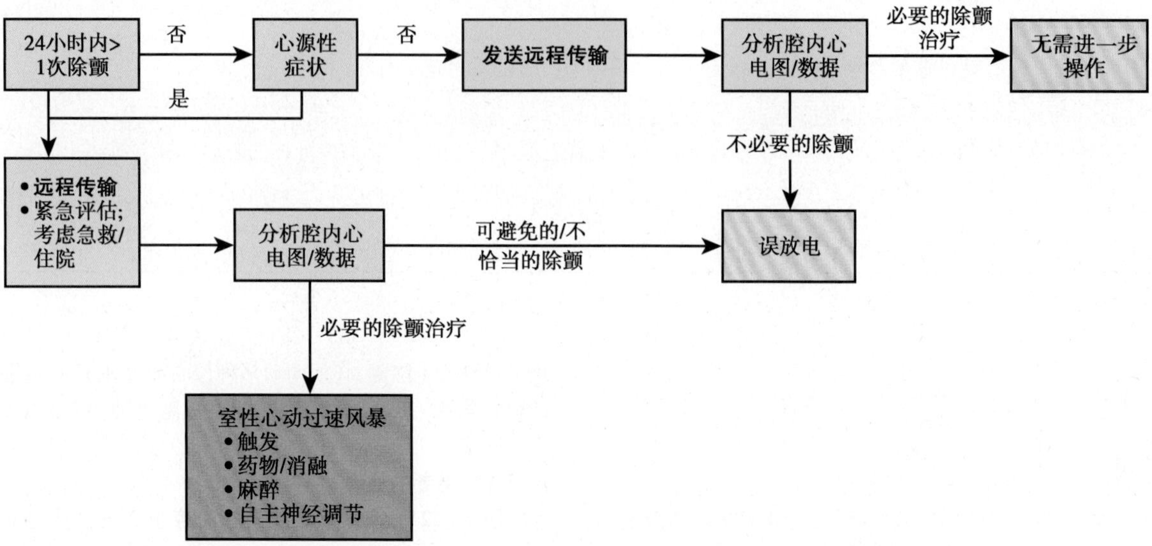

图 41.23 在家中经历 ICD 除颤患者的处理。远程遥测便于为经历除颤的患者提供医疗服务。对于经历了单次恰当除颤(遥测回顾分析),但没有心脏症状的患者,不需要进一步的干预。经历多次除颤或存在心脏症状的患者,需要立即进行诸如室性心动过速电风暴、室上性心动过速或纠正 ICD 过感知等方面的治疗。(引自 Swerdlow CD, Friedman P. Implantable cardioverter-defibrillator:clinical aspects. In Zipes D,Jalife J,editors. Cardiac Electrophysiology: From Cell to Bedside. 7th ed. Philadelphia:Saunders Elsevier;2018.)

电风暴的治疗包括纠正诱发因素、β 受体阻滞剂和抗心律失常治疗,针对神经轴的干预也可能有效[28]。诱发因素包括急性心肌缺血、心功能恶化、代谢异常(如低钾血症、胺碘酮诱发的甲状腺功能亢进)、药物的致心律失常作用或未规律服用药物。

除颤失败

表 41.4 概括了常见除颤失败的原因。如果 ICD 把治疗室性心动过速/室颤的除颤定义为不成功,应分析存储的腔内心电图以鉴定是否除颤真的未能转复室性心动过速/室颤,或者 ICD 错误地将有效治疗判断为无效(如心律失常终止后立即复发)。因为成功除颤是一个概率事件,偶尔除颤不成功是可能的。如果除颤的安全范围合理,连续两次最大功率输出仍发生除颤失败的情况罕见。长期 ICD 除颤失败的原因可能来自病人或者 ICD 系统本身,与病人有关的原因大多可以被纠正,但 ICD 本身的原因通常需要手术干预。回顾 ICD 存储数据寻找系统本身的可能原因,包括过度感知、充电时间、电极或连接故障,程控与释放的除颤强度不匹配以及超范围的高阻抗,后者提示除颤环路的导线部分故障。另外,如果诊断不明确,应进行除颤检测。

除颤释放失败或治疗延迟

治疗延迟或除颤释放失败的可能原因包括感知问题、检测参数设置不当或 ICD 系统本身功能异常。现代 ICDs 系统出现对室颤感知不良的情况罕见,但室颤时由于腔内心电信号振幅过低和振幅快速变化(见图 41.20C),加上某些药物的作用、除颤后心肌组织状态的改变以及不同设备间或设备内的交互作用还是可能引起感知不良[20]。罕见情况下,增强的感知功能会将室颤误认为

表 41.4 ICD 除颤失败的原因

VT/VF 已成功终止但被 ICD 错误分类
在器械判定 VT/VF 已终止之前 VT/VF 再发
终止 SVT 失败(如窦性心动过速)
除颤后心律为 SVT,其心率落在 VT 频率区间内
与患者相关的因素
代谢性因素(高钾血症)
心肌缺血
心力衰竭恶化
抗心律失常药物(如可达龙、IC 类抗心律失常药物)
胸腔积液或心包积液
器械系统相关的因素
程控的除颤能量不足
电池耗竭
脉冲发生器或电极故障
脉冲发生器-电极连接问题
电极脱位
识别延迟导致 VT/VF 的持续时间延长,增加成功除颤的能量

是过感知而不发放除颤。有时尽管感知功能正常,但是由于设备的功能异常或程控的原因(感知灵敏度、频率、持续时间、室上性心动过速-室性心动过速的鉴别)可导致室颤未被识别。另外,电极、连接器、脉冲发生器功能异常也可造成除颤释放失败。

ICD 电极故障:表现及管理

ICD 电极故障的严重程度与特定的电极类型有关,对这些特定电极可靠性的关注及其早期诊断非常重要[17,29]。不包括那些已知有高故障率的电极,临床上电极故障的总体发生率约为 1.3/100 电极-年[30]。

临床表现

起搏-感知障碍是电极故障的主要原因。导线断裂或绝缘层损坏所引起的早期异常主要表现为过感知[17,29]。导线断裂通常引起有典型特征的过感知(图 41.24)[17]。电极绝缘层损坏与导线断裂不同,其本身不会产生异常信号,而是因为外部信号通过损坏的绝缘层进入导线而导致过感知,所产生 EGM 类型的不同反映了信号源的特征。几种增强感知功能结合电极相关的过感知特征性表现,可提醒患者和医师,在某些情况下避免不适当放电(见图 41.20B)[20,29]。

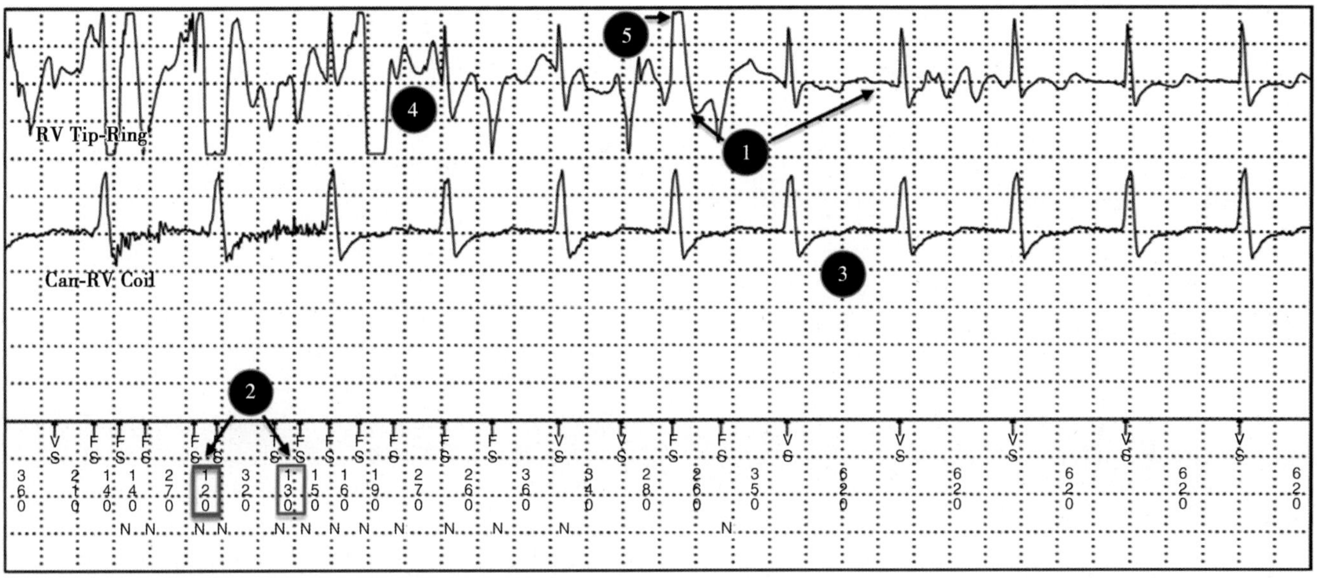

图 41.24 导线断裂或 DF1 电极与插口连接障碍时发生 EGM 的特征:①间歇性非生理性信号;②过短的"非生理性"间期与连续的心室除极不对应;③除颤通道的特制感知双极上无异常信号;④振幅、形态和频率的变化;⑤可调整感知放大器,是预防不适当心室颤动感知的增强感知功能(电极干扰算法),在标识通道上把相应间期定义为"N"(干扰)。除颤通道上叠加的高频信号可能是胸肌电位所致,常见于 EGMs,也可见于脉冲发生器相关通道。(引自 Swerdlow CD, Friedman P. Implantable cardioverter-defibrillator: clinical aspects. In Zipes D, Jalife J, editors. Cardiac Electrophysiology: From Cell to Bedside. 7th ed. Philadelphia: Saunders Elsevier; 2018.)

起搏器和 ICDs 定期对起搏电路中的直流电电阻("阻抗")进行检测,在过感知时起搏阻抗通常在正常范围内。起搏-感知障碍也可表现为起搏阻抗异常、失夺获或 R 波振幅突然减小。起搏器电极故障与 ICD 起搏-感知元件障碍的表现相似,除了过感知仅导致起搏抑制而不会对 VF 进行不适当治疗。

除颤元件功能障碍表现为除颤阻抗异常、除颤通道 EGMs 信号异常或除颤失败。绝缘层破坏引起的高压短路也可以导致 ICD 脉冲发生器故障。

阻抗和阻抗趋势图与电极故障诊断

导线断裂可致阻抗突然增高,相反,绝缘层损坏则使阻抗突然减小。当起搏-感知元件故障时,过感知通常发生在阻抗异常之前,但在极少数情况下可与阻抗异常同时发生或发生在阻抗异常之后。当过感知的原因不明时,阻抗异常可确定为电极故障所致。

高压导线断裂可表现除颤阻抗突然增大,而高压导线绝缘层损坏则可致除颤阻抗降低。但仅通过对除颤阻抗进行无痛测量往往难以诊断高压绝缘层损坏,因为高压除颤超过绝缘材料的介质击穿电压时,即使低电压测试脉冲遇到完整的绝缘层,也可引起灾难性的短路。

影像学检查

胸部 X 线检查对大多数电极故障的诊断困难,即便如此,应常规行 X 线检查评估电极导线的连续性、扭结或与应力点有关的锐角、以及疑似"Twiddler 综合征"的缠绕。同时,排除过感知的其他原因也非常重要,如电极移位、引起电极-电极相互作用的废弃电极或电极残段及 DF-1 插头未完全插入插口。与胸片相比,多体位连续透视检查更容易发现电极绝缘层破裂而引起导线外漏的情况(导线外漏)。

处理方法

图 41.25 总结了可疑电极故障的排查方法。电极故障的诊断存在假阳性的可能,因此必须进一步确认电极故障之后才可启动外科电极拔除[29]。此外,必须排除电极与脉冲发生器插头间的连接故障。完整的处理方法包括旷置或拔除故障电极,然后更换新电极。通常,电极旷置的围手术期风险相对较低,而电极拔除的远期事件率较低。两种方法的选择取决于包括患者的一般情况、术者/医学中心的经验、电极类型以及患者意愿等多重因素[17,29,31]。

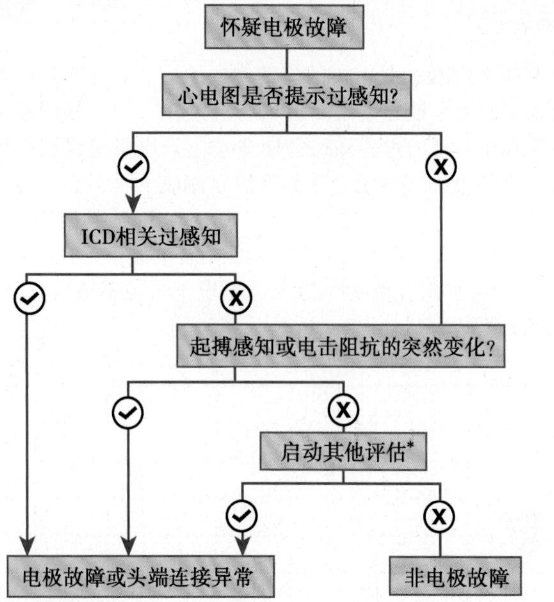

图 41.25 怀疑 ICD 电极故障的排查方法,详见正文。* 额外评估方法包括肌肉运动和活动囊袋时的实时起搏-感知电图、除颤及其他通道的 EGMs 及起搏和感知阈值。(引自 Swerdlow CD, Kalahasty G, Ellenbogen KA. Implantable cardiac defibrillator lead failure and management. J Am Coll Cardiol 2016;67(11):1358-68.)

并发症

并发症可分为手术早期并发症以及与患者或起搏器/ICD 系统相关的晚期并发症。

植入相关并发症

经静脉植入电极的相关并发症主要与静脉入路、电极放置、囊袋制作以及感染等相关。总体而言,新植入装置的并发症发生率约为 4%~5%[32],而脉冲发生器更换的并发症发生率约为 2%~3%[33]。

血管入路并发症

经静脉途径植入电极的相关并发症包括气胸,血胸和神经血管损伤相对少见。罕见的并发症有将电极误送入动脉系统,导致电极经主动脉被逆行送至左心室。此外,电极还可从右心房经未闭合卵圆孔进入左心房。如术后发生无其他原因可解释的卒中,应首先通过心脏超声检查明确电极是否被植入至左心房或左心室。植入侧上肢肿胀往往提示静脉入路血栓形成,抬高上肢可使肿胀缓解,必要时可进行抗凝治疗。

电极放置

最常见的并发症为电极脱位,这种情况往往需要立即进行电极复位。心脏穿孔可导致心包炎、心包积液或心包压塞,但也可以完全没有临床症状。螺钉松动或电极插头与发生器插口连接不紧可导致过感知或失夺获。

起搏可能刺激到心外神经和肌肉,包括心房起搏可刺激到右侧膈神经以及心室起搏可刺激到左侧膈肌。肋间肌肉刺激提示右心室电极穿孔的可能。放置电极时因机械刺激可引起室性期前收缩,但一般在 24 小时内消失。尽管罕见,右心室电极还可引起临床上有意义的严重三尖瓣反流。

CIED 感染

感染可发生于植入术后的早期或也可延迟发生,早期感染多为皮肤葡萄球菌或链球菌感染。装置植入术前预防性给予抗生素可减少围手术期感染[34,35]。延迟感染可能是由于术中感染隐匿性病原体或者病原微生物经血行播散引起。囊袋感染可表现为疼痛、皮肤红肿、以及脓性分泌物,破溃可由隐匿性感染引起。脓毒性肺栓塞可以是系统性 CIED 感染的首发临床表现。治疗包括经静脉使用抗生素以及移除脉冲发生器和电极。最近的科学声明提供了基于临床表现、血培养及超声心动图检查是否存在电极或瓣膜赘生物等因素而建立起来的诊疗指导[34,35]。

随访

远程监控

随着互联网技术的融合、遥测技术的改善及 CIED 诊断能力的提升,使器械的多种功能可以得到远程监控,并改善患者管理[36]。目前,绝大多数 ICDs 和多种起搏器均采用"无线遥测"技术先将存储数据自动传输到家用监测器,后者通过连入互联网再将数据传至服务器。按照惯例,远程询诊是指远距离地对设备进行定期的常规检查,相当于临床询诊。远程监控是指设备发生警报时自动进行数据传输[36]。笼统地讲,"远程监控"包括了两者。常规的预定数据传输包括电池电量、起搏和感知阈值、电极阻抗、以及记录到的心律失常等。患者也可在出现症状时自行启动数据传输。医务人员可通过登录网络服务器对报警数据和其他数据进行分析。ICDs 和部分起搏器可对系统故障(如可疑电极故障)、潜在程序错误(如 VF 检测或治疗"关闭")、或高危心律失常设置警报提醒,警报可设置为每天传输或立即传输。警报可通过语音或脉冲发生器震动提醒患者,例如"电极完整性警报"可减少电极故障所导致的错误放电[29]。

CIED 诊断房颤

远程监控可通过对储存数据或外来导入数据的分析识别可能的合并症。房颤是一个重要的合并症,如 CIED 有心房电极可对其进行可靠的监测。合并快室率房颤的 ICD 患者误放电风险明显增加,房颤早期诊断后可通过治疗或重新程控以降低误放电风险。此外,对新发持续性房颤的早期治疗可以减少心力衰竭的恶化,房颤报警也有助于早期启动抗凝治疗和调整节律及室率控制的药物[36]。在 CIED 患者中,即使持续时间不超过 5 分钟的无症状房颤也会增加卒中的发生率,尽管其因果关系尚未明确。对于接受器械连续监测且发作不频繁的阵发性房颤患者,停用抗凝药物或间断使用短效抗凝药物的合理性尚未建立。

CIED 患者的常见临床问题

社会心理问题

植入 ICD 的患者可因除颤而焦虑,但也因猝死的预防而获得安全感。他们可从诸如咨询、教育和团体互助等干预中获益[37]。对患者进行培训使其在除颤发生时知道做什么是非常重要的。与临床措施相一致的方法见图 41.23,其强调患者发起的远程数据传输是将医疗决策所需的信息及时传递给医生最快速有效的方法。咨询对于除颤发生后的 ICD 患者是有益的[37]。咨询内容主要包括什么触发了除颤,采取什么措施可减少相关触发因素,评估再次除颤的可能性,以及向患者解释除颤是保证心脏病患者存活的多种挑战之一,同时应强调除颤对恢复正常生活的重要性。

已有共识声明讨论为减轻终末期患者的痛苦而拒绝 CIED 治疗所涉及的法律和伦理问题[38]。该问题之所以重要,是因为 20% 的 ICD 患者在生命的最后几个星期仍承受除颤的痛苦。患者(或者法定委托人)有权利要求放弃包括 CIED 在内的所有医学治疗,尽管这会使患者自然地病逝于所患疾病。

生活方式问题

驾驶

植入起搏器的患者在术后可正常驾驶。相关指南建议,已植入 ICD 的患者在因 VT/VF 触发除颤后 6 个月可正常驾驶。二级预防 ICD 患者,植入术后 6 个月可正常驾驶[39]。不限制一级预防 ICD 患者驾驶个人用车(不包括商业用车)。

参与体育运动

体育运动虽然可改善患者的健康和生活质量,但在某些特定疾病其却有可能诱发 VT/VF[40]。是否可以参与体育运动应结合患者的疾病、植入 ICD 的适应证(如一级和二级预防、运动诱发 VT/VF 的危险)及特定体育运动的危险(如接触性运动损坏 ICD 系统、一过性意识丧失导致外伤的风险)[40]。与静息时相比,植入 ICD 的运动员在运动时更容易出现针对 VT/VF 和 SVT 的除颤,但是其受伤或终止 VT/VF 失败的风险较低[41]。游泳时可对 VT/VF 进行除颤治疗,但仍存在溺水风险。

药物相互作用

抗心律失常药物可用于起搏器患者预防房颤,也可用于 ICD 患者预防房颤和 VT/VF。随机对照研究表明,索他洛尔或联合使用可达龙和 β 受体阻滞剂可减少 VT/VF 的发生。但抗心律失常药物和其他药物与器械有重要的相互作用。β 受体阻滞剂等药物可延长房室传导而增加右心室起搏,继而导致心力衰竭恶化。抗心律失常药物(如可达龙)可减慢 VT 发作时的心率,因此需要降低心率阈值以保证 VT 可被正确地识别。

电磁干扰(EMI)

普遍存在的电磁波能干扰 CIEDs,导致其暂时性或持续性不工作、不适当起搏、抑制起搏或除颤、以及对 VT/VF 的不适当检测[42]。与单极感知(起搏器)或集成双极感知(ICDs)相比,电磁干扰在体积更小的专用双极感知中并不常见。

非医源性电磁干扰

家用电器极少可产生有临床意义的电磁干扰。尽管其风险非常小,患者仍被建议用植入对侧耳朵接听无线电话,并应避免将手机放在植入侧胸前口袋。CIED 患者可以正常步行速度通过机场的金属探测器和电子物品监视设备。如果患者在上述设备下停留时间过长,可能会出现起搏抑制以及不能正常检测 VT/VF,极少数可出现 VT/VF 检测程序关闭。

医源性电磁干扰

医源性电磁干扰最常见于外科电切术(电灼术)或磁共振(MRI)检查。

CIED 患者的围手术期管理。共识指出在外科手术前应明确患者是否存在起搏器依赖、器械型号以及电极类型,如果预计术中将使用电刀,则需要患者签署知情同意书[43]。在术中必须进行动脉脉波监测,术中管理策略应包括磁铁的应用或围手术期重新程控。当磁铁放置在起搏器上的时,起搏器会进行非同步起搏。相反,当磁铁放在 ICD 上时可使 ICD 不能诊断 VT/VF,但不影响其起搏功能。

使用单极电刀在电刀笔和远场分散接地电极间放电,或当手术部位靠近器械或感知电极时,引起过感知的风险最大[43]。如果手术切口和分散接地电极都在脐部以下,则发生电磁干扰的风险较低。使用电刀时,频率应答功能应处于关闭状态。

磁共振。CIED 患者暴露在 MRI 下的风险主要来源于静磁场下的机械张力作用,以及射频磁场下的电极发热和触发电流作用;此外,梯度磁场也可产生电流。兼容磁共振起搏器和 ICD 系统采用了独特设计的脉冲发生器和电极,通过程控为固定心率模式(VOO,DOO)或非起搏模式(ODO)[44]即可允许在特定 MRI 条件下的安全检查。通过实施严格的风险控制策略,CIEDs 患者可安全地接受 MRI 检查[42]。

其他医疗操作和设备。当需要进行体外电复律时,电极板与脉冲发生器的距离至少应在 20cm 以上。对于 ICD 患者,如果需要应尽可能通过 ICD 转复房颤。电离辐射治疗会损坏 CIED 电路,所以在准备进行该治疗时应将 CIEDs 屏蔽或移到对侧。左心室辅助装置(left-ventricular assist devices,LVADs)可引起特殊类型的电磁干扰[42]。

(蔡利栋　刘北 译,刘少稳　魏勇 校)

参考文献

Pacemakers

1. Epstein AE, DiMarco JP, Ellenbogen KA, et al. ACC/AHA/HRS 2008 guidelines for device-based therapy of cardiac rhythm abnormalities: a report of the American College of Cardiology/American Heart Association Task Force on Practice Guidelines (Writing Committee to Revise the ACC/AHA/NASPE 2002 guideline update for implantation of cardiac pacemakers and antiarrhythmia devices). Developed in collaboration with the American Association for Thoracic Surgery and Society of Thoracic Surgeons. *Circulation*. 2008;117(21):e350–e408.
2. Lee MY, Yeshwant SC, Lustgarten DL. Honing in on optimal ventricular pacing sites: an argument for His bundle pacing. *Curr Treat Options Cardiovasc Med*. 2015;17(4):1–14.
3. Chan KH, McGrady M, Wilcox I. A leadless intracardiac transcatheter pacing system. *N Engl J Med*. 2016;374(26):2604.
4. Reynolds D, Duray GZ, Omar R, et al. A leadless intracardiac transcatheter pacing system. *N Engl J Med*. 2016;374(6):533–541.
5. Holmqvist F, Daubert JP. First-degree AV block-an entirely benign finding or a potentially curable cause of cardiac disease? *Ann Noninvas Electrocardiology*. 2013;18(3):215–224.
6. Kronborg MB, Nielsen JC. His bundle pacing: techniques and outcomes. *Curr Cardiol Rep*. 2016;18(8):76.
7. Gillis AM, Russo AM, Ellenbogen KA, et al. HRS/ACCF expert consensus statement on pacemaker device and mode selection. *Heart Rhythm*. 2012;9(8):1344–1365.
8. Vardas PE, Simantirakis EN, Kanoupakis EM. New developments in cardiac pacemakers. *Circulation*. 2013;127(23):2343–2350.

Implantable Cardioverter-Defibrillators

9. Hohnloser SH, Israel CW. Current evidence base for use of the implantable cardioverter-defibrillator. *Circulation*. 2013;128(2):172–183.
10. Køber L, Thune JJ, Nielsen JC, et al. Defibrillator implantation in patients with nonischemic systolic heart failure. *N Engl J Med*. 2016;375(13):1221–1230.
11. Poole JE. Present guidelines for device implantation: clinical considerations and clinical challenges from pacing, implantable cardiac defibrillator, and cardiac resynchronization therapy. *Circulation*. 2014;129(3):383–394.
12. Kusumoto FM, Calkins H, Boehmer J, et al. HRS/ACC/AHA expert consensus statement on the use of implantable cardioverter-defibrillator therapy in patients who are not included or not well represented in clinical trials. *J Am Coll Cardiol*. 2014;64(11):1143–1177.
13. Russo AM, Stainback RF, Bailey SR, et al. ACCF/HRS/AHA/ASE/HFSA/SCAI/SCCT/SCMR 2013 appropriate use criteria for implantable cardioverter-defibrillators and cardiac resynchronization therapy: a report of the American College of Cardiology Foundation Appropriate Use Criteria Task Force, Heart Rhythm Society, American Heart Association, American Society of Echocardiography, Heart Failure Society of America, Society for Cardiovascular Angiography and Interventions, Society of Cardiovascular Computed Tomography, and Society for Cardiovascular Magnetic Resonance. *Heart Rhythm*. 2013;10(4):e11–e58.
14. Priori SG, Wilde AA, Horie M, et al. HRS/EHRA/APHRS expert consensus statement on the diagnosis and management of patients with inherited primary arrhythmia syndromes: document endorsed by HRS, EHRA, and APHRS in May 2013 and by ACCF, AHA, PACES, and AEPC in June 2013. *Heart Rhythm*. 2013;10(12):1932–1963.
15. Khairy P, Van Hare GF, Balaji S, et al. PACES/HRS expert consensus statement on the recognition and management of arrhythmias in adult congenital heart disease. Developed in partnership between the Pediatric and Congenital Electrophysiology Society (PACES)

and the Heart Rhythm Society (HRS). Endorsed by the governing bodies of PACES, HRS, the American College of Cardiology (ACC), the American Heart Association (AHA), the European Heart Rhythm Association (EHRA), the Canadian Heart Rhythm Society (CHRS), and the International Society for Adult Congenital Heart Disease (ISACHD). *Can J Cardiol.* 2014;30(10): e1–e63.

16. Lewis GF, Gold MR. Safety and efficacy of the subcutaneous implantable defibrillator. *J Am Coll Cardiol.* 2016;67(4):445–454.
17. Swerdlow CD, Ellenbogen KA. Implantable cardioverter-defibrillator leads: design, diagnostics, and management. *Circulation.* 2013;128(18):2062–2071.
18. Auricchio A, Schloss EJ, Kurita T, et al. Low inappropriate shock rates in patients with single- and dual/triple-chamber implantable cardioverter-defibrillators using a novel suite of detection algorithms: PainFree SST trial primary results. *Heart Rhythm.* 2015;12(5):926–936.
19. Baccillieri MS, Gasparini G, Benacchio L, et al. Multicentre comparison of shock efficacy using single-vs. dual-coil lead systems and anodal vs. cathodal polarity defibrillation in patients undergoing transvenous cardioverter-defibrillator implantation. The MODALITY study. *J Interv Card Electrophysiol.* 2015;43(1):45–54.
20. Swerdlow CD, Asirvatham SJ, Ellenbogen KA, Friedman PA. Troubleshooting implanted cardioverter defibrillator sensing problems. I. *Circ Arrhythm Electrophysiol.* 2014;7(6):1237–1261.
21. Cantillon DJ, Wilkoff BL. Antitachycardia pacing for reduction of implantable cardioverter-defibrillator shocks. *Heart Rhythm.* 2015;12(6):1370–1375.
22. Healey JS, Hohnloser SH, Glikson M, et al. Cardioverter defibrillator implantation without induction of ventricular fibrillation: a single-blind, non-inferiority, randomised controlled trial (SIMPLE). *Lancet.* 2015;385(9970):785–791.
23. Swerdlow CD, Shehata M, Chen PS. Using the upper limit of vulnerability to assess defibrillation efficacy at implantation of ICDs. *Pacing Clin Electrophysiol.* 2007;30(2):258–270.
24. Smits K, Virag N, Swerdlow CD. Impact of defibrillation testing on predicted ICD shock efficacy: implications for clinical practice. *Heart Rhythm.* 2013;10(5):709–717.
25. Wilkoff BL, Fauchier L, Stiles MK, et al. 2015 HRS/EHRA/APHRS/SOLAECE expert consensus statement on optimal implantable cardioverter-defibrillator programming and testing. *Heart Rhythm.* 2016;13(2):e50–e86.
26. Poole JE, Johnson GW, Hellkamp AS, et al. Prognostic importance of defibrillator shocks in patients with heart failure. *N Engl J Med.* 2008;359(10):1009–1017.
27. Madhavan M, Friedman PA. Optimal programming of implantable cardiac-defibrillators. *Circulation.* 2013;128(6):659–672.
28. Tung R, Shivkumar K. Neuraxial modulation for treatment of VT storm. *J Biomed Res.* 2015;29(1):56–60.
29. Swerdlow CD, Kalahasty G, Ellenbogen KA. Implantable cardiac defibrillator lead failure and management. *J Am Coll Cardiol.* 2016;67(11):1358–1368.
30. Borleffs CJ, van Erven L, van Bommel RJ, et al. Risk of failure of transvenous implantable cardioverter-defibrillator leads. *Circ Arrhythm Electrophysiol.* 2009;2(4):411–416.
31. Wazni O, Wilkoff BL. Considerations for cardiac device lead extraction. *Nat Rev Cardiol.* 2016;13(4):221–229.

Complications

32. Lee DS, Krahn AD, Healey JS, et al. Evaluation of early complications related to De Novo cardioverter defibrillator implantation insights from the Ontario ICD database. *J Am Coll Cardiol.* 2010;55(8):774–782.
33. Poole JE, Gleva MJ, Mela T, et al. Complication rates associated with pacemaker or implantable cardioverter-defibrillator generator replacements and upgrade procedures: results from the REPLACE registry. *Circulation.* 2010;122(16):1553–1561.
34. Baddour L, Epstein A, Erickson C, et al. Cardiovascular implantable electronic device infections: compiling the evidence. *Circulation.* 2010;121:458–477.
35. Sandoe JA, Barlow G, Chambers JB, et al. Guidelines for the diagnosis, prevention and management of implantable cardiac electronic device infection. Report of a joint Working Party project on behalf of the British Society for Antimicrobial Chemotherapy (BSAC, host organization), British Heart Rhythm Society (BHRS), British Cardiovascular Society (BCS), British Heart Valve Society (BHVS) and British Society for Echocardiography (BSE). *J Antimicrob Chemother.* 2015;70(2):325–359.

Follow-up; Common Clinical Issues in CIED Patients

36. Slotwiner D, Varma N, Akar JG, et al. HRS expert consensus statement on remote interrogation and monitoring for cardiovascular implantable electronic devices. *Heart Rhythm.* 2015;12(7):e69–e100.
37. Lampert R. Managing with pacemakers and implantable cardioverter-defibrillators. *Circulation.* 2013;128(14):1576–1585.
38. Lampert R, Hayes DL, Annas GJ, et al. HRS expert consensus statement on the management of cardiovascular implantable electronic devices (CIEDs) in patients nearing end of life or requesting withdrawal of therapy. *Heart Rhythm.* 2010;7(7):1008–1026.
39. Epstein AE, Baessler CA, Curtis AB, et al. Addendum to "Personal and public safety issues related to arrhythmias that may affect consciousness: implications for regulation and physician recommendations: a medical/scientific statement from the American Heart Association and the North American Society of Pacing and Electrophysiology": public safety issues in patients with implantable defibrillators. A scientific statement from the American Heart Association and the Heart Rhythm Society. *Circulation.* 2007;115(9):1170–1176.
40. Zipes DP, Link MS, Ackerman MJ, et al. Eligibility and disqualification recommendations for competitive athletes with cardiovascular abnormalities. Task Force 9: arrhythmias and conduction defects. A scientific statement from the American Heart Association and American College of Cardiology. *J Am Coll Cardiol.* 2015;66(21):2412–2423.
41. Lampert R, Olshansky B, Heidbuchel H, et al. Safety of sports for athletes with implantable cardioverter-defibrillators: results of a prospective, multinational registry. *Circulation.* 2013;127(20):2021–2030.
42. Beinart R, Nazarian S. Effects of external electrical and magnetic fields on pacemakers and defibrillators: from engineering principles to clinical practice. *Circulation.* 2013;128(25):2799–2809.
43. Crossley GH, Poole JE, Rozner MA, et al. The Heart Rhythm Society (HRS)/American Society of Anesthesiologists (ASA) expert consensus statement on the perioperative management of patients with implantable defibrillators, pacemakers and arrhythmia monitors: facilities and patient management. Developed as a joint project with the American Society of Anesthesiologists (ASA), and in collaboration with the American Heart Association (AHA), and the Society of Thoracic Surgeons (STS). *Heart Rhythm.* 2011;8(7):1114–1154.
44. Indik JH, Gimbel JR, Abe H, et al. HRS expert consensus statement on magnetic resonance imaging and radiation exposure in patients with cardiovascular implantable electronic devices. *Heart Rhythm.* 2017;14:e97–e153.

第 42 章 心搏骤停与心源性猝死

ROBERT J. MYERBURG AND JEFFREY J. GOLDBERGER

引言 787
定义 787
流行病学 788
流行病学概况 788
心源性猝死的发病率及人群负担 788
人群、风险梯度和风险的时间依赖性 789
年龄、种族、性别和遗传 791
心源性猝死的风险因素 794
心源性猝死的病因 796
冠状动脉异常 796
心室肥大和肥厚型心肌病 799
非缺血性心肌病与收缩性和舒张性心力衰竭 799
急性心力衰竭 800
电生理异常 801
婴幼儿猝死综合征与儿童心源性猝死 803
竞技类和休闲类运动员以及剧烈运动时的心源性猝死 804
发病机制与病理生理学特征 806
致死性快速性心律失常的病理生理机制 806
缓慢性心律失常与心脏停搏 807
无脉性电活动 807
心搏骤停患者的临床特征 807
前兆症状 807
终末事件的开始 807
心搏骤停 807
进展到生物学死亡 808
心搏骤停幸存者 808
心搏骤停的管理 809
医院内干预 810
以社区为基础的干预 810
初步评估和基础生命支持 813
高级心脏生命支持 815
心搏骤停后护理和心搏骤停后综合征 817
院外心搏骤停幸存者的长期管理 819
心搏骤停和心源性猝死的预防 819
心源性猝死的风险评估方法 821
降低心源性猝死风险的策略 822
特定疾病人群的治疗策略应用 823
猝死和公共安全 827
参考文献 827

引言

由于发生率及人口学特征的关系，心搏骤停及其常见后果心源性猝死，是一项重要的公共安全问题。仅在美国，目前估计院外心源性猝死每年有 39 万例左右[1,2]，外加 20 万例住院期间的心搏骤停[3]；其影响被总结为“50 法则”[2]：即心源性猝死大约占所有心血管死亡的 50%[4]，约 50%心源性猝死是非预期心脏疾病的首发表现[5]，心源性猝死通常发作于患者年富力强的年龄，多达 50%的潜在寿命因心脏疾病而失去[6]。人们对胸痛或晕厥先兆症状与心源性猝死之间关系的认识，可追溯至公元前 400 年左右的希波克拉底时期，但是直到 15 世纪 90 年代晚期，一位心源性猝死受害者的心脏动脉萎缩才由达芬・奇所描述；根据教皇 Clement 十一世的请求，Lancisi 于 1706 年在罗马进行了一项流行病学调查，然而对非预期心搏骤停和心源性猝死的预测、预防及管理直到大约 50 年前才有进展。可以预见的是，过去几十年形成的对病因、病理生理学以及预防和管理策略的主要观点将会不断完善和发展。

定义

心源性猝死是心脏原因引起的自然死亡，表现为心血管状态急剧变化 1 小时内突然意识丧失（表 42.1）。事先可能已知或未知基础心脏病的存在，但死亡时间和方式是无法预料的。该定义包含的关键元素有自然、快速及更重要的心脏原因或机制导致的无法预料死亡，它整合了既往定义中的争议，主要是由于临床医生、心血管流行病学家、病理学家及试图解释其病理生理机制的科学家各自采用最可操作性心源性猝死定义的不同。随着对流行病学、临床表现、病因以及机制的理解深入，差异逐渐融合和消失。

表 42.1 心源性猝死有关的术语

术语	定义	解释	机制
心源性猝死	是心搏骤停的结果，所有生物功能突然不可逆的中断	无	—
心搏骤停	心脏机械功能突然停止，如未能及时干预逆转，可导致死亡	极少自行恢复，成功干预的可能性与骤停的机制、临床状况和快速自发循环恢复有关	心室颤动、无脉性室性心动过速、无脉性电活动、停搏、严重心动过缓和机械因素
心血管虚脱	由自发可逆的（如神经心源性晕厥、迷走性晕厥）或需要干预的（如心搏骤停）心脏和/或外周血管因素所致有效血流突然丧失	非特异性术语，包括心搏骤停及其结果以及通常可自发恢复的一过性非威胁生命的状况	与心搏骤停相同，加上血管压力感受器所致的晕厥以及其他引起一过性血流减少的因素

从临床、科学、法律和社会不同角度考虑，定义须包含四项时间要素：①前驱症状；②发病期；③心搏骤停；④生物学死亡（图 42.1）。心搏骤停的直接原因是心血管功能突然紊乱引起脑部血流中断和意识丧失，定义须明确从直接导致心搏骤停机制的启动与造成血流中断之间的短暂间隔。1 小时定义的是终末事件的出现时间，即从导致心搏骤停的病理生理学紊乱开始到心搏骤停发生的时间。根据美国太空项目的早期人体离心研究，脑血流突然停止到意识丧失的时间可以是 10 秒或更短。

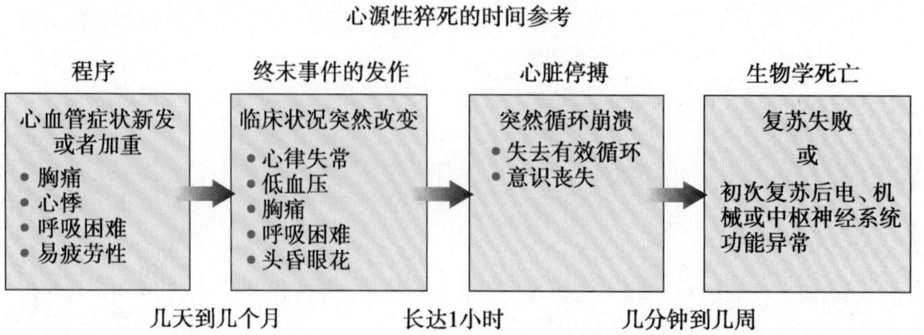

图 42.1 从 4 个时间阶段观察心源性猝死：①前驱症状；②终末事件的开始；③心搏骤停；④进展到生物学死亡。各阶段的个体差异会影响临床表现。一些患者没有经历前驱症状，开始即立刻出现心搏骤停；其他患者可能在临床症状持续 1 小时后出现心搏骤停。另一些患者可能在心搏骤停后已有不可逆的脑损伤，但依赖于生命支持可存活数天至数周，直至生物学死亡。这些因素影响了对 1 小时定义的解读。两个最重要的临床因素是终末事件的开始和心搏骤停本身，而从法律和社会角度考虑则更关注生物学死亡的时间

前驱症状，发生在心搏骤停前数周或数月，通常是心脏事件即将发生的预测因子，但并无特异性。相同的先兆体征或症状突然发生时，其对即将发生心搏骤停的预测可能更特异。突发胸痛、呼吸困难或心悸及其他心律失常症状，通常是发生心搏骤停的预兆，也用来定义终末心搏骤停事件的起始。第四要素生物学死亡，过去被认为是心搏骤停的直接后果且发生在几分钟之内。尽管从终末事件开始到生物学死亡发生在 1 小时内的这一临床病理生理学定义被普遍接受，但需要注意一些特殊情况。如随着基于社区的干预和生命支持系统的发展，患者在不可逆性损害后最终走向死亡的病理生理过程可能会持续更长时间。在这种情况下，病理生理和临床事件的起因是心搏骤停本身，而不是延迟生物学死亡的相关因素。因此，在生物学、法律及字面上，死亡依然被定义为绝对不可逆的致所有生理功能丧失的事件，大多数研究将心源性猝死的定义与心搏骤停相关联，而不是与发生在心搏骤停后住院期间或 30 天内的生物学死亡联系起来。最后，对 24 小时前被人所知活着且功能正常人的非目击死亡，法医病理学家认为其为猝死，该定义仍然适用但存在明显缺陷。需要注意的是，并不是所有的猝死均是心源性的[7]。

流行病学

流行病学概况

由于理论和实际原因，心源性猝死的流行病学研究很难解读。因为长期定义的不一致，在数据的评估和个案资料的分析、病理生理学机制的确定及人群风险和个体风险的甄别等方面都存在挑战[8]。除此之外，心搏骤停导致心源性猝死的短期动态变化叠加在长期静态或动态基础之上的特点，使其流行病学具有不同寻常的复杂性，包括动脉粥样硬化和心肌肥厚的逐渐进展、心室肌功能的降低对长期预测风险的影响，以及一过性（短期）因素的作用，如缺血、血流动力学变化、动脉粥样斑块破裂、血栓形成和自主神经改变。慢性疾病演变与一过性事件间的差异导致所需流行病学研究模型的不同（表 42.2A）。另外，新兴的遗传流行病学又增加了一个考虑维度，并且还需要关注干预流行病学，后者是为定义治疗结果的人群动态变化而创造出来的术语。

关于冠心病引起的心源性猝死风险的临床分类，包括整体人群风险和个体化风险，与病理生理学结合进一步分为基于基质和基于表达的风险（表 42.2B）[2,9]。基于基质的风险是指识别、量化和预测可增加心源性猝死的血管或心肌组织演变（如动脉粥样硬化的形成、瘢痕的类型和心肌重塑等），它不应该被认为仅局限于解剖学特征，因基质风险也存在于分子水平。而基于表达的风险是识别从已确定基质风险到临床表现的发生机制与路径，包括斑块的转变和急性冠脉综合征（斑块破裂和血栓形成）以及潜在的特殊表现，如易感个体出现心律失常事件。致心律失常风险的类别也以被视为驱动个体化表达的分子风险修正因子。

心源性猝死的发病率及人群负担

由于不同国家冠心病的发病率差异很大（见第 1 章）[10]，导致世界范围内院外心搏骤停（out-of-hospital cardiac arrest，OHCA）所致心源性猝死的发生率难以估计。每年院外心源性猝死的发生率在美国也有多个数据来源，例如死亡证明数据的回顾性分析、美国心脏协会基于国家卫生统计中心数据的统计更新[1]，和基于单个社区大型急诊救援经验[11]和社区范围多源数据集的全国性外推[12]。最近，来自大型监控研究的数据，如复苏结果联合会（Resuscitation Outcomes Consortium，ROC），有助于深入了解数据收集的细节和解释。

即使是相同死亡证明数据源的统计分析，当病因的定义仅限于冠心病时（ICD-9，分类 410~414），每年心源性猝死数量少于 25 万例；而将所有原因都纳入后，其数量超过 46 万例[9,10,14]。基于两个社区来源的数据进行外推，全国范围内估计每年不到 20 万例心源性猝死[11,12]。不仅数据差距大，而且所报告发生率和心搏骤停预后存在地区差异[15]，提示只有精心设计的前瞻性流行病学研究才能获得精确的数字。最普遍引用的数据是 2016 年美国心脏

表 42.2 心源性猝死的病理生理流行病学以及风险指标的效力层级

策略	例子	作用	效力
A. 风险预测的效力层级			
传统风险因素	Framingham 风险指数	疾病发生的预测	对人群高,对个体低
疾病解剖学筛查	冠脉钙化评分和 CT 血管成像	发现异常冠状动脉	对解剖异常发现高 对个体事件预测低
临床风险评估	射血分数、运动试验、影像技术	疾病程度	对小部分高危亚组高 对大多数低危亚组低
一过性风险评估	炎症指标;凝血瀑布	预测不稳定斑块;血管状态的急性变化	实用性不明确
个体化风险预测因素	家族史/基因评估	心源性猝死的个体化表现	临床准确性不明确;处在建立阶段
B. 病理生理流行病学			
基于基质的风险	冠心病 心外膜和心肌内血管的状态 心肌梗死 肌病、浸润、炎症、瓣膜病 心肌肥厚,心肌纤维化		
基于表达的风险	左心室功能障碍和心力衰竭 代谢异常 自主神经张力的波动		
基于机制的原因	心室颤动/无脉性室性心动过速 无脉性电活动 心脏停搏		

协会的统计更新,心源性猝死每年大概 39 万例左右[1]。表明在整体人群中,其总发生率在千分之一到千分之二之间。在美国,每年急诊医疗服务报道的院外心搏骤停有 35.6 万例,其中 34.75 万例为年龄大于 18 岁的成年人[1]。

猝死的时间定义对流行病学数据影响很大。回顾性死亡证明研究显示,如果以症状发生到死亡的时间小于 2 小时定义为"猝死",则猝死在所有自然死亡中占 12%~15%,而其中几乎 90%是心脏原因。相比之下,如果用 24 小时定义猝死,那么所有自然死亡中猝死的比例增加至 30%,但心脏原因的比例降至 75%。

前瞻性研究表明,冠心病所致全部死亡中大约 50%是猝死,且从症状发生到死亡的时间很短(1 小时以内)。由于在美国冠心病不仅是突发也是非突发心源性死亡的主要原因,即便在冠心病死亡中猝死比例有地区差异,所有心源性死亡中猝死的比例仍与冠心病死亡中猝死的比例相似[14,15]。同样有意思的是,在美国近半个世纪经年龄调整的冠心病死亡率下降,甚至与急症科死亡相比的院外死亡也下降的情况下,冠心病死亡中突发意外死亡的比例并没有改变[16,17]。此外,由于美国人口的增长和老龄化以及包括心力衰竭在内的慢性心脏疾病患病率的增加[14],年龄调整的死亡率下降并不降低心源性或突然死亡的绝对数量。绝对数量上的累计心源性猝死负担与过去四五十年变化的年龄调整的心源性死亡的降低并不一致。之前引用的图说明,心源性猝死的例数并没有减少,而随着时间的推移,心源性猝死的情况将进一步复杂化,院外心搏骤停的机制可能从室性快速性心律失常向无脉性电活动或心脏停搏转变,其部分与植入型心律转复除颤器(implantable cardioverter-defibrillator,ICD)的作用有关[19]。

人群、风险梯度和风险的时间依赖性

在识别高危人群和考虑预防心源性猝死的策略时,有 4 个因素最为重要:①人群亚组中事件的绝对数量及事件率(发生率)(图 42.2A);②心源性猝死发生的临床亚组(图 42.2B);③竞争风险;④风险的时间依赖性。

人群整体和亚组风险与个体风险评估

美国每年有 39 万例心源性猝死,按大于等于 35 岁非选择成年人群心源性猝死的发病率计算,总发生率为每年 0.1%~0.2%(1~2/1 000 人,图 42.2A),这也是全球数据的一个缩影。其中包括大部分表现为首次发病,之前并未识别有心脏疾病的患者,也包括那些心源性猝死可以较准确预测在高危亚组中的患者(图 42.2B)。任何为总人群设计的某种干预措施,1 000 人应用而其中 999 个人不会有事件发生,只对 1 个可能发生事件的人产生影响是不现实的。因此,需要更好的风险评估方法识别人数较少的高危亚组人群,并对其进行干预才比较实际。图 42.2A 通过展示不同亚组的心源性猝死发生率(年百分比),以及比较发生率情况和各组每年发生总事件数说明了这个问题。尽管在总人群中有风险的绝对人数巨大,预防性干预对有冠心病风险人群的影响及准确识别高危个体并给予针对性治疗以预防心源性猝死,仍是未解决的挑战[2]。费用和风险收益比的不确定性限制了干预的广泛应用,需要更高精度的风险识别方法[20]。应对这样的挑战,有两个基本方法可以遵循:①对于整体人群的策略,着眼于获得性风险因素的预防,例如肥胖(原始预防),和控制明显风险因素的一级预防[21];②更聚焦基于识别和干预整体人群中一小部分有高风险亚组的个体风险策略(图 42.3)。

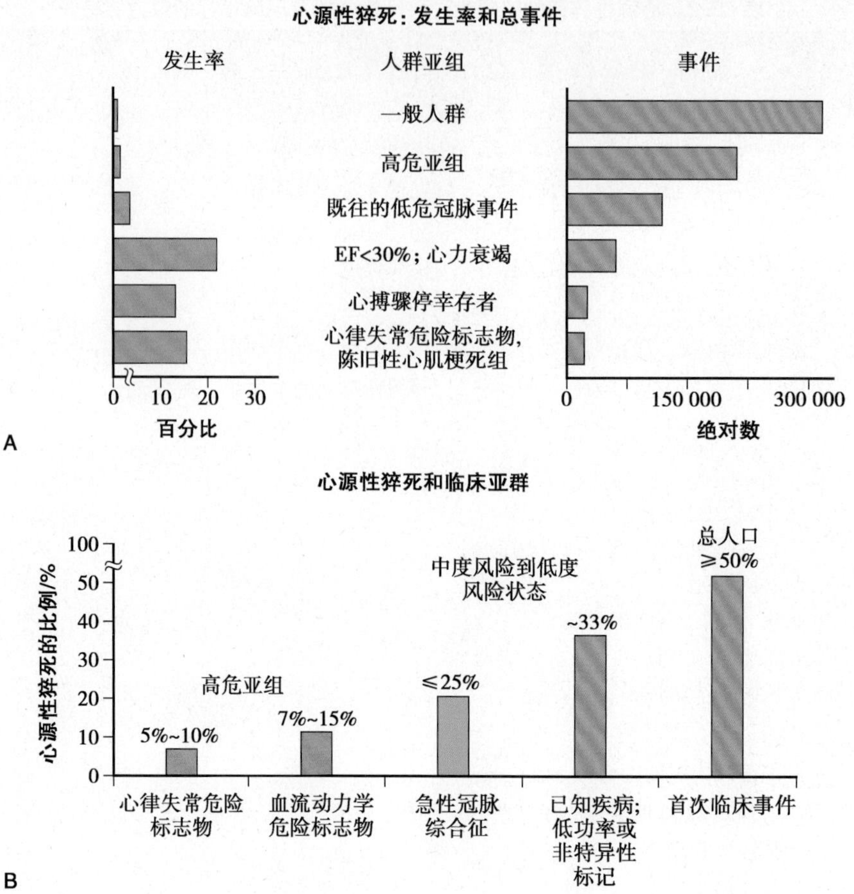

图 42.2 亚组人群和事件发生时间对心源性猝死临床流行病学的影响。A，美国整体成年人群和高危亚组中发生率（年百分比）和每年事件总数的估计。整体成年人群中猝死的发生率估计为每年 0.1%~0.2%，每年总共有超过 300 000 例事件发生。通过识别增加效力的风险因素，发生率逐渐增加，但与之相伴随的是每组事件总数进行性下降。发生率和事件总数的相反关系是由最高风险亚组中分母进行性减小所致。与发生率逐组增加形成对比的是，心力衰竭亚组的风险超过心肌梗死后的高危患者和首次心搏骤停后人群。对于更大人群亚组的成功干预，需要发现特异性的标记，以增加识别未来事件发生风险很高的特定患者的能力（注：发生率图中的水平轴是非线性的，需要相应的分析）。B，心源性猝死发生时患者的临床状态分布。大约 50% 由冠心病引起的所有心搏骤停是其首次临床表现，另外有多达 30% 发生在疾病已知但缺乏较强风险预测因子的临床状况下。不到 25% 的患者有基于心律失常或血流动力学参数的高危特征。（A，修改自 Myerburg RJ，Kessler KM，Castellanos A. Sudden cardiac death：structure，function，and time-dependence of risk. Circulation 1992；85［Suppl 1］：I2；B，修改自 Myerburg RJ. Sudden cardiac death：exploring the limits of our knowledge. J Cardiovasc Electrophysiol 2001；12：369.）

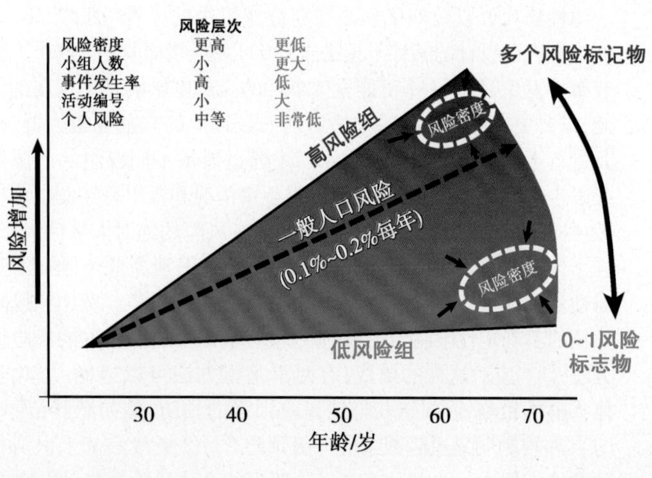

图 42.3 人群中心源性猝死的风险分层。图中所示的是 40 年内以连续变量的形式呈现的总人群平均风险。平均风险每年约为 0.1%~0.2%，在高危和低危两个极端人群之间，其中低危人群的绝对数量最多。有可能被识别的有不同风险亚组位于不同的风险区内。从总人群中识别高危亚组人群可以帮助更好地完成个体风险预测。（修改自 Myerburg RJ，Junttila MJ. Sudden cardiac death caused by coronary heart disease. Circulation 2012；125：1043.）

从全部成年人群到伴有冠心病危险因素的高风险亚组,年事件率的风险增加了10倍或更多,增加的幅度与不同亚组所伴有的危险因素类型和数量有关。作为分母的基数人群仍非常庞大,即使在这样高风险人群中实施干预仍充满挑战,需要更准确地风险评估方法,识别更特异的亚组人群。但随着亚组人群的更聚焦(见图42.2A),对应的绝对死亡人数逐渐减少,把干预带来的潜在获益限制在所有风险患者中的很小一部分。多达一半的所有心源性猝死是冠心病的首发临床事件[8],另外20%~30%发生在已知冠心病亚组,但基于目前已有临床特征这部分患者发生心源性猝死的风险相对较低(见图42.2B)。很高比率心源性猝死的发生是第一事件或是既往无症状的个体,这一规律也适用于不太常见的原因[22]。

生物学和临床时间相关性风险

在生理学和临床年代学的背景下,心源性猝死的时间元素已经有一些研究。对于前者,通过流行病学分析人群中心源性猝死的风险,已经发现呈现出3种模式:昼夜模式、每周模式以及季节性模式。既往研究报导,在早晨时间、周一以及冬季这些时间里,整体上风险升高[18]。昼夜风险模式的一个例外是睡眠呼吸暂停患者中的心源性猝死,其风险在夜间较高[23]。

环境温度是一种与心源性猝死风险有关的危险因素。过低[18]或过高[24]的温度均与心搏骤停有关,虽然这些研究未能明确极端温度是否与室性快速性心律失常或心搏骤停的其他机制有关。但体核温度的显著下降可以延长心室肌复极时程,延长QT间期,而与体核温度升高相关的出汗会影响电解质平衡。温度升高是Brugada综合征患者心搏骤停的一项危险因素(见第33和39章)。另一个环境变量一过性大气污染与ICD记录到的室性心律失常发作增加相关[18],但它们是否是心搏骤停的等位表现仍不明确。

在更长时间段的临床模型中,心源性猝死的风险并非线性的,而是随着心血管状态的改变而改变[16,17,25]。不良心血管事件发生后的生存曲线,可以用来识别心源性猝死和所有心源性死亡,在某一事件发生后的最初6~18个月内心源性猝死的发生率最高。因此,风险的时间依赖性表明,潜在的最有效干预窗口是在心血管事件发生后的早期。院外心搏骤停幸存者、新发心力衰竭、不稳定心绞痛及近期心肌梗死、射血分数低或心力衰竭的患者都有这种特征性的曲线。对于后者,早期非心律失常死亡也是致死事件的一个主要组成部分。在早期的死亡率高峰后,风险逐渐降低,但对于心肌梗死患者,在事件后2~5年会出现第二个延迟高峰,可能与心室重塑和心力衰竭有关。

年龄、种族、性别和遗传

年龄

猝死的高峰发病率见于两个年龄段:出生后的第一年[包括婴儿猝死综合征(sudden infant death syndrome,SIDS);见第75章]及年龄在45至75岁之间。在总体人群中,小于1岁的婴儿和中老年人的发病率惊人地相似[26]。在大于35岁的成年人中,心源性猝死的发病率为每年1/1 000人(图42.4A),且风险随年龄的增长而上升,这与冠心病的发病率随年龄的增长而上升是相平行的[16]。

一项来自Framingham的冠心病引起的心源性猝死终身风险评估研究发现,与45至55岁的人群相比,大于等于75岁人群冠心病引起的心源性猝死风险显著降低,而且该差别在男性更显著[27]。

婴儿中心源性猝死的发生率为10万人每年73例,且与复杂遗传性心脏病的关系最为密切。儿童、青少年及小于30岁成人中的发生率大约为10万人每年6例[18,26],在中年或老年人中为1%(图42.4A)。一项研究发现,由于缺乏尸检或死亡前临床诊断,约40%发生在中老年人的心源性猝死病因不明,但尸检时的遗传学研究可为27%的病例确定一个可能的病因[28]。在30~35岁的亚组中,冠心病是心源性猝死的最常见病因。

然而与发病率相比不同的是,冠心病导致的突发和意料之外死亡的比例随年龄增长而减少。在20~39岁年龄组的男性,与冠心病相关的猝死占总死亡率的75%,而在45~54岁年龄组,则下降至约60%,此后则徘徊在50%左右。在所有自然猝死病因中,心血管疾病引起的比例也受年龄影响,冠心病和所有心脏原因所致猝死的比例在年轻组中最高,而由任何心血管原因引起的总自然猝死的比例,则在较高年龄组中更高。在年龄范围的另一端,1~13岁儿童中只有19%的自然猝死是心源性的,在14~21岁年龄组该比例增加至30%。

在未成年人和年轻成年人(25岁以内)转变的年龄段和中老年人群(35岁起)中,冠心病逐渐成为心源性猝死的主要原因。但一些罕见疾病,如肥厚型心肌病、Brugada综合征、长QT综合征和右室发育不良,也是在这个年龄段的重要心源性猝死原因。一项研究显示,未知原因的心肌纤维化是这一人群心源性猝死的重要原因之一[29]。

表42.3 心源性猝死风险的遗传学因素

原发性遗传性心律失常疾病
先天性长QT间期综合征、短QT综合征
Brugada综合征
儿茶酚胺敏感性多形性室性心动过速或心室颤动
非综合征的室性心动过速或心室颤动
伴心律失常性心源性猝死风险的遗传性器质性疾病
肥厚型心肌病
右室发育不良/心肌病
可诱发心律失常和心源性猝死的遗传倾向
药物引起的"获得性"长QT间期综合征(药物、电解质)
电解质或代谢性致心律失常效应
复杂获得性疾病的遗传学调节
冠心病、急性冠脉综合征
充血性心力衰竭、扩张型心肌病

种族

在美国白人和黑人冠心病患者中,几个比较心源性猝死相对风险种族差异的研究结果并不一致,也无定论。但大多数最近的研究表明,黑人心搏骤停和心源性猝死的风险较白人高[30](见图42.4B),在西班牙裔人群中心源性猝死的风险较低,在所有年龄组中都能观察到这样的差异。

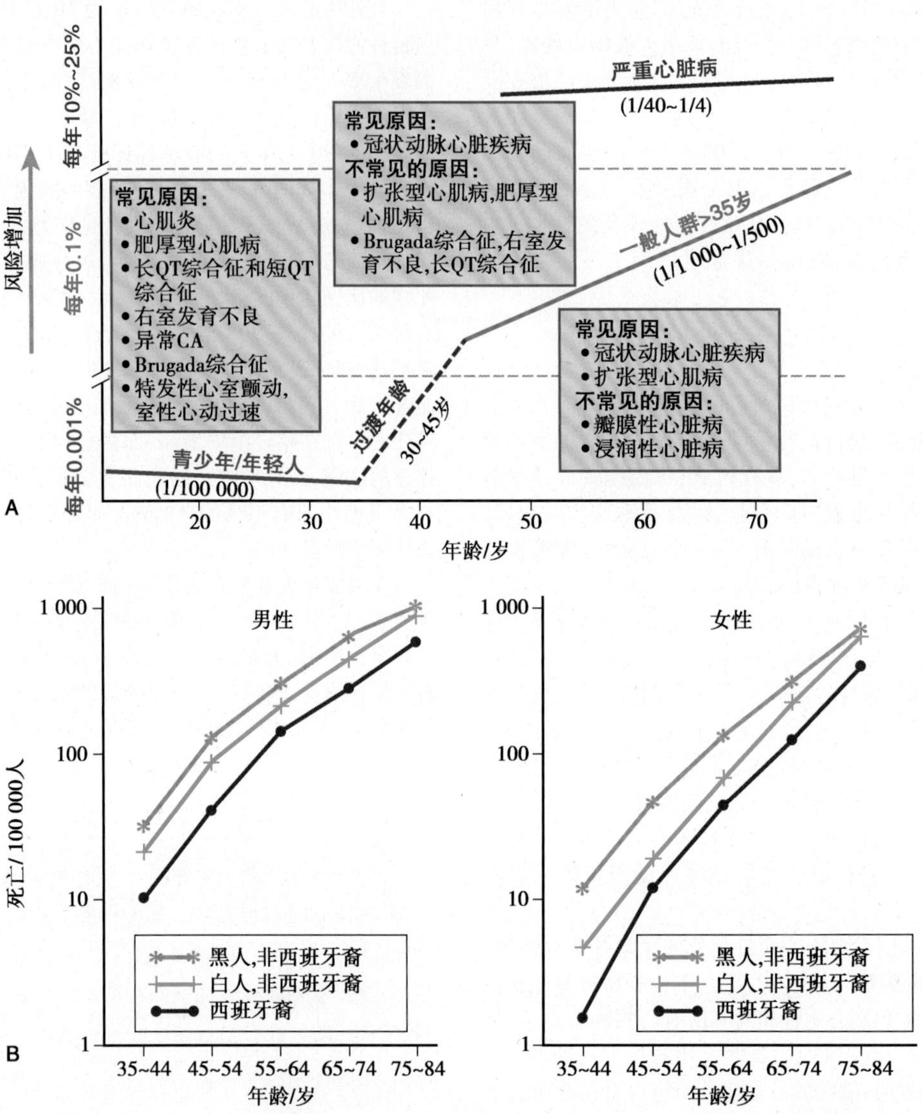

图 42.4 心源性猝死的年龄、性别和种族特异性风险。A,心源性猝死的年龄相关性和疾病特异性风险。在大于等于 35 岁的总人群,心源性猝死风险为每年 0.1% 至 0.2%(1/1 000 至 1/500),而在有不同数量不同影响程度的个体风险因素亚组中,其风险有较大的差别。在这个年龄段,冠心病是主要的原因,非缺血性心肌病是一个非常见原因。心源性猝死风险在 35 岁之后大幅增长,并保持增长趋势至 70 岁之后。在大于 30 岁且有严重结构性心脏病和心源性猝死高危因素的患者中,事件率可能会增加到每年 25%,而年龄相关的风险则减弱。在青少年和小于 30 岁的成年人中,心源性猝死总体风险是 1/10 000 或每年 0.001%,有许多因素与之相关,包括遗传性结构性和电生理异常、发育缺陷和心肌炎。在有某种特定心源性猝死风险的青少年和年轻成年人中,由于疾病状态的表达差异,很难对患者个体风险进行评估(详见正文)。在 30 至 45 岁过渡年龄段,少见疾病的影响小于冠心病和非缺血性心肌病,但是这两类潜在的病因均需要被考虑,因为在这个年龄阶段有许多罕见疾病的表达。B,心源性猝死风险与年龄、性别、种族或文化(白人、黑人和西班牙裔人)之间的关系。CA,心搏骤停。(B,改编自 Gillum RF. Sudden cardiac death in Hispanic Americans and African Americans. Am J Public Health 1997;87:1461.)

性别

在年轻成年人和中年早期年龄段，心源性猝死综合征发生率男性明显高于女性，这是因为绝经前女性冠状动脉粥样硬化的发生率低（见图42.4B）。许多人群研究表明，在65岁前男性心源性猝死发生率是女性的4~7倍；而到这一年龄，男女心源性猝死的比例下降到2∶1，甚至更低，且随着年龄增加而降低。随着绝经后女性冠状动脉事件风险的增高，心源性猝死的风险亦成比例增高，但男性的风险在所有年龄段都比女性高[27,31]。尽管在年轻女性中总的心源性猝死风险较低，但是冠心病仍是40岁以上女性心源性猝死的最常见原因，且冠心病的经典危险因素包括吸烟、糖尿病、口服避孕药和高脂血症都会增加女性的风险[32]（见第89章）。来自护士健康研究（Nurses' Health Study）的数据提示，健康的生活方式，即不吸烟、保持低体重指数、规律锻炼和健康饮食，可以降低女性心源性猝死的风险达46%~90%，其降低的程度取决于低风险指标的数量[18]。女性有50%的更少可能性合并严重左室功能障碍以及66%的更少可能性在心源性猝死之前发现冠心病[33]，因此较少可能被认为是高危患者，更可能以心源性猝死作为首次心脏事件。

遗传

由已知或可疑基因变异导致的心源性猝死风险的家族性分布特点，逐渐成为风险分层的重要特征。这个概念一般适用于常见获得性疾病和一些特定与心源性猝死相关遗传性致心律失常疾病的发生及心源性猝死的表现。不同的遗传学关联可以分为以下4类（表42.3）：少见的原发性遗传性心律失常综合征（如长QT综合征、Brugada综合征，儿茶酚胺敏感性多形性室性心动过速或心室颤动；见第33章），伴心源性猝死风险的少见遗传性器质性疾病（如肥厚型心肌病、右室发育不良；见第78和78章），心律失常的"获得性"或诱发风险（如药物引起的长QT间期或致心律失常作用、电解质紊乱），以及伴心源性猝死风险的常见获得性疾病（如冠心病、非缺血性心肌病；见第59和60章）。在许多染色体上所发现的基因变异被认为是这些疾病和关联事件的分子学基础。

多个特定基因位点变异和相关离子通道蛋白编码改变与不同遗传性心律失常综合征的关系（见第33章），代表了理解猝死原因的遗传学和病理生理学基础的重要进展。此外，调节基因和突变特异性对长QT间期综合征[34-36]和器质性疾病如肥厚型心肌病[37]严重程度临床表型的影响也逐渐引起关注。这些发现可为个体风险评估提供筛查工具，同时也为制定个体化治疗策略提供可能。在一项研究中，一年级儿童接受心电图筛查长QT综合征，七年级时复查心电图，并对阳性儿童行进一步的基因检测，研究表明遗传性长QT综合征的发病率在12岁时（七年级）相当高（大约1/1 000人），明显高于根据一般临床表现建立诊断的研究结果做出的早期估计[38]。除此之外，在未被发现或未经治疗的长QT综合征患者中，40岁以前心搏骤停的累计风险据报道为13%[39,40]。另外，全基因组关联确定基因位点也可作为研究更常见状况如冠心病所致心源性猝死中低显性变异或基因多态性作用的方法[41]。这样，希望将常见变异与普通综合征如心源性猝死联系起来，显然将被多个罕见变异关联取代。

从某种程度上说，心源性猝死是以冠心病为基础的，因此导致冠心病风险的遗传因素也非特异性地影响心源性猝死。许多研究确定了多级瀑布的基因变异和相关多态性，包括从动脉粥样硬化形成到斑块的不稳定、血栓形成和心律失常的产生，均与冠脉事件的风险增加相关（图42.5）[18,42]。综合考虑这些不同标志物可以在未来更有效地预测个体风险。此外，包括一般人群监测研究、社区心搏骤停幸存者家族史研究、急性心肌梗死中心室颤动的研究以及心源性猝死病例的尸检研究均提示，作为冠心病初始表现的心源性猝死有其家族性特点（表42.4）[9]。

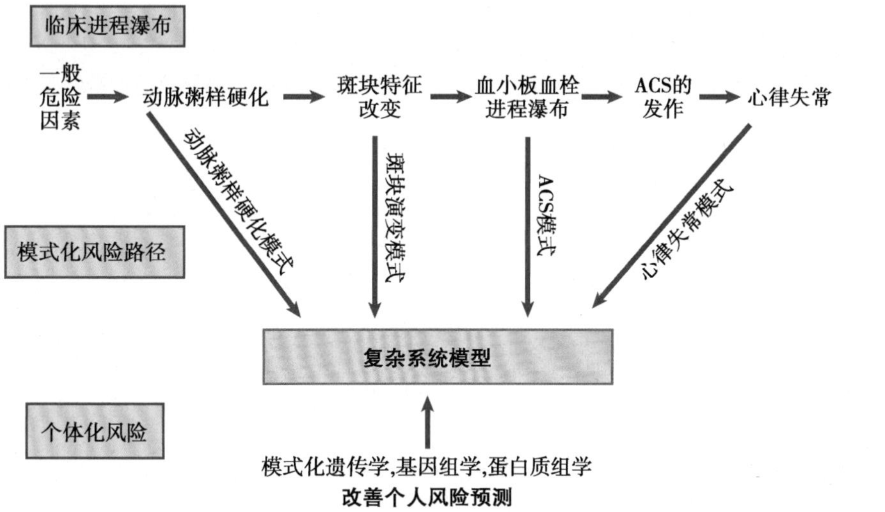

图42.5 冠状动脉粥样硬化性心脏病发生心源性猝死（ACS）的疾病进程瀑布及基因特征。从冠状动脉粥样硬化的传统风险因素到与冠心病有关的引起心源性猝死的心律失常发生瀑布，包括病变形成到发展、进展到活动状态、急性冠脉综合征的出现，最后表现为特异的致命性心律失常。多种因素进入包括基于个体患者基因特异性风险的多个水平。个体风险是基于已被证实的动脉粥样硬化形成、斑块的形成、血栓形成瀑布和心律失常表达的基因特征。通过基因学、基因组学、蛋白组学和生物学系统分析，逐级整合个体的这些特征，为分子流行病学带来希望，可以更好地预测个体心源性猝死的风险。（修改自Myerburg RJ, Junttila MJ. Sudden cardiac death caused by coronary heart disease. Circulation 2012;125:1043.）

表 42.4 原发性心源性猝死的家族史和风险

研究地点	队列	参照组	家族史	结果
西雅图[*] 1988—1994 年	急诊心搏骤停患者	匹配的人群	一级亲属中有心肌梗死或原发性心搏骤停患者	2.85/1 000 人/年 vs 1.96/1 000 人/年 相对风险 = 1.57(95% 可信区间,1.27~1.95)
巴黎[†] 1967—1994 年	监测人群	回顾性分析	一级亲属中有原发性心搏骤停患者	18.6% vs 9.9% 风险比=1.80(95%可信区间,1.11~2.88)
荷兰[‡] 2001—2005 年	伴心室颤动的 ST 段抬高心肌梗死	不伴心室颤动的 ST 段抬高心肌梗死	一级亲属中有心源性猝死患者	43.1% vs 25.1% 风险比=2.72(95%可信区间,1.84~4.03)
芬兰[§] 2000—2003 年	伴急性心肌梗死的心源性猝死 急性心肌梗死幸存者	参照人群	一级亲属中有心源性猝死或急性心肌梗死且无动脉粥样硬化性心脏病的患者	心源性猝死:5.2%,急性心肌梗死:3.3% 心源性猝死/急性心肌梗死风险比 = 1.6(95%可信区间,1.2~2.2,P=0.01)
				心源性猝死:5.2%,参考组:2.3% 心源性猝死/参考组风险比 = 2.2(95%可信区间,1.6~3.0,P=0.001)

[*] Friedlander Y, Siscovick DS, Weinmann S, et al. Family history as a risk factor for primary cardiac arrest. Circulation 1998;97:155.

[†] Jouven X, Desnos M, Guerot C, Ducimetiere P. Predicting sudden death in the population: the Paris Prospective Study I. Circulation 1999;99:1978.

[‡] Dekker LR, Bezzina CR, Henriques JP, et al. Familial sudden death is an important risk factor for primary ventricular fibrillation: a case-control study in acute myocardial infarction patients. Circulation 2006;114:1140.

[§] Kaikkonen KS, Kortelainen MI, Linna E, Huikuri HV. Family history and the risk of sudden cardiac death as a manifestation of an acute coronary event. Circulation 2006;114:1462.

心源性猝死的风险因素

风险性概述

心源性猝死的风险预测更具有挑战性,而应用冠状动脉粥样斑块形成的传统风险因素即可简单地确定冠心病的风险(见第 33 和 34 章)。虽然后者可以用来识别人群风险和一些方面的个体风险,但其还不能有效识别有心源性猝死风险和其他风险表现的冠心病患者(见第 56 和 61 章),目前已有详细分析关注临床可行的个体风险评估新方法的复杂性及可能性[4,43]。

对选择的危险因素(如年龄、糖尿病、收缩压、心率、心电图异常、肺活量、相对体重、吸烟量和血清胆固醇)的多因素分析可以确定发生在 10%最高危人群中的近半数心源性猝死患者(图 42.6)。因此,基于多个危险因素的综合分析优于单个危险因素的简单相加。无论从单变量或多变量分析比较心源性猝死者和冠心病其他临床表现患者的风险因素,都不能为从总的冠心患者群中识别心源性猝死患者提供有价值的参数。但糖尿病史和偶测心电图 QT 间期延长趋势是预测心源性猝死的潜在指标[44]。仅在有限条件下,血管造影和血流动力学类型可以区分心源性猝死和非心源性猝死风险,相对而言家族性心源性猝死作为一种特殊表现,可以识

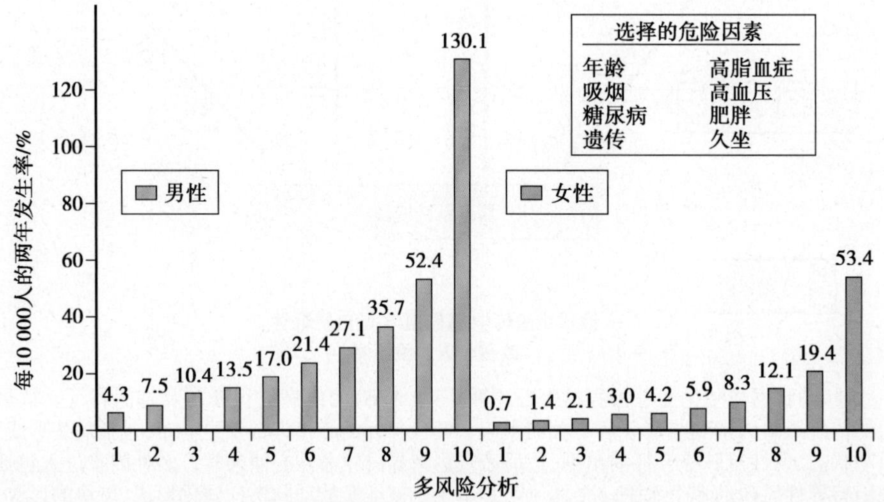

图 42.6 以多变量风险的十分位数表示猝死风险——Framingham 研究。所选择的风险变量如图。(修改自 Kannel WB, Shatzkin A. Sudden death: lessons from subsets in population studies. J Am Coll Cardiol 1985;5[Suppl 6]:141B. 经 American College of Cardiology 许可)

别导致心源性猝死的特殊异常基因[9]。

高血压已被证实是冠心病的危险因素，同样也是心源性猝死的显著危险因素（见第46和47章），但收缩压的增高并不影响猝死与冠心病总死亡之间的比率。已观察到血清胆固醇浓度和冠心病猝死比例之间没有关系。无论是左心室肥大的心电图表现，还是非特异性ST-T波异常，均不影响冠心病猝死的比例。只有心室内传导异常才引起不成比例的心源性猝死，其结果来源于一项早期观察性研究，一些器械临床研究结果也证实QRS宽度是重要的危险因素。肺活量降低也可引起不成比例的冠心病猝死风险增加，有意思的是，在Framingham对女性猝死资料分析研究中这种关系更为明显。

心源性猝死的早期研究是以冠心病的危险因素作为传统危险因素，其理论是基于两个事实：①在美国80%心源性猝死的基础疾病是冠心病；②冠心病的危险因素常常持续存在，容易识别（见图42.5）。两个近期的观察性研究挑战了这一逻辑。一是越来越多的研究发现，并不像以前所估计的那样与冠心病相关的主要解剖学和病理生理学因素，如高血压、左心室肥大和心肌纤维化，可以解释大部分成年心源性猝死[29]。另外一项住院的院外心搏骤停幸存者10年纵向研究发现的趋势是，临床相关器质性心脏病的减少和危险因素的增加[45]。但是，许多致命性心律失常的特异危险因素是动态病理生理事件，呈一过性的特点[9,18]。一过性病理生理事件正被建立成流行病学模型，以便用来进行风险评估和干预[2]。因此，持续性和一过性危险因素的影响可能被临床干预所减弱，例如急性冠脉综合征行经皮冠状动介入治疗及心肌梗死后的β受体阻滞剂应用[46,47]。

多年来的研究目的之一是确定预测冠心病和其他心血管疾病心源性猝死风险的特异性临床标志[16,17]，其中左室射血分数在临床研究和患者评估中的应用最为广泛的。但是，其敏感性的不足，以及不能识别以心源性猝死为首发心脏病表现的大部分亚组人群，因此促使研究者探索更多的指标。如一项大型男性运动试验观察数年的队列研究显示，静息时心率快，运动时心率增加缓慢，以及运动后第1分钟心率下降少者，随访期间心源性猝死风险增加[48]。此外，几个心电图指标（如微伏T波电交替、QT间期及QT离散度）、基因表达特征及其他反应疾病程度的参数也有预测价值。

心功能和猝死

Framingham研究在两年的随访中证实，心功能分级与死亡有惊人的关联。但猝死的比率并不随心功能的分级而改变，在所有人群中其猝死比率在50%至57%，包括无临床心脏病者和心功能Ⅳ级的患者。其他研究证实有较好心功能的心力衰竭患者死亡风险较低，但其中猝死的比例较高[18]。

生活方式和社会心理因素（见第96章）

吸烟与冠心病的多种临床表现之间有很强的相关性。Framingham研究证实在30~59岁间，吸烟者猝死风险每10年增加2~3倍，吸烟是少数几个可使冠心病猝死的比例增加的风险因素之一。在冠心病患者中，猝死风险高只见于仍在吸烟者，既往吸烟者的风险与从不吸烟者相似[49]。此外，在310例院外心搏骤停存活者研究中，继续吸烟者3年内再次发生心搏骤停的比率为27%，而戒烟者为19%。

相反，轻至中度饮酒的男性医生心源性猝死的风险降低[18]。肥胖是第二个影响冠心病猝死风险的因素。Framingham研究发现，随着相对体重增加，心脏性猝死的百分比呈线性增高，从39%增加至70%。总的冠心病死亡率也随相对体重的增加而增高。

评估体力活动量的大小与心源性猝死之间关系的多个研究结果并不一致。流行病学观察提示轻体力活动可增加冠心病的死亡率。但Framingham研究显示，轻体力活动与猝死发生率间无明显关系，而在较强体力活动时，猝死与总心脏性死亡的比率增高。急性体力活动与心肌梗死的发生有关，特别是那些平时体力活动少的患者。随后的一个交叉队列研究证实，与轻体力活动或无活动状态相比，高强度的体力活动可使心源性猝死风险增加17倍[50]。但发生猝死的绝对风险是非常低的（每150万次体力活动发生1例心源性猝死）。经常性的强体力活动明显降低心源性猝死的风险。与同一年龄段的年轻非运动员相比，年轻运动员有较高的心源性猝死发生率（见第53章）。一项来自大学运动员的观察性研究发现，运动强度可能影响心搏骤停的风险，一区篮球运动员的风险大于二区或三区运动员[51]。目前仍缺乏体力活动与临床疾病状态如明显或隐匿性疾病之间关系的相关研究资料。

生活（健康、工作、居所、家庭）、个人以及社会因素等方面近期变化的程度已证实与心肌梗死和心源性猝死有关。在冠状动脉事件前6个月生活改变积分已明显升高，对心源性猝死者尤为明显。与那些年龄相当、生活在相同社区的女性相比，女性猝死者常常未婚、少子女，并且与其配偶之间有较大的教育水平差异。精神病治疗史，包括恐惧焦虑[18]，吸烟和大量饮酒也是猝死亚组的特征。在其他预后主要影响因素一定的情况下，猝死和总死亡以及其他冠状动脉事件的风险也受社会和经济压力的影响。尽管有研究提示，药物和心理学治疗心肌梗死后抑郁可改善患者的症状，并没有影响事件发生率[18]，但是生活方式的改变仍被推荐为一种可减少冠心病患者心源性猝死风险的治疗策略。抑郁所致的行为改变（如不活动）较抑郁本身与事件发生率的关系更密切。急性社会心理应激因素可明显增加心血管事件的风险，包括心源性猝死[52]。这种危险主要发生于应激期间，似乎更易发生在已有危险的患者，应激因素多发生于危险事件之前。体力活动和应急因素可诱发冠状动脉斑块破裂也已被证实。

慢性缺血性心脏病的左室射血分数

左室射血分数的显著降低是已知最有力的慢性缺血性心脏病患者总死亡率和心源性猝死预测因子，对伴其他原因引起的心源性猝死患者也是如此（见后文）。当射血分数大于40%时，独立于其他风险因素，射血分数的降低与死亡率的增高相关联；射血分数在30%~40%之间时，危险程度的变化最大。射血分数小于等于30%是心源性猝死最有力的独立预测因素，但其敏感性和特异性较低[53]。尽管如此，把低射血分数作为单独主要预测因子的价值有限，因为大多数心源性猝死以较低的患病率发生在射血分数正常或中度降低和病因不明的庞大亚组人群[54]。与单独应用射血分数相比，采用左室容积和左室其他结构性评估（如梗死大小、纤维化程度）可能是更好的心脏事件预测因子[55,56]。

慢性缺血性心脏病的室性心律失常

发生于无器质性心脏病患者的多种类型室性异位搏动（室性期前收缩）和短阵非持续性室性心动过速预后良好（见第37和61章）。而发生在无器质性心脏病患者的多形性非持续性室性心动过速则是例外，如有与分子、功能、药物或电解质相关的基础，则属高危心律失常。在冠心病易患年龄，室性期前收缩更常出现在冠心病及心源性猝死高危人群。即使无明确的器质性心脏病，运动诱发的室性期前收缩和短阵非持续性室性心动过速仍提示有心源性猝死的风险。但是现有的研究并不完全支持这个假说，多形性非持续性室性心动过速可能是个例外。另一资料提示在运动和运动试验恢复期出现的室性期前收缩和非持续性室性心动过速是风险增高的预测因子。在恢复期出现的心律失常，过去认为是良性的，但目前则认为其比运动中出现的心律失常有更高的风险，且随着心律失常严重程度的增高其风险性亦随之增加。

心肌梗死患者的长期随访研究提示，室性期前收缩、特别是频发和复杂形式如反复性室性期前收缩的发生，预示着心源性猝死和总死亡风险的增高。用什么样的室性期前收缩发作频率和形式作为风险指标目前仍无共识，但多数研究用每小时 10 次室性期前收缩作为风险增加的阈值水平。一些研究者强调在各种形式的室性期前收缩中最强的预测因子是短阵非持续性室性心动过速，但也有研究结果与此不同。许多已报道的研究是基于急性心肌梗死后 1 周至几个月所记录的一次动态心电图结果，监测时间为 1～48 小时。另一些研究提示在心力衰竭患者中，动态心电图记录到的室性心律失常对死亡风险的增加无特异性预测价值。

为评估抗心律失常药物抑制室性期前收缩能否改变心肌梗死后心源性猝死风险而设计的心律失常抑制试验（Cardiac Arrhythmia Suppression Trial，CAST；见第 36 章），所得出的结论有两点是令人吃惊的，一是随机安慰组的死亡率比预期低，二是在氟卡尼与恩卡尼组死亡率超过对照组 3 倍以上。亚组分析提示非持续性室性心动过速和射血分数小于等于 30% 的安慰剂组风险性增加，而治疗组中仍可见到较高的风险，高死亡率可能是在抗心律失常药物作用下缺血事件的发生增多所致。接下来的研究发现，莫雷西嗪虽无副作用（除了在治疗开始时的短期致心律失常风险外），亦无长期益处。SWORD（（Survival with Oral *d*-Sotalo，口服右旋索他洛尔生存试验）是一项在心肌梗死低死亡人群评估右旋索他洛尔与安慰剂的对照研究，也发现药物治疗组有较高的死亡风险。是否 CAST、CAST Ⅱ和 SWORD 研究得出的结论可以推广到其他药物或其他疾病，这仍有待研究。

对心肌梗死后由慢性室性期前收缩所致的风险来说，左室功能异常是主要的影响因素。心肌梗死后室性期前收缩所预测的死亡风险可因为左室功能异常的存在而增加，左室功能异常在心肌梗死后的前 6 个月影响最大。之后左室功能的延迟恶化，可能与心肌梗死后心肌重塑有关，会进一步增加风险。

心源性猝死的新兴风险标志物

研究者们一直在寻找有独立预测价值或者能增加预测效力的其他风险标志物。这些技术包括微伏 T 波电交替[57]、梗死区增强磁共振成像以及非梗死区磁共振延迟增强显示的心肌纤维化[58]、QT 变异性[59]、心率变异性的派生方法[60]、^{11}C-麻黄碱或碘-*m*-间碘苄胍交感成像[61]、以心源性猝死为冠心病表现的家族倾向和可能的基因风险评估方法等，这些技术都还处在临床应用的早期。

心源性猝死的病因

冠状动脉异常

在西方国家，至少 80% 的心源性猝死可归因于冠状动脉疾病，但是最近的观察性研究发现这个比例可能在下降[62]。冠心病也是世界上动脉粥样硬化发生率较低地区最常见的心源性猝死原因。以此来看，随着第三世界国家加强了年轻人中传染性疾病的卫生管理，冠状动脉粥样硬化及其并发症将逐渐成为更大的问题[63]。

尽管已经明确冠心病与心源性猝死之间存在主要关联，但要完整理解心源性猝死需要认识到一些少见甚至罕见的冠状动脉血管疾病可能会在死前发现，并且可能有治疗指征（表 42.5）。许多少见病因是青少年以及年轻人心源性猝死的常见原因，因为该人群小于 30 岁，其冠心病相关的心源性猝死发病率仍较低[28]（见图 42.4A）。

表 42.5　心源性猝死的病因和影响因素

Ⅰ. 冠状动脉异常
　A. 冠状动脉粥样硬化
　　1. 慢性冠状动脉粥样硬化伴急性或一过性心肌缺血——血栓形成、痉挛、生理应激
　　2. 急性心肌梗死，起始及早期
　　3. 慢性动脉硬化伴心肌基质的改变，包括既往心肌梗死
　B. 冠状动脉先天性异常
　　1. 异常起源于肺动脉
　　2. 其他冠状动静脉瘘
　　3. 左冠状动脉起源于右 Valsalva 窦或无冠窦（发生率低、风险高）
　　4. 右冠状动脉起源于左 Valsalva 窦（发生率高、风险低）
　　5. 冠状动脉发育不良或发育障碍
　　6. 冠状动脉-心内分流
　C. 冠状动脉栓塞
　　1. 主动脉瓣或二尖瓣心内膜炎
　　2. 人工主动脉瓣或二尖瓣
　　3. 异常的自体瓣膜或左心室附壁血栓
　　4. 血小板性栓塞
　D. 冠状动脉炎
　　1. 多发性结节性动脉炎、进行性系统性硬化症、巨细胞性动脉炎
　　2. 黏膜皮肤淋巴结综合征（Kawasaki 病）
　　3. 梅毒性冠状动脉口狭窄
　E. 各种冠状动脉机械性梗阻
　　1. Marfan 综合征中冠状动脉夹层动脉瘤
　　2. 妊娠中冠状动脉夹层动脉瘤（主要是临产和分娩时）
　　3. 主动脉瓣粘液瘤样息肉脱垂至冠状动脉开口
　　4. Valsalva 窦夹层或破裂
　F. 冠状动脉功能性梗阻
　　1. 伴或不伴动脉粥样硬化的冠状动脉痉挛
　　2. 心肌桥
Ⅱ. 心室肌肥厚
　A. 冠心病伴左心室肥大
　B. 无明显冠状动脉粥样硬化的高血压性心脏病
　C. 继发于瓣膜性心脏病的心肌肥厚
　D. 肥厚型心肌病
　　1. 梗阻性
　　2. 非梗阻性
　E. 原发性或继发性肺动脉高血压
　　1. 进展的慢性右心室负荷过重
　　2. 妊娠期肺动脉高压（围生期最高危）
Ⅲ. 心肌疾病和功能异常伴或不伴心力衰竭
　A. 慢性充血性心力衰竭

续表

1. 缺血性心肌病
2. 特发性扩张型心肌病,获得性
3. 遗传性扩张型心肌病
4. 酒精性心肌病
5. 高血压性心肌病
6. 心肌炎后心肌病
7. 围生期心肌病
8. 特发性纤维化

B. 急性和亚急性心力衰竭
1. 大面积急性心肌梗死
2. 急性或爆发性心肌炎
3. 急性酒精性心功能异常
4. Takotsubo 综合征(猝死风险不确定)
5. 主动脉瓣狭窄或人工瓣中的球瓣栓塞
6. 心脏结构机械性断裂
a. 心室游离壁的破裂
b. 二尖瓣相关结构断裂
(1) 乳头肌
(2) 腱索
(3) 瓣叶
c. 室间隔破裂
7. 无顺应性心室的急性肺水肿

Ⅳ. 炎症、浸润、新生物与退行性过程
A. 病毒性心肌炎伴或不伴心室功能异常
1. 急性期
2. 心肌炎后间质纤维化
B. 与血管炎有关的心肌炎
C. 结节病
D. 进行性系统硬化症
E. 淀粉样变
F. 血色素沉着症
G. 特发性巨细胞性心肌炎
H. Chagas 病(美洲锥虫病)
I. 心脏神经节炎
J. 致心律失常性右室发育不良,右室心肌病
K. 神经肌肉疾病(如肌营养不良、Friedreich 共济失调、肌强直性营养不良)
L. 壁内肿瘤
1. 原发性
2. 转移性
M. 阻塞性腔内肿瘤
1. 新生物的
2. 血栓形成的

Ⅴ. 心脏瓣膜疾病
A. 主动脉瓣狭窄/关闭不全
B. 二尖瓣断裂
C. 二尖瓣脱垂
D. 心内膜炎
E. 人工瓣功能异常

Ⅵ. 先天性心脏病
A. 先天性主动脉瓣(可能高危)或肺动脉瓣(低危)狭窄
B. 伴 Eisenmenger 生理现象的先天性间隔缺损
1. 疾病晚期
2. 在临产和分娩时
C. 先天性心脏病外科术后(如 Fallot 四联症)

Ⅶ. 电生理异常
A. 传导系统的异常
1. 希式束-浦肯野系统纤维化
a. 原发性退行性变(Lenègre 病)
b. 继发于"心脏骨架"的纤维化和钙化(Lev 病)
c. 病毒感染后的传导系统纤维化
d. 遗传性传导系统疾病
2. 异常的传导通道(Wolff-Parkinson-White 综合征,短不应期旁道)
B. 复极异常
1. 先天性 QT 间期异常
a. 先天性长 QT 间期综合征
(1) Romano-Ward 综合征(不伴耳聋)
(2) Jervell 和 Lange-Nielsen 综合征(伴耳聋)
b. 先天性短 QT 间期综合征
2. 获得性(或激发性)QT 间期延长综合征
a. 药物作用(伴基因遗传缺陷?)
(1) 心脏的,抗心律失常的
(2) 非心脏的
(3) 药物相互作用
b. 电解质异常(反应受基因倾向的影响?)
c. 毒性物质
d. 低温
e. 中枢神经系统损伤,蛛网膜下腔出血
3. Brugada 综合征——右束支传导阻滞与非缺血性 ST 段抬高
4. 早复极综合征
C. 未知或不明原因的心室颤动
1. 无可识别的结构性或功能性原因
a. "特发性"心室颤动
b. 短联律间期的尖端扭转性室性心动过速,多形性室性心动过速
c. 既往健康患者的非特异性纤维脂肪浸润(右室发育不良的变异?)
2. 东南亚人的睡眠性死亡(见ⅦB3,Brugada 综合征)
a. Bangungut
b. Pokkuri
c. Lai-tai

Ⅷ. 与神经体液和中枢神经系统影响有关的电不稳定性
A. 儿茶酚胺敏感性多形室性心动过速
B. 其他儿茶酚胺依赖性心律失常
C. 中枢神经系统有关的
1. 心理压力与情绪过度激动(takotsubo 综合征)
2. 与听力有关的
3. 原始文化的"Voodoo"死亡
4. 心脏神经疾病
5. 先天性 QT 间期延长的心律失常表现

Ⅸ. 未成年人的心源性猝死
A. 新生儿心源性猝死

续表

1. 复杂先天性心脏病 2. 新生儿心肌炎 B. 婴儿猝死综合征 1. 呼吸控制功能未成熟 2. 长 QT 间期综合征 3. 先天性心脏病 4. 心肌炎 C. 儿童猝死 1. Eisenmenger 综合征、主动脉瓣狭窄、肥厚型心肌病、肺动脉闭锁 2. 先天性心脏病外科矫正术后 3. 心肌炎 4. 电功能的基因异常(如长 QT 间期综合征) 5. 未识别的结构或功能性原因 X. 其他 A. 极度体力活动时猝死(寻找原因) B. 心振荡-胸部钝器伤	C. 静脉回流的机械性干扰 1. 急性心脏压塞 2. 大块肺栓塞 3. 急性心内血栓形成 D. 继发于机械窒息的心肺骤停 E. 主动脉夹层动脉瘤 F. 中毒性/代谢性紊乱(除了以上列出的 QT 间期效应外) 1. 电解质紊乱 2. 代谢紊乱 3. 抗心律失常药物的致心律失常作用 4. 非心脏药物的致心律失常作用 G. 酷似心源性猝死 1. “酒店冠状动脉事件” 2. 急性酒精状态(“假日心脏”) 3. 急性哮喘发作 4. 空气或羊水栓塞

冠状动脉动脉粥样硬化

作为冠脉粥样硬化结果的冠脉血管结构和功能异常与心肌缺血负荷影响的电生理改变相互作用(见第 58~62 章),在这一病理生理模型中,血管和心肌成分之间的关系及血流动力学、自主神经功能、基因以及其他方面的影响,建立起基于基础疾病状态的多种风险形式[2](见图 42.7)。风险被多种因素调控,既可以是一过性也可以是持续性因素,还可以是一过性和持续性因素的互相作用。这个病理生理模型的心肌成分随着时间的推移并不是静态的,初次缺血事件后心肌重塑的逐渐作用以及缺血事件的反复出现,“永久”这一术语必须谨慎对待。由一过性缺血或是急性心肌梗死所致的心搏骤停和心源性猝死在生理学和预后上不同于既往心肌梗死伴或不伴缺血性心肌病的心搏骤停。总的来说,威胁生命事件的短期风险与急性缺血或心肌梗死急性期更相关,而长期风险与一过性缺血、心肌瘢痕形成、心肌重塑、缺血性心肌病、以及心力衰竭更相关。

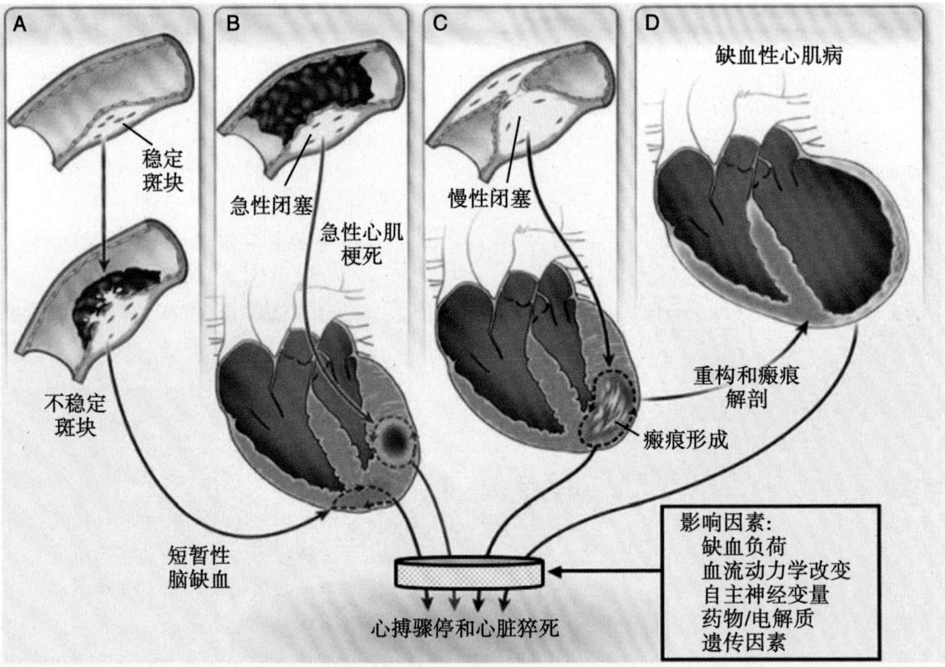

图 42.7 冠心病室性心律失常的病理生理学。室性心动过速、心室颤动及其复发的短期和长期风险与一过性或持续性生理因素相关。在再次缺血可以被预防的情况下,由一过性缺血(A)或者心肌梗死急性期(24~48 小时)(B)导致的室性心动过速或心室颤动对事件的复发无预测价值。而与陈旧性心肌梗死有关的室性心动过速或心室颤动,不管有无急性一过性缺血(C),与复发的风险有关。长期缺血性心肌病(D),特别是伴心力衰竭时,随着时间的推移逐渐建立起室性心动过速或心室颤动及其复发风险的基质。一系列可修饰因素可以影响个体风险特征。(修改自 Myerburg RJ. Implantable cardioverter-defibrillators after myocardial infarction. N Engl J Med 2008;359:2245.)

非动脉粥样硬化性冠状动脉异常

非动脉粥样硬化性冠状动脉异常包括先天性异常、冠状动脉栓塞、冠状动脉炎以及冠状动脉的机械异常。在先天性异常中，左冠状动脉起源于肺动脉相对常见，如不接受手术治疗，在婴儿期和童年早期就有较高的死亡率（见第53和75章）。早期心源性猝死的风险并不十分高，若能存活到少年和年轻成人如仍未接受手术干预，则心源性猝死的风险增加。其他形式的冠状动静脉瘘非常少见，其相关的心源性猝死发生率也很低。

冠状动脉异常起源于错误的 Valsalva 窦

这些解剖变异可增加心源性猝死的风险，特别是在活动时。当冠状动脉异常通过主动脉与肺动脉根部之间时，血管起始角度可形成像裂缝一样的开口，减少了血流的有效横截面积。左冠状动脉起源于右 Valsalva 窦较少见，是一种较高风险的变异；右冠状动脉起源于左 Valsalva 窦的风险相对较低，但有一定的发生率，是一部分心源性猝死的原因，不应该被忽略[64]。先天发育不良、狭窄或闭锁的左冠状动脉为少见异常，可增加年轻人心肌梗死风险，但不增加心源性猝死的风险。

冠状动脉栓塞。冠状动脉栓塞最常发生于主动脉瓣心内膜炎，来源于病变的或人工的主动脉瓣或二尖瓣的血栓。栓子也可来源于左心室附壁血栓或外科手术及心脏导管操作。其最常见的临床表现是心肌缺血或心肌梗死的症状和体征。这种情况下，栓塞性缺血引起的电生理改变可增加心源性猝死的风险。

冠状动脉炎。皮肤黏膜淋巴结综合征（Kawasaki 病；见第94章）可导致冠状动脉炎有关的心源性猝死的风险。多发性结节性动脉炎及其相关的血管炎综合征可引起心源性猝死，推测由于冠状动脉炎所致，就像梅毒性主动脉炎那样可以使冠状动脉开口狭窄，而后者已成为梅毒罕见的表现。

冠状动脉机械性阻塞。几种机械性异常可以引起心源性猝死。冠状动脉夹层伴或不伴主动脉夹层，可发生在 Marfan 综合征（见第75章），也有报道可发生在外伤后和妊娠围生期。罕见心源性猝死的机械性原因是黏液瘤样息肉从主动脉瓣脱垂到冠状动脉口，以及 Valsalva 窦瘤夹层或破裂累及冠状动脉口和冠状动脉近端。曾有报道深部心肌桥压迫冠状动脉在剧烈运动时可引起心源性猝死，可能是由于动态机械性阻塞所致（见第53章）。在尸检时可以看到典型的散在心肌纤维化，其分布与受影响的血管一致，提示曾经存在一定负荷的慢性、间歇性心肌缺血。深部心肌桥似乎更常见于肥厚型心肌病。但更常见的浅部心肌桥在无其他疾病时危害很少，由此引起的心源性猝死不常见。

冠状动脉痉挛。冠状动脉痉挛可引起严重的心律失常和心源性猝死（见第58章），它常在一定程度上与冠状动脉粥样硬化合并存在。与冠状动脉痉挛或固定病变有关的无痛性心肌缺血，目前被认为是既往不明原因猝死的机制之一。由于无法识别较高的反复发作风险，记录到与血管痉挛性心绞痛有关的威胁生命心律失常的患者，应接受药物治疗或ICD，或同时接受两种治疗[65]。不同类型的无症状性心肌缺血（如完全无症状、心肌梗死后及无痛/心绞痛混合存在）有不同的预后意义。在心肌梗死后患者中，无症状性缺血可增加心源性猝死的风险[66]。

心室肥大和肥厚型心肌病

左心室肥大与心源性猝死（cardiac sudden death，SCD）的多个病因相关，是心源性猝死的一个独立危险因素，并可能是潜在致命性心律失常发病机制的生理性影响因素之一。导致左心室肥大的潜在病因包括伴或不伴有动脉粥样硬化的高血压性心脏病、心脏瓣膜病、阻塞性或非阻塞性肥厚型心肌病（hypertrophic cardiomyopathy，HCM；见第53和78章）、伴右心室肥大的特发性肺动脉高压，以及继发于先天性心脏病的晚期右心室超负荷等。这些病症中的任何一种均有心源性猝死的风险，并且具有重度心室肥大的患者可能特别容易发生心律失常性死亡。

梗阻性和非梗阻性肥厚型心肌病患者的心源性猝死风险体现在早期临床表现和血流动力学变化中。约70%左右的梗阻性肥厚型心肌病患者的死因为猝死，但幸存者的远期预后优于患其他病因导致的心跳停搏幸存者。报道认为肥厚型心肌病致原发性心搏骤停或心源性猝死的风险其实比之前预计的要低。

大部分梗阻性和非阻塞性肥厚型心肌病患者，其亲属亦有肥厚型心肌病家族史或不明原因的早期心源性猝死史。遗传学研究证实了肥厚型心肌病呈常染色体显性遗传模式，具有多等位基因和表型异质性。大多数突变的基因位点是收缩蛋白复合物的编码元件，最常见的是β-肌球蛋白重链和心肌肌钙蛋白T，这两者占了一半以上的已知突变。肥厚型心肌病的遗传学特征是具有大量可变表达的个体突变。这可能与修饰基因的相互作用有关，从而导致一个特定变体携带基因的可变表达。之前有许多被认为在黑人人群中引起肥厚型心肌病突变体，实际上可能是仅仅发生在黑人人群中的良性突变，在其他非黑人对照人群中并没有代表性[67]。

虽然发病年龄小、明确心源性猝死家族史、左心室质量增加明显、室间隔厚度大于3cm、室性心律失常、运动时血压下降以及严重的症状（特别是晕厥）均预示着更高的心源性猝死风险，但目前尚无特异性的临床特征对心源性猝死个体有较好的预测价值。激发后压力阶差显著增高（无论静息时压力阶差如何）以及静息时高压力阶差，均提示心源性猝死的风险高[68]。肥厚型心肌病患者发生心源性猝死的机制最初被认为与儿茶酚胺刺激引起的左室流出道梗阻有关，但后来的研究数据表明致命性心律失常是肥厚型心肌病猝死的常见机制，可能的危险因素包括动态心电图记录到非持续性室性心动过速、程序性电刺激诱发潜在致死性心律失常或运动时血压下降，快速或多形性症状性非持续性室性心动过速具有更好的风险预估作用。

第34章和第78章讨论了肥厚型心肌病心律失常的发病机制。非梗阻性肥厚型心肌病患者，如弥漫型、左室中部肥厚型以及较小程度的心尖型肥厚，也有发生心源性猝死的危险，这表明继发于肥厚心肌本身的电生理机制起主要作用。在35岁以下的运动员中，肥厚型心肌病是心源性猝死最常见的病因，而35岁以上的运动员中冠心病是最常见的病因。

非缺血性心肌病与收缩性和舒张性心力衰竭

有效的治疗干预方法出现使充血性心力衰竭得到了更好的控制，提高了这些患者的长期存活率（见第21、25和77章）。然而，心力衰竭患者发生猝死的比例却仍很多，特别是那些看似临床上稳定的患者（即心功能Ⅰ级或Ⅱ级）[18]。心源性猝死的发病机制可能是快速性心律失常（室性心动过速或心室颤动）或除颤治疗无效的缓慢性心律失常或停搏。心源性猝死的绝对风险随着左室功能的恶化而增加，但猝死与非猝死的比例与功能损害的程度成反比[18]。在心功能良好的心肌病患者中（心功能Ⅰ级或Ⅱ级），总死亡风险显著低于心功能Ⅲ级和Ⅳ级的患者，但猝死的概率较高（图42.8）。不管是何种原因导致的心肌病，不明原因的晕厥是心功能Ⅲ级和Ⅳ级患者发生心源性猝死的强有力预测因子。动态心电图记录到的室性心律失常，似乎不能确定这类患者心源性猝死的特定风险。

随着时间推移，射血分数保留心力衰竭患者与射血分数降低心力衰竭患者具有类似的死亡风险（见第26章）。尽管射血分数保留心力衰竭患者发生心源性猝死的风险可能与收缩性心力衰竭

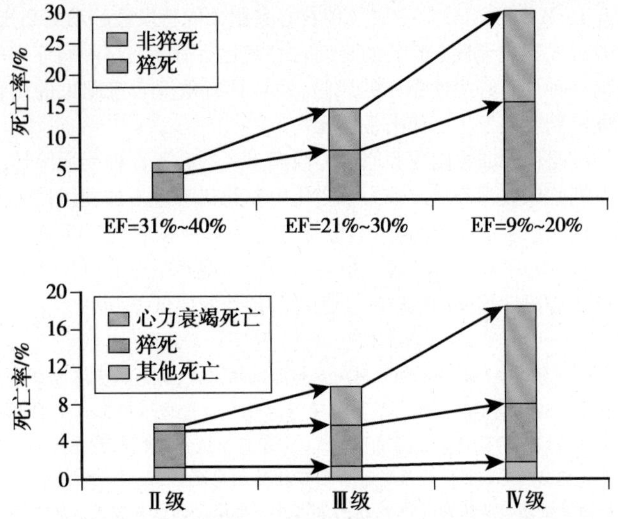

图 42.8 心力衰竭时左室射血分数(EF)及心功能分级相关的心源性猝死风险。射血分数越高,心功能越好,心源性猝死的相对概率越高,绝对死亡风险越低。(摘自 Cleland JG, Chattopadhyay S, Khand A, Prevalence and incidence of arrhythmias and sudden death in heart failure. Heart Fail Rev 2002;7:229)

的风险平行,但可能受到其他风险因素的调控[69],需要进一步的研究来阐明这种关系及其对医疗实践的意义。

尽管我们已经知道心肌梗死后室性心律失常和射血分数降低的相互作用决定了心源性猝死的风险,但是慢性心力衰竭和心源性猝死之间最密切相关的是缺血性心肌病。缺血性心肌病的发病率在逐年增加,其原因主要是急性心肌梗死患者更多地存活下来,并伴随梗死后的心室重塑,其他原因包括"特发性"心肌纤维化[29]、酒精性心肌病和心肌炎后心肌病、围生期心肌病(见第 90 章),以及常与层粘连蛋白 A/C 突变有关的家族性扩张型心肌病[70],其他基因位点也有影响。其余一组原因未明的,被归类为"特发性心肌炎"。

急性心力衰竭

在没有及时干预的情况下,所有导致急性心力衰竭的原因都可能由于循环衰竭本身或继发性心律失常而导致心源性猝死(见第 23 和 24 章)。基于已被基础研究证实的致心律失常作用所涉及的电生理机制,可能是由于心室肌纤维或希氏-浦肯野系统的急性伸展所引起。然而,神经体液机制和急性电解质变化的作用还没有得到充分的评价。与心源性猝死相关的急性心力衰竭的原因包括大面积急性心肌梗死、急性心肌炎、急性酒精性心功能障碍、任何形式的晚期心脏病导致的急性肺水肿,也包括多种机械原因导致的心力衰竭,如大面积肺栓塞、继发于梗死或感染的心脏内结构机械性破坏,以及主动脉瓣或二尖瓣狭窄时球形瓣膜栓塞(见表 42.5)。

炎性、浸润性、肿瘤性和退行性心脏疾病。无论是否伴有心力衰竭,几乎所有这类疾病都与心源性猝死有关。存在左室功能障碍的急性病毒性心肌炎通常伴有心律失常,包括潜在的致命性心律失常[71](见第 77 和 81 章),即使不伴有左室功能障碍临床表现的心肌炎患者也可发生严重的室性心律失常或心源性猝死。在 1 606 167 名曾行入伍筛查的美国空军新兵中,19 名发生了心源性猝死,其中 8 名受害者(42%)在尸检时发现心肌炎(5 名非风湿性,3 名风湿性)的证据,19 名受害者中有 15 名(79%)在剧烈运动期间发生心搏骤停。在瑞典的一项与心肌炎相关的心源性猝死研究中,68%的受害者生前没有症状[22](图 42.9),并且大多数现有数据表明不论是绝对数字还是百分比,由心肌炎引起的心源性猝死好发于 35 岁以下的患者。局灶性心肌炎可与心源性猝死相关,并可能在尸检中遗漏,遗漏率与心脏评估的仔细程度有关。巨细胞性心肌炎和急性坏死性嗜酸细胞性心肌炎对心肌造成的损伤和致心律失常性都可能是致命性的[71]。病毒性心肌炎也可能单独引起特殊传导系统损

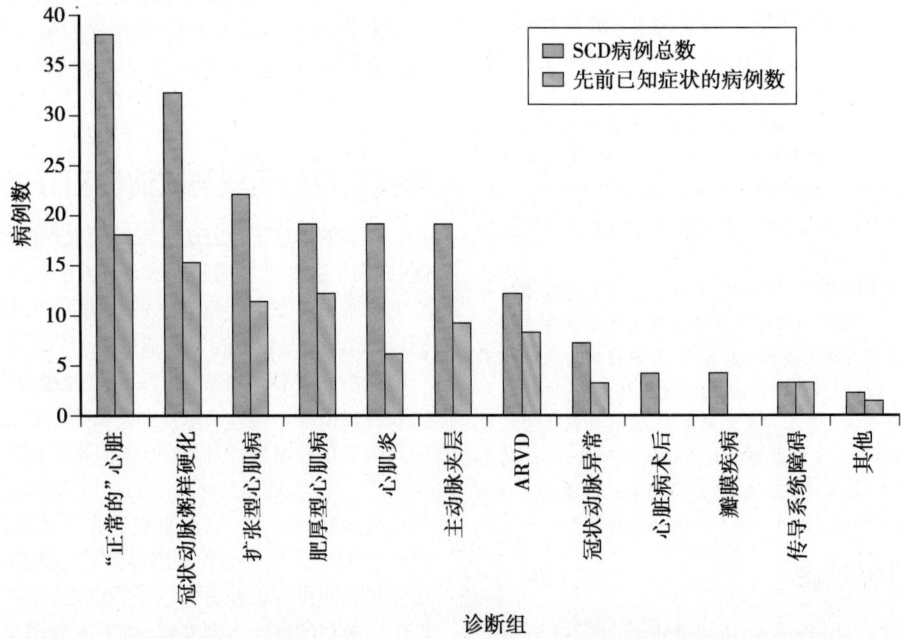

图 42.9 瑞典青少年及青年心源性猝死(SCD)情况分布图。图表显示了 181 例 15~35 岁心源性猝死患者中出现早期症状的比例。ARVD,致心律失常性右室发育不良。(摘自 Wisten A, Forsberg H, Krantz P, Messner T. Sudden cardiac death in 15-35-year olds in Sweden during 1992-99. J Intern Med 2002;252:529.)

害，具有致心律失常偏好，这一过程与心源性猝死的罕见关联已被报道。水痘是一种罕见的成年人传导系统障碍的病因，主要涉及心室内特殊传导组织，产生极度增宽的非特异性 QRS 波群。通常左室功能尚可，其与心源性猝死的关系尚不清楚。

在胶原血管疾病、肿瘤、慢性肉芽肿疾病、浸润性疾病和原虫感染中，心肌受累影响程度不一，但在所有疾病中，心源性猝死可以是疾病过程的初始或终末表现。在肉芽肿性疾病中，结节病由于合并高发的心源性猝死事件而显得十分突出。结节性心脏病死亡中 67%的终末事件是心源性猝死。心源性猝死的风险与心脏受累的程度有关，但是如果存在某些心律失常，如非持续性室性心动过速，心脏受累程度较低患者的风险也增加。在 9 名死于进行性系统性硬化症患者的病理报告中，8 名猝死患者在组织学上有短暂缺血和再灌注的证据，提示可能是冠状动脉雷诺样病变引起的痉挛。心脏淀粉样变性也可导致猝死（见第 77 章），据报道其发病率为 30%，心肌的弥漫性受累或特殊传导系统受累可能与心源性猝死有关。心脏受累可以以获得和遗传形式发生，在后者常可见到转甲状腺素蛋白基因（TTR）的变异[73]。转甲状腺素蛋白基因相关的心脏淀粉样蛋白倾向于在晚年表达，几乎总是出现在 50 岁以后，并且在多达 4%的黑人人群中观察到，不论是否患有该病。

致心律失常性右室发育不良或心肌病（arrhythmogenic right ventricular dysplasia or cardiomyopathy，ARVD/C）。ARVD/C 伴有高发的室性心律失常，包括多形性非持续性 VT 和 VF，以及反复发作的持续性单形性 VT（见第 33 和 39 章）。虽然症状性单形性室性心动过速多年来已经在这个综合征中得到充分的认识，但心源性猝死的风险尚不清楚，并且被认为相对较低，直到随后的一些研究发现该病伴有较高的心源性猝死风险。大部分 ARVD/C 的首发表现，可能多达 80%，是“不明原因”的晕厥或心源性猝死。心源性猝死通常与运动有关，在世界上某些地区，肥厚型心肌病筛查已将受影响的运动员排除在竞技运动之外，ARVD/C 已成为运动相关心源性猝死的最常见原因。对于确诊的患者，不推荐参加中等或高强度的竞技运动，安装了 ICD 且已在运动前进行了适当咨询的一些特殊运动除外[74]。虽然它通常被认为是右心室受累，在疾病的晚期也可累及左心室，但也有以左心室受累为主的病例报道。

ARVD/C 主要是一种遗传性疾病，突变引起或导致该疾病容易发生，运动引起的右室高负荷对该疾病的发生有促进作用。此外，超高强度的体育运动引起反复的右室负荷过重和牵张，也是右室发生致心律失常反应的可能原因[75]。该疾病的遗传模式主要是常染色体显性遗传，除了一个位置孤立的簇是常染色体隐性以外（Naxos 病，位于 17 号染色体上的 plakoglobin 蛋白位点）。编码桥粒结构的 4 个位点（plakoglobin，desmoplakin，plakophilin 2，desmoglein 2）是右室发育不良最常见的已知突变[76]。染色体 1（1q42）上的 ryanodine 受体基因也发现了常染色体显性突变（参见第 33 章）。

瓣膜性心脏病

在瓣膜性心脏病可进行手术治疗之前，重度主动脉瓣狭窄有较高的死亡率。大约 70%的死亡是猝死，在所有受影响的患者中，心源性猝死的绝对发生率为 15%到 20%之间。对 133 例无症状、左室功能正常、重度主动脉狭窄（定义为主动脉流出道峰值压力阶差大于 60mmHg）的患者进行非手术回顾性观察研究，平均随访约 3.3 年，7 例患者发生了心源性猝死（5%）。其中 3 例死亡病例在猝死前出现临床症状，包括呼吸困难、左心室功能下降和冠状动脉事件[77]。主动脉瓣置换术的出现降低了心源性猝死发病率，但是接受了人工或同种异体主动脉瓣置换术的患者仍然存在由心律失常、人工瓣膜功能障碍或共存冠心病引起心源性猝死的风险，术后 3 周达到发病高峰，8 个月后风险趋于平稳。在瓣膜置换术患者随访期间，可观察到较高的室性心律失常发生率，尤其是那些主动脉狭窄、多瓣膜置换或心脏肥大的患者。随访期间猝死事件的发生与室性心律失常和血栓栓塞有关。其他瓣膜狭窄病变与心源性猝死之间的关系尚未得到证实。反流性病变，尤其是慢性主动脉瓣反流和急性二尖瓣反流，可引起心源性猝死，但其风险低于主动脉狭窄。然而，一项研究发现瓣膜反流性病变和临床出现快速型心律失常的患者更容易诱发室性心动过速或心室颤动[78]。

二尖瓣脱垂

二尖瓣脱垂很普遍，但可能比先前认为的要少，且与恼人的低风险心律失常的高发病率相关（见第 69 章）。然而，二尖瓣脱垂致心源性猝死的风险虽然低却是很明显的，这与二尖瓣叶的过度冗长相关，并与下壁导联中的非特异性 ST-T 波变化相关联。

主动脉瓣和二尖瓣心内膜炎

主动脉瓣和二尖瓣心内膜炎可能与瓣膜急性破裂（见第 73 章）、冠状动脉栓塞或瓣环或室间隔脓肿有关，导致快速死亡。然而，这种死亡很少是真正的猝死，因为传统意义上的快速心律失常机制并不常见。在极少数情况下，瓣膜赘生物导致的冠状动脉栓塞可触发致命性缺血性心律失常。

先天性心脏病

与心源性猝死最常见的先天性心脏病是主动脉狭窄（见第 75 章）和伴有左右分流的艾森门格综合征。在后者中，心源性猝死风险与肺血管疾病的严重程度相关；而且，患有艾森门格综合征的孕妇在怀孕和分娩期间有非常高的孕产妇死亡率[79]（见第 90 章）。复杂先天性病变，特别是法洛氏四联症、大动脉转位和心内膜垫缺损手术后的晚期并发症是潜在致命性心律失常和心源性猝死。当发现心律失常时，应密切观察并积极治疗这些患者，尽管心源性猝死的晚期风险可能不如先前认为得那样高。

电生理异常

房室结和希氏-浦肯野系统的获得性疾病以及旁道的存在可能与心源性猝死有关（见第 37 章）。临床监测和随访研究表明，冠心病患者心室内传导障碍是少数能增加心源性猝死风险的因素之一。早期研究显示，前壁心肌梗死和右束支或双束支传导阻滞患者在住院后期和出院后最初几个月的总死亡率和心源性猝死风险非常高，在随后的一项评估溶栓治疗与前溶栓时代的研究中发现，单纯右束支阻滞的发生率较高，双束支阻滞的发生率较低，且晚期并发症和死亡率也较低。

原发性纤维化（Lenègre 病）或继发于其他疾病（Lev 病）的希氏-浦肯野系统损伤常与室内传导异常和症状性房室传导阻滞相关，而较少与心源性猝死相关。对于存在风险的患者进行起搏器治疗，除了能改善症状外，是否可以有效地预防心源性猝死的发生一直是争论的话题。然而，存活率似乎更多地取决于潜在疾病的性质和程度，而不是传导障碍本身。

有先天性房室传导阻滞（见第 40 章）或非进行性先天性室内传导阻滞的患者，在没有结构性心脏异常和具有稳定的心率和节律的情况下，过去一直被认为心源性猝死风险低。后来的数据表明，以前认为是良性的先天性房室传导阻滞患者有患扩张型心肌病的危险[80]，至少有一个研究团队建议对于 15 岁以上的患者，如果之前没有因为出现临床症状而更早地植入了起搏器，那么应常规行心脏起搏器植入术，但并没有相关的临床研究核实该结论[81]。也有研究发现，遗传性房室传导阻滞的类型与家族性心源性猝死倾向有关。随着年龄的增长，钠通道基因突变与进行性传导系统紊乱有关，有些是 Brugada 基因表达的突变[81]。伴有进行性传导系统疾病（Kearns-Sayre 综合征）的外部眼肌麻痹和视网膜色素沉着，与线粒体 DNA 变异有关，可能导致高度房室传导阻滞和起搏器依赖。

预激（WPW）综合征的异常传导旁路常与非致命性心律失常有关。然而，当异常传导旁路具有较短的前传不应期时，通过非常快的旁路传导，发生心房颤动时可以诱发心室颤动（见第 37 章）。具有多旁路的患者似乎具有更高的心源性猝死风险，有家族性异常旁路类型和早发性猝死家族史的患者心源性猝死的风险也增加。一个不常见的 WPW 综合征遗传易感性基因已被报道[82]。

长 QT 综合征

先天性长 QT 综合征是一种功能异常，通常由影响离子通道蛋白分子结构的遗传突变引起，并与可引发症状性或致死性心律失常的环境或神经源性触发因素有关[83]（见第 33～39 章）。这种突变可能是新发生的，或者遗传自一对表型正常的父母，虽然这种情况不常见，但并非罕见[84]。晕厥是有症状患者最常见的临床表现。长 QT 综合征致心源性猝死并不常见，然而这有可能受限于许多携带者未能确诊，因为他们往往第一个临床事件就是致死性心搏骤停。如长 QT 突变的流行病学表现通常被认为是，每 2 000 至 2 500 人群中发生 1 例突变，但是来自日本的在一年级和七年级小学生中行常规心电图筛查的研究发现，每 988 人就有 1 例突变，比普遍认为的人群发生率高出 2 倍[38]。有些患者 QT 间期延长，但是终生没有任何明显的心律失常表现，而另一些患者则高度易患症状性和潜在致命性室性心律失常[39,85]。人们正在探索到底是修饰基因与主要缺陷基因相互作用或是影响基因表达的生理因素在起作用[86,87]。

长 QT 综合征的高风险水平与女性性别、QT 延长程度或 QT 交替、不明原因晕厥、早发性心源性猝死家族史、有记录的尖端扭转室性心动过速或既往心室颤动有关。长 QT 综合征患者需要避免使用可延长 QT 的药物以及谨慎的医疗管理，包括植入型除颤器的使用。此外，识别和管理携带高致病风险突变基因的亲属也很重要。*KCNQ1*、*KCNH2*、*SCN5A*、*KCNE1*、*KCNE2* 和 *SCN4B* 的突变与 Romano-Ward、Jervell、Lange-Nielsen 综合征的各种类型有关。LQT4 与编码细胞骨架元件 ankyrin-B 的第 4 号染色体上的一个位点的突变有关[88]。还有一些其他位点与长 QT 相关的不太常见遗传变异有关（见第 33 和 39 章）。

通过与获得性疾病相互作用，QT 间期异常或者 QT 间期异常的倾向，是否能作为易患心源性猝死的特殊临床表现，是流行病学感兴趣的问题[2,44]。在一项前瞻性队列研究中，QTc 延长被认为是获得性心血管疾病的一个强有力致心源性猝死危险因素[89]。常见遗传变异可能调节非选择人群 QTc 的这一假说，引起了人们研究心源性猝死风险与获得性疾病关系的兴趣。然而，一些罕见的突变可能更为重要。

获得性长 QT 综合征是指由于 QT 间期过度延长以及易受环境影响而发生尖端扭转性室性心动过速。与先天性长 QT 间期综合征一样，它更常见于女性。可引起该综合征的原因包括药物影响或患者个体异质性（尤其是与ⅠA 或Ⅲ类抗心律失常药物和精神类药物相关；见第 96 章）、电解质异常、低温、毒性物质、缓慢型心律失常诱导的 QT 延长和中枢神经系统受损（最常见的是蛛网膜下腔出血），在使用某些液体蛋白饮食的强化减肥计划以及神经性厌食患者中也有报道。碳酸锂可以延长 QT 间期，已报道其与癌症合并心脏病患者的心源性猝死发病率增加有关。药物相互作用也被认为是 QT 间期延长和尖端扭转性室性心动过速的一种机制。在许多情况下，与 LQTS 表型相同基因位点的遗传多态性或低外显性突变，可能是获得性长 QT 间期综合征的基础[18]。在先天性和获得性长 QT 综合征中，尖端扭转性室性心动过速是常见的特异性心律失常，易触发或恶化为心室颤动。

短 QT 综合征

一种家族性心源性猝死风险与异常短的 QT 间期有关。短 QT 间期定义为校正的 QT 间期短于 300ms（QT<280 毫秒）（见第 33 章）[18]。短 QT 综合征（SQTS）比长 QT 综合征（LQTS）少见，并且除了有文献记载的危及生命的心律失常和心源性猝死家族性聚集之外，几乎没有什么有指导意义的风险特征[72]，已有报道几种离子通道基因位点突变与之相关[90]。

Brugada 综合征

Brugada 综合征（Brugada syndrome，BrS），现在被认为是 J 波综合征的一部分（见第 39 章），其特点是不典型的右束支传导阻滞（right bundle branch block，RBBB）和胸前导联非缺血性 ST-T 段异常抬高（图 42.10）。这是一种常见的有心源性猝死风险的疾病，最常见于年轻和中年男性（见第 33 章）。涉及心脏钠离子通道基因（*SCN5A*）突变最为常见，但也只在少数病例中被发现，许多其他离子通道缺陷也与 BrS 有关[90,91]。在超过 16% 的患者中已观察到 SCN10A 的突变[92]。右束支传导阻滞和 ST-T 段改变可能是间歇性的，由 Na 离子通道阻滞剂（如氟卡胺、普鲁卡因酰胺）诱发或加重。个体患者发生心源性猝死的风险很难预测。持续的心电图Ⅰ型表现、晕厥、性别和危及生命的心律失常，或合并以上多种异常，被认为是最好的预测因子[93]。心脏电生理检查程序刺激诱发室性心动过速的可靠性和附加价值是有争议的；它在心电图Ⅲ型表现患者中似乎没有价值，在心电图Ⅱ型表现患者中即使有价值也有限，但在Ⅰ型或介于Ⅰ型和Ⅱ型心电图表现之间的患者中有一定价值[94]。

在意大利的一个前瞻性注册研究中，Priori 及其同事[95]评估了可诱发持续性室性心动过速或心室颤动（VT/VF）对高危猝死患者的预测价值，这部分患者可能适合预防性植入 ICD。共有 308 名自发性或药物诱导的心电图Ⅰ型表现、但无心搏骤停史的患者在登记时接受程序电刺激，每 6 个月对患者进行随访评估。研究发现可诱发心律失常并不是发生随访事件的一个重要预测因子，而自发心电图Ⅰ型表现加晕厥史，以及小于 200 毫秒的心室有效不应期和 QRS 波碎裂是心律失常预后的独立预测因子。

早复极与心源性猝死

心电图早复极（early repolarization，ER）与发生特发性心室颤动（VF）风险之间的关系之前已有述及[96]（J 波综合征；见第 39 章）。有风险的早复极仅限于下壁和侧壁导联，而前壁导联的早复极通常预后良好。与早复极组相比，心搏骤停幸存者心电图 J 点抬高的幅度更明显。有趣的是，早复极患者的许多临床特征与 Brugada 综合征患者相似，因此推测已报道的早复极合并心室颤动病例是否可能是 Brugada 病理生理过程的另一种表现[97]。

芬兰的长期监测研究发现早复极与心源性猝死风险相关[98]。随着年龄增长早复极导致的心源性猝死风险也明显升高，表明早

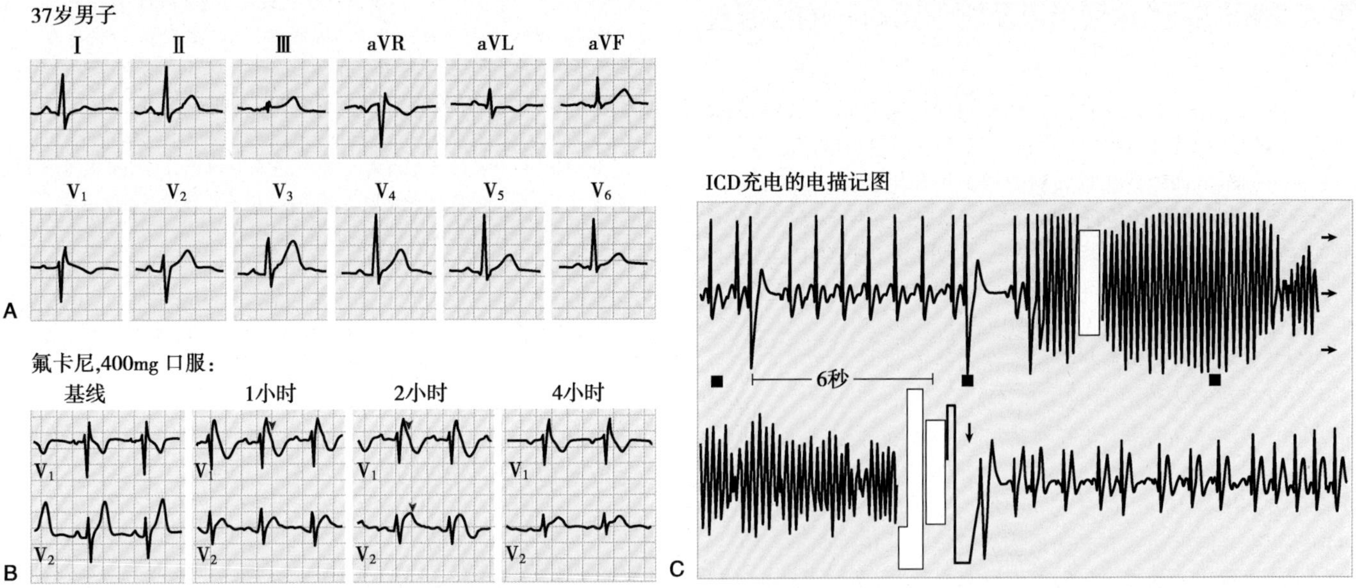

图 42.10 一名 37 岁 Brugada 综合征男性患者的心电图和临床表现。患者在院外发生心室颤动并成功心肺复苏,未发现有结构性心脏病变。A,12 导联心电图提示不完全右束支阻滞图形,无典型 Brugada 综合征的表现。B,顿服氟卡胺 400mg 后,出现典型 Brugada 综合征的复极化改变(箭头所示)。C,患者接受了 ICD 治疗,6 个月后发生了一次恰当除颤(箭头所示),除颤仪储存的心电图记录了这一过程

复极的生理学作用可能与后天获得性疾病相关,如冠心病。随后的研究证实了早复极与急性冠脉综合征心搏骤停发生率存在较高的相关性[99]。发生心源性猝死风险主要与早复极时下壁导联水平或下斜型 ST 段有关[100]。

儿茶酚胺敏感性多形性室性心动过速(CPVT)。CPVT 是一种遗传综合征,与儿茶酚胺依赖性致死性心律失常相关,通常不伴心电图异常预警,至少可部分被 β 肾上腺素受体阻滞剂抑制(见第 33 和 39 章)。涉及兰尼碱受体(ryanodine receptor)位点(RyR2)的常染色体显性遗传,最初主要在年轻男性患者中发现,与双向或多态性室性心动过速及心源性猝死风险相关。另一种与该基因型无关的 CPVT 在年龄大(年轻成年人)的女性患者中更为常见。最新的研究数据表明,男性患者中发生 RyR2 位点突变的病例数较之前报道的低,大约 10% 的病例及其亲属中发现另一个常染色体隐性遗传突变累及钙调素基因(CASQ2)位点[101]。

神经体液调节和中枢神经系统作用致电活动不稳定。已有研究发现中枢神经系统异常可导致心脏电活动不稳定(见第 34 章和第 99 章)。流行病学数据显示行为异常和心源性猝死风险有关。长期以来,人们一直认为心理压力和极端情绪是严重心律失常和心源性猝死的触发机制,但只有有限的观察性数据支持这种观点(见第 96 章)。Takotsubo 心肌病是一种儿茶酚胺介导的疾病[102],其长期预后一般较好,但急性期的短期心源性猝死风险仍不明确,可能与 QT 间期延长有关。它是否与年轻和中年人群中不明原因心源性猝死有关仍需进一步探索[103]。

应激诱发心律失常的证据远多于应激增加死亡风险,后者需要进一步的研究。1994 年洛杉矶地震的数据资料显示,地震当天致死性心脏事件的发病率增加,但在随后的两周内事件发病率降低了,表明应激可触发心血管死亡事件发生,而不是其发生的独立原因。听觉刺激和听觉感知和心源性猝死之间的关联已有报道。在某些先天性 QT 间期延长患者中也发现存在听觉异常。

一种变异尖端扭转性室性心动过速的特征是正常心搏和起始心搏间的短耦联间期。该病有家族遗传趋势,并与自主神经系统活动的改变有关。患者 12 导联心电图显示 QT 间期正常,但心室颤动和猝死较常见(见第 33 章和第 39 章)。

“巫术死亡”现象曾零散地在不发达国家中被报道。部落隔离、绝望感以及严重缓慢性心律失常似乎与猝死的发生相关。有限的临床观察和模拟巫术死亡的实验数据表明,其发生机制可能与副交感神经过度兴奋有关,与急性情绪应激相关综合征的肾上腺素能基础相反。

婴幼儿猝死综合征与儿童心源性猝死

婴幼儿猝死综合征(SIDS)发生在出生到 6 个月大之间,男婴中更常见;在高危婴儿宜采用适当睡姿的观念广泛普及前,每 1 000 个新生儿中有 1.2 人死亡[104]。从 1992 年到 2002 年,随着对睡眠姿势的关注,死亡率有所下降,每 1 000 名新生儿中 0.57 人死亡,从而支持阻塞性睡眠呼吸暂停是一种重要的发病机制。先天性或早产导致的呼吸中枢功能失调,再加上不正确的睡姿,多种因素共同构成其发病机制[105]。

由于其发病突然,在一些病例中怀疑其主要发病机制可能为心源性,对婴儿心电图的大量研究表明 QT 间期延长与 SIDS 风险相关。在幸存者中发现了心脏钠离子通道基因(SCN5A)的原发性突变,从而为长 QT 间期可能是 SIDS 发病机制这一概念提供了证据。随后的资料显示,多达 15% 的 SIDS 病例可能与这种发病机制有关。其他非常罕见的潜在心源性因素包括旁路和瓣环内散在分布的或不成熟房室结或束支细胞。

大多数情况下,婴幼儿猝死综合征发病年龄以外儿童、青少年和青年人的猝死与可识别的心脏病有关。约 25% 的儿童心源性猝死患者有先天性心脏病手术史;在剩下的 75% 中,超过一半的儿童有以下四种病变之一:先天性主动脉狭窄、艾森曼格综合征、肺动脉狭窄或闭锁、阻塞性肥厚型心肌病(见第 75 章)。其他常见原因包括心肌炎、肥厚性和扩张型心肌病、先天性心脏病和主动脉夹层。

竞技类和休闲类运动员以及剧烈运动时的心源性猝死

心源性猝死可发生在竞技运动员剧烈运动期间或之后，或是普通人群的某些特殊情况下（见第53章），后者包括激烈的运动训练和基本的军事训练。在意大利的青少年和年轻竞技运动员中，心源性猝死发病率估计是每年1/75 000，而在同一年龄组的非运动员人群中，发病率不到1/125 000。在一项明尼苏达州高中运动员的调查中，与心血管疾病有关的意外死亡发生率大约是1/100 000，这个数据与同年龄组的普通人群相似[106]。

运动相关的心源性猝死发病率在其他人群中较难评估，有一项研究显示，在健康俱乐部每150万次运动中发生1次[50]。运动相关的心搏骤停发病率似乎在女性较低。在法国竞技类和休闲类运动员的大型研究中，女性心源性猝死的发病率是0.5/100万，而男性的发病率是10.1/100万[107]。大多数运动员和非运动员在事件前已存在心脏疾病或有未确诊的心脏异常。在中老年人中，冠心病是心源性猝死的主要病因，运动相关死亡似乎与急性斑块破裂有关。运动是促始斑块破裂还是在已有破裂的基础上导致运动期间的致命性反应尚不清楚。在青少年和青年运动员中，有或无梗阻的肥厚型心肌病（见第78章）和隐匿性先天性或获得性冠心病（第57章）是最常见的死亡原因，而心肌炎只占少数（第79章）[108]。在一份关于美国空军新兵的报告中，因劳累突然死亡的人群中，有很大一部分竟出人意料地疑似有心肌炎。分子结构异常引起的疾病，如长QT综合征和右室发育异常，正逐渐被认为是运动员和经常运动普通人群发生心源性猝死的原因。由诸如棒球和冰球等运动物体造成的钝性胸壁创伤可引发致命的心律失常，被称为心电震荡综合征[109]。

对休闲类运动员和高强度训练运动的关注正在兴起。法国开展过为期5年的针对普通人群（10~75岁）运动相关心源性猝死的全面前瞻性调查研究[110]，调查人员发现每年每百万人口有4.6例发病，其中只有6%的病例发生在年轻竞技运动员，余下的发生在休闲类体育活动中，通常是骑自行车、慢跑或踢足球。对疑似漏报的分析表明，法国全境与体育有关的猝死发病率可能高达每年每百万人口5~17例，累及者以男性为主（95%），既往无心脏病史，平均年龄46岁。一半以上（51.9%）运动相关的心源性猝死发生在公共体育场所，其中99.8%的病例有目击者在场，然而旁观者行心肺复苏的仅为35.5%。

一项对马拉松和半程马拉松运动员心源性猝死风险的研究表明，总体发病率似乎并不高于同年龄组的一般人群[111]，最常见的原因是伴或不伴其他疾病的肥厚型心肌病和冠心病。

运动员因心脏原因造成的猝死不应与非心脏原因引起的猝死相混淆，如急性脑血管意外（CVA、卒中）[7]、中暑或恶性高热。在后者中，受害者通常在炎热天气过度运动，经常使用不利于散热的运动器材，有时使用麻黄素类等可引起血管收缩、妨碍热交换的药物，导致中心体温明显升高，最终进展为不可逆的器官系统损害。因此，美国食品药品管理局（FDA）已经禁止销售这类可以提高运动成绩或有助于减肥的药物[112]。

猝死的其他原因和情况

有少数患者既没有明确的心脏功能异常，在尸检时也未发现可识别的结构异常。当记录到这类事件或死亡与心室颤动相关时，则被归类为“特发性”。尽管在特发性、潜在致命事件之后的长期存活率尚不清楚，但似乎存在一定的风险。随着微观分子发病机制被阐明，包括死后遗传学研究的深入，特发性这一分类正在减少。有限的数据表明，与真正正常的患者相比，高风险主要存在于心脏结构轻微异常的患者中。此外，这些事件往往发生在年轻、其他方面健康的人群中。

许多非心脏相关疾病也可引起或类似于心源性猝死事件的发生。睡眠呼吸暂停与夜间死亡的风险相关，包括归因于心脏原因的死亡（见第87章）。死亡的风险在夜间达到高峰，而不是在清晨的时候[23]。另一个以呼吸系统为基础的猝死原因是“咖啡冠状动脉”，食物滞留在口咽中，导致声门突然阻塞。“假日心脏”综合征的特征是发生心律失常，其中房性心律失常最为常见，以及与急性酒精中毒状态相关的其他心脏异常。目前尚未明确潜在的致死性心律失常是否与报道的急性酒精中毒相关的猝死有关。大面积肺栓塞可导致急性心血管衰竭和猝死（见第84章）；在病情没有长期恶化的情况下，严重急性哮喘发作可致猝死已被广泛认识（第86章）。分娩时空气或羊水栓塞也可引起猝死，临床表现与心源性猝死相似。据报道，罕见的性行为引起的围生期空气栓塞也是导致猝死的原因之一。

一些不直接累及心脏的疾病可导致类似于心源性猝死的突然死亡，这类疾病包括主动脉夹层（见第63章）、急性心包压塞（第83章）和快速放血。与这些死亡相关的电生理机制通常是严重的缓慢性心律失常、无脉电活动或心脏停搏，而不是室性心动过速或心室颤动。

病理与病理生理学

近年来心源性猝死患者的尸检方案发生了变化，建议在没有明确病因的心源性猝死病例中常规行尸检，并由专门的心脏病理中心进行尸检。这对于不明原因心源性猝死的年轻人群尤为重要。在一项包括200名病例的研究中，常规尸检和转诊评估在最终诊断中有41%的差异[113]。值得注意的是，常规尸检容易过度地将心肌病诊断为死亡原因，而冠心病的诊断又较其他研究偏少。但这一结论在一定程度上受到年龄偏差（中位数年龄为32岁）的限制，从而限制了对总体人群的类推。非选择性人群资料显示，冠心病相关心源性猝死的比例已经下降[77]，而高血压心脏病、特发性“纤维化”和其他不常见病因正逐渐成为重要的发病原因。此外，许多研究认为死后遗传学研究有重要意义，对根据解剖学变化仍未明确心源性猝死原因的病例，遗传学研究可进一步识别其可能发病机制[28,114,115]。早期对更广泛年龄谱心源性猝死患者的病理学研究显示，冠状动脉粥样硬化是主要诱因，这与流行病学和临床观察结果一致。在一份涉及220例心源性猝死患者的报告中，81%的患者在尸检时发现有明显的冠心病，94%的患者至少有一支血管狭窄程度超过75%，58%发生急性冠状动脉闭塞，44%的患者存在陈旧性心肌梗死，27%的患者有急性心肌梗死。这些发现与其他研究报道的心源性猝死患者中冠心病的发生率一致，但研究焦点在变化，已从简单的冠状动脉病变解剖学证据转变为与不稳定斑块的特定联系。所有其他原因导致的心源性猝死病例总共不超过20%，但提供了大量具有启发性的病理数据（见表42.5）。

冠状动脉异常导致猝死的病理学研究

冠状动脉。广泛性动脉粥样硬化长期以来被认为是心源性猝死患者冠状动脉中最常见的病理表现。联合研究结果表明，一般来说超过75%的受害者至少有两支冠状动脉狭窄程度超过75%。一些研究表明，心源性猝死患者中没有特定的冠状动脉病变分布模式，但尸检时心源性猝死患者冠状动脉狭窄的程度比对照组更严重。

活动性冠状动脉病变表现为斑块开裂、侵蚀或破裂，以及血小板聚集和血栓形成，其作为心搏骤停主要病理生理机制的作用已经被深入阐明（见第58章）。在100例连续冠状动脉猝死患者的早期研究中，44%的患者有严重（>50%的管腔闭塞）近期冠状动脉血栓，30%发现小的阻塞性血栓，21%有斑块开裂，只有5%的患者没有急性冠状动脉病变。其中，65%的血栓发生在先前存在重度狭窄的部位，另外19%的血栓发生在狭窄50%以上的部位。在随后的一项研究中发现，168例患者中50例

(30%)有阻塞性腔内血栓,73例(44%)有壁腔内血栓。斑块破裂、血小板聚集和血栓形成与炎症标志物和各种冠状动脉粥样硬化的常规危险因素(如吸烟和高脂血症)相关。

一些不常见的非动脉粥样硬化性冠状动脉异常也具有特定的病理特征。冠状动脉痉挛是导致急性缺血和心源性猝死的病因之一,通常与非梗阻性斑块相关(图42.11),并且在尸检中可以识别冠脉痉挛/再灌注的影响。当深部心肌桥与心源性猝死相关时,尸检时在受累血管支配区域常能看到斑片状心肌纤维化。冠状动脉血管炎与各种自身免疫性疾病可能导致弥漫性心肌异常,但无症状心脏受累或全心功能障碍比心源性猝死更常见。

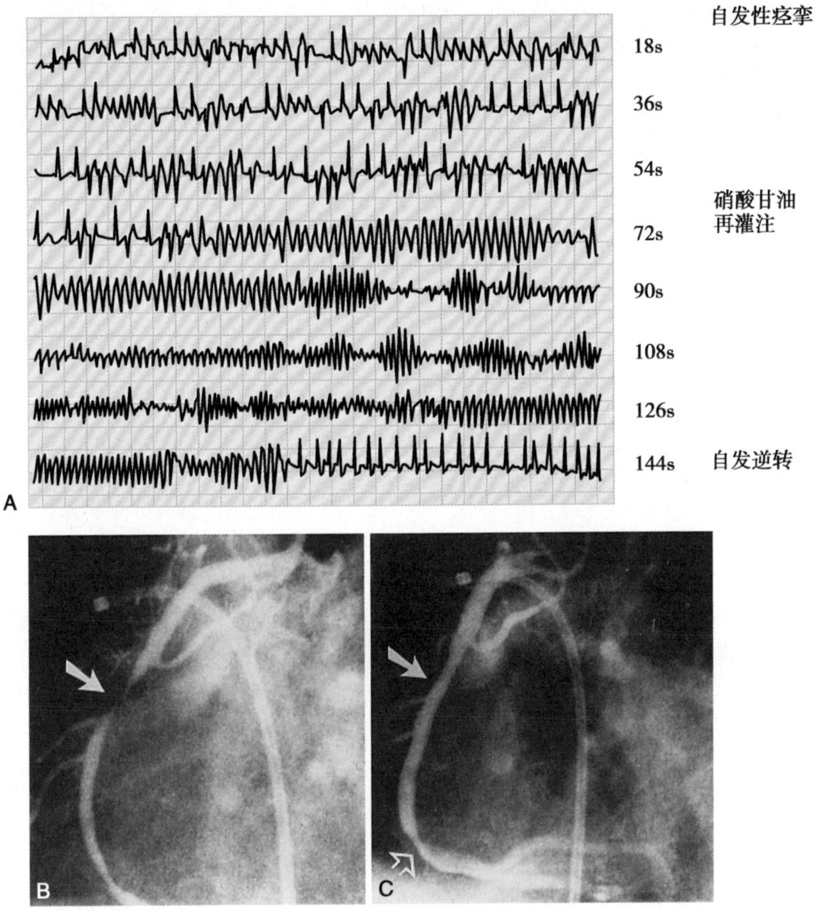

图42.11 与冠状动脉痉挛引起的急性心肌缺血和再灌注有关的危及生命室性心律失常。A,连续II导联心电图记录了右冠状动脉痉挛(B)导致的心肌缺血图形(时间,0~55秒)。大约55秒时给予硝酸甘油,冠脉痉挛逆转(C),突然从反复的室性异位激动图形转变成快速多形性心室颤动前图形(时间,80到130秒)。实心箭头示硝酸甘油治疗前后冠脉痉挛的位置;空白箭头示轻度远端病变。(修改自 Myerburg RJ, Kessler KM, Mallon SM, 等. Life-threatening ventricular arrhythmvas in patients with silent myocardial ischemia due to coronary artery spasm. N Engl J Med 1992;326:1451.)

心肌。冠心病引起的心源性猝死心肌损伤反映了广泛存在的动脉粥样硬化。院外心源性猝死患者以及流行病学研究表明陈旧性心肌梗死比较常见,大多数研究者报告的发生率在40%到70%以上。有一项研究显示,在25至44岁年龄组的男性猝死(≤24小时)患者中,72%的患者虽然既往无冠心病病史,却发现有大面积(63%)或小面积(<1cm横截面积,9%)愈合的心肌坏死区。急性心肌梗死的发病率相对较低,细胞病理学证据表明大约20%的心源性猝死患者近期发生过心肌梗死。这一估计与院外心搏骤停幸存者的研究结果十分吻合,该研究发现新发心肌梗死的发病率为20%到30%。但在其他各种不同的研究中,特别是在幸存者的研究中,报道的新发心肌梗死发病率差异较大。这些病理学观察并没有阐明急性冠脉综合征导致心源性猝死的可能机制,从缺血到致命性心律失常进展迅速,还未来得及形成可被观察到的结构性变化。由于肌钙蛋白水平升高常常发生在胸痛综合征期间,并且在心搏骤停存活者中也占很大比例,因此心肌损伤是先于心搏骤停发生还是由心搏骤停引起很难从个别病例中判断。在非ST段抬高心肌梗死中,很难鉴别肌钙蛋白是原发性还是继发性升高。正确监测肌钙蛋白水平变化(即在心搏骤停后第一个48小时内反复监测肌钙蛋白水平)有助于判断肌钙蛋白是原发性还是继发性升高。

心室。心室肥大可与急性或慢性缺血共存,并相互作用,是患者死亡率增加的独立危险因素。心源性猝死患者的心脏重量增加与冠心病的严重程度没有密切的内在关系;然而,心源性猝死患者的心脏重量比那些非猝死患者更高,尽管两者死前的高血压患病率相似。肥大相关死亡率的风险也独立于左心室功能和冠心病严重程度,左心室肥大本身可促进心源性猝死的发生。实验数据显示,在左心室肥大、缺血和再灌注患者中,潜在致死性室性心律失常的易感性增加。

特殊传导系统。在心源性猝死患者可观察到特殊传导系统的纤维化,虽然这一过程与房室传导阻滞或室内传导异常有关,但其在心源性猝死中的作用尚不确定。Lev病、Lenègre病、小血管病引起的缺血性损伤以及许多浸润或炎症过程可导致这些改变。此外,活动性炎症过程(如心肌炎)和浸润过程(如淀粉样变性、硬皮病、血色素沉着症、病态肥胖)可损害或破坏房室结、希氏束或两者,并导致房室传导阻滞[116]。

局灶性疾病,如结节病、类风湿性关节炎、房室结纤维化或脂肪浸润、希氏-浦肯野系统的显著不连续,以及很罕见的 Whipple 病,也可能累及传导系统(见第 40 章)。这些不同种类的传导系统疾病被认为是心源性猝死的可能病理基础,由于很难常规对传导系统进行仔细的尸检,故可能被忽略。在 40 岁以下原因不明心源性猝死患者中,对传导系统的细心研究可确定多达 22%的病因[117]。传导组织可被肿瘤(尤其是房室结间皮瘤,以及淋巴瘤、癌、横纹肌瘤和纤维瘤)浸润累及,但只有极少数的心源性猝死病例与这些病变相关。在一些婴幼儿和儿童心源性猝死病例中,出生后特殊传导系统的形态异常可能是一个重要因素。

心脏神经。心脏神经疾病被认为在心源性猝死中起一定作用(见第 99 章)。神经损伤可能是由于心肌内神经元的随机损伤(即继发性心脑血管病),或可能是原发性的,如糖尿病心脏自主神经病变可使心源性猝死风险增加 3.5 倍,或是罕见的选择性心脏病毒性神经病。继发性病变可能是冠心病缺血性神经损伤的结果,伴有自主神经系统功能失衡,从而增加心律失常的易感性,这可能是去神经化导致儿茶酚胺过敏感引起不应期的离散度增加。神经生长可能是重要的病理生理基础[118],一些实验数据支持这一假设,应用心脏神经纤维成像临床技术已观察到其在心肌梗死后随时间推移而不断变化。病毒性、神经毒性和遗传性病因(如进行性肌营养不良,弗里德赖希共济失调)的意义已被强调。

发病机制与病理生理学特征

心搏骤停的电机制分为快速性心律失常和缓慢性心律失常,或者分为可除颤与不可除颤两类。快速性心律失常包括心室颤动和无脉性持续性室性心动过速,无脉性室性心动过速时脉搏触摸不到(<60mmHg),并且不能维持足够的血流。缓慢性心律失常-心脏停搏事件包括严重的缓慢性心律失常、无脉性电活动[(pulseless electrical activity,PEA),也曾被称为电机械分离(electromechanical dissociation,EMD)],以及因完全没有电活动(心脏停搏)而无法产生机械事件。严重缓慢性心律失常必须足够慢才能成为心搏骤停的机制,即发生灌注不足和意识丧失,通常心率要低于 20 次/min。在无脉性电活动中,心率可能快得多,但通常比真正的无脉性室性心动过速(pulseless ventricular tachycardia,pVT)慢。无脉性电活动和 pVT 之间的重要区别是,pVT 是一种可电复律的心律。这组节律包括预示死亡的非常慢的濒死节律(无脉的随机不规则去极化),无脉性电活动的心率在 40 至 100 次/min 以上,以及 pVT,pVT 是真正的室性心动过速,频率非常快与心室颤动相当(见图 42.11)。在无脉性电活动中,由于没有机械活动或机械性血流梗阻而导致没有灌注,如大面积肺栓塞。但无脉性电活动期间的超声心动图成像表明,残余的左室壁运动仍可能持续存在,但不足以产生脉搏,如在 pVT 中。这一现象对探索无脉性电活动新的治疗方法具有重要意义[119]。许多在诊断中发现是心脏停搏的患者最初可能是心室颤动或室性心动过速,经过一段时间后,纤颤可能停止,出现心脏停搏或少见的无脉性电活动。与早期数据相比,近年来最常见的初始记录节律是心脏停搏或无脉性电活动,它可以持续存在或罕见情况下转为心室颤动。

潜在的致命性快速性心律失常,严重缓慢性心律失常或心脏停搏常在一系列病理生理异常的终末期发生,是由于冠状血管事件、心肌损伤、自主神经张力变化以及代谢和电解质水平之间的复杂相互作用造成的[17](见图 42.5)。对于这些危险因素相互作用最终引起致命性心律失常的机制,目前仍没有公认的学说。图 42.7 显示了心源性猝死的病理生理过程模型,包括血管、心肌和功能成分,心搏骤停的风险受是否存在结构异常影响,并受功能变化的调节。

致死性快速性心律失常的病理生理机制

冠状动脉的结构和功能

在与冠状动脉粥样硬化相关的大部分心源性猝死中,病理学研究已经发现广泛存在的慢性冠状动脉狭窄。而这些病变引起潜在致命性电活动紊乱的具体机制,则不仅仅是与可变需求相关的区域基础心肌血流下降所致[16,17](见第 44 章)。在血供受限的情况下,心肌需氧量增加可能就是剧烈体力活动期间运动诱发心律失常和猝死的机制,或是既往无相关临床表现心脏疾病患者的发病机制。然而,冠状动脉事件病理生理机制的动态特征使人们认识到,急性病变产生了一种内环境改变,包括心肌的代谢状态或电解质水平的变化,从而导致电稳定性受损。在循环系统正常或先前受损的情况下,局部心肌血流急剧或短暂减少导致的血管事件构成心肌缺血、心绞痛、心律失常和心源性猝死的共同机制。冠状动脉痉挛或冠状动脉侧支血流的调节易受局部内皮功能障碍的影响,使心肌暴露于短暂性缺血和再灌注的双重危险中(见图 42.11)。神经源性影响可能起作用,但似乎不是产生痉挛的必要条件。血管易感性和体液因子,特别是与血小板活化和聚集有关的因素,也有可能是重要的机制。

心内膜损伤使稳定的动脉粥样硬化斑块转变为"活跃"状态,斑块裂开导致血小板活化和聚集,随后发生血栓形成,这种机制似乎存在于许多与冠心病相关的心源性猝死中(见第 61 章)。动脉粥样硬化斑块中的炎症反应现在被认为是引起病变进展的原因,包括侵蚀、破裂、血小板活化和血栓形成。除了引起局部血流的亚急性或急性减少外,这些机制还产生一系列生化改变,可通过血管舒缩调节增强或延缓对心室颤动的易感性。

在冠状动脉病理生理学级联反应中,斑块被激活转变为活性斑块,使得血小板聚集和血栓形成,进而造成缺血并诱发心律失常(见图 42.5 和图 42.7,第 44 章)。在死后研究中,血小板聚集或急性血栓形成的发病率相对较高,而在新发心肌梗死进展期院外心室颤动幸存患者中的发生率较低。致死性心律失常的快速发作、自发性溶栓、血小板产物诱发的痉挛起主导作用,或不同因素的共同作用也许可以解释这一差异。

急性缺血和致死性心律失常的发生

急性缺血的发作立即产生心肌电、机械和生化功能障碍,特殊传导组织比工作心肌更能抵抗急性缺血,因此电生理学后果没有那么严重,或者发生延迟。缺血除了对正常或已有异常组织有直接影响外,短暂性缺血后再灌注可引起致死性心律失常(见图 42.11)。缺血区域再灌注可以通过 3 种机制发生:①自发性溶栓;②局部缺血后从其他血管床募集侧支血管;③血管痉挛的逆转。再灌注诱导心律失常的一些机制似乎与再灌注前缺血的持续时间有关。实验条件下,在缺血发作后 5 至 10 分钟,开始出现易损性窗口,并且可持续长达 20 至 30 分钟。

急性缺血的电生理效应。在实验性冠状动脉结扎后的最初几分钟内,存在发生室性心律失常的倾向,这一趋势在 30 分钟后消退并在数小时后再次出现(参见第 34 章)。最初 30 分钟的心律失常被分为两个阶段,第一个阶段持续约 10 分钟,可能与最初的缺血性损伤直接相关。第二阶段(20至30分钟)可能与缺血区域的再灌注或心外膜和心内膜心肌不同损伤模式的演变有关。在实验中已经观察到多种再灌注心律失常机制,包括缓慢传导、折返、后除极以及触发活动。

在心肌细胞水平,缺血的直接后果包括细胞膜生理学的改变、钾离子外流、钙离子内流、酸中毒、跨膜静息电位降低,以及一些组织自律性的增强,在随后的再灌注时常有单独的一系列变化。特别应关注的是持续钙离子内流可引起电活动不稳定;对α和/或β肾上腺素能受体刺激的反应,后除极触发钙离子依赖性心律失常发生。实验研究的其他可能机制包括,再灌注心律失常中过氧化物自由基的形成,以及缺血或再灌注期间心内膜和心外膜心肌激动时间和不应期的不同。在正常条件下ATP依赖的钾离子电流($I_{k\text{-}ATP}$)是无活性的,但在缺血时被激活。其活化导致K^+从心肌细胞中大量流出,显着缩短了复极化的时程,引起缓慢传导并最终导致无反应性。这一反应在心外膜比在心内膜更明显,在透壁缺血期间使心肌的复极化离散度增加。在细胞间水平,缺血改变了心肌细胞之间主要缝隙连接蛋白43的分布,进一步导致心肌细胞解偶联,由于激动方式的改变和传导速度的区域变化,诱发心律失常发生[18]。

缺血发作时心肌的状态很重要。损伤愈合后的组织似乎更容易受到急性缺血所致电不稳定作用的影响,长期肥大的肌肉也是如此。重塑引起的局部拉伸、区域性心肌肥大或细胞的内在改变也可引起这种易感性。与临床更直接相关的是缺钾,包括利尿剂的应用和临床低钾血症,使心室肌更易发生致命性心律失常,部分原因是其对复极化(QT)持续时间的影响。

代谢和电解质异常、以及神经生理和神经体液的变化与致命性心律失常的关联,强调了将心肌底物变化与全身影响结合起来的重要性。在缺血反应中,心肌代谢最直接的变化是间质钾离子水平急剧增加至超过15mM,组织pH降至6.0以下,肾上腺素受体活性改变和自主神经传导改变,所有这些都倾向于导致电活动不稳定,特别是在局部缺血的情况下。其他代谢变化,如环磷酸腺苷水平升高、游离脂肪酸及其代谢物的积累、溶血磷酸甘油酯的形成和心肌糖酵解受损,也被认为是导致心肌不稳定的原因[18]。这些局部心肌变化与自主神经系统波动结合在一起,导致心率变异性和分形动力学改变[120],从而在缺血事件发生时,可识别伴有心源性猝死高危因素的潜在亚组患者。

从心肌不稳定到致死性心律失常的转变

触发事件协同易感心肌是发生潜在致命性心律失常的基本电生理学机制(见图42.5和图42.7)。室性心动过速或心室颤动的触发事件可以是电生理、缺血、代谢或血流动力学异常。对于心室颤动,它们相互作用的终点是将心肌激活的模式分解为多个不协调的折返通路。临床、实验和药理学数据表明,在没有心肌不稳定的情况下,仅触发事件不太可能引发致命性心律失常。

缓慢性心律失常与心脏停搏

心脏停搏的基本电生理机制是在窦房结、房室结或两者均存在功能异常的情况下,正常的下级自主电活动不能承担心脏起搏功能。心脏停搏常发生在严重心脏疾病、以及一些心脏和非心脏终末期疾病患者中。这些发病机制部分可能是由于在晚期心脏病中心内膜下浦肯野纤维的弥漫性受累所致。

无脉性电活动

无脉性电活动被分为原发性和继发性两种类型。临床上目前对无脉性电活动还没有一个统一的定义。这两种形式的共同点是在缺乏有效机械功能的情况下,规律的心电活动仍然存在[119]。自主循环恢复很重要,因为它排除了短暂的脑血流供血不足,如各种类型的血管迷走反射性晕厥,这些晕厥的临床意义与真正的无脉性电活动不同。无脉性电活动的继发类型是由于心脏静脉回流突然停止,如大面积肺栓塞、人工瓣膜急性功能障碍、失血和心包压塞等。原发性无脉性电活动是更常见的形式,在没有明显的机械因素存在的情况下,尽管电活动持续存在,但心室肌不能产生有效的收缩。它通常作为晚期心脏病的终末期事件发生,但可发生在有急性缺血事件患者中,或更经常地发生在因长时间心脏停搏成功电复苏后。虽然原发性无脉性电活动尚未被完全了解,弥漫性疾病、代谢异常或广泛心肌缺血提供了病理生理学基础,电机械分离的最可能机制是Ca^{2+}离子代谢紊乱、细胞内酸中毒或ATP耗竭。

心搏骤停患者的临床特征

尽管冠心病引起的心源性猝死相关病理解剖特征通常与急性心肌损伤相关的病理变化一致,但不到20%的院外心搏骤停幸存者有新的透壁心肌梗死的临床证据。尽管如此,许多人的心肌酶升高以及非特异性心电图改变表明存在心肌损伤,这可能与触发事件引起的短暂性缺血或心搏骤停期间心肌灌注丧失有关。透壁心肌梗死引起的院外心搏骤停幸存者的复发率低,相比之下,早期研究表明,非透壁心肌梗死幸存者在1年时的复发率为30%,2年的复发率为45%。随后复发率下降,部分原因可能是由于长期干预的结果。

前兆症状

有心源性猝死风险的患者可能会有胸痛、呼吸困难、虚弱或疲劳、心悸、晕厥和许多非特异性症状。一些流行病学和临床研究表明,这些症状可预示冠状动脉事件,尤其是心肌梗死和心源性猝死,并促使患者在心源性猝死前数周至数月到医疗系统就诊。

目前尚未发现特异性的心源性猝死风险相关的早期前兆症状。虽然有几项研究提到,死亡前1至6个月看过医生的患者有12%至46%的死亡风险,但就诊是心肌梗死和非突然死亡最主要的前兆,并且大多数前往就诊的症状主诉与心脏无关。然而,胸痛作为心源性猝死前驱症状的患者,在尸检时似乎具有更高的冠状动脉腔内血栓形成概率。在许多研究中,疲劳在心源性猝死之前的几天或几周内是一种特别常见的症状,但这种症状是非特异性的。心搏骤停前最后几小时或几分钟内出现的症状对心脏病更具特异性,包括心律失常、心肌缺血和心力衰竭的症状。

终末事件的开始

在不可预测的心搏骤停开始期间偶然获得的动态记录显示,事件发生前几分钟或几小时内心脏电活动发生了动态变化。心率增快和室性异位搏动升级是心室颤动的常见前奏。自主神经系统活动的改变也可导致事件的发生。对心率变异性或相关测量短期变化的研究已发现与室性心律失常发生有关的改变。虽然这些生理特征可能与心肌的短暂电生理不稳定有关,但它们与临床症状或事件平行的程度却没有得到很好的记录[120]。在终末事件发作时,由心律失常或急性循环衰竭机制引起的心源性猝死与急性心肌病的高发病率相关。当死亡是由心律失常引起时,这种疾病更可能是缺血相关的;当死亡是由循环衰竭引起时,这种疾病与低输出状态或心肌缺氧有关。

心搏骤停

心搏骤停的特征是由于心脏泵功能衰竭致脑血流下降引起突

然意识丧失。与先前的数据相反，目前由急诊确定的院外心搏骤停最常见的电机制是心脏停搏（50%），而 VF/pVT 和无脉性电活动各约占 25%。由于从发病、拨打急救电话至急救车到达的滞后，首次记录的心脏节律在多大程度上可以反映是触发心源性猝死的节律仍然未知。机械机制包括心室破裂、心脏压塞、血流急性机械阻塞和主要血管急性破裂，其中任何一种都可能与无脉性电活动或心脏停搏同时出现。

成功复苏的可能性取决于心搏骤停发生的环境，骤停的发生机制以及受害者的临床状态。是否尝试复苏的决定也与可能的复苏成功密切相关[121]。

和过去相比，现在低风险无其他并发症心肌梗死患者发生院内心搏骤停（in-hospital cardiac arrest，IHCA）的比例越来越少。在一份报告中，只有 14%接受院内心肺复苏术的患者活着出院，其中 20%在随后的 6 个月内死亡。虽然 41%的患者患有急性心肌梗死，但 73%有充血性心力衰竭病史，20%有心搏骤停史。患者的平均年龄为 70 岁可能会影响统计结果，但高风险复杂心肌梗死和其他高风险因素患者对院内心搏骤停风险人群的影响举足轻重，非心脏临床诊断以肾衰竭、肺炎、败血症、糖尿病和癌症病史为主。在院外心搏骤停的多个研究中，均以男性患者为主，但这一现象在住院患者中并不存在，VT/VF 机制引起心搏骤停的预后优于无脉性电活动或心脏停搏（存活率 27% vs 8%）。然而，院内 VT/VF 引起心搏骤停的比例相对较低（33%），呼吸停止、心脏停搏和无脉性电活动组合占比为主（61%）。在另一份报告中，观察到 22%院内心搏骤停患者存活出院。预后不良的危险因素包括年龄大于 70 岁、既往卒中或肾功能衰竭和入院时心力衰竭。既往有心绞痛发作或因室性心律失常入院的患者预后较好。影响院内心搏骤停患者生存率的重要因素还包括住院位置、医院类型、发病时间是在白天还是夜间或周末，以及快速进行除颤的时间[122]。

一项针对儿童患者院内心搏骤停预后的多中心研究表明，自 2000 年至 2009 年间存活出院率有了显著改善，风险校正后的存活率从 2000 年的 14.3%提高到 2009 年的 43.4%[123]。而残余神经功能缺损的比例既没有改善也无加重。心室颤动或 pVT 的比例从 2000 年至 2003 年的 22%下降到 2007 年至 2009 年的 9.7%，心脏停搏的比例从 51.4%下降到 20%，而无脉性电活动则从 26.6%上升到 70.3%。无脉性电活动事件比例急剧增加的原因尚不清楚，呼吸功能障碍作为初始症状仅从 68.8%增加到 75.5%。然而，在心搏骤停时维持机械通气的比例从 67.4%（2000 年至 2003 年）增加到 81.6%（2007 年至 2009 年）。

相对于白天和傍晚时间的事件，发生在夜间和周末的院内心搏骤停患者存活率更低[121]，且更快的除颤时间是有利的[124]。这些数据表明，目前院内早期预警系统存在局限性，需要采取额外的策略来实现标准的快速院内应急反应[125]。

基于社区院外心搏骤停研究显示，在老年人群中，患者年龄越大预后越差。在一项研究中，将年龄小于 80 岁（平均年龄 64 岁）与 80~90 岁的患者进行比较，较年轻组的出院成活率为 19.4%，而 80 多岁组为 9.4%，90 多岁组为 4.1%。根据有利于生存影响因素（如心室颤动、pVT）的分析发现，年老组患者的增量获益优于较年轻组（分别为 36%、24%和 17%），但快速性室性心律失常与不可除颤节律的比例在年老组更低。总体而言，高龄只是不良预后的微弱预测因素，不应单独作为不复苏的理由。年龄较大和相对年轻幸存患者的长期神经系统状况和住院时间是相似的。

进展到生物学死亡

从心搏骤停到生物死亡的时间进程长短与心搏骤停的发病机制、基础疾病的病程特性，以及从发病到有效复苏之间的时间延误等因素有关。不可逆脑损伤通常在脑循环阻断后 4~6 分钟内开始，未干预的心搏骤停可迅速发展到生物学死亡。在大型研究中，只有少数患者可以在较长时间仍维持生物学存活，即在延迟 8 分钟后开始基础生命支持和延迟 16 分钟后开始高级生命支持仍然复苏成功。尽管存在这些特例，神经功能无损存活这一最佳预后的可能性，随心搏骤停后时间的推延迅速消失。心脏病较轻且没有合并多系统疾病的年轻患者，在该延迟后获得较好预后的概率相对较高。

中枢神经系统的不可逆性损伤通常发生在生物学死亡之前，并且间隔可持续数天到数周，偶尔在脑损伤和生物学死亡之间的间期复苏，会使患者处于持续时间很久的植物状态。由心室颤动引起的院内心搏骤停在停搏和生物学死亡之间很少存在长时间的时间间隔，患者在迅速干预后得以幸存，或由于无法维持其心律或血流动力学稳定而迅速死亡。总体而言，自发循环快速恢复患者伴有持续神经状态为 CPC 3 或 4 级，在住院期间和心搏骤停 6 个月后的存活率非常低。

心搏骤停患者如果是因持续性室性心动过速导致心输出量不足以维持意识，可在相当长的时间里维持室性心动过速心律，此时血流量处于足以维持存活的边界状态。因此，在心搏骤停发作和成功复苏之间存在较长的时间间隔。如果室性心动过速没有恢复，这些患者的生命通常以心室颤动或心搏骤停事件（无脉性电活动或心脏停搏）结束。

以心脏停搏或无脉性电活动作为起始事件的患者进展更快。无论是在医院内还是在医院外，这些患者因晚期心脏病或共存的多系统疾病而预后不良。即使心脏能够成功地起搏，他们往往对干预措施的反应很差。尽管近年来无脉性电活动的存活率有所增加，但它通常仅限于小部分具有可逆生理情况（例如呼吸、电解质失衡）的亚组患者，其对干预措施反应良好，但是大多数患者迅速进展至生物学死亡。由机械因素如心脏压塞、结构破坏和大的血栓栓塞阻断右室或左室流出道血流而引起的心搏骤停通常不可逆转，除非得到及时正确的诊断并进行有效的干预。

心搏骤停幸存者

院内情况

心肌梗死急性期心搏骤停可能主要与电生理事件有关，或者与左室功能障碍或心源性休克有关。伴随 ST 段抬高心肌梗死（ST-segment elevation myocardial infarction，STEMI）的原发性心室颤动患者，如果及时复苏成功，其病情通常迅速稳定，并且不需要因为早期心律失常而进行长期心律失常管理（见第 62 章）。继发性心搏骤停心肌梗死患者的管理主要取决于患者的血流动力学状态。

院外心搏骤停幸存者在住院的最初 24 至 48 小时期间室性心律失常可能复发。根据血流动力学状态不同，这些心律失常对抗心律失常治疗有不同的反应。复发性心搏骤停的总体发生率较低，为 10%至 20%，但复发性心搏骤停患者的死亡率约为 50%。在院外复苏后，仅有 5%至 10%的院内死亡是由复发性心律失常引起的。复发性心搏骤停患者发生新的或先前存在的房室或室内传导异常的发生率很高。

院外心搏骤停幸存者住院期间最常见的死亡原因是与中枢神

经系统损伤相关的非心脏事件,包括缺氧性脑病和与长期插管及血流动力学监测相关的败血症。院外复苏后的患者在住院期间,59%的死亡病例与这些原因有关。大约40%的昏迷患者在入院后始终未苏醒,经过3.5天的中位生存期后死亡。恢复意识的人中三分之二没有严重功能缺陷,另外20%的人伴持续的认知障碍。在醒来的患者中,入院当天醒过来的占25%,住院后第1天前占71%,而住院后前3天的占92%。少数患者在长期住院治疗后被唤醒。在医院死亡的人中,80%的人在死前没有苏醒。低温治疗对心搏骤停后昏迷患者来说是有益的[126,127](见下一节)。

院外心搏骤停后住院期间延迟死亡的心脏原因通常与血流动力学恶化有关,约占医院死亡的三分之一。在所有死亡中,在住院最初48小时内发生的死亡通常是由血流动力学恶化或心律失常引起的,无论神经状态如何;之后的死亡主要是神经系统的并发症。最能预测患者住院后觉醒的入院时特征包括,运动反应、瞳孔光反应、自发性眼球运动和血糖水平低于300mg/dl。

院外心搏骤停幸存者的临床特征

院外心搏骤停幸存者的临床特征很大程度上受与心搏骤停事件相关的潜在疾病类型和程度的影响。心搏骤停事件主要由冠心病和心肌病引起,所有其他结构性心脏病和功能异常、以及中毒或环境因素组成其余的病因。

在一项对63名院外心搏骤停幸存者进行的研究中,这些幸存者射血分数正常且没有明显的心脏疾病,在深入研究后44%的患者未发现任何病因[128],其余被发现有长QT综合征(23%)、儿茶酚胺敏感性多形性室性心动过速(23%)、右室发育不良(17%)、早复极(14%)、冠状动脉痉挛(11%)、Brugada综合征(9%)和心肌炎(3%)。该组患者的平均年龄为43岁,46%的患者先前没有晕厥或晕厥前症状。

复苏后心电图改变

在院外心搏骤停幸存者中,12导联心电图已被证明仅对与新近透壁性心肌梗死相关的心搏骤停的复发风险具有价值(见第12章)。患者心电图有新的Q波形成,提示急性STEMI作为心搏骤停的发病机制,这类患者心搏骤停复发风险较低,除非他们符合心肌梗死后一级预防的标准,如射血分数低于30%。相反,非特异性的缺血性心电图波形,以及肌钙蛋白或肌酸激酶MB(CK-MB)水平升高,提示复发风险较高。在心搏骤停后,经常会短暂地出现非特异性复极异常图形(如ST段压低、T波低平)。心肺复苏后可发生QT间期的短暂延长,通常是由复苏后低钾血症引起,并与复发性心律失常的风险相关。QRS间期延长伴射血分数明显降低,可增加患者死亡风险。

左心室功能

大多数院外心搏骤停幸存者的左室功能异常,甚至多数非常严重,其程度范围从严重功能障碍到正常或接近正常水平[129]。在心搏骤停后即刻评估心肌梗死严重程度与心搏骤停本身引起的心肌顿抑和已存在的功能障碍程度有关。通常心肌顿抑在最初的24至48小时内改善[130],剩余的可能是已存在的疾病或心搏骤停相关的急性损伤所致。仅靠心搏骤停后肌钙蛋白升高来判断是否由心肌梗死引起心搏骤停是不可信的,因为心搏骤停甚至非危及生命的持续性心律失常以及ICD电击都可导致短暂的肌钙蛋白水平升高[131]。如果早期射血分数显著下降,并且在最初48小时内未能开始改善,是短期预后不良的表现。在一项复苏的院外心搏骤停患者研究中,患者被收入医院并且神经功能无损地出院,47%的患者在住院治疗期间评估发现了急性冠状动脉综合征,平均射血分数为42%,而非幸存者的射血分数为32%[132]。在出院的幸存者中,射血分数降低是一种长期预后不良的信号。

运动试验

运动试验不再常用于评估院外心搏骤停幸存者对于抗缺血治疗的需求和反应,除非短暂性缺血是否发病机制尚不清楚(见第13章)。由于疲劳而终止测试是常见的原因,与缺血相关的阳性结果相对较低。在运动期间收缩压未相应正常升高的患者,其随访期间的死亡率更高。

冠状动脉造影

在院外心搏骤停后初次住院期间,冠状动脉造影变得越来越普遍。在最近一项基于全国住院患者样本数据的报告中,407 674名院外心搏骤停幸存者中有143 607名(35.2%)接受了冠状动脉造影,从2000年的27.2%增加到2012年的43.9%,经皮冠状动脉介入治疗(PCI)的比例从2000年的9.5%增加到2012年的24.1%[133]。院外心搏骤停幸存者往往患有广泛的冠状动脉疾病,但没有特定的异常模式。许多幸存者中存在急性冠状动脉病变,通常是多灶性的。在至少70%的冠状动脉病变患者中,存在两支或以上血管的显著病变。复发性心搏骤停患者三支血管病变发生率高于非复发性心搏骤停患者。然而,左主干冠状动脉中至重度狭窄的发病率,在心搏骤停幸存者和有症状的冠心病患者总体人群之间没有差异。

血生化

心搏骤停幸存者的血清钾水平低于急性心肌梗死或稳定型冠心病患者。这一发现通常是复苏干预的结果,而不是由于慢性利尿剂或其他原因导致的低钾血症。在心源性猝死后最初12~24小时,伴低钾血症的幸存者应监测稳定后的血清K^+离子水平,以排除慢性钾消耗状态。在院外心搏骤停复苏期间也观察到Ca^{2+}离子水平降低,但总钙水平正常的患者。据报道,院外心搏骤停幸存者的静息乳酸水平高于正常人。乳酸水平与射血分数成反比,与发生室性早搏的频率和复杂性直接相关。

长期预后

20世纪70年代早期,来自佛罗里达州迈阿密和华盛顿州西雅图的研究表明,在首次VT/VF事件后存活的患者,第一年心搏骤停复发的风险约为30%,第2年为45%。这两项研究中2年的总体死亡率均约为60%。最近的数据显示,2年的死亡率在15%至25%之间,这包括来自ICD二级预防临床研究对照组的资料[72]。预后的明显改善与ICD治疗提供的益处无关,这可能归因于幸存者目前接受的干预措施,如β肾上腺素能受体阻滞剂、他汀类药物和血管紧张素转换酶(angiotensin-converting enzyme,ACE)抑制剂/血管紧张素受体阻滞剂(angiotensin receptor blockers,ARBs),以及抗缺血干预和抗心力衰竭治疗等,这些干预措施以前不可及或没有普遍使用。心搏骤停和全因死亡率的风险在事件后的前12至24个月较高,并且在前6个月与射血分数呈最佳相关性。

心搏骤停的管理

应对心搏骤停应遵循两个原则:①维持连续的心肺支持直至自主循环恢复(rapid return of spontaneous circulation,ROSC);②尽快实现自主循环恢复。为了实现这些目标,管理策略分为5个要素:①目击者/旁观者的初步评估和呼救应急响应团队;②基础生命支持(basic life support,BLS);③第一位急救处理者应尽早开展除颤治疗(如果条件允许);④高级生命支持;⑤心搏骤停后护理。如果复苏成功,则后面跟着第6条,即长期管理。最初的应急处理可以由医生和护士,急诊医疗技术人员(emergency medical technician,EMT)或医疗辅助人员,经培训的外行旁观者执行,以及未经培训的旁观者通过拨打急救电话,由掌握基础生命支持技术的专业人员电话指导心肺复苏操作。最新数据表明,由急救电话指导的急救操作可以提高患者生存率,并保持良好的神经系统状态[134]。随着患者由心搏骤停后管理进入长期随访阶段,对专业知识和技能的要求逐步提高。这些应急响应原则既适用于医院内,也适用于社区。

医院内干预

心脏监护室(coronary care unit,CCU)的发展使急性心肌梗死院内死亡风险从30%降至15%,风险降低几乎完全来自心搏骤停事件的减少。其他专业监测和重症监护病房也表现出不同程度的获益,但对院内一般性护理及有复杂合并症的心搏骤停者而言获益不明显[135]。一项从2000年至2009年的注册研究,提供了医院监护病房和普通病房心搏骤停后患者风险矫正后的生存率趋势[136]。在84 625例患者中,20.7%以心室颤动或pVT作为初始节律,79.3%为心脏停搏或无脉性电活动,由心脏停搏/无脉性电活动引起心搏骤停的比例随着时间的推移逐渐增加($P<0.001$)。出院总生存率从2000年的13.7%上升到2009年的22.3%($P<0.001$),室性心动过速/心室颤动和无脉性电活动/心脏停搏亚组的预后均有所改善(图42.12A)。室性心动过速/心室颤动组的绝对生存率仍然较高,而生存率的提高似乎是急救复苏行为和复苏后护理同时改善的结果。随着时间的推移,幸存者显著的临床神经功能障碍发生率略有下降(2000年为32.9%,2009年为28.1%;$P=0.02$)。

以社区为基础的干预

最初在迈阿密和西雅图的院外干预只有14%和11%的出院存活率。后来随着急诊医师提供有效心肺复苏和早期除颤,改善了患者的生存率。一般来说,农村地区的复苏成功率相对较低,美国全国平均成功率大约为5%或更低。一项在美国和加拿大10个社区的分析研究显示,心室颤动存活率的区域性差别较大,从0%到39.5%不等[15]。

一份来自美国不同地区的报告提示,结果存在显著的地区间差异[137]。一些来自人口稠密地区(例如芝加哥和纽约)的数据令人堪忧。芝加哥的一项研究显示,只有9%的院外心搏骤停患者能够存活到接受住院治疗,只有2%的人能够活着出院。此外,黑人的存活率比白人更低(0.8% vs 2.6%)。大多数患者在开始行急救治疗时已经出现缓慢性心律失常、心脏停搏或无脉性电活动,提示从循环障碍到急救医疗到达的时间间隔较长、无或无有效的旁观者干预,或两者均存在。纽约市的报告显示,出院的存活率只有1.4%。在接受旁观者心肺复苏的患者中,这一比率上升至2.9%,而接受旁观者心肺复苏时初始心律为心室颤动的患者存活率进一步上升至5.3%。对于那些在急救医疗抵达后才发生心搏骤停者,

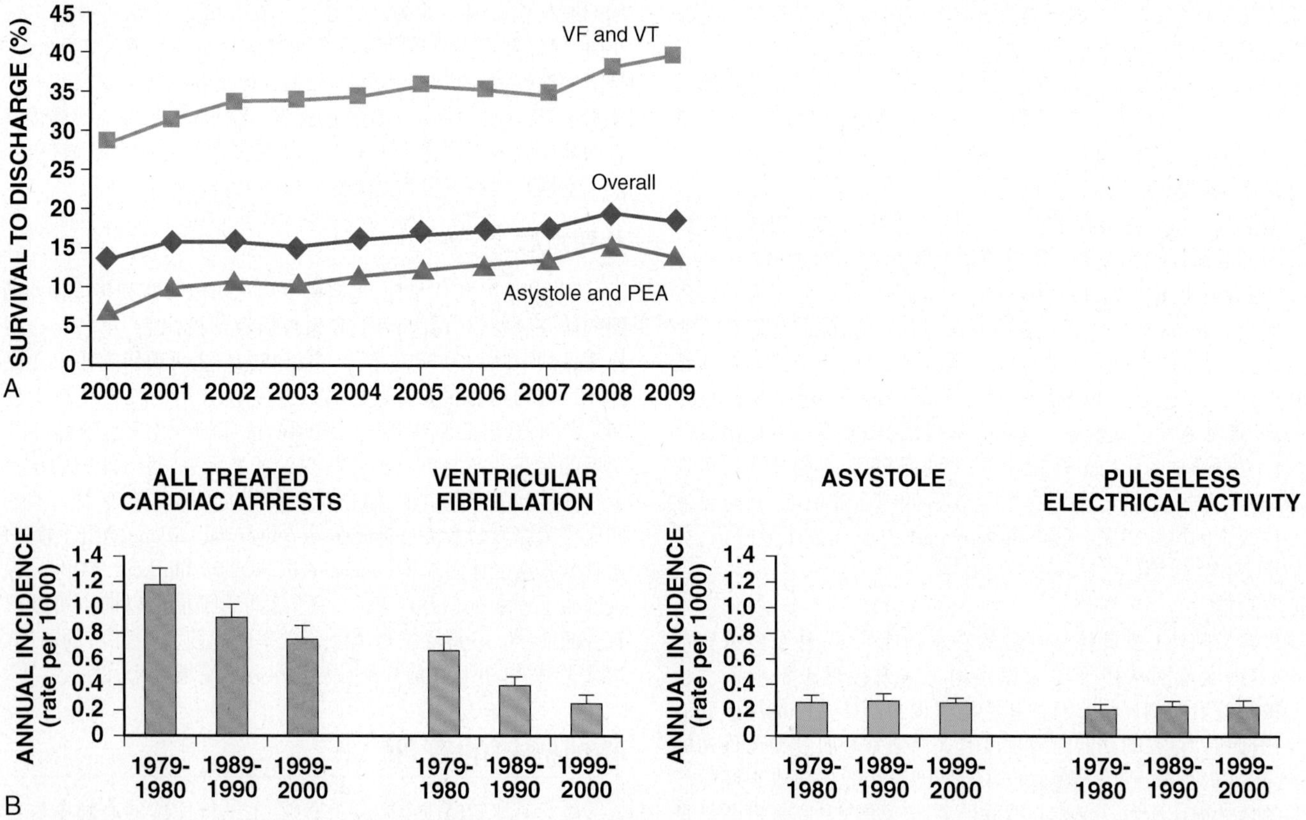

FIGURE 42.12 Changing incidence of shockable and nonshockable rhythms. A, Survival to discharge for VF and pulseless VT versus asystole and PEA between 2000 and 2009($P<0.001$ for trend in each survival curve). B, Between 1980 and 2000 a progressive decrease in the VF event rate occurred in the Seattle, Washington, community for unexplained reasons. Of note, no concomitant increase in nonshockable rhythms took place. The proportion of events with VF at initial contact is decreasing, as observed in several other studies. (A, From Girotra S, Nallamothu BK, Spertus JA, et al. Trends in survival after in-hospital cardiac arrest. N Engl J Med 2012;367:1912; B, modified from Cobb LA, Fahrenbruch CE, Olsufka M, Copass MK. Changing incidence of out-of-hospital ventricular fibrillation, 1980-2000. JAMA 2002;288:3008.)

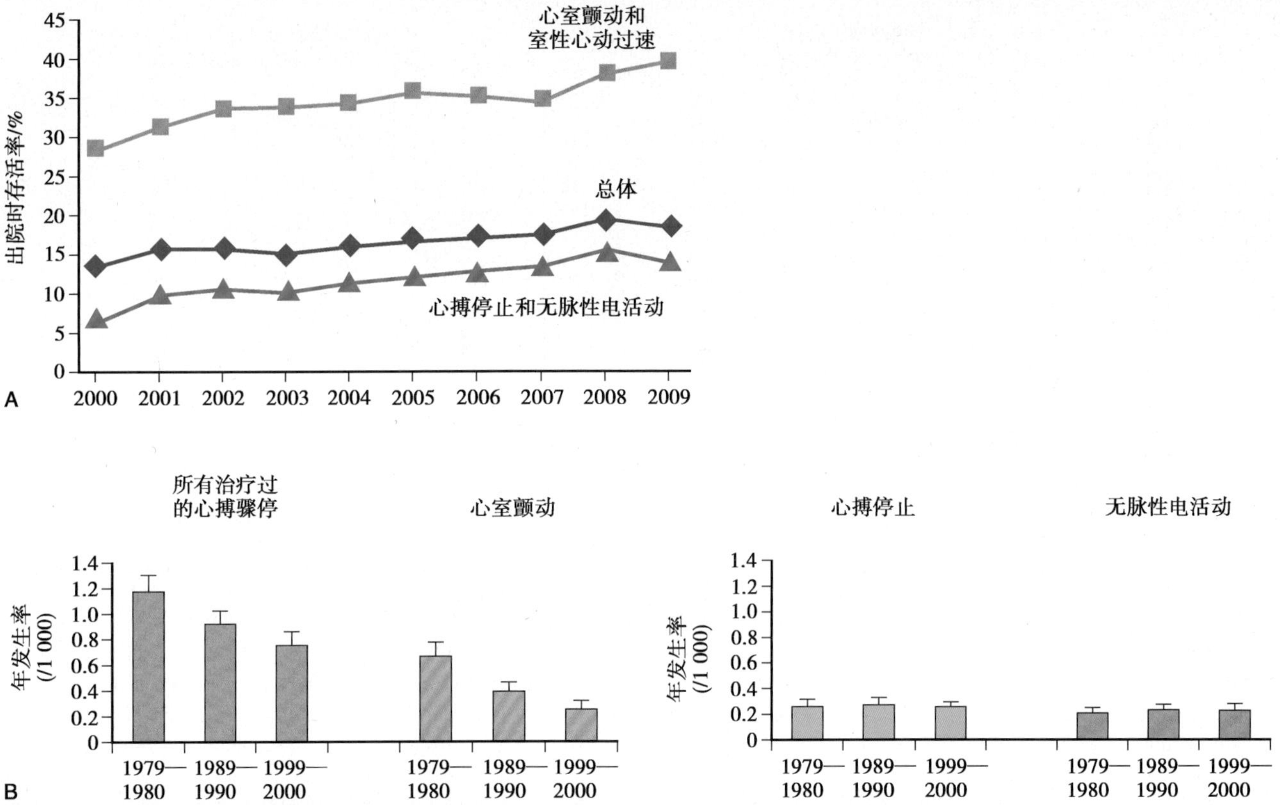

图 42.12 可除颤与不可除颤心律发生率的变化。A,2000 年至 2009 年期间,因心室颤动或无脉性室性心动过速与心脏停搏和无脉性电活动患者存活率对比(对每一存活率曲线的趋势 $P<0.001$)。B,1980 年至 2000 年在西雅图及华盛顿社区中,心室颤动事件的发生率不明原因逐渐下降,但不可除颤心律并未同步增加。其他一些研究也发现,初次接触是心室颤动事件的比例有所下降。(A. 摘自 Girotra S, Nallamothu BK, Spertus JA, et al. Trends in survival after in-hospital cardiac arrest. N Engl Med 2012;367;1912;B 摘自 Cobb LA, Fahrenbmch CE, Olsufka M, Copass MK. Changing incidence of out-al-hospital ventricular fibrillation, 1980-2000, JAMA 2002;288;3008.)

成功率进一步提高到 8.5%。这些趋势提示在人口密集地区,"生存链"[121]的延迟或不连续对急救医疗造成了重大的负面影响[137]。

在某些情况下,院外急救的努力被认为是徒劳的。如果一个意识丧失患者在无目击情况下晕倒,可能要经过很长一段时间才会被发现(如皮肤厥冷、身体僵直),显然符合这一分类。然而,在不太严峻的情况下,一些研究提供了无效复苏的标志。一项涉及经过培训的应急人员使用自动体外除颤器(AEDs)的研究发现:①如果目击者不是专业急救人员;②患者没有自发循环恢复;③施救者没有按操作步骤进行除颤,那么只有 0.5%的患者幸存。如果急救响应时间超过 8 分钟,患者的存活率降低到 0.3%,而没有目击者在场的事件则没有幸存者。

分级相应系统的作用

正如生存链概念中所描述的那样,院外护理和院内技术及操作的改进都可以改善患者的预后[121]。在这两个因素中,对院外护理的作用进行了更详细的研究[138]。许多研究支持早期除颤对改善预后的重要性。这些观察结果促使人们寻找缩短响应时间的策略,主要是通过开展两级响应系统来实现。在这种系统中,非传统的第一响应者,如警察、消防员、保安和旁观者,正确有效地使用部署在公共场所的 AEDs(图 42.13)。现有数据表明,这种策略可能会改善预后,特别是在公共场所[13,139]。

在农村地区,患者早期经急救人员进行除颤治疗后的存活率为 19%,而标准心肺复苏的存活率仅为 3%。在另一份对响应延迟与出院存活率之间关系的分析显示,当响应时间在 2 分钟或以下时,存活率为 48%;而当响应时间超过 10 分钟时,存活率不足 10%(见图 42.13)。平均响应时间大约为 13 分钟,总体生存率为 5%。首诊为室性心动过速或心室颤动患者的存活率为 9.5%。在院外护理中,另一个影响预后的因素是在急救服务到达前非专业人士旁观者心肺复苏的作用[140]。尽管患者成功复苏并存活到医院的百分比在有(67%)或无旁观者干预(61%)的情况下没有显著差异,但接受旁观者心肺复苏(43%)院外心搏骤停存活出院的人数几乎是未接受者的两倍(22%)。中枢神经系统的保护,即早期意识恢复,是旁观者心肺复苏的主要保护作用。当分析启动基础心肺复苏时间、以及除颤时间与生存之间的关系时,进一步突出了旁观者干预的作用。据报道,如果在心跳骤停开始不到 2 分钟实施基本的心肺复苏,既是在发病后 8 分钟以上完成除颤和其他高级生命支持措施,也有超过 40%的患者可以存活。除颤前进行一段时间的心肺复苏是有益的,特别是从心搏骤停到除颤的时间超过 4 分钟以上时[141]。

电生理机制的重要性

有几项研究显示了急救人员记录的最初心律类型的变化。与 20 世纪 70 和 80 年代相比,以室性心动过速为初始节律的事件数量有所下降,与之相应的是,复律-除颤可转复心律患者的比例也在下降(见图 42.12B)。据报道,医院内也有类似的现象[136,142]。一些研究表明,只有不到 50%患者的初诊节律是可除颤的。与这一事实相平行的是,社区干预的累积存活率也有所下降[11,119],并伴有更低的可除颤节律百分比[143]。对心搏骤停事件的认识和反

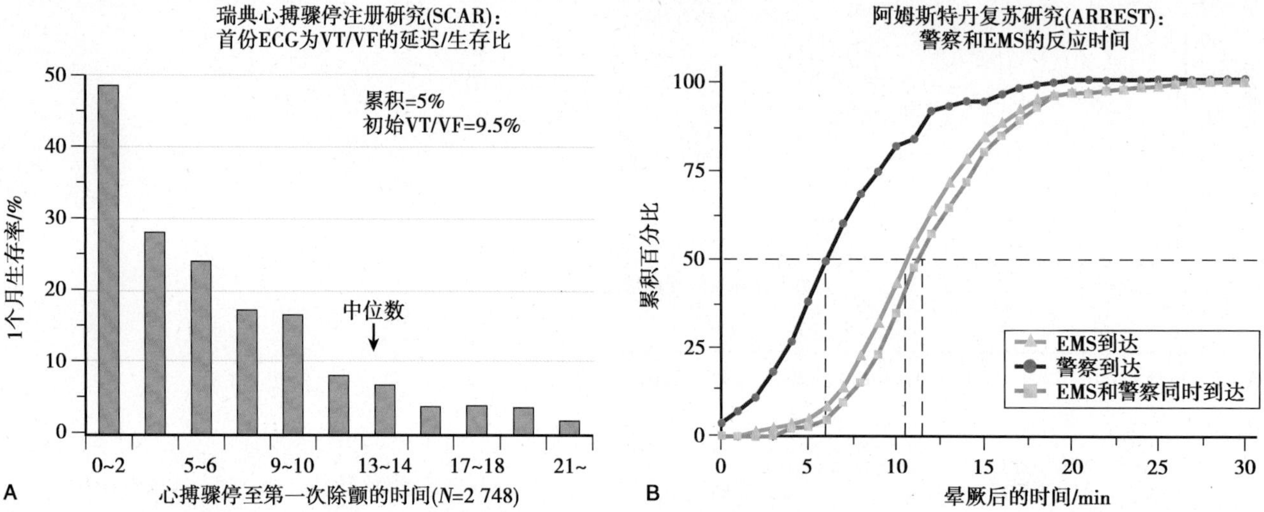

图 42.13 应急响应时间对院外心搏骤停存活率的影响。A,瑞典心搏骤停登记资料显示,自心搏骤停开始至除颤时间与 1 个月的存活率相关。累积存活率是 5%,初始心律是室性心动过速或心室颤动者的存活率为 9.5%。响应时间的中位数是 13 分钟。响应时间少于 2 分钟,30 天存活率可高达 48%,而响应时间超过 15 分钟,30 天存活率低于 5%。B,更快的应急响应系统与阿姆斯特丹心肺复苏研究。警车与传统急救医疗服务(EMS)相比,在 50%响应时间上,警车到达时间提前了大约 5 分钟(接近 6 分钟)。(A,摘自 Holmberg M,Holmberg S,Herlitz J. The problem of out-of hospital cardiac arrest:prevalence of sudden death in Europe today. Am J Cardiol 1999;83:88D;B,摘自 Waalewijin RA,de Vos R,Koster RW. Out-of-hospital cardiac arrests in Amsterdam and its surrounding areas:results from the Amsterdam Resuscitation Study [ARREST] in "Ustein" style. Resuscitation 1998;28:157.)

应迟滞可能是这一变化的原因之一,同时由于地理因素也可导致响应时间更长,这表明需要更广泛的公共教育计划。响应时间可能没有准确反映真正的事件开始时间,致使成功复苏的概率下降。4~6 分钟的理想反应时间并不是最佳的。在心搏骤停 4 分钟后,就已经出现了明显的循环和缺血改变,超过这个时间患者的情况会随着时间的推移而迅速恶化。

院外心搏骤停的电机制,即由急救人员记录的初始节律,对患者预后有很大的影响。它们通常被分为可除颤(VF、pVT)和不可除颤心律(无脉性电活动和心脏停搏)[119](表 42.6)。有时候 pVT 和无脉性电活动之间会被混淆,两者具有相关性,并且会影响应对策略。首诊是 pVT 的患者虽然占少数,但预后最佳。在室性心动过速相关的心搏骤停患者中,88%成功复苏并存活入院,67%最终存活出院。然而,这种风险相对较低的人群只占所有心搏骤停的 7%到 10%。由于从循环障碍开始到初始记录之间存在一定的时间延迟,很可能在更多的情况下心搏骤停开始时是快速持续的室性心动过速,在救援人员到来之前恶化为心室颤动。

表 42.6 快速和非快速心律失常性心搏骤停

原发性心律失常	电学机制	机械机制
快速心律失常性心搏骤停		
心室颤动(VF)	缺乏有序的心室除极	LVWM 消失
无脉性室性心动过速	有序的心室节律;快速心室率	LVWM 消失、LVWM 不足以满足器官灌注
继发性心律失常		
窦性心动过速;其他	窦性或其他室上性节律;窄 QRS 波群	心脏血液流动受阻;低血容量
非快速心律失常性心搏骤停		
原发性 PEA(初始节律)		
仍有残余 LV 收缩	有序的 QRS 波群,通常宽大	LVWM 不足以满足器官灌注
无 LV 收缩	有序的 QRS 波群,通常宽大	LVWM 消失
继发性 PEA		
除颤后	规则或不规则的 QRS 波群,通常宽大	LVWM 消失、LVWM 不足以满足器官灌注
原发非心源性	规则或不规则的 QRS 波群,通常宽大	LVWM 通常不足以满足器官灌注;LVWM 可能消失
濒死的 PEA	缓慢、通常不规则宽大的 QRS 波群	LVWM 消失
心室停搏	心室电活动消失;除外细的心室颤动	LVWM 消失

LV,左心室;LVWM,左室壁运动;PEA,无脉性电活动。

修改自 Myerburg RJ,Halperin H,Egan D,et al. Pulseless electrical activity:definition,causes,mechanisms,management,and research priorities for the next decade. Report from a National Heart,Lung,and Blood Institute Workshop. Circulation. 2013;128:2532.

缓慢型心律失常患者或初诊时为无脉性电活动和心脏停搏的患者预后最差；在迈阿密的研究中，只有 9% 的这样患者被成功复苏并入院治疗，但没有患者存活出院。在后来的一项临床研究中发现，这类患者的预后略有改善，也仅限于那些初始记录到的缓慢性心律失常为室性自主心律，他们对变时作用药物的反应迅速。在一项大型关于儿童和成人心搏骤停的前瞻性、住院观察研究中，儿童与成人相比初始记录心律为无脉性电活动或心脏停搏的比例更高，因对这些心律的干预效果在儿童优于成人，所以儿童的总体生存率更高[142]。近年来，无脉性电活动患者的存活率总体上有所提高[143]，但心脏停搏患者的预后是否有所改善尚不清楚。

心室颤动除颤后出现缓慢性心律失常也预后不良。除颤后心率低于 60 次/min 的患者，无论心动过缓的具体机制如何，预后都很差，95% 的患者在住院前或住院期间死亡。初始心律为心室颤动患者的预后介于持续性室性心动过速和缓慢性心律失常或心脏停搏之间。在这些患者中，有 40% 患者被成功复苏并存活入院，23% 患者最终存活出院。近期的数据显示患者预后有所改善。在早期的报告中，导致心搏骤停的各种电生理机制比例不同，心室颤动在研究人群中占 65% 到 90% 以上，而缓慢性心律失常和心脏停搏占 10% 到 30%。在人口密集的大城市中，快速性心律失常与缓慢性心律失常或无脉性电活动的比例则相反，预后更差[137]。

初步评估和基础生命支持

初次接诊无意识患者的措施包括诊断性操作和基本心肺支持。第一步是明确是或疑似心搏骤停。数秒内评估患者对声音的反应、观察呼吸运动和皮肤颜色、同时触诊大动脉，观察是否有脉搏搏动，这些信息足以确定患者是否正发生致命性事件。一旦怀疑或确认患者正发生致命性事件，应立即联系紧急医疗救援系统（院外）或“代码”团队（院内）。

专业医疗人员观察到颈或股动脉搏动消失（尤其当心音也同时消失时）是主要诊断标准。对于非专业应急人员，不再推荐脉搏检查[121]。患者的皮肤颜色可能苍白或重度青紫。呼吸运动消失或仅有濒死呼吸，再结合脉搏消失即可诊断为心搏骤停；然而，值得注意的是，心搏骤停后呼吸运动可持续 1 分钟甚至更长。相反，呼吸运动消失或严重的喘鸣伴脉搏搏动，提示原发性呼吸骤停，短时间内可引起心搏骤停。对于后一种情形，首先需清理口咽部异物，然后实施海姆立克急救法，特别是事件发生在可能误吸的场所（如餐馆死亡或餐馆冠心病）。

胸部捶击

受过正当训练的救援人员可以尝试胸部捶击（心前区重击、“捶击复律”）。该操作被推荐用于高级生命支持[139]，且包含 5 000 例患者的前瞻性研究也证实了该操作的有效性。心前区重击成功转复了 5 例明显的心室颤动、11 例室性心动过速、2 例心脏停搏及 2 例未定义（电机制未明）的心血管晕厥。未观察到从室性心动过速转为心室颤动的病例。因为后者（心室颤动）是实施胸部捶击的唯一主要顾虑，在心脏停搏时机械刺激可能促发电活动，所以该操作是在无法立即获得除颤器且无监护情况下处理无脉性心脏停搏的备选方案。但对于快速性心律失常且意识未完全丧失的患者，不应该在无监护的情况下使用该操作。捶击操作应从 20~25cm 高度向胸骨中下 1/3 处进行 1~2 次有力击打，如果没有立即出现自主脉搏则终止该动作。另一种机械方法需要患者在意识清醒的状态下进行，称为咳嗽诱导的心脏按压。患者在清醒状态下用力咳嗽，以增加胸腔内压力，进而促进心室颤动时心脏射血；用力咳嗽也可能促使持续性室性心动过速转复。目前关于该办法成功应用的报道有限，因此不作为传统操作的替代手段。

基础生命支持（BLS）——心肺复苏的初始步骤

基础生命支持的目标是维持中枢神经系统、心脏和其他重要脏器的功能，直至自主循环恢复。基础生命支持包括前面所述的早期响应和积极建立循环及通气。其操作人员包括专业救援人员、辅助专职人员、医疗急救人员或业余人员。在基础生命支持的早期响应和操作时，应尽可能地缩短诊断至准备工作的时间。首先确认周围环境的安全性和患者的无意识状态[144]。救援者应就近呼救，激活应急反应系统（通过无线通信设备，如果可及）并派人取 AED。

这些原则对院外和院内心搏骤停均有重要作用。考虑到所有的原因和机制，在一分钟内开始 CPR 的院内心搏骤停的出院存活率为 33%，而当开始 CPR 的时间超过 1 分钟时，院内心搏骤停的出院存活率则为 14%（OR 为 3.06）[124]。首发心律为心室颤动时，两种情形的生存率分别为 50% 和 32%。院外心搏骤停时，若现场只有一位目击者，在基础生命支持开始前，目击者唯一能做的就是呼叫救援人员。过去的基础生命支持的顺序为“ABC”，即开放气道-呼吸支持-心外按压；而现在的顺序改为了“CAB”，即心外按压-开放气道-呼吸支持，由于心外按压本身可缩短灌注间断时间和避免过度通气[121]，因此为更优策略[145]。

循环

基础生命支持的目的是维持血流（即循环），直到决定性救治手段的实施。该操作的基本原理是基于这样的假设，胸部按压通过顺序排空和充盈心腔以维持外力驱动的泵功能，其中完整的瓣膜有助于维持血流前向排除。实际上，正确运用该技术是救治成功的保障[121]。施救者一手的手掌置于被救者胸骨中下段，另一手的掌根置于该手背偏下。施救者肘部保持垂直，然后按压胸骨。肘部保持垂直即可省力，也可在肩背部交界处形成更有力的支点。通过这种方法可保证足够的外力使胸骨按压的深度在 5cm 以上。每次按压后应立即抬起，按压的频率约 100 次/min[121]。

CPR 技术的理论依据是有效血流的维持主要依赖于胸腔内压的升高，而非心脏本身的收缩，该理论已被评估和肯定，且传统 CPR 技术指南已于 2005 年进行了修订。单人施救的情况下，不论患者为婴儿（新生儿除外）还是成年人；若患者为成人，推荐的按压与通气的比例均为 30∶2[121]。若患者为婴儿和儿童，双人施救时，按压通气比例为 15∶2。最近修订的指南倾向于鼓励更多的旁观者积极参与 CPR，如果介意对陌生被救者采取嘴对嘴通气，可以仅进行按压[146]。该措施对于未接受过专业训练或培训时间久远且不自信的旁观者尤其重要。2005 年 CPR 操作推荐中，降低了初始响应过程中连续捶击和脉搏判断的次数（见后文的“除颤-心脏复律”和第 36 章），且在 2010 年的推荐中仍维持不变，其部分目的是 CPR 时在自主脉搏恢复之前增加循环支持的时间。

心脑复苏

心脑复苏也被称作“最短间断的心脏复苏”，其理论依据是 CPR 的泵功能比按压和通气更重要，该理论对现有指南提出了挑战。现有指南认为，中断按压以提供通气对被救者更有益处，且当反应时间超过 4 或 5 分钟时，首次除颤前的初始阶段通气可以改善预后。心脑复苏强调连续的胸外按压，为单次电击和评估电击后反应可中断按压,为保持胸外按压的连续性可推迟和减少通气及某些药物性干预。来自日本[147]和美国[148]的研究数据显示,相较2000年和2005年指南推荐的传统CPR,心脑复苏方法可以更好地保护神经系统的完整功能。日本的研究显示,对于心室颤动引起的心搏骤停,在有目击者的情况下,心脑复苏的神经系统完好率为22%,高于传统心肺复苏的10%。来自美国的两项近期研究显示,两种复苏方法的神经系统完好率分别为39%和15%,生存率分别为28.4%比11.9%。尽管已有这些令人兴奋的数据,仍需随机对照研究为用最少中断概念更新现有指南提供有的力证据。

尽管传统复苏方法可以产生有效的颈动脉血流且复苏成功,但因心脏内无血流压力梯度,而胸腔外存在动静脉压力梯度,故可认为是复苏时整个胸腔内压力的改变所产生的泵作用促进了血液流动,并不是心脏按压本身引起。实验发现,通气的同时进行胸外按压所产生的胸腔外动脉血流大于间隔行按压-通气时。但是,颈动脉血流的增加并不等同于改善脑灌注,复苏所用某些技术使胸腔内压升高可降低冠脉血流量,因此改善外周血流的代价太高。此外,同步按压-通气可增加胸腹压力梯度,在没有同时腹压带的情况下,可能分流脑部的血供。基于这些观察,包含主动减压相(即主动加压-减压)的新型机械辅助技术被证实可有效改善CPR过程中的循环[149]。但是在广泛的临床实际运用之前,还需更多临床研究支持。

开放气道

成功复苏之前的关键步骤是开通气道。该过程包括将头部向后仰、托起下颚、取出口腔内的异物,包括义齿。如果怀疑有异物阻塞口咽部应实行海姆立克急救法,即双臂从被救者背部抱住,双手握拳于上腹部快速有力的挤压。如果因为体力不足无法进行该操作,可使昏迷患者平躺并直接挤压上腹部,有时可也移除异物。海姆立克法并不是完全有益,有部分案例出现腹腔内脏破裂,也有一位施救者因自己的主动脉根部破坏而死亡。如果强烈怀疑呼吸骤停导致了心搏骤停,尤其当出现机械性气道阻塞时,应在气道开通以后再行胸前区捶击。

呼吸支持

恰当摆放头部位置和气道开通以后,若没有专用的急救设备,可实施口对口人工呼吸。通气的建立很大程度上依赖于心搏骤停发生的场所。可采用以下几种方法,包括塑料口咽通气管、食管阻塞器、呼吸气囊和气管插管。气管插管是首选措施,但即使在院内,在等待气管插管或训练有素且能快速正确插管的人到来之前,也应该利用好这段时间。因此在院内,气管插管前可临时用面罩加压气囊维持通气;在院外,等待医疗急救人员的同时采用口对口通气。旁观者甚至院内专业人士可能会顾虑口对口呼吸导致的艾滋病和乙肝感染,但目前研究发现感染的可能性极小[121]。这种顾虑对施救效果和复苏积极性的影响尚未得到评估。

第一响应者的早期除颤

从心搏骤停到高级生命支持(advanced cardiac life support,ACLS)的时间是影响预后的重要因素。相对于等待训练有素的医护人员进行救治者,由第一响应者进行早期除颤患者的神经功能恢复和存活率更高。第一响应者是指现场最早进行CPR的人,可以是受过基本医疗急救训练且能除颤和完成基础生命支持的人员,也可以是非传统概念的响应者,如训练有素的保安和警察,甚至是能够获得AED并具有CPR知识的旁观者。除颤时间对心室颤动引起心搏骤停患者的预后起决定性作用。公共场所AED的发展和使用也对预后有一定影响(见第41章)。该项技术适用于多项不同的部署策略,每种策略各有利弊(图42.14)。法国的一项研究显示,若从更大年龄范围考虑,娱乐性运动员的运动相关死亡显著升高[110]。由于CPR(OR,3.73;$P<0.0001$)和心脏除颤(OR,3.71;$P<0.0001$)是存活出院(15.7%)的最强预测因子,因此,通过普及CPR知识和增加公共场合AED的数量可明显提高娱乐性运动场所心源性猝死的生存率。

目前为止,AED在警车、飞机和机场、娱乐场所以及普通社区的部署策略都有不同程度的生存获益[150,151]。各种研究中警察使用AED的数据不一致,可能是因为不同社区的适用性和具体部署策略不同所致,但数据表明它在大城市地区是有益的。早期的航空数据也同样不能确定是否获益,但最近一份关于布局良好的大型航空公司的数据显示是获益的。在芝加哥机场部署AED已获得类似的令人鼓舞的结果。由于娱乐场所的特殊性,安保人员通过持续的电视监控可立即发现医疗问题,从而显著提高存活率(图42.15)。而在普通社区,如为真正的公共场所,一项大型的研究显示,可使救治成功率增至两倍[150]。然而,不同类型社区预期事件

AED部署策略

部署	示例	施救者	优点	局限性
急救车辆	• 警车 • 消防车 • 救护车	• 受过培训的急救人员	• 使用者经验丰富 • 部署广泛 • 客观	• 调度的时间 • 到达不及时 • 社区差异
公共场所	• 公共建筑 • 体育场、商场 • 机场 • 飞机	• 安保人员 • 指定的施救人员 • 随机的非专业人员	• 人口密度大 • 延迟时间短 • 业余和专业人员可及	• 事件发生率低 • 使用者经验不足 • 恐慌和混乱
多户住宅	• 公寓 • 公寓单元 • 酒店	• 安保人员 • 指定人员 • 家庭成员	• 地点熟悉 • 人员明确 • 延迟时间短	• 使用率低 • 事件发生率低 • 人口因素
单户家庭住宅	• 私人住宅 • 公寓 • 社区心脏监测中心	• 家庭成员	• 立即可用 • 环境熟悉	• 可接受性 • 患者可能独居 • 第一次使用者;慌乱

图42.14 对非传统应急响应者自动体外除颤仪(AEDs)的不同部署策略。图中所示为各种情况下施救者的类型以及每种策略的优点和局限性。任何单一策略都不可能占主导地位;相反,多种策略相辅相成更有助于施救。(修改自Myerburg RJ. Sudden cardiac death:exploring the limits of our knowledge. J Cardiovasc Electrophysiol 2001;12:369.)

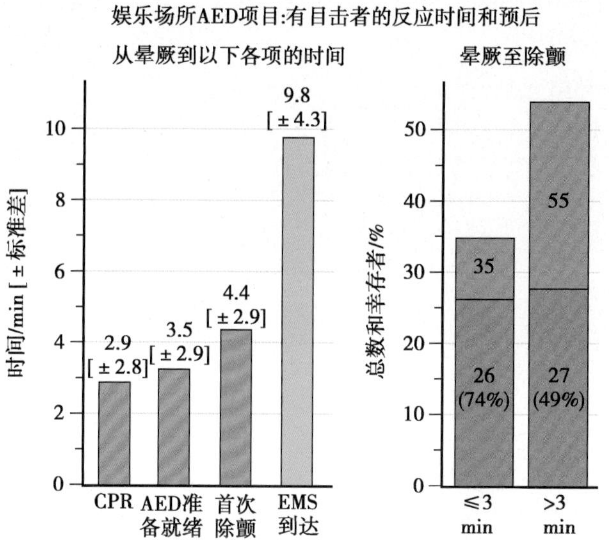

图 42.15 娱乐场可控环境中 AED 的部署结果。由于心搏骤停的发作可被及时发现,所以从发病到 CPR 和 AED 除颤的时间间隔较短。与标准医疗急救服务相比,响应时间减少了 50%以上。VT/VF 患者的存活率高于基于社区系统的预期值,并且发病有目击 VT/VF 患者的存活率接近 60%。当响应时间小于 3 分钟时,VT/VF 后的存活率高于 70%。(修改自 Valenzuela TD, Roe DJ, Nichol G, et al. Outcomes of rapid defibrillation by security officers after cardiac arrest in casinos. N Engl J Med 2000;343:1206.)

的发生率不同,救治效率差异也很大,因此建议根据不同地点预期事件的发生率部署 AED[150,151]。在校园内,尽管事件发生率相对低,AED 配合综合应急措施取得了很好的效果[152]。一项关于无 ICD 植入指征的近期心肌梗死患者家中部署 AED 的研究并未显示获益[153]。由于心脏骤停经常发生在家里,并且存活率低于公共场所,因此对 AED 和其他技术的部署策略仍需评估。其他数据也显示家庭 AED 的功效有限[13];由于社区的大多数心搏骤停都发生在家中,因此需进一步研究有效的策略。

与任何医疗设备一样[154],由于设计或制造缺陷[155]或未能遵守厂家更换电池和电极的建议,AED 可能偶有故障。负责维护 AED 的人员有义务继续识别 FDA 安全警报和召回,以及电池和电极的保质期。

高级心脏生命支持

复苏的下一步是维持稳定的自发循环恢复(ROSC)和血流动力学稳定[121]。高级心脏生命支持(ACLS)的目的不是立即终止基础生命支持而是过渡到新的支持层级。过去,ACLS 需施救者具备判断能力和技能,因此旁观者甚至医疗急救人员不具备施救资格,施救者仅限于训练有素的医疗辅助人员、护士和医生。随着医疗急救人员的继续教育,社区大多数的 CPR 现允许医疗急救人员执行 ACLS。然而,一些研究表明,将 ACLS 纳入优化的院外反应系统(如旁观者 CPR 和早期除颤)并不能显著提高神经系统的完好率[156]。因此,开发测试具备心脏电活动感知和分析能力、且可提供明确电干预指示的 AED,可促使训练不足的救援人员(如警察、救护车司机)乃至只受过基本培训的旁观者快速完成除颤。

ACLS 的宗旨是恢复血流动力学有效的心律、促进呼吸和维持循环。因此,ACLS 过程中,如果可以迅速获取设备,迅速转复心律或除颤是首要措施。在除颤准备就绪之前,尤其是循环停止已超过 4~5 分钟,立即进行持续的胸外按压能够提高存活率[137,141]。初步尝试恢复血流动力学有效的心律后,必要情况下应予插管和吸氧,当发生心动过缓和骤停时应进行心脏起搏治疗。建立静脉(IV)通道以方便给药。插管后,通气的主要目的是逆转低氧血症而不仅仅是提高肺泡氧分压(PO_2)。因此,患者应及时吸氧而不是吸入室内空气,尽可能的监测动脉 PO_2。院内气管插管和呼吸气囊、院外面罩是常用的呼吸支持方法。

院内心搏骤停后成功自发循环恢复者的复苏持续时间中位数短于非幸存者[12 分钟,四分位数(IQR)为 6~21 vs 20 分钟,IQR 为 14~30]。尽管如此,医院习惯性行尽量长时间的复苏(最长四分位数的中位数为 25 分钟 vs 16 分钟)可增加自发循环恢复可能性和出院生存率[157]。据此,除了“不复苏”指示和/或无意义复苏,就要对患者尝试更长时间的复苏。

除颤-电复律

成功复苏的关键是快速恢复有效心脏电活动(图 42.16)。即使患者的 CPR 条件最佳,也要尽量缩短延迟。当监护仪或遥测识别到无脉性 VF 或 VT 和/或患者出现意识丧失,应立即进行除颤。首次除颤采用单相 360J 或双相 120~200J,取决于每个双相除颤仪的推荐能量。AED 的除颤能量为机器预设,因不同除颤设备而异。若首次除颤未能恢复有效心律,则往往提示预后较差。2010 年更新版指南[121]推荐,若一次合适的除颤不能恢复脉搏,则应立即继续进行 CPR,5 个循环 CPR 后再次进行除颤。这取代了过去的复苏策略,即 CPR 前进行连续 3 次除颤。更新方案的目的是通过胸部按压使循环时间最大化,直到脉搏恢复。若心搏骤停持续存在,则予气管插管、开通静脉通道。肾上腺素推注后,反复以 360J(单相)或 200J 以上(双相)的能量进行除颤。肾上腺素可每 3~5 分钟推注一次,期间进行一次电除颤[121],然而有研究指出,相比于标准剂量肾上腺素,大剂量肾上腺素并不一定短期获益(如自发循环恢复),且没有显著的长期获益(如出院存活率)[158]。血管升压素可作为肾上腺素的有效替代药物。

同时,施救者还要积极进行通气,以纠正血生化、使心脏尽可能重建稳定的节律,如提高氧饱和度、纠正酸中毒、改善心脏的电生理环境。尽管维持血液中足够的氧含量是纠正心搏骤停患者代谢性酸中毒的关键措施,但必要时静脉补充碳酸氢钠也有助于纠正酸中毒。对于已知或怀疑存在碳酸氢盐治疗敏感的病因如酸中毒、某些药物过量和长时间复苏,则建议使用碳酸氢钠[121]。尽管心搏骤停期间碳酸氢盐的常规使用受到质疑,但在任何情况下,少于先前推荐剂量的碳酸氢钠足以治疗心搏骤停期间的酸中毒。碳酸氢钠过量可能是有害的。部分学者质疑碳酸氢钠的应用,因为碳酸氢钠引起碱中毒、高钠血症和高渗血症的风险可能超过其益处,但 CPR 患者可从碳酸氢钠中获益。CPR 过程中,每隔 10~15 分钟可重复使用不超过 50%的剂量,尽可能同时检测动脉 pH、PO_2 及 PCO_2。

药物治疗

若肾上腺素后的直流电复律不能终止 VT 或 VF,则推荐静脉使用抗心律失常药物以维持复苏时的心脏电稳定性(表 42.16 和第 36 章)。一项以存活入院为终点的对照研究显示,静脉注射胺碘酮是药物治疗的首选[121]。建议静脉推注(150mg),随后根据治疗反应维持剂量使用 18 小时至数天。对于胺碘酮反应差的患者、

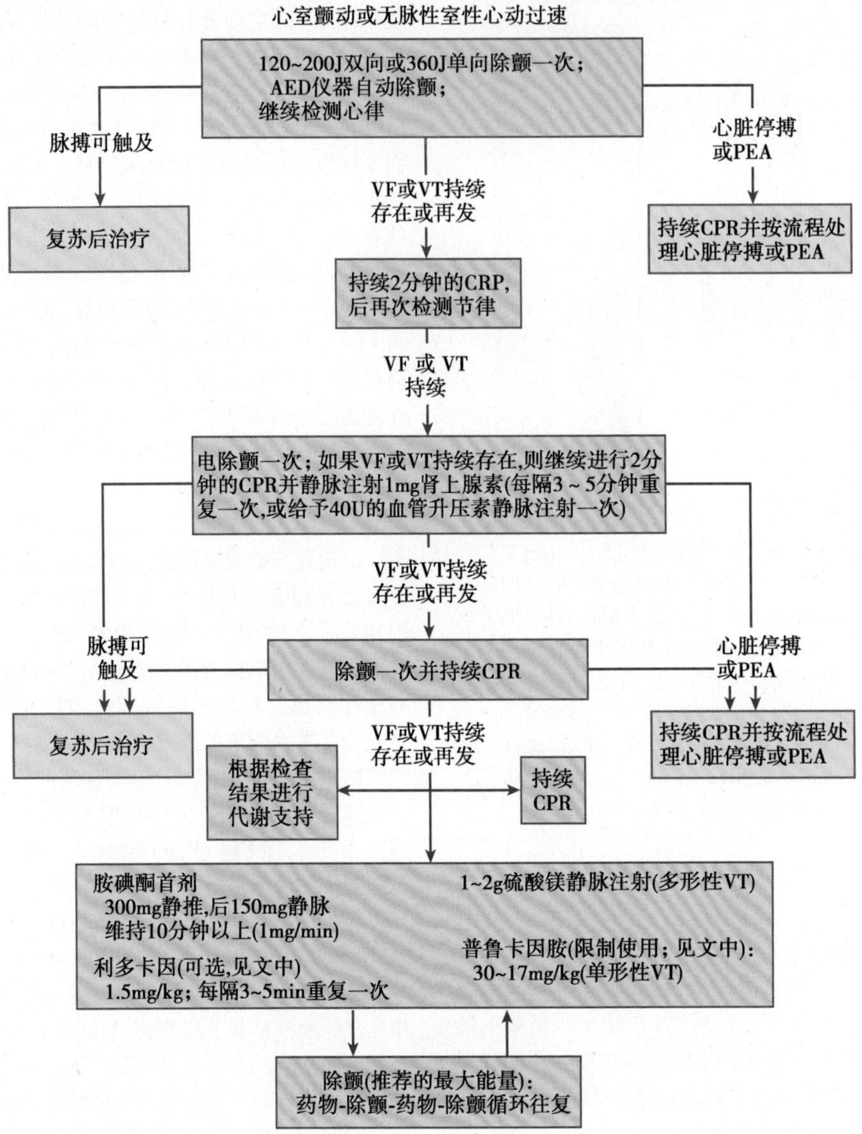

图 42.16 心室颤动和无脉性室性心动过速的高级心脏生命支持。如果初始除颤失败，应立即完成气管插管和建立静脉通道，同时继续进行 CPR。给予 1mg 肾上腺素静脉注射，必要时可多次重复该药，并用 360J 能量再次除颤。如果复律仍然不成功，可再次给予肾上腺素，虽然更高剂量的肾上腺素不太可能增加疗效。只有患者伴高钾血症时，才应该给予碳酸氢钠，并且应尝试静脉注射抗心律失常药物（见正文）。每次使用药物后，应尝试除颤。在上述操作的每一步，同步持续 CPR 都至关重要。（修改自 2010 American Heart Association Guidelines for Cardiopulmonary Resuscitation and Emergency Cardiovascular Care Science. Circulation 2010；122[Suppl 3]：S640.）

急性透壁心肌梗死为心搏骤停触发机制的患者，可以静脉推注利多卡因（60～100mg），并可以在 2 分钟内重复该剂量。目前很少静脉使用普鲁卡因，但对于血流动力学稳定的持续性心律失常可尝试使用。最近的一项随机研究，静脉注射胺碘酮（150mg，必要时再次推注）或利多卡因（60mg）与安慰剂进行对比，结果显示任何一种药物对生存出院和存活者神经系统完好度均与安慰剂无差异[159]。然而，两种药物组的存活至住院率显著高于安慰剂。此外，在有目击者的心搏骤停亚组中，两种药物均可提高出院存活率，但两种药物之间无优劣之分。

对于急性高钾血症、低钙血症、钙离子通道阻滞剂药物中毒引起的顽固性心室颤动，10%的葡萄糖酸钙可能有效[121]。但即使心搏骤停的复苏过程中钙离子的浓度偏低，也不应常规使用钙剂。静脉使用 β-受体阻滞剂或硫酸镁对部分顽固性多形性室性心动过速或尖端扭转性室性心动过速、快速单形性室性心动过速或心室扑动（心率≥260 次/min）或顽固性心室颤动可能有效。对于与 LQTS 相关的急性室性心律失常或室性心动过速风暴患者，静脉使用硫酸镁通常可有效地抗心律失常，即使它对 QT 间期没有影响。

缓慢性心律失常和心脏停搏、无脉性电活动

缓慢性心律失常、心脏停搏或无脉性电活动患者的治疗策略与快速性心律失常患者不同[121]（表 42.17）。在确认心搏骤停为

此种类型后，首先应集中精力稳定心肺功能（如持续 CPR、气管插管、建立静脉通路），反复确认心律（尽可能在两个导联确认），然后采取措施以恢复自主心律或尝试心脏起搏。应考虑并及时排除（或治疗）可能的可逆原因，对心动过缓和心脏停搏尤应如此。这些因素包括血容量不足、低氧血症、心包压塞、张力性气胸、酸中毒、药物过量、低体温和高钾血症。肾上腺素常用于恢复自主电活动或提高心动过缓患者的心率，但作用有限，即使静脉注射异丙肾上腺素达 15~20μg/min，也作用不明显。在无静脉通道时，可将 1mg（10ml 以 1∶10 000 稀释）肾上腺素直接注入心腔或骨髓腔内（IO），但心腔注射可能会引起冠脉或心肌损伤。如果以上方法均不可行，则可通过气管内给药。大剂量肾上腺素的额外获益尚不清楚，对于顽固性心室颤动也是如此。尽管阿托品对其他机制的缓慢性心律失常有一定疗效，但不再推荐用于无脉性电活动或心脏停搏[21]。碳酸氢钠，1mmol/kg，可尝试用于已知或高度怀疑高钾血症或对碳酸氢钠敏感的酸中毒。

由于过去在心搏骤停现场缺乏可胜任的操作人员，限制了心动过缓或心脏停搏患者的起搏治疗。随着更有效的体外起搏系统的发展，需要重新评估起搏的作用及其对预后的影响。不幸的是，截至目前的数据表明，尽管技术得到了发展，但心脏停搏患者的预后仍极差。

已发布的 CPR 和心脏急救标准[121]包括一系列的流程，用于指导合理治疗。图 42.16 和图 42.17 描述了心室颤动和无脉性室性心动过速、心脏停搏（或心脏顿抑）、以及无脉性电活动的流程。这些常规指南并不包含所有可能的方法或意外事件。对孕妇行 CPR 时需注意妊娠子宫对 CPR 的机械性影响。CPR 时孕妇需采取左侧卧位使子宫偏左侧以减轻对主动脉和腔静脉的压迫[160]，标准的除颤对胎儿没有影响。尽管长期胺碘酮治疗要注意潜在的胎儿器官毒性，但 ACLS 时紧急使用抗心律失常药通常是安全的。

维持自主循环恢复初期心律的稳定

如果恢复窦性心律后仍有频发室性早搏或非持续性室性心动过速，可持续静脉给予有效的抗心律失常药物。首选静脉应用胺碘酮，对于急性缺血性事件引起的心律失常也可选择利多卡因，若以上都无效可考虑静脉注射普鲁卡因。有时，也可静脉应用普萘诺尔或艾司洛尔维持，或联合使用硫酸镁，尤其当患者出现胺碘酮治疗无效的反复发作的多形性室性心动过速或室性心动过速风暴时。

儿茶酚胺用于心脏停搏，不仅可以获得更好的电稳定性（如心室颤动从细颤转变为粗颤、增加缓慢性心律失常期间自发性收缩的心率），而且还有正性肌力和外周血管收缩效应。肾上腺素是心搏骤停时儿茶酚胺类药物的首选，其可增强心肌收缩力、提高灌注压、可促使电机械分离转为电-机械偶联、提高除颤的成功率。尽管去甲肾上腺素具有正性肌力作用，但其对肾和肠系膜血流有副作用，因此它不是最理想的药物。当不需要肾上腺素的变时作用时，多巴胺或多巴酚丁胺的正性肌力作用强于去甲肾上腺素。当控制心率以改善心输出量为主要治疗目标时，异丙肾上腺素可用于治疗原发性或除颤后心动过缓。儿茶酚胺治疗后仍持续存在无脉性电活动的患者，有时可用氯化钙。但这种干预的效果尚不确定。在积极的复苏过程中，刺激 α 肾上腺素能受体可能很重要，如已再次强调肾上腺素和高剂量多巴胺的 α 肾上腺素受体激动效应，可通过收缩外周血管升高主动脉舒张压、增加脑和心肌的血流灌注。

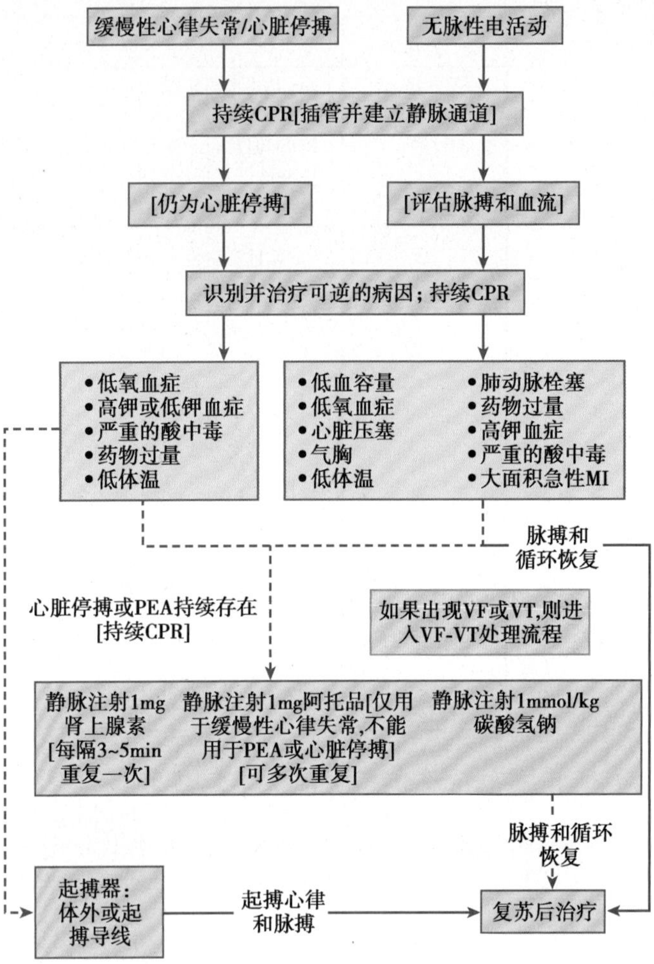

图 42.17 缓慢性心律失常-心脏停搏和无脉性电活动患者的高级心脏生命支持。任何这些状态下的患者在药物治疗之前，都应持续进行 CPR，并完成气管插管和建立静脉通路。首先需确认心脏停搏是否持续存在，或尝试评估无脉性电活动可疑患者的血流情况。应立即尝试识别和治疗引起这类心搏骤停的可逆或可纠正病因。通常首先使用肾上腺素，然后可使用阿托品或碳酸氢盐，或同时使用后两者。除了某些可逆的缓慢性心律失常外，建议尝试使用体外装置或心腔内起搏导管完成心脏起搏，尽管有时可能不成功。（修改自 2010 American Heart Association Guidelines for Cardiopulmonary Resuscitation and Emergency Cardiovascular Care Science. Circulation 2010；122［Suppl 3］：S640.）

心搏骤停后护理和心搏骤停后综合征

自发或辅助下恢复稳定的循环后，需关注心搏骤停后综合征的诊断和治疗[161]，这是一个病理生理学领域，也是一个临床干预范畴，心搏骤停后的各种损伤需要多学科综合管理，主要包含 4 个方面，即脑损伤、心肌功能不全、系统性缺血和再灌注损伤及诱因的持续存在。基于综合考虑，治疗的目标是实现和维持稳定的电活动、血流动力学和中枢神经系统状态[161]。心搏骤停后护理具有特殊性，且涉及多学科，因而需成立心搏骤停后患者管理的特殊心脏中心[162]，类似于创伤或卒中中心。如果增加的运输时间不超过 15 分钟，在转运血流动力学不稳定或昏迷患者时，急救医疗服务响应者将有选择地绕过最近的医院，把患者送至具备心搏骤停后相关抢救设施和复杂情形管理经验的最近医院，即转运患者的病情必须在待接收医院的能力范围之内（图 42.18）。

等级	患者状态	最低医疗资源保障
1级	循环无法恢复 ROSC但意识未恢复 ± 血流动力学不稳定 ± 急性冠脉综合征；± 再发心律失常	当地或区域性设施能够提供最高水平的神经、心血管和重症监护支持 24/7(ICU/CCU/NICU)
2级	ROSC且意识恢复 持续的血流动力学不稳定 ± 急性冠脉综合征 ± 再发心律失常	最近的医疗机构能够提供高水平的心血管和重症监护支持24/7；心导管室可在90分钟内实施PCI
3级	ROSC且意识恢复,血流动力学稳定 急性冠脉综合征的证据；± 再发心律失常	最近医疗机构的导管室 可在90分钟内实施PCI-24/7
4级	ROSC和意识恢复,血流动力学稳定。无急性冠脉综合征证据； ± 再发心律失常	最近的医疗机构具备标准的ED,ICU/CCU；可在24小时内实施心脏导管和PCI治疗

图 42.18 使所需医疗资源与心搏骤停后即刻状态匹配的四级急救服务模型,反映了基于优先级别的医院支持系统。哥本哈根模型为协调水平的提升提供了一个基础,患者可以被运送至最佳或最低医疗需求的最近医疗机构。彩色编码符号将患者紧急程度与社区网格图上推荐的医院资源联系起来。CCU,心脏监护室;ED,急诊室;ICU,重症监护室;NICU,神经重症监护室;PCI,经皮冠脉介入治疗;ROSC,自主循环恢复。(修改自 Myerburg RJ: Initiatives for improving out-of-hospital cardiac arrest outcomes. Circulation 2014;30:1840.)

对于复苏成功的心搏骤停患者,无论事件是发生在院内还是院外,心搏骤停后护理应包括入住重症监护室,并持续监测至少48~72 小时。心搏骤停后综合征的某些特点对于所有复苏患者是一样的,但是发生心搏骤停的临床情况不同,其预后和某些细节管理也不同,主要分为:①急性心肌梗死患者的原发性心搏骤停;②急性心肌梗死患者的继发性心搏骤停;③非心源性疾病、药物作用或电解质紊乱导致的心搏骤停;④院外心搏骤停后幸存者。

血流动力学稳定急性心肌梗死患者的心搏骤停

无血流动力学并发症(如原发性心室颤动,见 59 章)的急性心肌梗死患者在住期间发生心室颤动现已不常见,而在 CCU 建立之前,其发生率约为 15%~20%。若真发生这类事件,配备齐全的急诊室或 CCU 及时干预,可使大多数事件成功逆转。成功复苏后若室性心律失常持续存在,可注射利多卡因。若心律失常在 24 小时后无再发则无需继续应用抗心律失常药物(见 36 章)。发生于急性心肌梗死早期阶段(如 24~48 小时)的心室颤动并不是长期的危险因素,也不是长期抗心律失常药物或器械治疗的适应证。急性心肌梗死后无脉性室性心动过速导致的心搏骤停治疗方法是类似的,其中长期意义同心室颤动和多形性室性心动过速。血流动力学稳定持续性单形性室性心动过速在急性心肌梗死早期的意义并不明朗,需要对康复阶段的患者进行重新评估。在无原发性血流动力学恶化的情况下,急性下壁心肌梗死时由于缓慢性心律失常和心脏停搏导致的心搏骤停并不常见,患者可能对阿托品或起搏器有反应。大部分患者预后良好且无需长期监护。极少数因为持续性症状性缓慢性心律失常而需安装永久起搏器,相反,缓慢性心律失常导致的心搏骤停若由广泛前壁心肌梗死(以及房室或室内传导阻滞)引起,则预后很差。

血流动力学不稳定急性心肌梗死患者的心搏骤停

心肌梗死急性期由于血流动力学异常或机械性功能紊乱引起的心搏骤停可导致 59%-89%的即刻死亡率,预后与血流动力学异常的严重程度和梗死面积的大小相关。这类患者的复苏往往以失败告终,即使复苏成功,心搏骤停后的治疗也是一个难题。在这种情况下,继发于室性心动过速或心室颤动的心搏骤停,复苏后积极进行血流动力学支持或抗缺血治疗可帮助实现节律稳定。静脉应用胺碘酮已成为抗心律失常药物的首选,与缺血相关的心室颤动也可尝试利多卡因,但成功率低于原发性心室颤动。成功的介入治疗和预防心搏骤停复发与成功管理患者的血流动力学状态密切相关。在血流动力学不稳定急性心肌梗死患者中,由缓慢性心律失常、心脏停搏或无脉性电活动引起的心搏骤停比例更高。这些患者通常有大面积的梗死灶和严重的血流动力学异常,且可能存在酸中毒和低氧血症。即使采用积极的治疗,心脏停搏患者的预后也很差,并且很少能从无脉性电活动中复苏。所有在心脏停搏开始就出现循环衰竭的患者都属于高危,一项研究发现低血压患者的存活率仅为 2%。

无心脏异常住院患者的心搏骤停。这些患者分为两类:①患有预期寿命受限疾病,如恶性肿瘤、败血症、器官衰竭、终末期肺病和晚期中枢神经系统疾病;②急性中毒或致心律失常状态具有潜在可逆性。在第一类患者中,快速性心律失常心搏骤停的发生率低于缓慢心律失常,且心搏骤停后的生存预后较差。尽管向终末期疾病患者下达"终止复苏"命令可能会使数据出现偏差,但已有的资料显示,尝试性复苏的预后并不佳。只有 7%的癌症患者和 3%的肾衰竭患者成功复苏并出院,无患有败血症或急性中枢神经系统疾病患者复苏成功和存活出院。对于少数成功复苏患者,促发因素决定事件后治疗。

大多数抗心律失常药物(见第36章)、一些非心脏用药以及电解质紊乱都可引起致命性心律失常和心搏骤停。ⅠA类和Ⅲ类抗心律失常药物可通过延长QT间期和诱发尖端扭转型室性心动过速而产生致心律失常作用。ⅠC类药物很少引起尖端扭转型室性心动过速,但与短暂缺血相互作用可增加近期心肌梗死患者心源性猝死的风险。在其他类药物中,吩噻嗪、三环类抗抑郁药、锂、特非那定与酮康唑(或肝细胞色素P-450系统中的其他酶阻断剂)、喷他脒、可卡因、红霉素和非抗心律失常的心血管药物(如利多氟嗪)等均是公认的原因(见http://www.crediblemeds.org)。除此之外,还报道了许多药理学和病理生理学-代谢原因,低钾血症、低镁血症和可能的低钙血症是与心搏骤停最密切相关的电解质紊乱。酸中毒和缺氧会加剧电解质紊乱相关的易损性。致心律失常作用往往表现为QT间期延长,但也有例外。

静脉应用镁剂、起搏、异丙肾上腺素和去除诱因可治疗尖端扭转型室性心动过速引起的或即将发生的心搏骤停。如果基础原因为QT延长,镁可以有效地控制心律失常而无QT间期缩短。IC类药物可能会导致快速正弦型室性心动过速,尤其是在左室功能较差的患者。这种室性心动过速在复律后往往会反复发作,直至药物开始被清除,部分患者可用普萘洛尔治疗。当患者的病情可以稳定至有害因素被消除(如致心律失常药物)或被纠正(如电解质失衡、低体温),其预后往往很好。识别尖端扭转型室性心动过速及其危险因素QT间期延长和相关药物,有助于这些患者的管理(见第39章)。

心搏骤停后QT间期延长的风险识别

院外心搏骤停幸存者的初始管理主要集中在稳定心脏电活动、维持血流动力学稳定、以及为逆转心搏骤停引起的所有器官损伤提供支持性治疗。院内心搏骤停复发的风险相对较低,并且成功院外复苏后,心律失常仅占院内死亡的10%。然而,住院期间的死亡率为50%,表明非心律失常性死亡是早期复苏后死亡的主要机制(30%血流动力学相关,60%中枢神经系统相关)。抗心律失常治疗,通常静脉应用胺碘酮,用于骤停后住院48小时内反复发作心律失常的患者,以预防心搏骤停再发。已有或新出现房室或室内传导异常的患者,再发心搏骤停的风险特别高。对上述患者常规使用临时起搏器的作用进行了评估,尚未发现其有助于预防早期心搏骤停再发。对病情不稳定的患者可采用侵入性血流动力学监测,但不常规用于入院时病情稳定的患者。

缺氧性脑病是院内死亡或出院后6个月内死亡的强有力预测因素。入院时仍无意识的骤停后患者,应立即行治疗性低温诱导,以降低代谢需求和脑水肿[126,127],可改善患者的生存率。一项关于院前输液(静脉输入冷盐水)低温治疗的随机研究表明,自发循环恢复会略有减少,但并不增加患者的存活出院率[163]。起初温度目标为32~34℃,随后的数据表明以36℃作为治疗目标时,其疗效相当且更容易实现[164]。患者的获益可能得益于对高热的预防。

在恢复的后期,继续关注中枢神经系统状态,包括身体的康复,对患者的预后极为重要。必要时需采用常规呼吸支持,其他器官系统损伤(如肾、肝)的管理以及感染并发症的早期识别和治疗,也有助于改善患者的最终存活率。

院外心搏骤停幸存者的长期管理

当院外心搏骤停幸存者苏醒并达到心脏电活动和血流动力学稳定时,通常需在几天内建立长期管理策略所需的工作事宜。其目标是确定心搏骤停的特定致病因素和触发因素,以了解患者心血管系统的功能状态,并建立长期治疗策略。中枢神经系统功能恢复有限的患者通常不进行大量检查,透壁性急性心肌梗死引发的心搏骤停患者的检查与其他类型急性心肌梗死患者相似(见第59章)。

当按照现有指南治疗时,非急性心肌梗死诱发的院外心搏骤停且神经功能恢复良好的患者,其长期生存率似乎与其年龄、性别和疾病严重程度相关[165-167]。这些患者应接受诊断检查以确定心搏骤停的原因,制定针对基础疾病的长期治疗计划,以预防复发性心搏骤停或心源性猝死。如果冠状动脉粥样硬化被认为是事件的原因或可能原因,则检查应包括冠状动脉造影、通过负荷成像技术评估冠状动脉病变的功能学意义、确定功能及血流动力学状态、评估致命性心律失常事件是由急性心肌梗死相关的一过性风险引起还是有临床基础的持续风险所导致。

一般护理

心搏骤停后幸存者的一般管理取决于具体病因和基础病理生理过程。对于缺血性心脏病患者(参见第60和61章),需采取措施以预防心肌缺血,制定改善左心室功能的优化策略,并关注一般医疗状况。虽然有限的数据表明,血运重建术可能会改善院外心搏骤停幸存者的复发率和总死亡率,但没有一项设计合理的前瞻性对照研究证实搭桥手术或经皮介入治疗可使这些患者获益。心搏骤停后血运重建的适应证仅限于那些一般情况下也具有血管成形术或外科手术适应证的患者,包括存在缺血相关心搏骤停的患者。

虽然尚无安慰剂对照试验的数据证实各种抗缺血策略(包括β-受体阻滞剂或其他药物治疗)对院外心搏骤停后长期治疗的益处,但药物、导管介入或外科抗缺血治疗,而非抗心律失常药物治疗,通常被认为是长期管理院前心搏骤停幸存者的主要方法,如果一过性心肌缺血是其发病的诱因。此外,一项无对照的观察性研究对心搏骤停后幸存者在事件后是否接受β-受体阻滞剂进行了比较,结果提示β-受体阻滞剂可以改善这类患者的远期预后。院外心搏骤停后血运重建和抗缺血药物治疗的具体疗效仍需进一步评估。

那些已被证明可为左室功能障碍患者带来临床和死亡率获益的各种药物策略(如ACEI、卡维地洛、其他β-肾上腺素能阻滞剂、螺内酯)是否可以提供独立于总死亡率获益之外的特定心源性猝死获益,目前尚不确定。

心搏骤停和心源性猝死的预防

心源性猝死的预防可分为5个临床亚组:①预防心搏骤停幸存者的复发事件(二级预防)(表42.7);②预防伴射血分数降低和其他风险因素的晚期心脏病高风险患者的初始事件(一级预防)(表42.8);③常见或少见结构性心脏病非晚期患者的一级预防;④心脏结构正常、轻微或轻度结构异常或遗传性分子疾病患者的一级预防(表42.9);⑤一般人群的一级预防。最后一类人群包括一大部分既往没有已知疾病、以心源性猝死作为初发事件的患者(见前文)。

对于心搏骤停高风险的患者,可考虑4种不相互排斥的抗心律失常策略:植入型除颤器、抗心律失常药物、导管消融和抗心律失常外科手术。最高风险患者的主要治疗方法是植入型除颤器。与辅助治疗相反,其他二级预防策略对后续心源性猝死的作用尚未明确。除了这些特定的抗心律失常策略外,其他药物和心血管疾病的治疗对于管理有心源性猝死风险的患者也是不可或缺的。

表 42.7 植入型心律转复除颤器的二级预防试验

试验(随访分析),发表年	研究组,准入标准	从符合入选诊断标准到随机化的时间	入组患者的射血分数	全因死亡率		获益	
				对照组	ICD 组	Rel RR	Abs RR
AVID(2 年分析),1997	VF,VT 合并晕厥,EF≤40%的 VT	准入标准:不明确; 实际:未报道; EF:事件后 3 天(中位数)	32%(SD,±13%)	25%	18%	-27%	-7%
CIDS(2 年分析),2000	VF,由 VF 或 VT 导致的院外心搏骤停,VT 合并晕厥,有症状的 VT 且 EF≤35%,未监测的晕厥且随后出现自发或可诱发 VT	准入标准:不明确 实际:合格事件至随机化时间未报道;随机化到 ICD 植入的中位数时间为 7 天(90%以上在 21 天之内) EF:未报道	34%(SD,±14%)	21%	15%	-30%	-6%
CASH(9 年分析),2000	VF,VT	准入标准:不明确 实际:未报道 EF:未报道	46%(SD,±18%)	44%	36%	-23%	-8%

Abs RR,绝对风险减低;EF,射血分数;Rel RR,相对风险减低;SD,标准差;VF,心室颤动;VT,室性心动过速。

引自 Myerburg RJ, Reddy V, Castellanos A. Indications for implantable cardioverter-defibrillators based on evidence and judgment. J Am Coll Cardiol 2009;54:747.

表 42.8 植入型心律转复除颤器的一级预防试验

试验(随访分析),发表年	研究组,准入标准	从符合入选诊断标准到随机化的时间	入组患者的射血分数	全因死亡率		获益	
				对照组	ICD 组	Rel RR	Abs RR
MADIT(2 年分析),1996	陈旧性 MI,可诱发 VT,EF≤35%,静脉注射普鲁卡因胺失败	准入标准:大于 3 周 实际:75%大于 6 个月 达标 EF:时间未报道	26%(SD,±7%)	32%	13%	-59%	19%
CABG Path(2 年分析),1997	冠脉搭桥手术,EF<36%,SAECG(+)	CAD 的诊断:时间未报告 达标 EF:时间未报告 SAECG:随机当天	27%(SD,±6%)	18%	18%	N/A	N/A
MUSTT(5 年分析),1999	CAD(陈旧性心肌梗死≈95%),EF≤40%,N-S VT,可诱发性 VT	达标 N-S VT:心肌梗死后 4 天及以上 距离心肌梗死时间:17%≤1 个月,50%≥3 年 达标 EF:时间未报道	30%(21%,35%)[中位数(25 至 75 百分位)]	55%	24%	-58%	-31%
				电生理指导下:60 个月时 AAD 比 ICD			
MADIT Ⅱ(2 年分析),2002	陈旧性心肌梗死(>1 个月),EF≤30%	准入标准:≥1 个月 实际:88%≥6 个月 达标 EF:时间无报道	23%(SD,±5%)	22%	16%	-28%	-6%
DEFINITE(2.5 年分析),2004	非缺血性心肌病;Hx-HF,EF≤35%,室性期前收缩≥10 次/小时或 N-S VT	出现心力衰竭(平均):对照组 = 3.27 年;ICD 组 = 2.39 年	21%(7%~35%)	14%	8%	-44%	-6%
DINAMIT(2.5 年分析),2004	近期心肌梗死(6~40 天),EF≤35%;HRV 异常或 24 小时平均心率>80 次/min	准入标准:6~40 天 实际:平均时间 18 天	28%(SD,±5%)	17%	19%	N/A	N/A
SCD-HeFT(5 年分析),2005	Ⅱ~Ⅲ级心力衰竭,EF≤35%	准入标准:时间未报道 达标 EF:时间未报道	25%(20%,30%)[中位数(25 至 75 百分位)]	36%	29%	-23%	-7%

AAD,抗心律失常药物;Abs RR,绝对风险降低;CAD,冠心病;CHF,充血性心力衰竭;EF,射血分数;HRV,心率变异性;Hx HF,心力衰竭史;IV PA,静脉注射普鲁卡因胺;MI,心肌梗死;N-S,非持续;Rel RR,相对风险降低;SAECG(+),信号平均心电图阳性。

引自 Myerburg RJ, Reddy V, Castellanos A: Indications for implantable cardioverter-defibrillators based on evidence and judgment. J Am Coll Cardiol 54:747,2009.

表 42.9 伴心源性猝死风险的遗传性疾病植入型心律转复除颤器的适应证

诊断	ICD 适应证	数据的主要来源	风险因素	指南	
				分级	证据
HCM	SCA 二级预防	注册、队列研究	SCA 病史、无脉性 VT	Ⅰ级	B类
	SCA 一级预防	注册、队列研究	持续性 VT、不明原因晕厥	Ⅱa级	C类
			LV 厚度>30mm, LV 流出道压力阶差高; SCD 家族史, N-S VT; 运动血压反应受损	Ⅱa级	C类
ARVD/RVCM	SCA 二级预防	注册、病例分析	SCA 病史、持续性 VT	Ⅰ级	B、C类
	SCA 一级预防	注册、病例分析	不明原因晕厥	Ⅱa级	C类
			可诱发 VT, N-S VT, 病变范围大	Ⅱa级	C类
先天性 LQT	SCA 二级预防	注册、队列研究	SCA 病史、症状性 VT	Ⅰ级	B类
	SCA 一级预防	注册、队列研究	服用β-受体阻滞剂期间仍有 VT 或晕厥, QTc>500ms, 早发 SCA 家族史(?)	Ⅱa级、Ⅱb级	B类
家族性 SQT	SCA 二级预防	小规模病例分析	SCA 病史,"特发性"VF	Ⅰ级	C类
	SCA 一级预防	小规模病例分析	不详, SCD 家族史(?)	Ⅱb级, Ⅲ级	C类
Brugada 综合征	SCA 二级预防	队列研究	SCA 病史, 无脉性 VT	Ⅰ级	B类
	SCA 一级预防	队列研究	症状性 VT, 原因不明晕厥, 早发 SCA 家族史伴 1 型心电图表现	Ⅱa级	C类
CPVT/F	SCA 二级预防	小规模病例分析	SCA 病史, 无脉性 VT	Ⅰ级	C类
	SCA 一级预防	小规模病例分析	服用β-受体阻滞剂期间仍发生 VT 或晕厥, 早发 SCA 家族史(?)	Ⅱa级	C类

ARVD/RVCM:致心律失常性右室发育不良/心肌病;CPVT/F:儿茶酚胺敏感性多形性室性心动过速/心室颤动。HCM,肥厚型心肌病;LQT,长 QT 综合征;LV,左心室;N-S,非持续性;SCA,心源性猝死;SQT,短 QT 综合征;VA,室性心律失常;VF,心室颤动;VT,室性心动过速;(?),不确定。指南分类和证据级别根据最近两份指南/文字叙述和表格陈述的融合[165,166],依作者的判断略有差异。定义根据指南中的标准用法。

引自 Myerburg RJ, Reddy V, Castellanos A. Indications for implantable cardioverter-defibrillators based on evidence and judgment. J Am Coll Cardiol 2009;54:747-63.

评估个体患者风险的各种分析技术,以及现有的不同治疗策略的有效性和安全性数据,共同决定了患者的治疗选择或是否采用联合治疗。

心源性猝死的风险评估方法

一般医学和心血管风险标志物

是否伴有获得性疾病及其严重性(如冠状动脉粥样硬化及相关心肌缺血、或 MRI 定义的瘢痕、左室功能障碍和心室容量、心力衰竭)和一般医学状况(如高血压、糖尿病、血脂异常、慢性肾衰竭、吸烟)是评估心源性猝死风险的必要条件。虽然缺乏个体心源性猝死风险预测的特异性,但它们给各亚组患者提供了一般风险性指标和治疗获益的数据(如β-受体阻滞剂、ACEI 和 ARB、他汀类药物)。近期的报道显示,在两项无心血管病史人群的长期研究中,采用了一系列易于识别的危险因素对心源性猝死患者进行了风险评分[168]。该模型提示,大范围、非线性梯度风险主要影响最高的一个或两个十分位数人群。这类模型在个体风险预测方面方向正确,但其效应值有限:平均年龄 54 岁组的最高十分位数人群 10 年心源性猝死风险为 5%,而平均年龄 72 岁组的风险为 11%。这种风险程度不足以证明某些干预措施的有效性,需进一步风险分层以确定风险更高亚组具有足够的风险,且需采取进一步的治疗。

对于已知或疑似冠心病或非缺血性心肌病的患者,正在探索其他非创伤性风险标志物,包括自主神经功能检测、QT 间期稳定性和遗传因素对心源性猝死风险的影响(见上述"心脏猝死的风险因素")。已经评估了危险标志物的恰当检测时间和联合检测的潜在重要性[2]。一项研究表明,与刚发生事件相比,在事件发生后 8 周评估标志物,心肌梗死后不良事件的风险预测能力更强[169]。另一项涵盖了 231 名急性心肌梗死和初始射血分数低于 35%的患者队列研究显示,90 天随访时超声心动图的射血分数分布为,43%的患者射血分数保持在 35%或更低,31%的患者射血分数增加到 36%至 49%,26%的患者射血分数增加到 50%及以上[170]。这对未来心源性猝死风险的影响如何仍有待确定。另一项研究显示,在平均 2.9 年的随访期间,急性心肌梗死的优化药物治疗可显著降低心源性猝死风险(1.2%的优化治疗和 0.4%的年发病率 vs 3.6%的非优化治疗和 1.4%的年发病率;$P<0.01$),其中急性期 PCI 的影响最大[171]。

动态心电图检测

对于那些被认为处于高风险的某些形式的结构或电生理疾病个体,动态心电图检测仍然有助于评估发生致命性持续性心律失常的风险(见第 35 章)。技术进步有助于实现更长时间的监测,并有助于识别相关症状的病因是否为阵发性心律失常，如近似晕厥和晕厥。除了与心源性猝死相关的常见疾病之外，循环记录仪还可用于诸如肥厚型心肌病、长 QT 综合征、右室发育不良患者，以及患有扩张型心肌病或心力衰竭的患者。

用于风险分析的程序电刺激

一个存在争议的大数据库评估了电生理检查对风险分析的作用，特别是晚期心脏病患者，发现其现在的应用价值比过去有限。在 MADIT 和 MUSTT 等一级预防试验中，电生理检查被用于风险分析，并显示出很大的益处[72]。MADIT Ⅱ中所入选患者的射血分数比 MADIT 或 MUSTT 低，并且没有使用程序电刺激或其他心律失常标记物，该研究证明了 ICD 治疗的生存益处，而无需将电生理检查结果纳入治疗决策。尽管电生理检查似乎有利于选择患者和临床情况，但是它是否普遍有用尚未明确。有趣的是，对 MADIT Ⅱ患者的随访研究表明，可诱发性与室性心动过速的高发生率相关，非诱发性与心室颤动的高发生率相关[172]。

在心搏骤停幸存者的二级预防试验中，尚未明确常规电生理检查是否具有预测价值[72]。在没有结构性心脏病或怀疑室上性心动过速为心搏骤停的起始节律时，电生理检查才是评估的必要手段。对于后一类患者，应行针对室上性心动过速进行治疗而不是 ICD 治疗。大多数先前的研究已证明，对于潜在室性心律失常的评估存在局限性，因为平均少于 50% 的心搏骤停幸存者具有可诱发的室性心律失常。在心搏骤停的潜在可逆性诱发因素可被识别的情况下，对于一过性缺血为诱发机制且射血分数正常或接近正常的心搏骤停幸存者而言，电生理检查的治疗指导作用可能仍然有限。

对于没有心搏骤停但有症状性心律失常或被认为具有潜在高风险的患者，尽管适应范围有限，仍使用程序电刺激。通过适当方案诱发持续性或血流动力学不稳定的单形性室性心动过速，被认为阳性且有预测价值，而诱发非持续性或多型性室性心动过速或心室颤动的价值仍有争议。虽然有人提出诱发非持续性室性心动过速可能有风险，但在无结构性心脏病或使用较激进方案时，通常认为它是非特异性的。未能诱发室性心动过速并不能说不存在风险[172]。最近的一项 meta 分析结果表明，即使可诱发多形性室性心动过速和心室颤动，对于非缺血性扩张型心肌病患者也提示存在风险[173]。

降低心源性猝死风险的策略

抗心律失常药

对于院外心搏骤停和伴血流动力学改变室性心动过速的风险管理，以往最早的措施是使用膜活性抗心律失常药物。这种方法最初基于这样的假设，频发的室性心律失常为潜在致命性心律失常的触发机制，抗心律失常药物因对它们的抑制而具有保护作用。还假设，心肌的电生理不稳定性可能与不应期和传导速度的区域性疾病变化相关，易于发生潜在的致命性心律失常，并且可能被抗心律失常药物纠正。在程序电刺激研究期间，抑制室性心动过速或心室颤动的可诱发性也可能反映这种效应。经验性使用胺碘酮、β-肾上腺素能阻滞剂或膜活性抗心律失常药物证实了心律失常可被抑制，但缺乏科学有效的生存获益依据。CAST 结果阐明了心律失常抑制与生存获益之间的差异，即某些Ⅰ类抗心律失常药物尽管抑制了室性早搏，但增加了死亡率。相比之下，β-受体阻滞剂治疗可能对这些患者有一定的益处；尽管在 SCD-HeFT（心源性猝死-心力衰竭试验）中，胺碘酮在心力衰竭患者中的作用不如对照组，但胺碘酮也可能对某些患者有效[72]。对 AVID 患者的亚组分析表明，在射血分数大于 35% 的心搏骤停幸存者中，ICD 和胺碘酮治疗的预后相似，但没有未治疗的对照组以确定两者是有益还是无效。总之，心律失常抑制和经验性抗心律失常药物治疗曾作为降低 VT/VF 幸存者风险的策略和高风险人群一级预防的方法而风靡一时，但最终发现，无论有无 ICD，抗心律失常药物只是有利于控制心律失常的症状。

程序电刺激指导的治疗

基于某种抗心律失常药物对可诱发心律失常的抑制作用，通过程序电刺激可识别应用该药物的获益人群及其对院外心搏骤停幸存者长期治疗的有效性。尽管担心不同刺激方案的敏感性和特异性以及程序电刺激时的心肌状态在多大程度上能够反映临床上出现心搏骤停时的状态，上述评估方法仍被认为是优选方案。如上所述，大多数观察性研究也发现了该方法的局限性，即只有少部分心搏骤停幸存者（多项研究的平均值<50%）在程序电刺激时可诱导出心律失常。

电生理检查时，药物可抑制持续性室性心律失常的可诱发性作为心源性猝死二级预防终点或高危心肌梗死后患者的一级预防，除在一级预防中有少数例外之外，其在大多数亚组中的获益程度均不如 ICD[174]。

外科手术干预措施

之前流行的抗心律失常外科手术方法目前应用有限。术中标测指导下的冷冻消融可用于在电生理检查期间可诱发的、血流动力学稳定的、持续性单形性室性心动过速以及心室和冠状动脉解剖适于导管消融的患者。然而，它对院外心搏骤停幸存者的适用性很小，因为在心搏骤停幸存者中很少观察到适合这种手术的心律失常类型。它可以作为心律失常负荷重而需频繁电击的 ICD 植入者的辅助治疗。

导管消融治疗

应用导管消融技术预防室性快速性心律失常最为有效的是起源于右心室或左室间隔部的良性局灶性心动过速（见第 36 章）和一些折返性室性心动过速。除了少数例外，导管消融技术不适用于治疗高风险的室性快速性心律失常或作为心律失常基质有进展风险患者的决定性治疗方法。对发生于心肌病及其他结构性心脏病的束支折返性室性心动过速，消融右束支可阻断折返环。然而，对于许多有心源性猝死风险的结构性心脏病患者或心搏骤停幸存者的适用性有限。尽管如此，对于伴有多次快速性心律失常事件的 ICD 患者，导管消融仍是一种合理的辅助治疗策略。经导管基质改良或消融已被证明可用于接受多次 ICD 治疗的患者[175]，另一项研究发现，其疗效优于强化抗心律失常药物治疗[176]。但到目前为止，此种策略仅可降低患者接受 ICD 治疗的次数，其是否可带来生存获益尚需进一步的研究。

植入型除颤器

ICD 的发展为心搏骤停高风险患者的管理增加了新的解决方案（见第 41 章）。20 世纪 80 年代早期，在针对少数极高危患者组的初步报告之后，根据病史对照或首次适当治疗时间等死亡替代终点预测，一些观察性研究证实，ICD 可将 1 年猝死率降低至 5% 以内，高死亡风险人群的总死亡率降低至 10%到 20%[72]。然而，ICD 治疗的生存率获益仍然不确定且存在争议(图 42.18)。从第一例植入型除颤器的临床应用到第一项大型随机对照植入型除颤器与抗心律失常药物治疗的临床研究发表间隔了 16 年[72]。在此期间，有关报道显示，ICDs 有转复潜在致命性心律失常的能力，但由于混淆因素的影响，不能明确相对或绝对死亡率获益；其中混淆因素包括猝死和非猝死的竞争风险，以及无法确定适时的除颤是否真正代表了致命性事件的中止。

发表的第一个随机对照研究 MADIT(多中心自动除颤器植入试验)显示，除颤器作为心源性猝死高危人群一级预防优于抗心律失常药物治疗(主要是胺碘酮)，总死亡率相对降低了 59%(累积 54%)，随访 2 年死亡绝对风险降低 19%。在随后不到 10 年的时间，一系列随机对照试验评估了 ICD 治疗对既往心肌梗死、既往心搏骤停和心力衰竭患者心源性猝死的一级和二级预防作用。

尽管这些研究报道 ICDs 有转复潜在致命性心律失常的作用，并且在一些患者中的疗效优于胺碘酮，但由于缺乏安慰剂对照，阳性对照试验无法确定某一干预的绝对获益，因此仍然无法量化生存获益的程度。虽然有这些不足，ICD 现在仍然是心搏骤停幸存者预防复发及高危患者一级预防的首选治疗方法。目前存在的问题包括，胺碘酮与 ICDs 相比在院外心搏骤停幸存者低风险亚组中的相对获益，β-受体阻滞剂、导管和外科抗缺血治疗的作用，以及药物治疗的确切地位。

特定疾病人群的治疗策略应用

心搏骤停后心源性猝死的二级预防

随着社区急救措施的开展，院外心搏骤停幸存者的数量逐步增加，制定可改善患者长期生存率的治疗策略成为临床研究者的任务。然而，影响心搏骤停幸存者长期治疗策略的因素包括，由于安慰剂治疗高死亡风险患者存在伦理问题，因此缺少一个同时发生的可靠自然病程做参照来评估干预措施的疗效，以及可能提高生存率的特定心血管治疗措施所带来的混杂影响。长期治疗的早期方法集中在电生理检查指导下使用或经验性使用抗心律失常药物，尤其是胺碘酮。各种观察性和阳性对照研究表明，胺碘酮优于Ⅰ类抗心律失常药物，抑制可诱发的室性心律失常并不比抑制失败者更有效。这种方法已不再广泛使用。

ICDs 与抗心律失常药物对比的第一个强有力的二级预防试验结果发表于 1997 年，即 AVID 研究，显示在两年随访期总死亡率相对风险降低 27%，绝对风险降低 7%(图 42.19)[72]。此后不久又发布了另外两项研究报告，即 CIDS(加拿大植入型除颤器研究)和 CASH(Hamburg 心搏骤停研究)，由于受入组人数的限制，均只显示了相似的获益趋势(见表 42.7)。这些数据的荟萃分析证实了 ICDs 对二级预防的益处[177]，尽管只有 AVID 研究证明 ICD 相对于抗心律失常药物治疗，通常是胺碘酮，具有统计学上显著的生存获益。AVID 的亚组分析还表明，对于射血分数大于 35%的 VT/VF 幸存者，ICDs 并不优于抗心律失常药物。由于这是一项回顾性分析且说服力不足，因此该结论还有待于进一步验证。由于安慰剂对照

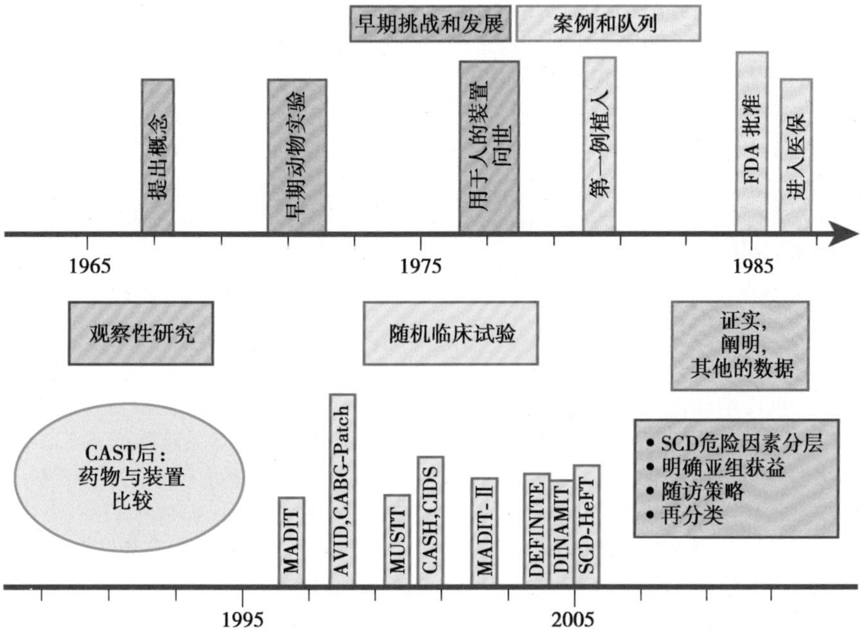

图 42.19 植入型心律转复除颤器(ICD)的概念始于 20 世纪 60 年代后期，随着技术的发展和证据的积累，首例临床植入完成于 1980 年。1980 年至 1996 年下半年，支持 ICD 获益的数据大部分来自观察性研究或基于小规模高危人群队列研究以及案例对照研究。支持一级和二级预防适应证的所有大型研究均发表于 1996 晚期到 2005 年初，后来的研究为已有临床试验结果的解释提供了帮助，但仍需更多的数据证实、阐明和更好地定义其有效性及可以明显获益的适应证个体。(修改自 Myerburg RJ, Reddy V, Castellanos A. Indications for implantable cardioverter-defibrillators based on evidence and judgment. J Am Clin Cardiol 2009;54:747.)

试验不符合伦理而无法进行,因此需设计严格的可执行植入后监测研究。尽管存在这些限制,目前在没有可识别、可纠正的一过性心搏骤停原因情况下,无论射血分数如何,ICDs已成为院外心搏骤停幸存者或血流动力学异常室性心动过速患者的优选疗法。

晚期心脏病患者心源性猝死的一级预防

CAST研究结果显示,Ⅰ类抗心律失常药物用于心源性猝死一级或二级预防普遍疗效不佳或存在不良反应,因此,人们将目光转向了胺碘酮和植入型除颤器。EMIAT和CAMIAT为心肌梗死后胺碘酮应用研究,其中一项试验要求射血分数低于40%,两项试验均提示抗心律失常药物有益,表现为心律失常死亡或需复苏的心室颤动减少,但没有总死亡率获益。亚组分析表明,同时使用β-受体阻滞剂确实可以带来死亡率获益。

与胺碘酮试验同期进行的第一个随机对照试验(Multicenter Automatic Defibrillator Implantation Trial, MADIT)比较了抗心律失常药物(主要是胺碘酮)和ICD的有效性(见表42.8),随机分组患者的射血分数小于35%、动态心电图可记录到非持续性室性心动过速、以及伴有普鲁卡因酰胺无法抑制的可诱导室性心动过速。研究发现这类极高危人群ICD治疗的总死亡率相对于药物治疗,主要是胺碘酮,降低了54%。在同一期间的一项对接受冠状动脉搭桥手术且射血分数小于36%患者的试验(CABG Patch Trial)显示,ICD植入与非特异性抗心律失常治疗相比对总死亡率没有影响。低射血分数且信号平均心电图阳性是入选该研究所需的唯一心律失常风险指标。第三项试验MUSTT[72]是一个复杂的研究,旨在评估电生理指导下的治疗是否可使下列患者获益,包括非持续性室性心动过速、可诱发性室性心动过速、心肌梗死病史和射血分数小于40%。结果表明,尽管电生理检查指导治疗使总死亡率显著降低,但与未接受治疗的可诱发心动过速患者相比,主要获益来自因药物治疗无效而接受ICDs的患者。随访5年,ICD治疗患者的死亡率为24%,接受电生理检查指导下药物治疗患者的死亡率为55%,随机分配至无治疗措施患者的死亡率为48%。随后的心肌梗死后一级预防试验MADIT Ⅱ显示,ICD在既往心肌梗死和射血分数低于30%患者中的生存获益超过常规治疗,随访2年相对风险降低28%,绝对风险降低6%(22% vs 16%)(见图42.19)。在长期随访期间,估计的幸存者年均风险约为8.5%,其中最强的风险预测因素为年龄超过65岁、Ⅲ或Ⅳ级心力衰竭、糖尿病、非窦性心律和血尿素氮水平升高[178]。

MADIT和MADIT Ⅱ的入组时间要求分别为梗死后超过3周和1个月,但这些和MUSTT研究入组患者的实际平均梗死后时间要长得多。由于既往和近期的[25]数据表明心肌梗死后早期心源性猝死的风险更高,因此DINAMIT旨在评估射血分数小于等于35%[179]和伴有其他风险指标的患者心肌梗死后早期植入ICD是否获益。DINAMIT显示,心肌梗死后早期植入ICDs,6至40天(平均18天),尽管降低了随机分组患者的心律失常致死率,但无总体生存获益。与常规治疗相比,原因不明非心律失常致死率有所增加,需要在未来进一步的探讨。IRIS试验还评估了射血分数小于等于40%和具有其他风险标记或非持续性室性心动过速患者心肌梗死后早期(梗死至随机入组时间为5至31天,平均为13±7天)植入ICD的效果[180],结果发现ICD治疗不改善生存率。这些数据表明,心肌梗死后早期的一些心源性猝死是由非心律失常机制引起,或心肌梗死后早期需要不同的风险预测因子。事实上,支持这两种可能性的数据均有限。VALIANT研究评估了105名被认为是心源性猝死者的尸检结果,发现心肌梗死后早期接近一半的心源性猝死是由机械并发症引起,其中很大一部分是再发心肌梗死和室壁瘤破裂[181]。另一项心肌梗死后早期植入ICD试验(BEST-ICD)由于入组率低而提前终止,该试验入选心肌梗死后早期(第5天至30天)射血分数低于35%且有其他风险标志物的患者,ICD植入仅用于随机至电生理检查指导下可诱发性持续性室性心律失常的患者[182]。结果显示,传统治疗组与电生理检查指导治疗组1年的死亡率分别为18%和14%,2年的死亡率分别为29.5%和20%。该趋势没有显著性统计学意义。由于研究提前终止,其数据的说服力也不足。来自澳大利亚的观察性数据显示,电生理检查指导治疗在识别心肌梗死后早期心源性猝死风险中具有潜在价值[183]。需采取进一步措施,合理预测这一关键时期心源性猝死的风险。

对ICD早期获益的预期来自1996年至2005年间报道的干预研究,这些研究从20世纪90年代初开始设计并执行至2004年。近期的数据表明心肌梗死期间和之后的优化治疗,包括血运重建、使用β-受体阻滞剂、乙酰水杨酸、他汀和ACEI类药物,有利于降低事件后长期随访中心源性猝死风险[171]。在这项研究中,血运重建的影响最大。尽管这些干预措施改善了射血分数,但尚未明确与早期ICD研究中射血分数相同患者的风险是否降低了;而这些心肌梗死相关干预措施确实降低了心肌梗死后患者心源性猝死的发生率。另一项研究也表明,急性心肌梗死期间的溶栓和PCI治疗以及1995年至2010年间的其他治疗变化改善了患者30天的死亡率[47]。2009年至2011年的一项随机试验旨在评估ICD程控策略对除颤和死亡率的影响[184],发现与传统程控组相比,更高的检测频率和更长的检测时间可减少电击次数和死亡率。有趣的是,传统程控组24个月的累积死亡率为10%,而最初MADIT Ⅱ队列(1997年至2001年)为16%,提示ICDs之外的影响改善了患者的预后。

DEFINITE研究旨在明确非缺血性心肌病、心力衰竭病史、射血分数小于等于35%以及室性早搏或非持续性室性心动过速患者是否可以从预防性ICD治疗中获益,其研究结果未能达到统计学意义($P=0.08$)。2年随访期间相对风险降低了35%,绝对风险降低6%,显示出了较强的获益趋势[185]。QRS间期延长、射血分数高于20%、Ⅲ级心力衰竭亚组获益高于整体人群。SCD-HeFT旨在明确ICDs与胺碘酮和安慰剂相比在Ⅱ或Ⅲ级充血性心力衰竭和射血分数低于35%患者中的潜在获益。非缺血性和缺血性心肌病几乎同样有代表性,85%的缺血性心肌病患者有心肌梗死病史。结果显示,5年间相对风险降低了23%,绝对风险降低了7%(图42.20)[186]。胺碘酮并不优于传统疗法。与DEFINITE相比,SCD-HeFT中心功能Ⅱ级比Ⅲ级患者预后更佳。

ICDs与心脏再同步治疗相结合对生存获益的影响尚不清楚。虽然一项研究表明Ⅲ级和Ⅳ级心力衰竭患者略有生存获益[187],但另一项纳入了QRS间期延长的Ⅰ级和Ⅱ级心力衰竭患者(大多数入组者为Ⅱ级)的研究表明,心力衰竭住院率有所下降,但死亡率并没有变化[188]。多项meta分析均显示联合治疗降低了住院率,但死亡率获益尚无定论。然而,一项对非缺血性收缩性心力衰竭患者的随机研究表明,当患者得到合适的治疗时,预防性植入ICD并没有带来额外的生存获益[189]。

常见和罕见心脏病非晚期患者的一级预防。一级预防试验旨在招募患有晚期心脏病的患者,这些患者由于严重的基础疾病而被认为具有非常高的心源性猝死风险和总死亡率。大多数比较抗

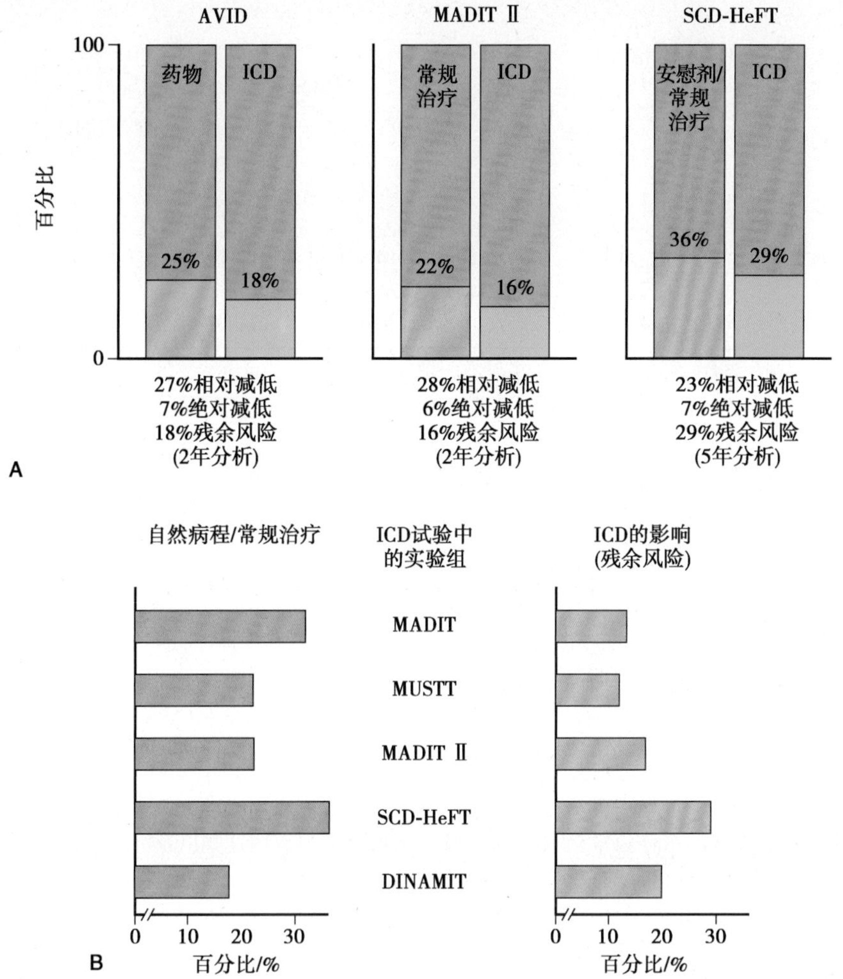

图42.20 A,在3项ICD试验中ICD的相对和绝对获益:二级预防(AVID)、一级预防(MADIT Ⅱ)和心力衰竭猝死研究(SCD-HeFT),定义和试验说明请参阅正文。相对风险降低是指实验组和对照人群之间结果的比值差异,绝对减少表明个体的获益比值,残余风险是去掉ICD获益后的死亡风险。B,5个主要一级预防ICD临床试验中去掉ICD相关生存获益后的残余风险。(A,修改自Myerburg RJ,Mitrani R,Interian A Jr,Castellanos A. Interpretation of outcomes of antiarrhythmic clinical trials:design features and population impact. Circulation 1998;97:1514.)

心律失常药物与ICD治疗优劣的临床试验使用射血分数作为晚期疾病的标志,射血分数的上限在30%至40%之间,大部分设定在35%。实际入组者的平均值或中位数范围为21%至30%[53,72],射血分数高于30%的亚组,特别是35%至40%的亚组,获益较低甚至不获益(图42.21)。

晚期结构性心脏病患者的特点是射血分数低或功能受损,或同时合并射血分数低和功能受损。虽然这类患者心源性猝死和总死亡风险最高,但射血分数处于35%到40%之间及以上的冠心病或各种非缺血性心肌病患者中,心源性猝死也有较高的发病率。此外,在与各种类型心肌病相关的心力衰竭患者中,即使功能性Ⅰ级或早期Ⅱ级患者的总死亡风险显著低于晚期Ⅲ级或Ⅳ级患者,但前者的猝死率更高[18](见图42.8)。尽管有这样的观察结果,但没有数据可用于指导此类患者心搏骤停的一级预防[17]。主要因为这些患者心源性猝死的总数不低,但事件发生率低(见图42.2)。此外,在射血分数没有严重降低的情况下,与心源性猝死风险升高有关的某些其他结构改变,包括某些病毒性心肌炎、肥厚型心肌病、右室发育不良和结节病,其管理缺乏有价值的临床试验指导(见表42.8)。若患者的症状性室性心律失常与结构异常相关,如右室发育不良,其最常见的死亡风险是心律失常,即使没有心搏骤停史或血流动力学异常的室性心动过速,通常建议行ICD治疗。抗心律失常药物治疗是否同样有效仍然未知,但判断有致命性心律失常表现的患者行除颤器治疗有很强的在逻辑性,并有观察性研究中临床指标的风险特征支持。家族史有助于明确风险,如有严重心源性猝死家族史更易于上述临床判断。肥厚型心肌病个体的基因研究为这种方法提供了特殊支持。此外,临床观察性数据支持在肥厚型心肌病患者的高风险亚组中使用ICDs[68]。

心脏结构正常或心脏电活动分子学异常患者的一级预防

临床上轻微或不明显的结构异常以及单纯的电生理异常,如先天性长QT综合征、Brugada综合征和特发性心室颤动等疾病的预防,越来越受到重视(见第33章)。伴有长QT综合征的心搏骤停或症状性室性心动过速幸存者的决策过程与因潜在致命性心律失常而接受ICD治疗者一样(见表42.9)。相反,心电图表现为长

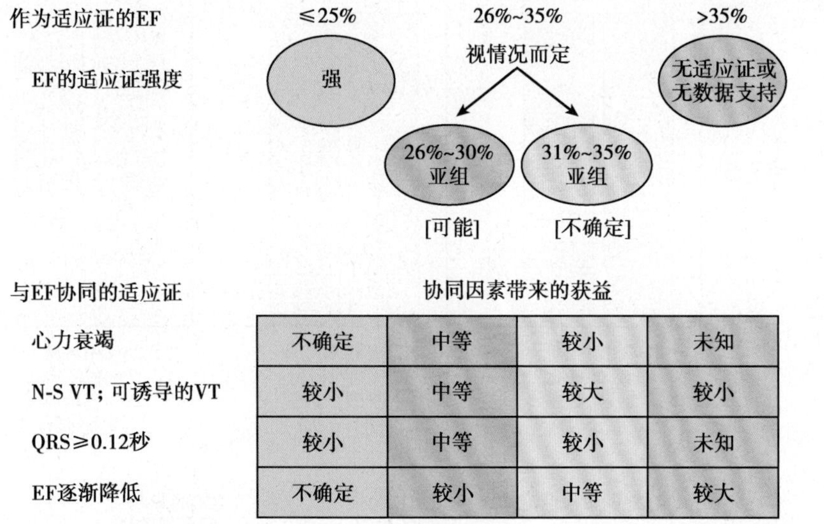

图 42.21　心肌梗死后射血分数（EF）作为 ICDs 植入指征的影响因素。射血分数作为心肌梗死后 ICD 植入指征的主要决定因素，其作用明显受到多种临床因素的影响。虽然没有分层试验数据，但亚组分析表明其他因素对射血分数这一指标有普遍的影响。某些情况下射血分数单独就是一个强指征（如 20%至 25%），对其他射血分数水平（如心力衰竭）有一定影响的因素这时不会增加对总死亡率的额外预测价值。N-S VT，非持续性室性心动过速。（修改自 Myerburg RJ. Implantable cardioverter-defibrillators after myocardial infarction. N Engl J Med 2008;359:2245.）

QT 综合征特征但没有症状性心律失常的个体通常接受 β-受体阻滞剂治疗。β-受体阻滞剂也适用于未发生事件的有长 QT 综合征心电图表现的家庭成员和不明原因晕厥的长 QT 综合征患者[72]。在这些极端情况之间的是症状性长 QT 综合征患者的无症状家庭成员但有长 QT 综合征心电图表现。在接受 β-受体阻滞剂治疗时出现症状的患者，可考虑接受 ICD 治疗[39]。目前，许多此类临床治疗决策仍然基于判断而不是数据[72]。由此而论，尽管不确定长 QT 综合征的猝死风险是否有家族相关性，但对于有早发心源性猝死家族史的受累亲属，在临床决策制定过程中，倾向于预防性 ICD 治疗。

在其他分子心律失常综合征中，Brugada 综合征的管理策略仍然存在问题和争议[93-95]。虽然只是基于观察性数据，但是 ICD 被用于心源性猝死幸存者的二级预防，并作为有症状的Ⅰ型 Brugada 综合征患者的一级预防。研究表明，晕厥伴有基线相关 ECG 表现是 ICD 治疗的合理风险指标，基线 ECG 改变伴电生理检查时可诱发室性快速性心律失常也是某些亚组的风险标志[94]。相反，若基线时没有右束支传导阻滞和 ST-T 变化，则表明风险较低。电生理检查的适用性仍有争议，部分原因是缺乏统一的刺激方案和各中心所研究亚组患者存在选择性偏倚。心源性猝死家族史通常被作为判断的依据。类似的，家族史也适用于右室发育不良患者的受累家庭成员，但其研究证据更少。

一般人群的预测和一级预防

因为心源性猝死通常是结构性心脏病患者的首发临床表现，或发生在低风险患者中（见图 42.2B），因此心源性猝死一级预防的风险评估和治疗策略持续备受关注。为了给予一般人群心源性猝死问题足够的重视，包括青少年和年轻人，医生应不仅仅识别高风险的特殊患者，严重或轻微的，并预测其心源性猝死的风险；一般人群的一小部分亚组患者如存在基础心脏病，当疾病表现出来时，有必要查明这些患者特定的心源性猝死风险。例如研究表明，心源性猝死呈家族聚集且为冠心病的首发表现，因此提示遗传或行为易感性的研究将来可能为这些患者提供一些帮助[9]。如果可以找到与电生理特性或冠状动脉事件级联中的多个环节相关的高度特异性标志（见图 42.4），那么在潜在疾病初次发作之前的预防性治疗可能会对人群心源性猝死发生率产生重大影响。否则，成功将仅限于以社区为基础的干预、更容易识别的亚组、根据人口规模和风险程度合理使用预防性介入治疗[2,72]。

青少年、年轻人和运动员（见第 53 章），构成一个需要特殊考虑的群体。这些人群心源性猝死的风险约为 35 岁以上一般成年人群的 1%[10,72]（见图 42.3）。其中发生心源性猝死中的大多数没有影响预期生命的晚期结构性心脏病，因此，通过适当的长期治疗，心搏骤停幸存者有望长期存活。由于心律失常是主要的死亡原因，在致命性心律失常事件之前识别处于危险中的个体，意义相对于老年人而言更深远。对于一般年轻人和运动员，识别处于危险中的个体可以预防由体育运动引发的事件。一项研究表明，ECG 普查可以降低运动员心源性猝死的发生率[190]。在美国，尽管全国大学体育协会（National Collegiate Athletic Association，NCAA）牵头的共识声明对 ECG 筛查给予了大力支持，但对青少年、年轻人和运动员的筛查以识别可能造成风险的疾病仍仅限于既往史、家族史及体格检查[191,192]。欧洲和国际奥林匹克委员会建议为运动员增加 ECG 筛查，数据也显示其可行性和高性价比，但这一建议在美国仍存在争议[193,194]。对普通少年和运动员进行 ECG 筛查可以发现许多存在潜在风险的人群，如先天性长 QT 综合征、肥厚型心肌病、右室发育异常和 Brugada 综合征。日本把 ECG 作为一年级和七年级在校生的常规检查，长 QT 综合征的检出率明显高于美国和欧洲：一年级为 1/3298，七年级为 1/988，而其他地方普通人群为 1/2 500～1/2 000[38]。尽管在青少年和运动员人群中进行 ECG 筛查还有很多不足，并且常伴有难以解释的去极化和复极化表现，但该筛查可以识别适当的个体进行进一步的检测。心脏超声也被建议用于筛查，但其价格更贵、性价比低，而且无法识别 Brugada 综合征和长 QT 综合征等疾病。

需要进行心源性猝死风险评估的人群包括既往已有或前期筛查发现心血管疾病的竞技运动员、已有疾病但打算参加娱乐性运动的人员。对竞技运动员的建议主要基于运动强度[195]、疾病性质[74,196]、响应策略[197]和法律因素[198]。针对娱乐运动员的建议更加复杂，因为多数情况下缺乏系统性管理。

猝死和公共安全

心源性猝死的不可预知性使心搏骤停发病时可能有对公众造成继发性伤害的风险，因此引起了人们的关注。对于潜在致命性心律失常和突然丧失能力的高危人群，目前没有对照研究数据可以用于制定相应的措施。来自美国佛罗里达州戴德县的一项持续7年的研究，观察了 1 348 例年龄小于等于 65 岁因冠心病猝死的患者，发现 101 名(7.5%)死者在死亡前从事的活动(如驾驶机动车辆、高空作业、驾驶飞机)对公众有潜在危险，122 名(9.1%)死者所从事的工作具有公众危险性，如果他们在工作时突发意识丧失会对他人造成危险。这一系列心搏骤停没有造成灾难性事件，造成财产少量损失的 19 例，造成人员轻微受伤的 5 例。

关于私家车方面的数据，来自华盛顿西雅图的一项研究发现，该市 132 万辆汽车中每年约有 33 例驾驶员在行驶中发生心源性猝死事件。分析心搏骤停幸存者的复发事件发现，事件发生后早期的复发率高，因此建议事件后的前 8 个月内限制驾驶[199]。心搏骤停引起的公共危害事件多数是孤立发生的，风险似乎较小，因为很难识别某些个体是否处于风险中，采取严格限制措施以避免此类风险似乎是没有根据的。但有多系统疾病、特别是高龄患者例外，需要特殊考虑的个体情况还包括存在高风险或既往有心律失常发作相关意识丧失的患者，以及具有特殊责任的高风险患者，如校车司机、飞行员、火车司机和卡车司机。

最初建议 ICDs 作为一级预防的患者在植入后 6 个月内避免开车，但修订后的建议将这一期限缩短为一周及以上，并视患者的具体情况而定[199]。在一次 ICD 治疗后，指南仍然推荐 6 个月内避免开车，同样应根据个人情况和放电前的症状而定。对 ICD 反复放电的时间分布模式研究发现，在第一次事件发生后，复发事件的时间加快，这一观察结果可能提示，能否驾驶需根据个体的相关症状决定[200]。

(徐可左　曹建　张振洲　译，刘少稳　张治　校)

参考文献

Perspective

1. Mozaffarian D, Benjamin EJ, Go AS, American Heart Association Statistics Committee, et al. Heart disease and stroke statistics—2016 update: a report from the American Heart Association. *Circulation.* 2016;133:e38.
2. Myerburg RJ, Goldberger JJ. Sudden cardiac arrest risk prediction. Population science and the individual risk mandate. *JAMA Cardiol.* 2017;2:689–694.
3. Merchant RM, Yang L, Becker LB, et al. Incidence of treated cardiac arrest in hospitalized patients in the United States. *Crit Care Med.* 2011;39:2041.
4. Goldberger JJ, Buxton AE, Cain M, et al. Risk stratification for arrhythmic sudden cardiac death: identifying the roadblocks. *Circulation.* 2011;123:2423.
5. Fishman GI, Chugh SS, DiMarco JP, et al. Sudden cardiac death prediction and prevention. Report from a National Heart, Lung, and Blood Institute and Heart Rhythm Society workshop. *Circulation.* 2010;122:2335.
6. Stecker EC, Reinier K, Marijon E, et al. Public health burden of sudden cardiac death in the United States. *Circulation Arrhythm Electrophysiol.* 2014;7:212.

Definitions

7. Kim AS, Moffatt E, Ursell PC, et al. Sudden neurologic death masquerading as out-of-hospital sudden cardiac death. *Neurology.* 2016;87:1669.

Epidemiology

8. Myerburg RJ, Castellanos A. Emerging paradigms of the epidemiology and demographics of sudden cardiac arrest. *Heart Rhythm.* 2006;3:235.
9. Myerburg RJ, Junttila MJ. Sudden cardiac death caused by coronary heart disease. *Circulation.* 2012;125:1043.
10. Priori SG, Aliot E, Blomstrom-Lundqvist C, et al. Task Force on Sudden Cardiac Death of the European Society of Cardiology. *Eur Heart J.* 2001;22:1374.
11. Cobb LA, Fahrenbruch CE, Olsufka M, Copass MK. Changing incidence of out-of-hospital ventricular fibrillation, 1980-2000. *JAMA.* 2002;288:3008.
12. Chugh SS, Jui J, Gunson K, et al. Current burden of sudden cardiac death: multiple source surveillance versus retrospective death certificate–based review in a large U.S. community. *J Am Coll Cardiol.* 2004;44:1268.
13. Weisfeldt ML, Everson-Stewart S, Sitlani C, et al. Ventricular tachyarrhythmias after cardiac arrest in public versus at home. *N Engl J Med.* 2011;364:313.
14. Myerburg RJ, Goldberger JJ. Sudden cardiac death in adults. In: Zipes DP, Stevenson W, Jalife J, eds. *Cardiac Electrophysiology: From Cell to Bedside.* 7th ed. St Louis: Elsevier; 2017.
15. Nichol G, Thomas E, Callaway CW, et al. Regional variation in out-of-hospital cardiac arrest incidence and outcome. *JAMA.* 2008;300:1423.
16. Myerburg RJ. Sudden cardiac death: exploring the limits of our knowledge. *J Cardiovasc Electrophysiol.* 2001;12:369.
17. Huikuri H, Castellanos A, Myerburg RJ. Sudden death due to cardiac arrhythmias. *N Engl J Med.* 2001;345:1473.
18. Myerburg RJ, Castellanos A. Cardiac arrest and sudden cardiac death. In: Mann DL, Zipes DP, Libby P, Bonow RO, eds. *Braunwald's Heart Disease: A Textbook of Cardiovascular Medicine.* 10th ed. Oxford, UK: Elsevier; 2015:821–860.
19. Hulleman M, Berdowski J, deGroot JR, et al. Implantable cardioverter-defibrillators have reduced the incidence of resuscitation for out-of-hospital cardiac arrest caused by lethal arrhythmias. *Circulation.* 2012;126:815.
20. Myerburg RJ, Ullmann SG. Alternative research funding to improve clinical outcomes: the model of prediction and prevention of sudden cardiac death. *Circ Arrhythm Electrophysiol.* 2015;8:492–498.
21. Weintraub WS, Daniels SR, Burke LE, et al. Value of primordial and primary prevention for cardiovascular disease: a policy statement from the American Heart Association. *Circulation.* 2011;124:967.
22. Wisten A, Forsberg H, Krantz P, Messner T. Sudden cardiac death in 15-35-year olds in Sweden during 1992-1999. *J Intern Med.* 2002;252:529.
23. Gami AS, Howard DE, Olson EJ, Somers VK. Day-night pattern of sudden death in obstructive sleep apnea. *N Engl J Med.* 2005;351:1206.
24. Empana JP, Sauval P, Ducimetiere P, et al. Increase in out-of-hospital cardiac arrest attended by the medical mobile intensive care units, but not myocardial infarction, during the 2003 heat wave in Paris, France. *Crit Care Med.* 2009;37:3079.
25. Solomon SD, Zelenkofske S, McMurray JJV, et al. Sudden death in patients with myocardial infarction and left ventricular dysfunction, heart failure or both. *N Engl J Med.* 2005;352:2581.
26. Atkins DL, Everson-Stewart S, Sears GK, et al. Epidemiology and outcomes from out-of-hospital cardiac arrest in children: The Resuscitation Outcomes Consortium Investigators Epistry—Cardiac Arrest. *Circulation.* 2009;119:1484.
27. Bogle BM, Ning H, Mehrotra S, et al. Lifetime risk for sudden cardiac death in the community. *J Am Heart Assoc.* 2016;5(7).
28. Bagnall RD1, Weintraub RG1, Ingles J1, et al. A prospective study of sudden cardiac death among children and young adults. *N Engl J Med.* 2016;374:2441.
29. Hookana E, Olgin MJ, Puurunen VP, et al. Causes of non-ischemic sudden cardiac death in the current era. *Heart Rhythm.* 2011;8:1570.
30. Gillum RF. Sudden cardiac death in Hispanic Americans and African Americans. *Am J Public Health.* 1997;87:1461.
31. Kannel WB, Wilson PW, D'Agostino RB, Cobb J. Sudden coronary death in women. *Am Heart J.* 1998;136:205.
32. Albert CM, Chae CU, Grodstein F, et al. Prospective study of sudden cardiac death among women in the United States. *Circulation.* 2003;107:2096.
33. Chugh SS, Uy-Evanado A, Teodorescu C, et al. Women have a lower prevalence of structural heart disease as a precursor to sudden cardiac arrest: The Ore-SUDS (Oregon Sudden Unexpected Death Study). *J Am Coll Cardiol.* 2009;54:2006.
34. Crotti L, Lundquist AL, Insolia R, et al. *KCNH2-K897T* is a genetic modifier of latent congenital long QT syndrome. *Circulation.* 2005;112:1251.
35. Crotti L, Spazzolini C, Schwartz PJ, et al. The common long-QT syndrome mutation *KCNQ1/A341V* causes unusually severe clinical manifestations in patients with different ethnic backgrounds: toward a mutation-specific risk stratification. *Circulation.* 2007;116:2366.
36. Duchatelet S, Crotti L, Peat RA, et al. Identification of a *KCNQ1* polymorphism acting as a protective modifier against arrhythmic risk in long-QT syndrome. *Circ Cardiovasc Genet.* 2013;6:354.
37. Bos JM, Towbin JA, Ackerman MJ. Diagnostic, prognostic, and therapeutic implications of genetic testing for hypertrophic cardiomyopathy. *J Am Coll Cardiol.* 2009;54:201.
38. Yoshinaga M, Kucho Y, Nishibatake M, et al. Probability of diagnosing long QT syndrome in children and adolescents according to the criteria of the HRS/EHRA/APHRS expert consensus statement. *Eur Heart J.* 2016;37:2490.
39. Priori SG, Schwartz PJ, Napolitano C, et al. Risk stratification in the long-QT syndrome. *N Engl J Med.* 2003;348:1866.
40. Myerburg RJ. Electrocardiographic screening of children and adolescents: the search for hidden risk. *Eur Heart J.* 2016;37:2498.
41. Pfeufer A, Sanna S, Arking DE, et al. Common variants at ten loci modulate the QT interval duration in the QTSCD study. *Nat Genet.* 2009;41:407.
42. Samani NJ, Erdmann J, Hall AS, et al. Genomewide association analysis of coronary artery disease. *N Engl J Med.* 2007;357:443.
43. Wellens HJ, Schwartz PJ, Lindemans FW, et al. Risk stratification for sudden cardiac death: current status and challenges for the future. *Eur Heart J.* 2014;35:1642.
44. Chugh SS, Reinier K, Singh T, et al. Determinants of prolonged QT interval and their contribution to sudden death risk in coronary artery disease: The Oregon Sudden Unexpected Death Study. *Circulation.* 2009;119:663.
45. Wong MK, Morrison LJ, Qiu F, et al. Trends in short- and long-term survival among out-of-hospital cardiac arrest patients alive at hospital arrival. *Circulation.* 2014;130:1883.
46. Huikuri HV, Tapanainen JM, Lindgren K, et al. Prediction of sudden cardiac death after myocardial infarction in the beta-blocking era. *J Am Coll Cardiol.* 2003;42:652.
47. Puymirat E, Simon T, Steg PG, et al. Association of changes in clinical characteristics and management with improvement in survival among patients with ST-elevation myocardial infarction. *JAMA.* 2012;308:998.
48. Jouven X, Empana JP, Schwartz PJ, et al. Heart-rate profile during exercise as a predictor of sudden death. *N Engl J Med.* 2005;352:1951.
49. Goldenberg I, Jonas M, Tenenbaum A, Bezafibrate Infarction Prevention Study Group, et al. Current smoking, smoking cessation, and the risk of sudden cardiac death in patients with coronary artery disease. *Arch Intern Med.* 2003;163:2301.
50. Albert CM, Mittleman MA, Chae CU, et al. Triggering of sudden death from cardiac causes by vigorous exertion. *N Engl J Med.* 2000;343:1355.
51. Harmon KG, Asif IM, Maleszewski JJ, et al. Incidence, cause, and comparative frequency

of sudden cardiac death in National Collegiate Athletic Association athletes: a decade in review. *Circulation*. 2015;132:10.
52. Whooley MA, de Jonge P, Vittinghoff E, et al. Depressive symptoms, health behaviors, and risk of cardiovascular events in patients with coronary heart disease. *JAMA*. 2008;300:2379.
53. Myerburg RJ. Implantable cardioverter-defibrillators after myocardial infarction. *N Engl J Med*. 2008;359:2245.
54. Stecker EC, Vickers C, Waltz J, et al. Population-based analysis of sudden cardiac death with and without left ventricular systolic dysfunction. *J Am Coll Cardiol*. 2006;47:1161.
55. Solomon SD, Foster E, Bourgoun M, et al. Effect of cardiac resynchronization therapy on reverse remodeling and relation to outcome. Multicenter Automatic Defibrillator Implantation Trial: cardiac resynchronization therapy. *Circulation*. 2010;122:985.
56. Goldberger JJ, Buxton AE, Cain M, et al. Risk stratification for arrhythmic sudden cardiac death: identifying the roadblocks. *Circulation*. 2011;123:2423.
57. Costantini O, Hohnloser SH, Kirk MM, et al. ABCD Trial Investigators: The ABCD (Alternans Before Cardioverter Defibrillator) Trial. Strategies using T-wave alternans to improve efficiency of sudden cardiac death prevention. *J Am Coll Cardiol*. 2009;53:471.
58. Disertori M, Rigoni M, Pace N, et al. Myocardial fibrosis assessment by LGE is a powerful predictor of ventricular tachyarrhythmias in ischemic and nonischemic LV dysfunction: a meta-analysis. *JACC Cardiovasc Imaging*. 2016;9:1046.
59. Haigney MC, Zareba W, Gentlesk PJ, et al. QT interval variability and spontaneous ventricular tachycardia or fibrillation in the Multicenter Automatic Defibrillator Implantation Trial (MADIT) II patients. *J Am Coll Cardiol*. 2004;44:1481.
60. Bauer A, Kantelhardt JW, Barthel P, et al. Deceleration capacity of heart rate as a predictor of mortality after myocardial infarction: cohort study. *Lancet*. 2006;367:1674.
61. Tamaki S, Yamada T, Okuyama Y, et al. Cardiac iodine-123 metaiodobenzylguanidine imaging predicts sudden cardiac death independently of left ventricular ejection fraction in patients with chronic heart failure and left ventricular systolic dysfunction: results from a comparative study with signal-averaged electrocardiogram, heart rate variability, and QT dispersion. *J Am Coll Cardiol*. 2009;53:426.

Causes of Sudden Cardiac Death

62. Junttila MJ, Hookana E, Kaikkonen KS, et al. Temporal trends in the clinical and pathological characteristics of victims of sudden cardiac death in the absence of previously identified heart disease. *Circ Arrhythm Electrophysiol*. 2016;9(6).
63. Nabel EG, Stevens S, Smith R. Combating chronic disease in developing countries. *Lancet*. 2009;373:2004.
64. Brothers JA, Frommelt MA, Jaquiss RDB, et al. Expert consensus guideline: anomalous aortic origin of a coronary artery. American Association for Thoracic Surgery Clinical Practice Guidelines. *J Thoracic Cardiovasc Surg*. 2017;[Epub ahead of print].
65. Matsue Y, Suzuki M, Nishizaki M, et al. Clinical implications of an implantable cardioverter-defibrillator in patients with vasospastic angina and lethal ventricular arrhythmia. *J Am Coll Cardiol*. 2012;60:908.
66. Schoenenberger AW, Kobza R, Jamshidi P, et al. Sudden cardiac death in patients with silent myocardial ischemia after myocardial infarction (from the Swiss Interventional Study on Silent Ischemia Type II [SWISSI II]). *Am J Cardiol*. 2009;104:158.
67. Manrai AK, Funke BH, Rehm HL, et al. Genetic misdiagnoses and the potential for health disparities. *N Engl J Med*. 2016;375:655.
68. Maron BJ, Maron MS. Contemporary strategies for risk stratification and prevention of sudden death with the implantable defibrillator in hypertrophic cardiomyopathy. *Heart Rhythm*. 2016;13:1155.
69. Al-Khatib SM, Shaw LK, O'Connor C, et al. Incidence and predictors of sudden cardiac death in patients with diastolic heart failure. *J Cardiovasc Electrophysiol*. 2007;18:1231.
70. Van Rijsingen IA, Arbustini E, Elliott PM, et al. Factors for malignant ventricular arrhythmias in lamin A/C mutation carriers: a European cohort study. *J Am Coll Cardiol*. 2012;59:501.
71. Cooper LT. Myocarditis. *N Engl J Med*. 2009;360:1526.
72. Myerburg RJ, Reddy V, Castellanos A. Indications for implantable cardioverter-defibrillators based on evidence and judgment. *J Am Coll Cardiol*. 2009;54:747.
73. Gertz MA, Benson MD, Dyck PJ, et al. Diagnosis, prognosis, and therapy of transthyretin amyloidosis. *J Am Coll Cardiol*. 2015;66:2451.
74. Zipes DP, Link MS, Ackerman MJ, et al. Eligibility and disqualification recommendations for competitive athletes with cardiovascular abnormalities: Task Force 9. Arrhythmias and conduction defects: a scientific statement from the American Heart Association and American College of Cardiology. *Circulation*. 2015;132:e315.
75. La Gerche A, Claessen G, Dymarkowski S, et al. Exercise-induced right ventricular dysfunction is associated with ventricular arrhythmias in endurance athletes. *Eur Heart J*. 2015;36:1998.
76. Bhonsale A, Groeneweg JA, James CA, et al. Impact of genotype on clinical course in arrhythmogenic right ventricular dysplasia/cardiomyopathy-associated mutation carriers. *Eur Heart J*. 2015;36:847.
77. Avakian SD, Grinberg M, Ramires JA, Mansur AP. Outcome of adults with symptomatic severe aortic stenosis. *Int J Cardiol*. 2008;123:322.
78. Martínez-Rubio A, Schwammenthal Y, Schwammenthal E, et al. Patients with valvular heart disease presenting with sustained ventricular tachyarrhythmias or syncope: results of programmed ventricular stimulation and long-term follow-up. *Circulation*. 1997;96:500.
79. Weiss BM, Hess OM. Pulmonary vascular disease and pregnancy: current controversies, management strategies, and perspectives. *Eur Heart J*. 2000;21:104.
80. Udink ten Cate FE, Breur JM, Cohen MI, et al. Dilated cardiomyopathy in isolated congenital complete atrioventricular block: early and long-term risk in children. *J Am Coll Cardiol*. 2001;37:1129.
81. Remme CA. Cardiac sodium channelopathy associated with *SCN5A* mutations: electrophysiological, molecular and genetic aspects. *J Physiol*. 2013;591:4099.
82. Gollob MH, Green MS, Tang AS, et al. Identification of a gene responsible for familial Wolff-Parkinson-White syndrome. *N Engl J Med*. 2001;344:1823.
83. Roden DM. Long QT syndrome. *N Engl J Med*. 2008;358:169.
84. Miller TE, Estrella E, Myerburg RJ, et al. Recurrent third-trimester fetal loss and maternal mosaicism for long-QT syndrome. *Circulation*. 2004;109:3029.
85. Moss AJ, Zareba W, Hall WJ, et al. Effectiveness and limitations of beta-blocker therapy in congenital long-QT syndrome. *Circulation*. 2000;101:616.
86. Duchatelet S, Crotti L, Peat RA, et al. Identification of a *KCNQ1* polymorphism acting as a protective modifier against arrhythmic risk in long-QT syndrome. *Circ Cardiovasc Genet*. 2013;6:354-361.
87. Myerburg RJ. Physiological variations, environmental factors, and genetic modifications in inherited LQT syndromes. *J Am Coll Cardiol*. 2015;65:375.
88. Mohler PJ, Schott JJ, Gramolini AO, et al. Ankyrin-B mutation causes type 4 long-QT cardiac arrhythmia and sudden cardiac death. *Nature*. 2003;421:634.
89. Straus SM, Kors JA, De Bruin ML, et al. Prolonged QTc interval and risk of sudden cardiac death in a population of older adults. *J Am Coll Cardiol*. 2006;47:362.
90. Napolitano C, Bloise R, Monteforte N, Priori SG. Sudden cardiac death and genetic ion channelopathies: long QT, Brugada, short QT, catecholaminergic polymorphic ventricular tachycardia, and idiopathic ventricular fibrillation. *Circulation*. 2012;125:2027.
91. Crotti L, Marcou CA, Tester DJ, et al. Spectrum and prevalence of mutations involving BrS1-through BrS12-susceptibility genes in a cohort of unrelated patients referred for Brugada syndrome genetic testing: implications for genetic testing. *J Am Coll Cardiol*. 2012;60:1410.
92. Hu D, Barajas-Martinez H, Pfeiffer R, et al. Mutations in *SCN10A* responsible for a large fraction of Brugada syndrome cases. *J Am Coll Cardiol*. 2014;64:66.
93. Adler A, Rosso R, Chorin E, et al. Risk stratification in Brugada syndrome: clinical characteristics, electrocardiographic parameters, and auxiliary testing. *Heart Rhythm*. 2016;13:299.
94. Myerburg RJ, Marchlinski FE, Scheinman MM. Controversy on electrophysiology testing in patients with Brugada syndrome. *Heart Rhythm*. 2011;8:1972.
95. Priori SG, Gasparini M, Napolitano C, et al. Risk stratification in Brugada syndrome: results of the PRELUDE (PRogrammed ELectrical stimUlation preDictive valuE) registry. *J Am Coll Cardiol*. 2012;59:37.
96. Haïssaguerre M, Derval N, Sacher F, et al. Sudden cardiac arrest associated with early repolarization. *N Engl J Med*. 2008;358:2016.
97. Myerburg RJ, Castellanos A. Early repolarization and sudden cardiac arrest: theme or variation on a theme? *Nat Clin Pract Cardiovasc Med*. 2008;5:760.
98. Tikkanen JT, Anttonen O, Junttila MJ, et al. Long-term outcome associated with early repolarization on electrocardiography. *N Engl J Med*. 2009;361:2529.
99. Tikkanen JT1, Wichmann V, Junttila MJ, et al. Association of early repolarization and sudden cardiac death during an acute coronary event. *Circ Arrhythm Electrophysiol*. 2012;5:714.
100. Tikkanen JT, Junttila MJ, Anttonen O, et al. Early repolarization: electrocardiographic phenotypes associated with favorable long-term outcome. *Circulation*. 2011;123:2666.
101. Hayashi M, Denjoy I, Extramiana F, et al. Incidence and risk factors of arrhythmic events in catecholaminergic polymorphic ventricular tachycardia. *Circulation*. 2009;119:2426.
102. Sharkey SW, Lesser JR, Zenovich AG, et al. Acute and reversible cardiomyopathy provoked by stress in women from the United States. *Circulation*. 2005;111:472.
103. Wang Y, Xia L, Shen X, et al. A new insight into sudden cardiac death in young people: a systematic review of cases of takotsubo cardiomyopathy. *Medicine (Baltimore)*. 2015;94:e1174.
104. Task Force on Sudden Infant Death Syndrome. The changing concept of sudden infant death syndrome: diagnostic coding shifts, controversies regarding the sleeping environment, and new variables to consider in reducing risk. *Pediatrics*. 2005;116:1245.
105. Kinney HC, Thach BT. The sudden infant death syndrome. *N Engl J Med*. 2009;361:795.
106. Maron BJ, Haas TS, Ahluwalia A, Rutten-Ramos SC. Incidence of cardiovascular sudden deaths in Minnesota high school athletes. *Heart Rhythm*. 2013;10:374.
107. Marijon E, Bougouin W, Périer MC, et al. Incidence of sports-related sudden death in France by specific sports and sex. *JAMA*. 2013;310:642.
108. Maron BJ, Doerer JJ, Haas TS, et al. Sudden deaths in young competitive athletes: analysis of 1866 deaths in the United States, 1980-2006. *Circulation*. 2009;119:1085.
109. Link MS, Estes NA III, Maron BJ. Eligibility and disqualification recommendations for competitive athletes with cardiovascular abnormalities: Task Force 13. Commotio cordis: a scientific statement from the American Heart Association and American College of Cardiology. *J Am Coll Cardiol*. 2015;66:2439.
110. Marijon E, Tafflet M, Celermajer DS, et al. Sports-related sudden death in the general population. *Circulation*. 2011;124:672.
111. Kim JH, Malhotra R, Chiampas G, et al. Cardiac arrest during long-distance running races. *N Engl J Med*. 2012;366:130.
112. Estes NA III, Kovacs RJ, Baggish AL, Myerburg RJ. Task Force 11. Drugs and performance-enhancing substances: a scientific statement from the American Heart Association and American College of Cardiology. *Circulation*. 2015;132:e330.

Pathology and Pathophysiology

113. De Noronha SV, Behr ER, Papadakis M, et al. The importance of specialist cardiac histopathological examination in the investigation of young sudden cardiac deaths. *Europace*. 2014;16:899.
114. Tester DJ, Medeiros-Domingo A, Will ML, et al. Cardiac channel molecular autopsy: insights from 173 consecutive cases of autopsy-negative sudden unexplained death referred for postmortem genetic testing. *Mayo Clin Proc*. 2012;87:524.
115. Anderson JH, Tester DJ, Will ML, Ackerman MJ. Whole-exome molecular autopsy following exertion-related sudden unexplained death in the young. *Circ Cardiovasc Genet*. 2016;9:259.
116. Cohle SD, Suarez-Mier MP, Aguilera B. Sudden death resulting from lesions of the cardiac conduction system. *Am J Forensic Med Pathol*. 2002;3:83.
117. Vassalini M, Verzeletti A, Restori M, De Ferrari F. An autopsy study of sudden cardiac death in persons aged 1-40 years in Brescia (Italy). *J Cardiovasc Med (Hagerstown)*. 2016;17:446–453.
118. Liu YB, Wu CC, Lu LS, et al. Sympathetic nerve sprouting, electrical remodeling, and increased vulnerability to ventricular fibrillation in hypercholesterolemic rabbits. *Circ Res*. 2003;92:1145.
119. Myerburg RJ, Halperin H, Egan D, et al. Pulseless electrical activity: definition, causes, mechanisms, management, and research priorities for the next decade. Report from a National Heart, Lung, and Blood Institute Workshop. *Circulation*. 2013;128:2532.

Clinical Features of the Patient with Cardiac Arrest

120. Huikuri HV, Makikallio TH, Raatikainen MJ, et al. Prediction of sudden cardiac death: appraisal of the studies and methods assessing the risk of sudden arrhythmic death. *Circulation*. 2003;108:110.
121. Field JM, Hazinski MF, Sayre MR, et al. Part 1: Executive summary. 2010 American Heart Association guidelines for cardiopulmonary resuscitation and emergency cardiovascular care. *Circulation*. 2010;122(suppl 18):S640.
122. Peberdy MA, Ornato JP, Larkin GK, National Registry of Cardiopulmonary Resuscitation Investigators, et al. Survival from in-hospital cardiac arrest during nights and weekends. *JAMA*. 2008;299:785.
123. Girotra S, Spertus JA, Li Y, et al. Survival trends in pediatric in-hospital cardiac arrests: an analysis from Get With The Guidelines–Resuscitation. *Circ Cardiovasc Qual Outcomes*. 2013;6:42.
124. Chan PS, Krumholz HM, Nichol G, et al. Delayed time to defibrillation after in-hospital cardiac arrest. *N Engl J Med*. 2008;358:9.
125. Petersen JA, Mackel R, Antonsen K, Rasmussen LS. Serious adverse events in a hospital using early warning score: what went wrong? *Resuscitation*. 2014;85:1699.
126. The Hypothermia after Cardiac Arrest Study Group. Mild therapeutic hypothermia to improve the neurologic outcome after cardiac arrest. *N Engl J Med*. 2002;346:549.
127. Bernard SA, Gray TW, Buist MD, et al. Treatment of comatose survivors of out-of-hospital cardiac arrest with induced hypothermia. *N Engl J Med*. 2002;346:557.
128. Krahn AD, Healey JS, Chauhan V, et al. Systematic assessment of patients with unexplained cardiac arrest: Cardiac Arrest Survivors with Preserved Ejection Fraction Registry (CASPER). *Circulation*. 2009;120:278.
129. Gorgels AP, Gijsbers C, de Vreede-Swagemakers J, et al. Out-of-hospital cardiac arrest—the relevance of heart failure. The Maastricht Circulatory Arrest Registry. *Eur Heart J*. 2003;24:1204.
130. Laurent I, Monchi M, Chiche JD, et al. Reversible myocardial dysfunction in survivors of out-of-hospital cardiac arrest. *J Am Coll Cardiol*. 2002;40:2110.
131. Thygesen K, Alpert JS, Jaffe AS, et al. Third universal definition of myocardial infarction. *Circulation*. 2012;126:2020.

132. Bunch TJ, White RD, Gersh BJ, et al. Long-term outcomes of out-of-hospital cardiac arrest after successful early defibrillation. *N Engl J Med.* 2003;348:2626.
133. Patel N, Patel NJ, Macon CJ, et al. Coronary angiography and percutaneous coronary intervention utilization trends and outcomes during hospitalization after out of hospital cardiac arrest associated with ventricular fibrillation or pulseless ventricular tachycardia. *JAMA Cardiol.* 2016;1:890.

Management of Cardiac Arrest

134. Bobrow BJ, Spaite DW, Vadeboncoeur TF, et al. Implementation of a regional telephone cardiopulmonary resuscitation program and outcomes after out-of-hospital cardiac arrest. *JAMA Cardiol.* 2016;1:294.
135. Larkin G, Copes WS, Nathanson BH, Kaye W. Pre-resuscitation factors associated with mortality in 49,130 cases of in-hospital cardiac arrest: a report from the National Registry for Cardiopulmonary Resuscitation. *Resuscitation.* 2010;81:302.
136. Girotra S, Nallamothu BK, Spertus JA, et al. Trends in survival after in-hospital cardiac arrest. *N Engl J Med.* 2012;367:1912.
137. Eisenberg MS, Psaty BM. Defining and improving survival rates from cardiac arrest in US communities. *JAMA.* 2009;301:860.
138. IOM (Institute of Medicine), Committee on the Treatment of Cardiac Arrest, Current Status and Future Directions. *Strategies to Improve Cardiac Arrest Survival: A Time to Act.* Washington, DC: National Academies Press; 2015.
139. Malta Hansen C, Kragholm K, Pearson DA, et al. Association of bystander and first-responder intervention with survival after out-of-hospital cardiac arrest in North Carolina, 2010-2013. *JAMA.* 2015;314:255.
140. Nakahara S, Tomio J, Ichikawa M, et al. Association of bystander interventions with neurologically intact survival among patients with bystander-witnessed out-of-hospital cardiac arrest in Japan. *JAMA.* 2015;314:247.
141. Wik L, Hansen TB, Fylling F, et al. Delaying defibrillation to give basic cardiopulmonary resuscitation to patients with out-of-hospital ventricular fibrillation: a randomized trial. *JAMA.* 2003;289:1389.
142. Nadkarni VM, Larkin GL, Peberdy MA, et al. First documented rhythm and clinical outcome from in-hospital cardiac arrest among children and adults. *JAMA.* 2006;295:50.
143. Kudenchuk PJ, Redshaw JD, Stubbs BA, et al. Impact of changes in resuscitation practice on survival and neurological outcome after out-of-hospital cardiac arrest resulting from non-shockable arrhythmias. *Circulation.* 2012;125:1787.
144. Kleinman ME, Brennan EE, Goldberger ZD, et al. Adult basic life support and cardiopulmonary resuscitation quality. 2015 American Heart Association guidelines update for cardiopulmonary resuscitation and emergency cardiovascular care. *Circulation.* 2015;132(suppl 2):S414.
145. Dumas F, Rea TD, Fahrenbruch C, et al. Chest compression alone cardiopulmonary resuscitation is associated with better long-term survival compared with standard cardiopulmonary resuscitation. *Circulation.* 2013;29:435.
146. Sayre MR, Berg RA, Cave DM, et al. Hands-only (compression-only) cardiopulmonary resuscitation: a call to action for bystander response to adults who experience out-of-hospital sudden cardiac arrest. A science advisory for the public from the American Heart Association Emergency Cardiovascular Care Committee. *Circulation.* 2008;117:2162.
147. SOS-KANTO Study Group. Cardiopulmonary resuscitation by bystanders with chest compression only (SOS-KANTO): an observational study. *Lancet.* 2007;369:920.
148. Bobrow BJ, Clark LL, Ewy GA, et al. Minimally interrupted cardiac resuscitation by emergency medical services providers for out-of-hospital cardiac arrest. *JAMA.* 2008;229:1158.
149. Havel C, Berzlanovich A, Sterz F, et al. Safety, feasibility, and hemodynamic and blood flow effects of active compression-decompression of thorax and abdomen in patients with cardiac arrest. *Crit Care Med.* 2008;36:1832.
150. Hallstrom AP, Ornato JP, Weisfeldt M, et al. Public-access defibrillation and survival after out-of-hospital cardiac arrest. *N Engl J Med.* 2004;351:637.
151. Hansen CM, Lippert FK, Wissenberg M, et al. Temporal trends in coverage of historical cardiac arrests using a volunteer-based network of automated external defibrillators accessible to laypersons and emergency dispatch centers. *Circulation.* 2014;130:859.
152. Drezner JA, Rao AL, Heistand J, et al. Effectiveness of emergency response planning for sudden cardiac arrest in United States high schools with automated external defibrillators. *Circulation.* 2009;120:518.
153. Bardy GH, Lee KL, Mark DB, et al. Home use of automated external defibrillators for sudden cardiac arrest. *N Engl J Med.* 2008;358:1793.
154. Myerburg RJ, Feigal DW, Lindsay BD. Life-threatening malfunction of implantable cardiac devices. *N Engl J Med.* 2006;354:2309.
155. Shah JS, Maisel WH. Recalls and safety alerts affecting automated external defibrillators. *JAMA.* 2006;296:655.
156. Stiell IG, Wells GA, Field B, et al. Advanced cardiac life support in out-of-hospital cardiac arrest. *N Engl J Med.* 2004;351:647.
157. Goldberger ZD, Chan PS, Berg RA, et al. Duration of resuscitation efforts and survival after in-hospital cardiac arrest: an observational study. *Lancet.* 2012;380:1473.
158. Larabee TM, Liu KY, Campbell JA, Little CM. Vasopressors in cardiac arrest: a systematic review. *Resuscitation.* 2012;83:932.
159. Kudenchuk PJ, Brown SP, Daya M, for the Resuscitation Outcomes Consortium Investigators, et al. Amiodarone, lidocaine, or placebo in out-of-hospital cardiac arrest. *N Engl J Med.* 2016;374:1711.
160. Jeejeebhoy FM, Zelop CM, Lipman S, American Heart Association Emergency Cardiovascular Care Committee, et al. Cardiac arrest in pregnancy: a scientific statement from the American Heart Association. *Circulation.* 2015;132:1747.
161. Nolan JP, Neumar RW, Adrie C, et al. Post-cardiac arrest syndrome: epidemiology, pathophysiology, treatment, and prognostication. A scientific statement from the International Liaison Committee on Resuscitation; the American Heart Association Emergency Cardiovascular Care Committee; the Council on Cardiovascular Surgery and Anesthesia; the Council on Cardiopulmonary, Perioperative, and Critical Care; the Council on Clinical Cardiology; the Council on Stroke. *Resuscitation.* 2008;79:350.
162. Spaite DW, Bobrow BJ, Stolz U, et al. Statewide regionalization of postarrest care for out-of-hospital cardiac arrest: association with survival and neurologic outcome. *Ann Emerg Med.* 2014;64:496–506.
163. Bernard SA, Smith K, Finn J, et al. Induction of therapeutic hypothermia during out-of-hospital cardiac arrest using a rapid infusion of cold saline: The RINSE Trial (Rapid Infusion of Cold Normal Saline). *Circulation.* 2016;134:797.
164. Nielsen N, Wetterslev J, Cronberg T, TTM Trial Investigators, et al. Targeted temperature management at 33°C versus 36°C after cardiac arrest. *N Engl J Med.* 2013;369:2197.
165. Zipes DP, Camm AJ, Borggrefe M, et al. ACC/AHA/ESC 2006 guidelines for management of patients with ventricular arrhythmias and the prevention of sudden cardiac death: executive summary. A report of the American College of Cardiology/American Heart Association Task Force and the European Society of Cardiology Committee for Practice Guidelines (Writing Committee to Develop Guidelines for Management of Patients with Ventricular Arrhythmias and the Prevention of Sudden Cardiac Death). *J Am Coll Cardiol.* 2006;48:e247.
166. Epstein AE, DiMarco JP, Ellenbogen KA, et al. ACC/AHA/HRS 2008 guidelines for device-based therapy of cardiac rhythm abnormalities: executive summary. A report of the ACC/AHA Task Force on Practice Guidelines. *J Am Coll Cardio.* 2008;l51:2085.
167. Epstein AE, Dimarco JP, Ellenbogen KA, et al. 2012 ACCF/AHA/HRS focused update incorporated into the ACCF/AHA/HRS 2008 guidelines for device-based therapy of cardiac rhythm abnormalities. A report of the American College of Cardiology Foundation/American Heart Association Task Force on Practice Guidelines and the Heart Rhythm Society. *Circulation.* 2013;127:e283.

Prevention of Cardiac Arrest and Sudden Cardiac Death

168. Deo R, Norby FL, Katz R, et al. Development and validation of a sudden cardiac death prediction model for the general population. *Circulation.* 2016;134:806.
169. Exner DV, Kavanagh KM, Slawnych MP, et al. Noninvasive risk assessment early after a myocardial infarction: the REFINE study. *J Am Coll Cardiol.* 2007;50:2275.
170. Brooks GC, Lee BK, Rao R, et al; for the PREDICTS Investigators. Predicting persistent left ventricular dysfunction following myocardial infarction: The PREDICTS Study. *J Am Coll Cardiol.* 2016;67:1186–1196.
171. Mäkikallio TH, Barthel P, Schneider R, et al. Frequency of sudden cardiac death among acute myocardial infarction survivors with optimized medical and revascularization therapy. *Am J Cardiol.* 2006;97:480.
172. Daubert JP, Zareba W, Hall WJ, et al. Predictive value of ventricular arrhythmia inducibility for subsequent ventricular tachycardia or ventricular fibrillation in Multicenter Automatic Defibrillator Implantation Trial (MADIT) II patients. *J Am Coll Cardiol.* 2006; 47:98.
173. Goldberger JJ, Subačius H, Patel T, et al. Sudden cardiac death risk stratification in patients with nonischemic dilated cardiomyopathy. *J Am Coll Cardiol.* 2014;63:1879.
174. Priori SG, Aliot E, Blomstrom-Lundqvist C, et al. Update of the guidelines on sudden cardiac death of the European Society of Cardiology. *Eur Heart J.* 2003;24:13.
175. Reddy VY, Reynolds MR, Neuzil P, et al. Prophylactic catheter ablation for the prevention of defibrillator therapy. *N Engl J Med.* 2007;357:2657.
176. Sapp JL, Wells GA, Parkash R, et al. Ventricular tachycardia ablation versus escalation of antiarrhythmic drugs. *N Engl J Med.* 2016;375:111.
177. Connolly SJ, Hallstrom AP, Cappato R, et al. Meta-analysis of the implantable cardioverter defibrillator secondary prevention trials. *Eur Heart J.* 2000;21:2071.
178. Cygankiewicz I, Gillespie J, Zareba W, et al. Predictors of long-term mortality in Multicenter Automatic Defibrillator Implantation Trial II (MADIT II) patients with implantable cardioverter-defibrillators. *Heart Rhythm.* 2009;6:468.
179. Hohnloser SH, Kuck KH, Dorian P, et al. Prophylactic use of an implantable cardioverter-defibrillator after acute myocardial infarction. *N Engl J Med.* 2004;351:2481.
180. Steinbeck G, Andresen D, Seidl K, et al; for IRIS Investigators. Defibrillator implantation early after myocardial infarction. *N Engl J Med.* 2009;361:1427.
181. Pouleur ACl, Barkoudah E, Uno H, et al; for the VALIANT Investigators. Pathogenesis of sudden unexpected death in a clinical trial of patients with myocardial infarction and left ventricular dysfunction, heart failure, or both. *Circulation.* 2010;122:597.
182. Raviele A, Bongiorni MG, Brignole M, et al; for the BEST + ICD Trial Investigators. Early EPS/ICD strategy in survivors of acute myocardial infarction with severe left ventricular dysfunction on optimal beta-blocker treatment. The BEta-blocker STrategy plus ICD trial. *Europace.* 2005;7:327.
183. Zaman S, Sivagangabalan G, Narayan A, et al. Outcomes of early risk stratification and targeted implantable cardioverter-defibrillator implantation after ST-elevation myocardial infarction treated with primary percutaneous coronary intervention. *Circulation.* 2009;120:194.
184. Moss AJ, Schuger C, Beck CA, et al. Reduction in inappropriate therapy and mortality through ICD programming. *N Engl J Med.* 2012;367:2275.
185. Kadish A, Dyer A, Daubert JP, et al. Prophylactic defibrillator implantation in patients with nonischemic dilated cardiomyopathy. *N Engl J Med.* 2004;350:2151.
186. Bardy GH, Lee KL, Mark DB, et al. Amiodarone or an implantable cardioverter-defibrillator for congestive heart failure. *N Engl J Med.* 2005;352:225.
187. Bristow MR, Saxon LA, Boehmer J, et al. Cardiac-resynchronization therapy with or without an implantable defibrillator in advanced chronic heart failure. *N Engl J Med.* 2004;350:2140.
188. Moss AJ, Hall WJ, Cannom DS, et al. Cardiac-resynchronization therapy for the prevention of heart-failure events. *N Engl J Med.* 2009;361:1329.
189. Køber L, Thune JJ, Nielsen JC, et al. Defibrillator implantation in patients with nonischemic systolic heart failure. *N Engl J Med.* 2016;375:1221.
190. Corrado D, Basso C, Pavei A, et al. Trends in sudden cardiovascular death in young competitive athletes after implementation of a preparticipation screening program. *JAMA.* 2006;296:1593.
191. Maron BJ, Thompson PD, Ackerman MJ, et al. Recommendations and considerations related to preparticipation screening for cardiovascular abnormalities in competitive athletes. 2007 update: a scientific statement from the American Heart Association Council on Nutrition, Physical Activity, and Metabolism. *Circulation.* 2007;115:1643.
192. Hainline B, Drezner JA, Baggish A, et al. Inter-association consensus statement on cardiovascular care of college student-athletes. *J Am Coll Cardiol.* 2016;67:2981.
193. Myerburg RJ, Vetter VL. Electrocardiograms should be included in pre-participation screening of athletes. *Circulation.* 2007;116:2616.
194. Wheeler MT, Heidenreich PA, Froelicher VF, et al. Cost-effectiveness of preparticipation screening for prevention of sudden cardiac death in young athletes. *Ann Intern Med.* 2010;152:276.
195. Levine BD, Baggish AL, Kovacs RJ, for the American Heart Association Electrocardiography and Arrhythmias Committee of Council on Clinical Cardiology, et al. Eligibility and disqualification recommendations for competitive athletes with cardiovascular abnormalities: Task Force 1. Classification of sports: dynamic, static, and impact: a scientific statement from the American Heart Association and American College of Cardiology. *Circulation.* 2015;132:e262.
196. Maron BJ, Zipes DP, Kovacs RJ, et al. Eligibility and disqualification recommendations for competitive athletes with cardiovascular abnormalities: preamble, principles, and general considerations: a scientific statement from the American Heart Association and American College of Cardiology. *Circulation.* 2015;132:e256.
197. Link MS, Myerburg RJ, Estes NA III, et al. Eligibility and disqualification recommendations for competitive athletes with cardiovascular abnormalities: Task Force 12. Emergency action plans, resuscitation, cardiopulmonary resuscitation, and automated external defibrillators: a scientific statement from the American Heart Association and American College of Cardiology. *Circulation.* 2015;132:e334.
198. Mitten MJ, Zipes DP, Maron BJ, et al. Eligibility and disqualification recommendations for competitive athletes with cardiovascular abnormalities: Task Force 15. Legal aspects of medical eligibility and disqualification recommendations: a scientific statement from the American Heart Association and American College of Cardiology. *Circulation.* 2015;132:e346.

Sudden Death and Public Safety

199. Epstein AE, Baessler CA, Curtis AB, et al. Addendum to "Personal and public safety issues related to arrhythmias that may affect consciousness: implications for regulation and physician recommendations: a medical/scientific statement from the American Heart Association and the North American Society of Pacing and Electrophysiology." Public safety issues in patients with implantable defibrillators: a scientific statement from the American Heart Association and the Heart Rhythm Society. *Circulation.* 2007;115:1170–1176.
200. Kim MH, Zhang Y, Sakaguchi S, et al. Time course of appropriate implantable cardioverter-defibrillator therapy and implications for guideline-based driving restrictions. *Heart Rhythm.* 2015;12:1728.

第 43 章 低血压和晕厥

HUGH CALKINS AND DOUGLAS P. ZIPES

定义 830
分类 830
血管性晕厥 831
直立性低血压 831
反射介导性晕厥 831
神经介导性低血压或晕厥(血管迷走性晕厥) 832
颈动脉窦过敏症 832
心源性晕厥 832
一过性意识丧失的神经性原因 833
一过性意识丧失的代谢性原因 833
诊断检查 833
病史、体格检查和颈动脉窦按摩 833
实验室检查:血液检查 834
直立倾斜试验 834
心脏影像 834
负荷试验和心导管检查 835
心电图 835
电生理检查 835
晕厥患者评估方法 837
晕厥患者治疗 838
神经介导性晕厥 838
未来展望 839
参考文献 839

定义

晕厥,或称为一过性意识丧失(loss of consciousness,LOC),是一种表现为突发性、一过性、完全性意识丧失伴无法保持原有体位,并且能够快速、自主恢复的症状。晕厥的机理可能是脑灌注不足[1,2]。与其他器官不同,大脑的代谢非常依赖于脑灌注量。因此,大脑血流中断大约 10 秒即可引起意识丧失。晕厥后往往能够很快恢复原本的行为模式和定向力。逆行性遗忘,这一现象虽然不常见,但在老年人中也会出现。引起一过性意识丧失的原因众多,包括脑血管意外(卒中)和癫痫发作等,根据定义晕厥只是一组能够引起一过性意识丧失疾病中的一部分,认识这一点很重要。非晕厥性原因引起的一过性意识丧失在其发生机制和持续时间上都有所不同。

晕厥在临床工作中具重要意义,因为它常见、代价高,经常致残,也易导致受伤,而且晕厥有可能是心源性猝死前唯一的预警信号(见第 42 章)[1-3]。晕厥占入院患者的 1%和急诊人数的 3%。高达 50%的青壮年自述曾发生过意识丧失,大多为孤立事件,并未就医。第一次晕厥发作的高峰期在 10 至 20 岁之间,大约在 60 至 80 岁时出现另外一个发作高峰[4]。晕厥患者的生活质量大大降低,并可导致创伤性损伤。

晕厥患者的预后因病因不同而异,患有结构性心脏病或原发性心电紊乱疾病的晕厥患者心源性猝死和总体死亡率均较高。由直立性低血压引起的晕厥死亡率升高两倍,这是一组由多种不同疾病引起的综合征。相比之下,神经介导性晕厥的年轻患者预后良好。

分类

表 43.1 和表 43.2 分别给出了真性和假性一过性意识丧失及晕厥患者的诊断注意事项。晕厥可以通过问诊意识丧失是否发作迅速、是否为一过性或持续时间较短及是否自发恢复来与其他大多数导致一过性意识丧失的原因相鉴别。如果以上问题的答案都是肯定的,即意识丧失是短暂的、发作迅速、持续时间短、能够自发恢复,在除外脑部创伤引起的意识丧失后,那么诊断应该考虑真性晕厥,这些患者一过性意识丧失的原因是脑灌注不足,也包括癫痫发作、心因性晕厥和其他罕见病因。在评估一过性意识丧失患者的情况时,应考虑到一些非晕厥性病因,比如代谢紊乱、癫痫或酒精中毒,以及假性意识丧失的情况(如转化反应,歇斯底里的一种,把心理冲突转变为身体症状表达出来,以解除自我焦虑)。这些精神因素引起的所谓晕厥被越来越多地认识到,通常在 40 岁或更年轻的患者中多见,尤其是在有精神疾病病史的患者中[1,5]。

晕厥的病因诊断(见表 43.2)中最常见的是血管原因,其次是心脏原因,后者以心律失常为主。虽然对可引起晕厥常见病因的了解至关重要,能够让临床医生在大多数患者中找到晕厥的可能原因,但同样重要的是要注意几种不太常见但有可能致命的晕厥原因,例如长 QT 综合征、致心律失常性右室发育不良、Brugada 综合征、肥厚型心肌病、特发性室颤、儿茶酚胺敏感性多形性室性心动过速、短 QT 综合征和肺栓塞[1,6-11](见第 84 章)。

晕厥的病因随着年龄以及患者临床情况的变化而变化。神经介导性晕厥和其他病因引起的反射性晕厥是任何年龄和任何环境中晕厥最常见的原因。心源性晕厥,尤其是快速性心律失常和缓慢性心律失常所引起的晕厥,是第二大常见的晕厥原因。在老年人和急诊收治的患者中,心源性晕厥的发生率更高。直立性低血压引起的晕厥在 40 岁以下的患者中极为罕见,但在老年人中很常见(见第 88 章)。

表 43.1 真性或假性意识丧失的原因

晕厥(见表 43.2)
神经性或脑血管疾病
癫痫
椎基底动脉短暂缺血发作
代谢综合征和昏迷
过度通气伴低碳酸血症
低血糖
低氧血症
药物或酒精中毒
昏迷状态
精神性晕厥
焦虑,恐慌症
躯体化障碍

表 43.2 晕厥的原因

血管性原因
解剖性
盗血综合征(锁骨下动脉盗血综合征)
直立性
自主神经功能不全 特发性 血容量不足 药物或酒精引起
反射性
颈动脉窦过敏症 神经介导性晕厥(普通昏厥、血管抑制性、神经心源性、血管迷走性) 舌咽神经性晕厥 情境性(急性出血、咳嗽、排便、大笑、排尿、打喷嚏、吞咽、饱餐后)
心源性
解剖性
梗阻性心脏瓣膜病 主动脉夹层 心房黏液瘤 心包疾病、心脏压塞 肥厚性梗阻性心肌病 心肌缺血、心肌梗死 肺栓塞 肺动脉高压
心律失常性

缓慢性心律失常
  房室传导阻滞
  窦房结功能障碍,心动过缓
快速性心律失常
  室上性心动过速
    心房颤动
    阵发性室上性心动过速(AVNRT,WPW)
    其他
  室性心动过速
    器质性心脏病
    遗传综合征(ARVD,HCM,Brugada 综合征,长 QT 综合征)
    药物诱发的心律失常
起搏器或 ICD 故障

不明原因性晕厥

AVNRT,房室结折返性心动过速;ARVD,致心律失常性右室心肌病;HCM,肥厚型心肌病;ICD,植入式自动除颤器;WPW,预激综合征。

血管性晕厥

血管性晕厥,尤其是反射性晕厥和直立性低血压是目前最常见的病因,至少占所有晕厥发作的三分之一[12,13]。相比之下,盗血综合征则属于非常罕见的晕厥病因。

直立性低血压

人体在站立位时血流会重新分布,大约 500~800ml 血液集中分布于腹部和下肢,因此导致静脉回心血量骤然降低。回心血量的骤然下降会导致心排血量减少,并刺激主动脉、颈动脉和心肺压力感受器,从而引发交感神经反射性输出增加,通过心率、心脏收缩力和血管阻力的增加,以维持站立位时稳定的全身血压(blood pressure,BP)。直立不耐受是指血压调节过程中的任何部分出现异常的体征和症状。直立性低血压定义为在改为站立位 3 分钟内收缩压下降 20mmHg 或舒张压下降 10mmHg。直立性低血压可无症状或伴有晕厥、头晕/先兆晕厥、震颤、虚弱、疲劳、心悸、出汗、视力模糊或视野狭窄等症状,这些症状往往会在晨起、餐后或运动后加重。原发性直立性低血压定义为站立位后血压下降少于 40mmHg,并能够快速(<30 秒)恢复正常[1,2,11]。相反,迟发进展性直立性低血压的特点是站立位后收缩压缓慢渐进式下降。饭后出现的晕厥,尤其是在老年人中,可能是由于血液向肠道的重新分配而引起。据报道,多达三分之一的养老院老人在进食后 1 小时内收缩压下降约 20mmHg。尽管这种程度的收缩压下降通常不伴有症状,但这足以引起头晕甚至晕厥。

药物引起的血容量不足或血管舒张是直立性低血压最常见的原因(表 43.3)。老年患者的压力感受器敏感性降低,脑血流量减少、肾脏钠的流失、以及随着年龄的增长而产生的口渴机制受损等,使老年患者更容易受降压药物的影响(见第 88 章)。神经源性原因也可引起直立性低血压,又可分为原发性和继发性自主神经功能障碍(见第 99 章)。原发性自主神经功能障碍通常是特发性的,而继发性则与已知的生化或结构异常有关,或被视为某些特定疾病或综合征的一部分表现。

原发性自主神经功能障碍有 3 种类型。单纯性自主神经功能障碍(布拉德伯利-艾格尔斯顿综合征,Bradbury-Eggleston syndrome)是一种先天性散发疾病,以直立性低血压为特征,可伴有更广泛的自主神经功能障碍,如肠、膀胱、体温调节和性功能障碍,单纯性自主神经功能障碍患者仰卧位时血浆去甲肾上腺素水平较低。多系统萎缩(Shy-Drager 综合征)是一种散发、进行性加重、成人起病的疾病,是以自主神经功能紊乱、帕金森病和共济失调为特征的一组综合征。原发性自主神经功能障碍的第三种类型是伴有自主神经功能障碍的帕金森病。一小部分帕金森病患者也可伴有包括直立性低血压在内的自主神经功能障碍。除了以上这些形式的慢性自主神经功能障碍外,还有一种罕见的急性自主神经系统病变,多发生在年轻人,引起严重的、广泛的交感神经和副交感神经功能衰竭,包括直立性低血压、无汗、膀胱和肠道功能紊乱、心率固定和瞳孔放大等。

直立性心动过速综合征(postural orthostatic tachycardia syndrome,POTS)是一组以站立位时频繁出现头晕、心悸、颤抖、全身无力、视物模糊、运动不耐受、疲劳等症状,心率增加 30 次/分或更高(在 12 至 19 岁之间的心率增加 40 次/min 以上),收缩压降低在 20mmHg 水平以内的临床综合征[1,2,12]。直立性心动过速综合征的确切病理生理基础还没有彻底明确,有些患者可以同时患有 POTS 和神经介导性晕厥。

反射介导性晕厥

反射介导性或情境性晕厥的原因在表 43.2 已列出。在这组病症中,调控血液循环的心血管反射无法对触发因素做出适当反应,导致血管舒张伴或不伴心动过缓、血压突然下降和全脑灌注不足。每一个反射都包括一个触发因素(传入途径)和一个反应过

表 43.3 直立性低血压的原因

药物
利尿剂
α-肾上腺素能受体阻滞剂
特拉唑嗪(高特灵)、拉贝洛尔
肾上腺素能神经元阻滞药物
胍乙啶
血管紧张素转换酶抑制剂
抗抑郁药
单胺氧化酶抑制剂
酒精
利尿剂
神经节阻滞药物
六甲铵、美卡拉明
镇静剂
吩噻嗪类、巴比妥类
血管扩张药物
哌唑嗪、肼屈嗪、钙通道阻滞剂
中枢作用降压药
甲基多巴,可乐定
原发性自主神经功能障碍
单纯性自主神经功能障碍(布拉德伯利-艾格尔斯顿综合征)
多系统萎缩(Shy-Drager 综合征)
帕金森病伴自主神经功能障碍
继发性神经源性原因
年龄
自身免疫性疾病
吉兰-巴雷综合征(Guillain-Barre syndrome)、混合性结缔组织病、类风湿性关节炎
肌无力综合征(Eaton-Lambert syndrome)、系统性红斑狼疮
癌症自主神经病变
中央脑部病变
多发性硬化症、韦尼克脑病(Wernicke encephalopathy)
涉及下丘脑和中脑的血管病变或肿瘤
多巴胺 β-羟化酶缺乏症
家族性高缓激肽血症
其他内科疾病
糖尿病、淀粉样变、酗酒、肾功能不全
遗传性感觉神经病(显性或隐性)
神经系统感染
人类免疫缺陷病毒感染、Chagas 病、肉毒杆菌感染、梅毒
代谢性疾病
维生素 B_{12} 缺乏症、卟啉症、Fabry 病、Tangier 病
脊髓病变

改编自 Bannister SR, editor. Autonomic Failure. 2nd ed. Oxford: Oxford University Press, 1988, p 8.

程(传出),反射介导性晕厥的共同特征包括迷走神经张力增加和外周交感神经张力减退,以及因此而导致的心动过缓、血管舒张,最终引起低血压、先兆晕厥或晕厥。如果继发于外周血管舒张的低血压为主要表现,归类为血管抑制型;如果以心动过缓或心脏停搏为主要表现,则被归类为心脏抑制型。当血管舒张和心动过缓都起作用时,则被归类为混合型。特殊的晕厥发生触发因素有利于晕厥原因的识别,如排尿引起的晕厥是由于膀胱内机械感受器的激活,排便引起的晕厥是由肠壁张力感受器的神经输入引起的,吞咽引起的晕厥是由于上消化道传入神经冲动引起的。颈动脉窦过敏症和神经介导性低血压是最常见的两种反射介导性晕厥,将在后面进一步讨论。明确晕厥的触发因素很重要,因为它不仅对治疗有指导意义,而且可以防范晕厥的发作。

神经介导性低血压或晕厥(血管迷走性晕厥)

神经介导性低血压或晕厥(也称为神经-心源性、血管抑制性、血管迷走神经性晕厥或"昏厥")是一种常见的血压调节异常性疾病,其特征是突然出现的低血压,伴或不伴心动过缓。与神经介导性晕厥相关的触发因素包括立位应激,例如长时间站立或洗热水澡,以及情绪应激,如看见血液等[1,2,12]。大部分神经介导性晕厥的患者可能存在有轻微的精神障碍。神经介导性低血压引起的晕厥患者可能还存在有心理性假性晕厥[5]。有学者认为神经介导性晕厥是由反常反射引起的,这种反射在心室前负荷减少时启动。心室前负荷减少会导致心排血量和血压的下降,并被动脉压力感受器感知。由此引起血中儿茶酚胺水平升高,加上静脉灌注的减少,导致心室排空的剧烈收缩,通过在心房、心室和肺动脉中发现的无髓纤维所组成的机械感受器或 C 纤维,心脏本身参与了这种反射。有人认为,容量不足引起的心室强烈收缩激活易感个体中的这些受体,经 C 纤维传入投射到髓质的迷走神经核背面,导致周围交感神经张力消退和迷走神经张力增加,这一"矛盾"进而导致血管舒张和心动过缓,最终的临床表现是晕厥或先兆晕厥。然而,并非所有的神经介导性晕厥都是由机械感受器激活引起。看到血液或极端情绪下都会引发晕厥,这表明较高的神经中枢也参与血管迷走神经性晕厥的病理生理学过程,因此,中枢机制也可能会促进神经介导性晕厥的产生。

颈动脉窦过敏症

颈动脉窦过敏症引起的晕厥是由位于颈总动脉分叉以上颈内动脉处的颈动脉窦压力感受器受刺激引起的。诊断标准为颈动脉窦按摩可复制临床晕厥,并伴有持续时间超过 3 秒的心脏停搏或房室传导阻滞;或者出现显著的血管抑制反应,表现为收缩压下降超过 50mmHg;或出现混合性心脏和血管抑制反应[1]。大约在三分之一的老年晕厥或跌倒患者中检测到存在颈动脉窦过敏[2],然而无症状老年患者中也存在颈动脉窦过敏。因此,在能够排除其他晕厥原因后,应谨慎诊断颈动脉窦过敏症。经常发生晕厥、跌倒者,如诊断为心脏抑制性或混合性颈动脉窦过敏,建议植入双腔起搏器(Ⅱa 类适应证,证据等级 B-R)[1,2,14]。

心源性晕厥

心源性晕厥是第二常见的晕厥原因,占晕厥患者的 10% 至 20%,尤其是与快速性或缓慢性心律失常相关的晕厥更常见(见表 43.2 和第 37、39 章),室性心动过速(ventricular tachycardia, VT)是引起晕厥最常见的快速性心律失常。绝大多数室上性心律失常患者仅有如心悸、呼吸困难和头晕等较轻的症状,但室上性心动过速(supraventricular tachycardia, SVT)也可引起晕厥。引起晕厥的缓慢性心律失常包括病态窦房结综合征和房室传导阻滞。引起晕厥的解剖学因素包括血流阻塞，如肺动脉大块栓塞（见第84章）、心房黏液瘤（见第81章）或主动脉瓣狭窄（见第68章）。

一过性意识丧失的神经性原因

包括偏头痛、癫痫、Arnold-Chiari 畸形（小脑扁桃体下疝畸形）和一过性脑缺血性发作在内的神经性原因引起的晕厥少见，仅占所有晕厥病例的不到10%（见第65、95章）。事实上，大多数因"神经性"原因引起的一过性意识丧失都被证明是癫痫发作而并非真性晕厥。

一过性意识丧失的代谢性原因

代谢性原因引起的一过性意识丧失罕见，占晕厥发作原因的比例不到5%。引起晕厥的最常见代谢性原因是低血糖（见第51章）、低氧血症和过度通气（第86章）。明确低血糖作为意识丧失的病因需要在晕厥发作期间有低血糖存在的证据。虽然过度通气引起的晕厥通常被认为是由大脑血流减少引起的，但一项研究表明，仅仅存在过度通气并不足以引起晕厥。这一研究结果表明，过度通气引起的晕厥也可能有心理因素的作用。精神疾病也会引起晕厥，不明原因的晕厥患者中可能患有精神障碍的比例高达四分之一，并以晕厥为首发症状[1]（见第96章）。

诊断检查

明确引起晕厥的确切原因通常富有挑战性，因为晕厥发作通常具有偶然性和稀发性，故在晕厥发作期间给患者查体或获取患者心电图变得异常困难。因此，评估晕厥患者的首要目标是对晕厥的原因做出推测性的判断。

病史、体格检查和颈动脉窦按摩

到目前为止，病史和体格检查仍是评估一过性意识丧失和晕厥患者的最有效方法，超过25%的患者可通过问病史及体格检查明确病因[1,2,13,15-17]。在2017年美国心脏病学会（ACC）、美国心脏协会（AHA）与美国心律协会（HRS）颁布的晕厥指南中，对晕厥患者进行详尽的病史询问和体格检查是Ⅰ类推荐[1]。如果方法得当，临床医生可以从病史中获取大量的信息。初步评估应首先询问以下内容来确定患者是否确实经历过晕厥事件：①患者是否经历了完全的意识丧失？②意识丧失是否是暂时性的？即快速发生、持续时间较短。③患者的意识是否自发完全恢复且无后遗症？④患者是否有摔倒？如果以上问题中一个或多个的答案是否定的，那么应怀疑是其他非晕厥性原因引起的一过性意识丧失。尽管跌倒可以根据是否伴有意识丧失与晕厥区分开来，但跌倒与晕厥之间存在交集[2,18]，因为老年人可能在意识丧失事件中发生健忘症。在评估晕厥患者时，应特别注意：①确定患者是否有心脏病史或代谢性疾病病史（如糖尿病），是否有心脏病、晕厥或猝死的家族史；②确定可能与晕厥有关的药物，特别是那些可能引起低血压、心动过缓/心脏传导阻滞或致心律失常作用的药物（如抗心律失常药物）；③量化以往晕厥和先兆晕厥发作的次数和发作时间；④识别诱发因素，包括晕厥前的体位和活动；⑤量化前驱和恢复期症状的类型和持续时间。从目击者那里获取发作的详细描述也很有用，包括患者是如何晕倒的、患者的皮肤颜色和呼吸模式、意识丧失的持续时间以及意识丧失期间的动作等。表43.4总结了在鉴别神经介导性低血压、心律失常、癫痫和心因性晕厥方面最有帮助的临床病史特征。

表43.4 神经介导性低血压、心律失常、癫痫和精神性因素引起晕厥的鉴别

	神经介导性低血压	心律失常	癫痫	精神性因素
人口学和临床特征	女性>男性 年龄(<55岁) 发作次数(>2次) 站立、温暖的房间、情绪沮丧	男性>女性 年龄(>54岁) 发作次数(<3次) 家族猝死史	年龄(<45岁) 任何情况下	女性>男性 在其他人在场时 年龄(<40岁)(一天内可发作多次)无明显诱发因素
先兆症状	持续时间长(>5s) 心悸、视物模糊 恶心、发热 出汗、眩晕	持续时间短(<6s) 心悸不常见	突然发作或短暂的先兆(幻觉、嗅觉、味觉、视觉)	无
发作期间	面色苍白 出汗 瞳孔散大 缓脉、低血压 可伴两便失禁 短暂阵挛性抽搐	面色发紫、不苍白 可伴两便失禁 可发生短暂阵挛性抽搐	面色发紫、不苍白 口吐白沫 晕厥时间长(>5min) 咬舌 眼睛水平斜视 脉搏加快、血压升高 很可能无意识* 大发作时强直性阵挛	正常肤色 不出汗 闭眼 血压和脉搏正常 无两便失禁 持续时间长(数分钟)
后遗症状	后遗症状常见 疲倦常见(>90%) 定向正常	后遗症状不常见，(除非意识失去时间长) 定向正常	后遗症状常见 肌痛 定向障碍 疲劳、头痛 恢复慢	后遗症状不常见 定向正常

* 失禁可见于以上所有引起晕厥的原因，但是在癫痫患者中更加常见。

与房室传导阻滞和室性心动过速相关晕厥患者的临床病史比较相似。晕厥发作的预警时间通常少于5秒，也很少有前驱症状和恢复症状。由心律失常（如室性心动过速或房室传导阻滞）引起的晕厥的人口统计学特征包括男性、此前少于3次晕厥发作以及老年。晕厥前如有心悸、视物模糊、恶心、发热、出汗或头晕，以及晕厥后出现恶心、发热、出汗或疲劳等症状，这些临床病史特征均提示神经介导性晕厥。

癫痫区别于晕厥的临床病史特征包括发作后的方向感缺失、发作期间脸色青紫或未变苍白、口吐白沫、肌肉酸痛、发作后感到嗜睡以及意识丧失持续超过5分钟等，癫痫患者常在意识丧失的早期即发生抽搐，而抽搐发生在意识丧失后一段时间则提示心律失常性原因引起的晕厥[16]。发作时出现咬舌强烈提示癫痫发作是意识丧失的病因。最近的一项研究表明，在意识丧失发作期间有咬舌史的患者，预测意识丧失的原因是癫痫发作的敏感性和特异性分别是33%和96%[17]。其他提示癫痫是导致晕厥发作病因的因素包括：①发作前有先兆；②发作时眼睛水平偏斜；③发作时血压升高和脉搏加快；④发作后头痛。癫痫或晕厥发作时都可有大小便失禁，但癫痫发作时更常见。癫痫大发作往往有强直性痉挛，值得注意的是，由脑缺血引起的晕厥会导致手臂的去皮质强直性阵挛性运动。在没有摔倒的情况下，如患者对刺激缺乏反应提示为癫痫小发作。颞叶癫痫发作持续时间数分钟，表现行为不合逻辑、意识改变和自主神经症状如面色潮红。如果伴有脑干缺血的症状（如复视、耳鸣、局灶性无力或感觉丧失、眩晕或构音障碍），则晕厥的可能原因为椎基底动脉供血不足。偏头痛介导的晕厥常伴有搏动性单侧性头痛，视野中有闪烁的暗点和恶心等症状。

体格检查

除了完整的心脏检查外，应注意是否存在结构性心脏病、患者的血容量水平、是否存在提示家族性自主神经异常或脑血管意外的明显神经系统异常表现。直立性生命体征是评估的重要组成部分，在患者仰卧位时确定血压和心率，然后在取站立位后3分钟内每分钟复测血压和心率。应注意的可能异常包括：①早期直立性低血压，即取站立位后3分钟内收缩压降低20mmHg或舒张压降低10mmHg；②直立性心动过速综合征（见前文，直立性低血压）。直立性心动过速综合征因其与神经介导性晕厥有较多重叠而具有重要的意义。

颈动脉窦按摩

在检查颈部血管是否有杂音后，可进行颈动脉窦按摩，方法是在颈动脉搏动处轻轻按压，先在一侧进行按压，然后在另一侧按压，按压部位在颌角下方水平颈动脉分叉处。在仰卧位和直立位均应按压5至10秒，因为有三分之一的患者只在直立位时对颈动脉窦按摩出现异常反应。由于颈动脉窦按摩的主要并发症是神经性的，所以对有一过性脑缺血发作、近3个月的卒中、颈动脉杂音的患者中应尽量避免行颈动脉窦按摩，除非颈动脉多普勒检查排除了明显的狭窄。对颈动脉窦按摩的正常反应是窦率的短暂减慢和房室传导时间延长，或两者都有。颈动脉窦过敏症就是根据患者在进行颈动脉窦按摩时出现晕厥以及前期出现的反应来诊断的[1]。诊断颈动脉窦过敏症是晕厥的原因时，需要在颈动脉窦按摩过程中再现患者的临床症状。

实验室检查：血液检查

常规的血液学检查，如血清电解质、心肌酶、葡萄糖和血细胞比容水平，对晕厥患者的诊断价值较低，因此不建议常规采用。2017年ACC/AHA/HRS晕厥指南指出，根据病史、体格检查、心电图和临床评估，对特定的晕厥患者进行针对性血液检测是合理的（Ⅱa类推荐，B-NR类证据水平）[1]。

直立倾斜试验

直立倾斜试验是一种对晕厥患者的诊断很有意义的检查[1,2,13]，阳性反应提示神经介导性晕厥的可能。2017年ACC/AHA/HRS晕厥指南指出，如果在初步评估后诊断仍不明确，直立倾斜试验对于疑似血管迷走性晕厥患者的诊断可能有帮助（Ⅱa，B-NR）[1]。直立倾斜测试通常在20分钟的水平预倾斜稳定阶段之后以60°~80°的角度（最常见的70°）持续进行30~45分钟。通过更长的倾斜时间、更陡的倾斜角度以及使用异丙肾上腺素或硝酸甘油等刺激性药物，可以提高试验的灵敏度，但也相应地降低了试验的特异性。当使用异丙肾上腺素时，建议输注速度从1~3μg/min逐步递增，使心率较基线水平提高25%左右。使用硝酸甘油时，应在患者处于直立位置的20分钟后，舌下给予固定剂量的300~400μg的硝酸甘油喷雾剂。这两种刺激方法在诊断的准确性上没有差别。在不使用药物刺激的情况下，该试验的特异性估计为90%；使用药物刺激后，特异性显著降低。

在最初评估不足以明确神经介导性晕厥的诊断时，直立倾斜试验可以帮助明确诊断。直立倾斜试验对于心因性假晕厥的诊断也有重要价值[5]。对于根据病史和体格检查已经明确诊断的患者不建议行直立倾斜试验。然而，对于一些患者来说，将临床诊断结果与直立倾斜试验阳性结合起来更加可靠。如诱导出反射性低血压/心动过缓而不伴晕厥，则诊断为神经介导性晕厥的特异性较差。如果患者患有结构性心脏病，在考虑通过直立倾斜试验诊断神经介导性晕厥前，应排除其他引起晕厥的心血管原因。在已明确晕厥原因（如心脏停搏）患者的评估中，也可进行直立倾斜试验，如果直立倾斜的结果提示存在神经介导性晕厥的可能则会影响治疗。直立倾斜试验能够触发血压和心率无改变的意识丧失，因而在心因性晕厥患者的诊断中具有重要价值。在生命体征无改变情况下诱发的意识丧失强烈提示心因性假性晕厥。直立倾斜试验在评估神经介导性晕厥患者的治疗效果方面没有价值。

心脏影像

超声心动图是诊断晕厥的常用方法（见第14章），但目前的指南建议，超声心动图检查应该在怀疑患者患有结构性心脏病时再进行[1,2]。2017年ACC/AHA/HRS晕厥指南中指出，超声心动图对于诊断疑似患有结构性心脏病的晕厥患者很有帮助（Ⅱa，B-NR）[1]。指南还指出，除最初对患者情况的评估包括病史、体格检查或心电图怀疑有心脏病，否则常规的心脏影像学检查对于评估晕厥患者并没有发挥其应有的作用（Ⅲ，B-NR）[1]。指南还提出，计算机断层扫描（CT）或磁共振成像（MRI）对疑似心脏病引起晕厥的患者诊断有所帮助（Ⅱb，B-NR）[1]。研究表明，心电图和体格检查正常的晕厥患者，超声心动图检查的作用有限。因此，在这种情况下不建议常规行超声心动图检查。例如，对于因用力或仰卧时发作晕厥、有猝死家族史或突然发作晕厥的患者应进行超声心动图检查，因为以上这些因素均提示心源性原因引起晕厥的可能。超声心动图检查可诊断晕厥的病因包括重度主动脉瓣狭窄、心包压塞、主动脉夹层、先天性冠状动脉异常、阻塞性心房黏液瘤或血栓。存在右室或左室功能不全、右室负荷过重、肺动脉高压（肺栓塞)或肥厚型心肌病(见第78章)对于预后的判断具有重要价值,并且支持进一步的诊断性检查。

负荷试验和心导管检查

心肌缺血不太可能引起晕厥,当有晕厥发作时通常伴有心绞痛(见第56章)。劳累中或劳累后立即发生胸痛或冠心病高危患者[1,2]发生晕厥或先兆晕厥是做负荷试验的最佳人选(见第13章)。2017年ACC/AHA/HRS晕厥指南指出在用力时发作晕厥或先兆晕厥患者可以用运动负荷试验来确定晕厥的发作原因(Ⅱa,C-LD)[1]。运动中发生的晕厥提示心脏性原因的可能,相反,运动后发作的晕厥通常提示神经介导性。即使是在运动时晕厥的患者,运动负荷试验诱发临床事件的可能性也较低。对于怀疑直接或间接因心肌缺血引起的晕厥患者,建议行冠状动脉造影。

心电图

12导联心电图是晕厥患者另一项重要的检查方法(见第12章)。2017年ACC/AHA/HRS晕厥指南对于晕厥患者行心电图检查是Ⅰ类推荐(B-NR)[1]。最初的心电图检查结果能够帮助大约5%的患者明确诊断,另外还有5%的患者可给出建议性的诊断。有助于明确晕厥可能原因的特定心电图表现包括QT间期延长(长QT综合征)、短PR间期和δ波(Wolff-Parkinson-White综合征)、右束支传导阻滞伴ST段抬高(Brugada综合征)、急性心肌梗死、高度房室传导阻滞或右侧胸前导联T波倒置(致心律失常性右心室发育不良)(见第33、37、39章)。这些基线心电图上的异常发现也是心源性晕厥或死亡率增加的独立预测因素,并需要对心源性晕厥的可能进行进一步的评估[1]。大多数晕厥患者的心电图是正常的,这表明心脏原因引起的晕厥可能性很低,并提示良好的预后,特别是在年轻的晕厥患者中。尽管心电图对晕厥的诊断率较低,但这项检查费用低廉,没有风险,因此被认为是评估几乎所有晕厥患者的必备检查。

信号平均心电图

信号平均心电图(signal-averaged electrocardiography,SAECG)是一种无创性检查,用于检测QRS波群末端的低振幅信号(晚期电位),是室性心律失常的基质(见第35章)。与标准心电图相比,SAECG在晕厥患者评估中的作用尚不明确,不推荐作为晕厥患者评估的标准流程[2]。在2017年ACC/AHA/HRS晕厥指南中也没有提到SAECG在对晕厥患者的评估中的作用[1]。SAECG可能具有诊断价值的唯一情况是怀疑致心律失常性右室发育不良时。

心电监测

通过遥测或Holter进行连续心电监测经常用于晕厥患者,但多数情况下对晕厥原因判断意义不大(见第35章)。在晕厥发作时的心电监测提供的信息非常有价值,因为它将确立或排除心律失常导致晕厥原因。然而,由于晕厥的散发性和偶发性,Holter监测在晕厥和先兆晕厥患者评估中的诊断阳性率极低。另一方面的临床意义是在无心律失常的情况下是否伴有临床症状的发作,在接受持续心电监测的患者中,有多达15%的患者在发生晕厥时可不伴有心律失常。需要强调的是,在持续心电监测过程中没有发现心律失常和晕厥并不能排除心律失常是导致晕厥的原因。对于疑似心律失常引起晕厥的患者,应考虑进行额外的评估方法,如心脏电生理(electrophysiologic,EP)检查或事件监测。对于临床或心电图特征提示心律失常晕厥可能或有反复发作性晕厥伴损伤史的患者,建议采用住院遥测监测或Holter监测。对于发作频繁(例如每天)的晕厥或者先兆晕厥患者,动态心电图监测和住院患者遥测监测具有诊断性意义。

一些电话传输心电记录仪可以连续佩戴以回顾性和前瞻性捕获心电记录,而其他类型设备仅在患者激活时才进行记录。连续循环事件记录仪通常在激活后,可根据设置回顾性存储5~15分钟的心电信息,由于数据可以检索和分析,因此更受青睐。前瞻性事件记录仪在没有被连续佩戴的情况下,仅对心悸的检测有帮助,对晕厥患者的评估意义不大,但可早期应用于那些不具备立即住院或强化评估指征的低风险原因不明晕厥患者;对于高危患者,尤其是在综合评估后仍未能明确晕厥病因或做出具体治疗方案的情况下[1,2],事件记录仪的应用也有一定价值。在过去的5年,利用无线技术开发了用于实时门诊遥测监测的体外设备,将实时心电图记录传输到服务中心。这些设备在晕厥或晕厥前患者中的诊断价值高于传统的事件记录仪。

对于晕厥极少发作的患者(例如1~2次/年),传统的事件记录仪不太可能记录到晕厥事件。植入式事件记录仪通过程序化自动触发或者使用手动激活,可将发作时的心电信号存储在循环缓冲器中(见第35章),其中一些设备可通过电话传输信号。这些装置可以完成长时间的心电监测(12~36个月),对晕厥事件的诊断率更高,但需要外科操作和植入设备,并增加了成本。该技术的一个最新进展是,可植入的事件记录仪可以通过远程访问,从而进一步提高了诊断的效率[29]。植入式循环记录仪也可提高晕厥患者的诊断率,记录仪的电池寿命已达到2~3年[19]。然而,最近的一项Cochrane meta分析显示,植入式循环记录仪的应用未改善患者的死亡率[19]。

2017年ACC/AHA/HRS晕厥指南指出,心脏事件记录仪的选择应根据晕厥事件发生的频率和性质来确定(Ⅰ,C-EO)。指南还指出,以上讨论过的每一种记录仪都可以用于评估疑似因心律失常原因引起晕厥的门诊患者(Ⅲa,B-NR)[1]。

电生理检查

通过电生理检查可以建立病窦综合征、颈动脉窦过敏、传导阻滞、室上性心动过速和室性心动过速(见第35章)的诊断,这为晕厥患者的诊断提供重要信息。表43.5给出了晕厥患者评估中电生理检查的应用[2]。2017年ACC/AHA/HRS晕厥指南指出,电生理检查可用于评估疑似心律失常原因引起的晕厥患者(Ⅱa,B-NR)。指南进一步指出,对于心电图正常、心脏结构和功能正常的晕厥患者,除非怀疑有心律失常病因,否则不推荐行电生理学检查对(Ⅲ,B-NR)[1]。一般认为,当初步评估结果提示晕厥可能存在心律失常原因时[2],例如心电图异常或结构性心脏病患者,临床病史提示有晕厥的心律失常原因、以及伴有猝死家族史的患者应行电生理检查。对于那些心电图没有异常、无心脏疾病且临床病史也未指向心律失常原因的晕厥患者,则不建议行电生理检查。表43.5列出了行电生理学检查的Ⅱ类适应证,即当检查结果可能对治疗产生影响时及对于“高风险”职业的患者,应尽一切努力确定晕厥的可能原因时,应行电生理学检查。对于射血分数严重降低的患者,电生理学检查不适用,因为在这种情况下,无论晕厥是否存在或机制如何都有植入ICD的适应证[1,2]。

表 43.5　电生理(EP)检查在晕厥患者评估中的适应证和诊断标准

适应证和诊断标准	等级	证据水平
适应证		
对于缺血性心脏病患者，最初的评估提示晕厥可能是心律失常引起，且没有明确的植入 ICD 适应证时	Ⅰ	B
对于束支传导阻滞患者，当无创检查不能确诊时	Ⅱa	B
晕厥出现前伴突然和短暂的心悸，且无创检查不能确诊时	Ⅱb	B
在患有晕厥和 Brugada 综合征、致心律失常性右室发育不良或肥厚型心肌病的患者中，EPS 适用于特定的病例	Ⅱb	C
对于应尽可能排除心血管原因引起晕厥的高危职业患者	Ⅱb	C
对于心电图无异常、无结构性心脏病、无心悸的晕厥患者，不建议行 EPS	Ⅲ	B
诊断标准		
在以下情况下 EPS 可以诊断，不需要进行其他检查：		
窦性心动过缓及 CSNRT 延长（>525ms）	Ⅰ	B
束支传导阻滞伴基线下 H-V≥100ms、心房递增起搏或药物激发出现二度或三度希氏束-浦肯野阻滞	Ⅰ	B
在陈旧性心肌梗死患者诱发持续性单形性 VT	Ⅰ	B
可重复诱发伴有低血压和自发性症状的室上性心动过速	Ⅰ	B
H-V 间期为 70~100ms	Ⅱa	B
在 Brugada 综合征、ARVD 或心脏骤停复苏患者中诱导多形性 VT 或 VF	Ⅱb	B
在缺血性心肌病或 DCM 患者中诱发的多形性 VT 或 VF 不应被视为诊断标准	Ⅲ	B

ARVD 致心律失常性右室发育不良；BBB，束支传导阻滞；CSNRT，校正的窦房结恢复时间；DCM，扩张型心肌病；EPS，电生理检查；H-V，希氏束-心室间期；ICD，植入型心律转复除颤器；VF，室颤；VT，室性心动过速。

改编自 Moya A，Sutton R，Ammirati F，et al. Guidelines for the diagnosis and management of syncope 2009. Eur Heart J 2009；30：2631.

电生理学检查程序

晕厥患者的全面电生理评估包括，测量窦房结恢复时间（sinus node recovery time，SNRT）来评估窦房结功能，测量基线时的 His-心室间隔（His-ventricular，H-V）、心房起搏及静脉应用普鲁卡因酰胺药物刺激来评估房室传导。此外，应采用标准程序刺激，以评估室性心律失常和室上心律失常的可诱发性。虽然建议的最简电生理检查程序仅包括两种快速起搏周期下的两个期前收缩刺激，但在美国通常的做法是 3 种快速起搏周期下的 3 个期前收缩刺激。将最短的期前收缩刺激联律间期限制在 200 毫秒也是常见的做法。当高度怀疑有室性心律失常时，输注异丙肾上腺素后可重复进行心房和心室程序刺激，这样做对于怀疑室上性心律失常如房室结折返性心动过速或顺向性房室折返性心动过速引起的晕厥诊断尤为重要。

在电生理检查中，主要通过 SNRT 来评估窦房结功能，但电生理检查中很少发现窦房结功能障碍是引起晕厥的原因（<5%）。SNRT 或者校正的窦房结恢复时间（corrected SNRT，CSNRT）的敏感性大约是 50%~80%。而异常 SNRT 或者 CSNRT 的特异性低于 95%。值得注意的是，在电生理检测中没有发现窦房结功能障碍的证据，并不能排除缓慢性心律失常作为晕厥的原因（见第 35 章）。

在电生理检查中，通过测量房室结到希氏束的传导时间（A-H interval）和希氏束到心室的传导时间（H-V interval）来评估房室传导功能，还可通过房室传导对心房递增起搏和房性期前收缩的反应来评估房室传导功能。如果基线状态下 AV 传导的初始评估结果不确定，则可以静脉应用普鲁卡因酰胺（10mg/kg）并重复心房起搏和程序性刺激。在电生理检查中发现的可能导致晕厥的原因包括束支阻滞和基线 H-V 间隔大于等于 100ms、在心房递增起搏或普鲁卡因胺激发下出现二度或三度希氏束-浦肯野阻滞（见表 43.5）。H-V 间期在 70 至 100ms 之间的诊断价值不确定。在晕厥患者的电生理检查中，约有 10%~15% 的晕厥与房室传导阻滞有关。

虽然室上性心动过速很少导致晕厥，但大多数类型的室上性心律失常可以通过导管消融治愈（见第 36、37 章），因此这一诊断的确定有重要意义。室上性心动过速引起晕厥的通常情况是，患者有潜在心脏疾病和/或心血管储备不足、突然发作心率极快的室上性心动过速、或有神经介导性晕厥发展倾向的患者。典型的发作模式是，在室上性心动过速开始时因为血压下降而出现晕厥或近乎晕厥。尽管心律失常持续存在，但由于某种代偿机制的激活而使得患者通常能恢复意识。标准的电生理检查可以准确识别导致晕厥的大多数室上性心律失常，并且应该在异丙肾上腺素输注期间重复进行，以增加检查的灵敏性，特别是用于检查房室结双径路伴有房室结折返性心动过速或儿茶酚胺敏感性心房颤动的患者。2009 年欧洲晕厥管理指南指出，当快速室上性心律失常诱发低血压或自发性症状时，电生理检查可确定室上性心动过速是引起晕厥的原因[2]（见表 43.5）。在接受电生理检查以评估不明原因晕厥的患者中，不到 5% 的患者被诊断为室上性心律失常；但在晕厥前有心悸病史（“心跳加速”）的患者中，室上性心动过速诊断的可能性增加。

室性心律失常是晕厥患者在行电生理检查中发现的最常见心律失常，并在大约20%的患者中被确认是引起晕厥的可能原因(见第39章)。一般来说，当持续性单形性室性心动过速被诱发时，室性心动过速电生理学检查呈阳性。而多形性室性心动过速和室颤则是电生理检查的非特异性反应，其诊断和预后价值仍不明确。2009年欧洲晕厥管理指南指出，当持续性单形性室性心动过速被诱发时，电生理学检查可以诊断室性心动过速作为晕厥的原因[2](见表43.5)，而对Brugada综合征、致心律失常性右室发育不良患者及心搏骤停后复苏患者诱导多形性室性心动过速或室颤的诊断价值较低。对于怀疑Brugada综合征的晕厥患者进行电生理检查和普鲁卡因胺激发试验的合理性仍存在争议[19]。

总体来说，大约三分之一的晕厥患者通过电生理检查可明确诊断。

神经性晕厥病因筛查

单独的晕厥症状很少有神经性的原因。因此，即使对神经系统疾病进行全面检查也很难明确诊断[1,2]。在许多情况下，CT扫描、脑电图(EEGs)和颈动脉超声检查都被过度使用了，超过50%的晕厥患者都接受过以上这些检查。详细的病史和神经系统检查如果没有线索，上述检查几乎不可能得到阳性发现。由颈动脉疾病引起的一过性脑缺血发作常不伴意识丧失，也没有研究表明颈动脉多普勒超声检查对晕厥患者有益。脑电图检查也应该仅在高度怀疑是癫痫发作引起的晕厥时再进行。非复杂晕厥患者也应避免CT和MRI检查(见第17、18章)。虽然近十多年来人们已经认识到这些筛查“神经学原因”检查的低诊断率，但它们仍被过度使用，导致患者看病成本大幅增加。

2017年ACC/AHA/HRS晕厥指南指出，缺乏局灶性神经损伤或头部损伤等的晕厥患者，不建议常规行头颅CT和MRI等检查(Ⅲ,B-RN)。该指南还指出颈动脉成像和脑电图在晕厥患者中的常规应用为Ⅲ类适应证[1]。

晕厥患者评估方法

图43.1概述了由欧洲心脏病学会晕厥工作小组提出的对一过性意识丧失患者诊断评估方法[2]。这与2017年ACC/AHA/HRS晕厥指南中推荐的方法一致[1]。最初的评估开始于详细的病史询问、体格检查、仰卧位和直立位的血压测量、12导联心电图，然后对特定的患者进行额外的检查，如前所述包括颈动脉窦按摩、超声心动图、心电监测和直立倾斜试验等。除了头部外伤和怀疑癫痫等非晕厥性原因引起的一过性意识丧失外，各种类型的神经学检查通常没有价值。

在初始评估基础上，可将患者分为晕厥和非晕厥性短暂意识丧失。晕厥患者可进一步分为两组，一组是诊断明确并可开始治疗；另一组诊断不明确。对于诊断不明确的晕厥患者，应该着重注意该患者是否有升高的心血管事件或死亡风险。高危患者应该接受住院并/或接受强化及时的门诊心血管评估，包括运动负荷试验、心导管检查和电生理检查(见表43.6)。相反，如果患者只经历过一次晕厥，且心血管事件或死亡风险较低，则无需进一步评估。处于这两组之间的患者可根据初步评估的结果完成进一步的检查(见图43.1)。在完成以上诊断流程后，超过四分之三的晕厥患者将可以明确引起晕厥的潜在病因。

欧洲和ACC/AHA/HRS晕厥管理指南呼吁有序的护理路径在晕厥患者评估中的重要性[1,2,20,21]。其他一些研究也报道，当使用标准化流程和方法评估晕厥患者后，能够得出良好的结果[22,23]。

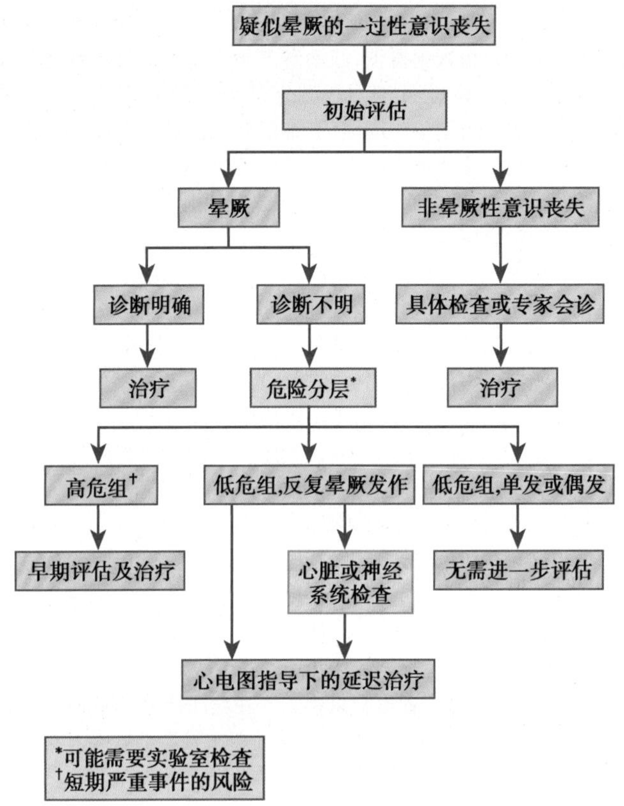

图43.1 一过性意识丧失和晕厥患者的诊断评估流程

表43.6 识别可从住院或快速门诊评估中获益的高危晕厥患者的临床因素

严重的器质性心脏病(射血分数降低、心肌梗死病史、心力衰竭)
临床表现或者心电图提示心律失常性晕厥
卧位或劳累时发生晕厥
晕厥前伴有心悸
家族猝死史
非持续性室性心动过速
双分支传导阻滞或QRS间期>120ms
在无药物和训练有素情况下的严重窦性心动过缓(<50次/min)
预激综合征
延长或非常短的QT间期
Brugada心电图表现(右束支传导阻滞伴V_1-V_3导联ST段太高)
致心律失常右室发育不良心电图表现(V_1-V_3导联T波导致伴或不伴ε波)
心电图提示肥厚性或扩张型心肌病
临床确诊或可疑肺栓塞(病史、窦性心动过速、气短)
重度贫血
重要的合并症
严重的电解质紊乱
重度贫血

晕厥患者治疗

晕厥患者的治疗目标有 3 个:①延长生存期;②预防外伤;③预防晕厥复发。晕厥患者的治疗方案在很大程度上取决于晕厥发生的原因和机制。如在大多数情况下,与房室传导阻滞相关晕厥的适当治疗是植入起搏器;然而继发于下壁心肌梗死的传导阻滞晕厥患者通常不需要植入永久性起搏器,因为这种情况下的传导阻滞通常会自行消失。同样的,神经介导性晕厥引起的心脏传导阻滞通常也不需要植入起搏器。与预激综合征相关的晕厥往往需要导管消融,与室性心动过速、缺血或非缺血性心肌病相关的晕厥患者治疗通常可能需要植入 ICD(见第 41 章)。然而,对于急性心肌梗死后 48 小时内发生的室性心动过速或室颤患者,可能不需要植入 ICD。对于其他类型的晕厥患者,最佳的管理模式可能包括停止使用不良药物、增加盐摄入量或对患者进行教育[24]。

其他需要考虑的问题还包括住院的指征和限制持续驾驶的时间。目前的指南建议,当已知或疑似心脏病、心电图异常提示心律失常性晕厥、晕厥伴严重损伤或发生于运动时及有猝死家族史的晕厥患者,应住院治疗(见表 43.6)[1]。

负责治疗晕厥的医生通常要向患者说明驾驶的风险。在驾驶过程中出现过晕厥的患者不仅对自己也对他人的生命安全构成了威胁。最近的一项研究表明,有晕厥住院史的患者在随访期间机动车事故风险小幅度增加[25]。尽管有些人认为所有晕厥患者都不应该再开车,因为理论上晕厥有复发的可能,但这是一个不切实际的解决方案,许多患者也会忽视它。在给予患者建议时应考虑的因素包括:①晕厥复发的可能性;②是否有预警症状及其持续的时间;③晕厥是否在坐位时发生,或仅在站立时发生;④患者驾车的频率和能力如何;⑤是否适用任何州法律。

在考虑这些问题时,医生应该注意到包括晕厥在内的很多急性疾病导致机动车事故的可能性不大。美国心脏协会(American Heart Association)和加拿大心血管协会(Canadian Cardiovascular Society)就这一问题发布了指南。对于非商业驾驶者,一般建议限制驾驶几个月。如果患者几个月都没有症状,就可以继续开车。

神经介导性晕厥

由于神经介导性晕厥和反射介导性晕厥非常常见,所以对其治疗方法进行了概括[1,13](表 43.7)。治疗由神经介导性低血压引起的晕厥应起始于详细的病史询问,特别注意识别晕厥促发因素,量化盐摄入量和当前所用药物和药量,并确定患者是否既往有外周水肿、高血压、哮喘或其他可能改变治疗方案的情况。对于神经介导性晕厥的大多数患者,尤其是伴有明显诱发因素的偶发晕厥,教育加上安慰是足够的。患者应了解常见的诱发因素,如脱水、长时间站立、酒精和药物(如利尿剂、血管扩张剂)。还应该教育患者在出现症状时坐下或躺下,并开始进行物理反压动作。最近的一项研究表明,标准化的教育方案可以显著减少外伤和晕厥的复发发作[24]。在这项研究中,晕厥负担从最初评估的 0.35±0.3 减少到了随访时的 0.08±0.02。还建议通过补盐来扩充容量。摄入 500ml 水可以明显改善健康人的倾斜直立的耐受性,并且可能有助于预防献血者的晕厥。单独的通过饮水治疗复发发作性神经介导性晕厥的疗效尚不清楚。

表 43.7 神经介导性和反射介导性晕厥的治疗

治疗	等级	证据水平
患者宣教(诊断和预后)	Ⅰ	C-EO
物理抗压动作对具有足够长前驱期的血管迷走性晕厥(VVS)患者很有用	Ⅱa	B-R
甲氧胺福林可以在无高血压、心衰、尿潴留病史的复发性 VVS 患者中使用频繁复发性反射性晕厥,年龄>40 岁,在监控复发性晕厥时记录到自发性心脏抑制反应,应考虑心脏起搏治疗	Ⅱa	B-R
对于频繁发作 VVS 的患者,站立训练的效果不明确、对于常规治疗无效的神经介导性晕厥可能需要甲氧胺福林	Ⅱb	B-R
对于年龄在 40 岁或以上的复发性 VVS 患者并且有长时间的心脏自发停搏应考虑双腔起搏治疗	Ⅱb	B-R
对于复发性 VVS 以及对盐和液体摄入反应不足的患者,除外禁忌证时,可以考虑使用氟氢可的松	Ⅱb	B-R
年龄 42 岁或以上的复发性 VVS 患者可使用 β 受体阻滞剂	Ⅱb	B-NR
除非有禁忌证,否则特定的 VVS 患者应鼓励增加盐和液体的摄入量	Ⅱb	C-LD
在特定的 VVS 患者中,可适当地减少或者停用可能引起低血压的药物	Ⅱb	C-LD
在特定的 VVS 患者中,可考虑使用选择性 5-羟色胺再摄取抑制剂	Ⅱb	C-LD
β 受体阻滞剂没有适应证	Ⅱb	C-LD

改编自 Shen W, Sheldon RS, Benditt D, et al. 2017 ACC/AHA/HRS guideline for the evaluation and management of patients with syncope. J Am Coll Cardiol 2017 [in press].

因为在治疗神经介导性晕厥时采取"物理"措施和手法的有效性,最近用于治疗神经介导晕厥的方法发生了一个重要转变[1]。等长的物理抗压力动作,例如腿部交叉或用力握紧,可以预防许多神经介导的低血压患者的晕厥发作。2017 年 ACC/AHA/HRS 晕厥管理指南将下列物理措施确定为治疗神经介导性晕厥的Ⅱa 类适应证[1]。据报道,在倾斜试验开始引发症状的时候进行 2 分钟的等长握力练习可以使三分之二的患者不发作晕厥。其他研究也表明倾斜(站立)训练在神经介导性晕厥治疗中是有效的。站立训练包括身体靠在墙上，脚跟离墙 25cm，持续练习 2~3 个月。站立时间最初应该是从 5 分钟开始，每天两次，然后逐渐增加到每次 40 分钟，每天两次。虽然关于站立训练的非随机研究结果是积极的，但随机临床研究结果提示站立训练的疗效可能有限。

与上述有效的物理操作相比，药物治疗的作用不确定。通常用来治疗神经介导性晕厥的药物包括 β-受体阻滞剂、氟氢可的松、5-羟色胺再摄取抑制剂和甲氧胺福林。尽管这些药物被广泛使用，但支持这些药物治疗神经介导性晕厥证据的质量和数量都很有限。表 43.7 显示了基于 2017 年 ACC/AHA/HRS 晕厥指南的每种药物的推荐级别[1]。尽管之前许多人认为 β-受体阻滞剂是一线治疗方案，但最近的研究表明 β-受体阻滞剂美托洛尔、普萘洛尔和纳多洛尔并没有比安慰剂的疗效更好[13]。最近，一项评估氟氢可的松(Florinef)疗效的前瞻性随机对照研究的亚组分析显示，尽管缺乏主要终点，但微弱证据支持氟氢可的松可能有治疗价值[26]。

尽管在非随机和非盲法临床研究中认为心脏起搏器对神经介导性晕厥的患者有治疗作用，但双盲随机临床研究表明，心脏起搏器并没有任何获益[27]。但最近的一项随机临床研究提示，在特定的神经介导性晕厥患者中植入心脏起搏器是有益的[28]。该项双盲安慰剂对照临床研究随机将 77 名 40 岁或以上复发性神经介导性晕厥患者分为心率骤降滞后双腔起搏组和仅感知组，入选者均经植入式循环记录仪监测到晕厥伴 3 秒或更长时间的心脏停搏或 6 秒或更长时间停搏无晕厥。两年随访期间非起搏组晕厥的复发率为 57%、起搏组为 25%，晕厥复发率减少了 57%。虽然 2008 年的治疗指南指出，对于症状明显的神经介导性晕厥伴有自发或直立倾斜试验中记录到心动过缓的患者，起搏器治疗是Ⅱb 类推荐，最近的前瞻性随机临床研究为符合该研究入选标准的神经介导性晕厥患者的起搏器治疗提供了更强的证据。2017 年 ACC/AHA/HRS 晕厥指南指出超过 40 岁的特定神经介导性晕厥患者的起搏治疗是Ⅱb 类适应证[1](见表 43.7)。

在考虑为神经介导性晕厥患者植入起搏器时，通常应选择具有专门起搏算法的起搏器，即心率骤降滞后和闭环刺激。闭环刺激是一种根据右心室心内阻抗的变化来动态响应心肌收缩动力的心率自适应起搏方式。当开始检测到神经介导性晕厥发作时，起搏频率增加。虽然目前尚无前瞻性随机临床研究来明确哪一种起搏方式更好，但最近几项非随机或回顾性研究均提示闭环刺激可能效果更好[28,29]。仍需要进一步的研究评估不断进展的起搏方法在治疗神经介导性晕厥中的作用。

未来展望

随着美国人口的老龄化和心脏病发病率的增加，晕厥将不可避免地成为一个越来越常见和所有医生不得不重视的问题。2017 年 ACC/AHA/HRS 晕厥指南是对该领域相关问题的一次及时和系统更新，并强调了进一步研究的必要性。有关晕厥患者诊断和管理知识的更新还有待于晕厥方面新一代专家们的继续努力，其中特别具有挑战性的问题是各种直立性低血压患者的管理。同样地，尽管神经介导性晕厥是最常见的晕厥原因，但在其具体发生机制或有效治疗办法方面的研究仍几乎没有进展。希望该领域的新一代研究人员能够获得关键的重大发现，为数百万受晕厥困扰的患者开发出新的有效治疗方法。

(彭石 译，刘少稳 张治 校)

参考文献

1. Shen W, Sheldon RS, Benditt D, et al. 2017 ACC/AHA/HRS guideline for the evaluation and management of patients with syncope. *J Am Coll Cardiol*. 2017;[in press].
2. Moya A, Sutton R, Ammirati F, et al. Guidelines for the diagnosis and management of syncope 2009. *Eur Heart J*. 2009;30:2631.
3. Sutton R, Benditt DG. Epidemiology and economic impact of cardiac syncope in western countries. *Future Cardiol*. 2012;8:467.
4. Ruwald MH, Hansen ML, Lamberts M, et al. The relation between age, sex, comorbidity, and pharmacotherapy and the risk of syncope: a Danish nationwide study. *Europace*. 2012;14:1506.
5. Blad H, Lamberts RJ, van Dijk GJ, Thijs RD. Tilt-induced vasovagal syncope and psychogenic pseudosyncope: overlapping clinical entities. *Neurology*. 2015;85(23):2006–2010.
6. Lieve KV, van der Werf C, Wilde AA. Catecholaminergic polymorphic ventricular tachycardia. *Arrhythm Electrophysiol Rev*. 2016;5(1):45–49.
7. Maron BJ, Rowin EJ, Casey SA, Maron MS. How hypertrophic cardiomyopathy became a contemporary treatable genetic disease with low mortality: shaped by 50 years of clinical research and practice. *JAMA Cardiol*. 2016;1(1):98–105.
8. Calkins H. Arrhythmogenic right ventricular dysplasia/cardiomyopathy: three decades of progress. *Circ J*. 2015;79(5):901–913.
9. Mizusawa Y, Wilde AA. Brugada syndrome. *Circ Arrhythm Electrophysiol*. 2012;5:606.
10. Napolitano C, Bloise R, Monteforte N, Priori SG. Sudden cardiac death and genetic ion channelopathies: long QT, Brugada, short QT, catecholaminergic polymorphic ventricular tachycardia, and idiopathic ventricular fibrillation. *Circulation*. 2012;125:2027.
11. Keller K, Beule J, Balzer JO, Dippold W. Syncope and collapse in acute pulmonary embolism. *Am J Emerg Med*. 2016;34(7):1251–1257.
12. Chisholm P, Anpalahan M. Orthostatic hypotension: pathophysiology, assessment, treatment, and the paradox of supine hypertension—a review. *Intern Med J*. 2016 Jul 8;doi:10.1111/imj.13171.
13. Sheldon RS, Grubb BP Jr, Olshansky B, et al. 2015 Heart Rhythm Society expert consensus statement on the diagnosis and treatment of postural tachycardia syndrome, inappropriate sinus tachycardia, and vasovagal syncope. *Heart Rhythm*. 2015;12(6):e41–e63.
14. Lopes R, Gonçalves A, Campos J, et al. The role of pacemaker in hypersensitive carotid sinus syndrome. *Europace*. 2011;13:572.
15. Sheldon R, Hersi A, Ritchie D, et al. Syncope and structural heart disease: historical criteria for vasovagal syncope and ventricular tachycardia. *J Cardiovasc Electrophysiol*. 2010;21:1358.
16. Sheldon R. How to differentiate syncope from seizure. *Cardiol Clin*. 2015;33(3):377–385.
17. Brigo F, Nardone R, Bongiovanni LG. Value of tongue biting in the differential diagnosis between epileptic seizures and syncope. *Seizure*. 2012;21:568.
18. Ungar A, Mussi C, Ceccofiglio A, et al. Etiology of syncope and unexplained falls in elderly adults with dementia: Syncope and Dementia (SYD) Study. *J Am Geriatr Soc*. 2016;64(8):1567–1573.
19. Solbiati M, Costantino G, Casazza G, et al. Implantable loop recorder versus conventional diagnostic workup for unexplained recurrent syncope. *Cochrane Database Syst Rev*. 2016;(4):CD011637.
20. Myerburg RJ, Marchlinski FE, Scheinman MM. Controversy on electrophysiology testing in patients with Brugada syndrome. *Heart Rhythm*. 2011;8:1972.
21. Costantino G, Sun BC, Barbic F, et al. Syncope clinical management in the emergency department: a consensus from the First International Workshop on Syncope Risk Stratification in the Emergency Department. *Eur Heart J*. 2016;37(19):1493–1498.
22. Brignole M, Ungar A, Casagranda I, et al. Syncope Unit Project (SUP) investigators. Prospective multicentre systematic guideline-based management of patients referred to the syncope units of general hospitals. *Europace*. 2010;12(1):109–118.
23. Sanders NA, Jetter TL, Brignole M, Hamdan MH. Standardized care pathway versus conventional approach in the management of patients presenting with faint at the University of Utah. *Pacing Clin Electrophysiol*. 2013;36:152.
24. Aydin MA, Mortensen K, Salukhe TV, et al. A standardized education protocol significantly reduces traumatic injuries and syncope recurrence: an observational study in 316 patients with vasovagal syncope. *Europace*. 2012;14:410.
25. Numé AK, Gislason G, Christiansen CB, et al. Syncope and motor vehicle crash risk: a Danish nationwide study. *JAMA Intern Med*. 2016;176(4):503–510.
26. Sheldon R, Raj SR, Rose MS, et al. POST 2 investigators. Fludrocortisone for the prevention of vasovagal syncope: a randomized, placebo-controlled trial. *J Am Coll Cardiol*. 2016;68(1):1–9.
27. Brignole M, Menozzi C, Moya A, et al. Pacemaker therapy in patients with neurally mediated syncope and documented asystole. Third International Study on Syncope of Uncertain Etiology (ISSUE-3): a randomized trial. *Circulation*. 2012;125(21):2566–2571.
28. Palmisano P, Zaccaria M, Luzzi G, et al. Closed-loop cardiac pacing vs. conventional dual-chamber pacing with specialized sensing and pacing algorithms for syncope prevention in patients with refractory vasovagal syncope: results of a long-term follow-up. *Europace*. 2012;14:1038.
29. Kanjwal K, Karabin B, Kanjwal Y, Grubb BP. Preliminary observations on the use of closed-loop cardiac pacing in patients with refractory neurocardiogenic syncope. *J Interv Card Electrophysiol*. 2010;27:69.

第六篇 预防心脏病学

第44章 动脉粥样硬化的血管生物学

PETER LIBBY

概述和背景 841
正常动脉的结构 844
构成正常动脉的细胞类型 844
正常动脉层 844
动脉粥样硬化的起始 847
细胞外脂质的沉积 847
白细胞的募集与滞留 847
病变形成的局灶性 849
细胞内脂质的沉积:泡沫细胞的形成 850
粥瘤的进展 850
先天性免疫和适应性免疫:动脉粥样硬化形成的炎症机制 850
平滑肌细胞的迁移和增殖 851
动脉粥样硬化形成过程中SMCs的死亡 851
动脉细胞外基质 852
斑块中血管再生 852
斑块的钙化 852
动脉粥样硬化的并发症 853
动脉狭窄及其临床意义 853
血栓形成及动脉粥样硬化斑块并发症 853
斑块破裂及血栓形成 853
斑块表面侵蚀引起的血栓形成 855
动脉粥样硬化发展过程中的血栓形成与愈合 855
斑块易损性及炎症在动脉粥样硬化中弥散性、全身性的特点 855
特殊类型的动脉粥样硬化 856
动脉介入后再狭窄 856
移植后加速动脉硬化 857
动脉瘤 857
感染、微生物群与动脉粥样硬化 858
参考文献 858

概述和背景

在20世纪见证了动脉粥样硬化发病机制的重大进展,该病历史悠久,可追溯到埃及木乃伊时期[1]。随着越来越多的人在与传染病和营养不良导致的较早死亡中幸存下来,动脉粥样硬化成为流行病。经济的发展和城市化养成了不良饮食习惯(例如,过量的饱和脂肪)和减少体力活动,从而促成动脉粥样硬化的形成(详见第1、45、49和50章)。这些环境因素已经稳步扩散,使我们所面临的动脉粥样硬化流行病的影响远远超出了西方国家[2]。

目前,动脉不再被视为一种无生命的管道。在19世纪中期,Rudolf Virchow指出细胞参与了动脉粥样硬化的形成过程,Virchow认为动脉粥样硬化是一种增生性疾病,而Carl von Rokitansky则认为动脉粥样硬化源于血栓的愈合和再吸收。在20世纪早期进行的实验,通过饮食调节,使兔子的动脉产生脂质病变,并最终确定胆固醇是罪魁祸首。这些观察结果,以及20世纪中叶对人体脂蛋白微粒的研究,发现脂质的蓄积为动脉粥样硬化形成的原因。所有这些机制的要素导致了动脉粥样硬化的形成。本章总结了人类研究、动物实验和体外实验的证据,并从生物学的角度对动脉粥样硬化的发生进行了概述[3]。

熟悉动脉粥样硬化的血管生物学对医生来说极为重要,通常我们过分自信于接触此类疾病,然而事实是我们对其认识才刚刚起步。例如,我们才开始理解为什么动脉粥样硬化优先影响动脉树的某些区域,以及为什么其临床表现只发生在特定的时间。动脉粥样硬化可累及大动脉和中动脉[4]。尸检和血管内超声临床研究显示,动脉粥样硬化患者广泛存在内膜增厚。许多无症状的人,甚至在他们生命的早期,他们的冠状动脉或颈动脉中都存在内膜病变。与此同时,动脉粥样硬化在某些受影响的血管区域产生局灶性狭窄的频率远高于其他区域。

动脉粥样硬化在时间上也表现出异质性,该疾病有慢性和急性的临床表现。很少有人类疾病的“潜伏期”比动脉粥样硬化更长,许多二十及三十几岁的美国人群血管可能已经受累(图44.1)。事实上,许多美国年轻人就存在有冠状动脉内膜异常增厚,然而通常情况下,动脉粥样硬化的症状却往往发生在几十年后,女性发病时间甚至更晚。尽管如此,动脉粥样硬化还是常常突发某些致命的并发症,如心肌梗死、不稳定型心绞痛和卒中等,往往没有任何预兆。

关于动脉粥样硬化形成的另一个鲜为人知的问题是,它在某些血管狭窄和血管扩张中的作用。我们往往比较惧怕冠状动脉粥样硬化的狭窄,但实际上其他血管(如主动脉)血管瘤的形成也是该病很常见的临床表现。即使是在单一动脉粥样硬化病变中,在狭窄病灶形成之前,动脉扩张期被认为是正性重塑或代偿性扩张的扩张。现代血管生物学已经开始阐明关于动脉粥样硬化令人费解的方面。

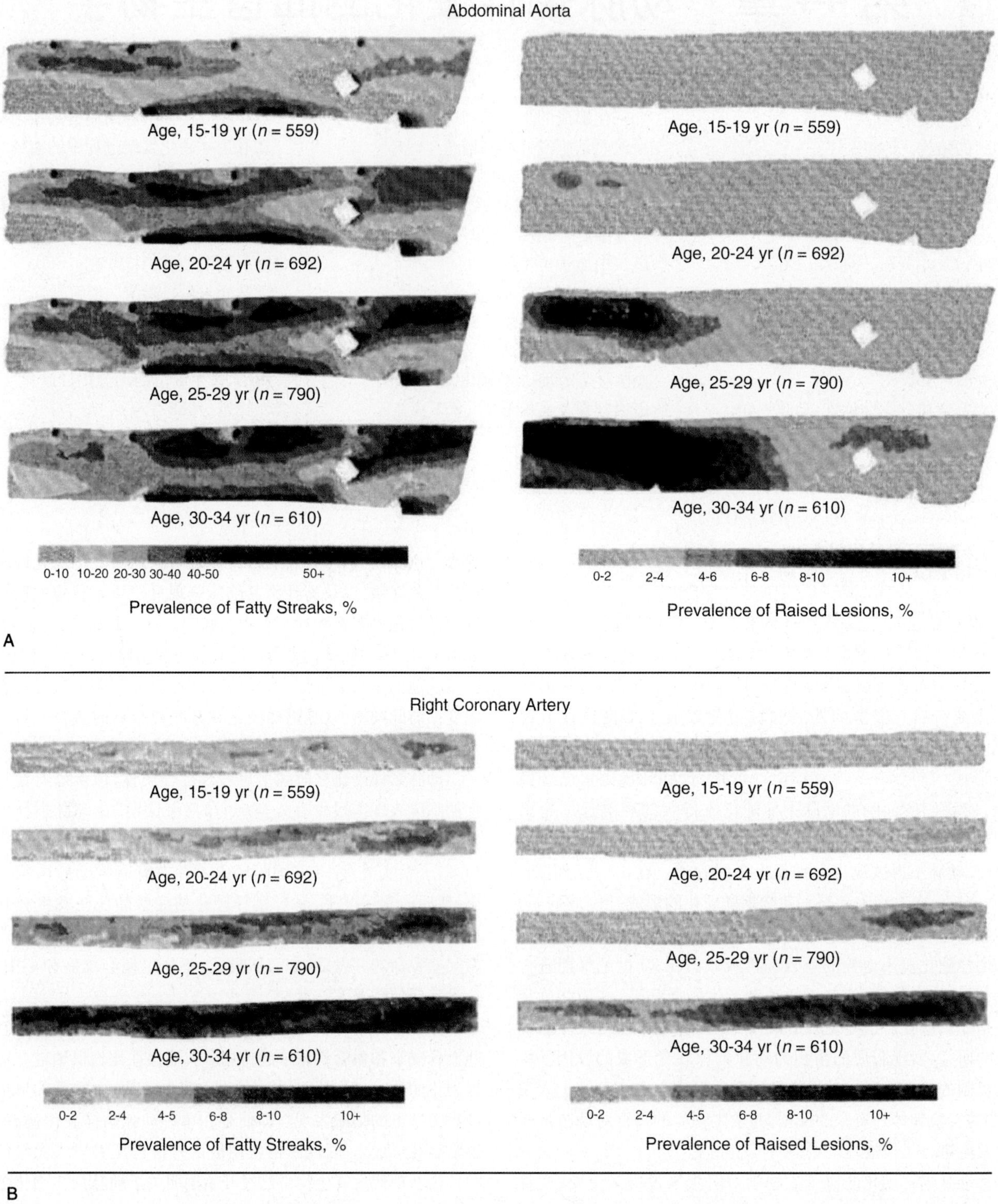

图 44. 1 Prevalence maps of fatty streaks and raised lesions in the abdominal aorta: Pseudocolored representations of morphometric analysis of composite data, from the Pathobiological Determinants of Atherosclerosis in Youth (PDAY) study, on more than 2 800 aortas from Americans younger than age 35 who succumbed for noncardiac reasons. A, Note the early involvement of the dorsal surface of the infrarenal abdominal aorta by fatty streaks, followed by raised lesions. B, A similar but slightly slower progression of lesions affects the right coronary artery. The bar scales at bottom in both A and B show the coding for the pseudocoloring. (From Strong JP, Malcolm GJ, McMahan CA, et al. Prevalence and extent of atherosclerosis in adolescents and young adults. JAMA 1999;281:727.)

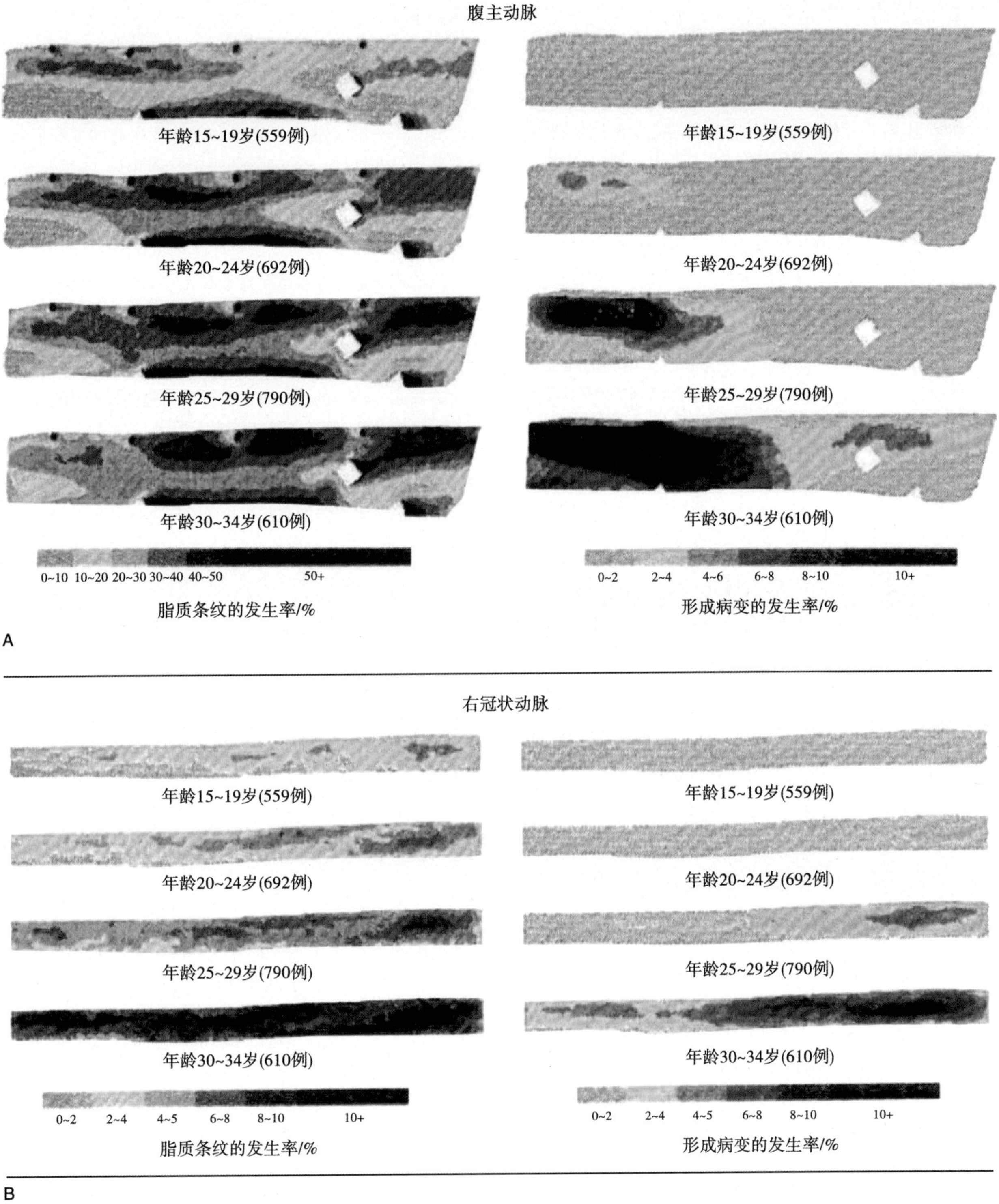

图 44.1 腹主动脉脂纹及其后进展性病变的发生情况。来自青年人动脉粥样硬化病理生物学因素研究的综合性数据显示美国 35 岁以下死于非心脏性原因的年轻人的 2 800 条主动脉的形态学分析的假性着色示意图。A，显示腹主动脉下段背侧的早期脂纹形成及其后的进展性病变。B，相似的但进展缓慢的病变影响右冠状动脉。图下面的比例代表假性着色的程度

正常动脉的结构

构成正常动脉的细胞类型

内皮细胞

动脉内膜的内皮细胞(endothelial cell,EC)构成了与血液的重要接触面,动脉 EC 在血管内稳态中具有重要的高度调控机制,而这种稳态在动脉疾病的病理机制中经常出现失衡。例如,无论是天然的还是人造的,在长时间的接触中,EC 提供了唯一能够保持血液处于液体状态的表面(图 44.2)。这种显著的血液相容性部分源于 EC 表面上硫酸乙酰肝素蛋白多糖分子的表达。与肝素一样,这些分子可以作为抗凝血酶Ⅲ的辅助因子,引起构象的改变,使该抑制剂能够结合并灭活凝血酶。EC 的表面也含有血栓调节素,它能结合凝血酶分子,并通过激活蛋白 S 和 C 而具有抗凝特性。如果血栓开始形成,正常的 EC 具有与其表面相关的强效纤维蛋白溶解机制。EC 可同时产生组织型和尿激酶型纤溶酶原激活剂。t-PA 和 u-PA 酶分别催化纤溶酶原的活化以形成纤溶酶,即纤维蛋白溶酶(关于内皮细胞稳态和纤溶机制的完整讨论,详见第 93 章)。

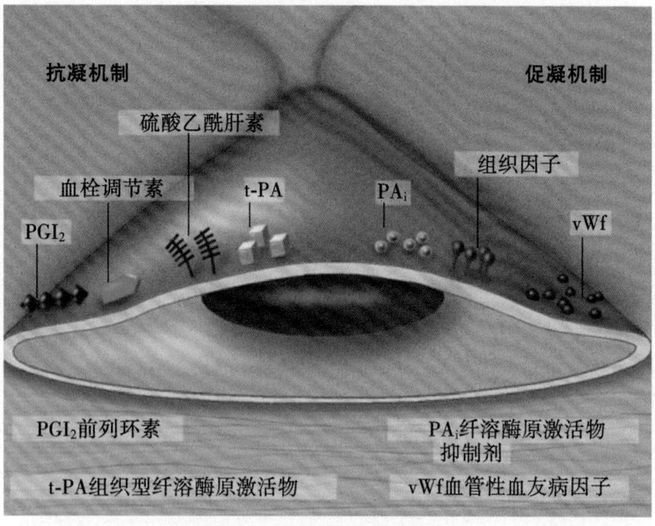

图 44.2 内皮细胞的血栓平衡。该图描述了内皮细胞的抗凝和促纤溶功能(**左**)和其特定的促凝和抗纤溶功能(**右**)

EC 具有共同的起源,但在发育过程中获得"血管床特异性"的特征。组成所有血管内壁的 EC 在胚胎形成时期是由位于胚胎外围的"血岛"区域产生的,EC 的前体细胞——血管母细胞,与血细胞的前体共享这一部位。尽管起源于同一部位,这些细胞在胚胎期及其出生后早期发育期间显示出相当大的异质性。尽管 ECs 可能源于共同的前体,但它们在血管发育过程中所接收的信号却存在差异。随着血管的初步形成,内皮前体细胞开始与其周围的细胞发生相互作用,这种相互关系允许各种刺激物及其在 EC 上的接受体在时间和空间上存在梯度变化,从而导致该类型细胞在成年人中的异质性。EC 的异质性既取决于环境刺激,也取决于在发育过程中获得的表观遗传特性[5],非编码 RNA 在动脉粥样硬化相关的内皮功能调控中也起着关键作用(详见第 7 章)[6]。

组成动脉壁的各部分的细胞可能来源于出生后的骨髓,也可能起源于传统的胚胎组织。特别是外周血可能含有前体内皮细胞,这些细胞有助于内皮剥落区域的修复,这一概念已经引起了相当大的争议。

动脉平滑肌细胞

正常动脉壁的第二类重要细胞——平滑肌细胞(smoothmuscle cell,SMC)——在正常血管稳态和动脉性疾病的发病机制中发挥重要作用,同时可作为心血管医学治疗的靶点[7]。这些细胞通过收缩和松弛,在各种动脉管腔中,尤其是肌性小动脉中,控制血液流速。然而,在有动脉粥样硬化的大动脉中,平滑肌肉的异常收缩可能导致血管痉挛,这种动脉粥样硬化的并发症,可能会加重原有血流量的减少。SMC 合成了能够在正常血管内稳态和动脉粥样硬化形成及其并发症中发挥关键作用的动脉细胞外基质复合物。这些 SMC 还可以迁移和增殖,导致内膜增生性病变,包括动脉粥样硬化和再狭窄、经皮介入治疗后支架狭窄、或吻合性增生、静脉移植物并发症。SMC 的死亡可能会导致动脉粥样硬化斑块的不稳定或者扩张性重塑,最终促成动脉瘤的形成。

与 EC 起源于共同的前体细胞不同,SMC 则可有多种来源(图 44.3)。在 EC 形成管状血管(血管的基本前体)后,血管原始前体细胞募集平滑肌前体细胞和周细胞(与微血管相关的平滑肌样细胞)。在降主动脉和下肢动脉中,中胚层区域是平滑肌前体细胞的来源。躯体中胚层细胞形成 SMC,大量分布于主动脉远端及其分支。然而,在肢体上部的动脉中,SMC 可来源于完全不同的胚芽层——神经外胚层。在神经管闭合前,神经外胚层细胞迁移并成为升主动脉及其分支(包括颈动脉)中 SMC 前体细胞。冠状动脉中的 SMC 起源于中胚层,但是以不同方式进化。冠状动脉的 SMC 前体细胞来源于另一种胚胎组织,即心脏前体组织。

谱系分析表明,动脉中大量的 SMC 是在发育早期建立的小克隆的扩张过程中形成的。少量前体细胞可能存在于正常动脉的中膜中,这导致 SMC 在受损或动脉粥样硬化动脉中累积。转录因子 Krüppel 样因子 4 和心肌素调节血管 SMC 的表型(图 44.4)。SMC 的异质性可能对理解一些常见的具有直接的临床意义,例如某些动脉或动脉区域发生动脉粥样硬化或损伤反应增强的倾向(例如,左前降冠状动脉近端),以及动脉中层变性(例如,近端主动脉的马凡氏综合征)。SMC 对细胞外基质(extracellular matrix,ECM)产生的调节机制的不同反应有助于解释为什么纤维蛋白和弹性蛋白系统性缺陷的临床表现特异性地发生在升主动脉中(详见第 63 章)。SMC 的可塑性甚至可以扩展到在小鼠动脉粥样硬化斑块中产生具有单核吞噬细胞特征和功能的细胞[7]。

正常动脉层

内膜

要了解动脉粥样硬化的发病机制,首先需要了解正常动脉的血管结构和生物学特性以及其固有的细胞类型。正常动脉有发育完整的 3 层结构(图 44.5)。在人类和许多其他物种中,最内层的内膜在出生时较薄,尽管它通常被描绘成与基底层毗邻的单层 EC,但成年人的内膜实际上是一个复杂的和异质的结构。单层 EC 位于含有非纤维性胶原类型的基底膜上,如Ⅳ型胶原、层粘连蛋白、纤连蛋白和其他 ECM 分子。随着年龄的增长,人类动脉壁形成了包含动脉 SMC 和纤维状间质胶原(Ⅰ型和Ⅲ型)的更复杂的

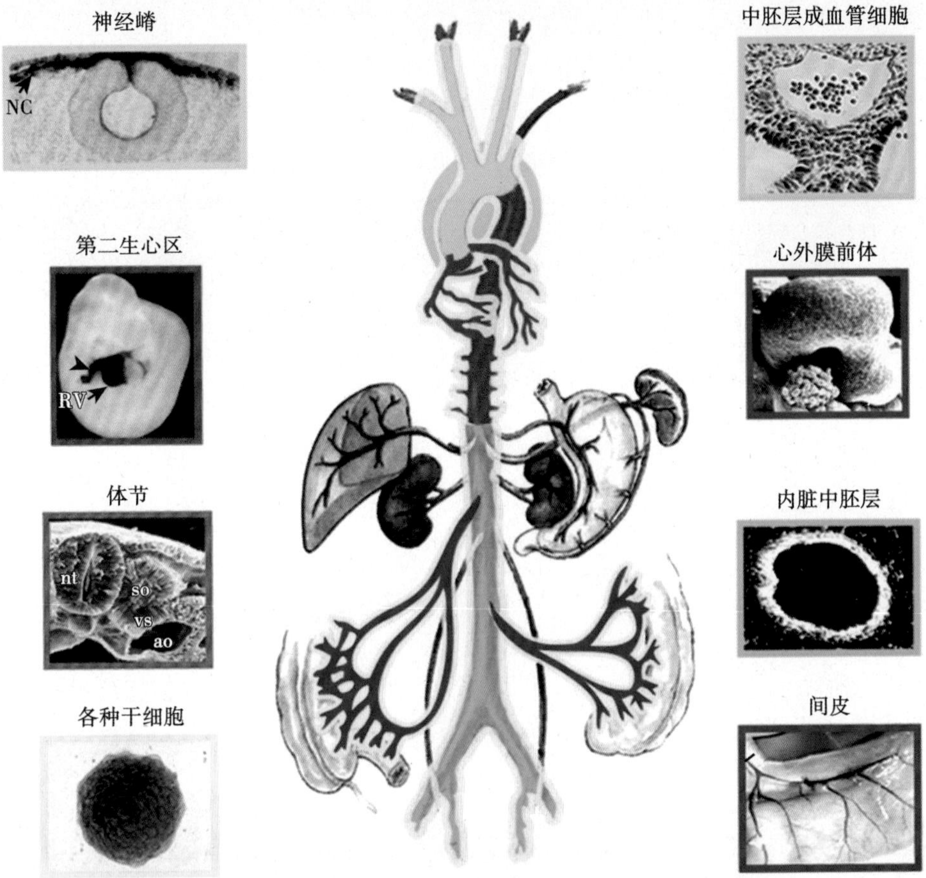

图 44.3 血管平滑肌细胞胚胎起源的多样性。不同颜色代表 SMCs 的不同胚胎起源，如上图两侧框中的图像所示。黄色轮廓代表各种来源血管干细胞的局部和全身分布。上图显示不同来源平滑肌细胞在主动脉及其主要分支的不同分布。除了少数例外的，动脉内各种来源的 SMCs 的确切边界是不明确的，所以该图描述的是大致的边界。在左边框中标记的体节图像中，背侧发育的主动脉(ao)与体节(so)腹侧骨节(vs)相互靠近。图示的系特异性边界随着血管的生长及时间的推移可能发生转移。NC，神经嵴；nt，神经管；RV，右心室

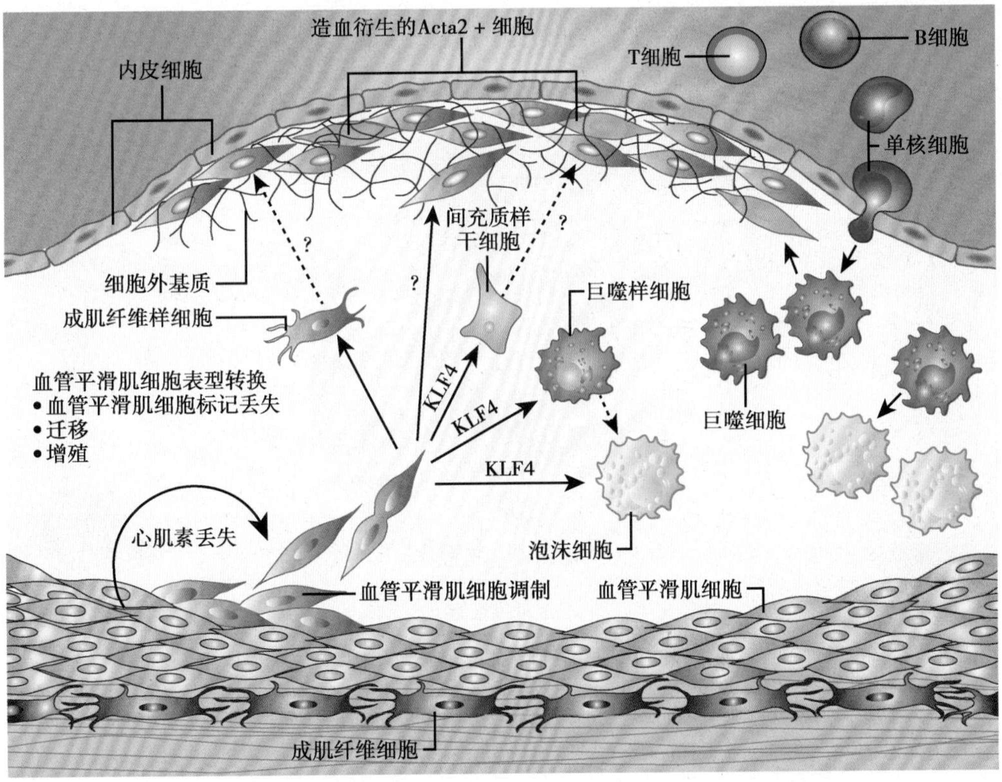

图 44.4 该图总结了动脉粥样硬化中血管平滑肌细胞(VSMC)、单核吞噬细胞及其衍生物的身份和来源的现有知识。实线显示已知的提供病变细胞的通路；用“?”标记的虚线表示尚未在动物或人类中直接确定的可能途径。Acta2，α-平滑肌肌动蛋白；KLF4，krüppel 样因子 4

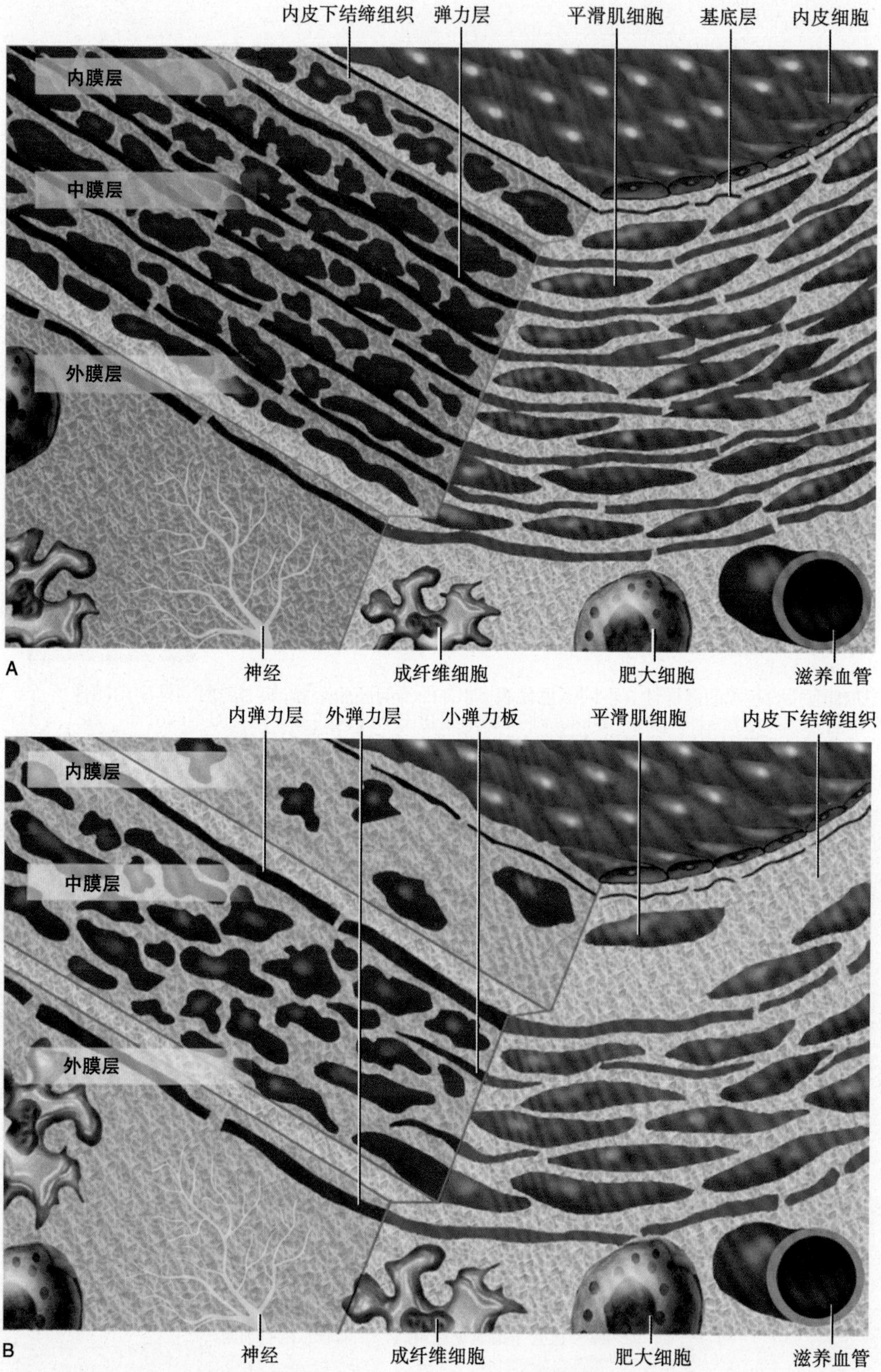

图 44.5 正常动脉的结构。A，弹性动脉。同心圆排列的弹性组织与平滑肌细胞（SMC）的连续层形成“三明治”样结构。弹性动脉树的每一级都有特征性数目的弹性组织。B，肌性动脉。在肌性动脉中，SMC 被胶原基质包围，而缺乏大动脉中特有的排列整齐的弹性组织同心圆层

内膜。SMC产生这些组成动脉内壁的细胞外基质。更为复杂的内膜结构被病理学家定义为“弥漫性内膜增厚”，是大多数人类动脉的特征。即使没有动脉粥样硬化的情况下，动脉树的某些部位较其他区域更容易出现内膜增厚（图44.6）。例如，左冠状动脉前降支的近端通常比典型动脉中含有更充分发育的SMC内膜垫。弥漫性内膜增厚的过程不一定与脂质积聚同时发生，也可能发生在没有动脉粥样硬化负担的人群中。内弹性膜与内膜外侧相连，是内膜与中膜之间的分界。

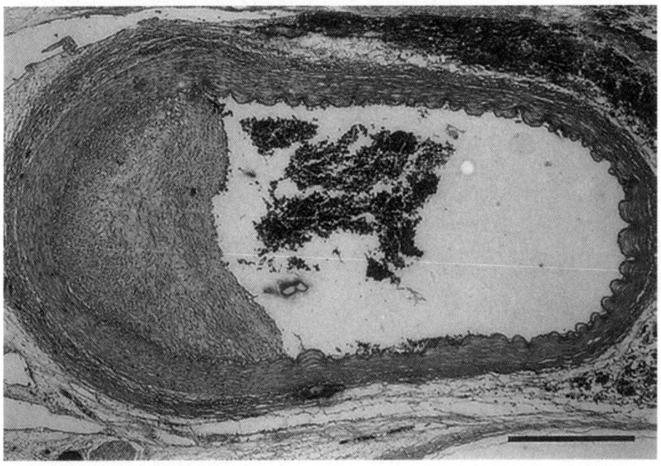

图44.6 10周大小的男婴颈内动脉的横切面上显示的内膜垫。在生命早期内膜垫形成的部位在之后的时间里容易发生动脉粥样硬化。Bar=0.5mm

中膜

中膜位于内膜和内弹性膜外面，主动脉等弹性动脉的内膜具有发育完善的呈同心圆结构分布的SMCs，与富含弹性蛋白的ECM层交错分布（见图44.5）。这种结构能使大动脉壁在左心室收缩时很好的储存其功能。层状结构也有助于维持动脉干结构的完整性，较小的肌性动脉的中膜通常有比较灵活的组织结构。在这些小动脉中的SMCs通常以较为连续的而非层状的形式嵌入周围的基质中。正常动脉的SMCs很少发生增殖。事实上，在通常情况下，细胞分裂和细胞死亡的比率都很低。在正常动脉中，ECM往往处于动态平衡中。由于ECM既不积累也不萎缩，动脉基质合成和溶解的速率通常是平衡的。外弹性膜与中膜外侧相连，是中膜与外膜的分界。

外膜

动脉的外膜通常很少受到关注，尽管人们对其在动脉稳态和病理中潜在作用的认识有所增加。与内膜相比，外膜的胶原纤维的排列更松散。滋养血管和神经末梢位于动脉壁最外层。外膜细胞群与其他动脉层相比较为稀少，该层细胞包括成纤维细胞和肥大细胞（见图44.5）。最新证据表明肥大细胞在动物模型动脉粥样硬化和动脉瘤的形成中发挥作用，但其在人类中的重要性还有待进一步推测[8]。

动脉粥样硬化的起始

细胞外脂质的沉积

尽管人类动脉粥样硬化的起始步骤在很大程度上仍处于推测阶段，但是通过对年轻人群获得的组织的观察，同时结合动物动脉粥样硬化的研究结果，为该方面的研究给予了提示。在动脉粥样硬化饮食开始后，即通常富含胆固醇和饱和脂肪的饮食后，动脉内膜中可出现细小的脂蛋白颗粒沉积（图44.7，步骤1和2）。这些脂蛋白颗粒对动脉内膜的蛋白多糖进行修饰，并趋于合并成聚合物（图44.8）。标记脂蛋白颗粒的详细动力学研究表明，微粒停留时间延长是兔子早期动脉病变部位形成的特征。在内膜中脂蛋白与蛋白多糖的结合可捕获或保留这些微粒，从而延长了它们的停留时间。结合蛋白多糖的脂蛋白颗粒增加了对氧化或其他化学修饰的敏感性，而这被许多人认为是早期动脉粥样硬化的发病机制（图44.7中的步骤2）。其他研究表明，在低密度脂蛋白（low-density lipoprotein，LDL）聚集的血管部位，其内皮单层的渗透性增加。在新生动脉粥样硬化中，引起氧化应激的因素包括由血管细胞表达的烟酰胺腺嘌呤二核苷酸/烟酰胺腺嘌呤二核苷酸磷酸酶（nicotinamide adeninedinucleotide/nicotinamide adenine dinucleotide phosphat，NADH/NADPH）、浸润的白细胞表达的脂氧化酶及髓过氧化物酶的减少。

白细胞的募集与滞留

动脉粥样硬化形成的另一个特征是在病变早期白细胞的募集与聚集（图44.7中的步骤4，图44.9）。一般正常的EC并不与白细胞发生相互黏附作用，即使在炎症组织中，白细胞的大量募集和运输发生在毛细血管后静脉而不是动脉中。然而，在高胆固醇血症出现后不久，白细胞就黏附在EC上，并在EC的缝隙中移动，甚至穿过ECs（胞移作用）到达内膜，开始募集脂质变成泡沫细胞（图44.7中的步骤5）[9-11]。除了单核细胞，T淋巴细胞也倾向于在人类和动物早期动脉粥样硬化病变中聚集[12]。EC表面某些特定白细胞黏附分子的表达可调控单核细胞和T细胞与内皮细胞间的黏附[5]。白细胞黏附分子有几种类型，免疫球蛋白（Ig）超家族的成员包括血管细胞黏附分子1（vascular cell adhesion molecule 1，VCAM-1）或CD106等。这类黏附分子较多作用于动脉粥样硬化早期，因为它可以与特征性表达与动脉粥样硬化早期募集的白细胞，如单核细胞和T细胞上的整联蛋白（very lateantigen 4，VLA-4）发生相互作用。此外，实验研究表明内皮细胞VCAM-1的表达位于动脉粥样硬化的早期病变部位。白细胞黏附分子的其他Ig超家族成员包括细胞间黏附分子1（intercellularadhesion molecule 1，ICAM-1），这类分子比较混杂，原因在于与之结合的白细胞种类繁多，同时在其循环系统的许多部位亦呈广泛低水平表达。

选择素构成白细胞黏附分子的另一大类。典型的选择素，E-选择素或CD62E（E代表“内皮细胞”，选择性地表达特定的家庭成员的细胞类型）可能与动脉粥样硬化早期的关系不大。E-选择素优先招募多形核白细胞，这是一种在早期动脉粥样硬化中很少发现的细胞类型（但却是急性炎症和宿主抵抗病原菌的重要主角）。此外，覆盖在动脉粥样硬化斑块表面的ECs并不高表达这种黏附分子。这个家族的其他成员，包括P-选择素或CD62P（P代表“血小板”，这种黏附分子的原始来源），可能在动脉粥样硬化的白细胞募集中发挥更大的作用，因为覆盖在人类动脉粥样硬化表面的ECs表达这种黏附分子。选择素倾向于促进白细胞在内皮细胞表面的跳跃式或滚动式运动。属于免疫球蛋白超家族的黏附分子往往促进白细胞间更紧密的黏附及固定作用。通过转基因小鼠的研究，已经证实了VCAM-1和P-选择素（包括血小板来源的和内皮来源的P-选择素）在实验性动脉粥样硬化中的作用。越来越多

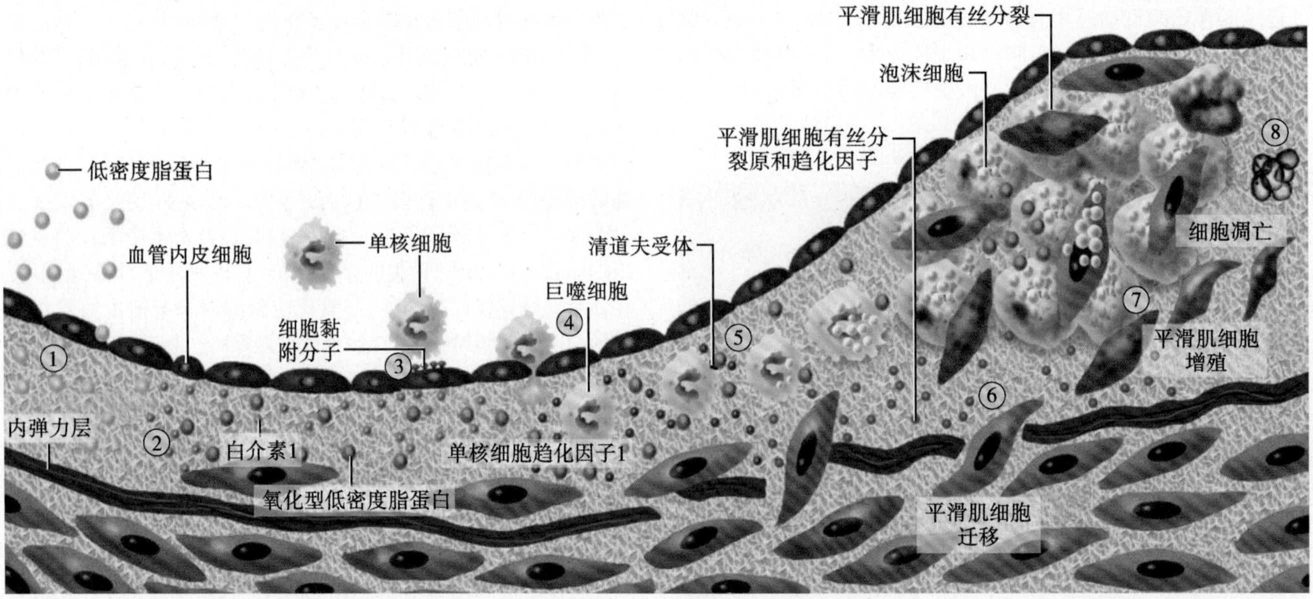

图 44.7 动脉粥样硬化斑块演变示意图。1,脂蛋白微粒在内膜的聚集,脂蛋白的修饰用较暗的颜色来表示,这种修饰包括氧化和糖化;2,氧化应激,包括脂蛋白修饰中的产物,可以诱导局部细胞因子的加工;3,因此诱导产生的细胞因子则增加可以使白细胞发生黏附的黏附分子和引导白细胞迁移至内膜的趋化因子的表达;4,血液中的单核细胞一旦在趋化因子,如单核细胞趋化因子(MCP-1)的刺激反应下进入动脉壁后,将遭遇能使它们清道夫受体表达增强的刺激物,如巨噬细胞集落刺激因子;5,清道夫受体介导修饰化蛋白的摄入并促进泡沫细胞的产生,泡沫巨噬细胞是某些介质,如进一步的细胞因子和效应分子,如次氯酸,超氧阴离子(O_2^-),基质金属蛋白酶的来源;6,SMCs 有中膜迁移至内膜;7,SMCs 接着发生分裂并产生细胞外基质,从而导致细胞外基质在动脉粥样硬化斑块中的聚集,在这种方式中,脂纹可以演变成为纤维脂肪病变;8,在后期阶段,钙化可能发生(图中未示出),纤维化继续发生,有时伴随有 SMCs 死亡(包括程序性死亡或者凋亡),从而形成一个被富含脂质的核包围的纤维帽,该核可能也含有死亡或者即将死亡的细胞及其碎片

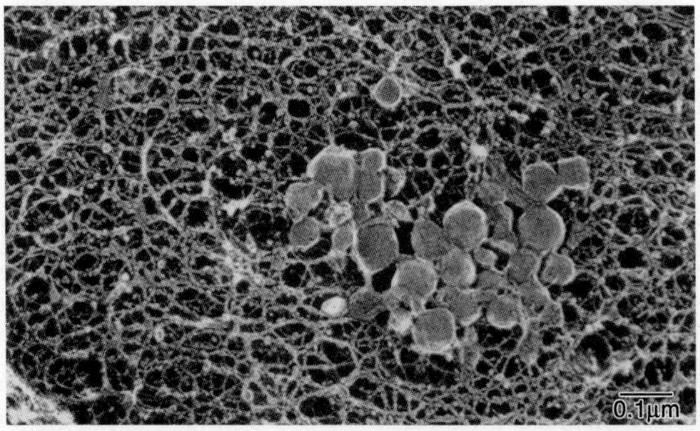

图 44.8 静脉注射人低密度脂蛋白(LDL)的家兔经冰冻切片准备的主动脉电镜扫描图。圆形 LDL 微粒可以修饰内膜下内皮区的蛋白多糖侧链。通过结合 LDL 微粒,蛋白多糖分子可以阻止它们横穿内膜从而促进其积聚。与蛋白多糖相结合的 LDL 特别易发生氧化修饰。细胞外脂蛋白微粒的积聚是实验动物开始动脉粥样硬化饮食后出现的最早形态学改变之一

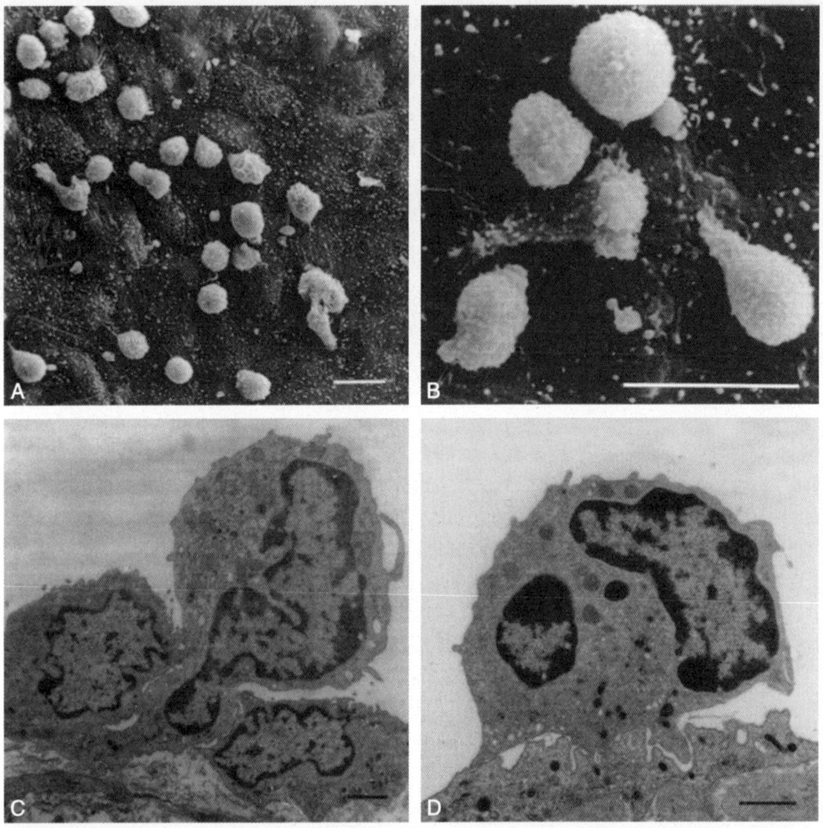

图 44.9　白细胞与高胆固醇血症的非人类灵长类动物的动脉壁发生相互作用的电镜观察。A 和 B，扫描镜显示，在猴子开始高胆固醇饮食 12 天后，单核吞噬细胞黏附于完整的血管内皮。C 和 D，透射电镜照片。注意单核细胞与 C 和 D 中的内皮细胞间的交错结合和密切联系，一个单核细胞似乎在两个内皮细胞之间准备进入内膜

的证据表明在动脉粥样硬化斑块中存在不同亚型单核巨噬细胞的聚集[13,14]。巨噬细胞群体异质性的作用，尤其是在人类动脉粥样硬化斑块中的作用果需要进一步研究。在小鼠中，特异性促炎性单核细胞亚群在脾和外周血中积聚，以应对高胆固醇血症并优先形成新生动脉粥样硬化[13]。

一旦与内皮细胞黏附，白细胞将收到穿透内皮单层进入动脉壁的信号（图 44.7 中的步骤 4）。目前白细胞定向迁移的概念涉及一种被称为趋化性细胞因子或趋化因子的蛋白质分子的作用。对人动脉粥样硬化的观察和体外转基因小鼠的功能研究表明各种趋化因子在动脉粥样硬化中的因果作用[5,15]。另外，白细胞在动脉壁上的积聚依赖于引起其在内膜病变中滞留的因素。滞留因素包括与受体 UNC5b 相互作用的 netrin-1（两者都是由缺氧引起的），这是空斑块中一种损害巨噬细胞的蛋白质[16]。

病变形成的局灶性

要在机制方面去解释动脉粥样硬化的空间异质性具有一定的挑战性。作用于所有血管内皮细胞的血源性危险因素，如脂蛋白的浓度是相等的。很难想象香烟吸入对动脉产生的损害是局部的而不是整体的。同样由动脉粥样硬化引起的狭窄通常会形成局灶性。一些人员提出了关于动脉粥样硬化形成的多中心起源假说，他们设想动脉粥样硬化是由动脉壁的良性平滑肌瘤引起的。动脉粥样硬化瘤中各种标记分子呈单一形态支持了动脉粥样硬化发生的单克隆假说。然而，动脉粥样硬化病变部位多位于血管分支处或血流分叉处的近端部分，这类现象则支持动脉粥样硬化早期病变发展的血流动力学基础。没有很多分支的动脉（如内乳动脉和桡动脉）则不易发生动脉粥样硬化。

两个概念可以帮助理解局部血流紊乱如何使特定部位易于发生病变。局部血流紊乱可以诱导促进早期动脉粥样硬化的发生。另外，通常在不容易发生早期病变的部位普遍存在的层流现象可能提示抗动脉粥样硬化的稳态机制（抗动脉粥样硬化的功能）[5]。EC 在好发部位承受着了正常血流和异常血流之间的层流剪应力（通常产生较小的剪应力）。多种转导机制将局部剪应力环境信号传递给 ECs[17]。例如，这些细胞在其管腔表面有纤毛，在其侧细胞膜上有黏附受体，它们可以感知张力，将力传递到皮质细胞骨架，并可能调节信号改变基因表达的离子通道或 G 蛋白偶联受体（图 44.10）。体外实验数据表明，层流剪应力可以具有增强抗动脉粥样硬化基因的表达，主要包括超氧化物歧化酶（superoxide dismutase，SOD）和一氧化氮合酶（nitric oxide synthase，NOS）。SOD 可以通过异化具有火星的、有毒的超氧阴离子来降低氧化应激。内皮 NOS 可以产生内源性血管舒张剂一氧化氮。然而，除了血管舒张作用外，一氧化氮（nitric oxide，NO）还可以抵抗内皮细胞的炎症反应，如黏附分子 VCAM-1 的表达。NO 在基因水平通过干扰转录调节因子核因子（nuclear factor kappa B，NF-κB）进而发挥其抗炎作用，同时也可以增加该转录因子的细胞内抑制物——IκBα 的生成。NF-κB 调节参与一般炎症反应和同时动脉粥样硬化过程的很多基因的表达。

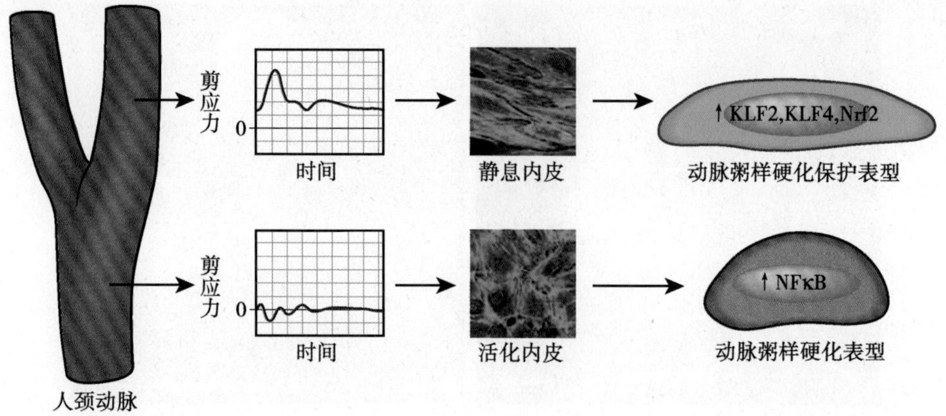

图 44.10　血流动力学决定内皮功能。正常人颈动脉分叉处的体内血流模式的计算分析提供了来自两个流体动力学不同位置的代表性近壁剪应力波形，已知其具有明显的动脉粥样硬化形成的偏好：远端颈动脉（通常抵抗病变形成的区域）和颈动脉窦（斑块形成的常见位置）。在不同的生物力学环境中，将人类内皮细胞的单层细胞暴露于这些不同的生物力学环境中，产生了截然不同的细胞形态（由细胞骨架肌动蛋白染色）和功能。脉动（单向）层流诱发了关键转录因子［Krüppel 样因子（如 KLF-2、KLF4）和核因子红细胞 2-相关因子（Nrf）-2］，从而协调地引发一系列的动脉粥样硬化保护功能。相反，扰乱（振荡）流动增强了 NF-κB 的表达，这是一种控制许多促炎和致动脉粥样硬化功能的中枢转录因子

研究还表明转录因子 KLF2 作为内皮细胞抗炎特性的重要调节因子。KLF2 可以诱导内皮细胞 NOS 表达，同时通过整合激活 NF-κB 转录活性的辅助因子，抑制 NF-κB 的功能，从而导致在动脉粥样硬化过程中炎症通路 NF-κB 依赖的基因盒的表达被抑制[5]。因此，动脉粥样硬化保护作用的机制是，在正常动脉的层流剪应力条件下，内皮细胞在局部具有抗炎功能的作用。在完整的猪和人身上进行的研究表明，冠状动脉中低剪应力的部位与斑块特征的形成有关，而斑块特征又与破裂和血栓的形成有关[8,19]。

细胞内脂质的沉积：泡沫细胞的形成

单核细胞一旦被招募至动脉内膜，就可以吸收脂质，成为泡沫细胞或富含脂质的巨噬细胞（图 44.7 中的步骤 5）。虽然大多数细胞可以表达经典的 LDL 细胞表面受体，但该受体并不介导泡沫细胞的积聚（详见第 48 章）。这一论断与临床症状相符，在缺乏功能性低密度脂蛋白受体（家族性高胆固醇血症纯合子）的患者中，会出现有泡沫状巨噬细胞。LDL 受体由于受到胆固醇的调控，因此并不能介导泡沫细胞的形成。一旦细胞通过捕获 LDL 募集到足够的胆固醇以满足其代谢需要，转录调控机制将会终止 LDL 受体的表达[20]。

除了经典的 LDL 受体，很多称为清道夫受体（scavenger receptors，SR）的分子可以调节泡沫细胞形成的脂质过度摄取的特征。这些属于多个家族的表面分子，它们结合修饰过的而非天然的脂蛋白，并参与脂蛋白分子的内化[21]。由于清道夫受体具有识别凋亡细胞和被修饰的脂蛋白等功能，它们在动脉粥样硬化的不同阶段可能具有复杂的作用（见表 48.3，清道夫受体的表格）。

一旦巨噬细胞驻留内膜并成为泡沫细胞，它们就可以复制。在实验性动脉粥样硬小鼠化中，从血液中招募的单核细胞最初以单核吞噬细胞填充新生病变，但在已建立的病变中以局部增生为主[11,22]。在动脉粥样硬化斑块中引起巨噬细胞分裂的因素可能包括造血生长因子，如巨噬细胞集落刺激因子（macrophage colony-stimulatingfactor，M-CSF）、粒细胞-巨噬细胞集落刺激因子（granulocyte-macrophage colony-stimulating factor，GM-CSF）和白细胞介素-3（interleukin-3，IL-3）。在人类和实验动物的动脉粥样硬化病变中存在着单核吞噬细胞的有丝分裂原和生存因子。

据此在新生的动脉粥样硬化的发展过程中，病变主要由富含脂质的巨噬细胞构成。复杂病变特征，比如纤维化、血栓形成和钙化等并不在脂纹形成阶段出现，一些证据表明这种脂肪条纹在某种程度上可以发生退化。在脂质降低的情况下，动脉粥样硬化中单核吞噬细胞减少、病灶内细胞死亡和细胞外流对单核吞噬细胞聚集减少的相关贡献仍存在争议。

粥瘤的进展

先天性免疫和适应性免疫：动脉粥样硬化形成的炎症机制

在过去的十年中，基础和临床研究证据已经证明炎症和免疫在动脉粥样硬化形成过程中起着基础性的作用（详见第 45 章）[23-27]。在动脉粥样硬化形成早期阶段，被招募到动脉壁的巨噬泡沫细胞，不仅作为过剩的脂质的存储库，同时在已经形成的动脉粥样硬化病变中也提供了许多促炎介质，包括蛋白质（如细胞因子、趋化因子）、各种类花生酸和其他脂质介质。在动脉粥样硬化斑块中，这些吞噬细胞还可以形成大量的氧化剂，如超氧阴离子或次氯酸。这些炎症介质可以促进斑块内的炎症反应，从而促进病变的进展。先天性免疫是指不依赖于抗原刺激的炎症反应的扩增（图 44.11）。

除了先天性免疫，大量研究证据支持抗原特异性或适应性免疫在斑块进展中同样发挥着重要的作用[25-28]。除单核吞噬细胞外，动脉粥样硬化病灶中的树突状细胞可以将抗原递呈给 T 淋巴细胞，T 细胞是动脉粥样硬化病灶中白细胞的重要组成部分[11]。刺激适应性免疫反应的抗原包括被修饰的或天然的脂蛋白、热休克蛋白、β2-糖蛋白 Ib 和传染性病原体[25]。抗原提呈细胞（巨噬细胞、树突状细胞或内皮细胞）通过激活 T 细胞的方式与 T 细胞相互作用。活化的 T 细胞可以分泌大量的细胞因子来调节动脉粥样

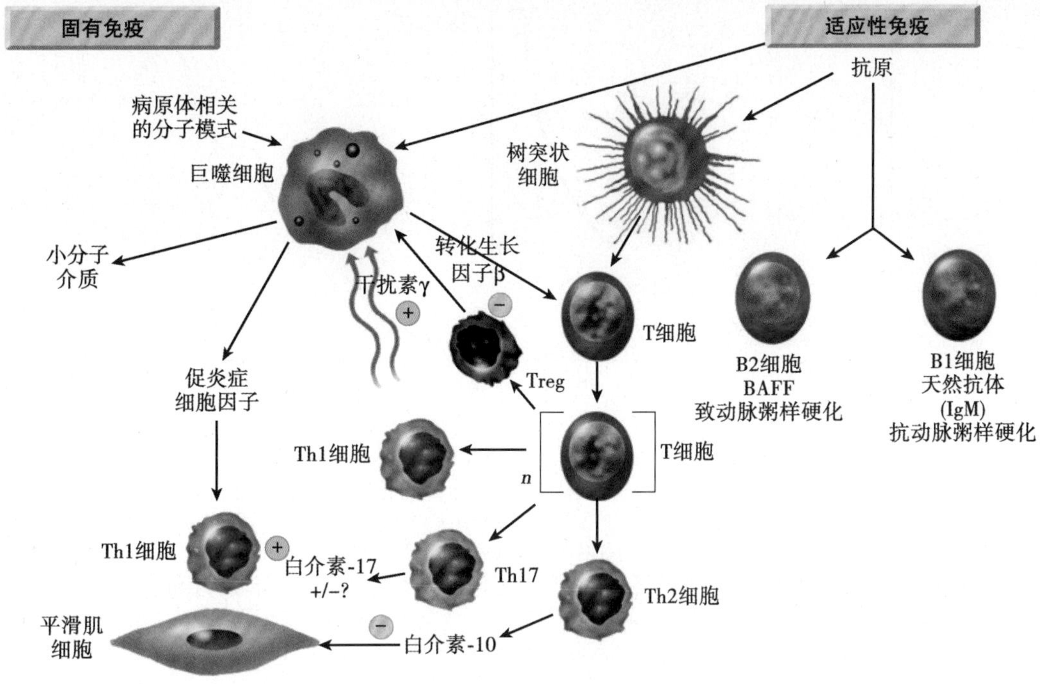

图44.11 动脉粥样硬化的先天性和适应性免疫。动脉粥样硬化形成过程中先天性(左侧)和适应性(右侧)免疫途径的示意图

硬化的形成。

辅助性T细胞(表达CD4)分为两大类。Th1亚型细胞可以产生促炎细胞因子,如干扰素(IFN)-γ、淋巴毒素、CD40配体和肿瘤坏死因子(TNF)-α。Th1细胞因子反过来可以激活血管壁细胞,并协调斑块生物学的变化,从而导致斑块的不稳定和血栓形成增强。另一方面,倾向于产生Th2细胞因子(如白细胞介素-10)的辅助性T细胞,可以抑制在动脉粥样硬化形成过程中的炎症反应。细胞毒性T细胞(表达CD8)可以表达促进靶细胞(包括SMCs、ECs、巨噬细胞)的溶解和凋亡的Fas配体和其他细胞毒性因子。这3类细胞的死亡都可能发生在动脉粥样硬化病变中,并可能导致斑块进展和并发症的发生。调节性T细胞(regulatory T cells,Treg)可以产生转化生长因子(transforming growth factor,TGF)-β和白细胞介素-10。Treg淋巴细胞表达CD4和CD25分子。TGF-β和IL-10都可以发挥抗炎作用。一些实验研究表明Tregs在体内具有抗动脉粥样硬化的功能[25,29]。与这些抗炎机制不同的是,在动脉粥样硬化发生过程中,手术调节介质可能为抑制动脉粥样硬化发生过程中的炎症反应提供另一种途径[30,31]。

B淋巴细胞和抗体在动脉粥样硬化中的作用尚未深入研究。体液免疫因周围环境不同可能具有抗动脉粥样硬化或致动脉粥样硬化的特性[26]。能产生天然抗体的B1细胞(其中许多能识别氧化修饰的LDL)可以抗动脉粥样硬化。B2细胞通过促进促炎性细胞因子的产生而加重小鼠的动脉粥样硬化,这使得人们对通过免疫治疗减缓动脉粥样硬化产生了兴趣[32,33]。

平滑肌细胞的迁移和增殖

尽管动脉粥样硬化起始阶段主要涉及内皮功能的改变以及白细胞的募集,但随后动脉粥样硬化演变为更复杂的斑块过程中也涉及SMCs(图44.7中的步骤6和7)。正常动脉中膜的SMCs与发生动脉粥样硬化内膜的SMCs截然不同[7]。一些SMCs可能在生命早期到达动脉内膜,其他的则在动脉粥样硬化进展中从中膜被招募至内膜并在此积聚,或来源于其血源性的前体细胞。在小鼠动脉粥样硬化中,一些含有巨噬细胞标记的细胞可能来源于单核吞噬细胞[7,34]。

动脉粥样硬化内膜中SMCs的表型不如正常动脉中膜的SMCs的表型成熟。与表达成人SMCs特征的平滑肌肌球蛋白亚型不同,内膜中平滑肌肌球蛋白的胚胎亚型水平更高。因此,内膜中的SMCs似乎再现了一种胚胎亚型。这些动脉粥样硬化内膜的SMCs在形态学上也很明显不同,与正常的中膜SMCs相比,它们含有更多的粗面内质网和更少的收缩纤维。

虽然在人类成熟的动脉粥样硬化中,SMC在稳定状态下发生复制并不常见,但在特定的动脉粥样硬化病变中,SMC可能以脉冲式的方式进行复制。例如,正如本章之后将阐述的,斑块破裂与血栓形成的发作可能使SMCs暴露于强有力的有丝分裂原中,包括凝血因子凝血酶本身。因此,在动脉粥样硬化和内膜生长过程中SMCs的积聚可能不会以连续和线性的方式进行。相反,"危机"可能会在动脉粥样硬化形成的整个进程中不断出现,在此期间可能发生SMCs的脉冲式复制或者迁移(图44.12)。

动脉粥样硬化形成过程中SMCs的死亡

除了SMC的复制增殖外,这些细胞的死亡也可能参与动脉粥样硬化斑块的并发症(图44.7中的步骤8)[7]。在较晚期的动脉粥样硬化中,SMCs表现出程序性细胞死亡或凋亡特征的核DNA的碎裂。在动脉粥样硬化进展过程中,细胞凋亡可能是由于炎性细胞因子刺激引起的。除了可溶性细胞因子可能引发程序性细胞死亡外,动脉粥样硬化中的T细胞可能参与消除某些SMCs。特别是某些在斑块中积聚特定的T细胞群可以在其表面表达Fas配体,Fas配体可与SMCs表面的Fas结合,并与可溶性促炎细胞因子结合,导致SMC死亡。

因此,SMCs在动脉粥样硬化斑块中的积聚可能是细胞复制和细胞死亡之间竞争的结果。现代细胞和分子生物学研究已经明确

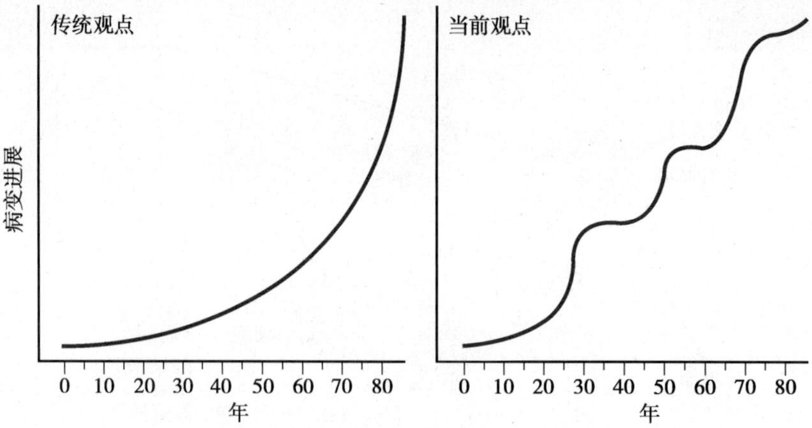

图 44.12 动脉粥样硬化的时间过程。**左**，传统教学认为动脉粥样硬化形成是随着年龄的增长而明显进展的这一观点，如左边曲线所示。目前的观点则支持另一种模式，是随着年龄增长呈阶跃函数而非单调上升的病变演变过程(右边曲线所示)。根据后一种模型，"危机"可以在病变的整个历程中的相对静止时期不时地出现。这种危机可能按照斑块破裂，附壁血栓形成和愈合发展，同时出现一次脉冲式的平滑肌细胞增殖和细胞外基质沉积。易碎微血管的破裂引起斑块内出血可能会出现类似的情况。这种情况通常症状不明显。血管外事件，如全身性细胞因子血症或内毒素血症的并发感染，可在动脉壁水平产生"回声"，被定居于病变部位的"专业"的炎症白细胞唤起局部细胞因子的表达。斑块进展的情节模式，如右图所示，相比于左图描述的连续性，更加符合人类血管造影的数据

了介导 SMCs 复制和凋亡的介质，这一概念起源于 19 世纪中期 Virchow 的形态学观察。关于内膜中的 SMCs，Virchow 指出早期动脉粥样硬化的形成涉及"细胞核增殖"，但也指出病变部位的细胞可以"迅速地自我毁灭"。

动脉细胞外基质

除了细胞本身，细胞外基质(ECM)构成了晚期动脉粥样硬化斑块的大部分体积。因此，斑块的细胞外成分同样需要关注。动脉粥样硬化中积聚的主要 ECM 大分子包括间质胶原蛋白(Ⅰ型和Ⅲ型)和蛋白多糖，如多功能蛋白聚糖(versican)、二聚糖(biglycan)、聚蛋白多糖(aggrecan)和核心蛋白聚糖(decorin)。弹性纤维也会在动脉粥样硬化斑块中积聚。动脉 SMCs 在疾病中，与在正常动脉的发育和维持过程中一样可以产生 ECM 分子(图 44.7 中的步骤 7)。刺激 SMCs 过度生产胶原蛋白的刺激物包括血小板生长因子(PDGF)和 TGF-β，分别是血小板颗粒的组成部分，和在病变部位出现的许多类型细胞(包括 Treg)的产物之一。

与 SMCs 的积聚一样，ECM 的分泌也依赖于平衡。在这种情况下，ECM 分子的生物合成将与基质金属蛋白酶(MMPs)酶催化分解维持平衡。ECM 大分子的解离有助于 SMCs 的迁移，通过致密的 ECM 从中膜进入内膜，穿过富含弹性的内弹力膜。

细胞外基质分解也可能在伴随病灶逐步增长的动脉重塑中发挥重要作用。在动脉粥样硬化病变的早期，斑块是向腔外生长，而非向官腔内生长，向内生长会导致腔内狭窄。内膜向外生长将导致整个动脉口径增大。这种所谓的正性重塑或代偿性扩张必须有 ECM 分子的周转参与，以适应动脉的圆周生长。管腔狭窄往往发生在斑块负荷超过约 40%的动脉横截面面积后。

斑块中血管再生

由于内皮细胞的迁移和复制，动脉粥样硬化斑块在生长过程中会形成自己的微循环。对 ECs 予以合适的标记的组织学检查发现在进展中的动脉粥样硬化斑块中具有丰富的新生血管。这些微血管可能是由于动脉粥样硬化中过表达的血管生成肽刺激反应下形成的。这些血管生成因子包括成纤维细胞生长因子(vascular endothelial growth factor，VEGF)、胎盘生长因子(placental growth factor，PlGF)和肿瘤抑制素 M。

斑块中的这些微血管可能具有重要的功能作用。例如，斑块中丰富的微血管提供了白细胞运输(包括白细胞的进出)相对较大的表面积。事实上，在动脉粥样硬化斑块的晚期，微血管内皮比斑块上的大血管内皮细胞覆盖有更多的单核细胞选择性黏附分子，如 VCAM-1。斑块的微血管生成也可能通过克服氧气和营养供应的扩散受限来促进斑块生长，类似于肿瘤血管生成因子和恶性肿瘤生长的概念。与此观点一致的是，对实验性诱导动脉粥样硬化的小鼠使用血管生成抑制剂可以抑制动脉粥样硬化病变的扩大。此外，斑块微血管可能像糖尿病视网膜新生血管一样易损并容易发生破裂。原位出血和血栓形成可促进邻近微血管破裂区域的局部 SMC 增殖和细胞外基质积累(图 44.13)。这一现象说明了之前讨论的在动脉粥样斑块形成过程中的危机的一个特例(见图 44.12)。研究者试图通过血管生成蛋白或其基因的转移来增强新血管的生长，从而增强心肌灌注，但是这种尝试可能通过上述机制对病变部位的生长和动脉粥样硬化的临床并发症产生不利影响。

斑块的钙化

斑块在演变过程中常常形成钙化区。实际上，Virchow 在早期动脉粥样硬化斑块显微镜描述中就已经确认了动脉粥样硬化斑块中骨形成的形态学特征。对在动脉粥样硬化斑块形成过程中钙化机制的认识也有所提高[35]。一些 SMC 亚群可能通过增强分泌某些细胞因子(如骨形成蛋白、TGF-β)来促进钙化。动脉粥样硬化钙化与骨形成存在许多共同的机制。肿瘤坏死因子家族的一员——NF-κB 配体受体激活剂(receptor activator of NF-κB ligand，RANKL)可以通过骨形态发生蛋白 4(BNP4)依赖途径促进 SMC 的钙化形成。骨保护素可通过抑制 RANKL 信号通路拮抗斑块钙化。骨保护素的遗传缺失增加了小鼠动脉粥样硬化的钙化，而外源性骨保护素的应用则抑制限制其钙化。炎症介质和氧化应激等刺激激活的转录因子 Runx-2，可以通过激活 AKT(即蛋白激酶 B)促进 SMC 钙化的形成。在新生小鼠动脉粥样硬化中模型中的炎症标志物与钙化灶共定位[35]。巨噬细胞形成的微粒可以为斑块

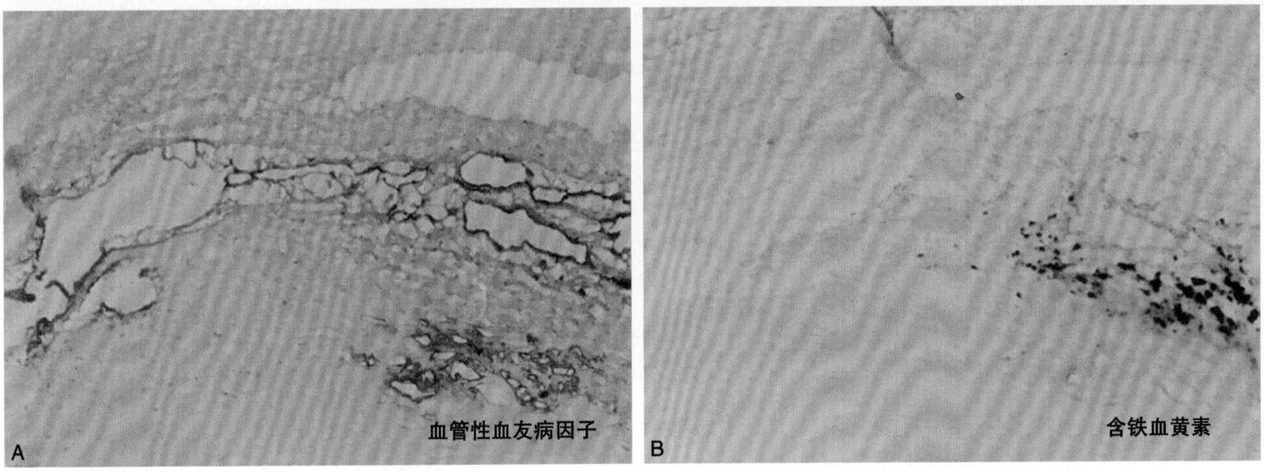

图 44.13 粥瘤中新生血管周围的斑块内出血。A 和 B，人类典型的动脉粥样硬化斑块，A 是 vWF 染色，B 是普鲁士蓝铁染色。vWF 染色排列于微血管腔道和微血管湖的内皮细胞，从血管内溢出的 vWF 与铁沉积共定位，这表明与斑块内出血相一致的含铁血黄素的沉积

钙化提供病灶，从而形成炎症细胞和心血管钙化之间的另一个联系[36,37]。Sortilin(Sort-1)是一项全基因组关联研究(genomewideassociation study，GWAS)在动脉粥样硬化中的"hit"，它调节碱性磷酸酶进入细胞外囊的负载，从而促进钙化[38]。

动脉粥样硬化的并发症

动脉狭窄及其临床意义

动脉粥样硬化的各阶段通常要持续多年，在此期间患者通常没有任何症状。当斑块负荷超过动脉向外重塑的能力后，动脉腔内的侵蚀就开始了。在病灶发展的长期无症状或稳定阶段，斑块可能间断的增长，在相对静止的时间内亦会不时出现快速进展阶段(见图 44.12)。人体血管造影研究支持这种冠状动脉狭窄间断增长的理论。最终，狭窄可能发展到阻碍血流通过动脉的程度。在需求增加的情况下，产生大于 60%狭窄的病变会导致血流受限。这种类型的动脉阻塞疾病通常会引起慢性稳定性心绞痛或间歇性跛行增加需求。因此，动脉粥样硬化的症状期通常在病变开始后几十年才出现。

然而，在许多心肌梗死(myocardial infarction，MI)病例中，并没有稳定心绞痛病史。急性冠脉综合征可能是由于血栓形成引起的，而血栓是由于斑块的破坏而形成的，而斑块不会引起严重的狭窄[39]。这些发现并不意味着小的动脉粥样硬化斑块是引起 MI 的主要原因。事实上，引起急性心肌梗死病变的可能是相当大的，但是由于代偿性扩张，使得病变处可能不会产生严重的腔管狭窄。然而，严重的狭窄会引起 MI，而高度狭窄比起非闭塞性病变更易引起急性心肌梗死。然而到目前为止，在一个冠状动脉分支上非严重狭窄的病灶数要多于严重狭窄的病灶数，因此较轻的狭窄引起 MI 的概率甚至要高于比较重的狭窄，尽管后者更有可能导致 MI。

血栓形成及动脉粥样硬化斑块并发症

动脉粥样硬化斑块破裂引起血栓形成有几种主要模式[39,40]。第一个模式涉及斑块纤维帽的破裂，约占急性 MI 的 2/3(图 44.14 左)。另一种模式涉及内膜的浅表侵蚀(图 44.14 右和图 44.15)，占急性 MI 病例的 1/4 到 1/3。

斑块破裂及血栓形成

斑块纤维帽的破裂可能反映了撞击纤维帽的力量与纤维帽机械强度之间的不平衡。间质胶原蛋白提供大部分防止纤维帽破裂的生物力学阻力。因此，胶原蛋白的代谢可能参与调节斑块破裂(图 44.16)。SMC 来源的因子能减少胶原蛋白的合成，从而降低其修复和维持斑块纤维帽的能力。例如，T 细胞源细胞因子 IFN-γ 能够强有力地抑制 SMC 胶原蛋白的合成。另一方面，正如已经指出的，在激活期间血小板颗粒释放某些介质(如 TGF-β，PDGF)可以增加 SMC 胶原蛋白合成，进而稳固斑块的纤维结构。

除了降低 SMCs 合成胶原蛋白，组成纤维帽的 ECM 大分子的分解代谢的增加也会削弱纤维帽的结构，使其容易破裂形成血栓。同样的，基质降解酶被认为有助于平滑肌细胞迁移及动脉重塑，也可能导致纤维帽的弱化(见图 44.16)。在晚期动脉粥样硬化患者中巨噬细胞过度表达 MMPs 和弹性水解酶，破坏动脉 ECM 的胶原蛋白和弹性纤维。因此斑块纤维帽的强度经动态调整，将内膜的炎症反应与斑块稳定性的分子决定因素联系起来，从而导致动脉粥样硬化的血栓并发症。纤维帽变薄与斑块破裂有关，可能是由于胶原蛋白合成减少和降解增加。

导致致命的 MI 斑块的特征另一特点是相对缺乏 SMCs。如前所述，无论是可溶性的还是与 T 淋巴细胞表面相关的炎症介质，都能导致 SMCs 的程序性死亡。斑块内局部炎症区域 SMCs 的缺失可能是斑块在 SMCs 相对缺乏区域破裂的原因。由于 SMCs 产生了新的胶原蛋白，以修复和维持纤维帽基质，因此 SMCs 的缺失可能会削弱纤维帽，使得斑块易于破裂[39]。

致命破裂的斑块还表现出另一种显微解剖特征：巨噬细胞大量积聚及大脂质池。从严格的生物力学角度来看，大的脂质池可以将生物力学力量集中在斑块的肩部区域，这是纤维帽破裂的常见区域。从代谢的角度来看，斑块核心区域激活的巨噬细胞分泌细胞因子和基质降解酶，这些又反过来调控基质分解代谢和 SMC 凋亡。凋亡的巨噬细胞和 SMCs 可产生组织因子，这是自发性或医源性斑块破裂后微血管血栓形成的潜在诱因。降脂治疗在降低危险患者急性心肌梗死或不稳定型心绞痛发生率方面的成功可能是由于减少脂质积累、抑制炎症和斑块血栓的形成。动物实验及

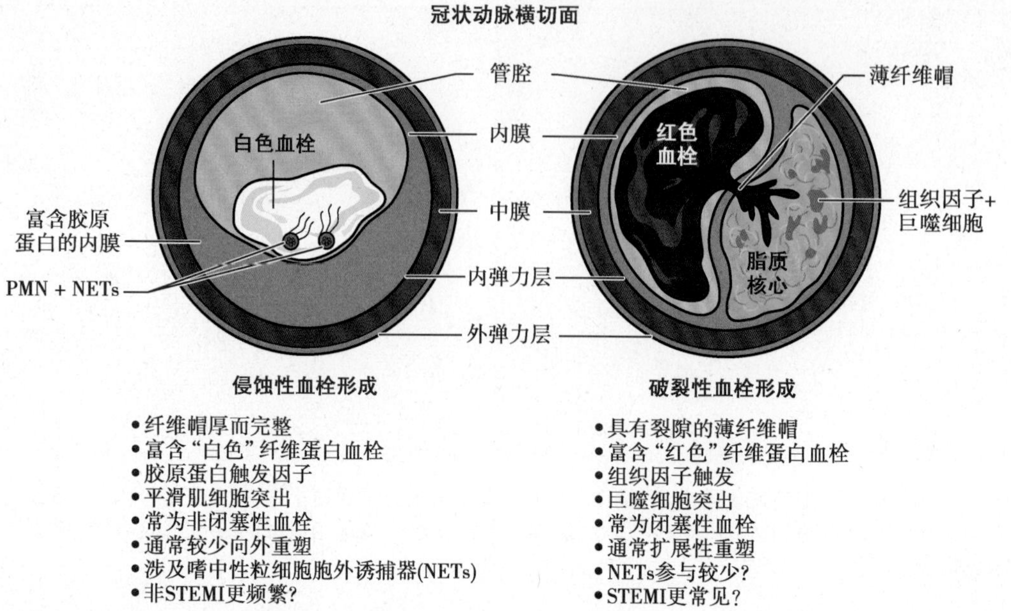

图 44.14 不同的机制可能导致由表观侵蚀和纤维帽破裂引起的冠状动脉血栓形成。**左侧**，由侵蚀引起的血栓形成，与无梗阻的“白色”血栓叠加在病灶上，有丰富的细胞外基质和有限的扩张性重塑。内皮细胞脱落或死亡可以发现斑块内的胶原蛋白，而这些胶原蛋白可以触发这种富含血小板的血栓。多形核白细胞（PMN）到达现场后，可通过形成中性粒细胞胞外诱捕器（NETs）而引发第二波血栓的扩增和传播。侵蚀也可能更频繁地导致非 ST 段抬高型心肌梗死（非 STEMI）。**右侧**，由破裂引起的血栓形成，通常与具有薄的纤维帽的病变相关。这种血栓具有更多富含“红色”富含凝块的特征。由破裂斑块中的众多巨噬细胞产生的组织因子促进血栓形成。破裂和引起血栓的病变可能更常发生向外重塑，更可能引起 STEMI

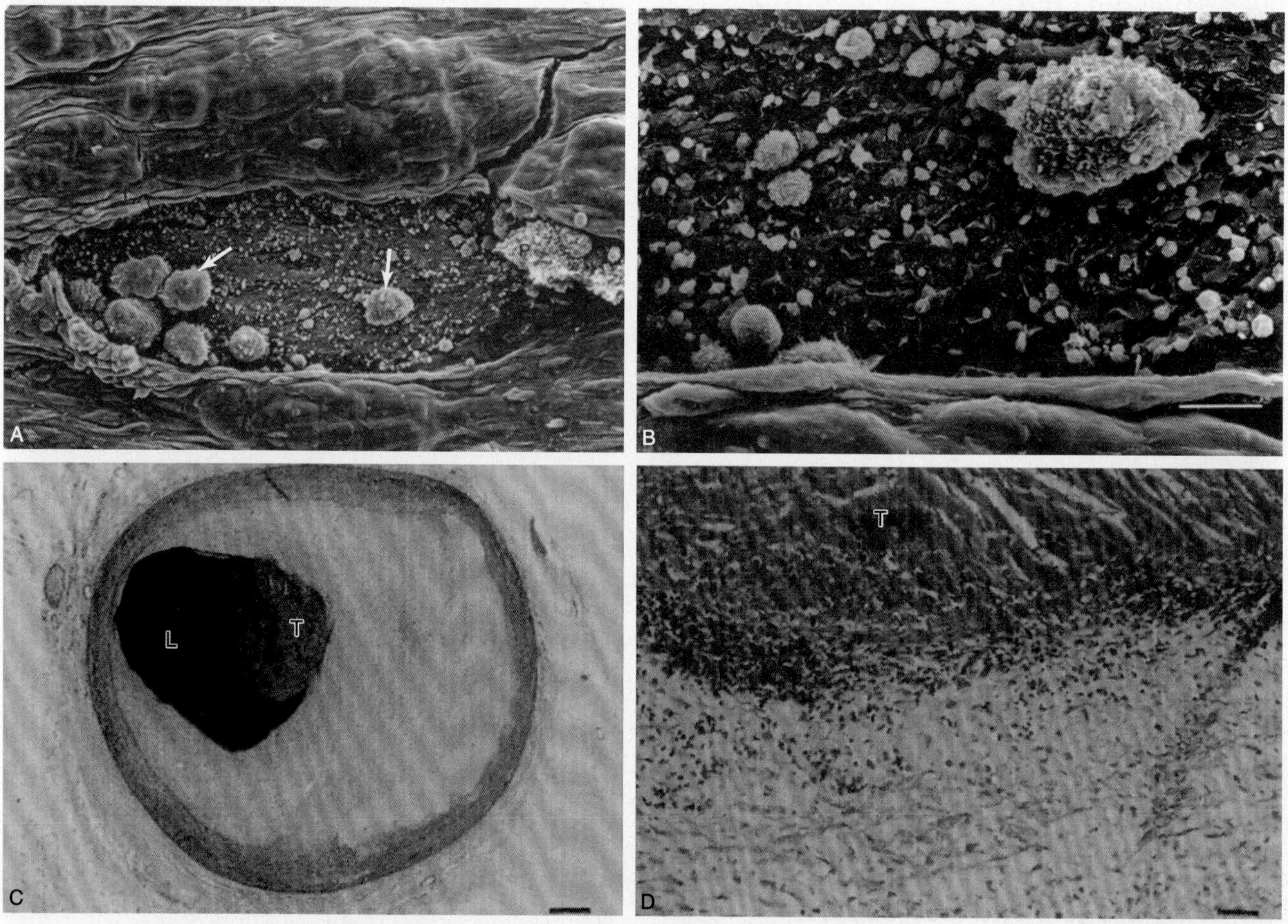

图 44.15 扫描电镜下显示实验动脉粥样硬化斑块表面破裂。晚期动脉粥样硬化斑块能促进表面受损的内皮细胞层形成血栓。A，低倍镜下，内皮细胞层的浸润明显，白细胞（箭头所指）黏附于内皮下层，开始被血小板覆盖。B，高倍镜下，从 A 中选定的一个视野，显示白细胞及血小板黏附于内皮下层。C，低倍镜下观察冠状动脉粥样硬化表面破裂，形成血栓的组织剖面。D，高倍镜下观察冠状动脉粥样硬化斑块表面破裂，形成血栓的组织剖面。L，管腔；T，血栓

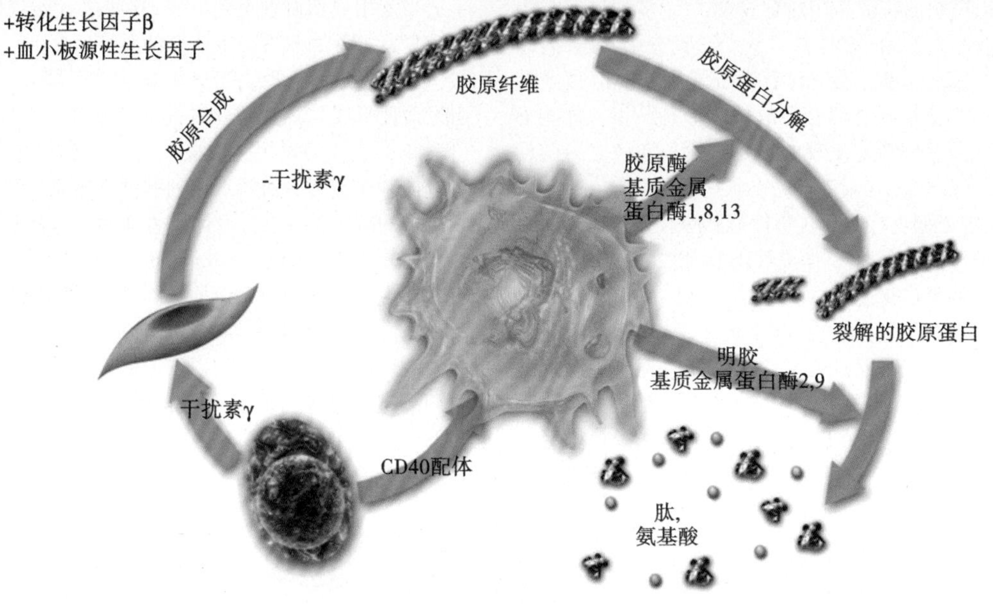

图 44.16 炎症调节的胶原纤维代谢,可能会影响动脉粥样硬化斑块破裂。T 淋巴细胞释放炎症因子,如 INF-γ(左下),抑制平滑肌细胞产生新的胶原蛋白,而这些胶原蛋白构成斑块纤维帽的胶原基质,防止斑块破裂 T 细胞源细胞因子 CD40L 刺激单核吞噬细胞(中心),扩增间质胶原酶,包括 MMP-1、MMP-8、MMP-13,催化最初完整的胶原蛋白水解裂解。裂解的胶原蛋白要经历明胶酶(如 MMP-9)的后续降解。通过这种方式,炎症能够威胁动脉粥样硬化斑块的稳定性,提高其破裂的可能性,并最终引起血栓的形成,导致急性冠脉综合征

监测人体外周炎症标记物积聚的数据支持了这一理论[39,41,42]。

斑块表面侵蚀引起的血栓形成

与斑块破裂相比,浅表侵蚀的潜在分子和细胞机制受到的关注要少得多(图 44.14 左)[43]。在灵长类动物的实验性动脉粥样硬化模型中,内皮细胞损失和血小板沉积发生在更晚期的斑块中(见图 44.15)。ECs 凋亡可导致表面侵蚀区域 ECs 剥落。同样,基质金属蛋白酶如某些专门降解基底膜中非纤维胶原蛋白(如Ⅳ型胶原),也可以切断 EC 与基底层的连接,促进其剥落。动脉粥样硬化性冠状动脉血管痉挛可促进内皮损伤、血栓形成和心肌梗死[44]。

引起浅表侵蚀的病变与引起斑块破裂的病变有明显区别(见图 44.14)。与浅表糜烂相关的病变含有丰富的蛋白多糖和糖胺多糖,与破裂斑块中胶原蛋白耗尽的纤维帽特征完全相反。侵蚀性病变的巨噬细胞很少,而这些慢性炎性细胞在破裂的斑块中大量存在。相比之下,斑块合并浅表糜烂有血栓,包含许多粒细胞,急性炎症细胞。活化的粒细胞会释放许多促氧化剂和促炎症介质,当它们死亡时,它们会挤压核 DNA,形成中性粒细胞外诱捕器(neutrophil extracellular traps,NETs)。这些 DNA 链结合了许多已释放的中性粒细胞产物,并提供了一个"固态反应器",可加重局部的促氧化剂、促炎和促血栓形成环境[45-47]。

最近的研究表明先天免疫受体 toll 样受体 2(Toll-likereceptor 2,TLR2)参与了内皮细胞的信号传导改变,而内皮细胞的改变可能会导致表面侵蚀[46,48]。过表达 TLR2 的高脂血症小鼠,ECs 在体外或动脉粥样硬化易发部位受到干扰。侵蚀型斑块中透明质酸可作为 TLR2 的内源性配体,导致慢性阴燃性内皮激活,从而导致这些细胞脱落[46]。实验中,中性粒细胞耗竭保留了内皮屏障功能,并限制了伴有纤维性内膜增生的动脉内膜受损区域内膜 EC 的脱落,这让人联想起在人类中遭受侵蚀的斑块[48]。

动脉粥样硬化发展过程中的血栓形成与愈合

大多数斑块破裂不会引起临床明显的冠状动脉事件。对死于非心脏性死亡的患者的心脏进行仔细的病理解剖检查显示,局部斑块破裂和有限的壁血栓的发生率高。此外,经过移植治疗缺血性心肌病的严重但慢性稳定的冠状动脉粥样硬化患者在移植后立即出现心脏衰竭,这表明正在进行但无症状斑块破裂的类似的证据。实验表明,在非人类灵长类动物的动脉粥样硬化中,壁血小板血栓可以使斑块侵蚀复杂化而不会引起动脉闭塞。因此,斑块破坏、原位血栓形成和愈合的重复循环可能有助于病变的进展和斑块的生长。这种血栓形成和愈合的发作构成了斑块史中的一种危机,可能导致 SMC 增殖、迁移和基质合成的爆发(见图 44.12)。

斑块破裂和愈合是许多导致猝死的血栓形成的基础,表明非闭塞性血栓形成可能比以前认识到的更频繁地发生在致命事件之前[49]。如前所述,通过刺激 SMC 的迁移和胶原蛋白的合成,血小板颗粒释放的 TGF-β 和 PDGF 可以促进血栓形成部位的愈合。在壁血栓形成部位产生的凝血酶能有效刺激 SMC 增殖。"烧伤"后的纤维化和钙化性动脉粥样硬化可能代表了斑块的晚期,这种斑块之前是富含脂质,具有破裂相关的特征,但由于血栓形成和细胞死亡接种的钙化产物介导的创伤愈合反应,斑块已变为纤维和细胞凋亡。

斑块易损性及炎症在动脉粥样硬化中弥散性、全身性的特点

对导致致命血栓形成的动脉粥样硬化斑块进行尸检的研究提出了"易损斑块"或"高危斑块"的概念。这一观察结果促使许多研究者寻找鉴别和治疗这种高危动脉粥样硬化病变的方法。然而,目前的证据表明,多个此类高危斑块通常存在于一个冠状动分支上。

此外，炎症作为易损斑块的特征是广泛存在的[50]。多种成像方法的研究强调了这些高危斑块的多样性[39,50]。血管造影、血管内超声、光学相干断层摄影、磁共振成像和计算机断层血管造影(以及其他技术)都揭示了引起急性冠脉综合征的斑块形态[51,52]。这些不同的模式普遍发现引起急性临床表现的病变("原发性病变")与动脉的正性重塑或代偿性扩张、放射以及斑点状钙化有关。

一些相关的研究证据支持炎症在急性冠脉综合征(acute coronary syndrome, ACS)中的系统性和弥漫性的特征[50]。此外，多项研究表明，各种全身性炎症标记物，如C反应蛋白，在有ASC风险的患者中表达增多(详见第45章)。血小板转录组的分析显示，ACS发生之前就存在炎症反应，这为基因转录在急性事件发生前提供了窗口期[53]。因此，结合影像学研究和炎症标记物检查均支持动脉粥样硬化不稳定性斑块在已发生或可能发生ASC患者中具有弥漫性和全身性的特征。这种认识具有重要的治疗意义。除了适当运用局部血管重建方案，这些患者还应接受旨在稳定可能导致复发事件的多发高危病变的系统治疗。

血栓形成不仅取决于斑块的"固态"部分(可能破裂或侵蚀而引发血栓形成)，还取决于决定斑块破裂后果的血液"液态"阶段(图44.17)[54]。斑块脂质核心(固态部分)中的组织因子的数量可以控制在破裂后血栓形成的程度。血液中纤维蛋白的水平会影响斑块的破裂是否会导致阻塞性血栓，从而导致急性ST段抬高型心肌梗死(ST-segment elevationmyocardial infarction, STEMI)，或者仅仅产生一个小的附壁血栓。同样，纤溶抑制剂的水平升高，如纤溶酶原激活抑制剂1(plasminogen activator inhibitor 1, PAI-1)，会阻碍内源性纤溶酶原激活物以限制血栓生长或持续的能力。炎症同时调节早期描述的液态和固态因子，包括组织因子、纤维蛋白和PAI-1。这有助于解释实验室和临床研究发现的动脉粥样硬化炎症和血栓并发症之间的关系。

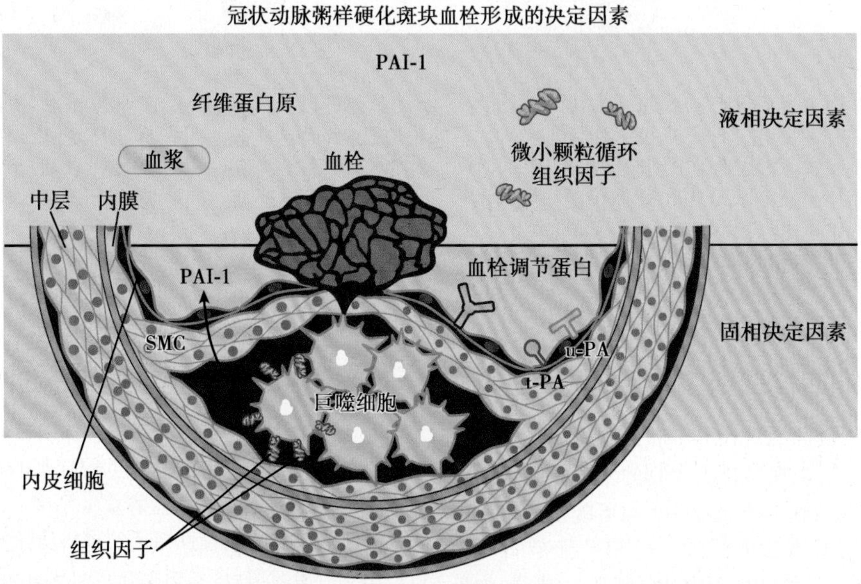

图44.17 动脉粥样硬化斑块的2种状态。高危斑块有较薄的纤维帽，其下是大的脂质核心，包含组织因子相关巨噬细胞，而此细胞来源于斑块固态状态凋亡的细胞。这些事件触发斑块破裂血栓形成。临床预后取决于组织因子和斑块核心细胞凋亡的数量，以及血液中纤维蛋白和PAI-1的水平。固态和液态部分的相互作用决定一个给定的斑块破裂是引起一个部分或短暂的冠状动脉闭塞(可能无临床症状或引起不稳定性心绞痛)，还是一个致死性持久性闭塞性血栓(可能引起急性心肌梗死)。炎症调节血栓形成与纤溶的平衡，固态与液态的平衡，PAI-1和纤维蛋白都是急性期反应物，炎症介质CD40配体诱导组织因子表达。SMC，平滑肌细胞；t-PA，组织型纤溶酶原激活物；u-PA，尿激酶型纤溶酶原激活物

特殊类型的动脉粥样硬化

动脉介入后再狭窄

经皮动脉介入术后再狭窄和支架内狭窄的问题是动脉增生性疾病的特殊类型(详见第62章)。在球囊血管成形术后，近1/3的病例在6个月内出现腔内狭窄复发。血管成形术后再狭窄的病理生理学研究主要集中于平滑肌增生。许多关于再狭窄或支架内狭窄的病理生物学的思考都是基于在原先正常的动物动脉中，过度膨胀的球囊或过度扩张的支架的退出的结果，并将其扩展运用到人类中来。对球囊损伤大鼠颈动脉的研究使我们能够精确地了解这种损伤后内膜增厚的动力学，但试图将这一信息运用到人类再狭窄中却遇到了相当大的挫折。动物动脉实验损伤与人类再狭窄之间的差异并不令人惊讶。用于动物研究的动脉通常是正常动脉，而不是有动脉粥样硬化的，所以有参与细胞和分子都有差异[55]。然而，这些动物研究确实揭示了动脉损伤后持续炎症的证据。

支架的广泛使用重新聚焦了再狭窄问题。与球囊血管成形术后再狭窄不同，支架内狭窄的过程主要取决于内膜增厚，而不是负性重塑。支架提供了防止血管外膜收缩的坚实平台。药物洗脱支架(drug-eluting stents, DESs)的使用，释放具有抗炎和抗增殖特性的药物，大大减少了支架内狭窄，而且新一代的DESs似乎增加了与早期DESs相关的晚期支架血栓形成的可能性。短程放射治疗后晚期血栓形成或抗增殖药物支架内血栓形成的风险可能与内皮愈合受损有关，伴随而来的是正常内膜内壁的抗凝血和溶解特性的丧失(见图44.2)。

移植后加速动脉硬化

随着有效免疫抑制疗法的问世,如环孢素,对心脏移植患者长期存活的主要限制因素是加速形成的动脉增生性疾病(详见第28章)。我们更愿意用动脉硬化而不是动脉硬化这个词来描述这一过程,因为这一过程与脂质(动脉粥样硬化中的粥状硬化)无关。这种类型的动脉疾病往往是诊断上的挑战。由于移植后心脏去神经支配,患者可能不会出现典型的心绞痛症状。此外,移植物冠状动脉疾病呈同轴的、弥漫的,不仅影响近端的心外膜冠状动脉血管,还会影响穿插于心肌间的小分支(图44.18)。由于这个原因,血管造影非常适合用于观察灶状和偏心性狭窄,常常低估了移植动脉硬化的程度。计算机断层血管造影技术提供了一种新的诊断方法,对比动脉造影,尽管它避免了有创性,但仍有局限性[56,57]。

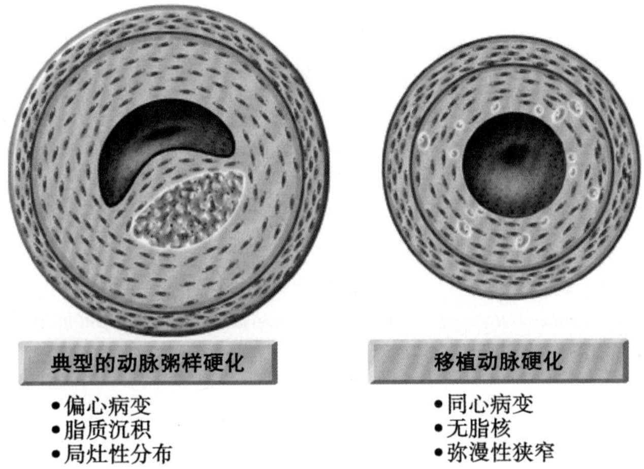

图44.18 典型动脉粥样硬化与移植动脉硬化的比较。典型动脉粥样硬化(**左图**)以偏心病变、脂质核心、纤维帽为特征。相比之下,移植动脉硬化(**右图**)的病变特点是内膜同轴扩张,中央没有明确的脂质核心

在大多数治疗中心,大多数接受移植的患者都患有动脉粥样硬化疾病和缺血性心肌病,但极少数因特发性扩张型心肌病而接受心脏移植治疗,很少(如果有的话)有动脉粥样硬化的危险因素。即使没有传统的危险因素,后者依然有动脉硬化进展加速的风险,这一观察表明加速动脉硬化的病理生理学与典型动脉粥样硬化不同。

对移植血管有影响,而对宿主固有动脉无影响,这种选择性作用表明加速动脉病变不仅仅是由免疫抑制治疗或移植受体的其他系统因素造成的。相反,这些观察表明,宿主和受体血管之间的免疫学差异可能是该病的发病机制[23]。目前来自人体和实验研究的大量证据都支持这一观点[58,59]。移植冠状动脉中的ECs表达组织相容性抗原,可以引起宿主T细胞产生异体免疫反应。活化的T细胞可以分泌细胞因子(例如,IFN-γ),能增强组织相容性基因的表达,诱导黏附分子以募集白细胞,并激活巨噬细胞产生SMC趋化因子和生长素。中断IFN-γ信号可以防止实验小鼠发生移植性冠状动脉疾病[23]。

因此,在没有其他危险因素的情况下,移植动脉硬化是免疫介导动脉增生的一种极端情况(图44.19)。在另一种极端情况下,纯合子家族性高胆固醇血症的患者在10岁左右就可能患有仅仅由于LDL升高而导致致命的动脉粥样硬化。大多数动脉粥样硬化患者介于这两个极端之间。分析常见的动脉粥样硬化病变显示慢性免疫反应和脂质积累的证据。因此,通过对极端病例的研究,如移植动脉疾病和家族性高胆固醇血症,可以深入了解影响大多数患者的动脉粥样硬化斑块形成的病理生理学因素。

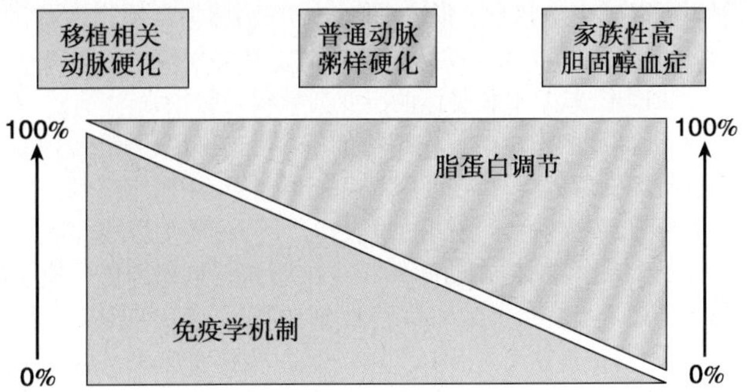

图44.19 动脉粥样硬化发病机制的多因素观点。该图描述了动脉粥样硬化的两个极端情况。一个(左边)代表了发生于移植心脏,无传统冠脉危险因素的加速动脉硬化。该疾病主要是免疫介导的动脉内膜疾病。另一个极端(右边)描述了一个仅由于LDL受体突变(纯合子家族性高胆固醇血症)导致LDL水平升高,而在10岁左右死于弥漫性动脉粥样硬化的孩子。在两个极端之间的大多数动脉粥样硬化病人,可能有多种免疫与炎症或脂蛋白介导的疾病。可以进一步认为,该图可延伸到第三个层面,涉及其他候选危险因素,如同型半胱氨酸、脂蛋白(a)、感染、烟草滥用

动脉瘤

动脉粥样硬化也会导致动脉瘤(详见第63章)。例如,最常在冠状动脉中引起狭窄的疾病,同样也会引起腹主动脉扩张,为什么同一疾病过程会有完全相反方向的表现?特别是,动脉瘤性疾病特征性地影响肾下腹主动脉。这一区域极易发生动脉粥样硬化。青年动脉粥样硬化病理生理决定因素(Pathobiological Determinants of Atherosclerosis in Youth,PDAY)研究的数据显示,在35岁以下因非心脏原因死亡的美国人中,肾下腹主动脉的背侧尤其容易出现脂质条纹并引起进展性病变(见图44.1)。由于腹腔缺乏滋养血管,腹主动脉这部分动脉中膜供血相对不足,这可能解释了动脉树这部分区域对动脉瘤形成的易感性。此外,人类双足站立,腰椎前凸可能会改变远端主动脉血流动力学,导致血流紊乱并最终促进病变形成。

组织学检查发现闭塞性动脉粥样硬化疾病与动脉瘤疾病有相当大的区别。在典型的冠状动脉粥样硬化中,内膜病变的增生导致狭窄病变。增生内膜下的中膜通常变薄,但其总体结构保持相对完好。相比之下,动脉结构的透壁性的破坏常发生在动脉瘤疾病中。特别是,正常中界限清晰的层状结构会随着弹性层的闭塞而消失。晚期主动脉瘤的中膜有很少的SMCs,通常在典型的狭窄病变中表现突出。

病理解剖的基础病理生理学研究的发现令人沮丧。实验动物动脉瘤的形成与临床疾病的关系尚不明确[55]。可用于分析的人体样本通常代表该疾病的晚期。尽管如此,最近的研究发现了几种可能是动脉瘤疾病的特殊病理学机制。弹力膜的广泛破坏表明了弹力蛋白、胶原蛋白和动脉ECM的其他成分的降解可能在发病机制中有作用。许多研究已经证明在人类主动脉瘤标本中存在基质降解蛋白酶(包括MMPs)的过表达。临床试验已经证实MMP

抑制剂可以减少动脉瘤扩张这一假设。在动脉粥样硬化小鼠实验中，血管紧张素Ⅱ增强了动脉瘤的形成。TGF-β 信号的改变可以诱发动脉瘤形成，TGF-β 受体的突变会导致动脉扩张[60,61]。

因此，高度的弹性溶解作用可能解释在该病中通常结构有序的中膜破坏的原因[62]。在动脉瘤和闭塞性疾病中，Th2 细胞群增多可能导致某些弹性水解酶的过表达。此外，主动脉瘤与炎症有相当大的关系，特别是在动脉外膜。在动脉瘤组织外膜中富含淋巴细胞，说明炎症介质（如可溶性细胞因子、Fas 配体）导致的 SMCs 细胞凋亡可能引起 SMC 破坏，促进动脉瘤形成。尽管 ECM 降解和 SMC 死亡也发生在动脉粥样硬化导致的狭窄部位，但这些过程似乎主要发生在动脉瘤形成的区域，对中膜影响更广泛，其中的原因尚不清楚。

感染、微生物群与动脉粥样硬化

人们对感染可能导致动脉粥样硬化的理论一直有兴趣。大量的血清流行病学证据支持某些细菌和病毒，特别是肺炎衣原体、巨细胞病毒（cytomegalovirus，CMV）在动脉粥样硬化的病因学中的作用。这些研究促进了许多体内和体外实验在不同程度上支持了这一概念。事实上，多项临床试验并没有表明抗生素治疗对动脉粥样硬化的二级预防有好处[63]。

血清流行病学研究证据的评估有几项注意事项。首先，混杂因素需要慎重考虑。例如，吸烟者因支原体肺炎可能有较高的支气管炎的发病率。因此，支原体肺炎感染的证据可能仅仅是烟草使用的标记物，而吸烟是动脉粥样硬化的已知危险因素。此外，研究者多偏向于发表积极的研究而不是负面研究。因此，血清流行病学研究的荟萃分析就可能仅仅倾向于正面研究结果。此外，动脉粥样硬化是发达国家普遍存在的疾病。许多成人有疱疹病毒（如巨细胞病毒）和呼吸道病原体（如肺炎衣原体）等感染的血清学证据。当大多数人群同时具有感染和动脉粥样硬化的证据时，很难分清他们之间是巧合还是因果关系。

尽管细菌或病毒导致动脉粥样硬化的证据还不清楚，但感染可能增强传统危险因素的作用，如高胆固醇血症，基于本章所讨论的动脉粥样硬化的血管生物学，可以适用于很多情况。首先，斑块内的细胞本身可能存在感染。例如，在动脉粥样硬化病变中存在的巨噬细胞可能感染肺炎支原体，这可能激活巨噬细胞并加速目前认为在动脉粥样硬化内膜中起作用的炎性过程。特定的微生物产物，如脂多糖、热休克蛋白或其他致病因素，可在局部动脉壁水平发挥作用，促进感染病变部位的动脉粥样硬化。

对肠道微生物的关注增加，支持了这样一种观点，即血管细胞暴露于细菌产物，如内毒素，在体内也适用。肠道上皮的完整性稍有破坏，伴随着微生物危险信号的释放，可能会对血管细胞产生直接影响，或者通过激活内脏脂肪组织的炎症来改变全身的危险因素，导致胰岛素抵抗和“代谢综合征”群的其他特征[64]。此外，肠道微生物菌群从膳食成分中产生的代谢物可能增加动脉粥样硬化的发生[65-66]。

血管外感染也可能潜在地影响动脉粥样硬化病变的发展并引起并发症。例如，在循环内毒素或由远端感染时产生的细胞因子可在局部动脉壁水平发挥作用，促进已存在病变部位的血管细胞和白细胞的活化，产生对动脉壁远处感染的应答[67]。非血管部位感染的急性期反应也可能通过增加纤维蛋白或 PAI、或通过改变凝血和纤溶之间的平衡来影响动脉粥样硬化血栓并发症的发生。这种对血栓和纤溶平衡的干扰可能会严重影响斑块的破裂，从而产生无临床症状的血栓、或短暂的非阻塞性血栓或持续的阻塞性血栓，从而引起急性冠脉事件（见图 44. 16）。

急性感染也能引起血流动力学改变，从而引发冠状动脉事件。例如，心动过速和发热的代谢需求增加会增加心脏需氧气量，使某些无法代偿的个体发生缺血。这些不同的情况说明，无论是局部动脉粥样硬化还是血管外的感染过程，是如何加剧动脉粥样硬化的发生，特别是在已经存在的病变中，或者与传统的危险因素相关的部位。

（陈慧　丛晓亮　译）

参考文献

Overview and Background

1. Thompson RC, Allam AH, Lombardi GP, et al. Atherosclerosis across 4000 years of human history: the Horus study of four ancient populations. *Lancet*. 2013;381:1211–1222.
2. Herrington W, Lacey B, Sherliker P, et al. Epidemiology of atherosclerosis and the potential to reduce the global burden of atherothrombotic disease. *Circ Res*. 2016;118:535–546.
3. Libby P, Bornfeldt KE, Tall AR. Atherosclerosis: successes, surprises, and future challenges. *Circ Res*. 2016;118:531–534.
4. Libby P, Hansson GK. Inflammation and immunity in diseases of the arterial tree: players and layers. *Circ Res*. 2015;116:307–311.

Structure of the Normal Artery

5. Gimbrone MA, García-Cardeña G. Endothelial cell dysfunction and the pathobiology of atherosclerosis. *Circ Res*. 2016;118:620–636.
6. Feinberg MW, Moore KJ. MicroRNA regulation of atherosclerosis. *Circ Res*. 2016;118:703–720.
7. Bennett MR, Sinha S, Owens GK. Vascular smooth muscle cells in atherosclerosis. *Circ Res*. 2016;118:692–702.
8. Kritikou E, Kuiper J, Kovanen PT, Bot I. The impact of mast cells on cardiovascular diseases. *Eur J Pharmacol*. 2016;778:103–115.

Atherosclerosis Initiation

9. Muller WA. How endothelial cells regulate transmigration of leukocytes in the inflammatory response. *Am J Pathol*. 2014;184:886–896.
10. Gerhardt T, Ley K. Monocyte trafficking across the vessel wall. *Cardiovasc Res*. 2015;107:321–330.
11. Cybulsky MI, Cheong C, Robbins CS. Macrophages and dendritic cells: partners in atherogenesis. *Circ Res*. 2016;118:637–652.
12. Li J, Ley K. Lymphocyte migration into atherosclerotic plaque. *Arterioscler Thromb*. 2015;35:40–49.
13. Swirski FK, Nahrendorf M, Libby P. Mechanisms of myeloid cell modulation of atherosclerosis. *Microbiol Spectr*. 2016;4.
14. Tabas I, Bornfeldt KE. Macrophage phenotype and function in different stages of atherosclerosis. *Circ Res*. 2016;118:653–667.
15. Zernecke A, Weber C. Chemokines in atherosclerosis: proceedings resumed. *Arterioscler Thromb*. 2014;34:742–750.
16. Moore KJ, Sheedy FJ, Fisher EA. Macrophages in atherosclerosis: a dynamic balance. *Nat Rev Immunol*. 2013;13:709–721.
17. Baeyens N, Bandyopadhyay C, Coon BG, et al. Endothelial fluid shear stress sensing in vascular health and disease. *J Clin Invest*. 2016;126:821–828.
18. Chatzizisis YS, Baker AB, Sukhova GK, et al. Augmented expression and activity of extracellular matrix-degrading enzymes in regions of low endothelial shear stress co-localize with coronary atheromata with thin fibrous caps in pigs. *Circulation*. 2011;123:621–630.
19. Koskinas KC, Sukhova GK, Baker AB, et al. Thin-capped atheromata with reduced collagen content in pigs develop in coronary arterial regions exposed to persistently low endothelial shear stress. *Arterioscler Thromb*. 2013;33:1494–1504.
20. Goldstein JL, Brown MS. A century of cholesterol and coronaries: from plaques to genes to statins. *Cell*. 2015;161:161–172.
21. Kzhyshkowska J, Neyen C, Gordon S. Role of macrophage scavenger receptors in atherosclerosis. *Immunobiology*. 2012;217:492–502.
22. Robbins CS, Hilgendorf I, Weber GF, et al. Local proliferation dominates lesional macrophage accumulation in atherosclerosis. *Nat Med*. 2013;19:1166–1172.

Evolution of Atheroma

23. Libby P. History of discovery: inflammation in atherosclerosis. *Arterioscler Thromb*. 2012;32:2045–2051.
24. Libby P, Hansson GK, Lichtman AH. Immune effector mechanisms implicated in atherosclerosis: from mice to humans. *Immunity*. 2013;38:1092–1104.
25. Ketelhuth DFJ, Hansson GK. Adaptive response of T and B cells in atherosclerosis. *Circ Res*. 2016;118:668–678.
26. Tsiantoulas D, Diehl CJ, Witztum JL, Binder CJ. B cells and humoral immunity in atherosclerosis. *Circ Res*. 2014;114:1743–1756.
27. Nus M, Mallat Z. Immune-mediated mechanisms of atherosclerosis and implications for the clinic. *Expert Rev Clin Immunol*. 2016;12:1217–1237.
28. Lichtman AH, Binder CJ, Tsimikas S, Witztum JL. Adaptive immunity in atherogenesis: new insights and therapeutic approaches. *J Clin Invest*. 2013;123:27–36.
29. Andersson J, Libby P, Hansson GK. Adaptive immunity and atherosclerosis. *Clin Immunol*. 2010;134:33–46.
30. Libby P, Tabas I, Fredman G, Fisher EA. Inflammation and its resolution as determinants of acute coronary syndromes. *Circ Res*. 2014;114:1867–1879.
31. Fredman G, Tabas I. Boosting inflammation resolution in atherosclerosis: the next frontier for therapy. *Am J Pathol*. 2017;187:1211–1221.
32. Shah PK, Chyu KY, Dimayuga PC, Nilsson J. Vaccine for atherosclerosis. *J Am Coll Cardiol*. 2014;64:2779–2791.
33. Tsiantoulas D, Sage AP, Mallat Z, Binder CJ. Targeting B cells in atherosclerosis: closing the gap from bench to bedside. *Arterioscler Thromb*. 2015;35:296–302.
34. Tabas I, Garcia-Cardena G, Owens GK. Recent insights into the cellular biology of atherosclerosis. *J Cell Biol*. 2015;209:13–22.
35. Ruiz JL, Hutcheson JD, Aikawa E. Cardiovascular calcification: current controversies and novel concepts. *Cardiovasc Pathol*. 2015;24:207–212.
36. New SE, Goettsch C, Aikawa M, et al. Macrophage-derived matrix vesicles: an alternative novel mechanism for microcalcification in atherosclerotic plaques. *Circ Res*. 2013;113:72–77.

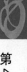

37. Hutcheson JD, Goettsch C, Bertazzo S, et al. Genesis and growth of extracellular-vesicle-derived microcalcification in atherosclerotic plaques. *Nat Mater.* 2016;15:335–343.
38. Goettsch C, Hutcheson JD, Aikawa M, et al. Sortilin mediates vascular calcification via its recruitment into extracellular vesicles. *J Clin Invest.* 2016;126:1323–1336.

Complications of Atherosclerosis

39. Libby P. Mechanisms of acute coronary syndromes and their implications for therapy. *N Engl J Med.* 2013;368:2004–2013.
40. Bentzon JF, Otsuka F, Virmani R, Falk E. Mechanisms of plaque formation and rupture. *Circ Res.* 2014;114:1852–1866.
41. Yla-Herttuala S, Bentzon JF, Daemen M, et al. Stabilization of atherosclerotic plaques: an update. *Eur Heart J.* 2013;34:3251–3258.
42. Libby P. How does lipid lowering prevent coronary events? New insights from human imaging trials. *Eur Heart J.* 2015;36:472–474.
43. Luscher TF. Substrates of acute coronary syndromes: new insights into plaque rupture and erosion. *Eur Heart J.* 2015;36:1347–1349.
44. Shiomi M, Ishida T, Kobayashi T, et al. Vasospasm of atherosclerotic coronary arteries precipitates acute ischemic myocardial damage in myocardial infarction-prone strain of the Watanabe heritable hyperlipidemic rabbits. *Arterioscler Thromb.* 2013;33:2518–2523.
45. Martinod K, Wagner DD. Thrombosis: tangled up in NETs. *Blood.* 2014;123:2768–2776.
46. Quillard T, Araujo HA, Franck G, et al. TLR2 and neutrophils potentiate endothelial stress, apoptosis and detachment: implications for superficial erosion. *Eur Heart J.* 2015;36:1394–1404.
47. Doring Y, Soehnlein O, Weber C. Neutrophil extracellular traps in atherosclerosis and atherothrombosis. *Circ Res.* 2017;120:736–743.
48. Franck G, Mawson T, Sausen G, et al. flow perturbation mediates neutrophil recruitment and potentiates endothelial injury via TLR2 in mice: implications for superficial erosion. *Circ Res.* 2017;121:31–42.
49. Kramer MC, Rittersma SZ, de Winter RJ, et al. Relationship of thrombus healing to underlying plaque morphology in sudden coronary death. *J Am Coll Cardiol.* 2010;55:122–132.
50. Crea F, Liuzzo G. Pathogenesis of acute coronary syndromes. *J Am Coll Cardiol.* 2013;61:1–11.
51. Camici PG, Rimoldi OE, Gaemperli O, Libby P. Non-invasive anatomic and functional imaging of vascular inflammation and unstable plaque. *Eur Heart J.* 2012;33:1309–1317.
52. Jaffer FA, Libby P. Molecular imaging of coronary atherosclerosis. In: Nicholls SJ, ed. *Imaging Coronary Athersclerosis.* New York: Springer; 2014:187–202.
53. Vora AN, Bonaca MP, Ruff CT, et al. Diagnostic evaluation of the MRP-8/14 for the emergency assessment of chest pain. *J Thromb Thrombolysis.* 2012;34:229–234.
54. Wang Y, Fang C, Gao H, et al. Platelet-derived S100 family member myeloid-related protein-14 regulates thrombosis. *J Clin Invest.* 2014;124:2160–2171.

Special Cases of Arteriosclerosis

55. Libby P. Murine "model" monotheism: an iconoclast at the altar of mouse. *Circ Res.* 2015;117:921–925.
56. Wever-Pinzon O, Romero J, Kelesidis I, et al. Coronary computed tomography angiography for the detection of cardiac allograft vasculopathy: a meta-analysis of prospective trials. *J Am Coll Cardiol.* 2014;63:1992–2004.
57. Chang DH, Kobashigawa JA. Current diagnostic and treatment strategies for cardiac allograft vasculopathy. *Expert Rev Cardiovasc Ther.* 2015;13:1147–1154.
58. Pober JS, Jane-wit D, Qin L, Tellides G. Interacting mechanisms in the pathogenesis of cardiac allograft vasculopathy. *Arterioscler Thromb.* 2014;34:1609–1614.
59. Jansen MA, Otten HG, de Weger RA, Huibers MM. Immunological and fibrotic mechanisms in cardiac allograft vasculopathy. *Transplantation.* 2015;99:2467–2475.
60. Lindsay ME, Dietz HC. The genetic basis of aortic aneurysm. *Cold Spring Harbor Perspect Med.* 2014;4:a015909.
61. MacFarlane EG, Haupt J, Dietz HC, Shore EM. TGF-β family signaling in connective tissue and skeletal diseases. *Cold Spring Harb Perspect Biol.* 2017 Feb 28;doi:10.1101/cshperspect.a22269. [Epub ahead of print].
62. Sun J, Sukhova GK, Zhang J, et al. Cathepsin K deficiency reduces elastase perfusion-induced abdominal aortic aneurysms in mice. *Arterioscler Thromb.* 2012;32:15–23.
63. Campbell LA, Rosenfeld ME, Persistent C. *pneumoniae* infection in atherosclerotic lesions: rethinking the clinical trials. *Front Cell Infect Microbiol.* 2014;4:34.
64. Piya MK, Harte AL, McTernan PG. Metabolic endotoxaemia: is it more than just a gut feeling? *Curr Opin Lipidol.* 2013;24:78–85.
65. Wang Z, Klipfell E, Bennett BJ, et al. Gut flora metabolism of phosphatidylcholine promotes cardiovascular disease. *Nature.* 2011;472:57–63.
66. Tang WH, Kitai T, Hazen SL. Gut microbiota in cardiovascular health and disease. *Circ Res.* 2017;120:1183–1196.
67. Libby P, Nahrendorf M, Swirski FK. Leukocytes link local and systemic inflammation in ischemic cardiovascular disease. *J Am Coll Cardiol.* 2016;67:1091–1103.

第 45 章 风险标志物和心血管疾病的一级预防措施

PAUL M. RIDKER, PETER LIBBY, AND JULIE E. BURING

一级预防的核心方法再思考 860
有效方法及作用对象心血管疾病预防的简单循证替代方案 860
合并流行病学和随机试验证据：为什么要测量风险因素？ 861
常规风险标志物和相关干预 862
吸烟 862
高血压 864
低密度脂蛋白胆固醇 867
高密度脂蛋白胆固醇 870
甘油三酯 871
代谢症状、胰岛素抵抗和糖尿病 871
阿司匹林在初级预防中的应用 872
“复合药物”的概念基础 875
非常规风险标志物和相关干预 875
超敏 C 反应蛋白 875
脂蛋白 LP(a) 879
直接斑块成像 880
心血管风险的遗传标记 881
环境暴露和相关的干预措施 883
体育锻炼 883
肥胖和减肥 884
饮食、膳食补充剂和适度饮酒 886
绝经后激素疗法 888
基于社区和多风险因素干预计划 889
参考文献 890

一级预防的核心方法再思考

近半个世纪以来，降低未知心脏病人群的心脏病和卒中发作风险，主要采用基于绝对风险的两步法。第一步，采用全球风险评估算法，如弗雷明翰风险评分、雷诺风险评分或欧洲系统性冠状动脉风险评估（European Systematic Coronary Risk Evaluation, SCORE），医生将一级预防对象分为低、中和高风险组，时间跨度为 10 年。第二步，对卒中低风险组人群进行针对性的生活方式干预，对高风险组人群进行积极的药物干预（如他汀类疗法）。

直到最近，人们还认为这种基于风险分类的分诊系统能够提供有效的一级预防服务。如果预防干预的相对效果对所有风险水平均等，那么绝对风险最高的人群效果最明显。此外，基于高全球风险的医疗资源配置应最大限度地提高医疗成效（针对最需要的人群），同时减少可能的副作用和成本（避免对不需要的人进行治疗）。

不过，预防心脏病学界的一些人对上述传统做法提出了挑战，提出应根据已证实的随机试验数据来分配预防服务资源，即“有效方法”和“作用对象”—而非基于全球风险的任意扩大服务对象[1]。这一重新思考对我们如何预防性心血管护理以及指导方针、未来临床试验的设计和药物治疗都有重要意义。

他汀类药物的治疗情况。20 年前，关于羟甲基戊二酰辅酶 A（hydroxymethylglutaryl coenzyme A, HMG-CoA）还原酶抑制剂作为特定患者群体饮食、锻炼和戒烟辅助功效的试验数据量有限，安全性数据不完整，且治疗成本相对较高，特别是对于效力更高的他汀类药物。因此，面对不确定性，那些撰写较旧指导方针的人选择根据流行病学风险量表对降脂治疗的潜在益处进行评估，即使这些评分从未进行改善结果的随机评估，也从未作为试验登记范围。

不幸的是，这种基于流行病学模型而非已完成临床试验的药物分配系统具有实质性的局限性。首先，吸烟和高血压是全球高风险的主要驱动因素，但这些人选择的干预措施应该是戒烟和降血压，而不是降脂治疗。其次，风险预测模型在识别和校准方面经常被证明是不够的（见第 9 章）。再次，就人口而言，绝大多数未来血管事件发生在中等或 10 年低风险评估的人群中，因此仅限于绝对风险最高的人群干预将错过大量预防机会。终生风险的概念表明，那些 10 年低风险的患者往往是长期事件发生率最高的患者。对他们而言，早期干预可能是最有效的[2]。最后，遗传建模表明，早期干预（例如，低密度脂蛋白［LDL 降低疗法）比延迟使用具有更大的益处[3,4]。

事实上，自 2005 年以来，已完成多项随机试验的结果并不支持他汀类药物治疗在所有风险组中具有持续相对效益的观点。然而，这一假设仍然是将治疗建立在绝对风险基础上的基本理由。考虑到 CORONA（Controlled Rosuvastatin Multinational Trial in Heart Failure，罗苏伐他汀治疗心衰的多国对照试验）、AURORA（A Study to Evaluate the Use of Rosuvastatin in Subjects on Regular Hemodialysis: an Assessment of Survival and Cardiovascular Events，评估在常规血液透析中使用罗苏伐他汀的研究：生存和心血管事件的评估）、4D（German Diabetes and Dialysis Study，德国糖尿病和透析研究）和 GISSI-HF（Gruppo Italiano per lo Studio della Sopravvivenza nell' Insufficienza Cardiaca-Heart Failure，意大利随机双盲对照的多中心试验）试验，总共包括在 2005 年至 2009 年间报告的 13 613 名患者。所有这四项试验都招募了高绝对风险的患者。这些患者使用他汀类药物治疗，实现了 LDL 胆固醇的大量降低，但是没有一个显示出显著的临床益处[5]。

进一步考虑 JUPITER（他汀类药物在预防中使用的合理性：评估罗苏伐他汀干预试验）、AFCAPS/TexCAPS（空军/得克萨斯冠状动脉粥样硬化预防研究）、MEGA（日本成人初级预防组胆固醇升高的管理）和 HOPE-3（心脏预后保护评估）试验，包括 1998 年至 2016 年间 44 000 多名一级预防患者[6]。这 4 项试验招募了低绝对风险患者，而每一项试验都显示出他汀类药物治疗的显著益处。

综上所述，这些试验挑战了绝对风险是他汀类药物唯一有效临床治疗方法的概念。那么，为什么继续建议根据绝对风险流行病学计算使用他汀类药物呢？为什么不将他汀类药物替代给临床试验中证明的患者分组来从中获益呢？

有效方法及作用对象心血管疾病预防的简单循证替代方案

至少对于他汀类药物治疗，很少有哪种基本的“基于风险”的预防方法仍然适用。目前有关安全性的数据越来越多，证据基础表明，他汀类药物治疗对心肌梗死（myocardial infarction，MI）、脑血管意外（卒中）、血运重建术和心血管死亡的益处大于绝对血管风险较低者。其次，几乎所有他汀类药物的通用配方随处可得，治疗费用已大幅下降。再次，心血管研究目前拥有来自大规模、随机、安慰剂对照试验（randomized，placebo-controlled trials，RCT）的大量数据，覆盖了广泛的患者群体，使试验数据能够直接应用于临床护理，而无需进行流行病学推断。

鉴于目前大量的数据，使用完整 RCT 以“有效方法”和“作用对象”概念的他汀类药物治疗简单循证指导方针不再需要复杂的建模。作为这种新方法的一个例子，美国、加拿大和欧洲的心脏病预防专家建议，将以下 5 项建议列表作为使用他汀类药物治疗预防心血管疾病（cardiovascular disease，CVD）的简单易懂的指南：

1. 根据高质量随机临床试验数据，他汀类药物治疗应作为有心肌梗死、卒中或临床明显动脉粥样硬化病史的二级预防患者的饮食、运动和戒烟的辅助治疗［4S（Scandinavian Simvastatin Survival Study）、HPS（Heart Protection Study，心脏保护研究）、CARE（Cholesterol And Recurrent Events，胆固醇和复发事件）、LIPID（Long-Term Intervention with Pravastatin in Ischaemic Disease，普伐他汀在缺血性疾病中的长期干预）］。

2. 高质量随机试验数据支持使用他汀类药物治疗作为饮食、运动和戒烟的辅助手段，用于 50 岁及以上糖尿病患者［CARDS（Collaborative Atorvastatin Diabetes Study，协同阿托伐他汀糖尿病研究）］、低密度蛋白质胆固醇升高的一级预防［WOSCOPS（West of Scotland Coronary Prevention Study，苏格兰西部冠状动脉预防研究），MEGA）］、低 HDL 胆固醇（AFCAPS）、高灵敏度 C 反应蛋白（highsensitivity C-reactive protein，hsCRP）升高（JUPITER）或多种危险因素（HOPE-3）。对于不符合这些标准的患者，医生在对不同年龄的个体进行初级预防决策时，可能会考虑遗传易感性或早期冠心病家族史等问题。对于这些患者，例如那些疑似患有家族性高脂血症的患者、疑似脂类或动脉粥样硬化患者，专家可能有助于考虑二次检测和可能使用替代或其他降脂疗法[7]。

3. 根据高质量的随机试验数据，在他汀类药物治疗时，医生应力求最大限度地提高治疗强度，并着重于依从性和长期依从性［PROVE-IT（Pravastatin or Atorvastatin Evaluation and Infection Therapy，普伐他汀或阿托伐他汀评估和感染治疗）、TNT（Treating to New Targets，治疗新靶点）、IDEAL（Incremental Decrease in Clinical Endpoints Through Aggressive Lipid Lowering，通过积极降脂减少临床终点）］。个体患者的目标剂量应该是接近或处于最高水平的剂量，个体患者可以耐受，没有副作用。

4. 根据高质量的随机试验数据，非他汀类降脂剂用于单药治疗或联合使用他汀类药物应受到限制，等待证据表明这种方法进一步降低了特定患者组的心血管事件发生率。许多使用非他汀类药物的试验没有显示出受益（见第 48 章）［AIM-HIGH（Atherothrombosis Intervention in Metabolic Syndrome with Low HDL/High Triglycerides：Impact on Global Health Outcomes，低 HDL/高甘油三酯代谢综合征的动脉粥样硬化血栓形成干预：对全球健康结果的影响），HPS2-THRIVE（Heart Protection Study 2-Treatment of HDL to Reduce the Incidence of Vascular Events，心脏保护研究 2-HDL 治疗以减少血管事件的发生率），ACCORD（Action to Control Cardiovascular Risk in Diabetes，控制糖尿病心血管风险的行动），FIELD（Fenofibrate Intervention and Event Lowering in Diabetes，非诺贝特干预和降低糖尿病事件）］。相反，试验数据显示，在他汀类药物治疗中加入依他米贝能适度改善结果［IMPROVE-IT（Improved Reduction of Outcomes：Vytorin Efficacy International Trial，改善结果降低：Vytorin 功效国际试验）］[8]。表现出他汀类药物不耐受，或有家族性高脂血症和极高 LDL 胆固醇，或有胰腺炎风险的患者，可从脂质专家的第二次评估中获益。

5. 基于试验证据（确定有效方法）和试验入选标准（确定作用对象）的指导方针简单、实用并符合循证原则，因此应获得广泛的临床认可。应尽快将预防方面的新进展纳入指导方针。因此，如果新药物数据显示相比单独使用他汀类药物治疗能够明显降低糖尿病心血管事件，那么他汀类药物不耐受患者或作为他汀类药物治疗的辅助减少事件的证据，对指导方针的快速更新应阐述这些重要的进展。最近的几项调查评估了如何将试验数据最好地纳入实践指南[9,10]。临床医生应意识到，并非所有通过计算风险高于美国心脏病学会（American College of Cardiology，ACC）和美国心脏协会（American Heart Association，AHA）门槛 10%的个体都有资格接受他汀类药物试验验（图 45.1）。

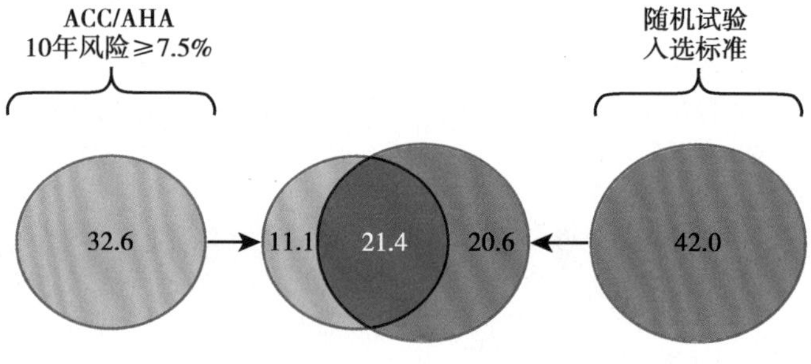

图 45.1 这些文氏图说明了一级预防中他汀类药物的分配方法：基础病例文氏图比较了 10 年绝对风险方法和试验入选标准方法在初级预防中他汀类药物治疗。ACC/AHA 10 年风险标准≥7.5%将建议 3 260 万美国人服用他汀类药物（浅蓝色圆圈，左），而 4 200 万美国人将根据基本病例随机试验入选标准接受他汀类药物治疗（蓝色圆圈，右）。这两种方法的交叉区域表明，计算出 2 140 万人的 10 年风险≥7.5%，并且满足至少一项确定疗效的主要他汀类药物试验（深蓝色，中等）的资格要求。（引自 Ridker PM，Rose L，Cook N. A proposal to incorporate trial data into a hybrid ACC/AHA algorithm for the allocation of statin therapy in primary prevention. J Am Coll Cardiol 2015；65：942-8.）

合并流行病学和随机试验证据：为什么要测量风险因素？

本章回顾了 3 个部分中降低动脉血栓潜在风险标志物和干预措施的流行病学和临床试验证据。下一节描述吸烟、高血压、高脂血症、胰岛素抵抗和糖尿病的常规危险因素，以及降低与这些疾病相关的风险的一般策略。本节探讨围绕“代谢综合征”概念的一些问题和争议。它还回顾了描述在初级预防中使用低剂量阿司匹林的证据，并简要讨论了“复合药物”的概念基础。

然而，并非所有冠状动脉事件都发生在具有多种常规危险因素的人群中，并且在一些患者中，炎症、止血和血栓形成的异常似乎对冠状动脉事件有决定性作用。特别是，几乎一半的心肌梗死和卒中发生在无高脂血症的人群中。因此，在常规风险因素之后，另一部分回顾了动脉粥样硬化血栓性风险标志物，包括 hsCRP 和其他炎症标志物，如白细胞介素（interleukin，IL）-1、IL-6、纤维蛋白原和脂蛋白相关磷脂酶 A2（lipoprotein-associated phospholipase A_2，Lp-PLA_2）以及脂蛋白（a）［lipoprotein（a），Lp（a）］。每个案例都回顾了这些新风险指标的增加比常规指标更加灵敏。本节还讨论了采用直接斑块成像作为风险检测方法，以及使用遗传标志物来帮助阐明血管风险和针对新疗法的最新概念。

本章最后一节讨论了一系列对血管健康产生重大影响的环境问题和行为问题。本节回顾精神压力和抑郁以及心血管风险；饮食、膳食补充、肥胖、运动和减肥；目前支持适度饮酒的证据；关于绝经后应用雌激素的争议；以社区为基础的多风险因素干预计划。

以下每个部分基于流行病学证据，将特异性标志物、暴露或行为与随后的血管风险联系起来。在一级预防的背景下，重要的是要认识到医生不是为了预测风险而测量特异性标志物（见第 9 章）。相反，他们这样做是为了更好地对症治疗，并改善患者的生活。因此，当考虑到心血管风险的一级预防中所采用的生物标志物，临床医生应在深思熟虑后回答两个基本问题：第一，临床证据能否确定该生物标志物能够独立预测未来的心血管事件？第二，是否有证据表明该生物标志物不受治疗影响？

如后所述，基于当前数据，没有任何生物标志物可以完全达到这样的条件，也不能测量各种血浆生物标志物，例如 Lp（a）、高半胱氨酸和甘油三酯。然而，对于胆固醇和超敏 C 反应蛋白，这两个问题的答案都是肯定的，因为 RCT 已经表明，通过检测这两种生物标志物而鉴别出的患者在他汀类药物治疗中效果显著。这些发现对动脉粥样硬化形成的现代观点具有特别的病理生理学意义，因为高脂血症与炎症的相互作用、启动和加速疾病过程的所有阶段[11]（见第 44 章）。支持这一观点，胆固醇结晶触发 IL-1β 激活炎性体，进而提供了脂质、炎症和血管疾病之间的关键联系[12,13]。

最后，我们应当在初级和二级预防中寻求更加"个体化"的治疗方案。以图中 3 个病例为例，图 45.2 中已知动脉粥样硬化，将

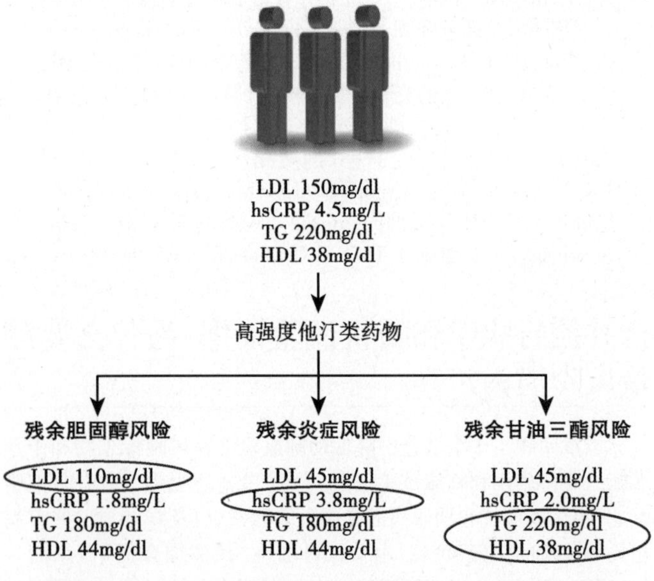

图 45.2 "个体化"二级预防治疗策略针对使用他汀类药物治疗的患者。该图将残余炎症风险与残余胆固醇风险进行比较。LDL，低密度脂蛋白；hsCRP，高灵敏度 C 反应蛋白；TG，甘油三酯；HDL，高密度脂蛋白。（引自 Ridker PM. Residual inflammatory risk：addressing the obverse side of the atherosclerosis prevention coin. Eur Heart J 2016；37：1720.）

接受高强度的他汀类药物和其他标准治疗措施。左边的病例存在"残余胆固醇风险"，因为治疗中的低密度脂蛋白胆固醇水平仍然很高；患者接受依折麦布或 PCSK9 抑制剂可具有一定疗效。中间病例与其他明显不同表现，LDL 控制在正常范围内，但是 hsCRP 高于平均值，该患者存在"残余炎症风险"。右侧病例 LDL 和 hsCRP 在可接受的范围内，但甘油三酯高于预期；这名患者可能有"残余甘油三酯残留风险。"这 3 个不同类别的病例最佳治疗方案可能有很大差异。

常规风险标志物和相关干预

吸烟

在美国，吸烟仍然是死亡和疾病的主要可预防原因，也是冠状动脉疾病最重要的危险因素。正如在 2014 年美国卫生局局长的报告"吸烟对健康影响——50 年研究的进展（Health Consequences of Smoking—50 Years of Progress）"中所描述[14]，自 1964 年关于吸烟和健康的报告以来，已有超过 2 000 万人因吸烟和接触二手烟而导致过早死亡。死亡病例中大多数都是有吸烟史的人，但 250 万非吸烟者因暴露于二手烟引起疾病而死。尽管目前吸烟率有所下降，但每年吸烟引起的死亡约 480 000 人。吸烟导致 32%的冠心病死亡。此外，2009 年至 2012 年的每年吸烟可归因经济成本总计 3 000 亿美元，包括直接医疗保健支出和生产力损失。

成年人吸烟的比例从 1965 年的 42% 降至 2014 年的 16.8%[14,15]；18 至 24 岁的成年人目前吸烟率从 24.4% 下降至 18.9%。然而，最近吸烟率下降趋势缓慢（图 45.3）。男性吸烟率高于女性（18.8%：14.8%）。25 至 44 岁年龄组吸烟率（20.0%）高于 65 岁及以上年龄组（8.5%）。烟草使用在种族/民族群体之间以及不同教育水平、社会经济地位和地域群体之间存在巨大差异。非西班牙裔亚裔人群的吸烟率最低（9.5%），非西班牙裔美国印第安人和阿拉斯加原住民（29.2%）的吸烟率最高。国家贫困线以下的成年人（26.3%），获得通识教育发展证书（43.0%），接受医疗补助（Medicaid）或无保险者（28%）的吸烟率也较高。

美国《健康人生 2020》倡议，旨在将成人吸烟的全国吸烟率降低至 12%。2005 年至 2014 年的最近一段时期，吸烟率仅略有下

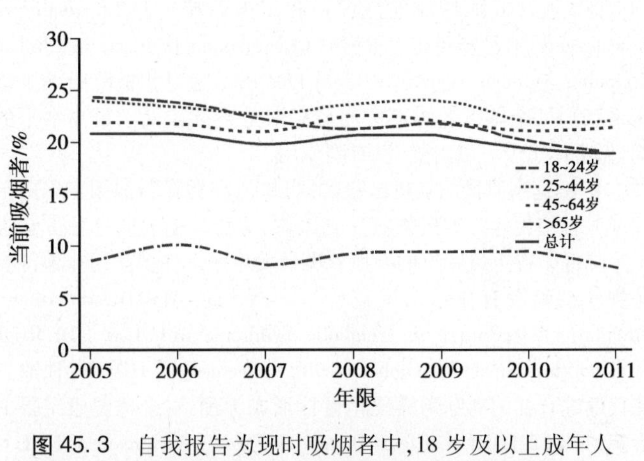

图 45.3 自我报告为现时吸烟者中，18 岁及以上成年人的百分比（按年龄分组）。美国国家健康访谈调查，2005 年至 2011 年。（引自 US Centers for Disease Control and Prevention. Current cigarette smoking among adults—United States，2011. MMWR 2012；61：889.）

降,但每日吸烟者每天吸烟的平均数量下降(2005 年为 16.7 支,降至 13.8 支)[14]。然而,2005 年至 2011 年,大幅度下降并不是因为戒烟;虽然每天吸 30 支或以上的比例在下降,但每天吸 1 至 9 支香烟的人数却相对增加。

全球烟草制品消费量在不断增加。在全球 10 亿吸烟者中,近 80%生活在低收入和中等收入国家[16](见第 1 章)。儿童使用烟草制品也成为日趋严重的全球问题。根据全球青少年烟草调查,在 13 至 15 岁的学生中,世界烟草制品使用率普遍较高,从哈萨克斯坦的 1.7%到东帝汶的 28.9%[17]。

最近报告显示,随着电子烟和水烟等其他产品使用的增多,烟草使用方式将发生变化。在美国工作成年人中,估计有 345 万(4.5%)男性和 205 万(3.0%)女性在使用电子香烟(2014 年),吸烟率最高的是 18 至 24 岁年龄组(5.1%)和白人(4.5%)。[18]对于高中和初中学生[19],估计 2015 年有 382 万高中生(25.3%)使用烟草制品。其中,16.0%使用电子烟,9.3%使用卷烟,7.2%使用水烟管。男性比女性使用更多烟草制品,而西班牙裔人比其他种族/民族 更多。估计有 7.4%(880 000)的初中生使用烟草制品,其中,5.3%使用电子烟,2.3%使用卷烟,2.0%使用水烟管。与高中生一样,男性比女性使用更多烟草制品,而西班牙裔人比其他种族/民族更多。

对于评估电子烟使用的长期模式、有害影响或对戒烟的有益影响,目前没有足够的数据。最近的审查报告[20,21]和美国预防服务工作组(Preventive Services Task Force,PSTF)[22]得出的结论是,目前的证据还不足以建议使用电子尼古丁传递设备(电子烟)帮助成人(包括孕妇)戒烟。截至 2016 年 8 月 8 日,美国食品药品管理局(Food and Drug Administration,FDA)已将监管范围扩展到所有烟草制品,包括电子烟和水烟袋(水管烟),并要求制造商报告产品成分,并接受管理局的上市前审查以获得上市许可[23]。

20 世纪 50 年代初的里程碑式研究,首次报告了香烟烟雾暴露与冠心病(coronary heart disease,CHD)之间存在着很强的正相关性。在未来 50 年中,一系列结果非常一致的前瞻性研究记录了吸烟对冠心病风险的影响。1964 年,卫生局局长报告重申了流行病学的相关性。到 1983 年,卫生局局长将吸烟确定为导致心血管疾病(CVD)的主要可避免原因。1989 年,卫生局局长报告(主要针对男性的研究)显示,吸烟会导致冠心病发病率翻倍,并导致冠心病相关死亡率增加 50%,而且这些风险会随年龄增长和吸烟数量增加而增加。"轻度"吸烟水平对心肌梗死和全因死亡率有重大影响,在未报告吸入的吸烟者中也是如此。除了心肌梗死之外,卷烟消费与猝死、主动脉瘤形成、症状性外周血管疾病和缺血性卒中的发生率增加直接相关。前瞻性证据再次以剂量反应的方式,将卷烟消费与出血性卒中(包括颅内出血和蛛网膜下腔出血)风险升高相关联。持续吸烟也是复发性心肌梗死的主要危险因素,还是血运重建(冠状动脉旁路移植术,或经皮冠状动脉介入治疗)患者不良临床结果的主要危险因素[24]。无论是被动接触雪茄或管烟而吸入烟雾,都会增加非吸烟者患冠心病的风险。被动吸烟暴露可导致冠状动脉循环中的内皮血管舒张功能障碍,以及支气管反应性增加,并可伴发肺功能障碍。接触二手烟是不安全的。

除了对血压和交感紧张的急性不利影响和心肌供氧减少之外,吸烟还可通过其他几种机制影响动脉粥样硬化血栓形成的发病机制。除了受损的内皮依赖性血管舒张外,吸烟还有不利的凝血和炎症作用,包括增加 C 反应蛋白(C-reactive protein,CRP)、可溶性细胞间黏附分子-1(soluble intercellular adhesion molecule-1,ICAM-1)、纤维蛋白原和同型半胱氨酸水平。另外,吸烟还与自发性血小板聚集、单核细胞与内皮细胞黏附增加,以及内皮衍生性纤维蛋白溶解和抗血栓形成因子[包括组织型纤溶酶原激活物(tissue-type plasminogen activator,t-PA)和组织途径因子抑制剂]的不利改变相关。与非吸烟者相比,吸烟者冠状动脉痉挛的患病率增加、室性心律失常的阈值降低。越来越多的证据表明,胰岛素抵抗是吸烟与早期动脉粥样硬化之间的另一个机制联系。

与不吸烟者相比,吸烟者的预期寿命至少降低十年[25]。在过去 50 年中,女性吸烟导致的心血管疾病风险急剧上升,目前与男性相当[14,26]。女性患冠心病的相对风险也相应增加。此外,吸烟会与口服避孕药(oral contraceptive,OC)发生协同作用,年轻女性吸烟者服用 OC 存在患早发性冠心病、卒中和静脉血栓栓塞的高风险[27]。吸烟对糖尿病妇女尤其有害。

戒烟干预措施

吸烟率在不断下降,尽管下降缓慢。如果当前吸烟率继续现状,每年因吸烟导致的死亡率负担将持续几十年,预计 560 万 18 岁以下的美国人会过早死于与吸烟相关的疾病[14]。停止使用卷烟仍然是预防心脏病学中最重要的干预措施。尽管大规模随机试验(戒烟相关风险降低)的数据有限,但观察性研究一致地证明了戒烟的益处。在戒烟后前两年内,戒烟者的冠状动脉事件过度风险降低 50%,即使在戒烟最初几个月内,也可以看到大量益处。(图 45.4)。CHD 风险在戒烟后 1 至 2 年内大幅下降,戒烟 3 至 5 年后的风险接近曾吸烟者。类似地,戒烟后卒中的风险稳步降低,曾吸烟者 5 至 15 年后具有与非吸烟者相同的卒中风险。此外,甚至在老年人中,也可以看到戒烟对冠心病和死亡率的有益影响,这可以支持以下观点:为了降低冠心病相关风险,无论何时戒烟都不会太晚。这些风险降低带来的影响等于或超过其他医生和制药行业更加关注的二级预防干预措施,包括使用阿司匹林、他汀类药物、β-肾上腺素能阻滞剂和血管紧张素转换酶(angiotensinconverting enzyme ,ACE)抑制剂。

2012 年,在每 10 名每日吸烟后戒烟的美国成年人中,尝试戒

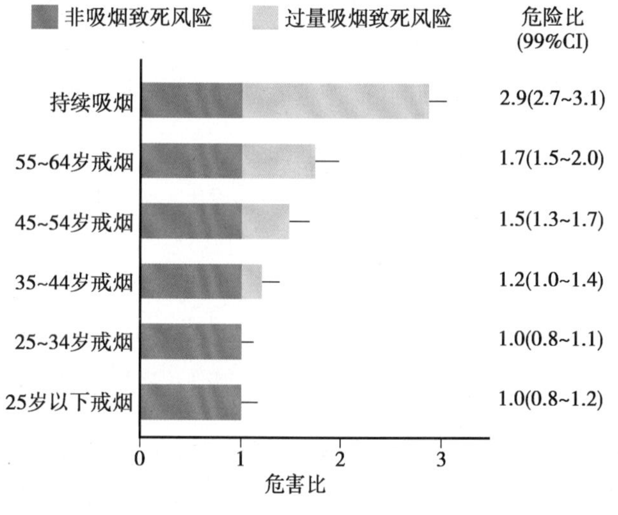

图 45.4 持续吸烟者和戒烟者的死亡风险,按戒烟年龄分组;CI,置信区间。(引自 Jha P, Ramasundarahettige C, Landsman V, et al. 21st-century hazards of smoking and benefits of cessation in the United States. N Engl J Med 2013;368:341.)

烟超过1天的超过4人(42.7%)[14,28,29],其中48.5%吸烟者的年龄在18至24岁之间。患者对戒烟重要性的认识仍然很低。并且存在很大的误解,例如,有观察认为,在多种再灌注治疗之后,吸烟可预测更好的结果(所谓的吸烟者悖论)。一些研究人员认为这种效应是吸烟的"好处",但它可能反映:接受这些手术的吸烟者往往年龄较小,因此并发症患病率较低[30]。

临床实践指南认为烟草依赖是一种慢性病,往往需要反复干预。尽管如此,有效的循证治疗方法确实存在[29]。虽然可能需要多次尝试,但吸烟者可以成功戒烟。实际上,自2002年起,曾吸烟者的数量已经超过现时吸烟者的数量[14]。

多方面的戒烟干预措施已被证明是有效的。对于希望戒烟的吸烟者而言,许多个体水平的治疗效果较差[31,32]。这些方法包括短暂的临床干预措施(例如,医生花10分钟或更短的时间提供有关戒烟的建议和帮助),咨询(例如,个人、团体或电话),行为戒烟疗法(例如,解决问题的培训),更多人与人接触治疗和更大强度的治疗,以及使用手机提供治疗的项目。有效治疗烟草依赖的戒烟药物包括非尼古丁处方药(如安非他酮或伐尼克兰)和尼古丁替代制品,不论是非处方药(如口香糖,锭剂)还是处方药(如尼古丁贴剂,吸入剂,鼻腔喷雾剂)。2012年,Cochrane回顾[33]分析了150个尼古丁替代疗法(nicotine replacement therapy,NRT)试验,发现在超过50 000人中,不同形式NRT之间的有效性总体无差异,还发现NRT在有或没有咨询的情况下有效,NRT和安非他酮的组合比单用安非他酮更有效,但并没有发现NRT增加心脏病发作风险的证据。

通过任何机制减少吸烟可以改善健康状况,尤其是与生活方式改变相关的机制,包括运动和饮食控制。药理学项目以及医生指导的咨询具有成本效益,应作为标准预防服务提供。吸食低焦油或低尼古丁卷烟而非常规卷烟,似乎不会降低冠心病的风险。尽管吸烟相关性心血管风险在戒烟后显著下降,但肺癌、胰腺癌或胃癌的发展风险可持续十多年,在慢性阻塞性肺疾病(chronic obstructive pulmonary disease,COPD)患者中也是如此。戒烟有明显的好处,但仅减少吸烟似乎只有微不足道的效果。

还存在一些基于人口的、全球循证的戒烟方法[29,16]。世界卫生组织(World Health Organization,WHO)烟草控制框架公约于2005年生效,是联合国历史上被广泛接受的公约之一,其中共有180多个参与国,覆盖全世界90%的人口。2008年,WHO推出了一套循证的烟草控制措施,以帮助各国实施WHO框架公约。名为MPOWER的干预措施包括:提高烟草制品价格,通过刊登有关吸烟有害健康的个人故事进行反烟草的媒体宣传,执行工作场所和公共场所禁烟法,帮助戒烟的无障碍通道,限制烟草广告、营销和赞助。一些国家实施警告图片包装后开展的研究表明,该措施显著提高了人们对烟草使用危害的认识。提高烟草税也减少了烟草的使用。

健康人群2020的目标是将美国成人吸烟率降低至12%,这将需要更广泛地实施上述循证的烟草控制干预措施。这些措施对于减少美国成年人吸烟至关重要[31,32]。持续且全面的国家烟草控制计划[由美国疾病控制和预防中心(Centers for Disease Control and Prevention,CDC)资助],推荐了加速减少烟草相关疾病健康和经济负担的标准。只有两个州资助了CDC推荐的烟草控制项目,而27个州的资助金不到该标准的四分之一。在过去的5年中,国家对烟草控制计划的资助实际上已经减少。良好的监测对于追踪烟草流行的程度和特征非常重要,并可指明如何最好地制定相关政策。

最近,美国在烟草控制方面有几项最新进展。四项新法律再次恢复了国家的努力,包括扩充2009家庭吸烟预防和烟草控制法(该法案赋予了FDA管理所有烟草制品生产、分销和营销的权力),儿童健康保险再授权法案,防止所有卷烟贩运法案,以及患者保护和平价医疗法案(Patient Protection and Affordable Care Act,ACA)。这些法律赋予了联邦机构更多管理烟草制品的权力和资金,减少了青年人获取烟草的机会,并增加了获得治疗的机会。2010年,美国卫生和公众服务部(Department of Health and Human Services,DHHS)提出了第一个国家烟草控制战略计划,其中共有21个行动步骤,涉及戒烟治疗,减少青年人烟草获取,投资州和地方烟草控制举措,沟通以吸引公众参与等。2012年初,联邦政府通过吸烟有害健康的图像化个人故事开展了大量媒体宣传活动。

然而,在恢复努力的大背景下,较低的戒烟成功率继续挑战着临床医生。首先应更加重视防止吸烟。社区教育和基于医生的一级预防仍然是所有减少吸烟策略中最重要的组成部分。

高血压

血压(blood pressure,BP)升高是冠心病、心力衰竭、脑血管疾病、外周动脉疾病、肾衰竭、心房颤动、总死亡率,以及认知功能丧失和痴呆发病率增加的主要危险因素(详见第46章和第47章)。观察数据表明,冠心病和卒中死亡率随血压水平[从115mmHg/75mmHg(收缩压/舒张压)开始]逐渐增加。对于年龄在40到70岁之间的患者,在115/75到185/115mmHg的范围内,收缩压每增加20mmHg或舒张压每增加10mmHg,心血管疾病风险增加一倍。高血压前期,定义为收缩压120至139mmHg或舒张压80至89mmHg。女性高血压前期者的心肌梗死和卒中风险几乎是正常血压者的两倍。

美国超过7 500万成年人和全世界超过10亿人患有高血压(定义为收缩压大于等于140mmHg,和(或)舒张压大于等于90mmHg,或服用抗高血压药物)[34]。45岁以下男性患高血压的百分比大于女性;45至64岁之间,男性和女性的高血压比例相似;64岁以后,女性高血压的比例高于男性(图45.5)。在所有种族和民族中,高血压的患病率随年龄的增长而大大增加。年龄调整后,美国老年女性的高血压患病率(诊断和未确诊的)占75%,老年男性占65%,并随地理位置而不同,从犹他州的23%到阿拉巴马州的40%不等。

不同种族和民族的高血压患病率也存在差异(图45.6)(详见第91章)。与白人和墨西哥裔美国人相比,黑人更容易患高血压,并且患病年龄较小,平均血压水平较高。在黑人中,女性高血压的概率比男性更高。因此,与白人相比,黑人的非致命性卒中发生率高1.3倍,致命性卒中发生率高1.8倍,心脏病死亡率高1.5倍,终末期肾病发病率高4.2倍。在黑人社区中,高血压发病率差异也很大,发病率最高的群体往往是中年人或年龄更大者,受教育程度更低者,超重或肥胖者,身体不活动者,并且更容易患糖尿病。但是未受控制且不服用抗高血压药物的高血压者,往往为男性和年轻人,并且不经常与医生接触。

2007至2010年国家健康和营养检查调查(National Health and Nutrition Examination Survey,NHANES)的数据显示,6%的美国成年人患有未经确诊的高血压。在20岁或以上的高血压患者中,81.5%自知有高血压;74.9%目前在接受治疗,52.5%控制了血压,47.5%未控制[35]。种族和民族之间的控制率差异很大。

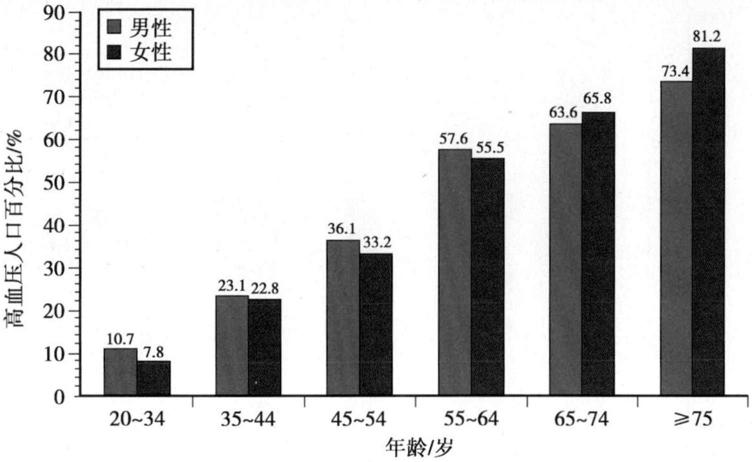

图45.5 20岁及以上个体的高血压患病率，按性别和年龄分组(NHANES 2011—2014)。高血压的定义为收缩压≥140mmHg或舒张压≥90mmHg，服用高血压药物，或被两次告知血压升高。NHANES，国家健康和营养检查调查。资料来源：美国国家卫生统计中心和国家心肺血液研究所。(引自Benjamin EJ et al. Heart disease and stroke statistics—2017 update：a report from the American Heart Association. Circulation 2017；135：e146.)

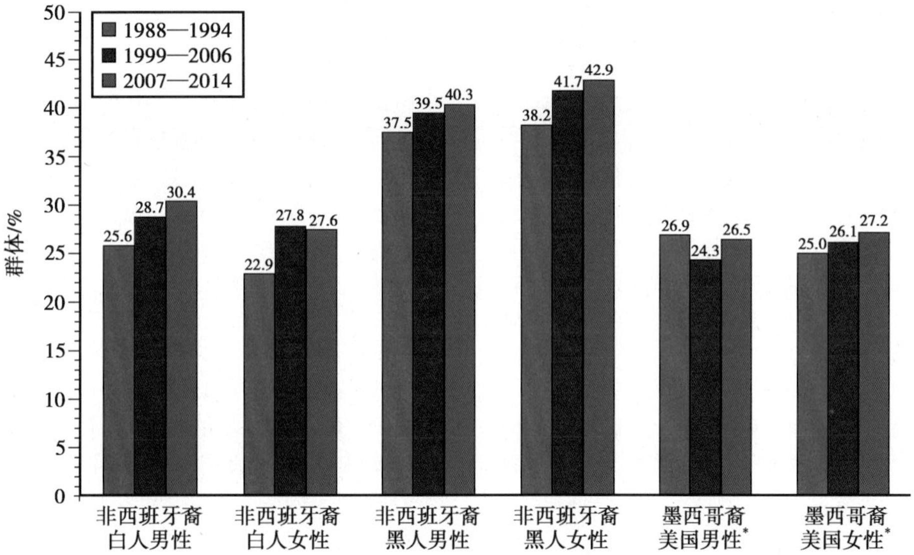

图45.6 20岁及以上人群中高血压的发病趋势(经年龄调整后)，按种族/民族、性别和调查年份分组(NHANES 1988—1994、1999—2006和2007—2014)。高血压的定义如图45.5所示。NH，非西班牙裔；NHANES，国家健康和营养检查调查。*所有NHANES都收集了“墨西哥裔美国人”分类，但使用西班牙人的组合分类始于2007年。因此，长期趋势数据使用了墨西哥裔美国人的分类。资料来源：美国国家卫生统计中心和国家心肺血液研究所。(引自Benjamin EJ et al. Heart disease and stroke statistics—2017 update：a report from the American Heart Association. Circulation 2017；135：e146.)

目前的证据表明，大多数美国患者自知患有高血压，但近一半患者都未采取措施控制高血压[36](图45.7)。Framingham心脏研究的数据显示，在80岁或以上人群中，只有38%男性和23%女性的血压符合国家高血压教育计划临床指南中规定的目标血压。同样，来自全国近10万名绝经后女性的女性健康倡议(Women's Health Initiative，WHI)的观察性研究数据表明，尽管治疗率相似，但老年妇女的高血压控制仍然特别差[37]。

在美国成人高血压患者中，8.9%符合抗性高血压的标准(尽管使用了3种不同类别的抗高血压药物，但BP≥140/90mmHg；或不论血压如何，使用了4种或更多种抗高血压药物)。这一部分人群在服用抗高血压药物的人群中占比12.8%[38]。另一方面，NHANES 1999至2006年的数据显示，年龄在20岁或以上的美国成年人中，高血压前期(定义为未经治疗前，收缩压为120至139mmHg或舒张压为80至89mmHg，并且被医生或其他健康专业人员两次告知患有高血压)者占29.7%。高血压前期与各年龄范围心血管疾病结局的相对风险和绝对风险升高(包括卒中)有关，尤其是非老年人和血压值为高血压前期高值者。

在美国的高血压总成本中，每年直接归因于高血压的直接医

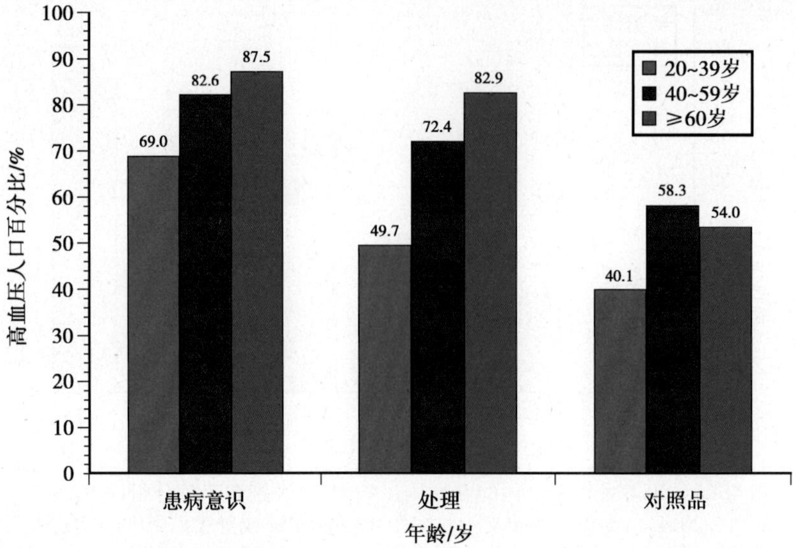

图 45.7 根据年龄,对高血压的认识、治疗和控制程度(NHANES 2007—2012)。高血压定义如图 45.5 所示,NHANES,国家健康和营养检查调查。资料来源:美国国家卫生统计中心和国家心肺血液研究所。(引自 Benjamin EJ et al. Heart disease and stroke statistics—2017 update: a report from the American Heart Association. Circulation 2017;135:e146.)

疗总费用接近 1 310 亿美元,生产力损失近 250 亿美元。预测显示,到 2030 年,高血压总成本估计将增至 3 430 亿美元。到 2025 年,预计高血压患者总数将达到 15 亿。高血压每年导致全球 760 万人过早死亡,其中 80%的负担发生在低收入国家和中等收入国家[39](详见第 1 章)。大约四分之三的高血压患者(6.39 亿)生活在卫生资源有限的发展中国家,在这些国家中,人们对高血压和血压控制不良的认识非常低。多种高血压危险因素在发展中国家更为常见,包括城市化、人口老龄化、饮食习惯改变和社会压力。高文盲率,有限的卫生设施,不良的饮食习惯,贫困和高昂的药物成本,这些都会导致血压控制不佳。

已经确定许多高血压的风险因素和标志物,包括:年龄,种族,高血压家族史,遗传因素,低教育水平和社会经济状况,体重更重,体力活动少,吸烟,社会心理压力,睡眠呼吸暂停和饮食因素(包括膳食脂肪摄入、高钠摄入量、低钾摄入量和酒精过量摄入)。伴发慢性肾病的患者[估计肾小球滤过率(eGFR)<60ml/m^2]构成了重点治疗血压的高风险组,既可预防心血管疾病(CVD),又可延缓发展到终末期晚期肾病(end-stage renal disease,ESRD)。肥胖、代谢综合征和糖尿病患者也代表高风险组进行治疗。高血压发生在超过三分之二的 2 型糖尿病患者中,其发展与高血糖的发展相一致[40]。在糖尿病患者中,高血压会增加患 CVD 的风险。控制糖尿病的人员与无糖尿病但有高血压的患者具有相似的 CVD 风险。在 30~74 岁患有未控制高血压的女性中,心血管事件发生的 10 年风险为 6%。然而,如果将血压控制在正常水平,则可以预防 56%的这些事件。

近期(在过去 10 年内)和更早之前的血压水平可能对当前血压水平以外的风险起重要作用。哈佛大学校友健康研究数据发现,成年早期血压升高与几十年后高风险全因、心血管和冠心病死亡率相关,而与卒中死亡率不相关[41];与 50 岁同性别高血压患者相比,血压正常男性的总预期寿命要长 5.1 岁,而血压正常女性的总预期寿命则要长 4.9 岁。中青年人冠状动脉危害因素研究报告了类似的数据,从青年到中年,高血压患者累积超过 25 年与其收缩和舒张功能障碍相关[42]。

作为一个风险因素,高血压的部分复杂性与改变风险的定义有关,并认识到收缩压和脉压对风险的影响与舒张压一样大,这与几十年的临床教学相反。特别是,单纯性收缩期高血压的风险至少与舒张压一样高,可导致心血管总死亡率和卒中结果。因此,单纯性收缩期高血压似乎代表了一种独特的病理生理状态。血压升高反映了动脉弹性降低,但不一定与外周阻力增加或平均动脉压升高有关[43]。

脉压,通常反映血管壁硬度,也可预测首次和复发性心肌梗死。脉压被定义为收缩压和舒张压之间的差值,似乎可独立预测心血管事件,并提供超出平均动脉压的预后效用[44]。这些数据强调动脉顺应性和僵硬度在动脉粥样硬化形成以及左心室肥大过程中的重要性。颈动脉分布中的动脉僵硬度也是发生卒中的主要风险标志[45]。

与门诊措施相比,对患者血压进行 24 小时动态监测可以提供更强的心血管发病率和死亡率预测指标。然而,对家庭自测血压评估的研究则产生了不同的结果。在一组老年人中,自我测量的血压对血管事件的预后准确性优于门诊评估;另一项研究已确定,通过持续监测诊断的夜间高血压与充血性心力衰竭的风险增加相关。相比之下,在一项比较门诊与家庭自测血压的随机试验中,自我测量可识别患有“白大衣”高血压的患者,但并没有极大改善整体管理或改变客观的依从性测量,如左心室质量测量。在达拉斯心脏研究中心最近的一项研究中,白大衣性高血压(门诊血压升高、动态血压正常)和隐匿性高血压(动态血压升高、门诊血压正常)与主动脉僵硬度增加、肾脏损害和血管事件增加有关[46]。

降低血压的干预措施

先前概述和随机试验表明,血压降低至 3~5mmHg 可导致中年人、老年人、糖尿病患者和外周动脉疾病患者等特殊高危患者的卒中、血管死亡、充血性心力衰竭和总冠心病风险大幅度降低和临床显著降低。饮食和生活方式管理仍然是预防高血压的基石。临床试验证据继续表明，采用低风险饮食措施以及减轻体重，特别是在社会层面，可以大大减轻血压的负担(见第 47 章)。

然而，专家们并不同意药物降低血压的目标，这是一个颇具争议的问题。经过多年血压目标低于 140/90mmHg，第 7 届全国高血压预防、检测、评估和治疗联合委员会(the 7th Joint National Committee on Prevention, Detection, Evaluation and Treatment of High Blood Pressure，JNC 7)[47]建议，对于糖尿病患者或肾功能不全患者，将治疗目标降至 130/80mmHg 以下。然而，在 2014 年，另一研究组逆转了这一趋势，并根据现有的随机试验，将大多数 60 岁或以上年龄个体的收缩压降低至 150mmHg[34]。2017 年，美国心脏协会联合发布的另一套指南建议采用生活方式措施开始治疗，并在某些个体中，建议使用低至 130/80mmHg 的血压药物治疗[48]。

2015 年和 2016 年发布的两项主要临床试验增加了这些看似不一致指南的复杂性。在第一项试验中，收缩压干预试验(the first of these trials，the Systolic Blood Pressure Intervention Trial，SPRINT)研究人员随机分配了 9 361 名无糖尿病但有血管风险且收缩压大于 130mmHg 的患者，目标血压值低于 120mmHg 或 140mmHg[49]。第 1 年时，两组的平均收缩压分别为 121 和 136mmHg。由于低于 120mmHg 组的主要心血管死亡率降低 25%[风险比(HR)，0.75；95%置信区间(CI)0.64～0.89]，同时全因死亡率降低 27%(HR，0.73；95%CI 0.60～0.90)，试验提前停止，并评估了所有主要分组的一致效果(见第 47 章和图 47.5)。由于近 1 700 万美国成年人符合 SPRINT 准入标准，因此需要认真考虑这些更积极的血压目标[50]。控制糖尿病心血管风险的措施(Action to Control Cardiovascular Risk in Diabetes，ACCORD)试验评估了 4 733 名 2 型糖尿病患者(从 SPRINT 中排除的个体)收缩压低于 120mmHg 而非 140mmHg 的潜在益处。在平均 4.7 年后，主要结果的年发病率、非致死性心肌梗死、非致死性卒中和心血管原因死亡率的综合因素在各组之间没有显著差异(见图 47.4)。强化治疗组卒中较少，但血压问题导致的严重不良事件较多[51]。研究人员因此得出结论，证据并不能证明 2 型糖尿病患者的收缩压指标低于 120mmHg 是合理的。

心脏预后预防评估研究(Heart Outcomes Prevention Evaluation，HOPE-3)招募了 12 705 名无心血管疾病的中度风险参与者，将其进行坎地沙坦(16mg/d)和氢氯噻嗪(12.5mg/d)或安慰剂组合的联合治疗[52]。HOPE-3 设计为 2×2 因子试验，其中还包括后文描述的他汀类药物与安慰剂组。HOPE-3 对入选者不需要升高的基线血压。总体而言，与安慰剂相比，血压降低对 HOPE-3 的试验主要结果没有显著影响。然而，在试验中处于基线血压范围前三分之一(>143.5mmHg)的患者中，对血管事件有显著益处，而在较低两个血压事件类别中，效果是中性的(图 45.8)。

子组	平均收缩压 (mmHg)	血压差异	坎地沙坦+氢氯噻嗪 [事件次数/参与者总数(%)]	安慰剂	危险比(95%CI)	趋势的*P*值
总计	138.1	6.0/3.0	260/6 356(4.1)	279/6 349(4.4)	0.93(0.79～1.10)	—
收缩压						0.02
≤131.5mmHg	122.2	6.1/3.1	70/2 080(3.4)	62/2 122(2.9)	1.16(0.82～1.63)	
131.6～143.5mmHg	137.6	5.6/2.7	87/2 120(4.1)	81/2 141(3.8)	1.08(0.80～1.46)	
>143.5mmHg	154.1	5.8/3.0	103/2 156(4.8)	136/2 084(6.5)	0.73(0.56～0.94)	

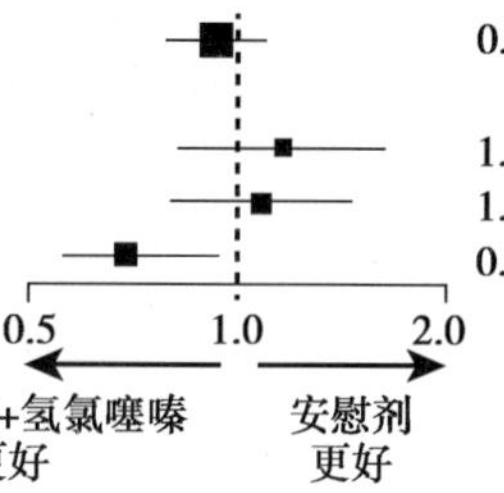

图 45.8 通过收缩压分层的心脏预后评估研究(HOPE-3)试验的共同主要结果的森林图。血压差异是指试验各组间收缩压和舒张压的平均差值，而积极治疗组的平均值较低。综合共同主要结果包括心血管原因死亡、非致死性心肌梗死和非致死性卒中；每个方块的大小反映了事件的数量。(引自 Lonn EM. et al. Blood-pressure lowering in intermediate-risk persons without cardiovascular disease. N Engl J Med 2016；26；374[21]：2009-20.)

总之，ACCORD、SPRINT 和 HOPE-3 试验提供了一个当代的新数据库，临床医生可从中确定药物血压降低的积极程度。第 47 章和 2017 年的 AHA/ACC 指南详细审查了各种形式高血压的具体治疗方案。无论药物治疗方案如何，对于所有血压升高的患者，生活方式的改变仍然很重要。这些改变应包括戒烟、减肥、体力活动增加、酒精摄入量限制、钠摄入量限制、摄入足够的钾和钙，以及采用得舒饮食方法(Dietary Approaches to Stop Hypertension，DASH)的饮食计划。该计划指饱和脂肪和总脂肪含量降低的饮食，包括丰富的水果、蔬菜和低脂乳制品。

药物治疗的启动取决于血压和绝对风险水平。大多数患者需要不止一种药物来实现其血压目标。Meta-分析显示，心血管风险降低程度取决于血压降低程度，而不是药物选择，而长期控制通常需要联合治疗，从而使药物类别的选择变得不那么重要。证据支持使用 ACE 抑制剂[或不能耐受 ACE 抑制剂的患者使用血管紧张素受体阻滞剂(angiotensin receptor blockers，ARBs)]、钙通道阻滞剂或噻嗪类利尿剂作为一线药物。现有证据不再支持使用 β-肾上腺素能阻滞剂(β 受体阻滞剂)作为一级预防的一线治疗药，因为其他药物的益处较少，特别是在老年人中。同时，越来越多的证据表明，最常用 β 受体阻滞剂通常的剂量会导致诱发 2 型糖尿病不可接受的风险。

尽管有几类抗高血压药物的有效性和战略价值，以消除不良生活方式对血压的影响，但成功治疗高血压仍然很困难。在整个高血压人群中，有 5%～30%的人有耐受性高血压，约 10%的患者有真正的抗性高血压，没有可改变的原因。不幸的是，新的干预措施，如肾去神经术，在严格的临床试验中没有显示出临床效益[53]。

低密度脂蛋白胆固醇

在基于血浆的动脉粥样硬化血栓形成风险因素中，低密度脂蛋白(Low-Density Lipoprotein，LDL)胆固醇是与事件性心肌梗死和心血管死亡相关的最佳风险因素[6](见第 48 章)。高 LDL 胆固醇水平始终可预测人类未来心血管事件的风险。对多种动物的研究表明，高胆固醇血症与动脉粥样硬化之间存在因果关系。大量证据为 LDL 参与动脉粥样硬化形成提供了生物学上的合理性。此外，在单基因基础产生高胆固醇血症的人类突变，早在纯合子家族性高胆固醇血症患者生命的第一个十年就会导致加速动脉粥样硬化，而杂合子性高胆固醇血症患者则在大约 10～15 年后发病。这一结果和其他观察结果导致了基于门诊的有用概念，即：低密度脂蛋白胆固醇的阈值“累积寿命暴露”。当超过该值时，会导致临床明显的动脉粥样硬化[54,55]（图 45.9）。其他近期描述的影响 LDL 代谢的突变，如酶原蛋白转化酶枯草杆菌蛋白酶/kexin 9 型（proprotein convertase subtilisin/kexin type 9，PCSK9）中的突变，导致低密度脂蛋白胆固醇终生减少，并降低了发生事件的终生风险[56]。相反，终生暴露于低密度脂蛋白胆固醇水平中度升高通常导致人第七个十年和第八个十年（即 60 年代和 70 年代）的临床事件。最后，在大型临床试验中，通过各种方法降低 LDL 胆固醇水平的干预措施表明心血管事件有所减少。因此，LDL 胆固醇符合改良的科赫法则，可作为动脉粥样硬化的一种致病因子。

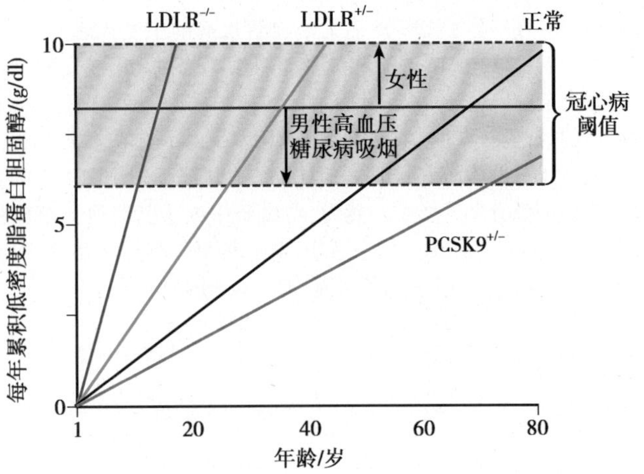

图 45.9 低密度脂蛋白胆固醇的累积终生暴露阈值的概念及临床表现为动脉粥样硬化性疾病的发展图表。所示线条基于理论基础。（引自 Horton JD，Cohen JC，Hobbs HH. PCSK9：a convertase that coordinates LDL catabolism. J Lipid Res 2009；50［Suppl］：S172.）

几个独立的证据表明，西方社会中被视为“正常”的胆固醇水平超过了健康需要的水平。特别是，某些农村农耕社会的动脉粥样硬化血栓形成率很低，总胆固醇和低密度脂蛋白胆固醇水平远远低于西方社会公认的正常水平。另一系列证据来自系统发育。当代人类的总胆固醇和低密度脂蛋白胆固醇水平远高于许多其他高等生物种类。因此，观察性研究、生态学研究和遗传学研究表明，低水平的低密度脂蛋白胆固醇水平可能会给心血管带来好处，无论个体患者的胆固醇水平如何[55]。

生命早期测量的胆固醇水平会影响长期心血管风险和动脉粥样硬化（包括高胆固醇血症）的风险因素负担，且胆固醇水平与经尸检确诊的脂纹和动脉树病变形成增多相关。长期随访的研究已表明，年轻人的胆固醇水平与患心肌梗死的长期风险相关。有确切证据表明，心血管疾病的风险负担开始于成年早期。来自韩国和越南冲突的尸检研究以及通过血管内超声检查对冠状动脉解剖的近期探索都表明，在西方社会，青少年也会出现动脉粥样硬化，并且对高水平的低密度脂蛋白胆固醇的早期暴露会导致中年过早患病。低密度脂蛋白胆固醇中的访视间变异性出乎意料地广泛，并且此类波动的确预测了随后的血管风险[57]。

对降低低密度脂蛋白胆固醇的干预措施

在开始药物治疗前，所有低密度脂蛋白胆固醇升高的患者都应该采取积极的饮食和锻炼计划。然而，在一级和二级预防中使用他汀类药物来降低低密度脂蛋白胆固醇是心血管治疗学的基础，也是随机对照试验对医学实践有所影响的有力证明。

在包括 21 项单独的他汀类药物试验和 12.9 万以上参与者的一项 2010 年的胆固醇治疗试验者（Cholesterol Treatment Trialists，CTT）meta 分析中[5]，结果表明低密度脂蛋白胆固醇每降低 1mmol/l，血管事件就会降低 22%并且全因死亡率降低 10%。比较他汀类药物与安慰剂的试验和比较高强度方案与低强度方案的试验显示了相似的效果（见图 48.7）。所有接受评估的亚组均显示出相似程度的风险降低，并且根据低密度脂蛋白胆固醇的基线水平，无任何效果影响证据。对于副作用，尚无证据表明患癌症或死于非血管疾病的增加。

在一项更全面的 CTT 2012meta 分析中，使用他汀类药物的益处（如有）至少在一级预防和二级预防方面一样令人印象深刻[58]。实际上，在一级预防试验（西苏格兰冠心病预防研究（WOSCOPS）、AFCAPS/TexCAPS、MEGA、JUPITER 和 HOPE-3）中，相对风险的降低超过了在二级预防试验的其余试验中所观察到的降低值。因此，对于主要的冠状动脉事件、卒中、冠状动脉血管重建和主要血管事件的终点，相对风险的最大幅度降低发生在绝对风险最低的患者中，这表明在终生风险中越早治疗可能是处理高胆固醇水平的最佳生物学方法（图 45.9）。JUPITER 试验（见后文，超敏 C 反应蛋白）表明，对于研究开始时低密度脂蛋白胆固醇水平低于 130mg/dl 的一级预防群体，采用瑞舒伐他汀治疗可使心肌梗死和卒中的发病率降低近 50%[6]。在该试验中，甚至在低密度脂蛋白胆固醇基线水平低于 70mg/dl 的群体中，也显示出了临床益处。另一方面，如前文所述，通过使用他汀类药物，那些具有较高绝对风险的患者实现了幅度更大的绝对风险降低。因此，那些基线风险最高、低密度脂蛋白胆固醇降低幅度最大的患者可以避免最多的血管事件和血管死亡[59]。具有特殊生物学意义的是，他汀类药物治疗似乎有“遗留效应”。例如，对西苏格兰冠状动脉预防研究的参与者进行为期 20 年的随访表明，在头 5 年里，对于那些分配至他汀类药物治疗的患者，其存活率得到持续提高，并且血管事件显著降低[60]。

他汀类药物有副作用。一些患者在接受他汀类药物治疗时出现肌病，至少在大剂量使用辛伐他汀时，这一副作用是由基因决定的。他汀类药物治疗会引起糖尿病风险的小幅增加，采用强化方案可能会产生更大的副作用[61]。糖尿病主要发生在已患有空腹血糖受损的人群中，在这一人群中，预防心肌梗死、卒中和心血管死亡的净益处超过了这些风险，甚至在一级预防中也是如此。正如前文讨论的对于充血性心力衰竭和肾衰竭的试验，绝对风险高并不会自动表明他汀类药物治疗会有效。然而，对大多数患者而言，在开始节食、锻炼和戒烟后，最佳证据支持在现有的药物干预措施中添加他汀类药物治疗，随着有效的通用他汀类药物的出现，这一选择变得越来越具有成本效益。

并非所有降低低密度脂蛋白胆固醇（LDL cholesterol，LDLC）的药物都能降低血管事件发生率，因此医生在一级和二级预防中使用非他汀类药物时应小心谨慎。然而，“越低越好”的概念在大规模进一步降低终点事件：葆至能疗效国际试验（Improved Reduction of Outcomes：Vytorin Efficacy International Trial，IMPROVE IT）中得到了肯定，其中添加依折麦布至单独他汀类药物治疗进一步适当降低了 LDLC、hsCRP 和血管事件发生率[8]。考虑到所有血管事件而非仅首次事件时，这些影响在分析中更突出[62]。

最近的两项研究表明,在高强度他汀类药物治疗后,LDLC 降低率的变异性较为广泛,并且这种反应与疗效直接相关[63,64](图 45.10)。这些数据具有临床意义,因为它们再次肯定"越低越好",并且实践需要对 LDLC(或载脂蛋白 B)水平的进行治疗中测量。

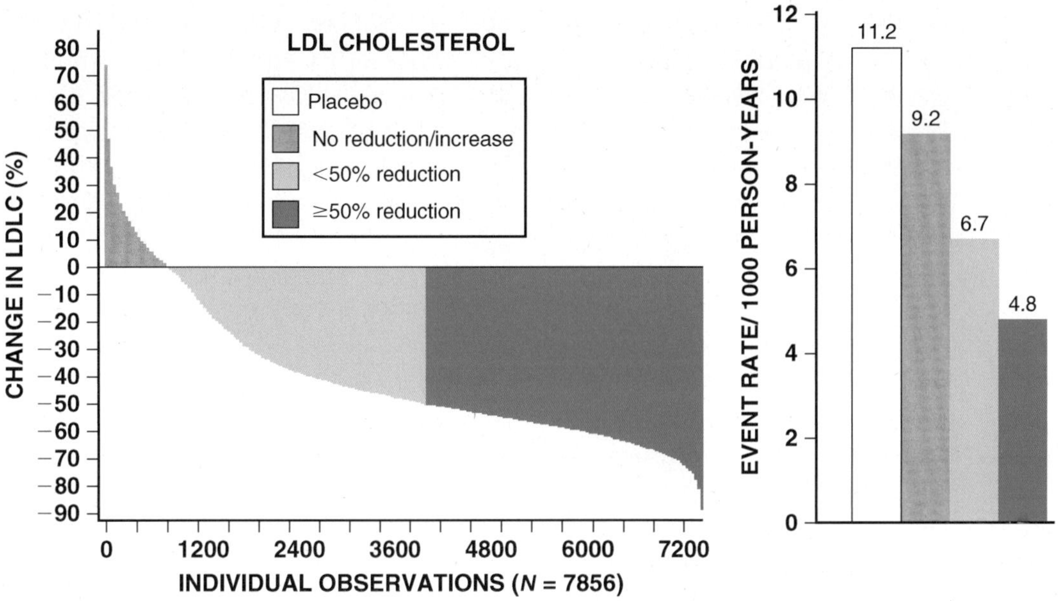

FIGURE 45. 10 Waterfall plot for individual Justification for the Use of Statins in Prevention: an Intervention Trial Evaluating Rosuvastatin Primary Endpoint(JUPITER) trial participants receiving rosuvastatin(20 mg daily) showing the percent change in cholesterol grouped into the three categories shown (*left*) and the incident event rates(per 1000 person-years) for each group(*right*): placebo group(*white bars*), those allocated to rosuvastatin who had no reduction or an increase in low-density lipoprotein cholesterol(LDL-C)(*pink*), a>0 but<50% fall in LDL-C(*light green*), and a ≥50% reduction in LDL-C(*dark green*). (From Ridker PM et al. Percent reduction in LDL cholesterol following high-intensity statin therapy: potential implications for guidelines and for the prescription of emerging lipid-lowering agents. Eur Heart J 2016;37:1373-9.)

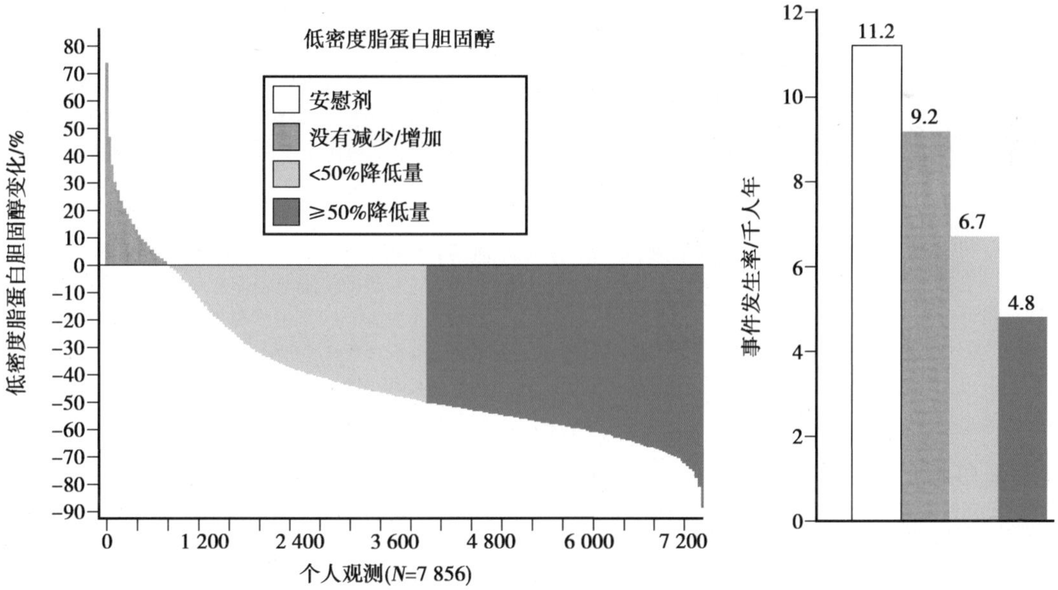

图 45. 10 他汀类药物用于预防的单个正当理由的瀑布图:一项评估瑞舒伐他汀主要终点(JUPITER)试验参与者接受瑞舒伐他汀(20mg/日)的干预试验表明,胆固醇百分比变化分为三个类别(左图)和每组事件发生率(每 1 000 人年数)(右图):安慰剂组(白色条),分配至瑞舒伐他汀治疗且低密度脂蛋白胆固醇(LDL-C)无增加或减少的患者(粉红色),低密度脂蛋白胆固醇降低>0 但<50%(浅绿色),以及低密度脂蛋白胆固醇降低≥50%(深绿色)。(引自 Ridker PM et al. Percent reduction in LDL cholesterol following high-intensity statin therapy: potential implications for guidelines and for the prescription of emerging lipid-lowering agents. Eur Heart J 2016;37:1373-9.)

尽管在普通人群中他汀类药物不耐受较为少见，但在以转诊为基础的专门血脂诊所中，他汀类药物不耐受可能是更为常见的依从性疾病。部分患者确实存在他汀类药物不耐受（通常是基于遗传因素），但并不是所有他汀类药物不耐受都是可复制的，因此临床医生应该清楚地向患者说明其益处，并在放弃这类药物之前尝试低剂量的不同的他汀类药物并且可能采取隔天给药计划[65]。同时开始锻炼计划和他汀类药物治疗可能会导致肌肉疼痛的患者错误地将这些症状归咎于药物干预。

他汀类药物治疗是降低药理学 LDLC 的基础，但目前对抑制 PCSK9 结合、从而延长肝表面 LDL 受体（LDL receptors，LDLR）的有效半衰期的单克隆抗体有相当大的意义。这些药物在他汀类药物不耐受的患者中作为单药治疗、作为添加/未添加依折麦布的他汀类药物治疗的辅助治疗时，可显著降低 LDLC。PCSK9 的单克隆抗体对降低杂合子型家族性高胆固醇血症患者（其中 LDLR 活性降低）和具有 LDLR 缺陷的纯合子型家族性高胆固醇血症患者的 LDLC 也有效，这是他汀类药物疗效有限的罕见临床环境[66]。依伏库单抗和 bococizumab 可减少心血管事件[67,68]（见图 48.9），虽然 bococizumab，一种不完全的人源化抗体，激发了中和性抗药抗体的产生，从而随着时间的推移产生了低密度脂蛋白降低较少，阻止了该药物的开发[69]。在 2.2 年的平均随访中，依伏库单抗在傅里叶分析中显示出了可接受的安全性[67]。采用阿利库单抗继续进行大规模结果试验[70,71]。一种针对 PCSK9（治疗抑制剂）的小干扰 RNA 也能非常有效地降低 LDL，其作用持续时间比抗 PCSK9 抗体的时间长得多[72]。

高密度脂蛋白胆固醇

大量的前瞻性流行病学数据表明，高密度脂蛋白（high-density lipoprotein，HDL）胆固醇和血管风险之间有很强的逆相关关系。观察数据表明，一般而言，高密度脂蛋白胆固醇每增加 1mg/dl，总心血管疾病的风险就会降低 2% 到 3%。根据目前的标准定义，经血管造影证实为冠心病的患者体内更常出现低水平的高密度脂蛋白，而非高水平的低密度脂蛋白。事实上，大量的观察和实验数据支持高密度脂蛋白在动脉粥样硬化中的保护作用。因此，在所有全球风险预测算法中对高密度脂蛋白数据的测量，以及总胆固醇与高密度脂蛋白胆固醇的比值仍然是心血管风险最有效的脂质预测因子之一。然而，最近的人类遗传数据并不支持高密度脂蛋白的保护作用[73]。最近报道的一种罕见的清道夫受体 BI 变体提高了高密度脂蛋白胆固醇水平但增加了冠心病的风险[74]。而且，正如下文所述，在临床试验中，旨在提高 HDL 的多种药物尝试均未能改善心血管结果（见第 48 章）。这一差异说明了区分观察流行病学记录的风险标志物和成因风险因素的重要性。

对提高高密度脂蛋白胆固醇的干预措施

迄今为止完成的高密度脂蛋白升高干预措施的大规模终点试验尚未发现临床事件的减少，而且在某些情况下表明了有损害。例如，在近期的动脉粥样硬化干预和对全球健康结局的影响研究（AIM-HIGH）和心脏保护研究-治疗高密度脂蛋白以减少心血管事件（HPS-THRIVE）试验中，高风险患者随机分配至补充烟酸显著增加了高密度脂蛋白胆固醇（以及甘油三酯和低密度脂蛋白胆固醇的降低），但对临床事件发生率没有显示出任何有益的影响[75,76]。同样，在 ACCORD 试验中，非诺贝特降低了甘油三酯并增加了高密度脂蛋白胆固醇，但没有显著降低心血管事件[77]。值得关注的是，在探究脂质水平管理以了解其对动脉粥样硬化事件的影响（Investigation of Lipid Level Management to Understand Its Impact in Atherosclerotic Events，ILLUMINATE）的试验中，其中血管高危患者接受胆固醇酯转移蛋白（cholesteryl ester transfer protein，CETP）抑制剂托彻普，表明全因死亡率的意外增加[78,79]。虽然部分危害可能是由于非靶向效应造成的，但使用 CETP 抑制剂达塞曲匹和 evacetrapib 的另外两项主要试验也未能降低心血管事件发生率，尽管高密度脂蛋白胆固醇显著增加，低密度脂蛋白胆固醇下降[78-81]。因此，至少到目前为止，增加高密度脂蛋白胆固醇的药物治疗没有任何益处，并且可能造成损害。生物标志物（如高密度脂蛋白）可以在没有疾病假设的因果途径的情况下，对风险预测具有临床有效性，这一认识具有临床实践意义，并对其他一些新兴的危险因素，如测量血管炎症的危险因素具有启示意义（见第 9 章）。

替代的脂质和脂蛋白措施

低密度脂蛋白颗粒显示出相当大的异质性。小而密集的低密度脂蛋白颗粒与高水平的甘油三酯、低水平的高密度脂蛋白胆固醇、炎症增加和心血管风险显著增加相关，这是糖尿病患者的常见情况。相比之下，大而较不密集的低密度脂蛋白颗粒似乎与急性血管事件的关联更不紧密。在单变量分析中，一些研究表明在临床实践中，对低密度脂蛋白的主要载脂蛋白 apo B 的测量比低密度脂蛋白胆固醇能更好地预测心血管风险。然而，大多数研究发现，非高密度脂蛋白胆固醇（定义为总胆固醇减去高密度脂蛋白胆固醇）提供的临床风险信息至少与 apo B 一样强，但这一观察结果并不意外，因为非高密度脂蛋白胆固醇与 apo B 水平密切相关。此外，大多数研究报告称，总胆固醇/高密度脂蛋白胆固醇比率仍然是一个非常强的风险预测因子，甚至优于 apo B 和 apo A-I 的比率，apo B 和 apo A-I 是由高密度脂蛋白胆固醇携带的主要载脂蛋白。因此，尽管在单变量分析中有支持使用 apo A-I 和 apo B100 作为高密度脂蛋白和低密度脂蛋白胆固醇替代品的证据，但只有少量临床数据似乎表明，这些措施改善了标准脂质测试的整体风险预测。在最近的一项对 37 例无已知心血管疾病患者的前瞻性队列研究的全面 meta 分析中，添加关于 apo B 和 apo A-I 的信息的仅轻微改进了风险预测[82]。对于接受他汀类药物治疗的患者，类似的综述发现，低密度脂蛋白胆固醇、非高密度脂蛋白胆固醇和 apo B 的治疗期间水平均与血管事件复发风险相关，但非高密度脂蛋白胆固醇显示出的相关性最强。这种相对优势在当前实践中的临床意义尚不确定；在使用更有效的他汀类药物治疗的患者中，最近的分析表明，治疗期间的低密度脂蛋白胆固醇可以预测剩余风险，非高密度脂蛋白胆固醇、apo B 或脂质比率也是如此[83]。

除了总胆固醇、低密度脂蛋白胆固醇和高密度脂蛋白胆固醇的标准化学测量方法（形成了目前脂质筛选和降低指南的适当基础）之外，不同种类的脂蛋白颗粒所携带的胆固醇量可能会影响特定功能，而且个体之间差异很大。因此，核心脂质组成和脂蛋白颗粒大小的测量可以提供更好的风险预测措施。一些证据已表明，小的低密度脂蛋白颗粒可能比大颗粒更容易导致动脉粥样硬化，尤其对糖尿病的血脂异常有影响。目前，许多技术可以评估低密度脂蛋白亚类和颗粒大小。使用密度梯度超离心和梯度凝胶电泳的研究通常发现，脂蛋白亚类可以识别出冠心病风险较高的患者，并且相较于大的低密度脂蛋白颗粒患者，小而密集的低密度脂蛋白颗粒患者接受降脂治疗的益处更好。通过磁共振（nuclear magnetic resonance，NMR）成像研究测量的低密度脂蛋白颗粒浓度与他汀类药物治疗后的冠状动脉腔直径密切相关，可以预测未来的血管事件。在女性健康研究中，通过 NMR 测量的低密度脂蛋白颗粒浓度比低密度脂蛋白胆固醇的标准化学测量能更好地预测血管事件[84]。然而，在该研究中，用 NMR 评估的脂蛋白特性并没有显示出优于标准测量方法，如总胆固醇/高密度脂蛋白胆固醇比率或非高密度脂蛋白胆固醇。通过 NMR 测量的高密度脂蛋白颗粒浓度，相较于高密度脂蛋白大小或高密度脂蛋白胆固醇，其可以在更大程度上预测他汀类药物治疗后的残留风险。

因此，虽然先进的脂质测试的数据仍在不断积累，但目前尚不清楚新的脂质评估方法是否会在常规实践中对标准脂质筛查起到重要作用，或是否应该保留专门的研究工具和血脂诊所。就这一点而言，美国国家脂质协会最近的建议是，尽管低密度脂蛋白颗粒浓度和 apo B 水平在中等风险人群中使用被认为是“合理的”，但在低风险人群中使用任何新的脂质测量方法时要小心谨慎。然而，apo B 和低密度脂蛋白胆固醇水平的不一致是突发血管事件的强有力预测指标，该指标与潜在动脉粥样硬化程度相关[85,86]。出于所有这些原因，apo B(或非高密度脂蛋白胆固醇)的测量可能进入未来的临床指南[87]。

甘油三酯

甘油三酯往往与高密度脂蛋白成反比关系。高密度脂蛋白和心血管保护之间的强制性关系导致了甘油三酯对高密度脂蛋白的风险调整，降低了两者之间的关系。此方法表明甘油三酯不会导致心血管疾病。最近的人类遗传和临床试验数据强烈质疑了这一传统观点。正如前文所述，促使高密度脂蛋白终生增加的遗传变体与降低心血管疾病的风险无关。用于提高高密度脂蛋白胆固醇的多种药物干预措施没有显示出临床益处。

与高密度脂蛋白相比，近期的人类遗传研究一致认为甘油三酯是心血管疾病的一个因果风险因素。脂蛋白脂肪酶(lipoprotein lipase，LPL)已成为血液中甘油三酯(triglyceride，TG)浓度的关键调控因子。这种酶与内皮细胞表面相关，会减少由富含甘油三酯的脂蛋白(triglyceride-rich lipoproteins，TGRL)产生的甘油三酯。LPL 功能的降低会导致 TG 浓度增加，这是由 TGRL 清除速度减慢引起的。损害 LPL 功能的遗传变体增加了 TG 浓度，并与心血管风险的增加强烈密切相关。相反，增加 LPL 活性的变体与降低心血管风险有关。这些变体存在于编码载脂蛋白 CIII、ANGPTL3、ANGPTL4、Apo A5 和 LPL 本身的基因中[88-92]。

指南继续建议在空腹状态下测量甘油三酯，然而许多血浆 TG 水平的预后值可能来自餐后水平。在此基础上，一些研究者建议采用非空腹 TG 水平来预测血管风险。TG 测量值作为 TGRL 类别的生物标志物，似乎会带来心血管风险。事实上，TGRL 中的胆固醇可能会介导这种加重的风险，而不是甘油三酯本身[93]。研究正在评估其对残余脂蛋白颗粒的各种测定的临床效用，这些测定可以解决与甘油三酯相关风险评估相关的一些问题(另见第 48 章)。

降低甘油三酯水平的干预措施

根据低密度脂蛋白胆固醇控制建议的饮食限制、锻炼和减重也与甘油三酯管理有关。FDA 批准的降低 TG 水平的药物包括 Ω-3 脂肪酸补充剂。两项正在进行的大规模研究——STRENGTH 和 REDUCE-IT，正在评估不同 Ω-3 脂肪酸制剂对心血管事件的影响[[94,95]]。在针对空腹血糖受损或糖尿病高危患者的大规模甘精胰岛素早期干预减少终点事件(Outcome Reduction with an Initial Glargine Intervention，ORIGIN)试验中，使用 Ω-3 脂肪酸补充剂可以降低甘油三酯，但不能降低主要血管事件的发生率[96]。尽管在降低甘油三酯的情况下，贝特类试验并没有显示血管事件有显著减少，但亚组分析提出了此假设：进一步的试验集于甘油三酯升高的患者，并且高密度脂蛋白胆固醇水平低的患者也值得考虑。

由于这些原因，目前的指南并没有确定甘油三酯的目标值，并且除了胰腺炎高危患者外，尚未广泛推荐药物降低 TG。然而，考虑到 TG 水平与已知的动脉粥样硬化危险因素(例如，高密度脂蛋白胆固醇低水平、不受控制的糖尿病、甲状腺功能减退症)紧密关联，发现 TG 水平显著和持续升高应进入个体总体风险评估以及激发考虑 TG 水平升高的原因，包括小心排除次要病因，如过量饮酒、肾病、库欣综合征和甲状腺功能减退症或使用伴随药物，如雌激素、皮质类固醇、环孢菌素和蛋白酶抑制剂。遗传研究还支持甘油三酯在动脉粥样硬化形成中的因果作用，因此，鼓励继续研究降低甘油三酯的方法。

代谢症状、胰岛素抵抗和糖尿病

胰岛素抵抗和糖尿病是心血管疾病的主要危险因素(见第 50 和 51 章)。这些影响在少数民族人群和伴有其他危险因素的患者中更加突出。胰岛素抵抗甚至在引起弗兰克糖尿病之前就会促进动脉粥样硬化，并且胰岛素抵抗单独增加了动脉粥样硬化血栓形成的风险。跟新兴风险因子合作组织所述，即使是空腹血糖的小幅增加也与血管死亡、癌症死亡和非血管、非癌症死亡的发生率增加有关[97](图 45.11)。这些发现引起了人们对“代谢综合征”的兴趣，这是一组葡萄糖耐受不良和高胰岛素血症，伴有高甘油三酯血症、低 HDL 水平、低纤溶、高血压、微量白蛋白尿、小颗粒致密低密度脂蛋白主导，以及躯干性肥胖。这一统一的定义对此症候进行了界定[98]。

一些人对代谢综合征的概念提出了担忧。关于胰岛素抵抗作为一种统一的病理生理学途径的争论仍在继续，它解释了所谓的代谢综合征的所有特征，使之成为真正的“综合征”。此外，在代谢综合征的概念中加入的风险因素是否会增加风险，超出了单个成分的风险总和，这一问题仍然悬而未决。尽管如此，一些研究已经证实代谢综合征患者血管事件发生率升高。大多数对代谢综合征的定义包括对“躯干性肥胖”的测量，并且许多证据支持内脏脂肪库是代谢失调的驱动因素，包括代谢综合征的许多组成部分(见第 50 章)。炎症也提供了一个统一的概念，将代谢综合征的元素联系起来。高灵敏度 C 反应蛋白(hsCRP)等炎症生物标志物可能有助于进一步分层临床风险和提高代谢综合征的预后价值，hsCRP 浓度也可以预测二型糖尿病的发病情况[99]。尽管存在争议，但许多临床医生发现代谢综合征的概念是有用的，因为它符合在当代实践中出现在初级治疗中的许多患者的情况。

除了全身性代谢异常，高血糖还会导致与血管损伤相关的晚期糖基化终产物的积累。糖尿病患者的内皮血管舒张功能受损，并且白细胞对血管内皮的黏附力呈现增势，这是动脉粥样硬化形成的关键早期步骤。微白蛋白尿检测出的糖尿病肾病加速了这些不良反应的发生。在非胰岛素依赖型糖尿病患者中，微量白蛋白尿可预测心血管和全因死亡率。糖尿病和前驱糖尿病患者通常也具有内源性纤维蛋白溶解的异常。这些作用与糖尿病患者常见的内皮依赖性(一氧化氮介导的)血管舒张功能受损共同作用，导致内皮细胞功能障碍并加速动脉粥样硬化形成。

降低糖尿病患者心血管风险的干预措施

我们很幸运，现在有证据表明，降糖疗法可以降低心血管疾病的风险(见第 51 章)。正如前瞻性试验中所实施的生活方式，在近 10 年的中位随访中，尽管提供了多种其他益处，但并未减少糖尿病患者的心血管事件[100]。专注于减肥的强化生活方式干预尽管对几种生物标志物的水平有有益的影响，但并没有降低这一组的心血管事件发生率[100]。这项研究可能实施干预太晚，无法改变这一人群心血管事件的进程。社会影响也可能影响糖尿病的预

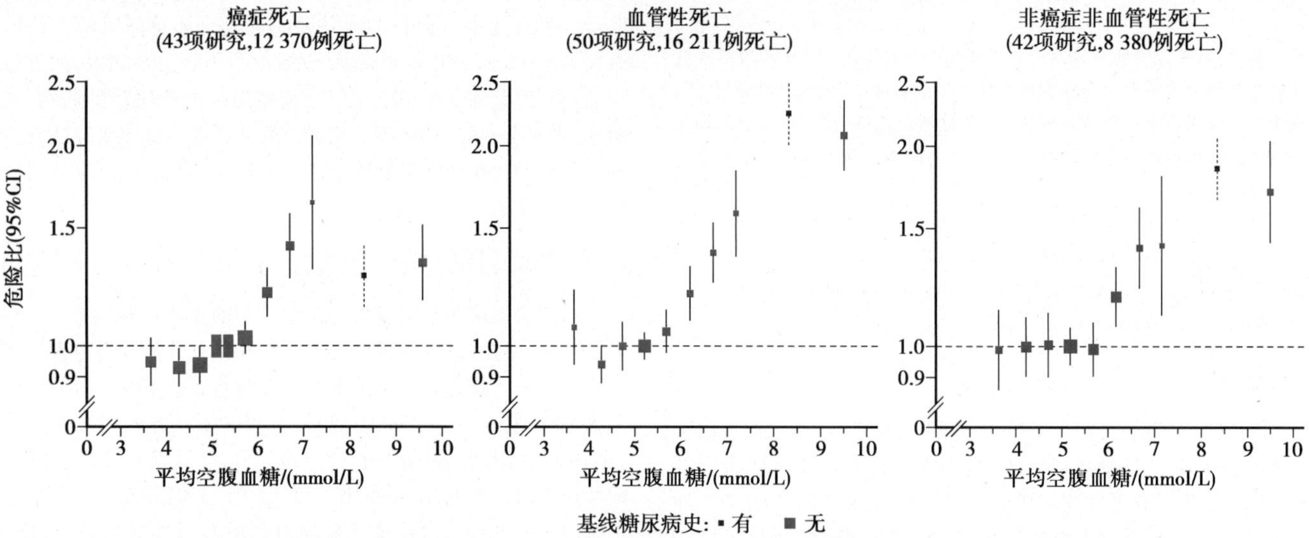

图 45.11　根据空腹血糖的基线水平确定主要死亡原因的危险比率;CI,置信区间。(引自 Seshasai SR et al;Emerging Risk Factors Collaboration. Diabetes mellitus,fasting glucose,and risk of cause-specific death. N Engl J Med 2011;364:829.)

防。从贫困水平较高的社区迁移到贫困水平较低的社区,与肥胖和糖尿病的减少呈相关性。与降脂的情况相反,糖尿病和糖尿病预防的外科手术方法在某些方面已证明优于药物疗法(见第 50 章)。

阿司匹林在初级预防中的应用

低剂量的阿司匹林治疗明确且持续地为既有心血管疾病继发事件的高危患者提供实质性的净收益。抗血栓试验小组(Antithrombotic Trialists,ATT)合作进行的早期 meta 分析显示,在那些曾接受过心肌梗死、卒中、搭桥手术、血管成形术、外周血管手术或心绞痛的患者中,死亡率和非致命性心血管事件显著降低[101]。超过 75mg/d 的剂量对血管事件显示出持续的益处,无趋势显示提高剂量的益处。75mg 以下剂量,虽然只有 3 个试验使用该剂量,但是发现只有 15% 的不显著风险降低。在 2009 年最新一期的 ATT 综述中,包括 16 项二级预防试验,这些试验比较了 1.7 万名高危患者长期服用阿司匹林和对照组,这些患者总共发生了 3 306 起严重血管事件(心肌梗死、卒中或血管性死亡)。该综述强调了先前在二级预防方面的结论,并指出阿司匹林的使用在统计上可显著减少 19%的严重血管事件、减少 31%非致命性心肌梗死、减少 20%重大冠心病事件、减少 19%总卒中。从绝对值上看,这代表阿司匹林与对照组相比,严重血管事件年发生率为 6.7%比 8.2%,总卒中年发生率为 2.08%比 2.54%,冠状动脉事件年发生率为 4.3%比 5.3%。出血性卒中的数量没有显著增加。严重血管事件的减少在男女性别上无差异。因此,对于二级预防,使用阿司匹林的抗血小板治疗可带来显著的净效益,在无重大禁忌证情况下,建议使用低剂量的阿司匹林。如果出血风险高,可考虑使用质子泵抑制剂等胃肠道(GI)预防措施。使用已证实有效的其他抗血小板药物如氯吡格雷,仅限于阿司匹林过敏或不耐受的患者、急性冠状动脉综合征患者、植入支架或抗凝治疗患者。

然而,在心血管疾病的初级预防中,阿司匹林的作用并不直接[101]。有益效果和出血危险之间的平衡不太明确,因为没有心血管疾病证据的患者心血管事件的绝对风险较低,因此顺向绝对利益也较低,而主要不良反应(例如出血)的风险仍然是相同的。2009 年最新的 ATT 合作 meta 分析还包括 6 项长期阿司匹林与对照组的初步试验,试验对象是 95 000 名平均风险较低的患者,他们经历了 3 554 次严重的血管事件。[102]阿司匹林的使用在统计上显著降低 12%的严重血管事件(0.51%阿司匹林对比 0.57%对照组每年),主要是因为非致命性心肌梗死显著减少了 23%(0.18% vs 0.23%每年)。对血管死亡率和总卒中的净影响无统计学意义。缺血性卒中的风险降低了 14%,出血性卒中的风险增加了 32%(0.04% vs 0.03%每年),这两者都具有重要的意义。在二级预防中,与对照组相比,阿司匹林明显增加了 54%的胃肠道出血和颅外出血的风险(0.10%对比 0.07%每年)。

2016 年,美国预防服务工作组(USPSTF)发布了一份关于阿司匹林用于心血管疾病一级预防的系统性证据综述的更新摘要(图 45.12)。这篇综述支持了以前的结果,显示非致命性心肌梗死在统计学上显著降低了 22%,总的死亡率在统计学上显著降低了 6%,非致命性卒中的益处和心血管死亡率的益处分别为 5%和 6%。对非致命性心肌梗死和总卒中的持续可见获益为每日 100mg 或更少剂量,并且在开始治疗五年内观测到获益,且在使用过程中持续有益。

出血是阿司匹林使用的主要已知副作用,是评估阿司匹林在一级预防中可能的受益风险比的一个重要考虑因素[104]。一项使用阿司匹林的出血风险的系统综述表明,在心血管疾病预防试验中,即使是低剂量的阿司匹林(每天≤100mg)与显著增加的主要胃肠道出血量有关(58%的显著增加),并且对于罕见的出血性卒中事件也有 27%增量。使用阿司匹林期间始终有出血风险。绝对基线出血率因年龄、性别和心血管危险因素(如糖尿病,吸烟和高血压)以及上消化道疾病或消化性溃疡病史而异。可借助一个有用的智能手机应用程序“阿司匹林指南”来计算阿司匹林用于一级预防时治疗所需剂量和致害剂量,从而帮助临床医生与患者共同决策[105]。

关于阿司匹林在心血管疾病一级预防中的作用,有 3 个变量值得特别考虑:糖尿病、性别和年龄。2009 年更新的 ATT meta 分析[102]包括 6 个一级预防试验,其中糖尿病患者构成研究人群中的亚组,另外 3 个一级预防试验仅纳入糖尿病患者。汇总亚组分析

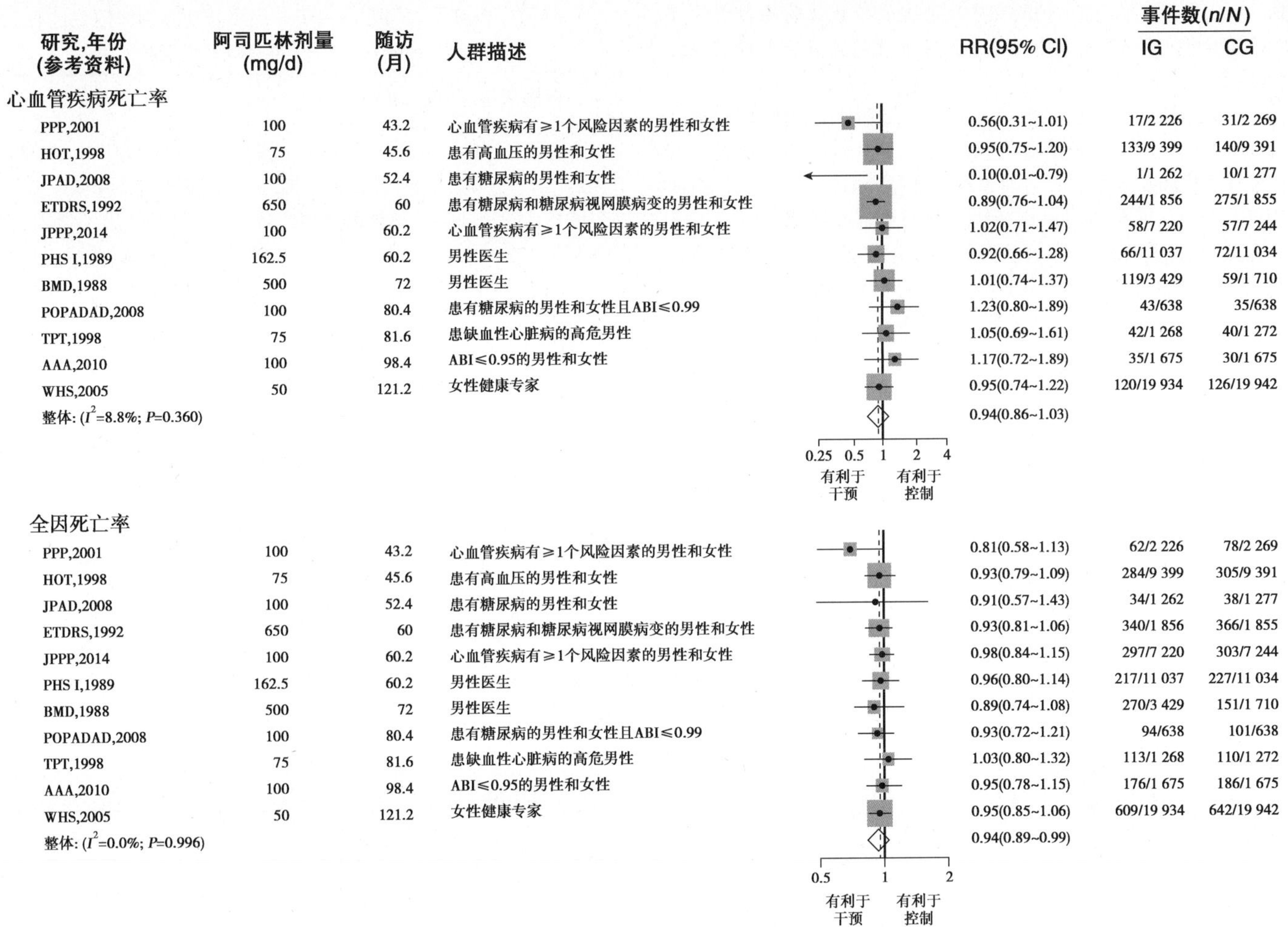

图45.12 阿司匹林对心血管疾病(CVD)死亡和全因死亡率的影响。AAA,阿司匹林治疗无症状动脉粥样硬化;ABI,踝肱指数;BMD,英国男性医生试验;CG,对照组;ETDRS,早期治疗糖尿病视网膜病变;HOT,高血压最佳治疗;IG,干预组;JPAD,日本用阿司匹林预防糖尿病动脉粥样硬化;JPPP,日本一级预防项目;PHS,医生健康研究;POPADAD,动脉疾病和糖尿病进展的预防;PPP,初级预防项目;RR,相对风险;TPT,血栓预防试验;WHS,妇女健康研究。(引自 Guirguis-Blake JM et al. Aspirin for the primary prevention of cardiovascular events:a systematic evidence review for the U. S. Preventive Services Task Force. Ann Intern Med 2016;164(12):804-13.)

表明,无论是在一级预防还是二级预防中,阿司匹林对糖尿病的心血管效应均无影响。在糖尿病患者的3次一级预防试验中——早期治疗糖尿病视网膜病变研究(Early Treatment Diabetic Retinopathy Study,ETDRS)、预防动脉疾病和糖尿病进展(Prevention of Progression of Arterial Disease and Diabetes,POPADAD)和日本用阿司匹林预防糖尿病动脉粥样硬化(Japanese Primary Prevention of Atherosclerosis with Aspirin for Diabetes,JPAD)——均未显示阿司匹林的显著作用。对糖尿病患者最近的一项meta分析[106]发现阿司匹林和安慰剂在预防总死亡率、个体动脉粥样硬化事件、出血、胃肠道出血或出血性卒中方面无显著差异。对于糖尿病患者使用阿司匹林的两项正在进行的研究——ACCEPT-D(Aspirin and Simvastatin Combination for Cardiovascular Events Prevention Trial in Diabetes,阿司匹林和辛伐他汀联合用于糖尿病心血管事件预防试验)和ASCEND(糖尿病心血管事件研究)——可以提供有关阿司匹林在糖尿病患者中的安全性和益处的更多信息。ACCEPT-D试验还将评估阿司匹林对接受他汀治疗的患者是否有任何额外的益处[107,108]。

关于性别和年龄的潜在影响改变,阿司匹林已被证明在心血管疾病二级预防方面对男性和女性都有效。然而,阿司匹林在一级预防中的有效性仍不确定[109]。一项大规模的妇女健康研究发现,阿司匹林能显著降低总卒中和缺血性卒中的风险。虽然阿司匹林总体上并没有降低心肌梗死的风险,但在65岁以上的女性中,服用阿司匹林后心肌梗死的风险显著降低[101]。这一发现与医生健康研究中男性心肌梗死的风险显著降低形成对比,但对卒中没有任何益处[101]。尽管如此,来自2016年美国预防服务工作组[103]的分析得出结论,没有强有力的证据支持性别差异对阿司匹林在一级预防中造成影响。该报告还得出结论,在对有限的子组数据进行分析的基础上,子组差异的最一致的证据是对老年组的心肌梗死的影响增加[103]。然而,最近在日本60岁或60岁以上的患者中,使用低剂量的阿司匹林来预防心血管疾病的风险因素,在降低其复合终点风险方面没有任何益处,但降低了非致命性心肌梗死的风险[110]。正在进行的一项大型试验(ASPREE:Aspirin in Reducing Events in the Elderly,阿司匹林降低老年人事件研究)将提供关于这个问题的更多信息。另一项正在进行的试验(ARRIVE:A Study to Assess the Efficacy and Safety of Enteric-Coated Acetylsalicylic Acid in Patients at Moderate Risk of Cardiovascular

Disease,评估肠溶乙酰水杨酸在中度心血管疾病风险患者中的疗效和安全性的研究)将为中度或高风险心血管疾病患者提供一级预防信息[111,112]。

另外值得注意的是,在血管事件的一级和二级预防中,对每日阿司匹林随机试验的长期随访分析显示,阿司匹林对癌症有有益的作用[104]。综合来看,最近对系统性证据[113]的综述显示长期使用低剂量阿司匹林对总癌症死亡率和总癌症发病率没有显著益处。然而,有证据表明,在试验开始后5年甚至10年以上的结直肠癌发病率显著降低,20年的结直肠癌死亡率显著降低。鉴于已知使用阿司匹林的危害,广泛采用阿司匹林进行癌症化学预防将需要个人权衡风险和益处[114]。

总体而言,目前可用的数据显示,与二级预防中确定的益处风险比相比,低剂量阿司匹林在心血管疾病一级预防中没有明显的净益处[115]。与在二级预防中使用阿司匹林相比,FDA 尚未批准阿司匹林用于一级预防。2016 年 USPSTF 关于使用阿司匹林的推荐声明包括心血管疾病和直肠癌的一级预防。[115]该推荐声明更新了 2009 年工作组关于阿司匹林在心血管疾病一级预防中的建议,以及 2007 年关于阿司匹林和非甾体抗炎药(NSAIDs)用于预防结直肠癌的建议。与此前的报告不同的是,该报告对男性和女性分别制定了指导方针,这份更新的声明建议,在没有性别特异性分化的情况下,在 50 至 59 岁的成年人中,开始使用低剂量阿司匹林初级预防心血管疾病和结肠直肠癌,这些人有 10 年心血管风险 10%或更高的心血管风险、无出血增加风险、预期寿命至少 10 年,并愿意每天服用低剂量阿司匹林至少 10 年。对于 60 岁至 69 岁有 10 年心血管风险 10%或更高的患者,是否服用阿司匹林预防心血管疾病和结直肠癌应当依个体而定。目前的证据不足以评估在 50 岁以下或 70 岁以上的成年人中使用阿司匹林预防心血管疾病和癌症的风险与收益平衡。其他指南有不同的建议(表 45.1)[101]。

糖尿病本身并不适合服用阿司匹林。美国糖尿病协会 2016 年的声明[116]支持 AHA、ACC 基金会和美国糖尿病协会[117]的最后一致声明,并建议考虑低剂量的阿司匹林,以预防 1 型或 2 型糖尿病患者的心血管疾病,他们有 10 年的心血管疾病风险至少 10%,并且没有增加出血的风险。该组由至少 50 岁的糖尿病男性和女性组成,且至少有一个其他的主要心血管疾病风险因素。对于低风险(小于 50 岁且无额外动脉粥样硬化心血管疾病风险因素)的糖尿病成年人,不推荐使用阿司匹林。

增加阿司匹林的适当使用的干预措施

对 2011—2012 年 NHANES 的一项分析研究了阿司匹林在心血管疾病的二级和一级预防中的应用[118]。二级预防的候选人为据称既往有卒中或心脏病确诊史的个体。在二级预防人群中,75.9%的人被医生告知服用阿司匹林,这其中有 89.9%服用阿司匹林。既往未诊断出心血管疾病的患者被视为一级预防的候选人群,根据其 Framingham 10 年冠心病风险评分是否大于 10%或 10%或小于 10%,将其分为高风险和低风险。在既往未诊断出心血管疾病的患者中,22.5%被归类为高危人群:其中,40.9%的人被医生告知服用阿司匹林,79.0%遵医嘱。在低风险的患者中,26.0%的人被医生告知服用阿司匹林,76.5%遵医嘱。在高风险人群中,患者称医生建议的重要预测因素包括年龄、种族和保险状况;在低风险人群中,确定的因素包括年龄和保险状况,以及肥胖和教育。这些结果表明,未来心血管疾病的客观风险水平和后续风险并未构成服用阿司匹林的建议。

表 45.1 低剂量阿司匹林用于一级预防动脉粥样硬化性心血管疾病(ASCVD)的指南建议摘要

美国预防服务工作组,2016 年
10 年 ASCVD 风险≥10%的 50~59 岁成人服用阿司匹林,不增加出血的风险,预期寿命≥10 年,愿意服用阿司匹林≥10 年
个体化治疗 10 年 ASCVD 风险 10%的 60~69 岁成人,不增加出血的风险,预期寿命≥10 年,并且愿意服用阿司匹林≥10 年
对年龄小于 50 岁或≥70 岁的成年人,不建议使用
美国预防服务工作组,2009 年
当潜在的益处超过胃肠道出血的风险时,可使用阿司匹林
男性
年龄 45~59 岁,10 年冠心病风险≥4%
年龄 60~69 岁,10 年冠心病风险≥9%
年龄 70~79 岁,10 年冠心病风险≥12%
女性
年龄 55~59 岁,10 年卒中风险≥3%
年龄 60~69 岁,10 年卒中风险≥8%
年龄 70~79 岁,10 年卒中风险≥11%
美国糖尿病学会,2016
对于没有出血风险增加且 10 年 ASCVD 风险>10%的糖尿病患者,使用阿司匹林 75 至 162mg/d(包括大多数≥50 岁患有糖尿病且其他 ASCVD 危险因素≥1 的男性和女性)
针对年龄小于 50 岁的糖尿病成年人,且有多重 ASCVD 风险因素(10 年 ASCVD 风险,5%~10%)进行个体化治疗
对于 ASCVD 风险低(10 年风险<5%)的糖尿病成年人不推荐使用
美国胸科医师学会,2012 年
建议 50 岁或以上的成年人服用阿司匹林
欧洲心脏病学会,2012 年
不建议
美国心脏协会,2011 年
如果血压得到控制并且益处超过风险,对于 65 岁及以上的女性有用
对于 65 岁以下的女性预防缺血性卒中可能有效
不建议 65 岁以下的女性预防心肌梗死
加拿大心血管学会,2011 年
仅在特殊情况下考虑(冠心病风险高,且出血风险低)
不建议常规使用

数据引自 Mora S, Manson JE. Aspirin for primary prevention of atherosclerotic cardiovascular disease: advances in diagnosis and treatment. JAMA Intern Med. 2016;176:1195-1204.

临床决策支持工具可以帮助医生识别有风险的患者,这可能是有益的。考虑到阿司匹林一级预防的安全性,需要对阿司匹林对心血管疾病的预期益处和预期出血风险进行个体化评估。2016 年 USPSTF 使用由 ACC/AHA 汇集队列方程导出的计算器来预测首次硬性动脉粥样硬化心血管事件的10年风险。这是目前唯一经过内部验证的计算器，可以将风险报告为脑血管和冠状动脉事件的组合（计算器的在线版本：http://tools. acc. org/ASCVD-Risk-Estimator/）。没有有效的预测出血风险的工具。目前正在考虑其他新方法来帮助医生评估阿司匹林在心血管疾病一级预防中的风险-收益比。例如，前面提到的“阿司匹林指南”[105]是一种个性化的共享决策方法，它包含了关于患者风险因素的信息，用于计算10年动脉粥样硬化性心血管事件风险评分（ACC/AHA ASCVD评分）和出血风险评分（www. aspiringuide. com；免费手机应用程序：https://appsto. re/us/emRMcb. i）。然此时，评估心血管获益与出血基线风险的平衡，以及在心血管疾病一级预防中推荐低剂量阿司匹林，是一种定性评估。

“复合药物”的概念基础

与分别改变血小板功能和降低血压和胆固醇的干预措施相比，预防性干预出现了一种趋势，即考虑使用“多效药丸”。例如，这类制剂可能含有阿司匹林、叶酸、他汀类药物和各种降血压药物。在二级预防中，使用多效药丸方法具有理论上的优势，特别是在发展中国家，通过单一廉价的干预措施以及受训（非医师）保健护理人员，达到更好的治疗效果且成本低廉。印度Polycap研究表明了这种益处：一种单一的联合制剂能显著降低血压、血脂和提高整体用药依从性[119]。

然而在一级预防中，多效药丸的概念设想几乎都经不起检验。在药物选择上，随机试验已经发现叶酸并不会降低事件发生率，而且阿司匹林可能只对那些高危人群有净益处。对多效药丸疗法的依从性也低于预期，并且“只针对年龄”的筛查在很大程度上被“绝对风险筛查”[120]所取代。最重要的是，不同疗法的效果是叠加的这一假定并未被证实。在12 075名中度风险参与者的HOPE-

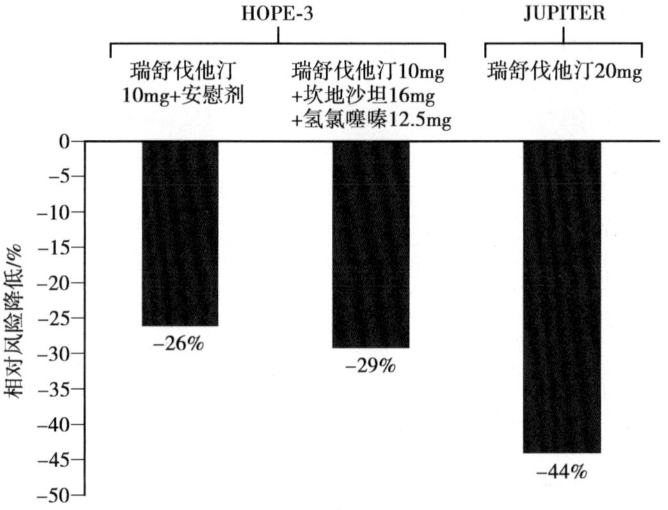

图45.13 他汀类药物单药治疗与“多效药丸”概念的对比。该图显示单独使用瑞舒伐他汀10mg（左），使用瑞舒伐他汀10mg加坎地沙坦16mg加氢氯噻嗪（HCTZ）12.5mg（中）的组合所显示的相对风险降低（来自心脏预后评估［HOPE］3试验的数据）和单独使用瑞舒伐他汀20mg（来自“在预防中使用他汀类药物的理由：评估瑞舒伐他汀的干预试验”）（JUPITER，右）。（引自Ridker PM. Is statin monotherapy the perfect polypill? Circulation 2016；134［2］：91-3.）

3多效药丸试验中，与安慰剂相比，在瑞舒伐他汀10mg（HR，0.71；95% CI 0.56~0.90）中加入两种抗高血压药物时所观察到的益处并不显著大于单独使用瑞舒伐他汀10mg（HR，0.74；95% CI 0.6）的获益[121]。鉴于相对风险降低的幅度大大小于对比JUPITER试验（使用瑞舒伐他汀日剂量20mg而不是日剂量10mg）中观察到的降低幅度，中度或高强度他汀治疗（不添加其他药物）可足以作为最佳“多效药丸”[122]（图45.13）。

非常规风险标志物和相关干预

尽管血脂很重要，但一半的心脏病发作发生在没有明显高脂血症的人身上，几乎四分之一的心脏病发作发生在没有任何主要的典型血管危险因素的情况下。这一事实挑战了与当前风险检测和疾病预防筛查项目有关的几个基本问题。因此，最近的许多研究都集中于新的动脉粥样硬化风险标志物的识别和评估也就不足为奇了。

当评估任何新的风险标志物作为潜在的新的筛选工具时，临床医生需要考虑：①针对研究生物标记，是否有一个标准化的、可重复的生物标志物检测方法；②是否存在一系列一致的前瞻性研究来证明给定参数可预测未来风险；③新标志物是否增加脂质筛选的预测值；④是否有证据表明新标志物增加全局风险预测分数，如Framingham心脏研究；以及⑤对生物标志物的了解是否会导致经证实的干预以有效降低患者风险。（有关回答这些问题的量化方法的详细讨论，见第9章。）对这些基本流行病学要求的一些实例的讨论如下：高灵敏度C反应蛋白和其他炎症标志物、Lp(a)和同型半胱氨酸。在风险预测方面，医生也应该考虑新标志物的相对量级，特别是与血脂筛查相比。

超敏C反应蛋白

炎症表征动脉粥样硬化血栓形成的所有阶段，并在斑块形成和急性破裂之间提供了关键的病理生理学联系，导致阻塞和梗死（见第44章）。与动脉粥样硬化发生相关的炎症细胞因子，如IL-1或肿瘤坏死因子（tumor necrosis factor，TNF），诱导信使细胞因子IL-6的表达，该信使细胞因子可从局部炎症部位传递到肝脏，并改变蛋白质合成程序以产生急性期反应。

在临床实践中，该炎症过程中最容易研究和应用的生物标志物是下游的急性期反应物CRP。CRP是五聚蛋白家族的循环成员，由五个23-kDa亚基组成，在人类先天免疫反应中起作用。在世界范围内进行的50多个大规模前瞻性队列研究表明，当用高灵敏度分析（hsCRP）测量时，即使低密度脂蛋白胆固醇水平很低，CRP可以独立预测在明显健康的人群中发生心肌梗死、卒中、外周动脉疾病和心源性猝死（sudden cardiac death，SCD）的风险[123]。在综合meta分析中，与高灵敏度C反应蛋白（hsCRP）相关的多变量风险（如存在）超过了与血压或胆固醇相关的风险，并且在预测未来冠心病事件方面，高灵敏度C反应蛋白在C统计量上有一个增量，与总胆固醇和高密度脂蛋白胆固醇的量级几乎相同[124,125]（图45.14）。根据Framingham风险评分，高灵敏度C反应蛋白在所有低密度脂蛋白胆固醇水平和所有风险水平上都增加了预后信息。

美国心脏协会和美国疾病控制与预防中心于2003年发布了首个临床应用高灵敏度C反应蛋白水平的指南。简言之，当与传统风险标志物一起考虑时，hsCRP水平小于1、1~3及高于3mg/L

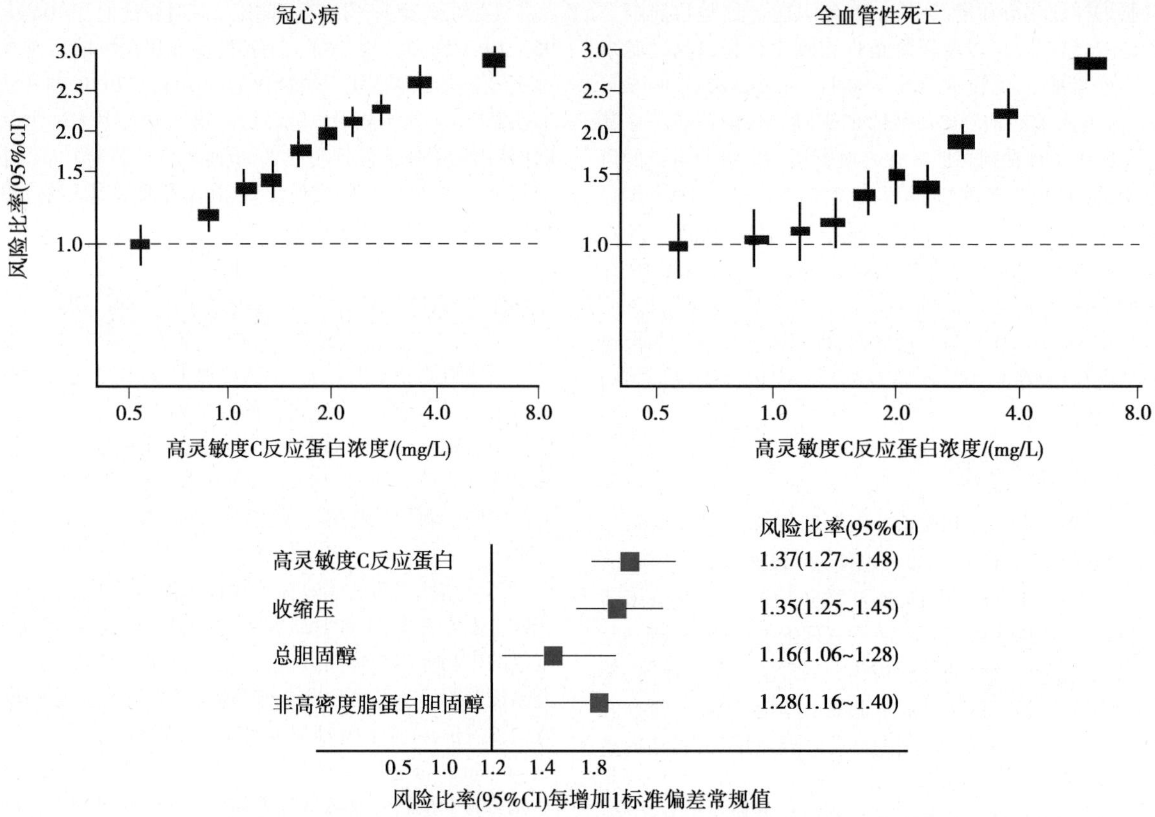

图 45.14 高敏 C 反应蛋白(hsCRP)在一级预防中的预测能力。这项 meta 分析显示了健康个体中 hsCRP 浓度与冠心病和血管死亡的关系(上图),以及 hsCRP 每增加 1 标准差(SD)引起的风险对比血压或总胆固醇的可比变化(下图)。(引自 Ridker PM. A test in context:high-sensitivity C-reactive protein. J Am Coll Cardiol 2016;67[6]:712-23.)

应分别解释为较低、中等和较高的相对血管风险(图 45.15)。Framingham 心脏研究中的应用证实了这一重要发现[126]。作为全局风险评估的一部分,hsCRP 筛查应由医生酌情进行。尽管 hsCRP 预测了整体人群范围的风险,但它很可能对中等风险的患者最有用,即那些预期 10 年事件率在 7.5%到 20%之间的患者。目前的 AHA/ACC 指南建议,在不确定他汀类药物治疗时,推荐使用 hsCRP。hsCRP 值超过 8mg/L 可能代表潜在炎症疾病或并发感染引起的急性期反应,应在 2 至 3 周内进行重复检测。因为 hsCRP 水平在长时间内具有与传统风险因子相当的稳定性,表现出最小的生理节律变化,并且不依赖于膳食状态,门诊患者可以在胆固醇评估中进行筛查。

在临床实践中,许多医生现在将 hsCRP 和家族病史作为全局风险预测的一部分。Reynolds 风险评分针对男性和女性免费提供,有助于此预测过程(www.reynoldsriskscore.com)。在几个独立的群体中,Reynolds 风险评分被证明比 Framingham 风险评分或当前的 AHA/ACC 汇总队列方程具有更好的鉴别和精准度[126,127]。hsCRP 水平大于 3mg/L 也可预测复发性冠状动脉事件、血管成形术后血栓形成并发症、不稳定型心绞痛的预后不良及旁路手术后的血管并发症。

所有这些数据都支持炎症在动脉粥样硬化血栓形成过程中起着关键作用的观点。此外,即使在肌钙蛋白水平没有升高的情况下,hsCRP 在急性缺血病例中也具有预后价值,这表明在住院期间增强的炎症可以确定随后的斑块破裂。这些发现有助于解释为什么与低 hsCRP 水平相比,高 hsCRP 水平的患者可以从积极的干预中获得更大的益处。该标志物还与缺血伴非阻塞性冠状动脉疾病(ischemia with angiographically normal-appearing coronary arteries, INOCA)患者的血管事件和缺血发作有关,提示炎症在冠状动脉微血管功能中的作用[128]。

由颈动脉内膜厚度或冠状动脉钙化测量显示,hsCRP 水平仅与潜在的动脉粥样硬化疾病轻微相关。这一观察结果表明,hsCRP 不仅简单反映了亚临床疾病的存在,而且表明斑块破裂和/或血栓形成的可能性增加。尸检数据证实了这一假设:相对于那些死于糜烂性疾病或其他非血管性疾病的患者而言,斑块明显破裂的患者 hsCRP 水平升高更为常见。hsCRP 水平升高不仅可以预测心血管事件,还可以预测 2 型糖尿病的发病,这可能是因为 hsCRP 水平与代谢综合征的几个组成部分相关,包括那些在临床实践中不易测量的因素,如胰岛素敏感性、内皮功能障碍和纤溶障碍。

hsCRP 高水平患者的一级预防干预措施

对于低密度脂蛋白胆固醇升高的患者,饮食、锻炼和戒烟是 hsCRP 升高患者的一线干预措施。至少,hsCRP 水平升高应该足以为患者提供动力以其改善生活方式,特别是对于那些先前被告知没有高脂血症而认为自己没有风险的人来说。在这方面,在地中海 PREDIMED 试验中被证实可以降低血管风险的两种干预方法——混合坚果和橄榄油——都能降低 hsCRP 水平[129]。

除了生活方式的改变,使用他汀类药物降低 hsCRP 升高患者、甚至低密度脂蛋白胆固醇水平患者的血管风险,代表心血管疾病预防治疗策略的根本改变。最重要的是,在 JUPITER 试验中,对于低密度脂蛋白胆固醇水平低于 130mg/dl 但因 hsCRP 水平为

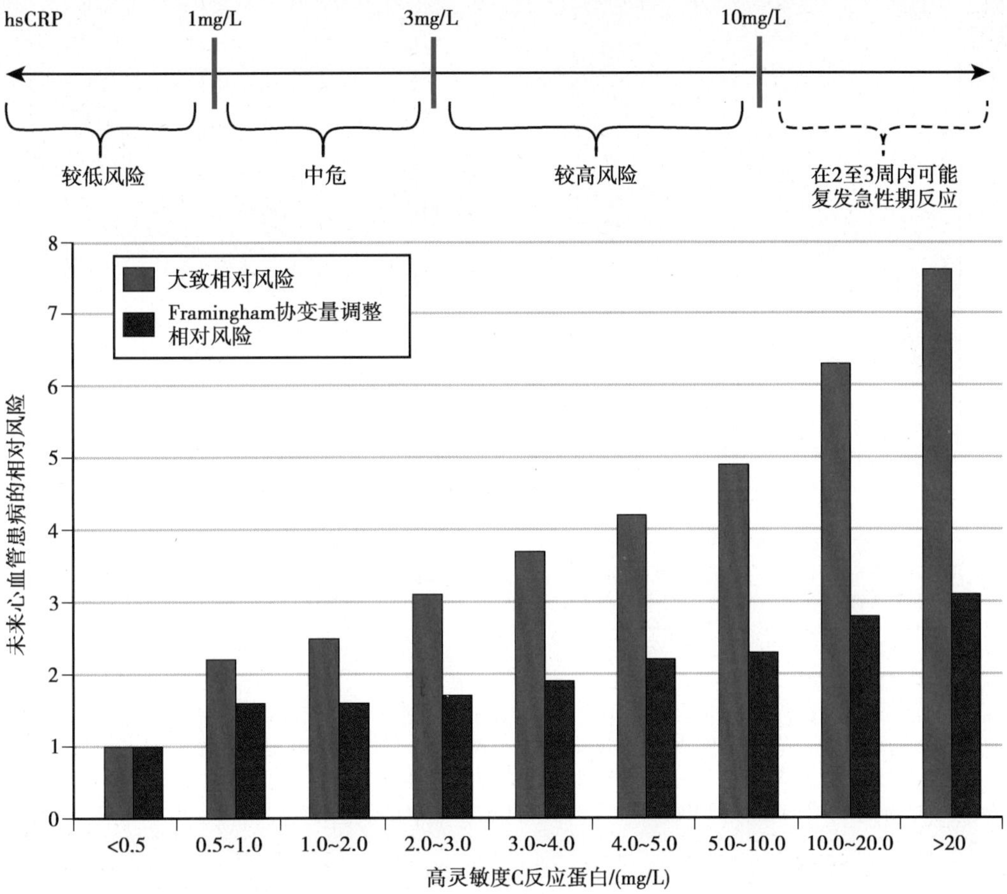

图 45.15 心血管(CV)风险预测的 hsCRP 值的临床解释。高灵敏度 C 反应蛋白(hsCRP)与心血管疾病风险在很大范围内呈线性关系。蓝条显示大致相对风险,红条显示根据 Framingham 风险因素调整的相对风险。(引自 Ridker PM. A test in context:high-sensitivity C-reactive protein. J Am Coll Cardiol 2016;67[6]:712-23.)

2mg/L 或更高而风险增加的明显健康的男性和女性,使用瑞舒伐他汀导致所有血管事件在试验主要终点降低 44%($P<0.000\,001$),心肌梗死降低 54%($P=0.000\,2$),卒中降低 48%($P=0.002$),动脉血管重建的需求减少 46%($P<0.001$),全因死亡率降低 20%($P=0.02$)。JUPITER 试验中所有预先指定的亚组都显著受益于他汀类药物治疗,包括那些以前被认为是"低风险"的分组,如女性、不吸烟者、无代谢综合征组,以及 Framingham 得分低于 10%组。从公共政策的角度来看,JUPITER 试验中 5 年需治疗人数(needed to treat,NNT)仅为 25 名,这一数值低于一级预防中与高脂血症或高血压治疗相关的 5 年需治疗人数。在另一项预先设定的分析中,瑞舒伐他汀使静脉血栓栓塞的发生率降低了 43%,这一结果具有临床相关性,并且是他汀类药物治疗多效性的重要观察结果[130,131]。如前所述,这些血管获益超过了与他汀类药物使用相关的糖尿病的小危害。

JUPITER 试验还表明,在他汀类药物治疗开始后,达到低密度脂蛋白胆固醇和 hsCRP 两者低水平可能会最大限度地提高预防效果,至少对他汀类药物治疗有效。在 JUPITER 试验群体中,那些将低密度脂蛋白胆固醇降低到 70mg/dl 以下,同时 hsCRP 降低到 1 毫克/升以下的患者,其风险降低了 80%[131]。在一级预防的基础上进行的这项观察扩大了先前在高风险二级预防方面的工作,证明了降低低密度脂蛋白胆固醇和 hsCRP 的好处[132]。以"普伐他汀或阿托伐他汀的评估和感染疗法——心肌梗死溶栓 22 (Pravastatin or Atorvastatin Evaluation and Infection Therapy-Thrombolysis in Myocardial Infarction 22,PROVE IT-TIMI 22)"试验为例,该试验在接受他汀类药物的急性冠状动脉综合征患者中进行,当达到低于 70mg/dl 的低密度脂蛋白胆固醇水平时,达到低于 2mg/L 的 hsCRP 水平可获得相当的长期无病生存率;事实上,达到这两个水平的患者有最好的长期结果[132]。对辛伐他汀中添加依折麦布的一项 IMPROVE-IT 试验分析,支持降低低密度脂蛋白和 hsCRP 两者的观点[133](图 45.16)。

虽然血管损伤涉及炎症,但 hsCRP 为此提供了一个经济且临床有效的措施,然而引发潜在炎症的刺激因素仍不确定。患有类风湿性关节炎、炎症性肠病和银屑病等慢性炎症性疾病的患者,其 hsCRP 水平往往升高,平均而言,血管风险也略有升高[134]。患有轻度感染的患者,例如牙龈炎或患有肺炎衣原体、幽门螺杆菌、单纯疱疹病毒和巨细胞病毒的慢性携带患者,在慢性全身性炎症的基础上也可能具有更高的血管问题风险。然而,针对这些生物的抗体效价的仔细前瞻性研究并没有一致的相关性证据,大规模的抗生素试验也没有显示事件发生率降低。

目前仍不清楚降低炎症是否能降低血管事件发生率。早期的"孟德尔随机"分析不支持 CRP 在动脉粥样硬化血栓形成中的直接因果关系,但是最近的这类研究支持相关的上游 IL-6 通路的因果作用[135,136]。这些数据强力支持正在进行的"心血管炎症减少试验",例如评估低剂量甲氨蝶呤、秋水仙碱和抗 IL-1β 抗体卡那

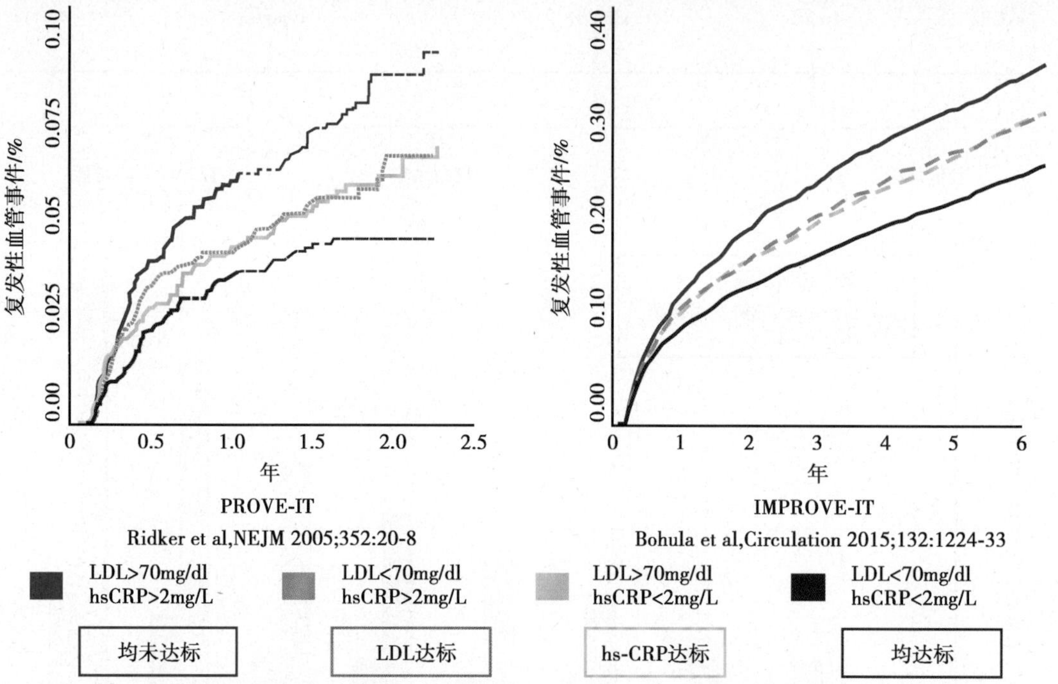

图 45.16 根据病人在启动他汀治疗(PROVE-IT,左图)或者他汀联合依折麦布治疗后(IMPROVE-IT,右图),低密度脂蛋白是否降到中低水平(<1.8mmol/L[70mg/dL]),hs-CRP 是否降到中位数水平(<2mg/L),两项均未达标,以及两项均达标的复发性心血管事件发生率(引自 Ridker PM. Residual inflammatory risk:addressing the obverse side of the atherosclerosis prevention coin. Eur Heart 2016;J 37:1720.)

单抗的试验。此外,"残余炎症风险"作为独立的临床实体,不同于"残余胆固醇风险",这一观点已经出现[137]。

其他炎症指标

目前高敏 C 反应蛋白(hs-CRP)是供临床参考最典型的炎症指标,然而还有其他一些的炎症生物标志物,也有助于预测血管风险和更清楚地认识炎症在动脉粥样硬化血栓形成中发挥的作用。这些炎症因子包括细胞因子[白细胞介素 1(IL-1)、白细胞介素 6(IL-6)]、某些细胞黏附分子的可溶性成分[可溶性细胞间黏附分子(sICAM-1)、P 选择素和 CD40 配体(CD40L)]及白细胞激活标志物[髓过氧化物酶,妊娠相关血浆蛋白 A,白细胞介素受体家族成员 ST2]。然而,这些潜在的炎症生物标志物目前由于分析限制,临床使用价值并不是很高。例如,有些标志物的半衰期太短而受限于临床诊断的使用,还有一些炎症标志物预测一般人群疾病风险的能力太局限。尽管如此,测量其中的某些炎症生物标志物能阐明动脉粥样硬化血栓形成过程的病理生理特点,尤其在斑块破裂时期。例如,CD40L(可能由激活的血小板释放)可以为特定的抗血栓药物的有效性提供线索,而且不依赖于 CRP。同样,髓过氧化物酶在急性缺血的案例中提供的诊断价值,甚至超过肌钙蛋白和 CRP,同时 ST2 的临床研究提示其可能是心功能衰竭和心肌缺血的新的相关性指标[138]。

血浆纤维蛋白原作为一种急性期反应蛋白,也常被认为是一种炎症标志物,除此之外,还会影响血小板聚集、血液黏滞度,与血纤维蛋白溶酶原结合反应、结合凝血酶,进而介导血栓形成的最后一步,同时介导对血管损伤的应激反应。纤维蛋白原水平与年龄、肥胖、吸烟、糖尿病、低密度脂蛋白水平呈正相关,与高密度脂蛋白水平、饮酒、体育活动、运动水平呈负相关。基于这些相关性,纤维蛋白原被认为是最新的风险因素。早期来自哥德堡、诺斯威客公园、弗雷明翰心脏研究的报道都发现纤维蛋白原水平和心血管事件的发生呈正相关。此后,还有更多的前瞻性研究均证实这些发现。在一项 meta 分析中,发现纤维蛋白原水平与慢性心脏病和卒中的风险呈线性对数相关性[139]。

在最近的研究中发现,hs-CRP 和纤维蛋白原结合起来可以更好地预测心血管疾病风险,尽管 hs-CRP 发挥的预测作用更多,其与纤维蛋白原结合起来可以增加风险预测的能力。这些发现有趣之处在于,C 反应蛋白和纤维蛋白原有不同的基因决定簇。尽管这些研究数据比较一致,纤维蛋白原的检测在临床使用中仍然受限,主要是因为这些检测方法未达最佳标准,以及和参比实验室相比的不一致性。除了 hs-CRP,唯一用于商业化的炎症指标是脂蛋白相关磷脂酶 A2(Lp-PLA2)。和 hs-CRP 一样,大多数研究显示 Lp-PLA2 与血管风险呈正相关。和 hs-CRP 相反的是,Lp-PLA2 在血液循环中与脂蛋白如载脂蛋白 B(apo B)结合,所以它的浓度水平和低密度脂蛋白浓度水平呈正相关。基于这种效应,调脂会使 Lp-PLA2 和血管事件发生的相关性减弱,以至于风险预测能力变弱。临床上,检测 Lp-PLA2 及其活性实验重复性不是很好,这进一步使其评估更加复杂。在最近的两项大规模临床试验中,在强化他汀治疗降低低密度脂蛋白胆固醇后,Lp-PLA2 不能再预测残余风险。因此,专家评审建议临床上检测 Lp-PLA2 水平有局限性[140]。

抗炎策略

目前为止,四大临床研究评估了降低纤维蛋白原的获益程度,然而得到的都是阴性结果。尤其是苯扎贝特,其药物治疗尽管显著降低纤维蛋白原水平,但并未降低心血管事件发生率。相似地,在心脏雌激素孕酮替代试验(Heart and Estrogen/Progestin Replacement Study,HERS)和 WHI 临床试验中,激素替代疗法降低纤维蛋白原的同时并未改善临床预后。同样令人失望的是,Lp-PLA2 抑制剂达普拉缔及其延伸出的 MAPK 抑制剂 losmapimod 的两个主要临床研究也没有显示任何临床效益[141-143]。与此同时,几项跨国临床试验正在评估特异性药物直接或间接靶向抗炎是否可以降低血管事件发生率。正在进行的评估性治疗药物包括康纳单抗(这是一种中和 IL-1 β 的单克隆抗体),光谱抗炎药低剂量甲氨蝶呤广泛用于类风湿性关节炎。除此之外,微管蛋白抑制剂秋水仙碱作为一种抗炎药用于治疗痛风和心包炎。后面几个药物应该提供关于动脉粥样硬化血栓形成炎症假说的明确直接的试验。最近的康纳单抗抗炎症血栓形成预后研究(Canakinumab Antiinflammatory Thrombosis Outcome Study,CANTOS)报道已经证实了动脉粥样硬化的炎症假说,并且明确指出 hs-CRP 水平作为抗 IL-1β 治疗的参考依据具有实用性[144]。

脂蛋白 LP(a)

脂蛋白 LP(a)由具有其载脂蛋白 B100 成分的低密度脂蛋白颗粒组成,通过二硫键桥接载脂蛋白(a)[APO(a)],长度可变,其蛋白质序列与纤溶酶原相似(参见章节 48)。脂蛋白(a)的载脂蛋白(a)包含重复的富含半胱氨酸的三环Ⅳ,不同重复数产生很大的异质性。因此,血浆 LP(a)浓度与 APO(a)异构体的大小成反比,但即使在同一异构体的大小,基于合成水平不同,也可能变化。由于分子复杂性,LP(a)存在 25 种可遗传形式,证明了在检测血浆水平中确定基因组的重要性,这对于预测不同人群的风险是一个重要的问题。LP(a)和纤溶酶原相近的同源性导致脂蛋白可能通过竞争纤溶酶原在内皮细胞上的结合,来抑制内源性纤维蛋白溶解。最近研究提示 LP(a)结合和灭活组织因子途径抑制剂,可增加纤溶酶原激活物抑制剂的表达,进一步连接脂蛋白和血栓形成。LP(a)还位于动脉粥样硬化病变处,可能通过氧化磷脂通道起到局部作用。因此,多个机制参与脂蛋白(a)在动脉粥样硬化血栓的形成[145]。

在最新的包括 36 项前瞻性研究的 meta 分析中,超过 12 000 个心血管终点。标准偏差调整后,血浆 Lp(a)水平增加冠心病的风险比为 1.13,缺血性卒中为 1.1[146]。调整经典的心血管危险因素也只能适度减弱这些影响,部分因为 Lp(a)和其他风险标志物相关性极小。然而,Lp(a)的评估是否真正增加了预后信息,从而作为初级预防降低整体风险仍然不确定。因为在大多数研究中,Lp(a)通常是在已知处于高风险的人证明具有预测性的,特别是 LDL 胆固醇水平升高的患者。相比之下,Bruneck 研究的最新数据表明心血管风险重新分类可以适度改善 Lp(a)的评估偏差,特别是明显水平升高的人[147]。一些研究者提倡在某些患者中评估 Lp(a),例如已知冠状动脉疾病或肾衰竭的患者。有证据显示儿童复发性缺血脑卒中伴随 Lp(a)水平升高,这也支持 Lp(a)在非高风险环境中作为生物标志物的潜在使用价值。

Lp(a)检测试剂盒的商业标准化已大大改善,大多数实验室使用与 apo(a)同种型大小无关的商业试剂盒测量 Lp(a)。在最近几项使用这些检测方法的研究表明,Lp(a)水平与风险增加是非线性关系的,当分析仅限于同时伴有 LDL 胆固醇水平升高的患者,结果与以前的研究一致。因此其阈值效应及与 LDL 胆固醇的相互作用可能会限制 Lp(a)在普通人群常规检查中作为心血管危险分层的使用。但是,对于遗传引起的 Lp(a)水平大大升高的人群仍有相当大的意义[148,149]。

减少脂蛋白(a)的干预措施

除高剂量烟酸外,几乎没有已证实的降低 Lp(a)水平的干预措施,迄今为止没有研究表明减少 Lp(a)降低血管风险。但是,先前的遗传学调查注意到 Lp(a)调控和心血管事件之间可能存在因果关系。由于这些原因,人们对探索具有降低 Lp(a)效果的药物非常感兴趣[145]。包括 PCSK9 抑制剂和修饰的反义寡核苷酸药物的几种新药,已显示出降低 Lp(a)水平的实质性能力,这些药物现在正在进行结果评估[145]。CETP 抑制剂 evacetrapib 尽管大幅减少 Lp(a)水平,但没有较低心血管事件发生率,大大阻碍了学者对此的研究热情。降低 Lp(a)的机制研究可能是重要的,并且最终的试验可能需要专注于那些有明显升高的患者,一个难以筛选的群体。

同型半胱氨酸

同型半胱氨酸是一种来源于膳食蛋氨酸去甲基化的含巯基氨基酸。在遗传性罕见蛋氨酸代谢缺陷的患者中,严重的高同型半胱氨酸血症(血浆水平>100mmol/L)可以发生;这类患者发生早发性动脉粥样硬化血栓形成以及静脉血栓栓塞的风险大大提高。可能解释这些影响的机制包括内皮细胞功能障碍,加速 LDL 胆固醇氧化,流动介导的内皮细胞衍生的松弛因子受损伴随发生动脉血管舒张减少,血小板活化和氧化应激。与严重的高同型半胱氨酸血症相反,在一般人群中轻度至中度升高同型半胱氨酸(血浆水平>15mmol/L)更常见,主要是因为膳食摄入叶酸不足。其他可能有同型半胱氨酸水平升高的患者群体包括接受叶酸拮抗剂例如甲氨蝶呤和卡马西平的患者,以及甲状腺功能减退或肾功能不全引起的同型半胱氨酸代谢受损的患者。

亚甲基四氢叶酸还原酶基因(methylene tetrahydrofolate reductase gene,*MTHFR*)编码不耐热蛋白的常见多态性,至少在变体纯合子中,与升高的同型半胱氨酸水平和增加的血管风险相关。家族关联研究报道称,同型半胱氨酸水平较高的父母后代具有早期 CAD。*MTHFR* 多态性在临床有适当相关性,然而,杂合子的人群缺少同型半胱氨酸水平升高的证据,即使是低叶酸摄入的人群也是如此。在 40 项观察性研究的 meta 分析中,*MTHFR* 677,TT 变异体纯合的患者相对风险增加了 16%[比值比(OR),1.16;95%CI 1.05 至 1.28],这项观察结果仅在欧洲人群中得到证实[149]。在叶酸强化的人群中,例如在北美,没有什么显著的证据支持遗传评估 *MTHFR* 有助于预测血管风险。

可靠的全血浆同型半胱氨酸免疫测定试剂盒(组合游离同型半胱氨酸,结合同型半胱氨酸和混合二硫化物)已广泛使用,在很大程度上取代了使用高性能的液相色谱法。尽管有更新的分析方法,测量同型半胱氨酸仍存在争议,并且最近的指南没有提倡使用。这反映了缺乏前瞻性队列研究和同型半胱氨酸减少的大型试验的报道。在美国,食品补充叶酸大大降低了低叶酸症并升高了同型半胱氨酸水平,特别是对最初值在适度升高范围内的人。因此,通过筛选同型半胱氨酸可能识别的患者数量大大减少了。

减少同型半胱氨酸的干预措施。已有几项主要研究完成了关于同型半胱氨酸减少的临床试验,没有研究结果显示其有实质性的好处。这些无效试验包括维生素干预预防卒中(Vitamin Intervention for Stroke Prevention,VISP)试验、挪威维生素试验(Norwegian Vitamin Trial,NORVIT)、心脏预后预防评估(Heart Outcomes Prevention Evaluation,HOPE-2)试验和退伍军人事务部试验,所有这些都表明同型半胱氨酸水平降低并没有降低血管事件发生率[150-153]。这些一致的阴性试验结果与孟德尔随机化研究的假设相冲突,这与之前曾争辩过的同型半胱氨酸浓度和血管事件明确的因果关系一致[149]。

尽管研究热情降低并且缺乏低同型半胱氨酸减少血管风险的证据,一般人群持续补充叶酸对降低神经管缺陷的风险至关重要-在美国十多年来已经普遍使用的廉价方法,对于欧洲和发展中国家的大部分地区仍然是一个公共卫生挑战。

直接斑块成像

与易患疾病的生物因素相反，临床前动脉粥样硬化的直接成像提供了另一种方法检测可能从早期预防干预措施中受益的高风险人群[154,155]。虽然几种新的成像测试正在开发，最好的研究数据是常见的超声测量颈动脉内膜中层厚度(common carotid intima-media thickness，CIMT)和计算机断层扫描(computed tomography，CT)检测冠状动脉钙化。这两种成像方式可以发现高危人群，但两者在预防实践中都引发了争议。关于CIMT，对14个人群的队列研究的meta分析证实每增加CIMT 0.1mm厚度，未来血管风险增加9%具有一致性和统计学意义；然而，同样的分析发现一旦风险评估和重新分类经历的通常风险因素的调整，CIMT不太可能具有临床重要性[155]。Framingham研究员最近还报道了CIMT在风险预测方面的有用性[156]，目前的ACC/AHA指南并未认可这种方法可以风险检测。

迄今为止，多项研究显示冠状动脉钙化(coronary artery calcification，CAC)水平升高可预测血管风险，与CIMT不同，CAC还可以提供一级预防的进一步分类。亨氏尼克斯多夫召回研究和动脉粥样硬化的多民族研究(Multi-Ethnic Study of Atherosclerosis，MESA)已显示CAC、踝肱指数(ankle-brachial index，ABI)、hsCRP水平和家族史(但不是CIMT)独立预测“中度风险”人群中的血管事件；在MESA，当加入ACC/AHA汇集的群组方程，CAC也会适度地改善差异[157,158]。BioImage研究通过CAC和三维超声颈动脉和冠状血管的组合，数据得到类似的结果[159]。但是CAC扫描，引起辐射暴露并导致下游测试增加来自意料之外的假阳性结果。因此，CAC是否可以经济有效地改善预防仍然存在争议。至今，试验表明，CAC对改变患者或医生在预防性干预方面的行为的影响非常有限[160]。

冠状动脉钙化作为临床生物标志物的部分困难是CT成像可能检测到最不可能破裂的斑块并且不能检测到未钙化的薄盖病变，这些导致大多数临床事件。因此，虽然冠状动脉钙化为动脉粥样硬化提供无创检测，低钙化评分的患者不能被视为处于低水平风险。在目前一项无症状个体的主要研究中，未来41%的血管事件都发生在钙评分(coronary artery calcium score，CACS)小于100的冠状动脉的患者身上，而17%发生在CACS为0的个体[161]。在此研究中，Framingham风险评分高但冠状动脉钙化评分低的患者仍处于高风险。因此，长期随访显示缺乏CAC并不排除冠状动脉事件的发生。此外，他汀类药物的使用尽管持续减少心血管事件，增加了CAC[162,163]。

动脉粥样硬化的成像已经远远超出了解剖学评估，其不仅关注于血管炎症和不稳定斑块这些功能属性[164]。这类研究利用不同成像方式和选择性成像的能力来检测斑块破裂的特异性分子和微观解剖学靶点。在某种程度上，这项新研究的推动力源认识于到纤维形态的“稳定”斑块具有相对较低的破裂率，而炎症性活跃的斑块更可能引起血管事件，尽管两者在当前的宏观解剖学成像上看起来相似。这种功能成像方法的潜在新靶点包括测量葡萄糖摄取，特异性黏附分子和细胞凋亡和蛋白质降解的生物标志物(图45.17)。磁共振成像(magnetic resonance imaging，MRI)，正电子发射断层扫描(positron emission tomography，PET)和对比增强超声检查(contrastenhanced ultrasonography，CEUS)——与特定分子靶点相

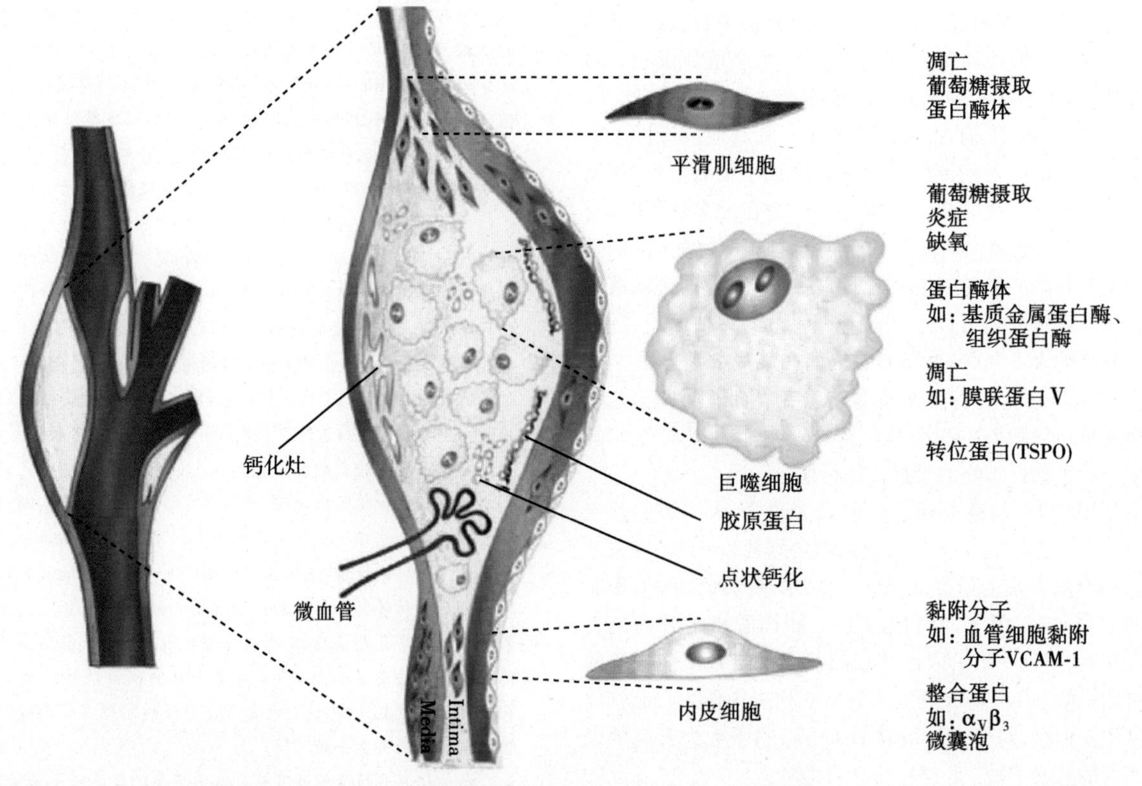

图45.17 动脉粥样硬化斑块的非侵入性血管成像靶点。(引自Camici PG，Rimoldi OE，Gaemperli O，Libby P. Non-invasive anatomic and functional imaging of vascular inflammation and unstable plaque. Eur Heart J 2012；33：1309.)

关——这些目前都在研究中,正如功能性测量血管活性如冠状动脉血流储备。

基于血管成像的干预措施

与血浆生物标志物如LDL胆固醇或hsCRP的情况不同,所有成像方式的主要限制是,极少试验数据表明任何成像生物标志物鉴定的患者受益于原本不会接受的治疗。无症状糖尿病缺血检测(Detection of Ischemia in Asymptomatic Diabetics,DIAD)强调了进行此类试验的重要性。在DIAD中,随机进行心肌灌注显像缺血筛查未能减少随访时心肌梗死、血管性死亡或缺血发作[165]。此外,几乎没有证据表明成像改善了一般性预防措施;正如随机早期非侵入性成像对亚临床动脉粥样硬化影响的研究(Early Identification of Subclinical Atherosclerosis by Noninvasive Imaging Research,EISNER)试验,知道CAC未能提高戒烟或运动率,对总胆固醇,HDL胆固醇,甘油三酯,葡萄糖,体重或对预防性的药物依从性包括他汀类药物或阿司匹林无影响。在有症状的患者中,一项10 000名参与者的主要临床试验显示,当冠状动脉计算机断层扫描成像解剖成像血管造影术(computed tomographic angiography,CTA)被用作常见功能性压力测试方法的替代方案未能改善结果[166]。观察性非随机性数据表明,CAC检测可用于他汀类药物治疗分类[167]。然而,由于他汀类药物可增加CAC,降脂的生物学机制和动脉钙化可能会发生分歧。因此,鉴于成本(以及在某些情况下,辐射暴露)问题,扩大使用影像学作为初级预防检测血管风险的筛选工具需要实质性工作,包括牢固结果的试验。

心血管风险的遗传标记

遗传性占冠状动脉心脏病易感性的一半(见第7章)。然而,直到最近,遗传风险因素易患冠心病仍难以量化。这个情况随着大规模全基因组关联研究(genome-wide association studies,GWASs)的出现发生了显著变化,GWASs能够在一般人群中发现很小但单核苷酸多态性(single-nucleotide polymorphisms,SNPs)的重要危险因素高度[168](图45.18)。在最新的meta分析,共有58种常见多态性与冠心病相关,另外100个基因位点与各种脂质表型相关,它们共同解释了估计CHD遗传率的28%[169]。其他遗传信息学研究主要关注炎症表型如CRP和IL-6受体途径,后者提示炎症在动脉粥样硬化血栓形成中的因果作用[135,136]。

这些数据累积产生了一些重要的观察结果。第一,虽然一些遗传变异通过脂质和高血压调控风险,由GWAS识别的许多基因位点似乎作用于动脉粥样硬化血栓形成过程,而与已知或传统风险无关[92,170]。这一观察具有相当重要的意义,因为它表明尚未开发用于血管预防的新途径,但是可以在血管事件的易感性中发挥重要作用。其他遗传数据提示,Lp(a)和富含甘油三酯的脂蛋白相关的途径,可能是动脉粥样硬化血栓形成的原因,从而支持针对这些目标分子的进一步干预试验。

第二,与任何一种遗传变体相关的风险程度越来越小,但如伴携带多达30种已知变异体的早发性疾病的患者,加一起可能对某个风险做出实质性贡献。大多数与冠心病相关的遗

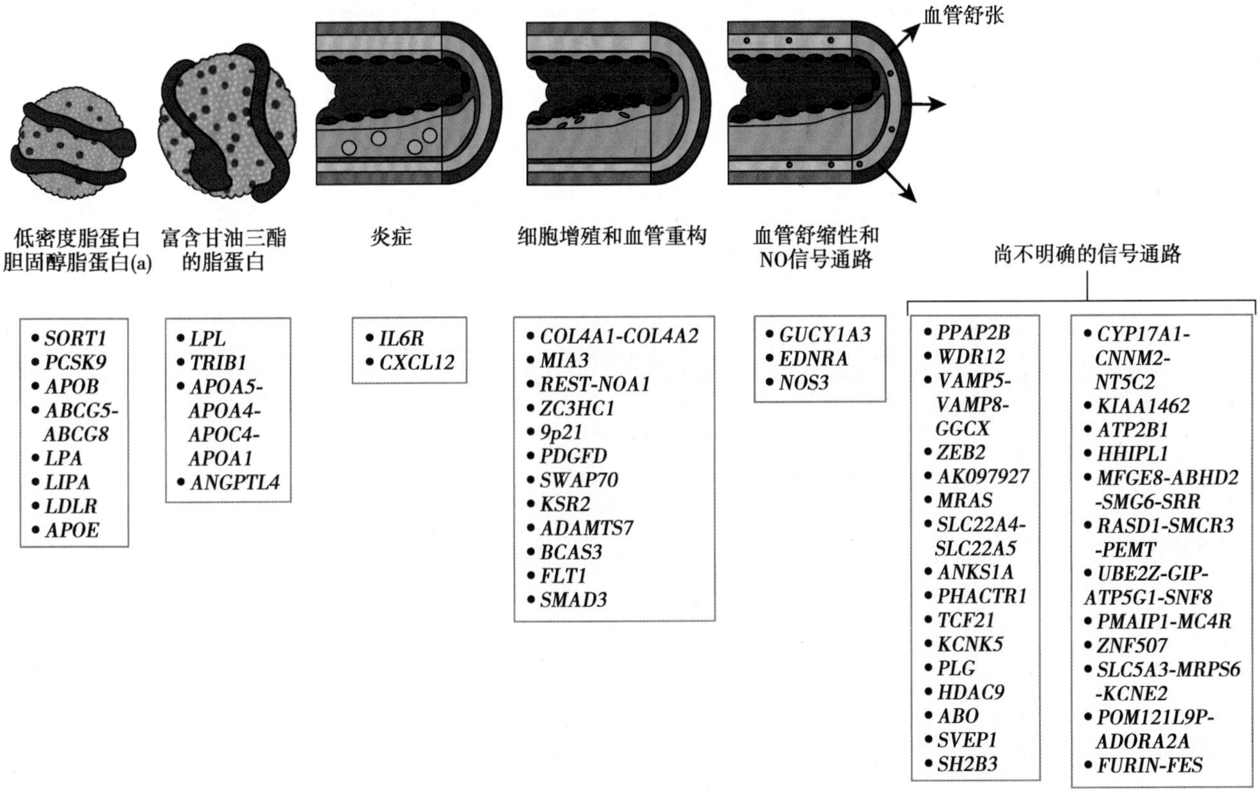

图45.18 与动脉粥样硬化疾病相关基因组区域联系的病理生理学通路。以上设想的通路与所列出的致病基因变异位点相关,在很多病例中,我们尚未明确鉴定出致病基因及其变异,因此这张汇编仅列出了几个临近基因;这种方法在一些病例中可能需要进一步修订。(引自Khera AV,Kathiresan S. Genetics of coronary artery disease:discovery,biology and clinical translation. Nat Rev Genet 2017;18:331.)

传变异定位于 DNA 不编码蛋白质产物的序列，这一观察对未来工作的相关性具有相当大的作用。功能基因组学和将这些数据从基因座转化为临床相关生物学是最重要的[171]。

第三，尽管早期研究令人失望，但最近的研究发现通过遗传筛选包含 50 个或更多基因位点可以适度改善风险预测评估，这种影响很大程度上与家族史无关[172,173]（图 45.19）。然而，这些影响的程度很小，因此对一般人群进行遗传筛查不太可能具有临床效用[174]。但是在特定情况下，尤其是当 LDL 胆固醇水平超过 190mg/dl 时，及存在家族性高胆固醇血症杂合子或纯合子（familial hypercholesterolemia，FH），应考虑进行遗传筛查。家庭级联筛查对儿童尤为重要，通过早期发现和治疗可以获得数十年的生命，这导致一些人呼吁儿童时期普遍进行 FH 筛查的观点[175,176]。

基于基因型的预防措施

不断发展的心血管病遗传学不仅提供新的治疗靶点，而且给临床诊疗中药物安全性和有效性的改善提供可能。广义地讲，遗传药物学是一门研究对药物反应的先天和获得性遗传变异的学科，这种变异既可以影响个体又会影响特定人群[177]（见第 8 章）。基因学对心血管药物潜在影响的实例包括他汀有效性及其导致的肌病的预测，氯吡格雷疗效，华法林剂量。

有关他汀有效性及其副作用，在一项药物遗传学研究中，发现一个 *SLCO1B1* 基因突变和辛伐他汀导致的肌病呈强相关性，这项研究叫做强化降血脂和同型半胱氨酸的有效性研究（Study of the Effectiveness of Additional Reductions in Cholesterol and Homocysteine，SEARCH）[178]。*SLCO1B1* 基因编码有机阴离子转运蛋白，已

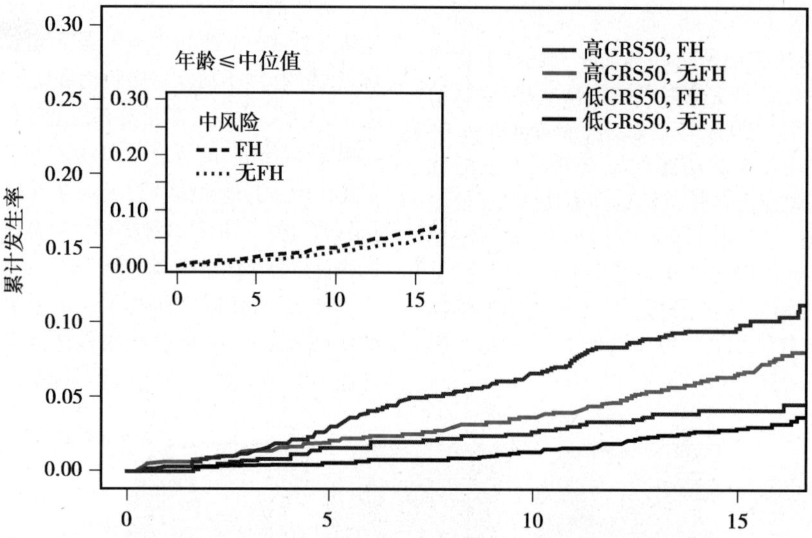

A

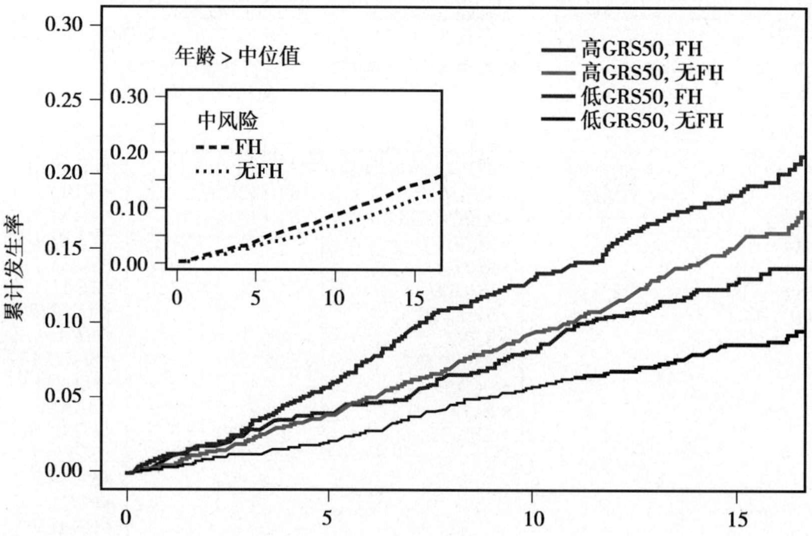

B

图 45.19 根据自我报告冠心病家族史（FH）和基因变异风险评分（GRS50）的冠心病事件的累计发生率。蓝和绿：GRS50 高分有（蓝）或没有（绿）自我报告冠心病家族史。红和黑：GRS50 低分有（虚线）或没有（点）自我报告冠心病家族史。累计事件发生率是再考虑非冠心病死亡作为竞争性风险的情况下评估的。A，小于中位年龄的受试对象（≤57.6），平均年龄是 51.4 岁（四分位范围：48.8～54.2），B，大于中位年龄的受试者（≥57.6），该组平均年龄是 64.7 岁（这四分位范围：61.1～67.7 岁）。引自 Tada H，Melander O，Louie JZ，et al. Risk prediction by genetic risk scores for coronary heart disease is independent of self-reported family history. Eur Heart J 2016；37：561-7.

知这种蛋白是负责肝脏摄取他汀。在这个编码区的单核苷酸多态性中，胞嘧啶(C)等位基因的风险比是每个拷贝数4.5(CC纯合子相对于TT纯合子的风险比高达将近17)。至于有效性，一项最近的遗传风险评分提示药物遗传学可以监测到他汀治疗带来的高风险，以及最大相对和绝对风险降低[179]。尽管在开他汀类处方药的时候并不需要这种风险评分，因为其有效性在病人群体中是众所周知的，但是这些数据可以增强基因组药物相互作用的概念，今儿可能影响其他血管治疗(图45.20)。

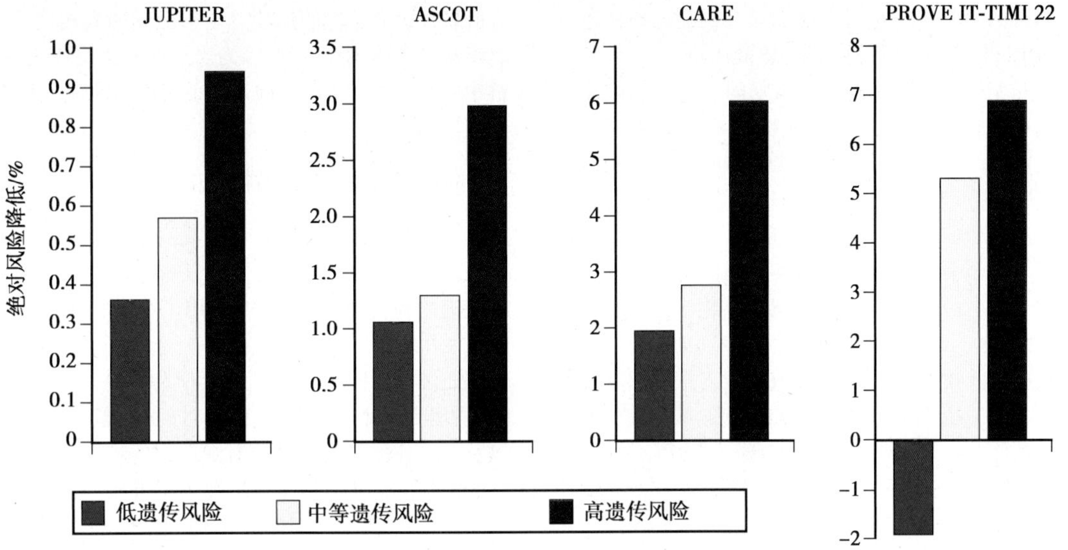

图45.20 他汀治疗的遗传风险和疗效。研究表明，在高遗传风险受试者中，他汀治疗带来的冠心病事件发生的绝对风险降低最显著。JUPITER，他汀使用在预防性试验中的调整，是一项评估瑞舒伐他汀的干预试验。CARE，胆固醇和复发事件试验；PROVE IT-TIMI 22，普伐他汀和阿托伐他汀评估和心梗溶栓治疗。(引自Mega J，Stitziel NO，Smith JG，et al. Genetic risk，coronary heart disease，and the clinical benefit of statin therapy：an analysis of primary and secondary prevention trials. Lancet 2015；385：2264-71.)

至于抗血小板治疗药物如氯吡格雷或者普拉格雷，有几项研究发现了*CYP2C19*和*ABCB1*的多态性(CYP2C19酶参与氯吡格雷的前体药物代谢，*ABCB1*编码氯吡格雷转运子)，这些基因的多态性与其抗血小板反应和临床结局相关。这些数据一开始就引起了FDA加强关于氯吡格雷药物遗传学的警告，但是AHA/ACC建议选择性遗传学检测因为尚缺乏明确的数据支持。目前有临床试验正在比较遗传学筛查和标准化临床路径[180]。

至于华法林剂量，几项干预肝脏代谢和维生素K环氧化物还原酶的基因多态性影响华法林剂量，这剂量直接影响到特定治疗目标和患者达到治疗目的所需的时间。但是，目前还存在这样的争议：是否药物遗传学效应可以引用到临床检测中，因为目前为止在临床试验中只看到一些边际效应(见第93章)[181,182]。

总之，遗传药理学在理论上讲可以显著改善患者预后，甚至对一般人群治疗无效的药物亦如此。例如，*ADCY9*基因多态性可以修饰CETP抑制剂达塞曲匹的作用[183]。在临床实践中考虑遗传风险评分可以增加降脂治疗的依从性[184]。尽管后续的研究可能对临床上进行基因筛查的可能性过于乐观，当然，常规预防性的诊治过程中应该包括家族史评估。在弗雷明汉后代研究中，与没有心血管病家族史的人群相比，至少父母一方有早发动脉粥样硬化血栓形成史的男性人群在年龄调整后的风险比是2.6(95%可信区间1.7~4.1)，而女性是2.3(95%可信区间1.2~3.1)[19]。这种家族史效应在数量级上可以与弗雷明汉队列人群中的吸烟、高血压、高血脂相提并论。

环境暴露和相关的干预措施

体育锻炼

从20世纪50年代的大量的流行病学证据表明体育锻炼减少心血管病的发病率、死亡率以及全因死亡率(见第53和54章)。这个相关性研究涉及的年龄范围广，包括了男女性别和各个种族人群[109,185]。最近几年的研究又取得了很大的进展，包括计量反应关系，(体育锻炼强度和风险下降程度的相关性)，以及一些建设性的研究表明，甚至在那些参与了足够体育活动的人群中，久坐行为可能仍是心血管事件发生的独立危险因素。然而，在2015年，美国成年人(年满18岁)中，只有49%满足了2008年联邦体育活动指南关于休闲时间有氧运动的要求。在2006年，满足指南要求的人群仅41.1%。随着年龄的增长，达标人数百分比一直在下降，女性相对于男性而言，更加不太可能达到指南要求。非西班牙裔白种成年人比西班牙裔白种人和非西班牙裔的黑种成人更有可能满足指南要求。缺乏体育活动的现象是世界范围的，例如每年全球由于缺少体育活动导致的死亡和吸烟导致的死亡一样多，因为不活动的人多于吸烟人群[186]。

2008年，美国联邦政府发布了体育活动指南，而且受到了美国心脏协会、美国心脏病学院关于生活方式最新指南的支持[187]。心脏健康指南推荐，成年人应参与每周150分钟中强度体育活动(如步行)，或者每周75分钟高强度有氧运动(如竞走)，或者是中等强度和高强度有氧运动结合。有氧运动至少需要进行10分钟，最好是同时再做些骨骼肌伸展运动，这也可以减少肌肉骨骼损伤的风险。肌肉伸展锻炼一周需要进行2天。

对于有些不能满足指南推荐的最小运动量的人而言，指南也鼓励：体育锻炼做比不做好。有关数据反映了相反的剂量反应关系，提示那些满足推荐最小运动量的人，和那些不参加任何业余时间活动的人相比，心脏病风险降低 14%[188]。如果运动量是最小推荐量的两倍，心脏病风险降低 20%。能量消耗越大，风险降低也越多，尽管残余风险的下降程度相对之前没那么明显。即使运动量是指南推荐量的一半，也可以显著降低心脏病风险。

在二级预防中，基于体育锻炼的心脏康复的随机对照临床试验的系统综述 meta 分析显示，和常规护理相比，体育锻炼可以减少心血管死亡率、入院率、改善生活质量，这种效应对于不同的患者和干预措施的类型是一样的[189]（见第 54 章）。和心血管病一级预防相关的研究来自观察性流行病学研究，尽管这种研究设计不能证明因果关系，但所有的证据都提示其存在因果关系。支持这种负相关的随机研究提示了很多令人鼓舞的生物学机制[187]。

常规体育活动减少心肌耗氧量和增加运动耐量（如改善心肺功能）。体育活动也可降低收缩压和舒张压，改善胰岛素敏感性和血糖控制，主要使糖尿病患者获益，降低糖化血红蛋白，减少治疗的需求，调节血脂改善血管炎症。常规体育活动与降低 CRP（尤其是在当肥胖症改善的情况下）、改善凝血功能相关，包括组织型纤溶酶原激活物、纤维蛋白原、血管假性血友病因子、D-二聚体、血浆黏度，也可以增加内源性纤维蛋白溶解和改善冠状动脉内皮功能。体育活动有助于控制体重，体脂水平的降低可以改善很多生理学变量，进而有助于心血管风险的降低。AHA/ACC 生活方式管理指南明确建议成年人参与有氧体育活动来降低低密度脂蛋白和非高密度脂蛋白胆固醇和血压，同时建议一周 3~4 次中强度体育活动，每次持续至少 40 分钟，相当于 2008 年联邦指南的总的运动量[187]。

对于常规美式饮食的人群而言，联邦指南推荐的运动量不足以预防随着年龄增长的体重增加。然而，现有的数据表明，不管是正常体重指数还是超重或是肥胖的人群（见后文），体育活动都可以降低心血管风险。因为对于超重或者肥胖人群而言，持续降低体重有一定的难度，所以应该强调，即使不降低体重的体育活动也有心血管保护作用。来源于几项研究的综合数据表明，正常体重的人群满足运动指南要求比正常体重不参加业余时间体育活动的人群相比，平均寿命延长 4.7 年[190]。在超重人群中，体育活动可以延长寿命 3.9 年，一级和二级以上肥胖人群，体育活动使寿命相应延长 3.4 年和 2.7 年。

目前一个有趣的研究领域是关于了解不同于体育活动量的久坐行为对健康的影响[191]，因为有些人既有久坐习惯，又经常进行体育锻炼（如一个办公室工作人员大多工作时间都是坐着，但也定期竞走运动）。据估算，成人每天久坐时间是 6~8 小时（如坐着，看电视，使用电子设备和电脑）。久坐行为是否在性别和种族间有差异目前尚未可知。久坐行为和心血管病之间的关系有生物学似真性，因为动物和人类研究结果显示久坐行为和心血管代谢标志物升高相关，提示久坐是心血管事件发生风险的一个不良因素。一项前瞻性队列研究的 meta 分析[192]显示，如果美国每个成年人每天的久坐时间减少到不到 3 小时，人口的预期寿命将增加 2.0 年，如果每个成年人的观看电视时间减少到少于每天 2 小时，预期寿命将增加 1.4 年。需要更多的证据来更好地为关于久坐行为和冠心病一级预防的干预措施和指南提供支持。

最后，身体活动可能与不良事件有关[187]（见第 53 章）。最常见的不良事件是肌肉骨骼损伤和直接与所进行的身体活动的数量和强度相关的风险。在联邦指南建议的水平上，风险很低。与身体活动相关的最严重的不良事件之一是在运动期间或运动后不久发生心脏事件（例如猝死）的风险，但这些事件极为罕见。剧烈的活动可以导致这种事件的发生，特别是在不习惯的情况下。与不太激烈的活动或休息的时期相比，添加少量的轻度至中度强度活动（例如步行，每次 5 至 15 分钟，每周 2 或 3 次）对于突发的严重心脏事件没有已知的风险。与不活动的人相比，活跃的人患心血管疾病的总体风险较低，因为当平均一整天时，活动期间和活跃人群中所有其他时期的风险产生的平均风险低于非活动人群。定期身体活动的好处明显超过不良事件的固有风险。

增加体力活动的干预措施

临床医生如何帮助患者提高身体活动水平？基于至少 12 个月随访的随机对照试验的 meta 分析，证实初级保健机构中体育活动促进的有效性[193]。研究采用了广泛的干预措施，其中大多数包括使用书面材料和两次或多次身体活动咨询，咨询方式是面对面或通过电话提供。一系列专业人员——包括初级保健医生、护士、物理治疗师、运动或体育活动专家、健康教育者、健康促进专家以及来自各种卫生专业的训练有素的推动者——提供干预措施。这些干预措施产生了显著的中小型效应，使一名额外久坐不动的成年人达到 12 个月时建议的体力活动水平，其估计需治疗人数（NNT）为 12，这与 50 至 120 估计的戒烟 NNT 相比是有利的。为体育活动促进计划的参与者提供计步器可以改善心血管风险的生物标志物[194]。

美国的工作场所健康计划正在增加，包括探索诸如为健康促进提供财务激励等方法[195]。然而，增加身体活动水平的个体方法尽管很重要，但影响有限，因为它们只关注单个患者。全面的公共卫生方法将涉及卫生机构、学校、企业、政策、宣传、营养、娱乐、规划和运输机构，以及医疗保健组织。最近的一项综述确定了几项以证据为基础的干预措施[196]。这些活动包括社区范围内的活动、大众媒体宣传活动以及鼓励使用楼梯与升降机和自动扶梯的决策提示，为社区、特定社区和工作场所内的体育活动增加社会支持的举措；以学校为基础的儿童和青少年活动，包括体育教育、课堂活动、课外体育和主动交通，以及创建或增强对体育活动场所的访问的环境和政策方法（例如，主动运输政策）。

肥胖和减肥

肥胖是世界范围内成人和儿童的主要和日益严重的公共卫生问题[197,198,199]，使心血管病的发病率和死亡率增加、生活质量下降、医疗费用增加以及生产力下降（参考 50 章）。肥胖是合并症的主要危险因素，例如 2 型糖尿病，冠心病，肌肉骨骼疾病和某些形式的癌症。各国政府和卫生机构开展了大量工作，但对减少肥胖的效果有限，只是短期有效。肥胖在发育后非常难以治疗，并且防止不健康的体重增加比之后逆转更容易和更有效[200]。肥胖确实是一种慢性疾病[201]。有必要开发有效的治疗方法，但抗肥胖运动的重点必须是预防作为个人和人群的优先事项，以提供长期的健康益处。改善预防和治疗策略具有挑战性，更好地了解导致肥胖的因素至关重要[202-207]。对于人口水平的比较，超重和肥胖是使用体重指数（BMI）的量度来定义的，体重指数以体重（kg）除以身高（m）的平方来计算。BMI 为 25 或更高定义为超重，肥胖是 BMI 为 30 或更高。肥胖Ⅰ级（中度肥胖）的 BMI 范围为 30 至 35；Ⅱ级（严重肥胖）为 35 至 40；Ⅲ级（非常严重的肥胖）是 BMI 大于 40。

根据对最新 NHANES 数据的分析,2013 年至 2014 年,美国肥胖总体年龄调整率为 37.7%,男性为 35.0%,女性为 40.4%[197]。肥胖总体比率为 7.7%,男性为 5.5%,女性为 9.9%。根据年龄,种族/西班牙裔,吸烟状况和受教育程度调整的 2005 年至 2014 年十年变化分析显示,女性对整体肥胖和Ⅲ级肥胖的线性趋势显著增加,但男性则没有。来自 NHANES 2015 的早期释放数据表明肥胖水平总体上仍然是一个风险,尽管速度较慢[208],并且肥胖的患病率因种族和族群而显著不同。非西班牙裔黑人女性最容易肥胖(45.0%),其次是西班牙裔女性(32.6%)和非西班牙裔白人女性(27.2%)。与非西班牙裔白人男性(30.2%)相比,非西班牙裔黑人男性(35.1%)更容易肥胖。高收入女性肥胖的可能性低于低收入女性。随着教育水平的降低,肥胖的患病率也会增加。男性肥胖与受教育之间没有关系,但拥有大学学历的女性比受教育程度较低的女性更不容易肥胖。

超重和肥胖是全球死亡的第五大风险[209]。大约 44% 的糖尿病负担和 23% 的缺血性心脏病负担可归因于超重和肥胖。自 1980 年以来,全世界肥胖人数增加了一倍多。2014 年,超过 19 亿 18 岁以上的成年人超重,其中 6 亿人肥胖,39% 的成年人超重,13%的人肥胖。大约有 4 100 万 5 岁以下的儿童超重或肥胖,世界上大多数人口现在处于超重状态下,肥胖比超重的人更多。非传染性疾病风险因素协作组织估计(Non-Communicable Disease Risk Factor Collaboration)[198],如果 2000 年后的肥胖趋势继续下去,那么达到全球肥胖目标的可能性将在 2010 年的水平上停止肥胖症的上升的可能将“几乎为零”。

儿童肥胖引起了美国和全世界越来越多的关注。将肥胖定义为 CDC 增长图表中性别特异性第 95 百分位或以上的 BMI,以及 BMI 为 120% 或更高的极度肥胖。NHANES 的最新数据表明,2011—2014 年肥胖的患病率为 17.0%和极度肥胖 5.8%[199]。儿童和青少年肥胖的趋势因年龄、种族/西班牙裔和家庭教育水平而异。在 1988 年至 2014 年期间,对于 2 至 5 岁的儿童,患病率上升趋势一直持续到 2003—2004 年,但随后下降;对于 6 至 11 岁的儿童,患病率增加到 2007—2008 年,然后趋于平稳;在这 12 至 19 岁间,肥胖的患病率在此期间一直在增加。极度肥胖对 2 至 5 岁的儿童没有变化,但在 6 至 11 岁的儿童和 12 至 19 岁的青少年中增加。非西班牙裔黑人(19.5%)和西班牙裔(21.9%)儿童和青少年肥胖的概率更高[非西班牙裔白人(14.7%)和非西班牙裔亚裔人(8.6%)]。

一项系统评价[210],以及对 146 万白人成人的汇总[211]分析显示,超重和肥胖一直伴随着全因死亡率的增加,如 2001 年至 2014 年美国范围内的评估所显示的那样[207]。肥胖与心血管疾病和冠心病事件,以及高血压、血脂异常、2 型糖尿病、胆囊疾病、骨关节炎、睡眠呼吸暂停、某些癌症、生活质量低下、精神障碍(如抑郁,焦虑)和身体功能受限等密切相关。随着 BMI 水平的上升,风险增加。肥胖儿童有短期健康后果的风险,包括儿童和青少年 2 型糖尿病急剧增加,呼吸困难,骨折风险增加;高血压,心血管疾病的早发,出现胰岛素抵抗和影响心理。然而,儿童肥胖也是一种伴有合并症的长期病症。肥胖儿童可增加成年后患病的风险。超重或肥胖儿童,成年后患心血管疾病的风险增加[212],但儿童期超重或肥胖,成年后非肥胖者,患有这些结果的风险与从未肥胖的人相似[213]。青春期 BMI 升高,虽然糖尿病的患病风险与接近诊断时的 BMI 增加有关,但是患有冠心病的风险与青春期和成年期的 BMI 升高有关。

一些人怀疑肥胖本身是否是心血管疾病的独立危险因素,还是间接对血管产生影响,是否仅通过与葡萄糖耐受不良、胰岛素抵抗、高血压、缺乏身体活动和血脂异常相关的间接介导。然而,中年肥胖与住院治疗的风险因素和冠心病的未来并发症密切相关,即使在那些很少或没有其他主要危险因素的人群中也是如此。就肥胖和身体活动作为冠心病风险预测因素的相对重要性而言,健康和肥胖都会对血管风险产生影响。无论身体活动水平如何,单独的肥胖与全因死亡率相关[214]。体脂分布也是冠心病发展的一个因素,腹部肥胖在男性和女性中都具有更大的风险。腰臀比是向心或腹部肥胖的代名词,可独立预测女性和老年男性的血管风险。腹部肥胖的患病率随着年龄的增长而增加,因种族和民族而异。第 50 章讨论了将这些人体测量指标与冠心病风险联系起来的机制,这些机制需要进一步研究,特别是在不成比例的种族和少数民族群体中。

肥胖是一个需要解决的复杂问题。由于工作,交通和城市化的变化,能量密集食物摄入量增加,体力活动减少,久坐不动,导致这种流行病[209]。有效的治疗策略通常涉及多方面,包括饮食咨询、行为矫正、增加身体活动和心理社会支持,以及潜在的药物干预。即使适度的行为和环境改善,也可以减轻或逆转体重增加和肥胖。通过控制饮食,减少肥胖,主要在于控制精制谷物、淀粉、糖和肉类的摄入,以及在定期体育活动和充足的情况下增加水果、蔬菜、坚果、酸奶、鱼、植物油和全谷物的摄入量[215]。来自地中海饮食 PREDIMED 试验的数据表明,在这种情况下,自然来源中植物脂肪摄入量的增加对基线体重超重或肥胖的老年人的体重或中心性肥胖几乎没有影响[216]。这一发现解决了高脂肪食物增加体重的问题,这是坚持饮食模式的障碍,例如提供临床和代谢益处的地中海饮食。

观察性研究和临床试验表明,手术干预(减重手术)有望促进减肥。美国代谢和减重手术协会、国家脂质协会和肥胖医学协会[217,218]及美国心脏病学会(AHA)[219]的联合声明赞同外科手术干预随着时间的推移改善和维持超重和合并症的能力,包括 2 型糖尿病、血脂异常、肝脏疾病、高血压、阻塞性睡眠呼吸暂停、心血管功能障碍和延长的生存期。减重手术也可能有利地影响胆汁酸代谢和肠道微生物组,这也可能改善血脂异常[206]。减重手术改善多种心血管危险因素,包括葡萄糖代谢、血压、血栓形成、肾功能、脂肪细胞和脂肪组织功能、炎症标志物和血管标志物。脂肪质量损失越大,脂质变量如甘油三酯,尤其是 LDL 胆固醇的改善就越大。减重手术可以减少药物治疗血脂异常的使用。在减重手术后,HDL 胆固醇可能在最初的 3 至 6 个月内短暂下降,通常随后 HDL 胆固醇会增加至减重手术前的基线值以上。

减重手术可以产生长期效益[220,221]。基于退伍军人管理局肥胖患者的实验显示,与非手术组相比,接受胃旁路手术的 564 名患者减去更多体重,且其中只有 19 名重新恢复体重至 10 年内基线体重的 5%[220]。一项关于青少年减重手术的多中心前瞻性研究[221]记录了临床上有意义的体重减轻的持久性以及改善关键健康状况(前驱糖尿病、糖尿病、肾功能异常、血压升高)和体重相关的生活质量的青少年,在手术后 3 年后,体重、心脏代谢健康和体重相关生活质量均有显著改善。与手术相关的风险包括特定的微量营养素缺乏和需要额外的腹部手术(见第 50 章)。

最近在表观基因组分析方面的技术进步,导致越来越多的研究调查表观基因组在肥胖中的作用,以及早期环境暴露在诱导基因组持续改变中的作用,这可能导致风险增加在以后的生活中(见

第7章)。多项研究调查了肥胖与全基因组位点特异性或全基因组DNA甲基化之间的关联[222]。这些研究没有提供全基因组甲基化与肥胖之间关系的一致证据,但确实发现多个肥胖相关的差异甲基化位点,主要是血细胞。在减肥干预研究的特定部位观察到甲基化的广泛但较小的改变,在出生时甲基化标记与晚年肥胖之间存在若干关联。这项研究可能有助于预测个体在年轻时的肥胖风险,并可能为引入有针对性的预防策略提供可能性。

减肥的干预研究

来自众多观察性研究和小型或短期随机临床试验的数据支持体重减轻的实质性健康益处。适度的体重减轻5%至10%与有和没有高血压的人的血压显著改善有关;改善脂蛋白谱,产生较低水平的血清甘油三酯,较高水平的高密度脂蛋白胆固醇,以及总胆固醇和低密度脂蛋白胆固醇的小幅降低;并改善葡萄糖耐量和胰岛素抵抗。然而,长期行为-营养减肥试验尚无法明确评估总死亡率、心血管疾病或冠心病的降低,这主要是因为参与者无法在这些试验中维持长期体重减轻。

尽管来自队列研究的期望数据,减肥干预的随机试验提供了不同的结果。在4种流行的饮食方案以及碳水化合物替代研究的比较中,所有干预措施均产生适度的减重和有益效果,但长期依从性水平有限。在少数尝试超过1年的随访评估的少数试验中,无论强调哪种常量营养素,减少热量摄入都会导致临床上有意义的体重减轻,这表明热量摄入比任何特定的饮食计划更重要(见第49章和第50章)。

评估与初级保健相关的成人肥胖治疗有效性的已发表回顾性试验表明,基于行为方式改善的方法可导致,与对照组比较,干预组12至18个月后体重减轻6.6磅,有限的数据表明持续1年或更长时间的干预,体重减轻可维持更久[223]。许多试验证实健康咨询、行为因素和动机与改变生活方式密切相关,包括饮食和锻炼[214,224,225]。一项减重项目强调,必须减少一些不健康的理念,如对身体形象不满、内化体重偏差、环境改变和习惯形成和干扰,同时也发现相对于减肥治疗期间6个月后体重变化差异才较为显著。在针对3种生活方式干预措施的2年期间进行的体重减轻试验[226]中,所有由初级保健提供者与辅助保健专业人员(生活方式教练)合作进行的实践,增强减肥咨询帮助约三分之一的肥胖患者实现长期且具有临床意义上的减肥效果。尽管如此,即使是仅限于有动力的参与者的试验也显示出长期的适度减重和保养。

肥胖症患病率的上升需要更多的关注,而不仅仅是单独的生物学方法的改善,环境对身体活动、饮食和体重变化的影响。同样,由于贫困和受教育程度较低的群体存在肥胖和饮食摄入不足的严重负担,因此以社区为基础的努力使健康的选择成为人们生活中更容易的一部分。这一挑战值得全球持续监测,预防和控制肥胖的努力,包括政府,国际组织,私营部门和民间社会在内的许多方面需要以协调的方式提供补充行动[206]。此类政策需要进行结果评估[207]。方法可以超越传统的以环境为重点的政策措施,例如与食品和餐饮业的合作[203,204],以实现责任制的营销,特别是对儿童,扩大可用的健康食品选择,并减少加工的脂肪、糖和盐含量食物。此外,还需要更好的预测谁将变得肥胖,包括制定"精确预防",为个人量身定制适当的政策和行动方案[202,227]。与此同时,所有预防性心脏病学实践都应鼓励个体控制体重,因为肥胖与心血管疾病及其相关性很强。通过容易获得的BMI或腰围来测量的能力。

饮食、膳食补充剂和适度饮酒

饮食

来自流行病学和干预的大量证据研究表明,饮食因素与冠心病风险密切相关(见第49章和第50章)。饮食习惯也会影响多种心血管危险因素,包括既定风险因素(血压、脂蛋白谱、葡萄糖水平和肥胖)也会影响心脏代谢风险因素,包括炎症。针对全球188个国家的环境、职业和代谢风险因素的调查显示,有87.9%的心肺功能障碍得到调整生命年主要由25个因素引起,其中9个是相关的节食,包括水果、蔬菜、坚果和种子的低摄入量,以及ω-3脂肪酸和纤维[228]。

一个坚实的证据证明,除了确定可以改善健康的个人食物和营养素和预防心血管疾病,已经有几种心脏健康的饮食模式确定评估更多全球膳食质量[215]。西方饮食模式,地中海饮食模式和DASH型饮食模式中在强调水果、蔬菜、其他植物性食物(例如豆类,坚果),以及谷物、鱼类、限制加工红肉和糖加糖饮料的使用。这些饮食模式对心血管健康有益,包括饮食中含量较高的食物纤维、不饱和脂肪酸和多不饱和脂肪酸,维生素、钾和钾其他矿物质和植物化学物质,以及劣质碳水化合物盐、饱和脂肪酸和反式脂肪含量较低。

随机临床试验和前瞻性队列的meta分析揭示了冠心病的风险随着每日或每周服用次数的增加而增加,水果(0.94;0.91,0.98)和蔬菜(0.95;0.92,0.98)[229],全谷物(0.78;0.71,0.86)[230],坚果和种子(0.76;0.69,0.84)[231],鱼(0.79;0.67,0.92)[232],具有统计学差异(相对风险;95%CI);相比之下,食用加工相关红肉(1.24;1.09,1.40)[233],风险显著增加。总乳制品(0.94;0.82,1.07)[234]或鸡蛋(0.99;0.85,1.15)[235]类食物与心血管疾病未见显著差异。例如,两个大型前瞻性队列26至32年随访结果显示,高动物蛋白饮食与心血管病死亡率呈正相关(1.08;1.01,1.16)和高植物蛋白质饮食逆相关(0.88;0.80,0.97)[236]。确实,检查整体高质量食物模式,而不是专注于单一的营养和食物,可能更好地解决膳食暴露的固有复杂性及其影响与CVD风险有关[237]。

AHA/ACC生活方式管理指南,为了减少心血管疾病风险,建议改变饮食和增加身体活动,膳食建议降低低密度脂蛋白胆固醇和血压为主的饮食模式,包括更多的蔬菜摄入量、水果和全谷物,以及低脂乳制品、家禽、鱼类、豆类、非油植物油和坚果。建议限制糖果、含糖饮料和红色的加工肉类。指南建议饮食计划和营养咨询帮助患者适应这种饮食模式,达到适当的卡路里需求,亦可根据个人和文化食物偏好,以及治疗其他疾病所需营养,如糖尿病。这些建议与2013 AHA/ACC/提供的那些肥胖社会超重和管理指南成人肥胖[238]和美国人膳食指南2015—2010[239]一致。

在美国,尽管人们普遍认为健康的饮食习惯由政府机构和专业生物医学组成社会,美国人的典型饮食模式与上述的建议[239]形成鲜明对比。大约四分之三的人口的饮食习惯以蔬菜、水果、乳制品以及低油脂食物的模式为主。超过一半的人口仍以谷物和总蛋白质食物为饮食模式,这两种食物并不在指南推荐范围之内。美国人大大超过添加糖、饱和脂肪、钠和总卡路里的建议量。奖励和促进个人层面的行为改变方式,实施饮食指南和相关的政策建议将需要家庭、社区和国家的食物环境的变化,例如减少快餐、限制进餐频率和时间,并增加家庭共享的膳食时间,可以提高干预措施的有效性。社区内的努力可包括提供食物和营养援助计划，促进食品和卡路里标签，通过学校教育和零售计划促进健康和负担得起的食物选择，尊重文化偏好。

优化个人对选择和消费的依从性符合健康饮食模式的食物需要考虑人们生活在社会、经济和文化背景中他们的家园和社区。因此，目前的努力尝试放置饮食在整个生命周期内的社会生态学框架内的指导。这个框架类型包含个人因素、社会环境或网络、物理或建筑环境以及宏观环境并可以帮助提供改善饮食和饮食的潜在策略发展伙伴关系，将建议转化为行动选择健康食品和饮食模式。

膳食补充剂

美国的膳食模式导致微量营养素摄入量低于预计平均需求量(estimated average requirement，EAR)的平均值，每日营养素摄入量估计达到特定生命阶段和性别群体中的健康个体要求的一半。几种维生素和矿物质，占人口的消费量的比例低于 EAR，包括钾(97.0%)、维生素 D(94.3%)、胆碱(91.7%)、维生素 E(88.5%)、维生素 K(66.9%)、镁(52.2%)、维生素 A(43.0%)、钙(43.0%)和叶酸(15.0%)，其中一些可能有助于心脏健康。另外，整体而言，膳食纤维的消费量也低于推荐值入学(95.0%)。膳食补充剂的使用在美国人中很常见，有大约一半以上的成年人使用这些产品通常是多种维生素和矿物质[240-242]。NHANES 项目 2007—2010 的结果表示成人使用的最常见膳食补充剂是“改善”或“维持”整体健康[242]。观察研究报道那些服用膳食补充剂(特别是多种维生素)的人冠心病事件发生率较低[243,244]。然而，大多数膳食补充剂的大规模随机试验一般来说，心血管风险没有显著的益处，甚至提高了伤害的可能性。

目前可用的证据表明，提供了更大的理由重点关注以证据为基础的食物和总体膳食模式关于个人营养素或补充剂的一级预防 CVD。虽然一些队列研究表明低摄入量或血清检测结果表明，β-胡萝卜素缺乏与心血管疾病风险增加有关。补充钙的 meta 分析结果不一致，一些显示没有关联，另一些显示心肌梗死的风险增加[246,247]。一些前瞻性队列研究和 meta 分析表明，维生素 E 与冠心病的风险无明显相关性[245]。研究显示叶酸、维生素 B_6、B_{12} 缺乏和相应的高水平的总血浆同型半胱氨酸是增加心血管疾病的风险因素，但临床试验没有显示含有或不含维生素 B_6 和 B_{12} 的叶酸的利弊[149]。2013 年，USPSTF 系统地审查了证据，证实补充维生素和矿物质可作为已知营养缺乏的社区居民心血管疾病和癌症的一级预防[248]。虽然大多数研究是在老年人中进行的，持续时间多不到 10 年，并与个人或营养素的组合，他们得出的结论是有限的证据，随机对照临床试验支持维生素或矿物质对预防心血管疾病或癌症优异。

基础研究、生态学研究、前瞻性队列小型随机对照试验的研究和二次分析结果提出维生素 D 对一些慢性病的保护作用疾病，包括心血管疾病。现在许多临床医生都含有维生素 D 血测试作为常规实验室工作的一部分，并推荐维生素 D 作为心血管疾病患者的补充剂支持疗效。防治心血管疾病的可能机制包括抑制炎症、抑制血管平滑肌增殖和血管钙化、血压的调节和葡萄糖代谢调节[249]。但是，医学研究严格审查了饮食要求钙和维生素 D 与各种健康相关性并得出结论，与现有的科学证据不同，支持钙和维生素 D 在骨骼健康中的关键作用，维生素 D 或钙影响心血管疾病风险的证据不一致并且没有结果，不符合建立因果关系[249]。

海洋 ω-3 脂肪酸二十碳五烯酸(EPA)和二十二碳六烯酸(DHA)是鱼和鱼油补充剂的成分，在实验室和观察研究，以及大型随机二级预防或高风险环境的试验均显示其可能对心血管疾病有预防作用。这些多不饱和的脂肪酸可能有许多心脏保护机制，包括降低甘油三酯和血压、降低血小板聚集、降低心脏对心室的易感性心律失常，并提供抗炎作用[250,251]。然而，安慰剂对照试验的 meta 分析显示其亦可能对心血管疾病的死亡率无显著影响[252,253]。最近的 AHA 心血管疾病指南女性预防建议考虑使用 ω-3 脂肪酸在女性中以鱼的形式或以胶囊的形式(例如，EPA 1 800mg/d)原发性和高胆固醇血症或高甘油三酯血症二级预防(建议孕妇避免吃鱼，因为其有可能存在高水平的汞污染)[254]。但是，没有试验研究过海洋 ω-3 脂肪酸在一般人群中心血管疾病一级预防的补充剂的效果。两项正在进行的大规模心血管试验正在评估 EPA 或 EPA 加 DHA 治疗动脉粥样硬化性心血管疾病或高风险的患者[94,95]。是否发现在核桃和其他植物来源中 α-亚麻酸、短链 ω-3 脂肪酸，提供相同的潜力心血管益处归因于鱼类中发现的 EPA 和 DHA，则需要更多研究。

目前，可用的试验数据不支持该建议——维生素 D 或鱼油为主要成分的补充剂预防心血管疾病。最终评估维生素作用的试验，预防心血管疾病的维生素 D 和鱼油正在解决这一差距。这些试验包括美国国立卫生研究院资助的维生素 D 和 OmegA-3 TriaL(VITAL)、大规模的维生素 D 随机试验(胆钙化醇，2 000IU/d)和海洋 ω-3 脂肪酸补充剂(鱼油补充剂，EPA 加 DHA，1g/d)用于一级预防心血管疾病和癌症。这项目前正在进行的试验招募超过 25 000 名没有心血管疾病基础的参与者(55 岁以上的女性和年龄大于 50 岁的男性，非洲裔美国人的过度采样)[255,256]。

适度饮酒

饮酒对心血管疾病有复杂的影响，区别每日摄入量小到适量和大量之间可以在预防和引起疾病之间取得平衡。2015—2020 美国人膳食指南[239]建议如果要饮酒，应该适量饮用，女性每天喝一杯，男性每天喝两杯，仅限法定饮酒年龄的成年人。饮料中的酒精含量以 12 盎司普通啤酒(5%酒精)作为参考饮料，5 盎司葡萄酒(12%酒精)，或 1.5 液体盎司的 80 度蒸馏酒(40%酒精)。每种饮料相当于提供约 12 至 14g 乙醇。

习惯性重度饮酒，定义为女性每周饮酒 8 次或以上，男性每周饮酒 15 次或以上[239]，这是大多数国家可预防死亡的主要原因。它增加了风险总死亡率、心血管疾病死亡率、冠心病和卒中；、致命的交通事故、肝损害；、怀孕期间的伤害；、发生乳房癌和其他癌症的风险，以及抑郁和暴力。观察性流行病学证据已经表明，与不饮酒者或重度饮酒者相比较，轻度至中度饮酒心脏病发作较低，缺血性卒中、外周血管疾病、心源性猝死、糖尿病、胆结石发病率亦较低，亦可增加健康和幸福。呈现出 U 形曲线[215,257-260]。

超过 100 项前瞻性研究显示，适度饮酒与心脏病发作、缺血性卒中、外周血管疾病、心源性猝死和死亡所有心血管原因的发病率呈现负相关，相应风险降低 25%至 40%，这适用于心血管事件高危人群的初级预防以及二级预防中，包括那些患有心血管疾病，2 型糖尿病和高血压的患者。尽管如此，心血管疾病风险似乎也持续到酒精消耗后 24 小时，只有重度酒精摄入才能带来持续的风险[261]。基础研究和随机化的生理学效应研究观察到适度饮酒的好处，包括提高高密度脂蛋白胆固醇、改善纤维蛋白溶解能力和胰岛素抵抗、血小板减少聚集和全身性炎症[257,262]。虽然有些研究者建议红葡萄酒可能具有特殊的心脏保护作用，可能由于白藜芦醇和白藜芦醇的非酒精成分其他组成部分。来自风险因素试验的证据以及前瞻性证据临床终点的队列研究发现饮用所有形式的酒精具有相同的益处，支持酒精本身与保护性作用有关[263]。饮酒的模式影响观察到适度饮酒对心血管疾病的益处，然而过量饮酒(2 小时内，女性饮酒 4 杯或更多，男性 5 杯或更多)没有任何益处。每周 7 杯，每天一杯饮酒，并没有发现心血管疾病获益[264]。

研究人员质疑是否是酒精本身导致观察到的心血管疾病的好处，因为喝酒适度的人不同于不饮酒者或重度饮酒者，这可能影响健康和疾病[265,266]。以前的研究有表明适度饮酒者更有可能健康体重，获得充足的睡眠，并定期运动。在控制这些差异之后，适度饮酒者的益处仍然存在，这表明了这一点适度饮酒本身对减少心血管疾病风险仍有关。

任何个人或公共卫生建议都必须考虑酒精代谢、生理和心理的复杂性影响[215]。由于与摄入较高酒精与健康危害有关，适量饮酒并不能广泛推荐给大众，以作为降低心血管风险的策略。关于饮酒的讨论需要个人考虑，并应考虑到其他医学问题，如冠心病危险因素、合并症、并发药物、怀孕和家庭医疗史条件或酗酒。重度饮酒者应该是建议限制摄入量。适量饮酒并不作为降低患心脏病的风险的建议，特别是有其他已知的预防措施，例如身体活动。

绝经后激素疗法

女性年龄特异性冠心病(CHD)死亡率滞后比男人大约 10 年。女性冠心病死亡率随着年龄的增长呈指数增长，并且种族和民族差异很大。心血管疾病(CVD)相对困扰在发达国家，年龄小于 45 岁的女性很少，但它仍是美国国家和全世界女性死亡的主要原因。现在，在低收入和中等收入国家，超过 80%的女性心肺复苏后死亡是由于这一原因。虽然男人每个年龄的冠心病发病率都较高，冠心病死亡率相对比女性也较高，但在女性自然绝经或双侧卵巢切除术后差距大幅缩小[35,267]。

多种因素可以解释冠心病在绝经后患病风险增加的原因。这些包括脂质和葡萄糖代谢紊乱，导致 LDL 胆固醇增加和 HDL 胆固醇减少，葡萄糖不耐受的增加和止血因子和血管功能的变化。出现这些变化结果不仅来自内源性雌激素的下降伴随更年期，也从荷尔蒙转向雄激素优势作为雌二醇水平下降[268](见第 89 章)。

许多观察性研究一致证明绝经后女性冠心病的增加，目前使用绝经后激素治疗可降低患冠心病的风险。来自专业人士的建议导致 20 世纪 90 年代激素疗法的广泛应用在绝经后妇女中预防心血管疾病以及其他疾病，如骨质疏松症和认知能力下降和痴呆症[109]。

外源性雌激素的生理作用与其心脏保护作用。雌激素可降低 LDL 并增加 HDL 胆固醇水平，减少脂蛋白(a)、纤溶酶原激活剂抑制剂 1 型和胰岛素水平、抑制 LDL 的氧化，和改善内皮血管功能。雌激素能通过降低纤维蛋白原水平，而 hsCRP 水平降低增加，改善炎症状态。雌激素还可以改善葡萄糖耐量。

对绝经期后妇女采用冠心病激素替代疗法(hormone replacement therapy，HRT)的研究数据尚未证明用雌激素替代孕激素，或单独的雌激素，赋予心脏保护作用[269,270]。心脏雌激素/孕激素替代研究(Heart and Estrogen/Progestin Replacement Study，HERS)，发现对脂质谱的益处，但没有发现心血管终点的显著差异。美国国立卫生研究院(National Institutes of Health，NIH)资助妇女健康倡议(Women's Health Initiative，WHI)评估激素在预防心血管疾病的治疗的作用，并评估 HRT 用于慢性疾病预防的风险。对于很多结果，WHI 是唯一的大型、长期随机试验绝经后妇女使用激素疗法。

一个 WHI 部门评估了激素治疗结合雌激素加甲羟孕酮醋酸盐在 16 608 名从 50 至 79 岁在计划期间基线完整的子宫 8 年期间绝经后妇女中合并使用的相对利益和风险，与安慰剂相比。平均随访期为 5.2 年后，试用期数据和安全监督委员会建议 3 年多前停止试验，因为雌激素-黄体酮的总体风险-效益比治疗是不利的。激素治疗组的冠心病、卒中、静脉血栓栓塞和乳房增加癌症风险超过了骨折和结肠癌减少的益处。

出乎意料的是，现有文献数据支持 HRT 改善心血管疾病的风险增加和不利的风险-收益比。在这些结果发布后，HRT 处方突然大幅下降。两年后，WHI 的一项 10 739 包括 10 739 健康的绝经后妇女 50 至 79 岁没有子宫的研究，由于卒中风险增加，雌激素可用于预防用药，特别是年龄在 60 岁或以上的女性，早期就没有健康福利的情况下。

观察性研究结果与随机对照试验结果之间存在差异。对亚组数据详细审查后表明，自更年期以来的年龄和时间因素都可能影响雌激素对心血管风险的作用[271]。WHI 证明了这一点，与观察性研究结果有关的一些人口统计学和生物学差异，限制了将研究结果推广到所有绝经后妇女。也许最重要的是，WHI 和观察研究是在不同的人群中进行。WHI 纳入的一般为健康、绝大多数无症状的绝经后 50 至 79 岁妇女年龄作为预防性试验的受试者，而观察性研究纳入的主要包括相对年轻和有症状的女性更年期早期便开始 HRT。WHI 参与者平均年龄 63 岁，超过绝经 10 年以上，而观察性研究参与者当时年龄小于 55 岁，HRT 在绝经后 2 至 3 年内开始。分析根据绝经年龄和时间的相关数据显示雌激素治疗可降低冠心病在较年轻和最近绝经后发病的风险没有子宫的女人这一点上，WHI 与观察性研究数据结果一致。进一步分析表明超过绝经 10 年以上女性开始 HRT 增加了冠心病风险，但是绝经期 10 年内开始激素治疗的女性，往往有较低的冠心病风险。一项纳入 39 000 名女性的 meta 分析证实更年期激素治疗可降低 60 岁以下女性的冠心病风险，但不会降低 60 岁以上女性冠心病风险[271]。

WHI 显示绝经后女性激素治疗没有预防患冠心病的风险。然而，问题仍然是雌激素是否存在接近绝经期开始的治疗才可能会降低冠心病风险。随后的试验采用无创成像技术解决了 HRT 防治动脉粥样硬化进展的启动时间等问题，但结果如何并不一致。Kronos 早期雌激素预防研究(Kronos Early Estrogen Prevention Study，KEEPS)是一项为期 4 年的低剂量口服马雌激素(conjugated equine estrogens，CEE)或透皮雌二醇的随机对照试验，选择绝经周期 3 年内 727 名健康女性(平均年龄 52 岁)[272]，结果显示激素治疗减少更年期症状、抑郁和焦虑，HDL 增加(口服 CEE)，改善胰岛素敏感性(透皮贴剂)[109]，不良反应发生率无显著差异事件，包括乳腺癌、子宫内膜癌、心肌梗死、卒中、短暂性脑缺血发作和静脉血栓栓塞性疾病，虽然这类事件的绝对数量非常少。数据再次证实在短期使用 HRT 期间心脏病风险没有增加，两种激素治疗方案均无显著差异。自更年期以来按时间分层的 643 名健康女性(<6 岁或≥10 岁随机分为口服雌二醇加黄体酮阴道凝胶与安慰剂，通过测量动脉粥样硬化的进展颈动脉内膜中层厚度(carotid intimal medial thickness，CIMT)和冠状动脉钙化[273]。5 年后，口服雌二醇治疗亚组，临床动脉粥样硬化进展较

少,在安慰剂治疗开始后6年内开始雌激素治疗,不是在绝经10年或更长时间后开始[274]。

激素治疗心脏保护的干预措施

在过去10年中,就整体而言已达成共识,中心建议与激素治疗在更年期中的安全性和益处[275]。在绝经早期(<60岁,或绝经10年内),以及在没有禁忌证的情况下,使用更年期最低有效剂量和时间段的激素治疗用于治疗绝经期症状仍然是一种合适的治疗方法。然而,证据并不支持它为预防心血管疾病的重点目的处方[276,277]。

来自许多不同社会的声明支持这一概括建议。关于更年期激素疗法的联合全球共识声明[278],2015年内分泌学会临床实践准则[279]和2016年国际建议更年期社会对女性的中年健康和更年期激素疗法[280]都同意这些原则。2012年激素疗法北美更年期协会的立场声明[281]增加了对于仅雌激素治疗,更有利的利益风险比允许更长的灵活性来延长使用(超过3至5年)的雌激素-孕激素持续治疗,早期出现的增加的乳腺癌风险排除了使用建议。2015年北美更年期协会发表补充声明,支持根据血管舒缩症状,继续使用系统性65岁以后的激素治疗[282]。

决定使用绝经期激素治疗,包括临床和生物学的个人利益风险概况变量以及生活质量优先事项。协助这方面的方法个性化的决策过程正在变得可用[283,284]。

基于社区和多风险因素干预计划

许多一级预防措施都侧重于针对单一预防措施个人的风险因素,虽然取得了很大进展,但仅仅少数美国人有理想的心血管健康状态,许多流行的危险因素仍然很高,肥胖的患病率很高且仍在增加[35],以及总胆固醇和LDL胆固醇有增高趋势[285]。因此需要互补的人口策略,如以社区为基础的干预措施,以及针对性的干预多种风险因素。

2011年,为了减少美国的心血管负担和帮助实现"健康2020年"(Healthy People 2020)的目标,DHHS启动了"百万颗心"(Million Hearts)倡议,以防止5年内100万心脏病和卒中发作[286,287,288]。在疾病预防控制中心的领导下以及医疗保险和医疗补助服务中心(Centers for Medicare and Medicaid Services,CMS),"百万颗心"倡议(www. millionhearts. hhs. gov)强调形成联邦、国家、州和地方的公私合作伙伴关系。该倡议采取两种互补的心血管方法预防,以临床和社区为基础。临床上,"百万颗心"致力于改善"ABCS",即阿司匹林的管理适用于高危患者、血压控制、降低胆固醇和戒烟(aspirin for high-risk patients, blood pressure control, cholesterol reduction, and smoking cessation)。这项努力增加了对ABCS护理、卫生信息技术与核心标准化ABCS指标改进的关注,可以更好地跟踪所有类型的卫生系统的目标和临床创新,如使用以患者为中心的医疗之家。与此同时,通过政策和计划减少吸烟、改善营养、降低高血压。这项事业包括赞同社区一级的钠限制政策,从饮食中消除人工反式脂肪,实施旨在大幅降低卷烟,以及消费和接触二手烟的政策和计划,并强调旨在增加社区使用锻炼设施的计划以及针对减肥和营养的计划。"百万颗心"旨在"利用,关注和调整"现有投资,不需要大量的新的货币支出[287]。

"平价医疗法案"(Affordable Care Act,ACA)提供了很多机会在社区层面实现预防。地区医院免税,必须对其进行社区卫生需求评估,定期制订计划以满足已确定的需求。合作努力改善医疗保健和非医疗保健健康结果的决定因素,2015年CDC在线发布Community Health Improvement Navigator[289]。此资源允许用户搜索多部门协作,基于证据解决烟草使用和暴露,以及缺乏身体活动的干预措施、不健康的饮食、高胆固醇、高血压和糖尿病。2016年社区预防服务工作组国会报告(2016 Annual Report to Congress of the Community Preventive Services Task Force)将心血管疾病预防和控制列为未来几年新社区指南(new Community Guide)评论的11个优先领域的首位[290]。AHA指导社区改善心血管健康的级别(2013年更新),提供了基于证据的全面的适合在社区一级实施的预防心血管疾病目标、策略和建议[291]。

过去在使用证据的联邦资助计划中取得的成功,改善人口饮食习惯的政策方法支持这种以社区为基础的方法,缅因州的一个乡村地区展示了健康之间的合作系统,公共卫生和社区组织可以实质上改善风险因素和临床健康结果[292]。本研究记录与综合的多组分相关的健康结果,在缅因州富兰克林县的一个低收入农村社区项目中,实行持续的全社区减少心血管风险计划。在40多年的后续行动期间,全社区的计划都是针对高血压、胆固醇和吸烟,以及饮食和身体活动。这40多年来,控制高血压的发生率胆固醇升高和戒烟表现出临床意义的改进。此外,住院治疗与其他县相比,死亡率下降。该计划以证据为基础,持续的社区范围的努力可以可衡量地改善社区的心血管健康。这个社会经济弱势群体的成功经验,可以作为实施和研究的模式其他农村社区,以及城市和社区外美国[293]。

最近的研究评估了同时控制多种风险因素的BARI 2D试验((Bypass Angioplasty Investigation Revascularization 2 Diabetes)分析证明了同时控制6种危险因素(吸烟、非HDL的可行性胆固醇、甘油三酯、收缩压和舒张压和糖化血红蛋白)通过方案引导强化治疗,并控制风险因素的数量,对总死亡率和心血管发病率、死亡率的影响很大,这些数据与以前的研究结果一致[294]。Stepathlon心血管健康研究[295]评估了一项国际性的低成本的大规模研究,参与移动健康干预身体活动,显示久坐与体重密切相关。该55项研究[296]评估了为期1年的基于同伴群体的干预措施与改善有心血管危险因素个人健康行为的自我管理。同伴小组干预对心血管危险因素有益,在血压、运动、体重、饮食和吸烟的综合得分上有显著改善,特别是在戒烟方面。

以社区为基础的干预措施与预防特别相关解决终身风险而不是10年风险。如图所示对18项队列研究进行的meta分析,涉及257 000人美国,与那些有两个或更多主要风险因素的人相比,具有"最佳"风险因素概况的人心血管疾病死亡风险具有实质性下降,直到80岁。有控制的人风险因素也显著降低,致命性冠心病、非致死性心肌梗死以及致命性和非致命性卒中均改善[297](图45. 21)。这些影响在出生队列和种族之间,以及男女之间均保持一致。因此终身风险估计表明减少心血管疾病负担的努力需要预防一致性发展风险因素(原始预防),治疗既定的危险因素(一级预防)。

AHA推荐了一种名为"生活简易7条"(Life's Simple 7)的健康处方[298],鼓励满足理想的心血管健康指标。这些包括4个可修改的危险因素(不吸烟、健康体重、饮食健康、存在身体活动)和3项生物识别措施(血压、胆固醇和血糖)。这些简化的指标与全因死亡率、心血管疾病死亡率和缺血性心脏病死亡率密切相关,很容易引入初级保健办公室以及社区健康中心[299]。

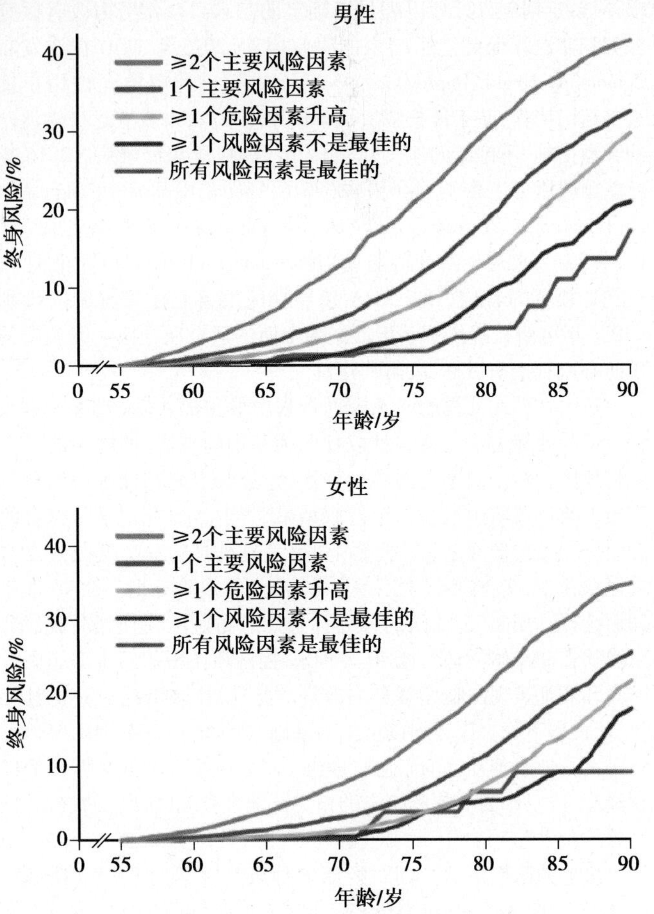

图 45.21　55 岁以下男性或女性的终身心血管疾病死亡风险。风险因素负担不同，根据竞争死亡风险进行调整。（引自 Berry JD，Dyer A，Cai X，et al. Lifetime risks of cardiovascular disease. N Engl J Med 2012；366：321.）

（张刘洋　贺治青　黄帅波　伍锋 译）

参考文献

Core Approaches to Primary Prevention

1. Ridker PM, Wilson PWF. A trial-based approach to statin guidelines. *JAMA.* 2013;310:1123–1124.
2. Martin SS, Sperling LS, Blaha MJ, et al. Clinician-patient risk discussion for atherosclerotic cardiovascular disease prevention: importance to implementation of the 2013 ACC/AHA Guidelines. *J Am Coll Cardiol.* 2015;65:1361–1368.
3. Ference BA, Ginsberg HN, Graham I, et al. Low-density lipoproteins cause atherosclerotic cardiovascular disease. Evidence from genetic, epidemiologic, and clinical studies. A consensus statement from the European Atherosclerosis Society Consensus Panel. *Eur Heart J.* 2017;38(32):2459–2472.
4. Ference BA, Majeed F, Penumetcha R, et al. Effect of naturally random allocation to lower low-density lipoprotein cholesterol on the risk of coronary heart disease mediated by polymorphisms in NPC1L1, HMGCR, or both: a 2 x 2 factorial Mendelian randomization study. *J Am Coll Cardiol.* 2015;65:1552–1561.
5. Cholesterol Treatment Trialists Collaboration. Efficacy and safety of more intensive lowering of LDL cholesterol: a meta-analysis of data from 170000 participants in 26 randomised trials. *Lancet.* 2010;376:1670–1681.
6. Ridker PM. LDL cholesterol: controversies and future therapeutic directions. *Lancet.* 2014;384:607–617.
7. Gidding SS, Champagne MA, de Ferranti SD, et al. The agenda for familial hypercholesterolemia: a scientific statement from the American Heart Association. *Circulation.* 2015;132:2167–2192.
8. Cannon CP, Blazing MA, Giugliano RP, et al. Ezetimibe added to statin therapy after acute coronary syndromes. *N Engl J Med.* 2015;372:2387–2397.
9. Ridker PM, Rose L, Cook NR. A proposal to incorporate trial data into a hybrid ACC/AHA algorithm for the allocation of statin therapy in primary prevention. *J Am Coll Cardiol.* 2015;65:942–948.
10. Mortensen MB, Afzal S, Nordestgaard BG, Falk E. Primary prevention with statins: ACC/AHA risk-based approach versus trial-based approaches to guide statin therapy. *J Am Coll Cardiol.* 2015;66:2699–2709.
11. Shapiro MD, Fazio S. From lipids to inflammation: new approaches to reducing atherosclerotic risk. *Circ Res.* 2016;118:732–749.
12. Duewell P, Kono H, Rayner KJ, et al. NLRP3 inflammasomes are required for atherogenesis and activated by cholesterol crystals. *Nature.* 2010;464:1357–1361.
13. Rajamaki K, Lappalainen J, Oorni K, et al. Cholesterol crystals activate the NLRP3 inflammasome in human macrophages: a novel link between cholesterol metabolism and inflammation. *PLoS ONE.* 2010;5:e11765.

Smoking

14. US Centers for Disease Control and Prevention. The health consequences of smoking—50 years of progress: a report of the Surgeon General; 2014.
15. Jamal A, Homa DM, O'Connor E, et al. Current cigarette smoking among adults—United States, 2005–2014. *MMWR Morb Mortal Wkly Rep.* 2015;64:1233–1240.
16. World Health Organization. WHO report on the global tobacco epidemic, 2013: enforcing bans on tobacco advertising, promotion and sponsorship; 2013.
17. D'Angelo D, Ahluwalia IB, Pun E, et al. Current cigarette smoking, access, and purchases from retail outlets among students aged 13-15 years: Global Youth Tobacco Survey, 45 Countries, 2013 and 2014. *MMWR Morb Mortal Wkly Rep.* 2016;65:898–901.
18. Syamlal G, Jamal A, King BA, Mazurek JM. Electronic cigarette use among working adults—United States, 2014. *MMWR Morb Mortal Wkly Rep.* 2016;65:557–561.
19. Singh T, Arrazola RA, Corey CG, et al. Tobacco use among middle and high school students—United States, 2011–2015. *MMWR Morb Mortal Wkly Rep.* 2016;65:361–367.
20. Grana R, Benowitz N, Glantz SA. E-cigarettes: a scientific review. *Circulation.* 2014;129:1972–1986.
21. Kalkhoran S, Glantz SA. E-cigarettes and smoking cessation in real-world and clinical settings: a systematic review and meta-analysis. *Lancet Respir Med.* 2016;4:116–128.
22. Siu AL. Behavioral and pharmacotherapy interventions for tobacco smoking cessation in adults, including pregnant women: U.S. Preventive Services Task Force recommendation statement. *Ann Intern Med.* 2015;163:622–634.
23. Abbasi J. FDA extends authority to e-cigarettes: implications for smoking cessation? *JAMA.* 2016;316:572–574.
24. Zhang YJ, Iqbal J, van Klaveren D, et al. Smoking is associated with adverse clinical outcomes in patients undergoing revascularization with PCI or CABG: the SYNTAX trial at 5-year follow-up. *J Am Coll Cardiol.* 2015;65:1107–1115.
25. Jha P, Ramasundarahettige C, Landsman V, et al. 21st-century hazards of smoking and benefits of cessation in the United States. *N Engl J Med.* 2013;368:341–350.
26. Thun MJ, Carter BD, Feskanich D, et al. 50-Year trends in smoking-related mortality in the United States. *N Engl J Med.* 2013;368:351–364.
27. Vinogradova Y, Coupland C, Hippisley-Cox J. Use of combined oral contraceptives and risk of venous thromboembolism: nested case-control studies using the QResearch and CPRD databases. *BMJ.* 2015;350.
28. Lavinghouze SR, Malarcher A, Jama A, et al. Trends in quit attempts among adult cigarette smokers—United States, 2001–2013. *MMWR Morb Mortal Wkly Rep.* 2015;64:1129–1135.
29. US Centers for Disease Control and Prevention. Best practices for comprehensive tobacco control programs—2014.
30. Kirtane AJ, Kelly CR. Clearing the air on the "smoker's paradox". *J Am Coll Cardiol.* 2015;65:1116–1118.
31. Treating tobacco use and dependence: 2008 update. Content last reviewed June 2015.
32. US Centers for Disease Control and Prevention. The guide to community preventive services: reducing tobacco use and secondhand smoke exposure.
33. Stead LF, Perera R, Bullen C, et al. Nicotine replacement therapy for smoking cessation. *Cochrane Database Syst Rev.* 2012;(11):CD000146.

Hypertension

34. James PA, Oparil S, Carter BL, et al. 2014 Evidence-based guideline for the management of high blood pressure in adults: report from the panel members appointed to the Eighth Joint National Committee (JNC 8). *JAMA.* 2014;311(5):507–520.
35. Mozaffarian D, Benjamin EJ, Go AS, et al. Heart disease and stroke statistics-2016 update: a report from the American Heart Association. *Circulation.* 2016;133:e38–e360.
36. Chobanian AV. Time to reassess blood-pressure goals. *N Engl J Med.* 2015;373:2093–2095.
37. Rillamas-Sun E, Beasley JM, Lacroix A. Overview of risk factors for cardiovascular disease. In: Goldman MB, Troisi R, Rexrode KM, eds. *Women and Health.* 2nd ed. San Diego: Academic Press; 2013:949–964.
38. Egan BM, Zhao Y, Axon RN, et al. Uncontrolled and apparent treatment resistant hypertension in the United States, 1988 to 2008. *Circulation.* 2011;124:1046–1058.
39. Ibrahim MM, Damasceno A. Hypertension in developing countries. *Lancet.* 2012;380:611–619.
40. Ferrannini E, Cushman WC. Diabetes and hypertension: the bad companions. *Lancet.* 2012;380:601–610.
41. Gray L, Lee IM, Sesso HD, Batty GD. Blood pressure in early adulthood, hypertension in middle age, and future cardiovascular disease mortality: HAHS (Harvard Alumni Health Study). *J Am Coll Cardiol.* 2011;58:2396–2403.
42. Kishi S, Teixido-Tura G, Ning H, et al. Cumulative blood pressure in early adulthood and cardiac dysfunction in middle age: the CARDIA Study. *J Am Coll Cardiol.* 2015;65:2679–2687.
43. Paneni F, Diaz Canestro C, Libby P, et al. The aging cardiovascular system: understanding it at the cellular and clinical levels. *J Am Coll Cardiol.* 2017;69:1952–1967.
44. Selvaraj S, Steg PG, Elbez Y, et al. Pulse pressure and risk for cardiovascular events in patients with atherothrombosis: from the REACH Registry. *J Am Coll Cardiol.* 2016;67:392–403.
45. Van Sloten TT, Sedaghat S, Laurent S, et al. Carotid stiffness is associated with incident stroke: a systematic review and individual participant data meta-analysis. *J Am Coll Cardiol.* 2015;66:2116–2125.
46. Tientcheu D, Ayers C, Das SR, et al. Target organ complications and cardiovascular events associated with masked hypertension and white-coat hypertension: analysis from the Dallas Heart Study. *J Am Coll Cardiol.* 2015;66:2159–2169.
47. Chobanian AV, Bakris GL, Black HR, et al. Seventh report of the Joint National Committee on Prevention, Detection, Evaluation, and Treatment of High Blood Pressure. *Hypertension.* 2003;42:1206–1252.
48. Whelton PK, Carey RM, Aronow WS, et al. 2017 ACC/AHA/AAPA/ABC/ACPM/AGS/APhA/ASH/ASPC/NMA/PCNA guideline for the prevention, detection, evaluation, and management of high blood pressure in adults: a report of the American College of Cardiology/American Heart Association Task Force on Clinical Practice Guidelines. *J Am Coll Cardiol.* 2017;Nov 13, [Epub ahead of print].
49. Wright JT Jr, Williamson JD, Whelton PK, et al; Sprint Research Group. A randomized trial of intensive versus standard blood-pressure control. *N Engl J Med.* 2015;373:2103–2116.
50. Bress AP, Tanner RM, Hess R, et al. Generalizability of SPRINT results to the U.S. adult population. *J Am Coll Cardiol.* 2016;67:463–472.
51. Cushman WC, Evans GW, Byington RP, et al. Effects of intensive blood-pressure control in type 2 diabetes mellitus. *N Engl J Med.* 2010;362:1575–1585.
52. Lonn EM, Bosch J, Lopez-Jaramillo P, et al. Blood-pressure lowering in intermediate-risk persons without cardiovascular disease. *N Engl J Med.* 2016;374:2009–2020.
53. Bhatt DL, Kandzari DE, O'Neill WW, et al. A controlled trial of renal denervation for resistant hypertension. *N Engl J Med.* 2014;370:1393–1401.

Lipid Disorders

54. Khera AV, Won HH, Peloso GM, et al. Diagnostic yield and clinical utility of sequencing familial hypercholesterolemia genes in patients with severe hypercholesterolemia. *J Am Coll Cardiol.* 2016;67:2578–2589.

55. Ference BA, Yoo W, Alesh I, et al. Effect of long-term exposure to lower low-density lipoprotein cholesterol beginning early in life on the risk of coronary heart disease: a Mendelian randomization analysis. *J Am Coll Cardiol.* 2012;60:2631–2639.
56. Seidah NG, Prat A. The biology and therapeutic targeting of the proprotein convertases. *Nat Rev Drug Discov.* 2012;11:367–383.
57. Bangalore S, Breazna A, DeMicco DA, et al. Visit-to-visit low-density lipoprotein cholesterol variability and risk of cardiovascular outcomes: insights from the TNT trial. *J Am Coll Cardiol.* 2015;65:1539–1548.
58. Mihaylova B, Emberson J, Blackwell L, et al. The effects of lowering LDL cholesterol with statin therapy in people at low risk of vascular disease: meta-analysis of individual data from 27 randomised trials. *Lancet.* 2012;380:581–590.
59. Mihaylova B, Emberson J, Blackwell L, et al; Cholesterol Treatment Trialists' (CTT) Collaborators. The effects of lowering LDL cholesterol with statin therapy in people at low risk of vascular disease: meta-analysis of individual data from 27 randomised trials. *Lancet.* 2012;380:581–590.
60. Ford I, Murray H, McCowan C, Packard CJ. Long-term safety and efficacy of lowering low-density lipoprotein cholesterol with statin therapy: 20-year follow-up of West of Scotland Coronary Prevention Study. *Circulation.* 2016;133:1073–1080.
61. Preiss D, Seshasai SR, Welsh P, et al. Risk of incident diabetes with intensive-dose compared with moderate-dose statin therapy: a meta-analysis. *JAMA.* 2011;305:2556–2564.
62. Murphy SA, Cannon CP, Blazing MA, et al. Reduction in total cardiovascular events with ezetimibe/simvastatin post-acute coronary syndrome: the IMPROVE-IT trial. *J Am Coll Cardiol.* 2016;67:353–361.
63. Boekholdt SM, Hovingh GK, Mora S, et al. Very low levels of atherogenic lipoproteins and the risk for cardiovascular events: a meta-analysis of statin trials. *J Am Coll Cardiol.* 2014;64:485–494.
64. Ridker PM, Mora S, Rose L. Percent reduction in LDL cholesterol following high-intensity statin therapy: potential implications for guidelines and for the prescription of emerging lipid-lowering agents. *Eur Heart J.* 2016;37:1373–1379.
65. Nissen SE, Stroes E, Dent-Acosta RE, et al. efficacy and tolerability of evolocumab vs ezetimibe in patients with muscle-related statin intolerance: the GAUSS-3 randomized clinical trial. *JAMA.* 2016;315:1580–1590.
66. Raal FJ, Honarpour N, Blom DJ, et al. Inhibition of PCSK9 with evolocumab in homozygous familial hypercholesterolaemia (TESLA Part B): a randomised, double-blind, placebo-controlled trial. *Lancet.* 2015;385:341–350.
67. Sabatine MS, Giugliano RP, Keech AC, et al; Committee FS and Investigators. Evolocumab and clinical outcomes in patients with cardiovascular disease. *N Engl J Med.* 2017;376:1713–1722.
68. Ridker PM, Revkin J, Amarenco P, et al; Investigators SCO. Cardiovascular efficacy and safety of bococizumab in high-risk patients. *N Engl J Med.* 2017;376:1527–1539.
69. Ridker PM, Tardif JC, Amarenco P, et al. Lipid-reduction variability and antidrug-antibody formation with bococizumab. *N Engl J Med.* 2017;376:1517–1526.
70. Schwartz GG, Bessac L, Berdan LG, et al. Effect of alirocumab, a monoclonal antibody to PCSK9, on long-term cardiovascular outcomes following acute coronary syndromes: rationale and design of the ODYSSEY outcomes trial. *Am Heart J.* 2014;168:682–689.
71. Robinson JG, Farnier M, Krempf M, et al; Investigators OLT. Efficacy and safety of alirocumab in reducing lipids and cardiovascular events. *N Engl J Med.* 2015;372:1489–1499.
72. Ray KK, Landmesser U, Leiter LA, et al. Inclisiran in patients at high cardiovascular risk with elevated LDL cholesterol. *N Engl J Med.* 2017;376:1430–1440.
73. Voight BF, Peloso GM, Orho-Melander M, et al. Plasma HDL cholesterol and risk of myocardial infarction: a mendelian randomisation study. *Lancet.* 2012;380:572–580.
74. Zanoni P, Khetarpal SA, Larach DB, et al. Rare variant in scavenger receptor BI raises HDL cholesterol and increases risk of coronary heart disease. *Science.* 2016;351:1166–1171.
75. Boden WE, Probstfield JL, Anderson T, et al. Niacin in patients with low HDL cholesterol levels receiving intensive statin therapy. *N Engl J Med.* 2011;365:2255–2267.
76. Landray MJ, Haynes R, Hopewell JC, et al. Effects of extended-release niacin with laropiprant in high-risk patients. *N Engl J Med.* 2014;371:203–212.
77. Ginsberg HN, Elam MB, Lovato LC, et al. Effects of combination lipid therapy in type 2 diabetes mellitus. *N Engl J Med.* 2010;362:1563–1574.
78. Wright RS. Recent clinical trials evaluating benefit of drug therapy for modification of HDL cholesterol. *Curr Opin Cardiol.* 2013;28:389–398.
79. Siddiqi HK, Kiss D, Rader D. HDL-cholesterol and cardiovascular disease: rethinking our approach. *Curr Opin Cardiol.* 2015;30:536–542.
80. Lincoff AM, Nicholls SJ, Riesmeyer JS, et al. Evacetrapib and cardiovascular outcomes in high-risk vascular disease. *N Engl J Med.* 2017;376:1933–1942.
81. Schwartz GG, Olsson AG, Abt M, et al. Effects of dalcetrapib in patients with a recent acute coronary syndrome. *N Engl J Med.* 2012;367:2089–2099.
82. Di Angelantonio E, Gao P, Pennells L, et al. Lipid-related markers and cardiovascular disease prediction. *JAMA.* 2012;307:2499–2506.
83. Mora S, Glynn RJ, Boekholdt SM, et al. On-treatment non-high-density lipoprotein cholesterol, apolipoprotein B, triglycerides, and lipid ratios in relation to residual vascular risk after treatment with potent statin therapy: JUPITER (Justification for the Use of Statins in Prevention: an Intervention Trial Evaluating Rosuvastatin). *J Am Coll Cardiol.* 2012;59:1521–1528.
84. Mora S, Otvos JD, Rifai N, et al. Lipoprotein particle profiles by nuclear magnetic resonance compared with standard lipids and apolipoproteins in predicting incident cardiovascular disease in women. *Circulation.* 2009;119:931–939.
85. Wilkins JT, Li RC, Sniderman A, et al. Discordance between apolipoprotein B and LDL-cholesterol in young adults predicts coronary artery calcification: the CARDIA Study. *J Am Coll Cardiol.* 2016;67:193–201.
86. Mora S, Buring JE, Ridker PM. Discordance of low-density lipoprotein (LDL) cholesterol with alternative LDL-related measures and future coronary events. *Circulation.* 2014;129:553–561.
87. Rosenson RS, Hegele RA, Gotto AM Jr. Integrated measure for atherogenic lipoproteins in the modern era: risk assessment based on apolipoprotein B. *J Am Coll Cardiol.* 2016;67:202–204.
88. Khera AV, Won HH, Peloso GM, et al; Myocardial Infarction Genetics Consortium DSGCEC and Global Lipids Genetics Consortium. Association of rare and common variation in the lipoprotein lipase gene with coronary artery disease. *JAMA.* 2017;317:937–946.
89. Stitziel NO, Khera AV, Wang X, et al; Promis and Myocardial Infarction Genetics Consortium I. ANGPTL3 deficiency and protection against coronary artery disease. *J Am Coll Cardiol.* 2017;69:2054–2063.
90. Dewey FE, Gusarova V, Dunbar RL, et al. Genetic and pharmacologic inactivation of ANGPTL3 and cardiovascular disease. *N Engl J Med.* 2017;377:211–221.
91. Dewey FE, Gusarova V, O'Dushlaine C, et al. Inactivating variants in ANGPTL4 and risk of coronary artery disease. *N Engl J Med.* 2016;374:1123–1133.
92. Khera AV, Kathiresan S. Genetics of coronary artery disease: discovery, biology and clinical translation. *Nat Rev Genet.* 2017;18:331–344.
93. Nordestgaard BG, Varbo A. Triglycerides and cardiovascular disease. *Lancet.* 2014;384:626–635.
94. Bhatt DL, Steg PG, Brinton EA, et al; Investigators R-I. Rationale and design of REDUCE-IT: Reduction of Cardiovascular Events with Icosapent Ethyl-Intervention Trial. *Clin Cardiol.* 2017;40:138–148.
95. Nissen S, Lincoff AM, Nicholls S. Outcomes Study to Assess STatin Residual Risk Reduction With EpaNova in HiGh CV Risk PatienTs With Hypertriglyceridemia (STRENGTH); 2017. https://clinicaltrials.gov/ct2/show/NCT02104817.
96. Gerstein HC, Bosch J, Dagenais GR, et al. Basal insulin and cardiovascular and other outcomes in dysglycemia. *N Engl J Med.* 2012;367:319–328.

Diabetes and Metabolic Syndrome

97. Seshasai SR, Kaptoge S, Thompson A, et al. Diabetes mellitus, fasting glucose, and risk of cause-specific death. *N Engl J Med.* 2011;364:829–841.
98. Alberti KG, Eckel RH, Grundy SM, et al. Harmonizing the metabolic syndrome: a joint interim statement of the International Diabetes Federation Task Force on Epidemiology and Prevention; National Heart, Lung, and Blood Institute; American Heart Association; World Heart Federation; International Atherosclerosis Society; and International Association for the Study of Obesity. *Circulation.* 2009;120:1640–1645.
99. Donath MY, Shoelson SE. Type 2 diabetes as an inflammatory disease. *Nat Rev Immunol.* 2011;11:98–107.
100. The Look AHEAD Research Group. Cardiovascular effects of intensive lifestyle intervention in type 2 diabetes. *N Engl J Med.* 2013;369:145–154.

Aspirin in Primary Prevention

101. Mora S, Manson JE. Aspirin for primary prevention of atherosclerotic cardiovascular disease: advances in diagnosis and treatment. *JAMA Intern Med.* 2016;176:1195–1204.
102. Antithrombotic Trialists Collaboration. Aspirin in the primary and secondary prevention of vascular disease: collaborative meta-analysis of individual participant data from randomised trials. *Lancet.* 2009;373:1849–1860.
103. Guirguis-Blake JM, Evans CV, Senger CA, et al. Aspirin for the primary prevention of cardiovascular events: a systematic evidence review for the U.S. Preventive Services Task Force. *Ann Intern Med.* 2016;164:804–813.
104. Whitlock EP, Williams SB, Burda BU, et al. Aspirin use in adults: cancer, all-cause mortality, and harms: a systematic evidence review for the U.S. Preventive Services Task Force; 2015.
105. Mora S, Ames JM, Manson JE. Low-dose aspirin in the primary prevention of cardiovascular disease: shared decision making in clinical practice. *JAMA.* 2016;316:709–710.
106. Kokoska LA, Wilhelm SM, Garwood CL, Berlie HD. Aspirin for primary prevention of cardiovascular disease in patients with diabetes: a meta-analysis. *Diabetes Res Clin Pract.* 2016;120:31–39.
107. De Berardis G, Sacco M, Evangelista V, et al. Aspirin and Simvastatin Combination for Cardiovascular Events Prevention Trial in Diabetes (ACCEPT-D): design of a randomized study of the efficacy of low-dose aspirin in the prevention of cardiovascular events in subjects with diabetes mellitus treated with statins. *Trials.* 2007;8:21.
108. Armitage J. ASCEND: A Study of Cardiovascular Events iN Diabetes; 2005. https://clinicaltrials.gov/ct2/show/NCT00135226.
109. Garcia M, Mulvagh SL, Merz CN, et al. Cardiovascular disease in women: clinical perspectives. *Circ Res.* 2016;118:1273–1293.
110. Ikeda Y, Shimada K, Teramoto T, et al. Low-dose aspirin for primary prevention of cardiovascular events in Japanese patients 60 years or older with atherosclerotic risk factors: a randomized clinical trial. *JAMA.* 2014;312:2510–2520.
111. Grimm R, McNeil JM. Aspirin in Reducing Events in the Elderly (ASPREE); 2016. https://clinicaltrials.gov/ct2/show/NCT01038583.
112. Bayer Health Care. A Study to Assess the Efficacy and Safety of Enteric-Coated Acetylsalicylic Acid in Patients at Moderate Risk of Cardiovascular Disease (ARRIVE); 2007. https://clinicaltrials.gov/ct2/show/NCT00501059.
113. Chubak J, Whitlock EP, Williams SB, et al. Aspirin for the prevention of cancer incidence and mortality: systematic evidence reviews for the U.S. Preventive Services Task Force. *Ann Intern Med.* 2016;164:814–825.
114. Drew DA, Cao Y, Chan AT. Aspirin and colorectal cancer: the promise of precision chemoprevention. *Nat Rev Cancer.* 2016;16:173–186.
115. Bibbins-Domingo K. Aspirin use for the primary prevention of cardiovascular disease and colorectal cancer: U.S. Preventive Services Task Force recommendation statement. *Ann Intern Med.* 2016;164(12):836–845.
116. American Diabetes Association. 8. Cardiovascular disease and risk management. *Diabetes Care.* 2016;39(suppl 1):S60–S71.
117. Pignone M, Alberts MJ, Colwell JA, et al. Aspirin for primary prevention of cardiovascular events in people with diabetes: a position statement of the American Diabetes Association, a scientific statement of the American Heart Association, and an expert consensus document of the American College of Cardiology Foundation. *Diabetes Care.* 2010;33:1395–1402.
118. Mainous AG, Tanner RJ, Shorr RI, Limacher MC. Use of aspirin for primary and secondary cardiovascular disease prevention in the United States, 2011-2012. *J Am Heart Assoc.* 2014;3.

The "Polypill" Concept

119. Yusuf S, Pais P, Afzal R, et al. Effects of a polypill (Polycap) on risk factors in middle-aged individuals without cardiovascular disease (TIPS): a phase II, double-blind, randomised trial. *Lancet.* 2009;373:1341–1351.
120. Rodgers A, Patel A, Berwanger O, et al. An international randomised placebo-controlled trial of a four-component combination pill ("polypill") in people with raised cardiovascular risk. *PLoS ONE.* 2011;6:e19857.
121. Yusuf S, Lonn E, Pais P, et al. Blood-pressure and cholesterol lowering in persons without cardiovascular disease. *N Engl J Med.* 2016;374:2032–2043.

Emerging Risk Factors

122. Ridker PM. Is statin monotherapy the perfect polypill? *Circulation.* 2016;134:91–93.
123. Kaptoge S, Di Angelantonio E, Lowe G, et al. C-reactive protein concentration and risk of coronary heart disease, stroke, and mortality: an individual participant meta-analysis. *Lancet.* 2010;375:132–140.
124. Kaptoge S, Di Angelantonio E, Pennells L, et al; Emerging Risk Factors Collaboration. C-reactive protein, fibrinogen, and cardiovascular disease prediction. *N Engl J Med.* 2012;367:1310–1320.
125. Ridker PM. A test in context: high-sensitivity C-reactive protein. *J Am Coll Cardiol.* 2016;67:712–723.
126. Cook NR, Paynter NP, Eaton CB, et al. Comparison of the Framingham and Reynolds Risk scores for global cardiovascular risk prediction in the multiethnic Women's Health Initiative. *Circulation.* 2012;125:1748–1756, S1-11.
127. DeFilippis AP, Young R, Carrubba CJ, et al. An analysis of calibration and discrimination among multiple cardiovascular risk scores in a modern multiethnic cohort. *Ann Intern Med.* 2015;162:266–275.
128. Bairey Merz CN, Pepine CJ, Walsh MN, Fleg JL. Ischemia and No Obstructive Coronary Artery Disease (INOCA): developing evidence-based therapies and research agenda for the next decade. *Circulation.* 2017;135:1075–1092.
129. Garcia-Arellano A, Ramallal R, Ruiz-Canela M, et al. Dietary inflammatory index and incidence of cardiovascular disease in the PREDIMED study. *Nutrients.* 2015;7:4124–4138.
130. Glynn RJ, Danielson E, Fonseca FA, et al. A randomized trial of rosuvastatin in the prevention of venous thromboembolism. *N Engl J Med.* 2009;360:1851–1861.
131. Ridker PM, Danielson E, Fonseca FA, et al. Reduction in C-reactive protein and LDL cholesterol

and cardiovascular event rates after initiation of rosuvastatin: a prospective study of the JUPITER trial. *Lancet.* 2009;373:1175–1182.
132. Braunwald E. Creating controversy where none exists: the important role of C-reactive protein in the CARE, AFCAPS/TexCAPS, PROVE IT, REVERSAL, A to Z, JUPITER, HEART PROTECTION, and ASCOT trials. *Eur Heart J.* 2012;33:430–432.
133. Bohula EA, Giugliano RP, Cannon CP, et al. Achievement of dual low-density lipoprotein cholesterol and high-sensitivity C-reactive protein targets more frequent with the addition of ezetimibe to simvastatin and associated with better outcomes in IMPROVE-IT. *Circulation.* 2015;132:1224–1233.
134. Mason JC, Libby P. Cardiovascular disease in patients with chronic inflammation: mechanisms underlying premature cardiovascular events in rheumatologic conditions. *Eur Heart J.* 2015;36:482–489c.
135. Sarwar N, Butterworth AS, Freitag DF, et al; IL6R Genetics Consortium Emerging Risk Factors Collaboration. Interleukin-6 receptor pathways in coronary heart disease: a collaborative meta-analysis of 82 studies. *Lancet.* 2012;379:1205–1213.
136. Swerdlow DI, Holmes MV, Kuchenbaecker KB, et al. The interleukin-6 receptor as a target for prevention of coronary heart disease: a mendelian randomisation analysis. *Lancet.* 2012;379:1214–1224.
137. Ridker PM. Residual inflammatory risk: addressing the obverse side of the atherosclerosis prevention coin. *Eur Heart J.* 2016;37:1720–1722.
138. Wang TJ, Wollert KC, Larson MG, et al. Prognostic utility of novel biomarkers of cardiovascular stress: the Framingham Heart Study. *Circulation.* 2012;126:1596–1604.
139. Kaptoge S, Di Angelantonio E, Pennells L, et al. C-reactive protein, fibrinogen, and cardiovascular disease prediction. *N Engl J Med.* 2012;367:1310–1320.
140. Stein EA. Lipoprotein-associated phospholipase A(2) measurements: mass, activity, but little productivity. *Clin Chem.* 2012;58:814–817.
141. White HD, Held C, Stewart R, et al. Darapladib for preventing ischemic events in stable coronary heart disease. *N Engl J Med.* 2014;370:1702–1711.
142. O'Donoghue ML, Braunwald E, White HD, et al. Effect of darapladib on major coronary events after an acute coronary syndrome: the SOLID-TIMI 52 randomized clinical trial. *JAMA.* 2014;312:1006–1015.
143. O'Donoghue ML, Glaser R, Cavender MA, et al. Effect of losmapimod on cardiovascular outcomes in patients hospitalized with acute myocardial infarction: a randomized clinical trial. *JAMA.* 2016;315:1591–1599.
144. Ridker PM, Everett BM, Thuren T, et al; for the CANTOS Trial Group. Antiinflammatory therapy with canakinumab for atherosclerotic disease. *N Engl J Med.* 2017;377:1119–1131.
145. Libby P. Lipoprotein (a): a frustrating final frontier in lipid management? *JACC Basic Transl Sci.* 2016;1:428–431.
146. Nordestgaard BG, Chapman MJ, Ray K, et al. Lipoprotein(a) as a cardiovascular risk factor: current status. *Eur Heart J.* 2010;31:2844–2853.
147. Willeit P, Kiechl S, Kronenberg F, et al. Discrimination and net reclassification of cardiovascular risk with lipoprotein(a): prospective 15-year outcomes in the Bruneck Study. *J Am Coll Cardiol.* 2014;64:851–860.
148. Kamstrup PR, Nordestgaard BG. Elevated lipoprotein(a) levels, LPA risk genotypes, and increased risk of heart failure in the general population. *JACC Heart Fail.* 2016;4:78–87.
149. Clarke R, Halsey J, Lewington S, et al. Effects of lowering homocysteine levels with B vitamins on cardiovascular disease, cancer, and cause-specific mortality: meta-analysis of 8 randomized trials involving 37,485 individuals. *Arch Intern Med.* 2010;170:1622–1631.
150. Toole JF, Malinow MR, Chambless LE, et al. Lowering homocysteine in patients with ischemic stroke to prevent recurrent stroke, myocardial infarction, and death: the Vitamin Intervention for Stroke Prevention (VISP) randomized controlled trial. *JAMA.* 2004;291:565–575.
151. Bonaa KH, Njolstad I, Ueland PM, et al. Homocysteine lowering and cardiovascular events after acute myocardial infarction. *N Engl J Med.* 2006;354:1578–1588.
152. Lonn E, Yusuf S, Arnold MJ, et al. Homocysteine lowering with folic acid and B vitamins in vascular disease. *N Engl J Med.* 2006;354:1567–1577.
153. Jamison RL, Hartigan P, Kaufman JS, et al. Effect of homocysteine lowering on mortality and vascular disease in advanced chronic kidney disease and end-stage renal disease: a randomized controlled trial. *JAMA.* 2007;298:1163–1170.
154. Tarkin JM, Dweck MR, Evans NR, et al. Imaging atherosclerosis. *Circ Res.* 2016;118:750–769.
155. Den Ruijter HM, Peters SA, Anderson TJ, et al. Common carotid intima-media thickness measurements in cardiovascular risk prediction: a meta-analysis. *JAMA.* 2012;308:796–803.
156. Polak JF, Pencina MJ, Pencina KM, et al. Carotid-wall intima-media thickness and cardiovascular events. *N Engl J Med.* 2011;365:213–221.
157. Erbel R, Mohlenkamp S, Moebus S, et al. Coronary risk stratification, discrimination, and reclassification improvement based on quantification of subclinical coronary atherosclerosis: the Heinz Nixdorf Recall study. *J Am Coll Cardiol.* 2010;56:1397–1406.
158. Yeboah J, Young R, McClelland RL, et al. Utility of nontraditional risk markers in atherosclerotic cardiovascular disease risk assessment. *J Am Coll Cardiol.* 2016;67:139–147.
159. Baber U, Mehran R, Sartori S, et al. Prevalence, impact, and predictive value of detecting subclinical coronary and carotid atherosclerosis in asymptomatic adults: the BioImage study. *J Am Coll Cardiol.* 2015;65:1065–1074.
160. Rozanski A, Gransar H, Shaw LJ, et al. Impact of coronary artery calcium scanning on coronary risk factors and downstream testing the EISNER (Early Identification of Subclinical Atherosclerosis by Noninvasive Imaging Research) prospective randomized trial. *J Am Coll Cardiol.* 2011;57:1622–1632.
161. Greenland P, LaBree L, Azen SP, et al. Coronary artery calcium score combined with Framingham score for risk prediction in asymptomatic individuals. *JAMA.* 2004;291:210–215.
162. Libby P. How does lipid lowering prevent coronary events? New insights from human imaging trials. *Eur Heart J.* 2015;36:472–474.
163. Henein M, Granasen G, Wiklund U, et al. High dose and long-term statin therapy accelerate coronary artery calcification. *Int J Cardiol.* 2015;184:581–586.
164. Camici PG, Rimoldi OE, Gaemperli O, Libby P. Non-invasive anatomic and functional imaging of vascular inflammation and unstable plaque. *Eur Heart J.* 2012;33:1309–1317.
165. Young LH, Wackers FJ, Chyun DA, et al. Cardiac outcomes after screening for asymptomatic coronary artery disease in patients with type 2 diabetes: the DIAD study: a randomized controlled trial. *JAMA.* 2009;301:1547–1555.
166. Douglas PS, Hoffmann U, Patel MR, et al. Outcomes of anatomical versus functional testing for coronary artery disease. *N Engl J Med.* 2015;372:1291–1300.
167. Nasir K, Bittencourt MS, Blaha MJ, et al. Implications of coronary artery calcium testing among statin candidates according to American College of Cardiology/American Heart Association cholesterol management guidelines: MESA (Multi-Ethnic Study of Atherosclerosis). *J Am Coll Cardiol.* 2015;66:1657–1668.
168. McPherson R, Tybjaerg-Hansen A. Genetics of coronary artery disease. *Circ Res.* 2016;118:564–578.
169. Nikpay M, Goel A, Won HH, et al. A comprehensive 1,000 genomes-based genome-wide association meta-analysis of coronary artery disease. *Nat Genet.* 2015;47:1121–1130.
170. Musunuru K, Kathiresan S. Surprises from genetic analyses of lipid risk factors for atherosclerosis. *Circ Res.* 2016;118:579–585.
171. Nurnberg ST, Zhang H, Hand NJ, et al. From loci to biology: functional genomics of genome-wide association for coronary disease. *Circ Res.* 2016;118:586–606.
172. Weijmans M, de Bakker PI, van der Graaf Y, et al. Incremental value of a genetic risk score for the prediction of new vascular events in patients with clinically manifest vascular disease. *Atherosclerosis.* 2015;239:451–458.
173. Tada H, Melander O, Louie JZ, et al. Risk prediction by genetic risk scores for coronary heart disease is independent of self-reported family history. *Eur Heart J.* 2016;37:561–567.
174. Paynter NP, Ridker PM, Chasman DI. Are genetic tests for atherosclerosis ready for routine clinical use? *Circ Res.* 2016;118:607–619.
175. Klancar G, Groselj U, Kovac J, et al. Universal screening for familial hypercholesterolemia in children. *J Am Coll Cardiol.* 2015;66:1250–1257.
176. Wiegman A, Gidding SS, Watts GF, et al. Familial hypercholesterolaemia in children and adolescents: gaining decades of life by optimizing detection and treatment. *Eur Heart J.* 2015;36:2425–2437.
177. Roden DM. Cardiovascular pharmacogenomics: current status and future directions. *J Hum Genet.* 2016;61:79–85.
178. Lee HH, Ho RH. Interindividual and interethnic variability in drug disposition: polymorphisms in organic anion transporting polypeptide 1B1 (OATP1B1; SLCO1B1). *Br J Clin Pharmacol.* 2017;83:1176–1184.
179. Mega JL, Stitziel NO, Smith JG, et al. Genetic risk, coronary heart disease events, and the clinical benefit of statin therapy: an analysis of primary and secondary prevention trials. *Lancet.* 2015;385:2264–2271.
180. Mega JL, Simon T. Pharmacology of antithrombotic drugs: an assessment of oral antiplatelet and anticoagulant treatments. *Lancet.* 2015;386:281–291.
181. Kimmel SE, French B, Kasner SE, et al. A pharmacogenetic versus a clinical algorithm for warfarin dosing. *N Engl J Med.* 2013;369:2283–2293.
182. Verhoef TI, Ragia G, de Boer A, et al. A randomized trial of genotype-guided dosing of acenocoumarol and phenprocoumon. *N Engl J Med.* 2013;369:2304–2312.
183. Tardif JC, Rheaume E, Lemieux Perreault LP, et al. Pharmacogenomic determinants of the cardiovascular effects of dalcetrapib. *Circ Cardiovasc Genet.* 2015;8:372–382.
184. Kullo IJ, Jouni H, Austin EE, et al. Incorporating a genetic risk score into coronary heart disease risk estimates: effect on low-density lipoprotein cholesterol levels (the MI-GENES clinical trial). *Circulation.* 2016;133:1181–1188.

Physical Activity

185. Shiroma EJ, Lee IM. Physical activity and cardiovascular health: lessons learned from epidemiological studies across age, gender, and race/ethnicity. *Circulation.* 2010;122:743–752.
186. Lee IM, Shiroma EJ, Lobelo F, et al. Effect of physical inactivity on major non-communicable diseases worldwide: an analysis of burden of disease and life expectancy. *Lancet.* 2012;380:219–229.
187. Eckel RH, Jakicic JM, Ard JD, et al. 2013 AHA/ACC guideline on lifestyle management to reduce cardiovascular risk: a report of the American College of Cardiology/American Heart Association Task Force on Practice Guidelines. *J Am Coll Cardiol.* 2014;63(25 Pt B):2960–2984.
188. Sattelmair J, Pertman J, Ding EL, et al. Dose response between physical activity and risk of coronary heart disease: a meta-analysis. *Circulation.* 2011;124:789–795.
189. Anderson L, Oldridge N, Thompson DR, et al. Exercise-based cardiac rehabilitation for coronary heart disease: Cochrane systematic review and meta-analysis. *J Am Coll Cardiol.* 2016;67:1–12.
190. Moore SC, Patel AV, Matthews CE, et al. Leisure time physical activity of moderate to vigorous intensity and mortality: a large pooled cohort analysis. *PLoS Med.* 2012;9:e1001335.
191. Young DR, Hivert M-F, Alhassan S, et al. Sedentary behavior and cardiovascular morbidity and mortality. *Circulation.* 2016;134:e262–e279.
192. Katzmarzyk PT, Lee IM. Sedentary behaviour and life expectancy in the USA: a cause-deleted life table analysis. *BMJ Open.* 2012;2.
193. Orrow G, Kinmonth AL, Sanderson S, Sutton S. Effectiveness of physical activity promotion based in primary care: systematic review and meta-analysis of randomised controlled trials. *BMJ.* 2012;344:e1389.
194. Freak-Poli R, Wolfe R, Backholer K, et al. Impact of a pedometer-based workplace health program on cardiovascular and diabetes risk profile. *Prev Med.* 2011;53:162–171.
195. Patel MS, Asch DA, Volpp KG. Framing financial incentives to increase physical activity among overweight and obese adults. *Ann Intern Med.* 2016;165:600.
196. Heath GW, Parra DC, Sarmiento OL, et al. Evidence-based intervention in physical activity: lessons from around the world. *Lancet.* 2012;380:272–281.

Obesity and Weight Loss

197. Flegal KM, Kruszon-Moran D, Carroll MD, et al. Trends in obesity among adults in the United States, 2005 to 2014. *JAMA.* 2016;315:2284–2291.
198. Trends in adult body-mass index in 200 countries from 1975 to 2014: a pooled analysis of 1698 population-based measurement studies with 19.2 million participants. *Lancet.* 2016;387:1377–1396.
199. Ogden CL, Carroll MD, Lawman HG, et al. Trends in obesity prevalence among children and adolescents in the United States, 1988–1994 through 2013–2014. *JAMA.* 2016;315:2292–2299.
200. Fothergill E, Guo J, Howard L, et al. Persistent metabolic adaptation 6 years after "The Biggest Loser" competition. *Obesity (Silver Spring).* 2016;24:1612–1619.
201. Garvey WT, Garber AJ, Mechanick JI, et al. American Association of Clinical Endocrinologists and American College of Endocrinology position statement on the 2014 advanced framework for a new diagnosis of obesity as a chronic disease. *Endocr Pract.* 2014;20:977–989.
202. Gillman MW, Hammond RA. Precision treatment and precision prevention: integrating "below and above the skin". *JAMA Pediatr.* 2016;170:9–10.
203. Zylke JW, Bauchner H. The unrelenting challenge of obesity. *JAMA.* 2016;315:2277–2278.
204. Ludwig DS. Lifespan weighed down by diet. *JAMA.* 2016;315:2269–2270.
205. Kraak VI, Vandevijvere S, Sacks G, et al. Progress achieved in restricting the marketing of high-fat, sugary and salty food and beverage products to children. *Bull World Health Organ.* 2016;94:540–548.
206. Gortmaker SL, Swinburn BA, Levy D, et al. Changing the future of obesity: science, policy, and action. *Lancet.* 2011;378:838–847.
207. Flegal KM, Kit BK, Orpana H, Graubard BI. Association of all-cause mortality with overweight and obesity using standard body mass index categories: a systematic review and meta-analysis. *JAMA.* 2013;309:71–82.
208. Ogden CL, Carroll MD, Fryar CD, Flegal KM. Prevalence of obesity among adults and youth: United States, 2011–2014. *NCHS Data Brief.* 2015;1–8.
209. World Health Organization. Obesity and Overweight Fact Sheet; 2016.
210. Berrington de Gonzalez A, Hartge P, Cerhan JR, et al. Body-mass index and mortality among 1.46 million white adults. *N Engl J Med.* 2010;363:2211–2219.
211. Chetty R, Stepner M, Abraham S, et al. The association between income and life expectancy in the United States, 2001–2014. *JAMA.* 2016;315:1750–1766.
212. Juonala M, Magnussen CG, Berenson GS, et al. Childhood adiposity, adult adiposity, and cardiovascular risk factors. *N Engl J Med.* 2011;365:1876–1885.
213. Tirosh A, Shai I, Afek A, et al. Adolescent BMI trajectory and risk of diabetes versus coronary disease. *N Engl J Med.* 2011;364:1315–1325.
214. Villareal DT, Chode S, Parimi N, et al. Weight loss, exercise, or both and physical function

in obese older adults. *N Engl J Med*. 2011;364:1218–1229.
215. Mozaffarian D. Dietary and policy priorities for cardiovascular disease, diabetes, and obesity: a comprehensive review. *Circulation*. 2016;133:187–225.
216. Estruch R, Martinez-Gonzalez MA, Corella D, et al. Effect of a high-fat Mediterranean diet on bodyweight and waist circumference: a prespecified secondary outcomes analysis of the PREDIMED randomised controlled trial. *Lancet Diabetes Endocrinol*. 2016;4:666–676.
217. Bays HE, Jones PH, Jacobson TA, et al. Lipids and bariatric procedures. Part 1 of 2. Scientific statement from the National Lipid Association, American Society for Metabolic and Bariatric Surgery, and Obesity Medicine Association: executive summary. *J Clin Lipidol*. 2016;10:15–32.
218. Bays H, Kothari SN, Azagury DE, et al. Lipids and bariatric procedures. Part 2 of 2. Scientific statement from the American Society for Metabolic and Bariatric Surgery (ASMBS), the National Lipid Association (NLA), and Obesity Medicine Association (OMA). *Surg Obes Relat Dis*. 2016;12:468–495.
219. Poirier P, Cornier MA, Mazzone T, et al. Bariatric surgery and cardiovascular risk factors: a scientific statement from the American Heart Association. *Circulation*. 2011;123:1683–1701.
220. Maciejewski ML, Arterburn DE, Van Scoyoc L, et al. Bariatric surgery and long-term durability of weight loss. *JAMA Surg*. 2016;151:1046–1055.
221. Inge TH, Courcoulas AP, Jenkins TM, et al. Weight loss and health status 3 years after bariatric surgery in adolescents. *N Engl J Med*. 2016;374:113–123.
222. Van Dijk SJ, Molloy PL, Varinli H, et al. Epigenetics and human obesity. *Int J Obes (Lond)*. 2015;39:85–97.
223. Leblanc ES, O'Connor E, Whitlock EP, et al. Effectiveness of primary care-relevant treatments for obesity in adults: a systematic evidence review for the U.S. Preventive Services Task Force. *Ann Intern Med*. 2011;155:434–447.
224. Jakicic JM, Tate DF, Lang W, et al. Effect of a stepped-care intervention approach on weight loss in adults: a randomized clinical trial. *JAMA*. 2012;307:2617–2626.
225. Appel LJ, Clark JM, Yeh HC, et al. Comparative effectiveness of weight-loss interventions in clinical practice. *N Engl J Med*. 2011;365:1959–1968.
226. Wadden TA, Volger S, Sarwer DB, et al. A two-year randomized trial of obesity treatment in primary care practice. *N Engl J Med*. 2011;365:1969–1979.
227. Elbel B. Seeking population-level solutions to obesity. *Sci Transl Med*. 2016;8:323ed1.

Diet, Dietary Supplements, and Alcohol

228. Forouzanfar MH, Alexander L, Anderson HR, et al. Global, regional, and national comparative risk assessment of 79 behavioural, environmental and occupational, and metabolic risks or clusters of risks in 188 countries, 1990–2013: a systematic analysis for the Global Burden of Disease Study 2013. *Lancet*. 2015;386:2287–2323.
229. Gan Y, Tong X, Li L, et al. Consumption of fruit and vegetable and risk of coronary heart disease: a meta-analysis of prospective cohort studies. *Int J Cardiol*. 2015;183:129–137.
230. Tang G, Wang D, Long J, et al. Meta-analysis of the association between whole grain intake and coronary heart disease risk. *Am J Cardiol*. 2015;115:625–629.
231. Afshin A, Micha R, Khatibzadeh S, et al. Dietary policies to reduce non-communicable diseases. In: Brown GW, Yamey G, Wamala S, eds. *The Handbook of Global Health Policy*. West Sussex, UK: Wiley & Sons; 2014.
232. Zheng J, Huang T, Yu Y, et al. Fish consumption and CHD mortality: an updated meta-analysis of seventeen cohort studies. *Public Health Nutr*. 2012;15:725–737.
233. Abete I, Romaguera D, Vieira AR, et al. Association between total, processed, red and white meat consumption and all-cause, CVD and IHD mortality: a meta-analysis of cohort studies. *Br J Nutr*. 2014;112:762–775.
234. Qin LQ, Xu JY, Han SF, et al. Dairy consumption and risk of cardiovascular disease: an updated meta-analysis of prospective cohort studies. *Asia Pac J Clin Nutr*. 2015;24:90–100.
235. Rong Y, Chen L, Zhu T, et al. Egg consumption and risk of coronary heart disease and stroke: dose-response meta-analysis of prospective cohort studies. *BMJ*. 2013;346:e8539.
236. Song M, Fung TT, Hu FB, et al. Association of animal and plant protein intake with all-cause and cause-specific mortality. *JAMA Intern Med*. 2016;176:1453–1463.
237. Tapsell LC, Neale EP, Satija A, Hu FB. Foods, nutrients, and dietary patterns: interconnections and implications for dietary guidelines. *Adv Nutr*. 2016;7:445–454.
238. Jensen MD, Ryan DH, Apovian CM, et al. 2013 AHA/ACC/TOS guideline for the management of overweight and obesity in adults: a report of the American College of Cardiology/American Heart Association Task Force on Practice Guidelines and The Obesity Society. *J Am Coll Cardiol*. 2014;63:2985–3023.
239. US Department of Health and Human Services, US Department of Agriculture. 2015–2020 Dietary guidelines for Americans, 8th ed; 2015, 2016.
240. Bailey RL, Gahche JJ, Lentino CV, et al. Dietary supplement use in the United States, 2003–2006. *J Nutr*. 2011;141:261–266.
241. Bailey RL, Fulgoni VL 3rd, Keast DR, Dwyer JT. Examination of vitamin intakes among US adults by dietary supplement use. *J Acad Nutr Diet*. 2012;112:657–663.e4.
242. Bailey RL, Gahche JJ, Miller PE, et al. Why US adults use dietary supplements. *JAMA Intern Med*. 2013;1–7.
243. Bailey RL, Fakhouri TH, Park Y, et al. Multivitamin-mineral use is associated with reduced risk of cardiovascular disease mortality among women in the United States. *J Nutr*. 2015;145:572–578.
244. Rautiainen S, Rist PM, Glynn RJ, et al. Multivitamin use and the risk of cardiovascular disease in men. *J Nutr*. 2016;146:1235–1240.
245. Bjelakovic G, Nikolova D, Gluud C. Meta-regression analyses, meta-analyses, and trial sequential analyses of the effects of supplementation with beta-carotene, vitamin A, and vitamin E singly or in different combinations on all-cause mortality: do we have evidence for lack of harm? *PLoS ONE*. 2013;8:e74558.
246. Lewis JR, Radavelli-Bagatini S, et al. The effects of calcium supplementation on verified coronary heart disease hospitalization and death in postmenopausal women: a collaborative meta-analysis of randomized controlled trials. *J Bone Miner Res*. 2015;30:165–175.
247. Reid IR, Bristow SM, Bolland MJ. Cardiovascular complications of calcium supplements. *J Cell Biochem*. 2015;116:494–501.
248. Fortmann SP, Burda BU, Senger CA, et al. Vitamin and mineral supplements in the primary prevention of cardiovascular disease and cancer: an updated systematic evidence review for the U.S. Preventive Services Task Force. *Ann Intern Med*. 2013;159:824–834.
249. Ross AC, Manson JE, Abrams SA, et al. The 2011 report on dietary reference intakes for calcium and vitamin D from the Institute of Medicine: what clinicians need to know. *J Clin Endocrinol Metab*. 2011;96:53–58.
250. Wu JH, Mozaffarian D. Omega-3 fatty acids, atherosclerosis progression and cardiovascular outcomes in recent trials: new pieces in a complex puzzle. *Heart*. 2014;100:530–533.
251. Li K, Huang T, Zheng J, et al. Effect of marine-derived n-3 polyunsaturated fatty acids on C-reactive protein, interleukin 6 and tumor necrosis factor alpha: a meta-analysis. *PLoS ONE*. 2014;9:e88103.
252. Kwak SM, Myung SK, Lee YJ, Seo HG. Efficacy of omega-3 fatty acid supplements (eicosapentaenoic acid and docosahexaenoic acid) in the secondary prevention of cardiovascular disease: a meta-analysis of randomized, double-blind, placebo-controlled trials. *Arch Intern Med*. 2012;172:686–694.
253. Rizos EC, Ntzani EE, Bika E, et al. Association between omega-3 fatty acid supplementation and risk of major cardiovascular disease events: a systematic review and meta-analysis. *JAMA*. 2012;308:1024–1033.
254. Mosca L, Benjamin EJ, Berra K, et al. Effectiveness-based guidelines for the prevention of cardiovascular disease in women—2011 update: a guideline from the American Heart Association. *Circulation*. 2011;123:1243–1262.
255. Manson JE, Bassuk SS, Lee IM, et al. The VITamin D and OmegA-3 TriaL (VITAL): rationale and design of a large randomized controlled trial of vitamin D and marine omega-3 fatty acid supplements for the primary prevention of cancer and cardiovascular disease. *Contemp Clin Trials*. 2012;33:159–171.
256. Bassuk SS, Manson JE, Lee IM, et al. Baseline characteristics of participants in the VITamin D and OmegA-3 TriaL (VITAL). *Contemp Clin Trials*. 2016;47:235–243.
257. Pearson TA. Alcohol and heart disease. *Circulation*. 1996;94:3023–3025.
258. Koppes LL, Dekker JM, Hendriks HF, et al. Moderate alcohol consumption lowers the risk of type 2 diabetes: a meta-analysis of prospective observational studies. *Diabetes Care*. 2005;28:719–725.
259. Dam MK, Hvidtfeldt UA, Tjonneland A, et al. Five year change in alcohol intake and risk of breast cancer and coronary heart disease among postmenopausal women: prospective cohort study. *BMJ*. 2016;353:i2314.
260. Ronksley PE, Brien SE, Turner BJ, et al. Association of alcohol consumption with selected cardiovascular disease outcomes: a systematic review and meta-analysis. *BMJ*. 2011;342:d671.
261. Mostofsky E, Chahal HS, Mukamal KJ, et al. Alcohol and immediate risk of cardiovascular events: a systematic review and dose-response meta-analysis. *Circulation*. 2016;133:979–987.
262. Brien SE, Ronksley PE, Turner BJ, et al. Effect of alcohol consumption on biological markers associated with risk of coronary heart disease: systematic review and meta-analysis of interventional studies. *BMJ*. 2011;342:d636.
263. Arranz S, Chiva-Blanch G, Valderas-Martinez P, et al. Wine, beer, alcohol and polyphenols on cardiovascular disease and cancer. *Nutrients*. 2012;4:759–781.
264. Mukamal KJ, Conigrave KM, Mittleman MA, et al. Roles of drinking pattern and type of alcohol consumed in coronary heart disease in men. *N Engl J Med*. 2003;348:109–118.
265. Chikritzhs T, Fillmore K, Stockwell T. A healthy dose of scepticism: four good reasons to think again about protective effects of alcohol on coronary heart disease. *Drug Alcohol Rev*. 2009;28:441–444.
266. Stockwell T, Zhao J, Panwar S, et al. Do "moderate" drinkers have reduced mortality risk? A systematic review and meta-analysis of alcohol consumption and all-cause mortality. *J Stud Alcohol Drugs*. 2016;77:185–198.

Postmenopausal Hormone Therapy

267. Wenger NK. Women and coronary heart disease: a century after Herrick—understudied, underdiagnosed, and undertreated. *Circulation*. 2012;126:604–611.
268. Goldman MB, Troisi R, Rexrode KM. *Women and Health*. 2nd ed. Boston: Elsevier; 2013.
269. Mosca L, Benjamin EJ, Berra K, et al. Effectiveness-based guidelines for the prevention of cardiovascular disease in women—2011 update. *Circulation*. 2011;123:1243.
270. Bushnell C, McCullough LD, Awad IA, et al. Guidelines for the prevention of stroke in women: a statement for healthcare professionals from the American Heart Association/American Stroke Association. *Stroke*. 2014;45:1545–1588.
271. Clarkson TB, Melendez GC, Appt SE. Timing hypothesis for postmenopausal hormone therapy: its origin, current status, and future. *Menopause*. 2013;20:342–353.
272. Harman SM, Brinton EA, Cedars M, et al. KEEPS: The Kronos Early Estrogen Prevention Study. *Climacteric*. 2005;8:3–12.
273. Harman SM, Black DM, Naftolin F, et al. Arterial imaging outcomes and cardiovascular risk factors in recently menopausal women: a randomized trial. *Ann Intern Med*. 2014;161:249–260.
274. Hodis HN, Mack WJ, Henderson VW, et al. Vascular effects of early versus late postmenopausal treatment with estradiol. *N Engl J Med*. 2016;374:1221–1231.
275. Stuenkel CA, Gass ML, Manson JE, et al. A decade after the Women's Health Initiative—the experts do agree. *Menopause*. 2012;19:846–847.
276. Kaunitz AM, Manson JE. Management of menopausal symptoms. *Obstet Gynecol*. 2015;126:859–876.
277. Roberts H, Hickey M. Should hormone therapy be recommended for prevention of cardiovascular disease? *Cochrane Database Syst Rev*. 2015;Ed000097.
278. De Villiers TJ, Gass ML, Haines CJ, et al. Global consensus statement on menopausal hormone therapy. *Climacteric*. 2013;16:203–204.
279. Stuenkel CA, Davis SR, Gompel A, et al. Treatment of symptoms of the menopause: an Endocrine Society clinical practice guideline. *J Clin Endocrinol Metab*. 2015;100:3975–4011.
280. Baber RJ, Panay N, Fenton A. 2016 IMS recommendations on women's midlife health and menopause hormone therapy. *Climacteric*. 2016;19:109–150.
281. North American Menopause Society. 2012 hormone therapy position statement. *Menopause*. 2012;19:257–271.
282. North American Menopause Society. Statement on continuing use of systemic hormone therapy after age 65. *Menopause*. 2015;22:693.
283. Bassuk SS, Manson JE. Menopausal hormone therapy and cardiovascular disease risk: utility of biomarkers and clinical factors for risk stratification. *Clin Chem*. 2014;60:68–77.
284. Manson JE, Ames JM, Shapiro M, et al. Algorithm and mobile app for menopausal symptom management and hormonal/non-hormonal therapy decision making: a clinical decision-support tool from The North American Menopause Society. *Menopause*. 2015;22:247–253.

Community-Based and Multiple–Risk Factor Interventions

285. Schreiner PJ, Jacobs DR Jr, Wong ND, Kiefe CI. Twenty-five year secular trends in lipids and modifiable risk factors in a population-based biracial cohort: the Coronary Artery Risk Development in Young Adults (CARDIA) Study, 1985–2011. *J Am Heart Assoc*. 2016;5.
286. US Centers for Disease Contorl and Prevention. CDC Grand Rounds: the Million Hearts initiative. *MMWR Morb Mortal Wkly Rep*. 2012;61:1017–1021.
287. Frieden TR, Berwick DM. The "Million Hearts" initiative: preventing heart attacks and strokes. *N Engl J Med*. 2011;365:e27.
288. US Department of Health and Human Services. Million Hearts: building strong partnerships for progress; 2012, 2017.
289. Roy B, Stanojevich J, Stange P, et al. Development of the Community Health Improvement Navigator Database of Interventions. *MMWR Suppl*. 2016;65:1–9.
290. Community Preventive Services Task Force. 2016 Annual Report to Congress, Federal Agencies, and Prevention Stakeholders; 2016, 2017.
291. Pearson TA, Palaniappan LP, Artinian NT, et al. American Heart Association Guide for Improving Cardiovascular Health at the Community Level, 2013 update: a scientific statement for public health practitioners, healthcare providers, and health policy makers. *Circulation*. 2013;127:1730–1753.
292. Record NB, Onion DK, Prior RE, et al. Community-wide cardiovascular disease prevention programs and health outcomes in a rural county, 1970–2010. *JAMA*. 2015;313:147–155.
293. Labarthe DR, Stamler J. Improving cardiovascular health in a rural population: can other communities do the same? *JAMA*. 2015;313:139–140.
294. Bittner V, Bertolet M, Barraza Felix R, et al. Comprehensive cardiovascular risk factor control improves survival: the BARI 2D Trial. *J Am Coll Cardiol*. 2015;66:765–773.
295. Ganesan AN, Louise J, Horsfall M, et al. International mobile-health intervention on physical

activity, sitting, and weight: the Stepathlon Cardiovascular Health Study. *J Am Coll Cardiol.* 2016;67:2453–2463.
296. Gomez-Pardo E, Fernandez-Alvira JM, Vilanova M, et al. A comprehensive lifestyle peer group–based intervention on cardiovascular risk factors: the randomized controlled Fifty-Fifty Program. *J Am Coll Cardiol.* 2016;67:476–485.
297. Berry JD, Dyer A, Cai X, et al. Lifetime risks of cardiovascular disease. *N Engl J Med.* 2012;366:321–329.
298. American Heart Association. Living Better with Life's Simple 7; 2016.
299. Yang Q, Cogswell ME, Flanders WD, et al. Trends in cardiovascular health metrics and associations with all-cause and CVD mortality among US adults. *JAMA.* 2012;307:1273–1283.

第 46 章　系统性高血压：机制和诊断

RONALD G. VICTOR

高血压概述　895
定义　895
流行性　895
血压变异性及其决定因素　895
原发性（特发性）高血压机制　897
血流动力学分型　897
神经机制　898
肾性机制　900
血管机制　900
激素机制：肾素血管紧张素-醛固酮系统　901
高血压的初步评估　903
血压的测量　903
心血管疾病风险分级　905
可鉴别的（继发性）高血压　907
肾上腺和其他高血压病因　909
原发性醛固酮增多症和其他类型的盐皮质激素相关性高血压　910
嗜铬细胞瘤和副神经节瘤　911
高血压的其他原因　911
主动脉缩窄　911
激素紊乱　912
展望　912
参考文献　912

高血压概述

影响美国 8 000 万人口和全世界 10 亿人口的高血压目前仍是引起心肌梗死、脑卒中、心功能不全、心房颤动、主动脉夹层和外周血管疾病的最常见、易于诊断并且可逆性的危险因素[1]。由于人口老龄化和肥胖人群逐渐增多，全球高血压发病率持续上升，预测到 2025 年将影响 15 亿人口，达到全世界人数的三分之一[2]。高血压的患病率在发展中国家（占世界的 80%）增长最快，对高血压病治疗和控制的不足又导致心血管疾病（cardiovascular disease，CVD）的发生率升高。对全球疾病负担而言，高血压仍是最强的危险因素，其导致全球范围内三分之二的脑血管意外（脑卒中）和一半的缺血性心脏病发生，致使每年 940 万人死亡[2]。高血压状态可导致将近 54% 的脑卒中和 47% 的缺血性心肌病[1]。在这一人群中，一半患者诊断高血压病（血压≥140/90mmHg），另一半患者血压处于轻度增高（高血压前期）。虽然中东欧血压仍居高不下，但在过去 40 年，全球范围内最高血压水平已经从高收入国家转变为南亚和撒哈拉以南非洲等低收入国家[3]。因此，高血压状态仍是全球主要死亡原因和全世界重大公共健康问题之一（见第 1 和 45 章）。

高血压有时不表现任何症状，会延迟诊断。有效的治疗需要有经验的内科医师连贯性的随访观察和经常进行内科检查，但在男性和低收入的少数人群中这并不常见。大多数患者诊断高血压病，其特异性的疾病形成机制往往不能被识别，仅能通过经验进行治疗，这样就常需要 3 种或更多的药物对作用机制进行补充治疗（如同时应用如糖尿病的用药）[4,5]。药片负荷过多、处方用药费用、药物副作用和对患者宣教不充分等问题可导致患者依从性下降，导致内科医师对高血压病的治疗不充分[6]（见第 47 章）。介于以上种种原因，在美国、加拿大及其他发达国家仍有半数人群血压在 140/90mmHg，甚至更高[2]。即使高血压患者血压控制在传统水平，仍有不足 1/3 的人群会罹患脑卒中、心肌梗死或心功能不全。美国医疗保健系统每年因此而产生的费用超过 480 亿美元，这个数字预计到 2030 年会增至 2 740 亿美元[7]。本章与第 47 章将回顾高血压病目前推荐的诊断、评估和治疗的科学原理，以及目前临床和科研基础研究中产生的新概念对临床决策制定产生的影响。

定义

目前高血压定义为血压经常达到或高于 140/90mmH[8]。流行病学资料显示血压高于 115/75mmHg 这个数值时，因冠状动脉疾病和脑卒中发生死亡的危险性同收缩压或舒张压数值的高低呈线性正相关[9]（图 46.1）。通过人为确立的数值来划分高血压与正常血压可能延迟药物治疗，以前被认为是正常的血压水平可能已经处于高血压状态，在应用降压药物前血管已经受到了不可逆性的损害。

流行性

在美国和其他发达国家，高血压的流行率随着年龄而增长，在大于 30 岁人群中以指数方式递增（见第 1 章）。在 50 岁以前，高血压流行率在女性中略低于男性。绝经期以后，女性高血压流行率快速增长并且超过男性。最后，当年龄达到 78 岁时，将近有 90% 的人群患有高血压，而这一年龄低于美国男性和女性的人均寿命。

在美国成年人中，41% 的非拉美裔黑人患有高血压，而非拉美裔白种人患病率为 28%，亚裔人为 25%，拉美裔人为 26%[10]。在美国黑人中，高血压不仅较其他人种有更高的流行率，并且更严重，可导致更多的器官损伤和致残、致死的年轻化。而且，在几个白人为主的欧洲国家中，高血压的发病率高于美国黑人，但其发生率在非洲黑人中较低[11,12]（图 46.2）。而在古巴，高血压在黑人和非黑人之间的流行性差异不明显。尽管许多遗传因素可解释美国黑人不成比例的高血压负荷状态，但全球的资料强调环境因素对高血压发病的重要性。在 90%～95% 的高血压患者中，不能确定引起血压升高的可逆性的独立病因，因此定义为原发性高血压。在其余的 5%～10% 高血压患者中，可明确其独立的发病机制，被称为继发性或可确定病因的高血压。

血压变异性及其决定因素

行为因素

在大多数的原发性高血压患者中，很容易发现导致血压升高的行为。香烟烟中的尼古丁可使血压升高 10～20mmHg，因此长期吸烟者白天平均血压可升高。发展成为高血压的风险较禁酒者在

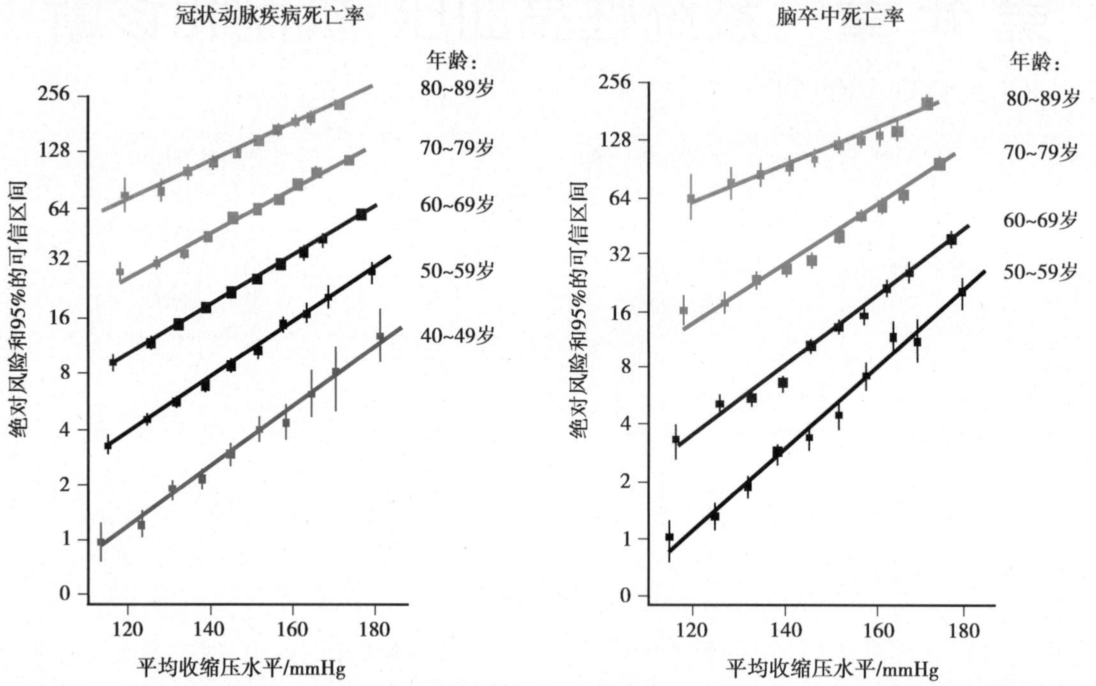

图 46.1 每十年生存期中冠状动脉疾病死亡率(左侧)和脑卒中死亡率(右侧)的绝对风险(按对数的数值范围绘制)与平常的收缩压水平(按线性的数值范围绘制)之间的关系。(引自 Lewington S, Clarke R, Qizilbash N, et al. Age-specific relevance of usual blood pressure to vascular mortality: a meta-analysis of individual data for one million adults in 61 prospective studies. Lancet 2002; 360: 1903.)

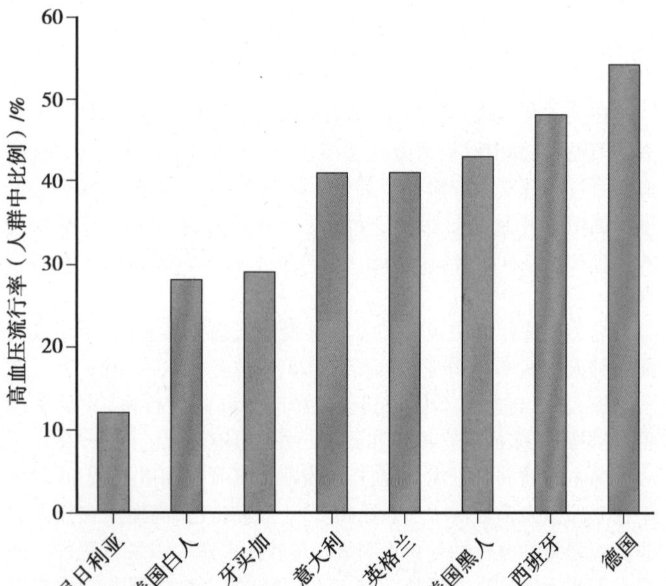

图 46.2 非洲血统的人群(粉红色柱状图)与欧洲血统的人群(蓝色柱状图)高血压流行性的地域差异。(改编自 Cooper RS, Wolf-Maier K, Luke A, et al. An international comparative study of blood pressure in populations of European vs. African descent. BMC Med 2005; 3: 2.)

适度饮酒者中(每天 1~2 次)中常较低。但酗酒者(每天 3 次或更多),其高血压的风险会增高。部分亚洲男性为避免由于乙醛脱氢酶基因(*ALDH2*)突变使该酶功能缺失而造成饮酒后头晕恶心和脸红反应,从而戒酒,其很少发生高血压[13]。咖啡因服用一般仅引起血压很短暂地升高,在某些个体饮用第一杯咖啡后就逐渐适应,血压不再升高。是否发展为高血压不随咖啡饮用与否而有所变化,但饮用含咖啡因的饮料会使高血压风险显著增加;因为咖啡可能含有保护性的抗氧化多酚类,但在碳酸饮料中不存在。另外,身体不运动也增加高血压发生的风险。

饮食习惯可明显地影响高血压发生的风险(见第 49 章)。在各种不同的人群中,均可发现高血压流行性的增加与平均体重指数(BMI)呈线性相关。但体重的降低或增加对血压的影响不如糖代谢及糖尿病对其影响。另一方面,充分表明高钠和低钾饮食可使高血压发生的风险增加。对于成年女性而言,高钾饮食会减轻高盐饮食对血压变化的不利影响[14]。噻嗪类利尿剂主要通过抑制 Na^+/K^+转运蛋白而影响 Na^+重新收、调节血钾[15]。尽管对神经和体液机制调节可以预防高血压,但流行病学研究对低钠饮食是否会反射性激活增加心血管病风险的神经和体液机制存在争论[16,17]。事实上,对西方国家而言,低盐饮食存在难度。饮食中钠负荷和钠限制引起血压变化存在个体差异性,提示遗传因素对高血压有着重要的影响。

遗传因素

同一家族中血压的相似度高于不相关的个体,同卵双生者血压相似度高于异卵双生者,生长在同一家庭中的亲生兄妹血压相似度高于收养关系的兄妹。虽然约 50% 血压变异性可遗传,但与基因相关的血压变异性仅 2%~3%[18]。此种预测与观察的巨大差距称为“遗传缺失”,其发生可能部分由于表观遗传机制如 DNA 甲基化造成[19]。

血压复杂的调控机制阻碍了人类原发性高血压的遗传分型。由于 20 个控盐基因突变可导致重度早发低血压(盐消耗综合征)或高血压,这是十分罕见的单基因遗传疾病(均按照孟德尔遗传法则),但这并不适用于普通的原发性高血压。来自弗雷明汉心脏研究中心新的资料显示：导致小儿盐消耗综合征(Bartter, Gitelman)的潜在基因突变可存在于1%~2%的普通成年人中，可防止发生原发性高血压[20](图46.3)。尽管严重高血压的罕见的单基因形式都强调肾性机制，如肾脏的排钠能力下降，作为驱动高血压的主要因素，但在普通人群中，目前为止最大的研究发现一个新的包含66个变异的系列，通常影响血管内皮细胞调节和高血压相关靶器官如心脏、脑血管、颈动脉，和眼损害，但却不引起肾脏损害。这些新数据证实了血管机制在发病机制中的重要性且有望揭示新药物靶点。

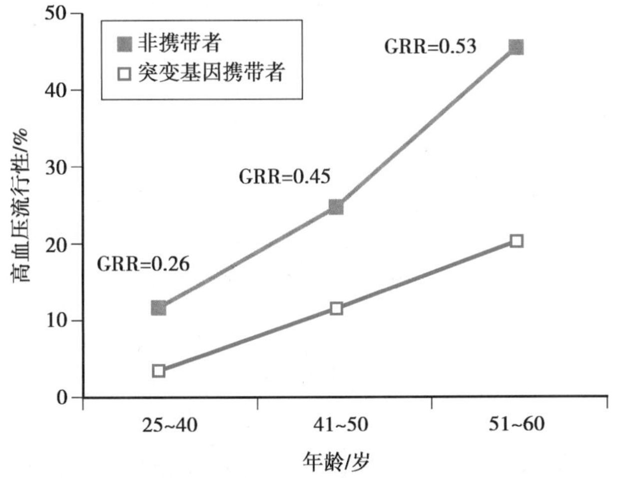

图46.3 突变基因携带者高血压流行性下降。横坐标为最终诊断高血压的不同年龄段25~40岁、41~50岁和51~60岁，纵坐标为高血压流行性(%)。比较引起盐消耗综合征(Bartter and Gitelman syndromes)突变基因携带者与非携带者不同年龄段的高血压流行性。该图显示突变基因携带者的基因型相对危险度(GRR)(引自Ji W, Foo JN, O'Roak BJ, et al. Rare independent mutations in renal salt handling genes contribute to blood pressure variation. Nat Genet 2008;40:592.)

原发性(特发性)高血压机制

血流动力学分型

原发性高血压随年龄变化可分为3种血流动力学明显不同的亚型。

年轻人收缩期高血压

年轻人单纯收缩期高血压(isolated systolic hypertension, ISH)代表性的年龄段为17~25岁。主要的血流动力学异常是心输出量增多和主动脉僵硬，这都可能反映交感神经系统过度兴奋。单纯收缩期高血压在年轻男性中的发病率估计高达25%，而在年轻女性中仅为2%。最近的几项研究表明，ISH的年轻人中枢性和臂血管收缩压升高，提示年轻人ISH患者血流动力学负荷明显增加[21]。

中年人舒张期高血压

当在中年诊断高血压(代表性的年龄段为30~50岁)，最常见的形式是舒张期血压升高，而收缩期血压正常(单纯舒张期高血压)或合并升高(混合性收缩期舒张期高血压)。这种形式构成典型的原发性高血压。单纯舒张期高血压在男性中更常见，并多与中年体重增加有关。不经过治疗，单纯舒张期高血压经常进展为混合性收缩期舒张期高血压。基本的血流动力学缺陷是系统性血管阻力(systemic vascular resistance, SVR)增加但心输出量仍处在不适当的正常水平。阻力小血管水平的血管收缩是由于神经激素分泌增加和血管平滑肌由于血浆容量增加产生的自动调整反应。而血浆容量增加是由于肾脏排钠能力受到损害所致。

老年人单纯收缩期高血压

在年龄大于55岁的人群中，单纯收缩期高血压(收缩压>140mmHg和舒张压<90mmHg)是最常见的形式。在发达国家，收缩压随年龄增加逐渐增高；相反，年龄增加到55岁后，舒张压随年龄增加就逐渐下降(图46.4)。脉压增加提示中心主动脉僵硬化

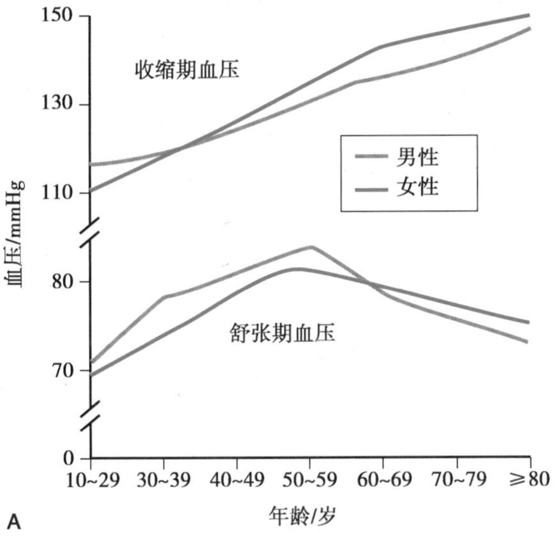

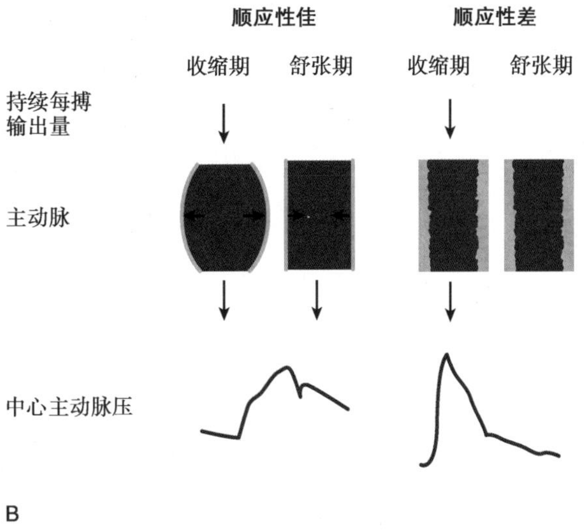

图46.4 A，在美国收缩期与舒张期血压的年龄依赖性变化 B，主动脉顺应性与脉压之间关系示意图。(A，引自Burt V, Whelton P, Rocella EJ, et al. Prevalence of hypertension in the U.S. adult population: results from the Third National Health and Nutrition Examination Survey, 1988—1991. Hypertension 1995;25:305；B，引自Dr. Stanley Franklin, University of California at Irvine.)

和脉搏反射波从外周更快地返回导致收缩期主动脉压增加[22]。胶原沉积(其扩张性较差)反过来影响弹性蛋白在主动脉壁的比例。

尽管收缩期血压和脉压在非都市化地区(如住在修道院的修女)并不随年龄而增高,但单纯收缩期高血压很好地揭示了与年龄相关的血管硬化过程(ISH 可能代表了这种依赖于年龄的强化过程)。单纯收缩期高血压在女性更常见,并且与舒张性心功能不全密切相关,后者也常发生在女性中(见第 26 和 89 章)。与具有理想血压的年轻人或中年人相比,血压处于临界高值范围者(高血压前期)在 55 岁以后更容易发展为单纯收缩期高血压。神经激素、肾脏和血管多种机制相互作用不同程度地影响高血压血流动力学分型。

神经机制

两种基于设备的高血压介入治疗方法如压力反射激活疗法(baroreflex activation therapy,BAT)和肾去神经疗法(renal denervation,RDN)重新激起了人们对临床高血压神经机制的兴趣[23,24]。图 46.5 显示了引起人类高血压交感神经过度活动的主要中枢和反射机制,包括重设压力感受器和激活被称为肾传入神经的肾感觉神经。

图 46.5 还展示了设备治疗的靶向机制。对于颈动脉 BAT,对颈动脉窦神经的电刺激会发送传入神经信号,脑干将其理解为升高血压,引起血压的反射降低。此反射弧的传出神经会减少交感神经对心脏的传出活动,从而减慢心率;对外周循环而言,则降低 SVR;对肾脏而言,则减少肾素的释放,增加肾钠的排泄。通过 RDN,将导管插入肾动脉,利用射频或超声消融位于肾动脉表面的肾神经。RDN 的目的在于破坏肾神经传出和传入功能。肾传出神经(交感神经)通过 α_1-肾上腺素能受体导致引起肾血管收缩和血管增厚、通过 β_1-肾上腺素能受体、通过 α_1 受体促进钠和水的重吸收促进肾素释放而升高血压(图 46.6)。肾传入神经通过引起中枢交感神经传出的反射激活,刺激多个组织及血管床,从而导致高血压。然而在 BAT 和 RDN 中,美国的假对照第三期随机对照试验(randomized controlled trials,RCTs)去得出了令人失望的结果(见第 47 章)。这两款设备都没有获得美国食品药品管理局(Food and Drug Administration,FDA)批准,但相关研究仍在继续。

与原发性高血压的进展相比,交感神经系统的过度兴奋可能对高血压发生影响更大[25]。在肥胖、睡眠呼吸暂停、代谢综合征、慢性肾病(chronic kidney disease,CKD)、心力衰竭和使用钙调磷酸酶抑制剂(如环孢素)免疫抑制治疗等相关的高血压类型里,交感神经或参与其中。交感神经紧张性的提高也可能导致某些耐药性高血压[26]。在这些情况下,激活抑制性神经输入(如压力感受

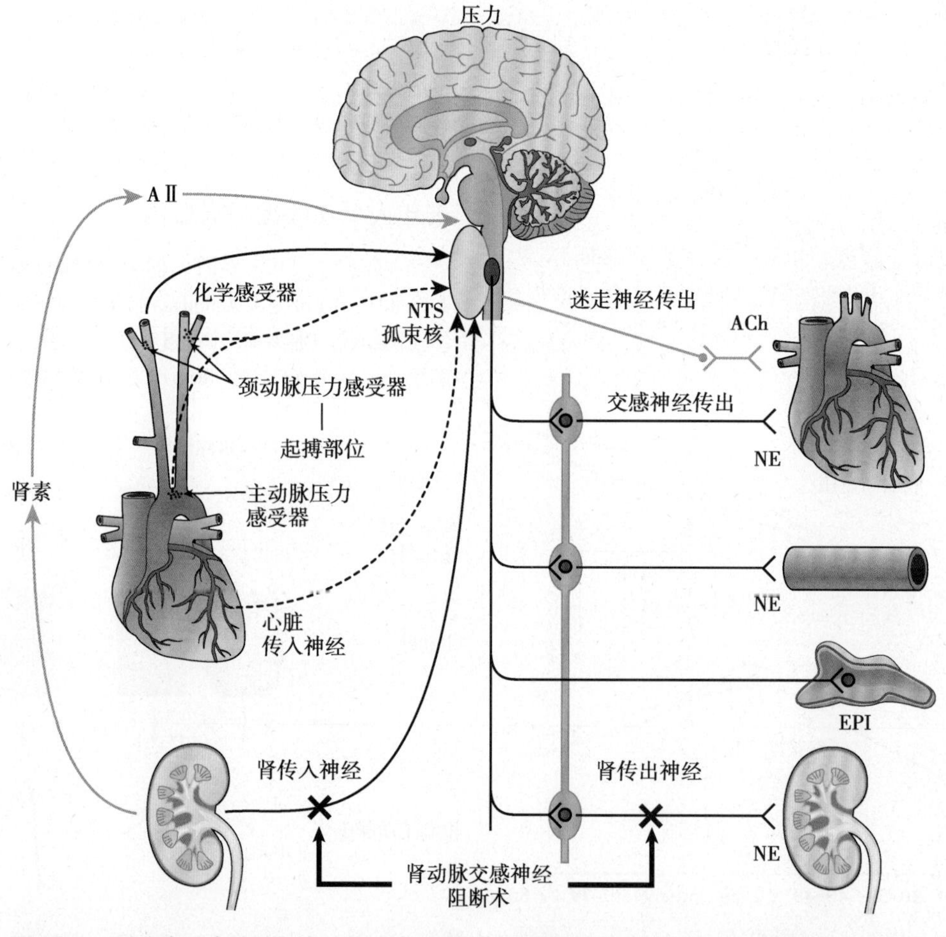

图 46.5 颈动脉压感受器起搏及肾动脉交感神经阻断术机制及治疗靶点。值得注意的是,主动脉压力感受器也会影响血压。而且肾动脉交感神经阻断术会影响肾传入及传出神经。抑制神经对交感神经向心脏、外周血管和肾脏输出的影响用虚线箭头表示,兴奋神经对其影响用实线箭头表示。(改编自 Martin EA,Victor RG. Premise,promise,and potential limitations of invasive devices to treat hypertension. Curr Cardiol Rep 2011;13:86-92)。

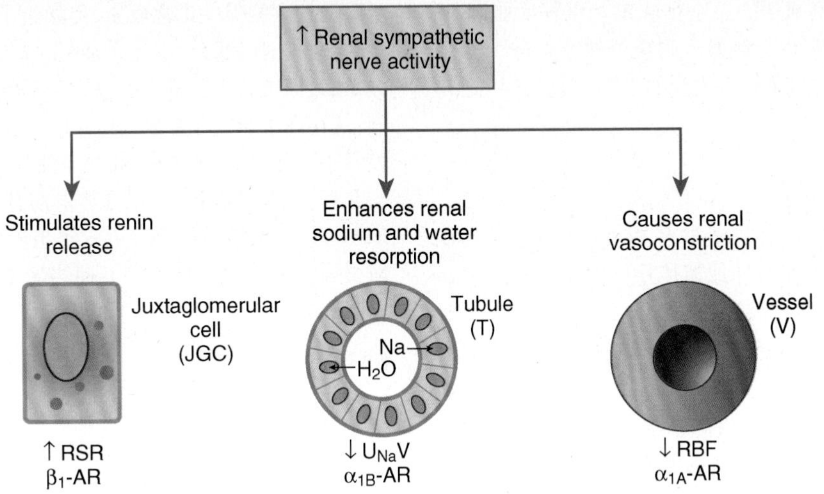

FIGURE 46.6 Effects of increased renal sympathetic nerve activity on the three renal neuroeffectors: juxtaglomerular granular cells (JGC) with increased renin secretion rate (RSR) via stimulation of the β_1-adrenoceptors (AR); renal tubular epithelial cells (T) with increased renal tubular sodium reabsorption and decreased urinary sodium excretion ($U_{Na}V$) via stimulation of α_{1B} AR; and the renal vasculature (V) with decreased renal blood flow (RBF) via stimulation of α_{1A} AR. (From DiBona GF. Physiology in perspective: the wisdom of the body. Neural control of the kidney. Am J Physiol Regul Integr Comp Physiol 2005; 289: R633.)

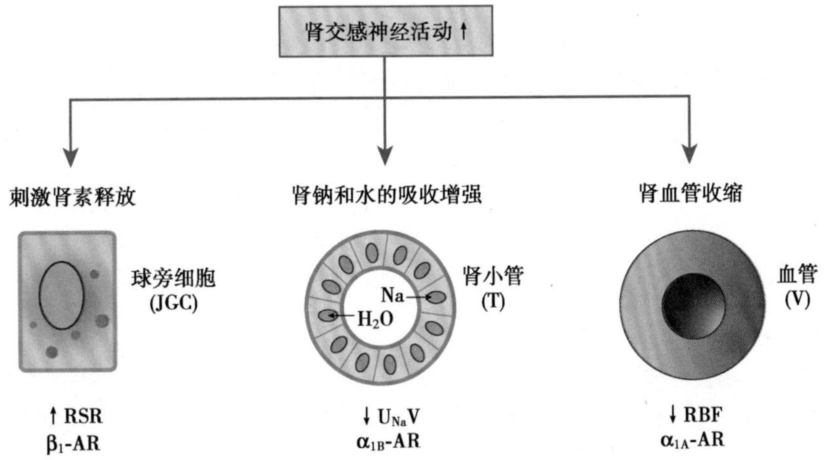

图 46.6 肾交感神经活动增强对肾生理过程的影响。通过刺激 β_1 肾上腺素受体(AR)增加肾素分泌率(RSR)的肾小球旁颗粒细胞(JGC)；通过刺激 α_{1B} AR 增加肾小管钠再吸收和减少尿钠排泄($U_{Na}V$)的肾小管上皮细胞(T)；刺激 α_{1A} AR 降低肾血流量(RBF)的小动脉(V)

器)、兴奋性神经输入(如颈动脉体化学感受器、肾传入神经)或循环血管紧张素Ⅱ(AⅡ)可导致中枢交感神经激活，最终导致无血-脑屏障的兴奋性脑干神经元池激活(见图 46.5)。

在高血压中，压力感受器会重置以防更高的血压水平。即使在轻度高血压中，窦房结功能的压力反射控制也不正常，但 SVR 和 BP 的压力反射控制则保持良好，直至舒张功能受损。在咽喉癌幸存者中压力感受器神经逐渐破坏导致压力反射完全失灵而高血压不稳，是最常见的放射治疗晚期并发症之一(见第 99 章)。部分压力感受器功能障碍常见于老年高血压患者，典型表现为三联反应即直立性低血压、仰卧位高血压和症状性餐后低血压(进食富含碳水化合物餐后致消化道血液瘀滞所致)。

肥胖相关高血压

随着体重增加，反射性交感活性增加可能是一个重要的代偿措施用来燃烧脂肪，但是会出现靶器官(如血管平滑肌和肾脏)交感活性过度激活从而导致高血压。而且合并代谢综合征的高血压患者最大限度地激活了交感活性。尽管交感神经激活与胰岛素抵抗相关，但其确切的促发因素仍不明，可能与瘦素、其他脂肪因子和血管紧张素Ⅱ有关。为何减轻体重在高血压患者中的收效弱于糖尿病患者，具体机制仍不明确[25]。

阻塞性睡眠呼吸暂停——神经源性高血压原因之一

阻塞性睡眠呼吸暂停(obstructive sleep apnea, OSA)患者血浆和尿儿茶酚胺水平明显增高，这与嗜铬细胞瘤患者很相似(见第 87 和 92 章)。由于呼吸暂停反复导致动脉缺氧，激活颈动脉体化学感受器引起夜间突发血管收缩事件，重整化学感受器反射；而白天清醒时虽然血氧正常但机体误认为仍处在低氧状态，可持续产生反射性交感激活状态和高血压。无论 OSA 的严重程度如何,频繁的夜间觉醒和分裂的睡眠也会触发日间交感神经兴奋[27]。阻塞性睡眠呼吸暂停也可加速高血压并发症的发生(如脑卒中、心房颤动)[28]。

肾性机制

高血压的肾性机制中,肾脏排泄过多钠负荷(由于受到现代高钠饮食的影响)的能力获得性或遗传性缺陷是最基本的病理过程。由于人类在一个低钠高钾的环境中进化,所以人类肾脏不具备适应目前处于高钠和低钾环境中的能力肾性钠潴留使血容量增加,从而增加心输出量并促发自主调节反应来增加系统血管阻力。钠潴留也可通过内源性缩血管物质来增加平滑肌收缩。除了增高血压,高盐饮食也加快高血压性靶器官的损害。

典型美国人饮食中 NaCl 含量很高,大多数食用盐来自加工食品(见第 49 章)。美国男性估计每天消耗 10.7g NaCl,女性则 7.3g,美国农业部和卫生与人类服务部建议一般人每日摄入量小于 5.8g NaCl(2 300mg 的钠),而对高血压或高血压前期人群则为 3.7g。如果食品工业同意降低加工食品盐含量,每天减少膳食盐 3g,每年可能会减少 60 000~120 000 例冠心病发生,减少 32 000~66 000 例脑卒中发生,减少 54 000~99 000 例心肌梗死发生,并减少 44 000~92 000 例死亡人数。所有人群都将因此受益,按比例来说,黑人受益更多,妇女受益特别是脑卒中人数减少,老年人受益于冠心病发病率的降低,年轻人则受益于死亡率的降低[29]。

压力性尿钠排泄的重整

在正常血压的个体,血压增高可促使肾钠排泄迅速增加来减少血容量使血压恢复正常。但在几乎所有的高血压类型中,压力性尿钠排泄曲线都右移,并且在盐敏感性高血压中该曲线的斜率还发生下降。压力性尿钠排泄曲线的这种重整作用,通过阻止血压恢复正常来维持体液平衡,但付出了高血压状态的代价。压力钠尿症是一种较罕见的疾病,患者有自主功能衰竭及夜间仰卧位性高血压。夜尿症也可能是原发性高血压失控的一种未被识别的症状[30]。

低出生体重

由于胎儿营养不良,低出生体重往往合并肾发育不良,增加了发生成人盐敏感性高血压的风险。成人高血压患者每个肾脏的肾小球数量减少,但很少有废用的肾小球,提示肾单元丢失造成总滤过表面积减少是高血压的原因而不是结果。低出生体重儿出生后暴露于快餐饮食时,更易发生体重快速增长,导致青少年肥胖和高血压。

遗传因素

动物和人体研究提示遗传因素在盐敏感性高血压中起重要作用。当先天性肾脏排钠能力缺陷的大鼠给予限钠饮食时,可保持相对正常的血压,但给予高钠饮食时会进展为严重的高血压,这种盐敏感性高血压可通过不同品系大鼠之间肾脏移植来治疗。类似的基因-环境相互作用被用来解释:撒哈拉沙漠以南的非洲后裔给予限钠饮食能保持正常血压,但如给予高钠的西方饮食则更易发生高血压。盐依赖性人类高血压的先天性遗传分析并不界定其为分子病,而被认为其是一种具有非洲起源人群共同遗传特质的疾病,这存在于所有非糖尿病所致的慢性肾脏疾病类型中,包括局灶性肾小球硬化症、艾滋病、高血压性肾病。*APOL1* 基因的序列变异与非洲血统密切相关,可使终末期肾病(end-stage renal disease, ESRD)风险增加 2~4 倍。在这类患者中,严格控制高血压可能会减缓病情发展至 ESRD[31]。而当肾功衰竭时,血压的盐依赖性更强。

血管机制

小动脉和大动脉在结构、功能上的变化在高血压发病、进展中起着关键作用。

内皮细胞功能障碍

血管内皮细胞层对血管健康起着决定性作用,构成高血压的一个主要防御体系(见第 57 章)。内皮细胞功能障碍特征性的表现是削弱内皮源性松弛因子的释放(如一氧化氮内皮起源超极化因子)和增加内皮源性收缩因子、促炎因子、促栓因子及生长因子的释放(图 46.7)。

所有血管内皮细胞均表达一氧化氮合成酶,其可被缓激肽、乙酰胆碱或者循环血液层流剪切应力激活。一氧化氮合成酶可合成一氧化氮,这是一种具有挥发性的气体,会弥散到相邻的血管平滑肌并激活一系列 G 激酶,这一作用在血管舒张时达到顶峰(图 46.7)。在人类,内皮细胞依赖的血管舒张作用可通过测量在动脉内注射乙酰胆碱、缺血释放(如:阻断前臂循环)或血压快速增高(冷-血管收缩试验)等试验后大动脉(前臂或冠状动脉)直径的增加程度来评估。

越来越多的证据表明潜在的血管炎症反应在高血压发生及其并发症形成中起着主要作用。C-反应蛋白(C-reactive protein, CRP)是易于检测的血清生物标志物,可反映炎症情况[33]。横向研究提示增高的 CRP 与动脉僵硬化程度及脉压增高情况有很强的相关性。纵向研究提示 CRP 水平增高可作为新发高血压和高血压靶器官受损快速进展的一个危险标志(或者危险因素),这可能超过单因血压升高来解释的范畴(见第 9 和 45 章)。

氧化应激也可导致高血压时内皮细胞血管舒张功能失调过氧化物阴离子和其他活性氧物质可灭活一氧化氮,从而减少它的生物利用度[32]。在动脉中产生过氧化物有几种途径:烟酰胺腺苷酸二核苷酸磷酸(nicotinamide adenine dinucleotide phosphate, NADPH)氧化酶(所有血管细胞类型中都有表达并且可被循环中血管紧张素Ⅱ激活);一氧化氮合成酶(只有当重要的辅因子四氢生物蝶呤缺乏造成一氧化氮合成酶脱偶联时会产生过氧化物);黄嘌呤氧化酶(产生尿酸);线粒体黄嘌呤氧化酶产生的活性氧物质可解释高尿酸血症与内皮功能紊乱、高血压之间的关联。黄嘌呤氧化酶抑制剂别嘌呤醇可使三分之二合并有高尿酸血症和新近诊断高血压的青少年患者血压正常,并且可使肥胖成年人前高血压状态得到纠正[34],但别嘌呤醇由于其严重的副作用,不作为常规的抗氧化剂推荐应用。维生素 C 和 E 是弱的抗氧化剂,对血压作用不大。

血管重塑　随着病程的进展,内皮细胞功能紊乱、神经激素激活和血压增高可产生血管重塑,从而进一步使高血压持续存在[35,36](图 46.8)。相对于血管腔径来说,增加的中膜厚度(即中膜-腔径比增加)是小动脉、大动脉高血压重塑的一个标志。血管收缩促发小动脉重塑,用来使血管壁压力正常化。正常的平滑肌细胞围绕着一

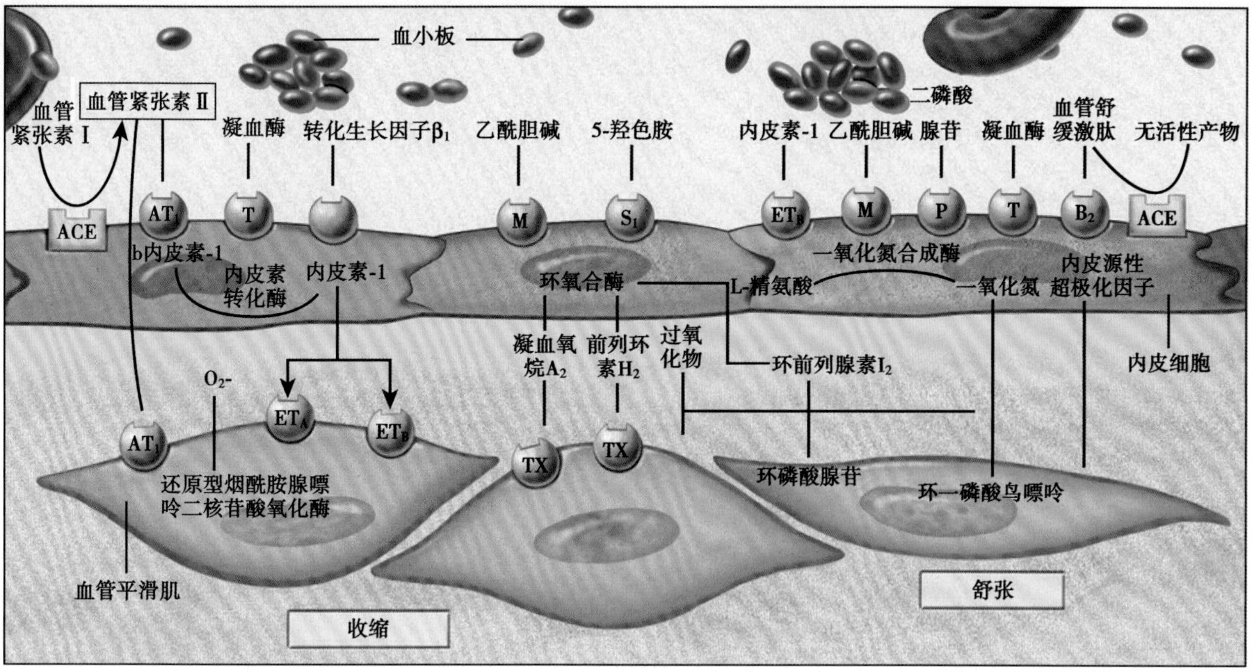

图 46.7 内皮源性松弛因子和收缩因子。各种血液和血小板起源的基质可激活内皮细胞上特异受体(橘色图)释放松弛因子如一氧化氮(NO)、环前列腺素 I_2(PGI$_2$)和内皮源性超极化因子(EDHF)。收缩因子如内皮素-1(ET-1)、血管紧张素Ⅱ(AⅡ)、凝血氧烷 A_2(TXA$_2$)和前列环素 H2(PGH2)也发生释放。(引自 Ruschitzka F,Corti R,Noll G,et al. A rationale for treatment of endothelial dysfunction in hypertension. J Hypertens 1999;17[Suppl 1]:25.)

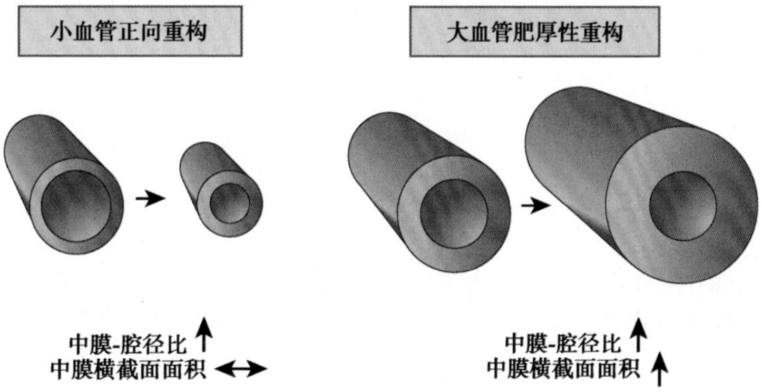

图 46.8 小动脉和大动脉在高血压中的血管重塑。图例代表动脉的横截面,显示外膜、中膜和内膜。(改编自 Duprez DA:Role of renin-angiotensin-aldosterone system in vascular remodeling and inflammation:A clinical review. J Hypertens 24:983,2006.)

个变小的腔径自我重排,这一过程定义为向心性正向重塑;即中膜-腔径比增加,但中膜横截面面积保持不变。由于外周循环血管腔径减少,向心性正向重塑增加了系统血管阻力,这是舒张期高血压的血流动力学特点。

相反,大动脉重塑的特征是:肥厚性基因表达,促发中膜厚度和中膜-腔径比增加。这种肥厚性重塑包括血管平滑肌细胞大小的增加和细胞外基质蛋白的积聚(如胶原蛋白,由于转化生长因子-B 激活所致)。由此产生的大动脉僵硬是收缩期高血压的血流动力学的特点。抗高血压药物治疗可能不能提供最佳的心血管保护作用,除非它可使血流动力学负荷正常化,修复正常的内皮细胞功能,消除根本的神经激素激活状态,从而防止或逆转血管重塑[35]。

激素机制:肾素血管紧张素-醛固酮系统

肾素血管紧张素-醛固酮系统(renin-angiotensin-aldosterone-system,RAAs)的激活是导致内皮细胞功能紊乱、血管重塑及高血压重要机制之一(图 46.9;也见图 23-3)。肾素,仅由肾脏近肾小球细胞产生的一种蛋白酶,分解血管紧张肽原(肝脏产生的肾素酶作用物)为血管紧张素Ⅰ,后者可在血管紧张素转化酶(angiotensin-converting enzyme,ACE)作用下转变为血管紧张素Ⅱ(见第 93 章)。ACE 在肺脏中最丰富,但心脏和全身血管系统也有表达(组织 ACE)。糜蛋白酶(存在于心脏和全身动脉系统的一种丝氨酸蛋白酶)为血管紧张素Ⅰ转变为血管紧张素Ⅱ提供了另一种可供选择的途径。血管紧张素Ⅱ与 G 蛋白-AT1 受体耦合物之间相互作用,触发一系列错综复杂的反应,括血管收缩、活性氧物质生成、血管炎症反应、血管和心脏重塑、以及产生醛固酮这一重要的盐皮质激素,从而导致高血压和加快高血压靶

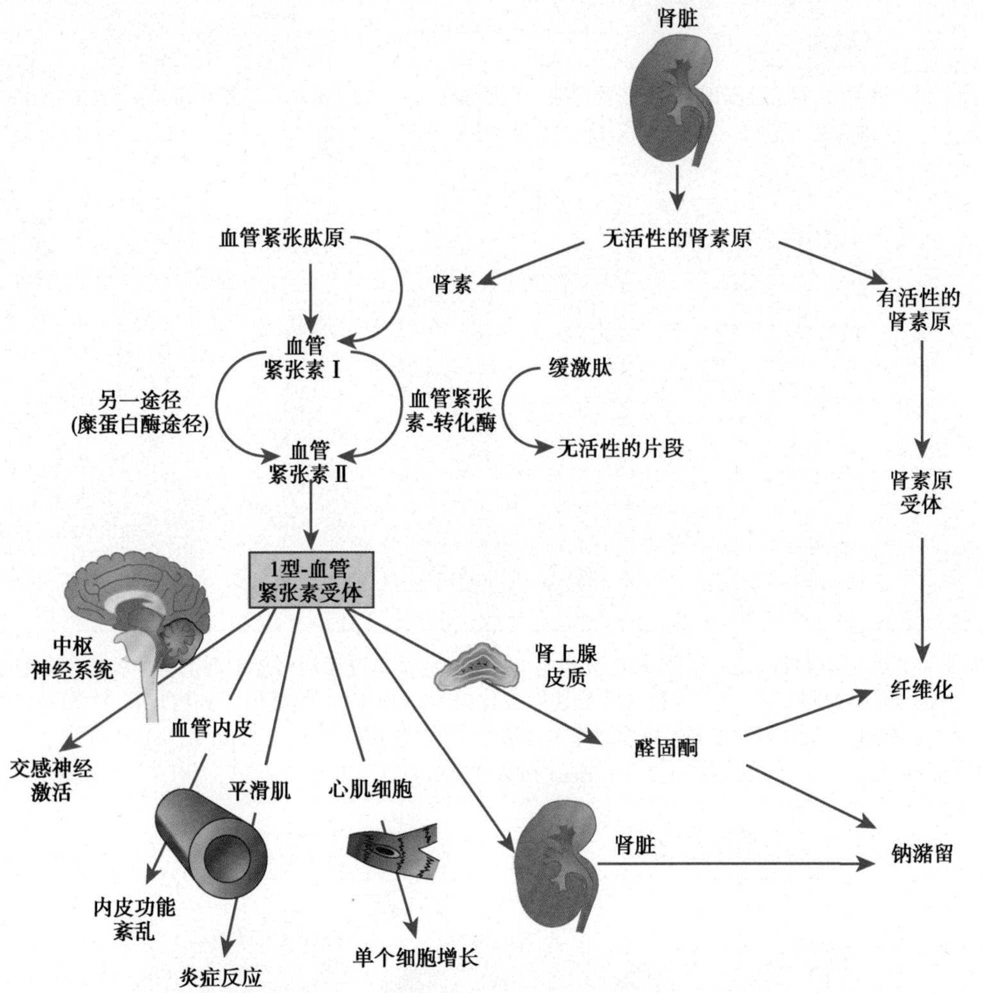

图 46.9　肾素-血管紧张素-醛固酮系统

器官受损(图 46.9)。有越来越多的证据提示:醛固酮、血管紧张素Ⅱ和肾素原,可激活多条信号途径来损害血管健康和引起高血压。

RAAS 系统是一个对抗低血容量性低血压(如出血或盐和水丢失所致)的主要适应性机制。低血容量性低血压时,醛固酮与肾脏集合管细胞质内的盐皮质激素受体相互作用,从肾脏上皮细胞的细胞质内重新招募钠离子通道到上皮细胞表面。被新招募的上皮细胞钠离子通道(epithelial ENaCs)可增加钠离子重吸收,因此可补充血浆容量。相反,现代高钠饮食将会造成连续的反馈作用来抑制 RAAS 系统。抑制血浆醛固酮可能会通过细胞内吞作用而引发 EnaCs 的扣押丢失,增加肾脏钠离子排泄,因此会减少血浆容量来防止盐-敏感性高血压。

因此,为了下调饮食中的高钠和升高血压,RAAS 系统应该受到完全抑制,任何程度的 RAAS 系统激活都是不恰当的。在血压正常人群,发展为高血压随着血清醛固酮水平升高而增加。循环中的醛固酮通过刺激心脏和肾脏盐皮质激素受体,可在高血压患者中引起心脏和肾脏纤维化[37]。醛固酮也可刺激脑干中的盐皮质激素受体,引起交感神经过度激活。

目前已知存在两个主要血管紧张素(angiotensin receptor types,AT)受体类型。AT1 受体在血管系统、肾脏、肾上腺、心脏、肝脏和脑有广泛的表达。AT1 受体激活解释大部分的血管紧张素Ⅱ致高血压效应。而且,增强的 AT1 介导的信号通路为血压升高、胰岛素抵抗和动脉粥样硬化的同时发生提供了一个中心机制,可成为血管重塑、动脉粥样硬化斑块形成、脑卒中、心肌梗死等病理过程中每一步的主要治疗靶点(图 46.10)。

相反,AT2 受体广泛分布于胎儿,但在成年人中其仅分布于肾上腺髓质、子宫、卵巢、血管内皮细胞和特异性大脑区域在啮齿动物中,激活 AT2 受体后可通过缓激肽和一氧化氮途径促进上皮依赖性的血管舒张作用,从而来拮抗 AT 受体的一些有害作用。动物研究提示 AT2 受体有致纤维化作用但其在人类高血压中的作用仍需要进一步探讨。

肾素原是肾素无活性前体,肾素原受体激活后增加 TGF-β 生产,导致胶原蛋白沉积和纤维化。所有 RAAS 阻滞剂会触发大量肾素原增加,这可能会抵消 AT1 受体激活减少所带来的心血管保护作用。

高血压-免疫紊乱性疾病　高血压小鼠实验中发现:巨噬细胞和 T 细胞在中枢神经系统(central nervous system,CNS)、血管周围脂肪、心脏和肾脏中积累并促进炎症,这种现象在输注 AⅡ后尤为明显。肾交感激活可引起 AⅡ型依赖型高血压,而血管周围脂肪中的 T 细胞激活在实验性高血压进展中作用关键[38](图 46.11)。目前对人类高血压的临床前研究正在开展[39]。

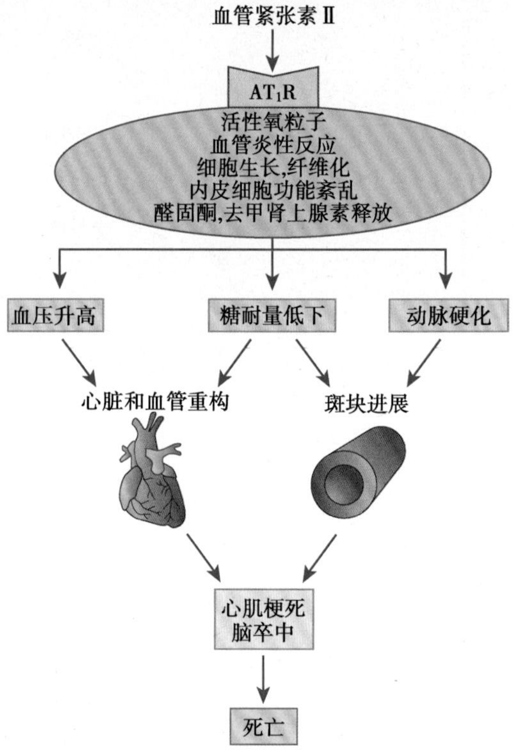

图 46.10　1 型-血管紧张素受体(AT1R)介导的信号系统在心血管疾病进展中所起的主要作用示意图

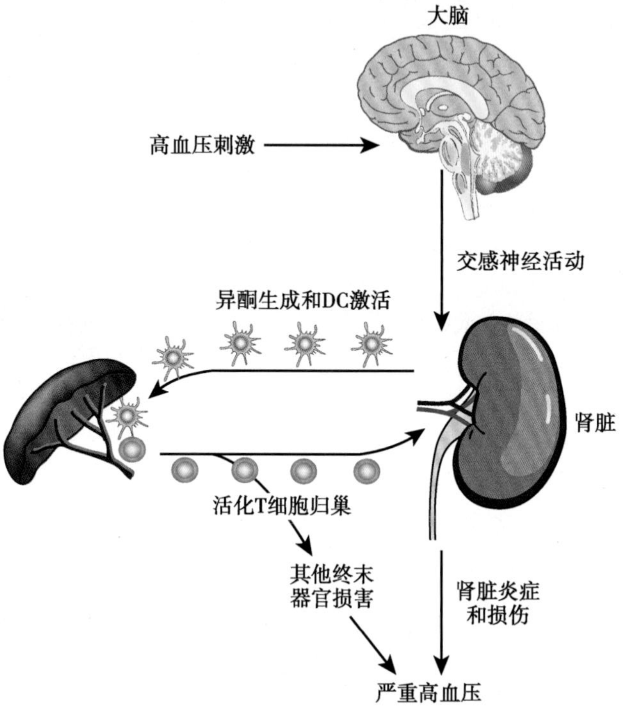

图 46.11　显示肾交感神经参与高血压适应性免疫激活。高血压刺激如血管紧张素和钠在中枢神经系统的作用,增强肾交感神经活动。交感神经的激活促进了肾脏和其他器官(尤其是全身血管)的炎症和损伤,导致严重的高血压。这种机制涉及在抗原呈递的树突状细胞(DC)中被称为异酮的高活性-酮醛氧化的蛋白质的积累,反过来又促进了 T 细胞的活化。激活 T 细胞通过黏附分子(如 VCAM-1)迁移至肾周的脂肪(及血管周脂肪),产生促炎细胞因子(例如,IL-17 TNF-α)导致肾(和血管)炎症和损伤。(引自 American Heart Association;Xiao L,Kirabo A,Wu J,et al. Renal denervation prevents immune cell activation and renal inflammation in angiotensin II-induced hypertension. Circ Res 2015;117:547.)

高血压的初步评估

高血压被称为“沉默的杀手”,这是由于其是一种无症状的慢性疾病,在未被察觉及未经治疗的情况下,可造成血管、心脏脑和肾脏的潜在损害。但是高血压并不是完全没有症状的;在双盲对照试验中,经成功药物治疗的高血压患者生活质量评分同安慰剂组相比有所提高。良好的控制血压可改善由舒张功能不全所致的劳力性呼吸困难,以及由于尿钠排泄增多所致的夜尿增多,甚至可能改善由于内皮细胞功能不全所致的男性勃起功能障碍。

高血压患者的初步评估需要达到 3 个目标:①精确测量血压;②评估患者的整体心血管事件的风险;③发现继发性(即有明确病因的并且能够治愈的)高血压。

血压的测量

目前有 4 种测量 BP 的方法:①常规血压监测;②自动血压监测;③家庭血压监测;④动态血压监测。在所有情况下,都应该使用适当的技术测量血压,使用英国高血压协会协议中“AA”级的验证设备。该测试在教育信托网站 http://dableducational.org/上进行。表 46.1 提供了诊断高血压的目标值。

表 46.1　血压的不同测量方法对应的高血压诊断标准(收缩压和/或舒张压)

方法	收缩压/mmHg	舒张压/mmHg
诊室测量		
传统诊室测量血压	≥140	≥90
无人值守的自动化诊室测量血压(AOBO)	≥135	≥80
家庭测量	≥135	≥85
动态血压监测(ABPM)		
日间(觉醒时)	≥135	≥85
夜间(睡眠时)	≥120	≥70
24 或 48 小时平均血压	≥130	≥80

常规血压监测。医学人员对血压的听诊测量是美国诊断高血压的常规方式,目前在大多数 RCT 实验中仍在使用。来自澳大利亚国家心脏基金会的最新 2016 份高血压指南以两次或两次以上的平均读数为 BP[41]。(表 46.2)。在诊室中,至少需测量血压 2 次测量时需让患者静息 5 分钟,取坐位,背部需有依靠手臂需露出并放置在同心脏同一水平。超重的患者需使用大号的成人袖带,这是因为在这些患者中应用常规尺寸的袖带可能高估血压。测量前患者需停止吸烟或摄如咖啡因类饮料至少 30 分钟。双上肢血压均应测量,5 分钟后应复测,这是为了排除明显的直立性低血压,这种情况尤其好发于老年人,糖尿病患者,或其他一些容易造成自主神经功能不全的病理状态中(如帕金森病)。在实践中,由于太常见的测量错误、读数较低、“白大褂”(警告)反应,以及大量影响血压的医疗机构之外的因素,使传统测量方法读数往往不准确。

表 46.2 诊室测量血压分期

血压阶段	收缩压/mmHg	舒张压/mmHg
正常血压	<120	<80
高血压前期(high-normal)	120-139	80-89
高血压 1 级(轻度)	140-159	90-99
高血压 2 级(中度)	160-179	
高血压 3 级(重度)	≥180	≥110
单纯收缩期高血压	≥140	<90

自动血压仪监测(automated office blood pressure,AOBP)。首次使用无人值守的 AOBP 是收缩压干预试验(Systolic Blood Pressure Intervention Trial,SPRINT)[4]。在无人值守及无家属陪伴的检查室 5 分钟后,每隔 1 分钟设置一个示波监测器进行 3 次读数[42]。其他方案以 1 分钟为间隔(或在 STAT 模式下)进行 5 次读数,最后对所有 5 次读数的数据或最后 3 次读数取平均数[6]。澳大利亚和加拿大的 2016 年高血压指南均将马丁·迈尔斯博士首创的 AOBP 作为首选方法,而非传统血压测量方法,因为该方法:①最小化了白大衣反应;②与家庭或清醒的动态 BP 相关性更大;③减少了数字误差[41,43]。AOBP 比常规测量方法平均低 15/10mmHg,但存在较大的个体间差异[44]。AOBP 为 135/85mmHg 或以上时可诊断高血压。

家庭血压监测(home blood pressure monitoring,HBPM)。常规血压测量既可以高估也可以低估个人在家测量的血压。HBPM 通过积极让患者参与到自己的医疗护理中来提高药物依从性[45]。最新指南[45]建议患者认真按照以下步骤进行 HBPM:在坐姿下安静休息 5 分钟,背部支撑,手臂支撑并放在与心脏平齐位置上;至少连续 3 天(最好是 7 天)在早上和晚上进行两次阅读。第一天的读数应该因为被错误地测量而舍弃,而其他所有读数应该取平均值做出临床决策。高血压的诊断是当家庭平均血压为 135/85mmHg 或更高。对每个患者的监测要在诊室进一步明确准确性和袖口大小。具有大内存存储的测量装置可以消除报告偏差。手腕式血压计不准确,不推荐使用。示波式的血压检测仪对房颤或频繁的房颤患者可能效果不佳。有些患者喜欢频繁测量血压,须指导他们减少自我测量次数。

动态血压监测

动态血压监测(ambulatory blood pressure monitoring,ABPM)是金标准:它提供了 24 小时或 48 小时(测量效果更佳)的自动测量血压,患者在测量过程中可从事他们的日常活动,包括睡眠。前瞻性研究表明,ABPM 比标准测量方法更好的预测致命和非致命的心肌梗死和脑卒中风险[46](图 46.12)。目前的共识是日间平均血压 135/85mmHg 或以上,夜间血压 120/70mmHg 或以上,24 小时血压 130/80mmHg 或以上为高血压[47](见表 46.1)。而白天血压小于 130/80mmHg,夜间血压小于 110/65mmHg,24 小时血压小于 125/75mmHg 为血压推荐标准。在患者醒着的时候,每小时至少要进行 2 次测量,在此期间,至少 14 次测量的平均值与高血压的诊断相一致[45]。

白大褂高血压

在诊室测量血压升高患者可以家中和自动测量血压正常。如果日间血压低于 135/85mmHg,且无靶器官损害(尽管诊室读数持

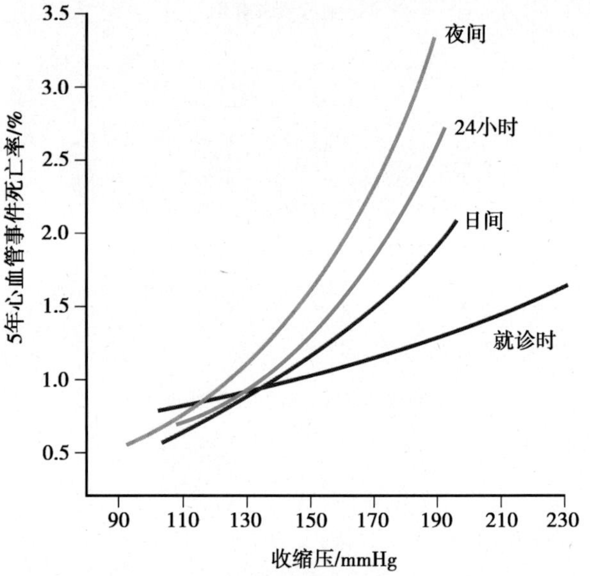

图 46.12 动态血压测量较诊室血压测量在评价心血管风险中的优势。图示一项对 5 292 名患者实施诊室血压及动态血压测量的队列研究中,校正的 5 年心血管死亡风险(每 100 个对象中的死亡人数)(引自 Dolan E,Santon A,Thijs L,et al. Superiority of ambulatory over clinic BP measurement in predicting mortality:The Dublin Outcome Study. Hypertension 2005;46:156.)

续升高),这样的患者被称为“诊室高血压”或“白大褂高血压”。这是由于在医生的办公室产生的一过性肾上腺素升高所致。白大褂高血压患者在日常生活中对刺激没有表现出过度的压力反应。对白大褂高血压是否良性,还是会引发中等程度的心血管疾病风险存在争议[48]。如果全球 CVD 风险为较低[49](图 46.13A),那么白大褂高血压是良性的,尤其是在那些清醒和睡眠分别平均血压<130/80mmHg 和<110/65mmHg 者。白大褂高血压的患病率和严重程度均随年龄的增长而急剧增加(图 46.13B)。在老年人中,与白大褂高血压相关的 CVD 风险大多是由年龄增长或单纯收缩期高血压被误诊为白大褂高血压引起的[49]。许多患者并没有单纯的白大褂高血压,而是“白大褂加剧性高血压”,这是白大褂效应叠加在轻度的诊室外高血压上,而其本身的轻度高血压原本是不需要治疗的。

隐匿性高血压

高血压动态血压监测的重要性还体现在另外一部分患者中,这些患者在诊室测得的血压较诊室外测值低,可能是由于工作或家庭压力,过度吸烟,或是其他刺激肾上腺素分泌的因素使交感系统在日间活动时过度激活,而就诊时受到抑制导致血压偏低(图 46.14)。这类患者约占高血压患者的 10%,记录其动态血压可发现隐匿的高血压而使其得到应有的治疗从而减少心血管风险[47]。隐匿性高血压定义为可在白天血压≥135/85mmHg 或夜间血压≥120/70mmHg,尽管传统测量低于 140/90mmHg。隐匿性高血压在非裔美国患者、糖尿病患者或 CKD 患者中尤其常见[47]。与未治疗的患者相比,接受降压药物治疗的患者中隐匿性高血压更为常见[47]。其原因一方面是一些患者在医生来访的早晨可能服用降压物。另一个原因是,像氢氯噻嗪这样的速效药物,如果在早上服用,会导致门诊就诊时血压大幅下降,但在睡前降压效果便减弱,表明对夜间高

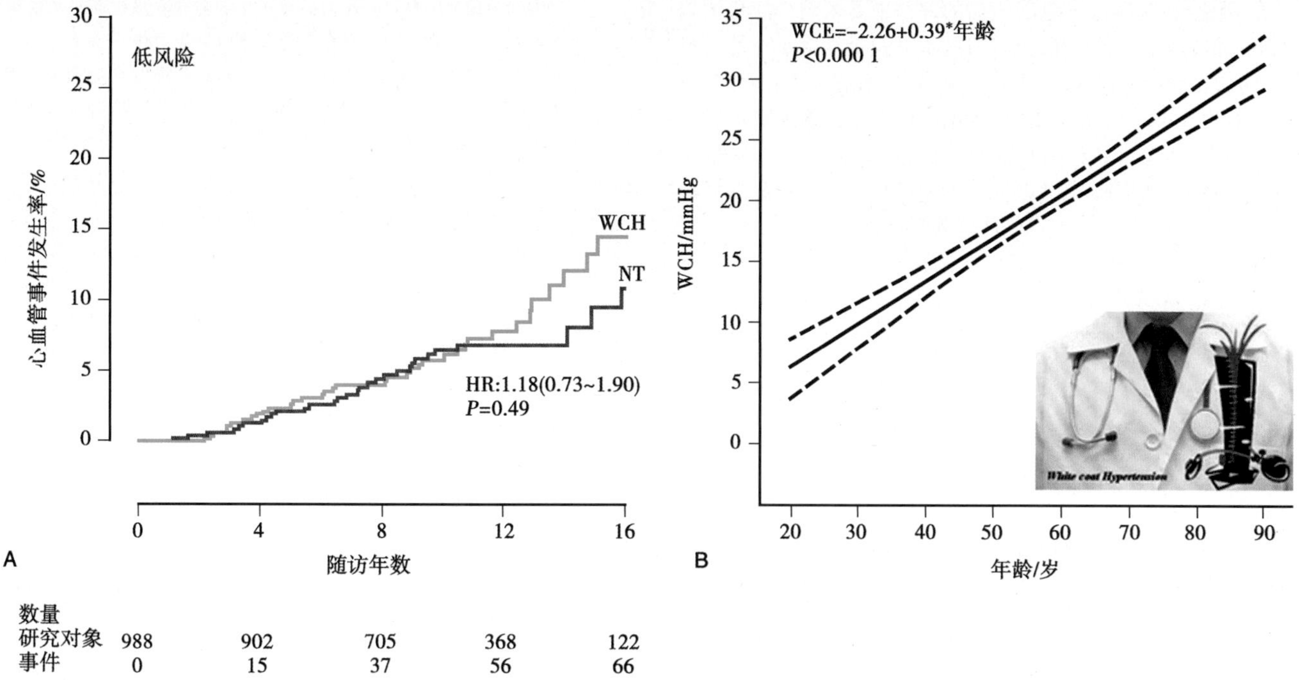

图 46.13 11个国家的动态血压监测数据库的"白大褂"高血压与心血管预后的关系(International Database on Ambulatory Blood Pressure Monitoring in Relation to Cardiovascular Outcomes,IDACO)。A,Kaplan-Meier心血管疾病(CVD)累积发生率在一组白大褂高血压(WCH)和低心血管疾病风险患者中,与一组年龄相近的正常血压(NT)对照组相比。B,WCH患病率随年龄线性增加。(引自 Franklin SS,Thijs L,Asayama K,et al. The cardiovascular risk of white-coat hypertension. J Am Coll Cardiol 2016;68:2033.)

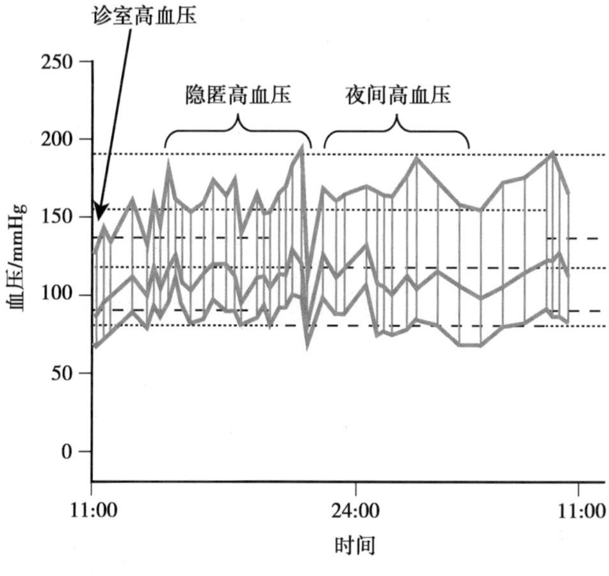

图 46.14 一名诊室血压测值正常的患者24小时动态血压记录显示其隐匿的高血压及夜间高血压。(引自 Dr. R. G. Victor, Cedars-Sinai Heart Institute/Hypertension Center,Los Angeles.)

血压没有降压措施[50]。

动态血压监测是唯一一种能发现睡眠时高血压的检查手段(图46.14)。在正常人睡眠时血压通常降低,当人觉醒时,血压会迅速升高并且变得活跃。夜间高血压进一步增加了心血管系统的血流动力学负担,故夜间血压测值同日间血压或诊室血压相比能更有力的预测心血管事件的风险[46](见图46.13)。因此,夜间血压升高是一种特别不好的心血管疾病危险因素,它是大多数未被控制的高血压的病因[51]。

动态血压监测的适应证

目前,美国联邦医疗保险和医疗补助服务中心(Centers for Medicare and Medicaid Services, CMS)只对ABPM(CPT代码93784)一种适应证进行报销:未诊断为高血压的血压升高(ICD 796.2),即疑似白大褂高血压。白大褂高血压必须符合下列严格标准:至少3次独立就诊时,在诊室测得血压高于140/90mmHg,并且每次就诊时进行2次血压测量;至少2次在诊室外测得血压低于140/90mmHg;没有靶器官受损证据。基于大量证据,动态血压监测的指征应该放宽。

2015年美国预防服务工作组得出结论,ABPM是诊断高血压的最佳方法[52]。ABPM可预防对大量白大褂高血压患者不必要的治疗,并且是一种不依赖于诊室血压的强心血管病危险因素。该工作组文件以及2016年加拿大和澳大利亚高血压指南均建议使用ABPM来明确或推翻在初诊诊室高血压诊断,但血压≥180/110mmHg患者除外。此外,ABPM在常规筛查高危人群如非裔美国患者和糖尿病或CKD患者以预防隐匿型高血压治疗不足方面也可提供有力证据。ABPM在治疗明显耐药性高血压和自主功能衰竭引起的直立性低血压或仰卧性高血压患者方面也具有不可估量的价值。

心血管疾病风险分级

对高血压患者而言,心血管疾病风险随血压分级急剧增加,但高血压不是唯一需要考虑的因素。随着血压升高,当合并其他危险因素时,心血管风险增加更为显著。当合并高血压靶器官损害或其他心血管危险因素(这些危险因素通常合并于高血压或高血压前期患者中)时,血管风险亦显著增加(表46.3)[53]。大多数高血压患者的血脂水平达到了目前推荐的需要药物干预的标准(见

48 章)。因此,在对高血压患者最初的评估中要求至少应检测以下指标:血电解质,空腹血糖,血浆肌酐水平及计算肾小球滤过率(GFR)空腹血脂水平,血细胞比容;尿液检验,包括尿蛋白/尿肌酐比值,以及静息 12 导联心电图。患者的全球心血管风险可以从 2013 年美国心脏协会和美国心脏病学会(American Heart Association and American College of Cardiology, AHA/ACC)汇集队列计算器(http://tools.acc.org/ASCVDRisk-Estimator/)估计。第 45 章讨论了根据 CVD 风险调整治疗目标的过程。

表 46.3 影响高血压患者预后的风险因素

心血管病危险因素
收缩压和舒张压血压水平
脉搏压力水平(老年人)
年龄:男性>55 岁;女性>65 岁
吸烟
血脂异常(LDL-C>115mg/dl)
空腹血糖受损(102~125mg/dl)或糖耐量异常检测结果
早产儿心血管疾病家族史
腹型肥胖
糖尿病
靶器官亚临床损害
左心室肥大
颈动脉壁增厚或斑块
低估计肾小球滤过率≤60ml/(min·1.73m^2)
微量蛋白尿
踝臂血压指数<0.9
靶器官损害
脑血管疾病:缺血性卒中、脑出血、短暂性缺血发作
心脏病:心肌梗死、心绞痛、冠状动脉重建术、心力衰竭
肾病:糖尿病肾病,肾功受害
外周动脉疾病
晚期视网膜病变:出血或渗出,视乳头水肿

改善高血压患者 CVD 风险分层方法

除了平均血压较高,越来越多的证据表明,高 Visit-to-Visit 变异性在收缩压独立预测心血管疾病和 CKD 的危险性[54]。这种波动最常见于老年患者,可能代表一种硬化的主动脉受损的动脉压力反射和/或广泛性焦虑障碍[55]。

通过的无创的脉搏张力测定法来测定主动脉硬化和主动脉中心压。主动脉硬化是单纯收缩期高血压的原因和后果[56]。主动脉中心压力波是左心室和周围循环反射波所产生总和。当大动脉健康及顺应性良好时,反射波在舒张期与入射波合并,增强冠状动脉血流。然而,当动脉硬化(比如在 ISH 中)时,脉搏波速度增加,反射波和入射波在收缩期合并,从而增加收缩压而非舒张压,使左室后负荷增加并减少舒张期冠状动脉血流。Sphymocor(AtCor Medical, Houston, Texas)是使用肱动脉血压和一个通用转移函数(专利软件),通过平滑肌造影测量的径向波形转换为中央主动脉血压波形的一种商业设备。该设备已获得 FDA 临床使用批准(CPT 代码 93784)。脉压测量法提供了两种测量主动脉僵硬度的方法:脉搏波速度和增强指数,通常这两种方式在高血压患者中会升高[40]。最近,一个 24 小时动态的中央血压监测仪获得了临床使用批准。

勃起功能障碍。超过一半的高血压患者会自我报告勃起功能障碍,而勃起功能障碍可独立预测致命和非致命心血管事件[57]。

靶器官疾病的评估。既往认为,高血压的并发症是由高血压本身导致的,即由升高的血压水平,或是由高血压导致的持续动脉粥样硬化过程造成的血管粥样硬化。然而这种观点过于简单,这是由于各种并发症通常合并存在,以高血压视网膜病变及高血压心脏病为例[58]。

高血压心脏病的发病机制

高血压不仅是冠心病的主要危险因素,也是左心室肥大和心力衰竭的主要危险因素。

压力负荷性心肌肥厚

在高血压患者中,左心室肥大是心功能不全、室性心动过速、缺血性脑卒中、心房纤颤及栓塞性脑卒中等不良事件的发病及死亡的有力及独立的预测因素[59]。该领域的重大科研进展使我们对压力负荷过重导致心肌肥厚的分子信号转导通路得以更深入[60],其中包括心肌细胞肥大合并心肌冠状动脉内膜肥厚、胶原沉积导致血管周围和间质纤维化、毛细血管狭窄、心肌细胞凋亡和自噬,这些过程最终改变心肌收缩、松弛(变松效应),并改变心肌灌注和电活动[59](图 46.15)。高血压心脏病中发生的结构异常不仅仅是心肌细胞的肥大,还包括心肌内冠状动脉内的肥厚及胶原沉积导致的心肌纤维化。这些改变源自压力负荷过重以及神经体液机制的激活,而神经体液机制的激活又加剧了高血压。在动物模型中,AⅡ(血管紧张素Ⅱ)、醛固酮、去甲肾上腺素及肾素原可加速压力负荷过重导致的心肌细胞肥大并促进心肌纤维化,而这两者是病理性左心室肥大的标志(同体力活动导致的生理性肥厚不同,生理性肥厚不伴有心肌纤维化)非对比增强心脏磁共振成像(MRI)现在可以通过 T1 象量测量纤维化程度[61]。

高血压心脏病的分类和并发症

高血压心脏病可按并发症的严重程度分类[59](表 46.4)。这些症状从轻度无症状舒张功能障碍到射血分数保留(HFpEF)或降低(HFrEF)的心力衰竭。在黑人和 CKD 患者中,高血压最有可能导致 LVH 和 HF。

表 46.4 高血压性心脏病的分类

1 级:超声心动图无左室肥大的亚临床舒张功能障碍
无症状左室松弛/僵硬异常的多普勒超声心动图,常见于>65 岁的高血压患者
2 级:左心室肥大
ⅡA:功能正常(NYHA 类Ⅰ)
ⅡB:功能异常(NYHA 类>Ⅱ)
3 级:保留射血分数的心力衰竭(HFpEF)
Ⅳ类:射血分数降低的心力衰竭(HFrEF)

NYHA,纽约心功能分级。

冠脉舒张储备功能受损和心衰

高血压所致的肥厚的心脏在静息状态下冠脉血流正常,但是由于其冠脉血供不能满足肥厚的心肌细胞的需求,冠脉的舒张储备功能是受损的,而非心肌毛细血管减少。微血管性缺血是高血压心脏病的一个标志,在女性中更为常见。即使不存在动脉粥样硬化,高血压性心脏病的冠脉舒张储备功能仍不足甚至缺如,在心

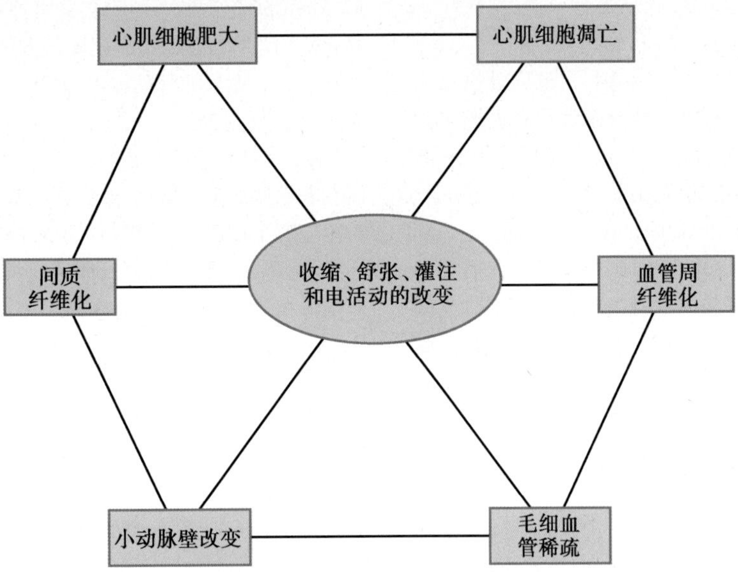

图 46.15 显示在高血压心肌中微小病变之间相互作用最终导致左室功能改变、心肌缺血和心律失常

肌氧需求增加的情况下产生心内膜下心肌缺血。心内膜下心肌缺血同心肌纤维化共同导致心肌舒张功能障碍，表现为劳力性呼吸困难以及舒张性心功能不全(见第 26 章)。

大血管疾病

高血压也是绝大多数主动脉夹层[62]、腹主动脉瘤(abdominal aortic aneurysm，AAA)和外周动脉疾病患者的主要危险因素(见第 63 章和 64 章)。建议在 65 岁后，吸烟者和严重收缩期高血压患者进行一次性腹部超声检查，且如果在脐下检测到主动脉搏动，则更应行该项检查，因为大多数 AAA 发生在肾动脉起始处以下。50%的 Takayasu 动脉炎患者发生高血压(见第 94 章)。

脑血管疾病

高血压是脑卒中和痴呆的主要危险因素，且常是衰老最可怕的两种并发症(见第 65 章)。50%脑卒中由高血压引起。在高血压患者中，80%的脑卒中是缺血性脑卒中(血栓或栓塞)，余为出血性脑卒中。觉醒后缺血性卒中的发病明显增加，与早晨血压升高相对应。无症状颈动脉杂音的高血压患者应行多普勒超声检查。而年龄较大的 ISH 患者有脑卒中的特殊危险性。在中老年高血压患者中，MRI 上明显常见的无症状脑白质病变可能加速随年龄增长而发生的脑萎缩和血管性痴呆。

慢性肾病

高血压是仅次于糖尿病的 CKD 主要危险因素。肾实质长期暴露于过高压力导致肾脏缩小、产生疤痕(称为高血压肾硬化)，是高血压肾病典型的病理改变，是黑人最常见的终末期肾病原因。非拉丁裔黑人高血压患者对肾脏硬化的易感性更强，部分原因是 22 号染色体上的 African ancestral risk 等位基因(*APOL1* 变异)所导致[31]。

医务人员应从患者即时尿液中完成对尿白蛋白排泄和 GFR(后者来自 www.kdoqi.org)的定量计算。微量白蛋白尿(以尿白蛋白/肌酐比率 30~300mg/d 为标准)是 CKD 的敏感早期指标，能独立预测高血压的 CVD 并发症，因为它反映了系统性血管疾病。对于高血压患者，肾脏损害会显著增加心血管疾病的风险。大多数与高血压相关的 CKD 患者在出现 ESRD 之前死于心肌梗死、脑卒中或 SCD。

可鉴别的(继发性)高血压

对高血压患者初始评估的第三个目标是发现高血压的可识别的原因，从而为一些患者，特别是重度或难治性高血压患者提供治愈的可能(表 46.5)。

表 46.5 针对高血压病因检查

诊断	诊断方法	
	初始检查	进一步检查
原发性醛固酮增多症	血浆肾素，血清醛固酮	盐负荷，肾上腺静脉取样
慢性肾脏病	尿液分析，血清肌酐，肾脏超声	同位素肾造影，肾活检
肾血管性疾病	彩色多普勒超声	磁共振或 CT 血管造影，数字减影肾血管造影
主动脉缩窄	测量腿部血压	超声心动图，磁共振成像(MRI)，主动脉造影
库欣氏综合征	1mg 地塞米松抑制试验	24 小时尿皮质醇，唾液皮质醇，肾上腺 CT
嗜铬细胞瘤	血浆游离变肾上腺素	24 小时尿肾上腺素和儿茶酚胺；肾上腺 CT 或 MRI

肾实质疾病

肾实质疾病是继发性高血压最常见的病因，占继发性高血压的2%~5%。慢性肾小球肾炎较为少见，而糖尿病及高血压成为CKD的最常见病因。慢性肾脏疾病在美国成人中的发病率约11%（1 920万人），其定义为肾小球滤过率（GFR）低于60ml/（min·1.73m²）或持续性蛋白尿高于300mg/d（见98章）。

如前所述，微量白蛋白尿（约30~300mg/d）同靶器官损害密切相关，对于每个新发的高血压患者应该对进行该项检查。仅测量血浆肌酐水平对于严重肾脏损害的患者，尤其是老年患者的筛查而言是不够的。应该将患者的年龄，性别，体重考虑在内，依据Cockeroft-Gault公式或MDRD（Modification of Diet in Renal Disease）公式计算肾脏肌酐清除率。但是，MDRD因素没有将其他影响肌肉生成肌酐的因素，如饮食以及健康状况列入计算参数中。血清胱抑素C是一种内生性的13kDa的蛋白，由肾小球滤过，在近端小管上皮被重吸收和代谢，在尿中含量极微，受肌肉代谢影响较小，故该蛋白被认为是能够代替血清肌酐作为评价肾功能的指标[63]。一旦肾脏疾病开始，其就处于逐步进展过程中，一般认为滤过面积减少可导致肾小球高压力及系统性高血压，而这将进一步促进肾小球硬化，这是一个恶性循环的过程。因此，早期识别肾脏损害相当重要，这是因为去除一些常规及可能加重肾损伤的因素能够阻止损害的进一步加重。这些因素包括尿路梗阻，有效循环血量的降低，肾毒性药物，以及最重要的一点，即未控制的高血压。

急性肾功能疾病

急性肾脏疾病高血压可出现于肾脏遭受突然而严重的损伤的情况下，这些情况包括严重的水钠分泌障碍导致容量负荷过重，以及当肾脏血流量骤然降低（例如由胆固醇栓塞所致的突然性的双侧肾脏缺血）导致RAAS系统的激活（如双侧输尿管梗阻）。高血压对于合并高压力性慢性尿潴留的男性患者可能是致命的，这些患者可能表现为肾脏衰竭及严重的高血压，这两者通过解除梗阻均能得到改善。一些血管炎也可能导致急进性的肾脏损伤。

两种常用的药物——非甾体抗炎药（NSAIDs）以及肾素血管紧张素系统抑制剂——可能会导致原有肾脏疾病患者肾功能的急性损害。NSAID药物阻断前列腺素合成，而前列腺素是肾脏血管扩张剂。肾素血管紧张素抑制剂包括ACEI和ARB类药物，在双侧肾血管疾病的患者中可能导致急性的肾功能不全，在这些患者中肾脏的血流灌注依赖于高水平的血管紧张素Ⅱ。

慢性肾脏疾病

肾脏既可高血压的病因也是受损的靶器官。在CKD患者中，过于激进的降压药方案，尤其是基于一种强效RAAS抑制剂和强效利尿剂的方案，可能导致AKI。然而，平均高于基线30%的血清肌酐水平略有升高，预示肾功能将得到更好的保护，推测肾小球内压将成功降低。约有三分之二的CKD患者仅通过ABPM检测到夜间隐匿性高血压（见图46.14）[47]。

糖尿病肾病患者通过以ARB或ACEI类药物为基础的降压方案可防止进行性肾脏损害，两者对肾脏具有保护作用（见第51章和98章）。针对2型糖尿病患者以心-肾事件为终点的（Aliskiren Trial in Type 2 Diabetes Using Cardio-Renal Endpoints，ALTITUDE）Aliskiren试验结果显示：直接肾素抑制剂Aliskiren与ACEI或ARB联合应用与标准的RAAS阻断剂方案相比对高危的2型糖尿病高没有改善心血管和肾脏事件，但却不良事件发生率升高，尤其是血钾过高和低血压[64]。因此，FDA发布了一个“黑盒子”警告即aliskiren在接受ACEI或ARB治疗的2型糖尿病患者中禁忌使用，而在非糖尿病患者服用ACEI或ARB治疗非糖尿病性CKD患者时也应避免使用。大多数CKD患者除了应用典型的ACEI或ARB药物外，还需搭配一种袢利尿剂或强效噻嗪类利尿剂及钙通道阻滞剂等构成至少二联组合来控制血压。

透析患者

在透析患者中，高血压是致死的危险因素。除了容量负荷过重之外，内源性一氧化氮合成阻滞剂的积聚及交感过度激活均可加重高血压。这些患者的高血压是容量依赖性的，并对血容量的变化较为敏感，而同肾素的血管收缩作用或各种肾脏分泌的激素导致的血管抑制作用不相关。在接受每48小时一次的维持性血透的患者中，当透析结束后，升高的血压即渐渐降低，在接下来的第一个24小时内保持稳定，在血透后的第二天，随液体积聚血压又再次升高。只有通过8小时夜间透析逐渐达到并维持干体重，才能控制这些患者的高血压。

肾脏移植

尽管成功的肾脏移植可能治愈原发性高血压，但移植可能带来许多其他的问题，致使大约50%的被移植者在术后1年内血压再次升高。这些问题包括吻合侧的肾动脉狭窄、排斥反应、大量糖皮质激素、环孢素及他克莫司的应用，以及残留的病肾分泌的过量肾素。ACEI或ARB治疗可能使患者在免于移除原有的患病的肾脏情况下控制肾素过度分泌所致的高血压肾源的情况可影响被移植者的高血压发展。假如肾脏的捐助者有高血压家族史或死于可能由高血压所致的蛛网膜下腔出血，在这种情况下，被移植者更有可能发生高血压。

肾血管性高血压

肾血管性高血压是一个难题。虽然病理生理学明显表明涉及AⅡ型依赖型高血压，但这涉及范围广泛的疾病，首先①是偶发的、血流动力学上出现肾动脉狭窄，然后发展到②肾血管性高血压伴RAAS系统激活和灌注减少；③加速伴有舒张功能障碍、心力衰竭、卒中的脑血管疾病进展；以及④缺血性肾病伴肾组织缺氧、广泛微血管病变、进行性肾萎缩[65]。

分类

在美国，动脉粥样硬化性肾动脉狭窄（atherosclerotic renal artery stenosis，ARAS）导致了85%以上的肾血管疾病（图46.16）。ARAS主要影响肾动脉的起始部，主要发生在伴CVD危险因素老年患者。相比之下，纤维肌性发育不良（fibromuscular disease，FMD）主要发生于20~60岁之间的岁女性（参见第64章和图64.15）[66]，主要病变涉及肾血管远端三分之二及分支。FMD主要影响血管中膜，但内膜和外膜亦受累。颈动脉FMD和较少的冠状动脉FMD可能伴随肾动脉FMD，FMD诊断前经常出现夹层[67]。

肾血管性高血压的其他内在和外在原因包括肾动脉栓塞或附近肿瘤对血管的外在压迫。肾血管性狭窄常为双侧，但通常以一侧为主。双侧肾功能不全者应怀疑有双侧血管病变，尤其是在无

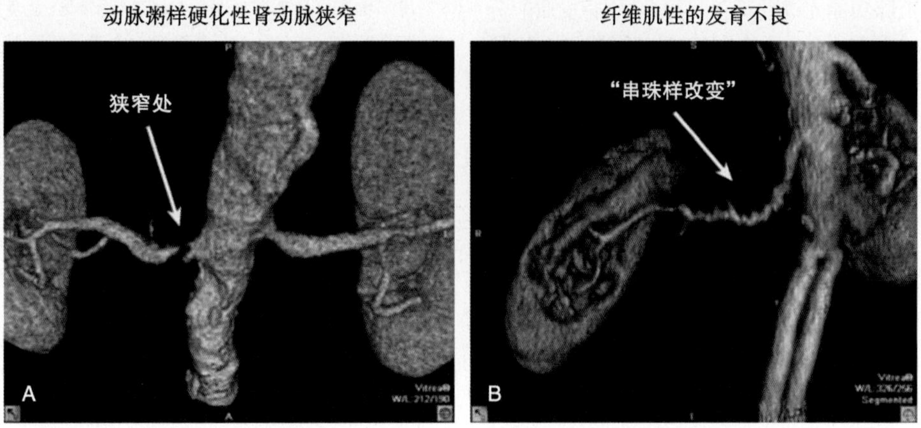

图 46.16 CT 血管造影三维重建显示右侧肾动脉近端动脉粥样硬化性狭窄严重，左侧肾动脉轻度狭窄（A）及典型珠串病变（双侧）（B）（见图 64.15）。（Courtesy of Bart Dolmatch, MD.）

梗阻性尿路病变证据的情况下迅速进展的少尿性肾衰竭，而在 ACEI 或 ARB 治疗开始后出现该病情变化则更应怀疑。

机制

肾血管性高血压的机制是由肾缺血引起，后继发性 RAAS 激活。首先，病灶侧肾脏对 AⅡ依赖型高血压的反应是压力性钠尿，从而维持正常的血容量。随着时间进展，病灶侧肾功逐渐受损，此时血压的升高不再被钠排泄的增加所抵消，导致血容量扩张和狭窄动脉侧肾脏肾素二次分泌减少。肾实质可以对局部肾缺血的耐受时间明显延长，但其最终发展为伴有炎症、肾萎缩和纤维化的不可逆的肾微血管疾病。

诊断

表 46.6 列出了肾血管性高血压患者的临床特征[65]。ARAS 患者多为老年患者伴有高血压、高脂血症、明确的 CAD 和/或外周动脉疾病及脑血管疾病。严重 ARAS 的 3 个主要表现是药物难治性高血压、急性肺水肿和缺血性肾病。这类患者（小于所有高血压患者的 5%）应进行肾血管性高血压筛查。有中度至重度高血压、无明显高血压家族史的年轻至中年妇女应进行 FMD 筛查。每次心跳时发出的嗖嗖的声音是颈动脉 FMD 的一种病理症状[66]。最初的筛查试验是无创双超声检查，在经验丰富的血管实验室进行时，灵敏度为 75%，特异性为 90%。如果发现狭窄，且阻力指数小于 80，提示微血管疾病，除非是晚期 CKD 患者，否则高度狭窄应通过螺旋 CT 或 MR 血管造影（图 46.16）来诊断，但却增加了造影剂诱导的 AKI 或钆诱导的致死性肾源性系统性纤维化的风险。数字减影血管造影（digital subtraction angiography, DSA）是可作为诊断严重病变的参考标，其梯度有助于干预。

表 46.6 肾血管性高血压的临床表现

1. 30 岁前或 50 岁后发生高血压
2. 加速治疗原发性高血压
3. 原发性高血压的肾功能恶化
4. 高血压治疗过程中急性肾损伤（AKI）
5. 急性肺水肿
6. 进行性肾功能衰竭
7. 难治性心力衰竭
8. 超声检查单侧肾体积变小（萎缩）

改编自 Textor SC. Renal arterial disease and hypertension. Med Clin North Am 2017;101:65.

治疗

球囊扩张（不放置支架）的血管成形术是治疗肾动脉 FMD 的首选治疗措施（见第 64 和 66 章）。当经验丰富的中心取得技术上优异的成绩时，效果是极好的。然而，随着 3 个主要关于支架置入 VS 药物治疗的 RCT 研究的阴性结果出现，基于 ACEI 或 ARB 抗高血压药物、他汀类药物，抗血小板治疗和戒烟成为治疗 ARAS 治疗的基础。值得注意的是，3 个 RCT 均未将顽固性高血压，ACEI 或 ARB 引起的 AKI，或复发性、发作性肺水肿等最严重的 ARAS 患者纳入研究。而注册数据明确显示，这类患者是肾动脉支架置入术的最佳人选。

肾素分泌肿瘤

主要发生在年轻的重度高血压患者，其肾素水平无论在外周血或肾内均较高，继发性醛固酮增多症以低钾血症表现。除少数是肾外原因，当怀疑肾血管性高血压时，其肿瘤可通过选择性肾血管造影识别。多数情况下，患 Wilms 肿瘤（肾母细胞瘤）的儿童可患有高血压伴高血浆肾素和肾素原水平，在肾切除术后可恢复正常。

肾上腺和其他高血压病因

肾上腺疾病所致的高血压包括醛固酮，皮质醇及儿茶酚胺的原发性增多症，去氧皮质酮增多症较为少见，好发于先天性肾上腺发育不良的患者。在高血压患者中，这些疾病总的发病率小于 1%。但是在因难治性高血压而就诊的患者中，原发性醛固酮增多症患者占 10%~20%。这些肾上腺疾病通过检查很容易确诊，但由于少见较易漏诊（见第 92 章）。

在腹部 CT 或磁共振检查中偶然发现孤立性的肾上腺肿块，对这些患者而言，排除以上的肾上腺疾病较确诊更为麻烦。在因非肾上腺疾病而就诊的患者中，约有 5% 通过腹部 CT 检查偶然发现这类“意外瘤”[8]。虽然在激素检查中提示这些“意外瘤”中大多数是无功能的。但肾上腺偶发瘤绝对不能忽视，因为 10% 到 15% 的肾上腺瘤是功能性或恶性的。肾上腺肿瘤种类不同因其影像学特征表现各异。如果非增强 CT 扫描显示肿瘤密度小于 10HU，与低密度脂质一致，再者 MRI 检查中提示脂质含量较高，在异相期无信号，或者肿瘤小于 4cm，则癌症风险较低。4cm 或更大的肿瘤应该切除，因为许多是恶性的。

表 46.5 列出了肾上腺功能亢进的筛查和符合标准：皮质醇分泌增加（亚临床库欣综合征轻微升高）达 33%，嗜铬细胞瘤 6%，原发性醛固酮增多症（Conn 综合征）1%。

原发性醛固酮增多症和其他类型的盐皮质激素相关性高血压

存在集中因盐皮质激素过量而产生的综合征（表 46.7）。其中最常见的是原发性醛固酮增多症；它也是最常见的可逆型高血压病因。全身性醛固酮增多症引起心脏纤维化（导致严重的 LVH、房颤、CAD、室性心动过速和 SCD）、肾纤维化与 CKD、低钾血症、内皮功能障碍、甲状旁腺功能亢进、睡眠呼吸暂停和焦虑/抑郁。在至少 50% 产生醛固酮的腺瘤中，自发和遗传钾通道突变是其致病机制。这些突变使钾通道异常地与钠连接，钠离子使肾上腺肾小球细胞去极化，产生过量的钙通道，而钙通道是醛固酮分泌和细胞增殖的信号[68]。

表 46.7 盐皮质激素分泌过多相关综合征

肾上腺起源
醛固酮增多(原发性)
醛固酮增多症相关的腺瘤
两侧增生
原发性单侧肾上腺增生
糖皮质激素治疗醛固酮增多症（家族性高醛固酮增多症，I 型）
肾上腺癌
肾上腺外肿瘤
去氧皮质酮过量
分泌去氧皮质酮肿瘤
先天性肾上腺增生
11β-羟化酶缺乏
17α-羟化酶缺乏
皮质醇过量
由产生 ACTH 的肿瘤导致的库欣综合征
糖皮质激素受体耐药
肾脏起源
激活盐皮质激素受体突变
假性醛固酮减少症，Ⅱ型（Gordon）
11β-羟化类固醇脱氢酶缺乏
先天性：表观盐皮质激素过量
获得性：甘草，甘草次酸

盐皮质激素增多症的病理生理学

醛固酮增多症会过度刺激远端肾单位内的盐皮质激素受体，导致钠通过 EnaCs 而滞留过多。这既扩大了血容量，引起严重的高血压，又驱动肾 Na^+，K^+-ATP 酶，导致肾钾丢失。原发性醛固酮增多症的典型临床特征是患有严重收缩期/舒张期高血压和低钾血症的年轻人，而在一些患者中，肾脏钾丢失的程度可能无法使血清 K^+ 降低到低钾程度。

诊断。如《2016 内分泌学会指南》所详细介绍的，对疑似原发性醛固酮增多症的患者要进行系统评估：筛选、盐负荷生化检查、肾上腺静脉取样定位。建议只对那些可能产生醛固酮腺瘤的高血压患者进行筛查，包括那些无原因低钾血症或使用利尿剂治疗的低钾血症的患者、有醛固酮增多症、顽固性高血压或肾上腺偶发瘤家族史的患者。醛固酮增多症发生在多达 20% 的顽固性高血压患者中，其中三分之二的患者患有单侧性疾病，因此需要手术治疗。筛选包括血浆肾素活性（plasma renin activity，PRA）和血清醛固酮的测定。虽然检测结果是醛固酮/肾素比值，但阳性结果不应基于该比值，而应基于血浆醛固酮水平升高（>15ng/dl）和 PRA 抑制[<1ng/(ml·h)；<0.6 被认为严重抑制]。低钾血症会使血清醛固酮水平低估，如果醛固酮水平处于边缘水平，在补充足够的 KCl 后应重复筛查，使血清 K^+ 达到 4.0 以上。如果筛查阳性，下一步是行 3 天口服盐负荷抑制 24 小时尿醛固酮实验，以评估高醛固酮自主分泌性；快速静脉生理盐水抑制试验不准确，不推荐使用[70]。如果抑制试验结果不正常，强烈建议经经验丰富的三级中心进行肾上腺静脉取样，以区分单侧腺瘤和双侧增生，明确腹腔镜手术切除哪个腺体。因为检测显微镜下的腺瘤可能低于 CT 扫描的分辨率，而且由于肾上腺小结节和无功能的肾上腺偶发瘤是常见的，在几乎一半的病例中，单独的 CT 检测可能导致错误的结论[69]。肾上腺静脉取样对象是倾向手术而非以醛固酮拮抗剂为基础的医疗管理的患者。

鉴别诊断：符合孟德尔遗传定律的高血压

在严重高血压合并重度低血钾的患者中，原发性醛固酮增多症应该同少见的盐皮质激素导致的高血压鉴别，后者遵从孟德尔遗传定律。症状性的高血压起病较早（通常 30 岁以前），高血压的严重程度（通常非常严重），以及家族史阳性提示其高血压为遗传性的。所有这些遗传性症状的最终机制为 ENaC 过度激活，这是由于由获得性的 ENaC 或盐皮质激素受体功能变异，或是由于盐皮质激素受体配体、醛固酮、脱氧皮质酮生成过多或清除率下降所致（图 46.17）。

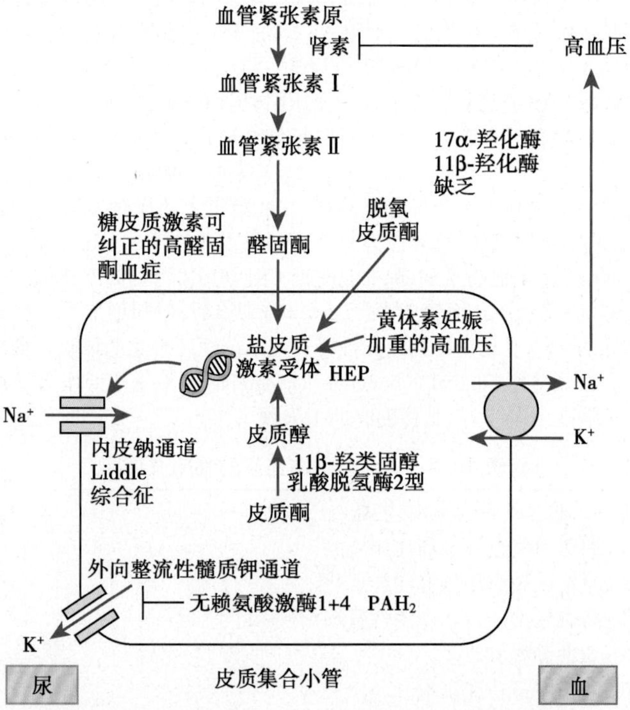

图 46.17 符合孟德尔遗传定律的盐皮质激素导致的高血压。（改编自 Lifton RP，Gharavi AG，Geller DS. Molecular mechanisms of human hypertension. Cell 2001；104：545.）

家族性的糖皮质激素可纠正的高醛固酮血症是由编码醛固酮合成酶（CYP11B2）以及11β-羟化酶（CYP11B1）的基因重排所致，前一种酶通常只存在于肾上腺外球状带，而后者通常存在于束状带。嵌合基因生成了一种可催化束状带中18-羟皮质醇合成的酶。由于束状带受促肾上腺皮质激素（adrenocorticotropic hormone，ACTH）的影响，故糖皮质激素受到抑制。该病确诊需依靠基因检测到该种嵌合基因，而治疗时需应用糖皮质激素。

另一种少见的疾病是假性盐皮质激素过多，这是由于11β-羟类固醇乳酸脱氢酶2型（11β-OHSD2）陷所致。在肾小管中，该酶将可作用于盐皮质激素受体的皮质醇转化为对盐皮质激素受体无作用的皮质酮。持续的高水平皮质醇可引起所有盐皮质激素过多的症状。11β-OHSD2可能为先天性缺如（假性盐皮质激素过剩综合征），或由于甘草中所含的甘草酸抑制所致。另一种少见的高血压合并低血钾综合征盐皮质激素分泌受抑，称为Liddle综合征，该病是由于内皮钠通道β或y亚种变异，导致肾脏重吸收钠过多而排钾增多。

在以上的大多数情况中，容量负荷过重和严重高血压导致血浆肾素反馈性抑制，盐皮质激素受体激活可导致肾脏排钾过多引起低钾血症。但一种例外情况为假性低醛固酮血症Ⅱ型，该病中远端集合管中噻嗪类利尿剂敏感性Na-Ⅰ转运蛋白过度激活可导致低肾素和盐敏感性高血压，而肾脏外髓质的钾通道受抑制可导致高钾血症。

治疗。合并有孤立性腺瘤患者需接受腹腔镜肿瘤切除术，双侧肾上腺增生患者需用醛固酮拮抗剂（螺内酯或依普利酮）及其他抗血压药物治疗。醛固酮拮抗剂也是单侧腺瘤患者的一种治疗措施，主要针对不愿进行手术或无条件去在介入放射学和内分泌学及肾上腺静脉取样方面经验丰富三级医院的患者[71]。腹腔镜肾上腺切除术可使50%的患者免于接受高血压治疗，并使那些合并原发性高血压或由于血压长期升高和高醛固酮血症导致肾脏损害的患者减少用药量。

库欣综合征

约80%的库欣综合征患者合并高血压。假如未经治疗，可导致严重左心室肥大和充血性心功能不全。假如合并其他内分泌性高血压，高血压持续的时间越长，即使解除了病因，高血压缓解的可能性越小（见第92章）。

高血压的机制。血压的升高有许多原因。盐皮质激素分泌过多可伴有皮质醇分泌增多，其本身为盐皮质激素受体的激活物。过多的皮质醇可超过肾脏1-OHSD2转化其为对盐皮质激素受体无作用的皮质酮的能力。过量的皮质醇过度激活肾脏盐皮质激素受体，导致水钠潴留。皮质醇还激活肾素合成，并引起血管紧张素1受体过度表达而加剧了升压作用。

诊断。对于腹型肥胖、紫纹、皮肤薄、肌肉无力及骨质疏松的患者应怀疑该综合征。假如临床特征较为符合，通过测量24小时尿游离皮质醇、过夜地塞米松抑制试验或夜间唾液皮质醇含量测定可排除或基本确诊该病。一些代谢综合征的患者可能是由于亚临床的库欣综合征所致。

治疗。约2/3的库欣综合征患者是由于垂体ACTH生成过多，导致双侧肾上腺增生所致。尽管垂体功能亢进可能是由下丘脑疾病所致，许多患者患有离散的垂体腺瘤，通常可经选择性经蝶骨显微手术切除。假如患者合并肾上腺肿瘤，则应该接受外科手术切除。随着早期诊断及手术方式的改进，越来越多的患有库欣综合征的患者的高血压可能得到治愈，而不需要终生糖皮质激素的替代治疗。治疗可能需要暂时服用一种药物，但是不需要长期服用。

先天性肾上腺增生。酶的缺陷可能通过干扰皮质醇合成而导致高血压。低水平的皮质醇导致ACTH水平增高，增加了酶合成前提物质的蓄积，尤其是脱氧皮质酮，其可引起盐皮质激素性高血压，其中常见的一种是11-羟化酶缺乏，这是由于多种基因变异所致，该病可导致雄性化（由于雄激素过多所致），高血压及低钾血症（有脱氧皮质酮过多所致）。另一种是17-羟化酶缺乏，也可因脱氧皮质酮过多导致高血压，患者由于性激素缺乏而伴第二性征发育障碍。高血压患儿的性激素合成障碍所致症状直到青春期发育才变得明显。

嗜铬细胞瘤和副神经节瘤

嗜铬细胞瘤是一种少见的起源于肾上腺嗜铬细胞的分泌儿茶酚胺的肿瘤。副神经节瘤则更少见，是起源于交感神经节细胞或迷走神经节细胞的肾上腺外肿瘤。由于临床需要，嗜铬细胞瘤通常指任何分泌儿茶酚胺的肿瘤，无论其是真正肾上腺嗜铬细胞瘤还是功能性肾上腺副神经节瘤。血压的大幅度波动和明显的症状通常提示该病存在（表46.8）。然而这样的波动在50%的患者中可能不明显，这些患者可能只是表现为持续高血压。一方面，嗜铬细胞瘤的典型症状（头痛、出汗、心悸和面色苍白）可能被错误地归因于偏头痛、更年期或惊恐发作。另一方面，大多数严重的阵发性高血压患者没有嗜铬细胞瘤，而是由于过度的焦虑所致。当正确诊断和治疗后，多数嗜铬细胞瘤是可以治愈的。如果未被诊断或治疗不当，该病可能是致命的[72,73]（该病的病理生理学、诊断和治疗的详细信息，请参阅第92章）。

表46.8 嗜铬细胞瘤临床特征

阵发性或持续性高血压
明显的血压波动（伴或不伴直立性低血压）
突然发作（伴或不伴后续血压升高）与下列因素相关：
压力：麻醉，血管造影，分娩
药物刺激：组胺，尼古丁，咖啡因，β受体阻滞剂，糖皮质激素，三环抗抑郁药
有关肿瘤操作：腹部触诊，排尿
少有病人持续的正常血压
Unusual settings
Childhood，pregnancy，familial
多发性内分泌腺瘤：甲状腺髓样癌
（MEN-2），黏膜神经瘤（MEN-2B）
Von Hippel-Lindau综合征
神经皮肤病变：neurofibromatosis
相关症状
突发头痛、出汗、心悸、紧张、恶心、呕吐等症状
胸部或腹部疼痛
相关体征
出汗、心动过速、心律失常、面色苍白、体重减轻

高血压的其他原因

高血压有其他病因。其中一种越来越常见的是服用各种药物，包括处方药物（如环孢素、他克莫司、促红细胞生成素）、非处方药物（如非甾体抗炎药、麻黄素）和违禁药物（如可卡因、脱氧麻黄碱）。如前所述，阻塞性睡眠呼吸暂停通常与高血压并存，但因果关系尚不清楚

主动脉缩窄

先天性主动脉狭窄可发生在胸或腹主动脉的任何位置，但常发生在左锁骨下动脉开口处远端或肺动脉韧带远端附近。对于不是非常严重的导管后型缩窄，症状可能发生于成年后或更晚，尤其

是妊娠期。青年右臂高血压,股脉搏动微弱,在其背部可闻及杂音提示缩窄。达12%患有特纳综合征的年轻女性患有缩窄。该病导致高血压的发病机制可能不仅仅是单纯的机械梗阻,可能与系统性内皮功能障碍有关。通常采用胸骨上切迹超声心动图和心脏MRI相结合方法诊断。建议在儿童期进行ACEI术前处理,随后进行早期修复,以减少缩窄的复发和成年期持续或复发的高血压[8]。一旦修复,患者可能继续患有高血压,需要仔细的监测和治疗。

激素紊乱

半数激素水平紊乱的患者可能并发高血压,包括肢端肥大症、甲状腺功能减退和甲状旁腺功能亢进。对后两种疾病通过血检容易确诊,并且通过纠正激素紊乱可缓解高血压。其中甲状腺功能减退的患者比甲状旁腺功能亢进的患者高血压更容易得到缓解(见第92章)。

展望

目前已有大量证据表明,隐匿性高血压尤其是只有通过动态血压监测(ABPM)才能诊断的隐匿夜间性高血压,是心肌梗死、卒中、终末期肾病和死亡的一个有效的独立危险因素。目前急需有效的、多中心RCT来明确治疗隐匿性夜间性高血压可以改善心血管疾病及肾脏疾病预后。这些发现将对ABPM适应证的拓展提供有力证据,从而使高血压诊断和管理发生巨大改变。

(牛文豪　黄志刚　译)

参考文献

Epidemiology

1. Blacher J, Levy BI, Mourad JJ, et al. From epidemiological transition to modern cardiovascular epidemiology: hypertension in the 21st century. *Lancet.* 2016;388:530–532.
2. Poulter NR, Prabhakaran D, Caulfield M. Hypertension. *Lancet.* 2015;386:801–812.
3. Risk NCD. Factor Collaboration. Worldwide trends in blood pressure from 1975 to 2015: a pooled analysis of 1479 population-based measurement studies with 19.1 million participants. *Lancet.* 2017;389:37–55.
4. Wright JT Jr, Williamson JD, Whelton PK, et al. A randomized trial of intensive versus standard blood-pressure control. *N Engl J Med.* 2015;373:2103–2116.
5. Yusuf S, Lonn E, Pais P, et al. Blood-pressure and cholesterol lowering in persons without cardiovascular disease. *N Engl J Med.* 2016;374:2032–2043.
6. Rader F, Elashoff RM, Niknezhad S, et al. Differential treatment of hypertension by primary care providers and hypertension specialists in a barber-based intervention trial to control hypertension in black men. *Am J Cardiol.* 2013;112:1421–1426.
7. Mozaffarian D, Benjamin EJ, Go AS, et al. Heart disease and stroke statistics-2016 update: a report from the American Heart Association. *Circulation.* 2016;133:e38–e360.
8. Kaplan NM, Victor RG. *Kaplan's Clinical Hypertension.* 11th ed. Philadelphia: Wolters Kluwer; 2015.
9. Lewington S, Clarke R, Qizilbash N, et al. Age-specific relevance of usual blood pressure to vascular mortality: a meta-analysis of individual data for one million adults in 61 prospective studies. *Lancet.* 2002;360:1903–1913.

Pathophysiology

10. Yoon SS, Carroll MD, Fryar CD. Hypertension prevalence and control among adults: United States, 2011–2014. *NCHS Data Brief.* 2015;1–8.
11. Chen L, Davey SG, Harbord RM, et al. Alcohol intake and blood pressure: a systematic review implementing a mendelian randomization approach. *PLoS Med.* 2008;5:e52.
12. Cooper RS, Wolf-Maier K, Luke A, et al. An international comparative study of blood pressure in populations of European vs. African descent. *BMC Med.* 2005;3:2.
13. Ota M, Hisada A, Lu X, et al. Associations between aldehyde dehydrogenase 2 (ALDH2) genetic polymorphisms, drinking status, and hypertension risk in Japanese adult male workers: a case-control study. *Environ Health Prev Med.* 2016;21:1–8.
14. Buendia JR, Bradlee ML, Daniels SR, et al. Longitudinal effects of dietary sodium and potassium on blood pressure in adolescent girls. *JAMA Pediatr.* 2015;169:560–568.
15. Veiras LC, Han J, Ralph DL, et al. Potassium supplementation prevents sodium chloride cotransporter stimulation during angiotensin II hypertension. *Hypertension.* 2016;68:904–912.
16. Mente A, O'Donnell M, Rangarajan S, et al. Associations of urinary sodium excretion with cardiovascular events in individuals with and without hypertension: a pooled analysis of data from four studies. *Lancet.* 2016;388:465–475.
17. O'Brien E. Salt: too much or too little? *Lancet.* 2016;388:439–440.
18. Ehret GB, Ferreira T, Chasman DI, et al. The genetics of blood pressure regulation and its target organs from association studies in 342,415 individuals. *Nat Genet.* 2016;48:1171–1184.
19. Demura M, Saijoh K. The role of DNA methylation in hypertension. *Adv Exp Med Biol.* 2017;956:583–598.
20. Ji W, Foo JN, O'Roak BJ, et al. Rare independent mutations in renal salt handling genes contribute to blood pressure variation. *Nat Genet.* 2008;40:592–599.
21. Lurbe E, Agabiti-Rosei E, Cruickshank JK, et al. 2016 European Society of Hypertension guidelines for the management of high blood pressure in children and adolescents. *J Hypertens.* 2016;34:1887–1920.
22. Agabiti-Rosei E, Mancia G, O'Rourke MF, et al. Central blood pressure measurements and antihypertensive therapy: a consensus document. *Hypertension.* 2007;50:154–160.

Neural Mechanisms

23. Victor RG. Carotid baroreflex activation therapy for resistant hypertension. *Nat Rev Cardiol.* 2015;12:451–463.
24. Gulati R, Raphael CE, Negoita M, et al. The rise, fall, and possible resurrection of renal denervation. *Nat Rev Cardiol.* 2016;13:238–244.
25. Grassi G, Mark A, Esler M. The sympathetic nervous system alterations in human hypertension. *Circ Res.* 2015;116:976–990.
26. Grassi G, Seravalle G, Brambilla G, et al. Marked sympathetic activation and baroreflex dysfunction in true resistant hypertension. *Int J Cardiol.* 2014;177:1020–1025.
27. Taylor KS, Murai H, Millar PJ, et al. Arousal from sleep and sympathetic excitation during wakefulness. *Hypertension.* 2016;68(6):1467–1474.
28. Gorenek CB, Pelliccia A, Benjamin EJ, et al. European Heart Rhythm Association (EHRA)/European Association of Cardiovascular Prevention and Rehabilitation (EACPR) position paper on how to prevent atrial fibrillation. Endorsed by the Heart Rhythm Society (HRS) and Asia Pacific Heart Rhythm Society (APHRS). *Eur J Prev Cardiol.* 2017;24:4–40.

Dietary and Renal Mechanisms

29. Bibbins-Domingo K, Chertow GM, Coxson PG, et al. Projected effect of dietary salt reductions on future cardiovascular disease. *N Engl J Med.* 2010;362:590–599.
30. Mason OR, Lynch K, Rashid M, et al. Systolic blood pressure as a novel determinant of nocturia in non-Hispanic black men. *J Am Soc Hypertens.* 2016;10(suppl 1):e6.
31. Ku E, Lipkowitz MS, Appel LJ, et al. Strict blood pressure control associates with decreased mortality risk by APOL1 genotype. *Kidney Int.* 2017;91:443–450.
32. Hurtubise J, McLellan K, Durr K, et al. The different facets of dyslipidemia and hypertension in atherosclerosis. *Curr Atheroscler Rep.* 2016;18:82.
33. Ridker PM. From C-reactive protein to interleukin-6 to interleukin-1: moving upstream to identify novel targets for atheroprotection. *Circ Res.* 2016;118:145–156.
34. Soletsky B, Feig DI. Uric acid reduction rectifies prehypertension in obese adolescents. *Hypertension.* 2012;60:1148–1156.
35. Duprez DA. Role of the renin-angiotensin-aldosterone system in vascular remodeling and inflammation: a clinical review. *J Hypertens.* 2006;24:983–991.
36. Garcia-Redondo AB, Aguado A, Briones AM, et al. NADPH oxidases and vascular remodeling in cardiovascular diseases. *Pharmacol Res.* 2016;114:110–120.
37. Briet M, Schiffrin EL. Vascular actions of aldosterone. *J Vasc Res.* 2012;50:89–99.
38. Xiao L, Kirabo A, Wu J, et al. Renal denervation prevents immune cell activation and renal inflammation in angiotensin II-induced hypertension. *Circ Res.* 2015;117:547–557.
39. Itani HA, McMaster WG Jr, Saleh MA, et al. Activation of human T cells in hypertension: studies of humanized mice and hypertensive humans. *Hypertension.* 2016;68:123–132.

Diagnosis and Evaluation

40. Stergiou GS, Parati G, Vlachopoulos C, et al. Methodology and technology for peripheral and central blood pressure and blood pressure variability measurement: current status and future directions. Position statement of the European Society of Hypertension Working Group on Blood Pressure Monitoring and Cardiovascular Variability. *J Hypertens.* 2016;34:1665–1677.
41. Gabb GM, Mangoni AA, Anderson CS, et al. Guideline for the diagnosis and management of hypertension in adults—2016. *Med J Aust.* 2016;205:85–89.
42. Kjeldsen SE, Lund-Johansen P, Nilsson PM, et al. Unattended blood pressure measurements in the Systolic Blood Pressure Intervention Trial: implications for entry and achieved blood pressure values compared with other trials. *Hypertension.* 2016;67:808–812.
43. Leung AA, Nerenberg K, Daskalopoulou SS, et al. Hypertension Canada's 2016 Canadian Hypertension Education Program guidelines for blood pressure measurement, diagnosis, assessment of risk, prevention, and treatment of hypertension. *Can J Cardiol.* 2016;32:569–588.
44. Myers MG, Godwin M, Dawes M, et al. Conventional versus automated measurement of blood pressure in primary care patients with systolic hypertension: randomised parallel design controlled trial. *BMJ.* 2011;342:d286.
45. Shimbo D, Abdalla M, Falzon L, et al. Role of ambulatory and home blood pressure monitoring in clinical practice: a narrative review. *Ann Intern Med.* 2015;163:691–700.
46. Dolan E, Stanton A, Thijs L, et al. Superiority of ambulatory over clinic blood pressure measurement in predicting mortality: the Dublin Outcome Study. *Hypertension.* 2005;46:156–161.
47. Franklin SS, O'Brien E, Staessen JA. Masked hypertension: understanding its complexity. *Eur Heart J.* 2017;38(15):1112–1118.
48. Tientcheu D, Ayers C, Das SR, et al. Target organ complications and cardiovascular events associated with masked hypertension and white-coat hypertension: analysis from the Dallas Heart Study. *J Am Coll Cardiol.* 2015;66:2159–2169.
49. Franklin SS, Thijs L, Asayama K, et al. The cardiovascular risk of white-coat hypertension. *J Am Coll Cardiol.* 2016;68:2033–2043.
50. Pareek AK, Messerli FH, Chandurkar NB, et al. Efficacy of low-dose chlorthalidone and hydrochlorothiazide as assessed by 24-h ambulatory blood pressure monitoring. *J Am Coll Cardiol.* 2016;67:379–389.
51. Salles GF, Reboldi G, Fagard RH, et al. Prognostic effect of the nocturnal blood pressure fall in hypertensive patients: the Ambulatory Blood Pressure Collaboration in Patients with Hypertension (ABC-H) Meta-Analysis. *Hypertension.* 2016;67:693–700.
52. Siu AL. Screening for high blood pressure in adults: U.S. Preventive Services Task Force recommendation statement. *Ann Intern Med.* 2015;163:778–786.
53. Messerli FH, Williams B, Ritz E. Essential hypertension. *Lancet.* 2007;370:591–603.
54. Gosmanova EO, Mikkelsen MK, Molnar MZ, et al. Association of systolic blood pressure variability with mortality, coronary heart disease, stroke, and renal disease. *J Am Coll Cardiol.* 2016;68:1375–1386.
55. Tully PJ, Tzourio C. Psychiatric correlates of blood pressure variability in the elderly: The Three City Cohort Study. *Physiol Behav.* 2017;168:91–97.
56. Humphrey JD, Harrison DG, Figueroa CA, et al. Central artery stiffness in hypertension and aging: a problem with cause and consequence. *Circ Res.* 2016;118:379–381.
57. Bohm M, Baumhakel M, Teo K, et al. Erectile dysfunction predicts cardiovascular events in high-risk patients receiving telmisartan, ramipril, or both: the ONgoing Telmisartan Alone and in combination with Ramipril Global Endpoint Trial/Telmisartan Randomized AssessmeNt Study in ACE iNtolerant subjects with cardiovascular Disease (ONTARGET/TRANSCEND) Trials. *Circulation.* 2010;121:1439–1446.
58. Wong TY, Mitchell P. The eye in hypertension. *Lancet.* 2007;369:425–435.
59. Moreno MU, Eiros R, Gavira JJ, et al. The hypertensive myocardium: from microscopic lesions to clinical complications and outcomes. *Med Clin North Am.* 2017;101:43–52.
60. Hill JA, Olson EN. Cardiac plasticity. *N Engl J Med.* 2008;358:1370–1380.
61. Rodrigues JC, Amadu AM, Dastidar AG, et al. Comprehensive characterisation of hypertensive heart disease left ventricular phenotypes. *Heart.* 2016;102:1671–1679.
62. Mussa FF, Horton JD, Moridzadeh R, et al. Acute aortic dissection and intramural hematoma: a systematic review. *JAMA.* 2016;316:754–763.
63. Stevens LA, Padala S, Levey AS. Advances in glomerular filtration rate–estimating equations. *Curr Opin Nephrol Hypertens.* 2010;19:298–307.

64. Parving HH, Brenner BM, McMurray JJ, et al. Cardiorenal end points in a trial of aliskiren for type 2 diabetes. *N Engl J Med.* 2012;367:2204–2213.
65. Textor SC. Renal arterial disease and hypertension. *Med Clin North Am.* 2017;101:65–79.
66. Olin JW, Gornik HL, Bacharach JM, et al. Fibromuscular dysplasia: state of the science and critical unanswered questions: a scientific statement from the American Heart Association. *Circulation.* 2014;129:1048–1078.
67. Kadian-Dodov D, Gornik HL, Gu X, et al. Dissection and aneurysm in patients with fibromuscular dysplasia: findings from the U.S. Registry for FMD. *J Am Coll Cardiol.* 2016;68:176–185.
68. Choi M, Scholl UI, Yue P, et al. K^+ channel mutations in adrenal aldosterone-producing adenomas and hereditary hypertension. *Science.* 2011;331:768–772.
69. Funder JW, Carey RM, Mantero F, et al. The management of primary aldosteronism: case detection, diagnosis, and treatment: an Endocrine Society clinical practice guideline. *J Clin Endocrinol Metab.* 2016;101:1889–1916.
70. Cornu E, Steichen O, Nogueira-Silva L, et al. Suppression of aldosterone secretion after recumbent saline infusion does not exclude lateralized primary aldosteronism. *Hypertension.* 2016;68:989–994.
71. Rossi GP, Auchus RJ, Brown M, et al. An expert consensus statement on use of adrenal vein sampling for the subtyping of primary aldosteronism. *Hypertension.* 2014;63:151–160.
72. Yu R, Nissen NN, Dhall D, et al. Diagnosis and management of pheochromocytoma in an academic hospital 3 years after formation of a pheochromocytoma interest group. *Endocr Pract.* 2011;17:356–362.
73. Yu R, Nissen NN, Bannykh SI. Cardiac complications as initial manifestation of pheochromocytoma: frequency, outcome, and predictors. *Endocr Pract.* 2012;18:483–492.

第 47 章　系统性高血压:管理

RONALD G. VICTOR AND PETER LIBBY

生活方式改善　915
　控制血压的饮食干预　915
　肥胖和体重　917
　体育运动　917
　吸烟　917
　适应和维持生活方式的改变所存在的障碍以及可行的解决方案　917
抗高血压药物　918
　一线药物　920
　难以控制的高血压的附加药物治疗　922
治疗高血压的经皮介入手段　924
　肾神经阻滞术　924
　颈动脉压力感受器刺激疗法　924
高血压管理的循证医学　924
　降低血压的程度　924
　患者药物选择　931
血压管理中的特殊处理　935
　特殊人群　935
　顽固性高血压　937
　高血压的围手术期管理　937
高血压危象的处理　937
　定义　937
　特殊的高血压危象　938
动态高血压患者的评估与管理的实用临床方法　940
　初步评估　940
　处理方法　941
未来展望　942
致谢　942
参考文献　942

高血压仍然是成人就医中最常见的诊断以及处方药最常见的适应证。改善生活方式,特别是在社会层面,可以预防或延缓高血压的发展。然而,无论在发达国家还是发展中国家,高血压的都变得越来越普遍,但在美国和其他国家诊断率和控制率仍然欠满意[1,2]。

高血压治疗可大大降低卒中、心力衰竭、肾衰竭、主动脉夹层、冠状动脉事件和死亡的风险。心血管(cardiovascular,CV)风险最高的患者得益最多(图 47.1)[1]。除了某些特定形式的继发性高血压外,大多数高血压病例无法治愈。虽然如肾脏去神经支配或压力反射激活治疗等一系列治疗手段仍在开发中,改善生活方式和抗高血压药物仍是目前主要手段。在本章中,我们将根据有效的证据来讨论这些措施如何运用。并且,鉴于新的临床试验、meta分析、观察性研究和专家意见的不同结论,高血压指南出现变动,我们因此提供了一种实用的临床管理方法来治疗高血压患者[3-15]。

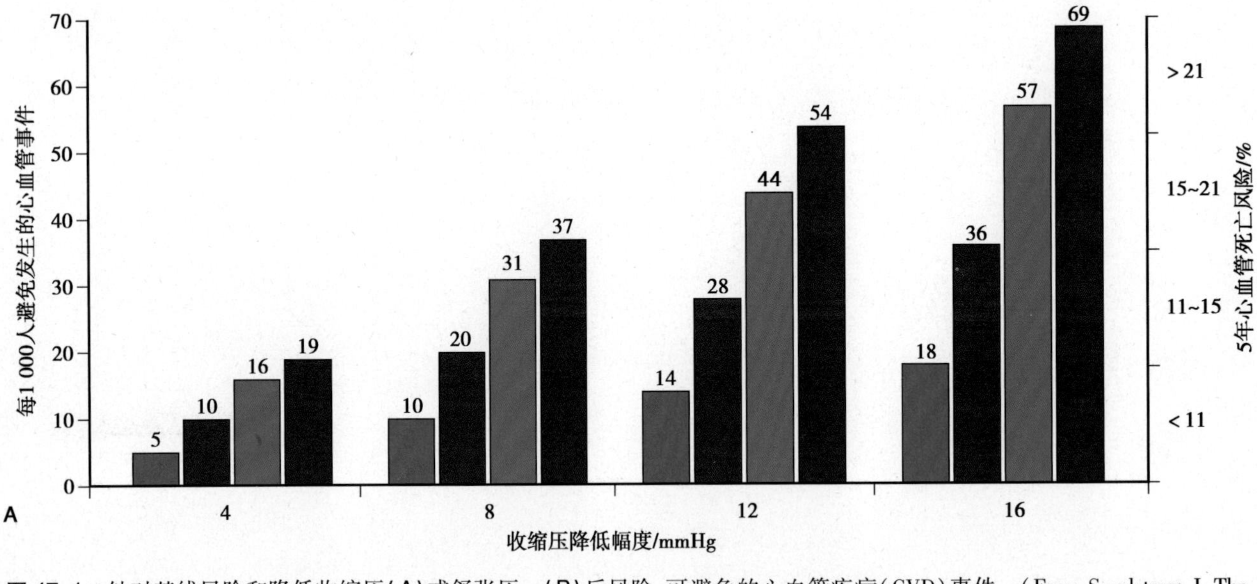

图 47.1　针对基线风险和降低收缩压(A)或舒张压。(B)后风险,可避免的心血管疾病(CVD)事件。(From Sundstrom J;The Blood Pressure Lowering Treatment Trialists' Collaboration. Blood pressure-lowering treatment based on cardiovascular risk:a meta-analysis of individual patient data. Lancet 2014;384:595.)

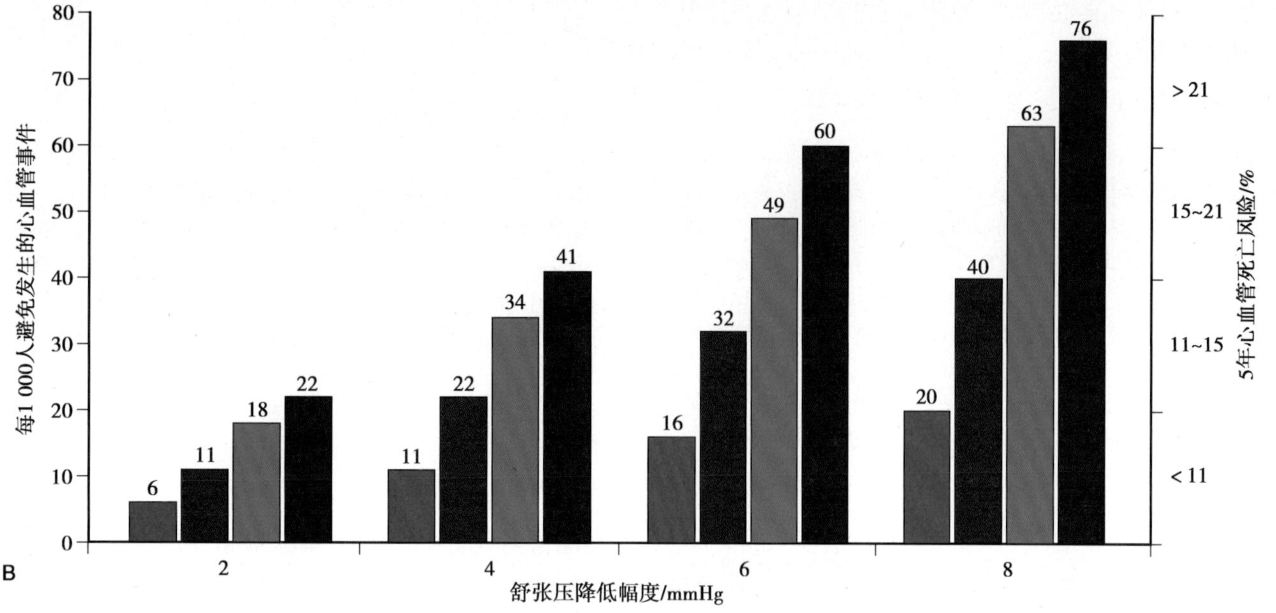

图 47.1（续）

生活方式改善

生活方式的选择和干预可以影响血压，为预防和治疗高血压奠定基础。目前对于膳食模式和特定膳食成分的认知，足以对某一人群，公共健康水平和个体患者管理方面提出建议。但对于体力活动干预的证据落后于饮食方法治疗高血压的证据。有关于生活方式和血压管理的依据存在一些缺陷值得我们去思考。首先，很少有研究检测生活方式的干预在心血管预后方面的影响，大多数人依据血压来作为替代治疗的终点。其次，改善生活方式对血压和心血管预后的影响可能因性别、年龄和种族而异[16-19]。很少有关于生活方式干预的研究纳入足够数量的老年人或少数民族，来提供有力证据为这些重要群体提出具有针对性的建议。

控制血压的饮食干预

传统的饮食和血压的研究模式聚焦于单个营养素。但最新的概念指出特定的营养素在饮食的食物中会有所消耗（见第49章）。因此，当代营养与健康研究方法更侧重于饮食模式而非特定营养素。本节首先考虑已经经过评估，能够良好控制血压的饮食模式，然后是在这方面特别值得关注的特定常量营养素和微量营养素。

有两种饮食模式经过当代严格的评估显示能够良好控制血压：地中海（Mediterranean）饮食模式和终止高血压膳食疗法（Dietary Approaches to Stop Hypertension，DASH）饮食模式。表 47.1 提供了 2013 年美国心脏协会（American Heart Association，AHA）和美国心脏病学会（American College of Cardiology，ACC）对于管理生活方式以降低心血管风险的指南中有关于地中海饮食模式和 DASH 的简短定义[20-23]（见第 45、46 和 49 章）。

表 47.1 饮食模式说明

地中海饮食模式
在随机对照试验和队列研究中均没有对地中海饮食进行统一定义。这些研究最常见的特征是：饮食包含丰富水果（特别是新鲜水果）、蔬菜（强调根和绿色品种）、全谷物（谷物，面包，大米，意大利面）和多脂鱼类（富含 ω-3 脂肪酸）；红肉含量较低（强调瘦肉）；含有低脂或无脂乳制品替代高脂肪乳制品；并且有油（橄榄油或油菜籽）、坚果（核桃，杏仁或榛子）或与油菜籽或亚麻籽油混合的人造黄油，而不是黄油和其他脂肪。检查的地中海模式总脂肪中等（总热量的 32%~35%），饱和脂肪相对较低（占总热量的 9%~10%），纤维含量高（27~37g/d），不饱和脂肪酸（特别是 ω-3 脂肪酸）含量高
DASH 饮食模式
DASH 饮食模式富含蔬菜、水果、低脂乳制品、全谷类、家禽、鱼类和坚果；少甜食，少含糖饮料和红肉；少饱和脂肪、总脂肪和胆固醇；富含钾、镁和钙，以及蛋白质和纤维

地中海饮食模式

PREDIMED（Prevención con Dieta Mediterránea）研究激发了心血管专家对于地中海饮食模式潜在效益的兴趣[24]。这项临床试验发现，在饮食干预组由于卒中的发病率降低，导致了心血管不良事件的发生率全面下降，而卒中恰恰与血压关系密切[25]。Meta 分析显示地中海饮食与血压小幅度的全面下降有关。采用地中海饮食模式可改变一系列对心血管有益的生物标志物表达水平，包括了以改变的 C 反应蛋白[26]来评估抗炎效果。然而，在最新的 AHA/ACC 生活方式改善指南中，地中海饮食模式和低脂饮食模式的推荐强度为“低”。

DASH 饮食模式

DASH 饮食（见表 47.1）从美国心肺和血液研究所（NHLBI）[27,28]的研究发展而来。这些随机的，以 DASH 饮食控制血压的研究表明，该饮食模式相比较正常饮食模式，能够降低成年高血压患者收缩压（SBP）>5mmHg，meta 分析也支持了这一结论。比起白人志愿者，一些少数民族成员有可能出现更为明显的血压下降。

2013 年 AHA/ACC 指南中个认为 DASH 饮食模式对于个体高血压具备"高"的证据力度[20]。

钠消耗和血压

钠和血压之间的关系提供了一个特别重要的例子来说明个体患者了解公众健康干预措施以及改变生活方式用以控制心血管风险的必要性。钠摄入量对血压的影响以及限制钠消耗对于心血管的益处持续引起争议。2013 年 5 月,美国医学研究所(Institute of Medicine,IOM)发布了一份关于钠摄入量与健康的报告,用以评估这方面的循证医学[29]。IOM 委员会确定了许多用于钠摄入和健康研究的方法,然而该报告的结论指出,虽然体重证据支持更高水平的钠消耗量和心血管风险之间存在联系,但该证据却并不足以支持做出应把每日钠摄入限制在低于 2.3g 的裁定。一个汇集了 4 项研究的结果肯定了高钠代谢与收缩压以及心血管事件发生率增高之间的关系,但是"J 曲线"提示非常低水平的钠代谢导致结果恶化[30]。

根据一项高血压预防试验(Trials of Hypertension Prevention, TOHP)的分析显示,在长时间随访期中活性钠减少组具备更低的死亡率,但并不显著,而分析指出钠摄入量和死亡率存在显著的连续关系,且并无证据显示这种连续关系是非线性的[31]。不同的结论可能与用于评估日常钠消耗量的方式不同有关:在 TOHP 研究中每位患者 24 小时 4~7 次尿钠收集与其他研究中 24 小时单次尿钠或某个时间点尿钠收集,进而来比较同一"J 曲线"。有些人质疑全民政策鼓励极低钠摄入的理由[32]。对于高血压患者或具备心血管事件风险的人,至少应适度限制钠摄入。全球估计有 165 万人的死因是每日钠摄入量超过推荐标准 2g[33]。

2013 年 AHA/ACC 生活方式管理指南总结到,25~80 岁血压 120~159mmHg 的成年人应减少钠摄入以降低血压[20]。该指南更进一步发现了"强而有力"的证据表明 30~80 岁成年人无论有无高血压每日减少约 1g 钠摄入量即可降低收缩压 3~4mmHg。充分说明钠的摄入量与已患心力衰竭患者的心力衰竭(heart failure, HF)进展或恶化的心血管后果相关联。

钾摄入和血压

大量观察数据表明高钾摄入与低血压之间存在关联。特别是黑人,相较于白人而言,他们增加钾的摄入量可能会导致血压下降。尽管美国高血压协会(ASH)建议将钾摄入量增加到每天 4.7g(DASH 饮食中提供的水平),但 2013 年 AHA/ACC 生活方式管理指南发现证据强度不足以充分说明增加膳食中钾摄入量与降低血压或改变冠心病、心力衰竭或心血管死亡率的风险相关[20]。

碳水化合物消耗和血压

观察数据源于不同数据库来判断碳水化合物的量和组分对血压的影响。2013 年 AHA/ACC 生活方式管理指南认为证据力度不足,针对低糖饮食相较于高糖饮食具备的潜在益处,无法对非糖尿病个体做出推荐[20]。

酒精摄入和血压

大量观察证据支持较高水平的血压与过量饮酒有关[34]。基于这些观察数据和 meta 分析,美国高血压协会推荐女性每日喝酒精饮料不超过 1 份,男性每日不超过 2 份。

含糖分饮料

在全球范围内含糖分饮料(sugar-sweetened beverages, SSBs)消费增加,与肥胖的流行相关联,特别是在青少年中[35]。观察数据也支持了含糖分饮料摄入增加与更高的血压之间存在联系。一项预防性地中海饮食的前瞻性分析指出,在调整了混杂因素后发现,每日减少一次含糖分饮料能够下降收缩压约 2mmHg[36]。一份聚焦于常量营养素和微量营养素对血压作用的国际性研究发现含糖分饮料与血压存在横断面相关联,并且每日饮用一份含糖分饮料与大于 1.5mmHg 的收缩压改变有关。该报告及其他分析均指出果糖和葡萄糖摄入与血压之间存在直接关系[36,37]。这些观察和临床试验数据建议减少含糖分饮料的消耗可以使群体血压降低,已患有高血压的个体应当限制含糖分饮料的摄入。

其他常量营养素与微量营养素和血压控制

很多研究将其他常量营养素与微量营养素和控制血压联系起来,之前的评论认为这些结论建立于强而有力的证据之上。表 47.2 提供了一份更为详细的清单,列出了能够控制血压的饮食因素和饮食模式,他们具备强有力的证据支持,符合美国心脏协会在饮食方式降低血压上的立场观点[16]。

表 47.2 饮食因素和饮食模式对血压的作用:证据总结

	假设功效 D	EVIDENCE*
体重	正向	+/+
氯化钠(盐)	正向	+/+
钾	负向	+/+
镁	负向	+/-
钙	负向	+/-
酒精	正向	+/+
脂肪		
饱和	正向	+/-
ω-3 不饱和	负向	+/+
ω-6 不饱和	负向	+/-
单不饱和	负向	+
蛋白		
总计	不确定	+
蔬菜	负向	+
动物	不确定	+/-
碳水化合物	正向	+
纤维	负向	+
热量	正向	+/-
饮食模式		
素食	负向	+/+
DASH 模式	负向	+/+

* +/-,证据有限或模棱两可;+/+,证据具有说服力,通常来自临床试验。

DASH,终止高血压的饮食方法。

改编自 Appel LJ. ASH position paper: Dietary approaches to lower BP. J Am Soc Hypertens 2009;3:321.

肥胖和体重

相当多涉及大规模人群和大量预后的观察数据支持初始体重指数和高血压的进展有关，包括病态肥胖患者的死亡率[38]。内脏肥胖和其他异位脂肪沉积也可能与高血压相关[39]。与"代谢综合征"的其他因素相同，相较于白人和黑人，亚洲人在更低的腰围水平就有可能推动高血压发展。减轻体重很有可能减少相当多的高血压发病率，并减少高血压药物的数量和及剂量，因此较少药物副作用(表47.3)[40](见第50章)。

表47.3 基于人群归因风险度的个体高血压危险因素评估

因素	风险值(95% CI)
BMI≥25kg/m^2	50%(49%~52%)
非麻醉性镇痛药使用	17%(15%~19%)
非DASH饮食	14%(10%~17%)
无激烈运动	14%(10%~19%)
无或过量饮酒	10%(8%~12%)
叶酸使用≤400μg/d	4%(1%~7%)

BMI，体重指数；CI，置信区间；DASH，终止高血压膳食疗法。

Modified from Liebson PR. Diet, lifestyle, and hypertension and Mediterranean diet and risk of dementia. Prev Cardiol 2010;13:94.

体育运动

流行病学和观察性研究将身体运动不足与心血管风险增加联系起来。由于体育运动影响了体重适应性和体重以及内脏肥胖，因此体育运动与心血管风险因素相互作用的机制，很可能与最终结果相关，但至今仍难定义。此外，体育运动的影响取决于活动是否涉及有氧运动，强度训练或两者的组合。对于血压的变化，不同人对体育运动的反应可能是不同的。有些人在接受运动训练时可能会血压上升，而其他人可能会血压下降。体育运动对血压的影响还取决于检测评估是在运动期间进行或是运动后进行，以及短期效应和长期效应的区别[41]。一小部分高血压患者甚至可能出现运动后的症状性低血压，因此需要减少抗高血压药物的剂量。但是与生活方式干预的其他方面一样，比起生物型标志物和替代终点，很少有研究直接检测心血管预后[37]。meta分析支持体育运动的益处[42]。一些证据支持遗传基因决定了运动对血压的反应，然而，目前为止临床的基因组分析还没有发现相对应的支持数据[43]。另外有一些证据支持了高血压患者在运动干预后，部分炎症的生物标记物发生下降[44]。

2013年AHA/ACC指南总结了广泛的证据评论，其中包括2008年美国卫生与公众服务部体育活动指南咨询委员会的报告[45]。2013年指南数据库还包括15个最新的meta分析数据。该指南指出，无论是否患有高血压的成年人，有氧运动会都可以使收缩压最多降低5mmHg，这一说法具有很高的证据强度。该委员会总结到，证据不足以充分说明耐力运动训练对血压有影响。他们同样指出，关于有氧运动和耐力运动的结合干预对血压调节的结论也缺乏数据支持。该委员会提供了B级推荐建议，即所有成年人都应定期参加体育运动(表47.4)。另一份AHA有关于降低血压辅助疗法的科学声明显示，存在强有力的证据证实耐力性运动和有氧运动是治疗高血压的有效推动手段[46]。

表47.4 用于降低血压的饮食和运动推荐

膳食推荐
1. 针对意图降低血压从而获益的成年人，建议平日饮食注重蔬菜、水果和全谷物的摄入，包括低脂乳制品、家禽、鱼类、豆类、非热带植物油和坚果，并限制糖果、含糖分饮料和红肉的摄入： a. 使这种饮食模式满足适当卡路里的需求，个人及文化饮食偏好和其他医疗条件所需的营养素治疗(包括糖尿病) b. 通过遵循DASH饮食模式，美国农业部(Department of Agriculture, USDA)饮食模式或AHA饮食等来实现此类膳食模式
NHLBI等级：A(强)；ACC/AHA COR：Ⅰ；LOE：A
2. 针对意图降低血压从而获益的成年人，建议低钠摄入
NHLBI等级：A(强)；ACC/AHA COR：Ⅰ；LOE：A
3. 针对意图降低血压从而获益的成年人 a. 摄入钠量每日不超过2 400mg b. 进一步减少钠摄入量至每日1 500mg，因为将更好降低血压 c. 减少钠摄入量但至少保证每日1 000mg，因为即使每日钠摄入量未达到所需这样也能够降低血压
NHLBI等级：B(中等)；ACC/AHA COR：Ⅱa；LOE：B
4. 针对意图降低血压从而获益的成年人，结合DASH饮食模式降低钠摄入量
NHLBI等级：A(强)；ACC/AHA COR：Ⅰ；LOE：A
运动推荐
总体而言，建议成年人参加有氧运动以降低血压：每周3~4次，每次平均持续40分钟，其中包括中等至剧烈强度的体育运动
NHLBI等级：B(中等)；ACC/AHA COR：Ⅱa；LOE：A

COR，推荐等级；LOE，证据等级；DASH，终止高血压膳食疗法；SSBs，含糖分饮料。

改编自the Eckel RH, Jakicic JM, Ard JD, et al. 2013 AHA/ACC guideline on lifestyle management to reduce cardiovascular risk: a report of the American College of Cardiology/American Heart Association Task Force on Practice Guidelines. J Am Clin Cardiol 2014;63(25 Pt B):2960-84.

吸烟

吸烟对于高血压患者的病情进展和预后有否影响至今仍难定义，因为戒烟会导致腰围增加从而混淆结果[47]。每支烟都会引起瞬间的升压反应，但在接下来的一小时内这种反应就会消失。尽管缺乏吸烟和控制血压之间明确的机理，但吸烟对心血管风险巨大的负面影响是毋庸置疑的，同样的，从公众健康的角度出发也应当呼吁停止学会吸烟以及推动戒烟，毕竟这有害于公众健康以及个体病患的管理。

适应和维持生活方式的改变所存在的障碍以及可行的解决方案

实际上，鼓励可持续的生活方式的改变已经被证实是非常困难的。大量的心血用于探索更多的策略和方式来鼓励患者适应更健康的生活方式，包括控制体重、饮食、体育运动。将会有参与者认同一些在文献中被定义成改变生活方式的挑战。个体们常常会对饮食改变表现出低需求、低兴趣或低意识，包括减轻体重、减少钠摄入、戒烟或者减少卡路里消耗。使用体育运动推荐的障碍包括，限制体育运动并发症以及限制时间[48]。临时辅助生活方式干预的常用医疗模式，包括目前正在被积极评估的互联网干预措施[40,49-51]。鉴于其对于心血管和代谢健康至关重要，实施和维持生活方式改变的有效措施应仍是研究和改进的重要目标。

抗高血压药物

即使所有高血压患者都应执行先前概述的生活方式，但大多数患者还需要药物治疗以优化结果。对包括数十万名患者的随机对照实验进行 meta 分析，发现尽管不同类别药物的获益存在细小差异，但高血压治疗的主要获益来自降低血压（血流动力学负荷）[52]。美国食品药品管理局（Food and Drug Administration，FDA）批准了许多口服抗高血压药物（表 47.5），一些药物类别有禁忌证（表 47.6），某些患者亚群具有首选抗高血压药物类别（表 47.7）。

表 47.5　口服抗高血压药物

药物	总剂量范围/（mg·d⁻¹）（每日剂量/d）
利尿剂	
噻嗪类利尿剂	
吲达帕胺	0.625~2.5(1)
氯噻酮	6.25~50(1)
氢氯噻嗪	6.25~100(1)
美托拉宗	2.5~5(1)
循环利尿剂	
速尿	20~160(2)
托拉塞米	2.5~0(1~2)
布美他尼	0.5~2(2)
依他尼酸	25~100(2)
保钾利尿剂:盐皮质激素受体拮抗剂	
依普利酮	25~100(1~2)
安体舒通	12.5~100(1~2)
其他保钾利尿剂	
阿米洛利	5~20(1)
氨苯蝶啶	25~100(1)
β 受体阻滞剂	
标准 β 受体阻滞剂	
醋丁洛尔	200~800(2)
阿替洛尔	25~100(1)
倍他洛尔	5~20(1)
比索洛尔	2.5~20(1)
卡替洛尔	2.5~10(1)
美托洛尔	50~450(2)
美托洛尔缓释剂	50~200(1~2)
纳多洛尔	20~320(1)
喷布洛尔	10~80(1)
吲哚洛尔	10~60(2)
普萘洛尔	40~180(2)
普萘洛尔 LA	60~180(1~2)
噻吗洛尔	20~60(2)
血管扩张 β 受体阻滞剂	
卡维地洛	6.25~50(2)
卡维地洛控释剂	10~40(1)
奈必洛尔	5~40(1)
拉贝洛尔	200~2 400(4)
钙通道阻滞剂	
二氢吡啶类	
氨氯地平	2.5~10(1)
非洛地平	2.5~20(1~2)
伊拉地平控释剂	2.5~20(2)
尼卡地平持续释放剂	30~120(2)
硝苯地平 XL	30~120(1)
尼索地平	10~40(1~2)
非二氢吡啶类	
盐酸地尔硫䓬	120~540(1~2)
盐酸维拉帕米	120~480(1~2)
血管紧张素转换酶抑制剂	
贝那普利	10~80(1~2)
卡托普利	25~150(2)
依那普利	2.5~40(2)
福辛普利	10~80(1~2)
赖诺普利	5~80(1~2)
莫尔普利	7.5~30(1)
培哚普利	4~16(1)
喹那普利	5~80(1~2)
雷米普利	2.5~20(1)
群多普利	1~8(1)
血管紧张素受体阻滞剂	
阿齐沙坦	40~80(1)
坎地沙坦	8~32(1~2)
普沙坦	400~800(1~2)
厄贝沙坦	75~300(1)
氯沙坦	25~100(2)
奥美沙坦	5~40(1)
替米沙坦	10~80(1)
缬沙坦	80~320(2)
肾素抑制剂	
阿利吉仑	75~300(1)
α 阻断剂	
多沙唑嗪	1~16(1)
哌唑嗪	1~40(2~3)
特拉唑嗪	1~20(1)
酚苄明	20~120(2)用于嗜铬细胞瘤
中枢神经系统	
可乐定	0.3~1.2(3)
可乐定贴片	0.1~0.6(每周)
胍那苄	2~32(2)
胍法辛	1~3(1)(睡前)
甲基多巴	250~1 000(2)
利血平	0.05~0.25(1)
血管扩张剂	
肼屈嗪	25~300(3)
米诺地尔	2.5~100(1~2)
固定剂量组合	
阿利吉仑/氢氯噻嗪	75~300/12.5~25(1)
阿米洛利/氢氯噻嗪	5/50(1)

续表

药物	总剂量范围/(mg·d⁻¹)(每日剂量/d)	药物	总剂量范围/(mg·d⁻¹)(每日剂量/d)
氨氯地平/贝那普利	2.5~5/10~20(1)	厄贝沙坦/氢氯噻嗪	15~30/12.5~25(1)
氨氯地平/缬沙坦	5~10/160~320(1)	氯沙坦/氢氯噻嗪	50~100/12.5~25(1)
氨氯地平/奥美沙坦	5~10/20~40(1)	奥美沙坦/氨氯地平	20~40/5~10(1)
氨氯地平/替米沙坦	5~10/40~80(1)	奥美沙坦/氢氯噻嗪	20~40/12.5~25(1)
阿替洛尔/氯噻酮	50~100/25(1)	奥美沙坦/氨氯地平/氢氯噻嗪	20~40/5~10/12.5~25(1)
阿齐沙坦/氯噻酮	40/12.5~25(1)	安体舒通/氢氯噻嗪	25/25(1/2~1)
贝那普利/氢氯噻嗪	5~20/6.25~25(1)	替米沙坦/氢氯噻嗪	40~80/12.5~25(1)
比索洛尔/氢氯噻嗪	2.5~10/6.25(1)	替米沙坦/氨氯地平/氢氯噻嗪	40~80/2.5~10/12.5~25(1)
坎地沙坦/氢氯噻嗪	16~32/12.5~25(1)	群多普利/维拉帕米	2~4/180~240(1)
依那普利/氢氯噻嗪	5~10/25(1~2)	氨苯蝶啶/氢氯噻嗪	37.5/25(1/2~1)
普沙坦/氢氯噻嗪	600/12.5~25(1)	缬沙坦/氢氯噻嗪	80~160/12.5~25(1)
福辛普利/氢氯噻嗪	10~20/12.5(1)	缬沙坦/氨氯地平/氢氯噻嗪	80~160/5~10/12.5~25(1)

HCTZ,氢氯噻嗪。

表47.6 使用特定抗高血压药物的禁忌证

绝对禁忌证	相对禁忌证	药物
痛风	代谢综合征 葡萄糖不耐受 妊娠 高钙血症 低钾血症	利尿剂(噻嗪类)
哮喘 房室传导阻滞(2级或3级)	代谢综合征 葡萄糖不耐受(血管扩张β受体阻滞剂除外) 运动员和从事体育运动患者 慢性阻塞性肺疾病	β受体阻滞剂
	快速性心律失常;心力衰竭	二氢吡啶类钙通道阻滞剂
房室传导阻滞(2级或3级,三分支阻滞) 严重左心室功能不全 心力衰竭		非二氢吡啶类钙通道阻滞剂
妊娠;血管性水肿;高血钾 双侧肾动脉狭窄	育龄期妇女	血管紧张素转换酶抑制剂
妊娠;高血钾; 双侧肾动脉狭窄	育龄期妇女	血管紧张素受体阻滞剂
急性或严重肾衰(评估肾小球滤过率<30ml/min) 高血钾		醛固酮拮抗剂

表47.7 特定条件下首选的抗高血压药物

条件	药物或药物组合	条件	药物或药物组合
高血压前期患者	ARB?	降低血压用于卒中的二级预防	ACEI+D,CCB
高血压普通患者	CCB,ARB or ACEI,D	心力衰竭患者的血压	D,BB,ACEI,ARB,MR激动剂
高血压老年病患	CCB,ARB or ACEI,D		
高血压伴左室肥大	ARB,D,CCB		
高血压患者合并糖尿病	CCB,ACEI or ARB,D	妊娠	BB(拉贝洛尔),CCB(硝苯地平)
高血压患者合并糖尿病神经病变	ARB,D		
非糖尿病慢性肾病的高血压患者	ACEI,BB,D	主动脉瘤	BB
降低血压用于冠脉事件的二级预防	ACEI,CCB,BB,D	房颤,心室率控制	BB,non-DHP CCB

ACEI,血管紧张素转换酶抑制剂;ARB,血管紧张素受体阻滞剂;CCB,钙通道阻滞剂;BB,β受体阻滞剂;D,利尿剂;LVH,左室肥大;MR,盐皮质激素受体;DHP,二氢吡啶。

改编自 Mancia G,Fagard R,Narkiewicz K,et al:2013 ESH/ESC guidelines for the management of arterial hypertension:The Task Force for the Management of Arterial Hypertension of the European Society of Hypertension(ESH) and of the European Society of Cardiology(ESC). Eur Heart J 31:1281,2013.

一线药物

目前所践行的指南[3-15]（见本章末）都推荐使用以下3类一线降血压药中的一种或多种作为初始药物治疗高血压：①钙通道阻滞剂（calcium channel blockers，CCBs）；②肾素-血管紧张素系统（renin-angiotensin system，RAS）抑制剂，血管紧张素转换酶抑制剂（angiotensinconvertingenzyme inhibitors，ACEIs）或血管紧张素受体阻滞剂（angiotensin receptor blockers，ARBs）；③噻嗪类利尿剂。这些药物均可降低非致命性和致命性心血管事件的风险，且当它们组合应用时具有叠加效应。尽管β-肾上腺素能受体阻滞剂（β受体阻滞剂）是心绞痛和心力衰竭的一线药物，但专家们对是否应将它们列入一线药物治疗无并发症的高血压持不同意见，因为它们具有较差的卒中保护能力且会增加糖尿病发生的风险。此外，专家们对利尿剂的重视程度也有所不同。

钙通道阻滞剂

作为流行的抗高血压药物，CCB通常具有良好的耐受性，不需要通过血液检测进行监测，并且在许多大型随机对照试验中均被证明其安全有效性。此外，CCB还具有抗心绞痛和一些抗心律失常作用，且似乎比其他抗高血压药物提供更多防止脑血管意外（卒中）的保护作用。ALLHAT（Antihypertensive Lowering to Prevent Heart Attack Trial，抗高血压降低并预防心脏病发作试验）和随后的随机对照试验表明，CCB（以氨氯地平为代表）可以像利尿剂和肾素-血管紧张素系统抑制剂一样有效预防冠脉事件的发生[53]。这些数据减轻了早期对长效CCB可能引起过多冠脉事件的疑虑。

作用机制

所有CCB药物均能够阻断心肌细胞和血管平滑肌细胞上的L-型电压门控钙离子通道的开放。它们通过扩张外周动脉来降低血压，效应顺序为二氢吡啶>地尔硫䓬>维拉帕米。

临床应用

目前为止，对二氢吡啶类CCBs研究最多的氨氯地平，已在多项随机对照试验中被进行评估。在ALLHAT中，氨氯地平相当于氯噻酮（一种有效的噻嗪类利尿剂）和赖诺普利（一种血管紧张素转换酶抑制剂）在预防非致命性冠状动脉事件，卒中和死亡中的效果，但对心力衰竭的保护作用较小[53]。氨氯地平的优点包括可预见的剂量依赖性、半衰期长（每日给药一次）、耐受性好和成本低（通用氨氯地平每月≤10美元）。与利尿剂和肾素-血管紧张素系统抑制剂不同，高盐饮食或同时应用非甾体抗炎药（nonsteroidal anti-inflammatory drug，NSAID）治疗不会影响二氢吡啶类钙通道阻滞剂的有效性。此外，这些药物具有一些利尿作用（由于传入肾小动脉扩张），这也可能降低轻度高血压患者对利尿剂治疗的需求。不同于ACEIs，并在黑人和非黑人患者中它们均可降低血压并预防高血压并发症[53]。ASCOT（Anglo-Scandinavian CardiovascularOutcomes Trial，盎格鲁-斯堪的纳维亚心血管结果试验）[54]和ACCOMPLISH（Avoiding CardiovascularEvents Through Combination Therapy in Patients Living with SystolicHypertension，通过对收缩期高血压患者的联合治疗避免心血管事件）[55]试验表明氨氯地平加上ACEI是预防高血压心血管并发症最有效的药物组合之一。基于同等的诊室（及动态）血压降低幅度上，氨氯地平/ACEI联合治疗比ASCOT中的β受体阻滞剂/噻嗪类联合治疗或ACCOMPLISH中的ACEI/噻嗪类联合治疗更好地改善了心血管结果[55]。多种固定剂量的氨氯地平与ACEI或ARB的组合药物可应用；有些更加入了噻嗪类药物进行三联疗法（见表47.5）。

在患有蛋白尿性慢性肾病（chronic kidney disease，CKD）的患者中，相比于ACEI或ARB，二氢吡啶类CCB如氨氯地平对肾脏保护作用较小；此类患者不应使用氨氯地平作为一线治疗，但在开始使用ACEI或ARB及利尿剂进行适当的一线药物治疗后，CCB可作为辅助治疗。维拉帕米的抗高血压作用较弱，且由于具有剂量依赖性的便秘效应因而用途有限。地尔硫䓬的效力位于维拉帕米和二氢吡啶之间，且通常耐受性较好。

副作用

二氢吡啶的主要副作用是剂量依赖性的踝部水肿。对于氨氯地平，10mg剂量的踝部水肿比2.5或5mg剂量更为常见。由于选择性动脉扩张，水肿主要是血管源性的，并且可以通过ACEI或ARB的伴随治疗来改善症状，导致动脉和静脉扩张平衡。长效二氢吡啶类CCB少有潮红和头痛出现。但所有CCB都可能会引起牙龈增生，这是一种罕见但严重的副作用，如果及早发现则是可逆的。维拉帕米和地尔硫䓬可抑制心脏传导，特别是在接受地高辛、β受体阻滞剂或中枢交感神经阻滞剂的老年患者中更易造成损伤。

肾素-血管紧张素抑制剂：血管紧张素转换酶抑制剂、血管紧张素受体阻滞剂和直接肾素抑制剂

肾素-血管紧张素抑制剂是抗高血压药物中耐受性最好的药物之一。大型研究ONTARGET（Ongoing Telmisartan Alone andin Combination with Ramipril Global Endpoint Trial，单独使用替米沙坦和联合雷米普利全球终点试验）比较了ACEI雷米普利和ARB替米沙坦在降低高危高血压患者的心血管事件和预防肾功能恶化方面的功效[56]。其他数据表明，ARB对于卒中可能提供稍多一些的保护作用。许多随机对照试验的结果尚未证实肾素血管紧张素抑制剂在高血压患者中产生了非血压依赖性的益处。并没有强制性的指征来规定直接肾素抑制剂阿利吉仑的使用。但“双重RAS阻断”——无论是ACEI加ARB还是阿利吉仑加ACEI或ARB，它们都是不被允许的。必须避免这些组合，因为它们可以引起低血压、急性肾损伤（acutekidney injury，AKI）和高钾血症（见副作用）。

作用机制

ACEI阻断无活性前体血管紧张素Ⅰ（angiotensin Ⅰ，AⅠ）向AⅡ的转化。ARB阻断AⅡ对1型血管紧张素受体的作用。阿利吉仑阻断肾素原转化为肾素，从而阻止RAS激活。高水平的循环前肾素可以刺激不依赖于AⅠ受体的信号转导途径，这些途径既有潜在益处又可能有潜在危害（见图46.9）。

临床应用

ACEI易于使用，并具有相当平坦的剂量反应曲线。在ALLHAT中，使用赖诺普利进行ACEI单药治疗在所有方面都相当于氨氯地平或氯噻酮单药治疗，除了血压降低的幅度更小，因此对黑人高血压患者的卒中保护作用较少[53]。作为单药治疗，ACEI通常不太能有效降低黑人患者和伴随低肾素水平的老年高血压患者的血压，但当与CCB或低剂量利尿剂组合使用时，它们在这些患者组中非常有效。Meta分析显示，ACEI在防止冠状动脉事件方面的效果与CCB相当，在预防卒中方面效果稍差，但在预防心力衰竭方面效果更好[57]。

ARBs在治疗高血压方面具有和ACEI相同的优势，同时避免了ACEI相关的咳嗽（见“副作用”）。强效的，每日1次的长效ARB有奥美沙坦，厄贝沙坦，替米沙坦和阿齐沙坦（最后一种是最

强效的)。相比之下,氯沙坦的抗高血压作用较弱。缬沙坦的半衰期则较短,需要每日两次给药。

ACEI 和 ARB 已成为糖尿病和非糖尿病 CKD 患者的标准一线抗高血压治疗药物,有证据表明 RAS 抑制剂与其他抗高血压药物相比较,能提供更好的肾脏保护作用,尤其对于非糖尿病蛋白尿的 CKD 患者[12],这与 AASK 的结果一致(非裔美国人对肾脏疾病的研究)。ONTARGET 的直接比较结果表明,ACEIs 和 ARBs 对肾脏预后具有相似的作用[58]。然而最近的一项 meta 分析表明,糖尿病不再是使用 RAS 抑制剂的一个强制指征:对于高血压合并糖尿病患者,ACEI 和 ARB 在降低心血管预后风险或终末期肾病的风险方面并未优于其他降压药[59]。随机临床试验并未证实 RAS 阻滞剂减慢了从糖耐量减退发展至 2 型糖尿病的进程这一富有吸引力的假设。在 meta 分析中,ARB 产生的左心室肥大(leftventricular hypertrophy,LVH)改善情况比其他降压药更为明显[60]。

副作用

所有 RAS 抑制剂在妊娠期均禁用,因为它们会引起胎儿肾脏发育不全和其他先天缺陷。ACEI 最常见的副作用是干咳,这在非洲裔和亚裔患者中更常见。ACEI 类阻滞缓激肽的降解,从而激活触发咳嗽的肺部感觉纤维。缓激肽也可能是 ACEI 引起的血管性水肿的原因,这是一种较不常见但较严重的不良反应。如果服用 ACEI 且需要 RAS 抑制的患者出现咳嗽,则应改为 ARB 类。只有个例报告将咳嗽或血管性水肿与 ARB 相关联。在 CKD 或患有 4 型肾小管性酸中毒的糖尿病中,ACEI 和 ARB 会引起高钾血症。在患有蛋白尿症的 3 期 CKD 患者中,ACEI 或 ARB 治疗的开始通常与血清肌酐的一过性升高有关。除非肌酐升高超过 30%,否则可以继续治疗,这是降低剂量或暂时中止治疗的指征。

ACEI 和 ARB 已一起用于蛋白尿患者的肾外保护。但是,ONTARGET 表明,与单独使用任何一种药物的单一疗法相比,双重 RAS 阻断都会增加严重的肾结局,降压事件和高血钾症[58]。ACEI 或 ARB 与阿利吉仑的组合具有类似的风险[61,62],导致 FDA 发出"黑匣子"警告,并停止固定剂量组合的销售。此外,COOPERATE (Combination Treatment of Angiotensin-II Receptor Blocker and Angiotensin-Converting-Enzyme Inhibitor in Non-diabetic Renal Disease,非糖尿病肾病的血管紧张素Ⅱ受体阻滞剂和血管紧张素转化酶抑制剂的联合治疗)试验提供了支持"双重 RAS 阻断"的早期证据,因为科学不端行为,该试验已从《柳叶刀》杂志中撤回[63]。

利尿剂

利尿剂是最古老、最有效的降压药物之一。自 1977 年第一届全美国联合委员会(Joint National Committee,JNC)报告,到 2003 年 JNC 7 报告,此类药物为抗高血压治疗奠定了基础。AHA/ACC/CDC 的 2013 年科学咨询声明和 2016 年《加拿大高血压指南》[7,11]仍建议将噻嗪类利尿剂作为抗高血压初始治疗的最佳选择,而最近的大多数其他指南都列出了作为 3 个一线选择之一。多项随机临床研究显示,噻嗪类利尿剂可降低老年患者发生冠心病、卒中和心衰的风险。在 ALLHAT 中,利尿剂在预防冠心病和中风方面与 ACEI 和 CCB 同样有效,在预防心力衰竭方面比 CCB 更有效,在非洲裔患者中,在预防卒中方面比 ACEI 更有效。当与大多数其他类别的降压药联合使用时,利尿剂对降低血压具有协同作用,但是在 ACCOMPLISH 试验中,ACEI 与 CCB 的联合使用比与氢氯噻嗪(hydrochlorothiazide,HCTZ)联合使用具有更好的疗效[55]。

尽管氢氯噻嗪在美国非常常用,但支持利尿剂治疗高血压益处的大部分临床试验并未使用氢氯噻嗪,而是使用吲达帕胺或氯噻酮(噻嗪类利尿剂,比氢氯噻嗪更有效且持续时间更长)。与 ACEIs 或 CCBs 相比,噻嗪类利尿剂(尤其是大剂量的利尿剂)引起更多的不良反应,可能引起更多的勃起功能障碍(存在争议),并且停用率更高[64]。

作用机制

随着利尿剂治疗的开始,血容量的收缩会导致 BP 最初下降。通过继续治疗,血容量得以部分恢复,并且血管舒张机制[例如,使三磷酸腺苷(ATP)敏感的钾(K^+)通道开放]维持了降压作用。袢利尿剂阻断了亨利氏袢的升支中的 Na^+-K^+-$2Cl^-$ 转运。噻嗪类和噻嗪样利尿剂(氯噻酮,吲达帕胺)阻断在远端小管中的 Na^+-Cl^- 协同转运。螺内酯和依普利酮可防止醛固酮激活盐皮质激素受体,从而抑制上皮钠通道(epithelial sodium channel,ENaC)的活化,而氨苯蝶呤和阿米洛利可直接阻断 ENaC;因为在集合管细胞的血管侧只有较少钠向 Na^+/K^+ 泵进行交换,所以尿中排出的钾较少。

临床应用:吲达帕胺或氯噻酮优于氢氯噻嗪

氢氯噻嗪是最常用的抗高血压药物,但最常用的 12.5mg/d 剂量不足以控制高血压,并且从未显示出改善心血管预后的效果,即使是与其他药物联合使用时也如此。通过 MRFIT(Multiple Risk Factor Intervention Trial,多风险因素干预试验)数据的事后分析显示氯噻酮(hlorthalidone,CTD)的有效性高于氢氯噻嗪,且通过网络 meta 分析[66]和两个独立的单药治疗研究凭借动态血压监测(ambulatory blood pressuremonitoring,ABPM)显示出药物更长的作用持续时间[67,68],氯噻酮都展示了更为突出的结果[65]。

动态血压监测数据显示,每天早上 12.5mg 氢氯噻嗪,抗高血压作用会在下午晚些时候消失,对睡眠期间的夜间高血压没有保护作用(图 47.2)[67]但这恰恰是卒中最强的危险因素。相比之下,每天早上 6.25mg 氯噻酮可在整个 24 小时内降低血压;在凌晨 4 点,使用 6.25mg 氯噻酮的患者的比使用 12.5mg 氢氯噻嗪患者的收缩压平均低 35mmHg(图 47.2)[67]。每天早上使用 12.5mg 氢氯噻嗪(或 6.25mg 氯噻酮)患者白天诊所收缩压降低约 15mmHg,这让医生们相信低剂量氢氯噻嗪的功效(同时最大限度地减少剂量依赖性代谢副作用),但这种方案实际上只是将未受控制的高血压转变为掩盖了部分但仍未被完全控制的高血压(见第 46 章)。

尚未发现吲达帕胺有类似的动态血压监测数据,但最近的一项 meta 分析发现,吲哒帕胺在常规处方剂量下比氢氯噻嗪更有效,而不会引起更多的不良代谢副作用[68]。吲哒帕胺,主要与培哚普利合用,在几个主要的Ⅲ期随机对照试验中效果显著,包括 HYVET(老年人高血压试验)[69]和 PROGRESS(降低血压以预防脑缺血患者卒中)试验[70]。吲达帕胺在美国有售 1.25/2.5mg 片剂,但起始使用剂量为每日 0.625mg(低剂量片剂的一半)。针对诊室血压的相对降低量:1.25mg 吲达帕胺 = 25mg 氯噻酮 = 50~60mg 氢氯噻嗪[68]。对于没有保险的患者,吲达帕胺比氯噻酮更实惠[71]。袢利尿剂是效果较差的降压药,应该用于晚期 CKD(第 3 期或更晚)患者的高血压治疗。吲达帕胺或氯噻酮也可能对 3 期 CKD 患者有效。

利尿剂可增强所有其他类型抗高血压药物的效应。噻嗪类利尿剂与 ACEIs 和 ARBs 组合使用的效果特别好,可以减弱反应性 RAS 激活,从而提高抗高血压疗效。这种低剂量组合还应该可以降低剂量依赖性利尿剂副作用,但这一推测还未在正式的剂量研究中得到证实。

副作用

噻嗪类利尿剂可加重糖耐量减退(特别是在较高剂量和与标

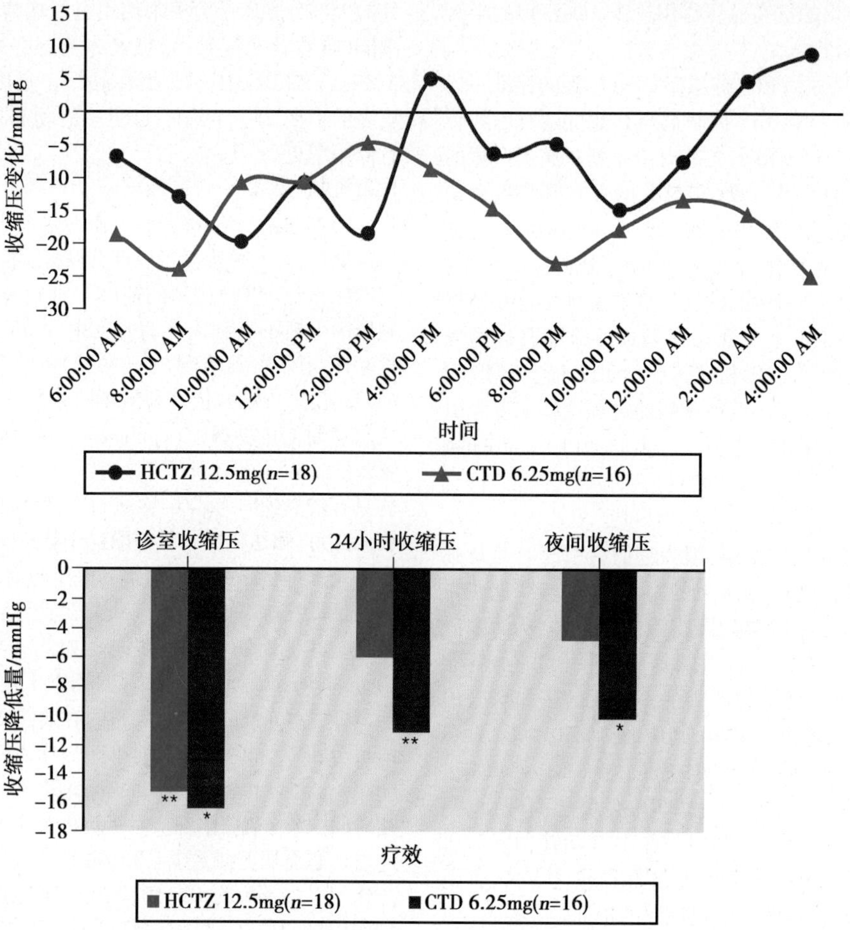

图 47.2 对比 1 级高血压患者每天早上使用 12.5mg 氢氯噻嗪(HCTZ)或 6.25mg 氯噻酮(CTD)收缩压的改变情况。上图,从基线至 12 周的动态血压变化情况;下图,柱状图显示了不同组在诊室收缩压,24 小时收缩压和夜间收缩压的血压降低量。(引自 Pareek AK, Messerli FH, Chandurkar NB, et al. Efficacy of low-dose chlorthalidone and hydrochlorothiazide as assessed by 24-h ambulatory blood pressure monitoring. J Am Coll Cardiol 2016;67:383.)

准 β 受体阻滞剂组合使用时),导致低钾血症、低镁血症、低钠血症(见后文)和痛风,并提高血清脂质含量,增加肝脏甘油三酯含量[72],它们还可引起光敏性皮炎。此外,它们可能比其他抗高血压药物更容易引起勃起功能障碍,但与此相关的证据有限[73]。噻嗪类利尿剂是严重低钠血症发生最常见的原因,尤其是在老年妇女中[74,75](图 47.3)。虽然噻嗪类诱导的低钾血症不太明显,但其诱导的低钠血症是一些老年高血压患者甚至不能耐受低剂量噻嗪类药物的常见原因。在患有 CKD 的高血压患者中,高剂量袢利尿剂可能导致急性肾衰竭,特别是与高剂量 ACEI 或 ARB 联合用于治疗时。

难以控制的高血压的附加药物治疗

醛固酮拮抗剂

低剂量螺内酯(12.5 至 50mg/d)或依普利酮(25 至 100mg/d)是治疗难以控制的高血压病例的高效附加药物[76,77]。PATHWAY-2 试验是第一个比较螺内酯和其他降压药物对于耐药性高血压疗效的随机对照试验,结果表明螺内酯远远优于多沙唑嗪(α_1-肾上腺素能阻滞剂)或比索洛尔(β_1-肾上腺素能阻滞剂)[77]。3 个月后,针对于降低家庭收缩压,螺内酯的疗效是以上药物任意一种疗效的两倍,这是该试验的主要研究成果。螺内酯的疗效与患者血浆肾素活性成反比,暗示了过多的肾钠潴留在难治性原发性高血压发病机制中的关键作用。这项研究为一个古老的想法提供了新的证据:“低剂量螺内酯的奇迹”(the Miracle of Low-Dose Spironolactone)(用于难治性高血压)——由已故的 John Laragh 博士在 1972 年撰写的“临床备注”一文的标题,而这一概念最近得到了出自 David Calhoun 博士及其同事工作结果的支持[78]。依普利酮是一种更具特异性的拮抗剂,它可以避免低剂量螺内酯(疼痛性男性乳房发育症,勃起功能障碍,非经期子宫出血)的罕见但令人不安的性副作用。在 CKD 患者中使用这些药物时必须避免高钾血症的出现。

β-肾上腺素受体阻滞剂

血管扩张性 β 受体阻滞剂卡维地洛和奈比洛尔也是治疗难以控制的高血压有效的添加药物,但标准 β 受体阻滞剂如美托洛尔并不属于此范畴[79]。

作用机制

随着标准 β 受体阻滞剂的治疗,在开始时血压变化并不大,因为外周阻力的代偿性增加抵消了心输出量的下降。随着时间的推移,外周血管系统松弛,血压逐渐下降。因此,β 受体阻滞的抗高

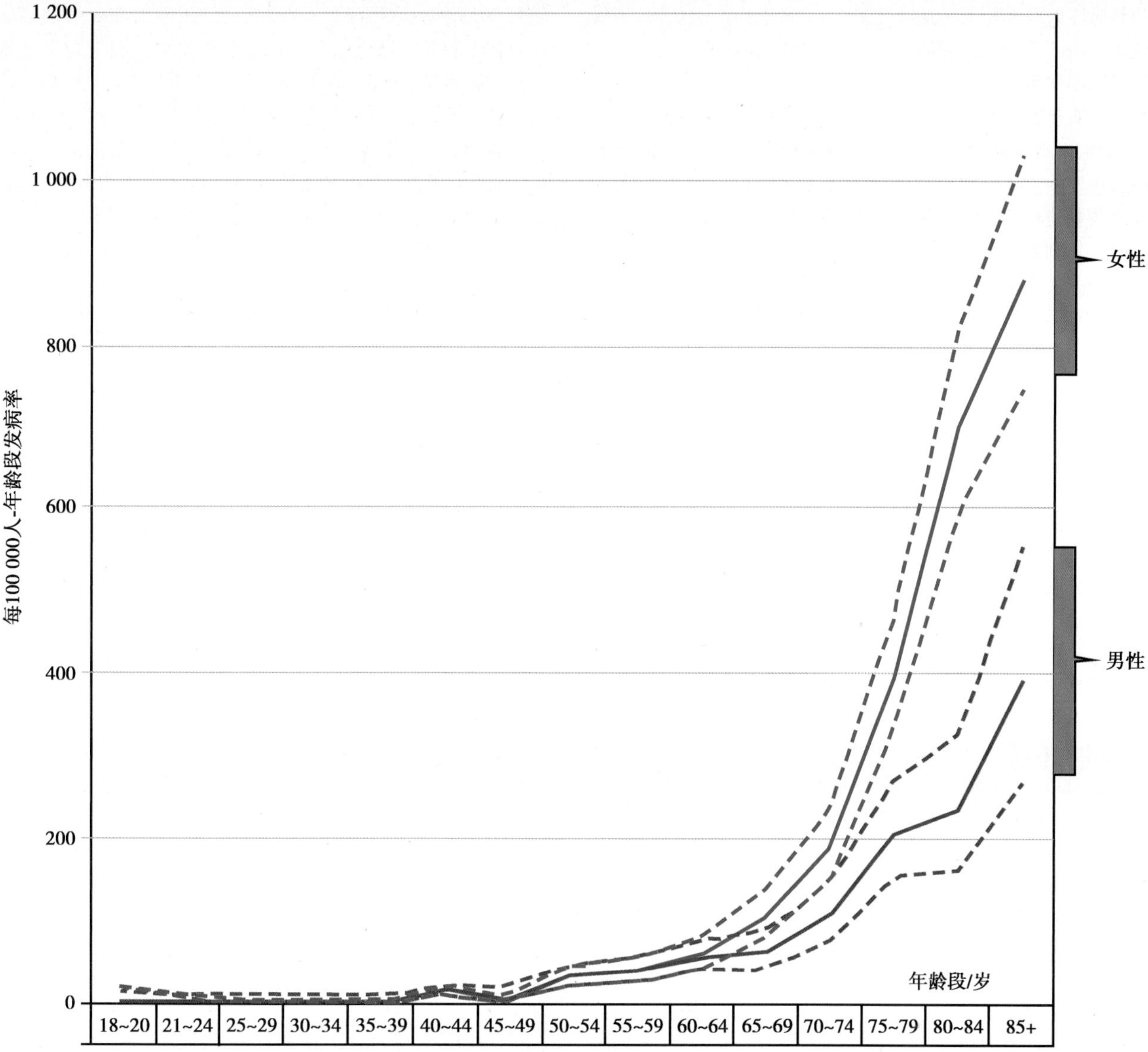

图 47.3 根据性别分层后每 10 万人在不同年龄段低钠血症的发病率。图示为平均值(实线)和 95%置信区间(虚线)。数据来源于 1996 年至 2011 年期间,荷兰综合初级保健信息数据库,共计 1 033 例低钠血症(血清钠<130mmol/L)。(改编自 van Blijderveen JC, Straus SM, Rodenburg EM, et al. Risk of hyponatremia with diuretics: chlorthalidone versus hydrochlorothiazide. Am J Med 2014; 127: 765.)

血压作用涉及心输出量(β_1 受体)、肾素释放(β_1 受体)和去甲肾上腺素释放(结节前 β_2 受体)的降低。前体型 β 受体阻滞剂普萘洛尔非选择性地阻断 β_1 和 β_2 受体。其他标准 β 受体阻滞剂(美托洛尔,阿替洛尔,醋丁洛尔和比索洛尔)是具有相对心肌选择性的。在低剂量情况下,它们对 β_1 受体的抑制作用大于对 β_2 受体的抑制作用,但在高剂量时则选择性较弱。血管扩张性 β 受体阻滞剂如拉贝洛尔或卡维地洛也可阻断 α-肾上腺素受体,而奈比洛尔可刺激内源性一氧化氮的产生。

临床应用和副作用

标准 β 受体阻滞剂的降压作用相当弱,与 ACEI、ARB、CCB 或利尿剂相比,阿替洛尔和美托洛尔几乎不提供卒中保护作用。标准 β 受体阻滞剂可对心血管事件提供适度保护,但不会降低全因死亡率。他们还增加了患糖尿病的风险,特别是与利尿剂联合使用时。常见的副作用如疲劳导致高停药率[64]。β 受体阻滞剂可抑制心脏传导并导致儿童哮喘患者的急性支气管痉挛。所有 β 受体阻滞剂均可促进体重增加。

血管扩张性 β 受体阻滞剂是更有效的抗高血压药物,且不会对葡萄糖耐量产生不利影响,但它们尚未在高血压的大型随机对照试验中得到评估。关于奈比洛尔是否比更为常见的卡维地洛更具心脏保护性还缺乏数据支持,而后者现在包含在 4 美元/月的处方集中。卡维地洛的主要缺陷是半衰期短,需要每日两次给药以及不一致的胃肠吸收率,但这可以通过早餐和晚餐后两次给药得到改善。奈比洛尔可以每日 1 次给药,具有更均匀的吸收率,且与食物的摄入无关。拉贝洛尔是治疗高血压急症的有效方法,但是对于慢性高血压管理而言,其作用时效太短。

α-肾上腺素能受体阻滞剂

作用机制

通过阻滞去甲肾上腺素和血管 α-肾上腺素能受体的相互作用,这些药物可引起外周血管舒张,从而降低血压。通过增加骨骼肌的血流量,α 受体阻滞剂可增加胰岛素敏感性。通过扩张尿道平滑肌,它们可以改善前列腺炎的症状。哌唑嗪、多沙唑嗪、特拉唑嗪和静脉注射酚妥拉明可选择性阻断 α_1 肾上腺素能受体；苯氧基苯甲胺可阻断 α_1 和 α_2 受体。

临床应用和副作用

苯氧苄胺仍然是嗜铬细胞瘤术前处理的首选药物（见第 92 章）。在阻滞 α 受体后，应加入 β 受体阻滞剂以防治过度的反射性心动过速发生。选择性 α_1 阻断药物不是一线药物，不应该作为单一疗法药物使用，因为它们导致的液体潴留倾向会加速耐受，并且会暴露或加剧心力衰竭。然而，当在与利尿剂组合使用时，它们对于难以控制的高血压病例是有效的附加药物，并且对于患有前列腺炎的老年男性特别有效。虽然其专门针对前列腺炎，而非作为抗高血压药物出售，但选择性 α_1 阻断剂坦索罗辛可降低血压，并且可在一些老年男性中引起症状性直立性低血压。

中枢肾上腺能抑制剂

作用机制

刺激中枢神经系统（central nervous system，CNS）中的突触后 α_2 肾上腺素能受体和咪唑啉受体抑制了中枢性交感神经，而刺激突触前 α_2 受体会导致外周交感神经末梢释放去甲肾上腺素的反射性抑制。这些联合反应减少了肾上腺素能对心脏和外周循环的驱动。

临床应用和副作用

当 β 受体阻滞剂（如拉贝洛尔）禁忌使用时，中枢肾上腺能抑制剂是短期内治疗高血压急症最好的口服药物。中枢肾上腺能抑制剂在应对难以控制的高血压病例时可能是有效的抗高血压添加药物，但它们引起的中枢神经系统副作用是非常麻烦的，会降低生活质量。为避免服用间歇期出现反弹性高血压，必须每 6 至 8 小时给予短效可乐定，或者尽可能通过逐渐减量最终停用[80]。胍法辛是一种长效口服的中枢肾上腺能抑制剂，适合在就寝前服用。可乐定贴片具有不稳定的吸收率并易引起频繁的皮炎。α-甲基多巴耐受性差，不再是治疗妊娠期高血压的一线药物。

直接血管扩张剂

作用机制

强效超极化动脉血管扩张剂米诺地尔和肼屈嗪通过开放血管 ATP 敏感的 K^+ 通道起作用。

临床应用

通过引起选择性和快速的动脉扩张，以上两种药物均可诱导深度反射性交感神经激活和心动过速。肼屈嗪可用于治疗先兆子痫，也可用于治疗非常难以控制的高血压。肼屈嗪和硝酸盐的组合使用可治疗心力衰竭，特别是在非西班牙裔黑人患者中，高血压性心脏病最常引起心力衰竭（见第 25 和 26 章）。伴随晚期 CKD 的严重高血压是米诺地尔的主要适应证，米诺地尔必须与 β 受体阻滞剂联合使用以防止过度的反射性心动过速发生，和袢利尿剂联合使用以防止过多的液体潴留。在这种情况下，开始慢性血液透析通常是控制高血压更有效的手段。

治疗高血压的经皮介入手段

肾神经阻滞术

基于经皮导管的肾神经射频消融称为肾神经阻滞术（renal denervation，RDN），作为一种针对耐药性高血压的新型治疗方法，随着 2013 年临床指南的发布，其已进入欧洲和亚洲的临床实践。建立在Ⅰ和Ⅱ期试验的非盲数据和诊室血压测量结果基础上，盲法控制的Ⅲ期 Symplicity HTN-3 试验结果是令人失望的，该试验没有达到预期的疗效终点，这些指南正在重新评估[81]。正在进行的研究有望定义出与最佳药物治疗相比仍具优势的 RDN 治疗中肾神经破坏的程度，使得最可能受益和可能受益的患者亚组获得稳定的治疗益处，并且同时考虑到可持续性和长期安全性（见第 46 章）。

颈动脉压力感受器刺激疗法

给予颈动脉窦电场刺激的治疗方法称为颈动脉压力感受器刺激疗法，它有望作为一种设备基础上的干预措施，用于补充治疗但无法替代药物治疗耐药性高血压[82]。对颈动脉窦的急性电场刺激，哪怕仅是单侧，都可以引起足够大的反射性血压降低。然而，在连续性颈动脉压力感受器刺激疗法治疗顽固性高血压的初始Ⅲ期 Rheos Pivotal 试验中，针对第一代压力感受起搏器疗效的数据看起来模棱两可，且产生了手术植入过程中损伤面神经的不良反应[83]。第二代微型起搏电极似乎克服了安全问题，并且针对新装置疗效的早期结果表明在心力衰竭患者中给予单侧颈动脉窦刺激疗法是有效的。

高血压管理的循证医学

大量的随机对照试验已经带来了确切的证据证实高血压药物治疗可降低重大心血管事件、终末期肾病和死亡的风险。在大多数高血压试验中，随访时间为 3 至 5 年。这些报告给出的短期内降低的风险值低估了数十年有效管理高血压所带来的终身福利。然而，重要问题仍然存在。本节回顾了关键证据，罗列在表 47.8 至表 47.11 中，以说明两个问题：降低血压的程度以及患者使用的药物。

降低血压的程度

目前相当大的争议围绕着用于启动药物治疗的收缩压最佳阈值水平和应达的最佳血压目标水平[84,85]。流行病学数据表明，随着血压高于 110/70mmHg，心血管风险开始增加（第 46 章），而这一数值远低于目前推荐开始使用降血压药物的血压阈值水平。然而，在 2014 年之前发表的大多数高血压大型随机对照试验中，积极治疗组从未达到低于 140mmHg 平均收缩压的效果，并且在老年患者中很少达到低于 150mmHg 的平均收缩压。大多数这些大型随机对照试验旨在比较新药与旧药或比较不同药物类别间的差异，而非比较强化与较低强度的治疗目标对于预后的差异。根据现有证据并考虑到老年患者过度治疗。

高血压会导致症状性直立性低血压伴有损伤性跌倒，2014 年 JNC 8 报告[8]对 60 岁或以上高血压患者的推荐治疗血压阈值从 140/90mmHg 放宽至 150/90mmHg。该报告还放宽了糖尿病患者的推荐治疗血压阈值，从 130/80mmHg 放宽到 140/90mmHg，这个决定很大程度上建立于 2010 ACCORD（Action to Control Risk in Diabetes，控制糖尿病风险的行动）试验的结果[86]。随后，新的试验已经澄清了这个问题（见表 47.8），它们分别是最近的 meta 分析（表 47.9）以及一些观察性研究（表 47.10）。随着接下来对新数据的审查，一部分但并非所有专家小组，他们开始支持对既定高风险患者群体进行更高强度的高血压治疗。

表 47.8 近期高血压临床试验将患者随机化分配至较强给药方案和较弱给药方案的对比

	ACCORD (2010)	SPRINT (2015)	SPRINT (age≥75) (2016)	HOPE-3 (2016)	SPS3 (2014)
样本量	4 733	9 361	2 636	12 705	3 020
患者构成	2 型糖尿病	无糖尿病，高 CV 风险，无卒中病史	无糖尿病，高 CV 风险，无卒中病史	中危人群，无 CV 病史	腔隙性卒中病史
平均年龄/岁	62	68	80	66	63
对照组年 CV 事件发生率/%	2.09	2.19	3.85	0.94	2.77
血压测量方法	诊室内示波监控（医护人员参与）	无看管 AOBP	无看管 AOBP	传统诊室血压测量	传统诊室血压测量
所得 SBP（mmHg）的组间差异	-15（119 vs 134）	-15（121 vs 136）	-11（124 vs 135）	-6（128 vs 134）	-11（127 vs 138）
所得 DBP（mmHg）的组间差异	-7（64 vs 71）	-7（69 vs 76）	-5（62 vs 67）	-3（76 vs 79）	-11（127 vs 138）
高血压药物	3 类 vs 2 类	3 类 vs 2 类（CTD+氨氯地平+阿齐沙坦）	3 类 vs 2 类（CTD+氨氯地平+阿齐沙坦）	坎地沙坦 16mg QD+HCTZ 12.5mg QD vs 安慰剂	2.4 vs 1.8 药物分类（无特定配伍）
结果	CV 事件或肾脏事件无显著差异 -41%卒中（P=0.03）	-25%CV 事件（P<0.001） -27%全因死亡（P<0.001）	-34%CV 事件（P<0.001） -33%全因死亡（P<0.001）	CV 事件发生率无明显下降	-19%所有卒中（P=0.08） -63%脑出血（P=0.03）

AOBP，自动化诊疗室血压测量系统；CTD，氯噻酮；CV，心血管；DBP，舒张压；HCTZ，氢氯噻嗪；NS，无显著差异；SBP，收缩压。

ACCORD，控制糖尿病中心血管风险行动；HOPE-3，第三次心脏保护评估；SPRINT，收缩压血压干预试验；SPS3，皮层下小面积中风的二级预防。

表 47.9 近期高血压药物强化方案与常规方案结局的 meta 分析结果

	纳入糖尿病患者和非糖尿病患者				仅纳入糖尿病患者	
	Sundstrom et al (2015)	Ettehad et al (2015)	Xie et al(2016)	Verdecchia et al (2016)	Emdin et al (2015)	Brunstrom，Carlberg (2016)
样本量	13 项研究 15 266 名参与者	123 项研究 613 815 名参与者	19 项研究 44 989 名参与者	18 项研究 53 405 名参与者	40 项研究 100 350 名参与者	49 项研究 73 738 名参与者
患者构成	糖尿病伴轻度高血压（1 级） 无心血管事件病史；Hg 平均年龄 63 岁（JNC 8"老年"定义）	包含被 SPRINT 排除的并发症：糖尿病，卒中，慢性肾脏病晚期	包含被 SPRINT 排除的并发症：糖尿病，卒中，慢性肾脏病晚期	包含 SPRINT 及被 SPRINT 排除的并发症：糖尿病，卒中，慢性肾脏病晚期	2 型糖尿病合并或不合并高血压	糖尿病伴基线 SBP>150，140~150，或<140mmHg
血压	基线 SBP 值为 146/84mmHg，达到的血压控制水平：主动疗法血压降低 3.6/2.4mmHg	基线 SBP 值为<130mmHg，在此基础上 SBP 进一步下降 10mmHg	目标 BP：133/76 vs 140/81mmHg	目标 BP 下调情况： 强化药物方案多下调了 8/5mmHg	目标 SBP：≥130 vs <130mmHg	目标 SBP：130~140 vs <130mmHg
结局	-25% CV 死亡（P<0.05） -15%卒中（P=0.06） -9%冠脉事件（P=NS）	-36% CV 事件（P<0.001） -45%CHD（P<0.001） - 47%全因死亡（P<0.001） +2%ESRD（P=NS）	-14% CV 事件（P<0.01） -13%MI（P<0.05） -22%卒中（P<0.01） -19%视网膜病（P<0.01） -10%ESRD（P=NS）	-19%CV 死亡（P=0.04） -20%卒中（P=0.01） -15%MI（P=0.02） -24%HF（P=0.04）	目标 SBP≥130 vs <130： -26% vs -4% CV 死亡（P=0.002） -30% vs -3% CHD（P=0.004） -24% vs -28%卒中（P=NS） -25% vs 0% HF（P=0.07） -26% vs +1%ESRD（P=NS）	目标 SBP≥130 vs <130： -14% vs+26%CV 死亡（P<0.05） -12% vs -6%MI（P<0.05） -9% vs 35%卒中（P=0.05） -19% vs -7%HF（P<0.05） -16% vs +1%ESRD（P=NS）

表 47.10 近期低血压 J-曲线的观察性研究

	Verdecchia et al (2015)	Kjeldsen et al (2016)	Vidal-Petiot et al (2016)	Adamsson et al (2016)	Myers et al (2016)	Mcevoy et al (2016)
研究设计	ONTARGET 试验的析因分析（结合两个治疗组）	VALUE 试验的析因分析（结合两个治疗组）	CAD 注册（CLARIFY：45 个国家）	初级保健注册（瑞典）	高血压注册（安大略，加拿大）	自然历史研究（ARIC）
样本量	19 102 名参与者	15 244 名参与者	22 672 名患者	187 106 名患者	6 183 名患者	11 565 名参与者
研究对象	患有高血压和 CAD；31%患有糖尿病	患有高血压并有左心室肥大风险、46%患有 CAD	患有高血压及稳定性 CAD、33%患有糖尿病	门诊患者；均患 2 型糖尿病、无 CV 事件病史	门诊患者；均服用降压药物、27%患有糖尿病	28%服用降压药、8%患有糖尿病
平均年龄/岁	66	67	65	60	76	57
BP 测量方法	诊室示波 BP 测量（2 次读数）	手动诊室 BP 测量	手动诊室 BP 测量	手动诊室 BP 测量	AOBP（5 次读数平均值）	手动诊室 BP 测量（随机零点）
平均基线 BP/mmHg	141/82	155/87	134/78	145 SBP	134/72	121 SBP
目标 DBP<60mmHg/%	0	<5	9	未报道	10	9
心脏舒张期 J 曲线？	无 DBP 85 至<70mmHg 时，MI 风险稳定	无 DBP<76mmHg 时，MI 风险稳定	有 当 DBP 在 60～69mmHg： +40% CV 事件 +43%MI 当 DBP<60mmHg： +200% CV 事件 +238% MI	未研究	DBP<60mmHg 不明确： +31% CV 事件 （CHD/MI 未报道）	有（但对于 hs-cTNT 和 CHD 事件有不同阈值） DBP 70～79mmHg：-15% hs-cTNT（$P=0.004$） +20 CHD（$P=0.01$） DBP 60～69mmHg： -5% hs-cTNT（$P=0.005$） +23%CHD（$P=0.01$） DBP<60mmHg： +46%hs-cTNT +49%CHD
心脏收缩期 J 曲线？	无 SBP 在 139 到<120mmHg 时，MI 风险稳定	无 SBP<131mmHg 时，MI 风险稳定	有 SBP<120mmHg： +156% CV 事件 +48% MI	无 SBP 110～119mmHg： -24%非致死 MI（$P=0.003$） -18%非致死 CVD（$P=0.002$）	有 SBP<110mmHg： +38% CV 事件	无
卒中舒张期 J 曲线？	无 DBP 在 81 到<70mmHg 时卒中风险进行性下降	无 DBP 在 60mmHg 时卒中风险进行性下降	无	未研究	未研究	无
卒中收缩期 J 曲线？	无 SBP 在 139 到<120mmHg 时卒中风险进行性下降	无 SBP 在 122mmHg 时卒中风险进行性下降	无	无 SBP 110～119mmHg： -16%非致死卒中（$P=0.07$） -15%致死性卒中（$P=0.09$）	未研究	无

CAD，冠状动脉疾病；CHD，冠心病；CKD，慢性肾脏病；CV，心血管；DBP，舒张压；hs-cTNT，高灵敏度心肌肌钙蛋白 T；MI，心肌梗死；NS，无显著差异；SBP，收缩压。

ONTARGET，正在进行的替米沙坦单独使用并结合雷米普利全球终点试验；VALUE，缬沙坦抗高血压长期使用评估。

近期实验

表 47.8 将 ACCORD 与随后的主要试验进行了比较，这些试验涉及强化与较低强度抗高血压用药策略对预后的影响。ACCORD 对 2 型糖尿病患者的心血管事件发生率低于预期[86]，但相对卒中风险显著降低（图 47.4）[86]。然后，在 2015—2016 出版的 SPRINT（收缩压干预试验）[87,88] 直接挑战 2014 年放宽老年患者血压治疗目标的建议——至少对于具有高心血管风险评分但既往没有卒中、心力衰竭或晚期 CKD 的非糖尿病患者。样本量为 ACCORD 的两倍，SPRINT 对一级复合心血管事件预后良好，并且由于整组死亡率降低 27%（图 47.5）[87]，以及 75 岁或以上人群死亡率减少 33%，因此提前停止试验。在亚组分析中，均显示强化治疗后心血管事件减少约 25%，但有几个重要的亚组数据跨越了 95% 置信区间，包括女性，黑人或既往心血管疾病或既往 CKD（见图 47.5）[87]。由于这些亚组中的每一个都占整个队列的约 30%，因此亚组样本量可能导致统计学上缺乏显著的干预效应。对卒中或心肌梗死（myocardial infarction，MI）缺乏统计学上显著的干预效应，是 SPRINT 的另一个不足[84] 这也有可能是由统计学效力引起的。在对 2014 年指南的直接挑战中，获得风险降低程度最大的是 75 岁及以上的患者（见表 47.8）和基线收缩压为 132mmHg 或更高的患者（见图 47.5）。即使在 75 岁或以上的人群中，强化治疗也不会增加症状性直立性低血压，损伤性跌倒或急性冠状动脉综合征的发生率。

然而，强化治疗的益处是有代价的：增加副作用的发生率，包括低钠血症、低钾血症、低血压和急性肾损伤（acute kidney injury，AKI），所有这些都可能与最有效的 ARB 药物（阿齐沙坦）和最有效的噻嗪类利尿剂组合使用有关。此外，SPRINT 的结果不直接适用于试验中排除的患者：糖尿病患者，心血管风险评分低或中等的患者，住院的老年患者，或晚期 CKD、既往心力衰竭或卒中患者。在这方面，SPS3（Secondary Prevention of Small SubcorticalStrokes，小型皮质下卒中的二级预防）试验比较了针对腔隙性梗死患者强化或较低强度治疗策略为二级卒中预防的效果差异[89]。这项可能效力不足的研究除了对出血性卒中的积极影响外，其他的结果却是模棱两可的（见表 47.8）。

SPRINT 也与 HOPE（心脏预后评估）3 BP 试验（见表 47.8）进行了比较，该试验使用坎地沙坦轻度固定剂量 BP 方案（每日 16mg）加 HCTZ（每日 12.5mg）与安慰剂相比。HOPE-3 本身不是

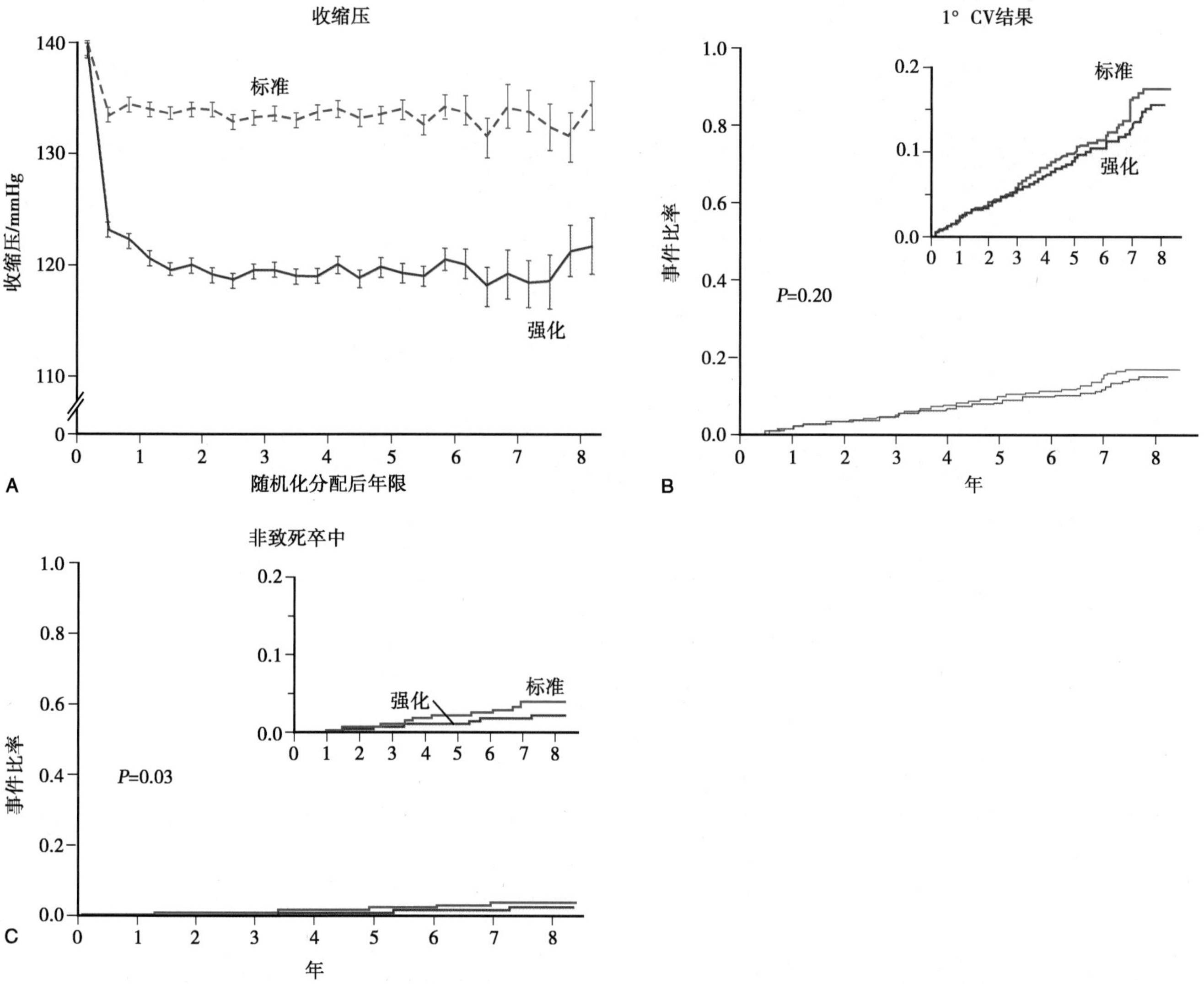

图 47.4 ACCORD 研究的主要结果。A，标准方案与增强方案达到的收缩压（BP）水平；B，为相应的 Kaplan-Meier 分析所得的首要心血管（CV）结局（非致死性心肌梗死、非致命性卒中或心血管事件导致的死亡）；C，为非致死性卒中，嵌入图为每个大图的特写版本。（引自 Cushman WC，Evans GW，Byington RP，et al. ACCORD study Group. Effects of intensive blood-pressure control in type 2 diabetes mellitus. N Engl J Med 2010；362：1575.）

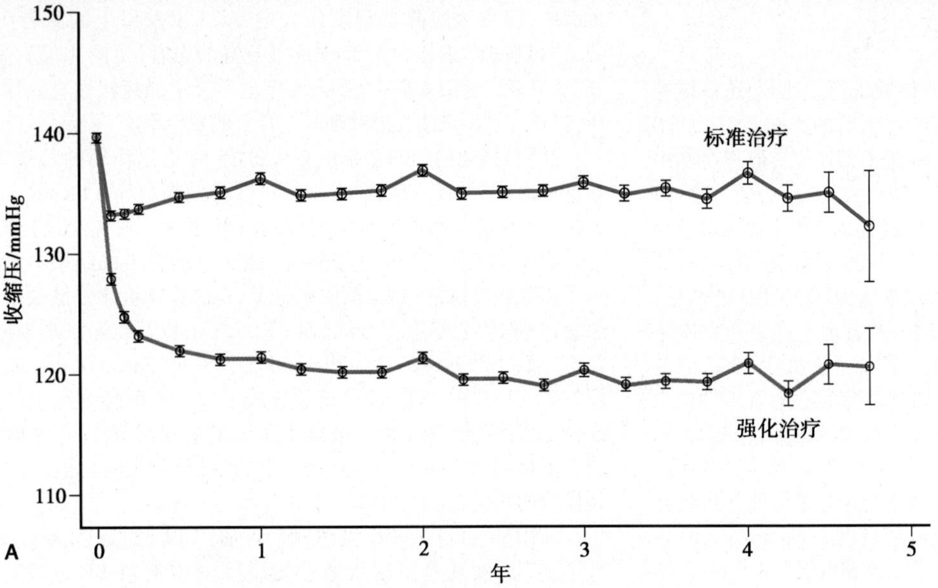

A

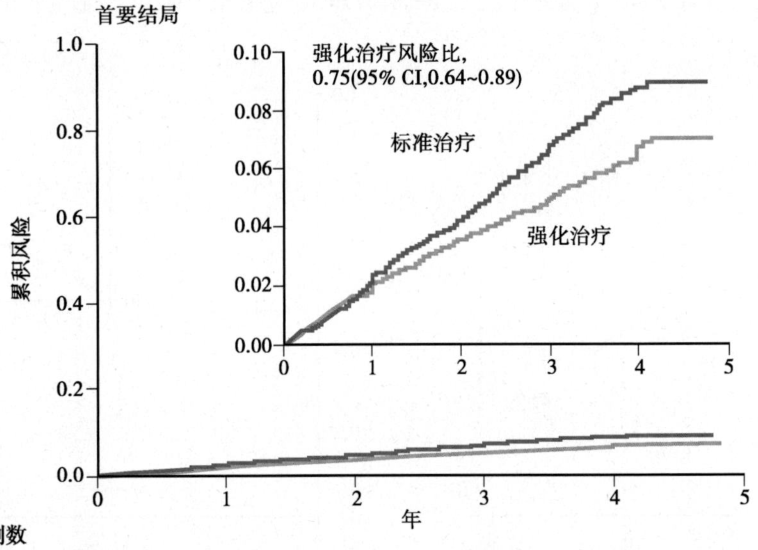

存在风险患者例数					
标准治疗	4 683	4 437	4 228	2 829	721
强化治疗	4 678	4 436	4 256	2 900	779

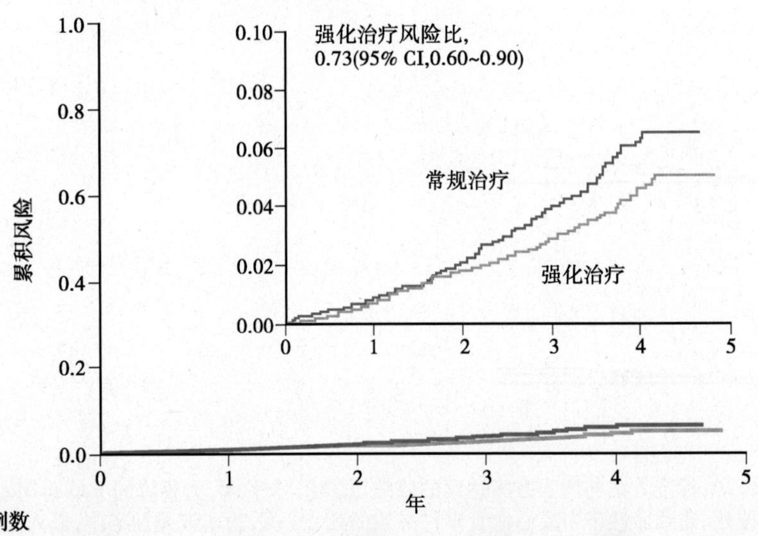

存在风险患者例数					
标准治疗	4 683	4 528	4 383	2 998	789
强化治疗	4 678	4 516	4 390	3 016	807

B

图 47.5 SPRINT 的首要结局。A,标准治疗和强化治疗所达到的收缩压水平如图;B,相应的 Kaplan-Meier 分析所得的所有病例首要结局(非致死性心肌梗死、非致命性卒中或心血管事件导致的死亡)及死亡终点(嵌入图为每个大图的特写版本)

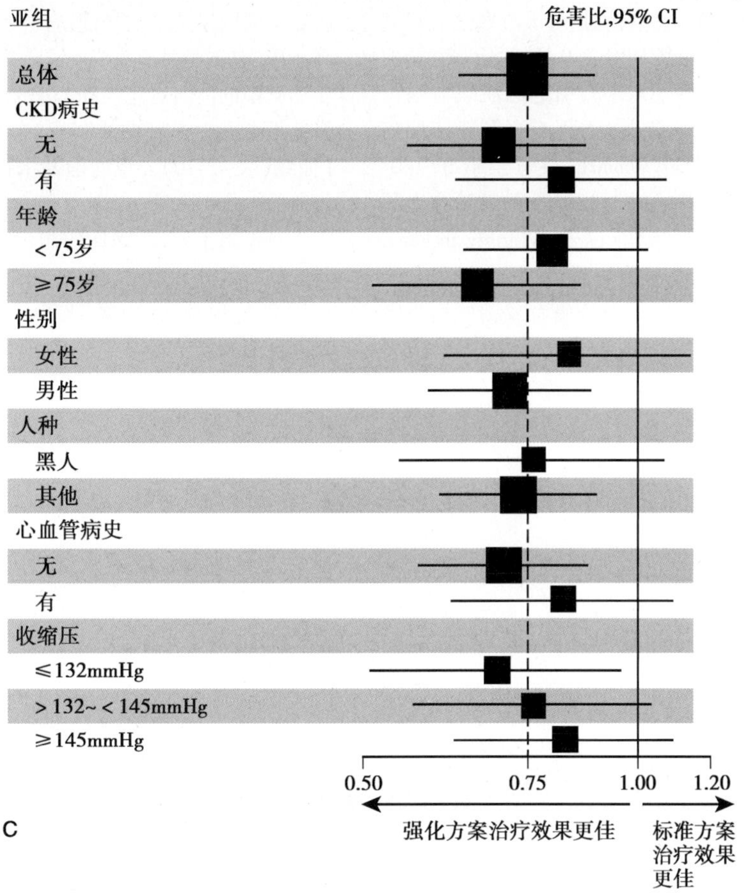

C

图 47.5(续) C,亚组的首要结局森林图。CI,置信区间;CKD,慢性肾病。(引自 SPRINT 研究组,Wright JT, Williamson JD, Whelton PK et al. :A randomized trial of intensive versus standard blood-pressure control. N Engl J Med 2015;373(22):2103-16.)

高血压试验:患者有中度心血管风险评分,没有既往心血管疾病,只有其中的三分之一患有高血压[90]。坎地沙坦剂量为最大剂量的一半,在积极治疗组出现了大于 6mmHg 的收缩压降低幅度,这说明了积极治疗组的结果高估了实际的降血压疗效,因为如前图 47.2 所示,12.5mg HCTZ(每日早晨一次服用)的降压作用会在下午消退,且对夜间高血压没有影响[67]。

当比较血压降低幅度与预后关系作为试验的主要目标时,血压测量的准确性将成为一个关键考虑因素。尽管 HOPE-3 和 SPS3 依靠随机诊室血压测量,ACCORD 使用示波监测仪测量诊室血压,但只有 SPRINT 使用自动化诊室血压测量方式(AOBP,第 46 章),以尽量减少困扰传统诊室血压测量的"白大衣"效应[87]。患者在检查室独自候诊的 5 分钟里,自动监测器取 3 次读数(每分钟一次),取平均值。AOBP 比传统的诊室血压读数低至少 5/5mmHg,但该方法并不能完全消除白大衣效应[11]。此外,针对患者 AOBP 读数的药物治疗方案可能无法良好控制动态和夜间高血压。因此,缺乏 ABPM 是 SPRINT 试验(和大多数其他高血压试验)的一个关键限制因素。抗高血压药物将多达 40%至 70%的 2 型糖尿病高血压患者、CKD 患者和非西班牙裔黑人患者(见第 46 章)[91]的未控制高血压转变为隐蔽的动态/夜间高血压。由于这些试验中被过度治疗或治疗不足的患者数量未可知,因此会低估治疗的最佳效益。

近期 meta 分析

近期几个 meta 分析比较了强化高血压药物方案和较弱高血压药物方案对合并糖尿病、卒中病史及 4 期 5 期慢性肾脏病患者(符合 SPRINT 排除标准的患者群体)降压效果的随机对照临床试验(表 47.9)。Meta 分析具有固有偏差,与作者对于纳入分析的 RCTs 的选择相关。然而,这些单独分析的结果以重要方式支持和扩展 SPRINT 结果。包括糖尿病和非糖尿病患者的随机对照试验的分析表明,强化降压治疗的益处不仅适用于心血管事件的复合终点,也适用于单发的卒中和心肌梗死[92,93]。然而,强化高血压药物方案对终末期肾病似乎并不适用,这可能是因为保护肾脏病患者肾功能的最适收缩压较预防患者心肌梗死和卒中的最适收缩压高[93]。仅纳入糖尿病患者的随机对照临床试验的分析[94,95]提示,对于 2 型糖尿病患者,2014 年的治疗目标为诊室收缩压达到 130~140mmHg,从而对心血管死亡、心肌梗死及终末期肾脏病都能提供很好的保护作用。而强化降压药物方案将治疗目标控制在 130mmHg 以下,虽然对卒中和视网膜病变能够起到更好的保护作用,然而对心血管死亡、心肌梗死及终末期肾脏病并不能够起到更好的保护作用,反而可能有害[95]。然而,一项新的大规模注册研究提示收缩压控制在 110~119mmHg 能够对 2 型糖尿病患者的心血管系统起到最好的保护作用(见后文)[96]。

近期心脏 J 曲线假说的观察性研究

一些新的观察性研究重新引发了关于 J 曲线假设的争论(表 47.10)。这一假设认为,舒张压(diastolic blood pressure,

DBP)——冠状动脉灌注压——的强烈降低可引起冠状动脉灌注不足并引起心肌缺血、心肌梗死和死亡,特别是对于阻塞性冠状动脉疾病和左心室肥大的患者[97]。虽然 DBP 为 0 显然是致命的,但问题是,"DBP 降低到临床实践中常规水平会引起心肌缺血吗?" 2015 年 ACC/AHA/ASH 关于 CAD 患者高血压治疗的科学声明将诊室血压推荐治疗目标由低于 130/80mmHg 放宽至低于 140/90mmHg[14]。作者妥协说,先前推荐的低于 130/80 的低诊室血压目标可能适用于某些患有冠状动脉疾病(coronary artery disease,CAD)或 CAD 风险等效的患者。他们还警告说,过度减少 DBP 至 60mmHg 可能会导致 60 岁以上的稳定冠心病患者或糖尿病患者的心肌缺血。

随后的观察性研究既支持 J 曲线假设,又与之存在矛盾,并引起对反向因果关系的担忧:合并症(例如晚期癌症)或单纯收缩期高血压(其本身具有高 CV 风险)可能导致低 DBP。因为心外膜冠状动脉中的前向血流仅在心脏舒张期间发生,该假设还认为 SBP 降低不存在心脏"J 曲线"且没有与卒中风险相关的特定性舒张期 J 曲线(表 47.10)。也的确并未提示近期研究中存在任何与卒中相关的 J 曲线。

在仅限于确诊 CAD 的患者的两项研究中,大型 ONTARGET 研究的析因分析未发现心脏 J 曲线[98],而同样规模的 CLARIFY 登记研究发现存在 DBP(<70mmHg)和 SBP 的心脏 J 曲线(<120mmHg)(图 47.6)[99]。在前面提到的瑞典注册研究中,超过

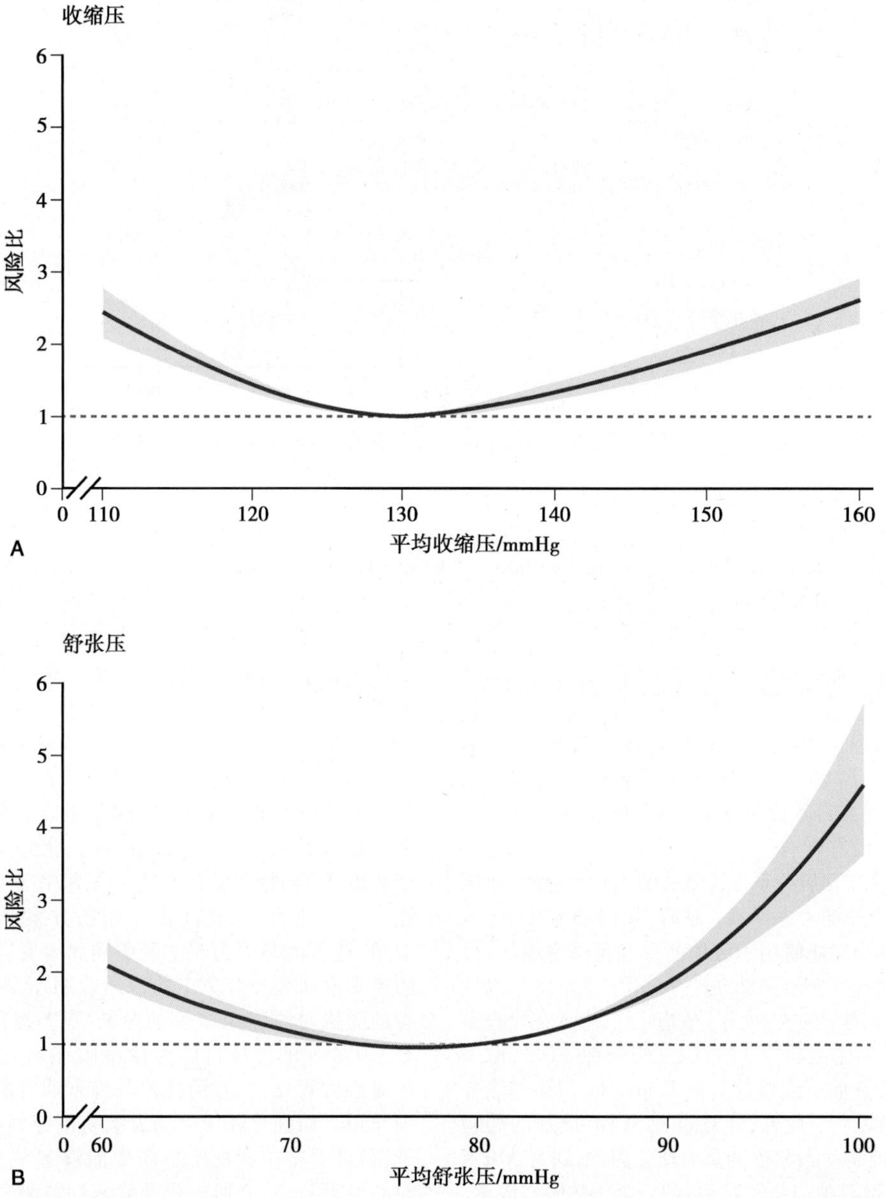

图 47.6 数据来源于 CLARIFY 登记处对 22 672 例稳定型冠心病(CAD)患者的分析:来自 45 个国家的患者接受了高血压治疗。图表将主要结果(心血管死亡,心肌梗死或中风)与平均收缩压(A)或舒张压(B)血压描绘为样条。使用 Cox 比例风险模型调整该分析,模型考虑了多种风险因素和药物治疗。(引自 Vidal Petiot E. Ford I. Greenlaw N et al. Cardiovascular event rates and mortality according to achieved systolic and diastolic blood pressure in patients with stable coronary artery disease an international cohort study. Lancet 2016; S0140-6736(16)31326-5.)

186 000 名患者有 2 型糖尿病且没有 CV 事件病史的患者，MI 和卒中风险随 SBP 降低而下降，直至 SBP 降至 110~119mmHg 水平；至今没有 DBP 的相关报道，但平均年龄为 60 岁的患者会因单纯的收缩期高血压而引发低 DBP（图 47.7）[96]。VALUE（ValsartanAntihypertensive Long-term UseEvaluation，缬沙坦抗高血压长期使用评估）试验的析因分析发现，无论患者是否有 CAD 病史，均未发现舒张期 J 曲线[100]。相比之下，ARIC 队列的析因分析中，也纳入了有 CAD 病史的患者及无 CAD 病史的患者，并发现在高敏感性心肌肌钙蛋白 T（high-sensitivity cardiactroponin T，hs-cTNT）中（图 47.8）和冠状动脉心脏病（coronary heartdisease，CHD）事件、死亡中均存在特异性舒张压 J 曲线[101]。但是，在 DBP 为 70 至 79mmHg 时，CHD 风险增加而心肌损伤生物标志物水平降低，后者仅在 DBP 小于 60mmHg 时才增加。由于只有 28%的人群正在接受高血压治疗，因此无法将治疗诱发的心肌损伤与其他原因诱发的心肌损伤区分开来。在加拿大社区的 AOBP 登记研究中，治疗后 DBP 为 60 至 69mmHg 或 SBP 为 110 至 119mmHg 时的复合 CV 事件风险最低，随着 DBP 小于 60 或 SBP 小于 110，心血管事件风险增加，提示存在舒张期和收缩期 J 曲线[102]。这些研究连同早期观察性研究所提示的结果较为混杂，并不一致，其部分原因可能为 DBP 低于 60~70mmHg 这一重要分组样本量急剧减少（图 47.8）。

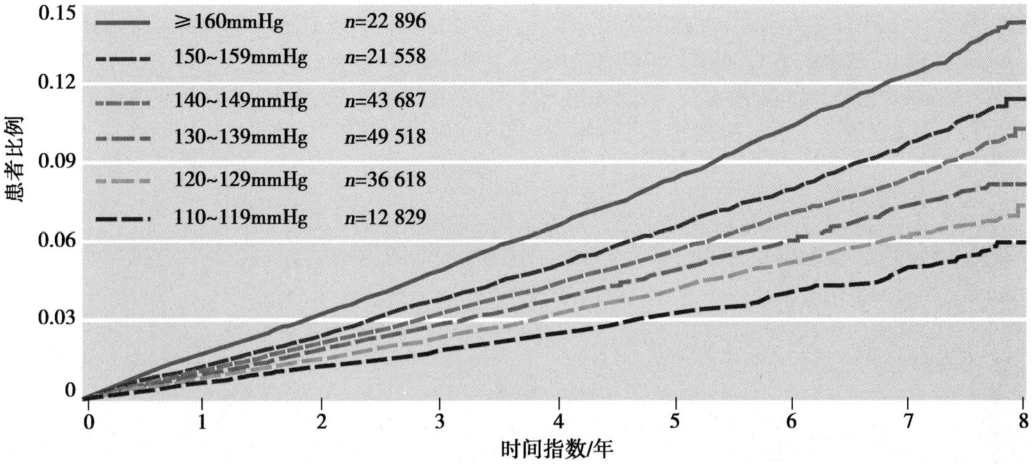

图 47.7 Kaplan-Meier 分析非致命性心血管事件，显示因不同收缩压水平而分层的患者事件（非致死性心肌梗死或卒中复合）的比例。（引自 Adamsson Eryd S，Gudbjornsdottir S，Manhem K，et al. Blood pressure and complications in individuals with type 2 diabetes and no previous cardiovascular disease：national population based cohort study. BMJ 2016；254：i4070.）

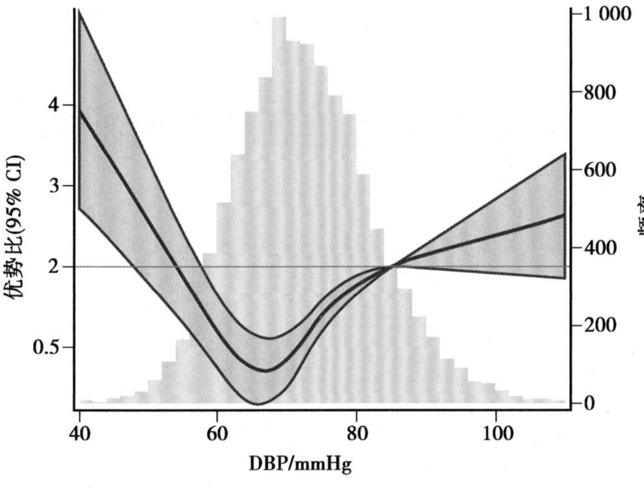

图 47.8 当舒张压<65mmHg，使用线性函数计算持续模拟舒张压，能观察到舒张压与高敏肌钙蛋白（hs-cTnT）间的线性负相关。根据年龄（年）、种族、性别、体重指数、吸烟、酒精摄入、收缩压、高血压用药、已诊断糖尿病、LDL-CHL 和 HDL-CHL、甘油三酯、近期降脂药使用，以及估算肾小球滤过率差率。限制性 3 次样条曲线得出了升高的 hs-cTnT（14ng/L）的差率，背景是基线舒张压的分布直方图。回归曲线下的重叠区域（阴影部分）表示了 95%可信区间（CI）。（From McEvoy JW，Chen Y，Rawlings A，et al.：Diastolic bloodpressure，subclinical myocardial damage，and cardiac events：implications for blood pressurecontrol. J Am Coll Cardiol 2016；68：1717.）

反对心脏 J 曲线假说的最直接证据是，比较强化与低强度抗高血压治疗（SPRINT 和 ACCORD）的两个主要 RCT 提示，当强化治疗平均 SBP 降至 120mmHg 时仍不存在心脏 J 曲线[86,87]。其发表刊物的主要结果部分并未提及 DBP 相关研究结果。顺便提一下，严格舒张期心脏 J 曲线的概念存在部分缺陷：虽然心外膜冠状动脉中的血流主要发生在心脏舒张期，但心肌内的血流（心肌内营养微血管）在整个心动周期中都有发生[103]。

因此，尽管建议对患有严重冠状动脉狭窄或患有 CKD 的患者（尤其是长期糖尿病患者）谨慎降低血压，然而在门诊中，由于降压不充分而导致的本可以避免的心肌梗死、卒中及其他高血压并发症要较过度治疗常见得多。

患者药物选择

高血压前期患者

高血压前期发生于 1 级高血压之前，提示心血管风险的升高。TROPHY（Trial of Preventing Hypertension，高血压预防试验）的结果表明，高血压前期应用 ARB 药物治疗合并生活方式指导，可推迟 1 期高血压的发生[104]。

常规高血压患者

在大型随机对照试验中，心血管事件发生率的组间差异很大程度上是由 SBP（血流动力学负荷）减少的小组差异而不是药物类别所引起的,以下为3个注意事项:首先,β受体阻滞剂较其他药物对卒中的保护作用更弱,而CCB则较其他药物对卒中的保护作用更强。其次,ACEI(或ARB)和CCB的组合是开始高血压药物治疗的极佳选择,因为根据ACCOMPLISH试验[55]和ASCOT试验[54]提示,它对心血管事件预防效果好于ACEI/HCTZ组合及β受体阻滞剂/噻嗪类利尿剂组合。但需要强调的是,吲达帕胺或氯噻酮(CTD)较ACCOMPLISH中使用的HCTZ,能够为患者提供更好的心血管保护作用。患者对CCB类药物耐受性更好,同时也避免了噻嗪类药物引起的代谢相关副作用(包括低钠血症、低钾血症、糖耐量异常、肝脏甘油三酯含量增加和痛风)。然而,在2013年AHA/ACC/CDC建议[7]和2016年加拿大高血压指南[11]中,仍以病例证据总数最高为由,强调以噻嗪类药物为基础的治疗方案。最后,ONTARGET提示"双重RAS阻断"存在风险。ACEI和ARB(雷米普利加替米沙坦)的联合治疗较单独使用任一药物的单药治疗在预防心血管事件上并无优势[56],还会导致症状性低血压和肾功能损害发生率增加[58]。

老年收缩期高血压患者

大多数高血压患者年龄超过65岁,其中大部分为收缩期高血压患者(见第46章)。6项安慰剂对照试验提供了明确的证据,证明任何降压方案均可降低老年高血压患者的心血管事件发生率(表47.11)。除HYVET(超高龄患者高血压试验,其中所有患者均为80岁或以上)以外[69],各项试验的基线患者平均年龄为70至76岁。治疗收益包括冠状动脉事件、卒中、HF事件及死亡的发生率下降[57]。然而在老年患者中,我们必须权衡血压降低的强度与低血压所导致的跌倒和缺血事件风险。在SPRINT中,如果不考虑以行走速度下降为标志的虚弱程度的增加,75岁或以上的患者的自动化诊疗室血压测量系统测得的收缩压平均值降低至124mmHg时,心血管事件发生率和死亡率大幅下降,且并未增加患者摔伤风险[88]。且这些结果并不适用于疗养院患者。培哚普利和吲达帕胺是HYVET中使用的药物;氨氯地平,阿齐沙坦和氯噻酮最常用于SPRINT。

表47.11 按风险等级分组的高血压随机实验

实验	治疗组	对照组	治疗组基础收缩压/mmHg	治疗后收缩压/mmHg	分组收缩压DIFF/mmHg	结局
高血压前期患者						
TROPHY	ARB	安慰剂	134	134	−2	−12%概率高血压(P<0.001)
无心血管疾病的中等风险人群						
HOPE 3	ARB+D	安慰剂	138	128	−6	心血管事件无明显差异
普通高血压患者						
FEVER	CCB+D	D+安慰剂	159	137	−4	−27%心血管事件(P<0.001)
ELSA	CCB+D	BB+D	162	142	0	心血管事件无明显差异
NORDIL	CCB(DLTZ)+ACEI	BB+D	174	154	−3	心血管事件无明显差异(P=0.04)
CAPPP	ACEI(甲巯丙脯酸)	BB+D	162	152	+3	+5%心血管事件(P=NS)
CONVINCE	CCB(维拉帕米)+D	BB+D	150	136	0	心血管事件无明显差异
VALUE	CCB+D	ARB+D	156	139	−2	−3%心血管事件(P=NS)
ASCOT	ACEI+CCB	BB+D	164	137	−3	−16%心血管事件(P<0.001)
ACCOMPLISH	ACEI+CCB	ACEI+D	145	132	−1	−21%心血管事件(P<0.001)
ALLHAT	D+BB	ACEI+BB	145	134	−1	心血管事件无明显差异
ALLHAT	D+BB	CCB+BB	145	134	−1	心血管事件无明显差异
ONTARGET	ACEI+ARB	ACEI或ARB	142	132	−2	心血管事件无明显差异,+175%高血压(P<0.001),+58%肾功能不全(P<0.001)
老年高血压患者						
HYVET	ACEI+D	安慰剂	173	145	−15	−34%心血管事件(P<0.001)
SCOPE	ARB+D	D+安慰剂	166	144	−3.2	−28%非致命卒中(P=0.04)
SHEP	BB+D	安慰剂	171	145	−13	−36%卒中(P<0.001)
SPRINT(年龄≥75岁)	强化方案(药物)	低强度方案(药物)	142	123	—	—

续表

实验	治疗组	对比组	治疗组基础收缩压/mmHg	治疗后收缩压/mmHg	分组收缩压 DIFF/mmHg	结局
SystEur	ACEI+CCB	安慰剂	174	151	-10	-31%心血管事件($P<0.001$)
SystChina	ACEI+CCB	安慰剂	170	159	-9	-37%心血管事件($P<0.004$)
Coope and Warrender	BB+D	安慰剂	196	178	-18	-42%卒中($P<0.03$)
STOP	BB+D	安慰剂	195	167	-20	-40%心血管事件($P<0.003$)
STOP-2	ACEI 或 CCB	BB+D	194	159	0	心血管事件无明显差异
高血压合并左心室肥大						
LIFE	ARB+D	BB+D	176	146	-2	-37%心血管死亡率($P=0.03$)
高血压合并糖尿病						
ADVANCE	ACEI+D	安慰剂	145	139	-6	-18%心血管事件($P<0.03$)
ALTITUDE	DRI+ACEI 或 ARB	安慰剂+ACEI 或 ARB	137	139	-1	心血管+肾病事件无明显差异；+34%高钾($P<0.001$)；+46%低血压($P<0.001$)
ACCORD	强化方案(3.4 种药物)	低强度方案(2.1 种药物)	139	119	-14	心血管+肾病事件无明显差异；-41%卒中($P=0.03$)
高血压合并高心血管风险，无糖尿病						
SPRINT	强化方案(3.0 种药物)	低强度方案(1.9 种药物)	140	121	-15	-25%心血管事件而早期停药($P<0.0001$)；-27%各原因致死率($P=0.003$)；-43%心血管死亡($P=0.005$)
高血压合并糖尿病肾病						
IDNT	ARB	安慰剂	160	140	-3	-20%肾功能不全($P<0.001$)
IDNT	ARB	CCB	160	140	0	-23%肾功能不全($P=0.006$)
RENAAL	ARB	安慰剂	152	140	-3	-16%肾功能不全($P=0.02$)
高血压合并非糖尿病慢性肾病						
AASK	ACEI+D+AB	BB+D+AB	151	135	-1	-22%肾功能不全($P=0.04$)
AASK	ACEI+D+AB	CCB+D+AB	151	135	+1	-38%肾功能不全($P=0.004$)
REIN	ACEI	安慰剂	150	145	+1	-56%肾功能下降($P=0.03$)
冠脉事件二级预防中的降压						
INVEST	CCB(维拉帕米)+ACEI	BB+D	150	132	0	心血管事件无明显差异
卒中事件二级预防中的降压						
SPS3	2.4 种药物	1.8 种药物				
PROGRESS	ACEI+D	安慰剂	149	133	-12	-43%卒中($P<0.001$)
PROGRESS	ACEI	安慰剂	147	140	-5	卒中无明显差异
PROFESS	ARB	安慰剂	144	136	-4	卒中无明显差异

AB，α 受体阻滞药；BB，β 受体阻滞药；DIFF，治疗组与对照组收缩压降低的差异；DLTZ，地尔硫䓬；NS，不是很有意义。

TROPHY, Trial of Preventing Hypertension; FEVER, Felodipine Event Reduction; ELSA, European Lacidipine Study on Atherosclerosis; NORDIL, Nordic Diltiazem; CAPPP, Captopril Prevention Project; CONVINCE, Controlled Onset Verapamil Investigation of Cardiovascular Endpoints; VALUE, Valsartan Antihypertensive Long-term Use Evaluation; ASCOT, AngloScandinavian Outcomes Trial; ACCOMPLISH, Avoiding Cardiovascular Events Through Combination Therapy in Patients Living with Systolic Hypertension; ALLHAT, Antihypertensive and Lipid Lowering Treatment to Prevent Heart Attack Trial; ONTARGET, Ongoing Telmisartan Alone and in Combination with Ramipril Global Endpoint Trial; HYVET, Hypertension in the Very Elderly Trial; SCOPE, Study on Cognition and Prognosis in the Elderly; SHEP, Systolic Hypertension in the Elderly Program; SystEur, Systolic Hypertension in Europe; SystChina, Systolic Hypertension in China; STOP, Swedish Trial in Old Patients with Hypertension; STOP-2, Second Swedish Trial in Old Patients with Hypertension; LIFE, Losartan Intervention for Endpoint Reduction in Hypertension; ADVANCE, Action in Diabetes in Vascular Disease Preterax and Diamicron MR Controlled Evaluation; ALTITUDE, Aliskiren Trial in Type 2 Diabetes using Cardiorenal Endpoints; ACCORD, Action to Control Cardiovascular Risk in Diabetes; SPRINT, Systolic Blood Pressure Intervention Trial; IDNT, Irbesartan in Patients with Nephropathy Due to Type 2 Diabetes; RENAAL, Reduction of Endpoints in NIDDM with the Angiotensin II Antagonist Losartan; AASK, African American Study of Kidney Disease; REIN, Ramipril Efficacy in Nephropathy; INVEST, International Verapamil Trandolapril Study; SPS3, Secondary Prevention of Small Subcortical Strokes; PROGRESS, Perindopril Protection Against Recurrent Stroke Study; PROFESS, Prevention Regimen for Effectively Avoiding Second Strokes.

2013 年欧洲高血压学会（European Society of Hypertension，ESH）和欧洲心脏病学会（European Society of Cardiology，ESC）指南以及 2016 年加拿大和 2016 年澳大利亚高血压指南比美国的任何指南都更重视家庭和动态血压监测对临床决策的指导意义[6,11,12]。基于来自 11 个国家的动态血压与心血管结果相关的国际数据库的登记数据（European Society of Cardiology，IDACO），门诊和家庭血压监测应该作为高血压老年人的常规监测方式；白大褂（仅限诊室）高血压和隐匿（仅限诊室外）高血压在老年人中非常常见，仅传统的诊室血压读数就会导致四分之三的患者高血压治疗过度或治疗不足[91]。同样，最近的隐匿性高血压研究表明，美国八分之一的成年人以及三分之一年龄在 75 岁或以上的人中存在隐匿性高血压[105]。此外，动态监测是检测老年高血压患者中常见的餐后低血压和直立性低血压的关键（图 47.9）。最近的证据表明腹部压迫服和屈昔多巴是治疗严重直立性低血压的最有效和最安全的方法[107-109]。

餐后低血压的管理很有挑战性。有用的策略包括频繁少量低碳水化合物膳食，随膳食摄入咖啡因及摄入自由盐。如果上述非药物治疗不足以控制病情，可以酌情加用氟氢可的松，但频繁使用该药物可引起或加重仰卧位高血压。这种高血压可通过抬高床头（6 英寸煤渣块可提供 30°抬头倾斜）及睡前服用低剂量短效 ARB（氯沙坦，25 至 50mg）来控制[106]。目前证据不推荐使用米曲林（一种 α-肾上腺素能激动剂）治疗直立性低血压。最近证据表明，腹部压迫和屈昔多巴是治疗严重直立性低血压最有效、最安全的方法。

2016 年加拿大指南在内的几项专家共识文件建议使用 3 种一线药物——CCB、ACEI 或 ARB，或噻嗪类中的任何一种开始对单纯收缩期高血压进行抗高血压治疗，并最重视对噻嗪类利尿剂的使用[11]。由于大多数患者需要采用两种或三种药物联合治疗，因此对于老年患者来说，循序渐进调整药物用量，经常检查直立性低血压和药物不良反应显得尤为重要，特别是噻嗪类药物引起的低钠血症[74,75]，该副作用极为常见。老年患者平均服用超过六种处方药，促使我们增加对多药联用，不合规用药和潜在药物相互作用的关注。使用组合药物和药剂或配方的方案可以减少给药次数，简化治疗方案并提高治疗持久性。治疗方案制定应该个性化，并更多地基于人的整体健康情况而不是生理年龄（见后文，门诊高血压患者评估和管理的实用临床方法）。

高血压合并左心室肥大

超过三分之一的高血压患者在就诊时有心电图上明显的左心室肥大表现，这一项指标反映了他们有更高的并发症风险，包括心力衰竭、卒中、猝死和房颤。LIFE（以高血压下降为终点的 Losartan 干预）实验专门招募心电图确诊的 LVH 患者，表明在 LVH 逆转上

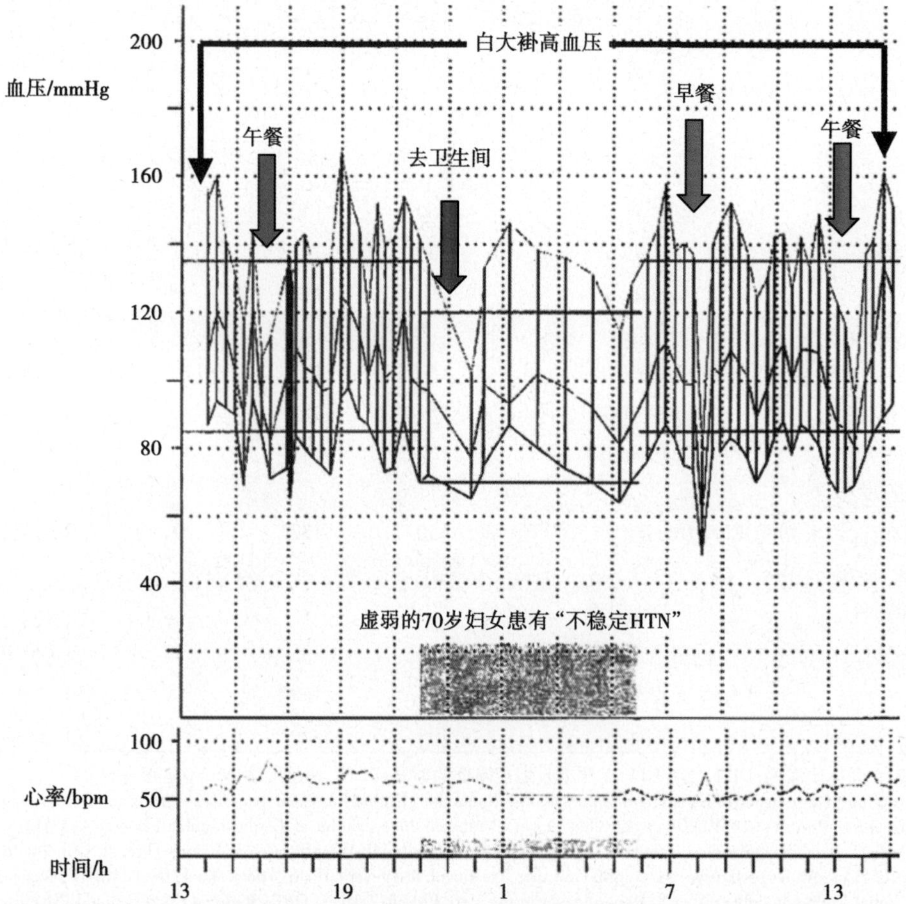

图 47.9 餐后及直立性低血压的动态血压监测。这段 24 小时动态血压记录来自一名犹豫不稳定的高血压和头晕而收入的虚弱的 70 岁女性。红色箭头提示反复出现的餐后高血压，以及一段发生在患者在入睡后 90 分钟起床走去卫生间时的直立性低血压。同时也能见到“白大褂高血压”，当患者来到诊所进行监测器的放置和摘除时。HTN，高血压；bpm，次/min

和心血管事件的预防特别是卒中事件上 ARB/HCTZ 方案优于 β 阻滞剂/HCTZ 方案。后续的 meta 分析也确认了 ARB 在 LVH 逆转上的优势。β 阻滞剂是最无益的，因为 α 肾上腺素受体参与儿茶酚胺介导的心肌细胞肥厚增生过程，而非 β 肾上腺素受体。

高血压合并正常肾功能的糖尿病

有糖尿病的患者往往合并有高血压。没有令人信服的证据支持 2 型糖尿病有使用 RAS 抑制剂的指征[59]。抗高血压治疗起始就应该使用一种或更多标准一线降压药物。如果需要增加额外的药物来控制高血压，扩血管的 β 受体阻滞剂不会恶化 2 型糖尿病患者的糖耐量。ALTITUDE（Aliskiren Trial in Type 2 Diabetes Using Cardiorenal Endpoints，以心肾疾病为终点的 2 型糖尿病阿利吉伦试验）表明了在以 ACEI 或 ARB 为基础治疗方案时额外加用阿利吉伦会增加高钾血症和低血压的发生率，而没有更多的心血管获益。这些结果导致了 FDA 发出针对这种双重 RAS 阻滞形式的"黑匣子"警告[62]。

高血压合并糖尿病肾病

糖尿病肾病的特点是蛋白尿、肾自主调节功能失常、高血压、进展到终末期肾病，以及高心血管事件风险。在 RCT 中，在基础抗高血压治疗中加入 ARB 可以延缓 2 型糖尿病患者的肾病进展，然而氨氯地平则不能[110,111]。因此 2 型糖尿病肾病是使用 ARB 的一个指征，即使这些试验尚不能明确该方案对于心血管的保护作用。对于 2 型糖尿病肾病患者，推荐的目标诊所血压为 140/90mmHg 或更低（表 47.11）。2013 年 Kidney Disease Improving Global Outcomes（KDIGO）指南推荐目标血压小于 130/80mmHg，并在有显著蛋白尿（尿与血浆中的白蛋白/肌酐的比值≥30mg/g，对应 24 小时大于 30mg 的尿白蛋白排泄）的患者中使用 RAS 抑制剂，这一条适用于多数患者。

高血压合并非糖尿病的慢性肾病

几乎所有非糖尿病慢性肾病患者都有高血压。控制 CKD 患者的高血压有两个目标：①减缓肾功能恶化进程；②预防主要致死原因的心血管事件。在 AASK 中，ACEI 类雷米普利比起氨氯地平或美托洛尔对有基线蛋白尿的黑人患者更具有肾功能保护作用[112]。对 AASK 参与者的长期随访，及最近的 meta 分析提示严格控制收缩压至 130mmHg 而不是 140mmHg 的低强度治疗，只在基线蛋白尿患者中能减缓肾病进展[113,114]。这些实验缺乏评估心血管疾病结局的有力证据。所以 2012 KDIGO 指南建议非糖尿病 CKD 患者的目标诊所血压控制在小于 140/90mmHg，以及有蛋白尿并在使用 ACEI/ARB 患者，弹性目标血压应<130/80mmHg。这些指南表明使用 ARB、噻嗪类利尿剂、CCB 三联方案控制收缩压至 120mmHg 会增加 AKI 的风险，但是至少在短期实验中，没有增加亚组基线 CKD 患者的 ESRD 风险[87]，这与 SPRINT 数据不一致。

冠脉事件二级预防中的降压

早于 SPRINT 研究，2015 年 AHA/ACC/ASH 关于冠心病患者高血压治疗的科学声明中强调了心血管获益主要来自血压降低本身，而非抗高血压药物类别。在稳定性 CAD 患者的二级冠脉事件预防中，一线药物包括 β 受体阻滞剂和二氢吡啶类 CCB 的联合使用，这两者都是改善心绞痛的。其他一线药物有 ACEI、ARB 类，噻嗪类利尿剂。非二氢吡啶类 CCB 推荐用于 β 受体阻滞剂不耐受的患者。醛固酮拮抗剂则适用于合并有心力衰竭或顽固性高血压的患者。在 INVEST 研究中，联用 CCB/ACEI 或联用 β 阻滞剂/噻嗪类药物在冠心病二级预防中疗效相同[14]。正如之前所回顾的，来自 RCTs 的前瞻性数据并没有定义在稳定性冠心病患者中能增加患缺血性事件风险的血压治疗临界下限。但目前的数据表明：需谨防有冠脉狭窄的患者舒张压降至 60mmHg 以下。

卒中二级预防中的降压

卒中幸存者往往有很高的再发卒中风险，甚至进一步致残和导致死亡。收缩压降低超过 10mmHg 可以减少这些风险[115]。PROGRESS（培哚普利预防复发性卒中研究）显示，缺血性或出血性卒中的幸存者中，联合使用 ACEI/利尿剂（Perindopril Protection Against Recurrent Stroke Study，培哚普利/吲达帕胺）使收缩压降低 12mmHg，降至 135mmHg 左右与安慰剂相比能使缺血性卒中的再发风险降低 36%，血性卒中的再发风险降低 76%，单用培哚普利仅能使收缩压降低 5mmHg，并没有卒中预防效果[70]。类似地，PROFESS（Prevention Regimen for Effectively Avoiding SecondStrokes，有效防治二次卒中的预防方案）研究也说明了对于缺血性卒中患者，与安慰剂组相比，单药 ARB（替米沙坦）仅能使收缩压降低 4mmHg[116]，并没有卒中预防效果。在 SPS3 试验中，对于腔梗过的高血压患者，血压降至 130mmHg 以下而不是 140mmHg 以下能有效降低继发出血性卒中的风险[89]。急性卒中的紧急血压管理会在后文中讨论（详见高血压危机管理）。

血压管理中的特殊处理

特殊人群

非西班牙裔黑人高血压

非西班牙裔黑人成人高血压患病率高于其他人群，而且一旦发生更易产生更多的并发症和更高的死亡率（详见第 46 章）。在 AASK（前文已讨论）研究中，黑人高血压患者被专门纳入的，按照设计在 ALLHAT 参与者中占 25%，在 SPRINT 参与者中占 30%，但是在 RCT 高血压研究中阐述较少。在 ALLHAT 研究中，ACEI 比起利尿剂或 CCB 对黑人降压更少，继而是更少的卒中预防效果。在临床实践中，要降压达标以及预防心血管事件需要联合一种 ACEI 与利尿剂或者 CCB，或者三者联合。隐匿性和夜间高血压在黑人中患病率较高，因此更需要考虑在临床实践中建议使用家庭动态血压监测[91,117,118]。有一个 RCT 实验证明了在理发店提供的连续血压监测和转诊程序能改善对黑人血压的监控[119]。

女性高血压疾病（详见第 89 章）

口服避孕药及激素替代治疗

雌激素型口服避孕药（oral contraceptives，OCs）偶尔会导致高血压，一般是轻度的。停药之后 50%的患者的血压在 6 个月内会恢复正常。这种高血压机制包括 RAS 激活和容量扩张。在大于 35 岁的女性以及肥胖或者有高血压前期的人群中 OC 的使用应该得到限制。从开始应用 OC 就应该严密监测血压，如果血压有升高到高血压前期的水平，应选择替代避孕方案。如果 OC 是唯一可行的避孕方式，那么应该用药来降低已升高的血压。不像 OC，激素替代疗法(hormonal replacement therapy,HRT)并不会明显升高血压。

妊娠期高血压

妊娠期高血压疾病是造成母胎发病及致死的主要原因,包括25%的早产率(见第 90 章)。目前的指南由美国妇产科医师协会(American College of Obstetricians and Gynecologists,ACOG)[120]于2013汇编发布。定义了4种妊娠期高血压:①子痫前期;②慢性高血压;③伴有子痫前期的慢性高血压;④妊娠期高血压。子痫前期是一种严重的多系统进行性变疾病,以高血压伴有以下任何一条而确诊:蛋白尿,160/110mmHg或更高的静息高血压,血小板减少症,肝功能受损,进行性肾功能不全,肺水肿,新发的脑或视觉障碍(表47.12)。子痫前期会导致15%的孕产妇死亡。妊娠高血压指的是无表47.12中列举的新增问题,在孕20周以后发生的血压升高。慢性高血压则是早于妊娠。任何情况下,动态血压监测都是非常实用的,而且能比诊室血压更好的预测结局。尽管妊娠高血压/子痫前期的发病机制仍有不明,但危险因素是清楚的,这包括小于20岁或大于35岁的妊娠年龄,个人或家族妊娠高血压病史,高血压前兆,肥胖,糖尿病,以及抗磷脂抗体阳性。子痫前期是产后心肌疾病的一个危险因素,这些疾病或许来自共同的致病因素[121,122]。

表 47.12 子痫前期的诊断标准

血压	血压≥140/90mmHg;20孕周后间隔至少4小时的两次随机血压高于此值,既往正常妊娠 血压≥160/110mmHg;短间隔(数分钟)便可诊断高血压,指导及时的抗高血压用药
和	
蛋白尿	≥300mg/24h尿量 或 蛋白/肌酐比值≥0.3
或无蛋白尿,新发高血压但伴有以下任一条:	
血小板减少症	血小板计数<100 000/ml
肾功能不全	血肌酐>1.1mg/dl或没有其他肾脏疾病的条件下血肌酐翻倍
肝功能损伤	血转氨酶升高两倍
肺水肿	
脑或视觉障碍	

改编自 Hypertension in pregnancy. Report of the American College of Obstetricians and Gynecologists' Task Force on Hypertension in Pregnancy. Obstet Gynecol 2013;122:1122.

低剂量阿司匹林(从孕早期开始每日60至80mg)被认为对降低复发子痫有轻微的益处。有妊娠高血压或慢性高血压的女性应该严密监测先找子痫的发生,每周两次连续测量血压,每周评估血小板计数、肝酶和蛋白尿情况。不建议减重及限制盐摄入。目前,对2级高血压(>160/110mmHg)推荐使用抗高血压药物,而对于不复杂的1期高血压并不推荐。1期高血压用药后并不能改善围生期结局,而且可能会影响胎儿生长。不过这些指南推荐并没有考虑到1级妊娠期高血压患者未接受降压治疗的远期风险。

子痫前期的明确治疗手段是终止妊娠。是否终止妊娠取决于胎儿生长受限情况,脐带动脉多普勒评估胎盘血流受损情况,以及母亲的情况。静脉注射硫酸镁不是一种可靠的降压手段,但对治疗或预防惊厥和严重子痫前期发作有效。静脉注射拉贝洛尔已经替代了肼酞嗪,成为治疗重度子痫前期/子痫的首选药物。与肼酞嗪相比,拉贝洛儿的冲击性低血压风险较低,而冲击性低血压会造成胎儿血流障碍,并不会引起反射性心动过速。除了推迟孕期直到青少年期之后以及更好的孕前护理,唯一有效预防子痫前期的策略就是使用低剂量阿司匹林。治愈子痫前期的唯一方法就是分娩,这样可以去除病变的胎盘。为了达到该目的,临床医师必须对所有孕妇进行筛查,筛出无症状的前驱患者,将有进一步可能发展为子痫前期的孕妇收治入院,来追踪不可预测的情况变化,以及确定须提前的分娩时间,来最大限度地保障母婴的安全。

有2级高血压但没有严重子痫前期/子痫的孕妇,若需要口服药物治疗,初始应考虑以下3种中的一种推荐药物:拉贝洛尔,硝苯地平,或甲基多巴。尽管甲基多巴是传统药物,这种药物的耐受性较差,如果在产后使用,可能会造成产后抑郁。所有RAS抑制剂必须停止使用。无论孕期年龄如何,对于合并有难以控制的严重高血压、子痫前期、肺水肿、胎盘早剥、DIC或胎儿窘迫的孕妇,建议在母亲状态稳定后立即分娩。肺水肿合并有子痫前期是一个主要的致死原因,静滴硝酸甘油是治疗该疾病的一种方案选择。子痫前期可以从产后早期开始。子痫前期也是在后期导致心血管事件的一个重要因素。患有子痫前期而导致早产的女性在罹患心血管疾病的风险上几乎增加了10倍,因此需要精细的全球危险因素修正。患有子痫前期或已有妊娠高血压的妇女产后72小时应在医院密切监测血压,产后7至10天再到门诊复诊。所有降压药物都能进入母乳。

儿童及青少年高血压

从历史上看,儿童高血压是比较罕见的,主要由于肾实质病变引起。但是,世界范围内儿童肥胖流行增加了原发性青少年高血压的发病率,使之成为年轻人群中最常见的健康问题之一。2016年ESH儿童及青少年高血压管理指南仍然定义儿童高血压为收缩压或舒张压高于根据年龄、性别、身高所得的标准数据中的第95百分位数[123]。目前美国孩童中高血压的患病率是5%,而高血压前期是10%。因原发性高血压(大部分与肥胖相关)而转诊的频率在稳步上升并且现在已经超过了90%[124]。大学生橄榄球运动员与其他运动项目的大学生相比,高血压患病率不成比例:在横截面系列中,19%的大学生橄榄球有高血压,62%的人则是高血压前期,这在一定程度上可以被他们有更高的BMI指数解释[125]。在纵向系列,新生大学橄榄球赛季会造成收缩压和舒张压升高,一般和左心室向心性增厚有关;这些增量在锋线队员身上表现最为明显,他们比非锋线队员更重,而且增重也更多[126]。

动态血压监测是诊断儿童和青少年高血压确诊的方法之一,但至今应用不足[127]。初始的评估应该包括超声心动图评估LVH,尿微量白蛋白、血清肌酐和尿检以监测肾实质损伤。肾小球肾炎和反流性肾病也可能与儿童高血压有关。女童的反复尿路感染可能提示反流性肾病,这种情况或导致肾瘢痕形成(由肾不对称提示)。这种情况应立即咨询儿科肾病专家考虑输尿管再植。几乎10%儿童高血压患者都有肾血管性高血压。主动脉缩窄是婴儿高血压最常见的原因,这种情况下支架植入术预后较好[128]。罕见的继发性儿童高血压是由嗜铬细胞瘤综合征/副神经节瘤、单基因疾病(详见第46、92章)以及11β-羟化酶或17α-羟化酶不足引起的先天性肾上腺增生。没有来自RCT研究的数据明确表明该在什么时候开始儿童及青少年高血压的降压治疗,或者首选哪种药物。ACEI主要用于治疗儿童原发性高血压或肾实质疾病引起的继发性高血压;如果需要,也可加用CCB作为二线用药[123]。

高血压和勃起功能障碍

三分之二男性高血压患者有勃起功能障碍(erectile dysfunction,ED)[129]。TOMHS(Treatment of Mild Hypertension Study,轻度高血压治疗研究)是唯一将ED纳入患者结局报告的随机对照试验[130]。在平均年龄为50岁的男性和之前未接受治疗的高血压患者中,多数ED发生早于降压药疗启用时间,并与年龄和基础收缩压有关。受试者男性被随机分配到五种主流药物的单药治疗组或安慰剂组,CTD是唯一比安慰剂组增加了ED事件的药物。然而,这个结果还没有得到系统的确认[73]。总的来说,磷酸二酯酶5抑制剂在治疗ED方面有较为安全,即使是在有高心血管风险的男性身上,但是在服用硝酸盐或α阻滞剂防治低血压的情况下应避免使用。

高血压和肥厚型心肌病

高血压在肥厚型心肌病(hypertrophic cardiomyopathy,HCM)患者中的发病率与一般人群一样普遍。然而HCM患者的高血压管理存在挑战,因为所有的一线抗高血压药物——双氢吡啶类CCB、RAS抑制剂和噻嗪类药物——都会加重流出道梗阻,并被证明是有害的。高血压最好是用β阻滞剂和/或维拉帕米或地尔硫䓬,中枢抗交感神经药物和非常低剂量的噻嗪类药物作为附加药物[131]。

高血压和心房颤动

心房颤动(AF)往往和高血压并存,90%AF患者伴有高血压。在ARISTOTLE(应用阿哌沙班减少卒中和其他血栓栓塞事件)的试验中,纳入超过18 000名非瓣膜性房颤患者(平均年龄为70岁),在2年的随访中任意时间点,所测的任何门诊血压如收缩压≥140或舒张压≥90mmHg,被证实增加了53%缺血性卒中风险和85%出血性卒中风险[132]。这些新数据强调了强化抗高血压药物治疗、严格控制血压、降低老年非瓣膜性房颤患者卒中风险的重要性。

顽固性高血压

顽固性高血压,定义为接受3种或4种降压药物(含1种利尿剂)依然控制不佳的高血压,更有可能是继发性高血压,也会导致更严重的心血管事件及肾脏结局。随着人口的老龄化,顽固性高血压的患病率在增加,可能已经影响美国成年人的13%到20%。超过一半的患者是由于不正确的血压测量方法、白大衣反应、用药依从性不佳、使用了影响血压的物质(如NSAIDs,过量饮酒,精神药物),或不充分的治疗方案(表47.13)得出的假性顽固性高血压。可矫正的因素包括可乐定反弹(特别是在需要剂量的情况下)和不适当的利尿疗法:在正常肾功能的患者中不恰当地使用袢利尿剂、低频使用短效袢利尿剂(如每日1次呋塞米)或在肾功能受损患者中使用低剂量HCTZ。

表47.13 顽固性高血压的病因

假性顽固性高血压
不充分的控压药物方案
有升压物质
白大褂反射
药物依从性差
不恰当的控压治疗
真性顽固性高血压
慢性肾病
原发性醛固酮增多症
其他继发性高血压
难治的原发性高血压

真正的耐药性患者是一种特殊的高危人群,因为他们有严重的高血压,伴随靶器官损伤和心血管事件等危险因素。患者应接受继发性高血压的病因筛查,尤其是原发性醛固酮增多症和慢性肾病以及嗜铬细胞瘤。在未能明确高血压病因的情况下,使用盐皮质激素受体拮抗剂或扩血管的β受体阻滞剂可以作为有效的附加疗法。低剂量螺内酯(或依普利酮)对顽固性高血压非常有效,即使血清醛固酮在正常范围内[77,78]。

高血压的围手术期管理

在择期手术前,已存在的高血压应该被很好的控制(见第11章)。术前尤需关注利尿所导致的低钾血症。抗高血压药物应在手术当日早上使用,特别注意避免停用β受体阻滞剂或可乐定。一些外科医生更倾向于在心脏手术前保留ACEI和ARB,以防止术后出现血管扩张和低血压,但很少有证据支持这种做法。β受体阻滞剂在非心脏外科手术中没有被证明能降低围手术期风险,反而可能增加重大心血管事件的风险[133]。幸运的是,如果不能口服,大多数药剂的静脉用药都是可用的,这个方面拉贝洛尔特别有效。在围手术期可能会出现高血压,或高血压恶化,这个情况出现在心脏相关手术比非心脏手术更多。心脏移植后高血压尤其令人担忧,其原因很多,包括使用免疫抑制剂如钙调磷酸酶抑制剂(环孢霉素和他克莫司),以及可能的心脏去神经术;治疗方面包括使用二氢吡啶类CCB、利尿剂和中枢抗交感神经药物。

高血压危象的处理

定义

高血压危象是一组高血压所致疾病的总称,其特点是严重的高血压及随后对大脑、心脏、肾脏、视网膜或血管的急性靶器官损害。通常高血压危象患者的血压能达到220/120mmHg或者更高,但患有先兆子痫的妇女她们的血压可能较低,因为她们孕前无高血压,所以大脑的自动调节还没有被重置。高血压危象要求在重症监护室立即静脉用药降低血压,同时行动脉内血压监测。与之相比,高血压急症表示的是严重的难以控制的高血压,但没有急性靶器官损伤的证据。在没有症状和急性靶器官损害的情况下,血压为220/130mmHg的患者应该使用短效口服药物治疗。严重高血压，定义为血压 180/110 至 220/130mmHg，不伴有症状或急性靶器官损伤，通常发生在慢性高血压患者自行停药或减药时。启动长效口服药物治疗较为方便。高血压急症或严重高血压患者需要 24 至 72 小时内由初级护理机构的内科医生或高血压专家进行门诊随访。

特殊的高血压危象

根据最新的荷兰指南[134]，表 47.14 总结了受靶器官影响的高血压危象的治疗建议。表 47.15 总结了推荐用于治疗高血压危象的推荐肠外用药。

表 47.14 高血压急症的静脉用药

用药	启动时间	半衰期	剂量	禁忌证和副作用
拉贝洛尔	5~10min	3~6h	0.25~0.5mg/kg；2~4mg/min 直到血压达标，之后维持 5~20mg/h	二或三度房室阻滞；收缩性心力衰竭，COPD（相关性）；心动过缓
尼卡地平	5~15min	30~40min	5~15mg/h 作为持续静脉注射，起始为 5mg/h，每 15~30min 增加 2.5mg 直到达标，此后减量至 3mg/h	肝功能衰竭
硝普钠	立即	1~2min	0.3~10μg/（kg·min），每 5min 增量 0.5μg/（kg·min）直到达标	肝肾功衰竭（相关性），氰化物中毒
硝酸甘油	1~5min	3~5min	5~200μg/min，每 5min 增量 5~μg/min	
乌拉地尔	3~5min	4~6h	12.5~25mg 快速推注；5~40mg/h 持续静脉注射	
艾司洛尔	1~2min	10~30min	0.5~1.0mg/kg 快速推注；50~300μg/（kg·min），持续静脉注射	二或三度房室阻滞；收缩性心力衰竭，COPD（相关性）；心动过缓
酚妥拉明	1~2min	3~5min	1~5mg，5~15min 后重复用药直到达标；0.5~1mg/h 持续静脉注射	快速性心律失常，稳定性心绞痛

AV，房室；COPD，慢性阻塞性肺疾病。
改编自 van den Born BJ，Beutler JJ，Gaillard CA，et al. Dutch guideline for the management of hypertensive crisis—2010 revision. Neth J Med 2011；69：248.

表 47.15 根据终末器官情况的高血压危象推荐用药

急症种类	启动时间，目标血压	一线用药	替代治疗
高血压危象合并眼病、微血管病、急性肾功能不全	数小时，MAP-20%至-25%	拉贝洛尔	硝普钠 尼卡地平 乌拉地尔
高血压脑病	立即，MAP-20%至-25%	拉贝洛尔	尼卡地平 硝普钠
急性主动脉夹层	立即，SBP<110mmHg	硝普钠+美托洛尔	拉贝洛尔
急性肺水肿	立即，MAP 60~100mmHg	硝普钠联合袢利尿剂	硝酸甘油 乌拉地尔联用袢利尿剂
急性冠脉综合征	立即，MAP 60~100mmHg	硝酸甘油	拉贝洛尔
急性缺血性休克及血压>220/120mmHg	1 小时内，MAP-15%	拉贝洛尔	尼卡地平 硝普钠
脑出血，SBP > 180mmHg 或 MAP > 130mmHg	1 小时内，SBP < 180mmHg 以及 MAP<130mmHg	拉贝洛尔	尼卡地平 硝普钠
急性缺血性休克，有溶栓指征，血压>185/110mmHg	1 小时内，MAP 小于-15%	拉贝洛尔	尼卡地平 硝普钠
可卡因/XTC 中毒	数小时，SBP<140mmHg	酚妥拉明（苯二氮䓬之后）	硝普钠
嗜铬细胞瘤危象	立即	酚妥拉明	硝普钠 乌拉地尔

续表

急症种类	启动时间，目标血压	一线用药	替代治疗
CABG 术前、术中或术后高血压	立即	尼卡地平	乌拉地尔 硝酸甘油
开颅术中或术后	立即	尼卡地平	拉贝洛尔
严重子痫前期/子痫	立即，BP<160/105mmHg	拉贝洛尔（加硫酸镁和口服抗高血压药）	酮色林 尼卡地平

CABG，冠状动脉旁路移植术；MAP，平均动脉压；MgSO4，硫酸镁；XTC，“Ecstasy”（3，4-亚甲基双氧苯丙胺）。

改编自 van den Born BJ，Beutler JJ，Gaillard CA，et al：Dutch guideline for the management of hypertensive crisis—2010 revision. Neth J Med 69：248，2011.

高血压危象合并晚期眼底病变

晚期高血压危象患者的病情更为严重，通常血压 220/130mmHg 或更高，有三级或四级高血压性视网膜病变（图 47.10），伴有头痛、视觉障碍、恶心/呕吐、心力衰竭、神经后遗症（脑病）、心电图确诊型 LVH、肾损害和微血管性溶血性贫血。非裔美国人更有可能患有高血压性心力衰竭。一线药物选择是静脉用拉贝洛尔（α、β 阻滞剂）、硝普钠、尼卡地平（二氢吡啶 CCB）或乌拉地尔（新型中枢交感神经阻滞剂，作用于中央血清素能通路，也能选择性地阻断外围的 α 肾上腺素受体）。在大脑自动调节功能受损的患者中（见后文），拉贝洛尔比硝普盐对脑血流量减少的副作用更小，但半衰期更长，从而导致更严重的系统低血压。与拉贝洛尔相比，尼卡地平有更可估的、持续的降压作用，且安全性是类似的；但是，内科医生及医院药剂师对尼卡地平往往不了解[135]。

高血压危象合并脑病

高血压性脑病在急性高血压出现时的表现可能有一定程度的意识减弱、谵妄、易激惹、昏迷、癫痫发作或皮层盲。局部神经系统表现很少见，一般提示缺血性或出血性卒中，而不是脑病。高血压性脑病是可逆性后脑白质病综合征的一个原因，它通常出现在环孢霉素或他克莫司诱发的高血压（特别是心脏移植者）或由贝伐珠单抗/硼替佐米引起的高血压。脑计算机断层扫描（CT）或磁共振成像（MRI）显示脑水肿的区域可证实脑病的诊断。水肿通常发生在由椎动脉灌注的后脑区域，那里的交感神经支配较少，因此对血压变化的抑制比颈动脉少。脑水肿的区域在高血压危象得到及时治疗之后可慢慢缓解。

大脑自动调节可维持脑血流量恒定在平均动脉压 60～150mmHg 的范围内，而脑病发生在血压超过大脑自动调节上限之后。没有已存在高血压的患者，如子痫前期的，发展到脑病时平均动脉压可超过 150mmHg。在那些患有慢性高血压，自调节曲线右移，以对抗升高的血压，但是这种调节会让患者容易在迅速降压至正常范围后脑部低灌注的影响。因此，高血压性脑病患者应接受静脉用降压药物治疗，最好是使用拉贝洛尔，能立即稳定地降低血压，同时避免大脑的低灌注，从而避免脑损伤。一个很好的经验是，在第一个小时内将最初升高的动脉压力降低 10%，在接下来的 12 小时内继续降压 15%，保持血压不低于 160/110mmHg，

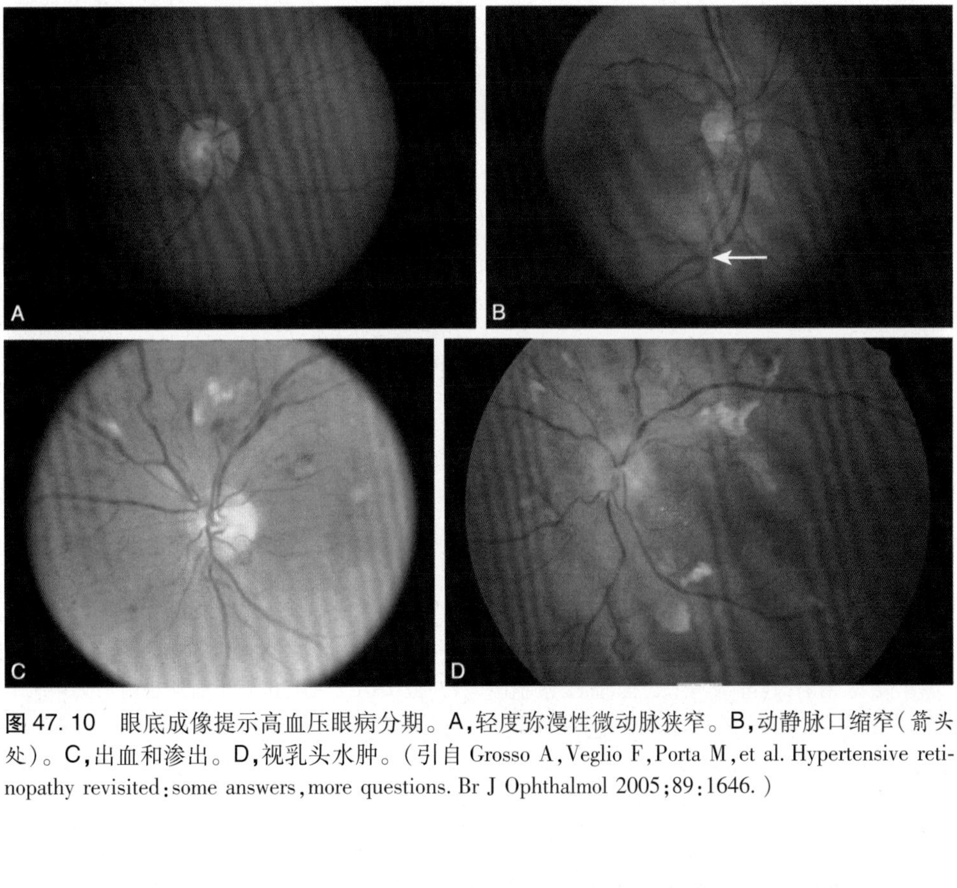

图 47.10　眼底成像提示高血压眼病分期。A，轻度弥漫性微动脉狭窄。B，动静脉口缩窄（箭头处）。C，出血和渗出。D，视乳头水肿。（引自 Grosso A，Veglio F，Porta M，et al. Hypertensive retinopathy revisited：some answers，more questions. Br J Ophthalmol 2005；89：1646.）

在接下来的 48 小时内可以进一步降低。静脉注射生理盐水通常是为了防止由压力性尿钠尿症、恶心、呕吐导致的低血容量性低血压。

急性缺血性或出血性卒中

在急性缺血性卒中,应谨慎降低血压,以避免对可挽救组织(缺血半影区)造成缺血性损伤,扩大梗死面积(见第 65 章)。尽管证据有限,2013 年 AHA/美国卒中学会指南[136]推荐如下:①如果不能接受溶栓治疗,血压持续高于 220/120mmHg 时应接受治疗,启动治疗后降幅不超过 15%;②如果可以接受溶栓治疗,血压应控制至少低于 185/110mmHg。INTERACT2((Intensive BP Reduction in Acute Hemorrhage Trial 2,急性出血中的强化降压 2 期试验)在随机分组的急性出血性卒中患者中,治疗效果明显改善,而没有发生更多不良事件,这些患者被指定使用高强度治疗以降压到低于 140mmHg,而不是保守的指南推荐的低于 180mmHg 的目标[137]。针对没有严重出血和预定外科手术的患者,随机化后第一个小时内使收缩压最大减少 30mmHg,并维持 7 天,具有更优的预防出血性卒中后死亡及致残作用[138]。无论是缺血性还是出血性卒中,降低血压的可选药物包括乌拉地尔、尼卡地平或拉贝洛尔;应避免硝普钠,因为会增加颅内压。

急性冠脉综合征

在急性脉综合征(acutecoronary syndrome,ACS)的高血压患者中,在静脉注射 β 受体阻滞剂如美托洛尔后,需静脉注射硝酸甘油降血压,以防治反射性心动过速。静脉注射艾司洛尔比美托洛尔降压更多,并且是快速可逆的,提供比硝酸甘油更可估的剂量依赖性降压(缓解心绞痛效果比降压更稳定)。硝普钠会引起冠状动脉的窃血现象,应该注意避免。ACS 患者应尽量避免低血压,以防止梗死面积扩大(见第 59 章和第 60 章)。

急性心力衰竭

硝普钠可用于治疗高血压危象和急性心力衰竭。同时使用袢利尿剂可以减少急性肺水肿,进一步降低血压(见第 24 章)。

肾上腺素危象

嗜铬细胞瘤危象应在使用 β 受体阻滞剂后立刻开始酚妥拉明治疗。硝普钠和乌拉地尔是有效的替代治疗。重新启用这个方案可以缓解可乐定停药反应。基于目前有限的证据,可卡因或甲基苯丙胺引起的急性高血压应使用静脉注射苯二氮䓬和拉贝洛尔治疗[139](见第 24 章)。

动态高血压患者的评估与管理的实用临床方法

与前 7 份联合全国委员会报告不同的是,被邀请参加 JNC 8 的 2014 年成员的主要报告没有得到 NHLBI 或任何专业组织的批准,因此不构成美国的官方高血压指南[8]。沿用 IOM 指南中对 RCT 试验证据的严谨解释,这个小组推荐:①针对 60 岁及以上的高血压患者降压治疗不可太强;②传统诊室血压——在早前重要的 RCT 研究中,作为临床决策的重要指标;③剂量方案升级配合高剂量药物被证明有效。从 2015 年到 2017 年获得的新证据都对这些建议提出了质疑。SPRINT 的结果提出对老年患者进行更强化的治疗,而不是低强度,但根据严格的标准也受到了重要警告。对整个美国人口应用 SPRINT 标准将会筛出额外的 1 680 万成年人应当起始或加强抗高血压药物治疗[140]。要实现更严格的控制高血压目标,需要更细致的滴定药物,更多地使用固定剂量的药物组合,更频繁地监测不良反应,因此比以往任何时候都更需要患者频繁复诊[141]。其他来自 RCT、meta 分析、观察性研究的看似矛盾的结果给内科医生和心脏病专家带来许多困惑,他们对如何设定理想血压也会陷入窘境[141,142]。用自动测量血压代替手动测量将是临床医学中的一个巨大变化,也是临床医生所认为正常血压和高血压值的心理重新校准。尽管越来越多的证据表明,动态血压监控优于诊室血压,对心血管疾病风险预测更有益,但该指南对于如何使用这些信息来评估药物治疗却不那么明确。虽然 SPRINT 研究建议 2 个或 3 个不同类药物的联合用药来达到降压目标,专家对于噻嗪类利尿剂是否是多数患者最好的起始治疗、用药的药物依赖性副作用是常见、罕见,严重还是微不足道仍有不同意见。因此,提供了以下方法来评估和管理诊室血压[143]。

初步评估(见第 46 章)

血压的分级

已经开始使用自动诊室血压(automated office BP,AOBP)测量来诊断高血压。患者需安静地在检查室里坐 5 分钟,用高水平的测波仪在统计模式下记录 5 个读数。如果最后 3 种读数的平均值是 135/85mmHg 或更高,并且患者有心电图证实了 LVH 或其他高血压引起靶器官损害的证据,则可诊断为高血压。

在没有靶器官损害,或非常严重的 AOBP 读数(180/110mmHg)的情况下,我们使用动态血压监测(ambulatory BP monitoring,ABPM)或家庭 BP 监测来确认高血压的诊断和分级,因为 AOBP 可能高估/经常低估诊室外的血压。一般来说,如果清醒时的平均血压≥135/85mmHg,或者平均睡眠血压≥120/70mmHg,可以启动降压治疗。大多数私人保险会补偿 ABPM,但目前的医疗保险不会,除非可疑的没有靶器官损害的白大褂高血压。对于家庭血压监控,关键是在诊室对患者的监测器根据验证过的 AOBP 进行校准。大多数血压监测仪是由英国高血压协会(http://www. dableducatioonorg)分级的。患者应该每天早上在服药前测量 3 次,每天晚上连续 4 天,并记录所有的读数。第一天的读数和每组的第一次读数需被弃去,因为被认为是人为高值,其余可以认为是平均值;如果平均值是 135/85mmHg 或更高,可以诊断为高血压并开始治疗。

全球心血管风险评估

用 2013 年的 ACC/AHA 的联合队列计算来估计 10 年间的心血管事件风险,既可以帮助设定每个患者的个体化血压目标值,也可以决定是否开始联用高效他汀治疗,这一点在大于 75%的高血压患者中得到了体现。这种实践是基于最近的 HOPE-3 实验[144]及更早的 ASCOT 实验[145]所得出的令人信服的数据,在高血压患者(或 HOPE-3 中高血压前期患者有 CV 风险)中加用 10mg 的瑞舒伐他汀或 10mg 的阿托伐他汀(仅有的两个强效他汀类药物)能额外降低心血管风险,同时控制平均基础的低密度脂蛋白(low-density lipoprotein,LDL)胆固醇在 130mg/dl。因此,如果计算的 10

年心血管风险是7.5%或更多，或者低密度脂蛋白胆固醇是130mg/dl或更高，用10mg的瑞舒伐他汀或阿托伐他汀来启动他汀治疗。

继发性高血压

当血压异常升高（达160/100特别是180/110mmHg），应该考虑是否是继发性高血压。继发性高血压最常见的两种原因是慢性肾病和原发性醛固酮升高症。尿微量蛋白/肌酐比率是初步评估高血压的一部分。如果血清钾（K^+）水平小于3.5mmol/l或患者有2级高血压（血压160/100mmHg）即使血清K^+正常，或腹部影像学检查提示发现偶然的肾上腺肿块，都应计划测量8AM血浆肾素活性（fibromuscular dysplasia，PRA）和血清醛固酮水平。原发性醛固酮增多症的阳性筛选结果应该是PRA降低到1.0ng/（ml·h）以下（<0.6表示严重抑制）以及血清醛固酮高于12ng/ml[146]。通常我们会忽略报告中的醛固酮/肾素比率，因为如果PRA低于1.0ng/（ml·h），即使血清醛固酮水平较低，这个比值也会错误地升高。虽然肥胖的高血压患者经常有阻塞性睡眠呼吸暂停，但我们不常规行正规的多导睡眠监测，因为唯一关于连续正压通气压力（continuous positive airway pressure，CPAP）的RCT发现它对降压或减少心血管事件（例如房颤）[147]并无获益。在任何年龄层的女性，合并有单侧肾缩小或2级收缩/舒张性高血压，或主诉有脉冲音——这表明有颈动脉FMD，可以用CTA检查纤维肌发育不良症（fibromuscular dysplasia，FMD）；在有经验的治疗中心，经皮血管成形术（无支架）对此有很高的治愈率[148]。

我们只在特定的患者中筛选动脉粥样硬化肾动脉狭窄，因为经皮介入支架植入治疗是顽固性高血压、急进型CKD或复发肺水肿的患者保留的治疗手段；无微量白蛋白尿可以鉴别患者没有微血管性肾疾病，并在支架植入后能有更好的预后[149]。对所有发现肾上腺肿块的患者，都用血浆肾素来筛选嗜铬细胞瘤；或者在出现明确症状（如伴有苍白而不是潮红的一过性高血压）有家族病史的嗜铬细胞瘤情况下进行筛查。

处理方法

血压阈值和治疗目标

考虑到最近的SPRINT结论和各种证据，我们认为由2014年JNC 8组报告[8]和2017年美国医师学会/美国家庭医师学会指南[13]所提出的≥60岁患者药物治疗放宽降压目标至SBP≤150mmHg的推荐太保守，并不能被广泛应用。

它完全基于传统诊室血压和并没有相应的针对这个问题的试验。指南推荐并没有考虑心血管风险的巨大个体差异。

我们可以采用更个性化的方法。对于大多数患者，如果平均清醒BP（ABPM，家庭监测，或AOBP）达135/85mmHg，或者平均睡眠血压（ABPM）达120/70mmHg，则启动抗高血压药，即使AOBP所测血压小于135/85mmHg。这可能隐匿性高血压。它与高心血管事件风险有关，需要治疗。如果AOBP达135/85mmHg，平均清醒血压和睡眠血压都明确正常（分别<130/80和<110/60mmHg）时，可以停止用药，因为全球10年间心血管事件风险分数较低（<7.5%），而且没有靶器官受损证据。这种可能是白大褂型高血压，如果严格定义，这种情况不应该使用药疗。然而，许多疑似白大褂高血压的患者，其实是在轻度高血压的基础上产生白大褂现象，有这种反应的仍需治疗。

对于高危患者，考虑启动或加强药物治疗的条件是平均清醒血压达130/80mmHg或者睡眠血压达115/65mmHg。SPRINT定义的高危患者标准是符合以下一条或更多：

- 有记录的冠心病、心肌梗死或心绞痛
- 估计肾小球滤过率（eGFR）在20~59ml/（min·1.73m²）
- 10年间心血管事件风险为15%或更大
- 年龄75岁或以上

高风险患者也是：

- 非洲血统
- 心电图提示LVH（没有严重的冠状动脉狭窄）
- 糖尿病，不伴直立性低血压
- 卒中病史或短暂性脑缺血发作（transient ischemic attack，TIA）
- 心力衰竭入院病史

对于75岁以上的体健患者开始强化治疗，我们从低剂量药物开始，慢慢地加强加量。我们应让患者参与到临床决策中。安排更频繁的后续诊室随访，以避免引起直立性低血压、症状后的低血压、急性肾脏损伤（肾性J曲线）或加重心绞痛（心脏J曲线），如果引起这些情况则需要较低强度的治疗。

对于体弱的老年患者（直立性或餐后低血压，或有不稳定步态），我们放松了治疗的目标，使站立时的收缩压能维持在135mmHg或更高，避免直立性低血压症状。这通常意味着我们必须接受一个较高的仰卧位血压，以保证患者动态血压。我们应与患者、家属或看护人员一起讨论这种取舍。如果必要，动态监控是非常有用的。家里的静坐血压达155mmHg对于一个平素体质一般的以直立性和餐后低血压为特点的70岁患者（图47.9）可能是比较合适的，而一个家庭静坐血压为130mmHg则适合于一个健康活泼的85岁患者从而预防致残性卒中。必须避免出现有症状的直立性低血压，特别是在治疗老年人和患有长期糖尿病的患者时，他们往往已经有自主神经病变。

ABPM对于3期或更高期的CKD患者中尤其有用，因为他们的大多数会出现隐匿性（或未治疗的）夜间高血压，而过度治疗高血压会导致AKI的发生。根据经验，平均清醒血压应该保持≤135/85mmHg，夜间血压≤120/70mmHg，但如果CKD患者在降压过程中肾功能恶化（肾脏自调节功能失调），这些降压目标应酌情放宽。

生活方式干预

正如2013年的AHA/ACC关于调节生活降低心血管事件[20]所详细描述的，针对所有高血压或高血压前期患者都推荐DASH饮食和其他生活方式的改变。因为不良生活方式的再犯是很常见的，患者需要来自医生的持续鼓励和来自家庭和同伴的支持。建议将改变生活方式作为基本的辅助手段——而不是替代——同时开始抗高血压药治疗。

一线药物

治疗高血压的3种一线药物是：①CCB；②ACEI或ARB；③一种噻嗪类利尿剂。我们使用氨氯地平作为首选的CCB类，因为它是长效的（每日1次的剂量），被研究较多且在多个RCTs中被证实较好，现在已经是非专利期，可使用。ACEI或ARB的选择涉及成本和耐受性问题。一般使用长效ARB，每日1次。对于利尿剂治疗，绝大多数证据都支持吲达帕胺或氯噻酮，而不是氢氯噻嗪；低剂量可减少代谢副作用。

低剂量联合用药

通常起始时我们采用低剂量联合用药,两种用药协同增效,并能最大限度地减少剂量依赖性副作用。首选组合是氨氯地平加上替米沙坦或厄贝沙坦(长效,每日1次,有效的获得性好,在RCTs中表现好的ARB类)。大多数成年人每天需要5~10mg的氨氯地平,40~80mg的替米沙坦或150~300mg的厄贝沙坦,以有效地控制血压。起始剂量很少会对无并发症的高血压患者产生副作用。

在大约20%的患者中,较高(10mg)剂量的氨氯地平会引起一定程度的踝关节水肿。如果有潜在的CKD或低血容量,高剂量的厄贝沙坦或替米沙坦会增加AKI和高钾血症的风险。注意检查患者的牙龈,任一种CCB都有可能引起牙龈增生,如果得到诊断而后停药,增生能自行消退(缓慢);如果没能得到确诊,并且继续CCB药物使用,可能会引起严重的牙齿问题。大多数门诊患者可以在6到12周内安全地达到降压目标,而无任何副作用。这种疗法的快速强化需要家庭监控,频繁的临床随访,以及生活方式的改变。

对于无并发症的高血压患者,通常会将利尿药用在三联疗法中,而不是起始药物,因为它有药物代谢副作用,并且在使用患者中有高停药率。尽管JNC 8专家组2014年的报告建议在RCT中使用高剂量的噻嗪类药物,但实际上使用的最低剂量的噻嗪类利尿剂达到降压目标。证据明显支持使用长效的吲达帕胺或CTD而不是短时间的氢氯噻嗪更有益处。对于那些没有使用氨氯地平加替米沙坦或厄贝沙坦控制的高血压患者,我们可以加半粒1.25mg规格的吲达帕胺药片,它比CTD的成本要低,且是一种超氧化物清除物质。

我们一般使用扩血管β受体阻滞剂,如卡维地洛或奈必洛尔作为合并CAD或心力衰竭的高血压患者的一线用药。这些扩血管的β受体阻滞剂比美托洛尔的降压效果要好得多。然而它们在治疗SVT时不如美托洛尔有效,尤其当SVT是主要的合并症。如果高血压合并严重慢性焦虑,特别是当患者的静息心率≥80次/min,我们也可使用一种扩血管β受体阻滞剂作为一线用药。一般开具的卡维地洛是每月4美元,而奈必洛尔和Coreg CR则是品牌包装,更贵一些。卡维地洛应该在早餐后和晚餐后服用以优化吸收,防止肠胃不适。奈必洛尔更方便,每日1次的剂量,药物吸收不受食物的影响。

顽固性高血压

许多看似明确的药物抵抗性高血压都是假性的,多见于使用了不合适药物的治疗方案。排除白大褂高血压和服药依从问题,如果继发性高血压筛查是阴性的,停用了NASIDs,使用了一线药物的三联疗法(氨氯地平+长效ARB+吲达帕胺或CTD)而始终不能达到降压目标,最好的合并用药是盐皮质激素受体拮抗剂(螺内酯,依普利酮)和血管舒张型β受体阻滞剂(卡维地洛,奈必洛尔)。低剂量的螺内酯(12.5~25mg/d)可能需要8周或更长时间才能看到最大降压效果,这一结果是十分可观的。依普利酮避免了螺内酯的性腺相关副作用,但更昂贵,因为每天服用2次且剂量更高(50~100mg)。应该避免使用可乐定,尤其对刚达到用药标准的患者不应该开具可乐定用于自服药,因为可乐定容易造成不稳定的反弹高血压。

表47.16提供了关于最佳血压管理的建议。未治疗高血压和不达标的联合用药——甚至难治性高血压——在诊室接诊的实际情况中很常见[150-152]。令人印象深刻的Kaiser-Permanente数据显示,大型护理组织可以改善高血压控制率,占人口比从45%提升到80%以上,通过:①不断回顾他们的记录数据,以确定血压有所升高的患者并主动接触他们;②使用一个简单的可广泛应用的固定剂量/每日一联合用药的严格用药方案;③在以药师基础的高血压管理系统中,增加由医务助理执行的无预约血压检查[153]。药剂师可以与患者一起制定合理的降压目标,协调确定药物治疗方案,在大多数州,他们可以在与医生的监督下,自己使用一种预设好的强化用药方案。超过50个RCTs[154]证明,以药剂师为基础的控制高血压系统的干预措施是有效的,这让内科医生有时间专注于卫生保健项目的领导、诊断评估和其他复杂的问题[155]。通过这些措施中,在门诊临床实践中可以实现高达80%的高血压控制率。有顽固性高血压的患者应转诊至高血压专家处。

表47.16 高血压优化调控策略

保健层面
门诊药师为基础的方法
标准用药治疗强化方案
绩效奖励方案
药疗层面
低剂量联合用药
最佳耐受药物种类
固定剂量的单药联合用药
长效每日1次的药物
低成本种类
患者层面
患者激励
分享目标值
自我血压检测
社会支持

未来展望

仍需要大量随机控制变量研究来验证被提出的却未被证实的有效治疗隐匿性高血压的假说——特别是夜间高血压——来降低伴随而来的心血管事件及死亡。

致谢

作者感谢Norman M. Kaplan医生在此章的前版打下的基础。

(陈一泓　汪沁沁　顾宁越　梁鑫 译)

参考文献

Overview of Hypertension Management

1. Benjamin EJ, Blaha MJ, Chiuve SE, et al. Heart disease and stroke statistics—2017 update: a report from the American Heart Association. *Circulation*. 2017;135(10):e146–e603.
2. Forouzanfar MH, Liu P, Roth GA, et al. Global burden of hypertension and systolic blood pressure of at least 110 to 115 mm Hg, 1990–2015. *JAMA*. 2017;317(2):165–182.
3. American Diabetes Association. Standards of medical care in Diabetes 2013. *Diabetes Care*. 2013;36(suppl 1):S11–S66.
4. Aronow WS, Fleg JL, Pepine CJ, et al. ACCF/AHA 2011 expert consensus document on hypertension in the elderly: a report of the American College of Cardiology Foundation Task Force on Clinical Expert Consensus Documents developed in collaboration with

the American Academy of Neurology, American Geriatrics Society, American Society for Preventive Cardiology, American Society of Hypertension, American Society of Nephrology, Association of Black Cardiologists, and European Society of Hypertension. *J Am Soc Hypertens.* 2011;5(4):259–352.
5. Flack JM, Sica DA, Bakris G, et al. Management of high blood pressure in blacks: an update of the International Society on Hypertension in Blacks consensus statement. *Hypertension.* 2010;56(5):780–800.
6. Gabb GM, Mangoni AA, Anderson CS, et al. Guideline for the diagnosis and management of hypertension in adults—2016. *Med J Aust.* 2016;205(2):85–89.
7. Go AS, Bauman M, King SM, et al. An effective approach to high blood pressure control: a science advisory from the American Heart Association, the American College of Cardiology, and the Centers for Disease Control and Prevention. *Hypertension.* 2013;63(4):878–885.
8. James PA, Oparil S, Carter BL, et al. 2014 Evidence-based guideline for the management of high blood pressure in adults: report from the panel members appointed to the Eighth Joint National Committee (JNC 8). *JAMA.* 2014;311(5):507–520.
9. Kidney Disease Improving GLobal Outcomes (KDIGO) Blood Pressure Work Group. KDIGO clinical practice guideline for the management of blood pressure in chronic kidney disease. *Kidney Int Suppl.* 2012;2(5):337–414.
10. Krause T, Lovibond K, Caulfield M, et al. Management of hypertension: summary of NICE guidance. *BMJ.* 2011;343:d4891.
11. Leung AA, Nerenberg K, Daskalopoulou SS, et al. Hypertension Canada's 2016 Canadian hypertension education program guidelines for blood pressure measurement, diagnosis, assessment of risk, prevention, and treatment of hypertension. *Can J Cardiol.* 2016;32(5):569–588.
12. Mancia G, Fagard R, Narkiewicz K, et al. 2013 ESH/ESC guidelines for the management of arterial hypertension: The Task Force for the Management of Arterial Hypertension of the European Society of Hypertension (ESH) and of the European Society of Cardiology (ESC). *J Hypertens.* 2013;31(10):1925–1938.
13. Qaseem A, Wilt TJ, Rich R, et al. Pharmacologic treatment of hypertension in adults aged 60 years or older to higher versus lower blood pressure targets: a clinical practice guideline from the American College of Physicians and the American Academy of Family Physicians. *Ann Intern Med.* 2017;166(6):430–437.
14. Rosendorff C, Lackland DT, Allison M, et al. Treatment of hypertension in patients with coronary artery disease: a scientific statement from the American Heart Association, American College of Cardiology, and American Society of Hypertension. *J Am Coll Cardiol.* 2015;65(18):1998–2038.
15. Weber MA, Schiffrin EL, White WB, et al. Clinical practice guidelines for the management of hypertension in the community: a statement by the American Society of Hypertension and the International Society of Hypertension. *J Clin Hypertens (Greenwich).* 2014;16(1):14–26.

Lifestyle Modification

16. Appel LJ. ASH position paper: Dietary approaches to lower blood pressure. *J Am Soc Hypertens.* 2009;3(5):321–331.
17. Cohen L, Curhan GC, Forman JP. Influence of age on the association between lifestyle factors and risk of hypertension. *J Am Soc Hypertens.* 2012;6(4):284–290.
18. Robbins CL, Dietz PM, Bombard J, et al. Lifestyle interventions for hypertension and dyslipidemia among women of reproductive age. *Prev Chronic Dis.* 2011;8(6):A123.
19. Shimbo D, Levitan EB, Booth JN III, et al. The contributions of unhealthy lifestyle factors to apparent resistant hypertension: findings from the Reasons for Geographic and Racial Differences in Stroke (REGARDS) study. *J Hypertens.* 2013;31(2):370–376.
20. Eckel RH, Jakicic JM, Ard JD, et al. 2013 AHA/ACC guideline on lifestyle management to reduce cardiovascular risk: a report of the American College of Cardiology/American Heart Association Task Force on Practice Guidelines. *J Am Coll Cardiol.* 2014;63(25 Pt B):2960–2984.
21. Appel LJ, Van HL. Did the PREDIMED trial test a Mediterranean diet? *N Engl J Med.* 2013;368(14):1353–1354.
22. Sacks FM, Campos H. Dietary therapy in hypertension. *N Engl J Med.* 2010;362(22):2102–2112.
23. Steinberg D, Bennett GG, Svetkey L. The DASH diet, 20 years later. *JAMA.* 2017;317:1529–1530.
24. Estruch R, Ros E, Salas-Salvado J, et al. Primary prevention of cardiovascular disease with a Mediterranean diet. *N Engl J Med.* 2013;368(14):1279–1290.
25. Nissensohn M, Roman-Vinas B, Sanchez-Villegas A, et al. The effect of the Mediterranean diet on hypertension: a systematic review and meta-analysis. *J Nutr Educ Behav.* 2016;48(1):42–53.
26. Estruch R. Anti-inflammatory effects of the Mediterranean diet: the experience of the PREDIMED study. *Proc Nutr Soc.* 2010;69(3):333–340.
27. Schwingshackl L, Hoffmann G. Diet quality as assessed by the Healthy Eating Index, the Alternate Healthy Eating Index, the Dietary Approaches to Stop Hypertension score, and health outcomes: a systematic review and meta-analysis of cohort studies. *J Acad Nutr Diet.* 2015;115(5):780–800.
28. Siervo M, Lara J, Chowdhury S, et al. Effects of the Dietary Approach to Stop Hypertension (DASH) diet on cardiovascular risk factors: a systematic review and meta-analysis. *Br J Nutr.* 2015;113(1):1–15.
29. US Institute of Medicine. *Sodium Intake in Populations: Assessment of Evidence.* Washington, DC: The National Academies Press; 2013.
30. Mente A, O'Donnell M, Rangarajan S, et al. Associations of urinary sodium excretion with cardiovascular events in individuals with and without hypertension: a pooled analysis of data from four studies. *Lancet.* 2016;388(10043):465–475.
31. Cook NR, Appel LJ, Whelton PK. Sodium intake and all-cause mortality over 20 years in the trials of hypertension prevention. *J Am Coll Cardiol.* 2016;68(15):1609–1617.
32. Kotchen TA, Cowley AW Jr, Frohlich ED. Salt in health and disease—a delicate balance. *N Engl J Med.* 2013;368(26):2531–2532.
33. Mozaffarian D, Fahimi S, Singh GM, et al. Global sodium consumption and death from cardiovascular causes. *N Engl J Med.* 2014;371(7):624–634.
34. Briasoulis A, Agarwal V, Messerli FH. Alcohol consumption and the risk of hypertension in men and women: a systematic review and meta-analysis. *J Clin Hypertens (Greenwich).* 2012;14:792–798.
35. De Koning L, Malik VS, Kellogg MD, et al. Sweetened beverage consumption, incident coronary heart disease, and biomarkers of risk in men. *Circulation.* 2012;125(14):1735–1741, S1.
36. Brown IJ, Stamler J, Van HL, et al. Sugar-sweetened beverage, sugar intake of individuals, and their blood pressure: international study of macro/micronutrients and blood pressure. *Hypertension.* 2011;57(4):695–701.
37. Jayalath VH, Sievenpiper JL, de Souza RJ, et al. Total fructose intake and risk of hypertension: a systematic review and meta-analysis of prospective cohorts. *J Am Coll Nutr.* 2014;33(4):328–339.
38. Kitahara CM, Flint AJ, Berrington de Gonzalez A, et al. Association between class II obesity (BMI of 40-59 kg/m^2) and mortality: a pooled analysis of 20 prospective studies. *PLoS Med.* 2014;11(7):e1001673.
39. Ostchega Y, Hughes JP, Terry A, et al. Abdominal obesity, body mass index, and hypertension in US adults: NHANES 2007–2010. *Am J Hypertens.* 2012;25(12):1271–1278.
40. Appel LJ, Clark JM, Yeh HC, et al. Comparative effectiveness of weight-loss interventions in clinical practice. *N Engl J Med.* 2011;365(21):1959–1968.
41. Loenneke JP, Fahs CA, Abe T, et al. Hypertension risk: exercise is medicine* for most but not all. *Clin Physiol Funct Imaging.* 2014;34(1):77–81.
42. Naci H, Ioannidis J. Comparative effectiveness of exercise and drug interventions of exercise and drug interventions on mortality outcomes: metaepidemiological study. *BMJ.* 2013;347:f5577.
43. Ash GI, Eicher JD, Pescatello LS. The promises and challenges of the use of genomics in the prescription of exercise for hypertension: the 2013 update. *Curr Hypertens Rev.* 2013;9(2):130–147.
44. Lamina S, Okoye GC. Effect of interval exercise training programme on C-reactive protein in the non-pharmacological management of hypertension: a randomized controlled trial. *Afr J Med Med Sci.* 2012;41(4):379–386.
45. Physical Activity Guidelines Advisory Committee. *Physical Activity Guidelines Advisory Committee Report, 2008.* Washington, DC: U.S. Department of Health and Human Services, 2008.
46. Brook RD, Appel LJ, Rubenfire M, et al. Beyond medications and diet: alternative approaches to lowering blood pressure: a scientific statement from the American Heart Association. *Hypertension.* 2013;61(6):1360–1383.
47. Onat A, Ugur M, Hergenc G, et al. Lifestyle and metabolic determinants of incident hypertension, with special reference to cigarette smoking: a longitudinal population-based study. *Am J Hypertens.* 2009;22(2):156–162.
48. Gee ME, Bienek A, Campbell NR, et al. Prevalence of, and barriers to, preventive lifestyle behaviors in hypertension (from a national survey of Canadians with hypertension). *Am J Cardiol.* 2012;109(4):570–575.
49. Mann DM, Kudesia V, Reddy S, et al. Development of DASH Mobile: a mHealth lifestyle change intervention for the management of hypertension. *Stud Health Technol Inform.* 2013;192:973.
50. Nolan RP, Liu S, Shoemaker JK, et al. Therapeutic benefit of internet-based lifestyle counselling for hypertension. *Can J Cardiol.* 2012;28(3):390–396.
51. Nolan RP, Liu S, Feldman R, et al. Reducing Risk with E-Based Support for Adherence to Lifestyle Change in Hypertension (REACH): protocol for a multicentred randomised controlled trial. *BMJ Open.* 2013;3(8):e003547.

Antihypertensive Drugs

52. Ettehad D, Emdin CA, Kiran A, et al. Blood pressure lowering for prevention of cardiovascular disease and death: a systematic review and meta-analysis. *Lancet.* 2016;387(10022):957–967.
53. ALLHAT Officers and Coordinators. Major outcomes in high-risk hypertensive patients randomized to angiotensin-converting enzyme inhibitor or calcium channel blocker vs diuretic: the Antihypertensive and Lipid-Lowering Treatment to Prevent Heart Attack Trial (ALLHAT). *JAMA.* 2002;288(23):2981–2997.
54. Dahlof B, Sever PS, Poulter NR, et al. Prevention of cardiovascular events with an antihypertensive regimen of amlodipine adding perindopril as required versus atenolol adding bendroflumethiazide as required, in the Anglo-Scandinavian Cardiac Outcomes Trial-Blood Pressure Lowering Arm (ASCOT-BPLA): a multicentre randomised controlled trial. *Lancet.* 2005;366(9489):895–906.
55. Jamerson K, Weber MA, Bakris GL, et al. Benazepril plus amlodipine or hydrochlorothiazide for hypertension in high-risk patients. *N Engl J Med.* 2008;359(23):2417–2428.
56. Yusuf S, Teo KK, Pogue J, et al. Telmisartan, ramipril, or both in patients at high risk for vascular events. *N Engl J Med.* 2008;358(15):1547–1559.
57. Turnbull F, Neal B, Ninomiya T, et al. Effects of different regimens to lower blood pressure on major cardiovascular events in older and younger adults: meta-analysis of randomised trials. *BMJ.* 2008;336(7653):1121–1123.
58. Mann JF, Schmieder RE, McQueen M, et al. Renal outcomes with telmisartan, ramipril, or both, in people at high vascular risk (the ONTARGET study): a multicentre, randomised, double-blind, controlled trial. *Lancet.* 2008;372(9638):547–553.
59. Bangalore S, Fakheri R, Toklu B, Messerli FH. Diabetes mellitus as a compelling indication for use of renin angiotensin system blockers: systematic review and meta-analysis of randomized trials. *BMJ.* 2016;352:i438.
60. Fagard RH, Celis H, Thijs L, Wouters S. Regression of left ventricular mass by antihypertensive treatment: a meta-analysis of randomized comparative studies. *Hypertension.* 2009;54(5):1084–1091.
61. Harel Z, Gilbert C, Wald R, et al. The effect of combination treatment with aliskiren and blockers of the renin-angiotensin system on hyperkalaemia and acute kidney injury: systematic review and meta-analysis. *BMJ.* 2012;344:e42.
62. Parving HH, Brenner BM, McMurray JJ, et al. Cardiorenal end points in a trial of aliskiren for type 2 diabetes. *N Engl J Med.* 2012;367(23):2204–2213.
63. Retraction—Combination treatment of angiotensin-II receptor blocker and angiotensin-converting-enzyme inhibitor in non-diabetic renal disease (COOPERATE): a randomised controlled trial. *Lancet.* 2009;374(9697):1226.
64. Kronish IM, Woodward M, Sergie Z, et al. Meta-analysis: impact of drug class on adherence to antihypertensives. *Circulation.* 2011;123(15):1611–1621.
65. Ernst ME, Neaton JD, Grimm RH Jr, et al. Long-term effects of chlorthalidone versus hydrochlorothiazide on electrocardiographic left ventricular hypertrophy in the multiple risk factor intervention trial. *Hypertension.* 2011;58(6):1001–1007.
66. Roush GC, Holford TR, Guddati AK. Chlorthalidone compared with hydrochlorothiazide in reducing cardiovascular events: systematic review and network meta-analyses. *Hypertension.* 2012;59(6):1110–1117.
67. Pareek AK, Messerli FH, Chandurkar NB, et al. Efficacy of low-dose chlorthalidone and hydrochlorothiazide as assessed by 24-h ambulatory blood pressure monitoring. *J Am Coll Cardiol.* 2016;67(4):379–389.
68. Roush GC, Ernst ME, Kostis JB, et al. Head-to-head comparisons of hydrochlorothiazide with indapamide and chlorthalidone: antihypertensive and metabolic effects. *Hypertension.* 2015;65(5):1041–1046.
69. Beckett NS, Peters R, Fletcher AE, et al. Treatment of hypertension in patients 80 years of age or older. *N Engl J Med.* 2008;358(18):1887–1898.
70. Randomised trial of a perindopril-based blood-pressure-lowering regimen among 6,105 individuals with previous stroke or transient ischaemic attack. *Lancet.* 2001;358(9287):1033–1041.
71. Victor RG. Comparisons of hydrochlorothiazide with indapamide and chlorthalidone. Practice Update in Cardiology, 2015. http://www.practiceupdate.com/c/22751/0/2. Accessed October 13, 2016.
72. Price AL, Lingvay I, Szczepaniak EW, et al. The metabolic cost of lowering blood pressure with hydrochlorothiazide. *Diabetol Metab Syndr.* 2013;5(1):35.
73. Handler J. Managing erectile dysfunction in hypertensive patients. *J Clin Hypertens (Greenwich).* 2011;13(6):450–454.
74. Liamis G, Filippatos TD, Elisaf MS. Thiazide-associated hyponatremia in the elderly: what the clinician needs to know. *J Geriatr Cardiol.* 2016;13(2):175–182.
75. Rodenburg EM, Hoorn EJ, Ruiter R, et al. Thiazide-associated hyponatremia: a population-based study. *Am J Kidney Dis.* 2013;62(1):67–72.
76. Vongpatanasin W. Resistant hypertension: a review of diagnosis and management. *JAMA.* 2014;311(21):2216–2224.
77. Williams B, MacDonald TM, Morant S, et al. Spironolactone versus placebo, bisoprolol, and doxazosin to determine the optimal treatment for drug-resistant hypertension (PATHWAY-2): a randomised, double-blind, crossover trial. *Lancet.* 2015;386(10008):2059–2068.
78. Victor RG. The miracle of low-dosespironolactone for resistant hypertension rediscovered. Practice Update in Cardiology, 2016. http://www.practiceupdate.com/content/spironolactone-versus-placebo-bisoprolol-and-doxazosin-to-determine-the-optimal-treatment-for-drug-resistant-hypertension/30033/62. Accessed October 13, 2016.
79. Wiysonge CS, Opie LH. β-Blockers as initial therapy for hypertension. *JAMA.* 2013;310(17):

1851–1852.

80. Vongpatanasin W, Kario K, Atlas SA, Victor RG. Central sympatholytic drugs. *J Clin Hypertens (Greenwich)*. 2011;13(9):658–661.

Investigational Percutaneous Intervention

81. Bhatt DL, Kandzari DE, O'Neill WW, et al. A controlled trial of renal denervation for resistant hypertension. *N Engl J Med*. 2014;370(15):1393–1401.
82. Victor RG. Carotid baroreflex activation therapy for resistant hypertension. *Nat Rev Cardiol*. 2015;12(8):451–463.
83. Bisognano JD, Bakris G, Nadim MK, et al. Baroreflex activation therapy lowers blood pressure in patients with resistant hypertension: results from the double-blind, randomized, placebo-controlled rheos pivotal trial. *J Am Coll Cardiol*. 2011;58(7):765–773.

Evidence-Based Approach to Hypertension Management

84. Lonn EM, Yusuf S. Should patients with cardiovascular risk factors receive intensive treatment of hypertension to <120/80 mmHg target? An antagonist view from HOPE-3. *Circulation*. 2016;134(18):1311–1313.
85. Oparil S, Lewis CE. Should patients with cardiovascular risk factors receive intensive treatment of hypertension to <120/80 mmHg target? A protagonist view from SPRINT. *Circulation*. 2016;134(18):1308–1310.
86. Cushman WC, Evans GW, Byington RP, et al. Effects of intensive blood-pressure control in type 2 diabetes mellitus. *N Engl J Med*. 2010;362(17):1575–1585.
87. Wright JT Jr, Williamson JD, Whelton PK, et al. A randomized trial of intensive versus standard blood-pressure control. *N Engl J Med*. 2015;373(22):2103–2116.
88. Williamson JD, Supiano MA, Applegate WB, et al. Intensive vs standard blood pressure control and cardiovascular disease outcomes in adults aged ≥75 years: a randomized clinical trial. *JAMA*. 2016;315(24):2673–2682.
89. Benavente OR, Coffey CS, Conwit R, et al. Blood-pressure targets in patients with recent lacunar stroke: the SPS3 randomised trial. *Lancet*. 2013;382(9891):507–515.
90. Lonn EM, Bosch J, Lopez-Jaramillo P, et al. Blood-pressure lowering in intermediate-risk persons without cardiovascular disease. *N Engl J Med*. 2016;374(21):2009–2020.
91. Franklin SS, O'Brien E, Staessen JA. Masked hypertension: understanding its complexity. *Eur Heart J*. 2017;38(15):1112–1118.
92. Verdecchia P, Angeli F, Gentile G, Reboldi G. More versus less intensive blood pressure-lowering strategy: cumulative evidence and trial sequential analysis. *Hypertension*. 2016;68(3):642–653.
93. Xie X, Atkins E, Lv J, et al. Effects of intensive blood pressure lowering on cardiovascular and renal outcomes: updated systematic review and meta-analysis. *Lancet*. 2016;387(10017):435–443.
94. Brunstrom M, Carlberg B. Effect of antihypertensive treatment at different blood pressure levels in patients with diabetes mellitus: systematic review and meta-analyses. *BMJ*. 2016;352:i717.
95. Emdin CA, Rahimi K, Neal B, et al. Blood pressure lowering in type 2 diabetes: a systematic review and meta-analysis. *JAMA*. 2015;313(6):603–615.
96. Adamsson ES, Gudbjornsdottir S, Manhem K, et al. Blood pressure and complications in individuals with type 2 diabetes and no previous cardiovascular disease: national population based cohort study. *BMJ*. 2016;354:i4070.
97. Bhatt DL. Troponin and the J-curve of diastolic blood pressure: when lower is not better. *J Am Coll Cardiol*. 2016;68(16):1723–1726.
98. Verdecchia P, Reboldi G, Angeli F, et al. Systolic and diastolic blood pressure changes in relation with myocardial infarction and stroke in patients with coronary artery disease. *Hypertension*. 2015;65(1):108–114.
99. Vidal-Petiot E, Ford I, Greenlaw N, et al. Cardiovascular event rates and mortality according to achieved systolic and diastolic blood pressure in patients with stable coronary artery disease: an international cohort study. *Lancet*. 2016;388(10056):2142–2152.
100. Kjeldsen SE, Berge E, Bangalore S, et al. No evidence for a J-shaped curve in treated hypertensive patients with increased cardiovascular risk: the VALUE trial. *Blood Press*. 2016;25(2):83–92.
101. McEvoy JW, Chen Y, Rawlings A, et al. Diastolic blood pressure, subclinical myocardial damage, and cardiac events: implications for blood pressure control. *J Am Coll Cardiol*. 2016;68(16):1713–1722.
102. Myers MG, Kaczorowski J, Dolovich L, et al. Cardiovascular risk in hypertension in relation to achieved blood pressure using automated office blood pressure measurement. *Hypertension*. 2016;68(4):866–872.
103. Seol SH, Lindner JR. A primer on the methods and applications for contrast echocardiography in clinical imaging. *J Cardiovasc Ultrasound*. 2014;22(3):101–110.
104. Julius S, Nesbitt SD, Egan BM, et al. Feasibility of treating prehypertension with an angiotensin-receptor blocker. *N Engl J Med*. 2006;354(16):1685–1697.
105. Wang YC, Shimbo D, Muntner P, et al. Prevalence of masked hypertension among US adults with nonelevated clinic blood pressure. *Am J Epidemiol*. 2017;185(3):194–202.
106. Arnold AC, Okamoto LE, Gamboa A, et al. Angiotensin II, independent of plasma renin activity, contributes to the hypertension of autonomic failure. *Hypertension*. 2013;61(3):701–706.
107. Isaacson S, Vernino S, Ziemann A, et al. Long-term safety of droxidopa in patients with symptomatic neurogenic orthostatic hypotension. *J Am Soc Hypertens*. 2016;10(10):755–762.
108. Kaufmann H, Norcliffe-Kaufmann L, Hewitt LA, et al. Effects of the novel norepinephrine prodrug, droxidopa, on ambulatory blood pressure in patients with neurogenic orthostatic hypotension. *J Am Soc Hypertens*. 2016;10(10):819–826.
109. Okamoto LE, Diedrich A, Baudenbacher FJ, et al. Efficacy of servo-controlled splanchnic venous compression in the treatment of orthostatic hypotension: a randomized comparison with midodrine. *Hypertension*. 2016;68(2):418–426.
110. Brenner BM, Cooper ME, et al. Effects of losartan on renal and cardiovascular outcomes in patients with type 2 diabetes and nephropathy. *N Engl J Med*. 2001;345(12):861–869.
111. Lewis EJ, Hunsicker LG, Clarke WR, et al. Renoprotective effect of the angiotensin-receptor antagonist irbesartan in patients with nephropathy due to type 2 diabetes. *N Engl J Med*. 2001;345(12):851–860.
112. Wright JT Jr, Bakris G, Greene T, et al. Effect of blood pressure lowering and antihypertensive drug class on progression of hypertensive kidney disease: results from the AASK trial. *JAMA*. 2002;288(19):2421–2431.
113. Appel LJ, Wright JT Jr, Greene T, et al. Intensive blood-pressure control in hypertensive chronic kidney disease. *N Engl J Med*. 2010;363(10):918–929.
114. Upadhyay A, Earley A, Haynes SM, Uhlig K. Systematic review: blood pressure target in chronic kidney disease and proteinuria as an effect modifier. *Ann Intern Med*. 2011;154(8):541–548.
115. Davis SM, Donnan GA. Clinical practice. Secondary prevention after ischemic stroke or transient ischemic attack. *N Engl J Med*. 2012;366(20):1914–1922.
116. Yusuf S, Diener HC, Sacco RL, et al. Telmisartan to prevent recurrent stroke and cardiovascular events. *N Engl J Med*. 2008;359(12):1225–1237.

Special Considerations in Management

117. Abdalla M, Booth JN III, Seals SR, et al. Masked hypertension and incident clinic hypertension among blacks in the Jackson Heart Study. *Hypertension*. 2016;68(1):220–226.
118. Salles GF, Reboldi G, Fagard RH, et al. Prognostic effect of the nocturnal blood pressure fall in hypertensive patients: the Ambulatory Blood Pressure Collaboration in Patients with Hypertension (ABC-H) Meta-Analysis. *Hypertension*. 2016;67(4):693–700.
119. Victor RG, Ravenell JE, Freeman A, et al. Effectiveness of a barber-based intervention for improving hypertension control in black men: the BARBER-1 study: a cluster randomized trial. *Arch Intern Med*. 2011;171(4):342–350.
120. American College of Obstetricians and Gynecologists. Hypertension in pregnancy. Report of the ACOG Task Force on Hypertension in Pregnancy. *Obstet Gynecol*. 2013;122(5):1122–1131.
121. Ersboll AS, Damm P, Gustafsson F, et al. Peripartum cardiomyopathy: a systematic literature review. *Acta Obstet Gynecol Scand*. 2016;95(11):1205–1219.
122. Krishnamoorthy P, Garg J, Palaniswamy C, et al. Epidemiology and outcomes of peripartum cardiomyopathy in the United States: findings from the Nationwide Inpatient Sample. *J Cardiovasc Med (Hagerstown)*. 2016;17(10):756–761.
123. Lurbe E, Agabiti-Rosei E, Cruickshank JK, et al. 2016 European Society of Hypertension guidelines for the management of high blood pressure in children and adolescents. *J Hypertens*. 2016;34(10):1887–1920.
124. Sun J, Steffen LM, Xi B. How to accurately define pediatric hypertension: a systematic review. *J Hypertens*. 2016;34(suppl 1):e248. ISH 2016 Abstract Book.
125. Karpinos AR, Roumie CL, Nian H, et al. High prevalence of hypertension among collegiate football athletes. *Circ Cardiovasc Qual Outcomes*. 2013;6(6):716–723.
126. Weiner RB, Wang F, Isaacs SK, et al. Blood pressure and left ventricular hypertrophy during American-style football participation. *Circulation*. 2013;128(5):524–531.
127. Flynn JT, Daniels SR, Hayman LL, et al. Update: ambulatory blood pressure monitoring in children and adolescents: a scientific statement from the American Heart Association. *Hypertension*. 2014;63(5):1116–1135.
128. Bondanza S, Calevo MG, Marasini M. Early and long-term results of stent implantation for aortic coarctation in pediatric patients compared to adolescents: a single center experience. *Cardiol Res Pract*. 2016;2016:4818307.
129. Kaplan NM. Sex never dies. *J Am Soc Hypertens*. 2015;9(12):908–909.
130. Grimm RH Jr, Grandits GA, Prineas RJ, et al. Long-term effects on sexual function of five antihypertensive drugs and nutritional hygienic treatment in hypertensive men and women. Treatment of Mild Hypertension Study (TOMHS). *Hypertension*. 1997;29(1 Pt 1):8–14.
131. Sen-Chowdhry S, Jacoby D, Moon JC, McKenna WJ. Update on hypertrophic cardiomyopathy and a guide to the guidelines. *Nat Rev Cardiol*. 2016;13(11):651–675.
132. Rao MP, Halvorsen S, Wojdyla D, et al. Blood pressure control and risk of stroke or systemic embolism in patients with atrial fibrillation: results from the Apixaban for Reduction in Stroke and Other Thromboembolic Events in Atrial Fibrillation (ARISTOTLE) Trial. *J Am Heart Assoc*. 2015;4(12).
133. Jorgensen ME, Hlatky MA, Kober L, et al. β-Blocker–associated risks in patients with uncomplicated hypertension undergoing noncardiac surgery. *JAMA Intern Med*. 2015;175(12):1923–1931.

Management of Hypertensive Crises

134. Van den Born BJ, Beutler JJ, Gaillard CA, et al. Dutch guideline for the management of hypertensive crisis: 2010 revision. *Neth J Med*. 2011;69(5):248–255.
135. Peacock WF, Hilleman DE, Levy PD, et al. A systematic review of nicardipine vs labetalol for the management of hypertensive crises. *Am J Emerg Med*. 2012;30(6):981–993.
136. Jauch EC, Saver JL, Adams HP Jr, et al. Guidelines for the early management of patients with acute ischemic stroke: a guideline for healthcare professionals from the American Heart Association/American Stroke Association. *Stroke*. 2013;44(3):870–947.
137. Anderson CS, Heeley E, Huang Y, et al. Rapid blood-pressure lowering in patients with acute intracerebral hemorrhage. *N Engl J Med*. 2013;368(25):2355–2365.
138. Wang X, Arima H, Heeley E, et al. Magnitude of blood pressure reduction and clinical outcomes in acute intracerebral hemorrhage: intensive blood pressure reduction in acute cerebral hemorrhage trial study. *Hypertension*. 2015;65(5):1026–1032.
139. Richards JR, Lange RA. Labetalol and cardiovascular consequences of cocaine use. *Trends Cardiovasc Med*. 2016;26(2):202–203.

Practical Clinical Approach to Ambulatory Hypertensive Patients

140. Bress AP, Tanner RM, Hess R, et al. Generalizability of SPRINT results to the U.S. adult population. *J Am Coll Cardiol*. 2016;67(5):463–472.
141. Chobanian AV. Time to reassess blood-pressure goals. *N Engl J Med*. 2015;373(22):2093–2095.
142. Fuster V. No such thing as ideal blood pressure: a case for personalized medicine. *J Am Coll Cardiol*. 2016;67(25):3014–3015.
143. Victor R. My approach to evaluation of the ambulatory patient with suspected hypertension. *Trends Cardiovasc Med*. 2016;26(5):481–483.
144. Yusuf S, Lonn E, Pais P, et al. Blood-pressure and cholesterol lowering in persons without cardiovascular disease. *N Engl J Med*. 2016;374(21):2032–2043.
145. Sever PS, Poulter NR, Dahlof B, Wedel H. Antihypertensive therapy and the benefits of atorvastatin in the Anglo-Scandinavian Cardiac Outcomes Trial: lipid-lowering arm extension. *J Hypertens*. 2009;27(5):947–954.
146. Funder JW, Carey RM, Mantero F, et al. The management of primary aldosteronism: case detection, diagnosis, and treatment: an Endocrine Society clinical practice guideline. *J Clin Endocrinol Metab*. 2016;101(5):1889–1916.
147. McEvoy RD, Antic NA, Heeley E, et al. CPAP for prevention of cardiovascular events in obstructive sleep apnea. *N Engl J Med*. 2016;375(10):919–931.
148. Olin JW, Gornik HL, Bacharach JM, et al. Fibromuscular dysplasia: state of the science and critical unanswered questions. A scientific statement from the American Heart Association. *Circulation*. 2014;129(9):1048–1078.
149. Murphy TP, Cooper CJ, Pencina KM, et al. Relationship of albuminuria and renal artery stent outcomes: results from the CORAL randomized clinical trial (Cardiovascular Outcomes with Renal Artery Lesions). *Hypertension*. 2016;68(5):1145–1152.
150. Fontil V, Pletcher MJ, Khanna R, et al. Physician underutilization of effective medications for resistant hypertension at office visits in the United States: NAMCS 2006–2010. *J Gen Intern Med*. 2014;29(3):468–476.
151. Fontil V, Bibbins-Domingo K, Kazi DS, et al. Simulating strategies for improving control of hypertension among patients with usual source of care in the United States: the Blood Pressure Control Model. *J Gen Intern Med*. 2015;30(8):1147–1155.
152. Rader F, Elashoff RM, Niknezhad S, Victor RG. Differential treatment of hypertension by primary care providers and hypertension specialists in a barber-based intervention trial to control hypertension in black men. *Am J Cardiol*. 2013;112(9):1421–1426.
153. Jaffe MG, Lee GA, Young JD, et al. Improved blood pressure control associated with a large-scale hypertension program. *JAMA*. 2013;310(7):699–705.
154. Tsuyuki RT, Houle SK, Charrois TL, et al. Randomized trial of the effect of pharmacist prescribing on improving blood pressure in the community: the Alberta Clinical Trial in Optimizing Hypertension (RxACTION). *Circulation*. 2015;132(2):93–100.
155. Victor RG. Expanding pharmacists' role in the era of health care reform. *Am J Health Syst Pharm*. 2012;69(22):1959.

第 48 章 脂蛋白异常与心血管疾病

JACQUES GENEST AND PETER LIBBY

脂蛋白、载脂蛋白、受体和酶 946
脂蛋白代谢和转运 949
脂蛋白紊乱 952
定义 952
遗传性脂蛋白紊乱 952
高脂血症和代谢综合征的继发因素 956
脂质风险的药理学管理 957
羟甲基戊二酰辅酶 A 还原酶抑制剂(他汀类药物) 957
胆固醇吸收抑制剂 960
纤维酸衍生物(贝特类) 960
PCSK9 抑制剂 961
新药 963
治疗脂蛋白异常的临床方法 963
改变生活方式:饮食 963
复合脂蛋白障碍的治疗 963
未来的前景 964
基因治疗 964
社会变革 964
参考文献 964

虽然采取了一些公共健康措施,但是心血管疾病(cardiovascular disease,CVD),尤其是动脉粥样硬化性心血管疾病(atherosclerotic cardiovascular disease,ASCVD)仍是国家卫生保健系统的一大负担[1-3]。脂蛋白紊乱是心血管疾病的危险因素。通过改善生活方式或必要的药物治疗来调节血浆胆固醇水平,是最有效的治疗和预防急性冠脉综合征的手段。

脂类约占血浆干重的 70%以上(以质量计),剩余的组分为氨基酸(蛋白质),核酸和碳水化合物。大约一半的循环脂类为固醇类,其他主要组成部分为磷脂和甘油三酯,以脂蛋白形式循环[4]。因此,循环的脂蛋白不断浸润血管壁内皮细胞,脂蛋白和血管壁细胞之间的相互作用是人类动脉粥样硬化发病的重要病理生理机制(见第 44 章)。

详实的数据证明了"脂质假说",在 45 章中提及的观测数据提示人群中血浆胆固醇和低密度脂蛋白(low-density lipoprotein cholesterol,LDL-C)升高与心血管疾病密切相关,尤其是冠心病。动物实验也提示动脉粥样硬化的发生和发展需要胆固醇。人类基因研究为与 LDL-C 水平相关的基因提供了强有力的因果支持[5-7]。降低 LDL-C 血浆浓度,可以降低冠心病发生风险,且其效果与 LDL-C 降低幅度相关。因此,低密度脂蛋白作为与动脉粥样硬化有因果关系的危险因素,其符合修改后的科赫法则[8-10]。

与高脂血症相比,血脂异常或异常脂蛋白血症更能反映与动脉疾病相关的血脂和血脂蛋白转运途径紊乱。临床实践中经常可以见到血脂异常包含的几种模式,比如低高密度脂蛋白(high-density lipoprotein cholesterol,HDL-C)血症和高甘油三酯血症伴总胆固醇水平正常。血脂异常也包括脂蛋白升高和遗传性或获得性脂蛋白代谢障碍。一些罕见的脂蛋白代谢障碍可引起明显的临床症状,但是大多数异常脂蛋白血症不引起临床症状或体征。相反,这些紊乱需要实验室检查来确诊。恰当地识别和管理异常脂蛋白血症可以降低心血管疾病发病率和总体死亡率。本文介绍的血脂基础对心血管疾病的日常实践具有重要意义。

脂蛋白转运系统

脂质生物化学

脂质包括脂肪酸、蜡、类脂类、单甘油酯、甘油二酯、甘油三酯、磷脂、鞘脂、甾醇、萜烯、丙烯醇和脂溶性维生素(A,D,E,K),与其他生物分子相对应,如核酸、蛋白质、氨基酸和碳水化合物。脂质的

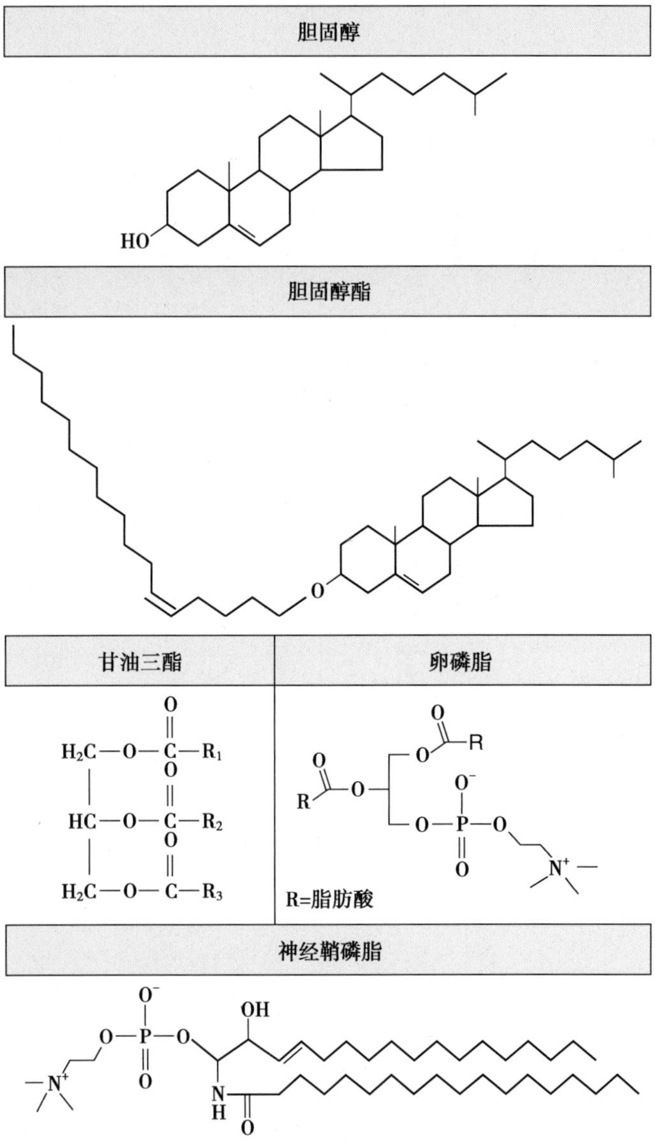

图 48.1 主要脂质分子的生化结构:胆固醇、胆固醇酯、甘油三酯和磷脂(如卵磷脂和神经鞘磷脂)。R,脂肪酸酰基链

主要作用为生物膜重要组分、能量储备和作为很多信号分子的骨干或编辑器。某些脂类,尤其是脂肪酸易氧化,从而产生对细胞具有高毒性的物质。脂肪酸可以在线粒体中通过β-氧化被降解,而甾醇核抵抗酶降解。胆固醇的消除则有赖于胆汁酸的排泄或皮肤细胞的脱落。

脂类一般不溶于水。脂质转运系统在动物体内经过了数代的演化,疏水分子(脂肪)由产生的部位(肠道系统)被血浆的溶液(水)环境运送到消耗部位(肌肉和迅速分裂的组织)。被称为载脂蛋白(apo)的高度保守蛋白质序列调控这一转运过程。大多数载脂蛋白来源于祖先基因,包含疏水区域和亲水区域。这种两性结构使这些蛋白质可以连接血浆溶液环境的界面和脂蛋白的磷脂成分。血浆中脂类主要包括胆固醇、胆固醇酯类、磷脂、鞘磷脂和甘油三酯(图 48.1)。脂质图(脂质代谢产物和通路策略)协会为脂质提供了标准化的命名法[11]。

哺乳动物细胞膜及其亚细胞细胞器膜均需要胆固醇参与构建。这种脂质会使类固醇激素和胆汁酸产生增多,且有助于表皮的完整性。细胞的许多功能有赖于膜胆固醇,细胞调节其胆固醇含量。大部分胆固醇以存在于脂蛋白颗粒核心的胆固醇酯的形式在血浆中运输。卵磷脂胆固醇酰基转移酶(lecithin-cholesterol acyltransferase, LCAT)可通过将卵磷脂分子的脂肪酸酰基链转移到胆固醇分子上,从而催化胆固醇酯的合成。

甘油三酯由一个含 3 个碳原子的甘油骨干组成,共价连接到 3 个脂肪酸链($R_{1\text{-}3}$)。脂肪酸组成因长链和双链存在而有差异(饱和度)。高疏水性甘油三酯分子在脂蛋白的核心参与血液循环。甘油三酯可被脂肪酶水解产生游离脂肪酸(free fatty acids, FFAs),FFAs 可用于供能。

甘油磷脂是所有细胞膜的成分,由一个甘油分子连接两个脂肪酸组成(R_1 和 R_2,见图 48.1)。脂肪酸因碳链长度和双键数量而有差异。甘油骨架的第三个碳原子携带了一个磷酸基连接了以下 4 个分子中的一个:胆碱(磷脂酰胆碱,也称卵磷脂)、乙醇胺(磷脂酰乙醇胺)、丝氨酸(磷脂酰丝氨酸)或肌醇(磷脂酰肌醇)。更多的复合磷脂包括磷脂甘油(如心磷脂是由两个磷脂甘油分子组成,心磷脂抗体常存在于系统性红斑狼疮)和缩醛磷脂,是真核细胞膜的重要组分。另外一种磷脂——鞘磷脂——在质膜构成中具有特殊功能,参与膜微结构诸如筏和小凹的形成。鞘磷脂的结构组成类似于卵磷脂。鞘脂类的骨架结构为氨基酸丝氨酸而不是甘油。磷脂是极性分子,其水溶性较甘油三酯和胆固醇强。磷脂参与信号通路传导:膜相关的磷脂酶将其水解生成第二信使(包括甘油二酯、溶血磷脂、磷脂酸和花生四烯酸等游离脂肪酸),参与多种细胞功能调节。磷脂酰肌醇的磷酸化作用在细胞膜和细胞器的信号转到中起着至关重要的作用。

脂蛋白、载脂蛋白、受体和酶

脂蛋白是一种具有复杂结构的大分子,既被防水的磷脂和游离胆固醇覆盖,同时还被疏水的胆固醇酯和甘油三酯覆盖。脂蛋白在血浆中的大小、密度、脂质和载脂蛋白含量各不相同(图 48.2 和表 48.1)。脂蛋白的分类是根据其在血浆中的密度(血浆密度为 1.006g/ml)。富含甘油三酯脂蛋白(triglyceride-rich lipoproteins, TRLs)由乳糜微粒、乳糜微粒残留和极低密度脂蛋白(very-lowdensity lipoprotein, VLDL)组成,其密度低于 1.006g/ml。其余存在于血浆的组分为低密度脂蛋白(low-density lipoprotein, LDL)、高密度脂蛋白(high-density lipoprotein, HDL)和脂蛋白 a。

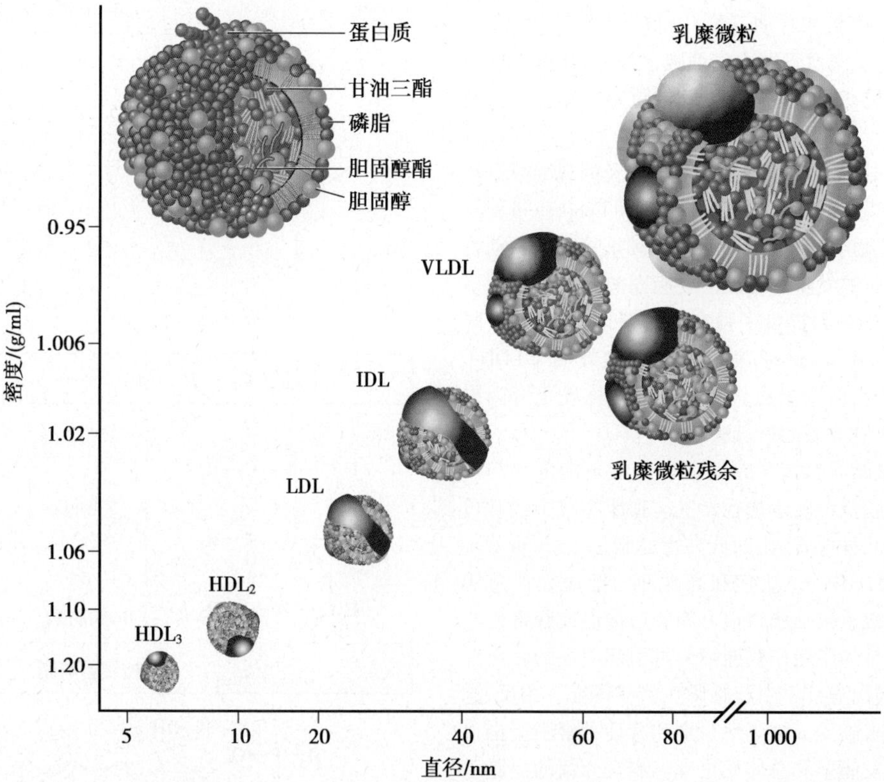

图 48.2 血浆脂蛋白的相对大小是根据其水合密度。血浆密度为 1 006g/ml。插图,脂蛋白的结构。磷脂以其极性基团朝向血浆的水性环境取向。游离胆固醇被插入磷脂层中。脂蛋白的核心由胆固醇酯和甘油三酯组成。载脂蛋白参与脂蛋白的分泌,促进其结构完整,并充当酶的辅因子或作为各种受体的配体

表 48.1 血浆脂蛋白组成

	来源	密度/(g/ml)	尺寸/nm	蛋白质/%	血浆胆固醇/(mmol/L)*	空腹血浆甘油三酯/(mmol/L)†	主要apo	其他apo
乳糜微粒‡	肠道	<0.95	100~1 000	1~2	0.0	0	B48	A-Ⅰ,Cs
乳糜微粒残余‡	乳糜微粒代谢	0.95~1.006	30~80	3~5	0.0	0.0	B48,E	A-Ⅰ,A-Ⅳ,Cs
VLDL	肝脏	<1.006	40~50	10	0.1~0.4	0.2~1.2	B100	A-Ⅰ,Cs
IDL	VLDL	1.006~1.019	25~30	18	0.1~0.3	0.1~0.3	B100,E	
LDL	IDL	1.019~1.063	20~25	25	1.5~3.5	0.2~0.4	B100	
HDL	肝脏,肠道	1.063~1.210	6~10	40~55	0.9~1.6	0.1~0.2	A-Ⅰ,A-Ⅱ	A-Ⅳ
Lp(a)	肝脏	1.051~1.082	25	30~50			B100,(a)	

apo,载脂蛋白;LDL,低密度脂蛋白;IDL,中等密度脂蛋白;HDL,高密度脂蛋白;VLDL,极低密度脂蛋白;Lp(a),脂蛋白(a)。
* 以 mmol/L 计;对于 mg/dl,乘以 38.67。
† 以 mmol/L 计;对于 mg/dl,乘以 88.5。
‡ 在禁食状态下,血清(或血浆)不应含有乳糜微粒或其残余物。

载脂蛋白主要有 4 个功能:①装配和分泌脂蛋白(apo-A-Ⅰ,B100 和 B48);②保持脂蛋白结构完整性(apoB,E,A-Ⅰ和 A-Ⅱ);③作为酶的激活剂或阻断剂(apo A-Ⅰ,A-Ⅴ,C-Ⅰ,C-Ⅱ和 C-Ⅲ);④在细胞摄取整个颗粒或选择性摄取脂质颗粒过程中与特异性受体或蛋白结合(apo A-Ⅰ,B100 和 E)(表 48.2)。一些载脂蛋白(A-Ⅳ,A-Ⅴ,D,H,J,L 和 M)的作用目前为止尚不完全清楚。

表 48.2 载脂蛋白

名称	主要的蛋白	分子量/kDa	血浆浓度/(mg/dl)	作用	人类疾病
Apo(a)	Lp(a)	250~800	0.2~200	未知	Lp(a)过量
Apo A-Ⅰ	HDL	28.3	90~160	ACAT 激活,结构	HDL 缺乏
Apo A-Ⅱ	HDL	17	25~45	结构	
Apo A-Ⅳ	HDL	45	10~20	结构,吸收	
Apo A-Ⅴ	VLDL,HDL			TRL 代谢	高甘油三酯血症
Apo B100	LDL,VLDL	512	50~150	结构,LDL-R 结合	低 β 脂蛋白血症
Apo B48	乳糜微粒	241	0~100	结构	
Apo C-Ⅰ	乳糜微粒	6.63	5~6	TRL 代谢	
Apo C-Ⅱ	乳糜微粒,VLDL	8.84	3~5	LPL 激活	高乳糜微粒血症
Apo C-Ⅲ	乳糜微粒,VLDL	8.76	10~14	LPL 阻断	高甘油三酯血症
Apo D	HDL	33	4~7	LCAT	
Apo E	乳糜微粒残余,IDL	34	2~8	LDL-R,apo E 受体结合	Ⅲ型高脂蛋白血症
Apo H	乳糜微粒,VLDL,LDL,HDL	38~50	1.4~1.6	β_2-糖蛋白血小板聚集	心磷脂结合缺陷
Apo J	HDL	70	10	补体系统	
Apo L1-6	HDL	43.9	-	未知	
Apo M	HDL	25	1μmol/L	未知	

有关缩写,请参见表 48.1 和表 48.3。TRL,富含甘油三酯的脂蛋白。

很多蛋白质调节脂蛋白的合成、分泌和代谢,它们的特性为分子细胞生理学和靶向药物研究提供了很好的研究思路(表 48.3)。低密度脂蛋白受体(LDL receptor,LDL-R)的发现对于探究胆固醇代谢和受体介导的内吞作用具有里程碑式的意义[12]。LDL-R 调节胆固醇入胞,且细胞内胆固醇严格控制其在细胞膜表达。LDL-R 属于膜受体超家族,包括 LDL-R、VLDL-R、LDL-R-1 型介导肽

(LRP1;apo E 受体),LRP1B,LRP4(MGEF7),LRP5 和 LRP6(参与成骨过程),LRP8(apo E 受体-2)和 LRP9[13]。LRP1 介导乳糜微粒残余物和 VLDL 的摄取,优先识别 apo E。LRP1 还与肝脂酶相互作用。肝细胞和包括 apo E 在内的各种脂蛋白之间的相互作用,这些相互作用涉及为脂肪分解酶[脂蛋白脂酶(lipoprotein lipase,LPL)和肝脂酶]提供支架的细胞表面蛋白多糖,参与识别残余脂蛋白。巨噬细胞表达与修饰的(特别是氧化的)脂蛋白结合的受体。这些清道夫脂蛋白受体调控氧化修饰的 LDL 进入巨噬细胞。与可被精确调节的 LDL-R 相比,高密度胆固醇含量不抑制清道夫受体,从而使内膜巨噬细胞积聚大量的胆固醇,从而变成泡沫细胞,形成脂肪条纹。在内质网(endoplasmic reticulum,ER)积聚的甾醇可导致细胞凋亡,其原因可能为引发未折叠蛋白反应[14]。内皮细胞也可以通过特定受体(如氧化的 LDL-R LOX-1)来摄取修饰后的脂蛋白。

表 48.3 脂蛋白加工酶、受体和调节蛋白

缩写	名称	作用	基因	人类疾病
ABCA1	ATP 结合盒 A1	细胞磷脂外排	*ABCA1*	丹吉尔病
ABCG5/G8	ATP 结合盒 G5 和 G8	肠道谷甾醇转运蛋白	*ABCG5 ABCG8*	谷固醇
ACAT1	乙酰辅酶 A 乙酰转移酶 1	细胞胆固醇酯化	*ACAT1*	
ACAT2	乙酰辅酶 A 乙酰转移酶 2	细胞胆固醇酯化	*ACAT2*	
ANGPTL3	血管生成素样蛋白 3	抑制 LDL 和 EL	*ANGPTL3*	家族性低脂蛋白血症 2
Apo E-R	含有 apo E 的载脂蛋白受体	TRL 摄取	*APOER2*	
CD36	脂肪酸转位酶	脂肪酸转运	*CD36*	
CETP	胆固醇酯转移蛋白	血浆中的脂质交换	*CETP*	升高的 HDL-C
Cyp27A1	细胞色素	甾醇羟基化	*CYP27A1*	脑膜炎性黄瘤病
DGAT1	酰基辅酶 A:二酰基甘油酰基转移酶 1	甘油三酯合成	*DGAT1*	甘油三酯升高
EL	内皮脂肪酶	磷脂水解	*LIPG*	
HL	肝脂肪酶	甘油三酯水解	*LIPC*	残余积累
HSL(LIPE)	激素敏感脂肪酶	脂肪酸由脂肪细胞释放	*LIPE*	
LCAT	卵磷脂-胆固醇酰基转移酶	胆固醇酯化(血浆)	*LCAT*	LCAT 缺乏,低 HDL
LDL-R	低密度脂蛋白受体	LDL 摄取	*LDLR*	家族性高胆固醇血症
LDL-R AP1	LDL-R 衔接蛋白	LDL 摄取	*LDLRAP1*	隐性 FH
LAL	溶酶体酸性脂肪酶	胆固醇酯(CE)储存	*LIPA*	沃尔曼病,CE 储存病
LOX-1	清道夫受体	OxLDL 摄取,内皮细胞	*OLR1*	氧化脂蛋白摄取
LPL	脂蛋白脂肪酶	甘油三酯水解	*LPL*	高乳糜微粒血症
LRP1	LDL-R 相关蛋白	蛋白酶摄取,大量配体	*LRP1*	
LRP2	LDL-R 相关蛋白 2(巨蛋白)	蛋白酶摄取,apo J	*LRP2*	
MTTP	微粒体甘油三酯转移蛋白	Apo B 组装	*MTTP*	β 脂蛋白缺乏症
NPC1	Niemann-Pick C 基因产物	细胞胆固醇转运	*NPC1*	Niemann-Pick C 型
NPC1L1	Niemann-Pick C1 样蛋白 1	肠道胆固醇吸收	*NPC1L1*	
PLTP	磷脂转运蛋白	血浆中的脂质交换	*PLTP*	
PCSK9	前蛋白转化酶枯草杆菌蛋白酶/kexin 9 型	蛋白质裂解	*PCSK9*	高胆固醇血症
SMPD1	鞘磷脂酶磷酸二酯酶 1	鞘磷脂水解	*SMPD1*	Niemann-Pick A 型和 B 型
SRA	巨噬细胞清道夫受体 A	OxLDL 摄取,巨噬细胞	*MSR1*	
SR-B1	清道夫受体 B1	HDL 胆固醇酯吸收	*SCARB1*	
VLDL-R	极低密度脂蛋白受体	VLDL 摄取	*VLDLR*	

至少 3 种生理学相关受体与 HDL 相互作用:清道夫受体 B1 类(scavenger receptor class B1,SR-B1)和腺苷三磷酸(adenosinetriphosphate,ATP)——结合盒转运蛋白 A1(ABCA1)和 G1(ABCG1)。SR-B1 是 HDL 的受体(也可与 LDL 和 VLDL 结合,但是亲和力较低)。SR-B1 介导类固醇合成的组织、肝细胞和内皮中 HDL 胆固醇的选择性摄取。ABCA1 介导细胞磷脂(也可能是胆固醇)外排和 HDL 形成。ABCG1 转运体转移细胞内胆固醇到已形成的 HDL 颗粒。

脂蛋白代谢和转运

脂蛋白转运系统有两个主要作用:①有效地将肠道和肝脏的甘油三酯转运到利用地点(脂肪组织或肌肉);②将胆固醇转运到外周组织用于膜合成和类固醇激素生成或转运到肝脏进行胆汁酸合成(图 48.3)。

肠道途径(乳糜微粒与乳糜微粒残留物)。生命离不开脂肪。人体从饮食中获取它不能自身合成的必需脂肪酸(亚油酸,花生四烯酸的来源;亚麻酸,参与二十碳五烯酸的形成)。脂肪通常提供每日卡路里的20%至40%。摄入的脂肪绝大部分是甘油三酯。一个人大约消耗2 000kcal/d,其中 30% 为脂肪,这意味着每天消耗约 66g 甘油三酯和250mg(0.250g)胆固醇。肠道具有非常高效的脂肪吸收机制,可在食物供应有限或不规律的情况下最大限度地为生物体提供营养物质。

在摄入时,舌和胰脂肪酶将甘油三酯水解成 FFA 和甘油单酯或甘油二酯。胆汁盐的乳化可促进肠胶束的形成。胶束类似于脂蛋白,因为它们由磷脂、游离胆固醇、胆汁酸、甘油二酯、甘油单酯、FFA 和甘油组成。肠刷状缘细胞摄取胶束的机制存在争议。Niemann-Pick C1 样蛋白 1(NPC1L1)是肠胆固醇转运蛋白复合物的一部分,是选择性胆固醇吸收抑制剂依泽替米贝作用的靶点。摄入肠道细胞后,脂肪酸经过再酯化形成甘油三酯,并在肠道细胞内包裹成乳糜微粒,进入门脉循环(图 48.3,第 1 部分)。乳糜微粒含有 apo B100 的氨基末端组分 apo B48。在肠中,apo B 基因在转录为信使 RNA(mRNA)时可被 apo B48 编辑酶复合物(ApoBec)修饰致使胞嘧啶被尿嘧啶取代。该机制涉及胞嘧啶脱氨酶,并导致残基 2 153 处形成终止密码子和 apo B 的合成截断。仅肠细胞表达 ApoBec。Apo B48 不与 LDL-R 结合。肠细胞吸收植物甾醇(谷甾醇,菜油甾醇),将这些化合物运送至到单独的细胞室中,并通过 ABCG5/8 异二聚体转运蛋白将它们再次分泌到肠腔中。ABCG5/8 基因的突变可导致罕见的谷甾醇血症。

乳糜微粒在用餐后迅速入血。在外周循环的脂肪组织或肌细胞的毛细血管中,乳糜微粒与内皮细胞腔表面上与硫酸乙酰肝素蛋白多糖相连的酶 LPL 相遇(图 48.3,第 2 部分)。Apo C-Ⅱ 或 apo A-Ⅴ 激活 LPL 活性,而 apo C-Ⅲ 抑制 LPL 活性。LPL 对甘油三酯具有广泛的特异性;它切割与甘油相连的所有脂肪酰基残基,并产生三游离脂肪酸分子。肌肉细胞迅速吸收脂肪酸。脂肪酸作为肌肉收缩的能量底物,具体过程为脂肪酰基残基在线粒体内进行 β-氧化产生 ATP 为肌肉收缩提供能量。脂肪细胞可以储存由脂肪酸合成的甘油三酯,用于能量储备,而这一过程需要胰岛素的参与。应激状态下,环磷酸腺苷(cAMP)可激活甘油三酯脂肪酶激素敏感性脂肪酶,导致脂肪组织释放储存的脂肪酸。脂肪酸也可以通过与脂肪酸结合蛋白或白蛋白结合到达肝脏,并被重新包裹成 VLDL。因此,胰岛素外周抗性可导致运送到肝脏的游离脂肪酸增多,进而导致 VLDL 分泌增加,血浆 apo B 升高,这是"代谢综合征"和 2 型糖尿病的特征。LPL 作用于乳糜微粒后产生含有 apo E 的残余颗粒,这些颗粒在肝脏中被降解,其核心成分也被重新利用(图 48.3,第 3 部分)。

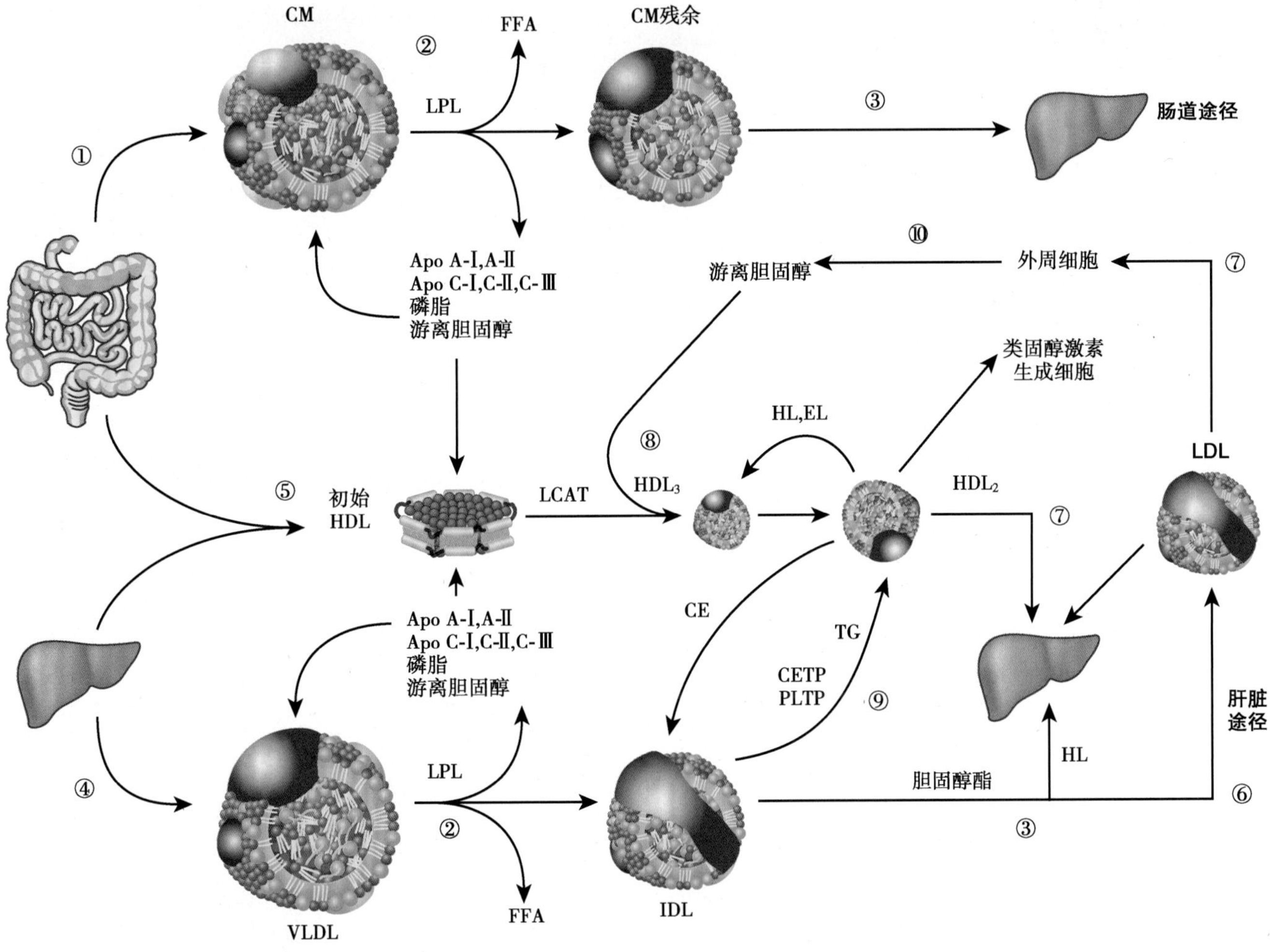

图 48.3 脂质转运系统示意图。圆圈中的数字的含义参照正文。有关缩写,请参阅表 48.1 和表 48.3。CM,乳糜微粒;FFA,游离脂肪酸

肝脏途径(极低密度脂蛋白至中密度脂蛋白)。食物并非总是可用,膳食脂肪含量也各不相同。身体需要容易获得的甘油三酸酯用以能量代谢。肝脏分泌的 VLDL 颗粒起到这种作用(图 48.3,第 4 部分)。VLDL 是比乳糜微粒小的 TRLs(见表 48.1 和图 48.2)。它们含有 apo B100 作为其主要脂蛋白。与 apo B48 不同,apo B100 含有被 LDL-R 识别的结构域(apo B/E 受体)。VLDL 颗粒与乳糜微粒一样,都是通过 LPL 途径分解代谢(图 48.3,第 2 部分)。在 TRL 被 LPL 水解时,蛋白质和脂质的交换也同时发生:VLDL 颗粒(和乳糜微粒)获得 apo Cs 和 apo E,部分来自 HDL 颗粒。VLDL 还用甘油三酯交换来源于 HDL 的胆固醇酯[由胆固醇酯转移蛋白(CETP)介导](图 48.3,第 9 部分)。脂蛋白之间这种成分的双向转移有以下作用:通过脂蛋白获得特定的载脂蛋白,这将决定它们的代谢命运,磷脂转移到由磷脂转移蛋白(phospholipid transfer protein,PLTP)介导的新生 HDL 颗粒上(在核心甘油三酯损耗,磷脂包膜变得过剩,apo AI 脱落以形成新的 HDL 颗粒),并将胆固醇从 HDL 转移至 VLDL 残余物,以便它可以在肝脏中代谢。这种交换构成了"反向胆固醇转运途径"的主要部分。

Apo CⅢ是一种小但很重要的 79 个氨基酸的肽,对 TRLs 具有高亲和力并且减弱 LPL 的活性和 TRL 的清除,从而导致甘油三酯升高。Apo CⅢ也存在于 HDL 内,HDL 就像该载脂蛋白的"储库"。最新研究明确了 apo CⅢ在 VLDL 的组装和分泌中的细胞内作用[15]。孟德尔随机化实验和流行病学研究已经确定 apo CⅢ能导致 ASCVD[16,17]。以上认识已推动了通过降低 apo CⅢ来治疗心血管疾病的发展(见后文)。

甘油三酯水解后从 VLDL 中去除一些甘油三酯,这些颗粒具有相对较多的胆固醇,脱落一些载脂蛋白(尤其是 C 载脂蛋白),并获得 apo E。VLDL 残余脂蛋白,称为中密度脂蛋白(intermediate-density lipoprotein,IDL),通过其 apo E 部分被肝脏摄取(图 48.3,第 3 部分)或在肝脏脂酶催化下进一步脱脂形成 LDL 颗粒(图 48.3,第 6 部分)。至少有 4 种受体摄取 TRLs、TRL 残余和含 apo B 的脂蛋白:VLDL-R,残余受体(apo ER2),LDL-R(也称为 apo B/E 受体)和 LRP1。大多数肝脏受体具有识别 apo E 的能力,apo E 介导几种脂蛋白(包括 VLDL 和 IDL)的摄取[5]。Apo E 及其配体之间的复杂相互作用涉及 TRLs 与硫酸乙酰肝素蛋白多糖的"对接",将配体呈递给其受体。

低密度脂蛋白

LDL 颗粒主要含有与 apo B100 一起组装的胆固醇酯。通常,甘油三酯仅占 LDL 质量的 4%至 8%(见表 48.1)。升高的血浆 TG 水平可以使甘油三酯中的 LDL 颗粒富集并消耗其核心胆固醇酯。核心成分的这种变化影响 LDL 颗粒大小:甘油三酯的增加和胆固醇酯的相对减少,产生更小、更致密的 LDL 粒子。

人类在哺乳动物中是不寻常的,因为其使用 LDL 作为主要的胆固醇转运蛋白。给非人灵长类动物喂食胆固醇,也可使其用低密度脂蛋白携带胆固醇。其他哺乳动物,例如啮齿动物或兔子,其 VLDL 携带甘油三酯,HDL 颗粒转运大部分胆固醇。细胞既可以从酰基辅酶 A(CoA)参与的需要至少 33 步的酶促反应中获得胆固醇,又可从 HDL 或 LDL 颗粒中获得胆固醇酯。细胞通过 LDL-R 内化 LDL[12](图 48.4)。LDL 颗粒含有一个 apo B 分子。虽然 apo B 的几个高度亲脂性结构域与磷脂结合,但残基 3 500 周围的区域以高亲和力结合 LDL-R。LDL-R 位于富含蛋白质网格蛋白的质膜区域(图 48.4;也参见图 48.3,第 7 部分)。一旦与受体结合,网格蛋白聚合并形成含有 LDL 的内体与其受体、质膜的一部分和网格蛋白结合。然后该内化颗粒与溶酶体融合,所述溶酶体的水解酶(胆固醇酯水解酶,组织蛋白酶)释放游离胆固醇并降解 apo B。LDL-R 释放其配体,并可再循环至质膜。由肝细胞分泌的分子伴侣前蛋白转化酶枯草杆菌蛋白酶/kexin 9 型(PCSK9)经过自催化切割后,与 LDL-R 结合。与 PCSK9 的联合促使复合物转移至"溶酶体降解途径",从而阻止 LDL-C 的再循环[18](图 48.5)。PCSK9 基因的功能获得性突变导致常染色体显性遗传疾病高胆固醇血症,而功能丧失性突变会显著增加 LDL-R 并降低 LDL-C[19]。

细胞通过以下机制调节其胆固醇含量:①光滑内质网中的胆固醇合成(通过限速步骤羟甲基戊二酰-CoA 还原酶[HMG-CoA]);②受体介导的 LDL 内吞作用(类固醇反应元件结合蛋白-2[SREBP-2]调控的两种机制);③胆固醇通过 ABCA1 和 ABCG1 转运蛋白从质膜流出到胆固醇受体颗粒(主要是 apo AI 和 HDL);④通过酶乙酰辅酶 A 乙酰转移酶(ACAT)进行细胞内胆固醇酯化(见图 48.4)。SREBP-2 在基因转录水平调节前两个途径。细胞胆固醇与内质网上的 SCAP(SREPB 胆固醇活化蛋白)结合。胆固醇抑制 SCAP 与 SREPB 的相互作用。在没有胆固醇的情况下,SCAP 通过特异性蛋白酶介导 SREBP 在两个位点的切割,同时释放 SREBP 的氨基末端片段。该 SREBP 片段迁移至细胞核,并增加参与细胞胆固醇和脂肪酸稳态的基因的转录活性[12]。ACAT 途径调节细胞膜中的胆固醇含量。人类表达两种不同形式的 ACAT。ACAT1 和 ACAT2 来自不同的基因,并介导细胞质和内质网腔中的胆固醇酯化,用于脂蛋白组装和分泌。

高密度脂蛋白和反向胆固醇转运

细胞内胆固醇流出的调节部分依赖于 ABCA1 途径,其依次受羟基甾醇(特别是 24-和 27-OH 胆固醇,即核转录因子的肝特异性受体[LXR]家族的配体)调控。在胆固醇充足的条件下,细胞可以减少胆固醇合成。细胞还可以通过 LDL-R 限制进入细胞的胆固醇数量,从而增加以胆固醇酯的形式储存的数量,并且可以通过增加其向质膜的移动以进行外排,来促进胆固醇的排出。

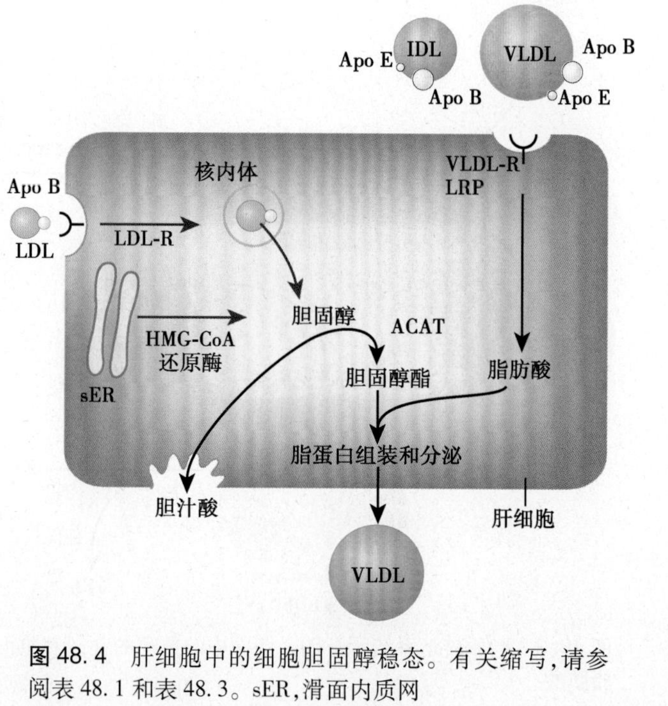

图 48.4 肝细胞中的细胞胆固醇稳态。有关缩写,请参阅表 48.1 和表 48.3。sER,滑面内质网

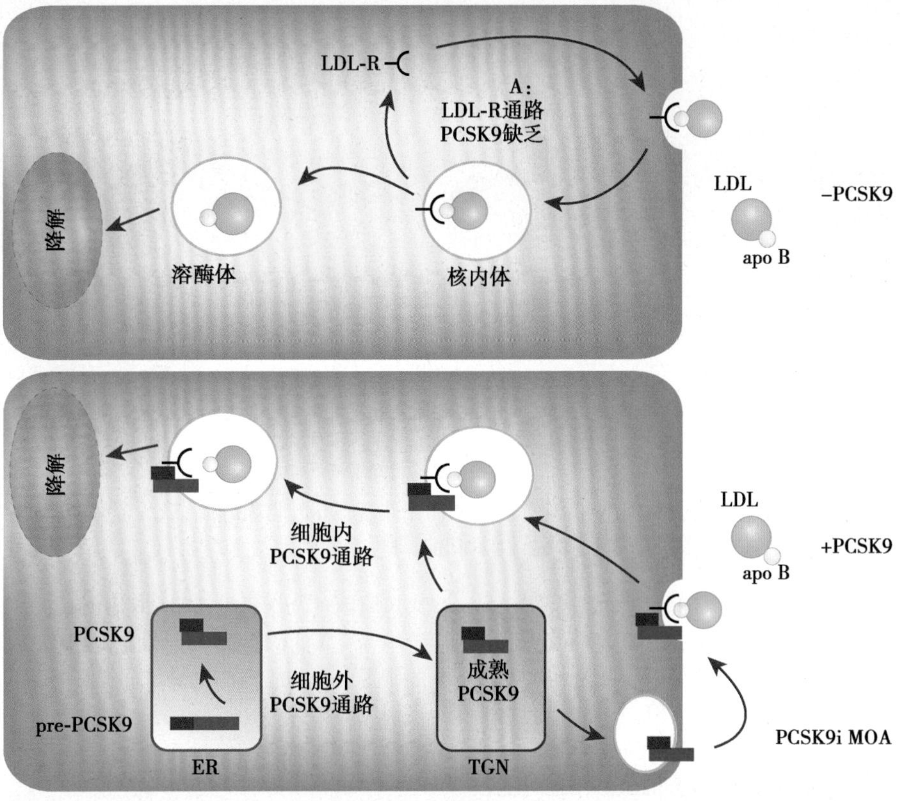

图 48.5 肝细胞表达低密度脂蛋白受体(LDL-R)。**上图**,在 PCSK9 缺失(或 mAb 阻断)的情况下,LDL-R 迅速回收到细胞表面。LDL 通过受体介导的内吞作用被 LDL 清除,从而降低血液中的 LDL-C 浓度。**下图**,PCSK9 将内化的 LDL-R/LDL 颗粒复合物运送至内体-溶酶体降解。随之而来的 LDL-R 降低会影响 LDL 的清除,从而使血液中产生富含胆固醇的 LDL 颗粒积聚。ER,内质网;TGN,Trans Golgi 网络

流行病学研究一致表明 HDL-C 的血浆水平与 CAD 的发病之间存在负相关(见第 45 章)。HDL 具有促进胆固醇逆向转运的作用,可以防止脂蛋白氧化,并在体外发挥抗炎作用,以及许多其他对机体有益的功能[20,21]。然而,孟德尔随机分析对 HDL 作为心血管(CV)的保护性作用产生了怀疑。导致终身 HDL 缺乏的 ABCA1 基因突变不会带来额外的 CV 风险,相反,增加 HDL-C 的基因的遗传多态性与 CV 事件的保护无关[22]。

HDL 具有复杂且不完全为人所知的代谢机制。由于 HDL 颗粒从几个来源获取其组分,并且这些组分在不同场所进行新陈代谢,因此增加了 HDL 的复杂性。此外,与 LDL 相比,血浆中 HDL 的稳态水平可能无法反映 HDL 介导的胆固醇转运的动态特性。肠和肝合成 HDL 的主要蛋白质 apo A-Ⅰ。大约 80%的 HDL 来自肝脏,20%来自肠道(参见图 48.3,第 5 部分)。无脂质的 apo A-Ⅰ从细胞膜和 TRLs 水解过程中脱落的多余磷脂中获得磷脂。无脂质的 apo A-Ⅰ与 ABCA1 结合并通过 cAMP 促进转运蛋白的磷酸化,这增加了磷脂和胆固醇在 apo A-Ⅰ上的净流出,一边形成新生的 HDL 颗粒(参见图 48.3,第 10 部分)。该颗粒含有 apo A-Ⅰ、磷脂和一些游离胆固醇(图 48.6)。这些新生的 HDL 颗粒将介导后续的胆固醇的细胞外流。目前,标准实验室测试无法测量这些 HDL 前体,因为它们含有很少,甚至不含胆固醇。在到达细胞膜时,新生的 HDL 颗粒获得与膜相关的胆固醇,并促进游离胆固醇流出到其他 HDL 颗粒上(参见图 48.3,第 10 部分)。从概念上讲,HDL 颗粒的形成分两个步骤。第一步涉及 HDL apo A-Ⅰ与 ABCA1 的结合以及特异性膜微结构域的产生,其允许随后的 apo A-Ⅰ脂化。来自外周细胞(例如巨噬细胞)的细胞胆固醇的流出对整体 HDL-C 质量没有重要影响,但可以从动脉粥样硬化中转出胆固醇。巨噬细胞可通过 ABCA1 转运蛋白将胆固醇转移至 apo A-Ⅰ和 apo E,转移至新生的盘状或椭圆形 HDL 颗粒(图 48.6)。ABCG1 转运蛋白对细胞胆固醇流出至无脂质或脂质贫乏的 apo A-Ⅰ无促进作用,但对转运至成熟的 HDL 颗粒有促进作用。体外试验可以测量血浆样品中 HDL 介导的细胞胆固醇流出,这一过程在许多疾病(包括糖尿病和 CAD)中都会发生改变。LCAT 由 apo A-Ⅰ激活后可酯化游离胆固醇(参见图 48.1,图 48.3 第 8 部分和 48.6)。HDL 还可通过清道夫受体 SR-B1 介导的选择性胆固醇摄取,向产生类固醇激素的组织和肝脏提供胆固醇。

由于它们的疏水性,胆固醇酯转移到脂蛋白的核心,当前认为 HDL 颗粒为球形构型(粒子表示为 HDL_3)。随着胆固醇的进一步酯化,HDL 颗粒的尺寸增大,成为更有活力的 HDL_2。HDL 颗粒内的胆固醇可通过 CETP 转移至 TRLs,CETP 介导胆固醇从 HDL 到 TRL 的等摩尔交换以及甘油三酯从 TRL 向 HDL 的转运(见图 48.3,第 9 部分)。抑制 CETP 可增加血液中 HDL-C 的浓度,关于将其作为预防 CVD 的治疗靶点的研究正在进行。PLTP 介导 TRL 和 HDL 颗粒之间磷脂的转运。富含甘油三酯的 HDL 表示为 HDL_{2b}。肝脂肪酶可以水解甘油三酯,内皮脂肪酶可以水解这些颗粒内的磷脂,从而将它们再转运至 HDL_3 颗粒。

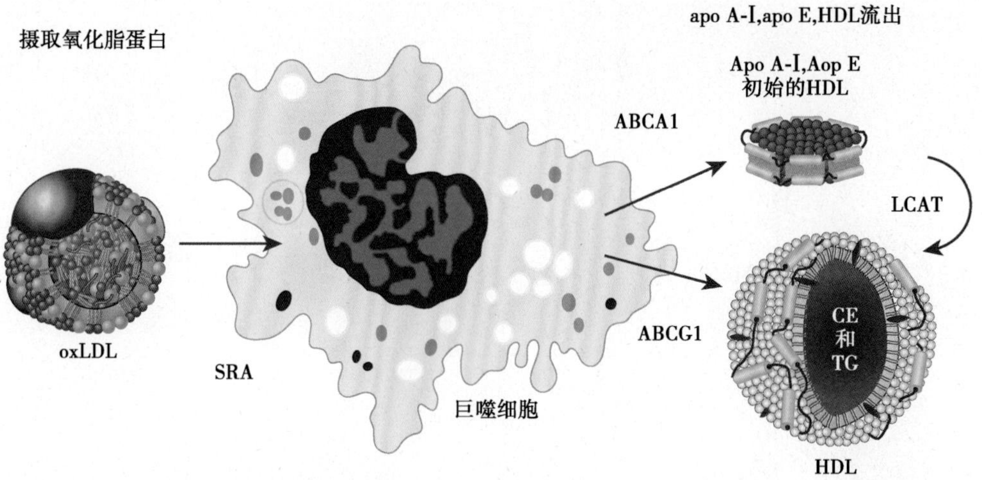

图 48.6 巨噬细胞内胆固醇流出和 HDL 形成的初始步骤。CE，胆固醇酯；LCAT，卵磷脂-胆固醇酰基转移酶；SRA，巨噬细胞清道夫受体 A；TG，甘油三酯

反向胆固醇转运涉及从肝外来源摄取细胞胆固醇，例如负载脂质的巨噬细胞，通过 LCAT 进行酯化，通过大 HDL 颗粒转运，以及通过 CETP 交换一个 TG 分子。肝脏受体可以吸收最初在 HDL 颗粒上的胆固醇分子，并且在交换后存在于 TRL 或 LDL 颗粒中。因此，HDL 颗粒充当组织胆固醇，TRL 和肝脏之间的转运者。

通过 HDL 反向胆固醇转运构成血浆 HDL 的虽然小但可能很重要的一部分。实际上，巨噬细胞 ABCA1 的选择性失活不会改变小鼠的 HDL-C 水平，但会增加动脉粥样硬化的发生。HDL 颗粒的蛋白质组分可与其他类别的脂蛋白进行交换。肾脏是清楚 apo A-Ⅰ和其他 HDL 载脂蛋白的一个途径。

脂蛋白紊乱

定义

时间和最近研究成果促进了脂蛋白疾病分类的变化。Fredrickson、Lees 和 Levy(1967) 对脂蛋白疾病的初始分类主要是通过超速离心或电泳分析脂蛋白模式，并且已经废弃(详见本教科书的先前版本)。当前，大多数临床医生通过特定脂蛋白脂质升高、其特点和遗传缺陷(例如家族性高胆固醇血症)来给脂蛋白紊乱分类。例如，由于 LPL 缺乏或其他单基因缺陷，患有爆发性黄瘤伴血浆 TG 水平为 22mmol/L(2 000mg/dl) 的年轻患者可能患有家族性高乳糜微粒血症。一名肥胖、患有高血压的中年男性，其胆固醇水平为 6.4mmol/L(245mg/dl)，TG 水平为 3.1mmol/L(274mg/dl)，HDL-C 水平为 0.8mmol/L(31mg/dl)，计算得出的 LDL-C 水平为 4.2mmol/L(162mg/dl) 可能患有代谢综合征，这应该引发临床医生寻找这一群体的其他病因，包括高血压和高血糖。相反，血浆 TG 水平为 7mmol/L(620mg/dl) 的肥胖中年男性，与血浆 TG 水平相关的一些基因可能发生了突变。

载脂蛋白水平在临床上的作用尚存有争论(见第 45 章)。作为单一测量，apo B 水平可提供关于潜在致动脉粥样硬化颗粒的数量的信息，并且可以用作降脂疗法的目标。类似地，LDL 颗粒大小与血浆 HDL-C 和 TG 水平高度相关，并且大多数研究未显示它是独立的 CV 风险因子。小而密的 LDL 颗粒与代谢综合征密切相关，其通常涉及血脂 TG 升高和 HDL-C 水平降低的血脂异常。新兴风险因素合作研究表明，非 HDL-C 的测量相当于测定心血管风险中 apo B 的测量值。实际上，非 HDL-C 的测量反映了含 apo B 的脂蛋白中的胆固醇含量。同样，HDL-C 同 apo A-Ⅰ一样与 CVD 发病风险相关[23]。

遗传性脂蛋白紊乱

对脂蛋白代谢遗传学的理解越来越深入。除临床表型外，遗传性脂蛋白病的分类通常还需要生化表型。除家族性高胆固醇血症外，单基因疾病往往不常见或非常罕见。由于年龄、性别、外显率、基因-基因和环境相互作用，在仔细的家族调查中被认为可遗传的疾病可能难以明确地表征。临床上遇到的最常见的脂蛋白病症是由年龄增加、缺乏体育锻炼、体重增加、不当饮食和遗传因素的相互作用引起的。遗传性脂蛋白疾病常伴随升高或降低的 LDL、Lp(a)、残余脂蛋白、TRL(乳糜微粒和 VLDL) 或 HDL(表 48.4)。

低密度脂蛋白(Ⅱ型高脂血症)

家族性高胆固醇血症

复杂分子通过受体介导的内吞作用进入细胞的途径的阐明和 LDL-R 的发现在细胞生物学和临床研究发展中具有里程碑意义[12]。受影响的人的 LDL-C 水平升高超过年龄和性别的第 95 百分位数，成人 LDL-C 约为 190mg/dl(5.0mmol/L)。在成年期，临床表现包括角膜弓、伸肌腱上的腱鞘(掌指关节、髌骨、肱三头肌和跟腱)的黄瘤。遗传方式为是常染色体共显性。家族性高胆固醇血症(familial hypercholesterolemia，FH) 的诊断通常根据荷兰脂质诊所网络(表 48.5) 或 Simon-Broome 标准(表 48.6) 进行[24]。两者结果高度一致的，并且诊断还依赖于 LDL-C 的绝对水平，家族初期 ASCVD 的病史，LDL-C 升高的家族史，皮肤表现，以及 DNA 分析(如果条件允许)。FH 影响约 1/250 的人群[25,26]，并且这种患病率在具有创始人效应的人群中更高。患有 FH 的患者在男性的第 30 至第 40 年中发展 CAD 的风险较高，而女性患 CAD 的风险较男性晚约 8 至 10 年。疾病的诊断基于血浆 LDL-C 水平升高、早发 CAD 家族史和黄瘤的存在。导致 FH 发病的基因突变可使心血管风险增加 20 倍以上[27]。值得注意的是，在儿童期或成年早期发现该病，并予以治疗(他汀类药物)可以使预期寿命延长[24]。

表 48.4 遗传性脂蛋白障碍

遗传性脂蛋白障碍	基因	图 48.3
低密度脂蛋白(LDL)颗粒		
常染色体显性		
高胆固醇血症(ADH)		
杂合家族	*LDLR*	7
高胆固醇血症(HeFH)		
纯合家族	*LDLR*	7
高胆固醇血症(HoFH)		
家族性缺陷 apo B100	*Apo B*	7
功能获得性 PCSK9 突变	*PCSK9*	7
常染色体隐性高胆固醇血症	*LDLRAP1*	7
β 脂蛋白缺乏症	*MTTP*	
低 β 脂蛋白血症	*APOB*	
家族性谷甾醇血症	*ABCG5/ABCG8*	
家族性 Lp(a)高脂蛋白血症	*APOA*	
残余脂蛋白		
丙型异位蛋白血症	*APOE*	3
肝脂肪酶缺乏症	*LIPC*	6
富含甘油三酯的脂蛋白(TRLs)		
脂蛋白脂肪酶缺乏症(家族性疾病)	*LPL*	2
乳糜微粒血症综合征(FCS)		
Apo C-Ⅱ缺乏症	*APOCII*	2
Apo A-Ⅴ缺乏症	*APOAV*	
家族性高甘油三酯血症	Polygenic	
家族性合并高脂血症	Polygenic	
高密度脂蛋白(HDLs)		
Apo A-Ⅰ缺乏症	*APOAI*	5
丹吉尔病/家族性 HDL 缺乏症	*ABCA1*	10
家族性 LCAT 缺乏综合征	*LCAT*	8
CETP 缺乏症	*CETP*	9
Niemann-Pick 疾病 A 和 B 型	*SMPD1*	
Niemann-Pick 疾病 C 型	*NPC1*	
其他		
脑膜炎性黄瘤病	*CYP27A1*	

CETP,胆固醇酯转移蛋白;LCAT,卵磷脂-胆固醇酰基转移酶。

表 48.5 根据荷兰脂质诊所网络标准诊断家族性高胆固醇血症(FH)

准则	诊断评分*
家族史	
一级亲属(男性<55 岁,女性<60 岁)有早发的冠状动脉和血管疾病 或 一级亲属其低密度脂蛋白胆固醇(LDL-C)>第 95 百分数 或 一级亲属患有肌腱黄色瘤和/或角膜弓	1 分
或	
儿童<18 岁伴 LDL-C>第 95 百分数	2 分
临床病史	
患者(男性<55 岁,女性<60 岁)有早发冠状动脉疾病	2 分
患者(男性<55 岁,女性<60 岁)有早发的脑或外周血管疾病	1 分
体格检查	
肌腱黄色瘤	6 分
角膜弓<45 岁	4 分
实验室检查	
LDL-C>8.5mmol/L	8 分
LDL-C 6.5~8.4mmol/L	5 分
LDL-C 5.0~6.4mmol/L	3 分
LDL-C 4.0~4.9mmol/L	1 分
DNA 分析	
存在功能性突变 *LDLR* 基因	8 分

* FH 的诊断:
确诊:8 分。
很可能:6~8 分。
可能:3~5 分。

表 48.6 家族性高胆固醇血症(FH)的 Simon-Broome 标准

如果患者有以下情况,请使用确诊的 FH 诊断患者:

- 成人总胆固醇>7.5mmol/L 或儿童<16 岁其总胆固醇>6.7mmol/L 或成人 LDL-C>4.9mmol/L 或儿童 LDL-C>4.0mmol/L 和肌腱黄色瘤或这些证据在一级或二级亲属中

或

- 基于 DNA 的 *LDLR* 突变证据,apo B-100 的家族性缺陷,或 *PCSK9* 基因突变

如果患者有以下情况,请使用很可能的 FH 诊断:

- 成人总胆固醇>7.5mmol/L 或<16 岁其总胆固醇>6.7mmol/L 或成人 LDL-C>4.9mmol/L 或儿童 LDL-C>4.0mmol/L

并且

- <50 岁二级亲属或<60 岁一级亲属心肌梗死家族史

或

- 一级或二级亲属总胆固醇浓度升高>7.5mmol/L 的家族史

低密度脂蛋白受体基因。*LDLR* 基因缺失可导致 LDL 颗粒在血浆中积聚，从而改变 LDL-R 蛋白的功能并引起 FH（参见图 48.3，第 7 部分）。超过 1 700 个 *LDLR* 基因突变可导致 FH。

家族缺陷性载脂蛋白 B。导致配体-受体相互作用异常的 APOB 基因突变，可导致临床上与 FH 无法区分的常染色体显性高胆固醇血症。LDL-R 结合位点的一些基因突变可导致家族性 apo B100 缺陷（参见图 48.3，第 7 部分）。有缺陷的 apo B 对 LDL-R 的亲和力降低（仅有对照的 20% 至 30%）。含有缺陷 apo B 的 LDL 颗粒的血浆半衰期是正常 LDL 的半衰期的 3～4 倍。由于它们的持久性增加，这些 LDL 颗粒更易被氧化修饰，其致动脉粥样硬化能力更强。受影响的人其 LDL-C 浓度可高至 400mg/dl（10.4mmol/L），但 LDL-C 浓度也有可能在正常范围内。与 *LDLR* 基因突变相比，家族性缺陷型 apo B100 的发病率较低（1/500）。

前蛋白转化酶，枯草杆菌蛋白酶/KEXIN 9 型。功能获得性 *PCSK9* 基因突变降低了 LDL-R 蛋白的可用性并导致 LDL-C 在血浆中积聚。与没有发生基因突变的人群相比，*PCSK9* 基因功能丧失性突变可致使 LDL-C 水平降低。美国黑人的这种保护性突变的发生率高于 ARIC（社区动脉粥样硬化风险）研究中的白人，由于 *PCSK9* 基因位点突变而终身低 LDL-C 的参与者冠状动脉事件明显减少[19]，从而证实遗传性低 LDL-C 可降低心血管风险。虽然 *PCSK9* 是一个治疗靶点，但小分子抑制作用尚不能成功阻断 PCSK9 功能。针对 *PCSK9* 的人源化或全人单克隆抗体（mAb）的肠外给药大大降低了人体内的 LDL-C 水平[28,29]。大规模临床试验验证 *PCSK9* 抑制剂降低 LDL-C 的疗效，这将决定这些药物用于 ASCVD 预防和治疗的临床作用。

多发性高胆固醇血症。在大多数"明确 FH"患者中，多达 20% 的患者没有 *LDLR*、*APOB* 或 *PCSK9* 基因的突变。外显子组测序已经确定了导致 FH 表型的一些其他基因，但是在大规模全基因组关联研究（genome-wide associationstudies，GWASs）中提示一些患者存在可提高 LDL-C 水平的单核苷酸多态性（single-nucleotide polymorphisms，SNPs）[30]。

常染色体隐性高胆固醇血症。在撒丁岛的一个家族中鉴定出的常染色体隐性遗传的 FH 是由编码 LDL-R 衔接蛋白（*LDL-RAP-1* 基因）的基因突变引起的，该基因编码参与 LDL-R 再循环的蛋白质[31]。其他基因，包括 *APOE* del166LEU[32,33]、*STAP1*[34] 和溶酶体酸脂肪酶（LIPA）[35] 可引起 FH 的表型。

低脂蛋白血症和无 β 脂蛋白血症。*APOB* 基因内的突变可导致成熟的 apo B100 肽的截断。许多这样的突变可引起以 LDL-C 和 VLDL-C 降低为特征的综合征，但很少甚至没有临床表现，且无确切的 CVD 风险，这种情况被称为低脂蛋白血症。在其氨基末端附近截短的 Apo B 失去结合脂质的能力并引起类似于无 β 脂蛋白血症的综合征，这是一种罕见的婴儿期隐性脂蛋白病，导致精神发育迟滞和生长异常。无 β 脂蛋白血症由编码微粒体甘油三酯转移蛋白（microsomal triglyceride transfer protein，*MTTP*）的基因突变引起，这是在肝脏和肠中组装含 apo B 的脂蛋白所必需的。血浆中缺乏含 apo B 的脂蛋白可导致脂溶性维生素（A，D，E 和 K）缺乏，这些维生素在脂蛋白中循环。反过来，这种缺陷导致患病儿童的精神和发育受损。

谷固醇血症。植物甾醇（谷甾醇和菜油甾醇）肠道吸收增加和排泄减少可以模拟严重的 FH 伴有广泛的黄瘤形成[36]。在患有谷甾醇血症的患者中，早发动脉粥样硬化通常在成年之前临床表现很明显。诊断需要对血浆甾醇进行专门分析，记录谷甾醇、菜油甾醇、胆甾烷醇、谷甾醇和菜油甾醇的升高。患有谷甾醇血症的患者血浆胆固醇水平正常或降低，TG 浓度正常。患有谷甾醇血症的患者在 *ABCG5* 和 *ABCG8* 基因中具有罕见的纯合子（或复合杂合子）突变。*ABCG5* 和 *ABCG8* 的基因产物是半 ABC 转运蛋白，形成位于肠细胞的绒毛边缘的异二聚体，其主动将植物甾醇泵回肠腔。任何一种基因的缺陷都会使这种转运机制失活，接着就会出现植物甾醇的净积累（因为消除受损）。

脂蛋白(a)

Lp(a) 由与一个 apo 分子(a) 共价连接的 LDL 颗粒组成。Apo(a) 部分由与纤溶酶原具有高度同源性的蛋白质组成。Apo(a) 的基因来自纤溶酶原基因。apo(a) 基因是 kringle 基序（kringle Ⅳ）的重复，kringle 基序的数量从 12 到 40 多不等。血浆 Lp(a) 水平几乎完全取决于遗传，并且与 kringle 重复的数量成反比，因此与 apo(a) 的分子量也成反比。人类遗传数据提示 Lp(a) 是 CV 的危险因素。Lp(a) 浓度遵循人口中的偏态分布，并且美国黑人比美国其他种族群体具有更高的 Lp(a) 水平。血浆 Lp(a) 水平基本不受环境因素或药物的影响。Lp(a) 的发病机制可能涉及抗纤维蛋白溶解潜能和结合氧化脂蛋白的能力改变[37]。LP(a) 基因的遗传多态性与主动脉钙化密切相关，可能促进主动脉狭窄的发生[38]。

富含甘油三酯的脂蛋白

在代谢综合征和糖尿病患者中，血浆 TG 水平升高最常发生在腹型肥胖和饮食中富含卡路里、碳水化合物和饱和脂肪的人群（见第 45 章和第 50 章）。血浆甘油三酯的极度升高可能是因为催化酶或载脂蛋白相关的遗传性疾病，或血糖控制不佳。甘油三酯在 ASCVD 发病机制中的起到的作用的目前尚有争议。是 TRLs 的胆固醇含量、它们的残余物和相关的 apo C-Ⅲ，而不是甘油三酯本身，构成了脂蛋白的致病因素[39]。

家族性高甘油三酯血症
（Ⅳ型高脂蛋白血症）

家族性高甘油三酯血症与临床症状无关，如角膜弓和黄瘤。血浆甘油三酯，VLDL-C 和 VLDL 甘油三酯中度至显著升高；LDL-C 水平通常降低，HDL-C 也是如此。总胆固醇正常或升高，取决于 VLDL-C 水平。空腹血浆 TG 浓度范围为 2.3 至 5.7mmol/L（200 至 500mg/dl）。餐后血浆甘油三酯水平可能超过 11.3mmol/L（1 000mg/dl）。这种疾病在一级亲属中聚集，但其表型也受性别、年龄、激素使用（特别是雌激素）和饮食影响。酒精摄入可促进这些患者的高甘油三酯血症发生，热量或碳水化合物的摄入也是如此。与家族性联合高脂血症相比，家族性高甘油三酯血症与 CAD 的关系较弱，并非所有研究都支持以上观点。根据所使用的标准，家族性高甘油三酯血症的患病率为 1/100 至 1/50。这种高度异质性的疾病可能因一些基因改变，以及强烈的环境影响[40]。

不相关的 X 连锁遗传疾病家族性甘油血症可能模拟家族性高甘油三酯血症，因为大多数测量甘油三酯的技术是通过测量酶水解甘油三酯后生成的甘油数来完成的。家族性高血糖症的诊断需要血浆的超速离心和甘油的分析。

肝脏过量产生 VLDL 导致家族性高甘油三酯血症(见图 48.3,第 4 部分);VLDL 颗粒的分解代谢(摄取)可能正常,也可能减弱。在基础条件下,LPL 分解的脂肪是足够的,但不是 TG 负荷过量,特别是在脂肪餐后。人类遗传学研究表明,许多严重高甘油三酯血症病例是由一种或多种与 TG 代谢相关的基因突变引起的[40]。首选治疗是改变生活方式,包括超重个体减肥、减少酒精摄入、减少热量摄入、增加运动、停止使用激素(雌激素和黄体酮或合成类固醇)。

Ⅴ型高脂血症是一种罕见的疾病,其特征是血浆 TG 水平(VLDL 和乳糜微粒)严重升高,与高脂饮食、肥胖和血糖控制不佳有关。其致病因素较多,并且是由于 VLDL 和乳糜微粒的过量产生以及这些颗粒的分解代谢减少所致。

家族性高胆固醇血症综合征(Ⅰ型高脂血症)。这种罕见的严重高甘油三酯血症使空腹血浆甘油三酯升高至大于 11.3mmol L(>1 000mg/dl)。这些患者常有反复发作性胰腺炎和爆发性黄瘤。严重的高甘油三酯血症也可能与视网膜脂血症、口腔干燥症、干眼症和行为异常有关。高甘油三酯血症是由于 LPL 活性显著降低或缺失引起的,或者由更罕见的其活化剂 apo C-Ⅱ的缺失引起(参见图 48.3,第 2 部分)。这些缺陷导致乳糜微粒和 VLDL 的水解障碍,进而导致其在血浆中积聚,餐后尤为明显,可导致血浆甘油三酯极度升高(>113mmol/L;>10 000mg/dl)。与 TG 代谢相关的一些基因突变可导致乳糜微粒水平升高。

TG 水平常高的患者的血浆是乳白色,血浆在冰箱中放置过夜后可以在其顶部看到清晰的乳糜微粒带。奠基者效应的群体其可 LPL 突变发生率较高。至少 60 个 LPL 突变可导致 LPL 缺乏。LPL188、$LPL_{asn\,291ser}$ 和 LPL_{207} 与高乳糜微粒血症密切相关。该疾病的杂合子患者其空腹血浆甘油三酯升高,LDL 颗粒小而致密。许多 LPL 完全缺乏的患者在儿童时期表现出发育不良,并且伴有反复发作的胰腺炎。为了强调 LPL 作用的重要性,小鼠中的 lpl 缺乏可导致围产期致死表型。急性胰腺炎的治疗包括静脉补水和避免饮食中含有脂肪(包括肠外营养中的脂肪),仅极少患者需要血浆过滤。慢性胰腺炎的治疗包括避免饮酒和无脂肪饮食。添加短链脂肪酸(未掺入乳糜微粒中)可以增加饮食的可口性。apo CⅢ的反义 RNA(volanesorsen,IONIS-APOCⅢRx)在治疗严重高甘油三酯血症方面有较好的效果[41],但仍需要长期安全性评估。用化合物 pradigastat 抑制调控乳糜微粒 TG 合成的二酰基甘油酰基转移酶 1(diacylglycerol acyltransferase1,DGAT1),在这些患者的治疗方面前景广阔[42]。

Ⅲ型高脂蛋白血症。Ⅲ型高脂蛋白血症也称为异常脂蛋白血症或广泛 β 疾病,是一种罕见的遗传性脂蛋白疾病,其特征为血浆中残留的脂蛋白颗粒的积聚。脂蛋白琼脂糖凝胶电泳显示前 β(VLDL)和 β(LDL)脂蛋白之间典型的宽带模式,因此称为"广泛 β 病"。患有该疾病的患者其 CV 风险增高。临床表现包括特发性结节性黄瘤和手掌条纹黄瘤。脂蛋白谱提示胆固醇和 TG 水平升高,HDL-C 下降。残余脂蛋白(部分分解代谢的乳糜微粒和 VLDL)在血浆中积聚并富含胆固醇酯。该缺陷由异常的 apo E 引起,其不与识别 apo E 的肝受体结合(参见图 48.3,第 3 部分)。Ⅲ型高脂蛋白血症患者其 VLDL 胆固醇与甘油三酯的比率升高,通常小于 0.7(以 mmol/L 计;<0.30 以 mg/dl 计),因为残余颗粒富含胆固醇酯。因此,计算得出的这些患者的 LDL-C 水平是不可靠的,这就需要直接 LDL-C 测量。诊断包括用于脂蛋白分离的血浆超速离心、脂蛋白电泳和 apo E 表型分型或基因分型。Ⅲ型高脂蛋白血症患者具有 apo $E_{2/2}$ 表型或基因型。Apo E 有 3 个常见的等位基因:E2、E3 和 E4。Apo E_2 等位基因可大幅降低与 apo B/E 受体的结合。

Apo $E_{2/2}$ 基因型的患病率约为 0.7%至 1.0%。在携带 apo $E_{2/2}$ 基因型的人群中Ⅲ型高脂蛋白血症发生率约 1%。Ⅲ型血脂蛋白血症较为罕见的原因尚不清楚。与 TG 代谢相关的基因突变促进 apo $E_{2/2}$ 基因型的表型表达[40]。Apo E 基因的其他罕见突变可引起Ⅲ型高脂蛋白血症。一般而言,Ⅲ型血脂蛋白血症对饮食治疗,及纠正其他代谢异常(糖尿病、肥胖、甲状腺功能减退症)反应较好。对需要药物治疗的患者,可使用纤维酸衍生物或他汀类药物好。Apo E 缺陷小鼠(可诱发动脉粥样硬化)的广泛使用有助于强调 apo E 基因和蛋白质的重要性。

家族性复合高脂血症

家族性复合高脂蛋白血症是最常见的家族性脂蛋白疾病之一。最初在心肌梗死(myocardial infarction,MI)的幸存者中描述,家族性复合高脂蛋白血症的定义经历了若干改进。其特征在于基于同一家族的几个成员中的存在升高的总胆固醇和/或 TG 水平。分析技术的进步使 LDL-C 的测量成为可能,并且在某些情况下,apo B 水平也可以测量。由于缺乏明确的临床或生化标志物,家族性复合高脂蛋白血症、家族性血脂异常高血压、代谢综合征和高过氧化脂蛋白血症之间存在相当大的重叠。遗传异质性可能是家族性复合高脂蛋白血症的基础,其发病率约为 1/50,占早发 CAD 患者的 10%~20%。病情几乎没有临床症状,角膜弧、黄瘤和黄色瘤很少发生。该病生化异常包括血浆总胆固醇和 LDL-C 水平升高(>90~95 百分位数)和/或血浆甘油三酯升高(>90~95 百分位数)。它是Ⅱb 型脂蛋白表型,通常伴 HDL-C 降低、apo B 水平升高和小而密的 LDL 颗粒。家族性复合高脂蛋白血症的诊断需要在至少一个一级亲属中鉴定该病症。该病涉及的代谢紊乱包括肝脏过量产生含有 apo B 的脂蛋白、TRLs 的餐后清除延迟以及 FFA 向肝脏的转运增加。

实验数据显示底物水平促进肝脏 apo B 分泌,最重要的底物是 FFA 和胆固醇酯。在胰岛素抵抗和腹型肥胖状态,向肝脏转运的 FFAs 增多可导致肝 apo B 分泌增加。家族性复合高脂蛋白血症具有复杂的遗传学特征,它最初被认为是常染色体共显性遗传,影响因素包括性别、发病年龄、肥胖、缺乏运动和饮食等。上游转录因子 1(upstream transcription factor 1,*USF1*)和硬脂酰辅酶 A 去饱和酶 1 基因中的新型基因座是与家族性复合高脂蛋白血症可能相关的候选基因。血管生成素样蛋白-3 基因(angiopoietin-like protein-3 gene,*ANGPTL3*)在家族性低脂血症家族中的功能丧失可能与血管生成素样蛋白 3、4 和 5 有关,这些蛋白调节 LPL 和内皮脂肪酶的活性[43,44](图 48.3,第 2 部分)。

Ⅲ型血脂异常和家族性复合高脂血症的遗传基础可能涉及多种遗传缺陷,其累积总和产生临床表型,特别是在生活方式不佳的情况下[40]。

高密度脂蛋白

降低的 HDL-C 血浆水平始终与 CAD 的发展或存在相关。大多数 HDL-C 降低的病例是由血浆甘油三酯或 apo B 水平升高引起的,并且通常与代谢综合征的其他特征保持一致。涉及 HDL 异常的遗传性疾病可能是由于其产生减少、成熟异常和分解代谢增加所致。导致血浆甘油三酯中度至严重升高的遗传性脂蛋白疾病,也可导致 HDL-C 水平降低。家族性高乳糜微粒血症、家族性高甘油三酯血症和家族性复合高脂蛋白血症均与 HDL-C 水平降低有关。在脂蛋白代谢异常的复杂疾病中(例如家族性合并高脂血症、代谢综合征和常见形式的高甘油三酯血症),一些因素很可能与低 HDL-C 水平相关。血浆 TG 和 HDL-C 呈负相关。导致这种关联有以下几个原因:①TRLs 的脂解作用降低减弱了可使 HDL 成熟的底物(磷脂)的可用性;②富含甘油三酯的 HDL 具有较高的分解代谢率,进而可降低其血浆浓度;③上调的 TRLs 可通过 CETP 降低 HDL 中胆固醇。

高密度脂蛋白生物源障碍[44]

载脂蛋白 A-Ⅰ基因缺陷。影响 HDL 颗粒产生的主要缺陷可能是由 apo A-Ⅰ-C-Ⅲ-A-Ⅳ-AV 基因复合物中的突变引起的。超过 50 个基因突变可影响 apo A-Ⅰ的结构并可致 HDL-C 水平显著降低。并非所有这些缺陷都与早发 CVD 有关。临床变现可以从广泛的非典型黄瘤病和脂质的角膜浸润到无任何临床表现。针对这些 apo A-Ⅰ基因缺陷的治疗通常不能提高 HDL-C 水平。Apo A-Ⅰ的其他基因突变导致 apo A-Ⅰ的分解代谢率增加,但其可能与 CVD 发生无关。尽管 HDL 水平非常低,Apo A-$Ⅰ_{Milano}$(apo A-$Ⅰ_{Arg173Cys}$)基因突变不会增加 CVD 的发生风险。

丹吉尔病与家族性高密度脂蛋白缺乏症。在丹吉尔岛的原发病患中发现了一种罕见的 HDL 缺乏症,丹吉尔病和家族性 HDL 缺乏症是由编码 ABCA1 转运蛋白的 *ABCA1* 基因突变引起的(见图 48.6)。*ABCA1* 中超过 200 个基因突变可导致丹吉尔病(纯合或复合杂合突变)或家族性 HDL 缺陷(杂合突变)。患有丹吉尔病或家族性 HDL 缺乏症的患者患 CAD 的风险增加,其低水平 LDL-C 可降低 CAD 风险。孟德尔随机分析未提示 *ABCA1* 基因突变与 ASCVD 之间的因果关系。

Niemann-Pick C 型疾病是溶酶体胆固醇转运障碍的一种疾病。在这些患者中,精神发育迟滞和神经系统症状时有发生。细胞表型包括胆固醇酯化大幅降低和细胞内胆固醇向高尔基体转运缺陷。Niemann-Pick C 型疾病(NPC1)的基因使胆固醇在"晚期内体通路"和质膜之间穿梭。Niemann-Pick C 型细胞缺乏 NPC1 蛋白,细胞内胆固醇螯合抑制 ABCA1 影响细胞胆固醇流出和 HDL 合成。

高密度脂蛋白合成酶异常

卵磷脂胆固醇酰基转移酶缺乏症。HDL 合成酶的遗传缺陷产生了有趣的表型。催化血浆中胆固醇酯形成的酶 LCAT 缺陷,可引起红细胞膜的结构异常,进而引起角膜中性脂质浸润和血液学异常。由于角膜浸润,LCAT 缺乏可导致"鱼眼病"。尽管 LCAT 缺乏会使 HDL-C 严重缺乏,但尚无证据提示 LCAT 缺乏会增加 CAD 的风险。

胆固醇酯转移蛋白缺乏症。没有 CETP 的患者其富含胆固醇酯的 HDL-C 水平异常升高。因为 CETP 促进 HDL 胆固醇酯转移到 TRLs 中,所以这种酶的缺乏导致胆固醇酯在 HDL 颗粒内积聚。CETP 缺乏与早发 CAD 无关,但其缺乏使机体对 CAD 的抵抗减弱。由于其对 HDL-C 的作用,学者曾尝试 CETP 抑制剂作为一种可能的治疗方法,但未取得可喜成果。

由鞘磷脂磷酸二酯酶 1(sphingomyelin phosphodiesterase 1,*SMPD1*)基因突变引起的 Niemann-Pick Ⅰ型疾病(亚型 A 和 B)与低 HDL-C 水平相关。SMPD1 基因编码溶酶体(酸性)和分泌性鞘磷脂酶。Niemann-Pick A 型和 B 型患者的 HDL-C 浓度降低是由于 HDL 成分异常引起的 LCAT 反应减少所致。

最近的 GWASs 已经鉴定了与血浆脂质浓度相关的多个基因位点,因此提高了探究脂蛋白代谢途径和寻找潜在新治疗靶标的可能性。

高脂血症和代谢综合征的继发因素(表 48.7)

激素因素

表 48.7 血脂蛋白血症的继发原因

原因	疾病
代谢	糖尿病 脂肪代谢障碍 糖原累积症
肾脏	慢性肾功能衰竭 肾小球肾炎合并肾病综合征
肝脏	肝硬化 胆道梗阻 卟啉症 原发性胆汁性肝硬化(继发性 LCAT 缺乏)
激素	雌激素 孕酮 生长激素 甲状腺疾病(甲状腺功能减退症) 皮质类固醇
生活方式	缺乏锻炼 肥胖 高脂饮食 饮酒 吸烟
药物	视黄酸衍生物 糖皮质激素 外源性雌激素 噻嗪类利尿剂 β-肾上腺素能受体阻滞剂(选择性) 睾酮和其他合成类固醇 免疫抑制药物(环孢菌素) 抗病毒药物(HIV 蛋白酶抑制剂) 抗精神分裂症药物

HIV,人类免疫缺陷病毒;LCAT,卵磷脂-胆固醇酰基转移酶。

甲状腺功能减退症通常表现为 LDL-C 升高,甘油三酯升高或两者兼而有之(见第 92 章)。甲状腺刺激素(thyroid-stimulatinghormone,TSH)水平升高是该病诊断的关键,在甲状腺功能得到纠正后,脂蛋白异常会恢复正常。极少数情况下,甲状腺功能减退症可能会伴随遗传性脂蛋白疾病,如Ⅲ型高脂血症。雌激素可以通过促进肝脏 VLDL 和 apo A-Ⅰ产生的增加而血浆 TG 和 HDL-C 水平升高。在绝经后的女性中,雌激素可使 LDL-C 水平下降约 15%。当前不再推荐使用雌激素治疗脂蛋白疾病,因为绝经后期妇女长期使用雌激素会导致 CV 风险略有增加(见第 89 章)。在 LPL 缺乏或尚未发现的遗传缺陷的背景下,怀孕很少会引起血浆甘油三酯的严重增加。该病对母亲和儿童构成严重威胁,需要转至专科就诊。雄性激素和合成代谢类固醇可以增加肝脂肪酶活性,并已用于治疗男性的高甘油三酯血症。然而,这些药物也可能引起 TG 水平升高、HDL-C降低、血压升高和代谢综合征的其他特征。生长激素可降低LDL-C并增加HDL-C，但不推荐用于治疗脂蛋白疾病。

代谢因素

血脂异常的最常见的继发因素是代谢综合征患者存在的代谢异常（见第45章和第50章）。腹型肥胖、血压升高和葡萄糖耐量受损常常伴随着血浆甘油三酯的增加和HDL-C水平的降低，这都是代谢综合征的主要特征。重度糖尿病患者，特别是2型糖尿病，常发生其血浆甘油三酯升高伴HDL-C降低。这些异常对2型糖尿病患者预后有较大影响（见第51章）。血糖控制不佳、肥胖和中度至重度高血糖可导致严重的伴有乳糜微粒血症和VLDL-C水平升高的高甘油三酯血症。1型糖尿病患者血糖控制不佳也可患严重的高甘油三酯血症。家族性脂肪代谢障碍（完全或部分）可能与VLDL分泌增加有关。Dunnigan脂肪代谢障碍是一种具有代谢综合征特征的遗传性疾病，由核纤层蛋白A/C基因突变引起，并与肢带-脂肪萎缩有关。过量的血浆甘油三酯通常伴随糖原蓄积症。

肾病

在患有肾小球肾炎和蛋白质丢失性肾病的患者中（见第98章），肝脏脂蛋白分泌的显著增加可以提高血浆LDL-C水平，其浓度可接近FH患者的水平。慢性肾衰竭患者可出现高甘油三酯血症伴HDL-C降低。患有终末期肾病（thyroid-stimulatinghormone，ESRD）的患者（包括接受血液透析或长期非卧床腹膜透析的患者）预后不良，并加速动脉粥样硬化发生。他汀类药物治疗并未改善ESRD患者的预后。器官移植后，免疫抑制方案（糖皮质激素和环孢菌素）通常会升高甘油三酯并降低HDL-C水平。由于这使移植受者CV风险增加，所以这种继发性高脂血症可能需要治疗。接受他汀类药物加环孢菌素联合治疗的患者需要注意注射剂量并监测肌病。肾病：改善全球预后（Kidney Disease：Improving Global Outcomes，KDIGO）小组建议对慢性肾病患者使用他汀类药物治疗，但不建议在患者接受透析时就开始降脂治疗[45]。

肝病

阻塞性肝病（尤其是原发性胆汁性肝硬化）可能导致称为脂蛋白-x的异常脂蛋白形成。这种类型的脂蛋白也与LCAT缺乏有关，由LDL样颗粒组成伴胆固醇酯明显减少。由于脂蛋白-x的积累，在面部和手掌区域形成广泛的黄瘤。

生活方式

导致肥胖的因素，如热量摄入和能量消耗之间的不平衡、缺乏体力活动及富含饱和脂肪和精制糖的饮食，在很大程度可促进脂质和脂蛋白脂质水平升高（见第45章和50章）。

药物

一些药物可以影响脂蛋白水平（见表48.8）。噻嗪类利尿剂可以增加血浆TG水平。β-肾上腺素能阻滞剂（β受体阻滞剂），尤其是非β_1选择性药物，可升高甘油三酯水平并降低HDL-C水平。维A酸和雌激素可以增加TG水平，有时非常显著。皮质类固醇和免疫抑制剂可以提高血浆甘油三酯和降低HDL-C。雌激素可以增加血浆HDL-C并且通常会升高TG浓度。耐力或健身运动员经常使用的合成代谢类固醇可引起高甘油三酯血症伴极低的血浆HDL-C水平。合成代谢类固醇的确切组成、剂量和使用频率通常无法根据患者病史确定。抗精神病药物的使用可能导致代谢紊乱、体重增加和脂蛋白异常。高效抗逆转录病毒疗法（highly active antiretroviral therapy，HAART）可能导致慢性人类免疫缺陷病毒（human immunodeficiency virus，HIV）感染患者发生严重的脂蛋白紊乱和CAD发生风险增加（见第82章）。

表48.8　当前降脂药物

通用名	商品名	推荐剂量范围
他汀类药物		
阿托伐他汀	Lipitor	10~80mg
氟伐他汀	Lescol	20~80mg
洛伐他汀	Mevacor	20~80mg
普伐他汀	Pravachol	10~40mg
瑞舒伐他汀	Crestor	10~40mg
辛伐他汀	Zocor	10~80mg
匹伐他汀	Livalo	2~4mg
胆汁酸吸收抑制剂		
消胆胺	Questran	2~24g
考来替泊	Colestid	5~30g
考来维仑	Welchol	3.8~4.5g
胆固醇吸收抑制剂		
依泽替米贝	Zetia (Ezetrol)	10mg
贝特类*		
苯扎贝特	Bezalip	400mg
非诺贝特	Tricor，Trilipix Lipidil (Micro，EZ)	40~200mg
吉非罗齐	Lopid	600~1 200mg
烟酸†	Niacin	1~3g
尼克酸	Niaspan	1~2g

*肾功能不全患者禁用。

†对糖尿病或葡萄糖耐受不良的患者慎用。

在临床实践中，除了前面提到的遗传因素之外，许多异脂蛋白血症是因环境因素引起的。生活方式的改变（饮食、运动、减轻腹型肥胖）应该成为治疗大多数血脂异常的基础。生活方式的显著改变、膳食脂肪（特别是饱和脂肪）的减少和运动可以改善心血管风险因素。严格的临床数据提示这些措施可改善预后，并且在实践中以持续的方式实施这些措施，但困难重重（见第45章和第50章）。

脂质风险的药理学管理（表48.8和表48.9）[46,47]

羟甲基戊二酰辅酶A还原酶抑制剂（他汀类药物）

作用机制

他汀类药物抑制HMG-CoA还原酶，并阻止甲羟戊酸的形成，甲羟戊酸是甾醇合成的限速步骤。为了维持细胞胆固醇稳态，LDL-R 的表达增加并且胆固醇酯形成的速率降低。这些对 HMG-CoA 还原酶抑制的稳态调节增加了 LDL-C 从血浆中的清除，并降低了 VLDL 和 LDL 在肝脏的产生。除了阻断胆固醇的合成外，他汀类药物还会干扰具有重要生物学作用的脂质中间体的合成。这些中间体中的两种（香叶基香叶基和法呢基）参与蛋白质异戊烯化，脂质部分与蛋白质的共价连接，从而允许其锚定到细胞膜中并增强其生物活性。在 CV 信号转导中重要的异戊烯化蛋白包括鸟苷三磷酸（guanosine triphosphate，GTP）结合蛋白 Rho A、Rac 和 Ras。他汀类药物可能部分地通过阻止 Rho A 的香叶基香叶基化和过氧化物酶体增殖物激活受体-α（peroxisomeproliferator-activated receptor-alpha，PPAR-α）的磷酸化来增加 HDL-C，PPAR-α 是调节 apo A-Ⅰ转录的因子。改变的蛋白质异戊烯化也可介导一些非汀类药物起作用的的 LDL-C 水平的下调。

动脉粥样硬化涉及炎症过程（见第 44 章）。他汀类药物可降低 C 反应蛋白（CRP），增加动脉粥样硬化斑块的胶原含量，改变内皮功能，减少斑块的炎症成分。

他汀类药理学

目前常用的药物是氟伐他汀（Lescol），20 至 80mg/d；洛伐他汀（Mevacor），20 至 80mg/d；普伐他汀（Pravachol），20 至 40mg/d；辛伐他汀（Zocor），10 至 40mg/d（80mg 剂量可能会增加横纹肌溶解的风险，特别是在治疗的第一年内）；阿托伐他汀（立普妥），10 至 80mg/d；和瑞舒伐他汀（Crestor），5 至 40mg/d。在一些国家/地区可获得 2 至 4mg/d 的匹伐他汀（Livalo）。他汀类药物不能以线性来表述 LDL 的下降；每增加一倍他汀类药物剂量，LDL-C 下降约 6%（表 48.8 和表 48.9）。

表 48.9 降脂药物降低低密度脂蛋白胆固醇（LDL-C）的预期值

药物	按照剂量平均减少：相对于基线的百分数改变				
	5mg	10mg	20mg	40mg	80mg
瑞舒伐他汀	-40%	-46%	-52%	-55%	-
阿托伐他汀	-	-37%	-43%	-48%	-51%
辛伐他汀	-26%	-30%	-38%	-41%	-47%
洛伐他汀	-	-21%	-27%	-31%	-40%
普伐他汀	-	-20%	-24%	-30%	-36%
氟伐他汀	-	-	-22%	-25%	-35%
依折麦布	-	-20%	-	-	-
胆汁酸螯合剂（考来烯胺，考来替泊，考来维纶）：平均减少 15%					

改编自 Hou R，Goldberg AC. Lowering low-density lipoprotein cholesterol：statins，ezetimibe，bile acid sequestrants，and combinations：comparative efficacy and safety. Endocrinol Metab Clin North Am 2009；38（1）：79-97，and Stroes ES et al. Statin-associated muscle symptoms：impact on statin therapy. European Atherosclerosis Society Consensus Panel Statement on Assessment，Aetiology and Management. Eur Heart J 2015；36（17）：1012-22.

通过抑制细胞色素 P-450（cytochrome P-450，CYP）3A4 和 2C9 系统干扰他汀类药物代谢的伴随药物可以增加他汀类药物的血浆浓度。这些药物包括抗生素、抗真菌药物、某些抗病毒药物、葡萄柚汁、环孢菌素、胺碘酮等。他汀类药物的主要副作用为肌肉症状：弥漫性肌痛［肌酸激酶（CK）水平正常］，可见于 10%至 15%的他汀类药物使用者；肌炎，即弥漫性肌肉疼痛，肌肉炎症反应和 CK 水平升高。少数他汀类药物使用者的 CK 水平升高，必须通过激发试验确定其与肌肉症状的因果关系[48,49]。在许多他汀类药物相关性肌炎的病例中，确切存在神经肌肉疾病（包括体肌炎、遗传性肌病和脊髓压迫）。极个别服用他汀类药物的患者会发生横纹肌溶解症。这种危及生命的情况发生与否通常与诱发因素有关：高龄、虚弱、肾衰竭、休克，以及同时使用抗真菌药、抗生素、纤维酸衍生物吉非罗齐和甲状腺机能减退[48,49]。他汀类药物不耐受已被证明会对 CV 预后产生不利影响[49]。

他汀类药物通常耐受良好，副作用包括转氨酶可逆性升高和肌炎。如果发生以上副作用，就要在该类患者中停用该药（发生率不到 1%）。开始他汀类药物治疗后，应在用药 3 至 6 个月内检查用药反应，以及转氨酶和 CK 水平。此后，应确定时间间隔，并定期随访。尽管频繁访问可能对检测严重的副作用没有用，但它们有助于促进饮食和生活方式的改变。

他汀类药物的临床试验

27 项试验临床研究中超过 1 000 名参与者随机接受他汀类药物与安慰剂（或他汀类药物比较药物）治疗，提示他汀类药物对 CV 预后的影响，其结果与本章前几版和其他地方所述一致[8,9]（见图 48.7）（见第 45 章）。影像学研究表明，使用更有效的他汀类药物不能无限地使动脉粥样硬化斑块消退。随着 PCSK9 抑制剂的出现，纳入了 968 名参与者持续 78 周的 GLAGOV 研究提示：通过皮下（subcutaneous，SC）注射降低 LDL-C 的 evolocumab 420mg/月，其改善冠状动脉粥样硬化斑块体积相对于安慰剂更明显（所有参与者均接受最大耐受剂量的他汀类药物治疗）[50]（图 48.8）。

他汀类药物在特殊人群中的应用

糖尿病患者

糖尿病患者应该接受他汀类药物治疗。多项观察性研究表明，成人糖尿病患者发生 ASCVD 的风险大幅增加。服用阿司匹林、血管紧张素转换酶抑制剂、严格血糖控制和他汀类药物的预防策略都是有益的。CTT（Cholesterol Treatment Trialists，胆固醇治疗试验者）对糖尿病患者他汀类药物试验的 meta 分析数据显示，获益于他汀类药物，CVD 事件发生减少 21%，全因死亡率降低了 9%[51]。

他汀类药物与糖尿病风险

他汀类药物的使用与糖尿病的小幅、显著增加有关[52,53]。对临床研究数据的进一步分析表明，他汀类药物几乎只能在患有糖尿病发病风险因素的患者中加速诊断，如血糖水平基线升高。根据现有数据，他汀类药物在高 CV 风险或 CVD 二级预防中使用的益处远远超过了其引发糖尿病的风险。然而，他汀类药物治疗应该伴随饮食控制和身体锻炼，旨在达到健康的饮食和理想的体重。

老年患者

老年患者的他汀治疗是一项特殊挑战，患者的年龄大于 75 或 80 岁是 CV 的主要危险因素，并且胆固醇升高的预测值随着年龄的增长而降低。对他汀类药物试验（分析了 75 岁以上患者的相关数据）进行的 meta 分析显示，其全因死亡率相对降低了 22%。如果有临床指征，该分析支持老年患者继续服用他汀类药物。然而，医生必须谨慎地对已经服用多种药物的老年患者实施预防策略。然而，年龄是心血管风险的主要决定因素。健康的老年患者是否需服用他汀类药物需要临床判断和共同决策。

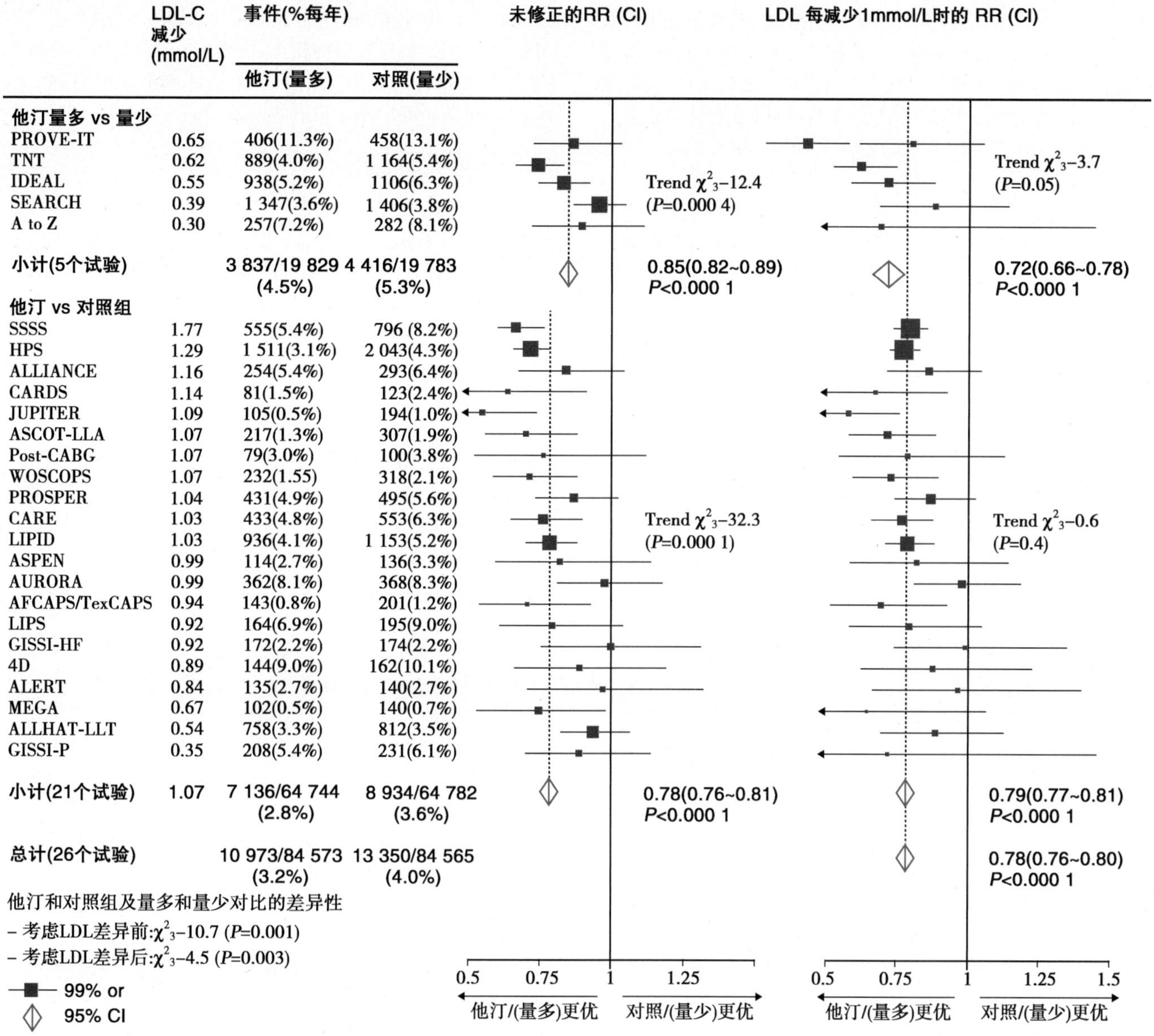
LDL-C 减少 (mmol/L)
事件(%每年)
他汀(量多)
对照(量少)
未修正的RR (CI)
LDL 每减少1mmol/L时的 RR (CI)
他汀量多 vs 量少
PROVE-IT 0.65 406(11.3%) 458(13.1%)
TNT 0.62 889(4.0%) 1 164(5.4%)
IDEAL 0.55 938(5.2%) 1106(6.3%)
SEARCH 0.39 1 347(3.6%) 1 406(3.8%)
A to Z 0.30 257(7.2%) 282 (8.1%)
Trend χ^2_3-12.4 (P=0.000 4)
Trend χ^2_3-3.7 (P=0.05)
小计(5个试验) 3 837/19 829 (4.5%) 4 416/19 783 (5.3%)
0.85(0.82~0.89) P<0.000 1
0.72(0.66~0.78) P<0.000 1
他汀 vs 对照组
SSSS 1.77 555(5.4%) 796 (8.2%)
HPS 1.29 1 511(3.1%) 2 043(4.3%)
ALLIANCE 1.16 254(5.4%) 293(6.4%)
CARDS 1.14 81(1.5%) 123(2.4%)
JUPITER 1.09 105(0.5%) 194(1.0%)
ASCOT-LLA 1.07 217(1.3%) 307(1.9%)
Post-CABG 1.07 79(3.0%) 100(3.8%)
WOSCOPS 1.07 232(1.55) 318(2.1%)
PROSPER 1.04 431(4.9%) 495(5.6%)
CARE 1.03 433(4.8%) 553(6.3%)
LIPID 1.03 936(4.1%) 1 153(5.2%)
ASPEN 0.99 114(2.7%) 136(3.3%)
AURORA 0.99 362(8.1%) 368(8.3%)
AFCAPS/TexCAPS 0.94 143(0.8%) 201(1.2%)
LIPS 0.92 164(6.9%) 195(9.0%)
GISSI-HF 0.92 172(2.2%) 174(2.2%)
4D 0.89 144(9.0%) 162(10.1%)
ALERT 0.84 135(2.7%) 140(2.7%)
MEGA 0.67 102(0.5%) 140(0.7%)
ALLHAT-LLT 0.54 758(3.3%) 812(3.5%)
GISSI-P 0.35 208(5.4%) 231(6.1%)
Trend χ^2_3-32.3 (P=0.000 1)
Trend χ^2_3-0.6 (P=0.4)
小计(21个试验) 1.07 7 136/64 744 (2.8%) 8 934/64 782 (3.6%)
0.78(0.76~0.81) P<0.000 1
0.79(0.77~0.81) P<0.000 1
总计(26个试验) 10 973/84 573 (3.2%) 13 350/84 565 (4.0%)
0.78(0.76~0.80) P<0.000 1
他汀和对照组及量多和量少对比的差异性
– 考虑LDL差异前:χ^2_3-10.7 (P=0.001)
– 考虑LDL差异后:χ^2_3-4.5 (P=0.003)
99% or
95% CI
0.5 0.75 1 1.25
0.5 0.75 1 1.25 1.5
他汀/(量多)更优 对照/(量少)更优
他汀/(量多)更优 对照/(量少)更优

图 48.7 关于他汀类药物治疗的临床 meta 分析:非致死性心肌梗死或冠心病(CHD)死亡比例减少与绝对 LDL-C 降低。Meta 分析包括的 26 项研究对主要血管事件的影响在分析中都有描述。**左图**,每个试验的未加权比率(RR)与 99% CI 一起绘制。**右图**,RR 在 1 年时每 1.0mmol/L LDL-C 差异加权。具有 95%置信区间(CI)的小计和总计由空心钻石显示。(From Baigent C et al. Efficacy and safety of more intensive lowering of LDL cholesterol:a meta-analysis of data from 170 000 participants in 26randomised trials. Lancet 2010;376:1670-81.)

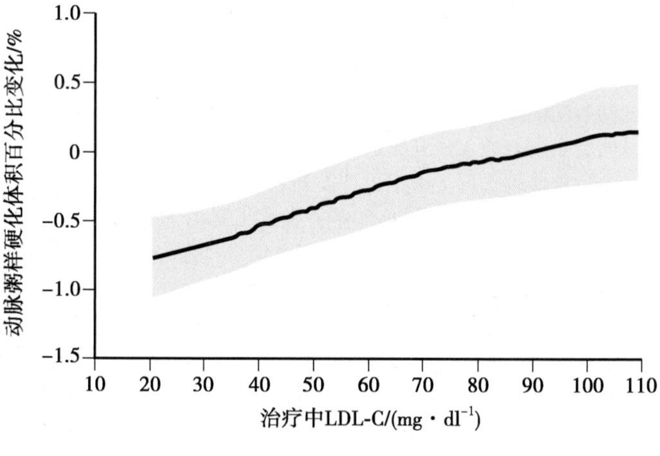

图 48.8 血管造影回归研究的 meta 分析,通过血管内超声(GLAGOV)测量斑块消退情况。与安慰剂相比,evolocumab 组达到了较低的平均时间加权 LDL-C 水平。(From Nicholls SJ et al. Effect of evolocumabon progression of coronary disease in statin-treated patients:the GLAGOV randomizedclinical trial. JAMA 2016;316(22):2373-84.)

女性

大多数临床试验在统计学上没有显示出他汀对作为亚组的女性的影响。一项关于女性的他汀类药物研究的 meta 分析显示，他汀类药物可使急性心肌梗死、卒中、心血管疾病相关死亡、动脉血运重建以及不稳定型心绞痛住院治疗事件降低（有统计学意义）。现有的研究提示他汀类药物对女性 CV 有保护的作用。

非高加索人口

INTERHEART 研究显示，纳入了 15 000 名急性心肌梗死患者与健康人的研究提示 CV 风险因素的普遍性[3]。尽管大多数研究不足以代表非白人和各种族，但目前的数据并未表明降脂疗法不会降低各种族人群的心血管风险。MEGA 研究包括日本男性和女性。JUPITER 包括 4 400 多名黑人或西班牙裔人，并且与白人相比，他汀类药物治疗无异质性。第三次健康结果和人口评估（The third Health Outcomes and Population Evaluation，HOPE-3）研究将 21 个国家的 12 705 名参与者（ASCVD 中度风险）随机分为瑞舒伐他汀（10mg/d）或安慰剂组。平均随访 5、6 年后，瑞舒伐他汀组的 235 名参与者（3.7%）和安慰剂组的 304 名参与者（4.8%）发生了主要结果（死亡原因、非致死性心肌梗死或非致死性卒中）[风险比（HR），0.76；95%置信区间（CI）0.64 至 0.91；$P=0.002$]。该结果在种族和种族群体中是一致的[54]。

重度心力衰竭

最近的研究已经解决了他汀类药物治疗晚期心力衰竭（左心室射血分数<30%）的问题。CORONA（Controlled Rosuvastatin in Multinational Trial in HeartFailure，心力衰竭多国试验中的受控罗苏伐他汀）和 GISSI 心力衰竭试验检测了瑞舒伐他汀对收缩功能降低患者 CV 结果的影响。这些研究表明，他汀类药物治疗不会降低缺血性或非缺血性晚期心力衰竭患者的 CVD 相关的发病率或死亡率。

肾衰竭

一些试验探究了他汀类药物在肾衰竭患者和接受血液透析治疗的患者中的应用。患有慢性肾病的患者的 CV 风险至少与糖尿病患者相当，因此及时识别和积极治疗的有必要的。终末期肾衰竭患者并没有从他汀类药物治疗中获益[45]。

总之，心力衰竭试验和肾衰竭试验表明，终末期疾病患者的脂质管理策略对其预后的改善作用较为有限。临床判断必须仔细权衡这些患者在预防措施中的获益。

与低水平低密度脂蛋白胆固醇相关的风险

大规模临床数据的结果提示低水平的总胆固醇和 LDL-C 状态可降低 CV 的发生风险。有些人担心 LDL-C 水平过低会对健康带来不利影响。有一些研究证据反对这种担忧。第一，大多数动物很少或没有 LDL-C，只有当饮食中摄入胆固醇和饱和脂肪时才会产生 LDL 颗粒。第二，由于其在细胞功能中的重要性，大多数（不是全部）细胞具有合成内源性胆固醇的细胞机制。第三，通过 SR-B1 受体介导的 HDL 转运系统能够将胆固醇从肝源运送至器官。第四，人类的 LDL 缺乏状态、由 APOB 突变引起的低蛋白脂质血症和功能丧失性 PCSK9 突变都伴随着身体的健康状态，其与终生 CV 事件的显著减少亦有关[55]。超过 170 000 名接受他汀治疗的患者的 CTTmeta 分析提示，他汀类药物未增加癌症发生率[9]。JUPITER 研究提示癌症、肾脏或肝脏疾病和出血性卒中的发生无明显增加，尽管四分之一的患者 LDL-C 浓度低于 44mg/dl（1.2mmol/L）长达 5 年。CTT 研究未发现使用他汀类药物治疗的患者有任何损害健康的迹象[9]。EBBINGHAUS 试验探究了 evolocumab 对 1 204 名参加傅立叶预后试验患者认知功能的影响。平均随访 20 个月后，与安慰剂相比，使用 evolocumab 治疗的患者没有发生认知事件的证据。重要的是，这些结论适用于 LDL-C（<25mg/dl；0.7mmol/L）水平极低的患者[56]。

胆固醇吸收抑制剂

肠甾醇吸收选择性抑制剂已发展成为脂蛋白疾病的一种治疗手段。依泽替米贝是第一种这样的化合物。依泽替米贝通过干扰 NPC1L1 限制肠上皮细胞对胆固醇和其他甾醇的选择性摄取。该药物已用于 LDL-C 水平高于目标值，且已接受最大耐受的他汀类药物剂量的患者。依泽替米贝可使 LDL-C 降低约 18%，并增加他汀类药物的作用。由于依泽替米贝还能阻止肠道对谷甾醇的吸收，因此它可能是谷甾醇血症患者的首选药物。

IMPROVE-IT 试验验证了以下假说：向辛伐他汀中添加依泽替米贝会导致 LDL-C 更大幅度降低，病史 CV 事件发生进一步较少。这项随机试验囊括了 18 144 例新近出现的急性冠状动脉综合征（10 天内）患者，予以降脂治疗[LDL-C 水平为 50 至 100mg/dl（1.3 至 2.6mmol/L）]或不治疗[50 至 125mg/dl（1.3 至 3.2mmol/L）]。在辛伐他汀组中 LDL-C 的差异为 69.5mg/dl（1.8mmol/L），在辛伐他汀-依泽替米贝组中为 53.7mg/dl（1.4mmol/L）（$P<0.001$）。辛伐他汀组 7 年主要终点率为 34.7%，辛伐他汀-依泽替米贝组为 32.7%（绝对风险差异，2.0%；HR，0.936；95%CI 0.89～0.99；$P=0.016$）[58]。对 ASCVD 降低的影响是适度的，并且与试验中获得的 LDL-C 的相对小幅降低相关。通过对他汀类药物试验和 IMPROVE-IT 的 meta 分析，给予急性冠状动脉综合征患者早期高效他汀类药物治疗，予以 ASCVD 患者对他汀类药物治疗，以及给予高危人群使用他汀类药物。在医院开始使用他汀类药物也可以改善出院时的依从性。

纤维酸衍生物（贝特类）

目前在美国有两种纤维酸衍生物。吉非罗齐，每日两次，每次 300 至 600mg，适用于高甘油三酯血症和低 HDL-C 水平患者的 CVD 二级预防，后者是基于 VA-HIT（退伍军人管理 HDL 干预试验）。非诺贝特的剂量为 200mg/d，并且可以使用新的制剂将剂量从 40mg/d（特别是在肾衰竭患者中）改变为 267mg/d。在其他国家，可以使用环丙贝特、氯贝特和苯扎贝特。美国食品药品管理局（FDA）采取了一个不寻常的举措，即撤销他汀类药物联合非诺贝酸以治疗高胆固醇血症的批准，理由是其不增加 CV 获益。

贝特类的作用机制涉及与核转录因子 PPAR-α 的相互作用，其调节 LPL、apo C-Ⅱ和 apo A-Ⅰ的基因转录。贝特类药物的副作用包括皮肤表现、胃肠道（GI）效应（腹部不适，胆汁致石性增加）、勃起功能障碍、转氨酶水平升高、与口服抗凝血剂相互作用、血浆同型半胱氨酸水平升高，尤其是非诺贝特，以及苯扎贝特偶尔也可产生这些副作用。由于贝特类药物可增加 LPL 活性，因此用这类药物治疗的高甘油三酯血症患者的 LDL-C 水平可能升高。贝特类，特别是吉非贝齐，可以抑制他汀类药物的葡萄糖醛酸化，从而减少他们的消除。由于这个原因，吉非贝齐联合他汀类药物可能会增加肌肉毒性的发生，因此这种组合是禁忌的。贝特类药物的临床有效性尚未确定，特别是鉴于 FIELD 和 ACCORD 试验未能实现其主要终点。亚组分析表明一些贝特类药物对高于基线水平的高甘油三酯血症患者有益，但没有大型终点研究验证这一猜想。

一些人主张将其用于非常高风险的群体，例如患有 CVD 的糖尿病患者和肾衰竭患者。

赫尔辛基心脏研究，BIP 和 VA-HIT 等较早的贝特类试验与目前的实践几乎无关，因为当前没有使用他汀类药物，现在被认为是大多数可接受贝特类药物治疗的患者的标准治疗方案。吉非罗齐用于这些较早的研究，但与目前的治疗相关性很小，因为药物-药物相互作用导致其与他汀类药物同时服用是被禁用的。虽然贝特类药物对 CV 死亡率的总体影响是不确切的，但亚组分析表明贝特类药物可用于接受他汀类药物治疗的高风险患者（其残留的 CV 风险特征为 TG 水平升高、HDL-C 降低和非 HDL-C 升高）。

使用贝特类药物的另一个需要考虑的因素是严重高甘油三酯血症（>11mmol/L；1 000mg/dl）患者的胰腺炎的预防。然而，贝特类药物在患有高乳糜微粒血症的 LPL 缺陷患者中几乎没有作用。改变生活方式（包括显著减少脂肪（特别是饱和脂肪）摄入，严格控制糖尿病患者的血糖，避免饮酒，在严重高甘油三酯血症急性发作时少餐多食，补充鱼油和女性避免刺激素使用），仍然是高甘油三酯血症患者预防胰腺炎的基础。

烟酸

烟酸可增加 HDL-C 并降低 TG 水平，但对 LDL 水平有较小的影响。烟酸需要在 3 000 至 3 000mg/d 的剂量范围内分 3 次服用，以达到对脂质水平最大有效作用。2 至 3 周内达到全剂量的剂量递增计划，而不是从全剂量开始，可以帮助减少该药物的不良反应。缓释形式的烟酸，包括烟酸缓释片（1 至 2g/d），降低了药物的副作用。每日服用阿司匹林可以减轻皮肤潮红，前列腺素 D_2 受体（DP1）拮抗剂也有此作用。烟酸降低 VLDL 的肝分泌并减少外周的 FFA 动员。在他汀类药物可供前进行的冠状动脉药物研究的长期随访中，烟酸在 15 年里降低了患者死亡率。显著和常见的轻微副作用，较少发生的严重不良反应，他汀类药物的开发阻碍了烟酸的发展。烟酸的副作用包括潮红、高尿酸血症、高血糖、肝毒性、血糖异常、出血、黑棘皮病和胃炎。最近的临床试验不支持烟酸治疗可改善接受他汀类药物治疗患者的 CV 预后。AIM-HIGH（Atherothrombosis Interventionin Metabolic Syndrome with Low HDL/High Triglycerides：Impact on Global Health Outcomes，低 HDL/高甘油三酯代谢综合征的动脉粥样硬化血栓形成干预：对全球健康结果的影响）探究了这一假说，即用他汀类药物治疗后残留的致动脉粥样硬化血脂异常（低 HDL-C 和高甘油三酯）的 CAD 患者服用烟酸 2g/d 可获益。由于对主要结果缺乏有益影响，试验在 3 年后突然停止。大型 HPS2-THRIVE（Heart Protection Study 2-Treatment of HDL to Reduce the Incidence of Vascular Events，心脏保护研究 2-HDL 治疗以减少血管事件发生率）研究将 25 673 名心血管疾病患者随机分为单独使用辛伐他汀降低 LDL-C 组（如果需要，应用依泽替米贝以达到降脂目标）和联合应用烟酸组（2g/d），或应用拉罗皮兰以预防皮疹[59]。THRIVE 研究人员发现，这种干预并未产生有临床意义的 CV 事件减少。AIM-HIGH 和 THRIVE 的结果使人们对烟酸降低心血管风险的作用产生了怀疑，强调了其不良反应，并对 HDL 升高可改善他汀类药物治疗患者预后的假设提出了挑战。对于贝特类药物，FDA 已经撤回了烟酸与他汀类药物联合用于治疗高胆固醇的批准，理由是缺乏 CV 益处。

胆汁酸结合树脂

胆汁酸结合树脂通过抑制胆汁酸在肠中的重吸收来阻断其肠肝循环，超过 90% 的胆汁酸在肠道被重吸收。目前，它们的主要用途是对继发性 LDL-C 升高的严重高胆固醇血症患者进行辅助治疗。由于胆汁酸结合树脂不能全身吸收（它们在肠道中停留并在粪便中被排出），因此它们对于儿童和孕妇中是安全的。粉末状态的消胆胺其单位剂量为 4g，并且降脂树脂Ⅱ号以 5g 单位剂量使用。有效剂量范围为每天 2 至 6 个单位剂量（用餐时服用）。最主要的副作用是胃肠道反应：便秘、饱腹感和胃肠道不适。这些药物可引起高甘油三酯血症。由于该药可影响其他药物的吸收，因此在患者服用胆汁酸结合树脂 1 小时前或 4 小时后服用其他药物。患有严重高胆固醇血症的患者可联合服用胆汁酸结合树脂与他汀类和/或胆固醇吸收抑制剂。考来维纶是一种生物工程胆汁酸结合树脂，其与胆固醇的结合能力约为消胆胺的两倍。在剂量为 3.8 至 4.5g/d 的情况下，对于 LDL-C 未达标的患者或因他汀类药物的副作用而妨碍其应用的患者，它是作用明显的三线药物。考来维纶还可以降低血红蛋白（Hb）A_{1c}，从而使该药物成为治疗复杂糖尿病患者的潜在有用的辅助手段。尽管有关考来维纶的药物-药物相互作用报告相对较少，仍然需要仔细注意药物的剂量时间表（4 小时），这使得所有胆汁酸结合树脂的使用对于服用多种药物的患者来说是麻烦的。

胆固醇酯转移蛋白抑制剂

通过药理学试剂抑制 CETP 模拟遗传杂合 CETP 缺乏状态（参见图 48.3，第 9 部分）。在人体中测试的一些药剂中，托彻普被证明有毒且增加死亡率，这是由于脱靶效应造成的。另一种 CETP 抑制剂达塞曲匹对 HDL-C 和 LDL-C 的影响较小，由于在临床试验中其作用甚微，因此停止了对其使用的研究。同样，ACCELERATE 试验证实了 evacetrapib 可以预防最佳治疗患者的 CV 疾病的发生。接受 evacetrapib 治疗的患者 HDL-C 增加 130%（46 至 104mg/dl），LDL-C 降低 37%（84 至 55mg/dl）。根据数据监测委员会的建议，该试验过早地因临床无效而停止[60]。两种 CETP 抑制剂 anacetrapib 和 TA-8995 仍然存在。正在进行一项关于 anacetrapib 的大型、结果导向的临床试验，即其参与脂质修饰（REVEAL）的效果的随机评估。CETP 抑制剂显著促进更大、更有浮力的 HDL 颗粒产生，这些颗粒有效地促进细胞胆固醇流出。预计到 2018 年这些正在进行的试验能出结果。由于 CETP 抑制剂 anacetrapib 具有显著的降 LDL-C 的作用，因此确定获益是否来自于 HDL-C 水平的升高尚有困难。

鱼油

鱼油富含多不饱和脂肪酸（polyunsaturated fatty acids，PUFA），如二十碳五烯酸（eicosapentaenoic acid，EPA）或二十二碳六烯酸（docosahexaenoic acid，DHA），在 ω-3 位置具有第一个双键。这些脂肪酸降低血浆 TG 水平并具有抗血栓形成特性。除了用于治疗高甘油三酯血症，但鱼油仍用于常规治疗难以治愈的严重高甘油三酯血症患者。鱼油降低 VLDL 合成并降低 VLDL apo B。患者对鱼油的反应取决于剂量，每日摄入最多 10g 的 EPA 或 DHA，以最大限度地降低血浆 TG 水平。鱼油可能会提高 LDL 水平。对于患有极度高甘油三酯血症（>500mg/L 或 5.6mmol/L）的患者，美国有处方药 ω-3 脂肪酸。富含多不饱和脂肪的饮食在对 CV 的健康是有益的。我们缺乏稳定和严格的临床试验来确定鱼油对 MI 和卒中事件的影响。目前有两项大规模试验正在探究此问题。

植物甾醇

植物甾醇是来自植物和树木的胆固醇衍生物。它们干扰肠道中胶束的形成并防止肠道吸收胆固醇。植物甾醇可作为“营养保健品”，并可将其掺入至软质人造黄油中。甾醇可用于脂蛋白疾病的辅助治疗。植物甾醇的安全性尚未确定。

PCSK9 抑制剂

目前抑制前蛋白转化酶枯草杆菌蛋白酶/kexin 9 型（PCSK9）需要每 2 周或每月皮下使用单克隆抗体（mAb）。Evolocumab 和 alirocumab 是完全人类单克隆抗体，最近都在美国、加拿大和欧洲获得批准。由于在大部分参与者中出现了中和抗体，人源化单克隆抗体 bococizumab 的开发停止了[61]。LY3015014 是第二个进行 3 期临床试验的人源化单克隆抗体[62]。

在大阶段 2/3 临床研究中，evolocumab[28] 和 alirocumab[29] 在许多不同的患者（包括服用他汀类药物的患者）中均表现出优异的降 LDL-C 能力（50%至 70%），无论患者的背景治疗如何。LDL-C 的大幅且温和减少（约 50%）（研究结果来自于 OSLER 和 ODYSSEY LONG TERM）与 CTTC 的 LDL 假设和元回归结果一致。接下来的应用 PCSK9 抑制的心血管结果临床研究（Further Cardiovascular Outcomes Research with PCSK9 Inhibition in Subjectswith Elevated Risk，FOURIER）探究了将 evolocumab（每 2 周 140mg 或每月皮下注射 420mg）加入标准治疗中对 27 564 名高危患者的作用。与安慰剂相比，LDL-C 浓度从 92mg/dl（2.4mmol/L）降至 30mg/dl（0.78mmol/L），降低了 59%。Evolocumab 治疗显著降低了主要复合终点的风险（9.8% vs 11.3%；HR，0.85；95% CI 0.79～0.92；P<0.001）和 CV 死亡、非致死性 MI 和卒中的次要终点（5.9% vs 7.4%；HR，0.80；95%CI 0.73～0.88；P<0.001）[63]（图 48.9）。ODYSSEY 结果试验将探究用 alirocumab 治疗的 18 000 例发生过急性冠状动脉综合征的患者的 CV 结果[64]。SPIRE-1 和 SPIRE-2 研究将 28 000 名高 CV 风险患者进行 bococizumab（人源化 PCSK9 单克隆抗体，每 2 周皮下注射 150mg）与安慰剂匹配进行比较研究。试验停止，但研究人员发现了轻微的临床获益，尤其是 LDL-C 高于 100mg/dl（2.6mmol L）随访了 10 个月的参与者获益更多[65]。

A 主要疗效终点

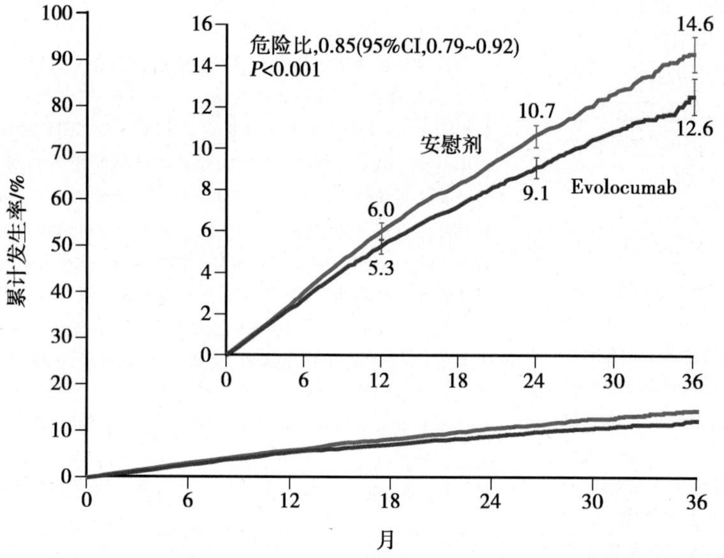

没有风险							
安慰剂	13 780	13 278	12 825	11 871	7 610	3 690	686
Evolocumab	13 784	13 351	12 939	12 070	7 771	3 746	689

B 次要疗效终点

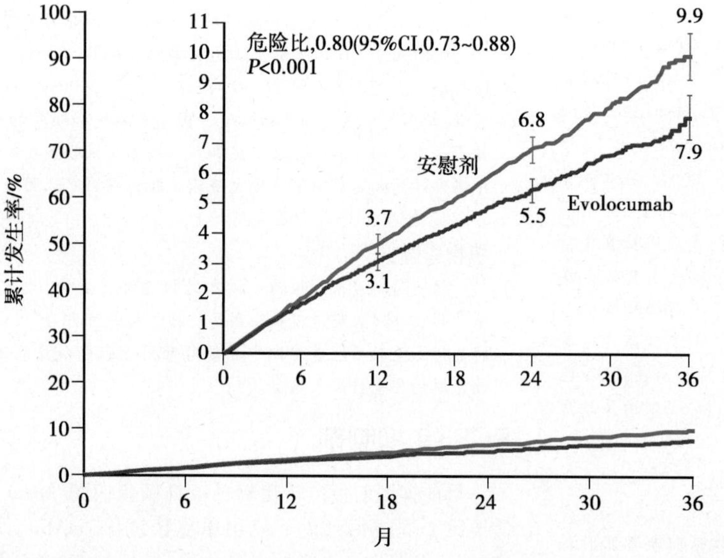

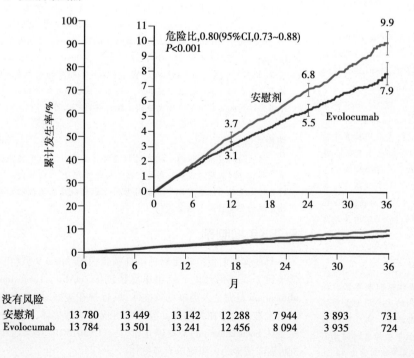

没有风险							
安慰剂	13 780	13 449	13 142	12 288	7 944	3 893	731
Evolocumab	13 784	13 501	13 241	12 456	8 094	3 935	724

图 48.9 在风险升高（FOURIER）试验中使用 PCSK9 抑制的进一步心血管结果研究。Evolocumab 降低了 evolocumab 组 1 344 名患者（9.8%）和安慰剂组 1 563 名患者（11.3%）心血管（CV）死亡、心肌梗死（MI）、卒中、不稳定型心绞痛住院和冠状动脉血运重建的主要复合终点风险），（风险比，0.85；95%CI 0.79～0.92；P<0.001）。Evolocumab 显著降低了 evolocumab 组 816 名患者（5.9%）和安慰剂组 1 013 名患者（7.4%）的 CV 死亡、MI 和卒中关键二级复合终点的风险（风险比，0.80；95% CI 0.73 至 0.88；P < 0.001）。（From Sabatine MS et al；FOURIER Steering Committeeand Investigators. Evolocumab and clinical outcomes in patients with cardiovascular disease. N Engl Med 2017；376（18）：1713-22.）

总体而言,超过 46 000 名高风险或极高的 ASCVD 患者将使用 PCSK9 抑制剂,以确定这类新药对 CV 结果的影响。

迄今为止已批准 evolocumab,每 2 周皮下注射 140mg 或每月 420mg,alirocumab,每 2 周 75mg 或上调至皮下注射 150mg,应用于确诊为临床动脉粥样硬化血管疾病的患者、家族性高胆固醇血症患者、LDL-C 仍然高于目标值(尽管已经应用了最大耐受剂量的他汀类药物,不论使用或不使用依泽替米贝)患者。在他汀类药物不耐受的患者中,精心设计的 GAUSS-3 研究提示 evolocumab 优于依泽替米贝,只有不能耐受阿托伐他汀 20mg 的患者被随机分配到依泽替米贝组或 evolocumab 组。服用依泽替米贝者的 LDL-C 平均变化率为-16.7%(95%CI -20.5%至-12.9%),服用 evolocumab 的患者为-54.5%(95%CI,-57.2%至-51.8)(P=0.001)[66]。探究 alirocumab 的 ODYSSEY ALTERNATIVE 随机试验中报道了类似的发现[67]。

在第 2 期研究中,使用针对 PCSK9 的肝靶向反义 RNA 显著降低 PCSK9 和 LDL-C,给药间隔为 3 至 6 个月,这种治疗方式在临床上大有可为[68]。目前尚不清楚阻断细胞内 PCSK9 途径是否安全。

新药

在严重的高胆固醇血症,特别是常染色体显性高胆固醇血症中,已经批准了一些降低 LDL-C 的方法。用小分子洛米那普抑制 MTTP 可使 LDL-C 降低约 30%至 50%[69]。另一种方法是用硫代磷酸酯连接的反义寡核苷酸抑制 apo B mRNA。Mipomersen 是第一种批准用于纯合子 FH 患者的限制使用的化合物[70]。Mipomersen 可使 LDL-C 降低 20%至 30%。尽管这些化合物引起了安全性问题,但纯合子 FH 的严重性需要新的治疗方法[71]。抑制 apo B 合成和分泌的与肝脏中脂肪的积累有关。由于这些试验中包括的患者数量很少,因此无法获得可靠的数据。

针对 Lp(a)升高的患者的治疗是一项挑战。他汀类药物对 Lp(a)水平影响不大;烟酸可使 Lp(a)降低 20%至 30%,但其使用常伴随不良事件的发生[62]。PCSK9 抑制剂 evolocumab[72]和 alirocumab[73]可使 Lp(a)显著降低 20%至 25%。针对 apo(a)的反义 RNA 在概念验证研究中显著降低了人类的 Lp(a)水平,为临床试验铺平了道路[74]。

一种新型化合物,即山楂酸,抑制 ATP-柠檬酸裂解酶(ATP-citrate lyase,ACL),这是"胆固醇生物合成途径"中的关键酶。第 1 和第 2 阶段的研究表明,各种个体中 LDL-C 降低 20%至 39%[75]。

治疗脂蛋白异常的临床方法

患有脂蛋白障碍的患者应在全球风险降低程序的基础上进行综合评估和管理。大多数血脂异常患者缺乏症状,除了严重高甘油三酯血症,急性胰腺炎患者和家族性脂蛋白障碍患者,皮肤病患者表现(黄瘤,黄疸)。血脂异常患者的评估包括寻找和治疗继发性原因。临床评估应包括彻底的病史,包括完整的家族史,这可能揭示遗传易患 CVD 的线索。医生应该寻求和解决其他风险因素(吸烟,肥胖,糖尿病,高血压,缺乏运动)和实施改善生活方式的管理计划,如饮食、身体活动和饮酒等。这些干预措施应该利用非医师的健康专业人员(例如那些接受饮食和营养、物理治疗和吸烟等方面的培训人员。)

身体检查应包括寻找黄瘤(伸肌腱,包括手、肘、膝、Achiles 肌腱,以及手掌黄瘤)和黄色瘤,角膜弧和角膜混浊的存在。应记录血压,腰围,体重和身高,并寻求动脉受损的迹象,并且必须进行完整的心血管检查。外周脉搏的评估和踝臂指数的确定可揭示外周血管疾病存在的重要线索。

脂蛋白紊乱的诊断取决于实验室测量。非空腹血脂通常足以应对大多数脂蛋白紊乱,专业实验室可以改善诊断并为极端病例提供专业知识。但中度严重高甘油三酯血症患者的空腹血脂 LDL-C 水平(>400mg/dl 或>4.5mmol/L)计算不可靠。尽管专业实验室检测可以帮助改进诊断,但额外的测试通常涉及相当大的费用,并且可能不会增加超出脂质谱的预测值。为了评估接受降脂治疗的个体的基线风险,在测量脂质特征之前应停止服药 1 个月,除非临床情况禁止这种治疗差距。高级脂质测试很少增加刚刚指定的临床评估。

在诊断出脂质紊乱(基于至少两种脂质谱)后,TSH 和葡萄糖的测量有助于评估继发性原因。HbA1c 和尿白蛋白/肌酸酐比率的测量可以为糖尿病和高血压患者提供额外的信息。接受药物治疗的患者应进行基线肝功能(丙氨酸转氨酶)和 CK 的测量。高危患者的药物治疗,例如急性冠脉综合征或 MI 或冠状动脉血运重建术后)应立即开始,同时改变生活方式。

改变生活方式:饮食

患有异常蛋白血症的个体应始终采用饮食疗法。高风险患者应该开始同时服用与饮食相关的药物,因为在许多情况下,饮食可能无法达到目标水平。饮食应该有 3 个目标:①让患者达到并保持理想的体重;②提供良好的饮食,均衡饮食与水果、蔬菜和全谷物;③限制钠、饱和脂肪和精制碳水化合物。膳食咨询应该由专业营养师。通常营养师的帮助、减肥计划或糖尿病门诊中心可以帮助实现持续的减肥(参见第 45 和 49 章)。

复合脂蛋白障碍的治疗

复合脂蛋白疾病,其特征在于血浆总胆固醇和甘油三酯的增加,经常在临床实践中发生并且存在困难的挑战。患有联合脂蛋白疾病的患者 LDL-C 和 LDL 颗粒数量增加(通过总体或 LDL apo B 或非 HDL-C 增加反映),小密 LDL 颗粒,VLDL-C 和 VLDL 甘油三酯增加,以及降低 HDL-C 水平。患有这种组合性血脂异常的患者通常患有肥胖和代谢综合征。治疗应该从改变生活方式开始,包括减少总热量和饱和脂肪,减轻体重和增加体力活动的饮食。如有必要药物治疗,旨在纠正主要的脂蛋白异常。他汀类药物可降低血浆 TG 水平,尤其是在 TG 基线水平较高的个体中。贝特类可降低甘油三酯,并可将 LDL 的组成改变为较大且较不致密的颗粒。他汀类药物与贝特类或烟酸的组合已被证明可有效纠正表征联合血脂蛋白异常的实验室异常,然而如前所述,目前可用的临床试验尚未确定该方法可预防 CV 事件。由于吉非贝齐对他汀类药物葡萄糖醛酸化的影响,我们建议不要将吉非贝齐与他汀类药物联合使用。服用贝特类和他汀类药物的患者在治疗的前 6 周内和之后每 6 个月接受医学随访,以获得肝毒性或肌炎的证据。IMPROVE-IT 的结果支持他汀类药物和依泽替米贝联合使用[57]。

使用包括与胆汁酸结合树脂和烟酸的纤维酸衍生物与这些树脂的其他组合,缺乏成果试验和监管机构的支持,因为存在肝毒性和肌炎等副作用的风险,使用需要谨慎。寻找合并血脂异常的可纠正原因(例如,未控制的糖尿病,肥胖,甲状腺功能减退,饮酒)以及生活方式改变的益处需要重新强调。同样,营养师,减肥计划或糖尿病门诊中心的帮助往往会大大增加管理(另见第 45 章和第 50 章)。

体外过滤低密度脂蛋白

患有严重高胆固醇血症的患者,尤其是具有纯合子 FH 或严重杂合子 FH 的患者,可通过体外消除 LDL 进行治疗。专业中心提供 LDL 血浆置换术,这些技术在血浆分离后使用 LDL(或含有 apo B 的颗粒)的选择性过滤、吸附或沉淀。上述方法可以显著降低 CVD 发展的风险并提高生存率。

未来的前景

用于治疗脂蛋白疾病的新型药物的开发可能会继续,因为动脉粥样硬化继发的心血管疾病在可预见的未来是全世界最大的疾病负担。较新的疗法,特别是 PCKS9 抑制剂,对治疗严重的高胆固醇血症显示出相当大的希望。这些新药将提供基于基因型和表型的个性化药物。更好地针对高风险个体将允许优化昂贵的疗法。

旨在提高 HDL-C 的治疗方法令人失望。正在评估的其他治疗方法寻求增加 HDL 生物源,尤其是来自负载脂质的巨噬细胞。

基因治疗

最终可通过基因疗法治疗严重的,纯合的单基因疾病。基因治疗的初步试验纯合子 FH 证明令人失望。病毒传递载体中的细化重新引起了对疾病特异性基因治疗的兴趣。特别是对于纯合子家族性高胆固醇血症,这种方法可以证明与相当大的发病率和过早死亡率相关的疾病可以挽救生命。其他疾病,如无 β 脂蛋白血症、LPL 缺乏、尼曼-皮克病 C 型、谷甾醇血症和丹吉尔病,可能成为基因治疗的目标。如果采取的方法治疗这些疾病是成功的,基因疗法在降低潜在心血管风险方面的应用越来越广泛将成为一个具有挑战性的医学、社会和伦理问题。

社会变革

单靠药物治疗动脉粥样硬化的可能性极小。鼓励健康生活方式以及公共卫生措施和基础设施的社会变革可以提供整体而非心血管健康益处。减少吸烟的公共卫生措施已经降低了心肌梗死率。随着人类继续容纳超过一半的城市人口,将社区组织成为允许能源支出(而不是通过便利的机动交通保护)的社区网络将是必要的,特别是在富裕国家。在食物消费方面的个人变化和热量摄入仍是一项重大挑战。事实上,过去 50 年来发生的饮食和身体活动的变化(现在在全球范围内蔓延)可能导致肥胖的流行和脂蛋白紊乱,高血压和糖尿病的流行,随之而来的是动脉硬化性心血管疾病(另见第 45、49 和 50 章)。

(张艳达 姜绮霞 译)

参考文献

Lipoprotein Transport System

1. Global Burden of Disease 2013. Mortality and Causes of Death Collaborators. Global, regional, and national age-sex specific all-cause and cause-specific mortality for 240 causes of death, 1990–2013: a systematic analysis for the Global Burden of Disease Study 2013. *Lancet.* 2015;385:117–171.
2. Moran AE, Tzong KY, Forouzanfar MH, et al. Variations in ischemic heart disease burden by age, country, and income: the Global Burden of Diseases, Injuries, and Risk Factors 2010 study. *Glob Heart.* 2014;9:91–99.
3. Yusuf S, Hawken S, Ounpuu S, et al. INTERHEART Study Investigators. Effect of potentially modifiable risk factors associated with myocardial infarction in 52 countries (the INTERHEART study): case-control study. *Lancet.* 2004;364:937–952.
4. Quehenberger O, Dennis EA. The human plasma lipidome. *N Engl J Med.* 2011;365:1812.
5. Global Lipids Genetics Consortium. Discovery and refinement of loci associated with lipid levels. *Nat Genet.* 2013;45:1274–1283.
6. CARDIoGRAMplusC4D Consortium. Large-scale association analysis identifies new risk loci for coronary artery disease. *Nat Genet.* 2013;45:25–33.
7. Ference BA, Yoo W, Alesh I, et al. Effect of long-term exposure to lower low-density lipoprotein cholesterol beginning early in life on the risk of coronary heart disease: a Mendelian randomization analysis. *J Am Coll Cardiol.* 2012;60:2631–2639.
8. Baigent C, Keech A, Kearney PM, et al. Cholesterol Treatment Trialists' (CTT) Collaborators. Efficacy and safety of cholesterol-lowering treatment: prospective meta-analysis of data from 90,056 participants in 14 randomised trials of statins. *Lancet.* 2005;366:1267–1278.
9. Baigent C, Blackwell L, Emberson J, et al. Efficacy and safety of more intensive lowering of LDL cholesterol: a meta-analysis of data from 170,000 participants in 26 randomised trials. *Lancet.* 2010;376:1670–1681.
10. Mihaylova B, Emberson J, Blackwell L, et al. The effects of lowering LDL cholesterol with statin therapy in people at low risk of vascular disease: meta-analysis of individual data from 27 randomised trials. *Lancet.* 2012;380:581–590.
11. LIPID Metabolites and Pathways Strategy Consortium. http://www.lipidmaps.org/. Accessed April 3, 2017.
12. Goldstein JL, Brown MS. A century of cholesterol and coronaries: from plaques to genes to statins. *Cell.* 2015;161(1):161–172.
13. May P, Woldt E, Matz RL, Boucher P. The LDL receptor-related protein (LRP) family: an old family of proteins with new physiological functions. *Ann Med.* 2007;39(3):219–228.
14. Yao S, Zong C, Zhang Y, et al. Activating transcription factor 6 mediates oxidized LDL-induced cholesterol accumulation and apoptosis in macrophages by up-regulating CHOP expression. *J Atheroscler Thromb.* 2013;20:94.
15. Gordts PL, Nock R, Son NH, et al. ApoC-III inhibits clearance of triglyceride-rich lipoproteins through LDL family receptors. *J Clin Invest.* 2016;126(8):2855–2866.
16. Jørgensen AB, Frikke-Schmidt R, Nordestgaard BG, Tybjærg-Hansen A. Loss-of-function mutations in APOC3 and risk of ischemic vascular disease. *N Engl J Med.* 2014;371(1):32–41.
17. Crosby J, Peloso GM, Auer PL, et al. TG and HDL Working Group of the Exome Sequencing Project, National Heart, Lung and Blood Institute. Loss-of-function mutations in APOC3, triglycerides, and coronary disease. *N Engl J Med.* 2014;371(1):22–31.
18. Seidah NG, Awan Z, Chrétien M, Mbikay M. PCSK9: a key modulator of cardiovascular health. *Circ Res.* 2014;114(6):1022–1036.
19. Cohen JC, Boerwinkle E, Mosley TH Jr, Hobbs HH. Sequence variations in PCSK9, low LDL, and protection against coronary heart disease. *N Engl J Med.* 2006;354(12):1264–1272.
20. Landmesser U. Coronary artery disease: HDL and coronary heart disease—novel insights. *Nat Rev Cardiol.* 2014;11(10):559–560.
21. Lüscher TF, Landmesser U, von Eckardstein A, Fogelman AM. High-density lipoprotein: vascular protective effects, dysfunction, and potential as therapeutic target. *Circ Res.* 2014;114(1):171–182.
22. Holmes MV, Asselbergs FW, Palmer TM, et al. Mendelian randomization of blood lipids for coronary heart disease. *Eur Heart J.* 2015;36(9):539–550.

Lipoprotein Disorders

23. Di Angelantonio E, Sarwar N, Perry P, et al. Major lipids, apolipoproteins, and risk of vascular disease. *JAMA.* 2009;302:1993.
24. Nordestgaard BG, Chapman MJ, Humphries SE, et al. Familial hypercholesterolaemia is underdiagnosed and undertreated in the general population: guidance for clinicians to prevent coronary heart disease: Consensus Statement of the European Atherosclerosis Society. *Eur Heart J.* 2013;34:3478–3490.
25. De Ferranti SD, Rodday AM, Mendelson MM, et al. Prevalence of familial hypercholesterolemia in the 1999 to 2012 United States National Health and Nutrition Examination Surveys (NHANES). *Circulation.* 2016;133:1067–1072.
26. Benn M, Watts GF, Tybjærg-Hansen A, Nordestgaard BG. Mutations causative of familial hypercholesterolaemia: screening of 98,098 individuals from the Copenhagen General Population Study estimated a prevalence of 1 in 217. *Eur Heart J.* 2016;37:1384–1394.
27. Khera AV, Won HH, Peloso GM, et al. Diagnostic yield of sequencing familial hypercholesterolemia genes in patients with severe hypercholesterolemia. *J Am Coll Cardiol.* 2016; 67(22):2578–2589.
28. Sabatine MS, Giugliano RP, Wiviott SD, et al. Open-Label Study of Long-Term Evaluation against LDL Cholesterol (OSLER) Investigators. Efficacy and safety of evolocumab in reducing lipids and cardiovascular events. *N Engl J Med.* 2015;372(16):1500–1509.
29. Robinson JG, Farnier M, Krempf M, et al. ODYSSEY LONG TERM Investigators. Efficacy and safety of alirocumab in reducing lipids and cardiovascular events. *N Engl J Med.* 2015; 372(16):1489–1499.
30. Talmud PJ, Shah S, Whittall R, et al. Use of low-density lipoprotein cholesterol gene score to distinguish patients with polygenic and monogenic familial hypercholesterolaemia: a case-control study. *Lancet.* 2013;381(9874):1293–1301.
31. Fellin R, Arca M, Zuliani G, et al. The history of autosomal recessive hypercholesterolemia (ARH): from clinical observations to gene identification. *Gene.* 2015;555(1):23–32.
32. Marduel M, Ouguerram K, Serre V, et al. Description of a large family with autosomal dominant hypercholesterolemia associated with the APOE p.Leu167del mutation. *Hum Mutat.* 2013;34(1):83–87.
33. Awan Z, Choi HY, Stitziel N, et al. APOE p.Leu167del mutation in familial hypercholesterolemia. *Atherosclerosis.* 2013;231(2):218–222.
34. Fouchier SW, Dallinga-Thie GM, Meijers JC, et al. Mutations in *STAP1* are associated with autosomal dominant hypercholesterolemia. *Circ Res.* 2014;115(6):552–555.
35. Stitziel NO, Fouchier SW, Sjouke B, et al. National Heart, Lung and Blood Institute GO Exome Sequencing Project. Exome sequencing and directed clinical phenotyping diagnose cholesterol ester storage disease presenting as autosomal recessive hypercholesterolemia. *Arterioscler Thromb Vasc Biol.* 2013;33(12):2909–2914.
36. Yoo EG. Sitosterolemia: a review and update of pathophysiology, clinical spectrum, diagnosis, and management. *Ann Pediatr Endocrinol Metab.* 2016;21(1):7–14.
37. Nordestgaard BG, Chapman MJ, Ray K, et al. European Atherosclerosis Society Consensus Panel. Lipoprotein(a) as a cardiovascular risk factor: current status. *Eur Heart J.* 2010;31(23):2844–2853.
38. Thanassoulis G, Campbell CY, Owens DS, et al. CHARGE Extracoronary Calcium Working Group. Genetic associations with valvular calcification and aortic stenosis. *N Engl J Med.* 2013;368(6):503–512.
39. Nordestgaard BG, Varbo A. Triglycerides and cardiovascular disease. *Lancet.* 2014; 384(9943):626–635.
40. Lewis GF, Xiao C, Hegele RA. Hypertriglyceridemia in the genomic era: a new paradigm. *Endocr Rev.* 2015;36(1):131–147.
41. Gaudet D, Alexander VJ, Baker BF, et al. Antisense inhibition of apolipoprotein C-III in patients with hypertriglyceridemia. *N Engl J Med.* 2015;373(5):438–447.
42. Meyers CD, Tremblay K, Amer A, et al. Effect of the DGAT1 inhibitor pradigastat on triglyceride and apoB48 levels in patients with familial chylomicronemia syndrome. *Lipids Health Dis.* 2015;14:8.
43. Tikka A, Jauhiainen M. The role of ANGPTL3 in controlling lipoprotein metabolism. *Endocrine.* 2016;52(2):187–193.
44. Weissglas-Volkov D, Pajukanta P. Genetic causes of high and low serum HDL-cholesterol. *J Lipid Res.* 2010;51(8):2032–2057.
45. Kidney Disease: Improving Global Outcomes (KDIGO) Lipid Work Group. KDIGO clinical practice

guideline for lipid management in chronic kidney disease. *Kidney Int Suppl.* 2013;3:259–305.

Pharmacologic Management of Lipid Risk

46. Hou R, Goldberg AC. Lowering low-density lipoprotein cholesterol: statins, ezetimibe, bile acid sequestrants, and combinations: comparative efficacy and safety. *Endocrinol Metab Clin North Am.* 2009;38(1):79–97.
47. Stroes ES, Thompson PD, Corsini A, et al. Statin-associated muscle symptoms: impact on statin therapy. European Atherosclerosis Society Consensus Panel Statement on Assessment, Aetiology and Management. *Eur Heart J.* 2015;36(17):1012–1022.
48. Mancini GB, Baker S, Bergeron J, et al. Diagnosis, Prevention, and Management of Statin Adverse Effects and Intolerance: Canadian Consensus Working Group Update (2016). *Can J Cardiol.* 2016;32(7 suppl):S35–S65.
49. Serban MC, Colantonio LD, Manthripragada AD, et al. Statin intolerance and risk of coronary heart events and all-cause mortality following myocardial infarction. *J Am Coll Cardiol.* 2017;69(11):1386–1395.
50. Nicholls SJ, Puri R, Anderson T, et al. Effect of evolocumab on progression of coronary disease in statin-treated patients: the GLAGOV randomized clinical trial. *JAMA.* 2016;316(22): 2373–2384.
51. Kearney PM, Blackwell L, Collins R, et al. Cholesterol Treatment Trialists Collaboration. Efficacy of cholesterol-lowering therapy in 18,686 people with diabetes in 14 randomised trials of statins: a meta-analysis. *Lancet.* 2008;371:117–125.
52. Mora S, Glynn RJ, Hsia J, et al. Statins for the primary prevention of cardiovascular events in women with elevated high-sensitivity C-reactive protein or dyslipidemia: results from the Justification for the Use of Statins in Prevention: An Intervention Trial Evaluating Rosuvastatin (JUPITER) and meta-analysis of women from primary prevention trials. *Circulation.* 2010;121:1069.
53. Thakker D, Nair S, Pagada A, et al. Statin use and the risk of developing diabetes: a network meta-analysis. *Pharmacoepidemiol Drug Saf.* 2016;25(10):1131–1149.
54. Yusuf S, Bosch J, Dagenais G, et al. HOPE-3 Investigators. Cholesterol lowering in intermediate-risk persons without cardiovascular disease. *N Engl J Med.* 2016;374(21):2021–2031.
55. Zhao Z, Tuakli-Wosornu Y, Lagace TA, et al. Molecular characterization of loss-of-function mutations in *PCSK9* and identification of a compound heterozygote. *Am J Hum Genet.* 2006;79(3):514–523.
56. Cannon CP, Blazing MA, Giugliano RP, et al. IMPROVE-IT Investigators. Ezetimibe added to statin therapy after acute coronary syndromes. *N Engl J Med.* 2015;372(25):2387–2397.
57. Giugliano RP, Mach F, Zavitz K, et al. EBBINGHAUS Investigators. Design and rationale of the EBBINGHAUS trial: a phase 3, double-blind, placebo-controlled, multicenter study to assess the effect of evolocumab on cognitive function in patients with clinically evident cardiovascular disease and receiving statin background lipid-lowering therapy. A cognitive study of patients enrolled in the FOURIER trial. *Clin Cardiol.* 2017;40(2):59–65.
58. IMPROVE-IT trial. http://www.fda.gov/Safety/MedWatch/SafetyInformation/ucm342600.htm. Accessed July 25, 2016.
59. Landray MJ, Haynes R, Hopewell JC, et al. HPS2-THRIVE Collaborative Group. Effects of extended-release niacin with laropiprant in high-risk patients. *N Engl J Med.* 2014;371(3): 203–212.
60. Nicholls SJ, Lincoff AM, Barter PJ, et al. Assessment of the clinical effects of cholesteryl ester transfer protein inhibition with evacetrapib in patients at high-risk for vascular outcomes: rationale and design of the ACCELERATE trial. *Am Heart J.* 2015;170(6):1061–1069.
61. Ridker PM, Tardif JC, Amarenco P, et al. SPIRE Investigators. Lipid-reduction variability and antidrug-antibody formation with bococizumab. *N Engl J Med.* 2017;376(16):1517–1526.
62. Kastelein JJ, Nissen SE, Rader DJ, et al. Safety and efficacy of LY3015014, a monoclonal antibody to proprotein convertase subtilisin/kexin type 9 (PCSK9): a randomized, placebo-controlled Phase 2 study. *Eur Heart J.* 2016;37(17):1360–1369.
63. Sabatine MS, Giugliano RP, Keech AC, et al. FOURIER Steering Committee and Investigators. Evolocumab and clinical outcomes in patients with cardiovascular disease. *N Engl J Med.* 2017;376(18):1713–1722.
64. Schwartz GG, Bessac L, Berdan LG, et al. Effect of alirocumab, a monoclonal antibody to PCSK9, on long-term cardiovascular outcomes following acute coronary syndromes: rationale and design of the ODYSSEY outcomes trial. *Am Heart J.* 2014;168(5):682–689.
65. Ridker PM, Revkin J, Amarenco P, et al. SPIRE Cardiovascular Outcome Investigators. Cardiovascular efficacy and safety of bococizumab in high-risk patients. *N Engl J Med.* 2017;376(16):1527–1539.
66. Nissen SE, Stroes E, Dent-Acosta RE, et al. GAUSS-3 Investigators. Efficacy and tolerability of evolocumab vs ezetimibe in patients with muscle-related statin intolerance: the GAUSS-3 randomized clinical trial. *JAMA.* 2016;315(15):1580–1590.
67. Moriarty PM, Thompson PD, Cannon CP, et al. ODYSSEY ALTERNATIVE Investigators. Efficacy and safety of alirocumab vs ezetimibe in statin-intolerant patients, with a statin rechallenge arm: the ODYSSEY ALTERNATIVE randomized trial. *J Clin Lipidol.* 2015;9(6):758–769.
68. Ray KK, Landmesser U, Leiter LA, et al. Inclisiran in patients at high cardiovascular risk with elevated LDL cholesterol. *N Engl J Med.* 2017;376(15):1430–1440.
69. Cuchel M, Meagher EA, du Toit Theron H, et al. Phase 3 HoFH Lomitapide Study Investigators. Efficacy and safety of a microsomal triglyceride transfer protein inhibitor in patients with homozygous familial hypercholesterolaemia: a single-arm, open-label, phase 3 study. *Lancet.* 2013;381(9860):40–46.
70. Santos RD, Raal FJ, Catapano AL, et al. Mipomersen, an antisense oligonucleotide to apolipoprotein B-100, reduces lipoprotein(a) in various populations with hypercholesterolemia: results of 4 phase III trials. *Arterioscler Thromb Vasc Biol.* 2015;35(3):689–699.
71. Cuchel M, Bruckert E, Ginsberg HN, et al. Homozygous familial hypercholesterolaemia: new insights and guidance for clinicians to improve detection and clinical management. A position paper from the Consensus Panel on Familial Hypercholesterolaemia of the European Atherosclerosis Society. *Eur Heart J.* 2014;35(32):2146–2157.
72. Raal FJ, Giugliano RP, Sabatine MS, et al. PCSK9 inhibition-mediated reduction in Lp(a) with evolocumab: an analysis of 10 clinical trials and the LDL receptor's role. *J Lipid Res.* 2016;57(6):1086–1096.
73. Kereiakes DJ, Robinson JG, Cannon CP, et al. Efficacy and safety of the proprotein convertase subtilisin/kexin type 9 inhibitor alirocumab among high cardiovascular risk patients on maximally tolerated statin therapy: the ODYSSEY COMBO I study. *Am Heart J.* 2015;169(6):906–915.
74. Tsimikas S, Viney NJ, Hughes SG. Antisense therapy targeting apolipoprotein(a): a randomised, double-blind, placebo-controlled phase 1 study. *Lancet.* 2015;386(10002):1472–1483.
75. Thompson PD, MacDougall DE, Newton RS, et al. Treatment with ETC-1002 alone and in combination with ezetimibe lowers LDL cholesterol in hypercholesterolemic patients with or without statin intolerance. *J Clin Lipidol.* 2016;10(3):556–567.

第 49 章 营养与心血管疾病及代谢性疾病

DARIUSH MOZAFFARIAN

食物 967
水果和蔬菜 967
坚果和豆类 967
全谷物、精制谷物、淀粉和糖果 967
鱼类 970
红肉 970
家禽和鸡蛋 971
奶制品 971
饮料 971
含糖饮料 971
牛奶 971
咖啡和茶 971
酒精 971
宏量营养素 972
碳水化合物 972
脂肪 972
蛋白质 973
微量营养素 973
钠 973
能量平衡 974
膳食模式 975
改变行为 978
临床(个人本位)策略 978
新技术 978
健康系统 978
政策策略 978
参考文献 978

与吸烟和身体活动一起,饮食习惯构成了大多数心脏代谢疾病的因果关系、预防和治疗的基础,包括冠心病(coronary heart disease,CHD)、卒中、2 型糖尿病(diabetes mellitus,DM)和相关病症。2010 年,全球疾病的前 25 个可改变原因中有 8 个是饮食原因,主要是因为它们对这些疾病的影响(另见第 1 章)。最大的负担是由于水果、坚果、全谷物、蔬菜、海鲜 ω-3 脂肪、膳食纤维摄入不足以及过量摄入的盐和加工肉类[1]造成的。在美国,次优饮食现在是健康状况不佳的主要原因,估计导致 25%的死亡和 14%的失能调整寿命年(disability-adjusted life-years,DALYs)[2]。

近几十年来,由于快速的社会、文化和环境转变,这些负担增加了通过改变饮食和其他生活习惯[1]。熟悉不同饮食因素影响的证据对于优先考虑个体患者和人群的干预措施以及减少由次优饮食引起的相当大的疾病至关重要。

营养和慢性病科学在 21 世纪迅速发展。虽然先前的饮食指导主要来自生态学(跨群体)研究,短期实验和动物研究,但营养科学已经通过前瞻性队列和心血管疾病(cardiovascular disease,CVD)终点随机试验的更有力证据进行了转化,并且进行得很好多种风险标志物和途径的代谢试验。已经出现了几种无关紧要的问题[3]。首先,饮食习惯会影响各种既定和新出现的风险因素,包括血压(blood pressure,BP)、葡萄糖-胰岛素稳态、脂蛋白浓度和组成、体重增加、炎症、内皮功能、心脏功能和心律失常(图 49.1)。因此,任何饮食因素的全部效果不应仅从其对任何单一生物标志物的影响推断,例如血液胆固醇浓度。相反,有效的结论应该来自不同研究途径的一致证据。第二个关键的教训是食物和总体膳食

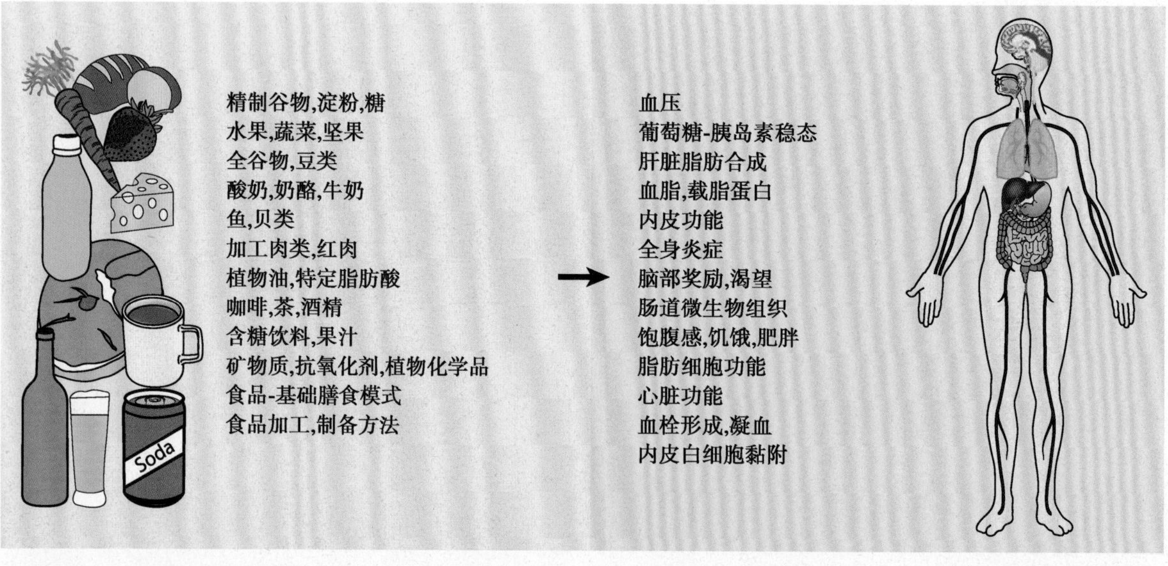

图 49.1 饮食和心血管及代谢风险:途径和机制。多种饮食因素影响不同的风险途径,这些影响在某些情况下会被潜在的个体特征进一步改变。选定的主要影响详见每个饮食因素的文本部分。(引自 Mozaffarian D. Dietary and policy priorities for cardiovascular disease, diabetes, and obesity: a comprehensive review. Circulation 2016;133:187-225.)

模式的重要性,而不是单一的孤立营养素,用于预防和管理心脏代谢疾病。第三个教训是一致观察到的益处用于“产生生命的食物”,包括水果、种子、坚果、豆类和全谷物。这类食物天然富含植物化学物质和营养素保护和培育新生活的功能,这对于促进健康老龄化似乎越来越重要。

本章回顾了具有最强的心脏代谢效应证据的饮食因素,并突出了关键的知识差距。由于将知识转化为行动至关重要,本章还将回顾有效的基于个人和人口的行为改变策略。

食物

在20世纪早期和中期,营养科学和饮食指导专注于营养缺乏症(例如坏血病,佝偻病)。导致采用简化孤立的单一营养素的简化方法[4]。由于慢性病在20世纪后期成为一个主要的公共卫生问题,因此对单一营养素的科学强调徘徊不定。例如,膳食脂肪被认为是肥胖的主要原因,饱和脂肪和胆固醇是心脏病的主要原因。然而,除了钠或反式脂肪等添加剂之外,单独的单一营养素对心脏代谢疾病的影响很小。现代营养科学认识到食物和膳食模式的相关性,包括脂肪酸、蛋白质、碳水化合物质量、微量营养素和植物化学物质的复杂基质,它们共同改变心脏代谢风险。这种对食物的关注,而不是单一的营养,也有助于饮食指导和行为改变。

水果和蔬菜

较高的水果和蔬菜摄入量与CHD和脑血管意外(卒中)的发生率较低有关;水果与糖尿病增加的趋势无显著性相关[5,6](图49.2)。蔬菜总摄入量与DM无关,可能是因为某些亚型(例如绿叶蔬菜)[7]更为重要。在长达2年的不受控制的试验中,重点是食用水果和蔬菜的饮食改善了几种心脏代谢风险因素,包括血压、血脂水平、胰岛素抵抗、炎症、肥胖和内皮功能[3]。这些益处可能来自微量营养素的集合水果和植物中的植物化学物质和蔬菜纤维,以及替代不太健康的食物。总之,这些研究提供了强有力的证据,证明水果和蔬菜的消费降低了CVD风险。尽管个别研究表明富含植物化学物质的水果(如浆果)可能具有特殊益处[8-11],但特定亚型以及100%果汁[12-14]的作用需要进一步研究。

坚果和豆类

坚果富含不饱和脂肪,植物蛋白,纤维,叶酸,矿物质,生育酚和酚类化合物。坚果食用可降低低密度脂蛋白胆固醇(low-density lipoprotein cholesterol,LDL-C)和载脂蛋白(apolipoprotein,apo)B在随机试验中[15]与前瞻性研究中CHD和DM发生率较低相关(见图49.2)[16],在和大型随机PREDIMED试验中,地中海饮食干预的一个关键组成部分降低了严重CVD终点风险的30%[17]。虽然坚果的能量密度已引起理论上对体重增加的担忧,但长期观察研究和对照试验均证明坚果和种子无法促进,而实际上可能减少体重增加和内脏肥胖[18-20]。

豆类的心血管效应尚不明确。与坚果一样,豆类含有生物活性化合物,包括酚类、矿物质和纤维,与不饱和脂肪丰富的坚果相比,它们也含有更多的淀粉。在数量有限的队列研究中,豆类摄入与CHD呈负相关,但与糖尿病或卒中无关[16](见图49.2)。大豆食品小试验的meta分析表明血液胆固醇水平适度改善,特别是在糖尿病患者中,对血糖控制,血压,炎症和体重等其他危险因素的影响很小甚至没有影响,尽管亚组偶尔有阳性结果[21-25]。根据现有证据,增加坚果摄入量是心血管健康的明确优先事项。豆科植物需要进一步研究。

全谷物、精制谷物、淀粉和糖果

与膳食脂肪相似,饮食中的总碳水化合物含量与总碳水化合物质量和特定食物选择相关性较低(见图49.2)。因为单糖和精制碳水化合物在摄入后可以快速消化,所以常规分离到简单(例如糖)与复杂(例如谷物和马铃薯中的淀粉)碳水化合物几乎没有相关性。相反,碳水化合物质量更好地以膳食纤维含量,血糖负荷为特征(glycemic load,GL)和全谷物含量,各自与心脏代谢风险有关(图49.3,见后文“碳水化合物”)。

全谷物是由麸皮(外皮)、胚乳组成的种子(淀粉内部)和胚芽(植物胚胎)。麸皮提供纤维。B族维生素、矿物质、黄酮类和生育酚,而胚芽提供脂肪酸、抗氧化剂和植物化学物质。精制谷物(例如白面粉、白米)已剥去其麸皮和胚芽,留下淀粉胚乳(葡萄糖链)。全谷物摄入与CHD和DM风险降低有关[26,27](见图49.2)。体重增加较少[18]。在试验中,全谷物可改善葡萄糖胰岛素稳态、LDL-C,以及可能的内皮血管舒张功能和炎症[28]。对于水果和蔬菜,没有单一营养素可以解释这些益处,这可能是由多种协同效应引起的。

许多市售的全谷物产品(如面包、谷物、薄脆饼干)含有麸皮和胚芽,但在其制备过程中已经精细研磨。因此,尽管保留了有益的纤维和养分,但完整食物结构的丧失使胚乳暴露于唾液和胰酶的快速消化,与不太精细研磨的全谷物(例如,钢切燕麦、石磨面包)相比增加了血糖指数(glycemic index,GI)。这种区别与健康的相关性尚未得到充分研究,但在允许的情况下选择不太精细研磨的全谷物产品似乎是合理的。液体形式的碳水化合物,如含糖饮料,似乎特别有害(见后文),与固体食物相比,可能与高剂量和低饱食有关。

精制谷物(如白面包、大米、大多数早餐谷物)。淀粉(例如白土豆)和甜食与更大的体重增加相关并且促进CHD、卒中和DM的风险因素(见后文“糖类”)相关的膳食GL。这些影响可能来自直接代谢危害(例如,餐后葡萄糖-胰岛素、内皮细胞和炎症反应)和更健康的选择(例如,全谷物、水果、蔬菜)的替代。对胰岛素抵抗和致动脉粥样硬化血脂异常敏感的人群的影响可能最大,如女性和DM患者,体力活动较低,肥胖较多。基于它们在大多数饮食中的流行程度,减少精制谷物、淀粉和糖,以全谷物、水果、蔬菜、坚果和其他更健康的食物替代,是一个主要的饮食优先事项。

膳食纤维含量、全谷物含量、GI/GL和加工程度可以在富含碳水化合物的产品中单独改变,创建一个复杂的选择层次(图49.4)。作为一个简单的经验法则,选择含有至少1g纤维的富含谷物的食物与其他推荐方法相比,10g碳水化合物(碳水化合物/纤维比率<10∶1)似乎可以确定最健康的谷物选择[30]。

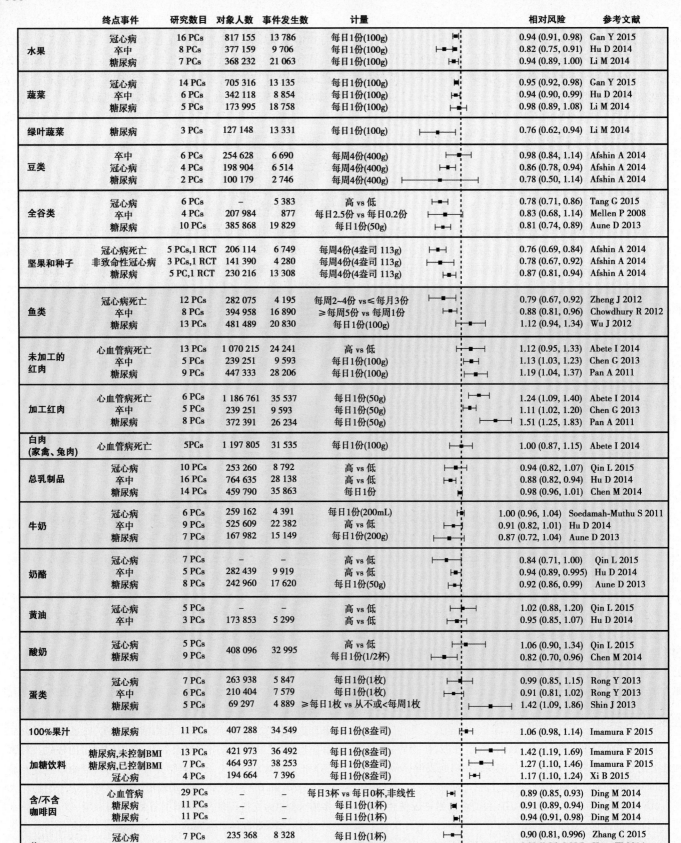

	终点事件	研究数目	对象人数	事件发生数	计量	相对风险	参考文献
水果	冠心病	16 PCs	817 155	13 786	每日1份(100g)	0.94 (0.91, 0.98)	Gan Y 2015
	卒中	8 PCs	377 159	9 706	每日1份(100g)	0.82 (0.75, 0.91)	Hu D 2014
	糖尿病	7 PCs	368 232	21 063	每日1份(100g)	0.94 (0.89, 1.00)	Li M 2014
蔬菜	冠心病	14 PCs	705 316	13 135	每日1份(100g)	0.95 (0.92, 0.98)	Gan Y 2015
	卒中	6 PCs	342 118	8 854	每日1份(100g)	0.94 (0.90, 0.99)	Hu D 2014
	糖尿病	5 PCs	173 995	18 758	每日1份(100g)	0.98 (0.89, 1.08)	Li M 2014
绿叶蔬菜	糖尿病	3 PCs	127 148	13 331	每日1份(100g)	0.76 (0.62, 0.94)	Li M 2014
豆类	卒中	6 PCs	254 628	6 690	每周4份(400g)	0.98 (0.84, 1.14)	Afshin A 2014
	冠心病	4 PCs	198 904	6 514	每周4份(400g)	0.86 (0.78, 0.94)	Afshin A 2014
	糖尿病	2 PCs	100 179	2 746	每周4份(400g)	0.78 (0.50, 1.14)	Afshin A 2014
全谷类	冠心病	6 PCs	–	5 383	高 vs 低	0.78 (0.71, 0.86)	Tang G 2015
	卒中	4 PCs	207 984	877	每日2.5份 vs 每日0.2份	0.83 (0.68, 1.14)	Mellen P 2008
	糖尿病	10 PCs	385 868	19 829	每日1份(50g)	0.81 (0.74, 0.89)	Aune D 2013
坚果和种子	冠心病死亡	5 PCs,1 RCT	206 114	6 749	每周4份(4盎司 113g)	0.76 (0.69, 0.84)	Afshin A 2014
	非致命性冠心病	3 PCs,1 RCT	141 390	4 280	每周4份(4盎司 113g)	0.78 (0.67, 0.92)	Afshin A 2014
	糖尿病	5 PC,1 RCT	230 216	13 308	每周4份(4盎司 113g)	0.87 (0.81, 0.94)	Afshin A 2014
鱼类	冠心病死亡	12 PCs	282 075	4 195	每周2~4份 vs≤每月3份	0.79 (0.67, 0.92)	Zheng J 2012
	卒中	8 PCs	394 958	16 890	≥每周5份 vs 每周1份	0.88 (0.81, 0.96)	Chowdhury R 2012
	糖尿病	13 PCs	481 489	20 830	每日1份(100g)	1.12 (0.94, 1.34)	Wu J 2012
未加工的红肉	心血管病死亡	13 PCs	1 070 215	24 241	高 vs 低	1.12 (0.95, 1.33)	Abete I 2014
	卒中	5 PCs	239 251	9 593	每日1份(100g)	1.13 (1.03, 1.23)	Chen G 2013
	糖尿病	9 PCs	447 333	28 206	每日1份(100g)	1.19 (1.04, 1.37)	Pan A 2011
加工红肉	心血管病死亡	6 PCs	1 186 761	35 537	每日1份(50g)	1.24 (1.09, 1.40)	Abete I 2014
	卒中	5 PCs	239 251	9 593	每日1份(50g)	1.11 (1.02, 1.20)	Chen G 2013
	糖尿病	8 PCs	372 391	26 234	每日1份(50g)	1.51 (1.25, 1.83)	Pan A 2011
白肉(家禽、兔肉)	心血管病死亡	5PCs	1 197 805	31 535	每日1份(100g)	1.00 (0.87, 1.15)	Abete I 2014
总乳制品	冠心病	10 PCs	253 260	8 792	高 vs 低	0.94 (0.82, 1.07)	Qin L 2015
	卒中	16 PCs	764 635	28 138	高 vs 低	0.88 (0.82, 0.94)	Hu D 2014
	糖尿病	14 PCs	459 790	35 863	每日1份	0.98 (0.96, 1.01)	Chen M 2014
牛奶	冠心病	6 PCs	259 162	4 391	每日1份(200mL)	1.00 (0.96, 1.04)	Soedamah-Muthu S 2011
	卒中	9 PCs	525 609	22 382	高 vs 低	0.91 (0.82, 1.01)	Hu D 2014
	糖尿病	7 PCs	167 982	15 149	每日1份(200g)	0.87 (0.72, 1.04)	Aune D 2013
奶酪	冠心病	7 PCs	–	–	高 vs 低	0.84 (0.71, 1.00)	Qin L 2015
	卒中	5 PCs	282 439	9 919	高 vs 低	0.94 (0.89, 0.995)	Hu D 2014
	糖尿病	8 PCs	242 960	17 620	每日1份(50g)	0.92 (0.86, 0.99)	Aune D 2013
黄油	冠心病	5 PCs	–	–	高 vs 低	1.02 (0.88, 1.20)	Qin L 2015
	卒中	3 PCs	173 853	5 299	高 vs 低	0.95 (0.85, 1.07)	Hu D 2014
酸奶	冠心病	5 PCs	408 096	32 995	高 vs 低	1.06 (0.90, 1.34)	Qin L 2015
	糖尿病	9 PCs			每日1份(1/2杯)	0.82 (0.70, 0.96)	Chen M 2014
蛋类	冠心病	7 PCs	263 938	5 847	每日1份(1枚)	0.99 (0.85, 1.15)	Rong Y 2013
	卒中	6 PCs	210 404	7 579	每日1份(1枚)	0.91 (0.81, 1.02)	Rong Y 2013
	糖尿病	5 PCs	69 297	4 889	≥每日1枚 vs 从不或<每周1枚	1.42 (1.09, 1.86)	Shin J 2013
100%果汁	糖尿病	11 PCs	407 288	34 549	每日1份(8盎司)	1.06 (0.98, 1.14)	Imamura F 2015
加糖饮料	糖尿病,未控制BMI	13 PCs	421 973	36 492	每日1份(8盎司)	1.42 (1.19, 1.69)	Imamura F 2015
	糖尿病,已控制BMI	7 PCs	464 937	38 253	每日1份(8盎司)	1.27 (1.10, 1.46)	Imamura F 2015
	冠心病	4 PCs	194 664	7 396	每日1份(8盎司)	1.17 (1.10, 1.24)	Xi B 2015
含/不含咖啡因	心血管病	29 PCs	–	–	每日3杯 vs 每日0杯,非线性	0.89 (0.85, 0.93)	Ding M 2014
	糖尿病	11 PCs	–	–	每日1份(1杯)	0.91 (0.89, 0.94)	Ding M 2014
	糖尿病	11 PCs	–	–	每日1份(1杯)	0.94 (0.91, 0.98)	Ding M 2014
茶	冠心病	7 PCs	235 368	8 328	每日1份(1杯)	0.90 (0.81, 0.996)	Zhang C 2015
	糖尿病	14 PCs	503 165	35 574	每日1份(1杯)	0.98 (0.96, 0.995)	Yang W 2014
	卒中	8 PCs	307 968	11 329	每日1份(1杯)	0.94 (0.90, 0.973)	Zhang C 2015

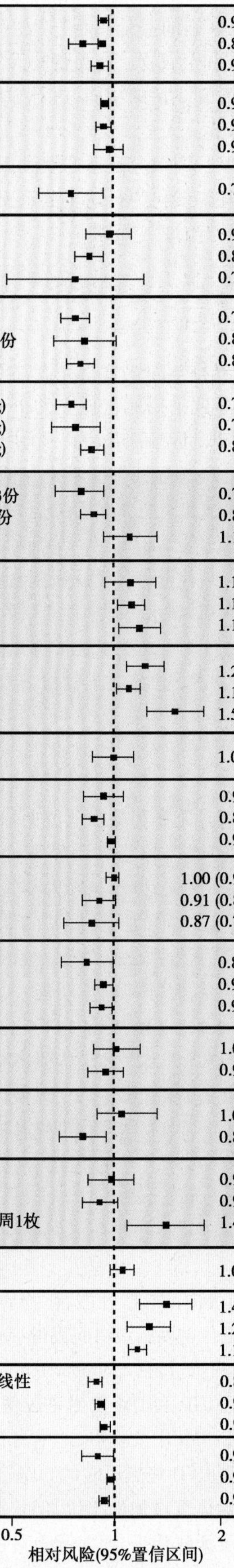

图 49.2 食物和冠心病、卒中、糖尿病的 meta 分析。BMI,体重指数;PCs,前瞻性队列研究;RCT,随机临床试验。(引自 Mozaffarian D. Dietary and policy priorities for cardiovascular disease, diabetes, and obesity: a comprehensive review. Circulation 2016;133:187-225.)

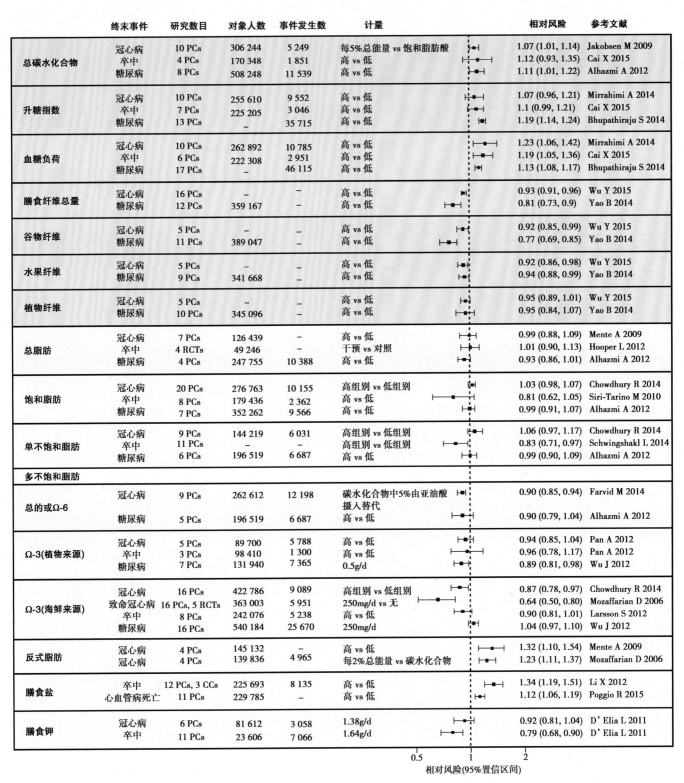

	终末事件	研究数目	对象人数	事件发生数	计量	相对风险	参考文献
总碳水化合物	冠心病	10 PCs	306 244	5 249	每5%总能量 vs 饱和脂肪酸	1.07 (1.01, 1.14)	Jakobsen M 2009
	卒中	4 PCs	170 348	1 851	高 vs 低	1.12 (0.93, 1.35)	Cai X 2015
	糖尿病	8 PCs	508 248	11 539	高 vs 低	1.11 (1.01, 1.22)	Alhazmi A 2012
升糖指数	冠心病	10 PCs	255 610	9 552	高 vs 低	1.07 (0.96, 1.21)	Mirrahimi A 2014
	卒中	7 PCs	225 205	3 046	高 vs 低	1.1 (0.99, 1.21)	Cai X 2015
	糖尿病	13 PCs	–	35 715	高 vs 低	1.19 (1.14, 1.24)	Bhupathiraju S 2014
血糖负荷	冠心病	10 PCs	262 892	10 785	高 vs 低	1.23 (1.06, 1.42)	Mirrahimi A 2014
	卒中	6 PCs	222 308	2 951	高 vs 低	1.19 (1.05, 1.36)	Cai X 2015
	糖尿病	17 PCs	–	46 115	高 vs 低	1.13 (1.08, 1.17)	Bhupathiraju S 2014
膳食纤维总量	冠心病	16 PCs	–	–	高 vs 低	0.93 (0.91, 0.96)	Wu Y 2015
	糖尿病	12 PCs	359 167	–	高 vs 低	0.81 (0.73, 0.9)	Yao B 2014
谷物纤维	冠心病	5 PCs	–	–	高 vs 低	0.92 (0.85, 0.99)	Wu Y 2015
	糖尿病	11 PCs	389 047	–	高 vs 低	0.77 (0.69, 0.85)	Yao B 2014
水果纤维	冠心病	5 PCs	–	–	高 vs 低	0.92 (0.86, 0.98)	Wu Y 2015
	糖尿病	9 PCs	341 668	–	高 vs 低	0.94 (0.88, 0.99)	Yao B 2014
植物纤维	冠心病	5 PCs	–	–	高 vs 低	0.95 (0.89, 1.01)	Wu Y 2015
	糖尿病	10 PCs	345 096	–	高 vs 低	0.95 (0.84, 1.07)	Yao B 2014
总脂肪	冠心病	7 PCs	126 439	–	高 vs 低	0.99 (0.88, 1.09)	Mente A 2009
	卒中	4 RCTs	49 246	–	干预 vs 对照	1.01 (0.90, 1.13)	Hooper L 2012
	糖尿病	4 PCs	247 755	10 388	高 vs 低	0.93 (0.86, 1.01)	Alhazmi A 2012
饱和脂肪	冠心病	20 PCs	276 763	10 155	高组别 vs 低组别	1.03 (0.98, 1.07)	Chowdhury R 2014
	卒中	8 PCs	179 436	2 362	高 vs 低	0.81 (0.62, 1.05)	Siri-Tarino M 2010
	糖尿病	7 PCs	352 262	9 566	高 vs 低	0.99 (0.91, 1.07)	Alhazmi A 2012
单不饱和脂肪	冠心病	9 PCs	144 219	6 031	高组别 vs 低组别	1.06 (0.97, 1.17)	Chowdhury R 2014
	卒中	11 PCs	–	–	高组别 vs 低组别	0.83 (0.71, 0.97)	Schwingshakl L 2014
	糖尿病	6 PCs	196 519	6 687	高 vs 低	0.99 (0.90, 1.09)	Alhazmi A 2012
多不饱和脂肪							
总的或Ω-6	冠心病	9 PCs	262 612	12 198	碳水化合物中5%由亚油酸摄入替代	0.90 (0.85, 0.94)	Farvid M 2014
	糖尿病	5 PCs	196 519	6 687	高 vs 低	0.90 (0.79, 1.04)	Alhazmi A 2012
Ω-3(植物来源)	冠心病	5 PCs	89 700	5 788	高 vs 低	0.94 (0.85, 1.04)	Pan A 2012
	卒中	3 PCs	98 410	1 300	高 vs 低	0.96 (0.78, 1.17)	Pan A 2012
	糖尿病	7 PCs	131 940	7 365	0.5g/d	0.89 (0.81, 0.98)	Wu J 2012
Ω-3(海鲜来源)	冠心病	16 PCs	422 786	9 089	高组别 vs 低组别	0.87 (0.78, 0.97)	Chowdhury R 2014
	致命冠心病	16 PCs, 5 RCTs	363 003	5 951	250mg/d vs 无	0.64 (0.50, 0.80)	Mozaffarian D 2006
	卒中	8 PCs	242 076	5 238	高 vs 低	0.90 (0.81, 1.01)	Larsson S 2012
	糖尿病	16 PCs	540 184	25 670	250mg/d	1.04 (0.97, 1.10)	Wu J 2012
反式脂肪	冠心病	4 PCs	145 132	–	高 vs 低	1.32 (1.10, 1.54)	Mente A 2009
	冠心病	4 PCs	139 836	4 965	每2%总能量 vs 碳水化合物	1.23 (1.11, 1.37)	Mozaffarian D 2006
膳食盐	卒中	12 PCs, 3 CCs	225 693	8 135	高 vs 低	1.34 (1.19, 1.51)	Li X 2012
	心血管病死亡	11 PCs	229 785	–	高 vs 低	1.12 (1.06, 1.19)	Poggio R 2015
膳食钾	冠心病	6 PCs	81 612	3 058	1.38g/d	0.92 (0.81, 1.04)	D' Elia L 2011
	卒中	11 PCs	23 606	7 066	1.64g/d	0.79 (0.68, 0.90)	D' Elia L 2011

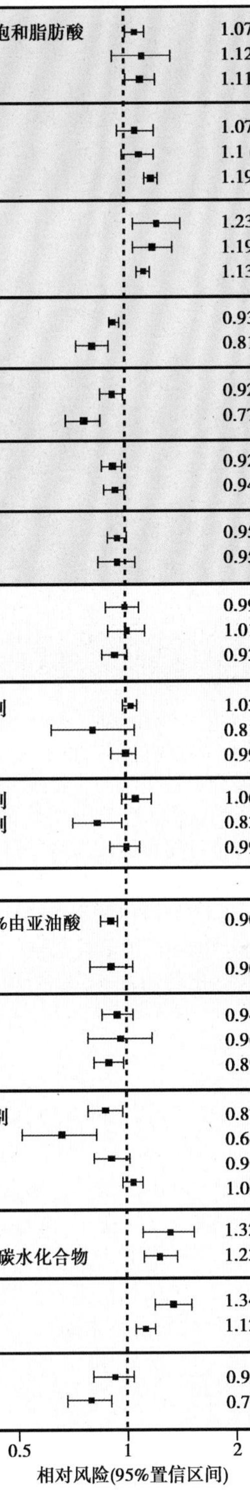

图 49.3 营养素和冠心病、卒中、糖尿病的 meta 分析。CCs，病例对照研究；PCs，前瞻性队列研究；RCTs，随机临床试验。（引自 Mozaffarian D. Dietary and policy priorities for cardiovascular disease, diabetes, and obesity: a comprehensive review. Circulation 2016;133: 187-225.）

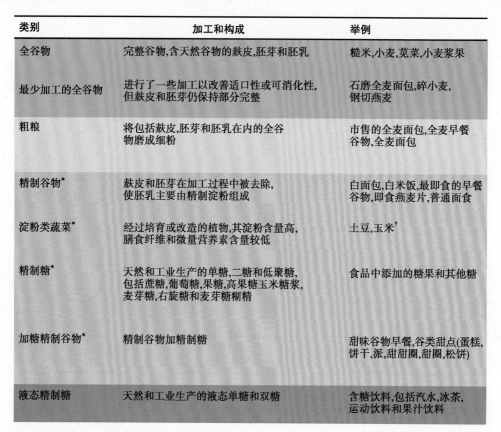

类别	加工和构成	举例
全谷物	完整谷物,含天然谷物的麸皮,胚芽和胚乳	糙米,小麦,苋菜,小麦浆果
最少加工的全谷物	进行了一些加工以改善适口性或可消化性,但麸皮和胚芽仍保持部分完整	石磨全麦面包,碎小麦,钢切燕麦
粗粮	将包括麸皮,胚芽和胚乳在内的全谷物磨成细粉	市售的全麦面包,全麦早餐谷物,全麦面包
精制谷物*	麸皮和胚芽在加工过程中被去除,使胚乳主要由精制淀粉组成	白面包,白米饭,最即食的早餐谷物,即食燕麦片,普通面食
淀粉类蔬菜*	经过培育或改造的植物,其淀粉含量高,膳食纤维和微量营养素含量较低	土豆,玉米†
精制糖*	天然和工业生产的单糖,二糖和低聚糖,包括蔗糖,葡萄糖,果糖,高果糖玉米糖浆,麦芽糖,右旋糖和麦芽糖糊精	食品中添加的糖果和其他糖
加糖精制谷物*	精制谷物加精制糖	甜味谷物早餐,谷类甜点(蛋糕,饼干,派,甜甜圈,甜圈,松饼)
液态精制糖	天然和工业生产的液态单糖和双糖	含糖饮料,包括汽水,冰茶,运动饮料和果汁饮料

图 49.4 碳水化合物质量的等级。影响富含碳水化合物食物的心脏代谢作用的部分重叠特征包括膳食纤维含量、全谷物(麸皮,胚芽)含量、对摄取的血糖反应和食物结构(例如,固体,液体)。这些影响可能在餐后和易患胰岛素抵抗的个体中特别相关。基于这些特征,富含碳水化合物的食物可以分类为最健康的(深绿色)到最有害的(深色的)。例如,由于完整的食物结构和较低的血糖指数,最低限度加工的全谷物可能比碾磨的全谷物具有更大的益处;液体形式的精制糖可能比其他精制碳水化合物具有更大的副作用,因为对饱腹感和体重增加有额外的不利影响。* 简单和复杂的精制碳水化合物在摄入后诱导类似的高血糖反应,并且以通常在西方饮食中摄入的量,诱导肝脏从头脂肪生成,即碳水化合物转化为脂肪。† 与许多类型的马铃薯相比,玉米提供合理的纤维并适度降低血糖反应。此处不包括山药和甘薯,因为营养成分含量较高,血糖反应较低

鱼类

鱼类消耗与致命性 CHD 较少有关(见图 49.2),但不是总冠心病或非致死性心肌梗死(myocardial infarction,MI),提示对致命性室性心律失常的途径具有潜在的特异性[31,32]。因为鱼是富含 Ω-3 脂肪的来源(见后面,宏量营养素),已经进行了几项鱼油补充剂的临床试验。虽然合并的 meta 分析与致命的低风险一致冠心病并非总冠心病[33],个别试验结果一直存在矛盾。在最近的多项研究中基本上没有发现。这些差异的原因仍不清楚,一种可能性是非线性的益处。适度的鱼类摄入量(2 份/周)与没有消费相比提供显著益处,但更高的消费(如补充剂所实现的)不会产生可观的进一步效果[31]。

在观察性研究中,鱼类消费与缺血性卒中较少有关,但鱼油补充剂在 CHD 试验[33,34]的事后分析中并未影响卒中。一些观察性研究评估了其他 CVD 结果,如心房颤动和心力衰竭,但结果参差不齐。尽管在亚洲人群中存在反向关联,但 Meta 分析表明与 DM 事件没有显著相关性[35,36]。

鱼种类的消费和制备方法可能会影响 CVD 效果。非油炸(黑肉)鱼类可以产生最大的益处,鱼类含有比其他类型多 10 倍的 Ω-3 脂肪[31]。鱼类还含有其他不饱和脂肪,硒和维生素 D,可以提供益处。鱼类中的甲基汞对 CVD 事件或高血压事件没有可检测的影响[37,38]。持久性有机污染物(如二噁英,多氯联苯)的存在可能会部分减少,但似乎并未完全抵消鱼类摄入的心脏代谢益处[39,40]。

红肉

尽管普遍的指南建议瘦肉降低膳食胆固醇和饱和脂肪,但肉类摄入对心脏代谢风险的影响似乎更复杂,其他因素(如防腐剂、血红素铁)可能更具相关性[41]。现有证据表明加工肉类(用钠或其他添加剂保存;例如,熟食肉类、香肠、热狗)会增加冠心病,卒中和糖尿病的风险,而未加工的红肉则会产生较小的影响[42-44](见图 49.2)。因为未加工和加工的肉类含有相似数量的平均总脂肪、饱和脂肪和胆固醇[45],加工肉类的强关联表明其他成分的价值。例如,加工肉类中的钠含量高出约 400%,差异可以解释观察到的 CHD 风险较高的三分之二[41]。同样,血红素铁而不是脂肪含量可以解释未加工肉类和加工肉类的 DM 事件相关性[41]。

这些研究结果,以及总饱和脂肪对冠心病和糖尿病相对中性影响的证据(见大量营养素),表明瘦肉不一定比高脂肪选择健

康。并且处理程度可能是最相关的。从这个角度来看，低脂肪加工熟食肉类并不比未加工的红肉更好，也可能是更糟糕的选择。根据现有证据，偶尔可以食用未加工的肉类（例如，每周1份或2份），而应避免加工肉类。

家禽和鸡蛋

在长期观察性研究中，家禽摄入量对于心血管疾病的风险似乎总体上是中性的[44]，并且与糖尿病和高血压的发生有混合关联[46,47]。当与其相对较低水平的生物活性营养素相结合时，这些发现表明家禽消费量很少心脏代谢效应，鸡蛋和心血管疾病的发现似乎相似，至少在一般人群中如此[48,49]（见图49.2）。鸡蛋可能会影响和与糖尿病相互作用。在一些研究中[49]，频繁的消费者（超过7个鸡蛋/周）的新发糖尿病发病率较高；然而，这些研究结果可能不会在美国以外推广[50]，这表明在一些国家，其他饮食或其他生活方式因素与频繁的鸡蛋摄入量有关。在患有糖尿病的患者中，频繁的消费者经历更多的临床CVD事件[49]。但是，较高的鸡蛋消耗也与较低的出血性卒中风险相关[48]，可能与膳食胆固醇对血管脆性的保护作用有关[51,52]。这些相互矛盾的发现仍然不确定。总体证据表明偶尔摄入鸡蛋的心脏代谢效应很小（例如，每周最多2或3个）；与最近关于膳食胆固醇的类似结论一致[53]（见后文“膳食胆固醇”）。根据目前的知识，将家禽和鸡蛋视为某些食品（例如加工肉类、淀粉、糖类）的健康替代品似乎是明智的，但是效果不如其他食品（例如水果、坚果、豆类、鱼类）。

奶制品

传统的乳制品指南是基于隔离营养素的预测效果（例如，每天吃3份以提供钙和维生素D），同时选择减脂方案以减少脂肪、饱和脂肪和卡路里。越来越多的证据表明效果更复杂，取决于其他因素，如发酵、支链和中链脂肪酸、益生菌和乳脂肪球膜含量，可能会改变脂蛋白和遗传效应[54,55]。在长期队列中，乳制品总摄入量与卒中风险降低有关，而酸奶、奶酪，并且可能是黄油，但不是牛奶与降低糖尿病风险相关[56-61]（见图49.2）。相比之下，脂肪含量（常规与减脂）不一致与心脏代谢风险相关。事实上，新出现的证据表明，乳脂肪可能具有代谢益处：在7个队列中，乳脂肪摄入量较高的血液生物标志物的个体糖尿病发病率降低了约50%[62]。

乳制品摄入也可能有益于肥胖。在随机试验中，牛奶或乳制品消费在能量限制饮食的情况下减少了体脂和增加的瘦体重，对自由采食的影响很小[63,64]。在长期观察研究中，酸奶与相对体重减轻相关[29]，可能与益生菌有关[65]。总之，目前的证据支持适度乳制品摄入量（2或3份/d），特别是酸奶和奶酪的建议，缺乏足够的数据来确定全脂和低脂乳制品最相关的活性成分之间的健康差异。

饮料

含糖饮料

生态数据、前瞻性队列和试验共同证明了含糖饮料（sugar-sweetened beverage，SSB）的摄入会增加肥胖。在美国饮料的热量几乎翻了一番，从1965年至2002年的所有卡路里消耗的11.8%到21.0%，每人每天增加222kcal，主要来自SSB（苏打水，能量饮料，甜冰茶，果汁饮料）[66]（图46.2）。一般的美国青少年每周在家里[68]消耗18个（男孩）和14个（女孩）8盎司的SSB[67]。与几乎任何其他饮食因素相比，SSBs与长期体重增加的关联性更强[29]。随机试验证实，减少SSB可减少体重增加和脂肪堆积[69,70]。与固体食物相比，液体形式的药物似乎减少饱腹感和增加消耗的总卡路里[71]。SBB摄入量也与DM和代谢综合征[72]的发病率显著增加相关，可能与体重增加和高糖和血糖负荷的独立危害有关。鉴于危害和多种替代品（例如，水，苏打水，不加糖的茶，苏打饮料，牛奶）的明确证据，SSB应该在很大程度上从饮食中消除。

替代的甜味剂可以是人造的（例如，糖精，三氯蔗糖，阿斯巴甜）或天然低热量（例如，甜叶菊）[73]。根据观察性研究和临床试验[18,74]，含有替代甜味剂的饮料比SSB更好。然而，替代甜味剂可能不是完全良性的：动物实验和有限的人类数据表明对脑奖励、味觉、口腔-胃肠道味觉受体、葡萄糖-胰岛素和能量稳态，代谢激素和肠道微生物组的影响[75-78]。例如，如果孩子的味道习惯于强烈的甜味，会降低苹果或胡萝卜等天然甜食的吸引力吗？总之，替代甜味剂可以成为消除SSB的有用桥梁，但不应被视为无害，应鼓励随后转用非甜味饮料（如苏打水，茶）。

牛奶

见前文“奶制品”。

咖啡和茶

虽然咖啡和茶引起咖啡因依赖，但这些来自豆类和叶子的植物提取物含有其他生物活性化合物。与咖啡因含量无关，频繁的咖啡摄入量（例如，3至4杯/d）与较低的胰岛素抵抗、DM、CVD（在一些研究中）、心力衰竭相关[79,80]（见图49.2）。然而，在支持这些观察的试验中尚未记录生理学益处。实际上，含咖啡因的咖啡会加剧血压，胰岛素抵抗和较长期葡萄糖不耐受[81,82]，但习惯性咖啡摄入不影响血压或胰岛素抵抗，提示快速耐受或其他部分抵消因素[83-85]。在孟德尔随机分析中，与咖啡摄入量相关的遗传变异与任何心血管或代谢风险因素无关[86]。

与咖啡一样，频繁饮茶（例如>3杯/d）与较低的CVD和DM相关，尽管具有临界统计学意义[87,88]（见图49.2）。在试验中，某些类型的茶适度降低血压（绿色，黑色，草本玫瑰茄）[89-91]和LDL-C（绿色，黑色）[92-94]，但对葡萄糖-胰岛素稳态的明显影响尚未确定[95,96]。总体而言，观察证据支持可能的心脏代谢益处经常喝咖啡或喝茶，但强有力的结论需要更好地证明这些关联以及长期生理学试验中的生物学合理性。

酒精

习惯性的重度酒精摄入可引起严重的，通常不可逆的非缺血性扩张型心肌病[97]。酒精使用也与剂量反应相关的心房纤维化风险增加有关[98]，并且长期体重增加更多[29]。与不饮酒的人相比，适度饮酒者（男性≤2杯饮酒/d，女性1~1.5杯酒/d）CVD和DM发病率较低，较高的摄入量往往与伤害有关[97,99,100]。尽管对一些群体的分析表明红酒可能更优越，但其他人表现出与白葡萄酒，啤酒或烈酒相似的关联。饮酒模式似乎比类型更相关：观察到常规中度饮酒的风险较低，而不是不规律或酗酒[101]。

在短期和中期试验中，酒精使用并没有显著改变DM患者的血糖指标[102]。但有利地影响高密度脂蛋白胆固醇（high-density lipoprotein cholesterol，HDL-C）和炎症[103]。观察到在较多人群中适度饮酒的CVD风险降低的一致性与后者的生理学益处一起，支持潜在的偶然效应。然而，孟德尔随机研究尚未证实观察队列中的风险较低[97,104]，引起人们对选择不饮酒的人群中无法测量的不良健康状况引起的偏见的担忧，甚至终生不饮酒[105]。此外，在整个人群中，酒精相关的癌症、肝脏疾病、心肌病、事故、凶杀和自杀导致的危害大于潜在的CVD益处[1,106]。因此，不应建议饮酒作为降低CVD风险的手段；对于已经饮酒的成年人，咨询应该强调的不仅仅是适度使用（另见第80章）。

宏量营养素

碳水化合物

几十年来，碳水化合物被认为是健康饮食的基础，例如，谷物产品形成了1992年食物指南金字塔的基础。现在很明显，富含碳水化合物的食物的类型而不是总量与心脏代谢健康最相关[3]。某些含碳水化合物的食物是保护性的（例如，水果，豆类，蔬菜，最低限度加工的全谷物），而其他食物则是有害的（例如白面包，白米饭，薄脆饼干，谷物，烘焙甜点，甜味）（见前文的"全谷物"），精制谷物，淀粉和糖果）。因为现代饮食中的大多数碳水化合物来自后一组，"低碳水化合物"饮食通常会产生代谢益处。然而，不应该避免含有健康碳水化合物的食物。对于大多数患者，重点应该是减少精制谷物，淀粉和添加糖（血糖负荷）和增加膳食纤维，而不是减少"碳水化合物"消费本身[107-113]（见图49.3）。

精制谷物和淀粉（基本上是长链葡萄糖）被快速消化，产生与食糖相似的血糖反应。虽然营销声称通常是关于不同形式的糖，但所有类型（甘蔗或甜菜糖，蜂蜜，高果糖玉米糖浆）在分子上相似，约半葡萄糖和半果糖。因此，预期或观察到它们之间几乎没有健康差异[114-116]。相比之下，天然糖和高果糖玉米糖浆中均存在的葡萄糖和果糖具有一些不同的生理作用。

摄入大量或快速消化的食物时，都会引起代谢伤害。葡萄糖诱导餐后高血糖、高胰岛素血症和相关的紊乱，以及肝脏从头脂肪生成；而果糖对血糖或胰岛素的影响极小，但更直接地刺激肝脏从头脂肪生成，肝脏和内脏肥胖，以及尿酸的产生[115-117]。相比之下，通过适度的、缓慢消化的葡萄糖或果糖剂量（例如，在水果或豆类中发现的），可以避免这种危害。因此，含糖食物中的剂量，消化速度和伴随的营养物质改变了糖的健康效应。

脂肪

总脂肪

尽管早期生态学（跨国）研究表明脂肪摄入增加了心脏代谢风险，但前瞻性队列和随机试验的有力证据表明，食物或饮食中总脂肪的百分比对CVD、DM的影响可忽略不计（见图49.3），或体重减轻、体重增加或超重/肥胖[108,118-120]（见后面的能量平衡）。相反，消耗的脂肪和脂肪酸的类型是相关的。通常，膳食脂肪根据化学双键的数量和位置而不是它们的生理效应来分类。这种分类模糊了饮食来源和个体脂肪酸的生物学效应的差异，这些脂肪酸影响基因转录、细胞膜流动性、受体功能和脂质代谢物。本章遵循传统类别，但讨论了存在足够数据的单个脂肪酸的影响。

饱和脂肪酸

主要来源包括肉类、乳制品和热带油（如棕榈，椰子）。基于生态学比较，对LDL-C和动物实验的影响，预计饱和脂肪酸（saturated fatty acid，SFA）摄入会增加CHD风险。然而，实际的健康影响似乎更复杂。与总碳水化合物相比，SFA增加LDL-C但对apo B的影响很小（即，LDL-C浓度增加部分反映较大颗粒），同时还降低富含甘油三酯的颗粒和脂蛋白（a）并提高HDL-C和apo A1[121,122]。与碳水化合物或平均背景饮食相比，SFA不会显著影响空腹血糖，血红蛋白（Hb）Aic或胰岛素抵抗[123]。这些生理效应共同表明，临床CVD风险具有相对中性的净效应。前瞻性队列研究证实了这一预测[108,124,125]（见图49.3）。同样，在针对总脂肪减少的大型随机试验中，SFA摄入减少了约27%，大部分被碳水化合物取代，对CHD事件［相对风险（RR）=0.98］、卒中（RR=1.02）或糖尿病没有影响（RR=0.96）[119,120]。

总SFA的相对中性效应至少部分来自其不同主要食物来源的不同心脏代谢效应（参见上文的食物）。个体SFA也可能具有异质效应，例如，比较中链SFA；月桂酸（12∶0）、肉豆蔻酸（14∶0）、棕榈酸（16∶0）和硬脂酸（18∶0）酸；以及非常长链的SFA。这些脂肪酸对血脂有不同的影响；除了这些个体替代结果之外，不同SFA的长期健康影响尚不清楚。用多不饱和脂肪酸（polyunsaturated fatty acids，PUFA）替代SFA可降低CHD风险（见下文PUFA），但这似乎主要归因于PUFA的益处，而不是SFA的危害。

单不饱和脂肪酸

单不饱和脂肪酸（monounsaturated fatty acids，MUFA）有利于影响血压和胆固醇水平[121,126]，但与CHD、卒中或DM事件并不一致[108,125,127]（见图49.3）。在非人类灵长类动物中，迄今为止最常见的MUFA油酸（18∶1 n-9）降低LDL-C水平但增加动脉粥样硬化，可能通过富含LDL-C颗粒与潜在的致动脉粥样硬化胆固醇油酸酯[128]。相比之下，在控制喂养试验中，用MUFA替代碳水化合物，可降低HbA1c、餐后胰岛素水平和胰岛素抵抗，表明代谢有益。

因为动物脂肪和植物油（例如橄榄油，油菜籽油）都提供MUFA，所以食物来源可以改变整体健康效果。例如，橄榄油非混合动物和植物来源的MUFA，与较低的CHD相关[127]；而MUFA的植物油来源降低LDL蛋白多糖结合，表明具有抗动脉粥样硬化作用[129]。因此，关注特定的食物和油，而不是MUFA内容本身可能是最谨慎的。特级初榨橄榄油和混合坚果，也许是高油酸菜籽油，是改善心脏代谢健康的良好饮食选择[16,17,130-133]。

多不饱和脂肪酸

基于第一双键的碳位置的多不饱和脂肪酸（PUFA）被分类为n-6或n-3。主要的PUFA是n-6亚油酸（LA，18∶2 n-6），主要衍生自植物油。亚麻籽、油菜、核桃和大豆提供α-亚油酸（ALA，18∶3 n-3），海鲜提供二十碳五烯酸（EPA，20∶5 n-3）和二十二碳六烯酸（DHA，22∶6 n-3）。

n-6亚油酸

虽然n-6多不饱和脂肪酸的推测危害已经普及，但代谢干预、队列研究和临床试验证明了明显的好处。LA降低LDL-C和富含甘油三酯的脂蛋白并升高HDL-C[134]。LA还降低HbA1c，降低空腹胰岛素，并改善胰岛素分泌能力[123]。虽然理论上已经提出了炎症效应[135]，但实际上并未见到这种效应[136]。事实上，LA出现减少肝脏脂肪变性和全身性炎症[137,138]。花生四烯酸（AA），LA的原型代谢产物，通常也被认为是促炎症，但也产生炎症的专门的治疗介质（SPMs）[139]，并且在前瞻性研究中，与较低的冠心病发病率相关。无论是替代碳水化合物还是饱和脂肪[140],LA 还与较低的 CHD[125]相关(见图 49.3)。在临床试验的 meta 分析中,摄入富含 n-6 的植物油代替动物脂肪可减少 CHD 事件[134]。

n-3 亚油酸

ALA(植物来源的 n-3 PUFA)的 CVD 效应仍然不确定[141-143](见图 49.3)。在荷兰的一项试验中,富含 ALA 的人造黄油没有显著减少 CVD 事件(RR,0.91;95%CI 0.78~1.05)[144]。海产 EPA 和 DHA 产生多种生理学益处,包括心率、BP、富含甘油三酯脂蛋白(TRLS)、内皮功能、脂联素、心脏功能和炎症反应[31,145]。在不同临床终点的观察性研究中,膳食 EPA 加 DHA 最常与致命性 CHD 相关[125,143,146,147],与犬和灵长类实验一致,显示对于缺血诱导心室颤动有益[31]。

多项临床试验评估了鱼油形式的 n-3 亚油酸补充剂[31]。Meta 分析表明心脏死亡减少,但不是总的 CVD、CHD 或卒中[33]。这种 5 项较旧试验中有 4 项的汇总结果模糊了时间差异,但没有更新的试验证明有益[148]。这些不一致的研究结果可能与更具侵略性的降脂和降血压药物治疗或更高的鱼类背景摄入有关,这可能会降低检测其他益处的能力。而包括高甘油血症患者的鱼油补充剂的其他临床试验正在进行中。

鱼类消耗对其他血管疾病的影响,如卒中、心力衰竭、心房颤动和认知能力下降,仍然不清楚,结果相互矛盾[31,34,147,149]。鱼类和 Ω-3 摄入量与糖尿病有关,虽然在亚洲人群中可见保护性关联[143,150],鱼油补充剂适度增加脂联素[145]。消费的鱼类和制备方法可能是相关的,可能有更大的益处来自非油炸处理。黑鱼(油性)含有比白鱼高 10 倍的 n-3 水平的鱼[31]。

总体而言,强有力的证据支持富含 LA 的食物的心血管益处,包括植物油(例如大豆,油菜)和坚果。尽管最近对鱼油的试验存在冲突,但明显的生理效应,群组中一致的保护性关联以及出色的安全性支持建议每周吃一次或两次鱼,鱼油是一种安全的辅助手段,可能提供进一步的益处。

反式脂肪酸

反式脂肪酸(trans fatty acids,TFA)是不能由哺乳动物合成的不饱和脂肪,在反式而非顺式位置具有一个或多个双键。反刍动物肉和牛奶中天然存在的少量(例如来自牛、绵羊和山羊;由肠道微生物形成)对饮食的贡献最小(<0.5%能量)并且与 CVD 风险无关[151]。事实上,血液中反式-16∶1 n-7(一种存在于乳脂中的天然 TFA)的血液水平较高,与较低的糖尿病风险密切相关[62]。

相反,通过植物油的部分氢化形成的工业 TFA 可以高水平消耗并且一直与较高的 CHD(见图 49.3)以及猝死相关联[118,152]。工业 TFA 具有商业油炸、烘焙的优点,以及包装零食和起酥油的货架稳定性。然而,TFA 对血脂和脂蛋白也有独特的副作用,提高 LDL-C、apo B、甘油三酯和脂蛋白(a),降低 HDL-C 和 apo A1[153]。TFAs 也有非脂质性副作用,促进炎症、内皮功能障碍、胰岛素抵抗、内脏肥胖和心律失常,尽管这些非脂质效应的证据强度各不相同[154]。总之,所涉及的途径表明对脂肪细胞功能障碍和胰岛素抵抗的影响。新的证据表明 18∶2的 TFA 异构体可能是最不利的,它不仅可以通过部分氢化而且可以通过其他工业过程形成,例如油除臭和高温蒸煮[155,156]。因为部分氢化油是具有明显不利影响的食品添加剂。公共卫生需要优先消除该部分。

膳食胆固醇

膳食胆固醇提高 LDL-C 和 HDL-C,导致总胆固醇/HDL-C 比率的微小净变化。在某些动物中,膳食胆固醇是致动脉粥样硬化的。然而,在长期的前瞻性研究中,膳食胆固醇及其主要来源(如鸡蛋,贝类)都不会与冠心病或全脑卒中相关[48,118,157],并可能对出血性卒中有保护作用。然而,在患有糖尿病的患者中,膳食胆固醇与 CHD 风险升高相关:与 DM 事件的关联似乎是混合的[49,50]。总之,膳食胆固醇似乎在一般人群中具有轻微的 CVD 效应,但可能增加糖尿病患者的 CVD;这种潜在差异的原因需要进一步调查。

蛋白质

膳食蛋白的心脏代谢作用尚未确定。在随机试验中,蛋白质摄入对肥胖、脂质、血压、炎症或葡萄糖几乎没有影响[158]。很少有纵向研究评估总蛋白和冠心病事件,结果一般为无效[159,160]。这些观察结果与总脂肪和总碳水化合物的总结相符:总数蛋白质的摄入来自多种食物(如红肉,加工肉类,牛奶,奶酪,酸奶,鱼类,坚果,豆类),其健康影响各不相同。总体而言,关注膳食蛋白质本身似乎与 CVD 相关性低于考虑消费的特定类型的食物。

微量营养素

钠

在西方国家,大多数(约 75%)钠来自包装食品和餐馆,很少来自家庭烹饪或食盐,而在亚洲国家,大多数钠来自烹饪期间或餐桌上添加的酱油和盐[161]。世界上几乎每个国家的钠摄入量均超过 2 000mg/d[162](参见第 46 章和第 47 章)。

钠以剂量依赖的方式提高血压,在老年人、高血压患者和黑人中具有更强的作用[163]。在 meta 分析中,高钠摄入量与事件总卒中、卒中死亡率和冠心病死亡率相关[164-166](见图 49.3)。作为替代终点的 BP 的强度,以及钠和 CVD 的生态学和实验研究,支持了这种危害[163,167]。事实上,动物研究表明习惯性高钠诱导对肾脏、心肌和血管组织的损害[168]。

大多数观察性研究表明,非常高的钠摄入量(例如>4 000mg/d)与 CVD,特别是卒中之间存在正相关[164-166]。一些研究也观察到了潜在的 J 形关系,在低摄入时具有较高的 CVD 风险(例如<3 000g/d)[169-171]。这些发现最近引起了关于最佳钠摄入水平的争议[172]。

目前尚不清楚哪些生理影响可以抵消,更不用说逆向降低钠的效益,以解释对 CVD 的真实 J 形影响。例如虽然大量快速的钠减少可以增加肾素-醛固酮和血清甘油三酯水平[173],但更温和,逐渐减少可能具有小的影响。例如,74 个钠减少试验的 meta 分析发现肾素升高随着时间的推移显著下降[174]。

此外,观察性研究中钠的评估,无论是尿点,24 小时尿液,还是饮食调查问卷,都有独特的潜在偏差,可能产生虚假的 J 形[175]。这些包括可能不完整的 24 小时收集(导致对低顺从性、病情加重的人的钠摄入量低估),反向因果关系(有风险的个体,如高血压或糖尿病,积极降低钠摄入量),通过身体活动混淆(其中增加总能量摄入量,与钠摄入总量高度相关[176]),以及脆弱性混淆(减少总能量摄入,再次与总钠摄入量相关)。这些局限性可以解释某些观察性研究中所见的 J 形。

相比之下,在一项大型钠研究的长期监测中,在基线时排除患者,并使用连续 24 小时尿液收集,摄入量最低(<2 300mg/d)的参与者的 CVD 风险比摄入量高的人低 32%,有证据可以线性

降低风险[177,178]。在生态学研究中,与较低收缩压和较低年龄-血压斜率相关的最低平均摄入水平为614mg/d[179]。在随机试验中,血压降低记录为摄入量为1 500mg/d[180]。在前瞻性观察研究的meta分析中,与CVD事件风险降低相关的平均摄入量为1 787至2 391mg/d[163,165]。总之,这些发现支持目前官方指南中的目标摄入量,其范围为1 200至2 400mg/d[163]。

钾、钙和镁

蔬菜、水果、全谷物、豆类、坚果和乳制品是矿物质的主要来源。在试验中,钾降低血压,在高血压患者和饮食钠摄入量高的情况下具有更强的作用。与此相一致,富含钾的饮食与卒中风险较低有关[182](见图49.3)。钾也会减弱,而日粮中钾的摄入不足会增加钠的升高作用[180~182]。总的来说,证据强烈支持富含钾的食物对减少血压和心血管疾病的重要性。

在短期试验中,钙和镁补充剂也适度降低血压,尽管研究之间存在显著的异质性。但是,有或没有维生素D的钙补充剂可能会增加长期试验中MI的风险[183,184]。在观察分析中,饮食和血镁水平与CVD呈负相关。特别是致命的CHD[185]:尚未进行长期试验。钙和镁补充剂尚不推荐用于一般的CVD预防。

抗氧化维生素

在观察性研究中,几种膳食维生素和营养素与较低的CVD相关,但未能降低补充剂试验的风险,包括叶酸、B族维生素、β-胡萝卜素、维生素C、维生素E和硒[118,186,187]。大多数这些试验,由于权力原因,在高风险患者或既往CVD患者中进行了长达数年的治疗评估。相比之下,大多数观察性研究评估了普通健康人群的长期或习惯性摄入量。因此,研究结果的差异可能部分与生物敏感性的不同时期有关(例如,某些维生素和营养素可能仅在疾病过程的早期才是重要的)。这些解释需要在前瞻性研究和试验中得到证实。观察性研究与补充试验之间的差异也可能与其他生活方式行为的观察性研究中的残留偏差有关(即观察到的益处不是由饮食引起)或富含维生素的食物中的其他营养因素(即观察到的益处是由饮食引起的)。但不是由具体确定的维生素或营养素。例如,抗氧化维生素含量较高的饮食往往含有丰富的水果、蔬菜、坚果和全谷物,含有多种其他有益因素的食物,包括其他维生素、矿物质、植物化学物质和纤维,以及可以提供的食物。通过更换不健康的食物而获益。因此,分离这些食物中的一种或甚至几种成分可能不会产生与食用整个食物时相似的效果[4,188]。

维生素D

较高的血浆维生素D与较低的心血管疾病有关,但水平大部分是由日晒而不是饮食引起的;大型补充试验尚未发现效益[189]。如果更高的血浆维生素D确实可以降低心血管疾病的风险,短暂的阳光照射可以有效地提供这样正在进行的试验正在测试更高剂量的维生素D是否会影响心血管疾病;目前,这种补充剂并不能改善心脏代谢健康。

酚类化合物

生物活性多酚包括黄烷醇(洋葱,西蓝花,茶,各种水果)、黄酮(欧芹,芹菜,洋甘菊茶)、黄烷酮(柑橘类水果)、黄烷醇(黄烷-3-醇),如儿茶素和原花青素(在可可,苹果,葡萄,红葡萄酒,茶),以及花青素(在有色浆果中)和异黄酮(在大豆中)。在实验室研究和随机试验中。富含类黄酮的可可对血压,内皮功能,胰岛素抵抗和血脂有很小但可测量的益处[190-192]。降低血压只需6.3g/d(30kcal/d)的黑巧克力,并且与内皮细胞一氧化氮的产生增加有关[193]。后一种机制提示除BP降低外的潜在益处。其他一些短期试验的其他饮食来源(例如,茶,红葡萄酒,葡萄)或特定的黄酮类提取物没有持续改善血压,血脂水平或内皮功能[190-192]。一些评估总膳食或选择的膳食黄酮类化合物的观察性研究观察到心脏代谢异常事件的风险较低[194,195],第一大临床试验正在进行中。不同类黄酮及其膳食来源的异质性限制了对类别效应,临床益处和剂量反应效应的推断仍不清楚。然而,许多具有心脏代谢益处的食物,包括浆果、坚果和特级初榨橄榄油,富含酚类物质,其生理和分子效应非常有希望进一步研究。

能量平衡

在大多数国家,目前的肥胖流行是几十年相对稳定的显著变化;在美国,肥胖开始仅在大约35年前急剧上升[196]。产生最大代谢危害的腹部肥胖在许多国家,特别是在年轻女性中[197],也增加了超过一般的体重。这种流行病的广度、深度和速度,包括在幼儿中[198],表明强烈的环境驱动因素,而不是人口的变化、遗传或意志力(另见第50章)。

目前肥胖治疗的概念优先考虑能量平衡:计算卡路里,减少份量,减少食量,增加动力。然而,正如心脏代谢健康所见,不同食物和饮食模式的复杂影响可能与长期体重稳态相关,而不是专注于总卡路里的简化方法。对于短期体重减轻,总卡路里是最相关的,这就是为什么几乎任何类型的饮食可能最初工作。然而,对于长期的体重维持,更重要的是对于心脏代谢健康,健康的基于食物的模式显得尤为重要[53]。

人类具有多种冗余的生物学机制来维持体重稳态。目前的概念假定不同的食物可能多年来帮助或阻碍这些内在机制。例如,富含精制谷物、淀粉和糖的食物似乎特别有害[18,199],驱使致肥胖的途径[200-204]。其他食物,如牛奶,看起来相对中性,既不帮助也不扰乱长期控制体重的稳态机制[199,205]。肉类、奶酪和鸡蛋的效果可能会有所不同,它们是否与精制碳水化合物一起食用(在这种情况下它们似乎会增加体重增加)或代替精制碳水化合物(与体重增加甚至相对体重减轻相关)[199]。此外,水果、非淀粉类蔬菜、豆类、坚果、酸奶、类和全谷类似乎都可以对抗慢性体重增加[9,18,199,205]。正在阐明这些观察的机制,但可能涉及饱腹感、大脑渴望和奖励[203]、葡萄糖-胰岛素反应[200]、肝脏脂肪合成[201]、脂肪细胞功能[206]、内脏肥胖[202]、代谢消耗[204]和肠道微生物组[18,199,205,207-209]。因为习惯性过剩的能量小到50至100kcal/d可以解释肥胖流行的大部分[67],对这些途径非常微妙的影响可能足以维持,以解释人口的体重变化。

其他因素似乎与饮食相互作用导致肥胖,包括电视观看、睡眠持续时间、昼夜节律失衡及可能的母胎(例如,胎盘)影响[18,196,210-213]。例如,较低的睡眠持续时间和改变的昼夜节律预测体重增加和肥胖、饥饿和食物偏好的改变,以及瘦素、生长素释放肽、胰岛素和肠肽浓度的变化[18,210]。观看电视会增加肥胖和体重增加[18,211],至少部分是由饮食变化而不是体力活动所调节,因为在看电视时增加了节奏并改变了电视营销的选择[214,215]。增加体力活动对体重维持和代谢健康具有互补作用。更多的液体卡路里、更大的份量及更多的家外用餐也与肥胖的风险有关。社会规范和网络、行业营销和当地粮食供应的变化似乎也很重要[216-218]。

总之,这些复杂且常常是潜伏的影响可以使非预期的体重增加变得非常容易。相反,这些驱动因素也可以作为积极的杠杆,以减弱或逆转慢性能量缺口、体重增加和肥胖。无论体重如何,总体膳食质量强烈影响心脏代谢健康[3,53],类似于体重活动对体重无关的健康益处。相比之下,其他传统饮食指标,如卡路里含量、总脂肪和能量密度,可能无法可靠地识别特定食物如何影响长期体重增加[18,199,205]。根据目前的证据,减少肥胖的关键饮食相关优先事项包括：更少的精制谷物、淀粉、糖和红肉；更多水果、蔬菜、豆类、坚果、酸奶、鱼、植物油和全谷物；少看电视；每晚至少睡 7 到 8 个小时；并进一步阐明母体胎儿、微生物组和睡眠/昼夜节律的影响。

膳食模式

膳食模式代表消费食物的整体组合。它们共同产生协同健康效果。基于证据的有益饮食模式具有以下几个关键特征：更多的极小加工，富含生物活性的食物，如水果、坚果/种子、非淀粉、豆类、全谷物、海鲜、酸奶和植物油，以及较少的红肉、加工肉类（富含钠的肉类），以及富含精制谷物、淀粉、添加糖、盐和反式脂肪的加工和包装食品（表 49.1）。研究得最好的两个，每个都与此描述一致，是传统的地中海饮食方法和终止高血压膳食疗法（Dietary Approaches to Stop Hypertension，DASH）饮食模式[53,186]。

表 49.1　改善心脏代谢健康的膳食模式的基于食物的成分*

	目标†	用量大小
更多消耗：		
水果	3/日	约 100g，例如 1 个中等大小的水果；1/2 杯新鲜，冷冻或罐装水果；1/4 杯干果；1/2 杯 100%果汁，不能仅用果汁实现目标。
蔬菜和豆类	3~4/日	约 100g，例如 1 杯生叶蔬菜；1/2 杯切碎的生蔬菜，煮熟的蔬菜或 100%果汁。每天限制土豆到 1/2 杯或更少。
全谷类‡	3/日，替代精制谷物	约 50g，例如 1 片全麦面包；1 杯高纤维全麦谷物；1/2 杯煮熟的全麦大米，意大利面或谷物
坚果类	4~5/周	约 28g（1 盎司）
鱼和贝类	≥2/周，最好含油脂	约 100g（3.5 盎司）。不宜使用商业油炸或面包屑鱼。
乳制品§	2~3/日	1 杯牛奶或酸奶；1.5 盎司奶酪
植物油	2~6/日	例如在烹饪或沙拉酱中大约 1 茶匙的油，又或者 1 汤匙的蔬菜酱
更少消耗：		
含有部分氯化植物油（反式脂肪）的食物	避免摄入	
精制谷物和淀粉		
加工肉（例如培根，香肠，热狗，加工熟食）	避免摄入或至多适量摄入，≤2/周	约 100g（3.5 盎司）
含糖饮料，甜点和烘焙食品	避免摄入或至多适量摄入，≤5/周	苏打水 8 盎司；1 份小饼干，甜甜圈或松饼；1 片蛋糕或馅饼
酒精	男性日常 2 杯，女性日常 1 杯	5 盎司葡萄酒；12 盎司啤酒；1.5 盎司烈酒
能量平衡：	像上面那样吃健康的食物，减少份量，少吃快餐和便餐，增加运动，控制看电视，确保充足的睡眠时间（7~8 小时）	

* 改编自本章所述的证据。

† 基于 2 000kcal/d 的饮食。应相应调整份量以获得更高或更低的能量消耗。

‡ 选择更健康的谷物或富含碳水化合物的产品的实用经验法则是每份每 10g 总碳水化合物选择含有至少 1g 膳食纤维（碳水化合物：纤维比例<10∶1）[30]。

§ 根据现有证据，乳制品（酸奶，奶酪，牛奶，黄油）的类型似乎比脂肪含量（全脂或减脂）更相关；详见正文。

初级和二级预防人群的随机试验证实了这种基于食物的健康饮食模式的心脏代谢益处[17,132,219,220]。相比之下，观察性队列和随机试验证实，饮食的临床效果很少集中在孤立的营养目标上，如低脂肪、饱和脂肪饮食[119-121,125]。因为钠和反式脂肪可以添加到其他类似的食物和饮食模式中或从其中去除，所以这些工业添加剂的特定营养成分是必要的[53]。专注于整体饮食模式可以通过多种食物的适度变化带来健康益处，而不是少数因素的大幅变化，可能会提高效率和合规性。这种灵活性还可以促进行为咨询，允许更加个性化的关注[53]（表 49.2）。

其他流行的饮食模式包括素食或纯素食、低碳水化合物和“古饮食”。遵循这些模式的人可能具有健康意识并倾向于做出更好的选择。然而，这些饮食模式在健康方面可能有很大差异；每种饮食方式都可以从优秀的根据所选择的特定食物，可能会变差。心脏保护饮食最好的特点是富含特定的健康食品（见表 49.2）。

表 49.2 食物和营养素对特定心脏代谢风险因素和疾病终点的影响

	获益的证据强度[a]			
	可信	可发生	可能发生	未证实的效果
高血压	更高摄入： 地中海式或 DASH 型饮食模式 膳食纤维 水果和蔬菜 鱼或鱼油 可可或黑巧克力 钾盐 更少摄入： 食盐 酒精	更多摄入： 茶 更少摄入： 咖啡因	更多摄入： 全谷类 镁 钙 维生素 D 大豆食品 不饱和脂肪酸代替饱和脂肪酸	异黄酮 咖啡或茶 多不饱和脂肪酸或碳水化合物代替饱和脂肪酸
高低密度脂蛋白	更多摄入： 单或多不饱和脂肪酸，膳食纤维，水果和蔬菜，绿茶，大豆蛋白 更少摄入： 反式脂肪酸，饱和脂肪酸(12:0-16:0)，膳食胆固醇	更多摄入： 牛油 全谷类 大豆食品 茶 更少摄入： 未过滤的咖啡	更多摄入： 奶酪 酸奶 奶油	
动脉血脂异常(低高密度脂蛋白，高甘油三酯)	更多摄入： 地中海型或 DASH 型饮食习惯 多或单不饱和脂肪酸 鱼或鱼油 更少摄入： 精制碳水化合物(高升糖指数或糖负荷) 反式脂肪	更少摄入： 含糖饮料	更多摄入： 水果和蔬菜 奶制品	
胰岛素抵抗，2 型糖尿病	更多摄入： 全谷类 膳食纤维 不饱和脂肪酸或植物油 更少摄入： 加工肉 含糖饮料 精制碳水化合物(高糖负荷)	更多摄入： 多不饱和脂肪酸 更少摄入： 未加工肉	更多摄入： 水果 豆类 咖啡 奶酪 酸奶 乳脂 更少摄入： 蛋 膳食胆固醇 反式脂肪	碳水化合物代替饱和脂肪酸 蔬菜 豆子 家禽 鱼或鱼油 牛奶 牛油 茶
肥胖	更多摄入： 整个未加工食品(例如，全谷物，坚果，水果，蔬菜，豆类) 更少摄入： 含糖饮料 精制碳水化合物(高糖负荷)	更多摄入： 膳食纤维 酸奶 更少摄入 大份量红肉及加工肉 少看电视，更长的睡眠时间	更多摄入： 绿茶 蛋白质 更少摄入： 油炸食品 快餐厅的餐点 反式脂肪	总脂肪(%E) 饱和脂肪酸 单不饱和脂肪酸 多不饱和脂肪酸

续表

	获益的证据强度*			
	可信	可发生	可能发生	未证实的效果
系统性炎症反应	更多摄入： 水果和蔬菜	更多摄入： 地中海式或DASH型饮食模式 全谷类 鱼油(补品) 更少摄入： 反式脂肪酸	更多摄入： 鱼，鱼油(饮食)，丙氨酸 多不饱和脂肪酸 坚果类 更少摄入： 精制碳水化合物(高升糖指数或高糖负荷)	饱和脂肪酸或多不饱和脂肪酸
冠心病	更多摄入： 地中海式或DASH型饮食模式 水果和蔬菜 全谷类 坚果类 膳食纤维 不饱和脂肪酸代替饱和脂肪酸 鱼类(冠心病死亡率) 更少摄入： 反式脂肪 加工肉	更多摄入： 豆类 更少摄入： 精制碳水化合物(高升糖指数或高糖负荷) 食盐 适量饮酒	更多摄入： 鱼或鱼油(非致命性CHD) 奶酪 丙氨酸 不饱和脂肪酸代替饱和脂肪酸 维生素D 更少摄入： 未加工肉 糖尿病患者摄入胆固醇	总脂肪(%E) 碳水化合物代替饱和脂肪酸 抗氧化剂或维生素补充剂 家禽 蛋 酸奶 牛奶 咖啡或茶 无糖尿病人群摄入胆固醇
缺血性卒中	更多摄入： 地中海式或DASH型饮食模式 水果 更少摄入： 食盐		更多摄入： 全谷类 蔬菜 饱和脂肪酸 鱼或鱼油 茶 奶酪 更少摄入： 未加工肉，红肉	家禽 蛋 牛奶 丙氨酸 抗氧化剂或维生素补充剂
出血性卒中		更多摄入： 全谷类 地中海式或DASH型饮食模式 更少摄入： 食盐	更多摄入： 总脂肪 饱和脂肪酸 动物蛋白 茶	鱼或鱼油
心衰[†]	更少摄入： 重度饮酒		更多摄入： 地中海式或DASH型饮食模式 全谷类 鱼 适度饮酒	
房颤		更少摄入： 重度饮酒	更多摄入： 鱼或鱼油	

ALA，α-亚油酸；CHD，冠心病；DASH，终止高血压的膳食疗法；E，能量；GI，血糖指数；GL，血糖负荷；MUFA，单不饱和脂肪酸；SFAs，饱和脂肪酸；PUFAs，多不饱和脂肪酸；SSBs，含糖饮料；TFA，反式脂肪酸。

*基于Bradford-Hill and World Health Organization criteria：Micha R，Kalantarian S，Wirojratana P，et al. Estimating the global and regional burden of suboptimal nutrition on chronic disease：methods and inputs to the analysis. Eur J Clin Nutr 2012；66：119-29.

对于大多数饮食因素，证据来自风险因素的受控性加上疾病终点的长期前瞻性队列。对于鱼类/EPA加DHA、n-6多不饱和脂肪酸、总脂肪和地中海型膳食模式，证据也来自临床终点的随机临床试验。

†发病率。关于二级预防饮食治疗的数据有限，除了一项大型随机试验EPA加DHA补充剂降低总死亡率，以及钠限制临床经验以防止体液超负荷。

改变行为

由于饮食变化可能是低风险、低成本和广泛可用的，因此有效改变行为的策略对于个人、卫生系统和人口水平至关重要[216,217,221]。

临床（个人本位）策略

许多对照试验确定了个人行为改变的有效方法：设定近端目标，有针对性的目标，自我监控，定期反馈，同伴支持，提高自我效能，以及动机面试[221,222]。应将这些策略纳入实践，以改善具体的饮食优先事项。提供者应该记住，患者对生活方式咨询和药物处方的依从性同样不完整，但这些策略，即使是不完善的实施，也可以改善临床结果[223]。

新技术

由于可扩展性、低成本以及持续、个性化修改和改进的机会，诸如移动应用（mHealth）、因特网程序和个人设备（例如，FitBits）之类的新型个人技术具有前景。这些方法的部署应该包括已建立的基于个体的行为改变策略。随机试验和准实验研究的系统评价表明这些方法对于饮食改变和/或体重减轻的一般有效性[224]。虽然有希望，但这些研究中的大部分都有持续时间。为期6周至6个月，因此需要评估长期有效性和可持续性。

健康系统

对于许多临床医生来说，某些障碍可能会限制他们实施有效行为改变策略的能力：患者就诊时间有限，提供足够的财务或其他提供者激励措施，次优的知识或经验，以及用于评估饮食和监测随时间变化的不充分的电子工具。现在引入烟草和肥胖控制的特定卫生系统变化可以支持和促进行为改变[217,222,225,226]。扩大这些目标饮食质量的方法至关重要。综合系统可以提供多学科团队的协调护理。通过支付调整、实践目标和质量基准来奖励饮食变化工作。

政策策略

鉴于社会和环境力量在塑造饮食习惯方面的关键作用，政策（基于人口的）方法对于取得广泛成功至关重要。当广泛存在时，即使是适度的行为改变也会有意义地改变人口风险。有效的战略可以在当地（例如学校，工作场所，社区）以及城市、州、国家和国际层面实施，包括重点媒体/教育、产品标签/购买点信息、综合学校和工作场所健康计划、食品店类型和地点的建筑环境变化、税收和补贴等经济激励措施，以及质量标准（例如，对儿童的营销，反式脂肪或钠的水平）[216]。可用的证据表明，没有额外的经济或环境变化的教育或信息效率较低[216,227,228]。综合的多组分方法，包括上游政策措施、中游教育工作、下游社区和环境方法似乎特别有效，如减少烟草使用和机动车事故造成的死亡。政策战略可以补充个人和卫生系统的努力，同时也减少由于次优饮食习惯、当地环境的聚集造成的社会和种族差异，以及弱势群体的疾病风险因素。

（余皖杰　楚扬　译）

参考文献

Foods and Cardiovascular Risk

1. Lim SS, Vos T, Flaxman AD, et al. A comparative risk assessment of burden of disease and injury attributable to 67 risk factors and risk factor clusters in 21 regions, 1990–2010: a systematic analysis for the Global Burden of Disease Study 2010. *Lancet*. 2013;380:2224–2260.
2. US Burden of Disease Collaborators. The state of US health, 1990–2010: burden of diseases, injuries, and risk factors. *JAMA*. 2013;310:591–608.
3. Mozaffarian D. Dietary and policy priorities for cardiovascular disease, diabetes, and obesity: a comprehensive review. *Circulation*. 2016;133:187–225.
4. Mozaffarian D, Ludwig DS. Dietary guidelines in the 21st century—a time for food. *JAMA*. 2010;304:681–682.
5. Gan Y, Tong X, Li L, et al. Consumption of fruit and vegetable and risk of coronary heart disease: a meta-analysis of prospective cohort studies. *Int J Cardiol*. 2015;183:129–137.
6. Hu D, Huang J, Wang Y, et al. Fruits and vegetables consumption and risk of stroke: a meta-analysis of prospective cohort studies. *Stroke*. 2014;45:1613–1619.
7. Li S, Miao S, Huang Y, et al. Fruit intake decreases risk of incident type 2 diabetes: an updated meta-analysis. *Endocrine*. 2015;48:454–460.
8. Wang X, Ouyang YY, Liu J, Zhao G. Flavonoid intake and risk of CVD: a systematic review and meta-analysis of prospective cohort studies. *Br J Nutr*. 2014;111:1–11.
9. Bertoia ML, Mukamal KJ, Cahill LE, et al. Changes in intake of fruits and vegetables and weight change in United States men and women followed for up to 24 years: analysis from three prospective cohort studies. *PLoS Med*. 2015;12:e1001878.
10. Guo X, Yang B, Tan J, et al. Associations of dietary intakes of anthocyanins and berry fruits with risk of type 2 diabetes mellitus: a systematic review and meta-analysis of prospective cohort studies. *Eur J Clin Nutr*. 2016;70:1360–1367.
11. Basu A, Lyons TJ. Strawberries, blueberries, and cranberries in the metabolic syndrome: clinical perspectives. *J Agric Food Chem*. 2012;60:5687–5692.
12. Wang B, Liu K, Mi M, Wang J. Effect of fruit juice on glucose control and insulin sensitivity in adults: a meta-analysis of 12 randomized controlled trials. *PLoS ONE*. 2014;9:e95323.
13. Xi B, Li S, Liu Z, et al. Intake of fruit juice and incidence of type 2 diabetes: a systematic review and meta-analysis. *PLoS ONE*. 2014;9:e93471.
14. Crowe-White K, Parrott JS, Stote KS, et al. Metabolic impact of 100% fruit juice consumption on antioxidant/oxidant status and lipid profiles of adults: an evidence-based review. *Crit Rev Food Sci Nutr*. 2017;57(1):152–162.
15. Del Gobbo LC, Falk MC, Feldman R, et al. Are phytosterols responsible for the low-density lipoprotein–lowering effects of tree nuts?: a systematic review and meta-analysis. *J Am Coll Cardiol*. 2015;65:2765–2767.
16. Afshin A, Micha R, Khatibzadeh S, Mozaffarian D. Consumption of nuts and legumes and risk of incident ischemic heart disease, stroke, and diabetes: a systematic review and meta-analysis. *Am J Clin Nutr*. 2014;100:278–288.
17. Estruch R, Ros E, Salas-Salvado J, et al. Primary prevention of cardiovascular disease with a Mediterranean diet. *N Engl J Med*. 2013;368:1279–1290.
18. Mozaffarian D, Hao T, Rimm EB, et al. Changes in diet and lifestyle and long-term weight gain in women and men. *N Engl J Med*. 2011;364:2392–2404.
19. Flores-Mateo G, Rojas-Rueda D, Basora J, et al. Nut intake and adiposity: meta-analysis of clinical trials. *Am J Clin Nutr*. 2013;97:1346–1355.
20. Estruch R, Martinez-Gonzalez MA, Corella D, et al. Effect of a high-fat Mediterranean diet on bodyweight and waist circumference: a prespecified secondary outcomes analysis of the PREDIMED randomised controlled trial. *Lancet Diabetes Endocrinol*. 2016;4:666–676.
21. Anderson JW, Bush HM. Soy protein effects on serum lipoproteins: a quality assessment and meta-analysis of randomized, controlled studies. *J Am Coll Nutr*. 2011;30:79–91.
22. Yang B, Chen Y, Xu T, et al. Systematic review and meta-analysis of soy products consumption in patients with type 2 diabetes mellitus. *Asia Pacific J Clin Nutr*. 2011;20:593–602.
23. Liu ZM, Chen YM, Ho SC. Effects of soy intake on glycemic control: a meta-analysis of randomized controlled trials. *Am J Clin Nutr*. 2011;93:1092–1101.
24. Liu XX, Li SH, Chen JZ, et al. Effect of soy isoflavones on blood pressure: a meta-analysis of randomized controlled trials. *Nutr Metab Cardiovasc Dis*. 2012;22:463–470.
25. Zhang YB, Chen WH, Guo JJ, et al. Soy isoflavone supplementation could reduce body weight and improve glucose metabolism in non-Asian postmenopausal women: a meta-analysis. *Nutrition*. 2013;29:8–14.
26. Tang G, Wang D, Long J, et al. Meta-analysis of the association between whole grain intake and coronary heart disease risk. *Am J Cardiol*. 2015;115:625–629.
27. Aune D, Norat T, Romundstad P, Vatten LJ. Whole grain and refined grain consumption and the risk of type 2 diabetes: a systematic review and dose-response meta-analysis of cohort studies. *Eur J Epidemiol*. 2013;28:845–858.
28. Ye EQ, Chacko SA, Chou EL, et al. Greater whole-grain intake is associated with lower risk of type 2 diabetes, cardiovascular disease, and weight gain. *J Nutr*. 2012;142:1304–1313.
29. Mozaffarian D, Hao T, Rimm EB, et al. Changes in diet and lifestyle and long-term weight gain in women and men. *N Engl J Med*. 2011;364:2392–2404.
30. Mozaffarian RS, Lee RM, Kennedy MA, et al. Identifying whole grain foods: a comparison of different approaches for selecting more healthful whole grain products. *Public Health Nutr*. 2013;1–10.
31. Mozaffarian D, Wu JH. Omega-3 fatty acids and cardiovascular disease: effects on risk factors, molecular pathways, and clinical events. *J Am Coll Cardiol*. 2011;58:2047–2067.
32. Zheng J, Huang T, Yu Y, et al. Fish consumption and CHD mortality: an updated meta-analysis of seventeen cohort studies. *Public Health Nutr*. 2012;15:725–737.
33. Rizos EC, Ntzani EE, Bika E, et al. Association between omega-3 fatty acid supplementation and risk of major cardiovascular disease events: a systematic review and meta-analysis. *JAMA*. 2012;308:1024–1033.
34. Chowdhury R, Stevens S, Gorman D, et al. Association between fish consumption, long chain omega 3 fatty acids, and risk of cerebrovascular disease: systematic review and meta-analysis. *BMJ*. 2012;345:e6698.
35. Wu JHY, Micha R, Imamura F, et al. Omega-3 fatty acids and incident type 2 diabetes: a systematic review and meta-analysis. *Br J Nutr*. 2012;107(suppl 2):S214–S227.
36. Patel PS, Forouhi NG, Kuijsten A, et al. The prospective association between total and type of fish intake and type 2 diabetes in 8 European countries: EPIC-InterAct Study. *Am J Clin Nutr*. 2012;95:1445–1453.

Health Effects of Food Additives or Contaminants

37. Mozaffarian D, Shi P, Morris JS, et al. Mercury exposure and risk of cardiovascular disease in two US cohorts. *N Engl J Med*. 2011;364:1116–1125.
38. Mozaffarian D, Shi P, Morris JS, et al. Mercury exposure and risk of hypertension in US men and women in two prospective cohorts. *Hypertension*. 2012;60:645–652.
39. Bergkvist C, Berglund M, Glynn A, et al. Dietary exposure to polychlorinated biphenyls and risk of myocardial infarction: a population-based prospective cohort study. *Int J Cardiol*. 2015;183:242–248.

40. Song Y, Chou EL, Baecker A, et al. Endocrine-disrupting chemicals, risk of type 2 diabetes, and diabetes-related metabolic traits: a systematic review and meta-analysis. *J Diabetes*. 2016;8:516–532.
41. Micha R, Michas G, Mozaffarian D. Unprocessed red and processed meats and risk of coronary artery disease and type 2 diabetes: an updated review of the evidence. *Curr Athero Rep*. 2012;14:515–524.

Food Groups and Cardiometabolic Risk

42. Pan A, Sun Q, Bernstein AM, et al. Red meat consumption and risk of type 2 diabetes: 3 cohorts of US adults and an updated meta-analysis. *Am J Clin Nutr*. 2011;94:1088–1096.
43. Chen GC, Lv DB, Pang Z, Liu QF. Red and processed meat consumption and risk of stroke: a meta-analysis of prospective cohort studies. *Eur J Clin Nutr*. 2013;67:91–95.
44. Abete I, Romaguera D, Vieira AR, et al. Association between total, processed, red and white meat consumption and all-cause, CVD and IHD mortality: a meta-analysis of cohort studies. *Br J Nutr*. 2014;112:762–775.
45. Micha R, Wallace SK, Mozaffarian D. Red and processed meat consumption and risk of incident coronary heart disease, stroke, and diabetes mellitus: a systematic review and meta-analysis. *Circulation*. 2010;121:2271–2283.
46. Bendinelli B, Palli D, Masala G, et al. Association between dietary meat consumption and incident type 2 diabetes: the EPIC-InterAct study. *Diabetologia*. 2013;56:47–59.
47. Borgi L, Curhan GC, Willett WC, et al. Long-term intake of animal flesh and risk of developing hypertension in three prospective cohort studies. *J Hypertens*. 2015;33:2231–2238.
48. Rong Y, Chen L, Zhu T, et al. Egg consumption and risk of coronary heart disease and stroke: dose-response meta-analysis of prospective cohort studies. *BMJ*. 2013;346:e8539.
49. Shin JY, Xun P, Nakamura Y, He K. Egg consumption in relation to risk of cardiovascular disease and diabetes: a systematic review and meta-analysis. *Am J Clin Nutr*. 2013;98:146–159.
50. Wallin A, Forouhi NG, Wolk A, Larsson SC. Egg consumption and risk of type 2 diabetes: a prospective study and dose-response meta-analysis. *Diabetologia*. 2016;59:1204–1213.
51. Ding EL, Mozaffarian D. Optimal dietary habits for the prevention of stroke. *Semin Neurol*. 2006;26:11–23.
52. Iso H. Lifestyle and cardiovascular disease in Japan. *J Atheroscler Thromb*. 2011;18:83–88.
53. Dietary Guidelines Advisory Committee. Scientific Report of the 2015 Dietary Guidelines Advisory Committee; 2015. http://www.health.gov/dietaryguidelines/2015-scientific-report/.
54. Mozaffarian D. Natural *trans* fat, dairy fat, partially hydrogenated oils, and cardiometabolic health: the Ludwigshafen Risk and Cardiovascular Health Study. *Eur Heart J*. 2016;37:1079–1081.
55. Rosqvist F, Smedman A, Lindmark-Mansson H, et al. Potential role of milk fat globule membrane in modulating plasma lipoproteins, gene expression, and cholesterol metabolism in humans: a randomized study. *Am J Clin Nutr*. 2015;102:20–30.
56. Pimpin L, Wu JH, Haskelberg H, et al. Is butter back? A systematic review and meta-analysis of butter consumption and risk of cardiovascular disease, diabetes, and total mortality. *PLoS ONE*. 2016;11:e0158118.
57. Soedamah-Muthu SS, Ding EL, Al-Delaimy WK, et al. Milk and dairy consumption and incidence of cardiovascular diseases and all-cause mortality: dose-response meta-analysis of prospective cohort studies. *Am J Clin Nutr*. 2011;93:158–171.
58. Aune D, Norat T, Romundstad P, Vatten LJ. Dairy products and the risk of type 2 diabetes: a systematic review and dose-response meta-analysis of cohort studies. *Am J Clin Nutr*. 2013;98:1066–1083.
59. Hu D, Huang J, Wang Y, et al. Dairy foods and risk of stroke: a meta-analysis of prospective cohort studies. *Nutr Metab Cardiovasc Dis*. 2014;24:460–469.
60. Chen M, Sun Q, Giovannucci E, et al. Dairy consumption and risk of type 2 diabetes: 3 cohorts of US adults and an updated meta-analysis. *BMC Med*. 2014;12:215.
61. Qin LQ, Xu JY, Han SF, et al. Dairy consumption and risk of cardiovascular disease: an updated meta-analysis of prospective cohort studies. *Asia Pac J Clin Nutr*. 2015;24:90–100.
62. Yakoob MY, Shi P, Willett WC, et al. Circulating biomarkers of dairy fat and risk of incident diabetes mellitus among men and women in the United States in two large prospective cohorts. *Circulation*. 2016;133:1645–1654.
63. Chen M, Pan A, Malik VS, Hu FB. Effects of dairy intake on body weight and fat: a meta-analysis of randomized controlled trials. *Am J Clin Nutr*. 2012;96:735–747.
64. Abargouei AS, Janghorbani M, Salehi-Marzijarani M, Esmaillzadeh A. Effect of dairy consumption on weight and body composition in adults: a systematic review and meta-analysis of randomized controlled clinical trials. *Int J Obes (Lond)*. 2012;36:1485–1493.
65. Zhang Q, Wu Y, Fei X. Effect of probiotics on body weight and body-mass index: a systematic review and meta-analysis of randomized, controlled trials. *Int J Food Sci Nutr*. 2015;67:571–580.

Beverages and Cardiometabolic Diseases

66. Duffey KJ, Popkin BM. Shifts in patterns and consumption of beverages between 1965 and 2002. *Obesity (Silver Spring)*. 2007;15:2739–2747.
67. Go AS, Mozaffarian D, Roger VL, et al. Heart disease and stroke statistics—2013 update: a report from the American Heart Association. *Circulation*. 2013;127:e6–e245.
68. Wang YC, Bleich SN, Gortmaker SL. Increasing caloric contribution from sugar-sweetened beverages and 100% fruit juices among US children and adolescents, 1988–2004. *Pediatrics*. 2008;121:e1604–e1614.
69. Ebbeling CB, Feldman HA, Chomitz VR, et al. A randomized trial of sugar-sweetened beverages and adolescent body weight. *N Engl J Med*. 2012;367:1407–1416.
70. De Ruyter JC, Olthof MR, Seidell JC, Katan MB. A trial of sugar-free or sugar-sweetened beverages and body weight in children. *N Engl J Med*. 2012;367:1397–1406.
71. Pan A, Hu FB. Effects of carbohydrates on satiety: differences between liquid and solid food. *Curr Opin Clin Nutr Metab Care*. 2011;14:385–390.
72. Malik VS, Popkin BM, Bray GA, et al. Sugar-sweetened beverages and risk of metabolic syndrome and type 2 diabetes: a meta-analysis. *Diabetes Care*. 2010;33:2477–2483.
73. Raben A, Richelsen B. Artificial sweeteners: a place in the field of functional foods? Focus on obesity and related metabolic disorders. *Curr Opin Clin Nutr Metab Care*. 2012;15:597–604.
74. Hu FB. Resolved: there is sufficient scientific evidence that decreasing sugar-sweetened beverage consumption will reduce the prevalence of obesity and obesity-related diseases. *Obes Rev*. 2013;14:606–619.
75. Swithers SE, Martin AA, Davidson TL. High-intensity sweeteners and energy balance. *Physiol Behav*. 2010;100:55–62.
76. Shankar P, Ahuja S, Sriram K. Non-nutritive sweeteners: review and update. *Nutrition*. 2013;29:1293–1299.
77. Burke MV, Small DM. Physiological mechanisms by which non-nutritive sweeteners may impact body weight and metabolism. *Physiol Behav*. 2015;152(Pt B):381–388.
78. Pepino MY. Metabolic effects of non-nutritive sweeteners. *Physiol Behav*. 2015;152:450–455.
79. Ding M, Bhupathiraju SN, Chen M, et al. Caffeinated and decaffeinated coffee consumption and risk of type 2 diabetes: a systematic review and a dose-response meta-analysis. *Diabetes Care*. 2014;37:569–586.
80. Ding M, Bhupathiraju SN, Satija A, et al. Long-term coffee consumption and risk of cardiovascular disease: a systematic review and a dose-response meta-analysis of prospective cohort studies. *Circulation*. 2014;129:643–659.
81. Moisey LL, Kacker S, Bickerton AC, et al. Caffeinated coffee consumption impairs blood glucose homeostasis in response to high and low glycemic index meals in healthy men. *Am J Clin Nutr*. 2008;87:1254–1261.
82. Beaudoin MS, Robinson LE, Graham TE. An oral lipid challenge and acute intake of caffeinated coffee additively decrease glucose tolerance in healthy men. *J Nutr*. 2011;141:574–581.
83. Wedick NM, Brennan AM, Sun Q, et al. Effects of caffeinated and decaffeinated coffee on biological risk factors for type 2 diabetes: a randomized controlled trial. *Nutr J*. 2011;10:93.
84. Ohnaka K, Ikeda M, Maki T, et al. Effects of 16-week consumption of caffeinated and decaffeinated instant coffee on glucose metabolism in a randomized controlled trial. *J Nutr Metab*. 2012;2012:207426.
85. Steffen M, Kuhle C, Hensrud D, et al. The effect of coffee consumption on blood pressure and the development of hypertension: a systematic review and meta-analysis. *J Hypertens*. 2012;30:2245–2254.
86. Nordestgaard AT, Thomsen M, Nordestgaard BG. Coffee intake and risk of obesity, metabolic syndrome and type 2 diabetes: a Mendelian randomization study. *Int J Epidemiol*. 2015;44:551–565.
87. Yang WS, Wang WY, Fan WY, et al. Tea consumption and risk of type 2 diabetes: a dose-response meta-analysis of cohort studies. *Br J Nutr*. 2014;111:1329–1339.
88. Zhang C, Qin YY, Wei X, et al. Tea consumption and risk of cardiovascular outcomes and total mortality: a systematic review and meta-analysis of prospective observational studies. *Eur J Epidemiol*. 2015;30:103–113.
89. Liu G, Mi XN, Zheng XX, et al. Effects of tea intake on blood pressure: a meta-analysis of randomised controlled trials. *Br J Nutr*. 2014;112:1043–1054.
90. Yarmolinsky J, Gon G, Edwards P. Effect of tea on blood pressure for secondary prevention of cardiovascular disease: a systematic review and meta-analysis of randomized controlled trials. *Nutr Rev*. 2015;73:236–246.
91. Serban C, Sahebkar A, Ursoniu S, et al. Effect of sour tea (*Hibiscus sabdariffa* L.) on arterial hypertension: a systematic review and meta-analysis of randomized controlled trials. *J Hypertens*. 2015;33:1119–1127.
92. Aziz Z, Wong SY, Chong NJ. Effects of *Hibiscus sabdariffa* L. on serum lipids: a systematic review and meta-analysis. *J Ethnopharmacol*. 2013;150:442–450.
93. Onakpoya I, Spencer E, Heneghan C, Thompson M. The effect of green tea on blood pressure and lipid profile: a systematic review and meta-analysis of randomized clinical trials. *Nutr Metab Cardiovasc Dis*. 2014;24:823–836.
94. Wang D, Chen C, Wang Y, et al. Effect of black tea consumption on blood cholesterol: a meta-analysis of 15 randomized controlled trials. *PLoS ONE*. 2014;9:e107711.
95. Zheng XX, Xu YL, Li SH, et al. Effects of green tea catechins with or without caffeine on glycemic control in adults: a meta-analysis of randomized controlled trials. *Am J Clin Nutr*. 2013;97:750–762.
96. Li Y, Wang C, Huai Q, et al. Effects of tea or tea extract on metabolic profiles in patients with type 2 diabetes mellitus: a meta-analysis of 10 randomized controlled trials. *Diabetes Metab Res Rev*. 2016;32:2–10.
97. Fernandez-Sola J. Cardiovascular risks and benefits of moderate and heavy alcohol consumption. *Nat Rev Cardiol*. 2015;12:576–587.
98. Kodama S, Saito K, Tanaka S, et al. Alcohol consumption and risk of atrial fibrillation: a meta-analysis. *J Am Coll Cardiol*. 2011;57:427–436.
99. Zhang C, Qin YY, Chen Q, et al. Alcohol intake and risk of stroke: a dose-response meta-analysis of prospective studies. *Int J Cardiol*. 2014;174:669–677.
100. Li XH, Yu FF, Zhou YH, He J. Association between alcohol consumption and the risk of incident type 2 diabetes: a systematic review and dose-response meta-analysis. *Am J Clin Nutr*. 2016;103:818–829.
101. Bagnardi V, Zatonski W, Scotti L, et al. Does drinking pattern modify the effect of alcohol on the risk of coronary heart disease? Evidence from a meta-analysis. *J Epidemiol Community Health*. 2008;62:615–619.
102. Hirst JA, Aronson JK, Feakins BG, et al. Short- and medium-term effects of light to moderate alcohol intake on glycaemic control in diabetes mellitus: a systematic review and meta-analysis of randomized trials. *Diabet Med*. 2017;34:604–611.
103. Brien SE, Ronksley PE, Turner BJ, et al. Effect of alcohol consumption on biological markers associated with risk of coronary heart disease: systematic review and meta-analysis of interventional studies. *BMJ*. 2011;342:d636.
104. Holmes MV, Dale CE, Zuccolo L, et al. Association between alcohol and cardiovascular disease: Mendelian randomisation analysis based on individual participant data. *BMJ*. 2014;349:g4164.
105. Fillmore KM, Stockwell T, Chikritzhs T, et al. Moderate alcohol use and reduced mortality risk: systematic error in prospective studies and new hypotheses. *Ann Epidemiol*. 2007;17:S16–S23.

Diet and Cardiometabolic Risk

106. Danaei G, Ding EL, Mozaffarian D, et al. The preventable causes of death in the United States: comparative risk assessment of dietary, lifestyle, and metabolic risk factors. *PLoS Med*. 2009;6:e1000058.
107. Jakobsen MU, O'Reilly EJ, Heitmann BL, et al. Major types of dietary fat and risk of coronary heart disease: a pooled analysis of 11 cohort studies. *Am J Clin Nutr*. 2009;89:1425–1432.
108. Alhazmi A, Stojanovski E, McEvoy M, Garg ML. Macronutrient intakes and development of type 2 diabetes: a systematic review and meta-analysis of cohort studies. *J Am Coll Nutr*. 2012;31:243–258.
109. Mirrahimi A, de Souza RJ, Chiavaroli L, et al. Associations of glycemic index and load with coronary heart disease events: a systematic review and meta-analysis of prospective cohorts. *J Am Heart Assoc*. 2012;1:e000752.
110. Bhupathiraju SN, Tobias DK, Malik VS, et al. Glycemic index, glycemic load, and risk of type 2 diabetes: results from 3 large US cohorts and an updated meta-analysis. *Am J Clin Nutr*. 2014;100:218–232.
111. Yao B, Fang H, Xu W, et al. Dietary fiber intake and risk of type 2 diabetes: a dose-response analysis of prospective studies. *Eur J Epidemiol*. 2014;29:79–88.
112. Wu Y, Qian Y, Pan Y, et al. Association between dietary fiber intake and risk of coronary heart disease: a meta-analysis. *Clin Nutr*. 2015;34:603–611.
113. Cai X, Wang C, Wang S, et al. Carbohydrate intake, glycemic index, glycemic load, and stroke: a meta-analysis of prospective cohort studies. *Asia Pac J Public Health*. 2015;27:486–496.
114. Ludwig DS. Examining the health effects of fructose. *JAMA*. 2013;310:33–34.
115. Stanhope KL. Sugar consumption, metabolic disease and obesity: the state of the controversy. *Crit Rev Clin Lab Sci*. 2015;1–16.
116. Malik VS, Hu FB. Fructose and cardiometabolic health: what the evidence from sugar-sweetened beverages tells us. *J Am Coll Cardiol*. 2015;66:1615–1624.
117. Basaranoglu M, Basaranoglu G, Sabuncu T, Senturk H. Fructose as a key player in the development of fatty liver disease. *World J Gastroenterol*. 2013;19:1166–1172.
118. Mente A, de Koning L, Shannon HS, Anand SS. A systematic review of the evidence supporting a causal link between dietary factors and coronary heart disease. *Arch Intern Med*. 2009;169:659–669.
119. Howard BV, Van Horn L, Hsia J, et al. Low-fat dietary pattern and risk of cardiovascular disease: the Women's Health Initiative randomized controlled dietary modification trial.

JAMA. 2006;295:655–666.
120. Tinker LF, Bonds DE, Margolis KL, et al. Low-fat dietary pattern and risk of treated diabetes mellitus in postmenopausal women: the Women's Health Initiative randomized controlled dietary modification trial. *Arch Intern Med*. 2008;168:1500–1511.
121. Micha R, Mozaffarian D. Saturated fat and cardiometabolic risk factors, coronary heart disease, stroke, and diabetes: a fresh look at the evidence. *Lipids*. 2010;45:893–905.
122. Berglund L, Lefevre M, Ginsberg HN, et al. Comparison of monounsaturated fat with carbohydrates as a replacement for saturated fat in subjects with a high metabolic risk profile: studies in the fasting and postprandial states. *Am J Clin Nutr*. 2007;86:1611–1620.
123. Imamura F, Micha R, Wu JH, et al. Effects of saturated fat, polyunsaturated fat, monounsaturated fat, and carbohydrate on glucose-insulin homeostasis: a systematic review and meta-analysis of randomised controlled feeding trials. *PLoS Med*. 2016;13:e1002087.
124. Siri-Tarino PW, Sun Q, Hu FB, Krauss RM. Meta-analysis of prospective cohort studies evaluating the association of saturated fat with cardiovascular disease. *Am J Clin Nutr*. 2010;91:502–509.
125. Chowdhury R, Warnakula S, Kunutsor S, et al. Association of dietary, circulating, and supplement fatty acids with coronary risk: a systematic review and meta-analysis. *Ann Intern Med*. 2014;160:398–406.
126. Schwingshackl L, Strasser B, Hoffmann G. Effects of monounsaturated fatty acids on cardiovascular risk factors: a systematic review and meta-analysis. *Ann Nutr Metab*. 2011;59:176–186.
127. Schwingshackl L, Hoffmann G. Monounsaturated fatty acids, olive oil and health status: a systematic review and meta-analysis of cohort studies. *Lipids Health Dis*. 2014;13:154.
128. Degirolamo C, Shelness GS, Rudel LL. LDL cholesteryl oleate as a predictor for atherosclerosis: evidence from human and animal studies on dietary fat. *J Lipid Res*. 2009;50(suppl):S434–S439.
129. Jones PJ, MacKay DS, Senanayake VK, et al. High-oleic canola oil consumption enriches LDL particle cholesteryl oleate content and reduces LDL proteoglycan binding in humans. *Atherosclerosis*. 2015;238:231–238.
130. Appel LJ, Sacks FM, Carey VJ, et al. Effects of protein, monounsaturated fat, and carbohydrate intake on blood pressure and serum lipids: results of the OmniHeart randomized trial. *JAMA*. 2005;294:2455–2464.
131. Gadgil MD, Appel LJ, Yeung E, et al. The effects of carbohydrate, unsaturated fat, and protein intake on measures of insulin sensitivity: results from the OmniHeart Trial. *Diabetes Care*. 2013;36:1132–1137.
132. Salas-Salvado J, Bullo M, Estruch R, et al. Prevention of diabetes with Mediterranean diets: a subgroup analysis of a randomized trial. *Ann Intern Med*. 2014;160:1–10.
133. Jones PJ, Senanayake VK, Pu S, et al. DHA-enriched high-oleic acid canola oil improves lipid profile and lowers predicted cardiovascular disease risk in the canola oil multicenter randomized controlled trial. *Am J Clin Nutr*. 2014;100:88–97.
134. Mozaffarian D, Micha R, Wallace S. Effects on coronary heart disease of increasing polyunsaturated fat in place of saturated fat: a systematic review and meta-analysis of randomized controlled trials. *PLoS Med*. 2010;7:e1000252.
135. Lands WE. Dietary fat and health: the evidence and the politics of prevention: careful use of dietary fats can improve life and prevent disease. *Ann NY Acad Sci*. 2005;1055:179–192.
136. Johnson GH, Fritsche K. Effect of dietary linoleic acid on markers of inflammation in healthy persons: a systematic review of randomized controlled trials. *J Acad Nutr Diet*. 2012;112:1029–1041, 1041 e1021-1015.
137. Bjermo H, Iggman D, Kullberg J, et al. Effects of n-6 PUFAs compared with SFAs on liver fat, lipoproteins, and inflammation in abdominal obesity: a randomized controlled trial. *Am J Clin Nutr*. 2012;95:1003–1012.
138. Rosqvist F, Iggman D, Kullberg J, et al. Overfeeding polyunsaturated and saturated fat causes distinct effects on liver and visceral fat accumulation in humans. *Diabetes*. 2014;63:2356–2368.
139. Spite M, Claria J, Serhan CN. Resolvins, specialized proresolving lipid mediators, and their potential roles in metabolic diseases. *Cell Metab*. 2014;19:21–36.
140. Farvid MS, Ding M, Pan A, et al. Dietary linoleic acid and risk of coronary heart disease: a systematic review and meta-analysis of prospective cohort studies. *Circulation*. 2014;130:1568–1578.
141. Geleijnse JM, de Goede J, Brouwer IA. Alpha-linolenic acid: is it essential to cardiovascular health? *Curr Atheroscler Rep*. 2010;12:359–367.
142. Pan A, Chen M, Chowdhury R, et al. Alpha-linolenic acid and risk of cardiovascular disease: a systematic review and meta-analysis. *Am J Clin Nutr*. 2012;96:1262–1273.
143. Wu JH, Micha R, Imamura F, et al. Omega-3 fatty acids and incident type 2 diabetes: a systematic review and meta-analysis. *Br J Nutr*. 2012;107(suppl 2):S214–S227.
144. Kromhout D, Giltay EJ, Geleijnse JM. Alpha Omega Trial Group. n-3 Fatty acids and cardiovascular events after myocardial infarction. *N Engl J Med*. 2010;363:2015–2026.
145. Wu JH, Cahill LE, Mozaffarian D. Effect of fish oil on circulating adiponectin: a systematic review and meta-analysis of randomized controlled trials. *J Clin Endocrinol Metab*. 2013;98:2451–2459.
146. Mozaffarian D, Rimm EB. Fish intake, contaminants, and human health: evaluating the risks and the benefits. *JAMA*. 2006;296:1885–1899.
147. Larsson SC, Orsini N, Wolk A. Long-chain omega-3 polyunsaturated fatty acids and risk of stroke: a meta-analysis. *Eur J Epidemiol*. 2012;27:895–901.
148. Wu JH, Mozaffarian D. Omega-3 fatty acids, atherosclerosis progression and cardiovascular outcomes in recent trials: new pieces in a complex puzzle. *Heart*. 2014;100:530–533.
149. Mozaffarian D, Wu JH, de Oliveira Otto MC, et al. Fish oil and post-operative atrial fibrillation: a meta-analysis of randomized controlled trials. *J Am Coll Cardiol*. 2013;61:2194–2196.
150. Zheng JS, Huang T, Yang J, et al. Marine n-3 polyunsaturated fatty acids are inversely associated with risk of type 2 diabetes in Asians: a systematic review and meta-analysis. *PLoS ONE*. 2012;7:e44525.
151. Mozaffarian D, Aro A, Willett WC. Health effects of *trans*-fatty acids: experimental and observational evidence. *Eur J Clin Nutr*. 2009;63(suppl 2):S5–S21.
152. Mozaffarian D, Katan MB, Ascherio A, et al. *Trans* fatty acids and cardiovascular disease. *N Engl J Med*. 2006;354:1601–1613.
153. Mozaffarian D, Clarke R. Quantitative effects on cardiovascular risk factors and coronary heart disease risk of replacing partially hydrogenated vegetable oils with other fats and oils. *Eur J Clin Nutr*. 2009;63(suppl 2):S22–S33.
154. Wallace SK, Mozaffarian D. *Trans*-fatty acids and nonlipid risk factors. *Curr Atheroscler Rep*. 2009;11:423–433.
155. Lambelet P, Grandgirard A, Gregoire S, et al. Formation of modified fatty acids and oxyphytosterols during refining of low erucic acid rapeseed oil. *J Agric Food Chem*. 2003;51:4284–4290.
156. Velasco J, Marmesat S, Bordeaux O, et al. Formation and evolution of monoepoxy fatty acids in thermoxidized olive and sunflower oils and quantitation in used frying oils from restaurants and fried-food outlets. *J Agric Food Chem*. 2004;52:4438–4443.
157. Fernandez ML. Rethinking dietary cholesterol. *Curr Opin Clin Nutr Metab Care*. 2012;15:117–121.
158. Schwingshackl L, Hoffmann G. Long-term effects of low-fat diets either low or high in protein on cardiovascular and metabolic risk factors: a systematic review and meta-analysis. *Nutr J*. 2013;12:48.
159. Nilsson LM, Winkvist A, Eliasson M, et al. Low-carbohydrate, high-protein score and mortality in a northern Swedish population-based cohort. *Eur J Clin Nutr*. 2012;66:694–700.
160. Haring B, Gronroos N, Nettleton JA, et al. Dietary protein intake and coronary heart disease in a large community based cohort: results from the Atherosclerosis Risk in Communities (ARIC) Study. *PLoS ONE*. 2014;9:e109552.

Sodium and Potassium Consumption and Cardiovascular Disease

161. Brown IJ, Tzoulaki I, Candeias V, Elliott P. Salt intakes around the world: implications for public health. *Int J Epidemiol*. 2009;38:791–813.
162. Powles J, Fahimi S, Micha R, on behalf of the Global Burden of Diseases Nutrition and Chronic Diseases Expert Group (NutriCoDE), et al. Global, regional, and national sodium intakes in 1990 and 2010: a systematic analysis of 24 h urinary sodium excretion and dietary surveys worldwide. *BMJ Open*. 2013;3:e003733.
163. Mozaffarian D, Fahimi S, Singh GM, et al. Global sodium consumption and death from cardiovascular causes. *N Engl J Med*. 2014;371:624–634.
164. Li XY, Cai XL, Bian PD, Hu LR. High salt intake and stroke: meta-analysis of the epidemiologic evidence. *CNS Neurosci Ther*. 2012;18:691–701.
165. Aburto NJ, Ziolkovska A, Hooper L, et al. Effect of lower sodium intake on health: systematic review and meta-analyses. *BMJ*. 2013;346:f1326.
166. Poggio R, Gutierrez L, Matta MG, et al. Daily sodium consumption and CVD mortality in the general population: systematic review and meta-analysis of prospective studies. *Public Health Nutr*. 2015;18:695–704.
167. US Institute of Medicine. *Evaluation of Biomarkers and Surrogate Endpoints in Chronic Disease*. Washington, DC: National Academies Press; 2010.
168. Susic D, Frohlich ED. Salt consumption and cardiovascular, renal, and hypertensive diseases: clinical and mechanistic aspects. *Curr Opin Lipidol*. 2012;23:11–16.
169. O'Donnell M, Mente A, Rangarajan S, et al. Urinary sodium and potassium excretion, mortality, and cardiovascular events. *N Engl J Med*. 2014;371:612–623.
170. Kalogeropoulos AP, Georgiopoulou VV, Murphy RA, et al. Dietary sodium content, mortality, and risk for cardiovascular events in older adults: the Health, Aging, and Body Composition (Health ABC) Study. *JAMA Intern Med*. 2015;175:410–419.
171. Whelton PK, Appel LJ, Sacco RL, et al. Sodium, blood pressure, and cardiovascular disease: further evidence supporting the American Heart Association sodium reduction recommendations. *Circulation*. 2012;126:2880–2889.
172. Strom BL, Anderson CA, Ix JH. Sodium reduction in populations: insights from the Institute of Medicine Committee. *JAMA*. 2013;1–2.
173. Graudal NA, Hubeck-Graudal T, Jurgens G. Effects of low sodium diet versus high sodium diet on blood pressure, renin, aldosterone, catecholamines, cholesterol, and triglyceride. *Cochrane Database Syst Rev*. 2011;(11):CD004022.
174. Rhee OJ, Rhee MY, Oh SW, et al. Effect of sodium intake on renin level: analysis of general population and meta-analysis of randomized controlled trials. *Int J Cardiol*. 2016;215:120–126.
175. Cobb LK, Anderson CA, Elliott P, et al. Methodological issues in cohort studies that relate sodium intake to cardiovascular disease outcomes: a science advisory from the American Heart Association. *Circulation*. 2014;129:1173–1186.
176. Guenther PM, Lyon JM, Appel LJ. Modeling dietary patterns to assess sodium recommendations for nutrient adequacy. *Am J Clin Nutr*. 2013;97:842–847.
177. Cook NR, Appel LJ, Whelton PK. Lower levels of sodium intake and reduced cardiovascular risk. *Circulation*. 2014;129:981–989.
178. Cook NR, Appel LJ, Whelton PK. Sodium intake and all-cause mortality over 20 years in the trials of hypertension prevention. *J Am Coll Cardiol*. 2016;68:1609–1617.
179. INTERSALT Cooperative Research Group. INTERSALT: an international study of electrolyte excretion and blood pressure. Results for 24 hour urinary sodium and potassium excretion. *BMJ*. 1988;297:319–328.
180. Sacks FM, Svetkey LP, Vollmer WM, et al. Effects on blood pressure of reduced dietary sodium and the Dietary Approaches to Stop Hypertension (DASH) diet. DASH-Sodium Collaborative Research Group. *N Engl J Med*. 2001;344:3–10.
181. Binia A, Jaeger J, Hu Y, et al. Daily potassium intake and sodium-to-potassium ratio in the reduction of blood pressure: a meta-analysis of randomized controlled trials. *J Hypertens*. 2015;33:1509–1520.
182. D'Elia L, Barba G, Cappuccio FP, Strazzullo P. Potassium intake, stroke, and cardiovascular disease a meta-analysis of prospective studies. *J Am Coll Cardiol*. 2011;57:1210–1219.

Vitamins and Minerals and Cardiovascular Health

183. Bolland MJ, Grey A, Avenell A, et al. Calcium supplements with or without vitamin D and risk of cardiovascular events: reanalysis of the Women's Health Initiative limited access dataset and meta-analysis. *BMJ*. 2011;342:d2040.
184. Mao PJ, Zhang C, Tang L, et al. Effect of calcium or vitamin D supplementation on vascular outcomes: a meta-analysis of randomized controlled trials. *Int J Cardiol*. 2013;169:106–111.
185. Del Gobbo LC, Imamura F, Wu JH, et al. Circulating and dietary magnesium and risk of cardiovascular disease: a systematic review and meta-analysis of prospective studies. *Am J Clin Nutr*. 2013;98:160–173.
186. Mozaffarian D, Appel LJ, Van Horn L. Components of a cardioprotective diet: new insights. *Circulation*. 2011;123:2870–2891.
187. Ye Y, Li J, Yuan Z. Effect of antioxidant vitamin supplementation on cardiovascular outcomes: a meta-analysis of randomized controlled trials. *PLoS ONE*. 2013;8:e56803.
188. Jacobs DR Jr, Tapsell LC. Food, not nutrients, is the fundamental unit in nutrition. *Nutr Rev*. 2007;65:439–450.
189. Ford JA, MacLennan GS, Avenell A, et al. Cardiovascular disease and vitamin D supplementation: trial analysis, systematic review, and meta-analysis. *Am J Clin Nutr*. 2014;100:746–755.
190. Shrime MG, Bauer SR, McDonald AC, et al. Flavonoid-rich cocoa consumption affects multiple cardiovascular risk factors in a meta-analysis of short-term studies. *J Nutr*. 2011;141:1982–1988.
191. Corti R, Flammer AJ, Hollenberg NK, Luscher TF. Cocoa and cardiovascular health. *Circulation*. 2009;119:1433–1441.
192. Hooper L, Kay C, Abdelhamid A, et al. Effects of chocolate, cocoa, and flavan-3-ols on cardiovascular health: a systematic review and meta-analysis of randomized trials. *Am J Clin Nutr*. 2012;95:740–751.
193. Taubert D, Roesen R, Lehmann C, et al. Effects of low habitual cocoa intake on blood pressure and bioactive nitric oxide: a randomized controlled trial. *JAMA*. 2007;298:49–60.
194. Perez-Vizcaino F, Duarte J. Flavonols and cardiovascular disease. *Mol Aspects Med*. 2010;31:478–494.
195. Buitrago-Lopez A, Sanderson J, Johnson L, et al. Chocolate consumption and cardiometabolic disorders: systematic review and meta-analysis. *BMJ*. 2011;343:d4488.

Diet and Obesity

196. Mozaffarian D, Benjamin EJ, Go AS, et al. Heart disease and stroke statistics—2015 update: a report from the American Heart Association. *Circulation*. 2015;131:e29–e322.
197. Albrecht SS, Gordon-Larsen P, Stern D, Popkin BM. Is waist circumference per body mass index rising differentially across the United States, England, China and Mexico? *Eur J Clin Nutr*. 2015;69:1306–1312.
198. De Onis M, Blossner M, Borghi E. Global prevalence and trends of overweight and obesity among preschool children. *Am J Clin Nutr*. 2010;92:1257–1264.
199. Smith JD, Hou T, Ludwig DS, et al. Changes in intake of protein foods, carbohydrate amount and quality, and long-term weight change: results from 3 prospective cohorts. *Am J Clin Nutr*. 2015;101:1216–1224.
200. Brand-Miller J, McMillan-Price J, Steinbeck K, Caterson I. Dietary glycemic index: health implications. *J Am Coll Nutr*. 2009;28(suppl):446S–449S.

201. Volk BM, Kunces LJ, Freidenreich DJ, et al. Effects of step-wise increases in dietary carbohydrate on circulating saturated fatty acids and palmitoleic acid in adults with metabolic syndrome. *PLoS ONE*. 2014;9:e113605.
202. Browning JD, Baker JA, Rogers T, et al. Short-term weight loss and hepatic triglyceride reduction: evidence of a metabolic advantage with dietary carbohydrate restriction. *Am J Clin Nutr*. 2011;93:1048–1052.
203. Lennerz BS, Alsop DC, Holsen LM, et al. Effects of dietary glycemic index on brain regions related to reward and craving in men. *Am J Clin Nutr*. 2013;98:641–647.
204. Ebbeling CB, Swain JF, Feldman HA, et al. Effects of dietary composition on energy expenditure during weight-loss maintenance. *JAMA*. 2012;307:2627–2634.
205. Wang H, Troy LM, Rogers GT, et al. Longitudinal association between dairy consumption and changes of body weight and waist circumference: the Framingham Heart Study. *Int J Obes (Lond)*. 2014;38:299–305.
206. Ludwig DS, Friedman MI. Increasing adiposity: consequence or cause of overeating? *JAMA*. 2014;311:2167–2168.
207. Poutahidis T, Kleinewietfeld M, Smillie C, et al. Microbial reprogramming inhibits Western diet–associated obesity. *PLoS ONE*. 2013;8:e68596.
208. Park DY, Ahn YT, Park SH, et al. Supplementation of *Lactobacillus curvatus* HY7601 and *Lactobacillus plantarum* KY1032 in diet-induced obese mice is associated with gut microbial changes and reduction in obesity. *PLoS ONE*. 2013;8:e59470.
209. Power SE, O'Toole PW, Stanton C, et al. Intestinal microbiota, diet and health. *Br J Nutr*. 2014;111:387–402.
210. Gonnissen HK, Hulshof T, Westerterp-Plantenga MS. Chronobiology, endocrinology, and energy- and food-reward homeostasis. *Obes Rev*. 2013;14:405–416.
211. Haines J, McDonald J, O'Brien A, et al. Healthy Habits, Happy Homes: randomized trial to improve household routines for obesity prevention among preschool-aged children. *JAMA Pediatr*. 2013;167:1072–1079.
212. Corfe BM, Harden CJ, Bull M, Garaiova I. The multifactorial interplay of diet, the microbiome and appetite control: current knowledge and future challenges. *Proc Nutr Soc*. 2015;1–10.
213. Catalano P, deMouzon SH. Maternal obesity and metabolic risk to the offspring: why lifestyle interventions may have not achieved the desired outcomes. *Int J Obes (Lond)*. 2015;39:642–649.
214. Robinson TN. Reducing children's television viewing to prevent obesity: a randomized controlled trial. *JAMA*. 1999;282:1561–1567.
215. Epstein LH, Roemmich JN, Robinson JL, et al. A randomized trial of the effects of reducing television viewing and computer use on body mass index in young children. *Arch Pediatr Adolesc Med*. 2008;162:239–245.
216. Mozaffarian D, Afshin A, Benowitz NL, et al. Population approaches to improve diet, physical activity, and smoking habits: a scientific statement from the American Heart Association. *Circulation*. 2012;126:1514–1563.
217. Afshin A, Micha R, Khatibzadeh S, et al. Dietary Policies to reduce non-communicable diseases. In: Brown GW, Yamey G, Wamala S, eds. *The Handbook of Global Health Policy*. West Sussex, UK: John Wiley & Sons; 2014.
218. Christakis NA, Fowler JH. The spread of obesity in a large social network over 32 years. *N Engl J Med*. 2007;357:370–379.

Intervention Strategies

219. De Lorgeril M, Salen P, Martin JL, et al. Mediterranean diet, traditional risk factors, and the rate of cardiovascular complications after myocardial infarction: final report of the Lyon Diet Heart Study. *Circulation*. 1999;99:779–785.
220. Estruch R, Martinez-Gonzalez MA, Corella D, et al. Effects of a Mediterranean-style diet on cardiovascular risk factors: a randomized trial. *Ann Intern Med*. 2006;145:1–11.
221. Artinian NT, Fletcher GF, Mozaffarian D, et al. Interventions to promote physical activity and dietary lifestyle changes for cardiovascular risk factor reduction in adults: a scientific statement from the American Heart Association. *Circulation*. 2010;122:406–441.
222. Spring B, Ockene JK, Gidding SS, et al. Better population health through behavior change in adults: a call to action. *Circulation*. 2013;128:2169–2176.
223. Mozaffarian D, Wilson PW, Kannel WB. Beyond established and novel risk factors: lifestyle risk factors for cardiovascular disease. *Circulation*. 2008;117:3031–3038.
224. Afshin A, Babalola D, McLean M, et al. Information technology and lifestyle: a systematic evaluation of internet and mobile interventions for improving diet, physical activity, obesity, tobacco, and alcohol use. *J Am Heart Assoc*. 2016;5(9).
225. Bodenheimer T. Helping patients improve their health-related behaviors: what system changes do we need? *Dis Manag*. 2005;8:319–330.
226. Simpson LA, Cooper J. Paying for obesity: a changing landscape. *Pediatrics*. 2009;123(suppl 5):S301–S307.
227. Long MW, Tobias DK, Cradock AL, et al. Systematic review and meta-analysis of the impact of restaurant menu calorie labeling. *Am J Public Health*. 2015;105:e11–e24.
228. Shangguan S, Smith J, Ma W, et al. Effectiveness of point-of-purchase labeling on dietary behaviors and nutrient contents of foods: a systemic review and meta-analysis (abstract). *Circulation*. 2015;131:AP323.

第 50 章 肥胖与心脏代谢性疾病

JEAN-PIERRE DESPRÉS, ERIC LAROSE, AND PAUL POIRIER

流行病学 982
肥胖的传统定义 982
超重/肥胖与心血管疾病的关系 982
超重/肥胖患者的风险评估:以腰围作为关键指标 982
将焦点从脂肪组织的量转移到其质量和作用上 983
内脏肥胖 985
异位脂肪沉积的标志 985
与内脏肥胖相关的关键因素 985
识别患者的临床工具 987
临床管理 987
关键营养素(基于食物摄入基础) 987
体育活动及锻炼 987
睡眠及压力管理 988
药物治疗 988
严重肥胖与减重手术 988
总结 989
参考文献 990

从医学角度来说,肥胖是由于体内脂肪堆积过多而引起的,而脂肪的增加往往伴随着疾病的发生及死亡率的增加。本章对心血管预后相关肥胖病因的基本概念进行了重点讨论。讨论内容包括:①脂肪在脂肪组织及非脂肪组织存储的选择性与心血管疾病预后的关系;②评估不同形式的肥胖与超重相关风险的工具;③对于超重及肥胖患者减少及预防心血管危险因素的可行临床措施。

流行病学

肥胖的传统定义

肥胖可增加许多疾病的发病风险,包括心血管事件[1-4](图 50.1)。临床上最常用来评估肥胖的指标是体重指数(bodymass index,BMI,单位 kg/m^2)。20 世纪 BMI 最早被 Quetelet 提出,并被美国生理学家 Ancel Keys 广泛应用[3,4]。自此,许多以人口为基础的研究显示 BMI 大于 25kg/m^2 可显著增加死亡率及慢性病风险。这些研究就包括最近开展的平均期限 13 年,纳入超过 189 种研究中超过 400 万名受试者的全球性研究[1]。BMI 超过 25kg/m^2 定义为超重;BMI 超过 30kg/m^2,定义为肥胖;BMI 超过 40kg/m^2 或超过 35kg/m^2 且合并并存疾病者定义为严重肥胖[2-4]。自从 20 世纪 80 年代以来,全球肥胖人群比例显著增加[5,6],在美国及部分地区严重肥胖人群已经达到了流行病的程度[5-8](详见第 1 章)。

超重/肥胖与心血管疾病的关系

虽然超重或肥胖与许多健康并发症的风险增加有关(见图 50.1),但同样超重或肥胖的患者在心血管疾病风险方面表现出显著的异质性[9,10](图 50.2)。因此,虽然 BMI 升高会增加患心血管疾病的风险或健康并发症,不是每个超重/肥胖的患者都有危险因素或健康问题。一些研究人员用"新陈代谢健康"或"健康脂肪型"肥胖来指代这些人[9-12]。这些新陈代谢健康的肥胖者的存在引发了争论。事实上,没有增加体重的健康模式[13]。然而,在影像学研究之前,在同样肥胖的患者中,心脏代谢风险的主要个体差异的原因还不清楚。后来的计算机断层扫描(CT)及磁共振成像(MRI)的影像学研究揭示了人们在内脏储存脂肪组织的方式上的显著个体差异。对于任何特定水平的全身脂肪,以腹部内脏脂肪组织积累较低为特征的个体,与 BMI 或全身脂肪紧密匹配但内脏脂肪组织水平较高的个体相比,其 CVD 风险更低。

这种内脏脂肪水平过高可引起一系列代谢异常,包括胰岛素抵抗、糖耐量下降导致 2 型糖尿病,血脂异常导致动脉粥样硬化(包括甘油三酸酯水平升高、非 HDL-C 和载脂蛋白 B 水平升高,HDL-C 水平降低),血压升高、小血管慢性炎症,以及形成血栓前状态[9,10,14](见图 50.2)。这一系列的风险即为代谢综合征的表现[10,14]。在临床实践中,评估与肥胖或肥胖过度相关的心血管疾病风险仍然是一个挑战。一项大型研究表明,在控制了中级心血管疾病危险因素(血压,血脂及糖尿病)后,人体测量肥胖指数如 BMI 或腰围与心血管疾病死亡率无关[15]。然而,该研究报告称,肥胖指数与中级心血管疾病风险因素之间有很强的联系,这表明随着肥胖程度的增加,心血管疾病的风险也随之增加[16]。因此,临床医生必须决定是通过药物降低血压、血脂(低密度脂蛋白胆固醇)和血糖来降低心血管疾病风险,还是通过减重来降低心血管疾病风险。虽然许多随机对照试验结果已经显示出控制血压、血脂和血糖在一定范围内的临床益处,但除了部分新型糖尿病药物,没有一种目标为减重的药物可以明确证明降低心血管事件发生率和死亡率,然而,这些糖尿病药物在减重方面也不是绝对的[17,18]。一项针对 2 型糖尿病肥胖患者进行的大规模饮食和减重试验(look AHEAD)结果显示,尽管强化生活方式干预可降低心血管疾病的风险因素,提高患者生活质量,但并没有减少心血管疾病事件的发生[19]。对此,目前许多猜想可能解释这一结果[20]。

超重/肥胖患者的风险评估:以腰围作为关键指标

由于过多的内脏脂肪会增加超重和肥胖患者的心血管疾病风险,因此除了计算患者 BMI 外,腰围也是一项重要考量指标[21]。测量方法为患者取站立位,将测量尺放置于髂嵴上方测得其周长即为腰围。如果患者的腰围超过了与其 BMI 指数相匹配的范围,其心血管疾病风险因素也随之增加。增大的腰围很可能侧面反映了其腹部内脏脂肪的增加[9,10,22]。

一些简单的临床指标的变化(例如,HDL-C 水平降低,胆固醇、血脂异常、血压升高、空腹血糖升高)即可确诊代谢异常状态。进一步检查确诊胰岛素抵抗需包括空腹胰岛素水平、2 小时葡萄糖耐量、糖化血红蛋白(HbA1c)平和 C 反应蛋白(CRP)浓度。在超重或肥胖患者中,这些异常的存在以及腰围的升高表明腹部内脏脂肪过多[9,10,14]。

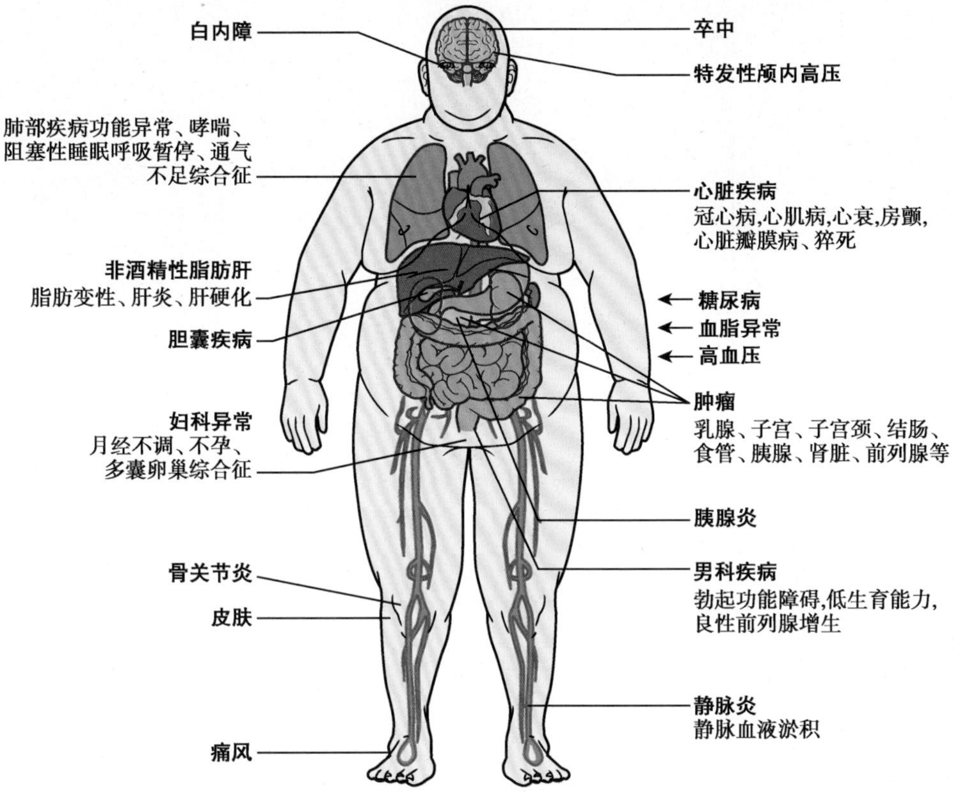

图 50.1　一些与肥胖相关的主要并发症

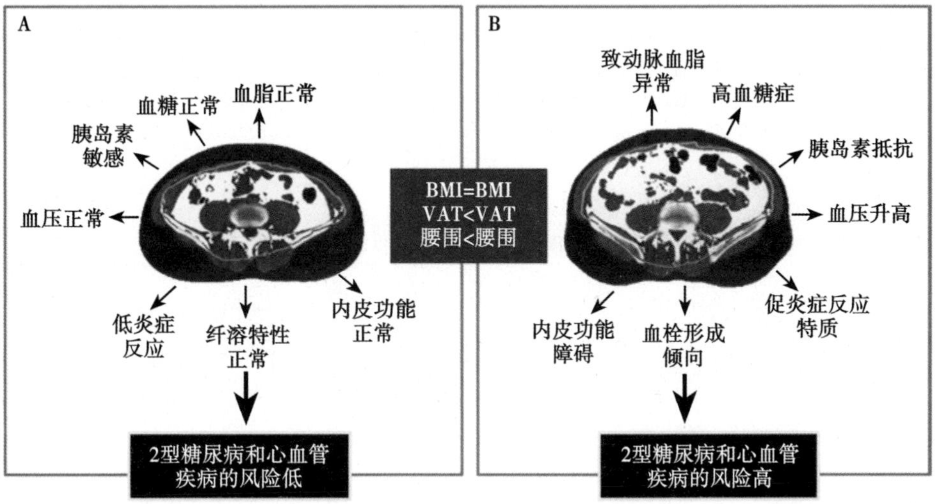

图 50.2　通过计算机断层扫描测量出两名具有相同体重指数(BMI)的个体的内脏脂肪组织(VAT)堆积存在显著差异。研究对象 B 比研究对象 A 横截面测得 VAT 更大。与研究对象 A 相比,研究对象 B 中 VAT 的累积量越高,其心血管代谢风险就越高,患 2 型糖尿病和心血管疾病的风险越大

由于腰围与 BMI 密切相关,所以腰围在很大程度上反映了总的肥胖程度。然而,同样的 BMI 值,腰围也可以有相当大的差异,并且腰围可以反映心血管疾病风险[23](图 50.3)。因此,尽管临床指南已经提出了目标腰围来消除腹部肥胖,但对这些腰围值的设定需要谨慎。例如,将腰围 105cm 定义为 BMI 为 26kg/m^2 的男性腹型肥胖。然而,同样的腰围值却仅仅反映了另一位 BMI 为 31kg/m^2 的男性的整体肥胖。所以,我们还应进一步制定目前指南尚无明确规定的 BMI 相关的特定腰围范围[2,24](表 50.1)。

将焦点从脂肪组织的量转移到其质量和作用上

如前所述,脂肪的分布比脂肪组织本身对健康影响更大[9,10,14,25]。例如,下半身脂肪(臀部和大腿)的过多堆积与心血管疾病或 2 型糖尿病的风险增加无关。事实上,下半身的大量脂肪堆积反而会降低产生上述事件的风险[26],与之前的研究结果显

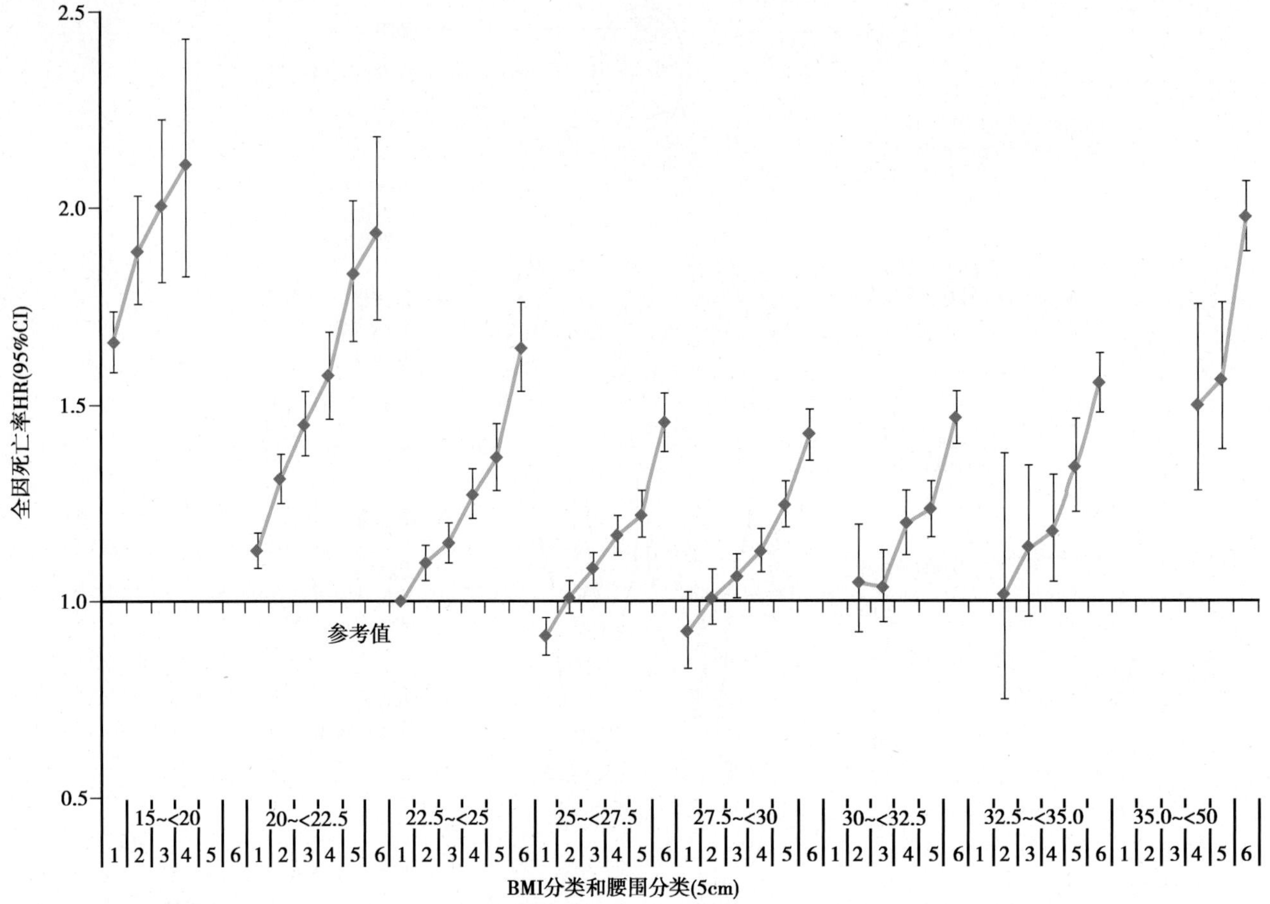

图 50.3 按体重指数(BMI)分类,以 5cm 为增量的 95%置信区间(CI)内腰围的危险比(HR)和全因死亡率(包含男性和女性)的关系,根据教育程度、婚姻状况、吸烟状况、饮酒情况、体力活动和体重指数进行调整。* 男性腰围切割点(cm)为<90.0,90.0~94.9,95.0~99.9,100.0~104.9,105.0~109.9,110.0+;而对于女性,<70.0,70.0~74.9,75.0~79.9,80.0~84.9,85.0~89.9,90.0+。(引自 Cerhan JR et al. A pooled analysis of waist circumference and mortality in 650,000 adults. Mayo Clin Proc 2014;89:335-45.)

表 50.1 按体重指数(BMI)和腰围对健康风险进行分类

	肥胖等级	BMI	正常体重与腰围与疾病风险* 的相关性 腰围/cm 男性≤102,女性≤88	 男性>102,女性>88
偏瘦		<18.5kg/m²	升高	升高
正常		18.5~24.9kg/m²	最低	升高
超重		25.0~29.9kg/m²	升高	高
肥胖	Ⅰ	30.0~34.9kg/m²	高	非常高
	Ⅱ	35.0~39.9kg/m²	非常高	非常高
严重肥胖	Ⅲ	≥40kg/m²	最高	最高

* 不同 BMI 和腰围的个体患 2 型糖尿病、高血压、心血管疾病、睡眠呼吸暂停以及肿瘤的对应风险。表中所示的腰围和 BMI 值仅适用于欧洲人/白种人。

BMI<18.5kg/m² 个体患病风险升高,≥40kg/m² 的个体患病风险最高。且该风险增加独立于腰围值。

国际心血管代谢风险协会提出理想的腰围值为男性小于 90cm,女性小于 85cm。

改编自 US National Institutes of Health, National Heart, Lung, and Blood Institute, in cooperation with National Institute of Diabetes and Digestive and Kidney Diseases. Clinical guidelines on the identifcation, evaluation, and treatment of overweight and obesity in adults: the evidence report. 1998. NIH Pub No 98-4083.

示的臀部和大腿脂肪与心血管疾病的风险获益相关一致[10]。相比之下,腹部脂肪过多,尤其是内脏脂肪组织,却会带来相关风险[9,10,14]。影像学检查也显示出内脏脂肪的含量有很大的个体差异,特别是腹腔内脂肪的含量,包括大网膜脂肪组织、肠系膜脂肪组织和腹膜后脂肪组织[9,10,14,27]。

内脏肥胖

异位脂肪沉积的标志

内脏脂肪沉积过多与心脏代谢改变之间独立联系的机制仍未确定。目前有3种可能的观点:①门脉游离脂肪酸(FFA)假说;②内脏脂肪组织可作为内分泌器官;③内脏脂肪组织是皮下脂肪组织功能失调的标志[9,10,14]。

门脉游离脂肪酸假说

对内脏脂肪组织(主要是门静脉排出的大网膜脂质库)代谢特性的体外研究表明,与皮下脂肪组织相比,这些大网膜脂肪细胞表现出对胰岛素反应低下的高血脂状态[10]。因此,内脏脂肪组织中过量的大网膜脂肪细胞可将游离脂肪酸直接排入门静脉,进而导致高甘油三酯脂蛋白的生产过剩,胰岛素分泌减少,肝葡萄糖产量增加,从而导致肥胖及2型糖尿病。但有研究指出血液中大多数游离脂肪酸来源于皮下脂肪组织,所以这种假说依旧不能解释其中的机制。但近来以狗为实验对象的研究表明,内脏脂肪过多确实会提高夜间FF游离脂肪酸的水平[28]。

内脏脂肪组织可作为内分泌器官

内脏脂肪优先通过脂肪细胞扩大的形式储存,这种变大的脂肪细胞容易破裂,其游离脂肪酸成分与皮下脂肪组织不同[10]。巨噬细胞在内脏脂肪组织积累过程中起重要作用,它可导致局部炎症和"脂肪因子"的增加,而"脂肪因子"可能与患者代谢异常的发生有关[29,30]。此外,内脏脂肪组织中还可能存在交感神经系统的单独激活[31]。

内脏脂肪组织是皮下脂肪组织功能失调的标志

当能量过剩不能以皮下脂肪组织的形式扩张时,剩余的能量将会以内脏脂肪组织的形式累积(图50.4)。皮下脂肪组织通常首先出现脂肪细胞肥大,然后再以前体脂肪细胞增生的方式增殖[10,32]。如果剩余能量较多,增殖反应也随之更充分,内脏脂肪组织就会随之扩张,充当"吸收"多余热量的"容器",从而维持能量平衡[10,33]。

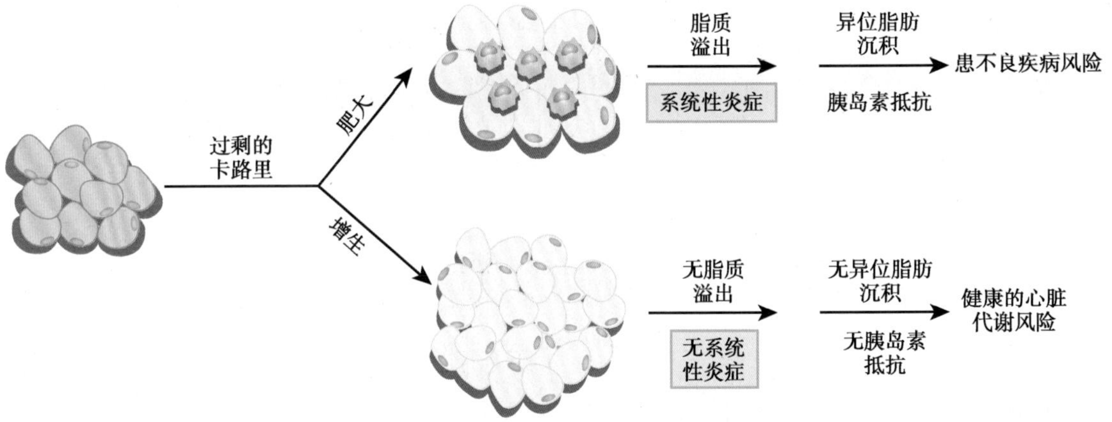

图50.4 该简化模型意在说明当长期能量过剩状态时,皮下脂肪组织无法通过增生的方式储存能量,进而可导致肥厚和"炎症"脂肪组织。由此引起的全身炎症和脂质外溢会导致异位脂肪沉积、胰岛素抵抗和心脏代谢异常。(引自 Després JP. Abdominal obesity and cardiovascular disease:is inflammation the missing link? Can J Cardiol 2012;28:642-52.)

脂肪代谢障碍的遗传形式说明了功能正常和(在需要时)可扩张脂肪组织的重要性[10]。同脂肪堆积原理一样,由于无法将剩余能量以皮下脂肪的形式堆积,缺乏皮下脂肪的个体的剩余能量会以合成过量的内脏脂肪组织形式储存。大型队列研究结果表明,内脏肥胖的个体在肝脏、心脏、骨骼肌和肾脏等组织中脂肪积累增加,这种现象被称为"异位脂肪沉积"[9,10,14,34,35]。因此,过量的内脏脂肪组织沉积可能是皮下脂肪组织作为保护性"代谢库"相对功能不良的标志或后果,从而表现为异位脂肪沉积(图50.5)。

目前已有许多学者对这些异位脂肪沉积对心血管预后的影响程度进行了研究[22,36-39]。已有许多证据表明,过量的肝脏脂肪堆积在内脏肥胖个体中出现的心脏代谢并发症中扮演重要角色[40,41]。类似的数据也证明了过量的心外膜/心包脂肪堆积与各种临床结局的关系[36-38,42]。另一方面,健康的心脏代谢以及以臀部、下肢脂肪增多为主的绝经前的肥胖女性中内脏/异位脂肪组织水平较低的现象与前文所述的下肢皮下脂肪组织对心血管疾病的保护作用相一致。

与内脏肥胖相关的关键因素

有关内脏/异位脂肪选择性沉积的因素的研究已引起广泛关注[10]。

年龄和性别

年龄和性别与内脏脂肪显著相关。随着年龄的增长,内脏脂肪组织逐渐积累并与心脏代谢风险密切相关。在绝经前,女性的内脏脂肪组织平均比男性少50%[10]。在绝经期,由于一些关键性激素分泌水平的下降,内脏脂肪组织也开始进行性、选择性沉积[10]。这种内脏脂肪组织的性别差异可导致与性别相关的心脏代谢风险的差异。绝经后,由于内脏脂肪组织沉积加速,女性的心脏代谢异常风险将在10~15年内逐渐赶上男性。

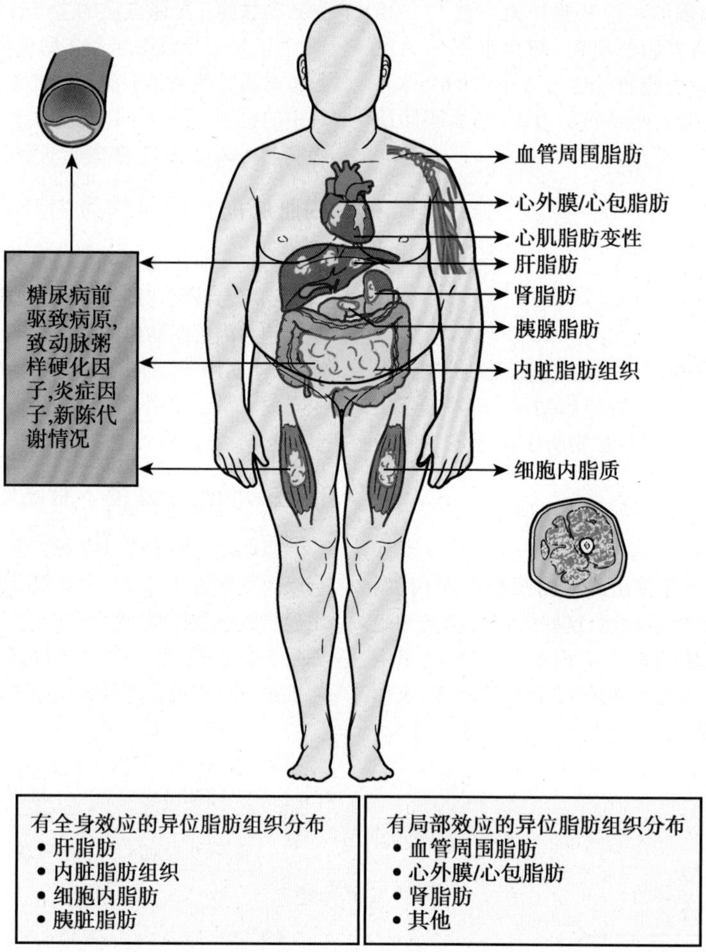

图 50.5 按照全身/局部效应的不同的效应模式分类。（引自 Després JP. Body fat distribution and risk of cardiovascular disease: an update. Circulation 2012;126:1301-13.）

性激素

内脏脂肪和心脏代谢风险存在的主要性别差异促进了脂肪分布和性激素之间关联的研究。支持性激素起主要作用的最有说服力的研究纳入了变性人群。接受性激素治疗的男性到女性变性者人群在脂肪分布上出现了显著变化，即内脏/异位脂肪沉积减少，而下肢脂肪组织含量增加[10]。从女性到男性的变性者表现出相反的模式，他们的心脏代谢风险也随之增加[10,43]。

遗传学

基因可以调节内脏肥胖的易感性。内脏肥胖父母的子女在30岁和40岁时往往也会出现内脏肥胖，这可能与遗传因素及共同环境因素相关。在同样的标准能量过剩条件下干预100天后，与单卵双胞胎的内脏和皮下脂肪组织的积累模式是相同的[44]。尽管全球许多研究仍在继续探究内脏肥胖与遗传学的关系，但目前还没有发现与内脏肥胖相关的主要基因。

种族差异

种族差异也与内脏/异位脂肪的变化有关[45]。大规模的心脏代谢成像研究显示，亚洲人对内脏脂肪/异位脂肪的易感性最强，其次是白人，然后是非裔美国人[10,46,47]。事实上，部分亚洲人患糖尿病原因是他们在较低的BMI值下内脏/异位脂肪含量高于白人或黑人[48,49]。

下丘脑-垂体-肾上腺轴和内源性大麻素系统

下丘脑-垂体-肾上腺轴（hypothalamic-pituitary-adrenal，HPA）和内源性大麻素系统（endocannabinoid，EC）同样对内脏/异位脂肪沉积有调节作用。应激的不良反应与各种组织（包括脂肪组织）长期受糖皮质激素作用有关，而糖皮质激素可促进内脏和肝脏脂肪的积累[10]。脂肪组织中含有EC受体，在内脏肥胖患者中可能存在EC系统的过度激活，从而导致内脏脂肪细胞代谢的改变[50]。减重为主的生活方式的改变可以减轻EC系统的过度活动[51]。抑制EC系统活动的药物在诱导内脏脂肪组织和肝脏脂肪减少方面显示出了预期效果，但由于其副作用较大暂未在临床广泛使用[52]。

药物

临床医生应用药物时应考量药物对患者体重和血脂的影响[53]。表50.2列出了一些重要的导致体重增加的药物[54]。

生活方式：内脏肥胖的关键因素

根据临床指南和临床试验结果，一旦确诊超重或肥胖患者内脏/异位脂肪过多及心血管疾病风险增加，可通过药物治疗（包括降压药和降脂剂）控制危险因素[55-58]。然而，由于超重和肥胖主要是由不良生活方式造成的，即使对具有遗传易感性的人群，临床医生也应该评估其营养质量和体育活动水平等因素[59]。部分临

表 50.2 可能引起体重增加的药物

分类	药物
糖尿病药物	胰岛素，多种氯磺脲类药物，氯茴苯酸类（那格列奈、瑞格列奈），格列酮类（吡格列酮、罗格列酮）
抗抑郁药或情绪稳定剂	多种单胺氧化酶抑制剂，部分三环类药物（如多塞平），部分 5-羟色胺再摄取抑制剂（如帕罗西汀），米氮平，锂类药物
抗精神病药	氯氮平，利培酮，奥氮平，喹硫平，氟哌啶醇，奋乃静
抗惊厥药	卡马西平，加巴喷丁，丙戊酸钠
抗组胺药	二苯环庚啶，苯海拉明，多塞平
肾上腺素能受体阻滞剂	普萘洛尔，多沙唑嗪
类固醇类药物	皮质类固醇

引自 Bray GA et al. Management of obesity. Lancet 2016；387：1947-56.

床工具可用来评估确认久坐不动及营养习惯差的人群，这些人可以从改善生活习惯中获益[59,60]。我们自己的生活方式干预研究表明无论是否应用药物治疗，改变营养摄入方式及久坐行为的生活方式来减少腰围、改善心肺功能以及降低心血管疾病危险因素均有重要价值[59,61]。临床工作上我们可以对候诊区的患者进行简单的关于饮食和身体活动的标准化问卷。提出以食物为基础的建议（限制某些特定食物，提倡低营养、低能量、少加工的食物），结合开具书面“生活方式处方”来减少久坐的时间，引入有规律的体育活动，可以大大提高患者的健康效益[59,62]。

识别患者的临床工具

简易的测量人体数据的工具可以辅助我们在临床实践中识别出有内脏脂肪或异位脂肪沉积过多的超重和肥胖人群。如上文所述，逐年增加的 BMI 指数和心血管疾病的危险因素应该引起临床医生对内脏脂肪或异位脂肪沉积过多这类问题的关注和警惕。然而，腰围增粗并不能说明多余的脂肪是来自皮下还是内脏。另一个简易常用的临床指标——血清甘油三酯水平能够反映过高的内脏脂肪水平，可能表现为我们所说的“高甘油三酯血症腰”[63]。一项研究[63-65]表明了关注这两项临床指标的重要性：同时出现腰围增粗（男性 ≥ 90cm，女性 ≥ 85cm）和高甘油三酯水平（男性 ≥ 2.0mmol/L，女性 ≥ 1.5mmol/L）意味着该个体将有 75% 至 80% 的可能性有过多的内脏脂肪组织，且心脏代谢异常的风险更高。

临床管理

关键营养素（基于食物摄入基础）

虽然内脏脂肪或异位脂肪沉积过多有基因的影响，但膳食结构无疑也扮演着关键的角色。摄入过多糖分、精制碳水化合物和饱和脂肪会导致选择性的内脏脂肪堆积，机制目前不明[66-69]。一些简单的法则可以指导临床医师对患者的膳食结构作出选择（表 50.3）。最新的指南和权威综述强调了比起教会患者分辨膳食的常量营养素及脂肪酸构成的技术路线，这种方法确实对患者“用户友好度”更高[62,70,71]。举例来说，公共卫生建议减少饮食中的饱和脂肪含量，不幸的是，与此同时这也使得精制碳水化合物和含有大量糖分的加工产品的摄入量大大增加。因此低脂饮食的倡导反而导致了当前肥胖和 2 型糖尿病的流行[62,72]。所以，这种试图改变生活方式的尝试仅仅关注减少饮食中的脂肪含量[73]和限制热量摄入，而并没有改善心血管疾病的预后。另一方面，一项临床实验使用了一种简单的方法，给予超重和肥胖人群（其中 50% 患有糖尿病）中橄榄油、复合沙拉和坚果（PREDIME，地中海饮食预防医学研究），结果显示心血管事件，尤其是卒中的发生概率显著降低[74]。且这种饮食干预没有明确导致减重[75]。这些结果说明重要的不是热量和饮食脂肪含量的限制，而整体的营养结构质量才是改善心血管事件预后的关键[75]（见第 49 章）。

表 50.3 国际心血管代谢风险主席对成年人的建议是“吃好、喝好、动起来”

吃好*
• 橄榄油和植物油，坚果，种子，豆类，谷物（大部分是全谷物），水果，蔬菜 每顿饭都以这些食物为基础
• 鸡蛋，家禽，奶酪，酸奶，其他乳制品 每天到每周
• 鱼、海鲜 常吃，每周至少两次
• 加工肉类，红肉，糖果 少吃
喝好+
• 水 每天多次
• 茶或咖啡 每天
• 低脂牛奶和豆制品饮料 每天到每周
• 无糖饮料和 100% 果汁 偶尔
• 含糖饮料 少喝
动起来
• 尽可能多的运动
• 每周进行至少 150 分钟中等强度的有氧运动或每周 75 分钟高强度有氧运动或两者兼有
• 每周做两天或更多的肌肉强化活动
• 限制看电视时间和坐立时间

* 喝水来补充水分。适量饮酒。这种健康的饮食模式对人类和地球都有好处。

+ 含糖饮料（SSBs）是指任何添加糖的饮料，包括但不限于普通的苏打水，含糖水果饮料，如果汁饮料和柠檬水，运动饮料或能量饮料。100% 的果汁含有天然的水果糖。茶和咖啡最好不要加糖。

体育活动及锻炼

缺乏身体锻炼及久坐（采取坐姿及面对屏幕的时间是很好的衡量指标）预示着包括心血管疾病在内的慢性病的风险更高[59,76]。但这种关联不仅仅单纯与肥胖有关。中度到高强度的体育活动或锻炼可以增强心肺功能，肥胖与预测心血管事件发生风险的关键因素不相关[77]。因此,医师从业人员应该考虑到患者体育活动的程度。同时考虑到体育活动和膳食与营养结构的专业建议可以有效减少内脏脂肪分布,降低心脏代谢的相关风险[59,78-80]。此外,由于体育锻炼可以增加较瘦弱人群的体重,体重并不能完全反映身体组成的有益变化,因此,瘦弱人群体重的增长可以平衡体内有害内脏及异位沉积的脂肪的减少,对年老体衰的人群尤其有益。减重不应是超重和肥胖人群的控制心血管疾病风险的唯一目标[60,81]。

睡眠及压力管理

睡眠的时长和质量也会影响精力平衡与代谢[82]。睡眠最容易受到干扰的是一组有睡眠呼吸暂停综合征的患者,在超重和肥胖患者中多见,内脏或异位脂肪沉积过多的人群中尤为常见[83]。

那些患有睡眠呼吸暂停或呼吸暂停/低通气发作的内脏型肥胖患者可能进入这样的恶性循环:不佳的睡眠质量导致活动更加减少,进一步增加他们心脏代谢紊乱的风险。内脏/异位脂肪堆积可能通过脂肪浸润的软组织进一步机械性阻塞下呼吸道而导致睡眠呼吸暂停综合征[84]。

正压呼吸通气装置治疗有助于改善内脏型肥胖患者的睡眠质量,从而打破这一恶性循环。生活方式干预的研究也表明了减重对于睡眠呼吸暂停患者来说能够充分改善他们的心血管事件预后[82]。此外,由于压力可能导致内脏/异位脂肪的选择性累积[10],压力管理策略可能成为另一种改善这些高危患者生活方式的措施(见第 87 章)。

药物治疗

由于缺乏有效性和长期受益的证据,治疗高危超重及肥胖患者的药物较为有限[54]。目前批准用于超重人群慢病管理的药物尚没有明确证据支持能够提高心血管预后或减少内脏及异位脂肪堆积[17,18](表 50.4)。影像研究可以测量内脏及异位脂肪的减少程度,这方面研究可能有助于评价药物对心血管疾病风险的影响。

表 50.4 美国* 及欧盟† 减重药物种类

药物	作用机制
芬特明*(口服 15~30mg)	拟交感神经药
奥利司他*†(每日 3 次,每次 120mg,饭前口服)	胰脂肪酶抑制剂
罗卡西林*(10mg,每天 2 次)	$5\text{-}HT_{2C}$ 激动剂对其他 5-羟色胺受体影响不大
芬特明/托吡酯呃*(7.5mg/46mg 或口服 15mg/92mg 用于抢救;需要滴定)	拟交感的抗惊厥的(GABA 受体调节,碳酸酐酶抑制,谷氨酸拮抗剂)
环丙甲羟二羟吗啡酮 SR/安非他酮 SR*†(32mg/360mg 口服;需要滴定)	阿片受体拮抗剂;多巴胺和去甲肾上腺素再摄取抑制剂
利拉鲁肽*†(3.0mg 注射液;需要滴定)	GLP-1 受体激动剂

ER,控释剂;SR,缓释剂;GLP,胰高血糖素样肽。
引自 Bray GA et al. Management of obesity. Lancet 2016;387:1947-56.

严重肥胖与减重手术

1986—2000 年间,美国 BMI≥30、≥40 和≥50kg/m² 人群分别增长了 1、4 和 5 倍[85]。1985—2011 年间,加拿大严重肥胖人数(BMI≥40 或≥35kg/m² 合并并发症)上升了 533%[86]。严重肥胖与发病率和全因死亡率的增加相关,是一个重要的卫生保健问题[87]。20~30 岁、BMI≥45kg/m² 的白人女性将会减少 8 年寿命,并且他们的男性伴侣会减少 13 年寿命[8]。严重肥胖的 3 种主要治疗方法是改变生活习惯、药物治疗和减重手术。减重手术可以是限制性的,也可以是限制和减少吸收的混合性的[88](图 50.6)。从循证的角度来看,在这 3 种选择中,只有减重手术能带来长期的体重下降,并可持续改善严重肥胖患者的心脏代谢疾病风险(表 50.5)。

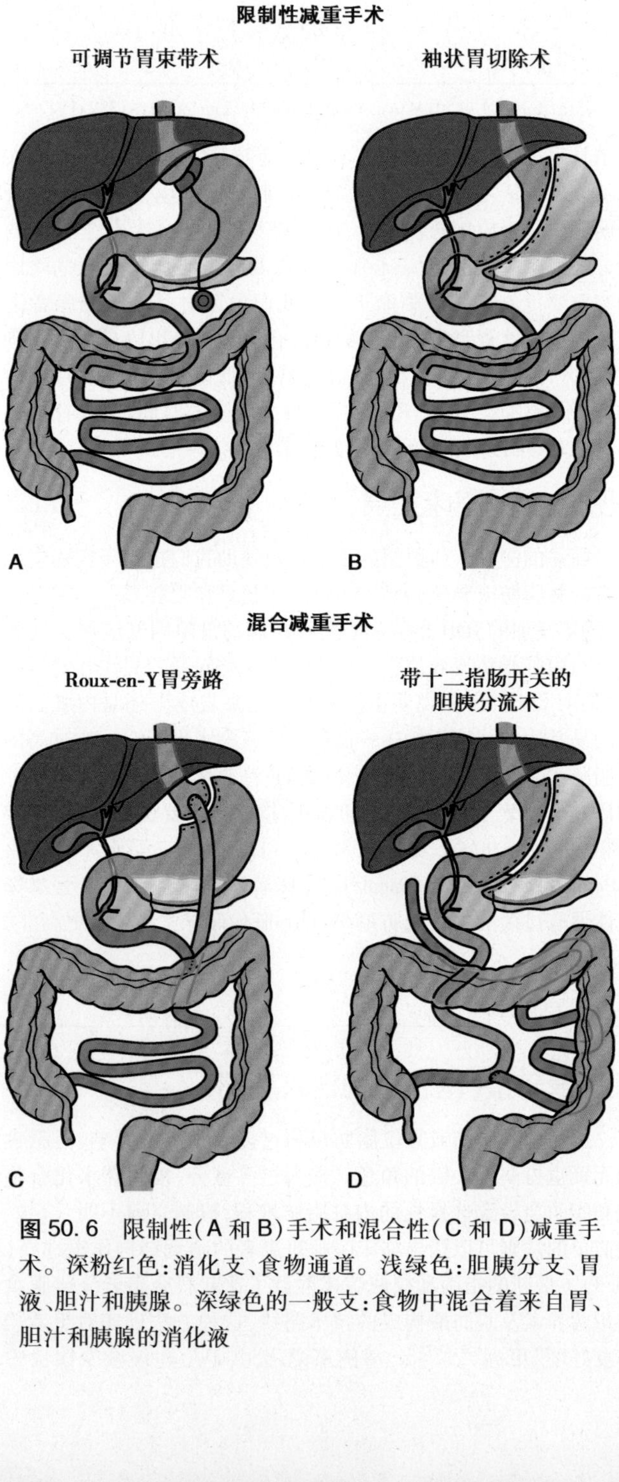

图 50.6 限制性(A 和 B)手术和混合性(C 和 D)减重手术。深粉红色:消化支、食物通道。浅绿色:胆胰分支、胃液、胆汁和胰腺。深绿色的一般支:食物中混合着来自胃、胆汁和胰腺的消化液

表 50.5 减重手术结果

	限制性手术		混合性手术	
	可调节胃束带术	袖状胃减容术	R-Y 胃旁路手术	十二指肠开关胆胰导流术
死亡率				
<30 天	0%~0.10%	0.13%~0.50%	0.15%~1.15%	0.30%~1.20%
减重并发症	0.2%~20.0%			
1 年	14%~30%	20%~28%	23%~43%	38%~52%
2~5 年	17%~35%	21%	30%~42%	34%~53%
≥6 年	13%~14%	22%	25%~28%	36%~55%
并存疾病转归				
2 型糖尿病				
1 年	23%~61%	37%~81%	17%~93%	59%~95%
2~5 年	20%~74%	14%~86%	50%~84%	90%~100%
血脂异常				
1 年	17%	16%~83%	33%~47%	33%~65%
2~5 年	23%~61%	5%~48%	52%~97%	70%~100%
高血压				
1 年	19%~55%	15%~82%	20%~45%	24%~53%
2~5 年	17%~64%	25%~75%	29%~80%	57%~85%
睡眠呼吸暂停综合征				
1 年	78%	52%~100%	33%~100%	100%
2~5 年	33%~96%	39%~91%	67%~80%	74%~92%

引自 Piché MA et al. How to choose and use bariatric surgery in 2015. Can J Cardiol 2015;31:153-66.

减重手术可改善心血管疾病的危险因素,降低 2 型糖尿病、癌症和整体死亡率的发病率[89,90]。瑞典肥胖研究表明,与接受常规治疗的患者相比,在近 15 年的随访中,减重手术减少了 30%的心血管事件发生率以及 50%的心血管死亡率[90]。

在患有 2 型糖尿病的肥胖患者中,减重手术提供了临床益处,如提高控制血糖水平及降低心脏代谢疾病风险[91,92]。关于是否应该对一般肥胖患人群进行手术干预,尚存在争议[93]。

在发病率和死亡率、体重减轻的幅度、体重减轻的维持和随时间延长出现并存疾病的分辨率上,不同外科手术有所不同[7,88]。混合治疗在减轻体重和改善共病方面最有效[8,91,92]。减重手术后早期并发症(<30 天)小于 10%,限制性手术的并发症发生率低于混合性手术,30 天手术死亡率在 0.1%~1.2%范围内[88]。由于左心室重塑和左室收缩舒张功能障碍,严重的肥胖会影响心脏的结构和功能。严重肥胖也可导致肺血管阻力和肺动脉压增加,进而右心室后负荷增加,出现右心室肥大及功能障碍[94,95]。减重手术可以改善两心室的舒张收缩功能,改善心脏的几何形状[89,96]。

在 1991 年的共识中,美国国立卫生研究院指出,减重手术需应用于 BMI >40 或>35kg/m² 伴有严重肥胖相关疾病,如全身性高血压、2 型糖尿病、阻塞性睡眠呼吸暂停(obstructivesleep apnea,OSA)的患者[97]。目前,一些准则为减重手术提供了适应标准。美国糖尿病协会[98]、国际糖尿病联合会[99]和一些其他相关组织[2,93]已经发表了共同声明,确认减重手术是唯一被证明有效的可持续减重和控制体重的方法,可使严重肥胖患者获得有益的临床结果。他们建议对 BMI≥40kg/m² 或 BMI≥35kg/m² 及有肥胖相关并发症(如高血压、糖尿病、阻塞性睡眠呼吸暂停综合征)且通过改变生活方式及药物治疗困难的成人患者进行减重手术治疗。对合并心脏病的严重肥胖患者来说,目前的指南更加推荐减重手术治疗。

总结

在临床心血管疾病诊治中评估和管理高危超重和肥胖患者是非常重要的。随着超重/肥胖人群在世界范围内日益增加,心血管专家所面临的超重和肥胖的患者也越来越多,部分患者还合并内脏/异位脂肪沉积。有几个简单的指标可以提示新陈代谢紊乱,特别是腰围增加(相对于给定的 BMI)和甘油三酯增加。此外,临床医生的评估应包括一些简单的生活方式指标,如睡眠时间和睡眠质量、整体的食物营养质量、久坐/久坐时间、中等/剧烈的体育活动水平、心肺功能适应度,以及促进体重增加的药物使用情况。

目前的许多课程只对医生和受训人员开放,让他们了解评估和针对超重和肥胖患者的生活方式的重要性和一些相关工具。临床医生永远不应该低估医嘱对患者生活方式的潜在影响。如果医生对患者的腰围和营养摄入情况给予同等的关注,这可能就会对

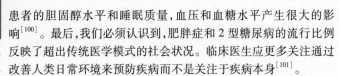

患者的胆固醇水平和睡眠质量，血压和血糖水平产生很大的影响[100]。最后，我们必须认识到，肥胖症和2型糖尿病的流行比例反映了超出传统医学模式的社会状况。临床医生应更多关注通过改善人类日常环境来预防疾病而不是关注于疾病本身[101]。

（袁帅 汤晔华 译）

参考文献

Epidemiology

1. Global BMI Mortality Collaboration. Body-mass index and all-cause mortality: individual-participant-data meta-analysis of 239 prospective studies in four continents. *Lancet.* 2016;388:776–786.
2. American College of Cardiology/American Heart Association Task Force on Practice Guidelines, Obesity Expert Panel. Expert Panel Report: Guidelines (2013) for the management of overweight and obesity in adults. *Obesity (Silver Spring).* 2014;22(suppl 2):S41–S410.
3. Bray GA, Bouchard C, eds. *Handbook of Obesity.* 3rd ed. Boca Raton: CRC Press; 2014.
4. Cornier MA, Després JP, Davis N, et al. Assessing adiposity: a scientific statement from the American Heart Association. *Circulation.* 2011;124:1996–2019.
5. NCD Risk Factor Collaboration. Trends in adult body-mass index in 200 countries from 1975 to 2014: a pooled analysis of 1698 population-based measurement studies with 19.2 million participants. *Lancet.* 2016;387:1377–1396.
6. Flegal KM, Kruszon-Moran D, et al. Trends in obesity among adults in the United States, 2005 to 2014. *JAMA.* 2016;315:2284–2291.
7. Poirier P, Alpert MA, Fleisher LA, et al. Cardiovascular evaluation and management of severely obese patients undergoing surgery: a science advisory from the American Heart Association. *Circulation.* 2009;120:86–95.
8. Poirier P, Cornier MA, Mazzone T, et al. Bariatric surgery and cardiovascular risk factors: a scientific statement from the American Heart Association. *Circulation.* 2011;123:1683–1701.
9. Després JP. Body fat distribution and risk of cardiovascular disease: an update. *Circulation.* 2012;126:1301–1313.
10. Tchernof A, Després JP. Pathophysiology of human visceral obesity: an update. *Physiol Rev.* 2013;93:359–404.
11. Hamer M, Stamatakis E. Metabolically healthy obesity and risk of all-cause and cardiovascular disease mortality. *J Clin Endocrinol Metab.* 2012;97:2482–2488.
12. Bluher M. The distinction of metabolically "healthy" from "unhealthy" obese individuals. *Curr Opin Lipidol.* 2010;21:38–43.
13. Kramer CK, Zinman B, Retnakaran R. Are metabolically healthy overweight and obesity benign conditions?: A systematic review and meta-analysis. *Ann Intern Med.* 2013;159:758–769.
14. Després JP, Lemieux I, Bergeron J, et al. Abdominal obesity and the metabolic syndrome: contribution to global cardiometabolic risk. *Arterioscler Thromb Vasc Biol.* 2008;28:1039–1049.
15. Wormser D, Kaptoge S, Di Angelantonio E, et al. Separate and combined associations of body-mass index and abdominal adiposity with cardiovascular disease: collaborative analysis of 58 prospective studies. *Lancet.* 2011;377:1085–1095.
16. Bastien M, Poirier P, Lemieux I, Després JP. Overview of epidemiology and contribution of obesity to cardiovascular disease. *Prog Cardiovasc Dis.* 2014;56:369–381.
17. Zinman B, Wanner C, Lachin JM, et al. Empagliflozin, cardiovascular outcomes, and mortality in type 2 diabetes. *N Engl J Med.* 2015;373:2117–2128.
18. Marso SP, Bain SC, Consoli A, et al. Semaglutide and cardiovascular outcomes in patients with type 2 diabetes. *N Engl J Med.* 2016;375:1834–1844.
19. Look AHEAD Research Group, Wing RR, Bolin P, et al. Cardiovascular effects of intensive lifestyle intervention in type 2 diabetes. *N Engl J Med.* 2013;369:145–154.
20. Després JP, Poirier P. Diabetes: looking back at Look AHEAD—giving lifestyle a chance. *Nat Rev Cardiol.* 2013;10:184–186.
21. International Chair on Cardiometabolic Risk. Waist circumference measurement guidelines. http://www.myhealthywaist.org/evaluating-cmr/clinical-tools/waist-circumference-measurement-guidelines/index.html. Accessed November 2017.
22. Kim SH, Després JP, Koh KK. Obesity and cardiovascular disease: friend or foe? *Eur Heart J.* 2016;37(48):3560–3568.
23. Cerhan JR, Moore SC, Jacobs EJ, et al. A pooled analysis of waist circumference and mortality in 650,000 adults. *Mayo Clin Proc.* 2014;89:335–345.
24. Douketis JD, Paradis G, Keller H, Martineau C. Canadian guidelines for body weight classification in adults: application in clinical practice to screen for overweight and obesity and to assess disease risk. *CMAJ.* 2005;172:995–998.
25. Britton KA, Fox CS. Ectopic fat depots and cardiovascular disease. *Circulation.* 2011;124:e837–e841.
26. Neeland IJ, Turer AT, Ayers CR, et al. Body fat distribution and incident cardiovascular disease in obese adults. *J Am Coll Cardiol.* 2015;65:2150–2151.
27. Mathieu P, Boulanger MC, Després JP. Ectopic visceral fat: a clinical and molecular perspective on the cardiometabolic risk. *Rev Endocr Metab Disord.* 2014;15:289–298.

Visceral Obesity

28. Kim SP, Catalano KJ, Hsu IR, et al. Nocturnal free fatty acids are uniquely elevated in the longitudinal development of diet-induced insulin resistance and hyperinsulinemia. *Am J Physiol Endocrinol Metab.* 2007;292:E1590–E1598.
29. Ouchi N, Parker JL, Lugus JJ, Walsh K. Adipokines in inflammation and metabolic disease. *Nat Rev Immunol.* 2011;11:85–97.
30. Balistreri CR, Caruso C, Candore G. The role of adipose tissue and adipokines in obesity-related inflammatory diseases. *Mediat Inflamm.* 2010;2010:802078.
31. Poliakova N, Després JP, Bergeron J, et al. Influence of obesity indices, metabolic parameters and age on cardiac autonomic function in abdominally obese men. *Metabolism.* 2012;61:1270–1279.
32. Després JP. Abdominal obesity and cardiovascular disease: is inflammation the missing link? *Can J Cardiol.* 2012;28:642–652.
33. Grenier A, Brassard P, Bertrand OF, et al. Rosiglitazone influences adipose tissue distribution without deleterious impact on heart rate variability in coronary heart disease patients with type 2 diabetes. *Clin Auton Res.* 2016;26:407–414.
34. Smith U. Abdominal obesity: a marker of ectopic fat accumulation. *J Clin Invest.* 2015;125:1790–1792.
35. Després JP. Excess visceral adipose tissue/ectopic fat: the missing link in the obesity paradox? *J Am Coll Cardiol.* 2011;57:1887–1889.
36. Gaborit B, Venteclef N, Ancel P, et al. Human epicardial adipose tissue has a specific transcriptomic signature depending on its anatomical peri-atrial, peri-ventricular, or peri-coronary location. *Cardiovasc Res.* 2015;108:62–73.
37. Lee JJ, Yin X, Hoffmann U, et al. Relation of pericardial fat, intrathoracic fat, and abdominal visceral fat with incident atrial fibrillation (from the Framingham Heart Study). *Am J Cardiol.* 2016;118:1486–1492.
38. Lee HY, Després JP, Koh KK. Perivascular adipose tissue in the pathogenesis of cardiovascular disease. *Atherosclerosis.* 2013;230:177–184.
39. Alexopoulos N, Katritsis D, Raggi P. Visceral adipose tissue as a source of inflammation and promoter of atherosclerosis. *Atherosclerosis.* 2014;233:104–112.
40. Taskinen MR, Boren J. New insights into the pathophysiology of dyslipidemia in type 2 diabetes. *Atherosclerosis.* 2015;239:483–495.
41. Shulman GI. Ectopic fat in insulin resistance, dyslipidemia, and cardiometabolic disease. *N Engl J Med.* 2014;371:1131–1141.
42. Iacobellis G. Local and systemic effects of the multifaceted epicardial adipose tissue depot. *Nat Rev Endocrinol.* 2015;11:363–371.
43. Gooren LJ, Giltay EJ. Review of studies of androgen treatment of female-to-male transsexuals: effects and risks of administration of androgens to females. *J Sex Med.* 2008;5:765–776.
44. Bouchard C, Tremblay A, Després JP, et al. The response to long-term overfeeding in identical twins. *N Engl J Med.* 1990;322:1477–1482.
45. Valera B, Sohani Z, Rana A, et al. The ethnoepidemiology of obesity. *Can J Cardiol.* 2015;31:131–141.
46. Rao G, Powell-Wiley TM, Ancheta I, et al. Identification of obesity and cardiovascular risk in ethnically and racially diverse populations: a scientific statement from the American Heart Association. *Circulation.* 2015;132:457–472.
47. Lear SA, Chockalingam A, Kohli S, et al. Elevation in cardiovascular disease risk in South Asians is mediated by differences in visceral adipose tissue. *Obesity (Silver Spring).* 2012;20:1293–1300.
48. Nazare JA, Smith JD, Borel AL, et al. Ethnic influences on the relations between abdominal subcutaneous and visceral adiposity, liver fat, and cardiometabolic risk profile: the International Study of Prediction of Intra-Abdominal Adiposity and Its Relationship with Cardiometabolic Risk/Intra-Abdominal Adiposity. *Am J Clin Nutr.* 2012;96:714–726.
49. Després JP, Couillard C, Gagnon J, et al. Race, visceral adipose tissue, plasma lipids, and lipoprotein lipase activity in men and women: the Health, Risk Factors, Exercise Training, and Genetics (HERITAGE) family study. *Arterioscl Thromb.* 2000;20:1932–1938.
50. Silvestri C, Di Marzo V. The endocannabinoid system in energy homeostasis and the etiopathology of metabolic disorders. *Cell Metab.* 2013;17:475–490.
51. Di Marzo V, Côté M, Matias I, et al. Changes in plasma endocannabinoid levels in viscerally obese men following a 1 year lifestyle modification programme and waist circumference reduction: associations with changes in metabolic risk factors. *Diabetologia.* 2009;52:213–217.
52. Di Marzo V, Després JP. CB1 antagonists for obesity—what lessons have we learned from rimonabant? *Nat Rev Endocrinol.* 2009;5:633–638.
53. Poirier P. Diabetes in cardiovascular disease: a Companion to Braunwald's Heart Disease. In: McGuire DK, Marx N, eds. *Pharmacologic and surgical interventions that prevent or worsen type 2 diabetes.* Philadelphia: Elsevier; 2015:57–71.
54. Bray GA, Fruhbeck G, Ryan DH, Wilding JP. Management of obesity. *Lancet.* 2016;387:1947–1956.
55. Mancia G, Fagard R, Narkiewicz K, et al. 2013 ESH/ESC guidelines for the management of arterial hypertension: the Task Force for the Management of Arterial Hypertension of the European Society of Hypertension (ESH) and of the European Society of Cardiology (ESC). *Eur Heart J.* 2013;34:2159–2219.
56. Go AS, Bauman MA, Coleman King SM, et al. An effective approach to high blood pressure control: a science advisory from the American Heart Association, the American College of Cardiology, and the Centers for Disease Control and Prevention. *Hypertension.* 2014;63:878–885.
57. Catapano AL, Graham I, De Backer G, et al. 2016 ESC/EAS guidelines for the management of dyslipidaemias: the Task Force for the Management of Dyslipidaemias of the European Society of Cardiology (ESC) and European Atherosclerosis Society (EAS). Developed with the special contribution of the European Association for Cardiovascular Prevention and Rehabilitation (EACPR). *Eur Heart J.* 2016;37(39):2999–3058.
58. Stone NJ, Robinson JG, Lichtenstein AH, et al. 2013 ACC/AHA guideline on the treatment of blood cholesterol to reduce atherosclerotic cardiovascular risk in adults: a report of the American College of Cardiology/American Heart Association Task Force on Practice Guidelines. *Circulation.* 2014;129:S1–S45.
59. Després JP. Physical activity, sedentary behaviours, and cardiovascular health: when will cardiorespiratory fitness become a vital sign? *Can J Cardiol.* 2016;32:505–513.
60. Després JP. Obesity and cardiovascular disease: weight loss is not the only target. *Can J Cardiol.* 2015;31:216–222.
61. Lévesque V, Vallières M, Poirier P, et al. Targeting abdominal adiposity and cardiorespiratory fitness in the workplace. *Med Sci Sports Exerc.* 2015;47:1342–1350.
62. Mozaffarian D. Dietary and policy priorities for cardiovascular disease, diabetes, and obesity: a comprehensive review. *Circulation.* 2016;133:187–225.
63. Lemieux I, Poirier P, Bergeron J, et al. Hypertriglyceridemic waist: a useful screening phenotype in preventive cardiology? *Can J Cardiol.* 2007;23:23B–31B.
64. Ren Y, Luo X, Wang C, et al. Prevalence of hypertriglyceridemic waist and association with risk of type 2 diabetes mellitus: a meta-analysis. *Diabetes Metab Res Rev.* 2016;32:405–412.
65. Amato MC, Giordano C, Galia M, et al. Visceral Adiposity Index: a reliable indicator of visceral fat function associated with cardiometabolic risk. *Diabet Care.* 2010;33:920–922.

Clinical Management

66. Ma J, McKeown NM, Hwang SJ, et al. Sugar-sweetened beverage consumption is associated with change of visceral adipose tissue over 6 years of follow-up. *Circulation.* 2016;133:370–377.
67. Ma J, Fox CS, Jacques PF, et al. Sugar-sweetened beverage, diet soda, and fatty liver disease in the Framingham Heart Study cohorts. *J Hepatol.* 2015;63:462–469.
68. Stanhope KL, Schwarz JM, Keim NL, et al. Consuming fructose-sweetened, not glucose-sweetened, beverages increases visceral adiposity and lipids and decreases insulin sensitivity in overweight/obese humans. *J Clin Invest.* 2009;119:1322–1334.
69. Maersk M, Belza A, Stodkilde-Jorgensen H, et al. Sucrose-sweetened beverages increase fat storage in the liver, muscle, and visceral fat depot: a 6-mo randomized intervention study. *Am J Clin Nutr.* 2012;95:283–289.
70. Mozaffarian D, Hao T, Rimm EB, et al. Changes in diet and lifestyle and long-term weight gain in women and men. *N Engl J Med.* 2011;364:2392–2404.
71. Millen BE, Abrams S, Adams-Campbell L, et al. The 2015 Dietary Guidelines Advisory Committee scientific report: development and major conclusions. *Adv Nutr.* 2016;7:438–444.
72. Ludwig DS. Lowering the bar on the low-fat diet. *JAMA.* 2016;316:2087–2088.
73. Howard BV, Van Horn L, Hsia J, et al. Low-fat dietary pattern and risk of cardiovascular disease: the Women's Health Initiative Randomized Controlled Dietary Modification Trial. *JAMA.* 2006;295:655–666.
74. Estruch R, Ros E, Salas-Salvado J, et al. Primary prevention of cardiovascular disease with a Mediterranean diet. *N Engl J Med.* 2013;368:1279–1290.
75. International Chair on Cardiometabolic Risk. www.myhealthywaist.org. Accessed November 2017.
76. Young DR, Hivert MF, Alhassan S, et al. Sedentary behavior and cardiovascular morbidity and mortality: a science advisory from the American Heart Association. *Circulation.*

2016;134:e262–e279.
77. Lavie CJ, McAuley PA, Church TS, et al. Obesity and cardiovascular diseases: implications regarding fitness, fatness, and severity in the obesity paradox. *J Am Coll Cardiol.* 2014;63: 1345–1354.
78. Borel AL, Leblanc X, Alméras N, et al. Sleep apnoea attenuates the effects of a lifestyle intervention programme in men with visceral obesity. *Thorax.* 2012;67:735–741.
79. Borel AL, Nazare JA, Smith J, et al. Improvement in insulin sensitivity following a 1-year lifestyle intervention program in viscerally obese men: contribution of abdominal adiposity. *Metabolism.* 2012;61:262–272.
80. Borel AL, Nazare JA, Smith J, et al. Visceral and not subcutaneous abdominal adiposity reduction drives the benefits of a 1-year lifestyle modification program. *Obesity (Silver Spring).* 2012;20:1223–1233.
81. Ross R, Bradshaw AJ. The future of obesity reduction: beyond weight loss. *Nat Rev Endocrinol.* 2009;5:319–325.
82. St-Onge MP, Grandner MA, Brown D, et al. Sleep duration and quality: impact on lifestyle behaviors and health. A scientific statement from the American Heart Association. *Circulation.* 2016;134:e367–e386.
83. Romero-Corral A, Caples SM, Lopez-Jimenez F, Somers VK. Interactions between obesity and obstructive sleep apnea: implications for treatment. *Chest.* 2010;137:711–719.
84. Kim AM, Keenan BT, Jackson N, et al. Tongue fat and its relationship to obstructive sleep apnea. *Sleep.* 2014;37:1639–1648.

Severe Obesity and Bariatric Surgery

85. Sturm R. Increases in clinically severe obesity in the United States, 1986–2000. *Arch Intern Med.* 2003;163:2146–2148.
86. Twells LK, Gregory DM, Reddigan J, Midodzi WK. Current and predicted prevalence of obesity in Canada: a trend analysis. *CMAJ Open.* 2014;2:E18–E26.
87. Flegal KM, Kit BK, Orpana H, Graubard BI. Association of all-cause mortality with overweight and obesity using standard body mass index categories: a systematic review and meta-analysis. *JAMA.* 2013;309:71–82.
88. Piché ME, Auclair A, Harvey J, et al. How to choose and use bariatric surgery in 2015. *Can J Cardiol.* 2015;31:153–166.
89. Piché ME, Martin J, Cianflone K, et al. Changes in predicted cardiovascular disease risk after biliopancreatic diversion surgery in severely obese patients. *Metabolism.* 2014;63:79–86.
90. Sjöström L. Review of the key results from the Swedish Obese Subjects (SOS) trial: a prospective controlled intervention study of bariatric surgery. *J Intern Med.* 2013;273:219–234.
91. Mingrone G, Panunzi S, De Gaetano A, et al. Bariatric surgery versus conventional medical therapy for type 2 diabetes. *N Engl J Med.* 2012;366:1577–1585.
92. Schauer PR, Bhatt DL, Kirwan JP, et al. Bariatric surgery versus intensive medical therapy for diabetes: 3-year outcomes. *N Engl J Med.* 2014;370:2002–2013.
93. Rubino F, Nathan DM, Eckel RH, et al. Metabolic surgery in the treatment algorithm for type 2 diabetes: a joint statement by international diabetes organizations. *Diabet Care.* 2016;39:861–877.
94. Ashrafian H, le Roux CW, Darzi A, Athanasiou T. Effects of bariatric surgery on cardiovascular function. *Circulation.* 2008;118:2091–2102.
95. Alpert MA, Lavie CJ, Agrawal H, et al. Obesity and heart failure: epidemiology, pathophysiology, clinical manifestations, and management. *Transl Res.* 2014;164:345–356.
96. Aggarwal R, Harling L, Efthimiou E, et al. The effects of bariatric surgery on cardiac structure and function: a systematic review of cardiac imaging outcomes. *Obes Surg.* 2016;26:1030–1040.
97. National Institutes of Health Consensus Development Conference Statement. Gastrointestinal surgery for severe obesity. *Am J Clin Nutr.* 1992;55:615S–619S.
98. American Diabetes Associaton. Obesity management for the treatment of type 2 diabetes. *Diabet Care.* 2016;39(suppl 1):S47–S51.
99. Dixon JB, Zimmet P, Alberti KG, Rubino F., International Diabetes Federation Taskforce on Epidemiology and Prevention. Bariatric surgery: an IDF statement for obese type 2 diabetes. *Diabet Med.* 2011;28:628–642.

Summary and Perspectives

100. Mozaffarian D. Achieving cardiovascular health: a bleak outlook or tremendous potential? *J Am Coll Cardiol.* 2011;57:1697–1699.
101. Giles-Corti B, Vernez-Moudon A, Reis R, et al. City planning and population health: a global challenge. *Lancet.* 2016;388(10062):2912–2924.

第 51 章 糖尿病与心血管系统

DARREN K. MCGUIRE, SILVIO E. INZUCCHI, AND NIKOLAUS MARX

本章的范围 992
糖尿病 992
动脉粥样硬化 993
心力衰竭 995
心房颤动 995
糖尿病患者的冠心病 995
糖尿病动脉粥样硬化的有关机制 995
糖尿病患者冠心病及其并发症的预防 996
急性冠脉综合征(ACS) 1007
冠状血管再灌注治疗策略 1009
糖尿病患者心力衰竭 1009
范围 1009
心力衰竭机制 1010
糖尿病患者心力衰竭的预防和处理 1010
房颤 1012
总结和展望 1012
参考文献 1012

本章的范围

糖尿病

糖尿病是一种胰岛素产生不足或胰岛素抵抗,导致高血糖为特征的疾病。诊断标准总结在表 51.1 中[1]。通常划分为两类,胰岛素绝对缺乏的 1 型糖尿病及胰岛素抵抗导致胰岛素相对缺乏的 2 型糖尿病(占糖尿病患者的 90%)。与 1 型糖尿病相比,2 型糖尿病患者数量近年来显著增加,同时其心血管风险也显著增加,除某些情况下特殊注明,本章着重讨论 2 型糖尿病。

糖尿病是世界上最常见的慢性病之一,2010 年估计影响 2.85 亿人[2]。全球性老龄化、肥胖、运动减少,以及糖尿病患者的寿命越来越长导致 2 型糖尿病患者的发病率和患病率不断增加(见第 1、45 和 50 章),估计到 2030 年将超过 3.6 亿人受到糖尿病的困扰[2](图 51.1)。

TABLE 51.1 American Diabetes Association Diagnostic Criteria for Diabetes Mellitus*

1. Fasting plasma glucose(FPG) ≥126 mg/dL(7.0 mmol/L). Fasting is defined as no caloric intake for at least 8 hours. *or*
2. Two-hour plasma glucose ≥ 200 mg/dL(11.1mmol/L) during an oral glucose tolerance test(OGTT). The test should be performed as described by the World Health Organization, using a glucose load containing the equivalent of 75 g anhydrous glucose dissolved in water. *or*
3. Glycated hemoglobin(A_{1c}) ≥ 6.5% (48 mmol/mol). The test should be performed in a laboratory using a method that is National Glycohemoglobin Standardization Program(NGSP) certified and standardized to the Diabetes Control and Complications Trial(DCCT) assay. *or*
4. In a patient with classic symptoms of hyperglycemia or hyperglycemic crisis, a random plasma glucose ≥ 200 mg/dL (11.1mmol/L).

* Criteria 1 to 3 require confirmatory testing; criterion 4 does not.

Modified from American Diabetes Association: Diagnosis and classification of diabetes mellitus. Diabetes Care 2016;39(Suppl 1):S13-22.

表 51.1 美国糖尿病协会糖尿病诊断标准*

1. 空腹血糖≥7.0mmol/L(126mg/dl),空腹定义为至少 8 小时没有热量摄入 或
2. 在口服糖耐量试验(OGTT)中,2 小时血糖≥11.1mmol/L(200mg/dl)。该试验应按照世界卫生组织规范进行,使用含糖量相当于 75g 的无水葡萄糖溶解在水中 或
3. 糖化血红蛋白≥6.5%(48mmol/mol)。该指标应该在使用美国糖化血红蛋白标准化计划组织(National Glycohemoglobin Standardization Program, NGSP)认证的方法并通过糖尿病控制和并发症研究(Diabetes Control and Complications Trial, DCCT)中的结果进行校正的实验室中进行测定 或
4. 有典型高血糖症状或高血糖危象的患者,随机血糖≥11.1mmol/L

* 标准 1 至 3 要求验证性测试;准则 4 不做要求。

改编自 American Diabetes Association: Diagnosis and classification of diabetes mellitus. Diabetes Care 2016;39(Suppl 1):S13-22.

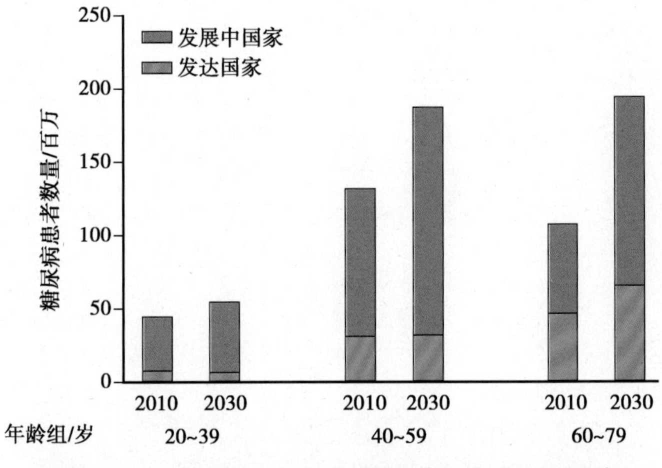

图 51.1 2010 年和 2030 年成年糖尿病患者按年龄组别、全球人口、发达国家和发展中国家类别估计人数。(引自 Shaw JE, Sicree RA, Zimmet PZ. Global estimates of the prevalence of diabetes for 2010 and 2030. Diabetes Res Clin Pract 2010;87:4,2010.)

合并冠心病等心血管疾病(cardiovascular disease,CVD)仍然是糖尿病最主要的死亡原因及促进死亡的因素。此外,糖尿病合并脑血管疾病、外周血管疾病、心力衰竭、心房颤动时也增加了死亡风险。基于这些原因,继续努力减少糖尿病患者的心血管疾病风险是一个全球公共卫生界迫切需要解决的问题。

动脉粥样硬化

与非糖尿病患者相比,糖尿病患者发生并死于冠心病等心血管疾病的风险增加 2~4 倍[3](图 51.2)。而以往的研究表明糖尿病患者相关的心血管疾病的风险与有心肌梗死病史的非糖尿病患者相似,但最近有很多有关糖尿病患者的临床试验提示冠心病的发病风险实际上有所减低,这可能反映了当前常用的治疗干预方案是有效的[4]。尽管如此,糖尿病患者的心血管疾病风险和死亡率仍明显高于非糖尿病患者,这凸显出目前的临床措施并未完全消除糖尿病患者的心血管疾病的风险[5](图 51.3)。

糖尿病患者心肌梗死风险增加,糖尿病也可导致急性冠脉综合征(acute coronary syndrome,ACS)事件发生,糖尿病患者 ACS 事件的发生率超过三分之一,并且糖尿病患者发生 ACS 后心血管疾病表现更为严重[6](详见第 58~60 章)。尽管在 ACS 事件发生后与糖尿病相关的住院死亡风险有所降低(图 51.5),但糖尿病会持续导致危险性显著增加(见图 51.4)。而且,糖尿病合并 ACS 的患者中的危险等级在血糖值远低于糖尿病的诊断标准时仍显著增加(图 51.6)。

除冠心病外,糖尿病还可以增加卒中、脑血管病及外周动脉疾病的风险。与非糖尿病患者相比,糖尿病的诊断预示着卒中的风险增加 2 倍(详见第 65 章),与糖尿病相关的多种因素导致了卒中风险的增加,包括 2 型糖尿病(DM)的多种常见并发症,每一种都与卒中风险独立相关,如房颤、高血压、缺血性心脏病、肥胖和血脂异常。约三分之一的急性脑卒中患者血糖水平升高,这部分患者卒中后不良临床后果的风险增加 2~6 倍。

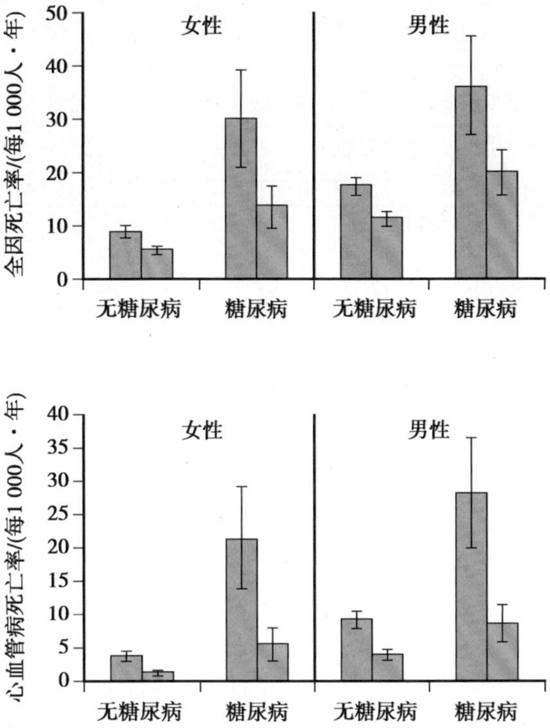

图 51.2 弗雷明汉心脏研究中参与者年龄相关的全因(**上图**)和心血管疾病(CVD)(**下图**)的死亡率,无论他们是否患有糖尿病,都是由性别和时间段决定的。粉红条代表较早时期(1950 年至 1975 年);蓝条代表后期(1976 年到 2001 年)。条状图均取 95%的置信区间。以 10 年年龄差调整相关比率。(引自 Preis SR,Hwang SJ,Coady S,et al. Trends in all-cause and cardiovascular diseasemortality among women and men with and without diabetes mellitus in the FraminghamHeart Study,1950 to 2005. Circulation 2009;119:1728.)

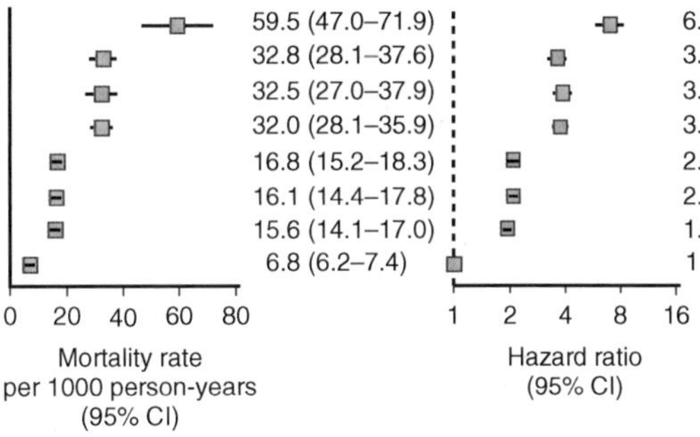

Disease status at baseline	No. of participants	No. of deaths	Person-years	Mortality rate (95% CI)[a]	Hazard ratio (95% CI)	I^2 (95% CI)
Diabetes, stroke, and MI	541	379	3584	59.5 (47.0–71.9)	6.9 (5.7–8.3)	51 (38–62)
Stroke and MI	1836	1174	14,210	32.8 (28.1–37.6)	3.5 (3.1–4.0)	61 (52–69)
Diabetes and stroke	1321	778	10,234	32.5 (27.0–37.9)	3.8 (3.5–4.2)	18 (0–38)
Diabetes and MI	3233	1794	25,321	32.0 (28.1–35.9)	3.7 (3.3–4.1)	69 (62–75)
MI	21,591	9636	216,081	16.8 (15.2–18.3)	2.0 (1.9–2.2)	84 (80–86)
Stroke	8583	3814	82,208	16.1 (14.4–17.8)	2.1 (2.0–2.2)	50 (36–61)
Diabetes	24,677	8087	254,608	15.6 (14.1–17.0)	1.9 (1.8–2.0)	76 (70–80)
None	627,518	103,181	8,772,977	6.8 (6.2–7.4)	1 [Reference]	

FIGURE 51.3 All-cause mortality by disease status of participants at baseline for the Emerging Risk Factors Collaboration. The mortality rates were calculated using a Poisson regression model and are sex-adjusted rates to age 60 years. The hazard ratios were calculated using a Cox proportional hazards regression model and are stratified by sex and adjusted by age at baseline. Analyses were based on participants from 91 studies. MI, Myocardial infarction. [a]Mortality rate is per 1000 person-years. (From Di Angelantonio E, Kaptoge S, Wormser D, et al; Emerging Risk Factors Collaboration. Association of cardiometabolic multimorbidity with mortality. JAMA 2015;314:52-60.)

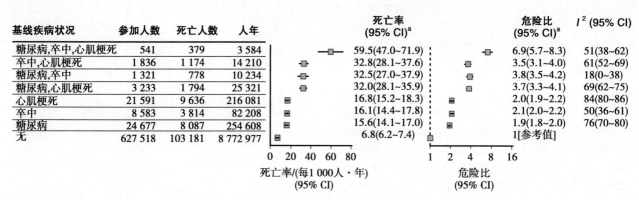

基线疾病状况	参加人数	死亡人数	人年	死亡率 (95% CI)[a]	危险比 (95% CI)[a]	I^2 (95% CI)
糖尿病,卒中,心肌梗死	541	379	3 584	59.5(47.0~71.9)	6.9(5.7~8.3)	51(38~62)
卒中,心肌梗死	1 836	1 174	14 210	32.8(28.1~37.6)	3.5(3.1~4.0)	61(52~69)
糖尿病,卒中	1 321	778	10 234	32.5(27.0~37.9)	3.8(3.5~4.2)	18(0~38)
糖尿病,心肌梗死	3 233	1 794	25 321	32.0(28.1~35.9)	3.7(3.3~4.1)	69(62~75)
心肌梗死	21 591	9 636	216 081	16.8(15.2~18.3)	2.0(1.9~2.2)	84(80~86)
卒中	8 583	3 814	82 208	16.1(14.4~17.8)	2.1(2.0~2.2)	50(36~61)
糖尿病	24 677	8 087	254 608	15.6(14.1~17.0)	1.9(1.8~2.0)	76(70~80)
无	627 518	103 181	8 772 977	6.8(6.2~7.4)	1[参考值]	

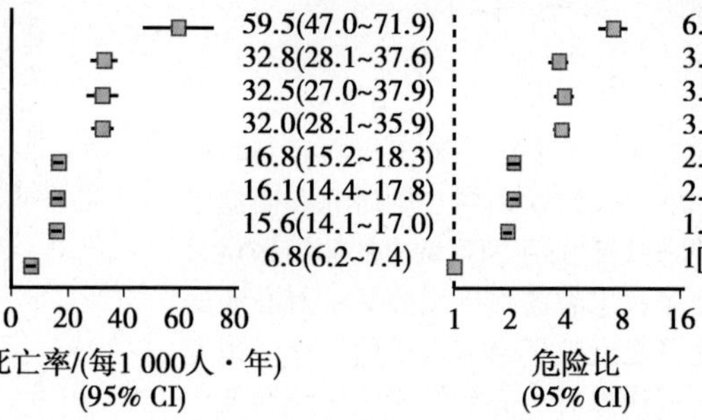

图 51.3 以新兴危险因素协作组参与者的疾病状况为基准的全因死亡率。死亡率是用泊松回归模型计算的,是按性别调整后的 60 岁死亡率。使用 Cox 比例风险回归模型计算风险比,并按性别分层,根据基线年龄进行调整。该分析基于 91 项研究。[a] 死亡率为每年 1 000 人中死亡率。(引自 Di AngelantonioE, Kaptoge S, Wormser D, et al; Emerging Risk Factors Collaboration. Association of cardiometabolic multimorbidity with mortality. JAMA 2015;314:52-60.)

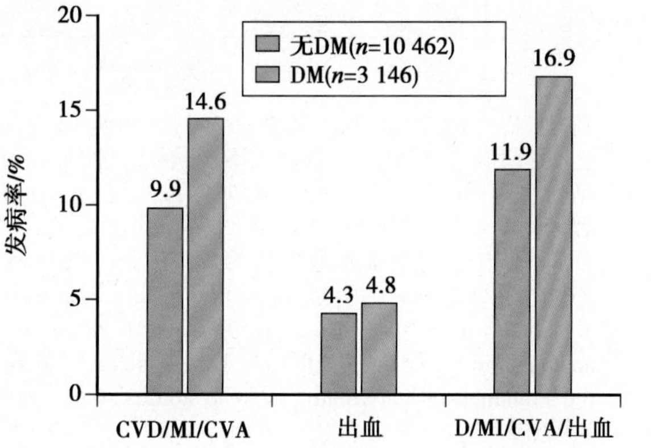

图 51.4 根据糖尿病状态,随访 1 年以上的急性冠脉综合征患者参与 TRITON-TIMI 的 38 项随机试验的不良临床结局。CVA,脑血管意外;CVD,心血管疾病;D,死亡;DM,糖尿病;MI,心肌梗死。(改编自 Wiviott SD, Braunwald E, Angiolillo DJ, et al. Greater clinical benefit of more intensive oral antiplatelet therapy with prasugrel in patients with diabetesmellitus in the Trial to Assess Improvement in Therapeutic Outcomes by Optimizing Platelet Inhibition with Prasugrel-Thrombolysis in Myocardial Infarction 38. Circulation 2008; 118: 1626.)

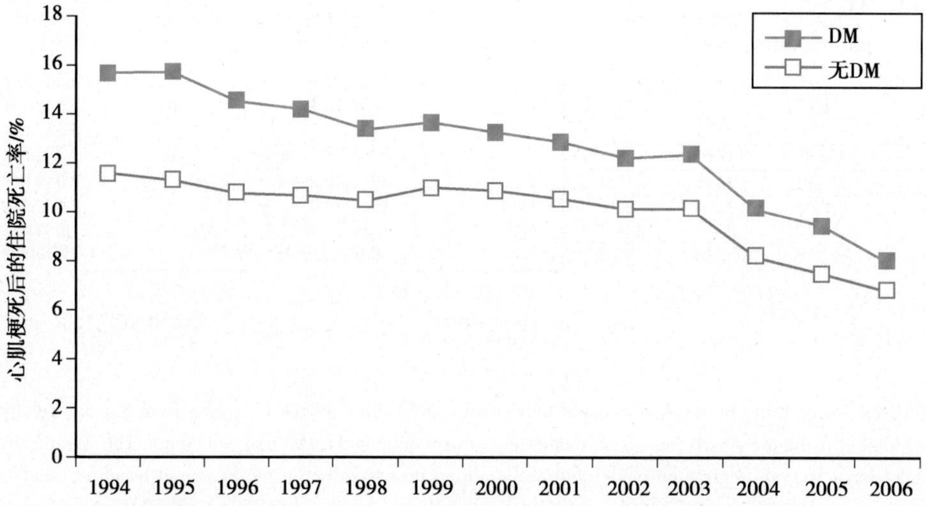

图 51.5 根据糖尿病(DM)状态(住院死亡占每年入组患者总数的百分比),1994 年至 2006 年在国家心肌梗死注册登记处(NRMI)登记在册的 1 734 431 名急性心肌梗死患者中,未调整的住院死亡率(MI)。(引自 Gore MO, Patel MJ, Kosiborod M, et al. Diabetes mellitus and trends in hospital survivalafter myocardial infarction, 1994 to 2006: data from the National Registry of Myocardial Infarction. Circ Cardiovasc Qual Outcomes 2012;5:791.)

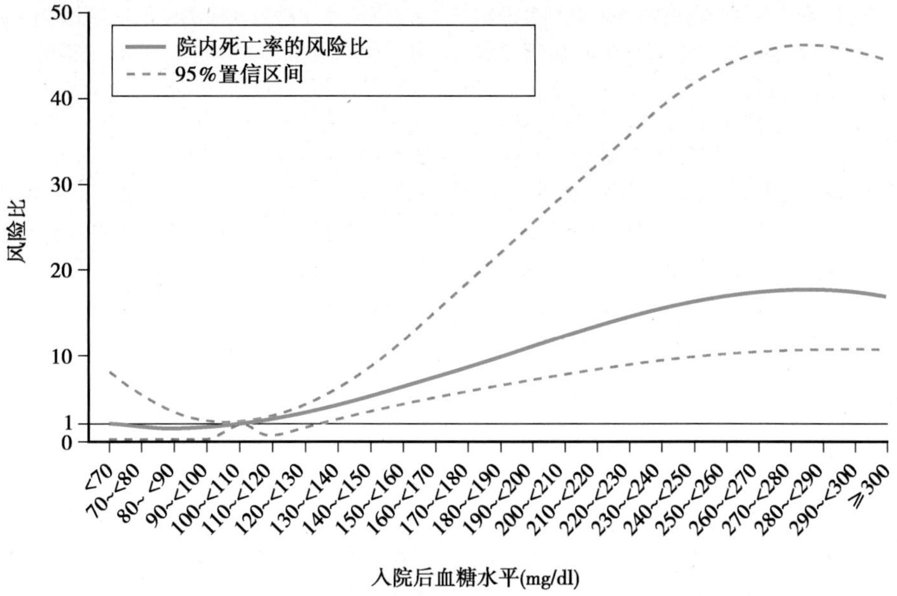

图 51.6 急性心肌梗死合并高血糖队列患者在多变量调整后入院后血糖水平和死亡率相关性(将血糖值转换为 mg/L,乘以 0.055 5)。(引自 Kosiborod M,Inzucchi SE,Krumholz HM,et al. Glucose normalization and outcomes in patients withacute myocardial infarction. Arch Intern Med 2009;169:438.)

心力衰竭

与非糖尿病患者相比,在不需要卧床的情况下,糖尿病患者心力衰竭的风险增加 2~5 倍,且一旦心力衰竭发作,糖尿病患者的预后更差[7]。几十年来,涉及降低糖尿病患者心血管疾病的风险的基础研究以及新治疗方法主要关注点在于与动脉粥样硬化相关的事件。直到最近,糖尿病患者的心力衰竭才被认为是心血管疾病发病率和死亡率的主要驱动因素,进而也将心力衰竭作为目前临床试验的主要终点[7]。

心房颤动

糖尿病会增加患房颤的风险,在房颤患者中,合并糖尿病患者卒中率的绝对值每年会增加 2%到 3.5%(详见第 65 章)[8]。然而,目前还不清楚糖尿病本身在多大程度上增加了房颤的风险,这主要是由于在评估这两种疾病共同的危险因素方面存在困难。将糖尿病列入 CHA2DS2-VASc 评分[9]中使用的 7 个分类之一,并为所有确诊房颤卒中高危人群的糖尿病患者提供抗凝相关指南[10]。

糖尿病患者的冠心病

糖尿病动脉粥样硬化的有关机制

传统的冠心病高危因素如高血压、血脂紊乱以及糖尿病肥胖,均可直接影响动脉粥样硬化的发生。然而在糖尿病患者中,能增加风险的很多其他机制没有完全考虑在内(表 51.2)。

高血糖对心血管疾病风险的病理学作用仍然知之甚少,1 型和 2 型糖尿病的高血糖严重程度和心血管疾病的风险之间关系已经明确,高血糖很可能直接影响动脉粥样硬化的发生发展和不稳定性。高血糖的主要血管影响,包括血管内皮功能障碍,晚期糖化终产物的血管效应,循环游离脂肪酸的不利影响,增加全身性炎症

表 51.2 糖尿病血管病变的机制举例

内皮	↑激活 NF-κβ
	↓硝酸氧化物产生
	↓前列腺素的生物利用度
	↑内皮素 1 活性
	↑血管紧张素Ⅱ活性
	↑环氧化酶 2 活性
	↑血栓素 A_2 的活性
	↑活性氧自由基
	↑脂质过氧化物
	↓内皮舒张依赖性
	↑RAGE 的表达
血管平滑肌细胞和血管间质	↑增殖和迁移进入内膜
	↑增加间质的降解,改变间质成分
炎症	↑IL-1β,IL-6,CD36,MCP-1
	↑ICAM,VCAM,选择素
	↑蛋白质激酶 C 的活性
	↑AGE 和 AGE/RAGE 的相互作用

AGES,晚期糖化终产物;ICAM,细胞间黏附分子,IL,白细胞介素;MCP,单核细胞趋化蛋白;NF,核因子;RAGE,晚期糖化终产物受体;VCAM,血管细胞黏附分子。

改编自 Orasanu G,Plutzky J. The pathologic continuum of diabetic vasculardisease. J Am Coll Cardiol 2009;53:S35.

及血栓前状态等。血管内皮功能障碍是糖尿病血管病变的标志，与高血压和心血管不良事件相关。与血管内皮功能障碍相关的机制很多，包括异常的 NO 生物学效应、增加的内皮素和血管紧张素Ⅱ、前列环素(例如前列腺素 I_2)的活性降低，所有这些都会导致血流异常。脂质代谢异常也增加糖尿病相关的动脉粥样硬化的风险(详见第 45 及 48 章)。糖尿病血脂异常的特点是甘油三酯升高，高密度脂蛋白(high-density lipoprotein，HDL)浓度下降。它能增加动脉粥样硬化时低密度脂蛋白(low-density lipoprotein，LDL)颗粒，上述因素可促进动脉粥样硬化的发展过程。纤溶系统和血小板生物学效应可以进一步加剧糖尿病对血管的损害作用，导致血栓前体的形成[11]。这些影响包括增加循环组织因子、凝血因子Ⅶ、血管性血友病因子和纤溶酶原激活物抑制剂 1，并使得抗凝血酶Ⅲ和蛋白 C 水平下降，此外，血小板活化、凝集、形态和生存时间的异常可以进一步促成血栓的形成，加速动脉粥样硬化过程。

全身炎症反应增加预示着糖尿病和相关心血管疾病风险增加。糖尿病与氧化应激增加和晚期糖化终产物的积累相关[11]。例如：糖尿病可产生富含脂质的动脉粥样硬化斑块并使炎症细胞浸润增加，组织因子的表达增加，晚期糖化终产物受体的表达增加。

糖尿病患者冠心病及其并发症的预防

改变生活方式，作为治疗方法之一，仍然是预防动脉粥样硬化并发症的基石，美国糖尿病协会(American Diabetes Association，ADA)、美国心脏协会(American Heart Association，AHA)、欧洲心脏病学会(European Society of Cardiology，ESC)和欧洲糖尿病研究协会(European Association for the Study of Diabetes，EASD)均建议治疗性生活方式改善的目标包括戒烟，至少每周 150 分钟中等强度的有氧运动，控制体重及健康的饮食习惯[10,12-14]。

除了改变生活方式，许多药物已被证明能有效地降低糖尿病患者心血管疾病的风险，并建议常规应用。包括强化降压和降脂治疗，不管有无高血压都要应用血管紧张素转换酶抑制剂，对于有明显心血管疾病或主要危险因素增加的患者每天应用抗血小板治疗。但就目前心血管病治疗的循证医学和积累的临床研究，上述这些有证据的心血管病干预治疗方法和血糖控制对减少心血管疾病风险积累的资料仍然不足。

调脂治疗

2 型糖尿病具有特征性的血脂异常模式，这在第 48 章已有详细的阐述。糖尿病的血脂异常的每个异常指标均与心血管风险独立相关，包括低密度脂蛋白颗粒增加，载脂蛋白 B、甘油三酯增加，高密度脂蛋白胆固醇下降。尽管调节甘油三酯及高密度脂蛋白的研究及药物很多，但控制心血管风险的方法仍不明确，而调节低密度脂蛋白胆固醇仍然是目前糖尿病患者血脂干预的基石。

他汀类药物治疗

糖尿病血脂异常的当代管理指南侧重于他汀类药物的使用[10,13,15,16]，并估计了在糖尿病背景下 5 年内预防一种主要的不良 CVD 并发症所需的治疗数量：一级预防 39 例，普遍 CVD 患者 19 例。目前的许多专业协会不建议把低密度脂蛋白升高作为开始他汀类药物治疗的必要条件；相反，他们建议整体风险评估，对于所有超过 40 岁具有一个以上其他心血管疾病危险因素的患者或者更年轻但合并心血管疾病或者多个心血管疾病危险因素的患者，建议使用他汀类药物治疗达到 LDL-C<100mg/dl 的目标或比基线值减少 35%~40%[10,13,15]。最近的一项更新已经批准了一个选择性使用的强化目标，适用于 LDL-C 低于 70mg/dl 和非 HDL-C 低于 100mg/dl 的糖尿病患者[13]。美国心脏协会/美国心脏病学会基金会(American College of Cardiology Foundation，ACCF)脂质管理指南推荐了独立于 LDL-C 或指定 LDL-C 或非 HDL-C 目标的他汀类药物使用方案，将预测动脉粥样硬化性血管疾病(ASCVD)的 10 年风险作为使用强度指标[16]。糖尿病病史超过 10 年的患者预计 ASCVD 风险超过 7.5%，应接受至少中等强度的他汀类药物治疗。同时，这些指南不鼓励添加降脂药物的综合疗法，如依折麦布、胆汁酸黏合剂、纤维酸衍生物、鱼油或烟酸，这些药物仅推荐在他汀类药物不耐受人群中使用。

强化他汀治疗对比中等剂量他汀类药物治疗可以明显减少心血管疾病风险。但强化他汀类药物可能加速糖尿病的发病，其机制还未完全清楚[17]。他汀类药物强化治疗是否会对糖尿病患者的血糖控制产生不利影响，目前也还不清楚。然而，鉴于他汀类药物治疗对降低心血管疾病风险有显著的积极影响，观察到的对血糖指标的不良影响不应阻止在符合条件的糖尿病患者中积极使用他汀类药物。

ESC 指南推荐目标性治疗的方法[18,19]。根据他们个人的风险评估，糖尿病患者有高或非常高的 CVD 风险，“非常高的风险”存在靶器官损害，如蛋白尿，或至少有一个额外的主要心血管风险因素，如吸烟，明显的高胆固醇血症，或明显的高血压。这些患者应达到低于 70mg/dl 的 LDL-C 目标，或至少降低 50%的 LDL-C。大多数其他糖尿病患者被归类为“高风险”，LDL-C 目标低于 100mg/dl。

依折麦布。依折麦布抑制肠道胆固醇转运体(Niemann-Pick C1-like 1，NPC1L1)。结果的改善：Vytorin 效应国际试验(Improved Reduction of Outcomes：Vytorin Efficacy International Trial，IMPROVE-IT)评估了在 18 144 名患者中使用辛伐他汀/依折麦布与使用强化辛伐他汀的 LDL-C 靶点与标准靶点相比 ACS 事件、LDL-C 水平的改变[20]。经过平均 5.7 年的随访，辛伐他汀/依折麦布组 LDL-C 降低到 53.7mg/dl，辛伐他汀组 LDL-C 降低到 69.5mg/dl，且辛伐他汀/依折麦布组使相对风险(RR)降低了 6.7%，主要复合终点包括 CV 死亡、心肌梗死、卒中、不稳定心绞痛需住院或血运重建治疗。对 IMPROVE-IT 试验的亚组分析表明，这种益处主要表现在糖尿病亚组人群中。结果表明，将 LDL-C 降低到低于当前目标的水平意味着 CV 事件的进一步减少。

PSCK-9 抑制剂。另一种新型降低 LDL-C 策略是通过抗体抑制 Kexin 样前转化酶枯草杆菌蛋白酶家族的第 9 个成员(PSCK9)，例如阿利库单抗、依伏库单抗(两者均通过欧洲及美国批准使用)，在包括糖尿病患者在内的各种患者群体中，已经显示出了期望的结果(详见第 48 章)。这些抗体能有效地将 LDL-C 降低 40%~60%，对糖尿病或非糖尿病患者都有类似效果[21,22]。最近发表的 FOURIER 试验(NCT01764633)显示，在 27 564 名临床症状明显的 CVD 患者中，CV 死亡、心肌梗死、卒中、不稳定心绞痛住院或冠脉血管重建的主要复合终点相对风险降低了 15%[22a]。研究基线中有 11 031 名患者(40%)患有糖尿病。依伏库单抗显著降低了基线时有糖尿病和无糖尿病患者的心血管预后。依伏库单抗并没有增加无糖尿病患者新发糖尿病的风险(HR 1.05，0.94~1.17)，包括糖尿病前期患者(HR 1.00，0.89~1.13)[22b]。正在进行的 ODYSSEY 结局试验(NCT01663402)将检验阿利库单抗与安慰剂对心血管风险的影响。该试验纳入了 18 313 名 ACS 事件后患者。这项研究也包括了大量的糖尿病患者，结果预计在 2018 年报道。

纤维酸衍生物(贝特类)。贝特类药物是核转录调控过氧化物酶体增殖物激活受体(PPAR)α 的激动剂，它可以降低甘油三酯和适当增加高密度脂蛋白胆固醇。虽然它们对改善糖尿病血脂异常的两个指标都有帮助，但本类药物对心血管事件的影响仍然不很明确，在2型糖尿病患者的两项CV结果试验中，没有观察到明显的获益，其中许多患者接受了他汀类药物治疗[16]。这些试验的进一步分析表明，高甘油三酯伴随低HDL-C的患者亚群可能通过添加贝特类药物作为背景治疗来获得增量的CVD风险降低——这一假设有待一个专门的随机试验证实。贝特类药物仍然是患者不能耐受他汀类药物时的一种选择。可用于心血管疾病风险低的糖尿病患者伴有单纯高甘油三酯血症时。另外，当糖尿病患者已经使用了最大耐受剂量的他汀类药物治疗仍然不能达到治疗目标时也可加用贝特类药物（但应注意增加肌溶解风险）[23]。

w-3脂肪酸。长链的w-3脂肪酸降低甘油三酯可高达40%，并在糖尿病血脂异常的治疗方面有一定的应用前景（目前临床上使用的主要是鱼油类制剂）（详见第45和第48章）。由于缺少鱼油类与他汀类相互作用的报道，鱼油作为用于减少甘油三酯除他汀类以外的备用药很有前景。一系列随机试验表明，使用鱼油对心血管疾病的预后有好处，但随后的Outcome Reduction with an Initial Glargine Intervention（ORIGIN）试验得出了相反的结果。在ORIGIN试验中，12 536名患者空腹血糖、糖耐量受损或糖尿病患者每天随机服用1g胶囊至少含有900mg（≥90%）的n-3脂肪酸乙酯或包含每天1g橄榄油的胶囊[24]。主要观察终点是CV死亡率。在6.2年的中位随访中，对1 155例CV死亡进行分析，与对照组相比，鱼油对主要终点没有影响（分别为9.1%和9.3%；$P=0.72$）。鱼油仍然是高甘油三酯患者（>500mg/dl）他汀类药物治疗的合理补充物，以减轻高粘度或胰腺炎并发症，但没有明确证据表明它能降低CV风险。

烟酸。烟酸能有效地提高HDL-C和降低甘油三酯，其净CVD效应和安全性似乎是不利的。两项包含近3万名患者的评估的大型随机结果试验表明，使用烟酸没有心血管获益[25,26]。因此，目前的数据不支持烟酸的使用。

高血压管理

70%的糖尿病患者转归与高血压有关（比非糖尿病患者高2倍），并且其血压分级与心血管不良事件相关（图51.7）（详见第46和47章）。许多种类的抗高血压药物已被证明在降低糖尿病患者心血管疾病风险方面有效[27]。糖尿病患者的血压管理历来要比总体人群更加严格，相比非糖尿病人群的降压目标为140/90mmHg，对于能耐受且无过度临床负担的糖尿病人群血压应控制在130/80mmHg以下[10,12,15,27,28]。

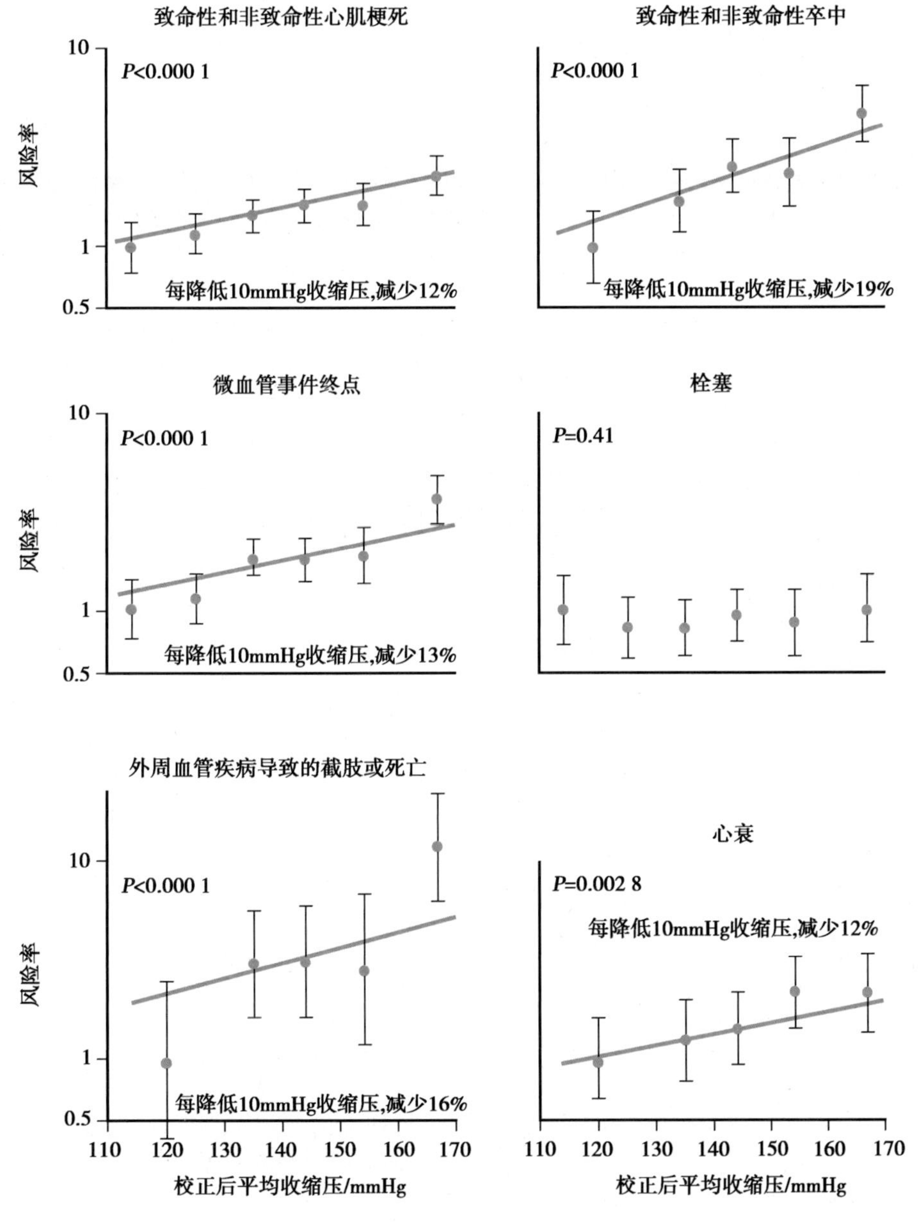

图51.7 对糖尿病患者中年龄、种族、吸烟史、蛋白尿、糖化血红蛋白、高低密度脂蛋白胆固醇和甘油三酯的数据作相关校正。当评估校正后平均收缩压范围与心肌梗死、卒中、心衰关系时，其风险率（独立风险的可信区间为95%）有对数线性关系。参考范围（风险比为1.0）：心肌梗死是收缩压<120mmHg，卒中和心脏衰竭<130mmHg；P值反映多元回归分析收缩压的意义。（改编自Adler AI，Stratton IM，Neil HA，et al. Association of systolic bloodpressure with macrovascular and microvascular complications of type 2 diabetes [UKPDS 36]：a prospective observationalstudy. BMJ 2000；321：412.）

肾素-血管紧张素-醛固酮系统的拮抗剂

血管紧张素转换酶抑制剂(angiotensin converting enzyme inhibitor,ACEI)和血管紧张素Ⅱ受体阻滞剂(angiotensin Ⅱ receptor blockers,ARB)已被广泛证明对糖尿病肾病和心血管疾病有益。因此,已成为糖尿病的高血压患者治疗的基石。

血管紧张素转换酶抑制剂。目前ACEI被推荐为糖尿病患者降压治疗的一线药物,有随机研究结果支持这一观点。在HOPE研究中,3 577例糖尿病高血压肾病患者随机给予雷米普利与安慰剂治疗,与安慰剂组患者心血管疾病风险增加不同,雷米普利组可以减少心血管疾病的不良事件的发生,如心血管死亡、心肌梗死、卒中($P=0.004$)和显性肾病($P=0.027$)。EUROPA试验得出相似的结果,试验中在糖尿病患者亚组使用培哚普利与安慰剂,结果显示,与安慰剂相比,培哚普利组1 502例参与者心血管疾病发生的相对风险降低19%,这与总体研究的20%风险比相似。基于这些研究及meta分析,ACEI被认为是糖尿病患者降压治疗的第一线用药,所有有心血管疾病或心血管高危因素的糖尿病患者均应考虑。

血管紧张素Ⅱ受体阻滞剂。ARB类药物在心血管方面的研究都远远少于ACEI,特别是糖尿病患者中的研究较缺乏。由5 926例不耐受ACEI的心血管病患者参与的替米沙坦随机试验(Telmisartan Randomized Assessment Studyin ACE Intolerant Subjects with Cardiovascular Disease,TRANSCEND),其中包括2 118名糖尿病患者,每天随机给予替米沙坦80mg或安慰剂。在整体试验中,与安慰剂相比替米沙坦并未减少心血管疾病死亡、心肌梗死、卒中或心力衰竭住院的主要复合终点事件(HR=0.92;95%CI,0.81~1.05),但它显著降低心血管死亡、心肌梗死或卒中的次要复合终点事件(HR=0.87;95%CI,0.76~1.00)。在糖尿病亚群中,影响点估计值呈完全中性。虽然ADA和AHA指南已将ARB类药物和ACEI同水平推荐[10,13,15],但ARB类药物对心血管疾病的作用评估证据仍然不足。所以,ACE抑制剂仍然是最有效的药物,ARB类药物可在不能耐受ACE抑制剂的患者中使用,且这两种药物不可同时使用。

钙通道阻滞剂

二氢吡啶类钙通道阻滞剂包括硝苯地平、尼群地平、尼索地平、氨氯地平等,具有良好耐受性,可有效地降低血压。对随机临床试验中糖尿病亚群数据的分析表明糖尿病患者的心血管获益与非糖尿病组相似或更大。

噻嗪类利尿剂

噻嗪类利尿剂包括氢氯噻嗪、氯噻酮、吲达帕胺和苄氟噻嗪等,因其对糖代谢的不利影响,使得其在糖尿病患者或糖尿病高发人群中的应用较为慎重。然而,尽管如此,大量糖尿病患者参与的多个随机对照试验一致证实噻嗪类利尿剂在糖尿病患者中对心血管疾病有益。在降压和降脂治疗预防心脏病发作的ALLHAT研究中,与赖诺普利和氨氯地平相比,氯噻酮虽然增加糖尿病的发生率(数量上小幅增加但有统计学意义)[29],但对糖尿病或空腹血糖受损患者的心血管疾病的影响相似。此外,吲达帕胺与培哚普利联合使用在糖尿病和血管疾病中也有一定意义,在糖尿病和血管疾病中的作用:Preterax和DiamicronMR对照评估(Action in Diabetes and Vascular Disease:Preterax and Diamicron-MR Controlled Evaluation,ADVANCE)试验对11 140名糖尿病患者进行了研究,结果表明它们的联用与良好的CV预后相关[30]。一项对随机试验的meta分析进一步支持氯沙利酮和吲达帕胺在糖尿病患者治疗中的益处[27]。由于缺乏氢氯噻嗪和苯丙氟甲噻嗪的疗效数据,因此不建议对糖尿病患者及非糖尿病患者使用。

β受体阻滞剂

β受体阻滞剂在很大程度上已经不再是常规的降压药和糖尿病患者的常用药物[31],β受体阻滞剂并不比其他循证药物更有效,根据最近的meta分析,它会增加心血管疾病、卒中和心力衰竭的风险[27]。因此,β受体阻滞剂的使用应主要限于收缩期心力衰竭患者(卡维地洛、琥珀酸美托洛尔或比索洛尔)和心肌梗死后患者。β受体阻滞剂也可用于抗心绞痛治疗和控制心率治疗。

抗高血压治疗总结

4种降压药可降低糖尿病患者的心血管疾病风险:ACEI类、ARB类药物、钙通道阻滞剂和噻嗪类利尿剂(具体来说,氯沙利酮、吲达帕胺)。β受体阻滞剂有一些疗效的证据,但在高血压治疗方面没有其他药物的优势,它们在血压控制方面的使用应主要应用于血压未达标或不能耐受其他4种药物的患者。此外,有证据表明,所有糖尿病患者的血压目标至少低于140/80mmHg,而那些能够在没有过度副作用的情况下达到这一目标的患者的收缩压血压目标则应小于130mmHg。

抗血小板治疗

阿司匹林

ADA和AHA推荐所有患有心血管疾病的糖尿病患者每天服用阿司匹林(75~162mg/d),对于50岁以上的糖尿病男性和60岁以上有心血管疾病风险因素的糖尿病女性(或更年轻的患有心血管疾病风险的患者)进行一级预防[13,15]。2013年的ESC/EASD一级预防阿司匹林使用指南更有限制性,建议每日服用阿司匹林仅适用于那些心血管疾病风险最高的糖尿病患者[10]。有大量的证据支持这些建议,但对糖尿病患者使用阿司匹林进行一级预防的meta分析显示其获益没有统计学意义[32]。目前正在进行两项随机临床试验ASCEND(NCT00135226)和ACCEPT-D(ISRCTN48110081)试验,将进一步探索阿司匹林在糖尿病患者心血管疾病预防中的作用。对于有阿司匹林适应证但有阿司匹林过敏或不耐受的患者,可考虑使用P2Y12受体拮抗剂,如氯吡格雷、普拉格雷或替格瑞洛[13,15]。

血糖管理

目前有12种抗高血糖药物可用于2型糖尿病(表51.3),其作用机制包括增加内源性或外源性胰岛素供应,改善胰岛素作用,增强肠促胰素系统作用,延迟肠道碳水化合物吸收,或增加尿葡萄糖排泄等。这些药物经常联合使用,通常是2~3种药物,以减少高血糖。

糖尿病药物的心血管作用

直到2008年,糖尿病药物的批准均基于降低血糖的效果,而没有关注其临床转归[33]。糖尿病药物的监管格局最近发生了重大变化,所有降糖药现在必须证明其在心血管疾病方面的安全性范围才能获得监管部门的批准。这使得降糖药物在心血管风险试验结果数据的迅速增加,一些最近得出了结论,但许多仍在进行中(表51.4和图51.8)。目前,很少数据证明此类药物在心血管方面的安全性和疗效,当前的策略和指南仍停留在控制血糖对微血管病变带来的益处。

表 51.3 2 型糖尿病的降血糖药物

分类	药物	细胞学机制	生理机制	优点	缺点	花费
双胍	二甲双胍	激活 AMP 激酶 ? 其他	↓肝葡萄糖生成 ? 其他	丰富的经验 没有体重增加 无低血糖风险 可能的↓CVD 事件(UKPDS)	胃肠道副作用(腹泻,腹部绞痛) 乳酸性酸中毒的风险(罕见) 维生素 B_{12} 缺乏症 多种禁忌证: 严重 CKD 酸中毒,缺氧,脱水,乙醇滥用,其他	低
磺脲类	第二代: 格列本脲 格列吡嗪 格列齐特* 格列美脲	关闭 β 细胞上的 KATP 通道 质膜	↑胰岛素分泌	丰富的经验 ↓微血管事件风险(UKPDS)	低血糖症 体重增加 ? 心肌缺血预适应变迟钝 耐久性低	低
噻唑烷二酮	吡格列酮 罗格列酮†	激活核转录因子 PPAR-γ	↑胰岛素敏感性	无低血糖风险 耐久性 ↑HDL-C ↓甘油三酸酯(吡格列酮) ↓蛋白尿 ? ↓CVD 事件(吡格列酮)	体重增加 水肿/心力衰竭 骨折 ↑LDL-C(罗格列酮) ? ↑MI(meta 分析,罗格列酮)	中
α-葡萄糖苷酶抑制剂	阿卡波糖	抑制肠道 α-葡萄糖苷酶	减缓肠道碳水化合物的消化/吸收	无低血糖风险 餐后血糖平稳 无系统效应	糖化血红蛋白(HbA1c)控制欠佳 胃肠道副作用(腹胀、腹泻) 用药次数较多	中
DPP4 抑制剂	维格列汀* 西格列汀 沙格列汀 阿格列汀 利格列汀	抑制 DDP4 活性,增加餐后活性肠降血糖素(GLP-1, GIP)浓度	↑胰岛素分泌(依赖血糖) ↓胰高血糖素分泌(依赖血糖)	无低血糖风险 耐受良好	HbA1c 疗效一般 荨麻疹/血管性水肿 ? 胰腺炎 可能↑心力衰竭(沙格列汀;阿格列汀)	高
胆汁酸螯合剂‡	考来维仑	在肠道中结合胆汁酸,增加肝胆汁酸的产生 ? 肝中法尼醇受体(FXR)的激活	未知 ? ↓肝葡萄糖生成 ? ↑肠促胰岛素水平	无低血糖风险 ↓LDL-C	对 HbA1c 疗效一般 便秘 ↑甘油三酸酯 可能会影响其他药物的吸收	高
多巴胺-2 受体激动剂	溴隐亭(快速释放型)§	激动多巴胺受体	调节下丘脑代谢 ↑胰岛素敏感性	无低血糖风险 ?↓CVD 事件?(Cycloset 安全试验)	糖化血红蛋白(HbA1c)控制欠佳 头晕/晕厥恶心、疲劳、鼻炎	高
SGLT2 抑制剂	达格列净 卡格列净 恩格列净	抑制肾小管近端 SGLT2	降低葡萄糖重吸收,导致尿糖升高	在疾病所有阶段有效 无低血糖风险 体重减轻 血压降低 ↓蛋白尿 降低心血管死亡风险及心力衰竭住院率(恩格列净、卡格列净) 减缓糖尿病肾病进展(恩格列净、卡格列净)	糖尿病酮症酸中毒 泌尿生殖道感染 多尿症 高渗透性和高钠血症 ↑LDL-C 可逆性↓eGFR ? 骨折风险(卡格列净) ? 急性肾损伤 ? 脚趾截肢(卡格列净)	高

续表

分类	药物	细胞学机制	生理机制	优点	缺点	花费
GLP-1 受体激动剂	艾塞那肽 艾塞那肽(每周一次) 利拉鲁肽 阿比鲁肽 杜拉鲁肽 利西拉来	激活 GLP-1 受体	↑胰岛素分泌(依赖血糖) ↓胰高血糖素分泌(依赖血糖) 减慢胃排空 ↑饱腹感	无低血糖风险 体重下降 ↓心血管风险因素 降低心血管死亡和 MACE 事件(利拉鲁肽)的风险 降低发展为大量白蛋白尿(利拉鲁肽)的风险	胃肠道副作用(恶心/呕吐) ↑脉率 ?急性胰腺炎 ?有丝分裂性/癌症风险 可注射 需要培训	高
糊精模拟物[‡]	普兰林肽[§]	激活胰岛淀粉样多肽受体	↓胰高血糖素分泌 减慢胃排空	↑饱腹感 ↓餐后葡萄糖浓度波动 体重下降	HbA1c 疗效一般 胃肠道副作用(恶心/呕吐) 低血糖症,除非同时降低胰岛素剂量 可注射 需要培训 频繁的给药时间表	高
胰岛素	人 NPH 常规人胰岛素 利斯普罗 作为一部分 谷氨酸 甘精 德特米尔 代格吕德克 预混(几种类型)	激活胰岛素受体	↑葡萄糖处理 ↓肝葡萄糖生成	普遍有效 理论上无限的功效 ↓微血管事件风险(UKPDS)	低血糖症 体重增加 ?有丝分裂性/癌症风险 可注射 培训要求 "不受欢迎"(针对患者)	各异[∥]

AMP,腺苷酸;CKD,慢性肾脏病;CVD,心血管疾病;DPP4,二肽基肽酶 4;eGFR,肾小球滤过率;GI,胃肠道;GIP,葡萄糖依赖性胰岛素肽;GLP-1,胰高血糖素样蛋白 1;HDL-C,高密度脂蛋白胆固醇;LDL-C,低密度脂蛋白;MACE,主要心血管不良事件;MI,心肌梗死;SGLT2,钠-葡萄糖协同转运体 2。

PROactive, Prospective Pioglitazone Clinical Trial in Microvascular Events; STOP-NIDDM, Study to Prevent Non-Insulin-Dependent Diabetes Mellitus; UKPDS, United Kingdom Prospective Diabetes Study.

* 在美国没有被批准。

† 在美国被严格限制处方;在欧洲被撤回。

‡ 侧重于在美国/欧洲的使用。

§ 在欧洲未获许可。

∥ 取决于类型(类似物>人胰岛素)和剂量。

改编和更新自 Inzucchi SE, Bergenstal RM, Buse JB, et al. Management of hyperglycemia in type 2 diabetes, 2015: a patient-centered approach—update toa position statement of the American Diabetes Association and the European Association for the Study of Diabetes. Diabetes Care 2015;38:141.

表 51.4 2 型糖尿病药物治疗的完成和正在进行的心血管试验结果摘要

研究	药品*	患者(人数)	阶段	NCT
完成的研究				
SAVOR-TIMI 53[45]	沙格列汀	16 492	已完成	NCT01107886
EXAMINE[46]	阿格列汀	5 380	已完成	NCT00968708
TECOS[48]	西他列汀	14 671	已完成	NCT00790205
ELIXA[51]	利西拉来	6 068	已完成	NCT01147250
EMPA-REG-OUTCOME[54]	恩帕列净	12 500	已完成	NCT01131676
LEADER[52]	利拉鲁肽	9 340	已完成	NCT01179048
SUSTAIN 6[53]	司马鲁肽	3 299	已完成	NCT01720446
CANVAS[58a]	卡格列净	4 330	已完成	NCT01032629
EXSCEL[52a]	艾塞那肽	14 752	开始于 6/2010	NCT01144338
CV Outcomes-ITCA 650	艾塞那肽 ITCA 650	4 156	开始于 1/2012	NCT01455896

续表

研究	药品*	患者(人数)	阶段	NCT
DEVOTE[44a]	胰岛素德格列酮	7 637	开始于 10/2013	NCT01959529
CANVAS-R[58a]	卡格列净	5 812	开始于 1/2014	NCT01989754
正在进行的研究				
CAROLINA	利拉列汀 vs 格列美脲	6 000	开始于 10/2010	NCT01243424
REWIND	杜拉鲁肽	9 600	开始于 7/2011	NCT01394952
DECLARE-TIMI 58	达格列净	17 160	开始于 4/2013	NCT01730534
CARMELINA	利格列汀	6 980	开始于 7/2013	NCT01897532
VERTIS	麦角灵	3 900	开始于 11/2013	NCT01986881
CREDENCE	卡格列净	3 627	开始于 2/2014	NCT02065791

* 与安慰剂的对比,除了注明的地方。
NCT,国家临床试验[注册号]。

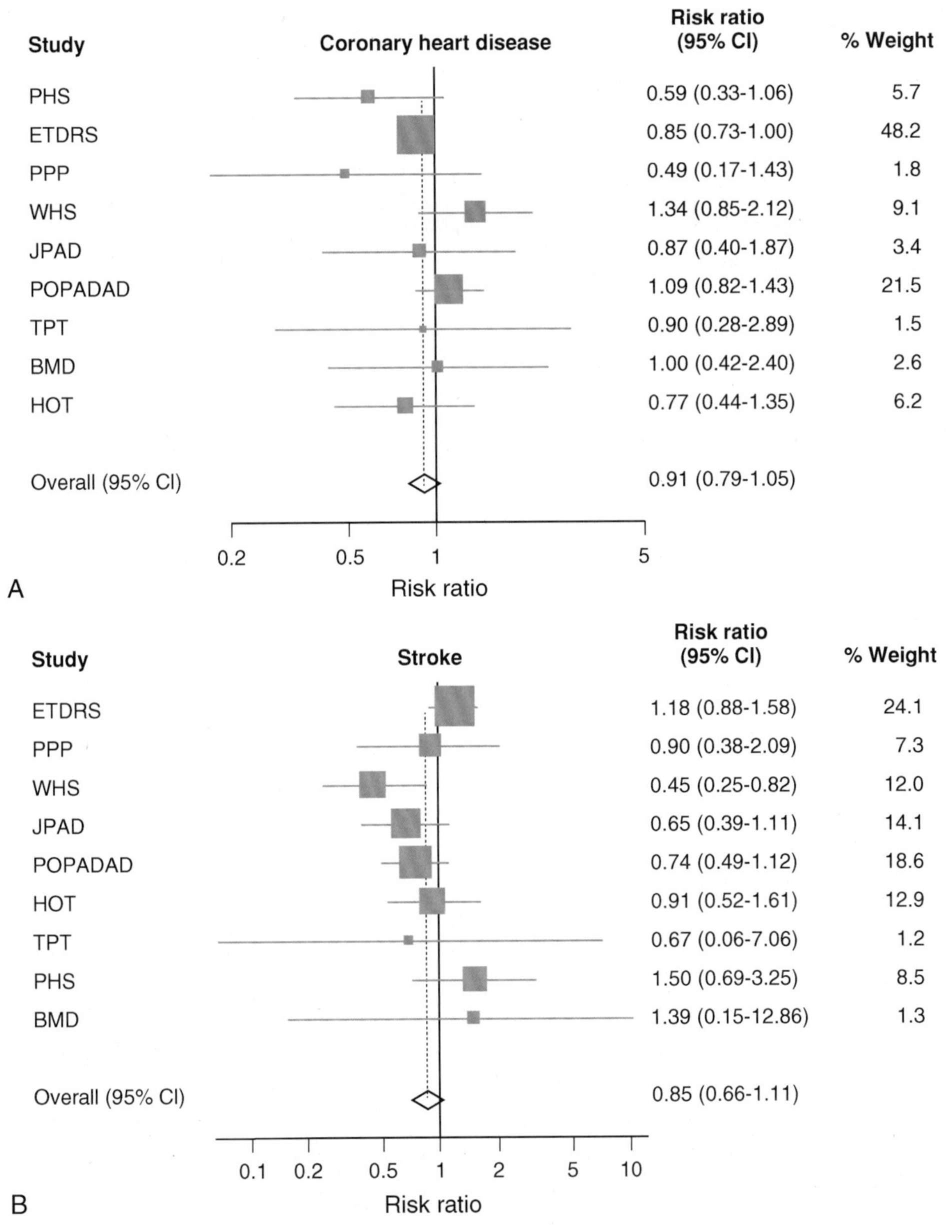

FIGURE 51.8 Meta-analysis of trials examining the effects of aspirin on risk of cardiovascular disease events in patients with diabetes. A, Effect of aspirin on coronary heart disease events. Tests for heterogeneity: $\chi^2 = 8.71$, $P = 0.367$, $I^2 = 8.2\%$. B, Effect of aspirin on risk of stroke in patients with diabetes. Tests for heterogeneity: $\chi^2 = 12.48$, $P = 0.131$, $I^2 = 35.9\%$. BMD, British Medical Doctors; ETDRS, Early Treatment of Diabetic Retinopathy Study; HOT, Hypertension Optimal Treatment; JPAD, Japanese Primary Prevention of Atherosclerosis with Aspirin for Diabetes; PHS, Physicians' Health Study; POPADAD, Prevention of Progression of Arterial Disease and Diabetes; PPP, Primary Prevention Project; TPT, Thrombosis Prevention Trial; WHS, Women's Health Study. (From Pignone M, Alberts MJ, Colwell JA, et al. Aspirin for primary prevention of cardiovascular events in people with diabetes: A position statement of the American Diabetes Association, a scientific statement of the American Heart Association, and an expert consensus document of the American College of Cardiology Foundation. Circulation 2010;121:2694.)

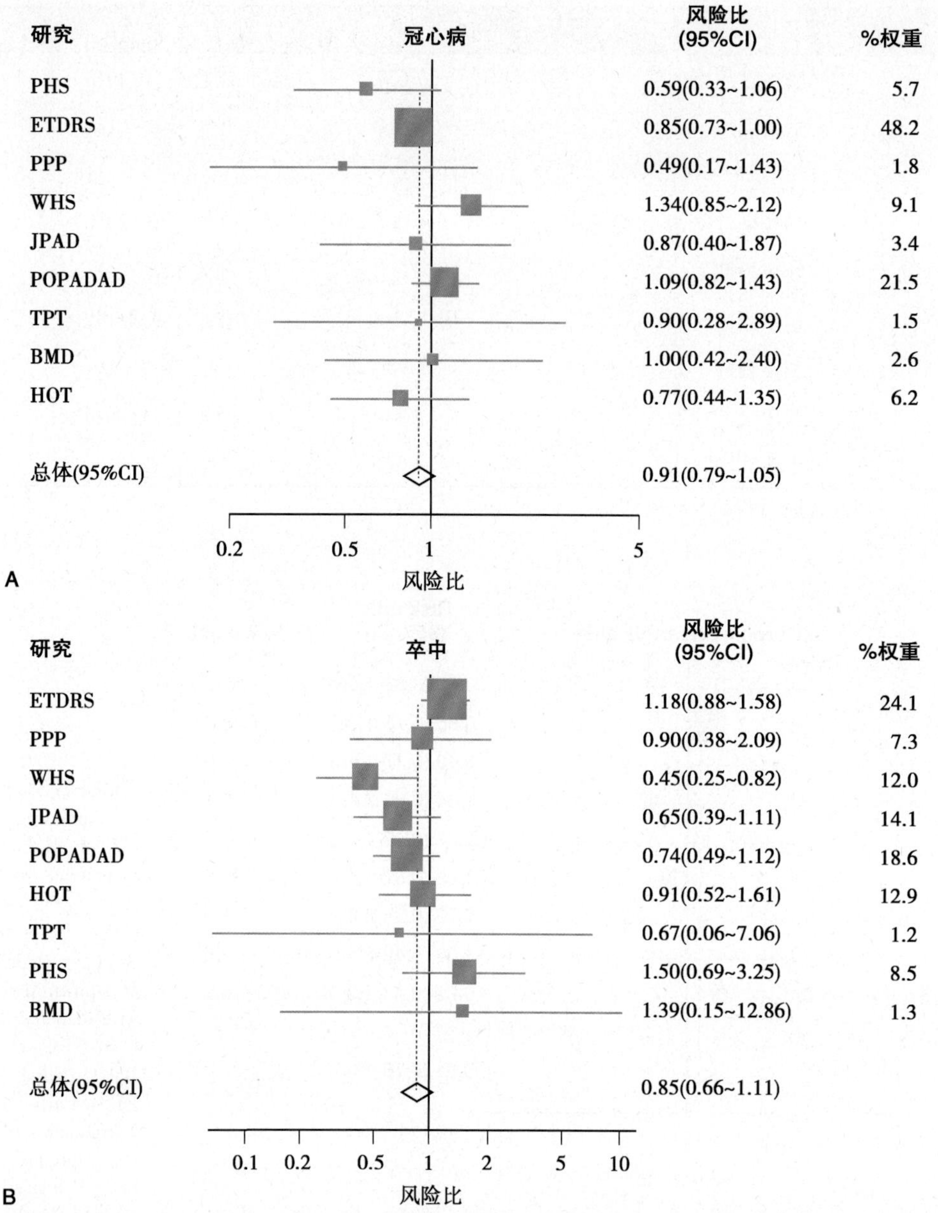

图 51.8 阿司匹林对糖尿病患者心血管疾病风险影响的 meta 分析。A，阿司匹林对冠心病事件的影响。异质性检验：$\chi^2=8.71$，$P=0.367$，$I^2=8.2\%$。B，阿司匹林对糖尿病患者卒中风险的影响。异构性检验：$\chi^2=12.48$，$P=0.131$，$I^2=35.9\%$。BMD，British Medical Doctors；ETDRS，Early Treatment of Diabetic Retinopathy Study；HOT，Hypertension Optimal Treatment；JPAD，Japanese Primary Prevention of Atherosclerosis with Aspirin for Diabetes；PHS，Physicians' Health Study；POPADAD，Prevention of Progression of Arterial Disease and Diabetes；PPP，Primary Prevention Project；TPT，Thrombosis Prevention Trial；WHS，Women's Health Study。（引自 Pignone M，Alberts MJ，Colwell JA，et al. Aspirin for primary preventionof cardiovascular events in people with diabetes：A position statement of the American Diabetes Association，a scientific statement of the American Heart Association，and an expert consensus document of the American College of Cardiology Foundation. Circulation 2010；121：2694.）

二甲双胍。二甲双胍，属于双胍类降糖药物，主要通过减少肝糖原输出、改善胰岛素的敏感性来降低血糖[30]。最近的数据表明二甲双胍刺激来自小肠的肠促胰液素的释放［例如，胰高血糖素样蛋白（glucagon-like protein，GLP）-1，葡萄糖依赖性促胰岛素多肽（glucose-dependent insulinotropicpolypeptide，GIP）］，从而增强内源性胰岛素的分泌。此外，二甲双胍还可以减轻体重、改善血脂代谢、降低炎症指标、改善凝血功能且低血糖风险较低。在英国 2 型糖尿病患者降糖策略的前瞻性研究（United Kingdom Prospective Diabetes Study，UKPDS）中，超重的糖尿病患者在给予包括磺脲类、胰岛素和常规护理的基础上随机给予二甲双胍治疗，结果证明在糖尿病终点事件、心肌梗死及全因死亡率方面，联合二甲双胍的治疗均优于其他两种药物及常规护理治疗。

应用二甲双胍治疗的人群在糖尿病相关结局事件（RRR 32%；95%CI 13%～47%）、糖尿病死亡（RRR 42%；95% CI 9%～63%）和全因死亡率（RRR 36%；95%CI 9%～55%）上显著优于对照组[30]。第二项临床试验 HOME 研究将 390 例糖尿病患者随机分配到二甲双胍组和安慰剂组，对于主要结局事件包括大血管和微血管事件的影响均为中性[30]。然后次要结局事件方面，主要心血管不良事件发生率显著下降（RRR 39%；95%CI 6%～60%），这与 UKPDS 的研究结果相仿。考虑到这两个研究的样本量较小以及心血管事件数目少，因此二甲双胍对于心血管的影响仍不能确定。由于二甲双胍潜在的乳酸酸中毒毒性导致其在美国 FDA 延期通过审核，且二甲双胍在肾功能不全患者中造影剂注射 48～72 小时后以及在不稳定心力衰竭患者中一直是用药禁忌。尽管全球已经应用二甲双胍达 50 年之余，大量的比较临床研究均未确切显示二甲双胍会增加乳酸酸中毒的风险[34,35]。考虑到无证据支持二甲双胍提高乳酸酸中毒风险，2006 年，美国 FDA 删除了二甲双胍对于心力衰竭患者的用药禁忌。最近，FDA 更是调整了二甲双胍在肾功能不全患者中的用药禁忌[36]。之前二甲双胍禁用于血肌酐高于 1.5mg/dl 的男性和 1.4mg/dl 的女性，更新的推荐允许二甲双胍用于稳定的轻到中度的慢性肾脏病人群。这项推荐单在美国就可以使成千上万的患者受益。碘造影剂应用后，对于 eGFR 高于 60ml/min 的患者，二甲双胍不需要中断。而对于肾功能低于该水平的患者，二甲双胍则需要暂停使用，直到没有肾功能减退的发生。基于安全性、耐受性良好，低血糖发生风险低和心血管益处，以及相关仿制药的低成本，在没有禁忌和可耐受的情况下二甲双胍仍然广泛作为 2 型糖尿病的一线用药[14,15]。二甲双胍是目前唯一一种常规推荐与胰岛素合用的口服降糖药。

磺脲类降糖药。磺脲类药物在 1950 年就已应用于临床，是最古老的口服降糖药，他们通过抑制胰腺 β 细胞 ATP 依赖的钾离子通道来增加胰岛素释放从而降低血糖，它们是目前最有效的口服降糖药，但也与体重增加相关。虽然第一代药物甲苯磺丁脲在早期的随机试验中会增加心血管不良事件和全因死亡率，但在之后的大型临床研究中，二代和三代的磺脲类药物并未发生类似的心血管不良事件。基于大量的临床用药经验和药品的廉价性，以及在临床试验中较好的降糖效果，磺脲类药物构成了 2 型糖尿病的二线降糖药物（在二甲双胍之后）[14]。

然而，对于在心血管疾病患者中使用磺脲类药物的担忧仍然存在，主要是磺脲类药物会使体重增长，增加低血糖风险，及其对肾上腺素能应激反应的刺激作用所带来的潜在的不良心血管效应。此外这些药物可以通过阻断 ATP 依赖钾离子通道，抑制所谓的缺血预适应。在心肌梗死动物模型中，心肌钾离子 ATP 通道的激活减少梗死面积，这个称为缺血预适应，可被磺脲类药物阻断。这些观察结果在人类中的相关性仍不清楚，但是这种阻断效应是对在 ACCORD 试验中更密集治疗的患者中观察到心肌梗死死亡率增加的一个潜在解释，由于研究有限，这一推测仍然没有得到证实。根据试验中的药物分配来分析结果，UKPDS 试验的观察与结果-效应的可能相反，因为使用两种不同的磺酰脲，氯丙酰胺和格列本脲（美国的格列本脲）的强化降糖策略所导致的心肌梗死和心血管死亡类似于胰岛素、二甲双胍和常规饮食治疗的效果[30]。

基于这些担忧，已经开发出相对特定于胰腺钾离子 ATP 通道的磺脲类药物（例如格列美脲），尽管目前还没有临床试验评估这些新成员的心血管安全性和有效性。然而，最近来自丹麦国家登记处的观察数据支持了磺酰脲类药物对全因和心血管死亡率的不良影响。与二甲双胍相比，所有磺酰脲类药物，包括胰腺特异性格列美脲在多变量和倾向调整后的死亡均有统计学意义的显著增加[37]。来自其他观察性研究的数据并不一致，有一些发现与不良心血管事件有关[38-40]。

在随机试验中，磺酰脲类药物的安全性与观察性研究中出现的所谓用药风险之间的潜在差异有两个主要解释。首先，观察性研究可能是错误的，他们的研究结果受到了无法在数据集中评估的混杂因素的影响，最重要的是适应证。或者，在临床试验的仔细观察下，这些药物可能是安全的，但它们的潜在危险可能只有在一般实践环境中使用时才会出现。正在进行的 CAROLINA（NCT01243424）试验比较了 DPP4 抑制剂利格列汀和格列美脲的安全性，其心血管事件结局将有助于解答这个问题[41]。

噻唑烷二酮类。噻唑烷二酮类（即罗格列酮和吡格列酮）可通过增加靶组织对胰岛素敏感性从而降低 2 型糖尿病患者的血糖，并通过激活核受体 PPAR-γ 诱发广泛多样的升高胰岛素效应，一些效应对心血管疾病风险和疾病的间接终点事件有益，因此这类药物对心血管疾病的发病率和死亡率的影响受到关注[14]。吡格列酮大血管事件预期临床研究（PROactive 研究），是第一个评估降糖药物在心血管疾病临床事件方面作用的研究，研究中纳入伴有心血管疾病的 2 型糖尿病患者，经过 34.5 个月的治疗，结果显示，吡格列酮治疗与安慰剂相比，虽然对主要终点的影响效果并不显著，但显著降低了全因死亡率、非致死性心肌梗死和卒中的复合终点事件，与此相反，罗格列酮可能会增加心血管疾病的风险，特别是增加心肌梗死的风险[30]。最近，在一项为期 4.5 年的研究中，研究对象包括近期卒中或短暂性脑缺血发作（transient ischemic attack，TIA）但无糖尿病的胰岛素抵抗患者。与安慰剂相比，吡格列酮组复发性卒中或心肌梗死风险降低 24%（HR，0.76；95% CI 0.62～0.93）[42]。无可否认，在没有糖尿病的患者中，这些数据支持 PROactive MACE 研究结果。在 IRIS 研究中，吡格列酮可使患糖尿病的风险降低 52%（HR，0.48；95% CI 0.33～0.69）[43]。在同一试验中，吡格列酮是唯一一种既能降低心血管疾病风险又能预防糖尿病的药物，尽管尚不清楚这些作用是否必然相关。

相比之下，罗格列酮曾一度被怀疑增加心血管疾病风险，特别是心肌梗死风险。这些数据来自对 2 期和 3 期临床试验的 meta 分析，这最初导致了美国对产品标签的严格限制，并导致罗格列酮退出其他市场。然而，一项随机开放试验显示，罗格列酮对服用二甲双胍或磺脲类药物的高危患者心血管结局的影响是中性的。此后，FDA 对罗格列酮产品标签进行了更新，以反映这一发现，但该药仍很少使用。

罗格列酮或吡格列酮都会增加周围性水肿的风险，增加新发或恶化心力衰竭的风险虽小，但该风险持续增加。在此基础上，这两种药物的标签都警告心力衰竭患者不要使用，纽约心脏协会（New York Heart Association，NYHA）心功能分级Ⅲ或Ⅳ级心力衰竭患者禁止使用该类药物。虽然观察到的水肿和心力衰竭增加的机制尚不清楚，但这似乎主要是由于肾钠回收和血浆体积扩大增加，目前没有证据表明这些药物对心脏有害。在 IRIS 研究中，两组随机分组的心力衰竭结果没有差异，可能是由于研究中心力衰竭患者被排除以及如果明显水肿或体重增加时会减少药物用量[42]。

胰岛素。建议用胰岛素治疗心血管疾病的益处可以从包括 1 型糖尿病和 2 型糖尿病在内的临床试验中获得，但这些研究在评估这些影响方面的统计效力都很有限。最近，ORIGIN 试验的结果出来了[44]。本研究随机选取了 12 537 名有心血管危险因素且合并空腹血糖受损，糖耐量受损，或普遍接受甘精胰岛素治疗 2 型糖尿病或标准护理的患者，主要研究终点是：①非致死性心肌梗死，非致死性卒中或心血管死亡事件；②这些事件加上血运重建或心力衰竭住院。在 6.2 年的中位随访时间后，甘精胰岛素组和安慰剂组在第一次主要复合终点（每 100 人 · 年 2.94 例 vs 2.85 例；$P=0.63$）或第二次主要终点发生率上没有明显差异（每 100 人 · 年 5.52 例 vs 5.28 例；$P=0.27$）。尽管 ORIGIN 并未证明甘精胰岛素的优越性，其点估计分别是 1.02 和 1.04，上限都是 1.11，正好在调控标准的上限（小于 1.3），显示了降糖药物的心血管安全性。正如预期的那样，使用胰岛素会导致低血糖和体重增加。只有一项试验评估了两种不同类型基础胰岛素之间的心血管结果。DEVOTE 随机分配了 7 637 名 2 型糖尿病患者使用德谷胰岛素或甘精胰岛素[44a]。主要心血管不良事件发生率相似，分别为 8.5%和 9.3%（HR，0.91；95%CI 0.78~1.06）。然而，使用德谷胰岛素的患者很少会经历严重的低血糖（4.9% vs 6.6%；率比，0.60；$P<0.001$）。

二肽基肽酶 4（DPP4）抑制剂。 DPP4 抑制剂具有选择性地抑制二肽基肽酶 4 的作用。二肽基肽酶是一种循环酶，可降解内源性的胰高血糖素样蛋白（GLP）-1 和葡萄糖依赖性促胰岛素多肽（GIP），适当刺激胰岛素分泌和/或抑制胰高血糖素的释放。因此，抑制 DPP4 可以增强 GLP-1 和 GIP 作用，降低葡萄糖水平。4 种 DPP 抑制剂沙格列汀、阿格列汀、西格列汀和利格列汀已经被批准在美国临床使用，第五种药物（vildagliptin）在其他地方被批准。每一种都作为每日一次的片剂服用，具有适度的降糖作用，对体重无影响，低血糖风险低。

3 种 DPP4 抑制剂的随机心血管结局试验已经完成，另外两项试验正在进行（表 51.4 和图 51.9）。在 SAVOR-TIMI 试验中，16 492 名 2 型糖尿病合并动脉粥样硬化性心血管疾病或有相关危险因素的患者随机接受沙格列汀，5mg/d（当 eGFR≤50ml/min 时改为 2.5mg/d 或安慰剂盲法治疗[45]。沙格列汀对心血管死亡、心肌梗死和缺血性卒中的主要复合结局无影响（HR，1.00；95% CI 0.89~1.12），但心力衰竭患者住院时间意外增加（HR，1.27；95% CI 1.07~1.51），该观察结果仍未得到充分证实，需要再评估 DPP4 抑制剂的其他研究结果。

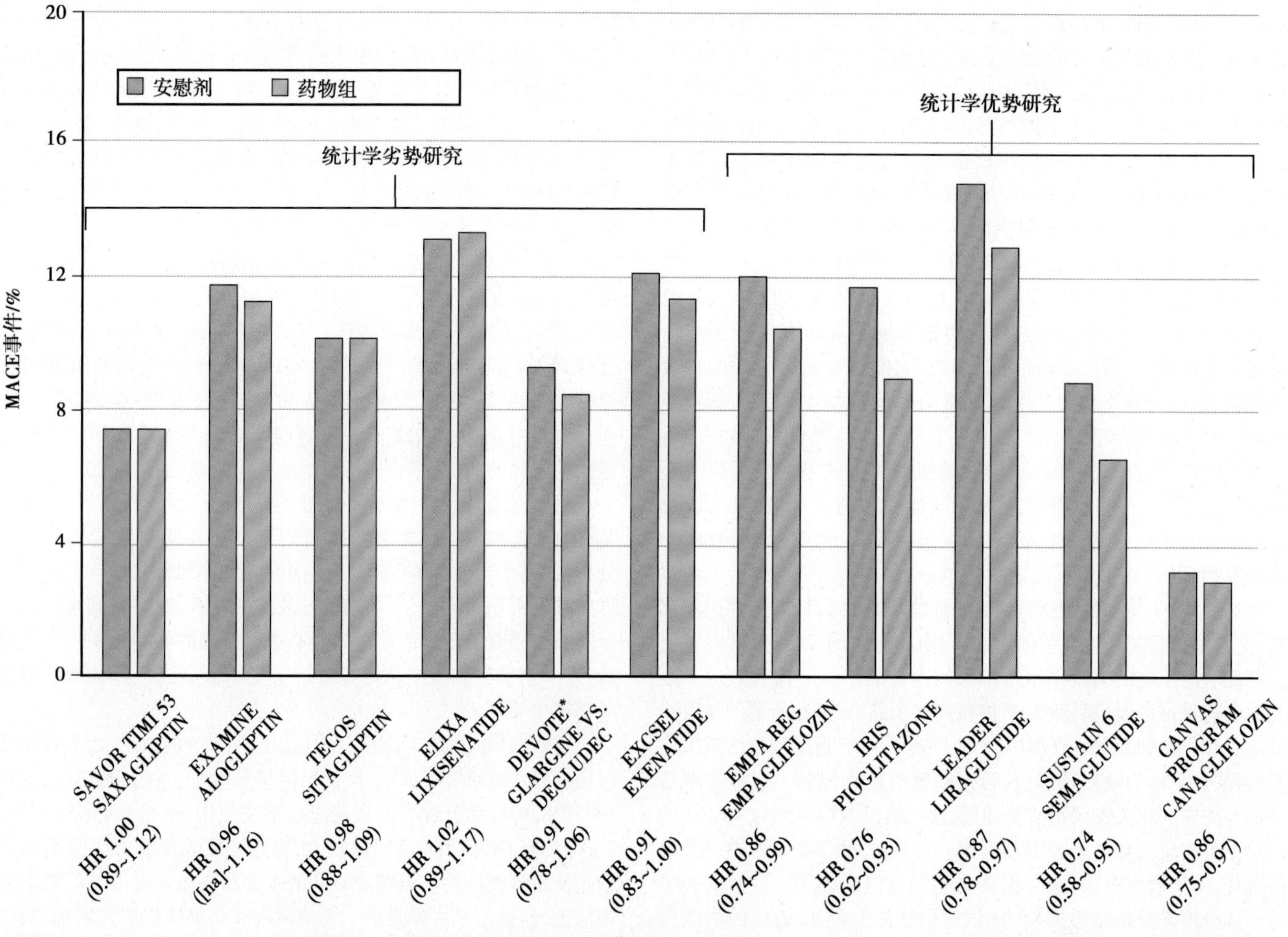

图 51.9 到目前为止已完成的降糖治疗试验的主要复合心血管结局的结果汇总。* Activecontrolledtrial. SAVOR TIMI 53（Saxagliptin Assessment of Vascular Outcomes Recorded in Patients with Diabetes Mellitus-Thrombolysis in Myocardial Infarction）[45]；EXAMINE（Examination of Cardiovascular Outcomes with Alogliptin Versus Standard of Care）；[46,47] TECOS（Trial Evaluating Cardiovascular Outcomes With Sitagliptin）；[48] ELIXA（Evaluation of Lixisenatide in Acute Coronary Syndrome）；[51] EMPA REG（Empagliflozin Cardiovascular Outcome Event Trial in Type 2 Diabetes Mellitus Patients）；[54] IRIS（Insulin Resistance Intervention after Stroke）；[42] LEADER（Liraglutide Effect and Action in Diabetes：Evaluation of Cardiovascular Outcome Results）；[52] EXSCEL（Exenatide Study of Cardiovascular Event Lowering）；[52a] DEVOTE（Degludec Cardiovascular Outcomes Trial）；[44a] SUSTAIN 6（Trial to Evaluate Cardiovascular and Other Long-term Outcomes with Semaglutide in-Subjects with Type 2 Diabetes-6）；[53] CANVAS（Canagliflozin Cardiovascular Assessment Study）.[58a]

在 EXAMINE 研究中,5 380 名 2 型糖尿病合并近期急性冠脉综合征(ACS)事件的患者被随机分配使用阿格列汀与安慰剂的盲法治疗。对心血管死亡、心肌梗死和卒中的主要复合结局无影响(HR,0.96;97.5%的置信上限=1.16)。在随后的一份报告中,心力衰竭住院作为包括心力衰竭在内的扩增 MACE 事件的第一个事件,在阿格列汀和安慰剂组的患者之间也发生了类似的情况(HR,1.07;95% CI 0.79~1.46),但在试验开始时没有心力衰竭的患者经阿格列汀治疗,心力衰竭住院率有统计学差异(HR,1.76;95% CI 1.07~2.90)[47]。

纳入 14 671 名 2 型糖尿病合并动脉粥样硬化性心血管疾病患者的 TECOS 研究评估了沙格列汀与安慰剂的心血管效应。沙格列丁对于主要心血管结局事件无显著性影响(HR,0.98;95% CI 0.88~1.09)。与 SAVOR 和 EXAMINE 相比,在基线有或无心力衰竭的亚组中,西格列汀组没有心力衰竭住院率的增加(HR,1.0;95% CI 83~1.20)[49]。

对这 3 个研究进行 meta 分析显示,治疗期间发生心力衰竭住院的风险是 1.15(0.98~1.34),且 SAVOR-TIMI 研究起主要效应[49]。纳入 84 项 DPP4 抑制剂临床试验的 meta 分析发现,随机分配到 DPP4 抑制剂组的患者发生心力衰竭的整体风险更大(OR:1.19;95% CI 1.03~1.37)。在一项观察性研究中,约 60 000 名 2 型糖尿病患者平均随访 2.4 年,使用 DPP4 抑制剂与心力衰竭增加无关(调整后 OR 值 0.88;95% CI 0.63~1.22)[50]。根据随机试验数据,2016 年 2 月,FDA 在处方标签上添加了心力衰竭警告,主要用于沙格列汀和阿格列汀,但不包括西格列汀和利格列汀。警告称,如果患者在治疗过程中出现心力衰竭,处方人员应考虑停止用药。综上所述,在相对短期的临床试验中,DPP4 抑制剂对心血管事件的影响似乎是中性的(图 51.9),一些人担心至少有两种 DPP4 抑制剂,沙格列汀和阿格列汀,会使心力衰竭住院率略有上升。

胰高血糖素样肽(GLP)-1 受体激动剂。GLP-1 受体激动剂(RAs)是增强内分泌系统的可注射药[30]。内分泌激素 GLP-1 和 GIP 是肠道在进食后分泌的神经内分泌激素。它们对葡萄糖代谢有不同的影响,包括刺激葡萄糖依赖型胰岛素分泌、抑制胰高血糖素(也以葡萄糖依赖型)、胃排空减慢和饱腹感增强。GLP-1 受体激动剂除了降低血糖外,还有其他治疗益处,包括相关的体重减轻(通常为 3 到 4 公斤),以及血压和脂质谱的适度改善。它们不会增加低血糖的风险,除非与其他本身会增加风险的药物一起使用(如磺酰脲类药物、胰岛素)。

在首个 GLP-1 受体激动剂心血管结局试验(ELIXA 试验)中,对 6 068 例近期 ACS 患者进行了利西拉肽试验,发现其主要复合 MACE 结果是中性的(HR,1.02;95% CI 0.89~1.17)[51]。然而,第二个心血管结局试验(LEADER 研究报道[52],利西拉肽降低了 13%的心血管死亡、心肌梗死和卒中(HR,0.87;95% CI 0.78~0.97),与心血管死亡(HR,0.78;95% CI 0.66~0.93)、非致死性心肌梗死(HR,0.88;95% CI 0.75~1.03)、卒中(HR,0.89;95% CI 0.72~1.11)结果一致(图 51.9)。心力衰竭住院同样也无差异。在 EXSCEL 研究中,艾塞那肽(exenatide)每周一次被证明对主要不良心血管事件的影响是中性的(HR,0.91;95%CI,0.83~1.00;P=0.061 为优势),尽管药物的依从性比例低于大多数试验,可能降低了试验发现益处的能力[52a]。值得注意的是,在本试验中,主动治疗组的全因死亡率降低了(HR,0.86;0.77~0.91;P=0.016)。

其他 GLP-1 受体激动剂正在接受心血管结局检查,包括阿必鲁肽(albiglutide)和杜拉鲁肽(dulaglutide)。索马鲁肽(Semaglutide)是一种每周进行一次的 GLP-1 受体激动剂,其心血管结局试验显示与安慰剂相比,接受 Semaglutide 患者的心血管死亡、非致命性心肌梗死或非致命性卒中方面有显著降低[53]。

钠-葡萄糖协同转运蛋白 2(SGLT2)抑制剂。SGLT2 抑制剂是最新的一类降糖药物,可阻断肾近端小管中的 SGLT2 受体,增加尿中葡萄糖和钠的排泄。这种效应不仅能降低血糖,还能适度降低体重(约 2g)和血压(约 4/2mmHg)。第一个完整评估 SGLT2 抑制剂心血管结局试验的 EMPA-REG OUTCOME 研究,比较了恩格列净和与安慰剂对心血管事件的影响[54]。本研究纳入了 2 型糖尿病且合并动脉粥样硬化性心血管疾病的高危人群。共招募 7 020 例长期糖尿病患者(>10 年 57%),平均随访 3.1 年;75%的患者有冠心病,46%的患者既往有心肌梗死,约 10%的患者有心力衰竭史。EMPA-REGOUTCOME 的患者人群在基线时治疗良好,75%以上的患者服用他汀类药物,95%以上的患者接受降压药治疗,90%左右的患者服用抗凝/抗血小板药物。这类循证治疗导致了良好的风险因素管理,平均血压为 135/77mmHg,平均 LDL-C 为 85mg/L。试验表明,心血管死亡、非致命性心肌梗死和非致命性卒中的主要综合结果显著降低了 14%(HR,0.86;95% CI 0.74~0.99)(图 51.9)。心血管死亡率降低 38%(5.9% vs 3.7%;HR,0.62;95% CI 0.49~0.77),即 3.1 年内治疗 39 例患者即有 1 人免于心血管死亡。此外,恩格列净显著降低了 35%的心力衰竭住院率(HR,0.65;95% CI 0.50~0.85)。全因死亡率降低 32%(HR,0.68;95% CI 0.57~0.80)。心力衰竭的获益似乎扩展到那些既往有和没有心力衰竭的人,恩格列净不仅可以预防心力衰竭的临床恶化,也降低发生率[55]。有鉴于此,欧洲心脏学会在其最新的一套指南中支持将恩格列净作为 2 型糖尿病患者心力衰竭的预防治疗[56]。

在 EMPA-REG OUTCOME 研究前几周,心血管死亡和心力衰竭住院结局的事件曲线均在早期出现差异。结合恩格列净对心肌梗死、卒中或不稳定心绞痛的无显著影响,这表明恩格列净的好处并不依赖于对动脉粥样硬化的影响,而是可能通过其利尿机制和对肾小球血流动力学的其他影响相关的血流动力学效应而发生[7,57,58]。对这个问题正在进行深入的研究,以了解 SGLT2 抑制剂的这一惊人效果,这是第一种在糖尿病高危心血管疾病患者中显示出明显疗效的药物。

第二项报道 SGLT2 抑制剂心血管结局的试验,CANVAS 研究,纳入了 10 142 名具有高心血管风险的 2 型糖尿病患者,他们被随机分配到卡格列净或安慰剂组[58a]。大约三分之二的人已经确诊心血管疾病,大约三分之一的人只有风险因素。卡格列净组的风险降低几乎与 EMPA-REG OUTCOME 相同,包括 MACE 事件(HR,0.86;95% CI 0.75~0.97)、心力衰竭住院(HR 0.67;95% CI 0.52~0.87)和 CKD 进展(HR 0.60;95%CI,0.47~0.77)。MACE 组成成分的 HR 均<1.00,但均无统计学意义。具体来说,心血管死亡率的点估计值(HR,0.87;95% CI,072~1.06)没有达到 EMPA-REGOUTCOME 的显著降低。此外,在 CANVAS 研究中发现了两种卡格列净的副作用:下肢截肢风险加倍(HR,1.97;95% CI,1.41~2.75),骨折风险较小增加(HR,1.23;95% CI,1.04~1.52)。这些并发症背后的机制尚不清楚。恩格列净和达格列净的类似副作用尚未见报道。

到目前为止,SGLT2 抑制剂类只有关于恩格列净和卡格列净的心血管影响数据,达格列净(NCT0173054)和埃格列净

(NCT01986881)的相关评估研究正在进行中。

其他降糖药物。对于其他降糖药物而言,CVD 结果的数据是有限的,最近出现了许多新类型的药物,或处于Ⅲ期临床研究的后期,如表 51.3 和表 51.4 所示[30]。这些新药具有低血糖风险很低的优点,其中很多都是体重中性的,或者会导致体重减轻。Colesevelam 是一种胆汁酸螯合剂,最初被批准用于治疗高胆固醇血症,也被批准用于治疗 2 型糖尿病和-葡萄糖苷酶抑制剂抑制肠道碳水化合物的吸收。这些药物对 CV 结果的影响尚不清楚,除了在糖尿病预防试验中使用阿卡波糖降低了心肌梗死发生率之外(STOP NIDDM 研究[30])。然而,在更大的 ACE 试验中,有 6 522 名中国冠心病患者和糖耐量受损患者服用阿卡波糖不影响 CV 复合结果(HR,0.98;95%CI,0.86~1.11)[58b]。但胃肠不耐受限制了它们的临床应用[14]。

MACE,主要不良心血管事件,包括所有试验的心血管死亡、非致死性心肌梗死和非致死性卒中的复合终点,还包括因不稳定型心绞痛住院治疗。

强化血糖控制策略与宽松的血糖控制策略的心血管效应

强化降糖策略对心血管的影响

UKPDS 研究纳入 5 102 例新诊断 2 型糖尿病的患者,给予磺脲类药物、胰岛素和单独饮食控制治疗,其中 795 例超重患者再随机给予二甲双胍治疗,长期随访[30]。UKPDS 研究历时 10 年,最近公布其部分研究结果。在胰岛素和磺脲类治疗的分析中,10 年的平均 A1c 水平下降达 7.0%和 7.9%,而且强化降糖可以降低所有糖尿病相关并发症复合终点的风险(RRR=12%,P=0.029)和显著改善微血管疾病的风险(RR=25%,P=0.01)。两组强化治疗后发生心肌梗死的风险分别下降 14.8%和 16.8%(P=0.052);虽然卒中事件增加(5.6% vs 5.2%),但差异无统计学意义(P=0.52)。在超重的受试者中,二甲双胍治疗有更好的血糖控制效果(Alc 下降 7.4% vs 8.0%),以及显著降低心肌梗死的风险(RRR=39%,P=0.01)和降低全因死亡率(RRR=36%,P=0.011)[30]。这些分析表明强化降糖治疗可以显著降低心肌梗死的风险,包括胰岛素和磺脲类组(RRR=15%,P=0.01),二甲双胍组(RRR=33%,P=0.05)。

心血管事件曲线分化现象在整个随机研究治疗停止后持续显现,尽管平均血糖控制研究结束快速收敛,表明早期的血糖控制具有重要的益处,这与 DCTT 研究的长期随访结果相似。但这种效果的生物学基础目前尚不清楚。

最近,3 个旨在评估 2 型糖尿病患者强化血糖控制对心血管疾病风险影响的试验结果被公布,3 个试验总受试人数超过 23 000 名,历时 3~5 年不等,结果均未表明强化降糖治疗对心血管疾病有显著益处[30]。

ACCORD 研究在 10 251 名有心血管疾病高风险的 2 型糖尿病患者中比较强化与标准降糖治疗的疗效,A1c 终点达到 6.4%与 7.5%[30]。因全因死亡率升高,这项试验在安全监管委员会的建议下被提前终止(257 vs 203 个全因死亡事件,P=0.04),在强化治疗组主要复合心血管疾病终点,包括心血管死亡、心肌梗死和卒中与标准治疗组相比无显著差异(HR=0.90;95% CI 0.78~1.04)。死亡率增加的确切原因仍不清楚,可能的原因包括低血糖反应增加诱发心血管死亡和特殊药物及药物组合产生的副作用,最近的研究有可能解决这一问题。研究中超过 75%的强化治疗患者应用胰岛素,大部分患者同时服用三个或更多的口服制剂,特殊治疗缺乏随机性,因此分析原因很困难。

ADVANCE 研究中收集了 11 140 例 2 型糖尿病患者,都伴有心血管疾病、微血管病变或其他血管危险因素[30]。患者被随机分为强化治疗组与标准治疗组,强化组给予格列齐特加上其他降糖药物治疗,标准组单独予其他降糖药物治疗。试验结果 A1c 终点达到 6.4%和 7.0%,发生 1 147 个心血管事件(10.0% vs 10.6% RRR=6%,95%CI,6%~16%);这与 ACCORD 研究结果相似,在改善心血管死亡、心肌梗死和卒中主要复合终点方面未能达到统计学差异。与 UKPDS 的研究结果相反,ADVANCE 研究 5 年的随访数据显示,在强化治疗组主要心血管不良事件发生率并未显著降低[59]。

VADT 研究招募 1 791 名血糖控制不佳的美国退伍军人,受试者被随机分为强化与标准降糖治疗[30]。尽管在血糖控制方面效果差别明显(Alc 6.9% vs 8.4%),但是发生 499 例重要心血管不良事件,这项试验也未能证明强化降糖治疗可以改善心血管疾病转归(29.5% vs 33.5%,P=0.14)。然而在对 78%的人群随访 3.3 年后的结果显示,强化降糖组相比标准降糖组,主要结局事件降低了 17%(P=0.04)[60]。

根据上述 3 个试验研究及 UKPDS 研究对新诊断的糖尿病患者的长期观察结果进行分析,得出一种观点,即早期糖尿病患者强化降糖可能更安全,更有利于心血管,尤其是尚没有心血管疾病的患者。这一策略的推论是,对于某些风险增加的患者,如非常年长的患者和那些潜在合并症较多的患者,特别是那些患有心血管疾病的患者,可能可以接受比较宽松的血糖控制目标。虽然这些假说需要在其他的临床试验中得到确认,最近的 ADA/EASD 指南则采纳这一降糖策略,即对于某些人群包括患有中重度心血管疾病的患者,糖化血红蛋白目标定为 8%[14,15]。采用这种方法最主要的考虑是,对于那些预期寿命有限的人来说,任何减少微血管疾病的短期益处的证据都是有限的。

综上所述,虽然这些最近的随机试验研究中强化降糖治疗没有表现出显著的心血管益处,但根据对每项试验的主要复合终点的分析显示,相对危险度的点估计减少 6%~12%,95%可信区间从 1.04~1.06。这些结果提供了强化降糖在主要心血管事件中的好处。最近公布的 meta 分析显示,强化降糖治疗可减少心肌梗死(HR=0.83;95%CI 0.75~0.93)、卒中(HR=0.93;95%CI 0.81~1.06)及对全因死亡(HR=1.02;95%CI 0.87~1.19)没有显著的影响,这为进一步强化降糖治疗在心血管安全方面提供了保障。最近美国和欧洲监管机构在糖尿病药物注册时排除在心血管安全性方面非劣性研究可信区间 1.3 以上者(或不劣于对照值的 30%)。

血糖管理小结

强化血糖控制对微血管疾病风险有积极影响,但其在心血管疾病风险修正中的重要性仍不确定。根据积累的数据,ADA 和 EASD 最近的指南支持比以前建议的更加个体化的治疗方案,对于预期寿命较短且有严重合并症的患者,包括已患有心血管疾病者,采用更宽松的 HbA1c 目标(图 51.10),建议 HbA1c 目标为 8%(或更高)[14,15]。直到最近,在大多数用于 2 型糖尿病的降糖治疗的临床结果数据缺乏的情况下,二甲双胍治疗后的降糖药物的有序添加仍由医务人员自行决定,并将个别患者和药物特征纳入此类治疗决定中。鉴于 EMPA-REG OUTCOEM、LEADER、IRIS 和 sustainable-6 试验的里程碑式发现,降低血糖水平的方法很重要,尤其对于确诊心血管疾病的患者。恩格列净、利拉鲁肽、索马鲁肽或吡格列酮是否在一级预防中有效尚不清楚。

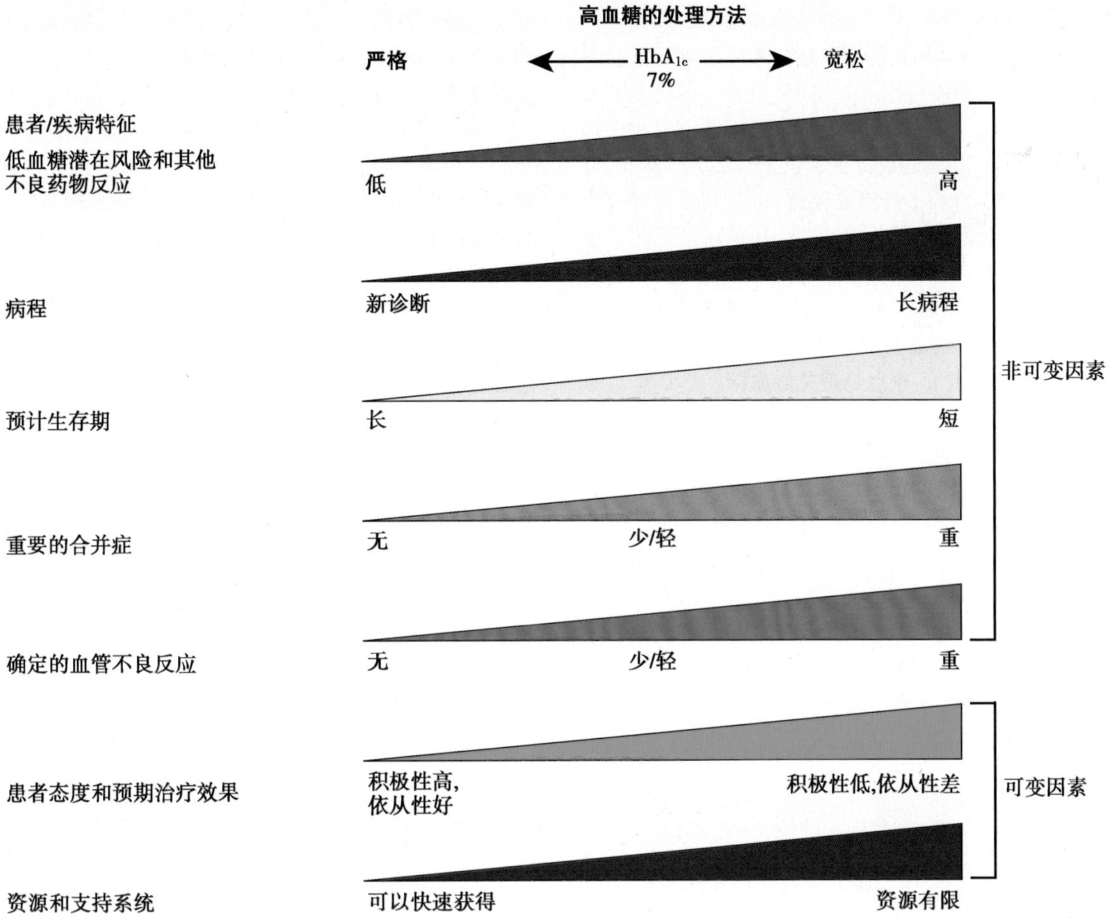

图 51.10　2 型糖尿病(DM)降糖强度的调节。描述了医生可能用于确定 2 型糖尿病患者的最佳糖化血红蛋白目标的患者和疾病因素。对特定领域的更大关注表现为相应斜坡的高度增加。因此,向左表明更严格的降糖目标,而向右则是(实际上,有时是强制的)不那么严格的努力。在可能的情况下,这些医疗决策应该与患者一起做出,反映他或她的偏好、需求和价值观。这个“量表”并不是设计用来严格应用的,而是用来作为指导临床决策的广义结构。(引自 Inzucchi SE, Bergenstal RM, Buse JB, et al. Management of hyperglycemia in type 2 diabetes, 2015: a patient-centered approach: update to a position statement of the American Diabetes Association and the European Association forthe Study of Diabetes. Diabetes Care 2015;38:141.)

急性冠脉综合征(ACS)

由于糖尿病患者具有发生 ACS 的高风险,所以很多研究调查都集中在这类人群中[61,62]。最新的 ACS 指南建议,糖尿病应被视为 ACS 的等危症(见第 58~60 章)。对糖尿病患者应给予一些特殊治疗。

ACS 患者的糖尿病筛查

ACS 患者经常患有糖尿病,大约有三分之一的 ACS 患者曾被诊断为糖尿病[3,63]。此外,许多患者出现 ACS 事件作为糖尿病的第一个并发症,在这种情况下,以前未发现的糖尿病也很常见,影响多达 20%~25%的 ACS 患者[63]。因此,所有非 ST 段抬高(non-ST-segment elevation, NSTE) ACS 患者都应该进行糖尿病筛查[63,64]。考虑到与 ACS 事件相关的应激性高血糖可能干扰血糖检测,筛查应不仅仅包括空腹血糖评估,还应包括糖化血红蛋白检测和/或口服糖耐量检测[10,63,65]。在住院病程中早期诊断糖尿病是很重要的,因为它会影响以后的治疗决定。

胰岛素注射和血糖控制

几十年来的研究已经评估了在 ACS 事件中心肌代谢调节的作用,胰岛素应用是研究的主要焦点。到目前为止,几乎所有评估静脉注射胰岛素在 ACS 中的作用的试验都使用了高剂量的胰岛素,并辅以外源性葡萄糖,以避免低血糖,无论是否辅以钾,即所谓的葡萄糖胰岛素-钾(glucoseinsulin-potassium, GIK)极化液疗法。这些方案主要针对输注期间 126 到 200mg/dl 的许可性高血糖。这一策略最终在当代 ACS 管理中被证明是无效的,在对 20 201 名 ST 段抬高性心肌梗死(STEMI)患者进行的 CREATE ECLA GIK 试验中,随机选择 GIK 治疗与常规治疗相比,死亡 1 980 例—表明与常规治疗相比,GIK 治疗没有任何获益[66]。这些结果导致了停止应用 GIK 治疗 ACS 患者。

到目前为止,在 ACS 患者中,还没有完成足够有效的临床结果试验来评估使用静脉胰岛素或任何其他治疗的目标血糖控制。DIGAMI 试验中,620 名患者在出现心肌梗死时出现高血糖,随机分为急性胰岛素输注,随后进行多次皮下注射胰岛素或常规护理,在长期随访中胰岛素治疗组的死亡率显著降低[66]。DIGAMI 使用急性高剂量胰岛素输注(5U/h),再加上静脉输注葡萄糖和允许性高血糖 126~198mg/dl,这种胰岛素使用策略在随后的 GIK 试验中也得到使用,包括提到的 CREATE ECLA GIK 试验。本研究常被误解为强化血糖控制的试验,但为 2004 年以来 ACS 事件管理中强化血糖控制的 ACCF/AHA 指南建议提供了依据[10,62,64]。然而,目前尚缺乏 ACS 患者中强化降糖治疗有益证据,以及其他大部分在 ICU 中开展的临床研究也显示没有显著益处,甚至在最近的一项最大的 ICU 研究中静脉胰岛素强化降糖治疗增加死亡率[66]。基于此,指南对于 ACS 患者的血糖控制也发生了显著改变[66]。ACCF/AHA 和 ESC 指南目前都提倡在 ACS 患者静脉输注胰岛素,以达到低于 180mg/dl 的血糖水平,重点是避免低血糖。

重病患者强化降糖导致的低血糖风险仍然是一个备受关注的问题,最近研究中严重低血糖发病率高达 19%。低血糖风险在 ACS 中尤为重要,低血糖产生的激素反应,对缺血及梗死的心肌可能是非常有害的。研究数据表明 ACS 患者低血糖相关风险增加,但低血糖是否是疾病严重程度或发生不良后果的一个标志还不太清楚[66]。在 NICE-SUGAR 研究中,胰岛素输注治疗时低血糖的发生率最低(6.8%),但它是研究 ICU 强化降糖是否增加死亡率的唯一试验,可能有替代机制中和了胰岛素输注的不利影响。这种发现提示人们胰岛素使用过程中应注意避免低血糖,不应只关注是否达到了严格控制血糖的目标[66]。

抗血小板药物

阿司匹林治疗 ACS 是有效的,包括合并糖尿病患者。然而因为糖尿病患者血小板功能畸变,使得研究重点集中在 ACS 伴糖尿病患者加强抗血小板治疗带来的益处上。噻吩吡啶类药物和 GP Ⅱb/Ⅲa 受体拮抗剂的临床试验数据支持这一观点。

$P2Y_{12}$ 受体拮抗剂

糖尿病合并 ACS 患者治疗中在阿司匹林治疗基础上增加 P2Y12 受体拮抗剂(氯吡格雷或普拉格雷或替格瑞洛),疗效已在随机的临床试验中被证明(详见第 59 和 60 章)[67,78]。一项氯吡格雷在不稳定型心绞痛患者预防复发事件的研究(CURE)中包括了 2 840 名糖尿病患者,在糖尿病亚组中氯吡格雷使复发事件的相对风险减少 15%,与整体试验结果相似(14.2%vs16.7%;$P>0.05$)[67]。最近,在糖尿病合并心肌梗死患者通过普拉格雷优化抑制血小板、改善治疗结果的研究(TRITON-TIMI38)中,受试者包括 ACS 患者,对比普拉格雷(第三代噻吩吡啶类)联用阿司匹林与阿司匹林单独治疗的效果,结果显示前者可显著降低心血管疾病的风险(12.2% vs 17%;$P<0.001$)[68]。最值得注意的是,在糖尿病亚组中普拉格雷增加心血管的获益但并没有显著增加出血并发症(2.6% vs 5%)[69]。后续的 TRILOGY ACS 招募只接受药物保守治疗的心肌梗死患者,将其随机分到氯吡格雷或普拉格雷组,发现两组之间没有显著差异[70]。在心血管的主要复合终点包括心血管死亡、心肌梗死、卒中方面两组没有显著性差异,无论是在一般人群还是在糖尿病亚组中。最后在 PLATO 研究中,纳入了 18 624 名 ACS 患者,有或没有 ST 段抬高心肌梗死患者,随机分配接受替格瑞洛或氯吡格雷治疗,结果表明替格瑞洛显著降低死于血管的主要复合事件,如心肌梗死和卒中(分别为 9.8%和 11.7%;$P<0.001$)[69]。在 4 662 例糖尿病患者中也有类似的发现[68]。

总的来说,这些观察结果支持了在有 ACS 事件的糖尿病患者的阿司匹林治疗中添加更有效的抗血小板治疗的额外获益,普拉格雷和替格雷都优于氯吡格雷。$P2Y_{12}$ 受体拮抗剂应作为糖尿病和 ACS 患者常规临床治疗的一部分。

肾素-血管紧张素-醛固酮拮抗剂

ACEI 药物对 ACS 特别是合并糖尿病的患者有许多益处,包括对心室结构和功能、血管内皮功能、纤溶系统和代谢和神经激素的影响。在对随机试验中糖尿病亚组的分析发现 ACEI 可以降低心力衰竭的发病率和死亡率。因此,指南中合并糖尿病的 ACS 患者常规使用 ACEI 为ⅠA 类推荐[10,62,71]。

而 ARB 类药物在心肌结构和功能中的作用与 ACEI 相似,但临床证据仍然不太充分,特别是合并糖尿病患者。例如,在心肌梗死合并心力衰竭患者中应用血管紧张素Ⅱ拮抗剂氯沙坦的随机研究(Optimal Trial in Myocardial Infarction with Angiotensin Ⅱ Antagonist Losartan,OPTIMAAL)中,与卡托普利相比,氯沙坦组心力衰竭导致的死亡事件增加(RR=1.13;95%CI,0.99~1.28,$P=0.07$),但未观察到明显统计学差异[27]。相反,在缬沙坦干预急性心肌缺血的研究(Valsartan in Acute Myocardial Infarction Trial,VALIANT)中,入选人群为 10 天内发生心肌梗死合并心力衰竭的患者,其中包括 3 400 例糖尿病患者,随机分为卡托普利组与缬沙坦治疗组,结果未见统计学差异,糖尿病亚组结果与试验整体结果相似[27,28]。因此 ARBs 应该仅作为当 ACEI 不耐受时的备选药物。

醛固酮通过其保钠排钾机制在心力衰竭的病理生理过程中起保护作用。但醛固酮也可直接刺激炎症介质生成,导致心肌纤维化,并促进血管内皮功能障碍和硬化,以及导致最近 ACS 患者中直受到关注的醛固酮抵抗现象。在研究依普利酮治疗急性心肌梗死心力衰竭的疗效及生存状况的 EPHESUS 研究中,选择 6 632 例心肌梗死合并射血分数减少、伴或不伴心力衰竭症状及糖尿病的患者,分为醛固酮受体拮抗剂依普利酮治疗组与安慰剂对照组,药物均使用最佳剂量[72]。在整个研究中,依普利酮组与安慰剂组相比心血管死亡风险减少 17%(RR=0.83;95%CI,0.72~0.94),在 2 232 名糖尿病患者亚组中得到了类似结果。因此,建议糖尿病患者及心肌梗死后心力衰竭患者应用醛固酮拮抗剂[62,71],但须注意醛固酮拮抗剂不应用于肾功能受损的患者(肌酐>2mg/d)或高钾血症(>5mmo/L)。此外,因为糖尿病患者 4 型肾小管酸中毒的高患病率,建议糖尿病患者监测钾浓度。

β 受体阻滞剂

尽管 β 受体阻滞剂在糖尿病患者冠脉事件后有效治疗的证据不断增加,其在这类患者中仍然被慎用[6]。与在上一节对高血压药物的讨论相似,由于对代谢的影响,被认为糖尿病患者禁用。由于 β 受体阻滞剂可以帮助恢复自主神经病变糖尿病患者的交感平衡,可以减少心肌内脂肪酸的使用从而减少氧气的需求,β 受体阻滞剂对 ACS 后的糖尿病患者也有一定的益处。因此,建议 β 受体阻滞剂用于无其他禁忌存在的所有 ACS 后糖尿病患者[10,62,64,7]。在选择 β 受体阻滞剂时,可以考虑各种 β 受体阻滞剂对糖代谢的影响,有一些影响小(卡维地洛,拉贝洛尔),一些影响大(美托洛尔,阿替洛尔),虽然这些临床相关性还不清楚[73]。

非 ST 段抬高急性冠状动脉综合征的侵入性治疗策略

在比较介入与非介入治疗策略的随机试验中,糖尿病患者亚组介入治疗获得了相似或高于非糖尿病患者的益处,虽然糖尿病亚组死亡率和再梗死率均比非糖尿病患者高[64,71](详见第 62 章)。尽管有这些益处,侵入性治疗策略在合并糖尿病的 ACS 患者仍较少使用[6]。

再灌注治疗 ST 段抬高型心肌梗死

来自经皮冠状动脉介入治疗(PCI)试验的分析表明,糖尿病患者比无糖尿病患者受益更大,在这些患者中,初次血管成形术优于溶栓[74]。同样地,在从随机溶栓试验中分析糖尿病亚群时,糖尿病患者从溶栓治疗中获得的绝对益处大于非糖尿病患者[62]。因此,有 STEMI 的糖尿病患者在无禁忌证的情况下应进行再灌注治疗,可优先采用急诊 PCI 策略(见第 60 章)。

冠状血管再灌注治疗策略

稳定的冠心病患者冠状动脉血运重建的主要目的是改善症状和预后[75]。目前的指南推荐药物治疗,包括抗缺血药物作为这一人群的一线治疗。对于需要血运重建的患者,最佳的血运重建策略仍有争议。因此,对一般治疗适应证的仔细评估和对最佳治疗策略的考虑对这一高危人群尤为重要。

糖尿病患者的最佳药物治疗与血运重建比较

在患有稳定的冠心病的糖尿病患者中,比较最佳药物治疗(optimal medical therapy,OMT)和血管重建策略的研究很少。此类试验中规模最大的一项试验(BARI-2D),将 2 368 例糖尿病合并阻塞性 CAD 患者,随机分配到 OMT+血运重建组[冠状动脉搭桥术(CABG),n=347;PCI,n=765]和单独 OMT 组。对于整个研究队列,5 年后在血管重建和单纯 OMT 组(88.3% vs 87.8%)之间在 MACE 事件或死亡方面没有显著性差异(88.3% vs 87.8%;P=0.97)。尽管如此,CABG 组虽然有更严重的冠心病,但与 OMT 组相比,联合 CABG 组的 MACE 时间和死亡风险仍显著下降(77.5% vs 69.6%;P=0.01)。相比之下,在 PCI 亚组,与单独 OMT 相比,MACE 事件发生风险没有差异(77% vs 78.9%;P=0.15)[74]。因此,BARI-2D 证明 OMT 对于糖尿病合并较轻的冠心病患者是一种合理的治疗选择。此外,在本试验 CABG 与 PCI 的间接比较中,5 年随访时 CABG 的总死亡率明显低于 PCI(19.4% vs 34.5%;P=0.003)。这表明,在更严重的冠心病和证实缺血患者中,冠脉搭桥术可能是首选的治疗方式,而对于低风险且药物依从性好的糖尿病患者(血管造影显示轻型冠心病,临床情况稳定,左心室功能正常),保守的药物治疗可能是更好的选择[74]。

一项总共纳入 5 034 例糖尿病患者的 meta 分析[76],纳入了包括 COURAGE、BARI-2D 及 FREEDOM 等试验,在糖尿病患者中直接比较了 PCI 和 CABG 的疗效研究,分析了 OMT 的 4 个主要目标结果(血压、低密度脂蛋白、戒烟、糖化血红蛋白),却发现分别只有 18%的患者(COURAGE)、23%的患者(BARIA-2D)和 8%的患者(FREEDOM)在 1 年的随访中达到了所有 4 个预定的治疗目标。这些数据有力地表明,OMT 的治疗目标往往没有实现,需要更集中的努力,以确保适当的风险因素管理和较高的依从性。

经皮冠状动脉介入治疗与冠脉搭桥

糖尿病患者接受 PCI 或 CABG 血运重建后的临床结果比无糖尿病患者更差。糖尿病患者在 PCI 术后发生复发性 CV 事件的风险显著增高,尤其是支架内再狭窄、靶血管再狭窄、心肌梗死和支架内血栓形成[77]。在 CABG 之后,糖尿病患者尤其容易发生胸骨伤口感染、急性肾损伤、心力衰竭和死亡[74]。糖尿病患者冠状动脉血运重建的最佳策略仍有争议。

一些大型试验比较了 PCI 和 CABG 的疗效[78-81],但是考虑到近几十年来介入心脏病学和冠状动脉外科手术的技术进步,这些试验的一些结果在今天只部分适用[82]。在 510 名糖尿病合并多血管 CAD 患者中,CARDia 试验发现,两组患者死亡或心肌梗死的主要复合终点没有差异(PCI 13.0% vs CABG 10.5%;P=0.39)[79]。然而,在复合结果中加入重复血运重建后显示 CABG 更优(11.3% vs 19.3%;1 年随访 P=0.016)。CARDia 试验的重要局限性是在 PCI 组混合使用裸金属支架(BMS,31%)和第一代(sirolimus)药物洗脱支架(DES),且样本量相对较小[79]。SYNTAX 研究结果显示,与 CABG 相比,使用紫杉醇洗脱支架(PES)的 PCI 患者在 1 年后 MACE 的发生率更高(26% vs 14.2%;P=0.003),5 年随访结果类似(46.5% vs 29.6%;P<0.001)[78],这是由于 PCI 组 1 年后和 5 年后血运重建术重复次数都较多,差异有统计学意义(PCI 20.3% vs CABG 6.4%;P<0.001)和(PCI 35.3% vs CABG 14.6%;P<0.001)[78]。根据 SYNTAX 分数对病变的复杂性进行评定,只有 SYNTAX>33 分且合并糖尿病的冠心病患者行 CABG 术可以获益。

与这些研究不同的是,FREEDOM 试验的设计和实施对象仅限于 2 型糖尿病和多支病变患者[81]。1 900 名入组患者中,CABG 治疗 1 年和 5 年的患者的主要复合终点(死亡、心肌梗死或卒中)都低于 PCI 组(CABG 18.7% vs PCI 26.6%;P=0.005;CABG 11.8% vs PCI 16.8%;P=0.004)。值得注意的是,这一结果主要是由于治疗后 5 年 CABG 组的死亡率和心肌梗死发生率显著低于 PCI 组导致的(CABG 10.9% vs PCI 16.3%;P=0.049;MI(CABG 6.0% vs PCI 13.9%;P<0.001)[81]。此外,PCI 术后 1 年再次血运重建的发生率明显高于 CABG(12.6% vs 4.8%;P<0.01)。然而,冠脉搭桥组的卒中风险相对较高(5.2% vs 2.4%;P=0.03),心血管死亡率无差异。不过,与今天不同,该研究中第一代药物洗脱支架应用率较低[sirolimus-洗脱支架(SES)51%,紫杉醇洗脱支架(PES)43%],且女性患者占比(28.6%),EF<40%占比(2.5%),轻型冠心病患者占比(SYNTAX 评分<22;35.5%)都较低[81]。

基于这些试验,对于合并糖尿病的稳定冠心病患者,2014 年 ACC/AHA 指南升级之前的建议将 CABG 推荐等级从ⅡA 级升为ⅠA 级[83],尤其是推荐应用左内乳动脉作为 LAD 桥血管。类似地,2014 年 ESC/EACTS 心肌血运重建指南更新了其对糖尿病合并多支血管病变且可耐受手术患者的 CABG 推荐等级(ⅠA)[84]。值得考虑的是,这些指南的建议是基于没有使用最新一代支架的试验,而 meta 分析表明,与第一代糖尿病患者的药物洗脱相比,新一代支架具有优越性[85]。

糖尿病患者心力衰竭

范围

心力衰竭是心脏不能维持足够的心输出量来满足代谢的需要。虽然心肌梗死和高血压是最常见的危险因素,但是糖尿病及糖尿病形成前的胰岛素抵抗是心力衰竭的独立危险因素,风险增加约 2~5 倍[7,86,87](参见第四篇“心力衰竭”)。此外从一系列的随机临床试验得出:一旦心力衰竭存在,预示糖尿病转归不良,特别是以后的发病率和死亡率,估计死亡率相对风险从 30%增加到 60%[87]。鉴于这些发现,预防和治疗心力衰竭仍然是主要的公共健康问题，我们应该更好地理解连接糖尿病和心力衰竭的病理基础，以优化治疗策略。

心力衰竭机制

糖尿病和非糖尿病患者有着共同的心力衰竭病因，如缺血性心脏病、高血压、左心室肥大、心房颤动和心脏瓣膜疾病等。但是增加糖尿病患者心力衰竭风险并不完全归于这些共同的危险因素。糖尿病增加心肌易损性，并且糖尿病与这些因素间的协同作用增加心力衰竭风险，所以有人提出了“不祥八重奏”的概念[7]（图 51.11）。

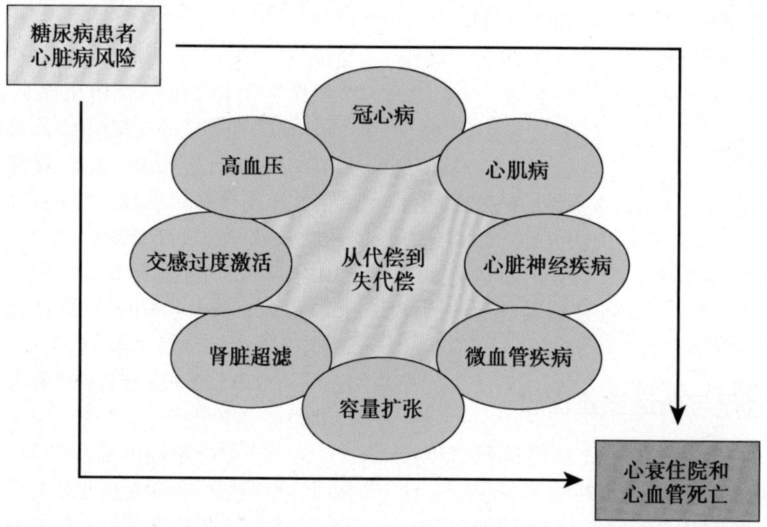

图 51.11 2 型糖尿病心力衰竭：“不祥的八重奏”——典型的与 2 型糖尿病有关的多重合并症单独或总体上增加了心力衰竭的风险。（引自 Standl E, Schnell O, McGuire DK. Heart failure considerations of antihyperglycemicmedications for type 2 diabetes. Circ Res 2016;118:1831.）

缺血性心脏病和高血压

鉴于糖尿病患者的高患病率，无论对于慢性不需卧床的还是急性冠脉综合征后的糖尿病患者，缺血性心脏病仍然是诱发心力衰竭的主要危险因素。除了冠状动脉粥样硬化，无症状糖尿病可导致各种心肌变性，如细胞异常，细胞外基质和微血管异常变化。而这种异常通常与心肌病相互促进，他们在糖尿病时往往更为严重。此外，糖尿病患者心肌积累的糖化终产物（ACE）是心力衰竭的危险因子，ACE 是一种大分子物质，其形成和积累与糖尿病的严重程度有关。心肌细胞外基质沉积产物对心脏收缩和舒张功能产生不利影响，在很大程度上归于胶原基质与产物的相互关系[7]。或症状不典型的缺血延误诊断和干预措施实施，治疗性干预的非优化策略，交感神经的失衡，血栓阻塞性的体内环境可能降低抗血栓治疗效果，冠状动脉内皮功能受损和缺血心肌代谢失衡都使心力衰竭风险增加。总的来说，这些影响可能增加缺血负担，增加心肌梗死面积，并产生缺血性心脏病和急性冠脉综合征心肌重塑等不利影响。在同时具有缺血性心脏病和心力衰竭高风险的糖尿病患者中，高血压的患病率超过 70%。2 型糖尿病患者中，收缩压每增加 10mmHg，心力衰竭风险增加 12%[27]（见图 51.7）。

心肌代谢和结构

高血糖和胰岛素抵抗对心肌细胞代谢的直接影响导致糖尿病患者心脏功能障碍，改变能量供应和损害应激状态下的代谢底物转换（参见第 23 章）[7]。有氧条件下，心肌一般利用游离脂肪酸，而在缺血状态下转变为糖酵解和丙酮酸氧化供能（图 51.12）[7]。在糖尿病患者的心肌中，胰岛素抵抗损害了这种代谢转换和葡萄糖转运到细胞，造成缺氧脂肪酸氧化和损害心肌能量利用效率，以及产生有害的氧化产物。2 型糖尿病除了增加心肌重量外，全身游离脂肪酸过剩以及脂质代谢失衡造成心肌脂质沉积，可以进一步干扰细胞代谢和诱导细胞凋亡[7]。

糖尿病引起心肌的多种形态学改变，肌细胞、细胞外基质（ECM）和微血管系统异常[7]。虽然这些异常通常出现在心肌病的各个病因中，但在糖尿病的发病过程中更常见和严重。此外，更具体地说，对于糖尿病，晚期糖基化终产物的心肌积累，包括由葡萄糖非酶修饰的大分子，其形成和积累取决于高血糖的严重程度，可能导致心力衰竭风险。AGEs 在心肌 ECM 内的沉积对收缩期和舒张期心功能均有不利影响，主要原因是基质胶原蛋白的 AGEs 交联。

糖尿病患者心力衰竭的预防和处理

糖尿病患者心力衰竭的预防和治疗与非糖尿病患者类似。一般来说，心力衰竭的药物治疗效果在糖尿病患者中与糖尿病高危人群中相似或更优（参见第 25 章）。

肾素-血管紧张素-醛固酮系统的调节

在糖尿病患者中，对 ACE 抑制剂作用的 meta 分析显示出降低心力衰竭发生率的趋势（RR，0.87；95% CI 0.72~1.06）[27,28]，中、重度收缩期功能障碍患者死亡率显著降低（RR，0.84；95% CI 0.7~1.0）——数值上与无糖尿病患者的观察结果相似[56,88]。同样，安慰剂对照试验的 meta 分析显示，应用 ARBs 的患者急性心力衰竭发生率显著降低（HR，0.70；95% CI 0.59~0.83）[27]。在心力衰竭患者的治疗中，ARBs 的数据不一致。因此，ACE 抑制剂应是糖尿病患者预防和治疗心力衰竭的一线药物，对于不能耐受 ACE 抑制剂的患者可考虑使用 ARBs 作为替代药物[10,72]。

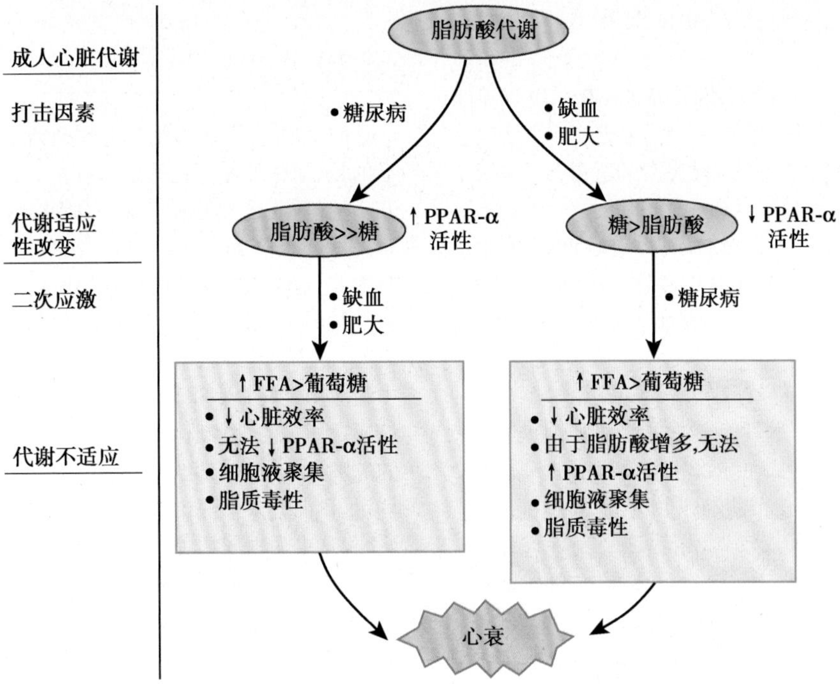

图51.12 发生心脏自适应和非自适应代谢改变示意图。对糖尿病有或无重叠缺血或肥厚的反应,最终导致显性心肌病。(引自 Saunders J,Mathewkutty S,Drazner MH,McGuire DK. Cardiomyopathy in type 2 diabetes:Update on pathophysiological mechanisms. Herz 2008;33:184.)

醛固酮拮抗剂(如螺内酯、依普利酮)在糖尿病合并收缩期心力衰竭患者中的作用尚未被广泛研究。在纳入心肌梗死后患者的EPHESUS随机试验中,在2 122名糖尿病患者中观察到依普利酮的优越疗效,与整个试验相似。基于这些结果,除如前所述存在肾功能障碍或高钾血症等禁忌证外,所有糖尿病合并急性心肌梗死患者均推荐使用依普利酮[10,62,64]。

肾素脑啡肽酶抑制剂

脑啡肽酶是一种循环的内肽酶,能降解多种血管活性肽,包括利钠肽、缓激肽和肾上腺髓质素。肾素脑啡肽酶抑制剂(angiotensin-neprilysin inhibition,ARNI)增加了这些物质的水平,并增强了它们对血管舒缩和肾钠处理的有利影响。PARADIGM HF试验比较了沙库巴曲缬沙坦(LCZ696)固定剂量联合应用与依那普利在收缩期心力衰竭患者中的临床疗效和安全性[89]。试验招募了8 442名Ⅱ~Ⅳ型心力衰竭患者(EF≤40%),这些患者分别接受LCZ696(200毫克)或依那普利(10mg)治疗,每天两次。总体而言,LCZ696显著降低了心力衰竭住院和心血管死亡的复合结局风险(HR,0.80;95% CI 0.73~0.87),全因死亡风险(HR,0.84;95% CI 0.76~0.93),心血管死亡风险(HR 0.80;95% CI 0.71~0.89)。该研究中有2 907例糖尿病患者,亚组分析显示LCZ696与依那普利在心力衰竭住院和心血管死亡方面无差异。因此,在糖尿病患者中,LCZ696相对于依那普利似乎可以改善糖尿病患者的心血管疾病患病率,但在死亡率方面无优势。

β受体阻断剂

β受体阻滞剂和利尿剂药物已被证明可以显著减少糖尿病患者心力衰竭发生率[27]。此外,一些β受体阻滞剂包括琥珀酸美托洛尔、卡维地洛、比索洛尔等已被证实对收缩功能障碍性心力衰竭有益(见第25章),不管是在糖尿病患者人群还是非糖尿病患者人群[10,72,88]。卡维地洛在糖尿病方面具有增加胰岛素敏感性和改善血脂代谢的优点,但这些优点的临床意义仍然不明确[73]。总之,所有β受体阻滞剂被证明在糖尿病患者心力衰竭时是有益的[10,72]。

心力衰竭患者的血糖管理策略和降糖药物

血糖控制不良与糖尿病患者的心力衰竭风险相关,女性的心力衰竭风险高于男性。血糖失调是因果性的,还是仅仅是潜在心血管疾病风险的相关标志物仍然不确定。到目前为止,还没有试验严格评估以葡萄糖控制为靶点的任何特定治疗水平的效果,或是单独或联合使用现有疗法对主要心力衰竭不良事件的影响的比较效果。对现有数据的meta分析表明,更多或更少的积极葡萄糖控制对心力衰竭风险没有显著影响。因此血糖控制的作用在心力衰竭的预防和治疗方面仍然知之甚少,需要并等待进一步数据,糖尿病合并心力衰竭患者应达到最近较为宽松的糖化血红蛋白目标值8%并避免出现低血糖,这一作为中重度心血管疾病患者的降糖目标[14,15]。

心力衰竭患者的血糖控制需要一些特别的注意[7]。有导致低血糖倾向的药物,特别是磺酰脲类药物和外源性胰岛素治疗药物,应谨慎使用,因为对低血糖的应激反应会刺激心力衰竭临床并发症的神经激素轴。

噻唑烷二酮类药物有增加容量负荷和恶化心力衰竭的倾向;需要谨慎使用于任何程度的心力衰竭患者,尤其禁用于NYHA Ⅲ或Ⅳ心力衰竭患者[90]。GLP-1受体激动机和DPP4抑制剂似乎对多种心功能障碍和心力衰竭标志物有有利作用。然迄今为止,涉及这两类药物的大型临床试验都对心力衰竭结局没有有利作用，沙格列汀和阿格列汀甚至可能增加心力衰竭风险[49]，这也被FDA标记在药物说明书中。

尽管二甲双胍在历史上被认为是心力衰竭患者禁忌用药，但在2006年该警告已被删除，因为无论是meta分析还是临床观察研究都没有显示二甲双胍会增加心力衰竭患者的乳酸酸中毒风险，相反具有临床益处[34]。不过产品标签仍保留了一个警告，需谨慎用于急性或失代偿性心力衰竭的患者。现有的最佳证据支持在稳定的和代偿的心力衰竭患者中考虑二甲双胍，在现有的CVD结果数据背景下，其低血糖风险低，成本低，耐受性良好。

对于那些不能通过传统口服降糖疗法获益的患者，胰岛素治疗仍然是一种选择，尽管胰岛素可能会通过增加肾钠重吸收来加重心力衰竭的体征和症状，从而导致容量负荷增加[7]。在ORIGIN试验中，随机分配接受甘精胰岛素治疗的患者与常规治疗相比，因心力衰竭住院的人数较少，尽管这一差异没有统计学意义（4.9%比5.5%；$P=0.16$）[44]。过去显示胰岛素增加心力衰竭患者不良事件的研究结果都源于适应证的混杂因素而不是胰岛素自身的作用。因此，对于心力衰竭患者，如果口服药物不能达到可接受的糖化血红蛋白（HbA1c）标准，胰岛素仍是可接受的选择[7]。

如前所述，SGLT2抑制剂恩格列净在纳入7 000多名2型糖尿病且合并心血管疾病患者EMPA-REG-OUTCOME试验中，将心力衰竭住院率降低了38%[54,55]。这种益处似乎来自基线时有心力衰竭和无心力衰竭的患者，后者约占研究队列的10%。在CANVAS研究中也看到了类似的效果。目前正在进行其他SGLT2抑制剂的研究，以评估这种影响是否可以扩展到整个SGLT2抑制剂群体，可能与它们的利尿特性有关。

综上所述，心力衰竭在糖尿病患者中很常见，除了在总体人群中常见的心力衰竭病理机制外，许多与糖尿病相关的代谢和病理异常可能解释了心力衰竭风险增加的原因，并为药物开发提供了新的治疗靶点[7]。虽然药物的安全性和有效性及心力衰竭患者的降糖策略仍不确定，但大量的循证医学证据表明合并糖尿病的心力衰竭患者可以获益。因此，除了这一领域正在进行的研究外，临床工作应重点关注现有风险消除疗法在糖尿病合并心力衰竭患者中的最佳应用。对于特定的降糖药物，二甲双胍可能具有优势，SGLT2抑制剂也是如此，应避免使用噻唑烷二酮类，GLP-1受体激动剂似乎是安全的而关于DPP4抑制剂的数据因药物而异。在积累更多安全数据之前，对于心力衰竭患者，可能应该避免使用沙格列汀和阿格列汀。

房颤

2型糖尿病是房颤发生的独立危险因素[8]，并会增加房颤患者发生卒中和血栓栓塞的风险[9]，导致指南建议所有合并糖尿病的房颤患者需要抗凝[10]。尽管华法林历来是房颤抗凝的常用药物，但新型口服抗凝药剂达比加群、利伐沙班、阿哌沙班和依杜沙班可以替代华法林进行抗凝治疗。上述每一种药物对糖尿病患者的疗效和安全性都得到了肯定[91]。事实上，新药物与华法林的相对风险降低相似，而且每次试验中都观察到卒中的绝对风险更大，因此，糖尿病患者与非糖尿病患者相比，可从抗凝治疗中更大获益[91]。

总结和展望

总的来说，糖尿病增加了几乎所有心血管并发症的风险，最明显的是，动脉粥样硬化性血管疾病，心力衰竭和房颤。在过去的几十年里，几乎所有治疗有心血管疾病并发症风险的患者的进展都适用于糖尿病患者，在这一高风险人群中，获益甚至更大。尽管如此，与糖尿病相关的风险梯度仍然存在。未来需要在两个领域继续努力：第一，增加和最优地应用现有证据减少心血管疾病风险是至关重要的，研究一致表明既往的证据和它在糖尿病患者中的应用之间存在很大差距；第二，继续研究针对心血管疾病与糖尿病相关的独特风险的特定疗法和策略，仍然是全球公共卫生的关键任务。目前规定所有降糖药物都需要进行心血管风险的评定，目前有多个随机临床试验正在对降糖药的心血管影响进行研究，这也为糖尿病患者未来的心血管疾病管理提供了巨大的希望。目前，有3种药物被证实对心血管有好处，分别是恩格列净、利拉鲁肽、索马鲁肽，以及在胰岛素抵抗患者中应用吡格列酮。

（袁帅　汤晔华 译）

参考文献

Scope of the Problem

1. American Diabetes Association. Classification and diagnosis of diabetes. *Diabetes Care.* 2016;39(suppl 1):S13–S22.
2. Shaw JE, Sicree RA, Zimmet PZ. Global estimates of the prevalence of diabetes for 2010 and 2030. *Diabetes Res Clin Pract.* 2010;87:4–14.
3. Preis SR, Hwang SJ, Coady S, et al. Trends in all-cause and cardiovascular disease mortality among women and men with and without diabetes mellitus in the Framingham Heart Study, 1950 to 2005. *Circulation.* 2009;119:1728–1735.
4. Gregg EW, Li Y, Wang J, et al. Changes in diabetes-related complications in the United States, 1990–2010. *N Engl J Med.* 2014;370:1514–1523.
5. Di Angelantonio E, Kaptoge S, Wormser D, et al. Emerging Risk Factors Collaboration. Association of cardiometabolic multimorbidity with mortality. *JAMA.* 2015;314:52–60.
6. Gore MO, Patel MJ, Kosiborod M, et al. Diabetes mellitus and trends in hospital survival after myocardial infarction, 1994 to 2006: data from the National Registry of Myocardial Infarction. *Circ Cardiovasc Qual Outcomes.* 2012;5:791–797.
7. Standl E, Schnell O, McGuire DK. Heart failure considerations of antihyperglycemic medications for type 2 diabetes. *Circ Res.* 2016;118:1830–1843.
8. Huxley RR, Filion KB, Konety S, Alonso A. Meta-analysis of cohort and case-control studies of type 2 diabetes mellitus and risk of atrial fibrillation. *Am J Cardiol.* 2011;108:56–62.
9. Lip GY, Nieuwlaat R, Pisters R, et al. Refining clinical risk stratification for predicting stroke and thromboembolism in atrial fibrillation using a novel risk factor-based approach: the EuroHeart Survey on Atrial Fibrillation. *Chest.* 2010;137:263–272.
10. Ryden L, Grant PJ, Anker SD, et al. ESC guidelines on diabetes, pre-diabetes, and cardiovascular diseases developed in collaboration with the EASD. The Task Force on Diabetes, Pre-diabetes, and Cardiovascular Diseases of the European Society of Cardiology (ESC) and the European Association for the Study of Diabetes (EASD). *Eur Heart J.* 2013;34:3035–3087.

Coronary Heart Disease in the Patient with Diabetes

11. Hess K, Grant PJ. Inflammation and thrombosis in diabetes. *Thromb Haemost.* 2011;105(suppl 1):S43–S54.
12. American Diabetes Association. Standards of medical care in diabetes—2016: summary of revisions. *Diabetes Care.* 2016;39(suppl 1):S4–S5.
13. Fox CS, Golden SH, Anderson C, et al. Update on prevention of cardiovascular disease in adults with type 2 diabetes mellitus in light of recent evidence: a scientific statement from the American Heart Association and the American Diabetes Association. *Circulation.* 2015;132:691–718.
14. Inzucchi SE, Bergenstal RM, Buse JB, et al. Management of hyperglycemia in type 2 diabetes, 2015: a patient-centered approach—update to a position statement of the American Diabetes Association and the European Association for the Study of Diabetes. *Diabetes Care.* 2015;38:140–149.
15. American Diabetes Association. Standards of medical care in diabetes—2015. *Diabetes Care.* 2015;38(suppl):S1–S2.
16. Stone NJ, Robinson JG, Lichtenstein AH, et al. 2013 ACC/AHA guideline on the treatment of blood cholesterol to reduce atherosclerotic cardiovascular risk in adults: a report of the American College of Cardiology/American Heart Association Task Force on Practice Guidelines. *Circulation.* 2014;129:S1–S45.
17. Preiss D, Seshasai SR, Welsh P, et al. Risk of incident diabetes with intensive-dose compared with moderate-dose statin therapy: a meta-analysis. *JAMA.* 2011;305:2556–2564.
18. Reiner Z, Catapano AL, De Backer G, et al. European Association for Cardiovascular Prevention and Rehabilitation. ESC/EAS guidelines for the management of dyslipidaemias: the Task Force for the Management of Dyslipidaemias of the European Society of Cardiology (ESC) and the European Atherosclerosis Society (EAS). *Eur Heart J.* 2011;32:1769–1818.
19. Piepoli MF, Hoes AW, Agewall S, et al. 2016 European guidelines on cardiovascular disease prevention in clinical practice: the Sixth Joint Task Force of the European Society of Cardiology

and Other Societies on Cardiovascular Disease Prevention in Clinical Practice (constituted by representatives of 10 societies and by invited experts). Developed with the special contribution of the European Association for Cardiovascular Prevention and Rehabilitation (EACPR). *Eur Heart J.* 2016;37:2315–2381.
20. Cannon CP, Blazing MA, Giugliano RP, et al. Ezetimibe added to statin therapy after acute coronary syndromes. *N Engl J Med.* 2015;372:2387–2397.
21. Robinson JG, Farnier M, Krempf M, et al. Efficacy and safety of alirocumab in reducing lipids and cardiovascular events. *N Engl J Med.* 2015;372:1489–1499.
22. Sabatine MS, Giugliano RP, Wiviott SD, et al. Open-Label Study of Long-Term Evaluation against LDLCI. Efficacy and safety of evolocumab in reducing lipids and cardiovascular events. *N Engl J Med.* 2015;372:1500–1509.
22a. Sabatine MS, Giugliano RP, Keech AC, et al. FOURIER Steering Committee and Investigators. Evolocumab and clinical outcomes in patients with cardiovascular disease. *N Engl J Med.* 2017;376(18):1713–1722.
22b. Sabatine MS, Leiter LA, Wiviott SD, et al. Cardiovascular safety and efficacy of the PCSK9 inhibitor evolocumab in patients with and without diabetes and the effect of evolocumab on glycaemia and risk of new-onset diabetes: a prespecified analysis of the FOURIER randomised controlled trial. *Lancet Diabetes Endocrinol.* 2017 Sept 14. doi:10.1016/S2213-8587(17)30313-3. [Epub ahead of print.]
23. Jun M, Foote C, Lv J, et al. Effects of fibrates on cardiovascular outcomes: a systematic review and meta-analysis. *Lancet.* 2010;375:1875–1884.
24. Bosch J, Gerstein HC, Dagenais GR; ORIGIN trial investigators, et al. n-3 Fatty acids and cardiovascular outcomes in patients with dysglycemia. *N Engl J Med.* 2012;367:309–318.
25. Boden WE, Probstfield JL, Anderson T, et al. Aim-High investigators. Niacin in patients with low HDL cholesterol levels receiving intensive statin therapy. *N Engl J Med.* 2011;365:2255–2267.
26. HPS THRIVE Collaborative Group. HPS2-THRIVE randomized placebo-controlled trial in 25,673 high-risk patients of ER niacin/laropiprant: trial design, pre-specified muscle and liver outcomes, and reasons for stopping study treatment. *Eur Heart J.* 2013;34:1279–1291.
27. Emdin CA, Rahimi K, Neal B, et al. Blood pressure lowering in type 2 diabetes: a systematic review and meta-analysis. *JAMA.* 2015;313:603–615.
28. Bangalore S, Kumar S, Lobach I, Messerli FH. Blood pressure targets in subjects with type 2 diabetes mellitus/impaired fasting glucose: observations from traditional and bayesian random-effects meta-analyses of randomized trials. *Circulation.* 2011;123:2799–2810.
29. Krause T, Lovibond K, Caulfield M, et al. Management of hypertension: summary of NICE guidance. *BMJ.* 2011;343:d4891.
30. Lathief S, Inzucchi SE. Approach to diabetes management in patients with CVD. *Trends Cardiovasc Med.* 2016;26:165–179.
31. James PA, Oparil S, Carter BL, et al. 2014 evidence-based guideline for the management of high blood pressure in adults: report from the panel members appointed to the Eighth Joint National Committee (JNC 8). *JAMA.* 2014;311:507–520.
32. Pignone M, Alberts MJ, Colwell JA, et al. Aspirin for primary prevention of cardiovascular events in people with diabetes: a position statement of the American Diabetes Association, a scientific statement of the American Heart Association, and an expert consensus document of the American College of Cardiology Foundation. *Circulation.* 2010;121:2694–2701.
33. Smith RJ, Goldfine AB, Hiatt WR. Evaluating the cardiovascular safety of new medications for type 2 diabetes: time to reassess? *Diabetes Care.* 2016;39:738–742.
34. Salpeter SR, Greyber E, Pasternak GA, et al. Risk of fatal and nonfatal lactic acidosis with metformin use in type 2 diabetes mellitus. *Cochrane Database Syst Rev.* 2010;(4):CD002967.
35. Inzucchi SE, Lipska KJ, Mayo H, et al. Metformin in patients with type 2 diabetes and kidney disease: a systematic review. *JAMA.* 2014;312:2668–2675.
36. US Food and Drug Administration. FDA Drug Safety Communication: FDA revises warnings regarding use of the diabetes medicine metformin in certain patients with reduced kidney function. 2016.
37. Schramm TK, Gislason GH, Vaag A, et al. Mortality and cardiovascular risk associated with different insulin secretagogues compared with metformin in type 2 diabetes, with or without a previous myocardial infarction: a nationwide study. *Eur Heart J.* 2011;32:1900–1908.
38. Monami M, Genovese S, Mannucci E. Cardiovascular safety of sulfonylureas: a meta-analysis of randomized clinical trials. *Diabetes Obes Metab.* 2013;15:938–953.
39. Varvaki Rados D, Catani Pinto L, Reck Remonti L, et al. The association between sulfonylurea use and all-cause and cardiovascular mortality: a meta-analysis with trial sequential analysis of randomized clinical trials. *PLoS Med.* 2016;13:e1001992.
40. Pladevall M, Riera-Guardia N, Margulis AV, et al. Cardiovascular risk associated with the use of glitazones, metformin and sulfonylureas: meta-analysis of published observational studies. *BMC Cardiovasc Disord.* 2016;16:14.
41. Marx N, Rosenstock J, Kahn SE, et al. Design and baseline characteristics of the CARdiovascular Outcome Trial of LINAgliptin Versus Glimepiride in Type 2 Diabetes (CAROLINA). *Diab Vasc Dis Res.* 2015;12:164–174.
42. Kernan WN, Viscoli CM, Furie KL, et al. Pioglitazone after ischemic stroke or transient ischemic attack. *N Engl J Med.* 2016;374:1321–1331.
43. Inzucchi SE, Viscoli CM, Young LH, et al. Pioglitazone prevents diabetes in patients with insulin resistance and cerebrovascular disease. *Diabetes Care.* 2016;39:1684–1692.
44. Gerstein HC, Bosch J, Dagenais GR, et al; ORIGIN trial investigators. Basal insulin and cardiovascular and other outcomes in dysglycemia. *N Engl J Med.* 2012;367:319–328.
44a. Marso SP, McGuire DK, Zinman B, et al; DEVOTE Study Group. Efficacy and safety of degludec versus glargine in type 2 Diabetes. *N Engl J Med.* 2017;377(8):723–732.
45. Scirica BM, Bhatt DL, Braunwald E, et al. Saxagliptin and cardiovascular outcomes in patients with type 2 diabetes mellitus. *N Engl J Med.* 2013;369:1317–1326.
46. White WB, Cannon CP, Heller SR, et al. Alogliptin after acute coronary syndrome in patients with type 2 diabetes. *N Engl J Med.* 2013;369:1327–1335.
47. Zannad F, Cannon CP, Cushman WC, et al. Heart failure and mortality outcomes in patients with type 2 diabetes taking alogliptin versus placebo in EXAMINE: a multicentre, randomised, double-blind trial. *Lancet.* 2015;385:2067–2076.
48. Green JB, Bethel MA, Armstrong PW, et al. Effect of sitagliptin on cardiovascular outcomes in type 2 diabetes. *N Engl J Med.* 2015;373:232–242.
49. McGuire DK, Van de Werf F, Armstrong PW, et al; Trial Evaluating Cardiovascular Outcomes with Sitagliptin Study Group. Association between sitagliptin use and heart failure hospitalization and related outcomes in type 2 diabetes mellitus: secondary analysis of a randomized clinical trial. *JAMA Cardiol.* 2016;1:126–135.
50. Yu OH, Filion KB, Azoulay L, et al. Incretin-based drugs and the risk of congestive heart failure. *Diabetes Care.* 2015;38:277–284.
51. Pfeffer MA, Claggett B, Diaz R, et al. Lixisenatide in patients with type 2 diabetes and acute coronary syndrome. *N Engl J Med.* 2015;373:2247–2257.
52. Marso SP, Daniels GH, Brown-Frandsen K, et al. Liraglutide and cardiovascular outcomes in type 2 diabetes. *N Engl J Med.* 2016;375:311–322.
52a. Holman RR, Bethel MA, Mentz RJ, et al. EXSCEL Study Group. Effects of once-weekly exenatide on cardiovascular outcomes in type 2 diabetes. *N Engl J Med.* 2017;377(13):1228–1239.
53. Marso SP, Bain SC, Consoli A, et al. Semaglutide and cardiovascular outcomes in patients with type 2 diabetes. *N Engl J Med.* 2016;375:1834–1844.
54. Zinman B, Wanner C, Lachin JM, et al. Empagliflozin, cardiovascular outcomes, and mortality in type 2 diabetes. *N Engl J Med.* 2015;373:2117–2128.
55. Fitchett D, Zinman B, Wanner C, et al. Heart failure outcomes with empagliflozin in patients with type 2 diabetes at high cardiovascular risk: results of the EMPA-REG OUTCOME trial. *Eur Heart J.* 2016;37:1526–1534.
56. Ponikowski P, Voors AA, Anker SD, et al. 2016 ESC guidelines for the diagnosis and treatment of acute and chronic heart failure: the Task Force for the Diagnosis and Treatment of Acute and Chronic Heart Failure of the European Society of Cardiology (ESC). Developed with the special contribution of the Heart Failure Association (HFA) of the ESC. *Eur Heart J.* 2016;37: 2129–2200.
57. Heerspink HJ, Perkins BA, Fitchett DH, et al. Sodium glucose cotransporter 2 inhibitors in the treatment of diabetes mellitus: cardiovascular and kidney effects, potential mechanisms, and clinical applications. *Circulation.* 2016;134:752–772.
58. Marx N, McGuire DK. Sodium-glucose cotransporter-2 inhibition for the reduction of cardiovascular events in high-risk patients with diabetes mellitus. *Eur Heart J.* 2016;37:3192–3200.
58a. Neal B, Perkovic V, Mahaffey KW, et al. CANVAS Program Collaborative Group. Canagliflozin and cardiovascular and renal events in type 2 diabetes. *N Engl J Med.* 2017;377(7):644–657.
58b. Holman RR, Coleman RL, Chan JCN, et al. ACE Study Group. Effects of acarbose on cardiovascular and diabetes outcomes in patients with coronary heart disease and impaired glucose tolerance (ACE): a randomised, double-blind, placebo-controlled trial. *Lancet Diabetes Endocrinol.* 2017 Sep 12. pii: S2213-8587(17)30309-1. doi:10.1016/S2213-8587(17)30309-1.
59. Zoungas S, Chalmers J, Neal B, et al. Follow-up of blood-pressure lowering and glucose control in type 2 diabetes. *N Engl J Med.* 2014;371:1392–1406.
60. Hayward RA, Reaven PD, Wiitala WL, et al. Follow-up of glycemic control and cardiovascular outcomes in type 2 diabetes. *N Engl J Med.* 2015;372:2197–2206.
61. Anderson JL, Adams CD, Antman EM, et al. 2011 ACCF/AHA focused update incorporated into the ACC/AHA 2007 guidelines for the management of patients with unstable angina/non-ST-elevation myocardial infarction: a report of the American College of Cardiology Foundation/American Heart Association Task Force on Practice Guidelines. *Circulation.* 2011;123:e426–e579.
62. O'Gara PT, Kushner FG, Ascheim DD, et al. 2013 ACCF/AHA guideline for the management of ST-elevation myocardial infarction: a report of the American College of Cardiology Foundation/American Heart Association Task Force on Practice Guidelines. *Circulation.* 2013;127:e362–e425.
63. Arnold SV, Lipska KJ, Li Y, et al. Prevalence of glucose abnormalities among patients presenting with an acute myocardial infarction. *Am Heart J.* 2014;168:466–470 e1.
64. Roffi M, Patrono C, Collet JP, et al. 2015 ESC guidelines for the management of acute coronary syndromes in patients presenting without persistent ST-segment elevation: Task Force for the Management of Acute Coronary Syndromes in Patients Presenting without Persistent ST-Segment Elevation of the European Society of Cardiology (ESC). *Eur Heart J.* 2016;37:267–315.
65. Arnold SV, Lipska KJ, Inzucchi SE, et al. The reliability of in-hospital diagnoses of diabetes mellitus in the setting of an acute myocardial infarction. *BMJ Open Diabetes Res Care.* 2014;2:e000046.
66. Kosiborod M, McGuire DK. Glucose-lowering targets for patients with cardiovascular disease: focus on inpatient management of patients with acute coronary syndromes. *Circulation.* 2010;122:2736–2744.
67. Hall HM, Banerjee S, McGuire DK. Variability of clopidogrel response in patients with type 2 diabetes mellitus. *Diab Vasc Dis Res.* 2011;8:245–253.
68. James S, Angiolillo DJ, Cornel JH, et al. Ticagrelor vs. clopidogrel in patients with acute coronary syndromes and diabetes: a substudy from the Platelet Inhibition and Patient Outcomes (PLATO) trial. *Eur Heart J.* 2010;31:3006–3016.
69. Kumbhani DJ, Marso SP, Alvarez CA, McGuire DK. State-of-the-art: hypo-responsiveness to oral antiplatelet therapy in patients with type 2 diabetes mellitus. *Curr Cardiovasc Risk Rep.* 2015;9:4–22.
70. Roe MT, Armstrong PW, Fox KA, et al. Prasugrel versus clopidogrel for acute coronary syndromes without revascularization. *N Engl J Med.* 2012;367:1297–1309.
71. Jneid H, Anderson JL, Wright RS, et al. 2012 ACCF/AHA focused update of the guideline for the management of patients with unstable angina/non-ST-elevation myocardial infarction (updating the 2007 guideline and replacing the 2011 focused update): a report of the American College of Cardiology Foundation/American Heart Association Task Force on Practice Guidelines. *Circulation.* 2012;126:875–910.
72. Yancy CW, Jessup M, Bozkurt B, et al. 2013 ACCF/AHA guideline for the management of heart failure: executive summary. A report of the American College of Cardiology Foundation/American Heart Association Task Force on Practice Guidelines. *Circulation.* 2013;128:1810–1852.
73. Arnold SV, Spertus JA, Lipska KJ, et al. Type of beta-blocker use among patients with versus without diabetes after myocardial infarction. *Am Heart J.* 2014;168:273–279 e1.
74. Levine GN, Bates ER, Blankenship JC, et al. 2011 ACCF/AHA/SCAI guideline for percutaneous coronary intervention: a report of the American College of Cardiology Foundation/American Heart Association Task Force on Practice Guidelines and the Society for Cardiovascular Angiography and Interventions. *Circulation.* 2011;124:e574–e651.
75. Piccolo R, Giustino G, Mehran R, Windecker S. Stable coronary artery disease: revascularisation and invasive strategies. *Lancet.* 2015;386:702–713.
76. Farkouh ME, Boden WE, Bittner V, et al. Risk factor control for coronary artery disease secondary prevention in large randomized trials. *J Am Coll Cardiol.* 2013;61:1607–1615.
77. Harskamp RE, Park DW. Percutaneous coronary intervention in diabetic patients: should choice of stents be influenced? *Expert Rev Cardiovasc Ther.* 2013;11:541–553.
78. Banning AP, Westaby S, Morice MC, et al. Diabetic and nondiabetic patients with left main and/or 3-vessel coronary artery disease: comparison of outcomes with cardiac surgery and paclitaxel-eluting stents. *J Am Coll Cardiol.* 2010;55:1067–1075.
79. Kapur A, Bartolini D, Finlay MC, et al. The Bypass Angioplasty Revascularization in Type 1 and Type 2 Diabetes Study: 5-year follow-up of revascularization with percutaneous coronary intervention versus coronary artery bypass grafting in diabetic patients with multivessel disease. *J Cardiovasc Med (Hagerstown).* 2010;11:26–33.
80. Kamalesh M, Sharp TG, Tang XC, et al. Percutaneous coronary intervention versus coronary bypass surgery in United States veterans with diabetes. *J Am Coll Cardiol.* 2013;61:808–816.
81. Farkouh ME, Domanski M, Sleeper LA, et al. Strategies for multivessel revascularization in patients with diabetes. *N Engl J Med.* 2012;367:2375–2384.
82. Farkouh ME, Domanski M, Fuster V. Revascularization strategies in patients with diabetes. *N Engl J Med.* 2013;368:1455–1456.
83. Fihn SD, Blankenship JC, Alexander KP, et al. 2014 ACC/AHA/AATS/PCNA/SCAI/STS focused update of the guideline for the diagnosis and management of patients with stable ischemic heart disease: a report of the American College of Cardiology/American Heart Association Task Force on Practice Guidelines, and the American Association for Thoracic Surgery, Preventive Cardiovascular Nurses Association, Society for Cardiovascular Angiography and Interventions, and Society of Thoracic Surgeons. *Circulation.* 2014;130:1749–1767.
84. Windecker S, Kolh P, Alfonso F, et al. 2014 ESC/EACTS guidelines on myocardial revascularization: the Task Force on Myocardial Revascularization of the European Society of Cardiology (ESC) and the European Association for Cardio-Thoracic Surgery (EACTS). Developed with the special contribution of the European Association of Percutaneous Cardiovascular Interventions (EAPCI). *Eur Heart J.* 2014;35:2541–2619.
85. Bangalore S, Kumar S, Fusaro M, et al. Short- and long-term outcomes with drug-eluting and bare-metal coronary stents: a mixed-treatment comparison analysis of 117,762 patient-years of follow-up from randomized trials. *Circulation.* 2012;125:2873–2891.

Heart Failure in the Patient with Diabetes

86. McMurray JJ, Gerstein HC, Holman RR, Pfeffer MA. Heart failure: a cardiovascular outcome in diabetes that can no longer be ignored. *Lancet Diabetes Endocrinol.* 2014;2:843–851.
87. Cavender MA, Steg PG, Smith SC Jr, et al. Impact of diabetes mellitus on hospitalization for heart failure, cardiovascular events, and death: outcomes at 4 years from the Reduction of Atherothrombosis for Continued Health (REACH) Registry. *Circulation.* 2015;132:923–931.
88. Yancy CW, Jessup M, Bozkurt B, et al. 2016 ACC/AHA/HFSA focused update on new pharmacological therapy for heart failure: an update of the 2013 ACCF/AHA guideline for the management of heart failure: a report of the American College of Cardiology/American Heart Association Task Force on Clinical Practice Guidelines and the Heart Failure Society of America. *Circulation.* 2016;134:e282–e293.
89. McMurray JJ, Packer M, Desai AS, et al. and Committees. Angiotensin-neprilysin inhibition versus enalapril in heart failure. *N Engl J Med.* 2014;371:993–1004.
90. Monami M, Ahren B, Dicembrini I, Mannucci E. Dipeptidyl peptidase-4 inhibitors and cardiovascular risk: a meta-analysis of randomized clinical trials. *Diabetes Obes Metab.* 2013;15:112–120.
91. Ruff CT, Giugliano RP, Braunwald E, et al. Comparison of the efficacy and safety of new oral anticoagulants with warfarin in patients with atrial fibrillation: a meta-analysis of randomised trials. *Lancet.* 2014;383:955–962.

第 52 章　空气污染与心血管疾病

ARUNI BHATNAGAR

空气污染成分　1015
可吸入颗粒物　1015
气态污染物　1016
室外和室内空气污染　1016
空气污染和心血管死亡率　1016
空气污染的心血管效应　1017
心肌梗死　1017
心力衰竭　1018
高血压　1018
病理生理学　1018
职业接触　1019
管理和干预　1019
参考文献　1020

虽然自史前时代以来，自然环境的化学污染是人类栖息地发展和文明的必然结果，但空气中环境污染物的含量自工业革命以来显著增加。工业、交通、家庭和农业来源排放的空气污染物的累积对暴露人群的健康造成不利影响。2010 年全球疾病负担评估研究表明，暴露于环境和家庭空气污染是全球范围内死亡的主要原因[1]。全球每年有 700 万人因空气污染而过早死亡。近 80%的死亡是由心血管疾病（cardiovascular disease，CVD）造成的，超过 60%的死亡是由室内空气污染造成的。在对健康的影响方面，暴露在空气污染中与高血压、吸烟或缺乏运动的影响不相上下[2]。污染空气的暴露是普遍存在的。目前 95%以上的城市人口生活在空气污染水平超过世界卫生组织空气质量准则的城市。因此，尽管暴露于空气污染只会略微增加个体心血管疾病和死亡的风险，但空气污染对总体人口健康的影响是巨大的。

空气污染成分

可吸入颗粒物

生活在城市地区的人们暴露在室外和室内污染源产生的空气污染物中。产生这些污染物的室外来源和污染物种类随地理位置、天气和当地城市化程度的不同而不同。大多数空气污染是由含有颗粒和气体混合物的气溶胶组成的。其中，悬浮在空气中的颗粒物（particulate matter，PM）最受关注，因为它很容易测量，而且容易与被污染的空气对健康的负面影响联系起来。当分析颗粒体积可以发现，城市空气颗粒分布揭示了两个峰值对应于粗颗粒（大约 10 到 20μm）和细颗粒（从 0.1 到 2.5μm 不等）。细颗粒模式占到总 PM 质量的三分之一到三分之二。在这个类别中，一小部分由超细颗粒（ultrafine particles，UFP）组成。这个部分，尽管对 PM 的总体体积贡献不大，但包含了最多的颗粒，因此呈现了最大的表面积（表 52.1）。

表 52.1　环境空气气溶胶及其对心血管的影响

污染物	美国 EPA 标准	来源	急性心血管效应	慢性心血管效应
PM_{10}（空气动力学直径 >2.5μm）	150μg/m³（24 小时）	风吹过的土壤，农业，露天采矿，植物	增加全因死亡率及 CVD 死亡率，血压升高，哮喘加重，卒中，住院，心率变异性受抑制	缺血性心脏病加重，充血性心力衰竭
$PM_{2.5}$（空气动力学直径 0.1 至 2.5μm）	35μg/m³（24 小时）	燃烧颗粒，烟雾，柴油，汽油	全因死亡率，CVD 死亡率，心肌梗死，心房颤动，心源性猝死，周围动脉疾病加重 心力衰竭，血压升高，卒中，住院，心率变异性受抑制	动脉粥样硬化病变形成，增加内膜中层厚度，冠状动脉钙化
SO_4	75ppb（1 小时）	含硫燃料的燃烧：煤炭和石油	全因死亡率，心血管病死亡率	
NO_2	110ppb（1 小时）	燃烧化石燃料，发电厂，汽车	急性心肌梗死	
臭氧	70ppb（8 小时）	NOx 的 UV 分解和挥发性有机化合物	全因死亡率	

CVD，心血管疾病；EPA，环境保护署；NOx，氮氧化合物；PM，可吸入颗粒物；ppb，十亿分之一；UV，紫外线。

大气中既有初级颗粒，也有次级颗粒。初级颗粒是直接释放到大气中。次级颗粒产生于空气中气体到粒子的转换。初级气溶胶是矿物尘埃、金属、烟尘、盐粒子、花粉和孢子，而次级气溶胶是由硫酸盐、硝酸盐和有机化合物产生的。次次气溶胶的形成是通过成核过程进行的，在此过程中，气体通过冷凝或化学反应转变为液相或固相。这导致了原子核或粒子的形成，随后是热气体的冷凝和粒子的凝聚，通过湍流、重力沉降和布朗运动产生次级颗粒。次级颗粒的性质、组成和大小分布取决于几个大气因素，如湿度、温度、阳光以及特定气体和初级颗粒。因此，PM 的组成在不同的地点根据当地的排放源而不同。在大多数美国城市，目前日均细粒子($PM_{2.5}$)的浓度为 5 到 15μg/m^3，虽然 $PM_{2.5}$ 水平超过 100μg/m^3 的次数并不少见。发展中国家城市 $PM_{2.5}$ 浓度较高；中国 24 小时平均 $PM_{2.5}$ 水平范围从 18 到 116μg/m^3；平均约 60μg/m^3(见表 52.1)[3,4]。

气态污染物

除了 PM，室内和室外的空气也含有多种其他污染物。这些物质包括一氧化碳(carbon monoxide，CO)、非甲烷碳氢化合物、氮氧化物(nitrogen oxides，NOx)、硫氧化物(sulfur oxides，SOx)、臭氧(ozone，O_3)和挥发性有机碳(volatileorganic carbons，VOCs)等气体或气相化合物。这些气体中的大部分自然存在于大气中，但当它们通过燃烧过程(如燃烧化石燃料或高温工业过程)产生时，它们在大气中的含量会增加。这些气态污染物也可能是由于各种人类活动(如农业)或自然现象(如侵蚀、火山爆发)的"短暂释放"而产生的。此外，次生污染物气体是由阳光、水和水蒸气介导的大气化学反应产生的。这样的化学反应会产生许多气体，例如硫酸盐、硝酸盐和氨，这些气体与 PM 的有机成分相联系并构成 PM。这种大气反应会产生各种污染物，如羟自由基、过氧化乙酰硝酸盐、硝酸、甲酸、乙酸以及甲醛和丙烯醛。VOCs(如甲醛、丙烯醛、苯、二甲苯、1，4-丁二烯)和多环芳香烃(polycyclicaromatic hydrocarbons，PAHs)在颗粒和气态之间的转化，有助于臭氧的形成。许多挥发性有机化合物在大气中被氧化，形成半挥发性的有机化合物，然后在颗粒中分解，形成 PM 体积和 PM 组成成分。

由于气态污染物的复杂化学性质、可变缩合反应以及与空气中微粒的多重相互作用，空气污染的性质随时间、天气、季节和温度的变化而变化。在城市环境中，NOx、CO 和 VOCs 与炭黑共同排放，因此在机动车交通"高峰期"中达到峰值，而臭氧和其他光化学氧化剂在下午达到峰值，尤其是在晴天。这种气体共污染物的可变性导致了不同地理位置和自然条件下暴露的多样性，因此难以描述和量化。

室外和室内空气污染

室外或环境大气中都包含自然和人工来源的 PM。诸如火山喷发、自然森林火灾、海浪和土壤侵蚀等过程是产生大气 PM 的自然来源，也可能来自未铺砌的道路、交通、采矿、焊接、建筑和其他人类活动。大部分粗颗粒物(PM_{10})来自灰尘和地面物质、花粉粒、真菌孢子、植被和碎屑，而细颗粒物($PM_{2.5}$)主要来自烟雾，交通和燃烧。在大多数城市环境中，交通是 PM 的主要来源。在伦敦，大气中 PM_{10} 的 83% 可归因于交通。通常，任何化石燃料(木材、天然气、柴油和汽油)的燃烧都会产生 PM，特别是细小和超细 PM。

在发展中国家，大部分室内空气污染源于用于烹饪和加热的明火燃烧生物质燃料，如煤炭和煤油[5]。烹饪尤其是油炸，是主要的室内污染来源。油炸产生的大多数颗粒都是超细颗粒，在室内做饭会使超细颗粒的数量增加 10 倍。火焰和木烟熏制也会产生超细颗粒。燃烧蜡烛或香料会产生高水平的颗粒空气污染。空气清新剂会生成二甲苯、醛和酯，它们可以与 O_3 反应生成二次污染物，例如甲醛、二次有机气溶胶和超细颗粒。在许多住宅建筑中，室内空气中含有花粉、皮屑、有毒的霉菌和灰尘，其中通常包括真菌和细菌以及烟草烟雾。由于房屋构造和使用方式，室内空气也可能会被周围或室外污染物污染。在发达国家，大多数空气污染物的室内水平通常低于其室外浓度，但与室外浓度高度相关。室内 $PM_{2.5}$ 很少，主要来自室外和交通。因此，住在主要街道旁会增加室内 $PM_{2.5}$ 的水平，并增加在交通产生的污染物(如 NOx 和 VOCs)中的暴露。

空气污染和心血管死亡率

来自首个纵向队列研究的数据显示，污染最严重的城市与污染最小的城市的调整死亡率比率为 1.26(1.08~1.47)。空气污染与肺癌和心肺疾病的死亡呈正相关。后续研究表明，由于长期暴露于空气污染引起的额外死亡中有 80% 是由 CVD 引起的，尤其是缺血性心脏病、心律失常、心力衰竭和心搏骤停。据估计，$PM_{2.5}$ 水平每增加 10μg/m^3，就会增加 8% 至 18% 的心血管(cardiovascular，CV)死亡率，与不吸烟者相比，吸烟者的风险相当或更高[3]。即使在浓度远低于当前监管标准的情况下，风险仍然存在，并且没有发现任何阈值(低于该阈值，空气污染不会影响心血管健康或死亡率)。长期暴露于 $PM_{2.5}$ 与 CVD 死亡风险之间的暴露-反应关系不是线性的，而是在低暴露水平下较为陡峭，而在高暴露水平下则趋于平坦，因此大部分风险在低水平下暴露产生，在较高浓度下产生临界下降。因此，即使空气污染水平差异很大，长期暴露于 $PM_{2.5}$ 引起的 CVD 死亡风险在不同的城市也可以相提并论。

PM 的短期增加与总死亡率的风险增加有关。$PM_{2.5}$ 每增加 10μg/m^3，其后数日的全因死亡率可增加 0.7% 至 1.7%。在欧洲，发现室外污染可引起总死亡率增加 6%，其中一半可归因于汽车排放。值得注意的是，归因于空气污染的死亡人数超过了机动车碰撞造成的死亡人数。对于心血管死亡率的风险评估也观察到类似情况。每日 PM 水平的短期升高导致与心血管相关的死亡的绝对风险高于所有其他原因。心血管死亡率占归因于短期 PM 暴露的绝对死亡率增加的 69%。据报道，全球 100 多个城市的心血管死亡率与 PM 水平的短期升高之间存在一致的联系。在大多数研究中，PM 暴露与过高死亡率之间的关系似乎独立于气态污染物。然而，CVD 死亡率也与环境中 NO_2、CO 和 O_3 含量的暴增有关。尽管 PM 暴露导致整个人群的 CVD 死亡风险增加，但吸烟者、老年人和糖尿病或心力衰竭患者似乎对 PM 暴露特别敏感。

像室外暴露一样，室内暴露于空气污染也与过高的心血管死亡率有关。据估计，全球每年室内空气污染与 160 万至 350 万人的死亡有关。在美国居民体内吸入室内空气污染[$PM_{2.5}$，丙烯醛和甲醛，占残疾调整生命年（disability-adjusted life-year, DALY）的绝大部分］的研究发现，对健康的累积影响可使每年每 100 000 人损失 400 至 1 100 DALY 。这种影响与被动吸烟暴露的预期影响相当或更大。在欧洲，生物烟雾的暴露与每年 40 000 的过早死亡有关。在发展中国家，生物燃烧造成的室内空气污染每年导致 200 万人死亡。其中许多是死于 CVD 的女性。当前的流行病学证据表明，使用生物燃料做饭和取暖会使冠心病（coronary heart disease, CHD）的风险增加 2~4 倍[5]。

空气污染的心血管效应

暴露于空气污染中会对心血管系统产生广泛的急性和慢性影响[6]（图 52.1）。大多数此类影响与微粒空气污染有关，微粒空气污染是易于测量的空气污染成分。但是，PM 与其他污染物共存，因此，通常很难排除其他共污染物质的影响或可能与 PM 协同作用的共污染物质的影响。而且，PM 本身是大小和化学组成各异的颗粒的异质集合，因此，PM 的生物学效应随其组成而显著变化。尚不清楚哪些 PM 成分与哪些特定健康影响有关。迄今为止，尚未鉴定出 PM 暴露的特定暴露生物标志物，因此，在大多数流行病学研究中，不能排除暴露分类错误。而且，没有特征性病理状态可以具体归因于 PM。暴露于 PM 会影响心血管疾病的最终共用途径。PM 暴露会系统性地影响血压、血脂、胰岛素抵抗、凝血和器官特异性作用，例如神经元活性、心肌兴奋性、氧化应激和炎症。因此，没有特定的病理特征或临床状态可以直接与 PM 暴露相关。但 PM 对心血管组织和功能的主要影响与接下来讨论的疾病状态有关。

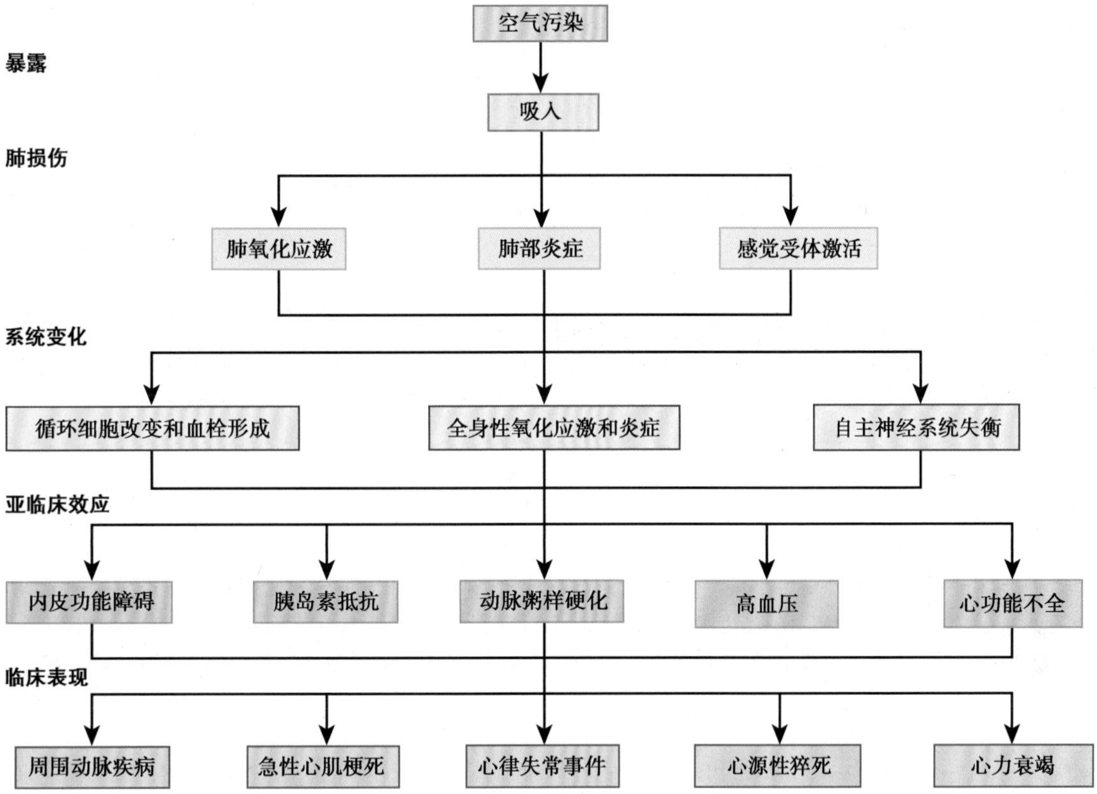

图 52.1　暴露于颗粒物（PM）的心血管作用。从周围空气中吸入的空气传播的颗粒沉积在肺中或在循环系统中运输，它们在其中诱发氧化应激并建立轻度炎症状态。暴露于 PM 还会激活感觉受体，导致自主神经系统活动失衡。PM 暴露引起的全身性氧化应激和炎症与循环白细胞和干细胞的变化以及对心血管组织的亚临床损伤有关，导致易感个体的内皮功能障碍和胰岛素抵抗、动脉粥样硬化、高血压和心脏功能障碍的加重。这些改变表现为外周动脉疾病、心力衰竭和心律失常事件的加重，并可能增加急性心肌梗死或心脏性猝死

心肌梗死

暴露于空气污染中会大大增加急性心肌梗死（myocardial infarction, MI）的风险（请参阅第 58 至 60 章）。心肌梗死风险增加与暴露于周围的颗粒空气污染、气态污染物、家庭空气污染和交通产生的污染物有关。急性和慢性暴露都会增加风险。心肌梗死的风险增加与在短短的 1、2 或 6 小时或几天内暴露于升高的 PM 或交通相关。暴露后 2 天，急性危险可能仍然很高，甚至可能增加。风险的增加是可变的，$PM_{2.5}$ 水平每增加 10μg/m^3，风险的增加幅度可能在 10% 到 20% 之间，具体取决于地理位置、季节和个人易感性。与 UFP、PM10 或气态共污染物相比，$PM_{2.5}$ 的风险更大。在大多数美国城市中，$PM_{2.5}$ 代表着一种严重威胁，主要是对老年人或已确诊或未确诊冠状动脉疾病或结构性心脏病的患者。肥胖妇女可能特别危险。但是，每日 $PM_{2.5}$ 水平似乎与 ST 段抬高 MI（ST-segment elevation MI, STEMI）的风险有关，而与非 ST 段抬高 MI（non-ST-segment elevation MI, NSTEMI）无关。

急性心肌梗死发生前1小时内，急性暴露于交通产生的污染与心肌梗死的发作密切相关（OR，2.9），表明机动车辆产生的污染物可能引发急性心血管事件。如果没有发生交通空气污染，估计将避免7.4%的急性心肌梗死。长期暴露于与交通有关的空气污染中，也与急性心肌梗死以及心肌梗死复发的显著增加有关。同样，长期暴露于较高的环境 $PM_{2.5}$ 水平也会增加缺血性心脏病死亡的风险，生活在高污染地区的人群中 $PM_{2.5}$ 水平每升高 10μg/m^3，缺血性心脏病事件增加10%至30%。在交通繁忙的主要道路50m范围内居住的人中，死亡风险显著提高，从污染程度较低的社区搬迁到污染程度较高的社区增加了易感人群的心肌梗死风险。相反，$PM_{2.5}$ 水平的降低会减少缺血性心脏病的发病率。在美国，与其他地区相比，东北地区的 $PM_{2.5}$ 水平与心血管事件之间的关联更强，这可能是由于空气污染源的差异（例如，美国发电厂产生的含硫酸盐的污染物较多）东部污染物的硫酸盐含量较高，而西部污染物的硝酸盐含量较高，这主要是由污染来源决定的。

暴露于环境空气污染和交通相关污染物都与心脏电不稳定，心率改变和心率变异性有关（请参阅第37至39章）。同样，长期暴露于室内空气污染也会导致电干扰，从而增加心律失常的风险。健康的人可能对空气污染导致的心律失常略有影响，而患有疾病的人可能更敏感。暴露于颗粒空气污染会影响自主神经系统，通常会导致副交感神经张力降低（请参阅第99章）。一些研究报告显示，即使在健康个体中，长期暴露于空气污染也与QT延长（OR，1.6），心室内传导延迟和心室复极的离散度有关，部分原因是心律的交感调节增加。当暴露于家用木烟中时，心室复极也可能受到影响。在老年人或有心脏疾病的个体中，空气污染引起心律失常增加的风险可能更高。PM_{10}、$PM_{2.5}$ 和 O_3 以及交通产生的污染物与心律失常的相关性似乎最强。对于植入式心脏复律除颤器（ICD；请参阅第41章）的患者，即使在暴露后2小时内出现空气污染的适度增加也似乎与室性心律失常有关，尽管这种影响可能会持续较长时间。在过去的1至2天内，$PM_{2.5}$ 的环境水平呈正剂量依赖性，与院外心搏骤停的风险增加呈正相关，尤其是在具有CVD高风险的个体中（参见第42章）。

急性暴露于环境或与交通有关的污染也可能增加房颤（AF）的风险[7]（请参阅第38章）。暴露于 $PM_{2.5}$ 污染与PR间期延长和P波形态多变有关，这是房颤和房扑的预兆。在已知CVD患者中，$PM_{2.5}$ 每增加6.0μg/m^3，在暴露2小时内发生房颤的风险增加26%。暴露于空气污染中还会导致每日最大心率，心脏传导阻滞频率和房颤时间百分比略有增加。已观察到房颤与 $PM_{2.5}$、气态污染物和大气中的CO之间存在显著联系，ICD检测到的阵发性房颤发作在数小时内会增加。污染尤其与房颤和室性心动过速的较高风险有关。独立于其他CVD危险因素，住在主要道路旁也可能增加心源性猝死（SCD）和致命性心脏病的风险[8]。据报道在靠近主要道路的住宅区，距离每接近100m，SCD危险比线性增加6%。

心力衰竭

因心力衰竭（heart failure，HF）造成的死亡与暴露于空气污染之间存在显著的关系，尽管不如缺血性心脏病显著（请参阅第23和24章）。PM水平的短期变化与心衰的日住院治疗量有关，当日 $PM_{2.5}$ 增加10μg/m^3，心衰住院人数增加1%至1.5%，而PM2.5下降减少HF入院。在大多数地区，心衰死亡占所有心血管死亡的10%，但占与PM暴露相关的心血管死亡的30%，这表明心脏衰竭可能特别容易受到空气污染的影响。在心力衰竭期间，心脏会发生负性重塑，这可能会损害心脏功能和电传导。在人类和动物研究中均已报道了长期暴露于空气污染对心脏功能和重塑的直接影响。即使在没有临床心脏病的人群中，居住在主要道路附近的居民和较高的居住环境空气污染也会增加左右心室质量。同样，暴露于交通产生的污染物 NO_2 导致右心室质量增加5%，与糖尿病或吸烟引起的增加相当。心衰可能是一种特别易感的状态，这与交通相关的空气污染与心衰后死亡风险增加之间的显著关联有关。

高血压

血压的变化与室内和室外空气污染的暴露[3]有关（请参阅第46和47章）。即使轻度空气污染也与全身动脉血压的变化紧密相关（每增加10μg/m^3PM，血压大约升高1~4mmHg），而在老年人或患有心脏病的患者中这种影响可能更大。据报道，暴露于较高水平的PM2.5后2至5天，影响更明显（8至9mmHg）。长期暴露于高水平的空气污染中可能导致高血压的发作。生活在主要道路附近并因此经常接触交通产生的污染物的个体患高血压的几率更高。据报道生活在距离主要道路少于100m的人与生活在距离1 000m以上的人相比，患病率高出9%。健康年轻人受到微粒空气污染的研究数据提示了空气污染暴露对血压调节的影响。这些研究表明，急性暴露于PM或柴油机废气中可导致轻度血压变化（3至4mmHg），但收缩压快速升高而舒张压升高较小。在患有心脏病的个体中，空气污染对血压的影响可能更大，或者影响的程度可能足以触发急性事件或诱发慢性心血管功能障碍。值得注意的是，降压药似乎可以减轻空气污染对血压的影响，因此对高血压进行适当的医疗管理可以减轻空气污染暴露的影响[2]。

除环境和交通污染外，家庭生活物质燃烧造成的室内空气污染也可能影响血压和导致高血压发生[5]。在健康个体中，暴露于由生活物质燃烧产生的 $PM_{2.5}$ 会增加收缩压，并在较小程度上增加舒张压。仅管升高幅度很小，收缩压升高2至4mmHg，舒张压升高0.5至2mmHg，但在患有疾病的患者中可能更明显。由于使用固体燃料而导致的室内空气污染还与高血压的患病率增加以及氧化应激、炎症和细胞黏附的标志物增加有关；共同影响家庭污染物对心血管健康的危害。

病理生理学

吸入环境空气颗粒（<10μm）会导致空气中的颗粒物沉积在肺中，尤其是由于气流和湍流而沉积在支气管树的分叉或角分叉处，这会增加PM与黏膜的相互作用[9]。在人类中，PM的隆突/气管沉积的中位数比率为9∶1。在肺部，粗颗粒（PM_{10}）和细颗粒（$PM_{2.5}$）遵循不同的沉积路径，并且由于它们包含不同的成分，因此引出不同的效应。较大的颗粒仅沉积在胸外大气道中。PM_{10} 优先通过撞击和沉降沉积在支气管气道中，其沉积会激活内在免疫反应，部分是由于内毒素和其他细菌成分（通常与周围大气中的雾化 PM_{10} 相关）引起的。但是，与这种生物因素无关，PM_{10} 与肺上皮细胞的相互作用导致白介素（IL）-8的产生，并且

嗜中性粒细胞向肺的募集导致气道炎症。细颗粒通过沉降和布朗扩散在肺中,特别是在肺泡中沉积,也可以进入体循环。这些颗粒没有或几乎没有生物学物质,并且比较大的颗粒沉积在肺部的量更大。在肺泡腔中,细颗粒最初会撞击富含表面活性物质的肺泡衬里层。PM和表面活性物质之间的相互作用可能导致肺表面物理损伤,并可能参与巨噬细胞对它们的清除。此外,表面活性物质功能受损可能导致慢性下呼吸道炎症。这些超细颗粒主要通过布朗运动沉积在肺中,并且可以从肺传递到其他器官,包括心脏和大脑。

肺中PM的沉积会导致产生活性氧(reactiveoxygen species,ROS),例如以氧为中心的自由基超氧化物和羟基。PM产生活性氧的能力与其总金属含量相关。空气中的颗粒包含多种金属(例如,铁,钒,铬,锰,钴,镍,铜,锌,锑),这些金属催化产生活性氧的Fenton反应。此外,从美国城市收集的PM中还含有源自氧化还原活性半醌的持久性自由基。半醌样自由基被化学吸附在颗粒上,并提供颗粒的持久氧化还原活性表面,该表面在存在氧气的情况下会进行自催化作用以产生自由基,例如超氧化物。另外,存在于颗粒中的多环芳烃可能被代谢为活性氧的另一来源,而PAHs可以被代谢转化为氧化还原活性醌。一些研究人员建议,即使表面上没有活性氧,超细PM的碳质核仅通过呈现较大的表面积即可引起氧化应激。PM还可以通过刺激人的外周血多形核白细胞的氧化爆发来增加活性氧的产生。因此,细颗粒和超细颗粒的沉积可能导致肺中大量活性氧生成。来自动物模型的数据表明,肺中活性氧去除的增加阻止了PM的血管作用,这一观点支持了局部肺活性氧生成触发PM的全身性作用的概念[10]。

肺中PM产生的活性氧增多导致了氧化应激的进展,其特征在于抗氧化能力下降和脂质过氧化物的积累。这通常伴随着肺活量的降低和肺部炎症,其特征在于几种细胞因子如IL-8、IL-6、TNF-α和IL1β的产生。肺中细胞因子产生的增加促进了中性粒细胞,蛋白质和纤维蛋白原在支气管肺泡液中的积累。这些变化通常通过诱导肺泡巨噬细胞凋亡并抑制PMN吞噬作用和呼吸爆发而损害宿主防御能力。结果,吸入PM会引起轻度的肺部炎症,其全身性后果加剧了心脏病的风险。此外,PM吸入直接激活感觉受体[11]。刺激这些受体会导致自主神经系统失衡,可能影响心律和心脏传导,导致心律失常和心源性猝死的风险增加,特别是在易感人群个体中。PM和不良心血管事件之间的直接联系的证实得到了在良好控制的条件下暴露于PM人群的研究数据。例如,即使在正常成年人中,暴露于空气污染物(例如柴油机废气)也会引起肺部炎症反应。同样,健康的人对浓缩的环境PM的反应,可引起急性肱动脉血管收缩的微小变化和舒张压升高,表明PM暴露会严重影响动脉流量。动物研究允许对PM暴露的心血管效应进行更详细的评估。暴露于浓缩的PM会增加易发粥样硬化的小鼠和兔子的血管炎症并加速动脉粥样硬化病变的形成,暴露于柴油机排气颗粒会导致循环血小板快速活化,这表明PM暴露会增加周围血栓形成[3]。空气污染的致动脉粥样硬化作用在人类中也被发现。最近有报道指出,暴露于浓度升高的PM2.5或交通相关的空气污染与冠状动脉钙化的进展有关[12],与动脉粥样硬化的加速一致,这表明暴露于空气污染会增加亚临床心脏病的进展或心脏病的风险(参见第44章)。确实,即使在健康的成年人中,暴露于高PM水平也与血小板活化增加[13]和血纤维蛋白原水平增加有关。最近的研究表明,在饮食诱发的肥胖小鼠模型中,长时间暴露于高浓度PM会加剧脂肪组织炎症和全身胰岛素抵抗[14]。PM的暴露也与胰岛素抵抗的增加以及人类普遍和散发的糖尿病有关[2]。这些结果加在一起,为以下观点提供了有力的支持:PM暴露会引起一系列不良的心血管效应,这可以解释流行病学研究报告,至少部分是PM水平与心血管事件发生率和死亡率之间的正相关。

职业接触

除了在家中、室外和交通中暴露,许多人在工作中还暴露于空气污染中[6]。这可能涉及霉菌、微粒和诸如甲醛(由压缩木材产生)之类气体的暴露。损害心血管健康并增加心血管疾病风险。许多办公楼中都含有大量的室内颗粒物和气体,以及诸如复印机之类的办公设备会产生高水平的PM,但是大多数这些暴露与居民区的暴露相似。

但是,在产生高水平PM或气态污染物(例如甲醛,丙烯醛,丁二烯,苯)工厂中的工人可能尤其危险,因为这些气体的职业暴露与心血管疾病风险增加有关。据报道,参与醛类合成的工厂工人,甲醛处理工,防腐剂和香料厂工人患动脉粥样硬化性心脏病的风险较高,大概是由于反复暴露于挥发性醛类中。暴露于1,3-丁二烯(一种用于合成橡胶的气体)与心血管疾病的发生率增加有关,尤其是在苯乙烯-丁二烯聚合物制造厂的非洲裔美国工人中。对动物的实验研究证实,暴露于1,3-丁二烯会产生动脉粥样硬化作用。长期职业性接触氯乙烯也与心血管疾病风险增加有关,包括高血压,心肌梗死和其他循环系统疾病。同样,溶剂(如苯酚和乙醇)的使用会增加心血管疾病的风险,而二硫化碳的暴露会导致动脉粥样硬化的增加。苯暴露导致动物心律失常,暴露于苯的工人动脉高血压、传导缺陷和复极障碍的患病率增加。

空气污染还会影响那些经常从事接触火和烟的职业的工人,例如消防员和军事人员。消防员可能尤其危险[15]。在美国消防员中,心脏病占死亡人数的45%,在灭火过程中死于冠心病的几率比非紧急情况高12至136倍。在警报响应期间,心血管死亡的风险增加(2.8到14倍),但比扑救活跃火灾要低得多,这表明吸入烟雾触发了心血管事件。一些研究表明,由于经常暴露于烟雾和烟雾成分中,焚化炉工作人员、焚化炉周围的社区以及海湾战争中的退伍军人患心血管疾病的风险较高。但是目前证据不足,需要进一步研究。

管理和干预

这是一个社会问题,因此很难在个人层面上控制空气污染暴露。显然,空气污染与心脏病之间的良好联系应促进并支持限制工业和交通排放的法规。实际上,美国主要城市的空气污染水平降低导致心血管事件和住院人数减少,寿命延长。但是,鉴于主要城市95%的城市人口暴露于超过WHO空气质量准则的污染空气中,可以通过个人选择减少暴露,以减少空气污染对心血管健康的影响。这些选择可能包括避免高污染地区,尤其是交通污染,特别是那些具有较高心血管疾病风险的个人。由于住宅靠近主要道路会增加交通污染物的暴露，因此避免此类暴露可能对心肌梗死后患者或心力衰竭患者特别有益。个人积极性对于最大限度地减少室内空气污染尤为重要。通过保持清洁的生活环境可以消除大多数室内污染物（例如霉菌，细菌，灰尘），并且可以避免在室内使用蜡烛，香火或空气清新剂，从而最大限度地减少大量超细颗粒的接触。在发展中国家，通过停止使用固体生物物质作为燃料或使用防止室内空气颗粒堆积的烟囱木炉，可以大大减少室内空气污染。在发达国家，通过适当的通风或过滤，可以最大限度地减少暴露于烹饪和油炸产生的颗粒。适当的室内空气过滤可以改善内皮和微血管功能，甚至可以减少无症状个体的全身炎症。气态污染物很难去除，但是即使是较小的颗粒，大多数空气中的颗粒也可以通过静电除尘器以90%或更高的效率去除。同样，车载空调可以减少与交通产生的空气污染物的接触。鉴于有大量证据支持二手烟暴露与心血管疾病风险之间存在联系，因此消除烟草烟雾可能对改善室内空气质量具有最有力的作用。最后，尽管一些饮食干预措施已被证明在减少空气污染的影响上是微不足道的，但在广泛建议或采纳此类建议之前，还需要进行更广泛的研究。

（赵健　厉娜　崔洁 译）

参考文献

1. Lim SS, Vos T, Flaxman AD, et al. A comparative risk assessment of burden of disease and injury attributable to 67 risk factors and risk factor clusters in 21 regions, 1990–2010: a systematic analysis for the Global Burden of Disease Study 2010. *Lancet*. 2012;380:2224–2260.
2. Cosselman KE, Navas-Acien A, Kaufman JD. Environmental factors in cardiovascular disease. *Nat Rev Cardiol*. 2015;12:627–642.
3. Brook RD, Rajagopalan S, Pope CA 3rd, et al. Particulate matter air pollution and cardiovascular disease: an update to the scientific statement from the American Heart Association. *Circulation*. 2010;121:2331–2378.
4. Zhang YL, Cao F. Fine particulate matter (PM 2.5) in China at a city level. *Sci Rep*. 2015;5:14884.
5. Fatmi Z, Coggon D. Coronary heart disease and household air pollution from use of solid fuel: a systematic review. *Br Med Bull*. 2016;118:91–109.
6. Bhatnagar A. Environmental Cardiology: Pollution and Heart Disease. UK Royal Society of Chemistry; 2011.
7. Link MS, Luttmann-Gibson H, Schwartz J, et al. Acute exposure to air pollution triggers atrial fibrillation. *J Am Coll Cardiol*. 2013;62:816–825.
8. Hart JE, Chiuve SE, Laden F, Albert CM. Roadway proximity and risk of sudden cardiac death in women. *Circulation*. 2014;130:1474–1482.
9. Falcon-Rodriguez CI, Osornio-Vargas AR, Sada-Ovalle I, Segura-Medina P. Aeroparticles, composition, and lung diseases. *Front Immunol*. 2016;7:3.
10. Haberzettl P, O'Toole TE, Bhatnagar A, Conklin DJ. Exposure to fine particulate air pollution causes vascular insulin resistance by inducing pulmonary oxidative stress. *Environ Health Perspect*. 2016;124:1830–1839.
11. Akopian AN, Fanick ER, Brooks EG. TRP channels and traffic-related environmental pollution-induced pulmonary disease. *Semin Immunopathol*. 2016;38:331–338.
12. Kaufman JD, Adar SD, Barr RG, et al. Association between air pollution and coronary artery calcification within six metropolitan areas in the USA (the Multi-Ethnic Study of Atherosclerosis and Air Pollution): a longitudinal cohort study. *Lancet*. 2016;388:696–704.
13. O'Toole TE, Hellmann J, Wheat L, et al. Episodic exposure to fine particulate air pollution decreases circulating levels of endothelial progenitor cells. *Circ Res*. 2010;107:200–203.
14. Haberzettl P, McCracken JP, Bhatnagar A, Conklin DJ. Insulin sensitizers prevent fine particulate matter–induced vascular insulin resistance and changes in endothelial progenitor cell homeostasis. *Am J Physiol Heart Circ Physiol*. 2016;310:H1423–H1438.
15. Tollerud D, Balmes J, Bhatnagar A, et al. *Long-Term Health Consequences of Exposure to Burn Pits in Iraq and Afghanistan*. US National Academy of Sciences; 2011.

第53章 运动与运动心脏病学

PAUL D. THOMPSON AND AARON L. BAGGISH

历史回顾 1021
心血管对运动和运动训练的反应 1021
习惯性体育活动对心血管风险的影响 1024
运动的心血管风险 1024
对运动心脏病学中常见临床问题的探讨 1025
运动能力下降 1025
筛查中发现的异常 1025
运动员心血管疾病 1026
确定运动员的资格 1026
对动脉粥样硬化性心血管疾病成年运动员的建议 1026
瓣膜疾病 1026
心肌酶升高 1027
运动员心脏保健的新问题 1027
心房颤动 1027
加速动脉粥样硬化 1027
心肌纤维化 1027
非致密性心肌病 1027
运动对致心律失常性右心室心肌病的影响 1028
总结 1028
参考文献 1028

本章介绍基本的运动生理学，描述心血管（cardiovascular，CV）对运动训练的适应，并阐明经常锻炼个人常见的临床问题。目的是帮助临床医生评估运动产生的症状，管理运动员和经常锻炼人群的临床问题，评估运动对患者个体的风险和益处。

历史回顾

长期以来，关于运动对心血管的风险和益处的争论一直存在。1867年，伦敦外科医生 F. C. 斯基（F. C. Sky）将牛津剑桥（Oxford Cambridge）的船员竞赛等同于残忍对待动物，并认为这种极端的运动会导致心脏病[1]。19世纪晚期，人们开始关注赛艇运动员、跑步运动员和自行车运动员的心脏，这些运动从工人阶级的职业比赛变成了社会精英的体育活动[1]。对运动训练的正常心血管适应包括静息心动过缓、全心增大、功能性肺动脉瓣和主动脉瓣血流杂音。这些通过听诊和心脏叩诊（当时的诊断试验）进行的正常适应性评估，导致它们分别被解释为病理性传导疾病、扩张型心肌病和瓣膜梗阻的症状[1]。19世纪和20世纪初，人们普遍担心长时间剧烈运动可能带来风险。7届波士顿马拉松赛冠军克拉伦斯·德马尔（Clarence DeMar）在竞争最激烈的时候中断了5年的比赛，据德马尔说，部分原因是“医生和粉丝们经常警告长时间剧烈运动对心脏有危险……这给他们留下了印象。”[1]目前对运动的风险和益处的关注包括与运动相关的急性心脏事件的风险，运动训练对心脏结构的影响，以及长期耐力运动训练是否对心血管有有害的影响[2]。

心血管对运动和运动训练的反应

人体对运动的急性反应[3]和对体育锻炼的心血管适应性反应已经在其他地方总结了[4]（见第54章）。本章重申有关的基本原则。体育活动剧烈增加了全身氧（O_2）的需求，这促使心血管系统增加心输出量（output，Q）和动静脉（arterial-venous，A-V）氧分压差。Q的增加与所需的能量相结合，使得Q每增加5~6L耗氧量（VO_2）就增加1L。Q是通过增加心率（heart rateHR）和每搏输出量（stroke volume，SV）而增加的。几种机制增加了 A-VO_2 差异。心肌氧（myocardial oxygen，MO_2）需求随着体力活动增加而增加，因为 MO_2 部分取决于HR和收缩压（systolic blood pressure，SBP），而活动时HR和SBP都增加。MO_2 的增加会导致个体血流受限的冠状动脉病变处缺血。此外，冠状动脉活动时应扩张，以响应心肌的代谢需要，但由于血管内皮功能障碍，导致冠状动脉粥样硬化患者随着运动发生的血管扩张不足或收缩不足。[5]正如后面所讨论的，运动引起的心脏缺血可导致运动期间的心脏事件。

心血管系统对锻炼的反应既有外部工作效率，也有内部工作效果[3]。外部工作效率是练习任务所需的 VO_2，如前所述，是Q的直接决定因素。VO_2 也可以从跑步机的速度和等级或固定自行车瓦特需求粗略估计。内部工作效率是指锻炼任务所需的 MO_2，与HR的增加直接相关。HR对运动的反应与Q相反，因此 MO_2，不是由外部工作效率或 VO_2 决定的，而是由相对于个人最大运动能力或 VO_2max 所需的 VO_2 决定的。在任何给定的外部工作效率下，具有较高锻炼能力和较大 VO_2max 的个体具有较大的SV，因此任何锻炼任务和 VO_2 需求都需要较慢的HR来生成外部确定的相同Q值。

重复有氧运动和有氧运动训练可以增加最大运动能力，从生理学上来说就是最大摄氧量的增加。健康个体最大运动能力的增加是由于最大Q值和最大 A-V O_2 差值的增加[3]。由于最大HR在很大程度上是不可变的，由年龄决定，并且受运动训练的影响最小，因此最大Q值的增加是由最大SV值的增加引起的。SV的增加意味着实现同样的 VO_2，即完成同样强度的运动，可以在较慢的HR和较低的 MO_2 或内部工作效率下执行。HR和 MO_2 的降低有助于心绞痛患者运动训练后运动能力的提高（见第54章）。除了增加最大运动能力，运动训练也增加运动耐力，即长时间进行次最大运动的能力。这种效应对运动训练反应有重要的贡献，因为很少有工作和娱乐项目需要付出心血管系统最大努力。

高强度和长时间的有氧运动训练会产生一系列的心血管系统适应，通常被称为“运动员心脏”[10]（图53.1）。这些变化包括静息每搏输出量增加和静息心率减少。训练诱导的静息心率降低的生理原因与静息迷走神经张力增加和交感神经张力降低有关。然而，经训练的小鼠自主神经阻滞或窦房节去神经支配后仍存在心动过缓，提示自主神经改变不能独立解释训练对HR的影响[6]。的确，经过训练的老鼠表现出了广泛的起搏点离子通道的重塑，包括 I_f 或 funny 通道的下调和 I_f 的阻断。训练有素的耐力运动员经常会出现静息心动过缓，这可能与明显的窦性心律失常、一度房室传导阻滞、Mobitz I 二度房室传导阻滞有关，甚至与睡眠时的三度房室传导阻滞有关。AV传导速度的降低可能使副传导通路更加明显，如沃尔夫-帕金森-怀特综合征。运动员常有早期复极和ST-T波异常普遍增加的现象，这些发现过去也被归因于迷走神经张力的增加[7]（图53.2）。

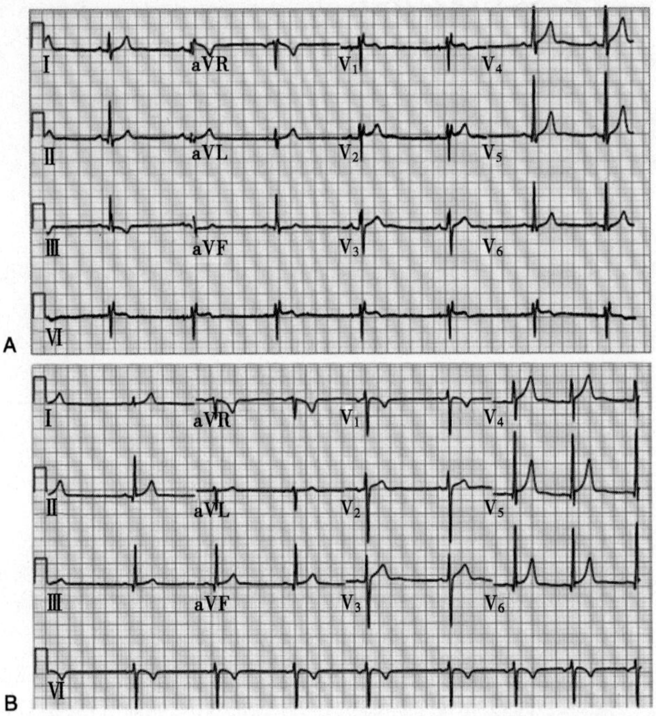

图 53.1 来自没有心脏结构及电活动异常的无症状运动员的 12 导联心电图描记显示与运动训练相关的常见发现。A,一名 23 岁的男性职业曲棍球运动员，由于生理性右心室扩张导致的窦性心动过缓和不完全的右束支传导阻滞。B,一名 19 岁的男性长跑运动员，窦性心动过缓伴有呼吸性窦性心律不齐，心前区 ST 段抬高，良性正常早期复极特征，以及突出的心前区导联 QRS 高电压，常与潜在的生理性左心室肥大相关

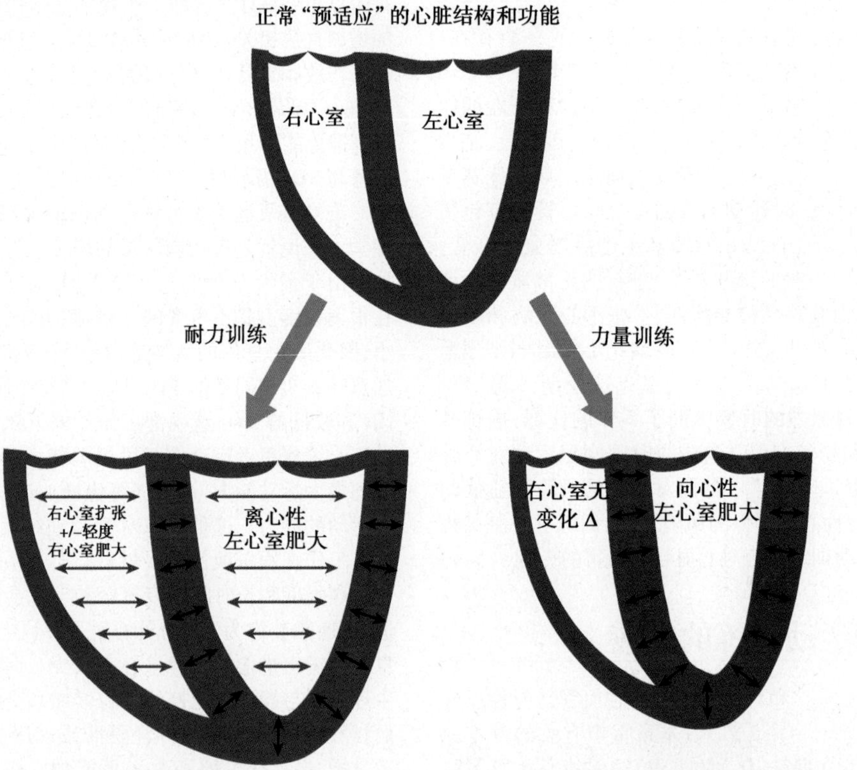

图 53.2 耐力和阻力运动训练发生的心室重塑概述。LVEF,左心室射血分数；LVH,左心室肥大。(引自 Weiner RB, Baggish AL. Exercise-induced cardiac remodeling. Prog Cardiovasc Dis 2012;54;380.)

随着训练SV的增加,心脏的四腔室增大,虽然室径可以超过正常(upper limits of normal,ULN)的标准上限,但左心室(left ventricular,LV)壁厚通常只轻微增加[4]。主动脉根部直径也会有小幅增加,但在运动员中罕见主动脉直径增加幅度大于体格增长幅度的[8],即使是在美国国家篮球协会(National Basketball Association)打球的运动员中[9]。与耐力训练运动员中广泛报道的心脏变化相比,力量训练者在心室壁厚度上产生一定的增加,而心腔直径几乎没有变化[4]。在1 300名优秀的意大利运动员中,有45%的人超过了ULN 55mm,其中左心室大小增加最显著的发生在那些体型最大并且心率最慢的运动员中[12]。相比之下,在训练有素的运动员中,左心室壁厚很少超过ULN。例如,在947名国家级和国际级意大利运动员中,只有16名运动员左心室壁厚大于12mm[11]。训练有素的运动员通常有正常的静息左心室收缩功能,最常以左心室射血分数(LV ejection fraction,LVEF)来衡量,但可能接近正常范围的下限,因为大心室可以满足以较低的左心室射血分数满足静息代谢需求。

停止运动训练,或"去训练",可能有助于临床区分肥厚型心肌病和运动训练适应性心脏改变。有几项研究考察了耐力运动员偏心性LV肥大(LV hypertrophy,LVH)的去训练效果。偏心性左心室肥大是一种伴随LV壁增厚和心室扩张的几何改变。经过停止训练6到34周(平均13周),偏心性左心室肥大的恢复可以在高强度训练的运动员中发生[13]。研究40名意大利男运动员,均伴有离心LVH,健身峰值时LV内径(平均数±标准差)为61.2±2.9mm、LV厚度为12.0±1.3mm,停训5.8±3.6年之后,运动员壁厚可完全正常化,腔室扩大虽然不能完全正常,但也明显下降[14](图53.3和图53.4)。由于在力量训练运动员中常见的LV壁增厚和回心性LVH在停止训练后3个月会部分消退,而在6个月后完全消退,这种诊断试验应该持续6个月[15]。

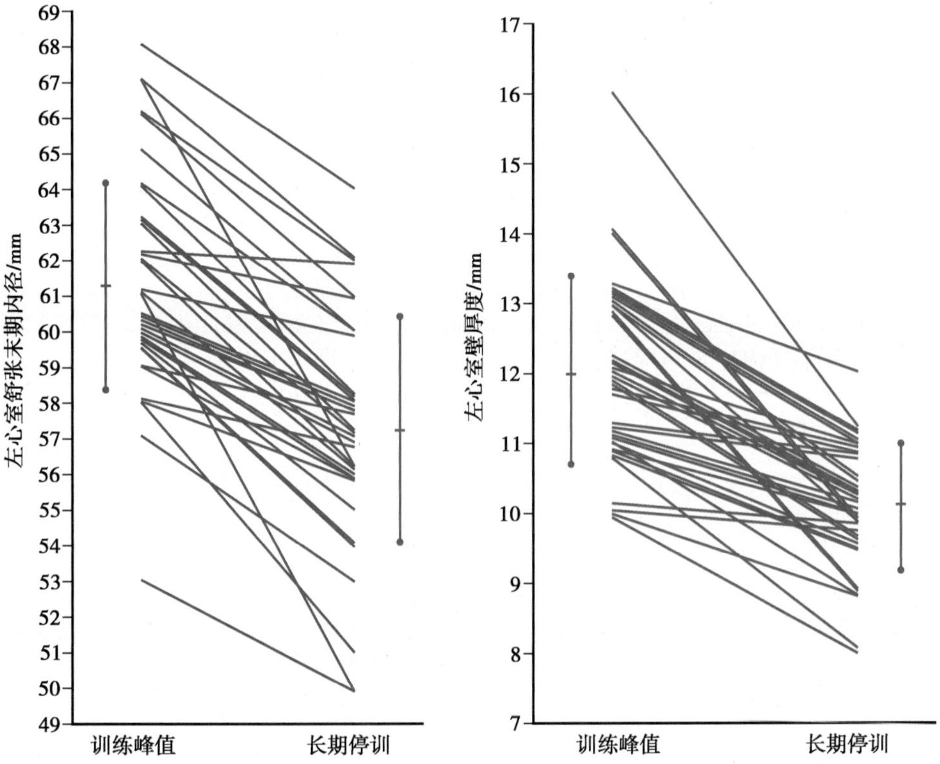

图53.3 超声心动图测量40名男性意大利运动员的左心室(LV)大小和左心室壁厚度(LVWT),测量时间为他们的训练峰值时(年龄24±4岁)和停训1至13年时(平均值±SD,5.6±3.8年)。所有患者的LV腔室扩大(LVE)均为60mm或更大,LVWT为13mm或更大,或者两者都达到峰值。其中9名运动员(22%)持续LVE大于60mm,但LVWT在所有参与者中均正常化。(引自Pelliccia A,Maron BJ,Di Paolo FM,et al. Prevalence and clinical significance of left atrial remodeling in competitive athletes. J Am CollCardiol 2005;46:690.)

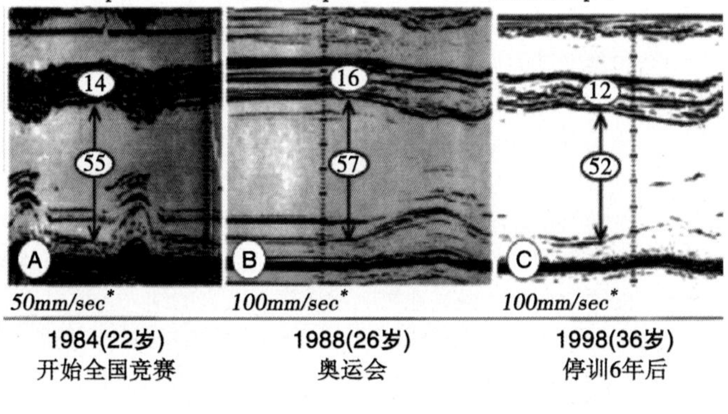

图53.4 精英皮划艇运动员的连续超声心动图:22岁,加入意大利国家队时;26岁,参加奥运会时;停训6年后,在36岁时退役时。bpm,次/min;椭圆形显示以mm为单位的测量值。*纸速。(引自Pelliccia A,Maron BJ,Di Paolo FM,et al. Prevalence and clinical significance of left atrial remodelingin competitive athletes. J Am CollCardiol 2005;46:690.)

习惯性体育活动对心血管风险的影响

对健康人群中心血管事件发生率的多项流行病学、横断面研究表明,与久坐不动的人相比,更积极参与运动者患心血管疾病的风险更低[16]。最活跃人群与最不活跃人群相比风险降低率约为40%[16]。即使是站着这样的小运动量也能降低心血管疾病的风险。随着体力活动的增加,心血管疾病的风险逐渐降低,直到每周大约9.1小时中等强度的活动,如快步走[16]。在该程度之后,似乎没有更多获益,而且可能会减少有益的效果[16](图53.5)(见第45章)。

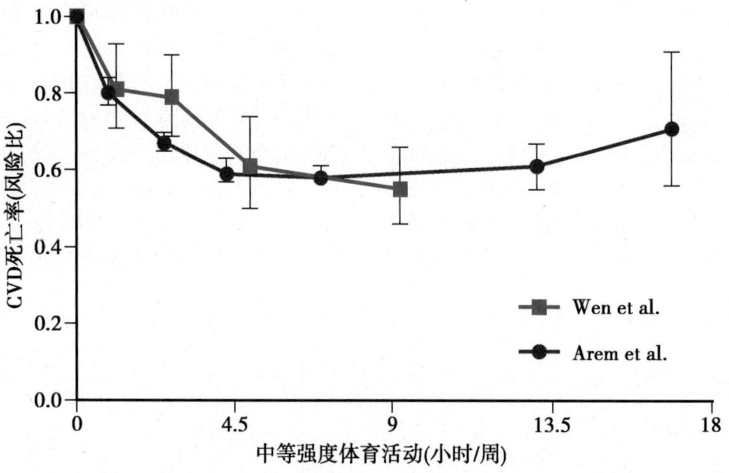

图53.5 中等强度体育活动的小时数与心血管疾病(CVD)死亡率之间的关系。(数据引自Wen CP et al. Minimum amount of physicalactivity for reduced mortality and extended life expectancy: a prospective cohort study. Lancet2011;378:1244-53;and Arem H et al. Leisure time physical activity and mortality: a detailedpooled analysis of the dose-response relationship. JAMA Intern Med 2015;175:959-67. Modifiedfrom Eijsvogels TM et al. Exercise at the extremes: the amount of exercise to reduce cardiovascularevents. J Am CollCardiol 2016;67:316-29.)

同样,正如第54章所讨论的,参与心脏康复计划的病人患复发性心脏事件的风险降低。调节这种影响的具体机制仍未明确,但习惯性体育活动对动脉粥样硬化危险因素有多种潜在的有利影响。具体来说,习惯性的体育活动可以降低收缩压、体重、血糖和甘油三酯,并增加高密度脂蛋白胆固醇[17]。

然而,横断面研究不能证明心血管疾病风险的降低仅仅是由于体育活动。从事体育活动的人可能遗传了更大的运动能力,从而导致他们选择积极的生活方式和更低的CV风险。支持这一可能性的是,经过多代筛选和繁殖的具有更好的运动表现的大鼠,它们的CV"风险"分布较低,尽管这些因素没有进入选择过程[18]。与锻炼能力增加相关的生理因素也可能与心血管风险降低有关,选择积极生活方式的个体具有更低的心血管风险,可能与锻炼习惯无关。然而,考虑到大量的流行病学和实验证据表明,将增加体育活动与降低心血管疾病风险联系到一起这种可能性似乎不太可能实现,但它仍然是一种需要考虑的可能性。

运动的心血管风险

尽管健身运动习惯的好处是大家所公认的,但有说服力的证据表明,剧烈的身体活动会暂时性的增加心脏性猝死(sudden cardiac death,SCD)和急性心肌梗死(acute myocardial infarction,AMI)的风险,这样的剧烈运动通常定义为大于等于6个METs,或相同代谢当量的静息能量消耗(1MET=每分钟每千克体重消耗3.5ml氧气的能量)[19]。这类证据大多数来自那些比较剧烈运动时每小时心脏事件发生率和较缓和运动时心脏事件发生率的研究。与这些急性心脏事件相关的病理基础因年龄而异,主要是因为SCD相关的心脏病理状况的罹患率也因年龄而异。年轻人的运动相关性SCD,定义为30或40岁以下,历来是归因于遗传和先天条件,包括肥厚型心肌病(hypertrophiccardiomyopathy,HCM)(见第42和78章)和冠状动脉起源异常(anomalousorigin of the coronary arteries,ACA),尽管后天性心肌炎和心肌病等也可以导致年轻个体的运动相关性SCD[20]。

然而,最近的研究指出,即使经过仔细的尸检,在年轻运动员中,有高达40%的SCDs仍然无法解释,这表明一些其他疾病,如遗传渠道疾病,可能是原因[21]。HCM仅造成6%的死亡[21]。SCD病因发生明显变化的原因尚不清楚,但可能与现在以及早期研究中对被纳入研究的患有HCM的运动员会进行更有效的诊断和护理有关。在成人中,动脉粥样硬化性心血管疾病(atherosclerotic cardiovascular disease,ASCVD)导致了大多数与运动相关的AMI和SCD[19]。先前无症状的成年人在运动期间发生AMI通常与急性冠状动脉斑块破裂有关[22]。斑块破裂有几种触发机制可能存在,包括动脉粥样硬化性冠状动脉的弯曲度增加[19]。大约33%由ASCVD引起的成人SCDs与急性冠脉综合征(ACS)的临床病理结果相关,而其余则显示为非急性ASCVD[23]。

与运动相关的心血管事件发生的频率似乎很低,但有几个因素妨碍了儿童或成人的明确发病率的计算。由于运动相关心血管事件较为罕见,现有的研究通常只包括少数参与者,因此病例数量的微小变化会极大地影响发病率。庞大的纳入人群可以解决这一问题,但这样的研究很少。由于缺乏系统收集的队列信息,许多研究不得不依赖于媒体对心血管事件的报道,这种方法不能保证病例的准确性。此外，即使收集了所有病例，对于分母（运动事件风险人群）的计算也很困难，因为在研究队列中从事剧烈运动的人数通常不得而知。在评估当前估计值时需要考虑这些注意事项。最一致的估计是，在高中和大学运动员中，每年运动相关心血管死亡率达1/200 000[24]。但计算死亡率最高的是一项在美国大学生体育协会（National Collegiate Athletic Association，NCAA）男性篮球运动员中进行的研究，年死亡率为1/5 100[25]。对成年人的研究表明，每年每15 000到18 000名健康的成年男性中就有1人因运动而死亡[19]。这些数字主要来自20世纪80年代早期的研究。而因为美国成年人的ASCVD事件总体上已经减少，实际上这些研究过高地计算了死亡率。运动相关AMI的风险可能是SCD的7倍，所以运动人群中运动相关AMI的风险可能高达每年1/2 000[19]。所有的研究都表明，女性发生运动相关事件的风险要低得多。

对运动心脏病学中常见临床问题的探讨

运动员这类比较积极的人可能会出于多种原因寻求心血管评估，以下部分则讨论了运动员患者的几种常见临床症状及其管理症状的临床方法。

运动能力下降

运动能力下降的运动员经常会转诊给心血管专家进行评估。SV对Q有重要作用，因此对运动能力有影响，但是计算VO_{2max}还需要其他心血管指标，包括心率和A-VO_2差异以及中枢神经系统，肺和骨骼肌的功能。任何这些因素都会影响运动能力。由于甲状腺功能亢进导致的低水平运动时快速心率导致的不适可以降低其运动表现，运动诱发的哮喘，骨骼肌疾病和贫血患者的O_2携带能力降低（例如女性耐力运动员的素食食性而导致的缺铁）。心房纤颤或运动过程中频发期前收缩会降低运动能力。与心血管系统无直接关系的其他病症，包括病毒性疾病（例如，单核细胞增多症，肝炎）和自身免疫病症，其起病之初可在运动员中表现为运动能力下降或运动不耐受。

同样的问题也会降低老年运动员的运动表现，但是有非典型症状的隐匿性冠状动脉疾病总是需要在老年患者中首先考虑。许多运动能力下降的成年运动员找专家评估后发现有左心室舒张功能障碍，因为他们之前的医生已经排除了这一显而易见的诊断。这种情况通常表现为一个终生患有"边缘性高血压"的耐力型运动员，并未行抗高血压治疗。这些患者经常有轻微的静息高血压，但对运动表现出夸大的血压反应。

心理因素和过度训练也会导致运动员的运动能力下降。心理问题通常发生在年轻运动员身上，他们在父母对孩子的运动失去兴趣之前就失去了竞争的欲望。如果患者的评估中包括父母或其他关键成年人，这种诊断往往会变得清晰。一些运动员似乎发现，与其承认自己已经失去兴趣、想追求其他兴趣，或"只是不够好"而无法继续下去，不如用医学借口来停止参加体育活动。

对抱怨运动成绩下降的运动员进行评估需要仔细倾听运动员的历史。评估者可能会驳回运动员的许多抱怨，因为他们的运动表现仍然优于非运动员，但重要的心脏问题可能会在运动员中更快地表现出来，因为他们的体育运动有较高的身体需求。对耐力运动员的表现时间和训练日记进行评估，往往有助于制定的时间进程。必须排除前面提到的情况，以及明显的心脏病。使用模拟运动员运动的设计方案进行运动测试常常有助于记录不适当反馈及其原因。当病史提示舒张功能不全时，运动超声心动图和心肺运动测试特别注意氧脉搏曲线是有用的。氧脉搏可以通过除以V来计算。通过HR得到O_2，假设A-VO_2差没有发生重要变化，则反映SV。它可以帮助确定心脏运动何时成为限制因素。长期的心电图监测，偶尔进行植入监测装置，可以检测心脏节律紊乱的运动员罕见的症状。心理和情感问题应该在排除其他更多的生理疾病后才能诊断，并需要与运动员和家人开诚布公地讨论。抑郁常常会导致无法解释的疲劳。

过度训练是运动员在长时间高强度训练后可能出现的心理和生理疲劳的复杂交互作用。过度训练的诊断是由于仔细的病史做出的，因为这种情况没有诊断测试。运动耐力降低（有时静息时心率升高）、夜间发热和失眠都是过度训练的表现。失眠症似乎是矛盾的，因为运动员经常经历极度疲劳，但发现由于不安和有时无意识的肌肉收缩，很难入睡。只有在排除了其他条件的情况下才可诊断过度训练，并且经常需要显著减少训练的治疗试验来观察症状的缓解和表现情况改善。

筛查中发现的异常

许多运动员因为在提前筛查中发现CV异常而被推荐给心脏病专家。美国心脏协会（American Heart Association，AHA）和美国心脏病学会（American Collegeof Cardiology，ACC）[26]以及欧洲心脏病学会（European Society ofCardiology，ESC）[27]都建议对运动员进行提前筛检。ESC建议在筛查评估中包括静息心电图（electrocardiogram，ECG），但AHA不建议。一般而言，对于大众的心血管筛查以及对于运动员与所有儿童筛查的辩论，对于心电图的作用超出了本章的范围[28]。一项被广泛引用的意大利研究表明[29]，筛查极大地减少了运动员的心脏事件，但明尼苏达州[30]和以色列[31]的研究表明筛查没有任何益处。美国国立卫生研究院（National Institutes of Health）的共识会议得出结论，这些数据不足以建议对一般人群或运动员进行常规筛查[32]。不管科学价值如何，许多年轻的运动员确实接受了心电图检查，并出现了异常。

对有心电图或没有心电图的运动员进行检查可以发现大量的CV"问题"。"训练有素的耐力运动员心率缓慢，每搏输出量较大，这可能在年轻运动员中产生非病理性的肺动脉瓣杂音，尤其是在运动员仰卧位检查时，这将扩大回心血容量。肺动脉流动杂音是在左侧二、三肋间隙仰卧位最容易听到的轻微的收缩期喷射性杂音。这种杂音通常在坐位减弱或消失。年龄较大、血流动力学改变不明显的主动脉硬化运动员可能有主动脉血流杂音。运动员也可有双心房肥大、左心室肥大、不完全或完全右束支传导阻滞、ST-T波异常和传导异常的心电图证据。这些异常大多发生在进行高强度训练的耐力运动员身上。这些变化在训练量低的力量训练运动员或耐力运动员应该引起对心脏问题的怀疑。

在筛查中发现的大多数CV异常都是正常的变异，大多数可以通过简单的临床检查和心电图检查忽略或通过心脏成像程序消除任何残留怀疑。有些家庭和运动员一旦发现筛查异常就会持续关注，所以让运动员和家人在3～6个月后回访有时是有用的，即使没有发现异常，也能提供额外的安慰。

筛查异常的运动员中存在的一个常见问题是"诊断性蠕变"——筛查发现的轻微异常如心电图早期复极化，这促使另一个诊断性测试的发生，如超声心动图等，这将揭示例如轻微左心室肥大的另一个边缘发现，这可能又会促使另一个诊断测试的发生，如心脏磁共振成像（MRI）。有时，由于伴随运动训练的CV适应性调整，每项诊断研究都显示出额外的临界异常，因此临床医生难以宣布运动员“正常”。“筛查异常情况，特别是临界异常情况，应该比有症状的运动员中发现的明确异常关注少，因为筛查异常最常见的是正常变异。

运动员心血管疾病

运动员对身体状况和运动表现的变化很敏感，由于运动训练和比赛对心血管系统的需求，他们更容易注意到早期心血管异常。另一方面，一些运动员过于关注任何可能影响他们表现的事情，可能会寻求评估由新的训练方案产生的肌肉疼痛等正常的身体感觉。尽管如此，运动员可能的心血管问题应该比筛查中发现的临界性异常引起更大的关注，这些问题需要仔细评估，并采用适当的鉴别诊断技术。

胸痛在年轻和年老的运动员中是一种常见的问题，可能是因为胸痛在公众认知中的重要性，也可能是因为运动员越来越担心运动可能带来的风险。运动员的胸部不适不应该被草率地忽略。劳力性胸痛可能是重要心脏疾病的首发症状，包括肥厚型心肌病、ACA 或冠状动脉粥样硬化，但有几个问题，尤其涉及运动员。确定胸痛的持续时间很重要，因为许多没有潜在疾病的运动员都会经历短暂的胸痛。短暂性胸痛的感觉可能伴随着房性或室性早搏，可能是因为其对关闭的房室瓣膜的收缩才产生了短暂的胸胀感。运动时短暂的胸痛也可能与肌肉和关节问题有关。胸痛与最近涉及胸部肌肉的阻力运动（如俯卧撑和卧推）之间的关系也很重要，因为这种训练经常导致运动员胸部不适。一些死于 ACA 的运动员有正常的运动压力测试结果[33]，表明如果症状令人担忧，即使运动测试结果正常，也必须对其进行包括冠状动脉成像在内的检查。这种方法与我们对无症状的测试结果临界值的运动员的建议截然不同。

训练有素的运动员经常出现血管迷走神经性晕厥，也被称为“神经介导性晕厥”，这可能是因为他们的静息心动过缓和静脉容量大，当运动员直立不动时，就可以扣留大量的血液[34]。由于同样的生理变化，运动员也经常倾斜试验阳性。神经介导的晕厥最常发生在运动员运动后即刻，特别是突然终止运动。这种常见现象，“后发性晕厥”是良性的，可以通过教授运动员避免技术来进行管理。最重要的避免技术是让运动员在运动之后继续移动，以便小腿中的肌肉泵继续将血液返回到体循环。饮食中钠的增加，剧烈运动前的饮水，和市售压缩袜的使用被证明可能是有用的。评估运动员晕厥的关键问题是确定是否在运动期间发生晕厥。在发作情况与血管迷走神经性晕厥或姿势性晕厥相一致时，即在休息或运动后立即晕厥通常是由这些条件引起的。相比之下，运动时晕厥则应寻找更严重的问题，包括肥厚型心肌病、主动脉狭窄、心律失常或 ACA[34]。

确定运动员的资格

美国心脏协会和美国心脏病学会根据 15 个工作组的建议制定了适合和不适合心脏病的建议，这些工作组根据文献综述和专家意见制定了指南[35]。指南必然具有限制性，因为它们被各种各样的临床医生使用，其中许多临床医生在评估运动员方面没有特殊的资格或专业知识。随着临床医生在评估有心血管疾病的轻微变异的运动员方面获得更多经验，这些指南中的许多意见可能看起来过于严格，但是它们会定期更新，目前就如何向运动员提供有关体育参与风险的建议提供最佳的共识意见。

我们使用这些指南作为我们大多数建议的基础，但根据多种因素改变最终决定，包括我们结合病变和症状的严重程度对运动员风险的看法，参与运动员心理健康的重要性，对他人的危险，以及运动员和家人在做出决定时分担风险的意愿。诊断、伴随的风险以及任何建议的基础也需要与其他关键个人进行讨论（如果运动员同意的话），如家长、学校或团队管理员、教练、运动教练和业务代理。我们对年龄较大的运动员也采用了类似的决策方法，尽管他们通常更有能力理解和承担个人风险。

对动脉粥样硬化性心血管疾病成年运动员的建议

剧烈运动增加了患有隐匿性动脉粥样硬化性心血管疾病的成年人心源性猝死和急性心肌梗死的风险，并且诊断为疾病的个体运动风险增加更多。许多患有 ASCVD 的成年人想要回到有强度的运动中，通常是要求耐力的项目，如马拉松跑步或长距离骑行自行车。扫描冠状动脉钙化等影像学技术拓展了无症状和症状前疾病的检测。所有 ASCVD 运动员都需要被告知，剧烈运动会急剧增加他们的心血管风险，而适量的运动可能会使 ASCVD 减少效果与更强烈的活动一样多[16]。尽管有这样的讨论，但许多这样的运动员想要重返比赛或激烈的运动训练。斑块稳定性可能随着斑块脂质含量的降低而增加[36]；大多数斑块消退发生在侵袭性脂质降低的 2 年内[37,38]。因此，在强烈希望重返赛场的运动员中，我们建议至少 2 年的积极血脂治疗，目标是在返回比赛前达到最低的血脂水平。我们还强调了血压控制和避免烟草的重要性，以及报告可能表明疾病进展的症状的必要性。这种方法可以让运动员有进一步参与比赛的希望，也有助于激励他们坚持降低风险的策略。

接受降脂或降压药治疗的成年运动员偶尔会询问在参加耐力运动比赛前是否应停止用药。我们鼓励运动员继续服用阿司匹林和其他抗血小板药物，假如在斑块破裂的情况下它们可能有助于避免发生急性心脏事件。继续使用 β 受体阻滞剂治疗，以避免在突然停止使用这些药物时肾上腺素能活性增加。我们通常在运动当天停止服用其他降压药，因为运动能显著降低血压，我们希望避免运动后低血压。我们经常在耐力运动竞赛前停用他汀类药物 5 至 7 天，因为他汀类药物可以放大运动时肌酸激酶的增加[39]，他汀类药物和运动的综合作用可能导致横纹肌溶解症。

瓣膜疾病

运动员的瓣膜病应根据非运动员人群的原则和 AHA/ACC 的建议进行管理[40]，尽管有几个问题值得注意[41]。具有超声心动图证据的超临界主动脉瓣狭窄（AS）的运动员应对症状进行仔细评估，并进行最大限度的运动压力测试，尽可能模拟运动员的典型运动训练和比赛[41]。许多具有典型主动脉瓣狭窄的成年运动员在运动开始时忽略了呼吸困难这一重要症状，因为它在 5 到 10 分钟内完全缓解，但这种“热身呼吸困难”经常表明临床上重要的主动脉瓣狭窄。

运动员通常可以很好地耐受主动脉瓣关闭不全，可能是因为运动期间心率增加会缩短舒张期和减少反流[41]。因此，我们很少限制运动竞赛，尽管没有证据表明严重的主动脉关闭不全会导致心室退化或不明原因的运动症状。尽管担心此类运动会增加主动脉关闭不全，我们也很少限制该组的阻力运动，因为我们知道没有数据表明这种限制有任何好处。

对于具有二叶式主动脉瓣的运动员，对于运动诱发的主动脉夹层存在很大的担忧。由于担心运动会促进主动脉扩张,一些临床医生限制该组参与[41]。鉴于人群中的二叶型主动脉瓣大约1%的患病率和年轻运动员主动脉夹层的罕见性,除非主动脉直径超过45mm,否则我们不会限制活动。对于男性主动脉直径大于40mm或女性主动脉直径大于36mm的患者,AHA/ACC主动脉疾病工作组建议每半年进行一次主动脉根部测量[42]。发现患有二叶式主动脉瓣的运动员应接受影像学检查,以确定诊断时的升主动脉近端尺寸,然后在参加竞技体育活动期间应进行连续影像学检查。

心肌酶升高

心肌肌钙蛋白T和I(cTnT和cTnI)被用作心肌坏死的标志物,但运动员在长时间运动后cTnT和CTnI水平会升高[43],例如马拉松[43],甚至在跑步机上的剧烈运动仅持续30分钟后即可出现[44](图53.6)。临床医生需要注意耐力运动员在运动后可能会有较高的cTn水平,在运动员中诊断急性心脏事件需要以症状、心电图或心肌损伤的超声心动图形式的确证证据[43]。

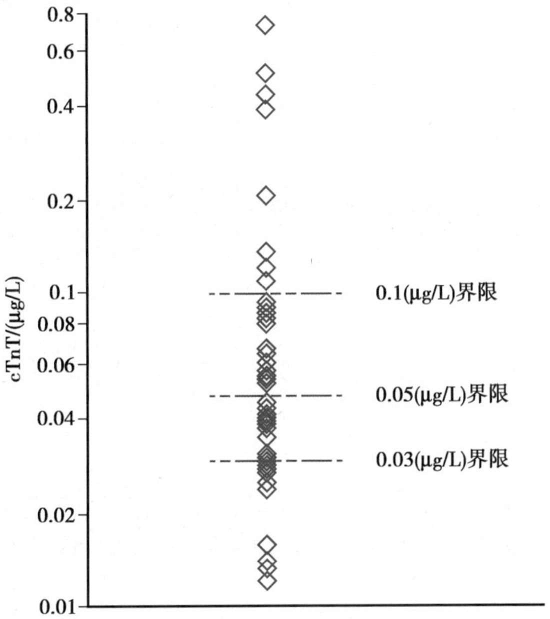

图53.6 72名运动员在完成2002年或2003年伦敦马拉松(42km),30分钟后获得的心肌肌钙蛋白T(cTnT)值。本试验的急性心肌梗死(AMI)水平设置为大于0.05μg/L;36%的跑步者超过了这一水平。(引自Shave RE, Whyte GP, George K, et al. Prolonged exercise should be considered alongside typical symptoms of acutemyocardial infarction when evaluating increases in cardiac troponin T. Heart2005;91:1219.)

运动员心脏保健的新问题

一些新出现的证据表明,终身的耐力锻炼可能对心脏功能产生有害影响[2]。虽然没有详细记录,但治疗运动员的临床医生应该意识到这些问题。

心房颤动

心房颤动(atrial fibrillation, AF)是一种流行病,影响美国1%的人口[45]。低水平的体育活动和低运动能力都是房颤的危险因素,通过运动训练改善身体健康可以减少不依赖于减肥的房颤复发。

与适度体育活动时房颤的减少相反,心血管健康研究显示最高水平的运动与不运动的受试者没有区别[45]。其他研究表明,在耐力项目中跑步次数最多或锻炼时间最长的参与者中,AF的发生率更高。结果汇总显示运动训练与房颤之间呈u形关系,中度运动时房颤减少,而剧烈和长时间运动房颤增加。这种关系的可能机制包括心房尺寸增大、自主神经张力改变或炎症增加[45]。

加速动脉粥样硬化

一些报告表明,与久坐不动的运动员相比,长期耐力运动员的冠状动脉钙化(coronary artery calcification, CAC)评分有所增加[2]。尽管动脉粥样硬化风险因素较低,但我们已经看到许多无症状的运动员具有非常高的冠状动脉钙化值。这种增加的冠状动脉钙化评分具有不明确的意义。普通大众中冠状动脉钙化分数的增加与动脉粥样硬化风险的增加有关,但这种关系在多大程度上适用于运动员尚不清楚。值得注意的是,密集的冠状动脉钙化预示着较低的风险[46],可能是因为密集的钙化斑块不太可能破裂。我们的方法是评估运动员的运动性缺血,积极治疗ASCVD风险因素,特别是用降脂剂,并提供保证,这一发现的意义是未知的,可能是保护而不是有害的。

心肌纤维化

至少有3项研究在12%至50%的资深耐力运动员中发现了延迟钆增强(late gadoliniumenhancement, LGE)的心脏MRI表现[2]。患有延迟钆增强的运动员一生中大部分时间都在锻炼,他们的心脏尺寸比对照运动员要大。LGE体积很小,通常位于右心室辅助装置插入部位附近,表明机械应力是原因。延迟钆增强的存在表明长时间的运动训练会导致心肌纤维化,但这种可能性需要更广泛的研究来证实并确定其重要性。

非致密性心肌病

左心室在胚胎心脏发育期间高度小梁化以增加心肌表面积,从而促进腔内血液中的氧气和营养物质递送至心肌。在正常胚胎发育期间,这些小梁退化并且心肌变得紧实。胚胎小梁退化程度不同,许多健康人在左心室(LV)腔内有一些小梁组织。非致密性心肌病(noncompaction cardiomyopathy, NCCM)是由于该过程停止而导致的,该过程的特征是薄的压缩的心外膜下的高度管腔化的左心室。非致密性心肌病于1984年首次被描述并于1990年被命名,是一个相对较新的疾病[47]。在成人中出现的非致密性心肌病以常染色体显性遗传模式遗传,但在儿科中存在其特有的X-连锁模式。[47]非致密性心肌病可引起心肌功能障碍、心室内系统性血栓和心源性猝死。诊断标准多种多样,但非致密层心肌(noncompacted, NC)与致密层心肌(compacted, C)厚度之比大于2经常被使用[47]。这个切点对于临床医生治疗运动员来说是有问题的,尤其是非裔美国运动员,因为1 146名运动员中有20%的小梁增加了,8%的运动员达到了非致密性心肌病的标准[48],并且即使没有运动训练,非裔美国人左心室小梁也增加较多。由于临床医生对病情的认识不断提高,并且因为运动员心电图检查的扩大增加了超声心动图检查的运动员人数,上述运动员可能的非致密性心肌病转诊人数正在增加。大多数个体没有非致密性心肌病,而是先前描述的良性、轻度小梁化、正常的左心室变异。我们建议获得仔细的家族病史并检查心肌图像，特别注意 LV 收缩功能和致密层的厚度。具有真正 NCCM 的患者应该存在心室功能下降和薄致密层变薄。其余患者致密层是正常的，运动员甚至可以稍微增厚（参见第 75 章）。

运动对致心律失常性右心室心肌病的影响

20 世纪 90 年代以来的多项研究已经证实，长期的耐力训练会导致右心室扩张，可能是因为在运动过程中相对增加的右心室张力超过了左心室[2]。桥粒蛋白基因缺陷会导致致心律失常性右心室心肌病，该蛋白可以帮助连接心肌细胞。有桥粒蛋白基因缺陷的运动员更容易达到诊断标准，也比具有相似先天性基因缺陷的非运动员的预后更差[49]。运动也加速了具有基因缺陷的动物身上的疾病过程[50]。这些结果证实了运动训练会加速具有遗传易感性的个体身上右心室心肌病的临床过程，表明长期的运动或者运动训练可能会使其他遗传性心脏病的临床过程恶化。

总结

心血管临床医生需要运动生理学、心血管对运动训练的适应性方面的应用知识，以及运动的风险和获益来对活动性患者提供恰当的咨询和评估。临床医生应该避免对无症状性运动员进行心血管筛查时检测到的临界指标的过度反应，但是也应该避免忽视活动性患者的可疑心脏病征象。运动心脏病学已经成为心脏病学的新兴亚专业，但是普通心脏病医生如果掌握了心血管对运动的适应性以及影响运动员患者的最常见的病理条件，就足以处理疾病管理方面的问题和疑问。

（杨本钊　陈玮　译）

参考文献

Historical Perspective

1. Thompson PD. D. Bruce Dill Historical Lecture. Historical concepts of the athlete's heart. *Med Sci Sports Exerc*. 2004;36:363–370.
2. Eijsvogels TM, Fernandez AB, Thompson PD. Are there deleterious cardiac effects of acute and chronic endurance exercise? *Physiol Rev*. 2016;96:99–125.

Cardiovascular Response to Exercise and Exercise Training

3. Thompson PD. Exercise prescription and proscription for patients with coronary artery disease. *Circulation*. 2005;112:2354–2363.
4. Baggish AL, Wood MJ. Athlete's heart and cardiovascular care of the athlete: scientific and clinical update. *Circulation*. 2011;123:2723–2735.
5. Laughlin MH, Bowles DK, Duncker DJ. The coronary circulation in exercise training. *Am J Physiol Heart Circ Physiol*. 2012;302:H10–H23.
6. D'Souza A, Bucchi A, Johnsen AB, et al. Exercise training reduces resting heart rate via downregulation of the funny channel HCN4. *Nat Commun*. 2014;5:3775.
7. Noseworthy PA, Weiner R, Kim J, et al. Early repolarization pattern in competitive athletes: clinical correlates and the effects of exercise training. *Circ Arrhythm Electrophysiol*. 2011;4:432–440.
8. Iskandar A, Thompson PD. A meta-analysis of aortic root size in elite athletes. *Circulation*. 2013;127:791–798.
9. Engel DJ, Schwartz A, Homma S. Athletic cardiac remodeling in US professional basketball players. *JAMA Cardiol*. 2016;1:80–87.
10. Weiner RB, Baggish AL. Exercise-induced cardiac remodeling. *Prog Cardiovasc Dis*. 2012;54:380–386.
11. Pelliccia A, Maron BJ, Spataro A, et al. The upper limit of physiologic cardiac hypertrophy in highly trained elite athletes. *N Engl J Med*. 1991;324:295–301.
12. Pelliccia A, Culasso F, Di Paolo FM, Maron BJ. Physiologic left ventricular cavity dilatation in elite athletes. *Ann Intern Med*. 1999;130:23–31.
13. Maron BJ, Pelliccia A, Spataro A, Granata M. Reduction in left ventricular wall thickness after deconditioning in highly trained Olympic athletes. *Br Heart J*. 1993;69:125–128.
14. Pelliccia A, Maron BJ, De Luca R, et al. Remodeling of left ventricular hypertrophy in elite athletes after long-term deconditioning. *Circulation*. 2002;105:944–949.
15. Weiner RB, Wang F, Berkstresser B, et al. Regression of "gray zone" exercise-induced concentric left ventricular hypertrophy during prescribed detraining. *J Am Coll Cardiol*. 2012;59:1992–1994.

Effects of Habitual Physical Activity on Cardiovascular Risk

16. Eijsvogels TM, Molossi S, Lee DC, et al. Exercise at the extremes: the amount of exercise to reduce cardiovascular events. *J Am Coll Cardiol*. 2016;67:316–329.
17. Wasfy MM, Baggish AL. Exercise dose in clinical practice. *Circulation*. 2016;133:2297–2313.
18. Koch LG, Britton SL, Wisloff U. A rat model system to study complex disease risks, fitness, aging, and longevity. *Trends Cardiovasc Med*. 2012;22:29–34.

Cardiovascular Risks of Exercise

19. Thompson PD, Franklin BA, Balady GJ, et al. Exercise and acute cardiovascular events: placing the risks into perspective. A scientific statement from the American Heart Association Council on Nutrition, Physical Activity, and Metabolism and the Council on Clinical Cardiology. *Circulation*. 2007;115:2358–2368.
20. Maron BJ, Doerer JJ, Haas TS, et al. Sudden deaths in young competitive athletes: analysis of 1866 deaths in the United States, 1980–2006. *Circulation*. 2009;119:1085–1092.
21. Finocchiaro G, Papadakis M, Robertus JL, et al. Etiology of sudden death in sports: insights from a United Kingdom regional registry. *J Am Coll Cardiol*. 2016;67:2108–2115.
22. Albano AJ, Thompson PD, Kapur NK. Acute coronary thrombosis in Boston Marathon runners. *N Engl J Med*. 2012;366:184–185.
23. Marijon E, Uy-Evanado A, Reinier K, et al. Sudden cardiac arrest during sports activity in middle age. *Circulation*. 2015;131:1384–1391.
24. Lawless CE. Minnesota high school athletes 1993–2012: evidence that American screening strategies and sideline preparedness are associated with very low rates of sudden cardiac deaths. *J Am Coll Cardiol*. 2013;62:1302–1303.
25. Harmon KG, Asif IM, Maleszewski JJ, et al. Incidence, cause, and comparative frequency of sudden cardiac death in National Collegiate Athletic Association athletes: a decade in review. *Circulation*. 2015;132:10–19.

Abnormalities Found on Screening

26. Maron BJ, Harris KM, Thompson PD, et al. Eligibility and disqualification recommendations for competitive athletes with cardiovascular abnormalities. Task Force 14: Sickle Cell Trait. A scientific statement from the American Heart Association and American College of Cardiology. *Circulation*. 2015;132:e343–e345.
27. Corrado D, Pelliccia A, Bjornstad HH, et al. Cardiovascular pre-participation screening of young competitive athletes for prevention of sudden death: proposal for a common European protocol. Consensus Statement of the Study Group of Sport Cardiology of the Working Group of Cardiac Rehabilitation and Exercise Physiology and the Working Group of Myocardial and Pericardial Diseases of the European Society of Cardiology. *Eur Heart J*. 2005;26:516–524.
28. Hamilton B, Levine BD, Thompson PD, et al. Debate: challenges in sports cardiology; U.S. versus European approaches. *Br J Sports Med*. 2012;46(suppl 1):i9–i14.
29. Corrado D, Basso C, Pavei A, et al. Trends in sudden cardiovascular death in young competitive athletes after implementation of a preparticipation screening program. *JAMA*. 2006;296:1593–1601.
30. Maron BJ, Haas TS, Doerer JJ, et al. Comparison of U.S. and Italian experiences with sudden cardiac deaths in young competitive athletes and implications for preparticipation screening strategies. *Am J Cardiol*. 2009;104:276–280.
31. Steinvil A, Chundadze T, Zeltser D, et al. Mandatory electrocardiographic screening of athletes to reduce their risk for sudden death: proven fact or wishful thinking? *J Am Coll Cardiol*. 2011;57:1291–1296.
32. Kaltman JR, Thompson PD, Lantos J, et al. Screening for sudden cardiac death in the young: report from a National Heart, Lung, and Blood Institute working group. *Circulation*. 2011;123:1911–1918.

Cardiovascular Complaints in Athletes

33. Basso C, Maron BJ, Corrado D, Thiene G. Clinical profile of congenital coronary artery anomalies with origin from the wrong aortic sinus leading to sudden death in young competitive athletes. *J Am Coll Cardiol*. 2000;35:1493–1501.
34. Hastings JL, Levine BD. Syncope in the athletic patient. *Prog Cardiovasc Dis*. 2012;54:438–444.

Determining Athletic Eligibility

35. Maron BJ, Zipes DP, Kovacs RJ. Eligibility and disqualification recommendations for competitive athletes with cardiovascular abnormalities: preamble, principles, and general considerations: a scientific statement from the American Heart Association and American College of Cardiology. *Circulation*. 2015;132:e256–e261.
36. Camici PG, Rimoldi OE, Gaemperli O, Libby P. Non-invasive anatomic and functional imaging of vascular inflammation and unstable plaque. *Eur Heart J*. 2012;33:1309–1317.
37. Noyes AM, Thompson PD. A systematic review of the time course of atherosclerotic plaque regression. *Atherosclerosis*. 2014;234:75–84.
38. Zhao XQ, Dong L, Hatsukami T, et al. MR imaging of carotid plaque composition during lipid-lowering therapy: a prospective assessment of effect and time course. *JACC Cardiovasc Imaging*. 2011;4:977–986.
39. Thompson PD, Parker B. Statins, exercise, and exercise training. *J Am Coll Cardiol*. 2013;62:715–716.
40. Bonow RO, Nishimura RA, Thompson PD, Udelson JE. Eligibility and disqualification recommendations for competitive athletes with cardiovascular abnormalities: Task Force 5: Valvular Heart Disease. A scientific statement from the American Heart Association and American College of Cardiology. *J Am Coll Cardiol*. 2015;66:2385–2392.
41. Parker MW, Thompson PD. Exercise in valvular heart disease: risks and benefits. *Prog Cardiovasc Dis*. 2011;53:437–446.
42. Braverman AC, Harris KM, Kovacs RJ, Maron BJ. Eligibility and disqualification recommendations for competitive athletes with cardiovascular abnormalities. Task Force 7: Aortic Diseases, Including Marfan Syndrome. A scientific statement from the American Heart Association and American College of Cardiology. *J Am Coll Cardiol*. 2015;66:2398–2405.
43. Shave R, Baggish A, George K, et al. Exercise-induced cardiac troponin elevation: evidence, mechanisms, and implications. *J Am Coll Cardiol*. 2010;56:169–176.
44. Shave R, Ross P, Low D, et al. Cardiac troponin I is released following high-intensity short-duration exercise in healthy humans. *Int J Cardiol*. 2010;145:337–339.

Emerging Issues in the Cardiac Care of Athletes

45. Thompson PD. Physical fitness, physical activity, exercise training, and atrial fibrillation: first the good news, then the bad. *J Am Coll Cardiol*. 2015;66:997–999.
46. Criqui MH, Denenberg JO, Ix JH, et al. Calcium density of coronary artery plaque and risk of incident cardiovascular events. *JAMA*. 2014;311:271–278.
47. Ganga HV, Thompson PD. Sports participation in non-compaction cardiomyopathy: a systematic review. *Br J Sports Med*. 2014;48:1466–1471.
48. Gati S, Chandra N, Bennett RL, et al. Increased left ventricular trabeculation in highly trained athletes: do we need more stringent criteria for the diagnosis of left ventricular non-compaction in athletes? *Heart*. 2013;99:401–408.
49. James CA, Bhonsale A, Tichnell C, et al. Exercise increases age-related penetrance and arrhythmic risk in arrhythmogenic right ventricular dysplasia/cardiomyopathy–associated desmosomal mutation carriers. *J Am Coll Cardiol*. 2013;62:1290–1297.
50. Martherus R, Jain R, Takagi K, et al. Accelerated cardiac remodeling in desmoplakin transgenic mice in response to endurance exercise is associated with perturbed Wnt/beta-catenin signaling. *Am J Physiol Heart Circ Physiol*. 2016;310:H174–H187.

第 54 章　基于体育锻炼的全面心脏康复

PAUL D. THOMPSON AND PHILIP A. ADES

历史回顾　1029
运动生理学和体能训练的基本原理　1029
心脏疾病对运动功能的影响　1030
体能训练对运动功能的影响　1030
心脏康复和体能训练对心脏病患者发病率和致死率的影响　1030
心绞痛　1030
心脏康复对冠状动脉疾病患者的影响　1031
经皮冠状动脉腔内血管成形术后的患者　1031
心脏康复对于心力衰竭患者的影响　1031
心脏康复计划的实践要点　1033
方案的构成　1033
无监测的运动训练　1034
全面心脏康复的其他要素　1034
医疗保险的覆盖　1034
心脏康复目前存在的问题　1034
心脏康复的未来展望　1034
参考文献　1034

历史回顾

直到 20 世纪 50 年代初，心肌梗死（myocardial infarction，MI）患者经长达数周的住院治疗，其后再严格限制体力活动达数月之久是标准化的治疗方案。基于运动的心脏康复（cardiac rehabilitation，CR）的初衷在于逆转因住院和严格限制体力活动而导致的体能和运动耐量的下降。体能训练是这一过程的核心，也是少数在β-肾上腺素能阻滞剂和冠状动脉血运重建术运用之前能够减少劳力性心绞痛的干预措施之一[1]。

更短的住院治疗，以及有效的药物和治疗心肌缺血的流程，改变了心脏康复的方案。体能训练仍然很重要，但康复工作现在包括宣教和指导，以促进二级预防行为，改善心理健康，并把增加对药物和饮食的依从性作为关键组成部分[2]。美国医疗保险和医疗补助服务中心（Centers for Medicareand Medicaid Services，CMS）指南反映了这些变化并要求心脏康复方案不仅要提供体能训练，还应包括改变心脏危险因素的宣教和指导。因此，心脏康复方案现在通常被称为“心脏康复/二级预防计划”。美国心脏协会（American Heart Association，AHA）和美国心脏病学会基金会（American College of Cardiology Foundation，ACCF）强烈建议经皮冠状动脉腔内成形术（percutaneous transluminal coronary angioplasty，PTCA）或冠状动脉旁路移植术（coronary artery bypass grafting，CABG）术后，患有急性心脏综合征，或患有稳定型心绞痛或外周血管疾病的患者实施全面的心脏康复方案[3]。该项建议在所有情况下都得到了最高级别的证据（A 级）支持，心绞痛除外（B 级）[3]。对于稳定的慢性收缩性心力衰竭和左心室射血分数（left ventricular ejection fraction，LVEF）为 35%或更低的患者，运动训练是Ⅰ类推荐，而心脏康复是Ⅱa 类推荐[4]。CMS 也认为全面的心脏康复对于瓣膜手术和心脏或心肺移植术后的患者是“合理且必要”的[5]。虽然电子病历使用的增加可能会提高转诊率[7]，但心脏康复的参与率一直很低，在全国范围内从 19%到 34%不等[6]。

体能训练是心脏康复和降低风险计划的核心，因为它可以增加运动耐量，减少活动诱发的心肌缺血和心绞痛。心脏康复的随机对照试验（randomized controlledtrial，RCT）的 meta 分析显示了单一的体能训练或体能训练与综合二级预防相结合的益处[8,9]。因为风险因素降低会在其他地方详细讨论（见第 45、47 和 48 章），本章专门讨论心脏康复过程中的体能训练。

运动生理学和体能训练的基本原理

最大耗氧量

体内只有少量能迅速被骨骼肌利用的能量。为了给运动肌肉提供能量，运动增加了身体的氧气（O_2）需求。消耗的 O_2 量，称为通气耗氧量（VO_2），用来评估在运动期间消耗的能量。重新排列 Fick 方程——心输出量（Q）= VO_2/动脉-静脉 O_2 差异（A-$VO_2\Delta$）——表明 VO_2 是 Q 和 A-$VO_2\Delta$ 的乘积。这样，体能训练时的代谢耗氧，将通过由心率和每搏输出量决定的心排量的增加进而增加氧的输送，或者通过增大 A-$VO_2\Delta$ 来得到补偿。A-$VO_2\Delta$ 的增大通过运动期间血流从非运动组织（如肾脏和其他内脏）向运动肌肉的重新分布，增加运动肌肉的氧摄取利用，以及血浆液体进入运动肌肉间隙进而使血液浓缩来实现。运动期间 Q 的增加与 VO_2 的增加密切相关。VO_2 体积增加 1L 提示 Q 存在约 6L 的增加。最大运动储备通过最大氧耗 VO_2max 来测定，或者通过运动期间因乏力或者呼吸困难而终止活动前个体的最大氧输送量来衡量。个体 VO_2max 对运动耐量而言，是一个非常稳定和重复性良好的监测指标。VO_2max 可以用每分钟体积的绝对值表示，亦可用体重相关值即每分钟每千克体重多少毫升数［ml/（kg · min）］来表示。A-$VO_2\Delta$ 的最大增加值稳定于 15 至 17 的百分体积。由于运动的强度决定了 VO_2，而后者又决定于 Q 和 A-$VO_2\Delta$，并且最大 A-$VO_2\Delta$ 相对固定，因而最大运动耐量或 VO_2max 可以作为心脏最大泵血能力或最大心排量及每搏输出量的间接测定指标。

心肌的氧获取

心肌氧的需求（myocardial oxygen demand，MO_2）可以通过心率和收缩压的乘积加以评估。虽然绝对运动强度决定了 VO_2 和 Q，但运动时氧耗 VO_2 占 VO_2max 的百分比决定了心率和收缩的增加。因而，对于任何绝对的运动水平，就一个拥有较大 VO_2max 的个体而言，他（她）启用了各自具有的最大运动储备的较少部分，并对运动导致的心率和收缩压反应表现得相对平缓。关键之处在于 MO_2 并非单单取决于外在的运动强度，而由运动强度和最大运动储备的相对关系决定。

通气阈值

当运动强度增加时，释放的二氧化碳（expired carbon dioxide，VCO_2）量也随之增加。在运动的早期，VO_2 和 VCO_2 的增加相平行，但到了所谓的通气阈值（ventilatory threshold，VT）时，二氧化碳的释放会更快并且

使 VO_2 和 VCO_2 发生分离。该分离和乳酸的产量有关,对后者氢离子的缓冲需要碳酸氢盐进而呼出更多的二氧化碳。通气阈值也被描述成厌氧阈值和血乳酸蓄积(onset of blood lactate accumulation,OBLA)。因为二氧化碳触发呼吸,所以通气阈值也和一种呈非线性关系的呼吸频率增加和轻度的呼吸困难有关。对于缺乏运动的个体而言,VT 多发生于 VO_2 约占 VO_2max 的 50%时,而对于运动训练的个体,只有 VO_2 占有 VO_2max 更高的百分比才达到 VT。VT 是一个重要的运动耐量指标,它代表着所能达到的最大稳定的工作负荷,并且在亚极量的运动负荷下可以持续维持。

心脏疾病对运动功能的影响

有些心脏病患者因年龄和性别因素或许其运动功能属正常。相反,有些患者受疾病影响使最大每搏量、心率反应受损或造成心肌缺血而引发运动受限症状或运动时每搏量增值的减少,进而造成运动耐量受限,对运动心率反应有影响的药物治疗(如 β 受体阻滞剂)和弱化运动能力的体力活动限制或许也对心脏病患者运动耐力造成影响。

体能训练对运动功能的影响

无论是有氧或是负荷性体能训练对运动功能造成的主要影响是增加运动耐量。负荷性体能训练可增加运动肌肉的大小、力量和耐力,有氧运动训练的主要效应是增加运动耐量,反映为 VO_2max 的增加。这种最大运动耐力的增加预示在任何亚极量的负荷下,仅需动用较低的 VO_2max 百分比,因而减少了运动时心率和收缩压反应和心肌的氧需求。耐力训练既能增加绝对 VT 值,也能增加 VT 对应 VO_2max 的百分比。运动训练后,很多指标发生的适应性改变,包括每搏量的增加和 A-VO_2△值的增大,有助于有氧运动耐量的提升。

通过耐力训练产生的运动 VO_2max 的增加幅度受多种因素的影响,包括受试者的年龄、运动训练方案的强度和持久度、基因影响、基础疾病状况以及测试和训练是否采用相同的运动方式。总体而言,运动耐力在年轻的强化受训群体有更大幅度的提升。对于心脏康复的患者[10],虽然改观的情况随基础心脏疾患不同而有变化,但据报道 VO_2max 的增加平均达 11%~36%。例如,在心室功能明显受损的患者,通过增加 A-VO_2△,或许能使运动耐量得到很大的改善,在有些患者[1],通过 12 个月的体能训练可证实其有心排量的增加。除了增加最大运动耐量,运动耐力训练通过其对 VT 的影响增加耐力储备。这是极其重要的,因为亚极量运动耐力的增加,减少了在亚极量运动强度发生的呼吸困难并且易化了绝大多数的日常工作。

心脏康复和体能训练对心脏病患者发病率和致死率的影响

心绞痛

大多数心绞痛患者目前通过药物、介入术和冠状动脉搭桥术来控制或减轻症状。在 1990 年前,除了极少数的例外[11],多数情况都表明心绞痛患者通过运动训练能够改善运动耐力。运动训练能延长心绞痛发作前的运动诱发时间,甚至通过至少两个机制总体上减轻心绞痛。首先,如前所述,运动训练增加了 VO_2max,从而减轻了亚极量运动时心率和收缩压的反应。这两种指标的需求减少将减少心肌的需氧并延缓心绞痛的发作。其次,运动训练可以改善内皮的舒血管功能[11]。运动时正常冠状动脉血管扩张,相反对于粥样硬化的冠状动脉,根据其运动时无法扩张甚至于引发收缩,常能证实其存在内皮功能障碍。在冠状动脉定量显影时采用内皮激动剂乙酰胆碱[12]注射法,可证实运动训练能减轻内皮的功能障碍。有些患者通过短期的运动训练[1],在行负荷运动试验诱发心绞痛时能达到更大的心率收缩压乘积,也证实内皮功能得到了改善(图 54.1)。

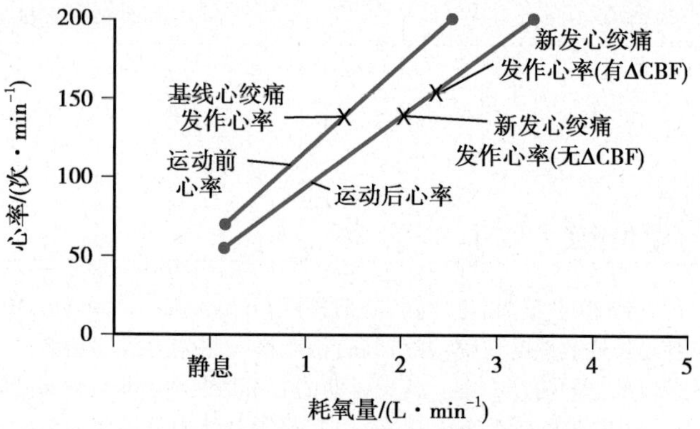

图 54.1 运动训练引发的运动耐量和心绞痛发作的改变。心率和 VO_2 斜率变换提示在任何工作强度下,运动训练后的心率反应相对缓慢。结果提示如果冠状动脉血流无改变时(即无冠脉血流改变时新的心绞痛发作情况),达到相同引发心绞痛的心率时间延迟;如果通过改善内皮动能增加冠状动脉血流(即冠脉血流改变时新的心绞痛发作情况),那么引发心绞痛则延迟至更高的心率水平。(引自 Thompson PD: Exercise prescription and proscription for patients with coronary artery disease. Circulation 112: 2354, 2005.)

运动训练对于不适合冠状动脉介入治疗的心绞痛患者有特殊用途,对 101 名年龄在 70 岁或以下的男性进行的临床试验表明,运动训练对其他稳定型心绞痛患者有用[11]。参与者被随机分配到 1 年的运动训练组或 PTCA 组。运动训练组主要包括每天 20 分钟的家庭自行车测力计运动训练以及每周 60 分钟的监督训练。每组有 47 名参与者完成了试验。在运动训练组,诱发心绞痛的运动级别上升了 30%,而在 PTCA 组上升了 20%(P=NS),虽然上述差异无显著性,但在运动训练组最大运动耐量的增加(20%和 0%)和 VO_2max 的增加(16%和 2%)均得到更显著的改善。在 1 年后,88%的 PTCA 组患者相对于 70%的运动训练组患者经历了一次严重的血管事件($P=0.023$)(图 54.2)。这项研究虽然进行于临床大规模运用药物洗脱支架以前,但只有 15%的 PTCA 组在 PTCA 部位显示出超过 50%的回缩,即使假设没有支架内再狭窄,无事件生存率仍然在运动训练组更高(88% vs 72%,$P=0.039$)。正如作者们所提及,血管成形术仅仅解决了一个罪犯病损,而运动训练因能改善内皮功能受损,惠及了整个心血管系统。这些结果可能不适用于所有稳定型心绞痛患者,但确实提示了运动训练适合于作为经选择的心绞痛患者的疾病管理。

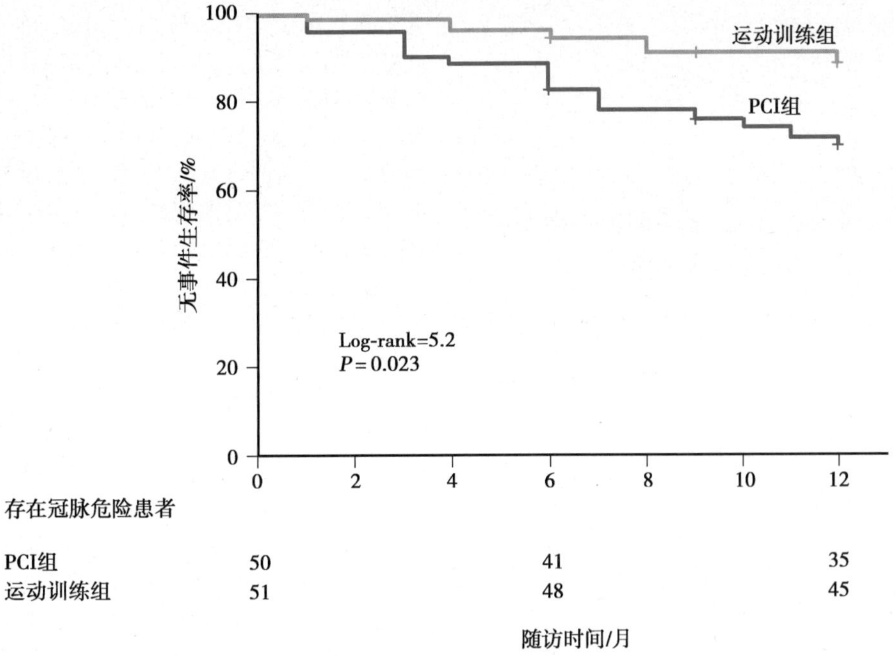

图 54.2 101 名经严格筛选的稳定性心绞痛患者，随机分为经皮冠状动脉介入(PCI)组与运动训练组观察 1 年后的无事件生存情况。表格底部的数值代表无事件生存数，无事件生存数在运动训练组更显优势(88%和 70%；$P=0.02$ log-rank 统计学方法)。(引自 Hambrecht R, Walther C, Mobius-Winkler S, et al. Percutaneous coronary angioplasty compared with exercise training in patients with stable coronary artery disease: a randomized trial. Circulation 2004;109:1371.)

心脏康复对冠状动脉疾病患者的影响

一项系统性的回顾审查了 47 项研究，其中 10 794 名 MI、CABG、PTCA 或心绞痛患者被随机分配到基于运动的心脏康复组或常规治疗组中[8]。随访 12 个月或更长时间后，总死亡率和心血管(CV)死亡率分别降低 13%和 26%，住院率在研究的第一年降低了 31%(所有研究中 $P<0.05$)。随后的 MI、CABG 或 PTCA 没有减少。最新的 meta 分析包括对 14 486 例 MI、PTCA、CABG、心绞痛或血管造影确定的冠心病患者的 63 项研究[9]。经过心脏康复后，心血管死亡率和住院率分别下降 26%和 18%，总死亡率降低了 11%($P>0.05$)，但这些死亡率数据受到一项大型研究的影响，其中心脏康复干预通常仅每周一次，持续 6~8 周，其中 1 年的数据表明对于那些被随机分配到心脏康复组的人来说，对照组的运动量更大[13]。无论方案的性质如何，心脏康复都显示出相似的获益(仅限运动训练与其他活动相比)[8,9]。

经皮冠状动脉腔内血管成形术后的患者

很少有大型试验检验以运动为基础的心脏康复对 PTCA 术后患者的影响。对 PTCA 术后 2 395 例患者进行的回顾性分析显示，40%参加心脏康复的患者死亡率降低约 45%($P<0.001$)[14]。康复治疗并未影响复发性心肌梗死或随后的血运重建，但死亡率的降低并未因性别，年龄或 PTCA 的紧迫性而异，这表明心脏康复几乎对所有 PTCA 术后的患者都有益。不幸的是，自我选择偏倚可能会导致这些结果，但心脏康复可以改善临床结局是毫无疑问的。

心脏康复对于心力衰竭患者的影响

2009 年前，仅仅是 meta 分析结果支持运动能使心力衰竭患者获益(另见第 25 章)[15]。HF-ACTION(一项关于运动训练对心力衰竭影响的对照试验)，是针对存在固有心力衰竭的患者，最早进行大规模足量运动训练以期检验运动效应的临床试验[16]。该试验入选了 2331 名左室射血分数小于等于 35%的患者，随机分为运动训练组与对照组，入选前组者被要求进行为期 3 个月的 36 组监测训练，接着在能达到每周 5 次共 40 分钟的运动目标后转为在家中进行。

随访时间 1~4 年不等，平均 3.1 年。该试验结显示相比对照组，虽然不存在统计学上显著性差异，但运动训练组能降低总死亡率(-4%；$P=0.7$)、心血管死亡及住院率(-8%；$P=0.14$)及因心力衰竭死亡及住院率(-13%；$P=0.06$)，根据上述结果随后对基础运动持续时间、左室射血分数、精神抑郁指数及既往的心房颤动和扑动史进行校正(图 50-3)。经校正后，上述 3 个指标均降低[(-11%；$P=0.03$)、(-9%；$P=0.09$)和(-15%，$P=0.03$)]，提示运动训练对心力衰竭患者可以带来获益(图 54.3)。

HF-ACTION 结果不如预期稳健，因为先前的 meta 分析表明，运动训练可将总体死亡率降低 35%[17]，但 HF-ACTION 可能低估了在心力衰竭患者人群中运动训练的获益。该分析采用了意向性分析,但运动训练组对运动训练的依从性较差。只有 736 名入选者完成了 36 组监测运动训练。对运动的依从性较差严重影响了结果,因为运动量是 CV 死亡率和 HF 住院治疗的一个非常重要的预测指标[18],适度运动甚至与超过 30% 的后续风险降低有关[18]。研究者试图通过提供在心率监测下家庭跑步机或踏车来运动提高长期的运动依从性,并采用各项优化依从性的方案[16]。虽然有了这些尝试,VO_2max 在运动试验组仅仅增加了 4%,这少于研究者预计的 10%,也明显低于曾报道的心力衰竭患者监测运动能增加 17% 的结果[15]。HF-ACTION 采用仅限运动的干预措施,不包括被认为是心力衰竭全面心脏康复组成部分的指导。

相比之下,意大利的一项长达 10 年的运动训练依从性达到 88% 的研究表明,长期运动训练可以对心力衰竭患者的临床结果产生深远的影响[19]。本研究将 123 名 LVEF 低于 40% 的患者随机分配到正式运动训练组或对照组。每周 2 次锻炼,鼓励参与者自己完成第 3 次锻炼。大多数训练都是在"心脏俱乐部"进行的,这也促进了健康的生活方式。1 年后,峰值 VO_2 运动训练组增加了 14.7%,对照组减少了 2.5%。到第 10 年,峰值 VO_2 在运动训练组中高出 21.8%。值得注意的是,LVEF 仅在运动训练组中增加,并且这种差异要到研究 5 年后才出现(图 54.4)。运动训练组发生 12 例心脏事件,对照组发生 35 例,减少 45%(95%CI -28%至-74%减少;P<0.001)(图 54.5)。同样,运动训练组有 4 例死亡,对照组有 10 例死亡——减少 32%(95%CI-28%至-70%减少)。

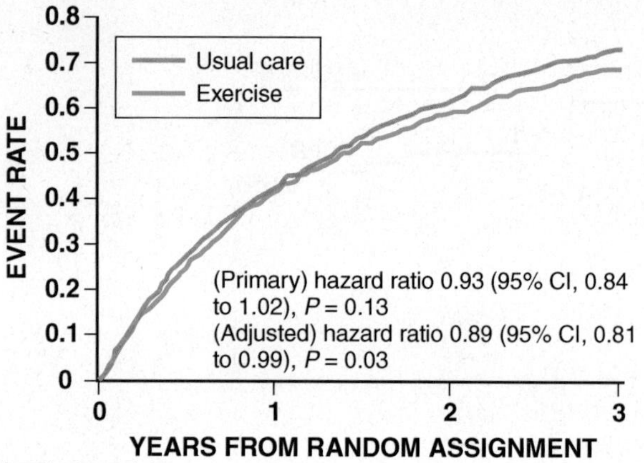

No. of patients at risk

Usual care	1172	651	337	146
Exercise	1159	656	352	167

FIGURE 54.3 All-cause mortality or all-cause hospitalization in HF-ACTION. The hazard ratio was not reduced in the unadjusted data but was statistically significant when adjusted for baseline exercise duration, left ventricular ejection fraction, Beck Depression Inventory Ⅱ score, history of atrial fibrillation or flutter, and cause of heart failure. (Reproduced from O'Connor CM, Whellan DJ, Lee KL, et al. Efficacy and safety of exercise training in patients with chronic heart failure: HF-ACTION randomized controlled trial. JAMA 2009;301:1439.)

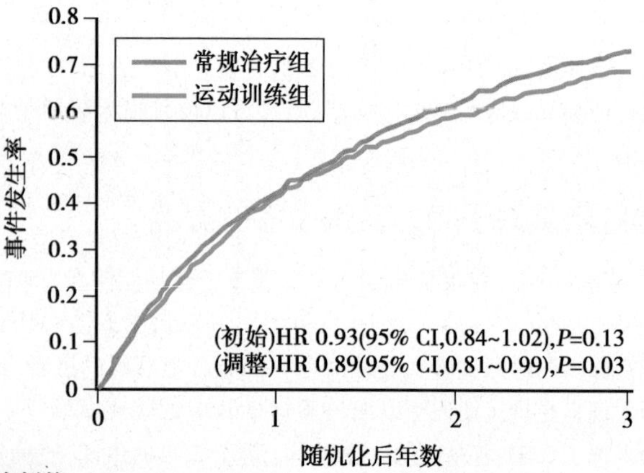

风险病例数

常规治疗组	1 172	651	337	146
运动训练组	1 159	656	352	167

图 54.3 HF-ACTION 试验全因死亡和住院的结果。危险比在对基础运动持续时间、左室射血分数、Beck 抑郁量表Ⅱ评分、既往的心房颤动和扑动史及心力衰竭病因进行校正前,未见有减少,而在校正后获得统计学上的显著性减少。(引自 O'Connor CM, Whellan DJ, Lee KL, et al. Efficacy and safety of exercise training in patients with chronic heart failure: HF-ACTION randomized controlled trial. JAMA 2009;301:1439.)

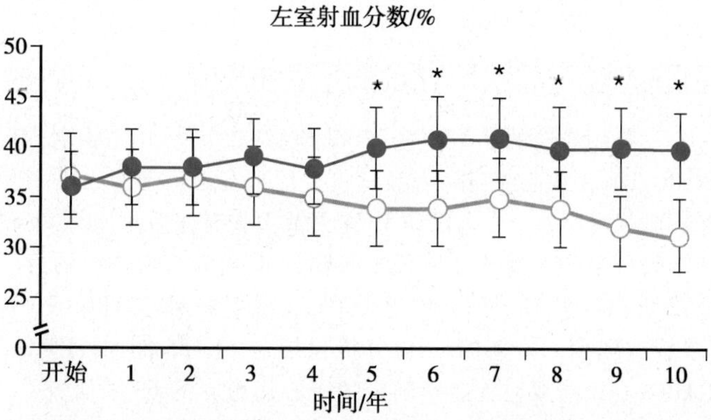

图 54.4 随着时间的推移,运动训练(实心圆圈)和非运动训练(空心圆圈)心力衰竭患者的左心室射血分数(LVEF)。随着时间的推移,各组间 LVEF 的变化不同,但直到运动训练开始后 5 年才出现明显差异。(引自 Belardinelli R, Georgiou D, Cianci G, Purcaro A. 10-Year exercise training in chronic heart failure: a randomized controlled trial. J Am Coll Cardiol 2012;60:1521.)

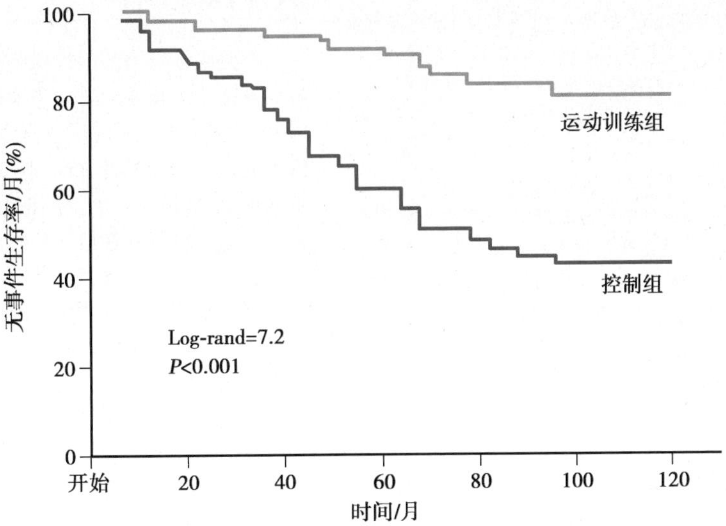

风险病例数						
运动训练组	2	2	3	3	2	1
对照组	6	5	6	8	9	2

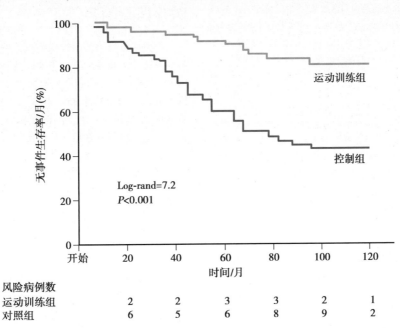

图54.5 运动训练和非运动训练的心力衰竭患者随着时间推移的无事件生存率。(引自 Belardinelli R, Georgiou D, Cianci G, Purcaro A: 10-year exercise training in chronic heart failure: A randomized controlled trial. J Am Coll Cardiol 60: 1521, 2012.)

心脏康复计划的实践要点

方案的构成

心脏康复计划根据患者的临床状况被分为3个阶段,第一阶段针对急性心脏事件和介入治疗不久后的住院患者。虽然在有些欧洲国家或许仍然实施数周的住院患者康复计划,但第一阶段多因住院时间的减缩致使现今较既往已有缩短。即使许多心脏病医院缩短了住院期,第一阶段康复计划对调整经历复杂心脏事件后老年患者的状态和对许多心脏术后患者还是有益的。第一阶段康复计划在美国通常由心脏康复人员来指导实施。第一阶段是向患者介绍心脏康复理念并寻找恰当转诊的极佳途径。在美国,未对第一阶段的康复计划实施分离计价,如果提供该阶段康复治疗,其费用包含在整个心脏急性事件的治疗中。

第二阶段是指出院后在医师监测指导下的康复计划。处于第二阶段康复计划的患者每周进行3个轮次训练,以达到为期3~4个月共36轮次的康复训练计划。医疗保险通常涵盖这些计划,但共同支付和免赔额可能会影响参与度。其他的心脏康复措施包括简洁的基于家庭的自我监测计划;基于家庭的巡回护士监测计划;基于家庭的心电图电话询问。这些检查措施已用在研究设计并且和标准的依赖于基础设备检查的方案相比,更加让人乐于接受[20]。虽然大多数保险公司不承保此类替代方案,但仍应开发这些心脏康复方案,因为许多患者由于多种原因无法参加标准的依赖于基础设备的方案,包括缺乏当地方案[20]。

第三阶段是指非心电监测的长期的维持康复计划,有些第三阶段的康复训练由实施第二阶段计划的相同机构来担当,但通常缺乏直接的医疗监测,故而第三阶段的实施也可能由社会健康组织和健身房来负责进行。在美国,医疗保险通常不包括第三阶段计划。

康复训练的成员构成

标准的心脏康复计划备有一名医学指导医生、一个专业护士,还包括其他一些接受过运动生理学人员以便设计训练和宣教计划,并对运动训练的各轮次实施监测。在美国,为使第二阶段的心脏康复计划符合医疗保险条件,一定需要配备医学指导医生。该类人员必须每30天对每位患者进行一次治疗计划的审查和批准[21],并且在康复期间必须能立即可用。"立即可用"一词的定义可以有多种解释,但通常意味着在设施内,并且可以在任何紧急情况下提供及时的救治。所有心脏康复人员均应经先进的心脏生命支持机构培训。护士应能对运动康复轮次过程中出现的紧急情况进行处理并对药物的应用进行管理。在第二阶段,人员的配备建议达到5个康复训练者配一个康复小组成员;到第三阶段则为10:1~15:1。

运动训练计划的设计和管理

需行心脏康复训练的患者在进入运动训练计划前均应行症状限制性运动测试。该项测试用于在运动训练前,排除具有严重临床症状、缺血或心律失常并需要其他干预措施的情况出现的可能。另外,该项测试对于了解基础运动耐力并对开具运动处方时最大心率的确定也很具运用价值。这些测试实施时通常让患者服常用药物以模拟运动训练中的心率反应。

对于心脏康复患者,典型的运动训练轮次包括5分钟的热身运动,接着是20~45分钟的有氧运动训练,其后是5~15分钟的恢复运动。热身运动包括伸展运动和轻快健美操。有些轻度阻力运动或机械运动通常应该在有氧运动后进行,并作为恢复运动的组成部分。这些阻力运动应能动用很多主要的肌群,增强患者日常工作和生活中会经常应用的举重和负重能力。

有氧运动部分一般要求达到 VO_2max 的60%~70%,约相当于达到最大心率的70%~80%,有些患者需要更低些的训练强度。虽然运动训练以20~45分钟为标准,但略短的运动时间还是有益的,若运动时间更长些几乎肯定能提供追加获益。很多心脏康复计划中还包括其他活动,在患者未参加监测运动时实施,比如庭院劳作和散步。

最近的研究已经检验了在心脏康复中使用高强度间歇训练(high-intensity interval training，HIIT）来加速运动训练效果[22,23]。典型的方案以10分钟的步行热身开始，然后以最大心率的90%～95%步行4个4分钟，其间间隔最大心率的50%～70%的3分钟恢复期。与持续性的中等强度的训练相比较，接受高强度间歇训练的冠脉搭桥术后以及心肌梗死后的患者的峰值VO_2得到更大的改善[22,23]。高强度间歇训练似乎不会增加心脏病风险，但迄今为止的研究相对较少。许多患者发现，与标准的训练相比，它不那么"无聊"。

在心脏康复实施前，进行运动测试很有意义，但其并非适合所有患者，尤其是新近心肌梗死的患者。康复计划前未行运动测试的患者可试运动使之心率较平时静息时增加20次。另外一种方案是使之达到静息心率加上其特殊额外的某个百分比。例如，第1个月，可以使患者运动时心率达静息心率加上其20%～30%；第2个月为静息心率加上其20%～40%；第3个月为静息心率加上其20%～50%。另外，这些患者也可将运动中发生并持续的轻度呼吸困难作为监测的备选指标。如前所述，呼吸困难的发生约等同于达到通气阈值，并对于运动的激发而言其强度已足够。最后，也可采用某些评价运动强度的量化等级指标如改良的Borg评级使患者运动达到一个相对强化的水平。

无监测的运动训练

很多患者未能参加监测运动训练，但应被劝告参加康复运动以带来心血管获益。应鼓励不存在四肢骨骼功能低下问题的患者，采用轻快的步行作为运动训练的组成部分。由于上述提及的原因，总体上应鼓励未行监测运动训练的患者运动时能达到轻度的呼吸困难，该项措施免除了对脉搏监测的必要。避免了很多患者或者不能精确监测他们的心率，或者过分关注由心房、心室期前收缩引发的脉搏不规整。患者也可通过采用运动中的交谈测试，以最快步频运动时仍能舒适地交谈作为其对自身运动强度的评估。对于心脏病患者来说，这种相对运动强度的评估方式值得推荐[1]。

全面心脏康复的其他要素

营养、心理和职业咨询以及血脂、血压和吸烟危险因素管理是心脏康复的核心组成部分，也是被医疗保险所要求的。解决如同血压和脂质管理以及戒烟等问题通常需要实施心脏康复的成员和初级保健医生扮演起适当的角色。心脏康复组成员一般要关注有关危险因素管理的咨询教导，他们也可作为解释实验室结果和医生指导的知识宝库，并作为患者健康关注的初级倡导者（另见第45章）。

至于如何传递他们的劝告和宣教事项，各种康复计划不尽相同。许多康复计划利用患者处在器械运动阶段，对其进行回访和宣教；有些简便地给予患者实用的复印资料；也有些采用电视监控，或者通过商业途径或就地准备的视频节目传输劝告指导和减少危险的信息。有些以健康宣教替代了运动训练。宣教行动可以创造性地和训练过程一起计划安排，这样便于参加者选择最适合自己需求的教育项目。

参与心脏康复的患者大约有80%超重或肥胖[24]。单独使用心脏康复运动时不会出现明显的体重减轻[24]。心脏康复提供行为减肥咨询的机会，结合运动处方，建议几乎每天均进行的长途步行。这种"高热量消耗锻炼"计划可以实现5%～10%的体重减轻。这种体重减轻与胰岛素敏感性、血压、血脂、凝血因子和内皮功能的改善有关。

医疗保险的覆盖

心脏康复行为的医疗保险覆盖情况对于能接受这些服务的患者而言是至关重要的[25]。美国的医疗保险机构对稳定性心绞痛患者、12个月内急性心肌梗死患者、行搭桥术的患者、行心脏瓣膜修复或置换术的患者、行心脏介入术的患者及行心脏或心肺移植术的患者，提供心脏康复的医疗保险。自2014年以来，CMS还涵盖了左室射血分数在最佳药物治疗中低于35%的稳定收缩性心力衰竭患者的心脏康复[26]。很多私人保险机构会追随上述医疗保险程序。常规是对总共36轮次运动训练的覆盖。

心脏康复目前存在的问题

以运动为基础的心脏康复是AHA指南Ⅰa类推荐，但目前的主要问题是应用不足。只有14%～35%的心肌梗死幸存者和约31%的冠状动脉血运重建患者参与了心脏康复计划[20]。妇女、老年患者、少数群体和社会经济地位低下的患者是复发事件风险最高的群体，而且转诊率特别低[20]。许多可用的技术可以轻松地增加转诊率。例如，基于自动电子医疗的转诊系统几乎可以将转诊率提高3倍[7]，但这种方法几乎没有人用。医生对心脏康复计划的提倡度是康复运动参加情况最重要的预测因子之一[20]。虽然可能是由于低估了运动的获益，或缺乏运动训练对心脏健康的专业知识以及没有类似于医药代表的运动倡导者，致使医生未常规向患者提出康复建议，但后者的具体原因尚不清楚。如果转诊到心脏康复治疗成为医院绩效的核心考核指标，那么到这些项目的医疗转诊率可能会提高。

心脏康复的未来展望

如果CMS采用心脏康复作为冠心病患者和心脏手术后患者管理的核心考核指标，心脏康复的应用应该会大大增加[26]。此外，心脏康复降低心脏病死亡率和心脏事件复发率的能力可能是负责任的护理组织控制医疗费用的大量措施的组成部分[20]。努力地去控制成本还可以导致更广泛地使用基于运动的心脏康复/二级预防作为减少再入院的方法。而且，在进行更昂贵的干预措施（如PTCA和CABG）之前，即需要考虑到心脏康复与最佳药物治疗在控制稳定型心绞痛方面的作用，并做更多的研究。在目前按服务项目付费的环境中，这种变化似乎不太可能，但在按人头收费的系统中将更为重要。

（杨本钊　陈玮　译）

参考文献

1. Thompson PD. Exercise prescription and proscription for patients with coronary artery disease. *Circulation*. 2005;112:2354–2363.
2. Thomas RJ, King M, Lui K, et al. AACVPR/ACCF/AHA 2010 update: performance measures on cardiac rehabilitation for referral to cardiac rehabilitation/secondary prevention services. A report of the American Association of Cardiovascular and Pulmonary Rehabilitation and the American College of Cardiology Foundation/American Heart Association Task Force on Performance Measures (Writing Committee to Develop Clinical Performance Measures for Cardiac Rehabilitation). *Circulation*. 2010;122:1342–1350.
3. Smith SC Jr, Benjamin EJ, Bonow RO, et al. AHA/ACCF secondary prevention and risk reduction therapy for patients with coronary and other atherosclerotic vascular disease: 2011 update. A guideline from the American Heart Association and American College of Cardiology Foundation. *Circulation*. 2011;124:2458–2473.
4. Yancy CW, Jessup M, Bozkurt B, et al. 2013 ACCF/AHA guideline for the management of heart failure: a report of the American College of Cardiology Foundation/American Heart Association Task Force on Practice Guidelines. *J Am Coll Cardiol*. 2013;62:e147–e239.
5. Decision Memo for Cardiac Rehab (CAG-00089R). Manual 100-3 §20.10. 2012.
6. Suaya JA, Shepard DS, Normand SL, et al. Use of cardiac rehabilitation by Medicare beneficiaries after myocardial infarction or coronary bypass surgery. *Circulation*. 2007;116:1653–1662.
7. Grace SL, Russell KL, Reid RD, et al. Effect of cardiac rehabilitation referral strategies on

utilization rates: a prospective, controlled study. *Arch Intern Med*. 2011;171:235–241.

8. Heran BS, Chen JM, Ebrahim S, et al. Exercise-based cardiac rehabilitation for coronary heart disease. *Cochrane Database Syst Rev*. 2011;(7):CD001800.
9. Anderson L, Oldridge N, Thompson DR, et al. Exercise-based cardiac rehabilitation for coronary heart disease: cochrane systematic review and meta-analysis. *J Am Coll Cardiol*. 2016;67:1–12.
10. Leon AS, Franklin BA, Costa F, et al. Cardiac rehabilitation and secondary prevention of coronary heart disease: an American Heart Association scientific statement from the Council on Clinical Cardiology (Subcommittee on Exercise, Cardiac Rehabilitation, and Prevention) and the Council on Nutrition, Physical Activity, and Metabolism (Subcommittee on Physical Activity), in collaboration with the American Association of Cardiovascular and Pulmonary Rehabilitation. *Circulation*. 2005;111:369–376.
11. Hambrecht R, Walther C, Mobius-Winkler S, et al. Percutaneous coronary angioplasty compared with exercise training in patients with stable coronary artery disease: a randomized trial. *Circulation*. 2004;109:1371–1378.
12. Gielen S, Schuler G, Hambrecht R. Exercise training in coronary artery disease and coronary vasomotion. *Circulation*. 2001;103:E1–E6.
13. Doherty P, Lewin R. The RAMIT trial, a pragmatic RCT of cardiac rehabilitation versus usual care: what does it tell us? *Heart*. 2012;98:605–606.
14. Goel K, Lennon RJ, Tilbury RT, et al. Impact of cardiac rehabilitation on mortality and cardiovascular events after percutaneous coronary intervention in the community. *Circulation*. 2011;123:2344–2352.
15. Smart N, Marwick TH. Exercise training for patients with heart failure: a systematic review of factors that improve mortality and morbidity. *Am J Med*. 2004;116:693–706.
16. O'Connor CM, Whellan DJ, Lee KL, et al. Efficacy and safety of exercise training in patients with chronic heart failure: HF-ACTION randomized controlled trial. *JAMA*. 2009;301:1439–1450.
17. Piepoli MF, Davos C, Francis DP, Coats AJ. Exercise training meta-analysis of trials in patients with chronic heart failure (ExTraMATCH). *BMJ*. 2004;328:189.
18. Keteyian SJ, Leifer ES, Houston-Miller N, et al. Relation between volume of exercise and clinical outcomes in patients with heart failure. *J Am Coll Cardiol*. 2012;60:1899–1905.
19. Belardinelli R, Georgiou D, Cianci G, Purcaro A. Randomized, controlled trial of long-term moderate exercise training in chronic heart failure: effects on functional capacity, quality of life, and clinical outcome. *Circulation*. 1999;99:1173–1182.
20. Balady GJ, Ades PA, Bittner VA, et al. Referral, enrollment, and delivery of cardiac rehabilitation/secondary prevention programs at clinical centers and beyond: a presidential advisory from the American Heart Association. *Circulation*. 2011;124:2951–2960.
21. King M, Bittner V, Josephson R, et al. Medical director responsibilities for outpatient cardiac rehabilitation/secondary prevention programs: 2012 update. A statement for health care professionals from the American Association of Cardiovascular and Pulmonary Rehabilitation and the American Heart Association. *Circulation*. 2012;126:2535–2543.
22. Wisloff U, Stoylen A, Loennechen JP, et al. Superior cardiovascular effect of aerobic interval training versus moderate continuous training in heart failure patients: a randomized study. *Circulation*. 2007;115:3086–3094.
23. Keteyian SJ, Hibner BA, Bronsteen K, et al. Greater improvement in cardiorespiratory fitness using higher-intensity interval training in the standard cardiac rehabilitation setting. *J Cardiopulm Rehabil Prev*. 2014;34:98–105.
24. Ades PA, Savage PD, Toth MJ, et al. High-calorie-expenditure exercise: a new approach to cardiac rehabilitation for overweight coronary patients. *Circulation*. 2009;119:2671–2678.
25. Medicare Improvements for Patients and Providers Act of 2008. H.R. 6331. 2016.
26. Decision memo for cardiac rehabilitation (CR) programs. Chronic heart failure (CAG-00437N). 2016.

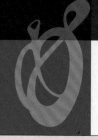

第 55 章 心脏病患者的综合管理方法

STEPHEN DEVRIES

综合心脏病学 1036
联合治疗方式 1036
需要跨专业的合作 1036
针对特定心脏病的综合策略 1037
缺血性心脏病 1037
高血压 1038
血脂异常 1039
充血性心力衰竭 1040
心律失常 1040
结论 1040
参考文献 1041

综合心脏病学

综合心脏病学与其说是对特定实践的描述，倒不如说是一种关怀理念。综合心脏病学的重点是预防疾病，强调最大限度地发挥营养和生活方式干预的益处。综合心脏病学完全包含基于指南的药物治疗，旨在尽可能地为患者提供健康目标和联合治疗计划（图 55.1）。

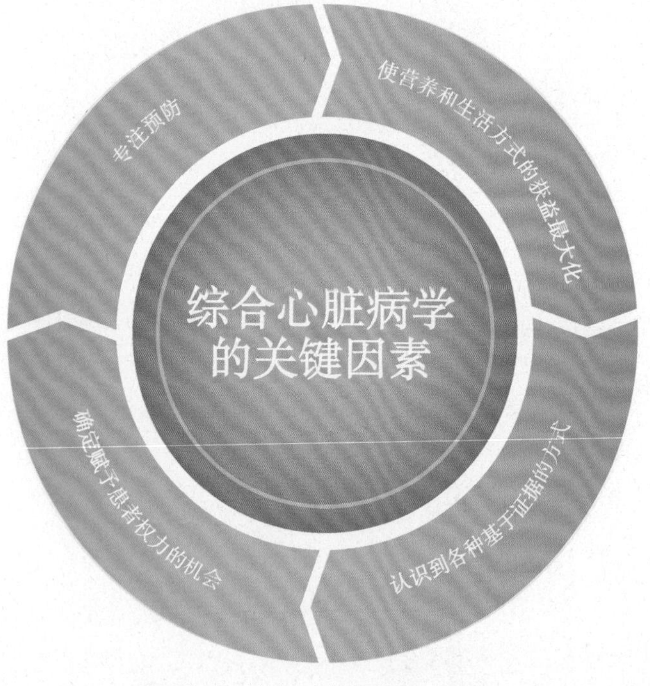
综合心脏病学
的关键因素
专注预防
使营养和生活方式的获益最大化
认识到各种基于证据的方式
确定赋予患者权力的机会

图 55.1 综合心脏病学的关键因素

综合心脏病学很重要，因为它解决了传统医疗中未满足的需求。尽管取得了技术进步，美国疾病预防控制中心（Centers for Disease Control and Prevention，CDC）的一份报告指出最近心血管疾病（cardiovascular disease，CVD）发生率的下降出现了一个平台期，主要受与肥胖和糖尿病有关的生活方式问题的影响[1]。

在心脏病学的培训或实践中通常不强调营养和生活方式。例如，在目前 38 页的研究生医学教育认证委员会文件中详细说明了 CVD 研究金培训的具体要求，没有提到在课程中包括营养的要求[2]。综合方法试图解决这个问题。通过强调营养和生活方式作为治疗计划的组成部分来弥补。

综合心脏病学的原则之一是强调患者赋权。最近对心脏病专家和患者之间关于经皮冠状动脉介入治疗（percutaneous coronary intervention，PCI）的对话进行了分析，例证了对更多关注共同决策的需求。在这项研究中，心脏病专家仅在 54%的讨论中询问患者对治疗的偏好，提到 PCI 的替代方案仅占 25%[3]。

最重要的是，采用综合心脏病学方法可以改善预后。如后所述，一个很好的例子是在心房颤动消融术后实施生活方式改变时结果的改善。

联合治疗方式

营养

尽管可以认为营养是（或应该）所有医疗保健的一部分，但饮食考虑因素在综合模型中具有特别突出的作用。营养干预是预防和治疗 CVD 的心脏护理的基础。

心灵/身体治疗

认识到思想和情绪状态对心血管（cardiovascular，CV）健康的强烈影响，综合方法强调身心之间的联系。除了更传统的认知行为疗法和药物治疗方法之外，综合模型中可能推荐的方式还包括冥想、呼吸练习、瑜伽、生物反馈、治愈之触和灵气。

针灸

尽管针灸最常与肌肉骨骼疼痛的治疗相关，但新出现的数据显示，针灸可用作包括高血压在内的一系列心血管疾病的辅助治疗。

补充剂和植物药

心脏病专家有责任至少了解心脏病患者最常使用的补充剂。此外，对于一些临床医生，对证据的审查可能导致他们考虑选择性使用一些非处方（over-the-counter，OTC）产品（例如，患者不能耐受他汀类的处方药）。虽然记录患者所有 OTC 产品被认为是良好的医疗实践，但如果临床医生不知道该产品并且不知道如何获得有关它的可靠科学信息，则该信息的价值有限。幸运的是，有几种优秀的资源可以帮助临床医生了解补充剂的科学知识（表 55.1）。

需要跨专业的合作

心血管团队所有成员之间密切合作的必要性是显而易见的，但心脏病学家和参与综合护理的专职医疗专业人员之间的沟通历来具有挑战性。无论语言和观点有何不同，所有健康专业人员（传统和替代）之间的相互尊重和开放式沟通对于患者护理的最优化至关重要。

表 55.1 以证据为基础的对补充剂进行评估的资源

资源	描述
美国国家医学图书馆 MedlinePlus https://medlineplus.gov/druginfo/herb_All.html	补充剂临床总结的关键参考资源(免费)
天然药物数据库 http://www.naturaldatabase.com/	广泛的补充评论与原始文献的链接;包括患者讲义(付费)
ConsumerLabs.com http://www.ConsumerLabs.com	针对剂量和纯度的非处方(OTC)产品的独立实验室分析(付费)
美国国立卫生研究院膳食补充剂办公室 http://ods.od.nih.gov	补充剂情况说明书;提供西班牙语版本(免费)
CredibleMeds https://www.crediblemeds.org	能够延长 QT 间期,并导致心律失常的处方药和非处方药(免费)

针对特定心脏病的综合策略

综合心脏病学的基础始于基于指南的治疗。本节描述了传统管理中不常使用的一组基于证据的方法。这些工具被添加到基于指南的治疗中,可以扩展其益处并提供额外的机会来让患者参与和自主掌控。

缺血性心脏病

另见第 58 章。

营养

也许临床医学中的任何治疗都不如预防和治疗缺血性心脏病的营养干预那样具有影响力。里昂饮食与心脏研究的最终报告,对有心肌梗死(myocardial infarction,MI)病史患者的地中海式饮食研究显示,心脏病死亡和再梗死率减少 72%[4]。地中海式饮食鼓励摄入蔬菜和水果,全谷物代替精制谷物、坚果、鱼代替红肉,以及橄榄油作为主要食用油。

最近一项针对高风险一级预防组 PREDIMED 的地中海式饮食研究由于早期阳性结果而提前终止:主要心血管事件风险降低 30%[5]。有趣的是,区分干预组和控制饮食组的主要因素是膳食脂肪的来源。与对照饮食组相比,地中海式干预的两个方面,即特级初榨橄榄油或坚果的高消耗量都显示出益处。

在心脏保护饮食的成分中,绿叶蔬菜,包括菠菜和羽衣甘蓝,似乎特别有益。来自护士健康研究和卫生专业人员随访研究的综合数据显示,每日每份绿叶蔬菜(0.5 杯烹饪量)使女性患冠状动脉疾病的调整风险降低 23%($P=0.000\,4$),男性降低 11%($P=0.02$)[6]。

花青素是膳食中的黄酮类化合物,可增强内皮功能,具有抗氧化和抗高血压的特性。富含花青素的食物,尤其是蓝莓和草莓,与心脏健康密切相关。在护士健康研究的 18 年随访期间,包括 93 600 名女性,摄入 4 份或更多份蓝莓和草莓与 MI 风险降低 34% 相关[7]。

坚果消耗也与降低心脏病风险和延长寿命密切相关。坚果的健康促进特性可能与其丰富的镁、甾醇、维生素 E、α-亚麻酸和单不饱和脂肪含量有关。在对 18 项前瞻性研究的 meta 分析中,每日服用坚果后,缺血性心脏病的相对风险降低了 28%[8]。在另一项研究中,在坚果消费量最高与最低的人群中,坚果摄入量与 5 年内死亡风险降低 21% 相关($P<0.05$)[9]。

心灵与心脏的联系

关于心灵和心脏之间的联系没有比 Takotsubo 综合征更好的例子了,这是由心理压力引起的急性严重左心室衰竭的病症[10]。Takotsubo 综合征,其表现相当戏剧性,只是压力和情绪状态对心脏健康影响的许多表现之一。

冥想

可以利用心灵和心脏之间的联系来预防缺血性心脏病。在一项随机对照研究中,冥想加入了 201 名患有冠心病的个体的心脏护理常规中,冥想组的综合终点风险降低了 48%,包括全因死亡率,MI 和卒中($P=0.025$)[11]。获益的潜在机制尚不清楚,但可能包括对血压的有利影响。基于正念的压力减轻也与炎症反应的减弱有关,这是另一种潜在的心脏保护机制[12]。

太极拳

太极拳可以被描述为“运动中的冥想”,并且被实践为一系列流畅,平稳的动作。定期太极拳练习可以有利地改变与动脉粥样硬化相关的风险因素。一项对合并多种冠心病危险因素的女性进行的研究发现,为期 8 周的太极拳项目与心血管疾病相关的促炎细胞因子的显著下调有关[13]。

治愈之触

虽然许多健康专业人士不熟悉,但治愈之触和灵气在用于压力管理和减轻疼痛方面正变得越来越流行。在两者中,从业者使用轻触和身体周围的手部运动来重新定向“能量”。无论其机制如何,许多患者表示压力和疼痛显著缓解。在一项对 237 例因冠状动脉搭桥手术住院康复的患者进行的研究中,随机接受治愈之触的患者焦虑评分较低,住院时间较短(6.9 vs 7.2 天;$P=0.04$)[14]。

环境

物理环境可能会影响导致 CVD 的风险因素。在有或没有绿化的城市环境中监测动态心率(heart rate,HR),那些在城市绿地中行走的人的心率显著低于那些在没有绿化的城市空间内移动的人[15]。在观看公园和绿地时降低心率的倾向可能反映了人类“热爱自然的天性”,这是大多数人都经历过的与大自然的内在亲和力 。

补充剂

Omega-3 脂肪酸

早期研究表明 omega-3(ω-3)脂肪酸对心脏有益,但最近的出版物并没有一致证实初步结果。然而,关于 ω-3 脂肪酸的最佳剂量以及患者选择的悬而未决的问题使得 ω-3 补充剂的最终作用不确定。强调需要高剂量的可能性:最近一项关于 MI 后患者的研究显示,3.4 g 联合二十二碳六烯酸(docosahexaenoic acid,DHA)和二十碳五烯酸(eicosapentaenoic acid,EPA)对左心室重塑有良好效果,这一剂量远高于之前的许多研究[16]。

目前,一项得到广泛支持的建议是从鱼类中获取 ω-3 脂肪酸,每周至少食用 2 份富含 ω-3 的鱼类。然而,对于那些不能或选择不吃鱼的人来说,ω-3 补充剂可能特别有益。现在有几个品牌的处方 ω-3 脂肪酸。

也可考虑使用 OTC 鱼油补充剂,但需要特别注意剂量。许多

OTC ω-3 补充剂包括含有总 ω-3 含量的前贴标签。然而，该量可能具有误导性，因为准确的剂量取决于 DHA 和 EPA 含量，其可能仅是所列出的总 ω-3 含量的一小部分。例如，如果规定需要 1 000mg DHA 和 EPA 的联合摄入量，应建议患者检查 OTC omega-3 产品的背面标签，并根据需要服用尽可能多的药丸，保证总共摄入 1 000mg 的 DHA 和 EPA。尽管前贴标签显示每丸含有 1 000mg 鱼油，但一些 ω-3 制剂每天需要 2 或 3 丸，才能保证总共 1 000mg 的 DHA 和 EPA 的联合摄入量。

纯素食者还可以使用含有 DHA 和 EPA 的藻油补充剂来增加 ω-3 脂肪酸的摄入量。研究表明，由藻类提取合成的 DHA 补充剂可显著提高血浆和红细胞 DHA 水平[17]。

多种维生素

多种维生素用于预防心脏病的大多数大型试验未显示出有益效果，包括仅限于男性的试验（医生健康研究Ⅱ）[18]和一项关于女性的大型研究（妇女健康倡议）[19]。然而，最近的一项来自医生健康研究Ⅰ的涉及 18 530 名男性的数据分析，发现多种维生素使用 20 年或更长时间与主要心血管事件风险降低 44% 相关（$P=0.05$）[20]。

抗氧化剂

较小规模的抗氧化剂早期试验显示出预防缺血性疾病的有前景的结果。尽管如此，最近更大规模的维生素 E 和 C 研究未能证明有益[21,22]。然而，大多数维生素 E 研究只评估了维生素 E 的一种异构体（主要是 α-生育酚），其中包括 8 种维生素 E 异构体（3 种生育酚，3 种生育三烯酚），其中一些具有相反的作用。需要进行其他研究，包括不同分子结构的维生素 E。与此同时，众所周知，富含抗氧化剂的全食物来源，特别是蔬菜和水果，具有很强的心脏保护作用[23]。

高血压（见第 47 章）

营养

DASH 饮食和钾

饮食控制是治疗高血压的极其有效的干预措施。研究最成功的高血压饮食是 DASH（Dietary Approaches to Stop Hypertension，终止高血压膳食疗法）。DASH 饮食与地中海式饮食相似，除低脂乳制品外，还含有 8 至 10 份蔬菜和水果。在基线高血压患者中，收缩压和舒张压分别降低了 11.4 和 5.5mmHg（$P<0.001$）[24]。人们普遍存在一种误解，即饮食变化需要较长时间才能实现效益。相反，DASH 饮食在试验的前 2 周内即达到最大降血压作用，并且在整个研究期间保持不变。

DASH 饮食旨在将钾摄入量提高到美国消费量的大约 75%。钾和血压（blood pressure，BP）降低之间的反比关系已得到很好的证实[25]。DASH 饮食中的高钾摄入量，即富含钾的水果和蔬菜的摄入增加，可能是降低血压的一个重要部分。

基于 DASH 饮食干预组和对照组的钠摄入量相似，约 3g/d。在随后的 DASH 研究中，钠消耗的逐步减少叠加在原始 DASH 饮食上。服用最低钠量的 DASH 参与者的子集比最高钠量的子集收缩压额外降低 3.0mmHg，舒张压额外降低 1.6mmHg[26]。

膳食硝酸盐

膳食硝酸盐通过血管扩张剂一氧化氮的产生在血压降低中起关键作用。发生这种情况的机制是新颖的。饮食中的硝酸盐被迅速吸收到循环中，其中大量被主动吸收并集中在唾液腺中，导致唾液硝酸盐浓度约为血浆的 10 倍。唾液中的浓缩硝酸盐与口腔中的兼性细菌相互作用，将硝酸盐还原为亚硝酸盐，亚硝酸盐是生成一氧化氮的底物。

由富含膳食硝酸盐（包括芝麻菜、菠菜和甜菜根）的浓缩食品制成的饮料的消耗可使 2.5 小时内血压降低 5 至 7mmHg[27]。在另一项研究中，每天食用甜菜根汁达 4 周，可导致动态血压收缩压降低 7.7mmHg 和舒张压降低 5.2mmHg（两者 $P<0.001$）[28]。

值得注意的是，抗菌漱口水可以破坏细菌辅助的硝酸盐还原为口腔中的亚硝酸盐的过程。使用抗菌漱口水 1 周可使口服亚硝酸盐产量减少 90%，同时收缩压和舒张压增加 2 至 3mmHg（$P<0.001$）[29]。

体力活动

有氧运动，涉及大肌肉群的高重复运动，是最佳的研究血压降低的体力活动形式，美国心脏协会（American Heart Association，AHA）声明有足够的数据证明其为Ⅰ类，证据水平（level of evidence，LOE）A 级[30]。

研究得并不那么透彻的是动态阻力（Ⅱa 级，LOE B 级）和等长手柄运动（Ⅱa 级，LOE C 级）在辅助降低血压中的作用[30]。性别似乎是影响运动反应的一个因素，女性表现出与有氧运动相比，阻力运动后血压降低更多。男性在任何一种运动形式中的降血压效果相当。

特别值得注意的是等长手柄运动的研究。虽然数据有限，但现有研究表明，手柄运动可以降低血压。研究结果包括观察到，手柄运动似乎仅需较短时间（平均每周 33 分钟）即可降低血压[30]。

心灵/心脏联系

呼吸练习

呼吸练习包括缓慢深呼吸的时段，是冥想和瑜伽不可或缺的一部分，有助于反射和放松。最近，器械引导的缓慢呼吸方案也被证明具有降低血压的作用（Ⅱa 类，LOE B 类）。有研究已显示该方案在 1 至 2 周内平均降低收缩压 4mmHg 和舒张压 3mmHg[30]。虽然研究不充分，但范围广泛的自我指导的呼吸练习的指导是普遍可用的，其具有所有患者都可获得的优点。

生物反馈

生物反馈（Ⅱb 类，LOE B）是一种将个体对呼吸和放松运动的生理反应的可视化技术，也被证明对血压管理有效[30]。生物反馈对于那些依靠自我定量监控的个体来说可能是一种特别有吸引力的方式。

冥想

冥想（Ⅱb 类，LOE B）已经特别好地用于治疗已确定的高血压患者的研究，可使收缩压降低达 15mmHg[30]。其机制尚未明确，可能对自主神经系统产生有利影响，导致 HR 和血管张力下降。喜欢自我反省的个人可能对将冥想作为 BP 控制的辅助工具特别感兴趣。

针灸

最近一项随机对照研究对每周 2 次，持续 8 周的针灸进行了评估，并进行为期 4 周的随访。在随访结束时，收缩压降低了 9mmHg，舒张压降低了 8mmHg[31]。针灸组和对照组之间 HR 变异性的测量值存在显著差异，这与其对自主神经功能的有利影响一致。

补充剂

镁

一些研究表明血清镁和血压之间存在反比关系。在一项试验中，用吡酮酸钙镁治疗的高血压患者，600mg/d，持续12周，收缩压降低4.3mmHg，舒张压降低1.8mmHg（两者 $P=0.002$）[32]。镁补充剂可导致腹泻，应避免用于肾功能不全患者。

益生菌

益生菌是含有活微生物的补充剂。对9项益生菌试验进行的meta分析显示，平均收缩压降低3.6mmHg，舒张压降低2.4mmHg[33]。亚组分析表明，当服用包含多种菌种的益生菌制剂，消耗1 011或更多的菌落，持续8周或更长时间时，获益最多。

环境

与自然接触

物理环境似乎在BP监管中发挥作用。在一项实验中，对在森林和城市地区行走时的健康志愿者进行血压测量，森林中的步行与较低的收缩压和舒张压相关，也与反映较低的交感神经张力和增加的副交感神经张力的心率变异指数相关[34]。

环境毒素

双酚A（bisphenol A，BPA）是一种用于涂覆许多罐装和塑料产品内衬的化学品，但这种物质不用于玻璃剂品。最近的一项研究发现，饮用两罐饮料后，尿BPA水平增加超过1 600%，BP比饮用玻璃杯中的相同饮料高出5mmHg（$P<0.02$）[35]。

血脂异常（见第48章）

营养

饮食控制是治疗血脂异常的基础。与最近的AHA/美国心脏病学会（American College of Cardiology，ACC）关于降低心血管风险的生活方式管理指南一致，推荐的饮食强调蔬菜、水果、坚果、全谷物和鱼类，并尽量减少或避免摄入含糖饮料和红肉[36]。避免在某些油炸食品和烘焙食品中的反式脂肪，以及用多不饱和脂肪和单不饱和脂肪代替饱和脂肪也是降低胆固醇饮食的关键组成部分。

体力活动

运动导致CVD减少的大约20%的因素可归因于其对脂质的有益作用。在成人中，有氧运动已被证明可以将低密度脂蛋白胆固醇（lipoprotein cholesterol，LDL-C）降低3至6mg/dl。阻力训练同样有效，每周3天或更多天数进行3组，每组9次练习时，LDL-C平均降低6至9mg/dl[36]。

他汀类药物不耐受

对于那些需要降低胆固醇，但仅仅通过生活方式干预措施难以达标的人，他汀类药物通常是处方药。虽然大多数他汀类药物使用者没有出现明显的副作用，但是大量患者至少会出现轻度不良反应，最常见的是肌痛。根据对10 138名现在或以前他汀类药物使用者的调查，17%的人回忆起服用他汀类药物时会出现肌肉副作用。在停用他汀类药物的患者中，60%报告有肌肉副作用[37]。

有许多策略可以解决他汀类药物不耐受，包括减少每日剂量，增加用药间隔和转换他汀类药物的品牌。对于这些策略不成功的患者，以及那些在哲学上反对服用处方他汀类药物的患者，可以考虑使用OTC补充剂。

补充剂

膳食纤维

水溶性膳食纤维长期以来被认为有助于降低血浆胆固醇水平。尽管机制尚未明确定义，但除了上调LDL肝受体外，可溶性纤维还可能充当胆汁酸螯合剂。膳食可溶性纤维的理想来源来自全食物，全谷物来源的纤维与降低CVD风险密切相关[38]。

洋车前子是研究中最理想的纤维补充剂。在8项试验的meta分析中，每天食用10g车前子（2茶匙）并搭配低脂饮食，使LDL-C降低了7%（$P<0.000\,1$）[39]。

甾醇和固醇

甾醇和固醇是天然存在于所有植物衍生食品中的化合物，尤其浓缩在种子，坚果和谷物产品中。这些化合物通过竞争胃肠道中的胆固醇吸收来降低血清胆固醇。食物的平均每日摄入量为200至400mg/d。对8项研究的meta分析显示，每天服用高达3g的甾醇和固醇可使LDL-C降低12%[40]。甾醇和固醇可用于高胆固醇血症的单药治疗或与他汀类药物合用。

红曲米

红曲米来源于用酵母红曲霉（*Monascus purpureus*）发酵水稻，产生一系列降胆固醇的莫纳克林（monacolins）。红曲米中浓度最高的莫纳可林是莫纳可林K，也称为洛伐他汀，是FDA批准的第一种HMG-CoA还原酶抑制剂。红曲米的经典剂量（1 200至2 400mg/d）可使LDL-C平均降低27%[41]。基于单独的莫纳可林K浓度，这种LDL降低程度大于预期，可能是因为红曲米中含有多重降胆固醇成分。

已经对红曲米作为不耐受他汀类处方药物的患者的替代方案作了研究。在一项对之前服用他汀类药物不耐受的62名患者的随机研究中，87%的患者能够服用红曲米而没有不良反应。红曲米使LDL-C降低26%[42]。在对4 870例既往MI患者的5年随访研究中，红曲米（与安慰剂相比）导致绝对风险降低4.7%，相对风险降低45%。非致死性心肌梗死和心源性死亡，以及总死亡率降低33%[43]。

不同品牌红曲米的效力和纯度都不同。不同制造商之间总莫纳可林和莫纳可林K的浓度可以变化几倍。一些品牌被发现含有少量的桔霉素，其为一种肾毒素。各种红曲米配方的化学分析，包括莫纳可林和桔霉素浓度的分析，可通过独立的ConsumerLabs.com网站获得（见表55.1）。对于拒绝或不耐受处方他汀类药物的血脂异常患者，红曲米可被视为治疗的替代选择。因为红曲米是一种他汀类药物，应告知患者所有他汀类药物常见的预防措施，并应通过医疗保健专业人士监测。

辅酶Q10

辅酶Q10（CoQ10，泛醌）是生成细胞三磷酸腺苷（ATP）所需的脂溶性化合物。他汀类药物治疗已被证实可降低CoQ10的循环水平，这一发现被认为是他汀类药物相关不良反应（包括肌痛）的可能因素。在一项为期8周的随机双盲交叉试验中，120名先前有他汀类药物不耐受症状的患者[44]接受600mg/d CoQ10治疗，肌肉疼痛没有改善。对接受他汀类药物治疗的302名患者进行的6项CoQ10研究的meta分析显示，肌肉疼痛减少的趋势无显著性[45]。

尽管 CoQ10 作为他汀类药物相关不良反应的治疗方法存在隐含逻辑，但支持这种用途的数据并不充分。然而，由于 CoQ10 的安全性非常好，因此 CoQ10 仍然是一种轻度他汀类药物相关肌痛患者的治疗选择。

益生菌

益生菌对血清胆固醇的影响在对包括发酵乳制品和益生菌补充剂的 11 项研究的 meta 分析中进行了评估[46]。平均而言，与益生菌使用相关的血清 LDL-C 的降低为 8mg/dl。嗜酸乳杆菌菌株对 LDL-C 还原特别有效。没有发现对 HDL-C 或甘油三酯的显著影响。

充血性心力衰竭(见第 23 章)

营养和生活方式

营养和生活方式是充血性心力衰竭(congestive heart failure, CHF)发展的关键因素。在一项针对女性健康倡议(Women's Health Initiative, WHI)的 84 537 名女性的研究中，开发了一种生活方式评分，包括健康饮食指数、体力活动、体重指数和吸烟状况[47]。超过 11 年中，多变量调整后发生进展性充血性心力衰竭的风险与生活方式措施的排名有着分级关系。经 4 个评分指标评估的患者(占所有患者中有 8%)发生进展性 CHF 的风险降低了 77%。

一旦 CHF 发展，健康的饮食干预与延长的生存期相关。在 WHI 研究中对 CHF 患者进行的一项研究中，多变量调整后的生存率以分级方式得到改善，并且遵守 DASH 饮食[48]。与 DASH 饮食最密切相关的患者与参照组相比，有 16%随访 4.6 年后生存率有所提高。与提高生存率密切相关的食物群体包括蔬菜、全谷物和坚果。

心灵/心脏联系

乐观

患者表现出的乐观程度与心力衰竭(heart failure, HF)的发展有关。在针对各种行为，生物和心理变量进行调整的 6 808 名老年人的研究中，每个标准差增加的乐观程度可使发生 HF 的风险降低 26%[49]。乐观和 HF 之间的联系可能与试图帮助患者培养积极的人生态度相关。据估计，只有 25%的乐观是可遗传的，其余的则是社会因素和学习行为的结合。即使是引导想象的短期干预，患者在每天 5 分钟内想象出“最好的自我”，也能成功地提高乐观度[50]。

太极

在对 HF 和射血分数(ejection fraction, EF)保留患者的研究中，16 名患者被随机分配到为期 12 周的太极拳或有氧运动项目，两组均在一起进行，每周两次，每次 1 小时。在研究结束时，摄氧峰值相似，但太极拳组的 6 分钟步行测试的距离增加得更多，抑郁症的测量也是如此[51]。类似的研究表明，太极拳对 EF 40%或更低的 HF 患者的运动指数没有改善，但确实证实了其对生活质量评分和情绪的显著改善[52]。

针灸

自主神经系统的失调是 CHF 的特征，也是针灸治疗的潜在靶点。17 名患有纽约心脏病协会(NYHA)Ⅱ级或Ⅲ级症状且 EF 低于 40%的稳定患者被随机分配到真针灸或对照针灸(钝性，伸缩针)组，每周 2 次，持续 10 周。没有观察到峰值氧气摄取的改善，但接受真正针灸的人将他们的 6 分钟步行距离增加了 32m($P=0.002$)[53]。

补充剂

CoQ10

在患有 CHF 的患者中，心肌中 CoQ10 水平的降低以分级方式与 HF 症状和收缩功能障碍程度相关联。因此，已经对 CoQ10 补充剂作为治疗收缩期 HF 患者的辅助手段进行了研究。在对 13 种 CoQ10 补充剂进行研究的 meta 分析中，共有 395 名患者发现 EF 的平均净变化为 3.7%，NYHA 分级的减少为 0.3[54]。

最近，420 名接受常规药物治疗的中度至重度 HF 患者被随机分配到 CoQ10(300mg/d)或安慰剂组[55]。未观察到短期益处(16 周)，但 2 年后，有显著获益。接受 CoQ10 治疗的患者有 58%NYHA 功能分级增加至少 1 分，安慰剂组为 45%($P=0.028$)。CoQ10 组的 CV 死亡率也低于安慰剂组(9% vs 16%；$P=0.039$)。

虽然需要进一步的研究，但这些初步研究结果有望使用 CoQ10 作为辅助治疗，以改善由收缩功能障碍引起的 CHF 患者的症状和结局。为此目的，最常使用约 300mg 的 CoQ10 剂量。

心律失常(见第 35 章)

综合性生活方式

在心脏病学中，综合方法的好处在房颤(atrial fibrillation, AF)消融后患者的数据上体现得淋漓尽致。AF 的导管消融是一种非常有效的方式，但复发并不少见。由于 AF 的许多风险因素，包括高血压，肥胖和糖尿病，都可以通过生活方式进行高度改变，因此推测消融后积极的风险因素修正计划可能有助于减少复发性房颤。共有 281 名接受 AF 消融的患者，其体重指数为 27kg/m^2 或更高，且至少有一个心脏危险因素被输入风险因素管理组或对照组[56]。风险因素管理组已收到为减轻体重和限制饮食盐摄入进行咨询的建议，开始了一项锻炼计划，并被建议进行血压测量。吸烟者以戒烟为目标获得了行为支持。在 42 个月的随访中，风险因素管理组的无心律失常生存率($P<0.001$)比对照组低 4.8 倍($P<0.001$)。这一发现证明了真正综合方法的好处：低技术和高技术策略的结合，以实现最佳结局。

瑜伽

瑜伽结合了身体活动和冥想的各个方面，使其成为减轻房颤负担的有希望的候选方案。一组 52 名患有阵发性房颤的患者参加了瑜伽的心脏研究[57]。被观察 3 个月，接着是 3 个月的干预，包括每周两次的瑜伽课程。经过 3 个月的瑜伽，有症状的 AF 发作减少了 45%，无症状的发作减少了 67%(两者 $P<0.001$)。

结论

心脏健康的综合方法旨在扩大可用治疗的范围和患者参与的水平。综合方法为许多低风险，高影响力的干预措施打开了大门，当这些干预措施加入基于指南的治疗中时，可以为患者和医生提供更大的满意度，并改善结局。

(徐峰　赵燕敏 译)

参考文献

Integrative Cardiology

1. Sidney S, Quesenberry CP Jr, Jaffe MG, et al. Recent trends in cardiovascular mortality in the United States and public health goals. *JAMA Cardiol.* 2016;1(5):594–599.
2. Accreditation Council for Graduate Medical Education. ACGME Program Requirements for Graduate Medical Education in Cardiovascular Disease (Internal Medicine). 2016. http://www.acgme.org/Portals/0/PFAssets/ProgramRequirements/141_cardiovascular_disease_int_med_2016.pdf.
3. Rothberg MB, Sivalingam SK, Kleppel R, et al. Informed decision making for percutaneous coronary intervention for stable coronary disease. *JAMA Intern Med.* 2015;175(7):1199–1206.

Ischemic Heart Disease

4. De Lorgeril M, Salen P, Martin JL, et al. Mediterranean diet, traditional risk factors, and the rate of cardiovascular complications after myocardial infarction: final report of the Lyon Diet Heart Study. *Circulation.* 1999;99(6):779–785.
5. Estruch R, Ros E, Salas-Salvadó J, et al. Primary prevention of cardiovascular disease with a Mediterranean diet. *N Engl J Med.* 2013;368(14):1279–1290.
6. Bhupathiraju SN, Wedick NM, Pan A, et al. Quantity and variety in fruit and vegetable intake and risk of coronary heart disease. *Am J Clin Nutr.* 2013;98(6):1514–1523.
7. Cassidy A, Mukamal KJ, Liu L, et al. High anthocyanin intake is associated with a reduced risk of myocardial infarction in young and middle-aged women. *Circulation.* 2013;127(2):188–196.
8. Luo C, Zhang Y, Ding Y, et al. Nut consumption and risk of type 2 diabetes, cardiovascular disease, and all-cause mortality: a systematic review and meta-analysis. *Am J Clin Nutr.* 2014;100(1):256–269.
9. Luu HN, Blot WJ, Xiang Y, et al. Prospective evaluation of the association of nut/peanut consumption with total and cause-specific mortality. *JAMA Intern Med.* 2015;175(5):755–766.
10. Akashi YJ, Nef HM, Lyon AR. Epidemiology and pathophysiology of takotsubo syndrome. *Nat Rev Cardiol.* 2015;12(7):387–397.
11. Schneider RH, Grim CE, Rainforth MV, et al. Stress reduction in the secondary prevention of cardiovascular disease: randomized, controlled trial of transcendental meditation and health education in blacks. *Circ Cardiovasc Qual Outcomes.* 2012;5(6):750–758.
12. Rosenkranz MA, Davidson RJ, MacCoon DG, et al. A comparison of mindfulness-based stress reduction and an active control in modulation of neurogenic inflammation. *Brain Behav Immun.* 2013;27(0):174–184.
13. Robins JL, Elswick RK Jr, Sturgill J, McCain NL. The effects of tai chi on cardiovascular risk in women. *Am J Health Promot.* 2016;30(8):613–622.
14. MacIntyre B, Hamilton J, Fricke T, et al. The efficacy of healing touch in coronary artery bypass surgery recovery: a randomized clinical trial. *Altern Ther Health Med.* 2008;14(4):24–32.
15. South EC, Kondo MC, Cheney RA, Branas CC. Neighborhood blight, stress, and health: a walking trial of urban greening and ambulatory heart rate. *Am J Public Health.* 2015;105:e1–e5.
16. Heydari B, Abdullah S, Pottala JV, et al. Effect of omega-3 acid ethyl esters on left ventricular remodeling after acute myocardial infarctionclinical perspective. The OMEGA-REMODEL Randomized Clinical Trial. *Circulation* 2016;134(5):378–391.
17. Lane K, Derbyshire E, Li W, Brennan C. Bioavailability and potential uses of vegetarian sources of omega-3 fatty acids: a review of the literature. *Crit Rev Food Sci Nutr.* 2014;54(5):572–579.
18. Gaziano JM, Sesso HD, Christen WG, et al. Multivitamins in the prevention of cancer in men: the Physicians' Health Study II randomized controlled trial. *JAMA.* 2012;308(18):1871–1880.
19. Neuhouser ML, Wassertheil-Smoller S, Thomson C, et al. Multivitamin use and risk of cancer and cardiovascular disease in the Women's Health Initiative cohorts. *Arch Intern Med.* 2009;169(3):294–304.
20. Rautiainen S, Rist PM, Glynn RJ, et al. Multivitamin use and the risk of cardiovascular disease in men. *J Nutr.* 2016;146(6):1235–1240.
21. Sesso HD, Buring JE, Christen WG, et al. Vitamins E and C in the prevention of cardiovascular disease in men: the Physicians' Health Study II randomized controlled trial. *JAMA.* 2008;300(18):2123–2133.
22. Curtis A, Bullen M, Piccenna L, McNeil J. Vitamin E supplementation and mortality in healthy people: a meta-analysis of randomised controlled trials. *Cardiovasc Drugs Ther.* 2014;28(6):563–573.
23. Mozaffarian D, Appel LJ, Van Horn L. Components of a cardioprotective diet. *Circulation.* 2011;123(24):2870–2891.

Hypertension

24. Appel LJ, Moore TJ, Obarzanek E, et al. A clinical trial of the effects of dietary patterns on blood pressure. DASH Collaborative Research Group. *N Engl J Med.* 1997;336(16):1117–1124.
25. Mente A, O'Donnell MJ, Rangarajan S, et al. Association of urinary sodium and potassium excretion with blood pressure. *N Engl J Med.* 2014;371(7):601–611.
26. Sacks FM, Svetkey LP, Vollmer WM, et al. Effects on blood pressure of reduced dietary sodium and the Dietary Approaches to Stop Hypertension (DASH) diet. DASH-Sodium Collaborative Research Group. *N Engl J Med.* 2001;344(1):3–10.
27. Jonvik KL, Nyakayiru J, Pinckaers PJ, et al. Nitrate-rich vegetables increase plasma nitrate and nitrite concentrations and lower blood pressure in healthy adults. *J Nutr.* 2016;146(5):986–993.
28. Kapil V, Khambata RS, Robertson A, et al. Dietary nitrate provides sustained blood pressure lowering in hypertensive patients: a randomized, phase 2, double-blind, placebo-controlled study. *Hypertension.* 2015;65(2):320–327.
29. Kapil V, Haydar SMA, Pearl V, et al. Physiological role for nitrate-reducing oral bacteria in blood pressure control. *Free Radic Biol Med.* 2013;55:93–100.
30. Brook RD, Appel LJ, Rubenfire M, et al. Beyond medications and diet: alternative approaches to lowering blood pressure: a scientific statement from the American Heart Association. *Hypertension.* 2013;61(6):1360–1383.
31. Liu Y, Park J-E, Shin K-M, et al. Acupuncture lowers blood pressure in mild hypertension patients: a randomized, controlled, assessor-blinded pilot trial. *Complement Ther Med.* 2015;23(5):658–665.
32. Hatzistavri LS, Sarafidis PA, Georgianos PI, et al. Oral magnesium supplementation reduces ambulatory blood pressure in patients with mild hypertension. *Am J Hypertens.* 2009;22(10):1070–1075.
33. Khalesi S, Sun J, Buys N, Jayasinghe R. Effect of probiotics on blood pressure: a systematic review and meta-analysis of randomized, controlled trials. *Hypertension.* 2014;64(4):897–903.
34. Park B, Tsunetsugu Y, Kasetani T, et al. The physiological effects of Shinrin-yoku (taking in the forest atmosphere or forest bathing): evidence from field experiments in 24 forests across Japan. *Environ Health Prev Med.* 2010;15(1):18–26.
35. Bae S, Hong Y-C. Exposure to bisphenol A from drinking canned beverage increases blood pressure: randomized crossover trial. *Hypertension.* 2015;65(2):313–319.

Dyslipidemia

36. Eckel RH, Jakicic JM, Ard JD, et al. 2013 AHA/ACC guideline on lifestyle management to reduce cardiovascular risk: a report of the American College of Cardiology/American Heart Association Task Force on Practice Guidelines. *Circulation.* 2013;129(25 suppl 2):S76–S99.
37. Wei MY, Ito MK, Cohen JD, et al. Predictors of statin adherence, switching, and discontinuation in the USAGE survey: understanding the use of statins in America and gaps in patient education. *J Clin Lipidol.* 2013;7(5):472–483.
38. Mannarino MR, Ministrini S, Pirro M. Nutraceuticals for the treatment of hypercholesterolemia. *Eur J Intern Med.* 2014;25(7):592–599.
39. Anderson JW, Allgood LD, Lawrence A, et al. Cholesterol-lowering effects of psyllium intake adjunctive to diet therapy in men and women with hypercholesterolemia: meta-analysis of 8 controlled trials. *Am J Clin Nutr.* 2000;71(2):472–479.
40. Ras RT, Geleijnse JM, Trautwein EA. LDL-cholesterol-lowering effect of plant sterols and stanols across different dose ranges: a meta-analysis of randomised controlled studies. *Br J Nutr.* 2014;112(2):214–219.
41. Moriarty PM, Roth EM, Karns A, et al. Effects of Xuezhikang in patients with dyslipidemia: a multicenter, randomized, placebo-controlled study. *J Clin Lipidol.* 2014;8(6):568–575.
42. Becker DJ, Gordon RY, Halbert SC, et al. Red yeast rice for dyslipidemia in statin-intolerant patients: a randomized trial. *Ann Intern Med.* 2009;150(12):830–839, W147-839.
43. Lu Z, Kou W, Du B, et al. Effect of Xuezhikang, an extract from red yeast Chinese rice, on coronary events in a Chinese population with previous myocardial infarction. *Am J Cardiol.* 2008;101(12):1689–1693.
44. Taylor BA, Lorson L, White CM, Thompson PD. A randomized trial of coenzyme Q10 in patients with confirmed statin myopathy. *Atherosclerosis.* 2015;238(2):329–335.
45. Banach M, Serban C, Sahebkar A, et al. Effects of coenzyme Q10 on Statin-induced myopathy: a meta-analysis of randomized controlled trials. *Mayo Clin Proc.* 2015;90(1):24–34.
46. Shimizu M, Hashiguchi M, Shiga T, et al. Meta-analysis: effects of probiotic supplementation on lipid profiles in normal to mildly hypercholesterolemic individuals. *PLoS ONE.* 2015;10(10):e0139795.

Congestive Heart Failure

47. Agha G, Loucks EB, Tinker LF, et al. Healthy lifestyle and decreasing risk of heart failure in women: the Women's Health Initiative Observational Study. *J Am Coll Cardiol.* 2014;64(17):1777–1785.
48. Levitan EB, Lewis CE, Tinker LF, et al. Mediterranean and DASH diet scores and mortality in women with heart failure: the Women's Health Initiative. *Circ Heart Fail.* 2013;6(6):1116–1123.
49. Kim ES, Smith J, Kubzansky LD. Prospective study of the association between dispositional optimism and incident heart failure. *Circ Heart Fail.* 2014;7(3):394–400.
50. Meevissen YMC, Peters ML, Alberts HJEM. Become more optimistic by imagining a best possible self: effects of a two-week intervention. *J Behav Ther Exp Psychiatry.* 2011;42(3):371–378.
51. Yeh GY, Wood MJ, Wayne PM, et al. Tai chi in patients with heart failure with preserved ejection fraction. *Congest Heart Fail.* 2013;19(2):77–84.
52. Yeh GY, McCarthy EP, Wayne PM, et al. Tai chi exercise in patients with chronic heart failure: a randomized clinical trial. *Arch Intern Med.* 2011;171(8):750–757.
53. Kristen AV, Schuhmacher B, Strych K, et al. Acupuncture improves exercise tolerance of patients with heart failure: a placebo-controlled pilot study. *Heart.* 2010;96(17):1396–1400.
54. Fotino AD, Thompson-Paul AM, Bazzano LA. Effect of coenzyme Q10 supplementation on heart failure: a meta-analysis. *Am J Clin Nutr.* 2013;97(2):268–275.
55. Mortensen SA, Rosenfeldt F, Kumar A, et al. The effect of coenzyme Q10 on morbidity and mortality in chronic heart failure: results from Q-SYMBIO: a randomized double-blind trial. *JACC Heart Fail.* 2014;2(6):641–649.

Arrhythmias

56. Pathak RK, Middeldorp ME, Lau DH, et al. Aggressive risk factor reduction study for atrial fibrillation and implications for the outcome of ablation. *J Am Coll Cardiol.* 2014;64(21):2222–2231.
57. Lakkireddy D, Atkins D, Pillarisetti J, et al. Effect of yoga on arrhythmia burden, anxiety, depression, and quality of life in paroxysmal atrial fibrillation: the YOGA My Heart Study. *J Am Coll Cardiol.* 2013;61(11):1177–1182.

索引

6 分钟步行试验　155
Amplatz 导管　371
Andersen-Tawil 综合征　602
Ankyrin-B 综合征　607
Anrep 效应　431
Brugada 综合征　605,637,749,802
CARE HF 试验　538
COMPANION 试验　539
CONTAK CD 试验　538
DANISH 研究　542
DASH 饮食模式　915
DEFINITE 研究　541
ECMO　364
Fick 方法　353
Frank-Starling 效应　418
Frank-Straling 定律　431
G 蛋白　426
HeartMate Ⅱ　571
HeartMate 3　570
Holter 监测　644
I_f 通道抑制剂　507
Impella　364
Judkins 导管　371
J 波　123
J 波综合征　749
Lean 方案　33
MADIT-CRT 试验　540
MADIT Ⅱ研究　541
MIRACLE ICD 试验　538
MIRACLE 试验　538
MUSTIC 试验　537
n-3 多不饱和脂肪酸　508
n-3 亚油酸　973
PCSK9 抑制剂　961
PR 段　121
P 波　120
QRS 波　121
QRS 波心动过速　714
QT 病　596
QT 间期　123
RAFT 试验　540
REVERSE 试验　539
SCD-HeFT 研究　541
Sicilian Gambit 分类　656
Starling 定律　431
ST-T 段　123
T1 mapping　301
T2 mapping　301
TandemHeart　364
Timothy 综合征　602
Triadin 敲除综合征　601
U 波　123
Vaughan Williams 分类　656
WPW 综合征　714
α-肾上腺素能受体　425
α-肾上腺素能受体阻滞剂　923
β-肾上腺素能受体　425
β-肾上腺素受体阻滞剂　922
β 受体阻滞剂　666

A

阿利吉仑　507
阿司匹林　721,872
阿义马林　663
胺碘酮　667

B

白大褂高血压　904
斑块破裂　853
瓣环室性心动过速　752
瓣膜手术　549
瓣膜性心脏病　166,207,251,801
饱和脂肪酸　972
保钾类利尿剂　495
苯妥英钠　665
苯氧苄胺　924
泵　423
丙吡胺　663
并行心律　632
病史　81,94
病(态)窦房结综合征　607
波形　87

C

残疾评定　169
侧支循环　385
测序　52
长 QT 综合征　596,632,748,802
长程持续性心房颤动　718
长程心电图记录　644
常规风险标志物　862
超滤　478

超敏C反应蛋白 875
超声心动图 172,408
超重 982
潮式呼吸 403
撤停研究 38
成对室性期前收缩 734
成人先天性心脏病 167,237
持续性变界区反复性心动过速 714
持续性心房颤动 718
充血性心力衰竭 251,729
冲动传导异常 632
冲动形成异常 629
初级缓和医疗 583
除颤-电复律 815
除极化(QRS)改变 137
处方整合 67
触发活动 630,638
触诊 90
传感器 534
创伤性电生理检查 648
磁共振波谱分析 318
磁共振成像 300,409

D

大动脉转位 243
大数据 18
代谢组学 71
单不饱和脂肪酸 972
单光子发射计算机断层显像 259
胆固醇吸收抑制剂 960
胆固醇酯转移蛋白抑制剂 961
胆碱能信号通路 428
胆汁酸结合树脂 961
蛋白激酶A 427
蛋白质 973
蛋白质组学 71
导管消融 724
等长收缩 435
等张收缩 435
低分子量肝素 722
低密度脂蛋白 950
低密度脂蛋白胆固醇 867
地尔硫䓬 670
地高辛 477,508,672
地中海饮食模式 915
递减性传导 632
第二心音 90
第三心音 96
第四心音 96
第一心音 90
电磁干扰 785
电复律 673
电交替 147
电解质和代谢异常 145
电转运蛋白 620
动脉穿刺 346
动脉介入后再狭窄 856
动脉瘤 857
动脉平滑肌细胞 844
动脉狭窄 853
动脉粥样硬化 841,847,993
动态听诊 94
动态心电图监测 644
动态心电图检测 821
动态血压监测 904
动作电位 614
窦房传导阻滞 757
窦房结功能异常 649
窦房结折返 636
窦性静止 757
窦性停搏 757
窦性心动过缓 756
窦性心动过速 691
窦性心律不齐 756
短QT综合征 603,749,802
对比剂引起的急性肾损伤 368
对照试验 36
多巴胺 476
多巴酚丁胺 476
多不饱和脂肪酸 972
多非利特 670
多普勒成像 174
多束支传导阻滞 133
多源性室性期前收缩 734

E

恶性肿瘤 558
儿茶酚胺敏感的多形室性心动过速 637
儿茶酚胺敏感性多形性室性心动过速 746
儿茶酚胺型多形性室性心动过速 604
儿童心源性猝死 803
耳毒性 498
二度房室传导阻滞 759
二尖瓣 207
二尖瓣反流 98,209
二尖瓣脱垂 801
二尖瓣狭窄 98,207

F

发病机制 438
乏力 403
法洛四联症 244,743
反射介导性晕厥 831
反式脂肪酸 973

房间隔缺损 237
房室传导阻滞 648,759
房室交界区心动过速 701
房室结 624
房室结传导 121
房室结折返 636
房室结折返性心动过速 703
房室旁路 705
房性期前收缩 696
房性心动过速 698
非常规风险标志物 875
非劣效性试验 26
非缺血性心肌病 743,799
非随机同期对照研究 37
肥厚型心肌病 167,202,730,743
肥胖 9,982
肥胖相关高血压 899
肺部超声 408
肺超声 205
肺动脉瓣 216
肺动脉瓣膜病 99
肺动脉高压 253
肺高压 233
肺栓塞 230
分叉病变 387
分类法 40
分支室性心动过速 752
分子生物学 49
分子心脏磁共振影像 318
分子影像 294
酚类化合物 974
风险分层 25
风险计算器 107
风险评估 12,102
风险预测 25,56
缝隙连接通道 622
氟卡尼 665
负担变化 1
负荷超声心动图 205
负荷心电图 592
复极化(ST-T 波)异常 135
复律 673
副神经节瘤 911
腹部 84

G

改变行为 978
钙 145,974
钙化病变 386
钙化性心包炎 255
钙通道 422
钙通道拮抗剂 670
钙通道阻滞剂 478,920
概率 22
干细胞 19
甘油三酯 871
感染 558
感染性心内膜炎 231
高级心脏生命支持 815
高密度脂蛋白 950
高密度脂蛋白胆固醇 870
高敏 C 反应蛋白 78
高血压 8,103,559,864,895
高血压危象 937
高血压危象合并脑病 939
高血压危象合并晚期眼底病变 939
高脂血症 559,956
个体化医疗 18
个性化用药 58
功能基因组学 45
功能性折返 634
公开报道 17
共存疾病 524
共同决策 27
孤立性心房颤动 718
固定踏车运动试验 155
胍法辛 924
观察性研究 27
冠脉搭桥术 546
冠脉夹层 387
冠状动脉 CT 造影术 325
冠状动脉钙化积分 323
冠状动脉畸形 379
冠状动脉痉挛 382
冠状动脉狭窄 383
冠状动脉血运重建 111,546
冠状动脉造影 367
光学相干断层成像 392
过程评估 30

H

核素显像 409
横桥周期 419
恢复过渡支持 562
宏量营养素 972
后负荷 431
呼吸困难恶化 403
呼吸支持 814
华法林 721
环境污染 10
缓和医疗 583
缓慢性心律失常 756,806
活动平板 155

J

机械循环支持 562

肌动蛋白 417
肌钙蛋白复合体 417
肌浆网 419
肌联蛋白 415
肌球蛋白 417
肌肉收缩 417
基础生命支持 813
基因编辑 577
基因分型 52
基因组编辑 58
基因组学 45
激素替代疗法 888
激素替代治疗 935
级联反应 418
急性创伤性主动脉损伤 256
急性冠脉综合征 1007
急性冠状动脉综合征 99
急性失代偿性心力衰竭 525
急性心肌梗死 254
急性心力衰竭 458,800
疾病负担 3,6,7
疾病模型 577
计算机断层扫描 320
剂量调整 67
剂量优化 66
继发性高血压 941
加速性室性自主心律 735
家族性复合高脂血症 955
家族性高胆固醇血症 952
家族性高甘油三酯血症 954
家族性心房颤动 607
钾 146,974
价值评估 31
尖端扭转型室性心动过速 746
监护麻醉管理 109
减肥 884
减速依赖性阻滞 632
减重手术 988
交感刺激 628
结构评估 30
结果评估 31
解剖性折返 634
进展性心脏传导疾病 606
经济负担 11
经皮肱动脉技术 348
经皮股动脉技术 346
经皮桡动脉技术 347
经皮心室辅助装置 569
经食管超声心动图 190
经胸超声心动图检查 177
精氨酸升压素拮抗剂 477
精准医学 43
颈部 84
颈动脉窦按摩 834
颈动脉窦超敏综合征 757
颈动脉窦过敏症 832
颈静脉压 87,95
颈内静脉 87
颈外静脉 87
局部麻醉 109
局灶性房性心动过速 700
决策辅助 15
决奈达隆 668

K

开放气道 814
抗利尿激素受体拮抗剂 497
抗心律失常药 656
抗氧化维生素 974
可吸入颗粒物 1015
空气污染 1015
口服避孕药 935
库欣综合征 911
快速起搏 772
快速性心律失常 806
扩张型心肌病 202

L

兰尼碱受体 419
雷诺嗪 673
冷冻球囊消融 726
离子交换体 423
离子通道 611
历史对照 37
利多卡因 664
利钠肽 406,482
利尿剂 921
利益冲突 17
连续变量测量法 40
连续性杂音 94
两分法 40
临床决策 21
临床论证 21
临床试验终点 38
临床终点 69
临终关怀 584
磷酸二酯酶抑制剂 477
流出道室性心动过速 751
流行病学转变 1
氯噻酮 921

M

脉搏 89
慢性完全闭塞病变 386

美西律 664
镁 146,974
迷走神经 627
免疫抑制剂 556
敏感性 23,161

N

钠 973
钠泵 423
钠-钙交换体 423
钠通道 422
钠依赖型葡萄糖共同运输蛋白抑制剂 497
奈西立肽 475
内膜 844
内皮细胞 844
内皮细胞功能障碍 900
内源性大麻素系统 986
内脏肥胖 985
能量平衡 974

P

排异 557
袢利尿剂 494
旁路传导 710
披露 17
皮肤 84
普鲁卡因胺 662
普罗帕酮 665

Q

气态污染物 1016
起搏器 764
起搏失败 771
器官捐赠 19
前负荷 431
腔内心电图 767
强心药物 475
羟甲基戊二酰辅酶A还原酶抑制剂 957
侵入性电生理检测 594
氢氯噻嗪 921
倾斜试验 593
全球负担 3
全人工心脏 571
全身麻醉 109
全身摄氧量 151
醛固酮拮抗剂 922
缺血性心肌病 743
缺血性心脏病 102

R

热稀释法 353
人多能干细胞 575
人工瓣 216
人工心脏瓣膜 99
人类遗传变异 51
妊娠期高血压 936
闰盘 622

S

噻嗪类利尿剂 495
噻嗪样利尿剂 495
三度(完全性)房室传导阻滞 762
三尖瓣 215
三尖瓣病 99
三尖瓣病变 215
三尖瓣反流 216
三联性或成串室性期前收缩 734
三维超声心动图 192
膳食补充剂 887
膳食胆固醇 973
膳食模式 975
社交媒体 17
社区干预 13
射频导管消融 725
射血分数保留的心力衰竭 514
射血分数降低的心力衰竭 486
神经调节通路 627
神经激素拮抗剂 482
神经介导性低血压或晕厥 832
神经介导性晕厥 838
神经源性高血压 899
肾功能不全 559
肾上腺素 476
肾神经阻滞术 924
肾素血管紧张素-醛固酮系统 901
肾素-血管紧张素抑制剂 920
肾素抑制剂 507
肾血管性高血压 908
升主动脉造影 351
生活质量评估 408
生物标记物 465
生物标志物 57,69,405
声学造影 194
失夺获 770
食物 967
事件记录 646
视诊 90
适度饮酒 887
室间隔缺损 240
室内传导障碍 649
室上性心动过速 691
室相性窦性心律不齐 757
室性期前收缩 733
室性期前收缩联发 734

室性心动过速 734,736
室性心律失常 733
嗜铬细胞瘤 911
收缩蛋白 415
收缩期音 91
收缩期杂音 93
收缩细胞 412
手臂运动试验 155
舒张期音 91
舒张期杂音 93
术后管理 110
术后心房颤动 729
束支折返性室性心动过速 752
束支阻滞 129
数据来源 31
双侧心室肥大 129
双向型室性心动过速 752
睡眠呼吸障碍 511
瞬时无波型比率 390
四联律 734
四肢 84
似然比 23
松弛素 482
随机对照试验 36
缩血管药物 477
缩窄性心包炎 100,222
索他洛尔 669

T

他汀类药物 957
胎儿影响 10
碳水化合物 972
碳酸酐酶抑制剂 497
糖尿病 8,559,992
特发性室性心动过速 751
特发性心室颤动 606
特发性心室纤维性颤动 752
特异性 23,161
体表心电图 767
体格检查 83,95
体力活动缺乏 10
体能训练 1029
体外超滤 500
体外膜肺氧合 364
体外膜氧合 569
体育锻炼 883
替代终点 69
听诊 90
同型半胱氨酸 879
头部 84
徒劳 16
拖带 633

W

外膜 847
顽固性高血压 937
危险因素 7
微量营养素 973
微血管血流 384
维拉帕米 670
维那卡兰 673
维生素 D 974
伪像 180
无脉性电活动 807
误区 27

X

吸烟 862
希氏束 626
析因设计 38
系统 1 思维 27
系统 2 思维 27
细胞外基质 520
下丘脑-垂体-肾上腺轴 986
先天性心包缺如 224
先天性心包缺失 256
先天性心脏病 253,801
先天性心脏疾病 104
纤维酸衍生物 960
限制型心肌病 203
线粒体 414
腺苷 671
腺苷酸环化酶 426
相对收益 25
消融 675
心包积气 255
心包积液 221,255
心包疾病 99
心包血肿 221
心包炎 99
心搏骤停 787
心搏骤停后综合征 817
心电监测 835
心电门控技术 321
心电图 116,404,641
心电图解读 148
心动过速 650
心动过速依赖性阻滞 632
心动周期 429
心房颤动 635,717
心房除极 120
心房电重塑 636
心房复极 121
心房肌细胞 412

心房扑动 634,698
心房异常 125
心房折返 636
心肺复苏 813
心肺功能运动测试 408
心肺运动试验 156
心肌病 202
心肌病相关室性心动过速 743
心肌发育 575
心肌梗死 196
心肌供氧量 152
心肌灌注显像 259
心肌肌球蛋白激动剂 483
心肌桥 382
心肌缺血和梗死 135
心肌收缩力 431
心肌细胞 412
心肌需氧量 151
心肌氧摄取 434
心肌张力-刺激频率关系 434
心悸 589,651
心力衰竭 94,103,204,399,438
心律失常 104
心率变异性 121
心率依赖的传导阻滞 134
心脑复苏 813
心内膜活检 407
心内膜心肌活检 361
心腔内超声心动图 362
心肾综合征 500
心室颤动 637,754
心室除极 121
心室肥大 126
心室辅助装置 565
心室复极 123
心室肌细胞 412
心室内传导延迟或缺陷 129
心室扑动 754
心血管磁共振 300
心血管风险标志物 821
心血管疾病 1
心血管检查 87
心血管精准医学 580
心音 90
心源性猝死 541,787
心源性晕厥 832
心脏瓣膜病 97
心脏瓣膜疾病 103
心脏标测图 652
心脏成纤维细胞和肥大细胞 453
心脏电传导系统 623
心脏核医学 259
心脏计算机断层扫描 409
心脏康复 1030
心脏特异性 Timothy 综合征 603
心脏修复 580
心脏压塞 100
心脏移植 553
心脏移植血管病变 559
心脏影像学 591
心脏杂音 91
心脏占位 234
心脏植入式电子装置 764
心脏做功 434
信号平均心电图 835
胸部 84
胸部 X 线片 249,404
胸部捶击 813
胸痛单元 168
需治疗人数 26
血管紧张素转换酶抑制剂 501
血管扩张剂 474
血管扩张药物负荷试验 277
血管迷走性晕厥 832
血管内超声 391
血管性晕厥 831
血流储备分数 388
血流动力学测量 352
血栓病变 386
血压 88
血药浓度监测 67
血脂 8
循环 813
循证医学 26

Y

压力-容积循环 435
烟草 7
烟酸 961
延迟后除极 630
研究课题 35
盐皮质激素受体拮抗剂 495,506
药代动力学 60
药物靶点 62
药物不良反应 60
药物反应 45
药物负荷试验 277
药物基因组学 18,62
药物基因组学信息 67
药物相互作用 67
药物遗传学 45
药物诱导尖端扭转性室性心动过速 603
药物治疗 60
药效学 60

业绩改善　32
液体潴留　492
一度房室传导阻滞　759
一过性意识丧失　830
伊布利特　669
伊伐布雷定　507
医疗质量　29
胰岛素　1007
移动式医疗　17
移植　19
移植过渡支持　564
遗传模式　50
遗传性心律失常　746
遗传性脂蛋白紊乱　952
遗传学　44
遗传医学　18
异常心电图　125
异常自动节律性　630
异质性　519
因非折返引起的室性心动过速　638
吲达帕胺　921
饮料　971
饮食　492,886
隐匿性高血压　904
隐匿性旁路(仅逆传)折返　706
婴儿猝死综合征　791
婴幼儿猝死综合征　803
营养　966
影像标志物　69
永久替代治疗　564
永久性心房颤动　718
由折返引起的室性心动过速　636
由折返引起的心动过速　634
游走心律　757
右束支传导阻滞　132
右心导管术　351
右心房异常　126
右心室肥大　128
鱼油　961
预测值　162
预激　710
预激综合征　636,729
远程磁导航系统　728
院外心搏骤停　788
运动　492,1021
运动负荷试验　277
运动耐量减低　408
运动生理学　151,1029
运动试验　153,643
运动心电图负荷试验　592
运动心电图试验　151
运动心脏病学　1025
晕厥　590,650,830

Z

再生　574
早复极　802
早期除颤　814
早期复极综合征　605,749,750
早期后除极　632
张力-速率关系　435
折返　632
阵发性心房颤动　718
诊断决策　21
真阳性率　23
真阴性率　23
正常心电图　120
正常自动节律性　617
正电子发射断层成像　269
正性肌力药物　475
知情同意　15
脂蛋白　946
脂蛋白(a)　954
脂蛋白 LP(a)　879
脂蛋白紊乱　952
脂肪　972
直接斑块成像　880
直接经胸左心室穿刺术　350
直接血管扩张剂　924
直立倾斜试验　648,834
直立性低血压　831
职业接触　1019
植入式循环记录仪　647
植入型心律转复除颤器　537,773
植入型血流动力学监测仪　543
植物甾醇　961
质量改进　29
质量评估　30
治疗靶点　58
治疗决策　25
致心律失常性心肌病　203
致心律失常性右心室心肌病　637,743
中级(专业)缓和医疗　583
中膜　847
中枢肾上腺能抑制剂　924
终点　26
终末浦肯野纤维　626
主动脉瓣　212
主动脉瓣反流　99,215
主动脉瓣和二尖瓣心内膜炎　801
主动脉瓣狭窄　98,166,212
主动脉瘤　225,256
主动脉内球囊泵　568
主动脉内球囊反搏　362

住院期间心电监护 644
自律性 630
总体印象 83
总脂肪 972
综合评估 31
综合心脏病学 1036
阻塞性睡眠呼吸暂停 899
组织工程 576
最大收缩功能 435
最佳心率 434
左后分支阻滞 131
左前分支阻滞 130
左束支传导阻滞 131
左西孟旦 477
左心导管术 350
左心房异常 125
左心室充盈 429
左心室肥大 126
左心室松弛 516
左心室造影 350
左心室致密化不全 203
左心室重塑 445

52检